Endocrinologia e Diabetes

3ª Edição

Endocrinologia e Diabetes

3ª Edição

EDITORES

Francisco Bandeira

Professor-Associado e Livre-Docente da Disciplina Endocrinologia da Faculdade de Ciências Médicas da Universidade de Pernambuco (UPE). Chefe da Divisão de Endocrinologia e Diabetes do Hospital Agamenon Magalhães, Ministério da Saúde, UPE. *Research Fellow* em Diabetes e Medicina Metabólica pela Universidade de Oxford, Inglaterra. Representante do Brasil no Advisory Medical Panel – Paget Foundation, USA.

Marcio C. Mancini

Doutor em Ciências pela Faculdade de Medicina da Universidade de São Paulo (USP). Médico Assistente-Doutor. Chefe do Grupo de Obesidade e Síndrome Metabólica do Serviço de Endocrinologia e Metabologia do Hospital das Clínicas da Faculdade de Medicina da USP. Supervisor dos Ambulatórios de Obesidade Infantil e de Obesidade Mórbida da Disciplina Endocrinologia e Metabologia do Hospital das Clínicas da Faculdade de Medicina da USP.

Hans Graf

Chefe da Unidade de Tireoide do Serviço de Endocrinologia do Hospital de Clínicas da Universidade Federal do Paraná (UFPR). Diretor da Sociedade Latinoamericana de Tireoide (LATS).

Luiz Griz

Professor-Doutor do Departamento de Medicina Clínica da Faculdade de Ciências Médicas da Universidade de Pernambuco (UPE). Médico Assistente da Unidade de Endocrinologia e Diabetes do Hospital Agamenon Magalhães, Ministério da Saúde, UPE.

Manuel Faria

Professor-Adjunto Doutor e Chefe do Serviço de Endocrinologia da Faculdade de Medicina da Universidade Federal do Maranhão (UFMA). Honorary Assistant em Endocrinologia do Hospital St. Bartholomew, Universidade de Londres, Inglaterra.

Marise Lazaretti-Castro

Livre-Docente em Endocrinologia, Chefe do Ambulatório de Doenças Osteometabólicas da Disciplina Endocrinologia da Universidade Federal de São Paulo (UNIFESP). Professora-Adjunta da Escola Paulista de Medicina da UNIFESP.

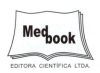

EDITORA CIENTÍFICA LTDA.

Endocrinologia e Diabetes – 3ª Edição
Direitos exclusivos para a língua portuguesa
Copyright © 2015 by MEDBOOK – Editora Científica Ltda.

NOTA DA EDITORA: Os editores desta obra verificaram cuidadosamente os nomes genéricos e comerciais dos medicamentos mencionados; também conferiram os dados referentes à posologia, objetivando informações acuradas e de acordo com os padrões atualmente aceitos. Entretanto, em função do dinamismo da área da Saúde, os leitores devem prestar atenção às informações fornecidas pelos fabricantes, a fim de se certificarem de que as doses preconizadas ou as contraindicações não sofreram modificações, principalmente em relação a substâncias novas ou prescritas com pouca frequência. Os editores e a Editora não podem ser responsabilizados pelo uso impróprio nem pela aplicação incorreta de produto apresentado nesta obra. Apesar de terem envidado o máximo de esforço para localizar os detentores dos direitos autorais de qualquer material utilizado, os autores e a Editora desta obra estão dispostos a acertos posteriores caso, inadvertidamente, a identificação de algum deles tenha sido omitido.

Editoração Eletrônica: REDB – Produções Gráficas e Editorial Ltda.
Capa: Adielson Anselme

CIP-BRASIL. CATALOGAÇÃO NA PUBLICAÇÃO
SINDICATO NACIONAL DOS EDITORES DE LIVROS, RJ

E46
3. ed.

Endocrinologia e diabetes / organização Francisco Bandeira ... [et al.]. - 3. ed. - Rio de Janeiro : MedBook, 2015.
  1096 p. : il. ; 23 cm.

  ISBN 978-85-8369-004-7

  1. Endocrinologia. 2. Diabetes. I. Bandeira, Francisco.

14-14540   CDD: 616.4
                                                                                                          CDU: 616.4

29/07/2014   01/08/2014

Reservados todos os direitos. É proibida a duplicação ou reprodução deste volume, no todo ou em parte, sob quaisquer formas ou por quaisquer meios (eletrônico, mecânico, gravação, fotocópia, distribuição na Web, ou outros), sem permissão expressa da Editora.

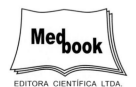

Rua Professora Ester de Melo, 178 – Benfica.
20930-010 – Rio de Janeiro – RJ
Telefones: (21) 2502-4438 e 2569-2524
contato@medbookeditora.com.br – medbook@superig.com.br
www.medbookeditora.com.br

Colaboradores Internacionais

Annick Fontbonne

Professora-Assistente Doutora de Epidemiologia da Universidade de Montpellier, Nutripass, Montpellier, França.

Arlan L. Rosenbloom

Professor Emérito de Pediatria do Departamento de Endocrinologia da Universidade Central da Flórida, Gainesville, USA.

George J. Kahaly

Thyroid Research Laboratory, Department of Medicine I, Gutenberg – University Hospital, Mainz, Alemanha.

Gilberto Paz-Filho

Department of Translational Medicine, John Curtin School of Medical Research, The Australian National University, Canberra, Austrália.

Hossein Gharib

Professor de Endocrinologia, Mayo School of Medicine, Mayo Clinic, Rochester, USA.

Jeremy Kirk

Consultor Clínico em Endocrinologia Pediátrica, Birmingham Children's Hospital, Inglaterra.

John Newell-Price

Consultor Clínico da Endocrine Unit, Northern General Hospital, Universidade de Sheffield, Inglaterra.

John Bilezikian

Chefe do Departamento de Endocrinologia da Universidade Columbia, Nova York, USA.

Katharina Ponto

Consultora Clínica, Thyroid Research Laboratory, Department of Medicine I, Universidade de Gutenberg, Mainz, Alemanha.

Luigi Genari

Departamento de Endocrinologia da Universidade de Siena, Itália.

Maria Regina Castro

Mayo College of Medicine, Mayo Clinic, Rochester, USA.

Peter Trainer

Professor de Endocrinologia, Christie Hospital, Universidade de Manchester, Inglaterra.

Colaboradores

Adelaide Andrade Rodrigues

Coordenadora do Serviço de Endocrinologia do Hospital do Instituto de Previdência dos Servidores do Estado de Minas Gerais. Doutoranda em Medicina Molecular da Universidade Federal de Minas Gerais (UFMG).

Adolfo Milech

Professor da Disciplina Endocrinologia da Divisão de Diabetes da Universidade Federal do Rio de Janeiro (UFRJ).

Adriana Bertolami

Médica da Seção Médica de Dislipidemias do Instituto Dante Pazzanese de Cardiologia da Secretaria de Estado da Saúde de São Paulo.

Adriane Cardoso-Demartini

Médica Endocrinologista Pediátrica da Unidade de Endocrinologia Pediátrica do Departamento de Pediatria da Universidade Federal do Paraná (UFPR).

Airton Golbert

Professor-Assistente da Disciplina Endocrinologia da Fundação Faculdade Federal de Ciências Médicas de Porto Alegre (FFFCMPA). Mestre em Clínica Médica pela Universidade Federal do Rio Grande do Sul (UFRGS). Coordenador do Departamento de Diabetes e Gestação da Sociedade Brasileira de Diabetes. Endocrinologista do Complexo Hospitalar Santa Casa de Porto Alegre e do Serviço de Endocrinologia do Hospital Nossa Senhora da Conceição de Porto Alegre.

Alexandra Patrícia Nunes Ongaratto

Médica Voluntária do Serviço de Reprodução Humana do Departamento de Tocoginecologia da Universidade Federal do Paraná (UFPR).

Alexandre Hohl

Médico Endocrinologista Titulado pela Sociedade Brasileira de Endocrinologia e Metabologia. Mestre em Neurociências pela Universidade Federal de Santa Catarina (UFSC). Doutorando em Ciências Médicas pela UFSC. Professor de Endocrinologia da UFSC. Diretor da Sociedade Brasileira de Endocrinologia e Metabologia – Gestão 2013/2014.

Alexandre Medeiros Januário

Médico Assistente do Departamento de Neurociências da Universidade Federal de Pernambuco (UFPE).

Alexis Dourado Guedes

Médico Assistente-Doutor do Centro de Diabetes e Endocrinologia da Bahia, Salvador-BA.

Aline Correia

Médica Pós-Graduanda da Divisão de Endocrinologia e Diabetes do Hospital Agamenon Magalhães, Ministério da Saúde, Universidade de Pernambuco (UPE).

Aline da Mota Rocha

Professora da Disciplina Endocrinologia da Universidade Federal da Paraíba (UFPB).

Alzira Lins

Médica Preceptora do Instituto de Olhos do Recife (IOR), Recife-PE.

Alyne Loureiro

Médica Pós-Graduanda da Divisão de Endocrinologia e Diabetes do Hospital Agamenon Magalhães, Ministério da Saúde, Universidade de Pernambuco (UPE).

Ana Cláudia Latronico

Professora Titular da Disciplina Endocrinologia da Universidade de São Paulo (USP).

Ana Luiza Maia

Professora Associada de Medicina, Chefe do Setor de Tireoide do Serviço de Endocrinologia do Hospital de Clínicas de Porto Alegre da Universidade Federal do Rio Grande do Sul (UFRGS).

Ana O. Hoff

Instituto do Câncer do Estado de São Paulo (ICESP) da Faculdade de Medicina da Universidade de São Paulo (USP). Assessora Médica de Endocrinologia, Laboratório Fleury, São Paulo-SP.

Ana Valéria Silva de Carvalho

Endocrinologista. Médica Assistente da Disciplina Endocrinologia da Faculdade de Medicina da Universidade Federal do Maranhão (UFMA).

André M. Faria

Especialista e Doutor em Endocrinologia pelo Hospital das Clínicas da Faculdade de Medicina da Universidade de São Paulo (USP).

Andrea Glezer

Médica Assistente. Doutora da Unidade de Neuroendocrinologia da Disciplina Endocrinologia e Metabologia do Hospital das Clínicas da Faculdade de Medicina da Universidade de São Paulo (USP) e do Laboratório de Endocrinologia Celular e Molecular (LIM/25).

Antônio Ribeiro de Oliveira Jr

Professor de Endocrinologia da Faculdade de Medicina da Universidade Federal de Minas Gerais (UFMG).

Antônio Roberto Chacra

Professor Titular da Disciplina Endocrinologia da Escola Paulista de Medicina da Universidade Federal de São Paulo (EPM–UNIFESP).

Bárbara Campolina C. Silva

Professora do Programa de Pós-Graduação em Medicina Molecular da Universidade Federal de Minas Gerais (UFMG). Department of Medicine, Columbia University, NY-USA.

Bernardo Brito

Médico Endocrinologista. Especialização em Endocrinologia no Hospital Agamenon Magalhães, Ministério da Saúde, Universidade de Pernambuco (UPE).

Bianca da Silva Alves

Nutricionista. Mestre em Endocrinologia pela Universidade Federal do Rio Grande do Sul (UFRGS). Professora do Centro de Educação Tecnológica e de Pesquisa em Saúde – Escola GHC. Membro da Equipe de Terapia Nutricional Enteral e Parenteral do Hospital Nossa Senhora da Conceição – Grupo Hospitalar Conceição.

Bruna Burkhardt Costi

Médica Pós-Graduanda da Divisão de Endocrinologia e Diabetes do Hospital Agamenon Magalhães, Ministério da Saúde, Universidade de Pernambuco (UPE).

Bruno Leandro de Souza

Médico Endocrinologista pelo Serviço de Endocrinologia Pediátrica do Hospital das Clínicas da Universidade Federal de Pernambuco (UFPE).

Carina Afonso de Nóvoa

Médica Endocrinologista da Disciplina Endocrinologia da Universidade Federal do Maranhão (UFMA).

Carla Raquel Pereira Oliveira

Médica Endocrinologista da Disciplina Endocrinologia da Universidade Federal de Sergipe (UFS).

Carlos Eduardo Martinelli Júnior

Professor-Associado Doutor do Departamento de Puericultura e Pediatria da Faculdade de Medicina de Ribeirão Preto da Universidade de São Paulo (USP).

Carlos Marinho

Médico Assistente da Unidade de Endocrinologia e Diabetes do Recife, Recife-PE.

Carolina A. Moreira Kulak

Coordenadora da Unidade de Metabolismo Ósseo da Disciplina Endocrinologia e Metabologia do Hospital de Clínicas da Universidade Federal do Paraná (UFPR–SEMPR). Departamento de Clínica Médica do Hospital de Clínicas da UFPR.

Cátia Eufrazino

Professora-Assistente do Departamento de Clínica Médica da Faculdade de Medicina da Universidade Federal de Campina Grande (UFPB).

César Eduardo Fernandes

Professor Livre-Docente. Chefe da Clínica Ginecológica do Departamento de Ginecologia e Obstetrícia da FMABC.

César Luiz Boguszewski

Serviço de Endocrinologia e Metabologia do Hospital de Clínicas da Universidade Federal do Paraná (UFPR–SEMPR).

Clarissa Almeida

Médica Pós-Graduanda da Divisão de Endocrinologia e Diabetes do Hospital Agamenon Magalhães, Ministério da Saúde, Universidade de Pernambuco (UPE).

Claudia Ivantes

Médica Hepatologista do Hospital Nossa Senhora das Graças, Curitiba-PR.

Cláudio E. Kater

Professor Associado de Medicina e Chefe da Unidade de Adrenal e Hipertensão. Responsável pelo Laboratório de Esteroides, Disciplina Endocrinologia e Metabologia do Departamento de Medicina da Escola Paulista de Medicina da Universidade Federal de São Paulo (EPM–UNIFESP).

Cristina Bandeira

Médica Consultora da Unidade de Endocrinologia e Diabetes do Hospital Agamenon Magalhães, Ministério da Saúde, Universidade de Pernambuco (UPE), e do Departamento de Medicina Clínica do Hospital da Restauração (SUS/UPE). Especialização em Endocrinologia na Universidade de Oxford, Reino Unido.

Cristina Stephan

Mestre pela Faculdade de Medicina da UNESP. Assistente do Setor de Ginecologia Endócrina e Climatério do Departamento de Ginecologia e Obstetrícia da FMABC.

Cynthia Salgado Lucena

Médica Assistente da Divisão de Endocrinologia do Hospital Agamenon Magalhães, Ministério da Saúde, Univesidade de Pernambuco (UPE). Mestrado em Ciência da Saúde pela Faculdade de Ciências Médicas da UPE.

Daniel Riccioppo

Médico Cirurgião Assistente do Hospital das Clínicas da Universidade de São Paulo (USP).

Daniela Espíndola Antunes

Professora Adjunta de Endocrinologia e Metabologia da Faculdade de Medicina da Universidade Federal de Goiás (UFG). Doutora em Endocrinologia Clínica pela Universidade Federal de São Paulo (UNIFESP).

Daniele Fontan

Médica Endocrinologista da Unidade de Endocrinologia e Diabetes do Recife-PE.

Daniella Rêgo

Médica Assistente da Unidade de Endocrinologia do Hospital Agamenon Magalhães, Ministério da Saúde, Universidade de Pernambuco (UPE). Mestrado em Neurociências pela Universidade Federal de Pernambuco (UFPE).

Deborah Queiroz

Médica Pós-Graduanda da Divisão de Endocrinologia e Diabetes do Hospital Agamenon Magalhães, Ministério da Saúde, Universidade de Pernambuco (UPE).

Doris Rosenthal

Professora do Laboratório de Fisiologia Endócrina do Instituto de Biofísica Carlos Chagas Filho da Universidade Federal do Rio de Janeiro (UFRJ).

Eduarda Cesse

Professora de Epidemiologia do Centro de Pesquisa Aggeu Magalhães da Fundação Osvaldo Cruz (FIOCRUZ), Recife-PE.

Eduardo Freese

Professor de Epidemiologia do Centro de Pesquisa Aggeu Magalhães da Fundação Osvaldo Cruz (FIOCRUZ), Recife-PE.

Eduardo Pimentel Dias

Professor Associado de Propedêutica Complementar da Faculdade de Medicina da Universidade Federal de Minas Gerais (UFMG). Pesquisador do Instituto Felício Rocho de Pesquisa e Educação Continuada (IFERPEC).

Elba Bandeira

Médica Assistente da Divisão de Endocrinologia do Hospital Agamenon Magalhães, Ministério da Saúde, Universidade de Pernambuco (UPE). Especialização em Endocrinologia no Hospital Agamenon Magalhães e no City Hospital, Nottingham, Inglaterra. Mestrado em Ciência da Saúde pela Faculdade de Ciências Médicas da UPE.

Elizabeth Ribeiro Barros

Doutora em Endocrinologia pela Escola Paulista de Medicina da Universidade Federal de São Paulo (EPM–UNIFESP).

Eponina Coutinho

Professora de Endocrinologia da Faculdade de Medicina de Juazeiro do Norte (UFC). Médica Assistente da Unidade de Endocrinologia e Diabetes e do Centro de Osteoporose de Pernambuco.

Fabiana Silva Costa

Psicóloga. Especialista em Psicoterapia Cognitivo-Comportamental pelo Instituto da Família de Porto Alegre (INFAPA). Especialista em Psicoterapia Cognitivo-Comportamental na Infância e Adolescência pelo INFAPA. Mestre em Endocrinologia pela Universidade Federal do Rio Grande do Sul (UFRGS). Doutoranda do Programa de Pós-Graduação em Endocrinologia da Faculdade de Medicina da UFRGS.

Fábio Moura

Preceptor da Residência em Medicina Interna do Hospital Osvaldo Cruz da Universidade de Pernambuco (UPE). Mestre pelo Programa de Pós-Graduação em Ciências Médicas/Endocrinologia da UPE.

Fabíola Yukiko Miasaki

Serviço de Endocrinologia e Metabologia da Universidade Federal do Paraná (UFPR).

Fátima Griz

Médica Assistente da Unidade de Neurocirurgia do Hospital da Restauração, Secretaria da Saúde, Universidade de Pernambuco (UPE).

Felícia N. Crispim Ribeiro

Médica Endocrinologista pelo Serviço de Endocrinologia do Hospital Universitário Alcides Carneiro (HUAC), Campina Grande-PB.

Fernanda Guimarães Weiler

Médica Endocrinologista da Clínica Desenvolvere, São Paulo, SP.

Flavia A. Costa-Barbosa

Médica Colaboradora Doutora da Unidade de Adrenal e Hipertensão, Disciplina Endocrinologia e Metabologia do Departamento de Medicina da Escola Paulista de Medicina da Universidade Federal de São Paulo (EPM–UNIFESP). Pós-Doutorado (*Research Fellow*) pelo Harvard Reproductive Endocrine Sciences Center, Massachusetts General Hospital, Harvard Medical School, Boston, USA.

Francisco Bandeira

Professor Associado e Livre-Docente da Disciplina Endocrinologia da Faculdade de Ciências Médicas da Universidade de Pernambuco (UPE). Chefe da Divisão de Endocrinologia e Diabetes do Hospital Agamenon Magalhães, Ministério da Saúde, UPE. *Research Fellow* em Diabetes e Medicina Metabólica pela Universidade de Oxford, Inglaterra. Representante do Brasil no Advisory Medical Panel – Paget Foundation, USA.

Gabriela Luporini Saraiva

Médica Endocrinologista. Doutora pela Disciplina Endocrinologia da Universidade Federal de São Paulo (UNIFESP).

Gilvan Cortês Nascimento

Presidente da Sociedade Brasileira de Endocrinologia e Metabologia, Regional Maranhão, São Luís.

Gisah Amaral de Carvalho

Professora Doutora-Adjunta do Departamento de Clínica Médica da Universidade Federal do Paraná (UFPR). Médica e Chefe do Ambulatório de Tireoide do Serviço de Endocrinologia e Metabologia da (UFPR–SEMPR).

Gustavo Caldas

Médico Consultor da Unidade de Endocrinologia e Diabetes do Hospital Agamenon Magalhães, Ministério da Saúde, Universidade de Pernambuco (UPE). Especialização em Endocrinologia no Hospital St. Bartholomew pela London University, Reino Unido.

Hans Graf

Professor-Adjunto Doutor do Departamento de Clínica Médica da Universidade Federal do Paraná (UFPR). Chefe do Serviço de Endocrinologia e Metabologia da UFPR–SEMPR.

Helena Schmid

Professora Titular de Endocrinologia da FFFCMPA. Professora Associada da UFRGS. Chefe do Serviço de Endocrinologia da Santa Casa de Porto Alegre. Professora Investigadora Visitante da Universidade de Michigan durante Estágio de Pós-Doutorado em 1995 e 1996.

Heloísa Vilar

Professora da Disciplina Endocrinologia da Faculdade de Medicina de Marília (FAMEMA).

Henry Farias Jr.

Médico Urologista. Mestrado em Cirurgia Urológica pela Universidade de Pernambuco (UPE).

Heraldo Mendes Garmes

Assistente Doutor do Departamento de Clínica Médica da Universidade Estadual de Campinas (UNICAMP).

Hildo Azevedo

Coordenador do Serviço de Neurocirurgia do Hospital da Restauração, Secretaria da Saúde, Universidade de Pernambuco (UPE). Professor Titular de Neurocirurgia da Faculdade de Ciências Médicas da UPE.

Hilton Libanori

Cirurgião do Hospital Israelita Albert Einstein, São Paulo-SP.

Isabella Coutinho

Graduanda da Faculdade de Medicina Nova Esperança da Paraíba (FAMENE).

Ita Pfeferman Heilberg

Professora-Adjunta da Disciplina Nefrologia da Escola Paulista de Medicina da Universidade Federal de São Paulo (EPM–UNIFESP).

Jaime Kulak Júnior

Professor-Adjunto do Departamento de Tocoginecologia da Universidade Federal do Paraná (UFPR). Doutor em Ginecologia e Obstetrícia pela Faculdade de Medicina de Ribeirão Preto – Universidade de São Paulo (USP) (Doutorado Sanduíche). Department of Obstetrics Gynecology and Reproductive Sciences – Yale University. Ambulatório de Ginecologia Endócrina e Anticoncepção do Departamento de Tocoginecologia da UFPR. Unidade de Metabolismo Ósseo do Serviço Endocrinologia e Metabologia do Hospital de Clínicas da UFPR–SEMPR. Departamento de Tocoginecologia do Hospital de Clínicas da UFPR.

Janaína da Silva Martins

Professora do Departamento de Medicina da Universidade Federal de Maringá (UFM).

João Eduardo Nunes Salles

Professor-Adjunto da Santa Casa de Misericórdia de São Paulo.

João Hamilton Romaldini

Professor das Disciplinas de Endocrinologia da Escola de Ciências Médicas da PUCCAMP e do Hospital do Servidor Público Estadual de São Paulo.

João Lindolfo C. Borges

Médico Consultor da Unidade de Doenças Metabólicas Ósseas do Centro de Endocrinologia de Brasília, Distrito Federal.

João Sabino Pinho Neto

Livre-Docente da Universidade Federal de Pernambuco (UFPE).

José Arnaldo de Souza Ferreira

Mestre e Doutor pela Faculdade de Ciências Médicas da Santa Casa de São Paulo. Assistente do Setor de Ginecologia Endócrina e Climatério do Departamento de Ginecologia e Obstetrícia da FMABC.

José Augusto Sgarbi

Professor da Disciplina Endocrinologia da Faculdade de Medicina de Marília (FAMEMA).

José Carlos de Lima

Professor-Adjunto de Ginecologia da Universidade Federal de Pernambuco (UFPE).

José Egídio Paulo de Oliveira

Professor-Adjunto da Disciplina Endocrinologia, Divisão de Diabetes da Universidade Federal do Rio de Janeiro (UFRJ).

José Miguel Dora

Médico Endocrinologista. Doutor em Endocrinologia pela Universidade Federal do Rio Grande do Sul (UFRGS). Assessoria de Operações Assistenciais e Setor de Tireoide do Hospital de Clínicas de Porto Alegre.

Josivan Gomes de Lima

Professor da Disciplina Endocrinologia da Universidade Federal do Rio Grande do Norte (UFRN). Especialização em Endocrinologia no Hospital Agamenon Magalhães, Ministério da Saúde, Universidade de Pernambuco (UPE), e no City Hospital, Nottingham, Inglaterra.

Juliana Maia

Médica com Pós-Graduação na Unidade de Endocrinologia e Diabetes do Hospital Agamenon Magalhães, Ministério da Saúde, Universidade de Pernambuco (UPE).

Júnia Ribeiro de Oliveira Longo Schweizer

Médica Endocrinologista do Biocor Instituto, Belo Horizonte-MG.

Katyúcia Egito

Médica Endocrinologista do Hospital Edson Ramalho, João Pessoa-PB.

Keyla Camargo

Coordenadora do Ambulatório de Endocrinologia Pediátrica da Unidade de Endocrinologia e Diabetes do Hospital Agamenon Magalhães, Ministério da Saúde, Universidade de Pernambuco (UPE).

Larissa B. Pimentel

Médica Pós-Graduanda da Divisão de Endocrinologia e Diabetes do Hospital Agamenon Magalhães, Ministério da Saúde, Universidade de Pernambuco (UPE).

Leandro Kasuki Jomori de Pinho

Mestre e Doutorando em Endocrinologia pela Universidade Federal do Rio de Janeiro (UFRJ). Médico do Centro de Pesquisa em Neuroendocrinologia da UFRJ. Médico do Serviço de Endocrinologia do Hospital Federal de Bonsucesso.

Leila Caroline Bianchet Zanatta

Serviço de Endocrinologia e Metabologia do Hospital de Clínicas da Universidade Federal do Paraná (UFPR–SEMPR).

Leila Warszawski

Mestre em Endocrinologia pela Pontifícia Universidade Católica do Rio de Janeiro (PUC-RJ). Doutoranda em Endocrinologia pela Universidade Federal do Rio de Janeiro (UFRJ). Médica do Serviço de Endocrinologia do Instituto Estadual de Diabetes e Endocrinologia do Rio de Janeiro (IEDE-RJ).

Leonardo Bandeira

Serviço de Endocrinologia da Santa Casa de São Paulo, São Paulo-SP.

Licínia Lopes Matos

Professora do Serviço de Endocrinologia da UFPB, Campina Grande-PB.

Lilian L. A. Cavalcante

Residência em Endocrinologia e Metabologia pelo Hospital Universitário Walter Cantídio da UFC. Mestranda do Departamento de Cirurgia da UFC. Médica do Centro de Pesquisas em Diabetes e Doenças Endócrino-metabólicas da UFC.

Lívia Amaral

Médica com Pós-Graduação na Unidade de Endocrinologia e Diabetes do Hospital Agamenon Magalhães, Ministério da Saúde, Universidade de Pernambuco (UPE).

Lourena Rodrigues Lima

Médica com Pós-Graduação na Unidade de Endocrinologia e Diabetes do Hospital Agamenon Magalhães, Ministério da Saúde, Universidade de Pernambuco (UPE).

Lucia Helena Coelho Nóbrega

Médica Assistente do Serviço de Endocrinologia do Hospital Universitário Onofre Lopes da Universidade Federal do Rio Grande do Norte (UFRN) e do Centro de Endocrinologia de Natal. Pós-Graduação em Endocrinologia no Hospital Agamenon Magalhães, Ministério da Saúde, Universidade de Pernambuco (UPE), e no City Hospital, Nottingham, Reino Unido.

Luciana Bastos Rodrigues

Doutora em Bioquímica pela Universidade Federal de Minas Gerais (UFMG). Pós-Doutoranda no Laboratório de Genética Molecular da Faculdade de Medicina da UFMG.

Luciana Gama Vaz

Professora do Serviço de Endocrinologia da Universidade Federal do Maranhão (UFMA).

Luciano de Melo Pompei

Doutor pela Faculdade de Medicina da Universidade de São Paulo (USP). Assistente do Setor de Ginecologia Endócrina e Climatério do Departamento de Ginecologia e Obstetrícia da FMABC.

Lucio Vilar

Coordenador da Disciplina Endocrinologia da Faculdade de Medicina da Universidade Federal de Pernambuco (UFPE).

Ludmila Chaves Fonseca

Professora do Centro de Diabetes e Endocrinologia da Bahia, Salvador-BA.

Luiz Armando De Marco

Professor Titular do Departamento de Cirurgia da Universidade Federal de Minas Gerais (UFMG).

Luiz de Lacerda Filho

Professor Associado da Unidade de Endocrinologia Pediátrica do Departamento de Pediatria da Universidade Federal do Paraná (UFPR).

Luiz Griz

Professor-Doutor do Departamento de Medicina Clínica da Faculdade de Ciências Médicas da Universidade de Pernambuco (UPE). Médico Assistente da Unidade de Endocrinologia e Diabetes do Hospital Agamenon Magalhães, Ministério da Saúde, UPE.

Madson Q. Almeida

Professor do Instituto do Câncer do Estado de São Paulo (ICESP) da Faculdade de Medicina da Universidade de São Paulo (USP); Unidade de Suprarrenal de Endocrinologia do Desenvolvimento. Laboratório de Hormônios e Genética Molecular LIM-42, Disciplina Endocrinologia do Hospital das Clínicas da Faculdade de Medicina da USP.

Magnus R. Dias da Silva

Professor do Departamento de Endocrinologia da Universidade Federal de São Paulo (UNIFESP).

Maíra de Albuquerque Viégas

Médica Endocrinologista. Mestrado em Endocrinologia na Faculdade de Ciências Médicas da Universidade de Pernambuco (UPE).

Manoel Aderson Soares Filho

Médico Pós-Graduando da Divisão de Endocrinologia e Diabetes do Hospital Agamenon Magalhães, Ministério da Saúde, Universidade de Pernambuco (UPE).

Manuel Faria

Professor-Adjunto Doutor e Chefe do Serviço de Endocrinologia da Faculdade de Medicina da Universidade Federal do Maranhão (UFMA). Honorary Assistant em Endocrinologia do Hospital St. Bartholomew, Universidade de Londres, Inglaterra.

Manuel Hermínio Aguiar-Oliveira

Professor-Associado Doutor do Departamento de Clínica Médica da Universidade Federal de Sergipe (UFS).

Marcela Barbosa

Mestre em Pediatria pela Universidade Federal de Pernambuco. Pós-Graduação em Endocrinologia Pediátrica no Hospital Agamenon Magalhães, Ministério da Saúde, Universidade de Pernambuco (UPE), e no Children's Hospital, Birmingham, Inglaterra.

Marcello Bronstein

Professor Livre-Docente da Unidade de Neuroendocrinologia da Disciplina Endocrinologia e Metabologia do Hospital das Clínicas e do Laboratório de Endocrinologia Celular e Molecular (LIM/25) da Faculdade de Medicina da Universidade de São Paulo (USP).

Marcelo Blochtein Golbert

Médico Assistente do Centro de Oftalmologia de Porto Alegre, RS.

Marcelo Chiara Bertolami

Diretor de Divisão Científica do Instituto Dante Pazzanese de Cardiologia da Secretaria de Estado da Saúde de São Paulo.

Marcelo Fernando Ronsoni

Graduado em Medicina pela Universidade Federal do Rio Grande do Sul (UFRGS). Médico Endocrinologista pela Universidade Federal de Santa Catarina (UFSC). Mestre em Cuidados Intensivos e Paliativos pela UFSC. Professor Substituto de Endocrinologia da UFSC.

Marcelo R. N. Hissa

Residência em Endocrinologia pelo Hospital Universitário Walter Cantídio da UFC. Médico do Centro de Pesquisas em Diabetes e Doenças Endócrino-metabólicas da UFC.

Marcelo Valença

Pós-Graduação em Oftalmologia no Instituto Hilton Rocha. Médico Assistente do Instituto de Olhos do Recife-PE.

Marcio C. Mancini

Doutor em Ciências pela Faculdade de Medicina da Universidade de São Paulo (USP). Médico Assistente-Doutor. Chefe do Grupo de Obesidade e Síndrome Metabólica do Serviço de Endocrinologia e Metabologia do Hospital das Clínicas da Faculdade de Medicina da USP. Supervisor dos Ambulatórios de Obesidade Infantil e de Obesidade Mórbida da Disciplina Endocrinologia e Metabologia do Hospital das Clínicas da Faculdade de Medicina da USP.

Márcio Weissheimer Laura

Professor-Adjunto de Clínica Médica Faculdade de Medicina da Universidade Federal de Minas Gerais (UFMG). Pesquisador do Instituto Felício Rocho de Pesquisa e Educação Continuada (IFERPEC).

Margaret Cristina da Silva Boguszewski

Departamento de Pediatria da Universidade Federal do Paraná (UFP).

Maria do Socorro Azevedo

Médica com Pós-Graduação na Unidade de Endocrinologia e Diabetes do Hospital Agamenon Magalhães, Ministério da Saúde, Universidade de Pernambuco (UPE).

Maria Honorina Cordeiro Lopes

Professora-Adjunta Doutora da Disciplina Endocrinologia da Universidade Federal do Maranhão (UFMA). Responsável pela Unidade de Tireoide do Hospital Universitário da UFMA.

Maria Marta Sarquis Soares

Professora Associada de Clínica Médica da Faculdade de Medicina da Universidade Federal de Minas Gerais (UFMG). Pesquisadora do Instituto Felício Rocho de Pesquisa e Educação Continuada (IFERPEC).

Maria Paula Bandeira

Médica Residente de Clínica Pediátrica Médica do Hospital Maria Lucinda, Secretaria Estadual da Saúde, Recife-PE.

Maria Rosineide Torres

Professora da Disciplina Endocrinologia da Faculdade de Medicina da Universidade Federal da Paraíba (UFPB).

Maria Teresa Zanella

Professora Titular da Escola Paulista de Medicina da Universidade Federal de São Paulo (UNIFESP).

Marise Lazaretti-Castro

Livre-Docente em Endocrinologia. Professora-Adjunta e Chefe do Setor de Doenças Osteometabólicas da Disciplina Endocrinologia da Escola Paulista de Medicina da Universidade Federal de São Paulo (UNIFESP).

Martha Katherine P. Huayllas

Mestre em Endocrinologia Clínica, Disciplina Endocrinologia e Metabologia do Departamento de Medicina da Universidade Federal de São Paulo (UNIFESP). Médica Assistente do Hospital Brigadeiro e da Beneficência Portuguesa, Serviço de Endocrinologia, São Paulo-SP.

Mauro A. Czepielewski

Professor-Adjunto da Faculdade de Medicina da Universidade Federal do Rio Grande do Sul (UFRGS). Responsável pelo Serviço de Endocrinologia do Hospital de Clínicas de Porto Alegre.

Melanie Rodacki

Médica Assistente do Serviço de Diabetes do Hospital Clementino Fraga Filho, Universidade Federal do Rio de Janeiro (UERJ).

Miguel N. Hissa

Professor-Associado da Faculdade de Medicina da Universidade Federal do Ceará (UFC). Chefe do Serviço de Endocrinologia e Diabetes do Hospital Universitário Walter Cantídio da UFC. Coordenador do Centro de Pesquisas em Diabetes e Doenças Endócrino-metabólicas da UFC.

Milena Moutelik

Endocrinologista. Médica Assistente do Centro de Hipertensão e Diabetes, Secretaria de Saúde do Recife-PE.

Milene Geiger Frey

Departamento de Pediatria da Universidade Federal do Paraná (UFPR).

Mônica A. L. Gabbay

Professora-Assistente da Disciplina Endocrinologia da Universidade Federal de São Paulo (UNIFESP).

Mônica R. Gadelha

Mestre e Doutora em Endocrinologia pela Universidade Federal do Rio de Janeiro (UFRJ). Professora-Adjunta do Departamento de Clínica Médica e Endocrinologia da Faculdade de Medicina da UFRJ. Chefe do Centro de Pesquisa em Neuroendocrinologia da UFRJ.

Monique Nakayama Ohe

Mestre em Endocrinologia e Metabologia pela Escola Paulista de Medicina da Universidade Federal de São Paulo (EPM–UNIFESP). Doutoranda da Disciplina Endocrinologia e Metabologia da EPM-UNIFESP.

Nara N. Crispim Carvalho

Médica Endocrinologista. Especialização na Divisão de Endocrinologia e Diabetes do Hospital Agamenon Magalhães, Ministério da Saúde, Universidade de Pernambuco (UPE).

Narriane Chaves P. Holanda

Médica Endocrinologista. Especialização na Divisão de Endocrinologia e Diabetes do Hospital Agamenon Magalhães, Ministério da Saúde, Universidade de Pernambuco (UPE).

Nilson Roberto de Melo

Professor Livre-Docente da Clínica Ginecológica do Hospital das Clínicas da Faculdade de Medicina da Universidade de São Paulo (USP).

Nivaldo Sena

Neurocirurgião do Hospital da Restauração, Ministério da Saúde, Universidade de Pernambuco (UPE).

Osmar Monte

Professor-Adjunto da Santa Casa de São Paulo-SP.

Otávio Gomes Lins

Professor-Adjunto do Departamento de Neurociências da Universidade Federal de Pernambuco (UFPE).

Patrícia Nunes Mesquita

Médica Endocrinologista. Especialização na Divisão de Endocrinologia e Diabetes do Hospital Agamenon Magalhães, Ministério da Saúde, Universidade de Pernambuco (UPE).

Paula de Aragão Prazeres

Médica Endocrinologista. Especialização na Divisão de Endocrinologia e Diabetes do Hospital Agamenon Magalhães, Ministério da Saúde, Universidade de Pernambuco (UPE).

Rafael Selbach Scheffel

Médico Endocrinologista. Serviço de Medicina Interna e Setor de Tireoide do Hospital de Clínicas de Porto Alegre. Doutorando do Programa de Pós-Graduação em Ciências Médicas: Endocrinologia da Faculdade de Medicina da Universidade Federal do Rio Grande do Sul (UFRGS).

Raíssa Rêgo Barros

Médica Endocrinologista. Especialização na Unidade de Endocrinologia do Hospital Agamenon Magalhães, Ministério da Saúde, Universidade de Pernambuco (UPE).

Raphael Pinto de Mendonça

Bolsista da Disciplina Endocrinologia da Universidade Federal do Rio Grande do Norte (UFRN).

Regina do Carmo Silva

Professora do Departamento de Endocrinologia da Universidade Federal de São Paulo (UNIFESP).

Reine Marie Chaves Fonseca

Chefe do Centro de Diabetes e Endocrinologia da Bahia, Salvador-BA.

Renan Magalhães Montenegro

Professor Emérito da Universidade Federal do Ceará (UFC).

Renan Magalhães Montenegro Jr.

Professor do Departamento de Saúde Comunitária da Universidade Federal do Ceará (UFC).

Rodrigo Oliveira Santos

Professor Doutor do Departamento de Otorrinolaringologia e Cirurgia de Cabeça e Pescoço da Escola Paulista de Medicina da Universidade Federal de São Paulo (EPM–UNIFESP). Professor Doutor da Disciplina de Otorrinolaringologia da Faculdade de Medicina do ABC.

Rogério Friedman

Doutor em Medicina, Clínica Médica pela Universidade Federal do Rio Grande do Sul (UFRGS). Professor-Associado do Departamento de Medicina Interna da UFRGS e do Serviço de Endocrinologia do Hospital de Clínicas de Porto Alegre (HCPA).

Rosa Paula Mello Biscolla

Médica Endocrinologista do Laboratório Fleury, São Paulo-SP.

Rossana Maria Cahino Pereira

Farmacêutica – Bioquímica, Mestre em Ciências da Saúde pelo Núcleo de Pós-Graduação em Medicina da Universidade Federal de Sergipe (UFS).

Rui M. B. Maciel

Professor Titular da Disciplina Endocrinologia, Departamento de Medicina da Escola Paulista de Medicina pela Universidade Federal de São Paulo (EPM–UNIFESP). Diretor Médico, Fleury-Medicina Diagnóstica.

Sergio A. Dib

Professor Livre-Docente do Departamento de Endocrinologia da Universidade Federal de São Paulo (UNIFESP).

Sérgio Peixoto

Professor Titular da Disciplina Ginecologia da Faculdade de Medicina do ABC.

Sergio Setsuo Maeda

Mestre e Doutor em Endocrinologia pela Escola Paulista de Medicina da Universidade Federal de São Paulo (EPM–UNIFESP). Professor-Assistente da Faculdade de Ciências Médicas da Santa Casa de São Paulo.

Sirley Portela Vasconcelos

Médica Especializada da Divisão de Endocrinologia e Diabetes do Hospital Agamenon Magalhães, Ministério da Saúde, Universidade de Pernambuco (UPE).

Suzana Nesi França

Professor-Adjunto da Unidade de Endocrinologia Pediátrica do Departamento de Pediatria da Universidade Federal do Paraná (UFPR).

Telma Palomo de Oliveira

Médica Endocrinologista, Pós-Graduanda da Escola Paulista de Medicina pela Universidade Federal de São Paulo (EPM–UNIFESP).

Thyciara Fontenele

Professora-Assistente de Endocrinologia da Faculdade de Medicina de Juazeiro. Especialização na Divisão de Endocrinologia e Diabetes do Hospital Agamenon Magalhães, Ministério da Saúde, Universidade de Pernambuco (UPE).

Thomé Décio Pinheiro Barros Jr.

Professor Adjunto de Urologia da Universidade Federal de Pernambuco (UFPE).

Vanessa Leão

Médica com Pós-Graduação na Divisão de Endocrinologia e Diabetes do Hospital Agamenon Magalhães, Ministério da Saúde, Universidade de Pernambuco (UPE).

Vanessa Machado

Médica Especializada da Divisão de Endocrinologia e Diabetes do Hospital Agamenon Magalhães, Ministério da Saúde, Universidade de Pernambuco (UPE). *Research Fellow* da Divisão de Endocrinologia Pediátrica da Universidade Central da Flórida, Gainesville, USA.

Victória Z. Cochenski Borba

Unidade de Metabolismo Ósseo do Serviço Endocrinologia e Metabologia do Hospital de Clínicas da Universidade Federal do Paraná (UFPR–SEMPR) do Departamento de Clínica Médica do Hospital de Clínicas da UFPR.

Viviane Margareth Scantamburlo Niehues

Médica Voluntária do Serviço de Reprodução Humana do Departamento de Tocoginecologia da Universidade Federal do Paraná (UFPR).

Vladimir Gomes de Oliveira

Professor-Assistente da Universidade Federal de Campina Grande (UFCG).

Zoraya Medeiros Barros

Preceptora da Residência em Medicina Interna do Hospital Agamenon Magalhães, Ministério da Saúde, Universidade de Pernambuco (UPE). Mestre pelo Programa de Pós-Graduação em Ciências Médicas/Endocrinologia da UPE.

Prefácio da 3ª Edição

A primeira edição deste livro, lançada em 2003, representou uma evolução do primeiro livro de endocrinologia e diabetes editado no Brasil com a colaboração de grandes expoentes da endocrinologia mundial: *Endocrinologia: Diagnóstico e Tratamento*, lançado em 1998. A repercussão foi tamanha que outros autores tentaram seguir a mesma linha, incluindo colaboradores de outros países em suas obras.

O rápido crescimento da endocrinologia, com a descoberta de novos hormônios, testes moleculares e opções terapêuticas tornou o livro cada vez mais robusto. Nesta 3ª edição novos capítulos foram introduzidos e temas importantes, que tiveram grandes mudanças nos últimos anos, tais como dislipidemia e tratamento do diabetes tipo 2, foram extensivamente revisados e adequados.

Gostaríamos de agradecer à equipe da Medbook Editora pelo esmero na paginação e na revisão do texto, bem como a todos os colaboradores nacionais e internacionais pelo cuidadoso trabalho desenvolvido na confecção e atualização dos capítulos.

Francisco Bandeira
Marcio Mancini
Hans Graf
Luiz Griz
Manuel Faria
Marise Lazaretti-Castro

Sumário

PARTE I   **ASPECTOS GERAIS** 1

    1. Endocrinologia e Biologia Molecular 3

      Maria Marta Sarquis Soares • Luciana Bastos Rodrigues • Luiz Armando De Marco

    2. Hormônios: Classificação, Síntese, Transporte e Mecanismos de Ação 13

      Doris Rosenthal

    3. Introdução aos Estudos Epidemiológicos 24

      Eduardo Freese • Eduarda Cesse • Annick Fontbonne

PARTE II   **HIPOTÁLAMO E HIPÓFISE** 35

    4. Hipopituitarismo 37

      Manuel dos Santos Faria • Gilvan Cortês Nascimento • Renan Magalhães Montenegro

    5. Hiperprolactinemia 55

      Andrea Glezer • Marcello Bronstein

    6. Acromegalia 62

      Leandro Kasuki Jomori de Pinho • Leila Warszawski • Mônica R. Gadelha

    7. Síndrome de Cushing 77

      John Newell-Price • Larissa B. Pimentel • Peter J. Trainer

    8. Cirurgia dos Adenomas Hipofisários 95

      Fátima Griz • Nivaldo Sena • Hildo Azevedo

    9. *Diabetes Insipidus* e Síndrome de Secreção Inapropriada de Hormônio Antidiurético ... 101

      Bernardo Brito • Maria Paula Bandeira • Francisco Bandeira

    10. Tumores Hipofisários Não Funcionantes 114

      Júnia Ribeiro de Oliveira Longo Schweizer • Antônio Ribeiro de Oliveira Jr.

    11. Tumores Hipofisários Agressivos 125

      Heraldo Mendes Garmes • Gilvan Cortês Nascimento • Manuel dos Santos Faria

    12. Usos do Hormônio do Crescimento em Adultos 133

      César Luiz Boguszewski

    13. Diagnóstico Diferencial de Massas Selares 143

      Mauro A. Czepielewski • Juliana Maia • Lívia Amaral

    14. Craniofaringioma 157

      Manuel dos Santos Faria • Gilvan Cortês Nascimento • Luciana Gama Vaz

PARTE III TIREOIDE **165**

15. Disfunção Mínima da Tireoide **167**
José Augusto Sgarbi • Heloísa Vilar • João Hamilton Romaldini • Maria do Socorro C. Azevedo

16. Doença de Graves **178**
José Miguel Dora • Rafael Selbach Scheffel • Ana Luiza Maia

17. Doença de Plummer **185**
Gustavo Caldas • Deborah Queiroz

18. Oftalmopatia de Graves **192**
Aline Correia • Katharina Ponto • George J. Kahaly

19. Hipotireoidismo **204**
Cristina Bandeira • Maria do Socorro C. Azevedo

20. Resistência aos Hormônios Tireoidianos **217**
Manoel Aderson Soares Filho • Vanessa Leão • Francisco Bandeira

21. Nódulos Tireoidianos **221**
Lourena Rodrigues Lima • Paula de Aragão Prazeres • Maria Regina Castro • Hossein Gharib

22. Carcinomas Diferenciados da Tireoide **230**
Rosa Paula Mello Biscolla • Rui M. B. Maciel • Sirley Portela Vasconcelos

23. Carcinoma Medular da Tireoide e Neoplasia Endócrina Múltipla Tipo 2 .... **241**
Madson Q. Almeida • Ana O. Hoff

24. Carcinoma Anaplásico de Tireoide **249**
Fabíola Yukiko Miasaki • Hans Graf

25. Tireoidites **256**
Gisah Amaral de Carvalho • Alyne Loureiro

26. Tireoide e Gravidez **268**
Maria Honorina Cordeiro Lopes • Carina Afonso de Nóvoa • Ana Valéria Silva de Carvalho • Manuel Faria • Larissa Bastos Pimentel

27. Bócio Mergulhante **278**
Clarissa Almeida • Maria do Socorro C. Azevedo • Cynthia Lucena

28. Diagnóstico e Tratamento do Bócio na Infância e na Adolescência **285**
Suzana Nesi França • Adriane de André Cardoso-Demartini • Luiz de Lacerda Filho

PARTE IV ADRENAIS **293**

29. Insuficiência Adrenal **295**
Regina do Carmo Silva

30. Corticoterapia **304**
Aline da Mota Rocha • Maria Roseneide S. Torres • Vladimir Gomes de Oliveira • Licínia Lopes Matos

31. Feocromocitoma **317**
Flávia A. Costa-Barbosa • Regina do Carmo Silva • Cláudio E. Kater

32. Hiperaldosteronismo Primário **330**
Maria Teresa Zanella

Sumário

33. Massas Adrenais Descobertas Incidentalmente 337

Daniela Espíndola Antunes • Martha Katherine P. Huayllas • Cláudio E. Kater

34. Hiperplasia Adrenal Congênita 354

Larissa B. Pimentel • Keyla Camargo • Francisco Bandeira

35. Tumores do Córtex Adrenal 363

André M. Faria • Ana Cláudia Latronico • Madson Q. Almeida

PARTE V   PARATIREOIDES E DOENÇAS METABÓLICAS ÓSSEAS 375

36. Metabolismo Ósseo e Mineral 377

Josivan Gomes de Lima • Lúcia Helena Coelho Nóbrega • Raphael Pinto de Mendonça

37. Hiperparatireoidismo Primário: Epidemiologia e Formas Clínicas 384

Nara N. Crispim Carvalho • Felícia N. Crispim Ribeiro • Bruno Leandro de Souza • Francisco Bandeira

38. Densitometria Óssea na Prática Clínica 392

João Lindolfo C. Borges • Francisco Bandeira

39. Conduta Terapêutica no Hiperparatireoidismo Primário 401

Monique Nakayama Ohe • Rodrigo Oliveira Santos

40. Hipercalcemia Não Paratireoidiana 409

Carlos Marinho • Luiz Griz

41. Hipocalcemias: Diagnóstico e Tratamento 419

Gabriela Luporini Saraiva • Marize Lazaretti-Castro

42. Síndromes de Resistência ao Paratormônio 426

Carolina A. Moreira Kulak • Leila Caroline Bianchet Zanatta • Bárbara Campolina C. Silva

43. Vitamina D: Fisiologia e Fisiopatologia 431

Sergio Setsuo Maeda • Marise Lazaretti-Castro

44. Raquitismo e Osteomalacia 443

Sergio Setsuo Maeda • Marise Lazaretti-Castro

45. Osteoporose: Epidemiologia, Classificação e Diagnóstico 457

Narriane Chaves P. Holanda • Nara Nóbrega C. Carvalho • Katyúcia Egito • Francisco Bandeira

46. Tratamento da Osteoporose Pós-menopausa 474

Eponina Coutinho • Isabella Coutinho • Luiz Griz • Francisco Bandeira

47. Osteoporose em Homens 496

Luigi Genari • Francisco Bandeira • John P. Bilezikian

48. Osteoporose Secundária 508

Carolina Aguiar Moreira Kulak • Jaime Kulak Júnior • Victória Z. Cochenski Borba

49. Litíase Renal 517

Ita Pfeferman Heilberg • Lívia Maria Borges Amaral • Francisco Bandeira

50. Doença de Paget Óssea 527

Luiz Griz • Daniele Fontan • Francisco Bandeira

51. Biópsia Óssea na Prática Clínica **534**

Carolina Aguiar Moreira Kulak • Janaína da Silva Martins

PARTE VI **ENDOCRINOLOGIA FEMININA E MASCULINA** **541**

52. Amenorreia **543**

Aline Correia • João Sabino Pinho Neto • José Carlos de Lima • Maria do Socorro C. Azevedo

53. Síndrome dos Ovários Policísticos **558**

Cátia Eufrazino • Maria Paula Bandeira • Francisco Bandeira • Alyne Loureiro

54. Síndrome de Tensão Pré-menstrual e Dismenorreia **570**

Aline Correia • César Eduardo Fernandes • Cristina Stephan • Luciano de Melo Pompei •
José Arnaldo de Souza Ferreira • Maria do Socorro C. Azevedo • Nilson Roberto de Melo •
Sérgio Peixoto

55. Menopausa **579**

Thyciara Fontenele • Francisco Bandeira • Luiz Griz

56. Falência Testicular **592**

Alexandre Hohl • Marcelo Fernando Ronsoni

57. Disfunção Erétil **610**

Henry Farias Jr. • Thomé Décio Pinheiro Barros Jr.

58. Anticoncepção Hormonal **618**

Viviane Margareth Scantamburlo Niehues • Alexandra Patrícia Nunes Ongaratto •
Jaime Kulak Júnior

PARTE VII **ENDOCRINOLOGIA PEDIÁTRICA E DO ADOLESCENTE** **633**

59. Baixa Estatura **635**

Vanessa Leão de Medeiros • Manuel Hermínio Aguiar-Oliveira • Carla Raquel Pereira Oliveira •
Rossana Maria Cahino Pereira • Carlos Eduardo Martinelli Júnior

60. Puberdade Atrasada **649**

Vanessa Leão de Medeiros • Marcela Barbosa • Jeremy Kirk

61. Puberdade Precoce **661**

Vanessa Leão de Medeiros • Aline Correia • Keyla Camargo • Francisco Bandeira

62. Síndrome de Turner **675**

Margaret Cristina da Silva Boguszewski • Adriane Cardoso-Demartini • Milene Geiger Frey

63. Criptorquidismo e Micropênis **682**

Raíssa Rêgo Barros • Gustavo Caldas • Sirley Portela Vasconcelos

64. Ginecomastia **695**

Keyla Camargo • Lucio Vilar • Vanessa Leão de Medeiros

65. Síndrome de Insensibilidade ao Hormônio do Crescimento **705**

Arlan L. Rosenbloom • Vanessa Leão de Medeiros • Francisco Bandeira

66. *Diabetes Mellitus* Tipo 2 no Jovem **715**

Osmar Monte

67. Obesidade Infantil **723**

Rogério Friedman • Bianca da Silva Alves • Fabiana Silva Costa

Sumário

68. Fragilidades Ósseas na Infância 737

Telma Palomo de Oliveira • Elizabete Ribeiro Barros • Marise Lazaretti-Castro

69. Síndromes Poliglandulares Autoimunes 749

Fernanda Guimarães Weiler • Magnus R. Dias da Silva • Marise Lazaretti-Castro

PARTE VIII — PÂNCREAS ENDÓCRINO E *DIABETES MELLITUS* 757

70. Epidemiologia e Classificação do *Diabetes Mellitus* 759

Annick Fontebonne • Eduarda Cesse • Eduardo Freese

71. Controle da Secreção e Ação Insulínicas 768

Milena Moutelik • Bruna Burkhardt Costi • Paula de Aragão Prazeres • Francisco Bandeira

72. Prevenção Farmacológica do *Diabetes Mellitus* Tipo 2 779

Marcio Corrêa Mancini • Josivan Gomes de Lima

73. Tratamento do *Diabetes Mellitus* Tipo 2: Considerações Gerais 788

Josivan Gomes de Lima • Renan Montenegro Jr. • Francisco Bandeira

74. Agonistas do Receptor de GLP-1 no Tratamento do *Diabetes Mellitus* 803

Francisco Bandeira • Bruna Burkardt Costi • Juliana Maia • Patrícia Mesquita • Fábio Moura

75. Patogenia do *Diabetes Mellitus* Tipo 1 812

Mônica A. L. Gabbay • Antônio Roberto Chacra

76. Princípios Gerais da Insulinoterapia no *Diabetes Mellitus* Tipo 1 820

Mônica A. L. Gabbay • Sergio A. Dib

77. Pé Diabético 827

Elba Bandeira • Manoel Aderson Soares Filho

78. Controle Glicêmico do Paciente Diabético Internado 843

Reine Marie Chaves Fonseca • Alexis Dourado Guedes • Ludmila Chaves Fonseca

79. Diabetes e Gestação 852

Airton Golbert • Marcelo Blochtein Golbert • Vanessa Machado

80. Terapia com Bombas de Insulina 864

Miguel N. Hissa • Marcelo R. N. Hissa • Lilian L. A. Cavalcante

81. Retinopatia Diabética 875

Vanessa Machado • Alzira Lins • Marcelo Valença

82. Nefropatia Diabética 888

Elba Bandeira • Deborah Queiroz

83. Neuropatia Diabética 899

Otávio Gomes Lins • Alexandre Medeiros S. Januário

84. Neuropatia Autonômica do Diabetes 907

Helena Schmid

85. Hipertensão e Diabetes 921

Melanie Rodacki • José Egidio Paulo de Oliveira • Adolfo Milech • Vanessa Machado

86. Cetoacidose Diabética e Estado Hiperosmolar Hiperglicêmico 930

Eduardo Pimentel Dias • Maria Marta Sarquis Soares • Márcio Weissheimer Laura • Adelaide Andrade Rodrigues

87.	**Hipoglicemia**	**943**

Daniella Rêgo • Leonardo Bandeira • Patrícia Mesquita • Juliana Maia • Francisco Bandeira

88. Avaliação do Risco Cardiovascular no Diabético **957**

Marcelo Chiara Bertolami • Adriana Bertolami

PARTE IX   LIPÍDIOS E OBESIDADE 963

89. Dislipidemias **965**

Francisco Bandeira • Leonardo Bandeira • Maria Paula Bandeira

90. Doença Hepática Gordurosa Não Alcoólica **975**

Claudia Ivantes

91. Síndrome Metabólica **984**

Zoraya de Medeiros Barros • Cynthia Salgado • Juliana Maria Coelho Maia • Patrícia Nunes Mesquita • Francisco Bandeira

92. Controle Neuroendócrino do Balanço Energético **999**

César Luiz Boguszewski • Gilberto Paz-Filho

93. Obesidade: Epidemiologia, Diagnóstico e Tratamento Clínico **1013**

Marcio C. Mancini

94. Urgências em Cirurgia Bariátrica **1025**

Hilton Libanori • Daniel Riccioppo

95. Complicações Metabólicas da Cirurgia Bariátrica **1036**

Francisco Bandeira • Leonardo Bandeira • Maíra de Albuquerque Viégas • João Eduardo Nunes Salles

PARTE X   APÊNDICE 1045

96. Valores Laboratoriais Referenciais e Fatores de Conversão **1047**

Francisco Bandeira

Índice Remissivo **1053**

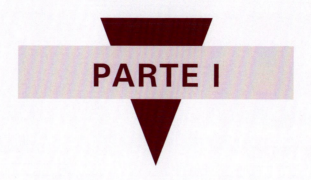

Aspectos Gerais

Endocrinologia e Biologia Molecular

Maria Marta Sarquis Soares • Luciana Bastos Rodrigues • Luiz Armando De Marco

INTRODUÇÃO

As técnicas de biologia molecular se revestem de enorme valor não só quanto às questões de investigações básicas, mas também no entendimento de uma variedade de problemas que afetam a condição humana em geral. A prevenção de doenças, a geração de novos produtos proteicos e a manipulação de plantas e animais para aquisição de traços fenotípicos específicos são aplicações dos métodos utilizados por essas tecnologias. Além disso, elas têm propiciado uma melhor compreensão dos mecanismos de ação hormonal, bem como das bases moleculares de várias síndromes clínica e bioquimicamente conhecidas. As características moleculares dos tumores prenunciam seu comportamento, tornando possível delinear o tratamento mais efetivo.

As recentes descobertas sobre a estrutura gênica de diversos hormônios, de seus respectivos receptores, bem como dos componentes da cascata de ativação intracelular, foram fundamentais para os avanços da endocrinologia molecular. A compreensão das ações hormonais e dos mecanismos fisiopatogênicos de diversas doenças humanas foi ainda mais elucidada a partir da identificação de mutações gênicas. Muitas doenças endócrinas já conhecidas têm como causa mutações em um único gene ou apresentam um componente genético importante, o que tem possibilitado o uso desses conhecimentos nas decisões terapêuticas, na avaliação prognóstica e no rastreamento de doenças que ainda não estão bem caracterizadas.

A aplicação de técnicas modernas de biologia molecular, como sequenciamento de DNA e análise de expressão gênica, possibilitou que mecanismos celulares de diversas síndromes de resistência hormonal e hiperfunção endócrina fossem revelados. Além disso, diversas síndromes raras foram identificadas e contribuíram para a compreensão da fisiologia hormonal. A variabilidade étnica de diversas doenças foi também caracterizada pela identificação de fatores genéticos. O impacto desses conhecimentos se fez presente na conduta clínica, na investigação laboratorial e na descoberta de novos medicamentos.

Muitas doenças humanas apresentam um componente genético. Desse modo, faz-se necessário um entendimento da nomenclatura utilizada em biologia molecular e genética para a compreensão global da endocrinologia moderna.

ESTRUTURA DO DNA

As células são unidades estruturais e funcionais dos organismos. A informação genética nelas contida permite a produção de moléculas específicas que possibilitam o crescimento e a renovação celular. Reconheceu-se, em 1944, que toda informação genética está contida em longos polímeros de ácido desoxirribonucleico (DNA), que coordena toda a atividade celular. A estrutura do DNA como conhecemos hoje, em dupla hélice, foi divulgada em 1953 por Watson & Crick.

A unidade fundamental do DNA, nucleotídeo, compõe-se de um açúcar (desoxirribose), uma base nitrogenada púrica (adenina/guanina) ou pirimídica (citosina/timina) e uma molécula de fosfato. A exclusão do fosfato de um nucleotídeo forma um nucleosídeo. Como exemplo, o *nucleosídeo* adenosina é formado pela adenina e a desoxirribose, enquanto o *nucleotídeo* ácido adenílico é formado pela adenina, desoxirribose e fosfato. Vários nucleotídeos ligados por ligações fosfodiéster formam o ácido nucleico.

O DNA contém duas fitas de ácidos nucleicos antiparalelas orientadas em direções opostas. A parte lateral do

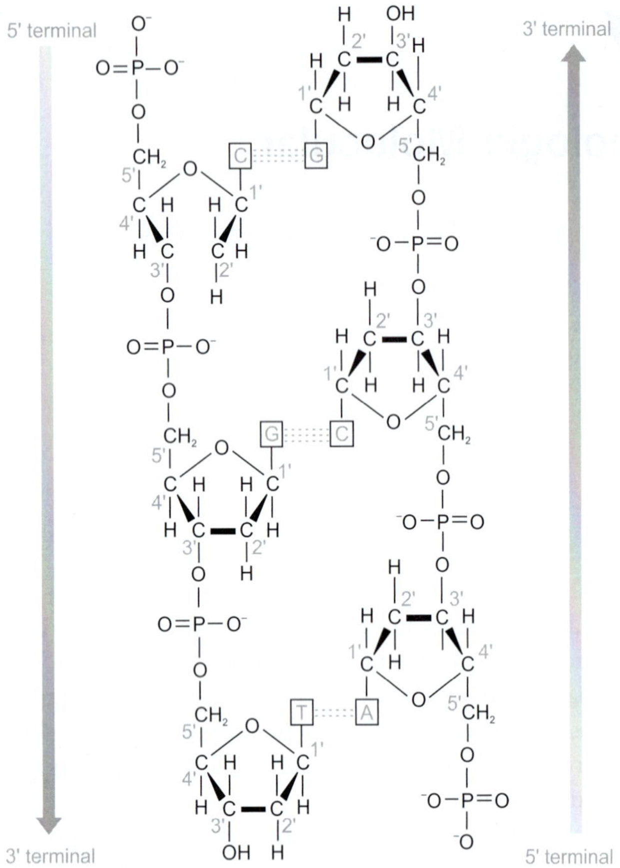

Figura 1.1 Pareamento e replicação das fitas de DNA.

DNA, composta por moléculas de desoxirribose, liga-se a uma molécula de fosfato. Essa ligação ocorre através da hidroxila na posição 3' do primeiro açúcar com o fosfato na posição 5' do outro açúcar (Figura 1.1). O arranjo é de tal forma que os resíduos de fosfato e açúcar ficam expostos do lado externo, enquanto as bases de uma fita interagem com as da fita oposta por meio de ligações de hidrogênio. Essa interação se faz da seguinte maneira: a adenina pareia com a timina, por duas ligações de hidrogênio, enquanto a guanina pareia com a citosina por três ligações de hidrogênio, formando a base da complementaridade de duas fitas de DNA. O DNA replica através da separação das fitas individuais pela quebra das ligações de hidrogênio, seguida pelo alinhamento dos trifosfatos de nucleosídeos, pela DNA polimerase, que ocorre ao longo da cadeia de maneira complementar em relação à fita-molde. As principais funções dos ácidos nucleicos são dirigir a síntese proteica e transmitir essas informações às gerações subsequentes.

O ácido ribonucleico (RNA), cuja função e estrutura passaram a ser mais bem entendidas a partir de 1960, difere do DNA por conter a base nitrogenada uracila no lugar da timina e pelo açúcar ribose no lugar da desoxir-

ribose, além de se apresentar em fita simples, na maioria das vezes. Na evolução das espécies, parece que a estrutura do RNA é mais antiga do que a do DNA, e talvez tenha sido a primeira molécula genética a surgir, ou seja, teria ocorrido "um mundo feito de RNA" anterior ao mais familiar "mundo de DNA". Entretanto, sabe-se hoje que o RNA não está mais diretamente envolvido com o armazenamento das informações genéticas por apresentar uma estrutura química menos estável do que a do DNA. No entanto, o RNA exerce papel primordial na perpetuação do ciclo de vida por meio da sequência DNA-RNA--proteína.

ESTRUTURA DE UM GENE QUE CODIFICA UM HORMÔNIO POLIPEPTÍDICO

Estima-se que o genoma humano contenha cerca de 3,1 bilhões de pares de bases (http://www.ncbi.nlm.nih.gov/Entrez/) e cerca de 30 mil genes. O gene é uma unidade genética composta por elementos regulatórios da transcrição, éxons e íntrons. Os éxons estão diretamente envolvidos com a transcrição gênica e, nos primatas, têm um tamanho médio de 120 a 130 nucleotídeos, embora possam ter apenas de três a sete nucleotídeos. A função dos íntrons, segmentos não codificantes imiscuídos nos próprios genes, ainda não é totalmente entendida, mas parece corresponder a mais de 50% do tamanho dos genes. Vale lembrar que o projeto genoma humano revelou que somente cerca de 2% do genoma humano de fato codifica proteínas; o restante, conhecido como "DNA lixo" (um termo inadequado) ou "DNA não codificante", é composto de trechos de comprimentos variáveis, muitos deles repetidos e que não têm sua função totalmente estabelecida. Sabemos ainda que elementos regulatórios da transcrição têm sido encontrados dentro dos íntrons, apontando para o seu envolvimento na regulação da transcrição gênica.

Os genes se dispõem em arranjos lineares que, juntamente com certas proteínas, formam os cromossomos. Todas as células nucleadas humanas, com exceção das células germinativas (espermatozoide e óvulo), contêm 46 cromossomos, organizados em 23 pares, sendo cada unidade originada de cada um dos pais daquele indivíduo. Cada cromossomo pode conter cerca de 2.000 a 5.000 genes.

O DNA é inicialmente transcrito em RNA mensageiro, que, por sua vez, será traduzido em proteínas. A sequência primária de bases das regiões codificadoras do DNA (éxons) determina a sequência primária de aminoácidos das proteínas geradas, indicando colinearidade entre os genes e suas proteínas. Isso significa que alterações na sequência de bases no gene podem resultar em alterações na proteína em um ponto específico de sua sequência gênica, podendo, desse modo, gerar uma proteína alterada e prejudicando, assim, sua funcionalidade.

Um gene tem duas unidades funcionais: uma região transcricional e uma região promotora ou regulatória (Figura 1.2). Na região transcricional estão contidos os éxons, que serão traduzidos, e sequências, que não são traduzidas, situadas próximos às extremidades 5' e 3' do gene. A sequência 5', não traduzida, começa tipicamente com um resíduo guanina metilado, conhecido como "lado encapsulado". A sequência 3' contém em seu interior uma pequena sequência AATTAAA, que sinaliza o sítio de clivagem da terminação 3' do RNA, e uma sequência poli A de 100 a 200 nucleotídeos. Sugere-se que essas modificações nas terminações do mRNA aumentem sua estabilidade e resistência à degradação pelas exonucleases. Nas regiões regulatórias, há sequências específicas no DNA que se situam próximo à extremidade 5' dos genes e que podem sofrer interações com proteínas que regulam a expressão gênica.

Nessas regiões regulatórias encontram-se as sequências promotoras (*promoters*), que são regiões do DNA envolvidas na ligação da RNA polimerase ao iniciar a transcrição; sequências terminadoras (*terminators*), regiões que induzem o término da transcrição; e sequências amplificadoras (*enhancers*), que aumentam a afinidade do maquinário de transcrição pela região promotora.

Um exemplo conhecido de região promotora é a sequência TATAA (TATA *box* ou Goldberg-Hogness *box*), cuja integridade é fundamental para assegurar a acurácia do início da transcrição em um sítio específico. Ao TATA *box* se ligam um complexo de várias proteínas, como a RNA polimerase II, e, pelo menos, seis outras proteínas que regulam o início da transcrição e que são denominadas fatores de transcrição (FT). Os FT, em conjunto com a RNA polimerase II, formam o maquinário transcricional básico que é requerido para o início da síntese de RNA.

A organização da estrutura de um gene é de fundamental importância para sua transcrição. A regulação do gene torna necessário o acesso dos fatores de transcrição a sequências de DNA de genes-alvo; essa transcrição é limitada pela compactação do DNA em cromatina. A unidade básica da cromatina é o nucleossoma, que consiste em 146 pares de bases de DNA de fita dupla envolvidos em torno de um octâmero de histona composto de duas de cada uma das proteínas histonas: H2A, H2B, H3 e H4. Apesar dessa estrutura, o DNA deve ser acessível para processos celulares, como transcrição, recombinação, replicação e reparo. Portanto, o remodelamento da cromatina tem sido considerado um pré-requisito para a regulação da transcrição gênica. Mecanismos de acetilação de histonas mostraram-se importantes para a regulação de vários genes, entre eles o gene codificante da insulina.

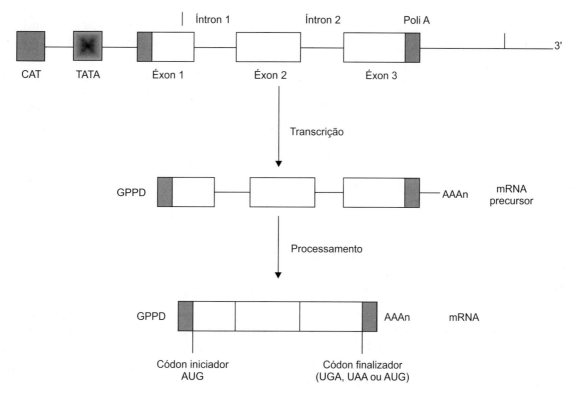

Figura 1.2 Estrutura de um gene e a síntese do mRNA.

MUTAÇÕES

As mutações podem ser definidas como quaisquer alterações na sequência do DNA genômico que podem ser passadas de uma célula-mãe à célula-filha e que acometem menos de 1% da população. Do ponto de vista evolutivo, as mutações são essenciais para promover diversidade genética suficiente de modo a permitir a adaptação das espécies ao meio ambiente, por meio de mecanismos de seleção natural. Quando as alterações do DNA ocorrem nas células do corpo que não dão origem a células germinativas, são denominadas mutações somáticas. Embora, por definição, essas alterações não sejam passadas aos gametas, elas serão transmitidas às células-filhas originadas da célula mutada. Mutações somáticas de proto-oncogenes são responsáveis pelo desenvolvimento de vários tipos de cânceres. Como exemplo, mutações somáticas nos proto-oncogenes *RET* e *RAS* são frequentes em casos esporádicos de carcinomas medulares da tireoide (CMT).

As mutações podem envolver milhões de pares de bases na estrutura de um cromossomo, como em uma duplicação, deleção ou translocação de parte de um cromossomo para outro. Podem ainda envolver um genoma humano inteiro, como na triploidia, onde ocorre uma terceira cópia de um cromossomo, no lugar dos dois usuais. Por outro lado, uma mutação pode ser mínima e envolver deleção, inserção ou a troca de apenas uma base nitrogenada, sendo então denominada mutação pontual. As mutações do tipo substituição ocorrem quando uma base é trocada por outra, podendo ou não alterar o aminoácido. Quando a substituição leva à troca de um aminoácido por outro de uma classe diferente, o prejuízo para a funcionalidade da proteína tende a ser maior. A substituição pode gerar, também, um códon de terminação, produzindo assim uma proteína truncada não funcional.

Nas mutações tipo transição, uma purina é substituída por outra, ou uma pirimidina por outra pirimidina. Nas mutações do tipo transversão, uma purina é substituída por uma pirimidina ou vice-versa.

Mutações em ponto em uma região codificante podem ser de três tipos:

- Mutação silenciosa ou sinônima, em que a troca da base não leva à alteração do aminoácido. O novo códon leva à formação do mesmo aminoácido (ocorre em cerca de 23% das mutações).
- Mutação de troca ou *missense,* na qual a base trocada leva à formação de um aminoácido diferente (é a mais comum, ocorrendo em 73% dos casos).
- Mutação sem sentido ou *nonsense,* na qual a base trocada leva à formação de um códon de terminação ou *stop codon* e, normalmente, a uma proteína não funcional (é a mais rara, ocorrendo em 4% dos casos).

Deleções ou inserções que ocorram na região codificante podem modificar a leitura na região distal à mutação (alteração da janela de leitura ou *frameshift mutation*). Essas mutações geralmente alteram a sequência da proteína e podem levar a um término prematuro de uma sequência pela geração de um códon de terminação (*stop codon*). Finalmente, é possível a existência de mutações na junção íntron-éxon, alterando o sítio de restrição enzimática nessa região, altamente conservada (*splicing mutations*). Esse tipo de alteração é frequente, por exemplo, na osteogênese imperfeita.

CLASSIFICAÇÃO DAS DOENÇAS MONOGÊNICAS

As doenças causadas por mutação em um gene único podem ser de um dos seguintes tipos: autossômica dominante, autossômica recessiva, ligada ao X dominante ou recessiva. As duas últimas (ligadas ao X) se caracterizam por não haver transmissão do sexo masculino para filhos do mesmo sexo. O caráter dominante ocorre quando o alelo é expresso tanto nos heterozigotos como nos homozigotos e é recessivo quando só é expresso nos homozigotos, sendo silencioso nos heterozigotos (deve-se observar que os termos dominante e recessivo se referem ao traço fenotípico).

Doenças Autossômicas Dominantes

- Todo indivíduo acometido tem um dos pais acometido, a não ser que a mutação tenha se iniciado na célula germinativa que formou o indivíduo (mutação *de novo*).
- Um indivíduo acometido geralmente tem o mesmo número de filhos acometidos e não acometidos.
- Mulheres e homens são afetados em igual número.
- Cada sexo pode transmitir o traço para os dois sexos.
- Crianças normais só dão origem à prole normal.
- A transmissão vertical do traço ocorre através de gerações sucessivas, estando geralmente presente em todas elas.
- Pode haver uma variação na gravidade ou expressividade do traço.
- Idade mais avançada de aparecimento.

Doenças Autossômicas Recessivas

- A apresentação clínica tende a ser mais uniforme do que nas doenças dominantes e o início é mais precoce durante a vida.
- Os pais são clinicamente normais, sendo afetados apenas os filhos.
- Mulheres e homens são afetados em proporção igual.

- Se um indivíduo afetado se une a uma pessoa normal, nenhum dos filhos será afetado, mas todos serão portadores (heterozigotos).
- Se um indivíduo afetado se une a uma pessoa heterozigota, metade da prole será acometida (assemelhando-se aos casos de traço dominante).
- Se os dois pais são homozigotos, todos os filhos serão afetados.
- Se ambos os pais forem heterozigotos no mesmo *locus* genético, 25% dos filhos serão afetados, 25% serão homozigotos normais e 50% serão heterozigotos carreadores.
- Quanto menos frequente for a mutação, maior a possibilidade de consanguinidade entre os pais.

Doenças Dominantes Ligadas ao X

Os termos recessivo e dominante, ligados ao X, só se referem às mulheres, não se aplicando aos homens que são homozigotos para o cromossomo X:
- As mulheres são acometidas quase duas vezes mais do que os homens.
- Mulheres heterozigotas transmitem o traço a ambos os sexos em 50% dos casos, e os homens transmitem o traço a todas as suas filhas.
- A expressão é mais variável e geralmente menos grave nas mulheres heterozigotas do que nos homens.

Doenças Recessivas Ligadas ao X

- O traço é totalmente expresso nos homens. As mulheres heterozigotas são geralmente assintomáticas, podendo ter algumas características da doença ou podendo ser iguais aos homens afetados, dependendo da quantidade do cromossomo X normal que tenha sido inativado precocemente em seu desenvolvimento (*X-inactivation*) e da prevalência do cromossomo X mutado nas células.
- Mulheres heterozigotas transmitirão o alelo à metade dos filhos homens e terão metade das filhas portadoras.

Ao estudarmos uma família com uma síndrome genética, uma das primeiras providências é o desenho do heredograma (*pedigree*). As gerações são rotuladas em números romanos, e indivíduos de uma mesma geração, em números arábicos; III-7 ou III$_7$ refere-se à sétima pessoa (a partir da esquerda) da terceira geração. Alguns dos símbolos rotineiramente utilizados em heredogramas são mostrados na Figura 1.3.

MECANISMOS DE ONCOGÊNESE

Três classes de genes estão envolvidos na gênese tumoral: os oncogenes, os genes supressores de tumores e os genes de reparo do DNA.

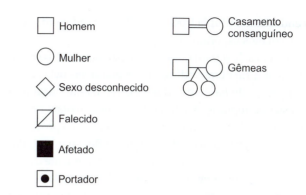

Figura 1.3 Símbolos utilizados em heredogramas (*pedigree*).

Os oncogenes são genes retrovirais com propriedades de transformação neoplásica, compartilhando sequência e função com os proto-oncogenes, que são genes semelhantes encontrados nos organismos vertebrados. Estes últimos codificam proteínas intimamente relacionadas com as funções de proliferação e diferenciação celular. Os proto-oncogenes seriam, portanto, genes com potencial carcinogênico latente, que poderiam ser ativados após a ação de um vírus ou de um agente químico que provocasse alterações genéticas. Mais de 20 proto-oncogenes já foram identificados até o momento. Alterações na região regulatória e/ou estrutural de um proto-oncogene podem transformá-lo em um oncogene ativo. Apenas a alteração em uma cópia do gene é necessária para conferir tal transformação neoplásica. A ação desse gene é, portanto, considerada dominante no nível celular e o produto do oncogene ativado tem efeito dominante sobre o produto normal, causando distorções no funcionamento celular normal. Vários tipos de alterações genômicas podem ativar os proto-oncogenes: inserções, amplificações gênicas ou translocações. Um dos mecanismos mais frequentes de ativação de oncogenes é a translocação cromossômica, que pode levar à ativação de genes que se situam próximo ao ponto de quebra cromossômica. Um dos exemplos mais bem caracterizados desse mecanismo ocorre na leucemia mieloide crônica. Já a amplificação gênica é um mecanismo menos comum para a ativação oncogênica.

Os genes supressores de tumor podem ser vistos como vigilantes do funcionamento normal do genoma. Estão envolvidos em pontos-chave para o controle do crescimento, divisão e diferenciação celulares. Os produtos dos genes supressores de tumor são fundamentais para o funcionamento celular normal, e a inativação desses produtos leva à perda de funções celulares e a vantagens proliferativas. Resumidamente, um alelo inativado é herdado com uma mutação e o segundo alelo é herdado do pai ou da mãe não afetado(a), mas torna-se inativo por uma mutação somática na célula precursora do tumor. É esse o mecanismo encontrado nos pacientes com neoplasia endócrina múltipla tipo 1 e em 25% dos adenomas paratireoidianos esporádicos.

Os genes de reparo dos erros de pareamento do DNA, como o próprio nome indica, são responsáveis pela correção de pares de base anelados incorretamente durante o processo de replicação celular. São fundamentais para a manutenção da fidelidade da replicação, para o processamento de intermediários da recombinação e para regulação da recombinação ante sequências parcialmente divergentes. São genes altamente conservados, o que faz sentido do ponto de vista evolutivo, em razão da necessidade quase absoluta de manutenção da fidelidade genômica para a sobrevivência de uma dada espécie.

Sabe-se que a transformação de uma célula normal em uma célula tumoral necessita de, pelo menos, seis mutações específicas. A probabilidade de uma única mutação é de 10^{-7} por gene por célula, em um universo de 10^{13} células de um indivíduo. Portanto, a probabilidade de uma célula sofrer uma transformação maligna é de $(6 \times 10^{-7}) \times 10^{13} = 10^{-42} \times 10^{13} = 1 \times 10^{29}$.

A variedade de mecanismos moleculares envolvidos na gênese tumoral das neoplasias endócrinas enfatiza a complexidade e a diversidade de eventos que podem estar envolvidos na transformação de uma célula normal em neoplásica. Nenhum evento único isolado poderá ser universalmente considerado causador da formação dos tumores. O papel relativo dos oncogenes, dos fatores de crescimento, das proteínas transcricionais e dos genes supressores de tumor na iniciação e manutenção desses tumores ainda deverá ser mais bem compreendido.

TÉCNICAS DE BIOLOGIA MOLECULAR PARA ESTUDOS GENÉTICOS

Ao se iniciar o estudo genético de uma endocrinopatia, o primeiro objetivo é determinar, dentre os milhares de genes, qual é o responsável por aquela determinada doença. Avaliam-se os genes candidatos mediante a seleção daqueles que controlam os mecanismos de ação hormonal, ou que codificam proteínas que controlam o crescimento e o desenvolvimento celulares, ou que estejam envolvidos em outras doenças relacionadas já conhecidas. Por exemplo, o conhecimento prévio de que o CMT é causado por mutações no proto-oncogene *RET* leva à procura da mesma mutação nos casos de neoplasia endócrina múltipla tipo 2A, onde o CMT se faz presente.

Uma vez determinada a região gênica que se deseja estudar, é necessário que se amplie a quantidade de material genético disponível dessa região. Existem várias maneiras de produzir cópias suficientes de um gene a ser estudado. A clonagem é uma dessas maneiras, na qual o gene a ser copiado é inserido no DNA de uma bacté-

ria. Cada vez que a bactéria se reproduz, seu DNA e o gene inserido serão copiados, e como as bactérias se multiplicam muito rapidamente, bilhões de cópias do gene original poderão ser produzidas em um período curto de tempo.

A tecnologia da reação em cadeia da polimerase (PCR) foi concebida pelo geneticista Kary Mullis em meados da década de 1980. Desde sua concepção, essa tecnologia causou uma verdadeira revolução na biologia, tanto na pesquisa visando ao entendimento de processos biológicos fundamentais como nas áreas aplicadas, envolvendo diagnósticos e melhoramento genético de plantas e animais. Esse método *in vitro* é simples e rápido, com o qual se consegue amplificar um segmento delimitado de DNA pelos iniciadores (oligonucleotídeos, *primers*), sequências conhecidas de DNA que determinam a região específica a ser investigada. Os iniciadores delimitam as extremidades 5' e 3' do segmento a ser estudado, e a reação possibilita a amplificação *in vitro*, obtendo-se em poucas horas aproximadamente 4×10^6 amostras, a partir de um único fragmento de DNA.

Após a obtenção do segmento desejado em quantidade suficiente, submete-se esse material a diversas técnicas existentes para o rastreamento de mutações.

Em várias doenças genéticas pode-se herdar um alelo com mutação, detectável por diferenças na mobilidade do DNA em um gel de poliacrilamida. O polimorfismo conformacional de fita única (SSCP – *single stranded conformational polymorphism*) baseia-se no fato de a molécula de DNA desnaturada formar uma estrutura tridimensional única, determinada pela sequência específica do DNA e pelo pareamento interno das bases. A alteração de um único nucleotídeo pode resultar em uma conformação que difere da sequência normal. O SSCP é ideal para análise de grandes fragmentos de DNA com mutação desconhecida, apresentando sensibilidade em torno de 60%.

A eletroforese em gel com gradiente desnaturante (DGGE – *denaturing gradient gel electrophoresis*), como no SSCP, rastreia a presença de mutações baseadas em diferenças no padrão de migração do DNA. Nessa técnica, o segmento amplificado pela PCR é aplicado a um gel com gradiente químico desnaturante crescente. A separação das fitas de DNA é responsável pela alteração de sua mobilidade. A desnaturação do DNA depende da sequência e, portanto, a alteração de um único nucleotídeo gerará um padrão de desnaturação específico.

A experiência dos vários grupos que utilizam essa técnica demonstra sua capacidade de detectar a troca de uma única base em uma determinada sequência, nunca maior do que 400pb em 95% dos casos. Tanto a DGGE como o SSCP apresentam as desvantagens de não identificar a mutação nem diferenciar um polimorfismo benigno de uma mutação deletéria e a vantagem de serem métodos rápidos e não radioativos para a detecção de alterações das sequências de bases nas moléculas de DNA. Portanto, pode ser usados em larga escala, quando o número de pacientes é elevado. Atualmente, essas duas técnicas são pouco utilizadas.

A análise de microssatélites é outro método que pode ser utilizado para detectar a presença de mutações quando se compara o material afetado com o não afetado (sangue e tumor, nas mutações somáticas). Os microssatélites são regiões do DNA onde ocorrem repetições de nucleotídeos (di, tri ou tetranucleotídeos), dentro ou próximo a um gene, estando ligados a ele. Como sofrem herança mendeliana, os microssatélites podem ser usados como marcadores genéticos em estudos de ligação em doenças familiares. Quando o indivíduo analisado for heterozigoto para um marcador específico (isto é, apresenta duas bandas no DNA constitucional), esse marcador será considerado informativo naquele indivíduo, e a análise da hibridização somática específica do tumor poderá ser feita. Se o tumor de um indivíduo informativo mostrar apenas uma das bandas, então se considera que houve perda de um dos alelos constitucionais. O contrário também pode ocorrer, ou seja, um ganho de alelo. A interpretação desses achados poderá auxiliar a compreensão do mecanismo envolvido na tumorigênese em questão, já que a perda de heterozigose identifica a presença de um gene supressor de tumor, enquanto a instabilidade genômica poderá, por exemplo, ser secundária a alterações em genes de reparo de erro de replicação do DNA.

Técnicas de citogenética, como, por exemplo, a hibridização genômica comparativa, em que se procuram ganhos ou perdas alélicas, analisando todos os cromossomos e comparando amostras de sangue com tumor ou tecido normal e afetado, podem também nortear a pesquisa, identificando cromossomos com ganhos, perdas ou rearranjos de material genético que serão, no futuro, mais detalhadamente estudados. A hibridização fluorescente *in situ* (FISH – *fluorescence in situ hybridization*) é uma técnica molecular que emprega sondas fluorescentes dirigidas contra sequências específicas do DNA, possibilitando o diagnóstico de neoplasias que apresentam alterações genéticas e cromossômicas específicas, além da avaliação de genes que têm importância prognóstica e/ou preditiva de resposta terapêutica. Recentemente, FISH automatizado foi aplicado com sucesso para detectar RET/PTC (*RET/papillary thyroid carcinoma*) em culturas primárias PTC, método que, adequadamente modificado para a prática clínica, pode promover a análise de maior número de células por amostra e superar possível viés do operador.

A partir da década de 1990, melhoramentos técnicos de ferramentas de biologia molecular tornaram possível a mensuração da expressão de vários milhares de genes ao mesmo tempo, no mesmo tecido, em um único protocolo experimental. Após vários anos de aperfeiçoamento, a tecnologia atingiu a maturidade, com *chips* de DNA industriais e procedimentos padronizados, que reduzem a variabilidade experimental. A quantificação da expressão gênica (transcriptoma) por meio de técnicas sofisticadas, como *microarray* ou PCR, em tempo real tornou possível maior detalhamento da participação dos genes nos mecanismos etiopatogênicos das doenças. Os *microarrays* contêm milhares de fragmentos gênicos presos em uma lâmina de vidro, representando diversas regiões codificantes ou não codificantes que cumprem um papel funcional na regulação da expressão gênica. De tecidos normais e tumorais é extraído o RNA e, posteriormente, produzido o DNA complementar (cDNA) que é, então, submetido à hibridização com esses fragmentos. A seguir, compara-se a expressão gênica entre os tecidos e identificam-se possíveis genes hiper ou hipoexpressos que poderiam participar do mecanismo de doença. Desse modo, a quantificação da expressão do gene de um tecido fornece informação sobre a função e o potencial de diferenciação desse tecido. Hu et al. caracterizaram o transcriptoma do córtex adrenal humano por meio do sequenciamento de uma biblioteca de cDNA proveniente de tecidos adrenocorticais. Esses dados de transcriptoma do fenótipo tumoral adrenocortical, combinados com a informação genômica e proteômica, auxiliarão pesquisas futuras na investigação da fisiopatologia de sua tumorigênese e secreção hormonal.

A PCR em tempo real é um método de quantificação absoluta de uma sequência-alvo. Um sinal fluorescente é acumulado durante a amplificação, proporcionalmente à concentração de produtos amplificados. Esse sistema possibilita correlacionar a intensidade de um sinal coletado com a quantidade de produto amplificado. Essa técnica vem sendo utilizada para análise de quimiocinas em células, tecidos e biópsias de tecidos. Lut et al. quantificaram quimiocinas em pacientes portadores de *diabetes mellitus* tipo 1 utilizando a técnica de PCR reversa em tempo real, em que foi possível detectar essas quimiocinas, que frequentemente são expressas em níveis baixos em tecidos-alvo.

Após a obtenção de um rastreamento positivo, o objetivo passa a ser a análise da sequência alterada. O sequenciamento é um método sensível e específico para detecção de mutações. Essa técnica, descrita por Fred Sanger no final dos anos 1970, consiste na adição de nucleotídeos modificados, chamados didesoxirribonucleotídeos, que impedem o crescimento de um fragmento de DNA em replicação pela DNA polimerase após sua adição. Dessa maneira é possível determinar a sequência dos nucleotídeos presente no DNA de interesse que foi sequenciado. O método de pirossequenciamento consiste em uma nova abordagem molecular do sequenciamento e se beneficia de uma técnica capaz de captar a emissão de luz causada pela adição de uma luciferase, acoplada à polimerização do DNA previamente fragmentado e aderido a microesferas, com o uso de sequências adaptadoras. Após a obtenção da sequência de interesse, é possível comparar a sequência com um banco de dados sequenciais já existentes e verificar qual base nitrogenada está alterada e, consecutivamente, o aminoácido alterado e sua possível repercussão na estrutura da proteína. Essa repercussão pode ser analisada por meio de estudos em que se insere a sequência mutada em um vetor (vírus ou plasmídios), por meio de técnicas de clonagem, e se compara a proteína produzida pelo gene mutado com aquela produzida pelo gene normal. Uma outra técnica, ainda mais sofisticada, para confirmação da interferência da mutação de um gene na doença estudada é a deleção daquele gene de determinado genoma (gene *knockout*). A ausência do gene levaria a repercussões fenotípicas que poderiam ser confrontadas com a doença estudada. Os receptores de vitamina D (VDR) e das enzimas que metabolizam vitamina D são encontrados em tecidos reprodutivos das mulheres e homens. Estudos recentes demonstraram que camundongos *knockout* vdr têm insuficiência gonadal significativa, diminuição no número e na motilidade dos espermatozoides e alterações histológicas de testículo, ovário e útero.

Nos últimos anos, novas técnicas de biologia molecular têm sido elaboradas e vêm sendo aplicadas para auxiliar a prática clínica. A incorporação do sequenciamento de um genoma inteiro (*whole-genome*) e o sequenciamento de todos os éxons de um indivíduo (exoma) são exemplos dessa inovação e, sem dúvida, auxiliam os conselheiros genéticos e outros clínicos a se aproximarem dos testes genéticos, tornando possível a análise de essencialmente todos os genes humanos em um teste global. Essa nova tecnologia pode resultar em redução de custos e tempo para o diagnóstico e vem sendo utilizada em pesquisas como a do câncer hereditário, em deficiência de glicocorticoide familial e hiperparatireoidismo, entre outros. Outra consequência do presente âmbito, contudo, é o aumento da quantidade, complexidade e variedade de resultados que o médico pode necessitar discutir com o paciente em razão do grande volume de informações provenientes dessas técnicas moleculares. Na detecção de mutações já conhecidas, a hibridização alelo-específica, que utiliza oligonucleotídeos (sondas) contendo sequências que levam à doença, é uma ferramenta simples e rápida e mostra-se adequada para estudo familiar. O fragmento a ser estudado é amplificado, marcado com ^{32}P, e as sequências mutadas sofrem hibridização (ligação) com o nucleotídeo sintético. A incapacidade de detectar novas mutações é uma das desvantagens desse método.

As endonucleases de restrição são enzimas que clivam o DNA em sítios específicos, produzindo fragmentos de DNA de fita dupla de tamanho precisamente definido. A análise com enzimas de restrição é usada quando uma mutação cria ou destrói um sítio de restrição. Trata-se de uma técnica apropriada quando uma mutação já conhecida é responsável pelo fenótipo. É ainda bastante utilizada para confirmar a presença de uma mutação detectada pelo sequenciamento de DNA.

Atualmente, a utilização da maior parte dessas técnicas ainda se restringe a laboratórios de pesquisa. Na endocrinologia, tivemos como contribuição o conhecimento da estrutura gênica dos hormônios e de seus receptores, de seus mecanismos de ação através das vias intracelulares de sinalização e das várias mutações que explicam o mecanismo fisiopatológico das resistências hormonais e de várias doenças antes tidas como idiopáticas. Por exemplo, o gene do receptor do hormônio tireotrófico (TSH-R) está implicado na gênese de tumores hiperfuncionantes da tireoide (adenomas tóxicos), mutações no gene do receptor de hormônio luteotrófico (LH-R) levam aos adenomas de células de Leydig, mutações nas vias intracelulares de sinalização da insulina explicam alguns tipos de diabetes, mutações em proteínas que controlam o ciclo celular, como a *menin,* levam ao hiperparatireoidismo ou à neoplasia endócrina múltipla tipo 1, e assim por diante. Além dessas, o rastreamento de doenças geneticamente conhecidas, como o carcinoma medular de tireoide e a deficiência de 21-hidroxilase, identificando doentes ou carreadores heterozigotos, também demonstra a grande contribuição dessas técnicas, pois temos marcadores moleculares capazes de proporcionar detecção precoce, em uma fase pré-clínica da doença, podendo até mesmo evitar seu aparecimento. Os distúrbios do crescimento, o hipoparatireoidismo e outras endocrinopatias ganharam novas classificações, que surgiram em virtude desses novos conhecimentos, que não param de ser ampliados e que influenciam, cada vez mais, as condutas e as investigações laboratoriais e que, no futuro próximo, poderão resultar na possibilidade de terapia gênica que resultará em abordagem terapêutica mais eficaz.

CONSIDERAÇÕES FINAIS

A utilização de técnicas modernas de biologia molecular tem possibilitado o entendimento de diversas síndromes de resistência hormonal, além da identificação de síndromes endócrinas raras. Os avanços da biologia molecular ampliaram os conhecimentos sobre a estrutura gênica de diversos hormônios, de receptores hormonais e dos componentes da cascata de ativação intracelular, o que foi de fundamental importância para os avanços da endocrinologia molecular. A criação de novas tecnologias, como sequenciamento de DNA, análises de exoma, dentre outras, tem permitido um enorme avanço na compreensão das ações hormonais e dos mecanismos fisiopatogênicos de diversas doenças humanas. Desse modo, doenças como *diabetes mellitus*, anomalias do desenvolvimento sexual e baixa estatura tiveram parte de seus mecanismos moleculares identificada. A variabilidade étnica de diversas doenças foi também explicada pela identificação de fatores genéticos. O impacto desses conhecimentos se fez presente na conduta clínica, na investigação laboratorial e na descoberta de novos medicamentos.

Apesar da aparente simplicidade dos métodos descritos, devemos sempre estar atentos para possíveis problemas nas determinações genéticas, como a troca de amostras, estudo de famílias com o mesmo sobrenome, a contaminação do material estudado, as falhas na amplificação do DNA por amostras degradadas ou reagentes inadequados, além da detecção de polimorfismos, que são modificações na sequência do DNA presentes em mais de 1% da população e que geralmente não determinam uma alteração na expressão gênica.

Acreditamos que, no futuro próximo, a precisão do estudo genético tornará o rastreamento das doenças mais eficaz e econômico, já que as dosagens bioquímicas e os estudos de imagem periódicos se tornariam desnecessários naqueles pacientes sem alteração genética identificada. No entanto, não poderemos subestimar a ansiedade provocada pelo diagnóstico em um paciente assintomático, e é certo que o problema ético envolvido nesses estudos merece discussões mais amplas com toda a sociedade.

Bibliografia

Aguiar RC, Dahia PL. Identification and characterization of disease-related genes: focus on endocrine neoplasias. Front Horm Res 2001; 28:20-49.

Altmüller J, Palmer LJ, Fischer G, Scherb H, Wjst M. Genomewide scans of complex human diseases: true linkage is hard to find. Am J Hum Genet 2001; 69:936-50.

Arthus MF, Lonergan M, Crumley J et al. Report of 33 novel mutations and analysis of 117 families with X-linked nephrogenic diabetes insipidus. J Am Soc Nephrol 2000; 11:1044-54.

Assié G, Guillaud-Bataille M, Ragazzon B, Bertagna X, Bertherat J, Clauser E. The pathophysiology, diagnosis and prognosis of adrenocortical tumors revisited by transcriptome analyses. Trends Endocrinol Metab 2010; 21(5):325-34.

Astuti D, Latif F, Dallol A et al. Gene mutations in the succinate dehydrogenase subunit SDHB cause susceptibility to familial pheochromocytoma and to familial paraganglioma. Am J Hum Genet 2001; 69:49-54.

Biscolla RP, Cerutti JM, Maciel RM. Detection of recurrent thyroid cancer by sensitive nested reverse transcription-polymerase chain reaction of thyroglobulin and sodium/iodide symporter messenger ribonucleic acid transcripts in peripheral blood. J Clin Endocrinol Metab 2000; 85:3623-7.

Boichard A, Croux L, Al Ghuzlan A et al. Somatic RAS mutations occur in a large proportion of sporadic RET-negative medullary thyroid carcinomas and extend to a previously unidentified exon. J Clin Endocrinol Metab 2012 Aug 3. [Epub ahead of print]

DeGroot LJ, Zhang R. Gene therapy for thyroid cancer: where do we stand? J Clin Endocrinol Metab 2001; 86:2923-8.

den Dunnen JT, Antonarakis SE. Mutation nomenclature extensions and suggestions to describe complex mutations: a discussion. Hum Mutat 2000; 15:7-12.

Domenice S, Latronico AC, Brito VN, Arnhold IJP, Kok F, Mendonça BB. Adrenocorticotropin-dependent precocious puberty of testicular origin in a boy with X-linked adrenal hypoplasia congenita due to a novel mutation in the DAX1 gene. J Clin Endocrinol Metab 2001; 86:4068-71.

Eng C, Hampel H, de la Chapelle A. Genetic testing for cancer predisposition. Ann Rev Med 2001; 52:371-400.

Evans WE, Johnson JA. Pharmacogenomics: the inherited basis for interindividual differences in drug response. Ann Rev Genomics Hum Genet 2001; 2:9-39.

Friedman E, Bale AE, Carson E et al. Nephrogenic diabetes insipidus: an X chromosome-linked dominant inheritance pattern with a vasopressin type 2 receptor gene that is structurally normal. Proc Natl Acad Sci USA 1994; 91:8457-61.

Friedman E, De Marco L, Gejman PV et al. Allelic loss from chromosome 11 in parathyroid tumors. Cancer Res 1992; 52:6804-9.

Gondo RG, Aguiar-Oliveira MH, Hayashida CY et al. Growth hormone-releasing peptide-2 stimulates GH secretion in GH-deficient patients with mutated GH-releasing hormone receptor. J Clin Endocrinol Metab 2001; 86:3279-83.

Hayashida CY, Gondo RG, Ferrari C et al. Familial growth hormone deficiency with mutated GHRH receptor gene: clinical and hormonal findings in homozygous and heterozygous individuals from Itabaianinha. Eur J Endocrinol 2000; 142:557-63.

Hieber L, Huber R, Bauer V et al. Chromosomal rearrangements in post-Chernobyl papillary thyroid carcinomas: evaluation by spectral karyotyping and automated interphase FISH. J Biomed Biotech 2011; 693-91.

Hu RM et al. Gene expression profiling in the human hypothalamus-pituitary-adrenal axis and full-length cDNA cloning. Proc Natl Acad Sci USA 2000; 97:9543-8.

Iacobuzio-Donahue CA, Velculescu VE, Wolfgang CL, Hruban RH. Genetic basis of pancreas cancer development and progression: insights from whole-exome and whole-genome sequencing. Clin Cancer Res 2012; 18(16):4257-65.

Latronico AC, Pinto EM, Domenice S et al. An inherited mutation outside the highly conserved DNA-binding domain of the p53 tumor suppressor protein in children and adults with sporadic adrenocortical tumors J Clin Endocrinol Metab 2001; 86:4970-3.

Latronico AC, Segaloff DL. Naturally occurring mutations of the luteinizing-hormone receptor: lessons learned about reproductive physiology and G protein-coupled receptors. Am J Hum Genet 1999; 65:949-58.

Lerchbaum E, Obermayer-Pietsch B. Mechanisms in Endocrinology: vitamin D and fertility: a systematic review. Eur J Endocrinol 2012; 166:765-78.

Lewin B. Genes VII. Oxford University Press Inc., 2000.

Marx SJ. Hyperparathyroid genes: sequences reveal answers and questions. Endocr Pract 2011; 17(Suppl 3[1]):18-27.

Meimaridou E, Kowalczyk J, Guasti L et al. Mutations in NNT encoding nicotinamide nucleotide transhydrogenase cause familial glucocorticoid deficiency. Nat Genet 2012; 44(7):740-2.

Moses RE. DNA damage processing defects and disease. Ann Rev Genomics Hum Genet 2001; 2:41-68.

National Center for Biotechnology Information: http://www.ncbi.nlm.nih.gov/.

O'Daniel JM, Lee K. Whole-genome and whole-exome sequencing in hereditary cancer: impact on genetic testing and counseling. Cancer J 2012; 18(4):287-92.

Overbergh L, Gysemans C, Mathieu C. Quantification of chemokines by real-time reverse transcriptase PCR: applications in type 1 diabetes. Expert Rev Mol Diag 2006; 6(1):51-64.

Pirola L, Zerzaihi O, Vidal H, Solari F. Protein acetylation mechanisms in the regulation of insulin and insulin-like growth factor 1 signalling. Molecular and Cellular Endocrinology, Available online 5 June 2012.

Ribeiro RC, Sandrini F, Figueiredo B et al. An inherited p53 mutation that contributes in a tissue-specific manner to pediatric adrenal cortical carcinoma. Proc Natl Acad Sci USA 2001; 98:9330-5.

Rocha JL, Friedman E, Boson WL et al. Molecular analyses of the vasopressin type 2 receptor and aquaporin-2 genes in Brazilian kindreds with nephrogenic diabetes insipidus. Hum Mutat 1999; 14:233-9.

Sarquis M, Friedman E, Boson WL, Gomez RS, Dias AF, De Marco L. Microsatellite instability in sporadic parathyroid adenoma. J Clin Endocrinol Metab 2000; 85:250-2.

Sarubi JC, Bei H, Adams EF et al. Clonal composition of adamantinomatous craniopharyngiomas and somatic mutation analyses of the patched (PTCH), Gs alpha and Gi2 alpha genes. Neuroscience Letters 2001; 310:5-8.

Scriver CR. Human genetics: lessons from Quebec populations. Ann Rev Genomics Hum Genet 2001; 2:69-101.

Vogelstein B, Kinzler KW. The genetic basis of human cancer. 2. ed. McGraw-Hill Companies 2002.

Ward LS. Entendendo o processo molecular de tumorigênese. Arq Bras Endocrinol Metab 2002; 46:351-60.

Watson JD. DNA: o segredo da vida. 1. ed. São Paulo, Companhia das Letras.

Hormônios: Classificação, Síntese, Transporte e Mecanismos de Ação

Doris Rosenthal

INTRODUÇÃO

À medida que os organismos vivos se tornaram mais complexos, o simples contato entre as células que os constituíam não era mais suficiente para manter um funcionamento eficiente. Por outro lado, ao longo da evolução, ao lado dos organismos uni ou oligocelulares, começaram a surgir organismos nos quais as células constituintes, antes pluripotentes, se tornaram mais e mais diferenciadas, especializadas em uma ou poucas funções. A partir da agregação/interação de vários tipos de células, com especializações complementares, surgiram os tecidos e os órgãos. Em paralelo surgiram, também, mecanismos que possibilitam a sinalização entre células/tecidos/órgãos, mesmo quando não estão próximos uns dos outros.

Os principais sistemas de sinalização do organismo humano, assim como dos cordatos em geral, são o sistema nervoso, o sistema endócrino e o sistema imunológico. Essa divisão é didaticamente adequada, o que não quer dizer que corresponda literalmente ao que ocorre em nosso organismo, como poderemos ver adiante.

As moléculas sinalizadoras do sistema nervoso, os neurotransmissores, tiveram sua existência reconhecida em torno do final do século XIX e início do século XX. Foi nessa época que foram descritas, pela primeira vez, a fenda sináptica e as substâncias endógenas (neurotransmissores) que nela são liberadas pelo neurônio pré-sináptico. Logo após serem liberados, os neurotransmissores se difundem na fenda sináptica e são reconhecidos pelos respectivos receptores em suas células-alvo (neurônios pós-sinápticos, músculos, outras). Essas sinapses, ditas químicas, são mais lentas na transmissão do impulso nervoso do que as sinapses elétricas, nas quais as membranas pré e pós-sinápticas estão unidas por *gap-junctions*, que permitem a passagem de corrente do neurônio pré-sináptico ao pós-sináptico. Uma diferença importante entre esses dois tipos de sinapses é a amplificação do sinal, que ocorre na sinapse química, mas não na sinapse elétrica, embora ambas permitam a transmissão de um sinal bem mais rapidamente do que os sinalizadores do sistema endócrino ou imune.[1]

Os hormônios são substâncias produzidas por células/tecidos especializados, liberadas por estes na corrente sanguínea e carreadas pelo sangue até serem reconhecidas por receptores específicos em suas células-alvo, cujo funcionamento modificam de diversas maneiras.[2,3] Esta definição, que data do final do século XIX/início do século XX, continua válida, mas hoje sabemos que é limitada, pois as mesmas substâncias que, carreadas pelo sangue, modulam atividades em células-alvo situadas a distância de seu local de origem (atividade endócrina), também podem interagir com células próximas (atividade parácrina) ou com as próprias células que as originam (atividade autócrina).[1]

Os sinalizadores do sistema imune, primeiramente descritos em meados do século XX, correspondem às citocinas, peptídeos secretados por linfócitos e outros tipos de células especializadas, geralmente para o meio intersticial, e que agem localmente (via parácrina ou autócrina); entretanto, podem também chegar à circulação e produzir efeitos a distância. Assim como os neurotransmissores e a grande maioria dos hormônios, as citocinas ligam-se a receptores de membrana e ativam segundos mensageiros intracelulares. As células-alvo das citocinas frequentemente, mas nem sempre, são componentes do sistema imune. Vale ressaltar que tecidos com origem embriológica diferente das células do sistema imune, como, por exemplo, o tecido adiposo, também podem produzir citocinas e que hormônios como somatotrofina, prolactina, eritropoetina e leptina são, estruturalmente, citocinas do tipo I e seus receptores são classificados dentro da mesma superfamília de receptores que os das citocinas cujos alvos primários são as células do sistema imune.[4]

HORMÔNIOS

Classificação

A maior parte dos hormônios é constituída por peptídeos, o que inclui proteínas, glicosiladas ou não. A gama vai desde oligopeptídeos, como o hormônio de liberação da tireotrofina (TRH), com apenas três aminoácidos, até proteínas e glicoproteínas muito mais complexas, com 150 aminoácidos ou mais, como o hormônio do crescimento ou somatotrofina (GH) e as gonadotrofinas: hormônio foliculoestimulante (FSH) e hormônio luteinizante (LH). Um segundo grupo corresponde a derivados de um único aminoácido. A melatonina é derivada do triptofano, enquanto as catecolaminas (adrenalina e noradrenalina) e os hormônios tireóideos (T_4 – tiroxina; T_3 – 3,5,3' tri-iodotironina) derivam da tirosina. Um terceiro grupo é o dos hormônios esteroides, derivados do colesterol, que abrange os hormônios gonadais (estrogênios, androgênios, progesterona) e corticoadrenais (mineralocorticoides, glicocorticoides e androgênios), além dos derivados da vitamina D (25OH-colecalciferol e calcitriol).[5,6]

Uma tabela com uma lista de hormônios humanos, suas estruturas e locais de secreção principais pode ser encontrada em http://users.rcn.com/jkimball.ma.ultranet/BiologyPages/H/HormoneTable.html. No entanto, essa lista, assim como várias outras, não é completa; a cada dia são descritas mais substâncias que exercem atividade endócrina, a exemplo da recentemente descrita irisina, um peptídeo glicosilado liberado pelo músculo durante exercício e que parece ativar o tecido adiposo marrom ou induzir proteínas características deste em (pré-)adipócitos brancos.[7]

Precisa ser levado em conta, ainda, que a grande maioria das substâncias listadas pode, também, ser produzida em outros tecidos/células além dos ali listados.

Síntese

Os hormônios peptídicos produzidos em células especializadas hipotalâmicas, hipofisárias, paratireóideas, das ilhotas pancreáticas, do trato gastrointestinal, das gônadas, entre outras, podem conter entre três e mais de 200 aminoácidos. Como na síntese proteica de modo geral, o mRNA é traduzido, por ribossomas ligados ao retículo endoplasmático rugoso, para proteínas de cadeia mais longa (pró-hormônios) que podem ser processadas no próprio retículo, no aparelho de Golgi ou em vesículas secretórias, após empacotamento, como é o caso da insulina (Figura 2.1).

O processamento pós-transcricional de um pró-hormônio pode dar origem a múltiplas cópias do hormônio, como é o caso das seis cópias de TRH contidas no pró-TRH, ou a diversos hormônios a partir de um único pró-hor-

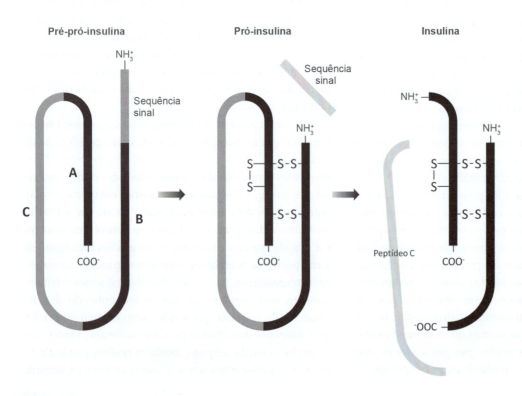

Figura 2.1 Síntese da insulina. A insulina é sintetizada nas células β das ilhotas de Langerhans pancreáticas, inicialmente sob a forma de uma proteína precursora inativa, de cadeia única, a *pré-pró-insulina*, cujo terminal amino é formado por uma sequência sinalizadora responsável pela passagem da molécula para o interior das vesículas secretórias. A clivagem proteolítica da sequência sinal e a formação das três pontes dissulfeto, que dão origem à *pró-insulina*, ocorre no interior dessas vesículas secretórias. A etapa final consiste na clivagem de duas ligações peptídicas, originando a molécula de *insulina* madura e o *peptídeo C*. Esta última reação corre por conta de proteases específicas, cuja atividade aumenta em resposta à liberação de insulina, quando esta é estimulada por aumento dos níveis glicêmicos.

mônio, a exemplo da pró-opiomelanocortina, que pode ser clivada de diferentes modos, dependendo do tipo de célula em que for sintetizada.[5]

Os hormônios glicoproteicos – FSH, LH, TSH e gonadotrofina coriônica – são heterodímeros formados por uma cadeia α, comum, e uma cadeia β, específica. As cadeias α e β são sintetizadas independentemente e glicosiladas no retículo e no aparelho de Golgi antes de sua dimerização.

As vesículas secretórias contêm os hormônios peptídicos em alta concentração e são armazenadas no citoplasma até que haja um estímulo para a exocitose de seu conteúdo que passa à circulação sanguínea, geralmente via capilares fenestrados.[8]

As catecolaminas – adrenalina e noradrenalina – são derivadas da tirosina por uma série de reações enzimáticas, sendo os produtos armazenados em vesículas secretórias nas células cromafins da medula adrenal ou em terminações nervosas do sistema nervoso autônomo simpático ou do sistema nervoso central. Tanto na medula adrenal como nas terminações nervosas simpáticas, a liberação das vesículas contendo catecolaminas é condicionada à estimulação por acetilcolina de receptores nicotínicos e à consequente despolarização da membrana plasmática e influxo de Ca^{2+}. A melatonina é, também, derivada de um aminoácido, triptofano, via uma sequência de reações enzimáticas em células da pineal, os pinealócitos, e sua liberação é condicionada por estímulo noradrenérgico desencadeado em resposta à falta de estímulo luminoso para a retina.[9] A secreção (ou não) de melatonina parece funcionar como um sinal marca-passo para muitos dos ciclos circadianos do organismo.

A síntese dos hormônios tireóideos é mais complexa: decorrente da incorporação de I• (forma reativa do iodeto) em radicais tirosina da grande molécula glicoproteica tireoglobulina, armazenada na luz dos folículos tireóideos. Os radicais iodotirosina são acoplados, formando radicais iodotironila, que posteriormente, após endocitose, são liberados por ação de peptidases específicas e liberados para a circulação. Todas as etapas da síntese dos hormônios tireóideos, desde a captação do iodeto circulante até sua secreção, são estimuladas pelo TSH.[10]

Os hormônios esteroides, gonadais e corticoadrenais têm várias etapas da síntese em comum. O colesterol, captado da circulação sob a forma de LDL-c, sofre clivagem da cadeia lateral e, a seguir, diversas reações enzimáticas, entre as quais predominam as hidroxilações.[11] O padrão de modificações que a estrutura básica, ciclopentano-peridrofenantreno, sofre depende da diferenciação específica dos tecidos esteroidogênicos; assim, a zona glomerulosa adrenal, por exemplo, sintetiza aldosterona, mas não tem o complemento enzimático necessário para a síntese de glicocorticoides ou androgênios, enquanto as células granulosas do folículo ovariano não são capazes de sintetizar progesterona a não ser depois que o folículo chega ao estágio terciário, pré-ovulatório. Os hormônios esteroides adrenais e gonadais não são armazenados em vesículas secretórias, sendo a reserva intracelular desses hormônios bem pequena quando comparada à dos hormônios peptídicos. No entanto, há uma reserva intracelular de ésteres de colesterol que é rapidamente mobilizada quando há estímulo à secreção hormonal.

A síntese do calcitriol – $1,25(OH)_2$-vitamina D – não se restringe a um único tipo de célula/tecido, como os demais hormônios esteroides. Além do mais, a vitamina D não é realmente uma vitamina, já que pode ser sintetizada pelo organismo humano, desde que haja exposição adequada à luz solar. Na pele, o precursor da vitamina D, 7-desidrocolesterol, sofre uma clivagem fotoquímica entre os carbonos 9 e 10 do núcleo esteroide quando exposto à radiação ultravioleta, originando a pré-vitamina D. Esta sofre um rearranjo molecular, dependente de temperatura, passando a colecalciferol ou vitamina D que, pela via linfática, passa à circulação. No fígado, a vitamina D pode ser hidroxilada a 25OH-colecalciferol, também chamado de calcidiol. Este, na circulação, tem meia-vida bem mais longa que seu precursor, pela ligação a uma proteína carreadora específica (VDBP), e parece funcionar como uma reserva de rápido acesso para a síntese intracelular de seu derivado, $1,25(OH)_2$-colecalciferol ou calcitriol.[12] A etapa final da síntese do hormônio ativo – calcitriol – ocorre no rim, em células dos túbulos proximais onde, sob efeito de PTH, o 25OH-colecalciferol é hidroxilado a $1,25(OH)_2$-colecalciferol.[13] Embora essa seja a via que, classicamente, leva à síntese do calcitriol circulante, a enzima-chave dessa última reação é encontrada também em vários outros tecidos, nos quais sua regulação não parece depender de PTH, a exemplo de cânceres de mama e próstata, em que diminui a proliferação celular, e em músculos, onde é importante para manter atividade e força contráteis.[14]

Transporte

Os hormônios, uma vez secretados, são transportados pelo sangue livremente, caso sejam hidrossolúveis, ou ligados a proteínas, se forem hidrofóbicos. A ligação entre hormônios e suas proteínas ligadoras obedece à lei de ação das massas:

$$H + P \subset HP$$

onde: H = hormônio livre, P = proteína ligadora e HP = hormônio ligado à proteína.

Considerando-se que apenas o hormônio livre pode ligar-se a seus receptores, o que resulta em diminuição relativa de H e correspondente dissociação de HP, torna-se evidente que a ligação entre hormônio e proteína funciona como uma reserva hormonal de fácil acesso.

Os conceitos clássicos de que os hormônios hidrofóbicos (esteroides e hormônios tireóideos) precisam ser carreados por proteínas específicas para atingir todos os tecidos do organismo, enquanto hormônios hidrofílicos (proteínas e pequenas moléculas, como catecolaminas) não têm proteínas plasmáticas carreadoras, pois são transportados livremente pela circulação, têm sofrido reformulações. O fato de os IGF (fatores de crescimento insulina-símiles) terem proteínas plasmáticas ligadoras específicas (IGFBP de 1 a 6)[15] era considerado uma exceção entre os hormônios proteicos, mas logo se verificou que também existem proteínas plasmáticas ligadoras do hormônio de crescimento (GHBP) com alta e baixa afinidade. A GHBP com alta afinidade pelo hormônio corresponde ao domínio extracelular do receptor hepático de GH que sofreu clivagem proteolítica, enquanto a GHBP de baixa afinidade não tem relação com o receptor de GH.[16] Essas proteínas, apesar de não serem essenciais à distribuição dos hormônios proteicos pela circulação, podem funcionar como sistemas "tampão", minimizando flutuações agudas da secreção hormonal e correspondendo a um compartimento de reserva hormonal de acesso rápido, além de limitarem a depuração plasmática do hormônio. Deve ser lembrado, ainda que a albumina sérica também pode ligar-se a esses hormônios, se bem que com baixa afinidade.

Outro conceito que vem sendo revisto é o de que os hormônios esteroides gonadais e adrenais, assim como os tireóideos e a vitamina D, precisam das proteínas carreadoras específicas: SHBG (globulina ligadora de hormônios sexuais); CBG (globulina ligadora de corticoides ou transcortina); TBG (globulina carreadora de tiroxina); VDBG (globulina carreadora de vitamina D [e seus derivados]), respectivamente, para sua distribuição eficiente pelos tecidos. Observações feitas em indivíduos com ausência da TBG mostram que, apesar dos níveis plasmáticos de hormônios tireóideos reduzidos, da diminuição da meia-vida desses hormônios e do aumento de sua depuração plasmática, eles não são hipotireóideos. Outras proteínas plasmáticas, transtiretina e albumina, também ligam os hormônios tireóideos, porém com afinidade muito menor que a TBG. Um argumento bastante forte a favor da capacidade de os hormônios esteroides serem distribuídos amplamente, mesmo na ausência de proteínas "carreadoras" plasmáticas, vem dos trabalhos de Safadi et al.,[17] os quais verificaram que camundongos transgênicos *knockout* para o gene da proteína carreadora de vitamina D, apesar de terem níveis plasmáticos reduzidos de vitamina D e 25OH-vitamina D, não mostravam qualquer outra anormalidade se mantidos em dieta suficiente em vitamina D. No entanto, quando mantidos em dieta restrita em vitamina D, mesmo que por período curto, desenvolviam hiperparatireoidismo com suas alterações ósseas típicas, o que não acontecia com os animais de controle normais. Essas observações mostram que as proteínas ligadoras plasmáticas também funcionam como uma reserva circulante para os hormônios hidrofóbicos, assim como limitam sua metabolização e depuração plasmática pelo rim e fígado, possibilitando a manutenção dos níveis livres desses hormônios em limites adequados.

Receptores

Uma célula só pode responder a um agonista se for capaz de reconhecê-lo entre as diferentes moléculas do meio, ou seja, se tiver receptores celulares específicos para esse agonista. A ligação entre um hormônio (agonista) e seu receptor leva à ativação deste por alterações bioquímicas/estruturais. Normalmente, a concentração sanguínea dos hormônios é muito pequena, entre 10^{-12} e 10^{-9} M; assim, tanto a afinidade dos receptores hormonais como sua especificidade precisam ser altas para que haja o reconhecimento recíproco.

Os receptores para a maioria dos hormônios são proteínas integrais de membrana, cuja porção extracelular, frequentemente glicosilada, contém o sítio de ligação do hormônio. A interação hormônio-receptor desencadeia a geração de segundos mensageiros citoplasmáticos, os quais desencadeiam cascatas de sinalização que, em última instância, produzem os efeitos hormonais. Já os receptores "clássicos" dos hormônios esteroides e tireóideos são intracelulares, citoplasmáticos (esteroides) e nucleares (tireóideos), e durante bastante tempo pensou-se que para atingi-los os hormônios hidrofóbicos poderiam difundir-se livremente através da membrana plasmática.[18] Este conceito foi revisto a partir da identificação de diversos transportadores transmembrana para os hormônios tireóideos.[19] Foi também sugerido que haveria transportadores transmembrana para os hormônios esteroides,[20] o que ainda não foi comprovado, embora já tenham sido reconhecidos transportadores transmembrana para hormônios esteroides glicuro ou sulfo-conjugados.[21] Mais recentemente, verificou-se que o complexo hormônio sexual-SHBG pode ser endocitado, via megalina (um receptor de endocitose), e, assim, chegar ao citoplasma, onde será dissociado, possibilitando o acesso do hormônio aos respectivos receptores nucleares. Esse processo parece ser crítico para o desenvolvimento dos órgãos reprodutores em ambos os sexos.[22]

O número de receptores por célula para determinado hormônio, embora grande, é limitado; assim, a ligação entre um hormônio e seus receptores na célula-alvo é, também, um processo limitado. É o que chamamos de capacidade. Em condições fisiológicas, os receptores de uma célula-alvo dificilmente estarão saturados, ou seja, um aumento da concentração hormonal terá como consequência apenas um aumento da razão entre receptores ligados e receptores livres.[18] A resposta biológica da célula é função da concentração do hormônio, da concentração de receptores e da afinidade entre ambos. Uma diminuição em qualquer um destes três fatores terá como resultado uma diminuição da resposta biológica. Poucos são os hormônios peptídicos, com receptor na membrana plasmática, para os quais a resposta biológica da célula-alvo é diretamente proporcional à quantidade de receptores ocupados. Mais frequentes são os hormônios que já produzem efeitos biológicos máximos quando apenas uma proporção relativamente pequena dos receptores está ocupada. Nesses casos, o "excesso" de receptores (*spare receptors* – receptores de reserva) é responsável pela maior sensibilidade celular ao hormônio, como esquematizado na Figura 2.2.

A diminuição dos receptores disponíveis pode ser resultado da endocitose dos complexos hormônio-receptor e sua subsequente dissociação, podendo o recep-

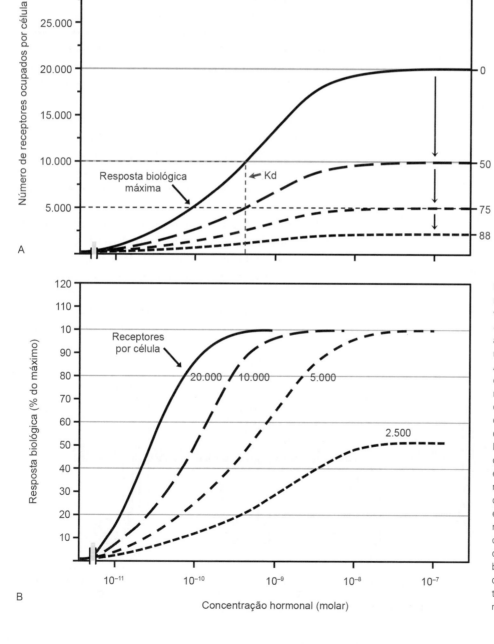

Figura 2.2 Relação entre número de receptores e resposta biológica. Havendo receptores de reserva (*spare-receptors*), a resposta biológica máxima é atingida quando apenas uma fração dos receptores disponíveis está ocupada. **A.** No exemplo esquematizado, quando a célula contém 20 mil receptores, a resposta biológica máxima é dada pela concentração hormonal suficiente para ocupação de 25% destes. À medida que o número de receptores por célula diminui, aumentam as concentrações hormonais necessárias para obter essa resposta máxima. **B.** A resposta máxima ainda é obtida, embora por concentrações maiores do hormônio, enquanto o número de receptores for maior do que 25% do total ideal. Com diminuição ainda maior do número de receptores disponíveis, a resposta biológica não é mais atingida, mesmo quando a concentração hormonal continua aumentando. (Adaptada de Hammes & Mendelson.[18])

tor ser reciclado para a membrana plasmática ou ser degradado em lisossomos. Esse processo pode ser acentuado se houver aumento na concentração plasmática do hormônio – *down-regulation* – a exemplo do que acontece com os receptores de insulina no *diabetes mellitus* tipo II. A diminuição dos receptores disponíveis pode, também, ser resultado do próprio efeito hormonal, a exemplo dos receptores de adrenalina que, em virtude da resposta celular de ativação de proteinocinases, são fosforilados, diminuindo sua afinidade pelo hormônio. O inverso, ou seja, o aumento dos receptores hormonais por efeito do próprio hormônio, é bem menos frequente, mas existe, a exemplo do efeito da prolactina induzindo o aumento de seus receptores na mama. Vale lembrar que a dessensibilização ou sensibilização, por aumento do número ou da afinidade de um receptor para o hormônio A, pode, também, ser resultado do efeito biológico de um hormônio B.[23]

Mecanismos de Ação – Receptores de Membrana

As proteínas integrais de membrana que funcionam como receptores hormonais são transdutores de sinais entre os meios extra e intracelulares. Essa transdução, iniciada pela ligação do hormônio ao domínio extracelular do receptor, resulta em uma cascata de fosforilações que pode ser iniciada pela ativação de tirosinas cinases, serina/treoninas cinases ou guanilatos cinases, sejam elas constituintes intrínsecas do domínio citoplasmático do receptor, ou pelo recrutamento de moléculas acessórias, como as proteínas G[24] (Figura 2.3).

Receptores Acoplados à Proteína G

Os receptores acoplados à proteína ligadora dos nucleotídeos de guanina (GPCR – *guanine nucleotide-binding protein [G protein] – coupled receptors*) constituem uma das maiores famílias de receptores de membrana (Figura 2.3A). As proteínas G são heterotrímeros formados por subunidades α, β e γ, cada uma das quais com várias isoformas. A subunidade α contém um sítio de ligação dos nucleotídeos de guanina, GDP e GTP. O trímero Gαβγ é inativo e sua subunidade α está ligada a um GDP. A interação entre um GPCR e seu hormônio específico leva à ativação da proteína G, resultando na troca do GDP pelo GTP na subunidade α e na dissociação do trímero em subunidade α e subunidade βγ.[25] As subunidades α-GTP interagem com enzimas na face citoplasmática da membrana celular, ativando-as ou inibindo-as e modulando a geração de pequenas moléculas, os segundos mensageiros. As subunidades Gα relacionadas com a sinalização hormonal incluem: $G\alpha_s$, que estimula a geração de AMPc a partir de ATP-Mg, pela adenilato ciclase; $G\alpha_i$, que inibe a adenilato ciclase, levando à diminuição do AMPc; $G\alpha_q$, que ativa a fosfolipase C, responsável pela formação de dois segundos mensageiros, 1,4,5-trifosfato de inositol (IP3) e diacilglicerol.[18] As subunidades Gβγ, por sua vez, podem interagir com outras moléculas intracelulares, regulando enzimas e/ou vias de sinalização nem sempre ligadas à membrana plasmática.[25]

O aumento da concentração citoplasmática do AMPc, por ativação dos receptores adrenérgicos tipo β, por exemplo, resulta em uma cascata de fosforilações que é iniciada pela ativação da serina/treonina cinase A (PKA), enquanto a ativação de adrenorreceptores α_2 resulta na inibição da adenilato ciclase. A ativação dos receptores adrenérgicos tipo α_1, assim como de vários outros receptores hormonais, aumenta a atividade da fosfolipase C. Um aumento da concentração citoplasmática de IP3 mobiliza reservas de cálcio intracelular, e esse aumento da concentração citoplasmática de Ca^{2+}, associado ao aumento do diacilglicerol, ativa a serina/treonina cinase C (PKC), responsável pelo início de outra cascata de sina-

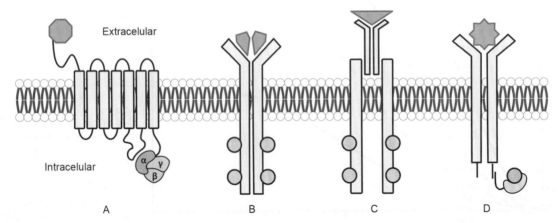

Figura 2.3 Representação esquemática das estruturas propostas para receptores hormonais na membrana plasmática. Receptores acoplados à proteína G (**A** – padrão glucagon), receptores com atividade tirosina cinase intrínseca (**B** – padrão fator de crescimento epidérmico; **C** – padrão insulina), receptores dependentes de tirosina cinase extrínseca (**D** – padrão hormônio de crescimento). (◯: tirosina cinase.) Ver texto.

Capítulo 2 Hormônios: Classificação, Síntese, Transporte e Mecanismos de Ação

lizadores. Outros efeitos do aumento da concentração de Ca^{2+} citoplasmático são mediados por sua ligação a proteínas como troponina, em músculos estriados, e calmodulina, em células não musculares. O complexo calmodulina-Ca^{2+} pode ligar-se a várias proteínas, entre as quais a fosforilase cinase e a AMPc-fosfodiesterase (responsável pela hidrólise de AMPc para AMP), ativando-as.

Vários mecanismos levam à finalização do estímulo pelos segundos mensageiros citados. Por exemplo, a $G\alpha_s$ exerce atividade guanosina trifosfatase (GTPase), que catalisa a hidrólise de GTP para GDP, inativando a subunidade $G\alpha_s$ e permitindo a reassociação do heterotrímero, enquanto o AMPc é inativado por efeito de uma fosfodiesterase, como salientado previamente. O IP3 é rapidamente hidrolisado a IP2, IP e inositol por enzimas citoplasmáticas e poderá ser reaproveitado na membrana, enquanto a concentração citoplasmática de Ca^{2+} é rapidamente diminuída por ação das bombas de cálcio, que o transferem para o meio extracelular ou para locais de reserva intracelulares, principalmente retículo endoplasmático. Outros mecanismos de inativação parecem ser igualmente rápidos, fazendo com que os estímulos iniciais ocorram em pulsos, cujos efeitos são retransmitidos e amplificados, como em uma corrida de revezamento, até ser produzido o efeito final.

Receptores com Atividade Tirosina Cinase

Receptores para vários fatores de crescimento, para insulina e para IGF-1 (*insulin-like growth factor 1*) contêm proteínas cinases intrínsecas que fosforilam resíduos tirosina, no próprio receptor ou em outras proteínas-alvo.

Os receptores para EGF (fator de crescimento epidérmico) e PDGF (fator de crescimento derivado de plaquetas), por exemplo, são formados por uma única cadeia polipeptídica transmembrana. O sítio de ligação ao agonista se encontra no domínio extracelular, enquanto a atividade tirosina cinase está no domínio intracelular. Os receptores para EGF encontram-se como monômeros quando não ativados, mas formam homodímeros quando ligados ao EGF (Figura 2.3B). A dimerização parece ser necessária para a ativação da tirosina cinase por autofosforilação intermolecular.[26] As tirosinas fosforiladas do receptor funcionam como sítios de ligação para proteínas-alvo que tenham um domínio SH2, possibilitando sua fosforilação pela tirosina cinase ativa e, assim, ativando diversas outras vias de sinalização e ativação metabólica correspondentes aos efeitos finais dos fatores de crescimento. Eventualmente, os receptores para EGF também podem formar heterodímeros com outros receptores da família de fatores de crescimento.

Os receptores para insulina e para IGF-1 são dímeros dos monômeros αβ, ou seja, são moléculas tetraméricas (2α, 2β). As subunidades α e β desses receptores são sintetizadas como um polipeptídeo único que é glicosilado e sofre proteólise antes da dimerização. As subunidades β são peptídeos transmembrana com atividade tirosina cinase no domínio citoplasmático, enquanto as subunidades α se encontram na face externa da membrana plasmática, ligadas por pontes dissulfeto, e contêm os sítios de ligação do hormônio.[18] A ligação do hormônio à subunidade α ativa as tirosinas cinases da subunidade β que promovem a autofosforilação intermolecular (Figura 2.3C), ativando ainda mais suas tirosinas cinases constituintes e, assim, tornando-as capazes de fosforilar tirosinas em outras proteínas-alvo. No caso específico do receptor de insulina, as primeiras proteínas a serem fosforiladas são os substratos do receptor de insulina (IRS – *insulin receptor substrate*), que ativam diversas vias sinalizadoras intracelulares. Entre essas vias estão a que leva à translocação do transportador de glicose GLUT-4 para a membrana plasmática e a que ativa a fosfatidilinositol-3 cinase (PI3K), o que dá origem a uma cascata de fosforilações, incluindo a ativação da proteína cinase B (AKT), intermediária dos principais efeitos metabólicos da insulina.[24]

Receptores Associados a Tirosinas Cinases (Janus Cinase)

A sinalização de hormônios com prolactina, hormônio de crescimento (GH), leptina e eritropoetina, assim como de um grande grupo de citocinas, é mediada pela fosforilação de tirosinas em proteínas-chave. Ao contrário dos receptores para fatores de crescimento, insulina e IGF vistos anteriormente, os domínios intracelulares dos receptores desses hormônios não têm atividade tirosina cinase intrínseca e dependem do recrutamento de uma tirosina cinase acessória, citoplasmática, da família das Janus cinases (JAK).

Os receptores para GH, prolactina e leptina têm dois sítios de ligação ao hormônio, e o hormônio funciona como ponte de união para a formação do dímero homólogo, o que é essencial para dar início à transdução do sinal hormonal pela interação com a JAK2 (Figura 2.3D). Essa interação aumenta a atividade da JAK2, sua autofosforilação e sua afinidade pelos domínios citoplasmáticos dos receptores, possibilitando sua fosforilação em tirosinas específicas nos domínios intracitoplasmáticos. As tirosinas fosforiladas nos receptores associados a JAK fazem parte de sítios de ligação para várias proteínas sinalizadoras que têm domínios ligadores de fosfotirosinas, como acontece também com os receptores com tirosina cinase intrínseca. Entre estas, as STAT (*signal transducer and activators of transcription*) têm destaque por serem fatores de transcrição que, quando fosforilados, homodimerizam ou heterodimerizam com outras proteínas da família STAT e migram para o núcleo, onde ativam a transcrição do DNA,[18,24] como esquematicamente mostrado na Figura 2.4.

Receptores com Atividade Guanilato Cinase

A guanilato ciclase promove a síntese de GMP cíclico (GMPc) a partir de GTP. Ao contrário da adenilato ciclase, enzima exclusivamente de membrana, a guanilato ciclase é encontrada sob três formas: associada a elementos estruturais, como nas células da retina; solúvel, intracitoplasmática; e particulada. Esta última é a de interesse no contexto deste capítulo, já que faz parte do domínio intracelular dos receptores dos peptídeos natriuréticos: atrial e tipo B (ANP e BNP). Esses receptores são dímeros, unidos por pontes dissulfeto, tanto na porção extracelular, sítio de ligação do hormônio, como na parte intracelular formada por um domínio homólogo a cinases (HK), um domínio de dimerização e o domínio guanilato ciclase. A ligação do ANP resulta na ativação da guanilato ciclase, porém a maior ou menor resposta é modulada pelo padrão de fosforilação/defosforilação de algumas serinas/treoninas no domínio HK.[27,28] O aumento da concentração intracelular de GMP ativa uma serina/treonina cinase G (PKG) que, por sua vez, fosforila proteínas específicas. Embora objeto de estudos, o mecanismo pelos quais o aumento intracelular de GMP/PKG medeia os efeitos vasodilatadores e natriuréticos do ANP ainda não está bem esclarecido, mas algumas evidências sugerem haver abertura de canais de cátions e ativação de uma fosfodiesterase que poderia hidrolisar o AMPc, antagonizando seus efeitos.[18,29]

Mecanismos de Ação – Receptores Intracelulares

Vários sinalizadores, além de hormônios, agem via receptores nucleares, a exemplo dos derivados da vitamina A (RAR – receptor para ácido retinoico; RXR – receptor para retinoide X) ou de produtos metabólicos (PPAR – *peroxisome proliferator-activated receptor*, ativado por ácidos graxos polinsaturados e outros). Vale ressaltar que os receptores ativados por intermediários ou produtos metabólicos têm baixa especificidade e alta capacidade.[30] O contrário ocorre em relação aos receptores para os hormônios clássicos: esteroides (GR – glicocorticoides; MR – mineralocorticoides; AR – androgênios; ER – estrogênios; PR – progestágenos) e hormônios tireóideos (TR), assim como para os derivados hormonalmente ativos das vitaminas A e D (RXR e RAR – retinoides; VDR – 1,25(OH)$_2$-vitamina D/calcitriol), cuja especificidade é alta, enquanto a capacidade é baixa.

Os receptores nucleares funcionam como fatores de transcrição induzidos por ligantes; estes ligantes, geralmente, são moléculas pequenas e lipossolúveis. Em função dessas características, foi durante muito tempo considerado que os hormônios esteroides e tireóideos poderiam passar livremente pela membrana plasmática apenas quando não ligados a proteínas plasmáticas;[31] entretanto, este conceito está sendo revisto em virtude de estudos feitos por vários autores nas últimas duas décadas. Os exemplos mais evidentes e mais bem estudados são os transportadores de hormônios tireóideos na membra-

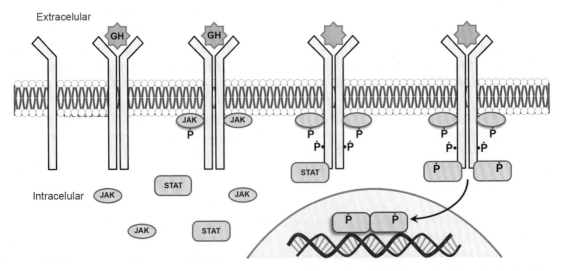

Figura 2.4 Representação esquemática da transdução do sinal do hormônio de crescimento (GH). A ligação de uma molécula de GH a seu receptor (monômero) induz a dimerização deste. Esta dimerização aumenta a afinidade da porção justamembrana do receptor pela Janus cinase (JAK), uma tirosina cinase citoplasmática. A ligação da JAK ao receptor desencadeia sua autofosforilação e a consequente ativação. Uma vez ativa, a JAK fosforila o receptor de GH em radicais tirosina específicos os quais funcionam como sítios de ancoramento de transdutores de sinal e ativadores de transcrição (STAT). Estes se ligam aos domínios SH2 e são, por sua vez, fosforilados em radicais tirosina. Os STAT fosforilados formam dímeros que irão se ligar ao DNA em regiões reguladoras de transcrição, aumentando-a.

Capítulo 2 Hormônios: Classificação, Síntese, Transporte e Mecanismos de Ação

na plasmática.[32] Embora com afinidade/capacidade algo diferenciadas, os transportadores de monocarboxílicos 8 e 10 (MCT8, MCT10) e o polipeptídeo transportador de ânions orgânicos 1C1 (OATP1C1) permitem e parecem ser essenciais para a passagem dos aminoácidos iodados T4 e T3, e de algumas moléculas afins, pela membrana plasmática por difusão facilitada não dependente de sódio.[33,34] Em relação aos hormônios esteroides, ainda prevalece o conceito de que apenas hormônios esteroides livres poderiam atravessar a membrana plasmática, mas outras possibilidades têm sido sugeridas. Já foi comprovado que derivados da vitamina D, estrogênios e androgênios podem ser internalizados quando complexados às suas proteínas carreadoras, por um mecanismo de endocitose dependente de megalina, um receptor que medeia a endocitose em diversos tecidos.[35,36] Esse mecanismo parece ser especialmente importante quando são necessárias concentrações intracelulares de hormônios maiores do que aquelas resultantes de simples difusão, como é o caso da maturação dos órgãos reprodutores, dependente de androgênios ou estrogênios.[37] Uma análise crítica interessante do papel da SHBG como facilitador ou inibidor da ação dos esteroides gonadais foi feita em um editorial recente.[38]

Quando não ligados a seus agonistas, os receptores dos hormônios esteroides clássicos encontram-se no citoplasma (GR) ou no núcleo (MR, AR, ER, PR) como monômeros ligados a proteínas de choque térmico (Hsp90 e Hsp70); nessa condição, o receptor está em condições de se ligar ao esteroide, mas os domínios de ligação ao DNA não estão acessíveis. A ligação do esteroide a seu receptor tem como consequência uma modificação conformacional que leva à dissociação das Hsp, à homodimerização dos receptores, à qual se seguem sua migração para o núcleo e a ligação a sítios específicos do DNA (HRE – elementos responsivos a hormônios), que geralmente são encontrados a jusante de genes-alvo cuja atividade modulam. A ligação de alta afinidade entre o complexo agonista-receptor e HRE tem como resultado o recrutamento de um conjunto de coativadores com várias atividades enzimáticas, entre as quais a histona-acetiltransferase, responsável pela acetilação de histonas e consequente abertura da cromatina, possibilitando sua transcrição pela RNA polimerase II.[31]

Vale lembrar que nem todos os efeitos desses hormônios resultam em ativação da transcrição gênica. Alguns têm como resultado a sua inibição, como acontece em relação aos hormônios hipotalâmicos responsáveis pela síntese/liberação da corticotrofina ou das gonadotrofinas, por exemplo.

Os receptores para hormônios tireóideos (TRα, TRβ), para calcitriol (VDR) e para ácido retinoico (RAR), estejam ou não ligados a seus agonistas, se encontram no núcleo associados aos respectivos HRE. Em geral, estão sob a forma de heterodímeros com RXR, mas podem, também, formar homodímeros ou heterodímeros com outros receptores nucleares. As funções desses últimos ainda não estão bem definidas. Quando não ligados a seus agonistas, os dímeros com RXR estão ligados a um complexo de proteínas inibidoras, os correpressores, entre as quais existem histona desacetilases, que mantêm a cromatina compactada, inibindo a transcrição. A ligação do hormônio a seu receptor resulta na dissociação do complexo receptor-correpressores e no recrutamento de um complexo de proteínas ativadoras, os coativadores, cuja atividade de acetilação de histonas desestabiliza o nucleossoma e possibilita a transcrição do DNA.[18] Mais uma vez, nem todos os efeitos desses hormônios resultam na síntese de peptídeos/proteínas anteriormente pouco ou não expressas pela célula-alvo. Exemplos como a inibição da síntese do hormônio liberador de TRH ou da própria tireotrofina pelo T3, ou do paratormônio pelo calcitriol, mostram que a ligação dos hormônios a seus receptores pode, em alguns casos, inibir a transcrição, embora o mecanismo pelo qual isso ocorre ainda não esteja muito claro.

O mecanismo de ação genômico, que resulta em modificação do padrão de proteínas sintetizadas pela célula, é considerado o efeito primordial dos hormônios esteroides e tireóideos. É um efeito relativamente lento, demorando muitos minutos ou mesmo horas até se expressar, mas não é o único efeito produzido por esses hormônios. Ao longo das últimas décadas vem se tentando elucidar de que modo são produzidos efeitos "rápidos" dos hormônios tireóideos e dos esteroides gonadais e corticoadrenais. Esses efeitos não são bloqueados por actinomicina e são produzidos em tempo insuficiente para que se produzam os efeitos genômicos; hoje, são denominados efeitos não genômicos.

Os efeitos não genômicos dos hormônios esteroides podem ser produzidos pelos clássicos receptores "nucleares", uma pequena proporção dos quais é encontrada em cavéolas da membrana plasmática.[18] Outros receptores, diferentes dos nucleares, também foram descritos na membrana plasmática ou no retículo endoplasmático, ou propostos em função de efeitos produzidos quando a via de transcrição está bloqueada.[39] Os mecanismos de ação não genômicos envolvem diversas cascatas de sinalização, como as ligadas a IP3, MAPK (*mitogen-activated protein kinase*), tirosinas cinases ou proteínas G. É possível também que, além da ativação dessas cascatas de sinalização, a ligação entre os receptores "extranucleares" e seus agonistas resulte na translocação do complexo para o núcleo, como foi sugerido em relação ao calcitriol.[40]

A possibilidade de que os hormônios tireóideos produzissem efeitos não dependentes da transcrição de genes específicos foi aventada há mais de duas décadas, quando se verificou que, *in vitro*, T3 e T4 eram capazes de alterar o fluxo de íons na membrana plasmática em questão de segundos ou poucos minutos. Outro efeito muito discutido à época foi o aumento do transporte de glicose e de aminoácidos. Posteriormente, verificou-se que existem sítios de ligação dos hormônios tireóideos não somente na membrana plasmática, como também em mitocôndrias e no citoplasma.[41]

Recentemente, identificou-se a integrina αvβ3 como um receptor para os hormônios tireóideos na membrana plasmática. O principal agonista desse receptor é o T4, embora T3 também possa ativá-lo, mas com menor eficiência. Vários outros efeitos, não dependentes de transcrição genômica, sugerem haver ainda outros receptores para os hormônios tireóideos. Entre estes, merece destaque uma forma truncada de TRα1, extranuclear, ativada por T4 ou rT3, mas não por T3, que parece ser responsável pela polimerização da actina, principalmente em células neuronais e da glia do cérebro em desenvolvimento. Uma revisão mais abrangente dos mecanismos pelos quais os efeitos não genômicos dos hormônios tireóideos podem ser produzidos foi feita recentemente.[42]

Agradecimentos

Fábio Hecht foi o responsável pela confecção das figuras que ilustram este capítulo. Tamar G.P. Frankenfeld, além de fazer uma cuidadosa revisão do texto, também deu sugestões valiosas. A ambos, meus sinceros agradecimentos.

Referências

1. Alberts B, Johnson A, Lewis J, Raff M, Roberts K, Walter P. Mecanisms of cell communication. In: Molecular biology of the cell. 5 ed. New York: Garland Science, 2008:879-964.

2. Modlin IM, Kidda M, Farhadia J. Bayliss and Starling and the nascence of endocrinology. Regulatory Peptides 2000; 93:109-23.

3. Henderson J. Ernest Starling and "hormones": an historical commentary. J Endocrinol 2005; 184:5-10.

4. Leonard WJ. Type I cytokines and interferons and their receptors. In: Paul WE (ed.) Fundamental immunology. 4. ed. Philadelphia: Lippincot-Raven 1998:741-74.

5. Nelson DL, Cox MM. Integration and hormonal regulation of mammalian metabolism (hormones: diverse structures for diverse functions). In: Lehninger principles of biochemistry. 3. ed. New York: Worth Publishers, 2000:884-98.

6. Ojeda SR, Kovacs W. Organization of the endocrine system. In: Kovacs WJ, Ojeda SR (eds.) Textbook of endocrine physiology. 6. ed. New York: Oxford University Press, 2012:3-20.

7. Boström P, JunWu J, Jedrychowski MP et al. A PGC1-α-dependent myokine that drives brown-fat-like development of white fat and thermogenesis. Nature 2012; 481:463-8.

8. Habener JF. Genetic control of peptide hormone formation. In: Shlomo Melmed S, Polonsky KS, Larsen PR, Kronenberg HM (eds.) Williams textbook of endocrinology. 12 ed. Philadelphia: Elsevier Saunders, 2011:30-50.

9. Low MJ. Neuroendocrinology (pineal). In: Shlomo Melmed S, Polonsky KS, Larsen PR, Kronenberg HM (ed.) Williams textbook of endocrinology. 12. ed. Philadelphia: Elsevier Saunders, 2011:113-5.

10. Vaisman M, Rosenthal D, Carvalho D P. Enzimas envolvidas na organificação tireoidiana de iodo. Arquivos Brasileiros de Endocrinologia & Metabologia 2003; 48:9-15.

11. Miller WL, Richard J. The molecular biology biochemistry, and physiology of human steroidogenesis and its disorders. Endocrine Reviews 2011; 32:81-151.

12. Bringhurst FR, Demay MB, Kronenberg HM. Hormones and disorders of mineral metabolism (vitamin D). In: Shlomo Melmed S, Polonsky KS, Larsen PR, Kronenberg HM (eds.) Williams textbook of endocrinology. 12. ed. Philadelphia: Elsevier Saunders, 2011:1252-6.

13. Lips P. Vitamin D physiology. Progress in Biophysics and Molecular Biology 2006; 92:4-8.

14. Muszkat P, Camargo MBR, Griz LHM, Lazaretti-Castro M. Evidence-based non-skeletal actions of vitamin D. Arquivos Brasileiros de Endocrinologia e Metabologia 2010; 54:110-7.

15. Hwa V, Oh Y, Rosenfeld RG. The insulin-like growth factor-binding protein (IGFBP) superfamily. Endocrine Reviews 1999; 20:761-87.

16. Melmed S, Kleinberg D, Ho K. Pituitary physiology and diagnostic evaluation. In: Melmed S, Polonsky KS, Larsen PR, Kronenberg HM (eds.) Williams textbook of endocrinology. 12. ed. Philadelphia: Elsevier Saunders, 2011:175-228.

17. Safadi FF, Thornton P, Magiera H et al. Osteopathy and resistance to vitamin D toxicity in mice null for vitamin D binding protein. Journal of Clinical Investigation 1999; 103:239-51.

18. Hammes SR, Mendelson CR. Mechanisms of hormone action. In: Kovacs WJ, Ojeda SR (eds.) Textbook of endocrine physiology. 6. ed. New York: Oxford University Press, 2012:58-98.

19. Van der Deure WM, Peeters RP, Visser TJ. Molecular aspects of thyroid hormone transporters, including MCT8, MCT10, and OATPs, and the effects of genetic variation in these transporters. Journal of Molecular Endocrinology 2010; 44:1-11.

20. Lackner C, Daufeldt S, Wildt L, Allérab A. Glucocorticoid-recognizing and -effector sites in rat liver plasma membrane. Kinetics of corticosterone uptake by isolated membrane vesicles. III. Specificity and stereospecificity. Journal of Steroid Biochemistry and Molecular Biology 1998; 64:269-82.

21. Kullak-Ublick G-A, Fisch T, Monika Oswald M, Hagenbuch B, Meier PJ, Beuers U, Paumgartner G. Dehydroepiandrosterone sulfate (DHEAS): identification of a carrier protein in human liver and brain. FEBS Letters 1998; 424:173-6.

22. Hammes A, Andreassen TK, Spoelgen R et al. Role of endocytosis in cellular uptake of sex steroids. Cell 2005; 122:751-62.

23. Kronenberg HM, Melmed S, Larsen PR, Polonsky KS. Principles of endocrinology. In: Shlomo Melmed S, Polonsky KS, Larsen PR, Kronenberg HM (eds.) Williams textbook of endocrinology. 12. ed. Philadelphia: Elsevier Saunders, 2011:3-12.

24. Spiegel AM, Carter-Su C, Taylor SI, Kulkarni RN. Mechanism of action of hormones that act at the cell surface. In: Shlomo Melmed S, Polonsky KS, Larsen PR, Kronenberg HM (eds.) Williams textbook of endocrinology. 12. ed. Philadelphia: Elsevier Saunders, 2011:62-82.

Capítulo 2 Hormônios: Classificação, Síntese, Transporte e Mecanismos de Ação **23**

25. Dupré DJ, Robitaille M, Rebois RV, Hébert TE. The role of Gâγ subunits in the organization, assembly, and function of GPCR signaling complex. Annual Review of Pharmacology and Toxicology 2009; 49:31-56.

26. Schlessinger J. Ligand-induced, receptor-mediated dimerization and activation of EGF receptor. Cell 2009; 110:669-72.

27. Lucas KA, Pitari GM, Kazerounian S et al. Guanylyl cyclases and signaling by cyclic GMP. Pharmacological Reviews 2000; 52:375-413.

28. Schröter J, Zahedi RP, Hartmann M et al. Homologous desensitization of guanylyl cyclase A, the receptor for atrial natriuretic peptide, is associated with a complex phosphorylation pattern. FEBS Journal 2010; 277:2440-53.

29. Lincoln TM, Dey N, Sellak H. cGMP-dependent protein kinase signaling mechanisms in smooth muscle: from the regulation of tone to gene expression. Journal of Applied Physiology 2001; 91:1421-30.

30. McKenna NJ, Moore DD. Nuclear receptors: struture, function and cofactors. In: DeGroot LJ, Jameson JL (eds.) Endocrinology. 5. ed. Vol.1. Philadelphia: Elsevier Saunders, 2006:277-87.

31. Lazar MA. Mechanism of action of hormones that act on nuclear receptors. In: Shlomo Melmed S, Polonsky KS, Larsen PR, Kronenberg HM (eds.) Williams textbook of endocrinology. 12. ed. Philadelphia: Elsevier Saunders 2011:51-61

32. Friesema ECH, Ganguly S, Abdalla A, Manning-Foz JE,Halestrap AP, Visser TJ. Identification of monocarboxilate transporter 8 as a thyroid hormone transporter. Journal of Biological Chemistry 2003; 278:40128-35.

33. Visser WE, Friesema EC, Jansen J, Visser TJ. Thyroid hormone transport in and out of cells. Trends in Endocrinology and Metabology 2008; 19:50-6.

34. Heuer H, Visser TJ. Pathophysiological importance of thyroid hormone transporters. Endocrinology 2009; 150:1078-83.

35. Nykjaer A, Dragun D, Walther D et al. An endocytic pathway essential for renal uptake and activation of the steroid 25-(OH) vitamin D3. Cell 1999; 96:507-15.

36. Willnow TE, Nykjaer A. Callular uptake of steroid carrier proteins – Mechanisms and implications. Molecular and Cellular Endocrinology 2010; 316:93-102.

37. Hammes A, Andreassen TK, Spoelgen R et al. Role of Endocytosis in cellular uptake of sex steroids. Cell 2005; 122:751-62.

38. Khosla S. Sex hormone binding globulin: inhibitor or facilitator (or both) of sex steroid action? (Editorial). Journal of Clinical Endocrinology and Metabolism 2006; 91:4764-6.

39. Wendler A, Baldi E, Harvey BJ, Nadal A, Norman A, Wehling M. Rapid responses to steroids: current status and future prospects. European Journal of Endocrinology 2010; 162:825-30

40. Walters MR, Nemereb I. Receptors for steroid hormones: membrane-associated and nuclear forms. Cellular and Molecular Life Sciences 2004; 61:2309-21.

41. Bassett JHD, Harvey CB, Williams GR. Mechanisms of thyroid hormone receptor-specific nuclear and extra nuclear actions. Molecular and Cellular Endocrinology 2003; 213:1-11.

42. Cheng S-Y, Leonard JL, Davis PJ. Molecular aspects of thyroid hormone actions. Endocrine Reviews 2010; 31:139-70.

3

Introdução aos Estudos Epidemiológicos

Eduardo Freese • Eduarda Cesse • Annick Fontbonne

NOVAS ABORDAGENS E COMPLEMENTARIEDADE

No acelerado processo de desenvolvimento científico e tecnológico observado, principalmente, no século XX, verificamos uma ampliação dos diversos campos e disciplinas do conhecimento científico com importante perda de nitidez entre seus limites e fronteiras, o que favoreceu a interdisciplinaridade. Desse modo, nas investigações científicas no campo da saúde, em busca de melhor compreender a complexidade do processo saúde-doença, também verificamos alguns avanços, particularmente nas últimas décadas. Novos paradigmas sobre os determinantes do processo saúde-doença geraram e acumularam evidências científicas e um inovador instrumental técnico para abordagem de antigos e novos problemas epidemiológicos das sociedades modernas.

Como exemplo desse processo, observamos o crescente uso da informática com a construção no país, nas últimas duas décadas, de grandes bancos de dados informatizados. Esses bancos estão disponíveis para análise e podem ser utilizados tanto para a gestão dos serviços e a tomada de decisão pelo gestor de saúde como para o desenvolvimento de estudos epidemiológicos. Esses fatos garantem, ainda, uma amplificação da análise epidemiológica. Em consonância, e de maneira complementar, a utilização de estudos com métodos e técnicas qualitativas promove maiores especificidade e aprofundamento do conhecimento científico sobre o processo saúde-doença e é conduzida, primordialmente, pelas ciências sociais, em abordagens principalmente antropológicas sobre o processo saúde-doença.

A partir daí, as pesquisas epidemiológicas passaram a ter como referência central o foco nos estudos dos fatores de risco e de prognóstico para as doenças crônicas e degenerativas não transmissíveis, como as enfermidades cardiovasculares, determinadas neoplasias e outros eventos e agravos à saúde.

Desse modo, tendo como referência o foco nos estudos dos fatores de risco das enfermidades crônicas não transmissíveis, e no sentido da ampliação dos limites de algumas disciplinas e da complementaridade destas, a clínica e a epidemiologia também vêm demonstrando grande potencialidade na busca de uma melhor compreensão e aproximação dos determinantes e da causalidade do processo saúde-doença. A clínica, disciplina aplicada no campo da medicina, compreende todo um conjunto de saberes e práticas para diagnóstico, tratamento e prognóstico das doenças nos indivíduos, enquanto a epidemiologia no campo da saúde coletiva contribui para planejamento, gestão e avaliação dos serviços de saúde mediante estudos populacionais. Esses estudos podem ser descritivos, para o conhecimento do perfil epidemiológico, verificando a mortalidade, a incidência e a prevalência das enfermidades, ou analíticos, na busca de identificação dos fatores de risco por meio dos estudos de caso-controle e de coorte. Estes últimos possibilitam, nos estudos populacionais ou de demanda hospitalar, mediante amostras, testar hipóteses de causalidades previamente elaboradas, verificar possíveis associações e realizar estimativas de risco como a *odds ratio*, nos estudos de caso-controle, e o risco atribuível de uma exposição, nos estudos de coorte.

Ainda no sentido de complementaridade entre a clínica e a epidemiologia nos estudos científicos, podemos citar os chamados ensaios clínicos. Esse tipo/modelo de estudo epidemiológico deve ser também previamente desenhado, contando com a participação de epidemiologistas e clínicos. Os ensaios clínicos mediante uma amostra populacional selecionada tornam possível, por exemplo, a avaliação de um novo produto (medicamento) para uso por seres humanos antes de ser colocado no mercado. Pelos aspectos éticos envolvidos, estes devem obedecer a um protocolo clínico muito rígido. Todo o seguimento dos grupos estudados (coorte), os efeitos produzidos pela intervenção (uso de um novo medicamento) e os desfechos possíveis dessa intervenção devem ser acompanhados pelo médico clínico.

Por último, vale ressaltar que, se por um lado a clínica e a epidemiologia encontram-se vinculadas epistemologicamente desde os primórdios da prática médica moderna, por outro lado cada uma delas vem construindo no tempo seu próprio objeto, o que significa um modo particular e específico de produzir conhecimento e de intervenção científica e tecnológica. Nesse sentido, para vários autores, a epidemiologia não é uma "clínica de populações", e a clínica nunca será a "epidemiologia dos indivíduos". Portanto, se é desejável e necessária a perda da nitidez entre determinadas fronteiras disciplinares e a complementariedade destas, favorecendo a interdisciplinaridade, esses fatos não são sinônimos de submissão nem de fusão de objetivos entre os diferentes campos e disciplinas científicas.

CONSIDERAÇÕES SOBRE A MEDICINA BASEADA EM EVIDÊNCIAS E A EPIDEMIOLOGIA CLÍNICA

Nas últimas décadas, com o reconhecimento das inter-relações e interfaces existentes entre a epidemiologia e a clínica, observaram-se o surgimento e o crescimento de uma vertente nas investigações científicas, já parcialmente delimitada, denominada *epidemiologia clínica*. Esta, para determinados autores, a partir da "apropriação" do método epidemiológico de investigação, pode promover uma nova fundamentação da prática clínica, procurando reduzir as incertezas de muitas decisões clínicas e aumentar a eficácia das ações médicas, racionalizando o emprego de técnicas diagnósticas e terapêuticas fundamentadas em evidências de benefícios, riscos e custos. Dessa maneira, essa nova prática médica é referenciada como uma *medicina baseada em evidências* (MBE). Esta foi inicialmente proposta e desenvolvida por um grupo de estudos da Universidade McMaster, Canadá, com finalidades assistenciais e pedagógicas. As propostas pedagógicas são baseadas em situações-problema, tendo como objetivo básico a educação médica por meio do levantamento dos problemas prioritários observados na realidade profissional.

Traduz-se, ainda, pela prática da medicina em um contexto que a experiência clínica é integrada com a capacidade de analisar criticamente as informações científicas disponíveis, de modo a melhorar a qualidade da assistência médica.

Trata-se de uma maneira de praticar e ensinar medicina que, por conhecer as limitações do saber médico, procura fundamentar prática e ensino nas melhores evidências disponíveis. A avaliação dessas evidências é feita a partir de princípios e métodos de pesquisa com base na epidemiologia clínica.

Desse modo, para Schmidt & Duncan, a geração dessas evidências prioriza os desfechos de saúde-doença que têm significado real para o paciente e a sociedade, como morte/vida, doença/cura/saúde, recidiva, perda de órgão ou função, custos etc. Além disso, as evidências clinicoepidemiológicas, a partir do delineamento (desenho) e do desenvolvimento de estudos sobre fatores de risco (caso-controle e coorte) e de intervenção, como os ensaios clínicos, possibilitam a verificação de graus variados de evidências científicas. A gradação que avalia a força (qualidade) das evidências científicas para intervenções médicas são classificadas em evidências fortes (de peso científico), intermediárias e fracas.

Outro aspecto importante com relação à caracterização das evidências da epidemiologia clínica é a verificação e análise dos dados e informações que possibilitam a avaliação do desfecho da intervenção e do impacto potencial das práticas utilizadas. Esse impacto deve der avaliado considerando-se desde os enfoques preventivos, clínicos e terapêuticos, até a inclusão de parâmetros de significância do impacto da intervenção realizada. A seguir, serão apresentados alguns objetivos e parâmetros visando verificar o impacto da intervenção:

- Redução da mortalidade, incidência e prevalência de determinada enfermidade.
- Redução do risco relativo na população.
- Redução do risco atribuível na população.
- Sensibilidade dos exames diagnósticos utilizados (exames verdadeiros positivos entre os doentes).
- Especificidade dos exames diagnósticos utilizados (exames verdadeiros negativos entre os não doentes).
- Avaliação da eficácia e da eficiência de uma intervenção preventiva ou terapêutica.
- Avaliação de benefícios e custos, custo-efetividade e custo-benefício.

Em resumo, sobre a MBE, a epidemiologia e a clínica, podemos afirmar que:
- A epidemiologia clínica é a base da denominada MBE.
- Há uma forte complementariedade entre a epidemiologia e a clínica.
- Do ponto de vista pedagógico, a MBE trabalha com situações-problema a partir da realidade da prática clínica e social, para formação de profissionais médicos.

- Possibilitam uma leitura crítica das informações científicas disponíveis, visando à sua qualificação.
- Priorizam os desfechos do processo saúde-doença de significado real para o paciente e a sociedade, como vida, morte, doença, cura e invalidez.
- Promovem, por meio de estudos epidemiológicos previamente desenhados (caso-controle e coorte), a estimativa dos fatores de risco das enfermidades.
- Tornam possível avaliar o impacto da intervenção realizada pelos parâmetros e indicadores específicos, como incidência, prevalência, eficácia etc.
- Tornam possível estimar os benefícios e custos para a sociedade e os pacientes das intervenções realizadas pela medição de custo-benefício e custo-efetividade.

Mais adiante, no desenvolvimento deste capítulo, pretendemos explicitar de maneira mais específica alguns dos conceitos, objetivos, parâmetros e indicadores, principalmente os referentes aos diferentes tipos de desenhos dos estudos epidemiológicos para medição de riscos e, particularmente, em relação aos estudos de intervenção denominados ensaios clínicos.

Estudos dos Fatores de Risco

A ideia de risco é fundamental para o estudo epidemiológico e corresponde ao conceito matemático de probabilidade. Nesse sentido, risco é a probabilidade de os membros de determinada população desenvolverem uma dada doença ou evento relacionado com a saúde em um período de tempo, sendo fator de risco ou associação de risco de uma dada doença toda característica ou circunstância que acompanha um aumento da probabilidade de ocorrência dessa doença.

Estudos de Prevalência

Os estudos de prevalência estão entre os estudos descritivos mais amplamente difundidos e publicados em epidemiologia. Nesse tipo de delineamento, também conhecido como estudo transversal ou de corte transversal, é obtida a frequência de ocorrência de eventos de saúde. Os eventos existentes em uma população são avaliados em curto espaço de tempo. Os estudos transversais possibilitam apenas secundariamente a investigação de fatores de risco; no entanto, são fundamentais para a formulação de hipóteses a serem testadas nos estudos analíticos.

Portanto, os estudos de prevalência são aqueles em que fator e efeito são observados em um mesmo momento histórico.

O local de obtenção dos casos depende das características da doença. Esse local pode ser, por exemplo, um hospital, centro de saúde ou de diagnóstico laboratorial ou de imagens, ou, ainda, esses casos podem ser obtidos na comunidade. Os estudos de prevalência utilizam amostras representativas da população, devido às dificuldades para a realização de investigações que incluam a totalidade dos membros de grupos numerosos. A definição de representatividade mais empregada em epidemiologia fundamenta-se na teoria estatística, valorizando o caráter aleatório da amostra. É recomendável que nesse tipo de investigação sejam claramente definidos os limites de sua população, uma vez que será necessário dispor de denominadores para o cálculo da taxa de prevalência.

A taxa de prevalência é calculada pelo quociente entre o número de pessoas acometidas por determinado evento e a população exposta ao risco em determinado tempo, multiplicado por 100, conforme fórmula a seguir:

$$\text{Prevalência} = \frac{\text{Número de casos diagnosticados}}{\text{População}} \times 100$$

Os tipos de coeficientes de prevalência mais comumente utilizados são: *prevalência no ponto* e *prevalência no período*. A prevalência no ponto é a probabilidade de um indivíduo na população ser um caso em determinado momento do tempo. Por exemplo, o momento do diagnóstico de uma doença crônica ou degenerativa (hipertensão, osteoporose etc.), cuja prevalência também poderá ser obtida pela multiplicação da incidência dessa doença por sua duração:

$$P = \text{incidência} \times \text{duração}$$

Já a prevalência no período refere-se ao número de casos que ocorrem acumuladamente durante um período de tempo (p. ex., quando consideramos intervalos mensais, semestrais, anuais etc.).

Tipos de Vieses nos Estudos de Prevalência

- *Viés de sobrevivente*: em qualquer investigação de corte transversal, os casos prevalentes observados tendem a excluir os óbitos precoces, super-representando os casos de mais longa sobrevida.
- *Viés de seleção de participantes*: a utilização de amostragem por critério de conveniência, como, por exemplo, o tipo de demanda e a acessibilidade dessa clientela aos serviços de saúde, clínicas especializadas e serviços de referência etc.
- *Viés de observador*: o pesquisador de campo utilizará um questionário padrão com perguntas fechadas, devendo ser treinado para realizar as entrevistas e fazer as perguntas de maneira uniforme, evitando, desse modo, possíveis distorções nas respostas.

Estudos de Caso-controle

Os estudos de caso-controle são tipos de estudos analíticos de modelo retrospectivo, em que os participantes são selecionados entre indivíduos que já têm a doença (casos) e entre indivíduos que não têm a doença (controles). Em cada um desses dois grupos verifica-se o número de indivíduos expostos a algum fator de risco (Figura 3.1).

Os estudos de caso-controle são concebidos especialmente para investigação de associações etiológicas em doenças de baixa incidência e/ou condições com período de latência prolongado.

O local de obtenção dos casos e controles também depende das características da doença em estudo. Os estudos de caso-controle são sempre retroanalíticos, posto que retroagem na história clínica e epidemiológica de ambos os grupos. É relevante ressaltar que, para serem verificadas evidências científicas como possíveis associações de risco, devem ser considerados grupos de caso seguramente diagnosticados e de controles com algumas características "comparáveis" aos casos. Portanto, não se pode jamais confundir casos com controles, correndo-se o risco de inviabilizar o estudo.

Outra característica importante no desenho desse tipo de estudo consiste na seleção dos grupos a serem analisados, que podem estar pareados ou não. Pareamento significa o processo de seleção de controle individuais similares aos casos em uma ou em algumas variáveis específicas, como, por exemplo, sexo, idade, raça, condições socioeconômicas e outras que a natureza da pesquisa venha a determinar como convenientes. Entretanto, deve-se restringir o número de variáveis utilizadas no pareamento, sendo usualmente utilizado o pareamento por idade e sexo.

Quanto à origem dos casos, há estudos de casos prevalentes, quando são incorporados todos os acometidos pela patologia em questão, incluindo os casos já diagnosticados anteriormente e os casos novos, e estudos de casos incidentes, em que se incluem apenas os casos diagnosticados da doença durante a realização do estudo. Para verificação de fatores de risco está mais indicada a utilização de casos incidentes.

A medida de associação utilizada nos estudos de caso-controle é a de *odds ratio* (OR), utilizando-se a relação ad/bc, com base na Tabela 3.1. A OR é uma estimativa do risco relativo (RR), sendo este a razão de incidência entre expostos e não expostos. Como em um estudo de caso-controle não é possível estimar diretamente a incidência da doença em expostos e não expostos, calcula-se o *odds* de exposição entre os casos e o *odds* de exposição entre os controles. *Odds* é uma medida de proporcionalidade. Uma *odds ratio* igual a 1 indica que a ocorrência de doença é igual entre expostos e não expostos. Uma *odds ratio* maior que 1 indica que a exposição ao fator em estudo é de risco, podendo implicar relação de causa e efeito.

Tipos de Vieses nos Estudos de Caso-controle

- *Viés de classificação*: é um erro sistemático pelo qual doentes são selecionados como controles e indivíduos sem doença são selecionados como casos.

Tabela 3.1 Estruturação dos estudos de caso-controle

Fator	Doença ou agravo		Total
	Caso	Controle	
Exposto	a	b	a + b = n3
Não exposto	c	d	c + d = n4
Total	a + c = n1	b + d = n2	N = a + b + c + d

a – número de pessoas doentes que ficaram expostas;
b – número de pessoas sadias que ficaram expostas;
c – número de pessoas doentes que não foram expostas;
d – número de pessoas sadias que não foram expostas;

a + c = n1 – número de pessoas doentes;
b + d = n2 – número de pessoas sadias;
a + b = n3 – número de pessoas expostas;
c + d = n4 – número de pessoas não expostas.

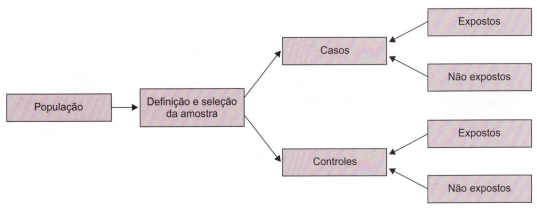

Figura 3.1 Diagrama analítico de um estudo de caso-controle.

- *Viés do observador*: ao selecionar os controles, deve-se assegurar que as observações sejam realizadas nos dois grupos sob as mesmas condições.
- *Viés dos participantes*: consiste em possíveis problemas de memória dos participantes relativos aos fatores de exposição no passado, por se tratar de um estudo retrospectivo.

Estudos de Coorte

O estudo de coorte é classificado como um estudo analítico de observação. Esse delineamento é também conhecido como prospectivo, longitudinal, de incidência ou seguimento, entretanto o termo coorte é o mais utilizado. Trata-se de um estudo longitudinal em que os participantes são observados por um período de tempo, cuja duração é dependente da enfermidade de interesse, para que sejam verificadas mudanças na frequência da ocorrência da enfermidade associada à presença do fator de risco. Sendo a unidade de observação o indivíduo, o acompanhamento torna possível detectar as mudanças que ocorrem em todos os participantes do estudo.

Os estudos de coorte são os únicos capazes de abordar hipóteses etiológicas, produzindo medidas de incidência e, por conseguinte, medidas diretas de risco.

No modelo conceitual dos estudos de coorte, uma amostra da população a ser estudada é selecionada, e são obtidas informações a respeito de um ou mais fatores de risco ou características de interesse. A amostra é dividida em dois grupos distintos: expostos e não expostos. A questão básica a ser respondida em um estudo de coorte consiste, portanto, na identificação dos efeitos da exposição (Figura 3.2).

Os critérios de elegibilidade para inclusão dos participantes na investigação devem ser estabelecidos no protocolo. É importante certificar-se de que na ocasião da seleção o participante não esteja com a doença de interesse ou com outras enfermidades consequentes à exposição. A escolha do grupo de comparação (não expostos) deve obedecer aos mesmos critérios empregados para a seleção do grupo de expostos.

Nos delineamentos mais simples formam-se dois grupos, de expostos e não expostos, de modo que os resultados a serem obtidos (ocorrência da enfermidade) possam ser comparados. A exposição, ao contrário de estudo experimental, não é controlada. Ao investigador cabe observar e mensurar essa exposição. Já nos delineamentos mais complexos podem ser formados diversos grupos, de acordo com o grau e o tempo da exposição.

No estudo de coorte, os registros de ocorrência de doenças ou de morte nos grupos acompanhados possibilitam o cálculo das taxas de incidência ou mortalidade entre aqueles expostos e não expostos ao fator de risco de interesse, entre aqueles expostos a diferentes níveis e por diferentes períodos de tempo e entre aqueles expostos a uma combinação desses fatores. É possível, ainda, determinar se as mudanças que possam ter ocorrido nos níveis de exposição durante o acompanhamento modificaram as taxas calculadas. Dessa maneira, por proporcionarem uma medida básica de risco associado a diferentes níveis e tipos de exposição, os estudos de coorte são de grande valia em epidemiologia.

Os estudos de coorte podem ser: *estudos concorrentes*, ou de *coorte prospectiva*, e *estudos não concorrentes*, ou de *coorte histórica*. Nos primeiros, os indivíduos com e sem a exposição ao fator de risco investigado são selecionados no início do estudo e acompanhados por um período específico de tempo. Nos estudos não concorrentes, o investigador volta ao passado, selecionando os grupos com base na exposição ao fator de risco, e "segue" ou "acompanha" esses grupos através do tempo.

O objetivo é verificar se a taxa de incidência entre os expostos (a/a + b) é maior do que a taxa de incidência entre os não expostos (c/c + d). Caso isso seja observado, aceita-se a existência de associação entre o fator de risco investigado e o subsequente desenvolvimento da doença (Tabela 3.2).

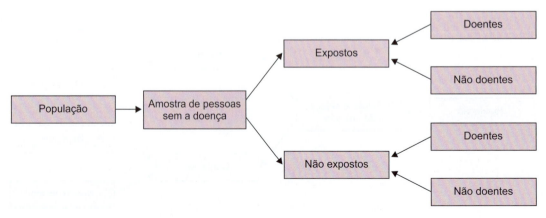

Figura 3.2 Diagrama analítico do estudo de coorte.

Tabela 3.2 Estrutura dos estudos de coorte

Fator	Doença ou agravo		Total
	Caso	Controle	
Exposto	a	b	a + b = n3
Não exposto	c	d	c + d = n4
Total	a + c = n1	b + d = n2	N = a + b + c + d

a – número de pessoas expostas ao fator que se tornaram doentes;
b – número de pessoas expostas que permaneceram sadias;
c – número de pessoas não expostas que se tornaram doentes;
d – número de pessoas não expostas que permaneceram sadias;

a + c = n1 – número de pessoas que se tornaram doentes;
b + d = n2 – número de pessoas que permaneceram sadias;
a + b = n3 – número de pessoas expostas;
c + d = n4 – número de pessoas não expostas.

O passo seguinte consiste em determinar a "força" dessa associação pelo cálculo do risco relativo (RR), definido como razão ou quociente entre a taxa de incidência da doença no grupo de expostos e no grupo de não expostos:

$$RR = \frac{\text{Taxa de incidência no grupo exposto}}{\text{Taxa de incidência no grupo não exposto}} = \frac{a/(a+b)}{c/(c+d)}$$

O principal problema metodológico associado a um estudo de coorte consiste em manter o seguimento da população selecionada. Questionamentos de vícios devem ser levantados quando o seguimento não atingir 90% da amostra selecionada.

Outras informações necessárias sobre esses estudos de fatores de risco estão contidas na Tabela 3.3, que traz o re-

Tabela 3.3 Caracterização dos principais estudos epidemiológicos para fatores de risco

	Prevalência	Caso-controle	Coorte
Objetivos	Obter a frequência de ocorrência de eventos de saúde, formular hipóteses para verificação por meio de estudos analíticos e, secundariamente, investigar associações e fatores de risco	Verificar a existência de uma possível associação causal entre a exposição aos fatores de risco e a doença em estudo	Observar e analisar as relações existentes entre a presença dos fatores de risco ou características e o desenvolvimento de enfermidades em grupos da população
Vantagens	Alto potencial descritivo. Rapidez, baixo custo e menor complexidade operacional. Permite a formulação de possíveis associações causais para verificação pelos estudos analíticos	Permite estimar o risco através da *odds ratio* (OR) Evita perdas de seguimentos por ser retrospectivo	O desenho prévio do estudo faz com que os dados sobre a exposição e a doença possam ser de excelente qualidade Permite calcular o risco atribuível e o risco relativo (RR) sobre um fator de risco na população Permite avaliar relações entre o fator de interesse e outras enfermidades
Limitações	Não pode testar hipóteses etiológicas. Apresenta limites para estabelecer associações causais. Não é adequado para doenças raras ou de pequeno período de duração	Não estima a incidência das doenças/infecções estudadas A informação sobre a exposição ou fator é obtida após a ocorrência da doença e, portanto, não há como distinguir uma cronologia nítida entre a exposição e o aparecimento da doença Possíveis problemas de memória dos participantes por se tratar de um estudo retrospectivo	Alto custo Perdas durante o seguimento Ausência de informação sobre exposição pode levar a erros de classificação As variáveis extrínsecas ou de confusão podem mascarar uma possível associação entre o fator de exposição e a enfermidade
Tipos de vieses	Viés de sobrevivente Viés de seleção de participantes Viés de observador	Viés de classificação Viés de observador Viés de seleção dos participantes	Manutenção do seguimento da população selecionada, com perdas acima de 10% Má classificação dos indivíduos dos grupos de expostos e não expostos
Medidas possíveis	Prevalência no ponto Prevalência no período Razão de prevalência	*Odds ratio* (OR) Regressão logística dos fatores de risco	Taxa de incidência e taxa de mortalidade Risco atribuível (RA) e risco relativo (RR)
Tipos de estudos	Estudos de determinação da prevalência das doenças infecciosas ou das crônico-degenerativas	Caso-controle de base populacional Caso-controle aninhado	Estudos concorrentes ou de coorte prospectiva Estudos não concorrentes ou de coorte histórica
Aspectos éticos	É necessário que os participantes sejam informados sobre os objetivos da investigação e concordem em participar por escrito, além da aceitação do estudo por parte de uma comissão de ética institucional	É necessário que os participantes sejam informados sobre os objetivos da investigação e concordem em participar por escrito, além da aceitação do estudo por parte de uma comissão de ética institucional	É necessário que os participantes sejam informados sobre os objetivos da investigação e concordem em participar por escrito, além da aceitação do estudo por parte de uma comissão de ética institucional

sumo das principais características referentes a objetivos, vantagens, limitações, vieses, medidas e aspectos éticos.

ENSAIOS CLÍNICOS
Indicações e Aspectos Éticos

Os chamados ensaios clínicos representam um dos tipos de estudos epidemiológicos mais utilizados nas últimas décadas por diferentes pesquisadores de universidades e centros de pesquisas, bem como por diversos laboratórios estatais e privados das indústrias farmacêuticas e de medicamentos e vacinas.

Esse tipo de estudo está indicado a partir de determinada amostra populacional para:
- Realizar avaliações de um *novo produto* que deverá vir a ser lançado para uso em seres humanos.
- Avaliar uma *nova formulação* de um medicamento já existente no mercado ou, ainda, realizar avaliação de *associação de produtos* também já disponíveis no mercado e que estão sendo utilizados pela população.
- Realizar avaliação de uma *nova indicação* clínica de um produto já aprovado, em uso pela população.

Sendo, portanto, os ensaios clínicos um dos modelos (tipos) de desenho epidemiológico, estes devem ser previamente desenhados. Isso significa que, no momento de ser desenvolvido o desenho de um ensaio clínico para ser efetuada a experimentação de um novo produto, devem ser conhecidos seus aspectos farmacológicos, mecanismos de ação e toxicidades em análises pré-clínicas com provas *in vitro* ou experimentos em animais. Desse modo, o estudo deve considerar todos os aspectos éticos envolvidos na experimentação em seres humanos, seguindo-se um protocolo de investigação clínica muito rígido e obtendo-se sempre a aprovação por um Comitê de Ética Institucional.

Os princípios éticos estão descritos na Declaração de Helsinque da 18ª Assembleia Médica Mundial, adotada como referência nacional em 1964 para estudos de intervenção em seres humanos. Essa declaração é referida por vários médicos investigadores como a porta de entrada dos princípios éticos de direitos humanos na medicina. Posteriormente, foram realizadas diversas revisões (seis) e discussões acaloradas em eventos internacionais sobre o tema, particularmente, considerando-se a utilização de placebos em muitos ensaios clínicos, em um dos dois grupos de pacientes voluntários sujeitos da investigação.

Como exemplo de estudos que não respeitam os direitos humanos e os princípios éticos preconizados, podemos citar um estudo para experimentação de um novo produto para a AIDS (grupo de intervenção) e aqueles pertencentes a um segundo grupo de pacientes também com AIDS, que fazem apenas uso de placebo, o que fatalmente trará graves complicações ou, até mesmo, a morte aos pacientes desse segundo grupo.

Portanto, os ensaios clínicos exigem avaliação cuidadosa dos riscos de nova intervenção ou da não intervenção no grupo placebo ou de comparação com produtos convencionais já aprovados, além dos benefícios potenciais do estudo. Deve ser garantido o princípio de voluntariedade na participação no estudo e da probabilidade de deste sair quando assim desejar, mesmo tendo assinado um consentimento por escrito individualmente – o que é obrigatório. Outros princípios a serem garantidos pela pesquisa incluem o princípio do sigilo da informação prestada e o da confiabilidade da informação produzida, bem como é necessário, do ponto de vista ético, que os participantes da investigação estejam informados da natureza da investigação, de sua metodologia e de possíveis benefícios potencias, mas também dos possíveis riscos ou danos à saúde.

Atualmente, os estudos devem se pautar pela nova versão baseada na Declaração de Helsinque (1964), aprovada na 52ª Assembleia da Associação Médica Mundial e revisada sucessivamente até a Declaração de Edimburgo, em 2000. No Brasil, devem estar de acordo com a resolução 196/96 do Conselho Nacional de Saúde do Ministério da Saúde. Esta incorpora, sobre a ótica do indivíduo e da coletividade, as quatro referências básicas da bioética: autonomia de participação, não maleficência, beneficência e justiça/equidade. O ensaio clínico deve ainda seguir as recomendações e exigências da Agência Nacional de Vigilância Sanitária/MS (ANVISA) para que os resultados possam ser considerados válidos para futura aprovação do produto.

Características dos Ensaios Clínicos
Desenho do Estudo

Com relação à estrutura (desenho) e ao desenvolvimento de um ensaio clínico, conforme apresentado na Figura 3.3, podemos verificar que este é sempre de natureza prospectiva, ou seja, de seguimento longitudinal. Isso significa que o investigador, após definir claramente o objetivo central do estudo, podendo eleger também outros objetivos específicos, deve estimar a amostra de conveniência do estudo e seguir critérios de inclusão e exclusão nos estudos para formação de dois grupos: *grupo de intervenção* e *grupo de controle*. Posteriormente, deve realizar a intervenção-teste nesses grupos e verificar prospectivamente (no futuro), mediante análise de seguimento, os efeitos produzidos nos dois grupos em estudo. Por último, deve observar os desfechos ocorridos mediante a análise estatística, visando a medir a eficácia da intervenção.

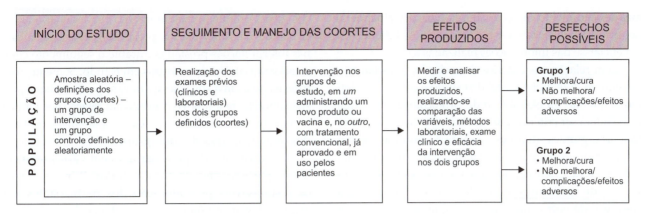

Figura 3.3 Diagrama do desenvolvimento dos ensaios clínicos.

Esquematicamente, podemos observar, na Figura 3.3, a estrutura de um ensaio clínico com os vários passos para verificação de um novo produto ou vacina, utilizando-se dois grupos de estudo.

Fases dos Ensaios Clínicos

Para a avaliação de um produto químico (medicamento) ou biológico (vacinas), os ensaios clínicos devem seguir as seguintes fases, apresentadas de maneira resumida:

Fase I – Pré-clínica

- Modelo experimental realizado *in vitro* em animais de laboratório.
- Realizado em animais para avaliação de toxicidade e eficácia.
- Deve ser envolvido e conduzido no país de produção da substância ou vacina.
- Regido por um protocolo e por normas rígidas de ética e aprovado por um comitê de ética.

Fase II – Clínica

- Ensaios clínicos-piloto realizados com número reduzido de participantes/pacientes.
- Testar novos medicamentos e vacinas.
- Avaliar toxicidade.
- Estudos de dose-resposta para avaliação do esquema de administração do produto.
- Na avaliação de vacinas, verificação da resposta imunológica e celular e do efeito protetor.

Fase III – Clínica-experimental

- Estudos controlados, aleatorizados e duplo-cegos.
- Os ensaios nessa fase são considerados críticos para o registro comercial do produto.
- Envolvem grande número de participantes.
- Podem ser realizados estudos multicêntricos, incluindo vários serviços com o mesmo protocolo de investigação.
- Verificar eficácia e efeitos indesejáveis de curto e longo prazos.

Fase IV – Pós-comercialização

- Ensaios clínicos realizados após aprovação, registro e comercialização do produto.
- Avaliar a ocorrência de efeitos adversos raros.
- No caso de vacinas, permitem:
- Avaliar estratégias operacionais da intervenção.
- Conhecer a duração do efeito (imunidade).
- Avaliar o efeito de intervenção em situações epidemiológicas distintas.
- Avaliar o impacto epidemiológico da intervenção na transição do processo saúde-doença.

Após o produto estar disponível no mercado, novos ensaios clínicos podem ser desenhados, visando a uma nova indicação, a novas combinações de medicamentos e a vias alternativas de administração. Esses aspectos devem ser considerados com realização de um novo ensaio clínico.

Seleção dos Participantes

Com relação à seleção dos participantes no estudo, deve obedecer a critérios previamente definidos de elegibilidade (inclusão) e exclusão. Esses critérios dependem, fundamentalmente, do(s) objetivo(s) descrito(s) no protocolo da pesquisa. No sentido de elegibilidade nos ensaios clínicos, é necessária uma definição de caso a partir de um critério diagnóstico descrito no protocolo, particularmente, nos estudos com intervenção terapêutica. Também devem ser considerados como critérios de inclusão, por exemplo, algumas características gerais, como idade, acesso ao serviço e possibilidade de comparecer aos exames de seguimento clínico e laboratoriais, principalmente nos estudos com sucessivas avaliações e possibilidades de beneficiar-se das intervenções realizadas.

Com relação aos critérios de exclusão, estes também dependem do(s) objetivos(s) do estudo e devem ser definidos quando da elaboração do protocolo da investigação. Podem ser critérios para excluir a participação do estudo as seguintes situações: crianças desnutridas, gestantes, portadores de algumas enfermidades crônicas como diabetes e hipertensão, doenças mentais, depressão grave, uso de corticoides, imunodepressores, antineoplásicos e uso de outros medicamentos que podem interferir no tratamento ou potencializar interações medicamentosas que venham a prejudicar os pacientes.

Durante o desenvolvimento do estudo, devemos "prever" ou considerar que nem tudo ocorre como anteriormente planejado. Alguns participantes não mantêm a decisão inicial e abandonam o estudo por vontade própria, não tomam a medicação prescrita ou a tomam de maneira inadequada (p. ex., em subdosagem ou em horários irregulares e diferentes do prescrito) ou apresentam manifestações clínicas graves ou intercorrentes, exigindo outros tratamentos não previstos no protocolo. Esses fatores devem ser devidamente avaliados, e muitos deles podem levar à exclusão do estudo. Vale mencionar que perdas elevadas, acima de 10% da amostra inicial ou em um dos grupos do estudo, interferirão na validade dos resultados do estudo.

Amostra Aleatória e Mascaramento

A distribuição aleatória (randomizada) dos participantes nos grupos de estudo de intervenção para avaliação de eficácia, por exemplo, de um novo produto é fundamental para assegurar que os participantes apresentem características semelhantes e que os resultados sejam analisados de maneira comparativa e imparcial. Nesse sentido, um desenho usual de investigação epidemiológica pode ser definido como um ensaio clínico controlado, duplo-cego e aleatorizado. A concepção e a importância da aleatorização da amostra e das vantagens de garantirmos um grupo de controle ou de comparação em relação ao grupo de intervenção já nos parecem compreendidas e óbvias, mas falta esclarecer a denominação duplo-cego.

A ideia de cegar duplamente participantes e investigadores é muito importante, sendo definida como um processo de mascaramento nos estudos de intervenção para evitar que tanto os participantes (pacientes) como os investigadores possam de algum modo mudar seu comportamento se souberem quais participantes estão sendo submetidos, por exemplo, a um novo tratamento farma-

cológico. Portanto, o mascaramento busca evitar tendenciosidade nas informações prestadas pelos pacientes e nas interpretações prestadas durante o seguimento clinicolaboratorial dos dois grupos em estudo. Somente após o desfecho da investigação, quando se pode avaliar a possível eficácia de um novo produto em relação aos participantes com tratamento convencional, podem ser conhecidos os participantes dos dois grupos.

O mascaramento pode ser feito em vários segmentos de participantes do ensaio clínico. Primeiramente, os responsáveis pela alocação dos participantes nos grupos devem estabelecer um sistema de codificação específico, utilizando, por exemplo, uma combinação de números e letras guardados em envelopes apropriados, sob a responsabilidade do investigador principal. Em segundo lugar, os pacientes devem desconhecer o tratamento utilizado, posto que os produtos devem ter aspecto externo semelhante, como a cor, o tamanho e a forma dos comprimidos, e aspectos posológicos idênticos, como o número de comprimidos, a frequência e os horários de administração. Em terceiro lugar, os médicos, residentes ou estagiários que atendem os pacientes do estudo não devem conhecer que medicação cada paciente recebeu, no sentido de evitar manejá-las de maneira diferente.

Análise da Eficácia da Intervenção

Finalmente, os pesquisadores que avaliam os desfechos clínicos e a eficácia do tratamento por meio de análise estatística estabelecem a comparação das características básicas entre os dois grupos do estudo.

O parâmetro que torna possível comparar as diferenças entre os resultados alcançados é, portanto, a eficácia (Tabela 3.4).

a) Participantes que receberam o produto (medicamento) a ser testado – efeito positivo.

Tabela 3.4 Eficácia do ensaio clínico de um novo produto (medicamento) em relação aos que utilizaram tratamento convencional

Medicamento	Cura	Não cura	Total
Tratamento experimental	a	b	a + b
Tratamento convencional	c	d	c + d
Total	**a + c**	**b + d**	**N**

a – participantes que receberam o produto (medicamento) a ser testado – efeito positivo;

b – participantes que receberam o produto (medicamento) a ser testado – efeito negativo;

c – participantes que receberam o tratamento convencional – efeito positivo;

d – participantes que receberam o tratamento convencional – efeito negativo;

N = a + b + c + d.

b) Participantes que receberam o produto (medicamento) a ser testado – efeito negativo.
c) Participantes que receberam o tratamento convencional – efeito positivo.
d) Participantes que receberam o tratamento convencional – efeito negativo.

$$N = a + b + c + d$$

A eficácia pode ser calculada conforme demonstrado a seguir, indicando o benefício real da intervenção, produzido dentro dos limites calculados de confiabilidade. A maioria dos estudos (ensaios clínicos) é realizada em um intervalo de 95% de confiabilidade:

$$\text{Eficácia} = \frac{(a / a + b) - (c / c + d)}{c / c + d}$$

$$E = \frac{\text{Trat. experimental} - \text{Trat. convencional}}{\text{Tratamento convencional}}$$

$$E = 1 - RR \text{ (risco relativo)}$$

Desse modo, a eficácia de um tratamento é a evidência clinicoepidemiológica de que ele realmente funciona, ou seja, traz mais benefícios do que riscos aos pacientes portadores de determinada doença.

Bibliografia

Almeida Filho N. A clínica e a epidemiologia; laços, contratos e contradições. In: Rouquayrol MZ, Almeida Filho N. Epidemiologia e saúde. 6. ed. Rio de Janeiro: Medsi, 2003:1-16.

Andrade ALSS, Zicker F. Método de intervenção epidemiológica em doenças transmissíveis. Brasília: Organização Pan-Americana de Saúde: Fundação Nacional de Saúde. Vol. 1, 1997, 182p.

Centro Latino-Americano de Perinatologia e Desenvolvimento Humano (CLAP) – OPS/OMS, Montevideu. Saúde Perinatal, boletim do CLAP, 179p.

Choi BCK. Invited commentary: circular epidemiology, Letters to the editor, USA. Am J Epidemiol 1999; 151(10).

Drummond JP, Silva E. Medicina baseada em evidências: Novo paradigma de assistência pedagógica. Rio de Janeiro: Atheneu, 1999.

Gracia D. Medicina baseada em la evidencia: aspectos éticos. Revista Bioética 2000; 8(1):79-86.

Greco BD. Princípios éticos. Jornal do CREMEPE. Edição especial Bioética, Recife, 2001.

Kuller LH. Invited commentary: circular epidemiology USA. Am J Epidemiol 1999; 150(9).

Lopes AA. Medicina baseada em evidências: a arte de aplicar o conhecimento científico na prática clínica. Rev Ass Med Br 2000; 46(3):285-8.

Medronho RS. Epidemiologia. São Paulo: Atheneu, 2002:493.

Pereira MG. Metodologia. In: Pereira MG. Epidemiologia: teoria e prática. Rio de Janeiro: Guanabara Koogan, 1995:269-398.

Sackett DL, Richardson WS, Rosenberg W, Hayner RB. Evidence-based medicine. Edinburgh: Churchill Livingstone, 1997.

Sackett DL, Rosenberg W, Gray J, Haynes RB. Evidence-based medicine: What it is and what it ins't? BMJ 1996; 312:71-2.

Schmidt MI, Duncan BB. Epidemiologia clínica e medicina embasada em evidências. In: Rouquayrol MZ, Almeida Filho N (eds.). Epidemiologia e saúde. 6. ed. Rio de Janeiro: Medsi, 2003:193-227.

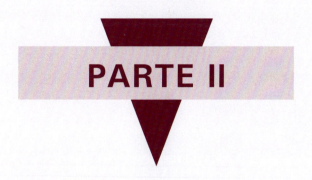

Hipotálamo e Hipófise

PARTE II

Hipotálamo e Hipófise

4

Hipopituitarismo

Manuel dos Santos Faria • Gilvan Cortês Nascimento • Renan Magalhães Montenegro

CONSIDERAÇÕES GERAIS

Hipopituitarismo consiste em uma deficiência permanente, não necessariamente irreversível, de um ou mais hormônios secretados pela hipófise anterior. Apresenta prevalência e incidência de 300 a 455 casos por milhão de habitantes e de 11,9 a 42,1 casos por milhão de habitantes/ano, respectivamente. Esses dados epidemiológicos são subestimados à luz de estudos mais recentes, que relatam incidência elevada de hipopituitarismo após traumatismo cranioencefálico (TCE). Na Europa, a incidência de TCE é em torno de 235 casos/100 mil habitantes por ano. Há uma incidência estimada de 31 casos de hipopituitarismo decorrentes de TCE e hemorragia subaracnoide por 100 mil habitantes por ano, quando analisados de acordo com os dados mais conservadores.

As manifestações clínicas do hipopituitarismo são variadas e, frequentemente, inespecíficas, sendo necessário alto índice de suspeição clínica, conquanto a identificação dessa condição torna-se, eventualmente, de importância vital no contexto da prevenção e do diagnóstico de insuficiência adrenal aguda. Em geral, quando mais de um hormônio está comprometido, isso pode ocorrer de modo concomitante ou em sequência. A rigor, a falência múltipla da hipófise anterior costuma obedecer a uma sequência de deficiência hormonal com o seguinte encadeamento: GH, LH/FSH, TSH, ACTH e prolactina. Ressalte-se, contudo, que tal falência é passível de ocorrer em qualquer sequência. O comprometimento da secreção de TSH e ACTH reflete, usualmente, um dano hipofisário mais grave, ao passo que a deficiência de prolactina é rara, exceto nos casos de necrose hipofisária pós-parto ou infarto pituitário.

A despeito dos esquemas de reposição hormonal convencionalmente utilizados, vários estudos relatam aumento de morbidade e mortalidade cerebrovascular. Adicio-

nalmente, inúmeros relatos da literatura apontam para uma redução significativa da qualidade de vida dos pacientes acometidos por essa condição.

ETIOLOGIA

São inúmeras as causas de hipopituitarismo (Tabela 4.1). Os fatores etiológicos são determinantes na apresentação clínica dessa condição. A apoplexia hipofisária promove um quadro de emergência médica com a possibilidade de crise adrenal e perda súbita de visão; por outro lado, os adenomas hipofisários funcionantes levam a um quadro clínico em que predominam os estigmas próprios da hipersecreção hormonal correspondente; sintomas de hipocortisolismo e hipotireoidismo central resultantes do efeito massa desses tumores apresentam-se inespecíficos e podem permanecer clinicamente irreconhecíveis por longo período de tempo.

Tumores Pituitários (Intrasselares)

Cerca de 10% a 15% dos tumores intracranianos são oriundos da pituitária. Trata-se da causa mais comum de hipopituitarismo, respondendo por até 60% dos casos nos adultos. Esses dados podem estar superestimados ante o subdiagnóstico da disfunção hipofisária consequente ao TCE. O quadro de hipopituitarismo, de grau variável, pode resultar da compressão mecânica dos vasos portais por comprometimento da haste hipofisária, decorrente da ação direta de um macroadenoma (diâmetro $\geq 10mm$) ou secundário a aumento da pressão intrasselar, afetando a circulação porta, de modo que cerca de 30% a 60% dos casos apresentam um ou mais déficits hormonais, sendo a deficiência do hormônio do crescimento (GH) a mais frequente. Por outro lado, os microadenomas, cujo diâmetro é $< 10mm$, interferem pouco na função pituitária.

Tabela 4.1 Causas de hipopituitarismo

Tumores pituitários (intrasselares)
Adenoma das células lactotróficas (prolactinoma)
Adenoma das células somatotróficas (acromegalia)
Adenoma das células gonadotróficas (gonadotrofinoma)
Adenoma das células corticotróficas (doença de Cushing)
Adenoma pituitário não funcionante (adenoma cromófobo)
Adenoma de células tireotróficas (TSHoma)

Tumores secundários (extrasselares)
Craniofaringioma
Pinealoma
Meningioma
Glioma do nervo óptico
Cordoma

Dano cerebral
Traumatismo cranioencefálico
Hemorragia subaracnoide
Radiação/neurocirurgia

Distúrbios genéticos/mutações em fatores de transcrição
HESX1
OTX2
LHX3/4
SOX2/3
PROP1
PIT-1 (POU1F1)
Defeitos isolados

Infiltrativas/inflamatórias
Hipofisite autoimune
Hemocromatose
Sarcoidose
Histiocitose X/granuloma eosinofílico
Tuberculose
Meningites
Granulomatose de Wegener
Metástases (pulmão, mama etc.)

Causas vasculares
Necrose hipofisária pós-parto (síndrome de Sheehan)
Apoplexia hipofisária (síndrome de sela vazia secundária)
Aneurisma da artéria carótida interna
Diabetes mellitus
Anemia falciforme

Causas funcionais hipotalâmicas
Estresse psicogênico
Anorexia nervosa
Síndrome de má absorção
Doenças sistêmicas (insuficiência renal, hepática e *diabetes mellitus* descompensado)
Uso prolongado de glicocorticoides, esteroides gonadais e hormônios tireoidianos
Hipopituitarismo do idoso

Síndrome da sela vazia primária

Tumores Secundários (Extrasselares)

Craniofaringiomas são tumores originados de remanescentes epiteliais da bolsa de Rathke que podem desenvolver-se ao longo da haste hipofisária, mais comumente de localização suprasselar. Apresentam distribuição bimodal, com pico de incidência dos 5 aos 14 anos de idade e outro após os 50 anos. São lesões raras, com incidência de 0,5 a 2 casos por milhão de pessoas/ano.

Não obstante, perfazem de 1% a 3% de todos os tumores intracranianos.

Cerca de 50% dos casos ocorrem em crianças com menos de 15 anos de idade. Nessa faixa etária, os craniofaringiomas constituem-se na terceira causa mais comum de neoplasia intracraniana e a principal a promover disfunção hipofisária. A manifestação clínica mais frequente em crianças é a redução da velocidade de crescimento, com baixa estatura; não raramente, elas apresentam distúrbios de campo visual, de diagnóstico mais tardio, evidenciados por sinais indiretos de retraimento social com queda no rendimento escolar. Além do comprometimento visual, a cefaleia é intensa em adultos, que também apresentam queixas proeminentes de disfunção sexual. São marcantes, nesses pacientes, o hipotireoidismo e o hipocortisolismo, que estão presentes em 40% e 25% das vezes, respectivamente, enquanto o *diabetes insipidus* acomete de 10% a 20% dos pacientes.

Pinealoma, meningioma, glioma do nervo óptico e cordoma também podem causar hipopituitarismo em razão da compressão da haste hipofisária. Ademais, esses tumores tendem a comprometer o trato hipotalâmico supraóptico, induzindo o aparecimento de *diabetes insipidus*.

Dano Cerebral

Pós-traumatismo Cranioencefálico

Ao longo dos últimos 10 anos, são crescentes as evidências de que o hipopituitarismo que se segue ao TCE é muito mais frequente do que antes apreciado.

Há grande variabilidade na manifestação dos distúrbios endócrinos após TCE, o que está, em parte, relacionado com o local acometido: hipotálamo, haste hipofisária ou hipófise. No tocante à glândula hipofisária, as possíveis causas envolvidas na gênese do hipopituitarismo parecem estar relacionadas com fenômenos hemorrágicos, isquemia, edema ou ação direta do traumatismo. Normalmente, estabelece-se uma sequência de acometimento das células hipofisárias ao traumatismo, sendo os somatotrofos e gonadotrofos mais suscetíveis, enquanto tireotrofos e corticotrofos são mais resistentes. Esta vulnerabilidade é atribuída à localização dessas células no interior da glândula hipófise. As células secretoras de GH e FSH/LH localizam-se nas porções laterais da glândula hipofisária, sendo, portanto, mais expostas aos agentes traumáticos, enquanto as secretoras de TSH e ACTH localizam-se na região medial da glândula, sendo mais protegidas e nutridas por uma rede vascular mais ampla.

A disfunção hipofisária após um evento traumático pode desenvolver-se e ser diagnosticada em período variável de tempo, sendo, portanto, necessário um acompanhamento criterioso a longo prazo. No entanto, independemente da gravidade do traumatismo, pois ainda que indivíduos mais suscetíveis sejam aqueles que sofreram um TCE de moderado a grave, eventos traumáticos de baixa intensidade (p. ex., lutas corporais) podem culminar em hipopituitarismo. A identificação precoce é importante, visto que pode afetar a recuperação do paciente. A reposição hormonal correspondente pode melhorar os resultados da reabilitação e os aspectos da qualidade de vida.

Um rastreamento sistemático da função hipofisária é recomendado para todos os pacientes após um TCE de moderado a grave, particularmente para aqueles que desenvolvem um quadro clínico sugestivo de hipopituitarismo agudo, como *diabetes insipidus* e anormalidades eletrolíticas. A longo prazo, queixas de fadiga e falta de energia em adultos ou redução da velocidade do crescimento e retardo puberal em crianças e adolescentes, com história pregressa de traumatismo craniano, ainda que considerado de leve intensidade, devem levar a uma investigação da função pituitária. Em uma revisão sistemática realizada por Schneider et al. (2007), hipopituitarismo foi observado em 15,4% a 50% dos pacientes na fase crônica após TCE, sendo encontrado hipocortisolismo em 2,6% a 19,2% dos casos, hipotireoidismo em 1% a 10%, hipogonadismo em 1,9% a 20% e deficiência de GH em 5,9% a 32,7%. Após hemorragia subaracnoide, a frequência de hipopituitarismo foi ainda mais elevada, variando de 37,5% a 55%.

Radiação

A radiação dirigida ao crânio para o tratamento de tumores ou malignidades hematológicas promove, com frequência, disfunção hipofisária, que pode ser progressiva ao longo do tempo. A radioterapia é a causa mais comum de hipopituitarismo iatrogênico, sendo sua instalação insidiosa e irreversível. Com efeito, mais de 50% dos pacientes apresentam algum grau de hipopituitarismo quando submetidos à radioterapia convencional após 10 anos de seguimento.

O dano ao eixo hipotálamo-hipofisário, sua frequência, magnitude e a rapidez de início dependem de fatores variados, a saber: (a) a dose total de radiação dispensada a esses tecidos; (b) o fracionamento das doses, ou seja, o número de sessões; (c) o intervalo de tempo entre as sessões, tempo este necessário para reparação tecidual; (d) a idade do paciente na ocasião do tratamento, pois a vulnerabilidade do eixo à radiação é maior em indivíduos mais jovens e, consequentemente, o hipopituitarismo se desenvolve com maior frequência em crianças e adolescentes; (e) uma reserva hipofisária diminuída causada, por exemplo, por uma massa tumoral, *per se*, ou consequente a seu tratamento neurocirúrgico, é fator determinante para o resultado da radioterapia; (f) o tempo de seguimento dos pacientes.

A sensibilidade dos diferentes tecidos à radioatividade é variável e, dessa maneira, o mecanismo primário do hipopituitarismo pós-radioterapia é o de dano neuronal hipotalâmico, com consequente atrofia da hipófise devido à deficiência dos fatores tróficos do hipotálamo. O eixo somatotrófico é o mais vulnerável à radiação, seguido por gonadotrofos e tireotrofos e, por último, corticotrofos.

Distúrbios Genéticos

Moléculas sinalizadoras e fatores de transcrição específicos, em uma complexa interação, são essenciais para o desenvolvimento da glândula hipófise, seja na formação da bolsa de Rathke, primórdio da hipófise anterior, seja para a diferenciação celular. Os fatores de transcrição atuam de modo sequencial na diferenciação progressiva das células hipofisárias. O hipopituitarismo pode decorrer de mutações em diversos fatores de transcrição, já identificados, como: HESX1, OTX2, LHX3, LHX4, SOX2, SOX3, PROP1, TPIT, PITX2 e PIT1 (POU1F1). Visto que a incidência dessas mutações é baixa em pacientes com disfunção hipofisária, outros genes candidatos permanecem por ser identificados.

Fatores de transcrição necessários para a formação da bolsa de Rathke, proliferação celular ou diferenciação de múltiplas linhagens celulares determinam deficiências múltiplas de hormônios hipofisários, associadas ou não a alterações extra-hipofisárias (Tabela 4.2). Os fatores de transcrição, que são fundamentais para diferenciação de linhagem celular única, podem, em caso de mutações, originar deficiência isolada de hormônios hipofisários (Tabela 4.3).

As características clínicas dessa forma de hipopituitarismo são bastante variáveis e, mais comumente, as mutações envolvendo os fatores de transcrição responsáveis pelo desenvolvimento inicial da hipófise e do cérebro anterior levam ao aparecimento de formas sindrômicas do hipopituitarismo. Os déficits hormonais podem estar presentes no momento do diagnóstico ou mais tardiamente. Desse modo, uma avaliação completa do eixo hipotálamo-hipófise torna-se adequada ao diagnóstico e ao seguimento de pacientes, ainda que com deficiência hormonal isolada. Discorremos, a seguir, sobre os fatores de transcrição mais bem caracterizados e envolvidos na gênese do hipopituitarismo, assim como sobre as condições clínicas correspondentes.

O HESX1 (*homeobox gene expressed in embryonic stem cells*) é um dos primeiros fatores de transcrição, identificados e envolvidos no desenvolvimento hipofisário, e sua expressão é essencial para a formação normal da hi-

Tabela 4.2 Características das mutações genéticas relacionadas com múltiplas deficiências hormonais no hipopituitarismo

	HESX1	OTX2	LHX3	LHX4	SOX3	SOX2	PROP1	POU1F1
GH	+	+	+	+	+	+/–	+	+
LH/FSH	+/–	+/–	+	+/–	+/–	+	+	–
PRL	+/–	–	+	–	+/–	–	+	+
TSH	+/–	+/–	+	+/–	+/–	–	+	+/–
ACTH	+/–	+/–	+/–	+/–	+/–		+/–	
ADH	+/–	–	–	–	+/–	–	–	–
Herança	AR/AD	AD	AR	AD	Ligada ao X	AD	AR	AR/AD
Envolvimento pituitário	Normal/ hipoplasia da PA; PP normal/ ectópica	PA normal/ hipoplásica; haste alterada; PP ectópica	PA normal/ hipoplásica ou aumentada	PA normal/ hipoplásica; PP normal/ ectópica	PA hipoplásica; PP ectópica	PA normal/ hipoplásica; hamartoma hipotalâmico	PA normal/ hipoplásica ou aumentada; PP normal	PA normal/ hipoplásica
Fenótipo extrapituitário	DSO; nervos ópticos normais	Anoftalmia ou ausência de patologia ocular; malformação de Chiari	Limitação na rotação do pescoço (presente ou ausente); SN	Anomalias cerebelares; malformação de Chiari	Dificuldade de aprendizado variável; HCC	Anoftalmia; microftalmia; RD; SN; HCC; atresia esofágica	Sem envolvimento	Sem envolvimento

AD: autossômico dominante; AR: autossômico recessivo; DSO: displasia do septo óptico; HCC: hipoplasia do corpo caloso; PA: pituitária anterior; PP: pituitária posterior; RD: retardo do desenvolvimento; SN: surdez neurossensorial; +: com deficiência; –: sem deficiência.

Tabela 4.3 Mutações genéticas relacionadas a deficiências isoladas no hipopituitarismo

Defeito genético isolado	Deficiência hormonal
GH	GH
GHRH receptor	GH
HESX1	GH
PITX2	GH
TSH-β	TSH
TRH receptor	TSH
TBX19 (TPIT)	ACTH
KAL	FSH/LH
GnRH receptor	FSH/LH
DAX1/AHC	FSH/LH

pófise e do cérebro anterior. Em humanos, as mutações no HESX1 são associadas a fenótipos variados, como deficiência isolada do GH, deficiência hormonal hipofisária combinada e displasia do septo óptico (DSO).

A DSO é uma condição heterogênea e rara, com incidência de 1 caso para cada 10 mil nascidos vivos, caracterizada por hipoplasia do nervo óptico, defeitos na linha média cerebral e hipoplasia da hipófise. O hipopituitarismo manifesta-se em aproximadamente 60% dos pacientes e pode variar da deficiência isolada de GH a múltiplas deficiências hipofisárias. As deficiências de TSH e ACTH podem ser evolutivas, sendo as mais comuns após o déficit de GH. Embora as mutações no HESX1 sejam ligadas à DSO e à hipoplasia hipofisária,

alguns estudos recentes descrevem casos sem envolvimento do nervo óptico. Por outro lado, em pacientes que apresentam DSO, mutações envolvendo o HESX1 raramente são encontradas.

Em seres humanos, as mutações envolvendo os fatores de transcrição OTX2, LHX3, LHX4, SOX2 e SOX3 são muito raras e exibem um amplo fenótipo com substancial envolvimento extra-hipofisário (Tabela 4.2). Mutações envolvendo o OTX2 respondem por pequena porcentagem (2% a 3%) de anormalidades oculares do tipo anoftalmia e microftalmia e só mais recentemente têm sido implicadas na etiologia do hipopituitarismo, com acometimento variável dos hormônios hipofisários.

O LHX3 e o LHX4 pertencem à família dos fatores de transcrição LIM de genes *homeobox* envolvidos na organogênese, sobretudo de tecidos neurais. Mutações recessivas em LHX3 foram identificadas e promovem deficiência combinada de hormônios hipofisários, poupando apenas as células corticotróficas, embora relato recente de mutação em LHX3 aponte para deficiência de ACTH. Adicionalmente, observamos rigidez de coluna cervical e limitação da rotação do pescoço e movimentos tronculares, além de hipoplasia ou aumento hipofisário. O LHX4 está envolvido na formação hipofisária, e mutações desse fator de transcrição promovem déficit de GH e de outros hormônios hipofisários de maneira variável, assim como alterações na morfologia hipofisária. O acometimento extra-hipofisário está presente com importantes alterações cerebelares, evidenciando a diversidade das características clínicas nesses pacientes.

O SOX2 é um membro da família SRY-HMG (*high mobility group*) *box* (SOX), cujas mutações em humanos levam ao quadro de anoftalmia bilateral ou microftalmia grave, com risco aumentado para o desenvolvimento de hipogonadismo hipogonadotrófico e hipoplasia de adeno-hipófise, associados a dificuldades de aprendizagem, atresia de esôfago e surdez neurossensorial.

Por outro lado, as mutações envolvendo o SOX3 promovem quadro clínico de oligofrenia de grau variável, deficiência isolada de GH ou pan-hipopituitarismo associados à hipoplasia de hipófise anterior e infundíbulo com neuro-hipófise ectópica, além de baixa estatura e anormalidades faciais em alguns pacientes.

A expressão do PROP1 (*prophet* do PIT1) mantém as linhagens celulares POU1F1 dependentes e torna possível a diferenciação de lactotrofos, somatotrofos e tireotrofos. Mutações envolvendo esse fator de transcrição representam a mais comum das alterações genéticas associadas a deficiências hipofisárias múltiplas, ocorrendo em até 50% dos casos familiares.

Os pacientes com mutações do PROP1 apresentam grande variabilidade fenotípica, conquanto as deficiências hormonais podem ser variáveis em frequência e intensidade e evoluir ao longo do tempo. As deficiências de GH e TSH, na maioria das vezes, ocorrem precocemente no curso da doença, e os pacientes podem apresentar reserva diminuída de gonadotrofos e corticotrofos, a despeito dessas células não serem POU1F1-dependentes. O espectro da deficiência de gonadotrofinas é muito variável e pode apresentar desde micropênis e criptorquidismo com subsequente ausência de puberdade até um quadro de puberdade espontânea e hipogonadismo tardio. Adicionalmente, as concentrações de ACTH e cortisol frequentemente diminuem com o avançar da idade. Ao exame de imagem observa-se hipoplasia da hipófise; entretanto, um aumento dessa glândula pode estar presente em fases iniciais dessa condição.

Em pacientes com mutações do PROP1, a hipófise anterior pode variar desde uma glândula hipoplásica a uma glândula de tamanho normal ou mesmo aumentada, com preservação da haste e da neuro-hipófise. Ademais, um número substancial de pacientes apresenta aumento da hipófise, o qual inicialmente sugere tumor, podendo mais adiante sofrer involução.

O POU1F1 (*POU domain class 1, transcripion factor 1*), anteriormente denominado PIT1, é um acrônimo para PIT1, OCT1 e UNC. Sua expressão é necessária à diferenciação de lactotrofos, somatotrofos e tireotrofos. Várias mutações envolvendo o POU1F1 têm sido identificadas

em casos esporádicos e em famílias afetadas com pan-hipopituitarismo. Os pacientes apresentam deficiência de GH e PRL, que tende a ocorrer muito precocemente na vida, com a deficiência de TSH mais presente na infância tardia. A apresentação clínica é variável, de modo que metade dos pacientes afetados é diagnosticada por baixa estatura, enquanto a outra metade é diagnosticada com hipotireoidismo congênito grave. A hipófise é de tamanho normal ou hipoplásica aos estudos de imagem, sem outras anormalidades.

No tocante às deficiências únicas de hormônios hipofisários, a deficiência isolada de GH, com prevalência de 1/4.000 a 1/10 mil nascidos vivos, é a causa mais comum de hipopituitarismo congênito, sendo atribuída a uma causa genética em 3% a 30% dos acometidos. De fato, até 13% desses pacientes apresentam mutação no gene GH1.

Podemos encontrar quatro tipos congênitos de deficiência isolada de GH: os tipos 1A e 1B apresentam níveis de GH indetectáveis e muito baixos, respectivamente. No tipo 1A observamos um quadro clínico grave com comprimento diminuído ao nascimento, hipoglicemia neonatal e, posteriormente, baixa velocidade de crescimento com baixa estatura. O tipo 2, a forma genética mais comum dessa deficiência, apresenta grande variabilidade fenotípica, e os pacientes com o tipo 3 têm baixa estatura e hipogamaglobulinemia.

O hipotireoidismo central tem prevalência de 1 caso para cada 50 mil nascidos vivos. Os neonatos comumente apresentam sintomas leves e não específicos, como dificuldade em amamentar, atraso do desenvolvimento e icterícia prolongada. Casos familiares têm sido observados com mutações envolvendo genes da subunidade TSH e do receptor de TRH. Casos esporádicos também têm sido relatados.

A deficiência isolada de ACTH é uma entidade rara, e os pacientes afetados com a mutação no gene POMC são obesos e têm cabelos vermelhos, características essas relacionadas com a deficiência do MSH. Outro grupo de pacientes pode apresentar convulsões associadas a hipoglicemia grave, icterícia prolongada e mortalidade elevada, decorrentes de mutações no TBX19 (TPIT) – fator de transcrição que ativa o gene POMC, promovendo a diferenciação dos corticotrofos – que são responsáveis pela maioria das causas da deficiência isolada de ACTH de natureza congênita.

A deficiência isolada de gonadotrofinas pode ser esporádica ou herdada de forma autossômica dominante, recessiva ou ligada ao X. A síndrome de Kallmann consiste em um hipogonadismo hipogonadotrófico acompanhado por anormalidades congênitas, como anosmia, anomalias faciais da linha média, anormalidades neurológicas e cegueira para cores. Apresenta prevalência de

1/10 mil em homens e 1/50 mil em mulheres. Mutações nos genes KAL1, FGFR1, FGF8, PROKR2 e PROK2 respondem por cerca de 30% dos casos de síndrome de Kallmann, de modo que outros genes devem estar implicados em sua etiologia.

Mutações do PITX2 em humanos causam a síndrome de Rieger, caracterizada por anormalidades nos olhos, hipoplasia dos dentes, umbigo protuberante e déficits de aprendizado. Concentrações reduzidas de GH e sela túrcica hipoplásica são achados ocasionais.

Infiltrativas/Inflamatórias

A hipofisite autoimune ou hipofisite linfocítica é uma doença relativamente rara, mais comum em mulheres, parecendo ter especial predileção por gestantes e mulheres no pós-parto. Deve ser incluída no diagnóstico diferencial de pacientes que apresentam aumento da glândula pituitária, mormente se os sintomas ocorrem em uma relação temporal com a gravidez. Pode fazer parte de um espectro de doenças endócrinas de natureza autoimune. O hipopituitarismo decorrente dessa doença causa, preferencialmente, deficiência de ACTH, que pode ser isolada ou em combinação com o déficit de TSH, e, raramente, apresenta deficiência de GH. Inúmeros processos patológicos, como metástases, tuberculose, sarcoidose, granulomatose de Wegener, meningites e histiocitose X, podem comprometer o hipotálamo e a hipófise, causando hipopituitarismo e *diabetes insipidus*. Na hemocromatose, o pigmento de ferro pode depositar-se nas células da adeno-hipófise, levando a fibrose e consequente déficit hormonal, notadamente das gonadotrofinas, com quadro clínico inicial de hipogonadismo, que comumente acomete mais o sexo masculino.

As metástases, notadamente da mama e do pulmão, podem causar hipopituitarismo quando acometem hipotálamo e/ou hipófise, com *diabetes insipidus* associado.

Causas Vasculares

O hipopituitarismo consequente à necrose hipofisária pós-parto foi descrito originalmente por Simmonds, em 1914, sendo bem definido apenas em 1937, a partir de uma série de estudos publicados por Sheehan et al. Com a melhoria da assistência obstétrica, sua incidência vem progressivamente diminuindo e é, atualmente, pouco comum nos países industrializados; entretanto, a síndrome de Sheehan ainda é causa frequente de hipopituitarismo nos países em desenvolvimento, em decorrência das precárias condições do atendimento obstétrico.

Durante a gestação, em razão de maiores necessidades metabólicas, a hipófise hipertrofia-se, com concomitante incremento considerável de sua vascularização,

tornando-a vulnerável à hipoxemia e à vasoconstrição. Na vigência de grande hemorragia e colapso circulatório, na ocasião do parto, podem ocorrer isquemia dos vasos hipofisários e necrose, que podem resultar em comprometimento funcional dessa glândula, o que caracteriza a síndrome de Sheehan. Placenta prévia e retenção placentária são as causas mais comuns de sangramento relacionadas com essa condição. Raramente, a necrose pós-parto é decorrente de abscessos metastáticos hipofisários ou de afibrinogenemia. O grau de comprometimento pituitário pode ser parcial ou total, dependendo da duração e da gravidade da hemorragia. Classicamente, na síndrome de Sheehan ocorre destruição de 95% a 99% da hipófise anterior, resultando em pan-hipopituitarismo anterior. Quando a extensão da área comprometida é menor, a doença pode ser assintomática ou apresentar-se com quadro de deficiência de uma ou mais tropinas.

Apoplexia hipofisária é condição clínica rara e geralmente ocorre em pacientes portadores de adenomas hipofisários, cujos tumores sofrem infarto e hemorragia. A hemorragia é variável em sua extensão, podendo ser discreta e clinicamente silenciosa, ou rápida e intensa, resultando na síndrome de apoplexia hipofisária, que é seguida por hipopituitarismo seletivo ou multi-hormonal e, mais adiante, pela formação de uma sela vazia secundária.

Infartos pituitários de extensão variável podem ser encontrados em pacientes com *diabetes mellitus*, especialmente em gestantes e em casos de anemia falciforme, levando a atrofia fibrótica resultante da necrose isquêmica. Em geral, o infarto hipofisário poupa a pituitária posterior e a haste hipofisária, em face do rico suprimento arterial dessa região.

Causas Hipotalâmicas Funcionais

Anorexia e síndrome de má-absorção podem levar à desnutrição, provocando um quadro reversível de hipogonadismo hipogonadotrófico. Da mesma maneira que o estresse psicogênico, doenças sistêmicas (insuficiência renal e hepática e *diabetes mellitus* descompensado) e o uso prolongado de glicocorticoides, esteroides gonadais e hormônios tireoidianos podem levar a comprometimento funcional do hipotálamo.

Outras Causas

A síndrome da sela vazia primária caracteriza-se radiologicamente por fossa pituitária de volume normal ou aumentada, decorrente da herniação do espaço subaracnóideo, atribuindo-se a uma variação anatômica ou a um defeito congênito do diafragma selar. Ocorre predominantemente em mulheres obesas, multíparas e hipertensas. Cerca de 30% dos pacientes podem apresentar hipopituitarismo subclínico e menos de 10% podem apresentar quadro evidente de hipopituitarismo. Por outro lado, está presente em até 34,9% daqueles com múltiplas deficiências hipofisárias. Distúrbios visuais podem ocorrer em virtude da protrusão do quiasma óptico para dentro da sela túrcica. A vasta maioria dos pacientes permanece assintomática em seguimento a longo prazo.

DIAGNÓSTICO DO HIPOPITUITARISMO
Aspectos Clínicos Gerais

O diagnóstico precoce de qualquer distúrbio pituitário exige elevada acuracidade clínica com atenção especial à forma sutil de sua apresentação inicial. O quadro clínico do hipopituitarismo depende da magnitude da insuficiência hipofisária, da combinação de hormônios acometidos e da velocidade de instalação dos déficits hormonais, além de fatores próprios ao paciente, como faixa etária e sexo, da causa-base que leva à disfunção hipofisária, promovendo sintomas decorrentes de tensão aumentada na sela túrcica, ou aqueles provocados por lesão que ocupa espaço na região hipotalâmico-hipofisária (Tabela 4.4). É de suma importância a distinção entre as causas funcionais que são comuns e potencialmente reversíveis.

A apresentação clínica pode dar-se de maneira sutil, sendo o cansaço, o primeiro e único sintoma, eventual-

mente associado a uma anemia normocítica e normocrômica, refletindo hipofunção da medula óssea. Quando de início lento, o hipopituitarismo pode levar anos para ser reconhecido, o que ocorre na maioria dos casos, não sendo percebidas as alterações clínicas pelos próprios familiares, ou atribuindo-se às queixas clínicas causas de origem não pituitária. Ressalte-se, entretanto, que na prática médica a manifestação do hipopituitarismo pode se apresentar de maneira subclínica, podendo representar situações intermediárias entre a secreção pituitária normal e o hipopituitarismo clínico.

Pode ocorrer deficiência de um único hormônio, que pode ser facilmente confundida com a doença da glândula-alvo. Quando se obtém resposta adequada da glândula-alvo à administração de seu hormônio trófico, isso aponta para comprometimento da doença em nível pituitário. Hipopituitarismo parcial é mais comum do que a perda total de todas as secreções, sendo importante na investigação determinar o grau e a extensão desse comprometimento. Visto que a deficiência de GH é, na maioria das vezes, subclínica, o quadro clínico de hipogonadismo é o mais frequente no adulto, levando, no adolescente, a um transtorno da maturação sexual, enquanto em crianças o comprometimento do crescimento linear é o sinal clínico mais característico e decorre da deficiência do hormônio do crescimento.

Os tumores pituitários costumam ser associados à elevação de prolactina, a qual, frequentemente, causa hipogonadismo, ainda que a secreção de gonadotrofinas seja adequada. Desse modo, é essencial excluir hiperprolactinemia em pacientes com tumores hipofisários nos casos de suspeita de hipogonadismo. *Diabetes insipidus*, cefaleia, distúrbio de acuidade visual e defeito de campo visual são manifestações clínicas comuns em pacientes com disfunção hipotalâmica. Os pacientes que apresentam lesões na região hipotálamo-pituitária, de progressão clínica lenta, podem exibir melhora significativa da sintomatologia do *diabetes insipidus* quando ocorrer comprometimento hipofisário com prejuízo do ACTH. Essa melhora resulta da diminuição do *clearance* de água livre causada pela deficiência de cortisol. A pronta reposição de glicocorticoide leva ao reaparecimento do *diabetes insipidus*.

A aparência do paciente na fase inicial da doença pode ser normal; entretanto, a combinação de hipogonadismo, hipotireoidismo e hipoadrenalismo confere à pele uma textura fina, com palidez cérea e escassos pelos, além de discreta obesidade de distribuição centrípeta.

Agalactia, amenorreia, queda de pelos pubianos e axilares, atrofia mamária e genital, sintomas e sinais de hipotireoidismo e de insuficiência adrenocortical são manifestações clínicas clássicas da síndrome de Sheehan, embora sejam comuns, também, a outras etiologias de

---

Tabela 4.4 Quadro clínico do hipopituitarismo

Eixo corticotrófico

Déficit crônico: fadiga, palidez cutânea, anorexia, emagrecimento, náusea, hipoglicemia e hiponatremia
Déficit agudo: fraqueza, tontura, náusea, vômito, colapso circulatório, febre e choque
Crianças: crescimento/desenvolvimento inadequados, retardo puberal

Eixo tireotrófico

Adultos: astenia, adinamia, constipação intestinal, intolerância ao frio, queda de cabelo, pele seca, bradicardia, rouquidão, anemia e hipercolesterolemia
Crianças: baixa velocidade de crescimento com retardo de maturação óssea

Eixo gonadotrófico

Mulheres: oligo/amenorreia, redução da libido, dispareunia, infertilidade, osteoporose e aterosclerose prematura
Homens: perda da libido, disfunção erétil, humor deprimido, diminuição de massa magra com acúmulo troncular de gordura, redução dos pelos corporais e osteoporose
Crianças: atraso puberal

Eixo somatotrófico

Crianças: redução da velocidade do crescimento e da maturação óssea
Adultos: redução de massa muscular com acúmulo visceral de gordura, fadiga, qualidade de vida comprometida, dislipidemia e aterosclerose prematura

hipopituitarismo, inclusive a hipofisite linfocítica. A ausência de lactação puerperal é achado precoce que alerta para o diagnóstico. Excepcionalmente, o lobo posterior está envolvido no processo, de modo que *diabetes insipidus* é rara.

Se a necrose pituitária for parcial, um ou mais hormônios trópicos poderão ser preservados e, portanto, alguns desses achados poderão estar ausentes. Nessas circunstâncias, o diagnóstico é, muitas vezes, menos evidente, havendo necessidade de avaliação mais acurada. Estudos da reserva hipofisária na síndrome de Sheehan demonstraram que os setores mais acometidos são o somatotrófico e o lactotrófico, seguidos pelo corticotrófico e o tireotrófico, sendo o setor gonadotrófico o menos atingido. Caso a secreção de gonadotrofinas não seja afetada, a paciente poderá menstruar, em geral com irregularidade, sendo, contudo, possível ocorrer gravidez. Embora rara, a gestação em pacientes com síndrome de Sheehan necessita de diagnóstico precoce e reavaliação da terapêutica hormonal, em razão dos riscos materno-fetais. Entretanto, há relatos de suspensão inadvertida da medicação durante a gestação, sem prejuízo para o feto. Nesses casos, é provável que decorram de estímulo, durante a gravidez, aos tecidos hipofisários remanescentes que não sofreram necrose.

A regulação dos eletrólitos nesses pacientes é menos comprometida do que em pacientes com doença de Addison, conquanto a secreção de aldosterona seja preservada nos pacientes com deficiência de ACTH. A hiponatremia é achado comum, provavelmente dilucional em sua origem, em função de um distúrbio de excreção aquosa, com secreção aumentada de ADH consequente à deficiência de glicocorticoide.

Ocasionalmente, o hipopituitarismo pode manifestar-se de maneira aguda, com o paciente referindo debilidade acentuada, distúrbio de consciência, confusão, estupor e coma. Esse quadro clínico dramático reflete uma falência hormonal extensa, consequente à insuficiência adrenal aguda, à hipoglicemia, ao hipotireoidismo grave e à hiponatremia.

Os pacientes não tratados são particularmente suscetíveis a estresse de toda a natureza – infecção, cirurgia e anestesia. Hipoglicemia e sensibilidade aumentada à insulina podem ocorrer em condições clínicas variadas, como em caso de insuficiência adrenocortical e má nutrição. No hipopituitarismo, a sensibilidade aumentada à insulina decorre de deficiências de GH e cortisol, além de ingesta alimentar inadequada. Em caso de nanismo por hipopituitarismo deficiente em GH, a sensibilidade aumentada à insulina é corrigida pela administração do hormônio do crescimento. Em pacientes com perda de peso acentuada e edema, a possibilidade de anorexia nervosa deve ser suspeitada.

ASPECTOS CLÍNICOS DE DEFICIÊNCIAS ISOLADAS

Deficiência de GH

A deficiência de GH é um dos defeitos mais comuns da hipófise anterior nas doenças pituitárias, resultante de causas diversas. Em crianças, a deficiência de GH causa baixa estatura e retardo do desenvolvimento ósseo, sendo a causa mais comum o defeito congênito isolado de GHRH, seguido de causas tumorais, sobretudo o craniofaringioma, de TCE e pós-radioterapia do crânio por doenças malignas. O GH parece não desempenhar papel significativo no crescimento fetal, sendo a aparência do recém-nascido normal à época do nascimento, embora micropênis, naqueles do sexo masculino, e convulsões resultantes de hipoglicemia possam estar presentes. Retardo do crescimento intrauterino, icterícia prolongada e defeitos da linha média facial sugerem o diagnóstico de insuficiência hipofisária de causa congênita. O reconhecimento da deficiência de GH é mais comum a partir do primeiro ano de vida, com a redução da velocidade do crescimento como um sinal precoce. Clinicamente, essas crianças tendem a apresentar-se obesas, com distribuição troncular da gordura, em virtude da falta da ação lipolítica exercida pelo GH, e apresentam traços corporais e faciais imaturos, com aspecto angelical e ainda com voz típica, muito aguda, como a de um soprano; apresentam fronte olímpica e os maxilares pequenos, assim como as mãos e os pés.

Adultos com deficiência de GH apresentam quadro clínico relativamente inespecífico, que depende da magnitude do déficit, sendo mais bem avaliados após reposição hormonal otimizada de outros eixos, se acometidos. De maneira geral, apresentam acúmulo de gordura visceral com redução da massa muscular e dislipidemia (elevação de LDL-colesterol) associada, que determinam um perfil metabólico adverso com alto risco cardiovascular. Além disso, relatam sensação reduzida de bem-estar, adinamia, alterações da densidade mineral óssea com osteopenia/osteoporose e alterações psicológicas diversas com comprometimento importante da qualidade de vida.

Deficiência de Gonadotrofinas (FSH e LH)

A deficiência de gonadotrofinas é, com frequência, a mais precocemente diagnosticada e, ocasionalmente, apresenta-se de modo isolado nas lesões da adeno-hipófise. A secreção de GnRH é muito vulnerável à restrição calórica e, em pacientes com anorexia nervosa ou naqueles que praticam intensa atividade física, há queda acentuada do GnRH e consequente comprometimento da função reprodutiva. Na prática clínica, a causa mais comum da deficiência de gonadotrofinas ocorre em mulheres jovens com amenorreia em resposta ao estresse, a denominada anovulação hipotalâmica funcional. Como mencionado previamente, os prolactinomas interferem no eixo hipotálamo-pituitária-gônadas, resultando em deficiência de gonadotrofinas.

O quadro clínico, obviamente, difere entre os sexos e quando do momento de acometimento, se prévia ou posteriormente à puberdade. Adolescentes do sexo feminino apresentam amenorreia primária e ausência do desenvolvimento mamário, enquanto em mulheres adultas a deficiência de gonadotrofinas leva a uma secreção reduzida de estradiol, resultando em infertilidade e oligo/amenorreia. A diminuição estrogênica é também responsável por atrofia da genitália e diminuição do volume mamário no hipogonadismo de evolução crônica. Há redução de pelos axilares e pubianos, sobretudo quando de disfunção concomitante do eixo corticotrófico, com redução dos hormônios adrenais, que também se correlacionam com uma densidade mineral óssea reduzida.

A deficiência de gonadotrofinas em homens resulta em diminuição da libido, impotência, azoospermia e testículos reduzidos de volume com consistência amolecida, estes últimos achados, sobretudo, em casos de evolução mais arrastada. Encontra-se, também, redução de pelos corporais, evidenciada na redução da frequência do ato de barbear-se. Obesidade visceral e perda do tônus muscular podem ser marcantes. Em adolescentes, a deficiência seletiva de gonadotrofinas sem comprometimento do GH pode levar a um crescimento linear excessivo, devido ao não fechamento das epífises ósseas, com o desenvolvimento de hábito eunucoide e puberdade atrasada. Anosmia/hiposmia podem estar associadas, apontando para um distúrbio genético denominado síndrome de Kallmann. A diminuição de testosterona também promove redução da densidade mineral óssea.

Deficiência de Tireotrofina

Um aspecto relevante nos pacientes com deficiência de tireotrofina (TSH) é a presença concomitante de outros déficits hormonais, sendo rara sua ocorrência isolada, por conseguinte, as manifestações clínicas são a expressão dessa interação. Em crianças, o hipotireoidismo, mais comumente, leva a retardo de crescimento e da maturação óssea, enquanto adultos apresentam quadro similar ao da doença tireoidiana primária, não obstante o grau de infiltração seja menos proeminente. Lassidão, pele seca, intolerância ao frio, constipação intestinal e aumento de peso discreto ou moderado são as principais queixas; dislipidemia, anemia e hiponatremia são achados frequentes; ainda assim, deficiência grave de TSH pode cursar com queixas clínicas discretas.

Deficiência de ACTH

Na sequência usual da falência dos hormônios da adeno-hipófise, o ACTH é, usualmente, o último a ser comprometido, sendo rara sua ocorrência isolada, como visto na hipofisite linfocítica, anteriormente mencionada. É importante ressaltar que, mesmo na deficiência grave a moderada de ACTH/cortisol, sobretudo em contexto de deficiência de GH e TSH, o paciente pode não apresentar quaisquer sintomas e sinais clínicos, sendo necessário alto índice de suspeita clínica e mandatória a avaliação laboratorial.

O quadro clínico de hipoadrenalismo é geralmente insidioso e pouco específico, compreendendo astenia, lassidão, anorexia, náuseas, vômitos, hipotensão postural, emagrecimento, artralgias e mialgias. Há tendência à hipoglicemia devido a uma gliconeogênese deficiente, sobretudo quando associado à deficiência concomitante de GH. Em casos muito graves e/ou de instalação rápida de hipopituitarismo, devido à combinação de hipotireoidismo e hipoadrenalismo, hipoglicemia e hipotermia podem ocorrer com colapso circulatório e coma, podendo culminar em óbito.

Diferentemente da insuficiência adrenal primária, a pele e as mucosas dos pacientes com deficiência de ACTH não se apresentam pigmentadas, pois há déficit concomitante de MSH, e desidratação com hiperpotassemia não é achado clínico comum, conquanto a secreção de aldosterona não está sob controle do ACTH. A hiponatremia, quando presente, é discreta e decorrente da secreção inapropriada de hormônio antidiurético em virtude do hipocortisolismo e não de deficiência de aldosterona.

Nas mulheres, em especial, o déficit de ACTH resulta em deficiência dos androgênios da insuficiência adrenal, levando à perda de pelos corporais, sexuais à diminuição da libido. Em meninas, os eventos gonadotróficos da puberdade ocorrem normalmente, porém os pelos pubianos não se desenvolvem em virtude do déficit de androgênios da adrenal.

Deficiência de Prolactina

O único efeito clínico conhecido da secreção diminuída da prolactina (PRL) é a inibição da lactação em mulheres no puerpério, quando pode se tornar a queixa principal na síndrome de Sheehan. Sua deficiência é rara, pois trata-se do único hormônio hipofisário que está sob controle inibitório hipotalâmico, podendo sua deficiência ocorrer somente após destruição da pituitária, como bem demonstrado na disfunção hipofisária após radioterapia, quando, inicialmente, há hiperprolactinemia subclínica resultante do dano hipotalâmico primário com prejuízo da secreção de dopamina, com posterior redução de prolactina, própria do efeito tardio e direto da radiação sobre a hipófise.

INVESTIGAÇÃO DO HIPOPITUITARISMO
Avaliação Hormonal

As dosagens basais dos hormônios das glândulas-alvo e da pituitária são de grande relevância na investigação do hipopituitarismo, cuja avaliação deve envolver toda a função pituitária (Tabela 4.5). A correlação entre os níveis plasmáticos dos hormônios da hipófise anterior e os das glândulas-alvo (T4, TSH, cortisol, ACTH, FSH, LH, testosterona em homens e estradiol em mulheres) é importante para a determinação da causa da hipofunção da glândula-alvo. O achado de um valor basal elevado ou normal alto de hormônios como GH e PRL, que não são direcionados a uma glândula-alvo, descarta deficiência desses hormônios. Com a exclusão desse achado, impõe-se a necessidade da realização de testes provocativos para avaliação da reserva hipofisária. Quando da avaliação da pituitária posterior, é necessário excluir a deficiência de ACTH e a consequente diminuição de cortisol, que pode mascarar o sintoma de poliúria no *diabetes insipidus*.

Deficiência Corticotrófica (ACTH)

Aos ensaios atuais disponíveis de ACTH falta a acurácia necessária para o diagnóstico de insuficiência adrenal secundária. Embora os níveis basais de cortisol possam ter valor diagnóstico, frequentemente apresentam respostas dentro da faixa de normalidade (5 a 25ng/mL ou 138 a 690nmol/L). Assim, testes provocativos são, na maioria das vezes, necessários para avaliação da resposta adrenal.

Valores repetidos de cortisol matinal dosado entre 8 e 9 horas da manhã com resultados inferiores a 3ng/mL, em contexto de doença hipofisária, são diagnósticos de insuficiência adrenal secundária com 100% de especificidade, porém com sensibilidade de apenas 50%; na ausência de doença hipotalâmico-hipofisária conhecida, ACTH matinal com valores dentro da faixa de normalidade (inapropriadamente normal) ou subnormais também confirma o diagnóstico. Cortisol matinal com valor > 18ng/mL exclui insuficiência adrenal.

São vários os testes dinâmicos disponíveis para avaliação da reserva do eixo corticotrófico. O teste de tolerância à insulina (ITT) é considerado padrão-ouro por avaliar o eixo completo. A hipoglicemia, definida como glicemia < 40mg/dL, é um poderoso agente estressor que provoca resposta dos hormônios envolvidos na contrarregulação da glicose, dos quais o cortisol é preponderante. A resposta normal de cortisol plasmático à hipoglicemia deve ser > 18ng/mL, e valores inferiores a este são indicadores de deficiência corticotrófica. Devido às suas contraindicações, uma alternativa ao ITT é o teste da metapirona. O racional desse teste é que a metapirona bloqueia a conversão de 11β-desoxicortisol para cortisol por meio da inibição da enzima CIP11B1, com consequente redução de cortisol. Com o eixo normal, esperam-se um incremento na secreção de ACTH e aumento da esteroidogênese adrenal e, portanto, aumento das concentrações de 11β-desoxicortisol. No teste noturno de metapirona utilizam-se 30mg/kg VO à meia-noite com dosagem de 11β-desoxicortisol às 8 horas da manhã. Valores < a 200nmol/L confirmam

Tabela 4.5 Critério para deficiência hormonal (hipopituitarismo)

Eixo corticotrófico	
Cortisol matinal	< 3,6ng/mL (< 100nmol/L)
ACTH matinal	Normal ou baixo (insuficiência adrenal secundária)
ITT	Cortisol < 18ng/mL após 30 minutos
Teste de metapirona	11β-desoxicortisol < 200nmol/L
Eixo tireotrófico	
T4 livre	Baixo ou normal baixo
TSH	Baixo, normal ou discretamente elevado
Eixo gonadotrófico	
Mulheres:	
Idade reprodutiva	FSH e LH normal (inapropriadamente normal) ou baixo; estradiol baixo
Pós-menopausa	FSH e LH normal ou baixo
Homens:	FSH e LH normal (inapropriadamente normal) ou baixo; testosterona baixa
Eixo somatotrófico	
GH	Sem valor diagnóstico
IGF-1	Normal baixo/baixo
ITT:	
Crianças	GH < 10ng/mL (RIA); < 7ng/mL (IRMA); < 5ng/mL (IFMA)
Adultos	GH < 3ng/mL (RIA); < 5,1ng/mL (imunoquimioluminescente)
Teste do GHRH + arginina	
IMC < 25	GH < 11,5ng/mL
IMC ≥ 25 e < 30	GH < 8,0ng/mL
IMC ≥ 30	GH < 4,2ng/mL
Teste do glucagon	
Crianças	< 7 a 10µg/L
Adultos	< 2,5 a 3µg/L

o diagnóstico. Esse teste é considerado seguro e pode ser realizado em ambulatório com poucos efeitos adversos, sendo preferido por alguns autores.

Insuficiência adrenal secundária persistente promove atrofia adrenal e redução da expressão de receptores de ACTH na superfície adrenal. Assim, o teste com ACTH sintético (cortrosina) pode ser usado para o diagnóstico dessa condição, pois, teoricamente, essa glândula atrofiada não responderia ao estímulo de maneira adequada, ou seja, elevação de cortisol > 18ng/mL após 30 minutos e 60 minutos da aplicação de 1,0 ou 250µg de cortrosina EV ou IM. Várias são as limitações desse teste: insuficiência adrenal parcial ou de início recente pode responder ao teste, com resultados falso-negativos, enquanto casos mais severos e crônicos dessa condição poderiam, por sua vez, apresentar cortisol matinal com valores muito diminuídos, tornando desnecessário o teste.

Deficiência de Tireotrofina

No paciente avaliado para hipotireoidismo que apresenta nível de TSH normal ou baixo associado a redução de T4 livre em dosagens repetidas, o diagnóstico de hipotireoidismo de origem central está confirmado. Entretanto, na síndrome de Sheehan pode ocorrer a perda do ritmo circadiano de tireotrofina (TSH) com aumento paradoxal de seus níveis séricos. Desse modo, na síndrome de Sheehan podem ser observadas concentrações séricas diminuídas de T4 livre, associadas a níveis séricos normais, elevados ou diminuídos de TSH. Atribui-se o aumento do TSH a um decréscimo de sua atividade biológica, a aumento de secreção tônica desse hormônio e/ou a redução crítica da população de tireotrofos. Causas tumorais também podem promover elevação discreta de um TSH sem valor biológico, devido à sialização dessa molécula.

A despeito das flutuações em seus níveis plasmáticos, o TSH estará sempre inapropriadamente baixo para os valores de T4 livre. Assim, é compreensível que a dosagem isolada de TSH não tem valor na investigação do eixo tireotrófico em pacientes com suspeita de disfunção hipofisária, podendo até ser um fator de confusão diagnóstica, conquanto pode estar elevado em 8% a 11% dos casos. A avaliação do T3 não acrescenta informação diagnóstica, com valores comumente dentro da faixa de normalidade, devido a aumento da conversão periférica de T4 para T3. Concentrações elevadas de TSH e baixas de T4 livre apontam, classicamente, para comprometimento da glândula tireoidiana, ou seja, hipotireoidismo primário.

Deficiência de Gonadotrofinas (FSH e LH)

A abordagem diagnóstica do hipogonadismo em pacientes com distúrbios hipotalâmicos e/ou hipofisários deve levar em conta o sexo e a faixa etária do paciente acometido, pois o diagnóstico de hipogonadismo na infância não costuma ser viável, posto que não ocorreu maturação do eixo gonadotrófico e os métodos atuais não possibilitam a distinção entre o normal e o patológico.

Na investigação de hipogonadismo após a puberdade, a presença de ciclo menstrual regular e valores de estradiol plasmático dentro da variação do normal em mulheres, assim como contagem espermática adequada e dosagem normal de testosterona em homens, tornam improvável o acometimento do eixo gonadotrófico. Nos quadros de hipopituitarismo, as dosagens de gonadotrofinas apresentam valores diminuídos ou dentro da variação da normalidade (inapropriadamente normal), juntamente com repetidas dosagens de testosterona em homens e de estradiol nas mulheres abaixo de valores normais, enquanto no hipogonadismo primário, de causa gonadal, as concentrações de gonadotrofinas estão muito elevadas.

A avaliação do eixo em mulheres idosas é de fácil realização, visto que nessa faixa etária ocorre elevação fisiológica de gonadotrofinas devido à falência ovariana e dosagem de FSH normal/baixa caracteriza acometimento hipotalâmico/hipofisário. Teoricamente, a resposta do FSH e do LH ao teste do GnRH poderia distinguir a causa hipotalâmica da hipofisária, mas, na prática, nem sempre é possível obter tal discriminação com esse teste, visto que há superposição de respostas com LH normal ou subnormal após GnRH em causas hipofisárias, assim como nas hipotalâmicas.

Deficiência de Somatotrofina (GH)

A deficiência de GH em adultos e aquela encontrada em crianças são entidades clínicas diversas cujo diagnóstico laboratorial é debatido na literatura médica, pois faltam testes de elevada acurácia diagnóstica. Os níveis séricos de GH apresentam enorme flutuação, pois sua liberação é pulsátil, com meia-vida curta, tornando a dosagem basal de GH desprovida de valor clínico em casos suspeitos. Já o IGF-1 e o IGFBP-3, ainda que tenham algum valor como exames iniciais de triagem, quando apresentam valores diminuídos, no entanto, são pouco específicos, pois também se encontram diminuídos em diversas situações clínicas, como na desnutrição. Também apresentam baixa sensibilidade pois, naqueles indivíduos com deficiência parcial de GH, os valores estão dentro da variação normal em até um terço dos casos. Logo, esses dados devem ser avaliados em conjunto com vários critérios clínicos que ganham precedência nessa análise.

Crianças com suspeita de deficiência de GH devem ser investigadas por meio de testes provocativos da secreção de GH. A confirmação do diagnóstico ocorre quando, em dois testes com estímulos diferentes, ocorre um pico máximo de liberação de GH inferior ao valor de corte estabelecido para o método empregado, a saber: 10ng/mL no radioimunoensaio, 7ng/mL no imunorradiométrico e 5ng/mL na quimioluminescência e fluoroimunoensaio. O teste de insulina, considerado o padrão-ouro para o diagnóstico, utiliza insulina regular, na dose de 0,05 a 0,15UI/kg de peso corporal, EV, com dosagem de GH, glicemia e cortisol nos tempos 0, 15, 30, 45, 60 e 90 minutos que, ao provocar um quadro de hipoglicemia, < 40mg/dL, desperta uma resposta máxima de GH a ser avaliada. Um teste provocativo adicional a ser utilizado depende da experiência de cada serviço. Normalmente, em nosso serviço, utilizamos o teste da clonidina 0,15mg/m^2, VO, dosando GH nos tempos 0, 45, 60 e 90 minutos. Atenção deve ser dispensada a pacientes com disfunção neurossecretória de GH, que ocorre sobretudo após radioterapia e TCE e se caracteriza por secreção espontânea de GH reduzida, na presença de pico de GH preservado aos testes provocativos. Nessa condição, a avaliação integrada da pulsatilidade de GH pode ser ferramenta diagnóstica útil.

Naquelas crianças que são mais suscetíveis aos riscos de hipoglicemia induzida pela insulina, o teste do glucagon (0,03mg/kg até 1mg SC ou IM), com dosagem de GH nos tempos 0, 60, 90, 120, 150, 180, 210 e 240 minutos, é uma opção adequada, a qual promove a secreção de GH por um mecanismo ainda não compreendido, atribuído a uma possível ativação da via noradrenérgica central.

Em adultos, as manifestações clínicas são sutis e inespecíficas e, portanto, são investigados para deficiência de GH indivíduos com conhecido dano hipotalâmico e/ou hipofisário (estrutural, TCE, radiação), deficiência de outros eixos hipofisários e, adicionalmente, aqueles com déficit de GH de início na infância, que devem ser reavaliados na vida adulta, salvo se apresentarem como etiologia lesão estrutural irreversível ou distúrbio genético confirmado.

Pacientes com lesão hipotalâmico-hipofisária conhecida e deficiência de pelo menos três eixos hormonais apresentam probabilidade maior do que 95% de deficiência de GH, alcançando 99% de probabilidade em caso de quatro eixos acometidos; portanto, o diagnóstico é fundamentado em dados clínicos sugestivos e comprometimento de hormônios hipofisários associados à dosagem de IGF-1 e/ou a testes provocativos subnormais.

Nos casos de deficiência de GH de início na vida adulta, um teste único em contexto de distúrbio hipotalâmico-hipofisário e déficit adicional confirmado em pelo menos um eixo hipofisário é suficiente para o diagnóstico, ao passo que o diagnóstico da deficiência isolada de GH exige pelos menos dois testes provocativos.

A dosagem de IGF-1 é um teste útil no diagnóstico como procedimento de triagem, apesar das várias limitações descritas na literatura. Um valor normal de IGF-1 não afasta esse diagnóstico, pois grande parte dos pacientes com deficiência de GH apresenta essa resposta, enquanto um valor abaixo da variação normal para faixa etária e sexo, em contexto de lesão hipotalâmico-hipofisária e três ou mais eixos hipofisários acometidos, é confirmatório de deficiência grave de GH em adultos.

Os testes provocativos mais utilizados são o teste de tolerância à insulina (ITT) e o teste de GHRH-arginina. O ITT, apesar dos riscos potenciais, ainda é considerado padrão-ouro diagnóstico para deficiência de GH em adultos e consiste na aplicação de insulina regular EV, 0,05 a 0,2UI/kg de peso corporal, promovendo hipoglicemia com dosagem de GH e glicemia nos tempos 0, 15, 30, 60, 90 e 120 minutos. Picos de GH < 3ng/mL no radioimunoensaio e < 5,1ng/mL pela imunoquimioluminescência são diagnósticos dessa condição. Esse teste está contraindicado nos pacientes com relato de doença coronariana, doença cerebrovascular, convulsões e achados eletrocardiográficos anormais. O teste de GHRH (1µg/kg como injeção em *bolus*, no tempo basal) associado à arginina (0,5g/kg no decorrer de 30 minutos; no máximo 30g) é alternativa recomendada para o ITT. Esse teste é praticamente livre de riscos, por não promover hipoglicemia, com discretos efeitos colaterais, como o *flushing*; portanto, muitos centros o consideram de primeira escolha. O GH é medido nos tempos 0, 30, 60, 90 e 120 minutos, e ≤ 4,1ng/mL é diagnóstica.

Ambos os testes apresentam algumas limitações. Em pacientes obesos, respostas subnormais de GH levam a resultados falso-positivos, com obesos sendo diagnosticados como deficientes de GH. Desse modo, diferentes *cutoffs* no teste de GHRH-arginina têm sido propostos de acordo com o IMC. Picos de GH < 11,5ng/mL, 8,0ng/mL e 4,2ng/mL em indivíduos magros, com sobrepeso e obesos, respectivamente, são diagnósticos de deficiência de GH. O ITT, devido aos riscos potenciais da hipoglicemia, estaria menos indicado na avaliação de pacientes para o hipopituitarismo após TCE, enquanto o teste de GHRH-arginina, que estimula diretamente a hipófise, teria papel menor na avaliação pós-radioterapia secundária à lesão hipotalâmica.

A administração do glucagon é uma boa escolha quando os outros testes estão contraindicados ou indisponíveis. Esse teste promove uma avaliação da reserva de ACTH/cortisol e GH, apresentando poucos efeitos colaterais com mínimas contraindicações.

Avaliação Neurológica e Neuroftalmológica

Na investigação dos transtornos anatômicos de estruturas parapituitárias, os procedimentos neurorradiológicos e neuroftalmológicos são cruciais para uma acurada avaliação do diagnóstico do hipopituitarismo.

Radiografia Simples do Crânio (AP e Lateral)

Discreta irregularidade ou duplo contorno do assoalho da sela túrcica pode indicar a possibilidade de lesão que ocupa espaço, embora possa ocasionalmente tratar-se de achado normal. Macroadenomas produzem aumento generalizado da fossa com deslocamento e erosão do processo clinoide posterior ou erosão inferior em direção ao seio esfenoidal. Alguns tumores hipofisários podem ser identificados inicialmente por meio dos raios X simples, quando da investigação de outras patologias cranianas; entretanto, tumores que estão confinados à sela túrcica podem não ser identificados. O achado de calcificação suprasselar sugere a possibilidade de craniofaringioma ou cordoma.

Tomografia Computadorizada e Ressonância Nuclear Magnética

Esses exames possibilitam a obtenção de informações não apenas sobre a configuração óssea, mas também tornam possível identificar o tamanho, a posição e a extensão de qualquer massa intrasselar, além de uma definição meticulosa de qualquer crescimento extrapituitário lateral, inferior ou superiormente. O uso de contrastes ajuda a distinguir as diferenças de densidade entre um tecido vascular e um tecido relativamente avascular. A ressonância nuclear magnética tem mostrado resultados superiores em relação à tomografia computadorizada na identificação de microadenomas hipofisários e nas alterações sutis da haste hipofisária.

Angiografia da Carótida

Está indicada em casos de suspeita de aneurisma da artéria carotídea ou para delinear o alcance da extensão superior de um enorme tumor suprasselar.

Avaliação dos Campos Visuais

Os tumores da fossa anterior com extensão suprasselar, superior e lateralmente, podem produzir compressão do quiasma óptico. Podem provocar, inicialmente, um quadro de hemianopsia superior bitemporal e, em casos mais avançados, evoluir para hemianopsia completa bilateral. Grandes tumorações podem resultar em cegueira.

TRATAMENTO DO HIPOPITUITARISMO

O tratamento, obviamente, deve ser direcionado à causa do hipopituitarismo, com possibilidade para cirur-

gia, radioterapia e tratamento medicamentoso, dependendo da etiologia de base. Nos casos de prolactinoma, agonistas dopaminérgicos costumam ser eficientes. Nos tumores pituitários com expansão suprasselar, com sintomas compressivos, notadamente os adenomas não funcionantes, o tratamento deve ser cirúrgico, podendo ser seguido de radioterapia, com a finalidade de tentar impedir um recrudescimento da massa tumoral.

Outro aspecto terapêutico deve ser o de reposição dos hormônios hipofisários deficientes. A seguir, serão descritas as estratégias otimizadas de reposição hormonal, as interações possíveis e situações especiais.

Hipocortisolismo

Não há consenso acerca da posologia apropriada, do regime de administração e da monitorização da terapia de reposição com glicocorticoides nos pacientes com deficiência de ACTH. Estudos mais recentes evidenciam que a produção diária de cortisol em adultos normais é de cerca de 6 a 11mg/m^2 de superfície corporal, ao contrário de dados anteriores, que apontavam para taxas de 12 a 15mg/m^2. A terapia de reposição convencional pode ser feita com hidrocortisona na dose de 15 a 25mg/dia, dividida em três tomadas com metade da dose diária ao acordar (muito cedo pela manhã), tentando prevenir sintomas de náuseas, fatigabilidade e cefaleia decorrentes de hipocortisolismo nas primeiras horas da manhã, quando haveria elevação fisiológica dos níveis de cortisol. Esse esquema de reposição busca reproduzir a produção endógena de cortisol; no entanto, estudos mais recentes evidenciam que em um subgrupo importante de pacientes essa dosagem é excessiva e pode levar a substancial morbidade, como osteoporose, obesidade e intolerância à glicose. Esses pacientes apresentariam deficiência parcial de ACTH e se beneficiariam de doses menores, de apenas 10mg/dia, de hidrocortisona. Outros esquemas incluiriam doses equivalentes de glicocorticoides (p. ex., 5mg de prednisona ou 0,75mg de dexametasona, administrados em dose única diária ao deitar).

O monitoramento da terapia com glicocorticoides é baseado na resposta clínica do paciente, pois nenhum parâmetro laboratorial é adequado ou confiável. Sintomatologia persistente de fadiga, astenia, anorexia, perda de peso, náuseas e eventos hipoglicêmicos pode indicar reposição insuficiente de corticoides. Aumento de peso, hiperfagia, insônia e intolerância à glicose indicam reposição excessiva.

Como os pacientes com deficiência de ACTH não respondem à elevação necessária de cortisol em resposta ao estresse, torna-se necessário um ajuste posológico, que deve ser realizado de acordo com a singularidade da situação clínica. De modo geral, uma dose suplementar de glicocorticoide deve ser administrada (5 a 10mg de hidrocortisona) em caso de exercícios físicos mais intensos. Na vigência de um quadro febril infeccioso, a dose de glicocorticoide deve ser, no mínimo, duplicada. Em eventos cirúrgicos ou doenças mais graves, traumatismos graves ou quando o paciente apresenta vômitos persistentes, a hidrocortisona deve ser administrada, EV, com 100mg como dose de ataque, seguida de 50mg a cada 8 horas por pelo menos 24 horas. Com a melhora do quadro clínico, procede-se à redução das doses nos dias subsequentes.

Ajuste posológico pode ser necessário quando da introdução de terapia com GH, em decorrência do aumento do metabolismo do cortisol proporcionado pela ação do GH, que atua inibindo a enzima 11β-HSD tipo 1, que catalisa a conversão de cortisona para cortisol. Essa ação do GH também pode ser de relevância clínica em pacientes com hipocortisolismo subclínico, não diagnosticado, quando a terapia com GH pode fazer aflorar um quadro até então latente.

A terapia de reposição androgênica nas pacientes com insuficiência adrenal é controversa. Os estudos apresentam resultados conflitantes e há problemas com as preparações farmacêuticas de DHEA. O tratamento, em dose única matutina de 25 a 50mg/dia, deve ser reservado para pacientes muito sintomáticas, a despeito de reposição otimizada de outros hormônios, com a perspectiva de melhora apenas discreta a moderada e a possibilidade de efeitos adversos significativos.

Hipotireoidismo

É fundamental a avaliação do eixo corticotrófico antes de ser iniciada a terapia com L-tiroxina (LT4), posto que a tiroxina aumenta o metabolismo de modo geral e o metabolismo do cortisol pelo fígado em particular. Dessa maneira, o tratamento do hipotireoidismo pode precipitar crise addisoniana naqueles pacientes com insuficiência adrenal latente.

Em pacientes com deficiência de TSH, a LT4, em dose diária média de 1,5 ± 0,3µg/kg, VO, é o agente de preferência. A variação da dose é muito grande, indo de 50 até 250µg/dia, entre os pacientes. A L-tiroxina é convertida na periferia para T3, e não há um papel para a reposição direta de T3 nesses pacientes. A medicação deve ser administrada pela manhã, com intervalo mínimo de 30 minutos entre a tomada da medicação e a ingesta alimentar. O tratamento deve iniciar com doses baixas, com aumento gradual nas semanas subsequentes. A resposta terapêutica deve ser avaliada pela sensação de bem-estar transmitida pelo paciente e pelos níveis séricos de T4 livre, que devem se situar dentro da faixa de normalidade, na metade superior do método.

Ajuste da dose de LT4 pode ser necessário em caso de gravidez ou início da terapia oral com estrogênios, em decorrência da elevação da TBG induzida por esses hormônios, com consequente redução da fração livre de tiroxina. Na gestação, um aumento médio de L-tiroxina da ordem de 30% é usualmente necessário. Nos casos de reposição oral com estrogênios, reavaliação de T4 livre deve ocorrer 6 a 8 semanas após, com os ajustes que se fizerem necessários.

A introdução da reposição com GH pode levar a conversão periférica mais pronunciada de T4 para T3, implicando, portanto, eventual necessidade de ajuste da dose. Ademais, a terapia com GH pode desmascarar uma deficiência de tiroxina não diagnosticada anteriormente. Pacientes com dosagens de T4 livre no limite inferior da normalidade são os mais suscetíveis a apresentar a referida deficiência.

Hipogonadismo

Nos casos de hipogonadismo masculino, quando a infertilidade não é o problema principal, a reposição com testosterona está indicada, pois restaura a libido e aumenta a densidade mineral óssea, a força muscular, a massa magra, enquanto reduz o tecido adiposo e melhora a autoestima e a sensação de bem-estar. São contraindicações à terapia: câncer de mama e de próstata, induração ou nódulo palpável de próstata, sintomas de hiperplasia prostática benigna grave e PSA > 3,0ng/mL sem avaliação especializada, além de hematócrito > 50%, apneia do sono obstrutiva não tratada e ICC classe III ou IV.

O uso de enantato de testosterona em doses que variam de 100mg, IM, por semana, a 300mg, a cada 3 semanas, consiste em uma reposição adequada. O ajuste da dose é realizado pela variação de intervalo ou posologia da injeção, e a dosagem de testosterona deve ser realizada no intervalo das aplicações, objetivando alcançar níveis séricos entre 350 e 700ng/mL. Em caso de grandes flutuações de testosterona sérica, com picos e vales, e correspondente expressão clínica de acne e alterações de humor, por exemplo, pode ser adequado reduzir a dosagem e aumentar a frequência das aplicações (enantato de testosterona, 100mg por semana). O uso da testosterona transdérmica parece ser mais fisiológico, pois mimetiza as variações diurnas da testosterona na corrente circulatória. A preferência recai sobre os adesivos não escrotais, cujas preparações liberam 5mg de testosterona em 24 horas, obtendo-se, na grande maioria dos casos, níveis mais estáveis de testosterona sérica nos pacientes hipogonádicos. Mais recentemente, foi aprovada pela FDA a testosterona gel, com preparações contendo 25 e 50mg desse hormônio, devendo ser aplicada na pele na dose de 50 a 100mg/dia. O decanoato de testosterona forma de depósito para injeção IM, 1000mg, a cada 12 semanas, propõe níveis séricos de testosterona relativamente estáveis ao longo de 3 meses. Outras apresentações terapêuticas, ainda não disponíveis em nosso meio, são os *pellets* subcutâneos e um sistema bucal de liberação controlada de testosterona.

Em mulheres hipogonádicas com menos de 50 anos de idade, a terapia de reposição hormonal está indicada. Estudos epidemiológicos demonstram claramente que mulheres com deficiência hipofisária anterior apresentam mortalidade cardiovascular elevada quando permanecem hipogonádicas, com reversão desses achados quando da reposição estrogênica.

A potência biológica de 20μg de etinilestradiol é comparável à de 1,25mg de estrogênios conjugados e 100μg de estradiol transdérmico. Assim, pode-se utilizar o etinilestradiol na dose de 20 a 35μg/dia ou estrogênios conjugados na dose de 0,625 a 1,25mg/dia, de maneira cíclica do primeiro ao 25º dia do mês ou diariamente. Em razão do risco de câncer endometrial, é necessário acrescentar um agente progestacional, do tipo acetato de medroxiprogesterona, de 5 a 10mg/dia, nos últimos 10 a 12 dias. Essa associação hormonal induz sangramento menstrual, prevenindo hiperplasia endometrial, com consequente redução do risco de câncer do endométrio. É factível, também, a utilização de uma preparação de contraceptivo oral de maneira cíclica.

O uso transdérmico de estradiol parece ser preferível às preparações orais, por eliminar o efeito de primeira passagem hepática e sua consequente síntese de proteínas de fase aguda e fatores procoagulantes, que contribuem para maior risco cardiovascular. Com a utilização da via transdérmica, há maior disponibilidade da testosterona livre aos tecidos, pois não ocorre incremento da SHBG, que é comum com o uso oral. Ademais, poderia propiciar dosagem menor de GH, visto que o estrogênio oral promove resistência à síntese de IGF-1 pelo GH no fígado.

Ressalte-se que a terapia de reposição hormonal, tanto no homem como na mulher, deve ser iniciada após meticulosa consideração das contraindicações e precauções concernentes à terapêutica androgênica e estrogênica. No caso de nanismo hipofisário, a terapêutica de reposição gonadal deve ser postergada até o crescimento longitudinal ter sido alcançado com o uso do GH.

Caso a correção de infertilidade seja o objetivo, o uso de gonadotrofinas é adequado para induzir espermatogênese ou ovulação, especialmente em pacientes com deficiência de gonadotrofinas ou resistência ao GnRH. No ho-

mem, a terapia combinada de LH/FSH é usualmente utilizada, iniciando com gonadotrofina coriônica (hCG) na dose de 1.500 a 3.000UI, IM, duas a três vezes por semana, com o objetivo de estimular a secreção de testosterona e iniciar a espermatogênese. Nos pacientes cujo quadro de hipogonadismo iniciou-se na fase adulta, a espermatogênese pode ser reiniciada e mantida somente com hCG. Na maioria dos pacientes com hipogonadismo de início pré-puberal, é necessário acrescentar a gonadotrofina menopáusica humana (hMG, com bioatividade de FSH) na dose de 37 a 150UI, IM, três vezes por semana. Uma vez iniciada a espermatogênese, a dose de hMG pode ser reduzida para 37UI ou retirada. O FSH recombinante é agora alternativa à hMG, apresentando maior grau de pureza e atividade específica, na dose de 150UI, SC, três vezes por semana. Em geral, obtém-se uma resposta em torno de 6 a 18 meses, ocorrendo o aparecimento de espermatozoides no ejaculado; entretanto, algumas vezes, o tratamento pelo prolongar-se por até 2 anos.

Mais recentemente, terapia com GnRH pulsátil, em homens com dano hipotalâmico e secreção de gonadotrofinas preservada, pode ser utilizada para estimular a espermatogênese por meio de uma bomba portátil. *Bolus* de GnRH são liberados a cada 120 minutos, iniciando com 4μg por pulso até mais de 20μg por pulso, se os níveis de LH sérico não aumentam. A testosterona sérica aumenta em até 2 meses e ocorre aumento de volume testicular em 3 a 6 meses. O tempo para o aparecimento de ejaculado no esperma é muito variável, de 2 a 22 meses. O tratamento pode persistir por mais de 2 anos para promoção de espermatogênese adequada.

Nas mulheres, a indução da ovulação pode ser obtida, também, por meio de injeções de LH/FSH, devendo ser administradas inicialmente duas ampolas, IM, de hMG, que devem ser continuadas até que seja alcançado o nível ideal de estradiol plasmático, que é variável em diferentes protocolos, em uma faixa de 300 a 2.000pg/mL. O nível ideal, normalmente, é alcançado entre 8 e 10 dias após o início do tratamento. O FSH é importante para estimular o recrutamento e o desenvolvimento dos folículos primários, sendo a monitorização do crescimento do folículo realizada por ultrassonografia. Quando o estradiol plasmático alcançar seu nível ideal e os folículos maiores apresentarem diâmetro médio de 16 a 18mm, deve-se administrar hCG na dose de 3.000 a 10.000UI. Uma semana depois, deve ser administrada uma segunda dose, com o intuito de prolongar a fase lútea. A gonadotrofina coriônica tem papel importante na ruptura de folículo e na maturação do óvulo. Com esse esquema terapêutico, as taxas de ovulação variam de 73% a 97%, enquanto as taxas de gravidez variam de 23% a 82%. Entretanto, quando a lesão se dá em nível hipotalâmico, o emprego de GnRH, por meio de uma bomba de infusão automática, portátil, com mecanismo pulsátil, SC (10 a 20μg por pulso) ou EV (5 a 10μg por pulso), em intervalos de 90 a 120 minutos, consiste no tratamento de escolha, o qual mimetiza o padrão secretório normal das gonadotrofinas, alcançando altíssima taxa de ovulação. O referido tratamento necessita ser monitorizado cuidadosamente, a fim de evitar hiperestimulação ovariana.

Hipossomatotropismo

O uso do GH humano biossintético está indicado nos casos de deficiência comprovada desse hormônio. Na criança, a dose recomendada é de 0,021 a 0,050mg/kg/dia e no adolescente em puberdade, até 0,1mg/kg/dia, à noite, SC. O principal objetivo da terapia nessa faixa etária consiste em promover o crescimento para aquisição de uma estatura final adequada. A eficácia do tratamento é avaliada de acordo com parâmetros clínicos, sobretudo uma velocidade de crescimento normal. A dosagem de IGF-1 também é útil na monitorização do tratamento, evitando reposição insuficiente ou excessiva. Devem ser almejados valores de IGF-1 na metade superior do método (acima de 1,5 a 2 desvios padrões [DP] acima da média para a idade e/ou estágio de Tanner em adolescentes). Os efeitos adversos dessa terapia são relativamente raros, e dentre os mais graves incluem-se artralgia, edema em membros inferiores, síndrome de túnel do carpo e hipertensão intracraniana idiopática (pseudotumor cerebral), que ocorrem mais frequentemente no início da terapia e são decorrentes de retenção hidrossalina.

A reposição de GH em adultos tem indicação precisa naqueles pacientes sintomáticos, a despeito de reposição otimizada de outros hormônios hipofisários, e com deficiência grave de GH confirmada. A dose inicial recomendada de GH é de 0,2 a 0,3mg/dia, que corresponde aproximadamente a 2μg/kg de peso corporal, para pacientes entre 30 e 60 anos de idade; 0,1 a 0,2mg/dia para pacientes idosos; e de 0,4 a 0,5mg/dia para pacientes jovens na fase de transição. A monitorização do tratamento deve ser realizada pela dosagem sérica de IGF-1, com valores apropriados para idade e sexo e ajuste gradativo ao longo de 4 a 8 semanas.

A dose média requerida para manutenção é de 0,5mg/dia, variando de 0,15 a 0,7mg/dia. As mulheres costumam necessitar de doses maiores de GH para atingir o alvo de IGF-1, em decorrência da resistência à ação do GH pelo estrogênio.

Os efeitos terapêuticos do GH incluem alterações na composição corporal, com redução de tecido adiposo visceral e ganho de massa magra, melhora do perfil cardio-vascular com redução de colesterol total e do LDL-colesterol, ganho de massa óssea e relato de melhora significativa da qualidade de vida. Entretanto, dados consistentes sobre o uso de GH e mortalidade cardiovascular ainda são escassos na literatura médica. Edema periférico, artralgia, rigidez articular e mialgia estão entre os efeitos adversos mais comuns e devem-se à retenção de fluidos. A reposição de GH pode levar à intolerância a glicose nos indivíduos que apresentem tendência ao *diabetes mellitus* tipo 2 e pode ser necessário ajuste terapêutico naqueles já diabéticos. Ajustes terapêuticos também podem fazer-se necessários em pacientes que usam L-tiroxina e glicocorticoides, conforme descrito anteriormente. Esse tratamento está contraindicado em pacientes com retinopatia proliferativa, hipertensão intracraniana benigna e neoplasia maligna ativa. Estudos epidemiológicos sugerem risco aumentado de carcinoma de próstata, mama e cólon em indivíduos com níveis séricos de IGF-1 no quartil mais elevado dentro da variação da faixa de normalidade.

Bibliografia

Abboud CF. Anterior pituitary failure. In: The Pituitary. 1. ed. Blackwell Science, Inc., 1995:341-412.

Agha A, Thompson CJ. Anterior pituitary dysfunction following traumatic brain injury (TBI). Clin Endocrinol (Oxf) 2006; 64:481-8.

Aimaretti G, Ambrosio MR, Di Somma C et al. Residual pituitary faction after brain injury-induced hypopituitarism: a prospective 12-month study. J Clin Endocrinol Metab 2005; 90:6085-92.

Aimaretti G, Ghigo E. Should every patient with traumatic brain injury be referred to an endocrinologist? Nat Clin Pract Endocrinol Metab 2007; 3:318-9.

Aimaretti G, Ghigo E. Traumatic brain injury and hypopituitarism. Sci Word J 2005; 5:777-81.

Alatzoglou KS, Dattani MT. Aetiology, pathogenesis, and management of disease of the pituitary. In: Oxford textbook of endocrinology and diabetes. 2. ed. New York: Oxford University Press Inc., 2011:99-112

Arafah BM, Prunty D, Ybarra J et al. The dominant role of increased intrasellar pressure in the pathogenesis of hypopituitarism, hyperprolactinemia, and headaches in patients with pituitary adenomas. J Clin Endocrinol Metab 2000; 85:1789-93.

Barkan AL. Pituitary atrophy in patients with Sheehan's syndrome. Am J Med Sci 1989; 298:38-40.

Benvenga S, Campenni A, Ruggeri RM et al. Hypopituitarism secondary to head trauma. J Clin Endocrinol Metab 2000; 85:1353-61.

Bhasin S, Cunningham GR, Hayes FJ et al. Testosterone therapy in adult men with androgen deficiency syndromes: an endocrine society clinical practice guideline. J Clin Endocrinol Metab 2006; 91(6):1995-2010.

Biller BM, Samuels MH, Zagar A et al. Sensitivity and specificity of six tests for the diagnosis of adult growth hormone deficiency. J Clin Endocrinol Metab 2002; 87:2067-79.

Bondanelli M, Ambrosio MR, Zatelli MC et al. Hypopituitarism after traumatic brain injury. Eur J Endocrinol 2005; 152:679-91.

Bunin GR, Surawicz TS,Witman PA et al. The descriptive epidemiology of craniopharyngioma. J Neurosurg 1998; 89:547-51.

Cacciari E, Zucchini S, Ambrosetto P et al. Empty sella in children and adolescents with possible hypothalamic-pituitary disorders. J Clin Endocrinol Metab 1994; 78:767-71.

Casanueva FF, Ghigo E, Polak M et al. Hypopituitarism in adults and children following traumatic brain injury. Horm Res 2007; 67 (Suppl 1):208-21.

Casanueva FF, Ghigo E, Popovic V. Hypopituitarism following traumatic brain injury (TBI): A guideline decalogue. Athens TBI and Hypopituitarism Study Group. J Endocrinol Invest 2004; 27:793-5.

Cogan JD, Wu W, Phillips JA III et al. The PROP1 2-base pair deletion is a common cause of combined pituitary hormone deficiency. J Clin Endocrinol Metab 1998; 83:3346-49.

Cohen LE, Radovick S. Other transcription factors and hypopituitarism. Rev Endocr Metab Disord 2002; 3:301-11.

Cook DM, Ludlam WH, Cook MB. Route of estrogen administration helps to determine growth hormone (GH) replacement dose in GH-deficient adults. J Clin Endocrinol Metab 1999; 84:3956-60.

Corneli G, Di Somma C, Baldelli R et al. The cut-off limits of the GH response to GH-releasing hormone-arginine test related to body mass index. Eur J Endocrinol 2005; 153:257-64.

Dasen JS, Barbera JP, Herman TS et al. Temporal regulation of a paired-like homeodomain repressor/TLE corepressor complex and a related activador is required for pituitary organogenesis. Genes Dev 2001; 15:3193-207.

Dattani MT, Martinez-Barbera JP, Thomas PQ et al. Mutations in the homeobox gene HESX1/Hesx1 associated with septo-optic dysplasia in human and mouse. Nat Genet 1998; 19:125-33.

Dorin RI, Qualls CR, Crapo LM. Diagnosis of adrenal insufficiency. Ann Intern Med 2003; 139:194-204.

Ezat S, Josse RG. Autoimmune hypophysitis. Trends Endocrinol 1997; 8:50-74.

Faria MS, Montenegro RM. Hipopituitarismo. In: Faria MS, Montenegro RM. Endocrinologia e Diabetes Rio de Janeiro: Medsi, 2003:96-104.

Fernandez-Rodriguez E, Bernabeu I, Andujar-Plata P, Casanueva FF. Subclinical hypopituitarism. Best Pract Res Clin Endocrinol Metab 2012;4:461-9.

Ferretti E, Persani L, Jaffrain-Rea ML et al. Evaluation of the adequacy of levothyroxine replacement therapy in patients with central hypothyroidism. J Clin Endocrinol Metab 1999; 84:924-9.

Ghammonh M. Pharmacology of ovolution – inducing drugs: Infertility: Evaluation and Treatment. 1 ed. W.B. Saunders Company 1995:127-44.

Ghigo E, Masel B, Aimaretti G et al. Consensus guidelines on screening for hypopituitarism following traumatic brain injury. On behalf of Participants in the Hypopituitarism Following Traumatic Brain Injury Consensus Workshop. Brain Injury 2005; 19:711-24.

Giavoli C, Libé R, Corbetta S et al. Effect of recombinant human growth hormone (GH) replacement on the hypothalamic-pituitary-adrenal axis in adult GH-deficient patients. J Clin Endocrinol Metab 2004; 89:5397-401.

Hartman ML, Crowe BJ, Biller BM et al. Which patients do not require a GH stimulation test for the diagnosis of adult GH deficiency? J Clin Endocrinol Metab 2002; 87:477-85.

Hoffman DM, Ho KKY. Growth hormone in adults. The Endocrinologist 1997; 7:233-7.

Honegger J, Buchfelder M, Fahlbusch R. Surgical treatment of craniopharyngiomas: endocrinological results. J Neurosurg 1999; 90:251-7.

Kaltsas GA, Powles TB, Evanson J et al. Hypothalamo-pituitary abnormalities in adult patients with Langerhans cell histiocytosis:

clinical, endocrinological, and radiological features and response to treatment. J Clin Endocrinol Metab 2000; 85:1370-6.

Kaufman B. The "empty" sella turcica – a manifestation of the intrasellar subarachnoid space. Radiology 1968; 90:931-41.

Kelberman D, Dattani MT. The role of transcription factors implicated in anterior pituitary development in the aetiology of congenital hypopituitarism. Ann Med 2006; 38:560-77.

Kota SK, Meher LK, Kota SK et al. Sturge-Weber syndrome: presentation with partial hypopituitarism. J Pediatr Endocrinol Metab 2012; 25:785-9.

Lam KS, Sham MM, Tam SC et al. Hypopituitarism after tuberculous meningitis in childhood. Ann Inter Med 1993; 118:701-6.

Lamberts SW, de Herder WW, van der Lely AJ. Pituitary insufficiency. Lancet 1998; 352(9122):127-34.

Lieberman SA, Oberoi AL, Gilkison CR et al. Prevalence of neuroendrocrine dysfunction in patients recovering from traumatic brain injure. J Clin Endocrinol Metab 2001; 86:2.752-6.

Lines MA, Koziowski K, Walter MA. Molecular genetics of Axenfeld-Rieger malformations. Hum Mol Genet 2002; 11:1177-84.

Littley MD, Shalet SM, Beardwell CG et al. Hypopituitarism following external radiotherapy for pituitary tumors in adults. Q J Med 1989; 70:145-60.

MacCagman P, Oliveira JH, Castro V et al. Abnormal circadian rhythm and increased non-pulsatile secretion fothyrotrophin in Sheehan's syndrome. Clin Endocrinol (Oxf) 1999; 51:439-47.

Machinis K, Pantel J, Netchine I et al. Syndromic short stature in patients with a germline mutation in the LIM homeobox LHX4. Am J Hum Genet 2001; 69:961-8.

Malpuech G, Dechelotte P, Deal C et al. Congenital isolated adrenocorticotropin deficiency: an underestimated cause of neonatal death, explained by TPIT gene mutations. J Clin Endocrionl Metab 2005; 90:1323-31.

Mody S, Brown MR, Parks JS. The spectrum of hypopituitarism caused by PROP1 mutations. Best Pract Res Clin Endocrinol Metab 2002; 16:421-31.

Molitch ME, Clemmons DR, Malozowski S et al. Evaluation and treatment of adult growth hormone deficiency: an Endocrine Society Clinical Practice Guideline. J Clin Endocrinol Metab 2006; 91:1621-34.

Montenegro RM, Burlamaqui I, Oliveira Gr, Gondim FAA. Síndrome de Sheehan: relato de 103 casos. Arq Bras Endocrinol Metab 1996; 39(suppl 1):66.

Oliveira JH, Persani L, Beck-Peccoz P et al. Investigating the paradox of hypothyroidism and increased serum thyrotropin (TSH) levels in Sheehan's syndrome: characterizaztion of TSH carbohydrate content and bioactivity. J Clin Endocrinol Metab 2001; 86:1.694-9.

Netchine I, Sobrier ML, Krude H et al. Mutations in LHX3 result in a new syndrome revealed by combined pituitary hormone deficiency. Nat Genet 2000; 25:182-6.

Patel MC, Guneratne N, Haq N et al. Peripartum hypopituitarism and lymphocytic hypophysitis. QJM 1995; 88: 571-80.

Popovic V, Aimaretti G, Casanueva FF et al. Hypopituitarism following traumatic brain injury. Growth Horm IGF Res 2005; 15:177-84.

Porretti S, Giavoli C, Ronchi C et al. Recombinant human GH replacement therapy and thyroid function in a large group of adults GH-deficient patients: when does L-T4 therapy become mandatory? J Clin Endocrinol Metab 2002; 87:2042-5.

Pulichino AM, Vallette-Kasic S, Couture C et al. Human and mouse TPIT gene mutations cause early onset pituitary ACTH deficiency. Genes Dev 2003; 17:711-6.

Rajaratnam S, Seshadri MS, Chandy MJ et al. Hydrocortisone dose and postoperative diabetes insipidus in patients undergoing transphenoidal pituitary surgery: a prospective randomized controlled study. Br J Neurosurg 2003; 17:437-42.

Randeva HS, Schoebel J, Byrne J et al. Classical pituitary apoplexy: clinical features, management and outcome. Clin Endocrinol (Oxf) 1999; 51:181-8.

Regal M, Paramo C, Sierra SM et al. Prevalence and incidence of hypopituitarism induced by traumatic brain injury in the transition phase. J Endocrinol Invest 2001; 28:984-9.

Schneider HJ, Aimaretti G, Kreitschmann-Andermahr H et al. Hypopituitarism. The Lancet 2007; 369:1461-70.

Servadei F, Verdicchi A, Soldano F et al. Descriptive epidemiology of head injury in Romagna and Trentino: comparison between two geographically different Italian regions. Neuroepidemiol 2002; 21:297-304.

Sheehan HL. Post-partum necrosis of anterior pituitary. J Pathol Bact 1937; 45:189-214.

Sheehan HL, Murdoch R. Post-partum necrosis of anterior pituitary. J Obst Gynecol Br Emp 1938; 45:456-86.

Sheng HZ, Moriyama K, Yamashita T et al. Multistep control of pituitary organogenesis. Science 1997; 278:1809-12.

Sloop KW, Parker GE, Hanna KR et al. LHX3 transcription factor mutations associated with combined pituitary hormone deficiency impair the activation of pituitary target genes. Gene 2001; 265:61-9.

Sorva R, Heiskanen O. Craniopharyngioma in Finland. A study of 123 cases. Acta Neurochir (Wien) 1986; 81(3-4):85-9.

Snyder PJ, Fowble BF, Schatz NJ et al. Hypopituitarism following radition therapy of pituitary adenomas. Am J Med 1986; 81:457-62.

Stauros S, Kleinberg DL. Diagnoses and management of growth hormone deficiency in adults. Endocrinol Metabol Clin N Am 2001; 30(3):545-64.

Tagliaferri G, Compagnone C, Korsic M et al. A systematic review of brain injury epidemiology in Europe. Acta Neurochir (Wien) 2006; 148:255-68.

Takagi1 M, Ishii T, Inokuchi1 M et al. Gradual loss of ACTH due to a novel mutation in LHX4: comprehensive mutation screening in japanese patientswith congenital hypopituitarism. Plos One 2012; 9:e46008.

Thodou E, Asa SL, Kontogeorgos G et al. Lymphocytic hypophysitis: clinicopathological findings. J Clin Endocrinol Metab 1995; 80:2302-11.

Tomlinson JW, Holden N, Hills RK et al. Association between premature mortality and hypopituitarism. West Midlands Prospective Hypopituitary Study Group. Lancet 2001; 357 (9254):425-31.

Vallette-Kasic S, Brue T, Pulichino AM et al. Genetic control of pituitary development and hypopituitarism. Curr Opin Gen Devel 2005; 15:332-40.

Vance ML. Hypopituitarism. Review articles. N Engl J Med 1995; 330: 1651-62.

Vieira HB, Knoepfelmacher M, Salgado LR et al. Preservation of gonadotrophic function and pregnancy in Sheehan's syndrome: a case report and review of the literature. Rev Assoc Med Bras 1995; 41:135-8.

VanAken MO, Lamberts SWJ. Diagnosis and treatment of hypopituitarism: an update. Pituitary 2005; 8(3-4):183-91.

Wu W, Cogan JD, Pfaffle RW et al. Mutations in PROP1 cause familial combined pituitary hormone deficiency. Nat Genet 1998; 18:147-9.

5

Hiperprolactinemia

Andrea Glezer • Marcello Bronstein

INTRODUÇÃO

A prolactina (PRL) é um hormônio cuja principal e mais conhecida função nos seres humanos é o desenvolvimento das glândulas mamárias na gestação e lactação, além de induzir um estado de hipogonadismo no período puerperal, fundamental para o direcionamento dos cuidados com o recém-nascido.[1] Na prática clínica, a hiperprolactinemia é causa de hipogonadismo e infertilidade, especialmente entre mulheres jovens, e o diagnóstico correto é fundamental para condução terapêutica adequada. Além desse papel bem estabelecido da PRL, são conhecidas mais de 300 funções autócrinas e parácrinas, em diferentes espécies, principalmente relacionadas com balanço hidroeletrolítico, crescimento, imunorregulação e proteção, além de mais recentemente estar relacionada com a tumorigênese.[2]

Neste capítulo serão abordados ação clássica da PRL, fisiopatologia da hiperprolactinemia, bem como seu diagnóstico diferencial e tratamento.

FISIOPATOLOGIA

A PRL é secretada pelos lactotrofos, presentes na hipófise anterior, e sua secreção está sob o controle inibitório da dopamina hipotalâmica, que atinge a adeno-hipófise através da circulação portal via haste hipofisária. Tumores da região selar e suprasselar, bem como doenças inflamatórias e infecciosas que acometam a região hipofisária, impedem o aporte de dopamina aos lactotrofos, elevando, desse modo, a secreção de PRL. Esta situação é denominada desconexão de haste. Por outro lado, há diversos fatores liberadores da secreção de PRL, tais como estrogênios, serotonina, hormônio estimulador da tireotrofina (TRH) e o peptídeo vasoativo intestinal (VIP).[1]

A hiperprolactinemia pode decorrer de diversas causas, como condições fisiológicas (p. ex., gestação, amamentação, estresse), farmacológicas e patológicas (p. ex., insuficiências renal e hepática, hipotireoidismo, adenomas hipofisários, outros tumores ou processos inflamatórios da região hipotálamo-hipofisária e macroprolactinemia). Os prolactinomas, adenomas com secreção autônoma de PRL, são os tumores hipofisários mais comuns, com prevalência de 100 casos por milhão, atingindo mais frequentemente mulheres jovens, sendo dez vezes mais frequentes no sexo feminino na faixa etária dos 20 aos 50 anos. Em adultos com mais de 60 anos, a prevalência entre os gêneros é similar.[1] O diagnóstico diferencial da hiperprolactinemia é fundamental para o tratamento adequado.

A hiperprolactinemia, definida pela elevação dos níveis da PRL sérica acima dos limites normais, consiste na disfunção hipotalâmico-hipofisária mais comum. Nessa condição, a pulsatilidade da secreção do hormônio liberador de gonadotrofinas (GnRH) está alterada, levando a deficiência gonadotrófica e consequente hipogonadismo. As manifestações clássicas, em ambos os sexos, são: disfunção sexual, infertilidade, irregularidades menstruais e perda de massa óssea.[1] A galactorreia, frequentemente encontrada entre mulheres portadoras de hiperprolactinemia, não é um sinal obrigatório e tampouco específico. Batrinos et al. avaliaram 404 mulheres com galactorreia, com e sem irregularidade menstrual, e encontraram prevalência de 42% e 15% de hiperprolactinemia, respectivamente.[3] Nos casos relacionados com macroprolactinomas e outros tumores da região hipotalâmico-hipofisária, efeitos de massa, como cefaleia e distúrbios visuais, são frequentemente encontrados.[1]

PONTOS-CHAVE PARA DIAGNÓSTICO

O diagnóstico de hiperprolactinemia é estabelecido quando os níveis séricos de PRL encontram-se acima do valor normal de referência (20 a 25ng/mL em mulheres e 15 a 20ng/mL em homens).[4] O estresse provocado pela punção venosa pode aumentar a secreção de PRL, em geral a níveis pouco acima do valor normal. Cerca de 30% dos pacientes com hiperprolactinemia discreta, assintomáticos, sem outra causa aparente, podem apresentar níveis normais de PRL após coleta em repouso.[5] No entanto, como rotina, não está indicado o repouso para dosagem de PRL.

A dosagem de PRL deve ser realizada apenas quando indicada, ou seja, na presença de tumor hipofisário, ginecomastia, galactorreia e hipogonadismo hipogonadotrófico em ambos os sexos.[1]

DIAGNÓSTICO DIFERENCIAL

Após confirmação do diagnóstico de hiperprolactinemia, as seguintes possibilidades etiológicas devem ser investigadas:[6]

- *Fisiológicas*: gestação e lactação, estimulação mamária.
- *Farmacológicas*: medicações neurolépticas e antipsicóticas (sulpirida, clorpromazina, risperidona, haloperidol), antidepressivos, opiáceos, cocaína, medicações anti-hipertensivas (verapamil, metildopa), medicamentos que atuem no trato gastrointestinal (metoclopramida, domperidona), inibidores de protease usados no tratamento da síndrome da imunodeficiênca adquirida no adulto (AIDS) e o uso de estrogênios.
- Associadas às doenças sistêmicas: insuficiência renal, insuficiência hepática.
- Associadas às doenças endocrinológicas: hipotireoidismo primário, síndrome de ovários policísticos (SOP), doença de Addison e doença de Cushing.
- Secundária a outros tumores da região hipotalâmico-hipofisária ou a doenças infecciosas ou infiltrativas que acometam a haste hipofisária, levando à desconexão de haste, como macroadenomas hipofisários não funcionantes, craniofaringiomas, metástases, hipofisite linfocítica, sarcoidose, tuberculose, pós-cirurgia ou radioterapia, entre outros.
- Estimulação dos nervos intercostais por cirurgia mamária ou torácica e trauma da parede torácica.
- Secundária à secreção autônoma de PRL por adenomas hipofisários: prolactinomas, tumores de secreção mista de PRL e de hormônio de crescimento (GH).
- Macroprolactinemia.
- Idiopática.

Na hiperprolactinemia de causa farmacológica, deve-se proceder à dosagem de PRL sérica após 3 dias, se possível. Do contrário, deve-se realizar ressonância nuclear magnética (RNM) de hipófise para afastar causa patológica associada.[7]

No hipotireoidismo primário, o aumento da secreção de PRL é atribuído à elevação de TRH. Os níveis séricos de PRL normalizam após reposição adequada com levotiroxina.[8]

Com relação à SOP, estudos mais recentes não confirmaram qualquer relação fisiopatológica com hiperprolactinemia, podendo ser apenas uma associação ao acaso, o que contradiz dados prévios.[9] Desse modo, em pacientes que permanecem com sintomas de irregularidade menstrual após normalização da PRL, é necessária a investigação de outras causas que justifiquem os sintomas, como SOP.

A estimulação mamária em mulheres não gestantes pode levar ao aumento dos níveis de PRL devido ao reflexo neurogênico. Por esse mecanismo, afecções na parede torácica, como herpes-zóster, traumas mecânicos ou químicos, podem estar relacionadas com a hiperprolactinemia.[10] A estimulação mamária no exame clínico, ultrassonografia e mamografia têm efeito mínimo sobre os níveis de PRL.[11]

A macroprolactinemia é caracterizada quando a principal isoforma de PRL circulante é a macroprolactina, o que ocorre em cerca de 25% dos indivíduos hiperprolactinêmicos. A PRL pode ser classificada, de acordo com seu peso molecular, em forma monomérica, dimérica e macroprolactina; habitualmente, a forma monomérica corresponde a mais de 50% da isoforma circulante. A macroprolactina, uma molécula de alto peso molecular e de baixa atividade biológica,[12] causa hiperprolactinemia por redução do clareamento renal e por redução do estímulo do tônus dopaminérgico. Em um indivíduo com macroprolactinemia verdadeira, ou seja, cujas concentrações séricas de PRL monomérica estão dentro do limite da normalidade, não se esperam sintomas relacionados com a hiperprolactinemia.[13] Portanto, esta é uma situação de dissociação entre o quadro clínico e o laboratorial, e sua pesquisa deve ser realizada em indivíduos hiperprolactinêmicos assintomáticos, nos quais é discutível a solicitação da dosagem de PRL inicial. No entanto, pacientes portadores de macroprolactinemia podem ser sintomáticos caso a prolactina monomérica também esteja elevada.[14]

Diante de um paciente com hiperprolactinemia sintomática, após exclusão de gestação, uso de medicações que possam causar hiperprolactinemia, insuficiência renal, insuficiência hepática e hipotireoidismo, deve-se proceder à realização de RNM da região selar, a fim de identificar se a causa é um tumor hipofisário com secreção autônoma de PRL (prolactinoma) ou se outros tumores hipofisários ou da região, bem como doenças infiltrativas ou infecciosas, são a causa da hiperprolactinemia por desconexão de haste. Nos prolactinomas, em geral, o nível de PRL sérico é proporcional ao tamanho tumoral. Nos microprolactinomas esperam-se níveis de PRL séricos de até 200ng/mL e, em geral, acima desses níveis em macroprolactinomas.[15] Karavitaki et al.[16] avaliaram os níveis de PRL em pacientes com tumores hipofisários não funcionantes com desconexão de haste, e em 98,7% destes os níveis estavam < 95ng/mL. Portanto, na hiperprolactinemia de desconexão, os níveis séricos de PRL não ultrapassam 100ng/mL, salvo exceções. A diferenciação entre um prolactinoma e a hiperprolactinemia por desconexão de haste é essencial, uma vez que a terapêutica, mormente na presença de compressão das vias ópticas e de deficiência visual, é diferente.

Quando todas as etiologias supramencionadas foram excluídas e a RNM selar é normal, faz-se o diagnóstico de hiperprolactinemia idiopática, embora microadenomas não detectáveis na imagem não possam ser excluídos.[6]

TERAPIAS ATUAIS E PERSPECTIVAS FUTURAS

O tratamento visa restaurar o estado de eugonadismo e cessar a galactorreia. Havendo causa tumoral, o tratamento também visa ao controle de seu crescimento e à preservação ou mesmo à restauração da função hipofisária, quando está prejudicada. As modalidades terapêuticas disponíveis para os prolactinomas são: tratamento medicamentoso, cirúrgico, por irradiação e suas combinações.

Tratamento Medicamentoso

Os agonistas dopaminérgicos (AD) constituem o padrão-ouro para o tratamento dos prolactinomas, estando disponíveis em nosso meio a bromocriptina (BRC) e a cabergolina (CAB). Essa classe de medicamentos promove inibição da transcrição do gene da PRL e inibição de sua secreção, bem como a redução do prolactinoma.[1] A CAB é o fármaco de escolha, uma vez que apresenta melhor tolerabilidade e maior eficácia que a BRC, explicada pela especificidade e maior afinidade ao receptor de dopamina subtipo 2.[1] A dose inicial da CAB é, em geral, de um comprimido de 0,5mg duas vezes por semana, e a titulação é realizada em função da resposta.[17] O uso da CAB promove normalização dos níveis séricos de PRL em mais de 85% dos casos e redução tumoral em mais de 80% dos casos, enquanto a BRC promove normalização dos níveis de PRL em 80% dos microprolactinomas e em 70% dos macroprolactinomas.[18]

Os principais efeitos colaterais dos AD são náuseas, vômitos e hipotensão postural; mais raramente, congestão nasal, câimbras e transtornos psiquiátricos.[19] A CAB

foi relacionada com valvopatia em pacientes portadores de doença de Parkinson que utilizam doses muito elevadas de CAB e nos quais há maior prevalência de outros fatores de risco para valvopatia. A CAB, e não a BRC, tem ação agonista no receptor de serotonina 5HT2B, o que pode promover a proliferação de fibroblastos e a insuficiência valvar, em especial nas valvas tricúspide e pulmonar. Nos pacientes com hiperprolactinemia, a valvopatia secundária ao uso de CAB ainda é assunto controverso. De 11 estudos publicados a esse repeito,[20-30] em apenas um deles houve associação entre o uso da CAB e a presença de insuficiência tricúspide moderada.[21] No entanto, em outros quatro estudos,[21,24,27,30] houve maior prevalência de regurgitação valvar, em especial em valva tricúspide, ainda que sem repercussão clínica, e em dois estudos houve alteração da estrutura valvar, com maior risco de fibrose[29] e calcificação,[30] na comparação com indivíduos do grupo de controle. De qualquer modo, até a obtenção de dados mais consistentes, em nossa opinião, é desejável a monitorização individualizada com ecocardiograma.

Apesar de a resposta e a manutenção do tratamento dependerem do uso contínuo do AD, pode ocorrer remissão da hiperprolactinemia após suspensão do medicamento. Passos et al.[31] verificaram, em 20,6% dos pacientes tratados com BRC (25,8% em microprolactinomas e 15,9% em macroprolactinomas), normoprolactinemia após suspensão do fármaco em tempo de uso mediano de 44 meses. Taxas ainda maiores de remissão foram observadas com CAB por Colao et al.:[32] 69% em microprolactinomas e 64% em macroprolactinomas, em um tempo mediano de uso em torno de 40 meses. No entanto, Dekkers et al.,[33] em metanálise recente, que incluiu 19 estudos sobre suspensão de AD, sendo apenas quatro com CAB, mostraram que a média de pacientes em remissão foi de 21%, com maior tendência entre os que usaram CAB (35%), quando comparados àqueles que usaram BRC (20%). Embora as diretrizes da Endocrine Society[17] sugiram que a suspensão dos AD deva ser realizada de maneira gradual, em pacientes tratados por pelo menos 2 anos, consideramos que a retirada de AD deve ser individualizada.

Em pacientes com hiperprolactinemia farmacológica quando o medicamento relacionado não pode ser suspenso, em portadores de hiperprolactinemia idiopática ou de microprolactinomas sem desejo de fertilidade (particularmente com resistência ou intolerância aos AD), pode ser indicado o uso de reposição hormonal em substituição aos AD.[17]

Tratamento Cirúrgico

O tratamento cirúrgico é considerado secundário no algoritmo terapêutico dos prolactinomas. As indicações de cirurgia incluem: resistência/intolerância persistente aos AD; não reversão a curto prazo de quadro visual secundário à compressão de vias ópticas; apoplexia tumoral sintomática; fístula liquórica e/ou quadro visual decorrente de retração quiasmática pela redução tumoral com uso de AD. A cirurgia é geralmente realizada pela via transesfenoidal endoscópica ou microscópica, e seus resultados dependem da experiência e habilidade do neurocirurgião, bem como dos níveis de PRL e das dimensões e grau de invasão do tumor. Gillam et al.[34] relataram remissão em 74,7% dos microprolactinomas e em 33,9% dos macroprolactinomas, em 50 séries cirúrgicas. A taxa de recorrência nessa mesma análise foi de 18,2% em microprolactinomas e de 22,8% em macroprolactinomas, o que reduz a eficácia do tratamento a longo prazo.

Radioterapia

Os prolactinomas são os mais radiorresistentes entre os adenomas hipofisários e, portanto, a indicação de radioterapia se restringe aos tumores agressivos e resistentes às terapêuticas habituais com crescimento tumoral a despeito do uso de AD e da cirurgia. Gillam et al.,[34] analisando dados da literatura, mostraram que a normalização média dos níveis de PRL com a radioterapia foi similar utilizando a técnica convencional (34,1%) e a estereotáxica (31,4%) com radioterapia. Os efeitos colaterais incluem lesão do trato óptico, 50% de risco de hipopituitarismo em 10 a 20 anos, alterações neuropsicológicas, bem como o aparecimento de tumores secundários e acidentes vasculares encefálicos.

Fertilidade e Gravidez

Em pacientes do sexo feminino, o tratamento com AD restaura a fertilidade na maioria dos casos. Na falta de resposta ao tratamento medicamentoso, e nos casos de microprolactinomas ou de macroprolactinomas intrasselares, pode ser indicada a indução da ovulação com citrato de clomifeno ou gonadotrofinas recombinantes.[35]

Em pacientes portadoras de microadenomas, o risco de crescimento tumoral com repercussão clínica na gestação é de até 5%; portanto, logo após a confirmação da gestação, o uso de AD é suspenso. A paciente deve ser acompanhada clinicamente a cada trimestre da gestação, e a dosagem sistemática de PRL não está indicada. Na vigência de cefaleia importante ou queixa visual com alteração em exame neuroftalmológico, está indicada RM sem contraste, preferencialmente após o primeiro trimestre. Se houver crescimento tumoral importante, o uso de AD deve ser reintroduzido. Já para pacientes com macroadenomas, o risco de crescimento tumoral com repercussão clínica é de 15% a 35%. Assim, em paciente com macroprolactinoma expansivo, deve ser aguardada a redução tumoral para dentro dos limites da sela túrcica por pelo menos 1 ano de tratamento com AD, antes de autorizar a gestação. Quando a redução tumoral não ocorre, o tratamento cirúrgico está indicado. A manutenção ou não dos AD durante toda a gestação fica a critério do especialista. A avaliação neuroftalmológica deve ser realizada periodicamente. Nos casos em que a suspensão do AD resultou em crescimento tumoral, a conduta inicial consiste na reintrodução do medicamento. Se este não for eficaz, o tratamento cirúrgico estará indicado, preferencialmente, no segundo trimestre.[36] Em homens, além da disfunção sexual, o hipogonadismo por hiperprolactinemia pode promover alterações no espermograma, principalmente astenospermia.[37] Em portadores de prolactinoma com hipogonadismo, apesar do tratamento com AD, com ou sem normalização dos níveis séricos de PRL, o uso do citrato de clomifeno tem se mostrado útil na recuperação do eixo gonadotrófico. Essa abordagem apresenta vantagens sobre a reposição de testosterona por restaurar a fertilidade.[38]

Abordagem dos Prolactinomas Resistentes e/ou Agressivos

Tumores hipofisários agressivos são definidos pela presença de expansão ou invasão extensa de estruturas vizinhas, pelo rápido crescimento tumoral ou recidiva tumoral, ou pela presença de tumores gigantes, com mais de 4cm em seu maior diâmetro. O diagnóstico de carcinoma hipofisário é estabelecido quando há metástases. Carcinomas hipofisários são extremamente raros, porém o tipo mais frequente é o prolactinoma. Os prolactinomas agressivos são mais comuns em pacientes jovens do sexo masculino. A resistência aos AD poderia ser considerada um critério de agressividade, tanto conceitualmente como do ponto de vista prático, em virtude da necessidade de outras abordagens terapêuticas. A prevalência de resistência aos AD em prolactinomas é de cerca de 10% nos microprolactinomas e de 18% nos macroprolactinomas.[1] O principal mecanismo da resistência está relacionado com a redução dos receptores dopaminérgicos dos prolactinomas.[39]

A estratégia inicial para tratamento dos pacientes parcialmente resistentes aos AD consiste no aumento escalonado da dose da medicação. Ono et al.[23] obtiveram normalização dos níveis de PRL em 96,2% dos pacientes com doses de até 12mg por semana de CAB. Vale lembrar que a dose máxima de CAB em bula é de 2mg semanais. Outras estratégias, algumas ainda em fase de estudos clínicos, consistem no uso de análogos de somatostatina, moléculas quiméricas na ligação entre receptores D2 e de somatostatina, no uso de moduladores do receptor de estrogênios, de antagonistas do receptor de PRL e de agentes antiblásticos, como temozolamida e inibidores de mTor ou de tirosina cinase.

Nos casos de resistência aos AD, pode-se ainda indicar o tratamento cirúrgico visando à retirada de massa tumoral ou *debulking*. Dois estudos recentes[40,41] demonstraram que essa estratégica foi eficaz na obtenção da taxa de normoprolactinemia e na redução das doses de CAB utilizadas no pós-operatório; em um deles, a normalização dos níveis séricos de PRL ocorreu com medicação em sete de 15 casos.

RESUMO: DIAGNÓSTICO E TRATAMENTO

A hiperprolactinemia é importante causa de hipogonadismo e infertilidade, especialmente entre mulheres jovens. Diagnosticar a causa dessa condição é fundamental para indicação do tratamento adequado. A Figura 5.1 resume os passos para o diagnóstico em um algoritmo. Nas hiperprolactinemias idiopáticas e nos prolactinomas, o tratamento de escolha consiste no uso de AD. O tratamento cirúrgico e por irradiação são opções para os casos de resistência e intolerância aos AD. A Figura 5.2 ilustra as imagens de ressonância da região selar de um caso de macroprolactinoma no qual foi indicado tratamento medicamentoso e cirúrgico. O algoritmo sugerido para o tratamento está ilustrado na Figura 5.3.

Paciente com cefaleia aos 11 anos de idade, realizou RNM de encéfalo que demonstrou lesão na região selar (Figura 5.2A). A dosagem sérica inicial de PRL foi de 1.130ng/mL. O paciente apresentava, também, atraso no

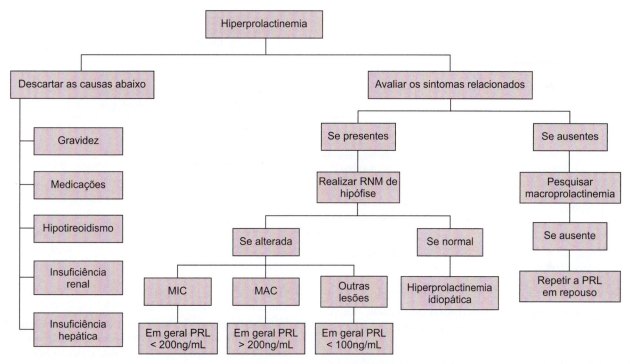

Figura 5.1 Algoritmo diagnóstico.

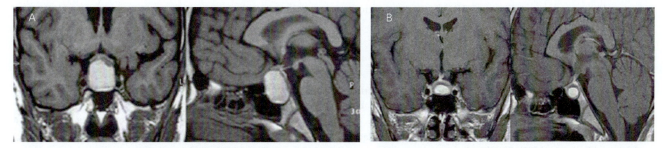

Figura 5.2A. Antes do início do tratamento. Cortes de RNM de hipófise T1 após contraste, coronal (esquerda) e sagital (direita), demonstrando a presença de formação hiperintensa na sela túrcica em situação inferiormente ao tecido hipofisário normal, deslocando o tecido hipofisário superiormente com compressão quiasmática. **B.** Após 1 ano de tratamento de cabergolina. Cortes de RNM de hipófise T1 após contraste, coronal (esquerda) e sagital (direita), demonstrando a presença de formação hiperintensa na sela túrcica em situação inferiormente ao tecido hipofisário normal, deslocando o tecido hipofisário superiormente. Nota-se discreto desvio da haste hipofisária para a direita.

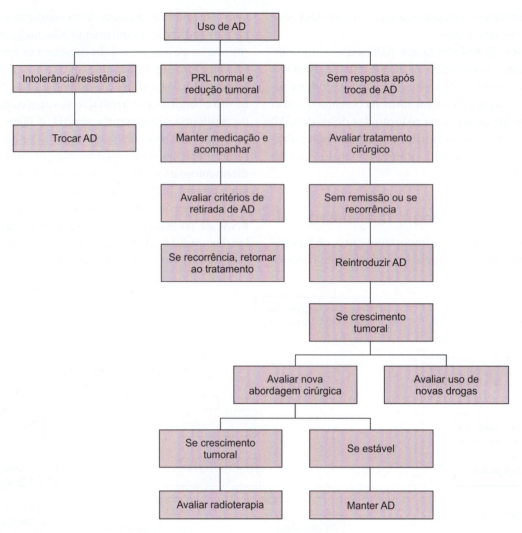

Figura 5.3 Algoritmo de tratamento.

desenvolvimento puberal. Avaliação neuroftalmológica normal. Após o uso de bromocriptina por 4 anos, houve redução tumoral sem, no entanto, normalização dos níveis de PRL. Iniciou acompanhamento em nosso serviço e substituímos bromocriptina por cabergolina, cuja dose foi aumentada gradualmente até 3,5mg por semana. Após 1 ano de uso de cabergolina, os níveis séricos de PRL atingiram valores normais. A Figura 5.2B demonstra redução tumoral adicional.

Referências

1. Bronstein MD. Disorders of prolactin secretion and prolactinomas. In: DeGroot LJ, Jameson JL (eds.) Endocrinology. 6. ed. Philadelphia: Saunders/Elsevier, 2010:333-57.
2. Bernichtein S, Touraine P, Goffin V. New concepts in prolactin biology. J Endocrinol 2010; 206(1):1-11.
3. Batrinos ML, Panitsa-Faflia C, Tsiganou E, Pitoulis G, Liapi C. Contribution to the problem of hyperprolactinaemia: experience with 4,199 prolactin assays and 117 prolactinomas. Int J Fertil Menop Stud 1994; 39(2):120-7.
4. Colao A. Pituitary tumours: the prolactinoma. Best Pract Res Clin Endocrinol Metab 2009; 23(5):575-96.
5. Vieira JGHV, Oliveira JH, Tachibana T, Maciel RMB, Hauache OM. Avaliação dos níveis de prolactina sérica: é necessário repouso antes da coleta? Arq Bras Endocrinol Metab 2006; 50(3):569.
6. Glezer A, Bronstein MD. Approach to the patient with persistent hyperprolactinemia and negative sellar imaging. J Clin Endocrinol Metab 2012; 97(7):2211-6.
7. Molitch ME. Drugs and prolactin. Pituitary 2008; 11:209-18.
8. Hekimsoy Z, Kafesçiler S, Güçlü F, Özmen B. The prevalence of hyperprolactinemia in overt and subclinical hypothyroidism. Endocr J 2010; 57(12):1011-5.
9. Robin G, Catteau-Jonard S, Young J, Dewailly D. Physiopathological link between polycystic ovary syndrome and hyperprolactinemia: myth or reality? Gynecol Obstet Fertil 2011; 39(3):141-5.
10. Faubion WA, Nader S. Spinal cord surgery and galactorrhea: a case report. Am J Obstet Gynecol 1997; 177:465-6.
11. Saraç F, Tütüncüoğlu P, Ozgen AG et al. Prolactin levels and examination with breast ultrasound or mammography. Adv Ther 2008; 25(1):59-66.
12. Glezer A, Soares CR, Vieira JG et al. Human macroprolactin displays low biological activity via its homologous receptor in

a new sensitive bioassay. J Clin Endocrinol Metab 2006; 91(3): 1048-55.

13. Gibney J, Smith TP, McKenna TJ. Clinical relevance of macroprolactin. Clin Endocrinol 2005; 62:633-43.

14. Bronstein MD. Editorial: is macroprolactinemia just a diagnostic pitfall? Endocrine 2012; 41(2):169-70.

15. Vilar L, Freitas MC, Naves LA et al. Diagnosis and management of hyperprolactinemia: results of a brazilian multicenter study with 1234 patientes. J Endocrinol Invest 2008; 31:436-44.

16. Karavitaki N, Thanabalasingham G, Shore HC et al. Do the limits of serum prolactin in disconnection hyperprolactinaemia need re-definition? A study of 226 patients with histologically verified non-functioning pituitary macroadenoma. Clin Endocrinol (Oxf) 2006; 65(4):524-9.

17. Melmed S, Casanueva FF, Hoffman AR et al. Endocrine Society. Diagnosis and treatment of hyperprolactinemia: an Endocrine Society clinical practice guideline. J Clin Endocrinol Metab 2011; 96(2):273-88.

18. Webster J, Piscitelli G, Polli A, Ferrari CI, Ismail I, Scanlon MF. A comparison of cabergoline and bromocriptine in the treatment of hyperprolactinemic amenorrhea. Cabergoline Comparative Study Group. N Engl J Med 1994; 331:904-9.

19. Colao A, Savastano S. Medical treatment of prolactinomas. Nat Rev Endocrinol 2011; 7(5):267-78.

20. Valassi E, Klibanski A, Biller BM. Clinical Review: potential cardiac valve effects of dopamine agonists in hyperprolactinemia. J Clin Endocrinol Metab 2010; 95(3):1025-33.

21. Kars M, Pereira AM, Bax JJ, Romijn JA. Cabergoline and cardiac valve disease in prolactinoma patients: additional studies during long-term treatment are required. Eur J Endocrinol 2008; 159(4):363-7.

22. Colao A, Galderisi M, Di Sarno A et al. Increased prevalence of tricuspid regurgitation in patients with prolactinomas chronically treated with cabergoline. J Clin Endocrinol Metab 2008; 93(10):3777-84.

23. Ono M, Miki N, Kawamata T et al. Prospective study of high-dose cabergoline treatment of prolactinomas in 150 patients. J Clin Endocrinol Metab 2008; 93(12):4721-7.

24. Nachtigall LB, Valassi E, Lo J et al. Gender effects on cardiac valvular function in hyperprolactinaemic patients receiving cabergoline: a retrospective study. Clin Endocrinol (Oxf) 2010; 72(1):53-8.

25. Lafeber M, Stades AM, Valk GD, Cramer MJ, Teding van Berkhout F, Zelissen PM. Absence of major fibrotic adverse events in hyperprolactinemic patients treated with cabergoline Eur J Endocrinol 2010; 162(4):667-75.

26. Tan T, Cabrita IZ, Hensman D et al. Assessment of cardiac valve dysfunction in patients receiving cabergoline treatment for hyperprolactinaemia. Clin Endocrinol (Oxf) 2010; 73(3):369-74.

27. Boguszewski CL, dos Santos CM, Sakamoto KS, Marini LC, de Souza AM, Azevedo M. A comparison of cabergoline and bromocriptine on the risk of valvular heart disease in patients with prolactinomas. Pituitary 2012; 15(1):44-9.

28. Yarman S, Kurtulmus N, Bilge A. Optimal effective doses of cabergoline and bromocriptine and valvular leasions in men with prolactinomas. Neuro Endocrinol Lett 2012; 33(3):340-6.

29. Elenkova A, Shabani R, Kalinov K, Zacharieva S. Increased prevalence of subclinical cardiac valve fibrosis in patients with prolactinomas on long-term bromocriptine and cabergoline treatment. Eur J Endocrinol 2012; 167(1):17-25.

30. Halperin I, Aller J, Varela C et al. No clinically significant valvular regurgitation in long-term cabergoline treatment for prolactinoma. Clin Endocrinol (Oxf) 2012; 77(2):275-80.

31. Passos VQ, Souza JJ, Musolino NR, Bronstein MD. Long-term follow-up of prolactinomas: normoprolactinemia after bromocriptine withdrawal. J Clin Endocrinol Metab 2002; 87(8): 3578-82.

32. Colao A, Di Sarno A, Cappabianca P, Di Somma C, Pivonello R, Lombardi G. Withdrawal of long-term cabergoline therapy for tumoral and nontumoral hyperprolactinemia. N Engl J Med 2003 20; 349(21):2023-33.

33. Dekkers OM, Lagro J, Burman P, Jørgensen JO, Romijn JA, Pereira AM. Recurrence of hyperprolactinemia after withdrawal of dopamine agonists: systematic review and meta-analysis. J Clin Endocrinol Metab 2010; 95(1):43-51.

34. Gillam MP, Molitch ME, Lombardi G et al. Advances in the treatment of prolactinomas. Endocrine Reviews 2006; 27:485-534.

35. Serafini P, Motta ELA, White JS. Restoration of ovarian cyclicity and ovulation induction in hypopituitary women. In: Bronstein MD (ed.). Pituitary tumors in pregnancy. Kluver Academic Publishers, 2001:173-94.

36. Bronstein MD, Paraiba DB, Jallad RS. Management of pituitary tumors in pregnancy. Nat Rev Endocrinol 2011; 7(5):301-10.

37. De Rosa M, Ciccarelli A, Zarrilli S et al. The treatment with cabergoline for 24 month normalizes the quality of seminal fluid in hyperprolactinaemic males. Clin Endocrinol (Oxf) 2006; 64(3):307-13.

38. Ribeiro RS, Abucham J. Recovery of persistent hypogonadism by clomiphene in males with prolactinomas under dopamine agonist treatment. Eur J Endocrinol 2009; 161(1):163-9.

39. Passos VQ, Fortes MA, Giannella-Neto D, Bronstein MD. Genes differentially expressed in prolactinomas responsive and resistant to dopamine agonists. Neuroendocrinology 2009; 89(2): 163-70.

40. Vroonen L, Jaffrain-Rea ML, Petrossians P et al. Prolactinomas resistant to standard doses of cabergoline: a multicenter study of 92 patients. Eur J Endocrinol 2012; 167(5):651-62.

41. Primeau V, Raftopoulos C, Maiter D. Outcomes of transsphenoidal surgery in prolactinomas: improvement of hormonal control in dopamine agonist-resistant patients. Eur J Endocrinol 2012; 166(5):779-86.

6

Acromegalia

Leandro Kasuki Jomori de Pinho • Leila Warszawski • Mônica R. Gadelha

INTRODUÇÃO

A acromegalia é uma doença crônica resultante do excesso de hormônio de crescimento (*growth hormone – GH*).[1,2] Os efeitos do GH são primariamente mediados pelo estímulo à produção hepática do fator de crescimento semelhante à insulina do tipo 1 (IGF-1 – *insulin-like growth factor type 1*), que exerce papel central na regulação da proliferação e diferenciação celulares.[2] Os receptores de GH e IGF-1 estão presentes em diversos órgãos e por isso a acromegalia é uma doença multissistêmica.[1,3] Quando a doença se inicia antes do fechamento da placa epifisária, ocorre o gigantismo.[1]

A incidência anual da acromegalia é de 3 a 4 casos por milhão de habitantes, e a prevalência varia entre 40 e 120 casos por milhão de habitantes, dependendo da região estudada, afetando igualmente ambos os sexos, com pico de incidência entre os 30 e os 50 anos de idade.[4,5] A doença em atividade associa-se a aumento de cerca de 1,7 vez na mortalidade em relação à população normal, e o tratamento efetivo, com normalização dos níveis de GH e IGF-1, permite normalizar a mortalidade.[6] Desse modo, o reconhecimento e o tratamento correto da acromegalia tornam-se essenciais. Neste capítulo, descreveremos o quadro clínico, o diagnóstico e as modalidades disponíveis para o tratamento da acromegalia.

ETIOLOGIA

Em cerca de 98% dos casos, a acromegalia é causada por um adenoma hipofisário originado das células somatotróficas (somatotropinoma).[2] Os casos restantes são causados, em sua maioria, por secreção ectópica de hormônio liberador do GH (GHRH), principalmente por secreção hipotalâmica (hamartoma, glioma, gangliocitoma), e por tumores neuroendócrinos do pâncreas e car-

cinoides pulmonares.[2,7] Muito raramente, a acromegalia pode ser causada por secreção ectópica de GH (casos descritos de tumor de ilhotas pancreáticas e adenocarcinoma pulmonar).[8,9]

Os somatotropinomas são tumores monoclonais benignos,[10] que podem secretar apenas GH ou cossecretar prolactina (40% dos casos).[1] Mais de 70% dos somatotropinomas são macroadenomas (> 10mm) ao diagnóstico.[11] Podem ser classificados em cinco tipos, de acordo com a classificação de 2004 da Organização Mundial de Saúde:[12] densamente granulado, esparsamente granulado, adenoma misto, mamossomatotrófico e adenoma acidofílico de células-tronco. Os dois primeiros são adenomas compostos puramente de células produtoras de GH, o que os diferencia dos outros tipos. Raramente (poucos casos descritos na literatura), podem apresentar metástases a distância, caracterizando o carcinoma.[2]

O adenoma densamente granulado é composto de células acidofílicas médias ou grandes, que apresentam imunomarcação difusa e intensa para o GH. São definidos por meio da microscopia eletrônica, onde apresentam densos grânulos secretórios em abundância. São tumores com crescimento geralmente lento e comportamento pouco agressivo, ocorrendo em uma faixa etária mais elevada.[13] O adenoma esparsamente granulado é caracterizado pela presença de poucos grânulos secretórios e fraca imunomarcação para GH. São tumores mais agressivos, com pior resposta ao tratamento medicamentoso, e acometem indivíduos mais jovens.[14] A diferenciação entre esses tumores pode também ser feita mediante avaliação do padrão da expressão da citoqueratina (CAM5.2) à imuno-histoquímica.[13]

O adenoma mamossomatotrófico é composto por células com capacidade de secretar GH e prolactina, enquanto os adenomas mistos são compostos por dois tipos celulares distintos, um secretor de GH e outro de prolactina. O adenoma acidofílico de células-tronco é um tumor monomórfico bi-hormonal que secreta, predominantemente, prolactina e, em menor intensidade, o GH. São tumores mais raros (0,2% dos adenomas hipofisários), que apresentam crescimento rápido e caráter mais invasivo.[1]

Muito raramente, o tumor pode ser pluri-hormonal, coexpressando outros hormônios hipofisários além de GH e prolactina.[1]

PATOGÊNESE

A acromegalia pode ocorrer de maneira esporádica ou, menos frequentemente, de modo familiar.

Somatotropinomas Esporádicos

A patogênese das formas esporádicas ainda é pouco conhecida; no entanto, em cerca de 30% dos casos é encontrada uma mutação no gene *GNAS*.[15] Isso causa uma ativação constitutiva na subunidade α da proteína G acoplada a diversos receptores.

A síndrome de McCune-Albright, causada por uma mutação pós-zigótica no gene *GNAS*, caracteriza-se pela presença de displasia fibrosa poliostótica, manchas café-com-leite e hiperfunção endócrina, incluindo puberdade precoce, tireotoxicose e hipersecreção de GH (em cerca de 20% dos casos).[16] Os pacientes apresentam áreas de hiperplasia somatotrófica coexistindo com áreas normais e adenomas na mesma glândula hipofisária.[16]

Na maioria dos casos, entretanto, a causa do surgimento do tumor não é conhecida. Algumas alterações já foram descritas, como hiperexpressão do gene *PTTG* (*pituitary tumor transforming gene*), que estaria aumentada nos casos mais invasivos, e metilação do promotor do gene do retinoblastoma (*Rb*).[17]

Síndromes Familiares

A ocorrência de somatotropinomas em um contexto de doença familiar vem sendo cada vez mais reconhecida. Diversas doenças estão relacionadas com o desenvolvimento da acromegalia, em associação ou não a outras patologias.

A neoplasia endócrina múltipla tipo 1 (NEM1) caracteriza-se pela presença em um mesmo paciente de dois dos três tipos tumorais característicos da doença (hiperplasia ou adenoma de paratireoide, tumores de ilhotas pancreáticas e tumores hipofisários).[18] Em cerca de 90% dos casos é causada por mutação no gene *MEN1*, localizado no *locus* 11q13, que codifica a proteína menina. Os adenomas hipofisários são encontrados em aproximadamente 30% dos casos. Os prolactinomas são o subtipo mais frequente, porém os somatotropinomas são o segundo subtipo mais comum, correspondendo a 25% dos casos.[18]

A neoplasia endócrina múltipla tipo 4 (NEM4) apresenta fenótipo semelhante à NEM1, porém difere desta pela presença de mutações no gene *CDKNB1*, que codifica a proteína p27[Kip1].[19]

O complexo de Carney (CNC) é uma síndrome familiar rara, caracterizada por diversas manifestações clínicas e patológicas, dentre as quais a presença de mixomas cutâneos e atriais, doença adrenocortical nodular pigmentada primária, tumor de células de Schwann e anormalidades hipofisárias, incluindo hiperplasia de células somatotróficas e desenvolvimento de somatotropinomas. Em cerca de 60% dos casos, é encontrada mutação inativadora no gene da *subunidade reguladora tipo 1A da proteína cinase A* (PRKAR1A).[16]

Recentemente, foi descrita a presença de mutações no gene da *subunidade D da succinato desidrogenase* (SDHD) em uma família com ocorrência de acromegalia e paragangliomas.[20]

A síndrome denominada adenomas hipofisários familiares isolados (*familial isolated pituitary adenomas* – FIPA) caracteriza-se pela presença de dois ou mais pacientes com diagnóstico de tumor hipofisário na mesma família, na ausência de características clínicas e/ou moleculares das outras síndromes familiares conhecidas (CNC, NEM1 e NEM4).[21] Pode ser heterogênea (presença de mais de um tipo de adenoma hipofisário) ou homogênea (apenas um tipo de adenoma hipofisário).[21] A FIPA homogênea composta apenas de pacientes portadores de somatotropinomas é denominada somatotropinoma familiar isolado. Em cerca de 20% dos casos de FIPA, uma mutação inativadora do gene da proteína de interação com o receptor aril hidrocarbono (AIP – *aryl hydrocarbon receptor-interacting protein*) é encontrada.[22] Considerando apenas os somatotropinomas familiares isolados, mutações no *AIP* são encontradas em 40% das famílias.[22] Pacientes com somatotropinomas com mutações nesse gene são mais jovens e apresentam tumores mais agressivos e pior resposta ao tratamento com análogos de somatostatina (AS).[23] Apesar de já terem sido descritas mutações germinativas em pacientes com todos os tipos de adenomas hipofisários, há grande predominância de somatotropinomas e prolactinomas nos casos mutados.[24] Mutações germinativas também são descritas em cerca de 4% dos somatotropinomas aparentemente esporádicos.[25] Considerando apenas aqueles que desenvolveram doença antes dos 30 anos de idade, a prevalência é de 11%, sendo indicada a pesquisa de mutação em todos os pacientes com acromegalia diagnosticada nessa faixa etária.[22] É interessante notar que, apesar de não terem sido descritas mutações no *AIP* em tumores esporádicos (mutações somáticas), a baixa expressão dessa proteína se associa a tumores mais invasivos e pior resposta ao tratamento com AS também nesses tumores.[26,27] Foi descrito, recentemente, que a expressão da proteína *AIP* é importante para o mecanismo de ação dessa classe de medicamentos.[28]

QUADRO CLÍNICO

A doença é insidiosa e suas manifestações costumam preceder em cerca de 4 a 10 anos a descoberta da doença, e este atraso no diagnóstico não parece ter mudado nos últimos 20 anos.[29] Em geral, as alterações fenotípicas levam ao diagnóstico. Pacientes com doença leve ou de início recente podem não apresentar essas manifestações de maneira exuberante justificando, em parte, o atraso no diagnóstico.[29]

A acromegalia leva a mudanças fenotípicas e manifestações sistêmicas que podem causar uma morbimortalidade significativa.[1,30] O crescimento exagerado de extremidades compromete face, mãos e pés e está presente em 98% dos casos.[17] Alterações como protrusão frontal, diastema, prognatismo, acentuação das pregas nasolabiais e frontais, espessamento da pele e macroglossia levam a embrutecimento facial, que constitui a fácies acromegálica (Figura 6.1).[1] A mudança das feições geralmente é insidiosa e pode ser detectada por meio da análise de fotografias antigas.

A pele apresenta aumento da oleosidade e da porosidade, hipertricose, sudorese exagerada, *skin tags* (papilomas cutâneos – Figura 6.1) e *acantosis nigricans*.[2] As extremidades (mãos e pés) estão aumentadas e os dedos são alargados e espessados, caracterizando o "dedo em salsicha". Os pacientes geralmente apresentam necessidade de alargar anéis e aumentar o número dos sapatos. Quando a hipersecreção de GH se manifesta antes do fechamento da placa epifisária, ocorre aceleração do crescimento linear, caracterizando o gigantismo.[30] Todas as outras manifestações da acromegalia também podem estar presentes nesses pacientes.

O comprometimento osteoarticular está presente em cerca de 70% dos casos ao diagnóstico, sendo a principal

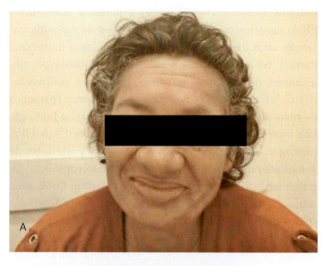
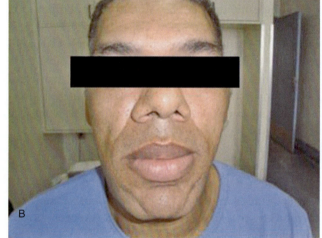
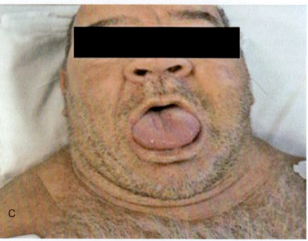
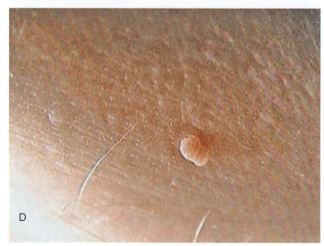

Figura 6.1 Exemplos de alterações fenotípicas características dos pacientes acromegálicos. Observe a protrusão frontal, o prognatismo, a acentuação das pregas nasolabiais e frontais (**A** e **B**) e a macroglossia (**C**). **D.** Exemplo de papiloma cutâneo (*skin tag*).

causa de morbidade.[30,31] A manifestação clínica mais comum é a artralgia. A artropatia geralmente é de característica mecânica, podendo apresentar sinais de osteoartrite. A artropatia periférica acomete várias articulações, como ombro, mão, punho, quadril e, principalmente, joelho (70%).[32] O principal achado ao exame físico é a crepitação, mas também pode haver rigidez e derrame articular. A artropatia axial ocorre em 50% dos casos e se manifesta com lombalgia de repouso ou à movimentação.[32] A articulação temporomandibular também pode estar comprometida. Há maior incidência de fraturas vertebrais mesmo com massa óssea normal, devido ao aumento das vértebras, o que pode levar a erro de aferição da massa óssea. A perda óssea ocorre, principalmente, na coluna vertebral, já que ocorre perda de osso trabecular, enquanto há aumento de osso cortical.[33,34] A pesquisa de fraturas vertebrais pode ser feita por meio de radiografias de perfil de coluna lombar e torácica ou, alternativamente, por meio do exame de avaliação de fratura vertebral com uso da técnica de absorciometria de raios X de dupla energia (DXA).[35]

Os nervos podem estar comprometidos, e pode ocorrer neuropatia simétrica periférica sensitiva e motora. A síndrome do túnel do carpo, que ocorre em 30% a 50% dos casos,[32] é causada por comprometimento do nervo mediano e se manifesta por parestesias de extremidades, acometendo principalmente o hálux, o segundo e terceiro quirodáctilos e a face radial do quarto quirodáctilo. A pesquisa no exame clínico deve ser feita pelos testes de Tinel e Phalen.

A fadiga é uma queixa frequente, e as possíveis etiologias são: apneia do sono, cardiomiopatia sistólica, hipopituitarismo, humor deprimido, *diabetes mellitus* (DM) e miopatia.[30]

A cefaleia é observada em 55% dos casos e pode ser grave.[30] O efeito compressivo do adenoma na dura-máter ou no nervo trigêmeo pode ser uma das causas, porém o mecanismo preciso ainda é desconhecido e parece estar relacionado com as propriedades bioquímicas do adenoma. Um episódio súbito de cefaleia de forte intensidade pode ser decorrente de apoplexia do adenoma, que pode ocorrer em cerca de 3,5% dos casos, ou da ruptura de um aneurisma cerebral, que tem maior incidência em acromegálicos por alteração da síntese do colágeno da parede vascular.[30,36,37]

Pode ocorrer hipertrofia de fígado, baço, rins, próstata, língua, coração, cólon, cordas vocais e tireoide, além de aumento do espaço articular, levando a diversas consequências, como hepatomegalia, hipertrofia prostática, macroglossia, alteração de voz, artropatia e bócio.[2]

A apneia obstrutiva do sono afeta 60% a 87% dos pacientes, principalmente do sexo masculino.[38,39] Alterações estruturais de face, laringe e hipofaringe levam a esse quadro.[31] As manifestações clínicas são ronco, cefaleia matinal e sonolência diurna. Cerca de 33% dos pacientes apresentam, também, apneia do sono de origem central.[40] A apneia do sono pode ser avaliada clinicamente a escala de Epworth, sendo a polissonografia o exame utilizado para o diagnóstico.[31]

O acometimento cardíaco é a principal causa de mortalidade na acromegalia.[3] A cardiomiopatia é específica da doença e ocorre mesmo na ausência de fatores como hipertensão arterial sistêmica (HAS), DM, idade avançada e doença de longa duração.[3] Cerca de 20% dos pacientes normotensos com idade inferior a 30 anos apresentam hipertrofia cardíaca.[30] Esses fatores, no entanto, podem agravar o quadro de cardiomiopatia.

A hipertrofia do miócito é a principal alteração da cardiomiopatia acromegálica, que geralmente é biventricular e concêntrica, comprometendo, principalmente, o ventrículo esquerdo.[41] A hipertrofia se caracteriza por espessamento das paredes cardíacas com câmaras cardíacas normais.

A fase inicial da miocardiopatia geralmente é assintomática, cursa com hipertrofia e se apresenta com hipercinesia, aumento de frequência cardíaca e débito sistólico; na segunda fase, a mais frequente ao diagnóstico, há progressão da hipertrofia e ocorre disfunção diastólica em repouso e sistólica ao esforço, o que pode levar à diminuição da capacidade ao exercício. Na fase mais tardia há disfunção sistólica em repouso, levando ao quadro de insuficiência cardíaca congestiva.[3]

O desarranjo estrutural ocasionado pela fibrose predispõe a arritmia cardíaca, cuja ocorrência é proporcional à duração da doença e à massa ventricular. A arritmia cardíaca ocorre em cerca de 40% dos casos, é principalmente ventricular e induzida pelo esforço, e pode levar à morte súbita.[2,3]

A HAS ocorre em cerca de 30% a 50% dos casos e sua prevalência aumenta proporcionalmente com o tempo de duração da doença, idade e níveis de GH.[3] A valvulopatia cardíaca ocorre em estágios avançados da doença e acomete, principalmente, as válvulas aórtica e mitral. O aumento do diâmetro da raiz da aorta pode levar a dissecção e regurgitação aórtica.[42]

A acromegalia está associada a diversos fatores que aumentam o risco cardiovascular, como resistência insulínica, DM, disfunção endotelial, dislipidemia, aumento do fibrinogênio e fator ativador do plasminogênio, microalbuminúria e apneia do sono, porém sua correlação com doença coronariana ainda não está bem documentada.[3,43]

A prevalência de tolerância diminuída à glicose é de até 46%, e a de DM, de 19% até 56%.[40,44] A resistência insulínica é o principal fator causal de alteração do metabolismo glicídico e leva à hiperinsulinemia compensatória. A intolerância à glicose e o DM ocorrem quando esse mecanismo compensatório não é mais eficaz, podendo tornar o quadro irreversível mesmo após o controle da doença.

Há relato de aumento da incidência de algumas neoplasias malignas em acromegálicos, principalmente de cólon e tireoide, porém não está estabelecido se há aumento de mortalidade por neoplasia maligna.[30,45] O excesso de GH modificaria a progressão de malignidades preexistentes, principalmente a colorretal, que é a neoplasia maligna mais comumente associada à acromegalia.[3,31] Há maior incidência de pólipos adenomatosos intestinais que aumentam o risco de câncer de cólon. A presença de dois ou mais *skin tags* aumenta o risco de pólipos colônicos.[46] Há, também, aumento da prevalência de doença diverticular do cólon.[47]

Há maior incidência de nódulos tireoidianos (25% a 90%) e risco aumentado de carcinoma diferenciado de tireoide em acromegálicos.[2] A prevalência das outras neoplasias parece ser similar à da população geral, incluindo a de câncer de próstata, apesar do aumento da prevalência de patologias prostáticas benignas.[2,3,31]

A hiperprolactinemia ocorre em 30% dos casos, levando ao quadro de galactorreia, hipogonadismo e alterações menstruais, e pode ser decorrente de compressão da haste hipofisária ou de um adenoma cossecretor de prolactina.[2]

Hipopituitarismo pode ser encontrado em 40% dos pacientes.[2] O macroadenoma pode comprimir a haste hipofisária ou destruir o tecido hipofisário, podendo levar a quadro de hipogonadismo, hipotireoidismo e/ou hipocortisolismo.

A compressão de estruturas adjacentes pelo adenoma pode causar alteração do campo visual, sendo a mais típica a hemianopsia bitemporal por comprometimento do quiasma óptico ou hidrocefalia por compressão do III ventrículo. Em caso de invasão do(s) seio(s) cavernoso(s), podem ocorrer ptose palpebral e comprometimento da mobilidade ocular com quadro clínico variável, na dependência

do par craniano acometido (III, IV, ou VI par). Rinorreia por fístula liquórica pode ser observada quando há invasão do seio esfenoidal com destruição do assoalho deste.

A reversibilidade de algumas manifestações mesmo após o controle hormonal depende da duração da doença. O risco de doença cardiovascular, principal causa de mortalidade, é extremamente alto em pacientes com atraso diagnóstico de mais de 10 anos.[48] Em fases precoces, a cardiomiopatia pode melhorar ou reverter após controle hormonal adequado, principalmente em jovens e com doença de curta duração. A artropatia, principal causa de morbidade, e a desfiguração se tornam irreversíveis com a evolução da doença, sendo, portanto, importante o diagnóstico precoce.

DIAGNÓSTICO

A avaliação inicial é realizada com dosagem sérica de GH e IGF-1.[49,50] Em caso de IGF-1 normal para a faixa etária e GH < 0,4ng/mL, o diagnóstico de acromegalia está descartado, na ausência de fatores que interfiram com o diagnóstico (Tabela 6.1).[51] Caso o diagnóstico não seja afastado, deve ser solicitado o teste oral de tolerância à glicose (TOTG) com administração de 75g de glicose anidra e dosagem de GH a cada 30 minutos por 2 horas, para avaliação da supressão do GH após hiperglicemia, resposta não observada em acromegálicos.[49,50] A supressão do GH após hiperglicemia com ensaios mais antigos era considerada normal com nadir do GH < 1ng/mL, porém, com a utilização de ensaios de maior sensibilidade, o ponto de corte atualmente considerado é de 0,4ng/mL.[49,51] Níveis de IGF-1 aumentados para a idade e nadir de GH no TOTG > 0,4ng/mL confirmam o diagnóstico laboratorial de acromegalia.[50] Não há necessidade de realização do TOTG quando os níveis de GH e IGF-1 estão inequivocamente elevados (> 5ng/mL em homens e > 10ng/mL em mulheres).[52] O exame não deve ser realizado em diabéticos.

Os testes do TRH, GnRH ou GHRH, que avaliam resposta de secreção paradoxal do GH em acromegáli-

Tabela 6.1 Fatores que podem falsear o resultado dos testes de GH e IGF-1

Falso-positivo (dosagem de GH)	Falso-positivo (dosagem de IGF-1)	Falso-negativo (dosagem de IGF-1)
DM descompensado	Hipertireoidismo	DM descompensado
Desnutrição	Gravidez	Desnutrição
Insuficiência hepática	Puberdade	Insuficiência hepática
Insuficiência renal		Insuficiência renal
Anorexia nervosa		Anorexia nervosa
Estrogenoterapia oral		Estrogenoterapia oral
Hipertireoidismo		Hipotireoidismo
Puberdade		
Gravidez		

DM: *diabetes mellitus*; GH: hormônio do crescimento; IGF-1: fator de crescimento semelhante à insulina tipo I.

cos, não são empregados atualmente por não oferecerem benefício adicional ao TOTG ou ao IGF-1, onerarem os custos da investigação e exporem os pacientes com macroadenomas ao risco de apoplexia.[49] Também não devem ser solicitadas as dosagens de subunidade ácido-lábil ou de IGFBP3, por não oferecerem vantagem adicional.[30,49]

Após o diagnóstico laboratorial da acromegalia, é necessária a realização de ressonância nuclear magnética (RNM) de sela túrcica com contraste para identificação e caracterização do adenoma. Características como localização, tamanho (micro ou macroadenoma), expansão/invasão extrasselar e relação com as estruturas adjacentes à sela túrcica (quiasma óptico e seios cavernosos) são importantes para o manejo terapêutico.[30,50] A tomografia computadorizada de sela túrcica fornece dados menos precisos, porém deve ser utilizada em caso de contraindicação à RNM, como uso de marca-passo.

A suspeita de produção ectópica de GHRH ocorre quando há o diagnóstico laboratorial de acromegalia com achado de aumento difuso da hipófise na RNM (hiperplasia).[1,50] Nesses casos, a dosagem de GHRH pode ser útil, a qual, entretanto, não está disponível no Brasil.[50]

A campimetria visual deve ser realizada em caso de compressão do quiasma óptico e a função hipofisária deve ser avaliada.[30]

Diagnóstico Diferencial

O principal diagnóstico diferencial é a pseudoacromegalia, condição em que há manifestações de partes moles e cutâneas do excesso de GH (acromegaloidismo), mas sem demonstração de secreção excessiva desse hormônio. A pseudoacromegalia pode ocorrer em situações de resistência insulínica grave, como a variante acromegaloide da resistência insulínica tipo A.[53] O uso de minoxidil também se associa a pseudoacromegalia.[54] O hipotireoidismo grave leva à deposição de glicosaminoglicano na derme e também pode levar a uma hiperplasia hipofisária e simular macroadenoma.[55] Outro diagnóstico diferencial é com a paquidermoperiostose, cujos achados incluem espessamento do periósteo de crânio e ossos longos e manifestações cutâneas como acrólise e alopecia; nesse caso, não há hiperinsulinemia, e recentemente foram descritas mutações inativadoras no gene *SLCO2A1* (*solute carrier organic anion transporter family, member 2A1*).[53,56]

TRATAMENTO

O tratamento da acromegalia evoluiu consideravelmente nas últimas décadas, possibilitando uma abordagem individualizada de acordo com as características clínicas, laboratoriais e tumorais de cada paciente.[50] Até recentemente, a cirurgia era considerada a única modalidade de escolha para o tratamento primário da acromegalia.[11] No entanto, com as reduzidas taxas de cura em pacientes com macroadenomas invasivos e o desenvolvimento de diversas opções terapêuticas, tornando possível normalizar os níveis de GH e IGF-1 na maioria dos pacientes, os algoritmos de tratamento da doença foram se modificando.[11,50] Atualmente, três modalidades terapêuticas estão disponíveis para o tratamento da acromegalia: cirurgia, tratamento medicamentoso e radioterapia.

Tratamento Cirúrgico

A cirurgia é a única opção terapêutica da acromegalia que apresenta chance de cura imediata. É considerada terapia de primeira escolha em pacientes que apresentem chance de cura ou na presença de sintomas compressivos em estruturas importantes, principalmente o trato óptico.[11,50]

A chance de cura é significativa em microadenomas e em macroadenomas sem invasão de estruturas vizinhas. Em microadenomas, essa chance é de aproximadamente 80% a 95%, e em macroadenomas, cerca de 40% a 74%.[11] Lesões com mais de 2cm de diâmetro e GH > 50ng/mL parecem se associar à diminuição no sucesso cirúrgico.[57] A chance de cura é proporcional à experiência do cirurgião.[11]

Outra possível indicação do tratamento cirúrgico é após o insucesso de tratamento medicamentoso primário, objetivando a remoção da maior quantidade possível de tecido tumoral para aumentar a chance de controle com a terapia medicamentosa (*debulking*).[50]

A utilização de análogos da somatostatina (AS) antes da cirurgia não é contraindicada, podendo inclusive melhorar o prognóstico cirúrgico.[58]

As deficiências de função tireoidiana e adrenal devem ser corrigidas. Em caso de deficiência corticotrófica, glicocorticoide deve ser prescrito para cobertura de situação de estresse cirúrgico. O manuseio respiratório durante o procedimento cirúrgico deve ser cuidadoso, pois as alterações anatômicas, como diminuição de abertura das cordas vocais e macroglossia, comuns em acromegálicos, podem levar à obstrução das vias aéreas superiores, interferindo com a realização de laringoscopia e intubação orotraqueal.[31]

As contraindicações cirúrgicas são recusa do paciente, cardiopatia ou doença respiratória grave e falta de disponibilidade de cirurgião experiente.[11] São considerados experientes os cirurgiões que realizam ao menos 50 cirurgias hipofisárias/ano.[11] A cirurgia geralmente é por via transesfenoidal (microscópica e/ou endoscópica), porém raramente pode ser necessária a abordagem transcraniana.

A mortalidade pós-operatória é baixa e as complicações se correlacionam inversamente com a experiência do cirurgião; as mais frequentes são *diabetes insipidus* transitório (20%) ou permanente (2% a 7%), fístula liquórica (5%), paralisias oculomotoras, perda visual, lesão da carótida e epistaxe.[11]

É necessária monitorização do balanço hídrico até 2 semanas de pós-operatório, pois pode ocorrer hiponatremia por síndrome inapropriada da vasopressina em 5% a 10% de pacientes com 5 a 14 dias de pós-operatório.[30] Poliúria não associada a polidipsia pode ocorrer no pós-operatório, em virtude da perda do efeito antinatriurético do GH.[30] No pós-operatório imediato, a função adrenal deve ser monitorizada e sua deficiência tratada adequadamente. As funções tireoidiana e gonadal devem ser reavaliadas com 4 semanas de pós-operatório. Caso a avaliação seja normal, não há necessidade de reavaliação posterior. Pode haver recuperação da função hipofisária após a retirada do adenoma.[50]

A avaliação inicial do sucesso cirúrgico deve ser feita 1 mês após a cirurgia com IGF-1 e TOTG.[11,49,50] Havendo nadir do GH < 0,4ng/mL após TOTG e IGF-1 normal, o paciente é considerado curado.[49] Caso os níveis de IGF-1 apresentem queda mas permaneçam elevados, deve ser feita uma reavaliação após 3 a 4 meses, já que a normalização do IGF-1 pode demorar até 12 meses em algumas situações.[49] Em caso de discordância entre GH e IGF-1, pode ser necessária a realização de várias dosagens randômicas de GH (três a cinco vezes a cada 30 minutos) com cálculo da média aritmética de GH randômico (média < 1ng/mL indicativa de remissão).[49] Não está bem estabelecido se pacientes com normalização dos níveis de IGF-1 e supressão inadequada do GH no TOTG apresentam risco aumentado de recorrência da doença.[57] Pacientes controlados com AS submetidos à cirurgia podem apresentar níveis normais na reavaliação pós-cirúrgica sem que estejam realmente curados. Os pacientes curados devem ser reavaliados com 3 e 6 meses e depois anualmente, uma vez que pode haver recorrência em até 10 a 15 anos,

a qual, porém, é rara (0,4%).[57,59] A RNM de sela deve ser realizada após 3 meses de pós-operatório para avaliação de adenoma residual e estabelecimento de um basal de pós-operatório.[50]

Tratamento Medicamentoso

Atualmente, três classes de medicamentos estão disponíveis para tratamento da acromegalia: AS, agonistas dopaminérgicos (AD) e antagonistas do receptor de GH. Os fármacos disponíveis comercialmente no Brasil e as doses utilizadas estão descritos na Tabela 6.2.

Análogos da Somatostatina

Utilizados no tratamento da acromegalia desde a década de 1980, os AS são considerados o tratamento medicamentoso de escolha.[11,50] Atualmente, estão comercialmente disponíveis no Brasil o octreotida, na forma de liberação rápida e de liberação prolongada (LAR – *long-acting repeatable*) e o lanreotide autogel (LAN-ATG).[50] Esses AS se ligam com maior afinidade ao SSTR2, subtipo de receptor expresso em todos os somatotropinomas, sendo o mais expresso em cerca de 45% dos casos.[60-62] A expressão do SSTR2 tem boa correlação com a resposta aos AS disponíveis comercialmente.[60,61] Essas medicações estão indicadas: como terapia primária nos pacientes nos quais a cura cirúrgica não é esperada, na ausência de sintomas neuroftalmológicos; como terapia adjuvante em pacientes não curados pela cirurgia; nos pacientes com risco cirúrgico elevado; e nos pacientes que recusam cirurgia.[11,50] O tratamento pré-operatório poderia também ser considerado em pacientes clinicamente descompensados, visando melhorar as condições clínicas para a cirurgia (facilitar o controle pressórico, reduzir o aumento de partes moles, principalmente de vias respiratórias etc.), o que, porém, ainda não está completamente sedimentado na literatura.[63]

Na maior meta-análise da literatura, as taxas de controle do GH (< 2,5ng/mL) e do IGF-1 foram de 57% e 67%, respectivamente, em 612 pacientes utilizando oc-

Tabela 6.2 Classes de medicamentos disponíveis para tratamento da acromegalia no Brasil

Classes de medicamentos	Medicamentos	Apresentações	Doses (inicial–máxima)
Análogos da somatostatina	Octreotida LAR	Ampolas de 10, 20 e 30mg para administração IM	20mg–30mg 4/4 semanas
	Lanreotida autogel	Ampolas de 90 e 120mg para administração SC profunda	90–120mg 4/4 semanas
Agonistas dopaminérgicos	Cabergolina	Comprimidos de 0,5mg	1,5–3,5mg/semana
Antagonistas do receptor do GH	Pegvisomanto	Ampolas de 10, 15 e 20mg para administração SC	10–30mg/dia

IM: intramuscular; SC: subcutânea.

treotida-LAR (OCT-LAR), sem diferença em relação à resposta bioquímica entre os pacientes submetidos a tratamento primário ou adjuvante.[64] Dos pacientes tratados primariamente, 88,5% obtiveram redução do volume tumoral (> 10%), em comparação com 47% daqueles em tratamento adjuvante. Apesar de ser este o maior trabalho na literatura a avaliar a eficácia dos AS, uma análise crítica dos resultados precisa ser realizada, já que 79,4% dos pacientes foram pré-selecionados com base na resposta ao tratamento prévio com octreotida, sendo possível que os vieses de seleção dos estudos incluídos tenham influenciado o resultado da meta-análise, superestimando os percentuais de controle com a medicação. Isso é corroborado pelos dados encontrados em estudos multicêntricos prospectivos em que a taxa de controle da acromegalia foi de aproximadamente 30% com o uso de AS.[65,66] Pelos dados da literatura até a presente data, não há diferença de eficácia entre as duas apresentações de AS de longa duração disponíveis no Brasil (OCT-LAR e LAN-ATG).[67]

O tratamento primário com OCT-LAR parece ter eficácia semelhante ao tratamento cirúrgico.[68] Em estudo multicêntrico prospectivo em que 104 pacientes acromegálicos virgens de tratamento foram randomizados para tratamento cirúrgico ou OCT-LAR, não houve diferença no percentual de normalização do IGF-1 entre os grupos (39% com cirurgia e 28% com OCT-LAR, p = 0,39) após 48 semanas de tratamento.[68] Com base nesses dados, os AS são considerados como opção de tratamento primário da acromegalia.[11,50]

A dose inicial de OCT-LAR é de 20mg IM e a de LAN-ATG é de 90mg SC profunda, a cada 4 semanas, com a primeira reavaliação do tratamento sendo realizada após três aplicações da medicação (imediatamente antes da quarta aplicação). São considerados controlados os pacientes com IGF-1 normal para a idade e GH basal < 1ng/mL.[11] O uso do TOTG com dosagem de GH não é recomendado para os pacientes em uso de AS, pois resultados discordantes em relação ao IGF-1 são encontrados em cerca de metade dos pacientes.[69]

Se não for obtido controle da doença, a dose deve ser aumentada para 30mg a cada 4 semanas, no caso do OCT-LAR, e para 120mg, no caso do LAN-ATG. Nos pacientes controlados após a primeira avaliação, a dose inicial pode ser mantida, e naqueles cujos níveis de IGF-1 estão abaixo do nível inferior da normalidade, deve-se reduzir a dose de OCT-LAR para 10mg. Alternativamente, o intervalo entre as aplicações de OCT-LAR e LAN-ATG pode ser ampliado para 6 ou 8 semanas.[50]

Apesar de 30mg a cada 4 semanas ser convencionalmente a dose máxima do OCT-LAR, alguns estudos avaliaram o uso de doses maiores (40 ou 60mg a cada 4 se-manas) ou intervalos menores entre as aplicações.[70,71] Um estudo prospectivo multicêntrico italiano comparou a eficácia do OCT-LAR 60mg a cada 4 semanas com a dose de 30mg a cada 3 semanas em pacientes não controlados com OCT-LAR 30mg ou LAN-ATG 120mg a cada 28 dias.[71] Não foi observado benefício no grupo de intervalo menor; no entanto, quatro pacientes (36%) obtiveram normalização do IGF-1 no grupo de dose maior. Não houve maior incidência de efeitos colaterais nem deterioração do metabolismo da glicose nesses pacientes. Esse é o único estudo utilizando essa dose (60mg) de OCT-LAR e só incluiu pacientes que apresentaram redução de pelo menos 50% do IGF-1 em relação ao basal com as doses convencionais da medicação, além de ter incluído um número pequeno de pacientes (n = 26, 11 pacientes no grupo de alta dose). Portanto, apesar dos resultados encontrados, o uso de doses maiores de AS ainda não está indicado e requer mais dados na literatura.

Alguns pacientes podem apresentar níveis discordantes de GH e IGF-1 durante o acompanhamento, o que pode representar até 35% da casuística em algumas séries.[72] Ajudam a diminuir esse achado a realização dos exames sempre com a mesma metodologia e em laboratório com normatização dos valores. Como alternativa, pode ser realizado perfil de GH, com valor médio de GH < 1,0ng/mL indicando controle bioquímico. Caso se mantenham os valores discordantes, é importante basear a conduta na avaliação clínica do paciente.[11,50]

A avaliação do volume tumoral deve ser realizada a cada 6 a 12 meses durante o tratamento, por meio de RNM. Nos pacientes com doença bioquímica controlada e sem mudança do volume tumoral, a RNM pode ser realizada a cada 2 ou 3 anos.[50]

A princípio, o tratamento com AS deve ser mantido indefinidamente, porém, em dois estudos recentes, foi avaliada a possibilidade de suspensão dos AS nos pacientes com doença controlada.[73,74] Ronchi et al.[74] avaliaram 27 acromegálicos após suspensão de OCT-LAR, mostrando que 12 (44%) permaneciam em remissão após 12 a 16 semanas de suspensão da medicação e cinco pacientes mantiveram-se em remissão após pelo menos 24 semanas de suspensão da medicação. Ramiréz et al.[73] avaliaram 12 pacientes com 2 anos ou mais de tratamento com OCT-LAR em dose baixa (20mg a cada 8 semanas), com GH < 1,5ng/mL e IGF-1 < 1,2 vez o limite superior da normalidade (LSN). Cinco pacientes (41,7%) ainda encontravam-se em remissão após 12 meses de seguimento. Como se trata de dois estudos com número pequeno de pacientes e curto período de seguimento, não se recomenda, até o presente momento, a suspensão dos AS em pacientes com doença controlada, porém novos estudos podem modificar essa recomendação.

Os efeitos adversos dos AS geralmente são leves e transitórios. As alterações gastrointestinais (flatulência, aumento do trânsito intestinal, náuseas, desconforto abdominal) são os mais frequentes (aproximadamente 50% dos pacientes). Colelitíase assintomática ocorre em cerca de 15% dos pacientes. São também descritos queda transitória de cabelos, dor no local da aplicação, hipotireoidismo central e bradicardia sinusal assintomática.[3]

Um efeito deletério sobre o metabolismo glicídico também pode ocorrer, mediante a inibição da secreção pancreática de insulina, como resultado, principalmente, de sua ligação ao SSTR5.[75] Em até 15% dos pacientes são observadas alterações do metabolismo glicídico as quais, no entanto, são imprevisíveis, pois muitos pacientes se beneficiam da redução dos níveis de GH, com melhora da glicemia (especialmente os pacientes diabéticos nos quais o componente de resistência insulínica predomina sobre a insulinopenia).[44] Para rastreamento dos efeitos colaterais deve ser realizada ultrassonografia de abdome superior antes do início do tratamento e anualmente, se o exame basal for normal. Na presença de litíase biliar, a conduta deve ser a mesma adotada para a população geral. Os níveis de glicemia e HbA1c devem ser monitorizados periodicamente, pois, como citado previamente, os AS podem ter efeito deletério sobre o metabolismo glicídico.

Agonistas Dopaminérgicos

Dos AD disponíveis comercialmente no Brasil, apenas a cabergolina (CAB) deve ser utilizada, em razão da baixa eficácia do controle da doença com a bromocriptina (normalização do IGF-1 em menos de 10% dos pacientes).[50] A CAB apresenta meia-vida mais prolongada, níveis séricos mais estáveis e maior afinidade de ligação ao receptor D2 da dopamina (D2R), e este está expresso em praticamente todos os somatotropinomas, sejam eles mistos (cossecreção de prolactina) ou naqueles que só segregam GH.[62,76] A CAB está indicada como monoterapia adjuvante em pacientes com níveis pouco elevados de GH e IGF-1 e em associação aos AS nos pacientes não controlados com dose máxima destes.[50]

A CAB parece ter eficácia menor do que os AS; no entanto, deve ser considerada em pacientes selecionados, com doença leve a moderada, pois trata-se de um fármaco administrado VO e de custo inferior às outras duas classes de medicamentos.[76] Em recente meta-análise, normalização do IGF-1 foi obtida em 34% e GH < 2,5ng/mL em 48% dos pacientes com a monoterapia com CAB.[76] A redução do IGF-1 se relacionou com a dose de CAB, a duração de tratamento, a presença de hiperprolactinemia e com os níveis basais de IGF-1. Curiosamente, nos pacientes com IGF-1 > 150% do LSN, a normalização do IGF-1 foi obtida em menos de 30% dos pacientes.

Nessa mesma meta-análise foram incluídos cinco estudos (77 pacientes) que analisaram a terapia combinada de CAB com AS, com normalização do IGF-1 em 52% dos pacientes após a adição da CAB ao tratamento.[76] Em dois estudos prospectivos brasileiros publicados posteriormente, a taxa de normalização de IGF-1 foi de aproximadamente 40%, com melhor resultado naqueles pacientes que apresentavam níveis de IGF-1 até 2,2 vezes o LSN e níveis de GH < 4,0 a 5,0ng/mL.[77,78]

É importante ressaltar que nem imunomarcação positiva para prolactina nem os níveis de prolactina são preditores de resposta à CAB e não devem ser utilizados como critério para selecionar pacientes para tratamento combinado.[50,76]

Em relação ao tamanho tumoral, redução do volume tumoral (> 20%) foi observada em 34% dos pacientes e se correlacionou com hiperprolactinemia e níveis mais elevados de IGF-1.[76]

É importante destacar que os dados em relação à terapia com CAB se baseiam em estudos pequenos e em uma meta-análise, o que não permite estimar com precisão a eficácia desse fármaco no tratamento da acromegalia. São necessários estudos controlados e randomizados para uma melhor comparação da eficácia com as outras classes de medicamentos.

A dose mínima recomendada para o tratamento da acromegalia é de 1,5mg/semana, devendo-se começar o tratamento com 0,5mg na primeira semana, com aumento semanal da dose até atingir os três comprimidos/semana. O acompanhamento dos níveis de GH e IGF-1 deve ser mensal, com incremento progressivo da dose nos pacientes não controlados, até a dose máxima de 3,5mg/semana. O acompanhamento dos exames de imagem deve ser realizado na mesma frequência recomendada para o tratamento com AS.[50]

Intolerância à CAB tem sido relatada em apenas 3% a 4% dos pacientes nas grandes séries em que ela foi testada, e os principais efeitos colaterais incluem náuseas, cefaleia, tonteira, constipação intestinal, xerostomia, congestão nasal e hipotensão postural.[79] A grande preocupação com o uso crônico desse fármaco consiste no risco de regurgitação valvar, que foi descrito com o uso de doses elevadas (> 3mg/dia) para o tratamento da doença de Parkinson.[80] No entanto, para o tratamento da acromegalia, as doses máximas utilizadas são de 0,5mg/dia e, dos estudos já publicados na literatura, apenas um[81] mostrou maior incidência de regurgitação moderada em válvula tricúspide em prolactinomas, porém sem repercussão clínica. Apesar da falta de evidências de lesão valvar com as doses de CAB utilizadas para o tratamento da acromega-

Capítulo 6 Acromegalia

lia, recomenda-se a realização de um ecocardiograma basal e anualmente, durante o seguimento.[50]

Antagonistas do Receptor de GH

O pegvisomanto (PEG) é a única medicação dessa classe disponível atualmente.[11,50] Trata-se de uma molécula análoga ao GH, que se liga a seu receptor, porém impede sua dimerização, com consequente bloqueio da via de sinalização pós-receptor e da síntese de IGF-1.[82] Como atua perifericamente, nos receptores de GH, não tem ação no tumor, não sendo, portanto, indicado como terapia primária, ficando reservado para os casos de falência de outras terapias.[11,50] As apresentações da medicação estão listadas na Tabela 6.2. A dose inicial deve ser de 10mg/dia, com ajuste apenas pelos níveis de IGF-1 dosados após 4 a 6 semanas. O GH não deve ser utilizado no acompanhamento, pois não há redução de sua liberação (o medicamento não atua no tumor) e porque o PEG pode gerar reação cruzada com o ensaio de GH, dependendo do método utilizado. Se não for obtida a normalização do IGF-1, devem-se realizar incrementos da dose de 5mg/dia (até a dose máxima de 30mg/dia), objetivando atingir níveis de IGF-1 ajustados para idade entre 0 e +2 desvios padrões. Desse modo, evita-se o desenvolvimento de deficiência de GH, que pode ocorrer caso o IGF-1 fique próximo do limite inferior da normalidade. Após a estabilização da dose, os níveis de IGF-1 podem ser dosados a cada 3 a 6 meses e a RNM deve ser solicitada 6 meses após o início do PEG e, depois, anualmente.[50]

Os ensaios clínicos iniciais com PEG mostravam eficácia maior do que 90% na normalização do IGF-1, com doses variando de 10 a 40mg/dia.[82,83] Entretanto, a análise dos dados do Acrostudy, um banco de dados observacional internacional, mostrou normalização do IGF-1 em apenas 63% dos casos (de um total de 1.288 pacientes).[84] Uma das possíveis explicações foi a falha em ajustar corretamente a dose da medicação, o que é evidenciado pela dose média diária de 20mg em pacientes com IGF-1 elevado. Outra hipótese aventada foi a baixa aderência dos pacientes ao tratamento em relação àqueles que participam dos ensaios clínicos controlados.

Como o PEG apresenta meia-vida maior do que 70 horas, alguns grupos propuseram administração semanal do medicamento, na tentativa de melhorar a aderência.[85] Em pacientes previamente controlados com a aplicação diária, foi possível redução da dose do PEG em parte dos pacientes, com manutenção do controle bioquímico.[86]

Além da monoterapia, o PEG pode ser utilizado em combinação com os AS,[86] sendo possível, com tratamento combinado, uma redução da dose semanal de PEG de cerca de 50%, especialmente naqueles pacientes que ne-

cessitavam de altas doses de PEG em monoterapia. Essa redução da dose é possível porque os AS reduzem a síntese hepática de IGF-1 e a produção tumoral de GH e aumentam os níveis séricos de PEG.[86] O tratamento combinado tem como grande vantagem permitir a ação também no tumor, reduzindo o risco de crescimento tumoral, e mostra-se superior ao uso isolado de AS em relação ao metabolismo glicídico. Deve, portanto, ser considerado principalmente em pacientes que permanecem com restos tumorais e apresentaram redução ou estabilização do tamanho do tumor durante o tratamento com AS. A grande preocupação com o tratamento combinado é a incidência de hepatotoxicidade, que parece estar elevada (15% dos pacientes), porém é leve na maioria dos casos.[86] É importante excluir colestase (pelo uso do AS) antes de atribuir a hepatotoxicidade ao PEG.

A associação de PEG e CAB também foi descrita em dois estudos na literatura, apresentando melhores resultados do que o PEG em monoterapia e poucos efeitos colaterais, podendo tornar-se uma alternativa para redução dos custos do tratamento.[87,88]

Uma das principais preocupações no início do uso clínico do PEG era o aumento do volume tumoral, já que há bloqueio da ação periférica do GH, sem ação direta sobre o tumor. Portanto, um quadro similar à síndrome de Nelson poderia ocorrer com os somatotropinomas. No entanto, esse efeito não foi observado na maioria dos estudos.[84,89] Aumento do tamanho tumoral é encontrado em apenas cerca de 3% dos pacientes.[84] A ausência de radioterapia e curta duração de terapia com AS previamente ao uso do PEG parecem se associar a maior risco de crescimento tumoral.[84] Portanto, pelos dados disponíveis na literatura até o presente momento, o tratamento com PEG não parece estar relacionado com maior risco de crescimento tumoral, apresentando risco ainda menor quando se considera o tratamento combinado com AS.

A hepatotoxicidade é o principal efeito colateral do PEG, ocorrendo em cerca de 2% dos pacientes.[84] Entretanto, a elevação das transaminases é geralmente branda e transitória, ocorrendo, geralmente, no primeiro ano de tratamento (principalmente nos 3 primeiros meses), e é dose-independente.[83] Na maioria dos casos, ocorre normalização das transaminases mesmo com a manutenção do tratamento.[84] O risco é maior no caso da terapia combinada com AS. A elevação das enzimas hepáticas maior do que três vezes o LSN é contraindicação para o início do PEG, devendo ser realizada uma investigação da etiologia da lesão hepática nesses pacientes.[50] Caso as transaminases estejam elevadas, porém até 3 vezes o LSN, a medicação pode ser iniciada. A monitorização das transaminases deve ser realizada de rotina em todos os pacientes. Esta deve ser mensal nos 6 primeiros meses nos pacientes com transaminases normais antes do tratamento e posteriormente bianual (manter monitoramento mensal por 1 ano em pacientes com elevações de transaminases até 3 vezes o LSN pré-tratamento).[50] No caso de elevação de transaminases até 3 vezes o LSN, o tratamento pode ser mantido.

Outro efeito colateral possível é a lipo-hipertrofia, que ocorre no local de aplicação da medicação em virtude do bloqueio completo da ação do GH naquele local, promovendo o efeito lipogênico da insulina. Isso pode ser minimizado pela realização de rodízio dos locais de aplicação.[84]

Novas Perspectivas

Diversos fármacos encontram-se em diferentes estágios de desenvolvimento para o tratamento da acromegalia. O SOM230, ou pasireotide, é um molécula do grupo dos AS com potencial de ligação a todos os SSTR, com exceção do SSTR4, ligando-se ao SSTR1, ao SSTR3 e ao SSTR5 com afinidade 30, cinco e 40 vezes maior que o octreotida, respectivamente, e ligando-se ao SSTR2 com afinidade três vezes menor.[90] Estudos clínicos com a formulação SC do fármaco mostraram que esta promoveu a normalização do GH e do IGF-1 em um subgrupo de pacientes, incluindo alguns casos de pacientes resistentes ao octreotida.[91,92] Em estudo clínico fase II, os principais efeitos colaterais foram gastrointestinais e relacionados com o metabolismo glicídico.[91]

Outra possibilidade terapêutica futura são as moléculas quiméricas, que exercem ação agonista sobre o receptor D2R e os SSTR.[93] Elas se mostraram superiores à combinação de AS e AD em estudos *in vitro*;[93] no entanto, estudos clínicos ainda são necessários com essas novas moléculas para avaliação de eficácia *in vivo* e tolerabilidade.

Uma nova formulação do octreotida combinado com outros excipientes para formar uma suspensão de partículas hidrofílicas em um meio lipofílico (Octreolin®) possibilitou o aumento de sua absorção intestinal, tornando possível sua administração VO.[94] Em estudo em voluntários saudáveis, a dose de 20mg VO resultou em parâmetros farmacocinéticos semelhantes à dose de 100µg SC.[94] Estudos em pacientes acromegálicos estão sendo conduzidos, porém ainda sem resultados publicados.

Recentemente foi descrita uma proteína recombinante desenvolvida para ligação direta das células somatotróficas e inibição da liberação do GH.[95] Essa molécula, chamada SXN101742, contém um domínio modificado do GHRH ligado a um domínio de endopeptidase da toxina botulínica sorotipo D. *In vitro*, ela se liga ao receptor de GHRH, e pela atividade catalítica da toxina botulínica ocorre depleção de uma proteína envolvida na exocitose do GH (VAMP2).[95] A administração dessa molécula para ratos re-

duziu a síntese, secreção e armazenamento do GH,[95] mostrando-se uma potencial terapia direcionada para células somatotróficas, incluindo somatotropinomas.

Radioterapia

A radioterapia é uma modalidade terapêutica eficaz no controle da doença, mas seu uso é restrito por segurança, devido a efeitos colaterais a longo prazo, principalmente em razão da disponibilidade de outras modalidades terapêuticas.[11,50] Atualmente, seu uso está indicado em caso de falência no controle do adenoma e/ou hormonal após tratamento cirúrgico e medicamentoso (efeitos colaterais ou incapacidade de normalização do IGF-1) ou para prevenção de crescimento em tumores recorrentes, especialmente aqueles de comportamento mais agressivo.[11]

A radioterapia externa convencional foi a primeira técnica utilizada. Atualmente, a radioterapia estereotáxica (direcionada) vem sendo empregada. Essa modalidade de radioterapia fornece radiação mais localizada por utilização de técnicas mais avançadas de imobilização e de disponibilização do material radioativo.[96] A radioterapia estereotáxica pode ser aplicada em poucas doses (radiocirurgia – até cinco doses) ou de maneira fracionada.[97]

Os AS talvez diminuam a eficácia da radioterapia, conferindo radioproteção por diminuição do metabolismo celular, e necessitam ser suspensos por cerca de 3 meses antes de sua realização.[98]

O efeito da radioterapia pode demorar anos, e há necessidade de terapia medicamentosa até que haja controle hormonal. Após radioterapia, é observado achatamento no padrão secretório do GH, levando à discordância entre os níveis de GH e IGF-1, com níveis de GH baixos em relação aos de IGF-1; por isso, o parâmetro de controle deve ser a dosagem de IGF-1.[99] Pode ser necessária a retirada periódica da medicação para avaliação de cura. É necessária a avaliação periódica da função hipofisária por longo período.[30]

Controle das Comorbidades

As comorbidades permanecem um desafio terapêutico em acromegálicos, pois podem não melhorar mesmo após controle hormonal, como ocorre frequentemente, por exemplo, com a artropatia e a apneia do sono.[31] Seu controle deve ser parte integrante do tratamento paralelamente ao tratamento específico da hipersecreção hormonal. Há necessidade de monitorização regular dessas complicações potenciais. A rotina deve incluir verificação semestral de pressão arterial e glicemia, controle do DM e da HAS com metas de pacientes de alto risco cardiovascular.[31] A Tabela 6.3 lista os exames e a frequência com que devem ser solicitados no seguimento dos pacientes acromegálicos.

Capítulo 6 Acromegalia

Tabela 6.3 Rastreio das complicações da acromegalia: que exames solicitar e com que periodicidade

Complicação	Exame complementar	Periodicidade
Diabetes mellitus	Glicemia/HbA1c	Semestral
Hipertensão arterial	Aferição da pressão arterial	Cada consulta
Cardiopatia	Ecocardiograma incluindo visualização da raiz da aorta e ECG	Anual
Pólipo/neoplasia de cólon	Colonoscopia	No diagnóstico e seguimento conforme resultado do primeiro exame: • Normal ou pólipo hiperplásico: 5 a 10 anos • Um ou dois adenomas tubulares com displasia de baixo grau: 5 anos • Três a 10 adenomas ou um adenoma > 1cm ou displasia de alto grau: 3 anos • > 10 adenomas: menos de 3 anos • Adenoma séssil: 6 meses
Nódulos e neoplasia de tireoide	USG de tireoide	Anual
Pesquisa de outras neoplasias	Exame recomendado para população geral	Rotina própria
Avaliação de fraturas	Radiografia de coluna vertebral ou VFA	De acordo com avaliação clínica do risco de fratura
Avaliação da qualidade de vida	AcroQol	Anual
Função hipofisária	Prolactina, T4 livre, cortisol, testosterona	Anual
Pesquisa de doença osteoarticular	Anamnese e exame físico	Cada consulta
Apneia do sono	Escala de Epworth e/ou polissonografia	Anual

ECG: eletrocardiograma; USG: ultrassonografia; VFA: avaliação de fratura vertebral com uso da técnica de absorciometria de raios X de dupla energia.

Referências

1. Melmed S. Medical progress: acromegaly. N Engl J Med 2006; 355(24):2558-73.

2. Ben-Shlomo A, Melmed S. Acromegaly. Endocrinol Metab Clin North Am 2008; 37(1):101-22.

3. Colao A, Ferone D, Marzullo P, Lombardi G. Systemic complications of acromegaly: epidemiology, pathogenesis, and management. Endocr Rev 2004; 25(1):102-52.

4. Bengtsson BA, Eden S, Ernest I, Oden A, Sjogren B. Epidemiology and long-term survival in acromegaly. A study of 166 cases diagnosed between 1955 and 1984. Acta Med Scand 1988; 223(4):327-35.

5. Daly AF, Rixhon M, Adam C, Dempegioti A, Tichomirowa MA, Beckers A. High prevalence of pituitary adenomas: a cross-sectional study in the province of Liege, Belgium. J Clin Endocrinol Metab 2006; 91(12):4769-75.

6. Holdaway IM, Bolland MJ, Gamble GD. A meta-analysis of the effect of lowering serum levels of GH and IGF-I on mortality in acromegaly. Eur J Endocrinol 2008; 159(2):89-95.

7. Vieira Neto L, Taboada GF, Correa LL et al. Acromegaly secondary to growth hormone-releasing hormone secreted by an incidentally discovered pheochromocytoma. Endocr Pathol 2007; 18(1):46-52.

8. Melmed S, Ezrin C, Kovacs K, Goodman RS, Frohman LA. Acromegaly due to secretion of growth hormone by an ectopic pancreatic islet-cell tumor. N Engl J Med 1985; 312(1): 9-17.

9. Kayano K, Takeo M, Morisue S, Yamamoto M, Mizuno Y, Meguro F. [A case of human growth hormone (h-GH)-producing adenocarcinoma of the lung]. Nippon Kyobu Geka Gakkai Zasshi 1995; 43(4):538-42.

10. Herman V, Fagin J, Gonsky R, Kovacs K, Melmed S. Clonal origin of pituitary adenomas. J Clin Endocrinol Metab 1990; 71(6): 1427-33.

11. Melmed S, Colao A, Barkan A et al. Guidelines for acromegaly management: an update. J Clin Endocrinol Metab 2009; 94(5):1509-17.

12. Lloyd RV, Kovacs K, Young WF Jr et al. Pituitary tumours: introduction. In: DeLellis RA, Lloyd RV, Heitz PU, Eng C (eds.) WHO Classification of Tumours Pathology and Genetics Tumours of Endocrine Organs. Lyon: IARC Press, 2004:10-13.

13. Obari A, Sano T, Ohyama K et al. Clinicopathological features of growth hormone-producing pituitary adenomas: difference among various types defined by cytokeratin distribution pattern including a transitional form. Endocr Pathol 2008 Summer; 19(2):82-91.

14. Fougner SL, Casar-Borota O, Heck A, Berg JP, Bollerslev J. Adenoma granulation pattern correlates to clinical variables and effect of somatostatin analogue treatment in a large series of patients with acromegaly. Clin Endocrinol (Oxf) 2012; 76:96-102.

15. Barlier A, Gunz G, Zamora AJ et al. Pronostic and therapeutic consequences of Gs alpha mutations in somatotroph adenomas. J Clin Endocrinol Metab 1998; 83(5):1604-10.

16. Horvath A, Stratakis CA. Clinical and molecular genetics of acromegaly: MEN1, Carney complex, McCune-Albright syndrome, familial acromegaly and genetic defects in sporadic tumors. Rev Endocr Metab Disord 2008; 9(1):1-11.

17. Melmed S. Acromegaly pathogenesis and treatment. J Clin Invest 2009; 119(11):3189-202.

18. Marini F, Falchetti A, Del Monte F et al. Multiple endocrine neoplasia type 1. Orphanet J Rare Dis 2006; 1:38.

19. Georgitsi M. MEN-4 and other multiple endocrine neoplasias due to cyclin-dependent kinase inhibitors (p27(Kip1) and p18(INK4C)) mutations. Best Pract Res Clin Endocrinol Metab 2010; 24(3):425-37.

20. Xekouki P, Pacak K, Almeida M et al. Succinate dehydrogenase (SDH) D subunit (SDHD) inactivation in a growth-hormone-producing pituitary tumor: a new association for SDH? J Clin Endocrinol Metab 2012; 97(3):E357-66.

21. Gadelha MR, Frohman LA. Pathogenesis of familial acromegaly. Front Horm Res 2010; 38:121-6.

22. Korbonits M, Storr H, Kumar AV. Familial pituitary adenomas – who should be tested for AIP mutations? Clin Endocrinol (Oxf) 2012; 77(3):351-6.

23. Daly AF, Tichomirowa MA, Petrossians P et al. Clinical characteristics and therapeutic responses in patients with germ-line AIP mutations and pituitary adenomas: an international collaborative study. J Clin Endocrinol Metab 2010; 95(11):E373-83.

24. Chahal HS, Chapple JP, Frohman LA, Grossman AB, Korbonits M. Clinical, genetic and molecular characterization of patients with familial isolated pituitary adenomas (FIPA). Trends Endocrinol Metab 2010; 21(7):419-27.

25. Cazabat L, Bouligand J, Salenave S et al. Germline AIP mutations in apparently sporadic pituitary adenomas: prevalence in a prospective single-center cohort of 443 patients. J Clin Endocrinol Metab 2012; 97(4):E663-70.

26. Kasuki Jomori de Pinho L, Vieira Neto L, Armondi Wildemberg LE et al. Low aryl hydrocarbon receptor-interacting protein expression is a better marker of invasiveness in Somatotropinomas than Ki-67 and p53. Neuroendocrinology 2011; 94(1):39-48.

27. Kasuki L, Vieira Neto L, Wildemberg LE et al. AIP expression in sporadic somatotropinomas is a predictor of the response to octreotide LAR therapy independent of SSTR2 expression. Endocr Relat Cancer 2012; 19(3):L25-9.

28. Chahal HS, Trivellin G, Leontiou CA et al. Somatostatin analogs modulate AIP in somatotroph adenomas: the role of the ZAC1 pathway. J Clin Endocrinol Metab 2012; 97(8):E1411-20.

29. Reid TJ, Post KD, Bruce JN, Nabi Kanibir M, Reyes-Vidal CM, Freda PU. Features at diagnosis of 324 patients with acromegaly did not change from 1981 to 2006: acromegaly remains under-recognized and under-diagnosed. Clin Endocrinol (Oxf) 2010; 72(2):203-8.

30. Katznelson L, Atkinson JL, Cook DM, Ezzat SZ, Hamrahian AH, Miller KK. American Association of Clinical Endocrinologists medical guidelines for clinical practice for the diagnosis and treatment of acromegaly – 2011 update. Endocr Pract 2011; 17 (Suppl) 4:1-44.

31. Melmed S, Casanueva FF, Klibanski A et al. A consensus on the diagnosis and treatment of acromegaly complications. Pituitary 2012: Epub Aug 18.

32. Killinger Z, Payer J, Lazurova I et al. Arthropathy in acromegaly. Rheum Dis Clin North Am 2010; 36(4):713-20.

33. Madeira M, Neto LV, de Paula Paranhos Neto F et al. Acromegaly has a negative influence on trabecular bone, but not on cortical bone, as assessed by high-resolution peripheral quantitative computed tomography. J Clin Endocrinol Metab 2013. Published online: March 12, 2013.

34. Madeira M, Neto LV, de Lima GA et al. Effects of GH-IGF-I excess and gonadal status on bone mineral density and body composition in patients with acromegaly. Osteoporos Int 2010; 21(12):2019-25.

35. Madeira M, Neto LV, Torres CH. Vertebral fracture assessment in acromegaly. J Clin Densitom 2012.

36. Manara R, Maffei P, Citton V et al. Increased rate of intracranial saccular aneurysms in acromegaly: an MR angiography study and review of the literature. J Clin Endocrinol Metab 2011; 96(5):1292-300.

37. Nabarro JD. Acromegaly. Clin Endocrinol (Oxf) 1987; 26(4):481-512.

38. Davi MV, Dalle Carbonare L, Giustina A et al. Sleep apnoea syndrome is highly prevalent in acromegaly and only partially reversible after biochemical control of the disease. Eur J Endocrinol 2008; 159(5):533-40.

39. van Haute FR, Taboada GF, Correa LL et al. Prevalence of sleep apnea and metabolic abnormalities in patients with acromegaly and analysis of cephalometric parameters by magnetic resonance imaging. Eur J Endocrinol 2008; 158(4):459-65.

40. Chanson P, Salenave S, Kamenicky P, Cazabat L, Young J. Pituitary tumours: acromegaly. Best Pract Res Clin Endocrinol Metab 2009; 23(5):555-74.

41. Casini AF, Araujo PB, Fontes R, Xavier SS, Gadelha MR. [Cardiac morphology and performance alterations and analysis of determinant factors of left ventricular hypertrophy in 40 patients with acromegaly]. Arq Bras Endocrinol Metabol 2006; 50(1):82-90.

42. Casini AF, Neto LV, Fontes R et al. Aortic root ectasia in patients with acromegaly: experience at a single center. Clin Endocrinol (Oxf) 2011; 75(4):495-500.

43. Akutsu H, Kreutzer J, Wasmeier G et al. Acromegaly per se does not increase the risk for coronary artery disease. Eur J Endocrinol 2010; 162(5):879-86.

44. Correa LL, Taboada GF, Van Haute FR et al. [Evaluation of glucose metabolism in acromegalic patients before and after treatment with octreotide LAR]. Arq Bras Endocrinol Metabol 2008; 52(1):55-64.

45. Rokkas T, Pistiolas D, Sechopoulos P, Margantinis G, Koukoulis G. Risk of colorectal neoplasm in patients with acromegaly: a meta-analysis. World J Gastroenterol 2008; 14(22):3484-9.

46. Colao A, Balzano A, Ferone D et al. Increased prevalence of colonic polyps and altered lymphocyte subset pattern in the colonic lamina propria in acromegaly. Clin Endocrinol (Oxf) 1997; 47(1):23-8.

47. Wassenaar MJ, Cazemier M, Biermasz NR et al. Acromegaly is associated with an increased prevalence of colonic diverticula: a case-control study. J Clin Endocrinol Metab 2010; 95(5): 2073-9.

48. Nachtigall L, Delgado A, Swearingen B, Lee H, Zerikly R, Klibanski A. Changing patterns in diagnosis and therapy of acromegaly over two decades. J Clin Endocrinol Metab 2008; 93(6):2035-41.

49. Giustina A, Chanson P, Bronstein MD et al. A consensus on criteria for cure of acromegaly. J Clin Endocrinol Metab 2010; 95(7):3141-8.

50. Vieira Neto L, Abucham J, Araujo LA et al. Recomendações do Departamento de Neuroendocrinologia da Sociedade Brasileira de Endocrinologia e Metabologia para o diagnóstico e tratamento da acromegalia no Brasil. Arq Bras Endocrinol Metabol 2011; 55(2):91-105.

51. Giustina A, Barkan A, Casanueva FF et al. Criteria for cure of acromegaly: a consensus statement. J Clin Endocrinol Metab 2000; 85(2):526-9.

52. Rosario PW. Measurement of basal GH in the diagnosis of acromegaly. Arq Bras Endocrinol Metabol 2010; 54(7):668-9.

53. Sam AH, Tan T, Meeran K. Insulin-mediated "pseudoacromegaly". Hormones (Athens) 2011; 10(2):156-61.

54. Nguyen KH, Marks Jr. JG. Pseudoacromegaly induced by the long-term use of minoxidil. J Am Acad Dermatol 2003; 48(6): 962-5.

55. Harri Kumar KVS, Shaikh A, Anwar I, Prusty P. Primary hypothyroidism presenting as pseudoacromegaly. Pituitary 2012; 15(1):49-52.

56. Zhang Z, Xia W, He J et al. Exome sequencing identifies SLCO2A1 mutations as a cause of primary hypertrophic osteoarthropathy. Am J Hum Genet 2012; 90(1):125-32.

57. Barkan A, Bronstein MD, Bruno OD et al. Management of acromegaly in Latin America: expert panel recommendations. Pituitary 2010; 13(2):168-75.

58. Carlsen SM, Lund-Johansen M, Schreiner T et al. Preoperative octreotide treatment in newly diagnosed acromegalic patients with macroadenomas increases cure short-term postoperative rates: a prospective, randomized trial. J Clin Endocrinol Metab 2008; 93(8):2984-90.

59. Nomikos P, Buchfelder M, Fahlbusch R. The outcome of surgery in 668 patients with acromegaly using current criteria of biochemical "cure". Eur J Endocrinol 2005; 152(3):379-87.

60. Taboada GF, Luque RM, Neto LV et al. Quantitative analysis of somatostatin receptor subtypes (1-5) gene expression levels in somatotropinomas and correlation to in vivo hormonal and tumor volume responses to treatment with octreotide LAR. Eur J Endocrinol 2008; 158(3):295-303.

61. Wildemberg LE, Vieira Neto L, Costa DF et al. Low somatostatin receptor subtype 2, but not dopamine receptor subtype 2, expression predicts the lack of biochemical response of somatotropinomas to treatment with somatostatin analogs. J Endocrinol Invest 2013; 36(1):38-43.

62. Neto LV, Machado Ede O, Luque RM et al. Expression analysis of dopamine receptor subtypes in normal human pituitaries, nonfunctioning pituitary adenomas and somatotropinomas, and the association between dopamine and somatostatin receptors with clinical response to octreotide-LAR in acromegaly. J Clin Endocrinol Metab 2009; 94(6):1931-7.

63. Annamalai AK, Webb A, Kandasamy N et al. A comprehensive study of clinical, biochemical, radiological, vascular, cardiac, and sleep parameters in an unselected cohort of patients with acromegaly undergoing presurgical somatostatin receptor ligand therapy. J Clin Endocrinol Metab 2013; 98(3):1040-50.

64. Freda PU, Katznelson L, van der Lely AJ, Reyes CM, Zhao S, Rabinowitz D. Long-acting somatostatin analog therapy of acromegaly: a meta-analysis. J Clin Endocrinol Metab 2005; 90(8): 4465-73.

65. Mercado M, Borges F, Bouterfa H et al. A prospective, multicentre study to investigate the efficacy, safety and tolerability of octreotide LAR (long-acting repeatable octreotide) in the primary therapy of patients with acromegaly. Clin Endocrinol (Oxf) 2007; 66(6):859-68.

66. Melmed S, Cook D, Schopohl J, Goth MI, Lam KS, Marek J. Rapid and sustained reduction of serum growth hormone and insulin-like growth factor-1 in patients with acromegaly receiving lanreotide Autogel therapy: a randomized, placebo-controlled, multicenter study with a 52 week open extension. Pituitary 2010; 13(1):18-28.

67. Tutuncu Y, Berker D, Isik S et al. Comparison of octreotide LAR and lanreotide autogel as post-operative medical treatment in acromegaly. Pituitary 2011; 15(3):398-404.

68. Colao A, Cappabianca P, Caron P et al. Octreotide LAR vs. surgery in newly diagnosed patients with acromegaly: a randomized, open-label, multicentre study. Clin Endocrinol (Oxf) 2009; 70(5):757-68.

69. Carmichael JD, Bonert VS, Mirocha JM, Melmed S. The utility of oral glucose tolerance testing for diagnosis and assessment of treatment outcomes in 166 patients with acromegaly. J Clin Endocrinol Metab 2009; 94(2):523-7.

70. Colao A, Pivonello R, Auriemma RS, Galdiero M, Savastano S, Lombardi G. Beneficial effect of dose escalation of octreotide-LAR as first-line therapy in patients with acromegaly. Eur J Endocrinol 2007; 157(5):579-87.

71. Giustina A, Bonadonna S, Bugari G et al. High-dose intramuscular octreotide in patients with acromegaly inadequately controlled on conventional somatostatin analogue therapy: a randomised controlled trial. Eur J Endocrinol 2009; 161(2):331-8.

72. Alexopoulou O, Bex M, Abs R, T'Sjoen G, Velkeniers B, Maiter D. Divergence between growth hormone and insulin-like growth factor-i concentrations in the follow-up of acromegaly. J Clin Endocrinol Metab 2008; 93(4):1324-30.

73. Ramirez C, Vargas G, Gonzalez B et al. Discontinuation of octreotide LAR after long term, successful treatment of patients with acromegaly: is it worth trying? Eur J Endocrinol 2012; 166(1):21-6.

74. Ronchi CL, Rizzo E, Lania AG et al. Preliminary data on biochemical remission of acromegaly after somatostatin analogs withdrawal. Eur J Endocrinol 2008; 158(1):19-25.

75. Baldelli R, Battista C, Leonetti F et al. Glucose homeostasis in acromegaly: effects of long-acting somatostatin analogues treatment. Clin Endocrinol (Oxf) 2003; 59(4):492-9.

76. Sandret L, Maison P, Chanson P. Place of cabergoline in acromegaly: a meta-analysis. J Clin Endocrinol Metab 2011; 96(5): 1327-35.

77. Vilar L, Azevedo MF, Naves LA et al. Role of the addition of cabergoline to the management of acromegalic patients resistant to longterm treatment with octreotide LAR. Pituitary 2011; 14(2):148-56.

78. Mattar P, Alves Martins MR, Abucham J. Short- and long-term efficacy of combined cabergoline and octreotide treatment in controlling IGF-I levels in acromegaly. Neuroendocrinology 2010; 92(2):120-7.

79. Cook DM. Long-term management of prolactinomas – use of long-acting dopamine agonists. Rev Endocr Metab Disord 2005; 6(1):15-21.

80. Schade R, Andersohn F, Suissa S, Haverkamp W, Garbe E. Dopamine agonists and the risk of cardiac-valve regurgitation. N Engl J Med 2007; 356(1):29-38.

81. Colao A, Galderisi M, Di Sarno A et al. Increased prevalence of tricuspid regurgitation in patients with prolactinomas chronically treated with cabergoline. J Clin Endocrinol Metab 2008; 93(10):3777-84.

82. Trainer PJ, Drake WM, Katznelson L et al. Treatment of acromegaly with the growth hormone-receptor antagonist pegvisomant. N Engl J Med 2000; 342(16):1171-7.

83. van der Lely AJ, Hutson RK, Trainer PJ et al. Long-term treatment of acromegaly with pegvisomant, a growth hormone receptor antagonist. Lancet 2001; 358(9295):1754-9.

84. van der Lely AJ, Biller BM, Brue T et al. Long-term safety of pegvisomant in patients with acromegaly: comprehensive re-

view of 1288 subjects in ACROSTUDY. J Clin Endocrinol Metab 2012; 97(5):1589-97.

85. Higham CE, Thomas JD, Bidlingmaier M, Drake WM, Trainer PJ. Successful use of weekly pegvisomant administration in patients with acromegaly. Eur J Endocrinol 2009; 161(1):21-5.

86. Neggers SJ, van der Lely AJ. Combination treatment with so-matostatin analogues and pegvisomant in acromegaly. Growth Horm IGF Res 2011; 21(3):129-33.

87. Bernabeu I, Alvarez-Escola C, Paniagua AE et al. Pegvisomant and cabergoline combination therapy in acromegaly. Pituitary 2012: Epub Mar 7.

88. Higham CE, Atkinson AB, Aylwin S et al. Effective combination treatment with cabergoline and low-dose pegvisomant in active acromegaly: a prospective clinical trial. J Clin Endocrinol Metab 2012; 97(4):1187-93.

89. Buhk JH, Jung S, Psychogios MN et al. Tumor volume of growth hormone-secreting pituitary adenomas during treatment with pegvisomant: a prospective multicenter study. J Clin Endocrinol Metab 2010; 95(2):552-8.

90. Hofland LJ, van der Hoek J, van Koetsveld PM et al. The novel somatostatin analog SOM230 is a potent inhibitor of hormone release by growth hormone- and prolactin-secreting pituitary adenomas in vitro. J Clin Endocrinol Metab 2004; 89(4): 1577-85.

91. Petersenn S, Schopohl J, Barkan A et al. Pasireotide (SOM230) demonstrates efficacy and safety in patients with acromegaly: a randomized, multicenter, phase II trial. J Clin Endocrinol Metab 2010; 95(6):2781-9.

92. van der Hoek J, de Herder WW, Feelders RA et al. A single-dose comparison of the acute effects between the new somatostatin analog SOM230 and octreotide in acromegalic patients. J Clin Endocrinol Metab 2004; 89(2):638-45.

93. Saveanu A, Lavaque E, Gunz G et al. Demonstration of enhanced potency of a chimeric somatostatin-dopamine molecule, BIM-23A387, in suppressing growth hormone and prolactin secretion from human pituitary somatotroph adenoma cells. J Clin Endo-crinol Metab 2002; 87(12):5545-52.

94. Tuvia S, Atsmon J, Teichman SL et al. Oral octreotide absorption in human subjects: comparable pharmacokinetics to parenteral octreotide and effective growth hormone suppression. J Clin En-docrinol Metab 2012; 97(7):2362-9.

95. Somm E, Bonnet N, Martinez A et al. A botulinum toxin-derived targeted secretion inhibitor downregulates the GH/IGF1 axis. J Clin Invest 2012; 122(9):3295-306.

96. Marquez Y, Tuchman A, Zada G. Surgery and radiosurgery for acromegaly: a review of indications, operative techniques, out-comes, and complications. Int J Endocrinol 2012; 2012:386-401. doi: 10.1155/2012/78/401. EPUB 2012 Mar 1.

97. Minniti G, Scaringi C, Enrici RM. Radiation techniques for acro-megaly. Radiat Oncol 2011; 6:167.

98. Landolt AM, Haller D, Lomax N et al. Octreotide may act as a radioprotective agent in acromegaly. J Clin Endocrinol Metab 2000; 85(3):1287-9.

99. Peacey SR, Shalet SM. Insulin-like growth factor 1 measurement in diagnosis and management of acromegaly. Ann Clin Biochem 2001; 38(Pt 4):297-303.

7

Síndrome de Cushing

John Newell-Price • Larissa B. Pimentel • Peter J. Trainer

INTRODUÇÃO

Desde a descrição original, por Harvey Cushing, da síndrome que leva seu nome, essa condição continua a fascinar os endocrinologistas. O diagnóstico da síndrome de Cushing e seu diagnóstico diferencial permanecem um desafio para a endocrinologia clínica. Por outro lado, os endocrinologistas vêm progressivamente recorrendo ao diagnóstico em estágio precoce da história natural da doença, quando pode existir um fenótipo muito mais sutil. Isso pode testar nossa experiência clínica e ferramentas diagnósticas ao extremo. Além disso, o diagnóstico da síndrome de Cushing ACTH-dependente é frequentemente complexo, exigindo toda a habilidade dos endocrinologistas, patologistas e radiologistas. O tratamento só deverá ser iniciado quando o correto diagnóstico estiver estabelecido. Enquanto a cirurgia para síndrome de Cushing de origem adrenal ou decorrente de secreção ectópica de ACTH é comumente bem-sucedida, o índice de cura absoluta após cirurgia transesfenoidal para doença de Cushing apresenta índices menores.[1] A incidência da síndrome de Cushing é de 2 a 3 casos por milhão de pessoas e a mortalidade desses pacientes é de 3,8 a 5,0 vezes maior que na população geral. Neste capítulo, serão discutidos o diagnóstico, o diagnóstico diferencial e as opções de tratamento disponíveis para estabelecer uma conduta abrangente.

DEFINIÇÕES

A síndrome de Cushing é uma expressão aplicada ao estado clínico que resulta da exposição prolongada e inapropriada ao excesso de glicocorticoide livre circulante. O pseudo-Cushing se refere a condições que podem manifestar um fenótipo clínico semelhante, como depressão primária ou dependência alcoólica. Contudo, ao contrário da síndrome de Cushing, com o tratamento da depressão ou a suspensão do alcoolismo, o estado cushingoide regride.

ETIOLOGIA

Um fenótipo cushingoide é frequentemente causado pelo uso de quantidades suprafisiológicas de glicocorticoides exógenos. A síndrome de Cushing endógena (Tabela 7.1) é mais comum em mulheres do que em homens, sendo as causas ACTH-dependentes responsáveis por cerca de 80% dos casos. Dos casos ACTH-dependentes, 80% se devem a adenomas pituitários (doença de Cushing) e o restante é decorrente de secreção ectópica de ACTH (Tabela 7.2). Quando a origem do ACTH é visível em exame de imagem simples, isso é atribuído a uma síndrome de Cushing ACTH ectópica e se deve, quase invariavelmente, ao progresso rápido do câncer de pulmão de pequenas células. Em contraste, um fenótipo clínico quase indistinguível da doença de Cushing pode resultar da secreção ectópica de ACTH por tumores carcinoides, mais comumente de origem brônquica.[2]

Tabela 7.1 Etiologia da síndrome de Cushing

Causas de síndrome de Cushing	F:M	%
ACTH-dependente		80% dos casos
Doença de Cushing	3.5:1	80%
Síndrome ACTH ectópica	1:1	10% a 15%
Fonte desconhecida de ACTH	5:1	5%
ACTH-independente		20% dos casos
Adenoma adrenal	4:1	60%
Carcinoma adrenal	1:1	40%
Outras causas		< 2%

Tabela 7.2 Etiologia da secreção de ACTH ectópico			
	NIH	Barts	São Paulo
Tumor carcinoide brônquico	35	12	10
Carcinoma de pequenas células de pulmão	3	7	
Tumorículos pulmonares		1	
Tumor carcinoide tímico	5	2	4
Carcinoma medular de tireoide		2	3
Tumor carcinoide pancreático	1	3	3
Gastrinoma	6	3	
Apêndice	1		
Outros tumores gastrointestinais neuroendócrinos (NET)		13	
Mesotelioma		1	
Carcinoma colônico		2	
Feocromocitoma	5	1	5
Estesioneuroblastoma olfativo		1	
Tumor carcinoide disseminado		2	
Linfonodos NET		2	
Glomus tumour			1
Desconhecido	17	2	2
(clínico)	46	26	20
(clínico)	23	9	3
Oculto	17	5	2
Total	90	40	25

Dados de: NIH I et al. JCEM 2005; 90:4955-62; Barts I et al. JCEM 2006; 91:371-7, São Paulo; Salgado et al. EJE 2006; 155(5):725-33.

A síndrome de Cushing ACTH-independente é oriunda de adenomas adrenais benignos em 60% dos casos e de carcinomas em 40% dos casos. Causas raras de síndrome de Cushing dependentes da adrenal são: hiperplasia nodular pigmentada primária bilateral, hiperplasia adrenal macronodular, ações ectópicas dos receptores ligantes da proteína G (como o receptor do peptídeo inibitório gástrico ou o receptor β-adrenérgico), a síndrome de McCune-Albright e o complexo de Carney.

Carcinomas e Adenomas Adrenais

Os adenomas adrenais correspondem a cerca de 60% dos tumores adrenais secretores de cortisol, enquanto os carcinomas correspondem a 40%. Os adenomas usualmente apresentam dimensões inferiores a 3cm e início

mais lento, ocorrendo mais comumente no sexo feminino. Ao contrário, os carcinomas são lesões com mais de 6cm e apresentam, normalmente, elevação de androgênios.

Complexo de Carney

Trata-se de uma variante autossômica dominante familiar, onde é possível incluir as seguintes manifestações clínicas: mixomas mamários, mixomas cardíacos, tumores testiculares, tumores secretores de GH e schwannomas gástricos.

Doença Adrenal Nodular Pigmentada Primária

De herança autossômica dominante, a apresentação da doença adrenal nodular pigmentada primária (PPNAD) se dá pela presença de glândulas adrenais com múltiplos e pequenos nódulos pigmentados. Ocorre em indivíduos jovens, e o tratamento consiste na adrenalectomia bilateral. As mutações expressas nesse quadro estão descritas em patogênese molecular.

Hiperplasia Adrenal Macronodular

Também conhecida como doença macronodular gigante, nesse caso não há pigmentação dos nódulos os quais, usualmente, não são maiores do que 5cm. Existem poucos casos descritos na literatura. Pode-se observar elevação do cortisol nas refeições. Manifesta-se em torno dos 50 aos 60 anos de idade e não há diferenciação de prevalência entre os sexos.

PATOGÊNESE MOLECULAR

Embora a doença de Cushing seja a forma mais comum da síndrome de Cushing endógena, sabe-se relativamente pouco sobre a patogênese básica desses tumores pituitários.[3] De modo geral, tumores corticotróficos demonstram, particularmente, pequena expressão do inibidor ciclina-dependente *p27*[4] e expressão exacerbada da ciclina E,[5] além de elevada expressão de *Ki-67*, indicativa de grande atividade proliferativa. O acometimento predominante de mulheres em idade reprodutiva pode indicar um papel importante do estrogênio e, curiosamente, há predominância masculina na doença de Cushing pré-puberal.[6] Os tumores corticotróficos têm, geralmente, apenas alguns milímetros de diâmetro, em média 6mm, e são > 1cm (macroadenoma) em apenas 6% dos casos.[7]

Muito se sabe acerca da síntese e secreção do ACTH. Os tumores corticotróficos expressam o gene da pró-opiomelanocortina (POMC), e o peptídeo produzido a partir deste é subsequentemente clivado para ACTH. Em contraste com a maioria dos microadenomas, esse processo é relativamente ineficiente nos macroadenomas corticotróficos, os quais segregam abundante quantidade de POMC não processada.[7-9]

Alguns macroadenomas pituitários são "adenomas corticotróficos silenciosos" e podem apresentar-se somente com efeito de massa tumoral (p. ex., compressão de quiasma óptico). A ausência inicial dos caracteres cushingoides pode progredir para uma clara síndrome de Cushing clínica. Esses tumores podem ser diagnosticados no pré-operatório, com seguimento pós-cirúrgico mediante a mensuração plasmática de POMC.[10]

Tumores que causam doença de Cushing são relativamente resistentes aos efeitos dos glicocorticoides, mas a expressão da *POMC* e a secreção do ACTH são, em parte, reduzidas por doses elevadas de dexametasona em 80% dos casos.[2,11]

Informações recentes mostram prejuízo na expressão do receptor de *ACTH* nos corticotrofos, aumento da inativação do cortisol pela 11β-hidroxiesteroide desidrogenase[12,13] e, também, expressão reduzida da proteína "ponte" Brg1, a qual está envolvida no *feedback* dos glicocorticoides.[14] Esses dados explicam, em parte, a aparente resistência aos glicocorticoides na doença de Cushing. Aproximadamente 90% dos tumores expressam o receptor do hormônio liberador de corticotrofina 1 (CRH), como evidenciado pela secreção de ACTH em resposta à administração de CRH exógeno. Os tumores expressam, também, receptor de vasopressina 3 (V3) e respondem à vasopressina e à desmopressina *in vitro* e *in vivo*.[15,16] Na síndrome ACTH ectópica, o estudo da linhagem celular humana DMS-79, um exemplo de câncer de pulmão de pequenas células, mostrou que a *POMC* é ativada por fatores de transcrição distintos daqueles na pituitária, incluindo os fatores E2F,[17,18] que estão aptos a ligar-se ao *promoter* quando este não está metilado.[19] Ao contrário, tumores carcinoides, cujo comportamento é mais benigno, apresentam fenótipo molecular semelhante ao dos tumores pituitários corticotróficos.[20]

Por outro lado, sabemos mais sobre as causas raras da síndrome de Cushing adrenal. A hiperplasia adrenal macronodular ACTH-independente (AIMAH) é caracterizada, em muitos casos, por expressão aberrante, em ambas as adrenais, de receptores que não estão normalmente presentes (expressão ectópica) ou pelo aumento da expressão de receptores usualmente presentes (expressão eutópica).[21] A secreção de cortisol nesses pacientes é mediada por receptores de membrana funcionais para o peptídeo inibitório gástrico (GIP) (Cushing dependente de alimento); vasopressina, catecolaminas, interleucina-1, leptinas, hormônio luteinizante (LH), serotonina ou, possivelmente, por outros ligantes não reconhecidos. Nos casos em que receptores estão acoplados ao AMPc aumentado, acredita-se que sua ativação cause hiperplasia, frequentemente muitos anos depois. Além disso, as respostas *in vitro* do tecido adrenal obtidas na cirurgia desses pacientes assemelham-se à resposta *in vivo* aos peptídeos.[22] O fato de esses receptores poderem estar presentes na hiperplasia adrenal macronodular associada a síndrome de Cushing subclínica enfatiza o papel potencialmente etiológico deles, e mais importância é dada a essa função devido à recente demonstração de que a expessão do GIP é suficiente para induzir crescimento adrenocortical.[23]Assim, tanto a expressão excessiva como a aberrante do receptor aparentam desempenhar um importante papel patológico. As causas para a expressão anormal desses receptores ainda não são conhecidas. Receptores aberrantes também ocorrem em adenomas unilaterais, porém muito menos comumente do que na AIMAH. Glândulas adrenais de portadores de doença de Cushing ACTH-dependente também exibem expressão dos receptores do GIP (GIPR).[24]

É concebível que o mecanismo de ativação do receptor da ACTH esteja associado à expressão aberrante do GIPR que eventualmente causa doença ACTH-independente, e que, desse modo, a expressão aberrante seja simplesmente um epifenômeno do impulso hiperplásico. Finalmente, um receptor de ACTH mutante constitucionalmente ativo também foi encontrado em um caso de síndrome de Cushing ACTH-independente.[25]

A PPNAD causa pequenos nódulos adrenais, que não podem ser visualizados por imagem. Este pode ser um diagnóstico difícil de ser realizado, uma vez que as características podem ser moderadas e cíclicas naturalmente. A PPNAD pode ser individual ou fazer parte do complexo de Carney (síndrome neoplásica múltipla autossômica dominante); a maioria dos casos ocorre em adolescentes ou adultos jovens.[26,27] Das várias formas raras de síndrome de Cushing familiar, essa é a mais frequente, e exige longa sobrevida para as complicações potencialmente fatais, incluindo mixomas cardíacos. Mutações em linhagens germinativas da subunidade reguladora R1A do PKA (*PRKAR1A*) estão presentes em aproximadamente 45% dos pacientes com complexo de Carney,[28,29] assim como na PPNAD isolada.[30] Curiosamente, esses pacientes demonstram aumento paradoxal da secreção de cortisol em resposta à dexametasona, associado a incremento da expressão do receptor de glicocorticoide.[31]

A síndrome de McCune-Albright se deve a uma mutação ativadora pós-zigótica do gene *GNAS1*. O mosaico tecidual obtido resulta em um fenótipo diverso, podendo a doença se apresentar nas primeiras semanas de vida. Essas mutações levam à esteroidogênese por parte dos nódulos adrenais afetados.[32]

Com referência aos tumores adrenais corticais, recente publicação mostrou elevada prevalência de mutações de β-catenina, particularmente nos adenomas,[33] e, raramente, mutações de *PRKAR1A*.[34] Alterações moleculares que distinguem carcinomas adrenais corticais de adenomas têm sido cada vez mais identificadas: nos carcinomas, é comum a perda de alelos ou a perda de *imprinting*, no *locus* 11p15.[35] Isso está associado a exacerbada expressão de IGF-2 e reduzida expressão do p57/kip2,[35,36] um desequilíbrio que favorece o crescimento celular. Uma mutação específica na linhagem celular do p53 está associada a índice elevado de carcinoma adrenocortical no Brasil.[37,38]

MANIFESTAÇÕES CLÍNICAS

Os achados clínicos podem ser discretos e variam em qualquer paciente em um modo cíclico, causando dificuldade diagnóstica. O diagnóstico tem aumentado consideravelmente em pacientes com a síndrome metabólica, que podem apresentar características brandas, de início lento, o que pode representar um desafio diagnóstico considerável. Os sinais que mais seguramente distinguem a síndrome de Cushing da obesidade simples são os de perda proteica: a presença de pele fina em jovens, fácil contusão e fraqueza muscular. Nas crianças, as características são particularmente diferentes, com obesidade e importante redução da velocidade de crescimento.[39-43]

Dados recentes enfatizam a diferença na apresentação clínica entre mulheres e homens, com estrias violáceas, atrofia muscular, osteoporose e litíase renal sendo mais comuns em homens.[44] Litíase renal está presente em cerca de 45% de todos os pacientes, mas nem sempre é clinicamente evidente. Disfunção gonadal é comum em ambos os sexos. Os efeitos adversos dos glicocorticoides sobre o metabolismo ósseo são evidenciados pela redução da densidade mineral óssea, embora a incidência exata não esteja estabelecida e ela tenda a normalizar-se algum tempo após o tratamento efetivo. A perda óssea pode ser mais intensa na síndrome de Cushing primariamente adrenal do que na doença de Cushing.

Mais de 70% dos pacientes com síndrome de Cushing podem apresentar-se com sintomas psiquiátricos, que variam de ansiedade a psicose franca; se presente, a depressão é frequentemente de caráter agitado. Algum grau de distúrbio psiquiátrico pode comumente persistir após a cura da síndrome de Cushing. Déficits da memória de curto prazo e de cognição são comuns e podem persistir por, pelo menos, 1 ano após o tratamento.[45] Esses efeitos estão associados a redução no volume cerebral perceptível, que lentamente reverte após correção da hipercortisolemia.[46] Os pacientes continuam a ter prejuízo da qualidade de vida, mesmo após resolução do excesso de cortisol,[47-49] e devem ser aconselhados quanto a isso.

Tabela 7.3 Frequência de sinais clínicos e sintomas da síndrome de Cushing

Sinais e sintomas	%
Obesidade ou ganho de peso	95*
Pletora facial	90
Face arredondada	90
Diminuição da libido	90
Pele fina	85
Queda do crescimento linear em crianças	70 a 80
Irregularidade menstrual	80
Hipertensão	75
Hirsutismo	75
Depressão/labilidade emocional	70
Equimoses fáceis	65
Intolerância à glicose	60
Fraqueza	60
Osteopenia ou fratura	50
Nefrolitíase	50

Com base em dados combinados das referências 2, 44 e 44a.
*Cem por cento em crianças.[67]

O excesso de cortisol predispõe à hipertensão e à intolerância à glicose. Os pacientes com síndrome de Cushing apresentam aumento do risco cardiovascular, os quais podem não retornar plenamente a seu estado normal após remissão.[50-52] A hiper-homocisteinemia e a redução dos níveis séricos de folato, presentes na doença em atividade, normalizam-se durante a remissão da doença,[53] sugerindo que o iminente risco cardiovascular não está relacionado com esses fatores. O perfil metabólico adverso também é evidente em estudos de imagem, que demonstram esteatose hepática (em 20% dos pacientes)[54] e aumento da gordura visceral.[55]

DIAGNÓSTICO DA SÍNDROME DE CUSHING

É essencial que o diagnóstico da síndrome de Cushing seja realizado antes de qualquer tentativa de diagnóstico diferencial. O fracasso em estabelecer o diagnóstico resulta em erro diagnóstico ou manejo inapropriado.[1,2] Três ferramentas diagnósticas são comumente utilizadas para se estabelecer o diagnóstico da síndrome de Cushing: o teste de supressão com baixa dose de dexametasona, o cortisol sérico da meia-noite ou o cortisol salivar noturno e o cortisol livre na urina de 24h.[41a]

Teste de Supressão com Baixa Dose de Dexametasona

Na síndrome de Cushing, existe uma perda do *feedback* normal do eixo hipotalâmico-hipofisário-adrenal. Testes com dexametasona são designados para demonstrar isso e, em indivíduos normais, a dexametasona que não é mensurada nos ensaios de cortisol causa supressão do ACTH e, por conseguinte, do cortisol.

Em geral, dois testes são utilizados. No teste de supressão com dexametasona à noite, administra-se 1mg de dexametasona às 23h e o cortisol sérico é dosado na manhã do dia seguinte, entre 8h e 9h. No teste de supressão com dexametasona de 48h, a dexametasona é administrada na dose de 0,5mg, de 6 em 6 horas, durante 2 dias, às 12h, 18h, 0h e 6h, com mensuração do cortisol sérico às 9h, no início e no fim do teste. Para exclusão da síndrome de Cushing, o cortisol sérico deve ser < 50nmol/L (1,8μg/dL) após ambos os testes.[2,56] O teste de 48h é mais específico e, com as instruções adequadas, pode ser realizado pelo próprio paciente em sua residência. Em ambos os testes, algumas precauções devem ser tomadas se há risco de má absorção da dexametasona ou se os pacientes estão em uso de fármacos que aumentam o *clearance* hepático da dexametasona, incluindo carbamazepina, fenitoína, fenobarbital ou rifampicina. Pacientes submetidos a terapia estrogênica ou gestantes devem apresentar aumento da globulina ligadora do cortisol (CBG). Como os ensaios comerciais do cortisol mensuram o cortisol total, eles podem apresentar resultado falso-positivo após o teste de supressão com dexametasona. Estrogênios orais devem ser suspensos por um período de 4 a 6 semanas para que os níveis de CBG possam retornar aos valores basais. Além disso, a amostra do cortisol deve ter boa acurácia nesses níveis reduzidos.

Cerca de 3% a 8% dos pacientes com doença de Cushing têm sensibilidade à dexametasona e demonstram redução do cortisol sérico para < 50nmol/L (1,8μg/dL) em ambos os testes. Adicionalmente, um índice de falso-positivo > 30% tem sido relatado em outros indivíduos hospitalizados e saudáveis. Assim, caso permaneça uma suspeita clínica elevada, estarão indicadas a repetição dos testes e outras investigações.[41a]

Cortisol Plasmático da Meia-noite

Os níveis séricos do ACTH começam a se elevar entre 3 e 4h, atingindo um pico entre 6 e 8h. Em seguida, esses valores reduzem no decorrer do dia. Os valores do cortisol plasmático refletem isso, com maiores níveis entre as 8 e as 9h, caindo para < 50nmol/L (1,8μg/dL) à meia-noite, enquanto o paciente se encontra em estado de tranquilidade. O ritmo circadiano está alterado nos pacientes com síndrome de Cushing.

Uma única dosagem de cortisol sérico da meia-noite > 50nmol/L, coletada com o paciente dormindo, é o indicador mais sensível da síndrome de Cushing e, em nossa experiência, está presente em todos os casos, porém não possibilita diferenciação entre as possíveis etiologias (Figura 7.1). Para que o teste seja realizado adequadamente, é necessária a admissão por um período de 48 horas, de modo a permitir o restabelecimento do ritmo circadiano normal nos indivíduos não afetados e, assim, evitar falso-positivos. Trata-se de um dos testes mais difíceis de se realizar corretamente, e exige que os pacientes sejam instruídos para suspendê-lo até, no máximo, 22h30. Para evitar um cortisol elevado por causa da expectativa pelo teste, recomenda-se que os pacientes sob investigação não sejam avisados de que a coleta será realizada. É fundamental o relato de que a coleta foi realizada enquanto o paciente estava acordado ou dormindo, uma vez que, se o paciente está acordado, o teste não é interpretado facilmente. A amostra deve ser coletada dentro de 5 minutos após o paciente ter sido acordado. Infelizmente, a especificidade desse teste está propensa a ser muito baixa em indivíduos com doença aguda (p. ex., sepse ou insuficiência cardíaca), que irão exibir um ritmo circadiano enfraquecido, com níveis elevados do cortisol à meia-noite. Isso é visto com mais ênfase em unidades intensivas, onde os níveis circulantes de cor-

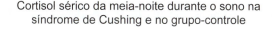

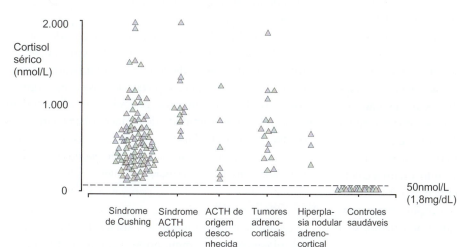

Figura 7.1 Valores de cortisol plasmático à meia-noite, dormindo, em pacientes com síndrome de Cushing e pessoas normais. (Reproduzida com permissão de Newell-Price et al. Clin Endocrinol [Oxf] 1995; 43[5]:545-50.)

tisol costumam permanecer elevados. Um cortisol plasmático da meia-noite > 207nmol/L (7,5µg/dL), coletado com o paciente acordado, diferencia a síndrome de Cushing das demais causas de hipercortisolemia, mas pode falhar na doença moderada em cerca de 7% dos casos.[1]

Cortisol Salivar Noturno

Recentes publicações têm renovado o interesse pelo cortisol salivar no diagnóstico da síndrome de Cushing. O cortisol salivar reflete o cortisol livre circulante, e a facilidade de coleta e a estabilidade à temperatura ambiente fazem dele uma ferramenta de triagem bastante apropriada para avaliação de pacientes ambulatoriais.[57-67] As taxas de diagnóstico variam entre as muitas publicações devido às diferentes análises e à comparação dos grupos utilizados para estabelecer os pontos de corte. O teste tem sensibilidade e especificidade entre 95% e 98%. Como os valores do cortisol salivar, em termos de magnitude, são menores do que os do cortisol sérico, é essencial que a qualidade do local da análise seja conhecido e que seja utilizado o ponto de corte apropriado. O teste é particularmente utilizado na avaliação da síndrome de Cushing cíclica[66] e em crianças.[59,60] É importante a realização de duas medidas, e valores de cortisol salivar > 350ng/dL ou 9,8 nmol/L evidenciam hipercortisolismo; em caso de valores de cortisol salivar < 150ng/dL ou 4,2 nmol/L, o diagnóstico é improvável.

Cortisol Livre Urinário

O cortisol urinário consiste em uma avaliação direta do cortisol livre circulante (biologicamente ativo). O excesso de cortisol circulante satura as proteínas ligadoras (CBG) e é excretado na urina como cortisol livre, justificando sua utilidade como marcador de hipercortisolemia. Valores quatro vezes maiores do que o limite superior da normalidade confirmam o hipercortisolismo. Uma única mensuração apresenta baixa sensibilidade para pacientes com hipercortisolemia intermitente. A especificidade é um problema comum, uma vez que, nas análises baseadas em anticorpos, os níveis de cortisol livre urinário (CLU) se sobrepõem aos observados em pacientes com outras causas de hipercortisolemia (veja anteriormente). O uso de HPLC (*High Performance Liquid Chromatography*) e *tandem mass spectrometry* pode aumentar a acurácia diagnóstica, embora substâncias como digoxina e carbamazepina possam produzir picos na análise da HPLC e levar a resultados falsamente elevados.[56] Além disso, se houver insuficiência renal com um GFR < 30mL/min, ou uma coleta incompleta, o CLU pode ser falsamente baixo.[56]

Revisão do volume coletado e correção para a concentração de creatinina podem ser úteis no cálculo, se a coleta é completa.

Pseudo-Cushing

Duas condições bem características que resultam em síndrome pseudo-Cushing são a dependência alcoólica e a depressão. A internação de pacientes com suspeita de dependência alcoólica pode ser bastante útil, visto que o álcool pode ser detectado no sangue e o valor do cortisol plasmático da meia-noite (coletado com o paciente dormindo) se mostra indetectável dentro de 5 dias após o período de abstinência. A depressão é a apresentação mais comum que deve ser diferenciada da síndrome de Cushing verdadeira, e este é frequentemente mais um problema desafiador. Um teste com antidepressivos pode, nessa ocasião, ser o único meio para estabelecer o diagnóstico.

Os testes considerados úteis na diferenciação entre pseudo-Cushing e síndrome de Cushing são o teste de tolerância à insulina e o teste do CRH com supressão com dexametasona. Os pacientes deprimidos têm resposta intacta do cortisol à hipoglicemia induzida pela insulina, e essa resposta é vista em apenas 18% dos pacientes com síndrome de Cushing. Para realização desse teste, deve-se preferir a dose de 0,3U/kg de insulina solúvel, em vez de 0,15U/kg, que deve ser administrada para superar os efeitos da resistência insulínica dos elevados níveis do cortisol circulante. Apesar do entusiasmo inicial com o teste do CRH associado à supressão com dexametasona, estudos mais recentes têm demonstrado que ele não apresenta maior acurácia do que o padrão teste de supressão com baixa dose de dexametasona (TSBDD) de 48h.

Síndrome de Cushing Cíclica

Por motivos desconhecidos, alguns portadores de síndrome de Cushing exibem secreção cíclica de cortisol que pode flutuar e regredir espontaneamente, algumas vezes durante muitos anos. Os sinais e sintomas da síndrome de Cushing, como miopatia, hipertensão e diabetes, podem oscilar de acordo com os níveis circulantes de cortisol. Tais dinâmicas podem causar considerável dificuldade diagnóstica, podendo ser necessárias novas investigações de tempos em tempos e em muitas ocasiões. É crucial que qualquer avaliação do diagnóstico diferencial seja realizada somente quando houver hipercortisolemia estabelecida. Repetidas consultas em uma unidade endocrinológica podem ser necessárias. Uma estratégia em potencial consiste na estimativa do cortisol salivar: amostras periódicas de saliva podem ser encaminhadas à unidade de endocrinologia, em tubos fechados, por intermédio do correio. Se os valores do cortisol salivar estiverem elevados, o paciente poderá ser rapidamente admitido para investigação formal.

Resumo (Figura 7.2)

Usamos rotineiramente o TSBDD de 48h e o cortisol plasmático da meia-noite (coletado durante o

Capítulo 7 Síndrome de Cushing

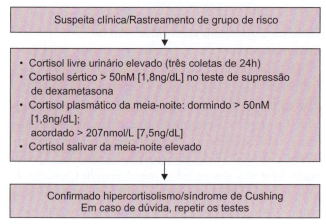

Figura 7.2 Diagnóstico da síndrome de Cushing.

sono) para investigação da síndrome de Cushing. Devido às baixas sensibilidade e especificidade, utilizamos com menos frequência o CLU como instrumento diagnóstico, porém todos os três testes podem ser necessários e, se a dúvida persistir, estará indicada a repetição dos testes.

DIAGNÓSTICO DIFERENCIAL DA SÍNDROME DE CUSHING

Após a confirmação da síndrome de Cushing, e na vigência de hipercortisolemia, a próxima etapa consistirá na mensuração do ACTH plasmático. O bom manuseio da amostra é crucial. O ACTH é rapidamente degradado e, para evitar valores falsamente baixos, é necessária a centrifugação a frio imediatamente após a coleta, com congelamento a –40°C antes da armazenagem, para avaliação posterior.

ACTH Plasmático

Os pacientes com síndrome de Cushing de origem adrenal terão ACTH suprimido para valores < 5pg/mL, e a atenção deverá voltar-se para a imagem das adrenais com tomografia computadorizada (TC) ou ressonância nuclear magnética (RNM). Níveis persistentemente > 15pg/mL são indicativos de síndrome de Cushing ACTH-dependente e necessitam de investigação, a qual será detalhada adiante. Níveis de ACTH entre 5 e 15pg/mL exigem cuidados na interpretação, pois um paciente com doença de Cushing pode, ocasionalmente, ter um ACTH < 10pg/mL. Recomendam-se pelo menos duas a três dosagens de ACTH plasmático para evitar interpretação equivocada de certos pacientes com doença de Cushing.

Síndrome de Cushing ACTH-independente

Na síndrome de Cushing ACTH-independente causada por adenoma adrenal, carcinoma ou AIMAH, a causa anatômica será invariavelmente visível na TC. Na PPNAD, as adrenais poderão parecer normais. Dessa maneira, se for estabelecida a síndrome de Cushing ACTH-independente com adrenais normais na imagem, testes genéticos para mutações de *PRKAR1A*, ou a observação de outras características do complexo de Carney (lesões pigmentadas na pele, mixomas), serão benéficos durante a avaliação diagnóstica. A administração oral de glicocorticoides deverá ser reconsiderada nessa etapa.

Diagnóstico Diferencial da Síndrome de Cushing ACTH-dependente (Figura 7.3)

A diferenciação entre causas hipofisárias e não hipofisárias de ACTH permanece como um dos maiores desa-

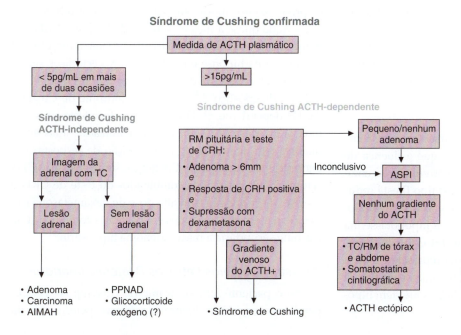

Figura 7.3 Diagnóstico da causa da síndrome de Cushing ATCH-dependente. (ASPI: amostra dos seios petrosos bilaterais inferiores.)

fios da endocrinologia clínica. Tumores carcinoides podem mimetizar muitas das manifestações clínicas da doença de Cushing, refletindo, até certo grau, um tumor biológico semelhante. Essas características são comprovadas porque esses tumores ectópicos frequentemente têm 1cm de diâmetro e, consequentemente, poderem causar dificuldade na visualização, mesmo com exames de imagem modernos. Além disso, durante a investigação, anormalidades radiológicas podem ser descobertas, as quais não são, necessariamente, funcionantes. Esses "incidentalomas" podem dificultar a interpretação e, por este motivo, é confiável uma investigação bioquímica, de preferência com métodos de imagem, para a diferenciação entre causas hipofisárias e não hipofisárias da origem do ACTH.

A doença de Cushing é encontrada em nove de cada 10 mulheres com síndrome de Cushing ACTH-dependente. É contra esta possibilidade pré-teste que o desempenho diagnóstico dos testes deve ser julgado. Não existe um teste com 100% de acurácia diagnóstica e, realmente, uma propriedade poderia pressupor uma diferença invariável entre a biologia dos tumores hipofisários e a dos não hipofisários na secreção de ACTH, o que não é o caso. Por isso, são necessários vários testes reunidos para evidenciar melhor o local da secreção de ACTH. Desde que a cirurgia hipofisária é rotineiramente usada na doença de Cushing, um conjunto de testes é responsável por evitar uma cirurgia transesfenoidal inapropriada em um paciente com evidência de secreção ectópica de ACTH.

Testes Basais
ACTH

Os níveis circulantes de ACTH no plasma são usualmente menores na doença de Cushing, se comparados aos dos pacientes que apresentam secreção ectópica. Como frequentemente há superposição dos valores de ACTH entre os pacientes com doença de Cushing e secreção ectópica, esse dado sugestivo não é utilizado rotineiramente para a distinção de ambas as condições.

Potássio Plasmático

A síndrome de ACTH ectópico cursa com níveis circulantes mais elevados de cortisol do que a doença de Cushing. Na síndrome de Cushing, a atividade da enzima 11β-hidroxiesteroide desidrogenase tipo II está reduzida, permitindo que o cortisol aja como um mineralocorticoide no rim. Consequentemente, a hipopotassemia é mais frequente na síndrome do ACTH ectópico. É importante, entretanto, lembrar que esta representa mais a gravidade da doença do que uma etiologia específica, já que 10% dos pacientes com doença de Cushing têm hipopotassemia em sua apresentação.

Testes Dinâmicos
Teste de Supressão com Dose Alta de Dexametasona

O teste de supressão com alta dose de dexametasona (TSDAM) – 2mg a cada 6 horas por 48 horas ou uma única dose de 8mg – vem sendo amplamente usado por muitos anos. Esse teste se baseia na relativa sensibilidade dos adenomas corticotróficos aos glicocorticoides, comparada à resistência mostrada pelos tumores não hipofisários. Aproximadamente 80% dos pacientes com doença de Cushing têm supressão do cortisol para valores < 50% em relação ao valor basal,[2] o que é inferior à probabilidade pré-teste de doença de Cushing, e por isso tem pouca utilidade diagnóstica. Além disso, o teste com alta dose de dexametasona não oferece mais vantagens do que o teste com dose baixa de dexametasona por 48 horas, o qual já havia demonstrado supressão > 30% no cortisol sérico.[68] Não utilizamos de rotina o TSDAM, exceto quando o ASPBI não está disponível.

Teste do Hormônio Liberador da Corticotrofina e Teste da Desmopressina

O hormônio liberador da corticotrofina (CRH) recombinante humano, ou CRH ovino, é administrado em dose única de 1μg/kg EV, em *bolus*, ou, mais usualmente, 100μg EV. Ele estimula os corticotrofinomas, levando ao aumento do ACTH e do cortisol sérico. Essa elevação é incomum na síndrome do ACTH ectópico. O teste com CRH ovino demonstrou sensibilidade de 93% para a doença de Cushing, com base na resposta do ACTH em 15 e 30 minutos.[69] Usando um modelo (até 90 minutos) e um rigoroso ponto de corte de 50% de incremento de ACTH plasmático, o teste do CRH ovino obteve sensibilidade de 86% para a doença de Cushing.[70] Isso esclarece a queda na semelhança pré-teste encontrada em menor grau nas mulheres. Foi encontrada quase a mesma sensibilidade com o CRH humano nos mesmos pontos de tempo.[71] Como o receptor V3 é expresso na hipófise e muitos tumores ectópicos segregam ACTH, o teste da desmopressina tem utilidade limitada no diagnóstico diferencial da síndrome de Cushing ACTH-dependente.[72,73] Do mesmo modo, o teste que combina CRH e desmopressina tem sido utilizado,[74] mas séries maiores têm demonstrado sobreposição de respostas em pacientes com doença de Cushing e síndrome do ACTH ectópico.[75] Os resultados combinados do teste de CRH e do teste de supressão com alta dose de dexametasona são frequentemente discordantes em pacientes com doença de Cushing secundária a macroadenoma hipofisário.[7]

Amostra dos Seios Petrosos Bilaterais Inferiores

Se o paciente tem síndrome de Cushing ACTH-dependente, sugerindo doença hipofisária, pelos testes da supressão com dexametasona e do CRH, e a imagem da RNM mostra lesão focal de 6mm ou mais, o diagnóstico de doença de Cushing é realizado. O maior problema é que 40% dos pacientes com doença de Cushing têm imagem normal à RNM da hipófise.[76] Nesses casos, a amostra do gradiente centro-periferia de ACTH é o método mais seguro para diferenciação entre causas hipofisárias e não hipofisárias de ACTH. Como o efluente hipofisário drena para os seios petrosos via seios cavernosos e jugulares, um gradiente entre o valor do ACTH plasmático obtido nesse local e o de uma amostra plasmática periférica simultânea indica uma fonte central de ACTH.

A amostra dos seios petrosos bilaterais inferiores (ASPBI) é o método mais seguro para diferenciação entre causas hipofisárias e não hipofisárias de ACTH. Este seria claramente o caso em indivíduos normais, enquanto naqueles com doença ectópica os corticotrofos hipofisários normais deveriam estar adequadamente suprimidos pelo cortisol sérico circulante e, portanto, não deveria haver nenhum gradiente. Por esse motivo, é essencial que o paciente esteja no ciclo ativo da doença, e em estado de hipercortisolemia, para que o teste seja devidamente interpretado. Se há evidências de que o paciente esteja com o "ciclo desligado", o teste deverá ser adiado e realizado em uma próxima ocasião.

Essa técnica altamente invasiva e especializada envolve a introdução de finos cateteres em ambos os seios petrosos, por via femoral, por um radiologista experiente. A confirmação das posições dos cateteres por fluorografia em duas dimensões é mandatória para assegurar o sucesso do cateterismo. A acurácia diagnóstica é aumentada quando acrescentamos o teste de estimulação do CRH. Um gradiente entre o ACTH basal e o periférico > 2:1 ou um gradiente estimulado > 3:1 é indicativo de doença de Cushing.[77] A análise de várias séries iniciais, com mais de 800 pacientes, revelou um teste quase perfeito, mostrando sensibilidade e especificidade de 94%.[78] Pequenas séries têm sugerido que os falso-negativos poderiam ser identificados com uma amostra simultânea de prolactina para corrigir valores no ACTH.[79,80] É possível que os resultados falso-positivos resultem de supressão inadequada dos corticotrofos normais; a duração e a quantidade do hipercortisolismo devem ser mensuradas antes do teste. Quando o CRH é muito dispendioso, ou não se encontra disponível, a desmopressina é uma alternativa razoável, lembrando que muitos pacientes com secreção ectópica de ACTH estão sendo estudados dessa maneira e, à medida que mais casos vão sendo estudados, observa-se que o desempenho geral do teste não é tão bom, como acontece no caso da ASPBI com CRH.

Em adultos, a ASPBI tem somente 70% de acurácia para a lateralização da fonte de ACTH na hipófise;[2,56] em crianças, no entanto, ela tem melhor acurácia para esse propósito do que a RNM.[81] Amostras diretamente dos seios cavernosos não melhoram a acurácia.[82]

Desconforto transitório nas orelhas durante a colocação do cateter é comum. Complicações como acidentes vasculares encefálicos são muito raras e parecem ter relação com o formato do cateter. Recomenda-se a heparinização durante a colocação dos cateteres *in situ*. Na nossa experiência com mais de 200 casos estudados com ASPBI, não registramos eventos adversos.

Amostra da Veia Jugular Interna

Amostra da veia jugular interna pode ser proposta como um método mais simples. Na comparação das pacientes, revelou-se inferior à ASPBI.[83] Esse teste, entretanto, poderia ser útil em centros com limitada experiência, enquanto a ASPBI seria reservada aos casos cujos resultados fossem negativos.[84]

Radiologia

Pituitária

Mais de 40% dos corticotrofinomas que causam a doença de Cushing em adultos não são visíveis à RNM.[76] Aqueles que são visíveis usualmente não se intensificam após a administração do gadolínio na imagem de T1. A RNM dinâmica, com administração rápida de contraste EV e sequência rápida obtida logo após, não melhorou as taxas de diagnóstico geral. De qualquer modo, diminuições nas sequências obtidas podem ter maior sensibilidade em adultos[85] e crianças.[86] Além disso, 10% da população normal têm incidentaloma hipofisário,[87] sendo necessária uma avaliação bioquímica cuidadosa para diferenciação de causas hipofisárias e não hipofisárias de ACTH. Na ausência de macroadenoma hipofisário, uma RNM anormal não é evidência conclusiva a favor da doença de Cushing.

Adrenal

A TC permanece como o método de imagem que dá maior resolução especial à anatomia adrenal. Não é possível distinguir, pela TC, os adenomas produtores de cortisol e carcinomas, embora lesões > 6cm de diâmetro possam ser consideradas malignas. Se há evidência de invasão vascular, a malignidade também deve ser suspeitada em tumores de qualquer tamanho. Um tumor funcionante secretor de cortisol causará supressão do ACTH plasmático e provocará atrofia da adrenal contralateral. Na síndrome de Cushing ACTH-dependente, as glândulas adrenais sofrerão hiperplasia bilateral, com o tamanho refletindo o nível prevalente de cortisolemia estimulada pelo ACTH. Hiperplasia nodular pode ser ocasionada pela síndrome de Cushing ACTH-dependente, e a diferenciação entre esta e um tumor adrenal primário pode ser facilitada se encontrarmos, na primeira condição, uma hipertrofia sem atrofia da glândula contralateral, o que pode ser visto na segunda condição. É um importante ponto na conduta terapêutica, visto que uma terapia direcionada para a hipófise pode ser mais apropriada nessas circunstâncias.

Imagem na Secreção Ectópica de ACTH

Uma TC *multi-slice* (multifatiada) com cortes finos de tórax e abdome e/ou RNM de tórax tem alta taxa de detecção da síndrome do ACTH ectópico. Uma maneira de diferenciar o tumor de marcas vasculares no pulmão é examinando o paciente em decúbito dorsal e em posição inclinada, na qual as marcas vasculares tendem a desaparecer. Tumores carcinoides brônquicos associados à síndrome de Cushing têm-se mostrado > 2cm de diâmetro no momento do diagnóstico e são usualmente revelados com a TC. Se nenhuma lesão foi visualizada no pulmão, uma extensa imagem do abdome pode ser adquirida. Cateterismo corporal seletivo para amostras de ACTH plasmático não é um método usualmente utilizado. Muitos pacientes com pequenos tumores neuroendócrinos podem expressar receptores para somatostatina e ser revelados por uma cintilografia para receptor da somatostatina. Entretanto, é raro encontrarmos um verdadeiro tumor oculto à cintilografia para receptores de somatostatina e que não seja visível à TC. O uso de doses maiores de radionucleotídeo pode, em alguns casos, revelar lesões que não eram visíveis na imagem. Em pacientes com doença recorrente, a cintilografia para receptores de somatostatina pode ser útil para o acompanhamento[88] e tem baixa taxa de falso-positivo.[89] A tomografia com emissão de pósitrons (PET) com 18-fluorodesoxiglicose (FDG) é pouco benéfica, uma vez que os tumores costumam ter baixa atividade metabólica.[90] Embora o ^{11}C-5-hidroxitriptofano tenha sido proposto como método de imagem universal para os tumores neuroendócrinos, poucos pacientes foram estudados,[91] e é necessária maior experiência para determinar sua utilidade. Mesmo com as amplas investigações, a causa do ACTH pode permanecer "oculta" em 5% a 15% dos pacientes e exigir o acompanhamento continuado; esta taxa diminui com o tempo de acompanhamento.

Resumo

Na síndrome de Cushing ACTH-dependente, o melhor método para diferenciação entre as causas hipofisárias e as ectópicas de ACTH é a ASPBI, a qual tem sido o método mais confiável em nossa rotina. Alguns centros preferem usar rotineiramente o teste TSDAM e o teste com o CRH associados a métodos de imagem, reservando a ASPBI para os casos de dúvida. A Figura 7.3 mostra um algoritmo para diagnóstico e diagnóstico diferencial.

TRATAMENTO

Condições associadas, como hipertensão e *diabetes mellitus*, necessitarão de tratamento de acordo com cada situação. Para possibilitar a recuperação do dano causado pelos altos níveis de cortisol circulante, recomenda-se que todos os pacientes com síndrome de Cushing sejam tratados com medicamentos por um período de 6 semanas, antes de qualquer intervenção cirúrgica. Problemas específicos merecem discussão.

Hipopotassemia

Em algumas circunstâncias, a hipopotassemia pode ser ameaçadora e necessitar terapia de urgência com suplementação de potássio ou uso de fármacos poupadores de potássio, como o triantereno (50mg, duas a três vezes ao dia) ou amilorida, 5 a 10mg/dia.

Psicose

Em geral, responde à queda dos níveis de cortisol, sendo às vezes necessário o uso de agentes antipsicóticos durante a investigação.

Terapia Medicamentosa para Diminuir o Cortisol

Metirapona

A metirapona inibe a secreção de cortisol pelo bloqueio da etapa final da síntese de cortisol. O controle efetivo é conseguido em 80% dos pacientes com doença de Cushing e tumores adrenais e em > 70% dos casos de secreção ectópica de ACTH. É necessária a administração de duas a três vezes ao dia, com doses iniciais de 500mg, três vezes ao dia. A resposta é monitorizada por amostras de cortisol plasmático, cinco vezes ao dia, entre 9h e 21h, ou por CLU. O nível da dose será conseguido, após 72 horas de intervalo, quando os níveis plasmáticos de cortisol atingirem 150 a 300nmol/L, igualando-se aos níveis normais de cortisol. O cálculo da dose diária em pacientes com doença de Cushing ou com secreção ectópica de ACTH é de 2 e 4g, respectivamente, em doses divididas. Como a metirapona causa aumento dos precursores androgênicos, o hirsutismo é o maior efeito colateral em mulheres. Além disso, há rápido e amplo aumento no nível de 11-desoxicortisol, o qual pode levar a reações cruzadas nos valores do cortisol por radioimunoensaio (RIA)

Capítulo 7 Síndrome de Cushing

e exigir avaliação cuidadosa para interpretação dos valores do cortisol.

Cetoconazol

O cetoconazol é um agente imidazólico antifúngico que bloqueia a síntese de esteroides adrenais em diversos pontos. Em contraste com a metirapona, o tratamento com cetoconazol não causa aumento dos precursores androgênicos, e não há hirsutismo como efeito colateral. Em alguns casos, o cetoconazol pode induzir uma disfunção hepatocelular, sendo mandatório o monitoramento da bioquímica hepática. O tratamento inicial sugerido é de 200mg três vezes ao dia, podendo-se alcançar doses de 1,2g por dia em pacientes com doença de Cushing. O começo da ação do cetoconazol é mais lento do que o da metirapona, e o aumento da dose pode ser feito no intervalo de 2 a 3 semanas. Em alguns casos, é necessária a combinação dos fármacos, com doses menores de cada um em relação à monoterapia. Nessa ocasião, pode-se começar com cetoconazol e metirapona juntos e, após algum tempo, depois de alcançado um controle rápido, retira-se a metirapona, que em alguns casos pode permanecer por algumas semanas, e mantém-se a dose de cetoconazol, evitando o hirsutismo.

O hipoadrenalismo é um efeito colateral importante durante o tratamento com a associação de metirapona e cetoconazol, porém é mais comum durante o tratamento com a metirapona. Em certas ocasiões, particularmente na doença cíclica, pode ser necessário iniciar um regime de "bloqueio e reposição" com altas doses de metirapona e/ou cetoconazol e repor doses altas de dexametasona.

O,p'DDD (Mitotano)

O *o,p'DDD* mostra-se com efeito adrenolítico direto sobre as células do córtex adrenal e bloqueia a síntese do cortisol. Usualmente reservado para o tratamento do carcinoma adrenocortical, precisa de tempo, cerca de 6 semanas, para obter um efeito efetivo. O principal efeito colateral é a hipercolesterolemia, que pode ser tratada com uma estatina. Em altas doses, como as usadas no carcinoma adrenocortical (3 a 9g ao dia em doses divididas), tem efeitos colaterais associados, como anorexia e ataxias, em alguns pacientes com doença de Cushing, os quais podem ser tratados com doses menores e por períodos mais prolongados de tempo.

Etomidato

O etomidato é um agente anestésico de curta ação EV e, em doses não sedativas, pode ser usado para controle rápido da hipercortisolemia grave, especialmente em pa-

cientes na UTI. Doses entre 1,3 e 2,5g/h diminuem o cortisol para níveis indetectáveis, e os pacientes podem ser tratados com o regime de "bloqueio e reposição" com a infusão de hidrocortisona venosa, de 1 a 2mg/h.

Novas Terapias para Diminuir o ACTH

Por mais de 30 anos, muitos agentes têm sido usados na tentativa de inibir a secreção de ACTH por tumores corticotróficos, mas nenhum se mostrou consistente em diminuir o ACTH plasmático. Se uma medicação fosse desenvolvida para o tratamento da doença de Cushing com eficácia equivalente à dos agonistas dopaminérgicos nos prolactinomas, este seria um grande passo adiante.

Recentemente, renovou-se o interesse pelos agentes que agiriam dessa maneira. O agonista PPAR-γ rosiglitazona reduziu o ACTH e os níveis de cortisol e preveniu o aumento do tumor em modelos animais de doença de Cushing.[92] Embora os tumores corticotróficos humanos expressem PPAR-γ,[93] estudos recentes com doença de Cushing têm, infelizmente, mostrado bastante heterogeneidade. A rosiglitazona alcança em pouco tempo o controle de cortisol, com fuga posterior.[94,95] Da mesma maneira, o agonista PPAR-γ pioglitazona (em doses permitidas) não afetou os níveis de ACTH.[96] A rosiglitazona, na dose de até 1,5×, não diminuiu os níveis altos de ACTH devido a tumores corticotróficos após adrenalectomia bilateral (síndrome de Nelson), a despeito da expressão de PPAR-γ em amostras de tumores.[97] O paradoxo pode ser mostrado pelo fato de a ação desses componentes em tumores pituitários, pelo menos *in vitro*, poder ser independente da expressão de PPAR-γ.[98] Tumores corticotróficos podem expressar, também, o receptor 2 da dopamina, e uma curta administração de cabergolina, na dose de 1 a 3mg/semana, pode reduzir o hipercortisolismo em mais de 40% dos casos,[99] porém estudos maiores são necessários. O mais novo análogo da somatostatina, o SOM-230, reduz a secreção de ACTH em modelos de cultura de células e em cultura de células de tumores corticotróficos humanas,[100] e dados atuais sugerem a diminuição do cortisol em alguns pacientes com doença de Cushing.[101] Finalmente, há dados preliminares, em modelos animais, de que o ácido retinoico poderia causar inibição direta da secreção de ACTH secundária a tumores corticotróficos.[102]

Análogos da Somatostatina

Recentemente, o pasireotide tem sido estudado na inibição no ACTH e cortisol em pacientes com doença de Cushing, que apresentam expressão de receptores da somatostatina. *In vitro*, os estudos mostram que o pasireotide leva a maior supressão do ACTH, quando comparado ao octreotide. Em estudo de fase II, em análise 29 casos, o tratamento de 15 dias com pasireotide na dose de 600µg, duas vezes ao dia, resultou em normalização do cortisol livre urinário (UFC) em cinco pacientes (17%) e redução significativa em 22 (76%). Em outra série, o pasireotide em monoterapia, na dose de 100 a 250µg, três vezes ao dia, normalizou os níveis de cortisol livre urinário em 29% dos pacientes, enquanto um estudo multicêntrico, de fase III, incluindo 162 pacientes tratados com 600µg (82 pacientes) e 900µg (80 pacientes), duas vezes ao dia, revelou normalização do UFC em 15% e 26% dos casos, respectivamente. Foi observada também, em tratamento de 12 a 24 meses, redução da pressão sistólica e diastólica, do índice de massa corporal (IMC) e do colesterol total. Esse medicamento induz a hiperglicemia, sendo este seu principal efeito adverso, podendo ser mediado pela inibição do efeito das incretinas.[103-105]

Agonistas Dopaminérgicos

Estudos recentes evidenciam que o uso de agonistas dopaminérgicos inibe o ACTH e o cortisol em 40% dos casos. Doses de 3,5mg de cabergolina por semana promoveram resultados em pacientes que fracassaram com a cirurgia transesfenoidal, em tratamento a longo prazo (2 anos). Pivonello et al. apresentaram uma série de 20 casos em tratamento com cabergolina durante 3 meses, revelando redução do cortisol livre urinário em 40% dos pacientes com doença de Cushing persistente ou recorrente. É importante a monitorização da doença valvar cardíaca em pacientes em uso de cabergolina.[103]

Ácido Retinoico

Estudos mostram efeitos em animais. Em uma série de sete casos, depois da administração de 20mg de ácido retinoico, progredindo até 80mg, houve normalização dos níveis de cortisol livre urinário em três pacientes. São necessários estudos com séries maiores de casos.[103]

LCI699

O LCI699 é um potente inibidor da 11 β-hidroxilase e 18-hidroxilase. Em um estudo com 11 pacientes com doença de Cushing, LCI699 foi administrado durante 10 semanas, promovendo normalização de 10 dos 11 pacientes no 70º dia com dose e 5 a 10mg, duas vezes ao dia. O fármaco foi bem tolerado. Efeitos adversos são fadiga, náuseas e cefaleia.[103]

Mifepristona

Trata-se de um antagonista dos receptores dos glicocorticoides que exerce importante atividade antiproges-tágena. Em estudo multicêntrico (SEISMIC), foram administradas doses entre 300 e 1.200mg/dia, promovendo melhor controle do *diabetes mellitus* em 60% dos pacientes, controle da pressão arterial (38%), perda ponderal e redução da circunferência abdominal. A mifepristona foi recentemente aprovada nos EUA para tratamento da síndrome de Cushing com *diabetes mellitus* tipo II ou hiperglicemia em pacientes que apresentaram falha cirúrgica ou não candidatos a cirurgia. Superdosagem pode levar a insuficiência adrenal. Pode ser considerada para o tratamento de pacientes com complicações graves decorrentes do hipercortisolismo, como psicose ou infecções graves, e casos com pouca probabilidade de cura através da cirurgia, como adenomas com localização desfavorável.[103]

Cirurgia Transesfenoidal

Numerosas séries, muitas delas realizadas nos últimos 5 anos, mostraram os resultados e um longo seguimento após cirurgia transesfenoidal para doença de Cushing. A cirurgia transesfenoidal oferece uma microadenectomia seletiva do corticotrofinoma, deixando intacta a função hipofisária. A literatura mostra uma quota inicial de remissão entre 60% e 80%, porém com taxa de recidiva de mais de 20%, quando o acompanhamento é feito por muitos anos (Figura 7.4). Essas variações parecem refletir a habilidade cirúrgica e o método controverso de observar as características de remissão ou continuação da doença no período pós-operatório. De modo geral, com seguimento cuidadoso e prolongado (10 anos), a taxa de remissão a longo prazo é de aproximadamente 60%: séries que sugerem taxas maiores do que esta têm um tempo de seguimento mais curto ou adotam critérios menos rigorosos para remissão. Os pacientes que têm hipocortisolismo (cortisol sérico baixo às 9h) no pós-operatório imediato necessitam de glicocorticoide até que o eixo hipotálamo-hipófise-adrenal se recupere, em geral em 6 a 18 meses após a cirurgia. Embora um longo período de remissão seja mais provável quando o cortisol sérico é baixo (< 50nmol/L) no pós-operatório, este não é um valor limite que possa excluir plenamente uma possível recorrência. Cuidados são necessários na interpretação do cortisol sérico nos pacientes que receberam altas doses de glicocorticoides no perioperatório, já que elas podem suprimir o nível de cortisol em células tumorais corticotróficas, e o paciente pode aparentar estar em remissão, porém as células tumorais crescem devagar e parecem reincidir anos mais tarde. Aparentemente, a supressão do cortisol sérico com o teste da dexametasona no período pós-operatório é um pobre indicador de longo tempo de remissão. Níveis de 100 a 200nmol/L não são necessariamente um indicador de falha cirúrgica, já que alguns pacientes podem ter um longo tempo de remissão.[103] Por outro lado, níveis > 200nmol/L indicam, quase sempre, falha cirúrgica. Se está claro que a doença persiste no pós-operatório, uma reintervenção imediata pode ser benéfica ou outra terapia poderá ser necessária. Não há consenso quanto à indicação de remissão pela presença ou ausência de microadenoma à RNM, mas a remissão para macroadenomas é < 15%.[7]

Com base em cuidadosos testes endocrinológicos, algumas séries mostram que pode haver deficiência de outros hormônios pituitários em > 50% dos casos. É importante lembrar que a deficiência funcional do hormônio do crescimento secundária a hipercortisolemia pode permanecer por 2 anos após alcançada a remissão pela cirurgia.[106] Além disso, esses dados enfatizam que, cada vez mais, são necessárias terapias alternativas direcionadas para a hipófise.

Cirurgia Adrenal

Em qualquer causa de síndrome de Cushing ACTH-dependente, a adrenalectomia bilateral das adrenais induz a rápida resolução das manifestações clínicas. Após a cirurgia, os pacientes necessitam tratamento contínuo com glicocorticoides e mineralocorticoides. Com a baixa morbidade associada à cirurgia laparoscópica, esta abordagem é considerada uma terapia primária em alguns pacientes com doença de Cushing, especialmente naqueles com doença grave ou devido à escolha do próprio paciente. A maior preocupação após adrenalectomia bilateral em pacientes com doença de Cushing é com o aparecimento da síndrome de Nelson, um tumor pituitário localmente agressivo que segrega altos níveis de ACTH, resultando em hiperpigmentação. Há controvérsias se, nessa situação, a progressão do tumor é resultado de falta do *feedback* de cortisol após adrenalectomia ou se a progressão reflete tumores corticotróficos que se comportam de maneira agressiva.[105] Se não há tumor visível à RNM da hipófise na época da adrenalectomia, a probabilidade de síndrome de Nelson é muito baixa. O tumor pode ser tratado facilmente com cirurgia ou radioterapia.[108] Alguns autores acreditam que a radioterapia hipofisária na época da adrenalectomia poderia reduzir o risco dessa síndrome,[109] mas outros não confirmam esta hipótese.[107,110]

Radioterapia Externa Fracionada

Caso a hipercortisolemia persista após cirurgia transesfenoidal, ela pode ser tratada com radioterapia na hipófise. A radioterapia fracionada convencional é uma modalidade extremamente efetiva de tratamento, mas está associada a hipopituitarismo a longo prazo[111] e pode demorar anos para ser efetiva, embora possa ser mais rápida em crianças.[112] Enquanto aguardam os efeitos da radioterapia, os pacientes necessitam tratamento continuado com fármacos que reduzam o cortisol, com a avaliação bioquímica regular.[113]

Radiocirurgia Estereotáxica

Mais recentemente, foram relatados estudos que usaram radiocirurgia estereotáxica.[114,115] A despeito do entu-

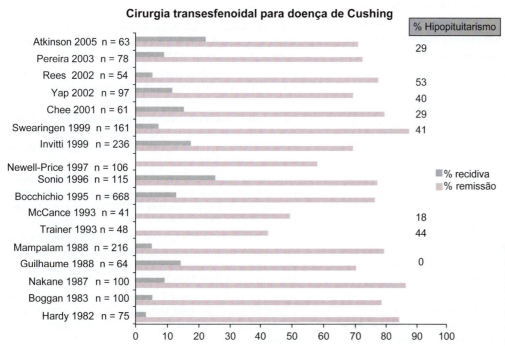

Figura 7.4 Taxa de remissão em cinza sobre o preto. Observe que as menores taxas de remissão inicial são frequentemente associadas a baixa remissão no seguimento. As taxas de hipopituitarismo são mostradas na coluna da direita.

siasmo com a *gamma knife*, foram mostradas taxas de recidiva > 20% após o tratamento,[116] as quais não podem ser comparadas com as da radioterapia convencional. É provável que esse efeito resulte da seleção de casos. Em algumas circunstâncias, a radioterapia *gamma knife* pode ser extremamente efetiva, até mesmo como terapia primária, e pode ser mais rápida no começo e na eficácia. Isso depende da segurança no diagnóstico e de uma lesão com anatomia favorável, especialmente quando não é acessível cirurgicamente. Exceto em casos altamente selecionados como esses, a radiocirurgia com *gamma knife* ainda não é recomendada como modalidade ideal para oferecer radiação à hipófise nos casos de falha cirúrgica. Nós reservamos a radiocirurgia com *gamma knife* para pequenas lesões localizadas e visíveis à RNM e em casos não curáveis ou não tratáveis pela cirurgia transesfenoidal.[117] Inevitalvemente, os números que caem nessa categoria são muito pequenos.

CONSIDERAÇÕES FINAIS

Pacientes que apresentam síndrome de Cushing necessitam de tratamento e acompanhamento especializados, além de serem referenciados a maiores centros. A acurácia diagnóstica é um pré-requisito para um manejo efetivo. A doença cíclica pode ser um desafio. Na diferenciação entre causas hipofisárias e não hipofisárias de ACTH, os métodos bioquímicos devem ser preferidos primariamente, em relação aos exames de imagem, por serem mais confiáveis. Terapia medicamentosa pode ser usada no pré-operatório, para reduzir os níveis de cortisol, e no pós-operatório, em pacientes não curados, até que os níveis de cortisol caiam para 150 a 300nmol/L após radioterapia em pacientes não curados pela cirurgia transesfenoidal. A cirurgia transesfenoidal com microadenectomia é o tratamento de escolha para a doença de Cushing, enquanto a adrenalectomia bilateral laparoscópica é cada vez mais usada em casos refratários. São necessários mais dados sobre a radioterapia mais efetiva na hipófise. O efeito do tratamento da doença de Cushing é desapontador em alguns pacientes, tornando necessários maiores incrementos nessa área, especialmente na terapia medicamentosa para diminuir o ACTH.[118,119]

Referências

1. Newell-Price J, Bertagna X, Grossman AB, Nieman LK. Cushing's syndrome. Lancet 2006; 367(9522):1605-17.

2. Newell-Price J, Trainer P, Besser M, Grossman A. The diagnosis and differential diagnosis of Cushing's syndrome and pseudo-Cushing's states. Endocr Rev 1998; 19(5):647-72.

3. Dahia PL, Grossman AB. The molecular pathogenesis of corticotroph tumors. Endocr Rev 1999; 20(2):136-55.

4. Lidhar K, Korbonits M, Jordan S et al. Low expression of the cell cycle inhibitor p27Kip1 in normal corticotroph cells, corticotroph tumors, and malignant pituitary tumors. J Clin Endocrinol Metab 1999; 84(10):3823-30.

5. Jordan S, Lidhar K, Korbonits M et al. Cyclin D and cyclin E expression in normal and adenomatous pituitary. Eur J Endocrinol 2000; 143(1):R1-6.

6. Storr HL, Isidori AM, Monson JP et al. Prepubertal Cushing's disease is more common in males, but there is no increase in severity at diagnosis. J Clin Endocrinol Metab 2004; 89(8): 3818-20.

7. Woo YS, Isidori AM, Wat WZ et al. Clinical and biochemical characteristics of adrenocorticotropin-secreting macroadenomas. J Clin Endocrinol Metab 2005; 90(8):4963-9.

8. Gibson S, Ray DW, Crosby SR et al. Impaired processing of proopiomelanocortin in corticotroph macroadenomas. J Clin Endocrinol Metab 1996; 81(2):497-502.

9. Ray DW, Gibson S, Crosby SR et al. Elevated levels of adrenocorticotropin (ACTH) precursors in post-adrenalectomy Cushing's disease and their regulation by glucocorticoids. J Clin Endocrinol Metab 1995; 80(8):2430-6.

10. Raffin-Sanson ML, de Keyzer Y, Bertagna X. Proopiomelanocortin, a polypeptide precursor with multiple functions: from physiology to pathological conditions. Eur J Endocrinol 2003; 149(2):79-90.

11. Kaye TB, Crapo L. The Cushing's syndrome: an update on diagnostic tests. Ann Intern Med 1990; 112(6):434-44.

12. Korbonits M, Bujalska I, Shimojo M et al. Expression of 11 beta-hydroxysteroid dehydrogenase isoenzymes in the human pituitary: induction of the type 2 enzyme in corticotropinomas and other pituitary tumors. J Clin Endocrinol Metab 2001; 86(6):2728-33.

13. Morris DG, Kola B, Borboli N et al. Identification of adrenocorticotropin receptor messenger ribonucleic acid in the human pituitary and its loss of expression in pituitary adenomas. J Clin Endocrinol Metab 2003; 88(12):6080-7.

14. Bilodeau S, Vallette-Kasic S, Gauthier Y et al. Role of Brg1 and HDAC2 in GR trans-repression of the pituitary POMC gene and misexpression in Cushing's disease. Genes Dev 2006; 20(20):2871-86.

15. Dahia PL, Ahmed-Shuaib A, Jacobs RA et al. Vasopressin receptor expression and mutation analysis in corticotropin-secreting tumors. J Clin Endocrinol Metab 1996; 81(5):1768-71.

16. de Keyzer Y, Lenne F, Auzan C et al. The pituitary V3 vasopressin receptor and the corticotroph phenotype in ectopic ACTH syndrome. J Clin Invest 1996; 97(5):1311-8.

17. Picon A, Leblond-Francillard M, Raffin-Sanson ML et al. Functional analysis of the human proopiomelanocortin promoter in the small cell lung carcinoma cell line DMS-79. J Mol Endocrinol 1995; 15(2):187-94.

18. Picon A, Bertagna X, de Keyzer Y. Analysis of the human proopiomelanocortin gene promoter in a small cell lung carcinoma cell line reveals an unusual role for E2F transcription factors. Oncogene 1999; 18(16):2627-33.

19. Newell-Price J, King P, Clark AJ. The CpG island promoter of the human proopiomelanocortin gene is methylated in nonexpressing normal tissue and tumors and represses expression. Mol Endocrinol 2001; 15(2):338-48.

20. Pascual-Le Tallec L, Dulmet E, Bertagna X, de Keyzer Y. Identification of genes associated with the corticotroph phenotype in bronchial carcinoid tumors. J Clin Endocrinol Metab 2002; 87(11): 5015-22.

21. Lacroix A, Ndiaye N, Tremblay J, Hamet P. Ectopic and abnormal hormone receptors in adrenal Cushing's syndrome. Endocr Rev 2001; 22(1):75-110.

22. Bertherat J, Contesse V, Louiset E et al. In vivo and in vitro screening for illegitimate receptors in adrenocorticotropin-independent macronodular adrenal hyperplasia causing Cushing's syndrome: identification of two cases of gonadotropin/gastric inhibitory polypeptide-dependent hypercortisolism. J Clin Endocrinol Metab 2005; 90(3):1302-10.

23. Mazzuco TL, Chabre O, Sturm N et al. Ectopic expression of the gastric inhibitory polypeptide receptor gene is a sufficient genetic event to induce benign adrenocortical tumor in a xenotransplantation model. Endocrinology 2005. 147(2):782-90.

24. Swords FM, Aylwin S, Perry L et al. The aberrant expression of the gastric inhibitory polypeptide (GIP) receptor in adrenal hyperplasia: does chronic adrenocorticotropin exposure stimulate up-regulation of GIP receptors in Cushing's disease? J Clin Endocrinol Metab 2005; 90(5):3009-16.

25. Swords FM, Baig A, Malchoff DM et al. Impaired desensitization of a mutant adrenocorticotropin receptor associated with apparent constitutive activity. Mol Endocrinol 2002; 16(12):2746-53.

26. Storr HL, Mitchell H, Swords FM et al. Clinical features, diagnosis, treatment and molecular studies in paediatric Cushing's syndrome due to primary nodular adrenocortical hyperplasia. Clin Endocrinol (Oxf) 2004; 61(5):553-9.

27. Stratakis CA, Kirschner LS, Carney JA. Clinical and molecular features of the Carney complex: diagnostic criteria and recommendations for patient evaluation. J Clin Endocrinol Metab 2001; 86(9):4041-6.

28. Kirschner LS, Carney JA, Pack SD et al. Mutations of the gene encoding the protein kinase A type I-alpha regulatory subunit in patients with the Carney complex. Nat Genet 2000; 26(1):89-92.

29. Casey M, Vaughan CJ, He J et al. Mutations in the protein kinase A R1alpha regulatory subunit cause familial cardiac myxomas and Carney complex. J Clin Invest 2000; 106(5):R31-8.

30. Groussin L, Jullian E, Perlemoine K et al. Mutations of the PRKAR1A gene in Cushing's syndrome due to sporadic primary pigmented nodular adrenocortical disease. J Clin Endocrinol Metab 2002; 87(9):4324-9.

31. Bourdeau I, Lacroix A, Schurch W et al. Primary pigmented nodular adrenocortical disease: paradoxical responses of cortisol secretion to dexamethasone occur in vitro and are associated with increased expression of the glucocorticoid receptor. J Clin Endocrinol Metab 2003; 88(8):3931-7.

32. Weinstein LS, Shenker A, Gejman PV et al. Activating mutations of the stimulatory G protein in the McCune-Albright syndrome. N Engl J Med 1991; 325(24):1688-95.

33. Tissier F, Cavard C, Groussin L et al. Mutations of beta-catenin in adrenocortical tumors: activation of the Wnt signaling pathway is a frequent event in both benign and malignant adrenocortical tumors. Cancer Res 2005; 65(17):7622-7.

34. Bertherat J, Groussin L, Sandrini F et al. Molecular and functional analysis of PRKAR1A and its locus (17q22-24) in sporadic adrenocortical tumors: 17q losses, somatic mutations, and protein kinase A expression and activity. Cancer Res 2003; 63(17):5308-19.

35. Gicquel C, Bertagna X, Gaston V et al. Molecular markers and long-term recurrences in a large cohort of patients with sporadic adrenocortical tumors. Cancer Res 2001; 61(18):6762-7.

36. Giordano TJ, Thomas DG, Kuick R et al. Distinct transcriptional profiles of adrenocortical tumors uncovered by DNA microarray analysis.Am J Pathol 2003; 162(2):521-31.

37. Latronico AC, Pinto EM, Domenice S et al. An inherited mutation outside the highly conserved DNA-binding domain of the p53 tumor suppressor protein in children and adults with sporadic adrenocortical tumors. J Clin Endocrinol Metab 2001; 86(10):4970-3.

38. Ribeiro RC, Sandrini F, Figueiredo B et al. An inherited p53 mutation that contributes in a tissue-specific manner to pediatric adrenal cortical carcinoma. Proc Natl Acad Sci USA 2001; 98(16):9330-5.

39. Davies JH, Storr HL, Davies K et al. Final adult height and body mass index after cure of paediatric Cushing's disease. Clin Endocrinol (Oxf) 2005; 62(4):466-72.

40. Savage MO, Lienhardt A, Lebrethon MC et al. Cushing's disease in childhood: presentation, investigation, treatment and long-term outcome. Horm Res 2001; 55(suppl 1):24-30.

41. Savage MO, Lebrethon MC, Blair JC et al. Growth abnormalities associated with adrenal disorders and their management. Horm Res 2001; 56(suppl 1):19-23.

41a. Guignat L, Bertherat J. The diagnosis og Cushing's syndrome: an Endocrine Society Clinical Practice. European Journal of Endocrinology 2010.

42. Magiakou MA, Mastorakos G, Oldfield EH et al. Cushing's syndrome in children and adolescents. Presentation, diagnosis, and therapy. N Engl J Med 1994; 331(10):629-36.

43. Weber A, Trainer PJ, Grossman AB et al. Investigation, management and therapeutic outcome in 12 cases of childhood and adolescent Cushing's syndrome. Clin Endocrinol (Oxf) 1995; 43(1):19-28.

44. Pecori Giraldi F, Moro M, Cavagnini F. Gender-related differences in the presentation and course of Cushing's disease. J Clin Endocrinol Metab 2003; 88(4):1554-8.

44a. Faggiano A, Pivonello R, Melis D et al. Nephrolithiasis in Cushing's disease: prevalence, etiopathogenesis, and modification after disease cure. J Clin Endocrinol Metab 2003; 88(5):2076-80.

45. Forget H, Lacroix A, Cohen H. Persistent cognitive impairment following surgical treatment of Cushing's syndrome. Psychoneuroendocrinology 2002; 27(3):367-83.

46. Bourdeau I, Bard C, Noel B et al. Loss of brain volume in endogenous Cushing's syndrome and its reversibility after correction of hypercortisolism. J Clin Endocrinol Metab 2002; 87(5):1949-54.

47. Lindsay JR, Nansel T, Baid S et al. Long-term impaired quality of life in Cushing's syndrome despite initial improvement after surgical remission. J Clin Endocrinol Metab 2005.

48. Heald AH, Ghosh S, Bray S et al. Long-term negative impact on quality of life in patients with successfully treated Cushing's disease. Clin Endocrinol (Oxf) 2004; 61(4):458-65.

49. van Aken MO, Pereira AM, Biermasz NR et al. Quality of life in patients after long-term biochemical cure of Cushing's disease. J Clin Endocrinol Metab 2005; 90(6):3279-86.

50. Faggiano A, Pivonello R, Spiezia S et al. Cardiovascular risk factors and common carotid artery caliber and stiffness in patients with Cushing's disease during active disease and 1 year after disease remission. J Clin Endocrinol Metab 2003; 88(6):2527-33.

51. Mancini T, Kola B, Mantero F et al. High cardiovascular risk in patients with Cushing's syndrome according to 1999 WHO/ISH guidelines. Clin Endocrinol (Oxf) 2004; 61(6):768-77.

52. Zacharieva S, Atanassova I, Nachev E et al. Markers of vascular function in hypertension due to Cushing's syndrome. Horm Metab Res 2005; 37(1):36-9.

53. Terzolo M, Allasino B, Bosio S et al. Hyperhomocysteinemia in patients with Cushing's syndrome. J Clin Endocrinol Metab 2004; 89(8):3745-51.

54. Rockall AG, Sohaib SA, Evans D et al. Hepatic steatosis in Cushing's syndrome: a radiological assessment using computed tomography. Eur J Endocrinol 2003; 149(6):543-8.

55. Rockall AG, Sohaib SA, Evans D et al. Computed tomography assessment of fat distribution in male and female patients with Cushing's syndrome. Eur J Endocrinol 2003; 149(6):561-7.

56. Arnaldi G, Angeli A, Atkinson AB et al. Diagnosis and complications of Cushing's syndrome: a consensus statement. J Clin Endocrinol Metab 2003; 88(12):5593-602.

57. Viardot A, Huber P, Puder JJ et al. Reproducibility of nighttime salivary cortisol and its use in the diagnosis of hypercortisolism compared with urinary free cortisol and overnight dexamethasone suppression test. J Clin Endocrinol Metab 2005; 90(10):5730-6.

58. Raff H, Raff JL, Findling JW. Late-night salivary cortisol as a screening test for Cushing's syndrome. J Clin Endocrinol Metab 1998; 83(8):2681-6.

59. Castro M, Elias PC, Quidute AR et al. Out-patient screening for Cushing's syndrome: the sensitivity of the combination of circadian rhythm and overnight dexamethasone suppression salivary cortisol tests. J Clin Endocrinol Metab 1999; 84(3): 878-82.

60. Gafni RI, Papanicolaou DA, Nieman LK. Nighttime salivary cortisol measurement as a simple, noninvasive, outpatient screening test for Cushing's syndrome in children and adolescents. J Pediatr 2000; 137(1):30-5.

61. Martinelli CE, Jr., Sader SL, Oliveira EB et al. Salivary cortisol for screening of Cushing's syndrome in children. Clin Endocrinol (Oxf) 1999; 51(1):67-71.

62. Papanicolaou DA, Mullen N, Kyrou I, Nieman LK. Nighttime salivary cortisol: a useful test for the diagnosis of Cushing's syndrome. J Clin Endocrinol Metab 2002; 87(10):4515-21.

63. Putignano P, Toja P, Dubini A et al. Midnight salivary cortisol versus urinary free and midnight serum cortisol as screening tests for Cushing's syndrome. J Clin Endocrinol Metab 2003; 88(9):4153-7.

64. Castro M, Elias LL, Elias PC, Moreira AC. A dose-response study of salivary cortisol after dexamethasone suppression test in Cushing's disease and its potential use in the differential diagnosis of Cushing's syndrome. Clin Endocrinol (Oxf) 2003; 59(6):800-5.

65. Trilck M, Flitsch J, Ludecke DK et al. Salivary cortisol measurement – a reliable method for the diagnosis of Cushing's syndrome. Exp Clin Endocrinol Diabetes 2005; 113(4):225-30.

66. Yaneva M, Mosnier-Pudar H, Dugue MA et al. Midnight salivary cortisol for the initial diagnosis of Cushing's syndrome of various causes. J Clin Endocrinol Metab 2004; 89(7):3345-51.

67. Viardot A, Huber P, Puder J et al. Reproducibility of nighttime salivary cortisol and its use in the diagnosis of hypercortisolism as compared to urinary free cortisol and overnight dexamethasone suppression test. J Clin Endocrinol Metab 2005.

68. Isidori AM, Kaltsas GA, Mohammed S et al. Discriminatory value of the low-dose dexamethasone suppression test in establishing the diagnosis and differential diagnosis of Cushing's syndrome. J Clin Endocrinol Metab 2003; 88(11): 5299-306.

69. Nieman LK, Oldfield EH, Wesley R et al. A simplified morning ovine corticotropin-releasing hormone stimulation test for the differential diagnosis of adrenocorticotropin-dependent Cushing's syndrome. J Clin Endocrinol Metab 1993; 77(5):1308-12.

70. Reimondo G, Paccotti P, Minetto M et al. The corticotrophin-releasing hormone test is the most reliable noninvasive method to differentiate pituitary from ectopic ACTH secretion in Cushing's syndrome. Clin Endocrinol (Oxf) 2003; 58(6):718-24.

71. Newell-Price J, Morris DG, Drake WM et al. Optimal response criteria for the human CRH test in the differential diagnosis of ACTH-dependent Cushing's syndrome. J Clin Endocrinol Metab 2002; 87(4):1640-5.

72. Newell-Price J. The desmopressin test and Cushing's syndrome: current state of play. Clin Endocrinol (Oxf) 1997; 47(2):173-4.

73. Tsagarakis S, Tsigos C, Vasiliou V et al. The desmopressin and combined CRH-desmopressin tests in the differential diagnosis of ACTH-dependent Cushing's syndrome: constraints imposed by the expression of V2 vasopressin receptors in tumors with ectopic ACTH secretion. J Clin Endocrinol Metab 2002; 87(4):1646-53.

74. Newell-Price J, Perry L, Medbak S et al. A combined test using desmopressin and corticotropin-releasing hormone in the differential diagnosis of Cushing's syndrome. J Clin Endocrinol Metab 1997; 82(1):176-81.

75. Tsagarakis S, Kaskarelis IS, Kokkoris P et al. The application of a combined stimulation with CRH and desmopressin during bilateral inferior petrosal sinus sampling in patients with Cushing's syndrome. Clin Endocrinol (Oxf) 2000; 52(3): 355-61.

76. Invitti C, Pecori Giraldi F, de Martin M, Cavagnini F. Diagnosis and management of Cushing's syndrome: results of an Italian multicentre study. Study Group of the Italian Society of Endocrinology on the Pathophysiology of the Hypothalamic-Pituitary-Adrenal Axis. J Clin Endocrinol Metab 1999; 84(2):440-8.

77. Oldfield EH, Doppman JL, Nieman LK et al. Petrosal sinus sampling with and without corticotropin-releasing hormone for the differential diagnosis of Cushing's syndrome. N Engl J Med 1991; 325(13):897-905.

78. Lindsay JR, Nieman LK. Differential diagnosis and imaging in Cushing's syndrome. Endocrinol Metab Clin North Am 2005; 34(2):403-21.

79. McNally PG, Bolia A, Absalom SR et al. Preliminary observations using endocrine markers of pituitary venous dilution during bilateral simultaneous inferior petrosal sinus catheterization in Cushing's syndrome: is combined CRF and TRH stimulation of value? Clin Endocrinol (Oxf) 1993; 39(6):681-6.

80. Findling JW, Kehoe ME, Raff H. Identification of patients with Cushing's disease with negative pituitary adrenocorticotropin gradients during inferior petrosal sinus sampling: prolactin as an index of pituitary venous effluent. J Clin Endocrinol Metab 2004; 89(12):6005-9.

81. Lienhardt A, Grossman AB, Dacie JE et al. Relative contributions of inferior petrosal sinus sampling and pituitary imaging in the investigation of children and adolescents with ACTH-dependent Cushing's syndrome. J Clin Endocrinol Metab 2001; 86(12):5711-4.

82. Liu C, Lo JC, Dowd CF et al. Cavernous and inferior petrosal sinus sampling in the evaluation of ACTH-dependent Cushing's syndrome. Clin Endocrinol (Oxf) 2004; 61(4):478-86.

83. Erickson D, Huston 3rd J, Young Jr. WF et al. Internal jugular vein sampling in adrenocorticotropic hormone-dependent Cushing's syndrome: a comparison with inferior petrosal sinus sampling. Clin Endocrinol (Oxf) 2004; 60(4):413-9.

84. Ilias I, Chang R, Pacak K et al. Jugular venous sampling: an alternative to petrosal sinus sampling for the diagnostic evaluation of adrenocorticotropic hormone-dependent Cushing's syndrome. J Clin Endocrinol Metab 2004; 89(8):3795-800.

85. Patronas N, Bulakbasi N, Stratakis CA et al. Spoiled gradient recalled acquisition in the steady state technique is superior to conventional postcontrast spin echo technique for magnetic resonance imaging detection of adrenocorticotropin-secreting pituitary tumors. J Clin Endocrinol Metab 2003; 88(4):1565-9.

86. Batista D, Courkoutsakis NA, Oldfield EH et al. Detection of adrenocorticotropin-secreting pituitary adenomas by magnetic resonance imaging in children and adolescents with Cushing's disease. J Clin Endocrinol Metab 2005; 90(9):5134-40.

87. Hall WA, Luciano MG, Doppman JL et al. Pituitary magnetic resonance imaging in normal human volunteers: occult adenomas in the general population. Ann Intern Med 1994; 120(10):817-20.

88. Granberg D, Sundin A, Janson ET et al. Octreoscan in patients with bronchial carcinoid tumours. Clin Endocrinol (Oxf) 2003; 59(6):793-9.

89. Tsagarakis S, Christoforaki M, Giannopoulou H et al. A reappraisal of the utility of somatostatin receptor scintigraphy in patients with ectopic adrenocorticotropin Cushing's syndrome. J Clin Endocrinol Metab 2003; 88(10):4754-8.

90. Pacak K, Ilias I, Chen CC et al. The role of [(18)F]fluorodeoxyglucose positron emission tomography and [(111)In]-diethylenetriaminepentaacetate-D-Phe-pentetreotide scintigraphy in the localization of ectopic adrenocorticotropin-secreting tumors causing Cushing's syndrome. J Clin Endocrinol Metab 2004; 89(5):2214-21.

91. Orlefors H, Sundin A, Garske U et al. Whole-body (11)C-5-hydroxytryptophan positron emission tomography as a universal imaging technique for neuroendocrine tumors: comparison with somatostatin receptor scintigraphy and computed tomography. J Clin Endocrinol Metab 2005; 90(6):3392-400.

92. Heaney AP, Fernando M, Yong WH, Melmed S. Functional PPAR-gamma receptor is a novel therapeutic target for ACTH-secreting pituitary adenomas. Nat Med 2002; 8(11):1281-7.

93. Heaney AP, Fernando M, Melmed S. PPAR-gamma receptor ligands: novel therapy for pituitary adenomas. J Clin Invest 2003; 111(9):1381-8.

94. Cannavo S, Arosio M, Almoto B et al. Effectiveness of long-term rosiglitazone administration in patients with Cushing's disease. Clin Endocrinol (Oxf) 2005; 63(1):118-9.

95. Ambrosi B, Dall'Asta C, Cannavo S et al. Effects of chronic administration of PPAR-gamma ligand rosiglitazone in Cushing's disease. Eur J Endocrinol 2004; 151(2):173-8.

96. Suri D, Weiss RE. Effect of pioglitazone on adrenocorticotropic hormone and cortisol secretion in Cushing's disease. J Clin Endocrinol Metab 2005; 90(3):1340-6.

97. Munir A, Song F, Ince P et al. Ineffectiveness of rosiglitazone therapy in Nelson's syndrome. J Clin Endocrinol Metab 2007; 92(5): 1758-1763.

98. Emery MN, Leontiou C, Bonner SE et al. PPAR-gamma expression in pituitary tumours and the functional activity of the glitazones: evidence that any anti-proliferative effect of the glitazones is independent of the PPAR-gamma receptor. Clin Endocrinol (Oxf) 2006; 65(3):389-95.

99. Pivonello R, Ferone D, de Herder WW et al. Dopamine receptor expression and function in corticotroph pituitary tumors. J Clin Endocrinol Metab 2004; 89(5):2452-62.

100. Hofland LJ, van der Hoek J, Feelders R et al. The multi-ligand somatostatin analogue SOM230 inhibits ACTH secretion by cultured human corticotroph adenomas via somatostatin receptor type 5. Eur J Endocrinol 2005; 152(4):645-54.

101. Boscaro M, Atkinson A, Bertherat J et al. SOM230 Cushing's Disease Study Group. [p2-531] Early data on the efficacy and safety of the novel multi-ligand somatostatin analog, SOM230, in patients with Cushing's disease. ENDO San Diego, CA, USA, 2005:2-531.

102. Paez-Pereda M, Kovalovsky D, Hopfner U et al. Retinoic acid prevents experimental Cushing's syndrome. J Clin Invest 2001; 108(8):1123-31.

103. Feelders and Hofland. Medical treatment of cushing's disease. J Clin Endocrinol Metab, February 2013; 98(2):425-38.

104. Mutlu Gunes. Reliability of the diagnostic tests for Cushing's syndrome performed in a tertiary referral center. Pituitary; 2013; 16:139-45.

105. Bertagna and Guignat, et al. Approach to the Cushing's disease patient with persistent/recurrent hypercortisolism after pituitary surgery. J Clin Endocrinol Metab, April 2013; 98(4):1307-18.

106. Hughes NR, Lissett CA, Shalet SM. Growth hormone status following treatment for Cushing's syndrome. Clin Endocrinol (Oxf) 1999; 51(1):61-6.

107. Assie G, Bahurel H, Bertherat J et al. The Nelson's syndrome revisited. Pituitary 2005.

108. Kelly PA, Samandouras G, Grossman AB et al. Neurosurgical treatment of Nelson's syndrome. J Clin Endocrinol Metab 2002; 87(12):5465-9.

109. Jenkins PJ, Trainer PJ, Plowman PN et al. The long-term outcome after adrenalectomy and prophylactic pituitary radiotherapy in adrenocorticotropin-dependent Cushing's syndrome.J Clin Endocrinol Metab 1995; 80(1):165-71.

110. Chow JT, Thompson GB, Grant CS, Farley DR, Richards ML, Young WF Jr. Bilateral laparoscopic adrenalectomy for corticotrophin-dependent Cushing's syndrome: a review of the Mayo Clinic experience. Clin Endocrinol (Oxf) 2008; 68: 513-9.

111. Estrada J, Boronat M, Mielgo M et al. The long-term outcome of pituitary irradiation after unsuccessful transsphenoidal surgery in Cushing's disease. N Engl J Med 1997; 336(3):172-7.

112. Storr HL, Plowman PN, Carroll PV et al. Clinical and endocrine responses to pituitary radiotherapy in pediatric Cushing's disease: an effective second-line treatment. J Clin Endocrinol Metab 2003; 88(1):34-7.

113. Hassan-Smith ZK, Sherlock M, Reulen RC et al. Outcome of Cushing's disease following transsphenoidal surgery in a single center over 20 years. J Clin Endocrinol Metab 2012; 97:1194-201.

114. Devin JK, Allen GS, Cmelak AJ et al.The efficacy of linear accelerator radiosurgery in the management of patients with Cushing's disease. Stereotact Funct Neurosurg 2004; 82(5-6):254-62.

115. Sheehan JM, Vance ML, Sheehan JP et al. Radiosurgery for Cushing's disease after failed transsphenoidal surgery. J Neurosurg 2000; 93(5):738-42.

116. Vance ML, Chernavvsky DR, Steiner L, Laws ER. OR9-4. Relapse of Cushing's disease after successful gamma knife treatment. Endocrine Society, 87th Annual Meeting June 4-7, 2005, San Diego, CA.

117. Clayton RN, Raskauskiene D, Reulen RC, Jones PW. Mortality and morbidity in Cushing's disease over 50 years in Stoke-on-Trent, UK: audit and meta-analysis of literature. J Clin Endocrinol Metab 2011; 96:632-42.

118. Schteingart DE. Drugs in the medical treatment of Cushing's syn- drome. Expert Opin Emerg Drugs 2009; 14:661-71.

119. Hahner S, Fassnacht M. Mitotane for adrenocortical carcinoma treatment. Curr Opin Investig Drugs 2005; 6:386-94.

Cirurgia dos Adenomas Hipofisários

Fátima Griz • Nivaldo Sena • Hildo Azevedo

INTRODUÇÃO

Este capítulo tem por objetivo informar aos profissionais da área médica, não neurocirurgiões, sobre os procedimentos cirúrgicos relacionados com as doenças que acometem a glândula hipofisária e estruturas vizinhas.

ANATOMIA CIRÚRGICA

A hipófise, ou glândula pituitária, tem o formato de uma pera e está situada em uma pequena depressão na base do crânio, por baixo do cérebro e atrás dos olhos, chamada fossa pituitária, também conhecida como sela túrcica ou sela turca. A fossa pituitária é forrada por uma continuação da dura-máter, membrana que envolve o sistema nervoso central. A parede anterior e o assoalho da sela são formados pelo teto do seio esfenoidal, e a parede posterior, pelo clívus. É limitada, em ambos os lados, pelos seios cavernosos, estrutura venosa complexa que contém pequeno segmento da artéria carótida em sua entrada, através da base do crânio, e os nervos oculomotores (terceiro, quarto e sexto). O teto da sela túrcica é constituído por uma prega incompleta da dura-máter, o diafragma selar, através do qual passa a haste hipofisária. Esta contém fibras da neuro-hipófise, que conectam o lobo posterior aos núcleos supraóptico e paraventricular do hipotálamo, e o sistema venoso porta, que transporta os peptídeos hipotalâmicos que controlam a secreção do lobo anterior via eminência média.

A glândula pituitária é composta de duas partes: o lobo anterior, ou adeno-hipófise, e o lobo posterior, a neuro-hipófise. A adeno-hipófise é uma estrutura glandular, de coloração rosa-alaranjada, constituída por células secretórias em uma rede de reticulina. A neuro-hipófise é uma extensão do cérebro, de coloração branco-acinzentada, constituída por terminações nervosas da haste pituitária. Neuroendocrinologistas e anatomistas fazem referência a uma terceira parte, a *pars intermedia*; entretanto, ainda não está bem claro se se trata de um tecido individualizado ou se faz parte da adeno-hipófise, como um subgrupo de células secretantes do hormônio adrenocorticotrófico (ACTH).

A fossa pituitária encontra-se dentro do seio esfenoidal, uma cavidade aérea que se estende do assoalho da fossa anterior ao clívus. Eventualmente, o seio esfenoidal pode apresentar-se incompletamente pneumatizado, constituído por osso compacto e espesso. Em geral, o assoalho e a parede anterior do seio esfenoidal têm a espessura de cerca de 1mm, podendo ser observadas septações em seu interior.

Muito frequentemente, observa-se a presença de um septo na linha média, embora não seja raro que ele se apresente lateralizado. É de extrema importância que esta observação seja feita pelo neurocirurgião, antes da cirurgia, para evitar o risco de lesão de carótida durante a abordagem.

O seio esfenoidal é revestido por mucosa nasal e se comunica com a porção posterior da cavidade nasal, próximo ao vômer, através dos óstios esfenoidais, que são duas aberturas em sua porção anteroinferior. Acima do seio esfenoidal encontram-se o seio etmoidal e o assoalho da fossa anterior. Acima da sela túrcica situam-se o quiasma e os nervos ópticos, separados do hipotálamo e envolvidos por líquido cefalorraquidiano (LCR). Os nervos ópticos podem ser longos ou curtos.

Nervos ópticos curtos implicam quiasma próximo aos forames ópticos (quiasma prefixado), o que torna a cirurgia por via transcraniana mais complicada, dificultando o acesso ao tumor. Este detalhe anatômico também apresenta repercussão clínica, uma vez que os sintomas surgem mais precocemente pela pressão sobre o próprio quiasma. Por outro lado, quiasma pós-fixado (nervos ópticos longos) permite o crescimento silencioso do tumor por muito tempo, até que surjam queixas visuais.

A hipófise é irrigada por pequenos ramos da carótida cavernosa, sobretudo a partir do tronco meningo-hipofisário e da artéria hipofisária superior, além de um suprimento venoso proveniente do sistema porta hipotálamo-hipofisário. A drenagem venosa se faz para o seio cavernoso, através dos "seios intercavernosos", geralmente em número de dois, um adiante e outro posteriormente à glândula. Em alguns casos, podem ser tão exuberantes que dificultam o procedimento cirúrgico por sangramento profuso.

APRESENTAÇÃO

Os tumores hipofisários podem apresentar-se sob qualquer uma das seguintes formas:
- Disfunção endócrina (hiper ou hipofuncionante): esta é a forma mais frequente.
- Compressão de estruturas adjacentes, como nervos e quiasma ópticos; ocasionalmente, terceiro nervo ou terceiro ventrículo, levando à hidrocefalia.
- Cefaleia por distorção de estruturas durais na base do crânio.
- Achado radiológico incidental.

OBJETIVOS CIRÚRGICOS

De acordo com o tumor e suas características, a cirurgia pode alcançar:
- Remoção completa do tumor.
- Descompressão do quiasma óptico e estruturas adjacentes.
- Remoção da parte interna do tumor, persistindo a cápsula.
- Biópsia.

Nos tumores hiperfuncionantes, a cura endócrina só ocorre com a remoção completa do tumor.

CLASSIFICAÇÃO

A classificação de Hardy é a mais usada (Hardy & Verzina, 1976):[1]

Adenomas Intrasselares

Graus

0	Sela intacta, contorno preservado
I	Sela intacta, depressão focal do assoalho
II	Sela intacta, fossa alargada
III	Destruição local
IV	Destruição difusa (invasivo)

Adenomas Suprasselares

Graus

A		Para a cisterna suprasselar apenas
B	Simétrico	Para o recesso do terceiro ventrículo
C		Toda a porção anterior do terceiro ventrículo
D	Assimétrico	Intracraniano extradural
E		Extracraniano extradural

ABORDAGEM CIRÚRGICA

A via de acesso depende, basicamente, do tamanho do tumor. De acordo com a classificação de Hardy, as abordagens se baseiam nos critérios adiante.

Microadenomas (Graus 0 e I)

Uma vez indicada a cirurgia, a via transesfenoidal é a preferida, por possibilitar uma visão direta da glândula, evitando sua ablação total.

Tumores Intrasselares (Graus 2 e 3)

Novamente, a via transesfenoidal é a preferida, pelas mesmas razões. Os tumores que se estendem lateralmente para o seio cavernoso ou até mesmo subtemporal representam um grave problema para ambas as vias de acesso, transesfenoidal e transcraniana. A abordagem transcraniana do seio cavernoso é complexa e se acompanha, frequentemente, de morbidade grave. Deve-se levar em consideração que se trata de tumor benigno, de crescimento lento. Na I Conferência Internacional de Cirurgia da Base do Crânio (Hanover, 1992), Hardy considerou a dissecção transesfenoidal do seio cavernoso muito perigosa, devendo ser evitada.[2] Entretanto, Fahlbusch a considera possível para aqueles com grande experiência nesse tipo de abordagem.[3]

Tumores Suprasselares (Graus A, B, C e D)

Mais uma vez, a descompressão transesfenoidal desses tumores pode promover excelentes resultados, tanto em relação à compressão do quiasma como à preservação endócrina. Para os grandes tumores, incluindo os multilobulados (graus D e E), pode ser necessária uma segunda abordagem, agora por via transcraniana. A cápsula desses tumores pode ser muito organizada e cheia de fibras de colágeno, o que pode tornar impossíveis a descompressão transesfenoidal e o colapso da cavidade do tumor. Essa via de acesso está contraindicada nos casos em que a sela é pequena ou o diafragma constritivo (tumor em ampulheta), havendo compressão do quiasma pelo componente suprasselar.

PRÉ-OPERATÓRIO

- Investigação hormonal.
- Campimetria nos tumores suprasselares.
- Ressonância magnética da sela túrcica.
- Corticoide (hidrocortisona 100mg EV) na indução anestésica, exceto nos microadenomas secretantes de hormônio do crescimento ou prolactina.
- Antibioticoprofilaxia na indução anestésica, repetida 4 horas após (cefazolina 2g EV).

CIRURGIA TRANSESFENOIDAL

Em 1907, a via transesfenoidal transnasal para abordagem de lesões selares foi utilizada com sucesso por Herman Schloffer, um cirurgião de Viena. Desde então, foi usada e modificada por vários cirurgiões europeus. Harvey Cushing introduziu a via sublabial, Gerard Guiot, o uso da fluoroscopia, e Jules Hardy, o microscópio cirúrgico.[4]

São descritas quatro vias para a abordagem do seio esfenoidal:
- Transetmoidal (Angel-James).
- Sublabial (Hardy/Cushing).
- Transnasal direta (Griffith).
- Endomucosa septal (Hirsch/Landolt).

A escolha depende da preferência do cirurgião, não do tumor. A via transetmoidal é muito pouco usada por deixar cicatriz visível no ângulo interno da órbita, restringindo a visão da porção superior da sela. A abordagem transnasal direta frequentemente apresenta sangramento mucoso durante retração e remoção do septo do vômer.[5] Ambas as abordagens apresentam alto risco de perda da linha média, aumentando assim o risco de lesão de carótida. As abordagens sublabial e endomucosa septal serão descritas aqui por serem as mais usadas.

Material

- Microscópio cirúrgico.
- Intensificador de imagem.
- *Drill* de alta velocidade, com cabeça longa e angulada.
- Instrumentos apropriados para abordagem transesfenoidal.

Técnica para Abordagem Endomucosa Septal

- Anestesia geral.
- Posicionamento do paciente em decúbito dorsal, cabeça em hiperextensão e cirurgião na extremidade da mesa cirúrgica, por trás da cabeça do paciente (Figura 8.1).
- Antissepsia da cavidade nasal, seguida por gotejamento de solução vasoconstritora para reduzir o sangramento. Preparação de uma das coxas para que, se necessário, seja retirado retalho de fáscia-lata para forrar o assoalho da sela e evitar fístula liquórica.
- A abordagem de Landolt[6] é feita por uma incisão na mucosa septal nasal da narina direita, a cerca de 1cm da ponta do nariz (Figura 8.2). Com um dissector rombo, faz-se um túnel entre a cartilagem septal nasal e a mucosa, ajustando-se um espéculo menor. Estende-se a incisão inferiormente até a pré-maxila e, lateralmente, até o assoalho do nariz, por 2 a 3mm da base do septo, o qual é separado do assoalho, gentilmente, com um dissector rombo. Se a abertura da narina é muito pequena, pode-se estender a incisão inferiormente até 1 a 2mm abaixo da asa do nariz, sem prejuízo cosmético. Posiciona-se, então, o microscópio cirúrgico, aprofundando-se o túnel mucoso até a junção entre os septos cartilaginoso e ósseo. Nesse ponto, a cartilagem é separada do osso, entrando-se no lado esquerdo do nariz, sob a mucosa septal. Aprofundando-se os túneis mucosos em cada lado, até alcançar o vômer, no teto do nariz, procede-se à remoção do septo ósseo com uma delicada pinça de Love. A posição do espéculo deve ser checada a intervalos regulares, por

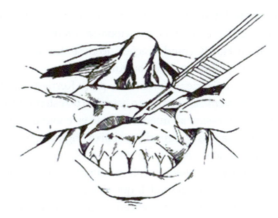

Figura 8.1 Incisão sublabial.

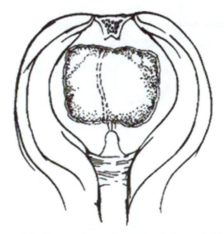

Figura 8.2 Abertura da parede anterior da fossa pituitária.

meio do intensificador de imagem ou raios X simples em perfil. Nesse nível, posiciona-se o retrator de Landolt ou Hardy (modificações do desenho original de Cushing), ampliando a abertura.

- Com o auxílio de um *drill* ou de pinça Kerrisson delicada, removem-se o vômer e o assoalho do esfenoide, chegando-se, assim, ao interior do seio esfenoidal, onde se visibiliza a fossa pituitária por baixo (Figura 8.3). Remove-se a mucosa do seio ao máximo. Nessa fase, devem ser observados atentamente o número e a posição de septos do seio esfenoidal, que deverão ser removidos cuidadosamente, com atenção às carótidas, localizadas lateralmente. Prossegue-se com a retirada do osso do assoalho da sela. Nos grandes tumores selares, o assoalho costuma ser muito fino, de fácil remoção, ao contrário do que ocorre nos acromegálicos, nos quais o osso pode ser muito espesso, necessitando o emprego de escolpo e martelo para sua extirpação. Uma vez completada a abertura do assoalho da sela, observa-se a dura-máter, em geral intacta. Nos grandes tumores selares, a dura-máter do assoalho selar pode estar erosada. Em alguns casos, observa-se a presença de um seio intercavernoso cruzando a sela no limite superior ou inferior do campo cirúrgico, sendo necessária sua coagulação bipolar. A visão de uma dura-máter muito fina e totalmente azulada é sugestiva de sela vazia.
- Antes de abrir a dura-máter do assoalho da sela, deve-se puncioná-la com agulha fina e longa e aspirar, para certificar-se de que não se trata de aneurisma, tumor cístico ou sela vazia. Procede-se, então, à abertura dural por incisão horizontal ou vertical mediana, em forma de X ou +, ou, ainda, em forma de elipse. Com um gancho rombo, explora-se a cavidade, em busca de um plano de clivagem entre a glândula e o tumor. Com o auxílio de curetas e aspirador, delicadamente, remove-se o tumor em fragmentos, evitando lesionar o diafragma selar, para não ocorrer fístula liquórica. Para confirmar se há ou não tumor residual, pode-se utilizar a inspeção visual, espelho dental, nasofaringoscópio ou um pequeno e flexível endoscópio de fibra óptica.
- Quando o tumor não é encontrado na cirurgia, mas é sinalizado por ressonância magnética e/ou cateterismo de seio petroso, procede-se à remoção da metade da glândula, onde a suposta lesão deveria estar. Nesses casos, é importante que o paciente seja informado de que as chances de cura são menores. Quando não ocorre a cura endócrina, deve-se reabordar após alguns dias, para remover o restante da glândula.[7]
- Finda a remoção da lesão, procede-se à revisão cuidadosa da hemostasia, à retirada do espéculo e à colocação de gordura e segmento de fáscia-lata, forrando todo o assoalho da sela. Quando se observa eliminação de LCR ainda durante a cirurgia, deve-se reforçar o fechamento e recobrir a fáscia com cola biológica. Removido o retrator, reposiciona-se o septo cartilaginoso e sutura-se a mucosa nasal com dois ou três pontos absorvíveis (categute). Tampões nasais esponjosos são introduzidos nas narinas por cerca de 50 horas.

Técnica para Abordagem Sublabial

- Anestesia geral.
- Intubação orofaríngea.
- Paciente em decúbito dorsal, com a face levemente voltada para a direita e a cabeça discretamente inclinada para a esquerda.
- Cirurgião posicionado à direita, à altura do tórax do paciente, com ambas as mãos no mesmo plano da maxila superior (Figura 8.4).
- Infiltra-se com Xylocaína® e vasoconstritor ao longo da junção entre a gengiva e a mucosa labial superior e na porção inferior do septo nasal.
- O lábio superior é retraído e uma incisão transversa na mucosa, a cerca de 2mm de sua junção com a gengiva, é feita de um canino ao outro (Figura 8.5).
- Disseca-se subperiostealmente a gengiva da face anterior da maxila até a superfície inferior do orifício piriforme.
- Posicionado o microscópio cirúrgico, prossegue-se com a dissecção, isolando-se a base do orifício piriforme, dissecando-se a mucosa nasal, primeiro inferior-

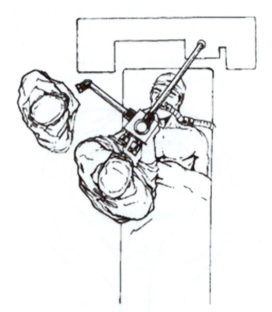

Figura 8.3 Posição do cirurgião em relação ao paciente, na mesa cirúrgica.

Capítulo 8 Cirurgia dos Adenomas Hipofisários

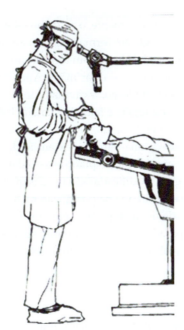

Figura 8.4 Posicionamento do cirurgião em relação ao paciente, na mesa cirúrgica.

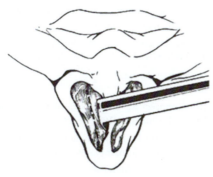

Figura 8.5 Narina direita vista pelo cirurgião. Incisão no septo.

mente, da maxila, e depois superiormente, do assoalho do nariz e do teto do palato duro.

- A seguir, secciona-se a base da extremidade anterior do septo nasal cartilaginoso, descolando-se a mucosa nasal bilateralmente. A partir daí, introduz-se um espéculo nasal longo que possibilite a visualização do septo cartilaginoso e ósseo em profundidade e a dissecção do restante da mucosa. Agora, é possível substituir o espéculo por um retrator transesfenoidal que, ao ser aberto suavemente, promove fratura dos cornetos e visualização do vômer, facilitando a dissecção submucosa até o seio esfenoidal. A extremidade posterior do septo cartilaginoso é separada da espinha nasal e de sua superfície inferior e, juntamente com parte do septo nasal ósseo, pode ser ressecada e reservada para uso no fechamento (Figura 8.6). Deve-se preservar a porção anterior da espinha nasal por motivos estéticos. Reposicionando-se apropriadamente o retrator transesfenoidal, é possível ter uma boa visão da quilha

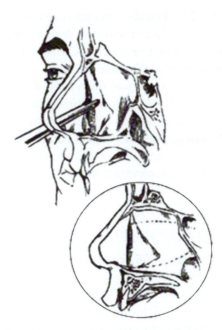

Figura 8.6 Remoção da porção posteroinferior do septo nasal.

do vômer e da parede anterior do seio esfenoidal, com seus dois óstios, situados lateralmente. Nesse ponto, é indispensável uma checagem com intensificador de imagem ou raios X simples do crânio em perfil. Em muitas ocasiões, é possível fraturar o assoalho do seio esfenoidal com a simples ressecção do vômer; em outras, faz-se necessário o uso de um gancho rombo de nervo ou mesmo de escolpo e martelo. A partir desse ponto, o procedimento é idêntico à técnica descrita anteriormente, inclusive o fechamento, acrescido apenas da sutura da mucosa sublabial com fio absorvível (catgut). Tampões nasais também são usados.[8]

CIRURGIA TRANSCRANIANA

A abordagem transcraniana para tumores pituitários é de indicação pouco frequente, sendo reservada para os casos de falha da cirurgia transesfenoidal ou quando a lesão é de grandes proporções supra e parasselar, envolvendo vasos da base e vias ópticas. Tecnicamente, existem duas vias: pterional e subfrontal. É indispensável um bom estudo pré-operatório por RNM da sela ou tomografia de boa qualidade, para avaliar se o quiasma é pré ou pós-fixado e a relação das carótidas com a lesão. Nos casos em que o quiasma é prefixado (nervos ópticos curtos), a via subfrontal deve ser a preferida, por permitir ao cirurgião a opção de abrir a lâmina *terminalis* acima do quiasma e atingir o topo do tumor. No caso de a via pterional ser a escolhida, a massa pós-quiasmática pode ser abordada através do pequeno espaço entre o terceiro nervo e a carótida supraclinóidea. Quando o quiasma é pós-fixado, a via pterional mostra-se bastante adequada, por possibilitar ampla visão da lesão e sua remoção com segurança. Um revestimento de aracnoide usualmente separa o lobo frontal da superfície tumoral. Procede-se, então, à retirada do tumor pelo seu interior, deixando a dissecção da cápsula tumoral para o final, quando ela deve ser cuidadosamente isolada dos nervos ópticos e do hipotálamo. Em geral, após a retirada da cápsula, é possível ver a haste hipofisária e porções da glândula pituitária normal. Ao final, procede-se a uma revisão cuidadosa da hemostasia e ao fechamento da maneira habitual.[9]

CIRURGIA ENDOSCÓPICA TRANSESFENOIDAL ENDONASAL

Essa abordagem foi proposta pela primeira vez por Guiot, em 1963;[10] entretanto, foi Apuzzo et al. que popularizaram seu uso, em 1977.[11] Inicialmente, na cirurgia transesfenoidal, o endoscópio era utilizado como complemento do microscópio, no estágio inicial ou final do procedimento convencional. A utilização apenas do endoscópio na cirurgia transesfenoidal endonasal, como único instrumento de visualização da trajetória cirúrgica, foi descrita em detalhes por Jho et al.[12] Essa técnica promove uma visão panorâmica do alvo cirúrgico, com traumatismo mínimo e baixa taxa de complicações.[13] As principais vantagens do uso do endoscópio são: dispensar o uso do retrator transesfenoidal e permitir uma visão panorâmica de 360 graus, o que possibilita a observação de todas as estruturas ao longo da via cirúrgica, bem como das localizadas em áreas supra e parasselares.[14]

A cirurgia endoscópica transesfenoidal endonasal unilateral foi utilizada durante muito tempo consistindo em uma hemiesfenoidotomia, com abertura parcial do assoalho selar. Atualmente, o acesso biportal, a quatro mãos, cirurgião e navegador, tem sido bastante utilizado, oferecendo a oportunidade da dissecção do tumor com técnicas microcirúrgicas, sem o desconforto do endoscópio na mesma cavidade nasal. Nessa abordagem, após a preparação do paciente, o endoscópio é introduzido na cavidade nasal, sendo identificadas importantes marcações, nos dois lados. A primeira estrutura é o corneto inferior, seguido do reconhecimento do corneto médio. Daí se avança do assoalho da cavidade nasal, entre o turbinado inferior e o septo nasal, até alcançar a coana, de onde se ascende pelo recesso esfenoetmoidal até o óstio esfenoidal, o qual é alargado em direção ao contralateral. É confeccionado um retalho da mucosa do septo nasal, pediculada, utilizado para recobrir o assoalho da sela após a retirada do tumor. Após a exposição unilateral do seio esfenoidal, o acesso é completado do lado contralateral, de maneira similar. O septo esfenoidal é removido e o assoalho selar é reconhecido na parede posterior da cavidade esfenoidal. A mucosa do assoalho

selar é deslocada lateralmente, o assoalho selar é aberto, e a dura-máter é incisada em forma linear ou de cruz, seguida pela remoção inicial da lesão com técnicas microcirúrgicas, onde o cirurgião utiliza as duas mãos. Após a remoção da porção intrasselar da lesão, a cavidade selar é explorada. A reconstrução da região é feita da maneira habitual, utilizando-se retalho pediculado. Outras modificações consistem em etmoidectomia parcial e extensão da abertura do assoalho selar em direção ao plano esfenoidal ou ao clívus. Essas abordagens modificadas são usadas quando a lesão a ser abordada está situada na porção lateral do platô etmoidal; em casos de fístula liquórica, para melhor visibilizar a lesão óssea; para lesões de predomínio suprasselar e para lesões que envolvam a área do clívus, invadindo os seios cavernosos.[15]

Referências

1. Hardy J, Verzina JI. Transsphenoidal neurosurgery of intracranial neoplasm. In: Thompson RA, Green JR (eds.) Advances in neurology. New York: Raven Press, 1976:261-74 (updated at the International pituitary Conference, Zurich, 1987).

2. Hardy J. Atlas of transsphenoidal microsurgery in pituitary tumours. New York: Igaku-Shoin, 1991.

3. Fahlbusch R, Honneger J, Buchfelder M. Surgical management of acromegaly. Endocrinol Metab Clin North Am 1992; 21:669-92.

4. Jane Jr JA, Thapar K, Kaptain GJ et al. Neurosurgery 2002; 51:435-44.

5. Griffith HB, Veerapen R. A direct transnasal approach to the sphenoid sinus. J Neurosurg 1987; 66:185.

6. Landolt A, Gammert CH. Transsphenoidal surgery for pituitary adenomas. Tuttlingen, Germany: Aesculap, 1986.

7. Powell M, Stafford LL. Management of pituitary tumours: a handbook. London: Churchill Livingstone, 1996:119-41.

8. Laws Jr ER. Transsphenoidal approach to lesions in and about the sella turcica. Department of Neurologic Surgery, Mayo Clinic – Foundation, Rochester, Minnesota, 1976.

9. Symon L, Jakubowski J. Transcranial management of pituitary adenomas with suprasellar extension. J Neurol Neurosurg Psychiatry 1979; 42:123-33.

10. Guiot G, Rougerie J, Fourestier M et al. Intracranial endoscopic explorations (in French). Presse Med 1963; 71:1225-8.

11. Appuzo MLJ, Heifetz M, Weiss MH, Kurze T. Neurosurgical endoscopy using the side-viewing telescope: technical note. J Neurosurg 1977; 16:398-400.

12. Jho HD, Carrau RL, Ko Y. Endoscopic pituitary surgery. In: Wilkins RH, Rengachary SS (eds.) Neurosurgical operative atlas. Park Ridge: AANS, 1996:1-12.

13. Cappabianca P, Cavallo LM, Colao A, de Divitiis E. Surgical complications of the endoscopic endonasal transsphenoidal approach for pituitary adenomas. J Neurosurg 2002; 97:293-8.

14. Cappabianca P, Cavallo LM, Luigi M, de Divitiis E. Endoscopic endonasal transsphenoidal surgery (operative nuances). Neurosurgery 2004; 55:933-41.

15. de Divitiis E, Cappabianca P, Cavallo LM. Endoscopic transsphenoidal approach: adaptability of the procedure to different sellar lesions. Neurosurgery 2002; 51:699-707.

9

Diabetes Insipidus e Síndrome de Secreção Inapropriada de Hormônio Antidiurético

Bernardo Brito • Maria Paula Bandeira • Francisco Bandeira

DIABETES INSIPIDUS

A homeostase da água é regulada pela arginina-vasopressina (AVP), e alterações neste hormônio determinam importantes desequilíbrios no metabolismo da água, podendo promover *diabetes insipidus* (DI) e secreção inapropriada do hormônio antidiurético (SIADH).

A síntese do peptídeo precursor da AVP, ou hormônio antidiurético (ADH), se dá, principalmente, nos neurônios hipotalâmicos dos núcleos supraópticos e paraventriculares.[1,2] A pré-pró-vasopressina é uma molécula precursora da AVP e sua proteína carreadora, a neurofisina II. Este precursor é codificado pelo gene localizado no cromossomo 20p13, e a maioria das mutações responsávies pelo *diabetes insipidus* central encontra-se na porção codificada da molécula da neurofisina II.[2,3] À medida que descende ao longo dos axônios dos tratos neuronais, a pré-pró-vasopressina sofre clivagem específica, eliminando os peptídeos acessórios até ter a AVP armazenada em grânulos neurossecretórios na hipófise posterior.[2,3]

A liberação da AVP é associada a aumento da taxa de disparo fásico de impulsos elétricos na neuro-hipófise. A exocitose da AVP é cálcio-dependente, e apenas uma fração dele chega a ser liberada.[1,4] Sua neurofisina específica é cossecretada em quantidades equimolares e, aparentemente, a neurofisina II não representa outra função senão a de transporte através da via neuronal.[2]

A meia-vida da AVP é de 5 a 15 minutos. Após sua liberação da pituitária posterior, a AVP circula livre de ligações proteicas na corrente sanguínea, embora se ligue fortemente a plaquetas. A concentração de AVP em plasmas normais a ricos em plaquetas é até cinco vezes maior do que na trombocitopenia.[1,4]

Há, pelo menos, quatro sítios principais de clivagem enzimática identificados na molécula do complexo AVP-neurofisina II. Durante a gravidez e o pós-parto imediato, uma enzima cistina aminopeptidase, a vasopressinase, extremamente ativa, é secretada pelo sinciciotrofoblasto placentário, sendo responsável por uma degradação mais rápida com maior clareamento da AVP.[1,4]

O controle da osmolalidade plasmática e do volume intracelular envolve vias endócrinas, neurais e parácrinas. Os osmorreceptores localizados no hipotálamo anterior e suas vias efetoras regulam a liberação de AVP. A osmolalidade plasmática (pOsm) normal se mantém entre 285 e 295mOsm/kg.[1] Um aumento de 1% a 2% na pOsm estimula o mecanismo da sede e a liberação de AVP. A depleção de volume leva a pequena elevação nos níveis de AVP, até a redução de 10% da volemia.[4]

Os efeitos da arginina-vasopressina são mediados por duas classes principais de receptores, V1 e V2. Os receptores V1 são acoplados à fosfolipase C, aumentando o *turnover* do fosfato de inositol e, assim, promovendo maior influxo de cálcio na célula.[1,2] Este receptor é subdividido em V1a e V1b, devido às propriedades de ligação do receptor corticotrófico pituitário (V1b), cuja capacidade de ligar-se a uma variedade de agonistas e antagonistas da vasopressina difere da dos outros receptores V1 tissulares.[5] Os receptores V1a podem ser encontrados em células musculares lisas, plaquetas, fígado e cérebro, enquanto os V1b são encontrados nas células corticotróficas pituitárias, onde estimulam a liberação de ACTH e apresentam perfil de ligação ao análogo de AVP diferente.[5,6]

Os receptores V2 encontram-se nos túbulos coletores renais e no ramo grosso ascendente medular da alça de Henle.[2,5] Eles se acoplam à adenilato ciclase via proteínas G regulatórias, gerando AMP cíclico (AMPc). O gene, localizado no cromossomo X, codifica um peptídeo de 370 aminoácidos de topografia transmembrana típica dos receptores acoplados à proteína G.[5]

Além dos sítios de ação já bem definidos em alça de Henle e túbulos coletores, aventa-se a possibilidade de que os receptores V2 tenham ação em outras partes do néfron, inclusive no glomérulo. Os efeitos da concentração nos túbulos coletores de um gradiente de soluto, através das células tubulares, surgem de um interstício renal hipertônico e do fluido luminal hipotônico.[5] O interstício hipertônico resulta do transporte ativo de solutos a partir da alça de Henle, que age por meio de um mecanismo de contracorrente multiplicador, com a troca de fluidos se dando, principalmente, na *vasa recta*, logo em seguida das alças.[5,6] Consequentemente, forma-se um gradiente entre os ramos descendente e ascendente da alça de Henle, o que possibilita a formação de um interstício renal progressivamente mais concentrado a partir da junção corticomedular até a papila renal. O papel da AVP é aumentar a permeabilidade dos túbulos coletores que atravessam esse interstício hipertônico, permitindo mobilizar a água do lúmen para a medula renal, conforme o gradiente, e, consequentemente, concentrar a urina.[1,4]

A ligação da AVP aos receptores V2 renais ativa a proteína G, que estimula a ativação da adenilato ciclase, que leva ao aumento do AMP cíclico intracelular. O AMPc ativa a proteína cinase A, que promove um rearranjo na estrutura de microtúbulos e microfilamentos nas células.[5] O passo final envolve a inserção de agregados de partículas das estruturas citoplasmáticas tubulares que se fundem na membrana luminal, formando canais de água conhecidos como aquaporinas.[7,8]

Há vários tipos descritos de aquaporinas (AQP). A AQP1 é abundante no epitélio tubular renal proximal, ramo delgado da alça de Henle e *vasa recta* descendente, e tem papel menor na concentração da urina, conforme demonstram os achados de estudos em pessoas com defeitos genéticos para expressão de AQP1. Indivíduos portadores dessa condição raríssima não apresentavam consequências clínicas óbvias, só demonstrando alterações da concentração urinária sob condições de estresse.[8,9] A AQP3 e a AQP4 situam-se, predominantemente, nas membranas basolaterais das células tubulares, contribuindo apenas para a intercomunicação de gradientes intracelulares.[8] A AQP2, por sua vez, desempenha papel fundamental na concentração urinária AVP-dependente. Quando a AVP se liga aos receptores V2, inicia-se a cascata do AMPc que, em suas etapas finais, culminará com a migração de canais hídricos AQP2 do citoplasma para a superfície luminal, possibilitando o livre trânsito de água.[8,10] Anormalidades nessa via enzimática, no receptor V2 ou na estrutura da AQP2 são as principais causas de *diabetes insipidus* nefrogênico (DIN).[9,11] Estudo de caso-controle, envolvendo pacientes portadores de DIN e *diabetes insipidus* central (DIC), comprovou o papel da AVP em estimular a expressão da AQP2, conforme dosada na urina.[10,11] Nos pacientes normais havia aumento significativo da AQP2 após privação de água; em pacientes portadores de DIC, essa resposta só era atingida após uso de DDAVP (desmopressina) e, nos pacientes com DIN, portadores de defeitos no gene do receptor V2, a expressão de AQP2 permaneceu inalterada mesmo com o uso do fármaco.[10] Além dessas, as aquaporinas AQP6 e AQP7 também foram detectadas no tecido renal.[8]

Mais de 180 mutações no receptor V2 da AVP já foram descritas, e todas causam DIN congênito e são mutações inativadoras, resultando em alterações no receptor em diferentes níveis.[5]

Além desses canais de água AVP-sensíveis no ducto coletor terminal, há no túbulo coletor distal um peptídeo transportador de ureia AVP-regulado que, mediante ciclagem de ureia para o interstício renal, contribui para o gradiente osmótico de contracorrente.[1]

Estudos em animais mostraram a presença de transporte de sódio AVP-regulado, por adenilato ciclase, no ramo grosso ascendente medular da alça de Henle. O efeito da AVP nessa parte do néfron derivaria da formação de uma medula intersticial mais hipertônica, com maior gradiente através dos ductos coletores e maior poder de antidiurese.[4]

Apesar de a AVP ser um potente agente pressor, seriam necessárias concentrações muito acima das observadas em condições fisiológicas para aumentar significativamente a pressão arterial de um indivíduo normal. Contudo, a AVP pode provocar vasoconstrição mais importante em artérias regionais, como a esplâncnica, a renal, a hepática e as arteríolas, sob concentrações próximas às fisiológicas (10pmol/L). Usando-se antagonistas específicos para receptor V1a, demonstrou-se a importância da AVP na manutenção da pressão arterial (PA) em pacientes com hipovolemia leve.[1,5] O efeito vasopressor da AVP varia de acordo com o leito capilar e com o diferencial do efeito pressor no fluxo da medula para o córtex. O débito cardíaco e o consumo de oxigênio são reduzidos pela AVP por meio de vários mecanismos. Nenhuma evidência, entretanto, indica a AVP como tendo papel substancial no desenvolvimento de hipertensão arterial.[1]

Os maiores secretagogos da corticotrofina (ACTH) são o fator de liberação da corticotrofina (CRF) e a AVP, que agem de modo sinérgico. A AVP secretada nas partes parvocelulares dos núcleos paraventriculares é liberada da eminência média no fluxo portal para suprir a glândula pituitária anterior. As células corticotróficas segregam os receptores V1b em grande número.[2]

Outros efeitos da AVP são múltiplos e de menor importância, além de carecerem de maiores estudos: efeitos procoagulantes, mediante maior liberação hepática de fator VIII e do fator de von Willebrand pelo endotélio vascular; ativação da fosforilase glicogênica hepática; e cerebrais, como controle central da temperatura e da PA, do comportamento e da liberação de CRH.[2]

Classificação e Diagnóstico das Síndromes Poliúricas

Vários fatores podem levar à poliúria, definida como excreção copiosa de urina > 3L/dia. Basicamente, três mecanismos patogênicos podem ser responsabilizados pela poliúria. O primeiro seria uma deficiência geralmente não absoluta de AVP, chamada DIC, por ter sua patogênese ligada ao eixo hipotalâmico-hipofisário.

O segundo mecanismo seria decorrente de uma resistência parcial ou total da ação antidiurética da AVP nos rins, denominada DIN, que tem como causas desde formas congênitas graves até causas adquiridas potencialmente reversíveis, como exposição a fármacos, *diabetes mellitus*, hipercalcemia etc. O terceiro mecanismo está relacionado com a ingesta inapropriadamente excessiva de líquidos, conhecida como *diabetes insipidus* dipsogênico (DID) ou, sua forma mais consagrada, a polidipsia primária (PP) (Tabela 9.1).

Tabela 9.1 Etiologia do *diabetes insipidus* central

Adquirido
- Traumático: traumatismo cranioencefálico
- Iatrogênico (neurocirurgias)
- Tumoral (neoplasias da região hipotalâmico-hipofisária)
- Primários: craniofaringioma (o mais comum), germinomas suprasselares, glioma, astrocitoma, hamartoma, meningioma, extensão suprasselar de adenomas de hipófise, tumores da haste
- Secundários: carcinoma de pulmão, mama ou bexiga, melanoma, linfoma, leucemia, granulomas
- Granulomatoses: sarcoidose, tuberculose, histiocitose
- Infeccioso: encefalite e meningite de qualquer etiologia
- Síndrome de Guillain-Barré
- Inflamatório: infundibuloneuroipofisite linfocítica
- Vascular: aneurismas, síndrome de Sheehan, malformações, isquemia, vasculites
- Psicossomático: anorexia nervosa
- Tóxico: toxinas, veneno de algumas serpentes
- Malformações congênitas: síndrome de Laurence-Moon-Biedl, displasia septo-óptica, hidrocefalia, microcefalia, prosencefalia
- Idiopático

Genético
- Autossômico dominante: mutações no gene precursor de AVP-neurofisina
- Autossômico recessivo: síndrome de Wolfram, ou DIDMOAD
- Recessivo ligado ao X

Congênito
- Síndrome de Laurence-Moon-Biedl
- Displasia septo-óptica
- Hidrocefalia, microcefalia, prosencefalia

Degradação excessiva de AVP
- Gravidez

Diabetes Insipidus *Central*

O DIC é um distúrbio resultante de secreção insuficiente ou ausente de AVP, levando a um transtorno da concentração urinária e tornando necessária a destruição de, pelo menos, 80% dos neurônios hipotalâmicos secretores do hormônio para que se desenvolvam poliúria e polidipsia.[1,4] É conhecido, também, como *diabetes insipidus* hipotalâmico, neurogênico ou cranial. A maioria dos pacientes tem concentração urinária inapropriadamente baixa em relação a sua osmolalidade plasmática. A poliúria persistente leva a uma tendência constante à desidratação hipertônica, só contrabalançada por um mecanismo intacto de sede, sendo este o único modo de manutenção do balanço hídrico.[12]

Trata-se de doença pouco frequente, de prevalência em torno de 1:25 mil, de igual distribuição entre os sexos. A maioria dos casos é de etiologia adquirida (95%), e cerca de 30% a 40% são considerados idiopáticos.[4] Alguns pacientes com DIC idiopático têm anticorpos circulantes contra neurônios secretores de AVP, levantando a hipótese de processo autoimune, o que é extremamente raro em pacientes tratados.[13] O diagnóstico de DIC idiopático só pode ser definido após exclusão de outras causas de DI.[14] As causas mais comuns são produzidas por quaisquer processos que interfiram na produção ou escoamento da AVP em seus sítios anatômicos correspondentes (lesão, isquemia, imune, infecção, infiltração, idiopática, tumoral ou congênita).[13] Lesões exclusivas da hipófise posterior produzem apenas DI transitório, desde que os neurônios secretores hipotalâmicos estejam intactos; um exemplo é a cirurgia transesfenoidal para tumores pituitários, que pode levar a um quadro de DI 30% a 80% dos casos e que, na maioria das vezes, dura poucos dias, sendo raro ultrapassar 3 semanas.[15]

O DIC pós-traumatismo cranioencefálico (TCE) se desenvolve imediatamente após a lesão da haste hipofisária, com poliúria perdurando por alguns dias, seguida de um período de antidiurese de, no máximo, 1 semana, após o qual o quadro de DIC se estabelece permanentemente, configurando uma resposta de tripla fase ao traumatismo.[16] A prevalência de DIC pós-traumatismo craniano foi de 21% imediatamente após o TCE e de 7% de DIC permanente, segundo estudo de Evan et al.[16]

Tumores pituitários que comprimem ou invadem o lobo posterior raramente levam ao DIC, quadro mais relacionado com depósitos metastáticos no hipotálamo, geralmente de câncer de mama (em mulheres) e broncogênico (em homens).[1] Mais comuns são tumores que aparecem na infância, afetando o hipotálamo, como craniofaringioma (que evolui em cerca de 25% com DI), disgerminoma e outras neoplasias de linhagem nervosa, que acometem até 50% dos casos de DIC. Além disso, pode haver invasão por leucemia e linfoma.[17]

Processos infiltrativos, como histiocitose, doenças granulomatosas, infecções encefalomeníngeas e autoimunes, são causas menos comuns de DIC. Processos vasculares e isquêmicos, como hemorragias intraventriculares, síndrome de Sheehan e malformações vasculares, são causas mais raras. Excepcionalmente, descreve-se DIC relacionado com doenças autoimunes, como lúpus eritematoso sistêmico, ou após tratamento radioterapêutico da região hipotalâmico-hipofisária.[1,4]

Podemos agrupar as formas congênitas ou hereditárias em dois tipos de transmissão genética. O primeiro caracteriza-se por transmissão autossômica dominante relacionada com mutações heterozigóticas do gene da vasopressina-neurofisina II, podendo alterar o núcleo da AVP, o peptídeo sinalizador ou a neurofisina (forma mais frequente, causada por substituição de um único nucleotídeo no segundo éxon), levando a uma clivagem defeituosa da pré-pró-vasopressina e consequente acúmulo de proteína anômala no endotélio endoplasmático com destruição progressiva dos neurônios magnocelulares.[18,19] A segunda forma é conhecida como DIDMOAD, ou síndrome de Wolfram, de transmissão autossômica recessiva. Apresenta-se com *diabetes mellitus*, atrofia óptica, DI, surdez neurossensorial, dilatação do trato urinário e anormalidades neuropsiquiátricas. Na DIDMOAD, atrofia gonadal e redução da fertilidade também podem estar presentes. A maioria dos pacientes morre de insuficiência respiratória central e insuficiência renal secundária a infecções urinárias de repetição.[20,21]

Em cerca de 30% dos casos, não há etiologia definida, e eles são como idiopáticos.[14] No entanto, em até 35% dos casos idiopáticos podem ser encontrados anticorpos circulantes dirigidos contra neurônios secretores de AVP, levantando a hipótese de processo autoimune.[13,22] Deve-se levar em conta que, após a lesão hipotalâmica, podem ser necessários até 10 anos para que haja poliúria sintomática, e algumas patologias flagradas por ressonância magnética, como neurossarcoidose e infundibuloneuro-hipofisite linfocítica, podem apresentar-se de maneira transitória antes ou após o surgimento de DI.[14]

Na gravidez, muito raramente, pode haver um estado temporário de DIC, que pode ser devido à atividade aumentada de transpeptidase circulante, uma cisteína aminopeptidase de origem placentária que aumenta o clareamento da AVP.[1,4] Ainda na gravidez, pode ser vista uma forma transitória de DIN, ocasionalmente causando confusão com a forma hipotalâmica[23] (Tabela 9.2).

Tabela 9.2 Etiologia do *diabetes insipidus* nefrogênico

Adquirido
- Fármacos: lítio, demeclociclina, rifampicina, colchicina, gentamicina, contrastes radiológicos, gliburida
- Distúrbios metabólicos: hipopotassemia, hipercalcemia
- Doenças renais crônicas: doença policística, doença cística medular, pielonefrite, nefropatia fármaco-induzida
- Uropatia obstrutiva
- Doenças sistêmicas: anemia falciforme, mieloma múltiplo, doenças de depósito – de Sjögren, amiloidose, sarcoidose, cistinose
- Pós-transplante
- Pós-necrose tubular aguda
- Neoplasias: sarcoma
- Gravidez
- Idiopático

Genético
- Recessivo: ligado ao cromossomo X (mutações no gene do receptor V2)
- Autossômico: recessivo ou dominante (mutações no gene da aquaporina 2)

Diabetes Insipidus *Nefrogênico*

O DIN resulta da resistência renal à ação da AVP. A maioria dos casos é de etiologia adquirida, e sua forma hereditária é rara e grave.[1]

A forma congênita é causada, em 95% dos casos, por mutação no gene que expressa o receptor V2 da vasopressina, localizado na região Xq28 do braço longo do cromossomo X. Esse defeito leva à alteração de 40% da sequência gênica do receptor na região carboxiterminal, produzindo resistência renal à vasopressina. Os demais casos são causados por formas de transmissão autossômica recessiva ou dominante mais raras, devido a anormalidades no gene da AQP2, localizado na região cromossômica 12q13.[24] Além disso, é descrito um pequeno grupo homozigótico para diferentes mutações do gene da AQP1, em que a deficiência desse canal leva a capacidade reduzida de concentração urinária, apenas em situações de estresse.[9]

As formas adquiridas de DIN podem ser resultantes de exposição a medicamentos, em especial o carbonato de lítio, responsável por até 50% de sua ocorrência em pacientes em tratamento a longo prazo, e demeclociclina, fármacos que diminuem a ativação da adenil ciclase pelo AVP com consequente redução na geração de AMPc.[23,25] Hipopotassemia, hipercalcemia, obstrução ureteral e terapia com lítio reduzem a expressão de AQP2. O DIN causado por fármacos ou distúrbios metabólicos geralmente é reversível com a retirada do fator causal; entretanto, a poliúria pode persistir por longo termo ou tornar-se permanente.[25] As doenças renais crônicas, como pielonefrite, doença policística e doenças de depósito renal, são causas mais frequentes de DIN por perda funcional definitiva[1,4] (Tabela 9.3).

Capítulo 9 *Diabetes Insipidus* e Síndrome de Secreção Inapropriada de Hormônio Antidiurético

Tabela 9.3 Etiologia da polidipsia primária
Psicogênica
• Transtornos da personalidade e do comportamento
• Esquizofrenia
• Transtorno bipolar do humor: fase da mania
Dipsogênica
• Granulomatosa: neurossarcoidose
• Metabólica: hipopotassemia
• Traumática: traumatismo cranioencefálico
• Vascular: vasculites, hemorragia
• Fármacos: lítio, carbamazepina
• Imune: esclerose múltipla
• Infecciosa: meningite tuberculosa
• Idiopática

Polidipsia Primária

A polidipsia primária (PP) é uma síndrome caracterizada pela ingesta líquida inapropriadamente exagerada associada à poliúria, sendo considerada o principal diagnóstico diferencial de DIC e DIN. Existem dois tipos de PP: a dipsogênica e a psicogênica. A PP dipsogênica caracteriza-se por diminuição do limiar osmótico para sede, que passa a disparar em nível inferior ao osmostato regulador da secreção de AVP, o que pode ser causado por exposição a medicamentos, afecções nervosas da base do crânio de etiologia diversa, febre, hiperprolactinemia, hipotireoidismo terciário, hipogonadismo e a forma idiopática, a mais frequente. Os pacientes neuróticos, esquizofrênicos e na fase de mania em transtornos bipolares podem apresentar ingesta hídrica exagerada, motivada mais por crenças irracionais sobre falsos benefícios do que pela própria sede, caracterizando a PP psicogênica.[1]

Diagnósticos Clínico e Laboratorial

Quadro Clínico

O quadro clínico dos distúrbios da vasopressina caracteriza-se por poliúria e por polidipsia provocada pela sede excessiva, lembrando que na PP esta é causada por outros motivos. Esses sintomas apresentam-se de maneira contínua. Consequentemente, a procura por assistência médica é motivada, principalmente, pela nictúria, em geral quando a diurese já ultrapassa 4L/24h. Lembramos que apenas 10% das células vasopressinérgicas são suficientes para manter a diurese abaixo desses valores e, quando estas são perdidas, a poliúria evolui rapidamente.[4]

Se levarmos em consideração os níveis de vasopressina, osmolalidade plasmática (pOsm), osmolalidade urinária (uOsm) e volume urinário, notaremos que há uma correlação linear entre os três primeiros; entretanto, suas variações influenciam o volume urinário de forma logarítmica, principalmente quando a pOsm cai abaixo de 284mmol/kg. Portanto, o início da poliúria, muitas ve-

zes, é típico da forma de DI. No DIC, o início costuma ser abrupto, enquanto no DIN a perda da sensibilidade renal geralmente é progressiva, provocando um quadro arrastado. Deve ser notado que o máximo débito urinário causado pela ausência completa da vasopressina alcança 18L/24h, aproximadamente o volume hídrico que chega ao néfron distal para filtração. Volumes urinários maiores demonstram excesso de ingesta líquida, anormalidades da sede ou alteração da medula renal, indicando PP. Independentemente de sua etiologia, o débito urinário excessivo espolia as reservas de ureia na medula renal, diminuindo, assim, o gradiente osmótico necessário para reabsorção de água nos túbulos, efeito este conhecido como "medula lavada".[1] A esse mecanismo se soma o fato de haver baixa expressão tubular de aquaporina e canais de água, intrínseca ao DIN, ou devido aos baixos níveis de AVP de causa central (DIC), ou por baixa osmolalidade plasmática na PP.

A qualidade da sede pode ser, também, uma característica diferencial. O desejo por líquidos gelados é secundário a receptores de sede localizados na orofaringe que, satisfeitos em pessoas normais, inibem a secreção de AVP por reflexo dopaminérgico.[1,4] Na PP, a ingesta líquida é motivada mais por crenças infundadas do que propriamente pela sede, sendo satisfeita por líquidos a qualquer temperatura.

O ponto de partida para o diagnóstico dos distúrbios da vasopressina deve ser a mensuração do débito urinário em 24 horas, não havendo necessidade de se guardar a urina, mas apenas anotar o horário e o volume das micções. Define-se poliúria quando o débito urinário é > 50mL/kg/24h ou 2L/m²/24h na infância. Após documentada a existência de poliúria, é necessário afastar quaisquer fatores osmóticos ou alterações da função renal capazes de influenciar o débito urinário (p. ex., hiperglicemia, hipopotassemia, hipercalcemia, doença renal e exposição a medicamentos) de maneira temporária ou até levar, a longo prazo, a DIN definitivo.[1,4]

Após a resposta a esses dois primeiros pré-requisitos, passamos a documentar a incapacidade de concentrar a urina, característica que acompanha as três síndromes poliúricas. Em geral, apresenta-se uma urina de baixa densidade (< 1,005) com osmolalidade urinária < 100mOsm/kg com urinálise inalterada. Os pacientes portadores de DI, tanto central como nefrogênico, apresentam sódio (Na) sérico e pOsm normais, ao passo que aqueles com PP têm níveis abaixo do normal devido ao estado dilucional.

Diante de poliúria hipotônica, investigamos três linhas de raciocínio:

• Se há um distúrbio primário com excesso de ingesta hídrica, em que o alto débito urinário é uma resposta fisiológica à sobrecarga de água.

- Se há ausência completa ou parcial de vasopressina, levando a uma precária reabsorção hídrica nos ductos coletores, no caso de DIC.
- Se há presença de vasopressina, mas os rins são irresponsivos à sua ação devido a defeitos em seus receptores ou falhas genéticas em suas vias de ação.

Exames Laboratoriais

Devemos avaliar a capacidade de concentrar urina em resposta às demandas fisiológicas de ingesta hídrica normal. Os estímulos fisiológicos para a neuro-hipófise dependem de osmorreceptores e barorreceptores. Se a sede do paciente aparece, e este está desidratado com elevada concentração de sódio plasmático, é necessário medir a osmolalidade plasmática para avaliar a possibilidade de DI. Se a pOsm estiver > 295mOsm/kg e o sódio plasmático > 143mEq/L, desde já excluímos PP, e a diferenciação passa a ser entre as formas de DI.[1]

A dosagem do ADH pode ajudar no diagnóstico diferencial entre DIC e DIN, após excluir PP. Níveis de ADH basal < 1pg/mL sugerem DIC, enquanto o ADH elevado pode representar DIN grave.[12,23]

Quando a pOsm está elevada (> 295mOsm/kg), pode-se realizar o teste terapêutico com desmopressina ou DDAVP, 10 a 20µg intranasal por 2 a 3 dias. Quando ocorre efeito antidiurético importante após o teste, com concentração da urina, há grande chance (cerca de 90%) de tratar-se de DIC e de exclusão do DIN.[12,23] Se o teste for realizado em paciente com PP, pode ocorrer intoxicação hídrica.

Teste de Restrição Hídrica

Na maioria dos casos de DI, a pOsm está normal, sendo necessária a realização do teste de privação hídrica. Esse teste tem a finalidade de verificar se o paciente é capaz de secretar AVP e concentrar a urina em resposta ao aumento da osmolalidade plasmática secundário à restrição hídrica.[4]

Em pacientes conscientes, o mecanismo da sede é capaz de manter a hidratação e o sódio sérico normais, apesar da poliúria. Nesta situação, deve-se realizar um teste padrão de desidratação, ou teste de privação hídrica, submetendo o paciente a uma situação de ingesta hídrica controlada e medindo seu peso, densidade e débito urinário a cada hora.[1] Quando duas micções consecutivas diferem menos de 10% em osmolalidade e o paciente perdeu 2% a 3% de seu peso corporal, faz-se uma dosagem da vasopressina plasmática (ADH) e administram-se 2µg de desmopressina EV ou 10mg intranasal. Pacientes normais terão de apresentar < 5% de aumento na osmolalidade urinária nas 2 horas seguintes, ao passo que portadores

Tabela 9.4 Teste de restrição hídrica

	pOsm (mOsm/kg)	uOsm (mOsm/kg)	Aumento da uOsm pós-DDAVP
DIC completo	> 295	< 300	> 50%
DIN completo	> 295	< 300	< 10%
DIC/DIN parcial	> 295	300 a 750	10% a 50%
PP	< 295	> 750	< 10%

de DIC total geralmente aumentam em mais de 50% a osmolalidade urinária. A dificuldade desse teste está na diferenciação entre DIN e DIC parcial, pois ambos têm uma concentração modesta da osmolalidade urinária com a desidratação e um aumento entre 10% e 50% em resposta à desmopressina.[9,12]

Esses distúrbios podem ser diferenciados pelos níveis de vasopressina no final do teste de desidratação. Os níveis de vasopressina nos pacientes portadores de DIN chegam a 10 a 20pg/mL (normal de 0 a 5pg/mL) no final da desidratação, em contraste com os níveis normais ou diminuídos encontrados no DIC.[23] Chamamos ainda atenção para o fato de que em nenhuma das situações citadas se atinge concentração osmótica da urina máxima, nem no final da desidratação, nem em resposta à desmopressina, devido ao mecanismo de "lavagem" da medula renal presente em estados poliúricos de longo tempo (Tabela 9.4).

Diagnóstico Etiológico

São reconhecidas quatro formas de DI hereditário: DIC autossômico dominante, DIC autossômico recessivo (DIDMOAD), DIN autossômico recessivo e DIN ligado ao X.

Diabetes Insipidus Central

As formas hereditárias envolvem degeneração dos neurônios vasopressinérgicos magnocelulares dos núcleos supraópticos e paraventriculares do hipotálamo.

A forma autossômica dominante relaciona-se com diversas mutações heterozigóticas no gene codificador do complexo vasopressina-neurofisina II.[20] As diferentes mutações já descritas envolvem o peptídeo sinalizador, o núcleo da AVP e o sequenciamento da neurofisina II. A clivagem anômala desses peptídeos mutantes leva ao acúmulo do precursor da AVP, a pré-pró-vasopressina, no endotélio endoplasmático, causando a destruição dos neurônios magnocelulares.[19,20] A destruição ocorre nos núcleos secretores, em todo o trato vasopressinérgico e na pituitária posterior, onde é armazenado. O DI não se desenvolve até que 90% das células estejam destruídas, o que também ocorre nas causas adquiridas.[19] O acúmulo do hormônio, que se mostra por hipersinal em T1 na ressonância magnética, desaparece na pituitária posterior.[22,26] Pacientes com mutações do tipo ΔE47 no gene do peptídeo sinalizador AVP-neurofisina II apresentam perda progressiva dos neurônios magnocelulares que suprem AVP para a hipófise posterior, porém preservam os neurônios parvocelulares, que suprem AVP e CRH para a eminência média, e estimulam a produção de ACTH durante estados hipernatrêmicos, como infusão de solução salina hipertônica e prova de privação hídrica.[19] Mutações do tipo A19T, L81P e C110X foram descritas no gene da AVP e são responsáveis por DIC autossômico dominante.[19]

A forma autossômica recessiva é conhecida como DIDMOAD, ou síndrome de Wolfram. Os indivíduos afetados apresentam, a partir da primeira década, *diabetes mellitus*, seguido de atrofia óptica, DI e surdez neurossensorial, na segunda década, dilatação do trato urinário, na terceira, e anormalidades neuropsiquiátricas, na quarta década (ataxia, hiporreflexia, nistagmo, apneia central, perda de olfato ou paladar, hemiparesia, depressão e psicose).[20,21] Essa doença tem prevalência de 1/700 mil no Reino Unido, e os pacientes morrem por volta dos 30 anos de idade, por insuficiência respiratória central e insuficiência renal secundária à infecção.

Diabetes Insipidus Nefrogênico

Noventa e dois por cento dos pacientes com formas hereditárias de DIN têm mutações no gene que codifica o receptor V2 da AVP, localizado na região Xq28 do braço longo do cromossomo X. O restante está relacionado com mutações dominantes ou recessivas no gene da AQP2, localizado na região cromossômica 12q13. O DIN ligado ao X está relacionado com alterações no gene do receptor V2.[24]

No prosseguimento do diagnóstico etiológico, devemos acompanhar as investigações das causas adquiridas conforme o raciocínio clínico voltado para as várias causas de DIC e DIN, lembrando das características específicas já discutidas no tópico classificação. É importante lembrar que são necessários mais de 90% de destruição das células vasopressinérgicas para se iniciar a clínica de DIC, considerando-se grandes lesões e início súbito das queixas, e que pode levar anos para que doenças ou exposição a substâncias alterem de maneira grave a capacidade concentradora do rim, provocando um início mais insidioso no quadro de DIN. Na impossibilidade de definir a causa de DI, rotula-se como idiopático.

Hipernatremia Essencial

A hipernatremia essencial é uma forma especial de DI em que há ausência de estímulo osmorregulador, porém a via barorreguladora por meio de receptores de volume está intacta. Os pacientes excretam urina hipotônica em excesso e não sentem sede para repor a ingesta hídrica. Quando se encontram suficientemente desidratados, os receptores de volume respondem aumentando a secreção de AVP e mantendo uma condição de hipernatremia e urina concentrada. No entanto, se for administrado líquido suficiente para repor o déficit de água, o paciente passará a apresentar poliúria, em virtude da inabilidade em responder à hiperosmolalidade.

Diabetes Insipidus na Gravidez

Como a regulação osmótica na gravidez se dá abaixo dos pontos de corte normais, o sódio normal da grávida é em torno de 136mEq/L. Pacientes que apresentam sódio acima desses valores podem estar desidratadas. A situação se complica se ocorre maior secreção da cistina-aminopeptidase; a vasopressinase aumenta de maneira importante a degradação de AVP. A atividade dessa enzima pode produzir falsos níveis elevados de AVP no método de radioimunoensaio.[1,4]

Diabetes Insipidus Trifásico

Esse distúrbio é decorrente de lesão aguda à neuro-hipófise, como pode ocorrer em traumatismos ou em cirurgias na área suprasselar. Quando há dano à haste hipofisária, ocorre alteração na função dos neurônios com diminuição da liberação de AVP. Esse quadro resulta na instalação imediata de DI. Com a secção da haste e a interrupção do fluxo sanguíneo para a pituitária posterior, os terminais dos axônios iniciam um processo de necrose com liberação desordenada da vasopressina estocada.[15] A pituitária posterior tem grande reserva de vasopressina, suficiente para manter 5 a 10 dias de antidiurese máxima. Após esse período de tempo, os pacientes passam a liberar a AVP de maneira desordenada e, se água em excesso for ingerida nesse período, eles podem desenvolver síndrome de secreção inapropriada de hormônio antidiurético e hiponatremia. Uma vez esgotada toda a reserva possível de AVP, não havendo secreção neuro-hipofisária posterior, desenvolve-se o DI definitivo e completam-se as três fases.[16]

O DI é uma complicação da cirurgia transesfenoidal. Segundo Laws et al., de 857 pacientes submetidos a essa cirurgia, 18% tiveram DI no pós-operatório imediato e 12% necessitaram de desmopressina.[15] Entretanto, apenas 2% dos pacientes persistiram com DI e necessitaram tratamento com DDAVP por longo período.[15]

Diagnóstico por Imagem

A ressonância nuclear magnética (RNM) de crânio representa o método de imagem de escolha para avaliação das doenças endócrinas do eixo hipotalâmico-hipofisário.[26] A RNM de crânio possibilita um estudo detalhado da hipófise, diferenciando a adeno-hipófise da neuro-hipófise e mostrando o sinal hiperintenso da parte posterior da sela túrcica, que é considerado um marcador de integridade funcional da neuro-hipófise.[22] Sinal hiperintenso em pacientes com suspeita de DI sugere a existência de PP, cujo sinal ocorre em cerca de 90% dos pacientes. Na maioria dos pacientes com DIC ou DIN, por sua vez, o ponto brilhante da neuro-hipófise está ausente na RNM.[26]

Tratamento

O tratamento do DI concentra-se em quatro pontos principais: reposição volêmica, normalização da diurese, manutenção da homeostase hídrica e eletrolítica e, finalmente, prevenção da morbimortalidade resultante da doença de base ou de seu tratamento.[27]

Água

A água tomada em quantidade suficiente pode prevenir qualquer anormalidade fisiopatológica no DI; no entanto, isso ocorre à custa de grandes volumes urinários. O déficit de água livre do paciente deve ser calculado segundo a fórmula: [déficit de água = $0,6 \times$ peso corporal $\times$ $(1 - 140/\text{sódio})$]. O líquido pode ser reposto por via oral, em casos crônicos não complicados, ou por infusão endovenosa, em caso de maior urgência ou necessidade de correção eletrolítica.[27] Em caso de encefalopatia hipertônica, pode-se utilizar solução hipotônica de NaCl ou líquidos orais, quando há hipovolemia moderada e níveis de sódio sérico < 160mEq/L. Nos casos de hipernatremia mais grave, opta-se por solução salina fisiológica para minimizar o risco de edema cerebral.[1] A terapia do DI deve visar à diminuição da diurese com supressão da sensação de sede para maior conforto do paciente. Pacientes adultos portadores de DIN podem suportar volumes urinários maiores, porém devem ser observados com mais cuidado crianças, idosos, pacientes com rebaixamento do nível de consciência e com alterações do juízo, para que sejam evitadas desidratação intensa e consequências graves de hipernatremia.[1,4]

Desmopressina

A 1-desamino-8-D-arginina-vasopressina (DDAVP) é o tratamento de escolha para o DI em sua forma central e o único tratamento efetivo do DIC total.[27] Esse análogo sintético age, predominantemente, nos receptores antidiuréticos V2 no rim e tem pouca ação nos receptores V1, relacionados com a pressão arterial. Dispõe-se de DDAVP em comprimidos de 0,1 a 0,2mg para administração oral, *spray* nasal (10µg/*puff*) e, ainda, cateter para gotas nasais, em que se podem ajustar doses de 5 a 20µg. O fármaco é até 4.000 vezes mais potente do que a AVP, sendo mais específico para receptores V2 e proporcionando uma antidiurese de 8 a 20 horas por via nasal e em torno de 8 horas com os comprimidos. A dose necessária varia de acordo com o paciente.[27] A melhor maneira de avaliá-la é anotando a hora e o volume de cada micção, após administração de uma dose. Um efeito de diminuição no volume urinário é usualmente notado dentro de 30 a 60 minutos, e atinge-se o máximo de antidiurese depois de 1 a 2 horas. O retorno da poliúria é rápido, após passado o efeito do fármaco; seguindo o volume de cada micção, é possível determinar o tempo de ação em cada paciente. Em geral, o controle é atingido com uma dose tomada duas a quatro vezes (geralmente duas para *spray* e três para comprimidos) por dia. No início da terapia com comprimidos, podem ser usadas doses de 0,05mg (meio comprimido); 0,1 e 0,2mg podem ser testados sequencialmente, usando o volume urinário para estimar a duração da ação. Doses > 0,2mg resultam em pouca antidiurese adicional. Para doses intranasais, é mais fácil iniciar com *spray* de 10µg, porém o cateter nasal possibilita a administração de doses menores, como 5µg. Em qualquer dos métodos utilizados, uma dose menor, tomada três vezes ao dia, é mais custo-efetiva do que doses maiores tomadas duas vezes ao dia. Quando é determinada a dose individual necessária, deve-se estabelecer um esquema diário de tomadas, de modo que o paciente possa trabalhar durante o dia e dormir à noite sem ser incomodado pela diurese em excesso.[27] Se o paciente nunca chega a fazer um período de poliúria com uma dose fixa, deve ser aconselhado a atrasar uma dose de desmopressina pelo menos uma vez na semana, para garantir que não haja intoxicação por excesso de água. Episódios recorrentes de hiponatremia podem indicar sede anormal, e o caso deve ser reavaliado, reconsiderando polidipsia primária.

A desmopressina pode ser encontrada, também, como solução de 4µg/mL para uso parenteral. Um problema de terapêutica especialmente difícil é o DI com sede ausente, como o que ocorre na síndrome de hipernatremia essencial, mas qualquer lesão volumosa no hipotálamo basal pode lesionar os neurônios osmostáticos e vasopressinérgicos. Esses pacientes estão em constante perigo de desidratação e hipernatremia.[27]

Pode-se ajustar a dose de modo mais custo-efetivo: fazer uma programação que mantenha antidiurese crônica e, então, ajustar a ingesta hídrica de acordo com o sódio. Como o paciente nunca tem sede, deve ser prescrita certa quantidade de água a cada 8 horas, em geral de 300 a 500mL. O sódio sérico é checado pelo menos uma vez por dia até o regime ser estabelecido.[4]

A clorpropamida, na dose de 100 a 500mg/dia, aumenta a ação de vasopressina no ducto coletor, provavelmente mediante o aumento da sensibilidade da adenil ciclase à AVP, e pode ser uma alternativa no tratamento do DIC parcial.[1]

Os diuréticos tiazídicos são úteis no tratamento de DIC parcial ou DIN e causam alguma diminuição no volume urinário pela desidratação. São os únicos agentes relatados que aumentam a sede e podem ser úteis na hiponatremia essencial. A hidroclorotiazida pode ser usada na dose de 50 a 100mg/dia e representa a terapia de escolha no DIN. A amilorida, um diurético poupador de potássio, pode ser utilizada no tratamento do DIN relacionado com o lítio.[23]

A carbamazepina (200 a 600mg) e o clofibrato (500mg a cada 6 horas) são outros agentes que agem de modo central, aumentando a liberação da AVP.[27] Os inibidores de prostaglandina diminuem a ação das PGE nos rins, os quais diminuem localmente a ação da AVP nos túbulos renais. Agentes anti-inflamatórios não esteroides (como indometacina, de 100 a 150mg/dia) podem diminuir o débito urinário em pacientes com DI parcial central e nefrogênico e prolongam o efeito da desmopressina, justamente diminuindo o efeito inibidor da sensibilidade tubular à AVP causado pelas prostaglandinas, provavelmente por aumento do AMPc tubular.[1]

No DIN, uma leve depleção de volume por diuréticos tiazídicos (50 a 100mg de hidroclorotiazida), poupadores de potássio (amilorida, 10mg/dia), ou pela combinação dos dois, pode diminuir o débito urinário, sendo indispensável para tanto uma dieta hipossódica. Eles agem provocando depleção de volume, contração do volume extracelular, diminuição da filtração glomerular e aumento da reabsorção de água e sal nos túbulos proximais. Deve ser pesado o risco-benefício de todos esses agentes farmacológicos, que sabidamente apresentam efeitos colaterais.[23]

SÍNDROME DE SECREÇÃO INAPROPRIADA DE HORMÔNIO ANTIDIURÉTICO

A SIADH deve ser suspeitada se houver:
- Hiponatremia: sódio plasmático < 130mEq/L.
- Osmolalidade plasmática: pOsm < 280mOsm/kg.
- Osmolalidade urinária > 100mOsm/kg.
- Sódio urinário > 40mEq/L.
- Ausência de doença cardíaca congestiva, insuficiência hepática e síndrome nefrótica.
- Ausência de hipotireoidismo e insuficiência adrenal.

A SIADH ocorre devido à liberação persistente do ADH ou de peptídeos ADH-símiles na ausência de estímulos osmóticos e não osmóticos.[1]

A natriurese tenta compensar o discreto aumento no volume extracelular mediante a supressão do sistema nervoso simpático e do sistema renina-angiotensina-aldosterona, além da secreção aumentada de fator natriurético atrial. Em geral, a SIADH cursa com hiperfiltração de escórias nitrogenadas e hemodiluição; pode cursar, também, com níveis reduzidos de ureia no sangue (< 10mg/dL) e hipouricemia (< 4mg/dL). Altos níveis de ureia sugerem contração volumétrica, condição não presente na SIADH.[28]

Níveis reduzidos de ácido úrico (< 4mg/dL) têm valor preditivo positivo para SIADH de 73% a 100%.[28] Pacientes com SIADH têm, em geral, euvolemia, ou seja, ausência de edema, e também podem ganhar peso quando a ingestão de água é livre. Os níveis de ADH são aumentados de maneira imprópria em relação à osmolalidade plasmática.[28]

A SIADH é a causa mais frequente de hiponatremia. A hiponatremia grave (Nap < 125mmol/L), especialmente quando se desenvolve rapidamente (48 horas), pode provocar confusão mental, alucinações, convulsões, coma e parada respiratória, levando à morte. Sintomas mais leves de hiponatremia incluem cefaleia, dificuldade de concentração, câimbras e fraqueza. Os pacientes com hiponatremia crônica podem ser assintomáticos ou apresentar déficits neurológicos.[4]

Algumas situações cursam com aumento de ADH, como a hiponatremia grave, que pode desenvolver-se em 2 dias ou menos após cirurgia eletiva de pacientes sem alterações prévias de ADH, principalmente em mulheres na pré-menopausa, e quando há importante manipulação e tração de alças intestinais.[4] Muitos pacientes que recebem sobrecarga de fluidos hipotônicos, ou são submetidos à dor ou à ventilação mecânica de pressão positiva, evoluem com contínua diluição plasmática e urina hipertônica, devido à secreção aumentada de ADH.[16] São pacientes com boa recuperação pós-anestésica, mas nos 2 dias seguintes passam a apresentar náusea, cefaleia, letargia, convulsões ou coma com parada respiratória. O sódio sérico pode estar < 110mEq/L. Além disso, podem ocorrer, no intraoperatório, o surgimento de tremores, hipotermia, hipoxemia e, na recuperação pós-anestésica, cefaleia, náuseas e vômitos ao acordar.[16]

Mulheres na pré-menopausa que desenvolvem encefalopatia hiponatrêmica têm 25 vezes mais chances de desenvolver dano cerebral permanente ou evoluir para óbito, comparadas ao grupo masculino, sugerindo influência hormonal na fisiopatologia do SIADH.[28]

Há, também, uma condição patológica não totalmente esclarecida, conhecida como síndrome cerebral

Tabela 9.5 Causas de SIADH	
Distúrbios do sistema nervoso central	**Fármacos**
• Traumatismo craniano	Aumentando a produção de ADH
• Isquemia	• Antidepressivos: tricíclicos, inibidores da monoaminoxidase (MAO), inibidores seletivos da recaptação de serotonina (SSRI)
• Hemorragia subaracnóidea	
• Hidrocéfalo	
• Tumores cerebrais	
• Encefalite	
• Síndrome de Guillain-Barré	• Antineoplásicos: ciclofosfamida, vincristina, azatioprina, colchicina
• Meningite	
• Psicose aguda	
• Porfiria aguda intermitente	• Carbamazepina
	• Metilenodioxidometanfetamina (MDMA) – *ecstasy*
Lesões pulmonares	
• Tuberculose	• Clofibrato
• Pneumonia bacteriana	• Neurolépticos: haloperidol, tioridazina, trifluoperazina, fenotiazinas
• Aspergilose	
• Bronquiectasias	
• Neoplasias	• Antiparkinsonianos
• Ventilação sob pressão positiva	
	Potencializando a ação de ADH
Causas malignas	• Carbamazepina
• Carcinoma broncogênico	• Clorpropramida, tolbutamida
• Carcinoma pancreático	• Ciclofosfamida
• Carcinoma prostático	• Anti-inflamatórios não esteroides
• Carcinoma celular renal	
• Adenocarcinoma de cólon	• Somatostatina e análogos
• Timoma	• Narcóticos
• Osteossarcoma	• Amiodarona
• Linfoma maligno	
• Leucemia	**Outros**
	• Pós-operatório
	• Dor
	• Estresse
	• AIDS
	• Gravidez (fisiologicamente)
	• Hipopotassemia
	SIADH idiopática

perdedora de sal, em que pacientes com afecções neurológicas apresentam grande excreção renal de sódio associada à desidratação. É sugerida a participação do peptídeo natriurético cerebral; entretanto, a fisiopatologia da SIADH justifica os fenômenos encontrados nesses pacientes.[28]

Raramente, o hipotireoidismo pode ser causa de hiponatremia. Acredita-se que tanto a secreção inapropriadamente aumentada de ADH como alterações não hormonais de excreção de água pelos rins levem a importante retenção de água livre, causando níveis de sódio plasmático tão baixos quanto 105mEq/L (Tabela 9.5).

Tratamento

O tratamento da SIADH é fundamentado, inicialmente, na definição do fator etiológico, devendo ser tentada sua retirada ou tratamento o mais precocemente possível para dar início à reposição de sódio e ao tratamento da retenção de água livre. Devem ser retirados imediatamente agentes retentores de água. Doenças como tumores ma-

lignos (p. ex., carcinoma de pequenas células) têm tratamento limitado, porém rádio e quimioterapia devem ser tentadas para reduzir os sintomas e as complicações, ainda que não alterem o prognóstico do paciente.[28]

Reposição de Sódio

Em geral, a hiponatremia sintomática é vista em pacientes com sódio plasmático < 120mEq/L. Se há sintomas referentes ao sistema nervoso central (SNC) independentemente do nível de natremia, inicia-se o tratamento de reposição eletrolítica.[1] Chamamos atenção para a necessidade de se iniciar o tratamento de reposição o mais rápido possível, o qual, porém, deve ser cuidadoso, devido aos riscos da correção rápida do sódio plasmático.

Pode-se calcular o déficit de sódio pela equação: déficit de sódio (mEq) = 0,6 × peso × (140 – sódio medido). A taxa de correção para reposição de sódio recomendada não deve ultrapassar 1mEq/L/h, ou 12mEq/L nas primeiras 24 horas de terapia.[4,28] Conforme exposto, o SNC contém mecanismos adaptatórios que agem de modo lento, corrigindo o gradiente osmótico dos fluidos intra e extracelulares. Uma alteração mais brusca da osmolalidade plasmática, causada pelo aumento do sódio plasmático, não seria acompanhada a tempo por esses mecanismos intracelulares, e a perda de água para o meio extracelular poderia causar consequências graves com a desmielinização osmoticamente induzida, tendo como complicação mais temida a mielinólise pontina central. Esta resulta da perda seletiva de mielina em qualquer parte do cérebro, porém é mais comum nas áreas centrais da ponte, poupando neurônios e cilindros axiais.[1] Essa complicação pode surgir vários dias após a correção rápida do sódio com quadro de quadriplegia flácida ou paraplegia, fraqueza facial, disfagia, disartria, ataxia, flutuações do nível de consciência e coma, sendo algumas vezes irreversível e até fatal.

Uma abordagem mais segura consistiria na observação das taxas já expostas nas primeiras 24 horas, seguida de reposição de 1 a 2mEq/L/h ou 25 a 30mEq/L nas 24 horas seguintes. Depois de 48 horas, se ainda há déficit, pode-se repor sódio a uma taxa de 0,5 a 1,0mEq/L/h, assim que houver melhora dos sintomas neurológicos. A reposição inicial deve objetivar concentrações de 125 a 130mEq/L de sódio plasmático, resguardando-se da sobrecorreção.[28] A solução usada para a reposição deve ser, preferencialmente, a solução salina a 3% (NaCL a 3%), contendo 513mEq/L de sódio, aproximadamente 0,5mEq/L e 1.026mOsm/L. Essa solução encontra-se disponível no mercado, mas pode ser preparada, adicionando-se 15 ampolas de NaCl a 10% a 350mL de soro glicosado a 5%. Essa solução, se usada em pacientes com SIADH, leva ao

Capítulo 9 *Diabetes Insipidus* e Síndrome de Secreção Inapropriada de Hormônio Antidiurético

aumento temporário da concentração de sódio, já que os pacientes euvolêmicos excretam o excesso de sódio. Nessa situação, alguns autores recomendam a associação de um diurético de alça (p. ex., furosemida, 0,5 a 1mg/kg EV), e o rim não concentra a urina, mesmo na presença de altos níveis de ADH.[28]

A infusão de solução salina a 3% é acompanhada por excreção de urina isotônica com perda proporcionalmente maior de água livre. Com a infusão de 1 a 2mL/kg/h da solução, espera-se um aumento de 1,5mEq/L/h no sódio sérico. A administração dessa solução hipertônica pode ser adequada pela medida horária do sódio urinário depois que se inicia a diurese estimulada pela furosemida.[1] A reposição de sódio em solução a 3% inicia-se empiricamente, conforme mostrado, a 1mEq/L/h, e depois é ajustada de acordo com o sódio excretado e o débito urinário. Por exemplo, após administração de furosemida, o volume urinário foi de 400mL/h e a excreção de sódio e potássio, de 100mEq/L, perfazendo uma excreção de 40mEq/h, a qual pode ser reposta com infusão da solução a 3% a 78mL/h (40mEq/h divididos por 513mEq/L).[29] A perda de água livre esperada é de cerca de 1% da água corporal total. Portanto, espera-se um aumento no sódio plasmático da ordem de 1 a 1,5mEq/L/h. O sódio plasmático deve ser medido a cada 4 horas, e o paciente deve ser constantemente observado. O soro fisiológico (NaCl a 0,9%), ainda que hipertônico em relação ao plasma, provoca, se infundido, uma excreção renal de sódio mais concentrada do que o administrado. Desse modo, pode haver retenção ainda maior de água livre e eletrólitos, exacerbando a hiponatremia.[29]

Tratamento Farmacológico

Nos casos de hiponatremia assintomática ou em pacientes cursando cronicamente com SIADH, o tratamento consiste em restrição hídrica e reposição de sódio com taxa de correção de 0,5mEq/L/h. Pacientes com o padrão B de secreção, ou de reajuste osmostático, não necessitam de tratamento específico. Inicialmente, podemos restringir a ingesta hídrica a 500mL, no máximo 1L por dia, observando o aumento gradual de sódio plasmático nos dias seguintes.[1] Podem ser adicionados à terapia 20mg de furosemida, duas vezes ao dia, e dieta mais rica em sal, se a resposta observada com a restrição não for satisfatória ou, principalmente, em caso de contraindicações à restrição hídrica, como nos pacientes portadores de hemorragia subaracnóidea, nos quais se deve manter hipervolemia com solução hipertônica. Quando o paciente não pode tolerar essas medidas, ou se não responde adequadamente, está indicado o uso de fármacos que diminuam a ação do ADH nos túbulos renais.[28]

A demeclociclina, antibiótico do grupo das tetraciclinas, pode ser usada em doses de 900 a 1.200mg/dia, divididas em duas tomadas. O início de ação é por volta da primeira semana, e as complicações mais comuns com o uso desse fármaco são fotossensibilidade, nefrotoxicidade (principalmente em pacientes com doença hepática prévia), superinfecção bacteriana e perda excessiva de água, merecendo, assim, atenção especial e monitoramento constante.[28]

O carbonato de lítio, pouco utilizado, seria uma segunda escolha nos casos de impedimento ou intolerância ao uso da demeclociclina. Usado na dose de 600 a 1.200mg/dia, tem menor efeito na inibição renal do ADH, além de estar associado a grande número de complicações, como hipotireoidismo, hipercalcemia, acentuação de bloqueio neuromuscular e arritmias cardíacas.[28] Dessa maneira, o carbonato de lítio não é recomendado para a maioria dos pacientes em UTI. Os dois fármacos citados, se usados a longo prazo, podem levar a bloqueio definitivo da ação do ADH nos túbulos renais, desenvolvendo quadro de DIN.[29]

A fludrocortisona pode ser utilizada na dose de 0,1 a 0,5mg/dia, sendo mais recomendada para pacientes com síndrome cerebral perdedora de sal (*cerebral salt-wasting syndrome*). Os possíveis efeitos colaterais são hipopotassemia e hipertensão arterial.[29]

Em pacientes não responsivos às demais modalidades de tratamento, pode-se usar ureia (30mg/dia) na tentativa de aumentar a excreção de água por aumento da excreção de solutos. Em geral, esse esquema é bem tolerado.

Os antagonistas dos receptores da vasopressina são as opções mais recentes de tratamento da SIADH.[28,29] Esses agentes promovem diurese aquosa seletiva sem alterar a excreção renal de sódio e potássio, tornando possível um manejo mais seguro da SIADH crônica. O conivaptan é um antagonista do receptor da vasopressina não seletivo; bloqueia o receptor V1, promovendo vasodilatação, e bloqueia o receptor V2, aumentando o sódio sérico (Nap) em até 6mmol/L em 4 dias de tratamento EV.[28,29]

O tolvaptan, um antagonista seletivo do receptor V2, de uso por via oral, para pacientes com hiponatremia hipervolêmica ou euvolêmica, foi avaliado em dois estudos duplo-cegos e randomizados,[28,30] os quais mostraram aumento rápido e significativo do Nap em 4 dias de tratamento. A elevação do Nap permaneceu nos 30 dias de tratamento dos estudos, e o Nap diminuiu 1 semana após o fim do uso do tolvaptan[28,30] (Tabela 9.6).

Muitos testes laboratoriais, particularmente medidas da osmolalidade, não podem ser obtidos com rapidez a partir dos laboratórios hospitalares. Por conta disso, a administração de solução salina e diuréticos de alça (furose-

Tabela 9.6 Antagonistas do receptor da vasopressina

Fármaco	Dose	Receptor da vasopressina	Via de administração	Volume urinário	Osmolalidade urinária
Conivaptan	20 a 40mg/dia	V1a e V2	Endovenosa	Aumenta	Diminui
Tolvaptan	15 a 60mg/dia	V2	Oral	Aumenta	Diminui
Satavaptan	12,5 a 50mg	V2	Oral	Aumenta	Diminui

Adaptada da referência 28.

mida) para aumentar a excreção de água livre na urina, pode ser realizada na hiponatremia hipovolêmica. Embora a furosemida inicialmente aumente a excreção urinária de sódio e potássio, isso se faz na ordem de 75mEq/L para a soma dos dois. Como os pacientes com hiponatremia hipovolêmica apresentam redução do sódio corporal total e, em menor grau, da água corporal total, deve-se ter o cuidado de repor mais do que o previsto pela perda urinária de eletrólitos.[31] Os antagonistas do receptor V2 da vasopressina são úteis, principalmente, no tratamento da hiponatremia crônica secundária a ICC, cirrose e SIADH e são seguros quando administrados em monoterapia. Ainda apresentam alto custo e devem ser evitados durante a infusão salina, para prevenir os riscos da reposição aquosa excessiva.

Referências

1. Elias P, Moreira A. Distúrbios da secreção e ação da vasopressina: Diabetes insípido e síndrome de secreção inapropriada de ADH (SIADH). In: Bandeira F, Macêdo G, Caldas G et al. (eds.) Endocrinologia – diagnóstico e tratamento. Rio de Janeiro: Medsi, 1998:77-84.

2. Fujiwara TJ, Morgan K. Molecular biology of diabetes insipidus. Ann Rev Med 1995; 46:331-43.

3. Walstrom JT, Fowler MJ, Nicholson WE, Kovacs WJ. A novel mutation in the preprovasopressin gene identified in a kindred with autosomal dominant neurohypophyseal diabetes insipidus. J Clin Endocrinol Metab 2004; 89:1963-8.

4. Robinson AG. Diabetes insipidus. Proc Endoc Soc 2001; 221-31.

5. Knoers N. Hyperactive vasopressin receptors and disturbed water homeostasis. N Eng J Med 2005; 352:1847-50.

6. Itagaki E, Ozawa S, Yamaguchi S et al. Increases in plasma ACTH and cortisol after hypertonic saline infusion in patients with central diabetes insipidus. Endoc Soc 2001; 86:5749-54.

7. Knepper MA, Verbalis JG, Nielsen S. Role of aquaporins in water balance disorders. Curr Opin Nephrol Hypertens 1997; 6:367-71.

8. Gade W, Robinson B. CLS meets the aquaporin family: clinical cases involving aquaporin systems. Clin Lab Sci 2006; 19:80-9.

9. King LS, Choi M, Fernandez PC et al. Defective urinary concentrating ability due to a complete deficiency of aquaporin-1. N Engl J Med 2001; 345:175-9.

10. Kanno K, Sasaki S, Hirata Y et al. Urinary excretion of aquaporin-2 in patients with diabetes insipidus. Original article. N Engl J Med 1995; 332:1540-5.

11. Martin PY, Schrier RW. Role of aquaporin-2 water channels in urinary concentration and dilution defects. Kidney Int 1998; 53:S57-S62.

12. Ghirardello S, Garrè ML, Rossi A, Maghnie M. The diagnosis of children with central diabetes insipidus. J Pediatr Endocrinol Metab 2007; 20:359-75.

13. Colao A, Pivonello R, De Bellis A et al. Central diabetes insipidus and autoimmunity: relationship between the occurrence of antibodies to arginine vasopressin-secreting cells and clinical, immunological, and radiological features in a large cohort of patients with central diabetes insipidus of known and unknown etiology. J Clin Endocrinol Metab 2003; 88:1629-36.

14. Maghnie M, Itobelli M, Iorgi N et al. Idiopathic central diabetes insipidus is associated with abnormal blood supply to the posterior pituitary gland caused by vascular impairment of the inferior hypophyseal artery system. J Clin Endocrinol Metab 2004; 89:1891-6.

15. Nemergut EC, Zuo Z, Jane JA, Laws ER. Predictors of diabetes insipidus after transsphenoidal surgery: a review of 881 patients. J Neurosurg 2005; 103:448-54.

16. Amar A, Evan E et al. Posterior pituitary dysfunction after traumatic brain injury. J Clin Endocrinol Metab 2004; 89:5987-92.

17. Ghirardello S, Hopper N, Albanese A, Maghnie M. Diabetes insipidus in craniopharyngioma: postoperative management of water and electrolyte disorders. J Pediatr Endocrinol Metab 2006; 19(suppl 1):413-21.

18. Siggard C, Christensen JH, Corydon TJ et al. Expression of three different mutations in the arginine vasopressin gene suggests genotype-phenotype correlation in familial neurohypophyseal diabetes insipidus kindreds. Clin Endocrinol 2005; 63:207-16.

19. Mahoney CP, Weinberger E, Bryant C et al. Effects of aging on vasopressin production in a kindred with autosomal dominant neurohypophyseal diabetes insipidus due to the deltaE47 neurophysin mutation. J Clin Endocrinol Metab 2002; 87:870-6.

20. Calvo B, Bilbao JR, Rodriguez-Arnao MD et al. Molecular analysis in familial neurohypophyseal diabetes insipidus: early diagnosis of an asymptomatic carrier. J Clin Endocrinol Metab 1999; 84:3351-4.

21. Ye L, Li X, Ning G et al. Autossomal dominant neurohypophyseal diabetes insipidus with linkage to chromosome 20p13 but without mutations in the AVP-NPII gene. J Clin Endocrinol Metab 2005; 90:4388-93.

22. Bellis A, Colao A, Bizarro A et al. Longitudinal study of vasopressin-cell antibodies and of hypothalamic-pituitary region on magnetic resonance imaging in patients with autoimmune and idiopathic complete central diabetes insipidus. J Clin Endocrinol Metab 2002; 87:3825-9.

23. Bichet DG. Nephrogenic diabetes insipidus. Am J Med 1998; 105:431-42.

24. Lin YF, Lin HL, Bichet DG et al. Two novel aquaporin-2 mutations responsible for congenital nephrogenic diabetes insipidus in Chinese families. J Clin Endocrinol Metab 2002; 87:2694-700.

25. Feldman B, Rosenthal SM, Vargas GA et al. Neprogenic syndrome of inappropriate antidiuresis. N Eng J Med 2005; 352:1884-90.

26. Maghnie M, Villa A, Arico M et al. Correlation between magnetic resonance imaging of posterior pituitary and neurophyseal function in children with diabetes insipidus. J Clin Endocrinol Metab 1992; 74:795-800.

27. Robinson AG. DDAVP in the treatment of central diabetes insipidus. N Engl J Med 1976; 294:507-11.

28. Ellison DH, Berl T. The syndrome of inappropriate antidiuresis. N Eng J Med 2007; 356:2064-72.

29. Hays R. Vasopressin antagonists – progress and promise. N Eng J Med 2006; 355:2146-8.

30. Schrier RW, Gross P, Gheorghiale M et al. Tolvaptan, a selective oral vasopressin V2-receptor antagonis for hyponatremia. N Eng J Med 2006; 355:2099-112.

31. Tzamaloukas A, Malhotra D, Rosen B, Raj D, Murata G, Shapiro J. Principles of management of severe hyponatremia. J Am Heart Assoc 2013; 22:e005199.

10

Tumores Hipofisários Não Funcionantes

Júnia Ribeiro de Oliveira Longo Schweizer • Antônio Ribeiro de Oliveira Jr.

INTRODUÇÃO

Os adenomas correspondem à neoplasia primária mais comum da hipófise anterior, constituindo de 10% a 15% de todos os tumores intracranianos.[1] Essa prevalência é ainda maior se considerados os estudos em autópsias, que revelaram a presença de microadenomas em cerca de 27% das hipófises analisadas.[2] Os adenomas hipofisários são neoplasias benignas, de origem monoclonal, e podem ser divididos radiologicamente, de acordo com o tamanho, em microadenomas (< 10mm) ou macroadenomas (> 10mm). Além disso, podem ser classificados como funcionantes ou não funcionantes, considerando a presença ou ausência de sinais e sintomas relacionados com as síndromes de hipersecreção hormonal.

Os adenomas hipofisários clinicamente não funcionantes (ACNF) não secretam hormônios hipofisários biologicamente ativos ou os secretam em quantidade insuficiente. Os ACNF correspondem a cerca de 30% dos macroadenomas da adeno-hipófise.[3] Há controvérsia na literatura quanto ao acometimento por gênero. Acreditava-se que os ACNF acometeriam igualmente os sexos, entretanto alguns estudos têm revelado uma predominância leve de acometimento do sexo masculino.[4,5] Os ACNF atingem o pico de incidência entre a quarta e quinta décadas de vida, sendo raros em crianças e adolescentes (2% a 6%). Podem ser esporádicos ou, mais raramente, familiares, como na neoplasia endócrina múltipla tipo 1 (NEM1) e nos adenomas hipofisários familiares isolados (AHFI).

Em virtude de sintomas insidiosos ou ausentes, o diagnóstico dos ACNF ainda é, em geral, tardio, quando já estão grandes o suficiente para exercerem efeito de massa, déficit visual e/ou hipogonadismo. Os métodos diagnósticos atuais têm facilitado o diagnóstico desses tumores, embora uma parcela significativa ainda seja diagnosticada como macroadenoma, mesmo em centros de referência.[6,7]

Atualmente, ainda não existe tratamento farmacológico estabelecido para os pacientes com ACNF. Estudos têm abordado esse aspecto, baseado no fato de que sua patogênese possa envolver mutações em genes de supressão tumoral e em proto-oncogenes.[8,9] Dessa maneira, os tratamentos clássicos preconizados podem ser divididos em expectante, cirúrgico ou radioterapêutico, dependendo das peculiaridades dos tumores e dos pacientes.

FISIOPATOLOGIA

A patogênese dos ACNF não está completamente elucidada. Na diferenciação da hipófise anterior, a célula pluripotencial origina os diferentes tipos de células adeno-hipofisárias. Acredita-se que esse processo seja influenciado por genes, fatores de transcrição e hormônios hipotalâmicos. Atualmente, considera-se que ocorreria a transformação de células progenitoras com proliferação monoclonal e que esses eventos poderiam ser influenciados tanto por redução da expressão dos genes supressores tumorais como por aumento da expressão de oncogenes, conforme detalhado na Tabela 10.1.

Classificação Patológica/Imuno-histoquímica dos ACNF

Os ACNF podem ser classificados de acordo com a positividade apresentada na imuno-histoquímica[3,24] (Tabela 10.2).

Na maioria das vezes, mesmo clinicamente silentes, os ACNF apresentam imuno-histoquímica positiva para um ou mais hormônios hipofisários ou subunidade hormonal. A maioria dos ACNF se origina de células gonadotróficas, havendo predomínio da secreção de FSH sobre a de LH.[3] O segundo maior grupo dos ACNF é o dos corticotróficos. No subtipo 1, não há diferença microscópica em relação

Capítulo 10 Tumores Hipofisários Não Funcionantes

Tabela 10.1 Vias oncogênicas/supressoras tumorais nos ACNF

Proteína estimuladora ligada ao nucleotídeo guanina (Gsp) (*stimulatory guanine nucleotide-binding protein*)	Mutações pontuais ativadoras da proteína G (7% a 10%) resultam em ativação constitutiva da adenilato ciclase e no consequente aumento de produção de AMP cíclico. Mutações inativadoras do gene GNAI2 (subunidade α da proteína G inibitória) foram observadas em cerca de 10% dos adenomas[10]
Proteínas ligadoras do AMP cíclico ativado (CREB) (*activated cAMP-response element binding proteins*)	Encontradas em ACNF invasivos. Podem estar relacionadas com a estimulação e a diferenciação somatotrófica[10,11]
Gene transformador de tumor hipofisário (PTTG) (*pituitary tumor transforming gene*)	Resulta na codificação da proteína PTTG e sua hiperexpressão pode resultar em células aneuploides, por influenciar o processo de separação das cromátides. Além disso, pode induzir a expressão do fator de crescimento do fibroblasto, que estimula o crescimento celular[3]
Via da proteína cinase ativada *Ras-BRAF-mitogen* (MAPK) (*Ras-BRAF-mitogen-activated protein kinase*)	A via da MAPK é regulada pelas cinases serina/treonina, B-RAF, que funciona como um efetor do Ras. Parece haver hiperexpressão da ERK1/2 (*extracellular signal-regulated kinase 1/2*). Mutações do BRAF foram identificadas em ACNF, tanto no RNA como em proteoma[12]
Via Wnt	Nessa via, o Wnt se liga a seu receptor, o complexo LPR (*frizzled-lipoprotein-related protein*), resultando na estabilização da β-catenina, a qual é translocada para o núcleo, onde regula a transcrição de genes-alvo (entre eles o PITX2) que estimulam a proliferação celular. Antagonistas do Wnt inibem a ligação do Wnt com o complexo LPR (WIF1 – *Wnt inhibitory factor 1*). Foi demonstrada a redução da expressão tumoral do WIF1 em ACNF[13,14]
Via da Notch3	A ativação da Notch3 requer a clivagem proteolítica do receptor pelo complexo proteico da γ-secretase, que leva à translocação nuclear e à transcrição gênica. A maior hiperexpressão da Notch3 foi demonstrada em ACNF, em comparação com hipófises normais[15]
Homolog-delta 1[Delta-like 1 homolog (DLK1)]	Localizado no cromossomo 14q32.31, está hipoexpresso em ACNF, em comparação a adenomas hipofisários funcionantes e hipófises normais. Sua ação depende do tipo celular em que age, podendo inibir a diferenciação celular, bem como aumentar o potencial tumorigênico de células tumorais[13,16]
Proteína cinase C (PKC) do tipo III	Pela ativação de uma cinase, regula o crescimento e proliferação celulares por meio de fosforilação de proteínas, além de estar envolvida na síntese e secreção de hormônios hipofisários. Mutações foram identificadas, principalmente, em ACNF invasivos[17]
Proto-oncogene c-myc	Localizado no cromossomo 8q24, esse fator de transcrição promove a proliferação celular, já tendo sido identificado no ACNF[18]
Fatores proteicos nucleares Id	Inibem a diferenciação celular e estimulam o crescimento celular, promovendo angiogênese e neurogênese. Evidências sugerem que a maior expressão desses fatores proteicos nucleares ocorra devido à hipoexpressão da via TGFβ, podendo estar relacionada com a patogênese dos ACNF[18]
Via do TGFβ	Essa via interfere no ciclo celular, reduzindo ciclinas e induzindo apoptose, por meio da repressão do c-myc e dos fatores proteicos nucleares Id. A via do TGFβ mostrou-se suprimido em ACNF[18]
Gene 3 de expressão materna (MEG3)	É um gene que sofre *imprinting* materno, localizado no cromossomo 14q32.3, e que está associado à supressão do crescimento de células tumorais. Encontra-se presente em tecido hipofisário normal, mas há perda de sua expressão em ACNF, provavelmente relacionada com a metilação do DNA nas regiões reguladoras do gene MEG3[14]
Proteína com interação com receptor aril hidrocarbono (AIP) (*aryl hydrocarbon receptor interacting protein*)	Mutações nesse gene de supressão tumoral podem ser raramente encontradas em pacientes com AHFI, em que raramente o adenoma hipofisário pode ser um ACNF[19]
Neoplasia endócrina múltipla tipo 1 (NEM1)	Localizado no cromossomo 11q13, esse gene supressor tumoral codifica a menina, proteína que inibe a ativação gênica mediante a interação com proteínas supressoras tumorais. Raramente, na NEM1 o adenoma hipofisário é um ACNF (em cerca de 5% dos casos)[20]
Inibidor da cinase ciclina-dependente do tipo 2A (CDKN2A ou P16 ^{INK4a})	Localizado no cromossomo 9p21, codifica a proteína p16, que inibe o ciclo celular. Há descrição de redução da expressão da p16 em ACNF, provavelmente devido à hipermetilação de sua região promotora[21]
Outros genes supressores tumorais/proteínas envolvidos na patogênese dos ACNF	Mutação do p53 (cromossomo 17q13), deleção do braço longo do cromossomo 13, heterozigose nos cromossomos 11q13, 13q12-14 e 10q6, NBL1, BNIP3[22] e hiperexpressão de HSP110 em ACNF[23]

Tabela 10.2 Classificação dos adenomas hipofisários clinicamente não funcionantes

Tipo do adenoma	Imuno-histoquímica
Adenomas gonadotróficos	FSH, LH, subunidade alfa (raramente ACTH)
Adenoma corticotrófico silente subtipo 1	ACTH
Adenoma corticotrófico silente subtipo 2	β-endorfina, ACTH
Adenoma silente subtipo 3	Nenhuma (ACTH, GH, PRL e subunidade alfa dispersos)
Adenoma *null cell*	Às vezes: FSH, LH, TSH e subunidade alfa muito dispersos
Oncocitoma	FSH, LH, TSH e subunidade alfa

ao adenoma corticotrófico clinicamente funcionante. Já no subtipo 2 encontram-se células menores e mais esparsamente granuladas. Uma particularidade dos ACNF corticotróficos é que podem ser mais agressivos e apresentar taxa maior de recidiva em comparação aos ACNF *null cell* e oncocitomas, assim como os ACNF do subtipo 3.

DIAGNÓSTICO

O diagnóstico definitivo dos ACNF é realizado por meio da análise histopatológica e imuno-histoquímica da peça cirúrgica para definição de seu subtipo.

Apresentação Clínica

Como os ACNF, em geral, não causam sinais nem sintomas relacionados com as síndromes de hipersecreção hormonal, o paciente permanece por anos com o adenoma sem que este seja diagnosticado.[6] Os principais sinais e sintomas apresentados ao diagnóstico são: hipogonadismo, déficit visual e cefaleia. O hipogonadismo pode cursar com redução de libido em ambos os sexos, dificuldade de ereção no sexo masculino e amenorreia no sexo feminino. O déficit visual se manifesta, principalmente, pela hemianopsia bitemporal, principalmente do quadrante superior. Isso se deve ao fato de o cruzamento das fibras nervosas inferonasais estar localizado na parte anterior do quiasma e, portanto, ser o primeiro a sofrer compressão. Outras alterações visuais são: déficit visual para cores (espectros do vermelho e do verde antes do branco), escotoma e amaurose. Como normalmente o quiasma óptico está a cerca de 5mm da hipófise, o déficit visual ocorre, mais comumente, em macroadenomas com extensão suprasselar. Nesses casos, torna-se fundamental a análise por meio da campimetria visual (Figura 10.1).

Alguns pares cranianos podem ser afetados, sendo o terceiro par (nervo oculomotor) o mais comumente acometido. O terceiro par craniano inerva os músculos oculares externos, exceto o músculo oblíquo superior. Dessa maneira, a lesão desse nervo cursará com estrabismo divergente, diplopia, ptose palpebral e midríase não fotorreagente. O quarto par craniano (troclear) inerva o músculo oblíquo superior e, se lesionado, ocasionará diplopia. Os ramos V1 (oftálmico) e V2 (maxilar) do quinto par craniano (trigêmeo) podem raramente ser acometidos, levando à perda do reflexo corneopalpebral e da sensibilidade facial, além de perda do tônus muscular dos músculos masseter e temporal. A lesão do sexto par (nervo abducente) pode acarretar estrabismo convergente, por alterar a motricidade do músculo reto lateral do olho.

Em macroadenomas, a cefaleia pode estar presente em cerca de 25% dos pacientes.[5] No entanto, a cefaleia não se correlaciona necessariamente com o tamanho do tumor ou a extensão suprasselar, podendo estar presente

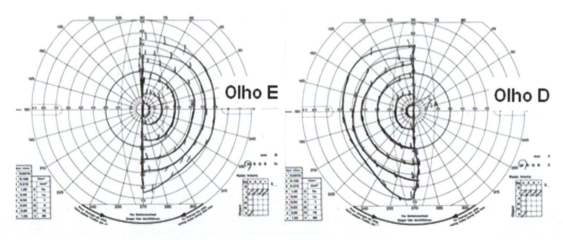

Figura 10.1 Campimetria visual de paciente com ACNF e hemianopsia bitemporal.

em microadenomas que, mesmo restritos à sela, podem exercer pressão intrasselar e estiramento das meninges.[25]

A hiperprolactinemia pode ser encontrada em cerca de 40% dos pacientes,[6] principalmente pelo efeito de compressão de haste e, em geral, em níveis < 100 a 150ng/mL.[26] Entretanto, mesmo nesses níveis, a hiperprolactinemia pode contribuir para o hipogonadismo e causar galactorreia, embora de modo mais infrequente do que nos prolactinomas.[6] Os macroadenomas invasivos podem comprimir outras estruturas, como o seio cavernoso, o assoalho selar (podendo levar à rinorreia) e, mais raramente, outras estruturas intracranianas, e cursar com epilepsia do lobo temporal ou hidrocefalia.

Os ACNF também podem ocasionar compressão das células hipofisárias normais, levando à deficiência da função hipofisária como apresentação inicial em cerca de 60% dos pacientes.[6,27] O *diabetes insipidus*, no entanto, é raro em adenomas da hipófise anterior.

A apoplexia hipofisária representa uma manifestação aguda e, por vezes, grave, cursando com quadro súbito de cefaleia de forte intensidade, sintomas neuroftalmológicos e alterações do nível de consciência em decorrência de infarto e/ou degeneração por hemorragia aguda em ACNF. Além disso, pode cursar com hipopituitarismo, incluindo a insuficiência adrenal, o que pode agravar subitamente o quadro clínico do paciente.

Diagnóstico por Métodos de Imagem

O avanço nos métodos diagnósticos tornou possível o diagnóstico ao acaso (incidentaloma) em cerca de 10% dos pacientes que se submetem a exames de imagem do crânio para outras investigações.

Atualmente, o método diagnóstico de imagem de escolha para os adenomas hipofisários é a ressonância nuclear magnética (RNM) de sela túrcica. Esse exame deve ser realizado com contraste (gadolínio), incluindo imagens em T1 e T2. Em geral, os adenomas de hipófise, incluindo os ACNF, apresentam menor captação do contraste do que o restante da hipófise. A RNM possibilita a avaliação de detalhes relacionados com o adenoma que poderão guiar o melhor tratamento para o paciente, tais como o tamanho do tumor, sua localização e extensão, proximidade ou invasão de estruturas adjacentes à hipófise[28] (Figura 10.2). Além disso, pode ser útil para o diagnóstico diferencial de outras lesões que podem acometer a hipófise.

Avaliação do Campo Visual

A avaliação por campimetria de Goldman deve ser realizada em pacientes com ACNF que apresentem macroadenoma ou queixa visual.

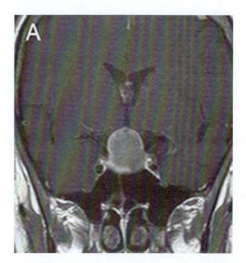

Figura 10.2 RNM de paciente com ACNF (macroadenoma), extensão suprasselar e compressão do quiasma óptico.

Avaliação Laboratorial

Após o diagnóstico de uma massa selar, deve-se realizar a diagnóstico bioquímico com as dosagens hormonais basais, a fim de detectar hipersecreção hormonal ou diagnosticar insuficiência hipofisária. A avaliação inicial deve ser realizada com as seguintes dosagens: hormônio do crescimento (GH), fator de crescimento semelhante à insulina do tipo 1 (IGF-1), FSH, LH, testosterona (se sexo masculino), estradiol (se sexo feminino), TSH, tiroxina livre (T4 livre), ACTH, cortisol basal (8h da manhã) e prolactina. Alguns autores advogam a realização da prolactina diluída 1:100 em tumores > 3cm para afastar o efeito gancho.[29] Nos ACNF, habitualmente não detectamos aumento de gonadotrofinas (principais hormônios expressos à imuno-histoquímica), mas, eventualmente, a deficiência de um ou mais hormônios hipofisários pode ser detectada antes do procedimento neurocirúrgico.[27] Hiperprolactinemia de leve a moderada, no entanto, pode ocorrer.

Diagnóstico Diferencial

O diagnóstico diferencial do adenoma hipofisário, incluindo os ACNF, deve ser feito com outras lesões que podem acometer a região hipotalâmica e hipofisária, incluindo craniofaringioma, glioma, meningioma, cordoma, germinoma, tumores de células granulares (schwannomas e coristomas), cistos da bolsa de Rathke e aracnoide, mucocele, pituicitoma, aneurisma, metástases e doenças inflamatórias ou infiltrativas.

Além do diagnóstico diferencial com massas selares, também é necessário diferenciar os ACNF dos adenomas hipofisários funcionantes, quando outras dosagens hormonais podem ser necessárias. Em casos de ACNF corticotróficos, eventualmente pode ocorrer alteração no cortisol da meia-noite ou no teste de supressão após 1mg de dexametasona.

A maioria dos ACNF produz hormônios, embora a maioria deles não os secrete na maioria das vezes. Há teorias que sugerem que isso poderia resultar da secreção de hormônios defeituosos, da alteração do correto armazenamento no complexo de Golgi ou, ainda, de tumores de células derivadas da *pars intermedia*. Alguns tumores podem secretar hormônios biologicamente inativos devido a defeitos translacionais e pós-translacionais. Em ACNF gonododróficos, por exemplo, a secreção expressiva de FSH pode, eventualmente, ser um marcador pré-operatório. Além disso, nos casos duvidosos, a dosagem da subunidade alfa e a relação entre a subunidade alfa/gonadotrofinas (esta última calculada pela fórmula: subunidade alfa/LH + FSH) podem, eventualmente, ajudar no diagnóstico dos ACNF, já que se encontram aumentadas em aproximadamente 30% e 60% desses tumores, respectivamente.[30]

TRATAMENTO

Os tratamentos estabelecidos atualmente podem ser divididos em cirúrgico, radioterápico e, em alguns casos, expectante (Figura 10.3).

Não existe tratamento medicamentoso preconizado para esses tumores, embora diversos estudos tenham se dedicado a avaliar a resposta às medicações disponíveis para o tratamento de outros tumores hipofisários.[5,31]

Tratamento Cirúrgico

Na maioria dos ACNF, o tratamento cirúrgico é o tratamento de escolha. Os objetivos do tratamento são a re-

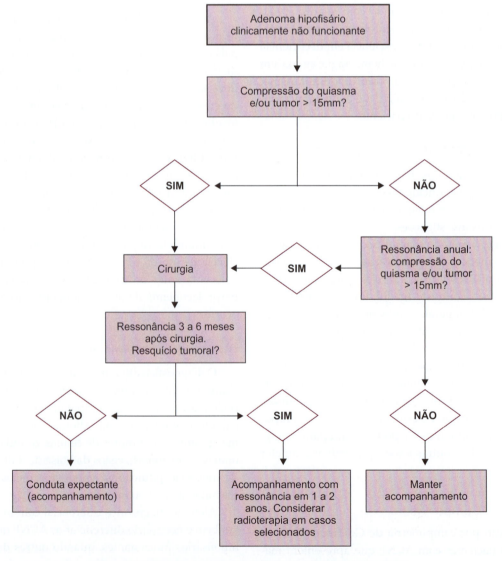

Figura 10.3 Fluxograma para acompanhamento e tratamento dos ACNF.

moção completa do tumor, a prevenção da recorrência tumoral, a preservação ou restauração da função hipofisária e a recuperação do déficit visual pela descompressão cirúrgica das vias ópticas nos casos necessários.

A via para a cirurgia é de competência do neurocirurgião, que deve ter experiência suficiente para alcançar os melhores resultados cirúrgicos com baixos índices de complicações e sequelas. Em geral, a via transesfenoidal é a de escolha, sendo a via transcraniana reservada para tumores grandes e com extensão suprasselar.

Entretanto, por parcela significativa dos ACNF ser diagnosticada como macroadenoma, a remoção completa do tumor nem sempre é possível. No entanto, a melhora da déficit visual pode ser observada em até 80% dos casos. Estudos com o uso da RNM intraoperatória têm mostrado resultados promissores, com melhora da porcentagem de remoção dos tumores, sem aumento das sequelas, quando comparadas às cirurgias sem esse exame.[32]

Tratamento Radioterápico

O tratamento radioterápico pode ser um tratamento coadjuvante, em casos em que não houve remoção completa do ACNF. Além disso, pode ser uma opção em pacientes que apresentam remanescentes tumorais em crescimento, em que nova abordagem cirúrgica não é desejável.

Apesar de reduzir a recorrência tumoral e inibir o recrescimento do ACNF, a radioterapia apresenta efeitos indesejáveis, como hipopituitarismo, comprometimento visual, aumento do risco de acidente vascular encefálico e de um segundo tumor cerebral, além de alterações neurocognitivas e neuropsicológicas.[27] Alguns autores defendem que a radioterapia estereotáxica e a radiocirurgia por *gamma-knife* seriam mais eficazes e teriam menos efeitos colaterais.[27,33,34] No entanto, trata-se de uma modalidade terapêutica relativamente nova, o que dificulta a comparação dos estudos em razão da diferença de tempo de seguimento dos pacientes quando comparada à radioterapia convencional. Não há grandes estudos randomizados controlados avaliando o uso da radioterapia e seus riscos *versus* benefícios para sugerir seu uso sistemático em todos os pacientes. O uso da radioterapia em ACNF deve ser, portanto, individualizado, considerando-se também idade, fertilidade, hipopituitarismo e, até mesmo, a aceitação do paciente.

Tratamento Expectante

Em microadenomas, o crescimento é raro. Estudo em autópsias revelou que 99% dos tumores são microadenomas, o que indica que a progressão de micro para macroadenoma deve ser um evento muito raro.[35]

Ao contrário, o crescimento em macroadenomas ocorre, mesmo que lentamente, em porcentagem variável dos estudos (7% a 50% dos tumores).[36,37] A chance de crescimento do adenoma parece ter relação com o tempo de acompanhamento e o tamanho inicial do tumor.

Assim, parece razoável que microadenomas não funcionantes sejam acompanhados clínica e radiologicamente, enquanto o tratamento cirúrgico encontra-se bem indicado em macroadenomas clinicamente não secretores, principalmente se > 15mm ou se levarem ao comprometimento visual.[38]

PERSPECTIVAS FUTURAS

Considerando que o resíduo tumoral pode permanecer em cerca de 50% dos pacientes submetidos à cirurgia hipofisária e que a indicação da radioterapia de maneira sistemática para todos os pacientes ainda é controversa, a necessidade de medicação que mantenha o tumor estável ou que leve à sua redução vem sendo motivo de estudos.

O recrescimento tumoral pode acontecer em aproximadamente 40% dos pacientes com resíduo tumoral. No entanto, mesmo pacientes que não apresentam resíduo tumoral pós-cirúrgico visualizado em estudo de imagem por ressonância podem evoluir com recrescimento do tumor em cerca de 15% dos casos.[5]

Agonistas Dopaminérgicos

Essa classe de medicamentos tem sido estudada em virtude da premissa de que a hipófise normal humana apresenta expressão para os receptores de dopamina, principalmente para os subtipos DR2 e DR5, com predominância do primeiro. A expressão do subtipo DR3 não foi encontrada e a dos subtipos DR1 e DR4 foi detectada em menor quantidade.

Em ACNF, a expressão predominante é a dos receptores DR2 e DR4. Estudo mostra que a expressão do receptor DR2 ocorre com muita frequência em ACNF, principalmente em ACNF com células gonadotróficas (76% a 100% dos casos).[39] Em ACNF corticotróficos, no entanto, essa expressão pode ser menor. A expressão de receptores do subtipo DR2 da dopamina (principalmente a isoforma curta) parece estar relacionada com a resposta aos agonistas dopaminérgicos.[39-42]

A bromocriptina foi a medicação mais estudada, com efeitos modestos em ACNF, devido à menor afinidade com os receptores D2 do que a cabergolina.[43] Estudos realizados com a cabergolina demonstraram manutenção ou redução do tamanho do tumor, embora aumento da lesão tenha sido observado em uma minoria dos casos.[31,39,41,43,44] A melhora do comprometimento visual também foi apontada em alguns estudos. Colao et al. sugerem, em estudo de revisão, que a evidência acumulada para redução tumoral em ACNF com agonistas dopaminérgicos seria de cerca de 27%.[17] Pivonello et al., ao avaliarem o tratamento com cabergolina em ACNF por 1 ano, mostraram redução de até 25% do tumor em 56% dos pacientes estudados.[41] Estudo em culturas de ACNF sugere que a cabergolina poderia reduzir a viabilidade celular nesses tumores por inibição do fator de crescimento vascular endotelial.[45]

Análogos da Somatostatina

Os receptores da somatostatina (SSTR) são expressos em diversos órgãos do corpo humano e exercem ações fisiológicas. Entretanto, tumores neuroendócrinos são notadamente reconhecidos como portadores de alta expressão desses receptores.[46] Os ACNF expressam, principalmente, os subtipos SSTR 2, 3 e 5.[5,47] Estudos *in vitro* mostraram redução dos níveis de cromogranina A e da subunidade alfa com análogos dos SSTR 2 e 5. A inibição da cromogranina A e da subunidade alfa demonstrou correlação com a expressão tumoral dos receptores de somatostatina subtipos SSTR 2A, 3 e 5.[48] Além disso, outros estudos *in vitro* descreveram redução da proliferação celular em ACNF com lanreotide[49] e redução da viabilidade celular com o pasireotide.[50]

Os análogos da somatostatina testados em pacientes com ACNF foram o octreotide diário via subcutânea, o octreotida LAR e o lanreotida autogel. Entretanto, os estudos em humanos com ACNF mostraram resultados variáveis, os quais foram de curta duração e recrutaram um número pequeno de pacientes. Em síntese, esses estudos mostraram manutenção do tamanho do tumor em sua maioria, mas com alguns relatos de redução ou, mais raramente, aumento do tumor.[43,51,52] Curiosamente, alguns desses estudos relataram melhora visual, mas esta não foi necessariamente relacionada com a redução do volume tumoral, sugerindo que possa haver efeito direto sobre o nervo óptico e a retina. Atualmente, encontra-se em andamento estudo de fase II em humanos com o pasireotide.

Compostos Quiméricos

Estudos iniciais aventaram a hipótese de que a associação dos agonistas dopaminérgicos e análogos da somatostatina poderia ter um efeito sinérgico, trazendo benefício adicional ao tratamento dos ACNF.[53] Um composto quimérico de agonista dopaminérgico e análogo de somatostatina (BIM 23A760) foi então desenvolvido, porém seu resultado não se mostrou superior ao uso isolado da cabergolina.[54]

Análogos do GnRH

A ação proposta dessa medicação em ACNF seria através de receptores do GnRH, mediante a saturação desses receptores nas células gonadotróficas e a consequente redução da produção tumoral. Entretanto, essa medicação não teve o efeito esperado, não mostrando nenhum efeito em alguns estudos, enquanto em outros mostrou exacerbar a secreção de gonadotrofinas, sem modificação no tamanho tumoral. Assim, os análogos do GnRH não estão recomendados para tratamento dos ACNF.

Temozolomida

A temozolomida é um agente alquilante comumente utilizado no tratamento do glioma cerebral e do melanoma metastático. Exerce efeito citotóxico relacionado com a metilação da guanina na posição O-6 do DNA, sendo a O^6-metilguanina metiltransferase DNA (O^6-MGNT) uma enzima reparadora do DNA que induz a resistência à temozolomida. Assim, os tumores teoricamente mais responsivos à temozolomida são os que menos expressam essa enzima.

O papel dessa medicação em carcinomas e adenomas hipofisários agressivos tem sido estudado. A maior experiência, no entanto, é com prolactinomas resistentes aos agonistas dopaminérgicos, nos quais redução tumoral significativa tem sido demonstrada com a temozolomida.[55]

Há relato de ACNF tratados com essa medicação, embora o número de pacientes seja pequeno e os resultados tenham sido analisados em conjunto com os outros subtipos de adenomas hipofisários. Ortiz descreve resposta em 60% dos pacientes (18/30 pacientes), embora a avaliação isolada da eficácia da medicação seja prejudicada pela diferença de tempo entre o diagnóstico do adenoma hipofisário e o início da temozolomida, e também pelo fato de a maioria dos pacientes ter realizado cirurgia do adenoma hipofisário e radioterapia prévias.[56] No futuro, se estudos maiores e com variáveis mais bem controladas confirmarem a eficácia da temozolomida, esta medicação poderá vir a fazer parte do protocolo de tratamento em ACNF agressivos e naqueles pacientes com recidivas frequentes após cirurgias e/ou radioterapia.

Everolimus

O everolimus é um inibidor da via do mTOR que vem sendo estudado como alternativa terapêutica para carcinomas hipofisários resistentes à temozolomida. Estudo *in vitro* analisou 40 tecidos de ACNF tratados em cultura com RAD001 (everolimus), o que reduziu a viabilidade celular em 40%, promoveu apoptose e inibiu o efeito antiproliferativo e antiapoptópico mediado por IGF-1.[57] No entanto, mais estudos são necessários, já que, até o momento, ainda não existem estudos *in vivo* com essa medicação para os ACNF.

PROGNÓSTICO

A mortalidade nos pacientes com ACNF encontra-se aumentada em relação à população geral, principalmente em mulheres, estando provavelmente relacionada com o hipopituitarismo.[5]

Atualmente, estão em fase de pesquisa melhores marcadores que possam facilitar o acompanhamento e a resposta ao tratamento dos ACNF. Há evidências de que os antígenos marcadores de proliferação celular Ki-67 e p53, quando fortemente positivos em ACNF, encontram-se associados à maior propensão a crescimento, invasão e recidiva pós-cirúrgica dos ACNF. No entanto, alguns estudos sugerem que esses marcadores podem ser falhos na avaliação da agressividade dos ACNF.[58,59]

Segundo Buchbinder et al., a mutação no AIP em pacientes com adenomas hipofisários esporádicos é rara e não se correlaciona com a ausência ou presença de secreção hormonal, sendo encontrada em cerca de 3% dos pacientes analisados.[60] Entre os pacientes com AHFI, o ACNF é o terceiro em frequência, após os somatotropinomas e os mamossomatotropinomas, sendo encontrado em 4% a 7% dos casos. Na maioria dos casos, trata-se de ACNF com expressão de hormônio do crescimento e prolactina.[61] Há uma tendência de diagnóstico em idades mais precoces do que em pacientes sem mutações germinativas, com média de diagnóstico aos 31 anos.[59,62,63.] Além disso, há tendência à maior agressividade do tumor, com macroadenoma e invasão suprasselar mais frequentes ao diagnóstico.[62-65]

SEGUIMENTO

Após diagnóstico e tratamento inicial do paciente com ACNF, este precisa ser acompanhado para monitorização do crescimento ou recrescimento tumoral e da função hipofisária, buscando garantir ao paciente uma boa qualidade de vida e na tentativa de reduzir a mortalidade.

Seguimento Radiológico

Após a cirurgia, sugere-se a realização de RNM em 3 a 6 meses, para avaliação dos resultados obtidos com o procedimento cirúrgico. Deve-se acompanhar o paciente anualmente com esse exame a fim de detectar algum crescimento tumoral. Alguns autores sugerem que, se o tumor estiver estável durante os primeiros 3 a 5 anos, é aceitável realizar RNM a cada 2 anos.[5]

Seguimento Oftalmológico

Em pacientes com microadenomas, habitualmente não é necessário realizar campimetria visual. Após a cirurgia, pacientes que apresentaram alteração prévia da campimetria devem repeti-la, a fim de verificar as modificações do campo visual após o procedimento cirúrgico. Além disso, a campimetria pós-operatória auxilia o seguimento e a avaliação dos riscos relativos à visão em caso de recrescimento tumoral. A campimetria visual deve ser então avaliada anualmente para esses pacientes ou sempre que houver queixa visual.

Seguimento da Função Hipofisária

A reavaliação no pós-operatório recente (em até 3 dias) deve ser realizada apenas para insuficiência adrenal, em razão da gravidade dessa deficiência. No pós-operatório recente, podem ocorrer, ainda, alterações transitórias ou definitivas da vasopressina, que podem demandar tratamento de acordo com a alteração observada, seja o *diabetes insipidus*, seja a secreção inapropriada do hormônio antidiurético.

No entanto, a função hipofisária completa deve ser verificada, de 2 a 3 meses após a cirurgia, a fim de detectar melhora de alguma deficiência prévia em virtude da descompressão da hipófise. Entretanto, a possibilidade de alguma deficiência hormonal decorrente da cirurgia, a qual pode ser temporária ou permanente, também deve ser monitorizada.[36]

A função hipofisária completa deve ser reavaliada nos pacientes sem hipopituitarismo nos quais foi observado a recidiva tumoral ou o recrescimento do tumor, uma vez que o comprometimento da função hipofisária pode acompanhar esse quadro. Em pacientes submetidos à radioterapia, é importante lembrar que a deficiência da função hipofisária pode ocorrer em até 10 anos após a dose de radiação, em razão do efeito lento mas prolongado desse tratamento.

Em pacientes com hipopituitarismo, a reposição hormonal deve ser ajustada para que a dose de reposição seja a mais fisiológica possível, principalmente em relação aos glicocorticoides.

Seguimento Ecocardiográfico

A associação entre regurgitação mitral e uso de agonista dopaminérgico nas doses utilizadas para tratamento da doença de Parkinson encontra-se bem estabelecida. No entanto, essas doses são muito maiores do que as utilizadas no tratamento dos tumores hipofisários.[66] Não existe indicação formal para a realização de ecocardiograma em pacientes em uso de agonista dopaminérgico em tratamento de adenoma hipofisário, uma vez que cinco de seis estudos não mostraram essa associação.[66] Entretanto, a realização de ecocardiograma antes de ser iniciado o tratamento e anualmente em seguida nos parece um procedimento cauteloso, embora não haja estudos comparando o custo-efetividade dessa conduta.

QUALIDADE DE VIDA

A remoção completa do tumor em pacientes com ACNF nem sempre é possível e, mesmo quando bem-sucedido, ainda assim há risco de recrescimento e hipopituitarismo. Portanto, entende-se que o paciente necessitará de acompanhamento periódico por parte do médico endocrinologista.

Alguns estudos relatam alteração na qualidade de vida após tratamento dos pacientes com ACNF, embora haja controvérsia. Nielsen et al. correlacionaram a alteração da qualidade de vida à cirurgia por via transcraniana.[67] Van Beek et al. avaliaram pacientes que realizaram radioterapia e os compararam aos pacientes que fizeram apenas cirurgia para o ACNF, não encontrando alterações em relação à qualidade de vida desses pacientes.[68] Outro estudo sugere que a qualidade de vida em pacientes com macroadenoma hipofisário não funcionante, mesmo após tratamento, seria pior do que a observada em controles normais.[69]

Há descrição de que pacientes com ACNF apresentam, com maior frequência, transtornos do sono, alteração no ciclo circadiano e fadiga.[70] A sonolência diurna foi descrita mesmo quando uma alteração no padrão do sono não pôde ser detectada.[71] Esses pacientes podem ainda apresentar alteração nas relações sociais e, inclusive, na relação sexual, mesmo na ausência do hipogonadismo.[72]

Dessa maneira, a qualidade de vida dos pacientes com ACNF deve ser lembrada como um aspecto importante a ser abordado durante o tratamento e as consultas de seguimento desses pacientes, por meio de perguntas referentes a esse aspecto, além de encaminhamento para especialistas ou para a prática de atividades que possam colaborar com a melhora da qualidade de vida.

Espera-se que, com as novas abordagens terapêuticas em estudo, seja possível conseguir para os pacientes com ACNF uma qualidade de vida semelhante à da população geral.

Referências

1. Ezzat S, Asa SL, Couldwell WT et al. The prevalence of pituitary adenomas: a systematic review. Cancer 2004; 101(3):613-9.

2. Asa SL, Ezzat S. The pathogenesis of pituitary tumours. Nat Rev Cancer 2002; 2(11):836-49.

3. Korbonits M, Carlsen E. Recent clinical and pathophysiological advances in non-functioning pituitary adenomas. Horm Res 2009; 71(Suppl 2):123-30.

4. Rishi A, Sharma MC, Sarkar C et al. A clinicopathological and immunohistochemical study of clinically non-functioning pituitary adenomas: a single institutional experience. Neurol India 2010; 58(3):418-23.

5. Greenman Y, Stern N. Non-functioning pituitary adenomas. Best Pract Res Clin Endocrinol Metab 2009; 23(5):625-38.

6. Cury ML, Fernandes JC, Machado HR et al. Non-functioning pituitary adenomas: clinical feature, laboratorial and imaging assessment, therapeutic management and outcome. Arq Bras Endocrinol Metabol 2009; 53(1):31-9.

7. Witte OD, Lonneville S, Balériaux D, Devuyst F, Massager N. Adénome hypophysaire non sécrétant: faut-il traiter un résidu après chirurgie? Rev Med Bruxelles 2011; (32):509-12.

8. Taboada GF, Tabet AL, Naves LA, de Carvalho DP, Gadelha MR. Prevalence of gsp oncogene in somatotropinomas and clinically non-functioning pituitary adenomas: our experience. Pituitary 2009; 12(3):165-9.

9. Galland F, Lacroix L, Saulnier P et al. Differential gene expression profiles of invasive and non-invasive non-functioning pituitary adenomas based on microarray analysis. Endocr Relat Cancer 2010; 17(2):361-71.

10. Williamson EA, Daniels M, Foster S et al. Gs alpha and Gi2 alpha mutations in clinically non-functioning pituitary tumours. Clin Endocrinol (Oxf) 1994; 41(6):815-20.

11. Tada M, Kobayashi H, Moriuchi TT. Molecular basis of pituitary oncogenesis. J Neurooncol 1999; 45(1):83-96.

12. Ewing I, Pedder-Smith S, Franchi G et al. A mutation and expression analysis of the oncogene BRAF in pituitary adenomas. Clin Endocrinol (Oxf) 2007; 66(3):348-52.

13. Moreno CS, Evans CO, Zhan X et al. Novel molecular signaling and classification of human clinically nonfunctional pituitary adenomas identified by gene expression profiling and proteomic analyses. Cancer Res 2005; 65(22):10214-22.

14. Zhao J, Dahle D, Zhou Y, Zhang X, Klibanski A. Hypermethylation of the promoter region is associated with the loss of MEG3 gene expression in human pituitary tumors. J Clin Endocrinol Metab 2005; 90(4):2179-86.

15. Zengli M, Yifeng M, Yuchang L, Xiaojie L. Overexpression of the Notch3 receptor in non-functioning pituitary tumours. J Clin Neurosc 2012; 19:107-10.

16. Cheunsuchon P, Zhou Y, Zhang X et al. Silencing of the Imprinted DLK1-MEG3 Locus in Human Clinically Nonfunctioning Pituitary Adenomas. Am J Pathol 2011; 179(4):2120-30.

17. Todo T, Buchfelder M, Thierauf P, Fahlbusch R. Immunohistochemical expression of protein kinase C type III in human pituitary adenomas. Neurosurgery 1993; 32(4):635-42.

18. Butz H , Likó I, Czirják S, Igaz P, Korbonits M. MicroRNA profile indicates downregulation of the TGF? pathway in sporadic non-functioning pituitary adenomas. Pituitary 2011; 14(2):112-24.

19. Leontiou CA, Gueorguiev M, van der Spuy J et al. The role of the aryl hydrocarbon receptor-interacting protein gene in familial and sporadic pituitary adenomas. J Clin Endocrinol Metab 2008; 93(6):2390-401.

20. Brandi ML, Gagel RF, Angeli A et al. Guidelines for diagnosis and therapy of MEN type 1 and type 2. J Clin Endocrinol Metab 2001; 86(12):5658.

21. Ruebel KH, Jin L, Zhang S, Scheithauer BW, Lloyd RV. Inactivation of the p16 gene in human pituitary nonfunctioning tumors by hypermethylation is more common in null cell adenomas. Endocr Pathol 2001; 12(3):281-9.

22. Naves LA, Vilar L, Azevedo M, Casulari LA, Mello PA. Adenomas hipofisários clinicamente não-funcionantes. In: Endocrinologia Clínica. 4. ed. Rio de Janeiro: Guanabara Koogan, 2009:101-12.

23. Ribeiro-Oliveira A, Franchi G, Kola B et al. Protein western array analysis in human pituitary tumours: insights and limitations. Endocr Relat Cancer 2008; 15:1099-114.

24. Mahta A, Haghpanah V, Lashkari A et al. Non-functioning pituitary adenoma: immunohistochemical analysis of 85 cases. Folia Neuropathol 2007; 45(2):72-7.

25. Melmed S, Kleinberg D. Anterior pituitary. In: Williams Textbook of Endocrinology. 11. ed. 2008:160.

26. Bevan JS, Burke CW, Esiri MM, Adams CB. Misinterpretation of prolactin levels leading to management errors in patients with sellar enlargement. Am J Med 1987; 82(1):29-32.

27. Ferrante E, Castrignanò T, Menicatti L et al. Non-functioning pituitary adenoma database: a useful resource to improve the clinical management of pituitary tumors. Eur J Endocrinol 2006; 155(6):823-9.

28. Ouyang T, Rothfus WE, Ng JM, Challinor SM. Imaging of the pituitary. Radiol Clin North Am 2011; 49(3):549-71, vii.

29. Jaffe CA. Clinically non-functioning pituitary adenoma. Pituitary 2006; 9(4):317-21.

30. Andersen M, Ganc-Petersen J, Jorgensen JO et al. Hypersecretion of the alpha-subunit in clinically non-functioning pituitary adenomas: diagnostic accuracy is improved by adding alpha-subunit/gonadotropin ratio to levels of alpha-subunit. Clin Invest Med 2010; 33(3):E203-E212.

31. Colao A, Di SC, Pivonello R et al. Medical therapy for clinically non-functioning pituitary adenomas. Endocr Relat Cancer 2008; 15(4):905-15.

32. Berkmann S, Fandino J, Müller B, Remonda L, Landolt H. Intraoperative MRI and endocrinological outcome of transsphenoidal surgery for non-functioning pituitary adenoma. Acta Neurochir 2012; 154:639-47.

33. Losa M, Valle M, Mortini P et al. Gamma knife surgery for treatment of residual nonfunctioning pituitary adenomas after surgical debulking. J Neurosurg 2004; 100(3):438-44.

34. Minniti G, Gilbert DC, Brada M. Modern techniques for pituitary radiotherapy. Rev Endocr Metab Disord 2009; 10(2):135-44.

35. Molitch ME. Nonfunctioning pituitary tumors and pituitary incidentalomas. Endocrinol Metab Clin North Am 2008; 37(1):151-71, xi.

36. Dekkers OM, Hammer S, de Keizer RJ et al. The natural course of non-functioning pituitary macroadenomas. Eur J Endocrinol 2007; 156(2):217-24.

37. Dekkers OM, Pereira AM, Romijn JA. Treatment and follow-up of clinically nonfunctioning pituitary macroadenomas. J Clin Endocrinol Metab 2008; 93(10):3717-26.

38. Arita K, Tominaga A, Sugiyama K et al. Natural course of incidentally found nonfunctioning pituitary adenoma, with special reference to pituitary apoplexy during follow-up examination. Neurosurgery 2006; 204(6):884-91.

39. Gabalec F, Beranek M, Netuka D et al. Dopamine 2 receptor expression in various pathological types of clinically non-functioning pituitary adenomas. Pituitary 2012; 15:222-6.

40. Pivonello R, Ferone D, Lombardi G et al. Novel insights in dopamine receptor physiology. Eur J Endocrinol 2007; 156(Suppl 1):S13-S21.

41. Pivonello R, Matrone C, Filippella M et al. Dopamine receptor expression and function in clinically nonfunctioning pituitary tumors: comparison with the effectiveness of cabergoline treatment. J Clin Endocrinol Metab 2004; 89(4):1674-83.

42. Neto LV, Machado EO, Luque RM et al. Expression analysis of dopamine receptor subtypes in normal human pituitaries, nonfunctioning pituitary adenomas and somatotropinomas, and the association between dopamine and somatostatin receptors with clinical response to octreotide-LAR in acromegaly. J Clin Endocrinol Metab 2009; 94(6):1931-7.

43. Colao A, Pivonello R, Di SC et al. Medical therapy of pituitary adenomas: effects on tumor shrinkage. Rev Endocr Metab Disord 2009; 10(2):111-23.

44. Garcia EC, Naves LA, Silva AO, de Castro LF, Casulari LA, Azevedo MF. Short-term treatment with cabergoline can lead to tumor shrinkage in patients with nonfunctioning pituitary adenomas. Pituitary 2013; 16(2):189-94.

45. Gagliano T, Filieri C, Minoia M et al. Cabergoline reduces cell viability in non functioning pituitary adenomas by inhibiting vascular endothelial growth factor secretion. Pituitary: published on line: 21 february 2012.

46. Taboada GF, Luque RM, Bastos W et al. Quantitative analysis of somatostatin receptor subtype (SSTR1-5) gene expression levels in somatotropinomas and non-functioning pituitary adenomas. Eur J Endocrinol 2007; 156(1):65-74.

47. Fusco A, Giampietro A, Bianchi A et al. Treatment with octreotide LAR in clinically non-functioning pituitary adenoma: results from a case-control study. Pituitary 2012; 15(4):571-8.

48. Pawlikowski M, Lawnicka H, Pisarek H et al. Effects of somatostatin-14 and the receptor-specific somatostatin analogs on chromogranin A and alpha-subunit (alpha-SU) release from "clinically nonfunctioning" pituitary adenoma cells incubated in vitro. J Physiol Pharmacol 2007; 58(1):179-88.

49. Florio T, Thellung S, Arena S et al. Somatostatin and its analog lanreotide inhibit the proliferation of dispersed human nonfunctioning pituitary adenoma cells in vitro. Eur J Endocrinol 1999; 141(4):396-408.

50. Zatelli MC, Piccin D, Vignali C et al. Pasireotide, a multiple somatostatin receptor subtypes ligand, reduces cell viability in nonfunctioning pituitary adenomas by inhibiting vascular endothelial growth factor secretion. Endocr Relat Cancer 2007; 14(1):91-102.

51. Pivonello R, Ferone D, Filippella M et al. Role of somatostatin analogs in the management of non-functioning neuroendocrine tumors. J Endocrinol Invest 2003; 26(8 Suppl):82-8.

52. Colao A, Filippella M, Di SC et al. Somatostatin analogs in treatment of non-growth hormone-secreting pituitary adenomas. Endocrine 2003; 20(3):279-83.

53. Colao A, Filippella M, Pivonello R et al. Combined therapy of somatostatin analogues and dopamine agonists in the treatment of pituitary tumours. Eur J Endocrinol 2007; 156(Suppl 1):S57-S63.

54. Peverelli E, Olgiati L, Locatelli M et al. The dopamine-somatostatin chimeric compound BIM-23A760 exerts antiproliferative and cytotoxic effects in human non-functioning pituitary tumors by activating ERK1/2 and p38 pathways. Cancer Lett 2010; 228(2):170-6.

55. Bush ZM, Longtine JA, Cunningham T et al. Temozolomide treatment for aggressive pituitary tumors: correlation of clinical outcome with O(6)-methylguanine methyltransferase (MGMT) promoter methylation and expression. J Clin Endocrinol Metab 2010; 95(11):E280-E290.

56. Ortiz LD, Syro LV, Scheithauer BW et al. Temozolomide in aggressive pituitary adenomas and carcinomas. Clinics (São Paulo) 2012; 67(Suppl 1):119-23.

57. Zatelli MC, Minoia M, Filieri C et al. Effect of everolimus on cell viability in nonfunctioning pituitary adenomas. J Clin Endocrinol Metab 2010; 95(2):968-76.

58. Daly AF, Vanbellinghen JF, Khoo SK et al. Aryl hydrocarbon receptor-interacting protein gene mutations in familial isolated

pituitary adenomas: analysis in 73 families. J Clin Endocrinol Metab 2007; 92(5):1891-6.

59. Leontiou CA, Gueorguiev M, van der Spuy J et al. The role of the aryl hydrocarbon receptor-interacting protein gene in familial and sporadic pituitary adenomas. J Clin Endocrinol Metab 2008; 93(6):2390-401.

60. Buchbinder S, Bierhaus A, Zorn M et al. Aryl hydrocarbon receptor interacting protein gene (AIP) mutations are rare in patients with hormone secreting or non-secreting pituitary adenomas. Exp Clin Endocrinol Diabetes 2008; 116(10):625-8.

61. Korbonits M, Kumar AV. AIP-related familial isolated pituitary adenomas. In: Pajon RA, Adam MP (eds.). et al. Genereviews® (internet). Seatte (WA): University of Washinton, Seattle 2012; 21:1993-2014.

62. Daly AF, Tichomirowa MA, Petrossians P et al. Clinical characteristics and therapeutic responses in patients with germ-line AIP mutations and pituitary adenomas: an international collaborative study. J Clin Endocrinol Metab 2010; 95(11):E373-E383.

63. Pinho LK, Vieira NL, Wildemberg LE et al. Familial isolated pituitary adenomas experience at a single center: clinical importance of AIP mutation screening. Arq Bras Endocrinol Metabol 2010; 54(8):698-704.

64. Korbonits M, Storr H, Kumar AV. Familial pituitary adenomas – who should be tested for AIP mutations? Clin Endocrinol (Oxf) 2012; 77(3):351-6.

65. Ozfirat Z, Korbonits M. AIP gene and familial isolated pituitary adenomas. Mol Cell Endocrinol 2010; 326(1-2):71-9.

66. Melmed S, Casanueva FF, Hoffman AR et al. Diagnosis and treatment of hyperprolactinemia: an Endocrine Society clinical practice guideline. J Clin Endocrinol Metab 2011; 96(2):273-88.

67. Nielsen EH, Lindholm J, Laurberg P et al. Nonfunctioning pituitary adenoma: incidence, causes of death and quality of life in relation to pituitary function. Pituitary 2007; 10(1):67-73.

68. van Beek AP, van den Bergh AC, van den Berg LM et al. Radiotherapy is not associated with reduced quality of life and cognitive function in patients treated for nonfunctioning pituitary adenoma. Int J Radiat Oncol Biol Phys 2007; 68(4):986-91.

69. Dekkers OM, van der Klaauw AA et al. Quality of life is decreased after treatment for nonfunctioning pituitary macroadenoma. J Clin Endocrinol Metab 2006; 91(9):3364-9.

70. Biermasz NR, Joustra SD, Donga E et al. Patients previously treated for nonfunctioning pituitary macroadenomas have disturbed sleep characteristics, circadian movement rhythm, and subjective sleep quality. J Clin Endocrinol Metab 2011; 96(5): 1524-32.

71. van der Klaauw AA, Dekkers OM, Pereira AM, van Kralingen KW, Romijn JA. Increased daytime somnolence despite normal sleep patterns in patients treated for nonfunctioning pituitary macroadenoma. J Clin Endocrinol Metab 2007; 92(10): 3898-903.

72. Tiemensma J, Kaptein AA, Pereira AM, Smit JW, Romijn JA, Biermasz NR. Coping strategies in patients after treatment for functioning or nonfunctioning pituitary adenomas. J Clin Endocrinol Metab 2011; 96(4):964-71.

11

Tumores Hipofisários Agressivos

Heraldo Mendes Garmes • Gilvan Cortês Nascimento • Manuel dos Santos Faria

INTRODUÇÃO

Em geral, os tumores hipofisários são benignos, porém alguns adenomas comportam-se de maneira agressiva, crescem rapidamente, comprimem as estruturas neurológicas vizinhas e não respondem aos tratamentos convencionais, como cirurgia, radioterapia e medicamentos específicos. Essa agressividade pode estar presente tanto em tumores secretores de hormônios como nos tumores não funcionantes da hipófise.

Definem-se como tumores hipofisários agressivos aqueles que apresentam comportamento agressivo, com invasão maciça das estruturas adjacentes à hipófise e crescimento rápido.

Os adenomas hipofisários correspondem de 10% a 15% das neoplasias intracranianas, e a grande maioria desses tumores não apresenta características invasivas.[1-4] Sabe-se que o resultado cirúrgico de um tumor hipofisário depende do tamanho tumoral, com os microadenomas apresentando taxas de cura bem maiores do que os macroadenomas. Embora a invasão da dura-máter seja proporcional ao tamanho tumoral, algumas séries não evidenciaram, de modo significativo, que a invasão de tecidos adjacentes à hipófise induz pior prognóstico quanto à recorrência pós-operatória, demonstrando que, além do tamanho tumoral ao diagnóstico, outros fatores intrínsecos aos tumores são importantes para a agressividade tumoral.[5]

Na busca de marcadores biológicos de agressividade tumoral, vários fatores vêm sendo estudados até o presente. No entanto, ainda não está bem estabelecida a real importância desses marcadores como preditores de comportamento agressivo nesses tumores.[6]

Dentre os tumores hipofisários, o carcinoma de hipófise representa a forma mais agressiva. Trata-se de uma doença muita rara, de prognóstico sombrio, e seu diagnóstico depende da confirmação da presença de metástases no espaço subaracnóideo, parênquima cerebral ou tecidos extraneurais. A resposta terapêutica quase sempre é pobre e parece depender do diagnóstico precoce e do tratamento intensivo.

Neste capítulo, além da descrição dos marcadores de agressividade tumoral, serão abordadas as características clínicas, diagnósticas e terapêuticas dos adenomas hipofisários agressivos e do carcinoma de hipófise.

MARCADORES DE AGRESSIVIDADE TUMORAL

Os critérios anatomopatológicos atuais não conseguem confirmar a presença de malignidade nos tumores hipofisários, a infiltração da dura-máter não reflete o caráter metastático desses tumores e a proliferação celular parece ter importância relativa na agressividade tumoral, assim como o pleomorfismo celular e a presença de necrose e hemorragias.[5,7] A atividade mitótica parece ser o melhor critério histológico para diferenciar adenomas de tumores invasivos e de carcinomas, pois quanto mais mitoses por campo, maior a agressividade, com tumores agressivos apresentando, em média, duas mitoses por campo e carcinomas apresentando, pelo menos, seis mitoses por campo.[8] No entanto, nem esse critério consegue, isoladamente, confirmar o diagnóstico de malignidade nesses tumores. Do mesmo modo, vários outros biomarcadores descritos na literatura médica não conseguem, isoladamente, diferenciar esses tumores.

A taxa de proliferação celular pode ser pesquisada por meio do antígeno Ki-67, com a utilização do anticorpo MIB-1. A maioria dos adenomas hipofisários apresenta índice de marcação do Ki-67 de 1% a 2%, e índices de 3%

ou maiores são associados aos tumores agressivos. Embora alguns estudos evidenciem forte relação da agressividade tumoral com os índices de Ki-67 (média de $11,9 \pm 3,4$ para carcinomas, comparado com $1,4 \pm 0,15$ para adenomas),[9,10] outros estudos não comprovaram associação tão significativa,[11] sendo importante ressaltar que a presença de Ki-67 nas células inflamatórias pode confundir a avaliação do patologista e que os índices de Ki-67 parecem aumentar coincidentemente com a transformação tumoral, não a precedendo, fato que não auxiliaria o diagnóstico precoce da agressividade tumoral.[12]

Outro marcador investigado é o gene supressor tumoral P53, localizado no cromossomo 17p 13.1, que codifica uma fosfoproteína essencial para a multiplicação celular. Comumente mutado em vários tipos de cânceres, parece não apresentar mutação no carcinoma hipofisário, porém a expressão nuclear dessa proteína no tecido tumoral correlaciona-se com a agressividade tumoral. Thapar et al. demonstraram expressão do p53 em sete de sete carcinomas, em 15% dos adenomas invasivos e em nenhum adenoma benigno.[13] Embora outros estudos não tenham obtido resultados semelhantes,[14] a expressão do P53, juntamente com o índice de Ki-67 e o índice de mitoses, faz parte dos critérios da Organização Mundial da Saúde (OMS) para o diagnóstico de tumores atípicos da hipófise.

Na busca de um biomarcador para a identificação precoce de agressividade tumoral, várias moléculas foram avaliadas nesses tumores: moléculas de adesão (E-caderina), fatores de crescimento e seus receptores (FGF-2, FGF-4 EGF), enzimas envolvidas na angiogênese (ciclo-oxigenase-2) e outras, como galectina-3 e BCL-2.[15,16] No entanto, ainda não há evidências suficientes para a utilização rotineira desses marcadores como base para condutas diagnósticas e terapêuticas. Em conclusão, até o momento, apenas Ki-67 > 3% e a expressão do p53 no tecido tumoral hipofisário sugerem agressividade e merecem atenção quanto à possibilidade de um tumor mais agressivo (Tabela 11.1).

ADENOMAS HIPOFISÁRIOS AGRESSIVOS

Em geral, os prolactinomas maiores são mais agressivos do que os menores, porém nem todas as avaliações comprovam essa relação,[17] sabe-se que eles são maiores e mais agressivos em homens do que em mulheres e que os prolactinomas densamente granulados têm comportamento pior que os esparsamente granulados. A grande maioria dos pacientes com prolactinoma responde muito bem à terapia com agonista dopaminérgico, porém um pequeno grupo de pacientes não o faz e é considerado resistente ao uso dessa classe de medicamentos. Embora não exista um consenso quanto à definição de resistência aos agonistas dopaminérgicos, a falta de controle dos níveis séricos de prolactina com doses de cabergolina de até 3,5mg/semana ou broergocriptina de até 15mg/dia é aceita como resistência.[18] Em pacientes com altas doses de agonista dopaminérgico e ausência de resposta quanto às dosagens hormonais e tamanho tumoral, o estudo tumoral pode confirmar a baixa expressão do receptor tipo D2 de dopamina, justificando a ausência de resposta. No entanto, outros mecanismos celulares podem ser responsáveis pela resistência em alguns pacientes.[19,20] Prever o comportamento agressivo dos prolactinomas continua sendo um desafio difícil para os neuroendocrinologistas. Nesse sentido, um estudo com acompanhamento longo, de 10 anos, revelou que a associação de marcadores radiológicos, como invasão local, e histológicos, como Ki-67, índice de mitoses e expressão de p53 no tecido tumoral, é capaz de prever recorrência tumoral nos prolactinomas.[21] Quando ocorre resistência aos agonistas dopaminérgicos, deve-se, em primeiro lugar, avaliar a aderência ao tratamento e, depois, aumentar a dose do agonista, levando-se em consideração o risco de efeitos colaterais. Nesses casos, a troca de um agonista por outro ou por análogo da somatostatina pode apresentar resultados positivos. Nos pacientes sem resposta aos tratamentos clínicos disponíveis, a opção terapêutica seria a retirada cirúrgica do tumor, cujo resultado depende do tamanho tumoral e da invasão local.[22] A radioterapia e os quimioterápicos podem

Tabela 11.1 Marcadores histológicos e de imuno-histoquímica nos tumores hipofisários em relação à malignidade[51]

Parâmetro	Adenoma benigno	Adenoma invasivo	Carcinoma
Atipia celular	Variável	Variável	Variável
Pleomorfismo	Variável	Variável	Variável
Atividade mitótica	Baixa	Intermediária	Elevada
Índice Ki-67	< 3%	Entre 3% e 10%	> 10%
Marcação do p53	Negativa	Geralmente negativa	Geralmente positiva
Densidade vascular	Baixa	Variável	Aumentada

ser utilizados nos pacientes sem controle clínico e serão discutidos no final deste capítulo.

Apenas 10% dos adenomas hipofisários produtores de ACTH são macroadenomas, e sabe-se que na doença de Cushing o tamanho tumoral está relacionado com pior prognóstico.[23] O adenoma de células de Crooke é uma variante histológica do adenoma produtor de ACTH, que exibe as características morfológicas da modificação hialina de Crooke (depósitos hialinos em mais de 50% das células tumorais) e apresenta comportamento mais agressivo que os adenomas normais. Embora raro, representa de 4,4% a 14% dos adenomas corticotróficos e, em geral, é maior e mais invasivo, resistente à cirurgia e à radioterapia e recorrem com maior frequência, podendo ainda desenvolver metástases.[24-28] Os pacientes com tumores produtores de ACTH recorrentes após a primeira cirurgia podem responder à terapia com agonistas dopaminérgicos ou análogos da somatostatina, e a utilização de agentes paliativos que bloqueiam a síntese de cortisol seria outra opção. Nesse sentido, no Brasil, o cetoconazol encontra-se disponível e deve ser utilizado em doses de 600 a 1.200mg/dia, sendo indispensável o acompanhamento criterioso dos pacientes quanto ao risco de hepatotoxicidade. Além da radioterapia, que demora a exibir resultados, a adrenalectomia bilateral pode ser indicada nos casos mais graves, apesar das comorbidades dessa terapia. Sabe-se que a baixa expressão tumoral da O^6-metilguanina DNA metiltransferase (MGMT) relaciona-se com boa resposta ao tratamento com temozolamida e, como estudos evidenciaram baixa incidência da expressão do composto MGMT na maioria dos macroadenomas invasivos na doença de Cushing,[29,30] a temozolamida pode ser utilizada nesses tumores, fato já demonstrado em poucos pacientes e que carece de maiores avaliações no futuro.[29]

Os adenomas produtores de GH raramente são agressivos e os análogos da somatostatina disponíveis controlam o crescimento tumoral na grande maioria dos casos e normalizam os níveis de GH e IGF-1 em aproximadamente 60% dos pacientes, com a resposta a esses análogos dependendo da expressão tumoral dos receptores de somatostatina tipos 2 e 5. No entanto, mesmo pacientes com expressão positiva desses receptores podem não responder à terapia, indicando um defeito pós-receptor nas células tumorais de alguns pacientes acromegálicos.[31] Do ponto de vista histológico, os tumores produtores de GH são divididos em densamente e esparsamente granulados, com comportamentos clínicos classicamente diferentes. Os adenomas densamente granulados são eosinófilos, crescem lentamente e são bem diferenciados; já os tumores esparsamente granulados são cromófobos, mal diferenciados, apresentam crescimento rápido e invasivo, incidem mais frequentemente em jovens e respon-

dem pior ao tratamento com análogos da somatostatina.[32] Os somatotrofinomas diagnosticados na infância são, em geral, maiores e mais agressivos do que nos adultos,[33,34] devendo ser investigada a presença de mutação do gene AIP nesses casos. As mutações no gene AIP são comuns nos casos de acromegalia familiar e correlacionam-se com agressividade tumoral, porém são raras em tumores isolados.[35] No entanto, em avaliação de pacientes com tumor isolado, produtor de GH, que não responderam aos tratamentos cirúrgico e clínico com análogos da somatostatina, encontrou-se a mutação do gene AIP em 8% de 50 casos, indicando um efeito dessa mutação na ausência de resposta à terapia nesses casos.[36] Além disso, por meio de imuno-histoquímica, a baixa expressão do AIP nos somatotrofinomas parece estar relacionada com o caráter invasivo desses tumores.[37] Nos pacientes com adenomas hipofisários produtores de GH que não respondem à terapia cirúrgica ou com análogos da somatostatina, pode-se tentar a associação com agonistas dopaminérgicos, buscando o controle da doença antes da realização de radioterapia e/ou nova cirurgia. Vale a pena ressaltar que o uso de antagonista do receptor do GH consegue reverter o quadro clínico dependente do excesso de IGF-1 na grande maioria dos pacientes com a doença em atividade.[38]

Os tumores não funcionantes representam aproximadamente um terço dos tumores hipofisários, e a grande maioria desses adenomas tem crescimento extremamente lento e pode apenas ser acompanhada com exames de imagem. A imuno-histoquímica é positiva para gonadotrofinas na maioria dos casos e pode apresentar positividade para outros hormônios hipofisários ou ser negativa. O aspecto de células indiferenciadas (células "null") representa, em geral, formas mais agressivas. Alguns estudos demonstram que tumores não funcionantes com imuno-histoquímica positiva para ACTH, chamados corticotrofos silenciosos, apresentam comportamento mais agressivo que os demais,[39] porém outros estudos não confirmam esses achados.[40] A terapia com agonista dopaminérgico e análogos da somatostatina não induz diminuição tumoral significativa na maioria dos casos[41,42] e, até o desenvolvimento de novos medicamentos que consigam reduzir o tamanho tumoral, a cirurgia e a radioterapia são as principais armas terapêuticas a serem utilizadas em pacientes que apresentem crescimento tumoral e compressões de estruturas adjacentes à hipófise.

Mais raramente, adenomas produtores de gonadotrofinas e tireotrofina podem apresentar comportamento mais agressivo. Nesse sentido, recentemente publicamos o caso de uma paciente com tumor produtor de FSH que respondeu positivamente ao tratamento com antagonista do GnRH, medicamento que merece ser mais bem estudado nesses casos.[43]

De acordo com a última classificação da OMS para tumores endócrinos, em 2004, os adenomas de hipófise devem ser classificados em adenomas benignos, atípicos ou carcinomas, baseados em avaliação histológica. O tumor atípico é caracterizado pela presença de imunorreatividade positiva de P53, índice de Ki-67 > 3% e alto índice de mitoses[44] e, embora essa classificação tenha sido motivo de controvérsia na literatura médica recente,[45] alguns autores, utilizando os critérios diagnósticos do tumor atípico de hipófise, tentaram estabelecer as características desse tipo de tumor e demonstraram, como esperado, maior agressividade em relação aos adenomas típicos.[46-49]

CARCINOMA DE HIPÓFISE
Epidemiologia e Etiopatogenia

A incidência dos carcinomas de hipófise é difícil de ser bem estabelecida, principalmente por sua raridade. Estima-se que representem menos de 0,2% dos tumores hipofisários analisados cirurgicamente.[8]

Quase que invariavelmente, o diagnóstico inicial desses tumores é de adenoma para depois ser confirmado o diagnóstico de carcinoma, após a comprovação de metástases. Os carcinomas de hipófise apresentam um quadro clínico do efeito de massa exercido pelo tumor e outro específico do excesso hormonal, mais comumente são produtores de ACTH ou prolactina e podem secretar GH, gonadotrofinas, TSH, ou podem ser não funcionantes.[50]

Os carcinomas não apresentam diferenças quanto ao gênero. São diagnosticados, em média, aos 44 anos de idade, e o tempo de latência entre o diagnóstico inicial de adenoma e a confirmação do diagnóstico de carcinoma é de 7 anos, em média,[3,51] podendo estender-se por longos períodos, como 27 anos ou mais.[52,53]

Embora a etiologia dos carcinomas hipofisários não esteja definida, algumas hipóteses são mais comumente aceitas: sabe-se que a radioterapia pode induzir o aparecimento tumoral, com risco relativo de 10,5 vezes, em comparação à população geral.[54-57] Assim, a radioterapia prévia deve ser considerada fator de risco para o carcinoma de hipófise.[53] Outra suposição seria a de semeadura tumoral, que ocorreria no espaço aracnóideo durante a cirurgia hipofisária, porém essa hipótese ainda não pôde ser confirmada.[3,51,58] Finalmente, a possibilidade mais aceita seria a progressão de um macroadenoma para carcinoma, visto que as características histológicas semelhantes, a presença dos mesmos marcadores biológicos e a origem monoclonal dos tumores primários e das metástases secundárias colaboram com essa hipótese.[59-61] No entanto, a hipótese do surgimento de um novo tumor não pode ser descartada, conforme discutido em recente artigo científico.[62]

A patogenia desses raros tumores também não é bem esclarecida, pois os adenomas hipofisários são de origem monoclonal, indicando a presença de alteração genética intrínseca como base para a patogênese. Nesse sentido, vários estudos científicos buscaram encontrar alterações cromossômicas responsáveis pela patogenia desses tumores. Aberrações cromossômicas são mais frequentes nas metástases do que no tumor primário, como encontrado com o oncogene H-RAS, que assim não estaria envolvido com a tumorogênese primária hipofisária.[63,64] Vários oncogenes e genes supressores tumorais foram avaliados, porém os mecanismos exatos envolvidos ainda não estão esclarecidos.

Diagnóstico e Quadro Clínico

Histologicamente, os carcinomas são indistinguíveis dos adenomas, visto que características como hipercelularidade, pleomorfismo celular, quantidade de mitoses, necrose, hemorragia e invasão local não conseguem confirmar o caráter maligno desses tumores. Portanto, o diagnóstico de carcinoma em um paciente com tumor hipofisário depende da confirmação da presença dos seguintes critérios:[65]

- Confirmação histológica do tumor hipofisário primário.
- Deve ser excluído outro tumor de qualquer outro tipo histológico.
- Devem estar presentes metástases distantes da lesão primária.
- As características histológicas e/ou os marcadores expressos pelas metástases devem ser similares aos do tumor primário.

Em algumas situações especiais, torna-se evidente a hipótese diagnóstica de carcinoma hipofisário. Primeiramente, quando um paciente com tumor hipofisário não apresenta restos tumorais em exame de imagem após a realização de cirurgia, mas o quadro clínico do excesso hormonal persiste em razão da secreção hormonal pela metástase, ou ainda quando em um exame de imagem solicitado por outro motivo, acidentalmente, detecta-se a metástase do carcinoma hipofisário em um paciente com antecedentes de macroadenoma hipofisário.

Em geral, o carcinoma de hipófise é precedido pela história clínica de um macroadenoma hipofisário que, em determinado momento, começa a apresentar aumento significativo do tamanho e recidiva precoce após terapia cirúrgica e/ou radioterapia, evidenciando o crescimento rápido do tumor.

Os sintomas neurológicos pela compressão das estruturas adjacentes à hipófise são variados: dos típicos sintomas como cefaleia, hemianopsia bitemporal, diminuição da acuidade visual e distúrbios oculomotores, a sintomas menos comuns, como hipoacusia ou ataxia.[53]

A maioria dos carcinomas produtores de ACTH apresenta quadro clínico típico da síndrome de Cushing, porém dois tipos silenciosos são descritos: alguns apresentam aumento de depósitos de colágeno no tecido tumoral e são chamados de tumores de células de Crooke; outros são denominados simplesmente silenciosos, por não produzirem quantidade suficiente de ACTH com atividade biológica para originar os sintomas da síndrome de Cushing. Esses dois tipos de tumores são caracteristicamente mais agressivos e sofrem malignização com maior frequência.[62,66]

Quanto aos sintomas dependentes do excesso de secreção hormonal, são semelhantes aos dos adenomas. O nível sérico hormonal também não consegue diferenciar os casos de malignidade, porém a persistência de concentrações hormonais significativamente elevadas após terapia adequada revela a necessidade de investigação quanto à presença de metástases.

As metástases atingem mais comumente o sistema nervoso central (SNC), incluindo córtex cerebral, cerebelo, ângulo cerebelopontino, medula espinal, cauda equina e espaço subaracnóideo.[3] Já as metástases viscerais, que parecem desenvolver-se por via hematogênica ou linfática, podem atingir vários órgãos, como fígado, ossos, linfonodos, pulmões, coração, pâncreas, olhos, rins, orelhas, útero e ovários.[67]

Além da tomografia computadorizada e da ressonância nuclear magnética, normalmente utilizadas para diagnóstico de imagem, a cintilografia e a tomografia com emissão de pósitrons (PET) podem ajudar na detecção de metástases em pacientes com suspeita da doença.[68,69]

Tratamento

O tratamento dos tumores agressivos e carcinomas de hipófise tem como base uma boa abordagem cirúrgica. A cirurgia, que dificilmente é curativa, é importante para prolongar ao máximo a sobrevida dos pacientes e, dependendo do caráter invasivo do tumor, a via transcraniana pode ser uma opção. A retirada cirúrgica de metástases pode prolongar a sobrevida desses pacientes.[68]

Em virtude da presença de restos tumorais, a radioterapia é uma opção utilizada no manejo dos tumores agressivos e carcinomas hipofisários, visto que parece diminuir o índice de multiplicação celular nos resíduos tumorais tratados em relação aos não irradiados,[70] e o uso de radioterapia nas metástases de SNC parece induzir a regressão parcial em casos isolados.[71] No entanto, a radioterapia desempenha um papel paliativo na terapia dos carcinomas e parece não mudar o mau prognóstico típico dessas neoplasias.

Quanto ao tratamento clínico, classicamente os agonistas dopaminérgicos e análogos da somatostatina são os mais utilizados para adenomas hipofisários. Entretanto, a maioria dos tumores agressivos e carcinomas hipofisários desenvolve resistência a esses medicamentos, apresentando, com raras exceções, benefícios mínimos.[72] Vários ensaios clínicos com diferentes quimioterápicos foram experimentados em pacientes com carcinoma hipofisário. O maior foi realizado com a associação de lomustina e 5-fluorouracil e obteve resultados desanimadores, pois apenas uma porcentagem dos pacientes respondeu com aumento discreto da sobrevida.[73]

Embora o uso da temozolamida necessite de avaliações maiores e mais longas, esse agente alquilante mostrou ser, até o momento, a melhor opção para o bloqueio da agressividade desses tumores.

A temozolamida é um agente citotóxico 100% absorvido por via oral e praticamente toda a dose administrada é eliminada 8 horas após a ingestão. No pH normal, é transformada em seu metabólito ativo, 5-(3-metiltriazeno)-imidazol-4-carboxiamida (MTIC). Em virtude de sua rápida eliminação e de seu mecanismo de ação, a temozolamida apresenta baixo risco de toxicidade para a medula óssea. Ela atravessa a barreira hematoencefálica e atinge o SNC, sendo, por isso, efetiva para outros tumores sólidos intracranianos.[74]

A MTIC age adicionando agrupamentos metila à base guanina do DNA na posição O^6, induzindo assim o pareamento incorreto com a timina e danificando o DNA. A resistência à temozolamida parece decorrer do excesso da enzima O^6-MGMT, uma enzima reparadora do DNA que remove os agrupamentos metila incorporados à base guanina pela MTIC. Assim, estudos demonstram uma relação inversa entre a expressão de MGMT no tecido tumoral e a resposta à terapia com temozolamida.[75] A avaliação da expressão de MGMT por imuno-histoquímica do tumor deve ser realizada antes do início da terapia com temozolamida para predizer a resposta ao tratamento.

A resposta à terapia com temozolamida nos tumores hipofisários agressivos e carcinomas vem sendo descrita em diversos relatos de casos, induzindo controle hormonal e tumoral na maioria dos casos, com aumento da expectativa de vida dos pacientes.[76-80]

Para o futuro, além do desenvolvimento de marcadores que consigam prever precocemente a agressividade tumoral e de estudos randomizados multicêntricos com a temozolamida, espera-se o desenvolvimento de novos medicamentos para bloquear o crescimento tumoral nesses pacientes.

Referências

1. Asa SL. The pathology of pituitary tumors. Endocrinol Metab Clin North Am 1999; 28(1):13-43.

2. Mastronardi L, Guiducci A, Buttaro FM, Cristallini EG, Puzzilli F, Maira G. Relationships among DNA Index, S-Phase, and invasive behavior in anterior pituitary adenomas. A cytometric study of 61 cases with Feulgen-positive DNA analysis. Surg Neurol 2001; 56(1):27-32.

3. Kaltsas GA, Grossman AB. Malignant pituitary tumors. Pituitary 1998; 1:69-81.

4. Selman WR, Laws ER, Scheithauer BW, Carpenter SM. The occurrence of dural invasion in pituitary adenomas. J Neurosurg 1986; 64:402-7.

5. Meij BP, Lopes MB, Ellegala DB, Alden TD, Laws ER. The long-term significance of microscopic dural invasion in 354 patients with pituitary adenomas treated transsphenoidal surgery. J Neurosurg 2002; 96:195-208.

6. Heaney AP. Clinical review: pituitary carcinoma: difficult diagnosis and treatment. J Clin Endocrinol Metab 2011; 96(12):3649-60.

7. Thapar K, Kovacs K, Muller P. Clinical-pathologic correlations of pituitary tumors. Baillieres Clin Endocrinol Metab 1995; 9:243-70.

8. Pernicone PJ, Scheithauer BW, Sebo TJ et al. Pituitary carcinoma: a clinicopathologic study of 15 cases. Cancer 1997; 79(4):804-12.

9. Scheithauer BW, Kovacs KT, Laws ER Jr., Randall RV. Pathology of invasive pituitary tumors with special reference to functional classification. J Neurosurg 1986; 65:733-44.

10. Kovacs K. The 2004 WHO classification of pituitary tumors: comments. Acta Neuropathol 2006; 111:62-3.

11. Salehi F, Agur A, Scheithauer BW, Kovacs K, Lloyd RV, Cusimano M. Ki-67 in pituitary neoplasms: a review – Part I. Neurosurgery 2009; 65:429-37.

12. Lim S, Shahinian H, Maya MM, Yong W, Heaney AP. Temozolomide: a novel treatment for pituitary carcinoma. Lancet Oncol 2006; 7:518-20.

13. Thapar K, Scheithauer BW, Kovacs K, Pernicone PJ, Laws ER Jr. p53 expression in pituitary adenomas and carcinomas: correlation with invasiveness and tumor growth fractions. Neurosurgery 1996; 38(4):765-70.

14. Gandour-Edwards R, Kapadia SB, Janecka IP, Martinez AJ, Barnes L. Biologic markers of invasive pituitary adenomas involving the sphenoid sinus. Modern Pathology 1995; 8:160-4.

15. Sav A, Rotondo F, Syro LV, Scheithauer BW, Kovacs K. Biomarkers of pituitary neoplasms. Anticancer Res 2012; 32(11):4639-54.

16. Mete O, Ezzat S, Asa SL. Biomarkers of aggressive pituitary adenomas. J Mol Endocrinol 2012; 49(2):69-78.

17. Moraes AB, Marques dos Santos Silva C, Vieira Neto L, Gadelha MR. Giant prolactinomas: the therapeutic approach. Clin Endocrinol (Oxf) 2013.

18. Kovacs K, Stefaneanu L, Hovarth E. Prolactin-producing pituitary tumor: resistance to dopamine agonist therapy. J Neurosurg 1995; 82:886-90.

19. Shimazu S, Shimatsu A, Yamada S et al. Resistance to dopamine agonists in prolactinoma is correlated with reduction of dopamine D2 receptor long isoform mRNA levels. Eur J Endocrinol 2012; 166(3):383-90.

20. Passos VQ, Fortes MA, Giannella-Neto D, Bronstein MD. Genes differentially expressed in prolactinomas responsive and resistant to dopamine agonists. Neuroendocrinology 2009; 89(2):163-70.

21. Raverot G, Wierinckx A, Dantony E et al. HYPOPRONOS: Prognostic factors in prolactin pituitary tumors: clinical, histological, and molecular data from a series of 94 patients with a long postoperative follow-up. J Clin Endocrinol Metab 2010; 95(4):1708-16.

22. Nomikos P, Buchfelder M, Fahlbusch R. Current management of prolactinomas. J Neurooncol 2001; 54(2):139-50.

23. Mampalam TJ, Tyrrell JB, Wilson CB. Transsphenoidal microsurgery for Cushing disease. A report of 216 cases. Ann Intern Med 1988; 109(6):487-9.

24. George DH, Scheithauer BW, Kovacs K et al. Crooke's cell adenoma of the pituitary: an aggressive variant of corticotroph adenoma. Am J Surg Pathol 2003; 27(10):1330-6.

25. Roncaroli F, Faustini-Fustini M, Mauri F, Asioli S, Frank G. Crooke's hyalinization in silent corticotroph adenoma: report of two cases. Endocrine Pathology 2002; 13:245-9.

26. Kovacs K, Diep CC, Horvath E et al. Prognostic indicators in an aggressive pituitary Crooke's cell adenoma. Canadian Journal of Neurological Sciences 2005; 32:540-5.

27. Holthouse DJ, Robbins PD, Kahler R, Knuckey N Pullan P. Corticotroph pituitary carcinoma: case report and literature review. Endocrine Pathology 2001; 12:329-41.

28. Rotondo F, Cusimano M, Scheithauer BW, Coire C, Horvath E, Kovacs K. Atypical, invasive, recurring Crooke cell adenoma of the pituitary. Hormones (Athens) 2012; 11(1):94-100.

29. Takeshita A, Inoshita N, Taguchi M et al. High incidence of low O(6)-methylguanine DNA methyltransferase expression in invasive macroadenomas of Cushing's disease. Eur J Endocrinol 2009; 161(4):553-9.

30. Salehi F, Scheithauer BW, Kovacs K et al. O-6-methylguanine-DNA methyltransferase (MGMT) immunohistochemical expression in pituitary corticotroph adenomas. Neurosurgery 2012; 70(2):491-6.

31. Kasuki L, Colli LM, Elias PC, Castro Md, Gadelha MR. Resistance to octreotide LAR in acromegalic patients with high SSTR2 expression: analysis of AIP expression. Arq Bras Endocrinol Metabol 2012; 56(8):501-6.

32. Yamada S, Aiba T, Sano T et al. Growth hormone-producing pituitary adenomas: correlations between clinical characteristics and morphology. Neurosurgery 1993; 33(1):20-7.

33. Personnier C, Cazabat L, Bertherat J et al. Clinical features and treatment of pediatric somatotropinoma: case study of an aggressive tumor due to a new AIP mutation and extensive literature review. Horm Res Paediatr 2011; 75(6):392-402.

34. Tichomirowa MA, Barlier A, Daly AF et al. High prevalence of AIP gene mutations following focused screening in young patients with sporadic pituitary macroadenomas. Eur J Endocrinol 2011; 165(4):509-15.

35. Leontiou CA, Gueorguiev M, van der Spuy J et al. The role of the aryl hydrocarbon receptor-interacting protein gene in familial and sporadic pituitary adenomas. J Clin Endocrinol Metab 2008; 93(6):2390-401.

36. Oriola J, Lucas T, Halperin I et al. Germline mutations of AIP gene in somatotropinomas resistant to somatostatin analogues. Eur J Endocrinol 2012; 168(1):9-13.

37. Kasuki Jomori de Pinho L, Vieira Neto L, Armondi Wildemberg LE et al. Low aryl hydrocarbon receptor-interacting protein expression is a better marker of invasiveness in somatotropinomas than Ki-67 and p53. Neuroendocrinology 2011; 94(1):39-48.

38. van der Lely AJ, Hutson RK, Trainer PJ et al. Long-term treatment of acromegaly with pegvisomant, a growth hormone receptor antagonist. Lancet 2001; 358(9295):1754-9.

39. Bradley KJ, Wass JA, Turner HE. Non-functioning pituitary adenomas with positive immunoreactivity for ACTH behave more aggressively than ACTH immunonegative tumours but do not recur more frequently. Clin Endocrinol (Oxf) 2003; 58(1):59-64.

40. Alahmadi H, Lee D, Wilson JR et al. Clinical features of silent corticotroph adenomas. Acta Neurochir (Wien) 2012; 154(8): 1493-8.

41. Bevan JS, Webster J, Burke CW, Scanlon MF. Dopamine agonists and pituitary tumor shrinkage. Endocr Rev 1992; 13(2):220-40.

42. de Bruin TW, Kwekkeboom DJ, Van't Verlaat JW et al. Clinically nonfunctioning pituitary adenoma and octreotide response to long term high dose treatment, and studies in vitro. J Clin Endocrinol Metab 1992; 75(5):1310-7.

43. Garmes HM, Grassiotto OR, Fernandes YB et al. A pituitary adenoma secreting follicle-stimulating hormone with ovarian hyperstimulation treatment using a gonadotropin releasing hormone antagonist. Fertil Steril 2012; 97(1):231-4.

44. DeLellis RA, Lloyd RV, Heitz PU, Eng C (eds.). World Health Organization Classification of tumors. Pathology and genetics of tumors of endocrine organs. Lyon: IARC Pres, 2004:10-35.

45. Laws ER Jr., Lopes MB. The new WHO Classification of Pituitary Tumors: highlights and areas of controversy. Acta Neuropathol 2006; 111:80-1.

46. Ogawa Y, Ikeda H, Tominaga T. Clinicopathological study of prognostic factors in patients with pituitary adenomas and Ki-67 labeling index of more than 3%. J Endocrinol Invest 2009; 7:581-4.

47. Saeger W, Lüdecke DK, Buchfelder M, Fahlbusch R, Quabbe HJ, Petersenn S. Pathohistological classification of pituitary tumors: 10 years of experience with the German Pituitary. Tumor Registry. Eur J Endocrinol 2007; 156:203-16.

48. Zada G, Woodmansee WW, Ramkissoon S, Amadio J, Nose V, Laws RE. Atypical pituitary adenomas: incidence, clinical characteristics, and implications. J Neurosurg 2011; 114:336-44.

49. Yildirim AE, Divanlioglu D, Nacar OA et al. Incidence, hormonal distribution and postoperative follow up of atypical pituitary adenomas. Turk Neurosurg 2013; 23(2):226-31.

50. Maïza JC, Caron P. Pituitary carcinomas and aggressive adenomas: an overview and new therapeutic options. Ann Endocrinol (Paris) 2009; 70(Suppl 1):12-9.

51. Kaltsas GA, Panagiotis N, Kontogeorgos G, Buchfelder M, Grossman AB. Diagnosis and management of pituitary carcinomas. J Clin Endocrinol Metab 2005; 90:3089-99.

52. Sreenan S, Sengupta E, Tormey W, Landau R. Metastatic pituitary carcinoma in a patient with acromegaly: a case report. J Med Case Rep 2012; 6(1):322.

53. Zhou Q, Chang H, Gao Y, Cui L. Tumor-to-tumor metastasis from pituitary carcinoma to radiation-induced meningioma. Neuropathology 2013; 33(2):209-12.

54. Brada M, Ford D, Ashley S et al. Risk of second brain tumor after conservative surgery and radiotherapy for pituitary adenoma. Br Med J 1992; 304:1343-6.

55. Tsang RW, Brierley JD, Panzarella T, Gospodarowicz MK, Sutcliffe SB, Simpson WJ. Radiation therapy for pituitary adenoma: treatment outcome and prognostic factors. Int J Radiat Oncol Biol Phys 1994; 30:557-65.

56. Erfurth EM, Bulow B, Mikoczy Z, Hagmar L. Incidence of a second tumor in hypopituitary patients operated for pituitary tumors. J Clin Endocrinol Metab 2001; 86:659-62.

57. Bliss P, Kerr GR, Gregor A. Incidence of second brain tumours after pituitary irradiation in Edinburgh 1962-1990. Clin Oncol R Coll Radiol 1994; 6:361-3.

58. Ragel BT, Couldwell WT. Pituitary carcinoma: a review of the literature. Neurosurg Focus 2004; 16(4):E7.

59. Zafar MS, Mellinger RC, Chason JL. Cushing's disease due to pituitary carcinoma. Henry Ford Hosp Med J 1984; 32:61-6.

60. Zahedi A, Booth GL, Smyth HS et al. Distinct clonal composition of primary and metastatic adrenocorticotrophic hormone producing pituitary carcinoma. Clin Endocrinol 2001; 55:549-56.

61. Chesnokova V, Zonis S, Kovacs K et al. p21Cip1 restrains pituitary tumor growth. Proc Natl Acad Sci USA 2008; 105:17498-503.

62. Kovács GL, Góth M, Rotondo F et al. ACTH-secreting Crooke cell carcinoma of the pituitary. Eur J Clin Invest 2013; 43(1): 20-6.

63. Pei L, Melmed S, Scheithauer B, Kovacs K, Prager D. H-ras mutations in human pituitary carcinoma metastases. J Clin Endocrinol Metab 1994; 78(4):842-6.

64. Cryns VL, Alexander JM, Klibanski A, Arnold A. The retinoblastoma gene in human pituitary tumors. J Clin Endocrinol Metab 1993; 77(3):644-6.

65. Lübke D, Saeger W. Carcinomas of the pituitary: definition and review of the literature. Gen Diagn Pathol 1995; 141(2):81-92.

66. Moshkin O, Syro LV, Scheithauer BW et al. Aggressive silent corticotroph adenoma progressing to pituitary carcinoma: the role of temozolomide therapy. Hormones (Athens) 2011; 10(2):162-7.

67. Lopes MB, Scheitauer BW, Schiff D. Pituitary carcinoma; diagnosis and treatment. Endocrine 2005; 28:115-21.

68. Greenman Y, Woolf P, Coniglio J et al. Remission of acromegaly caused by pituitary carcinoma after surgical excision of growth hormone-secreting metastasis detected by 111-indium pentetreotide scan. J Clin Endocrinol Metab 1996; 81(4): 1628-33.

69. Eriksson B, Bergström M, Sundin A et al. The role of PET in localization of neuroendocrine and adrenocortical tumors. Ann N Y Acad Sci 2002; 970:159-69.

70. Hsu DW, Hakim F, Biller BM et al. Significance of proliferating cell nuclear antigen index in predicting pituitary adenoma recurrence. J Neurosurg 1993; 78(5):753-61.

71. Martin NA, Hales M, Wilson CB. Cerebellar metastasis from a prolactinoma during treatment with bromocriptine. J Neurosurg 1981; 55(4):615-9.

72. Gillam MP, Molitch ME, Lombardi G, Colao A. Advances in the treatment of prolactinomas. Endocr Rev 2006; 27(5):485-534.

73. Kaltsas GA, Mukherjee JJ, Plowman PN, Monson JP, Grossman AB, Besser GM. The role of cytotoxic chemotherapy in the management of aggressive and malignant pituitary tumors. J Clin Endocrinol Metab 1998; 83(12):4233-8.

74. Newlands ES, Stevens MF, Wedge SR, Wheelhouse RT, Brock C. Temozolomide: a review of its discovery, chemical properties, pre-clinical development and clinical trials. Cancer Treat Rev 1997; 23(1):35-61.

75. Levin N, Lavon I, Zelikovitsh B et al. Progressive low-grade oligodendrogliomas: response to temozolomide and correlation between genetic profile and O6-methylguanine DNA

methyltransferase protein expression. Cancer 2006; 106(8): 1759-65.

76. Syro LV, Uribe H, Penagos LC et al. Antitumour effects of temozolomide in a man with a large, invasive prolactin-producing pituitary neoplasm. Clin Endocrinol (Oxf) 2006; 65(4):552-3.

77. Mohammed S, Kovacs K, Mason W, Smyth H, Cusimano MD. Use of temozolomide in aggressive pituitary tumors: case report. Neurosurgery 2009; 64(4):E773-4.

78. Fadul CE, Kominsky AL, Meyer LP et al. Long-term response of pituitary carcinoma to temozolomide. Report of two cases. J Neurosurg 2006; 105(4):621-6.

79. Neff LM, Weil M, Cole A et al. Temozolomide in the treatment of an invasive prolactinoma resistant to dopamine agonists. Pituitary 2007; 10(1):81-6.

80. Kovacs K, Scheithauer BW, Lombardero M et al. MGMT immunoexpression predicts responsiveness of pituitary tumors to temozolomide therapy. Acta Neuropathol 2008; 115(2):261-2.

Usos do Hormônio do Crescimento em Adultos

César Luiz Boguszewski

INTRODUÇÃO

Nos primórdios da terapia de reposição hormonal, o hormônio de crescimento (GH, do inglês *growth hormone*) empregado clinicamente era derivado de hipófises de cadáveres humanos, cujo suprimento limitado restringia sua prescrição para crianças com graves retardos de crescimento. Anos mais tarde, a terapia com GH derivado de hipófises de cadáveres foi proibida em virtude de sua associação com o desenvolvimento da doença de Creutzfeldt-Jakob.[1] Na mesma época, em meados da década de 1980, iniciou-se a produção de GH em escala industrial, por meio de técnicas de DNA recombinante, o que inaugurou novas e fascinantes possibilidades terapêuticas.[2]

A maior disponibilidade do GH recombinante promoveu uma proliferação de estudos, especialmente na população adulta, fundamentados nas ações anabólicas e metabólicas do GH. Seus efeitos foram testados em condições clínicas tão diversas como osteoporose,[3] obesidade e síndrome metabólica,[4] lipodistrofia associada ao vírus da imunodeficiência adquirida (HIV),[5] síndrome do idoso frágil,[6] insuficiência cardíaca,[7] insuficiência renal crônica,[8] doença pulmonar obstrutiva crônica,[9] fibromialgia,[10] queimaduras,[11] sepse e enfermidades catabólicas graves,[12] reprodução assistida,[13] síndrome de Prader-Willi,[14-16] síndrome de Down,[16] entre outras. Além disso, o GH começou a ser utilizado de maneira inapropriada e abusiva como *doping* por atletas[17,18] e desencadeou um grande e rentável comércio antienvelhecimento que o anuncia como um miraculoso elixir da juventude.[19,20] Até hoje, nenhuma dessas indicações foi aprovada[21-23] e a prescrição de hormônios com objetivo de retardar o processo de envelhecimento foi proibida no Brasil pela resolução 1.999/2012 do Conselho Federal de Medicina.[24] Após três décadas de pesquisas clínicas, a síndrome da deficiência de GH em adultos (DGHA) permanece como a única indicação regulamentada para o uso terapêutico de GH em pessoas adultas.[25-29] Sendo assim, este capítulo tem como objetivo revisar as principais diretrizes, meta-análises e estudos a longo prazo na DGHA, detalhando as situações nas quais se deve suspeitar de sua presença, os critérios para seu diagnóstico laboratorial e as recomendações atuais para sua abordagem terapêutica.

EIXO SOMATOTRÓFICO E EFEITOS BIOLÓGICOS DO GH

O GH é o peptídeo produzido em maior quantidade pela hipófise anterior. Sua secreção é pulsátil, apresenta um ritmo circadiano, e é controlada por um mecanismo hipotalâmico complexo, representado principalmente pelo hormônio liberador do GH (GHRH, do inglês *growth hormone releasing hormone*), que estimula sua secreção, e pela somatostatina (SS), que a inibe. A grelina, hormônio com ação orexígena produzido principalmente no estômago, é também um potente liberador de GH que atua por via endócrina, neural e parácrina, exercendo seus efeitos por meio de ligação a receptores hipotalâmicos específicos, denominados GHS-R (*growth hormone secretagogue receptor*). Além disso, vários outros estímulos fisiológicos e farmacológicos são capazes de provocar a liberação de GH pela hipófise.[2,30,31]

Muito além do que seu nome faz supor, o GH exerce várias outras funções no organismo além de promover o crescimento ósseo longitudinal e o desenvolvimento somático, destacando-se sua ação lipolítica, sua influência sobre a composição corporal, seus múltiplos efeitos sobre o metabolismo dos carboidratos e proteínas, seu papel na regulação do volume extracelular e suas ações cardiovasculares e cerebrais.[2,7,30] Na verdade, sua ação promotora de crescimento é limitada em um intervalo de tempo de vida pós-natal, ao passo que suas ações metabólicas e anabólicas iniciam-se na vida intrauterina e se prolongam até o fim da vida (Figura 12.1). Na promoção de crescimento pós-natal, a ação do GH se faz tanto de maneira direta, por ligação a seus receptores GHR (do inglês, *growth hormone receptor*) na placa de crescimento, como de maneira indireta, por estímulo a produção hepática e tecidual do fator de crescimento insulina-símile-1 (IGF-1, do inglês *insulin-like growth factor-1*). O IGF-1, por sua vez, circula ligado a seis proteínas transportadoras, as IGFBP (do inglês, *insulin-like growth factor binding proteins*), e produz seus efeitos biológicos mediante a ligação a receptores teciduais específicos.[32] Esses receptores estão presentes na hipófise, fazendo com que o IGF-1 também influencie a secreção de GH por meio de um mecanismo de retroalimentação negativo. Por outro lado, as ações metabólicas do GH estão presentes durante toda a vida, e muitas decorrem de ação direta, independente do IGF-1, mediante ligação aos GHR, presentes em virtualmente todos os tecidos do organismo.[33] Há polimorfismos no GHR na população, que podem se apresentar tanto na forma completa como na isoforma d3-GHR, na qual todo éxon 3 é deletado. Alguns estudos sugerem que a isoforma d3-GHR teria maior afinidade com o GH devido a alterações conformacionais sutis em seu domínio extracelular.[34]

SÍNDROME DE DEFICIÊNCIA DE GH EM ADULTOS

Morbimortalidade no hipopituitarismo e DGHA

Vários estudos epidemiológicos demonstram que pacientes com hipopituitarismo apresentam aumento nas taxas de morte por doença cerebrocardiovascular.[35-41] Existem várias causas para justificar essa mortalidade aumentada, incluindo a exposição prévia de grande parte desses pacientes à radiação, a gravidade da doença subjacente causadora dos déficits hormonais (p. ex., craniofaringioma) e o tratamento inadequado de reposição com doses elevadas, baixas ou mesmo a não reposição de hormônio tireoidiano, esteroides sexuais e glicocorticoides.[42]

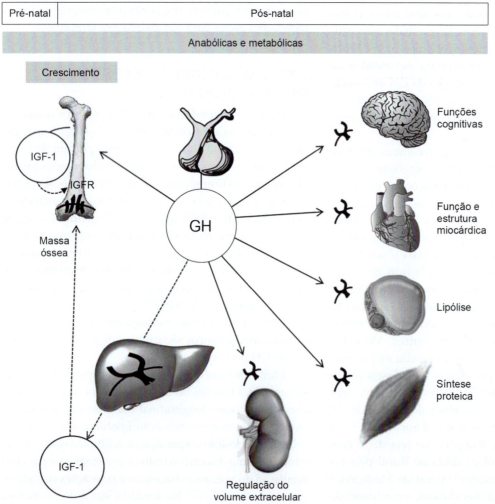

Figura 12.1 Efeitos biológicos do GH hipofisário durante a vida pré-natal e pós-natal. O GH não é fundamental para o crescimento fetal, passando a ter papel relevante no desenvolvimento somático somente na vida pós-natal, tanto por ação direta em seus receptores (GHR) na placa de crescimento como mediante a produção de IGF-1 no fígado (ação endócrina) e no osso (ação parácrina). O IGF-1, por sua vez, age por meio de receptores teciduais específicos (IGFR). O efeito promotor de crescimento é limitado no tempo, persistindo até o fechamento das epífises, ao final da puberdade. O tratamento de reposição com GH na vida adulta fundamenta-se em seus efeitos metabólicos e anabólicos, que se mantêm por toda a vida, grande parte resultante de efeito direto após ligação aos GHR presentes em inúmeros órgãos e tecidos.

Nesse contexto, a deficiência de GH em adultos não tratada seria outra razão para maior morbimortalidade no hipopituitarismo, uma vez que ela está associada a vários fatores de risco bem estabelecidos, como aumento da gordura visceral, piora da resistência insulínica e da fibrinólise, anormalidades de perfil lipídico e aterosclerose.[25-29]

A primeira descrição dos efeitos da reposição de GH em um indivíduo adulto foi feita por Raben em 1962.[43] Ele descreveu o caso de uma mulher de 35 anos de idade com hipopituitarismo que relatou melhora no vigor físico e bem-estar psicológico após 2 meses de tratamento. Mas foi somente com o advento do GH recombinante, três décadas mais tarde, que a DGHA foi adequadamente definida e caracterizada como entidade clínica. No final dos anos 1990 foram publicadas as primeiras séries de pacientes adultos com hipopituitarismo tratados com GH recombinante, relatando o potencial benefício do tratamento em reverter ou melhorar os fatores de risco cardiovasculares.[44,45] Estudos a longo prazo confirmam a melhora na morbidade desses pacientes, mas ainda não há resposta definitiva se o tratamento com GH reduz ou normaliza as taxas de mortalidade associadas ao hipopituitarismo.[46]

Quando Suspeitar de DGHA

O diagnóstico de DGHA deve ser considerado apenas em indivíduos com evidência de doença, trauma, cirurgia ou radioterapia na região hipotalâmico-hipofisária – particularmente naqueles em tratamento de reposição com hormônio tireoidiano, corticosteroide e esteroides sexuais – nos portadores de distúrbios genéticos que afetam os somatotrofos e naqueles diagnosticados laboratorialmente com DGH idiopática isolada na infância e tratados com GH. Não se deve pesquisar DGHA em indivíduos que receberam GH na infância e adolescência para tratamento de baixa estatura por síndrome de Turner, baixa estatura idiopática, insuficiência renal crônica ou por terem nascido pequenos para a idade gestacional. Da mesma maneira, não se deve pesquisar DGHA em adultos sem evidência de doença hipofisária e que possam ter redução fisiológica ou funcional do GH em decorrência de idade, obesidade ou síndrome metabólica.[25-29]

As causas de DGHA são muito variadas e incluem, principalmente, doenças neoplásicas (tumores não funcionantes, prolactinomas, craniofaringiomas, meningiomas), vasculares (síndrome de Sheehan, hemorragia subaracnóidea), infiltrativas (sarcoidose, histiocitose), inflamatórias (hipofisite) e genéticas (defeitos no gene do GH, GHRH-R, Pit-1 e Prop-1). Pacientes com história prévia de lesão cerebral traumática, especialmente de graus moderados a graves, ou com lesões de leve intensidade po-

rém repetidas, associadas a esportes como boxe e lutas, devem ser pesquisados para DGHA.[47] A prevalência de DGHA pós-trauma varia de 2% a 66% nas diferentes séries e, em virtude da impossibilidade de se testarem todos os pacientes com antecedente de trauma craniano, a investigação deve ser feita apenas em contexto clínico apropriado (idade avançada, anormalidades em exame de imagem [como fraturas cranianas ou anormalidade axonal difusa], duração do coma, intubação e hospitalização prolongada, edema cerebral difuso, hipoxia, hipotensão, aumento de pressão intracraniana).[47] A probabilidade de DGHA é alta quando há doença orgânica bem estabelecida que possa afetar a produção de GH e é bem mais baixa nos pacientes que tiveram diagnóstico de DGH isolada idiopática na infância ou na adolescência e que são reavaliados no início da vida adulta, ou na investigação de um adulto baseada apenas na suspeita de DGHA isolada associada a traumatismo craniano prévio ou hipofisite.[25-29]

Não existem características clínicas específicas que estabeleçam o diagnóstico da DGHA. As manifestações podem incluir fadiga, adinamia, isolamento social e piora de funções cognitivas (concentração e memória). Por sua vez, os sinais físicos envolvem alterações na composição corporal (aumento da gordura corporal e visceral com redução da massa magra, da água corporal e da massa óssea), anormalidades metabólicas e cardiovasculares (maior resistência insulínica, alterações no perfil lipídico, menor capacidade aeróbica e mudanças estruturais no coração e nos vasos sanguíneos, como espessamento da íntima de carótidas) e menores escores de qualidade de vida.[25-29] O questionário específico para avaliação de qualidade de vida (QoL-AGHD) em pacientes com DGHA foi traduzido para o português e validado no Brasil, podendo ser aplicado em nosso meio.[48] O risco de fraturas também está aumentado nesse grupo de pacientes.[49-53] O quadro clínico é influenciado pelo período de instalação – se na infância (childhood-onset) ou na vida adulta (adulthood-onset) – e pela presença ou não de outras deficiências hormonais associadas (DGHA isolada ou combinada). Por exemplo, baixa massa óssea é um achado característico da DGHA na fase de transição e em adultos jovens, sendo raramente observada em idades mais avançadas, ao passo que anormalidades cardiovasculares são mais prevalentes em indivíduos de mais idade.[54-56]

Diagnóstico Laboratorial da DGHA

Os testes de secreção de GH são frequentemente empregados na avaliação laboratorial, mas atualmente já se aceita o diagnóstico com base na dosagem sérica de IGF-1 em uma parcela substancial de casos.[25-28] Nenhum outro exame bioquímico tem papel relevante na abordagem diagnóstica. As diretrizes recomendam que a investigação laboratorial para o diagnóstico de DGHA somente seja realizada quando há intenção de se instituir o tratamento de reposição.[26,27] Em outras palavras, o paciente deve ser previamente informado sobre a necessidade de aderência às aplicações diárias de injeções subcutâneas por tempo prolongado, os custos envolvidos, os potenciais benefícios e eventuais riscos da terapia e os retornos para consultas e exames de monitoramento, para justificar a investigação diagnóstica.

O teste de hipoglicemia insulínica (THI) é considerado o padrão-ouro para o diagnóstico laboratorial da DGHA.[25-29] Entretanto, está contraindicado em pacientes muito idosos, cardiopatas ou com doenças neurológicas graves. Deve ser realizado pela manhã com o paciente em jejum, com coleta de amostra de sangue antes da injeção EV de insulina (0,1 a 0,15UI/kg) e a cada 15 minutos depois da administração da insulina, até completar 90 minutos.[57] A hipoglicemia deve ser comprovada para validade do teste. O diagnóstico de DGHA é estabelecido apenas nos casos em que há comprometimento intenso da produção de GH, definido laboratorialmente quando o valor de pico de GH é < 3µg/L nos indivíduos adultos ou com valor de pico < 5µg/L para pacientes retestados no período de transição entre a adolescência e o início da vida adulta – arbitrariamente definido como o intervalo de 6 a 7 anos abrangendo desde a puberdade tardia (após atingir altura final) até a plena maturação somática adulta.[58,59] O teste de GHRH + arginina era a principal alternativa para os pacientes nos quais o THI não podia ser realizado. No entanto, em julho de 2008, a produção e a comercialização do GHRH foram interrompidas pelo fabricante nos EUA, inviabilizando não somente o teste de GHRH + arginina, como outros testes em que ele era utilizado, como GHRH + hexarelina e GHRH + GHRP-6.[60,61] No Brasil, o GHRH nunca esteve disponível para uso na prática clínica e o teste de glucagon (TGLUC) sempre foi a primeira escolha como alternativa ao THI.[62] O TGLUC foi originalmente descrito com duração de 4 horas, mas atualmente é realizado com dosagens de GH nos tempos 0, 90, 120, 150 e 180 minutos, com a maioria dos picos ocorrendo entre 120 e 180 minutos após administração IM de 1,0 a 1,5mg de glucagon. O mecanismo fisiopatológico que fundamenta o TGLUC ainda não está bem estabelecido. Náuseas, vômitos e cefaleia são os eventos adversos mais comuns, sendo rara a ocorrência de hipoglicemia. O critério diagnóstico recomendado para DGHA é um valor de pico de GH < 3µg/L, igual ao aplicado no THI.[60-62]

Certos estímulos empregados em testes para diagnóstico de DGH em crianças e adolescentes, como clonidina, levodopa e arginina, exibem baixa acurácia na po-

pulação adulta e não podem ser usados para o diagnóstico da DGHA. Outra diferença com relação à investigação laboratorial feita em crianças é que nos adultos um teste de GH é suficiente para que se estabeleça o diagnóstico. A interpretação dos resultados dos testes deve considerar a heterogeneidade existente entre os diferentes ensaios usados para dosagem de GH, sendo imperativo conhecer o método que está sendo utilizado por cada laboratório e evitar fatores de conversão de unidades.[25-29]

Em alguns pacientes pode não ser necessária a realização do teste de GH para o diagnóstico laboratorial. Um valor baixo de IGF-1 (abaixo do limite inferior da faixa de referência para a idade do paciente) é suficiente para o diagnóstico em indivíduos com alta probabilidade de DGHA em contexto clínico apropriado e que apresentem ao menos duas ou três outras deficiências hormonais hipofisárias. É importante certificar-se de que o paciente não apresente outra causa para um baixo valor de IGF-1, como doença hepática, desnutrição ou outra condição catabólica. Já nos casos de reavaliação de pacientes que tiveram diagnóstico de DGH idiopática isolada na infância por meio de testes bioquímicos, a dosagem de IGF-1 deve ser interpretada junto com a resposta ao THI, pois muitas crianças com esse diagnóstico na infância apresentam resposta normal nos testes de GH realizados na vida adulta.[25-28] Em nossa instituição, 56% de um grupo de 18 pacientes com diagnóstico laboratorial de DGH isolada idiopática na infância mostraram resposta normal no THI quando retestados na fase de transição para a vida adulta. Além disso, um valor baixo de IGF-1 na fase de transição – incluindo, além desses 18 pacientes, outros 31 com DGH combinada – demonstrou sensibilidade de 97% e especificidade de 92% para o diagnóstico de DGHA em adultos jovens.[63]

É importante ressaltar que níveis séricos normais de IGF-1 não devem excluir o diagnóstico de DGHA, particularmente em indivíduos com mais de 40 anos, uma vez que em até 60% dos casos eles estão dentro dos valores de referência. Isto acontece porque os níveis de IGF-1 reduzem com a idade, fazendo com que um valor absoluto de IGF-1 de 100ng/mL corresponda ao décimo percentil em uma pessoa de 20 anos, ao 25º percentil em uma de 60 anos e ao 60º percentil em uma de 80 anos. É fundamental que o médico esteja familiarizado com o ensaio utilizado para as dosagens de IGF-1 em seu laboratório e, mais importante, esteja atento ao ajuste dos valores de referência de acordo com a idade do paciente.[25-29]

Como Tratar e Monitorizar os Pacientes com DGHA

Nos primeiros anos de terapia com GH em adultos, a dose empregada foi baseada em peso ou superfície corporal, equivalente ao que era feito em crianças e adolescentes. Isso resultou em doses diárias muito elevadas de GH (~ 5UI ou 1,6 mg) e em uma frequência alta de efeitos adversos, principalmente relacionados com suas ações antinatriuréticas, como edema, artralgias, mialgias e síndrome do túnel do carpo. Posteriormente, as doses iniciais foram progressivamente reduzidas e as doses de manutenção individualizadas, resultando em uma incidência muito baixa de efeitos colaterais e melhora gradual das anormalidades associadas à DGHA. O tratamento é feito com injeções subcutâneas diárias ao deitar, iniciando com doses baixas (0,1 a 0,3mg/dia, equivalentes a ~ 0,3 a 0,9UI/dia), que são aumentadas mensalmente até a obtenção de níveis de IGF-1 entre o valor mediano e o limite superior da faixa de normalidade para a idade do paciente. Uma vez estabelecido o nível adequado de IGF-1, ele deve ser reavaliado a cada 6 a 12 meses para monitoramento da dose de manutenção, particularmente para evitar doses excessivas de GH.[25-29] Uma regra prática para o início do tratamento consiste em escolher a dose de 0,1mg para indivíduos de ambos os sexos com mais de 60 anos de idade, 0,2mg para homens jovens e 0,3mg para mulheres jovens. Se ocorrer algum evento adverso de retenção hídrica, basta reduzir a dose e, em geral, os sintomas desaparecem. Em adultos, poucos efeitos colaterais mais graves foram descritos, limitados a casos isolados nas séries iniciais que empregavam doses altas de GH e que foram solucionados com a interrupção do tratamento.[44,45]

A dose média de manutenção gira em torno de 0,43mg/dia nos homens e 0,53mg/dia nas mulheres, variando de acordo com a suscetibilidade de cada paciente, que é influenciada por fatores como idade, sexo, índice de massa corporal (IMC) e tipo de reposição estrogênica. Assim, as mulheres normalmente necessitam de doses maiores de GH para atingir um mesmo nível de IGF-1 que os homens, e os idosos precisam de doses mais baixas do que as pessoas mais jovens. A dose também é mais alta em pessoas com maior IMC. A reposição oral com estrogênio em mulheres com hipopituitarismo antagoniza os efeitos teciduais do GH; sendo, portanto, altamente recomendável que mulheres em tratamento com GH recebam sempre estrogênio por via transdérmica.[25-29] O tratamento com GH para pacientes com DGHA está regulamentado no Brasil pela Portaria 110 do Ministério da Saúde, de 10 de março de 2010 (Protocolo Clínico e Diretrizes Terapêuticas para Hipopituitarismo), permitindo sua prescrição dentro do Sistema Único de Saúde.[65] A efetividade do tratamento deve ser avaliada por meio de avaliações clínicas regulares, com ênfase no bem-estar físico e psicológico, na qualidade de vida e na presença de eventos adversos, em medidas antropométricas, no monitoramento anual dos fatores de risco cardiovasculares e da composição corporal por meio de bioimpedância ou absorciometria com raios X de dupla energia (DXA) a cada 1 ou 2 anos.[25-29] Em casos particulares de pacientes de mais alto risco cardiovascular pode ser necessário acompanhamento mais cuidadoso e regular por meio de teste ergométrico, ecocardiografia, ecodoppler arterial e, eventualmente, outros exames mais sofisticados.

O tratamento com GH está contraindicado nos pacientes que apresentem neoplasias em atividade, diabetes mal controlada ou retinopatia diabética e naqueles com distúrbios de retenção hídrica.[25-29] No caso de gravidez, a reposição com GH deve ser interrompida, pois a placenta é capaz de substituir a produção hipofisária de GH nesse período. Entretanto, algumas mulheres com hipopituitarismo podem apresentar sintomas incômodos com a suspensão do GH e, nesses casos, a substituição hormonal até o final do segundo trimestre de gestação não oferece riscos para a mãe e para o feto.[66] Até o momento, não há evidência de que o tratamento de reposição com GH resulte em maior recorrência de tumores hipofisários ou aparecimento de novos tumores na população adulta com DGHA.[67-74] Entretanto, é recomendável que o tratamento prolongado seja monitorizado, particularmente nos pacientes com lesões hipofisárias remanescentes, e que o rastreamento para as neoplasias mais comuns siga a mesma rotina da população geral.[26] O monitoramento também deve ser feito para o aparecimento de intolerância à glicose ou diabetes, com dosagens anuais de glicemia, insulina e hemoglobina glicada.[75] De modo semelhante, o início da terapia com GH pode desmascarar quadros subclínicos de hipotireoidismo central e insuficiência adrenal ou resultar na necessidade de ajustes de doses de levotiroxina e glicocorticoides, tornando imprescindível o controle clínico para sinais de insuficiência adrenal e a dosagem dos níveis de T4 livre.[25-29]

Impacto da Terapia com GH na DGHA

O tratamento com GH resulta em diminuição da gordura corporal total – inclusive gordura visceral – e aumento da massa corporal magra. Entretanto, as mudanças na massa gorda podem ser transitórias e não se manter após 10 anos de tratamento.[76-78] Aumento da massa óssea ocorre mais tardiamente, após pelo menos 12 meses de tratamento, sendo mais pronunciado nas vértebras do que no fêmur, nos homens do que nas mulheres e nos sítios ósseos com Z escore < –1 desvio padrão.[25-29] Estudos a longo prazo mostram aumento crescente na densidade mineral óssea em coluna lombar e corpo total após 10 e 15 anos de tratamento,[78,79] e no colo do fêmur parece ocorrer um pico após 7 anos de tratamento, seguido de redução posterior para valores pré-tratamento.[79] Alguns estudos sugerem redução do risco de fraturas em pacientes tratados com GH,[50,53] embora este não seja um achado universal.[51] Uma meta-análise de estudos duplo-cegos e controlados com placebo demonstrou efeitos positivos e significativos na capacidade aeróbica de exercício e na massa muscular nos casos de DGHA tratados com GH.[80] Um estudo aberto de 10 anos de tratamento com GH observou aumento da força muscular nos primeiros 5 anos de tratamento, com posterior proteção contra o declínio habitual decorrente da idade na segunda metade do período de acompanhamento. Nesse mesmo estudo, as respostas na força muscular foram significativamente melhores nos pacientes com menos de 50 anos de idade.[81] Os efeitos sobre parâmetros metabólicos e perfil lipídico são mais variáveis, sendo os achados mais consistentes a redução do colesterol total e do LDL-colesterol e o aumento do HDL-colesterol.[25-29] Melhora em parâmetros cardiovasculares e escores de qualidade de vida foi observada em alguns, mas não em todos os estudos. Redução da espessura de íntima das carótidas foi observada em um estudo após 10 anos de tratamento, o qual também encontrou melhora do bem-estar psicológico dos pacientes.[76] Em geral, os indivíduos com DGHA mais sintomáticos e com maior grau de anormalidades são os que apresentam resposta mais significativa ao GH.

Essa variabilidade na resposta terapêutica é uma das razões para as diferentes condutas no tratamento de reposição com GH em adultos,[82] com alguns advogando o tratamento para todos os pacientes com hipopituitarismo e diagnóstico de DGHA grave confirmado laboratorialmente,[83] outros baseando a indicação em baixos escores de qualidade de vida,[84] e ainda outros céticos quanto ao tratamento ou tratando apenas os pacientes sintomáticos e com grande comprometimento clínico e laboratorial.[85] Em virtude da resposta terapêutica variável ao GH, nosso grupo procurou desenvolver modelos matemáticos para predição da resposta terapêutica na DGHA. Para elevação dos níveis de IGF-1 durante o tratamento com GH, identificamos o sexo masculino e os níveis basais altos de insulina como fatores preditores de melhor resposta ao GH, ao passo que os fatores preditores de mudanças na composição corporal (aumento da massa magra e redução da massa gordurosa) foram sexo masculino, baixa massa magra e maior altura. Esses achados resultaram em modelos de predição com 70% a 80% de acurácia para identificação de bons e maus respondedores à terapia com GH.[86] Similarmente, fatores genéticos que possam contribuir com as respostas terapêuticas foram recentemente avaliados, mas os resultados ainda não são conclusivos. Em nossas mãos, polimorfismos no gene do GHR não mostraram associação com a resposta ao tratamento com GH em pacientes com DGHA,[87] em consonância com outros estudos publicados.[88-90] Por outro lado, um estudo inglês observou uma variação estatisticamente significativa nos níveis de IGF-1 após 1 ano de tratamento nos pacientes homozigotos para a isoforma d3-GHR, embora os autores do estudo tenham concluído que a variação genotípica no GHR não é capaz de explicar a heterogeneidade de resposta ao tratamento com GH em adultos.[91] Outro estudo, feito na Holanda, demonstrou influência da isoforma d3-GHR no aumento de IGF-1 e mudanças no perfil lipídico a curto prazo (1 ano de tratamento), mas não nas respostas a longo prazo (5 anos de tratamento).[92] Em outra linha de investigação, nosso grupo identificou vários polimorfismos em genes relacionados com o metabolismo lipídico que se associaram às concentrações séricas de colesterol total, triglicerídeos, LDL e HDL-colesterol em pacientes com DGHA não tratada. Adicionalmente, polimorfismos nos genes da apolipoproteína B e PPAR-α se associaram às variações observadas nos níveis de colesterol e LDL-colesterol após 1 ano de tratamento de reposição com GH.[93]

CONSIDERAÇÕES FINAIS

Atualmente, o uso de GH em adultos limita-se ao tratamento de reposição dos pacientes com hipopituitarismo e DGHA. Nos EUA, o GH é também utilizado no tratamento de lipodistrofia associada ao HIV, com objetivo de reduzir a gordura visceral e aumentar a massa muscular.[5] Outras indicações do GH ou de substâncias liberadoras de GH na vida adulta ainda carecem de evidências científicas que comprovem a eficácia e a segurança terapêutica.[23] O fluxograma apresentado na Figura 12.2 resume os critérios diagnósticos e a abordagem terapêutica na DGHA, estabelecidos a partir de várias diretrizes publicadas e atualizadas ao longo dos últimos anos.[25-29] Deve-se ter em mente, entretanto, que a DGHA caracteriza-se por sua grande heterogeneidade em termos de etiologia, instalação, apresentação, comorbidades e resposta terapêutica. A resposta do GH nos testes diagnósticos, que constituem a base para definição laboratorial da doença, depende do estímulo e do ensaio utilizado na dosagem de GH, além de sofrer influência de fatores como idade e IMC, todos ainda necessitando de padronização adequada.[94,95] Igualmente, há muito a aprimorar nos métodos de dosagem de IGF-1 e, principalmente, em seus valores de referência, que precisam ser ajustados por faixas etárias em diferentes populações.[95-97] O tratamento pode sofrer mudanças no futuro com a introdução de formulações de GH recombinante de longa duração, para aplicações semanais, que ofereceriam maior conforto ao paciente.[98] Eventuais aperfeiçoamentos dos modelos matemáticos e dos estudos de farmacogenômica talvez contribuam para reduzir a grande variabilidade na resposta ao GH, melhorando a relação custo-benefício do tratamento.

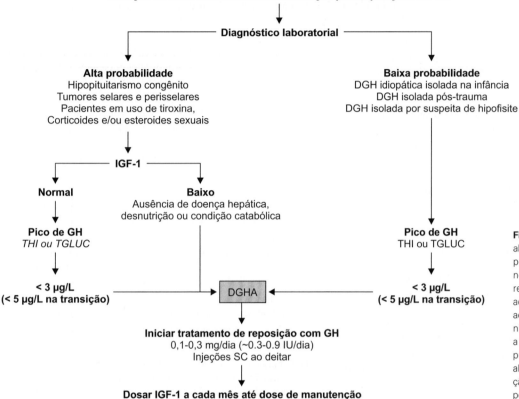

Figura 12.2 Fluxograma para abordagem diagnóstica e terapêutica da deficiência de GH no adulto (DGHA). Transição refere-se ao período entre a adolescência e o início da vida adulta – arbitrariamente definido como um intervalo de 6 a 7 anos, abrangendo desde a puberdade tardia (após atingir altura final) até a plena maturação somática. THI: teste de hipoglicemia insulínica; TGLUC: teste do glucagon).

Referências

1. Brown P, Gajdusek DC, Gibbs Jr. CJ, Asher DM. Potential epidemic of Creutzfeldt-Jakob disease from human growth hormone therapy. N Engl J Med 1985; 313(12):728-31.

2. Strobl JS, Thomas MJ. Human growth hormone. Pharmacol Rev 1994; 46:1-34.

3. Canalis E. Update in new anabolic therapies for osteoporosis. J Clin Endocrinol Metab 2010; 95(4):1496-504.

4. Attallah H, Friedlander AL, Hoffman AR. Visceral obesity, impaired glucose tolerance, metabolic syndrome, and growth hormone therapy. Growth Horm IGF Res 2006; 16(Suppl A):S62-7.

5. Falutz J. Growth hormone and HIV infection: contribution to disease manifestations and clinical implications. Best Pract Res Clin Endocrinol Metab 2011; 25(3):517-29.

6. Hodes RJ. Frailty and disability: can growth hormone or other trophic agents make a difference? J Am Geriatr Soc 1994; 42(11):1208-11.

7. Agarwal M, Naghi J, Philip K et al. Growth hormone and testosterone in heart failure therapy. Expert Opin Pharmacother 2010; 11(11):1835-44.

8. Janjua HS, Mahan JD. The role and future challenges for recombinant growth hormone therapy to promote growth in children after renal transplantation. Clin Transplant 2011; 25(5):E469-74.

9. Villaça DS, Lerario MC, Dal Corso S, Neder JA. New treatments for chronic obstructive pulmonary disease using ergogenic aids. J Bras Pneumol 2006; 32(1):66-74.

10. Jones KD, Deodhar P, Lorentzen A, Bennett RM, Deodhar AA. Growth hormone perturbations in fibromyalgia: a review. Semin Arthritis Rheum 2007; 36(6):357-79.

11. Breederveld RS, Tuinebreijer WE. Recombinant human growth hormone for treating burns and donor sites. Cochrane Database Syst Rev 2012; 12:CD008990.

12. Taylor BE, Buchman TG. Is there a role for growth hormone therapy in refractory critical illness? Curr Opin Crit Care 2008; 14(4):438-44.

13. Duffy JM, Ahmad G, Mohiyiddeen L, Nardo LG, Watson A. Growth hormone for in vitro fertilization. Cochrane Database Syst Rev 2010; (1):CD000099.

14. Reus L, van Vlimmeren LA, Staal JB, Otten BJ, Nijhuis-van der Sanden MW. The effect of growth hormone treatment or physical training on motor performance in Prader-Willi syndrome: a systematic review. Neurosci Biobehav Rev 2012; 36(8):1817-38.

15. Coupaye M, Lorenzini F, Lloret-Linares C et al. Growth hormone therapy for children and adolescents with Prader-Willi syndrome is associated with improved body composition and metabolic status in adulthood. J Clin Endocrinol Metab 2013; 98:328-35.

16. Annerén G, Tuvemo T, Gustafsson J. Growth hormone therapy in young children with Down syndrome and a clinical comparison of Down and Prader-Willi syndromes. Growth Horm IGF Res 2000; 10(Suppl B):S87-91.

17. Baumann GP. Growth hormone doping in sports: a critical review of use and detection strategies. Endocr Rev 2012; 33(2):155-86.

18. Holt RI, Sönksen PH. Growth hormone, IGF-I and insulin and their abuse in sport. Br J Pharmacol 2008; 154:542-56.

19. Hintz RL. Growth hormone: uses and abuses. BMJ 2004; 328:907-8.

20. Wilson D. Aging: Disease or business opportunity? New York Times, April 15 2007. http://www.nytimes.com/2007/04/15/business/yourmoney/15aging.html?pagewanted=all&_r=0. 1. Accessed January 07, 2013.

21. Vance ML. Can growth hormone prevent aging? N Engl J Med 2003; 348:779-80.

22. Melmed S. Supplemental growth hormone in healthy adults: the endocrinologist's responsibility. Nat Clin Pract Endocrinol Metab 2006; 2:119.

23. Thorner MO. Statement by the Growth Hormone Research Society on the GH/IGF-I axis in extending health span. J Gerontol A Biol Sci Med Sci 2009; 64(10):1039-44.

24. Conselho Federal de Medicina. Resolução 1999/2012 publicada no Diário Oficial da União em 19/10/2012, seção 1, página 139. http://www.in.gov.br/visualiza/ index.jsp?jornal=1&pagina=139 &data=19/10/2012. Acessado em 07 de janeiro de 2013.

25. Molitch ME, Clemmons DR, Malozowski S, Merriam GR, Vance ML; Endocrine Society. Evaluation and treatment of adult growth hormone deficiency: an Endocrine Society clinical practice guideline. J Clin Endocrinol Metab 2011; 96(6):1587-609.

26. Giustina A, Barkan A, Chanson P et al. Guidelines for the treatment of growth hormone excess and growth hormone deficiency in adults. J Endocrinol Invest 2008; 31(9):820-38.

27. Ho KK, 2007 GH Deficiency Consensus Workshop Participants. Consensus guidelines for the diagnosis and treatment of adults with GH deficiency II: a statement of the GH Research Society in association with the European Society for Pediatric Endocrinology, Lawson Wilkins Society, European Society of Endocrinology, Japan Endocrine Society, and Endocrine Society of Australia. Eur J Endocrinol 2007; 157(6):695-700.

28. Molitch ME, Clemmons DR, Malozowski S, Merriam GR, Shalet SM, Vance ML; Endocrine Society's Clinical Guidelines Subcommittee, Stephens PA. Evaluation and treatment of adult growth hormone deficiency: an Endocrine Society Clinical Practice Guideline. J Clin Endocrinol Metab 2006; 91(5):1621-34.

29. Carroll PV, Christ ER, Bengtsson BA et al. Growth Hormone Research Society Scientific Committee. Growth hormone deficiency in adulthood and the effects of growth hormone replacement: a review. J Clin Endocrinol Metab 1998; 83(2):382-95.

30. Boguszewski CL. Molecular heterogeneity of human GH: from basic research to clinical implications. J Endocrinol Invest 2003; 26:274-88.

31. van der Lely AJ, Tschop M, Heiman ML, Ghigo E. Biological, physiological, pathophysiological, and pharmacological aspects of ghrelin. Endocr Rev 2004; 25:426-57.

32. Juul A. Serum levels of insulin-like growth factor I and its binding proteins in health and disease. Growth Horm IGF Res 2003; 13:113-70.

33. Brooks AJ, Waters MJ. The growth hormone receptor: mechanism of activation and clinical implications. Nat Rev Endocrinol 2010; 6(9):515-25.

34. Filopanti M, Giavoli C, Grottoli S et al. The exon 3-deleted growth hormone receptor: molecular and functional characterization and impact on GH/IGF-I axis in physiological and pathological conditions. J Endocrinol Invest 2011; 34(11):861-8.

35. Rosén T, Bengtsson BA. Premature mortality due to cardiovascular disease in hypopituitarism. Lancet 1990; 336(8710):285-8.

36. Bates AS, Van't Hoff W, Jones PJ, Clayton RN. The effect of hypopituitarism on life expectancy. J Clin Endocrinol Metab 1996; 81(3):1169-72.

37. Bülow B, Hagmar L, Mikoczy Z, Nordström CH, Erfurth EM. Increased cerebrovascular mortality in patients with hypopituitarism. Clin Endocrinol (Oxf) 1997; 46(1):75-81.

38. Tomlinson JW, Holden N, Hills RK et al. Association between premature mortality and hypopituitarism. West Midlands Prospective Hypopituitary Study Group. Lancet 2001; 357(9254):425-31.

39. Brada M, Ashley S, Ford D et al. Cerebrovascular mortality in patients with pituitary adenoma. Clin Endocrinol (Oxf) 2002; 57(6):713-7.

40. Lindholm J, Nielsen EH, Bjerre P et al. Hypopituitarism and mortality in pituitary adenoma. Clin Endocrinol (Oxf) 2006; 65(1):51-8.

41. Zueger T, Kirchner P, Herren C et al. Glucocorticoid replacement and mortality in patients with nonfunctioning pituitary adenoma. J Clin Endocrinol Metab 2012; 97(10):E1938-42.

42. Sherlock M, Ayuk J, Tomlinson JW et al. Mortality in patients with pituitary disease. Endocr Rev 2010; 31(3):301-42.

43. Raben MS. Clinical use of human growth hormone. N Engl J Med 1962; 266:82-6.

44. Salomon F, Cuneo RC, Hesp R, Sönksen PH. The effects of treatment with recombinant human growth hormone on body composition and metabolism in adults with growth hormone deficiency. N Engl J Med 1989; 321:1797-803.

45. Jorgensen JO, Pedersen SA, Thuesen L et al. Beneficial effects of growth hormone treatment in GH deficient adults. Lancet 1989; 1:1221-5.

46. Gaillard RC, Mattsson AF, Akerblad AC et al. Overall and cause-specific mortality in GH-deficient adults on GH replacement. Eur J Endocrinol 2012; 166(6):1069-77.

47. Fernandez-Rodriguez E, Bernabeu I, Castro AI, Kelestimur F, Casanueva FF. Hypopituitarism following traumatic brain injury: determining factors for diagnosis. Front Endocrinol (Lausanne) 2011; 2:1-6.

48. Ribeiro-Oliveira A Jr, Mol SS, Twiss J et al. The brazilian version of the Quality of Life Assessment of Growth Hormone Deficiency in Adults (QoL-AGHDA): four-stage translation and validation. Arq Bras Endocrinol Metabol 2010; 54(9):833-41.

49. Rosén T, Wilhelmsen L, Landin-Wilhelmsen K, Lappas G, Bengtsson BA. Increased fracture frequency in adult patients with hypopituitarism and GH deficiency. Eur J Endocrinol 1997; 137(3):240-5.

50. Wüster C, Abs R, Bengtsson BA et al. The influence of growth hormone deficiency, growth hormone replacement therapy, and other aspects of hypopituitarism on fracture rate and bone mineral density. J Bone Miner Res 2001; 16(2):398-405.

51. Vestergaard P, Jørgensen JO, Hagen C et al. Fracture risk is increased in patients with GH deficiency or untreated prolactinomas: a case-control study. Clin Endocrinol (Oxf) 2002; 56(2):159-67.

Capítulo 12 Usos do Hormônio do Crescimento em Adultos

52. Bouillon R, Koledova E, Bezlepkina O et al. Bone status and fracture prevalence in Russian adults with childhood-onset growth hormone deficiency. J Clin Endocrinol Metab 2004; 89(10):4993-8.

53. Mazziotti G, Bianchi A, Bonadonna S et al. Increased prevalence of radiological spinal deformities in adult patients with GH deficiency: influence of GH replacement therapy. J Bone Miner Res 2006; 21(4): 520-8.

54. Murray RD, Columb B, Adams JE, Shalet SM. Low bone mass is an infrequent feature of the adult growth hormone deficiency syndrome in middle-age adults and the elderly. J Clin Endocrinol Metab 2004; 89(3):1124-30.

55. Simpson H, Savine R, Sönksen P et al. Growth hormone replacement therapy for adults: into the new millennium. Growth Horm IGF Res 2002; 12(1):1-33.

56. Clayton P, Gleeson H, Monson J, Popovic V, Shalet SM, Christiansen JS. Growth hormone replacement throughout life: insights into age-related responses to treatment. Growth Horm IGF Res 2007; 17(5):369-82.

57. Boguszewski CL. Análise crítica dos testes para diagnóstico de deficiência do hormônio de crescimento. In: Vilar L et al. (eds.) Endocrinologia clínica. 2. ed. Rio de Janeiro, Brasil: MEDSI, 2001:137-42.

58. Clayton PE, Cuneo RC, Juul A, Monson JP, Shalet SM, Tauber M. European Society of Paediatric Endocrinology Consensus statement on the management of the GH-treated adolescent in the transition to adult care. Eur J Endocrinol 2005; 152(2):165-70.

59. Lanes R, Boguszewski CL, Calzada R et al. Growth hormone deficiency: transition from adolescence to adulthood. Highlights from a Latin-American Serono Symposia International Foundation Conference. J Pediatr Endocrinol Metab 2010; 23(3):225-33.

60. Kargi AY, Merriam GR. Testing for growth hormone deficiency in adults: doing without growth hormone-releasing hormone. Curr Opin Endocrinol Diabetes Obes 2012; 19(4):300-5.

61. Yuen KC. Glucagon stimulation testing in assessing for adult growth hormone deficiency: current status and future perspectives. ISRN Endocrinol 2011; 2011:608056.

62. Conceição FL, Costa e Silva A, Leal Costa AJ, Vaisman M. Glucagon stimulation test for the diagnosis of GH deficiency in adults. J Endocrinol Invest 2003; 26:1065-70.

63. Lacerda CS, Boguszewski CL. Avaliação da densidade mineral óssea e composição corporal em pacientes com diagnóstico de deficiência de hormônio de crescimento após o término do tratamento com hormônio do crescimento. Dissertação de Mestrado, Programa de Pós-Graduação em Medicina Interna, Universidade Federal do Paraná, 2007.

64. Malozowski S, Tanner LA, Wysowski D, Fleming GA. Growth hormone, insulin-like growth factor I, and benign intracranial hypertension. N Engl J Med; 329(9):665-6.

65. http://portal.saude.gov.br/portal/arquivos/pdf/pcdt_hipopituitarismo_.pdf

66. Wiren L, Boguszewski CL, Johannsson G. Growth hormone (GH) replacement therapy in GH-deficient women during pregnancy. Clin Endocrinol (Oxf) 2002; 57:235-9.

67. Arnold JR, Arnold DF, Marland A, Karavitaki N, Wass JA. GH replacement in patients with non-functioning pituitary adenoma (NFA) treated solely by surgery is not associated with increased risk of tumour recurrence. Clin Endocrinol (Oxf) 2009; 70:435-8.

68. Buchfelder M, Kann PH, Wüster C et al. Influence of GH substitution therapy in deficient adults on the recurrence rate of hormonally inactive pituitary adenomas: a case control study. Eur J Endocrinol 2007; 157:149-56.

69. Chung TT, Drake WM, Evanson J et al. Tumour surveillance imaging in patients with extrapituitary tumours receiving growth hormone replacement. Clin Endocrinol (Oxf) 2005; 63:274-9.

70. Frajese G, Drake WM, Loureiro RA et al. Hypothalamo-pituitary surveillance imaging in hypopituitary patients receiving long-term GH replacement therapy. J Clin Endocrinol Metab 2001; 86:5172-5.

71. Hatrick AG, Boghalo P, Bingham JB et al. Does GH replacement therapy in adult GH-deficient patients result in recurrence or increase in size of pituitary tumours? Eur J Endocrinol 2002; 146:807-11.

72. Jostel A, Mukherjee A, Hulse PA, Shalet SM. Adult growth hormone replacement therapy and neuroimaging surveillance in brain tumour survivors. Clin Endocrinol (Oxf) 2005; 62:698-705.

73. Karavitaki N, Warner JT, Marland A et al. GH replacement does not increase the risk of recurrence in patients with craniopharyngioma. Clin Endocrinol (Oxf) 2006; 64:556-60.

74. Olsson DS, Buchfelder M, Schlaffer S et al. Comparing progression of non-functioning pituitary adenomas in hypopituitarism patients with and without long-term GH replacement therapy. Eur J Endocrinol 2009; 161:663-9.

75. Attanasio AF, Jung H, Mo D et al. Prevalence and incidence of diabetes mellitus in adult patients on growth hormone replacement for growth hormone deficiency: a surveillance database analysis. J Clin Endocrinol Metab 2011; 96(7):2255-61.

76. Gibney J, Wallace JD, Spinks T et al. The effects of 10 years of recombinant human growth hormone (GH) in adult GH-deficient patients. J Clin Endocrinol Metab 1999; 84(8):2596-602.

77. Götherström G, Bengtsson BA, Bosaeus I, Johannsson G, Svensson J. A 10-year, prospective study of the metabolic effects of growth hormone replacement in adults. J Clin Endocrinol Metab 2007; 92(4):1442-5.

78. Arwert LI, Roos JC, Lips P et al. Effects of 10 years of growth hormone (GH) replacement therapy in adult GH-deficient men. Clin Endocrinol (Oxf) 2005; 63(3):310-6.

79. Elbornsson M, Götherström G, Bosæus I et al. Fifteen years of GH replacement increases bone mineral density in hypopituitary patients with adult-onset GH deficiency. Eur J Endocrinol 2012; 166(5):787-95.

80. Rubeck KZ, Bertelsen S, Vestergaard P, Jørgensen JO. Impact of GH substitution on exercise capacity and muscle strength in GH-deficient adults: a meta-analysis of blinded, placebo-controlled trials. Clin Endocrinol (Oxf) 2009; 71(6):860-6.

81. Götherström G, Elbornsson M, Stibrant-Sunnerhagen K, Bengtsson BA, Johannsson G, Svensson J. Ten years of growth hormone (GH) replacement normalizes muscle strength in GH-deficient adults. J Clin Endocrinol Metab 2009; 94(3):809-16.

82. Frohman LA. Controversy about treatment of growth hormone-deficient adults: a commentary. Ann Intern Med 2002; 137(3):202-4.

83. Cook DM. Shouldn't adults with growth hormone deficiency be offered growth hormone replacement therapy? Ann Intern Med 2002; 137(3):197-201.

84. Koltowska-Häggström M, Mattsson AF, Shalet SM. Assessment of quality of life in adult patients with GH deficiency: KIMS contribution to clinical practice and pharmacoeconomic evaluations. Eur J Endocrinol 2009; 161(Suppl 1):S51-64.

85. Isley WL. Growth hormone therapy for adults: not ready for prime time? Ann Intern Med 2002; 137(3):190-6.

86. Barbosa EJ, Koranyi J, Filipsson H et al. Models to predict changes in serum IGF1 and body composition in response to GH

replacement therapy in GH-deficient adults. Eur J Endocrinol 2010; 162(5):869-78.

87. Barbosa EJ, Palming J, Glad CA et al. Influence of the exon 3-deleted/full-length growth hormone (GH) receptor polymorphism on the response to GH replacement therapy in adults with severe GH deficiency. J Clin Endocrinol Metab 2009; 94(2):639-44.

88. Adetunji OR, MacFarlane IA, Javadpour M et al. The d3/fl-GH receptor gene polymorphism does not influence quality of life and body composition in GH-deficient adults receiving GH replacement therapy. Eur J Endocrinol 2009; 161(4):541-6.

89. Meyer S, Schaefer S, Stolk L et al. Association of the exon 3 deleted/full-length GHR polymorphism with recombinant growth hormone dose in growth hormone-deficient adults. Pharmacogenomics 2009; 10(10):1599-608.

90. Giavoli C, Ferrante E, Profka E et al. Influence of the d3GH receptor polymorphism on the metabolic and biochemical phenotype of GH-deficient adults at baseline and during short- and long-term recombinant human GH replacement therapy. Eur J Endocrinol 2010; 163(3):361-8.

91. Moyes VJ, Walker DM, Owusu-Antwi S et al. d3-GHR genotype does not explain heterogeneity in GH responsiveness in hypopituitary adults. Clin Endocrinol (Oxf) 2010; 72(6):807-13.

92. van der Klaauw AA, van der Straaten T, Baak-Pablo R et al. Influence of the d3-growth hormone (GH) receptor isoform on short-term and long-term treatment response to GH replacement in GH-deficient adults. J Clin Endocrinol Metab 2008; 93(7):2828-34.

93. Barbosa EJ, Glad CA, Nilsson AG et al. Genotypes associated with lipid metabolism contribute to differences in serum lipid profile of GH-deficient adults before and after GH replacement therapy. Eur J Endocrinol 2012; 167(3):353-62.

94. Bidlingmaier M, Strasburger CJ. Growth hormone assays: current methodologies and their limitations. Pituitary 2007; 10(2):115-9.

95. Glynn N, Agha A. Diagnosing growth hormone deficiency in adults. Int J Endocrinol 2012; 2012:972617.

96. Clemmons DR. IGF-I assays: current assay methodologies and their limitations. Pituitary 2007; 10(2):121-8.

97. Rosario PW. Normal values of serum IGF-1 in adults: results from a Brazilian population. Arq Bras Endocrinol Metabol 2010; 54(5):477-81.

98. Biller BM, Ji HJ, Ahn H et al. 12-Month effects of once-weekly sustained-release growth hormone treatment in adults with GH deficiency. Pituitary 2012 Aug 23. [Epub ahead of print]

13

Diagnóstico Diferencial de Massas Selares

Mauro A. Czepielewski • Juliana Maia • Lívia Amaral

INTRODUÇÃO

Embora os adenomas pituitários sejam os tumores mais comuns na região selar, outras patologias devem ser consideradas no diagnóstico diferencial. Tumores pituitários são responsáveis por 15% de todas as massas intracranianas, e os adenomas pituitários representam 90% das lesões selares e parasselares. Outras lesões possíveis na região selar são cistos não neoplásicos, tumores de células germinativas, gliomas, linfomas, meningiomas, tumores metastáticos, lesões vasculares, granulomatosas e lesões inflamatórias e infecciosas, como abscessos bacterianos.[1,2]

Um estudo de casos analisou 1.469 registros de procedimentos na região transesfenoidal realizados entre 1998 e 2009. Destes, 160 casos (7,9%) eram de lesões não adenomatosas e foram divididos em quatro grupos, conforme a etiologia: lesões císticas (53%), neoplasias benignas (22%), tumores malignos (16%) e lesões inflamatórias (9%).[1] Vinte e cinco por cento das malignidades eram metástases (pulmão e fibrossarcoma), cuja aparência radiográfica era de adenoma pituitário.[1]

Dentre as massas não adenomatosas, relatadas em séries cirúrgicas,[3] o cisto da bolsa de Rathke é encontrado em 23% dos casos, câncer metastático responde por 12% das massas selares e linfoma pituitário é mais raro. A verdadeira prevalência dessas lesões não é conhecida devido ao pequeno número de publicações. A partir do avanço das técnicas de imagem e técnicas laboratoriais mais refinadas, as massas selares estão sendo diagnosticadas com mais frequência.

As lesões selares e parasselares podem provocar síndromes clínicas associadas à hipersecreção dos diversos hormônios hipofisários, graus variados de perda da função hipofisária, efeitos neuroanatômicos relacionados com o local onde se localizam ou, ainda, podem estar associadas a manifestações ou doenças de característica sistêmica, como neoplasias, infecções ou doenças granulomatosas.

As síndromes de hipersecreção hormonal e o hipopituitarismo estão descritas em capítulos específicos desta publicação. As alterações neuroanatômicas podem se manifestar a partir de distúrbios neurológicos ou endócrinos.

DISTÚRBIOS NEUROANATÔMICOS ASSOCIADOS A LESÕES SELARES

Cefaleia é o sintoma mais comum relacionado com massas selares não adenomatosas – em torno de 57% dos casos identificados na ressonância magnética – com diferença significativa (p < 0,001) entre adenomas não funcionantes (38%) e adenomas funcionantes (27%).[4]

Os distúrbios neuroanatômicos estão associados ao volume e à invasividade da lesão hipofisária às estruturas adjacentes. Assim, na presença de extensão parasselar, com invasão do seio cavernoso, pode ocorrer comprometimento dos diversos nervos cranianos nele localizados, quais sejam, III, IV, V e VI nervos. Esse envolvimento pode provocar graus variados de oftalmoplegia, diplopia, queda palpebral e dor nas regiões maxilar superior, periocular e frontal (território do primeiro ramo do V nervo). Essas alterações ocorrem de maneira progressiva e, ao serem detectadas clinicamente, em geral já traduzem importante envolvimento do seio cavernoso. Quando ocorrem agudamente e associadas a cefaleia súbita, alterações de consciência e sinais de irritação meníngea, caracterizam sinais de trombose de seio cavernoso e/ou apoplexia hipofisária, com importante expansão parasselar. Essa situação configura um quadro de emergência neuroendócrina com risco de morte.[5-10]

Nas lesões suprasselares, o envolvimento neurológico mais precoce consiste na compressão do quiasma óptico, que provoca diversas alterações visuais, variando desde pequena perda de campo visual lateral até a cegueira. A alteração visual característica é a hemianopsia bitemporal, detectada ao exame campimétrico, seja com equipamento específico, seja por meio de exame clínico direto, por confrontação. Assim, pacientes com lesões suprasselares devem realizar rotineiramente exame oftalmológico completo, incluindo campimetria. Na prática clínica, uma forma de detecção precoce dessas alterações consiste na pesquisa da visão para a cor vermelha, que é a mais precocemente perdida em função da diminuição da acuidade visual.[5,7,8]

DISTÚRBIOS HIPOTALÂMICOS ASSOCIADOS A LESÕES SELARES

O envolvimento hipotalâmico das lesões suprasselares pode provocar diversas alterações, que incluem perda da secreção dos hormônios tróficos hipofisários (TRH, LHRH, dopamina, GHRH, CRH, AVP, somatostatina e outros) e consequente hipopituitarismo, hiperprolactinemia e síndromes hipotalâmicas com diversas alterações metabólicas, conforme apresentado na Tabela 13.1.[7,10]

Como pode ser observado, a demonstração de lesão hipofisária exige avaliações clínica, hormonal e imagenológica detalhadas de modo a promover um diagnóstico preciso, evitando também as potenciais complicações associadas a essas lesões (Tabela 13.2).

Nesse sentido, devemos recorrer às diversas ferramentas clínicas disponíveis e, principalmente, a um completo diagnóstico por imagem, que envolve radiologia simples, tomografia computadorizada (TC), ressonância nuclear magnética (RNM), arteriografia e cintilografia, entre outras. Somente após um diagnóstico preciso o paciente deverá ser submetido ao tratamento, que pode incluir cirurgia para ressecção da lesão e/ou tratamentos que envolvem a reposição hormonal e terapêuticas específicas, além da radioterapia.[6,7]

Assim, tumoração na região hipotalâmico-hipofisária está associada a importante problema clínico para o paciente, exigindo uma abordagem adequada por parte de seu médico. Em nosso meio, infelizmente, em virtude do importante desconhecimento da prática médica geral a respeito do tema, demonstrar um "tumor" significa quase imediatamente "cirurgia do tumor", como uma solução mágica e imediata. Desse modo, inúmeros pacientes recebem tratamentos absolutamente inadequados, sem um diagnóstico hormonal e anatômico preciso.

Na Tabela 13.3 estão descritas as principais alterações responsáveis por massas na região selar, sendo apresentada a seguir uma descrição relativa aos principais aspectos clínicos e diagnósticos de cada um dos distúrbios.

Tabela 13.1 Alterações metabólicas associadas a lesões hipotalâmicas

Alterações de temperatura: hipo ou hipertermia
Transtornos do apetite: hiperfagia, anorexia, obesidade
Distúrbios da sede: adipsia, polidipsia
Transtornos do sono: alterações do ritmo de sono, sonolência, coma, mutismo acinético
Transtornos comportamentais: hipercinesia, agressividade
Disfunções autonômicas: arritmias cardíacas, falência cardíaca, desordens esfincterianas

Adaptada da referência 7.

Tabela 13.2 Complicações de massas selares e parasselares

Invasão local
Transformação maligna
Hemorragia
Infarto
Sela vazia
Infecção (abscesso)
Distúrbios hormonais
Manejos iatrogênicos clínicos
Manejos iatrogênicos cirúrgicos

Tabela 13.3 Etiologia das massas selares

Cistos: bolsa de Rathke
  Aracnoide
  Epidermoide
  Dermoide
  Sela vazia
Tumores
  Adenomas secretores e não secretores
Tumor de células granulares
  Craniofaringioma
  Cordoma
  Meningioma
  Sarcoma
  Glioma
  Schwannoma
  Tumor de células germinativas
  Tumores vasculares
  Metástases
Malformações e hamartomas
  Hipófise ectópica
  Hamartoma hipotalâmico
  Gangliocitoma
Lesões inflamatórias
  Sarcoidose
  Histiocitose
  Granuloma de células gigantes
  Hipofisite (linfocítica ou granulomatosa)
Lesões infecciosas
  Tuberculose
  Cisticercose
  Abscessos (infecciosos e fúngicos)
Lesões vasculares
  Aneurismas
  Angiomas
Pseudolesões hipofisárias

Capítulo 13 Diagnóstico Diferencial de Massas Selares

LESÕES CÍSTICAS

O achado de lesão cística da região selar é, por si, uma informação obtida a partir de TC ou RNM, que foi indicada em decorrência de diversos sinais e sintomas ou a partir de um achado incidental. As principais lesões císticas e suas características estão apresentadas na Tabela 13.4.[8]

Cisto da Bolsa de Rathke

O cisto da bolsa de Rathke é uma tumoração benigna, remanescente do ducto craniofaríngeo na maioria das vezes, descoberto ao acaso, durante exames de RNM. Durante a embriogênese, os lobos anterior e intermediário da hipófise se originam da bolsa de Rathke. Na eventualidade de não se obliterar, essa bolsa pode originar um cisto localizado entre os lobos anterior e posterior que, quando apresenta dimensões < 5mm, ocorre em até 20% das necropsias. A maior parte dos portadores é assintomática, porém, se se tratar de lesão volumosa, pode provocar distúrbios visuais, hidrocefalia, hiperprolactinemia, hipopituitarismo e *diabetes insipidus*. Essas lesões raramente provocam aumento de volume da sela túrcica na radiografia simples. A RNM demonstra massa hiperintensa ou hipointensa em T1 e T2, dependendo de seu conteúdo. A TC revela conteúdo homogeneamente hipodenso, achado útil na diferenciação com adenomas hipofisários císticos.

Apenas com história familiar, laboratório e neuroimagem, o diagnóstico diferencial entre cisto de Rathke e outras lesões císticas selares e parasselares pode ser difícil. Exames de imagem, como angiotomografia e RNM, podem ajudar a distinguir a etiologia. Em serviço de endocrinologia em Porto Alegre, em três pacientes do sexo feminino que apresentaram sintomas associados a hiper-

prolactinemia funcional, a investigação revelou imagens císticas volumosas e sem resposta ao tratamento com bromocriptina. A cirurgia de ressecção das lesões demonstrou a presença do cisto da bolsa de Rathke, e todas as pacientes desenvolveram hipopituitarismo pós-cirúrgico. Assim, na abordagem desses casos, alertamos para essa complicação do tratamento cirúrgico.[8,9,12-15]

Cisto Epidermoide

De crescimento geralmente insidioso, raramente os cistos epidermoides provocam sintomas, incluindo alterações endócrinas. Podem ser encontrados em diversos locais do sistema nervoso e, eventualmente, predominam na linha média associados a defeitos de tubo neural. Com localizão intra e extradural, podem invadir estruturas ósseas adjacentes. Raramente se desenvolvem na base do crânio e invadem a região selar. São de diagnóstico difícil e podem apresentar grande recorrência após o tratamento cirúrgico, aumentando as complicações hormonais.[8,9,13,16]

Cisto Dermoide

Constituídos de tecido semelhante à pele, esses tumores se localizam, principalmente, nas regiões supra e parasselares, originando-se da asa do esfenoide. São mais comuns em outros órgãos, como ovários, canal medular e estruturas nervosas da linha média. Sua sintomatologia depende da localização, podendo provocar alterações visuais, hiperprolactinemia, hipopituitarismo e puberdade precoce. Os achados de RNM podem ser sugestivos, especialmente quando for observado conteúdo de glândulas sebáceas e pelos (Figura 13.1). A ressecção cirúrgica pode ser difícil na região selar por exigir uma abordagem

---

Tabela 13.4 Diagnóstico diferencial das lesões císticas da região selar

Tipo	Localização	Achados histológicos
Cisto da bolsa de Rathke	Intrasselar entre hipófise anterior e posterior	Epitélio colunar com células globosas e ciliadas
Cisto epidermoide	Para e suprasselar	Linhagem de epitélio escamoso com grânulos lineares queratoialinos e circundados de queratina
Cisto dermoide	Supra e parasselar	Epitélio escamoso queratinizado, pele revestindo a cavidade
Cisto aracnoide	Suprasselar	Linhagens de células aracnoides e colagenosas
Sela vazia	Intrasselar	Tecido conjuntivo colagenoso
Craniofaringioma	Supra e intrasselar	Epitélio escamoso e adamantinomatoso, grânulos queratoialinos irregulares
Adenoma hipofisário cístico	Intra, supra e parasselar	Células adenomatosas hipofisárias, tecido granulomatoso, necrose, edema, depósitos de siderina

Adaptada de Saeger (2001).[8]

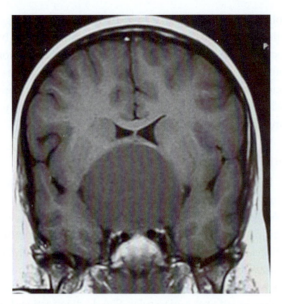

Figura 13.1 Cisto dermoide – RNM em T1 em cortes coronais, demonstrando volumosa lesão cística nas regiões selar e suprasselar comprimindo ventrículos laterais em criança com hipopituitarismo sem *diabetes insipidus*.

que envolve estruturas nobres. A ruptura do cisto pode provocar meningite asséptica em decorrência do conteúdo do cisto.[8,9,13,16]

Cisto Aracnoide

Localizados principalmente na fissura silviana e no ângulo pontocerebelar, os cistos aracnoides são raros na região suprasselar e no clívus. Podem ser considerados defeitos de desenvolvimento da aracnoide e apresentam características histológicas peculiares. Em geral assintomáticos, podem ser descobertos incidentalmente ou ser confundidos com sela vazia. Raramente provocam alterações neurológicas ou endócrinas, incluindo puberdade precoce. O tratamento cirúrgico é simples, dependendo de sua localização.[8,9,13,14]

Sela Vazia

Qualquer redução no volume do conteúdo selar provoca o "esvaziamento da sela" (sela vazia), que pode ser de causa primária ou secundária (Figura 13.2). A sela vazia primária se caracteriza pelo desenvolvimento rudimentar ou a aplasia do diafragma selar, o que leva o líquor a circular pela cavidade selar, transferindo suas pressões para essa região e comprimindo o tecido hipofisário contra o esfenoide. Essas alterações provocam, em geral, aumento de volume da sela túrcica, que pode ser observado inclusive na radiografia simples. Alterações no desenvolvimento do diafragma selar são bastante comuns, sendo observados em até 42% das necropsias, embora a sela totalmente vazia ocorra em aproximadamente 5% dos adultos.[8,9,17]

A sela vazia secundária se desenvolve após hipofisectomia, infarto ou necrose de tecido hipofisário ou de adenomas. Diversas formas parciais ocorrem frequentemente após redução tumoral de prolactinomas submetidos a tratamento clínico com agonistas dopaminérgicos.[8]

Nesses casos, é importante o diagnóstico diferencial com as demais lesões císticas da hipófise, sendo muito importante para essa finalidade a RNM dinâmica, na qual se pode observar a circulação liquórica no interior da sela, com sua pulsação característica. Esse achado, associado ao conteúdo liquórico determinado pelas diversas intensidades de sinal, é bastante peculiar e extremamente útil no sentido de evitar o tratamento cirúrgico desnecessário. Em nosso meio, em virtude do conceito errôneo de que todo aumento de sela túrcica seria decorrente de um "tumor hipofisário", inúmeros pacientes são diagnosticados como portadores de sela vazia a partir do procedimento cirúrgico. Essa situação apresenta morbidade não desprezível, uma vez que nesses casos são mais frequentes fístula liquórica, infecção e lesões de estruturas adjacentes.

Clinicamente, as alterações endócrinas mais frequentes são a hiperprolactinemia funcional (15% dos casos) e graus variados de hipopituitarismo, dependendo do grau de aumento de volume selar. Em crianças, a sela vazia está associada a deficiências hipofisárias múltiplas, incluindo GH, TSH, LHRH e ACTH. Nesses casos, neuro-hipófise ectópica e tecido hipofisário rudimentar são achados característicos à RNM. Na presença de sinais e sintomas de excesso hormonal (GH, ACTH e PRL, principalmente), a sela vazia está associada à coexistência e/ou à persistência de adenoma hipofisário.[8,9]

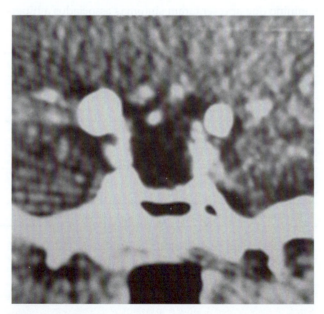

Figura 13.2 Sela vazia – TC em plano coronal demonstrando sela túrcica ocupada por liquor, identificando-se haste hipofisária impregnando por contraste e ausência de tecido hipofisário.

TUMORES

Adenomas Hipofisários

Os adenomas hipofisários não funcionantes, ou cuja secreção hormonal é pouco significativa, se constitui em uma das causas mais frequentes de massas selares. Em séries de casos de tumores selares retirados cirurgicamente, 91% eram adenomas pituitários.[17] Essas lesões exibem características peculiares nos exames de imagem e têm sido frequentemente diagnosticadas de maneira incidental,[17] sendo sua abordagem discutida em capítulos específicos desta publicação.

Tumor de Células Granulares

Também denominados coristomas hipofisários ou schwannomas, os tumores de células granulares geralmente ocorrem após os 20 anos de idade. Apresentam citoplasma abundante, porém não exibem hormônios hipofisários e não estão associados a síndromes endócrinas, sendo frequentemente encontrados em concomitância com adenomas.[8]

Craniofaringioma

Tumor relativamente frequente, corresponde a 3% de todos os tumores intracranianos e a mais de 10% dos tumores intracranianos na infância. Muito embora possa ocorrer em qualquer idade, é predominantemente diagnosticado na infância e na adolescência. Pode se apresentar com volumes > 10cm, invadindo o terceiro ventrículo, estruturas adjacentes e provocando hipertensão intracraniana. Cerca de dois terços se originam da região selar, e um número significativo envolve também a região parasselar. Apresenta uma porção cística caracterizada por líquido viscoso rico em colesterol e uma porção sólida que apresenta calcificações amorfas e esparsas. Essas características são muito importantes para o estabelecimento de seu diagnóstico por imagem (Figura 13.3).[7,10,13]

O quadro clínico varia desde hipertensão intracraniana com cefaleia, vômitos em jato, edema de papila, sonolência, alterações visuais e retardo de crescimento, que predomina na infância, até quadro de evolução prolongada de perda visual, atrofia óptica, hipopituitarismo e envolvimento de outros nervos cranianos. As manifestações endócrinas consistem em graus variados de hipopituitarismo, hiperprolactinemia funcional e *diabetes insipidus*. É interessante ressaltar que a hiperprolactinemia costuma ser leve e corrigida facilmente com agonistas dopaminérgicos. Entre as manifestações de hipopituitarismo predomina a deficiência de gonadotrofinas, seguida do hormônio de crescimento, ACTH e TSH. O *diabetes insipidus*, presente em 23% dos casos na apresentação inicial, é um

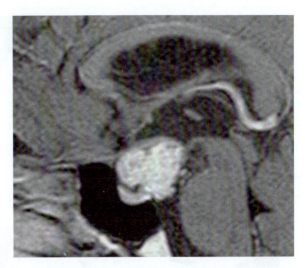

Figura 13.3 Craniofaringioma – RNM em T1 (plano sagital) demonstrando lesão hiperintensa e cística ocupando a região suprasselar e envolvendo o quiasma óptico. Observe a presença de tecido hipofisário de volume reduzido e o hipersinal da hipófise posterior em paciente com hipopituitarismo sem *diabetes insipidus*.

importante indicador do envolvimento hipotalâmico, que pode provocar também obesidade, hipotermia, hipertermia e distúrbios do sono.[10,18]

Na TC, a maioria das crianças (70% a 90% dos casos) e 40% a 60% dos adultos apresentam calcificações floculares ou convexas nas regiões selar e suprasselar (Figura 13.4). Essas calcificações são importantes para o diagnóstico diferencial com outras lesões, como os adenomas e os aneurismas, que também podem exibir calcificações, embora com outras características. Especialmente na presença de quadro clínico de hipopituitarismo infantil associado a *diabetes insipidus*, a radiografia simples do crânio e da sela túrcica pode ser bastante ilustrativa ao demonstrar a presença de calcificações e sinais de hipertensão intracraniana, sinais altamente sugestivos de craniofaringioma (Figura 13.5).[13]

Estudo de coorte recente analisou qualidade de vida, parâmetros clínicos, tratamento cirúrgico e seguimento de pacientes que tiveram diagnóstico de craniofaringioma, xantogranuloma e cisto de bolsa de Rathke na infância. A qualidade de vida é frequentemente debilitada em razão da proximidade do tumor ao nervo óptico e de sequelas anatômicas dos sobreviventes seguidos a longo prazo, além da ocorrência de distúrbios de comportamento e déficits visuais. Craniofaringiomas apresentaram maior volume tumoral e mais calcificações do que as demais etiologias, além de maior envolvimento do hipotálamo posterior. O tratamento cirúrgico foi a opção terapêutica mais usada (100%) e, dos pacientes operados, deficiências hormonais ocorreram em 95% dos portadores de craniofaringiomas, em 93% dos portadores de xantogranulomas e em 79% daqueles com cistos de Rathke.[19]

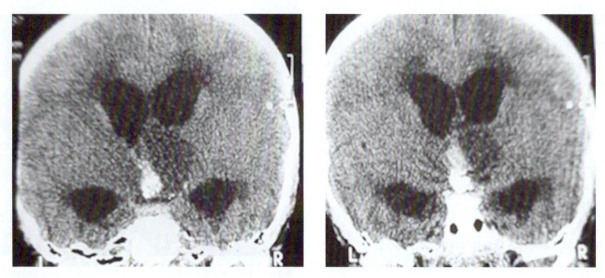

Figura 13.4 Craniofaringioma – TC em plano coronal demonstrando lesão selar e suprasselar apresentando porção calcificada e cística, determinando dilatação ventricular e hipertensão intracraniana em criança com hipopituitarismo e *diabetes insipidus*.

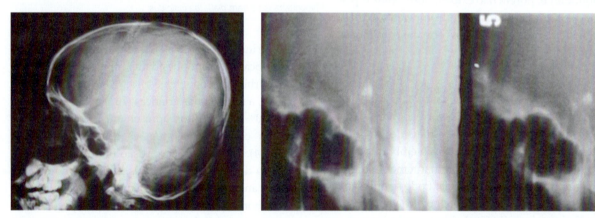

Figura 13.5 Craniofaringioma – radiografias do crânio e sela túrcica em perfil demonstrando calcificações suprasselares e sinais de hipertensão intracrania em criança com hipopituitarismo e *diabetes insipidus*.

O tratamento é cirúrgico, em geral envolvendo craniotomia, na tentativa de ressecção completa do tumor. Se esta não for obtida, está indicada a radioterapia com acelerador linear. Na presença de massas predominantemente císticas e de difícil ressecção, pode ser utilizada a injeção de bleomicina intratumoral, através de cateter, com excelentes resultados. A recidiva é comum, predominando nos tumores com epitélio escamoso papilar.[20]

Cordoma

Os cordomas são tumores raros, originados de remanescentes de notocorda, que predominam na região do clívus, embora possam ocorrer também na sela e na região parasselar. Sua característica principal é a invasividade local com consequente destruição óssea e alta recorrência após tratamento cirúrgico. Ocorrem em todas as idades, predominando entre os 30 e os 50 anos e no sexo masculino. A sintomatologia depende de sua localização, sendo mais frequentes o envolvimento de nervos cranianos, a diplopia e a cefaleia. A cefaleia ocorre precocemente, irradiando-se para a região cervical e occipital, apresentando característica progressiva e atingindo importante gravidade em alguns casos. As alterações endócrinas mais comuns são hiperprolactinemia funcional e, raramente, hipopituitarismo. O diagnóstico pode ser suspeitado à RNM e/ou à TC quando ocorrer invasão do clívus, especialmente se também for identificado tecido hipofisário normal. A TC pode ser bastante elucidativa na medida em que demonstra a invasão óssea e pequenas calcificações, que ocorrem em até 50% dos casos. O tratamento é cirúrgico, complementado pela radioterapia, sendo a resposta bastante heterogênea.[7,8,21,22]

Meningioma

Meningiomas são tumores benignos que representam um quarto dos tumores intracranianos, originando-

-se das células meningoendoteliais e aracnoides. Podem ocorrer nas regiões selar e parasselar, correspondendo a um quinto de todos os meningiomas. Desenvolvem-se no tubérculo selar, no plano esfenoidal e no diafragma selar. Lateralmente podem surgir a partir da crista esfenoidal e do seio cavernoso, projetando-se para o interior da sela, simulando adenomas. Predominam no sexo feminino e entre os 40 e os 50 anos de idade. Alguns aspectos clínicos são importantes no diagnóstico diferencial com adenomas hipofisários. Os meningiomas provocam graves alterações visuais sem alterações endócrinas equivalentes. A alteração visual pode ter início unilateral insidiosamente e progredir até a cegueira bilateral. A cefaleia pode ocorrer na região frontal ou periorbitária, e a alteração endócrina mais frequente é a hiperprolactinemia funcional (até 50% dos casos). O diagnóstico pode ser praticamente confirmado a partir de uma série de achados da RNM (isointensidade em T1 e T2, impregnação homogênea e densa), associados a hiperostose dos ossos contíguos ao tumor, especialmente na região do tubérculo selar, e sela túrcica de volume e conteúdo normais. São descritos aumentos de volume tumoral durante o ciclo menstrual e na gestação. O diagnóstico pré-operatório é muito importante, uma vez que não é recomendada a abordagem transesfenoidal para a ressecção desse tumor, em decorrência de sua intensa vascularização.[7,13,23]

Gliomas

São tumores que se desenvolvem, em sua maioria, no quiasma, tratos ópticos ou na região intraorbitária, sendo um terço associado à doença de von Recklinghausen. Em sua maioria (> 80%) ocorrem antes dos 10 anos de idade. Provocam perda visual progressiva, atrofia óptica, edema de papila e, raramente, alterações endócrinas, caracterizadas por hiperprolactinemia e hipopituitarismo. Esses distúrbios, na infância, levam a retardo do crescimento e da puberdade ou puberdade precoce. Quando apresentam grandes volumes, podem envolver o hipotálamo e provocar síndrome diencefálica, *diabetes insipidus* e hidrocefalia. Os achados de RNM podem não diferenciá-los de outras lesões, sendo muito importante para o diagnóstico sua exata localização, sugerindo sua origem a partir dos nervos ópticos.[5,7-9]

Tumores de Células Germinativas

Mais de 40% dos tumores de células germinativas ocorrem na região suprasselar. Esses tumores incluem germinomas, teratomas, pinealomas ectópicos e metastáticos, que ocorrem mais frequentemente na segunda e terceira décadas de vida. Podem expressar e produzir gonadotrofina coriônica, hormônio lactogênio placentário e outros peptídeos placentários, sendo a pesquisa de β-hCG no liquor bastante útil para sua confirmação diagnóstica. Desenvolvem-se na porção anterior do terceiro ventrículo e invadem inferiormente o hipotálamo e a haste hipofisária, podendo provocar alterações visuais, desordens da sede, obesidade, *diabetes insipidus*, hipernatremia, retardo de crescimento, hipopituitarismo e, tardiamente, hidrocefalia. Quando apresentam apenas envolvimento hipotalâmico podem provocar puberdade precoce.

Independentemente da gravidade das alterações clínicas e neurológicas, uma vez confirmado o diagnóstico por meio de biópsia, o tratamento indicado é a radioterapia. Apesar de se tratar de lesões altamente malignas e com potencial de rapidamente desenvolver metástases, são altamente radiossensíveis, demonstrando sobrevida maior do que 70% a longo prazo pós-radioterapia.[8,10,24]

Linfoma Primário

O linfoma primário do sistema nervoso central (SNC) pode, por vezes, envolver a hipófise e o hipotálamo. Trata-se de uma neoplasia intracraniana que vem sendo reconhecida com frequência crescente. Uma revisão de 13 pacientes com envolvimento hipofisário detectou que esses pacientes apresentavam sintomas neurológicos (cefaleia, déficit visual e oculomotor) e/ou deficiências de hormônios hipofisários anteriores e hormônio antidiurético.[25]

Hamartomas

Geralmente localizados na região hipotalâmica, são compostos por neurônios, astrócitos e oligodendrócitos organizados em vários graus de diferenciação, expressando diversos peptídeos (Figura 13.6). Mais comumente ocorrem antes dos 2 anos de idade, provocando puberdade precoce em decorrência de produção de GnRH (hormônio liberador de gonadotrofinas). Raramente se associam a síndromes dismórficas envolvendo crânio, coração, pulmões, rins, ânus e hipófise. Apresentam crescimento lento e raramente são invasivos, motivo pelo qual o tratamento recomendado consiste na administração de análogos de GnRH, que controlam efetivamente a puberdade precoce.[7,10,13,26]

Gangliocitomas

Localizam-se nas regiões selar e hipotalâmica e crescem progressivamente, caracterizando-se pela presença de células ganglionares de diversos tamanhos e formas. Em 65% dos casos estão associados a adenomas hipofisários e nessa situação se localizam na região central do adenoma, em forma de anel. Em 74% dos casos ocorre hipersecreção hormonal, principalmente de GHRH, hormônio liberador da corticotrofina (CRH), somatostatina

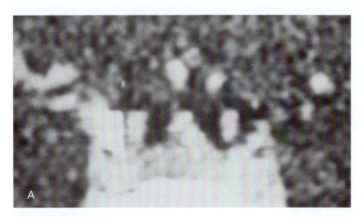
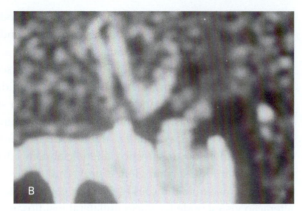

Figura 13.6 Hamartoma infundibular – TC em plano coronal (**A**) e reconstrução sagital (**B**) demonstrando lesão infundibular captante de contraste em paciente com puberdade precoce.

e outros peptídeos (glucagon, VIP, bombesina, gastrina). Podem, desse modo, estar associados a acromegalia e síndrome de Cushing, entre outras síndromes.[5,9]

Metástases

Trata-se de um importante diagnóstico a ser considerado em pacientes com lesões selares, representando de 1% a 2% das massas selares (Figura 13.7). Na maioria dos casos, quando a lesão selar se torna sintomática, está associada a carcinoma metastático de causa conhecida. Metástases hipofisárias ocorrem em mais de 3,5% dos pacientes com câncer. Localizam-se, preferencialmente, na hipófise posterior, em decorrência, provavelmente, da intensa vascularização dessa região. Têm crescimento rápido e progressivo, provocando destruição óssea e invasão de estruturas adjacentes, levando a um quadro clínico de *diabetes insipidus*, distúrbios visuais, dor retro-orbitária, lesões de nervos cranianos e hipopituitarismo (Tabela 13.5). Qualquer massa da região selar com crescimento rápido e invasivo deve ser suspeita de lesão metastática.[5,7,9,27]

Afetam, principalmente, pacientes com mais de 50 anos de idade e ocorrem mais frequentemente associados a tumores de mama em mulheres e pulmão em homens, mas podem ser vistos em diversos outros tipos de câncer (Tabela 13.6). O quadro característico envolve pacientes de mais de 50 anos, que desenvolvem *diabetes insipidus* e alterações de nervos cranianos e apresentam massa selar de crescimento rápido. Na RNM podem ser observadas invasão de diversas estruturas adjacentes, especialmente ósseas, e infiltração do infundíbulo, diafragma selar e hipófise posterior, com desaparecimento do hipersinal em T1. Em uma fase mais avançada, a tumoração apresenta limites imprecisos e invade todas

Tabela 13.6 Tumores primários com metástase hipofisária em 238 pacientes

Mama	47%
Pulmão	19%
Tubo digestivo	6%
Próstata	6%
Leucemia	3%
Pâncreas	3%
Indeterminado	2%
Nasofaringe, melanoma, tireoide, plasmocitoma	< 2%
Endométrio, rim, ovário, fígado, pênis	< 1%

Adaptada da referência 7.

Tabela 13.5 Síndromes associadas a metástases hipofisárias

Diabetes insipidus	70%
Distúrbios visuais	20%
Paralisia de nervos cranianos	15%
Hipopituitarismo	15%

Adaptada da referência 7.

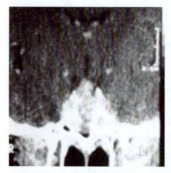
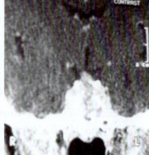

Figura 13.7 Metástase de carcinoma de mama em hipófise – TC em plano coronal demonstrando massa selar com intensa invasão local, destruição dos contornos ósseos e extensão suprasselar.

as estruturas adjacentes, ocupando seios cavernosos, região suprasselar, seio esfenoidal e clinoides. Esses achados, embora altamente sugestivos, não são específicos, podendo ser observados em adenomas invasivos e meningiomas.[7,28]

LESÕES INFLAMATÓRIAS
Sarcoidose

Envolve o SNC em 5% a 15% dos casos, predominando nessa situação a localização hipotalâmico-hipofisária. Em geral, a neurossarcoidose está associada a doença sistêmica, ocorrendo acometimento exclusivamente neurológico em somente 5% dos casos. A lesão caracteriza-se por infiltrado linfocitário e granulomatoso, formando uma massa que pode se localizar na região selar, no infundíbulo ou no hipotálamo. Na RNM, essa lesão apresenta-se isointensa em T1 e com graus variados de intensidade em T2. Em função de sua predominância em hipotálamo e infundíbulo, o quadro clínico mais frequentemente associado apresenta *diabetes insipidus*, hiperprolactinemia e, tardiamente, hipopituitarismo. Alterações sistêmicas ou outros envolvimentos neurológicos podem ser úteis para o estabelecimento do diagnóstico definitivo, que só pode ser estabelecido por meio de biópsia de alguma lesão suspeita.[5,8,29]

Histiocitose

Doença sistêmica caracterizada por proliferação do sistema fagocítico mononuclear, afeta diversos órgãos e, em 25% dos casos, o SNC, provocando granulomas uni ou multifocais (Figura 13.8). As lesões se localizam, predominantemente, no hipotálamo e no infundíbulo, não envolvendo o tecido hipofisário. Mais de 50% dos pacientes apresentam *diabetes insipidus* que progressivamente se associa a graus variados de hipopituitarismo. Uma das formas da doença (Hand-Schuller-Christian) é caracterizada por *diabetes insipidus*, exoftalmia e lesões ósseas líticas. As lesões ósseas são peculiares e se localizam, predominantemente, no crânio, na mandíbula e nos ossos longos. Em pacientes que apresentam quadro clínico e lesões hipotalâmicas sugestivas, a cintilografia óssea é um excelente método para detecção das lesões ósseas (Figura 13.9). Essas lesões possibilitam a realização de biópsia óssea, que confirmará o diagnóstico, sem a necessidade de manipulação cirúrgica do SNC.[5,7-9,30]

Hipofisite (Linfocítica ou Granulomatosa)

Caracteriza-se por massas selares decorrentes de importantes infiltrados linfocitários ou granulomatosos. Em sua forma linfocítica, ocorre predominantemente em mulheres no final da gravidez ou no período pós-parto, mas

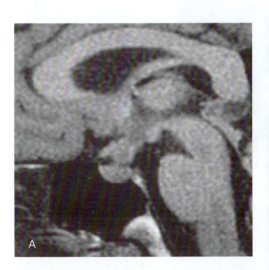
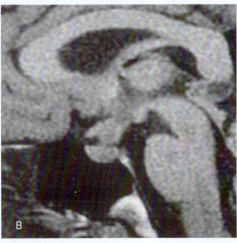

Figura 13.8 Histiocitose (granuloma eosinofílico). **A.** RNM em T1 de paciente com hipopituitarismo e *diabetes insipidus*, demonstrando ausência do hipersinal da hipófise posterior associada a lesão expansiva infundibular e suprasselar decorrente de granuloma eosinofílico. **B.** Imagem em T1 demonstrando sinal hiperintenso após a injeção de gadolíneo.

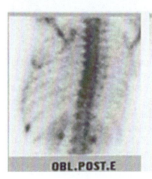
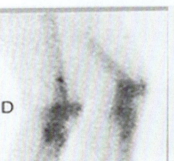
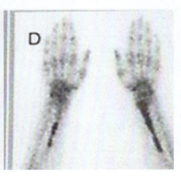

Figura 13.9 Cintilografia óssea com tecnécio, realizada na mesma paciente da Figura 13.8, demonstrando hipercaptação em porção posterior de arco costal, joelhos e porção distal dos rádios, decorrente de histiocitose (granuloma eosinofílico).

também pode ser vista em mulheres em outros períodos da vida e raramente nos homens, estando cada vez mais relacionada com tratamento de malignidades com agentes anti-CTLA-4 (antígeno de linfócitos T citotóxicos 4). A massa selar apresenta-se homogênea, ocupando toda a sela túrcica, não se identificando tecido hipofisário normal, e apresentando aumento de intensidade após contraste na RNM (Figura 13.10). Sua história natural é benigna, provocando um quadro de cefaleia, alterações visuais, hipopituitarismo e agalactia ou hiperprolactinemia funcional, evoluindo para redução do volume tumoral. Em 25% dos pacientes pode ocorrer outra doença autoimune associada, mais frequentemente tireoidite de Hashimoto. O manejo envolve a correção do hipopituitarismo e, eventualmente, corticoterapia, que pode contribuir para resolução do infiltrado linfocitário.

As formas granulomatosas envolvem uma série de lesões infiltrativas da hipófise compostas por células epitelioides e multinucleadas gigantes que destroem o tecido hipofisário. Pode ocorrer, em sua forma caseosa, secundariamente a infecções por micobactérias ou amebas. Sua etiologia é desconhecida, provocando importante massa selar com aumento difuso da hipófise, na qual não se identifica o tecido normal. Além dos exames de imagem tradicional, um método útil para detecção do processo inflamatório hipofisário é a cintilografia com [67]Ga (Figura 13.11), que demonstrará captação do radioisótopo na região da massa selar.[5,7,8,31-35]

LESÕES INFECCIOSAS
Tuberculose

Tuberculomas hipofisários são raros como manifestação isolada da doença, ocorrendo, em geral, em decorrência de disseminação hematogênica a partir dos pulmões ou de outros órgãos. A lesão pode ocorrer na região selar, supra ou parasselar, provocando hipopituitarismo, *diabetes insipidus*, alterações visuais e cefaleia. O diagnóstico diferencial inclui adenomas e formas de hipofisite granulomatosa idiopática ou com manifestações sistêmicas (doença de Boeck). Outra forma de envolvimento selar é associada a meningite tuberculosa, que provoca intenso processo inflamatório de base de crânio (aracnoidite), podendo afetar tanto a região hipofisária como a hipotalâmica e provocando manifestações de hipofunção ou puberdade precoce. A epidemia da imunodeficiência as-

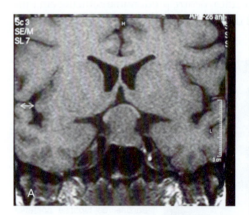
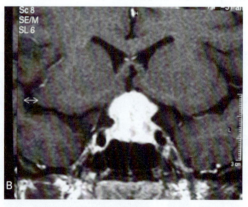

Figura 13.10 Hipofisite granulomatosa – RNM T1 (**A**) demonstrando aumento de volume de toda a hipófise com extensão suprasselar, distensão do quiasma óptico e ausência de tecido hipofisário identificável e sinal hipertenso após administração de gadolíneo (**B**).

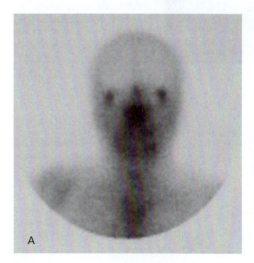
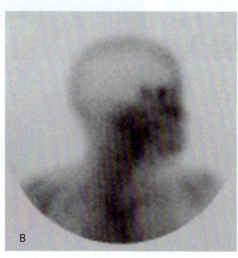

Figura 13.11 Hipofisite granulomatosa – cintilografia com ^{67}Ga, em projeções anterior (**A**) e sagital (**B**), demonstrando captação do radioisótopo na região dos globos oculares (normal) e na região hipofisária, demonstrando atividade inflamatória da hipofisite granulomatosa.

sociada ao vírus HIV tem aumentado a prevalência de tuberculose e outras infecções fúngicas e parasitárias que podem também envolver a hipófise. Técnicas de biologia molecular têm promovido o diagnóstico preciso dessas lesões.[8,9,35]

Cisticercose

Diversas parasitoses podem envolver o SNC, como cisticercose, amebíase, nocardiose, estrongiloidíase e histoplasmose, entre outras. Em nosso meio, infelizmente, a cisticercose é muito comum, provocando, frequentemente, calcificações intracranianas que são descobertas incidentalmente em exames de imagem do SNC. Nessas circunstâncias, se ocorrer aumento de sela túrcica, eventualmente com conteúdo cístico, pode ser suspeitada lesão decorrente de cisticercose. O diagnóstico dessas lesões deve ser estabelecido por meio de biópsia, utilizando as técnicas de coloração específicas para cada uma das etiologias.[8]

Abscessos

Processos infecciosos decorrentes de disseminação hematogênica (sepse) ou por contiguidade (meningite, sinusite, tromboflebite do seio cavernoso) são as causas mais comuns de envolvimento selar, sendo geralmente provocados por estreptococo, pneumococo, listeria e fungos. Em um terço dos casos, ocorrem associados à presença de outras lesões selares, como adenomas, craniofaringioma ou cisto da bolsa de Rathke. Os pacientes se apresentam com sintomas indistinguíveis de outras lesões selares, ou seja, cefaleia, alterações visuais e hipopituitarismo. Mais de 75% apresentam alterações visuais e 50%, *diabetes insipidus*, o que contribui para o diagnóstico diferencial com adenomas hipofisários, que raramente provocam alteração de hipófise posterior. Em uma série de 24 pacientes, 16 apresentaram sinais e sintomas de massa pituitária, enquanto apenas oito apresentaram achados sugestivos de infecção (p. ex., febre, leucocitose e meningismo). Os achados de RNM podem ser similares aos dos adenomas, podendo ser observados um anel central e o desaparecimento do hipersinal em T1 da hipófise posterior como sugestivos de abscesso.[7-9,36]

LESÕES VASCULARES

Aneurismas

Podem se desenvolver a partir das carótidas internas e artérias do polígono de Willis, mimetizando lesões selares intra, supra e parasselares. Dependendo de sua localização, comprometem o nervo óptico, provocando diversos graus de perda visual. A perda visual pode não ser homogênea, ocorrendo quadrantopsia inferior em um olho e hemianopsia no outro, por exemplo. Se a perda visual ocorrer rapidamente e se associar a paralisia oculomotora, dor supraorbitária e cefaleia intensa de característica pulsátil e progressiva, o quadro é sugestivo de aneurisma. O envolvimento hipofisário pode provocar hiperprolactinemia e hipopituitarismo. Em crianças, os aneurismas podem ser congênitos e provocar grave alteração visual associada a hipopituitarismo. O diagnóstico dessas lesões deve ser preciso e bem estabelecido antes de qualquer procedimento cirúrgico, uma vez que a ruptura intraoperatória dessas lesões é uma complicação quase sempre letal. Os achados de RNM e TC (Figuras 13.12 e 13.13) podem ser bastante sugestivos, salientando-se a

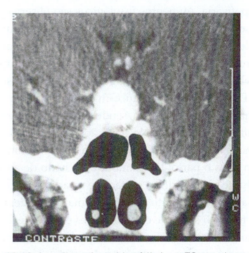

Figura 13.12 Aneurisma de artéria oftálmica – TC em plano coronal, com contraste EV, demonstrando lesão arredondada e intensamente vascularizada, ocupando as regiões selar e suprasselar em paciente de 66 anos com cefaleia e alterações visuais.

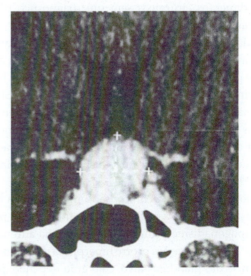

Figura 13.13 Aneurisma do polígono de Willis – TC em plano coronal, com contraste EV, demonstrando lesão arredondada e intensamente vascularizada ocupando a região selar em paciente de 56 anos com cefaleia, alterações visuais e hiperprolactinemia.

presença de sinais como impregnação homogênea pelo contraste, calcificações em forma de anel e aumentos irregulares da sela com destruição de limites ósseos. Entre as lesões que devem ser incluídas no diagnóstico diferencial estão adenomas intensamente vascularizados e meningiomas, motivo pelo qual, sempre que houver qualquer dúvida relativa a essa suspeita, está indicada a arteriografia digital de carótidas e polígono de Willis, método que excluirá com precisão essas alterações vasculares.[7,13,37]

PSEUDOLESÕES HIPOFISÁRIAS

Aumentos de volume da hipófise podem ocorrer em situações fisiológicas ou em decorrência de distúrbios hormonais sistêmicos, sem representar qualquer patologia hipofisária. Aumentos fisiológicos são observados na adolescência e na gestação e podem provocar aumento de volume da hipófise, a ponto de torná-la arredondada nas projeções coronais, com convexidade superior e discreto abaulamento superior em direção à cisterna suprasselar. Esses achados predominam em meninas, alcançando uma altura de até 10mm, sendo menores nos meninos, com altura de até 8mm. Na gestação, o aumento da hipófise chega a ser de 100%, com altura de até 12mm, involuindo após o parto. Desse modo, o achado de aumento de volume hipofisário na gestação e na adolescência deve ser avaliado com muito detalhe e jamais considerado de causa tumoral sem que existam fortes evidências clínicas e hormonais para tal. Em nossa experiência, observamos inúmeros pacientes que foram submetidos a cirurgia hipofisária ou tiveram indicação para tal e não apresentavam qualquer patologia hipofisária. Por este motivo, os endocrinologistas devem estar atentos para contraindicar procedimentos cirúrgicos sem um diagnóstico preciso, especialmente na puberdade e na gestação.

Além dessas situações fisiológicas, a hiperplasia hipofisária pode ocorrer em associação com outras alterações e pode envolver tipos celulares específicos da hipófise, principalmente GH, PRL, ACTH, TSH e LH/FSH. Em algumas situações, a hiperplasia é decorrente de aumento dos hormônios hipotalâmicos, seja de maneira tópica ou ectópica, levando a síndromes clínicas características (acromegalia, doença de Cushing, hiperprolactinemia).[6,8,13]

Do ponto de vista clínico, são importantes as hiperplasias hipofisárias associadas a hipotireoidismo primário, hipogonadismo primário e insuficiência adrenal primária. Nessas situações ocorre hiperplasia compensatória à falência das glândulas-alvo, cujo grau depende, principalmente, do tempo de hipofunção. Dentre essas situações, por sua prevalência, deve-se chamar atenção para o hipotireoidismo primário, que provoca sintomas insidio-

sos, incluindo alterações menstruais e galactorreia, e está associado a aumento de volume hipofisário, que pode alcançar proporções de macroadenoma. Assim, a avaliação da função tireoidiana deve fazer parte da avaliação rotineira dos estados de hiperprolactinemia e aumento do volume selar.[37]

ABORDAGEM DO PACIENTE COM INCIDENTALOMA PITUITÁRIO

Incidentaloma pituitário é uma lesão previamente não suspeitada que é descoberta em exame de imagem realizado por motivo não relacionado. Por definição, o estudo de imagem não pode ter sido feito para avaliação de um sintoma especificamente relacionado com a lesão (como a perda visual) ou de uma manifestação clínica de disfunção hormonal pituitária, mas sim para a avaliação de sintomas como cefaleia, sintomas neurológicos ou traumatismo craniano.[38,39]

De acordo com as diretrizes para incidentalomas hipofisários,[17] após a descoberta da lesão em região pituitária, todos os pacientes devem passar por avaliações clínicas e laboratoriais para hipersecreção hormonal e hipopituitarismo, incluindo aqueles sem sintomas.

A análise laboratorial de hipersecreção hormonal deve incluir avaliação de hipersecreção de prolactina, GH e ACTH.

A evidência mais forte é para a necessidade de mensuração da prolactina sérica e, idealmente, os pacientes com macroincidentalomas grandes devem realizar a medida de prolactina diluída para assegurar que seus níveis não estão falsamente reduzidos pelo efeito de gancho do ensaio.

Apesar de tumores secretores somatotróficos silenciosos serem raros, sua avaliação é recomendada, pois o tratamento inicial de um tumor secretor de GH é a cirurgia, e microadenomas secretores de GH podem ser curados cirurgicamente. A recomendação é de que inicialmente seja realizada dosagem de IGF-1 sérico, e se seus níveis se encontrarem elevados, a avaliação para excesso de GH deverá ser estendida.

Quanto à triagem para excesso subclínico de glicocorticoide em incidentalomas pituitários, nenhum rastreio sistemático tem sido relatado. Alguns consideram a triagem para excesso de glicocorticoides em todos os pacientes, enquanto outros sugerem limitar a triagem para os pacientes com suspeita clínica. Em nosso serviço, optamos por realizar triagem em todos os pacientes com incidentaloma hipofisário por meio da dosagem de cortisol após 1mg de dexametasona ou medida de cortisol salivar. Caso seja detectado hipercortisolismo, a investigação para doença de Cushing deverá ser continuada,[40] não sendo recomendada a avaliação de rotina dos níveis plasmáticos de ACTH em pacientes com incidentaloma.

Em relação à avaliação para hipopituitarismo, diferentes abordagens podem ser adotadas. A investigação inicial pode ser realizada por meio de um rastreio mínimo, com a medida de cortisol sérico da manhã, T4 livre e testosterona, ou pode incluir, também, a medida de TSH, LH e FSH e IGF-1. Em nosso centro, optamos pela avaliação mais completa, uma vez que níveis baixos de gonadotrofina em mulheres na pós-menopausa fornecem evidência de hipopituitarismo e, em homens, exclui hipogonadismo primário, quando os níveis de testosterona são baixos. Da mesma maneira, níveis de TSH normais ou baixos ajudam a elucidar a etiologia pituitária do hipotireoidismo, quando o T4 livre é baixo. Em pacientes com suspeita clínica de deficiência de GH, em particular se o IGF-1 estiver baixo, a investigação deverá ser continuada.[41]

O exame de imagem de escolha para melhor delineamento da natureza e extensão do incidentaloma é a RNM, e todos os pacientes que apresentam suspeita de compressão de nervos ópticos ou quiasma na RNM devem ser submetidos a exame de análise de campo visual.

Recomenda-se que pacientes com incidentaloma pituitário sejam encaminhados para cirurgia se apresentarem: déficit de campo visual; sinais de compressão pelo tumor levando a outras anormalidades visuais (como oftalmoplegia) ou comprometimento neurológico; apoplexia pituitária com distúrbio visual; ou se o incidentaloma for um tumor hipersecretor, exceto em casos de prolactinoma.

Os pacientes que não cumprem critérios para remoção cirúrgica devem ser seguidos com avaliação por neuroimagem (RNM após 6 meses para macroincidentalomas e 1 ano para um microincidentaloma e, posteriormente, com frequência cada vez menor se inalterada em tamanho), exame de campo visual para incidentalomas que comprimem o nervo óptico ou o quiasma (6 meses e, posteriormente, anual) e de testes endócrinos (6 meses e, posteriormente, anual).

Referências

1. Valassi E, Biller BM, Klibanski A, Swearingen B. Clinical features of non-pituitary sellar lesions in a large surgical series. Clin Endocrinol (Oxf) 2010; 73(6):798-807.

2. Fernandez A, Karavitaki N, Wass JA. Prevalence of pituitary adenomas: a community-based, cross-sectional study in Banbury (Oxfordshire, UK). Clin Endocrinol (Oxf) 2010; 72:377-82.

3. Freda PU, Wardlaw SL, Post KD. Unusual causes of sellar/parasellar masses in a large transsphenoidal surgical series. J Clin Endocrinol Metab 1996; 81:3455-9.

4. Famini P, Maya MM, Melmed S. Pituitary magnetic resonance imaging for sellar and parasellar masses: ten-year experience in 2598 patients. J Clin Endocrinol Metab 2011; 96(6):1633-41.

5. Fredda PU, Kost KD. Differential diagnosis of sellar masses. Endocrinol Metab Clin North Am 1999; 28(1):81-117.

6. Aron DC, Howlett TA. Pituitary incidentalomas. Endocrinol Metab Clin North Am 2000; 29(1):205-21.

7. Melmed S. Evaluation of pituitary masses. In: De Groot LJ, Jameson L. Endocrinology. 4. ed. New York: WB Saunders Company, 2001:282-8.

8. Saeger W. Tumor-like lesions of the sellar region. In: Thapar K, Kovacs K, Scheithauer BW, Lloyd RV. Diagnosis and management of pituitary tumors. New Jersey, USA: Humana Press, 2001:449-60.

9. McKeever PE, Blaivas M, Gebarski SS. Sellar tumors other than adenomas. In: Thapar K, Kovacs K, Scheithauer BW, Lloyd RV. Diagnosis and management of pituitary tumors. New Jersey, USA: Humana Press, 2001:387-446.

10. Braunstein GD. Hypothalamic syndromes. In: De Groot LJ, Jameson L. Endocrinology. 4. ed. New York, USA: WB Saunders Company, 2001:269-81.

11. Chidiac RM, Aron DC. Incidentaloma – A disease of modern technology. Endocrinol Metab Clin North Am 1997; 26(1):233-53.

12. Czepielewski MA, Barili CA, Lenhardt R, Golbert M, Ferreira NP. Cisto de bolsa de rathke: relato de 3 casos. Arq Bras Endocrinol Metab 1996; 40(3)(Supl 2):208.

13. Witte RJ, Mark LP, Daniels DL, Haughton VM. Radiographic evaluation of the pituitary and anterior hypothalamus. In: De Groot LJ, Jameson L. Endocrinology. 4. ed. New York, USA: WB Saunders Company, 2001:257-68.

14. Taylor SL, Wilson CB. Benign cysts: Rathke's cysts, mucocoeles and arachnoid cysts. In: Sheaves R, Jenkins P, Wass J, Thorner M. Clinical endocrine oncology. Oxford: Blackwell Science Ltd., 1997:231-3.

15. Zada G. Rathke cleft cysts. Neurosurg Focus 2011; 31(1):1-9.

16. Hamlyn PJ. Epidermoid and dermoid cysts. In: Sheaves R, Jenkins P, Wass J, Thorner M. Clinical endocrine oncology. Oxford: Blackwell Science Ltd, 1997:234-8.

17. Freda PU, Beckers AM et al. Pituitary incidentaloma: an Endocrine Society Clinical Practice Guideline. J Clin Endocrinol Metab 2011; 96(4):894-904.

18. Armstrong P, Cherlesworth M. Imaging of the pituitary and hypothalamus. In: Sheaves R, Jenkins P, Wass J, Thorner M. Clinical endocrine oncology. Oxford: Blackwell Science Ltd, 1997:158-67.

19. Müller HL, Gedhardt U, Faldum A et al. Xanthogranuloma, Rathke's cyst and childhood craniopharyngioma: results of prospective multinational studies of children and adolescents with rare sellar malformations. J Clin Endocrinol Metab 2012; 97(11):3935-43.

20. Rollin GAFS, Czepielewski MA, Ferreira M, Boli F, Ferreira NP, Ferreira EV. Uso de bleomicina intratumoral no tratamento do craniofaringeoma cístico. Arq Bras Endocrinol Metab 1999; 43(5) (Supl 2):406.

21. Crockard HA, Peterson D. Chordoma. In: Sheaves R, Jenkins P, Wass J, Thorner M. Clinical endocrine oncology. Oxford: Blackwell Science Ltd, 1997:246-50.

22. Guerin YLS, Barcaro M, Silva GC et al. Heterogeneidade dos cordomas intracranianos: relato de dois casos. Revista HCPA 1998; 18:210-3.

23. Wiemels J, Wrensch M, Claus EB. Epidemiology and etiology of meningioma. J Neurooncol 2010; 99:307.

24. Ragel BT, Couldwell WT. Pituitary carcinoma: a review of the literature. Neurosurg Focus 2004; 16(4):E7.

25. Giustina A, Gola M, Doga M, Rosei EA. Clinical review 136: Primary lymphoma of the pituitary: an emerging clinical entity. J Clin Endocrinol Metab 2001; 86:4567.

26. Albright AL. Hypothalamic hamartomas. In: Sheaves R, Jenkins P, Wass J, Thorner M. Clinical endocrine oncology. Oxford: Blackwell Science Ltd., 1997:239-41.

27. Fassett DR, Couldwell WT. Metastases to the pituitary gland. Neurosurg Focus 2004; 16:E8.

28. Morita A, Meyer FB, Laws Jr. ER. Symptomatic pituitary metastases. J Neurosurg 1998; 89:69.

29. Mitchel D. Neurosarcoid. In: Sheaves R, Jenkins P, Wass J, Thorner M. Clinical endocrine oncology. Oxford: Blackwell Science Ltd, 1997:273-7.

30. Chen M. Langerhans' cell histiocytosis. In: Sheaves R, Jenkins P, Wass J, Thorner M. Clinical endocrine oncology. Oxford: Blackwell Science Ltd, 1997:271-2.

31. Dillard T, Yedinak CG, Alumkal J, Fleseriu M. Anti-CTLA-4 antibody therapy associated autoimmune hypophysitis: serious immune related adverse events across a spectrum of cancer subtypes. Pituitary 2010; 13:29.

32. Yang JC, Hughes M, Kammula U et al. Ipilimumab (anti-CTLA4 antibody) causes regression of metastatic renal cell cancer associated with enteritis and hypophysitis. J Immunother 2007; 30:825.

33. Ribas A, Comin-Anduix B, Chmielowski B et al. Dendritic cell vaccination combined with CTLA4 blockade in patients with metastatic melanoma. Clin Cancer Res 2009; 15:6267.

34. Thodou E, Asa SL, Kontogeorgos G et al. Clinical case seminar: lymphocytic hyphopysitis: clinicopathological findings. J Clin Endocrinol Metab 1995; 80:2302-11.

35. Florakis D, Kontogeorgos G, Anapliotou M et al. Isolated pituitary granuloma by atypical mycobacterium in a nonimmunosuppressed woman. Clin Endocrinol 2002; 56(1):123-6.

36. Vates GE, Berger MS, Wilson CB. Diagnosis and management of pituitary abscess: a review of twenty-four cases. J Neurosurg 2001; 95:233.

37. Passeri E, Tufano A, Locatelli M et al. Large pituitary hyperplasia in severe primary hypothyroidism. J Clin Endocrinol Metab 2011; 96(1):22-3.

38. Fainstein Day P, Guitelman M, Artese R et al. Retrospective multicentric study of pituitary incidentalomas. Pituitary 2004; 7:145-8.

39. Fernandez-Balsells M MM, Barwise A, Gallegos-Orozco J et al. 2010 Natural history of nonfunctioning pituitary adenomas and incidentalomas: a systematic review and metaanalysis. J Clin Endocrinol Metab 2011; 96(4):905-12.

40. Nieman LK, Biller BM, Findling JW et al. The diagnosis of Cushing's syndrome: an Endocrine Society Clinical Practice Guideline. J Clin Endocrinol Metab 2008; 93:1526-40.

41. Molitch ME, Clemmons DR, Malozowski S et al. Evaluation and treatment of adult growth hormone deficiency: an Endocrine Society Clinical Practice Guideline. J Clin Endocrinol Metab 2006; 91:1621-34.

14

Craniofaringioma

Manuel dos Santos Faria • Gilvan Cortês Nascimento • Luciana Gama Vaz

INTRODUÇÃO

Craniofaringiomas são tumores histopatologicamente benignos, oriundos de células escamosas embrionárias, remanescentes da bolsa de Rathke na *pars tuberalis*. A bolsa de Rathke, uma invaginação do estomodeu (cavidade bucal primitiva), projeta-se dorsalmente do teto do estomodeu e cresce em direção ao encéfalo para formar a porção anterior da hipófise. Assim, os restos embrionários da bolsa de Rathke podem ser encontrados ao longo do ducto craniofaríngeo, desde o osso esfenoide até o túber cinéreo.

De ocorrência rara, os craniofaringiomas são os tumores selares/ parasselares mais comuns em crianças e representam de 1,2% a 4% de todos os tumores intracranianos nesse grupo.[1] Esses tumores são responsáveis por 2% a 5% de todas as neoplasias primárias intracranianas.[2,3] Nos EUA, menos de 350 craniofaringiomas são diagnosticados anualmente.[2]

A incidência global é de 0,5% a 2% de novos casos por milhão de pessoas por ano, com cerca de 30% a 50% desses tumores sendo diagnosticados em crianças e adolescentes.[4] Entretanto, essa incidência é consideravelmente mais elevada em grupos étnicos específicos, como em crianças japonesas (5,25 por milhão).[3] Apresenta um padrão de distribuição bimodal, com o primeiro pico de incidência ocorrendo na infância, dos 5 aos 14 anos de idade, e o segundo em adultos na faixa dos 50 aos 74 anos de idade, mas pode ocorrer em qualquer faixa etária. Não há predileção por sexo. Apresenta taxa de mortalidade de três a seis vezes mais elevada, em comparação à população geral.[5]

Os craniofaringiomas surgem com mais frequência nas regiões selar e parasselar. A grande maioria apresenta um componente suprasselar, estando ocasionalmente restrita à sela túrcica, mais raramente podendo localizar-se no terceiro ventrículo, na área intraquiasmática, no lobo temporal, no osso esfenoidal e no seio etmoidal, entre outras localizações.[5]

Os tumores localizados na região suprasselar têm estreita relação com estruturas críticas circunvizinhas, como terceiro ventrículo, hipotálamo, vias ópticas e haste hipofisária. A despeito da natureza histológica benigna desses tumores, sua proximidade propicia maior tendência de recorrência tumoral, tornando-os potencialmente danosos. Crianças com esses tumores são propensas a apresentar deficiências hormonais significativas antes de se submeterem a tratamento ou como consequência desse procedimento.[6]

PATOLOGIA

Duas variantes histológicas dos craniofaringiomas são conhecidas: tipo adamantinomatoso, o mais comum, ocorrendo em todas as idades, particularmente na população pediátrica, e a forma papilar escamosa, frequente em adultos e rara em crianças, o que reflete distintas origens oncogênicas.

O tipo adamantinomatoso deriva da transformação neoplásica dos remanescentes epiteliais do ducto craniofaríngeo. Apresenta histologia semelhante ao adamantinoma da mandíbula ou do tecido embrionário formador de dentina, com uma camada de células basais colunares com arranjo em paliçada, semelhantes ao adamoblastos ou ameloblastos, que constituem o elemento principal no diagnóstico do adamantinoma, sugerindo uma origem comum.[7]

São tumores predominantemente císticos ou císticos/ sólidos. Ressalte-se que 90% desses tumores apresentam um componente cístico. São heterogêneos, com fibrose tecidual, calcificação e debris de queratina que promovem

157

intensa reação inflamatória. Os cistos podem ser multiloculados, apresentando um líquido de coloração escura, de elevado teor proteico, cristais de colesterol e queratina (Figuras 14.1 a 14.3).

A variante escamosa papilar do craniofaringioma contém somente epitélio escamoso, sem componente adamantinomatoso, e maior tendência a ser sólida ou mista (com componentes sólido e cístico). O conteúdo cístico de coloração amarelada e aspecto viscoso, não apresenta cristais de colesterol. A calcificação é um achado raro. Diferentemente do tipo adamantinomatoso, a variante papilar mostra discreta gliose ao redor do tecido tumoral e

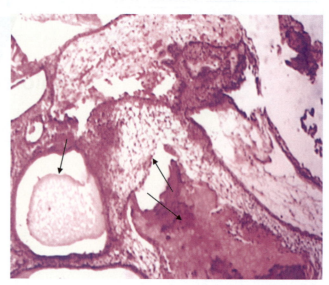

Figura 14.3 Fotomicrografia de craniofaringioma adamantinomatoso demonstrando alterações degenerativas: área cística (*seta à esquerda*), área de calcificação (*seta à direita*) e área de retículo estrelado (*seta acima*).

sem evidências de ilhotas tumorais, o que justificaria uma menor propensão a recidivas.[7]

Em geral, os craniofaringiomas são considerados tumores biologicamente agressivos, com comportamento clínico maligno e tendência a invadir estruturas vitais. Em torno do tumor, forma-se uma densa gliose que, combinada com uma reação inflamatória, torna esses tumores extremamente aderentes a estruturas vitais adjacentes, dificultando, desse modo, a ressecção tumoral completa.[7]

PATOGÊNESE

A patogênese molecular dos craniofaringiomas tem sido pouco avaliada e, portanto, é escassamente compreendida. O comportamento agressivo desses tumores, do ponto de vista clínico e biológico, aponta obrigatoriamente para considerá-lo uma doença molecular complexa.

A rigor, os mecanismos biológicos envolvidos na base da natureza agressiva de uma lesão neoplásica são: proliferação celular, falha de uma via apoptótica e ativação da via antiapoptótica, anaplasia celular, invasividade local, neoangiogênese e resposta do sistema imune[8] (Tabela 14.1).

Recentemente, foram identificadas mutações do gene da β-catenina (CTNNB1) em craniofaringiomas adamantinomatosos e em cistos odontogênicos calcificados. Essas mutações levam a acúmulo intranuclear da β-catenina, um ativador transcricional da proteína Wnt, a qual está implicada no desenvolvimento de várias neoplasias. Ademais, uma maior expressão de β-catenina incrementa a expressão dos genes *c-mic* e *ciclina D*, que exercem papel importante na proliferação celular.[9]

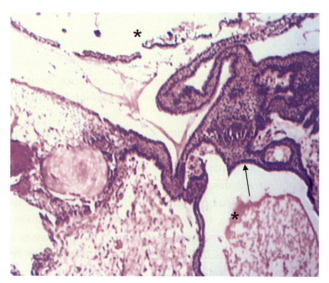

Figura 14.1 Fotomicrografia de craniofaringioma adamantinomatoso – neoplasia constituída por tecido embrionário formador da dentina com camada de células basais, arranjo em paliçada (*seta*) e áreas císticas (*).

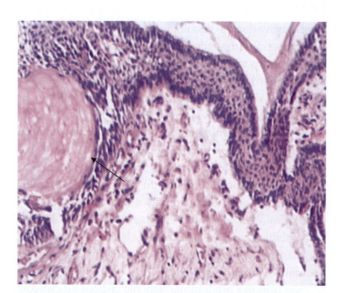

Figura 14.2 Fotomicrografia de craniofaringioma adamantinomatoso demonstrando típico padrão epitelial com paliçada periférica de células basais e com focos de metaplasia escamosa, ninhos sólidos de células queratinizadas/células fantasmas (*seta à esquerda*).

Tabela 14.1 Patogênese do craniofaringioma

Mecanismos biológicos	Fatores envolvidos
Proliferação celular: falha da via apoptótica e ativação da via antiapoptótica	Mutação do gene da β-catenina Fator de inibição da migração do macrófago (MIF) Galactina-3
Anaplasia celular	Receptor do ácido retinoico (RAR)
Invasividade	Catepsinas
Neoangiogênese	Fator de crescimento do endotélio vascular (VEGF)
Resposta do sistema imune	α-defensinas 1 a 3

O fator de inibição de migração do macrófago (MIF) é outra molécula provavelmente envolvida na oncogênese dos craniofaringiomas. O nível de expressão do MIF parece correlacionar-se com o risco de recorrência do craniofaringioma, sendo significativamente mais baixo nos pacientes que apresentam recorrência tumoral rápida, quando comparados com os que apresentam recorrência mais lenta ou com os que não apresentam recorrência.[10]

Análoga ao MIF, a galactina-3, a despeito de ter uma ação antiapoptótica, apresenta também um nível diminuído de expressão nos pacientes com recidiva tumoral rápida. Essa expressão diminuída parece estar relacionada com seu papel na fagocitose. Nesse contexto, os níveis diminuídos da galactina-3 podem estar correlacionados com a oncogênese do craniofaringioma, refletindo um distúrbio na eliminação biológica normal dos remanescentes de tecidos embrionários.[8]

A correlação de anaplasia celular com o risco de recidiva é amplamente compreendida pelos níveis de receptores do ácido retinoico (RAR). Esses receptores pertencem a uma grande família de reguladores biológicos que conduzem a maturação em diferentes tipos de epitélio. Craniofaringiomas adamantinomatosos recidivantes caracterizam-se por níveis baixos de RARβ e elevados de RARγ.[11]

Tem sido enfatizado o papel das catepsinas, uma classe de proteínas que atuam além das metaloproteinases na cascata proteolítica, ensejando a invasão do tecido normal adjacente pelas células tumorais. Os tumores do tipo adamantinomatoso recidivantes são caracterizados por níveis baixos de catepsina D e elevados de catepsina K, o que revela o mesmo padrão bifásico da expressão observada no RAR. Por outro lado, ainda que a expressão da catepsina B aumente durante a progressão de tumores malignos cerebrais primários, sendo considerada assim um fator prognóstico significativo, os dados disponíveis não associam sua expressão aumentada à agressividade do craniofaringioma.[11]

A ação reduzida das catepsinas na cascata proteolítica ainda não é claro. Em homens com carcinoma de próstata, a secreção de catepsina D pelas células tumorais é responsável pela geração de angiostatina, um potente inibidor da angiogênese, o que contribuiria para prevenir o crescimento tumoral e o crescimento de metástases, dependentes da angiogênese. O nível de expressão da catepsina D é significativamente mais elevado em craniofaringiomas mais diferenciados, os quais apresentam também uma expressão aumentada de RARβ, do que nos craniofaringiomas com níveis diminuídos de expressão do RARβ. Nesse contexto, é possível que, do mesmo modo como acontece nos casos de câncer de próstata, a catepsina D (elevada em casos de craniofaringiomas, com níveis elevados de RARβ, portanto mais diferenciados) facilite a geração de angiostatina e, dessa maneira, diminua a recidiva.[11]

Em craniofaringiomas recidivantes, foram detectados níveis elevado de catepsina K, e este achado parece estar relacionado com a não diferenciação celular, representada por um padrão que exibe níveis diminuídos de RARβ e elevados de RARγ.[11]

A neoangiogênese é um fator limitante do crescimento tumoral. A densidade dos microvasos é um modo de aferir a angiogênese e tem sido proposta como um indicador de prognóstico. Todavia, são conflitantes os dados da literatura sobre relações entre a densidade dos microvasos e a expressão tecidual do fator de crescimento do endotélio vascular (VEGF) e o fator inibitório, a endostatina. Por outro lado, o grau de expressão do VEGF parece desempenhar um papel importante na formação cística tumoral.[12]

O componente cístico é o responsável por quase todos os sintomas relacionados com o efeito de massa. Ademais, sua presença está associada a risco maior de recidiva, sinalizando, desse modo, para um mecanismo proliferativo em sua gênese. Ressalte-se que aproximadamente 90% dos craniofaringiomas apresentam um componente cístico e em torno de 60% predomina a porção cística.[8]

As α-defensinas têm sido identificadas como componentes relevantes do fluido cístico em craniofaringiomas. A presença desses peptídeos antimicrobianos sugere um possível envolvimento da resposta do sistema imune inato na formação e manutenção do cisto associado ao craniofaringioma. Sabe-se que as α-defensinas 1 a 3 humanas constituem de 30% a 50% do total do conteúdo proteico de grânulos azurófilos de neutrófilos, de reconhecida atividade antimicrobiana e antiviral. A expressão de α-defensinas está significativamente elevada na saliva de pacientes com carcinoma de células escamosas, nos fluidos císticos da mandíbula e no plasma de pacientes com sepse e meningites. Ademais, a expressão desses peptídeos diminui nos casos de eficácia terapêutica do tratamento intracístico de interferon alfa (IFN-α) em craniofaringiomas. Assim, estudos futuros devem esclarecer se a diminuição das α-defensinas decorre de um efeito antitumoral direto do IFN-α sobre as células epiteliais escamosas dos craniofaringiomas císticos ou dos efeitos imunomodulatórios sobre o recrutamento de células do sistema imune inato, ou se ambos os mecanismos de ação estão implicados.[13]

Os microRNA (miRNA) representam uma classe de pequenas moléculas de RNA que agem como reguladores negativos da expressão de genes que codificam proteínas. Essas moléculas também estão envolvidas no controle de múltiplos processos biológicos, incluindo parada do crescimento celular, apoptose e câncer. Recentemente, foi sugerido que pelo menos dois diferentes defeitos podem estar envolvidos na patogênese dos craniofaringiomas: a presença de mutação do gene da betacatenina e/ou desregulação da via Wnt por expressões diferenciadas de miRNA.[14,15]

ASPECTOS CLÍNICOS

A apresentação clínica do craniofaringioma é resultado direto da localização, do tamanho e do potencial de crescimento do tumor, ensejando uma diversidade de manifestações clínicas. O tumor pode comprimir os tratos ópticos, infiltrar o hipotálamo e estender-se para os ventrículos, provocando, desse modo, distúrbios visuais, disfunção hipotálamo-hipofisária e hidrocefalia, ou uma combinação dessas manifestações.

O crescimento do craniofaringioma é relativamente lento, apresentando, em geral, um intervalo de tempo extremamente variável de sua sintomatologia até o momento do diagnóstico, que pode variar de semanas a anos.[16-18]

Distúrbios visuais, especialmente diminuição progressiva da visão e hemianopsia bitemporal assimétrica, são achados mais comuns em adultos. Em crianças e adolescentes, os sinais e sintomas visuais parecem estar relacionados com aumento da pressão intracraniana, assim como as queixas de cefaleia, náusea, vômito, edema de papila e hidrocefalia. Transtornos do sono e sonolência excessiva são mais comuns em crianças.[16-19]

As alterações endócrinas mais frequentes incluem deficiências do hormônio do crescimento (GH), em 35% a 95% dos pacientes, de gonadotrofinas (FSH/LH), em 32% a 82,6%, de corticotrofina (ACTH), em 21% a 62%, e do hormônio estimulante da tireoide (TSH), em 21% a 42%. O *diabetes insipidus* (DI) manifesta-se em 6% a 38% dos pacientes.[5,17-19]

O retardo do crescimento é o achado mais comum em crianças, podendo ser causado pela deficiência do GH e/ou por um quadro de hipotireoidismo. O DI destaca-se como o segundo distúrbio endócrino mais comum. Já em adultos, o hipogonadismo é a manifestação endócrina prevalente.[3,20]

Achados neurológicos podem estar presentes tanto em crianças como em adultos. A expansão lateral do tumor, com invasão dos seios cavernosos, pode comprometer o III, IV e VI pares cranianos, causando diplopia e alterações na musculatura extrínseca ocular. O envolvimento do lobo temporal pode levar a crises convulsivas.[19,21]

IMAGEM

O exame de raios X simples da sela túrcica, embora venha sendo praticamente substituído por técnicas de imagem com maior sofisticação e acurácia, ainda é útil para demonstrar calcificações, erosão do dorso selar e alargamento da sela.[5,18]

Entretanto, a tomografia computadorizada (TC) é o método mais apropriado para avaliação da anatomia óssea e detecção de calcificações, sendo de grande valia para distinguir componentes sólidos e císticos do tumor. O craniofaringioma apresenta, geralmente, uma atenuação mista, com o componente cístico exibindo baixa intensidade de sinal que, após o contraste, demonstra reforço no componente sólido do tumor e na cápsula do cisto. As calcificações intratumorais são mais comuns em crianças do que em adultos, exibindo características em casca de ovo, nas formações císticas, e "em pipoca", nas formas sólidas (Figura 14.4). Hidrocefalia é um achado mais frequente na infância.[5,18]

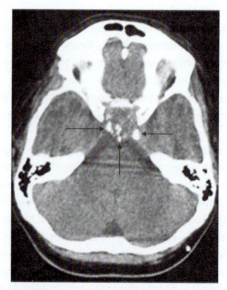

Figura 14.4 TC de crânio axial não contrastada com lesão expansiva selar e suprasselar com extensão para cisterna pré-pontina e calcificações grosseiras (*setas*).

A ressonância nuclear magnética (RNM) é de grande importância, conquanto permite meticulosa análise estrutural e topográfica desses tumores, notadamente após contraste. Classicamente, um protocolo típico inclui sequências T1 coronal e T2 axial, antes e após o reforço com gadolíneo. A aparência do tumor depende da proporção de componentes sólidos, do conteúdo cístico (colesterol, queratina, hemorragia) e da presença de calcificações. O sinal de tumor sólido é iso ou hipointenso em relação ao parênquima cerebral, apresentando hipersinal em T2 antes e após gadolíneo. O componente cístico é, usualmente, hipointenso em T1 e hiperintenso na sequência T2; entretanto, um conteúdo mais rico em proteínas e metemoglobina pode causar um hipersinal em T1. Após a administração do contraste, a sequência em T1 demonstra um reforço da margem do cisto (Figura 14.5). Calcificação é difícil de ser detectada por meio do exame de ressonância, mas, eventualmente, pode apresentar hipossinal nas sequências T1 e T2.[5,18,22]

O tamanho dos craniofaringiomas é variável. Tumores > 4cm são encontrados em 14% a 20% dos pacientes, de 2 a 4cm, em 58% a 76%, e < 2cm, em 4% a 28%. No tocante à consistência do tumor, 46% a 64% são puros ou predominantemente císticos, enquanto 18% a 39% são puros ou predominantemente sólidos, sendo mistos em 8% a 36% dos casos.[19,21]

O diagnóstico diferencial inclui outras lesões selares ou parasselares, como cisto da bolsa de Rathke, cisto dermoide, cisto epidermoide, adenoma pituitário, germinoma, hamartoma, glioma e meningioma, entre outras lesões. A dificuldade maior pode residir na diferenciação entre o cisto da bolsa de Rathke tipicamente redondo, puramente cístico, de pequeno tamanho e sem calcificação, e os raros casos de craniofaringiomas sólidos, que apresentam reforço homogeneamente distribuído, assemelhando-se a um adenoma pituitário.[5,18]

TRATAMENTO

Cirurgia/Radioterapia

A conduta cirúrgica no craniofaringioma ainda é um tópico de grande controvérsia entre os neurocirurgiões. Já na década de 1930, Harvey Cushing descrevia o craniofaringioma como um dos problemas mais desconcertantes para os neurocirurgiões. A raridade desses tumores tem limitado a aquisição de maior experiência com essa patologia.

Desse modo, para o tratamento do craniofaringioma deve ser considerada a possibilidade de uso das múltiplas modalidades disponíveis, incluindo cirurgia, radioterapia e tratamento intracavitário. É imperativo escolher a intervenção ou intervenções que sejam mais apropriadas para o paciente, baseadas na anatomia do tumor, na idade do paciente e no quadro clínico. A rigor, todos esses tratamentos são potencialmente suscetíveis de produzir danos adicionais.[5,18,22]

É de fundamental importância estabelecer objetivos realísticos e apropriados para os pacientes submetidos à intervenção cirúrgica. A remoção total do tumor tem sido o alvo preferido, pois oferece uma real possibilidade de cura; entretanto, essa tentativa cirúrgica agressiva é associada a morbidades como hipopituitarismo, comprometimento visual, distúrbio do crescimento e *diabetes insipidus*, além de alterações comportamentais e obesidade hipotalâmica. Ressalte-se que a ressecção total é conseguida em 50% a 80% dos pacientes; entretanto, as recorrências cirúrgicas ocorrem em 10% a 50% dos pacientes e aumentam de acordo com o tempo de seguimento. Dessa maneira, deve ser evitada a remoção radical de tumores que exibem invasão ou aderência ao quiasma óptico, vasos do polígono de Willis e do tecido cerebral adjacente.[17,18]

Historicamente, várias abordagens cirúrgicas têm sido utilizadas a contento no tratamento dos craniofaringiomas, incluindo abordagem transcraniana e transesfenoidal. Nenhuma técnica cirúrgica pode ser considerada a melhor opção para todos os pacientes. A escolha da via cirúrgica mais apropriada deve ser feita em função das peculiaridades clínicas e da apresentação tumoral. Ademais, não é incomum que pacientes jovens com craniofaringioma sejam submetidos a várias cirurgias, frequentemente por diferentes vias de acesso.[17]

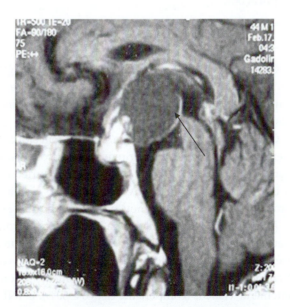

Figura 14.5 RNM de hipófise em corte sagital em T1 pós-gadolíneo demonstrando craniofaringioma sólido-cístico selar e suprasselar comprimindo os recessos anteriores do terceiro ventrículo. Componente cístico com hipossinal em T1 e captação periférica do contraste na parede do cisto (*seta*).

Por outro lado, a ressecção tumoral subtotal está nitidamente associada a maior taxa de recorrência e de progressão da doença. Quando esses pacientes são submetidos à radioterapia, os resultados são equivalentes aos dos pacientes submetidos à remoção tumoral completa, com a vantagem de apresentarem menos morbidades.[18,23] Contudo, o tempo mais apropriado para início do tratamento radioterápico após ressecção tumoral incompleta é objeto de um estudo europeu, randomizado, que está em andamento.[24]

Destaque-se, entretanto, que as crianças portadoras de craniofaringioma permanecem vulneráveis às falhas tardias e aos efeitos colaterais da radioterapia, como distúrbios endócrinos, visuais, sequelas cognitivas, vasculopatias e neoplasias secundárias. Esses efeitos colaterais podem acontecer agudamente, mas geralmente ocorrem de maneira insidiosa, com comprometimento da qualidade de vida desses pacientes.[9,20]

A indicação da radioterapia exige avaliação criteriosa, especialmente em crianças com menos de 7 anos de idade, em portadores de grandes tumores císticos que necessitam de múltiplas aspirações, em casos com *diabetes insipidus* e após cirurgia com extensa ressecção. Quanto à dose empregada em crianças, a maioria dos trabalhos preconiza uma dose de 50 a 55,8cGrey (Gy), liberando de 1,5 a 2,0cGy, 5 dias por semana, por um período de 6 semanas.[9,20]

Mais recentemente, os resultados da radiocirurgia estereotáxica, quando comparados aos da radioterapia convencional, parecem estar associados a menores taxas de disfunção endócrina e comprometimento visual.[25]

Radioterapia Intracavitária

Uma das características do craniofaringioma é a presença de cistos, os quais ocorrem em mais de 90% dos tumores. Essa característica aponta para outra linha de terapia, que consiste na instilação de agentes antineoplásicos, incluindo radionuclídeos emissores de partículas β, bleomicina e INF-α.[26]

Os radionuclídeos emissores de partículas β-fósforo[32], ítrio[90], rênio[186] e ouro[198] são instilados após punção estereotáxica do cisto. Os objetivos da radioterapia intracavitária (braquiterapia) são a redução do cisto e o controle do tumor, semelhante à radioterapia. Esses radionuclídeos liberam doses elevadas na linha do cisto, provocando destruição do epitélio secretor, eliminação da produção de fluido e redução do cisto. Independentemente do radionuclídeo utilizado, a redução do tamanho do cisto ocorre em 50% a 100% dos casos. Um novo déficit endócrino é raro, mas perda visual e radionecrose do hipotálamo podem ocorrer em cerca de 5% dos casos. Dois pontos

negativos da radioterapia intracavitária são a dificuldade de acesso aos radioisótopos e a complexidade do processo para instilação desses materiais no cisto.[18]

A bleomicina, um agente antineoplásico, tem sido empregado em tratamento intracístico de craniofaringiomas, como opção inicial do tratamento ou em casos de recorrência tumoral.[27]

A dose apropriada e a frequência do uso da bleomicina têm sido definidas empiricamente. A dose de instilação varia de 2 a 5mg, três vezes por semana, em um período de até 5 semanas.[26]

O uso intracístico da bleomicina pode levar a diminuição de mais de 25% do tamanho do cisto em até 90% dos pacientes e redução > 90% do cisto em aproximadamente 25% dos pacientes. Não há dados sobre os efeitos da bleomicina a longo prazo. Na experiência canadense, a duração da resposta em até 1 ano foi inferior a 47% e parece inevitável a progressão do tumor ao longo do tempo.[5]

Os efeitos colaterais da bleomicina intracística incluem febre, náusea, vômito e cefaleia e ocorrem em cerca de 70% dos pacientes, tipicamente após 24 horas de cada instilação.

As complicações tardias, como lesão hipotalâmica, perda visual e auditiva, eventos isquêmicos e edema peritumoral, são raras, mas de elevada morbidade, e são causadas pelo vazamento do medicamento nos tecidos adjacentes e/ou pelo uso de altas doses.[26]

Assim, a bleomicina intratumoral tem papel limitado na conduta ante os craniofaringiomas císticos, conquanto seu emprego tem o potencial de causar sérias complicações.

INF-α

O uso intracavitário do INF-α em crianças com gliomas malignos e encefalites virais mostrou tratar-se de um agente seguro e bem tolerado, sem morbidades significativas.[26]

Como alternativa à bleomicina, o INF-α tem sido usado em pacientes com craniofaringiomas císticos. A aplicação terapêutica do INF-α se deve a suas propriedades em induzir um ambiente antiviral nas células, inibindo a proliferação tumoral e promovendo imunomodulação.

Ainda são escassos os dados da literatura concernentes ao uso do INF-α em pacientes com craniofaringiomas. Recentemente, foi relatado um estudo multicêntrico com 60 crianças portadoras de craniofaringiomas predominantemente císticos (componente cístico > 60%). O INF-α foi aplicado intracístico, em ciclos de 36.000.000UI, divididos em 12 aplicações de 3.000.000UI, em dias alternados. Os ciclos foram repetidos quantas vezes foram necessários, dependendo da redução do volume tumoral ou da alteração de sinal na imagem da RNM. O número de ciclos variou de 1 a 9, com seguimento de 4 a 84 meses. A doença foi considerada controlada quando o tumor diminuiu mais de 50%. Nesse grupo de pacientes, 30% apresentaram alguns efeitos colaterais (cefaleia, edema palpebral, febre, fadiga crônica, artrite), os quais não impediram a continuação do tratamento e foram facilmente controlados com medicamentos usuais. Cerca de 13% dos pacientes apresentaram novas disfunções endócrinas, e a redução do cisto foi > 50% em 78% dos casos.[28]

Essa ação antitumoral do INF-α parece estar relacionada com aumento da taxa de apoptose, o que foi observado na análise do cisto em diferentes estágios do tratamento.[29] Por outro lado, a eficácia terapêutica do INF-α em craniofaringiomas pode levar a expressão diminuída das α-defensinas, um fenômeno ainda não esclarecido.[17]

Assim, o uso intracístico de INF-α em pacientes com craniofaringiomas tem sido investigado em número limitado de pacientes. Diferentemente da bleomicina, apresenta poucos efeitos colaterais e é desprovido de neurotoxicidade. Dessa maneira, são necessários mais estudos, com maior tempo de evolução e maior número de pacientes, para se obter melhor definição do esquema terapêutico e sua real eficácia.

PERSPECTIVAS TERAPÊUTICAS

Estudos recentes sinalizam que agentes quimioterápicos, comumente utilizados na rotina clínica, podem desempenhar um papel no tratamento dos craniofaringiomas.

A grande maioria dos craniofaringiomas adamantinomatosos exibe uma expressão mínima ou mesmo ausência de expressão da enzima O^6-metilguanina DNA metiltransferase (MGMT), o que confere uma provável resposta terapêutica à temozolomida, um agente alquilante utilizado rotineiramente no tratamento de outros tumores cerebrais.[30] De maneira análoga, o tamoxifeno parece inibir a proliferação celular em craniofaringiomas, apenas do tipo adamantinomatoso, via inibição da expressão da *ADAM-like decisin* 1 (ADAM-DEC1).[31] Embora esses medicamentos sejam associados a toxicidade significativa e ainda dependam da validação de estudos em modelos animais de craniofaringiomas, eles podem representar, potencialmente, uma terapia adjuvante, notadamente naqueles tumores resistentes à radiação ou em pacientes nos quais a cirurgia está contraindicada.[32]

Referências

1. Rushing EJ, Giangaspero F, Paulus W, Burger PC. Craniopharyngioma. In: Louis DN, Ohgaki H, Wiestler OD. Cavanee WK (eds.) WHO classsification of tumours of the central nervous system. Lyon: IARC Press, 2007:238-40.

2. Bunin GR, Surawicz TS, Witman PA et al. The descriptive epidemiology of craniopharyngioma. J Neurosurg 1998; 89:547-51.

3. Kuratsu J, Ushio Y. Epidemiological study of primary intracranial tumors in childhood. A population based survey in Kumamoto Prefecture, Japan. Pediatr Neurosurg 1996; 25:240-7.

4. Nielsen EH, Feldt-Rasmussen U, Poulsgaard L et al. Incidence of craniopharyngioma in Denmark (n = 189) and estimated world incidence of craniopharyngioma in children and adults. J Neurooncol 2011; 104;755-63.

5. Karavitaki N, Brufani C, Warner JT et al. Craniopharyngiomas in children and adults: systematic analysis of 121 cases with long-term follow up. Clin Endocrinol (Oxf) 2005; 62:397-409.

6. Müller HL. Childhood craniopharyngioma – current concepts in diagnosis, therapy and follow-up. Nat Rev Endocrinol 2010; 6(11):609-18.

7. Russel PS, Rubinstein LJ. Pathology of tumors of the nervous system. Baltimore: William & Wilkins, 1989:695-704.

8. Pettorini BL, Frassanito P, Caldarelli M, Tamburrini G. Molecular pathogenesis of craniopharyngioma: Switching from a surgical approach to a biological one. Neurosurg Focus 2010; 28(4):1-5.

9. Kato K, Nakatani Y, Kanno H et al. Interaction of nuclear receptors with the Wnt/β-catenina/ Tcf signaling axis: Wnt you like to know? J Pathol 2004; 122:814-21.

10. Lefrane F, Chevalier C, Vinchou M et al. Characterization of the levels of expression of retinoic acid receptors, galectin-3, macrophage migration inhibiting factor, and p53 in 57 adamantinomatous craniopharyngiomas. J Neurosurg 2003; 98:145-53.

11. Lubansu A, Ruchoux MM, Brotchi J et al. Cathepsin B, D and K expression in adamantinomatous craniopharyngioma relates to their levels of differentiation as determined by the patterns of retinoic acid receptor expression. Histopathology 2003; 43:563-72.

12. Vidal S, Kovacs K, Lloyd RV, Meyer FB, Scheithhaner BW. Angionesis in patients with craniopharyngioma: correlation with treatment and outcome. Cancer 2002; 94:738-45.

13. Pettorini BL, Caldarelli M, Massimi L et al. Detection of alphadefensin 1-3 in cystic craniopharyngiomas fluid and their concentracion decrease during interferon-alpha treatment. Childs Nerv Syst 2008; 24:654.

14. Campaninim ML, Colli LM, Paixão BMC et al. CTNNB1 gene mutations, pituitary transcription factors, and micro RNA expression involvement in the pathogenesis of adamantinomatous craniopharyngioma. Horm Canc 2010; 1(4):187-96.

15. Cani CM, Matushita H, Carvalho LR et al. PROP1 and CTNNB1 expression in adamantinomatous craniopharyngiomas with or without β-catenin mutations. Clinics (São Paulo) 2011; 66(11): 1849-54.

16. Duff JM, Meyer FB, Ilstrup DM et al. Long term outcomes for surgically resected craniopharyngiomas. Neurosurgery 2000; 291-305.

17. Jane JR, Kiehna E, Payne SC, Early SV, Laws Jr. ER. Early outcomes of endoscopic transsphenoidal surgery for adult craniopharyngiomas. Neurosurg Focus 2010; 28(4):1-9.

18. Karavitaki N, Cudlip S, Adams CBT, Wass JAH. Craniopharyngiomas. Endocr Rev 2006; 27:371-97.

19. Fahlbusch R, Honneger J, Paulus W, Hulk W, Buchfelder M. Surgical treatment of craniopharyngiomas: experience with 168 patients. J Neurosurg 1999; 90:137-250.

20. Kiehna EN, Merchant TE. Radiation therapy for pediatric craniopharyngioma. Neurosurg Focus 2010; 28(4):1-7.

21. Zada G, Laws ER. Surgical management of craniopharyngiomas in the pediatric population. Horm Res Paediatr 2010; 74:62-6.

22. Karavitaki N, Wass AH. Non-adenomatous pituitary tumours. Best pratc Res Clin Endocrinol Metab 2009; 23:651-65.

23. Yang I, Sughrue ME, Rutkowski MJ et al. Craniopharyngioma: a comparison of tumor control with various treatment strategies. Neursosurg Focus 2010; 28(4):1-11.

24. Müller HL 2007 Trial protocol KRANIOPHARYNGEOM 2007. Available as PDF at: www. Kraniopharyngeom.net.

25. Veeravagu Anand, Lee M, Jiang B, Chang SD. The role of radiosurgery in the treatment os craniopharyngiomas. Neurosurg Focus 2010; 28(4):1-10.

26. Steinbok P, Hukin J. Intracystic treatments for craniopharyngioma. Neurosurg Focus 2010; 28(4):1-6.

27. Hukin J, Steinbox P, Lafay-Cousin L et al. Intracystic bleomycin therapy for craniopharyngioma in children: the canadian experience. Cancer 2007; 109:2124-31.

28. Cavalheiro S, Rocco C, Valenzuela S et al. Craniopharyngiomas: intratumoral chemotherapy with interferon-α: a multicenter preliminary study with 60 cases. Neurosurg Focus 2010; 28(4):1-5.

29. Ierardi DF, Fernandes MJ, Silva IR et al. Apopthosis in alpha interferon (IFN-alpha) intratumoral chemotheraphy for cystic craniopharyngiomas. Childs Nerv Syst 2007; 23:1041-6.

30. Zuhur SS, Müslüman AM, Tanik C et al. MGMT immunoexpression in adamantinomatous craniopharyngiomas. Pituitary 2011; 14(4):323-7.

31. Xu J, Liu L, Zheng X, You C, Li Q. Expression and inhibition of ADAMDEC1 in craniopharyngioma cells. Neurol Res 2012; 34(7):701-6.

32. Hussain I, Eloy JA, Carmel PW, Liu JK. Molecular oncogenesis of craniopharyngioma: current and future strategies for the development of targeted therapies. J Neurosurg 2013; 119:106-12.

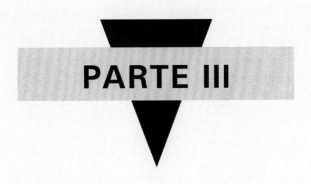

Tireoide

PARTE III

Tireoide

Disfunção Mínima da Tireoide

José Augusto Sgarbi • Heloísa Vilar • João Hamilton Romaldini • Maria do Socorro C. Azevedo

INTRODUÇÃO

A doença tireoidiana subclínica tem sido definida como uma condição puramente laboratorial, caracterizada por níveis anormais da tireotrofina (TSH) na presença de concentrações normais dos hormônios tireoidianos (T3 e T4), em pacientes assintomáticos ou oligossintomáticos.[1-4] O termo subclínico, no entanto, pode não ser inteiramente apropriado, uma vez que muitos pacientes apresentam sintomas e parecem apresentar risco aumentado de morbidades. Desse modo, essa condição clínica poderia representar um estágio inicial de uma disfunção tireoidiana com repercussões teciduais mais leves; por isso, muitos têm preferido usar a expressão disfunção mínima da tireoide (DMT).

O reconhecimento das formas de apresentação clínica da DMT, hipertireoidismo e hipotireoidismo subclínicos, tornou-se possível apenas após avanços significativos na sensibilidade e na precisão de novas gerações de ensaios para determinação do TSH. Sabe-se que a relação inversa log-linear existente entre concentrações séricas do TSH e do tiroxina livre (T4L) implica mudança acentuada nas concentrações do TSH a partir de pequenas alterações do T4L. Essa resposta amplificada pode causar alteração na concentração sérica do TSH, fora dos valores normais de referência para uma população, mesmo que os níveis séricos do T4L e/ou de T3 se mantenham dentro dos valores de referência populacionais. Assim, pequenas alterações nas concentrações dos hormônios tireoidianos podem superar o *set-point* hipotalâmico-hipofisário para um indivíduo, determinando a supressão ou hipersecreção do TSH e, consequentemente, a disfunção subclínica, condição clínica relevante que tem provocado debates sobre os critérios de diagnóstico e a necessidade de programas de rastreamento populacional e o manejo terapêutico.[5,6]

EPIDEMIOLOGIA

A prevalência e a história natural da DMT permanecem controversas. Numerosos estudos de vários países diferem substancialmente e parecem variar de acordo com o grupo étnico, a ingestão de iodo na dieta, a prevalência de anticorpos antitireoidianos e a natureza da população estudada (comunidade, hospitalizados etc.). Além disso, a prevalência pode ainda variar de acordo com o ensaio empregado na determinação do TSH e com os diferentes critérios utilizados na definição do diagnóstico da DMT, importando, especialmente, o valor de corte do TSH.

O hipotireoidismo subclínico afeta, aproximadamente, 4% da população geral, predominando em mulheres e na raça branca, podendo atingir até 20% das mulheres com mais de 60 anos de idade, principalmente em regiões onde é elevado o consumo de iodo na dieta.[2,7,8] Em comunidades consideradas insuficientes em iodo, a prevalência é menor, cerca de 3% em ambos os sexos.[9] Em 17.353 adultos norte-americanos avaliados no III National Health and Nutrition Examination Survey (NHANES III), usando como limite superior do TSH 4,5mUI/L, foi encontrada uma prevalência de hipotireoidismo subclínico de 4,3%.[10] No estudo Framingham foi observado TSH > 10mUI/L em 5,9% das mulheres e em 2,3% dos homens com mais de 60 anos de idade.[11] Em geral, o risco de progressão para o hipotireoidismo franco é maior quando a concentração sérica do TSH ultrapassa 10mUI/L, sobretudo na presença de autoanticorpos antitireoidianos positivos.[12,13]

O hipertireoidismo subclínico é muito menos prevalente do que o hipotireoidismo subclínico. Dados provenientes de estudos epidemiológicos devem ainda ser analisados, levando em conta possíveis diferenças atribuíveis a influências metodológicas na determinação do TSH e a inclusão de pacientes com síndrome do doente eutireóideo, sob uso de doses supressivas de levotiroxina (hipertireoidismo exógeno) ou de medicamentos que interfiram com a secreção do TSH. Utilizando-se valores de corte para o TSH de 0,4mUI/L e 0,1mUI/L, a taxa de prevalência foi de 3,2% e 0,7%, respectivamente.[7] O hipertireoidismo subclínico afeta, também, mais mulheres e idosos, porém difere do hipotireoidismo subclínico por ser mais comum na raça negra e em regiões insuficientes em iodo.[9]

No Brasil, estudos epidemiológicos sobre DMT são inexistentes. Dados do estudo de prevalência em doenças da tireoide na população nipônica da cidade de Bauru apontam a prevalência de 9% e 6,7% para hipo e hipertireoidismo subclínicos, respectivamente, sendo maior em mulheres com mais de 50 anos de idade.[14] Dados de um estudo prospectivo observacional, envolvendo 61 pacientes com hipertireoidismo subclínico espontâneo por período médio de 43 meses (6 a 147 meses), apontam para taxa de progressão anual de 3,6%, sendo fatores de risco para progressão ao hipertireoidismo franco o diagnóstico de autonomia da tireoide, o volume tireoidiano e os níveis séricos do TSH e do T3 na avaliação inicial.[15] Em estudo prospectivo foram identificados 2.024 casos de hipertireoidismo subclínico, 63% dos quais permaneceram no estágio subclínico após 7 anos, 0,7% desenvolveram hipertireoidismo franco e 35,6% reverteram para eutireoidismo após 7 anos de seguimento.[16]

HIPOTIREOIDISMO SUBCLÍNICO
Definição

O hipotireoidismo subclínico caracteriza-se pela presença de concentrações elevadas de TSH sérico, em associação a níveis normais de T4L, representando a disfunção tireoidiana mais frequentemente diagnosticada em estudos de triagem.[1,3] Aproximadamente 75% desses pacientes apresentam níveis séricos de TSH entre 5 e 10mUI/L,[8] a maioria assintomática ou oligossintomática.

Os valores de referência para o TSH sérico têm sido amplamente questionados. De acordo com a Endocrine Society, é aceitável um valor superior de TSH de 2,5mUI/L. A American Association of Clinical Endocrinologists (AACE) sugere 3mUI/L. Segundo a American Thyroid Association (ATA), em áreas iodo-suficientes, o limite superior seria 4,12mUI/L e o limite inferior, 0,45mUI/L.[17,18] No estudo NHANES III, o valor de referência obtido para o TSH (percentil 2,5 a 97,5) foi de 0,45 a 4,12mUI/L.[7] Nas gestantes, consideram-se normais os valores de TSH no primeiro trimestre entre 0,1 e 2,5mUI/L; no segundo trimestre, entre 0,2 e 3,0mUI/L; no terceiro trimestre, entre 0,3 e 3,5mUI/L.[19] Em estudo com 232 judeus asquenaze muito idosos (166 mulheres com média de idade de 97,8 anos e 66 homens com média de idade de 97,6 anos), comparados ao grupo de judeus idosos (95

mulheres com média de idade de 69,7 anos e 93 homens com média de idade de 72,3 anos) e à população de controle – 605 indivíduos livres de doenças tireoidianas (média de idade de 68 anos) – Atzmon et al. demonstraram uma correlação inversa entre os níveis de TSH e de T4 livre e que a população mais idosa apresentava maiores níveis de TSH.[20]

Rastreio

A ATA recomenda o rastreio em adultos com mais de 35 anos de idade a cada 5 anos, além dos pacientes considerados de alto risco (Tabela 15.1). Não existem evidências que embasem o rastreio universal da disfunção ou doença autoimune da tireoide para mulheres em idade fértil antes da concepção ou durante a gestação,[21] ficando indicado rastreio em mulheres acima de 35 anos ou com risco aumentado de hipotireoidismo[17] e toda mulher com infertilidade, em razão da já estabelecida relação entre disfunção tireoidiana, autoimunidade e infertilidade.[22]

Etiologia

As causas do hipotireoidismo subclínico não diferem das do hipotireoidismo clínico, sendo a doença autoimune da tireoide responsável por mais da metade dos casos. A doença autoimune acomete, principalmente, mulheres adultas e/ou idosos. Outras causas são a tireoidite silenciosa ou pós-parto, a tireoidite subaguda, a radioterapia cervical, o tratamento ablativo da tireoide (cirúrgico ou com ^{131}I) ou o uso de tratamento com agentes antitireoidianos.[1-3]

Deve-se, no entanto, estar atento a algumas condições clínicas que podem interferir na secreção hipofisária do TSH,[2] as quais devem ser obrigatoriamente afastadas antes do estabelecimento definitivo do diagnóstico de hipotireoidismo subclínico (Tabela 15.2). Em pacientes hospitalizados, uma ligeira elevação do TSH pode não significar, necessariamente, hipotireoidismo. Medicações que interfiram na via dopaminérgica, inibidores potenciais da

Tabela 15.1 Rastreio com dosagem de TSH sérico

Idade > 35 anos
ATPO-positivos
Doença autoimune (*diabetes mellitus* tipo 1, artrite reumatoide, vitiligo, falência ovariana precoce, anemia perniciosa, insuficiência adrenal autoimune)
História de irradiação de cabeça e pescoço ou radiodoterapia
História de disfunção ou cirurgia tireoidiana
Desordens psiquiátricas, demência, cromossomopatias
Uso de amiodarona, lítio, contraste iodado, citocinas, sunitinibe
Arritmias, insuficiência cardíaca, hipertensão, dislipidemia
Constipação intestinal, dismenorreia, miopatia, alterações de pele, ganho de peso
Infertilidade, história de aborto espontâneo, prematuridade

Tabela 15.2 Diagnóstico diferencial do hipotireoidismo subclínico

Fármacos
Lítio
Amiodarona
Metoclopropamida
Domperidona
Iodo
Propiltiouracil
Metimazol

Doenças tireoidianas
Hipotireoidismo central
Síndrome de resistência ao hormônio tireoidiano
Tumor secretor de TSH
Tireoidites em fase de recuperação
Dose insuficiente de T4L
Anticorpos heterófilos anti-TSH
Elevação transitória do TSH (no tratamento do hipertireoidismo)

Outras causas
Insuficiência renal crônica
Insuficiência suprarrenal
Síndrome do doente eutireóideo

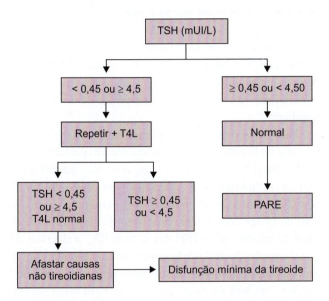

Figura 15.1 Abordagem diagnóstica da disfunção mínima da tireoide.

secreção do TSH, podem elevar os valores de TSH séricos. Nessa categoria incluem-se os fármacos antieméticos e antipsicóticos. Embora em proporção muito pequena, a presença de anticorpos heterófilos pode interferir nos imunoensaios do TSH, resultando em valores falsamente elevados. É indispensável a pesquisa de autoimunidade tireoidiana.

Significado Clínico

Inúmeros estudos, prospectivos e retrospectivos, têm associado o hipotireoidismo subclínico a sintomas sistêmicos e piora na qualidade de vida.[8,23] No estudo do Colorado,[8] indivíduos identificados em triagem com hipotireoidismo franco e hipotireoidismo subclínico relataram maior número de sintomas, comparados aos em eutireoidismo (p < 0,001), sendo a pele seca, o prejuízo da memória e a fraqueza muscular aqueles com melhor valor preditivo positivo, os quais, em geral, foram baixos para a maioria dos sintomas avaliados.

Alguns estudos têm sugerido implicações neuropsiquiátricas, declínio cognitivo, prejuízo de memória, ansiedade e depressão, enquanto outros não mostram associação significativa.[24-26] Além disso, pacientes com hipotireoidismo subclínico e depressão podem apresentar menor resposta aos agentes antidepressivos, caso não estejam recebendo tiroxina.[27]

Os efeitos do hipotireoidismo subclínico sobre os lipídios ainda são controversos. Alguns estudos demonstram elevações do colesterol total, LDL-C, apo-B e queda no HDL-C e lipoproteína (a), ao passo que outros não mostraram qualquer alteração significativa. Vários ensaios clínicos recentes não têm demonstrado benefício no controle lipídico com o tratamento com T4L no hipotireoidismo subclínico; assim, sugere-se que na presença de dislipidemia associada, quando indicadas, devem ser instituídos agentes hipolipemiantes, independentemente de os pacientes serem ou não tratados com T4L.[28]

No estudo do Colorado,[8] observou-se relação linear entre os níveis séricos de colesterol total e os da lipoproteína de baixa densidade (LDL-C) com aumento dos níveis de TSH sérico (Figura 15.2).

Em uma meta-análise de 11 estudos com 55.287 indivíduos, sendo 3.450 portadores de hipotireoidismo subclínico, os que apresentaram TSH > 10mUI/L apresentaram maior risco de doença arterial coronariana; naqueles em que o TSH estava > 7mUI/L, houve maior risco de morte por doença arterial coronariana (DAC); no entanto, não houve aumento de mortalidade global associada ao hipotireoidismo subclínico.[29] Dois estudos sugeriram diminuição do espessamento íntimo-médio arterial após reposição de T4L em pacientes com hipotireoidismo subclínico.[30,31] Cappola et al.,[32] em uma coorte de pacientes idosos acompanhados por 12 anos, não encontraram nenhuma associação entre hipotireoidismo subclínico e risco de doença coronariana, cerebrovascular e morte por doença cardiovascular ou por qualquer outra causa. Em coorte de pacientes com idade média de 50 anos, durante 20 anos, Walsh et al.[33] encontraram associação significativa entre hipotireoidismo subclínico e risco de doença cardiovascular fatal e não fatal. Na recente reanálise da clássica coorte de Whickham foi demonstrada a associação entre hipotireoidismo subclínico, doença cardíaca e mortalidade por doença isquêmica cardíaca, contrariando o estudo original, que não mostrou associação em 20 anos de seguimento.[34] Segundo dados de coortes prospectivos de

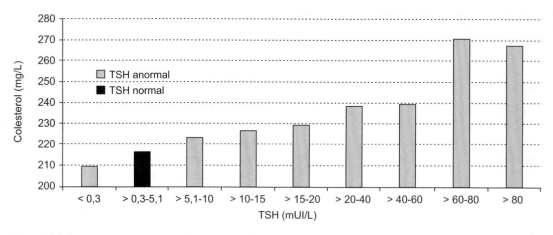

Figura 15.2 Relação linear entre aumento do colesterol total e TSH séricos em 25.862 participantes do estudo do Colorado.

25.390 participantes, 2.068 (8,1%) tinham hipotireoidismo subclínico e 648 (2,6%) hipertireoidismo subclínico. Na análise ajustada para idade e sexo, os riscos de eventos de insuficiência cardíaca foram aumentados com níveis de TSH ≥ 10mUI/L e < 0,10mUI/L; os riscos mantiveram-se semelhantes após o ajuste para fatores de risco cardiovascular.[35]

Um estudo epidemiológico[36] mostrou que pacientes com hipotireoidismo subclínico tiveram chance 2,5 vezes maior de apresentar insuficiência cardíaca, comparados a indivíduos com TSH normal. Entretanto, a efetividade da reposição com T4L para redução do risco cardiovascular no hipotireoidismo subclínico permanece inconclusiva, podendo ser danosa em idosos, como sugerido por Gussekloo et al.,[37] após observarem que pacientes com mais de 85 anos de idade com hipotireoidismo subclínico apresentaram menor taxa de mortalidade, quando comparados àqueles com função tireoidiana normal. Os níveis de TSH aumentam com a idade, e valores de TSH 5-10mUI/L vêm sendo associados a menor taxa de mortalidade em muito idosos (> 85 anos), um possível efeito protetor dos níveis mais elevados de TSH observados na população mais longeva.[38]

Tratamento

A justificativa para terapia de reposição com T4L em pacientes com hipotireoidismo subclínico fundamenta-se nas possibilidades de impedir a progressão para doença franca e melhorar a qualidade de vida. Realmente, vários estudos descreveram melhora dos sintomas gerais e cognitivos, no perfil lipídico,[31,39-42] na função endotelial[31,42] e no risco cardiovascular,[43,44] mas a maioria desses estudos apresentava limitações metodológicas.

Uma revisão sistemática com meta-análise[45] comparou o uso de T4L com placebo ou nenhum tratamento.

Seis entre 12 estudos observaram redução de colesterol total e melhora discreta na avaliação de alguns índices das funções sistólica e diastólica (índice de desempenho miocárdico, tempo de ejeção e período pré-ejeção). Nenhum, entre os estudos avaliados, mostrou associação entre o tratamento com T4L e melhora da sobrevida em pacientes com hipotireoidismo SC. Em relação à qualidade de vida e aos sintomas, os resultados foram insuficientes para indicar ou contraindicar a reposição de hormônio tireoidiano.

Não há evidência de benefícios claros do tratamento precoce do hipotireoidismo subclínico em pacientes com TSH < 10mUI/L.[1] Por outro lado, o mesmo painel recomenda o tratamento em pacientes com níveis de TSH > 10mUI/L. Nesse nível, há razoável evidência de maior taxa de progressão para o hipotireoidismo franco. Consequentemente, se o TSH for < 10mUI/L, a decisão de tratar ou não deverá ser baseada em julgamento clínico individual, juntamente com a preferência do paciente, por ser a melhor maneira de se decidir em favor do tratamento ou do acompanhamento clínico expectante. Na Figura 15.3 é apresentado um algoritmo com propostas de tratamento para pacientes com hipotireoidismo subclínico.

Um estudo com 4.123 gestantes (ATPO-negativas) mostrou maior risco de aborto nas mulheres com TSH sérico entre 2,5 e 5,0mUI/L, comparadas às que tinham TSH < 2,5mUI/L (6,1% *vs.* 3,6%).[46] Outro estudo prospectivo randomizado, com gestantes AATPO-positivas tratadas com levotiroxina, demonstrou menor risco de aborto e prematuridade.[47] Um estudo prospectivo chinês mostrou que o desenvolvimento intelectual e psicomotor de descendentes nascidos de mulheres com ATPO-positivas e função tireoidiana normal que foram tratados com T4 por 8 semanas foi comparável ao dos indivíduos de controle.[45] Hipotireoidismo subclínico tem sido associado a

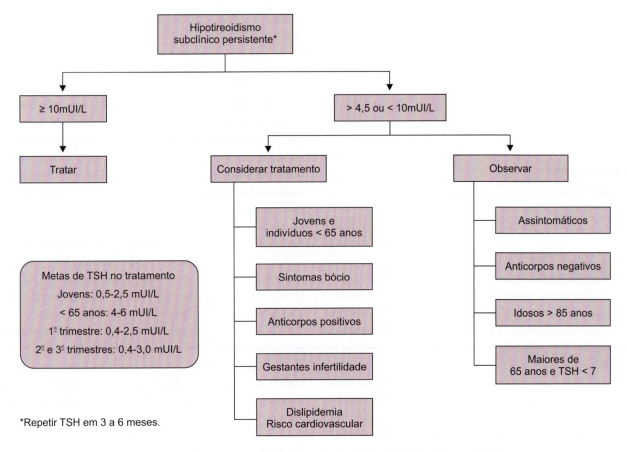

Figura 15.3 Algoritmo com proposta de manejo terapêutico do hipotireoidismo subclínico.

maior morbidade materno-fetal, mas ainda sem evidências suficientes para recomendar a favor ou contra o tratamento de todas as gestantes com hipotireoidismo subclínico. Recomenda-se o tratamento com T4L durante a gravidez, se ATPO-positivas e com TSH acima do valor de referência para o trimestre.[48]

O hipotireoidismo subclínico em crianças, na maioria das vezes, reverte para eutireoidismo ou permanece como hipotireoidismo subclínico, com taxa de evolução para hipotireoidismo clínico variando entre 0% e 28%. Alguns estudos mostram aumento da velocidade de crescimento em crianças tratadas com levotiroxina.[49]

HIPERTIREOIDISMO SUBCLÍNICO
Definição

O surgimento de ensaios mais modernos e sensíveis para determinação do TSH possibilitou a distinção de diferentes graus de supressão da secreção hipofisária do TSH, desde formas mais graves da tireotoxicose, geralmente observadas na doença de Graves, com concentrações suprimidas do TSH (< 0,1mUI/L), até apresentações clínicas mais leves do hipertireoidismo, quando os valores séricos do TSH apresentam-se baixos ou subnormais (0,1 a 0,45mUI/L). O hipertireoidismo subclínico tem sido definido como uma anormalidade bioquímica assintomática ou oligossintomática caracterizada por concentrações séricas baixas do TSH e normais do T4L e do T3.[1,3,50]

Etiologia

O hipertireoidismo subclínico pode ser classificado como endógeno, quando por causa espontânea (doença de Graves, autonomia etc.), ou exógeno, quando resultante do uso de doses supressivas de T4L (Tabela 15.3). Em geral, as causas determinantes do hipertireoidismo subclínico não diferem das do hipertireoidismo franco.[2]

Embora não existam dados na literatura que possibilitem uma conclusão definitiva sobre a prevalência de cada etiologia, estima-se que a causa exógena, determinada pelo uso de T4L, principalmente no tratamento do hipotireoidismo, seja a mais frequente. Um estudo populacional demonstrou que aproximadamente 20% dos pacientes sob uso de T4L apresentavam concentrações séricas diminuídas do TSH.[8]

Tabela 15.3 Etiologia do hipertireoidismo subclínico

Causas endógenas
Doença de Graves
Adenoma tóxico
Bócio multinodular tóxico
Hipertireoidismo gestacional
Tireoidites agudas ou subagudas
Tireoidite pós-parto ou silenciosa
Induzido por iodo
Terapia com [131]I

Causas exógenas
Terapia com doses supressivas de T4L
Tratamento do hipotireoidismo com doses excessivas de T4L
Hipertireoidismo factício
Uso de triodotironina ou triac no tratamento da obesidade

A prevalência das causas do hipertireoidismo subclínico endógeno ou espontâneo também não é bem conhecida. Sabe-se que em regiões suficientes em iodo há maior proporção de casos de doença de Graves, enquanto em regiões onde o conteúdo de iodo na dieta é considerado baixo predominam doença nodular autônoma da tireoide, adenoma e bócio multinodular tóxico. Em uma série de 62 pacientes com hipertireoidismo subclínico espontâneo residentes no centro-oeste do estado de São Paulo, uma região considerada suficiente em iodo, o bócio multinodular tóxico foi a causa em 53,2% dos casos, seguido pelo adenoma tóxico (20,9%) e pela doença de Graves (19,4%). A etiologia não pôde ser determinada em 4,8% da amostra.[51]

Em paciente com suspeita clínica de hipertireoidismo, o teste inicial deve consistir na determinação do TSH sérico. Valores baixos (< 0,45mUI/L) indicam necessidade da determinação do T4L e do T3, este último para excluir a possibilidade de tireotoxicose por T3. O diagnóstico de hipertireoidismo subclínico deve ser diferenciado de condições clínicas como hipotireoidismo central, síndrome do doente eutireóideo, doenças psiquiátricas, uso de fármacos como glicocorticoides e dopamina, ou outras que interfiram na secreção hipofisária do TSH. Em pacientes hospitalizados e portadores de doenças psiquiátricas em fase aguda, de doenças crônicas agudizadas ou em fase de convalescença, deve-se evitar, sempre que possível, a avaliação da função tireoidiana. Nesses casos, os resultados devem ser avaliados com cautela, em razão das alterações hormonais transitórias que ocorrem na síndrome do doente eutireóideo. Devemos, ainda, diferenciar as causas transitórias (tireoidites, hipertireoidismo gestacional e tratamento com ^{131}I), que em geral não necessitam de tratamento, das formas persistentes (doença de Graves, adenoma tóxico e bócio multinodular tóxico), para as quais o clínico deverá decidir ou por uma conduta expectante ou por tratamento precoce. A Figura 15.4 mostra um algoritmo de diagnóstico para hipertireoidismo subclínico.

Significado Clínico

Apesar de vários estudos dedicados ao entendimento do hipertireoidismo subclínico nos últimos anos, seu curso natural e significado clínico permanecem não bem estabelecidos. Classicamente, o hipertireoidismo subclínico tem sido definido como uma condição bioquímica assintomática, o que em parte se deve a estudos de rastreamento populacional, alguns deles envolvendo populações de idosos,[52,53] quando pacientes, mesmo com hipertireoidismo franco, podem apresentar-se com poucos sintomas. Por outro lado, estudos envolvendo pacientes e que empregaram um método quantitativo de avaliação clínica da tireotoxicose[54,55] identificaram sintomas clínicos de tireotoxicose e piora da qualidade de vida.

Os hormônios tireoidianos exercem efeitos marcantes no sistema cardiovascular,[56-58] sendo bem conhecidas as consequências de seu excesso no hipertireoidismo franco. No hipertireoidismo subclínico, tanto endógeno como exógeno, anormalidades cardiovasculares semelhantes também têm sido descritas.[59] Estudos sugerem que o hipertireoidismo subclínico com TSH < 0,1mUI/L estaria associado a morbidade e mortalidade cardiovasculares.[29] O estudo PROSPER, coorte prospectiva, com 5.316 idosos (70 a 82 anos) com alto risco cardiovascular, demonstrou associação de disfunção tireoidiana subclínica (TSH < 0,1mUI/L ou > 10mUI/L) e maior risco de insuficiência cardíaca.[60] De 52.674 participantes agrupados a partir de 10 coortes prospectivas, 2.188 (4,2%) tinham hipertireoidismo subclínico associado a aumento da mortalidade geral (HR 1,24; IC 95%), mortalidade cardiovascular (HR 1,29; IC 95%), eventos coronarianos (HR 1,21; IC 95%) e fibrilação atrial (HR 1,68; IC 95%). Os riscos não diferiram significativamente por idade, sexo ou doença cardiovascular preexistente e foram semelhantes após ajuste para fatores de risco cardiovasculares.[61] Pacientes com hipertireoidismo subclínico apresentam aumento da frequência cardíaca de repouso, arritmias cardíacas, aumento da massa do ventrículo esquerdo, comprometimento das funções sistólica e diastólica e alterações hemodinâmicas. Muito significativo é que muitas dessas alterações são reversíveis após o restabelecimento do eutireoidismo em alguns estudos, mas com falhas metodológicas.[4,58,62-66] Em um estudo, o risco relativo para o desenvolvimento de fibrilação atrial em pacientes com hipertireoidismo subclínico foi de 5,2, valor que não diferiu do observado em pacientes com tireotoxicose franca.[67] Em pacientes com risco cardiovascular elevado (hipertensão, coronariopatia, valvulopatia etc.), o hipertireoidismo subclínico foi um fator de risco independente para fibrilação atrial (OR = 2,4).[68] Finalmente, em um estudo,[32] 496 indivíduos com hipertireoidismo subclínico e média de idade de 73 anos e 2.639 indivíduos eutireóideos foram seguidos prospectivamente por 13 anos. O risco relativo de fibrilação atrial para o grupo de pacientes foi de 1,98, ajustado para idade, sexo e outros fatores de risco para fibrilação atrial. Estima-se que a tireotoxicose clinicamente oculta possa estar envolvida em 10% dos pacientes com fibrilação atrial sem causa cardiovascular.[56] Além disso, pacientes com hipertireoidismo subclínico poderiam apresentar atividade aumentada do fator X, o que representaria um estado de potencial hipercoagulabilidade.[69] Permanece controversa sua associação ao maior risco de mortalidade.[32,37,71,72]

O hipertireoidismo subclínico também parece afetar a integridade do esqueleto, embora isso ainda não esteja completamente definido. A maioria dos dados, entretanto, refere-se a pacientes com a forma exógena, cujos resultados sumariados em duas meta-análises concluem que mulheres pós-menopausadas (mas não na pré-menopausa) sob tratamento supressivo prolongado com tiroxina têm perda óssea significativa, em comparação aos controles,[72] e que é maior o risco de fratura em mulheres pós-menopausadas com hipertireoidismo subclínico espontâneo. Um estudo de coorte, em mulheres com mais de 65 anos de idade e com valores séricos do TSH < 0,1mUI/L, mostrou risco quatro e três vezes maior para fratura vertebral e de quadril, respectivamente.[73] Em uma coorte de 163 adultos que apresentaram eventos cardiovasculares, houve associação de hipertireoidismo subclínico com idade mais avançada (66,9 $vs.$ 56,9 anos; p = 0,002), e diabetes (55,6% $vs.$ 23,6%; p = 0,039), quando comparado aos eutireóideos. A prevalência de disfunção tireoidiana subclínica foi de 32,5%. A taxa de mortalidade global foi maior na disfunção tireoidiana subclínica.[74]

Tratamento

As primeiras evidências sobre possíveis benefícios do tratamento do hipertireoidismo subclínico vieram de estudos realizados em pacientes com a forma exógena da doença. Em pacientes sob dose supressiva de T4L, tanto o uso associado de betabloqueador como a diminuição da dose[75] estiveram associados a alívio dos sintomas e melhora da qualidade de vida e das anormalidades morfológicas e funcionais do coração. Um estudo de caso-controle, envolvendo 11 indivíduos controles e 12 pacientes sob terapia supressiva com T4L por pelo menos 2 anos (com níveis de TSH estáveis entre 0,1 e 0,4mUI/L), mostrou que o uso de atenolol (50mg/dia por

3 meses) associou-se a redução da massa do ventrículo esquerdo e melhora da função diastólica.[76] Uma meta-análise recente mostrou que o hipertireoidismo subclínico, particularmente com TSH indetectável, pode aumentar a mortalidade cardiovascular. No entanto, os resultados ainda não são suficientes para recomendar o tratamento para todos os pacientes com TSH detectável (0,1 a 0,4mUI/L).[77]

Uma revisão científica para diagnóstico e manejo da doença tireoidiana subclínica[3] recomendou que a terapia com T4L deveria ser revista se os níveis séricos de TSH estivessem < 0,45mUI/L. Muitos pacientes com câncer de tireoide, particularmente aqueles com bom prognóstico, poderiam ter sua dose de T4L reduzida. Para pacientes em seguimento de câncer de tireoide, nos quais a dose de T4L não possa ser reduzida, embora não consensual, poderia ser usado betabloqueador, principalmente na presença de sintomas adrenérgicos, hipertensão arterial ou risco cardiovascular elevado, obedecendo-se às contraindicações de seu uso. Pacientes com hipotireoidismo com níveis baixos do TSH devem ter sua dose de T4L ajustada, objetivando a normalização do TSH.

São escassos os ensaios clínicos sobre possíveis benefícios de uma intervenção terapêutica precoce em pacientes com hipertireoidismo subclínico endógeno, e a maioria conta com pequeno número de pacientes e com limitações metodológicas.

Em um estudo de caso-controle, pacientes adultos (idade mediana de 59 anos) com hipertireoidismo subclínico endógeno persistente apresentaram melhora significativa dos sintomas quantificados pelo índice de Wayne, da frequência cardíaca média em 24 horas e do número de batimentos ectópicos atriais e supraventriculares 6 meses após a obtenção de eutireoidismo com o uso de metimazol. Além disso, observou-se significativa diminuição do índice de massa, da espessura da parede posterior do ventrículo esquerdo e do septo interventricular.[65] Outro estudo[78] evidenciou que o tratamento com iodo radioativo em pacientes com hipertireoidismo subclínico endógeno resultou na melhora significativa de alterações hemodinâmicas, como resistência vascular periférica e trabalho cardíaco, após a obtenção do eutireoidismo. Esses resultados sugerem que o restabelecimento do eutireoidismo mediante tratamento precoce do hipertireoidismo subclínico poderia modificar o curso natural da doença, interrompendo a evolução para doença cardíaca mais avançada, representada por fibrilação atrial e hipertrofia cardíaca. No entanto, Yonem et al.[79] avaliaram 20 mulheres pré-menopausadas (idade mediana de 36 anos) com hipertireoidismo endógeno randomizadas em dois grupos de 10 pacientes; de acordo com a opção de tratar ou não. As pacientes submetidas a tratamento antitireoidiano mostraram melhora dos sintomas, mas nenhuma diferença foi observada nos parâmetros cardíacos e ósseos. A discrepância com os dois últimos estudos poderia ser justificada pelas diferenças no desenho e pela idade mais jovem das pacientes no último estudo.

Efeitos benéficos do tratamento do hipertireoidismo subclínico no esqueleto foram observados de modo mais consistente, embora em poucos estudos. Mudde et al.[80] seguiram prospectivamente 16 mulheres pós-menopausadas com hipertireoidismo subclínico, oito randomizadas para receberem tratamento com metimazol e oito para não receberem tratamento. Após 2 anos de seguimento, o grupo tratado experimentou discreto aumento da densidade mineral óssea, enquanto o grupo não tratado apresentou declínio de 5%. Outro estudo, realizado em mulheres na pós-menopausa com hipertireoidismo subclínico por bócio multinodular, mostrou que a obtenção do eutireoidismo mediante tratamento com iodo radioativo resultou em aumento significativo da densidade mineral óssea, comparado ao grupo sem tratamento, após 2 anos de seguimento.[81]

Analisados conjuntamente, esses dados mostram que o tratamento do hipertireoidismo subclínico endógeno associou-se a melhora de sintomas, de parâmetros cardiovasculares e do metabolismo ósseo, além de evitar a progressão para o hipertireoidismo declarado. Pacientes idosos, com doença cardíaca ou com risco elevado para doença cardiovascular, com perda acelerada de massa óssea ou osteoporose e pacientes sintomáticos deveriam ser tratados de acordo com a etiologia do hipertireoidismo. Pacientes jovens, assintomáticos e sem evidências de envolvimento orgânico poderiam ser observados e reavaliados a cada semestre. De fato, o tratamento do hipertireoidismo subclínico deveria ser considerado em pacientes com níveis séricos de TSH < 0,1mUI/L, especialmente para pacientes com mais de 60 anos de idade, com risco cardiovascular aumentado, osteopenia ou osteoporose, ou para aqueles com sintomas de tireotoxicose.[1] Na Figura 15.4 apresentamos um algoritmo que resume uma proposta para o manejo diagnóstico e terapêutico de pacientes com hipertireoidismo subclínico.

Alguns aspectos permanecem não resolvidos, como o manejo em jovens ou pessoas de meia-idade hígidos, assintomáticos e com concentrações de TSH > 0,1mUI/L. Portanto, na ausência de evidência a favor ou contra o tratamento do hipertireoidismo subclínico, parece apropriado seguir algoritmos que levem em consideração o nível de TSH e a presença de fatores de risco (idade > 60 anos, osteoporose pós-menopausa e doença cardíaca).[50]

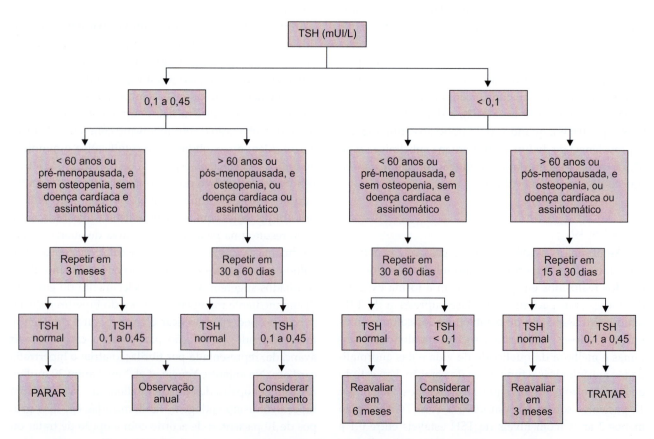

Figura 15.4 Algoritmo com proposta de manejo diagnóstico e terapêutico do hipertireoidismo subclínico.

Referências

1. Gharib H, Tuttle M, Baskin HJ et al. Subclinical thyroid dysfunction: a joint statement on management from the American Association of Clinical Endocrinologists, the American Thyroid Association, and The Endocrine Society. J Clin Endocrinol Metab 2005; 90(1):581-5.

2. Romaldini JH, Sgarbi JA, Farah CS. Disfunções mínimas da tiroide: hipotiroidismo subclínico e hipertiroidismo subclínico. Arq Bras Endocrinol Metab 2004; 48:147-58.

3. Surks MI, Ortiz E, Daniels G et al. Subclinical thyroid disease: scientific review and guidelines for diagnosis and management. JAMA 2004; 291:228-38.

4. Nakajima Y, Yamada M. [Subclinical thyroid disease]. Nihon Rinsho. 2012; 70(11):1865-71. Review. Japanese. PubMed PMID: 23214054.

5. Andersen S, Pedersen KM, Brunn NH, Lauberg P. Narrow individual variations in serum T4 and T3 in normal subjects: a clue to the understanding of subclinical thyroid disease. J Clin Endocrinol Metab 2002; 87:1068-72.

6. Cooper DS, Biondi B. Subclinical thyroid disease. Lancet. 2012; 379(9821):1142-54. Epub 2012 Jan 23.

7. Hollowell JG, Staehling NW, Flanders WD et al. Serum TSH, T4, and thyroid antibodies in the United States population (1988 to 1994): National Health and Nutrition Examination Survey (NHANES III). J Clin Endocrinol Metab 2002; 87(2):489-99.

8. Canaris GJ, Manowitz NR, Mayor G, Ridgway C. The Colorado thyroid disease prevalence study. Arch Intern Med 2000; 160(4):526-34.

9. Aghini-Lombard F, Antonangeli L, Martino E et al. The spectrum of thyroid disorders in an iodine-deficient community: The Pescopagano Survey. J Clin Endocrinol Metab 1999; 84:561-6.

10. Hollowell JG, Staehling NW, Flanders WD et al. Serum TSH, T(4), and thyroid antibodies in the United States population (1988 to 1994): National Health and Nutrition Examination Survey (NHANES III). J Clin Endocrinol Metab 2002; 87:489.

11. Sawin CT, Castelli WP, Hershman JM, McNamara P, Bacharach P. The aging thyroid. Thyroid deficiency in the Framingham Study. Arch Intern Med 1985; 145:1386-8.

12. Diez J, Iglesias P. Spontaneous subclinical hypothyroidism in patients older than 55 years: an analysis of natural course and risk factors for the development of overt thyroid failure. J Clin Endocrinol Metab 2004; 89:4890-7.

13. Huber G, Staub JJ, Meier C et al. Prospective study of the spontaneous course of subclinical hypothyroidism: prognostic value of thyrotropin, thyroid reserve, and thyroid antibodies. J Clin Endocrinol Metab 2002; 87:3221-6.

14. Sgarbi JA, Vilar H, Fiorin LB et al. Prevalence, clinical data and lipide profile in subclinical thyroid disease: a population-based study. XII Latin American Thyroid Society Congress Abs; p. 116, 2007.

15. Sundbeck G, Jagenburg R, Johansson PM et al. Clinical significance of low serum thyrotropin concentration by chemiluminometric assay in 85-year-old women and men. Arch Intern Med 2000; 151:549-56.

16. Thenmalar Vadiveloo et al. The Thyroid Epidemiology, Audit, and Research Study (TEARS): The natural history of endogenous subclinical hyperthyroidism. J Clin Endocrinol Metab, 2011; 96(1):E1-E8.

17. Garber JR, Cobin RH, Gharib H et al. Clinical practice guidelines for hypothyroidism in adults: cosponsored by the american association of clinical endocrinologists and the american thyroid association. Thyroid 2012; 22(12):1200-35. Epub 2012 Nov 6.

18. Krastzch J, Fiedler GM, Leichtle A et al. New reference intervals for thyrotropin and thtroid hormones based on National Academy of Clinical Biochemistry criteria and regular ultrasongraphy on the thyroid. Clin Chem 2005 Aug; 51(8):1408-6. Epub 2005 Jun 16.

19. Stagnaro-Green A, Abalovich M et al. Guidelines of the American Thyroid Association for the Diagnosis and Management of Thyroid Disease During Pregnancy and Postpartum The American Thyroid Association Taskforce on Thyroid Disease During Pregnancy and Postpartum. Thyroid 2011; 21(10). Mary Ann Liebert, Inc. DOI: 10.1089/thy.2011.0087.

20. Atzmon G Barzilai, Hollowell JG, Surks MI, Gabriely I. Extreme longevity is associated with increased serum thyrotropin. J Clin Endocrinol Metab 2009; 94(4):1251-4.

21. Vaidya B et al. Treatment and screening of hypothyroidism in pregnancy: results of a European survey. Eur J Endocrinol 2012; 166(1):49-54.

22. Artini PG et al. Infertility and pregnancy loss in euthyroid women with thyroid autoimmunity. Gynecol Endocrinol 2013; 29(1):36-41.

23. Bianchi GP, Zaccheroni V, Solaroli E et al. Health-related quality of life in patients with thyroid disorders. Qual Life Res 2004; 13:45-54.

24. Bloomgarden E et al. Subclinical thyroid dysfunction is not associated with risk of cognitive decline or dementia in older adults. Endocr Rev 2012; 33:OR,06-5.

25. Appolinario JC, Fontenelle LF, Rodrigues ALC et al. Symptoms of depression and anxiety among patients with subclinical hypothyroidism. J Bras Psiquiatr 2005; 54:94-7.

26. Caraccio N, Natali A, Sironi A et al. Muscle metabolism and exercise tolerance in subclinical hypothyroidism: a controlled trial of levothyroxine. J Clin Endocrinol Metab 2005; 90:4057-62.

27. Joffe RT, Pearce EN, Hennessey JV, Ryan JJ, Stern RA. Subclinical hypothyroidism, mood, and cognition in older adults: a review. Int J Geriatr Psychiatry 2013; 28(2):111-8. Epub 2012 Mar 13.

28. Pearce EN. Update in lipid alterations in subclinical hypothyroidism. J Clin Endocrinol Metab 2012; 97:326-33.

29. Rondondi N, Den Elzem WP, Bauere C et al. Subclinical hypothyroidism and the risk of coronary heart disease and mortality. JAMA 2010; 304(12):1365-74. PubMed PMID: 20858880.

30. Taddei S, Caraccio N, Virdis A et al. Impaired endothelium-dependent vasodilatation in subclinical hypothyroidism: benefical effect of levothyroxine therapy. J Clin Endocrinol Metab 2003; 88:3731-7.

31. Monzani F, Caraccio N, Kozàkowà M et al. Effect of levothyroxine replacement on lipid profile and intima-media thickness in subclinical hypothyroidism: a double-blind, placebo-controlled study. J Clin Endocrinol Metab 2004; 89:2099-106.

32. Cappola AR, Fried LP, Arnold AM et al. Thyroid status, cardiovascular risk, and mortality in older adults. JAMA 2006; 295:1033-41.

33. Walsh JP, Bremner AP, Bulsara MK et al. Subclinical thyroid dysfunction as a risk factor for cardiovascular disease. Arch Intern Med 2005; 165:2467-72.

34. Razvi S et al. The incidence of ischemic heart disease and mortality in people with subclinical hypothyroidism: reanalysis of the Whickham Survey Cohort. J Clin Endocrinol Metab 2010; 95(4):1734-40.

35. Gencer B et al. Subclinical thyroid dysfunction and the risk of heart failure events: an individual participant data analysis from 6 prospective cohorts. Circulation 2012; 126(9):1040-9. Epub 2012 Jul 19.

36. Rodondi N, Aujesky D, Vittinghoff E et al. Subclinical hypothyroidism and the risk of coronary heart disease: a meta-analysis. Am J Med 2006; 119:541-51.

37. Gussekloo J, Exel E, Craen AJM et al. Thyroid status, disability and cognitive function, and survival in older age. JAMA 2004; 292:2591-9.

38. Pasqualetti G et al. Is subclinical hypothyroidism a cardiovascular risk factor in the elderly? J Clin Endocrinol Metab 2013; 98(6):2256-66.

39. Jorde R, Waterloo K, Storhaug H et al. Neuropsychological function and symptoms in subjects with subclinical hypothyroidism and the effect of thyroxine treatment. J Clin Endocrinol Metab 2006; 91:145-53.

40. Duntas LH, Mantzou E, Koutras DA. Circulating levels of oxidized low-density lipoprotein in overt and mild hypothyroidism. Thyroid 2002; 12:1003-7.

41. Ito M, Takamatsu J, Sasaki J et al. Disturbed metabolism of remnant lipoproteins in patients with subclinical hypothyroidism. Am J Med 2004; 117:696-9.

42. Rasvi S, Ingnoe LE, McMillan CV, Weaver JU. Health status in patients with subclinical hypothyroidism. Eur J Endocrinol 2007; 152:713-7.

43. Monzani F, Di Bello V, Caraccio N et al. Effect of levothyroxine on cardiac function and structure in subclinical hypothyroidism: a double blind, placebo-controlled study. J Clin Endocrinol Metab 2001; 86:1110-5.

44. Parrat D, Meyer P. Endocrinology in 2012: what's new? Rev Med Suisse. 2013; 9(368):36-9.

45. Villar H. Reposição de hormônio tireoideano no hipotireoidismo subclínico: revisão sistemática e meta-análise. [tese]. São Paulo: Universidade Federal de São Paulo – Escola Paulista de Medicina, 2006.

46. Negro R et al. Increased pregnancy loss rate in thyroid antibody negative women with TSH levels between 2.5 and 5.0 in the first trimester of pregnancy. J Clin Endocrinol Metab 2010; 95(9):E44-8.

47. Negro R et al. Levothyroxine treatment in euthyroid pregnant women with autoimmune thyroid disease: effects on obstetrical complications. J Clin Endocrinol Metab 2006; 91(7):2587-91.

48. Teng W, Stan Z, Patil-Sisodia K, Cooper DS. Hypothyroidism in pregnancy. Lancet Diabetes Endocrinol 2013; 1:228-37.

49. Monzani A et al. Endocrine disorders in childhood and adolescence. Natural history of subclinical hypothyroidism in children and adolescents and potential effects of replacement therapy: a review. Eur J Endocrinol 2012; 168(1):R1-R11. Print 2013 Jan.

50. Corvilain B. Subclinical hyperthyroidism: from diagnosis to treatment. Rev Med Brux 2012; 33(4):241-5.

51. Sgarbi JA, Fiorin LB, Villar H, Romaldini JH. A prospective and observational study concerning the natural course of spontaneous subclinical hyperthyroidism. XII Latin American Thyroid Society Congress Abs, 2007:114.

52. Sundbeck G, Jagenburg R, Johansson PM et al. Clinical significance of low serum thyrotropin concentration by chemiluminometric assay in 85-year-old women and men. Arch Intern Med (1991) 151:549-56.

53. Sawin CT, Geller A, Kaplan MM et al. Low serum thyrotropin (thyroid stimulating hormone) in older persons without hyperthyroidism. Arch Intern Med 151:165-8.

54. Biondi B, Palmieri EA, Fazio S et al. Endogenous subclinical hyperthyroidism affects quality of life and cardiac morphology and function in young and middle-aged patients. J Clin Endocrinol Metab 2000; 85:4701-5.

55. Kimy A, Parky J. Prevalence and risk factors for subclinical tyroid disease. Endocrinol metab 2014; 29:20-9.

56. Klein I, Ojamaa K. Thyroid hormone and the cardiovascular system. N Engl J Med 2001; 344:501-9.

57. Fazio S, Palmieri EA, Lombardi G, Biondi B. Effects of thyroid hormone on the cardiovascular system. Recent Prog Horm Res 2004; 59:31-50.

58. Kahaly GJ, Dillmann WH. Thyroid hormone action in the heart. Endocrine Rev 2005; 26:704-28.

59. Biondi B, Palmieri EA, Lombardi G, Fazio S. Efects of subclinical thyroid dusfunction on the heart. Ann Intern Med 2002; 137:904-14.

60. Nanchen D et al. Subclinical thyroid dysfunction and the risk of heart failure in older persons at high cardiovascular risk. J Clin Endocrinol Metab March 2012; 97(3):852-61.

61. Collet TH et al. Thyroid Studies Collaboration. Subclinical hyperthyroidism and the risk of coronary heart disease and mortality. Arch Intern Med. 2012 May 28; 172(10):799-809.

62. Nahas EAP, Nahas Neto J, Santos PEMF et al. Prevalência do hipotireoidismo subclínico e repercussões sobre o perfil lipídico e massa óssea em mulheres na pós-menopausa. Rev Bras Ginecol Obstet 2005; 27:467-72.

63. Burmeister LA, Flores A. Subclinical thyrotoxicosis and the heart. Thyroid 2002; 6:495-9.

64. Faber J, Wiinberg N, Schifter S, Mehlsen J. Haemodynamic changes following treatment of subclinical and overt hyperthyroidism. Eur J Endocrinol 2001; 145:391-6.

65. Sgarbi JA, Villaça F, Carbeline B et al. The effects of early antithyroid therapy for endogenous subclinical hyperthyroidism on clinical and heart abnormalities. J Clin Endocrinol Metab 2003; 81:291-8.

66. Sawin CT. Subclinical hyperthyroidism and atrial fibrillation. Thyroid 2002; 6:501-3.

67. Auer J, Scheibner P, Mische T et al. Subclinical hyperthyroidism as a risk factor for atrial fibrilation. Am Heart J 2001; 142:838-42.

68. Hammer J, Johannigmann K, Schatz H, Pfeilschifer J. Subclinical hyperthyroidism is an independent risk factor for atrial fibrillation in patients with preexisting cardiac diseases. Exper Clin Endocrinol & Diabetes 2001; 109:S37.

69. Erem C. Blood coagulation, fibrinolitic activity and lipid profile in subclinical thyroid disease: subclinical hyperthyroidism increases plasma factor X activity. Clin Endocrinol 2006; 64:323-9.

70. Parle JV, Maisonneuve P, Sheppard MC et al. Prediction of all-cause and cardiovascular mortality in elderly people from one low serum thyrotropin result: a 10-year cohort study. Lancet 2001; 358:861-5.

71. Franklyn JA, Sheppard MC, Maisonneuve P. Thyroid function and mortality in patients treated for hyperthyroidism. JAMA 2005; 294:71-80.

72. Uzzan B, Campos J, Cucherat M et al. Effects on bone mass of long term treatment with thyroid hormones: a meta-analysis. J Clin Endocrinol Metab 1996; 81:4278-89.

73. Bauer DC, Ettinger B, Nevitt MC, Stone KL. Risk for fracture in women with low serum levels of thyroid-stimulating hormone. Ann Intern Med 2001; 134:561-8.

74. Paulette DN et al. Impact of subclinical thyroid dysfunction on mortality among patients presenting with cardiovascular events. Endocr Rev 2013; 34:SUN-424.

Capítulo 15 Disfunção Mínima da Tireoide

75. Mercuro G, Panzuto MG, Bina A et al. Cardiac function, physical exercise capacity, and quality of life during long-term thyrotropin-suppressive therapy with levothyroxine: effect of individual dose tailoring. J Clin Endocrinol Metab 2000; 85:159-64.

76. Gullu S, Altuntas F, Dincer I et al. Effects of TSH-suppressive therapy on cardiac morphology and function: beneficial effects of the addition of β-blockade on diastolic dysfunction. Eur J Endocrinol 2004; 150:655-61.

77. Biondi B. How could we improve the increased cardiovascular mortality in patients with overt and subclinical hyperthyroidism? Eur J Endocrinol 2012; 167(3):295-9. Epub 2012 Jul 16.

78. Faber J, Wiinberg N, Schifter S, Mehlsen J. Haemodynamic changes following treatment of subclinical and overt hyperthyroidism. Eur J Endocrinol 2001; 145:391-6.

79. Yonem O, Dokmetas HS, Aslan SM, Erselcan T. Is antithyroid treatment really relevant for young patients with subclinical hyperthyroidism? Endocr J 2002; 49:307-14.

80. Mudde AH, Houben AJHM, Nieuwenhuijzen Kruseman AC. Bone metabolism during anti-thyroid drug treatment of endogenous subclinical hyperthyroidism. Clin Endocrinol (Oxf) 1994; 41:421-4.

81. Faber J, Jensen IW, Petersen L. Normalization of serum thyrotrophin by means of radioiodine treatment in subclinical hyperthyroidism: effect on bone loss in postmenopausal women. Clin Endocrinol (Oxf) 1998; 48:285-90.

16

Doença de Graves

José Miguel Dora • Rafael Selbach Scheffel • Ana Luiza Maia

INTRODUÇÃO

Tireotoxicose é o conjunto de manifestações clínicas e bioquímicas do excesso de hormônios tireoidianos nos tecidos, independentemente da etiologia. Por outro lado, o termo hipertireoidismo se aplica às doenças caracterizadas por hiperfunção da glândula tireoide, que resultam em tireotoxicose. O risco de mulheres e homens desenvolverem hipertireoidismo em alguma fase de suas vidas é de cerca de 5% e 1%, respectivamente.[1] A doença de Graves é a causa mais comum de hipertireoidismo (60% a 80%), seguida por bócio multinodular tóxico (10% a 30%), adenoma tóxico (2% a 10%) e tireoidites.[2]

PATOGÊNESE

Diversos fatores genéticos e ambientais estão envolvidos na patogênese da doença de Graves, decorrente da síntese de autoanticorpos contra o receptor de tireotrofina (TRAb – *thyrotropin receptor antibodies*). O TRAb, sintetizado dentro da glândula tireoide e no sistema linfoide extratireoidiano, é um anticorpo IgG que se liga ao receptor da tireotrofina (TSH), promovendo o crescimento e o aumento da vascularização da glândula tireoide, bem como o aumento da síntese e liberação dos hormônios. Embora existam evidências de que as manifestações oculares da doença de Graves decorram da expressão do receptor de TSH em tecidos periorbitários, o papel do TRAb na oftalmopatia de Graves ainda não está plenamente esclarecido.

DIAGNÓSTICO

Quadro Clínico

As manifestações clínicas da doença de Graves refletem o resultado final dos efeitos de quantidades excessivas dos hormônios tireoidianos (tiroxina [T4] e tri-iodotironina [T3]) nos tecidos periféricos.[1] O aumento do metabolismo celular leva à produção de energia e ao aumento da termogênese, o que explica as manifestações clínicas de intolerância ao calor, sudorese, pele quente e úmida. O aumento do consumo de oxigênio e o hipermetabolismo acarretam perda de peso e disfunção muscular. Observam-se aumento da contratilidade e da frequência cardíaca e diminuição da resistência vascular periférica, com consequente aumento do débito cardíaco e da pressão de pulso (diferença das pressões sistólica e diastólica). No hipertireoidismo prolongado e grave, essas alterações podem culminar em cardiomiopatia com insuficiência cardíaca. Os principais sinais e sintomas de pacientes com doença de Graves podem ser devidos à tireotoxicose ou à própria doença, e estão resumidos na Tabela 16.1.

Em idosos, no entanto, o quadro clínico de hipertireoidismo pode ser discreto, manifestando-se através de arritmias cardíacas (fibrilação atrial) ou depressão (hipertireoidismo apatético).

Sinais oculares secundários à hiperatividade adrenérgica (retração palpebral, olhar fixo ou assustado) podem ser observados em qualquer quadro de tireotoxicose. A oftalmopatia da doença de Graves é caracterizada por achados inflamatórios (hiperemia conjuntival e palpebral, edema, quemose, paralisia de músculos extraoculares ou exoftalmia). Outra manifestação rara, mas típica da doença de Graves, é a dermatopatia infiltrativa (mixedema pré-tibial), caracterizada por edema pouco depressível de membros inferiores.

Avaliação Laboratorial

A avaliação inicial consiste na determinação do nível sérico do TSH, que é o melhor método para avaliação

Capítulo 16 Doença de Graves

Tabela 16.1 Sintomas e sinais de tireotoxicose e de doença de Graves

Tireotoxicose	
Sintomas	**Sinais**
Intolerância ao calor	Aumento da temperatura corporal
Fraqueza	Fraqueza muscular
Fadiga	Taquicardia
Palpitações	Fibrilação atrial
Dificuldade respiratória	Sinal de Pemberton
Nervosismo	Taquipneia
Perda de peso	Tremores
Rouquidão	Hiperidrose e pele quente
Queda de cabelos	Atrofias tenar e hipotenar
Alterações no ciclo menstrual	Alopecias, cabelos finos e brilhantes
Doença de Graves	
Sintomas	**Sinais**
Oftalmopatia:	Bócio difuso
Sensação de corpo estranho	Oftalmopatia:
Dor retro-ocular	Edema palpebral
Diplopia	Queratite
Diminuição da acuidade visual	Conjuntivite
Incapacidade de fechar os olhos	Quemose
	Exoftalmia (proptose)
	Paralisia de musculatura ocular
	Dermatopatia localizada
	Acropaquia

Tabela 16.2 Diagnóstico diferencial de tireotoxicose

Com hipertireoidismo (captação de ^{131}I em 24 horas aumentada)	
Condição	**Mecanismo**
Doença de Graves	Estímulo tireoidiano via receptor de TSH pelos anticorpos antirreceptor do TSH (TRAb)
Adenoma tóxico	Ativação do sinal intracelular dos receptores do TSH sustentada por mutação na proteína G ativadora
Bócio multinodular tóxico	Múltiplos nódulos autônomos funcionantes
Hashitoxicose	Doença tireoidiana autoimune com sobreposição da doença de Graves e da doença de Hashimoto
Tireotoxicose de Jod-Basedow	Sobrecarga de iodo na presença de nódulos autônomos
Hiperêmese gravídica	Ligação da hCG aos receptores do TSH
Mola hidatiforme	Ligação da hCG aos receptores do TSH
Coriocarcinoma	Ligação da hCG aos receptores do TSH
Adenoma hipofisário	Superprodução de TSH
Sem hipertireoidismo (captação de ^{131}I em 24 horas diminuída)	
Condição	**Mecanismo**
Tireotoxicose factícia	Dose excessiva de medicações contendo hormônios tireoidianos
Tireoidite de De Quervain	Inflamação subaguda da tireoide com ruptura dos folículos e liberação dos hormônios tireoidianos
Tireoidite silenciosa ou pós-parto	Processo autoimune subagudo com infiltração linfocitária da tireoide, citotoxicidade mediada por anticorpos e descarga de hormônios tireoidianos na circulação
Struma ovarii	Tecido tireoidiano ectópico localizado em cisto dermoide de ovário
Tireotoxicose pós-radioiodo	Destruição dos folículos com descarga dos hormônios tireoidianos na circulação
Tireoidite induzida por amiodarona	Destruição dos folículos com descarga dos hormônios tireoidianos na circulação
Carcinoma folicular metastático	Usualmente carcinoma folicular causando excessiva e autônoma produção de hormônios tireoidianos

da função tireoidiana e apresenta sensibilidade de 95% e especificidade de 92% para o diagnóstico de hipertireoidismo.[3,4] Pequenas variações nas concentrações dos hormônios tireoidianos podem provocar grandes alterações nas concentrações séricas do TSH.[3] Concentrações séricas elevadas de T4 e T3, como as que ocorrem no hipertireoidismo da doença de Graves, causam redução do TSH, e a maioria dos pacientes com doença de Graves apresenta TSH indetectável. Níveis de TSH dentro dos limites de referência (0,4 a 4,5µUI/mL) excluem o diagnóstico de hipertireoidismo por doença de Graves, enquanto valores reduzidos (< 0,2µUI/mL) confirmam a suspeita clínica e indicam a continuidade da investigação.

No contexto de TSH suprimido, níveis elevados de tiroxina livre (T4L) confirmam o diagnóstico de tireotoxicose. O T4 é o principal hormônio produzido pela tireoide, e como a fração livre do T4 não se modifica com alterações na concentração das proteínas carregadoras, a determinação do T4L é superior à dosagem do T4 total para avaliação da função tireoidiana.

A combinação de concentração sérica normal de T4L com TSH baixo sugere o diagnóstico de hipertireoidismo recente ou leve (subclínico). Pacientes com doenças sistêmicas graves ou em uso de medicamentos (corticosteroides ou dopamina) podem apresentar níveis séricos de T4L normais e TSH baixos, sem terem hipertireoidismo.

No contexto de TSH baixo e T4L normal, a dosagem de T3 é de auxílio no diagnóstico de tireotoxicose. O T3 é o hormônio metabolicamente ativo, e hipertireoidismo com aumento do T3 e T4L normal ocorre em cerca de 5% dos pacientes.[1] Além disso, estudos têm demonstrado que níveis séricos elevados de T3 têm valor prognóstico para recorrência do hipertireoidismo após tratamento com iodo radioativo (^{131}I).[5] Na doença de Graves, a determinação do T3 também é importante preditor para o desenvolvimento ou piora do quadro de oftalmopatia após tratamento com [131]I. A determinação dos níveis de T3 e da relação T3/T4 é útil no diagnóstico diferencial do hipertireoidismo, de modo que nos casos de hiperfunção tireoidiana, como na doença de Graves, por haver aumento da síntese de T3 pela glândula, o T3 está elevado e a relação T3/T4 é geralmente > 20.[6]

Anticorpos contra antígenos tireoidianos são encontrados nas doenças autoimunes da tireoide (doença de Graves e tireoidite de Hashimoto). Anticorpo antiperoxidase (AATPO), fração específica do antigo anticorpo antimicrossomal, é um anticorpo da classe IgG que se correlaciona com o grau de infiltração linfocitária e o dano à glândula. Encontra-se presente em 95% dos casos de tireoidite de Hashimoto e em 50% a 90% dos casos de doença de Graves. Anticorpo específico para doença de Graves, o TRAb está presente em cerca de 90% dos casos[7] e pode ser útil no diagnóstico diferencial de alguns casos de hipertireoidismo. A dosagem do TRAb pode auxiliar a avaliação de pacientes eutireóideos com suspeita de oftalmopatia de Graves e nos que intercalam períodos de hiper e hipotireoidismo devido a flutuações nos anticorpos bloqueadores e estimuladores do receptor do TSH. Também pode ser útil no diagnóstico diferencial entre tireoidite silenciosa e doença de Graves induzida por sobrecarga de iodo. Em gestantes com doença de Graves, o TRAb é utilizado para determinar o risco de disfunção tireoidiana neonatal (passagem transplacentária dos anticorpos estimuladores ou inibidores).

Exames de Imagem

A captação de ^{131}I em 24 horas é útil na avaliação do mecanismo da tireotoxicose. Captação de ^{131}I em 24 horas reduzida exclui hipertireoidismo, devendo ser consideradas outras causas de tireotoxicose (Figura 16.1).[8] Em pacientes com doença de Graves, a captação de ^{131}I está aumentada (Figura 16.2) e o percentual de incorporação do iodo à glândula pode ser utilizado para cálculo da dose terapêutica de ^{131}I, quando esta é a opção de tratamento escolhida.[9]

Outro exame que pode auxiliar a avaliação de pacientes com tireotoxicose é a ultrassonografia. Em pacientes com doença de Graves, a ultrassonografia de tireoide mostra aumento do fluxo sanguíneo ao Doppler e pode evidenciar aumento do volume da glândula. O cálculo do volume da tireoide pela ultrassonografia é mais preciso do que pela palpação. O volume tireoidiano correlaciona-se com a gravidade do hipertireoidismo e tem valor prognóstico para recorrência do hipertireoidismo após tratamento com [131]I[5] e com agentes antitireoidianos.[10] Em pacientes com doença de Graves, o volume tireoidiano também pode ser usado para definição da dose de [131]I.[9] A ultrassonografia também está indicada, em pacientes com hipertireoidismo, para avaliação de glândulas com um ou mais nódulos tireoidianos à palpação.

DIAGNÓSTICO DIFERENCIAL

A avaliação inicial do paciente com suspeita de hipertireoidismo deve incluir história clínica e exame físico completos.[8] A história deve avaliar presença de sintomas de tireotoxicose, história de excesso de exposição ao iodo (tireotoxicose iodo-induzida), gestação recente (tireoidite pós-parto) ou história familiar de doença tireoidiana autoimune (tireoidite de Hashimoto ou doença de Graves). No exame físico, deve ser avaliada a presença de bócio (difuso ou nodular; sensível ou doloroso), tremor, taquicardia, sinais oculares, alterações na pele e cabelos, além de outros sinais característicos.[11] A presença de oftalmopatia é característica da doença de Graves, ocorrendo em cerca de 50% dos pacientes.[12]

Na tireotoxicose consequente à hiperfunção da tireoide (Tabela 16.2), a captação de ^{131}I encontra-se aumentada devido à ação de estimuladores tireoidianos. Os estimuladores podem ser não fisiológicos, como o TRAb da doença de Graves ou a gonadotrofina coriônica humana (hCG) na mola hidatiforme e no coriocarcinoma. TSH em excesso ocorre nos casos raros de adenomas hipofisários originários das células tireotróficas. Hipertireoidismo também pode ocorrer como consequência de mutações no receptor do TSH, causando ativação contínua do receptor e aparecimento de neoplasia nodular autônoma (adenomas tóxicos de tireoide).[8]

Por outro lado, a tireotoxicose na ausência de hiperfunção da glândula tireoide está associada à captação reduzida do [131]I (Tabela 16.2). Nesses casos, a origem do excesso de hormônios tireoidianos pode ser exógena (tireotoxicose factícia), secundária ao extravasamento de hor-

Capítulo 16 Doença de Graves

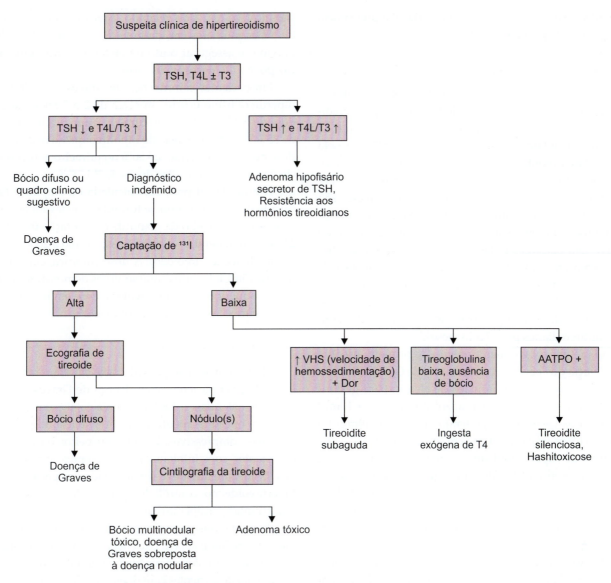

Figura 16.1 Diagnóstico diferencial de hipertireoidismo/tireotoxicose.

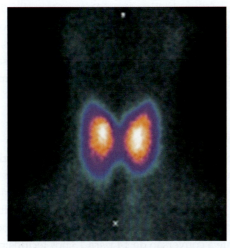

Figura 16.2 Cintilografia com captação de ^{131}I de 85% (valor de referência: 15% a 35%), homogênea, em glândula difusamente aumentada. (Imagem gentilmente cedida pelo Dr. Flávio Zelmanovitz.)

mônios pré-formados (tireoidites) ou devido à produção ectópica de hormônios tireoidianos (*struma ovarii* e carcinoma folicular metastático).[8]

TRATAMENTO

O tratamento da doença de Graves tem como objetivo reduzir sintomas decorrentes do excesso de hormônios tireoidianos nos tecidos periféricos e evitar complicações. Medidas gerais, como repouso, estão indicadas no controle dos sintomas decorrentes do excesso de ativação adrenérgica nos tecidos periféricos.

As opções de tratamento que visam controlar o hipertireoidismo de maneira definitiva devem ser consideradas. Isso pode ser feito por meio da diminuição da síntese dos hormônios tireoidianos com o uso de agentes antitireoidianos, destruição de tecido tireoidiano com ^{131}I ou tireoidectomia total,[13] sendo muito variável a preferência terapêutica de primeira escolha.[14]

Agentes Antitireoidianos

Os agentes antitireoidianos, metimazol e propiltiouracil, agem inibindo a síntese de hormônios pela tireoide mediante a interferência na utilização do iodeto e na reação de acoplamento, ambas as reações catalisadas pela peroxidase tireoidiana.[15] O propiltiouracil apresenta ainda ação inibitória sobre a conversão intratireoidiana e periférica de T4 para T3.[15] Os agentes antitireoidianos são muito efetivos no controle do hipertireoidismo durante seu uso,[15] porém os índices de remissão de doença de Graves em pacientes tratados com agentes antitireoidianos ficam em torno de 40%.[16] Pacientes com doença de Graves com bócio de pequeno volume e níveis de T3 não muito elevados têm maiores chances de conseguir remissão após controle do hipertireoidismo com o uso de agentes antitireoidianos por 12 a 18 meses.[16]

O metimazol é o medicamento de primeira escolha na maioria dos pacientes com doença de Graves, ficando o propiltiouracil como fármaco de eleição para gestantes. As doses iniciais de metimazol variam de 5 a 10mg/dia para os casos leves, podendo chegar até 40mg/dia para os casos graves, sempre em uma dose diária. Após controle do hipertireoidismo, na maioria dos pacientes, a dose de metimazol pode ser progressivamente reduzida para níveis de manutenção de 5 a 10mg/dia. A dose inicial de propiltiouracil é de 300 a 600mg/dia, em duas ou três tomadas, podendo ser reduzida até a dose de 100 a 200mg/dia.

Efeitos colaterais leves (*rash* cutâneo, prurido, urticária ou artralgia) ocorrem em 1% a 5% dos pacientes em uso desses medicamentos. Efeitos colaterais graves (poliartrite, agranulocitose, anemia aplástica, trombocitopenia, hepatite, vasculites, síndrome lúpus-*like*, hipoprotrombinemia e hipoglicemia) são descritos em aproximadamente 1% dos pacientes. A agranulocitose é o mais frequente dos efeitos colaterais graves, e o paciente deve ser orientado a procurar o médico e suspender o medicamento se apresentar febre, odinofagia ou lesões na mucosa oral.

Iodo Radioativo

O iodo radioativo (^{131}I) é um tratamento seguro, definitivo, de baixo custo, de fácil administração e de efeito rápido.[17] Administrado VO, em nível ambulatorial, é atualmente a terapia definitiva de escolha para pacientes com hipertireoidismo por doença de Graves, adenoma tóxico ou bócio multinodular tóxico. Exceto pela indução de hipotireoidismo iatrogênico, nenhum efeito colateral

significativo tem sido relatado. Antes da administração de ^{131}I às mulheres em idade fértil, é importante excluir gravidez e assegurar o uso de método contraceptivo eficaz por 6 a 12 meses após a dose.

Em pacientes com doença de Graves, o controle do hipertireoidismo ocorre em cerca de 2 a 3 meses após a dose de ^{131}I,[18] e as taxas de cura em 1 ano ficam em torno de 85%.[5,19,20] A incidência de hipotireoidismo depende da dose de ^{131}I,[21] chegando até 80% no primeiro ano, nos pacientes tratados com altas doses de ^{131}I.[5,19,22]

A dose de ^{131}I pode ser calculada ou empírica. Para cálculo da dose, utilizam-se fórmulas que levam em consideração o tamanho da glândula e a captação de ^{131}I em 24 horas (em geral, recomendam-se de 160 a 200mCi por grama de tecido tireóideo). A dose empírica, em geral, é de 10 a 15mCi. Estudos comparativos demonstraram que não há superioridade em calcular a dose em relação a taxas de cura e taxas de hipotireoidismo.[22]

Tireoidectomia Total

Muito utilizada no passado, hoje em dia raramente é indicada para pacientes com doença de Graves.[23] As indicações nas quais a tireoidectomia total persiste como primeira opção terapêutica são: preferência do paciente, sintomas compressivos, nódulos suspeitos ou malignos e gestantes com intolerância aos agentes antitireoidianos.[1,17] Idealmente, deve ser realizada em paciente com hipertireoidismo controlado, para evitar riscos de taquiarritmias perioperatórias.[17]

As evidências sugerem que não há benefício na melhora da oftalmopatia em pacientes com doença de Graves submetidos à tireoidectomia total.[24] Portanto, é discutível o tratamento de pacientes com doença de Graves com tireoidectomia objetivando melhora do quadro ocular.[25]

A vantagem da cirurgia é que ela promove o controle rápido e efetivo do hipertireoidismo. Os riscos de hipoparatireoidismo e de lesão de nervo laríngeo recorrente ficam em torno de 1% a 2% nos melhores centros, porém há relatos em algumas séries de até 5% a 10% dessas complicações.[26] O hipotireoidismo pós-operatório é uma consequência da cirurgia.

Betabloqueadores

Os betabloqueadores podem ser utilizados, principalmente no início do tratamento de pacientes com doença de Graves, para controle dos sintomas de ativação adrenérgica, como sudorese, ansiedade, tremor, palpitações e taquicardia.[27] Os betabloqueadores também bloqueiam levemente a conversão de T4 para T3 nos tecidos periféricos. Os betabloqueadores frequentemente utilizados são propranolol (dose de 80 a 320mg/dia, em duas a quatro tomadas), atenolol (dose de 25 a 100mg/dia, em uma tomada) e metoprolol (dose de 50 a 300mg/dia, em uma ou duas tomadas).

Iodeto

O iodeto diminui a síntese de T4 e T3 pela tireoide mediante a inibição da organificação do iodo (efeito Wolff-Chaikoff). É utilizado nos casos em que é necessário controle rápido dos níveis hormonais, como no hipertireoidismo grave ou como preparação para cirurgia. O efeito é rápido, porém dura apenas alguns dias ou semanas, ocorrendo, após esse período, "escape" glandular. As formulações utilizadas são de solução de Lugol (três a cinco gotas, três vezes ao dia) e de iodeto de potássio (uma gota, três vezes ao dia).[17]

Carbonato de Lítio

Existem poucos estudos avaliando o uso desse medicamento na doença de Graves. O lítio age bloqueando a liberação de T4 e T3 pela tireoide,[28] reduzindo, assim, o grau de hipertireoidismo transitório quando da suspensão de agentes antitireoidianos previamente à dose de [131]I.[29] Há evidências sugerindo que a administração concomitante de carbonato de lítio (na dose de 300mg três vezes ao dia por 6 dias) em pacientes com doença de Graves e volume glandular > 40mL, tratados com ^{131}I, aumenta as taxas de cura.[30]

Glicocorticoides

Em doses elevadas, bloqueiam a conversão de T4 para T3.[28] Em razão de seus efeitos adversos, raramente são usados para controle dos níveis hormonais, sendo utilizados apenas em pacientes com crise tireotóxica grave.

O uso de glicocorticoides está indicado no tratamento e na prevenção de piora da oftalmopatia de Graves.[12,25] Em pacientes com oftalmopatia moderada/grave em atividade, para os quais se considera o tratamento com ^{131}I, o uso de glicocorticoide (prednisona, 0,3 a 0,5mg/kg/dia) concomitante à dose de ^{131}I mostrou benefício na prevenção de piora da oftalmopatia.[31] Em pacientes com oftalmopatia grave, o glicocorticoide pode ser usado para o tratamento VO (prednisona, 40mg/dia) ou EV (pulsoterapia com metilprednisona na dose de 500 a 1.000mg/dia por 3 dias, com 2 a 4 semanas de intervalo).[12,25]

Referências

1. Brent GA. Clinical practice. Graves' disease. N Engl J Med 2008; 358(24):2594-605.

2. Jameson JL. Disorders of the thyroid gland. 16. ed. New York: McGraw-Hill, 2005.

3. Ladenson PW, Singer PA, Ain KB et al. American Thyroid Association guidelines for detection of thyroid dysfunction. Arch Intern Med. 2000; 160(11):1573-5.

4. de los Santos ET, Starich GH, Mazzaferri EL. Sensitivity, specificity, and cost-effectiveness of the sensitive thyrotropin assay in the diagnosis of thyroid disease in ambulatory patients. Arch Intern Med 1989; 149(3):526-32.

5. Andrade VA, Gross JL, Maia AL. The effect of methimazole pretreatment on the efficacy of radioactive iodine therapy in Graves' hyperthyroidism: one-year follow-up of a prospective, randomized study. J Clin Endocrinol Metab 2001; 86(8): 3488-93.

6. Yanagisawa T, Sato K, Kato Y, Shimizu S, Takano K. Rapid differential diagnosis of Graves' disease and painless thyroiditis using total T3/T4 ratio, TSH, and total alkaline phosphatase activity. Endocr J 2005; 52(1):29-36.

7. Weetman AP. Graves' disease. N Engl J Med. 2000; 343(17):1236-48.

8. Nayak B, Hodak SP. Hyperthyroidism. Endocrinol Metab Clin North Am 2007; 36(3):617-56,

9. Jarlov AE, Hegedus L, Kristensen LO, Nygaard B, Hansen JM. Is calculation of the dose in radioiodine therapy of hyperthyroidism worth while? Clin Endocrinol (Oxf) 1995; 43(3):325-9.

10. Vitti P, Rago T, Chiovato L et al. Clinical features of patients with Graves' disease undergoing remission after antithyroid drug treatment. Thyroid 1997; 7(3):369-75.

11. Nygaard B. Hyperthyroidism. Am Fam Physician 2007; 76(7):1014-6.

12. Wiersinga WM. Management of Graves' ophthalmopathy. Nat Clin Pract Endocrinol Metab 2007; 3(5):396-404.

13. Torring O, Tallstedt L, Wallin G et al. Graves' hyperthyroidism: treatment with antithyroid drugs, surgery, or radioiodine – a prospective, randomized study. Thyroid Study Group. J Clin Endocrinol Metab 1996; 81(8):2986-93.

14. Wartofsky L, Glinoer D, Solomon B et al. Differences and similarities in the diagnosis and treatment of Graves' disease in Europe, Japan, and the United States. Thyroid 1991; 1(2): 129-35.

15. Cooper DS. Antithyroid drugs. N Engl J Med 2005; 352(9):905-17.

16. Abraham P, Avenell A, Watson WA, Park CM, Bevan JS. Antithyroid drug regimen for treating Graves' hyperthyroidism. Cochrane Database Syst Rev 2004; (2):CD003420.

17. Hegedus L. Treatment of Graves' hyperthyroidism: evidence-based and emerging modalities. Endocrinol Metab Clin North Am 2009; 38(2):355-71.

18. Andrade VA, Gross JL, Maia AL. Effect of methimazole pretreatment on serum thyroid hormone levels after radioactive treatment in Graves' hyperthyroidism. J Clin Endocrinol Metab 1999; 84(11):4012-6.

19. Alexander EK, Larsen PR. High dose of (131)I therapy for the treatment of hyperthyroidism caused by Graves' disease. J Clin Endocrinol Metab 2002; 87(3):1073-7.

20. Sabri O, Zimny M, Schreckenberger M et al. Radioiodine therapy in Graves' disease patients with large diffuse goiters treated with or without carbimazole at the time of radioiodine therapy. Thyroid 1999; 9(12):1181-8.

21. Walter MA, Briel M, Christ-Crain M et al. Effects of antithyroid drugs on radioiodine treatment: systematic review and meta-analysis of randomised controlled trials. BMJ 2007; 334(7592):514.

22. Leslie WD, Ward L, Salamon EA et al. A randomized comparison of radioiodine doses in Graves' hyperthyroidism. J Clin Endocrinol Metab 2003; 88(3):978-83.

23. Palit TK, Miller CC, 3rd Miltenburg DM. The efficacy of thyroidectomy for Graves' disease: A meta-analysis. J Surg Res 2000; 90(2):161-5.

24. Marcocci C, Bruno-Bossio G, Manetti L et al. The course of Graves' ophthalmopathy is not influenced by near total thyroidectomy: a case-control study. Clin Endocrinol (Oxf) 1999; 51(4):503-8.

25. Bartalena L, Tanda ML. Clinical practice. Graves' ophthalmopathy. N Engl J Med 2009; 360(10):994-1001.

26. Stalberg P, Svensson A, Hessman O, Akerstrom G, Hellman P. Surgical treatment of Graves' disease: evidence-based approach. World J Surg 2008; 32(7):1269-77.

27. Geffner DL, Hershman JM. Beta-adrenergic blockade for the treatment of hyperthyroidism. Am J Med 1992; 93(1):61-8.

28. Surks MI, Sievert R. Drugs and thyroid function. N Engl J Med 1995; 333(25):1688-94.

29. Bogazzi F, Bartalena L, Campomori A et al. Treatment with lithium prevents serum thyroid hormone increase after thionamide withdrawal and radioiodine therapy in patients with Graves' disease. J Clin Endocrinol Metab 2002; 87(10):4490-5.

30. Bogazzi F, Bartalena L, Brogioni S et al. Comparison of radioiodine with radioiodine plus lithium in the treatment of Graves' hyperthyroidism. J Clin Endocrinol Metab 1999; 84(2):499-503.

31. Bartalena L, Marcocci C, Bogazzi F et al. Relation between therapy for hyperthyroidism and the course of Graves' ophthalmopathy. N Engl J Med 1998; 338(2):73-8.

17

Doença de Plummer

Gustavo Caldas • Deborah Queiroz

INTRODUÇÃO

Os nódulos tireoidianos benignos estão sendo cada vez mais encontrados na população devido à melhora técnica dos aparelhos de ultrassonografia (US) e ao aumento da frequência de realização desse exame na rotina médica. Histologicamente, dividem-se em adenomas verdadeiros, lesões encapsuladas que mostram diferenciação de células foliculares, e nódulos adenomatosos, que são lesões circunscritas, mas não encapsuladas. Funcionalmente, são classificados em quentes, normais e frios, conforme apresentem, respectivamente, captação aumentada, normal ou baixa à cintilografia.[1]

No início do XX (1913), ao observar indivíduos em idade mais avançada que apresentavam hipertireoidismo sem oftalmopatia, frequentemente associado a complicações cardiovasculares, Henry S. Plummer relatou, pela primeira vez, outra entidade de hipertireoidismo que não a então conhecida doença de Graves, mas resultante de uma doença tireoidiana nodular com autonomia, denominada bócio nodular tóxico ou doença de Plummer, não diferenciando os dois subtipos dessa doença. Posteriormente, essa nova entidade passou a ser denominada bócio multinodular tóxico (BMT) de acordo com a existência de pelo menos dois nódulos autônomos hiperfuncionantes e adenoma tóxico (AT) ou nódulo solitário autônomo, quando apenas um nódulo quente se apresenta no restante do parênquima normal.[2,3]

No BMNT, a produção hormonal se dá independentemente do estímulo do TSH e não respeita o *feedback* negativo à supressão deste. Há uma produção autônoma de hormônios tireoidianos no nódulo, decorrente de mutações no gene receptor do TSH (TSH$_R$), com ativação do AMPc. A autonomia tireoidiana responde por 60% dos casos de tireotoxicose em áreas com deficiência de iodo: 50% dos casos devidos ao BMT e 10%, a nódulo autônomo.

A epidemiologia tem demonstrado que a deficiência de iodo é um importante fator de risco. Os nódulos se apresentam com uma maior prevalência em bócios de fumantes, provavelmente devido ao aumento dos níveis de tiocianato, o que exerce efeito inibitório competitivo na captação do iodo e na organificação.

A prevalência é maior no sexo feminino e aumenta com a idade. O BMT é mais frequente em mulheres com mais de 50 anos de idade, uma vez que seu desenvolvimento começa décadas antes do diagnóstico. O hipertireoidismo, nesse caso, pode se desenvolver após a ingesta de iodo inorgânico, como o uso de amiodarona, ou à administração de contraste iodado.[4,5] A severidade da deficiência de iodo, a massa da célula tireoidiana autônoma, a quantidade de iodo administrada e a idade têm sido apontados como fatores de risco para o desenvolvimento do hipertireoidismo induzido por iodo.[1] Os adenomas tóxicos podem ocorrer em qualquer idade, mas a maioria dos pacientes se encontra entre os 30 e os 60 anos de idade. São mais comuns na mulher, na proporção de 6:1 a 15:1. Quando > 3cm, podem produzir excesso hormonal, levando a um quadro de hipertireoidismo. Cerca de 5% dos casos de hipertireoidismo são causados por adenoma tóxico, sendo a causa mais frequente de tireotoxicose por T3.[6,7]

FISIOPATOLOGIA

Os adenomas hiperfuncionantes são, na maioria das vezes, monoclonais (derivados de uma única célula folicular da tireoide). A principal característica das células foliculares do AT é a habilidade de crescer e produzir hormônio tireoidiano independente de TSH, que é o principal fator para o controle da função e crescimento tireoidianos, ou de outra substância estimuladora da tireoide (autonomia intrínseca da tireoide). Essa característica pode ser dependente de mutações somáticas, com ganho de função no receptor de TSH (membro da família dos receptores acoplados da proteína G) e na subunidade Gsα. O TSHR ativa a adenil ciclase via proteína Gsα e aumenta a concentração de fosfolipase C via Gqα, levando a uma hiperatividade autônoma da produção de AMPc, que é o principal segundo mensageiro da ação do TSH. As concentrações intracelulares de AMPc controlam a manutenção da diferenciação fenotípica dos tireócitos, o nível de atividade funcional da glândula e o crescimento, resultando em expansão clonal dessas células. Um aumento crônico dessa concentração causa hiperplasia tóxica, se todos os tireócitos da glândula estiverem envolvidos, ou expansão clonal da célula e adenoma autônomo. O crescimento do tumor, com aumento da quantidade secretada de T3 e T4, leva à supressão de TSH, diminuindo progressivamente a função do tecido tireoidiano normal. Entretanto, o tecido extranodular preserva sua capacidade de funcionar se for fornecido TSH, seja pela administração de TSH recombinante, seja pela própria ablação do nódulo. Quando o tumor alcança o tamanho de 3 a 5cm, o paciente pode apresentar quadro de tireotoxicose. No entanto, apenas 20% desses nódulos são capazes de secretar quantidades suficientes de hormônios da tireoide para produzir hipertireoidismo.[8,9]

A estimulação do TSHR também ativa a cascata da fosfolipase C diacilglicerol-inositol fosfato. Os efeitos dessa via na patogênese do AT ainda permanecem desconhecidos. A proteína quinase A (PKA) medeia a maioria dos efeitos do AMPc em muitas células e é usada para estimulação mitogênica dos tireócitos pelo TSH. O PRKAR1A é um gene que codifica uma subunidade regulatória da PKA e sofre mutação em algumas patologias relacionadas com a tireoide, como o complexo de Carney tipo I. Mutações nesse gene não têm sido implicadas no desenvolvimento de bócio nodular tóxico. Mutações no RAS são ocasionalmente descritas no AT. A prevalência de mutações no TSHR e Gsα no AT é de aproximadamente 80% em algumas regiões da Europa com deficiência de iodo.[9]

Em estudo realizado por Vanvooren et al. em uma população do Japão, foram identificadas quatro mutações no TSHR: I486M, M453T e L512R (já identificadas em estudo prévio em uma população europeia) e T632A, que vem sendo relacionada com AT e câncer, mas ainda sem demonstração de efeito de ativação do TSHR. Uma mutação na proteína Gsα foi encontrada, levando à mudança de arginina para histidina. Essa mutação já foi descrita em tumores tireoidianos. Todas as mutações foram heterozigóticas e detectáveis apenas no tecido adenomatoso, e não no tecido normal.[10]

Paz et al., em estudo realizado na Galícia, na Espanha, encontraram, em aproximadamente 66% dos casos de AT, mutações ou no TSHR ou no gene GNAS, ligado à atividade do Gsα.[9]

A patogênese do BMT é desconhecida, embora se acredite que existam células de padrão "fetal" (crescimento independente de TSH) que proliferam e passam a secretar, de maneira autônoma, quantidades excessivas de hormônio da tireoide. O BMT é morfologicamente caracterizado pela heterogeneidade morfofuncional (tamanho folicular, conteúdo de coloide, características celulares etc.).[1]

As mutações somáticas no receptor do TSH que ocorrem em AT, também foram demonstradas em alguns casos de BMT. Entretanto, apenas cerca de 6% dos nódulos tóxicos apresentam mutações no receptor do TSH, e somente poucos apresentam mutações na proteína G.[11] Mutações no TSHR e no gene GNAS são frequentemente encontradas no BMT, atingindo uma prevalência de aproximadamente 80% dos casos em algumas séries europeias.[9]

Duas raras mutações no receptor de TSH foram recentemente descritas: mutação I568F, em um caso de BMT, e S281I, em um caso de AT. Esta última está relacionada com a doença em indivíduos jovens.[12]

DIAGNÓSTICO

O diagnóstico, em ambos os casos, é feito com base na história clínica, no exame físico e nos exames complementares (laboratoriais e de imagem).

Os pacientes portadores de AT podem não apresentar manifestações de tireotoxicose quando o grau de hipertireoidismo ainda é leve. A tendência é o aumento lento e progressivo do tamanho do nódulo, uma vez que a redução ou o desaparecimento em decorrência de necrose são raros. Estima-se que 2% dos pacientes evoluirão para eutireoidismo em decorrência de degenerações císticas ou necróticas relacionadas com alterações vasculares.[3,13] Os nódulos mais volumosos podem desencadear sintomas compressivos cervicais, como dor, rouquidão, disfagia ou dispneia. Em decorrência da maior incidência na população mais idosa, a apresentação clínica é frequentemente mais leve, podendo apresentar-se apenas com manifestações cardiovasculares, como fibrilação atrial de alta frequência ou insuficiência cardíaca de difícil controle. Não é incomum o paciente procurar o médico apenas devido à observação de um nódulo tireoidiano. Apenas metade dos pacientes com mais de 60 anos apresentam sinais e sintomas de tireotoxicose. Pacientes nessa faixa etária podem apresentar quadro de hipertireoidismo apático, caracterizado por apatia, letargia, perda de peso e pseudodemência, sendo muitas vezes tratados para depressão.[2]

Na avaliação de um paciente com hipertireoidismo, a palpação da tireoide é mandatória, e a solicitação de US está reservada apenas aos casos de nódulo(s) tireoidiano(s) palpável(is).[14] No BMT, o paciente pode apresentar bócio muito volumoso, o que pode causar sintomas compressivos, como dor, rouquidão, disfagia ou dispneia. Em geral, o quadro cursa com manifestações cardiovasculares mais graves do que no AT, como fibrilação atrial e insuficiência cardíaca.[2]

Laboratorialmente, os pacientes se apresentam com TSH suprimido e T3 e T4 livre (T4L) altos. No início do quadro, pode haver apenas elevação de T3, evoluindo posteriormente com aumento do T4. Na presença de TSH suprimido e nódulo tireoidiano solitário ou bócio multinodular à palpação ou à US, deve ser solicitada cintilografia da tireoide com captação de iodo radioativo (^{123}I ou ^{131}I), que é captado e organificado na tireoide.[15] No AT, o nódulo aparecerá como normocaptante (morno) ou hipercaptante (quente), a depender do grau de supressão do tecido tireoidiano extranodular. A identificação de nódulo autônomo com 99m-tecnécio não é preferencial pelo fato de ser este captado apenas na glândula. Logo, um nódulo quente com tecnécio pode ser frio à captação com radioiodo. Os casos em que há alterações na cintilografia e TSH suprimido com níveis normais de T4L e T3 são considerados pré--Plummer ou adenoma pré-tóxico. O risco de malignidade de um nódulo tóxico é extremamente baixo. A punção aspirativa por agulha fina (PAAF), procedimento mandatório na investigação diagnóstica de nódulos frios, usada para determinar necessidade cirúrgica ou possibilidade de acompanhamento clínico, com base na citologia, é dispensável nesses casos, pois geralmente tem resultado citológico indeterminado, evidenciando neoplasia folicular com vários graus de atipia e hipercelularidade. Portanto, deverá ser solicitada apenas nos casos de concomitância de nódulo frio, com suspeita de malignidade, ou em áreas hipofuncionantes dentro de um nódulo quente, para definição da melhor opção terapêutica.[16,17] É rara a associação de neoplasia maligna funcionante a um nódulo quente. Yalla & Reynolds descreveram associação de carcinoma de células de Hürthle a um nódulo solitário tóxico, heterogêneo e lobulado à US, com vascularização central.[18]

DIAGNÓSTICO DIFERENCIAL

O diagnóstico diferencial pode ser feito, inicialmente, com a doença de Graves. Entretanto, convém lembrar que na doença de Graves é encontrado bócio difuso, podendo ainda o paciente apresentar oftalmopatia e/ou dermopatia, além de positividade para anticorpos antitireoidianos, como TRAb, antiperoxidase e antitireoglobulina.

A associação de doença de Plummer e doença de Graves é rara, com prevalência entre 2,7% e 4,1%; sendo conhecida como síndrome de Marine-Lenhart. Durante algumas décadas, duas condições foram atribuídas a essa síndrome: pacientes com apresentação concomitante de doença de Graves e AT e pacientes que desenvolveram doença de Graves após terapia com radioiodo para nódulo tireoidiano autônomo funcionante. Sabe--se atualmente, ao contrário do que se pensava na época da primeira descrição dessa síndrome, que são duas patologias diferentes, independentes uma da outra, mas que podem se desenvolver no mesmo paciente.[19-22] Schmidt et al. o aparecimento de doença de Graves em pacientes com AT tratados com radioiodo e com AATPO elevados pré-tratamento.[23]

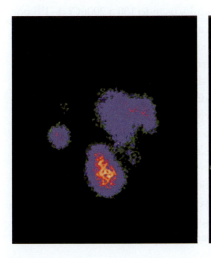
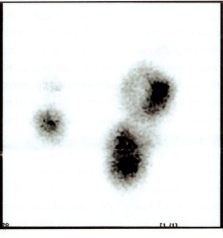

Figura 17.1 Cintilografia de um paciente com bócio multinodular tóxico (BMT). Áreas de hipo e hipercaptação com iodo radiativo, frequentemente observadas nos BMT.

TRATAMENTO

Pacientes com nódulo quente, < 3cm, sem alterações de TSH e T3/T4L, podem ser acompanhados clinicamente. Nos casos de hipertireoidismo subclínico, é recomendado o tratamento para idosos e jovens com risco de doença cardíaca ou osteoporose.

Se a opção adotada for de acompanhamento clínico, a avaliação hormonal e a US deverão ser realizadas anualmente ou a intervalos de 6 meses, se houver o surgimento de sintomatologia.[27]

O tratamento definitivo do AT pode ser feito por ablação com injeção percutânea de etanol com agulha guiada por US, iodo radioativo, ou cirurgia,[24] visando à correção da tireotoxicose e à descompressão de estruturas vizinhas, o que pode depender do volume do nódulo.

O risco de falência do tratamento de pacientes com AT após cirurgia é inferior a 1%,[25] enquanto após ablação com radioiodo existe um risco de 6% a 18% de persistência de hipertireoidismo e de 5,5% de hipertireoidismo recorrente.[26] A prevalência de hipotireoidismo é menor após lobectomia do que após terapia com radioiodo, sendo, neste último caso, progressiva e acelerada pela presença de anticorpos antitireoidianos ou TSH não suprimido no momento do tratamento.[27]

As vantagens da cirurgia são, portanto, rápida chegada ao eutireoidismo, eliminação completa do nódulo, nos casos de nódulo grande – correção estética, além de ser mais simples no nódulo autônomo do que na doença de Graves ou BMT, porque usualmente consiste apenas em istmectomia ou lobectomia. Trata-se do tratamento de escolha para nódulos grandes ou resistentes a outros tratamentos. Se o paciente estiver em uso de medicações, o agente antitireoidiano deve ser suspenso no momento da cirurgia, e betabloqueador deve ser descontinuado após a cirurgia (Tabela 7.1).

A terapia com radioiodo é opção de tratamento geralmente aceita em países ocidentais. Salvo o hipotireoidismo, efeitos colaterais importantes da terapia com radioiodo são incomuns.[28] Pacientes com risco aumentado de complicações decorrentes da piora do hipertireoidismo, como idosos e portadores de doença cardiovascular ou hipertireoidismo grave, devem ser tratados com betabloqueadores antes e após a terapia, até que alcancem eutireoidismo.[29-33] Há controvérsias sobre o uso prévio concomitante de agente antitireoidiano (AAT). Os argumentos utilizados defendem que essa prática pode retardar o controle no sentido do eutireoidismo, sendo o uso de betabloqueadores suficiente para conter a maioria dos sintomas relacionados com a piora do hipertireoidismo. A dose deverá ser ajustada de acordo com a resposta clínica. Normalmente, varia de 50 a 100mg/dia de atenolol ou 20 a 80mg de propranolol a cada 6 ou 12 horas.[33] No caso de contraindicação ao uso de betabloqueado-

Tabela 17.1 Cirurgia e radioiodo: indicações e contraindicações

	Indicações	Contraindicações
[131]I	Idade avançada	Gravidez
	Comorbidade significativa	Lactação
	Cirurgia prévia em região cervical anterior	Neoplasia tireoidiana concomitante
	Bócio de pequeno volume	Incapacidade de seguir recomendações de segurança
	Cirurgião inexperiente	Mulheres planejando gravidez dentro de 4 a 6 meses
Cirurgia	Sinais/sintomas de compressão de via aérea	Comorbidade como DCV grave, câncer em estágio final
	Neoplasia tireoidiana concomitante	Gravidez no 1º e 3º trimestres
	Bócio volumoso ou necessidade de rápida correção do estado tireotóxico	

DCV: doença cardiovascular.

res, pode-se utilizar bloqueadores de canal de cálcio, como verapamil e diltiazem.[34,35] Caso se opte pelo uso de AAT, o metimazol é o agente de escolha, na dose de 10 a 30mg/dia. Nesses casos, deve-se evitar o tratamento com radioiodo em caso de TSH normal ou elevado, para prevenir maior absorção perinodular e do lobo contralateral, o que aumentaria o risco de hipotireoidismo. Nos idosos com contraindicação ao iodo ou à cirurgia, pode-se manter dose baixa de metimazol para controle dos sintomas.[36] A dose de iodo para tratamento do nódulo autônomo deve ser a menor possível, seguindo o princípio de ALARA (*as low as reasonably achievable*). Ou seja, deve ser dada a menor quantidade de radiação necessária para se alcançar sucesso no tratamento,[37] estando indicada dose fixa entre 10 e 20mCi ou calculada de acordo com o tamanho do nódulo, usando 150 a 200μCi de I^{131} por grama corrigido para captação de iodo em 24 horas.[38]

A injeção percutânea de etanol é uma boa opção de tratamento para pacientes com nódulo pequeno (< 3cm). Há diminuição significativa do volume do nódulo e controle moderado do hipertireoidismo. Complicações como paralisia transitória de cordas vocais, exacerbação do hipertireoidismo e hipertireoidismo subclínico persistente podem ocorrer. Em alguns casos, são necessárias várias sessões para se obter a remissão da tireotoxicose, com cada nova tentativa levando a um risco maior das complicações citadas.[39-44]

Alguns estudos vêm testando a eficácia da ablação percutânea com *laser* guiada por US. No entanto, os resultados não têm mostrado a superioridade desse método terapêutico sobre os demais. Dossing et al. compararam, em estudo prospectivo, a eficácia da fotocoagulação a *laser* com radioiodo no tratamento de pacientes com nódulo quente solitário. A normalização do TSH foi conseguida em 50% dos que receberam fotocoagulação a *laser* e em 100% dos tratados com radioiodo.[45]

A ablação com etanol ou *laser* é recomendada quando há contraindicação ou recusa às demais terapias, bem como em caso de falha destas.[27]

Naqueles pacientes com bócio multinodular, o uso do metimazol antes da terapia com radioiodo (na dose média de 30mCi) deve ser indicado para levar o paciente ao eutireoidismo, evitando assim a exacerbação da tireotoxicose, principalmente em pacientes que apresentam comorbidades. O aumento de volume da tireoide é raro após terapia com ^{131}I. Contudo, os pacientes devem ser advertidos a procurar atendimento imediato em caso de dificuldade respiratória ou estridor após a administração de iodo radioativo. Os casos de disfagia ou desconforto local devem ser acompanhados e, se necessário, pode-se instituir terapia com corticoide.

Se a opção do tratamento for cirúrgica, o uso prévio de metimazol também está indicado até o eutireoidismo, associado ou não a betabloqueador, uma vez que uma crise tireotóxica durante ou após a cirurgia poderia levar o paciente ao óbito. O iodo inorgânico pré-operatório é contraindicado por aumentar o risco de hipertireoidismo. A cirurgia usualmente proposta para esses pacientes é a tireoidectomia quase total ou total, sendo o risco de complicações, como paralisia de cordas vocais ou hipoparatireoidismo, inversamente proporcional à experiência do cirurgião.[27]

SEGUIMENTO

Após a tireoidectomia no BMN, deve ser solicitada dosagem de cálcio sérico e paratormônio (PTH) e avalia-

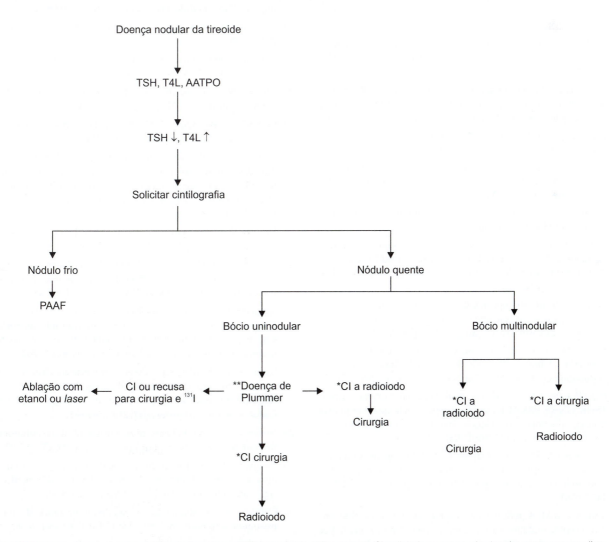

Figura 17.2 Fluxograma na doença nodular da tireoide com TSH suprimido. (*Em caso de CI radioiodo ou recusa de cirurgia: tratamento medicamentoso. CI: contraindicações [veja Tabela 17.1]; PAAF: punção aspirativa por agulha fina; T4L: tiroxina livre.)

da a necessidade de início de terapia com cálcio oral ou calcitriol. A reposição de hormônio tireoidiano deve ser iniciada de acordo com o peso e a idade (nos idosos, iniciar dose menor), e o TSH medido a cada 2 meses, até que seja alcançada a dose ideal, e então dosar anualmente.[27]

Nos pacientes com doença de Plummer (NA), o TSH e o T4L devem ser dosados entre 4 e 6 semanas após a cirurgia, e a terapia com hormônio tireoidiano iniciada em caso de surgimento de hipotireoidismo.[27]

CONSIDERAÇÕES FINAIS

Nos casos de insucesso terapêutico com cirurgia para BMT e NA, recomenda-se a terapia com radioiodo. Apesar de os AAT não induzirem remissão em pacientes com doença tireoidiana nodular, podem ser uma escolha nos pacientes com baixa sobrevida e risco cirúrgico elevado, bem como naqueles em que seja difícil a aquiescência às normas de segurança na terapia com radioiodo.[27]

Referências

1. Krohn K, Führer D, Bayer Y et al. Molecular pathogenesis of euthyroid and toxic multinodular goiter. Endocr Rev 2005; 26(4):504-24.

2. Fatourechi V. Hyperthyroidismand thyrotoxicosis. In: Bandeira F. et al (eds.) Endocrinology and diabetes: A problem-oriented approach. DOI 101007/978-1-4614-8684-8-2, Springer New York, 2004.

3. Hamburguer JI. The autonomously functioning thyroid nodule: Göetsch's disease. Endocr Rev 1987; 8:439-47.

4. Miller M, Gamber SR. Practical management of thyroid disease in the erlderly. In: Cooper DS (ed.). Medical management of thyroid disease. New York: Marcel Dekker, 2001:345-86.

5. Hamburger JI. Solitary autonomously funtioning thyroid lesions. Am J Med 1975; 58:740-8.

6. Burch HB, Shakir F, Fitzsimmons TR et al. Diagnosis and management of the autonomously functioning thyroid 10 nodule: the Walter Reed Army Medical Center Experience, 1975-1996. Thyroid 1998; 8:871-80.

7. Portefield Jr. JR, Thompson GB, Farley DR, Grant CS, Richards MI. Evidence-based management of toxic multinodular goiter (Plummer' disease). World J Surg 2008; 32(7):1278-84.

8. Davies TF, Larsen PRT. Thyrotoxicosis. In: Larcen PR, Kronenberg HM, Melmed S, Polonsky KS (eds.). Williams textbook of endocrinology. 10. ed. Philadelphia: WB Saunders, 2003:374-421.

9. Paz FP, Guerra OP, Teijeiro JC et al. Prevalence of mutations in TSHR, GNAS, PRKAR1A and RAS genes in a large series of toxic thyroid adenomas from Galicia, aniodine-deficient area in NW Spain. Eur J Endocrinol 2008; 159(5):623-31.

10. Vanvooren V, Uchino S, Duprez L et al. Oncogenic mutations in the thyrotropin receptor of autonomously functioning thyroid nodules in Japanese population. Europ J Endocrinol 2002; 147:287-91.

11. Tonacchera M, Agretti P, Chiovato L et al. Activating thyrotropin receptor mutations are present in nonadenomatous hyperfuntioning nodules of toxic or autonomous multinodular goiter. J Clin Endocrinol Metab 2000; 85:2270-4.

12. Namba K, Usui T, Minamiguchi S et al. Two rare TSH receptor amino acid substitutions in toxic thyroid adenomas. Endocr J 2012; 59(1):13-9.

13. Sandrock D, Olbricht T, Emrich D, Benker G, Reinwein D. Long-term follow-up in patientes with autonomous thyroid adenoma. Acta Endocrinol 1993; 128:51-5.

14. Maia AL, Ward LS, Carvalho GA et al. Thyroid nodules and differentiated thyroid cancer: Brazilian consensus. Arq Bras Endocrinol Metab 2007; 51(5):867-93.

15. Al-Shariff A, Abujbara AA, Chiacchio S, Ajlouni KM, Mariani G. Contribution of radioiodine uptake measurement and thyroid scintigraphy to the differential diagnosis of thyrotoxicosis. Hell J Nucl Med 2010; 13(2):132-7.

16. Bongiovanni M, Spitale A, Faquin WC, Mazzucchelli L, Baloch ZW. The Bethesda System for Reporting Thyroid Cytopathology: a meta-analysis. Acta Cytologica: The Journal of Clinical Cytology and Cytopathology 2012; 56(4):333-9.

17. Rosario PW, Salles DS, Bessa B, Purisch S. Contribution of scintigraphy and ultrasonography to the prediction of malignancy in thyroid nodules with indeterminate cytology. Arq Bras Endocrinol Metabol 2010; 54(1):56-9.

18. Yalla NM, Reynolds LR, Hürthle Cell Thyroid carcinoma presenting as a "hot" nodule. Endocr Pract 2011; 17(3):68-72.

19. Braga-Basaria M, Basaria S. Marine-Lenhart syndrome. Thyroid 2003; 13:991.

20. Cakir M. Letter to the editor: diagnosis of Marine-Lenhart syndrome. Thyroid 2004; 14:555 21.

21. Charkes ND. Graves' disease with functioning nodules (Marine Lenhart syndrome). J Nucl Med 1972; 13:885-92.

22. Biersack HJ, Biermann K. The Marine-Lenhart syndrome revisited. Wien Klin Wochenschr 2011; 123:459-62.

23. Schmidt M, Gorbauch E, Dietlein M et al. Incidence of post radioiodine immunogenic hyperthyroidism/Graves' disease in relation to a temporary increase in thyrotropin receptor antibodies after radioiodine therapy for autonomous thyroid tissue. Thyroid 2006; 16:281-8.

24. Hermus AR, Huismans DA. Treatment of benign nodular thyroid disease. N Engl J Med 1998; 338:1438-47.

25. Vidal-Trecan GM, Stahl JE, Eckman MH. Radioiodine or surgery for toxic thyroid adenoma: dissecting an important 12 decision. A cost-effectiveness analysis. Thyroid 2004; 14:933-45.

26. Nygaard B, Hegedüs L, Nielsen KG, Ulriksen P, Hansen JM. Long-term effect of radioactive iodine on thyroid function and size in patients with solitary autonomously functioning toxic thyroid nodules. Clin Endocrinol (Oxf) 1999; 50:197-202.

27. Bahn RS, Burch HB, Cooper DS et al. Hyperthyroidism and other causes of thyrotoxicosis: management guidelines of the American Thyroid Association and American Association of Clinical Endocrinologists. Thyroid 2011; 21(6):593-641.

28. Ferrari C, Reschini E, Paracchi A. Treatment of the autonomous thyroid nodule: a review. Eur J Endocrinol 1996; 135:383-90.

29. Trzepacz PT, Klein I, Roberts M, Greenhouse J, Levey GS. Graves' disease: an analysis of thyroid hormone levels and hyperthyroid signs and symptoms. Am J Med 1989; 87(5):558-61.

30. Geffner DL, Hershman JM. Beta-adrenergic blockade for the treatment of hyperthyroidism. Am J Med 1992; 93(1):61-8.

31. Becker DV, Hurley JR. Complications of radioiodine treatment of hyperthyroidism. Semin Nucl Med 1971; 1(4):442-60.

32. Koornstra JJ, Kerstens MN, Hoving J et al. Clinical and biochemical changes following ^{131}I therapy for hyperthyroidism in patients not pretreated with antithyroid drugs. Neth J Med 1999; 55(5):215-21.

33. Henderson JM, Portmann L, Van Melle G, Haller E, Ghika JA. Propranolol as an adjunct therapy for hyperthyroid tremor. Eur Neurol 1997; 37(3):182-5.

34. Milner MR, Gelman KM, Phillips RA et al. Double-blind crossover trial of diltiazem versus propranolol in the management of thyrotoxic symptoms. Pharmacotherapy 1990; 10(2):100-6.

35. Kelestimur F, Aksu A. The effect of diltiazem on the manifestations of hyperthyroidism and thyroid function tests. Exp Clin Endocrinol Diabetes 1996; 104(1):38-42.

36. Franklyn JA, Boelaert K. Thyrotoxicosis. Lancet 2012; 379(9821): 1155-66.

37. Bonnema SJ, Hegedüs L. Radioiodine therapy in benign thyroid diseases: effects, side effects, and factors affecting therapeutic outcome. Endocrine Reviews 2012; 33(6):920-80.

38. Zakavi SR, Mousavi Z, Davachi B. Comparison of four diferent protocols of I-131 therapy for treating single toxic thyroid nodule. Nucl Med Commun 2009; 30:169-75.

39. Livraghi T, Paracchi A, Ferrari C, Reschini E, Macchi RM, Bonifacino AT. Treatment of autonomous thyroid nodules with percutaneous etanol injection: 4-year experience. Radiology 1994; 190:529-33.

40. Golletti O, Monzani F, Caraccio N et al. Percutaneous ethanol injection treatment of autonomously functioning single thyroid nodules: optimization of treatment and short term outcome. World J Surg 1992; 16:784-9.

41. Martino E, Murtas ML, Loviselli A et al. Percutaneous intranodular etanol injection for treatment of autonomously functioning thyroid nodules. Surgery 1992; 112:1161-4.

42. Monzani F, Caraccio N, Goletti O et al. Five-year follow-up of percutaneous ethanol injection for the treatment of hyperfunctioning thyroid nodules: a study of 117 patients. Clin Endocrinol (Oxf) 1997; 46(1):9-15.

43. Janowitz P, Ackmann S. Long-term results of ultrasound guided ethanol injections in patients with autonomous thyroid nodules and hyperthyroidism. Med Klin (Munich) 2001; 96(8):451-6.

44. Tarantino L, Francica G, Sordelli I et al. Percutaneous ethanol injection of hyperfunctioning thyroid nodules: long-term follow-up in 125 patients. AJR Am J Roentgenol 2008; 190(3):800-8.

45. Dossing H, Bennedbaek FN, Bonnema SJ, Grupe P, Hegedüs L. Randomized prospective study comparing a single radioiodine dose and a single laser therapy session in autonomously functioning thyroid nodules. Eur J Endocrinol 2007; 157(1): 95-100.

46. Hegedus L, Bonnema SJ, Bennedbaek FN. Management of simple nodular goiter: current status and future perspectives. Endocr Rev 2003; 24(1):102-32.

47. Erickson D, Gharib H, Li H, van Heerden JA. Treatment of patients with toxic multinodular goiter. Thyroid 1998; 8(4):277-82.

48. Portefield Jr. JR, Thompson GB, Farley DR, Grant CS, Richards MI. Evidence-based management of toxic multinodular goiter (Plummer' disease). World J Surg 2008; 32(7):1278-84.

49. Wahl RA, Rimpl I, Saalabian S, Schabram J. Differentiated operative therapy of thyroid autonomy (Plummer's disease). Exp Clin Endocrinol Diabetes 1998; 106(4):S78-84.

50. Kang AS, Grant CS, Thompson GB, van Heerden JA. Current treatment of nodular goiter with hyperthyroidism (Plummer's disease): surgery versus radioiodine. Surgery 2002; 132(6): 916-23.

51. Vidal-Trecan GM, Stahl JE, Eckman MH. Radioiodine or surgery for toxic thyroid adenoma: dissecting an important 15 decision. A cost-effectiveness analysis. Thyroid 2004; 14(11):933-45.

52. Baek JB, Lee JH, Valcavi R et al. Thermal ablation for benign thyroid nodules: radiofrequency and laser. Korean J Radiol 2011; 12(5):525-40.

18

Oftalmopatia de Graves

Aline Correia • Katharina Ponto • George J. Kahaly

INTRODUÇÃO

Oftalmopatia de Graves (OG), ou orbitopatia de Graves, é uma condição autoimune rara da órbita intimamente associada ao hipertireoidismo de Graves, que pode anteceder, coincidir ou suceder o hipertireoidismo, embora cada uma das condições possa existir sem a outra. Também conhecida como oftalmopatia associada à tireoide ou doença ocular da tireoide, pode, às vezes, ocorrer em pacientes com hipotireoidismo ou tireoidite crônica autoimune.[1]

A incidência anual estimada na população geral é baixa, cerca de 1,6 caso/milhão de habitantes para mulheres e 0,3 caso/milhão de habitantes para homens.[1] No entanto, frequentemente a terapêutica é prolongada, levando à perda da produtividade e promovendo grandes custos diretos e indiretos.[2]

Os fatores de risco identificados para o desenvolvimento de OG incluem radioiodoterapia para hipertireoidismo, tabagismo, altos valores de T3 pré-tratamento (≥ 325ng/dL ou anticorpos antirreceptores de TSH (TRAb), hipotireoidismo após tratamento, além de história familiar de disfunções tireoidianas (como doença de Graves e/ou tireoidite de Hashimoto) e sexo feminino.[3]

Os aspectos clínicos da OG variam de uma leve sensação de areia nos olhos até grave diplopia, perda da visão e proptose desfigurante.

A doença de Graves é causada pela presença de anticorpos que se ligam ao receptor de tireotrofina presente nas células foliculares da tireoide, estimulando, assim, a produção excessiva do hormônio tireoidiano. A presença teórica de TRAb em todos os pacientes com OG sugere que a imunorreatividade contra o receptor de tireotrofina fundamenta tanto a doença de Graves como a OG. Os 5% dos pacientes com OG que são eutireóideos ou hipotireóideos têm, geralmente, baixos títulos de anticorpos antir-

receptores de tireotrofina, que são difíceis de detectar em alguns ensaios.[1]

Os níveis de TRAb se correlacionam positivamente com características clínicas de OG e influenciam o prognóstico.[1] Em um estudo australiano envolvendo 39 pacientes recém-diagnosticados com doença de Graves, o espessamento dos músculos extraoculares foi associado a níveis maiores de TSH e hipertireoidismo mais severo, como sugerido por maiores níveis séricos de T4 livre e maior captação na cintilografia da tireoide. Ainda no mesmo estudo, não houve associação com a positividade de anticorpos, embora o pequeno tamanho da amostra possa ter contribuído para esse resultado negativo.[4]

Embora estudos recentes sugeriram que existem novos mecanismos envolvidos no desenvolvimento da OG, ainda há muito a ser compreendido.

Evidências atuais apontam os fibroblastos presentes na órbita, que expressam o receptor de TSH, como participantes importantes na imunopatogênese da orbitopatia de Graves. A resposta autoimune estimula a produção local de citocinas por células T ativadas no interior da órbita, causando a estimulação dos fibroblastos com secreção de glicosaminoglicanos (GAG) e ácido hialurônico. Um subgrupo de fibroblastos orbitais pode se diferenciar em adipócitos maduros, que aumentam a expressão do receptor de tireotrofina. O acúmulo de GAG causa uma mudança na pressão osmótica que, por sua vez, leva a uma acumulação de fluido e a aumento da pressão no interior da órbita. Essas alterações provocam deslocamento para a frente do globo ocular e também podem interferir com a função dos músculos extraoculares e a drenagem venosa das órbitas. No exame histológico, os músculos extraoculares estão edemaciados e algumas fibras musculares mostram perda de estrias, fragmentação e infiltração com linfócitos, em sua maioria linfócitos T.[1]

Os músculos mais frequentemente afetados são os retos medial e inferior. Funcionalmente, o efeito é de enrijecimento ou contração dos músculos e, assim, o paciente pode apresentar dificuldade para o olhar superior ou lateral. A maioria tem espessamento tanto do músculo extraocular como do tecido adiposo, com predominância em alguns de um ou de outro. Pacientes com menos de 40 anos de idade tendem a ter espessamento de tecido adiposo, enquanto os pacientes com mais de 60 anos de idade têm mais edema do músculo extraocular.[1]

Vários estudos demonstraram associações significativas entre os polimorfismos em determinados genes, em especial o CTLA-4, o HLA-DRB-1 e o TNF-α.[5]

A existência de anticorpos IGF-1R séricos permanece duvidosa. Autoimunidade contra IGF-1R também é observada na artrite reumatoide e não é específica para a doença de Graves. A expressão de IGF-1R em linfócitos T e B pode contribuir para a autoimunidade contra fibroblastos.[6]

Há uma tendência natural para melhora espontânea: o curso natural apresenta uma fase ativa, que cede lentamente, seguida de uma fase inativa, que pode ainda ser associada a anormalidades oftalmológicas. O tecido retrobulbar apresenta-se edemaciado nos pacientes com doença inicial, enquanto os pacientes com OG de longa duração têm tecidos fibrosados. Ao exame histológico, a doença inicial associa-se a infiltrados de células mononucleares, enquanto nos estágios tardios é encontrado apenas tecido cicatricial ou fibrótico com colágeno denso.

Esse curso natural da OG foi a base para o início de terapias imunomoduladoras, as quais têm o propósito de atuar no edema, na infiltração linfocitária e nos fibroblastos ativados. Esse tratamento clínico só é eficaz durante a fase ativa e não deve ser utilizado em pacientes com doença ocular inativa. Em contraste, geralmente se recomenda que a cirurgia de reabilitação (em oposição à descompressão urgente nos casos de perda de visão) deva ser feita apenas em pacientes com doença inativa.

O maior fator de risco modificável na OG é o tabagismo. Fumar não só aumenta a chance de desenvolver OG em sete a oito vezes, como também aumenta a gravidade e a progressão da oftalmopatia com resposta menos favorável ao tratamento.[7]

O fumo pode promover esses efeitos por uma ação irritativa direta nos olhos. Entretanto, esse fato poderia responder pelas alterações inflamatórias, mas não pelo aumento de volume dos músculos extraoculares e do tecido fibroadiposo orbitário. O fumo também poderia afetar as reações imunológicas possivelmente envolvidas na patogênese da doença ocular, mediante três mecanismos: (1) alterando a estrutura dos receptores de TSH, tornando-os mais imunogênicos; (2) comprometendo a restauração da tolerância aos autoantígenos comuns à tireoide e à órbita; ou (3) sensibilizando o tecido orbitário a qualquer substância ou anticorpo que possa desencadear a OG. Entretanto, até o momento, não há nenhuma evidência definitiva de que quaisquer desses mecanismos estejam efetivamente envolvidos.

Uma vez que o tabagismo está associado a níveis elevados de tireoglobulina, isso poderia causar elevação dos anticorpos séricos antitireoglobulina, os quais poderiam ter um papel na patogênese da doença ocular, em razão da reconhecida homologia entre a tireoglobulina e a acetilcolinesterase, particularmente abundante nas junções neuronervosas e neuromusculares dos músculos extraoculares. O fumo pode, também, influenciar ações parácrinas e autócrinas mediadas por citocinas, porque já se demonstrou que a hipoxia dos tecidos orbitários induzida pelo fumo leva à liberação de citocinas. A hipoxia pode, também, aumentar a liberação de citocinas pelas células endoteliais e, desse modo, incrementar a expressão das moléculas de adesão. Os níveis séricos do antagonista solúvel do receptor da interleucina-1 (IL-1) – uma anticitocina antagônica aos efeitos da IL-1 – foram descritos como mais baixos em pacientes com OG que fumavam do que naqueles que não fumavam e com elevação menor depois da radioterapia orbitária. Isso estava associado à ausência de resposta à irradiação.

Em conclusão, os mecanismos pelo quais o fumo afeta a OG continuam sendo motivo de controvérsia, mas a relação entre o fumo e a doença ocular parece bem estabelecida. Desse modo, os pacientes com OG devem ser intensamente incentivados a deixar de fumar.

As características clínicas mais comuns da OG são retração palpebral, edema, eritema dos tecidos periorbitais e conjuntiva e proptose.[1]

Aproximadamente 5% a 10% dos pacientes com OG são eutireóideos na apresentação e alguns deles podem não ter um histórico de disfunção da tireoide, o que explica o possível atraso no diagnóstico de OG. Não surpreende que esses pacientes corram risco considerável para o desenvolvimento de doenças da tireoide.[7]

Envolvimento ocular subclínico é comum. Em até 90% dos pacientes com doença de Graves o espessamento do músculo extraocular e/ou tecido adiposo é detectado por tomografia computadorizada (TC) e/ou ressonância nuclear magnética (RNM) de órbita, e sinais e/ou sintomas clínicos são evidentes em 25% a 50% dos pacientes com doença de Graves.[7]

Em 40% dos pacientes com orbitopatia de Graves, os sinais da doença ocular ocorrem simultaneamente com os primeiros sintomas de doença de Graves. No entanto, OG pode ocorrer vários anos após o diagnóstico de doença de Graves.[7]

Aproximadamente 3% a 5% dos pacientes apresentam OG grave, com ulceração da córnea ameaçando a visão ou neuropatia óptica compressiva.[1]

RETRAÇÃO PALPEBRAL E PROPTOSE

Muitos pacientes com doença de Graves têm sinais sutis de OG ao exame físico. A aparência de "olho aberto" é causada pela retração da pálpebra superior e o abaulamento do olho devido ao aumento da pressão intraorbitária (proptose ou exoftalmia).[7]

Retração da pálpebra superior é muito mais comum do que o aumento do volume orbitário. Muitas vezes é confundida com exoftalmia. Pode ser diagnosticada mediante observação da pálpebra superior durante o olhar para baixo: a pálpebra superior segue a lâmpada com certo atraso (*lidlag* ou sinal de Von Graefe).[7]

Edema e fibrose nos músculos extraoculares e espessamento da gordura intraorbitária levam ao aumento do volume intraorbitário. Uma vez que a órbita é delimitada por paredes ósseas, exceto para o lado anterior, o aumento do conteúdo retrobulbar irá mover o olho para fora da órbita, causando exoftalmia. O grau de exoftalmia pode ser quantificado com o exoftalmômetro de Hertel. Deve-se destacar que existem diferenças relacionadas com gênero, raça e idade em relação ao volume orbitário. Exoftalmometria é especificamente importante para comparação longitudinal dos pacientes.[7]

A atividade e a gravidade são determinações importantes na orbitopatia de Graves e têm implicações para o tratamento. Doença ativa é caracterizada por sintomas e sinais inflamatórios como edema, vermelhidão e dor. A gravidade da doença é definida pela incapacidade funcional ou estética.[7]

Vários métodos foram desenvolvidos para avaliação da atividade da OG. Esses métodos incluem avaliações puramente clínicas (escore da atividade clínica, duração da OG), medidas de laboratório (citocinas, excreção de GAC e técnicas de imagem). O uso clínico de alguns desses testes de atividade pode ser útil. Antes da aplicação de um teste de atividade, é importante saber o que se quer predizer. Se estamos considerando o uso de um tratamento agressivo, como prednisona, devemos restringi-lo aos pacientes com alta probabilidade de resposta. Nesses casos, são necessários testes com alto valor preditivo positivo (escore de atividade, cintilografia com octreotida marcada com índio-111 [OctreoScan®]). Se julgarmos que o paciente poderá beneficiar-se mais da cirurgia de reabilitação, mas há receio de que a doença ainda possa estar em atividade, será necessário um teste com alto valor preditivo negativo (RNM, GAC). Assim, usando com cautela esses testes de atividade poderemos, pelo menos, selecionar alguns pa-

Tabela 18.1 Avaliação da oftalmopatia de Graves: elementos do escore de atividade clínica

Elementos*	Visita	Comparação com visita anterior	Escore
Sensação dolorosa retro-ocular nas últimas 4 semanas	X		1
Dor à movimentação ocular nas últimas 4 semanas	X		1
Eritema palpebral	X		1
Eritema conjuntival	X		1
Edema palpebral	X		1
Quemose (edema conjuntival)	X		1
Edema de carúnculas	X		1
Aumento da proptose ≥ 2mm		X	1
Diminuição dos movimentos oculares > 5° em qualquer direção		X	1
Diminuição da acuidade visual ≥ 1 linha na tabela de Snellen		X	1

*A escala de 7 pontos (excluindo os três últimos elementos) é usada quando avaliação prévia não está disponível. OG é considerada ativa em pacientes com EAC ≥ 3.
Adaptada da referência 3.

cientes com doença ativa e alguns pacientes inativos que não necessitarão de um curso de imunossupressão.

A fase ativa da OG é mais bem descrita pelo escore de atividade clínica (EAC). O EAC é composto pela adição de um ponto para cada uma das seguintes características: dor presente ao olhar fixo, dor à movimentação ocular, quemose, edema palpebral, eritema nas pálpebras, vermelhidão conjuntival, edema de carúnculas e, ao longo dos 3 meses anteriores, diminuição da acuidade visual, aumento da diplopia e proptose (Tabela 18.1).[3]

A escala de 7 pontos (excluindo os três últimos elementos) é usada quando avaliação prévia não está disponível. OG é considerada ativa em pacientes com EAC ≥ 3. Assim, doentes com hipertireoidismo com retração palpebral isolada, ou associada a ligeiro eritema conjuntival e edema palpebral, não são considerados como tendo OG ativa.[3]

AVALIAÇÃO DA GRAVIDADE DA DOENÇA OCULAR

A gravidade da doença é mais bem avaliada por meio de parâmetros quantificáveis e objetivos e é uma ferramenta útil para orientação terapêutica.[3]

As principais gradações de gravidade da doença são leve, moderada a grave e que ameaça a visão (Tabela 18.2).[3]

Capítulo 18 Oftalmopatia de Graves

Tabela 18.2 Avaliação da gravidade da oftalmopatia de Graves

Grau*	Retração palpebral	Tecidos moles	Proptose**	Diplopia	Exposição da córnea	Estado do nervo óptico
Leve	< 2mm	Envolvimento leve	< 3mm	Transitória ou ausente	Ausente	Normal
Moderada	≥ 2mm	Envolvimento moderado	≥ 3mm	Inconstante	Leve	Normal
Grave	≥ 2mm	Envolvimento grave	≥ 3mm	Constante	Leve	Normal
Ameaçadora à visão	–	–	–	–	Severo	Compressão
Limite superior do normal:						
Afro-americano	F/M = 23/24mm					
Caucasiano	F/M = 19/21mm					
Asiático	F/M = 16/17mm (tailandês) ou 18,6mm (chinês)					

*OG leve: pacientes cujas características de OG têm impacto menor na vida diária, geralmente insuficiente para justificar um tratamento imunossupressor ou cirúrgico. OG de moderada a grave: pacientes sem risco para a perda da visão, cuja doença ocular tem impacto suficiente na vida diária para justificar os riscos de imunossupressão (se ativo) ou intervenção cirúrgica (se inativo). OG ameaçadora à visão: pacientes com neuropatia óptica distireoidiana e/ou lesão da córnea. Esta categoria merece intervenção imediata.
**Proptose refere-se à variação em comparação com o limite superior do normal para cada raça/sexo ou linha de base do paciente, se disponível.
Adaptada da referência 3.

MÉTODOS DE IMAGEM

Ultrassonografia orbitária e TC, assim como RNM, são técnicas de imagem geralmente usadas nos pacientes com OG para demonstrar as alterações patológicas dos anexos oculares.

Quando disponível, a ultrassonografia orbitária pode ser útil no diagnóstico e, também, na avaliação da gravidade do envolvimento dos músculos oculares.

Em geral, as técnicas mais disponíveis, TC ou RNM, são particularmente úteis para fins diagnósticos, quando é necessário excluir outra patologia orbitária, como, por exemplo, um tumor. São também úteis para demonstrar compressão do nervo óptico no cone posterior da órbita. TC libera sobre o cristalino uma significativa dose de radiação que, com a repetida, constitui risco para o desenvolvimento de catarata. Por esse motivo, a RNM é preferível, particularmente se são necessários exames repetidos para avaliação da resposta ao tratamento. A possibilidade de diferenciação entre os tecidos, a ausência de radiação ionizante e a capacidade de obtenção de imagens em múltiplos planos tornam a RNM singularmente conveniente para estudos oculares. Apesar de sensível para demonstrar o edema intersticial no interior dos músculos retos do olho, em pacientes com doença ativa, e de fornecer um bom valor preditivo no que diz respeito à terapia imunossupressora, a RNM quantitativa com mensuração dos tempos de relaxação T1/T2 é, também, um método caro e não específico para detecção das alterações retrobulbares

na OG. Além disso, o tempo do exame é longo. Quando se executa a TC, a exposição à radiação é relativamente alta, e a diferenciação entre OG ativa e inativa não é possível. Por outro lado, o tempo curto do exame, a imagem precisa do ápice da órbita e os custos moderados são algumas vantagens desse procedimento. Ademais, com a ajuda de um programa de computador (técnica da região de interesse), o volume adiposo/conjuntivo orbitário pode ser determinado acuradamente. O baixo custo, o curto tempo de investigação e a ausência de radiação caracterizam a ultrassonografia orbitária como uma técnica que deveria ser mais amplamente utilizada. Entretanto, embora dados interessantes tenham sido relatados recentemente, a ultrassonografia orbitária não possibilita uma clara definição no que diz respeito à atividade da doença, nem uma avaliação suficientemente precisa do tecido retrobulbar.[8-13]

Até recentemente não havia, na medicina nuclear, nenhum parâmetro de inflamação que pudesse ser empregado na OG. O OctreoScan® tem sido amplamente utilizado em diferentes doenças endócrinas. O OctreoScan® é um método diagnóstico não específico, mas com alta sensibilidade em virtude da razão favorável entre o sinal e o ruído de fundo. Essa técnica visualiza os receptores de somatostatina na doença de Graves. A captação do radionuclídeo ocorre tanto na tireoide como na órbita desses pacientes. O acúmulo de radionuclídeos se deve, mais provavelmente, à presença no tecido orbitário de linfócitos ativados contendo receptores para a somatostatina.

Explicações alternativas são a ligação a receptores em outros tipos celulares ou o acúmulo sanguíneo local, devido à estase venosa pela inflamação orbitária autoimune. Uma tomografia SPECT (*single photon emission computed tomography* – tomografia computadorizada por emissão de fótons isolados) é necessária para quantificação adequada da captação orbitária. Resultados negativos em condições clínicas de alta suspeição podem apenas ser interpretados como a ausência de acúmulo significativo de receptores de somatostatina, e não como ausência de doença. Resultados positivos exigem a avaliação posterior da possibilidade de que esteja presente uma doença secundária, caracterizada por alta densidade localizada de receptores de somatostatina. Embora a captação orbitária de octreotida seja considerada um método sensível no que diz respeito à diferenciação clínica entre OG ativa e inativa, estudos adicionais com grande número de pacientes com OG, bem como pacientes com miosite, tumores e pseudotumores orbitários, são necessários para definição do papel e da especificidade desse tipo de exame. Além disso, como os estudos com a captação de octreotida são caros, eles podem estar menos prontamente disponíveis para os clínicos. A exposição à radiação é outra desvantagem.

TRATAMENTO (TABELA 18.3)

O tratamento da OG não é fácil. Nos primeiros anos do século XX, os pacientes tinham suas hipófises irradiadas porque se pensava que essas glândulas causavam a doença. Nos anos 1960 surgiram os primeiros relatos otimistas sobre o uso de corticosteroides. Desde então, um grande número de diferentes terapêuticas clínicas foi introduzido para tratar essa doença incapacitante e frequentemente desfigurante. Em paralelo a essas tentativas clínicas foram desenvolvidos procedimentos cirúrgicos para aliviar as consequências do edema retrobulbar e restaurar a acuidade visual.

Atualmente, o diagnóstico e o tratamento da OG podem ser dificultados em razão de uma variedade considerável na apresentação da doença e das interações entre a tireoide e o manejo da doença ocular.[7]

Tanto a atividade como a gravidade da doença devem ser consideradas na decisão terapêutica em relação ao tratamento da oftalmopatia, bem como o tratamento do hipertireoidismo. Doença ativa costuma ser tratada com terapia imunossupressora e deficiência funcional e cosmética, geralmente por cirurgia.[7]

Os objetivos do tratamento da OG são aliviar os sintomas, suprimir o processo mórbido, diminuir a massa dos músculos oculares e restaurar a contratilidade da musculatura ocular e por último, mas não menos importante, melhorar a aparência cosmética, bem como a qua-

Tabela 18.3 Manejo da oftalmopatia de Graves

Correção da disfunção tireoidiana e eliminação dos fatores de risco (tabagismo)	
OG leve	**Terapia local de suporte**
Sinais/sintomas:	*Medidas terapêuticas:*
Fotofobia	Óculos escuros
Ardor/irritação ocular	Colírios de metilcelulose
Sensação de corpo estranho	Lágrimas artificiais/pomadas
Aumento da pressão intraocular	Colírios de betabloqueadores
Lagoftalmo	Tampões oculares noturnos
Diplopia leve	Lentes
OG grave	**Terapias estabelecidas**
OG ativa	Glicocorticoides (VO, EV) Radioterapia orbitária
OG inativa	Descompressão orbitária, músculo ocular/cirurgia da cobertura
	Terapias não estabelecidas
OG ativa	Selênio Esteroides + ciclosporina Análogos da somatostatina Imunoglobulina EV Pentoxifilina, colchicina Terapia anticitocina (IL-1 RA, TNF-α) Anti-CD20 (rituximabe)

lidade de vida.[13] Não há, até agora, nenhum tratamento disponível que alcance todos esses objetivos. Felizmente, na maioria dos casos, a OG é leve e remite espontaneamente ou durante o curso do tratamento antitireoidiano, sem a necessidade de qualquer tratamento específico para OG. Pacientes com OG grave devem ser tratados tão logo seja possível, no curso da doença. Às vezes, não está claro se a doença é grave o suficiente para merecer tratamento e, nesses casos, um guia útil pode ser obtido pelas avaliações oftalmológicas repetidas, nas quais a deterioração será aparente e tomada como uma indicação para a terapêutica.

Terapia Local

Colírios de metilcelulose podem ser usados localmente para aliviar a sensação de secura e de areia nos olhos. Esteroides locais, aplicados por via subconjuntival ou retrobulbar, são empregados ocasionalmente, mas não há evidência de sua eficácia. Lentes prismáticas são úteis para o controle da diplopia, embora, uma vez estabilizada a condição, a correção cirúrgica seja habitualmente realizada.

Tratamento do Hipertireoidismo e da Oftalmopatia de Graves

O eutireoidismo deve ser, tão rapidamente quanto possível, alcançado e mantido em pacientes com hipertireoidismo com OG ou naqueles com fatores de risco para o desenvolvimento de oftalmopatia.[3]

A correção do hipertireoidismo tem efeito benéfico na OG, e tanto a retração palpebral como os olhos arregalados podem diminuir. Isso é resultado da redução no excesso de estímulo simpático da tireotoxicose e não de uma alteração no curso da doença orbitária. A maioria dos pacientes com OG é hipertireóidea, e surge a questão de qual método de tratamento do hipertireoidismo mais provavelmente demonstra benefício na OG.

O tratamento com agentes antitireoidianos nos pacientes com OG leve habitualmente se associa a alguma melhora dos sinais oculares. Os fármacos antitireoidianos podem, pelo menos parcialmente, suprimir a resposta imune na tireoide e reduzir a produção de anticorpos contra o receptor de TSH dentro da tireoide.[15] Assim, se a doença orbitária resultar da reatividade cruzada com os antígenos tireoidianos, isso pode representar um mecanismo de ação para melhorar a OG.

O papel da tireoidectomia no tratamento da OG é controverso, mas deve, provavelmente, ser considerado nos pacientes com doença grave e bócio volumoso, nos quais outros métodos de tratamento não se mostraram benéficos.

O iodo radioativo para o tratamento do hipertireoidismo de Graves pode ter efeito adverso na OG: pode aumentar a frequência de desenvolvimento da OG ou agravar a OG preexistente. Quando é considerado essencial, os pacientes devem receber um curso prévio de agentes antitireoidianos. A dose recomendada para tratamento profilático com corticoides é de 0,4 a 0,5mg/kg/dia de prednisona equivalente, começando 1 a 3 dias depois do tratamento com iodo radioativo, continuando por 1 mês e, em seguida, reduzir ao longo de 2 meses. Em pacientes não fumantes com doença de Graves aparentemente sem oftalmopatia, a terapia com iodo radioativo pode ser considerada como opção terapêutica sem o curso prévio de corticoides ou de agentes antitireoidianos.[3]

Lai et al.[16] identificaram que doses mais baixas de prednisona oral (cerca de 0,2mg/kg) são tão eficazes quanto as doses previamente relatadas e que um período de tratamento mais curto (6 semanas) é provavelmente suficiente.

A Tabela 18.4 mostra as recomendações quanto ao uso profilático ou não de corticoides em pacientes com doença de Graves que optam pelo iodo radioativo como terapêutica.

Nos pacientes com doença de Graves e oftalmopatia inativa, terapia com iodo radioativo sem curso prévio de corticoides, agentes antitireoidianos e tireoidectomia são terapêuticas igualmente aceitas.[3]

Vários estudos retrospectivos de coorte e ensaios randomizados têm identificado risco de 15% e 33% de desenvolvimento de OG ou progressão após tratamento para hipertireoidismo. Ensaios clínicos randomizados constataram risco de 23/150 (15%) com iodo radioativo, em comparação com 4/148 (3%) para agentes antitireoidianos em

---

Tabela 18.4 Uso de glicocorticoides orais para prevenção do desenvolvimento ou progressão da OG quando o iodo radioativo é usado para tratar doença de Graves

Iodo radioativo sem glicocorticoides		Iodo radioativo com glicocorticoides orais
Sem OG (não fumante)	Recomenda	Não recomenda
Sem OG (fumante)	Dados insuficientes para recomendar contra ou a favor	
OG presente – ativa e leve (não fumante)	Aceitável*	Aceitável*
OG presente – ativa e leve (fumante)	Não recomendado	Recomendado
OG presente – ativa e de moderada a grave ou ameaçadora à visão (fumante ou não fumante)	Não recomendo	Dados insuficientes para recomendar contra ou a favor
OG presente – inativa (fumante ou não fumante)	Recomendado	Não recomendado

Metimazol ou tireoidectomia também são opções terapêuticas recomendadas em cada um desses cenários, e são a primeira escolha em pacientes com OG ativa e de moderada a grave ou ameaçadora à visão.

*A decisão sobre o uso concomitante de glicocorticoides deve ser feita prezando a relação risco-benefício em relação à saúde geral do paciente. Os fatores de risco para a deterioração da OG (altos níveis de T3, nível elevado de TRAb, tabagismo) aumentam os benefícios no uso de corticosteroides. Diabetes mal controlado, osteoporose e doença psiquiátrica aumentam a probabilidade de complicações com o uso de glicocorticoides.
Adaptada da referência 3.

um estudo, e risco de 13/39 (33%) com iodo radioativo, em comparação com 4/38 (10%) para agentes antitireoidianos e de 6/37 (16%) com cirurgia no outro estudo. Em contraste, um estudo de coorte prospectivo, mas não randomizado, não identificou diferença entre agentes antitireoidianos, cirurgia e tratamento com iodo radioativo, com uma frequência de 4,9% a 7,1% para desenvolvimento de OG. O maior risco de agravamento da OG após terapia com iodo radioativo, na maioria dos estudos, pode estar relacionada com o aumento nos níveis de TRAb observado após esse tratamento.[3]

Uma série de 72 pacientes com OG inativa, de acordo com a EAC, foi tratada com iodo radioativo sem administração profilática de corticoide. Naqueles em que o hipotireoidismo foi evitado pela terapia precoce com levotiroxina, não foi relatada deterioração da doença ocular.[3]

Um estudo sueco distribuiu aleatoriamente pacientes com doença de Graves em grupos para tratamento com agentes antitireoidianos, tireoidectomia subtotal ou terapia com radioiodo.[17] Embora não tenha havido diferença estatisticamente significativa na frequência do desenvolvimento ou piora da OG entre pacientes em tratamento medicamentoso ou cirúrgico, houve aumento na prevalência e na gravidade da OG nos pacientes tratados com radioiodo. A OG desenvolveu-se ou piorou em 33% dos pacientes tratados com o radioiodo, em comparação com 10% daqueles tratados clinicamente e com 16% dos submetidos à cirurgia. Uma possível explicação proposta para esses achados é o extravasamento antigênico da tireoide lesionada pelo radioiodo, que pode levar ao aumento subsequente da produção de autoanticorpos, os quais reagem de maneira cruzada com antígenos comuns à tireoide e à órbita. A concentração sérica do anticorpo contra o receptor de TSH diminui gradualmente durante o primeiro ano após o tratamento cirúrgico ou clínico. Após o seguimento do tratamento com radioiodo, os níveis séricos dos anticorpos contra o receptor do TSH realmente aumentam durante o primeiro ano.

Dois estudos prospectivos da Itália[18,19] revelaram que, enquanto a administração de radioiodo não teve nenhum efeito em pacientes livres da doença ocular preexistente, a exacerbação ocorreu em 53% dos pacientes que tinham OG definida antes do tratamento com iodo radioativo. Esses autores evidenciaram, também, que a administração concomitante de corticosteroides impediu a exacerbação da OG associada ao radioiodo. Glicocorticoides, provavelmente, agem suprimindo a resposta anamnéstica aos antígenos liberados da tireoide. Os autores concluíram que os pacientes com tireotoxicose e envolvimento ocular devem receber corticosteroides orais concomitantemente ao radioiodo.

Em resumo, o tratamento da tireotoxicose de Graves influencia positivamente a OG. O radioiodo pode ter um efeito deletério na OG; no entanto, isso pode ser evitado com a profilaxia com corticoides.

A escolha do tratamento ideal para hipertireoidismo em pacientes com OG ativa moderada a grave permanece duvidosa e se baseia, principalmente, na experiência pessoal. No entanto, são necessários ensaios clínicos randomizados nesse campo.[20]

Abraham-Nordling et al.[21] identificaram que a qualidade de vida foi semelhante em pacientes com OG tratados com iodo radioativo e em pacientes tratados clinicamente, mas aqueles que desenvolveram ou pioraram da OG tiveram diminuição da qualidade de vida independentemente do modo de tratamento. Além disso, os pacientes recuperaram-se fisicamente dentro de 1 ano, mas levaram o dobro do tempo para se recuperarem mentalmente.

Terapia Imunossupressora

O tratamento atual de primeira linha para OG de moderada a grave ativa é um curso de 12 semanas com pulsos de corticoide EV. O objetivo do tratamento imunossupressor na OG é diminuir a inflamação e a congestão do tecido da órbita, tentando prevenir a progressão clínica da doença autoimune.[22]

Glicocorticoides orais são eficazes, amplamente utilizados e representam uma alternativa válida, mas provavelmente menos eficaz aos glicocorticoides EV. A evidência atual demonstra a eficácia dos pulsos em diminuir a atividade da doença em pacientes com OG ativa e grave, com taxa de resposta do esquema terapêutico de aproximadamente 80%.[22]

Vários ensaios randomizados demonstraram as vantagens, em termos de eficácia e possíveis efeitos colaterais, de administração EV em relação à administração VO. Uma vantagem do esquema EV é a rapidez de resposta em pacientes respondedores. A resposta precoce ao uso de corticoides EV prediz o resultado do tratamento, e a resposta ao tratamento está inversamente relacionada com a duração da doença. Efeitos colaterais importantes estão relacionados com doenças preexistentes e a dose administrada.[22,23]

Antes da administração EV de corticoides, os pacientes devem ser rastreados para possíveis contraindicações a altas doses de corticoides, como história de hepatite recente, disfunção hepática, úlcera gastrointestinal, osteoporose grave, tuberculose latente, morbidade cardiovascular, hipertensão grave, diabetes mal controlado e glaucoma. A morbidade e a mortalidade da corticoterapia EV são de 6,5% e 0,6%, respectivamente.[22]

O tratamento recomendado atualmente para pacientes com OG ativa e de moderada a grave consiste em um curso de 0,5g de metilprednisolona EV uma vez por semana, durante 6 semanas, seguido de 0,25g/semana, durante 6 semanas (dose cumulativa: 4,5g). Se houver resposta clínica negativa, o tratamento EV com corticoides pode ser suspenso após 6 semanas com dosagem de 0,5g/semana.[22]

Um outro esquema proposto, que pode ser particularmente útil nos pacientes com OG congestiva, consiste no uso de metilprednisolona EV, 500mg em 200mL de solução salina por 30 a 60 minutos, repetido por 3 dias consecutivos, seguido de prednisolona oral em doses reduzidas. Uma vantagem desse regime é a rapidez da resposta em pacientes responsivos. Assim, se nenhuma resposta ocorrer dentro dos primeiros 3 a 4 dias de tratamento e se a acuidade visual estiver reduzida, a indicação de descompressão orbitária deverá ser considerada.

O efeito do tratamento clínico na proptose é apenas modesto e clinicamente insignificante, com diminuição média, em valores de Hertel, de aproximadamente 1mm. Esses efeitos benéficos não são vistos em todos os pacientes tratados clinicamente. De fato, sem considerar as consequências da terapia aplicada, uma resposta benéfica é observada em somente dois terços dos pacientes. E quais são as razões para essa consistentemente baixa taxa de resposta? Primeiramente, pode ser que necessitemos de regimes de imunossupressão mais fortes para aumentar a taxa de resposta. De fato, a combinação de radioterapia com prednisona tem, certamente, uma taxa de resposta mais elevada do que cada tratamento isoladamente. Não obstante, essa combinação não alcança taxas de resposta realmente satisfatórias. Uma segunda explicação possível para uma baixa taxa de resposta seria a seleção dos pacientes. A maioria dos médicos usará tratamento clínico nos pacientes quando houver doença ocular de moderada a grave, ou seja, os pacientes são selecionados com base na gravidade da doença. Deve-se considerar que OG grave (diplopia constante, proptose grave) pode também estar presente em pacientes com doença inativa, que provavelmente não responderão à imunossupressão. Se esses pacientes com doença inativa grave, embora fibrótica, forem incluídos nos estudos, irão contribuir para diminuir consideravelmente a taxa de resposta.

Radioterapia

Essa terapêutica pode ser considerada um tratamento de segunda linha seguro para pacientes com OG ativa de moderada a grave, mas menos eficaz do que corticoide EV.[24]

Os dados disponíveis sugerem que a radioterapia (RxT) retrobulbar é um tratamento seguro e eficaz em caso de alterações dos tecidos moles, e particularmente em alterações da motilidade ocular, especialmente se forem de início recente, enquanto exoftalmia e disfunção do músculo extraocular de longa data são pouco afetadas. Por isso, não deve ser utilizada em pacientes com OG inativa e também não impede a progressão da OG leve para formas mais graves.[24]

Vários estudos indicaram a eficácia da RxT, que presumivelmente repousa na radiossensibilidade dos linfócitos que infiltram a órbita, bem como na redução da proliferação e produção de GAC pelos fibroblastos orbitários. As melhoras mais notáveis ocorreram dentro do primeiro ano após o início ou a piora da OG e se manifestaram, primariamente, sobre as alterações dos tecidos moles, com mínima redução da proptose e com pouco efeito benéfico na função dos músculos extraoculares. Entretanto, pelo menos um terço dos pacientes irradiados ainda necessitará de cirurgia corretiva ocular após o tratamento. A RxT pode ser administrada como ondas, seja sob a forma de raios X, seja por raios γ. A medida corrente da dose de RxT é o Gray (Gy), sendo 1Gy igual a 100 rads. O equipamento de ultravoltagem foi substituído pelo de telecobalto ou os aceleradores lineares de megavoltagem, que permitem a entrega de uma alta energia, baixa dispersão e feixe bem direcionado ao espaço retrobulbar, evitando irradiação indevida de estruturas adjacentes, como o cristalino, a córnea, a pituitária e o hipotálamo. Os aparelhos preferidos, atualmente, são os de megavoltagem (4 a 6mV), que produzem um feixe de fóton pontiagudo e, usados em um campo definido, poupam a pele com uma distância máxima de pelo menos 0,5cm da superfície da pele. Independentemente do método de aplicação, a RxT deve ser realizada em doses diárias fracionadas para diminuir a morbidade às estruturas normais. A RxT retrobulbar, em muitas instituições, é administrada em doses padronizadas totais de 20Gy, com um feixe de fóton de 6mV, divididos em 10 frações diárias de 2Gy por 2 semanas. Filmes de localização e verificação, com os marcadores de chumbo nas pálpebras de cada olho, são obtidos para cada paciente em um simulador. A borda posterior do campo fica localizada anteriormente à sela túrcica. O assoalho e o teto da órbita representam as bordas inferior e superior do campo de irradiação. A dose é calculada na linha média e administrada por dois portais laterais de 6 × 5cm, angulados em 2 a 3 graus, posteriormente (para evitar a irradiação do cristalino contralateral), e com a cabeça do paciente mantida fixa por um capacete completo. O cálculo da dose é baseado em planos transversais da TC de órbita. O ponteiro de luz do feixe central é primeiro posicionado tangencialmente a ambas as córneas, e a mesa é então elevada em metade do tamanho do campo mais a distância desejada a partir da córnea. Isso é feito em incrementos eletronicamente controlados de 1mm. Assim, a margem anterior do campo fica em posição de 15mm posterior ao plano da córnea, o que corresponde a uma distância segura do cristalino.[25-27]

Quando a RxT é bem colimada, o risco de desenvolvimento de catarata e oncogênese parece ser baixo. A tolerância da dose de RxT para o cristalino é de 10Gy (coberto), de 50Gy para o nervo óptico (seguro) e de 30 a 35Gy para a retina (marginalmente seguro). As doses de RxT necessárias para induzir catarata em indivíduo com OG são de 2 e 5,5Gy para RxT simples e fracionada, respectivamente. A retinopatia se manifesta tipicamente entre 6 meses e 3 anos depois da RxT e se caracteriza por focos algodonosos, hemorragias intrarretinianas e exsudatos. A angiografia com fluoresceína mostra ausência de perfusão significativa dos capilares nas áreas afetadas da retina. Presumivelmente, há agressão microvascular retiniana direta pela radiação. O risco de retinopatia induzida pela RxT pode ser atribuído a doses que excedem a 20Gy. Sugeriu-se que a retinopatia diabética preexistente potencializaria o início da retinopatia por RxT. Fatores de risco associados, como doença microvascular sistêmica causada por *diabetes mellitus* ou por hipertensão e quimioterapia prévia, também aumentam o risco de retinopatia pela radioterapia. Em um estudo com 14 indivíduos tratados com RxT, de seis pacientes que desenvolveram retinopatia, quatro receberam 30Gy, um recebeu 23Gy e um recebeu 20Gy. O grupo de Stanford descreveu 242 pacientes tratados com 20Gy, nenhum dos quais desenvolveu retinopatia por radioterapia após um acompanhamento médio de 16 a 34 meses. Por outro lado, cegueira transitória foi relatada depois de radioterapia com 20Gy e retinopatia por RxT ocorreu após doses seguras tão baixas quanto 11 e 12Gy. Assim, a retinopatia pode ser uma complicação da radioterapia orbitária para a OG, mesmo com níveis de irradiação anteriormente considerados seguros. Pacientes tratados com esses níveis necessitam de acompanhamento oftalmológico por, no mínimo, 3 anos.

A combinação de RxT e corticoides VO é mais eficaz do que qualquer tratamento isolado, sugerindo um efeito sinérgico dos dois tratamentos. Não há dados disponíveis que sugiram vantagem na associação de RxT com corticoide EV sobre corticoide EV isolado. Uma possível estratégia consiste na combinação com corticoide EV em pacientes com OG que reagiu apenas parcialmente a um primeiro curso de corticoide EV isolado e ainda está ativa.[22,23]

Em um ensaio clínico randomizado, a radioterapia foi comparada à prednisona oral, e ambos os tratamentos alcançaram eficácia similar. A combinação de ambas as terapias clássicas é ligeiramente mais eficaz do que cada uma isoladamente. Respostas de excelentes a boas foram vistas em 83% dos pacientes tratados com a combinação, contra 33% dos tratados com prednisona oral isoladamente. Em outro ensaio randomizado, radioterapia isoladamente alcançou resposta favorável em 38%, contra 69% dos indivíduos tratados com a combinação. Entretanto, a resposta a essa combinação não é completa, e os pacientes sofrerão ainda os efeitos colaterais dos esteroides.[23]

A RxT é segura, mas retinopatia diabética e hipertensão grave são contraindicações absolutas para RxT retrobulbar. O risco de câncer radiação-induzido é extremamente baixo, mas vigilância ao longo da vida é aconselhada e, em virtude da preocupação com a carcinogênese, também deve ser evitada em pacientes mais jovens, com idade inferior a 35 anos.[24]

Tratamentos Não Estabelecidos

A ciclosporina afeta tanto as reações imunes mediadas por células como as humorais, já que inibe a ativação de células T citotóxicas e a apresentação de antígenos por monócitos e macrófagos. Além disso, induz a ativação de células T supressoras e inibe a produção de citocinas. Pode ser útil como agente imunossupressor em pacientes com doença grave e resposta pobre aos glicocorticoides. A ciclosporina não deve ser vista como um tratamento de primeira linha, pois tem amplo espectro de efeitos adversos, é cara e, provavelmente, menos eficaz do que a prednisolona. Entretanto, a terapêutica combinada de ciclosporina com prednisona tem se mostrado significativamente mais eficaz do que qualquer monoterapia. Esse tratamento combinado pode, portanto, ser visto como um método alternativo ou de segunda linha, especialmente em pacientes com *diabetes mellitus*, nos quais tanto altas doses de glicocorticoides como a radioterapia orbitária devem ser usadas com bastante cautela.

Prummel et al.[28] compararam ciclosporina isolada com o uso de prednisolona em monoterapia e mostraram que a ciclosporina isolada tem eficácia muito menor. No entanto, a ciclosporina associada à prednisolona tem um efeito aditivo benéfico e deve ser utilizada quando os corticoides isoladamente falharem na OG de moderada a grave. Normalmente, a ciclosporina é continuada depois da redução dos corticoides. A dose recomendada de ciclosporina é de 3mg/kg/dia, até uma dose máxima de 5mg/kg/dia.[7]

Imunoglobulina EV é eficaz na OG de moderada a grave, mas não pode substituir tratamentos padronizados em razão de seus custos elevados, da necessidade de administração EV e de seu potencial risco de transmissão de agentes infecciosos.[7]

A plasmaférese já foi tentada, mas, em geral, os resultados são desapontadores e não são isentos de riscos. Cada um dos métodos citados é mais provavelmente eficaz se usado no início do curso da doença.

Outros fármacos que têm sido contrapostos à resposta imune incluem ciclofosfamida, azatioprina e a ciamexona, mas não são geralmente recomendados.[29,30]

Os análogos da somatostatina interagem com os receptores da somatostatina localizados na superfície de diferentes tipos celulares na órbita e podem inibir várias funções importantes, como a liberação local de IgF-1 ou citocinas, que parecem ser relevantes em desencadear e/ou mesmo manter as reações em curso no tecido orbitário de pacientes com OG. Dado o elevado custo desse tratamento, e em função de sua baixa eficácia clínica, os análogos da somatostatina atualmente não podem ser recomendados para o tratamento de rotina da OG.

A colchicina é um agente anti-inflamatório eficaz que diminui a expressão de receptores IL-2 e a formação de leucotrienos, além de inibir a secreção de imunoglobulinas.

Finalmente, a pentoxifilina, uma substância que tem efeito inibitório *in vitro* na expressão de HLA-DR e na secreção de GAC, quando administrada a pacientes com OG durante 12 semanas, propiciou, nos pacientes responsivos, melhora no envolvimento dos tecidos moles, na proptose e no envolvimento extraocular, juntamente com decréscimo dos níveis séricos de GAC.

O selênio é um mineral com função antioxidante, e estudos *in vitro* sugerem que o aumento da geração de radicais livres de oxigênio desempenha um papel patogênico na OG. Marcocci et al. identificaram melhora na qualidade de vida, diminuição do envolvimento ocular e redução da progressão com a administração de selênio a pacientes com orbitopatia de Graves leve.[31]

Tratamento Cirúrgico

Na OG clinicamente ativa e congestiva, a terapêutica com esteroide e/ou irradiação retrobulbar está indicada, enquanto nos pacientes com OG inativa grave e/ou com neuropatia óptica é necessária a descompressão orbitária. Indicações para a cirurgia de descompressão cirúrgica têm sido ampliadas com a maior experiência e a melhor compreensão das técnicas cirúrgicas. A cirurgia de descompressão é geralmente utilizada como tratamento de segunda linha, para congestão orbitária prolongada, dor, problemas relacionados (ou resistência) com o tratamento com esteroide, ou para casos com grave exposição de córnea. Muitos cirurgiões acrescentariam a essa lista de indicações proptose grave com desfiguração cosmética importante, resultando em trauma psicológico.

As abordagens cirúrgicas disponíveis para descompressão orbitária ainda estão evoluindo. Os últimos desenvolvimentos incluem as abordagens cirúrgicas microscópica endonasal ou telescópica. A abordagem cirúrgica escolhida deve adaptar-se à indicação particular para o procedimento, e a redução máxima da proptose nem sempre corresponde à máxima correção da acuidade visual. A descompressão orbitária é um procedimento terapêutico muito eficaz para OG. Proporciona efeitos benéficos em muitas expressões da doença, em particular sobre a proptose e a neuropatia óptica, mas também sobre as manifestações congestivas da doença. A escolha entre o tratamento clínico e o cirúrgico da OG repousa, entre outros fatores, na disponibilidade de um hábil cirurgião orbitário. O aumento da destreza e da perícia nesse campo expandiu as indicações para descompressão orbitária, que atualmente é realizada não apenas para as condições que ameaçam a visão, mas também com finalidades de reabilitação. A seleção de diferentes técnicas cirúrgicas depende não apenas da experiência do cirurgião orbitário, mas também da condição clínica do paciente. Se a compressão do nervo óptico é grave, a abordagem endonasal ou transantral é provavelmente a melhor, porque possibilita uma descompressão mais notável do nervo no ápice da órbita. Independentemente da técnica cirúrgica, a descompressão orbitária raramente resolve o problema da diplopia pré-operatória, e uma proporção relevante dos pacientes necessitará de cirurgia corretiva dos músculos extraoculares. Na maioria dos pacientes, esse procedimento é eficaz em restaurar a visão única binocular em posições funcionais da mirada, sendo necessário em 20% a 70% dos pacientes após o tratamento da OG. Deverá ser feito quando a doença já estiver inativa por vários meses e poderá exigir descompressão prévia. O paciente deverá ser informado de que mais de uma intervenção cirúrgica é frequentemente necessária.

Em conclusão, a descompressão orbitária e a subsequente cirurgia da pálpebra/músculos oculares são procedimentos eficazes e úteis para pacientes com OG grave e inativa e/ou com tratamento conservador fracassado. A descompressão transpalpebral/endonasal combinada, feita inicialmente em nossa instituição, é uma técnica nova, segura e eficaz para OG grave. Comparada a métodos padronizados de descompressão orbitária, verificam-se efeitos colaterais notavelmente menores (nova diplopia, sinusite). Decisões relativas à terapêutica cirúrgica e ao acompanhamento devem ser tomadas por uma equipe interdisciplinar experiente.

CONSIDERAÇÕES FINAIS

Recomendam-se a correção de qualquer disfunção tireoidiana presente e a eliminação dos fatores de risco (tabagismo) antes de se iniciar um tratamento específico para OG. A primeira etapa consiste em determinar se a OG é grave e ativa. Na OG não grave, medidas de suporte são habitualmente suficientes, mesmo se a doença ocular apresentar algum grau de atividade. Se a OG é grave, o grau de atividade da doença ocular deve ser avaliado. OG ativa e grave deve ser tratada clinicamente (glicocorticoides em altas doses) ou por cirurgia (descompressão orbitária). Deve-se ter em mente que o tratamento clínico não afasta a possibilidade ou a necessidade de uma descompressão cirúrgica subsequente, e vice-versa, se a OG permanece ativa apesar de qualquer tratamento. Se a OG é grave, mas tem um grau limitado de atividade, a descompressão orbitária é preferida, porque o tratamento clínico é pouco eficaz. A cirurgia de reabilitação para corrigir as manifestações residuais da doença é realizada posteriormente, depois da descompressão clínica ou cirúrgica, e apenas quando há firme evidência de que a OG permaneceu inativa por vários meses. A cirurgia dos músculos oculares deve preceder a cirurgia das pálpebras. A descompressão orbitária pode, também, ser considerada em casos de proptose cosmeticamente inaceitável.

Bibliografia

1. Bahn R. Graves' ophthalmopathy. N Engl J Med 2010; 726:38.
2. Ponto KA, Merkesdal S, Hommel G et al. Public health relevance of Graves' orbitopathy. J Clin Endocrinol Metab 2013; 145:152.
3. Bahn RS, Burch HB, Cooper DS et al. Hyperthyroidism and other causes of thyrotoxicosis: management guidelines of the American Thyroid Association and American Association of Clinical Endocrinologists. Thyroid 2012; 622:26.
4. El-Kaissi S, Wall JR. Determinants of extraocular muscle volume in patients with Graves' disease. J Thyr Res 2012; 1-4.
5. Khalilzadeh O, Noshad S, Rashidi A, Amirzargar A. Graves' Ophthalmopathy: a review of immunogenetics. Current Genomics 2011; 564:575.
6. Wiersinga WM. Autoimmunity in Graves' ophthalmopathy: the result of an unfortunate marriage between TSH receptors and IGF-1 receptors? J Clin Endocrinol Metab 2011; 2386:94.
7. Soeters MR, Van Zeil CJJ, Boelen A et al. Optimal management of Graves orbitopathy: a multidisciplinary approach. Nether J Med 2011; 302:308.
8. Kahaly GJ, Diaz M, Just M et al. Role of octreoscan and correlation with MR imaging in Graves' ophthalmopathy. Thyroid 1995; 5:107.

9. Kahaly GJ, Diaz M, Hahn K et al. Indium-111-pentetreotide scintigraphy in Graves' ophthalmopathy. J Nucl Med 1995; 36:550.
10. Kahaly GJ. New imaging procedures in thyroid-associated ophthalmopathy. Orbit 1996; 15:165.
11. Kahaly GJ, Görges R, Diaz M et al. Indium-111-pentetreotide in Graves' disease. J Nucl Med 1998; 39:533.
12. Krassas GE, Kahaly GJ. The role of octreoscan in thyroid eye disease. Eur J Endocrinol 1999; 140:373.
13. Müller-Forell W, Pitz S, Mann W, Kahaly GJ. Neuroradiological diagnosis of thyroid-associated orbitopathy. Exp Clin Endocrinol Diabetes 1999; 107:177.
14. Egle UT, Kahaly GJ, Petrak F et al. The relevance of physical and psychosocial factors for the quality of life in patients with thyroid-associated orbitopathy. Exp Clin Endocrinol Diabetes 1999; 107:168.
15. Benker G, Kahaly GJ, Reinwein D et al. What can the european multicenter trial on the treatment of Graves' disease with antithyroid drugs teach us about the course of thyroid-associated orbitopathy? Exp Clin Endocrinol Diabetes 1999; 107:186.
16. Lai A, Sassi L, Compri E, Marino F et al. Lower dose prednisone prevents radioiodine-associated exacerbation of initially mild or absent graves' orbitopathy: a retrospective cohort study. J Clin Endocrinol Metab 2012; 1333:37.
17. Tallstedt L, Lundell G, Törring O et al. Occurence of ophthalmopathy after treatment for Graves' hyperthyroidism. N Engl J Med 1992; 326:1733.
18. Bartalena L, Marcocci C, Bogazzi F et al. Use of corticosteroids to prevent progression of Graves' ophthalmopathy after radioiodine therapy for hyperthyroidism. N Engl J Med 1989; 321:1349.
19. Bartalena L, Marcocci C, Bogazzi F et al. Relation between therapy for hyperthyroidism and the course of Graves' ophthalmopathy. N Engl J Med 1998; 338:73.
20. Bartalena L. The dilemma of how to manage Graves' hyperthyroidism in patients with associated orbitopathy. J Clin Endocrinol Metab 2011; 592:599.
21. Abraham-Nordling M, Wallin G, Traisk F, Berg G et al. Thyroid-associated ophthalmopathy; quality of life follow-up of patients randomized to treatment with antithyroid drugs or radioiodine. Europ J Endocrinol 2010; 651:57.
22. Zang S, Ponto A, Kahaly J. Intravenous glucocorticoids for Graves' orbitopathy: efficacy and morbidity. J Clin Endocrinol Metab 2011; 320:332.
23. Stiebel-Kalish H, Robenshtok E, Hasanreisoglu M et al. Treatment modalities for Graves' ophthalmopathy: systematic review and metaanalysis. J Clin Endocrinol Metab 2009; 2708:16.
24. Tanda ML, Bartalena L. Efficacy and safety of orbital radiotherapy for graves' orbitopathy. J Clin Endocrinol Metab 2012; 3857:65.
25. Kahaly GJ, Roesler HP, Kutzner J et al. Radiotherapy for thyroid-associated orbitopathy. Exp Clin Endocrinol Diabetes 1999; 107:201.
26. Kahaly GJ, Roesler HP, Pitz S, Hommel G. Low vs high-dose radiotherapy for Graves' ophthalmopathy: a randomized, single-blind trial. J Clin Endocrinol Metab 2000; 85:102.
27. Kahaly GJ, Gorman CA, Kal KB et al. Radiotherapy for Graves' ophthalmopathy. In: Prummel MF (ed.) Recent developments in Graves' ophthalmopathy. Boston. Kluwer Publishers, 2000:115.

28. Prummel MF, Mourits MP, Berghout A et al. Prednisone and cyclosporine in the treatment of severe grave's ophthalmopathy. N Engl J Med 1989; 321:1353-9.

29. Kahaly GJ, Schrezenmeir J, Krause U et al. Ciclosporin and prednisone vs prednisone in treatment of Graves' ophthalmopathy: a controlled, randomized and prospective study. Eur J Clin Invest 1986; 16:415.

30. Kahaly GJ, Pitz S, Müller-Forell W, Hommel G. Randomized trial of intravenous immunoglobulins vs prednisolone in Graves' ophthalmopathy. Clin Exp Immunol 1996; 106:197.

31. Marcocci C, Kahaly GJ, Krassas GE, Bartalena L et al. Selenium and the course of mild Graves' orbitopathy. N Engl J Med 2011; 1920:31.

19

Hipotireoidismo

Cristina Bandeira • Maria do Socorro C. Azevedo

INTRODUÇÃO

Uma das endocrinopatias mais comuns, o hipotireoidismo acomete cerca de 4% da população mundial e é causado pela síntese ou ação deficiente dos hormônios tireoidianos, os quais são responsáveis pela regulação do metabolismo. Por isso, indivíduos hipotireóideos apresentam déficit de várias funções metabólicas. Pode ser subclínico, quando há elevação persistente do TSH (hormônio tireoestimulante ou tireotrofina) acima do limite de referência, em combinação com um T4 livre (T4L) normal, com o eixo hipotálamo-hipófise-tireoide normal e na ausência de doença sistêmica grave. Um TSH elevado, geralmente > 10mUI/L, em combinação com um T4L subnormal, caracteriza o hipotireoidismo manifesto. O III National Health and Nutrition Examination Survery (NHANES III) estudou 17.353 indivíduos adultos norte-americanos usando o limite superior da normalidade para o TSH de 4,5mUI/L e encontrou uma prevalência de hipotireoidismo de 4,6% (4,3% de hipotireoidismo subclínico e 0,3% de hipotireoidismo manifesto).[1] Concentrações de anticorpo antitireoperoxidase (AATPO) estavam elevadas em 11% dos casos, e o TSH era significativamente menor em negros. No estudo de Framingham, 5,9% das mulheres e 2,3% dos homens com mais de 60 anos de idade apresentavam valores de TSH > 10mUI/L.[2] A ocorrência de hipotireoidismo é mais comum em mulheres e sua incidência aumenta com o envelhecimento.

O hipotireoidismo pode ser classificado em:
- Primário (causa tireoidiana).
- Secundário (causa hipofisária, por deficiência de TSH).
- Terciário (causa hipotalâmica, por deficiência do hormônio liberador de tireotrofina ou TRH).

ETIOLOGIA (TABELA 19.1)
Hipotireoidismo Primário
Tireoidite de Hashimoto

Doença de Hashimoto, tireoidite linfocítica crônica ou tireoidite autoimune tipo 2A, é a causa mais comum de hipotireoidismo em regiões iodo-suficientes. Acomete 16,8% das mulheres e 10,2% dos homens da população branca norte-americana.[3] São formados autoanticorpos anticomponentes dos folículos tireoidianos, fixadores de complemento e citotóxicos. Os AATPO são os mais comuns, apresentando-se em concentrações mais elevadas do que os AATG. Em consequência à infiltração linfocítica (linfócitos B e T), ocorrem apoptose das células foliculares tireoidianas e sua substituição por fibrose. As células epiteliais podem ser maiores com citoplasma oxifílico (células de Hürthle ou asquenaze). Embora níveis elevados de ATPO sejam indicativos de tireoidite de Hashimoto, não são específicos, podendo estar presentes em outras condições.[4,5] Fatores de risco como medicamentos (amiodarona, interleucina-2, interferon-α), radiação ionizante, idade avançada, sexo feminino, poluentes (perclorato) e infecções virais podem predispor a tireoidite de Hashimoto. Está associada a suscetibilidade poligênica, com fraca associação entre HLA-DR-3 e 5 e alelos DQ, podendo haver polimorfismos no gene CTLA-4.[6]

Outras Tireoidites

A tireoidite de Riedel leva ao hipotireoidismo em razão da substituição do tecido tireoidiano por fibrose. Mulheres com anticorpos antitireoidianos positivos durante a gravidez podem desenvolver tireoidite pós-parto, levando a hipotireoidismo transitório, que se torna perma-

Tabela 19.1 Etiologia do hipotireoidismo clínico e subclínico

Hipotireoidismo primário
Tireoidite de Hashimoto
Deficiência de iodo (bócio endêmico)
Após radioiodoterapia
Após tireoidectomia
Após irradiação cervical por doenças não tireoidianas
Agentes bociogênicos (antitireoidianos de síntese, lítio, amiodarona, iodeto de potássio, contrastes radiológicos, interferon-α, interleucina-2)
Doença de Graves em sua fase final
Tireoidite de Riedel
Tireoidite pós-parto
Tireoidite subaguda
Doenças infiltrativas (hemocromatose, amiloidose, sarcoidose, esclerodermia)
Produtos químicos bociogênicos (perclorato)
Uso de medicamentos (inibidor de tirosina cinase – sunitinibe, sorafenibe)
Defeitos na conversão da tiroxina em tri-iodotironina
Disgenesia tireoidiana, agenesia, ectopia, hipoplasia
Defeitos da síntese hormonal
Pseudo-hipoparatireoidismo tipo Ia (anormalidade da proteína Gs tireoidiana)
Hipotireoidismo neonatal transitório por anticorpos maternos
Defeitos dos receptores de TSH
Defeitos na síntese ou secreção de TSH
Resistência periférica aos hormônios tireoidianos
Defeitos no transporte ou utilização do iodeto (mutação da pendrina ou NIS)
Hipotireoidismo central
Distúrbios hipofisários (secundário) e hipotalâmicos (terciário)
Processos invasivos (tumores hipofisários, craniofaringiomas, meningiomas, gliomas, tumores metastáticos)
Traumatismo cranioencefálico
Iatrogenia (cirurgia, radioterapia)
Síndrome de Sheehan, apoplexia hipofisária
Hipofisite linfocítica crônica
Doenças infiltrativas (sarcoidose, hemocromatose, histiocitose X)
Doenças infecciosas (tuberculose, sífilis, toxoplasmose)

nente em 23% dos casos. A tireoidite subaguda cursa com hipotireoidismo transitório, podendo ser permanente em 10% dos casos.

Hipotireoidismo Pós-ablativo

Pode ser consequente a tireoidectomia por carcinoma, por bócio difuso na doença de Graves ou por bócio multinodular. Em geral, desenvolve-se no primeiro mês pós-operatório, dependendo da quantidade do tecido remanescente. Após radioiodoterapia para tratamento de hipertireoidismo, pode levar vários meses para o desenvolvimento de hipotireoidismo, sendo mais célere na presença de processo autoimune.[7]

Deficiência de Iodo

Ocorre com iodo urinário < 50µg nas 24 horas. As consequências são vistas, principalmente, durante a gestação, quando baixos níveis de tiroxina livre causam prejuízo no desenvolvimento neuropsicológico da criança, resultando no quadro de cretinismo.

Fármacos

Determinados fármacos podem bloquear a síntese hormonal ou reduzir sua liberação, levando ao hipotireoidismo. O interferon-α e a interleucina-2 podem causar hipotireoidismo em 5% a 20% dos casos. As tionamidas, em doses excessivas, podem levar ao hipotireoidismo por bloqueio da síntese de T3 e T4. A amiodarona é um antiarrítmico rico em iodo que pode induzir hipotireoidismo, principalmente em áreas deficientes de iodo, em pacientes do sexo feminino e com positividade para anticorpos antitireoidianos (presentes em cerca de 60% dos casos).[8,9] A autoimunidade torna a tireoide incapaz de evitar o efeito de Wolff-Chaikoff (a sobrecarga de iodo inibindo, agudamente, a síntese hormonal).[8] Além disso, a amiodarona inibe a conversão periférica de T4 em T3; assim, a concentração de T4 pode encontrar-se mais elevada do que o esperado.[10] Se a amiodarona não puder ser interrompida, T4L deve ser iniciado de maneira criteriosa. A remissão espontânea pode ocorrer, principalmente quando não há doença autoimune associada.[11,12] É importante lembrar que a amiodarona também pode causar hipertireoidismo.

Hipotireoidismo Central

O hipotireoidismo central (HC) é uma forma rara, decorrente da deficiência de TSH, causada por distúrbios hipotalâmicos ou hipofisários congênitos ou adquiridos, como tumores e doenças infecciosas, traumáticas ou infiltrativas.[13-15] As lesões tumorais da região hipotalâmico-hipofisária e os tratamentos cirúrgicos e/ou radioterápicos dessas lesões são as causas mais comuns de hipotireoidismo central nos adultos. Os exames de imagem (TC e RNM) são necessários à investigação de hipotireoidismo central. Em muitos casos, a hipossecreção de TSH é acompanhada por redução na secreção de outros hormônios (GH, LH, FSH, ACTH); portanto, o hipotireoidismo leve pode ser mascarado por insuficiência gonadal ou adrenocortical associada. É importante lembrar que a exposição prolongada a glicocorticoides reduz o TSH, mas raramente o T4.

Hipotireoidismo Congênito

O hipotireoidismo congênito (HCg) é a endocrinopatia congênita mais frequente, com prevalência (em áreas suficientes em iodo) de 1:3.000 a 1:4.000 nascidos vivos, sendo maior em regiões iodo-deficientes.[16,17] Apenas 5% dos pacientes apresentam sintomas ao nascimento, tornando imprescindível a triagem neonatal para o diagnóstico precoce e o tratamento eficaz, com uso regular da levotiroxina, evitando os déficits permanentes, já que no final do período fetal e no primeiro ano de vida os hormônios tireoidianos são necessários para o desenvolvimento neurológico (mielinização, proliferação dendrítica, axonal e células da glia, divisão dos neuroblastos). A falta de tratamento do hipotireoidismo nesse período leva a retardo mental.

A triagem no Brasil foi implantada, em 2001, pelo Programa Nacional de Triagem Neonatal (PNTN).[14] As disgenesias tireoidianas (agenesia, hipoplasia, ectopia, hemiagenesia) representam de 70% a 85% dos casos de HCg, na maioria esporádicas e em 2% dos casos familiares. A cintilografia com tecnécio 99 é necessária para detecção e localização da tireoide. As disormonogêneses (defeitos da tiroperoxidase [TPO], do cotransportador de sódio e iodo [NIS], da pendrina, da tireoglobulina [Tg] e das deiodinases) correspondem de 10% a 15% dos casos de HCg de origem autossômica recessiva, levam a defeitos na síntese hormonal (captação, organificação, desiodinação e síntese da Tg) correspondem a 10% a 20% dos casos. O HCg transitório ocorre em 10% dos casos de HCg por deficiência ou exposição ao iodo, presença de anticorpos maternos e medicamentos antitireoidianos. O HCg central (deficiência isolada de TSH, defeitos hipotalâmico-hipofisários) é raro e de difícil diagnóstico, já que a maioria dos testes de triagem realiza somente a dosagem de TSH (sem a dosagem de T4L).[18] No recém-nascido pré-termo (25 a 36 semanas), o valor de referência do TSH é de 0,8 a 12mUI/L, e no a termo (37 a 42 semanas), 1,7 a 9,1mUI/L.[19]

No hipotireoidismo congênito, as manifestações clínicas são inespecíficas. Em geral, o recém-nascido é le-

tárgico e pode apresentar icterícia prolongada, dispneia, cianose, sucção débil, anemia e choro rouco (por edema de cordas vocais e congestão nasal). O crescimento linear é anormal, com membros inferiores mais curtos que o tronco; o retardo no fechamento das fontanelas é responsável pela desproporção entre a cabeça e o corpo. Algumas características fenotípicas – base nasal alargada, edema periorbitário, macroglossia, pescoço curto e abdome protuberante com hérnia umbilical – podem auxiliar o diagnóstico de hipotireoidismo congênito. O retardo neuropsicomotor é irreversível quando o diagnóstico é tardio, levando ao cretinismo (hipotireoidismo grave com retardo mental, baixa estatura, edema de face e mãos, surdez e alterações neurológicas dos tratos piramidal e extrapiramidal). Podem ocorrer alterações cardíacas (defeitos septais), predisposição a infecções respiratórias (alteração do surfactante mucociliar). Se iniciado na infância – hipotireoidismo juvenil –, as manifestações clínicas são intermediárias entre as do congênito e as do adulto; há prejuízo no desempenho escolar, crescimento e desenvolvimento, ganho de peso, puberdade atrasada e anovulação. Raramente pode ocorrer puberdade precoce central isossexual, mais frequente em meninas, associada a crescimento deficiente e atraso de maturação óssea. Isso se deve à semelhança estrutural entre o LH e o TSH, com estímulo constante do receptor de LH pelo TSH nos ovários. Além disso, a erupção dos dentes permanentes é lentificada. A marcha pode tornar-se alterada em decorrência das disgenesias epifisárias. Algumas cromossomopatias, como as síndromes de Down, Turner e Klinefelter, podem associar-se ao hipotireoidismo.

Um estudo francês que avaliou 1.748 adultos jovens portadores de hipotireoidismo congênito, tratados precocemente, não demonstrou diferença significativa na taxa de fecundidade em comparação à população geral. No entanto, mulheres com formas mais graves da doença apresentaram menor fecundidade.[20]

QUADRO CLÍNICO

A sintomatologia de pacientes com hipotireoidismo é muito variável, dependendo da idade de início, da duração e gravidade da deficiência dos hormônios tireoidianos. Instala-se de maneira insidiosa, em meses ou anos, podendo passar despercebida. Os sintomas geralmente são inespecíficos, como fraqueza, pele seca, astenia, edema, intolerância ao frio, palidez, fala arrastada, constipação intestinal, perda de memória, aumento de peso, rouquidão, anorexia e metrorragia, sendo sua instalação mais rápida em casos de interrupção do tratamento com levotiroxina em pacientes com hipotireoidismo primário ou após tireoidectomia (primeiro mês).[7]

Alterações Metabólicas

A reduzida taxa de metabolismo energético causa hipotermia e intolerância ao frio. O ganho de peso é decorrente da retenção hídrica por depósito de glicoproteínas hidrofílicas nos tecidos.[7] Além do prejuízo na secreção e na eficácia do GH e do IGF-1, a redução da síntese proteica está relacionada com restrição do crescimento do esqueleto e dos tecidos moles. A redução da absorção intestinal de glicose poderia explicar a resposta prolongada da insulina à sobrecarga de carboidratos. A degradação lenta da insulina e a baixa ingesta alimentar justificam os baixos requerimentos de insulina no paciente diabético com hipotireoidismo.[2] Pode haver elevação de lipoproteínas de baixa densidade por redução da depuração lipídica.

Em um estudo com 1.509 pacientes submetidos à avaliação de hiperlipemia, 4,2% tinham hipotireoidismo (duas vezes a incidência na população geral).[1] Apenas os pacientes com concentração de TSH > 10mUI/L apresentavam redução significativa na concentração de colesterol com a terapia com T4L, sugerindo que no hipotireoidismo subclínico os resultados são inconsistentes. Um relatório da Mayo Clinic avaliou 295 pacientes com hipotireoidismo: hipercolesterolemia esteve presente em 56%, hipercolesterolemia e hipertrigliceridemia em 34% e hipertrigliceridemia em 1,5%; apenas 8,5% dos pacientes apresentavam um perfil lipídico normal. Homocisteína pode estar aumentada, mas é reversível após o tratamento com T4.[21,22]

Pele e Anexos

Observa-se, no hipotireoidismo, acúmulo de ácido hialurônico na derme e em outros tecidos. Esse material produz um edema mucinoso (mixedema).[7] O mixedema é não depressível, sendo aparente na região periorbitária, no dorso das mãos e dos pés e nas fossas supraclaviculares (Figura 19.1). Os pelos corporais são secos e frágeis com tendência à queda (podendo ocorrer alopecia). As unhas são frágeis com fissuras, descamação e crescimento lento. A pele torna-se seca e áspera (em virtude da redução da secreção das glândulas sudoríparas e sebáceas), além de pálida e fria (devido à vasoconstrição). Ocorre fragilidade capilar. A anemia pode ainda contribuir para

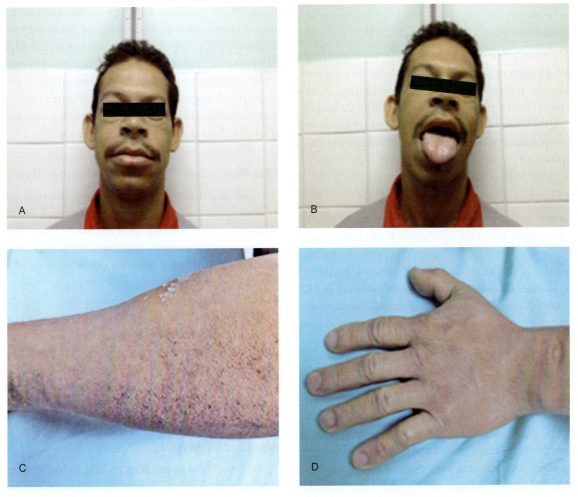

Figura 19.1 **A.** Fácies mixedematosa. **B.** Macroglossia. **C** e **D.** Pele seca e descamativa.

a palidez; a hipercarotemia dá à pele uma coloração amarelada. Há, também, rarefação do terço distal das sobrancelhas (madarose) e cicatrização lenta.[7]

Alterações Neurológicas e Psiquiátricas

A deficiência dos hormônios tireoidianos prejudica o desenvolvimento do sistema nervoso, levando a hipoplasia dos neurônios corticais com déficit do desenvolvimento dos processos celulares, mielinização e vascularização.[23] Ocorre lentificação dos reflexos e é maior o risco de depressão,[24] devendo o hipotireoidismo ser excluído diante de um quadro depressivo ou demencial.[7] As funções intelectuais podem estar lentificadas com déficits de percepção e memória, letargia e sonolência. Podem ocorrer parestesia, síndrome do túnel do carpo (compressão do nervo mediano por depósitos de glicosaminoglicanos), cefaleia, tonturas, zumbido, déficits visuais e auditivos, ataxia cerebelar e coma, nervosismo, instabilidade emocional, agitação psicomotora, psicoses e transtorno bipolar. O eletroencefalograma (EEG) tem achados inespecíficos e revela ondas teta e delta de baixa amplitude. As convulsões tendem a ocorrer no coma mixedematoso.

Manifestações Respiratórias

Ocorrem dispneia aos esforços, rinite, hipoventilação (fraqueza da musculatura respiratória, levando a hipoxia e hipercapnia) e respostas pulmonares reduzidas. A apneia do sono ocorre, principalmente, em razão da macroglossia e é reversível com o tratamento com levotiroxina. Derrames pleurais podem ocorrer, mas raramente causam dispneia.

Manifestações Digestivas

Ocorrem redução do apetite e da motilidade intestinal e constipação intestinal (podendo levar a obstrução e megacólon mixedematoso),[7] além de distensão gasosa, vômitos e dor abdominal (íleo mixedematoso). Ascite raramente ocorre. O antígeno carcinoembrionário (CEA) pode elevar-se. A doença celíaca é quatro vezes mais comum em pacientes com hipotireoidismo, em comparação com a população em geral.

Manifestações Musculoesqueléticas

Podem ocorrer artralgia, rigidez articular e hiperuricemia secundária a fluxo plasmático renal e filtração glomerular diminuídos. Fraqueza muscular proximal ocorre em 33% dos pacientes. Ocorrem câimbras, mialgias e, menos comumente, rabdomiólise com mioglobinúria. A creatinofosfoquinase (CPK) pode estar elevada. Raramente ocorre fraqueza com hipertrofia paradoxal

(pseudo-hipertrofia muscular), que pode comprometer a musculatura de maneira assimétrica com lentificação dos movimentos, quadro visto em adultos (síndrome de Hoffmann) e crianças (síndrome de Kocher-Debré-Sémélaigne – "Hércules infantil"). A eletroneuromiografia é inespecífica (condução nervosa lenta e potenciais de ação polifásicos).

Manifestações Cardiovasculares

Há diminuição no débito cardíaco (redução da frequência cardíaca e da contratilidade miocárdica). Hipertensão leve (diastólica) está presente em 10% a 20% dos casos, por aumento da resistência vascular periférica. Derrame pericárdico ocorre em cerca de 30% dos casos, sendo mais frequente em casos graves (tamponamento é raro) e reversível com o uso da levotiroxina.[7] Outros sinais comuns são bradicardia, bulhas cardíacas abafadas e estreitamento da pressão do pulso. Insuficiência cardíaca congestiva é rara. A doença também prolonga o potencial de ação e o intervalo QT. Há raros casos de *torsades de pointes*, em resposta à perda do efeito regulatório da tri-iodotironina em vários canais iônicos no músculo cardíaco.[25] Com frequência, há hipertrofia septal assimétrica, com aparente obstrução do trato de saída do ventrículo esquerdo (VE), sugerindo estenose subaórtica hipertrófica idiopática, com regressão após a terapia. Há controvérsia se o tratamento do hipotireoidismo diminui a mortalidade por doença cardiovascular. Por outro lado, como já mencionado, o hipotireoidismo subclínico está associado à longevidade de indivíduos centenários.[26]

Manifestações do Aparelho Reprodutivo

Nas mulheres, o hipotireoidismo provoca anovulação, secreção inadequada de progesterona e proliferação endometrial persistente. Irregularidades menstruais são frequentes (menorragia, oligomenorreia, amenorreia primária ou secundária), além de maior risco de aborto espontâneo.[7] Hiperprolactinemia associada pode ocorrer, talvez em virtude da maior sensibilidade dos lactotrofos ao TRH, podendo levar a galactorreia, a qual é reversível com o tratamento. No homem, leva a oligoespermia, redução da libido e disfunção erétil em cerca de 60% dos casos.[27] Em um estudo, a morfologia dos espermatozoides foi anormal em 64% dos homens hipotireóideos antes do tratamento e em 24% após terapia com T4.[28]

Manifestações Hematológicas

Uma revisão sistemática de 36 estudos mostrou associação entre hipocoagulabilidade e hipotireoidismo. Anemia normocítica pode ocorrer por redução da eritropoese medular. Cerca de 10% dos pacientes com tireoidite de Hashimoto podem apresentar anemia macrocítica por deficiência de vitamina B_{12} e folato (por má absorção ou ingesta inadequada)[29] e fator intrínseco (ocorrência de anticorpos anticélulas parietais gástricas), além de anemia microcítica hipocrômica, em consequência da menorragia e da redução da absorção de ferro.

Manifestações Renais e Distúrbios Hidroeletrolíticos

Ocorrem redução da perfusão renal, filtração glomerular, secreção e reabsorção tubular. A hiponatremia pode resultar de redução na depuração de água livre. Aumentos reversíveis da creatinina sérica ocorrem em 20% a 90% dos pacientes com hipotireoidismo.

DIAGNÓSTICO

O diagnóstico do hipotireoidismo baseia-se na dosagem sérica do TSH e dos hormônios tireoidianos. Os valores médios do TSH podem variar em até 50% sem, no entanto, refletir alteração tireoidiana (tendendo a cair no final da tarde e aumentar durante o sono). Em pacientes hospitalizados com doença aguda, especialmente naqueles em uso de agentes vasoativos ou glicocorticoides, pode haver supressão do TSH com níveis de T4L subnormais, ocorrendo aumento do TSH durante a fase de recuperação da doença não tireoidiana (até 20mUI/L). A American Thyroid Association (ATA) recomenda o rastreio de adultos com mais de 35 anos de idade e a cada 5 anos, além dos pacientes de alto risco (Figura 19.2):[30]
- Doença autoimune associada (*diabetes mellitus* tipo 1, artrite reumatoide, anemia perniciosa, vitiligo).
- Parentes de primeiro grau com doença autoimune tireoidiana.
- Irradiação do pescoço e/ou radioiodoterapia.
- História de tireoidectomia ou disfunção tireoidiana anterior.
- Transtornos psiquiátricos.
- Demência.
- Uso de amiodarona ou lítio.
- Insuficiência adrenal.
- Arritmia (QT prolongado), hipertensão, dislipidemia mista, insuficiência cardíaca congestiva.
- Constipação intestinal, dismenorreia, miopatia, alterações texturais da pele, ganho de peso.

No hipotireoidismo primário, a alteração mais precoce é a perda do *feedback* inibitório com elevação do TSH, seguida por redução do T4L e, posteriormente, do T3. No início da doença, há secreção preferencial do T3 pela tireoide, além de acréscimo na conversão periférica por au-

mento da atividade das desiodases.[17] Desse modo, a dosagem de T3 é pouco utilizada. A medida do TSH basal é necessária para diferenciação das formas primária e central. A hipoproteinemia (hepatopatias crônicas, síndrome nefrótica, desnutrição) reduz as frações totais dos hormônios, o que justifica a preferência pelo T4L para avaliação laboratorial do hipotireoidismo. Em caso de dúvida em relação ao diagnóstico no paciente já em tratamento, o fármaco deve ser suspenso por 6 semanas para reavaliação da função tireoidiana. O teste de estímulo com TRH pode diferenciar as formas secundária e terciária, mas, após o progresso dos exames de imagem, tem pouca utilidade na prática clínica. Setenta e cinco por cento dos pacientes com anticorpos positivos são eutireóideos. O AATPO elevado leva à progressão para o hipotireoidismo de 4,3% ao ano, podendo influenciar a decisão pelo tratamento.[30]

O valor máximo de referência para o TSH é controverso. A Endocrine Society recomenda 2,5mUI/L, enquanto a American Association of Clinical Endocrinologists (AACE) sugere AATPO 3mUI/L.[31] Em um estudo, 232 judeus asquenaze muito idosos (166 mulheres, com média de idade de 97,8 anos, e 166 homens, com média de idade de 97,6 anos), comparados a um grupo de judeus idosos (95 mulheres com média de idade de 69,7 anos e 93 homens com média de idade de 72,3 anos) e a uma população de controle (605 indivíduos livres de doenças tireoidianas – média de idade de 68 anos), demonstraram uma correlação inversa entre os níveis de TSH e de T4L, com a população mais longeva apresentando os maiores níveis de TSH.[32] Segundo a ATA, em áreas suficientes em iodo, devem ser considerados de 0,45 a 4,12mUI/L (Tabela 19.2).

A hiperplasia dos tireotrofos e lactotrofos pode causar aumento da hipófise, evidenciada radiologicamente como aumento da sela túrcica, mas raramente compromete a função gonadal ou o campo visual. O hipotireoidismo pode comprometer a resposta do GH a estímulo provocativo; além disso, a função adrenal pode encontrar-se secundariamente comprometida em casos de doenças de longa duração. Na gravidez, ocorrem aumento dos níveis de TBG (globulina transportadora dos hormônios tireoidianos) e redução da albumina. Principalmente a partir da 16ª à 20ª semana, ocorre aumento da síntese TBG em virtude do estímulo estrogênico nos hepatócitos, além de redução de sua metabolização, como demonstrado nos novos estudos em que o principal mecanismo do aumento de TBG seria a redução de seu *clearance* plasmático. Em consequência desse acréscimo é necessário o aumento da secreção de T3 e T4 pela tireoide para saturar os sítios de TBG e manter as concentrações de T3 e T4L adequadas às necessidades materno-fetais. No pós-parto, a concentração de TBG retorna rapidamente aos valores pré-ges-

Tabela 19.2 Valores de referência do TSH por faixa etária

Idade	Valor de referência (mUI/L)
0 a 65 anos	0,45 a 4,12
65 a 80 anos	0,45 a 6,0
> 80 anos	0,45 a 10,0
Gestante – 1º trimestre	0,1 a 2,5
Gestante – 2º trimestre	0,2 a 3,0
Gestante – 3º trimestre	0,3 a 3,5

Adaptada das referências 29 e 30.

Tabela 19.3 Interferência na absorção da levotiroxina

Colestiramina	Carvão vegetal
Sucralfato	Orlistat
Resinas de troca	Ciprofloxacino
Bisfosfonatos orais	Antagonistas do receptor H_2
Inibidores da bomba de prótons	Síndromes de má absorção
Raloxifeno	Doença celíaca
Polivitamínicos (com sulfato ferroso ou carbonato de cálcio)	*Bypass* jejunoileal
Sulfato ferroso	Cirrose (biliar)
Quelantes de fosfato (sevelamer, hidróxido de alumínio)	Acloridria
Sais de cálcio (carbonato, citrato, acetato)	Dieta rica em fibras
Picolinato de cromo	Ingesta alimentar concomitante

Adaptada da referência 30.

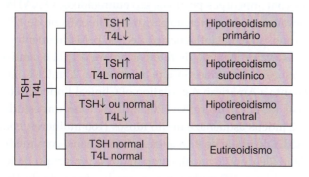

Figura 19.2 Avaliação laboratorial do hipotireoidismo.

tacionais; sendo assim, enquanto a gestação progride, os níveis de T4L tendem a cair, enquanto o T4 total mantém-se estável durante toda a gestação, mas corresponde a 1,5 vez o limite da mulher não grávida. O índice de T4L calculado pelo produto do T4 total e da retenção de T3 pode ser uma alternativa.[33]

TRATAMENTO

O tratamento do hipotireoidismo é realizado por meio de reposição hormonal com levotiroxina (T4L), convertida perifericamente em T3 e regulada continuamente, já que raramente ocorre remissão espontânea da doença (apenas 5% a 10% dos pacientes com tireoidite de Hashimoto).[34] A levotiroxina é bem absorvida, tem meia-vida de 7 dias e é de baixo custo. Preferencialmente, deve ser administrada pela manhã, cerca de 30 minutos antes da primeira refeição. Em adultos, a dose diária varia de 1,6 a 1,8µg/kg/dia (média de 112µg/dia). Crianças necessitam de doses mais altas do que os adultos, variando de 2 a 15µg/kg/dia, de acordo com a idade. Em contrapartida, os idosos necessitam de doses menores de levotiroxina, em virtude da redução do *clearance*, atingindo uma média de 1,6µg/kg/dia. Para supressão do TSH em caso de câncer de tireoide, a dose necessária é, em média, de 2,2µg/dia. Deve-se levar em conta os fatores que interferem na absorção da LT4 (Tabela 19.3). Adultos jovens e saudáveis podem iniciar uma dose total de substituição, que também é preferida após suspensão planejada. Já em idosos portadores de doença isquêmica cardíaca e hipotireoidismo grave e de longa duração, a dose inicial é de 12,5 a 25µg/dia, com aumento progressivo após 3 a 4 semanas. No hipotireoidismo central, o monitoramento é realizado por meio da clínica e do LT4 (limite superior). Um estudo usou doses de LT4 de acordo com o valor do TSH: 25µg se TSH entre 4 e 8mUI/L, 50µg se TSH entre 8 e 12mUI/L e 75µg se TSH > 12mUI/L. Depois de 2 meses, apenas mínimos ajustes foram necessários para atingir o eutireoidismo. Um estudo recente demonstrou que a absorção de levotiroxina pela manhã não é tão eficaz como quando é tomada 4 horas após a última refeição,[35] embora seja mais bem absorvida se administrada 60 minutos antes de uma refeição, em comparação aos 30 minutos.[30] Os pacientes em tratamento para hipotireoidismo estabelecido devem submeter-se a medidas de TSH em 4 a 8 semanas após o início do tratamento ou após alteração na dosagem. Uma vez a dose de substituição adequada tenha sido determinada, medições periódicas de TSH devem ser feitas após 6 meses e, depois, em intervalos de 12 meses ou mais frequentemente.

Efeitos Adversos

As principais consequências do tratamento excessivo são alterações cardiovasculares, esqueléticas e, possivelmente, psíquicas.[36,37] Os idosos são mais suscetíveis a arritmias cardíacas (fibrilação atrial, taquicardia atrial paroxística) e de agravamento de doença coronariana preexistente. Mulheres menopausadas podem apresentar redução na densidade mineral óssea. Alergia é rara, sendo atribuída ao corante. Na detecção de doses supressivas de levotiroxina, deve-se omitir a dose por 3 dias consecutivos e, posteriormente, reduzi-la até a obtenção de um nível de TSH desejável. No hipotireoidismo congênito, a dose inicial é de 10 a 15µg/kg/dia para todos os recém-nascidos hipotireóideos. Com essas doses, sinais e sintomas de tireotoxicose, inclusive fusão prematura de fontanelas, não têm sido documentados.

Terapia Combinada (T4 + T3)

Mesmo mantendo níveis de TSH normais, 5% a 10% dos hipotireóideos tratados com levotiroxina, podem persistir com sintomas de hipotireoidismo. A terapia combinada T4 + liotironina (T3) nesses pacientes ainda é controversa. A persistência desses sintomas pode ser explicada pela consciência de portar uma doença crônica, outras doenças autoimunes associadas, autoimunidade da tireoide e incapacidade do tratamento com LT4 em restaurar as concentrações fisiológicas de T4 e tri-iodotironina (T3). Não havia evidências suficientes para determinar se a terapia combinada T3 + T4 deve ser rotineira. Porém esta pode ser utilizada naqueles pacientes em uso de T4L e que tenham queixas persistentes apesar de TSH normal, desde que tenham se submetido a terapia psicológica anterior para lidar com a natureza crônica de sua doença e excluídas doenças autoimunes associadas. O tratamento só deve ser instituído por especialistas e interrompido se não houver melhora depois de 3 meses. Sugere-se o início da terapia combinada em uma proporção de T4/T3 entre 13:1 e 20:1 (T4 uma vez por dia e T3 em duas doses). Atualmente, as preparações combinadas disponíveis têm uma relação de doses T4/T3 inferior a 13:1 e não são recomendadas. O seguimento visa normalizar TSH, T4L e T3L.[38]

HIPOTIREOIDISMO E GRAVIDEZ

O hipotireoidismo ocorre em 2,5% das gestações e pode levar a eventos adversos maternos (anemia, pré-eclâmpsia, descolamento prematuro de placenta e hemorragia pós-parto) e fetais (anomalias congênitas, mortalidade perinatal, prejuízo do desenvolvimento neurológico e morte fetal). Na gestação, os estrogênios estimulam a produção da globulina transportadora dos hormônios tireoidianos (TGB), principalmente no segundo e terceiro trimestres, o que aumenta os níveis de T3 e T4 totais e reduz suas frações livres (mas dentro da faixa de normalidade). Além disso, a gonadotrofina coriônica (hCG) exerce uma função tireotrófica no início da gravidez, levando a uma hipertiroxinemia transitória

no primeiro trimestre. As necessidades de iodo aumentam, variando de 200 a 300µg/dia, em decorrência do aumento da depuração renal e de seu uso para o desenvolvimento fetal. A tireoidite de Hashimoto continua sendo a principal causa de hipotireoidismo materno. A descoberta ecográfica de um bócio tireoidiano fetal é situação rara. Pode ocorrer por mecanismo imunológico, em que anticorpos antitireoidianos ou inibidores da ação do TSH maternos atravessam a barreira placentária, levando a disfunção tireoidiana transitória (até 3 meses pós-parto). O uso excessivo de agentes antitireoidianos de síntese para tratamento materno também pode ocasionar hipotireoidismo fetal. Outras causas seriam disormonogênese, sobrecarga de iodo (p. ex., uso regular de amiodarona pela mãe) e, por fim, deficiência grave de iodo materno. A deficiência de iodo persiste em muitos países, e a Organização Mundial da Saúde (OMS) estima que 2 bilhões de pessoas, incluindo 285 milhões de crianças, apresentam essa deficiência.[13] O uso terapêutico do iodo radioativo é contraindicado na gravidez por destruir a tireoide fetal em desenvolvimento (a partir da 12ª semana, a tireoide fetal já tem capacidade de concentrar iodo e sintetizar o hormônio tireoidiano). O T4 materno cobre as necessidades fetais no primeiro trimestre. O iodo é necessário para mielinização e maturação do SNC. A suplementação alimentar de iodetos durante a gestação é importante, mesmo em áreas não deficientes.[39,40] Há relatos de que recém-nascidos pequenos para a idade gestacional (PIG) e durante a infância pode estar relacionado com maior risco de hipotireoidismo em mulheres na fase adulta.[41] Havendo anticorpos antitireoidianos, mesmo com níveis de TSH maternos normais, deve ser realizada ultrassonografia para diagnóstico do bócio fetal. Se confirmado, torna-se necessária uma cordocentese para dosagem dos hormônios tireoidianos no sangue fetal. O tratamento do hipotireoidismo fetal baseia-se na administração direta de levotiroxina por via amniótica. A levotiroxina é utilizada a partir da 32ª semana de gestação, e as doses variam de 200 a 500µg por injeção. O procedimento deverá ser repetido de acordo com a evolução ecográfica e biológica do feto. Outros indícios ecográficos de hipotireoidismo fetal são a redução dos movimentos fetais e da frequência cardíaca e retardo da maturação óssea.[42]

Não há evidências suficientes para recomendar a triagem universal para doenças tireoidianas em gestantes; no entanto, devem ser selecionadas as mulheres de alto risco para avaliação da função tireoidiana (história de disfunção tireoidiana ou tireoidectomia anterior, sinais ou sintomas sugestivos, idade superior a 30 anos, outros distúrbios autoimunes, história familiar de disfunção tireoidiana, história de aborto ou parto prematuro). Consideram-se normais valores de TSH no primeiro trimestre entre 0,1 e 2,5mUI/L; no segundo trimestre, entre 0,2 e 3,0mUI/L; no terceiro trimestre, entre 0,3 e 3,0mUI/L. Hipotireoidiano subclínico (HSC) tem sido associado a maior morbidade materna e fetal; no entanto, faltam ensaios clínicos randomizados, sendo controverso o tratamento universal de gestantes com HSC. Sugere-se que o hipotireoidismo seja tratado durante a gravidez com levotiroxina se o TSH estiver acima do intervalo de referência para o trimestre com T4L baixo, e todas as mulheres com TSH > 10mUI/L independentemente do T4L. As mulheres AATPO-positivas e com HSC devem ser tratadas com T4L. O método mais adequado para avaliação do T4L sérico durante a gravidez é a medida de T4 no dialisado ou ultrafiltrado de amostras de soro em cromatografia líquida e espectrometria de massa. As gestantes devem ser monitorizadas com TSH e T4 total a cada 4 semanas, até a 16ª e 20ª semana de gestação, e pelo menos uma vez entre 26 e 32 semanas de gestação. Pacientes tratadas devem ter sua dose de T4L acrescida em 25% a 30% após atraso menstrual ou teste de gravidez positivo e devem notificar seu médico assistente. Pacientes que estejam planejando engravidar devem otimizar o TSH < 2,5mUI/L. Após o parto, o T4L deve ser reduzido para a dose pré-gestacional. O TSH deve ser dosado cerca de 6 semanas pós-parto.[43] Um estudo europeu demonstrou que o tratamento com T4 reduziu o risco de aborto espontâneo ao de controles eutireóideos AATPO-negativos.[44]

Um recente estudo prospectivo, realizado na China, mostrou que o desenvolvimento intelectual e psicomotor de descendentes nascidos de mulheres com AATPO positivo e função tireoidiana normal que foram tratadas com T4 por 8 semanas foi comparável ao dos indivíduos de controle.[45]

HIPOTIREOIDISMO SUBCLÍNICO

O HSC, a forma mais comum de disfunção tireoidiana, consiste na elevação dos níveis séricos de TSH e em níveis normais de T3 e T4 com mínima ou nenhuma manifestação clínica. Representa o estágio inicial da doença tireoidiana, que progride comumente para o hipotireoidismo manifesto.[3] A taxa de progressão para hipotireoidismo clínico é de, aproximadamente, 3% ao ano. Idade avançada, sexo feminino (principalmente mulheres com mais de 65 anos de idade), TSH > 10mUI/L e positividade para anticorpos antitireoidianos são fatores que favorecem essa progressão.[3,20,46] A ATA recomenda o rastreamento com TSH ultrassensível a cada 5 anos em pacientes com mais de 35 anos de idade. Ao exame físico, a tireoide pode estar normal, impalpável ou difusamente aumentada. Os benefícios e riscos da terapia para o HSC são am-

plamente debatidos. Alguns pontos falam a favor do tratamento, como:
- TSH > 10mUI/L.
- Presença de anticorpos antitireoidianos.
- Presença de sintomatologia/bócio.
- Hipercolesterolemia.
- Risco cardiovascular.

Na presença de TSH > 10mUI/L, não existem controvérsias em relação ao tratamento, porque a taxa de progressão para o hipotireoidismo é alta. Já com TSH entre 5 e 9,9μUI/mL, na ausência de anticorpos antitireoidianos, o tratamento é opcional.[47-52]

HIPOTIREOIDISMO E ALTERAÇÕES LIPÍDICAS

Cerca de 95% dos indivíduos fracamente hipotireóideos são hipercolesterolêmicos. Hipertrigliceridemia isolada está presente em menos de 5% dos casos, mas a combinação de ambas as condições atinge entre 40% e 70% dos pacientes.[27] O mecanismo de alterações lipídicas ainda não está bem esclarecido. Há evidências de que o hipotireoidismo diminui a concentração de receptores de LDL nos fibroblastos, no fígado e em outros tecidos, o que leva a seu acúmulo na corrente sanguínea. A atividade da lipase lipoproteica em tecidos periféricos pode ser menor no estado hipotireóideo, o que reduz o metabolismo do VLDL.[27,28] Uma revisão avaliou os efeitos da levotiroxina nos níveis de lipídios séricos e mostrou redução média do colesterol total de 7,9mg/dL e do LDL de 10mg/dL.[11,27,29] A reposição com T4L reduz as concentrações séricas de colesterol não HDL.[53] Estima-se que o aumento no nível de TSH sérico de 1mUI/L está associado a aumento na concentração do colesterol total de 3,5mg/dL em mulheres e de 6,2mg/dL em homens. Sendo assim, já se encontra bem definido o efeito do hipotireoidismo manifesto no metabolismo lipídico, levando a aumento no colesterol total, LDL-C, apo-B, Lp(a) e triglicerídeos, alterações estas, reversíveis com o uso de T4L. No entanto, os efeitos do HSC sobre os lipídios ainda são controversos. Embora alguns estudos tenham demonstrado elevações do colesterol total e LDL-C no HSC, outros não mostraram qualquer alteração. Há evidências de que os níveis de HDL-C e Lp(a) estão alterados, além de aumento da apo-B, no HSC. O tabagismo e a resistência à insulina podem modificar os efeitos do HSC no metabolismo lipídico. Os ensaios clínicos, até o momento, não têm mostrado benefício no controle lipídico com o tratamento do HSC com T4L; assim, sugere-se que o tratamento da dislipidemia em pacientes com HSC deva ser instituído com agentes hipolipemiantes, independentemente de serem ou não tratados com T4L.[54]

HIPOTIREOIDISMO E DOENÇA ARTERIAL CORONARIANA

Além de seu provável efeito na função endotelial, o hipotireoidismo aumenta o risco de aterogênese por induzir hipercolesterolemia e hipertensão arterial diastólica. Embora raro nessa situação, o hipotireoidismo deve ser sempre incluído na pesquisa dos fatores causais da doença arterial coronariana (DAC). A coorte de Roterdã, que inclui mulheres com hipotireoidismo subclínico e com idade acima de 55 anos (TSH entre 4 e 10mUI/L), mostrou que o HSC é importante fator de risco para doença aterosclerótica e infarto do miocárdio.[55] Já a coorte de Whickham não observou associação entre HSC e DAC. Alguns estudos têm encontrado níveis mais altos de LDL e maior risco de complicações cardiovasculares em mulheres com mais de 50 anos de idade e níveis de TSH > 10mUI/L.[56] Estudo randomizado, duplo-cego e controlado, analisou o efeito da reposição com T4L nos fatores de risco cardiovasculares em pacientes com HSC. Nesse estudo foram avaliados os valores de colesterol total, LDL-C e, também, da função endotelial, a qual é considerada um marcador precoce de arteriosclerose, e os pacientes tratados com T4L apresentaram melhora significativa dos fatores de risco cardiovasculares.[57] Apesar da associação, a incidência de eventos coronarianos é relativamente baixa nos pacientes hipotireóideos. Essa discrepância pode ser explicada pela reduzida demanda metabólica do miocárdio.

COMA MIXEDEMATOSO

O coma mixedematoso representa o estágio mais grave de hipotireoidismo não tratado. Embora incomum, trata-se de uma condição potencialmente fatal e de elevada mortalidade (20% a 50%). Oitenta por cento dos casos ocorrem em mulheres, a maioria com mais de 60 anos de idade, e nos meses de inverno.[51] Os pacientes geralmente têm história de hipotireoidismo não tratado ou não diagnosticado. Idosos podem apresentar-se da maneira atípica (depressão ou redução da mobilidade). Algumas situações podem precipitar o coma mixedematoso (Tabela 19.4).

As principais características clínicas do coma mixedematoso são descritas a seguir:

- *Hipotermia*: ocorre em cerca de 80% dos pacientes e geralmente é acentuada (< 35,5°C); muitas vezes se manifesta como ausência de febre, durante o curso de um processo infeccioso. O aquecimento dos pacientes deve ser realizado com cautela, pois pode induzir vasodilatação e choque.
- *Alterações respiratórias*: a bradipneia é consequente à redução da resposta ventilatória à hipoxia e à hipercap-

Tabela 19.4 Fatores precipitantes do coma mixedematoso

Infecções
Fármacos (anestésicos, sedativos, narcóticos, analgésicos) que, em doses excessivas, causem depressão do centro respiratório
Hipotermia
Acidente vascular encefálico
Traumatismo, cirurgias
Exposição ao frio
Infarto agudo do miocárdio
Derrames cavitários
Insuficiência cardíaca
Hemorragias do trato gastrointestinal
Íleo paralítico
Obesidade e fraqueza dos músculos torácicos
Hipoglicemia
Outros fármacos: carbonato de lítio, betabloqueadores, diuréticos, rifampicina, amiodarona

nia, o que ocasiona narcose por dióxido de carbono com progressivo rebaixamento do nível de consciência. Derrames cavitários e fraqueza da musculatura respiratória podem comprometer a ventilação. A disfunção respiratória pode levar a apneia do sono e ser agravada por infiltração mixedematosa da língua e da faringe.

- *Alterações neurológicas e transtornos psiquiátricos*: podem estar presentes apatia, negligência ou redução da capacidade intelectual, depressão e sonolência, delírios, alucinações e crises convulsivas. Raramente, os pacientes evoluem para coma.
- *Alterações cardiovasculares*: podem ocorrer bradicardia, redução da contratilidade miocárdica e choque cardiogênico. Esses fatores, associados à redução do volume intravascular (mas com aumento do fluido corporal total), resultam em inabilidade para responder à vasodilatação periférica, como ocorre em caso de rápido aquecimento corporal.[58-60] A redução do consumo de oxigênio e da temperatura corporal ocasiona vasoconstrição periférica e hipertensão diastólica.[60] O rendimento cardíaco pode ser limitado por derrame pericárdico, embora o tamponamento seja raro. O hipotireoidismo é fator de risco para infarto do miocárdio, que, por sua vez, predispõe ao coma mixedematoso.
- *Outras alterações*: íleo paralítico, bexiga atônica com grande volume urinário residual e sobrecarga do fluido corporal total, causando prejuízo da diurese e agravando a hiponatremia.

A anormalidade eletrolítica mais importante é a hiponatremia, por elevação dos níveis de hormônio antidiurético (secreção inapropriada de ADH). Ocorre redução do fluxo sanguíneo renal e a creatinina sérica é alta. A presença de hipoglicemia lembra a possibilidade de insuficiência adrenal subjacente (falência poliglandular autoimune ou hipopituitarismo). As elevações de CPK, juntamente com os achados inespecíficos do eletrocardiograma (ECG), podem simular infarto do miocárdio, embora este possa ser um evento precipitador do coma mexidematoso. A gasometria arterial evidencia acidose respiratória e hipoxia. O hemograma pode revelar leucopenia leve ou mesmo leucocitose, em caso de processo infeccioso. São importantes o diagnóstico e o tratamento rápidos. O tratamento baseia-se na reposição de hormônio tireoidiano, no tratamento das condições predisponentes e em medidas de suporte. O paciente deve ser conduzido em UTI para melhor suporte ventilatório e monitoramento cardíaco.

Terapêutica

- *Hipotermia*: deve ser corrigida com cobertores comuns, pois uma correção rápida pode induzir colapso vascular. O aumento da temperatura corporal é indicativo de eficácia do tratamento de reposição hormonal.
- *Hipoventilação*: ventilação mecânica pode ser necessária até o paciente se tornar mais alerta (de 48 a 72 horas depois de iniciada a terapia hormonal), com avaliação sequencial por meio de gasometrias arteriais e radiografias de tórax. É imprescindível a investigação de pneumonia subjacente.
- *Correção dos distúrbios hidroeletrolíticos*: a hiponatremia com sódio < 120mEq/L e com mudanças no estado mental deve ser corrigida lentamente com cloreto de sódio, com a preocupação de evitar sobrecarga de fluido e correção rápida. A hiponatremia leve e assintomática com sódio > 120mEq/L pode ser monitorizada sem terapia específica e resolve-se com tratamento hormonal.
- *Hipotensão*: tem patogênese multifatorial. Pode ocorrer por depressão da função cardíaca, derrames pericárdicos ou concomitância com insuficiência renal, condições que devem ser identificadas rapidamente. Agentes vasopressores devem ser usados com cautela devido ao risco de arritmias, principalmente quando associados à terapia de reposição hormonal.
- *Corticoides*: estão indicados na suspeita de insuficiência adrenal associada. Após dosagem do cortisol, administra-se hemissuccinato de hidrocortisona, 100mg EV, como dose de ataque, e 100mg EV a cada 8 horas, como dose de manutenção. O suporte adrenal poderá ser suspenso antes de 7 dias, se o cortisol plasmático pré-tratamento for > 18 a 20µg/dL, ou se o teste de estímulo com cortrosina for normal.

- *Antibióticos*: alguns advogam o uso empírico de antibióticos de amplo espectro. Culturas de materiais orgânicos devem ser realizadas em busca do foco infeccioso.
- *Terapia com hormônio tireoidiano*: qualquer paciente com suspeita de coma mixedematoso deve ser tratado com hormônio tireoidiano. O uso de altas doses de T4L EV pode causar efeitos adversos (arritmias cardíacas, infarto do miocárdio), sendo seu uso controverso, assim como o uso de T3 EV, levando em consideração que a conversão periférica de T4 em T3 está comprometida (por redução da atividade das desiodases), é de alto custo e de difícil obtenção. O tratamento visa à rápida restauração dos níveis sanguíneos e intracelulares dos hormônios tireoidianos com o mínimo de efeitos colaterais. A T4L, em virtude de sua meia-vida mais longa, oferece níveis de T3 mais estáveis, reduzindo a incidência de efeitos cardiotóxicos.[36] A dose de ataque da T4L isoladamente é de 200 a 500µg EV, mantendo-se 50 a 100µg por vários dias, até que o paciente possa receber a reposição VO. Doses mais baixas devem ser administradas a pacientes idosos e portadores de comorbidades, particularmente doença cardiovascular.[35] A dose preconizada de T3, em associação com T4, é de 100µg EV a cada 8 horas, só devendo ser realizada em caso de necessidade de controle imediato, mas nunca como terapia exclusiva. Existem poucos estudos controlados que direcionem o clínico a escolher T4 e T3 isoladamente ou a combinação de ambos.

Fatores associados a pior prognóstico incluem idade avançada, bradicardia e hipotermia persistente. O diagnóstico precoce e o manejo correto são essenciais para evitar complicações.

Referências

1. Hollowell JG, Staehling NW, Flanders WD et al. Serum TSH, T(4), and thyroid antibodies in the United States population (1988 to 1994): National Health and Nutrition Examination Survey (NHANES III). J Clin Endocrinol Metab 2002; 87:489.

2. Sawin CT, Castelli WP, Hershman JM, McNamara P, Bacharach P. The aging thyroid. Thyroid deficiency in the Framingham Study. Arch Intern Med 1985; 145:1386-8.

3. Fatourechi V. Subclinical thyroid disease. Mayo Clin 2001; 76: 413-7.

4. Sinclair D. Analytical aspects of thyroid antibodies estimation. Autoimmunity 2008; 41(1):46-54.

5. Stassi G, Di Liberto D, Todaro M et al. Control of target cell survival in thyroid auto immunity by helper citokines via regulation of apoptotic proteins. Nat Immunol 2000; 1(6):483-8.

6. Tomer Y, Davies TF. Searching for the autoimmune thyroid disease susceptilibity genes: from gene mapping to gene function. Endocr Rev 2003; 24(5):694-717.

7. Larsen PR, Kronenberg HM et al. Hypothyroidism. In: Williams textbook of endocrinology. 12. ed. Philadelphia: WB Saunders, 2008.

8. Martino E, Bartalena L, Bogazzi F, Braverman LE. The effects of amiodarone on the thyroid. Endocr Rev 2001; 22:240-54.

9. Bartalena L, Bogazzi F, Braverman LE, Martino E. Effects of amiodarona administration during pregnancy on neonatal thyroid function and subsequent neurodevelopment. J Endocrinol Invest 2001; 24:116-30.

10. Elliott B. Diagnosing and treating hypothyroidism. Nurse Pract 2000; 25:92-4, 99-105 (abstract).

11. Mikkeselsen KV, Andersen-Ranberg K, Hegedus L. Thyroid dysfuncion in the elderly. Ugeskr Laeger 2001; 163:2770-3 (abstract).

12. Roti E, Minelli R, Salvi M. Mnagement of hyperthyroidism and hypothyroidism in the pregnant woman. J Clin Endocrinol Metab 1995; 81:1679-82.

13. Utiger RD. Iodine nutrition-more is better. N Engl J Med 2006; 354:2819-21.

14. Palma-Sisto PA. Endocrine disorders in the neonate. Pediatr Clin North Am 2004; 51(4):1141-68.

15. Barbesino G, Sluss PM, Caturegli P. Central hypothyroidism in a patient with pituitary autoimmunity: evidence for TSH-independent thyroid hormone synthesis. J Clin Endocrinol Metab 2012; 97(2):345-50.

16. American Academy of Pediatrics, Section on Endocrinology and Committee on Genetics, American Thyoid Association, Public Health Committee, Lawson Wilkins Pediatric Endocrine Society. Update of newborn screening and therapy for congenital hypothyroidism. Pediatrics 2006; 117(6):2290-303.

17. Bandeira C. Hipotireoidismo. In: Bandeira F, Macedo G, Caldas G et al. Endocrinologia – Diagnóstico e tratamento. Rio de Janeiro: MEDSI, 1998:85-92.

18. Van Vliet G. Treatment of congenital hypothyroidism. Lancet 2001; 358:86-7.

19. Van Vliet G. Genetics and epigenetics of congenital hypothyroidism. In: Wondisford FE, Radovick S. Clinical management of thyroid disease. 1. ed. Philadelphia: WB Saunders, 2009:113-21.

20. Yasmine H, Beatrice L, Sophie S, Emmanuel E, Jean B, Juliane L. Fecundity in young adults treated early for congenital hypothyroidism is related to the initial severity of the disease: a longitudinal population-based cohort study. Clin Endocrinol Metab 2012; 97(6):1897-904.

21. Rallison ML, Dobyns BM, Meikle AW et al. Natural history of thyroid abnormalities: prevalence, incidence, and regression of thyroid diseases in adolescents and young adults. Am J Med 1991; 91:363.

22. Huber G, Staub JJ, Meier C et al. Prospective study of the spontaneous course of subclinical hypothyroidism: prognostic value of thyrotropin, thyroid reserve, and thyroid antibodies. J Clin Endocrinol Metab 2002; 87:3221.

23. Williams GR. Neurodevelopmental and neurophysiological actions of thyroid hormone. J Neuroendocrinol 2008; 20(6):784-94.

24. Chueire VB, Silva ET, Ward LS. Subclinical hypothyroidism increases the risk for depression elderly. Arch Gerontol Geriatr 2007; 44(1):21-8.

25. Klein I, Ojamaa K. Thyroid hormone and the cardiovascular system. N Engl J Med 2001; 344:501-9.

26. Razvi S, Shakoor A, Vaderpump M et al. The influence of age on the relationship between subclinical hypothyroidism and ischemic heart disease: a metanalysis. J Clin Endocrinol Metab 2008; 93(8):2998-3007.

27. Carani C, Isidori AM, Granata A et al. Multicenter study on the prevalence of sexual symptoms in male hypo-and hyperthyroid patients. J Clin Endocrinol Metab 2005; 90:6472.

28. Krassas GE, Papadopoulou F, Tziomalos K et al. Hypothyroidism has an adverse effect on human spermatogenesis: a prospective, controlled study. Thyroid 2008; 18:1255.

29. Ward LS. Hipotireoidismo e insuficiência tireoideana mínima. Programa de Atualização em endocrinologia e Metabologia. PROENDOCRINO. Porto Alegre: Artmed/Panamericana, Ciclo 2, Módulo 2, 2010:45-65.

30. Garber JR, Cobin RH, Gharib H et al. Clinical practice guidelines for hypothyroidism in adults: cosponsored by the american association of clinical endocrinologists and the american thyroid association. Thyroid. 2012; 22(12):1200-35. Epub 2012 Nov 6.

31. Krastzch J, Fiedler GM, Leichtle A et al. New reference intervals for thyrotropin and thtroid hormones based on National Academy of Clinical Biochemistry criteria and regular ultrasongraphy on the thyroid. Clin Chem 2005; 51(8) 1408-6. Epub 2005 Jun 16.

32. Atzmon G Barzilai, Hollowell JG, Surks MI, Gabriely I. Extreme longevity is associated with increased serum thyrotropin. J C Endocrinol Metab 2009; 94(4):1251-4.

33. Matsumura LK. Função tireoideana e gravidez. Programa de Atualização em endocrinologia e Metabologia. PROENDOCRINO. Porto Alegre: Artemed/Panamericana, Ciclo 3, Módulo 2, 2011:9-66.

34. Woeber KA. Update on the management of hyperthyroidism and hypothyroidism. Arch Intern Med 2000; 160:1067-71.

35. Bolk N, Visser TJ, Nijman J et al. Effects of evening vs morning levothyroxine intake: a randomized double-blind crossover trial. Arch Intern Med 2010; 170:1996-2003.

36. Abdulrahman RM, Delgado V, Hoftijzer HC et al. Both exogenous subclinical hyperthyroidism and short-term overt hypothyroidism affect myocardial strain in patients with differentiated thyroid carcinoma. Thyroid 2011; 21:471-6.

37. Samuels MH. Cognitive function in untreated hypothyroidism and hyperthyroidism. Curr Opin Endocrinol Diabetes Obes 2008; 15:429-33.

38. Biondi B, Wartofsky L. Treatment with thyroid horcione. Endocr Rev. 2014; Epub shesd of print et20131083.

39. Morreale de Escobar G, Obregon MJ, Escobar del Rey F. Is neuropsychological development related to maternal hypothyroidism or to maternal hipothyroxinemia? J Clin Endocrinol Metab 2000; 85:3975-87.

40. Glinoer D, Delange F. The potential repercussions of maternal, fetal, and neonatal hypothyroxinemia on the progeny. Thyroid 2000; 10:871-87.

41. Kajantie E, Phillips DIW et al. Spontaneous hypothyroidism in adult women is predicted by small body size at birth and during childhood. J Clin Endocrinol Metab 2006; 91:4953-6.

42. Philippe HJ, Nisand I, Paupe A. Bócio fetal. In: Philippe HJ, Nisand I, Paupe A (eds.) Terapêutica fetal. Rio de Janeiro: Revinter, 2001:87-90.

43. Stagnaro-Green A, Abalovich M, Alexander F et al. Guidelines of the American Thyroid Association for the diagnosis and management of thyroid disease during pregnancy and postpartum. The

American Thyroid Association Taskforce on Thyroid Disease During Pregnancy and Postpartum. Thyroid 2011; 21(10), 1081-125.

44. Negro R, Formoso G, Mangieri T et al. Levothyroxine treatment in euthyroid pregnant women with autoimmune thyroid disease: effects on obstetrical complications. J Clin Endocrinol Metab 2006; 91:2587-91.

45. Yu X, Shan Z, Teng W, Xue et al. A prospective study on impact of subclinical hypothyroidism during pregnancy receiving levothyroxine treatment or not on neuropsychological development of the offspring. International Thyroid Conference, 2010, Paris, France.

46. Cooper DS. Clinical practice. Subclinical hypothyroidism. N Engl J Med 2001; 345:260-5.

47. Fylkesnes SI, Nygaard HA. Dementia and hypothyroidism. Tidsskr Nor Laegeforen 2000; 120:905-7.

48. Monzani F, Di Bello V, Caraccio N et al. Effect of levothyroxine on cardiac function and structure in subclinical hypothyroidism: a double blind, placebo-controlled study. J Clin Endocrinol Metab 2000; 86:1110-5.

49. Owen PJD, Rajiv D, Vinereaun T et al. Subclinical hypothyroidism, arterial stiffness, and myocardial reserve. J Clin Endocrinol Metab 2006; 91:2126-32.

50. Imaizumi M, Akahoshi M et al. Risk for ischemic heart disease and all-cause mortality in subclinical hypothyroidism. J Clin Endocrinol Metab 2004; 89:3365-70.

51. Diez JJ, Iglesias P. Spontaneous subclinical hypothyroidism in patients older than 55 years: an analysis of natural course and risk factors for the development of overt thyroid failure. J Clin Endocrinol Metab 2004; 89:4890-7.

52. Jorde R, Waterloo K, Storhauy H et al. Neuropsychological function and symptoms in subjects with subclinical hypothyroidism and the effect of thyroxine treatment. J Clin Endocrinol Metab 2006; 91: 145-53.

53. Ito M, Arishima T, Kudo T et al. Effect of levo-thyroxine replacement on non-high-density lipoprotein cholesterol in hypothyroid patients. J Clin Endocrinol Metab 2007; 92:608-11.

54. Pearce EN. Update in lipid alterations in subclinical hypothyroidism. J Clin Endocrinol Metab 2012; 97:326-33.

55. Pucci E, Chiovato L, Pinchera A. Thyroid and lipid metabolism. Int J Obes Relat Metab Disord 2000; 24(suppl 2):S109-12 (abstract).

56. Kahaly GJ. Cardiovascular and atherogenic aspects of subclinical hypothyroidism. Thyroid 2000; 10:665-79.

57. Razvi S, Ingoe L et al. The beneficial effect of L-thyroxine on cardiovascular risk factors, endothelial function, and quality of life in subclinical hypothyroidism: randomized, crossover trial. J Clin Endocrinol Metab 2007; 92:1715-23.

58. McDermott MT, Ridgway EC. Subclinical hypothyroidism is mild thyroid failure and should be treated. J Clin Endocrinol Metab 2001; 86:4585-90.

59. Wall CR. Myxedema coma: diagnosis and treatment. Am Fam Physician 2000; 62:2485-90.

60. Ringel MD. Management of hypothyroidism and hyperthyroidism in the intensive care unit. Crit Care Clin 2001; 17:59-74.

Resistência aos Hormônios Tireoidianos

Manoel Aderson Soares Filho • Vanessa Leão • Franscisco Bandeira

INTRODUÇÃO

A resistência aos hormônios tireoidianos (RHT) consiste em uma síndrome autossômica dominante, na qual a responsividade periférica ao hormônio tireoidiano (HT) é diminuída. Oitenta e cinco por cento dos pacientes com RHT apresentam mutação no gene do receptor β do HT (TRβ). O defeito genético permanece desconhecido em 15% dos acometidos.[1,2] Os pacientes com esse problema apresentam níveis elevados de HT (T3 livre e T4 livre), a despeito de um nível sérico de TSH normal ou aumentado. As características clínicas variam notavelmente: enquanto a maioria dos pacientes é assintomática, alguns apresentam características clínicas marcantes, como retardo do crescimento, capacidade cognitiva prejudicada e hipercolesterolemia (sintomas de deficiência de HT), e idade óssea avançada, hiperatividade e taquicardia (sintomas de excesso de HT).[3] Sua incidência é de, aproximadamente, 1:40 mil nascidos vivos, com frequência igual em ambos os sexos e ampla distribuição racial e geográfica.[1]

O diagnóstico é confirmado em caso de doses suprafisiológicas de HT serem necessárias para reduzir a secreção do TSH ou induzir a resposta apropriada nos tecidos periféricos, como redução na concentração de colesterol ou normalização nos níveis de creatinofosfoquinase (CPK). E, apesar dos altos níveis de HT, o TSH responde ao estímulo com TRH.[4]

CLASSIFICAÇÃO

No passado, a RHT era subdividida em resistência generalizada, resistência hipofisária isolada e resistência dos tecidos periféricos isolada. Essa classificação era baseada em achados clínicos e não levava em consideração a base genética. No entanto, a resistência generalizada e a hipofisária podem ocorrer em indivíduos com a mesma mutação, e a resistência dos tecidos periféricos pode acontecer em razão do desenvolvimento de tolerância à ingesta de excesso de HT. A classificação mais atual leva em consideração a base genética da resistência.[5]

RHT por Mutações no Receptor do Hormônio Tireoidiano

Em 85% dos casos, a RHT acontece por mutação no gene β do receptor do HT. Esses receptores mutantes interferem na função dos receptores normais, o que explica o efeito dominante (negativo) de herança. Uma família com deleção completa do gene do TRβ foi descrita. Nesse caso, a herança foi recessiva porque o único alelo normal em heterozigotos foi suficiente para a função normal.

A gravidade da RHT varia entre os diferentes tecidos de um indivíduo afetado e também entre os diferentes portadores de mutação do mesmo gene. As razões para essa variabilidade são pouco entendidas, mas os estudos com ratos transgênicos, portadores de mutação do TRβ, têm levantado algumas hipóteses.[6] Por exemplo, a taquicardia que ocorre em pacientes com RHT pode ser explicada pela elevada concentração de T3 e T4 no coração, que é um órgão que expressa predominantemente a forma α do receptor do hormônio tireoidiano.[7,8]

Foram relatados três casos de uma mutação dominante negativa no gene TRα. Os pacientes apresentavam quadro clínico típico de hipotireoidismo e retardo no desenvolvimento esquelético, mas tinham níveis baixos de tiroxina e níveis normais ou altos de tri-iodotironina. O eixo hipotálamo-hipófise pode responder ao HT exógeno, mas os tecidos esqueléticos, gastrointestinais e do miocárdio foram resistentes em pelo menos um dos pacientes.[9,10]

RHT sem Mutação do Receptor do Hormônio Tireoidiano

Em 15% das famílias, a RHT não é causada por mutação no TRβ e não há como distinguir, clínica e bioquimicamente, as duas condições.

PATOGÊNESE

Os tecidos que expressam TRβ naqueles pacientes com RHT são resistentes à ação do T3. Essa resistência está associada, também, a risco aumentado de doença tireoidiana autoimune. Consequentemente, a existência de anticorpos antitireoperoxidase ou antitireoglobulina não diminui a possibilidade de RHT, quando os testes de função tireoidiana sugerem essa condição.[11]

A resistência da hipófise ao HT aumenta a secreção de TSH, o que aumenta a síntese e a secreção de T4 e T3 pela tireoide. Os níveis elevados de HT falham em realizar *downregulation* no eixo hipotálamo-hipófise-tireoide, regulação esta que ocorre normalmente nos indivíduos sem RHT. Assim, esses pacientes apresentam níveis elevados de T3 e T4 e níveis normais ou elevados de TSH. O TSH secretado por esses pacientes é rico em ácido siálico e tem bioatividade aumentada em comparação com o TSH normal. Isso explica por que pacientes com RHT têm bócio e altas concentrações de T3 e T4, mesmo com concentrações normais ou ligeiramente aumentadas de TSH.[12]

Como a secreção aumentada de HT compensa a resistência a esses hormônios, a maioria dos pacientes é clinicamente eutireóidea. No entanto, o nível de resposta dos tecidos nem sempre se correlaciona com as concentrações séricas de T3 e T4, provavelmente pela discordância entre os efeitos hormonais na hipófise e nos outros tecidos corporais.

A diminuição da ligação do T3 com TRβ está correlacionada com a gravidade clínica da RHT na maioria dos pacientes. Essa relação é, muitas vezes, determinada pela quantidade de levotiroxina necessária para normalizar a secreção de TSH.[13,14]

MANIFESTAÇÕES CLÍNICAS

Na RHT há a ausência do *feedback* negativo do T3 no TSH, o que gera secreção persistente de TSH, estimulação da glândula tireoidiana e consequente aumento da síntese e secreção de HT. Em alguns casos, o TSH apresenta níveis séricos normais ou discretamente aumentados, porém causa bócio e hipersecreção dos HT. Isso talvez seja explicado pela potência biológica aumentada *in vitro* ou poderia ser devido ao aumento do número de receptores de TSH nas células tireoidianas.[15]

Tabela 20.1 Principais manifestações clínicas

Manifestação clínica	Pacientes acometidos (%)
Bócio	65% a 95%
Hiperatividade	33% a 68%
Taquicardia	33% a 75%

Quanto menos T3 se liga a seus receptores, devido à mutação β dos receptores tireoidianos, maior a gravidade dos sintomas clínicos, o que é mensurado pela concentração de T4 livre necessária para manter normal a secreção de TSH. Entretanto, alguns pacientes têm fenótipo, leve, apesar de a mutação resultar em diminuição acentuada do T3 ligado. Nesses indivíduos pode ocorrer dimerização em outros receptores ou a associação com outras proteínas que regulam o efeito da dominância negativa no receptor mutante. A dominância negativa é um fenômeno em que ocorrem mutações de um alelo do gene do receptor do HTβ, o qual codifica um receptor mutante, que inibe a função de um receptor nativo.[16-18]

A apresentação clínica da RHT é bastante variável entre famílias e entre indivíduos da mesma família com mutações idênticas do receptor tireoidiano β. Grande parte dos indivíduos encontra-se assintomática devido ao mecanismo de compensação, ou seja, em razão dos níveis séricos elevados de HT. O grau de compensação à reduzida sensibilidade ao HT é variável entre indivíduos e entre diferentes tecidos. O mesmo indivíduo pode apresentar sintomas tanto de excesso como de deficiência de HT (Tabela 20.1).[3,5]

Os pacientes podem apresentar sinais de hipo ou hipertireoidismo, mas esses achados são variáveis e inconstantes. Achados de hipotireoidismo incluem retardo no crescimento, atraso na maturação óssea, déficit cognitivo e nistagmo. As características do hipertireoidismo seriam taquicardia, hiperatividade e aumento na taxa do metabolismo basal. Os achados de T3 e T4 elevados geralmente resultam em diagnóstico errôneo de hipertireoidismo.

DIAGNÓSTICO

Os achados laboratoriais da RHT incluem níveis elevados de T4 livre, T3 e T3 reverso, além de valores não suprimidos de TSH. Os níveis de tireoglobulinas tendem a ser altos, refletindo a hiperatividade da glândula tireoidiana induzida pelo TSH. A resposta do TSH ao TRH está normal ou exagerada. Deve-se excluir erro laboratorial com a repetição dos exames.[15]

Outras causas de redução da sensibilidade ao HT estão associadas à redução de pelo menos um dos níveis de HT (Tabela 20.2).

Capítulo 20 Resistência aos Hormônios Tireoidianos

Tabela 20.2 Principais causas de resistência ao hormônio tireoidiano

	T3	T4L	Gene	Quadro clínico
Resistência ao hormônio tireoidiano	Normal/alto	Alto	TRβ	Bócio, taquicardia
Defeito no transportador do hormônio tireoidiano	Alto	Baixo	MCT8	Alteração psicomotora
Defeito no metabolismo do hormônio tireoidiano	Baixo	Alto	SBP2	Atraso no crescimento

Em caso de dúvida diagnóstica, pode-se fazer o sequenciamento do gene do receptor do HT, que, além de permitir o diagnóstico pré-natal, pode prevenir o uso inapropriado do tratamento antitireoidiano.

Em pacientes sem mutação identificável no gene do receptor tireoidiano β, testes dinâmicos podem ser feitos para definição do diagnóstico de RHT. Em pacientes normais após estímulo com T3 ocorre aumento dos níveis séricos de ferritina e proteína ligadora dos hormônios sexuais, assim como diminuição dos níveis de colesterol e creatinoquinase. Já nos pacientes acometidos, essa resposta é embotada ou paradoxal.[1]

DIAGNÓSTICO DIFERENCIAL

Existem outras causas responsáveis por altos níveis de T3 e T4 com TSH normal ou alto.

Nos casos de hipertiroxinemia disalbuminêmica familiar, excesso de globulina ligadora da tiroxina (hereditário ou adquirido) e excesso de transtirretina ocorrem anormalidades plasmáticas na ligação dos HT. Para o diagnóstico, T4 livre e T3 são dosados por diálise de equilíbrio e, se os valores estiverem normais, é afastada a insensibilidade aos HT.[1]

Para exclusão de adenoma pituitário produtor de TSH deve-se medir a subunidade α do TSH – níveis elevados da subunidade α indicam tumor. Nos casos de tumores, a maioria dos pacientes apresenta clínica de hipertireoidismo. Em caso de história familiar de RHT não há necessidade de investigação da subunidade α.

TRATAMENTO

Na maioria dos pacientes, a resistência tissular periférica é compensada por aumento endógeno dos HT, não necessitando intervenção médica. Taquicardia sinusal pode ser controlada com betabloqueadores. Por outro lado, os pacientes que receberam terapia ablativa com iodo devem fazer reposição hormonal de acordo com os níveis de TSH.

Raramente, a compensação endógena pode não ser suficiente, pois os tecidos periféricos podem ser mais resistentes do que os tireotrofos e, nesse caso, o paciente necessita de dose suprafisiológica dos hormônios, a qual deve ser individualizada e determinada pela resposta tissular.

Em crianças, devem ser avaliados o crescimento, o desenvolvimento mental e a maturação óssea. A dose de levotiroxina deve ser aumentada gradativamente de acordo com a taxa do metabolismo basal, o balanço nitrogenado e o nível sérico de globulina ligadora dos hormônios sexuais.

Anselmo et al. relataram aumento das taxas de abortamento e de baixo peso ao nascimento em mulheres com resistência ao HT.[19] O manejo de gestantes com RHT que têm fetos normais pode ser feito com medicação antitireoidiana, dependendo do bem-estar fetal. Nessas mulheres, o T4L deve ser mantido até 20% do limite superior da normalidade, com o uso do propiltiouracil, porém o hipotireoidismo deve ser evitado.[20] O feto só deverá ser tratado se apresentar bócio volumoso ou se estiver em estado de estresse; nesse caso, seria necessária a infusão intra-aminiótica de T4, porém não há estudos suficientes que suportem esse tratamento.

Esses resultados adversos na gravidez são similares aos encontrados em crianças com excesso HT causado por mutação no receptor de TSH com ganho de função e que nascem prematuramente ou com baixo peso.[21]

Nos adultos com bócio volumoso, dose suprafisiológica de T3 em dias alternados mostrou reduzir o bócio sem efeitos adversos. A dose de T3L deve ser ajustada até a supressão do TSH.[22]

Referências

1. Refetoff S, Dumitrescu AM. Syndromes of reduced sensitivity to thyroid hormone: genetic efects in hormone receptors, cell transporters and deiodination. Best Pract Res Clin Endocrinol Metab 2007; 21:277-305.

2. Weiss RE, Refetoff S. Resistance to thyroid hormone. Endocr Metabol Dis 2000; 1:97-108.

3. Refetoff S, Weiss RE, Usala SJ. The syndromes of resistance to thyroid hormone. Endocr Rev 1993; 14:348-99.

4. Weiss RE, Refetoff S. Treatment of resistance to thyroid hormone – primum non nocere. Clin Endocrinol Metab 1999; 84:401-4.

5. Beck-Peccoz P, Chatterjee VK. The variable clinical phenotype in thyroid hormone resistance syndrome. Thyroid 1994; 4:225-32.

6. Flamant F, Samarut J. Thyroid hormone receptors: lessons from knockout and knock-in mutant mice. Trends Endocrinol Metab 2003; 14:85.90.

7. Wikström L, Johansson C, Saltó C et al. Abnormal heart rate and body temperature in mice lacking thyroid hormone receptor alpha 1. EMBO J 1998; 17:455.21.

8. Weiss RE, Murata Y, Cua K et al. Thyroid hormone action on liver, heart, and energy expenditure in thyroid hormone receptor beta-deficient mice. Endocrinology 1998; 139:4945.522.

9. Bochukova E, Schoenmakers N, Agostini M et al. A mutation in the thyroid hormone receptor alpha gene. N Engl J Med 2012; 366:243.9.

10. van Mullem A, van Heerebeek R, Chrysis D et al. Clinical phenotype and mutant TRα1. N Engl J Med 2012; 366:1451.3.

11. Barkoff MS, Kocherginsky M, Anselmo J et al. Autoimmunity in patients with resistance to thyroid hormone. J Clin Endocrinol Metab 2010; 95:3189.

12. Persani L, Borgato S, Romoli R et al. Changes in the degree of sialylation of carbohydrate chains modify the biological properties of circulating thyrotropin isoforms in various physiological and pathological states. J Clin Endocrinol Metab 1998; 83:2486.

13. Mitchell CS, Savage DB, Dufour S et al. Resistance to thyroid hormone is associated with raised energy expenditure, muscle mitochondrial uncoupling, and hyperphagia. J Clin Invest 2010; 120:1345.

14. Ercan-Fang S, Schwartz HL, Mariash CN, Oppenheimer JH. Quantitative assessment of pituitary resistance to thyroid hormone from plots of the logarithm of thyrotropin versus serum free thyroxine index. J Clin Endocrinol Metab 2000; 85:2299.

15. Carvalho GA, Ramos HE. Síndrome de resistência ao hormônio tireoidiano. Arq Bras Endocrinol Metab 2004; 48(1):83-92.

16. Tagami T, Gu WX, Peairs PT et al. A novel natural mutation in the thyroid hormone receptor defines a dual functional domain that exchanges nuclear receptor corepressors and coactivators. Mol Endocrinol 1998; 12:1888.

17. Viana FNM. Síndrome de resistência aos hormônios tireoideanos: mecanismos moleculares da dominância negativa na repressão transcricional induzida pelo hormônio tireoideano. Publicado na Biblioteca Digital de Teses e Dissertações da UnB, 2006.

18. Pazos-Moura CC, Moura EG. Resistência a hormônios tireóideos – Contribuição da transgênese para a compreensão da síndrome. Arq Bras Endocrinol Metab 2000; 44(4): 300-305.

19. Anselmo J, Cao D, Karrison T et al. Fetal loss associated with excess thyroid hormone exposure. JAMA 2004; 292:691-5.

20. Weiss RE, Dumitrescu A, Refetoff S. Approach to the patient with resistance to thyroid hormone and pregnancy. J Clin Endocrinol Metab 2010; 95:3094.

21. Vaidya B, Campbell V, Tripp JH et al. Premature birth and low birth weight associated with nonautoimmune hyperthyroidism due to an activating thyrotropin receptor gene mutation. Clin Endocrinol (Oxf) 2004; 60:711.

22. Anselmo J, Refetoff S. Regression of a large goiter in a patient with resistance to thyroid hormone by every other day treatment with triiodothyronine. Thyroid 2004; 14:71-4.

21

Nódulos Tireoidianos

Lourena Rodrigues Lima • Paula de Aragão Prazeres • Maria Regina Castro • Hossein Gharib

INTRODUÇÃO

Nódulo tireoidiano é definido como uma lesão palpável ou radiologicamente distinta do parênquima tireoidiano. Os nódulos tireoidianos constituem um problema clínico comum e podem representar a principal manifestação de várias doenças tireoidianas.

Estudos epidemiológicos vêm demonstrando uma prevalência aproximada de nódulos palpáveis na tireoide de 5% em mulheres e de 1% em homens que vivem em áreas com suficiência em iodo.[1,2] Sua prevalência é altamente dependente do método utilizado para sua detecção.

A ultrassonografia (US) cervical pode detectar nódulos de tireoide em 19% a 67% dos indivíduos selecionados aleatoriamente, com incidências maiores em mulheres e idosos.[3] Com o aumento da utilização da US para avaliação de lesões cervicais não tireoidianas, o achado incidental de nódulos aumentou drasticamente.

A importância clínica do diagnóstico de nódulos reside na necessidade de exclusão de câncer tireoidiano, o que ocorre em 5% a 15% dos nódulos tireoidianos, devendo o risco ser correlacionado com idade, sexo, história de exposição a radiação, história familiar e outros fatores.[4,5]

O mecanismo de origem dos nódulos tireoidianos é pouco compreeendido. A ação do TSH no crescimento nodular é controversa, apesar de ser este o principal estimulador da função celular tireoidiana normal. Existem indícios de que fatores genéticos, fatores de crescimento e a ação do TSH contribuem para o crescimento e a proliferação de células foliculares e, consequentemente, para o surgimento da doença nodular tireoidiana.

As lesões tireoidianas que podem se apresentar com nódulos tireoidianos são:
- Nódulo coloide.
- Adenoma.
- Bócio multinodular.
- Cisto simples ou hemorrágico.
- Tireoidite de Hashimoto, linfocítica, granulomatosa, aguda, subaguda e de Riedel.
- Doenças granulomatosas.
- Carcinoma papilífero, folicular, anaplásico, medular e outros subtipos.
- Linfoma de tireoide.
- Metástases de outros tumores para tireoide.

DIAGNÓSTICO

Em geral, nódulos tireoidianos apresentam evolução insidiosa e assintomática. Na maioria das vezes, são descobertos em exames clínicos de rotina ou acidentalmente, por meio de exames de imagem da região cervical. Os nódulos não palpáveis detectados na US são chamados de incidentalomas tireoidianos, os quais tendem a apresentar o mesmo risco de malignidade dos nódulos palpáveis de mesmo tamanho.[6] Ocasionalmente, nódulos < 1cm podem necessitar de avaliação adicional devido a algumas características ultrassonográficas suspeitas. Entretanto, nódulos > 1cm devem ser avaliados, uma vez que apresentam potencial maior de se tratar por lesão maligna clinicamente significativa.

Com a detecção do nódulo tireoidiano, inicialmente devem ser considerados dois aspectos importantes: o *status* funcional e a possibilidade de se tratar de um carcinoma. Essa avaliação é obtida por meio de história clínica, exame fisíco e exames subsidiários.

História Clínica

Com a descoberta de nódulo tireoidiano, devem ser realizados história completa e exame físico focando a glândula tireoide e linfonodos cervicais adjacentes.

Alguns fatores pertinentes com a capacidade de predizer malignidade (história de alto risco para malignidade tireoidiana) incluem:

- História de exposição à radiação ionizante ou radioterapia de cabeça e pescoço na infância e adolescência.
- Irradiação de corpo inteiro para transplante de medula óssea.
- História familiar de carcinoma de tireoide, especialmente em caso de dois ou mais familares acometidos por carcinoma diferenciado.
- Síndromes hereditárias, como síndrome de Cowden, polipose intestinal, complexo de Carney, neoplasia endócrina múltipla tipo 2 (NEM2) e síndrome de Werner em parentes de primeiro grau.
- Rápido crescimento do tumor e rouquidão.[7,8]
- Diagnóstico prévio de câncer de tireoide tratado com tireoidectomia parcial.
- Idade: nódulos em pacientes com menos de 20 anos e mais de 70 anos de idade.
- Sexo: maior risco de malignidade em homens, mesmo sendo a prevalência de nódulos tireoidianos maior em mulheres.
- Rápido crescimento do nódulo, rouquidão persistente, disfagia e dor. Estes dois últimos ocorrem mais raramente e podem sugerir rápida invasão tissular do tumor.
- Nódulo endurecido, aderido a planos profundos, associado a paralisia ipsilateral de corda vocal ou linfonodomegalia cervical.
- Nódulo incidentalmente detectado no FDG-PET (como captação focal) em pacientes oncológicos.

Nódulos assintomáticos não excluem a presença de carcinoma tireoidiano.

Exame Físico

O exame físico de um paciente com nódulo tireoidiano deve ser bem detalhado e incluir a avaliação das características do nódulo, bem como o exame da região cervical.

As características do nódulo a serem avaliadas incluem consistência, tamanho, mobilidade e sensibilidade, e a presença de linfadenopatia cervical. Um achado bem sugestivo, porém pouco específico de câncer, seria um nódulo de consistência endurecida, solitário, pouco móvel à deglutição e associado a linfadenopatia cervical.

As taxas de sensibilidade e especificidade para o diagnóstico de malignidades tireoidianas por meio da história clínica e do exame físico, de acordo com estudos prospectivos e retrospectivos, são de 60% a 80%, respectivamente.

Avaliação Laboratorial

Função Tireoidiana

Além da história clínica e do exame físico detalhado, deve ser realizada dosagem sérica do TSH, a qual é o exame de escolha para avaliação funcional dos nódulos tireoidianos.

Se o TSH estiver abaixo do valor normal, uma cintilografia de tireoide deve ser realizada para avaliar se o nódulo é hiperfuncionante (a captação do traçador é maior do que a do tecido adjacente), isofuncionante ou não funcionante (captação menor que no tecido adjacente). Uma vez que nódulos hiperfuncionantes raramente são malignos, nenhuma avaliação citológica deverá ser realizada. O achado de hipertireoidismo em paciente com bócio nodular é forte indicativo contra neoplasia tireoidiana.

Por outro lado, níveis séricos de TSH mais elevados, mesmo que dentro do limite superior da normalidade, estão associados a um risco aumentado de malignidade em um nódulo tireoidiano, tornando necessária a avaliação histopatológica (PAAF).

Dosagem de Calcitonina

A utilidade da calcitonina tem sido avaliada em uma série de estudos prospectivos e não randomizados. Dados sugerem que o uso rotineiro da calcitonina na avaliação inicial pode detectar hiperplasia de células C e câncer medular de tireoide em estágios iniciais. Entretanto, o câncer medular de tireoide é raro e a dosagem de calcitonina elevaria os custos da investigação, o que não justificaria sua dosagem de rotina. Há situações (não incomuns) em que ocorrem discretas elevações desse marcador em indivíduos saudáveis ou com outras doenças tireoidianas.[9]

Sua mensuração de rotina deve ocorrer apenas em pacientes com histórico ou suspeita clínica de carcinoma medular de tireoide familiar NEM2.

Exames de Imagem

Cintilografia com Radioisótopo

A cintilografia é o método padrão para obtenção de imagem funcional da tireoide. Os dois isótopos mais comumente utilizados são ^{123}I e ^{99m}Tc-pertecnetato. O mapeamento fornece a medida da função de captação do iodo do nódulo em relação ao tecido tireoidiano adjacente e é útil para determinar se o nódulo é "funcionante" ou não. Com base na captação do traçador, os nódulos podem ser classificados em hipofuncionantes (frios), isofuncionantes (mornos) ou hipercaptantes (quentes).

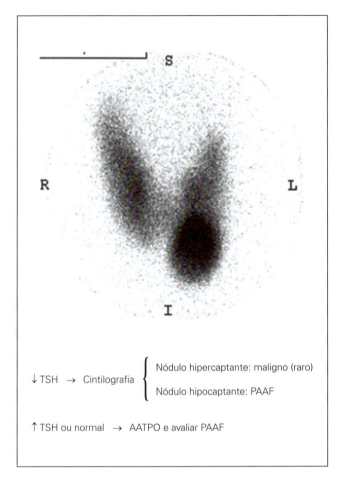

Figura 21.1 Cintilografia com ^{123}I mostrando nódulo hiperfuncionante no polo inferior do lobo esquerdo da tireoide. (Adaptada de Bandeira F, Graf H, Griz L. Endocrinologia e Diabetes. 2. ed.)

Atualmente, o uso de cintilografia está restrito aos pacientes com suspeita de nódulo hiperfuncionante, ou seja, quando são encontrados níveis suprimidos ou subnormais de TSH.

A maioria dos nódulos, incluindo benignos e malignos, é fria (± 85%) ou morna (± 10%). O achado de um nódulo "quente" ocorre em menos de 5% dos casos e pode afastar a necessidade de biópsia, já que os nódulos hiperfuncionantes ou chamados quentes são quase sempre benignos, ou seja, têm risco extremamente baixo para malignidade (Figura 21.1).

Glândulas multinodulares exibem um padrão heterogêneo de captação com aumentada captação sugestiva de bócio multinodular tóxico ou bócio multinodular não tóxico. A sensibilidade da cintilografia com [123]I é de cerca de 83%, enquanto a da cintilografia com tecnécio é de aproximadamente 91%.[10] A especificidade do mapeamento da tireoide é baixa: 25% para o mapeamento com radioiodo e de 5% a 15% com tecnécio, e essa baixa especificidade se deve, principalmente, a outras lesões tireoidianas que interferem na captação dos radioisótopos.

Ultrassonografia de Tireoide

A US tireoidiana de alta resolução é o método mais sensível (95%) para avaliação de nódulos tireoidianos e é capaz de identificar nódulos muito pequenos, de até 1 a 2mm, melhor do que qualquer outro método disponível, como cintilografia com radioisótopo, tomografia computadorizada (TC) ou ressonância nuclear magnética (RNM).

A US de tireoide deve ser realizada em todos os pacientes com nódulos suspeitos, bócio multinodular ou anormalidades radiográficas, como um nódulo encontrado incidentalmente em TC ou RNM ou, ainda, por captação tireoidiana ao FDG-PET.[11,12]

Várias características ultrassonográficas de nódulos tireoidianos associam-se a maior probabilidade de malignidade, como hipoecogenicidade em comparação ao parênquima tireoidiano normal, vascularização intranodular aumentada, margens irregulares e infiltrativas, presença de microcalcificações, ausência de halo e altura maior que a largura no diâmetro transversal (Tabela 21.1).

Com exceção da linfadenopatia cervical suspeita, que é um sinal específico, mas de baixa sensibilidade, nenhuma característica ultrassonográfica isolada ou combinada é adequadamente sensível ou específica para identificação de todos os nódulos malignos.

Linfonodos com mais de 5 mm de diâmetro que apresentam calcificações finas e degenerações císticas intralinfonodais são altamente sugestivos de neoplasia. Observa-se essa mesma associação com linfonodos arredondados, ausência de halo e contornos espiculados ou irregulares (Tabela 21.2).

A análise do fluxo sanguíneo pelo Doppler é uma classificação, proposta por Chammas, que separa os nódulos de acordo com os padrões de vascularização:
- Ausência de vascularização – padrão I.
- Apenas vascularização periférica – padrão II.
- Vascularização periférica maior ou igual à central – padrão III.

Tabela 21.1 Características sugestivas de malignidade na ultrassonografia cervical

Hipoecogenicidade	Microcalcificações	Margens irregulares
Vascularização central no Doppler	Diâmetro anteroposterior maior que o transverso	Linfonodos cervicais com características suspeitas

Tabela 21.2 Linfonodos cervicais com características suspeitas

Dimensões ≥ 5mm	Calcificações em seu interior	Formato alongado
Presença de degeneração cística	Ausência de halo ecogênico	Dopplerfluxometria: hipervascularização periférica ou mista (periférica e central)

- Vascularização central maior que a periférica – padrão IV.
- Apenas vascularização central – padrão V.

Os padrões I e II são sugestivos de benignidade, enquanto os padrões IV e V estão correlacionados com malignidade.

Algumas características ultrassonográficas mais comuns no carcinoma papilífero diferem das encontradas no folicular.

No carcinoma papilífero, o nódulo geralmente é sólido, ou predominantemente sólido, e hipoecoico, frequentemente com margens infiltradas e irregulares e vascularização aumentada. Quando presentes, as microcalcificações são altamente específicas. De maneira recíproca, o carcinoma folicular é geralmente iso a hiperecoico e possui um halo fino e irregular, mas não apresenta microcalcificações.[13]

Algumas características sonográficas podem ser altamente preditivas de nódulos benignos. Nódulos puramente císticos, de aparência espongiforme (um agregado de múltiplos componentes microcísticos em mais de 50% do volume do nódulo), são sugestivos de benignidade.[14-16]

A partir da avaliação ultrassonográfica, recomenda-se a realização de PAAF (Figura 21.2). Não é recomendada a realização da PAAF em nódulo < 1cm, exceto nos casos em que este é sólido e hipoecoico e apresenta microcalcificações (sinais sugestivos de malignidade) e em pacientes com história de alto risco para malignidade tireoidiana. Nesses casos, em que a imagem nodular < 1cm apresenta sinais sugestivos de malignidade, a avaliação ultrassonográfica da região cervical lateral e central deve ser realizada. Para detecção de linfonodos anormais, deve-se indicar a realização de PAAF do linfonodo (Tabela 21.3).

Finalmente, a US é extremamente útil na pesquisa de recorrência de câncer de tireoide depois de tireoidectomia inicial. O achado de nódulos recorrentes no leito tireoidiano ou adenopatia na região cervical nesses pacientes deveria levar à investigação posterior com PAAF guiada por US.

Tabela 21.3 Indicações para punção aspirativa

Tamanho do nódulo	Indicação de PAAF
< 5mm	Não indicada
> 5mm	Pacientes com alto risco de malignidade ou nódulo suspeito à ultrassonografia
≥ 10mm	Nódulo sólido hipoecoico
≥ 15mm	Nódulo sólido iso ou hiperecoico
≥ 20mm	Nódulo complexo ou espongiforme
Nódulo com aparente invasão extratireoidiana	Todos
Linfonodo suspeito na ultrassonografia	PAAF de linfonodo

Tomografia Computadorizada e Ressonância Nuclear Magnética

TC e RNM são úteis na avaliação de bócios mergulhantes e da compressão ou invasão de estruturas adjacentes, como a traqueia.

Punção Aspirativa por Agulha Fina Guiada por Ultrassonografia

A PAAF é o método de avaliação dos nódulos tireoidianos de maior acurácia e custo-efetividade. Possibilita a diferenciação entre lesões malignas ou be-

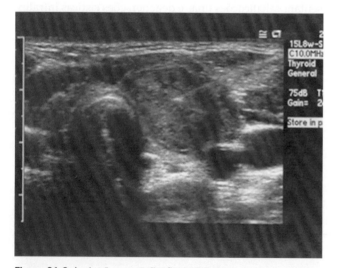

Figura 21.2 Aspiração por agulha fina guiada por US demonstrando a colocação apropriada da ponta da agulha em nódulo do lobo esquerdo da tireoide. (Adaptada de Bandeira F, Graf H, Griz L. Endocrinologia e Diabetes 2. ed.)

nignas da tireoide, é de fácil execução e tecnicamente simples.

Tradicionalmente, os resultados da PAAF dividem-se em quatro categorias: não diagnóstica, maligna (risco de malignidade à cirurgia maior do que 95%), neoplasia indeterminada ou suspeita e benigna.

Em geral, a PAAF não é recomendada para nódulos < 1cm. Entretanto, um nódulo sólido hipoecoico, < 1cm e com microcalcificações, visualizado pela US, é altamente sugestivo de carcinoma diferenciado de tireoide. Deve-se prosseguir com a investigação para detecção de linfonodos cervicais centrais e laterais. A detecção de linfonodos anormais leva à indicação de PAAF do linfonodo.

Nódulos mistos (sólidos e císticos) com predominância do componente cístico (mais de 50%) geralmente são avaliados com PAAF com biópsia direta do componente sólido (especialmente o componente vascularizado). A drenagem do cisto também pode ser realizada, especialmente em pacientes sintomáticos.

Interpretação Citopatológica das Amostras da PAAF

Uma biópsia não diagnóstica é aquela na qual o resultado não se adapta aos critérios citológicos previamente estabelecidos (presença de pelo menos seis grupos de células foliculares, cada um contendo de 10 a 15 células derivadas de pelo menos dois aspirados de um nódulo).[17] Após um resultado inicial de citologia não diagnóstica, pode-se repetir a PAAF guiada por US. Esta irá fornecer uma amostra diagnóstica em 75% dos nódulos sólidos e em 50% dos císticos.[18]

Nódulos parcialmente císticos com repetidos aspirados não diagnósticos tornam necessária a observação cuidadosa ou excisão cirúrgica. A cirurgia deverá ser considerada com mais vigor se o nódulo com citologia não diagnóstica for sólido.

Em casos de benignidade, a PAAF pode ser novamente realizada em 12 a 18 meses após a PAAF inicial, repetindo-se o procedimento apenas se o nódulo aumentar 20% ou se surgirem características ultrassonográficas sugestivas de malignidade.

Citologias indeterminadas, referidas como neoplasias foliculares ou neoplasia de células de Hurthle, podem ser encontradas em 15% a 30% das amostras da PAAF e apresentam risco de malignidade de 20% a 30%,[19] enquanto o risco de malignidade de lesões relatadas como atipias ou lesões foliculares, de significância indeterminada, varia de 5% a 10%.[19]

Embora algumas características clínicas, como sexo masculino e tamanho do nódulo (> 4cm),[20] pacientes mais idosos ou características citológicas, como atipia, possam aumentar a acurácia diagnóstica de malignidade em pacientes com citologia indeterminada, os valores preditivos gerais ainda são baixos.

Achados Citológicos Comuns da PAAF

Benignos

- *Bócio coloide*: coloide abundante, células foliculares pequenas, material cístico, macrófagos.
- *Tireoidite linfocitária*: células foliculares grandes e oncocíticas, numerosos folículos, raras células histiocitárias gigantes.
- *Tireoidite subaguda*: células foliculares pequenas, células histiocitárias gigantes, linfócitos, macrófagos, células epitelioides.
- *Tireoidite aguda*: granulócitos, necrose e material proteico.

Malignos

- *Carcinoma papilífero*: células foliculares em papilas, inclusões intranucleares, coloide viscoso, macrófagos, corpos psamomatosos, camadas ou estruturas papilares avasculares, com grande núcleo de formato irregular, frequentemente com ranhuras na membrana nuclear e "buracos" intranucleares (pseudoinclusões).
- *Carcinoma medular*: células parafoliculares em blocos ou isoladas, substância amiloide, necrose, células inflamatórias e componentes papilares. Padrão citológico variável. Em geral, os aspirados são hipercelulares, com pobre coesão de células e predomínio de células com formato que se afina nas extremidades; multinucleação é comum. Coloração de imunoperoxidase para calcitonina (CT) pode ser útil nos casos difíceis.
- *Carcinoma anaplásico*: granulócitos, células bizarras sem componente folicular, mitoses frequentes, fragmentos necróticos. Altamente pleomórfico e com células claramente malignas, com núcleos grandes e irregulares e figuras mitóticas distribuídas irregularmente na cromatina. A base frequentemente mostra considerável necrose e inflamação neutrofílica.
- *Linfoma*: grande quantidade de células linfoides monomórficas, núcleos redondos e uniformes com inclusão citoplasmática.

Classificação de Bethesda

A classificação de Bethesda foi criada em 2007 na tentativa de padronizar os laudos citopatológicos de nódulos tireoidianos encontrados na PAAF. O sistema prevê a classificação das amostras em seis categorias:
- I – Não diagnóstica ou insatisfatória.
- II – Benigna.
- III – Atipia celular ou lesão folicular de significado indeterminado.

Tabela 21.4 Classificação dos achados citológicos

Categoria diagnóstica	Risco de malignidade (%)	Conduta
I Não diagnóstica	–	Repetir a PAAF guiada por US
II Benigna	0 a 3	Seguimento clínico
III Atipia celular ou lesão folicular de significado indeterminado	5 a 15	Repetir a PAAF
IV Neoplasia folicular ou suspeita de neoplasia folicular	15 a 30	Cirurgia
V Suspeita de malignidade	60 a 75	Cirurgia
VI Maligno	97 a 99	Cirurgia

- IV – Neoplasia folicular ou suspeita de neoplasia folicular.
- V – Suspeita de malignidade.
- VI – Maligna.

A partir dessa classificação foram definidos o risco de malignidade e a conduta diante do achado citopatológico (Tabela 21.4).

Observa-se que, a partir da classificação de Bethesda IV, está indicado tratamento cirúrgico em razão do alto risco de malignidade. Nos casos de Bethesda III, a conduta deve ser individualizada, a depender das características ultrassonográficas e clínicas do nódulo, sendo sugerido desde o tratamento cirúrgico até o acompanhamento clínico, com ou sem repetição da PAAF.

CONDUTA NA PRESENÇA DE NÓDULO TIREOIDIANO

As condutas preconizadas na avaliação dos nódulos tireoidianos variam de acordo com o serviço. Como já exposto, na vigência de um nódulo tireoidiano, inicialmente são solicitadas avaliação da função tireoidiana e US. Na ausência de hipertireoidismo, todo nódulo ≥ 1cm ou com aparência suspeita à US, mesmo apresentando dimensões < 1cm, deve ser puncionado. A depender do resultado da PAAF, a conduta será individualizada:

- *Não satisfatória ou Bethesda I*: amostra inadequada para análise citológica.
- Repetir PAAF em 3 a 6 meses.
- Nova amostra inadequada:
  - Se nódulos ≤ 2cm, com baixa suspeição de malignidade clínica e ultrassonográfica: acompanhamento com US.
  - Nódulos ≥ 2cm e/ou alta suspeição de malignidade clínica e ultrassonográfica: cirurgia.
- *Benigna*: uma conduta mais conservadora é a de escolha quando há um achado citológico de benignidade, não devendo ser realizados mais estudos diagnósti-

cos imediatos ou tratamento de rotina. O seguimento clínico do paciente poderá ser feito com US anual. A PAAF é geralmente repetida após o primeiro ano (pacientes de alto risco); no entanto, a recomendação das diretrizes da American Association of Clinical Endocrinologists (AACE) e da American Thyroid Association (ATA) é de repetição do exame apenas diante da detecção de crescimento nodular cima de 20% de pelo menos uma das dimensões do nódulo ou do componente sólido em nódulos mistos, do aparecimento de características ultrassonográficas sugestivas de malignidade, acima de 50% do tamanho total do nódulo.

- *Bethesda III*: atipias/lesão folicular de significado indeterminado (células foliculares ou células de Hürtle). Deve-se repetir a PAAF em 3 a 6 meses no acompanhamento. Se na nova amostra houver atipias, avaliam-se os nódulos. Em caso de nódulo ≤ 2cm com baixa suspeição de malignidade clínica ou ultrassonográfica, realiza-se o acompanhamento com ultrassonografia. Já os nódulos ≥ 2cm e/ou em caso de alta suspeita de malignidade clínica e ultrassonográfica aconselha-se tireoidectomia.

Recentemente surgiram alguns marcadores moleculares preditores de malignidade que poderão auxiliar a conduta diagnóstica e o tratamento. São eles: BRAF, RAS, RET-PTC, Pax8-PPAry e galectina- 3.

- *Maligna (Bethesda IV, V, VI)*: diante de um achado de malignidade, está indicada tireoidectomia quase total (TQT) ou total (TT), seguida de ablação do tecido tireoidiano remanescente após 6 meses.
- *Micronódulos/microcarcinomas*: existem, basicamente, duas formas de tratamento: um mais conservador, em que é realizada apenas lobectomia, e o tratamento cirúrgico, mais agressivo, com TT ou TQT. Ao se optar pela lobectomia, a função tireoidiana é preservada, assim como é baixa a incidência de hipoparatireoidismo e lesão do nervo laríngeo recorrente. No

entanto, o tratamento mais frequentemente realizado consiste na TT e na TQT, pois o carcinoma papilífero é normalmente multifocal, com alta incidência de invasão local de metástases no diagnóstico. Vários estudos têm relatado recorrência mais alta nos pacientes tratados com lobectomia, em comparação com aqueles submetidos à TT.

- *Neoplasia folicular ou suspeita*: realizar cintilografia de tireoide, e em caso de ausência de hiperfunção do nódulo a cirurgia deve ser realizada.

TRATAMENTO

Cirurgia

A extensão do procedimento cirúrgico requerido ainda é motivo de controvérsia, porém a maioria dos autores é a favor da TT ou da TQT, as quais demonstraram reduzir a recidiva local e a metástase nodal e melhorar a sobrevida livre de doença (Tabelas 21.5 e 21.6).[21]

Nódulos tireoidianos benignos não necessitam cirurgia, a não ser quando produzem sintomas de compressão ou hipertireoidismo (nódulos hiperfuncionantes). Excisão cirúrgica, em geral lobectomia, é uma opção razoável para os pacientes com nódulos hiperfuncionantes, particularmente aqueles com > 3cm de diâmetro.[22] Pacientes com grandes bócios multinodulares podem ser tratados efetivamente com tireoidectomia.

Iodo Radioativo

Iodo radiativo (RAI) é uma alternativa à cirurgia, particularmente em pacientes idosos e naqueles com outras comorbidades médicas que contraindicariam o procedimento cirúrgico. O RAI pode reduzir o volume tireoidiano em 40% a 60% em pacientes portadores de bócio multinodular não tóxico e, concomitantemente, promove melhora dos sintomas compressivos na maioria deles.[23]

No tratamento de adenoma tóxico único, o RAI tem sucesso em quase 90% dos casos, embora doses relativamente altas sejam necessárias, o que pode resultar em hipotireoidismo a longo prazo em 10% dos casos. Além disso, é efetivo em 80% a 90% dos casos de bócio multinodular tóxico, embora frequentemente várias opções de tratamentos possam ser indicadas.

TSH recombinante em dose única, precedendo a dose terapêutica de radioiodo, demonstrou aumentar a eficácia desse tratamento, resultando em maior redução do volume do bócio em pacientes com grandes bócios multinodulares compressivos, quando comparado ao tratamento isolado com RAI.[24]

Terapia Supressiva com Levotiroxina

Não está recomendada terapia supressiva de rotina em nódulos tireoidianos benignos em pacientes de populações suficientes em iodo, o que se justifica pela constatação de que, em pacientes portadores de nódulos benignos não tratados com terapia supressiva, 30% a 50% dos nódulos desapareceram ou diminuíram de tamanho, mantendo-se estáveis em 30%. Além disso, a terapia supressiva não é isenta de riscos como predisposição a distúrbios cardíacos (fibrilação atrial, taquicardia) e osteoporose.

Injeção de Etanol Percutânea

A injeção percutânea de etanol (PEI) guiada por US tem sido utilizada como alternativa ao tratamento cirúrgico em pacientes com hiperparatireoidismo primário, com alto risco cirúrgico ou naqueles que se recusam a submeter-se a procedimento cirúrgico, e em casos similares de pacientes com metástases de linfonodos cervicais e carcinoma bem diferenciado de tireoide.[25] A PEI foi subsequentemente utilizada nos anos 1990 para o tratamento de nódulos tireoidianos autônomos. Entretanto, a ablação completa raramente foi alcançada e nódulos grandes exigiram a realização de múltiplos tratamentos.

Adicionalmente, como a terapia RAI é eficaz e segura para esse tipo de nódulo, a maioria dos centros abandonou o uso de PEI para essa indicação.[26] Nódulos tireoidianos benignos frios também têm sido tratados com PEI. Apesar de sua relativa eficácia, esse procedimento tem desvantagens e limitações, como dor local, risco de dano ao nervo laríngeo recorrente e a necessidade de tratamentos repetidos, o que torna a PEI inadequada para o tratamento de rotina de lesões sólidas benignas.

Tabela 21.5 Indicações para tireoidectomia total

Doença nodular bilateral
Nódulo > 4cm
Nódulo com história de radiação prévia
Nódulo ≤ 4cm com características clínicas ou ultrassonográficas sugestivas de malignidade
Citologia indeterminada ou suspeita para malignidade

Tabela 21.6 Indicações para lobectomia

Doença nodular unilateral
Nódulo ≤ 4cm com citologia indeterminada
Nódulo ≤ 4cm com baixa suspeição clínica ou ultrassonográfica de malignidade
Citologia insatisfatória

A PEI tem sido utilizada com sucesso como alternativa ao tratamento cirúrgico de cistos tireoidianos benignos, quando estes recorrem após aspiração inicial, o que ocorre com frequência, particularmente nos casos de grandes cistos tireoidianos. A taxa total de sucesso da PEI, definida como desaparecimento quase total ou redução de mais de 50% no volume, varia de 72% a 95%.[27,28] Embora limitada a poucos centros com profissionais especializados nesse procedimento, a PEI permanece como terapia alternativa à cirurgia em pacientes selecionados com diagnóstico de cisto tireoidiano benigno.

Ablação Térmica a *Laser*

A ablação térmica a *laser* (LTA) tem sido utilizada, experimental e clinicamente, como tratamento paliativo de uma variedade de tumores malignos e na ablação de leiomiomas uterinos benignos. Essa modalidade terapêutica poderia ser utilizada em pacientes selecionados com nódulos solitários tireoidianos benignos que recusaram ou não foram elegíveis para o tratamento cirúrgico padrão.[29,30] Esse procedimento envolve a liberação percutânea de energia através de fibra *laser* diretamente inserida no nódulo, guiada por US, resultando em necrose do tecido secundária a aumento da temperatura (> 100ºC) dentro da lesão tratada. Os estudos nos quais essa técnica foi utilizada mostraram uma média de 44% de redução no tamanho nodular em 1 mês e de até 64% em 6 meses,[29,30] com alívio significativo dos sintomas de compressão e das queixas estéticas na maioria dos pacientes, sem afetar a função tireoidiana. Além disso, o procedimento tem sido bem tolerado, apresentando dor transitória como o único efeito colateral. Nenhum efeito colateral sério foi registrado até o momento.[31] Entretanto, a LTA permanece como tratamento experimental para pacientes selecionados com nódulos tireoidianos benignos e encontra-se disponível apenas em pouquíssimos centros especializados na Europa.

Referências

1. Tunbridge WMG, Evered DC, Hall, Appleton D et al. The spectrum og thyroid disease in a community: the Whickham Survey. Clin Endocrinol (Oxf) 1977; 7:481-93.

2. Vander JB, Gaston EA, Dawber TR. The significance of nontoxic thyroid nodules. Ann Intern Med 1968; 69:537-40.

3. Tan GH, Gharib H. Thyroid incidentalomas: management approaches to nonpalpable nodules discovered incidentally on thyroid imaging. Ann intern Med 1997; 126:226-31.

4. Hegedus L. Clinical practice. The thyroid nodule. N Engl J Med 2004; 351:1764-71.

5. Mandel SJ. A 64-year-old woman with a thyroid nodules. JAMA 2004; 292:2632-42.

6. Hagag P, Strauss S, Weiss M. Role of ultrasound-guide fine-needle aspiration biopsy in evaluation of nonpalpable thyroid nodules. Thyroid 1998; 8:989-95.

7. Curtis RE, Rowlings PA, Deeg HJ et al. Solid cancers after bone marrow transplantation. N Engl J Med 1997; 336:897:904.

8. Pacini F, Vorontsova T, Demidchik E et al. Post-Chernobyl thyroid carcinoma in Belarus children and adolescents: comparision with naturally occurring thyroid carcinoma in Italy and France. J Clin Endocrinol Metab 1997; 81:3563-9.

9. AACE/AME, American Association of Clinical Endocrinologists and Associazione Medici Endocrinologi medical guidelines for clinical practice for the diagnosis and management of thyroid nodules. Endocr Pract 2006; 12(1):63-102.

10. Reading CC, Charboneau JW, Hay ID et al. Sonography of thyroid nodules: a "classic pattern" diagnostic approach. Ultrasound Q 2005; 21(3):157-65.

11. Hall TL, Layfield LJ, Philippe A, Rosenthal D. Sources of diagnosis error in fine needle aspiration of thyroid. Cancer 1989; 63:718-25.

12. Alexander EK, Heering JP, Benson CB et al. Assessment of non diagnostic ultrasound- guided fine neddle aspiration of thyroid nodules. J Clin Endocrinol Metab 2002; 87:4924-7.

13. Jeh SK, Jung SL, Kim BS, Lee YS. Evaluation the degree of conformity of papillary carcinoma to the reported ultrasonographic findings of malignant thyroid tumor. Korean J Radiol 2007; 8:192-7.

14. Moon WJ, Jung SL, Lee JH et al. Thyroid Study Group, Korean Society of Neuro and Head and Neck Radiology. Benign and malignant thyroid nodules: US differentiation multicenter retrospective study. Radiology 2008; 247:762-70.

15. Moon WJ, Kwag HJ, Na DG. Are there any specific ultrasound findings of nodular hyperplasia ("leave me alone leason") to differentiate it from follicular adenoma? Acta Radiologica 2009; 50:383-8.

16. Bonavita JA, Mayo J, Babb J et al. Pattern recognition of benign nodules at ultrasound of the thyroid: which nodules can be left alone? AJR Am Roentgenol 2009; 193:207-13.

17. Mortensen JD, Bennet WA, Woolner LB. Incidence of carcinoma in thyroid glands removed at 1000 consecutive routine necropsies. American College of Surgeons Clinical Congress (40th) Proceedings of Scientific Forum, 1954; 5:659-63.

18. Wada N, Duh QY, Sugino K et al. Lymph node metastasis from 259 papillary thyroid microcarcinomas: frequency, pattern of occurrence and recurrence, and optimal strategy for neck dissection. Ann Surg 2003; 237(3):399-407.

19. Baloch ZW, LiVolsi VA, Asa SL et al. Diagnosic terminology and morphologic criteria for cytologic diagnosis fo thyroid lesions: a synopsis of the National Cancer Institute Thyroid Fine-Needle Aspiration State of the Science Conference. Diagn Cytopathol 2008; 36:425-37.

20. Tuttle RM, Lemar H, Burch HB. Clinical features associated with an increased risk of thyroid malignancy in patients with a follicular neoplasia by fine needle aspiration. Thyroid 1998; 8:377-83.

21. Hay ID, Grant C, Bergstralhe E et al. Unilateral total lobectomy: is it sufficient surgical treatment for patients with AMES low-risk papillary thyroid carcinoma? Surgery 1998; 124(6):958-64; discussion 964-6.

22. Ferrari C, Reschini E, Paracchi A. Treatment of the autonomous thyroid nodule: a review. Europ J Endocrinol 1996; 135:383-90.

23. Huysmans DA, Hermus AR, Corstens FH et al. Large, compressive goiters treated with radioiodine. Ann Intern Med 1994; 121(10):757-62.

24. Silva MN, Rubio IG, Roma OR et al. Administration of a single dose of recombinant human thyrotrophin enhances the efficacy of radioiodine treatment of large compressive multinodular goitres. [see comment]. Clin Endocrinol 2004; 60(3): 300-8.

25. Lewis BD, Hay ID, Charboneau SW et al. Percutaneous ethanol injection for treatment of cervical lymph node metastases in patients with papillary thyroid carcinoma. AJR 2002; 178(3):699-704.

26. Valcavi R, Frasoldati A. Ultrasound-guided percutaneous ethanol injection therapy in thyroid cystic nodules. Endocr Pract 2004; 10(3):269-75.

27. Bennedbaek FN, Karstrup S, Hegedus L. Percutaneous ethanol injection therapy in the treatment of thyroid and parathyroid diseases. Europ J Endocrinol 1997; 136(3):240-50.

28. Zingrillo M, Torcontano M, Chiarella R et al. Percutaneous ethanol injection may be a definitive treatment for symptomatic thyroid cystic nodules not treatable by surgery: five-year follow-up study. Thyroid 1999; 9(8):763-7.

29. Papini E, Guglielmi R, Bizzarri G et al. Ultrasound-guided laser thermal ablation for treatment of benign thyroid nodules. Endocrine Practice 2004; 10(3):276-83.

30. Dossing H, Bennedbaek FN, Hegedus L. Effect of ultrasound-guided interstitial laser photocoagulation on benign solitary solid cold thyroid nodules – a randomised study. Europ J Endocrinol 2005; 152(3):341-5.

Carcinomas Diferenciados da Tireoide

Rosa Paula Mello Biscolla • Rui M. B. Maciel • Sirley Portela Vasconcelos

INTRODUÇÃO

Os tumores malignos da tireoide são raros e apresentam quadro clínico extremamente variável, desde aqueles com crescimento muito lento e compatível com expectativa de vida normal até aqueles com péssima evolução e que causam o óbito em semanas ou meses. Têm como origem três tipos diferentes de células: as foliculares, as parafoliculares e as de origem não tireoidiana. As células foliculares, que constituem a quase totalidade dos elementos celulares da tireoide, são responsáveis por cerca de 90% dos carcinomas tireoidianos. Os tumores de origem folicular podem ser diferenciados (> 90%) ou indiferenciados, ou anaplásicos (em torno de 5% a 10%). Os diferenciados são subdivididos em dois grupos, os papilíferos e os foliculares.

Outro tipo de tumor encontrado na tireoide é o carcinoma medular, que tem como origem as células parafoliculares, produtoras de calcitonina. Representa cerca de 5% dos carcinomas tireoidianos e pode ser esporádico ou associado à neoplasia endócrina múltipla (NEM) tipos 2A e 2B. Outros tumores que podem acometer a glândula tireoide são os linfomas da tireoide, os sarcomas, as lesões metastáticas, os teratomas e os hemangioendoteliomas, que não ultrapassam 5% do total.[1-7]

CARCINOMA PAPILÍFERO

Incide em indivíduos mais jovens (entre a terceira e quarta décadas), podendo acometer inclusive crianças, e corresponde, nas diversas séries estudadas, a cerca de 40% a 70% de todos os carcinomas tireoidianos. Seu crescimento é lento e apresenta baixo grau de malignidade, de modo que períodos longos são necessários para seu aparecimento. De modo geral, o prognóstico é bom e, pelo menos, 80% dos pacientes estão vivos cerca de 10 anos após o diagnóstico. Sua disseminação se dá por meio dos linfáticos intraglandulares, evoluindo do foco inicial para as outras partes da tireoide e para os linfonodos pericapsulares e cervicais. Desse modo, lesões multicêntricas na tireoide são comuns e, por ocasião da apresentação, 20% têm invasão extratireoidiana, 25% dos pacientes têm metástases cervicais e 5% apresentam metástases a distância, especialmente para o pulmão. As metástases pulmonares podem ter distribuição miliar ou apresentar-se na forma de imagens numulares. Os 5% a 10% dos casos de carcinoma papilífero que têm pior prognóstico são constituídos pelo grupo de pacientes que apresentam um ou mais dos seguintes fatores: idade mais avançada ao diagnóstico, extensão extratireoidiana do tumor, metástases cervicais ou a distância e variantes celulares do carcinoma papilífero mais agressivas, como as variantes de células altas, esclerosante difusa, de células claras e morular cribriforme.[1-6]

CARCINOMA FOLICULAR

Ocorre em um grupo etário mais avançado do que o papilífero, com pico de incidência na quinta década de vida, sendo três vezes mais frequente em mulheres. Corresponde a cerca de 20% a 40% de todos os carcinomas tireoidianos, apresentando maior prevalência em áreas deficientes de ingesta de iodo. Da mesma maneira que o papilífero, o carcinoma folicular é geralmente diagnosticado pela presença de nódulo único na tireoide. Outras vezes, porém, apresenta-se com crescimento recente de um nódulo em um bócio de longa data ou pela presença de metástases a distância (15% a 20% dos casos), principalmente para pulmão e ossos. Metástases cerebrais são menos comuns. Diferentemente do carcinoma papilífero, o folicular raramente mostra metástases para linfonodos cervicais. Os fatores prognósticos do carcinoma folicular da tireoide incluem: (a) idade: apresentam melhor evolução os pacientes com idade inferior a 45 anos ao diagnóstico; (b) invasividade do tumor: aqueles com alto grau de invasão dos vasos e da cápsula da tireoide têm pior prognóstico; e (c) metástases ao diagnóstico (associado a pior evolução).[1-4]

MICROCARCINOMA PAPILÍFERO

Consiste em carcinomas papilíferos de tireoide ≤ 1cm, podendo corresponder a um achado incidental após algum procedimento cirúrgico tireoidiano (2% a 24% dos casos). Sua incidência vem aumentando nos últimos anos devido ao maior acesso a exames de imagem, especialmente a ultrassonografia cervical, com diagnóstico de nódulos tireoidianos subclínicos que, no passado, poderiam não ser identificados. Pode ser encontrado em glândulas normais ou em bócios multinodulares, podendo estar restrito à glândula ou já apresentar metástases linfonodais ao diagnóstico. Metástase a distância é extremamente rara. Um estudo observacional japonês,[8] envolvendo 1.395 pacientes com microcarcinoma papilífero confirmado por biópsia, demonstrou que não houve diferença na mortalidade entre os pacientes submetidos à cirurgia ao diagnóstico e aqueles em que a cirurgia foi retardada (seguimento médio de 74 meses). Os principais fatores associados a pior prognóstico (especialmente maior risco de recorrência) são: doença multifocal, invasão extratireoidiana, acometimento linfonodal e presença de metástase a distância.[9,10]

TRATAMENTO DO CARCINOMA DIFERENCIADO DE TIREOIDE

O tratamento do câncer diferenciado da tireoide inclui, de modo geral, cirurgia, seguida da ablação do tecido remanescente ou tratamento das metástases diferenciadas com ^{131}I e terapêutica substitutiva com levotiroxina (T4L).

Tratamento Cirúrgico

O objetivo da cirurgia é remover todo o tecido tumoral da região cervical.[1,3-5,7] A tireoidectomia total é o procedimento cirúrgico de escolha para o paciente com diagnóstico pré-operatório de carcinoma de tireoide, devendo ser realizada por cirurgiões experientes para evitar as complicações decorrentes dessa cirurgia (hipoparatireoidismo e lesão de nervo laríngeo recorrente).[11-15] As principais justificativas para a realização da tireoidectomia total são: 20% a 80% dos tumores papilíferos são multicêntricos; um terço é bilateral; e 10% dos pacientes apresentam recorrência do tumor no lobo contralateral.[1,3-5] Entretanto, alguns estudos e consensos atuais aceitam a realização de lobectomia nos microcarcinomas papilíferos (tumores < 1cm), unifocais, intralobulares com tipo histológico não

agressivo e sem acometimento de linfonodos ou invasão extratireoidiana aparente.[5,7,10-11]

Nos pacientes que não podem ser submetidos à tireoidectomia, em razão do alto risco cirúrgico e/ou da baixa expectativa de vida, ou naqueles que aguardarão o procedimento por alguns meses, a exemplo das gestantes, preconiza-se manter um TSH suprimido (< 0,5mUI/L). No caso das gestantes com diagnóstico de carcinoma diferenciado da tireoide no início da gestação, pode ser feito apenas acompanhamento com ultrassonografia (US), e a cirurgia pode ser retardada para o segundo trimestre, em caso de haver crescimento tumoral, ou para o puerpério, se o tumor permanecer estável.[14]

Atualmente, preconiza-se a realização da US cervical pré-operatória com o objetivo de detectar precocemente metástases em linfonodos não palpáveis, multicentricidade do tumor e invasão extratireoidiana, e para melhor programação cirúrgica.[13-15,17,18] Metástases linfonodais ao diagnóstico ocorrem em aproximadamente 20% a 90% dos pacientes com carcinoma papilífero.[19-24] Se a US cervical sugere acometimento de linfonodos, deve-se realizar punção aspirativa com agulha fina (PAAF) do linfonodo e, se confirmada a hipótese de carcinoma, o paciente deverá ser submetido à tireoidectomia total e à exploração linfonodal.

Os linfonodos do compartimento central (nível VI) são frequentemente acometidos nos pacientes com carcinoma papilífero de tireoide,[19] e a dissecção desses linfonodos deve ser considerada nos pacientes com carcinoma papilífero de tireoide e com metástases em linfonodos.[11-13] No entanto, a dissecção profilática do nível VI, sem alteração de linfonodos à US cervical, é ainda controversa na literatura, pois não há dados consistentes que demonstrem redução do risco de recidiva, e alguns autores observaram maior risco de hipoparatireoidismo transitório ou persistente, mesmo quando realizada por cirurgiões experientes.[11-15,25] Finalmente, a dissecção de linfonodos nível II-IV deve ser realizada para linfonodos do nível VI acometidos ou para linfonodos altamente suspeitos à US cervical que foram submetidos à PAAF guiada por US e que apresentaram diagnóstico confirmado de metástase de carcinoma de tireoide, através da citologia ou da dosagem da tireoglobulina na PAAF (Tg-PAAF).[11-15]

Estratificação de Risco

Após a cirurgia, considerando-se os achados cirúrgicos, o paciente deverá ser classificado de acordo com o sistema de estadiamento TNM e a partir dessa classificação, associada a outros dados anatomopatológicos (subtipo histológico, invasão vascular, margens livres ou comprometidas) e à avaliação pós-operatória, pode-se fazer a estratificação de risco.[13,14] Nas Tabelas 22.1 e 22.2 apre-

Tabela 22.1 Parâmetros utilizados na classificação TNM para câncer da tireoide[14]

T (tumor)		N (metástases linfonodais)		M (metástases distantes)	
T1	≤ 2cm (T1a ≤ 1cm T1b = 1 a 2cm)	N0	Ausente	M0	Ausentes
T2	2 a 4cm	N1a	Metástases no nível VI	M1	Metástases distantes
T3	> 4cm limitado à tireoide ou com invasão extratireoidiana mínima	N1b	Metástases cervicais (laterais) unilaterais, bilaterais ou em mediastino superior		
T4a	Tumor de qualquer tamanho com invasão de subcutâneo, laringe, traqueia, esôfago ou recorrente laríngeo				
T4b	Tumor de qualquer tamanho com invasão de fáscia pré-vertebral ou envolvimento de carótida ou vasos mediastinais				
Tx	Tamanho desconhecido sem invasão extratireoidiana	Nx	Linfonodos não avaliados	Mx	Não avaliado

Tabela 22.2 Estratificação de risco pós-operatório dos pacientes com carcinoma diferenciado da tireoide com base na ressecção tumoral e nas características do tumor definidas pela classificação TNM[14]

Risco	Tamanho do tumor e invasão extratireoidiana	Metástases linfonodais	Metástases à distância	Histologia	Ressecção tumoral	Captação na PCI
Alto (qualquer dos achados)	Invasão extratireoidiana extensa (pT4)	> 10 LN acometidos ou 3 LN com invasão além da cápsula ou algum linfonodo metastático > 3cm	M1	–	Incompleta	A distância (M1)
Intermediário (qualquer dos achados)	> 4cm	4 a 10 LN acometidos ou 1 a 3 LN com invasão além da cápsula	–	Subtipo agressivo ou invasão vascular	–	Cervical ectópica (LN)
Intermediário (ambos os achados)	≤ 4cm com invasão extratireoidiana mínima (pT3) 2 a 4cm sem invasão extratireoidiana (pT2) 2 a 4cm com invasão extratireoidiana mínima (pT3)	1 a 3 LN sem invasão de cápsula 1 a 3 LN sem invasão de cápsula N0	–	–	–	–
Baixo (todos os achados)	≤ 4cm sem invasão extratireoidiana ≤ 2cm sem invasão extratireoidiana (pT1) ≤ 2cm com invasão extratireoidiana mínima (pT3)	N0 1 a 3 LN sem invasão de cápsula N0	M0	Clássica, sem invasão vascular	Completa	Leito tireoidiano
Muito baixo (todos os achados)	≤ 1cm sem invasão extratireoidiana (pT1a) 1 a 2cm sem invasão extratireoidiana (pT1b), único	N0	M0	Clássica, sem invasão vascular	Completa	–

TRATAMENTO PÓS-CIRÚRGICO COM RADIOIODO

O tratamento pós-cirúrgico com radioiodo (^{131}I) promove a ablação dos remanescentes tireoidianos, destrói focos microscópicos de câncer e trata as metástases, quando utilizado em altas doses. Esse procedimento aumenta a sensibilidade da pesquisa de corpo inteiro (PCI) e eleva a especificidade da dosagem da tireoglobulina sérica (sTg) na detecção de doença persistente ou recorrente (ferramentas essenciais no seguimento dos pacientes com carcinomas papilífero e folicular da tireoide), além de estar relacionado com a redução da mortalidade.[3,26]

O tratamento com iodo radioativo está indicado nos pacientes com ressecção tumoral incompleta ou com metástases aparentes após a tireoidectomia e que não são candidatos a nova intervenção cirúrgica e nos pacientes classificados como de risco alto ou intermediário.[14,15,27-29] Nos indivíduos de muito baixo risco, a ablação com [131]I não está indicada,[14,15,26,30-32] e naqueles de baixo risco a ablação é controversa.[14,15,26,33] Alguns autores têm sugerido que pacientes de baixo risco com tireoglobulina coletada em hipotireoidismo ≤ 1ng/mL e com US cervical sem anormalidades após a cirurgia podem ser dispensados da ablação.[14,33-35]

Atualmente, a PCI pré-dose ablativa deve ser realizada apenas nos pacientes encaminhados para o tratamento com iodo radioativo cujos dados cirúrgicos ou anatomopatológicos não são conhecidos. A PCI pré-dose apresenta baixa sensibilidade para metástases quando comparada à PCI pós-dose e, devido ao efeito *stunning*, pode levar à menor eficácia da dose terapêutica de [131]I.[13-15,36]

O procedimento consiste na realização da PCI, com o paciente em hipotireoidismo, utilizando-se de 3 a 5mCi de ^{131}I como dose traçadora. Se houver captação na região cervical, realiza-se ablação dos restos tireoidianos com doses de ^{131}I de 30 a 100mCi. Se, entretanto, o tumor for único, restrito à glândula (< 2cm), variante histológica não agressiva, e a captação pós-cirúrgica for muito baixa, com sTg coletada em hipotireoidismo < 1mg/dL, o tratamento com iodo radioativo pode ser suspenso.[11-15] Havendo metástases diagnosticadas antes e durante a cirurgia (p. ex., em linfonodos cervicais), deve-se realizar tratamento com doses altas de [131]I (≥ 100mCi), sem necessidade de realização de PCI diagnóstica prévia. Nesses casos, a PCI deverá ser realizada, em média, 5 dias após a dose alta de [131]I. A dose terapêutica de ^{131}I utilizada depende do local e do tamanho das metástases e da experiência do radioisotopista, levando-se em consideração os limites de dose máxima e as técnicas de proteção radiológica para o meio ambiente.[1,3-5,7,37,38] A Tabela 22.3 demonstra as doses médias a serem administradas a depender de restos tireoidianos ou metástases, conforme a última Atualização do Consenso Brasileiro de Endocrinologia.[14]

Níveis de TSH > 30mUI/L otimizam a captação do ^{131}I pelas células tireoidianas normais e/ou tumorais diferenciadas e são geralmente obtidos de 3 a 4 semanas após a suspensão da T4L ou após duas aplicações de TSH recombinante (rhTSH). Devido ao alto custo do rhTSH em nosso meio, este deve ser considerado em pacientes com comorbidades que podem ser agravadas pelo hipotireoidismo prolongado, como, por exemplo, doença arterial coronariana, insuficiência renal crônica, doença pulmonar, doenças cerebrais isquêmicas, depressão grave, pacientes com idade avançada ou, ainda, nos indivíduos com hipotireoidismo central e incapacidade de elevação suficiente do TSH endógeno.[13,14] O rhTSH está contraindicado nas crianças e adolescentes; recomenda-se não utilizá-lo nos pacientes com ressecção tumoral incompleta ou com metástase a distância.[14]

Algumas recomendações devem ser seguidas antes do tratamento com [131]I: (a) manter dieta pobre em iodo (< 50μg/dia) durante os 7 a 14 dias que precedem a administração do ^{131}I, assim como outras susbstâncias que contenham iodo (medicamentos, cosméticos);[14,15] (b) mulhe-

---

Tabela 22.3 Doses de ^{131}I conforme características clínicas e histopatológicas[14,15]

Descrição	Atividade do [131]I
Pacientes com baixo risco de doença persistente ou recorrente (pode ser dispensada – ver texto)	30mCi
Pacientes sem doença aparente, mas de risco intermediário ou alto	100mCi
Pacientes com grandes remanescentes tireoidianos (> 2g ou captação do leito tireoidiano > 2%)	100mCi
Pacientes com persistência locorregional, não candidatos à reintervenção cirúrgica	100 a 150mCi
Pacientes com tumores com histologia mais agressiva	100 a 200mCi
Adultos com metástase a distância	200mCi
Pacientes idosos ou com metástases pulmonares difusas	Se necessário o uso de doses ≥ 200mCi, utilizar com cautela

res em idade fértil devem ser avaliadas para excluir gravidez (β-hCG); (c) gravidez e amamentação são contraindicações absolutas à utilização do radioiodo; (d) deve-se evitar a concepção nos primeiros 6 a 12 meses após a dose de ^{131}I nas mulheres e nos três primeiros meses nos homens.[14] Os efeitos adversos potenciais relacionados com a terapia com radioiodo são: alterações transitórias da função gonadal, sialoadenite aguda, adiantamento da menopausa, xerostomia e xeroftalmia persistentes e maior risco de um segundo câncer – gastrointestinal por exemplo (especialmente com dose total de ^{131}I elevada: > 600mCi).[14]

A dosagem de sTg em vigência de TSH elevado (antes da ablação) é considerada fator prognóstico importante e correlaciona-se com os achados da PCI pós-dose, devendo ser realizada em todos os pacientes com carcinoma diferenciado de tireoide que serão submetidos ao radioiodo ou à PCI.[39-41] A dosagem de anticorpos antitireoglobulina (AcATg) deve ser realizada em conjunto com a dosagem da sTg, para que resultados falso-negativos da sTg em razão da presença dos AcATg não levem a interpretações errôneas acerca do estado do paciente.[11-14]

SEGUIMENTO DO CARCINOMA DIFERENCIADO DA TIREOIDE

O seguimento do paciente com carcinoma diferenciado da tireoide, após tireoidectomia total e ablação dos resíduos tireoidianos com radioiodo, inclui PCI, dosagens de sTg e US cervical com o objetivo de detectar e tratar precocemente a recorrência local ou a doença metastática.[1,3-5,7,11-15]

Tireoglobulina

A tireoglobulina (Tg) é uma proteína expressa exclusivamente na célula folicular tireoidiana e pode ser dosada no sangue periférico de indivíduos que apresentam tecido tireoidiano. Embora a dosagem de sTg ainda seja considerada o método mais sensível para o diagnóstico precoce de metástases do carcinoma diferenciado de tireoide, alguns fatores devem ser analisados: sensibilidade do ensaio, coeficiente interensaio, efeito "gancho" e presença de AcATg. Na tentativa de minimizar esses problemas, recomendam-se dosagens de sTg pelo mesmo laboratório e utilizando o mesmo ensaio, associadas à dosagem de AcATg durante o seguimento dos pacientes com carcinoma diferenciado da tireoide.[42-44]

A presença de AcATg, em cerca de 20% dos pacientes com carcinoma diferenciado de tireoide, interfere na maioria dos ensaios, podendo levar a resultados sub ou superestimados, na dependência do método utilizado.[45,46] Portanto, na presença de AcATg, as dosagens de sTg não são confiáveis para o seguimento dos pacientes com car-

cinoma de tireoide, devendo ser sempre realizadas PCI e US cervical no seguimento.[11-15]

Métodos que envolvem transcrição reversa e reação em cadeia da polimerase (RT-PCR) para detecção de RNAm específico de certos tecidos têm sido utilizados em alguns tumores sólidos, como câncer de próstata, cólon e mama. Alguns desses estudos mostraram correlação entre a presença de metástases e a expressão do RNAm em sangue periférico. A partir desse princípio, em 1996, começaram a pesquisa do RNAm da Tg (RNAm Tg) nos pacientes em seguimento por carcinoma diferenciado de tireoide e a correlação de recorrência ou metástases com sua detecção em sangue periférico. Alguns grupos demonstraram a correlação entre presença do tumor e detecção de RNAm Tg, enquanto outros não conseguiram mostrar essa correlação.[47-49]

Devido aos diferentes resultados encontrados na pesquisa do RNAm Tg, alguns grupos começaram a quantificar o RNAm Tg com o objetivo de diferenciar pacientes curados de não curados. De modo semelhante à pesquisa do RNAm Tg, os resultados da quantificação do RNAm Tg têm sido discrepantes.[50,51] As diferenças obtidas não justificam, até o momento, o uso da quantificação do RNAm Tg na prática clínica.

Seguimento Conforme a Estratificação de Risco

No paciente com carcinoma diferenciado da tireoide considerado de muito baixo risco, submetido apenas à tireoidectomia total e no qual foi dispensada a ablação com ^{131}I, preconiza-se a realização de dosagem de sTg, AcATg e US cervical 6 meses após a cirurgia.[14] Se os níveis de sTg ≤ 1ng/mL associada a AcATg negativo e US cervical sem anormalidades, considera-se o paciente livre de doença e mantém-se o acompanhamento anual com sTg, AcATg e US cervical, sendo dispensável a dosagem de sTg sob hipotireoidismo.[14,15] Caso os valores da sTg se encontrem elevados ou AcATg positivo, extensão propedêutica é recomendada, especialmente nos casos em que não ocorre declínio desses valores nas dosagens subsequentes.[14]

Os pacientes com carcinoma diferenciado de tireoide de risco baixo, intermediário ou alto após tireoidectomia total e ablação do tecido remanescente com ^{131}I devem ser submetidos à dosagem de sTg, AcATg e à US cervical 6 meses após o radioiodo. A dosagem da sTg (em vigência de níveis suprimidos de TSH) deve ser indetectável, e valores detectáveis de sTg indicam recorrência do tumor ou presença de metástases.[1,3-5,7,11-15] Os pacientes que apresentarem níveis indetectáveis de sTg, AcATg negativo e US cervical sem anormalidades devem ter uma dosagem de sTg coletada sob estímulo de TSH (endógeno ou pós-rhTSH).[11-15] Nesse caso, se a sTg dosada em hipotireoidismo se mantiver indetectável, os pacientes devem ser seguidos anualmente com dosagens de sTg, AcATg e US cervical. Nos pacientes em que a sTg for detectável e/ou que apresentem alterações à US cervical, deve-se pesquisar metástases e instituir a terapêutica mais indicada em cada caso (remoção cirúrgica do tumor, terapia com altas doses de radioiodo, radioterapia externa, uso dos inibidores de tirosina cinase etc.).[11-15,43,44]

Pesquisa de Metástases

Suspeita-se de metástases no seguimento dos pacientes com carcinoma diferenciado de tireoide quando, em qualquer momento do acompanhamento, há elevação dos níveis de sTg, captação periférica do radiofármaco na PCI ou surgimento de sinais e/ou sintomas sugestivos, como fratura patológica, sintomas compressivos e convulsões. A pesquisa de metástase pode ser realizada por meio de US cervical (recidiva locorregional – a seguir), PCI pós-dose alta de radioiodo, tomografia computadorizada (TC) de tórax e abdome, ressonância núclear magnética (RNM) de encéfalo e *PET-scan* com fluordesoxiglicose. Reserva-se o *PET-scan* especialmente para os casos em que há elevação da sTg e a PCI encontra-se negativa e não há evidência de doença estrutural aos exames de imagem. A associação do *PET-scan* com imagens de tomografia computadorizada (PET/TC) tem aumentado a acurácia diagnóstica do *PET-scan* isolado, especialmente, de lesões não iodo-captantes (93% *vs.* 78%, respectivamente, p < 0,5).

SUPRESSÃO COM LEVOTIROXINA

A terapia com levotiroxina (T4L) deve ser iniciada logo após a cirurgia e suspensa somente quando, no seguimento, for necessária uma avaliação do paciente em hipotireoidismo: 4 semanas antes da dose ablativa ou terapêutica com ^{131}I, previamente ao teste de estímulo da sTg e à realização da PCI. Os pacientes que irão submeter-se a terapia com ^{131}I no período de até 4 semanas após a tireoidectomia poderão ser mantidos sem a reposição de T4L, devendo ser iniciada 48 horas após a ablação.

A terapêutica supressiva com T4L é muito importante nos pacientes de risco intermediário e alto e nos pacientes que apresentam metástases, uma vez que o TSH estimula o crescimento dos carcinomas diferenciados de tireoide, sendo imprescindível a orientação do paciente quanto à importância da aderência à medicação, tanto para manter o eutireoidismo como para reduzir o risco de recorrência e a progressão da doença.[1,11-15] Nesses casos, sugere-se iniciar com uma dose única diária de 100 a 125µg de T4L (aproximadamente 2 a 3µg/kg/dia) e os ajustes devem ser feitos, se necessário, a cada 4 a 6 semanas, mediante a do-

sagem de TSH. Considera-se a ocorrência de supressão adequada quando são obtidos valores de TSH < 0,1mUI/L em um ensaio sensível.[1,11,26] Nos consensos atuais, algumas modificações foram realizadas em relação ao nível de supressão de TSH nos pacientes com muito baixo risco não submetidos ao radioido (sTg estimulada indetectável, AcATg e US cervical negativos).[52] Nesses pacientes, os níveis de TSH podem ser mantidos no limite inferior da normalidade (0,5 a 2,0mUI/L) e o seguimento deve ser anual com dosagens de sTg (em uso de T4L), AcATg e US cervical.[11-15]

O alvo do TSH deve ser individualizado e reavaliado com frequência, considerando a presença de metástases, níveis de sTg e o risco de recidiva. Níveis séricos elevados de T4L e T3 devem ser evitados, minimizando os efeitos adversos da terapia supressiva com T4L, como comprometimento da massa óssea e alterações cardiovasculares.[53]

Na Figura 22.1 é apresentado o algoritmo para administração de T4L em pacientes submetidos à tireoidectomia por neoplasia, de acordo com a avaliação de risco individual publicada pela última Atualização Consenso Brasileiro de Endocrinologia.[14]

RECIDIVA CERVICAL DO CARCINOMA DIFERENCIADO DE TIREOIDE

A presença de recorrência local ou regional do tumor pode ser observada em 5% a 20% dos pacientes com carcinoma diferenciado de tireoide, o que corresponde a, aproximadamente, duas vezes a frequência de metástase a distância.[7,14,54,55] Vale ressaltar ainda que a mortalidade, após seguimento superior a 30 anos, é de 12%.[1,5,7,26] Em geral, as recorrências são detectadas nos primeiros 10 anos após o diagnóstico, porém há relatos de casos de recorrência da doença 20 anos após o diagnóstico, o que justifica o seguimento anual do paciente durante toda a sua vida.[1,5,7,26] O diagnóstico precoce possibilita o tratamento cirúrgico e/ou com radioioido, aumentando a sobrevida dos pacientes.

Recorrência é definida como evidência de doença de 6 a 12 meses depois do diagnóstico em pacientes considerados livres de doença (tratados com remoção cirúrgica completa do tumor e ablação do tecido remanescente tireoidiano). A persistência de doença, em leito tireoidiano ou em linfonodos, geralmente se associa a tratamento inicial incompleto (lobectomia ou tireoidectomia subtotal), a tumores muito agressivos não removidos completamente (seja no leito tireoidiano, seja por invasão em tecidos moles) ou persistência de linfonodos metastáticos.[1,3-5,7,26] Recorrência em leito tireoidiano representa 20% das recorrências cervicais, enquanto 60% a 75% são representados por metásta-

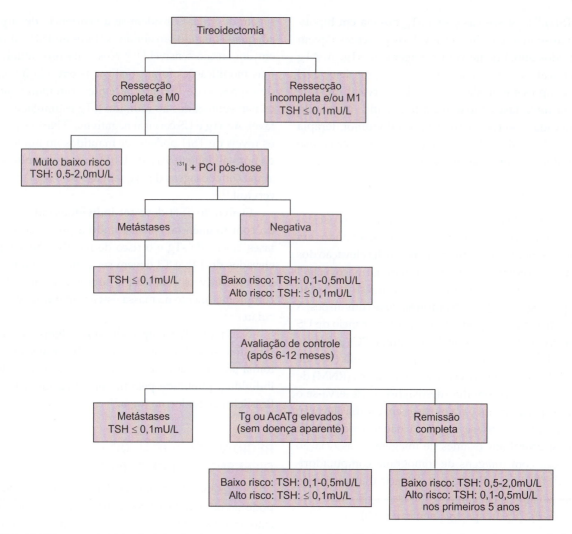

Figura 22.1 Algoritmo para administração de levotiroxina em pacientes submetidos à tireoidectomia por neoplasia de acordo com a avaliação de risco individual.[14]

ses em linfonodos.[1,5,26] Em geral, os linfonodos acometidos são do compartimento central (paratraqueais), jugulocarotídeos, supraclaviculares e digástricos.[5]

Alguns fatores são considerados de risco para a apresentação de recorrência local ou regional da doença: (a) idade ao diagnóstico (> 45 anos); (b) tipo histológico, como algumas variantes do carcinoma papilífero (células altas, células colunares, variante esclerosante difusa), tumores foliculares altamente invasivos e pouco diferenciados, carcinoma de Hurthle; (c) tumores grandes e que se estendem além da cápsula tireoidiana; (d) metástases linfonodais no momento da cirurgia, principalmente se estas forem múltiplas e bilaterais.[1,5,7,26]

O diagnóstico de recorrência ou persistência do tumor pode ser feito, dependendo da dimensão, mediante a palpação sistemática do leito tireoidiano e da região cervical lateral bilateral e supraclavicular. Nos últimos anos, a US cervical vem assumindo papel fundamental no seguimento dos pacientes com carcinoma de tireoide, devendo ser realizada de rotina em todos os pacientes, independentemente do risco inicial e dos níveis de sTg, e sendo considerada o exame mais sensível para o diagnóstico das recidivas cervicais.[5,11-15,43,44,56]

À US cervical, o achado de linfonodo de formato arredondado, sem halo central, com microcalcificações ou componente cístico e ecogenicidade similar à do tecido tireoidiano, sugere que se trata de linfonodo suspeito de metástase.[14] Já a recorrência de tumor em leito tireoidiano pode ser suspeitada pelo encontro de tecido hipoecogênico, heterogêneo, podendo ou não apresentar áreas de calcificação.[56-59]

Embora a US cervical apresente alta sensibilidade, nos casos em que são identificados linfonodos suspeitos, é necessária a realização de PAAF para elucidação diagnóstica.[57-62] Portanto, o uso da US cervical tem o objetivo de evidenciar massas cervicais ocultas (não palpáveis) e servir como guia na execução de PAAF para elucidação diagnóstica.

Capítulo 22 Carcinomas Diferenciados da Tireoide

Nos últimos anos, o estudo citológico obtido por punção aspirativa (PAAF) e a dosagem da tireoglobulina no lavado da agulha da PAAF (Tg-PAAF) vêm assumindo papel importante no diagnóstico de linfonodos cervicais.[58-62] Pacini et al. foram os pioneiros em mostrar níveis elevados de Tg-PAAF em linfonodos suspeitos de metástases de carcinomas de tireoide e valores indetectáveis em pacientes com linfadenopatia inflamatória ou de origem não tireoidiana.[61] A associação de US cervical, citologia e Tg-PAAF pode ser considerada a abordagem mais sensível e específica na detecção de LN metastáticos em pacientes com carcinoma papilífero, sendo a abordagem preconizada atualmente na investigação da recidiva cervical do carcinoma diferenciado da tireoide.[59]

O tratamento mais indicado na recidiva local é a ressecção cirúrgica. Caso não seja possível essa abordagem ou se ela for incompleta, pode-se optar por terapia com [131]I (100 a 150mCi) e, nos casos em que a lesão não for captante de ^{131}I, a radioterapia externa torna-se uma opção de tratamento.[14]

METÁSTASES A DISTÂNCIA

Metástases a distância aumentam a morbimortalidade dos pacientes com carcinoma diferenciado de tireoide; entretanto, esse impacto depende do número, do tamanho e da localização das metástases, assim como da idade do paciente e da captação ou não de ^{131}I pelo tumor. Sempre que a metástase for ressecável e o risco associado ao procedimento for aceitável, a cirurgia para ressecção será o tratamento de escolha. Em casos de múltiplas metástases sem perspectiva de cura ou se houver risco de comprometimento do estado geral do paciente, essa abordagem deverá ser questionada e instituídas outras terapias.

Metástase Pulmonar

Pacientes com metástases pulmonares iodo-captantes devem ser tratados com doses de ^{131}I de 100 a 200mCi, as quais poderão ser repetidas a cada 6 meses até que seja alcançada uma dose cumulativa de 600mCi. A partir desse valor, aumentam os riscos de eventos adversos potenciais, devendo ser questionada sua utilização, especialmente em idosos.[63] Nos pacientes com lesões macronodulares, a ressecção cirúrgica e a radioterapia são opções e nos casos de micrometástases, por sua progressão lenta, pode-se manter acompanhamento com supressão do TSH.[14,15] Nos casos progressivos ou sintomáticos, sem resposta à terapia com radioiodo e sem indicação cirúrgica, o uso dos inibidores da tirosina cinase (ITC) tem se tornado uma opção terapêutica (veja mais adiante).[14,64,65]

Metástase Óssea

Presente em 40% dos pacientes com carcinoma diferenciado da tireoide com metástase a distância, a metástase óssea promove aumento da mortalidade e significativa morbidade aos pacientes: fraturas patológicas, compressão da medula espinhal, dor intensa e imobilidade. Os principais métodos de imagem para avaliação dessas metástases são a TC, a RNM e o *PET-scan*.[66] Nos casos de lesões ósseas em número limitado, a ressecção cirúrgica é a indicação terapêutica, quando possível, por aumentar o prognóstico e a sobrevida.[66] Lesões iodo-captantes podem ser tratadas com ^{131}I, com dose variando de 150 a 200mCi. Nos casos de lesões localizadas em regiões críticas, com risco de compressão nervosa ou incapacidade funcional, não ressecáveis, e no caso de lesões não captantes de ^{131}I, a radioterapia externa, associada ao uso de corticosteroides, deve ser considerada.[14,66] Assim como no caso das metástases pulmonares, os ITC tornaram-se uma alternativa no tratamento das metástases ósseas refratárias às terapias citadas.

Metástase Cerebral

Complicação rara do carcinoma diferenciado de tireoide, a metástase cerebral é mais frequente em idosos com doença avançada. A RNM com gadolíneo é o exame de escolha para diagnóstico das metástases cerebrais; no entanto, a realização de biópsia é necessária para confirmação da etiologia da metástase (câncer de tireoide). O tratamento de escolha é a ressecção cirúrgica e, nos casos não ressecáveis, a radioterapia externa é uma opção, já que as lesões não costumam captar [131]I.[14]

OUTRAS TERAPIAS

O tratamento do carcinoma diferenciado da tireoide envolve, além da abordagem cirúrgica e da ablação com iodo radioativo, terapias consideradas de segunda linha, mais importantes especialmente nos casos de doença avançada e progressiva.

Radioterapia Externa

A radioterapia externa deve ser considerada opção terapêutica nos casos de carcinoma diferenciado de tireoide nas seguintes situações:

- Pacientes com ressecção tumoral incompleta ou com doença cervical recorrente não candidatos à reintervenção cirúrgica em que o tecido tumoral remanescente exibe baixa captação de [131]I.[14,15]
- Metástases ósseas dolorosas ou outras lesões metastáticas de localização crítica, com risco de fratura ou sintomas neurológicos ou compressivos, sem possibilidade de correção cirúrgica.[15]

Tabela 22.4 Estudos comprovando eficácia dos ITC no tratamento de carcinoma diferenciado da tireoide avançado

Estudo	ITQ utilizado	Resultado
Gupta-Abramson, 2008	Sorafenibe – 27 pacientes	26% dos pacientes apresentaram resposta parcial e 56% apresentaram estabilização da doença
Ravaud, 2008	Sunitinibe – 17 pacientes	13% dos pacientes apresentaram resposta parcial e 68% apresentaram estabilização da doença
Bible, 2010	Pazopanibe – 37 pacientes	Resposta parcial em proporção substancial dos pacientes, com probabilidade estimada de 66% de resposta com duração superior a 1 ano
Leboulleux, 2012	Vandetanibe – 145 pacientes	Sobrevida livre de progressão da doença foi de 11,1 mês para o Vandetanibe *vs.* 5,9 meses para o placebo

Tabela 22.5 Principais eventos adversos relacionados com o uso dos ITC

Eventos cardiovasculares	Hipertensão arterial (de moderada a grave) Prolongamento do intervalo QT Insuficiência cardíaca congestiva
Eventos renais	Proteinúria Alteração da função renal
Eventos hepáticos	Elevação de transaminases e bilirrubinas Insuficiência hepática
Eventos gastrointestinais	Diarreia Estomatite
Eventos hematológicos	Supressão da medula óssea Trombose Hemorragia relacionada com o tumor Formação de fístula (radioterapia prévia)
Eventos dermatológicos	Síndrome mão-pé *Rash* cutâneo Carcinoma de células escamosas tipo queratoacantoma (sorafenibe)
Outros	Perda de peso Interação com medicamentos metabolizados pelo citocromo P450 Redução ou aumento do *clearance* da levotiroxina → Hipotireoidismo

Inibidores da Tirosina Cinase

Até recentemente, era limitado o tratamento dos pacientes com carcinoma diferenciado da tireoide com doença progressiva, irressecável e não responsiva à terapia com radioiodo. Nesses pacientes, a sobrevida a longo prazo reduz para 10%.[67] O surgimento dos ITC como alternativa terapêutica desse subgrupo de pacientes trouxe uma nova perspectiva no tratamento do carcinoma diferenciado de tireoide avançado. Como a maioria dos ITC ainda não foi aprovada como terapia para o carcinoma diferenciado de tireoide, seu uso (*off-label*) tem sido empregado em ensaios clínicos e nos pacientes que não responderam à terapia padrão e que apresentam doença sintomática, significativa-

mente progressiva, sob risco de morte,[68] com bons resultados, conforme descrito na Tabela 22.4.

Para o início da terapia com ITC é importante identificar os pacientes com indicação para seu uso e, ainda mais importante, identificar aqueles pacientes com alto risco de desenvolver efeitos adversos relacionados com essas substâncias, para os quais devem ser avaliados os riscos e benefícios da instituição da terapia.[69-72] Os principais eventos adversos comuns aos ITC são descritos na Tabela 22.5.

Referências

1. Maciel RMB, Biscolla RPM. Nódulos e carcinoma de tireoide. In: Saad MJA, Maciel RMB, Mendonça BB (eds.). Endocrinologia. 1. ed. São Paulo: Atheneu, 2007:229-330.

2. Larsen PR, Davis TF, Hay ID. The thyroid gland. In: Wilson JD, Foster DW, Kronenberg HM, Larsen PR. Williams textbook of endocrinology. 9. ed. Philadelphia: WB Saunders, 1998:389-515.

3. Mazzaferri EL. An overview of the management of papillary and follicular thyroid carcinoma. Thyroid 1999; 9:421-7.

4. De Groot LJ, Kaplan EL, McCormick M, Strauss FH. Natural history, treatment, and course of papillary thyroid carcinoma. J Clin Endocrinol Metab 1990; 71:414-24.

5. Schlumberger M, Pacini F. Papillary and follicular thyroid carcinoma. In: Thyroid tumors. 2. ed. France: Nucléon, 2003:111-81.

6. Sadow PM, Hunt JL. Update on clinically important variants of papillary thyroid carcinoma. Diagn Histopathol 2010; 17:106-13.

7. Schlumberger MJ. Medical progress: papillary and follicular thyroid carcinoma. N Eng J Med 1998; 338:297-306.

8. Pacini F. Management of papillary thyroid microcarcinoma: Primun non nocere! J Clin Endocrinol Metab 2013; 98:1391-93.

9. Malandrino P, Pellegriti G, Attard M et al. Papillary thyroid microcarcinomas: a comparative study of the characteristics and risk factors at presentation in two cancer registries. J Clin Endocrinol Metab 2013; 98:1427-34.

10. Ito Y, Miyauchi A, Inoue H et al. An observational trial for papillary thyroid microcarcinoma in Japanese patients. World J Surg 2010; 34:28-35.

11. Cooper DS, Doherty GM, Haugen BR et al. Management guidelines for patients with thyroid nodules and differentiated thyroid cancer. Thyroid 2006; 16:109-42.

12. Pacini F, Schlumberger M, Dralle H et al. European consensus for the management of patients with differentiated thyroid carcinoma of the follicular epithelium. Eur J Endocrinol 2006; 154:787-803.

13. Maia AL, Ward LS, Carvalho GA et al. Nódulos de tireoide e câncer diferenciado de tireoide: consenso brasileiro. Arq Bras Endocrinol Metab 2007; 51(5):867-93.

14. Rosário PW, Ward LS, Carvalho GA et al. Nódulo tireoidiano e câncer diferenciado de tireoide: atualização do consenso brasileiro. Arq Bras Endocrinol Metab 2013; 57(4):240-64.

15. Cooper DS, Doherty GM, Haugen BR et al. Revised american thyroid association management guidelines for patients with nodules and differentiated thyroid cancer. Thyroid 2009; 19:1167-214.

16. Shaha AR. Controversies in the management of thyroid nodule. Laryngoscope 2000; 110:183-93.

17. Shimamoto K, Satake H, Sawaki A et al. Preoperative staging of thyroid papillary carcinoma with ultrasonography. Eur J Radiol 1998; 29:4-10.

18. Ito Y, Tomoda C, Uruno T et al. Preoperative ultrasonographic examination for lymph node metastasis: usefulness when designing lymph node dissection for papillary microcarcinoma of the thyroid. World J Surg 2004; 28:498-501.

19. Grebe SK, Hay ID. Thyroid cancer nodal metastases: biologic significance and therapeutic considerations. Surg Oncol Clin N Am 1996; 5:43-63.

20. Kouvaraki MA, Shapiro SE, Fornage BD et al. Role of preoperative ultrasonography in the surgical management of patients with thyroid cancer. Surgery 2003; 134:946-54; discussion 54-55.

21. Scheumann GF, Gimm O, Wegener G et al. Prognostic significance and surgical management of locoregional lymph node metastases in papillary thyroid cancer. World J Surg 1994; 18:559-68.

22. Ito Y, Uruno T, Nakano K et al. An observation trial without surgical treatment in patients with papillary microcarcinoma of the thyroid. Thyroid 2003; 13:381-7.

23. Chow SM, Law SC, Chan JK et al. Papillary microcarcinoma of the thyroid – Prognostic significance of lymph node metastasis and multifocality. Cancer 2003; 98:31-40.

24. Nam-Goong IS, Kim HY, Gong G et al. Ultrasonography-guided fine-needle aspiration of thyroid incidentaloma: correlation with pathological findings. Clin Endocrinol (Oxf) 2004; 60:21-8.

25. Filho JG, Kowalski LP. Postoperative complications of thyroidectomy for differentiated thyroid carcinoma. Am J Otolaryngol 2004; 25:225-30.

26. Mazzaferri EL, Kloos RT. Clinical review 128: current approaches to primary therapy for papillary and follicular thyroid cancer. J Clin Endocrinol Metab 2001; 86:1447-63.

27. Leboulleux S, Rubino C, Baudin E et al. Prognostic factors for persistent or recurrent disease of papillary thyroid carcinoma with neck lymph node metastases and/or tumor extension beyond the thyroid capsule at initial diagnosis. J Clin Endocrinol Metab 2005; 90:5723-9.

28. Rosário PW, Borges MA, Alves MF et al. Follow-up of high-risk patients with differentiated thyroid cancer without persistent disease after initial therapy. Arq Bras Endocrinol Metabol 2006; 50:909-13.

29. Taylor T, Specker B, Robbins J et al. Outcome after treatment of high-risk papillary and non-Hurthle-cell follicular thyroid carcinoma. Ann Intern Med 1998; 129:622-7.

30. Hay ID, Hutchinson ME, Gonzalez-Losada T et al. Papillary thyroid microcarcinoma: a study of 900 cases observed in a 60-year period. Surgery 2008; 144:980-7.

31. Rosário PW, Borges MA, Valadão MM et al. Is adjuvant therapy useful in patients with papillary carcinoma smaller than 2cm? Thyroid 2007; 17:1225-8.

32. Vaisman F, Shaha A, Fish S, Tuttle R. Initial therapy with either thyroid lobectomy or total thyroidectomy without radioactive iodine remnant ablation is associated with very low rates of structural disease recurrence in properly selected patients with differentiated thyroid cancer. Clin Endocrinol (Oxf) 2011; 75:112-9.

33. Rosario PW, Mineiro Filho AF, Prates BS et al. Postoperative stimulated thyroglobulin of less than 1 ng/ml as a criterion to spare low-risk patients with papillary thyroid cancer from radioactive iodine ablation. Thyroid 2012; 22:1140-3.

34. Hay ID. Management of patients with low-risk papillary thyroid carcinoma. Endocr Pract 2007; 13:521-33.

35. Vaisman A, Orlov S, Yip J et al. Application of post-surgical stimulated thyroglobulin for radioiodine remnant ablation selection in low-risk papillary thyroid carcinoma. Head Neck 2010; 32:689-98.

36. Morris LF, Waxman AD, Braunstein GD. Thyroid stunning. Thyroid 2003; 13:333-40.

37. Pacini F, Molinaro E, Castagna MG et al. Ablation of thyroid residues with 30 mCi [131]I: a comparison in thyroid cancer patients prepared with recombinant human TSH or thyroid hormone withdrawal. J Clin Endocrinol Metab 2002; 87:4063-8.

38. Cailleux AF, Baudin E, Travagli JP et al. Is diagnostic iodine 131 scanning useful after total thyroid ablation for differentiated thyroid cancer? Clin Endocrinol Metab 2000; 85:175-8.

39. Rosário PW, Guimarães VC, Maia FF et al. Thyroglobulin before ablation and correlation with posttreatment scanning. Laryngoscope 2005; 115:264-7.

40. Lima N, Cavaliere H, Tomimori E et al. Prognostic value of serial serum thyroglobulin determinations after total thyroidectomy for differentiated thyroid cancer. J Endocrinol Invest 2002; 25:110-5.

41. Toubeau M, Touzery C, Arveux P et al. Predictive value for disease progression of serum thyroglobulin levels measured in the postoperative period and after ^{131}I ablation therapy in patients with differentiated thyroid cancer. J Nucl Med 2004; 45:988-94.

42. Pacini F, Capezzone M, Elisei R et al. Diagnostic 131-I whole body scan may be avoided in thyroid cancer patients who have undetectable stimulated serum Tg levels after initial treatment. J Clin Endocrinol Metab 2002; 87:1499-501.

43. Mazzaferri EL, Robbins RJ, Spencer CA et al. Consensus report of the role of serum thyroglobulin as a monitoring method for low-risk patients with papillary thyroid carcinoma. J Clin Endocrinol Metab 2003; 88:1433-41.

44. Schlumberger M, Berg G, Cohen O et al. Follow up of low-risk patients with differentiated thyroid carcinoma: a European perspective. Eur J Endocrinol 2004; 150:105-12.

45. Spencer CA, Takeuchi M, Kazarosyan M et al. Serum thyroglobulin autoantibodies: prevalence, influence on serum thyroglobulin measurement, and prognostic significance in patients with differentiated thyroid carcinoma. J Clin Endocrinol Metab 1998; 83:1121-7.

46. Spencer CA, LoPresti JS, Fatemi S, Nicoloff JT. Detection of residual and recurrent differentiated thyroid carcinoma by serum thyroglobulin measurement. Thyroid 1999; 9:435-41.

47. Ringel MD, Ladenson PW, Levine MA. Molecular diagnosis of residual and recurrent thyroid cancer by amplification of thyroglobulin messenger ribonucleic acid in peripheral blood. J Clin Endocrinol Metab 1998; 83:4435-42.

48. Biscolla RP, Cerutti JM, Maciel RM. Detection of recurrent thyroid cancer by sensitive nested reverse transcription-polymerase chain reaction of thyroglobulin and sodium/iodide symporter messenger ribonucleic acid transcripts in peripheral blood. J Clin Endocrinol Metab 2000; 85:3623-7.

49. Bojunga J, Roddiger S, Stanisch M et al. Molecular detection of thyroglobulin mRNA transcripts in peripheral blood of patients with thyroid disesase by RT-PCR. Br J Cancer 2000; 82:1650-5.

50. Ringel MD, Balducci-Silano PL, Anderson JS et al. Quantitative reverse transcription-polymerase chain reation of circulating thyroglobulin messenger ribonucleic acid for monitoring patients with thyroid carcinoma. J Clin Endocrinol Metab 1999; 84:4037-42.

51. Elisei R, Vivaldi A, Agate L et al. Low specificity of blood thyroglobulin messenger ribonucleic acid assay prevents its use in the follow-up of differentiated thyroid cancer patients. J Clin Endocrinol Metab 2004; 89:33-9.

52. Marqusee E, Benson CB, Frates MC et al. Usefulness of ultrasonographyin the management of nodular thyroid disease. Ann Intern Med 2000; 1339:696-700.

53. Souza Rosário PW, Borges MAR, Vasconcelos FP et al. Safety of suppressive therapy with levothyroxine:effects on bone metabolism and cardiac function and morphology and potential benefits of the use of alendronate and [beta]-blockers. Endocrinologist 2007; 17:148-51.

54. Mazzaferri EL, Kloos RT. Current approaches to primary therapy for papillary and follicular thyroid cancer. J Clin Endocrinol Metab 2001; 86:1447-63.

55. Schlumberger M, Pacini F. Local and regional recurrences. In: Schlumberger & Pacini. Thyroid tumors. 3. ed. Paris: Éditions Nucléon, 2006.

56. Rosário PW, de Faria S, Bicalho L et al. Ultrasonographic differentiation between metastatic and benign lymph nodes in patients with papillary thyroid carcinoma. J Ultrasound Med 2005; 24:1385-9.

57. Sutton RT, Reading CC, Charboneau JW et al. US-guided biopsy of neck masses in postoperative management of patients with thyroid cancer. Radiology 1988; 168:769-72.

58. Frasoldati A, Toschi E, Zini M et al. Role of thyroglobulin measurement in fine-needle aspiration biopsies of cervical lymph nodes in patients with differentiated thyroid cancer. Thyroid 1999; 9:105-11.

59. Biscolla RP, Ikejiri ES, Mamone MC et al. Diagnóstico de metástases de carcinoma diferenciado de tiróide através da dosagem de tiroglobulina no líquido obtido da lavagem da agulha utilizada na punção aspirativa. Arq Bras Endocrinol Metab 2007; 51(3):419-25.

60. Biscolla RP. Investigação de linfonodos em pacientes em seguimento por carcinoma diferenciado de tiróide. Arq Bras Endocrinol Metab 2007; 51(5):813-7.

61. Pacini F, Fugazzola L, Lippi F et al. Detection of thyroglobulin in fine needle aspirates of nonthyroidal neck masses: a clue to the diagnosis of metastatic differentiated thyroid cancer. J Clin Endocrinol Metab 1992; 74:1401-4.

62. Frasoldati A, Pesenti M, Gallo M et al. Diagnosis of neck recurrences in patients with differentiated thyroid carcinoma. Cancer 2003; 97:90-6.

63. Durante C, Haddy N, Baudin E et al. Long-term outcome of 444 patients with distant metastases from papillary and follicular thyroid carcinoma: benefits and limits of radioiodine therapy. J Clin Endocrinol Metab 2006; 91:2892-9.

64. Schneider TC, Abdulrahman RM, Corssmit EP et al. E. Long-term analysis of the efficacy and tolerability of sorafenib in advanced radio-iodine refractory differentiated thyroid carcinoma: final results of a phase II trial. Eur J Endocrinol 2012; 167:643-50.

65. Cabanillas ME, Waguespack SG, Bronstein Y et al. Treatment with tyrosine kinase inhibitors for patients with differentiated thyroid cancer: the M. D. Anderson experience. J Clin Endocrinol Metab 2010; 95:2588-95.

66. Schlumberger M, Pacini F. Distant metastases. In: Schlumberger & Pacini. Thyroid tumors. 3. ed. Paris: Éditions Nucléon, 2006.

67. Durante C, Haddy N, Baudin E et al. Long-term outcome of 444 patients with distant metastases from papillary and follicular thyroid carcinoma: benefits and limits of radioiodine therapy. J Clin Endocrinol Metab 2006; 91:2892-9.

68. Carhill A, Cabanillas E, Jimenez C et al. The noninvestigational use of tyrosine kinase inhibitors in thyroid cancer: establishing a standard for patient safety and monitoring. J Clin Endocrinol Metab 2013; 98:31-42.

69. Gupta-Abramson V, Troxel AB, Nellore A et al. Phase II trial of sorafenib in advanced thyroid cancer. J Clin Oncol 2008; 26:4714-9.

70. Ravaud A, Fouchardiere C, Courbon F, Asselineau J. Sunitinib in patients with refractory advanced thyroid cancer: the THYSU phase II trial. J Clin Oncol 2008; 26:6058.

71. Bible KC, Suman VJ, Molina JR et al. Efficacy of pazopanib in progressive, radioiodine-refractory, metastatic differentiated thyroid cancers: results of a phase 2 consortium study. Lancet Oncol 2010; 11:962-72.

72. Leboulleux S, Bastholt L, Krause T et al. Vandetanib in locally advanced or metastatic differentiated thyroid cancer: a randomised, double-blind, phase 2 trial. Lancet Oncol 2012; 13:897-905.

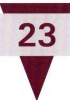

Carcinoma Medular da Tireoide e Neoplasia Endócrina Múltipla Tipo 2

Madson Q. Almeida • Ana O. Hoff

INTRODUÇÃO

O carcinoma medular de tireoide (CMT), descrito em 1959 por Hazard et al.,[1] é um tumor neuroendócrino originário de células C parafoliculares da tireoide secretoras de calcitonina. O CMT é um tumor raro, responsável por 5% dos casos de câncer de tireoide. A maioria dos casos de CMT é esporádica (75%), e aproximadamente 25% dos casos são hereditários, associados à neoplasia endócrina múltipla tipo 2 (NEM2).[2]

A NEM2 é uma síndrome autossômica dominante em que a manifestação predominante é o CMT. Essa síndrome é classificada em NEM2A (70% a 80%), NEM2B (5%) e carcinoma medular da tireoide familiar (CMTF, 10% a 20%) (Tabela 23.1).[3-5] Na NEM2, o CMT é a manifestação mais frequente e mais importante, apresentando uma penetrância de 95%. Na NEM2A, feocromocitoma e hiperparatireoidismo primário são diagnosticados em 50% e 20% dos pacientes, respectivamente.[4,6] Na NEM2B, além do CMT e do feocromocitoma, os indivíduos manifestam características fenotípicas distintas, que incluem caracteres marfanoides e a presença de neuromas em mucosa oral e ganglioneuromas no trato gastrointestinal. Já no CMTF, por definição, a única manifestação clínica é o carcinoma medular de tireoide. Mutações germinativas no gene *RET* (*rearranged during transfection*) são identificadas em 95% dos pacientes com CMT hereditário.[2] O oncogene *RET* codifica um receptor tirosina cinase denominado RET que, quando mutado, causa sua ativação constitutiva com consequente estímulo de vias intracelulares envolvidas na regulação da proliferação celular.[3]

FISIOPATOLOGIA

As células C são células neuroendócrinas originárias da crista neural que se localizam no terço superior de cada lobo tireoidiano. Essas células têm o potencial de secretar diversos peptídeos, incluindo calcitonina, antígeno carcinoembrionário (CEA), cromogranina A, neurotensina, bombesina, hormônio adrenocorticotrófico (ACTH) e peptídeo vasoativo intestinal (VIP). Alguns desses hormônios são responsáveis pelos sintomas sistêmicos, como diarreia e *flushing*, observados em pacientes com CMT metastático.

A calcitonina, um peptídeo de 32 aminoácidos, é codificada pelo gene denominado *CT/CGRP*, também responsável pela codificação do peptídeo relacionado à calcitonina (CGRP). A codificação de um ou outro peptídeo é determinada por *splicing* alternativo do gene *CT/CGRP*, que é tecido-dependente: a expressão desse gene na tireoide resulta na codificação da calcitonina, e sua expressão no sistema nervoso central resulta na codificação do CGRP.[4] A principal função fisiológica da calcitonina consiste na inibição da atividade osteoclástica. Entretanto, estudos recentes demonstraram uma possível ação da calcitonina na formação óssea.[5]

Tabela 23.1 Manifestações clínicas na NEM2

	Manifestações clínicas	Frequência (%)
NEM2A	Carcinoma medular da tireoide	95 a 100
	Feocromocitoma	50
	Hiperparatireoidismo	15 a 20
	Líquen amiloidótico cutâneo	< 10
	Doença de Hirschsprung	< 2
NEM2B	Carcinoma medular da tireoide	100
	Feocromocitoma	
	Neuromas de mucosa	
	Ganglioneuromatose intestinal	
	Espessamento dos nervos da córnea	
CMTF	Carcinoma medular da tireoide	95 a 100

A calcitonina é o marcador bioquímico mais sensível para diagnóstico e seguimento de pacientes com CMT.[6,8,21-23] Após a tireoidectomia, a calcitonina, que é predominantemente produzida na tireoide, é reduzida a níveis indetectáveis no sangue. Este é um elemento importante no seguimento desses pacientes, pois níveis detectáveis de calcitonina pós-tireoidectomia significam presença de doença residual.[9] Além disso, dosagens séricas sequenciais são extremamente úteis para a detecção de progressão da doença. A calcitonina pode ser dosada em nível basal ou após o estímulo com cálcio ou pentagastrina.[10]

O teste de estímulo da calcitonina com pentagastrina ou infusão de cálcio pode ser útil em várias situações clínicas: na avaliação de pacientes com nódulos tireoidianos e calcitonina basal elevada; na confirmação da cura em pacientes com história de CMT e calcitonina indetectável; e no diagnóstico precoce de familiares de pacientes com CMT que são potencialmente portadores de mutação no *RET*. Entretanto, com a identificação do *RET* e a disponibilidade do teste genético, o teste de estímulo tornou-se restrito a situações para as quais o teste genético não está disponível. Outra indicação mais recente do teste de estímulo é a avaliação de portadores assintomáticos de mutações indolentes do *RET*, já que nesses casos ainda não há consenso sobre a idade mais apropriada para realização da tireoidectomia profilática. Nesses casos, como será discutido ao final deste capítulo, pode-se recomendar a tireoidectomia profilática quando o teste de estímulo é positivo.[2]

O CEA é outro marcador importante no seguimento de pacientes com CMT. Como o CEA também é produzido no fígado e por células do trato gastrointestinal, é menos específico que a calcitonina. Por outro lado, a vantagem do CEA é que sua concentração sérica é menos variável que a da calcitonina. Esse marcador é extremamente útil em pacientes com CMT metastático e progressivo, pois, nessas situações, as células tumorais menos diferenciadas perdem a capacidade de produzir calcitonina. Portanto, o aumento progressivo de CEA associado a níveis decrescentes ou estáveis de calcitonina é indicador de mau prognóstico.[11]

APRESENTAÇÃO CLÍNICA

Aproximadamente 75% dos indivíduos com CMT apresentam a forma esporádica da doença. Nesses casos, o CMT tende a ser unilateral e a se manifestar a partir da quarta ou quinta década de vida. A apresentação clínica mais comum é um nódulo tireoidiano palpável, com ou sem adenopatia cervical. Dessa maneira, o diagnóstico é realizado a partir da punção aspirativa, demonstrando

esfregaço com ausência de coloide, células esparsamente distribuídas de aspecto plasmacitoide e citoplasma eosinofílico.[12] Na peça cirúrgica, o CMT se caracteriza pela deposição de amiloide, presente em mais de 25% dos tumores, e pela imuno-histoquímica, que é positiva para calcitonina, CGRP, cromogranina A, sinaptofisina e CEA e negativa para tireoglobulina.

A forma hereditária corresponde a 25% dos casos de CMT associados à NEM2. A apresentação clínica do CMT hereditário é, na maioria das vezes, diferente da forma esporádica. A doença tende a ser multifocal, bilateral, associada à hiperplasia de células C, e se apresenta mais precocemente, com pico de incidência na terceira década de vida.[2] Além disso, é comum a identificação de história familiar de CMT, feocromocitoma ou hiperparatireoidismo primário. Vale ressaltar que a ausência de história familiar não exclui a possibilidade de NEM2. Algumas mutações do *RET* são mais indolentes e resultam na manifestação mais tardia da doença. Por este motivo, a análise do *RET* está indicada em todos os pacientes com CMT.[2]

O envolvimento de linfonodos regionais é muito comum em pacientes com CMT. Aproximadamente 60% a 80% dos pacientes com CMT palpável (> 1cm) apresentam adenomegalia cervical.[13] O envolvimento de linfonodos do compartimento central (nível VI) e da cadeia cervical (II-V) ipsilateral ao tumor é o mais frequente, mas o envolvimento de linfonodos cervicais contralaterais pode ocorrer em até 40% dos casos de doença palpável. Em alguns casos, o envolvimento ganglionar pode se estender ao mediastino e à região hilar. Sintomas frequentes de doença localmente avançada incluem disfagia decorrente de compressão esofágica ou rouquidão por invasão do nervo laríngeo recorrente.

Aproximadamente 5% dos pacientes com CMT apresentam evidência de doença metastática distante ao diagnóstico. Portanto, após o diagnóstico de CMT, recomenda-se estadiamento para detecção de doença metastática. Essa avaliação deve incluir a calcitonina, o CEA e exames de imagem (ver tópico *Tratamento*). Os locais mais frequentes de metástases distantes incluem fígado, pulmões e ossos. As metástases tendem a ser difusas e multifocais. A progressão da doença é lenta em muitos casos, fazendo com que a sobrevida de indivíduos com doença metastática seja de longa duração. Metástases ósseas são essencialmente líticas, envolvendo não só ossos longos, mas também a coluna vertebral. Em razão do envolvimento potencial da coluna vertebral, a avaliação de metástases ósseas deve ser feita não só pela cintilografia óssea, mas também pela ressonância nuclear magnética (RNM) que, além de ser mais sensível, fornece informações adicionais sobre a extensão da doença e o risco de compressão medular.[14] A síndrome carcinoide pode ocorrer em uma parcela pequena dos pacientes com CMT. Esses sintomas são decorrentes da secreção excessiva de substâncias vasoativas, como calcitonina, CGRP, neurotensina, VIP e outras. Em casos raros de CMT, a produção ectópica de ACTH pode resultar em síndrome de Cushing.

TRATAMENTO

A única terapia efetiva para o CMT é a cirurgia. Entretanto, seu potencial de cura depende da extensão da doença primária. A doença confinada à tireoide é potencialmente curável. Entretanto, como o envolvimento ganglionar é frequente, é essencial realizar, no pré e no intraoperatório, uma avaliação cuidadosa das cadeias ganglionares a fim de melhor definir a extensão cirúrgica e propiciar a cura.

A avaliação pré-operatória deve incluir dosagem de calcitonina, CEA e exames de imagem para definição da extensão da doença. O nível da calcitonina basal pode auxiliar a escolha dos exames de imagem. Pacientes com calcitonina < 400pg/mL tendem a ter doença localizada; nesses casos, é apropriado que se faça ultrassonografia (US) cervical de alta resolução e/ou tomografia computadorizada (TC) da região cervical para detecção de envolvimento de gânglios cervicais. Já em pacientes com calcitonina basal > 400pg/mL, o risco de metástases a distância é maior, recomendando-se, assim, que a avaliação radiográfica inclua a TC com contraste de tórax e abdome para exclusão de metástases pulmonares e hepáticas.[15] O FDG/PET é uma modalidade de imagem que merece mais estudos e experiência clínica antes de ser recomendada. Entretanto, estudos recentes indicam que o papel do FDG/PET é promissor. Em um estudo que envolveu 85 pacientes com doença residual pós-operatória, o FDG-PET apresentou sensibilidade de 78% e especificidade de 79%, resultados superiores aos da TC (sensibilidade de 50%) e semelhantes aos da RM (sensibilidade de 82%).[16]

Além disso, como todos os portadores de CMT são potenciais portadores de NEM2, é recomendada uma avaliação para exclusão do feocromocitoma e do hiperparatireoidismo primário. A avaliação do feocromocitoma hereditário pode ser feita por meio da dosagem de metanefrinas urinárias e/ou plasmáticas, catecolaminas urinárias e, se possível, da dosagem de cromogranina A sérica. A avaliação genética do gene *RET* deve ser realizada tão logo seja confirmado o diagnóstico de CMT. Entretanto, não é necessário obter o resultado desse exame antes da cirurgia, já que o que define a extensão cirúrgica é a extensão da doença primária.

A extensão da cirurgia inicial ainda é controversa. Muitas instituições adotam atualmente as recomendações das diretrizes da American Thyroid Association (ATA), que indica a tireoidectomia total com esvaziamento do compartimento central (nível VI, do osso hioide às veias inominadas) em todos os pacientes com doença confinada na tireoide e o esvaziamento lateral dos níveis II a V do lado com evidência de doença por imagem ou na inspeção cirúrgica.[17]

Em pacientes com doença metastática a distância, o objetivo da ressecção cirúrgica não é a cura, mas o controle local da doença e a prevenção de recidiva local.[2] Nesses casos, portanto, está indicada tireoidectomia total com remoção de linfonodos cervicais acometidos. A conduta em pacientes com envolvimento de linfonodos mediastinais deve ser individualizada. O esvaziamento de linfonodos mediastinais está indicado quando a massa tumoral pode resultar em obstrução de traqueia, brônquios ou esôfago.

TRATAMENTO DA DOENÇA RESIDUAL E METASTÁTICA

A doença residual pós-cirúrgica é muito comum. Estudos retrospectivos revelam que 35% a 90% dos pacientes com CMT apresentam níveis detectáveis de calcitonina após a primeira intervenção cirúrgica.[18] Em estudo recente, Machens et al.[6] avaliaram 224 pacientes com CMT que apresentavam níveis elevados de calcitonina no pré-operatório. Todos os pacientes se submeteram à tireoidectomia total, 91% ao esvaziamento do nível VI e 82% ao esvaziamento cervical bilateral (níveis II-V). Desses pacientes, 45 pacientes apresentavam doença localizada na tireoide e 177 pacientes, envolvimento de linfonodos regionais. A normalização da calcitonina após a cirurgia ocorreu em 65% (28/45) dos pacientes sem envolvimento ganglionar e em 10% (18/177) dos pacientes com envolvimento ganglionar. Isso indica que a chance de cura é inversamente proporcional à extensão da doença ao diagnóstico e, portanto, o diagnóstico precoce é de extrema importância. Valores de calcitonina > 500pg/mL no pré-operatório e evidência de envolvimento ganglionar foram fatores de risco associados à não normalização da calcitonina.

Grande parte dos pacientes com calcitonina elevada após a cirurgia inicial não apresenta anormalidades visíveis aos exames radiológicos, sugerindo que os níveis de calcitonina são decorrentes de depósitos microscópicos de CMT presentes em linfonodos cervicais, mediastinais ou em sítios distantes, como fígado e pulmões. A grande questão é se uma segunda cirurgia com um esvaziamento ganglionar extenso poderia ser benéfica. Há estudos indicando que a microdissecção dos compartimentos centrais e bilaterais resulta em cura bioquímica de até 10% a 20% dos pacientes.[19,20] Entretanto, deve-se considerar que somente o seguimento prolongado desses pacientes pode realmente confirmar a cura. Além disso, o impacto dessa metodologia se torna menor quando se considera que complicações como hipoparatireoidismo não são infrequentes e que a sobrevida de pacientes com CMT residual é geralmente longa (86% em 10 anos).[21]

A recomendação atual é que pacientes assintomáticos com CMT não detectável em exames de imagem e que tenham se submetido a uma intervenção cirúrgica adequada sejam observados e monitorizados anualmente com dosagens de calcitonina e CEA e com US de alta resolução da região cervical. Já nos pacientes nos quais a intervenção cirúrgica inicial foi incompleta, é razoável que se considere a reintervenção cirúrgica com esvaziamento do compartimento central (VI) e cervicais bilaterais (II-V).[2]

O efeito da radioterapia (RT) adjuvante em pacientes com doença locorregional residual ainda não está bem definido. Entretanto, a experiência clínica e alguns estudos retrospectivos sugerem que a RT não reduz a mortalidade, mas promove controle da doença local, reduzindo a recidiva e melhorando a qualidade de vida.[22,23] Em um estudo do MD Anderson Cancer Center, na Universidade do Texas, a RT adjuvante reduziu o índice de recidiva local de 86% para 52%. Com base nesses dados, alguns centros recomendam a RT adjuvante em pacientes com estádio T4a.[6] Estudos prospectivos são necessários para melhor definir o efeito da RT e identificar os melhores candidatos para esse tratamento. Por outro lado, a RT paliativa está claramente indicada em pacientes com doença metastática óssea, em pacientes com hemoptise ou obstrução das vias aéreas decorrentes de metástases no mediastino ou pulmões e na doença locorregional avançada que não é ressecável cirurgicamente.

Em pacientes com metástases a distância, a conduta pode consistir em observação dos pacientes com doença estável e assintomática, ou pode incluir diversas modalidades terapêuticas sistêmicas, no caso de sintomas decorrentes da doença metastática ou de progressão significativa da doença. Metástases ósseas sintomáticas podem ser tratadas com cirurgia, radioterapia, bisfosfonatos e tratamentos locais, como embolização e ablação por radiofrequência. Nos casos em que o envolvimento hepático está associado a dor, diarreia, *flushing* ou à síndrome de Cushing, a embolização da artéria hepática ou a ablação do tumor por radiofrequência são opções terapêuticas que propiciam alívio sintomático.

Como a quimioterapia é pouco efetiva no tratamento do CMT metastático, tende a ser recomendada somente em pacientes que apresentem progressão significativa da massa tumoral documentada.[7] Na literatura existem poucos estudos que avaliam a quimioterapia no CMT metastático. A grande maioria desses estudos envolve um número pequeno de pacientes em análises retrospectivas. Esses estudos revelam que os agentes quimioterápicos de maior eficácia são a dacarbazina e a doxorrubicina. Entretanto, somente 10% a 20% dos pacientes tratados com esses agentes quimioterápicos apresentam redução significativa da calcitonina e da massa tumoral.[8,24,25] Outras terapias que foram investigadas, mas não apresentaram resultados interessantes, incluem a radioimunoterapia (anticorpo monoclonal anti-CEA ligado ao ^{131}I) combinada ou não com agentes quimioterápicos[26] e o tratamento com ^{131}I-MIBG.[27]

As terapias-alvo moleculares que utilizam inibidores do *RET* e de outros receptores de tirosina cinase envolvidos em angiogênese têm se mostrado promissoras no tratamento do CMT metastático (Tabela 23.3).[7] Em abril de 2011, o vandetanibe (ZD6474), um inibidor oral do VEGFR2 e 3, RET e EGFR, tornou-se o primeiro inibidor de tirosina cinase aprovado pela Food and Drug Administration (FDA) para o tratamento de pacientes com CMT sintomático ou em progressão. Em um estudo de fase II, 30 pacientes com CMT hereditário localmente avançado ou com doença metastática receberam vandetanibe, 300mg/dia. As taxas de resposta parcial ou doença estável após 24 semanas de tratamento foram de 20% e 53%, respectivamente.[28] Outro estudo de fase II avaliou a eficácia do vandetanibe em dose menor (100mg) e obteve resultados semelhantes.[29] Mais recentemente, a eficácia terapêutica do vandetanibe foi demonstrada em um estudo de fase III que incluiu pacientes com CMT avançado.[30] A sobrevida livre de progressão de doença foi prolongada em 11 meses em pacientes tratados com vandetanibe, em relação aos pacientes tratados com placebo. Os principais efeitos adversos decorrentes do tratamento com vandetanibe foram diarreia (56%), *rash* (45%), náusea (33%), hipertensão (32%) e cefaleia (26%). Dezenove pacientes (8%) em tratamento com vandetanibe apresentaram prolongamento do intervalo QT, mas sem *torsades de pointes*, e necessitaram de redução da dose do vandetanibe.[30]

O cabozantinibe (XL184) é um inibidor oral de VEGFR1 e 2, MET, RET, C-KIT, FLT3 e Tie-2. Esse medicamento foi investigado em um estudo de fase I que incluiu 25 pacientes com CMT metastático previamente tratados com outros TKIs e quimioterapia (29% dos pacientes apresentaram resposta parcial (redução da massa tumoral > 30%) e 41% tiveram estabilização da doença,[31] e em um estudo de fase III, o qual está em andamento, mas os resultados preliminares, ainda não publicados, serviram de base para sua aprovação no FDA em novembro de 2012 (http://www.exelixis.com/investors-media/press-releases). Outras terapias-alvo moleculares, como sorafenibe, sunitinibe, motesanibe e axitinibe, foram avaliadas em pacientes com CMT avançado, mas foram associadas, principalmente, a doença estável e baixas taxas de respostas parciais (Tabela 23.3).[32-35]

Neoplasia Endócrina Múltipla Tipo 2 (NEM2)

A NEM2 é uma síndrome de herança autossômica dominante classificada em três síndromes distintas, denominadas NEM2A, NEM2B e CMT familiar (CMTF) (Tabela 23.1). A NEM2A consiste no desenvolvimento de CMT em 95% dos pacientes, feocromocitoma em 50% e hiperparatireoidismo primário em 20% dos pacientes. Essa síndrome tem duas variantes: NEM2A associada ao líquen amiloidótico cutâneo e NEM2A associada à doença de Hirschsprung (aganglioneurose congênita do cólon).[2] O líquen amiloidótico cutâneo consiste em uma lesão extremamente pruriginosa presente na região dorsal superior. Essa lesão é encontrada somente em indivíduos com NEM2A típico e portadores de uma mutação no códon 634 do gene RET.[36] A NEM2B é caracterizada pelo desenvolvimento precoce e agressivo de CMT em mais de 98% dos pacientes e de feocromocitoma em 50% dos indivíduos. Além dessas manifestações, os pacientes com NEM2B apresentam um fenótipo distinto: caracteres marfanoides (estatura alta, face alongada, membros superiores longos e desproporcionais ao segmento inferior do corpo) e presença de neuromas em lábios, no terço distal da língua e no trato gastrointestinal. A ganglioneuromatose intestinal é a causa de distúrbios de motilidade gastrointestinal vista em mais de 50% dos portadores de NEM2B. Um sintoma comum é a constipação intestinal, presente desde o primeiro ano de vida.

O modo de apresentação e comportamento clínico do CMT varia de acordo com o tipo de NEM2. Em NEM2A, o CMT é a primeira manifestação clínica em mais de 80% dos indivíduos. As alterações celulares iniciais, ou seja, a hiperplasia de células C e o carcinoma microscópico, estão comumente presentes na primeira década de vida e o CMT macroscópico, na segunda ou terceira década. A forma mais agressiva de CMT ocorre em pacientes com NEM2B, frequentemente associada a metástases em linfonodos cervicais nos primeiros anos de vida, e a morte por doença metastática pode ocorrer na segunda ou terceira década de vida. Entretanto, há casos descritos nos quais a evolução do CMT é menos agressiva e associada a sobrevida prolongada. Já no CMT familiar, a apresentação clínica é mais tardia e o prognóstico é mais favorável do que nos pacientes com NEM2A e NEM2B.[2] O desenvolvimento precoce de CMT em pacientes com NEM2A e NEM2B tem grande impacto na decisão terapêutica diante de indivíduos assintomáticos com mutação germinativa do RET.[37]

Genética

Estudos de mapeamento genético em famílias com NEM2A e NEM2B localizaram o gene responsável na região centromérica do cromossomo 10 (10q11.2) em 1987.[38,39]

Em 1993, estudos subsequentes resultaram na descoberta do oncogene RET como o gene causador de NEM2.[40,41]

O RET codifica o receptor RET, que consiste em um receptor tirosina cinase que contém grande domínio extracelular, uma região transmembrana e dois domínios tirosina cinase intracelulares.[42] O receptor RET faz parte de um complexo que inclui, além do RET, seus ligantes (GDNF [glial-derived neurotrophic factor], artemin, persephin e neurturin]) e um correceptor denominado GFRα. Os ligantes e GFRα se acoplam à região extracelular do receptor RET, resultando na dimerização do receptor e na autofosforilação dos resíduos tirosina cinase intracelulares. Esse complexo é essencial no desenvolvimento embrionário renal e do plexo autonômico entérico. Mutações que causam ativação do RET resultam no desenvolvimento tumoral presente na NEM2, enquanto mutações inativadoras causam a doença de Hirschsprung (aganglionose intestinal congênita).[43]

NEM2A, CMT familiar e NEM2B são causados por mutações ativadoras do oncogene RET (Tabela 23.2).[2] Essas mutações resultam na ativação constitutiva do receptor, levando ao desencadeamento de sinais intracelulares responsáveis pelo crescimento celular desregulado. As

Tabela 23.2 Mutações mais frequentes do RET em NEM2A, NEM2B e CMTF

Éxon	Códon mutado		
	CMTF	NEM2A	NEM2B
5	321		
8	533		
10	600 603 606 609 611 618 620	609 611 618 620	
11	630 634 649 666	630 634 666	
13	768 777 778 781 790 791	768 790 791	
14	804 852	804 852	
15	891	891	883
16	912		918

CMTF, carcinoma medular de tireoide familiar; NEM: neoplasia endócrina múltipla.

Tabela 23.3 Estudos clínicos em pacientes com CMT esporádico ou hereditário e doença em progressão

Terapia-alvo (Referência)	Alvo	Fase do estudo	Nº de pacientes	RP (%)	DE (%)
Motesanibe[32]	VEGFR, RET	II	91	18	45
Sorafenibe[35]	VEGFR, RET, BRAF	II	16	6	62
Sorafenibe[33]	VEGFR, RET, BRAF	II	34	15	74
Sunitinibe[50]	VEGFR, RET, RET/PTC	II	7	0	83
Axitinibe[34]	VEGFR	II	11	18	45
Vandetanibe 300mg[28]	VEGFR, RET, EGFR, RET/PTC	II	30	20	73
Vandetanibe 100mg[29]		II	19	16	68
Vandetanibe 300mg[30]		III	231 (vandetanibe) 100 (placebo)	RR 5,4	RR 2,6
Cabozantinibe[31]	VEGFR, C-MET, RET	I	37	29	68

DE: doença estável; RP: resposta parcial; RR: risco relativo.

mutações mais frequentes envolvem os éxons 10 e 11 do *RET*, os quais são responsáveis pela codificação de uma região importante para a função do receptor, ou seja, o domínio rico em cisteína. Tanto no CMTF como na NEM2A, as mutações mais frequentes envolvem os éxons 10 (códons 609, 611, 618 e 620) e 11 (códon 634). Na NEM2A, mais de 85% das famílias apresentam uma mutação no códon 634; destas, a mais comum, responsável por 52% dos casos, resulta na substituição de cisteína por arginina (cys634arg).[44] As mutações que envolvem o códon 634 são tipicamente associadas ao desenvolvimento de hiperparatireoidismo primário, feocromocitoma e líquen amiloidótico cutâneo. A descrição de mutações que envolvem o domínio intracelular tirosina cinase na NEM2A e no CMTF é incomum (Tabela 23.2). As mutações no segundo domínio intracelular tirosina cinase são responsáveis pela NEM2B.[2] Mais de 95% dos indivíduos com NEM2B têm uma mutação que substitui metionina por treonina no códon 918 (met918thr).

Nos casos esporádicos, a mutação somática do *RET* M918T é a mais frequente, sendo identificada em 50% a 85% dos CMT esporádicos.[45,46] Vale ressaltar que mutação somática do *RET* em CMT esporádicos é um preditor desfavorável de recidiva e sobrevida global.[47] Esses estudos resultaram na recomendação de avaliação do *RET* em todos os pacientes com CMT, pois a identificação de um indivíduo com mutação no *RET* frequentemente leva à identificação de outros portadores da mutação na família.

Conduta do Portador Assintomático de uma Mutação do Gene *RET*

O que distingue NEM2 de outras síndromes genéticas associadas ao câncer é o fato de a avaliação genética alterar a conduta no paciente, ou seja, quando uma muta-

ção do *RET* é identificada, recomenda-se a tireoidectomia profilática.[2] Além disso, outra função importante do teste genético é a identificação de familiares que não apresentam mutação do *RET*, excluindo-os assim da necessidade de acompanhamento prospectivo ao longo da vida.

A experiência adquirida desde a introdução da avaliação genética do *RET* demonstra que a sensibilidade e a especificidade desse teste são excelentes e superiores às do teste de estímulo da calcitonina com pentagastrina ou cálcio.[48] Estudos americanos e europeus indicam que o sequenciamento dos éxons 10, 11, 13 e 14 detecta mutações em aproximadamente 95% dos pacientes com NEM2A e em aproximadamente 88% de pacientes com CMTF.[44] Esse exame é realizado em vários laboratórios universitários e comerciais nos EUA, na Europa e no Brasil.

Tireoidectomia Profilática em Portadores de Mutações no Gene *RET*

Como salientado anteriormente, a principal função do teste genético é a identificação de portadores assintomáticos de NEM2. Como a tireoidectomia é uma intervenção segura, recomenda-se sua tireoidectomia em todos os portadores de mutação do gene *RET*, idealmente antes que haja envolvimento ganglionar do CMT. A experiência atual revela que a tireoidectomia profilática resulta na melhora significativa da morbidade e mortalidade desses pacientes.[2]

O grande debate atual se refere ao momento mais apropriado para a realização da tireoidectomia.[14,49] A experiência adquirida com a caracterização clínica das diversas mutações do *RET* levou ao desenvolvimento da recomendação de proceder à tireoidectomia de acordo com a agressividade da mutação.[2,14] De acordo com as diretrizes da ATA, as mutações associadas à NEM2B (códons 883, 918) foram classificadas como nível D (risco altíssimo), as associadas à NEM2A, que envolvem o códon 634, foram consideradas nível C (risco mais alto), as mutações que causam NEM2A ou CMTF, envolvendo os códons 609, 611, 618, 620 e 630, foram classificadas como nível B (risco alto) e as mutações mais indolentes (códons 533, 603, 606, 649, 666, 768, 777, 790, 791, 804, 819, 833, 844, 866, 891, 649 e 912), geralmente associadas ao CMTF, foram classificadas como nível 1 (risco moderado).[2,14] Essa classificação tornou possível estabelecer recomendações quanto ao tipo de cirurgia e quanto à idade mais apropriada para a intervenção profilática.

Na NEM2B (risco altíssimo), recomenda-se tireoidectomia total (nível VI) no primeiro ano de vida com esvaziamento do compartimento central, caso haja evidência clínica de envolvimento ganglionar. A partir do segundo ano de vida, deve-se considerar o esvaziamento do compartimento central profilático e esvaziamento lateral, em caso de evidência de doença nessas cadeias. Em relação às mutações associadas à mutação do códon 634 (nível C), recomenda-se a tireoidectomia total antes dos 5 anos de idade. O esvaziamento dos compartimentos central e laterais está indicado quando há evidência clínica de doença. Em todas as outras mutações de risco B e A, a tireoidectomia profilática deve ser considerada antes dos 5 anos, mas, nesses casos, retardar a intervenção cirúrgica nos pacientes sem evidência de doença (calcitonina basal ou após estímulo normal, US da tireoide dentro da normalidade) e sem história familiar de agressividade é aceitável e é uma das alternativas sugeridas nas diretrizes da ATA.[14]

Além da tireoidectomia profilática, os portadores de NEM2A e NEM2B são candidatos a monitoramento anual para exclusão de recidiva do CMT e rastreamento para feocromocitoma e hiperparatireoidismo primário. O acompanhamento anual do CMT deve ser realizado com dosagens séricas de calcitonina e CEA e US da região cervical. Quanto ao rastreamento do feocromocitoma, recomenda-se a solicitação de catecolaminas urinárias e/ou metanefrinas urinárias anualmente em todos os portadores de mutação do *RET*, ou a dosagem das metanefrinas plasmáticas, se disponível. Nos portadores de mutações do *RET* não associadas a feocromocitoma ou hiperparatireoidismo primário (códons 768, 790, 891 e a mutação V804M) é aceitável um rastreamento menos frequente.[2]

Referências

1. Hazard JB, Hawk WA, Crile Jr. G. Medullary (solid) carcinoma of the thyroid: a clinicopathologic entity. J Clin Endocrinol Metab 1959; 19:152-61.

2. Brandi ML, Gagel RF, Angeli A et al. Guidelines for diagnosis and therapy of MEN type 1 and type 2. J Clin Endocrinol Metab 2001; 86:5658-71.

3. Santoro M, Carlomagno F, Melillo RM, Fusco A. Dysfunction of the RET receptor in human cancer. Cellular and Molecular Life Sciences – CMLS 2004; 61:2954-64.

4. Rosenfeld MG, Amara SG, Evans RM. Alternative RNA processing: determining neuronal phenotype. Science 1984; 225:1315-20.

5. Hoff AO, Catala-Lehnen P, Thomas PM et al. Increased bone mass is an unexpected phenotype associated with deletion of the calcitonin gene. J Clin Investig 2002; 110:1849-57.

6. Samaan NA, Schultz PN, Hickey RC. Medullary thyroid carcinoma: prognosis of familial versus sporadic disease and the role of radiotherapy. J Clin Endocrinol Metab 1988; 67:801-5.

7. Almeida MQ, Hoff AO. Recent advances in the molecular pathogenesis and targeted therapies of medullary thyroid carcinoma. Current Opinion in Oncology 2012; 24:229-34.

8. Orlandi F, Caraci P, Berruti A et al. Chemotherapy with dacarbazine and 5-fluorouracil in advanced medullary thyroid cancer. Annals of oncology: official journal of the European Society for Medical Oncology/ESMO 1994; 5:763-5.

9. Machens A, Schneyer U, Holzhausen HJ, Dralle H. Prospects of remission in medullary thyroid carcinoma according to basal calcitonin level. J Clin Endocrinol Metab 2005; 90:2029-34.

10. Cooper CW, Schwesinger WH, Mahgoub AM, Ontjes DA. Thyrocalcitonin: stimulation of secretion by pentagastrin. Science 1971; 172:1238-40.

11. Machens A, Ukkat J, Hauptmann S, Dralle H. Abnormal carcinoembryonic antigen levels and medullary thyroid cancer progression: a multivariate analysis. Arch Surg 2007; 142:289-93; discussion 94.

12. Bugalho MJ, Santos JR, Sobrinho L. Preoperative diagnosis of medullary thyroid carcinoma: fine needle aspiration cytology as compared with serum calcitonin measurement. J Surg Oncol 2005; 91:56-60.

13. Moley JF, DeBenedetti MK. Patterns of nodal metastases in palpable medullary thyroid carcinoma: recommendations for extent of node dissection. Ann Surg 1999; 229:880-7; discussion 7-8.

14. Mirallie E, Vuillez JP, Bardet S et al. High frequency of bone/bone marrow involvement in advanced medullary thyroid cancer. J Clin Endocrinol Metab 2005; 90:779-88.

15. Evans DB, Fleming JB, Lee JE, Cote G, Gagel RF. The surgical treatment of medullary thyroid carcinoma. Sem Surg Oncol 1999; 16:50-63.

16. Diehl M, Risse JH, Brandt-Mainz K et al. Fluorine-18 fluorodeoxyglucose positron emission tomography in medullary thyroid cancer: results of a multicentre study. Eur J Nucl Med 2001; 28:1671-6.

17. Kloos RT, Eng C, Evans DB et al. Medullary thyroid cancer: management guidelines of the American Thyroid Association. Thyroid: official journal of the American Thyroid Association 2009; 19:565-612.

18. Scollo C, Baudin E, Travagli JP et al. Rationale for central and bilateral lymph node dissection in sporadic and hereditary medullary thyroid cancer. J Clin Endocrinol Metab 2003; 88:2070-5.

19. Moley JF, Debenedetti MK, Dilley WG, Tisell LE, Wells SA. Surgical management of patients with persistent or recurrent medullary thyroid cancer. J Intern Med 1998; 243:521-6.

20. Ellenhorn JD, Shah JP, Brennan MF. Impact of therapeutic regional lymph node dissection for medullary carcinoma of the thyroid gland. Surgery 1993; 114:1078-81; discussion 81-2.

21. van Heerden JA, Grant CS, Gharib H, Hay ID, Ilstrup DM. Long--term course of patients with persistent hypercalcitoninemia

after apparent curative primary surgery for medullary thyroid carcinoma. Ann Surg 1990; 212:395-400; discussion -1.

22. Brierley J, Tsang R, Simpson WJ, Gospodarowicz M, Sutcliffe S, Panzarella T. Medullary thyroid cancer: analyses of survival and prognostic factors and the role of radiation therapy in local control. Thyroid: official journal of the American Thyroid Association 1996; 6:305-10.

23. Fersht N, Vini L, A'Hern R, Harmer C. The role of radiotherapy in the management of elevated calcitonin after surgery for medullary thyroid cancer. Thyroid: official journal of the American Thyroid Association 2001; 11:1161-8.

24. Wu LT, Averbuch SD, Ball DW, de Bustros A, Baylin SB, McGuire WP, 3rd. Treatment of advanced medullary thyroid carcinoma with a combination of cyclophosphamide, vincristine, and dacarbazine. Cancer 1994; 73:432-6.

25. Schlumberger M, Abdelmoumene N, Delisle MJ, Couette JE. Treatment of advanced medullary thyroid cancer with an alternating combination of 5 FU-streptozocin and 5 FU-dacarbazine. The Groupe d'Etude des Tumeurs a Calcitonine (GETC). Brit J Cancer 1995; 71:363-5.

26. Juweid ME, Hajjar G, Stein R et al. Initial experience with high-dose radioimmunotherapy of metastatic medullary thyroid cancer using 131I-MN-14 F(ab)2 anti-carcinoembryonic antigen MAb and AHSCR. Journal of Nuclear Medicine: official publication, Society of Nuclear Medicine 2000; 41:93-103.

27. Monsieurs M, Brans B, Bacher K, Dierckx R, Thierens H. Patient dosimetry for 131I-MIBG therapy for neuroendocrine tumours based on 123I-MIBG scans. Eur J Nucl Med Mol Imag 2002; 29:1581-7.

28. Wells SA Jr., Gosnell JE, Gagel RF et al. Vandetanib for the treatment of patients with locally advanced or metastatic hereditary medullary thyroid cancer. J Clin Oncol 2010; 28:767-72.

29. Robinson BG, Paz-Ares L, Krebs A, Vasselli J, Haddad R. Vandetanib (100 mg) in patients with locally advanced or metastatic hereditary medullary thyroid cancer. J Clin Endocrinol Metab 2010; 95:2664-71.

30. Wells SA Jr., Robinson BG, Gagel RF et al. Vandetanib in patients with locally advanced or metastatic medullary thyroid cancer: a randomized, double-blind phase III trial. J Clin Oncol 2012; 30:134-41.

31. Kurzrock R, Sherman SI, Ball DW et al. Activity of XL184 (Cabozantinib), an oral tyrosine kinase inhibitor, in patients with medullary thyroid cancer. J Clin Oncol 2011; 29:2660-6.

32. Schlumberger MJ, Elisei R, Bastholt L et al. Phase II study of safety and efficacy of motesanib in patients with progressive or symptomatic, advanced or metastatic medullary thyroid cancer. J Clin Oncol 2009; 27:3794-801.

33. Ahmed M, Barbachano Y, Riddell A et al. Analysis of the efficacy and toxicity of sorafenib in thyroid cancer: a phase II study in a UK based population. Eur J Endocrinol 2011; 165:315-22.

34. Cohen EE, Rosen LS, Vokes EE et al. Axitinib is an active treatment for all histologic subtypes of advanced thyroid cancer: results from a phase II study. J Clin Oncol 2008; 26:4708-13.

35. Lam ET, Ringel MD, Kloos RT, et al. Phase II clinical trial of sorafenib in metastatic medullary thyroid cancer. J Clin Oncol 2010; 28:2323-30.

36. Verga U, Beck-Peccoz P, Cambiaghi S. Cutaneous lichen amyloidosis in multiple endocrine neoplasia type 2A. Thyroid: official journal of the American Thyroid Association 2002; 12:1149.

37. Gill JR, Reyes-Mugica M, Iyengar S et al. Early presentation of metastatic medullary carcinoma in multiple endocrine neoplasia, type IIA: implications for therapy. J Pediatr 1996; 129:459-64.

38. Simpson NE, Kidd KK, Goodfellow PJ et al. Assignment of multiple endocrine neoplasia type 2A to chromosome 10 by linkage. Nature 1987; 328:528-30.

39. Mathew CG, Chin KS, Easton DF et al. A linked genetic marker for multiple endocrine neoplasia type 2A on chromosome 10. Nature 1987; 328:527-8.

40. Mulligan LM, Kwok JB, Healey CS et al. Germ-line mutations of the RET proto-oncogene in multiple endocrine neoplasia type 2A. Nature 1993; 363:458-60.

41. Donis-Keller H, Dou S, Chi D et al. Mutations in the RET proto-oncogene are associated with MEN 2A and FMTC. Hum Mol Genet 1993; 2:851-6.

42. Santoro M, Carlomagno F. Drug insight: Small-molecule inhibitors of protein kinases in the treatment of thyroid cancer. Nat Clin Prac Endocrinol Metabol 2006; 2:42-52.

43. Asai N, Jijiwa M, Enomoto A et al. RET receptor signaling: dysfunction in thyroid cancer and Hirschsprung's disease. Pathol Intern 2006; 56:164-72.

44. Eng C, Clayton D, Schuffenecker I et al. The relationship between specific RET proto-oncogene mutations and disease phenotype in multiple endocrine neoplasia type 2. International RET mutation consortium analysis. JAMA 1996; 276:1575-9.

45. Mian C, Pennelli G, Barollo S et al. Combined RET and Ki-67 assessment in sporadic medullary thyroid carcinoma: a useful tool for patient risk stratification. Eur J Endocrinol 2011; 164:971-6.

46. Fugazzola L, Muzza M, Mian C et al. RET genotypes in sporadic medullary thyroid cancer: studies in a large Italian series. Clin Endocrinol (Oxf) 2008; 69:418-25.

47. Modigliani E, Cohen R, Campos JM et al. Prognostic factors for survival and for biochemical cure in medullary thyroid carcinoma: results in 899 patients. The GETC Study Group. Groupe d'etude des tumeurs a calcitonine. Clin Endocrinol (Oxf) 1998; 48:265-73.

48. Cote GJ, Gagel RF. Lessons learned from the management of a rare genetic cancer. N Engl J Med 2003; 349:1566-8.

49. Gimm O, Ukkat J, Niederle BE et al. Timing and extent of surgery in patients with familial medullary thyroid carcinoma/multiple endocrine neoplasia 2A-related RET mutations not affecting codon 634. World J Surg 2004; 28:1312-6.

50. Carr LL, Mankoff DA, Goulart BH et al. Phase II study of daily sunitinib in FDG-PET-positive, iodine-refractory differentiated thyroid cancer and metastatic medullary carcinoma of the thyroid with functional imaging correlation. Clin Cancer Res 2010; 16:5260-8.

Carcinoma Anaplásico de Tireoide

Fabíola Yukiko Miasaki • Hans Graf

INTRODUÇÃO

As neoplasias malignas da tireoide acometem cerca de 8/100 mil habitantes a cada ano nos EUA.[1] Entretanto, sua incidência vem aumentando, e estima-se que o carcinoma de tireoide já seja a quinta maior causa de câncer entre as mulheres americanas e a terceira (8% de todos os cânceres) entre as mulheres de origem hispânica residentes nos EUA.[2,3]

Oitenta e um por cento desses tumores são papilíferos, 13,6% foliculares e 3,2% medulares.[4] Os carcinomas indiferenciados, também chamados de anaplásicos, contribuem com 1,7% desses tumores. Sua incidência é maior na Europa e na América Latina.[5]

O carcinoma anaplásico de tireoide (ATC – em inglês, *anaplastic thyroid carcinoma*), diferentemente das outras formas de câncer, apresenta comportamento muito agressivo e prognóstico reservado: a média da sobrevida desses pacientes é de 6 meses após o diagnóstico. O ATC tem prevalência discretamente maior em mulheres do que em homens e costuma surgir em idade avançada, principalmente nas sexta e sétima décadas de vida.[6,7]

Estudos mostram diminuição de sua incidência na última década, sem motivo aparente. Alguns autores postulam que o diagnóstico precoce e a ressecção completa dos carcinomas bem diferenciados poderiam prevenir uma possível desdiferenciação. Outros, baseados no fato de a incidência do carcinoma anaplásico ser maior em áreas iodo-deficientes, sugerem que a iodação do sal poderia ser responsável por esse fenômeno. Entretanto, observações posteriores não confirmaram nenhuma redução significativa em sua incidência após a adoção de iodoprofilaxia nesse país.[8,9]

Apesar da menor incidência, nenhuma mudança na evolução clínica do ATC foi observada. Ainda não dispomos de medidas efetivas para a cura desses pacientes. A melhor medida, atualmente, consiste no tratamento cirúrgico agressivo dessas lesões, combinado com os novos agentes quimioterápicos e radioterapia externa.

ETIOLOGIA E PATOGÊNESE

A patogênese do ATC ainda é controversa, pois o ATC é altamente pleiotrófico, albergando diversas mutações (axin, TP53, catenina β1, BRAF, RAS, PIK3CA, ALK, entre outras).[10,11]

A mutação BRAFV600E, a mais frequente no carcinoma papilífero de tireoide, foi encontrada em 0% a 50% das amostras de ATC estudadas, enquanto RAS foi encontrada em 6% a 50% dos ATC. Mutações de RAS também podem ser encontradas em carcinomas foliculares.[12-14]

A concomitância dessas mutações no ATC e em carcinomas bem diferenciados da tireoide sugere que o aparecimento do ATC seja decorrente do surgimento de novas mutações e/ou outros fenômenos epigenéticos, que facilitariam a desdiferenciação tumoral.[15-17]

Mutações como as de TP53, PI3KCA e catenina β1, que caracterizam o ATC, seriam marcadores finais desse processo de desdiferenciação e, provavelmente, estão envolvidas no comportamento agressivo desse tumor.[13,18]

Outra proteína que parece ser importante na progressão do carcinoma anaplásico é a "aurora B". As "aurora cinases", grupo do qual a aurora B faz parte, são fundamentais na regulação do ciclo celular.[19] Há a descrição de que a expressão "forçada" da aurora B acarreta aneuploidia e um fenótipo mais agressivo dos tumores. Achados recentes, mostrando altos níveis de aurora B em espécimes cirúrgicos de ATC, sugerem que ela tenha um papel importante no processo de desdiferenciação. Além disso, estudos *in vitro* com inibidores das aurora cinases (através de RNAi – RNA de interferência) diminuíram a expressão dos níveis dessa proteína e inibiram a proliferação do carcinoma anaplásico.[20] Um outro inibidor potente e seletivo das aurora cinases, o VX-680, diminuiu o crescimento celular e induziu apoptose em várias linhas celulares de ATC.[21]

Além desses, inúmeras proteínas relacionadas com processos celulares, como proliferação, adesão, mitose, neovascularização e apoptose, têm sua expressão alterada e facilitam a progressão do tumor. Entretanto, ainda não foi possível afirmar se um desses processos tem papel causal no desenvolvimento do ATC, nem se sua inibição poderia conter o avanço da doença.

DIAGNÓSTICO E QUADRO CLÍNICO

O pico de incidência do ATC ocorre entre a sexta e a sétima décadas de vida, em mais de um terço dos pacientes ocorrendo em bócios multinodulares de longa evolução. Foram descritos casos de ATC em pacientes de 15 a 98 anos de idade, sendo as mulheres as mais afetadas (65,8%).

Tipicamente, o paciente com ATC apresenta-se com dor e disfonia associada a massa cervical anterior de crescimento rápido, endurecida e aderente aos planos adjacentes. Com frequência, observam-se, também, linfonodomegalias palpáveis e história de bócio de longa data.

Uma revisão de 2.822 casos mostrou que crescimento de massa cervical (86%), disfonia (33%), disfagia (38%), dispneia (27%), dor cervical (16%), tosse (10%), hemoptise (10%) e síndrome da veia cava superior (8%) foram os sinais e sintomas mais frequentes[10] (Tabela 24.1).

São relatados também hipertireoidismo em razão de necrose local da tireoide[22] e hipocalcemia em virtude da infiltração tumoral das glândulas paratireoides. Além disso, observaram-se invasão cervical extensa e metástases a distância em 15% a 50% dos casos. Metástases cervicais únicas ou múltiplas, uni ou bilaterais, ocorreram em mais de 40% dos pacientes. Metástases a distância também foram identificadas, subsequentemente, em um quarto dos pacientes durante a evolução da doença.[23]

Pulmões e pleura são os sítios mais comuns de metástases (37,2%). Também são frequentes as metástases em mediastino (25%), hepáticas (10,1%) e ósseas (6,4%). São descritas, ainda, metástases renais, pancreáticas, cerebrais, cutâneas e adrenais.[24]

O diagnóstico pode ser realizado por meio de punção aspirativa por agulha fina (PAAF). Entretanto, o diagnóstico citopatológico pode ser prejudicado pela frequente presença de necrose, hemorragia e fibrose nesses tumores. Por esse motivo, alguns autores advogam o uso de *core biopsy* quando de sua suspeita.[10] De qualquer maneira, diante de alta suspeição clínica, a cirurgia não deve ser retardada.[25]

Além da PAAF, é necessário avaliar a extensão tumoral e as complicações ocasionadas pela invasão tumoral na abordagem inicial. Os exames de imagem são fundamentais no planejamento cirúrgico. Embora lesões pulmonares possam ser evidenciadas já nas radiografias, tomografias cervicais e de tórax tornam possível a determinação da extensão tumoral, bem como se existe invasão de grandes vasos, trato digestivo ou das vias aéreas. As metástases ósseas são geralmente líticas e visualizadas à radiografia. O PET-scan também pode ser útil para localização de metástases a distância.[8,24]

Hipocalcemia sugere invasão tumoral das paratireoides com subsequente hipoparatireoidismo. A avaliação com TSH possibilita o início da reposição hormonal, quando necessária, antes da cirurgia.

A avaliação completa visa determinar a extensão local da doença e a presença de metástases a distância (Tabela 24.2). Contudo, é importante ressaltar que todo e

Tabela 24.1 Sinais e sintomas de 2.822 pacientes revisados com carcinoma anaplásico de tireoide

Sinais/sintomas	Porcentagem de pacientes
Massa cervical	86
Rouquidão/disfonia	33
Disfagia	38
Dispneia	27
Dor cervical	16
Tosse	10
Hemoptise	10
Síndrome da veia cava superior	8

Tabela 24.2 Avaliação pré-operatória sugerida, mas não fundamental

PAAF
Ecografia cervical
Tomografia cervical/RNM
Tomografia de tórax
Tomografia de abdome PET-TC
Cintilografia óssea
Laringoscopia/broncoscopia
Hemograma Eletrólitos Ureia Creatinina Função hepática Provas de coagulação
Cálcio sérico
TSH

Capítulo 24 Carcinoma Anaplásico de Tireoide

qualquer exame que não puder ser feito imediatamente e que implique atraso na abordagem cirúrgica deverá ser cancelado. No sistema de estadiamento TNM, todos os pacientes com diagnóstico de ATC são classificados como estádio IV.[10,24]

PATOLOGIA

O ATC tem evolução devastadora. Cresce rapidamente, infiltrando os tecidos vizinhos, como músculos pré-tireoidianos, traqueia, esôfago cervical, músculo esternocleidomastóideo e pele. Progressivamente, o paciente desenvolve disfonia, disfagia e dispneia.

Microscopicamente, o ATC pode apresentar-se com três diferentes padrões histológicos: células fusiformes/estreladas, células gigantes ou escamoides. Entretanto, achados paucicelulares também são possíveis. Caracteristicamente, apresentam inúmeras figuras de mitose, grandes áreas de necrose, hemorragia e infiltração vascular.[26] Na imuno-histoquímica, observam-se células altamentes desdiferenciadas que não expressam receptores de TSH, cotransportador de sódio e iodo (NIS) ou tireoglobulina. Com frequência, apresentam mutações de p53 e são positivas para pancitoqueratina.

Quando o quadro histológico é de pequenas células, o diagnóstico diferencial com linfoma é mandatório.[8] Entretanto, também é necessário estabelecer o diferencial com carcinoma de tireoide pouco diferenciado, sarcoma, outras lesões metastáticas, carcinoma de células escamosas (seja primário da tireoide, seja CEC de cabeça/pescoço) e tireoidite de Riedel.

TRATAMENTO

Cirurgia

Em vários estudos, pacientes submetidos à ressecção tumoral tiveram melhor evolução clínica quando comparados a pacientes que receberam somente tratamento clínico. Apesar disso, a melhor abordagem cirúrgica inicial ainda é assunto de grande controvérsia.[27-31]

A ressecção cirúrgica completa pareceu ser mais favorável em algumas séries. Entretanto, como a maioria desses estudos era retrospectiva, esse tipo de procedimento só pôde ser feito em pacientes que não apresentavam doença invadindo estruturas adjacentes, criando um grande viés na avaliação subsequente. Entretanto, um estudo recente mostrou que pacientes que receberam radioterapia e quimioterapia após ressecção completa do tumor apresentaram aumento na sobrevida.[32]

Na tentativa de criar uma diretriz mais racional para o manejo do carcinoma anaplásico de tireoide, vários *experts* se reuniram recentemente e publicaram o último consenso para o tratamento do ATC. Assim, para determinação da melhor abordagem cirúrgica, o paciente com ATC deve ter sua doença estadiada sem demora.

Se a doença for locorregional e uma ressecção completa com margens negativas for possível (ressecção R0/R1), a cirurgia deverá ser considerada.[33]

Já nos pacientes com doença sistêmica, ou seja, na presença de metástases, a cirurgia deve ser considerada para amenizar/evitar obstrução de vias aéreas ou esofágica.[33]

Infelizmente, não é infrequente a necessidade de medidas paliativas, principalmente, para prevenção de óbito secundário à asfixia. A obstrução de via aérea pode ocorrer por compressão tumoral externa, invasão tumoral intraluminal ou, ainda, por paralisia bilateral das cordas vocais. Assim, pacientes apresentando estridor ou crescimento tumoral rápido devem ser avaliados para possível traqueostomia. Nessa abordagem, a tomografia consegue determinar a extensão da estenose da via aérea e/ou a presença de massa tumoral intraluminal. Entretanto, traqueostomias simplesmente profiláticas não são indicadas, uma vez que não aumentam a sobrevida e estão associadas a maior morbidade (difícil cicatrização, extrusão do tumor etc.), além de atrasarem a radioterapia.[8]

Radioterapia e Quimioterapia

Em razão da rara incidência do carcinoma anaplásico de tireoide e do estágio avançado em que os pacientes se apresentam, os estudos acabam por ser contaminados por vieses importantes. Assim como os protocolos cirúrgicos, os protocolos desenhados para avaliação da rádio e/ou quimioterapia apresentam resultados contraditórios.[8] Invariavelmente, pacientes em boas condições gerais, jovens, com doença menos extensiva, recebem terapias combinadas mais agressivas do que pacientes mais idosos com doença local irressecável e/ou metastática.[33] Se por um lado o uso isolado de quimioterapia ou radioterapia parece não aumentar a sobrevida,[34,35] por outro a associação de ressecção cirúrgica completa e radioterapia parece induzir aumento na sobrevida.[13]

O último consenso da American Thyroid Association (ATA) recomenda que, semelhantemente ao que ocorre na indicação cirúrgica, os pacientes devem ser reestadiados após a cirurgia para determinação da melhor abordagem. Em pacientes submetidos a ressecção tumoral completa (R0 e R1) e que apresentem bom estado geral, as evidências são suficientemente fortes para recomendar a radioterapia.[33] Por outro lado, para aqueles que, mesmo com ressecção incompleta (R2), desejem uma abordagem mais agressiva e estejam em condições para tal deverá ser oferecida radioterapia definitiva. O último consenso da ATA também sugere que a radioterapia paliativa tem seu papel naqueles pacientes que apresentam sintomas locais e estão em mau estado geral.

Quanto à dose, a maioria dos estudos observou que pacientes submetidos a doses totais de pelo menos 40Gy tiveram sobrevida maior quando comparados a pacientes que receberam doses menores.[10]

A combinação de novos quimioterápicos associados à radioterapia após o tratamento cirúrgico tem demonstrado resultados mais promissores.[34,35]

Em um estudo, doxorrubicina (60mg/m²) associada a cisplatina (90mg/m²) a cada 4 semanas, em combinação com radioterapia, foi utilizada em pacientes com menos de 65 anos de idade. Apesar da grave toxicidade observada em metade dos pacientes, foi obtido controle da doença em 10 pacientes, que também haviam sido submetidos à cirurgia, e cinco pacientes tiveram sobrevida de mais de 20 meses.[34] Resultados semelhantes foram reportados recentemente.[36]

Estudos com paclitaxel têm mostrado ser este um medicamento eficiente no controle tumoral sem, entretanto, impedir seu curso letal. Ain et al. relataram 53% de resposta com paclitaxel. Pacientes que responderam ao tratamento obtiveram sobrevida de 32 semanas, em média, enquanto a sobrevida naqueles que não obtiveram resposta foi de 7 semanas.[37]

Alguns trabalhos indicam que a associação de manumicina ao paclitaxel pode melhorar os resultados obtidos com o paclitaxel isoladamente. Esse efeito decorreria da inibição da angiogênese, impedindo que as células neoplásicas tenham "suprimentos" para crescer.[38,39]

Perspectivas

Em virtude da alta morbimortalidade dos pacientes acometidos por ATC, vários grupos de pesquisa buscam medicamentos mais eficazes no tratamento desses pacientes. Mesmo o último consenso americano sugere que a possibilidade de tratamentos experimentais deve ser oferecida aos pacientes com ATC.

Para alguns autores, os fármacos mais promissores parecem ser aqueles que inibem o processo de angiogênese desses tumores. A maioria dos inibidores da angiogênese age via tirosina cinase de receptores específicos (VEGFR, PDGFR, EGFR ou RET), e estudos de fase 2 mostram respostas parciais em tumores pouco diferenciados da tireoide. O difosfonato de motesanibe (AMG 706) é um inibidor seletivo dos receptores de VEGF, PDGF, RET e c-Kit, e seus efeitos em carcinomas pouco diferenciados vêm sendo analisados em estudo multicêntrico internacional. Resultados preliminares

mostram uma resposta objetiva utilizando os critérios RECIST (Response Evolution Criterias in Solid Tumors) em parte dos pacientes. Outra promessa era o sorafenibe, que inibe VEGFR-2 e VEGFR-3, PDGFR, Flt-3, RET, c-Kit, c-Raf1 e B-Raf e também vem sendo avaliado em estudos de fase 2. No entanto, embora resultados preliminares tenham mostrado que quase metade dos pacientes evoluiu com estabilização da doença,[40] um estudo mais recente, que incluiu somente pacientes com ATC, evidenciou resposta parcial em apenas 10% dos pacientes e estabilização da doença em outros 25%.[41] Além disso, recente estudo publicado com o pazopanibe – outro inibidor de cinases – também não confirmou os bons resultados que vinham sendo observados em estudos *in vitro* e estudos de fase 2.[42]

Outro inibidor de tirosina cinase é o CLM94, que atua inibindo o VEGFR-2. *In vitro* e *in vivo*, conseguiu diminuir a proliferação celular, a migração e a invasividade nas linhas celulares estudadas, bem como aumentar a apoptose.[43]

Outros estudos *in vitro* apontam para várias outras possibilidades de tratamento a serem exploradas. Inibidores da deacetilação de histonas (depsipeptídeo, SAHA ou tricostatina A) e agentes demetilantes (azacitidina, decitabina, butirato de sódio, entre outras) diminuíram o crescimento celular de linhas de carcinoma anaplásico e conseguiram restaurar a capacidade de captação de ^{131}I em alguns estudos.[44-46]

Recentemente, observou-se que inibidores da transcriptase reversa (nevirapina e efavirenz) inibem a proliferação de linhas celulares de ATC e reinduzem a captação de iodo *in vivo* e *in vitro*.[47]

Outro grupo mostrou que o uso de lovastatina e outros inibidores HMG-CoA em linhas celulares de ATC induziu apoptose e algum grau de rediferenciação dessas células.[48-50]

Outra proposta bastante interessante, mas ainda em fase experimental, consiste no uso de terapia gênica. Procurando promover a rediferenciação e/ou apoptose das células neoplásicas, é feita a transfecção de determinados genes como, por exemplo, p53 ou NIS.[51,52] Efeitos aditivos utilizando um inibidor de aurora B cinase e um vírus oncolítico também foram relatados.[53]

Não menos interessantes, entretanto, são os achados com a metformina. *In vitro*, a metformina foi capaz de inibir o crescimento de algumas linhagens celulares de ATC e aumentar a necrose e a apoptose, bem como demonstrou potencializar os efeitos da cisplatina e da doxorrubicina.[54]

A Tabela 24.3 resume as linhas de pesquisa para o desenvolvimento de novos tratamentos para o ATC, bem como para o carcinoma pouco diferenciado de tireoide.

Tabela 24.3 Linhas de pesquisa no tratamento anti-ATC

Via	Alvo, agente ou ação
Ras	*Antisense mRNA*; inibição da tirosina cinase
Inibição da farnesil transferase	Inibição específica
Raf	*Antisense mRNA*; inibição específica da Raf cuinase
Inibição do MEK	Inibição da fosforilação
Tirosina cinase	Inibição específica através de VEGF, EGFR
Anticorpos	Direcionados contra a proteína e/ou receptor: VEGF, EGF, Her2/neu
Angiogênese	Inibição direta da angiogênese: proteínas ligadas à tubulina
Akt/alvo nos mamíferos da rapamicina	Inibição
Apoptose	TRAIL solúvel recombinante; TRM-1 ligado ao receptor TRAIL-R1; inibição da Bcl-2
Inibidores da ciclo-oxigenase-2	Detém o crescimento tumoral, inibição da angiogênese
Heat shock protein 90	Inibição
Histona deacetilase	Inibição
DNA metilase	Inibição
Proteassomas	Inibição
Aurora B	Inibição
ALK	Inibição

Adaptada das referências 28, 36 e 37.

SEGUIMENTO

Os principais objetivos do seguimento no carcinoma anaplásico é a detecção precoce de metástases e, principalmente, garantir adequada qualidade de vida a esses pacientes.

O carcinoma anaplásico encontra-se no ápice da desdiferenciação dos tumores tireoidianos e, portanto, não tem a capacidade de captar iodo nem de produzir tireoglobulina. Assim, mesmo sendo frequente a associação com carcinoma papilífero, dosagens de tireoglobulina e pesquisas de corpo inteiro não têm valor nesse caso, pois a presença do carcinoma papilífero não influi na sobrevida desses pacientes.

O seguimento baseia-se, fundamentalmente, em exames de imagem. Ecografia cervical, tomografia de tórax e ressonância de abdome e pelve são os exames de eleição.[55] Em locais em que é fácil o acesso ao *PET-scan*, este pode ser utilizado, já que o carcinoma anaplásico é altamente metabólico.[56,57]

Do ponto de vista hormonal, o paciente deve ser mantido eutireóideo com adequada reposição de levotiroxina (TSH entre 0,4 e 2,0).

O paciente portador de ATC invarialmente evolui para óbito em tempo muito limitado. Assim sendo, além do esforço na detecção precoce de metástases a fim de prolongar a vida do paciente, é de extrema importância garantir manejo adequado da dor e manutenção da via aérea. Tudo que garanta melhor qualidade de vida ao paciente, como suporte emocional e acesso a cuidados paliativos, deve ser otimizado.

CONSIDERAÇÕES FINAIS

O diagnóstico de um ATC, mesmo feito nos dias de hoje, significa um prognóstico sombrio para os pacientes. As perspectivas de tratamento para o futuro parecem ser mais promissoras. Enquanto isso, ainda que não se atinja a cura, um diagnóstico precoce, seguido de um tratamento combinado com ressecção cirúrgica, quimioterapia e radioterapia, parece aumentar a sobrevida desses pacientes. Atenção ao controle da dor e aos cuidados paliativos, bem como manutenção das vias respiratórias e suporte emocional, também deve ser oferecida ao paciente.

Referências

1. Hayat MJ, Howlader N, Reichman ME, Edwards BK. Cancer statistics, trends, and multiple primary cancer analyses from the surveillance, epidemiology, and end results (SEER) program. Oncologist 2007; 12(1):20-37.

2. Siegel R, Ward E, Brawley O, Jemal A. Cancer statistics, 2011: the impact of eliminating socioeconomic and racial disparities on premature cancer deaths. CA Cancer J Clin 2011; 61:212-36.

3. Siegel R, Naishadham D, Jemal A. Cancer statistics for Hispanics/Latinos, 2012. CA Cancer J Clin 2012; 62(5):283-98.

4. Hundahl SA, Cady B, Cunningham MP et al. Initial results from a prospective cohort study of 5583 cases of thyroid carcinoma treated in the United States during 1996. Cancer 2000; 89(1):202-17.

5. Giuffrida D, Gharib H. Anaplastic thyroid carcinoma: current diagnosis and treatment. Ann Oncology 2000; 11(9):1083-9.

6. Sherman SI. Anaplastic carcinoma: thyroid cancer – A comprehensive guide to clinical management. 2000:319-25.

7. Roche B, Larroumets G, Dejax C et al. Epidemiology, clinical presentation, treatment and prognosis of a regional series of 26 anaplastic thyroid carcinomas (ATC). Comparison with the literature. Annales d'Endocrinologie 2010; 71:38-45.

8. Patel KN, Shaha AR. Poorly differentiated and anaplastic thyroid cancer. Cancer Control 2006; 13(2):119-28.

9. Pettersson B, Coleman MP, Ron E, Adami HO. Iodide supplementation in Sweden and regional trends in thyroid cancer incidence by histopathologic type. Int J Cancer 1996; 65(1) :13-9.

10. Smallridge RC. Approach to the patient with anaplastic thyroid carcinoma. J Clin Endocrinol Metab 2012; 97(8):2566-72.

11. Murugan AK, Xing M. Anaplastic thyroid cancers harbor novel oncogenic mutations of the ALK gene. Cancer Research 2011; 71(13):4403-11.

12. Nikiforov YE. Genetic alterations involved in the transition from well-differentiated to poorly differentiated and anaplastic thyroid carcinomas. Endocr Pathol 2004; 15:319-27.

13. Smallridge RC, Marlow LA, Copland JA. Anaplastic thyroid cancer: molecular pathogenesis and emerging therapies. Endocr Relat Cancer 2009; 16(1):17-44.

14. Nikiforova MN, Kimura ET, Gandhi M et al. BRAF mutations in thyroid tumors are restricted to papillary carcinomas and anaplastic or poorly differentiated carcinomas arising from papillary carcinomas. J Clin Endocrinol Metab 2003; 88(11): 5399-404.

15. Schlumberger M, Pacini F. Anaplastic thyroid carcinoma. Thyroid Tumors 2003:337-40.

16. Quiros RM, Ding HG, Gattuso P, Prinz RA, Xu X. Evidence that one subset of anaplastic thyroid carcinomas are derived from papillary carcinomas due to BRAF and p53 mutations. Cancer 2005; 103(11):2261-8.

17. Knauf JA, Ma X, Smith EP, Zhang L et al. Targeted expression of BRAFV600E in thyroid cells of transgenic mice results in papillary thyroid cancers that undergo dedifferentiation. Cancer Res 2005; 65(10):4238-45.

18. Soares P, Cameselle-Teijeiro J, Sobrinho-Simões M. Immunohistochemical detection of p53 in differenciated, poorly differentiated and undifferentiated carcinoma of the thyroid. Histopathology 1994; 24(3):205-10.

19. Nikiforov YE. Anaplastic carcinoma of the thyroid – Hill Aurora B light a path for treatment? J Clin Endocrinol Metab 2005; 90(2):1243-5.

20. Sorrentino R, Libertini S, Pallante PL et al. Aurora B overexpression associates with the thyroid carcinoma undifferentiated phenotype and is required for thyroid carcinoma cell proliferation. J Clin Endocrinol Metab 2005; 90(2):928-35.

21. Arlot-Bonnemains Y, Baldini E, Martin B et al. Effects of the Aurora kinase inhibitor VX-680 on anaplastic thyroid cancer-derived cell lines. Endocr Relat Cancer 2008; 15(2):559-68.

22. Ryan L, Farrar WB, Kloos RT. Anaplastic thyroid cancer. Endocrinol Clin N Am 2008; 37:525-38.

23. Are C, Shaha AR. Anaplastic thyroid carcinoma: biology, pathogenesis, prognostic factors, and treatment approaches. Ann Surg Oncol 2006; 13(4):453-64.

24. Aldinger KA, Samaan NA, Ibanez M, Hill CS. Anaplastic carcinoma of the thyroid: a review of 84 cases of spindle and giant-cell carcinoma of the thyroid. Cancer 1978; 41(6):2267-75.

25. Sugino K, Ito K, Mimura T et al. The important role of operations in the management of anaplastic thyroid carcinoma. Surgery 2002; 131(3):245-8.

26. Cotran RS, Kumar V, Robbins SL. The Endocrine System. In: Robbins pathologic basis of disease. 1994:1140.

27. Ain KB. Anaplastic thyroid carcinoma: behavior, biology, and therapeutic approaches. Thyroid 1998; 8(8):715-26.

28. Junor EJ, O'Paul J, Reed NS. Anaplastic thyroid carcinoma: ninety-one patients treated by surgery and radiotherapy. Eur J Surg Oncol 1992; 18(2):83-8.

29. Ain KB. Management of undifferentiated thyroid cancer. Baillieres Best Pract Res Clin Endocrinol Metab 2000; 14(4):615-29.

30. Bi J, Lu B. Advances in the diagnosis and management of thyroid neoplasms. Curr Opin Oncol 2000; 12(1):54-9.

31. Ain KB. Anaplastic thyroid carcinoma: a therapeutic challenge. Semin Surg Oncol 1999; 16(1):64-9.

32. De Crevoisier R, Baudin E, Bachelot A et al. Combined treatment of anaplastic thyroid carcinoma with surgery, chemotherapy, and hyperfractionated accelerated external radiotherapy. Int J Radiat Oncol Biol Phys 2004; 60(4):1137-43.

33. Smallridge RC, Ain KB, Asa SL et al. American Thyroid Association Guidelines for management of patients with anaplastic thyroid cancer. Thyroid 2012; 22(11):1104-39.

34. Tennvall J, Lundell G, Hallquist A, Wahlberg P, Wallin G, Tibblin S. Combined doxorubicin, hyperfractionated radiotherapy, and surgery in anaplastic thyroid carcinoma. Report on two protocols. Cancer 1994; 74(4):1348-54.

35. Schlumberger M, Parmentier C, Delisle M-J, Couette JE, Droz JP, Sarrazin D. Combination therapy for anaplastic giant-cell thyroid carcinoma. Cancer 1991; 67(3):564-6.

36. Derbel O, Limem S, Ségura-Ferlay C et al. Results of combined treatment of anaplastic thyroid carcinoma (ATC). BMC Cancer 2011; 11:469.

37. Ain KB, Egorin MJ, DeSimone PA. Treatment of anaplastic thyroid carcinoma with paclitaxel: phase 2 trial using ninety-six--hour infusion. Thyroid 2000; 10(7):587-94.

38. Yeung SC, Xu G, Pan J, Christgen M, Bamiagis A. Manumycin enhances the cytotoxic effect of paclitaxel on anaplastic thyroid carcinoma cells. Cancer Res 2000; 60(3):650-6.

39. Xu G, Pan J, Martin C, Yeung SC. Angiogenesis inhibition in the in vivo antineoplastic effect of manumycin and paclitaxel against anaplastic thyroid carcinoma. J Clin Endocrinol Metab 2001; 86(4):1769-77.

40. Sherman SI. New treatments for thyroid carcinoma. Meeting the Professor. Endocrine Society, Toronto, 2007:491-4.

41. Savvides P, Nagaiah G, Lavertu PN et al. Phase II trail of sorafenib in patients with advanced anaplastic carcinoma of the thyroid. Thyroid [Epub ahead of print].

42. Bible KC, Suman VJ, Menefee ME et al. Mayo Phase 2 Consortium and Mayo Clinic Endocrine Malignancies Disease Oriented Group. A multiinstitutional phase 2 trial os pazopanib monotherapy in advanced anaplastic thyroid cancer. J Clin Endocrinol Metab 2012; 97(9):3179-84.

43. Antonelli A, Bocci G, La Motta C et al. CLM94, a novel cyclic amide with anti-VEGFR-2 and antiangiogenic properties, is active against primary anaplastic thyroid cancer in vitro and in vivo. J Clin Endocrinol Metab 2012; 97:E528-E536.

44. Dohán O, De La Vieja A, Paroder V et al. The sodium/iodide symporter (NIS): characterization, regulation, and medical significance. Endocrine Rev 2003; 24(1):48-77.

45. Furuya F, Shimura H, Suzuki H et al. Histone deacetylase inhibitors restore radioiodide uptake and retention in poorly differentiated and anaplastic thyroid cancer cells by expression of the sodium/iodide symporter thyroperoxidase and thyroglobulin. Endocrinology 2004; 145(6):2865-75.

46. Venkataraman GM, Yatin M, Marcinek R, Ain KB. Restoration of iodide uptake in dedifferentiated thyroid carcinoma: relationship to human Na+/I- symporter gene methylation status. J Clin Endocrinol Metab 1999; 84(7):2449-57.

47. Landriscina M, Fabiano A, Altamura S et al. Reverse transcriptase inhibitors down-regulate cell proliferation in vitro and in vivo and restore thyrotropin signaling and iodine uptake in human thyroid anaplastic carcinoma. J Clin Endocrinol Metab 2005; 90(10):5663-71.

48. Wang CY, Zhong WB, Chang TC, Lai SM, Tsai YF. Lovastatin, a 3-hydroxy-3-methylglutaryl coenzyme A reductase inhibitor, in-

duces apoptosis and differentiation in human anaplastic thyroid carcinoma cells. J Clin Endocrinol Metab 2003; 88(7):3021-6.

49. Zhong WB, Wang CY, Chang TC, Lee WS. Lovastatin induces apoptosis of anaplastic thyroid cancer cells via inhibition of protein geranylgeranylation and de novo protein synthesis. Endocrinology 2003; 144(9):3852-9.

50. Zhong WB, Liang YC, Wang CY, Chang TC, Lee WS. Lovastatin suppresses invasiveness of anaplastic thyroid cancer cells by inhibiting Rho geranylgeranylation and Rho A/ROCK signaling. Endocr Relat Cancer 2005; 12(3):615-29.

51. Braga-Basaria M, Ringel MD. Beyond radioiodine:a review of potential new therapeutic approaches for thyroid cancer. J Clin Endocrinol Metab 2003; 88(5):1947-60.

52. Burman KD. A new paradigm in the treatment of carcinoma: specific molecular targeting. Endocrinology 2004; 145(3): 1027-30.

53. Libertini S, Abagnale A, Passaro C et al. AZD1152 negatively affects the growth of anaplastic thyroid carcinoma cells and enhances the effects of oncolytic virus dl922-947. Endocr Relat Cancer 2011; 18(1):129-41.

54. Chen G, Xu S, Renko K, Derwahl M. Metformin inhibits growth of thyroid carcinoma cells, suppresses self-renewal of derived cancer stem cells, and potentiates the effect of chemotherapeutic agents. J Clin Endocrinol Metab 2012; 97:E510-E520.

55. Carvalho GA, Graf H. Carcinoma indiferenciado de tireóide. Arq Bras Endocrinol Metabol 2005; 49(5):719-24.

56. Poppe K, LahoutteT, Everaert H, Bossuyt A, Velkeniers B. The utility of multimodality imaging in anaplastic thyroid carcinoma. Thyroid 2004; 14(11):981-2.

57. Miasaki FY. Carcinoma anaplásico de tireoide. PROENDÓCRINO – Programa de Atualização em Endocrinologia e Metabologia 2010; 1(3):9-24.

25

Tireoidites

Gisah Amaral de Carvalho • Alyne Loureiro

INTRODUÇÃO

O termo tireoidite indica a presença de inflamação na glândula tireoide, com liberação desregulada de hormônios tireoidianos, em virtude da destruição dos folículos tireoidianos e da proteólise da tireoglobulina armazenada. Esse grupo, portanto, engloba diversas condições inflamatórias que causam disfunção tireoidiana transitória ou, menos frequentemente, disfunção permanente. Em geral, disfunção da tireoide causada por tireoidite é menos grave do que a observada em outras formas de hipertireoidismo endógeno.[1]

As causas de tireoidite são extremamente variadas, assim como seu quadro clínico, o que torna difícil sua classificação. Por esse motivo, são várias as classificações propostas para as tireoidites, de acordo com a etiologia conhecida ou suposta, com a patologia ou com as características clínicas, como presença ou não de dor, ou tempo de evolução. Neste capítulo adotaremos a classificação de acordo com a etiologia, por considerarmos a mais didática (Tabela 25.1).

TIREOIDITE AUTOIMUNE

Tireoidite de Hashimoto

A tireoidite de Hashimoto (TH), tireoidite linfocítica crônica ou tireoidite crônica autoimune, foi descrita em

Tabela 25.1 Classificação etiológica das tireoidites

Tireoidite autoimune	Tireoidite de Hashimoto Tireoidite pós-parto Tireoidite silenciosa
Tireoidite idiopática dolorosa	Tireoidite de de Quervain
Tireoidite infecciosa	Tireoidite bacteriana Outras
Tireoidite idiopática de Riedel	
Tireoidite induzida por fármacos	

1912 por Haraku Hashimoto.[2] A TH é a forma mais comum de tireoidite e a causa mais frequente de hipotireoidismo e bócio. A prevalência é bastante variável, dependendo dos critérios utilizados e da população avaliada. Em estudos de necropsia, 5% a 15% das mulheres e 1% a 5% dos homens apresentam infiltração linfocitária da glândula tireoide.[3] Quando a presença de anticorpos antitireoidianos é utilizada como critério, a prevalência na população em geral é em torno de 1%. Essa prevalência tende a aumentar com a idade – aproximadamente 10% das mulheres na menopausa apresentam anticorpos positivos com algum grau de disfunção tireoidiana.[4] A TH é rara em crianças com menos de 10 anos de idade e, apesar de pouco prevalente na adolescência, é responsável por praticamente metade dos bócios que ocorrem nessa fase.[5] Apresenta-se sob duas formas clínicas: a forma bociogênica, referida como doença de Hashimoto, e a forma atrófica, denominada tireoidite atrófica.[6]

A TH é doença de natureza autoimune. O mecanismo de destruição autoimune da tireoide envolve imunidade humoral e celular. Portanto, a infiltração linfocítica ocorre por número igual de células β e células T, sendo uma característica histológica não somente da TH, mas de todas as tireoidites linfocíticas, como da tireoidite pós-parto e da tireoidite silenciosa (Figura 25.1). Em pacientes com TH, os tireócitos expressam o gene Fas, membro do grupo de genes relacionados com o fator de necrose tumoral (TNF), enquanto pessoas normais não expressam esse gene. A apoptose resultante da interação do gene Fas com o seu ligante na superfície dos tireócitos pode ser a causa subjacente da destruição celular.[7]

Na TH, a resposta imune começa com a ativação das células T *helper* específicas contra o antígeno tireoidiano. As células T ativadas induzem as células β a secretarem anticorpos antitireoidianos. A ativação das células T *hel-*

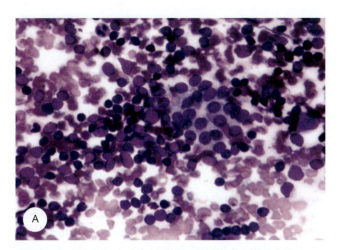 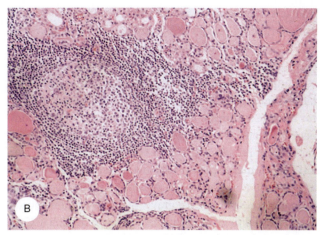

Figura 25.1 Tireoidite de Hashimoto. **A.** Citologia – esfregaços representados por população linfoide polimorfa, estádios variados de maturação, tendo de permeio grupamento de células foliculares de aspecto habitual. **B.** Histologia – corte de glândula tireoide representada por folículos tireoidianos residuais e presença de folículo linfoide bem estruturado, constituído por coroa linfocitária e centro germinativo proeminente.

per ocorre quando há falha na tolerância dessas células como resultado da combinações de fatores genéticos e não genéticos.[8]

Há descrições de associação da TH ao HLA-DR3, HLA-DR4 e HLA-DR5 em indivíduos caucasianos. Entretanto, alguns estudos excluíram os genes HLA como fatores relevantes na suscetibilidade à TH.[9] O gene CTLA-4 pode estar associado à TH familiar, embora isso ainda não tenha sido demonstrado de maneira clara.[10]

A ativação das células T, de acordo com uma hipótese, pode ser resultado de infecção com vírus que contém proteína semelhante à proteína tireoidiana; entretanto, ainda não foram demonstradas evidências em favor dessa teoria.[11] Fumantes com TH são mais propensos a desenvolver hipotireoidismo do que não fumantes com TH, achado que pode estar relacionado com a presença de tiocianatos no cigarro.[12] Ademais, existem variações geográficas na incidência de TH, sugerindo que a dieta deficiente em iodo pode ser protetora em relação à tireoidite autoimune. Outros fatores também podem estar envolvidos, como toxinas, alimentos, hormônios, medicamentos e estresse.[13,14]

Os anticorpos mais frequentemente medidos são os anticorpos antitireoperoxidase (AATPO) e antitireoglobulina (AATg), presentes em 95% e 65% dos pacientes com TH, respectivamente. Concentração sérica elevada de anticorpos ocorre em torno de 10% da população em geral e em torno de 25% em mulheres com mais de 60 anos de idade. Essa prevalência varia de acordo com raça e etnia, sendo mais marcante em brancos (14,3%) e menos em negros (5,3%). O hipotireoidismo subclínico está presente em torno de 10% dos pacientes com anticorpos positivos, e o hipotireoidismo franco está presente em 0,5% desses pacientes. Os pacientes eutireóideos com anticorpos positivos progridem para o hipotireoidismo franco em uma taxa de 2% a 4% ao ano.[15]

O AATg se correlaciona com dano celular e inflamação linfocítica, é mais frequente no início da doença e tende a desaparecer no decorrer desta. O AATPO fixa complemento, tendo efeito tóxico direto na célula folicular, e pode permanecer positivo durante toda a vida.[11] Anticorpos que bloqueiam o receptor de TSH (TRAb) podem estar presentes na TH em 0% a 40% dos pacientes.[12] O TRAb pode ter um papel no desenvolvimento e na gravidade do hipotireoidismo, embora não esteja envolvido diretamente na destruição celular. Outros anticorpos têm sido detectados em pacientes com TH, como anticorpos contra o coloide, contra hormônios tireoidianos e contra o cotransportador de sódio e iodo (NIS).[16]

A TH é caracterizada por bócio e concentração sérica elevada de anticorpos antitireoidianos. É a causa mais frequente de hipotireoidismo. Ocasionalmente, o paciente pode alternar hipertireoidismo e hipotireoidismo devido à presença intermitente de anticorpos antitireoidianos estimuladores e bloqueadores.[17] Bócio firme, simétrico e não doloroso é, frequentemente, o achado inicial da TH. Cerca de 10% dos pacientes apresentam tireoide atrófica, achado que pode representar a fase final da falência tireoidiana na TH.

Os achados ecográficos são tireoide hipoecogênica e heterogênea, com aumento da vascularização e presença de micronódulos hipoecoicos.[2,18] Há uma correlação pobre entre aspectos ecográficos, anticorpos antitireoidianos e evolução clínica.[18] No exame histopatológico encontramos infiltração difusa de linfócitos, fibrose e atrofia do parênquima tireoidiano.[18]

Uma vez que o paciente apresenta hipotireoidismo clínico, o tratamento com levotiroxina (T4L) deve ser iniciado. A vantagem do uso do T4 em relação ao T3 está no fato de o T4 ser um pré-hormônio. O T4 é convertido em T3, a forma ativa, perifericamente, de acordo com as necessidades metabólicas. Pacientes com hipotireoidismo subclínico e anticorpos positivos também devem ser tratados com reposição hormonal com o objetivo de melhorar sinais e sintomas observados ao exame clínico e também pelo fato de a progressão ao hipotireoidismo clínico ser comum nesses casos.[19,20] O objetivo da reposição com T4L é a normalização do TSH, e a dose deve ser ajustada a cada 6 ou 8 semanas. Em pacientes portadores de cardiopatia ou outra doença grave, ou em pacientes idosos, a dose inicial deve ser pequena, em torno de 12,5 a 25µg, com incrementos lentos.[21] Na fase de tireotoxicose, o uso de antitireoidianos não está indicado, pois não há aumento na formação de hormônio, mas sim lise folicular com liberação do hormônio já formado. Betabloqueador pode ser utilizado para melhora dos sintomas.

O linfoma de tireoide é bastante raro, mas o risco dessa doença é 67 vezes maior em pacientes portadores de TH.[22] O linfoma é mais comum em pacientes do sexo feminino e com mais de 50 anos de idade, sendo o mais frequente o linfoma tipo B não Hodgkin. O tratamento consiste em radioterapia associada ou não à quimioterapia. O prognóstico do câncer de tireoide tende a ser mais favorável nos pacientes com TH ou outra infiltração linfocítica do que em pacientes com câncer sem TH concomitante.[23]

Tireoidite Pós-parto

A tireoidite pós-parto (TPP) é doença autoimune, com infiltração linfocítica da tireoide, que ocorre durante o primeiro ano após o parto. A prevalência da TPP varia de 2% a 20% nas diferentes populações. No Brasil, a prevalência varia de 5% a 7%.[24]

A TPP é uma forma variante da tireoidite crônica autoimune (TH). História familiar de doença autoimune da tireoide é positiva em 50% dos casos. A doença é mais comum em mulheres que têm anticorpo antitireoidiano positivo (AATPO ou ATG) no primeiro trimestre de gestação, com títulos mais altos sugerindo maiores chances de desenvolver tireoidite, e naquelas que têm outras doenças autoimunes, como *diabetes mellitus* tipo 1.[25]

Na TPP, em decorrência da inflamação da glândula tireoide, ocorrem destruição e extravasamento de hormônio tireoidiano e tireoglobulina na circulação. A evolução clínica da TPP é caracterizada, classicamente, por três fases: a fase de tireotoxicose, de hipotireoidismo e a de recuperação (Figura 25.2). A tireotoxicose geralmente se manifesta do primeiro ao terceiro mês após o parto, com duração de 1 a 2 meses. Depois dessa fase, 4 a 8 meses após o parto, observa-se um período de hipotireoidismo, que pode durar de 4 a 6 meses, com posterior normalização da função tireoidiana. Metade dos pacientes apresenta somente uma das fases, ou seja, tireotoxicose ou hipotireoidismo.[26]

Bócio firme, não doloroso e pequeno, está presente na maioria dos casos com TPP. Altas concentrações no soro de AATPO e AATg estão presentes, e o TRAb está geralmente ausente.[27] A velocidade de hemossedimentação (VHS) encontra-se normal nesses pacientes. A ultrassonografia (US) mostra hipoecogenicidade difusa ou heterogênea e aumento da glândula tireoide. A captação tireoidiana de radioiodo encontra-se geralmente diminuída (< 5%) e pode

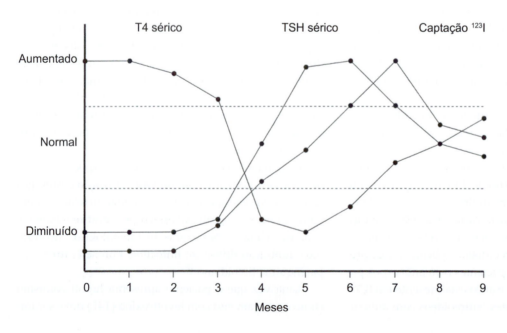

Figura 25.2 Evolução clínica da tireoidite pós-parto, da tireoidite silenciosa e da tireoidite dolorosa (de Quervain). A concentração sérica de TSH (tireotrofina) e de T4 (tiroxina) e a captação de ^{123}I mostram tireotoxicose durante os primeiros 3 meses, seguida de hipotireoidismo por 3 meses e, por fim, resolução das tireoidites (em geral) e eutireoidismo. (Adaptada de Pearce EN et al. N Eng J Med 2003; 348:2646-55.)

ser utilizada no diagnóstico diferencial entre TPP e doença de Graves, que ocorre no período pós-parto, ou seja, em pacientes com tireotoxicose sintomática sem sinais claros de doença de Graves, como bócio ou oftalmopatia. Como o iodo radioativo é secretado no leite materno e o ^{123}I tem meia-vida de 13 horas, as pacientes que estão amamentando precisam desprezar o leite por, pelo menos, 2 dias após o teste.[15]

Na fase de hipertireoidismo, os níveis de T3 total, T4 total e T4L podem estar normais ou elevados com nível sérico de TSH diminuído. No hipotireoidismo, ao contrário, as concentrações dos hormônios tireoidianos encontram-se reduzidas ou no limite inferior da normalidade com TSH elevado. Importante ressaltar que, devido à supressão do TSH na fase tóxica, pode haver um período em que as concentrações hormonais estão baixas com níveis de TSH normais ou também diminuídos.

Tireotoxicose de leve a moderada raramente exige tratamento. Quando os sintomas de tireotoxicose são mais graves, está indicado o uso de betabloqueador. O tratamento com agentes antitireoidianos está contraindicado, pois a produção de hormônios tireoidianos não está aumentada na TPP. Na fase de hipotireoidismo, o tratamento com T4L deve ser instituído se a paciente estiver sintomática, desejando engravidar, amamentando ou com TSH elevado há mais de 6 meses. Após 6 meses, deve-se retirar a T4L ou reduzir a dose e reavaliar se houve recuperação ou não da função tireoidiana. A paciente deve ser orientada a fazer controles periódicos da função tireoidiana, em geral a cada 2 meses no primeiro ano pós-parto.[28]

Recuperação e normalização da função tireoidiana ocorrem em 80% das mulheres até 1 ano após o início do quadro clínico. Entretanto, foi demonstrado, em um estudo, que 50% das mulheres avaliadas desenvolveram hipotireoidismo permanente em um período de 7 anos.[29] Após o primeiro episódio de TPP, há 70% de chance de recorrência em gestações subsequentes.[29] As pacientes com maior risco de desenvolver hipotireoidismo permanente apresentam níveis mais elevados de anticorpos e de TSH, são mais velhas, multíparas e apresentam tireoide bastante hipoecogênica à US. O *screening* deve ser realizado anualmente com dosagem do TSH.[28]

Alguns estudos têm demonstrado ação do selênio na redução dos títulos de AATPO e na redução da incidência de hipotireoidismo permanente; contudo, mais estudos são necessários. O *screening* para TPP deve ser realizado 3 meses após o parto, mediante dosagem de TSH, em pacientes com alto risco de desenvolver doença tireoidiana, em mulheres com história prévia de TPP ou outras doenças autoimunes e em pacientes previamente portadoras de AATPO. Se os valores estiverem normais com AATPO negativo, nenhuma investigação adicional é necessária.

Entretanto, se o AATPO for positivo, os valores de TSH devem ser dosados de 6 e 9 meses após o parto. Pacientes com depressão pós-parto também devem se submetidas à dosagem de TSH, T4L e AATPO.[28]

Tireoidite Silenciosa

Tireoidite silenciosa (TS), tireoidite indolor ou tireoidite linfocítica subaguda é uma forma variante da tireoidite linfocítica crônica, ou seja, representa uma forma com evolução subaguda da tireoidite de Hashimoto.[1,29] A TS ocorre de maneira esporádica e é indistinguível da tireoidite pós-parto, exceto pelo fato de não estar relacionada com gestação prévia, ou seja, tanto a patogênese como o quadro clínico são extremamente semelhantes.[30]

A TS é responsável por cerca de 1% a 3% de todas as causas de tireotoxicose. Em geral, os sintomas são leves. Assim como na TPP, na TS também ocorre infiltração linfocítica da glândula tireoide com destruição dos folículos e liberação de hormônios tireoidianos e tireoglobulina na circulação.[31] Desse modo, o paciente vai apresentar um quadro de hipertireoidismo transitório, seguido de um período de hipotireoidismo; após a resolução do processo inflamatório, observa-se recuperação da função tireoidiana (Figura 25.2). Embora ocorra normalização da função tireoidiana na maioria dos pacientes com TS, 20% permanecem com hipotireoidismo crônico residual.[32]

Metade dos casos de TS apresenta bócio difuso, firme, pequeno e indolor. Altas concentrações no soro de AATPO ocorrem em 50% dos casos no momento do diagnóstico, em geral com títulos inferiores aos encontrados na TH.[33] No decorrer da doença, esses anticorpos podem regredir ou manter-se elevados mesmo após recuperação completa da função tireoidiana. Os testes que avaliam a função tireoidiana variam de acordo com a fase da doença. Na fase de tireotoxicose, observam-se níveis normais ou elevados de T3 total, T4 total e T4L e baixas concentrações de TSH. Após a fase de tireotoxicose, pode ou não ocorrer um período de hipotireoidismo leve ou assintomático, seguido de recuperação da função tireoidiana. Na fase de hipotireoidismo, as concentrações séricas dos hormônios tireoidianos estão baixas ou normais, no caso de o hipotireoidismo ser subclínico, com concentrações elevadas de TSH.[32]

Na TS, a US mostra uma glândula tireoide hipoecogênica de forma difusa ou heterogênea, com tamanho normal ou discretamente aumentado. A concentração de radioiodo baixa nas 24 horas pode ser útil no diagnóstico. A cintilografia da tireoide deve ser realizada quando a causa da tireotoxicose não está esclarecida, para evitar o tratamento inadequado com agentes antitireoidianos nos pacientes com TS.

O tratamento com betabloqueadores, assim como na TPP, está indicado se o paciente apresenta sintomas na fase tireotóxica. A reposição hormonal pode ser necessária, por um breve período, nos pacientes com hipotireoidismo sintomático. Após recuperação da função tireoidiana, o paciente deve ser orientado a fazer exames periódicos devido ao risco de desenvolver TH.[15] Pode haver recorrência do quadro anos após o primeiro episódio.[1]

TIREOIDITE IDIOPÁTICA DOLOROSA

A tireoidite dolorosa (TD) é também denominada tireoidite de de Quervain, tireoidite subaguda, tireoidite de células gigantes ou tireoidite granulomatosa subaguda. A TD é doença inflamatória autolimitada, considerada a causa mais comum de dor na glândula tireoide, e é responsável por 5% das doenças tireoidianas.[33]

Tem sido proposto que a TD seria causada por infecção viral ou por processo inflamatório pós-viral; entretanto, não existem evidências que sustentem essa teoria.[33] A TD ocorre, frequentemente, após infecção do trato respiratório superior, e sua incidência está aumentada no período do verão. Existem descrições na literatura de associação entre a TD e o adenovírus, o echovírus, o coxsackievírus, o vírus da influenza e o Epstein-Barr.[34,35]

Na TD, observa-se infiltração difusa de neutrófilos, linfócitos, histiócitos e de células gigantes, além de ruptura dos folículos tireoidianos com algum grau de necrose celular e formação de granulomas. Com a resolução do processo inflamatório, em geral, a glândula tireoide adquire novamente seu aspecto normal (Figura 25.2).

A TD inicia com quadro de mialgia generalizada, febre baixa e fadiga. Em seguida, os pacientes apresentam febre mais alta, dor intensa no pescoço, na topografia da tireoide, com irradiação para mandíbula e orelha,[1] associado ou não a edema. Ao exame físico, a glândula tireoide está difusamente aumentada, dolorosa e firme.[1] A dor à palpação, o que muitas vezes faz com que o paciente evite o exame, é bastante característica da TD. Mais da metade dos pacientes apresenta sintomas de tireotoxicose. Na maioria dos casos, a função tireoidiana volta ao normal após algumas semanas de tireotoxicose e, posteriormente, o paciente desenvolve hipotireoidismo, que dura em torno de 1 a 3 meses.

A função tireoidiana normaliza de maneira espontânea, em 95% dos casos, em um período de 6 a 12 meses; entretanto, hipotireoidismo residual persiste em 5% dos pacientes.[36] TD recorre em cerca de 2% dos casos[37,38] (Figura 25.3).

O VHS bastante elevado é característico da TD. A proteína C reativa também está elevada, e a contagem de leucócitos está normal ou ligeiramente elevada.[1,39] Discreta anemia também pode ser encontrada.[1] Os níveis séricos de T3 total, T4 total e T4L estão aumentados, e o TSH está reduzido. A relação T4/T3 é < 20, refletindo as proporções de hormônio armazenado na tireoide.[40] A concentração de AATPO, em geral, é normal. A captação de radioiodo está bem diminuída (< 5%) na fase tóxica, sendo o principal exame para o diagnóstico diferencial entre TD e doença de Graves. Na US com Doppler, o fluxo sanguíneo está diminuído e a tireoide hipoecogênica na TD, enquanto na doença de Graves o fluxo sanguíneo está aumentado.[1,41]

Pacientes com TH e doença de Graves podem, ocasionalmente, apresentar dor cervical; entretanto, a dor é bem mais leve. Além dessas, apresentam outras características bem diferentes. É importante fazer o diagnóstico diferencial com tireoidite infecciosa aguda com hemorragia no interior do nódulo, pois, nesse caso, a dor também está presente, porém mais localizada e com função tireoidiana normal.

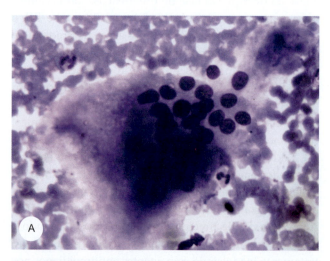
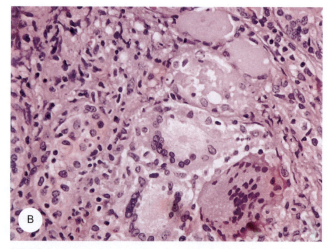

Figura 25.3 Tireoidite de de Quervain. **A.** Citologia – célula gigante do tipo "corpo estranho" e neutrófilo englobado. **B.** Histologia – granuloma representado por célula gigante multinucleada, padrão "corpo estranho", fagocitando coloide. Histiócitos epitelioides e células inflamatórias.

O tratamento da TD visa ao alívio da dor. Anti-inflamatórios não esteroides podem ser utilizados para controle da dor leve. No caso de dor mais intensa, que ocorre frequentemente, está indicado o uso de glicocorticoides, na dose de 0,5 a 1mg/kg. Com o início da corticoterapia, há melhora imediata dos sintomas e a dose pode ser reduzida em um período de 2 a 3 meses. O corticoide deve ser descontinuado quando há recuperação completa da TD ou quando a cintilografia mostra um padrão normal de captação do radioiodo. Em geral, a corticoterapia é necessária por um período de 3 a 6 meses. Os betabloqueadores controlam os sintomas de tireotoxicose. Os fármacos antitireoidianos não devem ser utilizados, pois não há excesso de síntese hormonal. Terapia com T4L raramente é necessária, pois a fase de hipotireoidismo geralmente é leve e transitória, mas está indicada se o paciente apresenta sintomas de hipotireoidismo.

TIREOIDITE INFECCIOSA

A tireoidite infecciosa (TI), ou tireoidite supurativa aguda, é doença rara causada, em cerca de 70% dos casos, por infecção bacteriana, seguida de infecção por fungos, em cerca de 15%, e, mais raramente, por micobactérias ou parasitas. A etiologia mais frequente é uma infecção bacteriana, seguida de infecção por fungos, que afeta a tireoide, mediante disseminação hematogênica ou extensão direta através de uma fístula de um seio piriforme infectado.[1]

A tireoide é resistente à infecção pelo fato de ser encapsulada, conter altas concentrações de iodo e ter rico suprimento sanguíneo e drenagem linfática extensa.[42] A TI ocorre mais frequentemente em pacientes com doença tireoidiana preexistente, como TH, câncer de tireoide ou bócio multinodular. Em crianças, a presença de fístula piriforme predispõe a TI. Pacientes debilitados, idosos ou imunossuprimidos também são mais suscetíveis à TI. Portadores da síndrome da imunodeficiência adquirida (AIDS) são particularmente mais predispostos à TI. Já foram descritos casos de infecção tireoidiana por *Pneumocystis carinii* e outros agentes oportunistas.[43,44]

Infecções na tireoide são potencialmente fatais. A taxa de mortalidade é em torno de 8% na tireoidite bacteriana aguda. O prognóstico depende do diagnóstico e do tratamento precoce da doença. Os patógenos mais frequentes são *Staphylococcus aureus* e *Streptococcus pyogenes*, responsáveis por 80% dos casos. Em cerca de 15% dos casos, esses agentes podem coinfectar a tireoide. Em crianças, *Streptococcus* α e β-hemolítico e agentes anaeróbios são responsáveis por 70% dos casos. Mais de um patógeno é encontrado na maioria dos pacientes. Outras bactérias que podem causar TI incluem espécies de *Salmonella, Clostridium septicum, Enterobacter, Escherichia coli, Haemophilus influenzae*, espécies de *Klebsiella, Pseudomonas aeruginosa, Serratia marcescens, Staphylococcus* não *aureus* e *Pasteurella multocida*.[45]

A infecção da tireoide por fungos, embora rara, é a segunda causa de TI. A maioria dos casos relatados na literatura é de infecção causada por *Aspergillus*. Praticamente todos os pacientes são imunocomprometidos. As causas subjacentes mais comuns são terapia com corticoide, leucemia, linfoma e AIDS. Aspergilose disseminada está geralmente presente e, na maioria dos casos, o diagnóstico é feito em exame de necropsia. Além disso, foram relatados casos de infecção fúngica da tireoide por *Coccidioides immitis, Histoplasma capsulatum, Candida albicans* e *Nocardia asteroides*.[42]

Pacientes com tireoidite bacteriana supurativa apresentam febre, disfagia, disfonia, dor e eritema na região anterior do pescoço, na presença de nódulo ou massa flutuante. Os sintomas podem ser precedidos por infecção no trato respiratório superior. Infecções por fungos, parasitas ou agentes oportunistas tendem a ser crônicas e insidiosas.[14]

A função tireoidiana, em geral, está normal nos pacientes com TI. Entretanto, já foram relatados casos em que os pacientes apresentaram quadro de tireotoxicose e hipotireoidismo.[42] A contagem de leucócitos e o VHS estão aumentados. Na cintilografia de tireoide, a área comprometida não capta o radioiodo, ou seja, aparece como um nódulo "frio". Biópsia por agulha fina com posterior coloração pelo Gram e realização de cultura é o melhor teste diagnóstico na TI. A investigação do paciente com TI inclui história, exame físico e laboratorial, ecografia e biópsia com agulha fina.

O tratamento da TI consiste em tratamento com antimicrobiano contra o agente causal e drenagem do abscesso, se presente. O tratamento da TI bacteriana exige internação, drenagem de qualquer abscesso e tratamento com antibióticos por via parenteral. A coloração com Gram e cultura, após biópsia, revelam o agente responsável pela infecção em mais de 90% dos casos; assim sendo, deve-se iniciar o tratamento com o antibiótico adequado imediatamente. Caso nenhuma bactéria seja identificada, deve-se iniciar tratamento com oxacilina e gentamicina ou uma cefalosporina de terceira geração. Em crianças, nesses casos, pode-se iniciar tratamento com cefalosporina de segunda/terceira geração ou clindamicina. Como em crianças a fístula piriforme é o local mais comum de infecção, deve-se realizar tomografia computadorizada ou ressonância nuclear magnética do pescoço para investigação da presença de fístula comunicante. Nesse caso, há necessidade de remoção cirúrgica dessa fístula para cura definitiva e prevenção de infecção recorrente.[46]

Tabela 25.2 Etiologia e tratamento sugerido para tireoidite aguda

Patógeno	Antibioticoterapia inicial sugerida
Gram-positivos aeróbios	
Staphylococcus aureus	Cefazolina, vancomicina
Streptococcus spp.	Penicilina ou ceftriaxona ± gentamicina
Gram-negativos aeróbios	
Haemophilus influenzae	Ceftriaxona
Escherichia coli	Piperaciclina/tazobactam,
Klebsiella spp.	cefalosporinas de terceira, quarta
Pseudomonas aeruginosa	geração, aztreonam, carbapenêmicos
Acinetobacter spp.	
Salmonella spp.	Fluoroquinolonas ou ceftriaxona
Eikenella corrodens	Penicilina, ampicilina/sulbactam
Pasteurella multocida	Penicilina, ampicilina/sulbactam
Organismos anaeróbios	
Bacteroides spp.	Metronidazol, carbapenêmicos e
	piperacilina/tazobactam
Peptostreptococcus spp.	Penicilina
Actinomyces spp.	Penicilina
Fusobacterium spp.	Ampicilina/sulbactam
Outros	
Pneumocystis jiroveci	Sulfametoxazol/trimetoprima
Filamentous fungi	Anfotericina B, voriconazol
Nocardia spp.	Sulfametoxazol/trimetoprima
Mycobacteria (incluindo M. tuberculosis)	Terapia inicial com múltiplos fármacos
Infecção polimicrobiano	Baseado na coloração do Gram
Cultura negativa	Não bem estabelecido

Adaptada da referência 76.

TIREOIDITE DE RIEDEL

A tireoidite de Riedel (TR) é manifestação local de um processo de fibrose sistêmica, em que ocorre fibrose progressiva da glândula tireoide. Com frequência, o tecido fibroso denso invade tecidos adjacentes, como tecidos moles e músculos, por isso é também denominada tireoidite fibrosa invasiva.[47] Trata-se de uma doença rara, com prevalência entre 0,05% e 0,3% em séries cirúrgicas. Acomete três vezes mais mulheres que homens, sendo mais comum na faixa etária dos 30 aos 50 anos.[48]

A etiologia da TR não está esclarecida. Ainda há controvérsia se a TR é primariamente uma doença autoimune ou uma doença fibrótica, ou seja, se os anticorpos são causa ou consequência da destruição do tecido tireoidiano. Os anticorpos antitireoidianos estão presentes em 67% dos pacientes, assim como há presença de infiltração linfocítica, reforçando a teoria da etiologia autoimune.[49] Associação entre TH e TR encontra-se em estudo, uma vez que ambas estão associadas à IgG4 – relacionada com doenças sistêmicas.[48]

Os sinais e sintomas da TR incluem o desenvolvimento rápido de bócio, firme como uma rocha, em geral associado à compressão de traqueia e esôfago, sugerindo a possibilidade de câncer indiferenciado ou linfoma de tireoide. A maioria dos pacientes é eutireóidea no início do quadro, porém, devido à destruição do tecido tireoidiano normal, cerca de 30% dos pacientes desenvolvem hipotireoidismo permanente.[50] O hipoparatireoidismo também pode ocorrer devido ao processo destrutivo. A TR está frequentemente associada à fibrose extracervical e, em cerca de 30% dos casos, ocorre o desenvolvimento de fibrose retroperitoneal ou mediastinal.[49]

O acometimento da tireoide e de tecidos adjacentes é variável, podendo envolver desde um único lobo até toda a glândula e tecidos adjacentes, incluindo a traqueia. À macroscopia, geralmente não é possível discernir os limites entre cada tecido, apresentando-se como uma massa branca devido à escassa vascularização. O exame histopatológico revela substituição do tecido normal por células inflamatórias, principalmente linfócitos, eosinófilos, pequenas quantidades de coloide e uma matriz densa de tecido conjuntivo hialinizado. Caracteristicamente, há também reação inflamatória nas estruturas vasculares adjacentes. A ausência de granulomas e de malignidade é um critério útil para definição do diagnóstico etiológico.[48]

O tratamento da TR é cirúrgico, com o principal objetivo de aliviar sintomas compressivos. O tratamento medicamentoso com glicocorticoides tem sido utilizado com sucesso na fase inicial da doença, assim como o tamoxifeno (agente antiestrogênico) e o metotrexato, nos casos refratários aos glicocorticoides.[51-53] A dose de corticoide é empírica com valores que variam de 15 a 100mg de prednisona por dia. História de tabagismo pode influenciar a resposta ao glicocorticoide, sendo necessárias doses mais altas e por tempo prolongado.[48]

O diagnóstico diferencial deve ser feito clínica e histopatologicamente com neoplasias da tireoide, como carcinoma anaplásico, linfoma e sarcoma (Tabela 25.3). Deve ser considerado, também, o diagnóstico diferencial com a variante fibrosa da TH.[48]

A Tabela 25.4 resume as características da tireoidite de Hashimoto, da tireoidite pós-parto, da tireoidite silenciosa, da tireoidite dolorosa e da tireoidite de Riedel.

Tabela 25.3 Critérios histopatológicos específicos para o diagnóstico de TR

Processo inflamatório na tireoide invadindo tecidos adjacentes
Ausência de células gigantes, folículos linfoides, oncócitos e granulomas no infiltrado inflamatório
Evidências de flebite oclusiva
Nenhuma evidência de malignidade

Tabela 25.4 Características das tireoidites – Resumo

Características	Tireoidite de Hashimoto	Tireoidite pós-parto	Tireoidite silenciosa	Tireoidite dolorosa	Tireoidite bacteriana	Tireoidite de Riedel
Relação feminino/ masculino	8:1	–	2:1	5:1	1:1	3:1
Etiologia	Autoimune	Autoimune	Autoimune	Desconhecida (viral, pós-viral?)	Infecciosa	Desconhecida
Patologia	Infiltração de linfócitos	Infiltração de linfócitos	Infiltração de linfócitos	Células gigantes Granulomas	Neutrófilos Abscesso	Fibrose
Função tireoidiana	Hipotireoidismo	Trifásica*	Trifásica*	Trifásica*	Eutireoidismo, em geral	Eutireoidismo, em geral
Anticorpos antitireoidianos	Sim Persistentes	Sim Persistentes	Sim Persistentes	Baixa concentração ou ausentes; transitórios	Ausente	Presentes, em geral
VHS	Normal	Normal	Elevado	Elevado	Elevado	Elevado
Captação ^{123}I 24h	Variável	< 5%	< 5%	< 5%	Normal	Diminuída ou normal
Bócio doloroso	Raramente	Não	Não	Sim	Sim	Não
Hipotireoidismo como sequela	Sim	Ocasional	Ocasional	Raramente	Raramente	Ocasional
Tratamento	Reposição hormonal	Betabloqueador	Betabloqueador	Corticoide	Antibiótico	Cirúrgico, corticoide, tamoxifeno

*Trifásica: tireotoxicose, hipotireoidismo ou eutireoidismo.
Adaptada da referência 17.

TIREOIDITE INDUZIDA POR FÁRMACOS

Muitos medicamentos podem alterar a função tireoidiana ou apenas alterar os testes de função tireoidiana. Entretanto, poucos medicamentos são capazes de causar tireoidite autoimune ou destrutiva. O clínico, ao utilizar esses medicamentos, deve estar ciente das possíveis alterações na função tireoidiana para poder diagnosticá-las e tratá-las adequadamente. Neste capítulo, abordaremos apenas os principais fármacos que causam alteração na glândula tireoide.

Amiodarona

Os efeitos da amiodarona na tireoide e na ação periférica dos hormônios tireoidianos já estão bem estabelecidos (Tabela 25.5). A incidência de disfunção tireoidiana induzida pelo agente varia entre 2% e 49%, podendo aparecer logo após o início do tratamento ou vários meses após suspensão do fármaco. A amiodarona, um derivado benzofurônico, é agente antiarrítmico classe III muito utilizado no tratamento de arritmias refratárias, como taquicardia paroxística supraventricular, fibrilação e *flutter* atrial, síndrome de Wolff-Parkinson-White e taquiarritmias ventriculares. A amiodarona é utilizada, também,

para tratar arritmias em pacientes portadores de insuficiência cardíaca congestiva grave e miocardiopatias.

A molécula de amiodarona é bastante semelhante às moléculas de T4 e T3. O iodo representa 37% de sua massa, e 10% do iodo orgânico são liberados para produzir iodo livre. A ingestão de um comprimido de 200mg de amiodarona contendo 74,4mg de iodo leva a uma exposição de 7,4mg de iodo livre, ou seja, cerca de 50 vezes a necessidade diária normal de 150µg de iodo. A semelhança estrutural e a sobrecarga de iodo são responsáveis pelas alterações da função tireoidiana encontradas na maioria dos pacientes que usam a amiodarona.[54]

Em virtude da sobrecarga de iodo, ocorre inibição aguda da síntese hormonal, conhecida como efeito de Wolff-Chaikoff. Em seguida, ocorre o fenômeno de escape, quando a tireoide escapa desse efeito inibitório e a produção de tironinas volta ao normal ou acima do normal. Um dos principais efeitos da amiodarona é a inibição da atividade 5'deiodase tipo I, responsável pela conversão periférica de T4 em T3, o que resulta no aumento sérico do T4 e do T3 reverso e na diminuição do T3. Foi demonstrado, em estudos com animais, que também ocorre uma inibição da 5'deiodase tipo II, que é responsável pela conversão hipofisária de T4 em T3. O metabólito da amio-

Tabela 25.5 Características das disfunções tireoidianas induzidas pela amiodarona

Características	Tireotoxicose tipo I	Tireotoxicose tipo II	Hipotireoidismo
Mecanismo	Síntese excessiva de hormônios devido ao excesso de iodo (comum em áreas deficientes de iodo)	Liberação excessiva de hormônios por tireoidite inflamatória (destruição)	Excesso de iodo (comum em áreas iodo-suficientes)
Anticorpos	Geralmente presente	Geralmente ausente	Geralmente presente
Captação de [123]I*	Normal ou aumentada	Baixa ou ausente	Geralmente baixa
IL-6 sérica**	Normal ou pouco elevada	Muito elevada	Normal
Ecografia com Doppler	Fluxo sanguíneo normal ou aumentado	Fluxo sanguíneo diminuído	Variável
Tratamento	Dose alta de tionamidas, perclorato, ácido iopanoico antes de tireoidectomia	Corticoides em dose alta, ácido iopanoico	Levotiroxina sódica

IL-6: interleucina-6.
*Captação ^{123}I de 24h.
Adaptada da referência 17.

darona, desetilamiodarona, age como antagonista do T3 no receptor nuclear do hormônio tireoidiano. Devido à combinação dos efeitos mencionados em níveis tireoidiano e periférico, observam-se aumento do T4 e do T3 reverso, diminuição do T3 e aumento do TSH.

Em adição aos efeitos na função tireoidiana, a amiodarona e seus metabólitos podem ter efeito citotóxico direto sobre a tireoide. Tanto a amiodarona como a desetilamiodarona induzem apoptose nas células tireoidianas não dependente do iodo, mas pela modulação da expressão do p53.[54,55] O mecanismo de ação da amiodarona no coração parece estar relacionado com a indução de um estado relativo de hipotireoidismo, mediante a redução dos receptores de catecolaminas e o bloqueio do efeito do T3 no miocárdio.

O hipotireoidismo induzido pela amiodarona, devido ao excesso de iodo, ocorre em cerca de 20% dos pacientes em regiões iodo-suficientes. Pacientes com doença autoimune prévia ao uso da amiodarona têm risco aumentado de desenvolver hipotireoidismo durante o tratamento com o fármaco. O tratamento com T4L sódica está indicado nesses casos, e a amiodarona não deve ser descontinuada. A dose de T4L necessária para normalizar a concentração sérica do TSH é, geralmente, maior do que a dose usual, em razão da produção diminuída de T3 consequente à inibição da 5'deiodase tipo I pela amiodarona[56] (Tabela 25.5).

Desse modo, há dois mecanismos envolvidos no desenvolvimento de tireoidite induzida por fármacos (TIA). No tipo 1, ocorre hipertireoidismo induzido pelo excesso de iodo presente na molécula de amiodarona, com síntese e liberação excessiva de hormônio tireoidiano, o que ocorre mais frequentemente em pacientes com doença tireoidiana prévia. No tipo 2, há destruição dos tireócitos por

ação direta do fármaco, causando liberação de altas concentrações do hormônio pré-formado pela glândula destruída. A distinção entre as duas formas de TIA pode ser difícil, especialmente nos casos em que ocorrem as duas formas concomitantemente. A captação de radioiodo está diminuída tanto na TIA tipo 1 como na TIA tipo 2; entretanto, na do tipo 1, a captação de radioiodo pode também estar normal ou elevada em áreas com deficiência de iodo. A ecografia com Doppler mostra fluxo aumentado na TIA tipo 1 e reduzido na TIA tipo 2.[57] Foi relatado que a concentração de interleucina-6 está mais aumentada na TIA tipo 2 do que na TIA tipo 1, mas estudos posteriores não confirmaram este dado.[1,56,59]

A TIA tipo 1 deve ser tratada com doses elevadas de agente antitireoidiano. Eventualmente, é utilizada a associação com perclorato de potássio para prevenir a captação de iodo pela tireoide. O lítio também tem sido sugerido como opção de tratamento nesses casos.[60] A TIA tipo 2 apresenta boa resposta a altas doses de glicocorticoides. O ácido iopanoico também é efetivo nesses casos, embora menos do que os glicocorticoides.[61]

Antes de ser iniciado o tratamento com amiodarona, devem ser realizados história, exame físico e testes de função tireoidiana, além de avaliadas as concentrações de anticorpos antitireoidianos. A função tireoidiana deve ser monitorizada a cada 3 a 6 meses, enquanto o paciente estiver sendo tratado com a amiodarona.[1]

A necessidade de descontinuação do uso da amiodarona é controversa por três motivos: esse fármaco frequentemente é a única medicação capaz de controlar arritmias cardíacas; devido a suas propriedades lipofílicas, seus efeitos persistem por meses após sua suspensão, e, em virtude de sua capacidade de antagonizar os efeitos do T3 nos tecidos cardíacos e de inibir a conversão de T4 para T3, a descontinuação da medicação pode agravar as manifestações cardíacas da tireotoxicose. Além disso, a TIA tipo 2 geralmente apresenta resolução, mesmo com a continuidade da amiodarona.[1]

Lítio

O carbonato de lítio é amplamente prescrito para tratamento e profilaxia do transtorno bipolar e eventualmente utilizado no tratamento do hipertireoidismo. O bócio ocorre com prevalência bem variável, entre 4% e 60% dos casos, e, em consequência do efeito inibitório da secreção dos hormônios tireoidianos, resulta em aumento do TSH e estimulação da glândula tireoide. A prevalência do hipotireoidismo varia de 1% a 23%. Fatores de risco incluem sexo feminino, idade maior do que 40 anos e presença de anticorpos antitireoidianos. O lítio pode causar aumento nas concentrações dos anticorpos antitireoidianos. A prevalência de anticorpos altos em pacientes tratados cronicamente com lítio varia de 10% a 33%.[62,63] Com a suspensão do lítio, há resolução tanto do bócio como do hipotireoidismo na maioria dos casos, mas, se o lítio não puder ser retirado, deve ser instituída reposição com T4L.

Além disso, pode ocorrer tireotoxicose com o uso do lítio, possivelmente secundária ao efeito tóxico direto do fármaco nas células foliculares, ou pela indução de tireoidite linfocítica crônica (Hashimoto) ou subaguda (silenciosa).[63]

Citocinas

Interferon-α

O interferon-α (IFN-α) é um produto dos linfócitos B e macrófagos com diversas atividades biológicas, incluindo efeitos antivirais, regulação do crescimento, inibição da angiogênese e aumento da expressão dos antígenos do complexo principal de histocompatibilidade (MHC). O IFN-α apresenta, também, uma variedade de efeitos imunomoduladores, como ativação de macrófagos e monócitos, estimulação das células *natural killers* e citotoxicidade celular dependente de linfócitos T e anticorpos.[65]

O IFN-α é utilizado no tratamento de leucemias, do sarcoma de Kaposi, do mieloma múltiplo, do linfoma não Hodgkin e das hepatites B e C crônicas. Na hepatite pelo vírus C, o IFN-α tem a capacidade de interromper a progressão para cirrose, insuficiência hepática e, talvez, hepatocarcinoma.

Entre 20% e 80% dos pacientes sem doença tireoidiana prévia vão apresentar altas concentrações de anticorpos antitireoidianos ou algum grau de disfunção tireoidiana durante o tratamento com IFN-α.[66] Hipotireoidismo ocorre em 62% dos casos, tireoidite destrutiva em 21% e doença de Graves em 17% dos pacientes com disfunção

tireoidiana induzida pelo IFN-α.[67,68] A captação tireoidiana de radioiodo é importante no diagnóstico diferencial entre doença de Graves e tireoidite destrutiva, com a captação de radioiodo mostrando-se elevada ou diminuída, respectivamente.

Caso o paciente apresente doença de Graves, deve-se fazer tratamento com agentes antitireoidianos. Os betabloqueadores podem ser utilizados na fase tireotóxica da tireoidite destrutiva. No hipotireoidismo, o tratamento com T4L pode ser instituído, caso o paciente apresente sintomas.

Em geral, a função tireoidiana é normalizada quando o tratamento com IFN-α é descontinuado; entretanto, os pacientes têm risco aumentado de desenvolver disfunção tireoidiana autoimune no futuro. Os testes de função tireoidiana e a avaliação dos anticorpos antitireoidianos devem ser feitos antes do início da terapia com IFN-α e a cada 6 meses, enquanto durar o tratamento.

Interleucina-2

A interleucina-2 é utilizada no tratamento de diversas malignidades. O hipotireoidismo ocorre em 10% a 33% dos pacientes e a tireotoxicose, em cerca de 5% dos casos. Os fatores de risco incluem sexo feminino (relação sexo F:M = 5:1) e anticorpos antitireoidianos previamente positivos.[66]

A interleucina-2, assim como o IFN-α, induz o processo autoimune. Sua administração está associada tanto ao surgimento de anticorpos antitireoidianos como ao aumento de títulos preexistentes.

O tratamento das disfunções tireoidianas deve ser feito como descrito anteriormente naqueles pacientes que utilizaram IFN-α. O monitoramento dos títulos de anticorpos antitireoidianos e dos testes de função tireoidiana nos pacientes em uso de interleucina-2 deve ser feito no início do tratamento e periodicamente, enquanto o paciente estiver sendo tratado.[69]

Agradecimento

Agradecemos à Drª Teresa Cristina Cavalcanti, professora adjunta do Departamento de Anatomia Patológica do Hospital de Clínicas da Universidade Federal do Paraná, por nos ter fornecido as fotos e os dados de histologia e citologia das tireoidites de Hashimoto e de de Quervain (Figuras 25.1 e 25.3).

Referências

1. Bahn RS, Burch HB, Cooper DS et al. Hyperthyroidism and other causes of thyrotoxicosis: management guidelines of the American Thyroid Association and American Association of Clinical Endocrinologists. Thyroid 2011; 21:593-646.

2. Jankovic B, Le KT, Hershman JM. Hashimoto's thyroiditis and papillary thyroid carcinoma: is there a correlation? J Clin Endocrinol Metab 2013; 98(2):474-82.

3. Pearce EN, Farwell AP, Braverman LE. Thyroiditis. N Engl J Med 2003; 348:2646-55.

4. Williams ED, Doniach I. The post-mortem incidence of focal thyroiditis. J Pathol Bacteriol 1962; 83:255-64.

5. Fukata S, Kuma K, Sugawara M. Relationship between cigarette smoking and hypothyroidism in patients with Hashimoto's thyroiditis. J Endocrinol Invest 1996; 19:607-12.

6. Vanderpump MPJ, Tunbridge WMG, French JM et al. The incidence of thyroid disorders in the community: a twenty-year follow-up of the Whickham Survey. Clin Endocrinol 1995; 43:55-68.

7. Giordano C, Stassi G, De Maria R et al. Potential involvement of Fas and its ligand in the pathogenesis of Hashimoto's thyroiditis. Science 1997; 275:960-3.

8. Kuhr T, Hala K, Dietrich H et al. Genetically determined target organ susceptibility in the pathogenesis of spontaneous autoimmune thyroiditis: aberrant expression of MHC-class II antigens and the possible role of virus. J Autoimmun 1994; 7:13-25.

9. Tandon N, Zangh L, Weetman AP. HLA associations with Hashimoto's thyroiditis. Clin Endocrinol 1991; 34:383-6.

10. Waterman EA, Watson PF, Lazarus JH et al. A study of the association between a polymorphism in the CTLA-4 gene and postpartum thyroiditis. Clin Endocrinol 1998; 49:251-5.

11. Fukata S, Kuma K, Sugawara M. Relationship between cigarette smoking and hypothyroidism in patients with Hashimoto's thyroiditis. J Endocrinol Invest 1996; 19:607-12.

12. Vitug AC, Goldman JM. Silent (painless) thyroiditis: evidence of a geographic variation in frequency. Arch Intern Med 1985; 145:473-5.

13. Lauberg P, Pendersen KM, Hreidarsson A et al. Iodine intake and pattern of thyroid disorders: a comparative epidemiological study of thyroid abnormalities in the elderly in Iceland and in Jutland, denmark. J Clin Endocrinol Metab 1998; 83:765-9.

14. Hollowell GJ, Staehling NW, Flanders WD et al. Serum TSH, T4, and thyroid antibodies in the United States population (1988 to 1994): National Health and Nutrition Examination Survey (NHANES III). J Clin Endocrinol Metab 2002; 87:489-99.

15. Chiuvato L, Bassi P, Santini F et al. Antibodies producing complement-mediated thyroid citotoxicity in patients with atrophic or goitrous autoimmune thyroidites; J Clin Endocrinol Metab 1993; 77:1700-5.

16. Tamaki H, Amino N, Kimura M et al. Low prevalence of thyrotropin receptor antibody in primary hypothyroidism in Japan. J Clin Endocrinol Metab 1990; 71:1382-6.

17. Pearce EN, Farwell AP, Braverman LE. Thyroiditis. N Engl J Med 2003; 348:2646-55.

18. Williams ED, Doniach I. The post-mortem incidence of focal thyroiditis. J Pathol Bacteriol 1962; 83:255-64.

19. Mariotti S, Sansoni P, Barbesino G et al. Thyroid and other organ-specific autoantibodies in healthy centenarians. Lancet 1992; 339:1506-8.

20. Weetman AP. Chronic autoimmune throiditis. In: Braverman LE, Utiger RD (eds.). Werner & Ingbar's the thyroid: a fundamental and clinical text. 8. ed. Philadelphia: Lippincott Williams & Wilkins, 2000:721-32.

21. Tsuboi K, Yuasa R, Tanaka Y et al. Incidence of thyroid atrophy in patients with Hashimoto thyroiditis. In: Nagataki S, Mori T, Torizuda K (eds.). 80 years of Hashimoto disease. Amsterdam: Elsevier Science, 1993:69-72.

22. Meier C, Sataub JJ, Roth CB et al. TSH-controlled L-thyroxine therapy reduces cholesterol levels and clinical symptoms in subclinical hypothyroidism: a double blind, placebo-controled trial (Basel Thyroid Study). J Clin Endocrinol Metab 2001; 86:4860-6.

23. Hak AE, Pols HAP, Visser TJ et al. Subclinical hypothyroidism is an independent risk factor for atherosclerosis and myocardial infarction in elderly women: the Rotterdam Study. Ann Intern Med 2000; 132:270-8.

24. Dayan CM Daniels GH. Chronic autoimmune thyroiditis. N Engl J Med 1996; 335:99-107.

25. Holm LE, Blomgren H, Lowhagen T. Cancer risks in patients with chronic lymphocytic thyroiditis. N Engl J Med 1985; 312:601-4.

26. Matsubayashi S, Kawai K, Matsumoto Y et al. The correlation between papillary thyroid carcinoma and lymphocytic infiltration in the thyroid gland. J Clin Endocrinol Metab 1995; 80:3421-4.

27. Furlanetto TW, Premaor MO, Caramori MLA et al. Post-partum thyroiditis in South Brazil presenting as thyrotoxicosis: prevalence and risk factors. J Endocrinol Invest 2000; 23:496-501.

28. Nikolai TF, Turney SL, Roberts RC. Post-partum lymphocytic thyroiditis: prevalence, clinical course, and long term follow-up. Arch Intern Med 1987; 147:221-4.

29. Muller AF, Drexhage HA, Berghout A. Postpartum thyroiditis and autoimmune thyroiditis in woman of childbearing age: recent insights and consequences for antenatal and postnatal care. Endocr Rev 2001; 22:605-30.

30. Roti E, Emerson CH. Postpartum thyroiditis. J Clin Endocrinol Meatb 1992; 74:3-5.

31. Premawardhana LD, Parkers AB, Ammari F et al. Postpartum thyroiditis and long-term thyroid status: prognostic influence of thyroid peroxidase antibodies and ultrasound echogenicity. J Clin Endocrinol Metab 2000; 85:71-5.

32. Stagnaro-Green A. Approach to the patient with postpartum thyroiditis, J Clin Endocrinol Metab 2012, 97(2):334-42.

33. Lazarus JH, Ammari F, Oretti R et al. Clinical aspects of recurrent postpartum thyroiditis. Br J Gen Pract 1997; 47:305-8.

34. Emerson CH, Farwell AP. Sporadic silent thyroiditis, postpartum thyroiditis, and subacute thyroiditis. In: Braverman LE, Utiger RD (eds.). Werner & Ingbar's the thyroid: a fundamental and clinical text. 8. ed. Philadelphia: Lippincott Williams & Wilkins, 2000:578-89.

35. Ross DS. Syndromes of thyrotoxicosis with low radioactive iodine uptake. Endocrinol Metab Clin North Am 1998; 27:169-85.

36. Nikolai TF, Coombs GJ, Mckenzie AK. Lymphocytic thyroiditis with spontaneously resolving hyperthyroidism and subacute thyroiditis: long-term follow-up. Arch Intern Med 1981; 141:1455-8.

37. Woolf PD. Transient painless thyroiditis with hyperthyroidism: a variant of lymphocytic thyroiditis? Endocr Rev 1980; 1:411-20.

38. Greene JN. Subacute thyroiditis. Am J Med 1971; 51:97-108.

39. Volpe R, Row VV, Ezrin C. Circulation viral and thyroid antibodies in subacute thyroiditis. J Clin Endocrinol Metab 1967; 27:1275-84.

40. Lazarus JH, Hall R, Othman S et al. The clinical spectrum of postpartum thyroid disease. QJM 1996; 89:429-35.

41. Martino E, Buratti L, Bartalena L et al. High prevalence of subacute thyroiditis duringsummer season in Italy. J Endocrinol Invest 1987; 10:321-3.

42. Kitchner MI, Chapman IM. Subacute thyroiditis: a review of 105 cases. Clin Nucl Med 1989; 14:439-42.

43. Iitaka M, Momotani N, Ishii J, Ito K. Incidence of subacute thyroiditis recurrences after a prolonged latency: 24-year survey. J Clin Endocrinol Metab 1996; 81:466-9.

44. Fatourechi V, Aniszewski JP, Fatourechi GZ et al. Clinical features and outcome of subacute thyroiditis in na incidence cohort: Olmsted County, Minnesota, study. J Clin Endocrinol Metab 2003; 88:2100.

45. Pearce EN, Martino E, Bogazzi F et al. The prevalence of elevated serum C-reactive protein levels in inflammatory and noninflammatory thyroid disease. Thyroid.

46. Amino N, Yabu Y, Miki T et al. Serum ratio of triiodothyronine and thyroxine, and thyroxine-binding globulin and calcitonin concentration sin Graves' disease and destruction-induced thyrotoxicosis. J Clin Endocrinol Metab 1981; 53:113-5.

47. Hiromatsu Y, Ishibashi M, Miyake I et al. Color Doppler ultrasonography in patients with subacute thyroiditis. Thyroid 1999; 9:1189-93.

48. Farwell AP Infectious thyroiditis. In: Braverman LE, Utiger RD (eds.). Werner & Ingbar's the thyroid: a fundamental and clinical text. 8. ed. Philadelphia: Lippincott Williams & Wilkins, 2000:1044-50.

49. Golshan MM, McHenry CR, De Vente J et al. Acute suppurative thyroiditis and necrosis of the thyroid gland: a rare endocrine manifestation of acquired immunodeficiency syndrome. Surgery 1997; 121:593-6.

50. Danahey DG, Kelly DR, Forrest LA. HIV-related Pneumocystis carinii thyroiditis: a unique case and literature review. Otolaryngol Head Neck Surg 1996; 114:158-61.

51. McLaughlin SA, Smith SL, Meek SE. Acute suppurative thyroiditis caused by Pasteurella multocida and associated with thyrotoxicosis. Thyroid 2006; 16:307.

52. Nonomura N, Ikarashi F, Fujisaki T et al. Surgical approach to pyriform sinus fistula. Am J Otolaryngol 1993; 14:111.

53. De Lange WE, Freling NJ, Molenaar WM, Doorenbos H. Invasive fibrous thyroiditis (Riedel's struma): a manifestation of multifocal fibrosclerosis? A case report with review of the literature. QJMed 1989; 72:709-17.

54. Hennessey JV, Riedel's thyroiditis: a clinical review. J Clin Endocrinol Metab, October 2011; 96(10):3031-41.

55. Hay ID. Thyroiditis: a clinical update. Mayo Clin Proc 1985; 60:836.

56. Zimmerman-Belsing T, Feldt-Rasmussen U. Reidel's thyroiditis: an autoimmune or primary fibrotic disorder. J Intern Med 1994; 235:271.

57. Few J, Thompson NW, Angelos P et al. Riedel's thyroiditis: treatement with tamoxifen. Surgery 1996; 120:993-8.

58. Bagnasco M et al. Fibrous invasive (Riedel's) thyroiditis with critical response to steroid treatment. J Endocrinol Invest 1995; 18:305.

59. Vaidya B, Harris PE, Barrett P, Kendall-Taylor P. Corticosteroid therapy in Riedel's thyroiditis. Postgrad Med J 1997; 73:817-9.

60. Iudica-Souza C, Burch HB. Amiodarone-induced thyroid dysfunction. Endocrinologist 1999; 9:216-27.

61. Di Matola T, D'Ascoli F, Fenzi G et al. Amiodarone induces cytocrome C release and apoptosis through na iodine-independent mechanism. J Clin Endocrinol Metab 2000; 85:4323-9.

62. Martino E, Bartalena L, Bogazzi F, Braverman LE. The effects of amiodarone on the thyroid. Endocr Rev 2001; 22:240-54.

63. Harjai KJ, Licata AA. Effects of amiodarone on thyroid function. Ann Intern Med 1997; 126:63-73.

64. Eaton SE, Euinton HA, Newman CM et al. Clinical experience of amiodarone-induced thyrotoxicosis over a 3-year period: role of colour-flow Doppler sonography. Clin Endocrinol (Oxf) 2002; 56:33-8.

65. Bartalena L, Grasso L, Brogioni S et al. Serum interleukin-6 in amiodarone-induced thyrotoxicosis. J Clin Endocrinol Metab 1994; 78:423-7.

66. Dickstein G, Shechener C Adawi F et al. Lithium treatment in amiodarone-induced thyrotoxicosis. Am J Med 1997; 102:454-8.

67. Bogazzi F, Bartalena L, Cosci C et al. Treatement of type II amiodarone-induced thyrotoxicosis by either iopanoic acid or glucorticoids: a prospective randomized study. J Clin Endocrinol Metab 2003; 88:1999-2002.

68. Bocchetta A, Mossa P, Velluzzi F et al. Tem-year follow-up of thyroid function in lithium patients. J Clin Psychopharmacol 2001; 21:594-8.

69. Lazarus JH. The effects of lithium therapy on thyroid and thyrotropin-releasing hormone. Thyroid 1998; 8:909-13.

70. Miller KK, Daniels GH. Association between lithium use and thyrotoxicosis caused by silent thyroiditis. Clin Endocrinol 2001; 55:501-8.

71. Marazuela M, Garcia-Buey L, Gonzales-Fernandes B et al. Thyroid autoimmune disorders in patients with chronic hepatitis C before and during interferon-alpha therapy. Clin Endocrinol 1996; 44:635-42.

72. Atkins MB, Mier JW, Parkinson DR et al. Hypothyroidism after treatment with interleukin-2 and lymphokine-activated killer cells. N Engl J Med 1988; 318:1557-63.

73. Ronnblom LE, Alm GV, Oberg KE. Autoimmunity after alpha-interferon therapy for malignant carcinoid tumors. Ann Inter Med 1991; 115:178-83.

74. Wong V, Fu AX, George J, Cheung NW. Thyrotoxicosis induced by alpha-interferon therapy in chronic viral hepatitis. Clin Endocrinol 2002; 56:793-8.

75. Ward DL, Bing-You RG. Autoimmune thyroid dysfunction induced by interferon-alfa treatment for chronic hepatitis C: screening and monitoring recommendations. Endocr Pract 2001; 7:52-8.

76. Paes JE, Burman KD, Cohen J et al. Acute bacterial suppurative thyroiditis: a clinical review and expert opinion. Thyroid 2010; 20:247-55.

26

Tireoide e Gravidez

Maria Honorina Cordeiro Lopes • Carina Afonso de Nóvoa • Ana Valéria Silva de Carvalho • Manuel Faria • Larissa Bastos Pimentel

INTRODUÇÃO

As doenças da tireoide constituem o segundo grupo de endocrinopatias mais comuns na paciente grávida. Essas disfunções tireoidianas ocorrem em cerca de 5% a 15% das mulheres grávidas. O diagnóstico e o tratamento adequado podem prevenir a maioria das complicações, tanto para a mãe como para o feto. Na gestação, o feto pode ser afetado de duas maneiras: diretamente, pela passagem transplacentária de hormônio tireoidiano materno, anticorpos antitireoidianos e medicações, ou indiretamente, por influências adversas na fisiologia materna. Pode ocorrer aumento da glândula em cerca de 10% em países sem deficiência de iodo e 20% naqueles com deficiência de iodo.

O desafio para o médico consiste em estabelecer uma diferenciação precisa entre as alterações fisiológicas no metabolismo dos hormônios tireoidianos da gestação normal e as encontradas em uma doença tireoidiana verdadeira. Além disso, doenças tireoidianas preexistentes exigem monitoramento preciso e ajuste terapêutico durante a gestação.[1]

TESTES DE FUNÇÃO TIREOIDIANA: INTERPRETAÇÃO E INDICAÇÕES

Para interpretação adequada dos testes de função tireoidiana faz-se necessário conhecer as várias alterações no metabolismo dos hormônios tireoidianos durante a gestação que são reversíveis após o parto.

Os níveis elevados de estrogênios provocam o aumento dos níveis da TBG (*thyroxine-binding globulin*). A concentração sérica de TBG aumenta no início da gestação, na primeira semana após a concepção, com pico entre a 15ª e a 20ª semana, aproximadamente 2,5 vezes mais alta que a concentração pré-gestação. Esse aumen-

to na concentração da TBG é atribuído ao aumento da produção e à diminuição da degradação, que é causada pela sialização da molécula (aumento do conteúdo de ácido siálico na molécula de TBG) produzida pelos níveis elevados de estrogênios, o que diminui seu *clearance* hepático, prolongando sua meia-vida. A produção tireoidiana de hormônios aumenta transitoriamente, em resposta ao aumento da capacidade de ligação da TBG, com o objetivo de manter normal a concentração de T4L.[2-5]

No início da gestação, devido ao aumento na produção de T4, as necessidades de iodo aumentam. Há aumento do fluxo plasmático e da filtração glomerular, levando ao aumento do *clearance* de iodo. A perda do iodo continua durante toda a gestação. Além disso, há uma passagem transplacentária dessa substância. Como resultado dessas alterações, ocorrem diminuição do iodo plasmático e aumento de sua necessidade na dieta. Em mulheres residentes em áreas suficientes de iodo, há pouco impacto na concentração sérica de iodo inorgânico. Em áreas geográficas em que o suprimento de iodo é limítrofe (60 a 100µg/dia) ou baixo, podem ocorrer alterações significativas, hipotiroxinemia relativa e ligeiro aumento do TSH.[5,6]

Associado ao aumento da TBG, há aumento de T3 e T4 total, com o platô na metade da gestação. No início da gestação, o *pool* extratireoidiano de T4 aumenta cerca de 2,5 vezes por causa do aumento da TBG. Além disso, ocorrem a passagem transplacentária de T4, assim como a degradação deste hormônio pela placenta (deiodinação no anel interno do T4 pela deiodinase III). Para manter normal a concentração sérica de T4L, ocorre aumento da produção materna de T4 (25% a 40%).[3,4]

Três enzimas catalisam a deiodinação dos hormônios tireoidianos nos tecidos. A atividade da monodeiodinase tipo 1 (D1), que converte T4 em T3, provavelmente não é alterada durante a gravidez. A monodeiodinase tipo 2 (D2), que também converte T4 em T3, é expressa na placenta, e sua atividade representa o mecanismo regulatório para a manutenção da produção local de T3, quando as concentrações maternas de T4 são diminuídas. A placenta produz, também, grandes quantidades da monodeiodinase 3 (D3), que converte T4 em T3 reverso, sendo a principal responsável pela degradação deste hormônio.

Os níveis de T3 e T4 livres permanecem na faixa normal, exceto no final do primeiro trimestre (da nona à 12ª semana de gestação), em que pode ocorrer aumento transitório. A regulação da função tireoidiana pelo eixo hipotálamo-hipófise não é afetada. Alteração na concentração sérica de TSH reflete a alteração da função tireoidiana. A mais drástica alteração é a supressão do TSH sérico, que corresponde ao pico de hCG (gonadotrofina coriônica humana), no final do primeiro trimestre, em que cerca de 9% a 15% das grávidas normais apresentam nível de TSH suprimido (< 0,4mUI/mL), paralelamente aos níveis elevados de T4 livre. A concentração sérica de TSH aumenta após o primeiro trimestre da gestação, permanecendo nos limites normais até o parto.

A hCG, uma glicoproteína sintetizada pela placenta, é composta de duas subunidades: α e β. A subunidade α é semelhante ao TSH, ao LH e ao FSH. A concentração sérica de hCG aumenta exponencialmente no primeiro trimestre da gestação, com pico sérico entre a nona e a 12ª semana. Em virtude da homologia da subunidade α com o TSH, a hCG tem atividade tireotrófica intrínseca, estimulando diretamente a tireoide, o que leva ao aumento da produção de T4 e T3. Essa teoria é sustentada porque há correlação positiva entre os níveis de T4 livre e a hCG no final do primeiro trimestre de gestação. Na Tabela 26.1 estão resumidas as alterações dos testes de função tireoidiana com as correspondentes alterações fisiológicas típicas da gestação.[7]

Tabela 26.1 Alterações fisiológicas dos testes de função tireoidiana típicas da gestação

TSH: suprimido no final do primeiro trimestre, correlaciona-se positivamente (da nona à 12ª semana). Cerca de 9% a 15% das pacientes apresentam TSH suprimido (TSH < 0,4 mUI/L). A partir desta data, o nível de TSH aumenta e permanece normal até o parto

T4 livre e T3 livre: permanecem na faixa normal, exceto no final do primeiro trimestre (da nona à 12ª semana)

T4 total e T3 total: aumento no início da gestação, corresponde ao pico da TBG, com platô entre a 15ª e a 20ª semana (2,5×) decorrente do aumento da produção e da diminuição do *clearance* hepático

O desenvolvimento de métodos de dosagens séricas mais sensíveis de TSH e de técnicas mais precisas de T4 livre facilitou o diagnóstico de disfunção tireoidiana na gestação. O TSH sérico é o melhor teste de *screening* (rastreamento) disponível. O limite de detecção nos ensaios de segunda geração é de 0,4mUI/L, e nos de terceira, 0,01mUI/L; o limite superior, na maioria dos ensaios, é de 5mUI/L. Uma determinação normal de TSH indica função tireoidiana normal. Na presença de resultado anormal de TSH, deve-se solicitar a dosagem de T4 livre. Na tireotoxicose, os níveis de TSH estão abaixo dos níveis de detecção do método com níveis altos de T4 livre. Na tireotoxicose por T3, os níveis de T4 livre podem ser normais, devendo-se, então, solicitar a dosagem de T3 que, nessa situação, encontra-se elevado. O hipotireoidismo subclínico é diagnosticado pela presença de T4 livre normal com níveis elevados de TSH (em geral, entre 5 e 20mUI/L); no hipotireoidismo primário clinicamente manifesto, os níveis de T4 livre são reduzidos e os de TSH, elevados.[8]

Na definição da etiologia da doença tireoidiana, são indicadas as dosagens dos anticorpos antitireoidianos. Esses anticorpos são capazes de reagir contra antígenos específicos da tireoide: a enzima peroxidase, a tireoglobulina (uma proteína específica presente nos folículos tireoidianos receptora para o iodo) e o receptor de TSH.

As doenças autoimunes da tireoide são síndromes clínicas caracterizadas pela presença de anticorpos antitireoidianos e células imunologicamente competentes capazes de reagir contra esses antígenos específicos da tireoide. As três síndromes clínicas são: doença de Basedow-Graves, com bócio difuso, exoftalmia e hipertireoidismo; tireoidite de Hashimoto, com bócio e hipo ou eutireoidismo; e o mixedema primário (forma atrófica da tireoidite autoimune).

Essas patologias estão interligadas por apresentarem semelhanças em seus mecanismos imunológicos subjacentes, ocorrência familiar e pela transição de um quadro clínico para outro no mesmo indivíduo com o decorrer do tempo.

A gestação exerce inúmeros efeitos no sistema imunológico, os quais podem modificar a história das doenças tireoidianas autoimunes, tanto a doença de Graves como a tireoidite de Hashimoto. Em geral, há estimulação da tireoide na doença de Graves, durante o primeiro trimestre, com redução gradual durante o segundo e terceiro trimestres de gestação, com nova exacerbação nos primeiros meses após o parto (tireoidite pós-parto). Não existem mudanças significativas na tireoidite de Hashimoto durante a gestação, exceto a queda dos níveis de anticorpos, porém a necessidade de aumento das doses de levotiroxina (T4L) em mulheres com hipotireoidismo fala a favor dessas mudanças. As alterações no sistema imune materno possibilitam o sucesso da implantação do enxerto fetal. Além disso, essa tolerância imunológica é, provavelmente, responsável pela melhora das doenças autoimunes tireoidianas durante a gestação e por sua piora no pós-parto.[9]

Durante a gestação, ocorre alteração dos títulos dos anticorpos antiperoxidase (antimicrossomal) com queda na segunda metade da gestação e aumento no período pós-parto. Altos títulos desses anticorpos no primeiro trimestre da gestação, em mulher eutireóidea, são prognósticos de disfunção tireoidiana no pós-parto. Os anticorpos antirreceptores de TSH (TRAb) da classe IgG podem atravessar a placenta e, dependendo da quantidade e da atividade funcional, estimular ou bloquear a tireoide fetal, levando a hpertireoidismo ou hipotireoidismo fetal, respectivamente. A presença de anticorpos estimuladores (TSAb) e bloqueadores (TSBAb) pode ocorrer em grávidas portadoras de doença de Basedow-Graves ou de tireoidite de Hashimoto.

Nobuyuki et al. sugerem que a melhora da doença de Graves durante a gestação se deve à queda dos anticorpos estimuladores, e não ao aumento dos anticorpos bloqueadores do receptor do TSH que se apresentaram reduzidos nas gestantes com doença de Graves.[10]

Testes de Função Tireoidiana na Gestação: Quando Solicitar e Metas para o TSH

Os testes de *screening* para doença da tireoide devem ser solicitados no diagnóstico inicial da gestação nas pacientes com alto risco de disfunção tireoidiana (Tabela 26.2). As indicações para determinação de anticorpos antirreceptores de TSH na gestação estão listadas na Tabela 26.3.

Tabela 26.2 Indicações para testes de função tireoidiana na gestação

História familiar de doença autoimune da tireoide
Mulher em reposição com hormônio da tireoide
Presença de bócio
Obesidade mórbida
História prévia de:
Cirurgia de tireoide
Alta dose de radiação de cabeça e pescoço
Terapia para hipertireoidismo
Tireoidite pós-parto
História de tratamento com amiodarona e lítio
Diabetes mellitus tipo I
Outra doença autoimune: hipoparatireoidismo, vitiligo, insuficiência adrenal, gastrite atrófica, anemia perniciosa, esclerose sistêmica, lúpus, síndrome de Sjögren
História de aborto ou parto prematuro

Adaptada das referências 8 e 11.

Tabela 26.3 Indicações para determinação de anticorpos antirreceptor de TSH na gestação

Hipertireoidismo fetal ou neonatal em gestação prévia
Doença de Graves ativa em tratamento com agentes antitireoidianos
Doença de Graves em eutireoidismo, pós-ablação com iodo radioativo ou cirurgia ou em remissão, na presença de:
Taquicardia fetal (> 160bpm)
Restrição de crescimento intrauterino do feto
Edema generalizado do feto detectado na ultrassonografia
Bócio fetal incidental na ultrassonografia

Adaptada da referência 8.

HIPERTIREOIDISMO NA GESTAÇÃO

O hipertireoidismo pode ser diagnosticado pela primeira vez na gestação. Sua prevalência na gravidez é de 0,1% a 0,4% (85% Graves).[11,12] As duas principais causas de hipertireoidismo na mulher grávida são: doença de Graves (que potencialmente ameaça a vida) e hipertireoidismo gestacional (transitório e, usualmente, leve). Entidades clínicas como adenoma tóxico, bócio multinodular tóxico, tireoidite subaguda, tireoidite silenciosa, tireotoxicose induzida por iodo e tireotoxicose factícia são extremamente raras.

O diagnóstico de tireotoxicose na grávida torna-se difícil devido à superposição de sinais e sintomas da tireotoxicose à gravidez normal. A gestante eutireóidea pode apresentar irritabilidade, nervosismo, labilidade emocional, intolerância ao calor, aumento da transpiração, pele quente e taquicardia. Por outro lado, a perda de peso característica da tireotoxicose pode ser mascarada pelo ganho de peso próprio da gestação. Além disso, se o quadro de tireotoxicose ocorre no primeiro trimestre de gestação, o desafio do médico é estabelecer o diagnóstico diferencial entre doença de Graves e as formas de hipertireoidismo específicas da gravidez (hipertireoidismo induzido por β-hCG, também denominado tireotoxicose gestacional).[7,13-15]

Hipertireoidismo Associado à Gonadotrofina Coriônica Humana

Hiperêmese Gravídica

A hiperêmese gravídica caracteriza-se por náuseas e vômitos graves que ocorrem no ínicio da gestação, levando à desidratação, com perda de 5% do peso corporal e cetose. Com frequência, ocorrem hiponatremia, hipopotassemia e anormalidades da função hepática. Essa entidade pode ser associada a testes de função tireoidiana anormais. TSH suprimido pode ocorrer em 60% dessas pacientes (Tabela 26.4),

Tabela 26.4 Níveis séricos de TSH em cada trimestre

Primeiro trimestre: 0,1 a 2,5mUI/L
Segundo trimestre: 0,2 a 3,0mUI/L
Terceiro trimestre: 0,3 a 3,0 mUI/L

Adaptada da referência 12.

com níveis elevados de T4 livre em quase 50% delas. Existe uma correlação positiva entre os níveis de hCG e os níveis de T4 livre e uma correlação negativa com os níveis de TSH. A intensidade dessas alterações aumenta com a gravidade das náuseas e vômitos. O hipertireoidismo é atribuído à ação estimulatória da hCG no receptor do TSH da tireoide pelo mecanismo de *specificity spillover* (transbordamento).

O hipertireoidismo da hiperêmese gravídica é transitório, autolimitado e, usualmente, desaparece com a resolução dos sintomas após a décima semana do diagnóstico. Os critérios diagnósticos para hiperêmese gravídica incluem: (a) sintomas de tireotoxicose no início da gestação; (b) aumento marcante na concentração sérica de T4 livre e T3 livre; (c) náuseas e vômitos graves; (d) resolução dos sintomas após a 20ª semana de gestação; (e) ausência de anticorpo TSAb e anticorpo antiperoxidase; (f) ausência de bócio; (g) níveis circulantes de hCG com alta atividade biológica tireotrófica.

O manejo da paciente com hiperêmese gravídica inclui hospitalização, reposição de fluidos e eletrólitos, suplementação de vitamina B_1, antieméticos convencionais e suporte psicológico. Tratamento com agentes antitireoidianos, em geral, não é recomendado.[11,12] Entretanto, nas mulheres com quadro de hipertireoidismo associado à hiperêmese gravídica que persiste após a 20ª semana de gestação, deve ser instituído tratamento com antitireoidianos até que os vômitos desapareçam e os testes de função tireoidiana retornem ao normal. Essas pacientes provavelmente apresentam uma forma leve da doença de Graves.[16,17]

Mola Hidatiforme e Coriocarcinoma

As doenças trofoblásticas da gestação compreendem a mola hidatiforme parcial ou completa e o coriocarcinoma. O coriocarcinoma gestacional pode aparecer na gravidez normal ou molar. Histologicamente, contém citotrofoblasto e sinciciotrofoblasto sem vilos coriônicos com invasão do miométrio uterino. Os tumores trofoblásticos produzem hCG em quantidade superior à da gravidez normal.

A associação de hipertireoidismo com gravidez molar na mulher foi descrita pela primeira vez em 1955. A prevalência precisa de hipertireoidismo em pacientes com tumor trofoblástico é desconhecida. Em um estudo, 30 de 52 pacientes portadoras de tumor trofoblástico apresentavam hipertireoidismo. A intensidade do hipertireoidismo se correlaciona com nível de hCG, na maioria das vezes, com concentração > 200UI/mL. A intensidade dos sintomas hipermetabólicos varia de leve a intensa, desaparecendo com a retirada do tumor. Não há correlação dos sintomas com os valores dos testes de função tireoidiana;

em muitos casos, a sintomatologia está ausente, apesar da elevação significativa dos hormônios tireoidianos. Em geral, bócio não é detectado. A única terapia efetiva consiste na remoção cirúrgica do tumor trofoblástico. As pacientes em tireotoxicose devem ser tratadas com betabloqueadores antes do procedimento cirúrgico.[17]

Hipertireoidismo Familiar Gestacional Causado por Mutação do Receptor do TSH

Na gestação, o hipertireoidismo pode, raramente, ser devido a uma mutação do receptor do TSH, tornando-o hipersensível aos níveis normais de hCG da gestação. Rodien et al., em 1998, relataram um caso de mulher com tireotoxicose gestacional recorrente associada à hiperêmese gravídica. Ela foi tratada com propiltiouracil (PTU) durante ambas as gestações. A mãe da paciente relatava história similar de hiperêmese e hipertireoidismo na gestação. O estudo do receptor do TSH da paciente demonstrou a substituição da guanina pela adenina no códon 183 do éxon 7 de um alelo, resultando na substituição da arginina pela lisina na porção média da cadeia extracelular do receptor de TSH e tornando-o hipersensível à hCG. Asteria, em 1999, também encontrou mutação do receptor de TSH no hipertireoidismo familiar gestacional.[18,19]

Doença de Graves na Gestação

O hipertireoidismo devido à doença de Graves é a causa principal de tireotoxicose da gestação (85% dos casos). A prevalência do hipertireoidismo é de 0,1% a 3%.

Quando a mulher grávida se apresenta com tireotoxicose, esta é normalmente mais grave. Há maior dificuldade de concepção e mais abortos fetais em mulheres com doença de Graves.[20]

A atividade da doença de Graves flutua durante a gestação, em geral com agravamento do hipertireoidismo entre a 10ª e a 15ª semana de gestação, e melhora a partir dessa idade gestacional. Os motivos para essa melhora progressiva do hipertireoidismo durante a gestação são provavelmente três: primeiro, imunossupressão parcial com diminuição significativa dos títulos de autoanticorpos estimuladores da tireoide (TSAb); segundo, aumento marcante da capacidade de ligação dos hormônios tireoidianos (relacionado com o aumento dos níveis séricos da TBG), levando à redução dos níveis séricos de T3 e T4 livres; terceiro, diminuição da disponibilidade de iodo para tireoide. Além disso, pode haver, durante a gestação, predomínio de autoanticorpos bloqueadores da tireoide em relação aos estimuladores. Após o parto, o hipertireoidismo da doença de Graves pode exacerbar-se ou até mesmo recidivar, em razão do rebote imunológico que ocorre, aproximadamente, de 3 a 9 meses após o delivramento.[21]

A doença de Graves pode afetar a gestação em três cenários: a mulher pode ter doença de Graves ativa (em tratamento com tioureias ou sem tratamento), que pode exacerbar-se no primeiro trimestre; a grávida em remissão pode recidivar durante a gestação; a doença de Graves pode ser diagnosticada pela primeira vez na gestação (Tabela 26.5).

O diagnóstico de hipertireoidismo na mulher grávida é fundamentado nos mesmos sinais e sintomas da mulher não grávida. A dificuldade diagnóstica decorre da similaridade entre os sintomas de tireotoxicose e a gravidez normal. A diferenciação pode ser realizada pela presença de TRAb, e na Tabela 26.5 podemos observar os dados clínicos que sugerem a possibilidade de hipertireoidismo devido à doença de Graves na paciente grávida.[11-14,16,22]

A determinação de TSI (imunoglobulina estimuladora da tireoide) não tem sido útil em estabelecer o diagnóstico de hipertireoidismo, por doença de Graves, na mulher grávida. O diagnóstico laboratorial é feito conforme discutido nos testes de função tireoidiana.

O hipertireoidismo materno é associado ao aumento da morbidade para o feto e a mãe. A Tabela 26.6 apresenta as complicações maternas e fetais decorrentes do hipertireoidismo.

Tratamento

Para evitar as complicações maternas e fetais, deve-se fazer controle adequado do hipertireoidismo da grávida. Tendo em vista a contraindicação absoluta ao uso do iodo radioativo, o tratamento baseia-se no uso das tionamidas, a menos que a gravidade do hipertireoidismo, a neces-

Tabela 26.5 Dados clínicos de hipertireoidismo por doença de Graves na paciente grávida

História
História anterior de hipertireoidismo ou doença autoimune na paciente ou na família
Presença de sintomas característicos de hipertireoidismo, incluindo perda de peso ou ausência de ganho de peso, palpitações, fraqueza muscular proximal ou labilidade emocional
Sintomas sugestivos de doença de Graves, como oftalmopatia ou mixedema pré-tibial
Exacerbação dos sintomas normais da gestação, como intolerância ao calor, sudorese excessiva e fadiga
Prurido

Exame físico
Frequência de pulso > 100bpm
Pressão de pulso alargada
Sinais oculares de doença de Graves ou mixedema pré-tibial
Aumento da tireoide, especialmente em áreas geográficas suficientes em iodo
Onicólise

Adaptada da referência 11.

Tabela 26.6 Complicações obstétricas relatadas na grávida em hipertireoidismo

Maternas
Hipertensão gestacional
Pré-eclâmpsia
Hipertensão induzida pela gestação
Deslocamento prematuro da placenta
Insuficiência cardíaca congestiva
Parto prematuro
Crise tireotóxica

Fetais
Pequeno para a idade gestacional
Restrição do crescimento intrauterino
Natimorto
Hipertireoidismo fetal/neonatal (1% a 5%)
Bócio fetal (asfixia)

Adaptada da referência 11.

sidade de manutenção de doses altas de PTU > 600mg/dia, ou metimazol (MMI) > 40mg/dia, para controle do hipertireoidismo materno, a não aderência da paciente à medicação, os efeitos colaterais graves (agranulocitose) ou a presença de sintomas compressivos em razão do tamanho do bócio justifiquem, excepcionalmente, o tratamento cirúrgico, que deve ocorrer no segundo trimestre da gestação. Tanto PTU como o MMI têm sido utilizados para o tratamento da grávida em hipertireoidismo.

O PTU e o MMI atravessam rapidamente a placenta e ficam concentrados na tireoide fetal em quantidades excessivas, podendo causar hipotireoidismo bociogênico no feto. A quantidade de agente antitireoidiano destinada ao feto deve ser limitada, de modo que a mãe deve receber a menor dose do agente antitireoidiano que induza um estado fisiológico consistente com gestação normal.[20]

A Food and Drugs Administration (FDA) considera as tionamidas agentes de classe D (forte evidência de risco para o feto), pois podem levar ao hipotireoidismo fetal. A dose utilizada deve ser a menor possível para o controle do hipertireoidismo. Mesmo com o risco de hipotireoidismo fetal, estudos mostram que crianças expostas intraútero a esses fármacos não tiveram prejuízo no desenvolvimento intelectual. Cerca de 30% das gestantes conseguem que o agente seja retirado no terceiro trimestre de gestação, mantendo-se eutireóideas.[23]

O MMI é usado, principalmente, em países como Japão e Argentina. O PTU tem sido a primeira escolha por dois motivos: em primeiro lugar, o PTU liga-se mais à albumina do que o MMI, o que, hipoteticamente, pode resultar em passagem transplacentária maior do MMI em relação ao PTU; em segundo lugar, aplasia de cútis e atresias anal e esofágica têm sido relatadas com o uso do MMI. Contudo, se a paciente intolerante ao gosto amargo do PTU, ou é alérgica a essa medicação, este pode ser trocado pelo MMI.[8,21,23,25,26]

Capítulo 26 Tireoide e Gravidez

Tabela 26.7 Diretrizes para tratamento clínico do hipertireoidismo materno durante a gestação

1. Monitorizar pulso, ganho de peso, tamanho da tireoide, T4 livre, T3 e TSH mensalmente
2. PTU é geralmente preferido, mas MMI também pode ser usado. PTU é considerado primeira linha no primeiro trimestre, devido à possível associação do MMI com defeitos na organogênese. PTU pode estar raramente associado a hepatotoxicidade severa. Por este motivo, preferencialmente, deve-se trocar o PTU por MMI após o final do primeiro trimestre. Após a troca, dosar FT com 2 semanas. Monitorizar função hepática em caso de uso de PTU a cada 3 ou 4 semanas e orientar sobre sintomas
3. Usar a menor dose dos antitireoidianos para manter os níveis hormonais maternos no terço superior da faixa normal ou ligeiramente em nível de tireotoxicidade para a mulher grávida (porém nunca em dose > 600mg de PTU ou 20 a 30mg de metimazol)
4. A concentração sérica de TSH deve ser mantida de acordo com a tabela dos níveis séricos de TSH correspondente a cada semestre (veja a Tabela 26.4)
5. Ultrassonografia deve ser realizada para avaliar idade gestacional, variabilidade fetal, volume do líquido amniótico e anatomia fetal e detectar malformações
6. Em caso de requerimento de altas doses de tionamidas (PTU > 600mg/dia, MMI > 40mg/dia), paciente não aderente ao tratamento e efeitos colaterais graves das tionamidas e/ou contraindicações, o tratamento cirúrgico deve ser considerado (tireoidectomia subtotal no segundo trimestre de gestação)
7. Doses de iodeto de potássio (50 a 100mg/dia) podem ser usadas, transitoriamente, no preparo da paciente para a cirurgia. Valores de TRAb são necessários no tempo da cirurgia para avaliar o risco potencial de hipertireoidismo fetal
8. Frequente comunicação com o obstetra para acompanhamento do pulso e do crescimento fetal, com o objetivo de ajustar a terapia

A administração combinada de tionamida com T4L, com objetivo de manter o eutireoidismo fetal, deve ser evitada, visto que a passagem transplacentária dos hormônios tireoidianos para o feto é negligenciável, enquanto a dos fármacos antitireoidianos é alta, exceto nas situações de hipertireoidismo fetal.

A Tabela 26.7 apresenta as diretrizes para o tratamento clínico do hipertireoidismo materno durante a gestação.

É questão controversa a possibilidade de uso do propranolol na mulher grávida com hipertireoidismo. Podem ocorrer restrição no crescimento intrauterino, hipoglicemia e depressão neonatal. Entretanto, alguns estudos sugerem que esse agente farmacológico pode ser utilizado com segurança.[20,23]

A dose da medicação antitireoidiana necessária para o controle da doença nas fases mais avançadas da gravidez é, em geral, muito menor do que a necessária na mesma paciente quando ela não está grávida.[20]

Lactação

Ambas as tionamidas podem ser administradas à lactante (PTU < 300mg/dia e MMI < 20mg/dia). O PTU é preferido por ser menos secretado no leite e deve ser administrado logo após a amamentação, com intervalo de 3 a 4 ho-

ras para a próxima mamada. Deve ser feito monitoramento periódico da função tireoidiana do recém-nascido.[13,15]

HIPOTIREOIDISMO NA GESTAÇÃO

A gestação representa um estresse para a glândula tireoide, ocorrendo aumento da produção dos hormônios tireoidianos para atender às necessidades típicas da gestação. No primeiro trimestre, o aumento do *pool* da TBG induzido pelo estrogênio seria o fator responsável. No segundo e terceiro trimestres, esse aumento ocorreria por maior distribuição (hepática e na unidade fetoplacentária) e degradação do T4 pela placenta (aumento do tamanho da placenta com maior atividade da D3).[2]

A prevalência de hipotireoidismo é de 0,3% a 0,5% das gestações, e a incidência de hipotireoidismo subclínico varia de 2% a 3% das gestações. Nesse grupo de mulheres, 58% têm anticorpo antiperoxidase positivo. O hipotireoidismo manifesto ocorre em aproximadamente 1 em 1.600 gestações. As principais causas de hipotireoidismo materno são: tireoidite de Hashimoto e cirurgia prévia para tratamento de doença de Graves ou tratamento prévio com radioiodo (hipotireoidismo primário).

Existe uma associação entre hipotireoidismo e diminuição da fertilidade em razão dos distúrbios ovulatórios. Apesar disso, a mulher com hipotireoidismo pode engravidar. O hipotireoidismo materno pode acarretar complicações para a mãe e para o feto. A Tabela 26.8 apresenta as complicações mais frequentes do hipotireoidismo materno. A probabilidade dessas complicações depende da gravidade do hipotireoidismo e do ajuste adequado do tratamento.[13,5,27,28]

Diagnóstico

A maioria das pacientes com hipotireoidismo subclínico é assintomática. Foi descrita a associação a resultados adversos maternos e fetais; logo, devido à falta de en-

Tabela 26.8 Complicações obstétricas relatadas na grávida em hipertireoidismo

Maternas
Hipertensão gestacional
Pré-eclâmpsia
Hipertensão induzida pela gestação
Anemia
Hemorragia pós-parto
Deslocamento prematuro da placenta

Fetais
Pequeno para a idade gestacional
Natimorto
Hipotireoidismo congênito transitório devido à passagem transplacentária de anticorpos maternos bloqueadores do receptor de TSH em pacientes portadores de tireoidite de Hashimoto ou doença de Graves
Possível comprometimento da função cognitiva

saios clínicos controlados, há evidências insuficientes em relação ao tratamento. Desse modo, mulheres com anticorpo antiperoxidase positivo e que tenham hipotireoidismo subclínico devem ser tratadas.[11]

Dentre as pacientes com hipotireoidismo bioquímico (T4 baixo e TSH alto), apenas 20% a 30% apresentam sintomas. Fadiga e ganho de peso são frequentemente atribuídos apenas à gestação. No entanto, quando associados a sonolência excessiva, esquecimento, constipação intestinal, bradicardia, pele seca e anemia, sugerem fortemente o diagnóstico de hipotireoidismo.

Além disso, história de hipotireoidismo familiar, terapia prévia (cirurgia e radioiodo) para a doença de Graves, radiação do pescoço para doença de Hodgkin ou achado de bócio obrigam o clínico a solicitar testes da função tireoidiana (TSH e T4 livre). Como a causa principal de hipotireoidismo na gestação é a tireoidite de Hashimoto, deve ser solicitada, também, a dosagem de anticorpo antiperoxidase, conforme discutido nos testes para diagnóstico etiológico das doenças autoimunes da tireoide.

Tratamento

O tratamento do hipotireoidismo diagnosticado pela primeira vez na gestação deve ser feito prontamente com a dose completa de T4L (1,9 a 2,25µg/kg) para atingir rapidamente o estado eutireóideo (normalização do TSH). Na paciente portadora de hipotireoidismo que engravida, a dose de TL4 pré-gestacional deve ser aumentada em cerca de 30% a 50% durante a gestação e retomada a dose pré-gestacional após o parto.[11,12,27,30-32]

O hipotireoidismo deve ser tratado em todas as mulheres com TSH acima do intervalo de referência específico do trimestre com a redução de T4 livre e em todas as mulheres com concentração de TSH > 10mUI/L independentemente do valor de T4 livre.[11,12]

O tratamento recomendado consiste na administração oral de levotiroxina (T4L). A meta é normalizar os valores de TSH dentro do esperado de acordo com o trimestre específico da gestação. Quando é diagnosticado na gravidez, os testes de função tireoidiana devem ser normalizados rapidamente, procurando manter seus níveis < 2,5mUI/L no primeiro trimestre.

A T4L parece ser efetiva em reduzir o número de abortamento, quando administrado nos estágios iniciais da gestação, porque o abortamento geralmente ocorre no primeiro trimestre. Por outro lado, o risco de parto prematuro diminui significativamente em mulheres cujo tratamento com T4L foi iniciado depois do primeiro trimestre.[27] A Tabela 26.9 apresenta as diretrizes para o tratamento clínico do hipotireoidismo materno na gestação.

Tabela 26.9 Diretrizes para o tratamento clínico do hipotireoidismo materno durante a gestação

1. Dosar TSH no início do primeiro trimestre
2. Ajustar a dose de T4L para manter o TSH normal é necessário em 50% a 85% das mulheres tratadas com levotiroxina exógena. O aumento da dose depende da etiologia do hipotireoidismo. Há maior necessidade nas gestantes que não apresentam tecido tireoidiano em comparação com aquelas que apresentam tireoidite de Hashimoto
3. Tireoidite de Hashimoto – aumento de 30%
4. Hipotireoidismo subclínico pode não necessitar de aumento (algumas pacientes com tireoidite de Hashimoto mantêm reserva tireoidiana capaz de compensar o aumento da necessidade)
5. TSH deve ser monitorizado a cada 8 a 10 semanas ou, se foi feito ajuste na dose, deverá ser checado 4 semanas depois
6. Mulheres com hipotireoidismo subclínico que não são inicialmente tratadas devem ser monitorizadas em relação à progressão para o hipotireoidismo primário com valores de TSH e T4 livre aproximadamente a cada 4 semanas até a 16ª à 20ª semana de gestação e ao menos uma vez entre a 26ª e a 32ª semana
7. A paciente deve ser instruída a separar a ingestão de suplementos com ferro com intervalo de pelo menos 6 horas em relação à ingestão de tiroxina (o ferro quela a tiroxina)
8. Após o parto, a dose de T4L deve ser igual à pré-gestacional, e o TSH deve ser checado de 4 a 6 semanas após o parto
9. Mulheres que desejam engravidar com hipotireoidismo, o ajuste da dose de T4L deve ser feito o mais breve possível, podendo haver aumento de 25% a 30% da dose diariamente

NÓDULO DE TIREOIDE E CARCINOMA DIFERENCIADO DA TIREOIDE DIAGNOSTICADOS NA GESTAÇÃO

A prevalência de nódulo de tireoide detectado na gestação é de cerca de 15%. A maioria desses nódulos é benigna. A maior parte das neoplasias malignas diagnosticadas na gestação é representada pelo carcinoma papilífero e pelo carcinoma folicular.[11]

O diagnóstico clínico do nódulo de tireoide na mulher grávida é igual ao da mulher não grávida. Como a maioria dos nódulos é benigna, o desafio do médico assistente consiste em identificar os nódulos suspeitos de malignidade. É necessário bom senso entre o tratamento instituído e a segurança para a gestante, o feto e a manutenção da gravidez.

Assim, o médico deve utilizar-se de parâmetros da história e do exame físico, como sintomas de compressão (disfagia, disfonia e dispneia), paralisia das cordas vocais à laringoscopia, história de radioterapia na região anterior da cabeça e do pescoço durante a infância, história familiar de doença benigna ou maligna da tireoide (NEM2A e 2B, carcinoma folicular e papilífero familiar isolado), polipose de cólon familiar e características do nódulo, como imobilidade à deglutição (fixo) e crescimento rápido, que são sugestivos de malignidade.

Diagnóstico Laboratorial

O diagnóstico laboratorial é feito a partir de:
- *Dosagem de TSH e T4 livre*: TSH alto ou baixo diminui a possibilidade de malignidade.

- *Ultrassonografia (US) de alta resolução*: método mais acurado na detecção do nódulo, avalia suas características, monitoriza o crescimento e avalia linfonodos cervicais, além de ser utilizada para guiar a punção aspirativa por agulha fina (PAAF). Características ultrassonográficas que sugerem malignidade são: hipoecogenicidade, margens irregulares, microcalcificações, extensão extracapsular ou linfonodos metastáticos.
- *PAAF + citologia da tireoide guiada por US*: os diagnósticos possíveis são: maligno (papilífero, medular, anaplásico e linfoma da tireoide), suspeito (proliferação folicular) ou benigno (bócio coloide e tireoidite de Hashimoto). Os nódulos < 1cm não necessitam de PAAF, a menos que exista suspeita de malignidade. A PAAF de nódulo ou linfonodo pode ser realizada em qualquer trimestre da gestação.

A cintilografia da tireoide com iodo radioativo está contraindicada na gestação.

Tratamento

A conduta terapêutica dependerá da etiologia do nódulo e da idade gestacional quando do diagnóstico do nódulo:
- *Nódulos benignos*: os nódulos com citologia benigna devem ser monitorizados com US de alta resolução e, se houver crescimento do nódulo, este deverá ser repuncionado. Não está indicada a terapia supressiva com T4L, a menos que exista elevação do TSH.
- *Nódulos suspeitos (proliferação folicular)*: nos nódulos suspeitos de neoplasia folicular, a exploração cirúrgica deve ser realizada no pós-parto. Entretanto, se houver crescimento significativo do nódulo à US antes da 20ª semana de gestação, tireoidectomia deve ser realizada no segundo trimestre de gestação (tireoidectomia no primeiro trimestre tem risco de abortamento e, no terceiro, risco de parto prematuro).
- *Nódulos diagnosticados como carcinoma papilífero*: nódulo de carcinoma papilífero da tireoide deve ser tratado com tireoidectomia total ou subtotal. Todavia, discute-se se o procedimento cirúrgico deve ser realizado imediatamente ao diagnóstico ou no pós-parto. A US deve ser realizada a cada trimestre, para avaliação de crescimento tumoral. É importante considerar cirurgia no segundo trimestre, se houver crescimento significativo do tumor > 50% do volume inicial ou > 20% no diâmetro em duas dimensões, ou em caso de acometimento linfonodal na primeira metade da gestação. Terapia com T4L deve ser considerada para manter TSH entre 0,1 e 1,5mUI/L.

Se for indicada, a tireoidectomia deve ser realizada no segundo trimestre da gestação, pois não há associação com aumento do risco materno-fetal. No primeiro trimestre, foi observada associação com alterações na organogênese e abortamento espontâneo, e no terceiro trimestre, associação com parto prematuro. É importante levar em consideração o risco de hipotireoidismo, e hipoparatireoidismo materno também deve ser considerado.

Estudos recentes mostram que a gestação não piora o prognóstico do câncer diferenciado de tireoide (CDT). Desse modo, a cirurgia em caso de CDT na gestação pode ser postergada para o período pós-parto sem aumento da recorrência da doença ou mortalidade. O impacto da gestação no câncer medular da tireoide não é conhecido. A cirurgia é recomendada durante a gestação na presença de tumores grandes ou extensão para linfonodos.

Moosa & Mazzaferri, em 1997, concluíram que o prognóstico do carcinoma diferenciado da tireoide é igual nas mulheres grávidas e não grávidas da mesma idade. Eles compararam 61 mulheres grávidas portadoras de carcinoma de tireoide (média de idade, 26 ± 5,9 anos) com 528 mulheres não grávidas pareadas em relação à idade (26,3 ± 5,9 anos). A média de seguimento foi de 22,4 e 19,5 anos nos dois grupos, respectivamente. A maioria das mulheres grávidas foi submetida à tireoidectomia após o parto (77%) ou durante o segundo trimestre de gestação (20%), 73% das quais foram submetidas à tireoidectomia subtotal. O desfecho foi igual nas pacientes operadas no segundo trimestre da gestação e nas operadas no pós-parto. Não foi encontrada diferença significativa na taxa de recorrência, na taxa de metástases a distância ou na mortalidade específica por câncer nos dois grupos.[34-37]

Vini et al., analisando retrospectivamente nove casos de câncer da tireoide diagnosticados na gestação, com média de seguimento de 14 anos (5 a 31 anos), cinco submetidas à tireoidectomia total e quatro à tireoidectomia subtotal, encontraram apenas uma paciente que desenvolveu metástase óssea (morrendo após 7 anos de seguimento) e uma paciente com recidiva local. Esses autores concluíram que o carcinoma diferenciado da tireoide que se apresenta na gestação tem bom prognóstico.[38]

Nas mulheres previamente tratadas de carcinoma da tireoide, a gravidez subsequente não aumenta a taxa de recorrência do câncer. Portanto, se a citologia maligna é obtida no início da gestação, é recomendado monitoramento do crescimento do nódulo, com US de alta resolução. Se houver crescimento significativo do nódulo, a cirurgia deve ser feita no segundo trimestre de gestação, com subsequente supressão com T4L. A terapia ablativa com iodo radioativo deve ser postergada para o período pós-parto. No entanto, se o tamanho do nódulo se mantiver estável ou se a citologia maligna for detectada na segunda metade da gestação, a cirurgia deverá ser retardada para o pós-parto. Nesse caso, a terapia com T4L deve ser a mesma do período pré-concepção, que foi determinada pela estratificação do risco de persistência ou recorrência do tumor. A monitorização do TSH deve ser realizada à descoberta da gravidez e, então, a cada 4 semanas até da 16ª à 20ª semana.[11,12,33,34,36]

IODO: NECESSIDADE DIÁRIA NA GESTAÇÃO

De acordo com as mudanças fisiológicas que ocorrem na gestação, é necessário aumento do aporte de iodo nas mulheres grávidas. Nas mulheres em idade fértil, essa recomendação é de 150mg/dia, enquanto nas gestantes essa necessidade aumenta para 250mg/dia. Deve ser lembrado que essa suplementação não deve exceder a 500mg/dia. Deve ser levada em consideração a oferta de iodo referente ao país de origem da gestante. Recomenda-se que os suplementos vitamínicos contenham o iodo na forma de iodeto de potássio, na dose entre 150 e 200mg.[11]

Referências

1. Lopes MHC. Hipertiroidismo. In: Bandeira F, Macedo G, Caldas G et al. (eds.) Endocrinologia e diabetes. 1. ed. Rio de Janeiro: MEDSI, 2003:213-35.

2. Glinoer D. The regulations of thyroind function in pregnancy: pathways of endocrine adaption from physiology to pathology. Endocr Rev 1997; 18:404-33.

3. Glinoer D.What happens to the normal thyroid during pregnancy? Thyroid 1999; 9:631-5.

4. Glinoer D. Thyroid disease during pregnancy. In: Braverman LE, Utiger RD (eds.). Werner & Ingbar's the thyroid – A fundamental and clinical text. 8. ed. Philadelphia: Lippincott Williams & Wilkins, 2000:1013-27.

5. Burrow CN, Fisher DA, Lanser PR. Maternal and fetal function. N Engl J Med 1994; 331:1071-8.

6. Smyth PPA. Variation in iodine handling during normal pregnancy. Thyroid 1999; 9:637-42.

7. Burrow. GN. Thyroid function and hyperfunction during gestation. Endocr Rev 1993; 14:194-202.

8. Mestman JH. Tyroid disease in pregnancy other than Graves' disease and postpartum thyroid dysfunction. The Endocrinologist 1999; 9:294-307.

9. Weetman AP. The immunology of pregnancy. Thyroid 1999; 9:643-6.

10. Nobuyuki A, Yukiko I et al. No increase of blocking type antithyrotropin receptor antibodies during pregnancy in patients with Grave's disease. J Clin Endocrinol Metab 2003; 88:5871-4.

11. De Groot, Abalovich E, Nobuyuki A et al. Summary: guidelines for thyroid dysfunction in pregnancy. J Clin Endocrinol Metab 2012; 97(8):2543-65.

12. Stagnaro-Green et al. Guidelines of the American Thyroid Association for the diagnosis and management of thyroid disease during pregnancy and postpartum. Thyroid 2011; 21(10).

13. Mandel SJ. Thyroid disease & pregnancy. Clinical Endocrinology Update. Syllabus. Endocr Soc 2000:146-59.

14. Mandel SJ. Thyroid disease and pregnancy. In: Cooper DS (ed.) Medical management of thyroid disease. New York: Marcel Dekker, 2001:387-419.

15. Momotami N, Noh JY, Ishikawa N, Ito K. Effects of propylthiouracil and methimazole on fetal thyroid status in mothers with Graves' hyperthyroidism. J Clin Endocrinol Metab 1997; 82:3633-6.

16. Hersman JM. The Endocrine Society, 1999:343-9.

17. Hersman JM. Human chorionic gonadotropin and the thyroid: hyperemesis gravidarum and trophoblastic tumors. Thyroid 1999; 9:653-7.

18. Rodien P, Bremont C, Sanson ML et al. Familial gestational hyperthyroidism caused by a mutant thyrotropin receptor hypersensitive to human chrionic gonadotropin. N Engl Med 1998; 339:1823-6.

19. Asteria C. TSH receptor gene mutations and familial gestational hyperthyroidism. Eur J Endocrinol 1999; 141:93-4.

20. Davies TF, Larsen PRT. Thyrotoxicosis. In: Larcen PR, Kronenberg HM, Melmed S, Polonsky KS (eds.). Williams textbook of endocrinology. 10. ed. Philadelfia: WB Saunders Co., 2003:374-421.

21. Miranda CR, Lopes MHC, Bandeira F. Doenças tireoidianas e gestação. In: Baneira F, Griz L (eds.) Endocrinologia ginecológica. 1. ed. Rio de Janeiro: MEDSI, 2006:114-21.

22. Masiukiewicz US, Burrow GN. Hyperthroidism in pregnancy: diagnosis and treatment. Thyroid 1999; 9:647-52.

23. Cooper D. Antithyroid drugs. N Engl J Med 2005; 352:905-17.

24. Mandel SJ, Brent GA, Lanser PR. Review of antithyroid drug use during pregnancy and report of case of aplasia cutis. Thyroid 1994; 4:129-33.

25. Gardner DF, Cruikshank DP, Hays PM, Cooper D. Pharmacology of propylthiouracil (PTU) in pregnant hyperthyroid womem: correlation of maternal PTU concentrations with cord serum thyroid function test. J Clin Endocrinol Metab 1986; 45: 1187-93.

26. Azizi F. Effect of methimazole treatment of maternal thyrotoxicosis on thyroid function in breast-feeding infants. J Pediatr 1996; 128:855-8.

27. Brent GA. Maternal hypothyroidism: recognition and management. Thyroid 1999; 9:661-5.

28. Mckenzie JM, Zakarija M. Fetal and naonatal hyperthyroidism and hipothyroidism due to maternal TSH receptor antibodies. Thyroid 1992; 2:155-9.

29. Negro R, Formoso G, Mangieri T et al. Levothyroxine treatment in euthyroid pregnant women with autoimmune thyroid disease: effects on obstetrical complications. J Clin Endocrinol Metab 2006; 91(7):2587-91

30. Lazarus JH. Thyroid hormone and intellectual development: a clinician's view. Thyroid 1999; 9:659-60.

31. Campbell NRC, Hasinoft BB, Stalts H. Ferrous sulfate reduces thyroxine efficacy in pacients with hypothyroidism. Ann Intern Med 1992; 177:1010-3.

32. Kaplan MM. Monitoring thyroxine treatment during pregnancy. Thyroid 1992; 2:147-52.

33. Alexander E, Marqusee E, Lawrence J et al. Timin and magnitude of increases in levothyroxine requirements during pregnancy in women with hipothyroidism. N Engl J Med 2004; 351:241-9.

34. Moosa M, Mazzaferri EL. Outocome of differentiated thyroid cancer diagnosis in pregnant women. J Clin Endocrinol Metab 1997; 82:2862-6.

35. Hay ID. Nodular thyroid disease diagnosed during pregnancy: how and when to treat. Thyroid 1999; 9:667-70.

36. Tan GH, Gharib H, Goellner JR et al. Management of thyroid nodules in pregnancy. Arch Intern Med 1996; 156:2317-20.

Capítulo 26 Tireoide e Gravidez

37. Rosen IB, Korman M, Walfish PG. Thyroid nodular disease in pregnancy: current diagnosis and management. Clin Obstet Gynecol 1997; 40:81-9.

38. Vini L, Hyer S, Pratt B, Harmer C. Management of differentiated thyroid cancer diagnosed during pregnancy. Eur J Endocrinol 1999; 140:404-6.

39. DeGroot LJ, revisado por Glinoer D. Thyroid dysfunction in the pregnant patient. Disponível em: http://thyroidmanager.org, 2002.

40. Negro R, Formoso G, Mangieri T, Pezzarossa A, Dazzi D, Hassan H. Levothyroxine treatment in euthyroid pregnant women with autoimmune thyroid disease: effects on obstetrical complications. J Clin Endocrinol Metab 2006; 91:2587-91.

41. Benhadi N, Wiersinga WM, Reitsma JB, Vrijkotte TG, Bonsel GJ. Higher maternal TSH levels in pregnancy are associated with increased risk for miscarriage, fetal or neonatal death. Eur J Endocrinol 2009; 160:985-91.

42. Mannisto T, Vaarasmaki M, Pouta A et al. Perinatal outcome of children born to mothers with thyroid dysfunction or antibodies:

a prospective population-based cohort study. J Clin Endocrinol Metab 2009; 94:772-9.

43. Mannisto T, Vaarasmaki M, Pouta A et al. Thyroid dysfunction and autoantibodies during pregnancy as predictive factors of pregnancy complications and maternal morbidity in later life. J Clin Endocrinol Metab 2010; 95:1084-94.

44. Niebyl JR. Clinical practice. Nausea and vomiting in pregnancy. N Engl J Med 2010; 363:1544-50.

45. Papendieck P, Chiesa A, Prieto L, Gruneiro-Papendieck L. Thyroid disorders of neonates born to mothers with Graves' disease. J Pediatr Endocrinol Metab 2009; 22:547-53.

46. Loh JA, Wartofsky L, Jonklaas J, Burman KD. The magnitude of increased levothyroxine requirements in hypothyroid pregnant women depends up on the etiology of the hypothyroidism. Thyroid 2009; 19:269-75.

47. Stricker R, Echenard M, Eberhart R et al. Evaluation of maternal thyroid function during pregnancy: the importance of using gestational age-specific reference intervals. Eur J Endocrinol 2007; 157:509-14

27

Bócio Mergulhante

Clarissa Almeida • Maria do Socorro C. Azevedo • Cynthia Lucena

INTRODUÇÃO

Bócio representa o crescimento anormal do tecido tireoidiano. Em geral, o crescimento dos lobos tireoidianos estende-se anteriormente na região cervical, já que são cobertos apenas por músculos, tecido subcutâneo e pele. Quando um ou ambos os lobos da tireoide crescem em direção à entrada da cavidade torácica, são denominados bócio mergulhante, subesternal, retroesternal ou, ainda, intratorácicos.

As várias definições existentes para bócio mergulhante dificultam a comparação de séries da literatura.[1] Podem ser definidos como bócio mergulhante, quando 50% ou mais de seu volume estendem-se abaixo do nível da entrada torácica,[1] ou ainda quando se estendem abaixo do nível da região subcarinal.

Em geral, localizam-se na região anterior ou lateral do mediastino e somente 10% estão localizados no mediastino posterior.[2,3] Se o crescimento é assimétrico entre os lobos da tireoide pode haver deslocamento de alguma estrutura mediastinal ou até compressão.

A depender da definição utilizada, a incidência varia de 2% a 19% dos bócios que foram submetidos à tireoidectomia.[3] Outras séries mostram que 0,2% a 45% dos bócios operados eram intratorácicos.[4]

Podem ser classificados em primário ou secundário. O mais comum é o bócio intratorácico secundário, que se desenvolve a partir do tecido tireoidiano cervical e adentra o mediastino. O primário apresenta-se como uma massa tireoidiana separada do tecido tireoidiano cervical. Seu suprimento sanguíneo é proveniente dos vasos mediastinais. Pode ser chamado de ectópico, heterotópico, isolado ou aberrante. Trata-se de uma condição rara, congênita, mais comum em mulheres, representando de 0,2% a 1% dos casos de bócio intratorácico.[3,5,6]

FISIOPATOLOGIA

A causa mais comum de bócio no mundo é o bócio endêmico por deficiência de iodo. Nos países onde não há deficiência significativa de iodo, as causas mais comuns são bócio multinodular, tireoidite de Hashimoto ou doença de Graves.[7] Causas menos comuns incluem tumores, tireoidite e doenças infiltrativas.

A etiologia do bócio intratorácico secundário está baseada em uma complexa interação entre suscetibilidade genética e fatores ambientais.[8,9]

A maioria dos bócios mergulhantes é benigna, assim como os bócios cervicais. A incidência de câncer não é maior nessa localização. Em revisão sistemática de um estudo de coorte retrospectivo e estudo de série de casos analisando resultados de tireoidectomia, a incidência de câncer foi de 3% a 23%.[3]

O bócio intratorácico primário é decorrente de alteração embriológica no desenvolvimento da tireoide que se inicia na primeira ou segunda semana de vida intrauterina e termina na sétima semana. É proveniente de fragmentos de tireoide que se desprendem do corpo principal da glândula e são deslocados para o mediastino durante a descida do coração e dos grandes vasos. O tecido ectópico pode eventualmente residir em qualquer lugar na linha média ao longo da descida embriológica do coração e dos grandes vasos, desde a base da língua até o diafragma.[3,10]

DIAGNÓSTICO

Quadro Clínico

O bócio mergulhante pode manifestar-se por meio de sintomas compressivos, quando acometem alguma estrutura mediastinal (Tabela 27.1). Os sintomas compressivos variam de leves, com sensação de *bolus* e pres-

Tabela 27.1 Apresentação clínica do bócio mergulhante

Sintomas comuns	Sintomas incomuns
Sensação de *bolus* na garganta	Disfagia
Dispneia de esforço	Rouquidão
Tosse	Síndrome de Horner
	Paralisia de nervo frênico
	Insuficiência respiratória
	Compressão venosa ou trombose de vasos cervicais

são em região cervical, a sintomas severos com dispneia e disfagia.[5] Os casos mais graves podem apresentar-se com insuficiência respiratória e obstrução da veia cava superior.[3,5,11]

A dispneia aos esforços é o sintoma mais comum, está presente em 30% a 60% dos casos.[12,13] Alguns pacientes têm dispneia posicional ou noturna, que é agravada quando a tireoide é forçada a entrar na cavidade torácica. Quando a obstrução traqueal é mais severa, os sintomas podem ocorrer no repouso. Tosse é outro sintoma relacionado com a posição.

Disfagia é menos comum devido à posição posterior do esôfago. Compressão esofágica é observada em 25% dos pacientes sintomáticos.[5]

Outros sintomas, menos comuns, incluem rouquidão, que pode acontecer em paralisia de nervo laríngeo recorrente, paralisia do nervo frênico, síndrome de Horner por compressão da cadeia simpático-cervical e compressão venosa ou trombose.[5]

Embora sintomas compressivos sejam encontrados em doença maligna, a maioria dos pacientes com essa sintomatologia tem doença benigna.[13]

Alguns pacientes são assintomáticos, e o achado do bócio é incidental, durante exame físico ou de imagem. O crescimento, em geral, é insidioso, e eles são descobertos na quinta ou sexta décadas de vida, sendo mais comuns em mulheres. Em série de Banks et al. observou-se que 34% dos pacientes com aumento significativo da tireoide e com compressão eram assintomáticos.[13]

Uma série que avaliou 333 pacientes submetidos à tireoidectomia observou que 60% dos pacientes com bócio tinham sintomas compressivos. O volume médio da glândula em pacientes sintomáticos foi de 75,5mL, em comparação com 37,1mL nos assintomáticos.[13]

Existe relação entre tamanho do bócio e sintomas compressivos, mas sugere-se a existência de outros fatores, como progressão do crescimento, envolvidos no desenvolvimento de sintomas compressivos.

Exame Físico

O bócio mergulhante é suspeitado quando não se consegue identificar a borda inferior da tireoide durante a palpação. Para facilitar a palpação, solicita-se ao paciente que se deite com um travesseiro sob os ombros e hiperestenda o pescoço. O bócio é visível na maioria dos pacientes que apresentam sintomas obstrutivos.

O sinal de Pemberton pode ser encontrado em pacientes com massa mediastinal volumosa, geralmente em bócio mergulhante ou tumores.[14,15] Consiste em uma manobra complementar no exame físico de bócio mergulhante que força a tireoide a adentrar a cavidade torácica para exacerbar os sintomas obstrutivos. Solicita-se ao paciente que eleve os braços estendidos acima da cabeça por 60 segundos. O teste é positivo se a veia jugular se torna distendida, na presença de pletora facial, cianose, ou se aparecem dispneia ou estridor. Esse sinal revela compressão de estruturas vasculares da entrada torácica e é indicação de tratamento mais imediato.[16]

Avaliação Laboratorial

Deve-se avaliar a função tireoidiana, inicialmente, com mensuração do TSH. A função tireoidiana pode estar normal ou apresentar disfunções clínica ou subclínica. T4 livre (T4L) e T3 total devem ser medidos quando o TSH está baixo. Se o TSH estiver elevado, deve-se medir T4L e AATPO. A maioria dos pacientes com bócio mergulhante é eutireóidea.[5]

Exames de Imagem

- *Cintilografia de tireoide com *[123]*I*: reservada para pacientes com hiperfunção tireoidiana, não é exame muito eficaz devido à atenuação da emissão gama pela parede torácica. Além disso, é menor a captação do isótopo na região intratorácica do bócio, em virtude da pobre vascularização e da maior calcificação presentes. Pode ser realizada no diagnóstico diferencial de massa mediastinal, para documentar se a origem da lesão é tireoidiana.[5]
- *Ultrassonografia (US) cervical*: não é o melhor exame para bócio mergulhante, pois não avalia a porção intratorácica do bócio. Possibilita a avaliação da presença de nodulações na porção cervical do bócio.
- *Tomografia computadorizada (TC) e ressonância nuclear magnética (RNM)*: são os exames mais frequentemente utilizados, uma vez que possibilitam a mensuração acurada das dimensões do bócio, sua morfologia, e ajudam a determinar se é bócio primário ou secundário. Possibilitam, ainda, a avaliação da relação do bócio com as estruturas circunvizinhas e se existem sinais de compressão ou proximidade com estruturas

nobres da região mediastinal, além de avaliação do diâmetro da traqueia.[17,18]

À TC, o bócio tipicamente se apresenta com bordas bem definidas separadas por planos gordurosos das estruturas circunvizinhas. Existem áreas de menor densidade devido aos cistos coloides, mas áreas densas com calcificações frequentemente estão presentes.[19] Na TC sem contraste, a atenuação da massa é maior do que a de partes moles e há intenso realce pós-contraste. A atenuação da tireoide na região mediastinal é dependente do conteúdo de iodo. Se o conteúdo de iodo é baixo, a atenuação da massa pode ser semelhante à de partes moles da parede torácica.[6]

A TC e a RNM devem envolver a região cervical e estender-se até a região torácica, em geral, 1 a 2cm abaixo do arco aórtico. Cabe considerar que a posição do paciente com leve flexão cervical durante o exame pode levar à superestimativa do tamanho do bócio.

Vale lembrar que o contraste da TC pode agravar ou causar hipertireoidismo, diminuindo a eficiência do radioiodo nos casos em que este seria utilizado como medida terpêutica.[20]

- *Radiografia de tórax*: pode evidenciar uma massa provocando alargamento do mediastino superior ou estreitamento e desvio da traqueia.[18]
- *Teste de função pulmonar (curva de fluxo-volume)*: não é realizado de rotina, sendo geralmente solicitado quando existem sintomas de compressão traqueal ou em caso de estreitamento da traqueia com diâmetro < 1cm em exame de imagem. O estudo pode estar anormal em paciente assintomático.[21] Em geral, o diâmetro da traqueia medido por raios X ou TC se correlaciona fracamente com testes de função pulmonar em pacientes com bócio. No entanto, em bócios volumosos, a capacidade inspiratória diminui à medida que o diâmetro transverso da traqueia, medido por RNM, também diminui. Observa-se que a porção subesternal do bócio por si não influencia a função inspiratória, mas sim o volume do bócio como um todo, incluindo sua porção cervical.[22]
- *Esofagograma*: solicitado em pacientes com disfagia por compressão esofágica.
- *Punção aspirativa por agulha fina (PAAF)*: o tecido subesternal não é acessível à punção. Dados que têm como base resultados de cirurgia mostram que o risco de malignidade não é maior em bócio intratorácico em comparação com bócio cervical.[3]

A avaliação de malignidade em bócio primário leva em consideração a história natural da doença, incluindo o rápido crescimento do nódulo e sintomas dolorosos. Em virtude das dificuldades técnicas para realização da punção, a cirurgia é usualmente recomendada. Em bócio secundário, quando existem nódulos na porção cervical, procede-se à punção dessa região e considera-se a citologia da parte cervical representativa do restante da glândula. Há risco limitado de a malignidade não ser diagnosticada.[23]

Diagnóstico Diferencial

Bócio intratorácico primário deve ser considerado na avaliação de pacientes com massa no mediastino anterossuperior, mesmo que o paciente apresente a glândula tireoide normal na região cervical. A suspeita diagnóstica é menor quando o bócio está localizado no mediastino médio ou posterior. Nesse caso, lesões com alta atenuação na TC sem contraste são mais comuns, incluindo linfonodos com calcificação por processo infeccioso ou inflamatório, tumores neurogênicos ou de células germinativas e timomas.[5]

Em cada compartimento do mediastino há lesões mais comumente encontradas, como:[24]

- *Mediastino anterior*: tumores tímicos (timomas, carcinomas, carcinoides, cistos); tumor de células germinativas; linfomas de Hodgkin e não Hodgkin; bócio e tumores de tireoide; adenomas de paratireoide; tumores de tecido conjuntivo (lipoma, hemangioma); cistos pericárdicos.
- *Mediastino médio*: bócio e tumor de tireoide; tumor traqueal; paraganglioma; cisto broncogênico e linfomas. Linfadenopatia de origem infecciosa, metastática ou idiopática também pode ser encontrada.
- *Mediastino posterior*: localização mais comum de tumores neurogênicos e esofágicos, hérnia hiatal e cistos neuroentéricos.

Aneurisma de aorta pode acontecer em qualquer compartimento, a depender de sua localização anterior, intrapericárdica ou posterior.[24]

A investigação de massa mediastinal é direcionada por sua localização anatômica e pela idade do paciente. Exames de imagem e bioquímicos devem ser direcionados de acordo com a suspeita clínica. Na suspeita de lesão tireoidiana, cintilografia com radioiodo ajuda a documentar a origem tireoidiana da lesão.[5]

TRATAMENTO
Tireoidectomia
Indicações

O tratamento cirúrgico tem indicação absoluta na presença de sintomas compressivos. Outra indicação cirúrgica consiste na obtenção de diagnóstico definitivo, principalmente em caso de bócio intratorácico primário, para garantir que não existe malignidade.[1,3] A cirurgia deve ser considerada ainda com sinais de compressão verificados em exames de imagem, como desvio e estreitamento de traqueia, mesmo em assintomáticos.[1]

Os procedimentos cirúrgicos em pacientes assintomáticos devem levar em consideração as seguintes considerações:

- Alguns bócios continuam a crescer e a remoção se torna mais difícil na presença de sintomas obstrutivos.
- O risco cirúrgico aumenta com a idade.[25]
- Há risco de neoplasia que não é acessível pela biópsia em 3% a 22% dos casos.[3,26]
- Há risco de sintomas compressivos agudos secundários à hemorragia, mesmo em pacientes sem sintomas compressivos prévios.

Os sintomas compressivos agudos podem acontecer na presença de hemorragia na glândula tireoide ou secundários à compressão prolongada da via aérea com consequentes edema laríngeo e congestão. Exames de imagem prévios podem ser negativos para sinais de compressão. Trata-se de complicação incomum, mas algumas séries relatam incidência entre 5% e 11%. As consequências podem ser catastróficas, o que reforça a necessidade de avaliação racional para tireoidectomia nos pacientes assintomáticos.[27,28]

A maioria dos bócios multinodulares, sejam eles cervicais ou retroesternais, é benigna. Os bócios cervicais podem ser seguidos por meio de exame clínico e ultrassonográfico, sendo passíveis de punção com agulha para biópsia nas áreas suspeitas e, a partir do resultado citológico, são selecionados para a cirurgia. O componente retroesternal do bócio não é facilmente avaliado por US devido ao arcabouço ósseo, e os nódulos intratorácicos são inacessíveis à biópsia por agulha, o que dificulta a exclusão de malignidade. Estudos prospectivos mostraram incidência de carcinoma em bócios de 1,3 a 3,7 novos casos por 1.000 pacientes.[27] A incidência de malignidade é equivalente em bócio retroesternal e naqueles restritos à região cervical.[3] A maioria dos cânceres é bem diferenciada, mas existe a possibilidade de carcinoma mais agressivo, como o anaplásico, principalmente em caso de história de irradiação cervical e história familiar de câncer de tireoide. A dificuldade em descartar malignidade em casos de bócios retroesternais sugere a necessidade de avaliação racional para tireoidectomia nesses casos.

Cabe considerar o tratamento conservador nos seguintes casos:

- Pacientes idosos assintomáticos com risco cirúrgico elevado.
- Quando a porção subesternal é discreta e na posição de extensão cervical, a lesão predomina em região cervical e é acessível à PAAF.

- Quando exames de TC seriados mostram estabilidade do bócio.

Procedimento Cirúrgico

O preparo pré-operatório deve incluir o uso de agentes antitireoidianos e betabloqueadores semanas antes da cirurgia, em pacientes hipertireóideos.

A maioria dos pacientes é submetida a incisão cervical padrão. A esternotomia parcial ou total, ou ainda a toracotomia, pode ser necessária em pacientes com tireoidectomia cervical prévia, bócios muito volumosos, câncer invasivo ou em bócio recorrente ou ectópico.[29,30]

Em caso de bócio intratorácico primário, a abordagem torácica está quase sempre indicada. Esternotomia parcial ou total é a incisão preferida para remoção de bócios ectópicos volumosos localizados no mediastino anterossuperior ou em situações de urgência, quando existe obstrução de vias aéreas. A toracotomia pode ser apropriada em bócio intratorácico situado no compartimento médio ou posterior.[31,32] Ressecção por toracoscopia tem sido relatada, mas provavelmente é adequada apenas para bócios pequenos.[33]

Em estudo italiano com 19.662 pacientes submetidos à tireoidectomia total em seis centros, 1.055 tinham bócio mergulhante e, destes, apenas 69 (6,5%) necessitaram esternotomia. Achados de malignidade foram mais comuns entre os pacientes que realizaram esternotomia (36%), comparados a 22% daqueles que realizaram incisão cervical.[34] Resultados semelhantes foram vistos em outros estudos em um único centro e em revisão sistemática.[3,26,35]

A cirurgia de escolha é a tireoidectomia total ou quase total. É importante que a cirurgia seja realizada por cirurgião experiente. A extensão da cirurgia para bócios benignos depende dos sintomas e da experiência do cirurgião. Em razão do risco de recorrência, é aconselhada tireoidectomia total ou quase total. Em caso de risco aumentado de lesão de nervo laríngeo recorrente ou paratireoide, é preferida uma cirurgia mais conservadora.

Complicações

As complicações são maiores do que em cirurgia para bócios cervicais. A taxa de mortalidade para ressecção torácica de massa mediastinal é baixa (< 1%). Eventos fatais aumentam na presença de comorbidades e complicações respiratórias em pacientes com traqueomalacia que necessitam de traqueostomia, sepse por infecção de ferida de esternotomia e embolia pulmonar.[30]

- *Hipoparatireoidismo*: é a maior complicação da tireoidectomia quase total, sendo mais comum em bócios mais extensos, sem limites precisos. Com cirurgiões experientes, o risco de hipoparatireoidismo foi de

1%.[36,37] Pode ser transitório ou permanente. Em uma série, o hipoparatireoidismo transitório ocorreu em 12 de 170 pacientes.[26]

- *Lesão do nervo laríngeo recorrente*: encontrada em 2% dos pacientes.[36,37] Lesão transitória do nervo laríngeo recorrente foi relatada em 2% a 9% dos pacientes que realizaram cirurgia para bócio subesternal.[26,29,30,37] Lesão permanente é menos comum: 0% a 3% em dois grandes estudos.[29,30]
- *Traqueomalacia*: complicação séria que pode necessitar de traqueostomia, é relatada em 0% a 10,3% dos pacientes, sendo necessária traqueostomia em 0% a 8,6% dos pacientes.[3] Se essa complicação é reconhecida durante a cirurgia, esses casos devem ser tratados com ressecção parcial da traqueia e reconstrução. O risco aumenta em caso de bócio mergulhante, de acordo com a duração e o grau de compressão da traqueia; contudo, as evidências são pobres e a maioria dos estudos é infrequente. Uma revisão sistemática mostrou que a presença de bócio mergulhante causando compressão traqueal por mais de 5 anos é fator de risco para traqueomalacia e traqueostomia. A frequência foi de 3%, e o bócio foi manejado sem traqueostomia na metade dos casos.[3]

Estudo baseado em banco de dados, entre 1998 e 2004, mostrou que cirurgias para bócio mergulhante (n = 1.153) estão associadas a maiores complicações do que a cirurgia para bócio cervical (n = 32.777). Os pacientes que se submeteram à tireoidectomia subesternal eram mais idosos, apresentavam comorbidades, realizaram tireoidectomia total e foram operados em centros de baixo volume. Após ajuste para essas variáveis, os pacientes que realizaram tireoidectomia subesternal ainda estavam sob maior risco de complicações, quando comparados com aqueles submetidos à tireoidectomia cervical, entre elas, maior risco de lesão de nervo laríngeo recorrente (2,1% *vs.* 0,6%), sangramento pós-operatório (2,2% *vs.* 0,9%), mortalidade (1,4 *vs.* 0,1%), hipoparatireoidismo (5,5% *vs.* 3,5%), trombose venosa profunda e insuficiência respiratória.[25]

Terapia de Supressão com Levotiroxina

Não existem dados suficientes para indicar essa terapia em pacientes com bócio mergulhante, por não haver redução significativa deste e devido ao risco potencial de fatores adversos, como tireotoxicose.[38] As diretrizes mais recentes[39,40] não recomendam supressão com levotiroxina em casos de bócios nodulares volumosos.[41] Nenhum estudo foi específico quanto ao bócio mergulhante.

A supressão com levotiroxina em pacientes que realizaram cirurgia para bócios obstrutivos é controversa.

Um estudo com seguimento de 30 anos obteve taxas semelhantes de recorrência do bócio no grupo com e sem terapia com levotiroxina (41% *vs.* 45%).[42]

Terapia com Radioiodo (^{131}I)

Representa uma opção para os pacientes não candidatos à cirurgia, principalmente aqueles com bócios funcionantes. Em pacientes hipertireóideos ou eutireóideos, a redução do volume do bócio é de, aproximadamente, 40% 1 ano após terapia com ^{131}I, com uma dose 100Gy. Metade do efeito é observada aos 3 meses, e o tratamento pode ser repetido com efeito adicional.[42] Existem poucos estudos sobre seu uso em bócios muito grandes,[22,44] porém a média de redução parece ser similar, em torno de 30% nas porções cervical e intratorácica, com melhora da função pulmonar.[21] Em bócio atóxico difuso, condição menos prevalente do que o bócio multinodular atóxico, a terapia com ^{131}I é mais efetiva, com média de redução de 50% do bócio após 1 ano de tratamento.[45]

Alguns inconvenientes dessa terapia são: risco de crescimento de tecido tireoidiano em até 25%, risco de tireoidite por radiação (3%), risco de desenvolvimento de doença de Graves (5%) e necessidade de altas doses de ^{131}I em pacientes com baixa captação do iodo. Além disso, a eficácia é imprevisível individualmente e pode falhar em 20% dos casos.[23,46]

A terapia com ^{131}I em bócios volumosos ou mergulhantes pode levar a aumento da glândula pela radiação, comprometendo as vias respiratórias. Os sintomas refletem a tireoidite actínica, que pode vir acompanhada de dor e aumento temporário do volume glandular; o quadro, porém, é geralmente assintomático. Na maioria dos estudos, o volume glandular não mudou após terapia com ^{131}I, porém foi observado aumento de 15% a 25% em alguns pacientes.[22,44] A função respiratória não foi significativamente afetada.[22,48]

Em casos de compressão traqueal severa, deve ser considerado o uso de glicocorticoide por curto período após terapia com ^{131}I, embora essa estratégia não seja corroborada em estudos controlados.[21]

A maioria dos estudos,[22,49,50] porém não todos,[44] mostrou que quanto maior o volume do bócio pré-tratamento com iodo, menor a redução do volume do bócio. Bócios maiores contêm mais tecido fibroso em degeneração e células tireoidianas não funcionantes, os quais não são sensíveis à radiação e não sofrem variação de tamanho com o tratamento com radioiodo.[51]

A baixa captação de iodo e seu aspecto não homogêneo constituem a maior limitação para a terapia com ^{131}I.[48] Estudos da última década a respeito da habilidade do TSH recombinante (rhTSH) em atingir maior e mais uniforme captação do [131]I são encorajadores. A redução do volume do bócio é maior após 1 ano, comparado ao uso isolado de ^{131}I, sendo mais pronunciada em bócios maiores.[44,46,50,52] O uso de rhTSH 0,1mg, seguido de uma dose entre 3 e 38mCi, resulta em redução de 35% no volume do bócio, valor semelhante ao obtido com a utilização da dose entre 8 e 100mCi sem o rhTSH prévio.[52]

A eficácia a longo prazo e o risco de recorrência do bócio com a utilização de rhTSH previamente ao radioiodo constituem dados importantes e devem ser avaliados. Estudo com 86 pacientes com bócio multinodular atóxico mostrou que a redução do volume do bócio se manteve após seguimento médio de 71 meses, tanto para o grupo que utilizou rhTSH 0,3mg (n = 42) como para o grupo que usou placebo (n = 44) antes da dose de [131]I. Essa redução foi 24% maior no grupo do rhTSH. Sintomas compressivos melhoraram significativamente no grupo do rhTSH, e a necessidade de tratamento adicional foi maior no grupo placebo.[53]

O uso de rhTSH mostrou aumento da área transversa da traqueia em 31% e do fluxo inspiratório em 25%, quando comparado com o uso isolado de ^{131}I sozinho.[48]

A dose de rhTSH usada é variável, mas, em geral, utiliza-se dose única de 0,1 a 0,3mg, administrada 24 horas antes do radioiodo.[52]

Cabe lembrar que o uso do rhTSH é *off-label* neste contexto e está relacionado com aumento de cinco vezes nas taxas de hipotireoidismo permanente.[50] A prevalência de hipotireoidismo foi significativamente maior no grupo que usou rhTSH ao final de um seguimento de 71 meses em determindado estudo, sendo de 52% contra 16% do grupo placebo.[53]

O uso de rhTSH com [131]I é uma alternativa plausível à cirurgia em casos de bócios grandes, incluindo os mergulhantes, principalmente quando os sintomas são leves ou quando há contraindicação à cirurgia (Tabela 27.2).

Tabela 27.2 Tratamento do bócio mergulhante

Tratamento cirúrgico
Sintomas compressivos (indicação absoluta)
Excluir malignidade em nódulos não acessíveis à PAAF
Assintomáticos com sinais de compressão aos exames de imagem
Terapia supressiva com levotiroxina
Não há estudos que reforcem essa terapia
Terapia com radioiodo (^{131}I)

PAAF: punção aspirativa por agulha fina.

Referências

1. Hardy RG, Bliss RD, Lennard TW, Balasubramanian SP, Harrison BJ. Management of retrosternal goiters. Ann R Coll Surg Engl 2009; 91(1):8-11.

2. Katlic MR, Grillo HC, Wang CA. Substernal goiter. Analysis of 80 patients from Massachusetts General Hospital. Am J Surg 1985; 149(2):283-7.

3. White ML, Doherty GM, Gauger PG. Evidence-based surgical management of substernal goiter. World J Surg 2008; 32(7):1285-300.

4. Ríos A, Rodríguez JM, Balsalobre MD, Tebar FJ, Parrilla P. The value of various definitions of intrathoracic goiter for predicting intra-operative and postoperative complications. Surgery 2010; 147(2):233-8.

5. Foroulis CN, Rammos KS, Sileli MN, Papakonstantinou C. Primary intrathoracic goiter: a rare and potentially serious entity. Thyroid 2009; 19(3):213-8.

6. Sacorafas GH, Vlachos A, Tolmis A et al. Ectopic intrathoracic thyroid: case report. Mt Sinai J Med 2004; 71(2):131-3.

7. Knudsen N, Perrild H, Christiansen E et al. Thyroid structure and size and two-year follow-up of solitary cold thyroid nodules in an unselected population with borderline iodine deficiency. Eur J Endocrinol 2000; 142(3):224-30.

8. Hansen PS, Brix TH, Bennedbaek FN et al. Genetic and environmental causes of individual differences in thyroid size: a study of healthy Danish twins. J Clin Endocrinol Metab 2004; 89(5):2071-7.

9. Hansen PS, Brix TH, Bennedbaek FN et al. The relative importance of genetic and environmental factors in the aetiology of thyroid nodularity: a study of healthy Danish twins. Clin Endocrinol (Oxf) 2005; 62(3):380-6.

10. Gamblin TC, Jennings R, Christie DB, Thompson WM, Dalton ML. Ectopic thyroid. Ann Thorac Surg 2003; 75(6):1952-3.

11. Shen WT, Kebebew E, Duh QY, Clark OH. Predictors of airway complications after thyroidectomy for substernal goiter. Arch Surg 2004; 139(6):656-9.

12. Torre G, Borgonovo G, Amato A et al. Surgical management of substernal goiter: analysis of 237 patients. Am Surg 1995; 61(9):826-31.

13. Banks CA, Ayers CM, Hornig JD et al. Thyroid disease and compressive symptoms. Laryngoscope 2012; 122(1):13-6.

14. O'Brien KE, Gopal V, Mazzaferri E. Pemberton's sign associated with a large multinodular goiter. Thyroid 2003; 13(4):407-8.

15. Basaria S, Salvatori R. Pemberton's sign. N Engl J Med 2004; 350(13):1338.

16. Jukic T, Kusic Z. Pemberton's sign in patient with substernal goiter. J Clin Endocrinol Metab 2010; 95(9):4175.

17. Bonnema SJ, Andersen PB, Knudsen DU, Hegedüs L . MR imaging of large multinodular goiters: observer agreement on volume versus observer disagreement on dimensions of the involved trachea. Am J Roentgenol 2002; 179(1):259-66.

18. Jennings A. Evaluation of substernal goiters using computed tomography and MR imaging. Endocrinol Metab Clin North Am 2001; 30(2):401-14.

19. Buckley JA, Stark P. Intrathoracic mediastinal thyroid goiter: imaging manifestations. AJR Am J Roentgenol 1999; 173(2):471-5.

20. Hegedüs L, Bonnema SJ, Bennedbaek FN. Management of simple nodular goiter: current status and future perspectives. Endocr Rev 2003; 24(1):102-32.

21. Bonnema SJ, Knudsen DU, Bertelsen H et al. Does radioiodine therapy have an equal effect on substernal and cervical goiter

volumes? Evaluation by magnetic resonance imaging. Thyroid 2002; 12(4):313-7.

22. Bonnema SJ, Bertelsen H, Mortensen J et al. The feasibility of high dose iodine 131 treatment as an alternative to surgery in patients with a very large goiter: effect on thyroid function and size and pulmonary function. J Clin Endocrinol Metab 1999; 84(10):3636-41.

23. Bonnema SJ, Hegedüs L. A 30-year perspective on radioiodine therapy of benign nontoxic multinodular goiter. Curr Opin Endocrinol Diabetes Obes 2009; 16(5):379-84.

24. Priola AM, Priola SM, Cardinale L et al. The anterior mediastinum: diseases. Radiol Med 2006; 111:312.

25. Pieracci FM, Fahey TJ. Substernal thyroidectomy is associated with increased morbidity and mortality as compared with conventional cervical thyroidectomy. J Am Coll Surg 2007; 205(1):1-7.

26. Erbil Y, Bozbora A, Barbaros U et al. Surgical management of substernal goiters: clinical experience of 170 cases. Surg Today 2004; 34(9):732-6.

27. Mackle T, Meaney J, Timon C. Tracheoesophageal compression associated with substernal goitre. Correlation of symptoms with cross-sectional imaging findings. J Laryngol Otol 2007; 121(4):358-61.

28. Ben Nun A, Soudack M, Best LA. Retrosternal thyroid goiter: 15 years' experience. Isr Med Assoc J 2006; 8(2):106-9.

29. Ríos A, Rodríguez JM, Canteras M et al. Surgical management of multinodular goiter with compression symptoms. Arch Surg 2005; 140(1):49-53.

30. Sancho JJ, Kraimps JL, Sanchez-Blanco JM et al. Increased mortality and morbidity associated with thyroidectomy for intrathoracic goiters reaching the carina tracheae. Arch Surg 2006; 141(1):82-5.

31. Monchik JM, Materazzi G. The necessity for a thoracic approach in thyroid surgery. Ann Surg 2000; 135(4):467-72.

32. Prinz RA, Rossi HL, Kim AW. Difficult problems in thyroid surgery. Curr Probl Surg 2002; 39(1):5-91.

33. Grondin SC, Buenaventura P, Luketich JD . Thoracoscopic resection of an ectopic intrathoracic goiter. Ann Thorac Surg 2001; 71:1797-8.

34. de Perrot M, Fadel E, Mercier O et al. Surgical management of mediastinal goiters: when is a sternotomy required? Thorac Cardiovasc Surg 2007; 55:39-43.

35. Testini M, Gurrado A, Avenia N et al. Does mediastinal extension of the goiter increase morbidity of total thyroidectomy? A multicenter study of 19,662 patients. Ann Surg Oncol 2011; 18(8):2251-9.

36. Rosato L, Avenia N, Bernante P et al. Complications of thyroid surgery: analysis of a multicentric study on 14,934 patients operated on in Italy over 5 years. World J Surg 2004; 28(3):271-6.

37. Zambudio AR, Rodríguez J, Riquelme J et al. Prospective study of postoperative complications after total thyroidectomy for multinodular goiters by surgeons with experience in endocrine surgery. Ann Surg 2004; 240(1):18-25.

38. Wesche MF, Tiel-V Buul MM, Lips P, Smits NJ, Wiersinga WM. A randomized trial comparing levothyroxine with radioactive iodine in the treatment of sporadic nontoxic goiter. J Clin Endocrinol Metab 2001; 86(3):998-1005.

39. Gharib H, Papini E, Paschke R et al. American Association of Clinical Endocrinologists, Associazione Medici Endocrinologi, and European Thyroid Association medical guidelines for clinical practice for the diagnosis and management of thyroid nodules: Executive Summary of Recommendations. J Endocrinol Invest 2010; 33(5):287-91.

40. Cooper DS, Doherty GM, Haugen BR et al. Revised American Thyroid Association management guidelines for patients with thyroid nodules and differentiated thyroid cancer. Thyroid 2009; 19(11):1167-214.

41. Fast S, Bonnema SJ, Hegedüs L. The majority of Danish nontoxic goitre patients are ineligible for levothyroxine suppressive therapy. Clin Endocrinol (Oxf) 2008; 69(4):653-8.

42. Röjdmark J, Järhult J. High long term recurrence rate after subtotal thyroidectomy for nodular goitre. Eur J Surg 1995; 161(10):725-7.

43. Nygaard B, Hegedüs L, Ulriksen P, Nielsen KG, Hansen JM. Radioiodine therapy for multinodular toxic goiter. Arch Intern Med 1999; 159(12):1364-8.

44. Bonnema SJ, Nielsen VE, Boel-Jørgensen H et al. Improvement of goiter volume reduction after 0.3 mg recombinant human thyrotropin-stimulated radioiodine therapy in patients with a very large goiter: a double blinded,randomized trial. J Clin Endocrinol Metab 2007; 92(9):3424-8.

45. Bonnema SJ, Nielsen VE, Hegedüs L. Long-term effects of radioiodine on thyroid function, size and patient satisfaction in nontoxic diffuse goitre. Eur J Endocrinol 2004; 150:439-45.

46. Fast S, Nielsen VE, Bonnema SJ, Hegedüs L. Time to reconsider nonsurgical therapy of benign non-toxic multinodular goitre: focus on recombinant human TSH augmented radioiodine therapy. Eur J Endocrinol 2009; 160(4):517-28.

47. Allo MD, Thompson NW. Rationale for the operative management of substernal goiters. Surgery 1983; 94(6):969-77.

48. Bonnema SJ, Nielsen VE, Boel-Jørgensen H et al. Recombinant human thyrotropin-stimulated radioiodine therapy of large nodular goiters facilitates tracheal decompression and improves inspiration. J Clin Endocrinol Metab 2008; 93(10):3981-4.

49. LeMoli R, Wesche MF, Tiel-Van Buul MM, Wiersinga WM. Determinants of longterm outcome of radioiodine therapy of sporadic non-toxic goitre. Clin Endocrinol (Oxf) 1999; 50(6):783-9.

50. Nielsen VE, Bonnema SJ, Boel-Jørgensen H, Grupe P, Hegedüs L. Stimulation with 0.3-mg recombinant human thyrotropin prior to iodine 131 therapy to improve the size reduction of benign nontoxic nodular goiter: a prospective randomized double-blind trial. Arch Intern Med 2006; 166(14):1476-82.

51. Bonnema SJ, Hegedüs L. Radioiodine therapy in benign thyroid diseases: effects, side effects, and factors affecting therapeutic outcome. Endocrine Reviews 2012; 33(6):920-80.

52. Fast S, Hegedüs L, Grupe P et al. Recombinant human thyrotropin-stimulated radioiodine therapy of nodular goiter allows major reduction of the radiation burden with retained efficacy. J Clin Endocrinol Metab 2010; 95(8):3719-25.

53. Fast S, Nielsen VE, Grupe P et al. Prestimulation with Recombinant Human Thyrotropin (rhTSH) improves the long-term outcome of radioiodine therapy for multinodular nontoxic goiter. J Clin Endocrinol Metab, August 2012; 97(8):2653-60.

28

Diagnóstico e Tratamento do Bócio na Infância e na Adolescência

Suzana Nesi França • Adriane de André Cardoso-Demartini • Luiz de Lacerda Filho

INTRODUÇÃO E FISIOPATOLOGIA

Bócio é definido como qualquer aumento do volume da tireoide, com um lobo lateral maior do que a falange distal do polegar do examinado. Esse aumento poderá se restringir a um lobo ou acometer toda a glândula.[1,2]

O tamanho da tireoide varia com a ingestão de iodo, a idade, o peso e a estatura. Na adolescência, o bócio é encontrado em 1% a 3% das populações americana e japonesa, com predomínio no sexo feminino. Vários fatores podem acarretar bócio, porém a causa mais comum é a deficiência de iodo, também chamada bócio endêmico.[2]

O aumento da tireoide pode resultar de três mecanismos distintos: estimulação, inflamação ou infiltração da glândula, que podem ocorrer isoladamente ou em conjunto, como na tireoidite autoimune.[2] A patogênese do bócio está resumida na Tabela 28.1.[2,3]

Tabela 28.1 Patogênese do bócio

1. Estimulação	1.1. TSH (a) aumento de necessidade de T3 e T4 (tireoidite autoimune, deficiência de iodo, defeitos de síntese de hormônio tireoidiano, fármacos/alimentos bociogênicos); (b) síndrome de resistência ao hormônio tireoidiano; (c) adenoma hipofisário produtor de TSH 1.2. Anticorpos estimuladores do receptor do TSH (TRAb) 1.3. Fatores de crescimento (IGF-1, fator de crescimento fibroblástico, citocinas)
2. Inflamação	2.1. Não infecciosa (tireoidite autoimune) 2.2. Infecciosa (bactérias, vírus, outros agentes)
3. Infiltração	3.1. Não neoplásica (tireoidite autoimune, cistos) 3.2. Neoplásica (adenoma ou adenocarcinoma de tireoide, linfoma, amiloidose, histiocitose)

AVALIAÇÃO E DIAGNÓSTICO DIFERENCIAL

Na história clínica do paciente, devem ser investigados sintomas locais decorrentes da presença do bócio, além de identificados fatores que possam esclarecer a etiologia, como antecedentes gestacionais e neonatais, história familiar de doenças autoimunes ou neoplasias de tireoide, ingestão de iodo, história prévia de exposição à radiação ionizante ou substâncias bociogênicas.[1-3]

Deve-se dar ênfase à pesquisa de sinais e sintomas clínicos de disfunção tireoidiana. Os achados mais frequentes de hipotireoidismo em crianças e adolescentes são diminuição da velocidade de crescimento, dificuldade escolar, ganho de peso, sonolência, constipação intestinal, pele seca e fria e hiporreflexia. Em geral, observa-se atraso puberal, embora possa haver pseudopuberdade precoce.[4] O hipertireoidismo geralmente se desenvolve de maneira insidiosa, não sendo facilmente diagnosticado nas fases iniciais da doença. As alterações de comportamento são mais frequentes do que no adulto e incluem irritabilidade, nervosismo, inquietude e diminuição do rendimento escolar. Aumento da idade estatural é observado em mais da metade dos pacientes, sem repercussão na estatura final. Alterações oculares estão presentes na maioria dos casos de doença de Graves, porém com menor gravidade do que nos adultos. Outros achados incluem aumento de apetite acompanhado por perda de peso, insônia, taquicardia, hiper-reflexia, sudorese e pele quente.[4-7]

A avaliação da região cervical começa pela inspeção, com o paciente na posição sentada e com o pescoço levemente estendido, utilizando-se a deglutição para observação do movimento da glândula. A inspeção pode revelar aumento difuso ou localizado da tireoide, bem como a presença de sinais inflamatórios agudos. A palpação pode ser realizada com o médico posicionado por detrás do paciente, utilizando as pontas dos dedos de ambas as mãos. Alternativamente, o examinador fica de frente para o paciente, utilizando suave pressão dos polegares. Devem ser avaliados a forma, o tamanho, a consistência e a sensibilidade da glândula, além da presença de frêmito vascular. Na tireoidite de Hashimoto, a glândula geralmente tem consistência firme, tendendo a ser normal na doença de Graves. Nos casos de tumores ou doenças infiltrativas, a consistência está aumentada. Se forem detectados nódulos, devem ser determinados a forma, o tamanho, a posição, a mobilidade e a consistência. Deve-se sempre pesquisar a presença de linfonodomegalias regionais. A ausculta da tireoide pode revelar a presença de sopro sistólico ou sopro contínuo em pacientes com doença de Graves.[1]

A maioria dos pacientes com bócio é eutireoidiana. A investigação laboratorial deve ser conduzida de acordo com a suspeita clínica. Os principais exames complementares utilizados na investigação do paciente com bócio estão descritos na Tabela 28.2.[2,3]

A investigação inicial deve compreender a avaliação da função tireoidiana, pelas dosagens de T4 total e/ou T4 livre e TSH. O teste do TRH é utilizado nos pacientes com síndrome de resistência aos hormônios tireoidianos (HT).[8]

Como a doença tireoidiana autoimune é a causa mais frequente de bócio difuso em áreas suficientes em iodo, a investigação inicial inclui a pesquisa de anticorpos antitireoidianos. Provas de atividade inflamatória (velocidade de hemossedimentação, proteína C reativa e α1-glicoproteína ácida) e são úteis no diagnóstico das tireoidites agudas e subagudas.[2,4]

Exames de imagem são importantes na avaliação, particularmente na doença nodular da tireoide. A ultrassonografia (US) é útil para determinar com mais precisão o volume do bócio e a textura da glândula, distinguir lesões císticas, sólidas ou mistas, únicas ou múltiplas, bem como para avaliar a evolução dessas lesões.[2,3]

Tabela 28.2 Avaliação laboratorial do paciente com bócio

1. Função tireoidiana – T4 total, T4 livre, TSH e teste do TRH
2. Anticorpos antitireoperoxidase (AATPO), antitireoglobulina (ATG), antirreceptor do TSH (TRAb)
3. Ultrassonografia
4. Cintilografia e captação de radioiodo
5. Punção aspirativa com agulha fina (PAAF)
6. Teste de supressão com T3
7. Teste do perclorato
8. Subunidade α do TSH
9. Provas de atividade inflamatória
10. Iodo urinário
11. Calcitonina
12. Testes de genética molecular

A cintilografia com ^{123}I ou ^{131}I e os valores de captação do radioiodo são importantes no diagnóstico diferencial das tireotoxicoses. Observa-se captação de radioiodo aumentada na doença de Graves e diminuída ou ausente nas tireoidites silenciosa, aguda e subaguda. Na tireoidite de Hashimoto, a captação pode ser normal, aumentada ou diminuída. Nódulos hipercaptantes ("quentes") são raros em crianças. Nódulos neoplásicos são quase sempre não captantes ("frios").[3,9]

O carcinoma de tireoide é encontrado em 22% a 50% dos nódulos tireoidianos explorados cirurgicamente e deve ser suspeitado sempre que uma criança apresentar um nódulo único, embora lesões multinodulares não excluam malignidade.[10] Outros achados sugestivos de malignidade são: crescimento rápido do nódulo, nódulo firme, aderência às estruturas adjacentes, paralisia de cordas vocais, aumento de linfonodos regionais, evidência de metástase a distância, sexo masculino, exposição prévia à radiação e história familiar de câncer de tireoide.[3,4,10,11] Pode também haver a coexistência de doença tireoidiana autoimune e malignidade.[12,13]

Em virtude da prevalência elevada de malignidade nos nódulos tireoidianos em crianças, a investigação com exames de imagem deve ser complementada com punção aspirativa com agulha fina (PAAF). Suas sensibilidade e especificidade em crianças e adolescentes são semelhantes às do procedimento realizado nos adultos, desde que executada por profissionais experientes.[14] Dosagem de calcitonina sérica deve ser feita, principalmente, se houver história familiar de câncer de tireoide ou outros achados sugestivos de neoplasia endócrina múltipla (NEM2A e NEM2B) e para seguimento dos pacientes operados por carcinoma medular de tireoide.[3,12,13]

O teste de supressão com T3 e a dosagem de subunidade alfa do TSH são utilizados nos casos de bócio difuso com tireotoxicose e TSH normal. Nos adenomas hipofisários produtores de TSH, a subunidade alfa está aumentada e o teste de supressão com T3 é negativo.[15] Na síndrome de resistência aos hormônios tireoidianos, o teste de supressão é positivo.[4,8]

O teste do perclorato pode ser realizado em pacientes com hipotireoidismo congênito e bócio difuso, com captação de radioiodo aumentada. O teste é positivo em várias formas de defeitos de organificação de iodo.[16] Entretanto, é inespecífico e seu uso é limitado pela dificuldade de obtenção do fármaco. Atualmente, estudos de genética molecular promovem o diagnóstico preciso dos vários defeitos de síntese de hormônios tireoidianos.[17]

A dosagem de iodo urinário é pouco usada na prática clínica, porém é útil em estudos populacionais de prevalência de bócio endêmico.[18]

ETIOLOGIA

Na Tabela 28.3 estão descritas as principais causas de bócio na infância e na adolescência, classificadas de acordo com o aspecto do bócio (difuso ou nodular) e a função tireoidiana.[2-4,9,16,19] Na Figura 28.1 estão ilustrados alguns exemplos de bócio na infância e na adolescência.

Entre 148 pacientes avaliados por bócio difuso em um serviço de referência de Endocrinologia Pediátrica, com média de idade de $10 \pm 2,7$ anos (77,7% do sexo feminino), 42% apresentavam história familiar positiva de doença tireoidiana. Tireoidite de Hashimoto foi a principal causa (47,3%), seguida de bócio coloide (27,7%), doença de Graves (15,5%) e bócio puberal (9,5%).[20]

A tireoidite de Hashimoto, ou tireoidite linfocítica crônica, inicialmente descrita em 1912, é uma doença autoimune e a principal causa de bócio e hipotireoidismo adquirido em crianças e adolescentes em áreas não endêmicas,[2,21] sendo responsável por dois terços dos bócios assintomáticos em crianças, com predomínio do sexo feminino.[21-23] Existe uma predisposição genética, sendo frequente a ocorrência na mesma família de casos de tireoidite de Hashimoto e doença de Graves, bem como alta prevalência de anticorpos antitireoidianos.[4,16,24] Também há associação entre tireoidite de Hashimoto e os haplótipos HLA-DR3, HLA-DR5 e HLA-B8[1] e maior frequência em pacientes com síndromes de Down, Turner, Noonan e Klinefelter.[4,23] Pode acompanhar-se por outras doenças autoimunes, como *diabetes mellitus* tipo 1, doença de Addison, insuficiência gonadal, hipoparatireoidismo, alopecia *areata*, vitiligo, anemia perniciosa, púrpura trombocitopênica idiopática, hepatite autoimune crônica e candidíase mucocutânea.[4,19,24]

A doença de Graves é a causa mais comum de hipertireoidismo em crianças, sendo responsável por mais de 90% dos casos. Pouco frequente antes dos 5 anos de idade, sua incidência aumenta na puberdade e atinge o pico máximo entre 11 e 15 anos de idade. As meninas são aproximadamente cinco vezes mais afetadas do que os meninos.[5,25] Trata-se de doença autoimune, na qual o hipertireoidismo é causado pela produção de anticorpos estimuladores do receptor do TSH, conhecidos como TRAb (*thyrotropin receptor antibody*), que mimetizam os efeitos do TSH nas células foliculares da tireoide, aumentando a produção de T4 e T3, bem como a hiperplasia da glândula.[16] Praticamente 100% dos pacientes apresentam bócio difuso, e sua ausência deixa dúvidas sobre o diagnóstico.[16]

As substâncias bociogênicas são encontradas em alimentos e podem alterar o metabolismo da tireoide, podendo causar bócio se consumidas em grande quantidade. Dentre elas estão os tiocinatos, encontrados na mandioca (*manihot utilissima*), o principal alimento de segmentos populacionais da África, que competem com a captação de iodo, induzindo o hipotireoidismo grave.[26]

Tabela 28.3 Classificação do bócio

A. Bócio difuso

1. Função tireoidiana normal
- 1.1. Tireoidite autoimune (Figuras 28.1*D* e 28.1*E*)
- 1.2. Bócio coloide (Figura 28.1*J*)
- 1.3. Deficiência de iodo – bócio endêmico
- 1.4. Defeitos de síntese de hormônio tireoidiano (Figuras 28.1*B* e 28.1*I*)
- 1.5. Resistência ao hormônio tireoidiano
- 1.6. Doenças sistêmicas (amiloidose, sarcoidose, hemocromatose)
- 1.7. Pseudobócio: aumento de tecido adiposo cervical anterior (sinal de Modigliani)

2. Hipotireoidismo
- 2.1. Tireoidite autoimune
- 2.2. Defeitos de síntese de hormônio tireoidiano
- 2.3. Deficiência de iodo (bócio endêmico)
- 2.4. Ingestão de substâncias bociogênicas
  - (a) Agentes antitireoidianos
  - (b) Amiodarona, excesso de iodo, cassava, oleaginosas
- 2.5. Resistência ao hormônio tireoidiano

3. Tireotoxicose
- 3.1. Doença de Graves (Figuras 28.1*F* e 28.1*K*)
- 3.2. Tireoidite inflamatória (subaguda e silenciosa)
- 3.3. Resistência ao hormônio tireoidiano
- 3.4. Adenoma hipofisário secretor de TSH (TSHoma) (Figura 28.1*H*)
- 3.5. Hipertireoidismo não autoimune (síndrome de McCune-Albright e mutação estimuladora do receptor do TSH)

B. Bócio nodular

1. Função tireoidiana normal
- 1.1. Tumores benignos ou cistos
  - (a) adenoma não funcionante (adenoma folicular solitário)
  - (b) bócio multinodular (bócio coloide)
  - (c) cistos solitários ou múltiplos
- 1.2. Tumores benignos ou cistos
  - (a) carcinoma (papilífero, papilífero com variante folicular, folicular, medular, indiferenciado)
  - (b) linfoma
  - (c) histiocitoma
- 1.3. Tireoidite autoimune
- 1.4. Bócio coloide
- 1.5. Tireoidite aguda
- 1.6. Massas não tireoidianas (pseudobócio)
  - (a) linfonodomegalia
  - (b) cisto branquial
  - (c) cisto do ducto tireoglosso

2. Hipotireoidismo
- 2.1. Tireoidite autoimune
- 2.2. Tireoide ectópica (Figura 28.1*C*)

3. Tireotoxicose
- 3.1. Adenoma hiperfuncionante
- 3.2. Carcinoma diferenciado de tireoide
- 3.3. Tireoidite subaguda (Figura 28.1*G*)

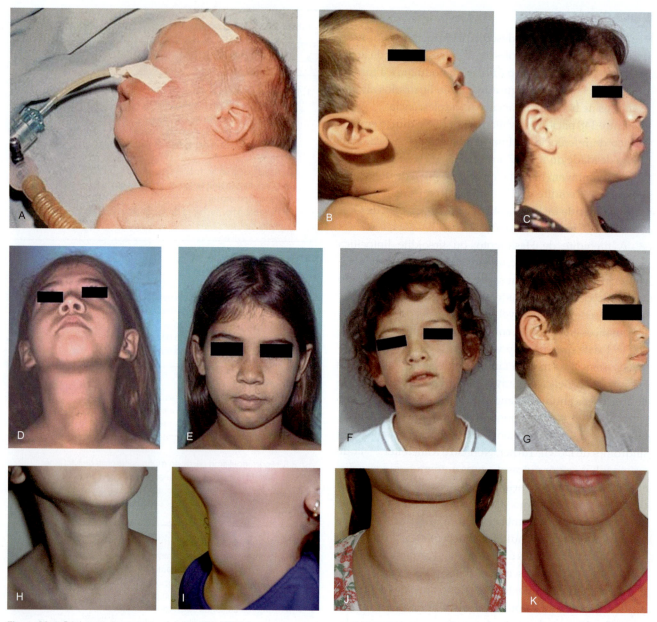

Figura 28.1 Bócio na infância e na adolescência. **A.** Bócio neonatal. **B.** Defeito total de organificação do iodeto. **C.** Tireoide ectópica. **D** e **E.** Tireoidite de Hashimoto. **F.** Doença de Graves. **G.** Tireoidite subaguda. **H.** TSHoma. **I.** Defeito parcial da organificação do iodeto. **J.** Bócio coloide. **K.** Doença de Graves.

Algumas sementes oleaginosas, como o pinhão e o babaçu, podem conter flavonoides que podem bloquear a incorporação de iodo.[18,27]

CARACTERÍSTICAS E TRATAMENTO DO BÓCIO NA INFÂNCIA E NA ADOLESCÊNCIA
Bócio Neonatal

Raramente, o bócio pode ser detectado intraútero por US; nesses casos, pode ser tratado antes do nascimento por injeção intra-amniótica de levotiroxina ou tri-iodotironina. Bócio volumoso no recém-nascido pode representar uma emergência médica, em virtude da possibilidade de distocia e asfixia. Nesses casos, recomenda-se o tratamento em unidade de terapia intensiva neonatal, em conjunto com o endocrinologista pediátrico (Figura 28.1*A*).[17]

Defeitos hereditários da síntese de hormônio tireoidiano (disormonogênese) podem causar bócio no período neonatal, porém, com a introdução da triagem neonatal para hipotireoidismo, a maioria dos pacientes é diagnosticada no primeiro mês de vida, e a ocorrência de bócio é rara.[16,28]

Ainda no período neonatal, o bócio pode ser decorrente de doença tireoidiana materna, seja pela passagem transplacentária de anticorpos estimuladores da tireoide

Capítulo 28 Diagnóstico e Tratamento do Bócio na Infância e na Adolescência

(TRAb), seja pelo uso de agentes antitireoidianos (AAT). Outras causas incluem ingestão de altas doses de iodo pela mãe, deficiência de iodo e mutações ativadoras do receptor do TSH.[29,30]

Defeitos da Síntese do Hormônio Tireoidiano (Disormonogêneses)

As crianças com disormonogênese compreendem de 10% a 15% dos recém-nascidos com hipotireoidismo congênito. Esses defeitos são transmitidos de maneira autossômica recessiva e podem ocorrer em qualquer uma das várias etapas da síntese e secreção dos hormônios tireoidianos, sendo o mais comum o defeito da atividade da tireoperoxidase, que leva à alteração da oxidação e organificação do iodeto a iodo e interfere na ligação desse halogênio com a tirosina.[16]

As manifestações clínicas das disormonogêneses são semelhantes às das disgenesias tireoidianas.[16,31] O bócio pode não estar presente ao nascimento e pode se desenvolver durante a infância e a adolescência (Figura 28.1B).[16,28]

Recentemente, descreveu-se uma paciente (Figura 28.1I) com triagem neonatal positiva para hipotireoidismo congênito que apresentou bócio, confirmado por US ($7,1cm^3$), aos 2,5 anos de idade. Após suspensão do tratamento para realização de cintilografia, apresentou função tireoidiana normal, ficando sem reposição de levotiroxina durante 5 anos, e desenvolveu hipotireoidismo aos 7 anos de idade. Apresentou aumento progressivo do bócio ($10cm^3$), inclusive com sintomas compressivos, mesmo sem apresentar elevação do TSH (valor médio de TSH de 3,18mUI/L ao longo do seguimento; valor máximo de 7,18mUI/L) e anticorpos antitireoidianos negativos em três ocasiões diferentes. A tireoglobulina era de 141ng/mL aos 4 anos e 45,7ng/mL aos 8 anos (valor de referência < 52ng/dL). O teste do perclorato foi compatível com defeito parcial da organificação do iodeto.[32,33]

Bócio Coloide, Simples ou Não Tóxico

Qualquer aumento de volume da tireoide com função glandular normal e nenhuma evidência de tireoidite, neoplasia, deficiência de iodo ou uso de substâncias bociogênicas é denominado bócio coloide ou não tóxico (Figura 28.1J). Mais frequente em mulheres adultas, pode ocorrer na adolescência. A patogênese não é bem definida.[2,3] Em alguns adolescentes, não se encontra causa subjacente para o desenvolvimento do bócio, o qual pode regredir espontaneamente ou evoluir para bócio multinodular.[4]

Bócio Endêmico

Quando o bócio está presente em > 10% da população geral ou > 20% das crianças e adolescentes, é definido como bócio endêmico. A ingestão diária de iodo recomendada pela Organização Mundial da Saúde é de 90µg/dia para crianças de 0 a 6 anos, 120µg/dia entre 6 e 12 anos, 150µg/dia para adolescentes e adultos e 200µg/dia para gestantes e lactantes.[34,35] Conforme o Comitê Internacional de Controle das Desordens por Deficiência de Iodo (ICCIDD), recomenda-se ajuste da ingestão de iodo também ao peso da criança, sendo de 6 a 30µg/kg/dia para recém-nascidos e pré-escolares (0 a 6 anos), 4µg/kg/dia para escolares (6 a 12 anos) e 2µg/kg/dia para adolescentes e adultos.[34]

Deficiência de iodo deve ser suspeitada quando a excreção urinária de iodo é < 50µg/dia.[34,36] Pacientes com bócio endêmico que apresentam hipotireoidismo devem ser tratados com levotiroxina em dose de reposição, além de proporcionada ingestão adequada de iodo. O tratamento clínico tem pouco efeito no bócio de longa duração. Há indicação de tratamento cirúrgico se o bócio for grande, com compressão de estruturas adjacentes.[19]

Tireoidite de Hashimoto

O curso clínico da tireoidite autoimune na infância e adolescência é altamente variável. A doença apresenta resolução espontânea em um terço dos pacientes, evolui para hipotireoidismo clínico em outro terço e permanece inalterada nos demais.[37] A presença de bócio é um fator preditivo de aparecimento de hipotireoidismo (Figura 28.1D e E).[38]

O tratamento de reposição com levotiroxina dos pacientes com bócio por tireoidite autoimune com hipotireoidismo clínico está bem estabelecido. Em pacientes com bócio pequeno e função tireoidiana normal, não há necessidade de tratamento, porém é recomendada reavaliação clínica e laboratorial frequente.[19] Um estudo mostrou diminuição significativa do volume da tireoide avaliado por US em crianças e adolescentes com bócio por tireoidite crônica autoimune que eram eutireóideos.[39]

O tratamento do hipotireoidismo adquirido em crianças e adolescentes pode ser iniciado com levotiroxina na dose de $100µg/m^2$/dia, mas a dose de manutenção deve ser individualizada.[4] O tempo de tratamento é variável. Nos pacientes em que houver normalização da função tireoidiana e regressão do bócio, o tratamento poderá ser suspenso e a função tireoidiana reavaliada após o término da puberdade.

Doença de Graves

O tratamento da doença de Graves (Figura 28.1F e K) na infância e adolescência ainda é um desafio. O tratamento inicial deve ser feito com AAT até a obtenção do eutireoidismo. O tratamento definitivo pode então ser realizado de três maneiras: uso prolongado de AAT (metimazol), iodo radioativo ou tireoidectomia. Nenhuma das três alternativas preenche todos os critérios de segurança e eficácia.[4,40]

Os AAT bloqueiam a síntese hormonal, inibindo a oxidação e organificação do iodo, além de exercerem, também, efeito supressor sobre o sistema imune. O propiltiouracil (PTU) também diminui a conversão periférica de T4 em T3.

O endocrinologista pediátrico deve conhecer os efeitos adversos das AAT e prevenir os familiares sobre essa possibilidade. Em torno de 2% a 5% dos pacientes desenvolvem *rash* cutâneo, náuseas, cefaleia, artralgias e febre, que costumam ser transitórios. Efeitos adversos mais graves incluem hepatite, vasculite, púrpura *fulminans* e agranulocitose, que podem levar ao óbito. Quando ocorre, a agranulocitose surge, em geral, nos primeiros 100 dias de tratamento em 95% dos indivíduos.[41] Recomenda-se a realização de hemograma antes do início do AAT e durante o tratamento em caso de suspeita de qualquer um desses efeitos ou na presença de febre.[7,42] Casos graves de hepatite por PTU em crianças e adolescentes já foram descritos e o risco estimado de falência hepática induzida pelo PTU, levando a transplante, é de uma a cada 2.000 crianças e adolescentes.[41,43] Atualmente, esse fármaco só é recomendado para tratamento da tireotoxicose no primeiro trimestre de gestação ou nos casos de alergia ao metimazol.[41]

A dose recomendada de metimazol é de 0,5 a 1,0mg/kg/dia em uma ou duas tomadas ao dia. Mais de 90% dos pacientes atingem o eutireoidismo em 8 semanas. Durante esse período, os pacientes com sintomatologia cardiovascular devem ser tratados com betabloqueadores (propranolol, 1 a 2mg/kg/dia, divididos em três tomadas), os quais estão contraindicados em crianças asmáticas. A duração do tratamento é variável, mas geralmente é preconizado um período mínimo de 2 anos. A partir do momento em que se obtêm níveis de T4 normais, pode-se associar levotiroxina na dose de 50 a 100µg/m²/dia. Esse esquema terapêutico, conhecido como bloqueio/reposição, mantém a glândula inibida sem o inconveniente do hipotireoidismo.[5,25,40] Alguns autores não recomendam esse esquema, pois sugerem que doses mais elevadas de AAT estariam associadas a maior risco de efeitos colaterais.[41] A remissão ocorre em 20% a 30% das crianças após 2 anos de tratamento e a chance de remissão é menor na presença de bócios muito grandes (> 2,5 desvios padrões para a idade), em crianças menores de 12 meses, de níveis muito elevados de TRAb ou níveis de T4 livre > 4ng/dL no diagnóstico.[44-46] Estudo recente mostrou que a taxa de remissão após 18 meses de suspensão da DAT aumenta conforme o tempo de tratamento, sendo de 45% a 49% após

8 a 10 anos de tratamento com AAT, o que sugere que, na ausência de efeitos colaterais, esse tratamento deva ser mantido por maior tempo antes que um tratamento definitivo seja realizado.[47]

A tireoidectomia subtotal ou a terapia com radioiodo estão indicadas quando não houver remissão com os AAT ou com efeitos adversos graves. O radioiodo tem se mostrado uma opção segura e econômica no tratamento do hipertireoidismo e induz remissão em mais de 95% das crianças.[41,48] Deve-se usar dose ablativa, em torno de 150 a 200µCi/g de tecido glandular, alertando os pais para a necessidade de reposição contínua com levotiroxina, pois hipotireoidismo geralmente se estabelece cerca de 60 a 90 dias após o tratamento.[41,48] Nos casos em que a criança permanece tireotóxica, nova dose de radioiodo deve ser programada para 4 a 6 meses após.[41] Estudos a longo prazo mostram que não há aumento de incidência de câncer de tireoide ou de defeitos congênitos na prole de pacientes tratados durante a infância e a adolescência.[40,41,49] O risco de câncer de tireoide após irradiação externa é maior em crianças menores de 5 anos de idade.[49]

O tratamento cirúrgico deve ser realizado por cirurgião experiente, devido ao risco de lesão do nervo laríngeo recorrente e hipoparatireoidismo permanente. É preferível ao radioiodo no caso de tireoide muito grande (> 80g) ou em crianças menores de 5 anos,[41] quando o tratamento definitivo for necessário.

Carcinoma de Tireoide

Trata-se de uma doença que, quando ocorre na infância ou adolescência, tem prognóstico melhor do que no adulto. Tireoidectomia total com esvaziamento ganglionar é o tratamento de eleição dos tumores malignos de tireoide. Nos carcinomas diferenciados, é complementada com dose ablativa de iodo radioativo, seguida de terapêutica supressiva com levotiroxina. Dosagem de tireoglobulina sérica e pesquisa de corpo inteiro com ^{131}I são os exames utilizados no seguimento dos pacientes operados por carcinoma diferenciado de tireoide. A pesquisa de metástases ou recidiva dos tumores de tireoide também pode ser feita com tomografia por emissão de pósitrons (PET) naqueles casos em que as metástases não captam radioiodo. Recomenda-se o seguimento a longo prazo, pois recidivas podem ocorrer muitas décadas depois do diagnóstico inicial.[3,12,13,50]

Referências

1. Salvatore D, Davies TF, Schlumberger MJ, Hay ID, Larsen PR. Thyroid physiology and diagnostic evaluation of patients with thyroid disorders. In: Melmed S, Polonsky KS, Larsen PR, Kronenberg HM (eds.). Williams textbook of endocrinology. 12. ed. Philadelphia: Elsevier Saunders, 2011:327-61.

2. Foley TP. Goiter in adolescents. Endocrinol Metab Clin North Am 1993; 22(3):593-606.

3. Schlumberger MJ, Filetti S, Hay ID. Nontoxic goiter and thyroid neoplasia. In: Melmed S, Polonsky KS, Larsen PR, Kronenberg HM (eds.). Williams textbook of endocrinology. 12. ed. Philapelphia: Elsevier Saunders, 2011:440-75.

4. Fisher DA, Grueters A. Thyroid disorders in childhood and adolescence. In: Sperling MA (ed.). Pediatric endocrinology. 2. ed. Philadelphia: WB Saunders, 2008:227-53.

5. Shulman DI, Muhar I, Jorgensen EV, Diamond FB, Bercu BB, Root AW. Autoimmune hyperthyroidism in prepubertal children and adolescents: comparison of clinical and biochemical features at diagnosis and responses to medical therapy. Thyroid 1997; 7:755-60.

6. Segni M, Leonardi E, Mazzoncini B, Pucarelli I, Pasquino AM. Special features of Graves' disease in early childhood. Thyroid 1999; 9(9):871-7.

7. Sandrini R, Nesi-França S, De Lacerda L, Graf H. Tratamento do hipertireoidismo na infância e adolescência. Arq Bras Endocrinol Metab 2001; 45(1):32-6.

8. Refetoff S, Weiss RE, Usala SJ. The syndromes of resistance to thyroid hormone. Endocr Rev 1993; 14:348-99.

9. Davies TF, Larsen PR. Thyrotoxicosis. In: Larsen PR, Kronenberg HM, Melmed S, Polonsky KS (eds.). Williams textbook of endocrinology. 10. ed. Philadelphia: Saunders, 2002:374-421.

10. Kuhel WI, Ward RF. Thyroid cancer in children. Lancet 1995:719-20.

11. Muirhead S. Diagnostic approach to goitre in children. Paediatr Child Health 2001; 6(4):195-9.

12. Cardoso AA, Pianovski MAD, Nesi-França S et al. Câncer de tireóide na infância e adolescência – relato de 15 casos. Arq Bras Endocrinol Metab 2004; 48(6):835-41.

13. Nidziela M. Pathogenesis, diagnosis and management of thyroid nodules in children. Endocrine-Related Cancer 2006; 13:437-53.

14. Corrias A, Einaudi S, Chiorboli E et al. Accuracy of fine needle aspiration biopsy of thyroid nodules in detecting malignancy in childhood: comparison with conventional clinical, laboratory, and imaging approaches. J Endocrinol Metab 2001; 86(10):4644-8.

15. Brucker-Davis F, Oldfield EH, Skarulis MC, Doppman JL, Weintraub BD. Thyrotropin-secreting pituitary tumors: diagnostic criteria, thyroid hormone sensivity, and treatment outcome in 25 patients followed at the National Institutes of Health. J Clin Endocrinol Metab 1999; 84:476-86.

16. Fisher DA, Grueters A. Disorders of the thyroid in the newborn and infant. In: Sperling MA (ed.). Pediatric endocrinology. 3. ed. Philadelphia: WB Saunders, 2008:198-226.

17. Park SM, Chatterjee VKK. Genetics of congenital hypothyroidism. J Med Genet 2005; 42(5):379-89.

18. Knobel M, Medeiros-Neto G. Moléstias associadas à carência crônica de iodo. Arq Bras Endocrinol Metab 2004; 48(1):53-61.

19. Larsen PR, Davies TF. Hypothyroidism and thyroiditis. In: Larsen PR, Kronenberg HM, Melmed S, Polonsky KS (eds.). Williams textbook of endocrinology. 10. ed. Philadelphia: Saunders, 2002:423-55.

20. Khaled MP, Lessa A, Mehl A et al. Avaliação etiológica de crianças e adolescentes com bócio. Arq Bras Endocrinol Metab 1999; 43(Supl.1):S26.

21. Skalar CA, Qasi R, David R. Juvenile autoimmune thyroiditis. Am J Dis Child 1986; 140:877-80.

22. Szeliga DVM, Setian N, Passos L, Lima TMR, Kuperman H, Della Manna T. Tireoidite de Hashimoto na infância e na adolescência: estudo retrospectivo de 43 casos. Arq Bras Endocrinol Metab 2002; 46(2):150-4.

23. Hopwood NJ, Kelch RP. Thyroid masses: approach to diagnosis and management in childhood and adolescence. Pediatr Rev 1993; 14(12):481-7.

24. LaFranchi S. Thyroiditis and acquired hypothyroidism. Pediatr Ann 1992; 21:29-39.

25. LaFranchi S, Hanna CE. Graves' disease in the neonatal period and childhood. In: Braverman LE, Utiger RD (eds.). The thyroid: a fundamental and clinical textbook. 8. ed. Philadelphia: Lippincott Willians & Wilkins, 2000:989-97.

26. Medeiros-Neto GA. Iodine deficiency disorders. Thyroid 1900; 1:73-83.

27. Gaitan E, Cooksey RC, Legan J, Lindsay RM, Ingbar SH, Medeiros-Neto G. Antithyroid effects in vivo and in vitro of babassu and mandioca: a staple food in goiter areas of Brazil. Eur J Endocrinol 1994; 131:138-44.

28. Krude H, Biebermann H, Schnabel D, Ambrugger P, Grüters A. Molecular pathogenesis of neonatal hypothyroidism. Horm Res 2000; 53(suppl. 1):12-8.

29. Polalk M, Legac I, Vuillard E, Guibourdenche J, Castanet M, Luton D. Congenital hyperthyroidism: the fetus as a patient. Horm Res 2006; 65:235-42.

30. Krude H, Biebermann H, Krohn HP, Dralle H, Gruters A. Congenital hyperthyroidism. Exp Clin Endocrinol Diabetes 1997; 105(Suppl.4):6-11.

31. LaFranchi S. Congenital hypothyroidism: etiologies, diagnosis, and management. Thyroid 1999; 9(7):735-40.

32. Rojas-Ramos JCR. Caracterização clínica e laboratorial de crianças e adolescentes portadores de hipotireoidismo congênito devido a disormonogênese [Dissertação de Mestrado em Saúde da Criança e do Adolescente]. Curitiba: Universidade Federal do Paraná, 2011.

33. Rojas-Ramos JCR, Lacerda Filho L, Cardoso-Demartini AA et al. Clinical and laboratory features of children and adolescents with congenital hypothyroidism due to dyshormonogenesis in Southern Brazil. Arq Bras Endocrinol Metab 2012; 56(3):201-8.

34. WHO, UNICEF, ICCIDD. Assessment of the iodine deficiency disorders and monitoring their elimination. Geneva: WHO Publ., 2001.

35. WHO. Iodine and health: eliminating iodine deficiency disorders safely through salt iodination. In: WHO (ed.). Geneva, 1994:1-7.

36. Delange F. Epidemiology and impact of iodine deficiency in Pediatrics. J Ped Endocrinol Metab 2005; 18:1245-51.

37. Rallison ML, Dobyns BM, Meikle AW, Bishop M, Lyon JL, Stevens W. Natural history of thyroid abnormalities: prevalence, incidence, and regression of thyroid diseases in adolescents and young adults. Am J Med 1991; 91:363-70.

38. Radetti G, Gottardi E, Bona G, Corrias A, Salardi S, Loche S. The natural history of euthyroid Hashimoto's thyroiditis in children. J Pediatr 2006; 149:827-32.

39. Svensson J, Eric UB, Nilsson P et al. Levothyroxine treatment reduces thyroid size in children and adolescents with chronic autoimmune thyroiditis. J Clin Endocrinol Metab 2006; 91(5):1729-34.

40. Rivkees SA, Sklar C, Freemark M. The management of Graves' disease in children, with special emphasis on radioiodine treatment. J Clin Endocrinol Metab 1998; 83:3767-76.

41. Rivkees SA. Pediatric Graves' disease: controversies in management. Horm Res Paediatr 2010; 74:305-11.

42. Cooper DS. The side effects of antithyroid drugs. The Endocrinologist 1999; 9:457-67.

43. Memi E, Karras S, Tzotzas T, Krassas GE. Propylthiouracil hepatitis: report of a case and extensive review of the literature. J Ped Endocrinol Metab 2012; 25(3-4):331-43.

44. Glaser NS, Styne DM. Predicting the likelihood of remission in children with Graves' disease: a prospective, multicenter study. Pediatrics 2008; 121(3):e481-8.

45. Shulman DI, Muhar I, Jorgensen EV, Diamond FB, Bercu BB, Root AW. Autoimmune hyperthyroidism in prepubertal children and adolescents: comparison of clinical and biochemical features at diagnosis and responses to medical therapy. Thyroid 1997; 7(5):755-60.

46. Kaguelidou F, Alberti C, Castanet M, Guitteny MA, Czernichow P, Leger J. Predictors of autoimmune hyperthyroidism relapse in children after discontinuation of antithyroid drug treatment. J Clin Endocrinol Metab 2008; 93(10):3817-26.

47. Leger J, Gelwane G, Kaguelidou F, Benmerad M, Alberti C. Positive impact of long-term antithyroid drug treatment on the outcome of children with Graves' disease: national long-term cohort study. J Clin Endocrinol Metab 2012; 97(1):110-9.

48. Rivkees SA, Rivkees D. An optimal treatment for pediatric Graves' disease is radioiodine. J Clin Endocrinol Metab 2007; 92:797-800.

49. Read CH, Tansey MJ, Menda Y. A 36-year retrospective analysis of the efficacy and safety of radioactive iodine in treating young Graves' patients. J Clin Endocrinol Metab 2004; 89:4229-933.

50. Rivkees SA, Mazzaferri EL, Verburg FA et al. The treatment of differentiated thyroid cancer in children: emphasis on surgical approach and radioactive iodine therapy. Endocr Rev 2011; 32(6):798-826.

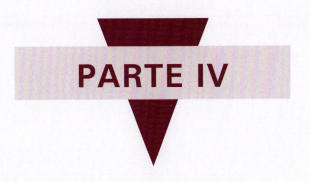

Adrenais

PART IV

Adrenais

Insuficiência Adrenal

Regina do Carmo Silva

INTRODUÇÃO

A insuficiência adrenal (IA) primária crônica, também conhecida como doença de Addison (DA), é rara, com prevalência de 39 a 140 casos por milhão de habitantes.[1] A produção subnormal de cortisol, aldosterona e esteroides sexuais pode resultar de: (1) destruição de 90% ou mais do córtex adrenal (autoimune, secundária a infecção fúngica, tuberculosa ou viral, infiltração por neoplasias primárias ou metastáticas, hemorragia ou trombose adrenal, amiloidose, sarcoidose, hemocromatose e adrenoleucodistrofia); (2) disgenesia ou hipoplasia adrenal (mutação dos genes *DAX-1*, *SF-1* e do gene do receptor do ACTH); e (3) alterações da esteroidogênese de causa genética (deficiência das enzimas 21-hidroxilase, 3β-hidroxiesteroide desidrogenase e StAR, deleções do DNA mitocondrial e defeitos da biossíntese do colesterol) ou secundárias ao uso de fármacos (cetoconazol, o,p'DDD)[2-6] (Tabela 29.1).

Após a introdução de terapia antituberculosa eficaz, a autoimunidade tornou-se a principal causa de DA, sendo responsável por 68% a 94% dos casos. No entanto, a adrenalite de causa granulomatosa (pós-tuberculose e paracoccidioidomicose) ainda é muito frequente em vários países. No Brasil, a etiologia autoimune está presente em 39% dos casos, seguida de paracoccidioidomicose (28%) e tuberculose (11%).[7]

IA secundária é causada pela deficiência do hormônio adrenocorticotrófico (ACTH) e/ou do hormônio liberador do ACTH (CRH), no eixo hipotálamo-hipófise e resulta em atrofia das camadas fasciculada e reticulada, preservando a camada glomerulosa, produtora de aldosterona (controlada, principalmente, pelo sistema renina-angiotensina).[2] Terapia prolongada com glicocorticoides é a causa mais comum de IA secundária isolada, e a supressão relativa do eixo hipotálamo-hipófise-adrenal pode durar cerca de 1 ano após a interrupção do tratamento. Distúrbios hipotalâmicos ou hipofisários, especialmente os que ocupam espaço, costumam levar à deficiência de outros hormônios hipofisários, além do ACTH[2-6] (Tabela 29.1).

QUADRO CLÍNICO

O início insidioso de manifestações clínicas inespecíficas pode ocasionar retardo no diagnóstico da IA crônica. Com frequência, o diagnóstico só é suspeitado durante crise de IA aguda, resultante de alguma intercorrência (infecção ou traumatismo). Os principais sintomas devem-se à deficiência de glicocorticoide e incluem fadiga, fraqueza, anorexia, perda de peso, tontura, cólicas abdominais, náuseas, vômitos, diarreia e hipoglicemia de jejum (redução da gliconeogênese hepática), e podem ser observados tanto na IA primária como na secundária.[2-4,6]

A diminuição da secreção de androgênios adrenais faz com que pacientes do sexo feminino frequentemente apresentem perda dos pelos axilares e pubianos e redução da libido. Nos homens, isso passa despercebido, devido à preponderância da secreção androgênica testicular. Em mulheres com DA, amenorreia pode ser causada tanto pela debilidade do estado geral como por ooforite autoimune associada.[2-4,6]

Na IA primária, a deficiência de mineralocorticoide resulta em desidratação, hipovolemia, hipotensão postural, hiponatremia, avidez por sal e hiperpotassemia. No entanto, pacientes com IA secundária podem apresentar, também, hipotensão e hiponatremia dilucional, como resultado da deficiência de cortisol e, consequentemente, diminuição da expressão dos receptores cate-

Tabela 29.1 Principais causas de IA

Primária	Secundária
Início insidioso	
Adrenalite autoimune (isolada ou como parte das SPA 1, 2 e 4)	Tumor hipofisário
Infecções fúngicas sistêmicas	Craniofaringioma
Tuberculose	Cirurgia ou radioterapia hipofisária
AIDS (infecções oportunistas e sarcoma de Kaposi)	Hipofisite linfocítica
Linfoma, melanoma e metástase de carcinoma de pulmão, mama e rim	Sarcoidose
	Histiocitose
Adrenomieloneuropatia	Tumor hipotalâmico
Amiloidose, sarcoidose, hemocromatose	Síndrome da sela vazia
Hiperplasia adrenal congênita	
Deficiência isolada de glicocorticoide	
Início abrupto	
Hemorragia adrenal, necrose ou trombose na meningococcemia (síndrome de Waterhouse-Friderichsen) ou outros tipos de sepse (*Pseudomonas* spp)	Síndrome de Sheehan
	Apoplexia hipofisária
	Traumatismo craniano
	Lesão da haste hipofisária
Distúrbios da coagulação	Cirurgia hipofisária ou adrenal para síndrome de Cushing (transitória)
Terapia anticoagulante	
Síndrome antifosfolipídio	
Traumatismo	

colaminérgicos em nível vascular, aumento da secreção de hormônio antidiurético e redução do *clearance* de água livre nos rins. Hiperpotassemia ocorre exclusivamente na IA primária, devido à deficiência de aldosterona, e pode causar fraqueza muscular profunda e arritmias cardíacas.[2-4,6]

O sinal mais específico da IA primária crônica é a hiperpigmentação cutaneomucosa, causada pelas altas concentrações plasmáticas de ACTH, o qual se liga ao receptor 2 da melanocortina, estimulando os melanócitos. Hiperpigmentação ocorre em toda a superfície corporal (sendo mais evidente nas superfícies extensoras, articulações metacarpofalangianas e interfalangianas do dorso das mãos, joelhos, cotovelos, dobras cutâneas, palmas das mãos, mucosa oral, genitália e cicatrizes recentes). Muitas vezes, a pigmentação cutânea pode preceder o aparecimento de outras manifestações clínicas, pois na fase inicial da doença a reserva adrenal pode estar em um estágio compensado, isto é, as concentrações plasmáticas de cortisol podem ser mantidas à custa da elevação dos níveis de ACTH.[2-4]

DOENÇA DE ADDISON DE ETIOLOGIA AUTOIMUNE

A DA de etiologia autoimune resulta da destruição do córtex adrenal por linfócitos T autorreativos, com consequente atrofia glandular.[7,8] Os antígenos-alvo das células adrenocorticais são três enzimas citocromo P450 (21-hidroxilase [21OH], 17α-hidroxilase [17OH] e colesterol desmolase [SCC]), envolvidas com a síntese dos hormônios esteroides derivados do colesterol: cortisol, aldosterona, desidroepiandrosterona (DHEA) e androstenediona. A 21OH, principal autoantígeno na DA, é específica do córtex adrenal.[8,9]

Cerca de 40% dos pacientes com DA autoimune apresentam outras doenças autoimunes associadas, caracterizando as síndromes poliglandulares autoimunes (SPA) dos tipos 1, 2 e 4[8-10] (Tabela 29.2). A SPA 1 caracteriza-se pela presença de pelo menos dois dos seguintes componentes principais, os quais ocorrem em ordem cronológica precisa: candidíase mucocutânea crônica (antes dos 5 anos de idade), seguida de hipoparatireoidismo (antes dos 10 anos) e DA (antes dos 15 anos). Essa síndrome é extremamente rara (exceto entre judeus iranianos, na Finlândia e na Sardenha, onde sua prevalência varia de 1 em 9.000 a 1 em 25 mil habitantes).[8-11] Hipogonadismo hipergonadotrófico é frequente, diferentemente do *diabetes mellitus* do tipo 1 (DM1) e da tireoidite crônica. Síndromes de má absorção, hepatite crônica ativa, distrofia do ectoderma (queratoconjuntivite, distrofia ungueal e formação defeituosa do esmalte dentário), defeitos da célula T, infecções por *Candida albicans* e carcinomas da mucosa oral, esôfago e estômago também podem ser observados.[8-12]

A SPA 1 é uma síndrome monogênica, herdada de maneira autossômica recessiva, causada por mutações do gene AIRE (regulador da autoimunidade, 21q22.3). Esse gene codifica um fator de transcrição nuclear expresso em níveis relativamente altos no timo (células epiteliais medulares e células da linhagem monocítica-dendrítica, representantes da população de células apresentadoras de antígenos), o qual está relacionado com a expressão de antígenos periféricos no timo (p. ex., pró-insulina) e a seleção negativa dos linfócitos T autorreativos.[8-12] Nessa síndrome, a SCC (presente nas adrenais, gônadas e placenta) e a 17OH (expressa nas adrenais e gônadas) também podem desencadear a resposta autoimune, principalmente nas pacientes com falência ovariana prematura associada.[8-11]

A SPA 2, ou síndrome de Schmidt, apresenta prevalência de 1,4 a 2,0 por 100 mil habitantes. Afeta mais frequentemente mulheres adultas (entre 20 e 60 anos) e se caracteriza pela presença de DA (100% dos casos) em associação com doenças tireoidianas autoimunes e/ou

Tabela 29.2 Síndromes poliglandulares autoimunes (SPA) dos tipos 1 e 2

SPA do tipo 1	SPA do tipo 2
Autossômica recessiva	Autossômica dominante
Monogênica	Poligênica
Gene AIRE (21q22.3)	HLA-DR3/DQ2, HLA-DR4/DQ8 e gene CTLA-4
Só irmãos afetados	Múltiplas gerações afetadas
Incidência igual entre os sexos	Predomínio do sexo feminino
Início na infância ou juventude	Pico de incidência entre 20 e 60 anos
Candidíase presente	Candidíase ausente
Hipoparatireoidismo destrutivo	Hipoparatireoidismo mediado por anticorpos (raro)
Diabetes mellitus tipo 1 raro (4% a 18%)	*Diabetes mellitus* tipo 1 (52%)
Doenças tireoidianas autoimunes (11%)	Doenças tireoidianas autoimunes (69%)
Falência gonadal (17% a 50%)	Falência gonadal (3% a 5%)
Distrofia do ectoderma	Vitiligo
Síndrome de má absorção	Doença celíaca
Hepatite crônica ativa	Gastrite crônica atrófica e/ou anemia perniciosa

DM1. Outras doenças autoimunes também podem estar presentes, entre elas: hipogonadismo hipergonadotrófico, vitiligo, alopecia, hepatite crônica, gastrite crônica atrófica com ou sem anemia perniciosa e hipofisite.[8,9]

A SPA 2 é uma síndrome poligênica, herdada de maneira autossômica dominante, com penetrância incompleta. Os genes responsáveis pelo desenvolvimento dessa síndrome (e também da DA isolada) estão ligados a alelos de risco nas classes I e II do sistema HlA (6p), entre eles: A1, B8/DR3/DQ2 e DR4(DRB1*0404)/DQ8.[8-10,13,14] O alelo HLA-B15 é protetor para o desenvolvimento da DA clínica, mesmo naqueles indivíduos com HLA-DR3-B8/DRB1*0404 portadores de autoanticorpos anti-21OH.[15] Outros genes também podem estar envolvidos, como o *CTLA-4* (2q33, que codifica molécula coestimulatória, importante regulador negativo para a ativação das células T),[16] assim como o *MIC-A* (6p, relacionado com antígenos maiores de histocompatibilidade [MHC] de classe I e importante para a maturação tímica das células T),[17] o *PTPN22* (1p13, envolvido na cascata de sinalização a partir do receptor da célula T)[17] e o *MHC2TA* (16p13, que codifica o transativador do MHC de classe II, responsável pela expressão constitutiva dessa proteína nas células apresentadoras de antígenos).[18]

Fatores ambientais (infecções, fármacos, alimentos ou estresse) podem agir como cofatores.[8]

A SPA 4 é uma síndrome rara, caracterizada pela associação de doenças autoimunes não incluídas nas outras categorias de SPA, com exclusão dos componentes maiores característicos das SPA 1 e 2 (p. ex., DA associada a hipogonadismo, gastrite crônica atrófica, anemia perniciosa, doença celíaca, miastenia grave, vitiligo, alopecia ou hipofisite etc.).[8,9]

Do ponto de vista fisiopatológico, a apresentação de autoantígenos adrenocorticais por células apresentadoras de antígenos (macrófagos, células dendríticas e linfócitos B) aos linfócitos T *helper* (Th) CD4[+] autorreativos, em associação a moléculas do HLA de classe II e outras moléculas coestimulatórias, é o primeiro passo para o início da doença. A ativação dos linfócitos Th1 leva à produção de interleucina-2 e outras linfocinas, que induzem tanto a ativação dos linfócitos T citotóxicos como a dos linfócitos B, capazes de secretar autoanticorpos anticórtex adrenal específicos. Dano celular resultante da liberação local de citocinas pelas células T do infiltrado, além da geração de radicais livres de oxigênio, parece ser a causa mais provável da perpetuação da destruição do córtex adrenal.[7-9]

Autoanticorpos anti-21OH (21OHAc) podem ser detectados desde o período pré-clínico da DA autoimune.[8] Os 21OHAc reagem com um epítopo conformacional, formado pelas regiões central e carbóxi-terminal da enzima (sítios de ligação do esteroide e do heme, respectivamente), as quais são importantes tanto para a imunorreatividade como para a atividade enzimática. No entanto, parece não haver inibição da atividade da 21OH *in vivo*.[8] Estudos *in vitro* demonstraram que os 21OHAc inibem a interação entre a P450 redutase e a 21OH, interferindo com a rápida transferência de elétrons entre elas.[19]

A evolução da fase subclínica para a clínica passa por estádios funcionais diferentes.[8] A fase potencial (estádio 0) é caracterizada pela presença de suscetibilidade genética e/ou presença de 21OHAc, na ausência de qualquer alteração detectável da função adrenocortical. Posteriormente, ocorre disfunção adrenocortical subclínica (estádios 1 a 3). No estádio 1, a primeira evidência bioquímica de falência adrenal corresponde ao aumento da atividade plasmática da renina, na presença de níveis normais ou baixos de aldosterona, sugerindo que a zona glomerulosa é inicialmente afetada. Após vários meses ou anos, disfunção da zona fasciculada se torna evidente, como mostrado pela diminuição da resposta do cortisol 60 minutos após estímulo rápido com 250µg de ACTH EV (estádio 2), e, posteriormente, pelo aumento dos níveis plasmáticos de ACTH (estádio 3). No estádio 2, situações que necessitem de aumento da secreção de cortisol (traumatismos, infecções, cirurgias, gravidez ou outros eventos relacionados com estresse) podem facilmente precipitar crise adrenal aguda, motivo pelo qual tem sido recomendado o início da reposição com glicocorticoide nessa fase da IA subclínica.[8,9,20] Finalmente, ocorre diminuição evidente dos níveis basais de cortisol associada a grande aumento dos níveis de ACTH, juntamente com o início dos sintomas clássicos de IA (estádio 4).[8,9]

A progressão para DA clínica ocorre após um período médio de 3 anos da primeira detecção dos 21OHAc, sendo o maior risco associado a níveis persistentemente elevados de 21OHAc e a níveis de ACTH > 50pg/mL. Usualmente, o nível de ACTH permanece entre 50 e 99pg/mL cerca de 1 a 2 meses antes do diagnóstico de DA, época em que se observa aumento de até 20 vezes de seu nível normal.[21]

Os 21OHAc são considerados marcadores sorológicos sensíveis da DA autoimune, e altos níveis desses anticorpos (> 100UI/mL) estão associados à ativação de uma fase destrutiva irreversível do processo autoimune, a qual coincide com os estádios 2 e 3.[20,22]

OUTRAS CAUSAS DA DOENÇA DE ADDISON

Infecções fúngicas sistêmicas também podem levar à IA, entre elas: histoplasmose, criptococose e coccidioidomicose.[6,7,23] No Brasil, entretanto, a principal delas é a paracoccidioidomicose, que afeta predominantemente homens com mais de 30 anos de idade, habitantes de áreas rurais. Hipofunção do córtex adrenal é frequente na paracoccidioidomicose disseminada (14% a 44% dos casos) e DA sintomática ocorre em 5% a 14% dos casos.[2,6]

Tuberculose, na forma disseminada, também pode comprometer as adrenais, embora com menor frequência do que a paracoccidioidomicose. Dezessete por cento a 20% dos casos de DA são secundários à tuberculose. O trofismo pela adrenal é decorrente da supressão da imunidade celular na adrenal, determinada pela elevada concentração intraglandular de glicocorticoides (20 a 40 vezes maior do que na circulação periférica).[2,6]

Em cerca de 5% dos pacientes com a síndrome de imunodeficiência humana adquirida (AIDS), a adrenal é destruída por agentes causadores de infecções oportunistas (citomegalovírus, *Mycobacterium avium-intracelulare*, *Cryptococcus neoformans*, bactérias e protozoários) ou por sarcoma de Kaposi.[2,5-7] Dezoito por cento desses pacientes apresentam hipofunção do córtex adrenal e, à autópsia, necrose adrenocortical extensa.[2,6,24]

Metástases para as adrenais são comuns, ocorrendo em até 70% dos pacientes com câncer de pulmão ou mama disseminado. Linfomas, melanomas e metástases de carcinoma de rim, estômago e cólon também podem

acometer as adrenais. No entanto, IA é pouco frequente, exceto nos casos de lesões bilaterais.[2,6,7]

Trinta por cento dos casos de DA idiopática em homens jovens são causados pela adrenoleucodistrofia ou adrenomieloneuropatia, doenças de herança recessiva ligada ao X. A mutação do gene *ALD* (Xq28) leva à produção de uma proteína transportadora peroxissomal anormal, a qual impede a oxidação dos ácidos graxos de cadeia muito longa, que se acumulam na substância branca cerebral e no córtex adrenal, com consequente desmielinização do sistema nervoso e IA primária. Em 80% a 90% dos casos, os sinais endócrinos precedem os sintomas neurológicos, e a DA pode ser a única manifestação da doença em até 8% dos casos.[25]

Vários fármacos podem, também, causar IA, devido à inibição da síntese esteroide (cetoconazol, o,p'-DDD) ou à indução de oxigenases hepáticas, com aumento da depuração plasmática do cortisol (rifampicina, fenitoína e barbituratos).[2,6] Dentre os antifúngicos, o fluconazol é considerado o agente com menores efeitos adrenostáticos.[6,23] Anticoagulantes (heparina, dicumarol) e inibidores da tirosina cinase (sunitinibe) podem levar a IA aguda por hemorragia adrenal.[6]

Nos recém-nascidos e crianças menores de 2 anos de idade, que apresentem deficiência combinada de mineralo e glicocorticoide (com hipoglicemia neonatal), deve-se afastar a presença de algumas formas de hiperplasia adrenal congênita, como a hiperplasia lipoide (causada por mutações da proteína StAR) e as deficiências graves da 3β-hidroxiesteroide desidrogenase e da 21OH. Além disso, deve-se considerar, em meninos, a hipoplasia adrenal congênita, transtorno recessivo ligado ao X causado por mutações no gene *DAX-1* (Xp21), que codifica um receptor nuclear órfão expresso nas gônadas, na adrenal, no núcleo ventromedial hipotalâmico e na hipófise. Outras etiologias, mais raras, são a síndrome de Smith-Lemli-Opitz (mutações do gene da 7-desidrocolesterol redutase, com consequente redução da síntese de colesterol) e a síndrome de resistência ao ACTH, decorrente de mutações no receptor de ACTH e que se manifesta como deficiência isolada de glicocorticoide no primeiro ano de vida.[2,5,6,26]

DIAGNÓSTICO LABORATORIAL

As seguintes anormalidades bioquímicas podem levar ao diagnóstico da IA: hiponatremia, hipoglicemia, hipercalcemia (rara), anemia normocítica leve (devido à deficiência de cortisol e androgênios), linfocitose, eosinofilia, hiperpotassemia, acidose metabólica e aumento da concentração plasmática de creatinina (as últimas três na IA primária).[2,7]

A dosagem de cortisol sérico total basal, como triagem, fornece informação conclusiva em apenas uma minoria dos casos e deve ser utilizada apenas quando o nível de suspeição é baixo, terapia glicocorticoide imediata não está sendo considerada e pode ser seguro um retardo no diagnóstico. Níveis < 3μg/dL são considerados anormais e níveis ≥ 19μg/dL excluem a presença de IA; níveis entre 3 e 19μg/dL necessitam de melhor avaliação com testes dinâmicos.[2,4,27] O nível plasmático basal de ACTH é o melhor exame para distinguir a IA primária da secundária. Na primeira, as concentrações plasmáticas de ACTH estão invariavelmente > 100pg/mL (podendo atingir níveis de 3.000 a 5.000 pg/mL), mesmo na presença de níveis normais de cortisol. Diferentemente, na IA secundária, os níveis plasmáticos de ACTH estão baixos ou no limite inferior da normalidade.[28] A dosagem da atividade plasmática da renina reflete o grau de deficiência mineralocorticoide e está elevada em virtualmente todos os pacientes com IA primária não tratados, na presença de níveis séricos baixos ou até mesmo normais de aldosterona.[28]

O teste rápido de estímulo com altas doses (250μg) de ACTH avalia a integridade funcional das adrenais. ACTH é injetado por via EV ou IM, antes das 10 horas da manhã, e o cortisol sérico é dosado antes e 60 minutos após a injeção. A função adrenal será considerada normal se a concentração do cortisol sérico basal ou do cortisol após estímulo for ≥ 20μg/dL. Na DA, o ACTH exógeno não estimula a secreção de cortisol porque o córtex adrenal já está maximamente estimulado pelo ACTH endógeno.[2,28] Resultados anormais, entretanto, também podem ser observados na IA secundária grave, devido à atrofia adrenocortical.[2,29] Em contrapartida, resultados normais não afastam IA secundária leve ou de início recente, nas quais ainda não há atrofia do córtex adrenal. Portanto, esse teste é considerado inadequado para avaliar o eixo hipotálamo-hipófise-adrenal, sendo pouco sensível para o diagnóstico de formas leves de IA secundária.[2,29] Uma vez que o ACTH estimula agudamente a secreção de aldosterona, seus níveis séricos, 60 minutos após o estímulo, diferenciam a IA primária (pouca ou nenhuma elevação da aldosterona) da secundária (a aldosterona responde normalmente).[3]

O teste de estímulo com baixas doses de ACTH (0,5μg/m² de superfície corpórea ou 1μg EV) vem sendo utilizado na tentativa de aumentar a sensibilidade diagnóstica em pacientes com IA secundária leve.[29] Resposta subnormal a esse teste também tem sido descrita em até 45% dos pacientes com DA autoimune subclínica (21OHAc-positivos).[30,31] O teste de estímulo prolongado com ACTH avalia a capacidade adrenocortical de sintetizar cortisol de novo e pode distinguir IA primária da secundária. Após 48 ou 72 horas de administração contínua de ACTH (por via EV ou IM, com preparados de depósito – cortrosina depot, 200UI IM, a cada 8 horas, por 3 dias), indivíduos normais apresentam elevação dos níveis séricos de cortisol, usualmente > 40μg/dL, portadores de IA secundária mostram respostas subnormais e pacientes com DA apresentam valores quase sempre indetectáveis (< 5μg/dL). Esse teste é útil para avaliar pacientes já em uso prolongado de corticosteroides ou com patologias associadas que podem, conjuntamente, levar ao hipocortisolismo (tuberculose e adenoma hipofisário).[32]

A integridade do eixo hipotálamo-hipófise-adrenal é mais bem avaliada com os testes da hipoglicemia, metirapona ou hormônio liberador do ACTH (CRH). A hipoglicemia (glicose plasmática < 40mg/dL) induzida pela injeção EV de 0,05 a 0,1UI de insulina regular/kg de peso é um estímulo potente e indireto da produção de cortisol. O teste é contraindicado em idosos, coronariopatas ou convulsivos e exige a presença de um médico para monitorizar os sintomas adrenérgicos e de neuroglicopenia. IA é demonstrada por pico de cortisol sérico < 20μg/dL na vigência de hipoglicemia sintomática. Quando o teste com insulina for contraindicado, poderá ser utilizada a metirapona (750mg VO a cada 4 horas, por 24 horas), a qual inibe a 11β-hidroxilase, que converte 11-desoxicortisol (composto S) em cortisol. Em indivíduos normais, o declínio do cortisol sérico (< 8μg/dL) estimula a produção de ACTH (> 150pg/mL) e o acúmulo de composto S (> 7μg/dL). Na IA secundária, não há aumento de ACTH nem do composto S.[4]

A administração de CRH sintético ovino (oCRH, 1μg/kg de peso EV, em bolus) estimula a produção hipofisária de ACTH e pode diferenciar doença hipotalâmica (resposta exagerada e prolongada) da hipofisária (ausência de resposta).[4]

EXAMES COMPLEMENTARES

Tomografia computadorizada (TC) é útil para visualizar as adrenais. Doenças infiltrativas e infecciosas resultam em aumento do tamanho glandular, enquanto redução de tamanho pode ser vista na adrenalite autoimune e na IA secundária. O achado de calcificação em topografia adrenal é fortemente sugestivo de etiologia granulomatosa e exclui a autoimunidade como causa da DA.[33] Alterações estruturais da hipófise e do hipotálamo, visualizadas por meio de TC ou ressonância magnética (RNM), fortalecem o diagnóstico da IA secundária.[2]

Punção-biópsia de massas adrenais (guiada por TC ou ultrassonografia) permite especificar qual a etiologia da DA, porém ainda é pouco realizada na prática clínica por ser um procedimento invasivo. Radiografia simples de tórax, testes com tuberculina (PPD) e sorologia para micoses profundas e para o vírus HIV também ajudam a estabelecer a etiologia da DA.[2,4]A dosagem plasmática de ácidos graxos saturados de cadeia muito longa (por meio de cromatografia gasosa) é importante para o diagnóstico da adrenoleucodistrofia.[34]

Autoanticorpos anticórtex adrenal (ACA) podem ser detectados por meio de imunofluorescência indireta ou da técnica da proteína-A imunoperoxidase, em cortes criostáticos de adrenal humana ou bovina, em 63% a 83% dos portadores de DA autoimune.[35] Recentemente, esses ensaios semiquantitativos e laboriosos foram substituídos pelos radioensaios sensíveis e específicos, os quais utilizam 21OH humana recombinante marcada com ^{35}S ou ^{125}I.[36] 21OHAc estão presentes em 64% a 89% dos pacientes com DA autoimune isolada, em 64% das SPA 1 e em 85% a 96% das SPA 2. Como a 21OH é o principal autoantígeno adrenocortical, a detecção de 21OHAc deve ser o primeiro passo na investigação imunológica de um paciente com DA. A dosagem de anticorpos anti--SCC e anti-17OH poderá ser realizada nos pacientes com 21OHAc negativos e/ou para avaliar a extensão da autoimunidade adrenal e gonadal.[36]

TRATAMENTO DA INSUFICIÊNCIA ADRENAL

O tratamento da IA consiste na reposição continuada de glicocorticoides, isoladamente ou em associação com mineralocorticoides. Na ausência de estresse, a maioria dos adultos com IA é tratada com 15 a 25mg/dia de hidrocortisona (cortisol, substância natural, preferida para o tratamento, dividido em duas [dois terços pela manhã e um terço no início da tarde] ou três doses iguais) ou dose equivalente de outro glicocorticoide (acetato de cortisona, prednisona, prednisolona ou dexametasona).[2,4] Clinicamente, reposição adequada de glicocorticoide resulta em melhora da inapetência e da anorexia, aumento de peso, normalização da glicemia de jejum e do valor absoluto de eosinófilos e linfócitos e, no caso da DA, regressão da hiperpigmentação cutaneomucosa.[2,4]

Como a hidrocortisona tem atividade mineralocorticoide de cerca de 1/125 a 1/400 em relação à fludrocortisona (mineralocorticoide sintético oral), sua administração promove atividade mineralocorticoide suficiente em apenas uma minoria dos pacientes com DA. A maioria deles, ou aqueles tratados com prednisona ou dexametasona, necessita da administração de 0,05 a 0,2mg de fludrocortisona (dose única matinal) VO, diariamente ou em dias alternados, em presença de aporte normal de sódio (120 a 150mEq/dia).[2,4] Reposição insuficiente de mineralocorticoide se associa a hipotensão postural, elevação da concentração plasmática de potássio e aumento da atividade plasmática da renina, enquanto o tratamento excessivo resulta em hipertensão, edema e hipopotassemia. A fim de evitar dose excessiva de fludrocortisona, a atividade plasmática da renina deve ser mantida no limite superior da normalidade.[2,4]

Tanto a dose total como o perfil de liberação da hidrocortisona e do tempo de exposição ao cortisol sérico são importantes para a adequação do tratamento. Ultimamente, vem sendo testada uma hidrocortisona de liberação modificada, que permite alta exposição ao cortisol durante as primeiras 4 horas da manhã e níveis gradualmente menores ao longo do dia, com intervalo livre de cortisol durante a noite, e que pode ser administrada uma única vez ao dia, pela manhã. Essa hidrocortisona de liberação modificada propicia melhor reprodução do ritmo circadiano fisiológico do cortisol e leva à redução do peso corpóreo e da pressão arterial e à melhora do metabolismo da glicose, particularmente nos pacientes portadores de *diabetes mellitus* concomitante, quando comparada à administração da hidrocortisona convencional três vezes ao dia. Os menores níveis de cortisol sérico entre 22 e 4 horas da manhã também levam à melhora da qualidade do sono e à maior sensação de bem-estar dos pacientes.[37,38]

A administração de preparados androgênicos à base de sais de testosterona ou DHEA (50mg/dia VO, em dose única) está indicada, particularmente em mulheres jovens, para restauração da libido e atividade sexual normais, manutenção adequada da pilificação axilar e pubiana e para a promoção de efeitos anabólicos, visando reduzir o risco de osteoporose (em especial nas mulheres na pós-menopausa).[2,4]

Pacientes com tuberculose ou paracoccidioidomicose e adrenais aumentadas na TC (sinal de infecção ativa) têm indicação de tratamento específico com agentes antimicrobianos.[2,4]

Recentemente, Pearce et al.[39] relataram o caso de um paciente com DA de etiologia autoimune de início recente (6 meses), submetido a tratamento imunomodulatório com rituximabe (1g EV), no qual a depleção de linfócitos B levou à diminuição dos níveis de 21OHAc e ao aumento dos níveis de cortisol e aldosterona, possibilitando a suspensão da terapia de reposição glico e mineralocorticoide, apesar dos níveis de ACTH e renina persistentemente elevados. Regeneração da esteroidogênese adrenal também já havia sido observada após uso de altas doses de glicocorticoides para tratamento da oftalmopatia de Graves.

ACOMPANHAMENTO E PREPARO CIRÚRGICO DE PACIENTES COM INSUFICIÊNCIA ADRENAL

O paciente deverá ser informado de que é portador de doença crônica e potencialmente fatal e de que necessita de terapia diária. Idealmente, deverá portar identificação apropriada e facilmente visível, contendo informações e instruções sobre o tratamento de emergência de sua doença.[2-4]

Na presença de estresse moderado (infecções de vias aéreas superiores, extração dentária etc.), a dose de manutenção de glicocorticoide deverá ser dobrada ou até triplicada, podendo ser restabelecida após 1 a 2 dias, caso os sintomas tenham desaparecido. Hospitalização poderá ser necessária em caso de vômitos ou diarreia, uma vez que a terapia oral é ineficaz. No caso de situações de estresse importante, o paciente deverá ser hospitalizado para receber hidrocortisona EV, 10mg/h. Com essas doses elevadas, não é necessária suplementação com mineralocorticoides.[2-4]

Pacientes que serão submetidos a grandes cirurgias deverão receber EV, no pré-operatório, 100mg de hemissuccinato de hidrocortisona, em *bolus*, seguidos de 10mg/h. No pós-operatório, são administrados 100mg EV ou IM a cada 8 horas, até que o paciente esteja clinicamente estável; essa dose deverá, então, ser reduzida gradualmente nos 3 a 5 dias seguintes, até atingir a dose de manutenção. No caso de DA, fludrocortisona é reintroduzida quando o paciente está tomando medicação VO.[2-4]

INSUFICIÊNCIA ADRENAL AGUDA (CRISE ADRENAL)

Qualquer portador de IA crônica está sujeito a apresentar uma crise adrenal, a qual pode ser precipitada por processos febris tóxico-infecciosos, traumatismo, cirurgia e interrupção abrupta da terapia glicocorticoide. Causas menos frequentes incluem a destruição intensa de ambas as glândulas como resultado da coagulação intravascular disseminada associada a quadro de septicemia grave (especialmente meningococcemia – síndrome de Waterhouse-Friderichsen – e *Pseudomonas* spp.), síndrome antifosfolípide, hemorragia adrenal causada por terapia com anticoagulantes e apoplexia hipofisária (Tabela 29.1).[3,40,41] Crise adrenal também pode ser precipitada em indivíduos portadores de hipotireoidismo e IA, nos quais a reposição de tiroxina precedeu a de glicocorticoides ou, ainda, em pacientes com IA tratados com rifampicina, nos quais não se aumentou a dose de glicocorticoide.[2,3,40]

A crise adrenal é um exemplo clássico de emergência endócrina com risco de morte para o paciente. Exige tratamento imediato, quando suspeitada clinicamente. Apresenta-se com início rápido de hipotensão e taquicardia, podendo evoluir para choque refratário à expansão de volume ou uso de agentes vasoativos, falência múltipla de órgãos, coma e morte. Intensa prostração, vômitos, dores abdominais e hipertermia (secundária ao hipo-

cortisolismo *per se* ou à infecção) podem estar presentes. Cabe ressaltar que todo paciente crítico que se apresente em choque refratário à expansão de volume ou a agentes pressores deve ser considerado candidato potencial ao tratamento de emergência de IA.[40]

Deve ser obtida coleta de sangue para dosagem de cortisol (basal e/ou após estímulo rápido com ACTH), ACTH, sódio, potássio e glicemia e o tratamento iniciado imediatamente, sem esperar pela confirmação laboratorial do hipocortisolismo.[40]

O tratamento consiste na administração de solução salina isotônica (NaCl a 0,9%) EV, acrescida de solução de glicose a 5%, a fim de corrigir o déficit de volume, a hiponatremia e a hipoglicemia. Essa administração deve ser feita tão rapidamente quanto o quadro clínico demandar, com a possível adição de solução hipertônica de NaCl e/ou glicose, à medida que haja, respectivamente, hiponatremia e hipoglicemia graves.[40]

Em termos de reposição hormonal, pode-se optar pela administração de 4mg de dexametasona EV a cada 6 horas, uma vez que este glicocorticoide não apresenta reatividade cruzada com o cortisol, na maioria dos ensaios, permitindo a realização do teste rápido de estímulo com ACTH. Entretanto, a maioria dos autores dispensa esse teste em situações de estresse e inicia dose de ataque de 200mg de hemissuccinato ou fosfato de hidrocortisona EV, em *bolus* e, posteriormente, 100 a 200mg, adicionados aos líquidos de reposição, a cada 6 ou 8 horas. A administração de mineralocorticoide não costuma ser necessária, pois os níveis elevados de hidrocortisona, na presença da abundante quantidade de sódio oferecida, proporcionam atividade mineralocorticoide adequada nesse período inicial do tratamento. Adicionalmente, causas desencadeantes (como infecções e traumatismos) devem ser convenientemente tratadas.[40]

A transição do período agudo para a fase de reposição crônica deve ser feita durante os 3 a 5 dias subsequentes. Nesse período, à medida que o paciente for melhorando, pode-se reduzir gradualmente a dose de hidrocortisona (aproximadamente metade da dose do período anterior, a intervalos de 1 a 2 dias), até que se atinja a dose habitual de reposição. Em contraste com o tratamento de emergência, a fase crônica de reposição esteroide na DA deverá, necessariamente, incluir a administração de mineralocorticoide para que se obtenha um balanço eletrolítico normal.[40]

PROGNÓSTICO

O prognóstico da DA é bom, na dependência da doença de base que, obviamente, deverá ser tratada de modo conveniente.[2] Recentemente, entretanto, foi observado que o risco de morte é duas vezes maior nos pacientes com DA do que na população geral e que a maior taxa de mortalidade se deve a doenças cardiovasculares, infecções e neoplasias. Isso provavelmente decorre da utilização de doses de manutenção suprafisiológicas, inadequado perfil diurno de exposição ao glicocorticoide e terapias de resgate inadequadas em reposta a doença intercorrente.[42]

DIAGNÓSTICO DE INSUFICIÊNCIA ADRENAL RELACIONADA COM DOENÇA GRAVE

Em casos de sepse ou outras doenças agudas graves, a produção de cortisol pode não aumentar suficientemente em resposta ao estresse, além de poder ocorrer resistência tecidual periférica à ação do cortisol causada por mediadores inflamatórios (interleucinas).[43,44] IA é mais bem identificada pela detecção de cortisol sérico ao acaso < 10μg/dL ou pela demonstração de incremento do cortisol sérico < 9μg/dL após a administração de ACTH (250μg). Níveis de cortisol > 34 μg/dL excluem a presença de IA relacionada com doença grave. Níveis de cortisol entre 10 e 34μg/dL indicam a necessidade da realização do teste rápido de estímulo com ACTH, 250μg, embora um incremento do cortisol > 16,8μg/dL também exclua essa hipótese diagnóstica.[43]

Referências

1. Laureti S, Vecchi L,Santeusanio F, Falorni A. Is the prevalence of Addison's disease underestimated? J Clin Endocrinol Metab 1999; 84:1762.

2. Silva RC, Huayllas MKP, Caetano MSS et al. Córtex adrenal. In: Lopes AC (ed.). Tratado de clínica médica. 1. ed. São Paulo: Roca, 2006:3414-45.

3. Silva RC, Kater CE. Doença de Addison e outras síndromes de insuficiência adrenocortical. In: Borges DR (ed.). Atualização terapêutica. 24. ed., São Paulo: Artes Médicas, 2012:317-20.

4. Silva RC. Insuficiência do córtex supra-renal. In: Coronho V, Petroianu A, Santana EM, Pimenta LG (eds.) Tratado de endocrinologia e cirurgia endócrina. 1. ed., Rio de Janeiro: Guanabara Koogan, 2001:819-30.

5. Tem S, New M, Maclaren N. Addison's disease 2001. J Clin Endocrinol Metab 2001; 86:2909-22.

6. Bornstein SR. Predisposing factors for adrenal insufficiency. N Engl J Med 2009; 360:2328-39.

7. Silva RC, Castro M, Kater CE et al. Insuficiência adrenal primária no adulto: 150 anos depois de Addison. Arq Bras Endocrinol Metab 2004; 48:724-38.

8. Silva RC, Kater CE. Doença de Addison de etiologia autoimune. Arq Bras Endocrinol Metab 1998; 42:431-43.

9. Betterle C, Dal Pra C, Mantero F, Zanchetta R. Autoimmune adrenal insufficiency and autoimmune polyendocrine syndromes: autoantibodies, autoantigens and their applicability in diagnosis and disease prediction. End Rev 2002; 23:327-64.

10. Silva RC, Dib SA. Síndromes poliglandulares autoimunes. In: Lopes AC (ed.) Tratado de clínica médica. 1. ed. São Paulo: Roca, 2006:3548-55.

11. Perheentupa J. Autoimmune polyendocrinopathy-candidiasis-ectodermal dystrophy. J Clin Endocrinol Metab 2006; 91:2843-50.

12. Meloni A, Willcox N, Meager A et al. Autoimmune polyendocrine syndrome type 1: an extensive longitudinal study in sardinian patients. J Clin Endocrinol Metab 2012; 97:1114-24.

13. Huang W, Connor E, Rosa TD et al. Although DR3-DQB1*0201 may be associated with multiple component disease of the autoimmune polyglandular syndromes, the human leucocyte atingen DR4-DQB1*302 haplotype is implicated only in β-cell autoimmunity. J Clin Endocrinol Metab 1996; 81:2559-63.

14. Yu L, Brewer KW, Gates S et al. DRB1*04 and DQ alleles: expression of 21-hydroxylase autoantibodies and risk of progression to Addison's disease. J Clin Endocrinol Metab 1999; 84:32835.

15. Baker PR, Baschal EE, Fain PR et al. Dominant suppression of Addison's disease associated with HLA-B15. J Clin Endocrinol Metab 2011; 96:2154-62.

16. Kemp EH, Ajjan RA, Husebye ES et al. A cytotoxic T lymphocyte antigen-4 (CTlA-4) gene polymorphism is associated with autoimmune Addison's disease in English patients. Clin Endocrinol 1998; 49:609-13.

17. Barker JM. Clinical review: type 1 diabetes-associated autoimmunity: natural history, genetic associations and screening. J Clin Endocrinol Metab 2006; 91:1210-7.

18. Ghaderi M, Gambelunghe G, Tortoioli C et al. on behalf of the italian Addison Network. MHC2TA single nucleotide polymorphism and genetic risk for autoimmune adrenal insufficiency. J Clin Endocrinol Metab 2006; 91:4107-11.

19. Nikfarjam L, Kominami S,Yamazaki T et al. Mechanism of inhibition of cytochrome P450c21 enzyme activity by autoantibodies from patients with Addison's disease. Eur J Endocrinol 2005; 152:95-101.

20. Coco G, Dal Pra C, Presotto F et al. Estimated risk for developing autoimmune Addison's disease in patients with adrenal cortex autoantibodies. J Clin Endocrinol Metab 2006; 91:1637-45.

21. Baker PR, Nanduri P, Gottlieb PA et al.Predicting the onset of Addison's disease: ACTH, renin, cortisol and 21-hydroxylase autoantibodies. Clin Endocrinol (Oxf) 2012; 76:617-24.

22. Laureti S, De Bellis A, Muccitelli VI et al. Levels of adrenocortical autoantibodies correlate with the degree of adrenal dysfunction in subjects with pre-clinical Addison's disease. J Clin Endocrinol Metab 1998; 83:3507-11.

23. Lee AI, Koo S, Vaidya A et al. A bird's-eye view of fever. N Engl J Med 2011; 365:1727-32.

24. Lewi DS, Kater CE. Insuficiência adrenocortical em pacientes com síndrome de imunodeficiência adquirida (AIDS). Rev Assoc Med Brasil 1988; 34:213-8.

25. Lauretti S, Casucci G, Santeusanio F et al. X-linked adrenoleukodystrophy is a frequent cause of idiopathic Addison's disease in young adult male patients. J Clin Endocrinol Metab 1996; 81:470-4.

26. Elias LLK, Castro M. Insuficiência adrenal primária de causa genética. Arq Bras Endocrinol Metab 2002; 46:478-89.

27. Oelkers W. Adrenal insufficiency. N Engl J Med 1996; 335(16): 1206-12.

28. Oelkers W, Diederich S, Bärth V. Diagnosis and therapy surveillance in Addison's disease: rapid adrenocorticotropin (ACTH) test and measurement of plasma ACTH, renin activity and aldosterone. J Clin Endocrinol Metab 1992; 75:259-64.

29. Oelkers W. The role of high-and low-dose corticotropin tests in the diagnosis of secondary adrenal insufficiency. Eur J Endocrinol 1998; 139:567-70.

30. Giordano R, Pellegrino M, Oleandri S et al. Adrenal sensitivity to adrenocorticotropin 1-24 is reduced in patients with autoimmune polyglandular syndrome. J Clin Endocrinol Metab 2004; 89:675-80.

31. Laureti S, Arvat E, Candeloro P et al. Low dose (1μg) ACTH test in the evaluation of adrenal dysfunction in pre-clinical Addison's disease. Clin Endocrinol (Oxf) 2000; 53:107-15.

32. Faiçal S, Kater CE. Padronização e aplicação dos testes rápido e prolongado de estímulo com ACTH em pacientes com insuficiência adrenocortical primária e secundária. Rev Ass Med Bras 1991; 37:132-8.

33. Vita JA, Silverberg SJ, Goland RS et al. Clinical clues to the cause of Addison's disease. Am J Med 1985; 78:461-6.

34. Laureti S, Auborg P, Calcinaro F et al. Etiological diagnosis of primary adrenal insufficiency using an original flowchart of immune and biochemical markers. J Clin Endocrinol Metab 1998; 83:3163-8.

35. Silva RC, Faiçal S, Laureti S et al. Detection of adrenocortical autoantibodies in Addison's disease witth a peroxidase-labelled protein A technique. Braz J Med Biol Res 1998; 31:1141-8.

36. do Carmo Silva R, Kater CE, Atala Dib S et al. Autoantibodies against recombinant human steroidogenic enzymes 21-hidroxylase, side chain cleavage and 17α-hidroxylase in Addison's disease and autoimmune polyendocrine syndrome type III. Eur J Endocrinol 2000; 142:187-94.

37. Johannsson G, Nilsson AG, Bergthorsdottir R et al. Improved cortisol exposure-time profile and outcome in patients with adrenal insufficiency: a prospective randomized trial of a novel hydrocortisone dual-release formulation. J Clin Endocrinol Metab 2012; 97:473-81.

38. Oksnes M, Bensing S, Hulting AL et al. Quality of life in European patients with Addison's disease: validity of the disease-specific questionnaire AddiQoL. J Clin Endocrinol Metab 2012; 97:568-76.

39. Pearce SHS, Mitchell AL, Bennet S et al. Adrenal steroidogenesis after B lymphocyte depletion therapy in new-onset Addison's disease. J Clin Endocrinol Metab 2012; 97:E1927-E1932.

40. Faiçal S, Silva RC, Morimitsu LK. Insuficiência adrenocortical aguda. In: Frisoli Jr A, Lopes AC, Amaral JLG et al. Emergências – manual de diagnóstico e tratamento. 2. ed. São Paulo: Sarvier, 2004:164-5.

41. Widmer IE, Puder JD, König C et al. Cortisol response in relation to the severity of stress and illness. J Clin Endocrinol Metab 2005; 90:4579-86.

42. Bergthorsdottir R, leonsson-Zachrisson M, Odén A, Johannsson G. Premature mortality in patients with Addison's disease: a population-based study. J Clin Endocrinol Metab 2006; 91:4849-53.

43. Moraes RB, Czepielewski MA, Friedman G et al. Diagnosis of adrenal failure in critically ill patients. Arq Bras Endocrinol Metab 2011; 55:295-302.

44. Bruno JJ, Hernandez M, Ghosh S et al. Critical illness-related corticosteroid insufficiency in câncer patients. Suport Care Cancer 2012; 20:1159-67.

30

Corticoterapia

Aline da Mota Rocha • Maria Roseneide S. Torres • Vladimir Gomes de Oliveira • Licínia Lopes Matos

INTRODUÇÃO

Em 1885, Thomas Addison deu o primeiro passo para a descoberta dos glicocorticoides, ao observar que animais de experimentação morriam após a retirada das adrenais. Na década de 1930, Mason et al. isolaram e determinaram a estrutura da cortisona, porém o processo de síntese era bastante precário, o que limitava sua utilização clínica em larga escala. Em 1949, Hench et al. descreveram, pela primeira vez, o dramático efeito clínico dos glicocorticoides no tratamento da artrite reumatoide, o que lhes valeu o prêmio Nobel no ano seguinte. Pouco tempo depois, o próprio Hench descreveria os inúmeros efeitos indesejáveis dessa classe de medicamentos.[1]

Após 40 anos de uso clínico, os glicocorticoides permanecem como motivo de controvérsias no que se refere a seus riscos e benefícios.

Os glicocorticoides exógenos são frequentemente utilizados na prática clínica por seus efeitos anti-inflamatórios e imunossupressores em diversos sistemas e tecidos. Afecções agudas ou crônicas dos sistemas musculoesquelético, nervoso e hematológico, dos pulmões, do fígado, dos rins, do coração e da pele são as principais indicações para o emprego dos glicocorticoides. A terapia substitutiva na insuficiência adrenocortical constitui-se em indicação formal ao uso de glicocorticoides.

ASPECTOS FISIOLÓGICOS

Os glicocorticoides são assim chamados em virtude de suas importantes ações no metabolismo intermediário dos carboidratos, aumentando a gliconeogênese e promovendo a glicogênese.

O cortisol ou hidrocortisona, principal glicocorticoide produzido pelo córtex adrenal, atua em vários órgãos e sistemas e é formado pelo núcleo ciclopentanofenantreno comum aos demais esteroides.

A produção de cortisol resulta de uma via na qual o cortisol é convertido primariamente em pregnenolona e, a seguir, em progesterona, a qual é hidroxilada nas posições 17, 21 e 11 para formar o cortisol (Figura 30.1).

Os glicocorticoides não são estocados em grande quantidade nas adrenais, necessitando constante síntese e liberação para manter a secreção basal e durante o estresse. A secreção diária basal de cortisol ou hidrocortisona é de, aproximadamente, 20mg, com nível mais elevado no início da manhã e menor no final da tarde.

Regulação da Secreção do Cortisol

O eixo hipotálamo-hipófise-adrenal (HHA) é formado por complexo sistema que regula a secreção de glicocorticoide basal e é induzido pelo estresse. A produção de cortisol pelo córtex adrenal é regulada pelo ACTH, que é sintetizado na hipófise anterior e, por sua vez, regulado pelo hormônio liberador da corticotrofina (CRH). O CRH é secretado em pequenos pulsos na circulação porta-hipofisária e é transportado à hipófise anterior, onde estimula a síntese e liberação pulsátil do ACTH. O ACTH, peptídeo com 39 aminoácidos, liga-se a receptores específicos, estimulando a produção de AMP cíclico, a fosforilação ACTH-dependente, a captação do colesterol e a síntese dos esteroides adrenais.[1]

FARMACOLOGIA

Os glicocorticoides são bem absorvidos, praticamente, por todas as vias de administração. A absorção VO é garantida por suas características lipofílicas, alcançando, também, altas concentrações plasmáticas quando utiliza-

Capítulo 30 Corticoterapia

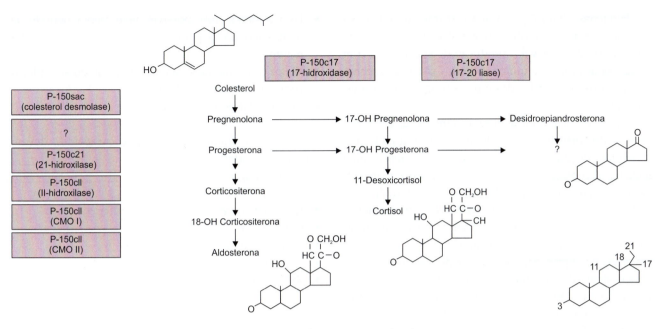

Figura 30.1 Esteroidogênese adrenal.

dos EV. A via IM pode ser utilizada para as preparações ditas de depósito, que garantem ação mais prolongada. Além disso, exibem excelentes efeitos quando aplicados topicamente na pele, nas conjuntivas, nas cavidades articulares e no trato respiratório. Diferentes modificações na molécula de cortisol originam os demais glicocorticoides, naturais e sintéticos, também chamados análogos do cortisol (Tabela 30.1).

Tabela 30.1 Potência relativa dos glicocorticoides e da fludrocortisona

Fármacos	Equivalência de dose (mg)	Atividade glicocorticoide	Atividade mineralocorticoide	Dose média diária de reposição (mg/m^2)
Ação curta				
Hidrocortisona	20	1	1	VO – 10 a 15 IM – 10
Cortisona	25	0,8	0,7	VO – 12 a 20
Ação intermediária				
Prednisona	5	4	0,7	VO – 2,5 a 4
Prednisolona	5	5	< 0,7	VO – 2 a 3
Metilprednisolona	4	7	< 0,7	VO – 1,5 a 2 IM – 2
Triancinolona	4	5	0	–
Deflazacorte	7,5*	2,5	0,7	VO – 4 a 6
Ação longa				
Parametasona	2	10	0	–
Dexametasona	0,75	30	0	VO – 0,4
Betametasona	0,60	25	0	VO – 0,4
Fludrocortisona	–	10	400	VO – 0,05 a 0,2

Adaptada da referência 1.
*Média (variação de 6 a 9 em diferentes estudos).

Pequenas alterações em sua estrutura química podem determinar alterações em sua absorção e no tempo de ação, sendo possível a produção de substâncias com poderosa ação local e mínimos efeitos sistêmicos, como é o caso dos glicocorticoides tópicos usados nas alergias respiratórias.

Após ser alcançada a corrente sanguínea, em torno de 95% do cortisol e dos análogos ligam-se à globulina carreadora de glicocorticoide (CBG – *corticosteroid binding protein*), glicoproteína sintetizada no fígado e principal carreador dos glicocorticoides com alta afinidade pelo cortisol. Em virtude dessa alta afinidade, o maior determinante da concentração de cortisol livre é a concentração de CBG. Níveis reduzidos de CBG são encontrados em casos de depressão, nos quais podem ser observados outros sinais de inflamação crônica, como aumento de IL-1 e TNF-α. Durante a gravidez ou tratamento estrogênico, os níveis de CBG, cortisol total e livre aumentam consideravelmente.

Quando em concentrações plasmáticas maiores, os glicocorticoides passam, também, a ligar-se à albumina, ficando em fração livre aproximadamente 25%. A porção livre penetra o citoplasma das células, onde encontrará seu receptor e desencadeará as modificações na síntese proteica responsável pelos efeitos. O padrão de resposta de determinado tipo celular depende do número de receptores presentes no citoplasma e da presença ou ausência de antagonistas específicos.

A afinidade do esteroide pelo receptor de glicocorticoide e sua farmacocinética não são preditores fiéis da potência biológica de cada glicocorticoide. Esta é influenciada pela eficiência e taxa de absorção pela circulação sistêmica e seu respectivo metabolismo.[2]

AVALIAÇÃO E MONITORIZAÇÃO DA CORTICOTERAPIA

As seguintes condições preexistentes ou fatores de risco para efeitos adversos devem ser avaliados ou tratados quando glicocorticoides forem iniciados:[3]

- *Diabetes mellitus*
- Hipertensão
- Dislipidemia
- Insuficiência cardíaca
- Catarata ou glaucoma
- Úlcera péptica
- Uso de anti-inflamatórios não esteroides (AINE)
- Presença de infecção
- Baixa densidade óssea ou osteoporose

Recomendações para limitar os efeitos adversos dos glicocorticoides:[3]

- Usar a menor dose possível, pelo menor período de tempo necessário, para alcançar os objetivos do tratamento.
- Tratar comorbidades preexistentes que possam piorar com o uso dos glicocorticoides.
- Monitorizar os efeitos adversos.

Durante o tratamento com glicocorticoides, devem ser monitorizados:[3]

- Peso corporal
- Pressão arterial
- Insuficiência cardíaca e edema periférico
- Lipídios séricos
- Diabetes ou intolerância à glicose
- Glaucoma
- Risco de fratura óssea

EFEITOS ADVERSOS

Um dos aspectos mais relevantes relacionados com o uso terapêutico dos glicocorticoides diz respeito aos inúmeros efeitos colaterais associados a esses fármacos (Tabela 30.2).[4,5]

A maioria dos efeitos adversos é dose-dependente. O uso dos glicocorticoides por curto espaço de tempo, como 2 semanas, mesmo em altas doses, apresenta baixo risco de induzir o aparecimento desses efeitos. Em contraste, doses elevadas de glicocorticoides por período prolongado, como 30mg de prednisona ou equivalente, acarretam efeitos adversos de intensidade variável de acordo com a sensibilidade individual.

Variações da farmacocinética, como diminuição do *clearance* e aumento da meia-vida, têm sido associadas ao aumento do risco de aparecimento de efeitos colaterais, mas não parecem ser um achado consistente. Na corticoterapia inalatória, características individuais do fármaco, como potência, dose e porcentagem depositada na cavidade oral e no pulmão, tipo de inalador e a técnica utilizada pelo paciente, influenciam o aparecimento dos efeitos sistêmicos dos glicocorticoides. O monitoramento da concentração do fármaco, individualmente, não parece ser útil para minimizar o aparecimento dos efeitos adversos.[6]

Efeitos Imunológicos

Os glicocorticoides diminuem o aporte de leucócitos aos sítios inflamados, inibem a resposta proliferativa de monócitos e sua diferenciação em macrófagos, inibem a produção de interleucinas inflamatórias, quimiocinas e moléculas de adesão e estimulam as interleucinas anti-inflamatórias, como a IL-10. Isso confere a esse grupo de compostos sua propriedade anti-inflamatória tão potente.[6]

Tabela 30.2 Efeitos adversos do uso dos glicocorticoides

Imunológicos
Aumento da suscetibilidade à infecção
Diminuição da resposta à inflamação

Dermatológicos
Acne, hirsutismo, hipertricose
Equimoses, hiperpigmentação
Estrias, pele friável, púrpura, alopécia

Cardiovasculares
Retenção hidrossalina
Hipertensão arterial
Aceleração da aterosclerose
Dislipidemia
Arritmias

Oftalmológicos
Catarata subcapsular posterior
Glaucoma
Predisposição às infecções locais
Coriopatia serosa central
Exoftalmopatia

Gastrointestinais
Úlcera péptica
Pancreatite
Erosão dentária
Gastrite
Esteato-hepatite
Perfuração visceral

Neuropsiquiátricos
Alteração do comportamento
Labilidade emocional
Euforia, insônia, depressão
Psicose
Pseudotumor cerebral
Síndrome de dependência aos glicocorticoides

Hematológicos
Leucocitose, neutrofilia
Linfocitopenia, eosinopenia, monocitopenia

Renais
Nefrocalcinose/nefrolitíase
Uricosúria
Hipopotassemia
Hipervolemia

Endocrinometabólicos
Resistência à insulina, intolerância aos carboidratos e *diabetes mellitus*
Hiperlipoproteinemia
Supressão do eixo HHA
Desaceleração da velocidade de crescimento e atraso puberal em crianças
Hipogonadismo: irregularidade menstrual, diminuição da libido e impotência
Hipopotassemia, alcalose metabólica
Estigmas cushingoides

Reprodução
Infertilidade
Distúrbios menstruais
Retardo do crescimento intrauterino

A terapia com glicocorticoide aumenta a suscetibilidade às infecções bacterianas, virais, fúngicas e por protozoários. Múltiplos fatores influenciam o risco de infecção, como a doença de base, a presença de terapias imunossupressoras associadas e a hospitalização. Esse risco pode ser significativamente reduzido com o uso de glicocorticoides de curta ação, como a prednisona administrada em dias alternados.[7]

Infecções atípicas (herpes-zóster) ou por organismos oportunistas (*Pneumocystis jiroveci*) são 40 vezes mais frequentes em pacientes em corticoterapia.[7]

A terapêutica com doses baixas de glicocorticoides, mesmo por período prolongado, não parece aumentar o risco de tuberculose ou outras infecções, mas o uso contínuo em doses altas está substancialmente associado a maior risco. Alguns autores sugerem que pacientes com PPD positivo, radiografia de tórax sugestiva de tuberculose ou história familiar devem receber profilaxia contra a doença antes ou concomitante à corticoterapia.[2]

A ação anti-inflamatória dos glicocorticoides pode mascarar a febre e outros sinais de inflamação associados à infecção, retardando o diagnóstico. Por outro lado, a terapia com glicocorticoide pode levar a confusão diagnóstica ou investigação inapropriada, uma vez que pode induzir leucocitose e neutrofilia.

Efeitos sobre o Equilíbrio Hidroeletrolítico

Algumas preparações de glicocorticoides são poderosas retentoras de sódio, provocam hipopotassemia, alcalose metabólica e hipertensão graças à ocupação dos receptores de mineralocorticoides ou via glicocorticoide, levando a aumento da taxa de filtração glomerular pelo aumento do débito cardíaco ou efeito renal direto. A retenção hídrica não afeta indivíduos normais, mas se reveste de risco potencial para portadores de insuficiência renal e cardíaca.[7] Os compostos naturais, como o cortisol, apresentam atividade mineralocorticoide mais intensa do que os compostos sintéticos, como a dexametasona e a betametasona, que praticamente carecem desse efeito. Esses compostos devem ser preferidos quando há risco de hipervolemia, como é o caso de cardiopatas ou nefropatas.[8]

Efeitos Musculoesqueléticos

Efeitos Musculares

Os glicocorticoides determinam importante efeito catabólico sobre as proteínas, especialmente nos grupos musculares proximais e na matriz óssea. Acredita-se que a miopatia e a fraqueza muscular causadas pelo excesso de glicocorticoides, em pacientes recebendo doses > 30mg/dia por períodos prolongados, sejam decisivas para a perda óssea devido ao comprometimento da força que o músculo exerce sobre o osso mediante contrações musculares. A miopatia tem início gradual, com fraqueza da musculatura proximal, sem elevação significativa das enzimas musculares. As formas mais agudas têm sido descritas após terapia com altas doses de glicocorticoides usadas por curto período, não se observando benefícios com o tratamento com esteroides anabólicos e suplementação de potássio.[9]

Osteoporose Induzida pelo Uso de Glicocorticoides

Os efeitos deletérios dos glicocorticoides sobre o osso foram descritos há mais de 50 anos por Harvey Cushing. Atualmente, o problema atinge dimensão maior pelo fato de o diagnóstico da osteoporose ser mais frequente e pelo uso amplo e, às vezes, indiscriminado dos glicocorticoides para o controle de várias doenças. Os glicocorticoides aumentam a reabsorção e diminuem a formação óssea. O risco de perda de massa óssea é mais pronunciado nos primeiros meses, seguido por perda mais lenta, porém constante, com o uso continuado (Figuras 30.2 e 30.3).[10] O efeito predominante dos glicocorticoides sobre o esqueleto com o uso a longo prazo é a redução da formação óssea. Essa diminuição é mediada pela inibição direta da proliferação e diferenciação dos osteoblastos e por aumento das taxas de apoptose de osteoblastos maduros e osteócitos.[11] Essa apoptose também pode explicar a tendência de os glicocorticoides causarem osteonecrose (Figura 30.4).[12]

Os glicocorticoides determinam a produção de balanço negativo de cálcio por interferirem em seu metabolismo em locais como intestino e rins. No trato gastrointestinal, os glicocorticoides promovem a diminuição da absorção desse íon mediante a inibição do transporte ativo transcelular secundário ao antagonismo sobre a vitamina D. Nos rins, os glicocorticoides aumentam a excreção urinária de cálcio por reduzirem sua reabsorção tubular. A combinação desses efeitos leva a redução nos níveis séricos de cálcio e aumento da secreção do paratormônio (PTH), determinando, desse modo, um estado de hiperparatireoidismo secundário.[13]

Além disso, os glicocorticoides bloqueiam na hipófise a resposta do LH (hormônio luteotrófico) ao estímulo do GNRH (hormônio liberador de gonadotrofinas) e do ACTH (hormônio adrenocorticotrófico) ao CRH (hormô-

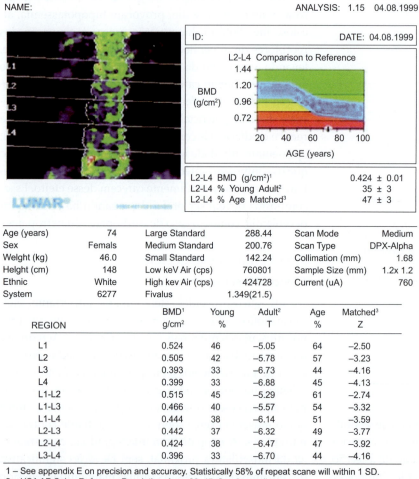

Figura 30.2 Densitometria óssea de paciente de 75 anos de idade, menopausada e portadora de artrite reumatoide em uso de glicocorticoide há 40 anos (antes do tratamento).

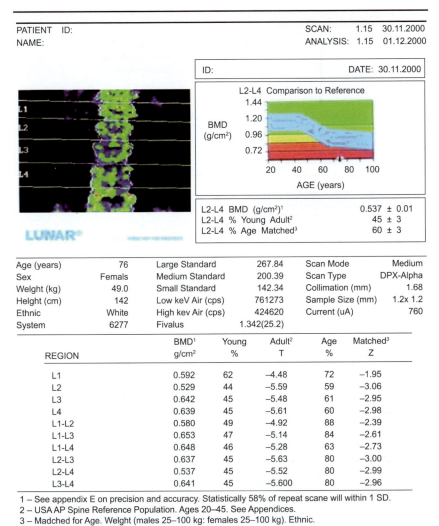

Figura 30.3 Densitometria óssea da mesma paciente 15 meses após tratamento com raloxifeno, cálcio e vitamina D.

nio liberador de corticotrofina), determinando a redução da produção de estrogênio, androstenediona e desidroepiandrosterona (DHEA) que, como se sabe, são importantes reguladores da remodelação óssea (Figura 30.4).

A incidência de fratura está relacionada com a dose e a duração da corticoterapia.[10] Apesar de doses mais baixas serem menos prejudiciais do que doses mais elevadas, há controvérsias se existe alguma dose de glicocorticoide que não acelere a perda óssea. O aumento do risco de fratura foi relatado com doses de prednisona ≤ 2,5 a 7,5mg/dia.[14] Glicocorticoides inalados são parcialmente absorvidos e exercem efeitos sistêmicos; entretanto, estudos não encontraram resultados consistentes quanto a seu impacto sobre o risco de osteoporose e fraturas osteoporóticas.[15] A relação entre as doses de glicocorticoides e o risco de fratura é complicada pela observação de que a própria doença para a qual os glicocorticoides estão sendo usados (p. ex., artrite reumatoide, doença inflamatória intestinal) pode levar a perda óssea e fraturas. As fraturas ocorrem em 3 a 6 meses do início do tratamento.

Fraturas vertebrais são as mais comuns e, muitas vezes, são assintomáticas. Todo paciente usando qualquer dose de glicocorticoide por mais de 3 meses demanda avaliação. A avaliação do risco de fraturas em pacientes que tomam glicocorticoides deve incluir a medida da densidade mineral óssea, fatores de risco clínicos para fratura e dosagem dos níveis séricos de 25-hidroxivitamina D. A suplementação de vitamina D é recomendada para pacientes com qualquer dose de glicocorticoides por qualquer duração. Para pacientes com valores basais normais de 25-hidroxivitamina D, é suficiente a suplementação com 800UI/dia. No entanto, pacientes com 25-hidroxivitamina D baixa necessitam de doses mais elevadas.[15,16]

Recomendações para Prevenção e Manejo da Osteoporose Secundária ao Uso de Glicocorticoides

Na tentativa de minimizar a perda de massa óssea, certos princípios gerais devem ser seguidos em todos os

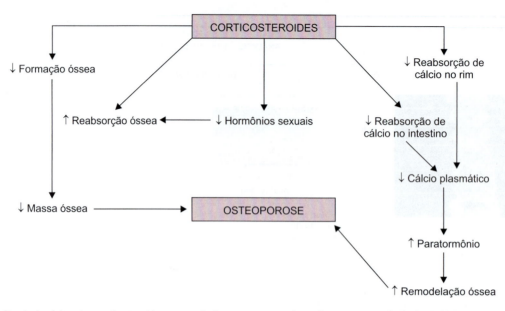

Figura 30.4 Possíveis efeitos dos corticosteroides no metabolismo e na massa óssea (↑: aumento; ↓: diminuição). (Adaptada da referência 17.)

pacientes que tenham recebido qualquer dose de glicocorticoides por período igual ou superior a 3 meses:[16]

- Usar a menor dose eficaz de glicocorticoides de curta duração ou preparados tópicos ou inalatórios, quando possível.
- Manter aporte de cálcio adequado com ingestão diária de 1.200mg/dia e 800UI de vitamina D por meio de dieta ou suplementação.
- Recomendar a prática de exercícios com peso e isométricos para evitar perda de massa óssea e atrofia muscular.
- Evitar o tabagismo e o álcool em excesso.
- Medidas para evitar quedas.

Necrose Avascular ou Osteonecrose

A patogênese desse importante efeito adverso é desconhecida, embora alguns mecanismos tenham sido propostos, como embolia de células gordurosas ou hipertrofia dos lipócitos, levando à compressão de vasos sanguíneos intramedulares. A necrose avascular ocorre em cerca de 5% a 25% dos pacientes com artrite reumatoide e lúpus eritematoso sistêmico (LES) e atinge, preferencialmente, a cabeça do fêmur e o quadril, seguidos dos joelhos ou dos ombros, frequentemente de modo bilateral.[18]

O risco de necrose avascular aumenta com a dose e a duração do uso de glicocorticoide, embora tenha sido descrita em pacientes no início de tratamento, podendo ocorrer com o uso de doses baixas VO ou altas doses EV. Artralgia ou intumescimento articular surge precocemente, e o sinal de duplo contorno à ressonância nuclear magnética confirma o diagnóstico.[19,20]

Efeitos Gastrointestinais

Os principais efeitos colaterais gastrointestinais incluem doença ulcerosa péptica, candidíase e pancreatite. O aumento do risco de pancreatite em pacientes recebendo glicocorticoide é difícil de quantificar, pois é comum a associação dessa entidade com outras doenças.

Experimentalmente, os glicocorticoides são capazes de aumentar a secreção gástrica e reduzir o muco gástrico e a hiperplasia de células parietais. Entretanto, a possível associação entre terapia com glicocorticoide e o aparecimento de úlcera péptica é controversa. O uso de glicocorticoide em combinação com AINE, contudo, parece aumentar o risco de úlcera péptica e hemorragia digestiva.

Os glicocorticoides podem mascarar os sinais e sintomas de complicações intra-abdominais, como perfuração e hemorragia, retardando o diagnóstico e aumentando a morbidade. No início da terapia com glicocorticoide em pacientes com passado de doença ulcerosa, fumantes, com história de ingestão elevada de álcool ou recebendo outros agentes ulcerogênicos, está indicada profilaxia com inibidor de bomba de prótons.[21]

Na terapia inalatória com glicocorticoide, efeitos colaterais como disfonia são raros; entretanto, erosões dentárias foram relatadas em pessoas utilizando preparações com pH baixo, as quais podem ser controladas com boa higiene bucal.[22]

Efeitos Cardiovasculares

O efeito mineralocorticoide de retenção de sódio e água por si só não explica a elevação dos níveis pressóricos observada em pacientes em uso de glicocorticoide, uma vez que a dexametasona e a prednisona, apesar da atividade mineralocorticoide nula e diminuída, respectivamente, induzem a elevação da pressão arterial. Alteração da responsividade vascular a agentes pressóricos endógenos tem sido implicada no efeito hipertensor glicocorticoide-induzido. Os glicocorticoides devem ser usados com extrema cautela em pacientes com reserva cardíaca limitada.

A excreção aumentada de potássio, observada em pacientes em uso de glicocorticoides, pode levar à alcalose hipopotassêmica, a qual pode ser facilmente corrigida com o aumento da ingestão de potássio.

Em pacientes com LES, a terapia com prednisona parece ser um fator de risco independente para doença arterial coronariana. Outros relatos associam os glicocorticoides à aceleração da aterosclerose por diversos mecanismos, como alteração lipídica e da pressão arterial e efeitos vasculares.[23]

Efeitos Dermatológicos

O hipercortisolismo inibe a proliferação de fibroblastos, levando à perda de colágeno e tecido conjuntivo. Os efeitos colaterais mais comuns na pele e tecidos moles dos pacientes em corticoterapia são atrofia cutânea e aparecimento de púrpuras.[2] Estas, geralmente, atingem áreas expostas ao sol (dorso das mãos e ombros) e não são acompanhadas de edema palpável. Estrias e dificuldade na cicatrização também podem estar presentes.

Neoplasias de pele, como carcinomas basocelular e espinocelular, também são mais frequentes em usuários de glicocorticoides.[7]

O uso de glicocorticoides tópico e sistêmico pode levar ao surgimento de acne, alopecia, hipertricose e estrias.[2]

Efeitos Endocrinometabólicos

Metabolismo dos Carboidratos

Os glicocorticoides promovem resistência insulínica com o aparecimento de intolerância à glicose e *diabetes mellitus*, que são usualmente reversíveis algumas semanas ou meses após a descontinuação do fármaco. Portanto, no início da terapia com glicocorticoides, os pacientes com diagnóstico de diabetes e aqueles não diabéticos que passam a apresentar elevação dos níveis glicêmicos controlados deverão usar hipoglicemiantes orais ou insulina e, se já fizerem uso dessas medicações, deverão ter suas doses ajustadas de modo a garantir a euglicemia. Deve-se dar preferência ao uso de fármacos que aumentem a sensibilidade periférica à insulina, como a metformina.[24]

Metabolismo Lipídico e Proteico

Estudos em pacientes com LES indicaram que os efeitos adversos dos glicocorticoides sobre o perfil lipídico são dose-dependentes, ocorrendo apenas com doses de prednisona > 10mg/dia. Glicocorticoides podem agir desencadeando resistência periférica à insulina, hiperinsulinemia e síntese hepática aumentada de VLDL e LDL e consequente aumento dos níveis de colesterol e triglicerídeos.[25,26] Assim, o efeito dos glicocorticoides sobre a doença vascular aterosclerótica é provavelmente mediado, em parte, pelos níveis elevados de lipoproteínas.

No metabolismo proteico, os glicocorticoides apresentam uma dualidade de ações, dependendo da dose administrada ou do nível sérico atingido: em doses fisiológicas, os glicocorticoides atuam como agentes anabolizantes, incorporando proteína, mas, em doses farmacológicas, são francamente catabólicos, promovendo intenso desgaste proteico, que se traduz clinicamente por pele frágil, friável, fraqueza muscular intensa com redução de massa muscular e desgaste da matriz óssea, implicando mau desempenho estatural em crianças em fase de crescimento.[26]

Supressão do Eixo Hipotálamo-Hipófise-Adrenal

O risco de supressão relaciona-se com a dose e a duração do tratamento; entretanto, o nível de cortisol plasmático não é suficiente para predizer a funcionalidade do eixo (Figura 30.5). Observa-se que múltiplas doses suprimem mais do que a dose única diária, a dose única diária noturna mais do que a matinal e a dose única matinal mais do que o uso em dias alternados. Existem relatos de supressão adrenal em crianças em corticoterapia inalatória, a maioria em uso de fluticasona por mais de 2 meses. Titulação da dose e orientação aos familiares quanto aos sintomas poderão minimizar o risco potencial de aparecimento de insuficiência adrenal.[23,24,27]

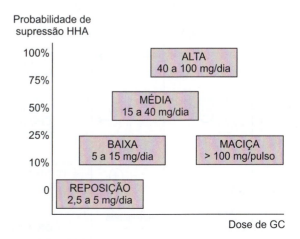

Figura 30.5 Relação entre o tempo de uso de glicocorticoide e a probabilidade de supressão do eixo HHA. (Adaptada da referência 37.)

Após o uso prolongado, a resposta do eixo pode demorar até 1 ano para atingir níveis normais.

Efeitos sobre o Crescimento

A corticoterapia interfere em vários mecanismos envolvidos no crescimento linear. No hipotálamo, há inibição da secreção pulsátil do GHRH (hormônio liberador do GH) e exacerbação do tônus somatostatinérgico, levando à redução da síntese e liberação hipofisária do GH. Também compromete a produção hepática e a atividade autócrina do IGF-1 em seus receptores na placa de crescimento e reduz a síntese de colágeno no tecido conjuntivo.[29-31] Soma-se, ainda, a diminuição da produção de androgênios no córtex adrenal, o que acentua o tônus da somatostatina, intensificando o bloqueio da liberação de GH (Figura 30.6).

O uso de glicocorticoides por via sistêmica, mesmo em doses tão baixas quanto 5mg de prednisolona, pode comprometer o crescimento de crianças com asma; nessas situações, impõe-se o acompanhamento com mensuração da altura a cada 3 a 4 meses. A desaceleração da velocidade de crescimento pode ocorrer sem outra sintomatologia sistêmica da síndrome de Cushing.

Estudos evidenciaram correlação significativa entre a altura de crianças asmáticas que não receberam glicocorticoides e a função pulmonar, sugerindo que a gravidade da doença pode, por si só, exercer importante influência sobre o crescimento.[32]

O uso de corticoides inalatórios não parece comprometer o crescimento de crianças com asma brônquica.[33]

O efeito dos glicocorticoides por via inalatória sobre o crescimento é objeto de diversos estudos com resultados diferentes por prováveis interferências de fatores que influenciam o crescimento, como a gravidade da doença, a variação sazonal do crescimento, o estádio puberal, o uso concomitante de glicocorticoides por via sistêmica, a metodologia do estudo e a aferição da altura.[34]

Estudo recente evidenciou o impacto da budesonida por via inalatória na velocidade de crescimento de crianças pré-púberes apenas durante os 2 primeiros anos de tratamento, com déficit da estatura final de 1,2cm, o que não foi observado em púberes.[34]

O uso de glicocorticoide por via inalatória, com doses ≤ 400μg/dia de beclometasona ou budesonida e 500μg/dia de fluticasona por longo período, não parece estar relacionado com o aparecimento de efeitos sistêmicos ou a supressão do eixo HHA. Diferenças nas formulações dos fármacos, em especial a inativação na primeira passagem, parecem contribuir para o aparecimento dos efeitos colaterais. A potência dos corticoides inalatórios depende da afinidade da ligação com o receptor de glicocorticoide, sendo essa potência, em ordem decrescente: propionato de fluticasona, budesonida, dipropionato de beclometasona e acetonido de triancinolona.[29]

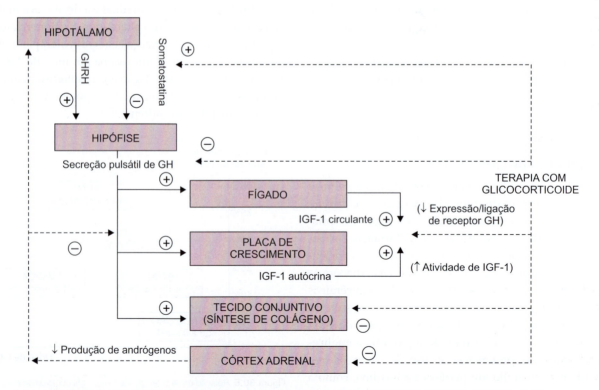

Figura 30.6 Mecanismos da inibição do crescimento linear pelos glicocorticoides (GC). (Adaptada da referência 31.)

Efeitos Hematológicos

A leucometria encontra-se elevada com aumento de polimorfonucleares e diminuição de monócitos, eosinófilos e linfócitos nos pacientes em uso de glicocorticoides.

Os glicocorticoides tendem a aumentar os níveis de hemoglobina e o número de hemácias circulantes, além de promoverem alteração da coagulação sanguínea e modificarem a resposta aos anticoagulantes.[9]

Efeitos Oftalmológicos

A frequência de catarata subcapsular posterior em pacientes em uso de glicocorticoides aumenta com a dose e a duração do tratamento. Pacientes adultos jovens e crianças podem desenvolver catarata em curto espaço de tempo e com doses menores do que em idosos, a qual é usualmente bilateral. Além disso, o uso de glicocorticoides pode aumentar a pressão intraocular e agravar o glaucoma.[35] Recomenda-se avaliação oftalmológica a cada 3 e 6 meses no primeiro ano e, em seguida, 6 a 12 meses.[28]

Efeitos Neuropsiquiátricos

A terapia com glicocorticoides pode resultar em aparecimento de sintomas psiquiátricos, como alteração do humor, labilidade emocional, euforia, insônia, depressão e psicose, além de aumentar o risco de comportamento suicida, sendo recomendada a orientação dos pacientes e seus familiares sobre esse evento adverso.[28] A frequência dos efeitos psiquiátricos varia com a dose, embora tenham sido relatadas alterações do humor com doses tão baixas quanto 3mg/dia de prednisona. A maioria dos pacientes manifesta os sintomas no início da terapia com glicocorticoide e se beneficia com o uso de fenotiazinas e lítio.

O pseudotumor cerebral, também conhecido como hipertensão intracraniana benigna, tem sido raramente descrito em associação com a terapia com glicocorticoides. As crianças parecem estar sob risco maior de apresentar esse efeito do que os adultos.

No hipocampo, os glicocorticoides podem provocar reduzida regeneração axonal e apoptose de células hipocampais, o que deve exigir um acompanhamento atento de todo paciente em uso crônico de glicocorticoides.[9]

Gravidez e Lactação

Estudos em animais sugerem aumento da mortalidade fetal e da incidência de malformações, como fenda palatina e labial e restrição do crescimento intrauterino, embora os estudos em humanos sejam controversos. Existem evidências de que o uso de glicocorticoide no final da gestação e durante a amamentação pode causar supressão adrenal no recém-nascido e aumentar o risco de pré-eclâmpsia. Gestantes com pré-eclâmpsia e retenção líquida que venham a necessitar de glicocorticoide devem ser particularmente monitorizadas.

Os glicocorticoides são excretados em pequena quantidade no leite materno, podendo ocorrer supressão do eixo HHA no lactente.

Quando houver indicação precisa, a prednisona, a triancinolona e a betametasona poderão ser usadas em mães que amamentam. Por outro lado, não é considerado seguro o uso de dexametasona e deflazacorte. Quanto à metilprednisolona, pode ser utilizada, desde que em dose < 8mg/dia e a criança seja amamentada 4 horas após a ingestão do corticoide. Não se conhece o efeito da hidrocortisona sobre o leite materno.[8]

INTERAÇÃO MEDICAMENTOSA

Alguns fármacos podem interagir com os glicorticoides, levando à diminuição ou à potencialização de seus efeitos, como mostra a Tabela 30.3.

PLANEJAMENTO PARA RETIRADA DA TERAPIA COM GLICOCORTICOIDE

O menejo adequado dos glicocorticoides pressupõe o conhecimento de seus efeitos adversos. Assim, o desmame deve ser feito com cuidado, para evitar recorrência da doença de base e possível deficiência de cortisol decorrente da supressão do eixo HHA durante a terapia com esteroides.[36]

Indicações para retirada de glicocorticoides:
- Quando o máximo benefício terapêutico foi obtido.
- Quando não ocorreu benefício terapêutico ou este foi insuficiente.
- Quando efeitos adversos como osteoporose ou hipertensão se tornam graves ou incontroláveis com o uso dos glicocorticoides.

Além disso, existem duas complicações que impõem a necessidade de suspensão imediata do glicocorticoide ou sua redução para uma dose fisiológica: psicose aguda induzida por glicocorticoide que não responde a antipsicóticos e ulceração corneal induzida por herpesvírus, que pode levar à perfuração de córnea e à cegueira permanente. Todavia, se não for possível, a suspensão imediata deve-se usar a menor dose eficaz e interromper seu uso logo que possível.[36]

O tratamento com doses suprafisiológicas de glicocorticoides, normalmente utilizado na prática clínica, como já se sabe, suprime o eixo HHA. Na verdade, mesmo doses consideradas fisiológicas inibem a secreção de ACTH, sem, contudo, comprometer de maneira acentuada a secreção de cortisol.[7] Alguns autores acreditam que

Tabela 30.3 Interação medicamentosa

Redução dos efeitos terapêuticos dos glicocorticoides por:

Aminoglutetimida	Fenitoína	Inibidores da bomba de prótons
Carbamazepina	Primidona	
Fenobarbitúrico	Rifampicina	

Aumento dos efeitos terapêuticos pelos glicocorticoides:

Hipoglicemiantes orais	Diuréticos	Estrogênios conjugados	Indometacina	Naproxeno
Anti-hipertensivos	Heparina	Eritromicina	Cetoconazol	

Glicocorticoides potencializam os efeitos hipopotassêmicos de:

Acetazolamida

Diuréticos

Carbenoxolona

Glicocorticoides potencializam os efeitos ulcerogênicos dos AINE

Metilprednisolona em altas doses aumenta os níveis plasmáticos da ciclosporina

Ciclosporina aumenta os níveis plasmáticos da prednisolona

Adaptada da referência 21.

o uso de glicocorticoide por menos de 3 semanas não levaria à supressão do eixo HHA e outros defendem que doses suprafisiológicas podem suprimir o eixo em apenas 5 dias. Assim, para que ocorra supressão do eixo a dose e a duração da corticoterapia variam entre os indivíduos.[2]

Identificação dos Pacientes com Supressão do Eixo HHA[36]

A potência, a dose e duração do uso dos glicocorticoides são importantes preditores de supressão, embora não raro possam falhar. Assim, pacientes em uso de glicocorticoides podem ser classificados da seguinte maneira:

- *Suspeitos de supressão do eixo*: o desmame deve ser cauteloso.
- *Baixo risco de apresentarem supressão do eixo*: o desmame deve ser ditado pelo controle da atividade da doença de base e não pelo risco de insuficiência adrenal (IA).
- *Probabilidade incerta de supressão do eixo*: pacientes que podem apresentar graves consequências devido a IA aguda (aqueles submetidos a cirurgia de grande porte) podem se beneficiar de testes para avaliar a reserva do eixo HHA.

Pacientes com provável supressão do eixo HHA incluem aqueles que recebem uma dose de glicocorticoide equivalente a > 20mg/dia de prednisona durante mais de 3 semanas, aqueles que recebem uma dose noturna de prednisona por mais de 3 semanas ou qualquer paciente com aparência cushingoide. Esses pacientes não necessitam testar a função do eixo HHA e devem ser tratados como portadores de IA secundária, incluindo o uso de pulseira com informações sobre o médico assistente e a conduta em caso de emergência.[36]

De outro modo, os pacientes que provavelmente não apresentam supressão do eixo, e podem portanto ser desmamados conforme o esquema preconizado para a doença de base, são aqueles que receberam qualquer dose de glicocorticoide por menos de 3 semanas e aqueles tratados com doses em dias alternados.

Os pacientes com risco intermediário ou incerto de apresentarem supressão do eixo são os que usaram o equivalente de 10 a 20mg/dia de prednisona por mais de 3 semanas e os que usaram < 10mg/dia de prednisona, desde que não tenha sido em dose única noturna. Nesses casos, se a retirada do glicocorticoide estiver indicada, esta deve ser gradual. Não há necessidade de avaliar a reserva funcional do eixo HHA, a menos que a interrupção abrupta esteja sendo considerada ou se o paciente estiver enfrentando um estresse agudo, como uma cirurgia.

O teste de estimulação com baixa dose de ACTH é o mais indicado para avaliar a reserva funcional do eixo HHA, caso necessário.

Recomendação para Retirada Gradual (Desmame)

A terapia com glicocorticoides por curto período de tempo (até 3 semanas), mesmo que em doses relativamente altas, pode ser interrompida sem necessidade de desmame. Nesses casos, a supressão do eixo HHA não persiste e é altamente improvável que ocorra qualquer consequência clínica.[36]

Entretanto, para pacientes gravemente enfermos ou idosos, deve-se proceder com mais cautela e avaliar se uma redução gradual está indicada.

O esquema apresentado na Tabela 30.4 está recomendado para pacientes que usaram glicocorticoide por tem-

Capítulo 30 Corticoterapia

315

Tabela 30.4 Esquema para redução de dose e retirada de corticosteroides com base na prednisona

Dose diária	Dose a ser reduzida
> 40mg	5 a 10mg/dia a cada 1 ou 2 semanas
20 a 40mg	5mg/dia a cada 1 ou 2 semanas
10 a 20mg	2,5mg/dia a cada 2 ou 3 semanas
5 a 10mg	1mg/dia a cada 2 a 4 semanas
< 5mg	0,5 mg/dia a cada 2 a 4 semanas

po superior a 3 semanas e parte do pressuposto de que as determinações de cortisol matinal são caras para uso de rotina e que os parâmetros utilizados devem ser os sinais e sintomas do paciente.[36]

O esquema de desmame em dias alternados também pode ser utilizado. Sugere-se que, quando a dose diária alcançar de 20 a 30mg/dia, ela deve ser diminuída em 5mg em dias alternados a cada 1 ou 2 semanas, até que a dose de 20 a 30mg se alterne com a de 10mg. Em seguida, reduz-se a dose em dias alternados em 2,5mg a cada 1 ou 2 semanas, até que a dose de prednisona chegue a zero. A dosagem remanescente pode ser reduzida conforme sugerido pelo regime de dosagem diária.[36]

Referências

1. Stein CM, Pincus T. Glucocorticoids. In: Kelley WN, Ruddy S, Harris ED, Sledge C. Rheumatology. 5 ed. WB Saunders Company, 1997:787-803.

2. Romanholi DJPC, Salgado LR. Síndrome de Cushing exógena e retirada de glicocorticóides. Arquivos Brasileiros de Endocrinologia e Metabologia 2007; 51(8):1280-92.

3. Saag KG, Furst DE. Major side effects of systemic glucocorticoids. UpTodate 2012.

4. Karagas MR, Cushing GL Jr, Greenberg ER, Mott LA, Spencer SK, Nierenberg DW. Non-melanoma skin cancers and glucocorticoid therapy. Br J Cancer 2001; 85(5):683-6.

5. Sorensen HT, Mellemkjaer L, Nielsen GL, Baron JA, Olsen JH, Karagas MR. Skin cancers and non-Hodkin lymphoma among users of systemic glucocorticoids: a population-based cohort study. J Nat Cancer Inst 2004; 96(9):709-11.

6. Wan STAA TP, Levfkens HGM, Cooper C. Use of inhaled corticosteroids and risk of fractures. J Bone Miner Res 2001; 16:581-8.

7. Richter B, Neises G, Clar C. Glucocorticoid withdrawal schemes in chronic medical disorders. Endocrinol Metab Clin North Am 2002; 31(3):751-78.

8. Wong CA, Walsh LJ, Smith CJP et al. Inhaled corticosteroid use and bone-mineral density in patients with asthma. Lancet 2000; 355:1399-403.

9. Seeman E. Pathogenesis of bone fragility in women and men. Lancet 2002; 359:1841-50.

10. Canalis E, Mazziotti G, Giustina A, Bilezikian JP. Glucocorticoid-induced osteoporosis: pathophysiology and therapy. Osteoporos Int 2007; 18:1319.

11. Pereira RM, Carvalho JF, Canalis E. Glucocorticoid-induced osteoporosis in rheumatic diseases. Clinics (São Paulo) 2010; 65:1197.

12. Weinstein RS, Nicholas RW, Manolagas SC. Apoptosis of osteocytes in glucocorticoid-induced osteonecrosis of the hip. J Clin Endocrinol Metab 2000; 85:2907.

13. Faria M. Osteoporose e glicocorticóides. In: Bandeira F, Macedo G, Caldas G et al. (eds.). Osteoporose. Rio de Janeiro: MEDSI, 2000:241-51.

14. Van Staa TP, Leufkens HG, Abenhaim L et al. Use of oral corticosteroids and risk of fractures. J Bone Miner Res 2000; 15:993.

15. Hillel N Rosen. Pathogenesis, clinical features, and evaluation of glucocorticoid-induced osteoporosis. UpToDate 2012.

16. Grossman JM, Gordon R, Ranganath VK et al. American College of Rheumatology 2010 recommendations for the prevention and treatment of glucocorticoid-induced osteoporosis. Arthritis Care Res (Hoboken) 2010; 62:1515.

17. Efthimion J, Banes PJ. Effect of inhaled corticosteroids on bones and growth. Eur Respir J 1998; 11:1167-77.

18. Lukert BP, Raiz LG. Glucocorticoid-induced osteoporosis. Rheum Dis Clin North Am 1994; 20:629-51.

19. Bilezikian JP. Osteoporosis in men. J Clin Endocrinol Metab 1999; 84:3432-4.

20. Chrousos GP. The hypothalamic-pituitary-adrenal axis and immunemediated inflammation. N Engl J Med 1995; 332:1351-62.

21. Valentine JF, Sninsky CA. Prevention and treatment of osteoporosis in patients UIT inflammatory bowel disease. Am J Gastrenterol 1999; 94:878-82.

22. Randell TL, Donaghue KC, Ambler GR et al. Paediatr Drugs 2003; 5(7):481-504.

23. Uitiger RG. Differences between inhaled and oral glucocorticoid therapy. N Engl J Med 1993; 329:1731-3.

24. Allen DB. Systemic effects of inhaled corticosteroids in children. Curr Opin Pediatr 2004; 16(4):440-4.

25. Petri M, Spence D, Bone LR, Hochberg MC. Coronary artery disease risk factors in the Johns Hopkins Lupus Cohort: prevalence, recognition by patients, and preventive practices. Medicine (Baltimore) 1992; 71:291.

26. Leong KH, Koh ET, Feng PH, Boey ML. Lipid profiles in patients with systemic lupus erythematosus. J Rheumatol 1994; 21:1264.

27. Irvin RS, Richardson ND. Side effects with inhaled corticosteroids: the physician's perception. Chest 2006; 130(1 suppl):41S-53S.

28. Fardet L, Petersen I, Nazareth I. Suicidal behavior and severe neuropsychiatric disorders following glucocorticoid therapy in primary care. Am J Psychiatry 2012.

29. Allen DB. Effects of inhaled steroids on growth, bone metabolism, and adrenal function. Adv Pediatr 2006; 53:101-10.

30. König P, Grigg C. The influence of inhaled corticosteroids on bone mineral density in asthmatic children. Clin Experim Allergy 1998; 28:1039-42.

31. Sorkness AC. Comparisons of systemic activity and safety among different inhaled corticosteroids. J Allergy Clin Immunol 1998; 102:S52-S64.

32. Salvatoni A, Piantanida E, Nosetti L, Nespoli L. Inhaled corticosteroids in childhood asthma: long-term effects on growth and adrenocortical function. Paediatr Drugs 2003; 5(6):351-61.

33. Roizen J, Alter C, Bamba V. Recent research on inhaled corticosteroids and growth. Curr Opin Endocrinol Diabetes Obes 2012; 19:53-6.

34. Kelly HW, Kelly HW, Sternberg AL et al. Effect of inhaled glucocorticoids in childhood on adult height. N Engl J Med 2012; 367:904-12.

35. Stanbury RM, Graham EM. Systemic corticosteroid therapy side effects and their management. Br J Ophthalmol 1998; 82:704-8.

36. Furst DE, Saag KG. Glucocorticoid withdrawal. UpToDate 2012.

37. Kater EC. Corticosteróides. In: Coronho V, Petroianu A, Santana EM, Pimenta LG. Tratado de endocrinologia e cirurgia endócrina. Rio de Janeiro: Guanabara Koogan, 2001:831-42.

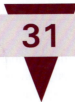

Feocromocitoma

Flávia A. Costa-Barbosa • Regina do Carmo Silva • Cláudio E. Kater

INTRODUÇÃO

Feocromocitoma (FEO) é um tumor neuroendócrino produtor de catecolaminas e uma causa rara, mas letal, de hipertensão arterial secundária (HASec); entretanto, se diagnosticado precocemente e tratado de maneira correta,[1] é potencialmente curável. Histologicamente, o FEO origina-se de células cromafins localizadas na medula adrenal, enquanto os paragangliomas (PGL) – tumores igualmente originários de células cromafins, produtoras ou não de catecolaminas – têm localização extra-adrenal.[2-4]

EPIDEMIOLOGIA

A prevalência do FEO corresponde a 0,5% dos hipertensos e a 5% dos portadores de incidentaloma adrenal. Dados de autópsia revelaram que até 75% dos casos não foram diagnosticados em vida e, destes, 55% contribuíram diretamente para o óbito.[1,2] O FEO afeta igualmente homens e mulheres entre a quarta e a quinta décadas da vida, mas 10% a 20% dos casos são diagnosticados durante a infância; destes, 40% são familiares, 8% a 40% são extra-adrenais e 7% a 35% são bilaterais ou multifocais.[5] Habitualmente, casos familiares são diagnosticados em pacientes mais jovens.

BASES GENÉTICAS DO FEOCROMOCITOMA

Até 15 anos atrás acreditava-se que 90% dos FEO e dos PGL eram esporádicos e apenas 10%, hereditários. No entanto, a partir da identificação, no ano 2000, de mutações nos genes das subunidades D e B da enzima succinato desidrogenase (SDHD e SDHB), envolvidas na síndrome do feocromocitoma-paraganglioma (FEO/PGL) familiar, a natureza do aconselhamento genético e do seguimento de pacientes com essas condições mudou.[6,7] Em 2002, estudo realizado na Alemanha e na Polônia avaliou 271 pacientes com FEO aparentemente esporádicos (sem antecedente familiar conhecido) e demonstrou a presença de mutação da linhagem germinativa dos genes *VHL, RET, SDHD* e *SDHB* em 24% dos casos.[8] Alguns autores enfatizam que a hereditariedade deveria ter sido suspeitada, mesmo antes do estudo genético, em mais de 50% dos tumores aparentemente esporádicos, caso a história do paciente e de seus familiares fosse atentamente investigada.[9]

Quatro síndromes familiares de herança autossômica dominante e penetrância variável podem estar associadas ao FEO/PGL: (a) a neoplasia endócrina múltipla (NEM) dos tipos 2A e 2B; (b) a neurofibromatose do tipo 1 (NF-1); (c) a síndrome de von Hippel-Lindau do tipo 2 (VHL); e (d) a síndrome FEO/PGL familiar (SFP) dos tipos 1 e 4.[9-11] FEO e PGL funcionantes também podem fazer parte da tríade de Carney, que inclui condromas pulmonares, tumores estromais gastrointestinais (GIST), adenomas adrenocorticais e tumores esofágicos, duodenais e das ilhotas pancreáticas.[5]

Recentemente, foram descritos mais dois genes supressores tumorais associados ao FEO familiar, com herança autossômica dominante (*TMEM127* e *MAX*, ou *MYC-associated factor X*) e, também, uma mutação somática ativadora da subunidade 2α do fator induzível por hipoxia (HIF2A) em pacientes com PGL e policitemia associada.[10-14]

Mutações germinativas no *TMEM 127* costumam se manifestar na quinta década de vida, com FEO bilateral (raramente maligno), embora casos de PGL de cabeça e pescoço e PGL funcionantes já tenham sido relatados.[10,11] Os portadores de mutação no *TMEM127* também podem apresentar carcinoma medular da tireoide, mielodisplasia e câncer de mama.[5]

Com relação ao *MAX,* a perda do alelo normal (perda de heterozigosidade causada por perda cromossômica ou por dissomia uniparental) associada à mutação germinativa do outro alelo ocasiona proliferação celular excessiva. Transmissão paterna do gene (assim como no caso do *SDHD* e do *SDHAF2* ou *SDH5*) é necessária para o desenvolvimento do FEO bilateral ou PGL, sendo maior a incidência de malignidade.[5]

Neoplasia Endócrina Múltipla Tipos 2A e 2B

As neoplasias endócrinas múltiplas (NEM) são caracterizadas por carcinoma medular de tireoide (> 90%), hiperparatireoidismo primário (20%) (NEM2A), ganglioneuromas e hábitos marfanoides (> 90%) (NEM2B). O FEO está presente em 30% a 60% dos casos. Essas síndromes se devem a mutações germinativas ativadoras do proto-oncogene *RET,* que codifica um receptor de tirosina cinase transmembrana, cujos ligantes pertencem à família de fatores neurotróficos derivados das células da glia, envolvidos com a tradução de sinais associados à proliferação e à diferenciação celular.

Na NEM2A, as mutações encontram-se nos éxons 10 e 11 (domínio transmembrana), enquanto na NEM2B localizam-se no éxon 16 (domínio tirosina cinase). Mutações *missense* no códon 634 (C634R) causam dimerização anormal e autoativação da proteína mutada e estão associadas à NEM2A e ao líquen cutâneo amiloide. Os FEO na NEM2A costumam ser diagnosticados entre a terceira e a quarta década da vida e são benignos e bilaterais em mais de 50% dos casos. Mutações *missense* no domínio tirosina cinase intracelular (M918T) associam-se à maior atividade de transformação e ao aparecimento da NEM2B em idade mais precoce (> 95% dos casos).

A gravidade da NEM está relacionada com o mau prognóstico do carcinoma medular, justificando tireoidectomia profilática nos portadores de mutações do *RET.* A bilateralidade do FEO é forte indicação de familiaridade e da necessidade de avaliação de mutações do gene *RET.*[5,15,16]

Síndrome de von Hippel-Lindau

Caracteriza-se pela presença de hemangioblastomas (em retina, cérebro e medula espinhal), tumores renais (carcinomas de células claras), cistos viscerais (renais, hepáticos, pancreáticos e de epidídimo), hemangiomas (de adrenal, fígado e pulmões) e tumores do saco endolinfático da orelha média. A proteína VHL é uma ligase de ubiquitina encarregada da ligação aos fatores de transcrição induzíveis por hipoxia, hidroxilados para promover sua degradação proteossômica. Mutações germinativas *missense* no gene *VHL,* supressor tumoral, somadas à perda de heterozigosidade levam à produção de uma proteína VHL alterada e à falta de degradação dos fatores induzíveis por hipoxia, os quais induzem expressão de genes-alvo reguladores da angiogênese e do crescimento celular, como VEGF (*vascular endotelial growth factor*), PDGF-β (*platelet-derived growth factor* β) e TGF-α (*transforming growth factor* α).[5,13]

O FEO ou o PGL funcionantes estão presentes em 15% a 20% dos casos de síndrome de von Hippel-Lindau (VHL) tipo 2 (VHL-2). PGL parassimpáticos de cabeça e pescoço também podem ser encontrados nessa síndrome, mas são infrequentes. Os FEO são bilaterais em até 50% dos casos e sofrem menos transformação maligna do que os tumores esporádicos (< 7%). As manifestações iniciais dessa síndrome podem ocorrer na infância, na adolescência ou na idade adulta, porém a média de idade é de 26 anos à apresentação. É importante que se suspeite de VHL em crianças com PGL.[5,9,15,16] Em 98% dos casos, ocorre produção de noradrenalina e não de adrenalina, devido à baixa expressão da feniletanolamina-N-metiltransferase (PNMT).[5]

Síndrome Feocromocitoma-Paraganglioma Familiar

A síndrome feocromocitoma-paraganglioma familiar (SFP) é causada por mutações em genes que codificam componentes do complexo mitocondrial II ou succinato desidrogenase (SDH), enzima limitante entre o ciclo dos ácidos tricarboxílicos e a cadeia respiratória, responsável pela transformação de succinato a fumarato e pela transferência de elétrons para o *pool* de ubiquinonas. A inibição da transferência de elétrons promove uma situação de pseudo-hipoxia, com ativação de fatores de transcrição proangiogênicos.[5]

A SFP-1 é causada por mutações inativadoras do gene *SDHD,* sendo responsável por 50% dos casos de FEO/PGL hereditários e caracterizando-se por PGL parassimpáticos de cabeça e pescoço (intercarotídeo, jugular e intravagal), PGL simpáticos e, raramente, por FEO uni ou bilaterais. A penetrância é de 68% em torno dos 40 anos de idade e ocorre secreção de noradrenalina, dopamina e metoxitiramina (metabólito da dopamina). A elevada penetrância depende da transmissão paterna.[5,13]

A SFP-2 caracteriza-se pelo aparecimento de PGL parassimpáticos de cabeça e pescoço, por volta dos 33 anos de idade, com transmissão paterna. É causada por mutações inativadoras do gene *SDH5* (*SDHAF2,* localizado no cromossomo 11q13.1), que levam à redução da estabilidade do complexo succinato desidrogenase e dos níveis de todas as subunidades.[5,13]

A SFP-3 é herdada de maneira autossômica dominante devido a mutações inativadoras do gene *SDHC* (cromossomo 1q21), que codifica a subunidade do citocromo b do complexo mitocondrial II. Caracteriza-se por PGL de cabeça e pescoço e FEO e PGL simpáticos, com idade de início semelhante à da doença esporádica (50 anos).[5,13]

A SFP-4 é herdada de maneira autossômica dominante devido a mutações do gene *SDHB* (cromossomo 1p35--p36), que codifica a subunidade ferro-sulfúrica da SDH. Caracteriza-se por PGL simpáticos (órgão de Zuckerkandl, mediastino e pelve) e FEO e PGL parassimpáticos de cabeça e pescoço, isoladamente ou em combinação. Também foi detectado aumento do risco de carcinoma de células renais, carcinoma de mama e carcinoma papilífero de tireoide nessa síndrome. A idade média ao diagnóstico é de 30 anos, e a penetrância varia de 35% a 75%. Os PGL são, em geral, grandes e solitários, com forte tendência de disseminação metastática (taxas de malignidade entre 34% e 70%). Desse modo, todos os pacientes com PGL metastáticos devem ser avaliados quanto à presença de mutação do gene *SDHB*, pois a análise genética é um fator de prognóstico nesses pacientes. A maior parte dos PGL nessa síndrome é produtora de catecolaminas, mas 10% podem ser bioquimicamente silenciosos ou produzir dopamina.[4,5-7,13,16]

Neurofibromatose Tipo 1

A neurofibromatose Tipo 1 (NF-1), ou doença de von Recklinghausen, é uma síndrome de herança autossômica dominante com penetrância quase completa, mas expressão variável, causada por mutações inativadoras ou deleções do *NF1* (supressor tumoral), um gene extenso (57 éxons), porém sem regiões de *hot spots* conhecidas. O produto do gene *NF1* é a neurofibromina, proteína citoplasmática de 2.818 aminoácidos, que age como inibidor do crescimento celular mediante a inibição do gene *Ras*. A incidência da doença é de cerca 1 para 3.000 indivíduos, sendo metade dos casos familiar e o restante representa mutações de novo, que usualmente ocorrem em cromossomos paternos. Devido à baixa incidência de FEO nessa síndrome, a triagem só é recomendada para os pacientes com NF-1 que desenvolvem hipertensão arterial ou outros sintomas sugestivos de excesso catecolaminérgico.[5]

Para o diagnóstico da NF-1 devem estar presentes, pelo menos, duas das seguintes características clínicas: manchas café-com-leite, sardas irregulares intertriginosas, nódulos de Lisch (hamartomas benignos da íris), neurofibromas, gliomas do trato óptico, lesões ósseas (displasia do osso esfenoide) e um parente de primeiro grau afetado. Tumores gastrointestinais, gliomas malignos e leucemia mieloide crônica também podem estar presentes. O FEO é manifestação rara, encontrada em menos de 2% dos pacientes; mais de 90% são benignos e ocorrem tipicamente em adultos (quinta década de vida), mimetizando os casos esporádicos. Os FEO são usualmente unilaterais e apresentam taxa de malignidade semelhante à dos tumores esporádicos (12%); secretam tanto adrenalina como noradrenalina.

Na Tabela 31.1 são apresentados os genes, éxons e proteínas envolvidos nas diversas síndromes familiares.[15,16]

Tabela 31.1 Características dos genes relacionados com síndromes familiares de feocromocitoma

Gene	Localização cromossômica	Nº de éxons	Proteína codificada
VHL	3p25-26	3	pVHL18 e pVHL30
RET	10q11.2	21	Receptor da tirosina cinase
NF1	17q11.2	57	Neurofibromina
SDHAF2 ou *SDH5* (PGL-2)	11q13.1		Flavoproteína (fator 2 da succinato desidrogenase) que corresponde ao sítio de ligação do substrato (succinato)
SDHB (PGL-4)	1p35-36	8	Subunidade ferro-sulfúrica e catalítica da succinato desidrogenase que regula a produção de ATP no complexo mitocondrial
SDHC (PGL-3)	1q21		Subunidade hidrofóbica ancorada à membrana do citocromo b da succinato desidrogenase
SDHD (PGL-1)	11q23	4	Subunidade hidrofóbica ancorada à membrana, que regula a produção de ATP no complexo mitocondrial
TMEM127	2q11.2	4	Proteína transmembrana que funciona como regulador negativo do mTOR
MAX	14q23	5	Proteína ligada a proliferação, diferenciação e apoptose celular
Tríade de Carney	desconhecido – 1p,1q		
HIF2A	2p21-p16		Fator de transcrição envolvido na indução de genes regulados por hipoxia

O estudo genético, portanto, deve ser adequado às manifestações clínicas do paciente; por exemplo, os PGL ocorrem em portadores de mutações do *SDHB* e *SDHD*, mas na NEM2 a presença de PGL é rara. Em crianças com FEO, deve-se suspeitar de mutações no gene da VHL e, diante de um FEO maligno, devem ser investigadas mutações no gene da SDHB.[10,11]

APRESENTAÇÃO CLÍNICA

HAS é a manifestação mais consistente do FEO. Em adultos, é mantida em apenas 30% dos casos (relacionada com a liberação predominante de noradrenalina pelo tumor), mas apresenta paroxismos em metade dos pacientes (secreção predominante de adrenalina). Em crianças, a HAS é geralmente mantida e acompanhada de cefaleia, sudorese e náuseas.[1-3,17]

A HAS pode estar ausente em até 13% dos FEO e, ocasionalmente, os pacientes podem exibir inclusive períodos de hipotensão, em decorrência da secreção predominante de dopamina pelo tumor. A frequência de normotensão é mais elevada em pacientes com incidentalomas adrenais ou naqueles submetidos à triagem periódica para doença familiar.[5]

As catecolaminas atuam em receptores α1-adrenérgicos dos vasos e em receptores β1-adrenérgicos do miocárdio, resultando em aumento da resistência vascular periférica, da frequência cardíaca e da contratilidade miocárdica e diminuição da complacência venosa. Em decorrência disso, a HAS do FEO é hipercinética, vasoconstritora e hipovolêmica. Embora a HAS seja geralmente atribuída ao excesso de catecolaminas circulantes liberadas pelo tumor, observa-se discrepância marcante entre os níveis pressóricos e a concentração plasmática desses hormônios. Essa ausência de correlação se deve ao fato de o sistema nervoso simpático nesses pacientes ser normofuncionante e, também, à presença de hipovolemia, à sub-regulação (*down-regulation*) dos receptores α1-adrenérgicos, à secreção tumoral de outras substâncias – tanto vasoconstritoras (neuropeptídeo Y) como vasodilatadoras (dopamina, histamina) –, e à interferência do sistema renina-angiotensina.[1,3]

É importante lembrar que alguns fármacos podem precipitar crise hipertensiva na presença de FEO, como antidepressivos tricíclicos, agentes antidopaminérgicos, sulpirida, metoclopramida, naloxona e betabloqueadores (quando seu uso não é precedido por alfabloqueio, já que os receptores β2-adrenérgicos promovem vasodilatação).

A apresentação mais dramática do FEO caracteriza-se pela presença de HAS grave associada a crises de paroxismo (caracterizadas pela tríade de cefaleia, palpitações e sudorese), as quais podem ser desencadeadas por palpação abdominal, micção, evacuação e exercício. Complicações cardiovasculares podem acompanhar essas crises hipertensivas, como: (a) infarto agudo do miocárdio, frequentemente diagnosticado devido ao espasmo coronariano ou à miocardite, com liberação de enzimas cardíacas e padrão eletrocardiográfico que se assemelha ao infarto; (b) arritmias cardíacas; e (c) edema agudo do pulmão, secundário tanto à falência do ventrículo esquerdo e à insuficiência cardíaca congestiva como a causas não cardiogênicas. A cardiomiopatia dilatada com trombos murais é fonte comum de êmbolos cerebrais. Alguns pacientes podem apresentar quadro de choque após a crise hipertensiva. Necrose hemorrágica aguda do tumor pode se apresentar como abdome agudo cirúrgico, associado a HAS grave, seguida de hipotensão ou choque e morte súbita, devido à importante dilatação arterial e venosa causada pela diminuição súbita dos níveis de catecolaminas.

Também podem fazer parte do quadro clínico outros distúrbios endócrinos (*diabetes mellitus*, hipercalcemia e secreção ectópica de ACTH, cursando com síndrome de Cushing) e neurológicos (alteração do nível de consciência, convulsão, sinais neurológicos focais, acidente vascular encefálico [AVE]), além de perda de peso, obstipação intestinal, rubor, palidez e cianose de extremidades.[1-3]

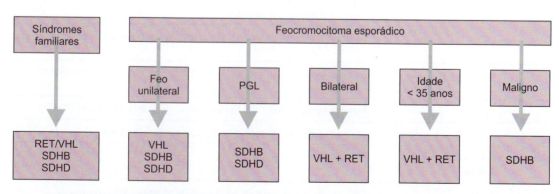

Figura 31.1 Testes genéticos em pacientes com feocromocitoma e paragangliomas. (Adaptada da referência 9.)

Capítulo 31 Feocromocitoma

Tabela 31.2 Características clínicas que sugerem investigação para feocromocitoma hereditário

Feocromocitoma
Morte súbita, particularmente em jovens
Hipertensão ou acidente vascular encefálico em jovens ou durante a gestação
Crise hipertensiva durante anestesia

VHL
Câncer ou cistos renais ou pancreáticos
Massa ou cisto testicular em crianças
Cegueira em idade precoce
Tumores do sistema nervoso central

NEM2
Carcinoma medular de tireoide
Hiperparatireoidismo primário (níveis de cálcio elevados e litíase renal de repetição)

PGL-1 e PGL-4
Tumores de cabeça e pescoço com sinais e sintomas relacionados com sua localização
Tumores abdominais

Adaptada da referência 16.

DIAGNÓSTICO DIFERENCIAL

Os principais diagnósticos diferenciais incluem: síndrome do pânico, tireotoxicose, hipoglicemia, taquicardia paroxística, hemorragia subaracnóidea, tumores carcinoides e uso de substâncias ilícitas (cocaína) ou simpatomiméticas (anfetaminas).[1]

QUEM DEVE SER INVESTIGADO (TABELA 31.2)

Dada sua elevada morbimortalidade, deve-se suspeitar e conduzir uma investigação para FEO em todo paciente com manifestações clínicas sugestivas, mesmo que remotamente, e na presença de incidentaloma adrenal, história familiar de FEO ou síndromes genéticas, lesões neurocutâneas, HAS lábil, maligna ou refratária, paroxismos, resposta paradoxal da pressão arterial a betabloqueadores, HAS ou arritmia durante indução anestésica e hipotensão prolongada e inexplicada após a cirurgia.

DIAGNÓSTICO LABORATORIAL

O diagnóstico de FEO depende da comprovação da produção excessiva de catecolaminas por meio de testes bioquímicos. Tradicionalmente, a avaliação é realizada com dosagens de: (1) catecolaminas urinárias e plasmáticas; (2) metabólitos urinários, representados pelas metanefrinas totais ou fracionadas (metanefrinas e normetanefrinas) e pelo ácido vanililmandélico (VMA); e, por fim, (3) metanefrinas plasmáticas livres (metanefrinas e normetanefrinas).[16]

Catecolaminas Plasmáticas Determinadas por Cromatografia Líquida de Alta *Performance*

Apesar de a produção de catecolaminas pelo tumor ser contínua, sua liberação é variável e intermitente. Assim, níveis normais de catecolaminas em um paciente assintomático não excluem a presença de FEO. Como os níveis de catecolaminas plasmáticas elevam-se substancialmente durante os paroxismos, a hipótese de FEO pode ser descartada caso seus valores estejam normais nos períodos da crise. A sensibilidade e a especificidade das catecolaminas plasmáticas para o diagnóstico de FEO esporádico são, respectivamente, de 92% e 72%, segundo Lenders et al.[18]

Catecolaminas Urinárias Livres Dosadas por Cromatografia Líquida de Alta *Performance*

A sensibilidade e a especificidade das catecolaminas urinárias (noradrenalina, adrenalina e dopamina), para o diagnóstico do FEO são, respectivamente, de 91% e 75%.[18] Em relação aos FEO hereditários, a sensibilidade é de 69% e a especificidade, de 89%. Como as catecolaminas são estáveis em baixas temperaturas e em pH baixo, as amostras de urina devem ser estocadas sob refrigeração e previamente acidificadas (pH < 3). A dosagem de creatinina deve ser realizada na mesma amostra de urina para verificação da adequação da coleta de 24 horas.[4]

Metanefrinas Urinárias Fracionadas e Totais

Tumores grandes, com peso > 50g, ou císticos, apresentam quantidade elevada de metabólitos urinários e

Tabela 31.3 Frequência de sinais e sintomas em feocromocitomas

Sinais e sintomas	Frequência (%)
Cefaleia	60 a 90
Palpitações	50 a 70
Sudorese	55 a 75
Palidez	40 a 45
Náusea	20 a 40
Rubor	10 a 20
Perda de peso	20 a 40
Fraqueza	25 a 40
Ansiedade/pânico	20 a 40
Hipertensão persistente	29 a 60
Hipertensão paroxística	30 a 48
Hipotensão ortostática	13 a 50
Hiperglicemia	~ 40

Adaptada das referências 2, 3 e 17.

Tabela 31.4 Sensibilidade e especificidade dos testes bioquímicos para diagnóstico de feocromocitoma hereditário e esporádico

	Sensibilidade (%)		Especificidade (%)	
	Hereditário	Esporádico	Hereditário	Esporádico
Plasma				
Metanefrinas livres	97	99	96	82
Catecolaminas	69	92	89	72
Urina				
Metanefrinas fracionadas	96	97	82	45
Catecolaminas	79	91	96	75
Metanefrinas totais	60	88	97	89
Ácido vanililmandélico	46	77	99	86

Adaptada da referência 18.

níveis virtualmente normais de catecolaminas plasmáticas. Isso se deve, provavelmente, à liberação preferencial na circulação de catecolaminas já metabolizadas, ao passo que tumores menores apresentam secreção menor de metabólitos. O melhor procedimento analítico para dosagem das metanefrinas fracionadas (normetanefrina e metanefrina) é a cromatografia líquida de alta *performance* (HPLC), enquanto as metanefrinas totais podem ser dosadas por ensaio espectrofotométrico. Sua quantificação pode ser obtida em urina de 24 horas ou em amostra isolada de urina, preferencialmente após uma crise paroxística. As metanefrinas fracionadas apresentam alta sensibilidade no FEO esporádico (97%) e no hereditário (96%), sendo o segundo teste mais sensível, após as metanefrinas livres no plasma (discutidas mais adiante). Apresentam, porém, baixa especificidade (45%) quando comparadas a estas últimas (82%). A dosagem das metanefrinas totais mostra menor sensibilidade em relação às fracionadas, respectivamente 88% e 60%, mas boa especificidade, 89% e 97%.[1,3,18,19] Não é necessário preparo prévio para armazenamento das amostras.

Metanefrinas Plasmáticas Livres

Em razão de os metabólitos plasmáticos serem produzidos independentemente da liberação de catecolaminas pelo tumor, e devido ao fato de alguns tumores secretarem apenas metabólitos em vez de catecolaminas, as metanefrinas plasmáticas livres têm sido consideradas os melhores marcadores para o diagnóstico de FEO. Em estudo conduzido no National Institutes of Health (NIH, EUA), comparando os diversos testes bioquímicos realizados em pacientes com FEO comprovado (ou nos quais o diagnóstico foi excluído), a dosagem de metanefrinas plasmáticas qualificou-se como o teste de maior sensibilidade diagnóstica: 99% para FEO esporádicos e 97% para formas hereditárias;[18] a especificidade diagnóstica foi, respectivamente, de 82% e 96%. Esse estudo sugere a utilização apenas desse único exame para confirmação ou exclusão do FEO, sendo desnecessária a combinação com outros testes.[19]

No entanto, a especificidade desse teste está prejudicada em pacientes com mais de 60 anos de idade (apenas 77%).[20] Ademais, 97% dos pacientes hipertensos vistos em hospital terciário com valores elevados de metanefrinas plasmáticas livres não apresentavam FEO.[20] Portanto, especialistas da Mayo Clinic (Rochester, EUA) referem que, apesar de a dosagem de metanefrinas plasmáticas livres ser um teste superior, a falta de especificidade em idosos torna-o de primeira linha apenas em casos de suspeita clínica alta (paroxismos clássicos, história familiar, síndromes genéticas predisponentes, história prévia de FEO ressecado, incidentaloma adrenal com características de FEO em exames de imagem).

Ácido Vanililmandélico

Dosado por HPLC, esse teste é bastante simples, porém de baixa sensibilidade, com elevado índice de resultados falso-negativos em FEO esporádico e hereditário: 46% e 77%, respectivamente, apesar de sua boa especificidade (86% e 99%, respectivamente).[18,19]

Cromogranina A

A Cromogranina A (CgA) é uma proteína estocada e cossecretada com as catecolaminas na medula adrenal e nas terminações simpáticas. Inicialmente, sugeriu-se que seria alternativa na investigação bioquímica do FEO. Apresenta sensibilidade de 86%, porém baixa especificidade, devido a seu *clearance* renal. Pequenas alterações da função renal podem levar a aumentos significativos dos níveis de CgA. Em pacientes hipertensos, com *clearance* de creatinina < 80mL/min, a especificidade da CgA atingiu apenas 50% e seu valor preditivo positivo foi de apenas 38%.[2]

ARMADILHAS DO DIAGNÓSTICO LABORATORIAL

As maiores dificuldades no diagnóstico laboratorial são encontradas naqueles pacientes com elevações dos níveis plasmáticos e/ou urinários de catecolaminas e seus metabólitos, mas na ausência de FEO. Estímulos fisiológicos, como hipoglicemia e pânico, a interrupção do uso de clonidina e álcool, a monoterapia com minoxidil e hidralazina, ocorrências como infarto agudo do miocárdio (IAM), AVE e insuficiência cardíaca congestiva (ICC) grave, e o uso abusivo de cocaína são causas de resultados falso-positivos na investigação para FEO (Tabelas 31.5 e 31.6).

Algumas substâncias ou medicamentos podem interferir no ensaio analítico ou afetar a síntese, liberação ou metabolismo das catecolaminas.[2,18,19] Portanto, para que a especificidade dos testes seja aceitável (menor taxa de resultados falso-positivos), a Mayo Clinic usa como nível de corte diagnóstico um aumento de, no mínimo, duas a três vezes o limite superior do valor de referência das catecolaminas e metanefrinas urinárias.[21] Assim, elevações discretas nos resultados desses testes provavelmente não estão associadas a FEO.

Tabela 31.5 Substâncias que podem interferir nos ensaios bioquímicos das catecolaminas e seus metabólitos

Substância	Ensaio
Café (incluindo descafeinado)	Catecolaminas plasmáticas (HPLC)
Labetalol	Espectrofotometria e fluorometria
Sotalol	Catecolaminas plasmáticas (HPLC)
Buspirona	Metanefrinas urinárias (HPLC)
Paracetamol	Metanefrinas plasmáticas livres (HPLC)
Levodopa	Catecolaminas e metabólitos (HPLC)
α-Metildopa	Catecolaminas (HPLC)
Simpatomiméticos (anfetaminas, efedrina)	Catecolaminas plasmáticas e urinárias (espectrofotometria e fluorometria)

HPLC: cromatografia líquida de alta *performance*.

Tabela 31.6 Substâncias que alteram o metabolismo das catecolaminas

Substância	Efeito
Antidepressivos tricíclicos	Diminui a recaptação das catecolaminas, causando sua elevação no plasma e urina (VMA, noradrenalina e metanefrina plasmáticas e urinárias)
Fenoxibenzamina	Bloqueio pré-sináptico dos α2-adrenorreceptores, com consequente elevação das catecolaminas plasmáticas e urinárias (VMA, noradrenalina e metanefrina plasmáticas e urinárias)
Inibidores da monoaminoxidase (IMAO)	Inibição da deaminação, causando elevações de até cinco vezes nas metanefrinas plasmáticas e urinárias
Levodopa	Metabolizada por enzimas que a convertem em catecolaminas
α-Metildopa	Metabolizada por enzimas que a convertem em catecolaminas
Estimulantes (cafeína, nicotina etc.)	Elevação das catecolaminas plasmáticas e urinárias
Simpatomiméticos (anfetaminas, efedrina)	Elevação das catecolaminas plasmáticas e urinárias
Bloqueadores do canal de cálcio (diidropiridínicos)	Elevação das catecolaminas plasmáticas em virtude de ativação simpática

Os níveis de metanefrinas plasmáticas livres elevam-se moderadamente com a idade em indivíduos normais, aumentando a taxa de resultados falso-positivos, principalmente nos casos esporádicos (especificidade de 82%). Se as elevações forem interpretadas de maneira equivocada, exames de imagem poderão ser solicitados e mesmo uma intervenção cirúrgica poderá ser indicada desnecessariamente. Portanto, diante de elevações marginais das metanefrinas plasmáticas (até duas ou três vezes o valor máximo de referência), recomenda-se a realização de testes adicionais com maior especificidade, como a dosagem de metanefrinas e catecolaminas urinárias, reduzindo o risco de resultados falso-positivos.[2,22]

ESCOLHA DO MELHOR TESTE DIAGNÓSTICO

A dosagem isolada das metanefrinas plasmáticas livres, conforme dados recentes da literatura, tem se mostrado um procedimento superior aos outros testes para triagem de FEO, especialmente em casos de alta suspeição clínica. No entanto, como essa dosagem encontra-se pouco disponível, diferentes recomendações têm sido propostas no algoritmo de investigação bioquímica do FEO. Nos centros em que a dosagem de metanefrinas plasmáticas não é realizada de rotina, torna-se prudente a realização de vários testes combinados para aumentar a acurácia diagnóstica. Nessa situação, a melhor opção consiste na associação das catecolaminas e das metanefrinas urinárias fracionadas, que apresenta sensibilidade de 98% e especificidade de 97,7%.[18] Dadas as altas taxas de resultados falso-negativos, a dosagem de ácido vanililmandélico (VMA) urinário não deve ser utilizada para rastreamento do FEO.

Como referido previamente, na experiência do grupo da Mayo Clinic, a escolha do teste para diagnóstico de FEO deve se basear na suspeita clínica: em pacientes com baixa probabilidade pré-teste (hipertensos mal controlados, pacientes com palpitações e *flushing* e incidentalomas nos quais a imagem é pouco sugestiva), é necessária a realização de teste com alta especificidade e sensibilidade pelo menos aceitável, como a combinação de metanefrinas urinárias totais e catecolaminas urinárias; já em pacientes com alta probabilidade pré-teste (aqueles com paroxismos, massas adrenais hipervascularizadas e síndromes genéticas), a opção é por teste de alta sensibilidade, justificando-se, então, a dosagem isolada das metanefrinas plasmáticas livres.[21]

TESTES FARMACOLÓGICOS

Vários fatores podem contribuir para resultados tanto falso-positivos como falso-negativos nos testes bioquímicos, entre eles: estresse físico importante, hiper-reatividade do sistema nervoso simpático, uso concomitante de certas medicações (fenoxibenzamina, antidepressivos tricíclicos, bloqueadores β-adrenérgicos), produção episódica de catecolaminas e coleta inadequada da amostra de urina de 24 horas.[1,2,23]

Conforme citado, pacientes com FEO usualmente apresentam concentrações plasmáticas de catecolaminas muito maiores que as dos pacientes sem esse diagnóstico. Cabe ressaltar que a presença de concentrações normais de catecolaminas, na vigência de sintomas sugestivos associados à hipertensão arterial, exclui o diagnóstico, mas níveis normais em pacientes assintomáticos não excluem a presença de FEO.

Quando coletadas sob condições padronizadas, níveis de catecolaminas plasmáticas ≥ 2.000pg/mL (e metanefrinas urinárias ≥ 1,8μg/mg de creatinina/24h) estabelecem o diagnóstico de FEO, enquanto níveis < 500pg/mL (e metanefrinas urinárias < 1,1μg/mg de creatinina/24h) excluem esse diagnóstico. Valores entre 500 e 2.000pg/mL (e meta-

nefrinas urinárias entre 1,1 e 1,8μg/mg de creatinina/24h), especialmente aqueles que excedem a 1.000pg/mL (e metanefrinas > 1,3μg/mg de creatinina/24h) em pacientes clinicamente estáveis, e nos quais possíveis causas de resultados falso-positivos tenham sido excluídas, necessitam de testes farmacológicos para confirmar ou excluir FEO, ou seja, separar portadores de FEO com baixos níveis de atividade biossintética daqueles sem a doença, mas com aumento do efluxo simpático. Para isso, podem ser utilizados tanto testes de estímulo (provocativos da secreção de catecolaminas, em tumores com baixa atividade secretória) como de supressão (inibidores do efluxo simpático).[1-3]

Teste de Supressão com Clonidina

Pacientes hipertensos com catecolaminas pouco elevadas (entre 1.000 e 2.000pg/mL) e diagnóstico clínico duvidoso devem ser submetidos ao teste de supressão com clonidina a fim de detectar produção tumoral autônoma de catecolaminas. A clonidina ativa receptores α2-adrenérgicos centrais, com consequentes supressão da liberação de noradrenalina e diminuição dos níveis pressóricos.[1-3] Antidepressivos tricíclicos, diuréticos e beta-bloqueadores deverão ser suspensos de 48 a 72 horas antes do teste, pois interferem na resposta da noradrenalina à supressão após o uso da clonidina. O paciente também deve ser orientado a não fumar e não tomar chá ou café 24 horas antes do exame. Nesse teste, as catecolaminas plasmáticas são dosadas antes e 1 e 2 horas após a administração oral de 0,3mg de clonidina. Supressão normal requer queda das catecolaminas plasmáticas de pelo menos 50% em relação ao nível basal e para níveis < 500pg/mL. Como no FEO a produção tumoral de catecolaminas é autônoma e não sofre ação do sistema nervoso central, a administração de clonidina não provoca redução significativa dos níveis de noradrenalina plasmática – diferentemente do observado em hipertensos essenciais – embora possa diminuir a pressão arterial. Quando esse teste é realizado em pacientes com catecolaminas plasmáticas de pelo menos 1.000pg/mL, as taxas de resultados falso-positivos e falso-negativos (tumores com secreção episódica ou secreção exclusiva ou predominante de adrenalina) são de 2%. O teste está contraindicado em pacientes com bradiarritmia grave (doença do nó sinusal e bloqueio atrioventricular de segundo e terceiros graus).[1] O teste da clonidina também pode ser realizado utilizando-se dosagens de metanefrinas urinárias em amostras isoladas de urina.[23] Recentemente, Eisenhofer et al.[22] propuseram a realização do teste de supressão com clonidina com a dosagem de normetanefrina livre no plasma, a qual teria maior sensibilidade diagnóstica.

Teste Provocativo com Glucagon

Esse teste deve ser empregado quando os achados clínicos são altamente sugestivos de FEO, mas os pacientes são normotensos entre os episódios de paroxismos adrenérgicos e/ou os níveis plasmáticos de catecolaminas estão entre 500 e 1.000pg/mL (metanefrinas urinárias entre 1,1 e 1,3μg/mg de creatinina/24h). O glucagon estimula a produção e a liberação tumoral de catecolaminas, provocando aumento importante de seus níveis circulantes apenas nos pacientes portadores de FEO. Nesse teste, catecolaminas plasmáticas são dosadas antes e 1, 2 e 3 minutos após a administração EV de 1mg de glucagon. Para evitar crise hipertensiva, deve-se utilizar um bloqueador do canal de cálcio previamente ao teste, já que não interfere com as determinações das catecolaminas no plasma. Aumento excessivo e sintomático da pressão arterial poderá tornar necessária a administração EV de nitroprussiato de sódio. Resposta positiva exige aumento de pelo menos três vezes das catecolaminas plasmáticas totais e/ou nível > 2.000pg/mL. Embora esse teste tenha alta especificidade (100%), sua sensibilidade é baixa (81%)[1-3] e, devido a outros avanços diagnósticos, raramente tem sido utilizado (Figura 31.2).

LOCALIZAÇÃO DO TUMOR

A maioria dos tumores produtores de catecolaminas está localizada no abdome, 90% nas adrenais. As localizações extra-adrenais mais comuns são as áreas para-aórticas superior e inferior (75%), a bexiga (10%), o tórax (10%) e a região da cabeça e pescoço (2%).[2]

Após confirmação bioquímica, a localização anatômica é mandatória devido à variável localização tumoral e, também, porque ajuda no planejamento cirúrgico. Evidência radiológica é sempre necessária, uma vez que o tumor pode ser múltiplo ou extra-adrenal. Os procedimentos mais frequentemente empregados na identificação topográfica do FEO são: tomografia computadorizada, ressonância nuclear magnética e cintilografia com [^{131}I] metaiodo-benzilguanidina[3] (Figura 31.3).

Tomografia Computadorizada

A tomografia computadorizada (TC) consiste em um procedimento seguro, pois não oferece risco de crise hipertensiva durante a injeção do contraste; pode detectar, acuradamente, tumores > 1cm. Habitualmente, o FEO apresenta-se na TC como massa adrenal grande (> 3cm), heterogênea, com áreas císticas, hemorragia e necrose (Figura 31.4), densidade > 10UH e clareamento do meio de constraste (*wash out*) < 50% aos 10 minutos.

Ressonância Nuclear Magnética

A ressonância nuclear magnética (RNM) é mais sensível e específica do que a TC[24] (Figura 31.5). Mostra, caracteristicamente, hiperintensidade do sinal em imagens ponderadas em T2 em relação ao fígado (sinal da "lâmpada acesa"), tornando-se ideal para visualização tumoral,

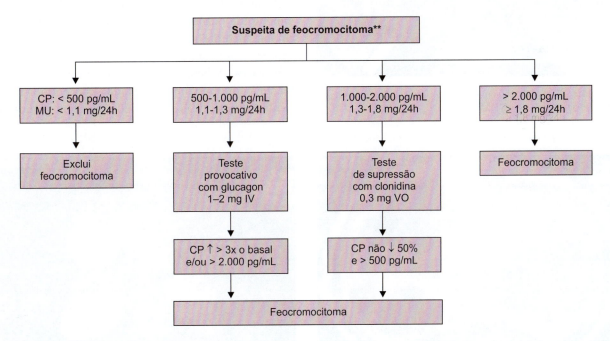

*Em caso de disponibilidade da dosagem de metanefrinas plasmáticas livres e suspeita clínica alta de FEO ([ver texto], esse teste pode ser realizado como primeira opção).

Figura 31.2 Algoritmo diagnóstico proposto para investigação do feocromocitoma. (CP: catecolaminas plasmáticas [em pg/mL]; MU: metanefrinas urinárias [em mg/24h]).

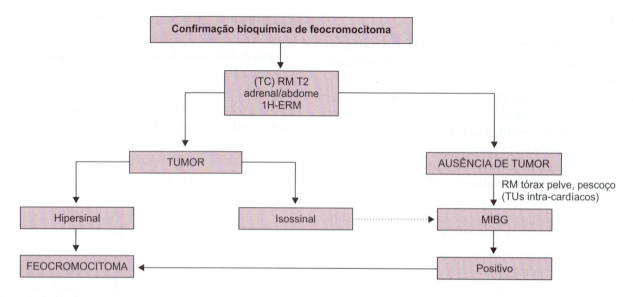

Figura 31.3 Algoritmo de investigação imagenológica do feocromocitoma. (TC: tomografia computadorizda; RNM T2: ressonância nuclear magnética ponderada em T2; RNM com espectroscopia [ref. 24]; MIBG: cintilografia com metaiodo-benzilguanidina.)

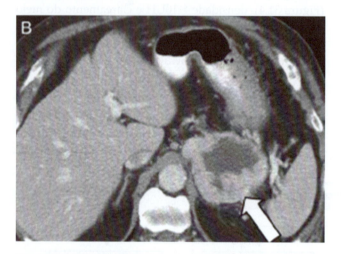

Figura 31.4 TC de abdome com cortes para adrenal. Feocromocitoma com áreas de necrose em seu interior.

particularmente em gestantes (não há exposição à radiação), crianças e no caso de tumores extra-adrenais (PGL, principalmente os intracardíacos).[25-28]

Mapeamento de corpo inteiro com [^{131}I]-metaiodo-benzilguanidina

A cintilografia pré-operatória é útil para confirmação diagnóstica funcional, avaliação da existência de metástases, doença multifocal ou extra-adrenal e envolvimento de outras glândulas, como, por exemplo, carcinoma medular da tireoide na NEM2. Em pacientes já operados, auxilia a detecção de doença recorrente ou de metástases. A benzilguanidina, estruturalmente semelhante à noradrenalina, é captada e concentrada nas vesículas adrenérgicas, indicando áreas com grande con-

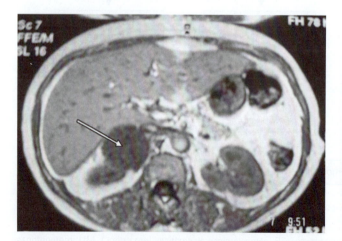
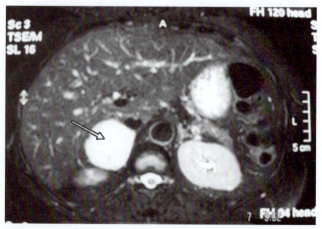

Figura 31.5 RNM mostrando hipossinal em T1 seguido de hipersinal em T2 (sinal da "lâmpada acesa"), característico de feocromocitoma.

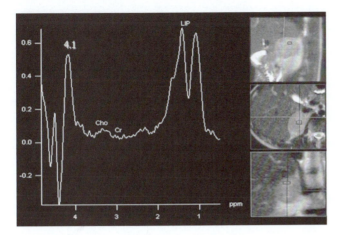

Figura 31.6 MIBG com visualização anterior e posterior de feocromocitoma à direita.

centração dessas vesículas. Antidepressivos tricíclicos, guanetidina e labetalol podem interferir com esse exame.[3] A cintilografia com [131I]-metaiodo-benzilguanidina (MIBG) é mais específica do que a TC e a RNM (100% vs. 70% e 67%, respectivamente), além de ser mais sensível do que ambas, mas apenas para detecção de tumores < 2cm.[25] Entretanto, para ser diagnóstica, exige tratamento prévio com iodeto de potássio para proteção tireoidiana por até 48 a 72 horas (diminuição do *background*) e não fornece detalhes anatômicos suficientes para o planejamento cirúrgico. Além disso, pode haver captação, também, em neuroblastomas e tumores carcinoides.[26,27] A sensibilidade diagnóstica da MIBG para diagnóstico de FEO é de apenas 78%, comparada a 98% para TC e 100% para RNM.[29] MIBG está contraindicada em crianças e gestantes[28] (Figura 31.6).

Ressonância nuclear magnética com espectroscopia

Como tanto o FEO como o carcinoma adrenal são tumores muito vascularizados e não apresentam perda de sinal na RNM (*chemical shift*), recentemente foi proposta a utilização da espectroscopia por RNM (¹H-ERNM) para diferenciação de massas adrenais com diâmetro > 2cm. A ¹H-ERNM detecta a distribuição tecidual de certas proteínas e metabólitos. No FEO, foi observado que o nível médio absoluto do pico de "4,1ppm" (pico de catecolaminas, que antes se acreditava ser devido a um metabólito derivado da quebra de produtos sanguíneos) é > 0,10, diferentemente do observado em carcinomas, metástases e adenomas. Da mesma maneira, a relação entre o "4,1ppm" e a creatina (metabólito padrão) é > 1,50 e a relação entre a colina (marcador tumoral de malignidade) e os lipídios (sugestivos da presença de adenoma) é < 0,38.[24] (Figura 31.7).

Tomografia com Emissão de Pósitrons

Os radiofármacos empregados na tomografia com emissão de pósitrons (PET) são a [18F]-fluordeoxiglicose, que reflete o metabolismo intermediário e a possibilidade de malignidade, e a [18F]-fluordopamina, altamente sensível para detecção de FEO metastático. Apesar de ser mais cara que a MIBG, a [18F]-fluordopamina apresenta as vantagens de rápida captação, menor quantidade de radiação utilizada e ausência de efeito adverso tireoidiano.[30,31]

Mapeamento com [111In]-octreotídeo (Octreoscan®)

Essa cintilografia utiliza o análogo da somatostatina [111In]-octreotídeo, e depende da presença de receptores somatostatinérgicos no tecido tumoral. Detecta apenas 25% dos FEO benignos, mas pode, ocasionalmente, localizar lesões metastáticas que escaparam da visualização na MIBG.[31,32]

TRATAMENTO

Todo paciente deverá ser preparado por, no mínimo, 3 semanas antes da cirurgia, para prevenir crises hipertensivas e as complicações a elas associadas e, também, para diminuir a possibilidade de hipotensão pós-operatória.[2] Esse preparo prévio envolve: (1) expansão do volume sanguíneo (2 litros de SF a 0,9% na noite que antecede a cirurgia) e dieta rica em sódio para pacientes que apresentem hipotensão postural e aumento do hematócrito (contraindicados naqueles com ICC ou insuficiência renal), (2) controle dos níveis pressóricos e das crises de paroxismos e (3) controle de eventuais arritmias.[2]

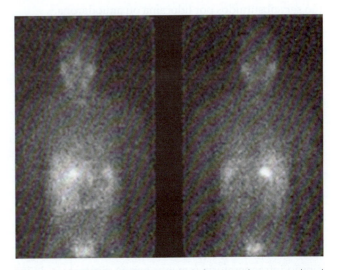

Figura 31.7 RNM com espectroscopia de feocromocitoma em adrenal esquerda, mostrando pico de catecolamina (4,1ppm).

Para controle da hipertensão arterial, utilizam-se os alfabloqueadores adrenérgicos. A fenoxibenzamina (10 a 100mg/dia) é um alfabloqueador inespecífico, competitivo e de longa duração de ação. Provoca hipotensão ortostática e taquicardia reflexa, devendo ser suspensa 48 horas antes da cirurgia, para evitar hipotensão pós-operatória prolongada.[2] Já os bloqueadores α1-adrenérgicos seletivos (prazosina, em doses de 4 a 20 g/dia, terazosina, 1 a 20mg/dia e doxazosina 1 a 16mg/dia) devem ser preferencialmente utilizados, pois provocam menos efeitos colaterais, não bloqueiam o receptor α2-pré-sináptico e não causam aumento da liberação de noradrenalina e taquicardia reflexa. Além disso, há a vantagem da menor duração da hipotensão pós-operatória. Esses medicamentos devem ser suspensos 8 horas antes da cirurgia.[2]

Alternativamente, antagonistas do canal de cálcio (nifedipina, em doses de 30 a 90mg/dia, ou anlodipina, 10 a 20mg/dia) têm sido utilizados para controle pressórico, isoladamente ou, preferencialmente, associados a bloqueio α1-adrenérgico específico. Esses medicamentos não produzem hipotensão ortostática e são seguros para pacientes normotensos com episódios ocasionais de hipertensão paroxística, além de prevenirem vasoespasmo coronariano e miocardite induzida por catecolaminas. Cabe ressaltar que os antagonistas do canal de cálcio não interferem com os testes bioquímicos.[2] Finalmente, apesar da experiência apenas recente com o uso isolado desse medicamento na terapia pré-operatória de FEO, os resultados têm se mostrado encorajadores.[33]

Bloqueadores β-adrenérgicos (propranolol, em doses de 40 a 80mg/dia, ou atenolol, 50 a 100mg/dia) deverão ser empregados para tratamento de taquicardia ou taquiarritmia, mas somente após alfabloqueio efetivo, pois o uso isolado de betabloqueadores pode ocasionar agravamento da hipertensão. Quando contraindicados, poderão ser substituídos por lidocaína ou amiodarona.[2]

Considera-se um paciente adequadamente preparado para cirurgia quando, 48 horas antes do procedimento, sua pressão arterial na posição supina é, no máximo, de 160 × 90mmHg. Além disso, hipotensão ortostática não poderá ultrapassar o limite de 80 × 45mmHg. O eletrocardiograma não deverá apresentar alterações do segmento ST ou da onda T nem mais de uma extrassístole ventricular a cada 5 minutos nas últimas 2 semanas antes da cirurgia.[2]

Atualmente, a cirurgia tem sido realizada, preferencialmente, por via laparoscópica (caso os tumores não excedam 8 a 10cm de diâmetro e não haja risco potencial de ruptura ou lesão da veia cava). Essa abordagem leva a menores perdas sanguíneas, menor ocorrência de hipotensão intraoperatória e menor tempo cirúrgico e de internação.[2] A escolha do agente anestésico é muito importante, devendo ser evitados os que induzem liberação de histamina, os vagolíticos, os sensibilizantes do miocárdio e os indutores de crises hipertensivas.[23]

A cirurgia clássica, transperitoneal transversa, está indicada quando os métodos diagnósticos não permitem descartar a ocorrência de tumores múltiplos bilaterais, o que leva à necessidade de investigação minuciosa no ato operatório.[23]

Durante a cirurgia, picos hipertensivos deverão ser controlados com nitroprussiato de sódio e as arritmias tratadas com betabloqueadores EV de ação rápida ou xilocaína.[23]

FEOCROMOCITOMA MALIGNO

Cerca de 10% dos FEO/PGL são malignos. Apesar dos avanços no diagnóstico molecular e nos marcadores prognósticos preditores de FEO maligno, ainda não há elementos histológicos, morfológicos ou bioquímicos que indiquem comportamento de malignidade nesses tumores. Foi descrita associação a malignidade naqueles tumores causados por mutações da SDHB. Em série recente de 21 pacientes com FEO e SDHB positivos, 15 casos foram classificados como malignos.[34] Elevação plasmática e/ou urinária de dopamina também são mais frequentes em FEO malignos.

Como os tumores benignos e malignos são bioquímica e histologicamente semelhantes, o único critério de malignidade realmente estabelecido é a presença de metástases a distância. Os locais mais comuns são: ossos, pulmão, fígado e linfonodos. A sobrevida média do paciente com FEO maligno é bastante variável, mas gira em torno de 50% em 5 anos.[19,33]

O diagnóstico de FEO maligno exclui a possibilidade de cura, não havendo tratamento sistêmico efetivo para esses pacientes. A remoção cirúrgica do tecido tumoral consiste em uma terapia paliativa. O tratamento sintomático pode ser obtido com o uso de bloqueadores α-adrenérgicos e/ou antagonistas do canal de cálcio. O uso de α-metil-paratirosina (inibidor da síntese de catecolaminas) pode ser associado. Tratamento com ^{131}I-MIBG induz, geralmente, respostas parciais em 24% a 45% dos pacientes.[35] Melhora na sobrevida foi demonstrada com altas doses de MIBG (múltiplas doses de 200mCi). Apesar da pouca toxicidade, o surgimento de leucemia mieloide pode ocorrer em pacientes tratados dessa maneira.

A associação de quimioterapia (ciclofosfamida, vincristina e dacarbazina [CVD]) à terapia radioativa apresenta resultados pouco animadores, com taxas mínimas de remissão. O uso isolado de quimioterapia com CVD parece ser efetivo em boa parcela dos pacientes, com remissões de até 2 anos e toxicidade mínima (linfocitopenia, neuropatia, trombocitopenia).[33]

Em pacientes com FEO adrenal e extra-adrenal que expressam receptores de somatostatina, a terapia com análogos desse hormônio poderá ser utilizada, como o OctreoScan® em doses farmacológicas. Dados recentes, contudo, sugerem que essa terapia ainda permanece ineficaz nesses tumores.[32]

Estudos multicêntricos e multinacionais randomizados devem ser realizados para que possamos responder as questões ainda pendentes no diagnóstico e na terapêutica do FEO maligno.

Referências

1. Bravo EL. Pheochromocytoma: current perspectives in the pathogenesis, diagnosis and management. Arq Bras Endocrinol Metab 2004; 48:746-50.

2. Bravo EL, Tagle R. Pheochromocytomas: state-of-the-art and future prospects. Endocr Rev 2003; 24:539-53.

3. Bravo EL. Evolving concepts in the pathophysiology, diagnosis and treatment of pheochromocytoma. Endocr Rev 1994; 15:356-68.

4. Reisch N, Peczkowska M, Andrzej J, Neumann PH. Pheochromocytoma: presentation, diagnosis and treatment. J Hypertens 2006; 24:2331-9.

5. Xekouki P, Stratakis CA. Pheochromocytoma. Transl Endocrinol Metab 2011; 2:77-127.

6. Baysal BE, Ferrel RE, Willet-Brozick JE et al. Mutations in SDHD, a mitochondrial complex II gene, in hereditary paraganglioma. Science 2000; 287:848-51.

7. Astuti D, Latif F, Dallol A et al. Gene mutations in the succinate dehydrogenase subunit SDHB cause susceptibility to familial pheochromocytoma and to familial paraganglioma. Am J Hum Genet 2001; 69:49-54.

8. Neumann HP, Bausch B, McWhinney SR et al. Freiburg-Warsaw-Columbus pheochromocytoma study group germline mutations in nonsyndromic pheochromocytoma. N Engl J Med 2002; 346:1459-66.

9. Amar L, Bertherat J, Baudin E et al. Genetic testing in pheochromocytoma or functional paraganglioma. J Clin Oncol 2005; 23:8812-8.

10. Yao L, Schiavi F, Cascon A et al. Spectrum and prevalence of FP/TMEM127 gene mutations in pheochromocytomas and paragangliomas. JAMA 2010; 304:2611-9.

11. Carey RM. Adrenal disease update 2011. J Clin Endocrinol Metab 2011; 96:3583-91.

12. Comino-Méndez I, Gracia-Aznárez FJ, Schiavi F et al. Exome sequencing identifies MAX mutations as a cause of hereditary pheochromocytoma. Nature Genetics 2011; 43:663-7.

13. Jafri M, Maher ER. The genetics of phaeochromocytoma: using clinical features to guide genetic testing. Eur J Endocrinol 2012; 166:151-8.

14. Zhuang Z, Yang C, Lorenzo F et al. Somatic HIF2A gain-of-function mutations in paragangliomas with polycythemia. N Engl J Med 2012; 367:922-30.

15. Gimenez-Roqueplo AP, Lehnert H, Mannelli M et al. European network for the study of adrenal tumors – Pheochromocytoma working group. Phaeochromocytoma, new genes and screening strategies. Clin Endocrinol 2006; 65:699-705.

16. Jiménez C, Cote G, Arnold A, Gagel R. Should patients with apparently sporadic pheochromocytomas or paragangliomas be screened for hereditary syndromes? J Clin Endocrinol Metab 2006; 91:2851-8.

17. Werbel SS, Ober KP. Pheochromocytoma. Update on diagnosis, localization and management. Med Clin North Am 1995; 79:131-53.

18. Lenders JW, Pacak K, Walther MM et al. Biochemical diagnosis of pheochromocytoma: which test is best? JAMA 2002; 287:1427-34.

19. Jacques VM, Lenders JW, Eisenhofer G, Manelli M, Pacak K. Phaeochromocytoma. Lancet 2005; 366:665-76.

20. Sawka AM, Jaeschke R, Singh RJ, Young Jr. WF. A comparison of biochemical tests for pheochromocytoma: measurement of fractionated plasma metanephrines compared with the combination of 24-hour urinary metanephrines and catecholamines. J Clin Endocrinol Metab 2003; 88:553-8.

21. Yogish CK, Sawka AM, Young WF Jr. Diagnosis of adrenal pheochromocytoma: The Mayo Clinic experience. J Clin Endocrinol Metab 2003; 88:4533-9.

22. Eisenhofer G, Goldstein DS, Walther M et al. Biochemical diagnosis pf pheochromocytoma: how to distinguish true-from false-positive test results. J Clinl Endocrinol Metab 2003; 88:2656-66.

23. Kater CE, Silva RC, Lima Jr. JV. Feocromocitomas e paragangliomas. In: Borges DR (coord.). Atualização terapêutica – 2012-2013. Diagnóstico e tratamento. 24. ed. São Paulo: Artes Médicas, 2012:321-2.

24. Faria J, Goldman SM, Szejnfeld J et al. In vivo proton magnetic resonance spectroscopy: Distinct characterization of adrenal masses. Radiology 2007; 245:788-97.

25. Pereira MAA, Souza BF, Freire DS, Lucon AM. Feocromocitoma. Arq Bras Endocrinol Metab 2004; 48:751-75.

26. Mansmann G, Lau J, Balk E, Rothberg M, Miyachi Y, Bornstein SR. The clinically inapparent adrenal mass: update in diagnosis and management. Endocr Rev 2004; 25:309-40.

27. Goldman SM, Coelho RD, Freire-Filho EO et al. Imaging procedures in adrenal pathology. Arq Bras Endocrinol Metab 2004; 48:592-611.

28. Young Jr. WF. The incidentally discovered adrenal mass. N Engl J Med 2007; 356:601-10.

29. Sawka AM, Prebtani AP, Thabane L et al. A systematic review of the literature examining the diagnostic efficacy of measurement of fractionated plasma free metanephrines in the biochemical diagnosis of pheochromocytoma. BMC Endocr Disord 2004; 4:2.

30. Manger WM. In search of pheochromocytomas. J Clin Endocrinol Metab 2003; 88:4080-2.

31. Ilias I, Pacak K. Current approaches and recommended algorithm for the diagnostic localization of pheochromocytoma. J Clin Endocrinol Metab 2004; 89:479-91.

32. Mundschenk J, Unger N, Schulz S et al. Somatostatin receptor subtypes in human pheochromocytoma: subcellular expression pattern and functional revelance for octreotide scintigraphy. J Clin Endocrinol Metab 2003; 88:5150-7.

33. Lebuffe G, Dosseh ED, Tek G et al. The effect of calcium channel blockers on outcome following the surgical treatment of phaeochromocytomas and paragangliomas. Anaesthesia 2005; 60:439-44.

34. Scholz T, Eisenhofer, Pacak K, Dralle H, Lehnhert H. Current treatment of malignant pheochromocytoma 2007; 48:1217-25.

35. Loh KC, Fritzgerald PA, Matthay KK, Yeo PP, Price DC. Radiopharmaceutical treatment with iodine-131-metaiodobenzylguanidine: a comprehensive review of 116 patients J Endocrinol Invest 1997; 20:648-58.

Hiperaldosteronismo Primário

Maria Teresa Zanella

MINERALOCORTICOIDES

A aldosterona, mediante suas ações sobre o transporte transepitelial de íons, modula o balanço ácido-básico, de sódio e potássio, sendo, portanto, o principal fator atuante na regulação fisiológica do volume de fluido extracelular. A desoxicorticosterona, nas concentrações normalmente encontradas no plasma, é dotada de fraca atividade mineralocorticoide, mas quando produzida em grandes quantidades, pode causar hipertensão e outras alterações próprias da condição de hipermineralocorticismo.

O cortisol normalmente exerce pequena atividade mineralocorticoide *in vivo*, embora *in vitro* tenha afinidade pelos receptores dos mineralocorticoides equivalente à da aldosterona. A presença ou ausência da enzima 11β-hidroxiesteroide desidrogenase, que promove a conversão do cortisol em cortisona, esteroide com pouca afinidade pelos receptores mineralocorticoides, em tecidos como rim, parótida e cólon, modula a ação mineralocorticoide do cortisol. Quando a atividade dessa enzima se mostra reduzida ou ausente, o cortisol é capaz de atuar como potente mineralocorticoide e causar hipertensão arterial.

PATOGÊNESE DA HIPERTENSÃO MINERALOCORTICOIDE

A aldosterona e a desoxicorticosterona são os principais mineralocorticoides produzidos pelo córtex adrenal que penetram na circulação periférica. A aldosterona liga-se à CBG (*cortisol binding globulin*) e à albumina, mas cerca de 30% da aldosterona que pode ser medida circulam livremente. Em consequência, após passagem única pelo fígado, a aldosterona é rapidamente inativada, tendo meia-vida relativamente curta, de cerca de 15 a 20 minutos. O metabólito formado pelo fígado, o glicoronidato de tetraidroaldosterona, e o metabólito formado pelo rim, o glicoronidato de 18-aldosterona, representam de 10% a 15% da aldosterona secretada pelas adrenais. Uma pequena quantidade de aldosterona na forma livre é também excretada pela urina, e pode ser facilmente quantificada. A quantidade de aldosterona produzida pelas adrenais varia, principalmente, na dependência da quantidade de sódio ingerida. Durante a ingesta normal de sódio (8 a 10g de cloreto de sódio por dia), a taxa de secreção de aldosterona varia entre 50 e 250mg/dia.

A aldosterona liga-se aos receptores mineralocorticoides citoplasmáticos nos túbulos coletores renais, na mucosa gastrointestinal e nas glândulas sudoríparas e salivares. No rim, os efeitos metabólicos da aldosterona ocasionam aumentos na reabsorção de sódio e cloro e secreção de potássio e hidrogênio. Como consequência, ocorrem retenção de água, expansão de volume do fluido extracelular, aumento de peso e elevação dos níveis da pressão arterial. Após retenção de 1 a 3L de líquido, que corresponde, em geral, a um ganho de peso em torno de 2% em relação ao peso corporal anterior, segue-se o fenômeno conhecido como "escape mineralocorticoide". Ocorre aumento na natriurese, o que faz o volume plasmático retornar ao normal, embora persistam a perda de potássio e a hipertensão arterial. O fenômeno de escape se deve à produção do fator natriurético atrial. A persistência da hipertensão arterial se deve, do ponto de vista hemodinâmico, a aumento da resistência arterial periférica. O desenvolvimento da hipertensão arterial em condições de excesso de mineralocorticoides tem sido estudado em pacientes com hiperaldosteronismo primário mantidos normotensos por meio do uso continuado do antagonista da aldosterona, a espironolactona. Quando a administração de espironolactona é suspensa, a pressão arterial se eleva em 2 semanas, e essa elevação se associa a aumentos do débito cardíaco, volume de ejeção, volume plasmático e sódio permutável total. Em alguns pacientes, o débito cardíaco permanece elevado mas, na maioria das vezes, o débito cardíaco e o volume plasmático retornam aos valores normais, enquanto a resistência vascular periférica aumenta, e esta parece ser a causa principal da hipertensão arterial em pacientes com hiperaldosteronismo primário. Entretanto, o aumento do conteúdo total de sódio do organismo, característica desses pacientes, particularmente quando ocorre em presença de aumentos da resistência periférica, provavelmente contribui para a manutenção do processo hipertensivo.

O aumento da resistência periférica em pacientes que apresentam excesso de mineralocorticoides parece depender, em parte, do aumento da sensibilidade vascular às catecolaminas. Por outro lado, tem sido demonstrado que a aldosterona também pode afetar a pressão arterial mediante sua ação direta no sistema nervoso central.

HIPERALDOSTERONISMO PRIMÁRIO[1]

O hiperaldosteronismo tem sido considerado responsável pela elevação dos níveis pressóricos em 5% a 14% dos casos de hipertensão arterial, dependendo da população estudada. O diagnóstico dessa condição é importante, uma vez que os indivíduos afetados, particularmente aqueles portadores de adenomas produtores de aldosterona, podem ver-se livres do processo hipertensivo por meio da adrenalectomia.

O hiperaldosteronismo primário (HAP) pode decorrer da presença de adenoma produtor de aldosterona (APA), como inicialmente descrito por Conn, ou da hiperplasia das glândulas adrenais, condição conhecida como hiperaldosteronismo idiopático (HAI). Nessa condição, as glândulas adrenais podem ter aparência normal ou, o que é mais comum, apresentar hiperplasia micro ou macronodular bilateral ou, ainda mais raramente, unilateral. Uma variante de hiperplasia apresenta-se como hiperplasia adrenal primária unilateral, que tem comportamento semelhante ao dos APA.

Pacientes com HAI tendem a apresentar alterações bioquímicas menos acentuadas, embora seus níveis pressóricos comumente se apresentem mais elevados do que aqueles observados em pacientes com APA. Os casos de HAI tendem a se manifestar em uma faixa etária um pouco mais avançada e, ao contrário do que ocorre com o APA, predominam no sexo masculino. Entretanto, o aspecto diferencial mais importante entre o APA e o HAI está no fato de que, enquanto a cirurgia é curativa no APA, adrenalectomia subtotal ou mesmo total bilateral raramente é efetiva em normalizar os níveis pressóricos no HAI.

Além dessas formas de hiperaldosteronismo, outras, mais raras, têm sido descritas. Em indivíduos jovens com hipertensão arterial tem sido descrita uma forma de HAP associada à hiperplasia adrenal bilateral que pode ser corrigida pela administração de glicocorticoides. Esse tipo de HAP, conhecido como hiperaldosteronismo primário remediável por glicocorticoide, tem sido descrito em vários membros de uma mesma família e decorre de uma alteração gênica que resulta na formação de um gene quimérico (junção de dois genes), o qual contém o promotor do gene da 11β-hidroxilase (regulado pelo ACTH) ligado à porção estrutural do gene da aldosterona sintetase. Esse gene quimérico é passível de ativação pelo ACTH e leva ao quadro de hiperaldosteronismo primário por induzir produção ectópica de aldosterona na camada fasciculada da adrenal. Esse tipo de HAP é também denominado *hiperaldosteronismo familiar tipo I*. O *hiperaldosteronismo familiar tipo II* resulta da presença de hiperplasia e/ou tumor adrenal de ocorrência familiar, associados a alterações do cromossomo 7, embora ainda existam controvérsias quanto aos genes envolvidos. Nesses indivíduos, o tecido adrenal hiperplásico ou adenomatoso produz aldosterona de maneira autônoma, gerando o quadro de HAP com agregação familiar e modo de herança autossômico dominante.

Além dessas formas de hiperplasia, carcinomas do córtex adrenal, bem como alguns tumores extra-adrenais (p. ex., tumores ovarianos produtores de aldosterona), podem ser esporadicamente responsáveis pelo HAP.

QUADRO CLÍNICO E DIAGNÓSTICO DO HIPERALDOSTERONISMO PRIMÁRIO

As principais características do HAP compreendem hipertensão arterial, perda renal de potássio, que pode resultar em hipopotassemia, e hiporreninemia, que se acompanha de níveis plasmáticos ou urinários elevados de aldosterona.[2] Assim sendo, o diagnóstico de HAP deve ser sempre considerado em indivíduos hipertensos que apresentem hipopotassemia (potássio sérico < 3,5mEq/L) espontânea ou durante administração de doses convencionais de diurético. Os níveis da pressão arterial podem revelar-se muito elevados em pacientes portadores de HAP, e a hipertensão pode mostrar-se refratária ao tratamento. Nos casos de refratariedade, a possibilidade de hiperaldosteronismo deve ser sempre considerada.[3]

DEPLEÇÃO DE POTÁSSIO

Os sintomas apresentados pelo paciente com produção excessiva de mineralocorticoide se devem, muitas vezes, à presença de hipopotassemia. Assim, são comuns as queixas de fraqueza muscular, parestesias, paralisia intermitente, tetania e poliúria. Ao exame físico, os sinais de Trousseau e Chvostek podem estar presentes, principalmente em pacientes com graus mais acentuados de alcalose metabólica. A ocorrência de arritmias cardíacas com sinais eletrocardiográficos sugestivos de alteração metabólica, a presença de hiperglicemia ou intolerância à glicose e hiposmolalidade urinária são achados que indicam depleção de potássio. Embora a hipopotassemia seja conhecida como característica do HAP, hiperaldosteronismo normocalêmico tem sido a regra em várias séries de pacientes estudados. Na realidade, a hipopotassemia ocorre em 50% dos APA e em 17% dos HAI. A dieta pobre em cloreto de sódio por longos períodos pode mascarar a hipopotassemia e, mesmo durante curtos períodos de sobrecarga de sódio, 10% a 12% dos pacientes com HAP comprovado podem não apresentar redução dos níveis séricos de potássio. É de se ressaltar que nesse grupo de pacientes normocalêmicos a terapia convencional com diuréticos produz hipopotassemia, às vezes grave, um achado previamente considerado pouco importante no paciente hipertenso, recebendo diurético não poupador de potássio.[3] Em indivíduos hipertensos normocalêmicos, quando se deseja investigar a ocorrência de hipopotassemia, deve-se recomendar ao paciente que faça uso previamente de dieta sem restrição de sódio e que adicione aos alimentos 10 a 12g de cloreto de sódio durante um período de 5 a 7 dias, para assegurar uma ingestão de 200 a 250mEq/dia, que poderá ser comprovada pela medida da excreção urinária de sódio. Essa manobra, em geral, é suficiente para tornar evidente a hipopotassemia e constatar a ocorrência de caliurese inapropriada durante a sobrecarga de sódio, que pode ser definida como a ocorrência de níveis séricos de potássio $\leq$ 3mEq/L, associada à excreção urinária de potássio $\geq$ 30mEq/24h. É importante lembrar que níveis normais e até elevados de potássio sérico podem ser encontrados em pacientes que apresentam déficit de função renal.

ATIVIDADE PLASMÁTICA DE RENINA

O encontro de níveis suprimidos da atividade plasmática de renina (APR) é compatível com o diagnóstico de HAP.[2,3] Valores < 1ng/mL/h que não se elevam > 2ng/mL/h após restrição de sódio constituem teste positivo. Entretanto, alguns pacientes com HAP podem apresentar valores normais da APR durante ingestão normal de sódio, e um certo número pode até apresentar valores > 2ng/mL/h. Além disso, cerca de 40% dos pacientes portadores de hipertensão arterial essencial apresentam valores suprimidos da APR durante ingestão normal de sódio, com

15% a 20% desses pacientes mostrando valores < 2ng/mL/h em condições de estímulo. Assim, o grande número de falso-positivos e falso-negativos faz da determinação isolada da APR um teste de uso limitado no diagnóstico do HAP.

HIPERALDOSTERONISMO

No APA, os valores da aldosterona plasmática estão usualmente > 25ng/dL, tendo sido descritos, entretanto, valores que variam de 17 a 226ng/dL (normal de 12 a 15ng/dL). Esses valores são válidos para amostras coletadas em repouso na posição supina, em dieta sem restrição de sal e com o nível sérico de potássio corrigido, uma vez que a hipopotassemia reduz os níveis de aldosterona. Na HAI encontram-se valores, em média, 10% mais baixos.

No HAP, é de se supor que a expansão de volume iniba a secreção de renina sem afetar a produção autônoma de aldosterona. Assim, a presença de excreção urinária ou de níveis plasmáticos elevados de aldosterona, associada a valores suprimidos da APR em um paciente hipertenso que apresente hipopotassemia, constitui evidência suficiente para que se possa fazer o diagnóstico de HAP.[4] Como cerca de 40% dos indivíduos com hipertensão arterial podem apresentar valores baixos da APR associados a valores normais da excreção urinária de aldosterona, um índice baseado na relação aldosterona plasmática (em ng/dL):APR (em ng/mL/h) tem sido utilizado para identificar os portadores de HAP que apresentam valores desse índice > 30.[5] Entretanto, resultados falso-positivos e falso-negativos desse teste podem ocorrer devido à variabilidade dos níveis plasmáticos de aldosterona, mesmo na presença de um tumor, e ao uso de fármacos que resultam em supressão ou estimulação da secreção de renina, mesmo certo tempo depois da suspensão do tratamento. Assim sendo, alguns autores insistem na necessidade de comprovação da autonomia da secreção de aldosterona para o diagnóstico da HAP por meio de testes de supressão.

Testes Diagnósticos de Hiperaldosteronismo
Testes de Supressão de Aldosterona

A identificação de pacientes com HAP pode ser feita por meio da medida da excreção urinária de aldosterona durante a sobrecarga de sódio. Uma taxa de excreção de aldosterona > 14µg/24h após 3 dias de sobrecarga de sódio, realizada mediante a administração de 25mL/kg de solução salina a 0,9%, distingue a maioria dos pacientes portadores de HAP daqueles com hipertensão arterial essencial. A sobrecarga pode ser conseguida com a administração oral de sódio, mediante a ingestão diária de 6 a 10g de cloreto de sódio por 3 a 5 dias para que se obtenha, nas últimas 24 horas da dieta, excreção urinária de pelo menos 250mEq. A autonomia da produção de aldosterona pode ainda ser demonstrada por meio da medida da aldosterona plasmática, antes e após a infusão de 2,5L de solução salina a 0,9%, por um período de 2 a 4 horas. Entretanto, embora demorada e trabalhosa, a medida da excreção urinária de aldosterona após 3 dias de sobrecarga salina apresenta índices de sensibilidade e especificidade maiores do que aqueles obtidos com a medida da aldosterona plasmática. Finalmente, a supressão da aldosterona pode ser testada por meio da administração de fludrocortisona, 1mg VO a cada 6 horas, por 3 dias. Na interpretação desses testes, consideramos haver ausência de supressão ou resposta positiva quando os níveis de aldosterona plasmática se mantêm > 5 a 10ng/dL no final do período, ou quando a excreção urinária de aldosterona na urina de 24 horas se mantém > 10 a 14μg, conforme diferentes publicações.

A ausência de supressão da aldosterona plasmática após infusão de salina torna possível a caracterização do HAP e, adicionalmente, possibilita o diagnóstico diferencial entre APA e HAI. Após a infusão da solução salina, o valor da relação aldosterona plasmática (em ng/dL):cortisol (em μg/dL) mostra-se < 3 nos pacientes com HAI, enquanto naqueles com APA esse valor se mantém acima desse limite. Pacientes portadores de hiperaldosteronismo familiar tipo II, de hiperaldosteronismo remediável por glicocorticoide, como os portadores de APA, e de hiperplasia adrenal primária também não apresentam supressão dos níveis de aldosterona após a sobrecarga de sódio.

Teste de Estímulo da Aldosterona

Teste da Postura

A instituição do tratamento no HAP depende da determinação da causa da excessiva produção de aldosterona. Manobras que estimulam o sistema renina-angiotensina podem auxiliar o diagnóstico diferencial entre APA e HAI, e o teste da postura tem se mostrado o mais sensível e específico para esse propósito.

Nos pacientes portadores de APA, a secreção de aldosterona não se eleva quando o indivíduo assume a postura ereta, em virtude da acentuada supressão do sistema renina-angiotensina.[6] Ademais, por apresentarem número reduzido de receptores com afinidade pela angiotensina II (AII), também diminuída no plasma, os adenomas mostram-se pouco sensíveis à ação da AII. No período da manhã, durante a mudança de postura da posição supina para a posição ereta, os níveis de aldosterona podem até mostrar redução em relação ao valor basal. Isso ocorre paralelamente aos níveis de cortisol e, portanto, mostra-se dependente dos níveis circulantes de ACTH que, seguindo seu ritmo circadiano de secreção, apresentam queda durante o dia. Quando mantidos na posição supi-

na, os pacientes portadores de HAI apresentam ritmo de secreção de aldosterona semelhante àquele observado em pacientes com APA. Entretanto, diferindo destes últimos, os portadores de HAI apresentam, ao assumirem a postura ereta, aumento dos níveis circulantes de aldosterona de duas a quatro vezes em relação aos valores basais, sugerindo que nessa condição a sensibilidade à angiotensina persiste e se mostra até aumentada.[6] Essa maior sensibilidade à AII parece depender de um número maior de receptores nas células da camada glomerulosa do córtex adrenal hiperplasiado, com grau de afinidade pela AII também maior. O valor preditivo do teste da postura para distinguir o APA do HAI aproxima-se de 90%.[6]

Um número pequeno de pacientes portadores de APA pode apresentar elevação nos níveis plasmáticos de aldosterona durante o teste da postura. Esse tipo de APA tem sido denominado adenoma produtor de aldosterona responsivo à AII. Da mesma maneira, tem sido verificado que um certo número de pacientes com HAI não apresenta elevação dos níveis séricos de aldosterona durante o teste da postura. Esse tipo de hiperplasia, que se comporta bioquimicamente de modo semelhante ao APA, tem sido denominado hiperplasia adrenal primária. Vale lembrar também que na hiperplasia adrenal encontrada no hiperaldosteronismo remediável por glicocorticoide, não se observa elevação dos níveis séricos de aldosterona com o estímulo postural.[6,7]

Teste Terapêutico com Espironolactona

A espironolactona é um antagonista específico dos hormônios mineralocorticoides nos receptores periféricos. A administração de espironolactona a pacientes com HAP, em doses diárias que variam entre 100 e 300mg por períodos superiores a 2 semanas, resulta em redução dos níveis da pressão arterial, normalização dos níveis séricos de potássio e desaparecimento da sintomatologia. Após um período um pouco mais prolongado, de 4 a 8 semanas, observa-se normalização dos valores da APR.[8] Nos pacientes com HAI, a normalização dos níveis de potássio e a elevação da APR resultam, como seria de se esperar, em elevação na produção de aldosterona. Ao contrário, aqueles portadores de APA ou de hiperplasia adrenal primária, apesar da elevação da potassemia e da APR, não mostram alterações nos níveis plasmáticos ou na excreção urinária de aldosterona, que podem até se reduzir durante o tratamento.

AVALIAÇÃO ANATÔMICA DAS ADRENAIS NO HIPERALDOSTERONISMO PRIMÁRIO

Os tumores produtores de aldosterona são, em sua maioria, benignos e medem de 1 a 3cm de diâmetro. Dessa maneira, a detecção de um APA no córtex adrenal de um paciente com HAP pode ser feita por meio da tomografia computadorizada (TC) em 90% a 95% dos casos.[8] A ultrassonografia das adrenais não se tem mostrado um bom método para a localização de tumores pequenos, e a ressonância nuclear magnética ainda não se mostrou superior à TC em termos de sensibilidade. Entretanto, o diagnóstico diferencial entre as formas de HAP não se deve basear apenas na imagem, uma vez que incidentalomas não funcionantes são comuns e muitas hiperplasias são diagnosticadas erroneamente como adenomas.

Quando o paciente com HAP apresenta as características bioquímicas que sugerem a presença de adenoma e a TC mostra-se inconclusiva, o cateterismo seletivo das veias adrenais está indicado para obtenção de amostras de sangue e determinação dos níveis de aldosterona e cortisol. O achado de um gradiente de aldosterona entre as veias adrenais indica lateralização da produção hormonal e comprova a presença de um APA.[9,10] Quando não se comprova essa lateralização, por falta de dados positivos, chega-se ao diagnóstico de hiperplasia adrenal. Essa hiperplasia pode ser primária, mas pode também ser devida ao hiperaldosteronismo remediável por glicocorticoide.[11] Nessa condição, a administração de dexametasona, na dose de 2mg/24h (0,5mg a cada 6 horas), usualmente resulta em remissão da hipertensão e da hipopotassemia dentro de um período de 7 a 10 dias.[7]

TRATAMENTO DO HIPERALDOSTERONISMO PRIMÁRIO

Tratamento Cirúrgico

Na maioria dos casos, a adrenalectomia unilateral é o procedimento mais indicado para o tratamento do HAP dependente da presença de APA. Nesses casos, o tratamento cirúrgico resulta, na maioria das vezes, em normalização dos níveis da pressão arterial e reversão das alterações bioquímicas. Quando os níveis da pressão arterial não são totalmente corrigidos pela remoção do adenoma, pelo menos o controle dos níveis pressóricos se torna mais fácil com o uso de anti-hipertensivos. Deve ser ressaltado que a resposta da pressão arterial à adrenalectomia não guarda relação com a duração e a gravidade da hipertensão nem com o grau de comprometimento dos órgãos-alvo.

Os pacientes destinados ao tratamento cirúrgico devem ser tratados com a espironolactona por um período de 3 a 6 meses, no sentido de se obter a redução dos níveis pressóricos e de se corrigirem as alterações metabólicas. Particularmente, o déficit de potássio deve ser corrigido antes da cirurgia, uma vez que a hipopotassemia predispõe a arritmias cardíacas durante a anestesia. A re-

dução mais prolongada dos níveis pressóricos possibilita a administração de fluidos durante a cirurgia sem o risco de produzir hipertensão, o que reduz a morbidade. Além disso, os resultados obtidos com o uso da espironolactona no período pré-operatório têm valor preditivo no que diz respeito aos resultados da cirurgia. Assim, pacientes que respondem adequadamente a doses de espironolactona que variam entre 100 e 200mg/dia em um período de 30 dias têm mais chances de se beneficiarem da cirurgia. Aqueles que não respondem com redução satisfatória dos níveis da pressão arterial necessitarão, provavelmente, de medicação anti-hipertensiva no pós-operatório.

No pós-operatório imediato, agentes anti-hipertensivos em geral não são necessários, se o paciente tiver se mantido normotenso por, pelo menos, 3 meses antes da cirurgia com o uso de espironolactona. Se os níveis da pressão arterial se elevarem, o emprego de diuréticos deverá ser tentado inicialmente, antes da introdução de outros anti-hipertensivos.

Após a remoção de um APA, pode ocorrer hipoaldosteronismo seletivo, mesmo naqueles pacientes nos quais a secreção de renina foi estimulada durante o uso crônico da espironolactona. Uma possível explicação para esse fenômeno está no fato de a espironolactona ser capaz de inibir a síntese de aldosterona pela adrenal não afetada pelo tumor. Assim sendo, se indicada, a administração de potássio deve ser feita de maneira cautelosa, e os níveis séricos de potássio devem ser monitorizados com frequência. O tratamento com fludrocortisona, na dose de 0,1mg/dia, pode ser ocasionalmente necessário. As anormalidades na secreção de aldosterona podem persistir por até 3 meses.

Terapia Medicamentosa

A terapia medicamentosa está indicada em pacientes portadores de hiperplasia adrenal, em pacientes portadores de adenoma que apresentem risco cirúrgico ou em pacientes portadores de adenomas bilaterais. A hipertensão decorrente do HAP é mais bem tratada com manobras terapêuticas que produzam depleção de sal e água. Assim, a espironolactona, na dose de 100 a 200mg/dia, ou a amilorida, na dose de 10 a 20mg/dia, podem ser empregadas isoladamente ou associadas à hidroclorotiazida, na dose de 25 a 50mg/dia, ou à furosemida, na dose de 80 a 160mg/dia. Em alguns casos, pode ser necessária a adição de um bloqueador dos canais de cálcio para controle da pressão arterial. Embora a espironolactona seja o agente de escolha para o tratamento do HAP, seu uso em doses elevadas pode produzir alterações menstruais, diminuição da libido e da potência sexual, ginecomastia e mastalgia, além de sintomas gastrointestinais. Nessas situações,

Capítulo 32 Hiperaldosteronismo Primário

o uso de outros agentes poupadores de potássio, como o triantereno e a amilorida, pode ser benéfico.

TRATAMENTO DO CARCINOMA ADRENAL PRODUTOR DE ALDOSTERONA

Da mesma maneira que os APA, os carcinomas apresentam produção excessiva de aldosterona, mas demonstram aumento da produção de DOC, que tem ação mineralocorticoide importante. Os pacientes, além do quadro de hipertensão mineralocorticoide, também apresentam, em geral, dor abdominal, anorexia, perda de peso e febre. Os carcinomas são maiores do que os adenomas e podem apresentar-se como massas abdominais palpáveis, coexistindo com ascite e obstrução da cava inferior. O tratamento é cirúrgico, mas em cerca de 75% dos casos já existem metástases ao diagnóstico. Doses altas de mitotano têm efeito transitório no sentido de reduzir o crescimento do tumor e a secreção hormonal em 30% e 75% dos pacientes, respectivamente. A sobrevida é < 20% em 5 anos.

DIAGNÓSTICO DIFERENCIAL
Deficiências Enzimáticas

Duas condições de deficiência enzimática no córtex adrenal podem resultar em hipermineralocorticismo: as deficiências de 11β e 17α-hidroxilase.[3]

A 11β-hidroxilase promove a conversão do 11-desoxicortisol em cortisol. A mutação do gene *CYP11B1*, que resulta na produção de uma 11β-hidroxilase com menor atividade, leva à redução da produção de cortisol, ao aumento da secreção de ACTH e à produção aumentada de desoxicorticosterona, decorrente do aumento da atividade da via de produção de mineralocorticoide na camada fasciculada. A maior produção de desoxicorticosterona resulta em expansão de volume, elevação dos níveis da pressão arterial e supressão da produção de aldosterona. Os indivíduos afetados tendem a apresentar sinais de virilização em consequência do aumento da produção de androgênios pela camada reticular em resposta ao estímulo com ACTH. Usualmente, o quadro desenvolve-se na infância, com virilização, genitália ambígua ou virilizada no sexo feminino e desenvolvimento isossexual precoce no sexo masculino. Em casos menos graves, podem apresentar-se mais tardiamente, até o início da vida adulta. A herança é autossômica recessiva, ocorrendo um caso para cada 100 mil nascidos vivos, sendo três vezes mais comum em muçulmanos e judeus do Oriente Médio.

A 17α-hidroxilase converte a progesterona em 17-hidroxiprogesterona. A mutação do gene *CYP17*, que leva à produção da enzima 17α-hidroxilase com atividade deficiente, resulta, também, em redução na produção de corti-

sol, elevação dos níveis de ACTH e aumento da produção de desoxicorticosterona pela camada fasciculada. Os indivíduos afetados não apresentam sinais de virilização, uma vez que a atividade da 17α-hidroxilase é necessária para a biossíntese dos androgênios adrenais, assim como do estrogênio. Assim, além da hipertensão e dos níveis séricos de potássio baixos, os pacientes com cariótipo 46XX apresentam amenorreia primária e ausência de características sexuais secundárias. Pacientes com cariótipo 46XY têm quadro de pseudo-hermafroditismo masculino completo, genitália externa feminina e ausência de útero e trompas. Os testículos são intra-abdominais. A herança é autossômica recessiva, sendo a deficiência da 17α-hidroxilase muito rara.

O tratamento dessas duas condições de deficiência enzimática é feito por meio da administração de doses fisiológicas de dexametasona que, inibindo a secreção de ACTH, promovem a normalização dos níveis da pressão arterial e dos níveis séricos de potássio.

Resistência Primária aos Glicocorticoides

Mutações no gene que codifica o receptor glicocorticoide impedem que o cortisol exerça suas ações hormonais, o que caracteriza um quadro de resistência hormonal. Em consequência, ocorre elevação compensatória de ACTH para prover mais cortisol e sobrepujar a resistência à sua ação. Ocorre aumento de cortisol e DOC, o que leva à hiperestimulação do receptor mineralocorticoide. Excesso de androgênios adrenais, decorrente da mesma hiperestimulação adrenal, leva a graus variáveis de hiperandrogenismo. A herança pode ser autossômica recessiva ou dominante. Os pacientes com resistência familiar aos glicocorticoides podem apresentar-se desde a infância até a idade adulta com hipertensão, hipopotassemia, renina e aldosterona baixas, hirsutismo/virilização, ou ambos os quadros. Sinais como acne, hirsutismo, alopecia androgênica, irregularidades menstruais, oligovulação e infertilidade podem estar presentes nas mulheres. Nas crianças, o avanço da idade óssea se desenvolve por causa do hiperandrogenismo. O achado desse quadro clínico em presença de hipercortisolemia leva ao diagnóstico da síndrome. A produção de cortisol é resistente à supressão com doses baixas de dexametasona, mas responde a doses altas. O quadro difere daquele da síndrome de Cushing, uma vez que o ritmo circadiano do cortisol é mantido e não há perda óssea. Ao contrário, a densidade mineral óssea, devido ao hiperandrogenismo, pode mostrar-se aumentada. O tratamento é feito com a administração de doses altas de dexametasona para suprimir o ACTH (doses de até 3mg/dia), o que resulta na correção dos níveis de androgênios adrenais e, comumente, da hipertensão arterial e da hipopotassemia.

Síndrome de Excesso Aparente de Mineralocorticoide

Pacientes portadores dessa anormalidade rara apresentam as mesmas características do hipermineralocorticismo (hipertensão, hipopotassemia, retenção de sódio e hiporreninemia), embora não apresentem elevação dos níveis séricos de mineralocorticoide. Essa condição, inicialmente descrita em crianças, é causada pela deficiência da enzima 11β-hidroxiesteroide desidrogenase tipo 2, responsável pela inativação do cortisol em cortisona nas células. Essa deficiência enzimática no rim resulta em níveis renais elevados de cortisol, que promovem a ativação dos receptores mineralocorticoides. A hipertensão arterial nessa síndrome depende do aumento de reabsorção de sódio e responde ao tratamento com espironolactona. Trata-se de doença autossômica recessiva com sinais clínicos que incluem baixo peso ao nascimento, poliúria, deficiência de crescimento, hipertensão, hipopotassemia, alcalose metabólica e supressão do sistema renina-angiotensina-aldosterona. Além disso, tem sido associada a nefrocalcinose, insuficiência renal e morte súbita. Os níveis baixos da atividade plasmática de renina e de aldosterona, associados à relação cortisol/cortisona na urina muito elevada, fazem o diagnóstico da síndrome.

Uma forma adquirida dessa síndrome tem sido descrita em pacientes habituados ao consumo de alcaçuz. Nessa condição, o alcaloide ativo do alcaçuz, o ácido glicirretínico, é capaz de inibir a enzima 11β-hidroxiesteroide desidrogenase tipo 2, ocasionando o aumento dos níveis renais de cortisol e o consequente aumento de sua atividade mineralocorticoide no rim.

Receptor Mineralocorticoide Mutante Desenvolvendo Afinidade para Progesterona e Outros Esteroides

A mutação do receptor mineralocorticoide que leva à perda de sua especificidade, permitindo sua ativação por vários esteroides, incluindo progesterona e cortisona, além da espironolactona, é causa de hipertensão precoce em homens e mulheres. Na gravidez, os níveis altos de progesterona levam a um quadro mais grave.

Além da hipertensão familiar, o quadro inclui hipopotassemia e supressão dos níveis de renina e aldosterona, caracterizando uma condição de hipermineralocorticismo. O tratamento é feito com a administração de amilorida e triantereno, lembrando que o uso da espironolactona agrava o quadro.

PSEUDO-HIPERALDOSTERONISMO – SÍNDROME DE LIDDLE

Pacientes com essa síndrome apresentam as mesmas anormalidades que caracterizam o hipermineralocorticismo, mas demonstram níveis suprimidos de renina e aldosterona, sem que se possa identificar aumento da produção de outro esteroide capaz de estimular o receptor mineralocorticoide. O quadro resulta de mutações nos genes das subunidades do canal de reabsorção de sódio no túbulo coletor do néfron. Este é composto das subunidades α, β, γ e mutações nas subunidades β e γ levam à hiperfunção desse canal com aumento da reabsorção de sódio. A administração de espironolactona nessa condição não corrige as anormalidades bioquímicas, como ocorre em situações de excesso de mineralocorticoide. A administração de fármacos que inibem o transporte de sódio nas porções distais do néfron, como a amilorida, reduz os níveis da pressão arterial e promove melhora na hipopotassemia.

Referências

1. Ganguly A. Prymary aldosteronism. N Engl J Med 1998; 339:1828.
2. Kaplan NM. The current epidemic of primary aldosteronism: causes and consequences. J Hypertens 2004; 22:863.
3. Rossi GP, Bernini G, Caliumi C et al. A prospective study of primary aldosteronism in 1,125 hypertensive patients. J Am Coll Cardiol 2006; 48:2293-300.
4. Stewart PM. Mineralocorticoid hypertension. Lancet 1999; 353:1341.
5. Mulatero P, Stowasser M, Keh-Chuan L et al. Increased diagnosis of primary aldosteronism, including surgically correctable forms, in centers from five continents. J Clin Endocrinol Metab 2004; 89:1045-50.
6. Montori VM, Schwartz GL, Chapman AB et al. Validity of the aldosterone-renin ratio used to screen for primary aldosteronism. Mayo Clin Proc 2001; 76:877.
7. Kater C. Rastreamento, comprovação e diferenciação laboratorial do hiperaldosteronismo primário. Arq Bras Endocrinol Metab 2002; 46:106.
8. McMahon GT, Dluhy RG. Glucocorticoid-remediable aldosteronism. Cardiol Rev 2004; 12:44.
9. Radin DR, Manoogiran C, Nadler JL. Diagnosis of primary hyperaldosteronism. Importance of correlating CT findings with endocrinologic studies. Am J Roentgenol 1992; 158:553.
10. Rossi GP, Sacchetto A, Chiesura-Corona M et al. Identification of the etiology of primary aldosteronism with adrenal vein sampling in patients with equivocal computed tomography and magnetic resonance findings: results in 104 consecutive cases. J Clin Endocrinol Metab 2001; 86:1083.
11. Sheaves R, Goldin J, Reznek RH et al. Relative value of computed tomography scanning and venous sampling in establishing the cause of primary hyperaldosteronism. Eur J Endocrinol 1996; 134:308.

33

Massas Adrenais Descobertas Incidentalmente

Daniela Espíndola Antunes • Martha Katherine P. Huayllas • Cláudio E. Kater

A DIMENSÃO DO PROBLEMA

A descoberta incidental de lesão adrenal foi descrita há cerca de três décadas[1] e tornou-se um evento frequente na medicina moderna de alta tecnologia como resultado da ampla disseminação na prática clínica de técnicas de imagem sofisticadas, solicitadas por sintomas não endocrinológicos.

O incidentaloma adrenal (IA) é definido como uma lesão anatômica > 1cm de diâmetro, descoberta casualmente por exames de imagem, na ausência de sintomas ou achados clínicos sugestivos de doença adrenal.[2]

As massas adrenais estão entre os tumores humanos mais prevalentes, apesar da raridade do câncer adrenal primário. Em estudos de necropsia, os IA estão presentes em cerca de 3% da população de meia-idade, mas nos idosos sua prevalência eleva-se expressivamente para 10%,[3-5] com pico entre a quinta e a sétima década. Os IA têm sido detectados em milhões de pessoas no mundo, sendo considerado um problema de saúde pública.[6]

O adenoma cortical clinicamente silencioso é o tumor mais frequente entre os IA. Dentre as anormalidades hormonais, a mais comum é a produção de cortisol em níveis discretamente suprafisiológicos, conhecida como hipercortisolismo subclínico (algumas vezes chamada de "síndrome de Cushing subclínica"). Essa condição está frequentemente associada a anormalidades metabólicas.[7] Também podem ser causas subjacentes tumores manifestamente secretores de cortisol, catecolaminas e aldosterona, produzindo, respectivamente, síndrome de Cushing, feocromocitoma e hiperaldosteronismo primário (HAP).

O principal objetivo no manejo das massas adrenais clinicamente não aparentes é distinguir as lesões malignas (carcinomas e metástases) e aquelas secretoras de hormônios da vasta maioria de massas benignas não produtoras, as quais não costumam necessitar de tratamento clínico ou cirúrgico. Em boa parte dos casos, entretanto, a simples avaliação bioquímica não é esclarecedora, o que tem propiciado o desenvolvimento de novas técnicas de imagem e marcadores moleculares visando auxiliar a distinção entre lesões benignas e malignas, funcionantes e não funcionantes.

O manejo clínico dos IA tem sido objeto de controvérsias, dadas sua alta incidência e múltiplas facetas de apresentação, mesmo após proposta de consenso organizada pelo National Institutes of Health (NIH), em 2003,[8] pela American Association of Clinical Endocrinologists (AACE)/American Association of Endocrine Surgeons (AAES), em 2009,[9] e pela Italian Association of Clinical Endocrinologists, em 2011.[5]

Prevalência

A prevalência de IA varia de acordo com o critério de inclusão, o método de imagem utilizado e a faixa etária. Em uma grande série de pacientes, examinados por ultrassonografia (US) de rotina, foi encontrada prevalência de 0,1% a 0,5%.[10] Com a tomografia computadorizada (TC) e a ressonância nuclear magnética (RNM), procedimentos tecnicamente superiores, esses números sobem: em estudo com 61.054 TC de abdome realizado entre 1985 e 1990, tumor adrenal incidental (> 1cm) foi detectado em 0,4% dos casos.[11] Estudo subsequente utilizando *scanner* de alta resolução,[12] reportou prevalência de 4,4%. Em séries de autópsia, a prevalência de massas previamente não diagnosticadas varia entre 1,4% e 8,7%.[3]

O acesso cada vez maior a técnicas de imagem avançadas faz antever o crescimento da prevalência, especialmente na população idosa. A frequência de IA aumenta com a idade, sendo relativamente incomum antes dos 30 anos e atingindo um pico, de cerca de 10%, entre a quinta e a sétima década de vida.[5,13]

Parece não haver diferença de gênero, mas massas adrenais descobertas incidentalmente são mais frequentes entre pacientes obesos, diabéticos e hipertensos.[3]

A prevalência de metástases, carcinoma e lesões funcionantes depende da definição de IA e da inclusão ou não de séries cirúrgicas, histopatológicas e oncológicas. IA "verdadeiros", por definição de consenso, são massas > 1cm detectadas durante exame de imagem solicitado por queixas extra-adrenais. Séries cirúrgicas tendem a incluir tumores maiores e com algum grau de hipersecreção hormonal. Estudos que excluem pacientes com doença maligna previamente conhecida têm taxa de metástases muito menor do que os que não a excluem.[14] Revisão recente de 828 estudos publicados selecionou apenas nove artigos que preenchiam o critério estrito para diagnóstico de IA "verdadeiro". Os autores concluíram que a prevalência de lesões malignas e funcionantes deve estar superestimada na literatura. A frequência encontrada para adenocarcinomas foi de 2%, com menos de 1% para metástases,[15] bem menores do que as médias geralmente reportadas, de cerca de 8% e 5%, respectivamente.[5]

A Tabela 33.1 mostra a prevalência e o diagnóstico etiológico de acordo com oito estudos incluídos no AME Statement Position on Adrenal Incidentaloma.[5] Os dados apresentados devem ser interpretados com cautela devido à falta de uniformidade nos critérios de inclusão e exclusão.

Tabela 33.1 Prevalência de IA de acordo com a Italian Association of Clinical Endocrinologists (AME Position Statement on Adrenal Incindentaloma)[5]

Tipo de tumor	Média (%)	Intervalo (%)
Estudos clínicos		
Adenoma	80	33 a 96
Não funcionantes	75	71 a 84
Secretor de cortisol	12	1,0 a 29
Aldosteronoma	2,5	1,6 a 3,3
Feocromocitoma	7	1,5 a 14
Carcinoma	8	1,2 a 11
Metástases	5	0 a 18
Estudos cirúrgicos		
Adenoma	55	49 a 69
Não funcionantes	69	52 a 75
Secretor de cortisol	10	1,0 a 15
Aldosteronoma	6	2,0 a 7
Feocromocitoma	10	11 a 23
Carcinoma	11	1,2 a 12
Mielolipoma	8	7 a 15
Cisto	5	4 a 22
Ganglioneuroma	4	0 a 8
Metástases	7	0 a 21

ETIOLOGIA E AVALIAÇÃO DO ESTADO FUNCIONAL

A presença de lesão adrenal descoberta incidentalmente em paciente assintomático não significa ausência de hiperatividade hormonal. Portanto, pacientes com IA necessitam, além dos exames de imagem, história e exame físico detalhados e avaliação hormonal pertinente.

Hipercortisolismo subclínico (HSC) e feocromocitoma são suficientemente comuns entre os IA para que seja recomendado rastreamento em todos os casos, com exceção de imagens com características típicas de mielolipomas ou cistos.[8] Adicionalmente, pacientes hipertensos e/ou hipopotassêmicos devem ser avaliados para HAP.

Massas Adrenocorticais Benignas

Lesões benignas correspondem à vasta maioria dos IA. São lesões inequivocamente benignas nas quais não existem evidências de degeneração com eventual malignização.[16] Os adenomas compreendem de 87% a 97,5% dessas lesões, dependendo do critério de seleção utilizado. Com frequência, são clinicamente assintomáticas, embora 10% a 15% sejam funcionantes.[4,5,15]

O tamanho dos adenomas em pacientes com suspeita de doença adrenal varia de 1,4 a 4,9cm de diâmetro, com média de 3,3cm.[17] Em pacientes sem suspeita de doença adrenal acompanhados em nosso serviço na UNIFESP, esses números variaram de 1,2 a 4,6cm.[18]

Massas benignas secretoras de androgênios e/ou estrogênios são incomuns. Contudo, a prevalência de HSC é relativamente frequente. Por conseguinte, insuficiência adrenal após excisão cirúrgica de adenoma aparentemente "silencioso" tem sido descrita em 18% a 20% dos casos, em virtude da atrofia da glândula contralateral.[13]

Adenomas Secretores de Esteroides

Síndrome de Cushing e Hipercortisolismo Subclínico

A síndrome de Cushing (com manifestações clínicas evidentes) pode estar associada a IA, como em caso de investigação de complicação com dor abdominal por sepse. Em algumas ocasiões, pode ser negligenciada quando o profissional não é familiarizado com os sinais e sintomas da síndrome. Entretanto, a maioria dos pacientes com IA apresenta hiperprodução discreta de cortisol, dita HSC ou "síndrome de Cushing subclínica", uma desordem hormonal recentemente caracterizada e detectada quase que exclusivamente no contexto da descoberta de um IA.[19] Classicamente, o HSC é definido como secreção autônoma de cortisol em pacientes que não apresentam sinais e sintomas típicos de síndrome de Cushing.[20] No entanto, é frequente o achado de quadro clínico aparentemente inespecífico, associando obesidade, hipertensão arterial e distúrbios metabólicos, como dislipidemia e intolerância à glicose ou diabetes.[21,22] Essas manifestações, semelhantes às encontradas na síndrome metabólica, podem levantar a suspeita de hipercortisolismo, na qual osteopenia e osteoporose também costumam ser manifestações associadas. Seria mais adequado utilizar, então, a expressão síndrome de Cushing sutil ou leve, como propõe Nieman,[23] em vez de HSC.

Adicionalmente, alguns autores definem HSC como a secreção autônoma de cortisol na ausência de sinais clínicos de excesso desse hormônio, associada a pelo menos duas anormalidades do eixo hipotálamo-hipófise-adrenal.[4,5,9] Desse modo, a prevalência de pacientes com HSC varia na dependência do critério diagnóstico empregado e do(s) teste(s) e pontos de corte utilizados, situando-se entre 5% e 20%.[4,5,8,9,20]

Estudo realizado na UNIFESP sugeriu que a prevalência de HSC está aumentada em pacientes obesos com *diabetes mellitus* do tipo 2,[24] uma população com maior risco para síndrome de Cushing.[25,26] Tem sido relatado, também, aumento da prevalência de anormalidades hormonais discretas em pacientes com IA bilaterais.[26]

Na avaliação hormonal específica desses pacientes, pode-se comprovar algum distúrbio na dinâmica do cortisol, como ausência de ritmo circadiano, ausência de supressão do cortisol sérico ou salivar com dexametasona, cortisol livre urinário supranormal e resposta bloqueada do ACTH ao CRH.[4] Contudo, é difícil a avaliação bioquímica do HSC na prática clínica. Os testes padronizados para rastreamento de síndrome de Cushing manifesta não se aplicam bem aos pacientes sem sinais evidentes de HSC. A probabilidade pré-teste é comparável à de testes falso-positivos.[5]

O teste de supressão *overnight* com 1mg de dexametasona tem sido sistematicamente utilizado como teste inicial para rastreamento, sendo recomendado em vários consensos e pela maioria dos autores.[5,8,9,14,20,27] O ponto de corte para a resposta ser considerada positiva não é consensual, embora a maioria dos pacientes suprima o cortisol sérico para níveis < 5µg/dL às 8h. Quando considerados pontos de corte mais baixos, como 1,8µg/dL, há nítido aumento da sensibilidade diagnóstica, embora ocorram mais casos falso-positivos. De acordo com os principais consensos e diretrizes,[4,8,9] o ponto de corte mais adequado para o diagnóstico dessa condição seria 5µg/dL, uma vez que reduziria o número de falso-positivos, evitando consequências negativas dos pontos de vista econômico e psicológico, além de cirurgias desnecessárias.

Ainda com o intuito de evitar resultados falso-positivos, decorrentes do metabolismo acelerado da dexameta-

sona, ou no contexto de condições que sabidamente causam hiperativação do eixo hipotálamo-hipófise-adrenal, como alcoolismo, depressão e *diabetes mellitus*, pode ser proposto teste de supressão com doses mais altas de dexametasona (2mg por 48 horas).[19]

Diante de teste de supressão com 1mg de dexametasona positivo (ausência de supressão) e presença de sinais sugestivos de HSC, devem ser solicitados testes adicionais, como dosagens de cortisol livre na urina de 24 horas (CLU) e ACTH. Níveis de CLU acima do valor de referência do método devem ser considerados positivos;[4,19] entretanto, esse teste costuma se alterar mais tardiamente[29] no HSC, sendo menos sensível do que o teste de supressão com 1mg de dexamentasona.[19,27] Níveis suprimidos de ACTH também embasam o diagnóstico de HSC, quando utilizado ensaio apropriado com limite de detecção baixo.

Estudos recentes evidenciaram que o cortisol salivar normal às 23h não exclui HSC em pacientes com IA, não sendo recomendado para rastreamento até que mais dados estejam disponíveis.[29,30]

O HSC ainda não está bem caracterizado como uma entidade nosológica e seu curso natural é pouco conhecido, mas a evolução para síndrome de Cushing clássica é observada em número insignificante de casos (< 1%)[5,15] (veja o tópico *Seguimento*).

Hiperaldosteronismo

A prevalência de aldosteronomas como causa de IA é de 0,6% a 6%.[4,5,15] O HAP deve ser investigado em todo paciente com IA hipertenso e/ou hipopotassêmico, uma vez que a secreção excessiva de aldosterona está associada a aumento do risco de doença cardiovascular e síndrome metabólica.[20]

A relação aldosterona:atividade plasmática de renina (RAR) é, atualmente, o teste mais apropriado e conveniente para rastreamento de aldosteronomas entre hipertensos, e por isso deve ser empregada na avaliação de suspeita de HAP no IA. Os valores de corte de 27 ng/dL:ng/mL/h para RAR e de 12ng/dL para concentração de aldosterona sérica mostram sensibilidade de 89,8% e especificidade de 98,2% para o diagnóstico de hiperaldosteronismo.[31] A hipopotassemia, considerada historicamente como característica de HAP, é vista apenas em estádios mais tardios da doença. Como atualmente é encontrada em apenas um terço dos pacientes ao diagnóstico,[32] a dosagem de potássio sérico, embora bastante específica de HAP, não se mostra um bom exame para *screening*. Entretanto, recentemente foi demonstrado, no IA, que o hiperaldosteronismo mantido pode levar à hipopotassemia sem hipertensão, fundamentando a indicação da dosagem da RAR em todos os pacientes com IA hipertensos e/ou hipopotassêmicos.[33]

Vários medicamentos podem interferir na avaliação da atividade plasmática de renina e aldosterona, sendo o antagonista do receptor da aldosterona espironolactona o principal deles. Recomenda-se que esse medicamento seja suspenso por pelo menos 6 semanas antes da avaliação;[5] nessa situação, o controle pressórico deve ser feito, preferencialmente, com inibidores do canal de cálcio não diidropiridínicos (verapamil), vasodilatadores (hidralazina) e/ou alfabloqueadores (prazosina), o que nem sempre é possível em pacientes com hipertensão grave.

Testes dinâmicos, como infusão EV de solução salina e administração oral de fludrocortisona com sobrecarga oral de sódio, devem ser realizados para confirmação da autonomia da secreção de aldosterona no HAP. A ausência de supressão confirma o diagnóstico.

Excesso de Hormônios Sexuais

Mais comumente, as massas secretoras de androgênios e/ou estrogênios são carcinomas volumosos. Se não forem clinicamente aparentes na época do diagnóstico, virilização ou feminização manifestam-se em pouco tempo. Adenomas raramente secretam hormônios sexuais isoladamente. Dosagem rotineira de testosterona e estrogênio não é recomendada no contexto dos IA.

Feocromocitoma

O feocromocitoma é um tumor de células cromafins da medula adrenal produtor de catecolaminas, que pode levar a significativa morbimortalidade, principalmente quando não diagnosticado. Trata-se de causa frequente de IA, contabilizando 3,1% a 10% dessas massas.[4,5,15]

O feocromocitoma é causa incomum de hipertensão secundária. Suas manifestações variam desde a presença mantida de hipertensão, em 48% dos casos, até níveis pressóricos normais, em 13% dos pacientes; paroxismos clássicos (cefaleia, sudorese e palpitação) ocorrem em apenas um terço, enquanto 8% são completamente assintomáticos.[34] Na revisão de 50 anos das séries de necropsias da Mayo Clinic, o feocromocitoma foi encontrado em 0,13% dos casos, não tendo sido previamente suspeitado em 75% dos indivíduos quando vivos, mas tendo contribuído para o óbito em 55% dos casos.[35]

A maioria desses tumores é benigna (90%), e a forma mais frequente de apresentação é a esporádica, embora 30% dos casos façam parte de síndromes familiares, incluindo a neoplasia endócrina múltipla do tipo 2 (NEM2), a doença de von Hippel-Lindau (VHL) e a neurofibromatose do tipo 1 (NF-1).[35]

Feocromocitoma deve ser investigado em todo paciente com massa adrenal clinicamente não aparente, ainda que o fenótipo da imagem não seja sugestivo de tecido adrenomedular.[2,5,8] Com o advento de exames de imagem sofisticados, tem sido diagnosticado nas fases pré-sintomáticas, sendo, nas séries mais recentes,[36] descoberto incidentalmente em 49% a 58% dos casos.

O rastreamento para detecção de feocromocitoma deve incluir a dosagem de metanefrinas e/ou de catecolaminas em urina de 24 horas, sendo as primeiras as mais sensíveis. A medida de catecolaminas plasmáticas não deve ser realizada isoladamente, pois apresenta índices elevados de resultados falso-positivos.[14] Já a dosagem de metanefrinas plasmáticas é bastante sensível (99%) para o diagnóstico do feocromocitoma esporádico, mas tem especificidade menor que as metanefrinas urinárias (82% vs. 89%).[34] Apesar de alguns autores recomendarem a medida de metanefrinas plasmáticas fracionadas como avaliação inicial no IA,[4,9] é prudente realizá-la apenas quando a suspeita de feocromocitoma subclínico é alta, com base no fenótipo da imagem, mas com resultados de estudos de urina de 24 horas normais.[20] Sua dosagem não é amplamente disponível e o número de testes falso-positivos aumenta com a idade, apresentando queda da especificidade para 77% em indivíduos com mais de 60 anos de idade.[37]

As dosagens plasmáticas de cromogranina A (CgA, uma proteína cossecretada com as catecolaminas pelos grânulos de células neuroendócrinas) e do neuropeptídeo Y, embora não específicas para o feocromocitoma, já que podem estar elevadas em outros tumores neuroendócrinos, podem ser úteis no diagnóstico. Os níveis de CgA correlacionam-se com o volume da massa[14] e estão elevados em 80% dos casos; já os níveis de neuropeptídeo Y estão altos em 87% dos pacientes.[38]

Carcinoma Adrenocortical

O carcinoma adrenocortical (CA) é raro, com incidência de 0,6 a 2 casos por milhão de habitantes,[39] mas, curiosamente, apresenta incidência 10 a 15 vezes maior na população brasileira, em particular na região Sudeste do país. Além disso, tem sido mostrada predominância no sexo feminino, sem razão aparente.

No contexto dos IA, tem sido relatada prevalência de CA entre 2% e 11% dos casos,[4,5,15] de acordo com critérios de inclusão e exclusão utilizados no estudo. Quanto maior o diâmetro da massa, maior o risco de malignidade (Tabela 33.2). Dois por cento dos tumores > 4cm são carcinomas e 65% são adenomas; assim, diâmetro > 4cm tem 90% de sensibilidade para detecção de carcinoma adrenocortical, mas baixa especificidade.[5,40]

Capítulo 33 — Massas Adrenais Descobertas Incidentalmente

Tabela 33.2 Distribuição de etiologias (em %) de acordo com o tamanho da lesão

	Tamanho da lesão			
	< 2 a 4 cm	4,1 a 6cm	> 6cm	Geral
Adenomas	66	29	18	**41**
Carcinomas	2	6,5	23,5	**10,5**
Feocromocitomas	2	13	11	**8**
Metástases	21	18	17	**20**
Cistos	4,5	3	–	**2,5**
Mielolipomas	–	15,5	13	**9,5**
Ganglioneuromas	–	9	7,5	**6**
Outros	4,5	6	10	**2,5**
Total	100	100	100	**100**

Dados compilados de oito estudos com diagnóstico histológico.
Adaptada da referência 14.

Os CA podem ser clinicamente funcionantes ou não. Embora quadros clínicos específicos estejam associados a lesões com produção hormonal comprovadamente aumentada, a síntese hormonal não se encontra necessariamente normal nas lesões ditas não funcionantes. Usando a classificação clínica, os tumores funcionantes compreendem de 26% a 94% dos CA. Virilização isolada é mais comum em crianças, enquanto nos adultos predominam síndromes mistas, com produção de cortisol e androgênios e, ocasionalmente, aldosterona. Embora tumores secretores de estrogênios sejam raros, são frequentemente malignos, podendo causar feminização em crianças e adultos.[41]

O prognóstico desses tumores é reservado, com média de sobrevida de 18 meses. Apenas 32% dos pacientes são diagnosticados nos estádios mais precoces (I e II), ainda confinados às adrenais.[39] Mais uma vez o fator tamanho mostra-se importante pois, quanto menor o CA à época do diagnóstico, menor o estágio tumoral e melhor o prognóstico.

Metástases

A glândula adrenal é sítio frequente de metástases de vários tipos de cânceres; entretanto, não é usual a detecção de IA antes de uma neoplasia extra-adrenal ter sido descoberta. Em especial, o diagnóstico de metástases deve ser suspeitado em presença de massas bilaterais. Em revisão de 1.000 autópsias de pacientes com carcinoma de vários sítios, as adrenais estavam acometidas em 27% dos casos;[42] entretanto a detecção de IA sem identificação prévia do câncer primário ocorreu em apenas 5,8% dos casos com acometimento bilateral e em 0,2% das lesões unilaterais em outra série de 1.600 necropsias.[43]

Os principais cânceres que produzem metástases para as adrenais são o linfoma e os carcinomas pulmonar e mamário. Melanomas, leucemias e carcinomas renais, ovarianos, de esôfago e pâncreas também podem metastatizar para adrenais.

Lesões Bilaterais

Quando massas bilaterais são encontradas (em 10% a 15% dos IA,[5,6] os seguintes diagnósticos são mais prováveis: doença metastática, linfoma, processos infecciosos (tuberculose, doenças fúngicas), hiperplasia adrenal congênita (HAC), hiperplasia adrenal macronodular, síndrome de Cushing ACTH-dependente, hiperaldosteronismo primário (forma hiperplásica), amiloidose e outras doenças infiltrativas. Adenomas adrenais bilaterais, funcionantes ou não, têm sido descritos apenas raramente.

Ao contrário do paciente com IA unilateral, todo paciente com massas bilaterais deve ser investigado, também, para possível hipofunção adrenocortical.

Outras Lesões

O mielolipoma adrenal é um tumor benigno do córtex, composto de gordura e tecido hematopoético. Em geral, é funcionalmente inativo, de crescimento lento (usualmente não excedendo a 5cm) e detectado de maneira incidental. Assim como os cistos adrenais, o mielolipoma não exige tratamento específico, a não ser que seja volumoso e cause dor e compressão de estruturas adjacentes.

Outras condições podem ser detectadas ocasionalmente como um IA, em especial ganglioneuromas, hiperplasia adrenal, hematomas e, raramente, carcinoma epitelial e angiomielolipoma.

Síndromes Genéticas

Uma variedade de síndromes genéticas incomuns predispõe ao surgimento de tumores adrenocorticais, como Li-Fraumeni, Beckwith-Wiedemann, neoplasia endócrina múltipla do tipo 1 (NEM1), complexo de Carney e síndrome de McCune-Albright. Outras, como NEM2 (2A e 2B), von Hippel-Lindau e neurofibromatose do tipo 1, predispõem a tumores adrenomedulares.

Valor do Sulfato de Deidroepiandrosterona

Ainda existem controvérsias sobre o valor da medida sistematizada do sulfato de deidroepiandrosterona (DHEA-S) na avaliação do IA. O DHEA-S é produzido por estímulo do ACTH e, desse modo, níveis baixos são observados com maior frequência em adenomas secretores de cortisol, podendo fundamentar o diagnóstico de HSC.[9] Entretanto, são conflitantes os dados a respeito de seu valor como marcador de produção indireta de cortisol.[5] Os níveis de DHEA-S declinam fisiologicamente com a idade, o que pode dificultar sua interpretação na população idosa.[44]

Valores elevados podem ser encontrados nos carcinomas, em função do tamanho do tumor: quanto maior a massa, maior sua produção.[45] Contudo, tanto a sensibilidade como a especificidade do DHEA-S são baixas para distinguir lesões benignas de malignas: 51% e 65%, respectivamente.[18,45] Além disso, carcinomas podem apresentar valores normais ou mesmo baixos de DHEA-S, assim como os adenomas.

"Defeitos" da Esteroidogênese Adrenal

Em pacientes com IA, é comum a observação de resposta exagerada da 17-hidroxiprogesterona (17OHP) ao estímulo com ACTH, mas seu significado clínico não está claro. Em um estudo italiano,[4] essa hiper-resposta foi encontrada em metade dos tumores corticais e em 68% dos pacientes com HSC. Foi sugerido que a deficiência "não reconhecida" da 21-hidroxilase (21OH) poderia resultar em aumento da secreção de ACTH e ser um fator predisponente para a formação do adenoma.[13] Contudo, a adrenalectomia normalizou essas alterações na maioria dos pacientes com IA,[4] não tendo sido encontrada qualquer mutação germinativa do gene CYP21. Isso sugere que o defeito enzimático pode estar restrito à célula neoplásica como resultado da desdiferenciação celular. Finalmente, o achado de secreção autônoma concomitante de cortisol.[4,13] confirma que, na maioria dos casos, a redução da atividade da 21OH representa apenas mais um defeito intratumoral da esteroidogênese, como já demonstrado com a 11β-hidroxilase (11βOH).[46]

Por outro lado, a presença de nódulos adrenais foi detectada em 80% de pacientes com HAC, homozigotos para a deficiência da 21OH, e em 45% dos heterozigotos.[47] Entretanto, esses dados parecem não ter sido confirmados nem contestados por outros.

Dessa maneira, a resposta exagerada da 17OHP ao estímulo com ACTH em casos de IA é de difícil interpretação, já que não é específica de deficiência congênita da 21OH.

Já a inibição da 11βOH, caracterizada hormonalmente por elevações do composto S e da desoxicorticosterona e clinicamente pela presença de hipertensão e hipopotassemia, parece ser uma característica marcante dos carcinomas adrenais virilizantes ou feminizantes. O mecanismo sugerido consiste no excesso de androgênios, especialmente androstenediona, agindo como pseudossubstrato para essa enzima mitocondrial e inibindo sua atividade enzimática.[46]

Perspectivas no Diagnóstico Bioquímico e Molecular

Alguns marcadores moleculares têm sido estudados para diferenciar tumores malignos de benignos. Mecanismos de desenvolvimento de IA produtores de cortisol, variantes gênicas associadas ao desenvolvimento de lesões bilaterais e anormalidades metabólicas têm sido elucidados.

O mutante p53, o antígeno associado à proliferação de Ki67 e a perda de heterozigosidade nos *loci* 17p13 e 11p15 têm sido usados para distinguir tumores adrenais malignos de benignos.[48] No Sul e no Sudeste brasileiros, onde a prevalência de carcinoma adrenal é cerca de 10 a 15 vezes a observada em outros países, a mutação germinativa do p53, R337H, está presente na maioria dos casos diagnosticados,[49,50] principalmente em crianças. Boulle et al.[51] encontraram maiores níveis plasmáticos do fator de crescimento semelhante à insulina-2 (IGF-2) em pacientes com doença metastática.

A ativação constitutiva da β-catenina, componente da via de sinalização Wnt e essencial para o desenvolvimento embriológico das adrenais, tem sido identificada com frequência tanto em tumores adrenocorticais benignos como em malignos, inclusive aldosteronomas e adenomas secretores de cortisol.[52,53]

O desenvolvimento de lesões bilaterais suporta fortemente um possível fator patogênico sistêmico, embora sua presença tenha sido demonstrada em poucas situações, como na hiperplasia adrenal congênita. Estudos recentes evidenciaram que, em grande proporção dos adenomas unilaterais produtores de cortisol, o mecanismo da produção aumentada desse esteroide é o mesmo encontrado na hiperplasia adrenal macronodular independentemente de ACTH, ou seja, expressão aberrante ou ativação de receptores não ACTH em tecido adrenal. Receptores aberrantes encontrados no adenoma unilateral secretor de cortisol e na hiperplasia adrenal macronodular independentemente de ACTH incluem o da vasopressina, da serotonina, do LH, da β-hCG e do GIP.[54]

Finalmente, Majnik et al.[55] mostraram, em 100% dos casos estudados, associação entre a variante N363S do receptor de glicocorticoide (GR) e incidentalomas bilaterais e alterações na homeostase da glicose.

FENÓTIPO DA IMAGEM
Tomografia Computadorizada

A TC tem sido o procedimento primário preferido para avaliação anatômica das glândulas adrenais,[5,8,9,20,56] uma vez que se encontra amplamente disponível e é de realização rápida, além de oferecer a mais alta resolução espacial. Quando se utiliza técnica de varredura apropriada, as glândulas adrenais podem ser visualizadas em virtualmente 100% dos casos. Para a maioria dos pacientes, a técnica de estudo mais apropriada consiste em cortes finos (2 a 3mm de espessura), com intervalos de 1,5 a 3mm, na região adrenal, seguindo contraste oral. Quando apropriado, imagens pós-contraste são obtidas na fase "venosa portal" e na fase "tardia", 60 a 90 segundos e 15 minutos após injeção do contraste, respectivamente.[56]

Os adenomas adrenais são, em geral, pequenos, homogêneos, bem definidos e com margens claras; é incomum a presença de calcificação, necrose ou hemorragia. A maioria permanece com tamanho estável em TC seriadas.[57] Já os carcinomas exibem, com frequência, margens irregulares e densidade heterogênea (Figura 33.1); calcificações e áreas de necrose são eventos atípicos, mas ocorrem especialmente em lesões mais volumosas. O tamanho tem sido muito valorizado, e, embora ainda não se tenha definido um ponto de corte com sensibilidade e especificidade significativas, costuma-se empregar o limite de 4cm para definição provável de lesão benigna; lesões > 6cm têm maior probabilidade de serem malignas, mas carcinomas adrenais de até 2,5cm de diâmetro têm sido documentados (Tabela 33.2).

Com frequência, os adenomas têm elevado conteúdo lipídico intracitoplasmático, o que possibilita a avaliação quantitativa de sua densidade, medida pelo valor de atenuação da lesão, convencionalmente expresso como unidades Hounsfield (UH). Em geral, os adenomas têm valores de atenuação < 18UH; assim, quando a lesão tem coeficiente de atenuação < 10UH, parece não haver necessidade de avaliação adicional, dada a alta probabilidade (100% de especificidade) de se tratar de adenoma rico

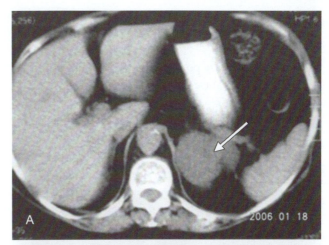
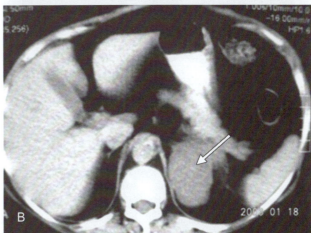
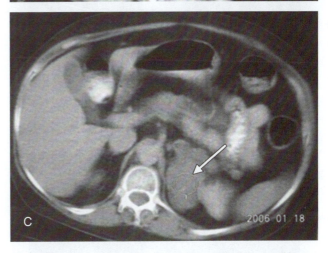

Figura 33.1 TC de carcinoma de adrenal esquerda. Massa sólida com 5cm de diâmetro e contornos irregulares. **A.** Densidade pré-contraste de 32UH. **B.** Fase portal de 85UH. **C.** Fase tardia de 65UH, com índice de clareamento de 37%.

em lipídios.[58] No entanto, cerca de 25% dos adenomas são pobres em lipídios, apresentando coeficientes de atenuação mais elevados.

Como nem todos os adenomas podem ser totalmente caracterizados usando-se apenas TC não contrastada, emprega-se, para esse fim, a técnica do clareamento (*washout*) rápido com contraste endovenoso, utilizando a fórmula:

Clareamento = (fase portal – fase tardia)/(fase portal – fase pré-contraste)

Dessa maneira, pode-se estabelecer o diagnóstico diferencial entre adenomas pobres em lipídios e massas indeterminadas (metástases ou carcinomas) (Figura 33.2).

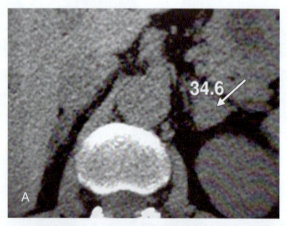
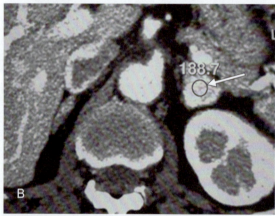
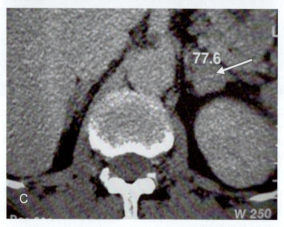

Figura 33.2 TC com técnica do *washout* mostrando nódulo em adrenal esquerda, medindo 2cm de diâmetro. **A.** Densidade pré-contraste de 34UH. **B.** Fase portal de 188UH. **C.** Fase tardia de 77UH, com índice de clareamento de 72%, configurando adenoma pobre em lipídio.

Valores de *washout* > 60% são indicativos de adenomas, enquanto valores < 60% sugerem massas indeterminadas.[59] Desse modo, a sensibilidade e a especificidade da TC para detecção de adenomas giram em torno de 75% e 95%, respectivamente.[15]

As metástases em adrenal não apresentam características morfológicas específicas; seu tamanho pode variar desde lesões microscópicas a massas volumosas, podendo também ser uni ou bilaterais. Lesões maiores podem ter áreas císticas, como resultado de hemorragia ou necrose central, mas calcificações são raras. Os valores de atenuação são geralmente maiores do que nos adenomas, mas pode ocorrer alguma sobreposição.[60] Estudos recentes têm mostrado atraso significativo na eliminação do contraste (*washout* baixo), em comparação com os adenomas.[59]

Os feocromocitomas são, usualmente, > 3cm e podem ser identificados de maneira acurada na TC. Feocromocitomas volumosos podem ter componente cístico devido a necrose central ou hemorragia (Figura 33.3). Calcificação é incomum e, quando presente, tem padrão de casca de ovo. Aproximadamente 30% têm aparência não específica, podendo se sobrepor ao carcinoma adrenal.

A maioria dos mielolipomas apresenta-se à TC como massa circunscrita. Quase todos têm densidade baixa – que define gordura (< 20UH e, geralmente, de –100 a –200UH) – mas esses valores sofrem ampla variação.[47] Calcificação é vista em 30% dos casos, e a presença de hemorragia pode dificultar o diagnóstico.

Os cistos de adrenal são classificados, do ponto de vista histológico, em quatro tipos: endoteliais, epiteliais, parasitários e pseudocistos. Os endoteliais e os pseudocistos são os mais comuns, respondendo por 85% dos casos. A TC é útil para evidenciar a presença de líquido (hipodensidade) e cápsula geralmente espessa.

Ressonância Nuclear Magnética

A RNM representa um método adicional na avaliação das lesões adrenais. Sua resolução espacial, inferior à da TC, é adequada para lesões muito pequenas, entre 0,5 e 1cm. Os estudos com RNM incluem imagens ponderadas em T1, para os detalhes anatômicos, e em T2. Apesar de não amplamente disponível, mostra-se superior à TC na relação contraste/lesão e quanto à menor exposição à radiação ionizante, tendo em vista o aumento do risco de cânceres que vem sendo recentemente debatido.[15]

As técnicas com supressão de gordura, como o *chemical shift* – baseado em diferentes taxas de frequência da ressonância dos prótons na gordura e na água –, contribuem para a caracterização de massas pequenas. Já a redução de sinal das imagens na sequência fora de fase, em relação às imagens em fase (*in/out phase*), contribui

Capítulo 33 Massas Adrenais Descobertas Incidentalmente

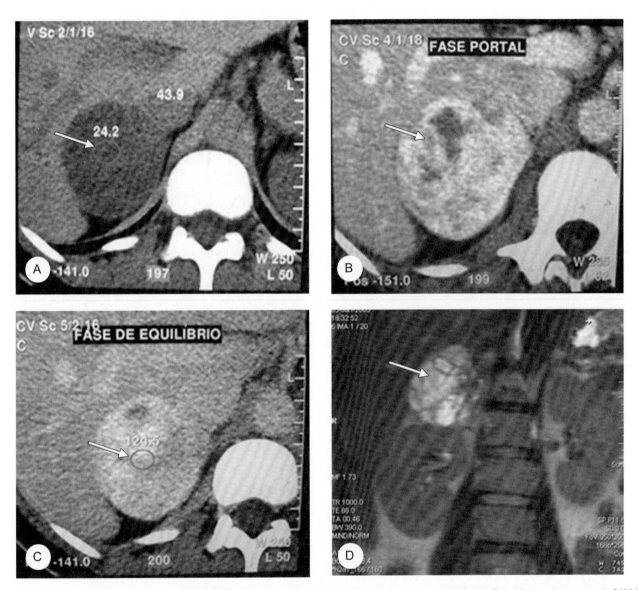

Figura 33.3 TC de abdome mostrando massa medindo 5 cm em adrenal direita, sólida com componente cístico. **A.** Densidade pré-contraste de 24UH. **B.** Em fase portal de 125UH. **C.** Em fase tardia de 111UH, com índice de clareamento de 14%. **D.** RNM realizada após TC revelou lesão com alta intensidade de sinal nas sequências ponderadas em T2, compatível com feocromocitoma.

para a caracterização de adenomas com alto conteúdo lipídico (Figura 33.4). A sensibilidade para detecção de adenomas por essa técnica é semelhante à medida de densidade na TC não contrastada.[56] Embora não seja totalmente específica, trata-se da melhor técnica de RNM para diferenciar adenoma de outras massas; raramente, lesões malignas mostram queda de sinal similar na fase oposta.[61]

Os carcinomas são vistos à RNM como lesões heterogêneas, com áreas iso ou hipointensas em relação ao fígado em T1 e iso ou hiperintensas em relação à gordura em T2.

As metástases, como os adenomas, têm, em geral, intensidade de sinal semelhante ou menor que a do fígado em T1; em T2, geralmente são heterogêneas e hiperintensas (de modo similar ou de maior intensidade que o tecido adiposo), diferente dos adenomas, que são iso ou discretamente hiperintensos em T2. A alta sensibilidade da RNM para o comprometimento venoso e hepático também a torna útil para o estadiamento de neoplasias.

Tipicamente, os feocromocitomas têm baixo sinal em T1, mas se tornam brilhantes em T2, produzindo o chamado "sinal da lâmpada". Área de necrose central é frequentemente observada. Como feocromocitomas não contêm gordura, não há mudança de sinal das sequências em fase para fora de fase.

Os mielolipomas são indistinguíveis da gordura subcutânea e retroperitoneal quanto à intensidade de sinal.

As principais características de imagem das várias lesões associadas aos IA estão mostradas na Tabela 33.3.

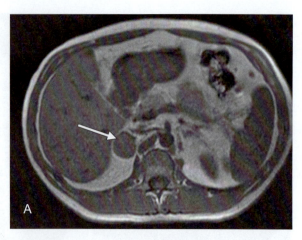 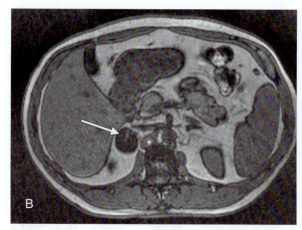

Figura 33.4 RNM de adrenal com sequência FLASH, com imagens em *chemical shift* em fase (*in*) (**A**) e fora de fase (*out*) (**B**), notando-se nódulo em adrenal direita, medindo 2,4cm, que apresenta queda de sinal na sequência fora de fase, compatível com adenoma.

Tabela 33.3 Fenótipo da imagem e taxa de crescimento dos principais tipos histológicos de IA

Variável	Adenoma cortical	Carcinoma cortical	Feocromocitoma	Metástases
Tamanho	Geralmente < 4cm de diâmetro	Geralmente ≥ 4cm de diâmetro	Geralmente > 3cm	Variável (lesões pequenas e grandes)
Forma	Redonda ou oval com margens bem definidas	Irregular, margens mal definidas	Redonda ou oval, margens claras	Oval ou irregular, margens mal definidas
Textura	Homogênea	Heterogênea	Heterogênea, com áreas císticas	Heterogênea
Lateralidade	Usualmente unilaterais	Usualmente unilaterais	Usualmente unilaterais	Frequentemente bilaterais
Densidade na TC não contrastada	≤ 10UH	> 10UH	> 10UH	> 10UH
Washout	> 60%	< 60%	< 60%	< 60%
RNM T1	Iso ou hipointensos	Hipointensos	Hipointenso	Hipointensos
T2	Iso ou levemente hiperintensos	Hiperintensos	Marcadamente hiperintensos produzindo o "sinal da lâmpada"	Hiperintensos
Chemical-shift	Queda de sinal da sequência em fase para as fora de fase	Ausência de queda de sinal da sequência em fase para as fora de fase	Ausência de queda de sinal da sequência em fase para as fora de fase	Ausência de queda de sinal da sequência em fase para as fora de fase
Necrose, hemorragia, calcificação	Raro	Comum	Áreas de hemorragia e necrose cística são comuns	Hemorragia e áreas de invasão podem ser visualizadas
Taxa de crescimento	Usualmente estável ou muito lento (< 1cm/ano)	Usualmente rápido (> 2cm/ano)	Usualmente lento (0,5 a 1,0cm/ano)	Variável, rápido ou lento

Adaptada da referência 20.

Ultrassonografia

A US é um procedimento que depende extensamente da habilidade do operador. Não é usada rotineiramente para avaliação das glândulas adrenais em virtude de sua localização profunda e da pouca especificidade dos padrões de imagem. Em uma série de 61 pacientes, a US identificou todos os tumores > 3cm, mas apenas 65% das massas < 3cm, as quais foram detectadas em 100% dos casos usando TC e RNM.[62]

Em alguns centros, a US endoscópica das adrenais tem sido usada com resultados promissores.[63]

Cintilografia

Dois derivados isotopicamente marcados do colesterol podem ser usados para a imagem funcional e morfológica da adrenal: o ^{131}I-6β-iodometil-norcolesterol (NP-59) e o ^{75}Se-selenometil-19-norcolesterol. A cintilografia é analisada de acordo com o padrão de imagem, a captação relativa do traçador e sua concordância com a TC. O padrão concordante, típico de adenoma cortical e hiperplasia nodular, é definido como visualização adrenal unilateral ou aumento da captação do radiotraçador do mesmo lado da massa detectada na TC. Já o padrão discordante – indicador de metástase, carcinoma adrenocortical, adenoma não funcionante ou lesões adrenais destrutivas – ocorre quando a captação está ausente, diminuída ou distorcida. No entanto, a definição de padrões para lesões benignas e malignas ainda é imprecisa. A sensibilidade para diferenciar massas malignas de benignas varia de 71% a 100% e a especificidade, de 50% a 100%.[14]

Uma das desvantagens do uso de radiotraçadores empregados na cintilografia é a alta taxa de radiação imposta às glândulas adrenais. Além disso, o padrão concordante e discordante pode não ser demonstrado em lesões < 2cm, dada a limitada resolução do método.[5] A capacidade para diferenciar adenomas funcionantes de não funcionantes ainda é motivo de discussão: alguns adenomas são capazes de produzir quantidades suficientes de cortisol para suprimir a produção de ACTH e a captação na glândula contralateral, representando um sinal precoce de autonomia. No entanto, a falta de especificidade desses achados limita sua aplicabilidade clínica.[5,64]

Para investigação e identificação do feocromocitoma têm sido usados o ^{123}I-metaiodo-benzilguanidina (MIBG), o ^{131}I-MIBG e o ^{11}In-octreotídeo. A sensibilidade do MIBG para detecção do feocromocitoma é suficientemente alta: 90% a 100%.[64]

Perspectivas em Imagenologia

Ressonância Nuclear Magnética com Espectroscopia

Trata-se de uma técnica de imagem não invasiva que mede a natureza bioquímica de tecidos vivos. A experiência de nosso grupo com esse procedimento na UNIFESP tem mostrado resultados estimulantes na diferenciação entre adenomas, feocromocitomas e lesões malignas.[65] Por essa técnica são realizadas medidas na lesão de produtos e metabólitos com espectro de frequência conhecido, como colina, lipídios, creatina e o pico "4,1ppm" (creditado, inicialmente, a produtos de degradação do sangue). Os resultados obtidos graficamente mostram picos elevados de lipídios essencialmente nos adenomas (Figura 33.5), e de colina, nos carcinomas e metástases.

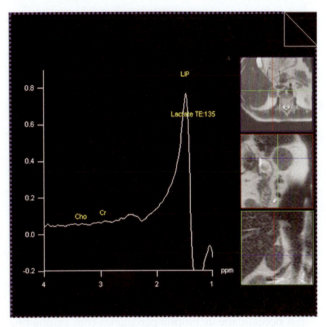

Figura 33.5 RNM com espectroscopia de nódulo da adrenal esquerda, observando-se curva com alta intensidade de lipídio e níveis baixos de colina, creatina e pico "4,1ppm", com relações colina/creatina < 0,10 e "4,1ppm"/creatina < 1,70, compatível com adenoma.

A relação lipídio/creatina elevada é típica dos adenomas, enquanto a elevação da relação colina/creatina é característica das lesões malignas. Nos feocromocitomas, tanto lipídios como colina mostram-se baixos, mas o pico "4,1ppm" resultante de catecolaminas está aumentado. A relação colina/creatina tornou possível a diferenciação de metástases e carcinomas de feocromocitomas e adenomas, e a relação "4,1ppm"/creatina revelou-se como a melhor maneira para diferenciar feocromocitomas e carcinomas de metástases e adenomas.[65]

Tomografia com Emissão de Pósitrons

Apesar de não estar amplamente disponível, a PET pode ter utilidade diagnóstica em alguns casos selecionados de IA, como em pacientes com história prévia de malignidade ou naqueles em que a TC foi inconclusiva ou suspeita de lesão maligna, tendo em vista sua alta especificidade para detecção de malignidade.[20,66]

Tanto a PET com ^{18}F-fluorodesoxiglicose (^{18}F-FDG) como com ^{11}C-metomidato podem ser úteis no diagnóstico de doença maligna em pacientes com história positiva. O princípio da PET com ^{18}F-FDG baseia-se no alto consumo e no aumento de captação de glicose por lesões malignas. A análise quantitativa da captação é dada em standardized uptake value (SUV) ou avaliação visual qualitativa com relação à captação do fígado. A PET não é confiável em imagens < 1cm e em lesões malignas com hemorragia ou necrose, que podem causar falso-negativos.

A sensibilidade para detecção de lesões malignas com ^{18}F-FDG varia de 93% a 100% e a especificidade, de 80% a 100%, parâmetros que podem ser melhorados quando imagens de TC com densidade pré-contraste e *washout* são incorporados à análise.[5]

O ^{11}C-metomidato é um traçador específico para a atividade da 11β-hidroxilase, ainda não amplamente disponível. A sensibilidade da PET com esse traçador é apenas moderada, e cerca de 16% das lesões benignas têm captação maior do que a do *background*.[66] No entanto, tem excelente valor preditivo negativo, o que poderia evitar cirurgias desnecessárias em lesões com captação negativa. Outra aplicabilidade desse traçador é a diferenciação entre lesões de origem adrenocortical e extra-adrenal.

CARACTERIZAÇÃO PATOLÓGICA: BIÓPSIA PERCUTÂNEA COM AGULHA FINA

A necessidade de biópsia percutânea com agulha fina (BPAF) tem sido reduzida pela acurácia de técnicas de imagem modernas, destinadas à caracterização de imagens das adrenais.[56,58-61,66] A BPAF guiada por US ou TC pode ser útil em casos selecionados, como em pacientes com história prévia de doença maligna extra-adrenal, resultados de imagem inconclusivos ou suspeita de tumores raros.[67]

Excluindo os exames inconclusivos (que variaram de 6% a 50%), oito estudos mostraram que a sensibilidade e a especificidade para o diagnóstico de lesão maligna entre todas as massas variaram de 81% a 100% e de 83% a 100%, respectivamente.[14]

Entretanto, devido às altas taxas de resultados falso-negativos, o diagnóstico de citologia benigna não permite excluir malignidade, e a BPAF também não estabelece diagnóstico diferencial entre adenoma e carcinoma. Além disso, existe o risco de disseminação tumoral no trajeto da agulha em casos de carcinoma ou metástases.[68,69] Outras complicações incluem pneumotórax, sangramento, infecção e pancreatite.

É conveniente, senão obrigatório, a exclusão do diagnóstico de feocromocitoma antes da indicação de biópsia percutânea, dado o risco elevado de crise hipertensiva e suas consequências.

Pacientes com cisto adrenal podem se beneficiar da BPAF, visando ao esvaziamento e à descompressão de estruturas vizinhas, além de possibilitar o exame citopatológico do material, o que poderá ser útil ocasionalmente. Esse procedimento também pode ser valioso na comprovação diagnóstica de doenças fúngicas.

TRATAMENTO

Duas principais questões devem ser consideradas na formulação de um plano terapêutico: (a) a lesão é clínica ou biologicamente ativa? e (b) qual a probabilidade de que a lesão seja maligna?

Indicação de Tratamento Cirúrgico

Quando as evidências clínicas e laboratoriais confirmam o excesso de produção de glicocorticoides, mineralocorticoides, catecolaminas ou hormônios sexuais, o tratamento de escolha é a cirurgia, independentemente do tamanho da lesão.

A síndrome de HSC é um problema diagnóstico e terapêutico à parte. As alterações metabólicas (dislipidemia, diabetes, obesidade), o risco cardiovascular associado e os marcadores de *turnover* ósseo não apresentam melhora sistemática em pacientes submetidos à adrenalectomia.[5] Embora a maioria dos estudos aponte algum grau de melhora na hipertensão e/ou hiperglicemia no seguimento pós-operatório,[5,7,70,71] estudo recente apontou melhora desses parâmetros não apenas nos pacientes com HSC, mas também naqueles não diagnosticados com HSC, quando comparados ao grupo tratado conservadoramente,[72] o que levanta dúvidas sobre causa e efeito do procedimento.

Estudos prospectivos controlados de longo prazo são necessários para definição dos critérios de intervenção cirúrgica no HSC. Até que os eventuais benefícios da adrenalectomia sejam demonstrados, uma estratégia razoável seria considerar o tratamento cirúrgico para pacientes mais jovens, com menos de 40 anos de idade, e naqueles com doenças potencialmente atribuídas à secreção autônoma de cortisol (hipertensão, diabetes, obesidade visceral, osteoporose) de início recente, resistentes à terapia ótima ou rapidamente progressivas.[5,20]

Em pacientes com IA comprovadamente não funcionante, a distinção entre lesão maligna e benigna deve ser norteada por três variáveis principais: tamanho da lesão, características da imagem e taxa de crescimento.

Classicamente, o tamanho da lesão tem sido considerado o principal indicador de malignidade. Mais de 60% dos IA < 4cm são adenomas e menos de 2% são carcinomas. Em contraste, para lesões > 6cm, o risco de carcinoma aumenta para 25%, mas 15% ainda são adenomas (Tabela 33.2). O consenso para manejo de IA publicado pelo NIH em 2003[8] propôs que lesões > 6cm devam ser sempre ressecadas, enquanto as lesões < 4cm e com características de imagem favoráveis podem ser consideradas de baixo risco. Para as lesões entre 4 e 6cm, tanto o seguimento apropriado como a adrenalectomia podem ser considerados. O ponto de corte de 4cm também tem sido proposto em outras diretrizes[5,9] e adotado no nosso[18,56] e em outros serviços,[4] com sensibilidade de 93% e especificidade de 42% (Tabela 33.4).

Capítulo 33 Massas Adrenais Descobertas Incidentalmente

Tabela 33.4 Poder diagnóstico de diferentes valores de corte para o tamanho da massa na diferenciação entre carcinoma adrenocortical primário e massas benignas

Tamanho da massa	Sensibilidade (%)	Especificidade (%)	Valor preditivo positivo (%)	Valor preditivo negativo (%)
4cm	93	42	16	98
5cm	81	63	21	96
6cm	74	73	25	96

Adaptada da referência 13.

Entretanto, o tamanho da lesão não deve ser utilizado como parâmetro único. Existem evidências acumuladas de que os valores de atenuação medidos na TC não contrastada, quando necessário associada à técnica de *washout* e/ou à RNM com *chemical shift,* mostram-se cada vez mais importantes na decisão cirúrgica. Lesões com valor de atenuação à TC > 20UH e *washout* < 60% são indeterminadas, podendo ser carcinomas ou metástases, e lesões que não apresentam queda de sinal com a técnica do *chemical shift* também devem ser consideradas malignas. Nessas situações, e mesmo com o risco de eventuais exceções, a ressecção cirúrgica está recomendada.

A indicação de adrenalectomia para pacientes com metástases de neoplasia (conhecidas ou não) não mostra benefícios aparentes, podendo ser considerada a quimioterapia ou a radioterapia, dependendo da histologia do tumor. Entretanto, sobrevivência a longo prazo tem sido descrita com a ressecção precoce de metástases do carcinoma pulmonar de pequenas células.

Finalmente, lesões que apresentam crescimento tangível durante o período de acompanhamento também devem ser ressecadas. A taxa de crescimento ainda não está estabelecida, mas recentemente foi sugerido crescimento ≥ 1cm durante o seguimento.[5] A Tabela 33.3 mostra a taxa de crescimento habitual dos principais tipos histológicos de IA.

Preparo Clínico Pré e Pós-operatório

O tratamento clínico prévio à cirurgia é necessário. No caso de feocromocitomas, o preparo pré-cirúrgico com alfabloqueadores específicos (do tipo α1) é obrigatório para que sejam evitadas crises hipertensivas e a possibilidade de complicações perioperatórias, como infarto agudo do miocárdio (IAM), acidente vascular encefálico (AVE) e mesmo a morte. Também os adenomas produtores de cortisol (síndrome de Cushing clínica ou HSC) ou aldosterona (HAP) necessitam de tratamento pré-operatório, respectivamente, com inibidores da síntese do cortisol (cetoconazol) e antagonistas dos receptores mineralocorticoides (espironolactona). Esses tratamentos objetivam tanto a melhora das condições gerais e metabólicas do paciente como, no caso dos dois últimos, a recuperação da glândula contralateral e a prevenção, no pós-operatório, de insuficiência adrenal glico ou mineralocorticoide, respectivamente. O tratamento medicamentoso, muitas vezes prolongado ou definitivo, também pode ser indicado em situações nas quais as condições cirúrgicas sejam ruins ou em caso de risco cirúrgico muito grande, e quando o paciente decidir pela não cirurgia.

Os pacientes com síndrome de Cushing clássica e HSC, quando não tratados previamente, necessitam receber terapia glicocorticoide perioperatória devido aos riscos de insuficiência adrenal, crise hemodinâmica e morte.[61] A necessidade de tratamento mais prolongado e a retirada gradual do glicocorticoide exógeno devem ser avaliadas caso a caso, no pós-operatório.

Abordagem Cirúrgica

A adrenalectomia pode ser indicada tanto por via laparoscópica como aberta (posterior ou anterior). A mortalidade associada à adrenalectomia é < 2%.

As técnicas minimamente invasivas têm aplicação especial nos IA. A cirurgia laparoscópica já domina o reino da cirurgia adrenal e tem evitado grandes incisões abdominais e proporcionado excelentes benefícios em termos de estética, dor pós-operatória, tempo de internação e convalescença, ainda assim mantendo a eficiência e o sucesso cirúrgico.

No nosso serviço, a realização de adrenalectomia laparoscópica para síndrome de Cushing, aldosteronoma e feocromocitoma é completada entre 1 e 3 horas e, rotineiramente, o paciente recebe alta no segundo ou terceiro dia do pós-operatório. Os resultados finais são extremamente favoráveis.

Em séries publicadas, as complicações são vistas em menos de 15% dos casos, em sua maioria lesões vasculares, sangramento intra e pós-operatório (especialmente no feocromocitoma). Conversão para cirurgia aberta é necessária em 4% e transfusão em 5% dos casos.

Para carcinomas invasivos e tumores grandes (> 10 a 12cm, na dependência da experiência do cirurgião), a questão ainda permanece aberta, mas a maioria contraindica a laparoscopia.

SEGUIMENTO

Recomendações para seguimento dos IA objetivam avaliar o aumento de volume da massa, mudanças no fenótipo da imagem e eventual detecção de excesso de produção hormonal.

Estudos a longo prazo sugerem que a maioria das massas adrenais permanece estável, enquanto 3% a 20% aumentam e 3% a 4% diminuem de tamanho.[57] Assim, em pacientes que não foram submetidos à cirurgia, é razoável que a TC (ou a RNM) seja repetida de 6 e 12 meses após o estudo inicial. Essa observação, baseada em estudos longitudinais com mais de 10 anos de seguimento, mostrou que o risco de malignização é muito pequeno,[8] tendo sido demonstrado risco de 0,2% em revisão recente.[15] Pacientes com tumores < 2cm e densidade pré-contraste < 10UH não precisam de imagens adicionais na maioria dos casos, mas para tumores maiores a decisão de prosseguir com seguimento imagenológico deve ser avaliada individualmente, de acordo com o fenótipo da lesão, a idade do paciente, a história e os resultados de investigação hormonal.[5]

O desenvolvimento de autonomia na produção de cortisol é o mais comum durante o seguimento (0% a 11%), mas é improvável que aconteça com lesões < 3cm.[5] Progressão para síndrome de Cushing clássica ocorre raramente (< 1% dos casos),[15,74] e normalização de hipersecreção subclínica pode ocorrer durante o seguimento.

O painel elaborado pelo NIH[8] recomenda o teste de supressão com 1mg de dexametasona e a dosagem de metanefrinas e catecolaminas urinárias anualmente por um período de 4 anos. O risco para surgimento de hipersecreção hormonal parece atingir um platô após 3 a 4 anos, mas ainda são necessários estudos com número maior de pacientes e seguimento a longo prazo para que se estabeleçam critérios mais precisos de seguimento clínico e imagenológico. O surgimento de hipersecreção de catecolaminas ou aldosterona é muito raro.[75]

Finalmente, a Figura 33.6 mostra um fluxograma, utilizado em nosso serviço, que tem se revelado adequado para investigação e seguimento do IA.

RESUMO: "PÉROLAS" DIAGNÓSTICAS E TERAPÊUTICAS NO INCIDENTALOMA ADRENAL

- Apenas 10% a 15% dos IA são hiperfuncionantes ou com algum grau de autonomia.

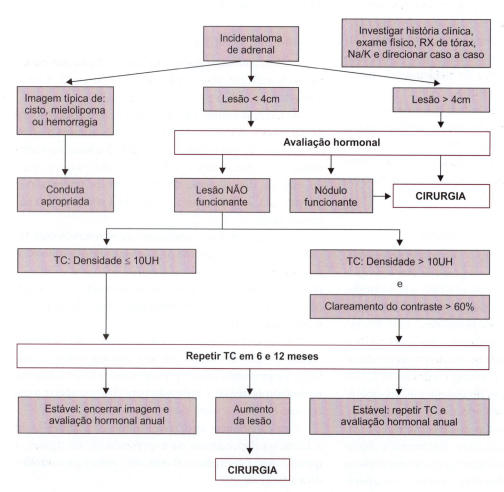

Figura 33.6 Fluxograma para avaliação diagnóstica e seguimento dos IA.

Capítulo 33 Massas Adrenais Descobertas Incidentalmente

- Hipercortisolismo subclínico é comum entre os IA (5% a 20% dos casos).
- Feocromocitomas podem ser fatais e devem ser pesquisados em todos os IA.
- Hiperaldosteronismo primário deve ser pesquisado em pacientes hipertensos e/ou hipopotassêmicos.
- Menos de 4% dos IA são carcinomas.
- Até 98% dos carcinomas são > 4cm.
- Somente 18% dos adenomas são > 6cm.
- Fenótipo da imagem (TC e/ou RNM) é essencial na diferenciação de lesões benignas e malignas.
- Nunca operar um IA sem avaliação hormonal e tratamento prévios, dado o risco de insuficiência adrenal e hipoaldosteronismo (adenomas) ou AVE, IAM e morte (feocromocitomas).

Agradecimento

Agradecemos o Dr. Juliano Faria, do Departamento de Diagnóstico por Imagem da Universidade Federal de São Paulo, membro do Grupo Multidisciplinar de Estudos em Doenças da Adrenal e radiologista do serviço de Tomografia Computadorizada do HUSJ, da Faculdade de Ciências Médicas de Minas Gerais, pelas imagens e comentários apresentados nas Figuras 33.1 a 33.5.

Referências

1. Geelhoed GW, Spiegel CT. "Incidental" adrenal cyst: a correctable lesion possibly associated with hypertension. South Med J 1981; 74:626-30.

2. Thompson GB, Young Jr WF. Adrenal incidentaloma. Curr Opin Oncol 2003; 15:84-90.

3. Kloss RT, Gross MD, Francis IR, Korobkin M, Shapiro B. Incidentally discovered adrenal masses. Endocr Rev 1995; 16:460-84.

4. Mantero F, Terzolo M, Arnaldi G et al. On behalf of the Study Group on Adrenal Tumors of the Italian Society of Endocrinology. Survey on adrenal incidentaloma in Italy. J Clin Endocrinol Metab 2000; 85:637-44.

5. Terzolo M, Stigliano A, Chiodine I et al. AME position statement on adrenal incidentaloma. Eur J Endocrinol 2011; 164(6):851-70.

6. Aron CD. The adrenal incidentaloma: disease of modern technology and public health problem. Rev Endocrinol Metab Dis 2001; 2:335-42.

7. Rossi R, Tauchmanova L, Luciano A et al. Subclinical Cushing's syndrome in patients with adrenal incidentaloma: clinical and biochemical features. J Clin Endocrinol Metab 2000; 85:1440-48.

8. Grumbach MM, Biller BM, Braunstein GD et al. Management of clinically unapparent adrenal mass ("incidentaloma") – NIH Conference. Ann Intern Med 2003; 138:424-9.

9. Zeiger MA, Thompson GB, Duh QY et al. The American Association of Clinical Endocrinologists and American Association of Endocrine Surgeons medical guidelines for the management of adrenal incidentalomas. Endocrine Practice 2009; 15:1-20.

10. Masumori N, Adachi H, Hokfelt B. Detection of adrenal and retroperitoneal masses in a general health examination system. Urology 1968; 52:572-6.

11. Herrera MF, Grant CS, van Heerden JA, Sheedy PF, Ilstrup DM. Incidentally discovered adrenal tumors: an institutional perspective. Surgery 1991; 110(6):1014-21.

12. Bovio S, Cataldi A, Reimondo G et al. Prevalence of adrenal incidentaloma in a contemporary computerized tomography series. J Endocrinol Invest 2006; 29(4):298-302.

13. Mantero F, Albiger N. A comprehensive approach to adrenal incidentalomas. Arq Bras Endocrinol Metab 2004; 48:583-91.

14. Mansmann G, Lau J, Balk E et al. The clinical unapparent adrenal mass: update in diagnosis and management. Endocr Rev 2004; 25:309-40.

15. Calwood TJ, Hunt PJ, O'Shea D, Cole D, Soule S. Recommended evaluation of adrenal incidentalomas is costly, has high false-positives rates and confers a risk of fatal cancer that is similar to the risk of adrenal lesion becoming malignant; time for rethink? Eur J Endocrinol 2011; 161:513-27.

16. Kjellman M, Larson C, Backdahl M. Genetic background of adrenocortical tumor development. World J Surg 2001; 25:948-56.

17. Adams JE, Johnson RJ, Richards D, Isherwood I. Computed tomography in adrenal disease. Clin Radiol 1983; 34:39-49.

18. Ferreira JG, Kater CE, Faiçal S et al. Clinical, biochemical, and pathological findings in a series of adrenal incidentalomas. Arq Bras Endocrinol Metab 1997; 41:125-30.

19. Tsagarakis S, Vassiliad D, Thalassinos N. Endogenous subclinical hypercortisolism: diagnostic uncertainties and clinical implication. J Endocrinol Invest 2006; 29:471-82.

20. Young Jr. WF. The incidentally discovered adrenal mass. N Engl J Med 2007; 356:601-10.

21. Chiodine I, Guglielmi G, Battista C et al. Spinal volumetric bone mineral density and vertebral fractures in female patients with adrenal incidentalomas: the effects of subclinical hypercortisolism and gonadal status. J Clin Endocrinol Metab 2004; 89:2237-41.

22. Vierhapper H, Heinze G, Gessl A, Exner M. Adrenocortical tumors: prevalence of impaired glucose tolerance and of "paradoxical rise" of cortisol during an oral glucose tolerance test. Exp Clin Endocrinol Diabetes 2003; 111:415-20.

23. Nieman LK. Approach to the patient with an adrenal incidentaloma. J Clin Endocrinol Metab 2010; 95(9):4106-13.

24. Caetano MSS, Silva RC, Kater CE. Increased diagnostic probability of subclinical Cushing's syndrome in a population sample of overweight adult patients with type 2 diabetes mellitus. Arq Bras Endocrinol Metab 2007; 51(7):1118-27.

25. Leibowitz G, Tsur A, Chayen SD et al. Pre-clinical Cushing's syndrome: an unexpected frequent cause of poor glycaemic control in obese diabetic patients. Clin Endocrinol 1996; 44:717-22.

26. Catargi B, Rigalleau V, Poussin A et al. Occult Cushing's syndrome in type-2 diabetes. J Clin Endocrinol Metab 2003; 88:5808-13.

27. Nieman LK, Biller MBK, Findling JW et al. The diagnosis of Cushing's syndrome: An Endocrine Society clinical guideline. J Clin Endocrinol Metab 2008; 93:1526-40.

28. Reincke M, Nieke J, Krestin GP et al. Preclinical Cushing's syndrome in adrenal "incidentalomas". Comparison with adrenal Cushing's syndrome. J Clin Endocrinol Metab 1992; 75:826-32.

29. Doi M, Sekizava N, Tani Y et al. Late-night salivary cortsiol as a screening test for the diagnosis of Cushing's syndrome in Japan. Endocr J 2008; 55:121-6.

30. Masserine B, Morreli V, Bergamaschi S et al. The limited role of midnight salivary cortisol levels in the diagnosis of subclinical hypercortisolism in patients with adrenal incidentaloma. Eur J Endocrinol 2009; 160:87-92.

31. Kater CE, Biglieri EG. The syndromes of low-renin hypertension: "separating the wheat from the chaff". Arq Bras Endocrinol Metab 2004; 48:674-81.

32. Funder JW, Carey RM, Fardella C et al. Case detection, diagnosis, and treatment of patients with primary aldosteronism: an Endocrine Society clinical guideline. J Clin Endocrinol Metab 2008; 93(9):3266-81.

33. Médeau V, Moreau F, Trinquart L et al. Clinical and biochemical characteristics of normotensive patients with primary aldosteronism: a comparison with hypertensive cases. Clin Endocrinol 2008; 69(1):20-8.

34. Bravo EL. Pheochromocytoma: Current perspectives in the pathogenesis, diagnosis and management. Arq Bras Endocrinol Metab 2004; 48:674-81.

35. Sutton MG, Sheps SG, Lie TJ. Prevalence of clinically unsuspected pheochromocytoma: a review of a 50-years autopsy series. Mayo Clin Proc 1981; 56:354-60.

36. Motta-Ramirez GA, Remer EM, Herts BR, Gill IS, Hamrahian AH. Comparison of CT findings in symptomatic and incidentally discovered pheochromocytomas. Am J Roentgenol 2005; 185(3):684-8.

37. Sawka AM, Jaeschke R, Singh RJ, Young Jr. WF. A comparison of biochemical tests for pheocromocytoma: Mesurement of fractionated plasma metanephrines compared with combination of 24-hour urinary metanephrines and catecholamines. J Clin Endocrinol Metab 2003; 88(2):553-8.

38. Young Jr. JF, Kaplan NM. Clinical presentation and diagnosis of pheochromocytoma. In: UpToDate, Lacroix A (ed), UpToDate, Waltham, MA, 2012.

39. Latronico AC, Chrousos GP. Extensive personal experience: adrenocortical tumors. J Clin Endocrinol Metab 1997; 82(5):1317-24.

40. Angeli A, Osella G, Ali A, Terzolo M. Adrenal incidentaloma: an overview of clinical and epidemological data from the National Italian Study Group. Horm Res 1997; 47:279-83.

41. Wajchenberg BL, Pereira MA, Mendonça BB et al. Adrenocortical carcinoma: clinical and laboratorial observations. Cancer 2000; 88:711-36.

42. Abrams HL, Siro R, Goldstein N. Metastases in carcinoma: analysis of 1,000 autopsied cases. Cancer 1950; 3:74-85.

43. Lee JE, Evans DB, Hickey RC et al. Unknown primary cancer presenting as an adrenal mass: frequency and implications for diagnostic evaluation o adrenal incidentalomas. Surgery 1998; 124:1115-22.

44. Bencsik Z, Szabolks I, Kovacks Z et al. Low dehydroepiandrosterone sulfate (DHEAS) levels is not a good predictor of hormonal activity in non-selected patients with incidentally detected adrenal tumors. J Clin Endocrinol Metab 1996; 81:1726-9.

45. Terzollo M, Ali A, Osella G et al. The value of dehydroepiandrosterone sulfate measurement in the differentiation between benign and malignant adrenal masses. Eur J Endocrinol 2000; 142:611-7.

46. Kater CE, Czepielewski MA, Biglieri EG, Irony I. Hypertension with deoxycorticosterone excess in androgen producing adrenocortical carcinoma. J Hypertens 1986; 49(supl. 6):S604-S606.

47. Jaresch S, Kornely E, Kley HK, Schlaghecke R. Adrenal incidentaloma and patients with homozygous or heterozigous congenital adrenal hyperplasia. J Clin Endocrinol Metab 1992; 74:685-9.

48. Guicquel C, Bertagna X, Gaston V, Coste J, Louvel A. Molecular markers and long term recurrences in a large cohort of patients with sporadic adrenocortical tumors. Cancer Res 2001; 61: 6762-7.

49. Ribeiro RC, Sandrini F, Figueiredo B et al. An inherited p53 mutation that contributes in a tissue-specific manner to pediatric adrenal cortical carcinoma. Proc Nat Acad Sci USA 2001; 98:9330-5.

50. Latronico AC, Pinto EM, Domenice S et al. An inherited mutation outside the highly conserved DNA-binding domain of the p53 tumor suppressor protein in children and adults with sporadic adrenocortical tumors. J Clin Endocrinol Metab 2001; 86:4970-3.

51. Boulle N, Baudin E, Gicquel C et al. Evaluation of plasma insulin-like growth factor binding protein-2 as a marker of adrenocortical tumors. Eur J Endocrinol 2001; 144:29-36.

52. Tissier F, Cavard C, Groussin L et al. Mutations of beta-catenin in adrenocortical tumors: activation of the Wnt signaling pathway is a frequent event in both benign and malignant adrenocortical tumors. Cancer Res 2005; 65(17):7622-7.

53. Tadjine M, Lampron A, Ouadi L, Bourdeau I. Frequent mutations of beta-catenin gene in sporadic secreting adrenocortical adenomas. Clin Endocrinol 2008; 68(2):264-70.

54. Reznik Y, Lefebvre H, Rohmer V et al. Aberrant adrenal sensitivity to multiple ligands in unilateral incidentaloma with subclinical autonomous cortisol hypersecretion: a prospective clinical study. Clin Endocrinol 2004; 61(3):311-9.

55. Majnik J, Patocs A, Balogh K et al. Overrepresentation of the N363S variant of the glucocorticoid receptor gene in patients with bilateral adrenal incidentalomas. J Clin Endocrinol Metab 2006; 91:2796-9.

56. Goldman SM, Coelho RD, Filho EOF et al. Imaging procedures in adrenal pathology. Arq Bras Endocrinol Metab 2004; 48:674-81.

57. Bastounis EA, Karayiannakis AJ, Anapliotou ML et al. Incidentalomas of the adrenal gland: diagnostic and therapeutic implications. Am Surg 1997; 63:356-60.

58. Hamrahian AH, Ioachimescu AG, Remer EM et al. Clinical utility of noncrontrast tomography attenuation value (Hounsfield Units) to differentiate adrenal adenomas/hyperplasias from nonadenomas: Cleveland Clinic experience. J Clin Endocrinol Metab 2005; 90:871-7.

59. Korobkin M. Combined unenhanced and delayed enhanced CT for characterization of adrenal masses. Radiology 2002; 222:629-33.

60. Szolar DH, Kammerhuber F. Quantitative TC evaluation of adrenal glands masses; a step forward in the differentiation between adenomas and nonadenomas? Radiology 1997; 202:517-21.

61. Reinig JW, Stutley JE, Leonhardt CM et al. Differentiation of adrenal masses with MR imaging: comparison of techniques. Radiology 1994; 192:41-6.

62. Susuki K, Fujita K, Ushiyama T, Mugiya S, Kageyama S, Ishikava A. Efficacy of an ultrasonic surgical system for laparoscopic adrenalectomy. J Urol 1995; 154:484-6.

63. Kann P, Hengstermann C, Heussel CP et al. Endosonography of the adrenal glands: normal size-pathological findings. Exp Clin Endocrinol Diabetes 1998; 106:123-9.

64. Osella G, Terzolo M, Borreta G et al. Endocrine evaluation of incidentally discovered adrenal mass (incidentalomas). J Clin Endocrinol Metab 1994; 79:1532-9.

65. Faria J, Goldman SM, Szejnfeld J et al. Adrenal masses: characterization with in vivo proton MR spectroscopy – initial experience. Radiology 2007; 245(3):788-97.

66. Yun M, Kim W, Alnafisi N et al. ^{18}F-FDG PET in characterizing adrenal lesions detected on CT or MRI. J Nucl Med 2001; 42:1795-9.

67. Paulsen SD, Nghiem HV, Korobkin M, Caoili EM, Higgins EJ. Changing role of imaging-guided percutaneous biopsy of adrenal masses: evaluation of 50 adrenal biopsies. AJR Am J Roentgenol 2004; 182(4):1033-7.

68. Mody MK, Kazerooni EA, Korobkin M. Percutaneous CT-guided biopsy of adrenal masses: immediate and delayed complications. J Comput Assist Tomogr 1995; 19:434-9.

69. Welch TJ, Sheed PF, Stephens DH, Johnson CM, Swensen SJ. Percutaneous adrenal biopsy: review of a 10-year experience. Radiology 1994; 193:341-4.

70. Tsuiki M, Tanabe A, Takagi S, Naruse M, Takano K. Cardiovascular risks and their long-term clinical outcome in patients with subclinical Cushing's syndrome. Endocr J 2008; 55(4):737-45.

71. Toniato A, Merante-Boschin I, Opocher G et al. Surgical versus conservative management for subclinical Cushing syndrome in adrenal incidentalomas: a prospective randomized study. Ann Surg 2009; 249(3):388-91.

72. Chiodini I, Morelli V, Salcuni AS et al. Beneficial metabolic effects of prompt surgical treatment in patients with an adrenal incidentaloma causing biochemical hypercortisolism. J Clin Endocrinol Metab 2010; 95(6):2736-45.

73. McLeod MK, Thompson NW, Gross MD, Bondenson AG, Bondenson L. Subclinical Cushing's syndrome in patients with adrenal incidentalomas: pitfalls in diagnosis and management. Am Surg 1990; 56:398-403.

74. Ross NS. Epidemiology of Cushing's syndrome and subclinical disease. Endocrinol Metab Clin North Am 1994; 23:539-46.

75. Barzon L, Scaroni C, Sonino N et al. Risk factors of long term follow-up of adrenal incidentalomas. J Clin Endocrinol Metab 1999; 84:520-6.

34

Hiperplasia Adrenal Congênita

Larissa B. Pimentel • Keyla Camargo • Francisco Bandeira

INTRODUÇÃO

A hiperplasia adrenal congênita (HAC) apresenta incidência de 1:10 mil a 1:20 mil nascimentos e é mais prevalente em alguns grupos étnicos, particularmente em algumas regiões geográficas, como no Alasca. A HAC engloba um grupo de doenças transmitidas hereditariamente com padrão autossômico recessivo, que se caracterizam por comprometimento da síntese de cortisol pelo córtex adrenal.[1,2]

Uma das causas de insuficiência adrenocortical primária, a HAC é responsável pela maior parte dos casos de pseudo-hermafroditismo feminino e por cerca de metade dos casos de ambiguidade da genitália externa.[1]

Histologicamente, o córtex adrenal é constituído por três zonas distintas: a glomerulosa (zona mais externa), responsável pela síntese dos mineralocorticoides, tendo a aldosterona como principal representante; a fasciculada, zona intermediária, ocupando cerca de 75% do volume total do córtex (produtora, principalmente, de glicocorticoides); e a reticular (produtora de esteroides sexuais).[1]

As diversas etapas da síntese dos esteroides são catalisadas por enzimas ou complexos enzimáticos pertencentes, em sua maioria, à família do citocromo P450 e presentes nas mitocôndrias e no retículo endoplasmático das adrenais e gônadas. A deficiência de qualquer dessas enzimas compromete a síntese do cortisol e pode levar à HAC (Tabela 34.1).[1]

Outra causa de HAC envolve a proteína reguladora da esteroidogênese (StAR), que tem como função o transporte do colesterol da porção externa para a porção interna da membrana mitocondrial, sendo esta uma fase limitante da esteroidogênese.[1]

A síntese da aldosterona pelo córtex adrenal também pode estar comprometida na HAC. A aldosterona atua no túbulo contorcido distal do néfron, promovendo a reabsorção de sódio e água e a excreção de potássio. Exerce, ainda, um efeito negativo sobre a secreção de renina e, portanto, sua deficiência leva a aumento da atividade de renina plasmática.[1]

Enquanto a diferenciação da genitália interna masculina depende da ação da testosterona no ducto de Wolff, em torno da oitava semana de vida embrionária, levando à formação do canal deferente, da vesícula seminal e do epidídimo, a diferenciação da genitália interna feminina é independente de ação hormonal. Nas meninas, também em torno da oitava semana, ocorre o desenvolvimento natural das estruturas do ducto de Müller, porém o pleno crescimento e a maturação uterina, das trompas e do terço superior da vagina são dependentes da presença dos hormônios ovarianos.[3]

A diferenciação do tubérculo urogenital (bipotencial) para a formação da genitália externa está relacionada com a presença ou não de androgênios. Portanto, podem ocorrer anormalidades na diferenciação fenotípica feminina, caso haja uma fonte produtora de androgênio nessa fase, como é o caso das deficiências adrenais que cursam com acúmulo de esteroides sexuais (androstenediona e desidroepiandrosterona [DHEA]), levando à virilização da genitália externa de uma criança genotipicamente feminina (genitália ambígua). Por outro lado, a deficiência de androgênio em uma criança genotipicamente masculina também leva à ambiguidade genital.[3]

ETIOLOGIA

A redução do cortisol ativa o eixo hipotálamo-hipófise-adrenal (HHA), levando à hiperestimulação e ao aumento crônico do hormônio liberador de corticotrofina (CRH) e da corticotrofina (ACTH). O ACTH, por exercer efeito trófico sobre as adrenais, promove a hiperplasia.[3]

Capítulo 34 Hiperplasia Adrenal Congênita

Tabela 34.1 Representação da esteroidogênese adrenal

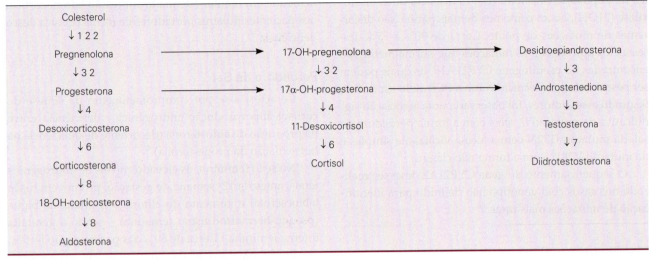

Enzimas:
1: CYP11A1; 2: CYP17; 3: 3 β-HSD II; 4: CYP21A2; 5: 17 β-HSD; 6: CYP11B1; 7: 5 α-redutase; 8: CYP11B2.

Em geral, os defeitos na síntese adrenal podem ser classificados como clássicos e não clássicos, refletindo uma maior (quase total) ou menor (parcial) deficiência na atividade enzimática, a qual decorre da magnitude da mutação no gene codificador da enzima.[3]

As diversas etapas da esteroidogênese são catalisadas por diferentes enzimas ou complexos enzimáticos, dentre eles: CYP11A1 (colesterol desmolase ou 20,22-desmolase), 3β-HSD (3β-hidroxiesteroide desidrogenase), CYP17 (complexo enzimático com ação de 17α-hidroxilase e de 17,20-liase), CYP21A2 (21-hidroxilase), CYP11B1 (11β-hidroxilase) e CYP11B2 (complexo enzimático com atividade de 18-hidroxilase e 18-desidrogenase). Todas essas enzimas, com exceção da 3β-HSD, pertencem à família das proteínas citocromo P450.[4]

QUADRO CLÍNICO

As manifestações podem ser causadas pela deficiência do cortisol, e em alguns casos de aldosterona, e pelo acúmulo de precursores.[1]

O quadro clínico depende de:
- Enzima afetada.
- Atividade residual dessa enzima.
- Atividade dos precursores ao bloqueio enzimático.

HIPERPLASIA ADRENAL CONGÊNITA POR DEFICIÊNCIA DE 21-HIDROXILASE (CYP21A2)

Incidência

A deficiência de 21-hidroxilase corresponde à maioria dos casos de HAC (90% a 95%).[1,2,4-6] A incidência da forma clássica varia conforme a população estudada, sendo estimada em 1:14 mil nascimentos. A forma não clássica tem incidência muito maior, sendo considerada por alguns autores a doença autossômica recessiva mais comum da espécie humana.[4]

Fisiopatologia

A CYP21A2 participa da síntese de glicocorticoides e mineralocorticoides. A redução ou ausência de sua atividade leva à deficiência da conversão da 17α-hidroxiprogesterona (17α-OHP) em 11-desoxicortisol (S) e, consequentemente, ocorre comprometimento da síntese do cortisol (Tabela 34.1). O ACTH se eleva e promove a hiperplasia do córtex adrenal.[1]

O excesso de 17α-OHP é convertido, especialmente, em Δ4-androstenediona (Δ4-A) e esta, por sua vez, sofre conversão periférica em testosterona (possível responsável pela virilização).[1]

O acúmulo dos precursores do cortisol é desviado para a produção de androgênios, causando os sinais de virilização característicos em indivíduos portadores dessa deficiência enzimática.[2]

Etiologia e Genética

Dois genes codificam a 21-hidroxilase: um ativo, CYP21A2 (localizado no braço curto do cromossomo 6), e um pseudogene, CYP21A1P. Ambos são altamente homólogos (98%), o que favorece o emparelhamento desigual dos cromossomos homólogos durante a meiose, levando a duplicações e/ou deleções e conversões desses genes. Adicionalmente, são descritas mutações de ponto (as mais frequentes), muitas delas também presentes no pseudogene, sugerindo processos de microconversão gênica.[2,6]

Segundo Bachega et al., as mutações mais frequentes na população brasileira com deficiência de 21-hidroxilase (21OH), assim como nos demais países, são decorrentes de mutações de ponto. Cerca de 90% a 95% desses alelos apresentam as mutações que normalmente são encontradas no pseudogene CYP21A1P, as quais podem ser pesquisadas por técnicas como a PCR alelo-específica. Segundo esses autores, foi observada uma associação significativa da mutação *I2 splice* com a forma perdedora de sal, da mutação I172N com a forma virilizante simples e da mutação V281L com a forma não clássica.[2,6]

O sequenciamento do gene CYP21A2 deve ser realizado nos casos com genótipo não definido para identificação de mutações mais raras.[2,6]

Manifestações Clínicas

Forma Clássica

As alterações clínicas e laboratoriais estão presentes desde o nascimento. Crianças de ambos os sexos evoluem com pubarca precoce e aceleração do crescimento linear e da idade óssea.[4]

O crescimento linear em portadores da forma clássica de HAC é afetado tanto naqueles tratados com doses elevadas de glicocorticoide (inibição do crescimento induzida pela medicação) como nos não tratados (baixa estatura secundária ao fechamento prematuro das epífises, induzido por níveis elevados de esteroides sexuais).[5]

Nas mulheres com qualquer apresentação da forma clássica, sinais de problemas reprodutivos, como oligomenorreia ou amenorreia, podem desenvolver-se na adolescência. Em geral, elas geralmente são heterossexuais, e sua identidade sexual é quase sempre feminina. Em geral, os homens afetados apresentam contagem de espermatozoides normal, porém uma anormalidade gonadal relativamente frequente é o desenvolvimento de células adrenais em testículos.[5,7] Esses tumores costumam ser benignos e detectados ainda na infância.[5]

Crianças e adolescentes com HAC têm risco elevado de obesidade. A dose de glicocorticoide utilizada, a idade cronológica, o avanço da idade óssea e a obesidade dos pais contribuem para um elevado índice de massa corporal (IMC).[8]

Durante a puberdade, apesar da reposição adequada de corticoide, o controle da forma clássica da HAC é, geralmente, inadequada, e os problemas encontrados decorrem do hipercortisolismo e/ou do hiperandrogenismo. Nesse período, ocorre um grande número de alterações endócrinas, que incluem alterações no eixo GH/fator de crescimento insulina-*like* e sensibilidade insulínica. A atividade das enzimas participantes do metabolismo do cortisol e da esteroidogênese adrenal responde pelo hipercortisolismo e o hiperandrogenismo e pode explicar a dificuldade em manter adequada supressão adrenocortical nos pacientes púberes portadores da forma clássica dessa deficiência.[9]

Perdedora de Sal

Caracteriza-se por comprometimento da síntese do cortisol, hiperprodução androgênica e deficiência grave na produção de aldosterona (decorrente de deficiência na hidroxilação da progesterona).[5]

No sexo feminino, os elevados níveis de androgênios fetais, antes da 12ª semana de gestação, promovem fusão labioescrotal e aumento do clitóris – genitália ambígua (pseudo-hermafroditismo feminino) – sendo a genitália interna feminina.[1] Cerca de 60% das pacientes são férteis.

Recém-nascidos do sexo masculino apresentam genitália externa normal ou com discreto aumento do comprimento peniano, sem aumento do volume testicular.[1]

A deficiência de glicocorticoide pode manifestar-se nos primeiros dias de vida com hipoglicemia. Pacientes não tratados podem apresentar função cardíaca precária, pobre resposta vascular às catecolaminas, redução do índice de filtração glomerular e aumento na secreção do hormônio antidiurético.[5]

A deficiência de mineralocorticoide geralmente tem aparecimento mais tardio, por volta da segunda semana de vida, com baixo ganho ponderal, vômitos, desidratação hiponatrêmica, aumento da excreção urinária de sódio, hiperpotassemia, acidose metabólica, elevação da atividade de renina plasmática (ARP), hipoaldosteronismo e até choque hipovolêmico (entre 1 e 4 semanas de vida). Há estudos demonstrando deficiência também das catecolaminas, especialmente adrenalina, uma vez que o desenvolvimento da medula adrenal é dependente de glicocorticoide.[1,5]

Em decorrência dos níveis elevados de ACTH, pode ocorrer hiperpigmentação genital, areolar, gengival e palmoplantar.[1]

Quando não tratada, a virilização continua em ambos os sexos. Rápida maturação óssea, acne e adrenarca precoce são algumas das manifestações clínicas.[1]

Cerca de 60% das portadoras da forma perdedora de sal (FPS) são férteis. Nos homens, os tumores testiculares podem ser acompanhados por espermatogênese deficiente, apesar do tratamento.[5]

Não Perdedora de Sal (Virilizante Simples)

Caracteriza-se por graus variados de virilização pré-natal da genitália externa no sexo feminino e virilização pós-natal em ambos os sexos, com aumento do clitóris ou do pênis, pubarca precoce e avanço da idade óssea com prejuízo da altura final.[2]

Há manifestações androgênicas, sem os sintomas da deficiência de mineralocorticoide.[1] Ainda assim, os pacientes têm ARP aumentada.[3]

Enquanto a doença é comumente diagnosticada nas meninas logo após o nascimento, devido à genitália ambígua, nos meninos o diagnóstico é adiado por muitos anos, ocorrendo apenas quando aparecem os sinais de excesso androgênico.[5]

Aproximadamente 80% das mulheres são férteis. A infertilidade pode decorrer: de níveis elevados de progesterona sérica e androgênios, que promovem a inibição das gonadotrofinas e consequente anovulação; da presença de síndrome dos ovários policísticos (SOP); da reconstrução inadequada da vagina (quando esta foi realizada); e de fatores psicossociais.[3,7] Estudos demonstram que as filhas dessas mulheres não apresentam alteração da genitália e têm crescimento, desenvolvimento e maturação normais. Isso pode ser explicado pela atividade da aromatase da placenta, que metaboliza o excesso de androgênios maternos.[1]

Em homens, são poucos os problemas de infertilidade. Alguns podem apresentar azoospermia reversível com o tratamento. Pode ocorrer desenvolvimento de massa testicular constituída por tecido adrenal que está sendo estimulado pelo ACTH.[1,10] Essas massas costumam regredir com a supressão pituitária pela dexametasona, uma vez que esses tumores costumam responder à corticotrofina.[5]

Incidentaloma adrenal uni ou bilateral pode estar presente em até 60% dos casos de HAC.[1]

A aldosterona é normal, e a ARP pode estar elevada.[3]

Forma Não Clássica

A deficiência da CYP21A2 ocorre de modo leve, e as manifestações clínicas e laboratoriais podem surgir em um período mais tardio da infância, na puberdade, ou mesmo no adulto jovem, em decorrência da exposição aos baixos e contínuos níveis de androgênios produzidos no período pós-natal.[1,4]

Apresenta-se com moderado hiperandrogenismo e é importante causa de masculinização e infertilidade feminina (acomete 13% das portadoras da forma não clássica):[5,7]

- *Período pré-puberal (idade média de 6 anos ao diagnóstico)*: virilização, pubarca precoce, avanço de idade óssea e infertilidade podem ocorrer em ambos os sexos. No menino, há aumento do falo e engrossamento do timbre de voz.[3]
- *Período pós-puberal (no sexo feminino)*: as manifestações mais comuns são hirsutismo (60%), oligomenorreia (54%), acne (33%), SOP e infertilidade (13%).[5]

Forma Críptica

Comumente, os indivíduos são assintomáticos, diagnosticados por teste hormonal na investigação de famílias com membros sintomáticos.[1]

Diagnóstico

O marcador dessa deficiência é a elevação da 17α-OHP sérica, cujos níveis normais variam de acordo com a idade, porém, quando mensurados por radioimunoensaio, seus valores basais podem exceder 10.000ng/dL (300nmol/L) em crianças afetadas.[1,5] Nos recém-nascidos não afetados, esses níveis são < 100ng/dL.[5]

Em lactentes prematuros e recém-nascidos que sofreram algum estresse, os níveis de 17α-OHP são maiores do que os observados em lactentes a termo não estressados, na ausência de HAC.[5]

A determinação dos níveis plasmáticos de 17α-OHP utilizando amostras de sangue capilar coletadas, em papel, pela punção do calcanhar (teste do pezinho) é um instrumento útil para o diagnóstico da deficiência de 21-hidroxilase em recém-nascidos e deve ser realizada após o terceiro dia de nascimento.[5]

Em adolescentes após a menarca, a dosagem da 17α-OHP deve ser realizada no início da fase folicular, para evitar a secreção ovariana desse hormônio pelo corpo lúteo.[1]

Os níveis de 17α-OHP podem não mostrar elevação evidente (17α-OHP basal entre 200 e 500ng/dL), sendo necessário o estímulo com a cortrosina (ACTH = 0,125 a 0,25µg EV). A 17α-OHP é mensurada nos tempos 0 e 60 minutos após administração (comumente > 1.500ng/dL pós-cortrosina).[3]

Na forma clássica perdedora de sal, também ocorrem acidose metabólica, hiponatremia, hiperpotassemia, excreção urinária de sódio elevada e aumento da ARP.[4]

Nas formas não clássicas, os níveis de 17α-OHP basais estão normais ou pouco elevados (200 a 500ng/dL), com resposta exagerada após o teste de estímulo rápido com a cortrosina (padrão-ouro para o diagnóstico dessa forma de HAC por deficiência de 21-hidroxilase).[5]

O diagnóstico pré-natal pode ser feito por meio da tipagem do HLA e da determinação dos níveis de 17α-hidroxiprogesterona no líquido amniótico, além da biópsia das vilosidades com análise genética e tipagem do HLA naqueles pacientes com suspeita de HAC.

Os níveis séricos de progesterona, androstenediona e testosterona costumam estar elevados na deficiência da 21-hidroxilase.[4,5]

Há relatos de que níveis plasmáticos elevados de leptina e insulina, em portadores de HAC clássica, podem potencializar o aumento da produção de androgênios em adrenais e ovários, reduzir a eficácia terapêutica dos glicocorticoides e contribuir para o aparecimento tardio de SOP e/ou síndrome metabólica e suas complicações.[11]

Tratamento

O tratamento da HAC tem como objetivo repor glicocorticoide em doses adequadas para suprir as necessidades fisiológicas do paciente; repor mineralocorticoide, na forma perdedora de sal, para prevenir desidratação; controlar o hiperandrogenismo, evitando a progressão da virilização; preservar a função gonadal e a fertilidade; manter velocidade de crescimento e estatura final adequada.

Fase Aguda (Crise Adrenal)

O tratamento consiste na correção hidroeletrolítica e no uso de glicocorticoide e mineralocorticoide.

Na correção hidroeletrolítica, devem ser utilizados soro fisiológico a 0,9% (SF a 0,9% – *bolus* EV de 20mg/kg) e, em seguida, infusão de SF/solução glicosada em volumes habituais, para manutenção e prevenção de hipoglicemia. As correções de sódio e potássio, se necessárias, devem ser feitas com base no ionograma.

A hidrocortisona é a medicação de escolha, por sua ação mineralocorticoide. Deve-se realizar uma dose de ataque de 100mg/dose, a qual pode ser repetida até três vezes, com intervalos de 10 a 15 minutos em caso de choque. Em seguida, a dose deve ser calculada para $50mg/m^2/dia$, divididos a cada 6 horas. A coleta de sangue para o diagnóstico deve ser realizada antes de o corticoide ser iniciado (Tabela 34.2).

Na forma perdedora de sal, deve-se utilizar como mineralocorticoide, preferencialmente, a desoxicorticosterona (DOCA), 1 a 2mg/dia IM, podendo ser repetido 1mg a cada 8 horas, se não houver correção de sódio. Na ausência de DOCA, utiliza-se o acetato de fludrocortisona, 0,1 a 0,2mg/dia VO.[1]

Fase de Manutenção (Tabela 34.3)

Na forma perdedora de sal, devem ser adicionados 1 a 2g/dia de NaCl na dieta, sendo possível chegar a 4g/dia nas primeiras semanas de vida.

Podem ser usados a hidrocortisona e o acetato de cortisona (10 a $25mg/m^2/dia$). As doses de ambos devem ser divididas em três, sendo 25% pela manhã, 25% à tarde e 50% à noite, visando suprimir o aumento fisiológico do ACTH noturno. Com a redução da atividade da 11β-hidroxiesteroide desidrogenase, que ocorre fisiologicamente na puberdade, faz-se necessário ajuste da dose.

Os pacientes em idade pós-puberal e os adultos podem ser tratados com baixas doses de prednisona (5 a 7,5mg/dia), divididas em duas tomadas, ou dexametasona (0,25 a 0,75mg/dia) em dose única, ao deitar. O tratamento da forma não clássica está reservado para pacientes sintomáticos com esquema semelhante ao da forma clássica.[1] No primeiro ano de vida e entre os 8 e os 14 anos de idade, doses diárias de glicocorticoides suficientes para suprimir o excesso de androgênios realmente reduzem a possibilidade de um ótimo crescimento linear,[13] porém, com o tratamento, a maturação epifisária sofre desaceleração, o que possibilita melhor potencial de crescimento. Estudo em jovens com HAC mostrou que esses pacientes apresentavam maior IMC em relação aos controles, porém não detectou correlação entre as doses cumulativas de glicocorticoide e o maior IMC, assim como não mostrou maior perda óssea dos pacientes com HAC em relação aos controles.[14]

Em situações de estresse clínico (p. ex., febre persistente, infecção), a dose oral de corticoide deve ser dobrada ou triplicada, até que o paciente permaneça afebril por 24 horas. Em casos de vômitos, diarreia ou desidratação, deve ser instituída hidrocortisona por via parenteral, além da hidratação necessária. Nessas situações, alterações na dosagem do mineralcorticoide não são rotineiramente necessárias.

Os pais devem ser orientados quanto a essas situações, e as crianças devem levar consigo relatório médico a fim de otimizar seu tratamento, caso sejam atendidas nesssas situações.

A fludrocortisona (0,1 a 0,2mg/dia) está indicada para pacientes com a forma perdedora de sal que apresentam discreto aumento de renina plasmática ou estão em dificuldade de controle com uso apenas de glicocorticoide. Esses pacientes devem ser acompanhados semanalmente no primeiro mês e, a seguir, a cada 2 a 3 semanas. O aparecimento súbito de hipertensão, taquicardia, retenção hídrica ou supressão da atividade de renina plasmática significa excesso de mineralocorticoide.[1]

Tabela 34.2 Dose na fase aguda

Idade do paciente	Dose inicial da hidrocortisona (EV) a cada 6 horas
Crianças até a idade pré-escolar	25mg
Crianças em idade escolar	50mg
Adultos	100mg

Adaptada da referência 12.

Tabela 34.3 Terapia de manutenção em pacientes com HAC

Hidrocortisona	10 a $15mg/m^2$	3 vezes ao dia
Fludrocortisona	0,05 a 0,2mg/dia	1 a 2 vezes ao dia
Suplementação de NaCl	1 a 2g/dia	Doses necessárias

Adaptada da referência 12.

Seguimento e Avaliação do Tratamento

Os critérios de bom acompanhamento clínico incluem: ausência de sinais de Cushing ou virilização, velocidade de crescimento entre os percentis 25 e 90 de Tanner e controle da maturação óssea. O principal critério laboratorial é a normalização de três ou mais avaliações hormonais da androstenediona e testosterona. A 17α-hidroxiprogesterona permanece alta, mesmo com doses adequadas de glicocorticoide, não servindo como marcador de bom tratamento. O monitoramento dos níveis de ACTH, dos precursores do bloqueio enzimático e da ARP é utilizado para regular a dose de mineralocorticoide e sal.

Alguns estudos mostraram que mulheres com HAC por deficiência de 21-hidroxilase, tratadas a longo prazo com glicocorticoides, apresentavam risco aumentado para baixa densidade mineral óssea, principalmente quando havia supressão excessiva de androgênios e a paciente apresentava baixo IMC.[15]

A flutamida, um antiandrogênio não esteroide usado principalmente no tratamento de câncer prostático, hiperplasia prostática benigna, SOP, hirsutismo e acne, vem sendo cada vez mais utilizada na HAC em associação a glicocorticoides e mineralocorticoides. O tratamento com flutamida diminui o *clearance* de cortisol, e as doses de glicocorticoides podem ser diminuídas, evitando síndrome de Cushing iatrogênica naqueles pacientes com difícil ajuste das doses da hidrocortisona.[16] Outro efeito da flutamida, principalmente quando associada a inibidor da aromatase, é o bloqueio dos receptores androgênicos, com melhor controle da velocidade de crescimento e maturação óssea.[17]

Estudos afirmam que o uso combinado de GH e LHRH (um análogo do LH) melhora a altura final de crianças portadoras de HAC.[18]

Há estudos indicando adrenalectomia como última opção terapêutica, a ser realizada naqueles pacientes com difícil manejo clínico da doença.[7,18] A realização da adrenalectomia bilateral é controversa, reduz a virilização no sexo feminino e torna possível o uso de doses menores de glicocorticoides. Existe o risco cirúrgico do procedimento e o risco aumentado de crises adrenais.

HIPERPLASIA ADRENAL CONGÊNITA POR DEFICIÊNCIA DE 11β-HIDROXILASE
Incidência

Essa é a segunda causa mais frequente de HAC, correspondendo de 5% a 8% dos casos diagnosticados.[1,2] A incidênica é de 1:100 mil nascimentos na população caucasiana. O gene responsável é o CYP11B1, localizado no cromossomo 8.[1]

Fisiopatologia

Para a biossíntese, tanto do cortisol como da aldosterona, é necessária a hidroxilação na posição 11β do 11-desoxicortisol e da 11-desoxicorticosterona, respectivamente. Entretanto, esses passos são catalisados por enzimas diferentes. Assim, a propriedade do córtex adrenal de produzir de maneira diferenciada a aldosterona e o cortisol se deve, em grande parte, à expressão das enzimas aldosterona sintase (CYP11B2) e 11β-hidroxilase (CYP11B1). A enzima CYP11B2, que se expressa em pequena quantidade somente na camada glomerulosa do córtex adrenal, apresenta atividades de 11β-hidroxilase (11β-OH), de 18-hidroxilase e de metiloxidase, catalisando, assim, os passos finais da biossíntese de aldosterona. A CYP11B1, que apresenta, principalmente, a atividade de 11β-OH, expressa-se em grande quantidade nas camadas fasciculada e reticular, transformando o 11-desoxicortisol em cortisol.

Etiologia e Genética

Mutações no gene que codifica a enzima CYP11B1 causam HAC por deficiência de 11β-hidroxilase, ao passo que as mutações no gene que codifica a CYP11B2 são a causa da deficiência de corticosterona metiloxidase ou deficiência da aldosterona sintase. A maioria das mutações é pontual e se dá apenas no gene CYP11B1.[3] O gene CYP11B1 está localizado no cromossomo 8 e é regulado positivamente pelo ACTH e negativamente por glicocorticoide.[1]

Manifestações Clínicas

A apresentação clínica dessa deficiência é semelhante à da deficiência de 21-hidroxilase, pois nela também ocorre virilização da genitália externa feminina no período intrauterino (devido ao excesso androgênico).[3]

Em ambos os sexos, podem ocorrer virilização, pubarca precoce, avanço de idade óssea (baixa estatura final) e infertilidade.[1]

No sexo feminino, o excesso de androgênios promove graus de ambiguidade genital que podem variar de uma clitoromegalia até a virilização completa da genitália. Após a puberdade, ou em casos de não aderência ao tratamento, podem ocorrer hirsutismo, acne, alteração do ciclo menstrual e SOP.[4]

No sexo masculino, a virilização passa despercebida ao nascer e o diagnóstico é mais tardio.[3] Ocorre pseudopuberdade precoce, com apresentação clínica semelhante à forma não perdedora de sal da HAC por deficiência de 21-hidroxilase, exceto pelo aparecimento de hipertensão.[1,3]

Devido ao acúmulo de mineralocorticoides (pelo excesso na produção de desoxicorticosterona), cerca de 50%

dos pacientes desenvolvem hipertensão arterial nas fases mais tardias da infância ou da adolescência.[1,3]

Diagnóstico

- Elevação de 11-desoxicortisol (composto S), desoxicorticosterona (DOCA), 17-OHP, androstenediona, DHEA e testosterona.[1]
- Redução de corticosterona, aldosterona e da ARP.[1]

Tratamento

O tratamento consiste na reposição apenas de glicocorticoide, nas mesmas doses recomendadas para a deficiência de 21-OHP.

Em geral, os níveis pressóricos normalizam após início da reposição do glicocorticoide, não sendo necessário o uso de hipotensores na maioria dos casos.[1]

HIPERPLASIA ADRENAL CONGÊNITA POR DEFICIÊNCIA DE 17α-HIDROXILASE (CYP17)/17,20-LIASE

Fisiopatologia

A 17α-hidroxilase é responsável pela conversão da pregnenolona e da progesterona em 17-OH-pregnenolona e 17-OH-progesterona (17OHP), respectivamente.[1]

A 17,20 liase converte a 17-OH-pregnenolona e a 17OHP em DHEA e Δ4-A, respectivamente. Nessa rara forma de HAC, a atividade das enzimas pode ser afetada isolada ou conjuntamente. Ambas são codificadas pelo gene CYP17, localizado no cromossomo 10.[1]

Comumente, a deficiência é completa e acomete adrenais e gônadas, afetando a produção de cortisol, androgênios e estrogênios. O acúmulo de precursores como a DOCA e a corticosterona causa hipertensão, hipopotassemia e alcalose. A corticosterona pode se ligar ao receptor do cortisol com uma afinidade 10 vezes menor, diminuindo as manifestações clínicas de hipocortisolismo.[1]

Etiologia e Genética

Essa HAC é causada por mutações no gene CYP17, localizado no cromossomo 10, levando à deficiência parcial ou total da 17α-hidroxilase e de 17,20-liase ou deficiência isolada de 17,20-liase.[2]

Manifestações Clínicas

O diagnóstico clínico, em ambos os sexos, geralmente ocorre na adolescência.

Nas deficiências completas, a genitália é feminina e, nas formas parciais, de maior frequência, a genitália é ambígua.

Nos meninos, ocorre pseudo-hermafroditismo masculino importante (em virtude do déficit de androgênios), com genitália externa ambígua ou totalmente feminina. Na puberdade, pode surgir ginecomastia com escassez de pelos axilares e pubianos. Nas meninas, há ausência de desenvolvimento puberal e amenorreia primária.[1]

Diagnóstico

O diagnóstico é realizado a partir de:
- Níveis plasmáticos elevados de progesterona, pregnenolona, DOCA, corticosterona e 18-OH-corticosterona.[1] O importante aumento da corticosterona (cerca de 60 vezes o normal) garante atividade glicocorticoide suficiente para a sobrevivência.
- Níveis séricos de testosterona, androstenediona, DHEA e estradiol reduzidos.
- Na fase puberal, ocorrem aumento de FSH, LH (hipogonadismo hipergonadotrófico) e progesterona e redução de estrogênios e androgênios.

Tratamento

O tratamento consiste na reposição de glicocorticoide, normalizando os níveis pressóricos e a hipopotassemia, e na redução dos níveis excessivos de DOCA e corticosterona. Na puberdade, são utilizados esteroides sexuais, de acordo com o sexo social adotado, que geralmente é o feminino.[1]

HIPERPLASIA ADRENAL CONGÊNITA POR DEFICIÊNCIA DA 3β-HIDROXIESTEROIDE-DESIDROGENASE (3β-HSD)

Incidência

Causa rara de HAC, corresponde a menos de 1% das HAC, sendo geralmente diagnosticada nos primeiros meses de vida.[1,19] Existem duas isoenzimas: a do tipo I, ativa na pele, placenta e mamas, e a do tipo II, ativa nas adrenais e nas gônadas.[1,19]

Fisiopatologia

A 3β-HSD pode agir em quatro substratos: convertendo a pregnenolona em progesterona, a 17α-hidroxipregnenolona em 17α-hidroxiprogesterona, a DHEA em androstenediona e a androstenediona em testosterona.[1]

Etiologia e Genética

Essa HAC é causada por mutações no gene HSD3B2, que codifica a enzima 3β-HSD tipo II.[2]

Os genes responsáveis pela codificação das enzimas HSD3B1 e HSDB2 apresentam 93% de homologia entre si e estão localizados no cromossomo 1.[1,19]

Manifestações Clínicas

No sexo feminino, ocorre virilização da genitália externa devido ao aumento da produção adrenal de metabólitos.[1]

No sexo masculino, ocorrem distúrbios na produção de androgênios adrenais e testiculares. Quando o defeito é total, a genitália externa é feminina; nos defeitos parciais, a genitália é ambígua. Ginecomastia pode ocorrer durante a puberdade.[1]

Na forma precoce, a perda de sal e as crises adrenais agudas ocorrem no início da lactância. A forma tardia provoca hirsutismo, oligomenorreia e infertilidade nas mulheres jovens e adrenarca precoce nas crianças.[1]

Diagnóstico

- Aumento das concentrações séricas (basais ou pós--estímulo com cortrosina) de DHEA, pregnenolona, 17-hidroxipregnenolona e seus respectivos sulfatos.[1]
- Nas formas perdedoras de sal, pode haver acidose, hiponatremia e hiperpotassemia.[1]
- Baixos níveis de 17α-OHP e de androstenediona.[1]

Tratamento

Consiste na reposição de doses apropriadas de glicocorticoide, mineralocorticoide e esteroides sexuais (na puberdade).[1]

HIPERPLASIA ADRENAL CONGÊNITA LIPOIDE (COLESTEROL DESMOLASE)

Incidência

Essa é a forma mais grave de HAC,[1,3,20] e é a única em que o defeito não está localizado nas enzimas envolvidas na síntese de esteroides.[3,20]

Na população japonesa, a incidência varia em torno de 1:2.000 nascidos vivos, sendo a segunda forma mais frequente nessa população.

Fisiopatologia

Essa HAC é causada por mutações na StAR, a qual facilita a entrada do colesterol na mitocôndria para iniciar a esteroidogênese.[3,20] Desse modo, há comprometimento da conversão do colesterol em Δ5-pregnenolona e consequente deficiência adrenal e gonadal.

Etiologia e Genética

Chen et al. relataram a presença de mutações StAR M144R e StAR R182H, por meio do sequenciamento de DNA de oito crianças (cinco com cariótipo 46,XY e três com 46,XX), com idade variando de 1 a 14 meses de vida.[20]

Manifestações Clínicas

As crianças de ambos os sexos desenvolvem, a partir da segunda semana de vida, sintomas de insuficiência glicocorticoide e mineralocorticoide, semelhantes ao quadro clínico da crise perdedora de sal da deficiência de 21-hidroxilase.

Os homens afetados apresentam genitália externa feminina, com vagina curta ou genitália ambígua.[3]

Diagnóstico

- Ausência ou baixos níveis de esteroides no plasma e na urina.
- Ausência de resposta ao ACTH e à hCG.
- ACTH sérico elevado e cortisol diminuído.
- Hiponatremia, hiperpotassemia.

Tratamento

O tratamento consiste na reposição de doses apropriadas de glicocorticoide, mineralocorticoide e esteroides sexuais (na puberdade).[1]

HIPERPLASIA ADRENAL CONGÊNITA EM ADULTO

Os efeitos da HAC e de sua terapêutica em pacientes na fase adulta da vida são pouco conhecidos. Passaram-se 50 anos desde a introdução dos glicocorticoides no tratamento da HAC e, ao longo desse período, foi adquirida considerável experiênica no contexto pediátrico, porém pouco se sabe acerca de seus efeitos, a longo prazo, em adultos.[21]

Homens adultos portadores de HAC por deficiência da 21-hidroxilase frequentemente não atingem a altura familiar estimada. A presença de tecido adrenal em testículos de pacientes acometidos pela HAC é mais comum na FPS e está associada a risco elevado de infertilidade.[22]

Em geral, o monitoramento ósseo é desnecessário, exceto nos pacientes que apresentam fatores de risco para osteoporose, uma vez que são utilizadas doses baixas de glicocorticoide ao longo do tratamento e o excesso androgênico pode exercer efeito anabólico sobre o osso.[21]

A terapia glicocorticoide tem sido associada a dislipidemia e diminuição da sensibilidade à insulina.[21]

No sexo feminino, o hiperandrogenismo tem sido associado a resistência insulínica, e pode haver aumento do risco cardiovascular nas portadoras de SOP.[21]

Em ambos os sexos, o acompanhamento psicológico tem se revelado importante no manejo do estigma social e das dificuldades psicossexuais relacionadas com a doença.[21]

São necessários maiores estudos para avaliação da repercussão da HAC na fase adulta da vida dos pacientes, bem como dos efeitos de seu tratamento na homeostase desses indivíduos.[21,22]

Referências

1. Silva SC, Camargo K, Bandeira F. Hiperplasia adrenal congênita. In: Bandeira F, Griz L (eds.) Endocrinologia ginecológica. Rio de Janeiro: MEDSI, 2006:22-9.

2. Mello MP, Bachega TASS, Costa-Santos M et al. Bases moleculares da hiperplasia adrenal congênita. Arq Bras Endocrinol Metab 2002; 46(4):457-77.

3. Caldas D. Hiperplasia adrenal congênita. In: Guedes EP, Moreira RO, Benchimol AK (eds.) Endocrinologia. Rio de Janeiro: Rubio, 2006:321-38.

4. Menezes Filho HC. Hiperplasia congênita de supra-renais. In: Setian. Endocrinologia pediátrica. Parte VIII. Sarvier, 2002: 379-93.

5. Speiser PW, White PC. Congenital adrenal hyperplasia. N Engl J Med 2003; 349:776-88.

6. Bachega TASS, Billerbeck AEC, Parente EB et al. Estudo multicêntrico de pacientes brasileiros com deficiência da 21-hidroxilase: correlação do genótipo com o fenótipo. Arq Bras Endocrinol Metab 2004; 48(5):697-704.

7. Merke DP, Bornstein SR, Avila NA, Chrousos GP. NIH conference. Future directions in the study and management of congenital adrenal hyperplasia due to 21-hydroxilase deficiency. Ann Intern Med 2002; 136(4):320-34.

8. Vokl TM, Simm D, Beier C, Dorr HG. Obesity among children and adolescents with classic congenital adrenal hyperplasia dree to 21-hydroxilase deficiency. Pediatrics 2006; 117(1): 98-105.

9. Charmandari E, Brook CG, Hindmarsh PC. Why is management of patients with classical congenital adrenal hyperplasia more difficult at puberty? Arch Dis Child 2002; 86(4):266-9.

10. Stikkelbroeck NMML, Otten BJ, Pasic Aet al. High prevalence of testicular adrenal rest tumors, impaired spermatogenesis, and Leydig cell failure in adolescent and adult males with congenital adrenal hyperplasia. J Clin Endocrinol Metab 2001; 86(12):5721-8.

11. Charmandari E, Weise M, Bornstein M et al. Children with classical congenital adrenal hyperplasia have elevated serum leptin concentrations and insulin resistance: potential clinical implications. J Clin Endocrinol Metab 2002; 87(5):2114-20.

12. Speiser PW, Azziz R, Boskin LS et al. Congenital adrenal hyperplasia due to steroid 21-hydroxylase deficiency: an Endocrine Society Clinical Practice guideline. J Clin Endocrinol Metab, September 2010, 95(9):4133-60.

13. Nike MM, Stilkkelbroeck L, Bep A et al. Growth innibition by glycocorticoid treatment in salt wasting 21-hydroxilase deficiency in early infancy and (pre) puberty. J Clin Endocrinol Metab 2003; 88(3):525-30.

14. Stikkelbroeck NM, Oyen WJ, Van der Wilt GJ et al. Normal bone mineral density and lean body mass, but increased fat mass, in young adults patients with congenital adrenal hyperplasia. J Clin Endocrinol Metab 2002; 88:1036-42.

15. King JA, Wisniewski BJ, Carson KA et al. Long-term corticosteroid replacement and bone mineral density in adult women with classical congenital adrenal hyperplasia. J Clin Endocrinol Metab 2006; 91(3):865-9.

16. Charmandari E, Calis KA, Keil MF et al. Flutamide decreases cortisol clearance in patients with congenital adrenal hyperplasia. J Clin Endocrinol Metab 2002; 87(7):3197-200.

17. Hero M, Janne OA, Nanto-Salonen K et al. Circulating antiandrogenic activity in children with congenital adrenal hyperplasia during peroralflutamide treatment. J Clin Endocrinol Metab 2005; 90(9):5141-5.

18. Lin-Su K, Vogiatzi MG, Marshall I et al. Treatment with growth hormone and luteinizing hormone releasing hormone analog improves final adult height in children with congenital adrenal hyperplasia. J Clin Endocrinol Metab 2005; 90(6):3318-25.

19. Johannsen TH, Mallet D, Dige-Petersen H et al. Delayed diagnosis of congenital adrenal hyperplasia with salt wasting due to type II 3β-hydroxysteroid dehydrogenase deficiency. J Clin Endocrinol Metab 2005; 90(4):2076-80.

20. Chen X, Baker BY, Abduljabbar MA, Miller WL. A genetic isolate of congenital lipoid adrenal hyperplasia with atypical clinical findings. J Clin Endocrinol Metab 2005; 90:835-40.

21. Ogilvie CM, Crouch NS, Rumsby G et al. Congenital adrenal hyperplasia in adults: a review of medical, surgical and psychological issues. Clin Endocrinol 2006; 64:2-11.

22. Cabrera MS, Vogiatzi MG, New MI. Long term outcome in adult males with classic congenital adrenal hyperplasia. J Clin Endocrinol Metab 2001; 86(7):3070-8.

Tumores do Córtex Adrenal

André M. Faria • Ana Cláudia Latronico • Madson Q. Almeida

EPIDEMIOLOGIA

Uma crescente prevalência dos tumores adrenocorticais tem sido observada na última década, em razão da utilização de métodos de imagem com melhor resolução. A prevalência média dos tumores adrenocorticais variou de 1% a 8,7% (média de 2,3%) em uma série de estudos de autópsia.[1] A frequência dos nódulos adrenocorticais correlaciona-se com a idade: 0,2% em indivíduos com idade < 30 anos e 6,9% > 70 anos.[2] A prevalência média de incidentalomas adrenais em estudos envolvendo tomografia computadorizada (TC) foi de 0,64% (variando de 0,35% a 1,9%).[1] A utilização de TC de alta resolução demonstrou uma prevalência de tumores adrenocorticais semelhante aos estudos de autópsia.[3] Incidentalomas adrenais são lesões adrenais > 1cm clinicamente não aparentes, descobertas inadvertidamente durante investigação diagnóstica por condições clínicas não relacionadas.[4,5] Essa definição exclui pacientes com neoplasia maligna de base que estejam realizando exames de imagem como parte de estadiamento ou seguimento (a não ser em caso de lesão aparente inequivocamente benigna à imagem) e pacientes que tiveram anamnese e exame físico inadequados, mas que teriam levado à suspeita de doença adrenal se tivessem sido realizados corretamente.[4] A maior parte desses tumores constitui adenomas adrenocorticais não funcionantes, mas carcinomas adrenocorticais, feocromocitomas e lesões metastáticas podem também ser diagnosticados (Tabela 35.1).[5-8] Cawood et al., em revisão recente de 828 artigos publicados sobre incidentaloma adrenal de 1980 a 2008 (em que foram selecionadas somente nove séries com um total de 1.800 pacientes que apresentavam dados adequados de diagnóstico e seguimento), argumentam que muitas séries da literatura representam uma hiperestimativa de lesões malignas e funcionantes por uma série de motivos, como inclusão de séries cirúrgicas com pacientes com achados clínicos significativos, inclusão de pacientes com características radiológicas suspeitas, exclusão daqueles com estudos de imagem benignos, inclusão de população de pacientes referenciados para serviços terciários, exclusão de pacientes com tumores pequenos, inclusão de pacientes com histórico de câncer ou suspeita de malignidade, uso de ultrassonografia (US) para detecção e, finalmente, erro metodológico ao reportar a prevalência tumoral.[8]

A neoplasia maligna do córtex adrenal corresponde de 0,05% a 2,0% de todos os cânceres, com incidência de 2 casos/milhão de pessoas/ano, em adultos.[9] A incidência dos tumores adrenocorticais pediátricos foi estimada em 0,3 a 0,38 casos/milhão de pessoas/ano, em crianças com menos de 15 anos de idade. Contudo, uma incidência significativamente mais elevada dos tumores adrenocorticais foi evidenciada em crianças provenientes das regiões Sul e Sudeste do Brasil.[10] O carcinoma adreno-

Tabela 35.1 Prevalência de etiologias comuns em pacientes com incidentaloma adrenal verdadeiro[8]

Diagnóstico	Prevalência (%)
Adenoma não funcionante	85 (71 a 93)
Síndrome de Cushing subclínica	6,4 (4,4 a 8,3)
Feocromocitoma	3,1 (1,8 a 4,3)
Aldosteronoma	0,6 (0 a 1,2)
Carcinoma	1,9 (0,8 a 3,0)
Metástases	0,7 (0 a 1,4)
Outros	< 5

Pacientes com histórico de câncer ou características clínicas sugestivas de etiologia adrenal subjacente foram excluídos. Dados expressos em percentual (variância).

cortical apresenta distribuição bimodal, o primeiro pico ocorrendo antes dos 5 anos e o segundo na quarta e quinta décadas de vida.[11] Em diversas séries, ocorre predominância do sexo feminino, correspondendo de 65% a 90% dos casos.[12-16]

MANIFESTAÇÕES CLÍNICAS

Pacientes com tumores adrenocorticais funcionantes apresentam manifestações endócrinas decorrentes da secreção excessiva de cortisol, aldosterona, androgênios e seus precursores ou, mais raramente, estrogênios. As síndromes clínicas mais frequentemente associadas aos tumores adrenocorticais são hiperaldosteronismo e síndrome de Cushing.

O hipercortisolismo subclínico (HSC) pode ser definido como condição caracterizada pela presença de alterações do eixo hipotálamo-hipófise-adrenal (HHA) associadas à hipersecreção leve de cortisol na ausência de sinais e sintomas de síndrome de Cushing. O HSC pode ser encontrado em até 30% dos pacientes com incidentaloma adrenal. Considerando o diagnóstico mais frequente de nódulos adrenais em indivíduos com mais de 60 anos de idade (em torno de 4% a 6%), o HSC é relativamente comum. Diversos estudos observacionais sugerem que o HSC está associado à síndrome metabólica (obesidade visceral, diabetes, hipertensão arterial sistêmica, dislipidemia) e à osteoporose.[5,7,17]

Pacientes com carcinoma adrenocortical apresentam evidência clínica e/ou laboratorial de excesso de produção de hormônios esteroides em 60% dos casos durante avaliação hormonal pré-operatória.[18] A síndrome de Cushing clinicamente manifesta está presente em 30% a 40% dos pacientes com carcinoma adrenocortical. Virilização acomete aproximadamente 20% a 30% dos adultos com carcinoma adrenocortical.[18,19] A virilização é secundária à secreção excessiva de androgênios adrenais, como desidroepiandrosterona (DHEA), seu composto derivado contendo sulfato (sulfato de desidroepiandrosterona [DHEAS]) e androstenediona, que são convertidos em testosterona e 5α-diidrotestosterona. As manifestações clínicas em mulheres incluem oligomenorreia, hirsutismo, acne excessiva, hipertrofia muscular, voz grave, calvície temporal e clitoromegalia. Síndrome de Cushing associada à virilização é diagnosticada em aproximadamente 10% a 30% dos pacientes com carcinoma adrenocortical.[19] A feminização, decorrente de secreção tumoral excessiva de estrogênios, é uma síndrome clínica rara, mas típica das neoplasias adrenocorticais malignas. Raramente, pacientes com carcinoma adrenocortical podem apresentar hipoglicemia em decorrência da produção tumoral do fator de crescimento semelhante à insulina 2 (IGF-2).[20]

As crianças com tumores adrenocorticais acompanhadas no Serviço de Endocrinologia do Hospital das Clínicas da Faculdade de Medicina da Universidade de São Paulo (HCFMUSP) apresentaram virilização, associada ou não à síndrome de Cushing, em 92% dos casos ao diagnóstico. Ao contrário dos adultos, a síndrome de Cushing isolada foi diagnosticada em somente 8% das crianças com tumores adrenocorticais.[21,22]

Entre 30% e 50% dos pacientes adultos com carcinoma adrenocortical não apresentam síndromes endócrinas ao diagnóstico. Esse grupo de pacientes apresenta, usualmente, dor abdominal com achado incidental de massa adrenal nos estudos de imagem. Os carcinomas adrenocorticais se apresentam, frequentemente, como massas palpáveis ao diagnóstico. A invasão local comumente envolve o rim e a veia cava inferior, enquanto a doença mestastática pode ser encontrada em linfonodos retroperitoneais, pulmão, fígado e ossos.

TUMORIGÊNESE

Aspectos moleculares envolvidos na tumorigênese adrenocortical têm sido amplamente investigados, contudo poucos marcadores moleculares mostraram-se úteis para o diagnóstico de malignidade, principalmente no grupo pediátrico.[21,23-26] Estudos com hibridização genômica comparativa demonstraram alto grau de instabilidade cromossômica presente nos tumores adrenocorticais, sobretudo nos carcinomas.[27-32] Adicionalmente, esses estudos sugeriram diferentes mecanismos moleculares envolvidos na tumorigênese adrenocortical pediátrica.[27-32]

A síndrome de Li-Fraumeni, clinicamente caracterizada pelo desenvolvimento de múltiplos tumores (carcinoma de mama, tumores cerebrais, sarcomas de partes moles e leucemia), também apresenta incidência aumentada de carcinoma adrenocortical. Mutações germinativas no gene *p53*, localizado no cromossomo 17p, foram encontradas em famílias acometidas por essa síndrome.[33.] Recentemente, alta incidência de uma única mutação germinativa do gene *p53* foi demonstrada em 98% dos tumores adrenocorticais esporádicos de crianças provenientes da região Sul do Brasil.[34] Essa mutação, localizada no éxon 10 do gene *p53*, resulta na substituição do aminoácido arginina por histidina na posição 337 (Arg337His) do domínio de tetramerização da proteína. Essa mutação *missense* foi também estudada nos pacientes com tumores adrenocorticais acompanhados no Serviço de Endocrinologia do HCFMUSP, sendo identificada em 78% das crianças e em 14% dos adultos com tumores adrenocorticais.[35] Os tumores adrenocorticais associados à mutação germinativa Arg337His apresentaram alta frequência de inativação bialélica do gene *p53*, resultante da perda total do cromossomo 17.[36]

Alterações específicas do *locus* 11p15, região na qual foi mapeado o gene *IGF-2*, foram descritas em tumores embrionários associados à síndrome de Beckwith-Wiedemann.[37] Essa região contém um *cluster* de genes que sofrem *imprinting* parental, entre os quais o *IGF-2*, que é transcrito a partir do alelo paterno.[38] Outros genes nesse *locus*, *H19* e *p57Kip2*, também sofrem *imprinting* parental, mas, ao contrário do *IGF-2*, são expressos pelo alelo materno.[39,40] A transcrição do gene *H19* gera um microRNA, que atua como silenciador pós-transcricional do IGF-2, enquanto o gene *p57kip2* regula mecanismos do ciclo celular, ambos sendo considerados genes supressores tumorais.[41,42] A dissomia uniparental do *locus* 11p15 com anormalidade do *imprinting* genômico foi relacionada com a síndrome de Beckwith-Wiedemann.[43]

Adicionalmente, a perda de heterozigose do *locus* 11p15 ou a hiperexpressão do gene *IGF-2* foram encontradas em 93% dos tumores adrenocorticais malignos e em 8,6% dos tumores adrenocorticais benignos em indivíduos adultos.[23,44,45] Recentemente, estudos envolvendo perfil de expressão gênica (*microarray*) dos tumores adrenocorticais demonstraram aumento da expressão do gene *IGF-2* em carcinomas adrenocorticais diagnosticados em pacientes adultos.[24,46,47]

INVESTIGAÇÃO DIAGNÓSTICA

Investigação Laboratorial

Os critérios para diagnóstico do HSC são controversos. O teste de supressão com 1mg de dexametasona constitui o primeiro passo na investigação do hipercortisolismo em pacientes com incidentaloma adrenal. Contudo, a especificidade e a sensibilidade do teste dependem da concentração sérica de cortisol utilizada como limite diagnóstico. A utilização do cortisol > 1,8µg/dL após dexametasona (1mg) para definição da ausência de supressão está associada à especificidade de 91% para o diagnóstico de HSC. Doses de supressão maiores de dexametasona (3mg ou mesmo 8mg) e concentração de cortisol mais elevada (3,0µg/dL) para definição da ausência de supressão têm sido propostas com o objetivo de reduzir o número de falso-positivos, sem alterar a sensibilidade do teste de supressão com dexametasona,[5] embora o teste padrão com 1mg seja o mais utilizado na prática clínica e a referência em nosso serviço. O diagnóstico do HSC deve ainda ser confirmado mediante a realização de testes adicionais, como determinação do cortisol sérico ou salivar à meia-noite, cortisol urinário e ACTH plasmático (Tabela 35.2).

A avaliação hormonal completa é mandatória durante a investigação diagnóstica pré-operatória dos pacientes com tumores adrenocorticais (Tabela 35.3). O pa-

Tabela 35.2 Diagnóstico de hipercortisolismo subclínico em pacientes com incidentaloma adrenal*

Perda do ritmo circadiano do cortisol (coleta à meia-noite: cortisol sérico > 7,5µg/dL e cortisol salivar > 0,13µg/dL)
Redução dos valores de sulfato de desidroepiandrosterona (DHEAS)
Supressão do ACTH (< 5pmoL/L)
Ausência de supressão do cortisol após 1mg de dexametasona às 23h: cortisol sérico > 1,8µg/dL (coletado às 8h da manhã seguinte)
Ausência de supressão do cortisol após 3mg de dexametasona às 23h: cortisol sérico > 3,0µg/dL (coletado às 8h da manhã seguinte)
Ausência de supressão do cortisol após altas doses de dexametasona
Aumento do cortisol urinário de 24 horas: cortisol urinário total > 300µg/24h ou sua fração livre > 90µg/24h

*Os exames laboratoriais para investigação de hipercortisolismo devem ser realizados em duas ou três diferentes ocasiões em virtude da possibilidade de secreção cíclica de cortisol.

Tabela 35.3 Investigação laboratorial dos tumores adrenais

Hipercortisolismo (mínimo de dois a três testes)	Teste de supressão com 1mg de dexametasona às 23h (coleta do cortisol sérico às 8h da manhã seguinte)
	Cortisol urinário de 24 horas
	Cortisol sérico e/ou salivar à meia-noite
	Cortisol sérico basal e ACTH plasmático
Esteroides sexuais e precursores	Sulfato de desidroepiandrosterona (DHEAS)
	Androstenediona, testosterona
	17-hidroxiprogesterona e 11-desoxicortisol
Hiperaldosteronismo	Potássio sérico
	Relação aldosterona:renina (relação > 30 é sugestiva de hiperaldosteronismo)
Feocromocitoma (dois testes)	Catecolaminas urinárias (24h)
	Metanefrinas urinárias (24h)
	Meta e normetanefrinas plasmáticas

drão de secreção hormonal dos tumores adrenocorticais pode indicar possível lesão adrenocortical maligna (secreção mista de cortisol e androgênios, estradiol em homens ou altas concentrações séricas de precursores esteroidais, como DHEAS ou 11-desoxicortisol). O diagnóstico de hipercortisolismo, frequentemente subclínico, tem importante implicação no manejo pós-operatório, já que a secreção tumoral autônoma de cortisol está associada a maior risco de insuficiência adrenal após a ressecção tumoral. Esses pacientes devem receber hidrocortisona EV (25 a 50mg antes da indução anestésica e 25 a 50mg a cada 8 horas nas primeiras 24 a 72 horas), passando para reposição via oral com acetato de hidrocortisona ou cortisona ou prednisona assim que a dieta estiver liberada, com posterior reavaliação clínica/laboratorial do eixo HHA no seguimento. Alguns autores argumentam que pacientes com síndrome de Cushing manifesta ou subclínica apresentam níveis adequados de glicocorticoides circulantes e, portanto, não necessitam de reposição intraoperatória. Nesse contexto, é sugerido que os pacientes podem ser submetidos com segurança à ressecção tumoral, com coleta do cortisol no primeiro dia pós-operatório, quando então é iniciado acetato de hidrocortisona, 30mg VO, cedo pela manhã, e 10mg no início da tarde (alternativamente, acetato de cortisona, 35mg pela manhã e 15mg à tarde, ou prednisona, 10mg pela manhã), até que o resultado da dosagem do cortisol esteja disponível.[4,48] Adicionalmente, a avaliação do padrão de secreção hormonal tumoral é essencial para o monitoramento de recorrências, embora não seja o marcador mais precoce. Outro aspecto importante é a exclusão do diagnóstico de feocromocitoma antes do tratamento cirúrgico, já que nessa condição clínica deve haver um preparo pré-operatório específico.

Estudos de Imagem

A medida da massa adrenal estimada por TC ou ressonância nuclear magnética (RNM) constitui um dos melhores indicadores de malignidade (Figura 35.1). Uma revisão de 1.300 tumores adrenocorticais de séries previamente publicadas demonstrou que a razão adenoma/carcinoma é de 5:1 para tumores ≥ 3cm e de 3:1 para tumores ≥ 4cm.[1] A punção-biópsia por agulha fina não está indicada para avaliação diagnóstica de tumor adrenal considerado potencialmente maligno, já que esse procedimento é pouco informativo e apresenta o risco de disseminação tumoral local. Desse modo, a avaliação hormonal criteriosa e as características radiológicas da lesão são fundamentais para a indicação cirúrgica.

TC Adrenal

Adenomas adrenocorticais são geralmente lesões < 4cm, homogêneas e com margens bem definidas. Calcificações, necrose e hemorragia são indicadores de malignidade, embora esses achados radiológicos não sejam muito específicos. Os carcinomas adrenocorticais são lesões usualmente > 6cm, densas, irregulares, heterogêneas e que apresentam ganho de sinal após a injeção de meio de contraste. A maioria das lesões < 4cm é benigna, contudo malignidade não pode ser excluída somente pelo tamanho (Tabela 35.4).

Os adenomas adrenocorticais contêm grande quantidade intracelular de lipídios, o que torna possível uma avaliação quantitativa pela medida da densidade na TC, convencionalmente expressos em unidades Hounsfield (UH). Densidades < 10UH apresentam alta sensibilidade e especificidade variando de 90% a 100% para o diagnóstico de tumores benignos. No entanto, um baixo conteúdo lipídico com valores mais elevados de atenuação pode ser encontrado em 10% a 40% dos adenomas.[7] Em outras palavras, lesões com densidade < 10UH virtualmente descartam a possibilidade de carcinoma, enquanto o achado de lesões com maior densidade, por si só, torna inconclusivo o diagnóstico da natureza da lesão, visto que adenomas com baixo teor de gordura também apresentam essa característica radiológica. Outra característica importante dos adenomas adrenocorticais, mesmo aqueles com pouco conteúdo lipídico, é uma rápida passagem do meio de contraste após a injeção EV na TC com contraste. Desse modo, a realização de TC adicional de 10 a 15 minutos após a injeção de contraste é útil para melhor caracteri-

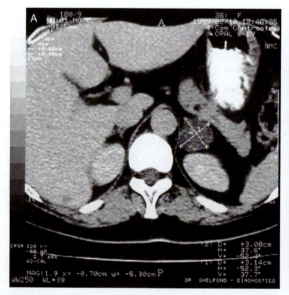
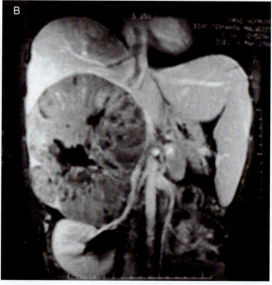

Figura 35.1 A. Adenoma adrenocortical com 3cm de diâmetro diagnosticado como incidentaloma e demonstrando ausência de captação de contraste na TC. **B.** Carcinoma adrenocortical volumoso produtor de cortisol e androgênios com áreas de intensa necrose e hemorragia na RNM (T1).

Capítulo 35 Tumores do Córtex Adrenal

Tabela 35.4 Diagnóstico diferencial das massas adrenocorticais por exames de imagem

Adenoma adrenocortical
Lesões frequentemente < 4cm, homogêneas e bem definidas
TC: densidade < 10UH na TC sem contraste; redução de 40% a
  50% ou densidade < 35UH de 10 a 15 minutos após a injeção de
  contraste; calcificações e hemorragia raras
RNM: isossinal em T2 e perda de sinal > 30% na RNM fora de fase

Carcinoma adrenocortical
Lesões geralmente > 6cm, heterogêneas e irregulares
TC: densidade > 10UH na TC sem contraste; redução < 40% a
  50% ou densidade > 35UH de 10 a 15 minutos após a injeção de
  contraste; calcificações e hemorragia
RNM: hipersinal em T2 e perda de sinal < 30% na RNM fora de fase

Metástase
Lesões heterogêneas, frequentemente bilaterais e com intensa
  captação de contraste
TC e RNM: semelhantes ao carcinoma adrenocortical

Feocromocitoma
Lesões heterogêneas, densas e com intensa captação de contraste
RNM: hipersinal e brilho intenso em T2; ausência de perda de sinal
  fora de fase

Mielolipoma
Lesões com importante conteúdo lipídico e com densidade muito
  baixa na TC
RNM: sinal semelhante ao tecido gorduroso subcutâneo e
  retroperitoneal

zação dos tumores adrenais. Uma redução de 40% a 50% ou uma densidade < 35UH do tumor adrenal após 10 a 15 minutos tem sensibilidade de 96% e especificidade de 100% para o diagnóstico de benignidade[49,50] (Tabela 35.4).

RM Adrenal

Lesões malignas primárias e metastáticas da glândula adrenal costumam ser hiperintensas em T2, quando comparadas com o sinal do fígado. Da mesma maneira que a TC, o conteúdo lipídico das lesões também pode ser usado na diferenciação entre adenomas e carcinomas. A presença de conteúdo lipídico promove perda de sinal na mudança de fase da RNM (em fase e fora de fase), também denominada RNM com variação química (*chemical shift*). Uma razão entre o sinal da lesão tumoral na RNM em fase e o sinal na RNM fora de fase (ambos normalizados pelo sinal do baço) < 0,7 (redução de 30%) indica benignidade com alta sensibilidade e especificidade[7] (Tabela 35.4).

Feocromocitomas apresentam, frequentemente, brilho intenso em T2 e não apresentam alteração de sinal entre as imagens em fase e fora de fase, pois os feocromocitomas não contêm conteúdo lipídico intracelular. Uma vantagem da RNM em relação à TC na avaliação de lesões malignas é seu maior poder de resolução para detec-

ção de invasão de tecidos e órgãos adjacentes, assim como para determinar a extensão de infiltração tumoral na veia cava inferior. Nesse caso, a angiorressonância é também importante para o planejamento cirúrgico.

Ultrassonografia

A US é um método dependente da experiência do examinador e que apresenta limitações importantes na visualização das adrenais, principalmente em pacientes obesos e com retenção de gás. Contudo, esse método é útil para a identificação de massas adrenais em crianças.

A tomografia com emissão de pósitron usando ^{18}F-2--flúor-d-desoxiglicose (PET-FDG) apresenta alto valor preditivo negativo para o diagnóstico de malignidade em lesões com baixa captação.[51] Um estudo com 77 pacientes portadores de massas adrenais mostrou que uma razão de standardized uptake value (SUV) max adrenal/fígado < 1,45 era altamente preditora de lesão benigna (sensibilidade de 100% e especificidade de 88%).[52] Cabe ressaltar que um tipo específico de patologia adrenal benigna, a hiperplasia adrenal macronodular independente de ACTH, pode apresentar valores elevados de captação de FDG, semelhantes aos apresentados por carcinomas ou metástases.[53] Recentemente, um novo método diagnóstico (PET-^{11}C-metomidato) mostrou-se útil para identificar lesões de origem adrenal, já que o metomidato se liga especificamente à enzima 11β-hidroxilase.

AVALIAÇÃO HISTOPATOLÓGICA

A diferenciação entre adenomas e carcinomas adrenocorticais é difícil e deve ser realizada por patologista experiente. Em 1984, Weiss[54,55] introduziu escores de malignidade baseados em critérios histopatológicos, que constituem, até o momento, os parâmetros mais utilizados (Tabela 35.5). Tumores adrenocorticais com menos de três escores de Weiss são caracterizados como adenomas, e as lesões com três ou mais critérios são definidas como carcinomas. Contudo, a determinação dos critérios histopatológicos não foi completamente reprodutível por outros patologistas.[56] Outro aspecto relevante é a não aplicabilidade

Tabela 35.5 Critérios de Weiss

Atipia nuclear
Mitoses atípicas
Índice mitótico (> 5/50 por CGA)
Células claras < 25%
Arquitetura difusa > 33%
Necrose
Invasão de cápsula
Invasão de sinusoides
Invasão capsular

CGA: campos de grande aumento.

dos critérios de Weiss para os tumores adrenocorticais pediátricos, uma vez que as crianças, na grande maioria dos casos, apresentam evolução clínica favorável, a despeito de histologicamente os tumores serem classificados como malignos.[13,57,58] Dentre os escores de Weiss, o índice mitótico (> 5/50 por CGA campos de grande aumento), necrose e invasão vascular (venosa e sinusoidal) constituem os critérios mais sugestivos de malignidade.[18] A imunoexpressão elevada (> 10%) do marcador de proliferação celular Ki67 é também um fator independente de prognóstico desfavorável em carcinomas adrenocorticais em adultos.[18] Os carcinomas adrenocorticais apresentam intensa fragmentação da rede de reticulina no estroma tumoral. Esse algoritmo de estratificação apresentou sensibilidade e especificidade de 100% no diagnóstico de malignidade de acordo com os critérios de Weiss, com a vantagem de maior praticidade clínica. Além disso, o número de mitoses > 9/50 por CGA foi um fator prognóstico independente para sobrevida na análise multivariada. Contudo, esse algoritmo de estratificação ainda não foi validado para tumores adrenocorticais pediátricos, que sabidamente apresentam aspectos clínicos e moleculares totalmente distintos dos tumores adrenocorticais diagnosticados em adultos.

ESTADIAMENTO E PROGNÓSTICO

O fator prognóstico mais relevante nos pacientes com tumor adrenocortical é o estadiamento, proposto inicialmente por Macfarlane.[59] e modificado por Sullivan.[60] Somente em 2004, a International Union Against Cancer (UICC) e a Organização Mundial da Saúde (OMS) propuseram o primeiro estadiamento para carcinoma adrenocortical baseado na classificação TNM[18] (Tabela 35.6). De acordo com o estadiamento da OMS, a sobrevida dos pacientes com carcinoma adrenocortical em 5 anos é de 82% no estádio I, de 58% no estádio II, de 55% no estádio III e de 18% no estádio IV.[61] A sobrevida dos pacientes não diferiu significativamente entre os estádios II e III. Adicionalmente, o prognóstico dos pacientes com linfonodos positivos, tumor infiltrando tecidos adjacentes ou grandes vasos (veia cava inferior ou veia renal) é significativamente desfavorável em relação aos pacientes sem esses fatores de risco. Um aspecto interessante é que os pacientes com tumor infiltrando somente tecidos adjacentes (T3) têm desfecho clínico similar ao de pacientes com invasão de órgãos adjacentes (T4). Desse modo, o fator determinante para a sobrevida extremamente reduzida em pacientes com estádio IV é a presença de metástase.[61]

Em virtude do que foi exposto, o European Network for the Study of Adrenal Tumors (ENSAT) propôs recentemente um novo estadiamento para o carcinoma adrenocortical (Tabela 35.6). De acordo com o novo estadiamen-

Tabela 35.6 Estadiamento do carcinoma adrenocortical

ENSAT 2009		
I	T1, N0, M0	T ≤ 5cm, confinado à adrenal
II	T2, N0, M0	T > 5cm, confinado à adrenal
III	T1-2, N1, M0 T3, N0-N1, M0 T4, N0-N1, M0	Presença de linfonodos + (N1) T com infiltração de tecidos adjacentes (T3) T com invasão de órgãos adjacentes ou veia cava ou veia renal (T4)
IV	T1-T4, N0-N1, M1	Presença de metástases

ENSAT: European Network for the Study of Adrenal Tumors; T1: tumor ≤ 5cm; T2: tumor > 5cm; T3: tumor infiltrando tecidos adjacentes; T4: tumor invadindo órgãos adjacentes ou trombo tumoral em veia cava ou renal; N0: sem linfonodos positivos; N1: linfonodo(s) positivo(s); M0: sem metástase a distância; M1: presença de metástase a distância.

to, a sobrevida dos pacientes com carcinoma adrenocortical em 5 anos é de 82% no estádio I, 61% no estádio II, 50% no estádio III e 13% no estádio IV.[61] Pacientes em estádio IV têm, em geral, sobrevida < 15 meses.

Diferentemente dos adultos, os tumores adrenocorticais pediátricos com prognóstico desfavorável baseado somente em critérios histopatológicos apresentam evolução clínica favorável, sem recorrência em 69% dos casos.[13,57,58] Portanto, os critérios definitivos de malignidade no grupo pediátrico são a presença de invasão tecidual e a de órgãos adjacentes ou metástases.

TRATAMENTO
Incidentalomas Adrenais e Tumores Adrenocorticais Não Suspeitos de Malignidade

Tumores adrenocorticais ≥ 4cm e/ou com características radiológicas sugestivas de malignidade têm indicação cirúrgica. Outro critério para o tratamento cirúrgico é a presença de manifestações clínicas relacionadas com o excesso de produção hormonal (síndrome de Cushing, virilização, hiperaldosteronismo e feocromocitoma).[5] Adrenalectomia laparoscópica é o procedimento de escolha para as lesões adrenocorticais sem achados radiológicos indicativos de malignidade. Embora exista controvérsia, a adrenalectomia aberta constitui o tratamento de escolha para as massas adrenais > 10 a 12cm, com outros achados radiológicos sugestivos de malignidade ou invasão de órgãos adjacentes e aumento de linfonodos regionais.[18] Os pacientes com síndrome de Cushing e HSC apresentam alto risco de insuficiência adrenal após a remoção do tumor adrenal, em decorrência da supressão da secreção de ACTH e do consequente bloqueio da síntese de cortisol pela glândula adrenal contralateral. Dessa maneira, a reposição de glicocorticoide está indicada nos períodos intra e pós-operatórios desses pacientes. A duração da reposição com glicorticoides é variável e deve ser monitorizada ambulatorialmente.

O tratamento dos incidentalomas adrenais com HSC e sem evidência radiológica de malignidade permanece controverso, já que os critérios diagnósticos e a importância biológica dessa condição não estão totalmente definidos. Recentemente, um estudo retrospectivo longitudinal, incluindo 55 pacientes com HSC e incidentaloma adrenal, demonstrou melhora dos parâmetros metabólicos (pressão arterial, glicemia e perfil lipídico) após tratamento cirúrgico em relação ao grupo sob tratamento conservador.[17] A indicação de tratamento cirúrgico do HSC associado aos incidentalomas adrenais deve ser avaliada individualmente com os pacientes, levando-se em consideração a possível melhora dos parâmetros metabólicos e a necessidade de seguimento rigoroso a longo prazo. A TC ou RNM da glândula adrenal deve ser repetida após o diagnóstico de 3 a 6 meses nos pacientes em tratamento conservador para detecção de massas adrenais rapidamente progressivas. A partir daí, os estudos de imagens podem ser solicitados a intervalos maiores (anualmente). A reavaliação hormonal está também indicada durante o seguimento desses pacientes.

A análise retrospectiva da história natural dos incidentalomas adrenais demonstrou aumento do tumor adrenal > 1cm e/ou aparecimento de lesão contralateral em 9% dos casos.[1] O risco de malignidade das lesões consideradas benignas ao diagnóstico é mínimo (1 caso em 1.000 incidentalomas). Além disso, o diagnóstico do excesso de produção hormonal em tumores previamente não funcionantes foi feito em 1,7% dos casos, variando de 0% a 11% em diferentes séries.[1]

Tumores Adrenocorticais Localizados Suspeitos de Malignidade

O tratamento cirúrgico é mandatório em pacientes com carcinoma adrenocortical e deve ser realizado por cirurgiões experientes a fim de evitar ressecções incompletas e ruptura da cápsula tumoral com consequentes implantes peritoneais (Figura 35.2). A ressecção cirúrgica completa é também possível na maioria dos pacientes em estádio III.[62] A abordagem laparoscópica foi associada a maior recorrência do carcinoma adrenocortical em estudos retrospectivos e permanece controversa nos tumores adrenocorticais suspeitos de malignidade com diâmetro < 10cm.[63-65] A ressecção tumoral em bloco está indicada na invasão de tecidos e órgãos adjacentes. O diagnóstico de trombo de veia cava inferior é compatível com a remoção tumoral completa, mas a utilização de circulação extracorpórea pode ser necessária. A linfadenectomia profilática ainda não tem importância prognóstica definida no tratamento do carcinoma adrenocortical.

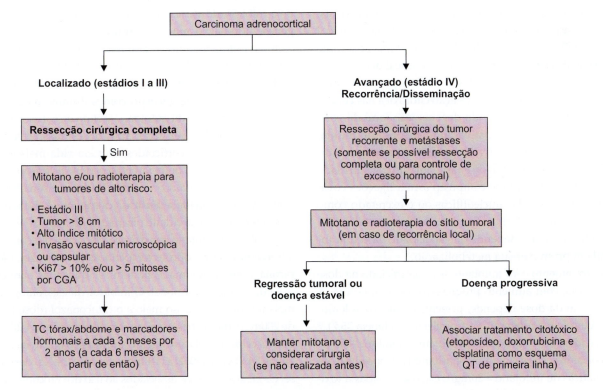

Figura 35.2 Algoritmo para tratamento e seguimento dos pacientes com carcinoma adrenocortical.

O risco de recorrência em pacientes com ressecção cirúrgica considerada completa varia de 60% a 80%.[66] Desse modo, o tratamento adjuvante está indicado na maioria dos pacientes com doença localizada. Recentemente, o uso adjuvante do mitotano foi associado a redução significativa da recorrência tumoral e a maior sobrevida geral e livre de doença.[67] A terapia adjuvante com mitotano deve sempre ser considerada em pacientes com alto risco de recorrência: tumor > 8 a 10cm, estádio III, elevado índice mitótico, evidência microscópica de invasão vascular ou capsular e Ki67 > 10%.[18] Adicionalmente, radioterapia adjuvante do sítio tumoral deve ser considerada em pacientes com carcinoma adrenocortical com alto risco de recorrência, embora sua indicação não esteja tão definida quanto o uso de mitotano adjuvante (Figura 35.2).[68]

Após o tratamento cirúrgico associado ou não à terapia adjuvante, os pacientes com carcinoma adrenocortical devem ser monitorizados a cada 3 meses com TC de tórax e abdome por um mínimo de 2 anos (Figura 35.2). Após esse período inicial de seguimento, o rastreamento de recorrência com estudos de imagem pode ser realizado a intervalos de 6 meses. A avaliação hormonal também é realizada durante o acompanhamento pós-operatório, embora os marcadores hormonais apresentem sensibilidade inferior aos estudos de imagem para o diagnóstico de recorrência.

Mitotano

Mitotano (o,p'-DDD) é um agente adrenolítico disponível para o tratamento do carcinoma adrenocortical.[69] O uso do mitotano está indicado como terapia adjuvante nos pacientes com carcinoma adrenocortical de alto risco de recorrência e nos pacientes com doença recorrente e metastática. O mitotano exerce ação citotóxica nas células adrenocorticais, promovendo degeneração focal da zona fasciculada e reticular. A ativação metabólica do mitotano é essencial para sua atividade adrenolítica e terapêutica. O mitotano é hidroxilado e rapidamente transformado em cloreto de acila. Esse composto forma ligações covalentes com moléculas nucleofílicas ou é excretado como derivado do ácido acético. Em virtude disso, o efeito citotóxico do mitotano depende da capacidade da célula tumoral em promover sua metabolização.

O tratamento com mitotano deve ser iniciado na dose de 1,5g/dia, com aumento progressivo até 5 ou 6g/dia. A progressão da dose depende, principalmente, da tolerância a seus efeitos colaterais gastrointestinais (Tabela 35.7).[18] A dose ideal deve ser definida mediante monitorização de sua concentração plasmática (14 a 20mg/L). Concentrações plasmáticas de mitotano > 20mg/L estão associadas a toxicidade significativa, incluindo efeitos neurológicos (letar-

Tabela 35.7 Efeitos colaterais associados ao uso do mitotano

Efeitos adversos frequentes
Gastrointestinais (náuseas, vômitos, diarreia, anorexia, mucosite)
Neurológicos (letargia, sonolência, ataxia, depressão, polineuropatia e diminuição de memória)
Insuficiência adrenal
Ginecomastia
Elevação de enzimas hepáticas (principalmente GGT)
Aumento da concentração das proteínas ligadoras de hormônios (CBG, SHBG, TBG, proteína ligadora de vitamina D)
Indução das enzimas microssomais hepáticas (aumento da metabolização de glicocorticoides, outros esteroides, fenitoína, varfarina, barbitúricos, entre outros)
Redução de T4 livre (interfere na ligação do T4 a TBG e no efeito inibitório no TSH)
Hipercolesterolemia e hipertrigliceridemia
Leucopenia

CBG: proteína ligadora de cortisol; GGT: gama glutamil transferase; SHBG: proteína ligadora de hormônios sexuais; TBG: proteína ligadora de tireoglobulina.

gia, sonolência, ataxia, polineuropatia, entre outros) (Tabela 35.7). A monitorização da concentração plasmática deve ser realizada a cada 4 semanas durante o início do tratamento. A maioria dos pacientes necessita de, no mínimo, 2 a 3 meses de tratamento para atingir os níveis terapêuticos. Em virtude de sua longa meia-vida e de sua ampla deposição no tecido adiposo, a frequência dos efeitos adversos pode aumentar durante o tratamento, mesmo que a concentração plasmática esteja dentro dos níveis terapêuticos.

Em razão de sua atividade adrenolítica, assim como pela inibição de várias enzimas envolvidas na esteroidogênese adrenal, o mitotano induz insuficiência adrenal. Como o mitotano também aumenta a metabolização periférica de cortisol e eleva a concentração da proteína ligadora de cortisol (CBG), os pacientes em uso necessitam de doses mais elevadas de glicocorticoides durante o aumento progressivo da dose do mitotano (acetato de cortisona, 37,5 a 50mg/dia; podem ser necessárias doses mais elevadas e a utilização de glicocorticoides de meia-vida mais longa, como dexametasona ou betametasona). A indicação de reposição com mineralocorticoide (fludrocortisona, 50µg/dia) deve ser avaliada a partir da dosagem de sódio e potássio séricos e da atividade plasmática de renina.

Embora o mitotano seja o único medicamento com ação adrenolítica, outras opções terapêuticas (cetoconazol, metopirona, aminoglutetimida) podem ser utilizadas para controle da secreção hormonal. O inibidor da esteroidogênese mais utilizado em nosso meio é o cetoconazol (dose inicial de 200mg, duas ou três vezes ao dia; dose máxima: 1.200mg/dia). O cetoconazol é um agente antifúngico que inibe as enzimas P450scc, P450c11 (11β-hidroxilase) e C17-20 desmolase. Os efeitos adversos associados ao uso do cetoconazol são gastrointestinais (náuseas, vômitos e dor abdominal), hepa-

Capítulo 35 Tumores do Córtex Adrenal

toxicidade (elevação de AST e ALT), ginecomastia e hipogonadismo (inibição da síntese de testosterona).

Carcinoma Adrenocortical Recorrente

A ressecção cirúrgica de recorrências locais é uma opção terapêutica aceitável e deve ser sempre considerada, estando associada a aumento da sobrevida em estudos retrospectivos.[70-72] Radioterapia do sítio tumoral está indicada em pacientes com recorrência tumoral e sem doença metastática. Caso a recorrência tumoral seja diagnosticada na vigência de terapia com mitotano, pode-se indicar o tratamento adjuvante com quimioterapia sistêmica, descrito mais adiante. O diagnóstico da recorrência tumoral antes de 24 meses após a ressecção cirúrgica está associado a pior prognóstico.

Carcinoma Adrenocortical Metastático

A ressecção cirúrgica deve ser considerada nos casos em que seja possível a remoção completa do tumor primário e das lesões metastáticas. A terapia com mitotano deve ser então iniciada nos pacientes que não estejam em uso adjuvante dessa medicação. Apesar de controlar o excesso de produção hormonal na maioria dos carcinomas adrenocorticais, regressões tumorais objetivas foram detectadas em apenas 25% dos pacientes em uso de mitotano.[69]

Os protocolos de quimioterapia citotóxica usados no tratamento do carcinoma adrenocortical avançado apresentam resultados limitados.[18,73,74] Em estudo de fase II, a terapia adjuvante com mitotano associada à estreptozotocina (Sz, 1g/dose por 5 dias e 2g/dose a cada 21 dias) aumentou a sobrevida dos pacientes com carcinoma adrenocortical submetidos à ressecção cirúrgica completa.[75] O protocolo italiano proposto por Berruti (etoposídeo [E], doxorrubicina [D] e cisplatina [P]; primeiro dia, D 40mg/m^2; segundo dia, E 100mg/m^2; terceiro e quarto dias, D 40mg/m^2 e E 100mg/m^2) produziu remissões parciais em 49% dos pacientes com carcinoma adrenocortical metastático.[74] De maneira similar, a terapia citotóxica com estreptozotocina e mitotano foi associada a respostas parciais em somente 36% dos casos.[76] Recentemente, foi publicado o primeiro estudo de fase III duplo-cego, randomizado, envolvendo pacientes com carcinoma adrenal avançado (FIRM-ACT – First International Randomized Trial in Locally Advanced and Metastatic Adrenocortical Carcinoma Treatment), que comparou os dois esquemas supramencionados, tanto em terapia primária como em terapia secundária, em caso de falência terapêutica ao primeiro esquema (no caso de ausência de resposta, o paciente passava a receber o outro esquema quimioterápico).[77] Como terapia de primeira linha, o esquema EDP+M mostrou-se ligeiramente superior ao Sz+M, com maior sobrevida livre de doença (5,0 *vs.* 2,1 meses). Os pacientes que foram realocados para terapia secundária, no caso de falência do tratamento inicial, apresentaram resultado semelhante, também com discreta superioridade do esquema EDP+M. Não houve diferença significativa em relação à sobrevida global de doença. O resultado limitado dos protocolos de terapia citotóxica para o carcinoma adrenocortical tem sido relacionado, em parte, à hiperexpressão do gene *MDR-1*, o que resulta em aumento da glicoproteína P, uma bomba efluxora de medicamentos.[78] Evidências *in vitro* demonstraram que o mitotano aumenta a eficácia da terapia citotóxica em células tumorais mediante a redução da expressão do gene *MDR-1*.[79] Entretanto, o conhecimento recente da importante atividade indutora do citocromo CYP3A4 pelo mitotano trouxe à tona a preocupação quanto à possível redução da eficácia de esquemas quimioterápicos quando em associação ao medicamento.[80,81] Hipoteticamente, isso poderia ter contribuído para piores resultados no estudo FIRM-ACT, porquanto tanto o etoposídeo como a doxorrubicina são metabolizados por essa via.

Os protocolos de quimioterapia atualmente disponíveis para o tratamento do carcinoma adrenocortical metastático têm eficácia limitada, e novas alternativas terapêuticas são necessárias. Recentemente, estudos clínicos têm avaliado a eficácia de inibidores de alvos moleculares específicos, principalmente receptores da tirosina cinase, em pacientes com carcinoma adrenocortical avançado, mas os resultados não se têm mostrado clinicamente relevantes (Tabela 35.8).

Tabela 35.8 Terapias-alvo para o tratamento do carcinoma adrenocortical avançado

Tratamento	Alvo terapêutico	n	Resultado	Referência
Bevacizumabe + capecitabina	Anticorpo anti-VEGF e agente citotóxico	10	Sem resposta	82
Erlotinibe + gencitabina	Inibidor de EGFR e agente citotóxico	10	Resposta menor em 1 caso	83
Imatinibe	Inibidor de c-KIT e PDGFR	4	Sem resposta	84
Figitumumabe	Anticorpo anti-IGFI-R	14	Sem resposta	85
Sunitinibe	Inibidor de VEGFR1 e VEGFR2, c-KIT e PDGFR	38	Doença estável em 5 casos (13%)	86

EGFR: receptor do fator de crescimento epidérmico; IGFI-R: receptor tipo I dos fatores de crescimento semelhantes à insulina; PDGFR: receptor do fator de crescimento derivado de plaquetas; VEGF: fator de crescimento vascular endotelial.

PERSPECTIVAS

O carcinoma adrenocortical consiste em uma neoplasia maligna rara e com prognóstico muito desfavorável. Estudos moleculares que possam determinar novas vias de sinalização intracelulares envolvidas no desenvolvimento e na progressão dos tumores adrenocorticais são essenciais para melhor compreensão da tumorigênese adrenocortical. Desse modo, a determinação de novos alvos moleculares proporcionará o desenvolvimento de estratégias terapêuticas que possam bloquear os mecanismos-chave que coletivamente proporcionam vantagens na sobrevida das células cancerosas.

Referências

1. Barzon L, Sonino N, Fallo F, Palu G, Boscaro M. Prevalence and natural history of adrenal incidentalomas. Eur J Endocrinol 2003; 149(4):273-85.

2. Thompson GB, Young Jr. WF. Adrenal incidentaloma. Curr Opin Oncol 2003; 15(1):84-90.

3. Caplan RH, Strutt PJ, Wickus GG. Subclinical hormone secretion by incidentally discovered adrenal masses. Arch Surg 1994; 129(3):291-6.

4. Zeiger MA, Siegelman SS, Hamrahian AH. Medical and surgical evaluation and treatment of adrenal incidentalomas. J Clin Endocrinol Metab 2011; 96:2004-15.

5. Terzolo M, Bovio S, Pia A, Reimondo G, Angeli A. Management of adrenal incidentaloma. Best Pract Res Clin Endocrinol Metab 2009; 23(2):233-43.

6. Young Jr. WF. Management approaches to adrenal incidentalomas. A view from Rochester, Minnesota. Endocrinol Metab Clin North Am 2000; 29(1):159-85, x.

7. Mansmann G, Lau J, Balk E, Rothberg M, Miyachi Y, Bornstein SR. The clinically inapparent adrenal mass: update in diagnosis and management. Endocr Rev 2004; 25(2):309-40.

8. Cawood TJ, Hunt PJ, O'Shea D, Cole D, Soule S. Recommended evaluation of adrenal incidentalomas is costly, has high false-positive rates and confers a risk of fatal cancer that is similar to the risk of the adrenal lesion becoming malignant; time for a re-think? Eur J Endocrinol 2009; 161(4):513-27.

9. Kloos RT, Gross MD, Francis IR, Korobkin M, Shapiro B. Incidentally discovered adrenal masses. Endocr Rev 1995; 16(4):460-84.

10. Sandrini R, Ribeiro RC, DeLacerda L. Childhood adrenocortical tumors. J Clin Endocrinol Metab 1997; 82(7):2027-31.

11. Russell RP, Masi AT, Richter ED. Adrenal cortical adenomas and hypertension. A clinical pathologic analysis of 690 cases with matched controls and a review of the literature. Medicine (Baltimore) 1972; 51(3):211-25.

12. Chudler RM, Kay R. Adrenocortical carcinoma in children. Urol Clin North Am 1989; 16(3):469-79.

13. Mendonça BB, Lucon AM, Menezes CA et al. Clinical, hormonal and pathological findings in a comparative study of adrenocortical neoplasms in childhood and adulthood. J Urol 1995; 154(6):2004-9.

14. Luton JP, Cerdas S, Billaud L et al. Clinical features of adrenocortical carcinoma, prognostic factors, and the effect of mitotane therapy. N Engl J Med 1990; 322(17):1195-201.

15. Barzilay JI, Pazianos AG. Adrenocortical carcinoma. Urol Clin North Am 1989; 16(3):457-68.

16. Pommier RF, Brennan MF. An eleven-year experience with adrenocortical carcinoma. Surgery 1992; 112(6):963-70; discussion 70-1.

17. Chiodini I, Morelli V, Salcuni AS et al. Beneficial metabolic effects of prompt surgical treatment in patients with an adrenal incidentaloma causing biochemical hypercortisolism. J Clin Endocrinol Metab.

18. Allolio B, Fassnacht M. Clinical review: adrenocortical carcinoma: clinical update. J Clin Endocrinol Metab 2006; 91(6):2027-37.

19. Latronico AC, Chrousos GP. Extensive personal experience: adrenocortical tumors. J Clin Endocrinol Metab 1997; 82(5):1317-24.

20. Eguchi T, Tokuyama A, Tanaka Y et al. Hypoglycemia associated with the production of insulin-like growth factor II in adrenocortical carcinoma. Intern Med 2001; 40(8):759-63.

21. Almeida MQ, Latronico AC. The molecular pathogenesis of childhood adrenocortical tumors. Horm Metab Res 2007; 39(6):461-6.

22. Almeida MQ, Soares IC, Ribeiro TC et al. Steroidogenic factor 1 overexpression and gene amplification are more frequent in adrenocortical tumors from children than from adults. J Clin Endocrinol Metab; 95(3):1458-62.

23. Gicquel C, Bertagna X, Gaston V et al. Molecular markers and long-term recurrences in a large cohort of patients with sporadic adrenocortical tumors. Cancer Res 2001; 61(18):6762-7.

24. De Fraipont F, El Atifi M, Cherradi N et al. Gene expression profiling of human adrenocortical tumors using complementary deoxyribonucleic Acid microarrays identifies several candidate genes as markers of malignancy. J Clin Endocrinol Metab 2005; 90(3):1819-29.

25. Almeida MQ, Fragoso MC, Lotfi CF et al. Expression of insulin-like growth factor-II and its receptor in pediatric and adult adrenocortical tumors. J Clin Endocrinol Metab 2008; 93(9):3524-31.

26. Faria AM, Almeida MQ. Differences in the molecular mechanisms of adrenocortical tumorigenesis between children and adults. Mol Cell Endocrinol; 351(1):52-7.

27. Kjellman M, Kallioniemi OP, Karhu R et al. Genetic aberrations in adrenocortical tumors detected using comparative genomic hybridization correlate with tumor size and malignancy. Cancer Res 1996; 56(18):4219-23.

28. Figueiredo BC, Stratakis CA, Sandrini R et al. Comparative genomic hybridization analysis of adrenocortical tumors of childhood. J Clin Endocrinol Metab 1999; 84(3):1116-21.

29. James LA, Kelsey AM, Birch JM, Varley JM. Highly consistent genetic alterations in childhood adrenocortical tumours detected by comparative genomic hybridization. Br J Cancer 1999; 81(2):300-4.

30. Zhao J, Speel EJ, Muletta-Feurer S et al. Analysis of genomic alterations in sporadic adrenocortical lesions. Gain of chromosome 17 is an early event in adrenocortical tumorigenesis. Am J Pathol 1999; 155(4):1039-45.

31. Dohna M, Reincke M, Mincheva A et al. Adrenocortical carcinoma is characterized by a high frequency of chromosomal gains and high-level amplifications. Genes Chromosomes Cancer 2000; 28(2):145-52.

32. Sidhu S, Marsh DJ, Theodosopoulos G et al. Comparative genomic hybridization analysis of adrenocortical tumors. J Clin Endocrinol Metab 2002; 87(7):3467-74.

33. Reincke M, Karl M, Travis WH et al. p53 mutations in human adrenocortical neoplasms: immunohistochemical and molecular studies. J Clin Endocrinol Metab 1994; 78(3):790-4.

34. Ribeiro RC, Sandrini F, Figueiredo B et al. An inherited p53 mutation that contributes in a tissue-specific manner to pediatric adrenal cortical carcinoma. Proc Natl Acad Sci USA 2001; 98(16):9330-5.

35. Latronico AC, Pinto EM, Domenice S et al. An inherited mutation outside the highly conserved DNA-binding domain of the p53 tumor suppressor protein in children and adults with sporadic adrenocortical tumors. J Clin Endocrinol Metab 2001; 86(10):4970-3.

36. Pinto EM, Billerbeck AE, Fragoso MC, Mendonca BB, Latronico AC. Deletion mapping of chromosome 17 in benign and malignant adrenocortical tumors associated with the Arg337His mutation of the p53 tumor suppressor protein. J Clin Endocrinol Metab 2005; 90(5):2976-81.

37. Ping AJ, Reeve AE, Law DJ, Young MR, Boehnke M, Feinberg AP. Genetic linkage of Beckwith-Wiedemann syndrome to 11p15. Am J Hum Genet 1989; 44(5):720-3.

38. DeChiara TM, Robertson EJ, Efstratiadis A. Parental imprinting of the mouse insulin-like growth factor II gene. Cell 1991; 64(4):849-59.

39. Ferguson-Smith AC, Sasaki H, Cattanach BM, Surani MA. Parental-origin-specific epigenetic modification of the mouse H19 gene. Nature 1993; 362(6422):751-5.

40. Hatada I, Mukai T. Genomic imprinting of p57KIP2, a cyclin-dependent kinase inhibitor, in mouse. Nat Genet 1995; 11(2):204-6.

41. Hao Y, Crenshaw T, Moulton T, Newcomb E, Tycko B. Tumour-suppressor activity of H19 RNA. Nature 1993; 365(6448):764-7.

42. Matsuoka S, Edwards MC, Bai C et al. p57KIP2, a structurally distinct member of the p21CIP1 Cdk inhibitor family, is a candidate tumor suppressor gene. Genes Dev 1995; 9(6):650-62.

43. Grundy P, Telzerow P, Paterson MC et al. Chromosome 11 uniparental isodisomy predisposing to embryonal neoplasms. Lancet 1991; 338(8774):1079-80.

44. Gicquel C, Bertagna X, Schneid H et al. Rearrangements at the 11p15 locus and overexpression of insulin-like growth factor-II gene in sporadic adrenocortical tumors. J Clin Endocrinol Metab 1994; 78(6):1444-53.

45. Gicquel C, Raffin-Sanson ML, Gaston V et al. Structural and functional abnormalities at 11p15 are associated with the malignant phenotype in sporadic adrenocortical tumors: study on a series of 82 tumors. J Clin Endocrinol Metab 1997; 82(8):2559-65.

46. Giordano TJ, Thomas DG, Kuick R et al. Distinct transcriptional profiles of adrenocortical tumors uncovered by DNA microarray analysis. Am J Pathol 2003; 162(2):521-31.

47. Slater EP, Diehl SM, Langer P et al. Analysis by cDNA microarrays of gene expression patterns of human adrenocortical tumors. Eur J Endocrinol 2006; 154(4):587-98.

48. Marko NF, Gonugunta VA, Hamrahian AH et al. Use of morning serum cortisol level after transsphenoidal resection of pituitary adenoma to predict the need for long-term glucocorticoid supplementation. J Neurosurg 2009; 111(3):540-4.

49. Pena CS, Boland GW, Hahn PF, Lee MJ, Mueller PR. Characterization of indeterminate (lipid-poor) adrenal masses: use of washout characteristics at contrast-enhanced CT. Radiology 2000; 217(3):798-802.

50. Caoili EM, Korobkin M, Francis IR et al. Adrenal masses: characterization with combined unenhanced and delayed enhanced CT. Radiology 2002; 222(3):629-33.

51. Nunes ML, Rault A, Teynie J et al. 18F-FDG PET for the identification of adrenocortical carcinomas among indeterminate adrenal tumors at computed tomography scanning. World J Surg 2010; 34:1056-10.

52. Groussin L, Bonardel G, Silvera S et al. 18F-Fluorodeoxyglucose positron emission tomography for the diagnosis of adrenocortical tumors: a prospective study in 77 operated patients. J Clin Endocrinol Metab 2009; 94(5):1713-22.

53. Alencar GA, Fragoso MC, Yamaga LY, Lerario AM, Mendonça BB. (18)F-FDG-PET/CT imaging of ACTH-independent macronodular adrenocortical hyperplasia (AIMAH) demonstrating increased (18)F-FDG uptake. J Clin Endocrinol Metab 2011; 96(11):3300-1.

54. Weiss LM. Comparative histologic study of 43 metastasizing and nonmetastasizing adrenocortical tumors. Am J Surg Pathol 1984; 8(3):163-9.

55. Weiss LM, Medeiros LJ, Vickery Jr. AL. Pathologic features of prognostic significance in adrenocortical carcinoma. Am J Surg Pathol 1989; 13(3):202-6.

56. Aubert S, Wacrenier A, Leroy X et al. Weiss system revisited: a clinicopathologic and immunohistochemical study of 49 adrenocortical tumors. Am J Surg Pathol 2002; 26(12):1612-9.

57. Wajchenberg BL, Albergaria Pereira MA, Mendonça BB et al. Adrenocortical carcinoma: clinical and laboratory observations. Cancer 2000; 88(4):711-36.

58. Wieneke JA, Thompson LD, Heffess CS. Adrenal cortical neoplasms in the pediatric population: a clinicopathologic and immunophenotypic analysis of 83 patients. Am J Surg Pathol 2003; 27(7):867-81.

59. Macfarlane DA. Cancer of the adrenal cortex; the natural history, prognosis and treatment in a study of fifty-five cases. Ann R Coll Surg Engl 1958; 23(3):155-86.

60. Sullivan M, Boileau M, Hodges CV. Adrenal cortical carcinoma. J Urol 1978; 120(6):660-5.

61. Fassnacht M, Johanssen S, Quinkler M et al. Limited prognostic value of the 2004 International Union Against Cancer staging classification for adrenocortical carcinoma: proposal for a Revised TNM Classification. Cancer 2009; 115(2):243-50.

62. Fassnacht M, Allolio B. Clinical management of adrenocortical carcinoma. Best Pract Res Clin Endocrinol Metab 2009; 23(2):273-89.

63. Gonzalez RJ, Shapiro S, Sarlis N et al. Laparoscopic resection of adrenal cortical carcinoma: a cautionary note. Surgery 2005; 138(6):1078-85; discussion 85-6.

64. Kebebew E, Siperstein AE, Clark OH, Duh QY. Results of laparoscopic adrenalectomy for suspected and unsuspected malignant adrenal neoplasms. Arch Surg 2002; 137(8):948-51; discussion 52-3.

65. Schlamp A, Hallfeldt K, Mueller-Lisse U, Pfluger T, Reincke M. Recurrent adrenocortical carcinoma after laparoscopic resection. Nat Clin Pract Endocrinol Metab 2007; 3(2):191-5; quiz 1 p following 5.

66. Stojadinovic A, Ghossein RA, Hoos A et al. Adrenocortical carcinoma: clinical, morphologic, and molecular characterization. J Clin Oncol 2002; 20(4):941-50.

67. Terzolo M, Angeli A, Fassnacht M et al. Adjuvant mitotane treatment for adrenocortical carcinoma. N Engl J Med 2007; 356(23):2372-80.

68. Fassnacht M, Hahner S, Polat B et al. Efficacy of adjuvant radiotherapy of the tumor bed on local recurrence of adrenocortical carcinoma. J Clin Endocrinol Metab 2006; 91(11):4501-4.

69. Hahner S, Fassnacht M. Mitotane for adrenocortical carcinoma treatment. Curr Opin Investig Drugs 2005; 6(4):386-94.

70. Schteingart DE, Doherty GM, Gauger PG et al. Management of patients with adrenal cancer: recommendations of an international consensus conference. Endocr Relat Cancer 2005; 12(3):667-80.

71. Bellantone R, Ferrante A, Boscherini M et al. Role of reoperation in recurrence of adrenal cortical carcinoma: results from 188 cases collected in the Italian National Registry for Adrenal Cortical Carcinoma. Surgery 1997; 122(6):1212-8.

72. Jensen JC, Pass HI, Sindelar WF, Norton JA. Recurrent or metastatic disease in select patients with adrenocortical carcinoma. Aggressive resection vs chemotherapy. Arch Surg 1991; 126(4):457-61.

73. Berruti A, Terzolo M, Pia A, Angeli A, Dogliotti L. Mitotane associated with etoposide, doxorubicin, and cisplatin in the treatment of advanced adrenocortical carcinoma. Italian Group for the Study of Adrenal Cancer. Cancer 1998; 83(10):2194-200.

74. Berruti A, Terzolo M, Sperone P et al. Etoposide, doxorubicin and cisplatin plus mitotane in the treatment of advanced adrenocortical carcinoma: a large prospective phase II trial. Endocr Relat Cancer 2005; 12(3):657-66.

75. Khan TS, Imam H, Juhlin C et al. Streptozocin and o,p'DDD in the treatment of adrenocortical cancer patients: long-term survival in its adjuvant use. Ann Oncol 2000; 11(10):1281-7.

76. Khan TS, Sundin A, Juhlin C et al. Vincristine, cisplatin, teniposide, and cyclophosphamide combination in the treatment of recurrent or metastatic adrenocortical cancer. Med Oncol 2004; 21(2):167-77.

77. Fassnacht M, Terzolo M, Allolio B et al. Combination chemotherapy in advanced adrenocortical carcinoma. N Engl J Med; 366(23):2189-97.

78. Abraham J, Bakke S, Rutt A et al. A phase II trial of combination chemotherapy and surgical resection for the treatment of metastatic adrenocortical carcinoma: continuous infusion doxorubicin, vincristine, and etoposide with daily mitotane as a P-glycoprotein antagonist. Cancer 2002; 94(9):2333-43.

79. Bates SE, Shieh CY, Mickley LA et al. Mitotane enhances cytotoxicity of chemotherapy in cell lines expressing a multidrug resistance gene (mdr-1/P-glycoprotein) which is also expressed by adrenocortical carcinomas. J Clin Endocrinol Metab 1991; 73(1):18-29.

80. van Erp NP, Guchelaar HJ, Ploeger BA, Romijn JA, Hartigh J, Gelderblom H. Mitotane has a strong and a durable inducing effect on CYP3A4 activity. Eur J Endocrinol; 164(4):621-6.

81. Kroiss M, Quinkler M, Lutz WK, Allolio B, Fassnacht M. Drug interactions with mitotane by induction of CYP3A4 metabolism in the clinical management of adrenocortical carcinoma. Clin Endocrinol (Oxf); 75(5):585-91.

82. Wortmann S, Quinkler M, Ritter C et al. Bevacizumab plus capecitabine as a salvage therapy in advanced adrenocortical carcinoma. Eur J Endocrinol 2010; 162(2):349-56.

83. Quinkler M, Hahner S, Wortmann S et al. Treatment of advanced adrenocortical carcinoma with erlotinib plus gemcitabine. J Clin Endocrinol Metab 2008; 93(6):2057-62.

84. Gross DJ, Munter G, Bitan M et al. The role of imatinib mesylate (Glivec) for treatment of patients with malignant endocrine tumors positive for c-kit or PDGF-R. Endocr Relat Cancer 2006; 13(2):535-40.

85. Haluska P, Worden F, Olmos D et al. Safety, tolerability, and pharmacokinetics of the anti-IGF-1R monoclonal antibody figitumumab in patients with refractory adrenocortical carcinoma. Cancer Chemother Pharmacol 2008; 65(4):765-73.

86. Kroiss M, Quinkler M, Johanssen S et al. Sunitinib in refractory adrenocortical carcinoma: a phase II, single-arm, open-label trial. J Clin Endocrinol Metab [Clinical Trial, Phase II Multicenter Study Research Support, Non-U.S. Gov't] 2012; 97(10): 3495-503.

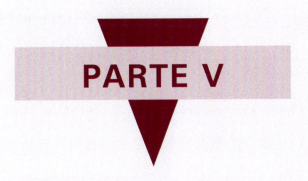

Paratireoides e Doenças Metabólicas Ósseas

PARTE V

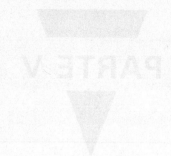

Paratireoides e Doenças Metabólicas Ósseas

36

Metabolismo Ósseo e Mineral

Josivan Gomes de Lima • Lúcia Helena Coelho Nóbrega • Raphael Pinto de Mendonça

METABOLISMO ÓSSEO

O osso é considerado um órgão endócrino, pois se encontra em constante processo de remodelação, fornecendo um reservatório de cálcio, magnésio, fósforo e outros íons essenciais às funções homeostáticas.[1] Além dessa função metabólica, o tecido ósseo exerce, também, função estrutural, fundamental para a locomoção, respiração e proteção de órgãos internos.

Há dois tipos de ossos no esqueleto adulto: o cortical e o trabecular. O osso cortical é denso e compacto e compõe cerca de 80% do esqueleto. Constitui a parte externa de todas as estruturas esqueléticas, e sua principal função é fornecer força mecânica e proteção, embora também possa participar de respostas metabólicas, quando ocorre um déficit mineral grave e/ou prolongado. Já o osso trabecular, encontrado na porção interna dos ossos longos, corpos vertebrais e pelve, é mais ativo metabolicamente do que o cortical e fornece suprimento inicial nos estados de deficiência mineral, sendo perdido mais rapidamente na osteoporose do que o osso cortical.[2]

Para sua formação o osso sofre interferência de genes que primeiro estabelecem o padrão de estrutura esquelética sob a forma de cartilagem e mesênquima e, posteriormente, pela deposição de cálcio pelos osteoblastos. Uma vez formado, apresenta um equilíbrio entre sua formação e reabsorção, promovendo elevada atividade metabólica e reparo de possíveis microfraturas. Em adultos, cerca de 25% do osso trabecular são reabsorvidos e neoformados a cada ano, em contraste com apenas 3% do osso cortical.[2,3]

O ciclo da remodelação consiste em três fases: reabsorção, reversão e formação, as quais são estreitamente acopladas e, desse modo, a massa óssea não se altera.

A fase de reabsorção, que dura em torno de 2 semanas, é realizada pelos osteoclastos, células derivadas de células-mãe hematopoéticas relacionadas com a série mononuclear fagocítica e que contêm fosfatases ácidas expressas em suas membranas celulares. Os osteoclastos se ligam à superfície óssea através da osteopontina e secretam enzimas ácidas (anidrase carbônica) e hidrolíticas que removem mineral e matriz, liberando fragmentos minerais ósseos e de colágeno. Parte do colágeno é totalmente degradada a resíduos de piridinolina e hidroxipiridinolina, que são excretados na urina. Parte não é totalmente degradada e, portanto, também são encontrados na urina fragmentos de pontes de piridinolina ligados a N-telopeptídeo (NTX) $\alpha1$ e $\alpha2$. Os osteoclastos são estimulados por calcitriol, paratormônio (PTH), fator de necrose tumoral alfa (TNF-α), prostaglandina E2 (PGE2), além das interleucinas (IL) 1, 11 e 6, e são inibidos por IL-4 e IL-13. O que encerra essa fase ainda não está claro, mas um elevado nível de cálcio local ou substâncias liberadas pela matriz parecem estar envolvidos.[2]

Na fase de reversão, células mononucleares da linhagem de monócitos e macrófagos preparam a superfície para novos osteoblastos iniciarem a formação, pois produzem uma glicoproteína à qual os osteoblastos podem aderir-se.

A fase de formação óssea se prolonga por até 4 meses, até que o osso reabsorvido seja completamente substituído. É iniciada pelos osteoblastos que contêm fosfatase alcalina em suas membranas celulares, funcionalmente semelhante, mas antigenicamente diferente das formas hepáticas e placentárias. Os osteoblastos sintetizam colágeno tipo I e proteínas, como a osteocalcina, além de outras, como osteopontina e sialoproteínas. A síntese de colágeno tipo I inicia-se com a produção de peptídeos $\alpha1$ e $\alpha2$, quando vários resíduos de prolina e lisina são hidroxilados a hidroxiprolina e hidroxilisina. Uma cadeia α2 e duas cadeias α1 se ligam para formar uma estrutura helicoidal chamada procolágeno, que sofre clivagens de peptídeos amino e carbóxi-terminais, formando o tropocolágeno. Estes contêm porções amino e carbóxi-terminais conhecidas como regiões NTX e C-telopeptídeo e são alinhados para formar uma fibrila de colágeno. Dessa maneira, resíduos de hidroxilisinas de diferentes tropocolágenos vizinhos se unem, formando um anel (pontes de piridinolina) que se pode apresentar de formas específicas do osso, quando sob a forma de ponte de desoxipiridinolina (duas hidroxilisinas de tropocolágenos vizinhos se ligam a uma lisina de outro tropocolágeno vizinho), ou quando esta ligação ocorre na região do NTX.

As proteínas produzidas pelos osteoblastos são depositadas na superfície óssea de maneira organizada, formando a matriz osteoide, onde a mineralização ocorre subsequentemente durante vários dias, tempo suficiente para que o colágeno forme suas pontes de ligação. Apenas poucos osteoblastos permanecem presos na matriz em mineralização, transformando-se em osteócitos, enquanto a maioria deles sofre apoptose.[2]

A osteoprotegerina é uma proteína solúvel, secretada por linfócitos T e osteoblastos, que age inibindo a reabsorção osteoclástica e, desse modo, regulando o metabolismo ósseo no sentido de aumentar sua formação.[4] O fator RANK-L (ligante do ativador do receptor do fator nuclear *kappa-beta*) é produzido por células do estroma da medula óssea e precursores da linhagem dos osteoblastos; funciona, fisiológica e morfologicamente, como TNF, estimulando, por meio da ligação com o receptor deste fator (chamado RANK), a ação de osteoclastos e de maturação da linhagem de monócitos e macrófagos.[5] O gene codificador para sua expressão é idêntico ao gene que codifica o fator TRANCE, presente em osteoblastos e que também pode interagir com o receptor RANK, presente nos osteoclastos, no sentido de aumentar a reabsorção óssea. Esses fatores estão intimamente relacionados com o sistema imunológico, sendo estimulados no sentido de formação pelas IL-1, IL-6 e IL-11, principalmente.[4,6] A osteoprotegerina (OPG) atua, mediante o impedimento da interação RANK-RANK-L, no sentido de impedir a reabsorção óssea.[5] A OPG faz parte da superfamília de receptores do TNF e é produzida em diversos tecidos, como pulmões, fígado, rins, linfonodo, timo e medula óssea. Sua produção é estimulada por vitamina D, via Wnt (veja adiante, neste capítulo), interleucinas 1, TNF, TGF e 17-β-estradiol. Sofre inibição por prostaglandinas E2, PTH, glicocorticoides e IGF-1.[7]

Os osteoblastos têm ainda receptores para diversos fatores que influenciam sua atividade, como PTH, calcitriol, glicocorticoides, hormônios sexuais, hormônio do crescimento (GH), hormônios tireoidianos, além de IL-1, TNF-α, prostaglandinas, fatores de crescimento semelhantes à insulina (IGF) etc.[1,8]

Uma vez completada a formação óssea, há um prolongado período de repouso com pouca atividade celular naquela unidade óssea, até que um novo ciclo de remodelação se inicie. Entretanto, uma pequena quantidade de atividade osteoblástica ocorre continuamente em todos os ossos (sobre cerca de 4% de todas as superfícies a qualquer momento no adulto), de modo que pelo menos algum novo osso está constantemente sendo formado.

MARCADORES DE REMODELAÇÃO ÓSSEA

As doenças ósseas decorrem de distúrbios de formação e/ou reabsorção e, desse modo, uma avaliação da taxa de remodelação óssea fornece importantes informações para o diagnóstico, como também para o acompanhamento terapêutico dos pacientes. Antes, a única maneira de avaliação da dinâmica (formação e reabsorção ósseas) da remodelação era por meio da biópsia óssea após tetraciclina, uma técnica complexa, cara e invasiva (histomorfometria). Como visto anteriormente, a remodelação óssea induz a liberação de várias substâncias que, quando dosadas no soro ou na urina, nos informam sobre a taxa de formação e reabsorção ósseas, sendo por isso chamadas marcadores de remodelação óssea.

São marcadores de formação óssea:[9]

- Fosfatase alcalina, preferencialmente a fosfatase alcalina específica do osso, que reflete a atividade osteoblástica.
- Osteocalcina sérica, que reflete a síntese dessa proteína pelos osteoblastos e, portanto, sua atividade.
- Fragmento carbóxi-terminal do colágeno tipo I (P1CP) e fragmento amino-terminal do colágeno tipo I (P1NP), que reflete as mudanças na síntese de colágeno por osteoblastos ou por fibroblastos. Eles são clivados durante o metabolismo extracelular do procólageno e liberados no sangue, enquanto a parte central da molécula é incorporada pelo osso.

São marcadores de reabsorção óssea:[9]

- Fosfatase ácida específica do osso sérica ou fosfatase ácida tartarato-resistente.
- Calciúria que traduz a taxa de reabsorção óssea, embora também reflita a capacidade renal de excreção e reabsorção de cálcio e a dieta.
- Hidroxiprolina urinária, que reflete a degradação de colágeno ósseo, embora também seja influenciada por sua degradação em outros tecidos, como cartilagem e pele, assim como pela ingestão.
- Excreção urinária de pontes de colágenos, como desoxipiridinolina e pontes de NTX. Constituem o méto-

do mais específico para avaliação da reabsorção óssea, pois derivam quase que exclusivamente do osso e também não sofrem influência da dieta.

Na solicitação e interpretação dos marcadores de remodelação óssea, deve-se considerar a variação circadiana da maioria dos marcadores que apresentam um pico por volta de 6h da manhã, com concentrações menores por volta de 6h da tarde. Também há uma variação circadiana na excreção renal de creatinina e, desse modo, os valores urinários devem ser corrigidos de acordo com a excreção de creatinina. Os marcadores de reabsorção óssea mais específicos, e portanto mais utilizados e de maior importância clínica, são desoxipiridinolina urinária e NTX; dentre os de formação óssea, o mais utilizado é a fosfatase alcalina.

Alguns autores referem que os níveis de marcadores bioquímicos ósseos são altos em homens jovens e diminuem rapidamente até a idade de 40 anos e mais lentamente até os 60 anos. Após a quinta década de vida, os marcadores de formação óssea (osteocalcina, fosfatase alcalina) permanecem estáveis, enquanto os marcadores da reabsorção óssea mostram um moderado e variável aumento com o envelhecimento do organismo. Esse desequilíbrio é responsável pelo aumento da perda óssea.[10]

METABOLISMO DOS MINERAIS

O osso é constituído por uma matriz de colágeno na qual o cálcio e o fosfato são depositados sob a forma de hidroxiapatita. Os minerais cálcio e fósforo são responsáveis por cerca de 65% do peso do osso. Ao contrário, 99% do cálcio do corpo são encontrados no osso, a grande maioria (99%) sob a forma de cristais na fase mineral e uma pequena minoria (1%) na fase lábil, em constante troca com o meio exterior ao osso. O 1% restante do cálcio do organismo encontra-se circulante no meio extracelular ou no meio intracelular, e sua concentração é regulada rigidamente pela ação de hormônios.

O cálcio intracelular tem concentração cerca de 10 mil vezes menor do que o extracelular. O cálcio entra na célula por canais de cálcio dependentes de despolarização ou estímulo em receptores, mas há também reservas de cálcio em microssomas e mitocôndrias intracelulares, que podem ser liberadas sob estímulos.[2] O gradiente químico é mantido pelo limite de condução dos canais de cálcio de repouso e por bombas de extrusão de cálcio dependentes de ATP. O cálcio citosólico exerce importantes funções como segundo mensageiro na regulação da divisão celular, contratilidade muscular, motilidade celular e secreção transmembrana.

O cálcio circulante pode estar ligado a proteínas como albumina (40%) ou a ânions como fosfato e citrato (10%).

Os 50% restantes encontram-se na forma ionizada, que é a metabolicamente ativa, servindo como substrato para mineralização de cartilagem e ossos, além de participar de várias funções orgânicas, como contração muscular e cardíaca, transmissão sináptica, agregação plaquetária e coagulação, além das secreções exócrinas e endócrinas. O compartimento extracelular mantém cerca de 900mg de cálcio em equilíbrio. Cerca de 10.000mg/dia são oferecidos à filtração glomerular e 500mg/dia ao osso e recebe 200mg/dia da ingestão, 9.800mg/dia da reabsorção renal e 500mg/dia da reabsorção óssea. Dessa maneira, mantém-se um nível o mais constante possível de cálcio, mediante a ação de dois hormônios – PTH e vitamina D – nas três interfaces de trocas do compartimento extracelular: intestino, osso e rins.[2] Em relação à vitamina D, apesar deste nome, sabe-se hoje que ela exerce ações esqueléticas e não esqueléticas, comportando-se mais como hormônio do que como vitamina.

Diferentemente do cálcio, apenas 85% do fósforo estão na fase mineral óssea, e o restante encontra-se, sob forma orgânica ou inorgânica, nos compartimentos intra e extracelulares. Do fosfato inorgânico sérico, apenas 12% estão ligados a proteínas e uma pequena porção a cálcio e magnésio, mas a grande parte encontra-se sob a forma iônica. A concentração intracelular de fosfato inorgânico é semelhante à extracelular. O fosfato orgânico é fundamental para processos genéticos e fisiológicos, como componentes de diversas estruturas, como fosfolipídios, ácidos nucleicos, enzimas etc.

Uma nova proteína, chamada FGF-23, de 32Kda, também está intimamente relacionada com o controle do fósforo orgânico. Produzida por osteócitos e osteoblastos, regula a fosfatemia, mediante sua ligação a outros tecidos, como nos rins, onde a ligação ocorre via complexo de receptores FGF1R, promovendo fosfatúria e suprimindo a ação da 1,25-OH-vitamina D, e nas paratireoides, onde o efeito é estimulante sobre a liberação de PTH.[11] Fisiopatologicamente, é importante nos casos de osteomalacia oncogênica hipofosfatêmica.

Metade do magnésio do corpo está no osso e a outra metade em músculos e tecidos moles. No osso, 50% encontram-se na fase mineral e 50% na fase lábil, em troca constante com o meio extraósseo. Do magnésio sérico, 55% estão na forma livre, 30% ligados a proteínas e 15% a fosfato e outros ânions. No meio intracelular, atua como cofator em diversos processos e estabiliza macromoléculas, sendo fundamental para o metabolismo energético e a manutenção da estabilidade intracelular, além de regular a função do PTH.

Papel de Outros Nutrientes na Formação Óssea

A ingestão adequada de proteínas mostrou aumentar os níveis séricos de IGF-1, que é um fator anabólico para o osso.[12] Entretanto, dietas com superdosagens de proteínas não demonstraram benefícios adicionais. Além disso, é importante impedir déficit proteico, pois prejudicaria a formação de tecido colágeno ósseo.[13]

O flúor participa no processo de cristalização de hidroxiapatita, promovendo aumento do tamanho dos cristais mediante a interação com grupamentos hidroxila.[13] No processo de formação de fibrilas de colágeno ósseo participam ainda os seguintes minerais: cobre (constituinte enzimático), zinco (participando em reações da fosfatase alcalina), o manganês e o ferro (cofatores enzimáticos para várias reações na formação de mucopolissacarídeos e, por consequência, matriz óssea).[13]

Outras vitaminas participam no processo de formação óssea, como a vitamina K, mediante a participação na síntese de osteocalcina, a vitamina A, com atividade no processo de remodelação óssea (receptor para ácido retinoico, presente em osteoblastos e osteoclastos), e a vitamina C, importante no processo de formação de hidroxilisina e hidroxiprolina, estimulando, ainda, a fosfatase alcalina óssea.[13]

REGULAÇÃO DA FUNÇÃO DA CÉLULA ÓSSEA

A função das células ósseas é regulada por mecanismos sistêmicos e locais. Os principais reguladores sistêmicos são os hormônios reguladores do metabolismo do cálcio – PTH e vitamina D – além da calcitonina, com importância menor.[8] Outros hormônios sistêmicos interferem, também, no funcionamento do esqueleto, particularmente o GH, os glicocorticoides, os hormônios tireoidianos e os hormônios sexuais. Fatores como IGF têm efeito sistêmico e local, enquanto as prostaglandinas e as citocinas exercem apenas efeitos locais.

Reguladores do Metabolismo do Cálcio

Hormônio Paratireóideo

O paratormônio (PTH), o mais importante regulador do metabolismo do cálcio, é um polipeptídeo de 84 aminoácidos produzido e secretado por quatro glândulas de cerca de 40g cada, localizadas na região cervical, chamadas paratireoides. A ligação ao receptor e sua consequente atividade biológica dependem da sequência de aminoácidos 1-34. Sua função primordial é manter a concentração de cálcio no líquido extracelular (LEC). Esse hormônio atua diretamente no osso e no rim e indiretamente no intestino, por meio de seus efeitos sobre a síntese de 1,25-di-hidroxivitamina D, aumentando as concentrações séricas de cálcio. No osso, estimula a ação osteoclástica de reabsorção e liberação de cálcio para o

LEC e aumenta a produção de fatores locais, como IL-6, IGF-1 e prostaglandinas. No rim, o PTH atua no túbulo contorcido distal renal, estimulando a reabsorção de cálcio, e no túbulo contorcido proximal, inibindo a reabsorção do fosfato. Por sua vez, a produção do PTH é estreitamente regulada pela concentração sérica de cálcio ionizado. Esse sistema de *feedback* é o mecanismo homeostático crítico para a manutenção dos níveis de cálcio sérico.[1]

O PTH armazenado só consegue manter a secreção por apenas 1 minuto e meio, e a síntese é necessária para manter um platô de secreção em distúrbios hipocalcêmicos.

O PTH é sintetizado na forma de pré-pró-PTH, que é clivado no retículo endoplasmático a pró-PTH. O pró-PTH é clivado a PTH no complexo de Golgi, sendo seu resíduo totalmente metabolizado e não sendo, portanto, encontrado no soro. O PTH é, então, armazenado em grânulos de secreção.

A secreção do PTH é controlada por um receptor extracelular de cálcio da classe dos receptores de sete domínios transmembrana acoplado à proteína G.[14] Esta proteína liga-se, por sua vez, a uma enzima fosfolipase C, que atua sobre fosfatidilinositol bifosfato e ATP, transformando-os em fosfatidilinositol trifosfato (IP3) e diacilglicerol (ADP). O IP3 libera cálcio das reservas intracelulares, que libera influxo de cálcio extracelular, aumentando a concentração intracelular de cálcio que, na célula paratireoidiana, inibe a secreção de PTH. Desse modo, diferentemente da maioria das células onde a exocitose é realizada por estímulo do cálcio, na célula paratireoidiana a exocitose é inibida pelo cálcio e, aparentemente, é estimulada pelo magnésio intracelular. Uma depleção de magnésio pode acarretar hipoparatireoidismo reversível. Moderada hipomagnesemia estimula inicialmente a secreção de PTH, mas um déficit prolongado irá paralisá-la.[1]

Uma vez secretado, o PTH tem meia-vida de apenas 2 a 4 minutos. O PTH intacto (1-84) é então clivado em dois fragmentos – amino e carbóxi-terminais – no fígado. O amino-terminal não é encontrado no soro, mas o carbóxi-terminal sim, sendo excretado via renal. Nas técnicas laboratoriais inicialmente desenvolvidas para dosagem sérica de PTH, utilizava-se apenas um anticorpo que se ligava à fração carbóxi-terminal e, portanto, havia reação cruzada, dosando-se o PTH intacto e o fragmento carbóxi-terminal circulantes, podendo haver confusão diagnóstica, especialmente na insuficiência renal, quando este se acumula e se eleva no sangue. Ensaios laboratoriais mais modernos, utilizando a técnica da quimioluminescência, utilizam dois anticorpos, um ligando-se à fração amino-terminal e outro à carbóxi-terminal e, portanto, dosam apenas o PTH intacto, evitando falsos resultados.

Recentemente, uma molécula semelhante ao PTH, chamada PTH-rp, foi identificada e relacionada com hipercalcemia da malignidade.[15]

Calcitonina

A calcitonina é uma proteína com 32 aminoácidos secretada pelas células parafoliculares C da tireoide. Trata-se de um hormônio peptídeo hipocalcêmico que, em muitos aspectos, atua como antagonista fisiológico do PTH. Sua atividade hipocalcêmica é explicada, primariamente, pela inibição da reabsorção óssea mediada pelos osteoclastos e, secundariamente, pela estimulação da excreção renal de cálcio e inibição da reabsorção de fosfato, promovendo fosfatúria e calciúria.[1] Sua secreção, como a do PTH, também está sob a regulação da concentração sérica de cálcio, através do receptor de cálcio presente na membrana, porém com efeito contrário, ou seja, a detecção de aumento da concentração sérica de cálcio aumenta a secreção de calcitonina, e vice-versa.

No entanto, é improvável que a calcitonina exerça papel importante na regulação do metabolismo do cálcio em humanos, pois a tireoidectomia e a consequente redução da calcitonina não produzem qualquer distúrbio metabólico, assim como o carcinoma medular de tireoide que cursa com aumento da secreção de calcitonina. Ela parece exercer papel importante no metabolismo de peixes de água salgada, atuando na manutenção dos níveis séricos de cálcio em um ambiente com elevada concentração de cálcio, como o mar. Em humanos, parece ter importância clínica apenas como marcador tumoral nos casos de carcinoma medular.

Vitamina D

A vitamina D endógena, chamada colecalciferol, ou vitamina D_3, é produzida na pele de forma não enzimática e dependente da exposição cutânea aos raios ultravioleta tipo B (UVB). Não há forma dietética em quantidades significativas, e a vitamina D_2 (ergocalciferol), utilizada como enriquecedor alimentar, é produzida artificialmente, é equipotente ao colecalciferol e seus metabólitos são idênticos.

A vitamina D não é ativa. Ela é transportada para o fígado ligada à proteína ligadora de vitamina D, onde é enzimaticamente hidroxilada a 25-hidroxivitamina D no citocromo P450. Logo após, a 25-hidroxivitamina D é transportada, ligada à proteína ligadora de vitamina D, a reservatórios no tecido gorduroso (principal reservatório de vitamina D). Desse modo, a dosagem de 25-hidroxivitamina D é o principal indicador das reservas corporais de vitamina D.[16]

No túbulo proximal renal, a 25-hidroxivitamina D é novamente hidroxilada a 24,25-di-hidroxivitamina D (24,25[OH]$_2$D) ou a 1,25-di-hidroxivitamina D (1,25[OH]$_2$D). O principal metabólito circulante é o 24,25(OH)$_2$D, em uma concentração cerca de 100 vezes maior do que a de 1,25(OH)$_2$D, que constitui a forma ativa do hormônio. A 1α-hidroxilase, que produz o 1,25(OH)$_2$D, está sob regulação endógena de vários fatores, dentre os mais importantes o PTH, a ingestão de fósforo, o cálcio sérico, além do próprio nível de 1,25-di-hidroxivitamina D. O PTH estimula a atividade da 1α-hidroxilase e, desse modo, a produção de 1,25(OH)$_2$D.[7,14] Uma elevada ingestão de fósforo inibe a secreção de 1,25(OH)$_2$D independentemente dos níveis de PTH, e vice-versa. Na deficiência de vitamina D, aumenta-se a atividade da enzima para proteger a concentração de 1,25(OH)$_2$D de variações nutricionais, enquanto na intoxicação por vitamina D ocorre o inverso. Dessa maneira, os dois metabólitos relevantes clinicamente da vitamina D são 25-hidroxivitamina D e 1,25(OH)$_2$D, mas o melhor teste laboratorial para avaliar a reserva de vitamina D, tanto nos casos de deficiência como de excesso, é a 25-hidroxivitamina D.

Atividades da Vitamina D

A vitamina D liga-se a seu receptor nuclear (receptor da vitamina D, ou VDR), membro da família dos receptores nucleares. O principal órgão-alvo da ação da vitamina D é o intestino, onde ela aumenta a absorção do cálcio, especialmente no jejuno e no íleo. No osso, estimula a síntese de osteocalcina e exerce efeitos bidirecionais na síntese de colágeno tipo I e fosfatase alcalina pelos osteoblastos e, sobre os osteoclastos, aumenta sua maturação, assim como estimula a atividade dos osteoclastos já diferenciados. No rim, a vitamina D regula o transporte de íons, estimulando a reabsorção de fosfato no túbulo proximal e mantendo a reabsorção de cálcio normal.

Outros Reguladores da Função da Célula Óssea

O GH, o IGF-1 e o IGF-2 são importantes para o crescimento esquelético, especialmente nas cartilagens de crescimento e na formação óssea endocondral. As ações dos IGF são determinadas pela concentração de proteínas ligadoras de IGF (IGFBP), sendo a IGFBP-3 a principal responsável pela concentração de IGF sérica, enquanto a IGFBP-5 facilita e a IGFBP-4 inibe as ações locais dos IGF.

Glicocorticoides exercem ações estimulatórias e inibitórias sobre as células ósseas. São essenciais para a diferenciação de osteoblastos e sensibilizam as células ósseas a reguladores de remodelação óssea, como IGF-1 e PTH. Inibem diretamente a formação óssea, induzindo osteoporose.

Hormônios tireoidianos estimulam tanto a formação como a reabsorção ósseas, mas a remodelação óssea é aumentada no hipertireoidismo, e pode ocorrer perda óssea.

Os hormônios sexuais têm importantes efeitos no osso. O estrogênio influencia o desenvolvimento do esqueleto em ambos os sexos e, na puberdade tardia, diminui a remodelação óssea, por inibir a reabsorção, além de ser necessário para o fechamento das cartilagens de crescimento em ambos os sexos. Além disso, influencia fatores locais, como citocinas e prostaglandinas. Androgênios estimulam a formação óssea diretamente ou mediante efeitos no tecido muscular adjacente.

As citocinas são polipeptídeos ou glicoproteínas cuja produção é transitória e cuja ação é exercida de maneira autócrina ou parácrina, não endócrina, ligando-se a receptores altamente específicos que irão alterar um padrão genético nas células-alvo, aumentando ou reduzindo a proliferação celular, seu estado de diferenciação, ou interferindo em sua função. São produzidas por células ósseas e células adjacentes vasculares e hematopoéticas e exercem várias ações reguladoras sobre o esqueleto. A ligação das citocinas a receptores na membrana celular gera um sinal ao núcleo, o que resulta na transcrição de genes específicos, ativando, assim, processos celulares específicos. A IL-1 e a IL-7, assim como o TNF-α, estimulam a reabsorção e inibem a formação óssea, enquanto a IL-6 e a IL-11 estimulam a reabsorção e a formação óssea, e a IL-4, a IL-13 e a IL-18 inibem apenas a reabsorção óssea.[17]

Prostaglandinas, leucotrienos e óxido nítrico são fundamentais na resposta rápida do osso a ações mecânicas e inflamatórias. As prostaglandinas têm efeitos bifásicos na reabsorção e formação ósseas, mas o efeito dominante é estimulador. Sua produção pode ser estimulada por impacto e por citocinas inflamatórias. O óxido nítrico inibe os osteoclastos, enquanto os leucotrienos estimulam a reabsorção óssea.

Esclerostina e Via Wnt

A via Wnt/betacatenina é uma via de promoção da formação óssea que tem efeitos no número de osteoblastos e na maturação e diferenciação de seus progenitores. Compreende um complexo sistema de grupos de proteínas importantes para o desenvolvimento embriogenético, com funções específicas em determinados tecidos. No osso, age por sinalização de membrana osteoblástica, agindo em outro complexo de receptores transmembrana chamados "LRP5/5-frizzled" (proteína G-like), presente na membrana celular dos osteoblastos, e que culmina com ação do mensageiro intracitoplasmático betacatenina, proporcionando transcrição gênica de estímulo à neoformação óssea, além de promover estímulo à prolifera-

ção e diferenciação de osteoblastos, bem como de suprimir a atividade de osteoclastos. Esclerostina e Dickkopf-1 (DKK1), agindo através da ligação a seus correceptores (LRP5 e LRP6), são bloqueadores dessa via de formação óssea. A esclerostina, uma glicoproteína de 190kDa codificada pelo gene SOST, é produzida nos osteócitos e outras células maduras dentro da matriz óssea (como condrócitos hipertróficos, por exemplo), embora o RNA mensageiro do gene SOST tenha sido encontrado em outros tecidos, como rim, coração e fígado. Após ligação à LRP5 ou à LRP6 (low-density lipoprotein receptor-related protein 5 e 6), a esclerostina age inibindo a via Wnt, ou seja, diminuindo a diferenciação de células mesenquimais para osteoblasto, bem como aumentando a osteoclastogênese. Então, um maior número de osteócitos indica maior formação óssea e desencadeia, por meio da esclerostina e da inibição da via Wnt, mecanismos que diminuem a formação óssea e aumentam a reabsorção. A inibição do turnover ósseo pelo estrogênio e pelo raloxifeno cursa com diminuição da esclerostina, causando, consequentemente, redução de atividade osteoblástica e de formação óssea. Outros moduladores secundários incluem a proteína DKK1 e o complexo de proteínas "frizzled-like" sFRP 1/2.[18,19]

Referências

1. Holick MF et al. Metabolismo do cálcio, fósforo e osso: hormônios reguladores do cálcio. In: Fauci AS, Braunwald E et al. (eds.) Harrison medicina interna. 14. ed. Rio de Janeiro: McGraw-Hill Interamericana do Brasil, 1998:2349-63.

2. Strewler GJ. Mineral metabolism & metabolic bone disease. In: Greenspan FS, Strewler GJ (eds.) Basic & clinic endocrinology. 5. ed., Connecticut: Prentice-Hall International Inc., 1997: 263-316.

3. Ralston SH. Science, medicine and the future: osteoporosis. BMJ 1997; 315:469-72.

4. Walsh MC, Kim N, Kadono Y et al. Osteoimmunology: interplay between the immune system and bone metabolism. Ann Rev Immunol 2006; 24:33-63.

5. Shoback D. Update in osteoporosis and metabolic disorders. J Clin Endocrinol Metab 2007; 92(3):747-53.

6. Boyle WJ, Simonet WS, Lacey DL. Osteoclast differentiation and activation. Nature 2003; 423:337-42.

7. Silva I, Branco JC. Rank/Rankl/Opg: literature review. Acta Reumatologica Portuguesa 2011; 36(3):209-18.

8. Raisz LG. Normal skeletal developmental and regulation of bone formation and resorption. Uptodate in Medicine 7(2).

9. Rosen HN, Rosenblatt M. Bone physiology and biochemical markers of bone turnover. Uptodate in Medicine 7(1).

10. Szulc P, Garnero P, Munoz F et al. Cross-sectional evaluation of bone metabolism in men. J Bone Miner Res 2001; 16(9):1642-50.

11. Rodríguez M, López I, Muñoz J, Aguilera-Tejero E, Almaden Y. FGF23 and mineral metabolism, implications in CKD-MBD Nefrologia 2012; 32(3):275-8.

12. Dawson-Hughes B. Interaction of dietary calcium and protein in bone health in humans. J Nutrit 2003; 133(3):852S-854S.

13. Palacios C. The role of nutrients in bone health, from A to Z. Critical Reviews in Food Science and Nutrition 2006; 46(8):621-8.

14. Brown EM. Physiology and pathophysiology of the extracellular calcium-sensing receptor. Am J Med 1999; 106:238-53.

15. Burtiss WJ, Brady TG, Orloff JJ et al. Immunochemical characterization of circulating parathyroid hormone-related protein in patients with humoral hypercalcemia of cancer. N Engl J Med 1990; 322:1106-12.

16. Bringhurst RF, Demay MB, Kronenberg HM. Hormones and disorders of mineral metabolism. In: Wilson JD, Foster DW, Kronenberg HM, Larsen PR (eds.). Williams textbook of endocrinology. 9. ed. Philadelphia: WB Saunders Company, 1998:1155-209.

17. Horowitz MC. The role of cytokines in bone remodeling. J Clin Densit 1998; 1(2):187-98.

18. Lewiecki EM. Sclerostin: a novel target for intervention in the treatment of osteoporosis. Discovery Medicine. 2011; 12(65):263-73.

19. Agholme F, Aspenberg P. Wnt signaling and orthopedics, an overview.Acta Orthopedica. 2011; 82(2):125-30. doi: 10.3109/17453674.2011.572252. Epub 2011 Mar 25.

37

Hiperparatireoidismo Primário: Epidemiologia e Formas Clínicas

Nara N. Crispim Carvalho • Felícia N. Crispim Ribeiro • Bruno Leandro de Souza •
Francisco Bandeira

INTRODUÇÃO

Hiperparatireoidismo primário (HPTP) é caracterizado por aumento nos níveis de cálcio sérico associado a níveis aumentados ou inapropriadamente normais do hormônio paratireóideo (PTH).[1] Trata-se de uma doença endócrina comum, sendo a principal causa de hipercalcemia encontrada durante consulta ambulatorial.[2] A principal etiologia, em 85% a 90% dos casos, é a presença de adenomas solitários das paratireoides.[3,4] Nos demais casos, ocorrem hiperplasia ou múltiplos adenomas, estes últimos comuns nas formas familiares.[4] O HPTP ocorre mais comumente em indivíduos com mais de 50 anos de idade e em mulheres na pós-menopausa. Apresenta prevalência de cerca de 0,78% em pacientes avaliados em serviços de referência.[5] O quadro clínico tem sofrido mudanças dramáticas nas últimas três décadas, em virtude da dosagem rotineira do cálcio sérico na avaliação médica em indivíduos aparentemente saudáveis,[6] resultando em uma forma mais comum de apresentação, a assintomática. Entretanto, a apresentação clínica no HPTP compreende desde os sintomas clássicos até o acometimento de orgãos atípicos e, até mesmo, um novo fenótipo, o hiperparatireoidismo primário normocalcêmico.

CARACTERÍSTICAS DAS GLÂNDULAS PARATIREOIDES E FISIOPATOLOGIA

Normalmente, os seres humanos têm quatro glândulas paratireoides, que se localizam imediatamente atrás da glândula tireoide. Apesar da existência das quatro glândulas, a remoção da metade delas ocasiona poucas anormalidades fisiológicas, enquanto a remoção de três delas acarreta hipoparatireoidismo transitório, mas mesmo essa pequena quantidade remanescente é capaz de se hipertrofiar e exercer a função de todas as outras. A paratireoide é composta por dois tipos de células: as principais (estão em maior parte e secretam o PTH) e as oxífilas, cuja função não está bem estabelecida.[7]

O PTH, proteína de 84 aminoácidos, é sintetizado inicialmente sob a forma de pré-pró-hormônio (110 aminoácidos), a qual é clivada a um pró-hormônio (90 aminoácidos) e, em seguida, ao próprio hormônio (84 aminoácidos). Compostos menores (34 aminoácidos adjacentes à extremidade N-terminal da molécula) também foram isolados das glândulas paratireoides, sendo capazes de exercer toda a atividade do PTH.[7]

O PTH exerce o controle das concentrações extracelulares do cálcio e do fosfato ao regular a absorção intestinal (aumenta a absorção intestinal do cálcio e do fosfato), a excreção renal (diminui a excreção de cálcio e aumenta a excreção de fosfato) e a troca desses íons entre o líquido extracelular e o osso (aumenta a absorção de cálcio e fosfato a partir do osso).[7]

O HPTP gera extrema atividade osteoclástica nos ossos. Essa atividade eleva a concentração de íons cálcio no líquido extracelular, enquanto deprime, normalmente, a concentração de íons fosfato, devido à excreção renal aumentada de fosfato (veja mais detalhes em acometimento renal e ósseo).

EPIDEMIOLOGIA

As estimativas atuais da prevalência de HPTP variam de 0,5 a 34 por 1.000 habitantes, e a incidência está situada entre 0,4 e 18,8 por 10 mil pessoas-ano, dependendo dos métodos de triagem, definições e populações estudadas.[6] O risco de HPTP varia de acordo com idade e sexo, e a prevalência é maior em indivíduos com idades entre 40 e 70 anos, sendo duas a três vezes maior em mulheres (com diferenças ainda maiores entre os adultos de meia-idade).[6] Nos EUA, a prevalência foi estimada em cerca de 2 por 1.000 habitantes em mulheres e 0,5 por 1.000 habitantes entre os homens, e se aproxima de 10 por 1.000 indivíduos com idade acima de 40 anos, com prevalência ainda maior, 34 por 1.000, em mulheres na pós-menopausa.[8,9] Em um estudo dinamarquês, a prevalência relatada foi de 4 e 10 por 1.000 habitantes e de até 30 em mulheres na pós-menopausa.[10] O aumento da incidência observado no início dos anos 1970 foi explicado pelo efeito do *catch-up* (casos prevalentes foram identificados com medição de cálcio sérico que se tornou generalizada, seguida por uma queda, uma vez que a maioria desses casos foi identificada após efeito do *catch-up*). Esses dados condizem com um estudo baseado em população realizado na cidade de Rochester, nos EUA, o qual mostrou aumento na incidência de HPTP entre 1974 e 1982, seguido por declínio durante os anos subsequentes.[11] Em Tayside, na Escócia, um estudo baseado em população mostrou que a incidência de HPTP foi maior nas mulheres do que nos homens e aumentou com a idade, sendo relatada prevalência de 6,72 por 1.000 habitantes em 2006.[6] Dados epidemiológicos em homens são bem menos descritos, mas uma coorte sueca, *MrOs*, com 3.014 homens com idades variando entre 69 e 81 anos, identificou uma prevalência de 0,73% de HPTP.[12]

A prevalência de HPTP é variável, mas tem sido bem documentada na Europa e nos EUA, conforme citado anteriormente, porém ainda falta estimar essa prevalência em algumas partes do mundo. Um estudo transversal realizado com 4.207 pacientes na cidade de Recife-PE encontrou prevalência de HPTP de 7,8 por 1.000 pacientes, sendo 81,8% desses pacientes assintomáticos e 18,2% sintomáticos. Nesse estudo, a proporção de mulheres/homens acometidos foi de 7,2 para 1, com 89,7 das mulheres na pós-menopausa, e a média de idade foi de 61,12 anos.[5]

CAUSAS

A principal causa de HPTP é o adenoma solitário da paratireoide, encontrado em 85% a 90% dos casos,[1,3] seguido por hiperplasia e adenomas múltiplos,[4,13] em que ocorre hiperfunção em múltiplas glândulas e, mais raramente, carcinoma da paratireoide (0,7% dos casos)[3] (Tabela 37.1).

Doença em múltiplas glândulas é o achado mais comum em indivíduos com as síndromes de hiperparatireoidismo familiar, representando cerca de 10% dos casos.[4] Associa-se às neoplasias endócrinas múltiplas dos tipos 1 e 2 (NEM1/NEM2), à síndrome de hiperparatireodismo-tumor de mandíbula, à hipercalcemia hipocalciúrica familiar e ao hiperparatireoidismo familiar isolado[14] (Tabela 37.1).

Tabela 37.1 Causas de hiperparatireoidismo primário e condições clínicas associadas

Causas de hiperparatireoidismo primário isolado/familiar
Adenomas únicos (85%)
Hiperplasias e adenomas múltiplos (15%)
Carcinomas (0,5%)
Condições clínicas associadas ao hiperparatireoidismo primário familiar
Neoplasias endócrinas múltiplas tipos 1 e 2
Síndrome de hiperparatireoidismo-tumor de mandíbula
Hipercalcemia hipocalciúrica familiar
Hipercalcemia hipercalciúrica familiar
Hiperparatireoidismo familiar isolado

Adaptada da referência 1.

HPTP está presente em aproximadamente 100% dos pacientes com mais de 50 anos de idade com NEM1, sendo o primeiro sinal da doença na maioria dos portadores entre 20 e 30 anos.[15] Naqueles com NEM2, ocorre em 20% a 30% dos casos, e a maioria dos pacientes com HPTP apresenta manifestações clínicas mais discretas do que com NEM1.[16] O diagnóstico de HPTP em adulto jovem deve estimular a pesquisa de NEM1, inclusive em seus parentes de primeiro grau.

A síndrome de hiperparatireoidismo-tumor de mandíbula é rara, e tumores ósseos de mandíbula estão associados ao HPTP,[7] sendo o câncer de paratireoide relatado em mais de 15% dos casos.[17]

No hiperparatireoidismo familiar isolado, casos de HPTP são diagnosticados em parentes próximos, na ausência de outras endocrinopatias, podendo corresponder a um fenótipo de síndromes como NEM1 e NEM2 ocultas.[1]

Hiperparatireoidismo neonatal grave é rara condição em que neonatos apresentam hipercalcemia grave associada a altos títulos de PTH, hipotonia e angústia respiratória. Usualmente se deve à presença de expressão homozigótica anormal do gene do receptor de cálcio.[1]

Irradiação ou raras anormalidades genéticas podem ser vistas em pequeno número de pacientes com HPTP.[18,19] Um estudo de coorte realizado com trabalhadores da usina nuclear de Chernobyl (dose média de radiação de 0,3 a 8,7Gy)[18] demonstrou desenvolvimento subsequente de HPTP em 24,6% dos trabalhadores. Um estudo com 2.555 pacientes que receberam radiação (dose de 0,5Gy) em situações benignas antes dos 16 anos de idade, seguidos por 50 anos, mostrou risco aumentado, dose-dependente, para HPTP.[19] No entanto, não pareceu haver diferença em relação à apresentação clínica, à patologia ou à recorrência ao longo de 6 anos de seguimento, quando HPTP isolado foi comparado ao secundário à radiação,[20] apesar de tumores de tireoide concomitantes terem sido encontrados nos expostos à radiação.[21]

Em relação à terapia com radioiodo, não houve aumento significativo na incidência de HPTP durante seguimento de 21 anos.[22] Além disso, anormalidades em genes de fatores de crescimento, protoncogenes ou genes supressores tumorais parecem estar relacionadas com o desenvolvimento de tumores de paratireoide. Dentre os genes envolvidos estão o gene da ciclina D1/PRAD1 para tumores esporádicos[23,24] e o RET para tumores familiares,[25] NEM1[26] ou HRPT[18,19] tanto para casos de tumores esporádicos como familiares.

O gene do receptor da vitamina D (RVD) atua na inativação do surgimento de adenomas de paratireoide, possivelmente devido à ação da 1,25-diidroxivitamina D, que inibe a proliferação de células paratireóideas em meio de cultura. A inativação de gene RVD não parece ter papel primário na tumorigênese da glândula paratireoide,[27] mas a deficiência de vitamina D pode alterar a expressão fenotípica de tumores da paratireoide.

Defeitos na via de sinalização da Wnt-b-catenina estão associados ao surgimento de HPTP,[28] conforme observado por pequenos estudos.

APRESENTAÇÃO CLÍNICA

A apresentação clínica clássica do HPTP, descrita em 1930 como envolvimento ósseo intenso e osteíte fibrosa cística em 25% dos casos, litíase renal de repetição em 50% e síndrome neuropsiquiátrica, perdeu espaço para uma forma mais sutil de apresentação, a assintomática.[6] A proporção de pacientes assintomáticos aumentou de 18% em 1960 para mais de 80% nos dias atuais,[8,29,30] com nefrolitíase sendo encontrada em 15% a 20% dos pacientes e doença óssea em menos de 5%.[31]

Apesar dos dados que demonstram que o envolvimento renal é preponderante entre os pacientes com HPTP sintomáticos, a prevalência de doença óssea é maior e mais grave em algumas partes do mundo, provavelmente devido à deficiência de vitamina D, a qual está associada a tumores maiores, maiores níveis séricos de PTH e doença óssea mais grave.[32]

Fraqueza muscular e fadiga estão entre as queixas mais comumente apresentadas pelos pacientes com HPTP assintomáticos, conforme estudo realizado em Recife[5] (Tabela 37.2), porém a apresentação clínica no HPTP vai desde os sintomas clássicos até o acometimento de orgãos

Tabela 37.2 Diferenças clinicolaboratoriais entre pacientes com HPTP sintomáticos e assintomáticos em estudo realizado em Recife

	HPTP assintomático	HPTP sintomático	p
	n = 27	n = 6	
Gênero:			
Homem	3 (11,1%)	1 (16,7%)	
Mulher	24 (88,9%)	5 (83,3%)	$p^1 = 1,000$
Idade (anos)	63,11 + −14,64	52,17 + −18,73	$p^2 = 0,125$
Cálcio (mg/dL)	10,37 + −0,89	11,77 + −2,29	$p^2 = 0,199$
PTH (pg/mL)	–	–	$p^2 = 0,332$
Fraqueza muscular	8 (29,6%)	5 (83,3%)	$p^1 = 0,025*$
Fadiga	12 (44,4%)	5 (83,3%)	$p^1 = 0,175$
Hipertensão	18 (66,7%)	3 (50%)	$p^1 = 0,643$
Diabetes mellitus tipo 2	9 (33,3%)	2 (33,3%)	$P^1 = 1,000$
Úlcera péptica	2 (7,4%)		$P^1 = 1,000$
Depressão	6 (22,2%)		$P^1 = 0,563$
NEM1	2 (7,4%)		$P^1 = 1,000$
Menopausa	22 (91,7%)	4 (80%)	$P^1 = 0,446$

*Diferença estatisticamente significativa, p < 0,05.
[1] *Fisher exact test.*
[2] *Student t-test.*
NEM1: neoplasia endócrina múltipla tipo 1; PTH: paratormônio.
Adaptada da referência 5.

atípicos, apresentando inclusive um novo fenótipo, o hiperparatireoidismo primário normocalcêmico.[33]

Acometimento Renal

No HPTP, calcificações renais, representadas por nefrolitíase (cálculos renais) ou nefrocalcinose (deposição difusa de complexos de fosfato de cálcio no parênquima renal), estão entre as complicações mais comuns e podem causar insuficiência renal. No entanto, com a mudança de quadro clínico de HPTP, a ocorrência de complicações renais diminuiu.[34] A tendência de formação de cálculos se deve ao excesso de cálcio e fosfato absorvidos do intestino ou mobilizados a partir dos ossos e em seguida excretado pelos rins, causando aumento proporcional dessas substâncias na urina e, como consequência, precipitação dos cristais de cálcio no rim.[7]

A prevalência de nefrolitíase assintomática, avaliada por ultrassonografia (US) em um estudo retrospectivo, foi de 7% em indivíduos com HPTP contra 1,6% em um grupo de indivíduos da mesma idade submetido à US por outros motivos.[35]

Atualmente, a maioria dos pacientes com HPTP não apresenta nefrolitíase, mas os fatores associados a risco aumentado ainda não estão bem caracterizados. Aparentemente, o risco é maior em homens e em indivíduos com início do HPTP em idade mais jovem, porém não é maior em usuários de suplementos de cálcio por via oral, chegando a ser menor nesse subgrupo.[34]

Após paratireoidectomia, o risco de hospitalização em virtude de cálculos renais é bastante reduzido, embora permaneça acima do risco para a população geral por mais de 10 anos. Quanto à recorrência, o risco é de 20% a 50% após o primeiro episódio, o que se assemelha ao risco de recorrência do cálculo renal idiopático.[34]

Acometimento Ósseo

Dos sintomas clássicos do HPTP, as complicações esqueléticas são as consequências mais reconhecidas. A apresentação clínica pode incluir dor óssea focal ou generalizada, edema ósseo localizado ("tumores marrons") e fraturas por fragilidade.[36]

No HPTP leve, a deposição de osso novo ocorre com rapidez suficiente para compensar a reabsorção osteoclástica aumentada no osso. Por sua vez, no HPTP grave a absorção osteoclástica supera a deposição osteoblástica, de modo que o osso pode ficar até carcomido e destruído. As radiografias do osso revelam extensa descalcificação e, por vezes, a existência de grandes áreas císticas em "saca-bocado" do osso, que são preenchidas por osteoclastos, na forma dos denominados "tumores" osteoclásticos de células gigantes. Podem ocorrer múltiplas fraturas dos ossos enfraquecidos, até mesmo por traumas leves, sobretudo nos locais em que se encontram os cistos (osteíte fibrosa cística). A atividade osteoblástica nos ossos também aumenta acentuadamente, na tentativa de formar osso novo para compensar a atividade osteoclástica, ocorrendo, por isso, aumento da fosfatase alcalina sérica.[7]

O HPTP assintomático também pode causar efeitos deletérios ao esqueleto, como alta remodelação óssea,[37,38] redução da densidade mineral óssea (DMO)[12] e aumento do risco de fraturas.[39,40] Dados na literatura que mostram que a paratireoidectomia diminui a remodelação óssea,[37,41] aumenta a DMO[30,41,42] e diminui o risco de fraturas[43] ratificam essa associação.

O HPTP tem efeito catabólico sobre osso cortical, o que é constatado pela baixa DMO no terço distal do rádio, região quase 100% se constituída de osso cortical. Estudos avaliando regiões diferentes do esqueleto por meio de métodos diferentes (análise tridimensional de biópsia óssea usando tomografia microcomputadorizada, histomorfometria óssea convencional bidimensional e imagem de elétrons quantitativa) mostraram discrepâncias nos efeitos do HPTP sobre o osso trabecular;[44-47] entretanto, dados na literatura mostram que paratireoidectomia é associada a melhora da DMO em sítios esqueléticos cortical e trabecular.[30]

Manifestações Não Clássicas do Hiperparatireoidismo Primário

Doenças cardiovasculares, neuropsiquiátricas e gastrointestinais têm sido associadas ao HPTP e são caracterizadas pelo acometimento de órgãos que não são classicamente lesionados nessa doença; no entanto, os dados disponíveis ainda são conflitantes para que se estabeleça uma relação causal.

Acometimento Cardiovascular

No HPTP, o aumento de cálcio e PTH plasmáticos tem sido implicado no aumento da morbidade[48] e da mortalidade cardiovascular.[49,50] O mecanismo pelo qual o excesso desses hormônios resulta em disfunção cardiovascular ainda é pouco conhecido e provavelmente é multifatorial. Alguns estudos têm demonstrado associação positiva entre HPTP e esse sistema, incluindo seu impacto na mortalidade cardiovascular[49,50] e na prevalência de patologias como hipertensão arterial,[51] hipertrofia ventricular esquerda,[52,53] anormalidades da função cardíaca,[54] doença arterial coronariana,[55] anormalidades vasculares,[56-58] distúrbios de condução[59] e calcificação valvular e miocárdica.[60] Além disso, desordens metabólicas, como resistência à insulina e dislipidemia, têm sido associadas a essa condição.[48]

Apesar dos dados sobre as consequências cardiovasculares no HPTP serem conflitantes e limitados devido pequena amostra de pacientes e/ou ao baixo poder estatístico da maior parte dos estudos, estudos populacionais mais recentes têm sugerido que a forma mais leve da doença está associada a aumento de mortalidade por todas as causas e de doença cardiovascular fatal e não fatal.[49,50]

Acometimento Neuropsíquico

Fadiga, perda de memória, dificuldade de concentração, irritabilidade, somatização e distúrbios do humor e do sono[9,36,50,61] são associados ao HPTP. Sintomas psiquiátricos podem ocorrer em até 23% dos pacientes portadores de HPTP, 78% dos quais apresentam depressão e ansiedade.[62]

A escassez de avaliação rigorosa desses sintomas na maioria dos estudos, assim como o pequeno número de estudos e a ampla variação nos instrumentos utilizados para avaliação das manifestações psicocognitivas, dificulta a estimativa exata da prevalência dessas anormalidades.[9]

Um estudo de caso-controle com 39 pacientes na pós-menopausa com HPTP leve *versus* 89 controles sem HPTP mostrou maior prevalência de depressão e ansiedade, além de pior *performance* nos testes de memória verbal e não verbal, no grupo com HPTP.[63] Nesse estudo, após paratireoidectomia, houve melhora significativa dos sintomas depressivos, da abstração não verbal e de alguns aspectos da memória verbal.

Alguns estudos clínicos randomizados sugerem melhora dos sintomas neurocognitivos, dentre outras manifestações,[42,64,65] em pacientes com HPTP leve, quando a paratireoidectomia é comparada ao tratamento conservador. Apesar de essa melhora ser significativa após tratamento cirúrgico, a diferença foi modesta e de significado clínico incerto.

Além disso, a associação entre alterações neurológicas periféricas, especialmente polineuropatia sensitivo-motora, e HPTP tem sido sugerida por alguns autores.[66-68]

No HPTP clássico, pode ocorrer uma síndrome neuromuscular caracterizada por atrofia das fibras musculares tipo II,[68] apesar de raramente ser vista nos dias de hoje.

Alguns estudos têm demonstrado que pode haver melhora dos sintomas neuromusculares após a cura da doença.[66,67,69] Em um estudo caso-controle que avaliou nove pacientes com HPTP e alterações neuromusculares, houve melhora da força e dos movimentos finos após 4 semanas da paratireoidectomia em todos os pacientes com HPTP, o que não ocorreu no grupo de controle, que foi submetido ao tratamento cirúrgico para retirada de bócio nodular.[69]

Acometimento Gastrointestinal

Doença ulcerosa péptica tem sido relatada em pacientes com HPTP, assim como pancreatite e manifestações gastrointestinais secundárias à hipercalcemia (anorexia, constipação intestinal, náuseas e vômitos). Um estudo retrospectivo avaliou 84 pacientes com HPTP associado à síndrome de Zollinger-Ellison (SZE), a qual foi diagnosticada com base nos níveis de gastrina em jejum e após a estimulação com secretina. Os pacientes foram submetidos à paratireoidectomia e, após uma média de 7,2 anos, 40% ficaram livres da doença, 39% continuaram a ter hipercalcemia e 21% desenvolveram hipocalcemia. Após normalização dos níveis de cálcio e PTH, os níveis de gastrina em jejum e após estimulação com secretina voltaram ao normal. Nos pacientes que não obtiveram a cura do HPTP, SZE não foi efetivamente controlada.[70]

Pancreatite aguda ou crônica pode ser uma complicação rara do HPTP ou até manifestação inicial da doença. Um estudo de coorte retrospectivo avaliou 14 pacientes com HPTP sintomático com idade inferior a 20 anos. Os sintomas predominantes foram doença óssea e nefrolitíase, e dois pacientes apresentaram episódios recorrentes de pancreatite aguda sem qualquer doença óssea. Esses pacientes foram acompanhados durante 44 meses após paratireoidectomia e verificou-se que os sintomas melhoraram em todos eles, e aqueles com pancreatite foram curados, não apresentando qualquer recorrência da doença durante o período de acompanhamento.[71] Em outro estudo de coorte retrospectivo, um grupo de nove pacientes com pancreatite crônica associada a HPTP foi comparado com outros dois grupos, um com pancreatite crônica decorrente do alcoolismo e outro com pancreatite aguda idiopática. Nefrolitíase, doença óssea e doenças psiquiátricas (depressão, psicose) foram significativamente mais comuns no grupo com HPTP. Nesse grupo, seis pacientes foram submetidos à paratireoidectomia e, após 36 meses de seguimento, não houve relatos de recorrência de episódios de pancreatite ou cólica renal.[72] Entretanto, na maioria das grandes séries não se observou incidência aumentada de pancreatite no HPTP.

Acometimento Metabólico
Diabetes Mellitus

HPTP tem sido associado a *diabetes mellitus*. Em estudo de coorte prospectivo, foram avaliados 54 pacientes com HPTP associado a alterações de glicemia (*diabetes mellitus*, anormalidades no teste oral de tolerância à glicose [TOTG] ou glicemia de jejum). Desses pacientes, 31 foram submetidos à paratireoidectomia e, após 6 meses, a glicemia de jejum e TOTG foram reavaliados. Os resultados mostraram melhora na glicemia de jejum e no TOTG em 96% dos pacientes, com redução de 50% em pacientes com diabetes e de 33% naqueles com intolerância à glicose. Em 35% dos pacientes, a glicemia normalizou. Esses resultados se mantiveram por 2,4 anos.[73]

HPTP Normocalcêmico

Um novo fenótipo de HPTP tem sido investigado por pesquisadores em pacientes com cálcio sérico persistentemente normal e níveis aumentados de PTH, caracterizado como hiperparatireoidismo primário normocalcêmico (HPTPN).[33]

A maioria desses pacientes é diagnosticada durante avaliação médica rotineira ou investigação de perda de massa óssea, osteoporose ou fraturas.[36]

No entanto, para que seja firmado o diagnóstico de HPTPN, torna-se mandatória a exclusão de outras causas de hiperpatireoidismo secundário, em especial a deficiência de 25-hidroxivitamina D.[74]

Alguns autores sugerem que o HPTPN seria apenas uma forma incipiente do HPTP clássico, já que, se diagnosticado precocemente, poderia manifestar-se com aumento isolado do PTH sérico, seguido posteriormente do aumento da calcemia. Por isso, esses pacientes deveriam submeter-se ao seguimento clínico com dosagem periódica de cálcio sérico.[33,75] Entretanto, outros pesquisadores discordam dessa teoria, ressaltando que os pacientes apresentam acometimento ósseo no diagnóstico de HPTPN e que durante o seguimento não existem evidências importantes que sugiram a evolução clinicolaboratorial desses pacientes; sendo assim, o HPTPN seria um espectro diferente do HPTP.[76]

Em relação a essa discussão, um estudo de coorte longitudinal com 37 pacientes (95% mulheres, com média de idade 58 anos) portadores de HPTPN (média de cálcio sérico de 9,4mg/dL) demonstrou que 19% dos pacientes, avaliados ao longo de 3 anos, evoluíram com hipercalcemia. Além disso, 41% dos pacientes permanentemente normocalcêmicos apresentaram progressão da doença, caracterizada por nefrolitíase, hipercalciúria, redução da massa óssea e fratura, alguns dos quais apresentaram benefício com a paratireoidectomia.[77]

Como visto no estudo anterior, outros estudos também têm embasado a hipótese de que esta não é uma condição indolente. Uma série de casos retrospectiva comparou os dados clínicos e laboratoriais de pacientes com HPTP normocalcêmico (n = 33) com pacientes portadores de HPTP leve hipercalcêmico (n = 37) na cidade de Recife. Nesse estudo, a frequência de nefrolitíase foi similar entre os dois grupos (18,2% *vs.* 18,9%, *p* = 0,937), porém uma porcentagem maior de pacientes normocalcêmicos apresentava história prévia de fratura em relação aos pacientes hipercalcê-

micos – 15% *vs.* 10,8% (*p* = 0,726), respectivamente. Quanto à DMO, foi significativamente maior no rádio distal no grupo normocalcêmico do que no grupo hipercalcêmico, embora não tenham sido verificadas diferenças significativas na coluna lombar e no colo do fêmur.[78]

Referências

1. Bilezikian JP, Brandi ML, Rubin M, Silverberg SJ. Primary hyperparathyroidism: new concepts in clinical, densitometric and biochemical features. J Intern Med 2005; 257:6-17.

2. Jorde R, Bonaa KH, Sundsfjord J. Primary Hyperparathyroidism detected in a health screening: The Tromso Study. J Clin Epidemiol 2000; 53:1164-9.

3. Bandeira FB, Griz L, Caldas G, Bandeira C, Freese E. From mild to severe primary hyperparathyroidism: the Brazilian experience. Arq Bras Endocrinol Metab 2006; 50(4):657-63.

4. Rodgers SE, Lew JI, Solórzano CC. Primary hyperparathyroidism. Curr Opin Oncol 2008; 20:52-8.

5. Eufrazino CS, Holanda NC, Prazeres PA, Bandeira FA. Epidemiology of primary hyperparathyroidism and its nonclassical manisfestations in the city of Recife, Brazil. Endocr Rev 2012; 33 (03_MeetingAbstracts): SUN-336.

6. Yu N, Donnan PT, Murphy MJ, Leese GP. Epidemiology of hyperparathyroidism in Tayside, Scotland, UK. Clin Endocrinol 2009; 71:485-93.

7. Guyton & Hall. Hormônio paratireóideo, calcitonina, metabolismo do cálcio e fosfato, vitamina D, ossos e dentes. In: Tratado de fisiologia médica. 12ª Ed. Rio de Janeiro: Elsevier, 2011.

8. Wermers RA, Khosla S, Atkinson EJ et al. The rise and fall of primary hyperparathyroidism: a population-based study in Rochester, Minnesota, 1965-1992. Ann Intern Med 1997; 126:433-40.

9. Coker LH, Rorie K, Cantley L et al. Primary hyperparathyroidism, cognition, and health-related quality of life. Ann Surg 2005; 242:642-50.

10. Blichert-Toft M, Mollerup CL, Feldt-Rasmussen UF et al. Primary hyperparathyroidism. An underdiagnosed disease in Denmark? U Geskr Laeger 1993; 155:765-9.

11. Wermers RA, Khosla S, Atkinson EJ et al. Incidence of primary hyperparathyroidism in Rochester, Minnesota, 1993-2001: an update on the changing epidemiology of the disease. J Bone Miner Res 2006; 21:171-7.

12. Siilin H, Lundgren E, Mallmin H et al. Prevalence of primary hyperparathyroidism and impact on bone mineral density in elderly men: MrOs Sweden. World J Surg 2011; 35(6):1266-72.

13. Ruda JM, Hollenbeak CS, Stack Jr. BC. A systematic review of the diagnosis and treatment of primary hyperparathyroidism from 1995 to 2003. Otolaryngol Head Neck Surg 2005; 132(3):359.

14. Brandi ML, Falchetti A. Genetics of primary hyperparathyroidism. Urol Int 2004; 72(Suppl 1):11-6.

15. Brandi ML, Gagel RF, Angeli A et al. Guidelines for diagnosis and therapy of MEN type 1 and type 2. J Clin Endocrinol Metab 2001; 86:5658-71.

16. Simonds WF, James-Newton LA, Agarwal SK et al. Familial isolated hyperparathyroidism: clinical and genetic characteristics of thirty-six kindreds. Medicine (Baltimore) 2002; 81:1-26.

17. Marx SJ, Simonds WF, Agarwal SK et al. Hyperparathyroidism in hereditary syndromes: special expressions and special managements. J Bone Miner Res 2002; 17(2):N37-43.

18. Boehm BO, Rosinger S, Belyi D, Dietrich JW. The parathyroid as a target for radiation damage. N Engl J Med 2011; 365(7):676.

19. Schneider AB, Gierlowski TC, Shore-Freedman E et al. Dose-response relationships for radiation-induced hyperparathyroidism. J Clin Endocrinol Metab 1995; 80(1):254.

20. Tezelman S, Rodriguez JM, Shen W et al. Primary hyperparathyroidism in patients who have received radiation therapy and in patients who have not received radiation therapy. J Am Coll Surg 1995; 180(1):81.

21. Wilson SD, Doffek KM, Wang TS et al. Primary hyperparathyroidism with a history of head and neck irradiation: the consequences of associated thyroid tumors. Surgery 2011; 150(4):869-77.

22. Fjälling M, Dackenberg A, Hedman I, Tisell LE. An evaluation of the risk of developing hyperparathyroidism after 131I treatment for thyrotoxicosis. Acta Chir Scand 1983; 149(7):681.

23. Hemmer S, Wasenius VM, Haglund C et al. Deletion of 11q23 and cyclin D1 overexpression are frequent aberrations in parathyroid adenomas Am J Pathol 2001; 158(4):1355.

24. Vasef MA, Brynes RK, Sturm M, Bromley C, Robinson RA. Expression of cyclin D1 in parathyroid carcinomas, adenomas, and hyperplasias: a paraffin immunohistochemical study. Mod Pathol 1999; 12(4):412.

25. Pausova Z, Soliman E, Amizuka N et al. Role of the RET proto-oncogene in sporadic hyperparathyroidism and in hyperparathyroidism of multiple endocrine neoplasia type 2. J Clin Endocrinol Metab 1996; 81(7):2711.

26. Carling T, Correa P, Hessman O et al. Parathyroid MEN1 gene mutations in relation to clinical characteristics of nonfamilial primary hyperparathyroidism. J Clin Endocrinol Metab 1998; 83(8):2960.

27. Samander EH, Arnold A. Mutational analysis of the vitamin D receptor does not support its candidacy as a tumor suppressor gene in parathyroid adenomas. J Clin Endocrinol Metab 2006; 91(12):5019.

28. Björklund P, Lindberg D, Akerström G, Westin G. Stabilizing mutation of CTNNB1/beta-catenin and protein accumulation analyzed in a large series of parathyroid tumors of Swedish patients. Mol Cancer 2008; 7:53.

29. Heath 3rd H, Hodgson SF, Kennedy MA. Primary hyperparathyroidism. Incidence, morbidity, and potential economic impact in a community. N Engl J Med 1980; 302:189-93.

30. Rubin MR, Bilezikian JP, McMahon DJ et al. The natural history of primary hyperparathyroidism with or without parathyroid surgery after 15 years. J Clin Endocrinol Metab 2008; 93:3462-70.

31. Bilezikian JP, Rubin M, Silverberg SJ. Asymptomatic primary hyperparathyroidism. Arq Bras Endocrinol Metabol 2006; 50:647-56.

32. Nuti R, Merlotti D, Gennari L. Vitamin D deficiency and primary hyperparathyroidism. J Endocrinol Invest 2011; 34(7):45-9.

33. Silverberg SJ, Bilezikian JP. "Incipient" primary hyperparathyroidism: a "forme fruste" of an old disease. J Clin Endocrinol Metab 2003; 88(11):5348.

34. Rejnmark L, Vestergaard P, Mosekilde L. Nephrolithiasis and renal calcifications in primary hyperparathyroidism. J Clin Endocrinol Metab 2011; 96(8):2377-85.

35. Suh JM, Cronan JJ, Monchik JM. "Primary hyperparathyroidism: is there an increased prevalence of renal stone disease?" AJR Am J Roentgenol 2009; 191(3):908-11.

36. Silverberg SJ, Lewiecki EM, Mosekilde L, Peacock M, Rubin MR. Presentation of asymptomatic primary hyperparathyroidism: Proceedings of the Third International Workshop. J Clin Endocrinol Metab 2009; 94:351-65.

37. Valdemarsson S, Lindergard B, Tibblin S, Bergenfelz A. Increased biochemical markers of bone formation and resorption in primary hyperparathyroidism with special reference to patients with mild disease. J Intern Med 1998; 243:115-22.

38. Roschger P, Dempster DW, Zhou H et al. New observations on bone quality in mild primary hyperparathyroidism as determined by quantitative backscattered electron imaging. J Bone Miner Res 2007; 22:717-23.

39. Vignali E, Viccica G, Diacinti D et al. Morphometric vertebral fractures in postmenopausal women with primary hyperparathyroidism. J Clin Endocrinol Metab 2009; 94(7):2306-12.

40. Khosla S, Melton LJ III, Wermers RA et al. Primary hyperparathyroidism and the risk of fracture: a population-based study. J Bone Miner Res 1999; 14(10):1700-7.

41. Tamura Y, Araki A, Chiba Y et al. Remarkable increase in lumbar spine bone mineral density and amelioration in biochemical markers of bone turnover after parathyroidectomy in elderly patients with primary hyperparathyroidism: a 5-year follow-up study. J Bone Miner Metab 2007; 25:226-31.

42. Rao DS, Philips ER, Divind GW, Talpos GB. Randomized controlled clinical trial of surgery versus no surgery in patients with mild PHPT. J Clin Endocrinol Metab 2004; 89:5415-22.

43. VanderWalde LH, Liu IL, Haigh PI. Effect of bone mineral density and parathyroidectomy on fracture risk in primary hyperparathyroidism. World J Surg 2009; 33(3):406-11.

44. Eriksen E. Primary hyperparathyroidism: lessons from bone histomorphometry. J Bone Miner Res 2002; 17:N95-N97.

45. Dempster DW, Muller R, Zhou H et al. Preserved three-dimensional cancellous bone structure in mild primary hyperparathyroidism. Bone 2007; 41:19-24.

46. Roschger P, Dempster DW, Zhou H et al. New observations on bone quality in mild primary hyperparathyroidism as determined by quantitative backscattered electron imaging. J Bone Miner Res 2007; 22:717-23.

47. Charopoulos I, Tournis S, Trovas G et al. Effect of primary hyperparathyroidism on volumetric bone mineral density and bone geometry assessed by peripheral quantitative computed tomography in postmenopausal women. J Clin Endocrinol Metab 2006; 91:1748-53.

48. Luboshitzky R, Chertok-Schaham Y, Lavi I, Ishay A. Cardiovascular risk factors in primary hyperparathyroidism. J Endocrinol Invest 2009; 32:317-21.

49. Yu N, Donnan PT, Leeset GP. A record linkage study of outcomes in patients with mild primary hyperparathyroidism: the parathyroid epidemiology and audit research study (PEARS). Clin Endocrinol 2011; 75:160-76.

50. Yu N, Donnan PT, Flynn RW et al. Increased mortality and morbidity in mild primary hyperparathyroid patients. The Parathyroid Epidemiology and Audit Research Study (PEARS). Clin Endocrinol 2010; 73:30-4.

51. Heyliger A, Tangpricha V, Weber C, Sharma J. Parathyroidectomy decreases systolic and diastolic blood pressure in hypertensive patients with primary hyperparathyroidism. Surgery 2009; 146(6):1042-7.

52. Piovesan A, Molineri N, Casasso F et al. Left ventricular hypertrophy in primary hyperparathyroidism. Effects of successful parathyroidectomy. Clin Endocrinol (Oxf) 1999; 50:321-8.

53. Almqvist EG, Bondeson AG, Bondeson L et al. Cardiac dysfunction in mild primary hyperparathyroidism assessed by radionuclide angiography and echocardiography before and after parathyroidectomy. Surgery 2002; 132:1126-32.

54. Stefenelli T, Abela C, Frank H et al. Cardiac abnormalities in patients with primary hyperparathyroidism: implications for follow-up. J Clin Endocrinol Metab 1997; 82(1):106-12.

55. Osto E, Fallo F, Pelizzo MR et al. Coronary microvascular dysfunction induced by primary hyperparathyroidism is restored after parathyroidectomy. Circulation 2012; 126(9):1031-9.

56. Walker MD, Rundek T, Homma S et al. Effect of parathyroidectomy on subclinical cardiovascular disease in mild primary hyperparathyroidism. Eur J Endocrinol 2012; 167(2):277-85.

57. Walker MD, Fleischer J, Rundek T et al. Carotid vascular abnormalities in primary hyperparathyroidism. J Clin Endocrinol Metab 2009; 94(10):3849-56.

58. Ekmekci A, Abaci N, Ozbey NC et al. Endothelial function and endothelial nitric oxide synthase intron 4a/b polymorphism in primary hyperparathyroidism. J Endocrinol Invest 2009; 32:611-6.

59. Lind L, Ridefelt P, Rastad J, Akerstrom G, Ljunghall S. Cytoplasmic calcium regulation and the electrocardiogram in patients with primary hyperparathyroidism. Clin Physiol 1994; 14:103-10.

60. Stefenelli T, Mayr H, Bergler-Klein J et al. Primary hyperparathyroidism: incidence of cardiac abnormalities and partial reversibility after successful parathyroidectomy. Am J Med 1993; 95:197-202.

61. Silverberg SJ. Non-classical target organs in primary hyperparathyroidism. J Bone Miner Res 2002; 17(suppl 2):N117-N125.

62. Joborn C, Hetta J, Johansson H et al. Psychiatric morbidity in primary hyperparathyroidism. World J Surg 1988; 12:476-81.

63. Walker MD, McMahon DJ, Inabnet WB et al. Neuropsychological features in primary hyperparathyroidism: a prospective study. J Clin Endocrinol Metab 2009; 94(6):1951.

64. Bollerslev J, Jansson S, Mollerup CL et al. Medical observation, compared with parathyroidectomy, for asymptomatic primary hyperparathyroidism: a prospective, randomized trial. J Clin Endocrinol Metab 2007; 92(5):1687.

65. Ambrogini E, Cetani F, Cianferotti L et al. Surgery or surveillance for mild asymptomatic primary hyperparathyroidism: a prospective, randomized clinical trial. J Clin Endocrinol Metab 2007; 92(8):3114.

66. Eufrazino CSS, Bandeira F, Canuto VMP et al. Peripheral polyneuropathy associated with primary hyperparathyroidism. Arq Bras Endocrinol Metab 2008; 52(6):976.

67. Logullo F, Babbini MT, Di Bella P, Provinciali L. Reversible combined cognitive impairment and severe polyneuropathy resulting from primary hyperparathyroidism. Ital J Neurol Sci 1998; 19(2):86-9.

68. Patten BM, Bilezikian JP, Mallette LE et al. Neuromuscular disease in primary hyperparathyroidism. Ann Intern Med 1974; 80(2):182.

69. Chou FF, Sheen-Chen SM, Leong CP. Neuromuscular recovery after parathyroidectomy in primary hyperparathyroidism. Surgery 1995; 117(1):18.

70. Norton JA, Venzon DJ, Berna MJ et al. Prospective study of surgery for primary hyperparathyroidism (HPT) in multiple endocrine neoplasia-type 1 and Zollinger-Ellison syndrome: long-term outcome of a more virulent form of HPT. Ann Surg 2008; 247(3):501-10.

71. Bhadada SK, Bhansali A, Dutta P et al. Characteristics of primary hyperparathyroidism in adolescents. J Pediatr Endocrinol Metab 2008; 21(12):1147-53.

72. Bhadada SK, Udawat HP, Bhansali A et al. Chronic pancreatitis in primary hyperparathyroidism: comparison with alcoholic and idiopathic chronic pancreatitis. J Gastroenterol Hepatol 2008; 23(6):959-64.

73. Khaleeli AA, Johnson JN, Taylor WH. Prevalence of glucose intolerance in primary hyperparathyroidism and the benefit of parathyroidectomy. Diabetes Metab Res Rev 2007; 23(1):43-8.

74. Eastell R, Arnold A, Brandi ML et al. Diagnosis of asymptomatic primary hyperparathyroidism: proceedings of the Third International Workshop. J Clin Endocrinol Metab 2009; 94(2):340-50.

75. Tordjman KM, Greenman Y, Osher E, Shenkerman G, Stern N. Characterization of normocalcemic primary hyperparathyroidism. Am J Med 2004; 117(11):861.

76. Marques TF, Vasconcelos R, Diniz E et al. Normocalcemic primary hyperparathyroidism in clinical practice: an indolent condition or a silent threat? Arq Bras Endocrinol Metab 2011; 55(5):314-7.

77. Lowe H, McMahon DJ, Rubin MR, Bilezikian JP, Silverberg SJ. Normocalcemic primary hyperparathyroidism: further characterization of a new clinical phenotype. J Clin Endocrinol Metab 2007; 92:3001-5.

78. Amaral LMB, Queiroz DC, Marques TF, Mendes M, Bandeira F. Normocalcemic versus hypercalcemic primary hyperparathyroidism: more stone than bone? Journal of Osteoporosis 2012, article ID 128352.

38

Densitometria Óssea na Prática Clínica

João Lindolfo C. Borges • Francisco Bandeira

INTRODUÇÃO

As fraturas osteoporóticas, principalmente de coluna e quadril, podem causar dor crônica, deformidade, depressão, invalidez e até a morte.[1] Cerca de 50% dos pacientes com fratura de quadril não terão condições de andar sem assistência e 25% vão precisar de cuidados crônicos.[2] Cinco anos após uma fratura de quadril, ou fratura vertebral clínica, a mortalidade é aproximadamente 20% maior do que a esperada,[3] com taxas de mortalidade maiores para homens do que para mulheres.[4] O custo direto das fraturas osteoporóticas nos EUA foram, aproximadamente, de US$17 bilhões no ano de 2001.[5] O documento *Report on Bone Health and Osteoporosis*[6] e o guia da National Osteoporosis Foundation (NOF) – *Physician's Guide to Prevention and Treatment of Osteoporosis*[7] – identificam e citam a osteoporose como um problema importante de saúde pública e enfatizam a importância do exame da densidade mineral óssea (DMO) como ferramenta terapêutica e diagnóstica para pacientes com risco de fraturas antes que elas aconteçam. Esta revisão tem como objetivo servir aos clínicos como um recurso para guiar e auxiliar, com o uso do exame da DMO, a avaliação, o tratamento e o monitoramento da osteoporose.

MEDIDA DA DENSIDADE MINERAL ÓSSEA

Os equipamentos para medição da DMO podem ser classificados de acordo com a tecnologia empregada ou com a parte do esqueleto avaliada. Instrumentos de absorciometria por raios X duoenergética (DXA) medem a DMO na coluna lombar e no fêmur proximal (quadril). Dependendo do programa adequado, esses equipamentos podem medir a DMO do antebraço, a DMO do corpo inteiro e a composição corporal. A DXA mede a DMO de uma área, ou "areal" (aDXA), de dois níveis diferentes de radiação ionizante. As diferenças de atenuação dos raios que passam através de tecidos diferentes do corpo promovem medidas quantitativas da DMO. O osso é composto de mineral, principalmente de cálcio-hidroxiapatita, embebida em colágeno tipo I, e proteínas especializadas que fazem a matriz óssea.

O tecido mineral ósseo absorve muito mais radiação do que o tecido mole. A quantidade de radiação que é absorvida no mineral em uma região do osso determina o conteúdo mineral ósseo (CMO). O CMO dividido pela área ou volume do osso (COM/cm^2) determina a DMO. Em estudos *in vitro*, existe uma boa correlação ($R^2 = 0,4$-$0,9$) entre a DMO e a força necessária para quebrar um osso.[8,9] Outros determinantes da força óssea incluem tamanho (ossos maiores são mais fortes), estruturas macroscópicas (ossos longos com áreas maiores são mais resistentes à torção), estruturas microscópicas (*micro-cracks* e perda da arquitetura trabecular normal enfraquecem o osso) e a composição das proteínas ósseas (colágeno defeituoso enfraquece o osso).

A DXA é o método preferencial para diagnóstico da osteoporose e para monitoramento das mudanças da DMO com o passar do tempo. Estudos biomecânicos mostram forte correlação entre a força mecânica e a DMO medida por DXA.[9] A precisão e a acurácia do método DXA são excelentes.[10] A exposição radiológica no método DXA é muito baixa.[11] Os estudos epidemiológicos mostram forte correlação entre o risco de fratura e a DMO medida por DXA.[12] A maioria dos estudos clínicos mostra benefício da terapia medicamentosa para osteoporose e a DMO medida pela DXA.[13] Existe uma estreita relação entre a diminuição do risco de fratura e o aumento da DMO medida por DXA.[14] Finalmente, de acordo com a Organização Mundial da Saúde (OMS), a classificação da DMO é baseada, primariamente, nos dados de referência obtidos por DXA,[15] e não se aplica a qualquer outra tecnologia que meça a DMO.

A tomografia computadorizada quantitativa (TCQ) mede a DMO volumétrica (DMOv) em mg/cm³, utilizando-se de um *software* especial em uma máquina padrão de tomografia computadorizada. A TCQ é capaz de distinguir entre o compartimento ósseo cortical e o trabecular e pode medir a DMO, geralmente, na coluna e, em alguns equipamentos, no quadril. No entanto, a acurácia e a precisão da TCQ não são tão boas quanto as da densitometria por DXA.[16] A TCQ pode ser usada para monitorizar a DMO da coluna de pacientes que têm alterações estruturais dos elementos posteriores da coluna, como osteoartrite. Pode ser útil, também, para acessar o risco de fraturas,[17] apesar de itens como custo, disponibilidade e exposição radiológica tornarem-na menos atraente do que outras tecnologias para esse uso. A TCQ tem sido usada primariamente para pesquisa clínica e para avaliar a estrutura e o tamanho ósseo, além de mudanças nos compartimentos corticais e trabeculares que ocorrem com as mais diversas terapias medicamentosas e/ou doenças do metabolismo ósseo.

As técnicas convencionais de raios X são sensíveis e objetivas para avaliação da densidade óssea em qualquer que seja o sítio, sendo necessária uma perda de 30% a 40% da massa óssea para que a doença seja detectada visualmente. Os melhores empregos da radiografia no cuidado do paciente com osteoporose são: diagnóstico de fraturas, monitoramento da cicatrização das fraturas e avaliação de doenças esqueléticas que podem alterar a aparência do osso, como mieloma múltiplo, osteomalacia e metástases ósseas. Se uma radiografia é sugestiva de baixa massa óssea, uma medida quantitativa da DMO por DXA é recomendável.

A mensuração da DMO nos sítios periféricos, como calcâneo, antebraço, dedos ou tíbia, pode ser feita com tecnologias que incluem a absorciometria por raios X duoenergética periférica (DXAp), tomografia computadorizada quantitativa periférica (TCQp), e a ultrassonografia periférica (USQ). As teconologias para DXAp e TCQp são as mesmas para DXA e TCQ, respectivamente, com adaptação própria para instrumentos menores e delicados. A DMO do dedo pode também ser medida por absorciometria radiográfica, uma técnica que se utiliza de uma máquina de raios X convencional, em combinação com uma barra de alumínio padrão, para obtenção de uma medida quantitativa. Equipamentos periféricos têm, geralmente, boas acurácia e precisão. Quanto menor a DMO ou a USQ, maior é a chance de fraturas. Uma medida baixa ou limítrofe é indicação para mensuração da DMO no esqueleto central, por DXA, para estabelecer o

diagnóstico, determinar a necessidade de terapia farmacológica e servir como medida basal para monitoramento dos efeitos de uma terapia ou das mudanças naturais decorrentes do tempo e da idade. Os sítios periféricos têm papel importante no monitoramento da terapia anabólica. No entanto, sua aplicação clínica ainda não foi bem definida e aceita na comunidade médica.

A classificação diagnóstica da OMS de T-escore para a DMO não deve ser aplicada para outras técnicas além da DXA ou sítios esqueléticos outros que não a coluna lombar, o quadril ou o antebraço, devido à discordância de T-escore e à inexistência de grandes estudos populacionais que determinem a prevalência específica de cada equipamento e o risco de fraturas.[18,19] Os sítios periféricos não devem ser usados para monitoramento dos efeitos da terapia antirreabsortiva, porque a taxa de mudança da DMO e os parâmetros de ultrassonografia são muito pequenos e sem utilidade clínica.[18] A aquisição, a análise e a interpretação do exame da DMO exigem treinamento, experiência e educação continuada. Exames de densitometria feitos de maneira imprópria ou interpretados erroneamente podem levar à tomada inadequada de decisões com os pacientes.

INDICAÇÕES PARA O EXAME DE DENSITOMETRIA ÓSSEA

O exame da DMO deve ser cogitado para qualquer pessoa que esteja sob risco de fraturas, desde que o resultado possa levar a uma tomada de decisão quanto aos cuidados com o paciente. O primeiro exame da DMO pode confirmar uma suspeita de chance elevada de fratura, estabelecer o diagnóstico de acordo com os critérios da OMS e calcular o risco de fratura, além de servir como exame basal para monitoramento das mudanças naturais ou pós-tratamento da DMO com o passar do tempo.

A medida seriada da DMO, mostrando mudança ou estabilidade da massa óssea, pode produzir informações importantes, desde que as comparações sejam tecnicamente válidas e o médico solicitante do exame tenha conhecimentos suficientes para a tomada de decisões. Várias entidades publicaram diretrizes ou revisões baseadas em evidências para o exame da DMO, incluindo a American Association of Clinical Endocrinologists (AACE), a International Society for Clinical Densitometry (ISCD), a North American Menopause Society, os National Institutes of Health, a National Osteoporosis Foundation, a United States Preventive Services Task Force e a Associação Brasileira de Avaliação Óssea e Osteometabolismo (ABRASSO).[7,20-25] Essas diretrizes podem variar de acordo com a população dirigida, os riscos clínicos de fraturas levados em conta, a definição de fragilidade óssea, a

Tabela 38.1 Indicações do exame de densitometria óssea da ISCD[21]

Mulheres de 65 anos ou mais velhas

Mulheres na pós-menopausa com < 65 anos, mas com fatores de risco para osteoporose

Homens de 70 anos ou mais

Adultos com fraturas de fragilidade

Adultos com doença ou condição associada a baixa massa óssea ou perda óssea

Adultos usando medicação associada a baixa massa óssea ou perda óssea

Qualquer pessoa para a qual o tratamento para osteoporose está sendo considerado

Qualquer pessoa em tratamento para baixa massa óssea, para monitoramento do tratamento

Qualquer pessoa que não está em tratamento, na qual há evidências de que a perda óssea pode levar ao tratamento

Mulheres que estão parando a terapia hormonal devem ser consideradas para o exame de densitometria óssea de acordo com estas indicações

metodologia utilizada e o peso das evidências científicas *versus* a opinião de especialistas. Apesar de os riscos clínicos de fraturas serem usados para indicar quais pacientes deverão fazer o exame da DMO, eles não substituem o exame de DMO e, na verdade, não podem prever com exatidão quais pacientes têm baixa DMO.[26] De todas as diretrizes publicadas, aquelas da ISCD são as mais abrangentes (Tabela 38.1).

DIAGNÓSTICO DA OSTEOPOROSE

O resultado do exame da DMO por DXA é relatado em valores padronizados, chamados T-escores e Z-escores. Ambos advêm da DMO em desvios padrões (DP) do paciente, comparados com os DP da DMO de uma população de referência. A DMO variando do 5º ao 95º percentil de uma população cobre uma variação de 4DP, aproximadamente. Os DP variam de acordo com a técnica empregada e a população de referência usada como "normal". Para medidas da DMO na coluna e no quadril, 1DP corresponde a uma variação, para mais ou para menos, de 10% do valor médio da população de referência.

O Z-escore é o número de DP abaixo ou acima da média da DMO de pessoas da mesma idade. Um T-escore de 0,0 significa que o paciente tem o valor exato da média para sua idade. Um Z-escore de –2,0 significa que o paciente tem a DMO, naquele sítio medido, 2DP abaixo da DMO média para indivíduos da mesma idade. Um Z-escore baixo (< –2,0 ou –3,0) tem sido sugerido por alguns autores como determinante para investigação adicional para causas secundárias de osteoporose. Esta é uma abordagem clássica e tradicional, mas não há evidências que a validem. Baixa DMO de qualquer magnitude pode estar associada a fatores determinantes, além da idade e da deficiência hormonal.

O T-escore é o número de DP, abaixo ou acima, da DMO para adultos jovens, em geral de 20 a 40 anos de idade. Um T-escore de 0,0 significa que o paciente tem um valor da DMO igual à média para a população de adultos jovens de referência. Um T-escore de –2,5 significa que o paciente tem a DMO, naquele sítio medido e por aquele método utilizado, de –2,5DP abaixo da média para a população de adultos jovens de referência. Como a DMO diminui naturalmente com a idade, geralmente o T-escore é mais baixo do que o Z-escore em pacientes de 40 anos ou mais. Por exemplo, um paciente de 70 anos pode ter um Z-escore de +1,0DP acima da média para pessoas da mesma idade e um T-escore de –0,8DP abaixo da média.

Quando o clínico se defronta com o primeiro resultado de um paciente, deve ter em mente que o resultado encontrado, em DP, é comparável ao de uma população de referência "normal". O resultado, por exemplo, de –2,5DP de uma paciente de 70 anos significa que ela tem osteoporose. Isso não significa que ela perdeu a DMO equivalente a –2,5DP. O clínico só pode pensar em ganhos ou perdas da DMO quando compara o exame da paciente com o exame anterior ou subsequente.

A classificação da DMO, de acordo com a OMS, em categorias normal, osteopenia, osteoporose e osteoporose grave (Tabela 38.2) tem sido largamente usada desde sua introdução, em 1994.[15] Essa classificação foi muito feliz em aumentar o interesse do público pela osteoporose e tem sido uma ferramenta útil dos clínicos para diagnosticar osteoporose antes de ocorrer a primeira fratura por fragilidade. A classificação da OMS é baseada no T-escore, que é calculado de acordo com a seguinte equação, sendo os valores da DMO expressos em g/cm^2:

$$T\text{-escore} = \frac{(DMO\ do\ paciente) - (DMO\ média\ do\ adulto\ jovem)}{(1DP\ DMO\ do\ adulto\ jovem)}$$

Essa equação mostra que diferenças na população adulta jovem de referência podem alterar o T-escore, mesmo com uma mesma DMO, ou seja, uma mesma DMO de um paciente, quando comparada com populações di-

Tabela 38.2 Classificação da densidade mineral óssea de acordo com a OMS[15]

Classificação	T-escore
Normal	–1,0 ou maior
Osteopenia	Entre –1,0 e –2,5
Osteoporose	–2,5 ou menor
Osteoporose grave	–2,5 ou menor com uma fratura por fragilidade

ferentes, pode gerar um DP diferente. A falta de uma população de referência reconhecida, exceto, talvez, a da National Health and Nutrition Examination Survey III (NHANES III) para o quadril,[27] com os T-escores medidos com instrumentos feitos por fabricantes diferentes, usando sítios esqueléticos diferentes, em diferentes regiões do mundo, é, em parte, responsável pela discordância.

Os critérios da OMS não especificam quais sítios e regiões de interesse (ROI) devam ser medidos, que tecnologia possa ser usada para obter a medida, qual a população de referência apropriada, ou como a classificação se aplica àquelas mulheres que não passaram pela menopausa e à população não caucasiana. Tendo em vista que esses pontos têm um efeito profundo na aplicação clínica na densitometria óssea, a ISCD e a SBDens têm feito esporadicamente reuniões de conferências de consenso para considerar as evidências médicas e fazer recomendações quanto aos cuidados com o paciente. Os tópicos geralmente debatidos e abordados são escolhidos devido à necessidade e à solicitação de evidências médicas e diretrizes para a prática clínica. A metodologia para estabelecer a posição oficial da ISCD já foi revista e publicada.[28] A ISCD recomenda que pacientes que fazem o exame de DXA o façam de rotina na coluna lombar e no fêmur proximal (quadril), e na região do antebraço, se indicado (p. ex., obesidade com peso acima do limite para a mesa do exame, hiperparatireoidismo, calcificação da aorta abdominal, lesões degenerativas na coluna, prótese femoral etc.).[19] O diagnóstico do paciente deve ser baseado no T-escore mais baixo da coluna lombar, do fêmur total, do colo femoral ou do rádio 33% (terço médio do rádio), se medido. A região de interesse na coluna lombar é L1-L4. Um a dois corpos vertebrais podem ser excluídos da análise, se anomalias anatômicas invalidam a medida da DMO. Qualquer lado do quadril pode ser medido, porque a discordância de lado é geralmente pequena.[29] A coluna lateral, a região do triângulo de Ward, sítios periféricos e outras ROI do antebraço não devem ser usados para a classificação diagnóstica, porque não foram considerados pela OMS. A ISCD recomenda que a classificação da OMS para diagnóstico seja usada em mulheres de todas as etnias na pós-menopausa e em homens com idade > 65 anos.[30] O critério densitométrico não deve ser usado somente para o diagnóstico da massa óssea em mulheres na pré-menopausa, em homens < 50 anos e em crianças. Em crianças, o Z-escore, e não o T-escore, pode ser usado, porque não é apropriado comparar a DMO de uma criança em crescimento com a de um adulto, e a relação entre a DMO e o risco de fratura em crianças não está estabelecida.

Os critérios diagnósticos da OMS são úteis para estudos populacionais e têm melhorado o cuidado com os pacientes, tornando-se uma peça de comunicação universal. No entanto, parâmetros de força óssea devem ser considerados para estimativa do risco de fraturas e determinação da necessidade de terapia farmacológica adequada.

PREVISÃO DO RISCO DE FRATURAS

A relação entre a DMO e o risco de fraturas é quantificada pelo risco reativo (RR) por DP (RR/DP), que consiste no aumento ou na diminuição do risco associado à mudança da DMO em 1DP. Por exemplo, o risco relativo de RR/DP de 1,4 significa que o risco aumentou cerca de 40% para cada diminuição de 1DP na DMO. Outros fatores, além da DMO, também determinam o risco de fraturas. Outros fatores esqueléticos que podem alterar o risco de fraturas estão associados à força óssea e incluem o remodelamento ósseo,[31] a arquitetura (tamanho, formato e geometria),[32,33] a microarquitetura (número de trabéculas, espessura, perfuração, conectividade e porosidade cortical),[34,35] o dano acumulado,[36] as propriedades de matriz,[37] a mineralização[38] e as características dos cristais.[39] Infelizmente, nenhum desses é medido na prática clínica, exceto a remodelação óssea. A medida da DMO, por outro lado, está largamente disponível e se correlaciona bem com o risco de fraturas.[12] Riscos para fratura não esqueléticos, como a fragilidade do paciente e a frequência de quedas, podem ser avaliados facilmente na rotina ambulatorial.[40] Alguns riscos podem ser considerados esqueléticos e não esqueléticos, como o avançar da idade, que está associado à perda da DMO, à fragilidade do paciente e à frequência de quedas. A deficiência de vitamina D pode causar perda da DMO, além de poder levar à perda da força muscular, diminuindo o equilíbrio e aumentando o risco de quedas.[41] Muitos riscos clínicos para fratura de quadril foram identificados, incluindo história pessoal de fratura > 50 anos de idade, história materna de fratura de quadril, avaliação pessoal de saúde (razoável ou ruim) e dificuldade para se levantar da cadeira.[42] Os melhores fatores de risco para fratura vertebral são baixa DMO, idade avançada e qualquer fratura prévia.[43] Apesar de o RR e/ou o RR/DP serem maneiras convenientes para o relato de resultados de estudos observacionais e estudos clínicos, um RR elevado não indica necessariamente uma probabilidade elevada de fratura. Por exemplo, um homem de 50 anos de idade e uma mulher de 80 anos com o mesmo T-escore de –2,5 no quadril têm o mesmo risco relativo para fratura no quadril (17,6 vezes, comparando cada um dos dois pacientes com a população da mesma idade e T-escore = 0,0, e levando em conta que o risco relativo aumenta em 2,6 para cada diminuição do DP da DMO),[12] mas a probabilidade em 10 anos de fratura de quadril é 10 vezes maior na mulher de 80 anos de idade (19,4%, comparado a 1,9%, com base nos dados do estudo populacional sueco).[44] A expressão do risco de fraturas como probabilidade de fraturas osteoporóticas em um período específico de tempo é, provavelmente, mais útil clinicamente do que o uso do RR e oferece aos clínicos um melhor recurso para avaliação do paciente.

LIMIARES PARA INTERVENÇÃO TERAPÊUTICA

A maioria das diretrizes para tratamento se vale do uso do T-escore mais os fatores de riscos para fraturas. Em geral, o tratamento tem sido recomendado quando o T-escore está < –2,5 ou mesmo –2,0, ou quando o T-escore é mais alto, porém os fatores de risco estão presentes ou já ocorreu fratura por fragilidade. As diretrizes diferem de acordo com a população abordada, os pontos de corte usados e os fatores de risco identificados. As metodologias para o cálculo do custo-benefício do limiar de intervenção baseado na probabilidade de fratura e inúmeras projeções econômicas podem, eventualmente, substituir as recomendações para tratamento em uso no momento. A NOF[45] e a OMS[46] publicaram vários modelos para análise de custo-benefício em combinação com a DMO e fatores de risco clínico para fraturas com a intenção de estabelecer os limiares para a terapia farmacológica.

A aplicação desses modelos na prática clínica pode ajudar os médicos a selecionarem melhor os pacientes que iriam beneficiar-se da terapia farmacológica e, talvez, ajudá-los a alterar um paradigma local. No Brasil, ainda é pequeno o número de médicos que solicitam densitometria e tratam um grande número de pacientes, enquanto um número expressivo de médicos avalia e/ou trata um pequeno número ou nenhum paciente. Apesar de o binômio densitometria-osteoporose ser muito divulgado, ainda é pouco praticado. A validação de fatores de riscos modificáveis que são independentes da DMO e a aplicação de modelos específicos para cada país podem permitir que essa metodologia seja adaptada a uma ampla variedade de circunstâncias.

MONITORAMENTO DAS MUDANÇAS DA DENSIDADE MINERAL ÓSSEA

Quando exames de DXA são comparados, um grande cuidado deve ser levado em conta para assegurar que a comparação seja válida e que esta diferença aparente represente uma mudança biológica real e significativa, e não um erro de medida.

A comparação de medidas obtidas em aparelhos diferentes, especialmente se produzidos por fabricantes diferentes, não deve ser feita devido às diferentes tecnologias usadas para gerar e detectar o feixe de duofóton, aos algoritmos de detecção diferentes, a ROI diferentes e a modelos matemáticos diversos para distinguir osso do restante da composição corporal, além da calibração também diferente.

O exame de densitometria óssea não é um exame de imagem, mas a visualização do esqueleto é necessária para determinar: (a) um posicionamento comparável, (b) ausência de artefato, (c) que o mesmo lado está sendo usado para comparação do quadril e do antebraço, (d) que a numeração das vértebras da coluna lombar é a mesma e (e) que os limites ósseos são comparáveis. A área medida, em cm^2, dos ROI utilizados deve ser muito similar. Na comparação, utiliza-se a DMO absoluta, e não T ou Z-escore, que podem variar sempre que o fabricante atualiza o *software* com o banco de dados. Aliás, este é um pormenor ao qual o médico que analisa o exame deve estar atento. Para certificar-se das chances de ocorrência de uma mudança biológica da DMO, e não de um erro inerente à medida, deve ser realizada uma avaliação da precisão da combinação máquina-operador de densitômetro. Existem métodos estabelecidos e validados,[47] segundo os quais pelo menos 15 pacientes têm a DMO medida três vezes cada, ou 30 pacientes têm a DMO medida duas vezes cada, com cálculo subsequente do erro de precisão e da mudança mínima significativa (MMS) com intervalo de confiança de 95%. Uma mudança da DMO que equivale ou excede a LSC é considerada estatisticamente significativa.[48]

Uma perda da DMO durante e apesar da terapia farmacológica é causa de preocupação, sugerindo, entre outras, a possibilidade de falha na adesão ao tratamento, a ingestão inadequada de cálcio e/ou vitamina D, a má absorção intestinal ou outra doença não diagnosticada previamente.[49] Aumento ou estabilização da DMO está associado à redução do risco de fraturas,[14] apesar de outros parâmetros da força óssea, particularmente mudanças nos marcadores de remodelamento ósseo,[50] estarem correlacionados, também, com mudanças no risco de fraturas. Os pacientes que iniciam tratamento medicamentoso devem ser retestados a cada 1 a 2 anos, para determinação da ocorrência de resposta ao tratamento, que, em geral, ocorre. Pacientes que vêm respondendo ao tratamento podem repetir a medida da DMO a intervalos mais prolongados. Por outro lado, pacientes sob risco elevado de perda óssea, como, por exemplo, pacientes em uso de glicocorticoides, podem precisar ser retestados a cada 6 meses, até que a estabilidade ou o ganho da DMO sejam demonstrados.

LAUDO DA DXA

A qualidade e a utilidade clínica do laudo da DXA pelas clínicas de densitometria óssea são variáveis. Para discutir esta questão, a ISCD oferece recomendações para os componentes mínimos de um laudo de DXA.[21] Os componentes essenciais para um bom laudo incluem o fabricante e o modelo do equipamento, o modo de aquisição, o nome do paciente e os dados demográficos (data de nascimento, sexo e número de registro), o médico solicitante do exame, as indicações e os fatores de risco, comentários sobre limitações técnicas (se houver) e a qualidade do exame, a região e o(s) ROI(s) medidos (com o lado, quando aplicável), o resultado da DMO em g/cm², T-escore e Z-escore (quando apropriado), o diagnóstico de acordo com os critérios da OMS e um comentário sobre o risco de fraturas, além de recomendações quanto à necessidade de repetir o exame (se houver) e o intervalo necessário. Um exame de controle deve identificar o exame comparado (local, data, fabricante e modelo), a validade da comparação, a mudança da DMO em g/cm² e a porcentagem dessa mudança, e se excede à MMS, como explicado anteriormente, ou um comentário de que não há mudança significativa se a diferença na DMO foi menor do que a MMS.

NOMENCLATURA

O campo da densitometria óssea é novo, mas tem evoluído rapidamente devido às necessidades clínicas. Do mesmo modo, têm surgido termos, acrônimos e novos métodos de expressão dos dados. Para facilitar a tradução de dados de pesquisa para a informação clínica, a ISCD, com os auspícios da SBDens, tem elaborado recomendações para padronização da nomenclatura.[51] Os termos padronizados incluem DXA, T-escore (não T escore, t-escore, t escore, ou itálico em qualquer um destes), Z-escore (não Z escore, z-escore, z escore, ou itálico em qualquer um destes), expressão dos T-escores e Z-escores com uma casa decimal (p. ex., –2,3, e não –2 ou –2,34), e a DMO com três casas decimais (p. ex., 0,846g/cm², e não 0,85 ou 0,8472g/cm²).

COMPOSIÇÃO CORPORAL POR DXA

O DXA é, sem dúvida, o método de escolha para avaliação e monitoramento da DMO. Gerações mais recentes de equipamentos de DXA têm, também, a capacidade de acessar não só a massa óssea, como tecido mole, levando, assim, a um modelo de composição corporal de três compartimentos: massa óssea, gordura e tecido magro não ósseo. Apesar de a hidrodensitometria ter sido considerada o método de referência para avaliação da composição corporal, questionamentos têm sido levantados sobre sua precisão. Como a DXA parece ser uma metodologia precisa e acurada, expectativas foram criadas, principalmente pelo fato de a DXA encontrar-se amplamente disponível (Figura 38.1).

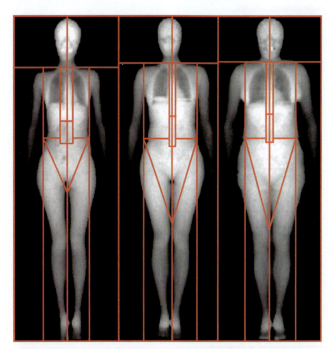

Figura 38.1 Mudanças na gordura central podem ser vistas e medidas por meio da densitometria óssea de corpo inteiro. Esta figura mostra o exame de mulheres caucasianas de idades diferentes (12, 21 e 42 anos de idade).

Muitas doenças afetam o tecido ósseo e o tecido mole ao mesmo tempo. A visão abrangente da densitometria de corpo inteiro faz dela uma técnica atraente para uma variedade de pesquisas e aplicações clínicas,[52] como listado na Tabela 38.3. Um dos modelos de doença que podem usar o estudo da composição corporal é a síndrome metabólica, um conjunto de distúrbios metabólicos relacionadas com resistência à insulina, geralmente associado ao fenótipo de alto risco, que é o sobrepeso/obesidade. Esse conjunto de doenças está relacionado com risco aumentado para doenças cardiovasculares e diabetes tipo 2. Inúmeros consensos têm tentado elaborar recomendações para identificar, na prática clínica, os pacientes com anormalidades metabólicas diabetogênicas/aterogênicas. Apesar da proliferação de publicações científicas e congressos, a composição corporal ideal ainda não foi bem definida.

Hendel et al. investigaram a relação entre a composição corporal por DXA, a distribuição de gordura, os esteroides sexuais e outros fatores de risco cardiovasculares na população de mulheres com sobrepeso na pós-menopausa.[53] Androgênios, tabagismo, etilismo e idade se correlacionam independente e positivamente com a distribuição central de gordura. Além disso, níveis aterogênicos de lipídios e lipoproteínas foram correlacionados independentemente da distribuição de gordura abdominal central, androgênios e níveis reduzidos de estrogênios.

Tabela 38.3 Aplicação clínica do exame de DXA de corpo inteiro em adultos[52]

1. Doenças nutricionais Obesidade Síndrome metabólica Sobrepeso Anorexia nervosa	**6. Doenças ósseas** Osteoporose Doença de Paget Osteopetrose
2. Doenças gastrointestinais Doença de Crohn Doença celíaca Gastrectomia	**7. Doenças pulmonares** Doença pulmonar obstrutiva crônica Fibrose cística
3. Doenças hepatobiliares Cirrose Cálculo biliar	**8. Medicamentos e substâncias** Glicocorticoides Hormônios Nutrição parenteral
4. Doenças renais Insuficiência renal crônica Hemodiálise Transplante	**9. Outras doenças** Diabetes AIDS Síndrome distrófica simpática Esclerose amiotrófica lateral Tetraplegia
5. Doenças endócrinas Hipopituitarismo Acromegalia Síndrome de Cushing Hipertireoidismo	Distrofia muscular de Duchenne

Carey et al. investigaram a relação entre a gordura abdominal e a sensibilidade à insulina por DXA em mulheres com sobrepeso e peso normal.[54] Nesse estudo, a adiposidade abdominal mostra ser um fator preditor importante da resistência insulínica em mulheres. Goodpaster et al. estudaram homens e mulheres com sobrepeso e obesos, usando DXA e TC para avaliar a gordura nos compartimentos visceral e subcutâneo.[55] Eles concluíram que a gordura subcutânea, além da gordura visceral, também era um marcador importante da resistência à insulina em obesos.

A relação entre a distribuição de gordura, a tolerância à glicose e os cálculos biliares foi também demonstrada na obesidade com a medida direta da massa gorda por DXA.[56] Portanto, evidências mostram que a DXA, um método de grande disponibilidade, é um instrumento prático e preciso para a medida da composição corporal.

Para diagnóstico de sarcopenia, a densitometria de corpo inteiro oferece a oportunidade do cálculo do índice de massa muscular esquelética (SMI), o qual pode ser obtido pela soma da massa magra, em quilos, nos 4 membros dividida pelo quadrado da altura. São considerados anormais valores $< 7,23kg/m^2$ para homens e $< 5,67kg/m^2$ para mulheres.[57]

ESCORE TRABECULAR ÓSSEO

Esse novo método utiliza os parâmetros de textura que avaliam as variações em cinza (pixéis) nas imagens obtidas pela densitometria por DXA na coluna lombar. O resultado é um parâmetro que proporciona informações sobre a microarquitetura óssea e o risco de fraturas, independentemente da DMO. Uma rede trabecular densa se associa a maior resistência mecânica e produz imagens projetadas com muitas variações do tom cinza e com pequenas amplitudes. Isso caracteriza valores elevados de escore trabecular ósseo (TBS). Por outro lado, um valor baixo de TBS indica pequenas variações de tom cinza com grandes amplitudes e se associa a pior estrutura óssea. Como exemplo, em mulheres com diabetes tipo 2, nas quais o risco de fraturas é mais alto, mesmo com valores normais de DMO,[58] o TBS consegue distinguir aquelas que sofreram fraturas das que não apresentaram fraturas.[59] Isso se deve a uma melhor avaliação da qualidade óssea em relação à densidade óssea. No hiperparatireoidismo primário, os valores de TBS são baixos e se correlacionam com os índices de resistência óssea obtidos por tomografia computadorizada quantitativa periférica de alta resolução (HRpQCT), tais como rigidez óssea global, volume trabecular e espessura cortical.[60] Entretanto, para aplicação rotineira na prática clínica é necessário que o *software* se torne mais amplamente disponível e com custo acessível.

CONSIDERAÇÕES FINAIS

O diagnóstico e o monitoramento do tratamento da osteoporose constituem um desafio para os médicos devido ao grande número de testes disponíveis e à complexidade de interpretações. O exame da DMO é uma medida não invasiva da avaliação da saúde esquelética. A tecnologia padrão-ouro para diagnóstico e monitoramento é a DXA da coluna, do quadril e do antebraço. O risco de fratura pode ser previsto usando-se DXA e outras tecnologias em vários sítios esqueléticos. Apesar das diretrizes para a medida de DMO e da identificação daqueles pacientes que mais provavelmente irão beneficiar-se do tratamento, muitos não estão sendo examinados ou recebendo tratamento. Mesmo pacientes com elevado risco de fratura, como aqueles em terapia de longo prazo com glicocorticoides, ou aqueles com fraturas por fragilidade prevalentes, quase nunca estão sendo conduzidos adequadamente. A estratégia diagnóstica ótima varia de acordo com a disponibilidade e o acesso à medida da DMO. O papel da medida da DMO para monitorizar a terapia ainda está sendo definido, e a interpretação de estudos seriados exige atenção para calibragem do instrumental, técnica de aquisição, análise e avaliação da precisão. Em geral, a DMO é avaliada pelo T-escore (variação do desvio padrão da DMO da paciente pós-menopausa comparada com a DMO de uma população de referência adulta, jovem e normal), sendo classificada como normal osteopenia ou osteoporose, de acordo com os critérios estabelecidos pela OMS. Metodologias padronizadas estão sendo desenvolvidas para estabelecer a custo-efetividade dos limiares de intervenção para terapia farmacológica com base no T-escore, combinado com fatores clínicos de risco de fraturas.

Referências

1. National Osteoporosis Foundation. America's bone health: the state of osteoporosis and low bone mass in our nation. Washington, DC: National Osteoporosis Foundation, 2002.

2. Riggs BL, Melton III LJ. The worldwide problem of osteoporosis: insights afforded by epidemiology. Bone 1995; 17(suppl):505S--511S.

3. Cooper C, Atkinson EJ, Jacobsen SJ et al. Population-based study of survival after osteoporotic fractures. Am J Epidemiol 1993; 137:1001-5.

4. Center JR, Nguyen TV, Schneider D et al. Mortality after all major types of osteoporotic fracture in men and women: an observational study. Lancet 1999; 353(9156):878-82.

5. Ray NF, Chan JK, Thamer M, Melton III LJ. Medical expenditures for the treatment of osteoporotic fractures in the United States in 1995: Report from the National Osteoporosis Foundation. J Bone Miner Res 1997; 12:24-35.

6. US Department of Health and Human Services. Bone Health and Osteoporosis: A Report of the Surgeon General. Rockville, MD: US Department of Health and Human Services, Office of the Surgeon General, 2004.

7. National Osteoporosis Foundation. Physician's guide to prevention and treatment of osteoporosis. Washington, DC: National Osteoporose Foundation, 2003.

8. Courtney AC, Wachtel EF, Myers ER, Hayes WC. Age-related reductions in the strength of the femur tested in a fall-loading configuration. J Bone Joint Surg Am 1995; 77(3):387-95.

9. Lotz JC, Cheal EJ, Hayes WC. Fracture prediction for the proximal femur sing finite element models: Part I – Linear analysis. J Biomechan Eng 1991; 113:353-60.

10. Mazess R, Chesnut III CH, McClung M, Genant H. Enhanced precision with dual-energy X-ray absorptiometry. Calcif Tissue Int 1992; 51(1):14-7.

11. Njeh CF, Fuerst T, Hans D et al. Radiation exposure in bone mineral density assessment. Applied Rad Isotopes. Applied Rad & Isotopes 1999; 50(1):215-36.

12. Marshall D, Johnell O, Wedel H. Meta-analysis of how well measures of bone mineral density predict occurrence of osteoporotic fractures. BMJ 1996; 312(7041):1254-9.

13. Cranney A, Tugwell P, Wells G, Guyatt G. Systematic reviews of randomized trials in osteoporosis: introduction and methodology. Endocr Rev 2002; 23(4):497-507.

14. Wasnich RD, Miller PD. Antifracture efficacy of antiresorptive agents are related to changes in bone density. J Clin Endocrinol Metab 2000; 85(1):231-6.

15. World Health Organization. Assessment of fracture risk and its application to screening for postmenopausal osteoporosis. Geneva, Switzerland: WHO, 1994.

16. Guglielmi G, Lang TF. Quantitative computed tomography. Semin Musculoskelet Radiol 2002; 6(3):219-27.

17. Lang TF, Keyak JH, Heitz MW et al. Volumetric quantitative computed tomography of the proximal femur: precision and relation to bone strength. Bone 1997; 21(1):101-8.

18. Miller PD, Njeh CF, Jankowski LG et al. What are the standards by which bone mass measurement at peripheral skeletal sites should be used in the diagnosis of osteoporosis? J Clin Densitom 2002; 5(suppl):S39-S45.

19. Hamdy RC, Petak SM, Lenchik L, International Society for Clinical Densitometry Position Development Panel and Scientific Advisory Committee. Which central dual X-ray absorptiometry skeletal sites and regions of interest should be used to determine the diagnosis of osteoporose? J Clin Densit 2002; 5(suppl):S11-S18.

20. Hodgson SF, Watts NB, Bilezikian JP et al. American Association of Clinical Endocrinologists medical guidelines for clinical practice for the prevention and treatment of postmenopausal osteoporosis: 2001 edition, with selected updates for 2003. Endocr Pract 2003; 9(6):544-64.

21. The Writing Group for the International Society for Clinical Densitometry Position Development Conference 2004: International Society for Clinical Densitometry Position Development Conference. Indications and reporting for dual-energy X-ray absorptiometry. J Clin Densitom 2004; 7(1):37-44.

22. Management of postmenopausal osteoporose: position statement of the North American Menopause Society. Menopause 2002; 9(2):84-101.

23. Klibanski A, Adams-Campbell L, Bassford T et al. Osteoporosis prevention, diagnosis, and therapy. JAMA 2001; 285(6):785-95.

24. Berg AO, Allan JD, Frame PS et al. Screening for osteoporosis in postmenopausal women: recommendations and rationale. Ann Intern Med 2002; 137(6):526-8.

25. www.iscd.org/documents/2014/02/2013-iscd-official-position--broclure-pdf (acessado em 12/05/2014).

26. Watts NB, Pols H, Ringe JD et al. Detection of "unexpected" osteoporosis: insights from the "IMPACT" trial. Arthritis Rheum 2001; 44:S256.

27. Looker AC, Wahner HW, Dunn WL et al. Updated data on proximal femur bone mineral levels of US adults. Osteoporosis International 1998; 8(5):468-89.

28. The Writing Group for the International Society for Clinical Densitometry Position Development Conference 2004. International Society for Clincial Densitometry Position Development Conference. Introduction, methods, and participants. J Clin Densitom 2004; 7(1):13-6.

29. Faulkner KG, Genant HK, McClung M. Bilateral comparison of femoral bone density and hip axis length from single and fan beam DXA scans. Calcified Tissue International 1995; 56(1):26-31.

30. The Writing Group for the International Society for Clinical Densitometry Position Development Conference 2004. International Society for Clinical Densitometry Position Development Conference. Diagnosis of osteoporosis in men, premenopausal women, and children. J Clin Densitom 2004; 7(1):17-26.

31. Garnero P, Hausherr E, Chapuy M-C et al. Markers of bone resorption predict hip fracture in elderly women: The EPIDOS prospective study. J Bone Miner Res 1996; 11:1531-8.

32. Myers ER, Wilson SE. Biomechanics of osteoporosis and vertebral fracture. Spine 1997; 22:25S-31S.

33. Gnudi S, Malavolta N, Testi D, Viceconti M. Differences in proximal femur geometry distinguish vertebral from femoral neck fractures in osteoporotic women. Br J Radiol 2004; 77(915):219-23.

34. Heaney RP. Pathophysiology of osteoporosis. Endocrinol Metabol Clin North Am 1998; 27(2):255-65.

35. Bell KL, Loveridge N, Power J et al. Regional differences in cortical porosity in the fractured femoral neck. Bone 1999; 24(1):57-64.

36. Burr D. Microdamage and bone strength. Osteop Int 2003; 14(suppl 5):S67-S72.

37. Blank RD, Baldini TH, Kaufman M et al. Spectroscopically determined collagen Pyr/deH-DHLNL cross-link ratio and crystallinity indices differ markedly in recombinant congenic mice with divergent calculated bone tissue strength. Connective Tissue Research 2003; 44(3-4):134-42.

38. Delmas PD. How does antiresorptive therapy decrease the risk of fracture in women with osteoporosis? Bone 2000; 27(1): 1-3.

39. Boskey A. Bone mineral crystal size. Osteop Int 2003; 14(suppl 5):S16-S21.

40. Suh TT, Lyles KW. Osteoporosis considerations in the frail elderly. [Review] [78 refs]. Cur Opin Rheumatol 2003; 15(4):481-6.

41. Pfeifer M, Begerow B, Minne HW et al. Vitamin D status, trunk muscle strength, body sway, falls, and fractures among 237 postmenopausal women with osteoporosis. Exp Clin Endocrinol Diabetes 2001; 109(2):87-92.

42. Cummings SR, Nevitt MC, Browner WS et al. Risk factors for hip fracture in white women. Study of Osteoporotic Fractures Research Group. N Engl J Med 1995; 332(12):767-73.

43. Van der Klift M, De Laet CE, McCloskey EV et al. Risk factors for incident vertebral fractures in men and women: the Rotterdam Study. J Bone Miner Res 2004; 19(7):1172-80.

44. Kanis JA, Johnell O, Oden A et al. Ten year probabilities of osteoporotic fractures according to DMO and diagnostic thresholds. Osteop Int 2001; 12(12):989-95.

45. Osteoporosis: review of the evidence for prevention, diagnosis and treatment and cost-effectiveness analysis. Introduction: Osteoporos Int 1998; 8(suppl 4):S7-80.

46. Kanis JA, Oden A, Johnell O et al. The burden of osteoporotic fractures: a method for setting intervention thresholds. Osteop Int 2001; 12(5):417-27.

47. Bonnick SL, Johnston CC Jr., Kleerekoper M et al. Importance of precision in bone density measurements. J Clin Densitom 2001; 4(2):105-10.

48. Lenchik L, Kiebzak GM, Blunt BA, International Society for Clinical Densitometry Position Development Panel and Scientific Advisory Committee. What is the role of serial bone mineral density measurements in patient management? J Clin Densitom 2002; 5(suppl):S29-S38.

49. Lewiecki EM. Nonresponders to osteoporosis therapy. J Clin Densitom 2003; 6(4):307-14.

50. Riggs BL, Melton LJ III. Bone turnover matters: the raloxifene treatment paradox of dramatic decreases in vertebral fractures without commensurate increases in bone density. J Bone Miner Res 2002; 17(1):11-4.

51. The Writing Group for the International Society for Clinical Densitometry Position Development Conference 2004: International Society for Clinical Densitometry Position Development Conference. Nomenclature and decimal places in bone densitometry. J Clin Densitom 2004; 7(1):45-50.

52. Albanese CV, Diessel E, Genant HK. Clinical applications of body composition measurements using DXA. J Clin Densitom 2003; 6(2):75-85.

53. Hendel HW, Gotfredsen A, Andersen I et al. Body composition during weight loss in obese patients estimated by dual energy X-ray absorptiometry and by total body potassium. Int J Obes Relat Metab Disord 1996; 20(12):1111-9.

54. Carey DG, Cowin GJ, Galloway GJ et al. Effect of rosiglitazone on insulin sensitivity and body composition in type 2 diabetic patients. Obes Res 2002; 10(10):1008-15.

55. Goodpaster BH, Thaete FL, Simoneau JA, Kelley DE. Subcutaneous abdominal fat and thigh muscle composition predict insulin sensitivity independently of visceral fat. Diabetes 1997; 46(10):1579-85.

56. Hendel HW, Hojgaard L, Andersen T et al. Fasting gall bladder volume and lithogenicity in relation to glucose tolerance, total and intra-abdominal fat masses in obese non-diabetic subjects. Int J Obes 1998; 22:294-302.

57. Cruz-Jentoft A, Baeyens JP, Bauer J et al. Sarcopenia: European consensus on definition and diagnosis. Age and Ageing 2010; 39: 412-23.

58. Viegas M, Costa C, Lopes A, Griz L, Medeiro M, Bandeira F. Prevalence of osteoporosis and vertebral fractures in postmenopausal women with type 2 diabetes and their relationship with the duration of the disease and chronic copmplications. J Diabetes Complications 2011; 25:216-21.

59. Leslie W, Aubry-Rozier B, Lamy O, Hnas D. TBS (trabecular bone score) and diabetes-related fracture risk. J Clin Endocrinol Metab 2013; 98:602-9.

60. Silva B, Boutroy S, Zhang C et al. Trabecular bone score (TBS) – a novel method to evaluate bone microarchitecture texture in patients with primary hyperparathyroidism. J Clin Endocrinol Metab 2013; 98:1963-70.

Conduta Terapêutica no Hiperparatireoidismo Primário

Monique Nakayama Ohe • Rodrigo Oliveira Santos

INTRODUÇÃO

O hiperparatireoidismo primário (HPP) é uma doença comum,[1-3] cujo diagnóstico é cada vez mais frequente não apenas nos países desenvolvidos, mas também nas regiões em desenvolvimento. No passado, países como o Brasil retratavam uma dificuldade importante na identificação dessa doença, com preponderância de casos severamente sintomáticos no momento do diagnóstico.[4] Atualmente, entretanto, observamos em nosso meio uma mudança no perfil de apresentação do HPP ao longo dos anos, associado a um número crescente de casos novos identificados ao ano, bem como a uma maior proporção de pacientes assintomáticos ao diagnóstico.[5] Isso se deve, provavelmente, à maior disponibilidade de métodos diagnósticos, como a medida de paratormônio (PTH) intacto e de cálcio iônico (Cai) na prática clínica diária, bem como ao maior esclarecimento da comunidade médica acerca dessa doença, levando a um diagnóstico mais precoce.[5]

Essa mudança no perfil de apresentação clínica também foi acompanhada por uma mudança na apresentação laboratorial, com níveis de cálcio sérico e de PTH ao diagnóstico menores entre os pacientes assintomáticos.[5] A constatação de que o HPP vem se apresentando como entidade cada vez menos sintomática e, portanto, com exuberância clínica e laboratorial menor no momento do diagnóstico, suscita questionamentos sobre a melhor abordagem terapêutica a ser adotada. Enquanto no passado deparávamos com um quadro clínico de nefrolitíase e severo comprometimento ósseo com deformidades e fraturas que tornavam imperativa a conduta cirúrgica, no momento atual o surgimento de um número crescente de casos assintomáticos com níveis de cálcio e PTH não tão elevados levanta dúvidas sobre a necessidade de conduta cirúrgica para todos esses pacientes diagnosticados.

Desde a descrição inicial do HPP, a paratireoidectomia permanece como a única terapia definitiva,[6] cujo objetivo é a completa retirada da(s) paratireoide(s) hipersecretora(s) com preservação do tecido normal, a fim de se obter normocalcemia no pós-operatório. Entretanto, a opção pelo tratamento cirúrgico implica assumir a possibilidade de complicações associadas à abordagem invasiva, que vão desde lesão unilateral ou bilateral do nervo laríngeo recorrente, hipoparatireoidismo ou, ainda, o próprio insucesso cirúrgico, sem a correta localização e a retirada da(s) glândula(s) hipersecretora(s).

Dessa maneira, surge o questionamento sobre a real necessidade de expor um contingente cada vez maior de pacientes assintomáticos ao diagnóstico, com medidas de cálcio e PTH discretamente elevadas, a todas essas possíveis complicações cirúrgicas. Contribui ainda para essa discussão a possibilidade de nem todos os casos de HPP diagnosticados apresentarem progressão da doença, ou talvez o fazerem muito lentamente. Em 1999, Silverberg et al. publicaram um estudo prospectivo em que 121 pacientes com HPP foram avaliados ao longo de 10 anos sem intervenção cirúrgica, sendo 83% desses casos assintomáticos.[7] Apenas 27% desses pacientes assintomáticos apresentaram progressão da doença com piora da massa óssea, piora da hipercalcemia e/ou da calciúria, necessitando de conduta cirúrgica ao longo desses 10 anos.[7] Assim, diante de uma doença "assintomática", com pouca amplitude de alterações laboratoriais e que vai apresentar piora lentamente progressiva em apenas 27% dos casos, torna-se pertinente a discussão sobre a melhor abordagem para o manejo desses pacientes.

TRATAMENTO CLÍNICO

Não há tratamento clínico curativo para essa doença. Entretanto, existem algumas opções medicamentosas com intuito de minimizar a perda óssea causada pela hipersecreção de paratormônio. Nessa categoria incluem-se os bisfosfonatos, a terapia de reposição hormonal e os chamados SERM (*selective estrogen receptor modulator*).

Em outra categoria estão os calcimiméticos, que têm por objetivo a restauração e a manutenção da normocalcemia durante seu uso.

Outro aspecto a ser considerado diz respeito ao crescente interesse pelo nível de vitamina D, muitas vezes insuficiente nesses pacientes, e à preocupação quanto à possibilidade de reposição de vitamina D nesses indivíduos.

Bisfosfonatos

O comprometimento ósseo, classicamente descrito na literatura como relacionado com os efeitos da hipersecreção de PTH sobre o metabolismo ósseo, envolve preferencialmente o osso cortical, a exemplo da porção distal do rádio, muito embora o osso trabecular, como a coluna lombar, também sofra importante ação da hipersecreção de PTH.[8] O mecanismo fisiopatológico envolvido está relacionado com o aumento da remodelação óssea, com aumento tanto da formação como da reabsorção, porém com predomínio da reabsorção óssea.[9]

Os bisfosfonatos são análogos do pirofosfato inorgânico e apresentam alta afinidade pelo tecido ósseo mineralizado. Esses componentes podem ser divididos em duas categorias: os nitrogenados, os mais potentes, dentre os quais se encontram o alendronato, o risedronato, o pamidronato, o ibandronato e o ácido zoledrônico, e os não nitrogenados.

Esses compostos nitrogenados agem no ambiente intracelular inibindo a farnesil difosfato sintetase, uma enzima da via do mevalonato, e diversas moléculas sinalizadoras dessa via estão envolvidas na regulação da proliferação celular, sobrevida e organização do citoesqueleto celular. Desse modo, os bisfosfonatos são internalizados pelo osteoclasto e promovem a apoptose deste, reduzindo, assim, a reabsorção óssea.

Os bisfosfonatos demonstram efetividade e segurança no tratamento tanto da osteoporose induzida por corticoide como na osteoporose pós-menopausa.[10-12] A descrição de seu uso como opção terapêutica no HPP está associada a evidências de melhora significativa de massa óssea, medida pela densitometria óssea, se comparado a placebo, como observado por Chow et al.[13] Nesse estudo, o uso de alendronato *versus* placebo por 1 ano em 40 mulheres osteoporóticas pós-menopausadas com HPP demonstrou ganho de massa óssea de aproximadamente 4%, em média, tanto no colo de fêmur como na coluna lombar, enquanto no grupo placebo não houve alteração significativa da massa óssea ao longo desse período.[13]

Além disso, o grupo em uso de alendronato apresentou redução dos valores dos marcadores de remodelação óssea (fosfatase alcalina, osteocalcina e N-telopeptídeo urinário) durante o período de uso da medicação, o mesmo não ocorrendo no grupo placebo.[13]

Outro estudo também avaliou o uso de alendronato, 10mg diariamente, comparado ao placebo, em 44 mulheres pós-menopausadas com HPP; o grupo alendronato recebeu a medicação por 2 anos, enquanto o grupo placebo passou a receber o alendronato após o término do primeiro ano de placebo.[14] Nesse estudo, o tratamento com alendronato ao longo de 2 anos mostrou ganho significativo de massa óssea (6,85%) medido pela densitometria óssea na coluna lombar em relação ao basal, com ganho de 4,01% no fêmur total após o primeiro ano, permanecendo estável ao longo do segundo ano de tratamento.[14] O colo de fêmur aumentou significativamente a massa óssea em 3,67% após o segundo ano de tratamento, enquanto o terço distal do rádio não apresentou alterações significativas ao longo do tratamento. O grupo placebo, ao receber alendronato por 1 ano, apresentou, ao término desse período, aumento significativo (4,1%) na coluna lombar e de 1,7% no fêmur total.[14] Além desses resultados, o uso do alendronato esteve associado à redução dos marcadores de remodelação óssea (fosfatase alcalina fração óssea e N-telopeptídeo urinário), os quais se mantiveram elevados no grupo placebo. Não foram observadas alterações nos níveis de cálcio sérico (total ou ionizado) nem do PTH com o uso de alendronato.[14]

Assim, o uso de alendronato em mulheres pós-menopausadas com HPP evidencia resposta positiva com ganho de massa óssea medida por meio da densitometria óssea, sendo ainda capaz de reduzir os marcadores de remodelação óssea durante seu uso. Entretanto, não induzem a normocalcemia nem a redução da hipersecreção de PTH, sendo úteis apenas para impedir a progressão da lesão óssea.

Quanto ao uso do risedronato em pacientes com HPP, Reasner et al. avaliaram a resposta ao uso agudo dessa medicação quanto aos parâmetros bioquímicos, observando que a administração de risedronato por 7 dias foi capaz de reduzir os valores de cálcio nesse curto período de tempo avaliado.[15] Esse resultado foi acompanhado de redução de marcadores de remodelação óssea (hidroxiprolina urinária e fosfatase alcalina), aumento da reabsorção tubular do cálcio urinário e aumento sérico do PTH.[15] Assim, o risedronato foi capaz de reduzir valores séricos de cálcio apenas no período estudado de 1 semana, sem evidências da possibilidade de manutenção desse resultado a longo prazo, levando ainda a aumento da reabsorção de cálcio urinário, bem como do nível sérico de PTH.[15]

O pamidronato EV, outra opção de bisfosfonato, foi usado em pacientes com HPP que apresentavam contraindicação à cirurgia ou nos quais foi necessário postergar o procedimento cirúrgico, demonstrando bons resultados no controle da hipercalcemia.[16] Jansson et al. avaliaram 21 pacientes com HPP que receberam 30 a 40mg de pamidronato EV 1 mês antes do procedimento cirúrgico.[17] Após a infusão, observou-se redução temporária dos valores de cálcio sérico, com um nadir entre 6 e 10 dias após a administração da medicação e retorno à elevação de seus níveis após esse período. A excreção urinária de cálcio, bem como a fosfatase alcalina, mostrou-se menor após o pamidronato, com a fosfatase alcalina permanecendo reduzida por até 1 mês após o uso da medicação.[17] Entretanto, houve elevação dos valores de PTH, e a normocalcemia só foi atingida de maneira definitiva com a cirurgia.[17]

O ácido zoledrônico é um bisfosfonato nitrogenado de terceira geração aprovado pela Food and Drug Administration (FDA) para tratamento da hipercalcemia associada a malignidade e no tratamento de metástases ósseas. Observa-se aumento de seu uso na tentativa de controle da hipercalcemia em pacientes com HPP, embora seja considerado *off-label*, ou seja, não recomendado em bula. Não há estudos com resultados a longo prazo associando o uso de ácido zoledrônico ao tratamento da hipercalcemia no HPP.

Assim, os bisfosfonatos, enquanto classe terapêutica, apresentam apenas a possibilidade de proteção contra a perda óssea, sem perspectivas de alcançar a normocalcemia a longo prazo ou o controle da hipersecreção de PTH.

Terapia Hormonal

O HPP é classicamente descrito como uma doença que atinge mais o sexo feminino do que o masculino, sendo seu diagnóstico mais comumente estabelecido a partir da sexta década de vida. Assim, muitas das pacientes com HPP serão encontradas no período pós-menopausa, o que levanta questionamentos sobre o impacto do uso de estrogênios nesse grupo de pacientes.

Orr-Walker et al. avaliaram 23 mulheres pós-menopausadas com HPP em estudo randomizado, placebo-controlado, por 2 a 4 anos de uso de estrogênio conjugado, na dose de 0,625mg, e medroxiprogesterona, 5mg.[18] A massa óssea medida por meio da densitometria óssea evidenciou ganho significativo na coluna lombar (7,5%), no colo de fêmur (7,4%) e no antebraço (7%) após 4 anos de uso dessa terapêutica hormonal.[18]

Outros estudos demonstram ainda redução transitória da hipercalcemia durante a terapêutica hormonal com 1,25mg de estrogênio diariamente, sendo acompanhada da redução nos valores dos marcadores de remodelação óssea, como a fosfatase alcalina e a hidroxiprolina urinária.[19,20] Entretanto, há retorno da hipercalcemia após a suspensão da terapêutica, não havendo resposta sobre a hipersecreção do PTH.[19,20]

O raloxifeno, um SERM, também foi avaliado nessa população de mulheres pós-menopausadas com HPP. O raloxifeno apresenta atividade tecido-específica, ora agonista, ora antagonista do estrogênio, agindo como um agonista sobre o tecido ósseo. Rubin et al. avaliaram 18 mulheres pós-menopausadas com HPP assintomático que receberam diariamente, por 8 semanas, 60mg de raloxifeno *versus* placebo, sendo observada redução significativa da hipercalcemia e dos marcadores de remodelação óssea (osteocalcina e N-telopeptídeo sérico) durante o uso da medicação.[21] Após a descontinuação do medicamento, entretanto, houve retorno da hipercalcemia e aumento dos marcadores de remodelação óssea. Não houve mudança nos valores da fosfatase alcalina total, da excreção renal de cálcio e da hipersecreção do PTH.[21] Zanchetta et al. trataram com raloxifeno três mulheres com HPP assintomático por 1 ano e observaram aumento da massa óssea à densitometria óssea tanto na coluna como no fêmur, acompanhado do controle da hipercalcemia transitoriamente durante o uso do fármaco, mas sem controle sobre a hipersecreção do PTH.[22]

Dessa maneira, podemos considerar que esse grupo de estrogênios ou SERM também é capaz de prevenir a perda óssea do HPP. Mas sem promover a cura da hipercalcemia ou da hipersecreção do PTH.

Reposição de Vitamina D

Assim como na população em geral, a deficiência e a insuficiência de vitamina D vêm ganhando atenção especial também entre os indivíduos com diagnóstico de HPP. Diversos estudos corroboram a opinião de que baixos níveis de vitamina D estariam associados a casos mais severos de HPP, com níveis mais elevados de PTH, adenomas da paratireoide com maior volume e piora na progressão da perda óssea.[23] Entretanto, discute-se a segurança da reposição da vitamina D nesses pacientes em virtude do risco de piora da hipercalcemia e da hipercalciúria. Curiosamente, Grey[24] e, mais recentemente, Tucci[25] relataram o uso de altas doses de reposição de vitamina D (50.000UI/semana de colecalciferol por 4 a 8 semanas) em pacientes com HPP, resultando em melhora dos níveis da 25(OH) vitamina D, sem piora da hipercalcemia ou da calciúria na maioria dos indivíduos estudados. Apresentaram ainda manutenção e, até mesmo, redução dos níveis de PTH com a reposição de colecalciferol. Deve ser lembrada apenas a importância da monitorização mais frequente tanto da calcemia como da calciúria nesses pacientes, uma vez que não foi estabelecido qual seria o valor mínimo ideal da 25(OH)vitamina D nem do limite superior considerado seguro para esses pacientes com HPP.[26] Da mesma maneira, não existem estudos a longo prazo que associem o uso da vitamina D a mudanças no risco de fratura, tamanho do adenoma, risco cardiovascular e alterações renais, permanecendo uma área de interesse para próximos estudos.

Calcimiméticos

Os níveis séricos de cálcio iônico circulantes são mantidos dentro de um estreito limite fisiológico de variabilidade mediante a secreção do PTH pelas glândulas paratireoides. As células paratireoides são sensíveis a pequenas flutuações do nível plasmático de cálcio, sendo essa sensibilidade decorrente da ação de receptores sensores de cálcio na superfície celular pertencentes à superfamília dos receptores ligados à proteína G. Os componentes que apresentam a propriedade de ativação desse receptor sensor de cálcio, com a consequente redução da secreção de PTH, são denominados calcimiméticos, por mimetizarem ou potencializarem as ações do cálcio iônico extracelular.

O NPS R-568, um derivado fenilalquilamino sintetizado como a primeira geração de calcimiméticos,[27] é amplamente investigado tanto em estudos experimentais como clínicos, sendo eficiente em promover tanto a normocalcemia como a redução da hipersecreção de PTH em indivíduos com HPP.[28] O desenvolvimento do uso clínico do R-568 foi interrompido em razão de sua baixa biodisponibilidade e de sua alta variabilidade intra e interindivíduos.

Assim, o hidroclorido de cinacalcet passou a ser desenvolvido como um calcimimético de segunda geração, o qual apresenta melhor biodisponibilidade e menor variabilidade farmacológica, se comparado ao R-568.[29] Em um estudo multicêntrico, randomizado, duplo-cego e placebo-controlado, Peacock et al. avaliaram o uso do cinacalcet em 78 pacientes com HPP, nas doses de 30 a 50mg VO duas vezes ao dia, administradas por 52 semanas.[30] O objetivo primário do estudo foi o estabelecimento da normocalcemia. Nesse estudo, 73% dos pacientes tratados atingiram a normocalcemia após 2 semanas de uso da medicação, permanecendo em níveis normais durante todo o estudo. Houve redução dos valores de PTH em 7,6% dos pacientes que usaram o calcimimético, ao contrário do grupo placebo, no qual 7,7% dos pacientes apresentaram aumento dos níveis de PTH ao longo do período avaliado. Não houve alteração da massa óssea no grupo que usou cinacalcet, mas ocorreu aumento dos marcadores tanto de formação como de reabsorção óssea.

Não foram registrados efeitos colaterais que pudessem ser atribuídos ao uso da medicação.[30]

Henrich et al. avaliaram o uso do cinacalcet em um paciente adolescente que apresentou recidiva da hipercalcemia 1 ano e 6 meses após a paratireoidectomia para tratamento de HPP com doença multiglandular.[31] Esse paciente recebeu 30mg de cinacalcet duas vezes ao dia, administrado VO por 4 semanas. A normocalcemia foi alcançada e mantida durante todo o período do estudo.[31]

Assim, o calcimimético apresenta-se como a única medicação capaz de promover a normocalcemia nos pacientes com HPP, havendo um interesse particular em seu uso em indivíduos com contraindicação à cirurgia, ou em casos de insucesso cirúrgico. O calcimimético obteve aprovação pela FDA em março de 2004 e pelo European Committee for Medical Products for Human Use (CHPM) em 2005, para uso em pacientes com hiperparatireoidismo secundário e com carcinoma de paratireoide, não havendo, até o momento, consenso quanto a seu uso nos pacientes com HPP com doença benigna. Ainda necessita ser estabelecida uma avaliação crítica do custo *versus* benefício do uso do calcimimético em vez da cirurgia, uma vez que apenas esta última promove realmente a cura definitiva da doença.

TRATAMENTO CIRÚRGICO
Indicações

Como nenhuma das medicações descritas neste capítulo apresenta a capacidade de resolução definitiva do HPP, cabe ao procedimento cirúrgico essa incumbência. Embora não haja controvérsias quanto à necessidade de cirurgia nos indivíduos com HPP gravemente acometidos com doença renal e/ou óssea e hipercalcemia severa, persiste considerável controvérsia quanto à melhor conduta no paciente com HPP considerado assintomático. As dúvidas quanto à indicação cirúrgica nesses pacientes estão relacionadas, em parte, com o pequeno percentual de indivíduos com HPP assintomático que apresentam potencial para progressão da doença, além de o fazerem muito lentamente, como já exposto. A questão é que nos falta um marcador que possa identificar os pacientes assintomáticos que apresentarão progressão da doença. Deve ser ponderado, também, que o diagnóstico do HPP é mais comum entre indivíduos mais idosos e que, ao se manter uma conduta expectante, observando a evolução desse paciente ao longo dos anos, pode-se perder um bom momento com condição clínica melhor, expondo esse indivíduo a um risco cirúrgico maior em um momento mais tardio. Com vistas a essa discussão, em 1990 o National Institutes of Health (NIH) procurou estabelecer um consenso para a indicação cirúrgica em

Capítulo 39 Conduta Terapêutica no Hiperparatireoidismo Primário

caso de HPP assintomático, o qual foi revisado em 2002 e 2008,[32,33] definindo-se como critérios indicativos de cirurgia no HPP assintomático:

- Medida de cálcio sérico total > 1,0mg/dL acima do valor de referência do método.
- Redução do *clearance* de creatinina < 60mL/min/1,73m².
- Densidade mineral óssea reduzida com T-escore < −2,5 em qualquer sítio e/ou presença de fratura prévia por fragilidade óssea.
- Idade < 50 anos.

A existência de pelo menos um desses critérios sinaliza a necessidade de cirurgia nos pacientes com HPP assintomático.

Críticas a esse consenso não tardaram a surgir, principalmente relacionadas com a restrição dessas indicações. Em outras palavras, a indicação cirúrgica fica quase que exclusivamente restrita às alterações ósseas e renais do HPP. Embora o osso e o rim sejam os principais órgãos-alvo do HPP, a manifestação dessa doença não se restringe apenas a esses sítios. O HPP clássico é uma desordem multissistêmica com envolvimento musculoesquelético, neurológico, psiquiátrico, gastrointestinal e cardiovascular, além de outros. A natureza e a magnitude desse envolvimento ante o novo quadro de apresentação do HPP, dito assintomático, permanecem controversas.

Embora sejam cada vez mais raras manifestações neurológicas e psiquiátricas exuberantes, que vão da atrofia muscular até a psicose franca, relatos atuais mostram grande contingente de queixas inespecíficas e de difícil mensuração, como fadiga, astenia e depressão.[34] Além disso, dados europeus apresentam relato de maior risco de doença cardiovascular e morte súbita na população com HPP.[35] Assim, surgem críticas às indicações cirúrgicas classicamente descritas para o HPP assintomático por não contemplarem as comorbidades mencionadas.

Paralelamente, observamos indivíduos com HPP assintomático que, embora não apresentassem critérios para indicação cirúrgica pelos consensos do NIH, apresentaram importante melhora desses sintomas inespecíficos, sinalizando melhora da qualidade de vida com a paratireoidectomia.

Um estudo conduzido por Eigelberger et al. avaliou 178 pacientes com HPP submetidos à paratireoidectomia ao longo de 3 anos. Dentre esses, 103 indivíduos apresentavam indicação cirúrgica pelos critérios estabelecidos pelo NIH, enquanto 75 não os apresentavam. Como grupo de controle foi usada a avaliação pós-operatória de 63 pacientes submetidos à tireoidectomia. Após a paratireoidectomia, houve melhora significativa dos sintomas neuropsiquiátricos, como fadiga, mialgia, fraqueza, perda de memória e depressão, bem como de sintomas gas-trointestinais, como obstipação, em ambos os grupos com HPP operados, o mesmo não sendo observado no grupo pós-tireoidectomia,[36] o que deixa claro que mesmo os indivíduos com HPP que não apresentariam os critérios clássicos para a indicação cirúrgica, de acordo com os parâmetros estabelecidos pelo consenso do NIH, poderiam ser beneficiados pelo procedimento cirúrgico.

Abordagem Cirúrgica e Utilidade do PTH Intraoperatório

A abordagem cirúrgica convencional para os pacientes com HPP baseia-se na exploração cervical bilateral, com visualização de todas as paratireoides antes da retirada da(s) paratireoide(s) acometida(s). Entretanto, uma vez que o HPP tornou-se uma doença com pouca exuberância de manifestações clínicas e laboratoriais, com progressão lenta e em uma minoria dos casos, a definição da conduta cirúrgica almeja a certeza de cura com o menor risco de complicações possível, pois a morbidade do tratamento não deve ser maior do que a da doença em questão.

Assim, passam a constar na pauta de discussões a respeito do tratamento cirúrgico do HPP questionamentos sobre o tipo de abordagem cirúrgica, cogitando-se a realização de cirurgias que possam expor o paciente a menor risco de lesão com exploração cervical apenas unilateral, em vez da abordagem clássica de exploração bilateral com visualização de todas as paratireoides.

Na literatura, o atual enfoque em alguns centros nos EUA é para as chamadas cirurgias minimamente invasivas, com anestesia locorregional e exploração unilateral, conduzidas de maneira ambulatorial e com alta no mesmo dia.[37] As chances de cura, bem como o risco de lesão e a relação custo *versus* benefício entre as diferentes abordagens, passaram a integrar o conjunto de fatores que interferem na tomada de decisão junto ao paciente. Entretanto, outro desafio surge nesses indivíduos: esse novo padrão de apresentação do HPP, com diagnóstico mais frequente e mais precoce, com menos manifestações clínicas e laboratoriais, correlaciona-se muitas vezes com o encontro de paratireoides pouco alteradas durante a exploração cirúrgica, o que pode dificultar a diferenciação entre a glândula acometida e o tecido paratireóideo normal. É nesse contexto que se insere a utilidade (e a real necessidade) de uma tecnologia complementar capaz de auxiliar o cirurgião a obter sucesso no ato cirúrgico.

Duas ferramentas tornaram-se úteis nesse contexto: o exame de imagem para localização da paratireoide hipersecretora e a medida de PTH intacto intraoperatório (PTH-IO). Os métodos de imagem de localização pré-operatória, principalmente mediante o mapeamento da paratireoide com sestamibi, podem ser úteis em orientar a abordagem cirúrgica, aumentando as chances de cura. Devemos ressaltar, no entanto, que o método de imagem para localização da paratireoide hipersecretora não deve ser utilizado para diagnóstico do HPP, pois este deve ser estabelecido a partir da confirmação bioquímica de hipercalcemia associada à hipersecreção de PTH. Assim, métodos de imagem para localização pré-operatória devem ser considerados apenas para a programação da tática cirúrgica, e não para confirmação do diagnóstico.

O conceito de monitorização intraoperatória do PTH tornou-se possível a partir do conhecimento da meia-vida curta desse hormônio (cerca de 3 a 4 minutos)[38] e da disponibilidade de métodos rápidos de medida de PTH, associados ao conhecimento do tempo necessário para recuperação do eixo de secreção do PTH após a paratireoidectomia (aproximadamente 30 horas).[39] Assim, com a retirada da glândula hipersecretora ocorre importante queda do PTH nos minutos subsequentes, e para que as glândulas remanescentes restabeleçam a secreção do paratomônio há um intervalo de tempo aproximado de 30 horas. Nesse intervalo, é possível utilizar a medida de PTH como método de avaliação do sucesso cirúrgico.

Diversos trabalhos, desde o primeiro estudo com PTH-IO, realizado em 1988,[40] têm mostrado a eficácia do método em garantir maiores chances de sucesso cirúrgico no tratamento do HPP.[41-43] Dados da literatura evidenciam acurácia de 88% em prever sucesso cirúrgico no HPP quando há queda do PTH-IO em 50% dos valores basais nos tempos de 5 e 10 minutos após a paratireoidectomia, com aumento da acurácia para 97% se considerados tempos mais tardios.[41] São relatadas, ainda, sensibilidade de 97% e especificidade de até 100% na capacidade do método em prever os níveis de cálcio sérico no acompanhamento pós-operatório.[42]

Em 2005, nosso setor de doenças osteometabólicas publicou a experiência com 109 casos de paratireoidectomia monitorizados com PTH-IO, dos quais 33 apresentavam HPP e o restante apresentava hiperparatireoidismo por insuficiência renal.[44] Nossos dados evidenciaram valor médio de decaimento do PTH-IO de 79,2% em relação ao valor basal, variando de 56,5% a 95,7% no tempo de 10 minutos após a retirada da paratireoide acometida nos pacientes com HPP. Todos esses pacientes evoluíram com cura, ou seja, com normocalcemia, durante o seguimento pós-operatório que foi, em média, de 22,9 meses. O único caso entre os pacientes com HPP em que não houve cura, mantendo-se níveis elevados de cálcio sérico no pós-operatório, foi o de uma paciente cuja monitorização de PTH-IO apresentou queda de apenas 33,5% dos valores desse hormônio em relação aos valores basais, em função da presença de um adenoma duplo. Ou seja, o método foi

capaz de discriminar esse caso de insucesso cirúrgico.[44] Atualmente, completamos 10 anos de experiência com o uso do PTH-IO na cirurgia do HPP, contabilizando 91 pacientes operados nesse período e índice de sucesso cirúrgico de 93,4%, o que demonstra a utilidade do método em contribuir para o sucesso cirúrgico do HPP.[45]

É interessante notar a complementariedade entre exames de imagem de localização pré-operatória e a dosagem de PTH no intraoperatório: o primeiro diz respeito a onde e como iniciar o procedimento cirúrgico, enquanto o segundo método diz respeito a quando parar, pois infere, a partir de seus resultados, se o procedimento foi ou não executado com sucesso. Essa propriedade do método torna-o cada vez mais interessante no contexto atual, em que a glândula acometida é, em geral, pouco alterada, nem sempre hipercaptante no mapeamento pré-operatório e macroscopicamente de difícil diferenciação com tecido normal. Assim, torna-se de grande utilidade um ensaio capaz de mensurar, de modo preciso e rápido, as concentrações do PTH enquanto a cirurgia é realizada, pois a presença de níveis elevados desse hormônio após a retirada da(s) suposta(s) glândula(s) acometida(s) torna obrigatória a continuação da exploração do leito cirúrgico em busca de outras glândulas acometidas.

Com a utilização das propriedades dos exames de imagem de localização pré-operatória e da dosagem rápida do PTH-IO temos a possibilidade de realizar, também em nosso meio, cirurgias com exploração unilateral direcionada, menos invasivas, com menor tempo cirúrgico, menos morbidade e alta precoce, mantendo a excelência nos índices de sucesso cirúrgico com baixa morbidade. Contudo, devemos ressaltar ainda que, na ausência ou impossibilidade da execução desses métodos auxiliares (exame de imagem de localização pré-operatória e dosagem rápida do PTH-IO), a abordagem tradicional, com exploração cervical bilateral e visualização das quatro glândulas antes da retirada da(s) paratireoide(s) acometida(s), ainda é o procedimento de eleição.

CONSIDERAÇÕES FINAIS

- HPP é uma doença comum, cujo diagnóstico é cada vez mais frequente, principalmente baseado em pacientes com menor exuberância de manifestações tanto clínicas como laboratoriais.
- Não há tratamento clínico curativo para essa entidade. As opções medicamentosas buscam impedir a progressão da doença óssea do HPP e/ou o estabelecimento da normocalcemia durante seu uso, com retorno da morbidade após a suspensão dessas medicações.
- O único tratamento curativo é a cirurgia. A indicação cirúrgica para pacientes sintomáticos, com compro-

metimento ósseo e/ou renal e hipercalcemia importante, é mandatória. Entretanto, nos pacientes com HPP assintomático, permanecem os critérios para indicação cirúrgica sugeridos pelo NIH com as possíveis discussões sobre suas restrições.

- O uso de ferramentas auxiliares, como exame de imagem de localização pré-operatório e o uso da dosagem rápida do PTH-IO, promove uma abordagem cirúrgica unilateral direcionada, mantendo a excelência nos índices de sucesso cirúrgico com baixa morbidade.

- Na ausência ou impossibilidade da realização desses métodos auxiliares, a abordagem tradicional, com exploração cervical bilateral e visualização das quatro glândulas antes da retirada da(s) paratireoide(s) acometida(s), ainda é o procedimento de eleição.

Referências

1. NIH Conference. Diagnosis and management of asymptomatic primary hyperparathyroidism: consensus development conference statement. Ann Intern Med 1991; 114:593-7.

2. Melton LJ III. Epidemiology of primary hyperparathyroidism. J Bone Miner Res 1991; 6 (Suppl 2):S25-30.

3. Melton LJ III. The epidemiology of primary hyperparathyroidism in North América. J Bone Miner Res 2002; 17(Suppl 2):N12-N17.

4. Hauache OM, Amarante ECJ, Mendoza B et al. Análise clínica, laboratorial e achados cirúrgicos de 28 casos de hiperparatiroidismo primário. Arq Bras Endocrinol Metabol 1995; 39(3-4):157-62.

5. Ohe MN, Santos RO, Barros ER et al. Changes in clinical and laboratory findings at the time of diagnosis of primary hyperparathyroidism in a University Hospital in São Paulo from 1985 to 2002. Braz J Med Biol Res 2005; 38(9): 1383-8.

6. Irvin GL III, Deriso GT. A new, practical intraoperative parathyroid hormone assay. Am J Surg 1994; 168:466-8.

7. Silverberg SJ, Shane E, Jacobs TP, Siris E, Bilezikian JP. A 10-year prospective study of primary hyperparathyroidism with or without parathyroid surgery. N Engl J Med 1999; 341:1249-55.

8. Silverberg SJ, Shane E, de la Cruz L et al. Skeletal disease in primary hyperparathyroidism. J Bone Miner Res 1989; 4:283-91.

9. Delmas PD, Meunier PJ, Faysse E, Saubier EC. Bone histomorphometry and serum bone gla-protein in the diagnosis of primary hyperparathyroisdism. World J Surg 1986; 10: 572-8.

10. Liberman UA, Weiss SR, Broll J et al. Effect of oral alendronate onbone mineral density and the incidence of fractures in postmenopausal osteoporosis. The Alendronate Phase III Osteoporois Treatment Study Group. N Engl J Med 1995; 333:1437-43.

11. Black DM, Cummings SR, Karpf DB et al. Randomised trial of effect of alendronate on risk of fracture in women with existing vertebral fractures. Fracture Intervention Trial Research Group. Lancet 1996; 348:1535-41.

12. Saag KG, Emkey R, Schnitzer TJ et al. Alendronate for the prevention and treatment of glucocorticoid-induced osteoporosis. Glucocorticoid-Induced Osteoporosis Intervention Study Group. N Engl J Med 1998; 339:292-9.

13. Chow CC, Chan WB, Li JKY et al. Oral alendronate increases bone mineral density in postmenopausal women with primary hyperparathyroidism. J Clin Endocrinol Metab 2003; 88:581-7.

14. Khan AA, Bilezikian JP, Kung AWC et al. Alendronate in primary hyperparathyroidism: a double-blind, randomized placebo-controled trial. J Clin Endocrinol Metab 2004; 89:3319-25.

15. Reasner CA, Stone MD, Hosking DJ, Ballah A, Mundy GR. Acute changes in calcium homeostasis during treatment of primary hyperparathyroidism with risedronate. J Clin Metab Endocrinol 1993; 77:1067-71.

16. Tal A, Graves L. Intravenous pamidronate for hypercalcemia of primary hyperparathyroidism. South Med J 1996(89):637-40.

17. Jansson S, Morgan E. Biochemical effects from treatment with bisphosphonate and surgery in patients with primary hyperparathyroidism. World J Surg 2004; 28:1293-7.

18. Orr-Walker BJ, Evans MC, Clearwater JM, Horne A, Grey AB, Reid IR. Effects of hormone replacement therapy on bone mineral density in postmenopausal women with primary hyperparathyroidism: four-year follow-up and comparison with healthy postmenopausal women. Arch Intern Med 2000; 160:2161-6.

19. Marcus R, Madvig P, Crim M, Pont A, Kosek J. Conjugated estrogens in the treatment of postmenopausal women with hyperparathyroidism. Ann Intern Med 1984; 100:633-40.

20. Selby PL, Peacock M. Ethinyl estradiol and norethindrone in the treatment of primary hyperparathyroidism in postmenopausal women. N Engl J Med 1986; 314:1481-5.

21. Rubin MR, Lee KH, McMahon DJ, Silverberg SJ. Raloxifene lowers serum calcium and markers of bone turnover in postmenopausal women with primary hyperparathyroidism. J Clin Endocrinol Metab 2003; 88:1174-8.

22. Zanchetta JR, Bogado CE. Raloxifeno reverses bone loss in postmenopausal women with mild asymptomatic primary hyperparathyroidism. J Bone Miner Res 2001; 16:189-90.

23. Clemens MR, Davies M, Fraser DR et al. Metabolic inactivation of vitamin D is enhaced in primary hyperparathyroidism. Clinical Science 1987; 73:659-64.

24. Grey A, Lucas J, Horne A et al. Vitamin D repletion in patients with primary hyperparathyroidism and coexisting vitamin D insufficiency. J Clin Endocrinol Metab 2005; 90:2122-6.

25. Tucci JR. Vitamin D therapy in patients with primary hyperparathyroidism and hypovitaminosis D. Euro J Endocrinol 2009; 161:189-93.

26. Horwitz MJ. What medical options should be considered for the treatment of primary hyperparathyroidism? Clin Endocrinol 2011; 75:592-5.

27. Nemeth EF, Steffey ME, Hammerland LG, Hung BCP, Van Wagenen BC, DelMar EG. Calcimimetics with potent and selective activity on the parathyroid calcium receptor. Proc Natl Acad Sci USA 1998; 95:4040-5.

28. Silverberg SJ, Bone HG, Marriott TB et al. Short-term inhibition of parathyroid hormone secretion by a calcium-receptor agonist in patients with primary hyperparathyroidism. N Engl J Med 1997; 337:1506-10.

29. Shoback DM, Bilezikian JB, Turner AS, McCary LC, Guo MD, Peacock M. The calcimimetic cinacalcet normalizes serum calcium in subjets with primary hyperparathyroidism. J Clin Endocrinol Metab 2003; 88:5644-9.

30. Peacock M, Bilezikian JP, Klassen OS, Guo MD, Turner AS, Shoback D. Cinacalcet hydrochloride maintains long-term normocalcemia in patients with primary hyperparathyroidism. J Clin Endocrinol Metab 2005; 90:135-41.

31. Henrich LM, Rogol AD, D'Amour P, Levine MA, Hanks JB, Bruns DE. Persistent hypercalcemia after parathyroidectomy in

an adolescent and effect of treatment with cinacalcet CCl. Clinical Chemistry 2006; 52:2286-93.

32. NIH Conference Diagnosis and management of asymptomatic primary hyperparahyroidism: consensus development conference statement. Ann Intern Med 1991; 114:593-7.

33. Bilezikian JP, Khan A, Potts Jr JT. Guidelines for the management of asymptomatic primary hyperparathyroidism: summary statement from the third international workshop. J Clin Endocrinol Metab 2009; 94:335-9.

34. Silverberg S. Non-classical target organs in primary hyperparathyroidism. J Bone Miner Res 2002;17(Suppl 2):N117-N123.

35. Nilsson IL, Yin L, Lundgren E, Rastad J, Ekbom A. Clinical presentation of primary hyperparathyroidism in Europe – nationwide cohort analysis on mortality from nonmalignant causes. J Bone Miner Res 2002; 17(Suppl 2):N68-N74.

36. Eigelberger MS, Cheah WK, Ituarte PHG, Streja L, Duh QY, Clark OH. The NIH criteria for parathyroidectomy in asymptomatic primary hyperparathyroidism. Are they too limited? Ann Surg 2004; 239:528-35.

37. Grant CS, Thompson G, Farley D, van Heerden J. Primary hyperparathyroidism surgical manegement since the introduction of minimally invasive parathyroidectomy. Arch Surg 2005; 140:472-9.

38. Irvin GL, Deriso GT. A new, practical intraoperative parathyroid hormone assay. Am J Surg 1994; 168:466-8.

39. Brasier AR, Wang CA, Nussbaum SR. Recovery of parathyroid hormone secretion after parathyroid adenomectomy. J Clin Endocrinol Metab 1988; 66:495-500.

40. Nussbaum SR, Thompson AR, Hutcheson KA, Gaz RD, Wang C. Intraoperative measurement of parathyroid hormone in the surgical management of hyperparathyroidism. Surgery 1988; 104:1121-7.

41. Sokoll LJ, Drew H, Udelsman R. Intraoperative parathyroid hormone analysis: a study of 200 cases. Clin Chem 2000; 46(10):1662-8.

42. Boggs JE, Irvin III GL, Molinari AS, Deriso GT. Intraoperative parathyroid hormone monitoring as an adjunct to parathyroidectomy. Surgery 1996; 120:954-8.

43. Garner SC, Leight Jr. GS. Initial experience with intraoperative PTH determination in the surgical management of 130 consecutive cases of primary hyperparathyroidism. Surgery 1999; 126:1132-8.

44. Ohe MN, Santos RO, Kunii IS et al. Utilidade da medida de PTH intraoperatório no tratamento cirúrgico do hiperparatiroidismo primário e secundário: análise de 109 casos. Arq Bras Endocrinol Metab 2006; 50/5:869-75.

45. Neves MC, Ohe MN, Rosano M et al. A 10-year experience in intraoperative parathyroid hormone measurements for primary hyperpaparthyroidism: a prospective study of 91 previous unexplored patients. J Osteoporosis 2012; doi:10. 1155/2012/914214.

Hipercalcemia Não Paratireoidiana

Carlos Marinho • Luiz Griz

INTRODUÇÃO

A hipercalcemia é um dos distúrbios metabólicos mais comuns na prática clínica. A participação do cálcio em inúmeros processos orgânicos, como cascata da coagulação, reações enzimáticas e transmissão neuromuscular, determina a importância da manutenção de sua homeostase.

Por está implicado em tantas situações vitais, sua concentração sérica é bem controlada, apresentando variações mínimas quando em situações normais. Em um adulto médio são encontrados de 1 a 2kg de cálcio, aproximadamente 99% concentrados no esqueleto. O restante situa-se nos fluidos extra e intracelulares. A distribuição sanguínea do cálcio ocorre da seguinte maneira: cerca de 50% na forma difusível (cálcio ionizável e na forma de complexos com ânios orgânicos: bicarbonato, citrato, fosfato, lactato e sulfato) e o restante não difusível, ligado às proteínas plasmáticas. A fração do cálcio ligada à albumina corresponde a 40% do cálcio total, em uma relação de 0,8mg/dL de cálcio para cada 1g/dL de albumina.[1] A diminuição dos níveis séricos de albumina determina, por conseguinte, alterações na concentração do cálcio sérico total; portanto, nos estados hipoalbuminêmicos, como em pacientes críticos, devemos calcular o cálcio corrigido ou, de preferência, dosar o cálcio ionizável, que não sofre influência com os níveis de albumina. Por outro lado, a desidratação ou o movimento de fluidos para fora do espaço vascular devido a um torniquete apertado, por exemplo, pode produzir elevação na concentração de albumina, causando pseudo-hipercalcemia. Pseudo-hipercalcemia pode ser encontrada, também, no mieloma múltiplo, devido à ligação de alta afinidade entre o cálcio e a proteína monoclonal do mieloma, ocasionando elevação marcante da concentração sérica do cálcio.[2]

Fórmula para calcular o cálcio corrigido:

Cálcio corrigido = cálcio total + (4 – albumina) × 0,8

A fração ionizável do cálcio é regulada pelo paratormônio (PTH) e pela vitamina D. Pode variar também com o pH sanguíneo, com a acidose aumentando a concentração do cálcio ionizável e a alcalose reduzindo. Alteração de 0,1 unidade no pH sérico modifica a ligação proteína-cálcio em 0,12mg/dL.[3]

Nos adultos, cerca de 20% a 30% do cálcio elementar são absorvidos, e o restante é eliminado com as fezes. O cálcio é absorvido no intestino delgado, sendo o duodeno a porção mais eficiente; entretanto, a maior parte é absorvida na porção distal do intestino delgado, em virtude do maior tempo de contato e da maior superfície de absorção. O transporte intestinal do cálcio ocorre em várias etapas, todas reguladas pela $1,25(OH)_2D$.[1]

Hipercalcemia é definida como elevação do cálcio ionizável ou da concentração do cálcio total corrigida pela albumina. As hipercalcemias podem ser classificadas em leve (cálcio total entre 10,3 e 11,9mg/dL), moderada (cálcio entre 12 e 13,5mg/dL) e grave (cálcio total > 13,5mg/dL).

ETIOLOGIA

Existem diversas causas de hipercalcemia, porém cerca de 90% dos casos são provocados por hiperparatireoidismo primário (causa mais frequente em pacientes ambulatoriais) e neoplasias malignas (nos pacientes internados).[4-6] As outras causas de hipercalcemia são menos frequentes. Hipercalcemia ocorre pela combinação do excesso de reabsorção óssea, aumento da absorção intestinal do cálcio e diminuição da excreção renal. Em alguns distúrbios, mais de um mecanismo pode estar envolvido;

entretanto, o achado comum em quase todos os distúrbios hipercalcêmicos é o aumento da reabsorção óssea.

Reabsorção Óssea

Hiperparatireoidismo Primário

O hiperparatireoidismo primário (HPP) é um distúrbio que resulta da hipersecreção do hormônio da paratireoide. A maioria dos casos é esporádica, porém cerca de 5% a 10% correspondem às formas familiares, que podem vir isoladas ou associadas a doenças endócrinas hereditárias autossômicas dominantes, como a neoplasia endócrina múltipla tipo 1 (NEM1) e tipo 2A (NEM2A). Sua incidência aumentou significativamente em alguns países a partir de meados dos anos 1970, quando se iniciou a dosagem sistemática do cálcio sérico. A hipercalcemia nesse distúrbio se deve à ativação dos osteoclastos mediada pelo hormônio da paratireoide, culminando com o aumento da reabsorção óssea. O HPP ocorre mais frequentemente pela presença do adenoma de paratireoide (~ 85%), menos frequentemente devido à hiperplasia de paratireoide (~ 15%) e raramente resulta do carcinoma de paratireóide (< 1%).[7] Pacientes podem evoluir com pequenas elevações do cálcio sérico (elevações < 11mg/dL ou 2,75nmol/L) ou com hipercalcemia intermitente.[8-10]

Hiperparatireoidismo Secundário e Terciário

Pacientes com doença renal crônica e hiperparatireoidismo secundário usualmente apresentam concentrações séricas do cálcio normais ou baixas, porém, com a progressão da doença, podem desenvolver hipercalcemia. O aumento do cálcio sérico ocorre mais frequentemente nos pacientes com doença óssea adinâmica e marcada redução do *turnover* ósseo. A hipercalcemia nesses pacientes é observada devido a uma acentuada redução na captação óssea do cálcio, como acontece após a ingestão de carbonato de cálcio para tratar a hiperfosfatemia.[11]

Em outros pacientes, com doença renal em estágio avançado, a hipercalcemia é decorrente da produção autônoma do PTH, desordem conhecida como hiperparatireoidismo terciário.

Neoplasias Malignas

Neoplasias malignas são a causa mais frequente de hipercalcemia nos pacientes hospitalizados.[12,13] Sua frequência oscila entre 10% e 20% dos pacientes com câncer, podendo chegar a 40% em algumas amostras, dependendo da duração da doença, do sítio primário, da presença de metástases e do tipo de malignidade.

Entre os tumores sólidos, o maior risco de desenvolvimento de hipercalcemia acontece nas neoplasias de mama e pulmão. Pode ser encontrada, também, em tumores renais, de esôfago, útero, epidermoides e colangiocarcinomas. Entre os hematológicos, os mais frequentemente implicados são o mieloma múltiplo e o linfoma.

O mecanismo de aumento da reabsorção óssea nos tumores malignos depende do tipo do câncer e da presença ou não de metástase óssea. Em pacientes com metástase óssea, é comum a presença de osteólise local em virtude da indução direta das células tumorais. Citocinas, como o fator de necrose tumoral e a interleucina-1, parecem ter papel importante na diferenciação dos precursores osteoclastos em osteoclastos maduros.[14]

A principal causa de hipercalcemia em pacientes com tumores sólidos não metastáticos é a secreção tumoral do peptídeo relacionado com o paratormônio (PTH-rp).[14] Em pacientes com linfoma, a hipercalcemia se deve à produção extrarrenal de calcitriol a partir do calcidiol (independente do PTH) mediante a ativação de células mononucleares (macrófagos). Finalmente, a secreção ectópica do PTH é causa rara de hipercalcemia, documentada apenas em poucos pacientes.

Em geral, a síndrome consumptiva da malignidade antecede o quadro de hipercalcemia, que tende a ser mais severa do que o observado no HPP. Em geral, observam-se valores > 13mg/dL (3,25nmol/L). A hipercalcemia encontra-se associada a pobre expectativa de vida do paciente portador de neoplasia, independente da resposta da calcemia ao tratamento.

Tireotoxicose

Hipercalcemia leve é vista em cerca de 15% a 20% dos pacientes com tireotoxicose.[15,16] O hormônio tireoidiano tem propriedades de reabsorção óssea, causando um estado de alto *turnover* ósseo, que pode culminar em osteoporose. A hipercalcemia tipicamente desaparece após a correção do hipertireoidismo. Caso a hipercalcemia persista após a restauração do eutireoidismo, devemos mensurar o PTH sérico, a fim de avaliar hiperparatireoidismo concomitante.

Outra causa menos frequente de hipercalcemia, em razão do aumento da reabsorção óssea, consiste na imobilização com doença óssea de alto *turnover*, como na doença de Paget.

Aumento da Absorção do Cálcio Intestinal

A alta ingestão de cálcio é, isoladamente, causa rara de hipercalcemia, pois a elevação inicial da concentração sérica do cálcio inibe tanto a liberação do PTH como a síntese do calcitriol, porém, quando combinada à excreção urinária reduzida, pode levar à hipercalcemia.

Síndrome do Leito Alcalino

Na ausência de insuficiência renal, hipercalcemia pode ocorrer após a ingestão de grandes quantidades de cálcio com substâncias absorvíveis (bicarbonato de sódio e carbonato de cálcio), levando a hipercalcemia, alcalose metabólica, disfunção renal e, usualmente, nefrocalcinose, situação conhecida por síndrome do leite alcalino.[17,18] A síndrome do leite alcalino tipicamente ocorre no cenário de excesso de suplementação de carbonato de cálcio no tratamento de osteoporose ou dispepsia. Segundo um estudo, essa síndrome foi responsável por 8,8% dos casos de hipercalcemia no período de 1998 a 2003.[19] Ela representa um dos poucos exemplos de hipercalcemia puramente absortiva.

Hipervitaminose D

Intoxicação por vitamina D é causa rara de hipercalcemia. A dose de vitamina D necessária para induzir toxicidade varia entre os pacientes, refletindo diferenças na absorção, no armazenamento e em seu metabolismo, porém níveis séricos de 25(OH)D, principal metabólito da vitamina D, > 150ng/mL, geralmente indica intoxicação. Concentrações séricas elevadas da 1,25(OH)$_2$D podem ser observadas após a ingestão do calcitriol para tratamento do hipoparatireoidismo. Em virtude de sua meia-vida curta, a hipercalcemia induzida pelo calcitriol dura comumente de 1 a 2 dias. Suspensão do calcitriol e hidratação venosa com solução salina podem ser o único tratamento necessário nesses casos. Por outro lado, a hipercalcemia causada por alta ingestão do calcidiol pode levar algumas semanas, visto que o excesso de vitamina D é lentamente clareado pelo organismo (semanas a meses). Pode ser necessária terapia mais agressiva com glicocorticoides, os quais antagonizam a ação do calcitriol, e bisfosfonatos EV.[20,21]

Doenças Granulomatosas

Hipercalcemia pode ser observada em torno de 10% dos pacientes com sarcoidose, e uma porcentagem ainda maior desses indivíduos evolui com hipercalciúria. O distúrbio primário da hipercalcemia, nesses casos, consiste na ativação extrarrenal da 1,25-di-hidroxivitamina D pela 1α-hidroxilase no tecido macrofágico ativado, o qual é resistente ao controle normal de *feedback*. Outras doenças granulomatosas que podem evoluir com hipercalcemia pelos mesmos mecanismos incluem: tuberculose, berilose, coccidioidomicose disseminada, histoplasmose, hanseníase e granulomatose eosinofílica pulmonar.[22] Apesar de a maioria dos pacientes ser normocalcêmica na apresentação, eles podem ser hipercalciúricos, sendo a medida da excreção urinária de cálcio analisada como parte da investigação diagnóstica. Além disso, hipercalcemia e hipercalciúria podem não ser aparentes até que ocorra ingestão de cálcio e vitamina D.

Diminuição da Excreção do Cálcio

Insuficiência Renal Crônica

Sabe-se que na insuficiência renal crônica isolada, embora associada à excreção diminuída de cálcio, não ocorre hipercalcemia, em razão da hiperfosfatemia e da síntese diminuída de calcitriol. Pelo contrário, esses pacientes geralmente apresentam hipocalcemia com hiperfosfatemia. A hipercalcemia, no entanto, pode ser observada nos pacientes que recebem carbonato ou acetato de cálcio em conjunto com o fosfato dietético, particularmente se eles estão sendo tratados com calcitriol, na tentativa de reverter uma hipocalcemia ou um hiperparatireoidismo secundário.

Rabdomiólise e Insuficiência Renal Aguda

Hipercalcemia tem sido descrita durante a fase diurética da insuficiência renal aguda, frequentemente vista em pacientes com rabdomiólise. A hipercalcemia se deve à mobilização do cálcio do músculo lesado.[23]

Diuréticos Tiazídicos

A administração de diuréticos tiazídicos pode aumentar o cálcio sérico, o que não pode ser plenamente explicado pela hemoconcentração. Os diuréticos tiazídicos têm a capacidade de reduzir a excreção urinária do cálcio e são utilizados no tratamento de pacientes com hipercalciúria e nefrolitíase recorrentes. Raramente causam hipercalcemia em indivíduos sadios, mas podem causar hipercalcemia em pacientes com aumento subjacente da reabsorção óssea, como nos com hiperparatireoidismo.

Downregulation do Receptor Sensor do Cálcio

Hipercalcemia hipocalciúrica familiar

A hipercalcemia hipocalciúrica familiar (HHF) é uma rara desordem autossômica dominante que se caracteriza por defeito genético nos receptores do cálcio nas paratireoides e nos rins. Cursa com hipercalcemia leve, sendo o achado laboratorial mais marcante a hipocalciúria, o que sugere reabsorção tubular de cálcio aumentada. O nível de cálcio urinário está geralmente < 50mg/24h e a relação *clearance* cálcio/creatinina, < 0,01.[24] O diagnóstico deve ser considerado em qualquer paciente assintomático com hipercalcemia de leve a moderada, hipocalciúricos e com história familiar de hipercalcemia. Sua importância diagnóstica reside no diagnóstico diferencial com HPP, a fim de evitar paratireoidectomia desnecessária.

Medicamentos
Lítio

Pacientes que fazem uso crônico do lítio podem desenvolver hipercalcemia de leve a moderada provavelmente em razão da secreção aumentada do PTH, por aumento dos níveis em que o cálcio inibe a liberação do PTH. A hipercalcemia usualmente, mas nem sempre, regride quando a terapia é interrompida. A terapia com lítio também pode desmascarar um quadro de HPP; por outro lado, o lítio pode elevar a concentração sérica do PTH sem, contudo, alterar a calcemia.[25]

Hipervitaminose A

Ingestão excessiva de vitamina A (> 50.000UI/dia) leva a aumento da reabsorção óssea, culminando com osteoporose, fraturas, hipercalcemia e hiperostose. O mecanismo pelo qual a vitamina A estimula a reabsorção óssea ainda não está plenamente elucidado.[26]

Outras medicações que raramente podem evoluir com hipercalcemia são: omeprazol, teofilina e foscarnet.

Outras Endocrinopatias
Feocromocitoma

A hipercalcemia é complicação rara do feocromocitoma. Pode ocorrer na NEM2A devido ao hiperparatireoidismo, ou ao próprio feocromocitoma. Nesse caso, a hipercalcemia parece ser decorrente da produção tumoral do PTH-rp. Sua concentração sérica pode ser reduzida com o uso de bloqueadores α-adrenérgicos, sugerindo um papel da estimulação α-adrenérgica na etiopatogenia.[27]

Insuficiência adrenal

Hipercalcemia pode ser um achado na crise adrenal. Múltiplos fatores parecem contribuir para a hipercalcemia, incluindo aumento da reabsorção óssea, aumento da reabsorção tubular do cálcio, hemoconcentração e aumento da ligação cálcio-proteínas. O uso de glicocorticoides reverte a hipercalcemia.[28,29]

Causas Incomuns de Hipercalcemia

Em algumas situações, o diagnóstico diferencial da hipercalcemia pode se tornar um verdadeiro desafio na prática clínica do endocrinologista e médico generalista. A seguir, encontram-se descritas algumas etiologias tão incomuns que não são listadas em muitas revisões de hi-

percalcemia e, até mesmo, raramente são consideradas em pacientes com hipercalcemia de etiologia obscura.

Hipercalcemia Mediada por Níveis Elevados de Calcitriol

De modo similar à sarcoidose, à tuberculose e algumas infecções fúngicas, outras doenças menos frequentes, caracterizadas pela formação do granuloma, têm sido associadas à hipercalcemia secundária a níveis elevados da 1,25-di-hidroxivitamina D, como granulomatose de Wegener, doença de Crohn, febre da arranhadura do gato, pneumonite granulomatosa aguda (rara complicação da terapia com metotrexato) e granulomatose hepática.[30]

Hipercalcemia Causada pelo PTH-rp

Embora o reconhecimento da hipercalcemia humoral nas neoplasias malignas esteja bem estabelecido, a hipercalcemia causada por elevados níveis do PTH-rp no cenário de doença benigna é muito incomum. Essa situação já foi descrita em um paciente com lúpus eritematoso sistêmico (LES) com envolvimento de múltiplos órgãos, na linfadenopatia associada ao HIV, na hiperplasia mamária difusa da gravidez e em tumores ovarianos e renais benignos.[30]

Hipercalcemia de Mecanismo Incerto

Hipercalcemia tem sido reportada em vários cenários clínicos em que seus mecanismos não foram plenamente elucidados.

MANIFESTAÇÕES CLÍNICAS

O aumento do cálcio sérico provoca alterações em todos os sistemas orgânicos, visto que seus níveis extracelulares interferem nas funções teciduais do cérebro, dos nervos periféricos, da musculatura lisa visceral e das musculaturas cardíaca e renal. A gravidade da apresentação clínica não depende exclusivamente do nível sérico do cálcio, mas da velocidade de instalação, da idade, condições clínicas, presença de metástases, das disfunções hepáticas e renais e da evolução da doença de base.

Manifestações Gastrointestinais

Constipação intestinal é a queixa mais frequente. Outros sintomas incluem: anorexia, náuseas, vômitos e queixas abdominais vagas. Raramente, a hipercalcemia grave pode provocar pancreatite aguda.[31-33]

Manifestações Renais

As manifestações renais mais importantes são: nefrolitíase, disfunção tubular renal e a insuficiência renal, que pode ser aguda ou crônica. A hipercalcemia crônica conduz a um defeito da habilidade de concentração da urina, podendo levar à poliúria até 20% dos pacientes, mas o mecanismo pelo qual isso ocorre não é bem entendido. A nefropatia hipercalcêmica crônica tem as características clínicas de uma nefrite intersticial com poliúria, natriurese e hipertensão. Hipertensão, nefrolitíase, obstrução e possíveis infecções podem contribuir para a perda adicional da função renal.[34]

Manifestações Cardiovasculares

Na hipercalcemia crônica, podem ser observados depósitos de cálcio em válvulas cardíacas, artérias coronárias e fibras miocárdicas.

Observa-se, também, intervalo QT encurtado, o qual não parece ser clinicamente importante na condução cardíaca ou na prevalência de arritmias supraventriculares ou ventriculares.[35-37]

Manifestações Neuropsiquiátricas

Os sintomas neuropsiquiátricos mais comuns foram: ansiedade, depressão e deficiência cognitiva. Sintomas mais graves são observados em pacientes idosos com hipercalcemia severa. Podem ocorrer mudanças de personalidade e distúrbios afetivos, quando as concentrações do cálcio ultrapassam 12mg/dL (3nmol/L), enquanto confusão, psicose, alucinações, sonolência e coma são raros.[38,39]

ACHADOS FÍSICOS

Não há nenhum achado físico específico da hipercalcemia, além daqueles que poderiam estar relacionados com uma doença subjacente, como na síndrome da malignidade. Bandas queratopáticas refletem o depósito de fosfato de cálcio na porção subepitelial da córnea, sendo um achado muito raro, normalmente descobertas por meio de um exame oftalmológico com lâmpada de fenda.[40]

AVALIAÇÃO DIAGNÓSTICA/DIANÓSTICO LABORATORIAL

Hipercalcemia é um problema clínico relativamente comum. Como a grande maioria das causas de hipercalcemia se deve a HPP e doenças malignas, o diagnóstico laboratorial tipicamente envolve a distinção entre essas duas entidades clínicas. De modo geral, não há dificuldade em distingui-las. Sintomas de malignidade estão frequentemente presentes ao diagnóstico da hipercalcemia, e os níveis séricos do cálcio estão normalmente mais elevados do que nos portadores de HPP.

Um único valor do cálcio sérico elevado não diagnostica hipercalcemia, devendo essa dosagem ser repetida para confirmação do diagnóstico, de preferência sem o uso de torniquete. Se disponíveis, valores prévios do cálcio sérico devem ser revisados. A presença de hipercalcemia assintomática de longa duração é mais sugestiva de HPP e aumenta também a possibilidade de hipercalcemia hipocalciúria familiar. O grau da hipercalcemia também pode ser útil na distinção diagnóstica. HPP é normalmente associado a hipercalcemia leve (valores < 11mg/dL). Valores > 13mg/dL são mais condizentes com hipercalcemia da malignidade.

Em pacientes com hipoalbuminemia por doença crônica ou desnutrição, o cálcio sérico total pode estar normal, porém o cálcio ionizável estará elevado. Nessa situação, o cálcio sérico deverá ser corrigido pelo valor da albumina ou, como preferem algumas autoridades, pela dosagem do cálcio ionizável.

Uma vez tenha sido confirmada a hipercalcemia, o próximo passo consiste na dosagem do PTH sérico, a fim de distinguir hipercalcemia mediada pelo paratormônio (HPP e HHF) das não mediadas pelo PTH (doenças malignas, intoxicação por vitamina D, doenças granulomatosas).

Na presença de concentrações séricas do PTH < 20pg/mL, devemos dosar o PTH-rp e os metabólicos da vitamina D. Caso o PTH-rp e metabólitos da vitamina D estejam baixos, outras causas de hipercalcemia devem ser consideradas. Dados laboratorias adicionais incluem: eletroforese de proteínas séricas para rastrear mieloma múltiplo, TSH e vitamina A. Na maioria dos casos, essa avaliação laboratorial levará ao diagnóstico correto.

A concentração do fosfato sérico e a excreção urinária do cálcio também são úteis no diagnóstico diferencial. O HPP e a hipercalcemia humoral neoplásica (mediada pelo PTH-rp) frequentemente se apresentam com hipofosfatemia, resultado da inibição da reabsorção renal do fosfato.[2] Em contrapartida, a concentração do fosfato está normal ou elevada nas doenças granulomatosas, intoxicação por vitamina D, imobilização, tireotoxicose, síndrome do leite alcalino e nas doenças metastáticas ósseas. Já na hipercalcemia hipocalciúrica familiar, a dosagem do fosfato é variável.[2] Dosagem da fosfatase alcalina (FA) também pode ser útil na diferenciação das causas de hipercalcemia. A FA encontra-se elevada em caso de metástase óssea osteoblástica, como no câncer de próstata, mas não nas desordens osteoclásticas, como o mieloma múltiplo.[22]

Excreção urinária de cálcio está usualmente aumentada no hiperparatireoidismo e na hipercalcemia da malignidade. Em contraste, há três desordens em que o aumento da reabsorção renal de cálcio leva à hipocalciúria relativa (< 100mg/dia ou 2,5nmol/dia). São elas: síndrome do leite alcalino, diuréticos tiazídicos e hipercalcemia hipocalciúrica familiar, onde a fração de excreção do cálcio é < 1%.[41,42]

Finalmente, a revisão do esquema terapêutico (medicamentos prescritos ou não, uso de suplementos de cálcio e vitamina D) e do plano dietético é útil para avaliação da síndrome do leite alcalino e da hipercalcemia induzida por medicamentos.

TRATAMENTO

O tratamento da hipercalcemia visa reduzir as concentrações séricas do cálcio e, quando possível, tratar a condição causadora (Tabela 40.1). Podem-se reduzir os níveis séricos do cálcio com medidas que atuem na absorção intestinal, aumentando sua excreção renal ou inibindo a reabsorção óssea. A escolha do tratamento irá depender da causa e da severidade da hipercalcemia.

Pacientes assintomáticos ou sintomáticos com hipercalcemia leve (< 12mg/dL ou 3nmol/L) não necessitam de intervenção terapêutica imediata. De modo similar, pacientes com níveis de cálcio entre 12 e 14mg/dL podem não necessitar de tratamento imediato, caso a hipercalcemia seja crônica. Entretanto, aumento súbito da concentração dos níveis séricos do cálcio pode alterar a consciência, necessitando, pois, de medidas mais enérgicas. Em adição, pacientes com concentração sérica de cálcio > 14mg/dL necessitam de tratamento, independente dos sintomas.

Aumento da Excreção Urinária de Cálcio

O cálcio filtrado é reabsorvido, principalmente, nos túbulos proximais e nos ramos ascendentes da alça de Henle. Esse processo é passivo e resulta de gradientes eletroquímicos favoráveis criados pela reabsorção de sódio e cloreto. A reabsorção ativa de cálcio ocorre, principalmente, no túbulo distal por influência do PTH. A excreção de cálcio pela urina pode ser aumentada em pacientes com hipercalcemia, inibindo a reabsorção de sódio nos túbulos proximais e na alça de Henle e reduzindo, assim, a reabsorção passiva do cálcio. A reabsorção proximal é inibida pela expansão volêmica com infusão salina EV, o que aumenta a concentração de sódio, cálcio e água na alça de Henle.

A menos que o paciente apresente disfunção cardíaca ou renal, um regime razoável consiste em iniciar a administração de solução salina com 200 a 300mL/h, ajustando-a para manter um débito urinário de 100 a 150mL/h. Só após hidratação adequada será possível acrescentar furosemida, 40mg EV; caso contrário, pode ocorrer a piora da hemoconcentração. Sabe-se que esse diurético de alça bloqueia o transporte de cálcio no túbulo proximal. O paciente deve ser monitorizado para evitar hipovolemia e distúrbios eletrolíticos, especialmente de potássio e magnésio.

Diminuição da Absorção Intestinal de Cálcio

O aumento da absorção intestinal de cálcio na dieta é o principal mecanismo pelo qual a administração excessiva de vitamina D ou a superprodução endógena de calcitriol levam à hipercalcemia.

Os corticoides podem ser efetivos em pacientes com malignidades hematológicas e com hipercalcemia associada ao excesso de vitamina D. Glicocorticoides podem ser particularmente eficazes nos casos de mieloma, linfo-

Tabela 40.1 Tratamento da hipercalcemia

Conduta	Efeitos colaterais	Administração	Início de ação	Duração
Hidratação	Sobrecarga volêmica	SF a 0,9% 200 a 300mL/h	Horas	Durante a infusão
Calcitonina	Reação local, síndrome *flu-like*, náusea, diarreia, dispepsia, fadiga, *flushing*	4UI/kg 12/12h	4 a 6 horas	48 horas
Diurético de alça	Hipocalcemia, hiponatremia, hipomagnesemia, alcalose metabólica, intolerância à glicose, dislipidemia	Furosemida, 40mg EV 12/12h Iniciar após hidratação	Horas	Durante a terapia
Glicocorticoide	Síndrome de Cushing, ganho de peso, catarata/glaucoma, resistência insulínica, gastrite, úlcera, hipertensão, osteoporose, fratura vertebral, neutrofilia	Prednisona, 20 a 40mg/dia	3 a 5 dias	2 semanas
Bisfosfonatos	Febre, fadiga, cefaleia, dispepsia, hipocalcemia, hipofosfatemia, náusea/vômito, reação local, infecção de vias respiratórias superiores, mialgia, artralgia	*Pamidronato* 30 a 90mg EV diluídos em SF a 0,9% em 2 horas *Ácido zoledrônico* 4 a 8mg diluídos em SF a 0,9% em 15 minutos	24 a 72 horas	2 a 4 semanas

ma, sarcoidose e outras doenças granulomatosas.[43] Nesses pacientes, prednisona, na dose de 20 a 40mg/dia, reduz a concentração do cálcio sérico dentro de 2 a 5 dias, diminuindo a produção de calcitriol pelas células mononucleares ativadas do pulmão e nódulos linfáticos.

Inibição da Reabsorção Óssea

Os bisfosfonatos têm se tornado um dos principais instrumentos para o tratamento da hipercalcemia, principalmente da hipercalcemia grave e daquela associada à malignidade. Esses fármacos são inibidores efetivos dos osteoclastos e, assim, influenciam um dos mais importantes mecanismos fisiopatológicos da hipercalcemia. O efeito máximo ocorre em 2 a 4 dias, de modo que eles são normalmente administrados com solução salina ou calcitonina, quando se almeja a normalização rápida do cálcio sérico.

Dentre os agentes atualmente disponíveis para o tratamento da hipercalcemia da malignidade (pamidronato, zolendronato, ibandronato, clodronato e etidronato), o ácido zolendrônico e o pamidronato são os de escolha no tratamento da hipercalcemia.

O pamidronato pode ser usado na dose de 30 a 90mg, dependendo dos níveis iniciais do cálcio, sendo efetivo em normalizar o cálcio sérico em 70% a 100% dos casos.[44] Sua resposta terapêutica é dose-dependente e o efeito máximo na normalização da calcemia é alcançado com a dose de 90mg EV.[45] É normalmente administrado como uma única infusão EV diluída em solução salina isotônica em 4 a 6 horas. Regime terapêutico de infusão de 24 horas também já foi proposto, sendo bem tolerado, com pequena incidência de sintomas influenza-*like*, notadamente febre. Com frequência, a resposta é contínua por até 2 a 4 semanas, com manutenção da normocalcemia por até 15 dias.[46-48]

Ensaios clínicos têm mostrado que o pamidronato (60mg em 24 horas) foi mais efetivo em reduzir a hipercalcemia da malignidade, quando comparado ao etidronato (70% *vs.* 41%) e ao clodronato.[49,50] Ensaios clínicos subsequentes mostraram que o pamidronato também foi mais seguro, apresentou menor tempo de infusão e foi mais efetivo na manutenção da normocalcemia.[51,52]

O zolendronato tem se mostrado o bisfosfonato mais potente no tratamento da hipercalcemia, sobretudo naquela associada a malignidade. Em estudo realizado com 275 pacientes portadores de hipercalcemia da malignidade (de moderada a grave), a eficácia e a manutenção da resposta ao tratamento com o zolendronato, nas doses de 4 e 8mg, foram comparadas com as do pamidronato, na dose de 90mg. O ácido zolendrônico foi administrado nas doses de 4 e 8mg em infusões EV de 5 minutos, enquan-

to o pamidronato foi infundido na dose de 90mg em 2 horas. Esse estudo concluiu que ambas as doses do zolendronato mostraram-se superiores ao pamidronato. As taxas de normalização da calcemia no décimo dia foram de 88,4% com 4mg e 86,7% com 8mg de zolendronato e de 69,7% com 90mg de pamidronato. A normalização do cálcio ocorreu no quarto dia em aproximadamente 50% dos pacientes tratados com zolendronato contra 33,3% dos que utilizaram pamidronato. A duração média de controle foi mais longa com o zolendronato (32 e 43 dias), comparado ao pamidronato (18 dias). Enfim, os autores concluem que o zolendronato é superior ao pamidronato, e a dose recomendada é de 4mg, reservando-se a dose de 8mg para os casos refratários ou recidivantes.[53]

Embora toxicidade renal fosse mais frequentemente reportada com o zolendronato do que com o pamidronato, em ensaios clínicos que avaliaram o uso crônico desses fármacos no tratamento de doença metastática óssea, não se observou diferença entre ambas no que diz respeito à disfunção renal. A eficácia de 4 e 8mg do ácido zolendrônico foi similar, porém observou-se menor incidência de toxicidade renal com a dose de 4mg (5,2 *vs.* 2,3% com 4mg).[54]

O ibandronato também se mostrou eficaz no tratamento da hipercalcemia da malignidade. Em estudo que envolveu mais de 320 pacientes, a dose de 2mg EV normalizou o cálcio sérico em 67% dos pacientes e doses de até 6mg EV se mostraram seguras e bem toleradas.[55,56] A frequência de resposta foi significativamente superior com 4 ou 6mg do que com 2mg; entretanto, a duração da resposta não foi dose-dependente.

Em ensaio clínico envolvendo 72 pacientes com hipercalcemia da malignidade, o ibandronato (2 a 4mg) foi comparado com o pamidronato (15 a 90mg EV). O percentual de pacientes que responderam a ambos os agentes foi similar (77% *vs.* 76% para ibandronato e pamidronato, respectivamente), mas o ibandronato mostrou-se mais eficaz na manutenção da normocalcemia (14 *vs.* 4 dias).[57]

Sabe-se que os bisfosfonatos são agentes nefrotóxicos, porém, em ensaios clínicos que envolveram o zolendronato no tratamento da hipercalcemia da malignidade, pacientes com níveis de creatinina > 4,5mg/dL foram elegíveis para entrar no estudo.[53] Além disso, houve três relatos de uso bem-sucedido tanto do ibandronato como do pamidronato em pacientes com insuficiência renal e mieloma múltiplo,[58] com insuficiência renal (creatinina >1,5mg/dL)[59] e em pacientes em hemodiálise com hipercalcemia grave.[60,61] Entretanto, sugerimos cautela no uso do bisfosfonatos EV para o tratamento da hipercalcemia no cenário de insuficiência renal. Devemos reduzir a dose dos bisfosfonatos (4mg do zolendronato, 30 a 45mg do pamidronato e 2mg do ibandronato) a fim de minimizar o risco de deterioração da função renal.

A calcitonina do salmão é outro agente terapêutico disponível para o tratamento da hipercalcemia aguda. Do mesmo modo que o bisfosfonatos, ela inibe a reabsorção óssea via osteoclastos. Pode ser administrada IM ou SC.[62] A calcitonina intranasal não se mostrou eficaz no tratamento da hipercalcemia.[63] A dose recomendada é de 4UI/kg a cada 12 horas, a qual pode ser aumentada até 6 a 8UI/kg a cada 6 horas.[64] A grande vantagem da calcitonina é sua rapidez de ação, com redução do cálcio sérico em poucas horas. A redução máxima do cálcio é vista em 12 a 24 horas. Não é um agente potente e os níveis de cálcio caem, no máximo, 1 a 2mg/dL; outra desvantagem é o desenvolvimento de taquifilaxia, provavelmente em virtude do *downregulation* do receptor. Assim, deve ser associada aos bisfosfonatos para promover uma queda mais pronunciada e duradoura do cálcio sérico.

Outras Terapias

Calcimiméticos

Agentes calcimiméticos (cinacalcet, o único disponível atualmente) reduzem a concentração do cálcio sérico nos pacientes com hipercalcemia severa devido a carcinoma de paratireoide, pacientes em hemodiálise com aumento do produto cálcio-fósforo e com hiperparatireoidismo secundário. Calcimiméticos têm sido avaliados no tratamento do HPP, mas não constituem a terapia padrão.[65]

Diálise

A terapia dialítica, seja na forma de hemodiálise, seja por diálise peritoneal, é um modo efetivo de tratamento da hipercalcemia. A diálise é particularmente útil em pacientes com insuficiência renal e cardíaca, nos quais não podem ser infundidas soluções salinas de maneira segura.[66]

NOVAS PERSPECTIVAS

Sabe-se que nos pacientes com câncer e *clearance* de creatinina < 60mL/min/1,73m², os bisfosfonatos podem causar deterioração da função renal em aproximadamente 20% dos casos. O uso dessas classes de medicações é fortemente desencorajado nos pacientes com *clearance* de creatinina < 30mL/min/1,73m². Os inibidores do sistema RANKL, sendo o denosumabe o mais promissor dessa classe, surgem como importante opção terapêutica nesse cenário. Esses anticorpos monoclonais humanos ligam-se e neutralizam o RANKL, inibindo a atividade osteoclástica. Como são metabolizados por peptidases e clareados pelo sistema reticuloendotelial, têm efeitos nefrotóxicos mínimos.[67,68] Em um estudo que comparou o denosumabe ao ácido zolendrônico no tratamento de pacientes com metástases ósseas, observou-se deterioração da função renal em 6% a 11% dos pacientes tratados com 120mg de denosumabe/mês contra 20% a 22% dos que utilizaram o ácido zolendrônico.[69]

Referências

1. Berne RM, Levy MN. Fisiologia. 3. ed 2007;199:823-41.

2. Elizabeth Shane, Clifford J, Jean E. Diagnostic approach to hypercalcemia. Disponível em: http:// www.uptodate.com. Acessado em: 20/08/2012.

3. Hauache OM. Extracellular calcium-sensing receptor: structural and functional features and association with disease. Braz J Med Biol Res 2001; 34(5):577-84.

4. Lafferty FW. Differential diagnosis of hypercalcemia. J Bone Miner Res 1991; 6(2):S51.

5. Burtis WJ, Wu TL, Insogna KL, Stewart AF. Humoral hypercalcemia of malignancy. Ann Intern Med 1998;108:454.

6. Ratcliffe WA, Hutchesson AC, Bundred NJ, Ratcliffe JG. Role of assays for parathyroid-hormone-related protein in investigation of hypercalcaemia. Lancet 1992; 339:164.

7. Wermers RA, Khosla S, Atkinson EJ et al. The rise and fall of hyperparathyroidism: a population-based study in Rochester, Minnesota, 1965-1992. Ann Intern Med 1997; 126:443-40.

8. Silverberg E, Lewiecki M, Mosekilde L, Peacock M, Rubin MR. Presentation of asymptomatic primary hyperparathyroidism: proceedings of the third international workshop. J Clin Endocrinol Metab 2009; 94:351-65.

9. Bilezikian JP, Khan AA, Potts Jr. JT. Guidelines for the management of asymptomatic primary hyperparathyroidism: summary statement from the Third international Workshop. J Clin Endocrinol Metab 2009; 94:335-9.

10. Eastell R, Arnold A, Brandi ML et al. Diagnosis of asymptomatic primary hyperparathyroidism. Proceedings of the Third International Workshop. J Clin Endocrinol Metab 2009; 94:340-50.

11. Meric F, Yap P, Bia MJ. Etiology of hypercalcemia in hemodialysis patients on calcium carbonate therapy. Am J Kidney Dis 1990; 16:459.

12. Frolick A. Prevalence of hypercalcemia in normal and in hospital populations. Dan Med Bull 1998; 45:436-9.

13. Lee C-T, Yang C-C, Lam K-K, Kung C-T, Tsai C-J, Chen H-C. Hypercalcemia in the emergency department. Am J Med Sci 2006; 331:119-23.

14. Stewart AF. Hypercalcemia associated with cancer. N Engl J Med 2005; 352:373-9.

15. Burman KD, Monchik JM, Earll JM, Wartofsky L. Ionized and total serum calcium and parathyroid hormone in hyperthyroidism. Ann Intern Med 1976; 84:668.

16. Alikhan Z, Singh A. Hyperthyroidism manifested as hypercalcemia. South Med J 1996; 89:997.

17. Beall DP, Scofield RH. Milk-alkali syndrome associated with calcium carbonate consumption. Report of 7 patients with parathyroid hormone levels and an estimate of prevalence among patients hospitalized with hypercalcemia. Medicine (Baltimore) 1995;74:89.

18. Abreo K, Adlakha A, Kilpatrick S et al. The milk-alkali syndrome. A reversible form of acute renal failure. Arch Intern Med1993; 153:1005.

19. Picolos MK, Lavis VR, Orlander PR. Milk-alkali syndrome is a major cause of hypercalcemia among non-end-stage renal disease (non-ESRD) inpatients. Clin Endocrinol (Oxf) 2005; 63:566.

20. Hoeck HC, Laurberg G, Laurberg P. Hypercalcaemic crisis after excessive topical use of a vitamin D derivative. J Intern Med 1994; 235:281.

21. Selby PL, Davies M, Marks JS, Mawer EB. Vitamin D intoxication causes hypercalcaemia by increased bone resorption which responds to pamidronate. Clin Endocrinol (Oxf) 1995; 43:531.

22. Endres DB. Investigation of hypercalcemia. Clinical Biochemistry 2012; 45:954-63.

23. Llach F, Felsenfeld AJ, Haussler MR. The pathophysiology of altered calcium metabolism in rhabdomyolysis-induced acute renal failure. Interactions of parathyroid hormone, 25 hydroxycholecalciferol, and 1,25-dihidrocholecalciferol. N Engl J Med 1981; 305:117.

24. Schwartz SR, Futran ND. Hypercalcemic hypocalciuria: a critical differential diagnosis for hyperparathyroidism. Otolaryngol Clin North Am 2004; 37:887.

25. Mak TW, Shek CC, Chow CC et al. Effects of lithium therapy on bone mineral metabolism: a two-year prospective longitudinal study. J Clin Endocrinol Metab 1998; 83:3857.

26. Bhalla K, Ennis DM, Ennis ED. Hypercalcemia caused by iatrogenic hypervitaminosis A. J Am Diet Assoc 2005; 105:119.

27. Stewart AF, Hoecker J, Segre JV et al. Hypercalcemia in pheochomocytoma: evidence for a novel mechanism. Ann Intern Med 1985; 102:776.

28. Vasikaran SD, Tallis GA, Braund WJ. Secondary hypoadrenalism presenting with hypercalcaemia. Clin Endocrinol (Oxf) 1994; 41:261.

29. Fujikawa M, Kamihira K, Sato K et al. Elevated bone resorption markers in a patient with hypercalcemia associated with post--partum thyrotoxicosis and hypoadrenocorticism due to pituitary failure. J Endocrinol Invest 2004; 27:782.

30. Jacobs TP, Bilezikian JP. Clinical review: rare causes of hypercalcemia. J Clin Endocrinol Metab 2005; 90:6316-22.

31. Bourgain A, Acker O, Lambaudie E et al. Small cell carcinoma of the ovary of the hypercalcemic type revealed by a severe acute pancreatitis: about one case. Gynecol Obstet Ferttil 2005; 33:35.

32. Mithofer K, Fernández-del Castillo C, Frick TW et al. Acute hypercalcemia causes acute pancreatitis and ectopic trypsinogen activation in the rat. Gastroenterology 1995; 109:239.

33. Ward JB, Petersen OH, Jenkins SA, Sutton R. Is an elevated concentration of acinar cytosolic free ionized calcium the trigger for acute pancreatitis? Lancet 1995; 346:1016.

34. Peacock M. Primary hyperparathyroidism and the kidney: biochemical and clinical spectrum. J Bone Miner Res 2002; 17(suppl 2):87.

35. Kiewiet RM, Ponssen HH, Janssens EN, Fels PW. Ventricular fibrillation in hypercalcaemic crisis due to primary hyperparathyroidism. Neth J Med 2004; 62:94.

36. Diercks DB, Shumaik GM, Harrigan RA et al. Electrocardiographic manifestations: electrolyte abnormalities. J Emerg Med 2004; 27:153.

37. Nishi SP, Barbagelata NA, Atar S et al. Hypercalcemia-induced ST-segment elevation mimicking acute myocardial infarction. J Electrocardiol 2006; 39:298.

38. Shane E, Dinaz I. Hypercalcemia: pathogenesis, clinical manifestations, differential diagnosis and management. In: Favus MJ (ed.) Primer on the metabolic bone diseases and disorders of mineral metabolism. 6. ed. Philadelphia: Lippincott, Williams and Wilkins, 2006; 26:176.

39. Inzucchi SE. Understanding hypercalcemia. Its metabolic basis, signs and symptoms. Postgrad Med 2004; 115:69.

40. Wilson KS, Alexander S, Chisholm IA. Band keratopathy in hypercalcemia of myeloma. Can Med Assoc J 1982; 126:1314.

41. Patel AM, Goldfarb S. Got calcium? Welcome to the calcium--alkali syndrome. J Am Soc Nephrol 2010; 21:1440-3.

42. Medarov BI. Milk-alkali syndrome. Mayo Clin Proc 2009; 84:261-7.

43. Bilezikian JP. Management of hypercalcemia. J Clin Endocrinol Metab 1993; 77:1445.

44. Coleman RE. Bisphosphonates: clinical experience. Oncologist 2002; 9:14.

45. Nussbaum SR, Younger J, Vandepol CJ et al. Single-dose intravenous therapy with pamidronate for the treatment of hypercalcemia of malignancy: comparasion of 30-, 60-, and 90-mg dosages. Am J Med 1993; 95:297.

46. Gurney H, Grill V, Martin TJ. Parathyroid hormone-related protein and response to pamidronate in tumor-induced hypercalcemia. Lancet 1993; 341:1611.

47. Walls J, Ratcliffe WA, Howell A, Bundred NJ. Response to intravenous bisphosphonate therapy in hypercalcaemic patients with and without bone metastases: the role of parathyroid hormone--related protein. Br J Cancer 1994; 70:169.

48. Wimalawansa SJ. Significance of plasma PTH-rp in patients with hypercalcemia of malignancy treated with bisphosphonates. Cancer 1994; 73:2223.

49. Gucalp R, Ritch P, Wiernick PH et al. Comparative study of pamidronate disodium and etidronate disodium in the treatment of cancer-related hypercalcemia. J Clin Oncol 1992; 10:134.

50. Ralston SH, Gallacher SJ, Patel U et al. Comparison of three intravenous bisphosphonates in cancer-associated hypercalcemia. Lancet 1989; 2:1180.

51. Gucalp R, Theriault R, Gill I et al. Treatment of cancer-associated hypercalcemia. Double-blind comparison of rapid and slow intravenous infusion regimens of pamidronate disodium and saline alone. Arch Intern Med 1994; 154:1935.

52. Sawyer N, Newstead C, Drummond A, Cunningham J. Fast (4-h) or slow (24-h) infusions of pamidronate disodium (aminohydroxypropylidene diphosphonate [APD]) as single shot treatment of hypercalcemia. Bone Miner 1990; 9:121.

53. Major P, Lortholary A, Hon J et al. Zoledronic acid is superior to pamidronate in the treatment of hypercalcemia of malignancy: a pooled analysis of two randomized, contolled clinical trials. J Clin Oncol 2001; 19:558-67.

54. Schwaetz LM, Woloshin S. Lost in transmission-FDA drug information that never reaches clinicians. N Engl J Med 2009; 361:1717.

55. Ralston SH, Thiébaud D, Herrmann Z et al. Dose-response study of ibandronate in the treatment of cancer-associated hypercalcemia. Br J Cancer 1997; 75:295.

56. Pecherstorfer M, Herrmann Z, Body JJ et al. Randomized phase II trial comparing different doses of the bisphosphonate ibandronate in the treatment of hypercalcemia of malignancy. J Clin Oncol 1996; 14:268.

57. Pecherstorfer M, Steinhauer EU, Rizzoli R et al. Efficacy and safety of ibandronate in the treatment of hypercalcemia of malignancy: a randomized multicentric comparison to pamidronate. Support Care Cancer 2003; 11:539.

58. Henrich D, Hoffman M, Uppenkamp M, Bergner R. Ibandronate for the treatment of hypercalcemia or nephrocalcinosis in

patients with multiple myeloma and acute renal failure: case reports. Acta Haematol 2006; 116:165.

59. Machado CE, Flombaum CD. Safety of pamidronate in patients with renal failure and hypercalcemia. Clin Nephrol 1996; 45:175.

60. Trimarchi H, Lombi F, Forrester M et al. Disodium pamidronate for treating severe hypercalcemia in a hemodialysis patient. Nat Clin Pract Nephrol 2006; 2:459.

61. Davenport A, Goel S, Mackenzie JC. Treatment of hypercalcemia with pamidronate in patients with end stage renal failure. Scand J Urol Nephrol 1993; 27:447.

62. Austin LA, Heath H 3rd. Calcitonin: physiology and pathophysiology. N Engl J Med 1981; 304:269.

63. Dumon JC, Magritte A, Body JJ. Nasal human calcitonin for tumor-induced hypercalcemia. Calcif Tissue Int 1992; 51:18.

64. Wisneski LA. Salmon calcitonin in the acute management of hypercalcemia. Calcif Tissue Int 1990; 46 Suppl:26.

65. Silverberg SJ, Rubin MR, Faiman C et al. Cinacalcet hydrochloride reduces the serum calcium concentration in inoperable parathyroid carcinoma. J Clin Endocrinol Metab 2007; 92(10):3803.

66. Leehey DJ, Ing TS. Correction of hypercalcemia and hypophosphatemia by hemodialysis using a conventional, calcium-containing dialysis solution enriched with phosphorus. Am J Kidney Dis 1997; 29:288.

67. Body JJ, Lipton A, Gralow J et al. Effects of denosumab in patients with bone metastases with and without previous bisphosphonates exposure. J Bone Miner Res 2010; 25:440-6.

68. Henry DH, Costa L, Goldwasser F et al. Randomized, double-blind study of denosumab versus zoledronic acid in the treatment of bone metastases in patients with advanced cancer (excluding breast and prostate cancer) or multiple myeloma. J Clin Oncol 2011; 29:1125-32.

69. Stopeck AT, Lipton A, Body JJ et al. Denosumab compared with zoledronic acid for the treatment of bone metastases in patients with advanced breast cancer: a randomized, double-blind study. J Clin Oncol 2010; 28:5132-9.

Hipocalcemias: Diagnóstico e Tratamento

Gabriela Luporini Saraiva • Marise Lazaretti-Castro

INTRODUÇÃO

Mineral essencial em inúmeros processos orgânicos, o cálcio sérico participa da contração muscular, do processo de exocitose de substâncias intracelulares, da ativação de canais iônicos e do sistema de coagulação, entre outros.

Por estar implicado em tantas situações, sua concentração sérica é bem controlada, apresentando variações mínimas quando em situações normais. Sua concentração normal transita entre 8,6 e 10,6mg/dL (que correspondem a 2,15 a 2,65mmol/L ou 4,3 a 5,3mEq/dL). Desse total, aproximadamente 50% são encontrados sob a forma ionizada, que é a biologicamente ativa, 10% encontram-se ligados a sais como bicarbonatos e fosfatos e 40% fixados a proteínas, sobretudo albumina e globulinas.[2] O fato de grande parte do cálcio circulante no plasma estar ligada a proteínas faz com que seu valor total aumente ou diminua na dependência da quantidade de proteínas plasmáticas circulantes, sem, contudo, alterar a fração ionizada de cálcio. Portanto, na presença de hipoalbuminemia, por exemplo, o cálcio total pode estar baixo sem que a fração livre se altere, tornando sempre necessário efetuar a correção do cálcio total em função da albumina ou das proteínas totais no soro. A fração de cálcio ionizada pode se alterar, entretanto, com mudanças do pH plasmático. Na acidose, a fração livre ou ionizada está aumentada, enquanto na alcalose a fração livre se reduz.

O cálcio chega ao organismo através da absorção intestinal, enquanto a excreção ocorre tanto pelas fezes como pela urina. No rim, a reabsorção e a excreção de cálcio são reguladas em conjunto com a do íon fósforo, com 10.000mg de cálcio chegando a ser filtrados em 24 horas, porém 98% desse volume são novamente reabsorvidos pelos túbulos renais para que a calcemia se mantenha normal.

Dois hormônios também têm papel fundamental na homeostase do cálcio sérico: a vitamina D e o paratormônio (PTH).

A principal fonte de vitamina D é a produção endógena na pele a partir do 7-desidrocolesterol, em uma reação catalisada pelos raios ultravioleta e que resulta na formação de colecalciferol (vitamina D_3). Pode ainda ser ingerida com alimentos, mas suas fontes são bastante restritas em nosso meio. Como o colecalciferol apresenta pouca atividade intrínseca, tem de sofrer ainda duas hidroxilações (hepática e renal) para poder atuar como hormônio capaz de influenciar o metabolismo do cálcio. Sua forma ativa é o calcitriol, ou 1,25 di-hidroxivitamina D, um hormônio esteroide que atua primordialmente através da ligação a um receptor intranuclear. A vitamina D é fundamental para transporte ativo do cálcio e fósforo no intestino delgado e para mineralização do tecido osteoide. Também tem a capacidade de inibir diretamente a transcrição do gene do PTH nas paratireoides.

Secretado pelas paratireoides, o paratormônio (PTH) é uma proteína com 84 aminoácidos e sua atividade biológica conhecida reside nos quatro primeiros aminoácidos da porção aminoterminal.[5] Sua síntese e secreção são reguladas predominantemente pela concentração plasmática de cálcio, mais especificamente pela fração ionizada que, quando diminui, estimula a síntese e secreção de PTH. Seu efeito sobre as paratireoides se faz mediante o receptor/sensor de cálcio, localizado na membrana das células e acoplado à proteína G, que transmite para o intracelular as concentrações plasmáticas de cálcio, determinando a síntese e secreção do hormônio ou sua supressão.[5] A 1,25 di-idroxivitamina D (calcitriol) suprime diretamente o gene do PTH. O efeito desse hormônio da paratireoide sobre o metabolismo mineral inicia-se pela ligação do hormônio ao receptor PTH/PTHrp do tipo I, também acoplado à proteína G e localizado nos órgãos-alvo (predominantemente, tecido ósseo, intestino e rins). No tecido ósseo, o PTH estimula a reabsorção óssea, ou seja, desmineraliza o osso, promovendo a elevação da calcemia. No intestino, aumenta a absorção de cálcio a partir dos alimentos. Nos rins, induz aumento da reabsorção tubular de cálcio, ao mesmo tempo que estimula a excreção de fósforo e bicarbonato.

DEFINIÇÃO

Hipocalcemia é determinada, laboratorialmente, quando o valor sérico é menor do que o limite inferior determinado para o método utilizado. Concentrações falsamente reduzidas de cálcio total podem ser encontradas na vigência de hipoalbuminemia, que deve ser devidamente descartada.

QUADRO CLÍNICO

O quadro clínico depende da concentração sérica do cálcio e da rapidez de instalação do distúrbio metabólico. Quanto mais baixo e mais rápida a queda, mais graves serão os sintomas.

Hipocalcemias leves e crônicas geralmente permanecem assintomáticas até que o cálcio ionizado caia para < 3mg/dL ou o cálcio total caia para < 8mg/dL quando sinais clínicos são esperados.

Manifestações de irritabilidade neuromusculares são frequentes, como parestesias, especialmente das mãos, pés e ao redor dos lábios, laringoespasmo, tetanias e convulsões. Alterações motoras, como tremores, discinesias, coreia, hipertonia e marcha em bloco, podem estar presentes, especialmente nos casos de hipocalcemia de longa evolução. Os sinais de Chvostek (contração do ângulo labial após percussão de um dos ramos do nervo facial, logo abaixo do processo zigomático) e de Trousseau (contração da musculatura do antebraço com flexão de punho – sinal da mão do parteiro ou espasmo carpopedal, após torniquete provocado pela insuflação do esfigmomanômetro 10mmHg acima da pressão sístólica do indivíduo por até 3 minutos) são característicos. O sinal de Chvostek pode estar presente em 10% da população normal, e o sinal de Trousseau pode ser positivo em casos de alcalose, hipomagnesemia, hipo ou hiperpotassemia e em 6% das pessoas sem alterações detectáveis. Distúrbios de conduta e personalidade até demência podem ser encontrados e, algumas vezes, revertidos pela correção da hipocalcemia. Calcificações extraósseas, catarata subcapsular, papiledema e alteração da dentição podem ocorrer em casos crônicos, nos quais a hipocalcemia se mantém por vários anos.[12.] Manifestações cardíacas, como aumento do inter-valo QT ao eletrocardiograma, estão presentes e podem progredir para fibrilação ventricular, insuficiência e até parada cardíaca.[13]

ETIOLOGIA E CLASSIFICAÇÃO

A classificação das hipocalcemias se baseia no mecanismo etiológico do distúrbio. Sua classificação e as causas mais frequentes estão descritas na Tabela 41.1.

Dependentes de Defeitos na Função da Paratireoide

O hipoparatireoidismo pós-cirúrgico é a causa mais comum de hipocalcemia, geralmente identificada durante anamnese. Pode ser transitório, após manipulação cirúrgica local, ou permanente, quando a lesão é definitiva, geralmente como complicação de exploração cervical no hiperparatireoidismo primário ou por lesão vascular ou ablação acidental durante tireoidectomia, especialmente nos casos de câncer, quando a cirurgia é mais extensa. Após paratireoidectomia por hiperparatireoidismo pré-

Tabela 41.1 Diferentes causas de hipocalcemia

Dependentes de defeitos na função da paratireoide
Pós-cirurgia de tireoide ou paratireoides, com lesão temporária ou definitiva das paratireoides
Irradiação cervical, infiltração paratireoidiana por hemocromatose, doença de Wilson ou metástases
Pós-cirurgia de adenoma de paratireoide (síndrome da fome óssea)
Síndrome pluriglandular com deficiências hormonais: familiar ou esporádica, doença autoimune das paratireoides
Hipocalcemia neonatal tardia
Síndrome de DiGeorge e outras síndromes genéticas
Hipomagnesemia
Idiopático
Hipocalcemia neonatal precoce
Hipoparatireoidismo hereditário ou adquirido
Iatrogênica (p. ex., uso de calciomiméticos como o cinacalcet)

Com função de paratireoide normal
Deficiência de vitamina D: falta de exposição solar, má absorção, doença hepática, doença renal, anticonvulsivantes, deficiência nutricional
Deficiência na ativação da vitamina D: raquitismo dependente de vitamina D tipo I (deficiência de 1α-hidroxilase)
Raquitismo dependente de vitamina D tipo II (defeito do receptor de vitamina D)
Pseudo-hipoparatireoidismo ou resistência ao PTH
Hipomagnesemia
Fármacos: bisfosfonatos, desonumabe, EDTA, plicamicina, protamina, calcitonina, fosfato, cetoconazol, foscarnet, inibidores da bomba de prótons, pentamidina, quimioterápicos (asparaginase, cisplatinum, citosina arabinosídio, doxorrubicina, WR 2721)

Outras causas
Pancreatite aguda, lise tumoral maciça, metástase osteoblástica, infusão de fosfato, múltiplas transfusões de sangue citratado, síndrome do choque tóxico, septicemia, rabdomiólise aguda, doença aguda grave

vio, uma hipocalcemia secundária a hipoparatireoidismo relativo induzido pela cirurgia agrava-se pela deposição de cálcio nas lesões ósseas preexistentes (fome óssea), alcançando valores muito baixos. A redução do cálcio, também critério de cura da doença, inicia-se cerca de 24 horas após a cirurgia e é mais intensa de acordo com a gravidade da doença óssea e dos níveis de fosfatase alcalina total prévios. A fome óssea pode se diferenciar do hipoparatireoidismo pós-cirúrgico transitório ou definitivo pelas concentrações plasmáticas de fósforo, que na primeira situação estão reduzidas e na segunda, ao contrário, estão aumentadas em razão da ausência de ação fosfatúrica do PTH.

A radiação lesiona de maneira permanente as células atingidas; portanto, irradiação cervical acarretará insuficiência tanto das paratireoides como das células tireóideas. Ao contrário, o uso de iodoterapia radioativa para doenças da tireoide não se associa à lesão das paratireoides. Infiltrações e depósitos também ocasionam insuficiência do órgão, como, por exemplo, o depósito de ferro, que ocorre na hemossiderose, ou de cobre, que ocorre na doença de Wilson.

Quando duas ou mais glândulas endócrinas estão simultaneamente acometidas com hiper ou hipofunção em decorrência de distúrbio autoimune, caracteriza-se uma síndrome pluriglandular autoimune. Teoricamente, o defeito estaria nas células supressoras T, que permitiriam a ativação celular e humoral do sistema imune. Mutações do gene regulador do sistema autoimune (AIRE), que codifica a transcrição do regulador da molécula apresentadora de antígenos.[6,8,23] A síndrome de falência endócrina múltipla tipo I é desordem pediátrica manifestada pela presença de pelo menos duas das seguintes alterações: hipoparatireoidismo, insuficiência adrenal e candidíase mucocutânea crônica. Usualmente, o hipoparatireoidismo e a candidíase aparecem ao redor dos 5 anos, enquanto a insuficiência adrenal se torna manifesta por volta dos 12 anos. Falência gonadal, doença tireoidiana e diabetes tipo 1 também podem estar presentes. A transmissão é autossômica recessiva com membros de uma mesma família acometidos de maneira heterogênea, pois podem apresentar uma ou todas as deficiências endócrinas. Candidíase mucocutânea, má absorção, alopecia, anemia perniciosa, hepatite e vitiligo também podem estar presentes.[8] Uma vez diagnosticada uma das deficiências, cálcio, teste de estímulo adrenal e transaminases hepáticas devem ser avaliados anualmente em todos os parentes, até que completem 15 anos de idade. O uso profilático de imunossupressores não está recomendado. A falência endócrina do tipo II não está associada a hipocalcemia.

A hipocalcemia neonatal tardia ocorre em recém--nascidos de termo a partir do terceiro dia até 60 dias de vida e se manifesta com tetania. Deve-se pensar em hiperparatireoidismo primário materno quando a hipercalcemia materna no ambiente intrauterino suprime a glândula fetal. Ao nascimento, ocorrem ruptura abrupta do fornecimento de cálcio materno e hipocalcemia até que o recém-nascido seja capaz de produzir PTH e regular sua própria calcemia.[1] Embora menos comuns, a síndrome de DiGeorge e a hipomagnesemia primária podem ser a causa. A maioria tem correção espontânea eficaz. Em outros casos, não há regressão e nova recidiva ocorre a cada tentativa de suspensão do tratamento, mesmo quando a criança já está mais madura. Essas crianças devem receber cálcio quando os valores forem < 2mmol/L – calcitriol, na dose de 0,5µg/dia – além de se evitarem mamadeiras com leite fosfatado.[1,15,17,18]

A síndrome de DiGeorge é caracterizada por aplasia congênita de paratireoide, geralmente associada a defeitos de desenvolvimento do timo, podendo também apresentar malformações cardíacas e dimorfismos faciais por defeito no desenvolvimento do terceiro e quarto arcos branquiais. Há relação com anormalidades cromossômicas, das quais a mais comum é a monossomia 22q11.2, transmitida como traço autossômico dominante ou como mutação de novo.[3,20] Outras síndromes raras também estão associadas a hipocalcemia,[7] como a síndrome de Kenny--Caffey, que se caracteriza por retardo de crescimento, engrossamento da cortical dos ossos tubulares, anormalidades oculares e macrocefalia. A síndrome de Kearns--Sayre é uma desordem mitocondrial que invariavelmente se instala antes dos 20 anos de idade, com oftalmoplegia externa progressiva, degeneração pigmentar da retina associada a um ou mais dos seguintes sintomas: bloqueio cardíaco completo, disfunção cerebelar e proteinorraquia > 100mg/dL; 10% dos acometidos também associam a esses sinais desordens endócrinas e metabólicas, incluindo hipocalcemia.[9]

O magnésio é elemento necessário para que o PTH exerça sua ação efetiva sobre o receptor. Pode haver um defeito congênito isolado no transporte intestinal de magnésio, cuja herança é autossômica recessiva.[18] Esse defeito é normalmente diagnosticado em recém-nascidos com hipocalcemias resistentes ao tratamento. Correção EV ao nascimento ou durante as crises pode ser necessária, porém todos necessitam de complementação oral durante a vida. Depois de corrigida a hipomagnesemia, a hipocalcemia lentamente retorna a níveis normais sem maiores intervenções.[1,18] Vários outros distúrbios na excreção renal de magnésio já foram relatados, com transmissão autossômica recessiva ou dominante relacionada com mutações 9q12-22.2, 11q23 e 3q13.3-21, entre outras.[9] Uma deficiência secundária pode ocorrer no adulto, mais comumente naqueles que fazem uso excessivo de álcool; também foram relatados casos após uso de anfotericina B.[11,15]

Somente considerado quando na ausência de outras falências endócrinas ou alterações associadas, o hipoparatireoidismo idiopático é geralmente esporádico, mas alguns casos familiares foram relatados com transmissão autossômica recessiva ou dominante. Recentemente foi identificada mutação no gene GCMB, presente no cromossomo 6p23-24, expresso em células das paratireoides e crítico para o desenvolvimento dessas glândulas, em membros de uma família com hipoparatireoidismo.[5,21] Também pode fazer parte do reconhecimento tardio do hipoparatireoidismo congênito.

Outras anormalidades têm sido descritas e, na prática, esses pacientes têm sido classificados como portadores de hipoparatireoidismo idiopático, como é o caso da ativação do sensor de cálcio da paratireoide e rins, uma mutação ativadora do sensor de cálcio de transmissão autossômica dominante com hipercalciúria e hipocalcemia discreta e usualmente assintomática.[10] Deve ser tratada com cautela, já que a elevação da calcemia eleva a calciúria, podendo resultar em urolitíase. Outro defeito raro que se encaixa clínica e laboratorialmente no hipoparatireoidismo idiopático é a presença de molécula de PTH inativa que não é reconhecida pelo ensaio laboratorial.

Crianças a termo e saudáveis apresentam nadir na concentração sérica de cálcio por volta de 24 a 48 horas de vida, o que está relacionado com a resposta tardia das paratireoides e dos hormônios calciotróficos no recém-nascido. A hipocalcemia neonatal precoce ocorre especialmente em recém-nascidos prematuros, filhos de mães diabéticas ou com sofrimento perinatal. Normalmente assintomática, não necessita de correção, pois se normaliza de maneira espontânea em 7 a 10 dias.[1,17]

Quadro mais grave e raro é a fasciite neonatal necrosante, em que a pele do recém-nascido se apresenta com lesões nodulares, eritema, edema, enduração ou celulite, que se espalham com rapidez. Febre, taquicardia e leucocitose são frequentes, e a hipocalcemia ocorre raramente.[1]

O receptor-sensor de cálcio desempenha papel fundamental na regulação da homeostase do cálcio. Agonistas calciomiméticos ou moduladores alostéricos do receptor-sensor de cálcio foram desenvolvidos para o tratamento de casos específicos de hipercalcemia. Eles agem aumentando a sensibilidade do receptor-sensor, levando à redução da secreção de PTH e estimulando a excreção renal de cálcio.[24] Uma vez que o medicamento age reduzindo a calcemia, para minimizar o risco de hipocalcemia o fabricante recomenda o uso estrito dentro das indicações, com correção de outros fatores de risco para hipocalcemia e monitorização após 1 semana e a cada 2 ou 3 meses após o início do tratamento.[25]

Com Função de Paratireoide Normal

De maneira geral, todas as causas associadas à hipocalcemia em que a função das paratireoides está preservada estão relacionadas com as elevações nas concentrações de PTH em resposta às concentrações reduzidas de cálcio, promovendo reabsorção óssea (hiperparatireoidismo secundário).

Quando há deficiência grave e prolongada de vitamina D, além de hipocalcemia e suas consequências, podem ocorrer dores ósseas, deformidades ou abaulamento de extremidades ósseas. No esqueleto em crescimento, podem ser vistas anormalidades da placa metafisária decorrentes do aumento no número e hipertrofia de condrócitos da matriz, conhecidas como raquitismo. Dentre essas alterações estão: rosário raquítico, alargamento epifisário, linhas metafisárias distorcidas e irregulares, encurvamento dos ossos longos, linhas de pseudofraturas e maior fragilidade, podendo culminar em fraturas múltiplas.[14,15] Quando instalada na vida adulta, essa deficiência leva a hipocalcemia discreta, com elevação do PTH, caracterizando hiperparatireoidismo secundário. O raquitismo ou a osteomalacia tem como etiologia principal a deficiência de vitamina D prolongada decorrente de uma série de fatores, especialmente falta de exposição solar, deficiência alimentar e perdas excessivas (má absorção). Em lactentes, pode ocorrer quando o aleitamento materno exclusivo é mantido por tempo prolongado. Nesses casos, a confirmação diagnóstica deve ser feita pela dosagem sérica da 25(OH) vitamina D, pois essa forma tem meia-vida prolongada, refletindo de maneira mais fiel a reserva orgânica. Indivíduos idosos, especialmente aqueles que vivem em instituições, pessoas restritas a ambientes fechados, como acamados, e pacientes neurológicos constituem os grupos de maior risco para essa deficiência. Vale lembrar que fármacos como fenobarbital, fenitoína e rifampicina aumentam a metabolização da vitamina D e podem levar a uma deficiência, e o uso prolongado dessas substâncias exige complementação oral de vitamina D.

Hipocalcemia, hipofosfatemia e hiperparatireoidismo secundário estão presentes nos casos de raquitismo dependentes de vitamina D tipos I e II. O tipo I caracteriza-se por mutação da enzima 1α-hidroxilase e consequente diminuição na formação de $1,25(OH)_2$ vitamina D ou calcitriol, apesar de concentrações normais de 25(OH) vitamina D. Sua transmissão é autossômica recessiva e deve ser tratada com reposição de doses fisiológicas de calcitriol (0,25 a 2µg/dia).[14] No raquitismo vitamina D-dependente tipo II, a mutação está presente no gene do receptor nuclear de vitamina D, ocasionando resistência a esse hormônio. Esse quadro se caracteriza por concentrações anormalmente elevadas de calcitriol, e o tratamento, nem sempre efetivo, consiste na suplementação de altas doses de calcitriol (5 a 10µg/dia) e cálcio.[14]

A insuficiência renal crônica é causa especialmente importante porque, em virtude da retenção de fosfato, da hipocalcemia e do hiperparatireoidismo secundário, leva a um quadro de desmineralização óssea grave, conhecido como osteodistrofia renal.

A hipocalcemia decorrente de resistência à ação do PTH nos tecidos-alvo é chamada pseudo-hipoparatireoidismo, termo introduzido em 1942 por Albright, que descreveu pacientes com resistência ao hormônio paratireóideo com consequentes hipocalcemia e hiperfosfatemia, associados a características físicas e esqueléticas peculiares (baixa estatura, obesidade, braquidactilia, calcificações ectópicas, retardo mental, encurtamento de quarto e quinto metacarpos, cabelo quebradiço e hipoplasia dentária). Este quadro continua sendo reconhecido como osteodistrofia de Albright.[22] Outras formas descritas posteriormente não apresentam fenótipo associado, mas o estudo molecular associa a maior parte dos casos de pseudo-hipoparatireoidismo a mutações na unidade alfa da proteína G estimuladora acoplada ao receptor de PTH.[4,10]

O pseudo-hipoparatireoidismo Ia, além da resistência ao PTH, pode apresentar ou não resistência a outros hormônios peptídicos que também agem via proteína Gsα (LH, FSH, TSH e ADH), sempre combinados ao fenótipo que caracteriza a osteodistrofia de Albright. A presença da resistência é mais importante nos túbulos renais onde há alteração ou ausência na ativação do AMPc, a excreção de fosfato está bloqueada e há diminuição na formação da 1,25(OH)D$_3$.

No pseudo-hipoparatireoidismo IB, a resistência hormonal e a hipocalcemia também estão presentes, porém o fenótipo é normal. Essas alterações parecem ser causadas por resistência renal ao PTH, com resposta normal em outros tecidos, inclusive ósseo. A fisiopatologia desse subtipo não decorre de mutação no receptor do PTH ou do PTHrp, assim como também já foram excluídas mutações do gene do receptor do PTH em seu RNAm ou em outras regiões promotoras conhecidas. A maioria dos casos é esporádica, mas foram descritos alguns casos familiares de herança autossômica dominante.

O pseudo-hipoparatireoidismo Ic caracteriza-se por resistência a múltiplos hormônios, como no tipo Ia, porém sem o fenótipo característico e ainda sem confirmação reconhecida do defeito primordial. O pseudo-hipoparatireoidismo tipo II não apresenta alterações esqueléticas e de desenvolvimento, sendo semelhante ao tipo Ib, porém com resposta normal de AMPc urinário após infusão de PTH, mas sem hiperfosfatúria.

Existem ainda inúmeras condições clínicas associadas à hipocalcemia, como é o caso da pancreatite aguda, em que o cálcio é consumido na ativação das enzimas pancreáticas e a hipocalcemia se relaciona com pior prognóstico. Aproximadamente 10% dos pacientes graves ou em septicemia apresentam hipocalcemia real (ou seja, não relacionada com hipoproteinemia ou alteração do pH sanguíneo) por mecanismo ainda não bem elucidado, porém também associado a pior prognóstico (nesses casos, a reposição de cálcio não altera o prognóstico e, portanto, não é recomendada).[15] Na rabdomiólise ou lise celular em neoplasias, em especial nas leucemias e linfomas, pode ocorrer hipocalcemia por precipitação dos íons de cálcio com o excesso de fosfato liberado na circulação. Múltiplas transfusões com sangue citratado também induzem hipocalcemia, já que o citrato tem efeito quelante sobre o cálcio. Também é apontado o uso de *fleets* para limpeza intestinal que contenham fósforo, por serem capazes de quelar o cálcio intestinal, impedindo sua absorção,[19] entre outras causas.

Hipocalcemia induzida por medicamentos é geralmente leve e de fácil resolução. Pode ocorrer com o uso de inibidores da bomba de prótons, que pode resultar em hipomagnesemia e inibição do PTH, com consequente hipocalcemia.[12] Em virtude do uso cada vez mais difundido de bisfosfonatos, especialmente os de administração EV, para o tratamento de inúmeras condições, incluindo osteoporose, a hipocalcemia relacionada com esse tipo de medicação tem se tornado evento menos raro. Para evitar a hipocalcemia relacionada com o uso de bisfosfonatos, recomenda-se a correção da vitamina D e do cálcio antes do início do tratamento, especialmente quando moléculas mais potentes, como ácido zoledrônico, são utilizadas EV.

O desonumabe é um inibidor do ligante do receptor ativador nuclear *kappa* B (RANK-L), uma proteína essencial para formação, função e sobrevivência dos osteoclastos. Hipocalcemia é um evento adverso que pode ocorrer em até 1,7% dos pacientes com osteoporose, geralmente se instalando no 10º dia após a administração do medicamento. Reposição de cálcio e vitamina D minimiza o risco, que chega a 13% em pacientes que recebem o medicamento para o tratamento de metástases ósseas.[26,27]

TRATAMENTO

O tratamento da hipocalcemia depende da gravidade, da etiologia e da rapidez de instalação.

Nos quadros agudos ou sintomáticos, a correção deve ser realizada com gluconato de cálcio a 10%, 2mL/kg (*bolus* EV lento), e mantida com 5 a 8mL/kg/dia, sempre com monitorização diária do cálcio sérico, além da tentativa de identificar e corrigir, o quanto antes, a causa que culminou no distúrbio.

Tradicionalmente, se a causa primária não puder ser corrigida ou o quadro for crônico e pouco sintomático, deve-se iniciar a correção mediante a administração de vitamina D na forma de calcitriol, que tem ação mais rápida e meia-vida mais curta, com menor risco de intoxicação. A dose deve ser titulada ao longo do tratamento e pode variar entre os pacientes. Costuma-se utilizar entre 0,03 e 0,08µg/kg/dia até o máximo de 1 a 2µg/dia, mas, em caso de distúrbios concomitantes na absorção intestinal, especialmente de gorduras, doses bem maiores podem ser necessárias. Quando existem limitações para seu uso, pode-se utilizar seu precursor, o colecalciferol (vitamina D_3) ou o ergocalciferol (vitamina D_2), embora as doses farmacológicas para produzir elevações na calcemia sejam muito superiores às doses fisiológicas habituais. Nos casos de hipoparatireoidismo ou pseudo-hipoparatireoidismo, as quantidades variam de 50.000 a 100.000UI/dia, dependendo da resposta do paciente. Nessas situações, existe o risco de intoxicação nos tratamentos a longo prazo, e a hipercalcemia pode perdurar por meses, em razão da longa meia-vida biológica dessas substâncias. Inicia-se o tratamento com doses baixas e crescentes, com monitorização cuidadosa da calcemia e da calciúria, até que se atinjam valores plasmáticos normais, mantendo sempre o paciente nas menores concentrações séricas de cálcio em que permaneça assintomático.

Apesar de não haver indicação formal, o uso de PTH (1-34 e 1-84) para tratamento das hipocalcemias crônicas por hipoparatireoidismo de difícil controle tem sido estudado, com resultados satisfatórios, e mostra-se como uma alternativa futura, reduzindo a necessidade de calcitriol e melhorando, especialmente, a qualidade de vida desses pacientes.[29]

O cálcio também deve ser suplementado na forma de carbonato ou citrato, nas doses de 50mg/kg/dia até 2.000mg de cálcio elementar, divididos em três a quatro tomadas ao dia, sempre às refeições, com a dupla intenção de elevar as concentrações plasmáticas e, concomitantemente, quelar o fosfato proveniente da dieta.[29] A redução das concentrações de fósforo também é uma das metas do tratamento, e na grande maioria das vezes isso é obtido com o tratamento convencional. Algumas vezes, no entanto, torna-se necessária a restrição dietética de fósforo, assim como a adição de quelantes.

A longo prazo, a principal complicação do tratamento é o aparecimento de nefrolitíase e nefrocalcinose, que devem ser monitorizadas periodicamente. Caso a calciúria se eleve com o tratamento, o uso de diuréticos tiazídicos pode auxiliar.

As hipocalcemias constituem situações críticas, que levam a risco de morte iminente e que produzem grande sofrimento e insegurança aos que vivenciam os quadros de crise tetânica e convulsões. A principal causa de hipocalcemias crônicas em nosso meio é iatrogênica, isto é, secundária ao hipoparatireoidismo consequente a cirurgias de tireoide ou de outras estruturas cervicais. O tratamento dessa condição é vital e definitivo, exigindo a administração de vários medicamentos ao dia pelo resto da vida e prejudicando sensivelmente a qualidade de vida do indivíduo. Portanto, esforços devem ser feitos no sentido de prevenir ao máximo a ocorrência dessas complicações cirúrgicas.

Bibliografia

Aggarwal R, Upadhyay M, Deorari AK, Paul VK. Hypocalcemia in the newborn. Indian J Pediatr 2001; 68(10):973-5.

Bastepe M, Jüppner H. Pseudohypoparthyroidism: new insights into an old disease. Endocr Metabol Clin N Am 2000; 29(3):569-90.

Berne RM, Levy MN. Fisiologia. 3. ed. 823-41.

Bridgeman MB, Pathak R. Denosumab for the reduction of bone loss in postmenopausal osteoporosis: a review.

Bula Mimpara (Europa). Acesso em 23/ago/2013 (www.ema.europa.eu).

Bula Prolia (EUA). Acesso em 23/ago/2013 (www.accessdata.fda.gov).

Cuneo BF. 22q11.2 deletion syndrome: DiGeorge, velocardiofacial, and contruncal anomaly face syndromes. Curr Opin Pediatr 2001; 13(5):465-72.

Cusano NE, Rubin MR, Sliney JJ, Bilezikian JP. Mini-review: new therapeutic options in hypoparathyroidism. Endocrine 2012; 41:410-4.

Ding C, Buckingham B, Levine MA. Familial isolated hypoparathyroidim caused by a mutation in gene for the transcription factor GCMB. J Clin Invest 2001; 108(8):1215-20.

Gardield N, Karaplis AC. Genetics and animal models of hypoparthyroidism. Trends Endocrinol Metab 2001; 12(7):288-94.

Hannan FM, May RVT. Investigating hypocalcemia. BMJ 2013; 9:346 f 2213.

Hauache OM. Extracelluar calcium-sensing receptor: strutural and functional features and association with diseases. Braz J Med Biol Res 2001; 34(5):577-84.

Heino M, Peterson P, Kudoh J et al. APECED mutations in the autoimmune regulator (AIRE) gene. Hum Mutat 2001; 18(3):205-11.

Ishida S, Isotani H, Kameoka K, Kishi T. – Familial idiopathic hypoparathyroidism, sensorineural deafness and renal dysplasia. Intern Med 2001; 40(2):100-13.

Ishii T, Suzudi V, Ando N, Matsuo N, Ogata T. Novel mutations of the autoimmune regulator gene in two siblings with autoimmune polyendocrinopathy-candidiasis-ectodemal dystroply. J Clin Endocrinol Metab 2000; 85(8):2922-6.

Katsanos KH, Elisaf M, Bairaktari E, Tsianos EV. Severe hypomagnesemia and hypoparathyroidism in Kearns-Sayre syndrome. Am J Nephrol 2001; 21(2):150-3.

Kekalainen E, Tuovinen H, Joensuu J et al. A defect of regulatory T cells in patients with autoimmune polyendocrinopathy-candidiasis-ectodermal dystrophy. J Immunol 2007; 178(2):1208-15.

Lienhardt A, Bai M, Lagarde JP et al. Activating mutations of the calcium-sensing receptor: management of hypocalcemia. J Clin Endocrinol Metab 2001; 86(11):5313-23.

Marcus N, Garty BZ. Transient hypoparathyroidims due to amphotericin B induced hypomagnesemia in a patient with beta-thalassemia. Ann Pharmocother 35(9):1042-4.

Marx SJ. Hyperparathyroid and hypoparathyroid disorders. N Eng J Med 2000; 343(25):1863-75.

Mikhail N, Wl-Bialy A, Grosser J. Severe hypocalcemia: are cause of reversible heart failure. Congest Heart Fail 2001; 7(5):256-8.

Narchi H, El Jamil M, Kulaylat N. Symptomatic rickets in adolescence. Arch Dis Child 2001; 84(6):501-3.

Nemeth EF, Shoback D. Calcimimetic and catalytic drugs fro treating bone and mineral-related disorders. Best Pract Res Clin Endocrinol Metab 2013; 27(3):373-84.

Thakker RV. Genetic developments in hypoparathyroidism. Lancet 2001; 357(9261):974-6.

Tseg UF, Shu SG, Chen CH, Chi CS. Transient neonatal hypoparathyroidism: report of four cases. Acta Paediatr Taiwan 2001; 42(6): 359-62.

Umpichitra V, Bastian W, Castells S. Hypocalcemia in children: pathogenesis and management. Clin Pediatr (Paila) 2001; 40(6):305-12.

Vassilou V. Management of metastatic bone disease in the elderly with bisphosphonates and receptor activator of NF-kB ligand inhibitors: effectiveness and safety. Clin Oncol 2013; 25(5): 290-7.

Vukasin P, Weston LA, Beart RW. Oral fleet phospho-soda laxative-induced hyperphosphatemia and hypocalcemic tetany in an adult: report of a case. Dis Colon Rectum 1997; 40(4):497-9.

Weinzimer SA. Endocrine aspects of the 22q11.2 deletion syndrome. Genet Med 2001; 3(1):19-22.

42

Síndromes de Resistência ao Paratormônio

Carolina A. Moreira Kulak • Leila Caroline Bianchet Zanatta • Bárbara Campolina C. Silva

INTRODUÇÃO

A resistência ao paratormônio (PTH) caracteriza-se pelo comprometimento da ação desse hormônio em órgãos-alvo, levando a alterações laboratoriais semelhantes àquelas encontradas no hipoparatireoidismo, porém, diferentemente daquela condição, cursa com elevação dos níveis circulantes de PTH. O pseudo-hipoparatireoidismo (PHP) constitui grupo heterogêneo de doenças metabólicas caracterizadas por resistência tecidual à ação do PTH, evidenciando-se por hipocalcemia, hiperfosfatemia e níveis séricos elevados de PTH.[1] Trata-se de uma condição rara, com prevalência < 1/100 mil.[2]

O PHP divide-se em tipos 1 e 2, e o tipo 1 divide-se em subtipos 1a, 1b e 1c. A diferenciação entre os dois tipos de PHP pode ser demonstrada a partir da avaliação da concentração urinária de AMP cíclico (AMPc) e fósforo, antes e após administração de PTH. Fisiologicamente, há incremento de ambos após infusão de PTH. No PHP tipo 1, essa resposta é abolida, enquanto no tipo 2, apesar de ocorrer aumento fisiológico na excreção de AMPc após administração de PTH, a resposta fosfatúrica está ausente.[1,3]

PHP tipo 1 resulta de redução da expressão ou função da subunidade alfa da proteína G ($G\alpha_s$), decorrente de mutações envolvendo o gene *GNAS*. Como o PTH exerce suas ações por intermédio do receptor 7-transmembrana, acoplado à proteína G, a alteração funcional ou a redução da expressão dessa proteína diminui ou impede a ação do PTH em órgãos-alvo. O PHP tipo 1 é transmitido em caráter autossômico dominante, sendo a expressão fenotípica da mutação diferente em casos de herança materna ou paterna (*imprinting* genômico).[4] Os três subtipos de PHP tipo 1 resultam de transmissão materna do alelo mutado. Além de resistência ao PTH, os tipos 1a

e 1c cursam com alterações somáticas típicas, conjuntamente conhecidas como osteodistrofia hereditária de Albright (OHA). Resistência à ação de outros hormônios, como hormônio tireoestimulante (TSH), hormônio liberador do GH (GHRH) e hormônios gonadotróficos (LH e FSH), também pode estar presente.[2] No tipo 1b, OHA está ausente, mas braquidactilia leve pode ser vista em alguns casos. Apesar de rara, resistência parcial ao TSH também foi descrita no PHP tipo 1b.[1] Em alguns casos, OHA é evidenciada em pacientes sem as alterações bioquímicas típicas do PHP. Essa forma da doença é conhecida como pseudopseudo-hipoparatireoidismo (pseudo-PHP) e pode ser encontrada em uma mesma família na qual outros membros manifestam quadro típico de PHP. No pseudo-PHP, o alelo mutado é transmitido pelo pai.[1,5]

No PHP tipo 2, hipocalcemia e elevação do PTH estão presentes, mas não há evidência de alteração da atividade da proteína $G\alpha_s$, OHA ou resistência periférica a outros hormônios. Aumento do AMPc urinário em resposta à infusão de PTH está presente, mas não há incremento da fosfatúria, indicando que o defeito na transdução do sinal do PTH é distal ao AMPc.[1]

Este capítulo revisa pontos relevantes sobre os PHP tipos 1 e 2 e o pseudo-PHP, além de outras síndromes de resistência ao PTH, abordando aspectos fisiopatológicos, quadro clínico, achados laboratoriais e principais aspectos terapêuticos dessas condições.

PSEUDO-HIPOPARATIREOIDISMO TIPO 1

O PHP foi a primeira síndrome clínica de resistência hormonal descrita, em 1942, quando Albright e colaboradores relataram quadro fenotípico de hipocalcemia e hiperfosfatemia na vigência de função renal normal sem resposta à administração de extrato paratireóideo bovino.

Além desses achados, manifestações clínicas compreendendo braquidactilia, fácies arredondada, baixa estatura, obesidade central e graus variáveis de retardo mental compunham esse fenótipo, que posteriormente foi caracterizado como OHA.[6]

Estudos subsequentes identificaram níveis elevados de PTH e hiperplasia das paratireoides, evidenciando o mecanismo fisiopatológico de resistência hormonal. A identificação do receptor do PTH (7-transmembrana acoplado à proteína G), atuando via estímulo da adenilato ciclase e aumento do AMPc, promoveu melhor compreensão da fisiopatologia do PHP tipo 1 e sua diferenciação do PHP tipo 2.[7]

O PHP tipo 1 divide-se em três subtipos: 1a, 1b e 1c, a depender da presença ou não da OHA, bem como da mutação do gene *GNAS*. Apresenta modo de transmissão autossômica dominante, com manifestação clínica nos primeiros anos de vida. A doença manifesta-se em casos de herança materna do alelo mutado. Os subtipos 1a e 1c manifestam-se clinicamente pela OHA e distinguem-se pela mutação do gene *GNAS*, presente no tipo 1a e ausente no tipo 1c. No subtipo 1b, a OHA não é característica, apesar de raros casos descritos de braquidactilia isolada. Esse subtipo deve-se à restrição de atividade da proteína $G\alpha_s$, geneticamente normal, porém subexpressa.[1]

Manifestações Clínicas e Fisiopatologia da Resistência ao Paratormônio

Hipocalcemia e hiperfosfatemia decorrem, sobretudo, da resistência à ação do PTH em seus receptores nos túbulos contornados proximais. Essas alterações são o resultado do comprometimento da síntese de calcitriol, bem como da excreção renal de fósforo, e conduzem ao subsequente estímulo à produção de PTH e hiperplasia das paratireoides. É importante ressaltar que, diferentemente do hipoparatireoidismo, não há hipercalciúria, uma vez que a reabsorção renal do cálcio (ação anticalciúrica do PTH) está preservada, justificando os achados de normo ou hipocalciúria e função renal normal. Sugere-se outro mecanismo de ação do PTH, que não via adenilato ciclase, na alça ascendente de Henle, responsável pela reabsorção do cálcio do ultrafiltrado glomerular.[8]

No tecido ósseo, a ação do PTH é principalmente reabsortiva, e a remodelação óssea via PTH está intacta e independe do calcitriol. O espectro de manifestação clínica é variável e, quando presente, varia de osteoesclerose à redução da densidade mineral óssea (DMO) ou osteíte fibrosa cística (pelo estímulo excessivo do PTH).[9]

As manifestações clínicas descritas por Albright compõem a OHA e têm apresentação clínica diversa, sendo desencadeadas pela resistência ao PTH nas placas de crescimento, osteoblastos e células mesenquimais. Estão presentes no PHP tipos 1a e 1c, bem como no pseudo-PHP. A braquidactilia é a apresentação mais prevalente e caracteriza-se pelo encurtamento do III, IV e V metacarpos e da primeira falange distal (Figura 42.1). O diagnóstico confirmatório é radiológico. A braquidactilia parece ser decorrente da fusão prematura das epífises, mediada pela haploinsuficiência da $G\alpha_s$. As ossificações heterotópicas que, somadas à braquidactilia, constituem o diagnóstico fenotípico da OHA, são normalmente limitadas à derme e ao tecido subcutâneo, sendo de tamanho e número variados. Constituem ossificação intramembranosa verdadeira, e não calcificações metastáticas, não sendo, portanto, relacionadas com as concentrações extracelulares de cálcio ou fósforo.[1] Decorrem da transformação de células mesenqui-

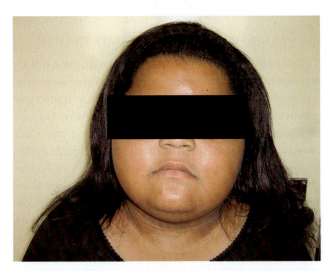
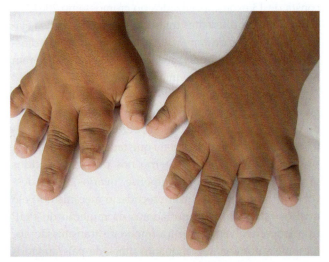

Figura 42.1 Paciente portadora de pseudo-hipoparatireoidismo tipo 1a acompanhada no ambulatório da Santa Casa de Belo Horizonte. (Fotografias gentilmente cedidas pelo Dr. Daniel Dutra e pela Dra. Angélica Tibúrcio.)

mais em osteoblastos, o que também é mediado pela haploinsuficiência do gene *GNAS* naquelas células.[1] Fácies arredondada e baixa estatura são também descritas com frequência nessa síndrome.[6]

A obesidade, frequentemente presente, parece estar relacionada com a mutação da Gα_s nos receptores MC4R hipotalâmicos. O retardo mental é uma manifestação de frequência e intensidade incerta, com prevalência variando de 27% nos adultos a 64% das crianças.[10]

Múltiplas resistências hormonais podem estar presentes nos PHP tipos 1a e 1c, como resistência ao TSH, GHRH, LH e FSH. Tal fato se deve ao comprometimento de sua ação em seus receptores, também acoplados à proteína G. A quase totalidade dos casos de PHP tipo 1 manifesta resistência ao TSH na adolescência (nessas situações, sem bócio e com anticorpos negativos), mas há descrição de hipotireoidismo neonatal. O hipogonadismo apresenta-se como atraso puberal ou puberdade incompleta, amenorreia e infertilidade nas mulheres. A deficiência de GH secundária à resistência de ação do GHRH tem maior predomínio nos adultos e está presente frequentemente, sendo ainda controverso o benefício de seu tratamento. Pode haver resistência à calcitonina e resistência parcial ao glucagon, porém sem prejuízo ao metabolismo glicêmico (há elevação satisfatória do AMPc na hipoglicemia). Não há relatos, até a presente data, de resistência ao hormônio liberador de corticotrofina (CRH), corticotrofina (ACTH) ou hormônio antidiurético (ADH).[11]

Determinantes Moleculares

A primeira mutação inativadora heterozigota do gene *GNAS* foi identificada em 1990. O *locus* do gene *GNAS* é um dos mais complexos dos organismos eucariontes e consta de 13 éxons, localizados no cromossomo 20q13. É capaz de gerar diferentes transcritos, a depender dos elaborados padrões de *imprinting*, *splicing* alternativo, transcrições *antisense*, os quais são tecido-específicos e diferem nos estágios de desenvolvimento.[12]

O mecanismo de *imprinting* genômico é um fenômeno epigenético que permite que um dos alelos (materno ou paterno) sofra parcial ou total perda de função em determinados tecidos e assim, no que tange ao gene *GNAS*, predomina o *imprinting* paterno nos principais tecidos glandulares (rim, tireoide, hipófise, ovários). Essa descoberta tornou possível compreender o mecanismo pelo qual os filhos de mães portadoras da mutação do PHP tipo 1 desenvolvem a doença (modo de transmissão autossômica dominante), enquanto filhos de pais afetados não o fazem, manifestando quadro clínico distinto, denominado pseudo-PHP.[13,14]

PSEUDO-HIPOPARATIREOIDISMOS TIPOS 1A E 1C

No PHP tipo 1a, qualquer um dos 13 éxons do gene *GNAS* pode ser afetado e responsável pela síndrome clínica. As principais mutações levam a pequenas inserções, deleções e substituições de aminoácidos, todavia foram descritas mutações *nonsense* ou de ponto que conduzem a um *splicing* alternativo do RNAm. No PHP tipo 1c, essas mutações não estão presentes e, apesar do mesmo fenótipo do PHP tipo 1a, a atividade da Gα_s nas células sanguíneas periféricas é normal. Supõe-se que haja uma dificuldade de interação entre a proteína G e a adenilato ciclase, comprometendo a ativação da adenilato ciclase via proteína G, o que justifica a falta de resposta no aumento do AMPc urinário após estímulo com PTH. No entanto, a ativação da adenilato ciclase de modo independente desse receptor está preservada. Essa alteração poderia advir de alterações carbóxi-terminais da proteína Gα_s.[15,16]

PSEUDOPSEUDO-HIPOPARATIREOIDISMO

As mesmas mutações do PHP 1a estão presentes no pseudo-PHP quando as duas condições coexistem na mesma família. A explicação se dá pelo mecanismo de *imprinting* paterno. Se o pai for o portador da mutação no gene *GNAS*, pelo mecanismo de silenciamento genético do alelo paterno nos tecidos glandulares (sobretudo rim e tireoide), a prole afetada não manifesta hipocalcemia, hiperfosfatemia ou elevação do PTH, mas apenas as manifestações clínicas da OHA. Essas decorrem de haploinsuficiência da Gα_s em tecidos não suscetíveis ao *imprinting* genético, nos quais a haploinsuficiência é capaz de gerar as alterações somáticas típicas da OHA. O pseudo-PHP pode existir também na forma esporádica, e nessas situações não se encontra a alteração genética específica do PHP 1a.[17]

PSEUDO-HIPOPARATIREOIDISMO TIPO 1B

No PHP tipo 1b não ocorre mutação do gene *GNAS*, mas sim metilações dos elementos de controle de *imprinting* genômico capazes de comprometer sua transcrição genética e alterar, assim, a expressão da proteína Gα_s. Essas alterações são, em sua maioria, esporádicas, mas raros casos familiares têm sido descritos, com padrão de herança autossômica dominante e de origem materna. Nessas circunstâncias, estão tipicamente associadas à perda de *imprinting* do éxon A/B por microdeleções do STX 16, deleções da NESP55 DMR (proteína 55 neuroendócrina diferentemente metilada) e do transcrito GNAS AS (transcrito *antisense*). Diferentemente do PHP 1a, o PHP tipo 1b não se associa à OHA, e a atividade da proteína Gα_s nos eritrócitos e fibroblastos é normal.[18,19]

PSEUDO-HIPOPARATIREOIDISMO TIPO 2

O PHP tipo 2 apresenta as mesmas características laboratoriais do PHP, cursando com resistência à ação do PTH. Desse modo, há hipocalcemia, hiperfosfatemia por redução da excreção renal de fósforo e elevação do PTH. A diferença é que, nessa condição, há elevação do AMPc urinário após a infusão do PTH, porém sem correção da hipofosfatúria, sugerindo um defeito distal à adenilato ciclase. Não há evidência de que seja um defeito herdado geneticamente, mas provavelmente secundário à deficiência de vitamina D, uma vez que sua reposição pode corrigir o PHP tipo 2.[14]

OUTRAS CAUSAS DE RESISTÊNCIA AO PARATORMÔNIO

A deficiência de magnésio (Mg) pode prejudicar a secreção do PTH e a ação desse hormônio nos tecidos-alvo, o que pode simular resistência.[20] Por essa razão, a dosagem sérica do Mg torna-se necessária na suspeita de PHP. Caso seja confirmado, o tratamento visando à normalização do Mg irá restaurar tanto a função como a responsividade ao PTH.

PHP transitório do recém-nascido ocorre em 25% dos recém-nascidos que apresentam hipocalcemia após 5 a 7 dias de vida, sendo a crise convulsiva o sinal mais precoce.[21] As alterações laboratoriais, como hipocalcemia, hiperfosfatemia e aumento do PTH, permanecem por 6 meses e são decorrentes de atraso na maturação da via de sinalização pós-AMPc no túbulo renal proximal. No teste da infusão do PTH, a resposta do AMPc é normal, porém a resposta fosfatúrica é prejudicada.

O tratamento dos recém-nascidos acometidos consiste no uso de cálcio e/ou metabólitos da vitamina D.

Acredita-se que haja uma dissociação entre os níveis circulantes de PTH imunorreativo e bioativo em pacientes com PHP tipo 1. Além disso, muitos pacientes podem apresentar PTH com atividade biológica diminuída no plasma. Uma explicação para esse fenômeno é o acúmulo de fragmentos de PTH N-terminal truncados, como, por exemplo, o hPTH (7-84), que pode inibir a ação calcêmica e fosfatúrica do hPTH (1-34) ou do hPTH (1-84).[22] Ocorre um aumento da imunorreatividade dos níveis circulantes do PTH (7-84) em pacientes com PHP tipos 1a e 1b, sendo a proporção de fragmentos PTH (7-84) aumentada em relação ao biologicamente ativo PTH (1-84). Embora esses fragmentos não biologicamente ativos estejam aumentados nos pacientes com PHP e contribuam para o estado de resistência, não há uma relação direta com a fisiopatologia desse distúrbio. O principal fator determinante do aumento desses antagonistas circulantes é o estado de hiperparatireoidismo secundário sustentado presente nesses pacientes.

PERSPECTIVAS E TRATAMENTO

Na prática clínica, o tratamento do PHP (tipos 1 e 2) assemelha-se ao tratamento do hipoparatireoidismo, incluindo a reposição de vitamina D ativa e seus metabólitos, com ou sem a administração de cálcio. Objetivam-se a normocalcemia e, sempre que possível, a normalização do PTH em virtude de seus possíveis efeitos negativos sobre o esqueleto. Como há preservação da reabsorção renal de cálcio, diferentemente do hipoparatireoidismo, a reposição do calcitriol pode ser mais agressiva, sem os riscos de nefrolitíase ou nefrocalcinose.

Os pacientes com PHP precisam ser monitorizados clínica e laboratorialmente com dosagens periódicas de cálcio, cálcio urinário, fósforo e PTH, a fim de adequar o tratamento ao modo mais fisiológico possível. No PHP tipo 1 devem ser rastreadas outras endocrinopatias que podem coexistir durante o desenvolvimento, incluindo testes provocativos para o diagnóstico de deficiência de GH (mesmo com curva de crescimento normal), dosagem de TSH e rastreio de hipogonadismo.[2]

Acompanhamento do peso corporal e aconselhamento nutricional são mandatórios nos casos de OHA, bem como exame físico cuidadoso à procura de calcificações subcutâneas. O tratamento das ossificações envolve remoção cirúrgica. O rastreio inicial de braquidactilia se faz com radiografia de mãos. Seguimento psicológico pode ser necessário nos casos de retardo mental.[5]

O tratamento do hipogonadismo e do hipotireoidismo consiste em reposição hormonal. A reposição do GH para os casos de resistência comprovada ao GHRH ainda é controverso no que tange à estatura final, pois diversas outras situações presentes na OHA podem ocasionar o fechamento prematuro das cartilagens de crescimento, prejudicando a estatura final. Quando indicado, deveria ser iniciado precocemente, no período pré-puberal. Todavia, apesar da controvérsia quanto à resposta estatural, seriam esperados outros benefícios na composição corporal, no perfil lipídico e na qualidade de vida.[23]

CONSIDERAÇÕES FINAIS

O PHP é uma condição rara, de caráter predominantemente genético, autossômico dominante e de transmissão materna. A suspeição clínica, diante do quadro fenotípico de OHA ou de hipocalcemia e hiperfosfatemia com elevação do PTH, exige diagnóstico adequado com teste da dosagem do AMPc urinário pós-estímulo de PTH exógeno. Essa distinção diagnóstica entre os tipos 1 e 2 é importante pelo aconselhamento genético e rastreio de outras endocrinopatias concomitantes que podem estar presentes no PHP tipo 1. O tratamento correto com reposição de vitamina D ativa deve objetivar, além da normo-

Tabela 42.1 Classificação das síndromes de resistência ao paratormônio

	AHO	Hipocalcemia	Resistência hormonal	Resposta ao PTH IV	Defeito *GNAS*
Tipo 1a	Sim	Sim	PTH, TSH, GHRH, FSH/LH	↓ AMPc ↓ fosfatúria	Mutação inativadora no alelo de origem materna
Tipo 1b	Não	Sim	PTH, resistência parcial ao TSH	↓ AMPc ↓ fosfatúria	Alteração no mecanismo de *imprinting* genômico
Tipo 1c	Sim	Sim	PTH, TSH, FSH/LH	↓ AMPc ↓ fosfatúria	Defeito na interação entre proteína G e a adenilato ciclase
Pseudo-PHP	Sim	Não	Ausente	Normal	Mutação inativadora no alelo de origem paterna
Tipo 2	Não	Sim	Ausente	↑ AMPc ↓ fosfatúria	Defeito adquirido?

calcemia, a normalização do PTH, em razão do comprometimento ósseo que o excesso de PTH pode acarretar. O envolvimento terapêutico nutricional e psicológico pode ser necessário nos casos de OHA devido às complicações de obesidade e retardo mental frequentemente presentes. Mais estudos são necessários para a correta identificação molecular etiológica do PHP tipos 1c e 2.

Referências

1. Levine MA. An update on the clinical and molecular characteristics of pseudohypoparathyroidism. Curr Opin Endocrinol Diab Obes 2012; 19(6):443-51.

2. Mantovani G. Clinical review: pseudohypoparathyroidism: diagnosis and treatment. J Clin Endocrinol Metab 2011; 96(10):3020-30.

3. Corrêa PHS. Hipoparatireoidismo. In: Saad MJA, Maciel RMB, Mendonça BB (eds.). Endocrinologia: São Paulo: Atheneu, 2007:509-13.

4. Candida M, Fragoso VB. Manifestações endócrinas das mutações da proteína Gsα e do imprinting do gene GNAS1. Arq Bras Endocrinol Metab 2002; 46(4):372-80.

5. Maeda SS et al. Hypoparathyroidism and pseudohypoparathyroidism. Arq Bras Endocrinol e Metab 2006; 50(4):664-73.

6. Albright FBC, Smith CH, Parson W. Pseudohypoparathyroidism: an example of "Seabright-Bantam sindrome". Endocrinology 1942; 922-32.

7. Chase LR, Melson GL, Aurbach GD. Pseudohypoparathyroidism: defective excretion of 3',5'-AMP in response to parathyroid hormone. J Clin Invest 1969; 48(10):1832-44.

8. Gensure RC, Gardella TJ, Juppner H. Parathyroid hormone and parathyroid hormone-related peptide, and their receptors. Biochem Biophys Res Commun 2005; 328(3):666-78.

9. Murray TM et al. Pseudohypoparathyroidism with osteitis fibrosa cystica: direct demonstration of skeletal responsiveness to parathyroid hormone in cells cultured from bone. J Bone Miner Res 1993; 8(1):83-91.

10. Long DN et al. Body mass index differences in pseudohypoparathyroidism type 1a versus pseudo hypoparathyroidism may implicate paternal imprinting of G alpha(s) in the development of human obesity. J Clin Endocrinol Metab 2007; 92(3):1073-9.

11. Weinstein LS et al. Endocrine manifestations of stimulatory G protein alpha-subunit mutations and the role of genomic imprinting. Endocr Rev 2001; 22(5):675-705.

12. Patten JL et al. Mutation in the gene encoding the stimulatory G protein of adenylate cyclase in Albright's hereditary osteodystrophy. N Engl J Med 1990; 322(20):1412-9.

13. Bartolomei MS, Tilghman SM. Genomic imprinting in mammals. Annu Rev Genet 1997; 31:493-525.

14. Bastepe M et al. Stimulatory G protein directly regulates hypertrophic differentiation of growth plate cartilage in vivo. Proc Natl Acad Sci USA 2004; 101(41):14794-9.

15. Weinstein LS et al. A heterozygous 4-bp deletion mutation in the Gs alpha gene (GNAS1) in a patient with Albright hereditary osteodystrophy. Genomics 1992; 13(4):1319-21.

16. Thiele S et al. Functional characterization of GNAS mutations found in patients with pseudohypoparathyroidism type Ic defines a new subgroup of pseudohypoparathyroidism affecting selectively Gsalpha-receptor interaction. Hum Mutat 2011; 32(6):653-60.

17. Mantovani G et al. Mutational analysis of GNAS1 in patients with pseudohypoparathyroidism: identification of two novel mutations. J Clin Endocrinol Metab 2000; 85(11):4243-8.

18. Linglart A, Bastepe M, Juppner H. Similar clinical and laboratory findings in patients with symptomatic autosomal dominant and sporadic pseudohypoparathyroidism type Ib despite different epigenetic changes at the GNAS locus. Clin Endocrinol (Oxf) 2007; 67(6):822-31.

19. Wu WI et al. Selective resistance to parathyroid hormone caused by a novel uncoupling mutation in the carboxyl terminus of G alpha(s). A cause of pseudohypoparathyroidism type Ib. J Biol Chem 2001; 276(1):165-71.

20. Durlach J. Pseudohypoparathyroidism due to magnesium deficiency. Presse Med 1999; 28(40):2228.

21. Koklu E, Kurtoglu S. Natal teeth and neonatal transient pseudohypoparathyroidism in a newborn. J Pediatr Endocrinol Metab 2007; 20(9):971.

22. Friedman PA, Goodman WG. PTH(1-84)/PTH(7-84): a balance of power. Am J Physiol Renal Physiol 2006; 290(5):F975-84.

23. Mantovani G et al. Recombinant human GH replacement therapy in children with pseudohypoparathyroidism type Ia: first study on the effect on growth. J Clin Endocrinol Metab 2010; 95(11):5011-7.

Vitamina D: Fisiologia e Fisiopatologia

Sergio Setsuo Maeda • Marise Lazaretti-Castro

INTRODUÇÃO

A vitamina D surgiu há mais de 750 milhões de anos. Tamanha é sua importância que, quando expostos à luz solar, desde organismos simples, como zooplânctons e fitoplânctons, e a maioria das plantas e animais têm a capacidade de sintetizar vitamina D.[1] Embora sua função em plantas e invertebrados seja desconhecida, a íntima relação entre vitamina D e luz solar tornou-se essencial na evolução dos vertebrados terrestres. A principal função fisiológica da vitamina D é manter a oferta de cálcio e fósforo para a completa mineralização do tecido ósseo.

A capacidade de ser sintetizada integralmente pelo organismo e de possuir receptores específicos em diversos tecidos lhe confere características de um hormônio e não de uma vitamina.

Entre os primatas, somente o ser humano possui a pele praticamente sem pelos e com variações de cor. Há a tendência de se encontrarem os povos de pele mais pigmentada vivendo próximo ao Equador, ao passo que os de pele mais clara encontram-se mais próximos aos pólos. Segundo os estudos sobre a origem dos seres humanos, os primeiros de nossa espécie surgiram no continente africano e o escurecimento da pele foi resultado da seleção natural, que possibilitou a proteção contra o câncer de pele e contra a destruição dos folatos pelos raios ultravioleta (UV). A melanina é o filtro solar natural que absorve os raios UV, amenizando sua energia e neutralizando a ação dos radicais livres. A pigmentação da pele evoluiu no sentido de impedir a destruição das reservas de folato, fator essencial para a síntese do DNA na divisão celular, espermatogênese e o fechamento do tubo neural. Por outro lado, o clareamento da pele também foi resultado da seleção natural para os povos que migraram para o norte do planeta. A redução da quantidade de melanina na pele possibilitou a manutenção da síntese de vitamina D em regiões do planeta com pouca insolação.[2] Essa necessidade de adaptação traduz a importância vital da vitamina D para o ser humano.

HISTÓRICO

Em 1650, Glisson, DeBoot & Whistler descreveram uma doença óssea identificada por deformidades do esqueleto, que incluía alargamento das articulações de ossos longos e costelas, curvatura da coluna e das coxas, aumento da fronte craniana, baixa estatura e fraqueza muscular. Essa doença atingia as crianças que viviam nas cidades industrializadas do Reino Unido e Norte da Europa. Sua incidência se mostrou crescente com a Revolução Industrial e tornou-se epidêmica na virada para o século XX, nas cidades da Europa setentrional e Nordeste dos EUA.[1]

A primeira percepção sobre o papel da luz solar na prevenção e cura do raquitismo foi documentada em 1822, por Sniadecki.[1] Ele chegou à conclusão de que o fator diferencial era a exposição à luz solar, observando que as crianças que viviam nas áreas urbanas de Varsóvia, na Polônia, sofriam com a grande incidência de raquitismo, ao passo que aquelas que viviam nas áreas rurais fora de Varsóvia não apresentavam as mesmas deformidades.

Setenta anos depois, o médico inglês Palm também reconheceu que a baixa exposição solar era o denominador comum que poderia estar associado à alta incidência de raquitismo em crianças moradoras de cidades industrializadas do Reino Unido, quando comparadas com aquelas que viviam em países subdesenvolvidos (Índia e China). Ele encorajou o banho de sol sistemático como modo de prevenir e curar o raquitismo, assim como Sniadecki.[1]

A prática popular de dar óleo de fígado de bacalhau às crianças para prevenir e curar essa doença, no início do século XIX nas costas da Grã-Bretanha sugeria que o raquitismo era causado por deficiências nutricionais.

Em 1918, Mellanby relatou a reversão da doença óssea em cães *beagle* raquíticos com óleo de fígado de bacalhau e, a partir de então, a comunidade científica passou a considerar o raquitismo uma doença causada por deficiência nutricional.[1] Em 1827, Bretonneau tratou de crianças com 15 meses de idade que sofriam de raquitismo com óleo de fígado de bacalhau e relatou a incrível velocidade com que os pacientes foram curados. Seu discípulo, Trosseau, usou óleo de fígado de vários peixes e mamíferos aquáticos (incluindo arenques, baleias, focas) para o tratamento do raquitismo e da osteomalacia.[1]

Originalmente, acreditava-se que o fator antirraquítico do óleo de fígado de bacalhau era a vitamina A. Contudo, McCollum et al. demonstraram que, mesmo após a exposição ao calor e ao oxigênio (que destroem a atividade da vitamina A), o efeito antirraquítico se mantinha. Esse novo fator foi chamado de vitamina D.[1] Nessa mesma época, Huldschinsky (1919) expôs crianças com raquitismo à radiação da lâmpada de mercúrio e relatou uma dramática reversão do raquitismo após 4 meses de terapia.[1]

Esse conceito levou à adição da vitamina D ao leite, prática que se tornou popular entre 1930 e 1950. O resultado da inovação foi a erradicação do raquitismo, um problema de saúde significativo nos EUA. A medida pioneira levou outros países a utilizarem essa mesma técnica. Todavia, após a Segunda Guerra Mundial ocorreram relatos de intoxicação por vitamina D em crianças na Grã-Bretanha, o que mais tarde culminou com a proibição da fortificação alimentar na maioria dos países europeus.[1]

FISIOLOGIA DA VITAMINA D

Embora seja denominada vitamina, conceitualmente a vitamina D é um hormônio. As seguintes características da vitamina D são compatíveis com sua natureza hormonal: é sintetizada na pele e, em condições ideais, não é necessária na dieta;[7] é transportada no sangue até locais distantes; e sua forma ativa liga-se a receptores específicos nos tecidos-alvo. Juntamente com o PTH, atua como importante regulador da homeostase do cálcio e do metabolismo ósseo.

Existem poucas fontes alimentares de vitamina D; portanto, as necessidades dessa substância dependem da luz solar para serem supridas. Assim, a luz solar é a principal responsável por gerar a quantidade adequada de vitamina D para a maioria dos humanos. Estima-se que algo em torno de 80% a 100% das necessidades humanas de vitamina D venha da exposição ao sol.[1,8]

A vitamina D é um hormônio esteroide, mais precisamente um secoesteroide, pois seu segundo anel do núcleo ciclopentanoperidrofenantreno é aberto no processo de transformação (Figura 43.1). O precursor encontrado nos tecidos animais é o 7-desidrocolesterol (7-DHC), que é sintetizado na pele e é também o precursor imediato do colesterol.[9,10]

Durante a exposição solar, os fótons UVB (ultravioleta B) de alta energia, com comprimentos de onda entre 290 e 315nm, penetram a epiderme, são absorvidos pelas duplas ligações conjugadas em C_5 e C_7 do 7-DHC e produzem uma fragmentação fotoquímica do anel entre C_9 e C_{10} para originar um 9,10 secoesterol (pré-colecalciferol) (Figura 43.1). Esse processo ocorre em algumas horas. Segue-se uma isomerização dependente da temperatura, que converte esse intermediário em vitamina D_3 (ou colecalciferol) de maneira lenta e espontânea. São necessários, aproximadamente, 3 dias para que esse composto se converta completamente em vitamina D_3, que em cerca de 7 dias pode ser detectada na circulação.[11]

A exposição de face, mãos e braços à luz solar duas a três vezes por semana, de maneira a provocar eritema na pele (dose eritematosa mínima), geralmente é suficiente para aumentar a concentração de vitamina D na mesma intensidade que uma dose oral de 10.000 a 25.000UI de vitamina D.[10] Um platô de produção diária é atingido com exposição solar de 30 minutos, e o espectro de ação dos fótons UVB atinge pico de síntese em 295nm, declinando a zero em 315nm.[8,11]

Além de a melanina sintetizada na pele sob estímulo da luz solar competir com o 7-DHC pelos fótons ultravioleta e limitar a síntese do pré-colecalciferol, a fotoisomerização desse composto em dois produtos biologicamente inertes (lumisterol e taquisterol) é um processo importante para evitar a intoxicação por vitamina D em caso de exposição solar prolongada. Cerca de 10% a 15% da concentração inicial de 7-DHC serão convertidos em pré-colecalciferol.[11]

As fontes alimentares de vitamina D_3 (origem animal) são bastante escassas na maioria das dietas (Tabela 43.1). Isso motivou alguns países a enriquecerem produ-

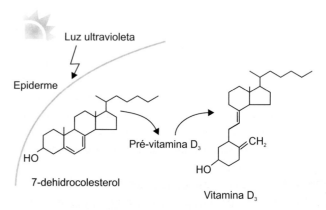

Figura 43.1 Fotobiossíntese de vitamina D na pele.

Capítulo 43 Vitamina D: Fisiologia e Fisiopatologia

Tabela 43.1 Conteúdo de colecalciferol (vitamina D_3) nas principais fontes alimentares

Alimento	Quantidade	Colecalciferol
Óleo de fígado de bacalhau	1 colher de sopa	1.360UI
Salmão enlatado	100g	360UI
Sardinha enlatada em óleo, drenado	42g	250UI
Atum enlatado	85g	200UI
Ovo inteiro (gema)	1 unidade	20UI
Fígado de boi cozido	100g	15UI

Fonte: http://ods.od.nih.gov/factsheets/vitamind.asp.

tos alimentícios a fim de facilitar seu consumo e prevenir a hipovitaminose D. A vitamina D_2, ou ergocalciferol, origina-se da irradiação do ergosterol, o mais abundante esterol das plantas, e tem metabolismo similar ao da vitamina D_3 e também tem sido adicionada a alimentos suplementados.[11]

O ergocalciferol e o colecalciferol têm estruturas moleculares semelhantes (Figura 43.2), sendo o primeiro composto de uma dupla ligação entre o C_{22} e o C_{23}, bem como um radical metila no C_{24}, que difere do colecalciferol.[9]

No tecido hepático ocorre a primeira etapa da bioativação da vitamina D, a hidroxilação do carbono 25 por uma oxidase de função mista do citocromo P450 microssomal hepático e exige a presença de NADPH e de oxigênio molecular.[9] Há a formação de 25-hidroxivitamina D (25OHD), por um processo não estritamente regulado e que depende da combinação de suprimentos cutâneos e dietéticos da vitamina D (Figuras 43.3 e 43.4).

A hidroxilação hepática é controlada por mecanismo de retrorregulação do produto resultante. Contudo, essa regulação não é rigorosa, pois o aumento na ingestão alimentar ou na produção endógena da vitamina D_3

faz subirem as concentrações de 25OHD.[10] O excedente de 25OHD produzido é estocado no tecido gorduroso e muscular ou transformado em metabólitos inativos polares pelo sistema microssomal hepático, os quais são excretados pela bile ou pela urina.

Existem cerca de 30 outros metabólitos da vitamina D identificados, mas a 25OHD é o mais abundante metabólito circulante.[5] Ela reflete as concentrações da $25OHD_3$ e $25OHD_2$ (contribuições solar e dietética), bem como representa a melhor mensuração clínica disponível do *status* sérico de vitamina D, sendo por isso um indicador da biodisponibilidade de vitamina D.[12]

Cerca de 99% dos metabólitos da vitamina D circulam ligados à albumina e a DBP (proteína ligadora de vitamina D), uma alfaglobulina estruturalmente semelhante à albumina e à alfafetoproteína, que a protege da rápida depuração renal.[13]

Depois da síntese hepática, a 25OHD é transportada para os rins e para se tornar ativo esse hormônio necessita sofrer mais uma hidroxilação (Figuras 43.3 e 43.4). Essa reação é catalisada pela enzima 1α-hidroxilase, presente predominantemente nos rins, mas também identificada em outras células e tecidos, como monócitos, próstata, placenta, mama, pulmão, cólon, células β-pancreáticas e paratireoides. Nesses tecidos, a ação da $1,25(OH)_2D$ produzida parece ser muito mais autócrina e parácrina. Os níveis plasmáticos obtidos sistemicamente são provenientes, em sua maioria, da hidroxilação renal. Em algumas situações clínicas, entretanto, quantidades significativas de $1,25(OH)_2D$ podem ser produzidas por tecidos patológicos, como durante a insuficiência renal crônica, na sarcoidose, tuberculose e em outras granulomatoses e na artrite reumatoide.[14] Enquanto a 25OHD tem atividade biológica limitada, a $1,25(OH)_2D$ é o metabólito mais ativo e estimula a absorção de cálcio e fosfato pelo intestino.

O sistema enzimático responsável pela 1α-hidroxilação da 25OHD está associado às mitocôndrias nos túbulos proximais. Trata-se de uma oxidase de função mista que requer oxigênio molecular e NADPH como cofatores.

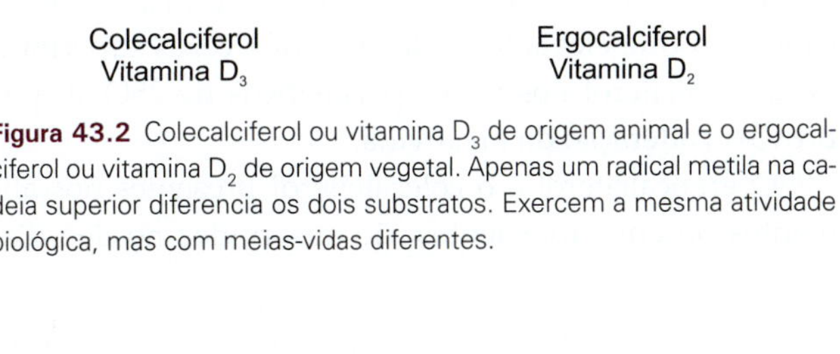

Figura 43.2 Colecalciferol ou vitamina D_3 de origem animal e o ergocalciferol ou vitamina D_2 de origem vegetal. Apenas um radical metila na cadeia superior diferencia os dois substratos. Exercem a mesma atividade biológica, mas com meias-vidas diferentes.

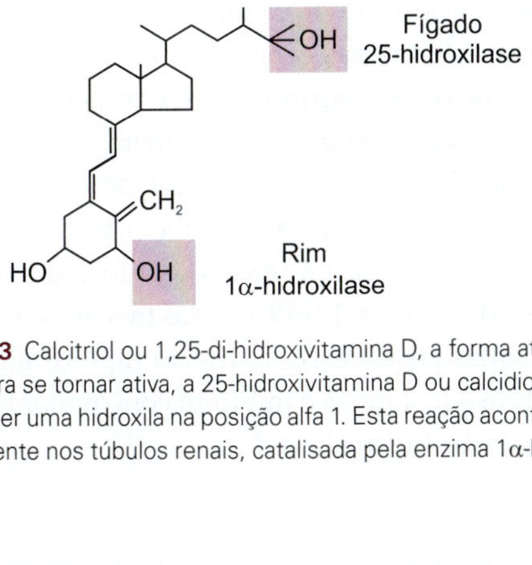

Figura 43.3 Calcitriol ou 1,25-di-hidroxivitamina D, a forma ativa da vitamina D. Para se tornar ativa, a 25-hidroxivitamina D ou calcidiol circulante deve receber uma hidroxila na posição alfa 1. Esta reação acontece predominantemente nos túbulos renais, catalisada pela enzima 1α-hidroxilase.

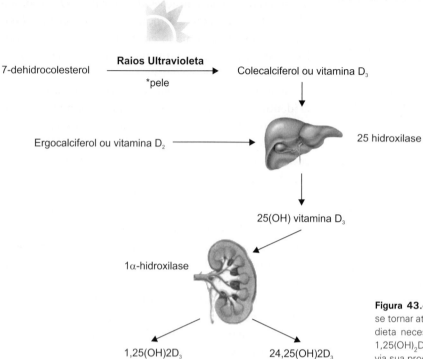

Figura 43.4 Esquema de metabolização da vitamina D. Para se tornar ativa, a vitamina D produzida na pele ou ingerida pela dieta necessita de duas hidroxilações, transformando-se na 1,25(OH)$_2$D. Esta, por sua vez, retrorregula sua síntese e desvia sua produção para o metabólito inerte, 24,25(OH)$_2$D.

O citocromo P450, uma flavoproteína, e a ferrodoxina são componentes desse complexo enzimático.[8] A produção de calcitriol é mediada pelo AMP cíclico, aparentemente mediante a estimulação indireta de uma fosfoproteína G-fosfatase que atua sobre o componente ferrodoxina da hidroxilase.[15,16]

A hidroxilação no rim é estimulada pelo PTH e suprimida pelo fósforo. A produção de calcitriol é controlada estreitamente por retrorregulação e influencia sua própria síntese mediante a diminuição da atividade da 1α-hidroxilase e acelerando sua inativação, pela conversão da 25OHD em 24,25(OH)$_2$D. Esse mecanismo reflete uma ação direta da 1,25(OH)$_2$D nos rins.[9] O PTH atua diretamente estimulando o gene da 1α-hidroxilase em cultura de células. Dietas pobres em fosfatos também são capazes de estimular a atividade dessa enzima, mas uma ação direta das concentrações de fosfatos ainda não foi identificada em cultura de células. Desse modo, imagina-se que esses efeitos das concentrações de fostatos sejam mediados por outros hormônios. Os principais candidatos são os fatores fosfatúricos, também conhecidos por fosfatoninas, dentre os quais o fator de crescimento de fibroblastos 23 (FGF-23), mas também pela proteína relacionada com o *frizzled* 4 (FRP-4) e a fosfoglicoproteína de matriz extracelular (MEPE). Essas três proteínas, quando produzidas em excesso, induzem hipofosfatemia por aumentarem a fosfatúria e inibirem concomitantemente a atividade da 1α-hidroxilase.[14]

Nos rins ocorre a formação de compostos 24-hidroxilados, que são menos ativos do que o calcitriol e, possivelmente, representam metabólitos destinados à excreção (Figura 43.4). A 24,25(OH)$_2$D também é substrato para 1α-hidroxilase, formando a 1,24,25(OH)$_3$D. Esta, por sua vez, é metabolizada a ácido calcitroico biologicamente inativo.[10] Outros fatores que aumentam a produção de 1,25(OH)$_2$D são o estrogênio, a prolactina e o hormônio do crescimento.[10] A meia-vida plasmática do calcitriol é estimada entre 3 e 5 dias nos seres humanos, e 40% de uma dose administrada são excretados dentro de 10 dias.[17]

Como sua síntese é estritamente regulada para manutenção da homeostase do cálcio, o calcitriol não pode ser utilizado para controle do *status* de vitamina D no organismo, pois tem sua produção aumentada ou diminuída de acordo com necessidades imediatas desse organismo. Além disso, as concentrações de 1,25(OH)$_2$D são cerca de 1.000 vezes menores do que as de 25OHD, o que torna mais difícil sua mensuração. Por essas razões, a 25OHD é usada para avaliação do estoque de vitamina D.

Tanto o ergocalciferol como o colecalciferol exercem a mesma ação e passam pelas mesmas etapas de ativação; porém, para uma mesma quantidade ingerida, o colecalciferol produz elevação plasmática três vezes superior à do ergocalciferol nos níveis plasmáticos de 25OHD por provável alteração da meia-vida.[5]

O ergocalciferol e o colecalciferol presentes nos alimentos ou em suplementos são absorvidos no íleo distal por um processo que exige sais biliares. A maior parte da vitamina aparece inicialmente no interior dos quilomícrons da linfa. A bile é essencial para a absorção adequada da vitamina D, sendo o ácido desoxicólico seu principal constituinte.[9]

Uma vez absorvida, a vitamina D (colecalciferol e/ou ergocalciferol) circula no sangue ligada à DBP e desaparece no plasma com meia-vida de 19 a 25 horas, mas é estocada em tecido adiposo por períodos prolongados. Ativada no fígado, dá origem à 25OHD, que tem maior afinidade pela DBP e apresenta meia-vida de aproximadamente 20 dias, constituindo a principal forma circulante da vitamina D. O platô de elevação plasmática de 25OHD foi descrito em 6 semanas, podendo este curto período ser utilizado para avaliação laboratorial de uma suplementação oral da vitamina.[18]

A principal via de excreção é a biliar, e apenas uma pequena parcela da dose administrada é encontrada na urina. Como a vitamina D e seus metabólitos sofrem extensa recirculação êntero-hepática; os pacientes submetidos à redução intestinal ou que apresentam doenças inflamatórias do intestino ou síndromes de má absorção não conseguem reabsorver a vitamina D de maneira suficiente para manter concentrações normais da vitamina.[5,16]

AÇÕES DA VITAMINA D

O receptor da vitamina D (VDR) pertence à superfamília dos receptores nucleares dos fatores reguladores da transcrição dos hormônios esteroides, ácido retinoico, hormônio tireoidiano e vitamina D (Figura 43.5). Após ligação da 1,25(OH)$_2$D com o VDR, este interage com o receptor do ácido retinoico, formando um complexo heterodimérico (RXR-VDR), que se liga a sequências específicas do DNA conhecidas como elemento responsivo à vitamina D (VDRE). Ocorrem alterações conformacionais que levam ao recrutamento de vários outros coativadores transcricionais, que resultam na transcrição de genes-alvo.[10,19] Os principais órgãos-alvo para a 1,25(OH)$_2$D são intestino, osso, glândulas paratireoides e rins; entretanto, a presença de seus receptores foi demonstrada em quase todos os tecidos (Figura 43.6).

No intestino, a ligação do calcitriol com o VDR estimula a síntese de várias proteínas nos enterócitos, como CaBP ou calbindina, por exemplo, que participa no transporte de cálcio e fósforo do lúmen intestinal para a corrente sanguínea. A quantidade de calbindina na mucosa intestinal em humanos e animais está positivamente relacionada com a taxa de absorção de cálcio. Contudo, outros estudos não definiram o papel exato da calbindina nesse processo, porque se acredita que seja uma ação não genômica do calcitriol devido à sua rapidez.[9,10] O tratamento de ratos deficientes para a vitamina D com calcitriol leva, dentro de 2 a 4 horas, a aumento do influxo de cálcio da mucosa para a superfície serosa do intestino, enquanto em ratos com suficiência de vitamina D essa estimulação ocorre em minutos.[9]

O PTH é importante estimulador da síntese de calcitriol no rim. Por outro lado, o calcitriol causa diminuição da síntese e secreção de PTH por dois diferentes mecanismos: aumento do cálcio iônico, que representa um sinal inibitório para secreção e produção do PTH (por intermédio do sensor-receptor de cálcio), e também inibe diretamente a síntese do PTH (por intermédio do VDR, também expresso nas células paratireóideas). No rim, a 1,25(OH)$_2$D inibe sua própria síntese e estimula a atividade da 24-hidroxilase. Ainda permanece controversa a possibilidade de um efeito mediado pelo calcitriol sobre o transporte renal de cálcio e fósforo.[5,16]

Evidências sugerem que a 1,25(OH)$_2$D estimule a mineralização por um processo indireto mediante o fornecimento dos minerais que serão incorporados na matriz óssea pelo aumento da absorção intestinal desses componentes. Essa teoria baseou-se no fato de crianças com raquitismo resistente à vitamina D tipo II terem sido tratadas com sucesso por meio de infusões EV de cálcio e

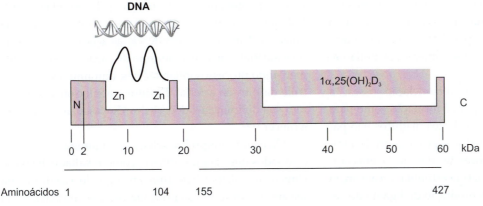

Figura 43.5 Esquema representativo dos domínios funcionais do receptor de vitamina D (VDR). São 427 aminoácidos que delimitam o sítio de ligação com o calcitriol e o sítio de ligação ao DNA.

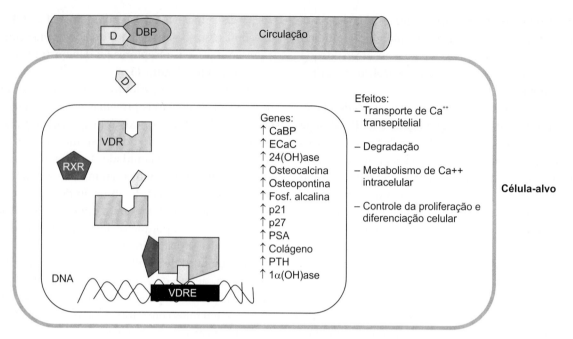

Figura 43.6 Mecanismo de ação molecular da vitamina D: o calcitriol, ou 1,25(OH)$_2$D$_3$, é carregado pela corrente sanguínea ligado à DBP (*vitamina D binding protein*) até a célula-alvo. Penetra a célula e liga-se a seu receptor (VDR – *vitamin D receptor*), dentro do núcleo. Compõe heterodímeros com receptor do ácido retinoico (RXR), sofrendo modificações em sua conformação, que possibilitam a ligação a sítios específicos no DNA (elementos responsivos à vitamina D-VDRE). VDRE são sequências de bases que permitem a ligação com o complexo RXR-VDR-D, modificando a transcrição de determinados genes, como os descritos na figura. (D: 1,25(OH)$_2$D; RXR: receptor do ácido retinoico; VDR: receptor da vitamina D; VDRE: elemento responsivo ao receptor da vitamina D ativado.)

fosfato. Em contrapartida, a vitamina D (na forma de calcitriol) em doses fisiológicas promove a mobilização do cálcio para o osso e a administração de grandes doses produz remodelação óssea excessiva. Embora a reabsorção óssea induzida pelo calcitriol possa estar reduzida em animais paratireoidectomizados, a resposta é restaurada quando se corrige a hiperfosfatemia.[20] Por conseguinte, tanto o PTH como o calcitriol atuam independentemente para intensificar a absorção óssea.

Os osteoblastos contêm receptor para 1,25(OH)$_2$D, onde este hormônio modula a expressão gênica de fosfatase alcalina, osteocalcina e proteína ácida gamacarboxiglutâmica da matriz. Recentemente, foram demonstrados aumento de receptores para EGF (*epidermal growth factor*) e atividade TGF-β-*like* (*transforming growth factor*) nos osteoblastos, também estimulados pelo calcitriol.[21] Logo, o calcitriol parece desempenhar papel na regulação da função osteoblástica; no entanto, essas interações ainda necessitam de mais estudos.[21]

Portanto, no processo de remodelação óssea, a 1,25(OH)$_2$D é essencial tanto para a formação como para a reabsorção. Os próprios osteoclastos maduros não parecem ser diretamente influenciados pelo calcitriol e tampouco parecem conter receptores de vitamina D. Em combinação com o PTH, a 1,25(OH)$_2$D estimula a reabsorção óssea, mediante aumento na produção de ligante do receptor NFkb (RANKL) e suprimindo a transcrição de osteoprogeterina (OPG). Dessa maneira, segue-se um aumento nos números e na atividade dos osteoclastos, formados a partir de precursores mieloides, recrutando-os para locais de reabsorção.[14,21]

Recentemente foram identificados receptores de vitamina D em tecido muscular, indicando ser um tecido-alvo para ação desse hormônio.[21] A reposição hormonal nos casos de hipovitaminose D associada ao cálcio oral está relacionada com melhora da função neuromuscular, menor risco de quedas e redução do risco de fraturas de fêmur proximal.[23]

O receptor de VDR também foi identificado em vários tecidos, como, por exemplo, células hematopoéticas, linfócitos, células epidérmicas, ilhotas pancreáticas, mama, hipófise, músculos, coração, pele, estômago, timo, testículos, ovário, útero, placenta e neurônios. Nessas células, o calcitriol participa de várias ações que não estão relacionadas com o metabolismo do cálcio, possivelmente mediando processos inflamatórios, autoimunes e de controle da pressão arterial. Estudos populacionais associaram sua deficiência a doenças cardiovasculares, diabetes e câncer.[24-26]

Os efeitos antiproliferativos da vitamina D têm sido estudados nos queratinócitos e, como resultado, há o uso clínico do calcipotriene (um análogo do calcitriol), ou mesmo do próprio calcitriol via oral, no tratamento da psoríase. O VDR também está presente em fibroblastos, e sua ativação inibe proliferação e estimulação da diferenciação terminal dessas células.[27]

Também foi identificada a presença de VDR em várias linhagens tumorais, e o efeito antiproliferativo da 1,25(OH)$_2$D tem sido estudado em células hematopoéticas (leucemias mieloides, células mononucleares induzindo diferenciação), paratireóideas, de carcinomas de cólon e de mama, melanoma maligno e de próstata.[16,28-32] Seu uso clínico ainda é limitado devido aos efeitos hipercalcêmicos dos análogos desenvolvidos até o momento.

FATORES DETERMINANTES DAS CONCENTRAÇÕES DE VITAMINA D

A 25OHD é o mais abundante metabólito circulante e tem sido usada como a melhor mensuração clínica disponível para se avaliar o *status* nutricional de vitamina D.[3] Vários fatores são apontados como determinantes nas concentrações plasmáticas de vitamina D, com ênfase para idade, sexo, ingestão, medicações que interfiram em seu metabolismo, cor da pele e exposição solar; neste último estão incluídos fatores como sazonalidade, latitude, grau de poluição da atmosfera, nebulosidade, hábitos de vida, atividade ocupacional e o uso de bloqueadores solares.[4] Dessa maneira, grandes disparidades nas concentrações séricas de vitamina D são evidentes quando se comparam diferentes regiões do planeta.[5]

Sexo

Alguns autores apontam diferenças entre os sexos. Dawson-Hughes et al. encontraram diferenças significativas, de acordo com o sexo, em uma população idosa de Boston.[33] Os homens apresentaram concentrações médias maiores de vitamina D do que as mulheres (68,9nmol/L *vs.* 82,4nmol/L), sendo a diferença evidente apenas no verão. Os autores estudaram quais seriam as possíveis variáveis que influenciaram a diferença de 25OHD entre os sexos, e somente a ingestão de suplementos com vitamina D correlacionou-se com essa diferença. Stryd et al. demonstraram que os homens jovens têm concentrações de 25OHD um pouco maiores do que as das mulheres (1,13 vez), e esta diferença poderia estar relacionada com influência hormonal ou estilo de vida.[34] Em outro estudo, Carnevale et al. também demonstraram diferenças entre os sexos, com os homens (idade média de 39,4 anos) apresentando valores maiores do que os das mulheres (idade média de 36,9 anos) tanto no inverno (média de 51,2 *vs.* 38,0nmol/L, respectivamente) como no verão (média de 97,5 *vs.* 76,7nmol/L, respectivamente), mas, quanto ao PTH, havia diferença apenas em relação ao período de coleta.[35] Alguns pesquisadores demonstraram a influência dos anticoncepcionais orais nas concentrações de 25OHD,

os quais induzem aumento da produção de DBP pelo fígado e, consequentemente, da fração total de 25OHD.[36]

Idade

Com o envelhecimento surgem modificações na epiderme que alteram a capacidade de síntese de vitamina D. Após os 20 anos de idade, a espessura da pele decresce linearmente com a idade e se correlaciona com a diminuição da síntese de colecalciferol, assim como das concentrações de 7DHC na pele.[37] Em um estudo clássico, jovens saudáveis e idosos foram expostos à mesma quantidade de radiação solar, e a concentração de 25OHD encontrada após 24 horas nos jovens (22 a 30 anos) foi de 78,1nmol/L, enquanto a dos idosos (62 a 80 anos) foi de 20,8nmol/L.[38]

Entre os idosos, principalmente naqueles que vivem em asilos, observa-se baixa ingestão de cálcio e de suplementação com vitamina D, associada a hábitos de exposição solar restrita por saírem menos de casa e usarem maior quantidade de vestimentas. Além disso, é menor a eficiência na síntese cutânea e da atividade da 1α-hidroxilase renal. Finalmente, há mais doenças crônicas e uso de medicações que possam interferir no metabolismo da vitamina D no organismo. O conjunto desses fatores torna essa população a mais suscetível a hipovitaminose D e alterações do metabolismo osteomineral, com consequente aumento do risco de fraturas.[39-40]

Latitude, Estação do Ano e Hora do Dia

Os movimentos de rotação da Terra ao redor do Sol e em torno de seu próprio eixo permitem que ocorram as estações do ano e a alternância entre dia e noite, respectivamente. Esses movimentos controlam mudanças periódicas no ângulo do zênite solar e, portanto, na atenuação atmosférica da radiação solar. Quando o Sol está no horizonte, a radiação tem de atravessar uma camada mais espessa de atmosfera do que quando o Sol está a pino. O ângulo do zênite solar é aumentado durante os meses de inverno, e com isso a luz solar é filtrada pela camada de ozônio estratosférico em um ângulo mais oblíquo e diminui a radiação ultravioleta que atinge a superfície terrestre. Além disso, durante o inverno, há menos atividades ao ar livre, e o uso de vestimentas mais pesadas e a menor exposição pelos indivíduos contribuem para a menor insolação.[41] Em resumo, a habilidade de síntese da vitamina D na pele é diretamente afetada pela latitude, estação do ano e hora do dia.

Em 1897, Kassowitz descreveu aumento da incidência de raquitismo durante os meses de inverno e declínio durante o verão e o outono.[1] No entanto, apenas em 1974 foi demonstrado influência da sazonalidade sobre a 25OHD.[42] Há uma variação cíclica anual na disponibilidade dessa vitamina, com pico no final do verão e decréscimo no final do inverno.[43] Essas alterações são mais evidentes nas regiões onde a latitude (Norte ou Sul) é maior do que 40 graus.[44]

Em Los Angeles (EUA, 34°N) e San Juan (Porto Rico, 18°N), observou-se que a produção cutânea ocorre durante todo o ano. Em Boston, EUA (42°N), o efeito sazonal é suficiente para diminuir a produção de vitamina D de novembro a fevereiro; e em Edmonton, Canadá (10° mais ao norte), a síntese cutânea cessa de outubro a abril (inverno), enquanto a maior formação de colecalciferol ocorre entre junho e julho (verão). Dessa maneira, se estoques suficientes de vitamina D não se formarem no tecido gorduroso durante os meses de verão, é possível que sem a suplementação de vitamina para essas pessoas haja risco de hipovitaminose D, porque a produção nos meses de inverno é incapaz de ocorrer na pele.[44]

Vários estudos demonstraram que as diferenças sazonais da 25OHD são marcantes nas regiões de altas latitudes. Isso também ocorre em países de baixa latitude, onde supostamente a abundante insolação permitiria a manutenção de concentrações satisfatórias de 25OHD durante o ano todo. Além disso, outras variáveis, como hábitos de vida e de exposição ao Sol, vestuário, quantidade de melanina da pele e uso de protetores solares, também influenciam a síntese de vitamina D e, consequentemente, as concentrações de 25OHD.[39]

A sazonalidade também se correlaciona com aumento do PTH no inverno, associada à diminuição da massa óssea[45] e ao aumento dos marcadores de remodelação óssea.[46] Vários autores demonstraram em seus estudos que a reposição oral de vitamina D pode evitar variações sazonais da 25OHD, PTH e da massa óssea.[47] A flutuação sazonal das concentrações de 25OHD é menor na América do Norte e na Escandinávia do que em países europeus devido ao fator dietético (política de enriquecimento de alimentos com vitamina D); por essa razão, McKenna afirma que, embora a exposição solar seja fundamental para formação do estoque de vitamina D, a suplementação oral com fortificação dos alimentos talvez seja necessária para manter estoques basais durante o inverno, especialmente em países frios nos meses de inverno.[4]

Hábitos de Vida e de Exposição Solar

A radiação UVB (290 a 320nm) é considerada o fator biologicamente mais ativo na carcinogênese da pele.[48] Coincidentemente, este também é o espectro de ultravioleta que fotolisa o 7-DHC para colecalciferol na pele.[49] Há grande consenso quanto aos efeitos danosos da exposição crônica à luz solar na pele, levando ao envelhecimento e ao aumento do risco de câncer da pele. Com isso, ao mesmo tempo que a prática regular da fotoproteção tem sido recomendada para evitar o câncer da pele, questiona-se se ela poderia levar à deficiência de vitamina D.[50]

Em um estudo, jovens foram submetidos à aplicação de protetor solar fator 8 e em seguida expostos à dose eritematosa mínima de radiação solar. Concluiu-se que os jovens desse estudo não foram capazes de elevar suas concentrações de vitamina D acima dos valores basais.[51] De maneira semelhante, as roupas absorvem a radiação ultravioleta que chegaria à pele.[52]

Um exemplo cotidiano ocorre com habitantes de países islâmicos, o que demonstra claramente essa influência. Na cidade de Beirute, Líbano, 72,8% da população (83,9% das mulheres e 48,5% dos homens) apresentam concentrações < 30nmol/L e, destes, 30,7% estavam < 12,5nmol/L. A concentração média encontrada foi de 24,2nmo/L.[53] Os valores mais baixos foram encontrados em mulheres usuárias de véu, comparadas às não usuárias (61,8% *vs.* 23,5%). Quando considerada a região de procedência, os homens residentes na área rural apresentavam concentrações maiores de 25OHD do que os da região urbana (40,1 *vs.* 31,5nmol/L). Esse padrão foi verificado em outros estudos realizados em países do Golfo Pérsico.[54]

Em um estudo realizado na cidade de São Paulo, observamos que a formação de vitamina D se correlaciona fortemente com a exposição à RUV (r = 0,73) da estação anterior às mensurações. A ciclicidade na concentração sérica de 25OHD e sua correlação com cálcio ionizado e PTH demonstram a repercussão sistêmica desse hormônio.[40]

Fator Ocupacional

Devgun et al. (1981) demonstraram diferenças nas concentrações de 25OHD em relação à atividade ocupacional. Nesse estudo, trabalhadores de ambiente externo apresentaram concentrações de 25OHD maiores do que aqueles que trabalham em ambiente fechado e estes, por sua vez, apresentaram taxas maiores do que um grupo de idosos. Nesse mesmo trabalho, verificou-se a influência do período de coleta sobre a 25OHD.[55] Maeda et al. (Figura 43.7) também encontraram concentrações mais baixas de 25OHD em indivíduos que trabalham em ambientes mais fechados (médicos residentes) em relação a indivíduos submetidos a maior exposição solar (estudantes e trabalhadores).[56]

Raça

A melanina é um bloqueador solar natural que absorve eficientemente a RUV e diminui a eficiência da síntese cutânea de colecalciferol. Comparados aos brancos, os negros apresentam maior massa óssea, maiores concentrações de PTH e menor excreção urinária de cálcio, e

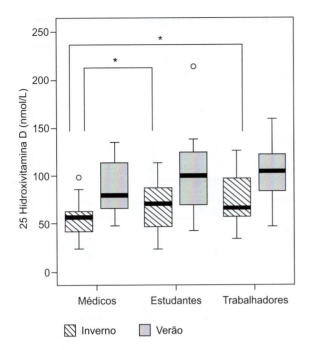

Figura 43.7 Concentrações de 25-hidroxivitamina D (25OHD) de acordo com a atividade ocupacional e estação do ano na época da coleta. Diferenças significativas foram encontradas apenas no inverno (*P < 0,05, teste de Kruskal-Wallis). No verão, não houve diferença entre os três grupos.

também menores concentrações de 25OHD. O PTH mais alto garantiria maior síntese de calcitriol, o que levaria a maior absorção intestinal de cálcio.[57]

A QUESTÃO DOS ENSAIOS LABORATORIAIS DISPONÍVEIS

Inúmeros ensaios competitivos de proteína ligadora (CPB) foram utilizados até 1978,[58] quando o primeiro ensaio quantitativo por cromatografia líquida de alta *performance* (HPLC) foi introduzido.[59] O método de HPLC apresenta a vantagem de ser capaz de quantificar tanto 25OHD$_2$ como 25OHD$_3$. Entretanto, também apresenta desvantagens, relacionadas com o custo dos equipamentos e reagentes e necessidade de quantidades maiores de soro em relação aos ensaios imunológicos e de técnicos experientes.

Como opção mais simples e rápida surgiu, em 1985, o primeiro radioimunoensaio (RIE) para 25OHD.[60] O RIE eliminou a necessidade de evaporação do solvente orgânico e da pré-purificação. Contudo, o método inicialmente desenvolvido utilizava o trício como marcador; em 1993 esse marcador foi substituído pelo [125]I. Esse ensaio tornou-se o método mais utilizado para avaliação das concentrações de 25OHD e foi o primeiro teste (DiaSorin Corporation, Stillwater, MN) aprovado para avaliação clínica da 25OHD pela FDA (Food and Drug Administration).[61]

No passado, avaliações interlaboratoriais levaram à conclusão de que a maioria dos ensaios é capaz de discriminar entre concentrações altas, médias e baixas de 25OHD, mas seus valores absolutos não poderiam ser comparados.[62] Em um estudo, foram analisadas 104 amostras quanto à 25OHD por três diferentes métodos: CPB, HPLC e RIE, em cinco diferentes laboratórios de diversos países. A maior correlação foi entre RIE e HPLC (R = 0,84). A concentração média de 25OHD medida pelo CBP foi 80% maior do que a medida pelo HPLC, enquanto o RIE obteve valores intermediários.[63]

Atualmente, sabe-se que os resultados obtidos por diferentes tipos de ensaios apresentam alguma restrição quando comparados entre si. Os valores fornecidos pelas bulas dos *kits* comerciais servem tão somente para auxiliar a interpretação dos resultados. As próprias bulas recomendam que cada laboratório determine as faixas de normalidade para cada população e método. Isso se torna mais complicado, pois às dificuldades laboratoriais somam-se diferenças de latitude, estação do ano, política de enriquecimento de alimentos local, costumes e características da população em questão.

DISCUSSÃO SOBRE OS VALORES DE NORMALIDADE

A maioria dos trabalhos limita-se ao estudo da 25OHD em indivíduos idosos. Nessas populações, a correlação inversa entre a 25OHD e o PTH é evidente.[64-69] Na hipovitaminose D, a absorção subótima de cálcio estimula o aumento de secreção de PTH na tentativa de elevar os níveis séricos de cálcio. Por essa razão, o PTH tem sido considerado um marcador da insuficiência e da deficiência de vitamina D (Figura 43.8). Nesses casos, o hiperparatireoidismo secundário estimula a remodelação óssea, principalmente no osso cortical, podendo levar à perda óssea e ao aumento do risco de fraturas.

Lips & Malabanam consideram que o valor de corte para definição de insuficiência de vitamina D seria de 50nmol/L, abaixo do qual há aumento da remodelação óssea associada a aumento do PTH.[3,70] Valores < 12,5nmol/L caracterizam a deficiência de vitamina D, situação em que alterações de mineralização são evidentes nas biópsias ósseas. Contudo, outros autores consideram valores mínimos de vitamina D > 70 a 80nmol/L para prevenção de fraturas e máxima absorção intestinal de cálcio.[64,71]

Entretanto, as correlações entre PTH e 25OHD observadas por diversos autores são de pequena magnitude e isso se soma ao fato de que existe uma grande variabilidade individual entre esses dois parâmetros, quando analisados isoladamente.[3] Isso sugere que talvez o PTH não

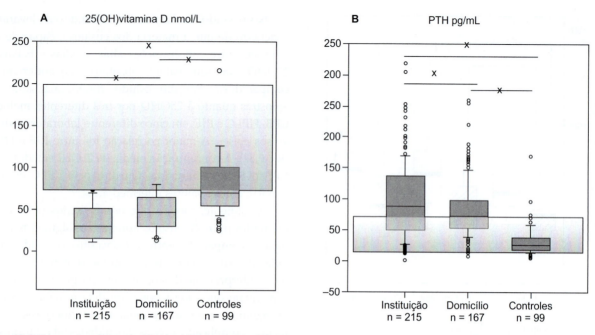

Figura 43.8 Valores plasmáticos de 25-hidroxivitamina D (A) e PTH (B) em três diferentes populações: idosos institucionalizados, idosos em seus domicílios e controles jovens saudáveis. O boxe define os valores de normalidade. (Saraiva et al. Arq Bras Endocrinol Metab 2007; 51:437-42.)

deva ser o único fator a ser considerado para definição da suficiência de vitamina D em um indivíduo.

Em populações jovens, por exemplo, essa correlação não é observada com a mesma constância. Guillemant et al. estudaram adolescentes masculinos franceses com concentrações baixas de 25OHD no inverno, mas com PTH dentro dos valores normais. Os autores sugerem que a adolescência seria um período com mecanismos fisiológicos de regulação diferentes da secreção de PTH.[72] Docio et al. sugeriram que o limiar para a deficiência de vitamina D em crianças (entre 7 e 10 anos de idade) estaria em torno de 30 a 50nmol/L, abaixo do qual se verifica aumento dos níveis de PTH.[71] Olivieri et al. levantaram a hipótese de que os efeitos de um *status* inadequado de vitamina D sobre a massa óssea deveriam ser diferentes entre adolescentes e adultos.[73] Assim, para faixas etárias maiores, possivelmente haveria a necessidade de maiores concentrações de 25OHD para normalização ou diminuição da secreção de PTH.

Aksnes et al. encontraram média de 67nmol/L em amostra de jovens noruegueses saudáveis.[74] Tangpricha et al. estudaram jovens moradores de Boston (EUA) pertencentes a várias faixas etárias e encontraram diferenças relacionadas com o período de coleta (inverno: 70nmol/L; verão: 90nmol/L) e correlação com o PTH.[75] Romagnoli et al. encontraram média de 25OHD de 61,2nmol/L no inverno e 120,3nmol/L no verão em jovens italianos com média de idade de 35,1 anos.[76] Maeda et al. encontraram média de 86,3nmol/L em indivíduos jovens brasileiros normais moradores da cidade de São Paulo.[56]

Um recente estudo de revisão buscou os níveis ótimos de 25(OH)D plasmáticos se considerados vários desfechos, como melhores densidade mineral óssea, saúde dentária e função muscular, menor risco de quedas e de fraturas e menor incidência de câncer colorretal. Analisando todas evidências publicadas, conclui-se que os benefícios iniciam-se a partir de 75nmol/L (30ng/mL) e seriam ideais entre 90 e 100nmol/L (36 e 40ng/mL). Ressalte-se ainda que, para que se atinjam essas concentrações plasmáticas, são necessárias doses diárias > 1.000UI de colecalciferol, acima das doses atualmente recomendadas, de 200UI para jovens e 600UI para adultos.[77]

Referências

1. Holick MF. McCollum Awards lecture, 1994: vitamin D – new horizons for the 21st century. Am J Clin Nutr 1994; 60:619-30.
2. Jablonski NG, Chaplin G. The evolution of human skin coloration. J Hum Evol 2000; 39(1):57-106.
3. Norman AW, Roth J, Orci L. The vitamin D endocrine system: steroid metabolism, hormone receptors, and biological response (calcium binding proteins). Endocr Rev 1982; 3:331-66.
4. Lips P. Vitamin deficiency and secondary hyperparathyroidism in the elderly: consequences for bone loss and fractures and therapeutic implications. Endocr Rev 2001; 22(4):477-501.
5. McKenna MJ. Differences in vitamin D status between countries in young adults and the elderly. Am J Med 1992; 93:69-77.
6. Holick MF. Editorial: The parathyroid hormone D-Lema. J Clin Endocrinol Metab 2003; 88(8):3499-500.
7. Poskitt EME, Cole TJ, Lawson DEM. Diet, sunlight and 25 hydroxyvitamin D in healthy children and adults. Br Med J 1979; (1):221-3.

Capítulo 43 Vitamina D: Fisiologia e Fisiopatologia

8. Fraser DR. Vitamin D. Lancet 1995; 345:104-7.

9. Marcus R. Vitamin D. In: Goodman and Gilman's the farmacological basis of therapeutic. 9. ed. New York: McGraw-Hill, 1996:1526-36.

10. Holick MF, Krane SM, Potts JR. Metabolismo do cálcio, do fósforo e ósseo: hormônios reguladores do cálcio. In: Harrison-Medicina interna. 12. ed. Rio de Janeiro: Guanabara Koogan, 1992: 12:244-9.

11. Mac Laughlin JA, Anderson RR, Holick MF. Spectral character of sunlight modulates photosynthesis of previtamin D_3 and its isomers in human skin. Science 1982; 216:1001.

12. Parfitt AM, Gallagher JC, Heaney RP et al. Vitamin D and bone health in the elderly. Am J Clin Nutr 1982; 36:1014-31.

13. Cooke NE, Haddad JG. Vitamin D binding protein (Gc-Globulin). Endocr Rev 1989; 10:294-307.

14. Dusso A, Brown AJ, Slatopolski E. Vitamin D. Am J Physiol Renal Physiol 2005; 289:8-28.

15. Siegel N, Wongsurawat N, Armbrecht HJ. Parathyroid hormone stimulates dephosphorylation of the renoredoxin component of the 25-hydroxy D_3-1α-hydroxylase from rat renal cortex. J Biol Chem 1986; 261:16988-7003.

16. Reichel H, Koeffler HP, Norman W. The role of the vitamin D endocrine system in health and disease. N Engl J Med 1989; 320:980-91.

17. Mawer EB, Blackhouse J, Davies M, Hill LF, Taylor CM. Metabolic fate of administered 1,25-dihydroxycholecalciferol in controls and in patients with hypoparathyroidism. Lancet 1976; 1:1203-6.

18. Canto-Costa MHS, Kunii I, Hauache OM. Body fat and cholecalciferol supplementation in elderly homebound individuals. Braz J Med Biol Res 2006; 39(1):91-8.

19. McDonnell DP, Pike JW, O'Malley BW. The vitamin D receptor: a primitive steroid receptor related to thyroid hormone receptor. J Steroid Biochem 1988; 30:41-6.

20. Stern PH. The D vitamins and bone. Pharmacol Rev 1980; 32:47-80.

21. Mimura H, Cao X, Ross FP, Chiba M, Teitelbaum SL. 1,25-dihydroxybitamin D_3 transcriptionally activates the β3-integrin subunit gene in avian osteoclast precursors. Endocrinology 1994; 134:1061-6.

22. Bischoff HA, Borchers M, Gudat F et al. In situ detection of 1,25-dihydroxyvitamin D_3 receptor in human skeletal muscle tissue. Histochem J 2001; 33(1):19-24.

23. Pfeifer M, Begerow B, Minnie HW. Vitamin D and muscle function. Osteoporos Int 2002; 56(1):51-6.

24. Zitterman A. Vitamin D in preventive medicine: are we ignoring the evidence? Br J Nutr 2003; 89:552-72.

25. Walters MR. Newly identified actions of the vitamin D endocrine system. Endocr Rev 1992; 13:719-64.

26. Holick MF. Vitamin D: importance in the prevention of cancers, type 1 diabetes, heart disease, and osteoporosis. Am J Clin Nutr 2004; 79(3):362-71.

27. Holick MF. Vitamin D and the skin: photobiology, physiology and therapeutic efficacy for psoriasis. In: Heersch JNM, Kanis JA (eds.) Bone and mineral research. Vol. 7, Amsterdam: Elsevier, 1990:313-66.

28. Shinbori T, Yamada M, Kakimoto K, Araki A, Onoue K. Development of contact-mediated acessory function for T-cell proliferation in a human promyelocytic leukemia cell line, HL-60, by 1,25 dihydroxyvitamin D_3. Imunology 1992; 75:619-25.

29. Nygren P, Larsson R, Johansson H et al. 1,25(OH)$_2$D$_3$ inhibits hormone secretion and proliferation but not functional dedifferenciation of culture bovine parathyroid cells. Calcif Tissues Res 1988; 43:213-8.

30. Holt PR, Arber N, Halmos B et al. Colonic epithelial cell proliferation decreases with increasing levels of serum 25-hydroxyvitamin D. Cancer Epidemiol Biomarkers Prev 2002; 11(1):113-9.

31. Bortman P, Folgueira MA, Katayama ML, Snitcovsky IM, Brentani MM. Antiproliferative effects of 1,25-dihidroxivitamina D_3 on breast cells: a mini review. Braz J Med Biol Res 2002; 35(1):1-9.

32. Polek TC, Weigel NL. Vitamin D and prostate cancer. J Androl 2002; 23(1):9-17.

33. Dawson-Hughes B, Harris SS, Dallal GE. Plasma calcidol, season and serum parathyroid hormone concentration in healthy elderly men and women. Am J Clin Nutr 1997; 65:67-71.

34. Stryd RP, Gilbertson TJ, Brunden MN. A seasonal variation study of 25-hydroxyvitamin D_3 serum levels in normal humans. J Clin Endocrinol Metab 1979; 48:771-5.

35. Carnevale V, Modoni S, Pileri M et al. Longitudinal evaluation of vitamin D status in healhty subjects from Southern Italy: seasonal and gender differences. Ostreoporosis International 2001; 12:1026-30.

36. Bouillon R, Van Assche FA, van Baelen H, Heyns W, de Moor P. Influence of the vitamin D binding protein on the serum concentration of 1,25-dihydroxyvitamin D. J Clin Invest 1981; 67:589-96.

37. Need AG, Morris HA, Horowitz M, Cristopher Nordin BE. Effects of skin thickness, age, body fat, and sunlight on serum 25-hydroxyvitamin D Am J Clin Nutr 1993; 58:882-5.

38. MacLaughlin J, Holick MF. Aging decreases the capacity of human skin to produce vitamin D_3. J Clin Investigation 1985; 76:1536-8.

39. Lips P, Hackeng WHL, Jongen MJM, Ginkel van FC, Netelenbos JC. Seasonal variation in serum concentrations of parathyroid hormone in elderly people. J Clin Endocrinol Metab 1983; 57:204-6.

40. Saraiva GL, Cedoroglo MS, Ramos LR et al. Influence of ultraviolet radiation on the production of 25 hydroxyvitamin D in the elderly population in the city of São Paulo (23°34'S), Brazil. Osteoporos Int 2005; 16(12):1649-54.

41. Webb AR, Kline L, Holick MF. Influence of season and latitude on the cutaneous synthesis of vitamin D_3: expousure to winter sunlight in Boston and Edmonton will not promote vitamin D_3 synthesis in human skin. J Clin Endocrinol Metab 1988; 67:373-8.

42. Stamp TCB, Round JM. Seasonal changes in human plasma levels of 25-hydroxyvitamin D. Nature 1974; 247:563-5.

43. Barger-Lux MJ, Heaney RP. Effects of above average summer sun exposure on serum 25-hydroxyvitamin D and calcium absorption. J Clin Endocrinol Metab 2002; 87:4952-6.

44. Webb AR, Kline L, Holick MF. Influence of season and latitude on the cutaneous synthesis of vitamin D_3: expousure to winter sunlight in Boston and Edmonton will not promote vitamin D_3 synthesis in human skin. J Clin Endocrinol Metab 1988; 67:373-8.

45. Dawson-Hughes B, Dallal GE et al. Effect of vitamin D supplementation on wintertime and overall bone loss in healthy postmenopausal women. Ann Intern Med 1991; 115:505-12.

46. Vanderschueren D, Gevers G, Dequeker J et al. Seasonal variation in bone metabolism in young healthy subjects. Calcif Tissue Intern 1991; 49:84-9.

47. Meier C, Woitge HW, Witte K, Lemmer B, Seibel MJ. Supplementation with oral vitamin D_3 and calcium during winter prevents

47. seasonal bone loss: a randomized controlled open-label prospective trial. J Bone Miner Res 2004; 19(8):1221-30.

48. Cole CA, Forbes PD, Davies RE. No action spectrum for UV photocarcinogenisis. Photochem Photobiol 1986; 43:275-840.

49. Holick MF. The photobiology of vitamin D and its consequences for humans. Ann N Y Acad Sci 1985; 453:1-13.

50. Holick MF. Sunlight "D"ilemma: risk of skin cancer or bone disease and muscle weakness. Lancet 2001; 357:4-5.

51. Matsuoka LY, Ide L, Wortsman J, MacLaughlin JA, Holick MF. Sunscreens supress cutaneous vitamin D_3 synthesis. J Clin Endocrinol Metab 1987; 64:1165-8.

52. Matsuoka LY, Wortsman J, Dannenberg MJ et al. Clothing prevents ultraviolet-B radiation-dependent photosynthesis of vitamin D_3. J Clin Endocrinol Metab 1992; 75:1099-103.

53. Gannagé-Yared MH, Chemali R, Yaacoub N, Halaby G. Hypovitaminosis D in a sunny country: relation to lifestyle and bone markers. J Bone Miner Res 2000; 15(9):1856-62.

54. Sedrani SH, Elidrissy AWTH, Eln Arabi KM. Sunlight and vitamin D status in normal Saudi subjects. Am J Clin Nutr 1987; 46:324-8.

55. Devgun MS, Paterson CR, Johnson BE, Cohen C. Vitamin D nutrition in relation to season and occupation. Am J Clin Nutr 1981; 34:1501-4.

56. Maeda SS, Kunii IS, Hayashi L, Lazaretti-Castro M. The effect of sun exposure on 25-hydroxyvitamin D concentrations in young healthy subjects living in the city of São Paulo, Brazil. Braz J Med Biol Res 2007; 40 (no prelo).

57. Bell NH, Greene A, Epstein S et al. Evidence for alteration of the vitamin D-endocrine system in blacks. J Clin Invest 1985; 76:470-3.

58. Haddad JG, Chyu KJ. Competitive protein-binding radioassay for 25-hydroxycholecalciferol. J Clin Endocrinol Metab 1971; 33:992-5.

59. Jones G. Assay of vitamins D_2 and D_3, and 25-hydroxyvitamin D_2 and D_3 in human plasma by high-performance liquid chromatography. Clin Chem 1978; 24:287-98.

60. Hollis BW, Napoli JL. Improved radioimmuneassay for vitamin D and its use in assessing vitamin D status. Clin Chem 1985; 31:1815-9.

61. Hollis BW, Kamerud JQ, Selvaag SR, Lorenz JD, Napoli JL. Determination of vitamin D status by radioimmuneassay with an ^{125}I-labeled tracer. Clin Chem 1993; 39:529-33.

62. Jongen MJM, van der Vijgh WJF, van Beresteyn ECH et al. Interlaboratory variation of vitamin D metabolite measurements. J Clin Chem Biochem 1982; 20:753-6.

63. Lips P, Chapuy MC, Dawson-Hughes B, Pols HA, Holick MF. An international comparison of serum 25-hydroxyvitamin D measurements. Osteoros Int 1999; 9:394-7.

64. Dawson-Hughes B, Heaney RP, Holick MF et al. Estimates of optimal vitamin D status. Osteoporos Int 2005; 16:713-6.

65. Chapuy MC, Pamphile R, Paris E et al. Combined calcium and vitamin D_3 supplementation in elderly women: Confirmation of reversal of secondary hyperparathyroidism and hip fracture risk: The Decalyos II Study. Osteroporos Int 2002; 13:257-64.

66. Freaney R, McBrinn Y, McKenna MJ. Secondary hyperparathyroidism in elderly people: combined effect of renal insufficiency and vitamin D deficiency. Am J Clin Nutr 1993; 58:187-91.

67. Souberbielle JC, Cormier C, Kindermans C et al. Vitamin D status and redefining serum parathyoid hormone reference range in the elderly. J Clin Endocrinol Metab 2001; 86:3086-90.

68. McKenna MJ, Freaney R. Secondary hyperparathyroidism in the elderly: means to defining hypovitaminosis D. Osteoporos Int 1998; 8(Suppl 2):S3-S6.

69. Saraiva GL, Cendoroglo MS, Ramos LR et al. Prevalência da deficiência, insuficiência de vitamina D e hiperparatireoidismo secundário em idosos institucionalizados e moradores na comunidade da cidade de São Paulo, Brasil. Arq Bras Endocrinol Metab 2007; 51/3:437-42.

70. Malabanan AO, Veronikis IE, Holick MF. Rdefining vitamin D insufficiency. Lancet 1998; 351:805-6.

71. Docio S, Riancho JA, Perez A et al. Seasonal deficiency of vitamin D in children: a potential target for osteoporosis-preventing strategies? J Bone Miner Res 1998; 13:544-8.

72. Guillemant J, Cabrol S, Allemandou A, Peres G, Guillemant S. Vitamin D-dependent seasonal variation in growing male adolescents. Bone 1995; 17:513-6.

73. Oliveri MB, Wittich A, Mautalen C, Chaperon A, Kizlanski A. Peripheral bone mass is not affected by winter vitamin D defciency in children and young adults from Ushuaia. Calcif Tissue Int 2000; 67(3):220-4.

74. Aksnes L, Rodland O, Aarskog D. Serum levels of vitamin D_3 and 25-hydroxyvitamin D_3 in elderly and young adults. Bone and Mineral 1988; 3:351-7.

75. Tangpricha V, Pearce EN, Chen TC, Holick MF. Vitamin D insufficiency among free-living healthy young adults. Am J Med 2002; 112(suppl 8):659-62.

76. Romagnoli E, Caravella P, Scarnecchia L, Martinez P, Minisola S. Hypovitaminosis D in an Italian population of healthy subjects and hospitalized patients. Br J Nutr 1999; 81:133-7.

77. Bischoff-Ferrari H, Giovannucci E, Willet WC et al. Estimation of optimal concentrations of 25-hydroxyvitamin D for multiple health outcomes. Am J Clin Nutr 2006; 84:18-28.

Raquitismo e Osteomalacia

Sergio Setsuo Maeda • Marise Lazaretti-Castro

INTRODUÇÃO

O raquitismo e a osteomalacia são distúrbios em que há alteração da mineralização óssea. O raquitismo caracteriza-se por alterações que ocorrem na criança, isto é, enquanto o crescimento linear ainda está ocorrendo, e manifestações típicas podem ser vistas nas placas de crescimento. A osteomalacia é a doença óssea caracterizada por defeito de mineralização, sendo este termo reservado para uso nos adultos. A mineralização óssea depende da concentração adequada de íons cálcio e fósforo, assim como de elementos que possibilitem sua absorção, como, por exemplo, a vitamina D. Ambos os distúrbios são decorrentes de alterações que interfiram com esses três elementos.

MINERALIZAÇÃO ÓSSEA

A composição do tecido ósseo possibilita que este desempenhe funções mecânicas, protetoras e homeostáticas únicas. Embora essa composição varie com a idade, a localização anatômica, a dieta e o estado de saúde, em geral os minerais correspondem de 50% a 70% do tecido, a matriz orgânica, de 20% a 40%, a água, entre 5% e 10%, e os lipídios, a menos de 3%.[1]

A hidroxiapatita ($Ca_{10}[PO_4]_6[OH]_2$) promove rigidez mecânica e força ao osso. Consiste em cristais extremamente pequenos (cerca de 200Å) e, conjuntamente, há inúmeras impurezas que substituem OH^- e PO_4^{3-} (carbonato, citrato de magnésio e fosfato ácido), o que torna os cristais menores, mais imperfeitos e mais solúveis do que a apatita geológica, possibilitando que o osso atue como reservatório de íons de cálcio, fósforo e magnésio.[2]

A matriz orgânica é formada, predominantemente de colágeno tipo I, que promove elasticidade e flexibilidade ao osso e determina sua organização estrutural. Tanto o colágeno como as proteínas não colágenas influenciam o processo de mineralização óssea. As células responsáveis pela formação, reparo e remodelação respondem a sinais hormonais e mecânicos. Os lipídios das membranas dessas células controlam o fluxo de íons e estão diretamente envolvidos na mineralização.

As vesículas de matriz extracelular liberadas pelos condrócitos e osteoblastos podem facilitar a fase inicial de deposição mineral por acumular íons de cálcio e fósforo em microambiente protegido. Provêm também enzimas que podem degradar inibidores da mineralização (ATP, pirofosfato, proteoglicanos), que são encontrados na matriz ao redor.[3] Proporcionam a formação de um núcleo que consiste em proteínas e um complexo de fosfolipídios ácidos, cálcio e fósforo inorgânico, que podem induzir a formação da apatita. Para o início da mineralização há a associação das vesículas a íons minerais na matriz colágena.

Em geral, os cristais formam aglomerados com esses íons e seguem uma orientação para formar o primeiro cristal estável (núcleo crítico). A formação dessa miniatura de cristal é a que demanda mais energia nesse processo. Depois, há a adição de mais e mais íons ao núcleo crítico, enquanto o cristal aumenta de tamanho em uma ou mais dimensões e os cristais começam a formar um aglomerado de modo análogo ao glicogênio (nucleação secundária), promovendo a proliferação exponencial desses cristais.[3]

Macromoléculas como a sialoproteína óssea atuam como promotores, facilitando a formação do núcleo crítico, sequestrando íons e criando uma estrutura na qual ocorre a nucleação.[4] As proteínas não colágenas podem regular o tamanho e o formato desses cristais. Enzimas que regulam a fosforilação e a desfosforilação de fosfoproteínas também

Tabela 44.1 Etiologia do raquitismo e da osteomalacia

Causas relacionadas com as alterações do metabolismo da vitamina D
Genéticas
  Dependente de vitamina D tipo I
  Dependente de vitamina D tipo II
  Defeitos da D-binding protein (DBP)
Adquiridas
  Baixa exposição solar
  Síndromes da má absorção
  Hepatopatia
  Insuficiência renal crônica
  Medicamentos: anticonvulsivantes

Causas hipofosfatêmicas
Genéticas
  Ligado ao X
  Autossômico dominante
  Autossômico recessivo
  Autossômico recessivo com hipercalciúria
Adquiridas
  Osteomalacia oncogênica
  Tubulopatias (acidose tubular renal e síndrome de Fanconi)
  Má absorção intestinal
  Medicamentos

Causas relacionadas com a deficiência de cálcio
  Baixa ingesta
  Má absorção

Outras condições
Genéticas
  Hipofosfatasia
Adquiridas
  Medicamentos (fluoretos, etidronato)
  Metais pesados (alumínio, cádmio e chumbo)

estão associadas a esse processo. A fosfatase alcalina hidrolisa ésteres de fosfato, aumentando a concentração local de fosfato, removendo inibidores como o ATP e, consequentemente, estimulando a mineralização.[3]

ETIOLOGIA

As causas de raquitismo podem ser agrupadas conforme o elemento que se encontra deficiente e se esta é uma causa hereditária ou adquirida (Tabela 44.1).

DIAGNÓSTICO

As principais manifestações clínicas e radiológicas são semelhantes nos diversos tipos de raquitismo e osteomalacia. Anamnese, antecedentes familiares e exames laboratoriais são necessários para se estabelecer uma diferenciação. Em alguns casos, são importantes o estudo histológico e até mesmo o molecular.

Quadro Clínico

As manifestações clínicas do raquitismo podem surgir precocemente e progredir, ou podem ser um pouco mais tardias, dependendo da causa. No crânio, observam-se atraso do fechamento das fontanelas, fronte olímpica e *craniotabes* (amolecimento da abóbada craniana). O aumento da cartilagem da junção costocondral produz uma proeminência conhecida como "rosário raquítico". Em relação aos dentes, há retardo na erupção dentária e hipoplasia do esmalte. O sinal de Harrison corresponde à retração das costelas inferiores que estão próximas do diafragma, associada a alterações do formato do tórax em sino, o que predispõe infecções pulmonares. Os ossos longos apresentam deformidades, principalmente nos membros inferiores (*genu varum* e *genu valgum*). Nos casos mais evidentes, o alargamento metafisário costuma ser visível já ao exame clínico (Figura 44.1). Quando a criança começa a deambular, o peso do corpo provoca o aparecimento dessas alterações.[5] Podem surgir ainda escoliose, cifose e hiperlordose da coluna vertebral. Sintomas que podem ser relatados incluem hipotonia, fraqueza muscular e dores ósseas.[6]

Algumas formas específicas de raquitismo cursam com hipocalcemia e até mesmo com crises convulsivas (formas dependentes de vitamina D). A alopecia é marcador do raquitismo dependente de vitamina D tipo II.[5,7]

Na osteomalacia, o quadro clínico é brando e com sintomas pouco específicos, o que leva à dificuldade diagnóstica. Os pacientes podem apresentar queixas como dores ósseas, fraqueza muscular e miopatia, além de deformidades nos membros inferiores.[6]

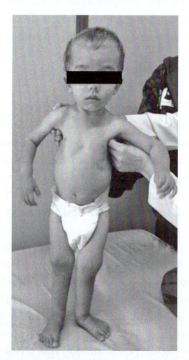

Figura 44.1 Criança de 3 anos de idade com quadro clínico característico de raquitismo: alargamento metafisário visível especialmente em antebraço e fêmur distais, *genu valgum*, tórax em sino, fraqueza muscular e dor difusa.

Quadro Radiológico

No raquitismo, o quadro tem características diferentes porque as placas de crescimento estão abertas. Osteopenia generalizada, retardo de crescimento e deformidades ósseas são sinais inespecíficos, enquanto sinais específicos são observados nas epífises e na região distal da metáfise dos ossos longos, principalmente tíbia, fêmur, fíbula, rádio e ulna. Há atraso na maturação óssea, e as metáfises tornam-se alargadas com aspecto de taça ou ventosa (Figura 44.2). Nos centros de ossificação secundários da epífise, o osso torna-se radiotransparente, com perda da nitidez na periferia (borramento do contorno) e encurvamento dos ossos. Pode haver pseudofraturas.[8-10]

A osteomalacia, resultante do mesmo mecanismo patológico que o raquitismo, ocorre após o fim do crescimento ósseo e, portanto, refere-se a alterações nos ossos cortical e trabecular do esqueleto axial e apendicular. Determina um quadro mais brando, em que podem ocorrer dores ósseas e fraturas por estresse. Apresenta-se como uma osteopenia generalizada. As "pseudofraturas ou zonas de Looser" não são patognomônicas, mas surgem como linhas transparentes múltiplas, bilaterais e frequentemente simétricas na cortical perpendicular ao eixo longitudinal do osso (Figura 44.3). Esses defeitos representam fraturas por estresse preenchidas por osteoide e tecido fibroso que sofre má mineralização. Os locais mais comuns são ao longo das margens axilares das escápulas, da margem interna do colo do fêmur, da face dorsal proximal das ulnas, das costelas e ramos do púbis e ísquio. Nesses locais, podem ocorrer fraturas patológicas.[9,10]

Quadro Laboratorial

A mensuração de cálcio, fósforo, PTH, 25OHD, $1,25(OH)_2D_3$, fosfatase alcalina, calciúria de 24 horas, fosfatúria de 24 horas, urina I e gasometria venosa, associadas à anamnese e ao exame físico, auxilia a diferenciação dos diversos tipos de raquitismo (Tabela 44.2).

Nos casos de hipofosfatemia, é importante ainda a determinação da taxa de reabsorção tubular de P (RTP)

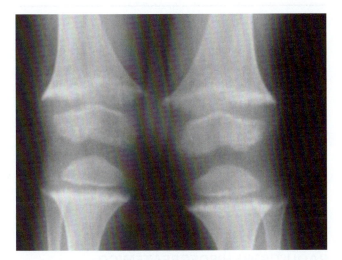

Figura 44.2 Imagem radiológica de região distal de fêmur e proximal de tíbia e fíbula, com alargamento metafisário e franjeamento da placa de crescimento característicos do raquitismo.

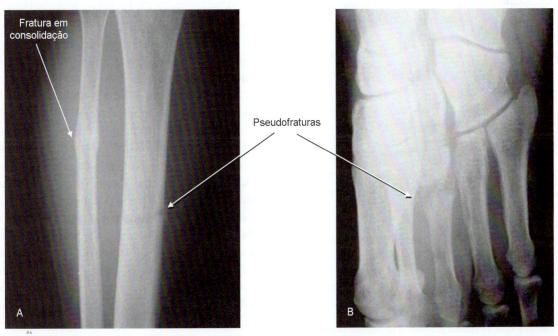

Figura 44.3 Linhas radioluscentes em tíbia (**A**) e metatarso (**B**) caracterizando pseudofraturas em paciente com osteomalacia. Nota-se ainda fratura completa em fase de consolidação na fíbula.

Tabela 44.2 Principais características laboratoriais dos diferentes tipos de raquitismo/osteomalacia

	Solar/Nutricional	Tipo I	Tipo II	Hipofosfatêmico	Hipofosfatêmico com hipercalciúria
Cálcio	Normal ou ↓	↓	↓↓	Normal	Normal
Fósforo	Normal ou ↓	Normal ou ↓	Normal ou ↓	↓↓↓	↓↓↓
25OHD	↓	Normal	Normal	Normal	Normal
1,25(OH)₂D₃	↓	↓↓↓	↑↑↑	Inapropriadamente normal	↑↑
PTH	↑	↑	↑	Normal	↓ ou normal
Fosfatúria	Normal	Normal	Normal	↑↑	↑↑

e do *clearance* de fósforo, expressos pelas seguintes fórmulas:[11]

$$Clearance\ P = \frac{P_{urinário}}{Creatinina_{urinária}} \times \frac{Creatinina_{sérica}\ (em\ mg/dL)}{P_{sérico}}$$

$$RTP = 100 \times (1 - clearance\ P)\ \text{(Valor normal: 90\%)}$$

Com os valores de fósforo plasmático e a taxa de reabsorção tubular de fósforo pode-se obter o limiar de excreção renal de fósforo por meio do nomograma de Bijvoet (Figura 44.4).

Quadro Histológico

A biópsia óssea em osso não descalcificado está indicada nos casos em que existe dúvida diagnóstica quanto à presença ou não de osteomalacia, sendo realizada com agulha e dispositivo específicos na crista ilíaca. Deve-se fazer a marcação com tetraciclina (250mg, quatro vezes ao dia, com o estômago vazio) ou demeclociclina (150mg, quatro vezes ao dia). Os esquemas para administração podem ser: 2 dias de medicação, 10 dias de descanso, 2 dias de medicação e pode-se fazer a biópsia 5 dias após (2-10-2:5), ou ainda o esquema 3-14-3:5.[12]

Nos quadros em que há defeito de mineralização, os parâmetros avaliados apontam aumento da espessura de osteoide, diminuição da velocidade de mineralização e deficiência de marcação da frente de mineralização com tetraciclina.

RAQUITISMO HIPOFOSFATÊMICO

Homeostase do Fosfato

O fósforo tem função essencial no desenvolvimento do esqueleto, no metabolismo mineral e nas diversas funções celulares, envolvendo metabolismo intermediário e mecanismos de transferência de energia. É um componente vital da mineralização óssea, nos fosfolipídios das membranas, nucleotídeos e intermediários fosforilados na sinalização celular.

O fósforo está presente no sangue tanto na forma inorgânica como na orgânica. Aproximadamente 20% do fósforo inorgânico estão ligados a proteínas, e a porção livre permanece como íons HPO_4^{-2} e $H_2PO_4^{-}$. O fósforo na forma de íons fosfato circula no sangue e é filtrado no glomérulo. Assim como o cálcio, o fosfato sérico é mantido dentro de uma faixa estreita pela interação entre a absorção intestinal, a troca entre os *pools* intracelular e ósseo e a reabsorção tubular de fosfato. A hipofosfatemia estimula a síntese de calcitriol via 1α-hidroxilase no rim, levando ao aumento da absorção de cálcio e fósforo no intestino e à mobilização do tecido ósseo. Em adição, a hipofosfatemia é um potente estimulador da reabsorção tubular máxima de fosfato (TmP/GRF). O aumento do cálcio sérico inibe a secreção de PTH com aumento da excreção renal de cálcio e da reabsorção de fosfato.

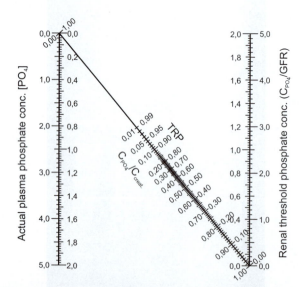

Figura 44.4 Nomograma para determinação do limiar renal de concentração de fósforo e taxa de reabsorção tubular de fosfato. (Retirada de Walton RJ, Bijvoet OLM. Nomogram for derivation of renal threshold phosphate concentration. Lancet 1975; 306[7929]:309-10.)

O principal órgão que regula a homeostase do fosfato é o rim. O fósforo inorgânico (Pi) é filtrado pelo glomérulo e 80% do filtrado são reabsorvidos predominantemente no néfron proximal. A regulação da reabsorção é feita por mudanças na atividade, no número e na localização intracelular dos cotransportadores Na-P tipo II da borda em escova (NaPi2a e NaPi2c).[13] Muitos hormônios e citocinas influenciam a reabsorção de PI, como GH, IGF-1, insulina, fator de crescimento epidermal, hormônio tireoidiano, calcitriol, dieta pobre em fosfato, PTH, PTHrp, calcitonina, fator natriurético atrial e TGF-α e β. Os glicocorticoides também inibem a reabsorção tubular de Pi.[14]

O PTH é o regulador fisiológico mais bem caracterizado da reabsorção de fosfato, mas sua principal função é manter a homeostase do cálcio. O PTH aumenta a excreção urinária de fosfato via inibição AMPc-dependente da expressão de NPT2. Há uma rápida remoção endocítica das moléculas de NPT2 da borda em escova e aumento da degradação lisossomal. Em contrapartida, a deprivação aguda e crônica de Pi inicia aumento do transporte da proteína NPT2 para a membrana apical mediante um recrutamento dependente de microtúbulos.

O FGF-23 é uma proteína de 30kDa que é clivada a um fragmento N-terminal de 18kDa e outro C-termina de 12kDa. O domínio de ligação ao receptor está no fragmento N-terminal e é produzido pelo tecido ósseo em resposta ao aporte de fosfato da dieta de modo a manter a fosfatemia. Tem a capacidade de suprimir a expressão dos canais NaPi2a e NaPi2c, induzindo a perda urinária de fosfato. Outra ação é a inibição da 1α-hidroxilase com o aumento da atividade de 24-hidroxilase. Além disso, também é capaz de diminuir a expressão e a produção de PTH. Por outro lado, PTH e calcitriol estimulam a produção de FGF-23 no osso, fechando assim a contrarregulação envolvendo rim, osso e paratireoide.[15]

A proteína Klotho é uma proteína transmembrana de 1.014 aminoácidos codificada por cinco éxons e é cofator importante na ligação e ativação do FGF-23. O fato de o FGF-23 necessitar do Klotho para ativação do receptor de FGF explica por que os ratos deficientes em FGF-23 e os deficientes em Klotho desenvolvem fenótipos semelhantes e também por que os ratos deficientes em Klotho são resistentes ao FGF-23. A proteína Klotho é expressa em paratireoides, plexo coroide, túbulo renal distal e parede vascular. Além da forma de membrana, o Klotho tem uma forma solúvel que é encontrada no sangue, na urina e no liquor e que não tem afinidade pelo FGF-23, e parece estar envolvida na regulação de vários canais iônicos nos túbulos renais distais (p. ex., cálcio, TRPV5; potássio, ROMK1) e receptores de fatores de crescimento na superfície celular.[16]

As diferenças laboratoriais e clínicas dos raquitismos hipofosfatêmicos são apresentadas na Tabela 44.3.

Raquitismo Hipofosfatêmico Dominante Ligado ao X (XLH – *X-linked hypophosphatemic rickets*)

Descrito inicialmente por Albright como "raquitismo hipofosfatêmico resistente à vitamina D", é o distúrbio

Tabela 44.3 Características dos diferentes tipos de raquitismo hipofosfatêmico

	XHL	ADHR	ARHR	HHRH	HRH	TIO
Prevalência	1:20.000	Raro	Raro	Raríssimo	Raríssimo	Raríssimo
Fosfatemia	Baixa	Baixa	Baixa	Baixa	Baixa	Baixa
Calcemia	Normal	Normal	Normal	Normal/alta	Normal/alta	Normal
1,25(OH)$_2$D$_3$	Normal/baixo	Normal/baixa	Normal/baixa	Alta	Normal/baixa	Normal/baixa
PTH	Normal	Normal	Normal	Suprimido	Alto	Normal
TmP/GFR	Diminuída	Diminuída	Diminuída	Diminuída	Diminuída	Diminuída
Calciúria	Normal	Normal	Normal	Elevada	Normal/elevada	Normal
Herança	Dominante ligada ao X	Autossômica dominante	Autossômica recessiva	Autossômica recessiva	Esporádica	Síndrome paraneoplásica
Cromossomo	Xp22.1	12p13	9q34	4q21 e 6q22-q23	Translocação t (9; 13) (q21.13; q13.1)	Associada a tumor
Defeito	PHEX	FGF-23	SLC34A3	DMP1 e ENPP1	Klotho	Excesso de FGF-23

ADHR: raquitismo hipofosfatêmico autossômico dominante; ARHR: raquitismo hipofosfatêmico autossômico recessivo; HHRH: raquitismo hipofosfatêmico hereditário autossômico recessivo com hipercalciúria; HRH: raquitismo hipofosfatêmico com hiperparatireoidismo; TIO: osteomalacia hipofosfatêmica induzida por tumor (oncogênica); XHL: raquitismo hipofosfatêmico dominante ligado ao X.

hipofosfatêmico mais comum (OMIN nº 307800) e representa 80% dos casos de perda de fosfato familiar. Ocorre diminuição da reabsorção tubular de fosfato. A fosfatemia está reduzida e as concentrações de calcitriol estão reduzidas ou inapropriadamente normais, enquanto o cálcio sérico e o PTH estão normais. Em sua expressão completa, há associação de raquitismo e osteomalacia, deformidades de membros inferiores, baixa estatura, dor óssea, entesopatia e abscessos dentários. Em contraste, os indivíduos não apresentam a fraqueza ou dor muscular que ocorre em pacientes com as formas adquiridas.[14]

Esse distúrbio é causado por mutações do gene PHEX (*Phosphate regulating gene with Homologies to Endopeptidases on the X chromossome*), que codifica uma proteína de 749 aminoácidos, a qual é membro de uma família de M13 metaloproteinases ligadas à membrana com ação proteolítica. Localizado no cromossomo Xp22.1, o gene é composto de 22 éxons e codifica um transcrito de RNA mensageiro (RNAm) de 6,6kb. É expresso em osteoblastos, odontoblastos, ovário, pulmão, paratireoide, cérebro e músculo. Notavelmente, não é expresso nos rins. Não há correlação entre a gravidade da doença e o tipo ou a localização da mutação. A inativação randômica do cromossomo X em mulheres parece ser o motivo que resulta em um fenótipo menos grave, se comparado a homens com a deficiência completa do PHEX. Contudo, homens e mulheres parecem ser igualmente afetados, com manifestações esqueléticas e alterações bioquímicas similares.[17-19]

Defeitos do gene PHEX foram identificados em modelos animais. Os ratos *hyp*, análogos murinos de XHL, têm grande 3′ deleção do gene PHEX e são modelos úteis para o estudo da base dos distúrbios hipofosfatêmicos. As concentrações da proteína NPT2 e RNAm são reduzidas no rato *hyp*, sugerindo a relação entre a mutação do PHEX e o *downregulation* transcricional de NPT2.[20,21]

O transplante cruzado entre ratos normais e *hyp* mostrou que o fenótipo mutante não foi transferido pelo transplante de rins *hyp* no rato normal nem o defeito do rato *hyp* foi corrigido pelo transplante do rim normal. Concluiu-se que o rato *hyp* produzia um fator circulante que inibia o cotransportador NPT2. Outros estudos demonstraram que o soro do rato *hyp* podia inibir a captação de fosfato em uma cultura de células renais de rato de maneira dose-dependente. Mesmo após tratamento adequado com calcitriol e fosfato, os pacientes XHL continuam com lesões hipomineralizadas periosteocíticas.

Anormalidades do metabolismo da vitamina D também são características de indivíduos com XHL. Estimuladores da síntese de calcitriol, como PTH e dieta pobre em fosfato, falham em aumentar sua síntese. Os ratos *hyp* demonstram atividade diminuída de 1α-hidroxilase após infusão de cálcio, vitamina D, deprivação de Pi e infusão de PTH. Além disso, a 24-hidroxilação é aumentada nos ratos *hyp*, o que contribui para o defeito. A patogênese da perda renal de fosfato é dissociada do defeito de síntese de vitamina D. NPT2 *null mice* têm perda renal de fosfato, mas apresentam aumento da síntese de calcitriol e não têm osteomalacia e raquitismo.[22]

Isso sugere que o fator fosfatúrico circulante implicado no XHL e em outras síndromes hipofosfatúricas tem dois efeitos independentes: inibir a reabsorção tubular de fosfato e diminuir a síntese de calcitriol. Estudos demonstraram que o FGF-23 (codificado no cromossomo 12p13) é este fator, o qual é regulado via proteólise dependente de PHEX. O FGF-23 é expresso em baixas concentrações no cérebro, timo, intestino, coração, fígado, linfonodo, tireoide e paratireoide. Contém 251 aminoácidos, incluindo uma sequência amino-terminal hidrofóbica, que é a sequência sinalizadora. Contém ainda uma sequência carboxi-terminal que não é semelhante à de outros FGF.[23,24]

Raquitismo Hipofosfatêmico Autossômico Dominante (ADHR – *autossomal dominant hypophosphatemic rickets*)

Caracteriza-se por hipofosfatemia, concentrações de $1,25(OH)_2D_3$ inapropriadamente normais, raquitismo, osteomalacia, dor óssea, deformidades de membros inferiores e fraqueza muscular (OMIN nº 193100). A forma de início adulta cursa com dor óssea, fraqueza e fratura, mas sem deformidade. A forma de início precoce é fenotipicamente parecida com XHL. Os abscessos dentais são características frequentes. Apresenta penetrância incompleta, com indivíduos manifestando tardiamente e também com reversão pós-puberal da perda renal de fósforo. Estudos de ligação demonstraram defeitos no gene do FGF-23.[25,26] Mutações *missense* em uma das duas argininas nas posições 176 ou 179 foram identificadas e sugeridas como ativadoras. Estão localizadas em sítio de clivagem normal da proteína, o que evita a degradação do FGF-23 e resulta em ação prolongada ou aumentada deste. O FGF-23 liga-se a receptores FGFR2 e FGFR4 que são expressos no rim. O FGF-23 mutante liga-se preferencialmente ao FGFR4.[27]

Raquitismo Hipofosfatêmico Autossômico Recessivo (ARHR – *autossomic recessive hypophosphatemic rickets*)

Foram descritas mutações inativadoras da DMP1 (*dentin matrix protein 1*), proteína não colágena expressa em osteoblastos e osteócitos responsável pelo *downregulation* do FGF-23 (OMIN nº 241520).[28] Também foram descritas mutações do ENPP1 (*ectonucleotide pyrophosphatase/phosphodiesterase 1*), que gera o pirofosfato, um inibidor natural da calcificação, e está associado clinicamente a um quadro raro de calcificações aberrantes (calcificação arterial generalizada em crianças) (OMIN nº 613312).[29]

Raquitismo Hipofosfatêmico Hereditário com Hipercalciúria (HHHR – *hereditary hypophosphatemic rickets with hypercalciuria*)

O HHHR foi primeiramente descrito em uma família de beduínos (OMIN nº 241530) e depois alguns casos familiares e esporádicos foram identificados. O tipo de herança é autossômico recessivo. No quadro clínico, há dor óssea, raquitismo e osteomalacia, fraqueza muscular e retardo de crescimento. As características bioquímicas são hipofosfatemia com diminuição da reabsorção renal de fósforo e alta concentração de calcitriol, o que leva a hipercalciúria, e o PTH está baixo ou normal. Recentemente foram descritas mutações do SLC34A3, gene que codifica o canal NaPi2c.[30,31]

Raquitismo Hipofosfatêmico Hereditário com Hiperparatireodismo

Foi descrito na presença de mutação em translocação do gene do α-Klotho e que leva a aumento do FGF-23 (OMIN nº 612089). Ao contrário do que acontece no HHHR, o calcitriol apresenta concentrações inapropriadamente normais e não há hipercalciúria.[32]

OSTEOMALACIA ONCOGÊNICA (OSTEOMALACIA INDUZIDA POR TUMOR)

Síndrome hipofosfatêmica adquirida rara que compartilha muitas características com as formas genéticas de raquitismo hipofosfatêmico, é geralmente causada por uma variedade de tumores mesenquimais benignos (angioma esclerosante, angiofibroma benigno, hemangiopericitoma, condrossarcoma, osteoblastomas, tumor de células gigantes do osso, fibromas ossificantes e não ossificantes) que secretam fatores fosfatúricos ("fosfatoninas") que inibem a reabsorção tubular de fosfato e impedem a síntese de calcitriol.[33-35] Os tumores geralmente são pequenos, de crescimento lento, e estão localizados em regiões pouco usuais (intraósseas, nasofaringe, região poplítea, região suprapatelar, pés, seios da face ou mandíbula). A ocorrência de osteomalacia em pacientes com displasia fibrosa extensa, neurofibromatose e síndrome do *nevus* sebáceo linear pode ser induzida por tumor. Pode ainda estar associada a tumores malignos, como câncer de mama, próstata, *oat cell*, mieloma múltiplo e leucemia linfoide crônica.

A hipofosfatemia impede a mineralização adequada e leva à osteomalacia (Figura 44.5). O diagnóstico geralmente é estabelecido na sexta década de vida, e não há história familiar. Cerca de 15% dos pacientes têm menos de 20 anos de idade. O rastreamento do tumor envolve métodos de imagem: ultrassonografia, tomografia computadorizada, ressonância nuclear magnética e cintilografia com octreotídeo marcado com [111]In. A remoção cirúrgica do tecido tumoral leva à normalização do fósforo e do calcitriol.[36]

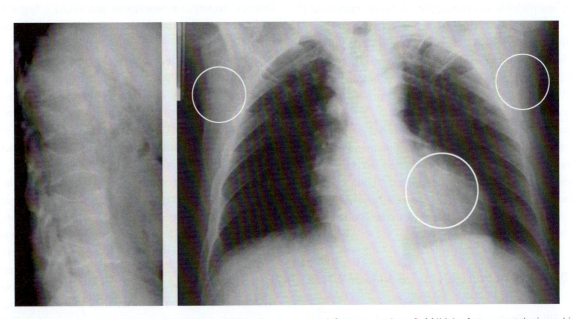

Figura 44.5 Paciente com osteomalacia oncogênica com múltiplas fraturas e pseudofraturas em tórax. **A.** Múltiplas fraturas vertebrais em biconcavidade. **B.** Pseudofraturas em ambas as escápulas e múltiplas vértebras.

Dentre os fatores candidatos à fosfatonina, o mais importante parece ser o FGF-23. Outros genes também expressos pelo tumor são: MEPE, *Dentin Matrix protein 1*, ostepontina, *Frizzled-related protein-4*.[14]

OSTEOMALACIA POR ALTERAÇÕES DA VITAMINA D ADQUIRIDAS

Nas crianças, é raro o diagnóstico de raquitismo nutricional por falta de cálcio ou vitamina D. No entanto, na população adulta, principalmente entre os idosos, a hipovitaminose D tem sua prevalência subestimada. É importante lembrar que a principal fonte de vitamina D é a síntese cutânea pelos raios ultravioletas do tipo B e não por meio da alimentação.[37] Essa etapa sofre a interferência de diversos fatores, como, por exemplo, a latitude,[38] a idade,[39-42] a cor da pele,[43,44] hábitos de vida e exposição solar,[45-46] a sazonalidade,[47-48] o uso de protetores solares[50] e os fatores ocupacionais,[51] que podem diminuir a fotoconversão na pele.

Os indivíduos idosos apresentam espessura da pele menor (e, consequentemente, o estoque de 7-desidrocolesterol) seus mecanismos enzimáticos não são tão eficientes, se comparados a indivíduos jovens, e sua capacidade de absorção intestinal e síntese renal de calcitriol está diminuída.[40,41] Devido à concomitância de doenças crônicas, é comum o uso de medicações que interfiram com o metabolismo da vitamina D. Além disso, adotam hábitos de vida mais reclusos e costumam usar mais roupas (o que diminui a exposição ao sol). Em virtude desses fatores, essa faixa etária está mais exposta à hipovitaminose D. Esta, contudo, também pode ser encontrada em populações mais jovens.[39,46,52]

O *status* de vitamina D pode ser classificado como suficiente, insuficiente ou deficiente. A hipovitaminose D engloba os indivíduos com insuficiência (valores entre 20 e 30ng/mL) e deficiência (valores < 20ng/mL) de vitamina D e determina o aparecimento do hiperparatireoidismo secundário. Quando a concentração de vitamina D é muito baixa (deficiência), há predisposição para a ocorrência de osteomalacia.[53,54]

Também devem ser lembrados os casos de síndrome de má absorção, nos quais o *clearance* dos metabólitos da vitamina D está aumentado, os quais deixam de ser reabsorvidos na circulação êntero-hepática.[55] Uma condição atual cada vez mais frequente diz respeito aos indivíduos que se submetem a cirurgia bariátrica com o objetivo de perda de peso.[56,57]

RAQUITISMO DEPENDENTE DE VITAMINA D TIPO I

Em 1961, Prader foi o primeiro a descrever duas crianças com essa forma de raquitismo, chamada raquitismo pseudodependente de vitamina D.[58] Manifesta-se antes dos 2 anos de idade e, frequentemente, durante os primeiros 6 meses de vida. É causada por distúrbio autossômico recessivo com mutação no gene da 1α-hidroxilase (codificada no cromossomo 12q14) responsável pela conversão de 25-hidroxivitamina D (25OHD) em 1,25-di-hidroxivitamina D (1,25[OH]D_2) no rim.[59] Esse gene contém nove éxons e codifica uma proteína de 508 aminoácidos.[60,61]

Laboratorialmente, esses indivíduos apresentam concentrações plasmáticas normais ou elevadas de 25OHD e baixas de 1,25(OH)D_2. Pode haver hipocalcemia, hipocalciúria e hiperparatireoidismo secundário. Seu tratamento envolve a administração de calcitriol (0,25 a 2,0μg/dia). Quando seu uso não é possível, podem ser usadas altas doses de colecalciferol (50.000 a 100.000UI/dia).

RAQUITISMO DEPENDENTE DE VITAMINA D TIPO II

Em 1978, Brooks descreveu o caso de indivíduo com hipocalcemia, osteomalacia e concentrações séricas elevadas de 1,25(OH)D_2.[62] O tratamento com vitamina D_3 resultou em aumento da 1,25(OH)D_2 e corrigiu a hipocalcemia do paciente. A expressão dependente de vitamina D tipo II foi sugerido para descrever esse distúrbio. No entanto, com base na análise de maior número de casos, concluiu-se que não há resposta a qualquer tipo de vitamina D e essa designação revelou-se equivocada, pois se trata de uma resistência hereditária à 1,25(OH)D_2.

Os pacientes apresentam altas concentrações de 1,25(OH)D_2, que resultam da combinação de três estimuladores: hiperparatireoidismo secundário, hipocalcemia e hipofosfatemia. Há a descrição de cerca de 50 casos na literatura.

O raquitismo dependente de vitamina D tipo II é determinado por mutação pontual do gene do receptor da vitamina D (VDR), que está localizado no cromossomo 12q14. Sua estrutura consiste em nove éxons (o receptor de vitamina D [VDR] é uma proteína de 50kD). A maioria das mutações encontra-se nos éxons 2 e 3, que codificam o domínio de ligação ao DNA.[63,64]

A apresentação clínica costuma ser precoce (antes dos 2 anos de idade), mas existem formas moderadas de aparecimento tardio. Uma característica peculiar em dois terços dos casos é a presença de alopecia, que varia da forma esparsa até a total com ausência de cílios e supercílios. Em alguns pacientes, há anomalias ectodérmicas adicionais, como cistos epidermais, oligodontia e mília múltipla. A alopecia parece ser um marcador da forma mais grave da doença.

Estudos demonstraram que a alopecia é possivelmente decorrente da resistência hormonal, o que é apoiado pela evidência de alta afinidade de captação [H$_3$] 1,25(OH) D$_2$ no núcleo da bainha externa da raiz do folículo piloso de roedores, e que a epiderme e os folículos pilosos contêm uma proteína ligadora de cálcio que é dependente de vitamina D.[65,66]

A terapêutica envolve o uso de altas doses de calcitriol (> 6µg/kg de peso ou dose total de 30 a 60µg), suplementação de cálcio (> 3g de cálcio elementar) e mais de 3 a 5 meses de tratamento para reversão do quadro de raquitismo.

HIPOFOSFATASIA

Distúrbio hereditário raro, ocorre em todas as raças, com incidência de cerca de 1:100 mil nascidos vivos para as formas graves. As formas moderadas são as mais comuns. Cerca de 300 casos foram descritos na literatura. Trata-se de um erro inato do metabolismo caracterizado por atividade subnormal da isoforma não tecido-específica (osso, fígado e rim) da fosfatase alcalina. É determinada por mutações no gene da fosfatase alcalina localizado no cromossomo 1p36. O gene humano da fosfatase alcalina contém 12 éxons, sendo a proteína codificada pelos éxons de 2 a 12. Foram identificadas cerca de 20 mutações (missense ou deleções), comprometendo éxons distintos, não sendo possível correlacionar o ponto de mutação com a forma da doença. Também não está claro se a doença óssea se deve a um defeito qualitativo isolado na molécula da fosfatase alcalina ou se há um defeito generalizado do osteoblasto.[67,68] As isoformas tecido-específicas (intestinal, placentária e de células germinativas) não estão diminuídas.

Foram descritas quatro formas de hipofosfatasia, dependendo da idade. As formas perinatal e infantil são autossômicas recessivas. O mecanismo de herança das formas moderadas é pouco compreendido. Quando há somente manifestação dentária, a condição é chamada de odonto-hipofosfatasia.

Apresentação Clínica

Embora alguma fosfatase alcalina esteja normalmente presente nos tecidos, a patologia afeta, principalmente, o esqueleto e a dentição.

A forma perinatal se manifesta durante a gestação e pode ter como complicação o polidrâmnio. Há extrema hipomineralização do esqueleto (causando encurtamento dos membros e caput membranaceum) ao nascimento. Raramente, pequenos esporões ósseos aparecem ao longo dos ossos. Alguns recém-nascidos sobrevivem por pouco tempo e sofrem de insuficiência respiratória, febre inexplicável, anemia (osteoide excessivo ocupando o espaço da medula vermelha), dificuldade em ganhar peso, irritabilidade, apneia com cianose e bradicardia, hemorra-

gia intracraniana e convulsões. Em geral, trata-se de uma condição letal.

A forma infantil torna-se clinicamente aparente antes dos 6 meses de vida com sintomas como hipotonia, dificuldade de ganho de peso e altura, fontanelas largas, craniossinostose e deformidades esqueléticas. Hipercalcemia e hipercalciúria podem provocar vômitos recorrentes, nefrocalcinose e perda da função renal. A pressão intracraniana aumentada pode provocar proptose, abaulamento da fontanela anterior e papiledema. Podem ocorrer hipertelorismo ocular e braquicefalia. Com o tempo, há piora progressiva do esqueleto e a forma é fatal em 50% dos indivíduos.

A forma juvenil varia muito em gravidade. Há perda prematura dos dentes decíduos (antes dos 5 anos de idade) por aplasia ou hipoplasia do cemento dentário, que é um marcador clínico importante. Há atraso para andar e a marcha apresenta padrão anserino. Baixa estatura e dolicocefalia com bossa frontal são frequentes. Uma complicação pouco compreendida é a miopatia estática, que pode melhorar espontaneamente durante a puberdade, mas pode haver recorrência dos sintomas esqueléticos na idade adulta.

A forma adulta surge na meia-idade, frequentemente com fraturas de estresse dolorosas e com lenta recuperação, geralmente nos metatarsos. Dor nas coxas ou nos quadris podem ser decorrentes de pseudofraturas femorais. Cerca de 50% dos adultos afetados têm história de raquitismo ou perda prematura dos dentes decíduos durante a infância. O prognóstico para a dentição permanente é favorável. Condrocalcinose pode ocorrer frequentemente e, em alguns pacientes, há deposição de cristais di-hidratados de pirofosfato e periartrite.[69-71]

Achados Laboratoriais

As concentrações de vitamina D, PTH, cálcio e fósforo geralmente estão normais. A hipercalcemia e a hipercalciúria presentes nas formas perinatal e infantil são decorrentes da dissinergia entre a absorção intestinal de cálcio e o defeito na mineralização óssea. Três fosfocomponentes podem se acumular na hipofosfatasia: fosfoetanolamina (PEA), pirofosfato inorgânico (PPi) e piridoxal 5'-fosfato (PLP). As concentrações elevadas de PEA na urina são sugestivas, mas não específicas, e valores normais também podem estar presentes em casos moderados. As concentrações séricas elevadas de PLP são mais sensíveis e específicas (desde que os pacientes não estejam usando suplementos de vitamina B$_6$).

Tratamento

A possibilidade de reposição da enzima é alternativa recente para o tratamento dessa doença, tendo sido testada nas formas graves com boa resolução das complicações ósseas.[70] É importante evitar os tratamentos tradicionais com cálcio, fósforo e vitamina D, para não exacerbar a hipercalcemia e a hipercalciúria.

SÍNDROME DE FANCONI E ACIDOSE TUBULAR RENAL

A síndrome de Fanconi caracteriza-se por defeito no transporte realizado pelo túbulo proximal, o que resulta em perda de glicose, fosfato, aminoácidos, proteínas de baixo peso molecular, bicarbonato, ácido úrico, citrato e outros ácidos orgânicos. Há, também, perda de eletrólitos como cálcio, sódio, potássio, magnésio e água. Está associada a inúmeros distúrbios hereditários e adquiridos, com destaque para a cistinose e o mieloma múltiplo (Tabela 44.4). Por outro lado, pode não estar associada a essas condições (idiopática). A alteração de mineralização nessa condição se deve ao aumento da excreção urinária

---

Tabela 44.4 Distúrbios hereditários e adquiridos associados a tubulopatias com perdas renais

Distúrbios hereditários associados à síndrome de Fanconi
   Cistinose
   Doença de Wilson
   Tirosinemia tipo I
   Intolerância hereditária à frutose
   Galactosemia
   Doenças de acúmulo de glicogênio
   Miopatia mitocondrial hereditária com acidemia láctica
   Síndrome de Leigh
   Síndrome de Lowe
   Leucodistrofia metacromática
   Síndrome de Alport (nefrite hereditária)

Distúrbios adquiridos associados à síndrome de Fanconi
   Distúrbios do metabolismo/excreção de proteínas
      Gamopatias monoclonais
      Amiloidose
      Síndrome de Sjögren
      Síndrome nefrótica
   Distúrbios imunológicos
      Nefrite intersticial
      Transplante renal
      Malignidade
   Medicamentos
      6-mercaptopurina
      Aminoglicosídeos
      Ácido valproico
      Ifosfamida
   Metais pesados
      Cádmio, mercúrio, urânio, chumbo
   Toxinas
      Paraquat
      Tolueno
   Outras condições
      Hemoglobinúria paroxística noturna
      Trombose de veia renal em neonato
      Nefropatia de Balkan

---

de cálcio, ao metabolismo anormal da vitamina D, à insuficiência renal e, principalmente, à hipofosfatemia.[72,73]

A acidose tubular renal é um distúrbio no qual o rim é incapaz de conservar bicarbonato e, como consequência, ocorre acidose metabólica sistêmica. Há defeito na reabsorção de bicarbonato e inabilidade de secretar prótons, de modo que não se forma um gradiente de pH entre o sangue e o lúmen. A classificação leva em consideração a forma limitada pelo gradiente do íon hidrogênio no túbulo distal (tipo I), a forma perdedora de bicarbonato no túbulo proximal (tipo II) e a forma hiperpotassêmica (tipo IV). O tipo III corresponde ao híbrido dos tipos I e II. A perda de bicarbonato é maior no tipo II e menor no tipo IV. A osteomalacia resulta da acidose sistêmica e da liberação de cálcio do tecido ósseo na forma de carbonato de cálcio funcionando como um tampão. Isso provoca hipercalciúria, que pode ser corrigida com a correção da acidose metabólica. A nefrocalcinose pode ser uma complicação nesse distúrbio.[74]

Fármacos

Fármacos que causam deficiência de cálcio, fósforo ou vitamina D, ou que interferem em sua deposição ou ação no tecido ósseo, podem causar osteomalacia. Isso também depende da dose, do tempo de uso e de outros fatores associados, como baixa exposição ao sol, baixa ingestão dos nutrientes e doenças crônicas.

Inibidores da Absorção da Vitamina D (Colestiramina)

Assim como outras vitaminas lipossolúveis, a vitamina D é absorvida no jejuno e no íleo em um processo facilitado pelos ácidos biliares. Resinas ligadoras de ácidos biliares, como colestiramina e colestipol, têm o potencial de interferir na absorção de vitamina D. Isto foi descrito em um paciente que sofreu ressecção de íleo por doença de Crohn e estava em uso de colestiramina.[75]

Anticonvulsivantes

Medicamentos que aumentem a atividade das enzimas microssomais hepáticas do sistema citocromo p450 podem acelerar o catabolismo da vitamina D e seus metabólitos. Os anticonvulsivantes (fenitoína e fenobarbital) são os fármacos mais estudados. Estudos sugerem que 20% a 65% dos pacientes epilépticos usuários de anticonvulsivantes desenvolvem sinais de raquitismo e osteomalacia, principalmente quando institucionalizados, e apresentam risco aumentado de fraturas durante uma crise convulsiva. Estudos *in vitro* sugerem que o fenobarbital e a fenitoína têm efeitos indiretos na reabsorção óssea estimulada pelo PTH e na absorção de cálcio. Recomenda-se que esses indivíduos recebam reposição de altas doses de vitamina D.[76-79]

Antituberculosos

A rifampicina acelera o catabolismo da vitamina D, porém a associação à osteomalacia é menos evidente.[80]

Antagonistas da Vitamina D em Tecido-alvo

Os glicocorticoides atuam diminuindo a absorção intestinal de cálcio por um mecanismo independente da vitamina D.[81,82]

Inibidores da Absorção de Fosfato

A deficiência na absorção de fosfato pode ser induzida por antiácidos que contêm alumínio. Os pacientes apresentam baixa excreção de fósforo urinário e aumento das concentrações de calcitriol. As concentrações de cálcio sérico e urinário tendem a ser altas.

Em relação ao alumínio, outras duas situações importantes dizem respeito à hemodiálise e à nutrição parenteral. As fontes são os antiácidos usados no controle da fosfatemia em pacientes com insuficiência renal crônica, água não ionizada usada na diálise e a presença de alumínio na nutrição parenteral. Apresentam, geralmente, fósforo sérico alto ou normal e baixas concentrações de calcitriol. A deferoxamina é utilizada como quelante de alumínio e para reverter a osteomalacia.[83]

Bisfosfonatos

Os bisfosfontaos são análogos do pirofosfato, um inibidor da mineralização óssea. A osteomalacia induzida por bisfosfonato foi descrita, principalmente, com o uso do etidronato em altas doses, o primeiro liberado para uso clínico. Também existem descrições de pacientes que estavam em uso de pamidronato.[84,85] As novas moléculas, de terceira e quarta gerações, entretanto, por apresentarem potência antirreabsortiva bastante aumentada, são utilizadas em doses bem menores e deixaram de oferecer risco de induzir defeitos na mineralização.

Flúor

O flúor atraiu atenção como agente terapêutico para a osteoporose por ser um estimulador da formação óssea, porém, por provocar conjuntamente um defeito de mineralização, deixou de ser usado com esse objetivo.[86,87]

TRATAMENTO

O diagnóstico etiológico é importante para a escolha do tratamento medicamentoso.

Em pacientes em tratamento de quadros de gastrite ou úlcera, recomenda-se a troca de medicações que contenham hidróxido de alumínio por fármacos bloqueadores H_2 ou inibidores da bomba de prótons.

Segundo as diretrizes da Endocrine Society, pacientes com mais de 18 anos de idade com deficiência de vitamina D devem ser tratados com doses de ataque de colecalciferol de 50.000UI por 8 semanas (em menores de 18 anos, a duração da dose de ataque é de 6 semanas). Em pacientes em uso crônico de anticonvulsivantes, corticoides, antirretrovirais ou antifúngicos, recomenda-se suplementação com cálcio e, principalmente, com doses maiores de vitamina D (2.000 a 6.000UI/dia).[88]

Em paciente com síndrome de má absorção, recomenda-se a administração de colecalciferol associada ao cálcio.

Nos quadros de acidose tubular e síndrome de Fanconi, o uso de bicarbonato (5 a 10g/dia) geralmente é suficiente para corrigir a acidemia.

A monitorização laboratorial inclui a análise sérica de cálcio, fósforo, fosfatase alcalina, PTH, 25OHD, creatinina, calciúria e creatinúria de 24 horas. Nas crianças, radiografias seriadas das epífises tornam possível avaliar a resposta ao tratamento. A ultrassonografia renal auxilia a detecção de cálculos ou nefrocalcinose.

Raquitismo Hipofosfatêmico

O tratamento objetiva melhorar a velocidade de crescimento e reduzir o grau das deformidades ósseas, sendo centrado em reposição vigorosa de fósforo na dose de 30 a 180mg/kg/dia (1 a 3g de fósforo elementar por dia, divididos em quatro a seis doses) associada ao calcitriol (40 a 60ng/kg/dia, fracionados em duas vezes). O fosfato pode ser administrado na forma de xarope ou cápsulas e deve ser fracionado e administrado longe das refeições. As cápsulas são preferidas porque consistem em misturas de sais de sódio e potássio com menor quantidade de sódio do que os xaropes. A terapia com fosfatos pode provocar náuseas, perda de apetite e diarreia, principalmente com o uso dos xaropes, e a dose diária deve ser titulada em função dos efeitos colaterais que surgirem. A administração de calcitriol visa aumentar a absorção intestinal de cálcio e fósforo e prevenir o hiperparatireoidismo secundário desencadeado pelo fosfato.[89-92] Podem ser usados ainda o colecalciferol (20.000UI/dia) ou o alfacalcidol (0,03 a 0,1µg/kg/dia em duas doses). A terapia combinada de fosfato e calcitriol é necessária para melhorar a homeostase do metabolismo mineral e para a saúde óssea; entretanto, envolve um risco significativo de toxicidade renal em razão da indução de hipercalcemia e hipercalciúria, podendo levar à nefrocalcinose e à redução da depuração da creatinina. Por esse motivo, os pacientes devem ser acompanhados com a realização periódica de ultrassonografia de rins, função renal e do cálcio urinário, além de radiografias para avaliação das epífises.[93,94]

O hormônio de crescimento (GH) pode ser associado ao tratamento na dose de 0,05 a 0,08mg/kg/dia, SC, promovendo a reabsorção tubular de fósforo, o crescimento linear e a síntese de calcitriol.[95-97]

Com o início precoce e a boa aderência ao tratamento durante o período de crescimento, os resultados são satisfatórios em termos de altura-alvo e prevenção das deformidades. Uma questão não respondida diz respeito à permanência do tratamento após a fusão das placas epifisárias, devido ao desenvolvimento de complicações crônicas como nefrocalcinose e autonomia paratireoidiana. A manutenção do tratamento nos adultos deve levar em consideração os quadros clínico e laboratorial.

Raquitismo Dependente de Vitamina D Tipo I

A terapia é preferencialmente feita com a reposição com calcitriol, cuja síntese está diminuída. A dose é de 0,02 a 0,06μg/kg de peso corporal/dia, fracionada em duas vezes. Podem ser utilizados, ainda, o colecalciferol (50.000 até 100.000UI/dia) e o alfacalcidol (0,03 a 0,1μg/kg/dia), fracionados em duas vezes. Recomenda-se, também, a suplementação com cálcio (1,5g/dia para crianças e 1,0g/dia para adultos).[98]

Raquitismo Dependente de Vitamina D Tipo II

Por se tratar de uma forma grave de raquitismo, são necessárias doses altas de calcitriol (entre 6 e 20μg/dia) fracionadas em três a quatro vezes, para evitar, principalmente, hipocalcemia e crises convulsivas. Pode ser feita associação ao colecalciferol e cálcio (2 a 3g/dia). Há a descrição de tratamento com infusão contínua de cálcio por tempo prolongado, a qual foi eficiente em melhorar o raquitismo.[99,100]

Referências

1. Lian JB, Stein GS, Canalis E, Gehron Robey P, Boskey AL. Bone formation: osteoblast lineage cells, growth factors, matrix proteins and the mineralization process. In: Favus MJ. Primer on the metabolic bone diseases and disords of mineral metabolism. Philadelphia: Lippincott-Raven, 1999:14-29.

2. Landis WJ. The strength of a calcified tissue depends in part on the molecular structure and organization of its constituent mineral crystals in their organic matrix. Bone 1995; 16:533-44.

3. Gehron Robey P, Boskey Al. The biochemistry of bone. In: Marcus R, Feldman D (eds.) Osteoporosis. New York: Raven Press, 1996:95-184.

4. Hunter GK, Goldberg HA. Nucleation of hydroxyapatite by bone sialoprotein. Proc Natl Acad Sci 1995; 760:249-56.

5. Frame B, Parfitt Am. Osteomalacia: current concepts. Ann Intern Med 1978; 89:966-82.

6. Reginato AJ, Coquia JA. Musculoskeletal manifestations of osteomalacia and rickets. Best Pract Res Clin Rheumatol 2003; 17:1063-80.

7. Shawn NJ. Vitamin D deficiency rickets. Endocrine Rev 2003; 6:93-104.

8. Parfitt AM, Chir B. Hypophosphatemic vitamin D refractory rickets and osteomalacia. Orthop Clin North Am 1972; 3:653.

9. Pitt MJ. Rickets and osteomalacia are stil around. Radiol Clin North Am 1991; 29:97.

10. Milkman LA. Pseudofractures (hunger osteopathy, late rickets, osteomalacia). Am J Roetgenol 1930; 24:29.

11. Walton RJ, Bijouet OL. Normogram for determination of renal threshold for phosphate concentration. Lancet 1975; 3:309.

12. Frost HM. Bone histomorfometry: correction of the labeling "escape error". In; Recker RR (ed.) Bone histomorphometry: techniques and interpretation. Boca Raton, FL: CRC Press, 1983:133-42.

13. Kronenberg HM. NPT2a – The key to phosphate homeostasis. NEJM 2002; 347(13):1022-4.

14. Jan de Beur SM, Levine MA. Molecular pathogenesis of hypophosphatemic rickets. J Clin Endocrinol Metab 2002; 87(6): 2467-73.

15. Razzaque MS. The FGF-23-Klotho axis: endocrine regulation of phosphate homeostasis. Nat Rev Endocrinol 2009; 5:611-9.

16. Kuro M. Klotho. Eur J Physiol 2010; 459:333-43.

17. Holm IA, Nelson AE, Robinson BG et al. Mutation analysis and genotype-phenotype correlation of the PHEX gene in the X-linked hypophosphatemic rickets. J Clin Endocrinol Metab 2001; 86:3889-99.

18. Whyte MP, Schranck FW, Armamento-Villareal R. X-linked hypophosphatemia: a search for gender, race, anticipation or parental origin effects on disease expression in children. J Clin Endocrinol Metab 1996; 81:4075-80.

19. Bowe A, Finnegan R, Jan de Beur SM et al. FGF-23 inhibits phosphate transport in vitro and in vivo is a sustrate for the PHEX endopeptidase. Biochem Biophys Res Commun 2001; 284:977-81.

20. Nesbitt T, Coffman TM, Griffiths R, Drezner M. Cross transplantation of kidneys in normal and Hyp mice: evidence that the Hyp mice phenotype is unrelated to an intrinsic renal defect. J Clin Invest 1992; 89:1452-9.

21. Tenenhouse HS, Werner A, Biber J et al. Renal sodium phosphate cotransport in murine X-linked hypophosphatemic rickets. J Clin Invest 1994; 93:671-6.

22. Tenenhouse HS, Yip A, Jones G. Increases renal catabolism of 1,25 dihydroxyvitamin D in murine X-linked hypophosphatemic rickets. J Clin Invest 1988; 81:461-5.

23. Shimada T, Mizutani S, Muto T et al. Cloning and characterization og FGF23 as a causative factor of tumor-induced osteomalacia. Proc Natl Acad Sci USA 2001; 98:6500-5.

24. Shimada T, Kakitani M, Yamazaki Y et al. Targeted ablation of FG23 demonstrates an essential physiological role of FGF23 in phosphate and vitamin D metabolism. J Clin Invest 2004; 113:561-8.

25. White KE, Jonsson KB, Carn G et al. The autossomal dominant hypophosphatemic rickets (ADHR) gene is secreted polypeptide overexpressed by tumors that cause phosphate wasting. J Clin Endocrinol Metab 2001; 86:497-500.

Capítulo 44 Raquitismo e Osteomalacia

26. White KE, Carn G, Lorenz-Depiereux B, Benet-Pages A, Strom TM, Econs MJ. Autossomal dominant hypophosphatemic rickets mutations stabilize FGF-23. Kidney Int 2001; 60:2079-86.

27. Jonsson KB, Pragnell M, Larsson T, White K, Econs M, Schiavi. Recombinant FGF-23 interacts in vitro with FGF receptors 2 and 4. J Bone Miner Res 2001; 16:S251.

28. Feng JQ, Ward LM, Liu S et al. Loss of DMP1 causes rickets and osteomalacia and identifies a role for osteocytes in mineral metabolism. Nat Genet 2006; 38:1310-5.

29. Lorenz-Depiereux B, Schnabel D, Tiosano D, Hausler G, Strom TM. Loss-of-function ENPP1 mutations cause both generalized arterial calcification of infancy and autosomal-recessive hypophosphatemic rickets. Am J Hum Genet 2010; 86:267-72.

30. Teider M, Modai D, Samuel R et al. Hereditary hypophosphatemic rickets with hypercalciuria. NEJM 1985; 312:611-7.

31. Lorenz-Depiereux B, et-Pages A, Eckstein G et al. Hereditary hypophosphatemic rickets with hypercalciuria is caused by mutations in the sodium-phosphate cotransporter gene SLC34A3. Am J Hum Genet 2006; 78:193-201.

32. Brownstein CA, Adler F, Nelson-Williams C et al. A translocation causing increased a-Klotho level results in hypophosphatemic rickets and hyperparathyroidism. Proc Natl Acad Sci USA 2008; 105:3455-60.

33. Larsson T, Zahradnik R, Lavigne J, Ljunggren O, Juppner H, Jonsson KB. Immunohistochemical detection of FGF-23 protein in tumors that cause oncogenic osteomalacia. Eur J Endocrinol 2003; 148:269-76.

34. Carpenter TO. Oncogenic osteomalacia – A complex dance of factors. NEJM 2003; 348:1705-8.

35. Jumar R. Tumor-induced osteomalacia and the regulation of phosphate homeostasis. Bone 2000; 27:333-8.

36. Menon VU, Nair V, Kumar H, Rajanikanth U. Oncogenic osteomalacia. The Endocrinologist 2005; 15:65-8.

37. Fraser DR. Vitamin D. Lancet 1995; 345:104-7.

38. Webb AR, Kline L, Holick MF. Influence of season and latitude on the cutaneous synthesis of vitamin D_3: exposure to winter sunlight in Boston and Edmonton will not promote vitamin D_3 synthesis in human skin J Clin Endocrinol Metab 1988; 67:373-8.

39. McKenna MJ. Differences in vitamin D status between countries in young adults and the elderly. Am J Med 1992; 93:69-77.

40. Need AG, Morris HA, Horowitz M, Cristopher Nordin BE Effects of skin thickness, age, body fat, and sunlight on serum 25-hydroxyvitamin D. Am J Clin Nutr 1993; 58:882-5.

41. MacLaughlin J, Holick MF. Aging decreases the capacity of human skin to produce vitamin D_3. J Clin Investigation 1985; 76:1536-8.

42. Holick MF, Matsuoka LY, Wortsman J. Age, vitamin D and solar ultraviolet. Lancet 1989; 1104-5.

43. Clemens TL, Henderson SL, Adams JS, Holick MF. Increased skin pigmentation reduces the capacity of skin to synthetize vitamin D_3. Lancet 1982; 1:74-6.

44. Bell NH, Greene A, Epstein S, Oexmann MJ, Shaw S, Shary J. Evidence for alteration of the vitamin D-endocrine system in blacks. J Clin Invest 1985; 76:470-3.

45. El-Hajj, Fuleihan G, Deeb M. Hypovitaminosis D in a sunny country. N Engl J Med 1999; 340:1840-1.

46. Sedrani SH, Elidrissy AWTH, Eln Arabi KM. Sunlight and vitamin D status in normal Saudi subjects. Am J Clin Nutr 1987; 46:324-8.

47. McLaghlin M, Raggat PR, Fairney A, Brown DJ, Lester E, Willis MR. Seasonal variation in serum 25-hydroxyvitamin D in healthy people. Lancet i:536-8.

48. Stamp TCB, Round JM. Seasonal changes in human plasma levels of 25-hydroxy vitamin D. Nature 1974; 247:563-5.

49. Barger-Lux MJ, Heaney RP. Effects of above avarage summer sun exposure on serum 25-hydroxyvitamin D and calcium absorption. J Clin Endocrinol Metab 2002; 87:4952-6.

50. Matsuoka LY, Ide L, Wortsman J, MacLaughlin JA, Holick MF. Sunscreens supress cutaneous vitamin D_3 synthesis. J Clin Endocrinol Metab 1987; 64:1165-8.

51. Devgun MS, Paterson CR, Johnson BE, Cohen C. Vitamin D nutrition in relation to season and occupation. Am J Clin Nutr 1981; 34:1501-4.

52. Lips P. Vitamin deficiency and secondary hyperparathyroidism in the elderly: consequences for bone loss and fractures and therapeutic implications. Endoc Rev 2001; 22(4):477-501.

53. Parfitt Am, Drezner MK, Glorieux FH et al. Bone histomorphometry standardization of nomenclature, symbols and units. J Bone Miner Res 1987; 2:595-10.

54. Parfitt AM, Rao DS, Stanciu J, Villanueva AR, Kleerekoper M, Frame B. Irreversible bone loss in osteomalacia: comparison of radial photon absorciometry with iliac bone histomorphometry during treatment. JClin Invest 1985; 76:2403-12.

55. Alyaarubi S, Rodd C. Treatment of malabsorption vitamin D deficiency myopathy with intramuscular vitamin D. J Pediatr Endocrinol Metab 2005; 18(70):719-22.

56. Carlin Am, Rao DS, Yager KM, Genaw JA, Parikh NJ, Szymanski W. Effect of gastric bypass surgery on vitamin D nutricional status. Surg Obes Relat Dis 2006; 2(6):638-42.

57. Johnson JM, Maher JW, DeMaria EJ, Downs RW, Wolfe LG, Kellum JM. The long-term effect of gastric bypass on vitamin D metabolism. Ann Surg 2006; 243(5):701-4.

58. Prader A, Illig R, Heirle E, Eline besondere Form der primaren vitamin D-resistenten Rachitis mit Hypocalcemic und autossomal-dominanten Erbgang: Die herditare Pseudo-Malgelrachitis. Helv Paediatr Acta 1961; 16:452-68.

59. Kato S, Yanagisawa J, Murayama A, Kitanaka S, Takeyama K. The importance of 25-hydroxyvitamin D_3 1 alpha-hydroxylase gene in vitamin D-dependent rickets. Curr Pin Nephrol Hypertens 1998; 7:377-83.

60. Fu GK, Portale AA, Miller WL. Complete structure of the human gene for the vitamin D 1 alpha-hydroxylase, P450cc 1 alpha. DNA Cel Biol 1997; 12:1499-507.

61. Glourieux FH, St-Arnauld R. Molecular cloning of (25OHD)-1 alpha hydroxylase: an approach to the understanding of vitamin D pseudo-deficiency. Recent Prog Horm Res 1998; 53P:341-9.

62. Brooks MH, Bell NH, Love L, et al. Vitamin D dependent rickets type II, resistance of target organs to 1,25-dihydroxyvitamin D. NJEM 1978; 293:996-9.

63. Wjitfield GK, Selznick SH, Haussler CA et al. Vitamin D receptors from patients with resistance to 1,25-dihydroxyvitamin D_3: point mutations confer reduced transactivation in response to ligand and impaired interaction with the retinoid X receptor heterodimeric partner. Mol Endocrinol 1996; 10:1617-31.

64. Malloy PJ, Hochberg Z, Tiosano D, Pike JW, Hughes MR, Feldman D. The molecular basis of hereditary 1,25-dihydroxyvitamin D_3 resistant rickets in seven related families. J Clin Invest 1990; 86:2017-79.

65. Marx SJ, Bliziotes MM, Nanes M. Analysis of the relation between alopecia and resistance to 1,25-dihydroxyvitamin D. Clin Endocrinol 1986; 25:373-81.

66. Arase S, Sadamoto Y, Kuwana R et al. The effect of 1,25(OH)$_2$D$_3$ on the growth and differentiation of cultured human outer root gheat cells from normal subjects and patients with vitamin D--dependent rickets type II with alopecia. J Dermatol Sci 1991; 2:353-60.

67. Mornet E, Simon-Bouy B. Genetics of hypophosphatasia. Arch Pediatr 2004; 11:444-8.

68. Ozono K, Yamagata M, Michegami T et al. Identification of novel missense mutations (Phe310Leu and Gly439Arg) in neonatal case of hypophosphatasia. JCEM 1996; 81:4458-61.

69. Ramage IJ, Howatson AJ, Beattie TJ. Hypophosphatasia. J Clin Pathol 1996; 49:682-4.

70. Whyte MP, Greenberg CR, Salman NJ et al. Enzyme-replacement therapy in life-threatening hypophosphatasia. N Engl J Med 2012; 366(10):904-13.

71. Weinstein RS, Whyte MP. Heterogeneity of adult hypophosphatasia report of severe and mild cases. Arch Intern Med 1981; 141:727-31.

72. Colussi G, DeFerrari ME, Surean M et al. Vitamin D metabolities and osteomalacia in the human Fancony syndrome. Proc Eur Dial Transplant Assoc 1985; 21:756-60.

73. Baum M. The cellular basis of Fanconi syndrome. Hosp Pract 1994; 15:137-48.

74. Kraut JF, Gordon Em, Ranson JC. Effect of chronic metabolic acidosis on vitamin D metabolism in humans. Kidney Int 1983; 24:644-8.

75. Compston JE, Horton LW. Oral 25-hydroxyvitamin D$_3$ in treatment of osteomalacia associated with ileal ressection and cholestyramine therapy. Gastroenterology 1978; 74:900-2.

76. Pack Am, Gidal B, Vazquez B. Bone disease associated with anti epileptic drugs. Cleve Clin J Med 2004; 71(Suppl2):S42-8.

77. Gough H, Goggin T, Bissessar A et al. Comparative study of the relative influence of different anticonvulsivant drugs UV exposure and diet on vitamin D and calcium metabolism in out patients with epilepsy. QJ Med 1986; 59:569-77.

78. Dent CE, Richens A, Rowe DJ, Stamp TC. Osteomalacia with long-term anticonvulsivant therapy in epilepsy. Br Med J 1970; 4:69-72.

79. Hahn TJ, Hendin BA, Scharp CR, Haddad JGJ. Effect of chronic anticonvulsivant therapy on serum 25-hydroxycalciferol levels in adults. NEJM 1972; 287:900-4.

80. Perry W, Erooga MA, Brown J, Stamp TC. Calcium metabolism during rifampicin and isoniazid therapy for tuberculosis. JR Soc Med 1982; 75:533-6.

81. Cannalis E. Mechanism of glucocorticoid action in bone: implications to glucocorticoid-induced osteoporosis. J Clin Endocrinol Metab 1996; 81:3441-7.

82. Gennari C. Differential effects of glucocorticoids on calcium absorption and bone mass. Br J Rheumatol 1993; 32(suppl2):11-4.

83. Felsenfeld AJ, Rodriguez M, Coleman M, Ross D, Llach F. Desferroxiamine therapy in hemodialysis patients with aluminium-associated bone disease. Kidney Int 1989; 35: 1371-8.

84. Boyce BF, Smith L, Fogelman I, Johnston E, Ralston S, Boyle IT. Focal osteomalacia due to low-dose diphosphonate therapy in Paget's disease. Lancet 1984; 1:821-4.

85. Adamson BB, Gallacher SJ, Byars J, Ralston SH, Boyle IT, Boyce BF. Mineralization defects with pamidronate therapy for Paget's disease. Lancet 1993; 342:1459-60.

86. Compston JE, Chadla S, Merrett AL. Osteomalacia develop during treatment of osteoporosis with sodium fluoride and vitamin D. Br Med J 1980; 281:910-1.

87. Schnitzler CM, Solomon L. Histomorphometric analysis of a calcaneal stress fracture: apossible complication of fluoride therapy for osteoporosis. Bone 1986; 7:193-8.

88. Holick MF, Binkley NC, Bischoff-Ferrari HA et al. Evaluation, treatment, and prevention of vitamin D deficiency: an Endocrine Society Clinical Practice Guideline. J Clin Endocrinol Metab 2011; 96:1911-30.

89. Glourieux FH, Scriver CR, Reade TM, Goldman H, Roseborough A. The use of phosphate and vitamin D to prevent dwarfism and rickets in X-linked hypophosphatemia. NEJM 1972; 281:481.

90. Verge CF, Lam A, Simpson JM, Cowell CR, Howard N, Silink M. Effects of therapy in X-linked hypophosphatemic rickets. NEJM 1991; 325:1843.

91. Harrell RM, Lyles KW, Harrelson JM, Friedman NE, Drezner MK. Healing of bone disease in X-linked hypophosphatemic rickets/ostemalacia: induction and maintenance with phosphorus and calcitriol. J Clin Invest 1985; 75:1858.

92. Carpenter TO, Imel EA, Holm IA, de Beur SMJ, Insogna KL. A Clinician's guide to X-linked hypophosphatemia. JBMR 2011; 26(7):1381-8.

93. Goodyer PR, Kronick JB, Jequier S, Reade TM, Scriver CR. Neprocalcinosis and its relationship to treatment of hereditary rickets. J Pediatr 1987; 111:700.

94. Alon U, Donaldson DL, Hellerstein S, Warady BA, Harris DJ. Metabolic and histologic investigation of the nature of nephrocalcinosis in children with hypophosphatemic rickets and in the Hyp mouse. J Pediatr 1992; 120:899.

95. Wilson DM. Growth hormone and hypophosphatemic rickets. J Pediatr Endocrinol Metab 2000; 13(Suppl2):993-8.

96. Reusz GS, Miltényi G, Stubnya G et al. X-linked hypophosphatemia: effects of treatment with recombinant human growth hormone. Pediatr Nephrol 1997; 11:573-7.

97. Sullivan W, Carpenter T, Glorieux FH, Travers R, Insogna K. A prospective trial of phosphate and 1,25-dihydroxyvitamin D3 therapy in symptomatic adults with X-linked hypophosphatemic rickets. J Clin Endocrinol Metab 1992; 75:879.

98. Liberman UA, Marx SJ. Vitamin D-dependent rickets. In: favus MJ. Primer on the metabolic bone diseases and disorders of mineral metabolism. Philadelphia: Lippincott-Raven, 1999:323-8.

99. Balsan S, Garabedian M, Larchet M et al. Long-term nocturnal calcium infusions can cure rickets and promote normal mineralization in hereditary resistance to 1,25-dihydroxyvitamin D. J Clin Invest 1986; 77:1661-7.

100. Weisman Y, Bab I, Gazit D, Spirer Z, Jaffe M, Hochberg Z. Long-term intracaval calcium infusion therapy in end-organ resistance to 1,25-dihydroxyvitamin D: documentation and effective therapy with high dose intravenous calcium infusions. J Clin Endocrinol Metab 1988; 66:294-300.

45

Osteoporose: Epidemiologia, Classificação e Diagnóstico

Narriane Chaves P. Holanda • Nara Nóbrega C. Carvalho • Katyúcia Egito • Francisco Bandeira

INTRODUÇÃO

A osteoporose é considerada uma doença da modernidade, predominando a partir da segunda metade do século XX.[1] Caracteriza-se por diminuição da massa óssea e deterioração na microarquitetura do osso, levando a fragilidade mecânica e consequente predisposição a fraturas com traumatismo mínimo.[2] Trata-se do distúrbio osteometabólico mais comum e representa importante problema de saúde pública mundial, afetando grande número de pessoas, de ambos os gêneros e de todas as raças, e sua prevalência aumenta com o envelhecimento da população.[3] Dados do National Health and Nutrition Examination Survey III (NHANES III) constatam que existem 10 milhões de pessoas com osteoporose diagnosticada e cerca de 36 milhões com baixa massa óssea.[4] Cerca de uma em cada duas mulheres caucasianas vai experimentar uma fratura relacionada com osteoporose em algum momento de sua vida, assim como cerca de um em cada cinco homens. Uma projeção estima que em 2020 haverá 14 milhões de adultos osteoporóticos com idade superior a 50 anos.[3] Aproximadamente 37 mil pessoas morrem a cada ano por complicações decorrentes de fraturas osteoporóticas.[5-8] Embora a osteoporose seja menos frequente em descendentes africanos, aqueles que desenvolvem a doença têm o mesmo risco de fraturas que os caucasianos.[3]

O problema também envolve aspectos econômicos. Em 1995, os gastos com o tratamento de fraturas osteoporóticas nos EUA foram de 13,8 bilhões de dólares.[9] Em 2005, esses gastos aumentaram para 17 bilhões de dólares.[10] Com o envelhecimento da população mundial e o aumento da expectativa de vida, a incidência e a prevalência da osteoporose, bem como sua importância econômica, aumentarão cada vez mais. É importante o reconhecimento da magnitude do problema, de seus fatores de risco e suas consequências sociais, para diminuição da morbimortalidade e redução de gastos associados a essa doença.

EPIDEMIOLOGIA

Segundo dados da Organização Mundial da Saúde (OMS), há controvérsias quanto aos sítios mais importantes para determinação da densidade óssea, pois parece haver variação na prevalência de osteoporose entre as populações, dependendo do sítio esquelético avaliado, e em todo o mundo os dados de prevalência são limitados. Além disso, existem diferenças de idade para se atingir o pico de massa óssea nos vários sítios esqueléticos, o que aumenta a necessidade de que cada país ou região tenha seus próprios dados de prevalência.[2]

Nos EUA, o estudo NHANES III evidenciou prevalência de osteoporose no colo do fêmur, em indivíduos > 50 anos de idade, de 20% nas mulheres de raça branca e hispânicas e de 7% nas mulheres de raça negra e em homens.[4]

Dados coletados em nosso grupo de mulheres encaminhadas para determinação da densidade óssea mostraram alta prevalência de osteoporose nas pacientes > 50 anos de idade. Na avaliação de 1.441 pacientes, a prevalência foi de 40% de acordo com os critérios da OMS. Nossos dados enfatizam, também, a importância de uma escolha melhor dos sítios para determinação da densidade óssea, visto que o trocanter mostrou ser o local de maior discordância diagnóstica – cerca de 21% dos pacientes com osteoporose de coluna lombar apresentaram valores normais para o trocanter, e os sítios mais precisos foram a coluna lombar e o colo do fêmur.[11]

Outro estudo realizado em nosso centro mostrou prevalência de osteoporose de 29% na coluna lombar e de

19% no colo do fêmur, com aumento de prevalência a depender da faixa etária. Em mulheres com > 80 anos, as prevalências de osteoporose em coluna lombar e colo do fêmur foram de 54,5% e 73%, respectivamente. Considerando-se os diversos grupos etários, a prevalência de fraturas vertebrais foi de 20% entre 50 e 59 anos, 25,6% entre 60 e 69 anos, 58,3% entre 70 e 79 anos e 81,8% entre 80 e 89 anos.[12]

Um estudo realizado em São Paulo avaliou 301 pacientes com > 70 anos de idade. As prevalências de osteopenia e osteoporose encontrada nas mulheres foram de 37% a 56% e 22% a 33%, respectivamente.[13]

O risco de fraturas aumenta com a redução da densidade mineral óssea (DMO). Para cada desvio padrão de redução na densidade óssea, o risco de fratura aumenta até três vezes.[14] Estudos populacionais realizados nos EUA evidenciaram que, em mulheres e homens com > 50 anos de idade, o risco de ocorrência de fratura clinicamente aparente relacionada com osteoporose é de 40% na raça branca e de 13% nos homens, considerando coluna vertebral, colo do fêmur e rádio distal.[15]

Uma fratura de colo do fêmur reduz a expectativa de vida em 12% e pode associar-se à mortalidade de 20% nos primeiros 6 meses pós-fratura.[16]

Pacientes com fraturas de colo do fêmur têm de três a dez vezes mais chances de já terem tido uma fratura vertebral e duas vezes mais de terem tido uma fratura de Colles.[17] As fraturas vertebrais ocorrem mais cedo justamente com as fraturas de Colles, pois refletem perda óssea predominantemente trabecular, que se apresenta logo após a menopausa e no hipogonadismo masculino, seguindo-se posterior perda cortical.

Aproximadamente 20% dos pacientes com fratura de quadril demandam cuidados de longa duração em casa de repouso, e apenas 40% se recuperam plenamente. Múltiplas fraturas torácicas podem resultar em doença pulmonar restritiva. Fraturas lombares podem alterar a anatomia abdominal, levando a constipação intestinal, dor abdominal, distensão, redução do apetite e saciedade precoce. Fraturas de pulso são globalmente menos incapacitantes, mas podem interferir com atividades da vida diária, tanto quanto as fraturas de quadril ou vertebrais.[3]

FISIOPATOLOGIA

A remodelação óssea é um processo contínuo e tem por função fundamental manter a microestrutura óssea, garantindo a homeostase do esqueleto. Inicia-se pela atividade reabsortiva dos osteoclastos, continuando com a atividade formadora dos osteoblastos.[18]

Para um mesmo grau de remodelação e mesma frequência de ativação das unidades de remodelação óssea, a perda óssea é cinco vezes maior no osso trabecular do que no osso cortical.[18]

A atividade óssea de remodelação não está unicamente ligada a exigências mecânicas do osso. Componentes extraósseos também estão envolvidos, como nutrição e hormônios, em especial os hormônios calciotróficos, como o hormônio da paratireoide (PTH), a calcitonina e a 1,25(OH)$_2$-vitamina D.[18]

Além das funções ósseas mecânicas, o osso é responsável, também, por várias ações metabólicas, sendo a manutenção da calcemia a mais importante. A remodelação óssea pode corrigir as variações da calcemia e das necessidades de cálcio durante a gravidez, a lactação e o crescimento, mediante o aumento das unidades metabólicas ósseas (BMU na sigla em inglês).[18]

No envelhecimento normal, a perda óssea generalizada é mantida e as áreas de erosão aumentam em extensão para compensar as perdas minerais que ocorrem na senilidade. É importante ressaltar que o mecanocasto, fundamental para garantir ao osso sua estrutura, é menos eficiente para o aumento da massa óssea em resposta a estímulo mecânico. Além disso, a vida sedentária e a redução da atividade física que ocorrem nos idosos contribuem para a rapidez, a intensidade e, na maioria das vezes, a irreversibilidade da perda óssea.[18]

O pico de massa óssea, alcançado até o final da segunda década de vida, tem papel importante na fisiopatologia da osteoporose. Associado à velocidade de perda óssea, ele vai determinar a massa óssea encontrada em cada idade. São as variações na remodelação óssea que acarretam diminuição da massa óssea e osteoporose. Podem ocorrer por aumento da reabsorção ou por diminuição da formação.[18]

Uma trabécula óssea mais fina, sujeita a estímulos físicos, responde de modo mais intenso à sobrecarga, aumentando a formação óssea. Nas trabéculas ósseas não sujeitas à sobrecarga, a reabsorção é mais intensa e não acompanhada de formação óssea.[18]

A diminuição da formação óssea acarreta reposição inadequada durante a remodelação óssea, reduzindo a massa óssea e as traves ósseas, como é observado na histomorfometria óssea da crista ilíaca de pacientes osteoporóticos.[18]

Deficiência do hormônio de crescimento (GH) reduz a formação óssea.[18]

Os fatores que têm importância na fisiopatologia da osteoporose são classificados em mecânicos, locais e sistêmicos.

Fatores Mecânicos

Dois exemplos importantes são a imobilização prolongada, em que se observa aumento da reabsorção óssea, e a falta de exercício físico, impedindo um pico adequado de massa óssea.

Fatores Locais

Existe um grande número de fatores locais conhecidos, originados de células ósseas e células não ósseas adjacentes ao tecido ósseo.[18]

O sistema OPG/RANKL parece ter importante papel nessa regulação. O RANKL, receptor expresso na superfície celular dos osteoblastos e seus precursores imaturos, atua ativando o receptor RANK, expresso na superfície dos osteoclastos e seus precursores, promovendo diferenciação e ativação dos osteoclastos e inibição do mecanismo de apoptose.[19] A osteoprotegerina (OPG) é uma glicoproteína que atua antagonizando o receptor RANKL e, desse modo, impedindo que este último ative o receptor RANK. Em resumo, a OPG bloqueia o RANKL e inibe a formação de osteoclastos.[20] Alterações na relação OPG/RANKL parecem ter papel importante na patogênese de doenças ósseas que promovem aumento da reabsorção óssea.[19]

A interleucina-1 (IL-1) e o fator de necrose tumoral 2 (TNF-2) estão envolvidos na diminuição da massa óssea pós-ooforectomia em ratos.[21] Prostaglandinas, leucotrienos e óxido nítrico, produzidos tanto por células ósseas como por células vasculares e inflamatórias, estão associados à osteopenia em caso de imobilização prolongada e pós-ooforectomia em animais.[18] Fatores de crescimento, como somatomedina C (fator de crescimento insulina-*like*-1 – IGF-1) e fator de crescimento tecidual ou tumoral (TGF-s), que influenciam a reabsorção óssea, também podem ser importantes na fisiopatologia da osteoporose.[18] A catepsina K é protease que aumenta a reabsorção óssea, clivando as regiões telopeptídea e helicoidal do colágno tipo I, principal colágeno do osso. Foi descoberto que a picnodisostose, uma doença autossômica recessiva caracterizada por osteoporose e baixa estatura, é resultante de mutações no gene da catepsina K.[22]

Vários genes podem estar envolvidos na patogênese da osteoporose, como o gene do receptor estrogênico, os genes das IGF e IGFBP, da ILG, do TNF-γ e da catepsina A. Alguns genótipos do procolágeno 1 (COL 1 A-1) predispõem mulheres a uma menor densidade óssea e fraturas osteoporóticas.[23]

Existem fortes evidências de que fatores genéticos desempenham importante papel na regulação da DMO. Vários genes têm sido estudados com objetivo de relacioná-los com a massa óssea e a suscetibilidade à osteoporose. A dificuldade reside no fato de que a osteoporose pós-menopausa é uma doença poligênica, e sua determinação depende da interação de fatores genéticos e ambien-

Tabela 45.1 Principais genes candidatos a determinantes da DMO

Gene	Proteína codificada	Cromossomo
VDR	VDR	12q12-q14
ESR1	ER1 (α)	6q25.1
ESR2	ER2 (β)	14q23
COL 1 A-1	Colágeno tipo 1, α1	17q21.3-q22.1
COL 1 A-2	Colágeno tipo 2, α2	7q22.1
TGFB1	TGF-β	19q13.2
IGF-1	IGF-1	12q22-q23
LRP5	LRP-5 (Wnt)	11q12-13
CLCN7	CIC-7	16p13.3

tais. A Tabela 45.1 lista alguns dos principais genes candidatos a determinantes da DMO.

O gene CLCN7 representa um forte candidato à regulação da DMO. Esse gene codifica canais de cloro presentes nos osteoclastos e que são essenciais na acidificação extracelular para reabsorção óssea. Estudo realizado com 1.077 mulheres escocesas com média de idade de 54,2 anos evidenciou que uma mutação no códon 418, que promove substituição do aminoácido valina por metionina, contribui para a regulação da DMO como fator independente na população estudada.[24]

Outros genes envolvidos no metabolismo ósseo são o LRP5 e o LRP6. Estudo em homens brancos com > 55 anos de idade evidenciou que algumas variantes específicas do LRP5 apresentam associação a DMO no colo do fêmur e na coluna lombar, bem como a alterações na geometria óssea. Homens portadores da variante LRP5 1330-valina apresentam elevação do risco de fraturas (60%). O mesmo é observado com os carreadores do LRP6 1062-valina. Os indivíduos portadores das duas variantes apresentam risco de fratura de 140% independentemente de idade, peso, altura e DMO.[25]

No mecanismo de regulação da massa óssea existe, também, envolvimento da família das proteínas Wnt. Essas proteínas são responsáveis por vários aspectos de crescimento, diferenciação, função e morte celular. Elas vão atuar ligando-se aos receptores LRP5 e 6 na superfície celular. Após essa interação, uma cascata de reações intracelulares culmina com a produção e o acúmulo de β-catenina no citosol. Ocorre a translocação de β-catenina para o núcleo, onde interage com fatores de transcrição para mediar vários efeitos da proteína Wnt na transcrição gênica. A fosforilação intracelular da β-catenina acarreta sua degradação e impede todo esse mecanismo. Mutações no LRP5 estão associadas a baixa DMO e fragilidade óssea. Os estudos mostram que a proteína Wnt atua estimulando a osteoblastogênese e inibindo a apoptose de osteoblastos e osteoclastos.[26]

Tradicionalmente, a osteoporose é descrita em mulheres na pós-menopausa, mas essa doença também ocorre em homens. Os hormônios sexuais desempenham importante papel no desenvolvimento e na manutenção do osso tanto nos homens como nas mulheres. O gene CYP19 codifica a produção da enzima aromatase, responsável pela conversão de androgênios em estrogênios em vários tecidos. A presença de uma aromatase funcional é fundamental para o desenvolvimento normal do esqueleto masculino. Um estudo que avaliou homens jovens verificou que determinados polimorfismos no gene CYP19 cursam com níveis mais elevados de testosterona e DMO, independentemente da idade, da altura, do peso, do tabagismo e da ingesta de cálcio. Além disso, foi evidenciada associação com o osso cortical, mas a mesma evidência não foi observada com o osso trabecular.[27]

Algumas observações recentes relacionam um polimorfismo genético do receptor de vitamina D com a gênese da osteoporose. Foram encontrados alguns genótipos/haplótipos do receptor da vitamina D (RVD), como H1(baT) e H2(Bat), relacionados com o desenvolvimento do pico de massa óssea.[28]

Fatores Sistêmicos

O fator mais importante relacionado com a osteoporose pós-menopausa em mulheres e homens é a diminuição dos níveis de estrogênio.[29,30] Os androgênios também são importantes.[18] O excesso de corticoides, como na síndrome de Cushing, ou o uso prolongado em doses terapêuticas desencadeia o desenvolvimento de osteoporose.[18] O hormônio da tireoide em excesso por longo período de tempo causa alterações no metabolismo mineral, levando à osteopenia.[18] A diminuição da 25(OH)-vitamina D com a idade tem papel na fisiopatologia da osteoporose do idoso. Essa diminuição ocorre por aporte deficiente ou menor síntese cutânea no idoso, no qual há diminuição da quantidade de 7-desidrocolesterol.[18]

A concentração sérica do paratormônio (PTH) aumenta progressivamente com a idade, juntamente com uma maior sensibilidade dos órgãos-alvo ao hormônio. Em pacientes osteoporóticos idosos, o padrão circadiano de secreção do PTH não está alterado, mas a secreção está aumentada. Então, a osteoporose seria consequência de uma maior concentração de PTH ou de uma maior responsividade do tecido ósseo ao PTH. Além disso, levanta-se a hipótese de que o aumento da secreção de PTH nos idosos seria uma proteção contra a perda óssea; assim, uma menor resposta ao PTH seria um fator na gênese da osteoporose. As evidências de que o PTH pode ser tanto catabólico como anabólico são demonstradas pela existência de atividade anabólica no osso trabecular e atividade catabólica no osso cortical, nos pacientes com hiperparatireoidismo primário.[18]

Não foi demonstrada, até o momento, relação entre alterações de calcitonina e a gênese da osteoporose.[18]

FISIOPATOLOGIA DA OSTEOPOROSE PÓS-MENOPAUSA

Após a menopausa, a perda óssea é maior no osso trabecular devido à queda brusca da concentração de estrogênios. Pode haver perda óssea de até 18% nos primeiros 5 anos. Ao longo do tempo, aumenta também a perda no osso cortical.[31]

Existem evidências de receptores estrogênicos nos osteoblastos, e sugere-se que na deficiência de estrogênio haveria menor resposta dos osteoblastos ao efeito da sobrecarga e uma menor formação óssea, que pode estar associada a uma reabsorção excessiva.[18]

Substâncias como a IL-1 e a IL-6 são liberadas na ausência de estrogênios e estão sendo responsabilizadas pelo surgimento da osteoporose pós-menopausa.[18]

Na menopausa, ocorre aumento da sensibilidade ao PTH. A administração de estrogênio diminui a concentração sérica do PTH, o que sugere um sistema de autorregulação entre esses dois hormônios.[29] Observa-se, também, aumento progressivo do PTH concomitante a um aumento dos marcadores biológicos de atividade óssea.[29]

Existem dois mecanismos de perda de massa óssea: (a) no início da menopausa, a ausência de estrogênio acarreta perda da massa óssea com solubilização do mineral ósseo e bloqueio da atividade da paratireoide; (b) com o passar do tempo ocorre aumento progressivo do PTH, devido às alterações relacionadas com o metabolismo do cálcio, como diminuição da absorção intestinal de cálcio por deficiência da síntese da 1,25(OH)-vitamina D ou diminuição dos receptores intestinais da vitamina D.[29]

Ainda não está suficientemente esclarecido o papel do estrogênio na gênese do hiperparatireoidismo na osteoporose senil ou em períodos mais afastados da menopausa. Sabe-se que os índices da reabsorção óssea encontrados na osteoporose senil não são observados nos pacientes que receberam medicação estrogênica.[29]

A queda do estrogênio também interfere no metabolismo do cálcio mediante alterações no metabolismo da vitamina D, diminuindo as concentrações séricas de $1,25(OH)_2$-vitamina D. Estudos demonstram, também, que a deficiência de estrogênio diminui a reabsorção tubular renal de cálcio independentemente do PTH.[18]

Capítulo 45 Osteoporose: Epidemiologia, Classificação e Diagnóstico

Tabela 45.2 Alterações bioquímicas e metabólicas secundárias ao hipoestrogenismo na osteoporose pós-menopausa

Aumento das citocinas indutoras da reabsorção óssea
Aumento da sensibilidade do osso ao PTH
Aumento da relação RANKL/OPG
Diminuição dos fatores de crescimento que estimulam a formação óssea
Diminuição na produção de 1,25(OH)$_2$-vitamina D
Diminuição da absorção intestinal e reabsorção tubular de cálcio

Na Tabela 45.2 encontram-se relacionadas, resumidamente, as principais alterações metabólicas envolvidas na osteoporose pós-menopausa decorrente da redução de estrogênios.

FISIOPATOLOGIA DA OSTEOPOROSE NO HOMEM

No homem, a perda óssea é lenta e progressiva. Com o envelhecimento, somente alguns homens desenvolvem hipogonadismo associado à osteoporose, o que sugere a existência de outros fatores na gênese da osteoporose senil. A testosterona é importante para a integridade esquelética, porém os estrogênios são os hormônios dominantes na regulação esquelética de ambos os sexos A deficiência de estrogênio tem papel importante na fisiopatologia da osteoporose senil no homem, provavelmente por deficiência na conversão periférica de testosterona em estrogênio.[30] Até 33% dos homens apresentarão fratura osteoporótica ao longo da vida. Na Tabela 45.3 estão relacionados os fatores envolvidos na proteção e no risco de desenvolvimento de osteoporose em homens.

Tabela 45.3 Fatores envolvidos no desenvolvimento de osteoporose em homens

Fatores de proteção	Fatores de risco
Maior pico de massa óssea	*Não modificáveis*
Maior atividade/menos quedas	Idade, raça, genética
Maior massa muscular	*Modificáveis*
Osso cortical mais denso e compacto	Sedentarismo, dieta pobre em cálcio, dieta hiperproteica, baixo peso, fraturas prévias, excesso de café, tabagismo, etilismo, quedas, medicamentos
Declínio lento na produção de androgênios	
Perda do osso trabecular mais lenta e tardia	
Menor expectativa de vida	
Não são investigados	

FATORES DE RISCO

Os fatores de risco, dependendo do tipo, podem ser encontrados em três fases da vida: infância e/ou adolescência, adulto jovem e adulto em idade avançada.[2] O surgimento da osteoporose está associado à presença dos fatores de risco mais os fatores determinantes, que são o pico de massa óssea e a velocidade de perda óssea:

- *Hereditariedade*: história familiar de osteoporose está presente em cerca de 60% a 70% das mulheres que desenvolvem osteoporose. História clínica de fraturas de colo do fêmur ou coluna vertebral é a mais importante.[2]
- *Idade*: com o tempo, o osso torna-se menos denso e há maior inatividade física e diminuição da ingestão e da produção da vitamina D, bem como maior facilidade para quedas.[5]
- *Sexo*: as mulheres apresentam mais osteoporose do que os homens, pois seu pico de massa óssea é de 25% a 30% menor, além de mostrarem maior velocidade de perda óssea, que se intensifica com a menopausa.[5]
- *Sedentarismo*: escassez ou falta de exercício físico na adolescência constitui importante fator de risco devido a um baixo pico de massa óssea.[2]
- *Desnutrição*: acarreta menor pico de massa óssea ao final da puberdade.[6]
- *Nutricionais*: baixa ingestão de cálcio e vitamina D constitui fator de risco importante. Na faixa etária de 11 a 24 anos, devem ser ingeridos 1.200mg de cálcio elementar.[2] Dieta rica em proteínas promove aumento da excreção renal de cálcio. O excesso de proteína alimentar pode acelerar a perda óssea.[32,33] Indivíduos vegetarianos que utilizam ovos na alimentação podem consumir mais proteínas do que aqueles que consomem carne, o que leva à perda óssea.[32]
- *Comportamentais*: tabagismo inibe a absorção de cálcio e aumenta a reabsorção óssea.[34] Etilismo > 30g/dia pode diminuir a formação óssea e aumentar a perda de cálcio na urina.[32] Alguns estudos mostram que a ingesta excessiva de cafeína (> 200mg/dia) acelera a excreção de cálcio.[32,35] Excesso de exercício leva a uma deficiência estrogênica por disfunção hipotalâmica e pode contribuir para o surgimento de osteoporose.[35]
- *História pessoal de fraturas.*
- *Retardo puberal e/ou hipogonadismo*: acarretam baixo pico de massa óssea com predisposição para osteoporose.[2]
- *Menopausa*: devido à deficiência estrogênica, já relatada na fisiopatologia da osteoporose.[2]
- *Peso*: em mulheres obesas, a sobrecarga sobre os ossos é maior, estimulando a osteogênese, o que representa um fator protetor, enquanto o baixo peso é um fator de risco.[5]

- *Deficiência de GH/IGF-1.*[2]
- *Deficiência de vitamina D.*[2]
- *Depressão*: alguns estudos mostraram associação entre síndrome depressiva e osteoporose.[36,37]
- *Predisposição para quedas.*[2]
- *Etnia*: caucasianos e asiáticos apresentam menor pico de massa óssea e têm risco aumentado para osteoporose, quando comparados a negros e hispânicos.[35]
- *Imobilização*: aumenta a reabsorção óssea.[35]
- *Homocisteína elevada*: indivíduos idosos com maiores níveis séricos de homocisteína apresentam risco maior de fraturas de quadril, quando comparados aos indivíduos com baixos níveis séricos. O aumento na prevalência de osteoporose em pessoas com homocistinúria sugere que os níveis séricos elevados de homocisteína possam enfraquecer o osso, interferindo na ligação do colágeno e aumentando o risco de fraturas.[38]

CLASSIFICAÇÃO

Osteoporose Primária

- *Osteoporose pós-menopausa*: reabsorção óssea excessiva e diminuição da formação como consequência da deficiência estrogênica. Sua fisiopatologia já foi comentada anteriormente neste capítulo.
- *Osteoporose senil*: ocorre após os 70 anos de idade em ambos os sexos. Há diminuição da formação óssea (falência dos osteoblastos) e da produção renal e de 1,25(OH)2D, além de diminuição da absorção intestinal de cálcio e elevação do PTH. Os níveis plasmáticos de PTH aumentam mais de 50% entre os 20 e os 80 anos de idade. O hiperparatireoidismo secundário está associado ao aumento da reabsorção óssea que ocorre nesse período da vida. Acredita-se que esse aumento do PTH seria uma resposta a uma reduzida disponibilidade de cálcio, seja por ingesta deficiente, comum em idosos com intolerância à lactose, seja por reduzida absorção intestinal de cálcio. A absorção ativa de cálcio pela mucosa intestinal está diretamente relacionada com a presença da 1,25-di-hidroxivitamina D_3. Em indivíduos idosos, essa carência é observada com frequência. Uma produção diminuída de colecalciferol na pele a partir de seus precursores na presença de raios ultravioleta ocorreria, especialmente, por baixa exposição solar. Além disso, diminuição na atividade 1α-hidroxilase renal também pode ser observada nos indivíduos idosos.[39]
- *Osteoporose idiopática*: acomete mulheres antes da menopausa e homens jovens ou de meia-idade, sem causa aparente que justifique a doença. Em algumas séries, pode representar 50% dos casos. Sua patogênese é incerta.[40]
- *Osteoporose juvenil idiopática*: condição incomum que ocorre na puberdade. Em geral, é autolimitada. Observam-se compressão vertebral, biconcavidade, colapsos vertebrais e fraturas metafisárias.

Osteoporose Secundária

A osteoporose secundária é causada por uma doença ou agente identificável. A seguir, algumas causas serão abordadas resumidamente.

Causas de Osteoporose Secundária

Doenças Endócrinas

- *Hipertireoidismo*: constitui uma das principais causas secundárias de osteoporose. Quando não tratado por longo período, o excesso de hormônio tireoidiano aumenta a atividade osteoblástica e osteoclástica, com predomínio deste último, resultando em aumento dos sítios de reabsorção e massa óssea reduzida.[41]
- *Hiperparatireoidismo primário*: ocorre devido ao excesso do PTH, que provoca efeito catabólico no osso.[35] A perda óssea ocorre, principalmente, em sítos ricos em osso cortical, como o rádio distal e o colo femoral. As formas leves da doença, geralmente, cursam com densidade óssea preservada.
- *Síndrome de Cushing*: o hipercortisolismo exógeno constitui a causa mais comum de osteoporose secundária.[42] A síndrome de Cushing endógena, qualquer que seja a causa, está associada a perda óssea. Tem caráter multifatorial para perda óssea, envolvendo alteração da homeostase do cálcio (diminuição da absorção intestinal e aumento das perdas renais), comprometimento da secreção de hormônios gonadais e adrenais, citocinas e fatores de crescimento, além de alteração na função de osteoblastos (apoptose prematura) e osteoclastos[43]e inibição da osteoprotegerina.[44]
- Diabetes mellitus *tipo 1*: a relação da osteoporose com o diabetes ainda é controversa, mas perda óssea é evidenciada, principalmente, no *diabetes mellitus* tipo 1. Ocorre aumento da reabsorção óssea,[33] provavelmente relacionado com perda renal de cálcio, hiperparatireoidismo secundário, deficiência de insulina e IGF-1.[45]
- *Acromegalia*: alguns estudos demonstram densidade óssea reduzida em pacientes acromegálicos. Este achado, provavelmente, deve estar associado ao hipogonadismo encontrado nesses pacientes, visto que o GH, *per se*, é anabólico nos ossos.[44] Pacientes acromegálicos sem hipogonadismo não apresentam alterações na densidade óssea nem maior risco de fraturas do que o esperado para a idade.[46]

Estados Hipogonádicos

- *Anorexia nervosa/bulimia*: a associação de osteoporose a transtornos alimentares psiquiátricos já está bem estabelecida. Em pacientes com anorexia nervosa, as prevalências de osteopenia e osteoporose em coluna lombar são de 54% e 21%, respectivamente. As causas estão associadas a deficiência estrogênica, hipercortisolismo endógeno, hiperparatireoidismo secundário, desnutrição, déficits de cálcio e vitamina D e níveis reduzidos de IGF-1.[47]
- *Hiperprolactinemia*: a causa de osteoporose, nesses casos, não decorre diretamente dos níveis elevados de prolactina, mas da deficiência estrogênica que ocorre como consequência do hipogonadismo hipogonadotrófico.[42] Pode haver, também, associação a produção de PTHrp pelo prolactinoma e deficiência de GH.[48]
- *Amenorreia da atleta*: a prática de exercícios excessivos pode acarretar amenorreia hipotalâmica e hipogonadismo. Existem evidências de redução de 14% da DMO em atletas amenorreicas, quando comparadas às atletas com ciclos regulares.[49]

Causas Genéticas

- *Osteogênese* imperfecta: causada por mutações nos genes COLIA 1 e COLIA 2, que codificam a síntese do procolágeno tipo I.[35] Os pacientes apresentam baixa estatura, esclera azulada, anomalias dentárias, perda auditiva e múltiplas fraturas.
- *Homocistinúria*: doença autossômica recessiva que se caracteriza por níveis elevados de homocisteína plasmática, a homocistinúria se deve à deficiência de enzima do metabolismo da metionina ou por defeito no metabolismo citosólico da cobalamina.[50] As manifestações clínicas são retardamento mental, ectopia do cristalino, hábitos marfanoides, tromboses vasculares, deformidades ósseas e osteoporose precoce.[42,51] O mecanismo ainda não está totalmente esclarecido, mas parece haver um defeito nas ligações cruzadas do colágeno associado à homocisteína.[51] Estudos mostram que até 50% desses pacientes podem apresentar osteoporose significativa aos 30 anos de idade.[42]
- *Síndrome de Marfan*: nessa doença autossômica dominante, ocorrem mutações no gene da fibrilina 1 (FBN1), uma glicoproteína do tecido colágeno essencial para a integridade das fibras elásticas e constituinte da matriz extracelular.[50]

Medicamentos

- *Anticonvulsivantes*: estão associados à perda de massa óssea. Os principais são o fenobarbital, a difenil-hidantoína, a carbamazepina e o valproato de sódio.

O mecanismo envolvido é a aceleração do metabolismo da vitamina D pelo fígado, reduzindo os níveis de 25-hidroxivitamina D. Pacientes em tratamento crônico com esses fármacos devem receber suplementação de vitamina D.

- *Heparina*: o uso crônico da heparina não fracionada pode causar osteoporose, que é reversível após cessado o tratamento. *In vitro*, a heparina estimula a reabsorção óssea e inibe a ação dos osteoblastos. As heparinas de baixo peso molecular parecem ter menos efeitos deletérios sobre o osso, mas ainda existem poucos estudos nessa área.
- *Lítio*: a terapia prolongada com lítio provoca hipercalcemia e aumento da secreção do homônio da paratireoide.
- *Análogos do GnRH*: o uso desses agentes acarreta bloqueio do eixo hipotálamo-hipófise-gonadal, levando ao hipoestrogenismo e causando, consequentemente, redução da massa óssea.

Miscelânea

- *Gravidez*: a osteoporose é muito rara na gravidez, mas alguns poucos casos foram descritos. Alguns estudos sugerem que a patogênese está relacionada com falência transitória de hormônios calciotróficos, como calcitriol, e aumento da PTHrp (proteína relacionada com o paratormônio). A PTHrp tem função similar ao PTH.[52,53]
- *Transplante*: a osteoporose em transplantes de órgãos depende da massa óssea antes do transplante, das comorbidades existentes, dos fármacos imunossupressores utilizados, do órgão transplantado (o de rim tem menor risco de desenvolver osteoporose, talvez por causa da menor dose dos agentes imunossupressores utilizados) e do tempo após a cirurgia (maior perda óssea nos primeiros 6 a 12 meses).[54] A densitometria óssea deve ser realizada em todos os pacientes antes do transplante e a cada 6 meses, no pós-operatório, durante 2 anos. A partir daí, deve ser realizada anualmente.

Na Tabela 45.4 estão relacionadas as principais causas secundárias de osteoporose.

DIAGNÓSTICO

História Clínica

A avaliação diagnóstica da osteoporose nem sempre é fácil, pois as causas secundárias podem estar presentes, associadas ou não à osteoporose primária. Além disso, algumas outras doenças metabólicas, como hiperparatireoidismo primário ou osteomalacia, podem estar associadas à baixa DMO. Muitas dessas doenças têm tra-

Tabela 45.4 Principais causas secundárias de osteoporose

Estilo de vida	Baixa ingesta de cálcio, insuficiência de vitamina D, excesso de vitamina A, alta ingesta de cafeína, sal e alumínio (em antiácidos), etilismo, atividade física inadequada, imobilização prolongada, tabagismo
Endócrinas	Hipertireoidismo, hiperparatireoidismo, síndrome de Cushing, *diabetes mellitus*, acromegalia, insuficiência adrenal
Estados hipogonádicos	Anorexia nervosa, bulimia, amenorreia do atleta, hiperprolactinemia, pan-hipopituitarismo, menopausa prematura
Genéticas	Osteogênese *imperfecta*, doença de Gaucher, hemocromatose, homocistinúria, lisinúria, hipofosfatemia, síndrome de Marfan, síndrome de Ehlers-Danlos, porfiria, síndrome de Turner, síndrome de Klinefelter, síndrome de Menkes
Hematológicas	Mieloma múltiplo, leucemias, linfomas, anemia falciforme, talassemia, hemofilia, mastocitose, policitemia
Gastrointestinais	Doença inflamatória intestinal, síndromes de má absorção, doença celíaca, cirrose biliar primária, gastrectomia, nutrição parenteral total
Nutricionais	Deficiência de cálcio, magnésio, fósforo e vitamina D
Medicamentosas	Corticoides (causa mais comum), excesso de hormônios tireoidianos, heparina, varfarina, quimioterápicos, ciclosporina, metotrexato, anticonvulsivantes, lítio, hidróxido de alumínio, análogos do GnRH
Miscelânea	Imobilização prolongada, distrofia simpático-reflexa, artrite reumatoide, lúpus sistêmico, espondilite anquilosante, gravidez, insuficiência renal crônica, acidose tubular renal, DPOC, doença hepática crônica, metástases, sarcoidose, amiloidose, AIDS, transplantes, alcoolismo

AIDS: síndrome da imunodeficiência adquirida; DPOC: doença pulmonar obstrutiva crônica.

tamentos específicos, tornando essencial uma apropiada coleta da história clínica e exame físico minucioso antes de ser estabelecido um diagnóstico de osteoporose baseado apenas na baixa DMO.[55]

A maioria dos pacientes permanece assintomática até o surgimento de fraturas clínicas.[33]

Fraturas osteoporóticas, também chamadas de fraturas por fragilidade, são aquelas que ocorrem por queda da própria altura, sem trauma maior. O tipo mais comum de fratura osteoporótica é a fratura vertebral por compressão,[55] que ocorre frequentemente na junção toracolombar (T12-L1) ou na região torácica média (T7-T8).

De modo geral, as fraturas podem resultar em limitação para deambulação, depressão, perda da independência, dor aguda e crônica,[56] além de aumento da cifose torácica, achatamento da curvatura lordótica, perda de altura e até compressão radicular. A principal causa da dor lombar é o encurtamento e contratura da musculatura paravertebral decorrente da redução da altura das vértebras. No exame clínico, a palpação da região paraespinhal é mais dolorosa do que a da própria coluna vertebral.[35] Entretanto, a maioria das microfraturas vertebrais é assintomática, as quais são diagnosticadas de maneira incidental em radiografias de tórax e abdome.[57]

Essas fraturas estão associadas a maior risco de futuras fraturas, fraturas em outros sítios e maior morbimortalidade. A mortalidade cumulativa 5 anos após uma fratura vertebral é 20% maior do que o esperado para a faixa etária[58] e diretamente proporcional ao número de fraturas existentes.[59] Pode haver benefício no tratamento de pacientes com fraturas vertebrais sintomáticas ou assintomáticas, mesmo na ausência de alterações significativas da DMO ou na presença de fatores de risco.[60]

Outras fraturas frequentes são as de costelas, colo do fêmur, rádio (fraturas de Colles) e quadril.[33]

A fratura de fêmur provoca muito mais morbidade e mortalidade do que as outras. Dos pacientes com fratura do colo do fêmur, 12% a 20% morrem no primeiro ano após a fratura e mais de 50% dos que sobreviveram ficam incapacitados de retornar à vida de maneira independente.[35]

Uma história de fratura é importante fator de risco para fraturas subsequentes.[61]

Na anamnese devem ser incluídos dados como peso, altura, história familiar de osteoporose, idade, raça, estado nutricional, ingesta de cálcio e vitamina D, dores toracolombares agudas ou crônicas, diminuição da estatura, medidas anuais da altura após 40 anos de idade, deformidades torácicas, protrusão abdominal, medicamentos em uso e prévios, história reprodutiva, ciclos menstruais, climatério, história de fraturas, frequência e intensidade de exercícios físicos, antecedentes mórbidos e hábitos de vida.[33,35]

Por meio da anamnese e do exame físico completos é possível detectar causas de osteoporose secundária e fatores de risco para osteoporose.[35] A avaliação clínica, aliada aos exames complementares simples, quase sempre leva ao diagnóstico correto.

Avaliação Laboratorial

Os exames laboratoriais devem ser solicitados de acordo com o quadro do paciente e são importantes para exclusão de causas secundárias de osteoporose.[55] A inves-

Capítulo 45 Osteoporose: Epidemiologia, Classificação e Diagnóstico

tigação inicial pode sugerir possíveis etiologias e tem o papel de guiar a solicitação dos próximo exames.

As causas secundárias devem ser sempre consideradas, principalmente se a perda óssea existente for maior do que a esperada para idade, raça e *status* gonadal.[35]

Todo paciente em investigação para osteoporose deve ter os seguintes exames iniciais solicitados:

- Hemograma com VHS.
- Sumário de urina.
- Calciúria das 24 horas.
- Avaliação bioquímica: albumina, cálcio, fósforo, transaminases, fosfatase alcalina, eletroforose de proteínas, função renal e função tireoidiana.[62]

Como 40% do cálcio estão ligados a proteína (90% albumina), o cálcio sérico deve ser corrigido (Cac) utilizando-se a seguinte fórmula:[35]

$$Cac = (\text{Cálcio dosado} - \text{albumina}) + 4$$

Os seguintes exames suplementares devem ser solicitados em caso de suspeita diagnóstica de patologias específicas:[35,63]

- PTH (hiperpartireoidismo primário).
- Dosagem da 25-hidroxivitamina D (deficiência de vitamina D/osteomalacia).
- Teste de supressão com dexametasona *overnight* (para afastar síndrome de Cushing).
- Imunoeletroforese de proteínas séricas e urinárias (mieloma múltiplo).
- Mielograma (mieloma múltiplo).
- Testosterona em homens (hipogonadismo).
- Ferro sérico e ferritina (hemocromatose).
- Marcadores de reabsorção óssea (para avaliação do *turnover* ósseo).
- Anticorpos antigliadina e antiendomísio e biópsia de intestino delgado (doença celíaca).

A biópsia da crista ilíaca em osso calcificado marcada com tetraciclina deve ser solicitada em casos de osteoporose sem causa aparente, ou quando não há resposta terapêutica.[35]

Avaliação da Massa Óssea

Outro aspecto fundamental da investigação consiste na avaliação da DMO e da qualidade óssea. Na Tabela 45.5 estão os principais métodos utilizados, os quais serão abordados separadamente a seguir.

Marcadores Ósseos

Durante o processo de remodelação óssea, há liberação de substâncias, as quais podem ser dosadas no soro ou na urina e são conhecidas como marcadores ósseos.[64]

Tabela 45.5 Exames para diagnóstico da osteoporose e avaliação da qualidade óssea

Marcadores bioquímicos	Quantificação da massa óssea	Avaliação da qualidade óssea
Formação Fosfatase alcalina Osteocalcina	Densitometria óssea	Biópsia óssea
Reabsorção NTX CTX Piridinolinas	TAC quantitativa	TAC periférica de alta resolução

CTX: carbóxi-terminal; NTX: amino-terminal; TAC: tomografia axial computadorizada.

Os marcadores ósseos mais usados estão listados na Tabela 45.6.

Pode-se usar tanto um marcador de reabsorção como de formação. A escolha deve levar em consideração a disponibilidade e o custo. Até o momento, há muito pouca informação para que se possa sugerir que um marcador seja melhor do que outro, porém os resultados mais significativos são obtidos com mais presteza com os marcadores de reabsorção do que com os de formação. Isso ocorre porque a reabsorção óssea precede a formação e é mais rápida do que esta.[64]

Os marcadores ósseos não devem ser utilizados para diagnóstico de osteoporose. Os possíveis benefícios dos marcadores de reabsorção óssea na prática clínica incluem: predição do risco de fraturas, monitorização da resposta terapêutica e como auxílio na seleção do medicamento para tratamento.[65]

A utilização dos marcadores parece ser útil para prever perda óssea e risco de fraturas. Quanto maiores os níveis dos marcadores no primeiro estudo da DMO, maior será a diminuição da massa óssea nos estudos subsequentes.[66,67] Além disso, vários estudos demonstraram maior risco de fratura vertebral e não vertebral em mulheres

Tabela 45.6 Principais marcadores de formação e reabsorção óssea utilizados na prática clínica

Reabsorção	Formação
Ligações cruzadas piridinolínicas PYD livre ou ligada a peptídeo (soro e urina) Desoxipiridinolina (DPD) livre ou ligada a peptídeo (urina) Telopeptídeos das ligações cruzadas do colágeno Amino-terminal amino (NTX) (soro e urina) Carbóxi-terminal (CTX)	Fosfatase alcalina óssea específica (BSAP) (soro) Propeptídeos de extensão do colágeno tipo I Amino-terminal (PINP) Carbóxi-terminal (PICP) Osteocalcina (OCN)*

*A osteocalcina é mais usada como marcador de formação, mas pode ser classificada como marcador de remodelação.[64]

com marcadores de reabsorção óssea elevados, independentemente da DMO.[68,69] A avaliação dos marcadores, associada ao estudo da DMO (densitometria óssea), prediz o risco de fraturas com mais precisão do que um dos dois métodos usados isoladamente.[70]

Entretanto, apesar de a maioria dos estudos epidemiológicos mostrar que os marcadores ósseos são fator de risco independente para fratura, as taxas individuais de fratura e perda óssea são variáveis, limitando a utilidade desses marcadores na predição do risco de fratura individual. Por isso, marcadores ósseos não devem ser utilizados isoladamente para determinar quais pacientes com osteoporose necessitam de terapia.[64]

A melhor utilização dos marcadores ósseos é para o monitoramento do tratamento. Uma redução dos marcadores ósseos após início da terapia antirreabsortiva é associada a diminuição do risco de fratura.[71,72] Entretanto, o limite ótimo de resposta para cada marcador não é bem estabelecido. Alguns estudos sugerem que uma redução satisfatória dos marcadores seria de 50% no valor basal para os marcadores urinários ou 30% para os plasmáticos.[73] Esse decréscimo é dose-dependente, alcança o ponto mais baixo no período de 3 meses e mantém-se nesse nível enquanto o paciente está em terapia. As variações nos marcadores de formação são paralelas, mas geralmente decrescem no período de 3 a 6 meses.[64]

Em termos práticos, um paciente que recebe terapia antirreabsortiva, durante a qual se verifica redução acentuada de marcadores no intervalo de 6 meses, tem forte tendência de apresentar boa resposta na DMO após 2 anos de terapia. Por enquanto, a mais rápida evidência de resposta à terapia vem dos marcadores, e não pode ser vista antes de 4 semanas após o início da terapia.[64]

Marcadores devem ser medidos no início do tratamento e sempre que o resultado vier a influenciar o acompanhamento. Se a terapia inicial consistir no uso de um agente antirreabsortivo, uma medida do valor do marcador deverá ser reavaliada 3 meses após o início da terapia, para checar se houve redução. Se os valores alcançados não forem satisfatórios, deve-se checar a aderência do paciente ao tratamento. Se satisfatórios, deve-se considerar a mudança de medicação ou o aumento da dosagem. Após alteração da terapia, repetem-se os marcadores com 3 meses, período no qual uma resposta mais adequada deverá aparecer.[64] Caso a resposta após os primeiros 3 meses seja adequada, o tratamento deverá ser mantido e não haverá necessidade de repetição dos marcadores no seguimento.

A avaliação da redução dos marcadores ósseos somente é útil com a terapia antirreabsortiva, o que não ocorre na terapia anabólica com PTH recombinante. Um aumento nos marcadores de formação óssea (propeptídeo C-terminal do procolágeno tipo 1 [PICP] e BALP) 1 mês após o início do PTH recombinante tem sido associado a melhora na estrutura óssea.[74]

Métodos de Imagem

Radiografia Simples

A avaliação da densidade óssea por meio de radiografia simples depende de um equilíbrio entre as atividades osteoblásticas e osteoclásticas. O diagnóstico de osteoporose mediante radiografia só será possível quando cerca de 30% a 50% da massa óssea já estiverem perdidos.[33,75] O osso cortical, nesse aspecto, é mais importante do que o trabecular.[75]

As características principais da perda óssea cortical são adelgaçamento do córtex e aumento da porosidade. A reabsorção intracortical caracteriza-se por túneis translúcidos dentro do córtex, indicativos de reabsorção óssea ativa. A reabsorção do periósteo manifesta-se por meio de estrias ao longo da margem cortical externa e, na forma mais grave, por meio de erosões do periósteo, fenômeno que recebe o nome de pseudoperiostite.[76] Esses últimos aspectos indicam estados de *turnover* aumentado e não são encontrados na osteoporose pós-menopausa comum.[75]

Com relação ao osso medular, inicialmente as trabéculas secundárias vão desaparecendo, deixando as primárias mais proeminentes. Com o avançar da osteoporose, as trabéculas primárias também desaparecem, processo associado ao adelgaçamento da cortical, deixando o osso com um córtex fino ao redor de uma medula desmineralizada.[75]

Osteoporose na Coluna

Os aspectos da osteoporose do idoso em fase acentuada são: margens vertebrais finas e pedículos acentuadamente compridos, em contraste com uma coluna vertebral cinza, homogênea e sem aspectos acentuados.[75]

O colapso vertebral ocorre nas colunas torácica e lombar.[75] A deformidade mais característica é a fratura em formato de cunha da porção anterior do corpo vertebral. Fraturas côncavas ou centrais descrevem diminuição da altura central, quando comparadas aos bordos anterior e posterior, e originam depressões bicôncavas na placa terminal. São as chamadas *codfish vertebrae*, ou vértebras de bacalhau. Esta última alteração é, mais comumente, encontrada na osteomalacia.[77]

Com frequência, nódulos de Schmorl ocorrem na osteoporose por causa de herniação local do disco para dentro das placas terminais enfraquecidas e de microfraturas da placa terminal. Fraturas centrais por compressão são mais comuns na coluna torácica média, ao passo que as fraturas em cunha anterior afetam mais a região torácica

Tabela 45.7 Índice de fratura espinhal – escore semiquantitativo[79]

Grau	Classificação	Redução da altura vertebral
0	Nenhuma fratura	–
1	Fratura leve	Redução de 20% a 25%
2	Fratura moderada	Redução de 25% a 40%
3	Fratura grave	Redução > 40%

inferior. Fraturas acima de T5 são tão incomuns que outro diagnóstico deve ser considerado.[75]

Como visto, o diagnóstico da osteoporose por meio do raios X é tardio e, por outro lado, a maioria das fraturas vertebrais é assintomática. As fraturas vertebrais sintomáticas ou assintomáticas estão associadas a maior morbimortalidade, incluindo risco de fraturas em outros sítios, doenças pulmonares e câncer.[78] Várias técnicas têm sido estudadas com o objetivo de reconhecer deformidades vertebrais subclínicas. As vértebras são avaliadas por técnicas que possibilitam avaliar deformidades vertebrais de maneira objetiva por meio das medidas das alturas dos corpos vertebrais (morfometria) (Tabela 45.7).[79] São as chamadas fraturas morfométricas. A prevalência de fraturas morfométricas no Estudo Europeu de Osteoporose Vertebral (EVOS), que contou com 15.570 mulheres e homens, foi de 12%.[80]

Com o escore semiquantitativo é possível avaliar diferenças percentuais nas alturas anterior, média e posterior dos corpos vertebrais e determinar, objetivamente, a gravidade da fratura vertebral. O critério de redução de 20% da altura da vértebra para definição de deformidade vertebral tem como base um estudo que mostrou maior associação desse percentual com a existência de fatores de risco do que cada critério isoladamente.[81]

Osteoporose no Colo Femoral

No colo, cinco grupos de trabéculas estão presentes, os quais não são evidentes no colo femoral normal por causa das trabéculas secundárias distribuídas ao acaso, mas ficam bem visíveis com o avançar da osteoporose.[75]

À medida que o processo progride, há perda de trabéculas secundárias, deixando mais proeminente o triângulo de Ward entre os grupos primários. Seguem-se perdas das trabéculas remanescentes junto ao adelgaçamento da margem ao longo da face medial do colo femoral e aumento da incidência de fraturas.[75]

Densitometria Óssea

Apesar de um diagnóstico clínico de osteoporose poder ser feito em indivíduos de alto risco com histó-

ria de fratura por fragilidade, a osteoporose pode ser diagnosticada, antes do surgimento de fraturas clínicas, por meio de métodos não invasivos para determinação da DMO. Desse modo, existe a possibilidade de intervir com o objetivo de prevenir a ocorrência de fraturas. O método não invasivo mais sensível e preciso é a densitometria óssea (DO).[3,82]

A técnica mais amplamente utilizada é a medida da absorção de dupla energia de raios X (DXA), que fornece a densidade de área (g/cm²). É o padrão com o qual todas as tecnologias são comparadas e o melhor método para monitorizar mudanças na DMO ao longo do tempo.[3] Pode ser utilizada para avaliar sítios periféricos (rádio distal, calcanhar e falanges) e centrais (coluna lombar e quadril), neste caso sendo útil para diagnóstico e para monitorização da resposta ao tratamento.[82]

A densitometria óssea de sítios periféricos (DXAp) não pode ser usada exclusivamente para classificação diagnóstica da osteoporose, exceto DXAp de rádio distal em casos específicos (p. ex., hiperparatireoidismo primário), uma vez que os critérios da OMS para a classificação da doença não se aplicam à DMO em locais esqueléticos que não sejam a coluna lombar, o quadril e o antebraço. Apesar de a DXAp geralmente apresentar boa precisão, não é clinicamente útil para monitorizar a terapia, uma vez que alterações na DMO em locais esqueléticos periféricos em resposta ao tratamento são muito lentas.[83] Mesmo assim, a facilidade com que muitos densitômetros periféricos podem ser utilizados é ainda atraente, ao considerarmos a necessidade de triagem da população de risco.[82] A densitometria periférica é prática, e seu custo é baixo. Pode ser utilizada para rastrear pacientes de risco para realizar DXA central e identificar os indivíduos com risco elevado de fraturas e que se poderiam beneficiar de terapia específica na indisponibilidade da DXA central.[82]

A OMS estabeleceu a classificação da osteoporose de acordo com a diferença de desvio padrão (DP) entre a DMO do paciente e a DMO média da população adulta jovem de referência (T-escore).[84]

O Z-escore consiste na comparação da DMO do paciente com a DMO média da população da mesma idade. Um Z-escore ≤ 2,0 deve ser considerado abaixo da expectativa para a idade, o que indica a necessidade de investigação de problemas coexistentes que possam contribuir para osteoporose, como uso crônico de glicocorticoides, alcoolismo e outros.[84]

Em mulheres pré-menopausadas e homens com idade < 50 anos, a classificação da OMS não deve ser utilizada, porque a relação entre a DMO e o risco de fratura não está bem estabelecida. Nesses casos, o Z-escore, e não o T-escore, deve ser aplicado, e um diagnóstico clínico de osteoporose pode ser feito com fratura por fragilidade, ou

Tabela 45.8 Definição de osteoporose pela OMS de acordo com a DMO pelo método de DXA (1994)[87]

Classificação	T-escore*
Normal	Até –1DP
Osteopenia	Entre –1 e –2,5DP
Osteoporose	< 2,5DP
Osteoporose grave	< 2,5DP + fratura

*T-escore: desvio padrão (DP) em relação à média do adulto jovem.

na presença de baixa DMO e fatores de risco para fratura, como uso crônico de glicocorticoides, alcoolismo ou hiperparatireoidismo.[85] Em crianças e adolescentes, o diagnóstico de osteoporose não deve ser feito baseado apenas em critérios densitométricos, sendo necessária a presença de história de fratura clinicamente significativa e baixo conteúdo mineral ósseo ou DMO.[86]

A OMS define osteoporose por meio da densitometria, como pode ser visto na Tabela 45.8.

A DXA não deve ser realizada em mulheres grávidas devido à radiação ionizante. Além disso, pode não ser possível realizá-la em pacientes com problemas graves de coluna ou quadril em virtude da dificuldade para subir à mesa do exame. A presença de anormalidades esqueléticas estruturais, como osteoartrite grave e escoliose, além de calcificação aórtica e esclerose óssea, pode limitar sua utilidade devido ao risco de DMO falsamente elevada. Nesses casos, o melhor exame seria uma tomografia quantitativa, como veremos a seguir.[3]

Em indivíduos mais idosos, nos quais as alterações osteoartríticas podem fornecer valores elevados provocados por artefatos na projeção anteroposterior (AP), a medição na coluna lateral ou no quadril é mais precisa do que a densidade da coluna em AP.[82]

A repetição da medida da DMO pela densitometria óssea deve ser considerada quando os resultados têm a probabilidade de influenciar o manejo clínico do paciente, assim como quando a modificação na densidade óssea esperada é maior ou igual à modificação significativa mínima, a qual deve ser, aproximadamente, maior que +3% ou –3%.[88] Nesses casos, podemos considerar repetir a DXA 1 a 2 anos após o início da terapia farmacológica padrão, assim como após 6 meses do início de terapia com glicocorticoides.[89]

TRIAGEM PARA OSTEOPOROSE
Avaliação do Risco de Fraturas

A triagem para osteoporose envolve a avaliação do risco de fratura e a medida da DMO. Muitas fraturas ocorrem em indivíduos que não preenchem critério para osteoporose ao exame de DXA. Pacientes com osteoporose apresentam alto risco de fraturas, mas ocorrem muitas fraturas em pacientes com baixa massa óssea ou osteopenia (T-escore entre –1,0 e –2,5), já que muito mais pacientes encontram-se nessa categoria. Assim, a avaliação dos fatores de risco, independente da DMO, é importante para predizer o risco de fraturas. São considerados fatores de risco independentes da DMO:[90,91]

- Idade avançada
- Fratura prévia
- Uso crônico de glicocorticoides
- Baixo peso (< 58kg)
- História familiar de fratura de quadril
- Tabagismo
- Ingesta excessiva de álcool

FRAX

Em 2008, uma força-tarefa da OMS criou o FRAX (*Fracture Risk Assessment Tool*), um instrumento que estima a probabilidade de fratura de quadril e fraturas osteoporóticas maiores (quadril, coluna, úmero proximal e antebraço) em 10 anos para pacientes não tratados, entre 40 e 90 anos de idade, utilizando fatores de risco clínicos (Tabela 45.9) e a DMO do colo femoral (g/cm^2, por DXA).[92]

O FRAX baseia-se na coleta de dados de grandes estudos prospectivos observacionais envolvendo homens e mulheres de diferentes regiões do mundo, em que fatores de risco clínicos, DMO e fraturas foram avaliados.[93]

Quando dados específicos de cada país e suas premissas econômicas são usados com o FRAX, um limite custo-efetivo para intervenção farmacológica pode ser calculado,[93] possibilitando a identificação de pacientes que possam se beneficiar da terapia.

Normalmente, a utilização do FRAX resulta em indicação de tratamento medicamentoso para idosos com T-escore discretamente baixo e alto risco de fratura e evita o uso de medicamentos para tratar pessoas mais jovens com T-escore semelhante e baixo risco de fratura. Os limites de intervenção variam de acordo com os dados econômicos específicos de cada país.[94]

Suas limitações incluem: escassez de dados que validem um limite de intervenção para pacientes tratados, incertezas a respeito da variação de erros com o risco de fraturas e falta de validação quando utilizados outros métodos de medida da DMO que não a DXA.[95] Além disso, valores de DMO de outros sítios que não o quadril não são validados para seu uso, havendo a possibilidade de subestimativa do risco de fratura.[94] Outra limitação é a não consideração de todos os fatores de risco clínicos em seu cálculo (p. ex., múltiplas fraturas, quedas e dados so-

Tabela 45.9 Fatores de risco clínicos para fratura osteoporótica utilizados pelo *Fracture Risk Assessment Tool*[92]

Fratura prévia
História familiar de fratura de quadril em parentes de primeiro grau
Baixo peso
Tabagismo
Consumo excessivo de álcool
Artrite reumatoide
Osteoporose secundária (p. ex., hipogonadismo ou menopausa
  precoce, má absorção, doença hepática crônica, doença
  inflamatória intestinal)

bre o *turnover* ósseo). Assim, o FRAX pode subestimar o risco de fraturas em indivíduos com história de:[95]

- Baixa DMO em coluna lombar, mas normal em colo de fêmur.
- Múltiplas fraturas.
- Uso de altas doses de glicocorticoides (prednisolona > 7,5mg/dia ou equivalente).
- Fraturas vertebrais graves.
- Parentes de primeiro grau com fratura de sítios não quadril.

De modo geral, devemos notar que as diretrizes de intervenção na osteoporose, com ou sem o uso do FRAX, fornecem apenas uma orientação clínica geral. Sugerimos que o tratamento da osteoporose permaneça individualizado de acordo com cada caso, devendo a tomada de decisão ser compartilhada entre o paciente e o médico.

INDICAÇÕES PARA AVALIAÇÃO DA MASSA ÓSSEA

As indicações para avaliação da massa óssea por DXA, segundo a Sociedade Brasileira de Densitometria Clínica (2008)[96] e o International Society of Clinical Densitometry (ISCD),[97] são:

- Mulheres com idade ≥ 65 anos e homens com idade ≥ 70 anos.
- Mulheres > 40 anos, na transição menopausal e homens > 50 anos de idade, com fatores de risco.
- Adultos com antecedente de fratura por fragilidade ou condição clínica ou uso de medicamentos associados a baixa massa óssea ou perda óssea.
- Indivíduos para os quais são consideradas intervenções farmacológicas para osteoporose.
- Indivíduos em tratamento para osteoporose, para monitoramento de sua eficácia.
- Indivíduos que não estejam sob tratamento, porém nos quais a identificação de perda de massa óssea possa determinar a indicação do tratamento.
- Mulheres interrompendo terapia hormonal (TH).

Em janeiro de 2011, a United States Preventive Services Task Force (USPSTF) publicou as recomendações para *screening* da osteoporose, onde sugere que a triagem deve ser realizada em mulheres com 65 anos de idade ou mais, independentemente de outros fatores de risco, e em mulheres mais jovens, quando o risco de fratura é igual ou maior do que o risco de mulheres > 65 anos sem outros fatores de risco adicionais. Além disso, a USPSTF concluiu que as evidências atuais são insuficientes para avaliar os reais benefícios e riscos do *screening* para osteoporose em homens.[98]

Intervalos de Triagem

O valor da retriagem de mulheres na pós-menopausa que apresentaram exame inicial sem osteoporose estaria em melhorar a predição do risco de fratura. Entretanto, existe escassez de evidências sobre o intervalo ótimo para repetição do teste de *screening* e se essa repetição é necessária em mulheres com DMO inicial normal. Em razão das limitações na precisão dos testes, um intervalo mínimo de 2 anos pode ser necessário para detecção de alguma mudança na DMO, enquanto intervalos mais longos podem ser necessários para melhorar a predição do risco de fratura.[98]

Recentemente, um estudo prospectivo, envolvendo 4.957 mulheres com 67 anos de idade ou mais, encontrou que mulheres nessa faixa etária que apresentem DMO no *baseline* normal ou com um T-escore melhor do que –1,50 poderiam, seguramente, repetir a DXA apenas 15 anos após a primeira, já que é muito pouco provável que essas mulheres desenvolvam osteoporose dentro desse intervalo de tempo (probabilidade < 1% se DMO normal e apenas de 5% em mulheres com osteopenia leve).[99]

Outros Métodos de Aferição da Densidade Mineral Óssea

Tomografia Computadorizada Quantitativa

A tomografia computadorizada quantitativa (TCQ) mede a densidade volumétrica (g/cm^3) do osso da coluna e do quadril e pode analisar, separadamente, o osso cortical e o trabecular. Esse método pode ser bastante útil na investigação clínica, principalmente em pacientes com anormalidades estruturais na coluna que comprometem a interpretação da DXA. Além disso, tem importante papel no acompanhamento da resposta terapêutica de agentes anabólicos. [31utd]

A TCQ não é recomendada para *screening* da osteoporose, já que os critérios de classificação da DMO pela OMS não se aplicam a essa tecnologia, e não pode ser usada no FRAX. Além disso, trata-se de uma técnica mais cara e resulta em maior exposição à radiação do que a DXA.[100]

Estudos têm sugerido que a TCQ de coluna pode ser melhor preditor do risco de fraturas de coluna do que a DXA de coluna AP, talvez devido à importante contribuição do osso trabecular na estrutura dos corpos vertebrais.[101] Contudo, outro estudo sugere que a TCQ de coluna não foi superior à DXA de quadril em predizer fraturas não vertebrais.[102]

A TCQ mede somente o componente esponjoso das vértebras lombares, de modo que os artefatos de envelhecimento, como osteófitos e calcificações aórticas, são menos passíveis de constituírem um problema como na DXA.[82]

Ultrassonografia Quantitativa

A ultrassonografia quantitativa (USGq) também parece predizer risco de fratura em homens e mulheres e é tão boa quanto fatores de risco clínicos para identificação de alto risco para osteoporose.[103]

Os locais utilizados são o calcanhar e a tíbia proximal. O calcanhar é o local mais popular, porque sua composição (osso esponjoso) é semelhante à da coluna.[82]

Esse método é prático, barato e isento de radiação, podendo ser usado para triagem populacional. No Japão, por exemplo, sua introdução foi associada a aumento de 30% no diagnóstico.[82]

Entretanto, essa técnica não pode ser usada para classificação diagnóstica de osteoporose, uma vez que não se podem aplicar os critérios estabelecidos pela OMS. Adicionalmente, não existem estudos mostrando redução no risco de fraturas para pacientes em tratamento com bases em medidas ultrassonométricas, o que limita seu uso na monitorização da resposta terapêutica.

Qualidade Óssea

Apesar da indiscutível importância da densitometria óssea no diagnóstico da osteoporose, sua avaliação isolada é insuficiente para acessar o risco de fratura e a eficácia do tratamento. A densitometria tem de ser analisada em conjunto com a qualidade óssea.

O conceito de qualidade óssea vem sendo amplamente utilizado para justificar a ocorrência de eventos clínicos não explicados pela avaliação da densidade óssea. Compreende a composição e a estrutura óssea, que contribuem para sua força, independentemente de sua densidade. A qualidade óssea é responsável por 20% a 40% da resistência óssea. Esta é resultado da integração da DMO com a qualidade óssea. Vários fatores interagem para compor a qualidade óssea, quais sejam:

- *Turnover* ósseo.
- Geometria.
- Microarquitetura.
- Mineralização.

- Componente da matriz óssea e mineral.
- Microagressões.

No indivíduo com osteoporose, observa-se aumento de unidades ativas e mais osso é reabsorvido do que formado. Isso provoca perda da qualidade da arquitetura trabecular óssea com consequente perda de resistência e da qualidade óssea.[105] O elevado *turnover* ósseo aumenta o risco de fraturas, independentemente de mudanças na densidade óssea,[106] visto que modifica diretamente a qualidade do osso.[107,108]

A densitometria óssea apresenta como principal limitação a incapacidade de avaliar a microarquitetura trabecular do osso. Novas técnicas para avaliação da qualidade óssea têm sido desenvolvidas para proporcionar importantes avanços na determinação do risco de fraturas. Dentre elas estão a ressonância magnética de alta resolução e a tomografia computadorizada periférica quantitativa de alta resolução. Até o momento, essas técnicas promovem apenas a avaliação da qualidade dos ossos periféricos, porém são pouco disponíveis e de alto custo. O *turnover* ósseo pode ser avaliado pelos marcadores e mediante biópsia óssea com tetraciclina.[109]

O acesso à microarquitetura óssea melhora a avaliação de risco e de resposta ao tratamento.[110] Um estudo analisou o uso da tomografia computadorizada periférica quantitativa de alta resolução na avaliação da microarquitetura trabecular em mulheres na pré-menopausa, na pós-menopausa osteopênicas e na pós-menopausa osteoróticas.[110] As mulheres na pós-menopausa apresentaram menores densidade óssea, número de trabéculas e espessura cortical no rádio distal e na tíbia do que as mulheres na pré-menopausa. No grupo de mulheres osteoróticas, foram evidenciadas menor densidade óssea, menor espessura cortical e trabéculas mais separadas do que em mulheres osteopênicas nos dois sítios. As mulheres osteopênicas com história prévia de fraturas apresentaram distribuição trabecular mais irregular, quando comparadas às mulheres sem história de fraturas.[111] O método em questão parece ser bastante promissor na avaliação óssea do risco de fraturas e da resposta ao tratamento utilizado.

Referências

1. Bandeira F, Carvalho EF, Theodósio C. Epidemiologia, genética e patogênese da osteoporose. In: Bandeira F (ed.). Osteoporose. Rio de Janeiro: Medsi, 2000:31-49.

2. Kanis J, Melton LJ, Christiansen C et al. The diagnosis of osteoporosis. J Bone Miner Res 1994; 9:1137-4.

3. National Osteoporosis Foundation. Clinician's guide to prevention and treatment of osteoporosis. Washington, DC: National Osteoporosis Foundation, 2010.

4. Looker AC, Orwol ES, Jonhston CC et al. Prevalence of low femoral bone in older U.S. adults from NHANES III. J Bone Miner Res 1997; 12:1761-8.

5. Rosen CJ. Postmenopausal osteoporosis. N Engl J Med 2005; 353:595-603.

6. Brown SA, Rosen CJ. Osteoporosis. Med Clin North Am 2003; 87:1039-63.

7. Melton LJ, Atkinson EJ, O'Connor MK et al. Bone density and fracture risk in men. J Bone Miner Res 1998; 13:1915-23.

8. Kanis JA, Johnell O, Oden A et al. Epidemiology of osteoporosis and fracture in men. Calcif Tissue Int 2004; 75:90-9.

9. Ray NF, Chan JK, Thamer M, Melton LJ. Medical expenditures for the treatment of osteoporotic fractures in the United States in 1995: report from the National Osteoporosis Foundation. J Bone Miner Res 1997; 12(1):24-35.

10. Burge RT, Dawson-Hughes B, Solomon D et al. Incidence and economic burden of osteoporotic fractures in the United States, 2005-2025. J Bone Min Res 2007; 22(3):465-75.

11. Torres R, Marcelino C, Vieira L et al. Prevalência de osteoporose em 1.441 mulheres encaminhadas para determinação da densidade óssea. Arq Bras Endocrinol Metab 1998; 42(suppl):S182.

12. Bandeira FA, de Carvalho EF. Prevalence of osteoporosis and vertebral fractures in postmenopausal women attending reference centers. Rev Bras Epidemiol 2007; 10(1):86-98.

13. Camargo MB, Cendoroglo MS, Ramos LR et al. Bone mineral density and osteoporosis among a predominantly causasian elderly population in the city of São Paulo, Brazil. Osteoporos Int 2005; 16(11):1451-60.

14. Cooper C, Melton LJ. Epidemiology of osteoporosis. Trends Endocrinol Metabol 1992; 3:224-9.

15. Melton LJ, Chischilles EA, Cooper C. How many women have osteoporosis? J Bone Miner Res 1992; 7:1005-10.

16. Riggs L, Melton LJ. Medical progress: involutional osteoporosis. N Engl J Med 1986; 314:1676-86.

17. Cummings SR, Kelsey JL, Nevitt MC. Epidemiol Rev 1985; 7:178-208.

18. Borelli A. Fisiopatologia da osteoporose. In: Bandeira F (ed.). Osteoporose. Rio de Janeiro: MEDSI, 2000:17-30.

19. Hofbauer LC, Schoppet M. Clinical implications of the osteoprotegerin/RNKL/RANK system for bone and vascular disease. JAMA 2004; 292(4):490-5.

20. Hirose KI, Tomiyama H, Okazaki R et al. Increased pulse wave velocity associated with reduced calcaneal quantitative osteosono index: possible relationship between atherosclerosis and osteopenia. J Clin Endocrinol Metab 2003; 88(6):2573-8.

21. Manolagas SC, Jilka RL. Bone marrow, cytokines, and bone remodeling: emerging insights into the pathophysiology of osteoporosis. N Engl J Med 1995; 332:305-11.

22. Zaidi M, Troen B, Moonga BS, Abe E. Cathepsin K. Osteoclasticresorption, and osteoporosis therapy. J Bone Miner Res 2001; 16:1747-9.

23. Uitterlinden AG, Burger H, Huang Q et al. Realation of aleles of colagen type 1 alpha-1 gene to bone density and risk of osteoporotic feacture in post menopausal women. N Engl J Med 1998; 338:1016-21.

24. Ulrika P, Omar ME, Max M et al. Polymorphisms of the CLCN7 gene are associated with BMD in women. J Bone Miner Res 2005; 20:1960-7.

25. Joyce BJ, Fernando R, Mila J et al. Common genetic variation of the low-density lipoprotein receptor-related protein 5 and 6 genes determines fracture risk in elderly white men. J Bone Miner Res 2006; 21:141-50.

26. Venkatesh K, Henry UB, Ormond AM. Regulation of bone mass by Wnt signaling. J Clin Invest 2006; 116:1202-9.

27. Mattias L, Charlotte S, Anna-Lena E et al. Polymorphisms in the aromatase gene predict areal BMD as a result of affected cortical bone size: The GOOD Study. J Bone Miner Res 2006; 21:332-9.

28. Rulin LA, Hawker GA, Peltekova VO. Determinants of peak bone mass: clinical and genetic analyses in a young female Canadian cohort. J Bone Miner Res 1999; 14:633-43.

29. Prince R, Dick I, Devine A et al. The effects of menopause and age on calcitropic hormones: a cross-sectional study of 655 healthy women aged 35-90. J Bone Miner Res 1995; 10:835-42.

30. Berneckeer PM, Willvonseder R, Resch H. Decreased estrogen levels in male patients with primary osteoporosis. J Bone Miner Res 1995; 10:S445.

31. Garnero P, Sornay-Rendu E, Chapuy M, Delmas PD. Increased bone turnover in late postmenopausal women is a major determinant of osteoporosis. J Bone Miner Res 1996; 11:337-49.

32. Lemos CC. Nutrição e integridade óssea. In: Bandeira F (ed.). Osteoporose. Rio de Janeiro: Medsi, 2000:51-65.

33. Bandeira F, Lima JG. Osteoporose. In: Bandeira F (ed.). Endocrinologia – diagnóstico e tratamento. Rio de Janeiro: Medsi, 1998:297-312.

34. Krall EA, Dawson-Hughes B. Smoking increase bone loss and decreases calcium absorption. J Bone Miner Res 1999; 14:215-20.

35. Caldas G. Diagnóstico diferencial. In: Bandeira F (ed.). Osteoporose. Rio de Janeiro: Medsi, 2000:127-41.

36. Bandeira F, Coutinho E, Griz L. Osteoporose pós-menopausa. In: Bandeira F. Endocrinologia e diabetes. Rio de Janeiro: Medsi, 2003:420-43.

37. Wooley MA, Kip KE, Cauley JA et al. Depression, fall and risk of fracture in old women. Arch Intern Med 1999; 159:484-90.

38. McLean RR, Jacques PF et al. Homocysteine as a predictive factor for hip fracture in older persons. N Engl J Med 2004; 350:2042-9.

39. Ramalho AC, Lazaretti-Castro M. Fisiopatologia da osteoporose involutiva. Arq Bras Endocrinol Metab 1999; 43:6.

40. Donovan MA et al. Low bone formation in premenopausal women with idiopatic osteoporosis. J Clin Endocrinol Metab 2005; 90:3331-6.

41. Bandeira F, Cordeiro LH, Bandeira C. Doença óssea no hipertireoidismo. In: Bandeira F (ed.) Osteoporose. Rio de Janeiro: Medsi, 2000:253-62.

42. Stein E, Shane E. Secondary osteoporosis. Endocrinol Metab Clin North Am 2003; 32(1):115-34, vii.

43. Faria M. Osteoporose e glicocorticóides. In: Bandeira F (ed.). Osteoporose. Rio de Janeiro: Medsi, 2000:241-51.

44. Saag KG. Glucocorticoid-induced osteoporosis. Endocrinol Metab Clin North Am 2003; 32(1):135-57, vii.

45. Thé AC, Caldas G. Diagnóstico diferencial da osteoporose. In: Bandeira F (ed.) Endocrinologia ginecológica. Rio de Janeiro: Medsi, 2006:171-80.

46. Arlot ME, Sornay-Rendu E, Garnero P et al. Apparent pré- and postmenopausal bone loss evaluated by DXA at different skeletal sites in women: The OFELY cohort. J Bone Min Res 1997; 12:683:90.

47. Zipfel S. Osteoporosis in eating disorders: a follow-up study of patients with anorexia and bulimia nervosa. J Clin Endocrinol Metab 2001; 86(11):5227-33.

48. Stiegler C, Leb G, Kleinert R et al. Plasma levels of parathyroid hormone related peptide are elevated in hyperprolactinemia and correlated to bone density status. J Bone Mine Res 1995; 10:751-9.

49. Miller KK, Klibanski A. Amennorheic bone loss. Clin Endocrinol Metab 1999; 84:1775-83.

50. Barretto FT, Moura F. Osteoporose e doenças reumáticas. In: Bandeira F (ed.) Osteoporose. Rio de Janeiro: Medsi, 2000:265-80.

51. Meurs JBJ. Homocysteine levels and the risk of osteoporotic fracture. N Engl J Med 2004; 350(20):2033-41.

52. Bandeira F, Modesto J, Coutinho E, Florêncio AC. Osteoporose associada à gravidez. In: Bandeira F (ed.). Osteoporose. Rio de Janeiro: Medsi, 2000:165-79.

53. Coutinho E, Modesto J, Bandeira F. Evolução da densidade óssea a longo prazo em uma paciente com osteoporose associada à gravidez. Arq Bras Endocrinol Metab 1998; 42(5) – (suppl1): PO245, S183.

54. Lima JG, Nóbrega LH. Osteoporose em pacientes transplantados. In: Bandeira F (ed.). Osteoporose. Rio de Janeiro: Medsi, 2000:205-19.

55. Genant HK, Cooper C, Poor G. Interim report and recommendations of the World Health Organization Task-Force for Osteoporosis. Osteop Int 1999; 10(4):259.

56. Cooper C, Atkinson EJ, O'Fallon WM et al. Incidence of clinically diagnosed vertebral fractures: a population-based study in Rochester, Minnesota, 1985-1989. J Bone Miner Res 1992; 7(2):221.

57. Vogt TM, Ross PD, Palermo L et al. Vertebral fracture prevalence among women screened for the Fracture Intervention Trial and a simple clinical tool to screen for undiagnosed vertebral fractures. Fracture Intervention Trial Research Group. Mayo Clin Proc 2000; 75(9):888.

58. Cooper C, Atkinson EJ, Jacobsen SJ et al. Population-based study of survival after osteoporotic fractures. Am J Epidemiol 1993; 137:1001-5.

59. Kado DM, Browner WS, Palermo L et al. Vertebral fractures and mortality in older women: a prospective study. Study of Osteoporotic Fractures Research Group. Arch Intern Med 1999; 159:1215-20.

60. Lewiecki EM. Vertebral fracture assessment. Curr Opin Endocrinol Diabetes 2006; 13:509-15.

61. Kanis JA, Johnell O, De Laet C et al. A meta-analysis of previous fracture and subsequent fracture risk. Bone 2004; 35(2):375.

62. Tannenbaum C, Clark J, Schwartzman K et al. Yield of laboratory testing to identify secondary contributors to osteoporosis in otherwise healthy women. Clin Endocrinol Metab 2002; 87(10):4431.

63. Hodgson SF, Watts NB, Bilezikian JP, AACE Osteoporosis Task Force. American Association of Clinical Endocrinologists medical guidelines for clinical practice for the prevention and treatment of postmenopausal osteoporosis: 2001 edition, with selected updates for 2003. Endocr Pract 2003; 9(6):544.

64. Kleerekoper M. Marcadores bioquímicos da remodelação óssea. In: Bandeira F (ed.) Osteoporose. Rio de Janeiro: Medsi, 2000:69-85.

65. Srivastava AK, Vliet EL, Lewiecki EM et al. Clinical use of serum and urine bone markers in the management of osteoporosis. Curr Med Res Opin 2005; 21(7):1015.

66. Garnero P, Sornay-Rendu E, Duboeuf F, Delmas PD. Markers of bone turnover predict postmenopausal forearm bone loss over 4 years: The OFELY study. J Bone Mineral Res 1999; 14:1604-10.

67. Ivaska KK, Lenora J, Gerdhem P et al. Serial assessment of serum bone metabolism markers identifies women with the highest rate of bone loss and osteoporosis risk. J Clin Endocrinol Metab 2008; 93(7):2622.

68. Gerdhem P, Ivaska KK, Alatalo SL et al. Biochemical markers of bone metabolism and prediction of fracture in elderly women. J Bone Miner Res 2004; 19(3):386.

69. Ivaska KK, Gerdhem P, Väänänen HK et al. Bone turnover markers and prediction of fracture: a prospective follow-up study of 1040 elderly women for a mean of 9 years. J Bone Miner Res 2010; 25(2):393.

70. Vergnaud P, Garnero P, Meunier PJ et al. Undercarboxylatedosteocalcin measured with a specific immunoassay predicts hip fractures in elderly women: The EPIDOS study. J Clin Endocrinol Metab 1997; 82:719-24.

71. Sarkar S, Reginster JY, Crans GG et al. Relationship between changes in biochemical markers of bone turnover and BMD to predict vertebral fracture risk. J Bone Miner Res 2004; 19(3):394.

72. Bauer DC, Black DM, Garnero P et al. Change in bone turnover and hip, non-spine, and vertebral fracture in alendronate-treated women: the fracture intervention trial. J Bone Miner Res 2004; 19(8):1250.

73. Eastell R, Hannon RA, Garnero P et al. Relationship of early changes in bone resorption to the reduction in fracture risk with risedronate: review of statistical analysis. J Bone Miner Res 2007; 22(11):1656.

74. Dobnig H, Sipos A, Jiang Y et al. Early changes in biochemical markers of bone formation correlate with improvements in bone structure during teriparatide therapy. J Clin Endocrinol Metab 2005; 90(7):3970.

75. Goligher JE. Radiografia convencional na osteoporose. In: Bandeira F (ed.) Osteoporose. Rio de Janeiro: Medsi, 2000:87-112.

76. Forrester DM, Kirkpatrick J. Periostitis and pseudoperiostitis. Radiology 1976; 118:597-601.

77. Resnick DL. Fish vertebrae. Arthritis Rheum 1982; 25:1073-7.

78. Ismail AA, O'Neil TW, Cooper C et al. European Prospective Osteoporosis Study Group. Mortality associated with vertebral deformity in men and women results from the European Prospective Osteoporosis Study (EPOS). Osteoporos Int 1998; 8:291-7.

79. Genant HK, Wu CY, Van Kujik C. Vertebra fracture assessment using a semiquantitative technique. J Bone Miner Res 1993; 8:1137-48.

80. O'Neill TW, Felsenberg D, Varlow J. The prevalence of vertebral deformity in European men and women: the European Vertebral Osteoporosis Study. J Bone Miner Res 2002; 11:1010-8.

81. Lunt M, Ismail AA, Felsenberg D et al. Defining incident vertebral deformities in population studies: a comparison of morfometric criteria. Osteoporos Int 2002; 13(10):809-15.

82. Bilezikian J, Zapalowski C, Kulak C et al. Conceitos recentes em densitometria óssea. In: Bandeira F (ed.) Osteoporose. Rio de Janeiro: Medsi, 2000:113-25.

83. Binkley N, Bilezikian JP, Kendler DL et al. Official positions of the International Society for Clinical Densitometry and Executive Summary of the 2005 Position Development Conference. International Society for Clinical Densitometry. J Clin Densitom 2006; 9(1):4.

84. World Health Organization. Assessment of fracture risk and its application to screening for postmenopausal osteoporosis.

Geneva 1994. Disponível em: http://whqlibdoc.who.int/trs/WHO_TRS_843.pdf. Acesso em 09/11/2012.

85. Writing Group for the ISCD Position Development Conference. Diagnosis of osteoporosis in men, premenopausal women, and children. J Clin Densitom 2004; 7(1):17.

86. Baim S, Leonard MB, Bianchi ML et al. Official Positions of the International Society for Clinical Densitometry and executive summary of the 2007 ISCD Pediatric Position Development Conference. J Clin Densitom 2008; 11(1):6.

87. Assessment of fracture risk and its application to screening for postmenopausal osteoporosis. WHO Technical Report Series – 843, Geneva, 1994.

88. Lenchik L, Kiebzak GM, Blunt BA et al. What is the role of serial bone mineral density measurements in patient management? International Society for Clinical Densitometry Position Development Panel and Scientific Advisory Committee. J Clin Densitom 2002; 5 (Suppl):S29.

89. The International Society for Clinical Densitometry. Official positions. Disponível em: www.iscd.org/Visitors/positions/OfficialPositionsText.cfm. Acesso em 01/06/2008.

90. Johansson H, Oden A, Johnell O et al. Optimization of BMD measurements to identify high risk groups for treatment – a test analysis. J Bone Miner Res 2004; 19(6):906.

91. Cummings SR, Nevitt MC, Browner WS et al. Risk factors for hip fracture in white women. Study of Osteoporotic Fractures Research Group. N Engl J Med 1995; 332(12):767.

92. Kanis JA, Johnell O, Oden A et al. FRAX and the assessment of fracture probability in men and women from the UK. Osteop Int 2008; 19(4):385.

93. Tosteson AN, Melton LJ, Dawson-Hughes B et al. Osteoporosis Foundation Guide Committee. Cost-effective osteoporosis treatment thresholds: the United States perspective. Osteop Int 2008; 19(4):437.

94. Kanis JA, Johnell O, Oden A et al. FRAX and the assessment of fracture probability in men and women from the UK. Osteo Int 2008; 19(4):385.

95. The International Society for Clinical Densitometry, International Osteoporosis Foundation. 2010 Official Positions on FRAX. Disponível em: http://www.iscd.org/Visitors/pdfs/Official%20Positions%20ISCD-IOF%20FRAX.pdf. Acesso em 11/07/2011.

96. Brandão CMA, Camargos BM, Zerbini CA et al. Posições oficiais 2008 da Sociedade Brasileira de Densitometria Clínica (SBDens). Arq Bras Endocrinol Metab 2009; 53/1.

97. Baim S, Binkley N, Bilezikian JP et al. Official positions of the International Society for Clinical Densitometry and Executive Summary of the 2007 ISCD Position Development Conference. J Clin Densit 2008; 11:75-91.

98. Screening for osteoporosis: clinical summary of U.S. Preventive Services Task Force Recommendation. Ann Intern Med 2011; 154:356-64.

99. Gourlay ML, Fine JP, Preisser JS et al. Bone-density testing interval and transition to osteoporosis in older women. N Engl J Med 2012; 366:225-33.

100. Adams JE. Quantitative computed tomography. Eur J Radiol 2009; 71:415-24.

101. Genant HK, Engelke K, Fuerst T et al. Noninvasive assessment of bone mineral and structure: state of the art. J Bone Miner Res 1996; 11(6):707.

102. Mackey DC, Eby JG, Harris F et al. Prediction of clinical non-spine fractures in older black and white men and women with volumetric BMD of the spine and areal BMD of the hip: the Health, Aging, and Body Composition Study. J Bone Miner Res 2007; 22(12):1862.

103. Bauer DC, Glüer CC, Cauley JA et al. Broadband ultrasound attenuation predicts fractures strongly and independently of densitometry in older women. A prospective study. Study of Osteoporotic Fractures Research Group. Arch Intern Med 1997; 157(6):629.

104. National Institutes of Health. NIH consensus statement: osteoporosis prevention, diagnosis, and therapy. NIH Consense Statement 2000; 17:1-45.

105. Miller PD. Parameters of bone quality: advances in understanding bone strength. Proceedings of The Annual Meeting of the International Society for Clinical Densitometry, Miami.

106. Bilezikian JP, Meng X, Shi Y, Silverberg S. Primary hyperparathyroidism in women: a tale of two cities – New York and Beijing. Int J Fertil Womens Med 2000; 45:158-65.

107. Link TM, Majumdar S. Osteoporosis imaging. Radiol Clin North Am 2003; 41:813-39.

108. Felsenberg D, Boonen S. The bone quality framework: determinants of bone strength and their interrelationships, and implications for osteoporosis management. Clin Ther 2005; 27:1-11.

109. Eventov I, Frisch B, Cohen Z, Hammel I. Osteopenia, hematopoiesis, and bone remodelling in iliac crest and femoral biopsies: a prospective study of 102 cases of femoral neck fractures. Bone 1991; 12:1-6.

110. Ulrich D, van Rietbergen B, Laib A, Ruegsegger P. The ability of three dimensional structural indices to reflect mechanical aspects of trabecular bone. Bone 1999; 25:55-60.

111. Stephanie B, Mary LB, Françoise M, Pierre D. In vivo assessment of trabecular bone microarchitecture by high-resolution peripheral quantitative computed tomography. J Clin Endocrinol Metab 2005; 90:6508-15.

46

Tratamento da Osteoporose Pós-menopausa

Eponina Coutinho • Isabella Coutinho • Luiz Griz • Francisco Bandeira

INTRODUÇÃO

O tratamento da osteoporose é essencial como medida de prevenção de fraturas, diminuindo a morbidade, a mortalidade geral e os custos associados às fraturas.[1-4] Tanto as fraturas vertebrais como as fraturas de fêmur aumentam a mortalidade, mas as fraturas de fêmur levam a uma mortalidade precoce, no primeiro ano após a fratura, e o risco de mortalidade é 20% maior.[5]

Em 1990, a taxa mundial de fraturas de fêmur por ano era de 1,7 milhão, e a estimativa é de que essa taxa atinja um número de 6,3 milhões no ano de 2050, tornando um desafio a redução dessa previsão.[6]

A maioria dos pacientes que sofrem fratura de fêmur não inicia tratamento específico, até porque apenas um pequeno percentual, 6% a 10%, é orientado para isso no momento da alta.[6] Campanhas educacionais para a população e mais divulgação, junto à classe médica, dos mecanismos de prevenção e tratamento da osteoporose são necessárias para tentar reverter essa casuística, como, por exemplo:

- Dieta com ingestão adequada de calorias.
- Dieta com cálcio elementar de 1 a 1,2g/dia.
- Dieta rica em vitamina D.
- Exposição à luz solar.
- Exercício físico, por pelo menos 30 minutos, três vezes por semana.
- Cessação do tabagismo.
- Redução do etilismo e do consumo de cafeína.
- Evitar quedas.

Ingestão adequada de cálcio é essencial para desenvolvimento e manutenção do esqueleto. Aporte insuficiente de cálcio pode reduzir o pico de massa óssea e aumentar sua perda associada à idade. Os alimentos são as melhores fontes de cálcio, sendo preferível aumentar a ingestão de alimentos ricos em cálcio (leite e derivados, sardinha, salmão) a suplementar cálcio em cápsulas como mononutriente (Tabela 46.1).[7-9] Uma adequada ingestão de cálcio

Tabela 46.1 Fontes de cálcio

Alimentos	Cálcio (mg)
Iogurte desnatado (1 copo – 180mL)	282
Leite desnatado (1 copo – 180mL)	241
Leite integral (1 copo – 180mL)	221
Leite desnatado em pó (2 colheres sopa – 20g)	272
Leite integral em pó (2 colheres sopa – 20g)	178
Queijo minas (1 fatia grossa – 30g)	205
Queijo gruyère (30g)	287
Queijo tofu firme (1/2 xícara)	258
Queijo muçarela (30g)	227
Queijo ricota (50g)	167
Sorvete de baunilha (1 xícara)	176
Sardinha assada (1 unidade grande – 100g)	438
Sardinha em óleo comestível (100g)	550
Pescada cozida (1 filé médio – 100g)	378
Salmão enlatado com espinhas (100g)	185
Avelã 100g	280
Amêndoas torradas 100g	237
Espinafre cozido (1/2 xícara)	130
Couve (folha 50g)	130

Adaptada das referências 7 a 9.

(1.000 a 1.200mg/dia) reduz os riscos de fraturas osteoporóticas, cálculos renais, obesidade e hipertensão.[10,11]

As vitaminas D e D_3 (colecalciferol) são essenciais para a absorção intestinal de cálcio, assim como para uma adequada força muscular, diretamente relacionada com a menor ocorrência de quedas.[11] A principal fonte de vitamina D no ser humano é a exposição à luz solar, mas não é suficiente em grande parte das pacientes com mais de 50 anos de idade,[12,13] sendo a dieta uma fonte adicional importante. As fontes naturais de vitamina D são os óleos de peixe, peixes com alto teor de gordura e gema de ovo.[13] Entretanto, a exposição solar e a dieta rica em vitamina D não suprem as necessidades da maioria das mulheres com osteopenia ou osteoporose pós-menopausa, sendo necessária sua suplementação.[11-13]

EXERCÍCIOS FÍSICOS

A prática regular de exercícios físicos é uma estratégia primária de prevenção para melhorar a saúde física e psíquica de maneira geral, inclusive com relação à osteoporose pós-menopausa.[11] Existe uma clara associação entre a massa muscular obtida com exercícios físicos regulares e a densidade mineral óssea (DMO) em mulheres jovens. Há efeitos significativos na massa óssea de mulheres pré e pós-menopausadas submetidas a vários tipos de programas de exercícios, desde aqueles com predominância de levantamento de pesos, até os que envolvem exercícios aeróbicos.[14] Estudos clínicos e múltiplas meta-análises mostram que o exercício pode gerar um aumento na DMO de 1% a 3% em adultos.[15]

O Nurses' Health Study, um estudo com enfermeiras de 11 estados americanos, mostrou redução no risco de fratura do colo do fêmur de 6% para cada hora de caminhada semanal.[14] Estudos prospectivos de caso-controle e de coorte sugerem que atividade física mais intensa pode reduzir o risco de fratura de quadril em 30% a 40%, mas não há grandes estudos clínicos randomizados sobre os efeitos do exercício na incidência de fraturas.[15]

O *Tai Chi Chuan*, modalidade de exercício chinês, tem efeito positivo sobre a massa óssea, na diminuição do risco de quedas, no sistema imunológico, na função cardiovascular, no equilíbrio e na função psicológica.[11,16] Ele retarda a perda óssea em mulheres na pós-menopausa e diminui o risco de quedas por aumento na isocinética do músculo extensor do joelho e por redução na instabilidade postural nos pacientes idosos.[14] Essa modalidade de exercício favorece a coordenação mental e o controle dos movimentos de todo o corpo.[11]

Em indivíduos > 65 anos de idade, a importância da recomendação de atividades físicas regulares reside na prevenção de quedas por meio da obtenção de maior massa muscular, uma vez que aproximadamente 40% dos indivíduos nessa faixa etária caem no mínimo uma vez por ano.[16]

Dados obtidos em nosso serviço demonstraram que um número ainda pequeno de mulheres na pós-menopausa pratica atividades físicas regularmente, apesar de os efeitos benéficos dessa tal prática serem amplamente divulgados. Apenas 38% das pacientes na pós-menopausa exerciam atividades físicas regulares, 78% das quais faziam caminhadas e 24,6%, exercícios na água. A prevalência de osteoporose no colo do fêmur foi menor nas pacientes que praticavam qualquer tipo de exercício físico.[17]

Programas de exercícios físicos e modificações dietéticas para mulheres na pós-menopausa são necessários para melhorar a saúde de maneira global, inclusive para a melhora da saúde óssea.[11]

INDICAÇÕES PARA TRATAMENTO FARMACOLÓGICO: QUEM TRATAR

A decisão de tratar a osteoporose deve ser baseada na combinação dos fatores de risco de fraturas com a DMO, em vez de fundamentada apenas em um deles isoladamente. Está embasada, também, na terapia disponível, na preferência do paciente, nas comorbidades e no custo-efetividade.[5]

Não há consenso mundial sobre quem tratar. Isso acontece em razão de a osteoporose ter um significado clínico muito diferente em várias regiões do mundo com heterogeneidade acentuada no risco de fraturas.[18]

Em primeiro lugar, é necessária uma avaliação para determinação do risco de fraturas. A DMO é forte preditora de risco de fratura, com aumento no risco relativo de 1,5 a 2 vezes para cada diminuição de 1 desvio padrão (DP). Entretanto, a maioria das fraturas por fragilidade ocorre em indivíduos com DMO acima dos critérios preconizados pela Organização Mundial da Saúde (OMS) para osteoporose, ou seja, T-escore > –2,5DP.[5,19] Portanto, a DMO é altamente específica para risco de fratura, mas apresenta baixa sensibilidade. Essa sensibilidade melhora com a análise conjunta dos fatores de risco clínicos independentes para fraturas. O uso desses fatores é especialmente útil em regiões onde a mensuração da DMO não está disponível.[5]

Em 2004, a OMS validou vários fatores de risco para fraturas, quais sejam: DMO no colo do fêmur, idade, fratura prévia não traumática, uso de glicocorticoide, história familiar de fratura de fêmur, tabagismo, ingestão excessiva de álcool e osteoporose secundária. Nos locais onde não é possível a avaliação da DMO, um índice de massa corporal (IMC) baixo seria um preditor da DMO. Desses fatores de risco, muitos autores consideram a idade e a fratura prévia não traumática os mais importantes. Uma mulher de 50 anos com T-escore de –2,5 DP no colo do fêmur tem risco de fratura de fêmur de 2,5% em 10 anos, enquanto uma de 80 anos com o mesmo T-escore tem probabilidade de 12,5%. Com relação à fratura prévia não traumática, estudos observacionais têm mostrado que uma fratura vertebral aumenta o risco de fratura subsequente em torno de cinco vezes no primeiro ano.[5]

Devido ao aumento de evidências sugerindo que o valor de T-escore isolado não é preditor ideal de risco de fratura, o grupo de doenças ósseas metabólicas da OMS desenvolveu, desde 2008, uma ferramenta de avaliação de risco de fraturas (*Fracture Risk Assessment* – FRAX),[11] já incorporada às diretrizes clínicas de várias sociedades nacionais, incluindo a National Osteoporosis Foundation (NOF).[20] O FRAX integra os fatores clínicos de risco para fratura (Tabela 46.2), com ou sem a informação da DMO, e determina a probabilidade, em 10 anos, de uma fratura clínica osteoporótica maior (definida como fratura clínica de vértebras, quadril, antebraço ou braço) e de fratura de quadril (Figura 46.1).[18] Seu objetivo específico é ajudar os clínicos a identificarem os pacientes mais adequados para receber a terapia farmacológica e reduzir o risco de fratura.

Os modelos de probabilidade do FRAX necessitam ser calibrados para um país específico ou região, devido à grande variação de probabilidades de fraturas entre as várias regiões do mundo.[11,18] Com entradas idênticas (incluindo a DMO do colo femoral), a saída do FRAX é altamente dependente da calculadora específica.[19] Na ausência de um modelo de FRAX para determinado país, poderá ser escolhido um país substituto, com base na probabilidade representada pelo país índice, com estilo de vida, condições socioeconômicas e expectativa de vida semelhantes.[11,18,19] Não há modelo calibrado para o Brasil, por falta de estudos adequados na população brasileira.

Recomenda-se o uso do FRAX quando a decisão de tratar não está bem definida. As indicações principais seriam mulheres na pós-menopausa e homens com idade > 50 anos, com T-escore entre –1DP e –2,5DP, sem história prévia de fraturas vertebrais ou de quadril. Indica-se tratamento medicamentoso se o risco de fratura em 10 anos, pelo FRAX, for superior a 20% para fraturas maiores ou 3% para fratura de quadril.[11] O FRAX ajuda na previsão de fraturas osteoporóticas de quadril em mulheres obesas na pós-menopausa, particularmente quando usado com a DMO.[21]

O FRAX apresenta algumas limitações, não tendo sido validado em estudos clínicos randomizados com o objetivo de prevenir fraturas. Na análise *post hoc* do braço placebo do Fracture Intervention Trial (FIT), o FRAX não melhorou significativamente a predição de fratura vertebral.[11] Ele trata todos os fatores de risco de maneira categórica, não levando em conta, por exemplo, o número, o tipo e a gravidade de uma fratura não traumática, variável clínica que afeta o risco de fratura.[20]

Na presença de fratura vertebral morfométrica evidenciada por radiografia, a DMO do colo do fêmur e a idade foram os principais preditores de fratura vertebral futura, independentemente da adição do modelo FRAX.[11]

Nos países em que não há disponibilidade da calculadora FRAX, como no Brasil, e sendo controverso o uso do FRAX de outro país, recomendam-se os seguintes critérios para tratamento: mulheres na pós-menopausa com DMO T-escore ≤ –2,0 DP no colo do fêmur com ou sem fator de risco; mulheres com DMO T-escore ≤ –2,5 DP na coluna com ou sem fator de risco; mulheres com DMO T-escore ≤ –1,5 DP com fatores de risco e mulheres com fratura por traumatismo mínimo e DMO baixa.[8,22] As pacientes com alto risco de fraturas se beneficiam mais do tratamento do que aquelas com baixo risco de fraturas.[5,11]

No caso de paciente com osteoporose > 80 anos de idade está indicado o início do tratamento farmacológico, pois vários estudos evidenciam redução do risco de fratura vertebral e não vertebral nessa faixa etária, mostrando que mesmo nessa idade é possível a redução do risco de fratura.[23,24]

Tabela 46.2 Fatores clínicos de risco utilizados no FRAX

Idade (40 a 90 anos)

Sexo

Peso (em kg)

Altura (em cm)

Fratura prévia (principalmente se foi espontânea ou com trauma mínimo, de coluna, quadril e punho)

História familiar de fratura de quadril em familiar de primeiro grau

Tratamento com glicocorticoide (> 5mg prednisona diariamente por pelo menos 3 meses ou corticoide equivalente)

Tabagismo (quantificar)

Etilismo: três ou mais doses diariamente (uma dose ou uma unidade equivale de 8 a 10g de álcool encontrados em 285mL de cerveja, 30mL uísque, 120mL de vinho, 60mL de aperitivo)

Artrite reumatoide

Outras causas de osteoporose secundária:

Hipogonadismo não tratado (p. ex., menopausa prematura, ooforectomia bilateral, anorexia nervosa, quimioterapia para câncer de mama, hipopituitarismo)

Doença intestinal inflamatória (p. ex., doença de Crohn e retocolite ulcerativa; essas doenças são consideradas fatores de risco independente do uso de glicocorticoide)

Doença hepática crônica, desnutrição, má absorção

Imobilização prolongada (p. ex., lesão da medula espinhal, doença de Parkinson, AVE, distrofia muscular, espondilite anquilosante)

Osteogênese *imperfecta*

Transplante de órgão

Diabetes tipo 1, insulino-dependente

Doenças da tireoide (p. ex., hipertireoidismo não tratado, hipotireoidismo supertratado)

Doença pulmonar obstrutiva crônica

AVE: acidente vascular encefálico; FRAX: Fracture Risk Assessment.
Adaptada das referências 11 e 18.

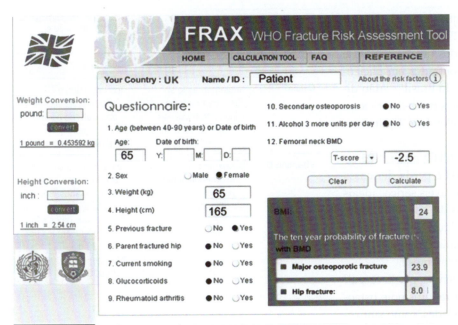

Figura 46.1 Cálculo do risco de fraturas de uma paciente por meio da calculadora FRAX de seu país.

TRATAMENTO FARMACOLÓGICO

Várias medicações podem ser utilizadas na prevenção e no tratamento da osteoporose. Podemos dividi-las em fármacos inibidores da reabsorção (antirreabsortivos) e estimuladores da formação óssea (anabólicos):

- *Fármacos antirreabsortivos*:
  - Cálcio/vitamina D/calcitriol.
  - Bisfosfonatos.
  - Estrogênios.
  - Moduladores seletivos dos receptores de estrogênio (SERM).
  - Tibolona.
  - Calcitonina.
  - Denosumabe
- *Fármacos estimuladores da formação óssea (anabólicos)*:
  - Paratormônio (PTH).
  - Ranelato de estrôncio.

Suplementação de Cálcio e Vitamina D

O uso adequado de cálcio e vitamina D é primordial nos idosos e nas mulheres na pós-menopausa com ou sem osteopenia e osteoporose, pois diminui a remodelação óssea e previne a perda óssea. Quanto ao cálcio, o melhor é aumentar a ingestão por meio dos alimentos, como salientado previamente. Quanto à vitamina D, a exposição solar e uma alimentação rica em vitamina D, geralmente, não são suficientes para manter níveis adequados nos pacientes idosos e nas mulheres pós-menopausadas, sendo necessária sua suplementação.[9,11]

Muitos estudos mostram que a suplementação de cálcio e vitamina D diminui a perda óssea, a mortalidade[25-27] e o risco de diabetes tipo 2,[28] evidenciando que a suplementação de cálcio, na dose de 1.200mg, não aumenta o risco de aterosclerose vascular.[11,29,30] Entretanto, alguns estudos sugerem que a suplementação de cálcio poderia aumentar o risco de infarto agudo do miocárdio (IAM) e de aterosclerose,[31,32] mediante o aumento da calcificação vascular.[11] Uma meta-análise com 11 estudos randomizados, placebo-controlados, em pacientes que utilizavam somente suplementação de cálcio, sem associação a vitamina D, evidenciou aumento de 30% de incidência de IAM e aumento não significativo de acidente vascular encefálico (AVE) e da mortalidade. No Women's Health Initiative (WHI), observou-se maior tendência de eventos cardiovasculares em idosas e obesas com suplementação de 1g de cálcio/dia e 400UI de vitamina D/dia, durante 7 anos. Portanto, novas pesquisas são necessárias para elucidar o risco da suplementação de cálcio do ponto de vista cardiovascular. É possível que a hipercalcemia subaguda que acontece no período pós-ingestão de carbonato de cálcio e citrato de cálcio ocasione esse risco cardiovascular, o que não ocorre com o fosfato tricálcico e com o cálcio de derivados do leite. Por isso, a orientação atual consiste em aumentar a oferta de cálcio por meio da dieta.[11]

A deficiência oculta ou insuficiência de vitamina D é uma ocorrência comum em mulheres na pós-menopausa, mesmo em regiões ensolaradas, já que a pele perde progressivamente a capacidade de síntese de provitamina D a partir dos 50 anos de idade.[12,33,34] Nos indivíduos idosos pode haver, também, diminuição da atividade da 1α-hidroxilase renal, com consequente queda nos níveis de 1,25-diidroxivitamina D (1,25-[OH]$_2$D).[11] Nossos dados demonstraram que a média dos níveis séricos de 25-hidroxivitamina D (25OHD) encontrados em pacientes pós-menopausadas no Nordeste do Brasil[13,33] não diferiu dos níveis relatados em pacientes norte-americanas no estudo Multiple Outcomes of Raloxifene Evaluation (MORE).[35,36]

Quando os níveis séricos de 25OHD estão < 25ng/mL, há elevação significativa do PTH e perda de massa óssea.[12,13,34] O ponto de corte para os níveis séricos ideais não está bem definido, porém níveis de 25OHD > 30ng/mL são considerados aceitáveis.[11] Alguns estudos sugerem que o nível ideal de 25OHD para a saúde do osso pode mudar em mulheres de raças diferentes.[37]

A deficiência de vitamina D aumenta a perda óssea[13] e a mortalidade geral,[38] pode causar raquitismo e osteomalacia[13] e associa-se a várias morbidades, como síndrome metabólica,[39] *diabetes mellitus* tipos 1 e 2 e câncer de próstata e de intestino grosso.[13,39] Dados de estudos epidemiológicos e pequenos estudos randomizadados demonstraram a relação entre a deficiência de vitamina D e o aumento do risco de doenças cardiovasculares, incluindo hipertensão arterial sistêmica (HAS), doença arterial coronariana e doença vascular cerebral.[40,41] Entretanto, ainda é controverso se a suplementação de vitamina D teria papel na prevenção de doença aterosclerótica.[40,42]

Apenas reposições de 700 a 800UI e de vitamina D são eficazes em reduzir fraturas.[43-45] Em uma meta-análise recente com 11 estudos randomizados, duplo-cegos, foi demonstrado que doses de 800UI a 2.000UI de vitamina D/dia, durante 4 anos, reduzem risco de fratura de colo do fêmur e não vertebral.[11,46]

Preconiza-se um total de 1.000 a 1.200mg/dia de cálcio[1,10] e de 800 a 2.000UI de vitamina D/dia[11,12,40] (Tabela 46.3). Deve-se calcular a quantidade de cálcio ingerido na alimentação e só suplementar o restante para atingir a quantidade adequada de 1.000 a 1.200mg/dia (Tabelas 46.1, 43.3 e 43.4). Repõe-se vitamina D de acordo com os fatores de risco para sua deficiência e o grau de hipovitaminose D.[12] Níveis < 20ng/dL demandam reposição de 50 mil unidades por semana durante 60 a 90 dias e, depois, manutenção de 800 a 2.000UI/dia. O colecalciferol (vitamina D$_3$) é o mais indicado para reposição da deficiência de vitamina D3.[11,40,47] Em populações com fatores de risco importantes para hipovitaminose D, como nenhuma exposição ao sol, uso de anticonvulsivantes e idosos, sugere-se uma suplementação de, pelo menos, 1.000UI/dia.[12]

Dentre os vários sais de cálcio disponíveis no mercado, o carbonato de cálcio é o que contém maior porcentagem de cálcio elementar disponível (40%), porém

Tabela 46.3 Recomendações para suplementação de cálcio e vitamina D

	Uso	Dosagem
Cálcio	Suplementação só recomendada se ingestão baixa nas mulheres > 50 anos	Total de 1.000 a 1.200mg/dia (ajustar dosagem de acordo com ingestão de cálcio na dieta)
Vitamina D	Suplementação recomendada para a maioria das mulheres > 50 anos	Idade 51 a 70 anos: 800 a 1.000UI/dia Idade ≥70 anos: 800 a 2.000UI/dia Deficiência: reposição 50.000UI/semana por 60 a 90 dias Manutenção: 800 a 2.000UI/dia

Adaptada das referências 8, 11, 22 e 40.

sua absorção depende da acidificação do trato digestivo, sendo, por isso, recomendada a ingestão durante as refeições. O citrato de cálcio – 21% de cálcio elementar – o segundo mais utilizado, é mais bem absorvido em situações de acloridria e, nos pacientes com risco de nefrolitíase, inibe a formação de cálculos renais. O fosfato tricálcico apresenta a vantagem de não ocasionar hipercalcemia subaguda (Tabela 46.4). Há a possibilidade de vários tipos de formulações de cálcio, porém deve-se ter cuidado com manipulações em razão da eficácia e dos efeitos colaterais, como irritabilidade gástrica.[11]

O valor do calcitriol no tratamento da osteoporose pós-menopausa é controverso. Seu uso na dose de 1μg/dia aumentou a massa óssea e reduziu o risco de fraturas vertebrais em três a cinco vezes, quando associado ao cálcio, 1.000mg/dia. A maior dificuldade no uso do calcitriol está na estreita janela entre a eficácia terapêutica e os

Tabela 46.4 Preparações de sais de cálcio e percentual de cálcio elementar

Formulação	Cálcio disponível	Quantidade de cálcio elementar (mg)
Carbonato de cálcio	40%	400
Fosfato de cálcio tribásico	38%	380
Extrato ósseo	31%	310
Cloreto de cálcio	27%	270
Citrato de cálcio	21%	210
Lactato de cálcio	13%	130
Gluconato de cálcio	9%	90

Capítulo 46 Tratamento da Osteoporose Pós-menopausa

efeitos colaterais, como hipercalcemia,[48] hipercalciúria e cálculos renais.[11]

Bisfosfonatos

São os medicamentos de primeira escolha e os mais utilizados na prevenção e no tratamento da osteoporose pós-menopausa.[49]

Análogos sintéticos do pirofosfato, os bisfosfonatos são[49] considerados medicamentos anticatabólicos, pois suprimem a reabsorção óssea mediada pelos osteoclastos e, indiretamente, diminuem a atividade osteoblástica.[50] A terapia com bisfosfonato normaliza a remodelação óssea, reduz o número de sítios de remodelação e previne a perda e a progressão da deterioração da estrutura óssea, aumentando a massa óssea e reduzindo a incidência de fraturas.[50,51]

Mecanismo de Ação

As metades fosfóricas dos bisfosfonatos ligam-se fortemente à superfície dos cristais de hidroxiapatita cálcica nos pontos de remodelamento ósseo ativo e inibem o crescimento, a agregação e a dissolução desses cristais. Essa afinidade pela hidroxiapatita cálcica é a base de seu uso como inibidores da reabsorção óssea.[49,52]

A farmacologia dos bisfosfonatos é complexa. Eles são incorporados ao osso recentemente formado e ali podem permanecer durante anos, por vários ciclos de reabsorção óssea e deposição, com a permanência de seus efeitos farmacológicos mesmo após sua suspensão.[53]

A inibição da reabsorção óssea se faz mediante ações em níveis tecidual, celular e molecular.[49]

Efeitos Teciduais

Os bisfosfonatos reduzem o índice de remodelamento ósseo, diminuindo tanto a reabsorção como a formação, tendo como efeito final a redução da perda óssea. Existem hipóteses para explicar o ganho de massa óssea. A primeira baseia-se no argumento cinético, afirmando que a formação óssea não é afetada tão rapidamente quanto a reabsorção óssea. A segunda acredita que, com a redução do remodelamento, o osso neoformado torna-se mais mineralizado. A terceira afirma que existe uma redução na profundidade em cada sítio remodelado; portanto, cada unidade de remodelação óssea (URO) estará em um balanço mais positivo.[49]

Efeitos Celulares

O osteoclasto, célula de reabsorção óssea, é o maior alvo da ação dos bisfosfonatos.[49,50]

Três mecanismos principais parecem estar envolvidos:

- *Inibição do recrutamento dos osteoclastos para a superfície óssea*: os bisfosfonatos inibem a diferenciação da linhagem celular macrocítica que leva à formação de osteoclastos. O efeito sobre o recrutamento de osteoclastos pode ser direto ou indireto. Neste último, os osteoblastos medeiam a ação por meio da síntese de um inibidor do recrutamento de osteoclastos e/ou da sobrevida deles.[49]
- *Inibição da atividade osteoclástica na superfície óssea*: os bisfosfonatos são captados pelos osteoclastos de maneira seletiva, provavelmente por causa da natureza fagocítica dessas células e também devido à alta concentração do medicamento na superfície óssea. Nos osteoclastos, os bisfosfonatos nitrogenados têm efeitos sobre os intermediários da via do mevalonato na biossíntese do colesterol. Eles inibem, nessa via, a enzima da síntese do farnesilpirofosfato e a prenilação do geranilgeranil pirofosfato, impedindo a biossíntese de moléculas fundamentais para modificação pós-traducional de pequenas proteínas essenciais à função e à sobrevida do osteoclasto. É mediante a supressão desses intermediários que os bisfosfonatos nitrogenados (alendronato, risedronato, ibandronato, pamidronato e zoledronato) exercem suas propriedades antiosteoclásticas.[49,50,54] A posição do átomo de azoto no lado da cadeia N dos bisfosfonaos é fundamental para a inibição da enzima da síntese do farnesil pirofosfato e, consequentemente, para a sua potência antirreabsorção.[54]
- *Encurtamento do ciclo de vida dos osteoclastos*: os bisfosfonatos induzem a apoptose de osteoclastos. Acredita-se que isso ocorra por um mecanismo semelhante ao descrito anteriormente, ou seja, inibição da prenilação de proteínas vitais que se ligam à guanosina trifosfato (GTP), como a *ras* e a *rho*.[49]

Efeitos Moleculares

Os níveis circulantes de bisfosfonatos farmacologicamente ativos são extremamente baixos. Isso pode sugerir a existência de algum tipo de receptor ou outro sítio celular onde pudesse ocorrer uma ligação, induzindo o mecanismo de transdução celular. Favorece a hipótese do receptor o fato de os osteoblastos expostos à concentração muito baixa de bisfosfonato liberarem fatores que inibem o recrutamento osteoclástico.[49]

A potência dos bisfosfonatos varia bastante de composto para composto, de acordo com a conformação química. Por exemplo, se for dada ao etidronato a potência de 1, os bisfosfonatos de terceira geração chegam a ter 10 mil vezes mais potência (Tabela 46.5).[49,50]

Propriedades Farmacocinéticas

Os bisfosfonatos são fracamente biodisponíveis, e somente uma fração de uma dose oral alcança a circulação

Tabela 46.5 Geração dos bisfosfonatos

Modificação química	Exemplos	Potência de antirreabsorção
Primeira geração		
Cadeia lateral curta	Etidronato	1
	Clodronato	10
Segunda geração		
Grupamento amino-terminal ou cadeia lateral cíclica	Tiludronato*	10
	Pamidronato	100
	Alendronato	100 a 1.000
Terceira geração		
Cadeia lateral cíclica	Residronato	1.000 a 10.000
	Ibandronato	1.000 a 10.000
	Zolendronato	+ 10.000

*O tiludronato apresenta cadeia lateral cíclica e é geralmente classificado como composto de segunda geração com base em seu tempo de desenvolvimento e potência.

sistêmica. A absorção oral é dose-dependente, e os alimentos diminuem a eficiência da absorção. Por isso, são mais bem absorvidos no estado de jejum do que no período pós-prandial. O intestino delgado é o local de melhor absorção.[49] Para otimizar sua absorção e diminuir os efeitos colaterais gastrointestinais, devem ser tomados em jejum com um copo cheio d'água não carbonada (sem carbonato de cálcio), e o paciente deve permanecer sentado ou em pé por, pelo menos, 30 minutos. Sucos, café e outras bebidas não devem ser ingeridos durante esse período.[49,50]

A característica farmacológica de se ligarem avidamente ao mineral ósseo, hidroxiapatita, explica a ação específica desses compostos sobre o tecido mineralizado, principalmente no osso trabecular, tendo distribuição mínima nos tecidos não calcificados.[49] Os bisfosfonatos permanecem no esqueleto por um período prolongado de tempo, ainda indefinido, devido ao próprio mecanismo de remodelação, sendo recaptados pelo osso após a reabsorção. O fato de se acumularem no osso ao longo dos anos levanta preocupações acerca de eventos adversos sérios, como fraturas atípicas e osteonecrose de mandíbula,[53] e a utilização em crianças e adultos jovens não é encorajada.[49]

Os bisfosfonatos são excretados inalterados pelos rins. Cerca de 50% da dose absorvida são rapidamente excretados. Após administração EV, os bisfosfonatos desaparecem do plasma muito rapidamente, com meia-vida de 1 a 2 horas, e são captados pelo osso ou eliminados pelos rins.[49]

Efeitos dos Bisfosfonatos no Esqueleto

A terapia com bisfosfonatos reduz os índices bioquímicos de reabsorção óssea em tono de 50% em 1 mês, enquanto a formação óssea cai mais lentamente.[50,55] Observa-se que o remodelamento ósseo é reduzido para níveis vistos em adultos jovens saudáveis. A DMO aumenta modestamente, em torno de 2% a 6% no primeiro ano de tratamento. Na coluna lombar, continua aumentando lentamente por vários anos, mas no fêmur atinge um platô após cerca de 2 anos de tratamento. A terapia preserva o osso, porém não aumenta o volume ósseo ou restaura a estrutura óssea.[50] Grandes estudos, randomizados e controlados, mostraram que a terapia com bisfosfonatos por 3 a 4 anos é eficaz na redução do risco de fraturas osteoporóticas vertebrais e não vertebrais, incluindo fraturas de fêmur, em mulheres na pós-menopausa.[50,56,57] Essa proteção contra fraturas ocorre dentro de poucos meses do início da terapia, e o ciclo progressivo de fraturas múltiplas vertebrais é reduzido de 77% a 96%.[50]

Os mecanismos específicos pelos quais eles previnem fraturas são desconhecidos. Os efeitos observados sobre o risco de fraturas excedem as estimativas baseadas no ganho da DMO. O curso de tempo da redução do risco de fratura acompanha mais os efeitos do tratamento nos marcadores de remodelamento ósseo do que na DMO, e existe correlação significativa entre as alterações dos marcadores, a terapia e a proteção contra fratura.[50] Há evidência que pacientes em terapia com bisfosfonatos podem ter menor risco de IAM, com seguimento de 2 anos, mostrando que os bisfosfonatos podem fornecer efeitos protetores contra eventos cardiovasculares.[58]

Os bisfosfonatos aprovados para uso no tratamento da osteoporose demonstraram eficácia na prevenção de fraturas em estudos com duração de 3 a 4 anos, existindo poucos dados disponíveis para avaliação da eficácia e da segurança do tratamento contínuo, além de 3 a 5 anos.[53,57,59]

Efeitos Colaterais

Em geral, os bisfosfonatos são bem tolerados, com os efeitos colaterais mais frequentes ocorrendo no trato gastrointestinal, entre eles faringite erosiva, náusea e diarreia. Na prática clínica, náusea ou diarreia ocorre em 20% a 30% das mulheres, dependendo das doses e do bisfosfonato utilizado. Os bisfosfonatos nitrogenados – pamidronato e alendronato – podem estar associados a efeitos colaterais mais sérios, como esofagite e úlcera esofágica.[49,50] Apesar de haver relatos de risco de câncer de esôfago com uso prolongado, evidências atuais mostram que o tratamento com bifosfonatos não se associou a excesso de risco de câncer de esôfago.[60]

Pode ocorrer hipocalcemia que, em geral, é leve e transitória, mas pode se agravar em caso de deficiência de vitamina D, quando o bisfosfonato é administrado junto com aminoglicosídeo e nos pacientes com hipoparatireoidismo.[49,50]

Terapia oral com altas doses ou EV com bisfosfonatos nitrogenados pode provocar reação de fase aguda que ocorre com as doses iniciais e dura poucos dias, manifesta-da por febre, mialgia e linfopenia.[50] Efeitos colaterais menos frequentes são: insuficiência renal aguda, quando infundi-dos EV rapidamente, alterações nos testes de função hepá-tica,[50] manifestações alérgicas, inflamações oculares como uveítes e conjuntivite, fibrilação atrial e convulsões.[49,50]

O alendronato pode estar associado a mialgias difu-sas e transitórias, clinicamente observadas como dores inespecíficas nas pernas.[49]

Há relatos de que o uso a longo prazo associa-se a fra-turas atípicas de fêmur subtrocantéricas, osteonecrose de mandíbula (ONM), alterações nas diáfises semelhantes às encontradas na osteogênese *imperfecta* e câncer de esôfa-go, este último já comentado anteriormente.[53,57,59]

No caso da osteonecrose de mandíbula, a maioria dos pacientes apresentava doença óssea relacionada com cân-cer e estava usando altas doses de zolendronato ou pa-midronato, além de ter recebido ou estar recebendo qui-mioterapia. Apenas um pequeno número estava tratando osteoporose ou doença de Paget. Se há associação de os-teonecrose de mandíbula com a terapia oral, a incidên-cia é muito baixa, pois os grandes estudos clínicos não descreveram nenhum caso.[50,61] Estudo em ratos mostrou que doença dental concomitante com uso de bisfosfonato potente (zolendronato) pode predispor à osteonecrose de mandíbula.[62] Portanto, avaliação odontológica de rotina é recomendada para pacientes em uso de bisfosfonatos.[50]

Apesar de a maioria dos pacientes em tratamento com bisfosfonatos não ter fraturas atípicas e muitos pacientes com fraturas atípicas não usarem bisfosfonatos, o uso pro-longado de bisfosfonatos é considerado um fator de risco para fraturas atípicas de fêmur,[63] como fraturas subtrocan-terianas ou da diáfise do fêmur, existindo a possibilidade de estarem relacionadas com espessamento cortical.[63,64] São necessários mais dados para que seja possível fazer in-ferências sobre a duração ideal do tratamento antirreabsor-ção de modo a evitar esses efeitos, a qual pode variar para os diferentes bisfosfonatos e entre grupos de indivíduos.[63]

Contraindicações

Os bisfosfonatos estão contraindicados na hipocalce-mia e na deficiência de vitamina D evidente. O uso oral está contraindicado em esofagite, refluxo gastroesofágico e nos distúrbios da motilidade esofagiana.[49,50]

Bisfosfonatos Disponíveis para Uso Clínico na Osteoporose

Três gerações de bisfosfonatos encontram-se disponí-veis: os de primeira geração são o etidronato e o clodro-

Tabela 46.6 Bisfosfonatos usados para tratamento da osteoporose pós-menopausa – indicações e doses

Bisfosfonatos	Indicações	Doses
Alendronato	Tratamento da osteoporose pós-menopausa Prevenção da osteoporose pós-menopausa	10mg/dia VO ou 70mg VO 1×/semana 5mg/dia VO ou 35mg VO 1×/semana
Risedronato	Tratamento e prevenção da osteoporose pós-menopausa	5mg/dia VO ou 35mg VO 1×/semana 150mg VO 1×/mês
Ibandronato	Tratamento da osteoporose pós-menopausa Prevenção da osteoporose pós-menopausa	2,5mg/dia VO ou 150mg VO 1×/mês ou 3mg EV a cada 3 meses 2,5mg/dia VO ou 150mg VO 1×/mês
Zolendronato	Tratamento e prevenção da osteoporose pós-menopausa	5mg EV 1×/ano

Adaptada das referências 22, 49, 50 e 79.

nato: os de segunda, alendronato, pamidronato e tiludro-nato; e os de terceira geração, ibandronato, risedronato e zoledronato (Tabela 46.5). Os bisfosfonatos utilizados atualmente na osteoporose pós-menopausa são o alen-dronato, o risedronato, o ibandronato e o zolendronato (Tabela 46.6).[49,50]

Alendronato

O alendronato é o bisfosfonato mais amplamente uti-lizado para a osteoporose.[49] Vários estudos demonstram que é efetivo em elevar a DMO[49,50,65] e reduzir o risco de fraturas,[50,51,66] com efeito máximo na dose de 10mg/dia ou 70mg uma vez por semana.[49,50] Aumenta a DMO em 7,48% na coluna e 5,6% no fêmur, além de prevenir efeti-vamente fraturas vertebrais em 48% e não vertebrais em 49% dos casos.[67] O uso de alendronato por 10 anos em mulheres com osteoporose pós-menopausa demonstrou aumento médio na DMO de 14%[68,69] na coluna lombar, 10,3% no trocânter, 5,4% no colo do fêmur e 6,7% no fê-mur total, evidenciando um efeito sustentado dessa me-dicação ao longo dos anos. A interrupção resultou em perda gradual de seus efeitos.[69]

O Fracture Intervention Trial (FIT) comparou o efeito do alendronato, 10mg/dia, na redução de fraturas em pa-cientes osteoporóticas com ou sem fraturas.[51,70] No grupo com fratura, a incidência de nova fratura subsequente foi reduzida em 55% na coluna vertebral, 51% no fêmur proximal e 48% no antebraço. A redução de fraturas foi ainda maior quando avaliadas fraturas múltiplas, havendo redução > 90% nas pacientes tratadas com alendronato.[70] Nas mulheres que não tinham fraturas, a redução de fraturas clínicas ocorreu somente naquelas cuja DMO estava < –2,5DP pelo T-escore. T-escore mais elevado associou-se à redução de fratura apenas quando foi avaliada a morfometria com raios X (Tabelas 46.7 e 46.8).[51] O Fracture Intervention Trial Long-term Extension (FLEX) distribuiu aleatoriamente pacientes do FIT após 5 anos de terapia para descontinuação, 5 ou 10mg/dia de alendronato, e as acompanhou por mais 5 anos.[68] Seus desfechos primários eram alterações na DMO, e fraturas eram desfechos exploratórios.[57] No grupo sem alendronato, observou-se perda na DMO do fêmur de 2,4%. Houve aumento dos marcadores séricos de *turnover* ósseo, mas os níveis permaneciam menores do que os níveis pré-tratamento. O risco de fratura vertebral clínica foi significativamente menor no grupo com tratamento ativo por 10 anos, mas não houve diferenças importantes na redução de fraturas vertebrais assintomáticas (morfométricas), não vertebrais, ou todas as fraturas clínicas, embora esses desfechos não tinham sido desfechos primários do estudo. Nas pacientes em uso de 5mg de alendronato por dia, o aumento na DMO e a eficácia contra fratura foram semelhantes aos encontrados no grupo de 10mg/dia, sugerindo que doses mais baixas do que a habitual de 70mg por semana podem ser consideradas para uso a longo prazo.[68]

Análise *post hoc* do FLEX apontou que o uso do alendronato além dos 5 anos foi associado a risco significativamente menor de fraturas não vertebrais nas pacientes sem fratura vertebral prevalente, mas com T-escore ≤ –2,5 no colo do fêmur, sugerindo que as medidas de DMO após 5 anos de terapia podem ser úteis para identificação daquelas pacientes com maior probabilidade de se beneficiarem da terapia continuada com bisfosfonatos.[59,71] No caso de pacientes com T-escore ≤ –2,5 no colo do fêmur, o risco de fratura vertebral é maior e o número de pacientes que necessita de tratamento para se evitar uma fratura é menor. Além disso, os pacientes com fratura vertebral preexistente com T-escore um pouco maior (< –2,0) podem também se beneficiar do tratamento continuado.[57]

O estudo *Early Post-Menopause Intervention Cohort* (EPIC), realizado em mulheres no início da pós-menopausa, sem osteoporose, demonstrou que o alendronato, na dose de 5mg/dia, preveniu a perda óssea,[72] e os resultados de 6 anos de acompanhamento mostraram ganho significativo na DMO da coluna lombar e do fêmur.[73]

Comparado ao risedronato, o alendronato apresentou maior ganho de massa óssea em todos os sítios. Em relação ao raloxifeno, o alendronato também se mostrou superior, principalmente na DMO do quadril, em que o raloxifeno apresentou aumento pouco significativo.[50] Alendronato é usado na prevenção, na dose 5mg/dia, e no tratamento da osteoporose, nas doses de 10mg/dia ou 70mg uma vez por semana.[50]

Tabela 46.7 Redução do risco de fraturas vertebrais com o tratamento farmacológico da osteoporose pós-menopausa

Estudo referência	Medicamento	Aumento da DMO na coluna (%)	RRR de fraturas vertebrais (%)	Presença de fraturas vertebrais no início do estudo (%)	RRA(%)/NNT (3 anos)
FIT II	Alendronato	8,1	44	0	1,7/59
FIT I	Alendronato	7,9	47	100	7/15
VERTMN	Risedronato	7,1	39	100	10/15
VERTN	Risedronato	5,4	31	100	5/20
MORE	Raloxifeno	2,6	35	37	6,5/16
BONE	Ibandronato	6	52	100	4,9/21
FPT	Teriparatida	14	65	100	9/12
HORIZON	Zolendronato	7	70	60	7,6/14
SOTI	Ranelato de estrôncio	14	41	100	11/9

BONE: Ibandronate Pivotal Fracture Trial; DMO: densidade mineral óssea; FIT: Fracture Intervention Trial Research Group; FPT: Teriparatide Pivotal Fracture Trial; HORIZON: The Health Outcomes and Reduced Incidence with Zoledronic Acid Once Yearly; RRR: redução do risco relativo; RRA: redução do risco absoluto; NNT: número necessário tratar para reduzir uma fratura; VERTMN: Vertebral Efficacy with Ridedronate Therapy Study Group – Multinacional; VERTN: Vertebral Efficacy with Ridedronate Therapy Study Group – Nacional; MORE: Multiple Outcomes of Raloxifene Evaluation Study Group; SOTI: Spinal Osteoporosis Therapeutic Intervention.
Adaptada da referência 11.

Tabela 46.8 Redução global do risco de fraturas com o tratamento farmacológico da osteoporose pós-menopausa

Medicamento	Fratura vertebral	Fratura não vertebral	Fratura de quadril
Zolendronato	+	+	+
Risedronato	+	+	+
Alendronato	+	+	+
Ranelato de estrôncio	+	+	+*
Estrogênio	+	+	+
Teriparatida	+	+	−
Ibandronato	+	+	+*
Raloxifeno	+	−	−
PTH 1 a 84	+	−	−
Calcitonina	+	−	−
Denosumabe	+	+	+
Calcitriol	+	−	−

*Análise *post hoc* subgrupo de alto risco (idoso + DMO T-escore < −2,5 DP).
PTH: paratormônio.
Adaptada da referência 11.

Risedronato

O risedronato é um bisfosfonato de terceira geração muito usado no tratamento da osteoporose. Os estudos demonstram que aumenta a DMO,[50] tanto nas mulheres no início da pós-menopausa como naquelas em estágio mais tardio,[74] reduz os marcadores de remodelação óssea em 40% a 60% e a incidência de fraturas vertebrais e não vertebrais (Tabelas 46.7 e 46.8).[50,75,76] Na dose de 5mg/dia, o risedronato reduz significativamente o risco de nova fratura vertebral em 65% no primeiro ano e em 41% após 3 anos, além de diminuir em 39% o risco de fraturas não vertebrais.[50]

Análise após interrupção do risedronato por 1 ano, em mulheres na pós-menopausa tratadas durante 3 anos, evidenciou redução significativa da DMO de coluna e quadril, embora permanecendo acima dos valores basais, e os marcadores de reabsorção óssea aumentaram para níveis iguais aos do grupo placebo. No final do período de 1 ano de interrupção, a incidência de fraturas vertebrais assintomáticas (morfométricas) permaneceu significativamente menor no grupo que havia recebido anteriormente o risedronato.[77] Recentemente, foram relatados dados da descontinuação de 1 ano após 2 ou 7 anos de uso do risedronato. A DMO total de quadril e trocanter, mas não a DMO da coluna lombar ou colo do fêmur, diminuiu durante o ano sem tratamento em ambos os grupos, e o

N-telopeptídeo urinário do colágeno tipo I (NTX) aumentou para níveis pré-tratamento.[59,78] O efeito da terapia do risedronato no risco de fratura vertebral parece ser mantido durante o primeiro ano após a suspensão, mas o retorno de marcadores ósseos aos níveis pré-tratamento e a perda óssea durante esse período de acompanhamento sugerem que os benefícios do tratamento podem ser perdidos pouco tempo depois.[59]

O risedronato é utilizado tanto para prevenção como para tratamento da osteoporose pós-menopausa, na dose de 5mg/dia ou 35mg uma vez por semana,[22,50] tendo sido recentemente liberado na dose de 150 mg VO uma vez por mês, pois a eficácia e a tolerabilidade foram semelhantes à dose diária.[11,79]

Ibandronato

O ibandronato é um bisfosfonato eficaz para tratamento de osteoporose tanto VO como EV.[50] Uso oral, na dose de 2,5mg/dia, reduz os marcadores de remodelação óssea e aumenta a DMO em 6,5% na coluna lombar e 3,4% no colo do fêmur após 3 anos de tratamento. A incidência de fraturas vertebrais reduziu em 51%; no entanto, não houve diferença em relação à prevenção de fratura não vertebral (Tabela 46.7).[11,80] O estudo MOBILE e outros estudos comprovaram que o uso de 150mg VO por mês durante 2 anos mostrou-se superior ao uso diário de 2,5mg no incremento da DMO na coluna lombar e no colo do fêmur e na redução da incidência de fraturas vertebrais e não vertebrais em pacientes de alto risco (idade > 74 anos e DMO T-escore < −3,0 DP) (Tabela 43.8).[50,55,81,82] O uso EV, na dose de 3mg a cada 3 meses, mostrou aumento de 4,8% na DMO na coluna lombar, comparado com 3,8% nos pacientes utilizando 2,5mg VO diários.[11,50,83]

Uma vantagem adicional desse bisfosfonato é a comodidade posológica, o que aumenta seu potencial para uso no tratamento da osteoporose.[50] É utilizado na dose de 150mg/mês VO ou 3mg EV a cada 3 meses.[11,50,81]

Zolendronato

O ácido zoledrônico – zolendronato – é o bisfosfonato mais potente e está disponível somente por via EV. Podem ocorrer sintomas de fase aguda após infusão, como mialgia, náuseas e febre, na maioria dos casos descritos como leves.[49] Seu uso está recomendado com intervalo de 1 ano, pois vários estudos demonstraram aumento importante e muito significativo da DMO em todos os sítios (coluna, colo do fêmur, tíbia e rádio distal) com esse intervalo.[23,49,56]

No estudo Reclast Health Outcomes and Reduced Incidence with Zoledronic Acid Once Yearly (HORIZON), de 3 anos em mulheres com idade entre 65 e 89 anos e

DMO T-escore entre –1,5 e –2,5 DP, infusões anuais de 5mg EV de zolendronato levaram à redução de 70% no risco relativo de fraturas vertebrais, de 40% no risco relativo de fraturas de colo do fêmur e de 25% no risco de fraturas não vertebrais em geral, caracterizando os resultados mais consistentes com um bisfosfonato até o presente momento (Tabelas 46.7 e 46.8).[23,56] Os efeitos colaterais mais comuns foram febre e mialgia e ocorreram em cerca de 10% dos pacientes, diminuindo com as doses subsequentes. Apareceram elevações discretas e transitórias da creatinina sérica, que foram minimizadas com infusões de 30 minutos em vez de 15 minutos.[23]

No estudo HORIZON de extensão, com uso prolongado do zolendronato por mais 3 anos, houve redução das fraturas vertebrais assintomáticas (morfométricas), mas não nas fraturas vertebrais clínicas ou fraturas não vertebrais.[53,57,59,84] O aumento da DMO do colo femoral no período de 6 anos foi de 4,5% e 3,1%, respectivamente, no grupo que continuou e no que interrompeu zolendronato, sendo essa pequena diferença estatisticamente significativa. A DMO nos outros sítios apresentou um padrão semelhante nos dois grupos, e o propeptídeo amino-terminal do colágeno tipo I (PINP) mostrou pequeno aumento em ambos os grupos. Portanto, esses dados demonstram que os efeitos benéficos sobre a DMO podem persistir por mais de 3 anos após a interrupção do zolendronato.[59,84]

No estudo HORIZON, também, evidenciou-se que o uso de zolendronato uma vez ao ano durante 3 anos reduz significativamente o número de dias de dorsalgia, de repouso no leito e de limitação das atividades após fratura.[85]

É utilizado na dose de 5mg EV uma vez ao ano.[23,53,57,59,84]

Estrogênios

O efeito antirreabsortivo dos estrogênios é decorrente da inibição dos osteoclastos mediante aumento dos níveis de osteoprotegerina (OPG).[86] O sistema RANKL (ligante do receptor ativador do fator nuclear *kappa* B)/RANK (receptor do fator ativador nuclear *kappa* B)/OPG está relacionado com a formação e a diferenciação dos osteoclastos via osteoblastos. Os osteoblastos são a principal fonte do RANKL que interage com seu receptor, o RANK, nos osteoclastos ou em seus precursores, sendo essa interação essencial para diferenciação, ativação e sobrevivência dos osteoclastos. A OPG, proteína também produzida pelos osteoblastos, liga-se ao RANK e impede a interação do RANK dos osteoclastos com o RANKL dos osteoblastos, prevenindo o acoplamento entre osteoblastos e osteoclastos e diminuindo a reabsorção óssea.[87]

Os estrogênios foram, durante muito tempo, considerados a terapia primária para as mulheres na pós-menopausa com osteoporose.[81] Atualmente, entretanto, devido aos riscos, têm sua principal indicação no alívio dos sintomas e sinais do climatério e devem ser usados na menor dose necessária e no menor tempo possível (2 a 5 anos).[88] Essas recomendações são decorrentes dos resultados dos estudos Heart and Estrogen/Progestin Replacementy Study (HERS)[89] e Women's Health Initiative Study (WHI),[90] que demonstraram aumento dos fenômenos tromboembólicos e do risco de câncer de mama. Há dificuldade em extrapolar os dados desses estudos para outros produtos de terapia de reposição hormonal (TRH) que não foram utilizados, porém, na ausência de evidências de que esses produtos são seguros, é coerente não utilizá-los por longos períodos de tempo.

Os estrogênios apresentam vários efeitos benéficos no osso, o Postmenopausal Progestin Intervention (PEPI) demonstrou aumento de 5% na DMO na coluna lombar e de 2% no colo do fêmur após 3 anos de terapia.[86,91] O WHI mostrou redução significativa das fraturas vertebrais clínicas e de quadril (34%) e das fraturas osteoporóticas totais (24%) (Tabela 46.8).[90] Entretanto, para que seja alcançada essa proteção contra o risco de fraturas são necessários cerca de 5 a 10 anos de terapia hormonal,[92] o que aumenta muito o risco de câncer de mama. Vários estudos epidemiológicos já relatavam que a terapia combinada aumenta o risco de câncer de mama em relação aos estrogênios isolados.[88,93]

Na prevenção secundária de eventos cardiovasculares, ao contrário do que se pensava, a TRH não reduz o risco de eventos coronarianos, o que foi constatado pelo estudo HERS.[89] Observou-se aumento dos fenômenos tromboembólicos, com aumento dos eventos coronarianos no primeiro ano e diminuição no quarto e quinto anos. Na prevenção primária, o WHI[90] demonstrou aumento na incidência de doenças cardiovasculares, AVE, tromboembolismo venoso e câncer de mama com o uso a longo prazo.[71,90] O aumento do risco dos fenômenos tromboembólicos com TRH é três vezes maior.[88-90,92] Portanto, apesar da diminuição na incidência de fraturas e de câncer de cólon, os riscos excedem os benefícios, não sendo indicada TRH para nenhuma forma de prevenção cardiovascular, secundária ou primária.[88,90] Esses resultados causaram grande impacto no tratamento da menopausa e da osteoporose entre a comunidade médica, os pacientes e a indústria farmacêutica.

Os estrogênios aumentam os níveis de triglicerídeos (TG), e por isso um perfil lipídico é obrigatório antes de iniciá-los; no caso de hipertrigliceridemia, a via transdérmica é a recomendada.[92] O risco de hiperplasia endometrial e carcinoma de endométrio está aumentado na TRH

Capítulo 46 Tratamento da Osteoporose Pós-menopausa

(estrogênios), a adição de progesterona neutraliza o risco e reduz em até 80% os episódios de sangramento vaginal.[88,92]

O estudo PEPI não mostrou associação entre hipertensão arterial sistêmica e TRH.[91] Os efeitos estrogênicos na doença de Alzheimer e na prevenção de alterações cognitivas são inconsistentes. Não se recomenda o uso prolongado da TRH. Em geral, está indicada com a finalidade de alívio dos sintomas da menopausa por, no máximo, 2 a 5 anos.[88] O uso de TRH para osteoporose foi restrito à segunda linha pelas autoridades de saúde em todo o mundo.[71]

Moduladores Seletivos dos Receptores de Estrogênios

Os moduladores seletivos dos receptores de estrogênios (SERM) são agentes que se ligam com alta afinidade aos receptores de estrogênios e podem exercer efeitos estrogênicos agonistas ou antagonistas, dependendo do tecido-alvo.[92,93] São classificados em cinco grupos químicos (Tabela 46.9).[94,95]

Eles diminuem a reabsorção óssea, mediante a inibição dos osteoclastos, via receptores estrogênicos, aumentando os níveis de OPG pelos osteoblastos.[95] A OPG liga-se ao RANK e impede a diferenciação, a atividade e a sobrevida dos osteoclastos.[86] Além disso, os SERM inibem a expressão da citocina reabsortiva óssea, interleucina-6, e aumentam os marcadores de diferenciação dos osteoblastos.[95] Os principais efeitos colaterais são fogachos, câimbras nos membros inferiores, aumento do risco de tromboembolismo, equivalente ao da estrogenoterapia, e hiperplasia endometrial.[11]

Os primeiros SERM usados foram o clomifeno e o tamoxifeno, os quais têm agonismo estrogênico no esqueleto, nos lipídios e no útero e antagonismo na mama, sendo o tamoxifeno indicado para tratamento do câncer de mama estrogênio-dependente.[92,94,95] Outros SERM foram desenvolvidos com o objetivo de manter os efeitos benéficos sem estimular o endométrio, para que pudessem ser utilizados a longo prazo, como o raloxifeno e o lasofoxifeno.[88]

Tabela 46.9 SERM – Grupos químicos

Trifeniletilenos	Tetraidronaftilenos
Clomifeno	Lasofoxifeno
Tamoxifeno	Nafoxidino
Toremifeno	
Droloxifeno	**Indóis**
Hidoxifeno	Bazedoxifeno
Benzotiofenos	**Benzopiranos**
Raloxifeno	Levormeloxifeno
Arzoxifeno	EM-800

Adaptada da referência 95.

Raloxifeno

É o SERM mais utilizado na prevenção e no tratamento de osteoporose, pois seus efeitos no osso são bem estabelecidos.[95] Apresenta efeito estrogênico agonista no osso e sobre os lipídios e antagonista nas mamas, além de não estimular o endométrio.[88]

Nas mulheres pós-menopausadas com osteoporose, o tratamento com raloxifeno diminuiu os marcadores de remodelamento ósseo em 30% a 40% em 1 ano, aumentou a DMO em 2% a 3% em vários sítios após 3 anos e diminuiu a incidência de fraturas vertebrais em cerca de 50% após 1 ano. O estudo MORE, com mulhres na pós-menopausa com e sem fraturas vertebrais osteoporóticas, mostrou ganho de 2,4% na DMO no colo do fêmur e de 2,7% na coluna lombar, com a dose de 60mg/dia. Houve redução no risco de novas fraturas vertebrais em 35%, mas não no de outras fraturas, inclusive de quadril (Tabelas 46.7 e 46.8). Ainda nesse estudo, observou-se redução de 76% no risco de câncer de mama.[11,35,95]

Estudos mostraram que o raloxifeno foi tão efetivo quanto o tamoxifeno na redução de câncer de mama invasivo, e que não afetou o risco de doença cardíaca coronariana, porém aumentou o risco de tromboembolismo venoso e AVE fatal.[96] Na dose de 60mg, diminuiu a concentração de LDL (lipoproteína de baixa densidade) em torno de 10%, sem alterar os níveis de HDL e triglicerídeos.[88,95]

Seu uso está contraindicado nas mulheres com queixas de fogachos e em pacientes com história de tromboembolismo.[88,92]

Está indicado para prevenção e tratamento da osteoporose em mulheres na pós-menopausa na dose de 60mg/dia, sendo uma alternativa à TRH, principalmente naquelas pacientes com alto risco de câncer de mama e sem fogachos.[11,88]

Lasofoxifeno

Ainda não disponível para uso clínico, o lasofoxifeno diminui a reabsorção óssea, a perda óssea e o colesterol LDL em mulheres na pós-menopausa. No estudo Post-menopausal Evaluation and Risk Reduction with Lasofoxifene (PEARL), com doses de 0,25mg/dia e 0,5mg/dia, evidenciou-se redução do risco de fratura vertebral, fratura não vertebral, câncer de mama com receptor estrogênico positivo, evento coronariano e AVE. Não se observou aumento do risco de hiperplasia ou câncer endometrial, porém houve aumento de eventos tromboembólicos.[97] A redução de 42% no risco de fratura vertebral após uso do lasofoxifeno por 3 anos é similar à observada com raloxifeno, terapia estrogênica e bisfosfonatos orais. A diminuição do risco de fraturas não vertebrais é semelhante à relatada com os bisfosfonatos.[11,56]

Outros SERM

O arzoxifeno, apesar de mostrar-se mais potente em estudos pré-clínicos do que os outros SERM disponíveis no mercado, foi descontinuado pelo fabricante. Em ensaio randomizado, associou-se a menor incidência de fraturas vertebrais em pacientes com osteoporose, porém não houve diminuição significativa no risco de fraturas não vertebrais e, como os demais SERM, também apresentou aumento de eventos tromboembólicos venosos.[11] Os estudos com levormeloxifeno foram interrompidos após a fase II devido a problemas na segurança uterina.[94]

O hidroxifeno atua diminuindo a remodelação óssea e prevenindo a perda óssea, sendo antagonista na mama e no útero.[94] O droloxifeno é eficaz na prevenção da perda óssea em ratas ooforectomizadas, bem como na redução dos níveis de colesterol, sem efeitos deletérios no útero.[94] Estudo com bazedoxifeno durante 2 anos evidenciou um perfil de segurança favorável no endométrio, no ovário e na mama, em mulheres saudáveis no período pós-menopausa com risco de osteoporose.[98] Esses SERM, até o momento, não estão liberados para uso clínico.

Tibolona

A tibolona é um análogo esteroide sintético com propriedades estrogênicas, progestagênicas e androgênicas. O metabólito estrogênico atua no alívio dos fogachos, na preservação da DMO e no aumento da lubrificação vaginal, sem estimular o tecido mamário. Há predomínio do metabólito progestagênico após os primeiros anos de tratamento, levando a atrofia endometrial e ausência de sangramento.[88]

Na dose de 2,5mg/dia, pode ocorrer aumento na DMO em coluna lombar e osso cortical, semelhante ao obtido com TRH e raloxifeno.[88] Estudo multicêntrico randomizado com tibolona, na dose de 1,5mg/dia, em mulheres de 60 a 85anos de idade na pós-menopausa, demonstrou redução no risco de fraturas vertebrais e não vertebrais, de câncer de mama e, possivelmente, de câncer de cólon, mas aumento do risco de AVE. Por isso, esse estudo foi interrompido no curso do terceiro ano,[99] o que colocou em dúvida a segurança da tibolona.

Calcitonina

A calcitonina (CT) inibe a reabsorção óssea. A forma recombinante sintética da CT de salmão (CTs) é uma das mais potentes e a mais utilizada em todo o mundo. A CTs nasal conserva a massa óssea em mulheres na pós-menopausa, principalmente na coluna lombar. Entretanto, se comparada aos bisfosfonatos, a CTs não é agente de primeira linha na prevenção e no tratamento das fraturas osteoporóticas, pois a eficácia dos bisfosfonatos é superior.[100]

Quanto à prevenção de fraturas, os resultados do estudo The Prevent Recurrence of Osteoporotic Fractures (PROOF) mostraram que, com uma dose de 200UI/dia por *spray* nasal, houve diminuição de 33% no risco de fratura vertebral, mas nenhuma mudança foi vista nas fraturas não vertebrais (Tabela 46.8).[101] A redução de fraturas vertebrais foi acompanhada a pequena mudança na DMO, mantendo a noção de que o simples aumento na DMO não explica a eficácia antifratura das terapias antirreabsortivas. Vários aspectos no desenho e na conduta adotada no PROOF têm sido criticados, e por isso seus resultados devem ser interpretados com cautela.[100]

Como a CTs tem efeito ósseo analgésico, pode ser usada em pacientes com fraturas dolorosas, mesmo que associada a outros agentes antirreabsortivos.[100]

Estudo de fase 3 com recombinante oral da CTs demonstrou que a calcitonina oral é superior em aumentar a DMO e reduzir o remodelamento ósseo em relação à calcitonina nasal e ao placebo, podendo vir a ser uma alternativa adicional de tratamento para osteoporose pós-menopausa.[102]

Denosumabe

O denosumabe é um anticorpo monoclonal humano que tem afinidade e especificidade altas contra o RANKL dos osteoblastos, prevenindo a ativação do receptor osteoclástico RANK e impedindo a diferenciação, ativação e sobrevida dos osteoclastos. O sistema RANKL/RANK/OPG está relacionado com a formação e a diferenciação dos osteoclastos via osteoblastos.[87] O resultado final é a redução da reabsorção óssea, aumentando a massa óssea cortical e trabecular e o volume e a força ósseos.[11]

O estudo de fase 3 Fracture Redution Evaluation of Denosumab in Osteoporosis Every 6 Months (FREEDOM), com o denosumabe administrado por via subcutânea duas vezes ao ano por 3 anos, mostrou redução nas fraturas vertebrais, de quadril e todas as fraturas não vertebrais em mulheres com osteoporose (Tabela 46.8).[103] O tratamento contínuo por 8 anos com denosumabe resultou em ganho progressivo na DMO, com redução sustentada na reabsorção óssea, sendo seguro e bem tolerado durante esse período.[104]

O denosumabe mostrou maiores ganhos na DMO e maior redução dos marcadores de remodelação óssea do que o alendronato.[105] Preveniu mais efetivamente a perda da microarquitetura óssea, quando comparado ao alendronato[106] e, além disso, aumentou a DMO do rádio distal (composto, principalmente, de osso cortical).[107]

Análises dos estudos destacam a eficácia do denosumabe contra fratura em indivíduos com osteoporose e com uma variedade de fatores de risco diferentes para fraturas. O denosumabe reduz tanto novas fraturas vertebrais como fraturas não vertebrais, inclusive de quadril, independentemente do risco subjacente,[56,108] e quanto maior o risco de fratura, maior a redução do risco absoluto. Portanto, trata-se de uma opção eficaz no tratamento da osteoporose pós-menopausa.[108]

Recentemete, foi liberado para tratamento da osteoporose na dose de 60mg via subcutânea a cada 6 meses.[11] Pode apresentar eventos adversos, como celulite e erisipela. Não foi descrito aumento de efeitos colaterais em pacientes com alteração na função renal.[109]

Odanacatibe

A catepsina K, uma proteína encontrada nos osteoclastos e no endotélio vascular, está relacionada com a reabsorção óssea. O odanacatibe é um inibidor seletivo da catepsina K. Os estudos com esse fármaco apontam para aumento progressivo da DMO e diminuição dos marcadores de reabsorção,[11] chegando à reduções de 60% a 80% nesses marcadores.[110]

Estudo de fase 2 mostrou que as mulheres que receberam combinações de odanacatibe (10 a 50mg) por 5 anos obtiveram ganho na DMO da coluna e do quadril e reduções maiores nos marcadores de reabsorção óssea do que nos de formação óssea. O tratamento com odanacatibe durante os 5 anos foi geralmente bem tolerado, e a descontinuação resultou na reversão dos efeitos do tratamento.[111] Estudo de fase 3 vem demonstrando preservação da massa óssea e da estrutura óssea em locais de osso trabecular e aumento da massa óssea cortical, juntamente com redução significativa do risco de fratura vertebral e não vertebral.[112]

Com o odanacatibe, os marcadores de formação óssea retornam aos valores basais e os marcadores de reabsorção óssea permanecem suprimidos, sugerindo que ele promove maior preservação da formação óssea em relação a outros antirreabsortivos. Entretanto, os efeitos são reversíveis com a descontinuação do tratamento.[11] A maior preservação da formação óssea faz com que o odanacatibe ofereça algo a mais do que os outros antirreabsortivos atualmente disponíveis. Em relação à sua segurança para uso a longo prazo, comparado a outros antirreabsortivos, não se há dados disponíveis até o momento.[112]

HORMÔNIO PARATIREOIDIANO – TERIPARATIDA

Os agentes anabólicos constituem um importante avanço na terapia da osteoporose, pois, diferentemente dos antirreabsortivos, reconstroem o esqueleto, melhorando sua microarquitetura.[113]

O papel fisiológico do hormônio paratireoidiano (PTH) consiste em regular a homeostase de cálcio por meio de suas ações nos rins, nos ossos e, indiretamente, no intestino via 1,25(OH)$_2$-vitamina D. A administração de PTH intermitente e em doses baixas tem efeito anabólico no osso trabecular.[113,114] Apesar de o PTH secretado em humanos ter 84 aminoácidos, todos os efeitos biológicos conhecidos no esqueleto são produzidos pelos 34 aminoácidos N-terminais (PTH 1-34). Entre os análogos do PTH, encontram-se o PTH recombinante 1-34 (teriparatida), o PTH recombinante 1-84 (molécula inteira) e a proteína relacionada com o PTH (PTHrp). Esses análogos do PTH constituem uma classe de fármacos extremamente eficazes e diferem dos outros grupos de medicamentos para tratar osteoporose por estimularem a formação de osso novo.[115]

O PTH 1-34 recombinante sintético atua estimulando os osteoblastos e aumentando a formação óssea. Observam-se aumento da proliferação dos precursores dos osteoblastos, recuperação da capacidade de sintetizar matriz óssea e retardo da apoptose dos osteoblastos. Nos primeiros meses de uso, a ação da teriperatida é maximamente anabólica e apenas em torno de 3 meses de uso tem início o aumento dos marcadores de reabsorção óssea, período este chamado "janela anabólica".[113] Existe rápido aumento nos marcadores séricos de formação óssea – fosfatase alcalina óssea específica (FAO) e propeptídeo amino-terminal do colágeno tipo I (PINP) – no primeiro mês de tratamento, seguido por declínio até um valor próximo aos valores iniciais em 12 meses. Após o terceiro mês de tratamento, a remodelação óssea aumenta, porém sempre com predomínio da formação sobre a reabsorção, caracterizando o efeito anabólico ósseo.[115-117]

Comparada ao ranelato de estrôncio, a teriparatida tem maior efeito anabólico, sugerido pelos marcadores ósseos a curto prazo, em mulheres com osteoporose pós-menopausa tratadas previamente com bisfosfonatos.[11,118]

A redução dos marcadores ósseos após a suspensão do tratamento com PTH 1-34 sugere que a ativação da formação óssea não persiste após a suspensão do tratamento.[115]

Apesar de poder haver aumento na porosidade cortical com o uso da teriparatida, observa-se aumento do volume do osso cortical, por conta da adição do "osso novo" na superfície periosteal, não diminuindo a resistência óssea.[113] Verificou-se aumento significativo na largura dos pacotes ósseos no interior do córtex, acompanhado por diminuição nos perímetros erosivos de superfície e aumento na densidade conectiva. Esses achados revelam que o PTH exerce ação anabólica no osso cortical e também melhora a microarquitetura do osso trabecular em pacientes com osteoporose.[115,119] O índice de formação óssea durante tratamento com teriparatida difere nos vários sítios ósseos, com maiores aumentos no osso cortical do que no trabecular.[120]

A teriparatida tem absorção e eliminação rápidas. Após a injeção, atinge o máximo de concentração sérica em 30 minutos, com meia-vida de eliminação de aproximadamente 1 hora. A mesma dose pode ser usada tanto em homens como em mulheres e pode ser administrada tanto na coxa como na parede abdominal.[115]

O uso da teriparatida reduz significativamente a incidência de fraturas vertebrais e não vertebrais, e observa-se aumento da DMO no esqueleto total, na coluna lombar e no quadril. Na dose de $20\mu g$/dia, mostrou aumento de 9,7% na DMO da coluna lombar e de 2,8% no colo do fêmur após um período médio de 21 meses de tratamento. Com relação às fraturas, a teriparatida mostrou redução significativa na incidência de fratura vertebral, em torno de 65%, e não vertebral, em aproximadamente 53% (Tabelas 46.7 e 46.8).[115,121,122]

Muitos pacientes com indicação para uso de análogos de PTH foram previamente tratados com terapia antirreabsortiva, e alguns estudos mostraram que os efeitos do PTH parecem ser diferentes, dependendo da terapia antirreabsortiva prévia.[115] Entretanto, não somente a terapia antirreabsortiva prévia dita a resposta óssea ao uso de análogo do PTH, mas também o grau de remodelamento ósseo antes de seu início.[113] O uso concomitante com alendronato pode reduzir os efeitos anabólicos do PTH. [115,121]

Em pacientes com osteoporose secundária ao uso prolongado de corticoide, a teriparatida apresentou melhores resultados do que o tratamento convencional com alendronato. Após 18 meses de tratamento, o aumento na DMO da coluna lombar foi significativamente maior no grupo tratado com teriparatida do que no tratado com alendronato. Portanto, ela está indicada no tratamento da osteoporose induzida por corticoide.[11,123]

A teriparatida, os bisfosfonatos e o denosumabe são mais eficazes na redução do risco de fraturas por fragilidade do que os SERM raloxifeno e bazedoxifeno.[124] Há o relato de que a teriparatida auxiliou a cura das fraturas atípicas de fêmur decorrentes do uso dos bisfosfonatos e na recuperação da qualidade do osso.[125,126]

O uso da teriparatida está indicado no tratamento sequencial das mulheres com osteoporose pós-menopausa que apresentaram verdadeira falha ao tratamento com bisfosfonatos ou que apresentaram fratura utilizando esse tratamento.[11,113] Pode ser usada como primeira linha de tratamento nas pacientes sob alto risco de fraturas, como pacientes com fratura osteoporótica prévia; T-escores muito baixos (< –3,0 DP), mesmo sem fratura; pacientes muito idosas, em razão dos riscos inerentes à própria idade; e pacientes que não toleram os bisfosfonatos.[113]

Na maioria dos países, a teriparatida é aprovada para uso durante um período de tempo limitado, de 18 a 24 meses. Após suspensão do análogo do PTH, a importância de iniciar o uso de um antirreabsortivo é evidente.[113] O início da terapia com alendronato, logo após o término de um curso de PTH, levou a um ganho adicional de 4,9% na DMO da coluna lombar, ao passo que houve declínio no grupo placebo.[115,127]

Os efeitos colaterais mais importantes foram a presença de anticorpos antiteriparatida com tratamento prolongado sem reação de hipersensibilidade e hipercalcemia em 3% das mulheres. Náuseas, tonturas, cefaleia e câimbras nos membros inferiores ocorreram em 7% a 10% dos pacientes, e hiperuricemia também foi descrita. Análises pós-comercialização reportaram, adicionalmente, reações no local da injeção, espasmos musculares, urticária, alergia e dispneia aguda.[11,115]

O PTH deve ser utilizado com cautela em pacientes com urolitíase ativa, assim como em pacientes com história prévia de radioterapia esquelética. Observou-se osteossarcoma, um tumor ósseo maligno raro, em ratos machos e fêmeas, quando expostos a altas doses. Esse efeito parece estar restrito aos ratos, que têm biologia esquelética completamente diferente e apresentam crescimento ósseo contínuo durante toda a vida.[115]

A teriparatida deve ser evitada em pacientes com comprometimento renal e hepático.[11] Está contraindicada em pacientes com hipercalcemia devido à possibilidade de exacerbação desse quadro, em pacientes com tumores ósseos ou metástases ósseas, em doença óssea metabólica, como hiperparatireoidismo e doença de Paget, e em pacientes submetidas a radioterapia externa prévia.[11,115]

A dose recomendada é de $20\mu g$/dia, administrada SC na parede abdominal ou na coxa.[115]

Outras formas de administração estão sendo estudadas, como uso semanal e uso cíclico.[113,117] PTH cíclico (3 meses de terapia com 3 meses sem terapia) foi tão efetivo quanto PTH diário, ambos associados ao alendronato.[113,128] Administração subcutânea semanal de teriparatida, na dose de 56,5mg, pode ser outra opção em pacientes com osteoporose em maior risco de fratura.[129]

Ranelato de Estrôncio

O ranelato de estrôncio consiste em dois átomos de estrôncio estáveis e unidos a um composto orgânico, o ácido ranélico. A absorção oral é pobre, mas áreas com osteogênese ativa captam de 50% a 80% da dose absorvida.[100] O exato mecanismo de ação celular do ranelato de estrôncio permanece desconhecido. Algumas hipóteses têm sido propostas, como regulação da diferenciação celular óssea, estimulação da proliferação de osteoblastos, inibição da formação de osteoclastos e ativação dos sensores de cálcio.[113,130] Aumenta a expressão da osteoprotegerina pelos osteoblastos, impedindo a interação entre o RANK dos osteoclastos e o RANKL dos osteoblastos e prevenindo o acoplamento entre osteoblastos e osteoclastos e o aumento da reabsorção óssea.[87,107]

Na densitometria óssea, método que utiliza a absorção dupla energética de raios X, o ranelato de estrôncio incorporado no osso enfraquece a penetração dos raios por ter um número atômico maior do que o do cálcio, alterando e superestimando a DMO.[100,113]

É o primeiro tratamento com duplo mecanismo de ação, aumentando a formação óssea e reduzindo a reabsorção pela redução do remodelamento ósseo.[11,100,107,113,130] Isso foi evidenciado no estudo *Spinal Osteoporosis Therapeutic Intervention* (SOTI), no qual foram observados aumento significativo (8,1%) no marcador de formação óssea, a fosfatase alcalina específica óssea, após 3 meses de tratamento e redução de 12,2% no marcador de remodelamento ósseo C-telopeptídeo *cross links* (sCTX) no mesmo período.[11,131] Esse estudo mostrou redução de fraturas vertebrais,[131] enquanto o Treatment of Peripheral Osteoporosis (TROPOS) demonstrou redução de fraturas não vertebrais.[132]

No SOTI, após ajustes para o conteúdo de estrôncio ósseo, houve aumento de 6,8% na DMO da coluna, reduzindo o risco de fraturas vertebrais em 41% ao final dos 3 anos de estudo, com um número necessário para tratar (NNT) e prevenir um caso de fratura vertebral de nove pacientes. No caso de fratura vertebral diagnosticada clinicamente, o SOTI mostrou redução de 6,1%, gerando um NNT de 17 pacientes.[11,131]

O TROPOS, desenhado para avaliar fraturas não vertebrais, relatou redução de 16% de todas as fraturas não vertebrais em 3 anos e, em 5 anos, demonstrou redução de 2,1% para fratura de quadril, com um NNT de 48 pacientes.[11,132]

O ranelato de estrôncio reduz seguramente o risco de fratura vertebral em mulheres com osteopenia com e sem prevalência de fratura,[133] assim como o risco de fratura vertebral e não vertebral em mulheres com osteoporose, inclusive nas maiores de 80 anos de idade, mostrando que mesmo nessa faixa etária não é tarde para reduzir o risco de fratura.[24]

Usado na dose de 2g/dia, costuma ser bem tolerado, com baixos níveis de efeitos colaterais, como náuseas, diarreia, cefaleia e eczema. São descritos poucos casos de tromboembolismo e síndrome de hipersensibilidade induzida pelo fármaco (síndrome de Dress). Observa-se redução do PTH e do cálcio com aumento do fósforo, sem consequências clínicas e consistentes com ativação do receptor-sensor de cálcio pelo estrôncio.[11,113] Pode haver au-

mento pequeno e transitório da creatinofosfocinase, também sem consequências clínicas.[100]

TERAPIA COMBINADA

Nas pacientes com osteoporose ou osteopenia na pós-menopausa, a associação de um medicamento antirreabsortivo ou estimulador da formação óssea com vitamina D e cálcio, este último em caso de ingestão inadequada, está indicada na maioria dos casos. Neste capítulo será abordada a associação de classes de antirreabsortivos e de anabólicos com antirreabsortivos como bisfosfonatos e teriparatida.

Alguns estudos têm demonstrado que as associações de antirreabsortivos, como bisfosfonato e raloxifeno, exercem maior atividade antirreabsortiva do que cada um isoladamente, com maior ganho de massa óssea. Entretanto, não há evidências sobre o risco de fraturas e, devido à possibilidade de o osso ficar hipermineralizado ou hipermaduro, a terapia combinada com antirreabsortivos só deve ser utilizada naquelas pacientes com osteoporose grave que não estejam apresentando resposta adequada à monoterapia.[134] Portanto, não está recomendado o uso rotineiro de associação de agentes antirreabsortivos.[135]

A terapia combinada de PTH diário (teriparatida) e alendronato mostrou que a densidade volumétrica do osso trabecular na coluna aumentou mais com o PTH sozinho do que com a terapia combinada, sugerindo que o uso concomitante com alendronato pode reduzir os efeitos anabólicos do PTH, quando iniciados ao mesmo tempo.[115,121] Por outro lado, o início da terapia com alendronato em pacientes já em uso de PTH ou logo após o término de um curso de PTH leva a um ganho adicional na DMO.[115,136] Portanto, a perda óssea que ocorre após a descontinuação do PTH pode ser prevenida por um tratamento com um medicamento antirreabsortivo como o alendronato.[81,127]

A combinação de teriparatida e raloxifeno pode ter mais efeitos benéficos do que a monoterapia com teriparatida. Em um pequeno estudo, a DMO aumentou similarmente na coluna lombar e no colo do fêmur, mas o aumento na DMO do fêmur total foi maior no grupo tratado com raloxifeno e teriparatida.[115,135]

Estudo com ibandronato oral mensal por 2 anos associado ao PTH (1-84) durante 6 meses – um grupo com uso contínuo pelos 6 meses e outro cíclico em dois períodos de 3 meses – relatou aumento substancial da DMO. Cursos de curta duração de PTH podem fornecer os benefícios da terapia anabólica da osteoporose sem o custo e a carga de injeções diárias do uso contínuo.[137]

São necessários mais estudos para melhor avaliação das associações de antirreabsortivos (como bisfosfonato com SERM), estimuladores de formação óssea (como PTH com ranelato de estrôncio) e antirreabsortivos com estimulador de formação óssea (como SERM ou bisfosfonatos com PTH), principalmente para análise da redução do risco de fraturas e da segurança das associações.

DURAÇÃO DO TRATAMENTO

A duração ideal do tratamento farmacológico para osteoporose pós-menopausa é desconhecida. A decisão de descontinuar ou continuar a terapia deve ser baseada no risco estimado de fratura, nos efeitos benéficos do medicamento em reduzir fraturas e em sua segurança.[5]

Com base nas evidências atuais, o tratamento com bisfosfonatos não deveria exceder de 3 a 5 anos, exceto nas pacientes que permanecem com risco muito alto de fraturas após esse tempo de tratamento.[53,57]

É provável que os efeitos dos bisfosfonatos sobre o risco de fratura persistam após a interrupção do tratamento, devido ao longo tempo de retenção no osso. A associação entre tratamento com bisfosfonato a longo prazo e eventos raros, porém graves, como osteonecrose da mandíbula (ONM), fraturas atípicas do fêmur[59,138] e câncer de esôfago, além de seu longo tempo de permanência no osso, conduziu ao conceito de "férias do fármaco". Como sugerido pelo próprio termo "férias", o tratamento seria interrompido e reiniciado algum tempo depois, para não haver aumento do risco de fraturas.[59]

Dados acerca dos benefícios da terapia continuada com bisfosfonatos, em termos de proteção de fraturas, ainda são inconsistentes.[53] Os estudos com bisfosfonatos a longo prazo mostraram redução no risco de fraturas vertebrais, mas não foram desenhados para avaliar prevenção de fratura como desfecho primário[53] e não houve evidências de redução de fraturas não vertebrais com a continuação dos bisfosfonatos.[53,57]

O tratamento com bisfosfonatos a longo prazo, além de 5 anos, resultou na manutenção da DMO no colo do fêmur e em novos aumentos da DMO na coluna lombar. Nas pacientes que descontinuaram o tratamento, a DMO no colo do fêmur diminuiu modestamente durante os primeiros 2 anos e se estabilizou, enquanto a DMO da coluna lombar continuou a aumentar apesar da interrupção da terapia com bisfosfonatos.[53] O risco de fraturas vertebrais clínicas nas pacientes que descontinuaram o tratamento foi relacionado com a DMO do colo do fêmur e com a presença de fraturas vertebrais no início do acompanhamento de extensão (ao fim de 5 anos de terapia com alendronato).[57] Esses dados sugerem que, em mulheres com alto risco de fratura, não é aconselhável a descontinuação dos bisfosfonatos por 3 ou mais anos.[59] Após a interrupção do tratamento, alterações da DMO e dos marcadores de remodelação óssea parecem ser mais rápidas para o risedronato, intermediárias para o alendronato e mais lentas para o zolendronato.[59]

A evidência relacionada com a redução das fraturas vertebrais é a base mais sólida para recomendação clínica do uso prolongado com bisfosfonato. Entretanto, a análise da Food and Drug Administration (FDA) quanto à proteção contra todas as fraturas, tanto vertebrais como não vertebrais, mostrou pouco benefício no tratamento com bisfosfonatos contínuo para além de 5 anos.[57] No entanto, a força das evidências para a redução de fraturas em pacientes de alto risco e a raridade dos eventos adversos sérios indicam que, nesses indivíduos, os benefícios do tratamento contínuo são superiores aos riscos.[59]

Com base nos estudos de extensão dos bisfosfonatos (FLEX, HORIZON PFT e VERT-MN),[68,77,84] recomenda-se tratamento com bisfosfonato durante o período de 3 a 5 anos, devendo ser continuado além desse período apenas nas pacientes que permanecem com alto risco de fraturas. São elas: pacientes com baixa DMO no colo do fêmur (escore-T < –2,5 DP) e pacientes com fratura vertebral, mesmo com um escore-T um pouco mais elevado (< –2,0 DP). Já as pacientes com escore-T no colo do fêmur > –2,0 DP e sem fratura prévia têm baixo risco de fraturas vertebrais e o NNT é maior nesse grupo, não sendo recomendado tratamento prolongado. Essas conclusões baseadas nas reduções de fraturas vertebrais podem mudar à medida que dados adicionais, sobre riscos e benefícios da terapia a longo prazo com bisfosfonatos, se tornem disponíveis.[57]

Para o alendronato e o risedronato, recomenda-se um período de 5 anos de tratamento com reavaliação após 1 a 2 anos de interrupção, no caso do alendronato, e 1 ano, para o risedronato. Para o zolendronato, um período de tratamento inicial de 3 anos é suficiente, recomendando-se reavaliação após 2 a 3 anos de descontinuação, uma vez que os efeitos de uma única infusão de zolendronato na DMO e nos marcadores ósseos são mantidos por até 3 anos. É importante ressaltar que ainda não estão estabelecidos os efeitos dessas abordagens na taxa de fraturas.[59]

Nem todos os bisfosfonatos são iguais. Por isso, as recomendações para a interrupção precisam ser fármaco-específicas. Faltam estudos com desenho adequado para avaliação do risco de fraturas após suspensão dos bisfosfonatos[71] e o reinício da terapêutica.[57]

Em relação à teriparatida, recomenda-se tratamento com duração máxima de 24 meses, e a redução dos marcadores ósseos após a suspensão do tratamento sugere que a ativação da formação óssea não persiste após a suspensão do tratamento.[115] No caso do denosumabe, os efeitos da reversão rápida da formação óssea no risco de fratura após a descontinuação permanecem desconhecidos.[71]

PERSPECTIVAS FUTURAS

Estão em estudo o PTH recombinante sintético para uso transdérmico[117] e oral e a calcitonina para uso oral. Estudo de fase 3 com calcitonina oral demonstrou sua superioridade em aumentar a DMO e reduzir o remodelamento ósseo em relação à calcitonina nasal e ao placebo.[102]

Sinalizadores *Wnt* têm papel importante na modulação da atividade osteoblástica e, consequentemente, na formação e resistência óssea. A esclerostina, proteína secretada primariamente pelos osteócitos, bloqueia esses sinalizadores *Wnt*, regulando negativamente a diferenciação/função dos osteoblastos e agindo como um inibidor da formação óssea.[139,140] O anticorpo monoclonal antiesclerostina (Scl-Ab) já demonstrou, em ratos, potente atividade anabólica no esqueleto e também efeito anabólico em sítios de fraturas.[113,140] Portanto, é grande a perspectiva de que esses agentes anabólicos sejam liberados para uso clínico.

Foi descrita uma molécula calcilítica oral que age como antagonista do receptor de cálcio na célula da paratireoide, podendo estimular a liberação de PTH endógeno e, consequentemente, a formação óssea.[113]

Referências

1. Bandeira F, Lima JG. Osteoporose. In: Bandeira F (ed.). Endocrinologia, diagnóstico e tratamento. Rio de Janeiro: MEDSI, 1998:297-312.

2. Bandeira F, Modesto J, Coutinho E, Florêncio AC. Osteoporose associada à gravidez. In: Bandeira F (ed.) Osteoporose. Rio de Janeiro: MEDSI, 2000:165-79.

3. Center JR, Biluc D, Nguyen ND, Nguyen TV, Eisman JA. Osteoporosis medication and reduced mortality risk in elderly women and men. J Clin Endocrinol Metab 2011; 96(4):1006-14.

4. Kanis JA, McCloskey EV, Johansson H et al. European guidance for the diagnosis and management of osteoporosis in postmenopausal women. Osteoporos Int 2013; 24(1):23-57.

5. Lewiecki EM, Silverman SL. Redefinihg osteoporosis treatment: who to treat and how long to treat: review article. Arq Bras Endocrinol Metab 2006; 50(4):694-704.

6. Farias MLF. Fratura osteoporótica de fêmur: um desafio para os sistemas de saúde e a sociedade geral. Arq Bras Endocrinol Metab 2005; 49(6):865-6.

7. Lemos CC. Nutrição e integridade óssea. In: Bandeira F (ed.). Osteoporose. Rio de Janeiro: MEDSI, 2000:51-65.

8. Grass M, Dawson-Hughes B. Preventing osteoporosis-related fractures: an overview. Am J Med 2006; 119:S3-11.

9. Viggiano CE. Cuidados nutricionais. In: Moreira RO, Moura F, Benchimo A, Salles JEN (eds.) Endocrinologia geriátrica. São Paulo: AC Farmacêutica, 2012:195-218.

10. Heaney RP. Calcium intake and disease prevention: review article. Arc Bras Endocrinol Metab 2006; 50(4):685-93.

11. Bandeira F, Costa SO, Cavalcanti TB, Prazeres PA. Osteoporose. In: Moreira RO, Moura F, Benchimol A, Salles JEN (eds.). Endocrinologia geriátrica. São Paulo: AC Farmacêutica, 2012:75-95.

12. Premaor MO, Furlanetto TW. Hipovitaminose D em adultos: entendendo melhor a apresentação de uma velha doença. Arq Bras Endocrinol Metab 2006; 50(1):25-37.

13. Bandeira F, Griz L, Dreyer P et al. Vitamin D deficiency: a global perspective. Arq Bras Endocrinol Metab 2006; 50(4):640-6.

14. Barros A, Freese E, Griz L, Bandeira F. Exercícios físicos na prevenção e no tratamento da osteoporose. In: Bandeira F, Griz L (eds.). Endocrinologia ginecológica. Rio de Janeiro: Guanabara Koogan, 2006:210-3.

15. Khosla S, Bellido TM, Drezner MK et al. Forum on aging and skeletal health: summary of the proceedingsof an ASBMR workshop. J Bone Miner Res 2011; 26(11):2565-78.

16. Pfeifer M et al. Musculoskeletal rehabilitation in osteoporosis: a review. J Bone Miner Res 2004; 19(8):1208-14.

17. Bandeira F. Prevalência de osteoporose, fraturas vertebrais, ingestão de cálcio, e deficiência de vitamina D em mulheres na pós-menopausa. Tese (Doutorado) – Escola Nacional de Saúde Pública/Centro de Pesquisas Aggeu Magalhães – FIOCRUZ.

18. Kanis A, McCloskey EV, Johansson H, Oden A. Development and use of FRAX® in osteoporosis. Osteoporos Int 2010; 21(2S):407-13.

19. Leslie WD. Ethnic differences in bone mass-clinical implications. J Clin Endocrinol Metab 2012; 97(12):4329-40.

20. McClung MR. To FRAX or not to FRAX. J Bone Miner Res 2012; 27(6):1240-2.

21. Premaor M, Parker RA, Cummings S et al. Predictive value of FRAX for fracture in obese older women. J Bone Miner Res 2013; 28(1):188-195.

22. Borges JLC, Bilezikian JP. Update on osteoporosis therapy: update article. Arq Bras Endocrinol Metab 2006; 50(4):755-63.

23. Black DM, Delmas PD, Eastell R et al. Once-yearly zoledronic acid for treatment of postmenopausal osteoporosis. Investigators for the Health Outcomes and Reduced Incidence with Zoledronic Acid Once-Yearly (HORIZON) Pivotal Fracture Trial. N Engl J Med 2007; 356(18):1809-22.

24. Seeman E, Vellas B, Benhano C et al. Strontium ranelate reduces the risk of vertebral and nonvertebral fractures in women eighty years of age and older. J Bone Miner Res 2006; 21(7):1113-20.

25. Miranda CR, Bandeira F. Ingestão de cálcio na prevenção e no tratamento da osteoporose. In: Bandeira F, Griz L (eds.) Endocrinologia ginecológica. Rio de Janeiro: Guanabara Koogan, 2006:214-9.

26. Rejnmark L, Avenell A, Masud T et al. Vitamin D with calcium reduces mortality: patient level pooled analysis of 70,528 patients from eight major vitamin D trials. J Clin Endocrinol Metab 2012; 97(8):2670-81.

27. Durup D, Jorgensen HL, Christensen J et al. A reverse J-shaped association of all-cause mortality with serum 25-hydroxyvitamin D in general practice: the CopD Study. J Clin Endocrinol Metab 2012; 97(8):2644-52.

28. Pittas AG, Dawson-Hughes B, Li T et al. Vitamin D and calcium intake in relation to type 2 diabetes in women. Diabetes Care 2006; 29(3):650-6.

29. Lewis JR, Calver J, Zhu K, Flicker L et al. Calcium supplementation and the risks of atherosclerotic vascular disease in older women: results of 5-year RCT and 4.5-year follow-up. J Bone Miner Res 2011; 26(1):35-41.

30. Avenell A, MacLennan GS, Jenkinson DJ et al. Long-term follow-up for mortality and cancer in a randomized placebo-

-controlled trial of vitamin D_3 and/or calcium (RECORD Trial). J Clin Endocrinol Metab 2012; 97(2):614-22.

31. Bolland MJ, Avenell A, Baron JA et al. Effect of calcium supplements on risk of myocardial infarction and cardiovascular events: meta-analysis. BMJ 2010; 341:c3691.

32. Bolland MJ, Grey A, Reid IR. Calcium supplements and cardiovascular risk. J Bone Miner Res 2011; 26(4):899.

33. Bandeira F, Bandeira C, Freese E. Occult vitamin D and its relationship with bone mineral density among postmenopausal women in Recife, Brazil. J Bone Miner Res 2003; 18(supl 2):S407.

34. Bandeira F, Griz L, Freese E et al. Vitamin D deficiency and its relationship with bone mineral density among postmenopausal women living in the tropics. Arq Bras Endocrinol Metab 2010; 54(2):227-32.

35. MORE (Multiple Outcomes of Raloxifene Evaluation) Study Group. Bone 1998; supl 23:5.

36. Bandeira F, Freese E. Importância da vitamina D na prevenção e no tratamento da osteoporose. In: Bandeira F, Griz L (eds.) Endocrinologia ginecológica. Rio de Janeiro: Guanabara Koogan, 2006:220-8.

37. Cauley JA, Danielson ME, Boudreau R et al. Serum 25-hydroxyvitamin D and clinical fracture risk in a multiethnic cohort of women: The women's health initiative (WHI). J Bone Miner Res 2011; 26(10):2378-88.

38. Saliba W, Barnett O, Rennert H, Rennert G. The risk of all-cause mortality is inversely related to serum 25(OH)D levels. J Clin Endocrinol Metab 2012; 97(8):2792-8.

39. Gagnon C, Lu ZX, Magliano D et al. Low serum 25-hydroxyvitamin D is associated with increased risk of the development of the metabolic syndrome at five years: results from a national, population-based prospective study (The Australian Diabetes, Obesity and Lifestyle Study: AusDiab). J Clin Endocrinol Metab, 2012; 97(6):1953-61.

40. Griz LHM, Holanda NCP, Fontan DB. Deficiência de vitamina D. In: Moreira RO, Moura F, Benchimol A, Salles JEN (eds.). Endocrinologia geriátrica. São Paulo: AC Farmacêutica, 2012:96-116.

41. Kilkkinen A, Knekt B, Aro A et al. Vitamin D status and the risk of cardiovascular disease death. Am J Epidemiology 2009; 170:1032-9.

42. Welsh P, Doolin O, McConnachie A et al. Circulating 25-OHD, dietary vitamin D, PTH, and calcium associations with incident cardiovascular disease and mortality: The MIDSPAN Family Study. J Clin Endocrinol Metab 2012 jc.2012-72.

43. Bischoff-Ferrari HA, Willett WC et al. Fracture prevention with vitamin D supplementation: a meta-analysis of randomized controlled trials. JAMA 2005; 293:2257-64.

44. Bischoff-Ferrari HA, Willett WC, Orav EJ et al. A pooled analysis of vitamin D dose requirements for fracture prevention. N Engl J Med 2012; 367:40-9.

45. Ott SM. Vitamin D dose requirements for fracture prevention. N Engl J Med 2012; 367:1367-70.

46. Bischoff-Ferrari HA, Orave EJ, Willett WC et al. A higher dose of vitamin D is required for hip and non vertebral fracture prevention: a pooled participant based meta-analysis of 11 double--blind RCTs. JAMA 2010; 24:S1-551.

47. Coelho IMG, Andrade LD, Saldanha L et al. Bioavailability of vitamin D3 in non-oily capsules: the role of formulated compounds and implications for intermittent replacement. Arq Bras Endocrinol Metab 2010; 54(2):239-43.

48. Avenell A, Gillespie WJ et al. Vitamin D and vitamin D analogues for prevention fractures associated with involutional and postmenopausal osteoporosis (Cochrane Review). The Cochrane Library, n.1, 2006. Oxford; Update Software.

49. Kulak CAM, Júnior JK, Bilezikian JP, Victória ZCB. Bifosfonatos: características e utilização na osteoporose. In: Bandeira F, Griz L (eds.) Endocrinologia ginecológica. Rio de Janeiro: Guanabara Koogan, 2006:229-38.

50. McClung M. Bisphosphonates: review article. Arq Bras Endocrinol Metab 2006; 50(4):735-44.

51. Cumming WB, Barret-Conor E, Musliner TA et al. Effect of alendronate on risk of fracture in women with low bone density but without vertebral fractures. Results from the Fractures Intervention Trial. JAMA 1998; 280:2077-82.

52. Rodan GA, Fleisch HA. Bisphosphonates: mechanisms of action. J Clin Invest 1997; 97(12):2690-6.

53. Whitaker M, Guo J, Kehoe T, Benson G. Bisphosphonates for osteoporosis – Where do we go from here? N Engl J Med 2012; 366:2048-51.

54. Bilezikian J, Matsumoto T, Bellindo T et al. Perspective targeting bone remodeling of the treatment osteoporosis: summary of the proceedings of an ASBMR Workshop. J Bone Miner Res 2009; 24(3):373-85.

55. Miller PD, McClung MR et al. Monthly oral ibandronate therapy in postmenopausal osteoporosis: one year results from the MOBILE study. J Bone Miner Res 2005; 20:1315-22.

56. Mackey DC, Black DM, Bauer DC et al. Effects of antiresorptive treatment on nonvertebral fracture outcomes. J Bone Miner Res 2011; 26(10):2411-18.

57. Black DM, Bauer DC, Schwartz AV, Cummings SR, Rosen JR. Continuing bisphosphonate treatment for osteoporosis for whom and for how long? N Engl J Med 2012; 366:2051-3.

58. Kang JH, Keller JJ, Lin HC.Bisphosphonates reduced the risk of acute myocardial infarction: a 2-year follow-up study. Osteoporos Int 2013; 24(1):271-7.

59. Compston JE, Bilezikian JP. Bisphosphonate therapy for osteoporosis: the long and short of it. J Bone Miner Res 2012; 27(2):240-2.

60. Sun K, Liu JM, Sun HX, Lu N et al. Bisphosphonate treatment and risk of esophageal cancer: a meta-analysis of observational studies. Osteoporos Int 2013; 24(1):279-86.

61. Woo SB, Hellstein JW, Kalmar JR. Systematic review: bisphosphonates and osteonecrosis of the jaw. Ann Intern Med 2006; 144:753-61.

62. Aghaloo TL, Kang B, Sung EC et al. Periodontal disease and bisphosphonates induce osteonecrosis of the jaws in the rat. J Bone Miner Res 2011; 26(8):1871-82.

63. Abrahamsen B. Atypical femur fractures: refining the clinical picture. J Bone Miner Res 2012; 27(5):975-6.

64. Wang Z, Bhattacharyya T. Trends in incidence of subtrochanteric fragility fractures and bisphosphonate use among the US elderly, 1996-2007. J Bone Miner Res 2011; 26(3):553-60.

65. Liberman UA, Weiss SR, Broll J et al. Effect of oral alendronate on bone mineral density and the incidence of fractures in postmenopausal osteoporosis. N Engl J Med 1995; 333:1437-43.

66. Pols HA, Felsenberg D et al. Multinational, placebo-controlled, randomized trial of the effects of alendronate on bone density and fracture risk in postmenopausal women with low bone mass: results of the FOSIT study. Osteoporos Int 1999; 9:461-8.

Capítulo 46 Tratamento da Osteoporose Pós-menopausa

67. Cranney A, Guyatt G et al. Meta-analyses of therapies for post-menopausal osteoporosis. Sumary of meta-analyses of therapy for postmenopausal osteoporosis. Endoc Rev 2002; 23(4):270-8.

68. Black DM, Schwartz AV et al. Effects of continuing or stopping alendronate after 5 years of treatment The Fracture Intervention Trial Long-Term Extension (FLEX): a randomized trial. JAMA 2006; 296(24):2927-38.

69. Bone HG, Hosking D, Devogelaer JP et al. Ten years' experience with alendronate for osteoporosis in postmenopausal women. N Engl J Med 2004; 350(12):1189-99.

70. Black DM, Cummings SR, Karpf DB et al. Randomised trial of effect of alendronate on risk of fracture in women with existing vertebral fractures. Lancet 1996; 348:1535-41.

71. Boonen S, Ferrari S, Miller PD et al. Postmenopausal osteoporosis treatment with antiresorptives: Effects of discontinuation or long-term continuation on bone turnover and fracture risk – a perspective. J Bone Miner Res 2012; 27(5):963-74.

72. Hosking DJ, Chilvers CED, Christiansen C et al. Early postmenopausal intervention cohort study group: prevention of bone loss with alendronate in postmenopausal women under 60 years of age. N Eng J Med 1998; 338(8):485-92.

73. McClung MR, Wasnich RD et al. Prevention of postmenopausal bone loss: six-year results from the early postmenopausal intervention cohort. J Clin Endocrinol Metab 2004; 89:4879-85.

74. Mcclung MR, Bensen W, Bolognese MA et al. Risedronate increases BMD at the hip, spine and radius in postmenopausal women with low bone mass. J Bone Miner Res 1997; 12:S169.

75. Harris ST, Watts Nb, Genant HK et al. Effects of risedronate treatment on vertebral and non vertebral fractures in women with post menopausal osteoporosis: a randomized controlled trial. Vertebral Efficacy with Risedronate Therapy (VERT) Study Group. JAMA 1999; 282:1344-52.

76. Reginster JY, Minne HW, Sorensen OH et al. Randomized trial of risedronate in vertebral fractures in women with established post menopausal osteoporosis. Vertebral Efficacy with Risedronate Therapy (VERT) Study Group. Osteoporosos Int 2000; 11:83-91.

77. Watts NB, Chines A, Olszynski WP et al. Fracture risk remains reduced one year after discontinuation of risedronate. Osteoporos Int 2008; 19(3):365-72.

78. Eastell R, Hannon RA, Wenderoth D, Rodriguez-Moreno J, Sawicki A. Effect of stopping risedronate after long-term treatment on bone turnover. J Clin Endocrinol Metab 2011; 96:3367-73.

79. McClung MR, Zanchetta JR, Racewicz A et al. Efficacy and safety of risedronate 150mg once a month in the treatment of postmenopausal osteoporosis: 2-year data. Osteoporos Int 2013; 24(1):293-9.

80. McClung MR, Wasnich RD, Recker R et al. Oral daily ibandronate prevents bone loss in early postmenopausal women without osteoporosis. J Bone Miner Res 2004; 19(1):11-8.

81. Rosen CJ. Postmenopausal osteoporosis: clinical practice. N Engl J Med 2005; 353(6):595-603.

82. Chesnut III CH, Skag A, Christiansen C et al. Ibandronate: a comparison of oral daily dosing versus intermittent dosing in postmenopausal osteoporosis. J Bone Miner Res 2004; 19(8):1241-9.

83. Delmas PD, Adami S, Strugala C et al. Intravenous ibandronate injections in postmenopausal women with osteoporosis: one-year results from the dosing intravenous administration study. Arthritis Rheum 2006; 54:1838-46.

84. Black DM, Reid IR, Boonen S et al. The effect of 3 versus 6 years of zoledronic acid treatment of osteoporosis: a randomized extension to the HORIZON-Pivotal Fracture Trial (PFT). J Bone Miner Res 2012; 27(2):243-54.

85. Cauley JA, Black D, Boonen S et al. Once-yearly zolendronic acid and day of disability bad rest and pain back: randomized controlled HORIZON Pivotal Fracture Trial. J Bone Miner Res 2011; 26(5):984-92.

86. Fitzpatrick LA. Estrogen therapy for postmenopausal osteoporosis: review article. Arq Bras Endocrinol Metab 2006; 50(4):705-19.

87. Vega D, Maalouf NM, Sakhaee K. The role of receptor activator of nuclear factor-κB (RANK)/RANK ligand/osteoprotegerin: clinical implications. J Clin Endocrinol Metab 2007; 92(12):4514-21.

88. Vazquez MT, Griz L. Perimenopausa e menopausa. In: Bandeira F, Griz L (eds.) Endocrinologia ginecológica. Rio de Janeiro: Guanabara Koogan, 2006:137-48.

89. Hulley SB, Grady D et al. Randomized trial of estrogen plus progestin for secondary prevention of coronary heart disease in postmenopausal women. JAMA 1998; 280:605-13.

90. Cauley JA, Robbins J, Chen Z et al. Effects of estrogen plus progestin on risk of fracture and bone mineral density: The Women's Health Initiative Randomized Trial. JAMA 2003; 290(13):1729-38.

91. The Writing Group for the PEPI Trial. Effects of estrogen or estrogen/progestin regimens on heart disease risk factors in postmenopausal women. JAMA 1995; 273:199-208.

92. Griz L. Estrogênio e SERMs na prevenção e no tratamento da osteoporose. In: Bandeira F. Osteoporose. Rio de Janeiro: MEDSI, 2000:337-50.

93. Banks E, Beral V, Reeves G et al. I Million Women Study Collaborators. Fracture incidence in relation to the pattern of use of hormone therapy in postmenopausal women. JAMA 2004; 291(18):2212-20.

94. Diez-Perez A. Selective estrogen receptor modulators (SERMS): original article. Arq Bras Endocrinol Metab 2006; 50(4):720-34.

95. Ferreira MA, Griz L, Bandeira F. Moduladores seletivos dos receptores de estrogênios (SERM). In: Bandeira F, Griz L (eds.). Endocrinologia ginecológica. Rio de Janeiro: Guanabara Koogan, 2006:149-54.

96. Barrett-Connor E et al. Effects of raloxifene on cardiovascular events and brest cancer in postmenopausal women (Raloxifene Use for The Heart – RUTH). N Engl J Med 2006; 355:125-37.

97. Cummings SR, Ensrud K, Delmas PD et al. Lasofoxifeno in postmenopausal women with osteoporosis. N Engl J Med 2010; 362:686-96.

98. Pinkerton JV, Archer DF, Utian WH et al. Bazedoxifene effects on the reproductive tract in postmenopausal women at risk for osteoporosis. Menopause 2009; 16(6):1102-8.

99. Cummings SR, Ettinger B, Delmas PD et al. The effects of tibolone in older postmenopausal women. N Engl J Med 2008; 359:697-708.

100. Rodrigues RM, Bandeira C. Tratamento da osteoporose pós-menopausa com calcitonina e estrôncio. In: Bandeira F, Griz L (eds.). Endocrinologia ginecológica. Rio de Janeiro: Guanabara Koogan, 2006:239-41.

101. Silverman SL, Chesnut C, Andriano K et al. For the PROOF study group. Salmon calcitonin nasal spray reduces risk of fractures in established osteoporosis and has continuous efficacy with treatment: Accrued 5 year worldwide data of the PROOF study. Program of the Second Joint Meeting, the American So-

ciety for Bone & Mineral Research and Mineral Society. Bone 1998; 23:Abstract 1.108.

102. Binkley N, Bolognese M, Sidorowicz-Bialynicka A et al. A phase 3 trial of the efficacy and safety of oral recombinant calcitonin: the Oral Calcitonin in Postmenopausal Osteoporosis (ORACAL) trial. J Bone Miner Res 2012; 27(8):1821-9.

103. Cummings SR, Martin JS, McClung MR et al. Denosumab for prevention of fractures in postmenopausal women with osteoporosis – FREEDOM Trial. N Engl J Med 2009; 361:756-65.

104. McClung MR, Lewiecki EM, Geller ML et al. Effect of denosumab on bone mineral density and biochemical markers of bone turnover: 8-year results of a phase 2 clinical trial. Osteoporos Int 2013; 24(1):227-35.

105. Brown JP, Prince RL, Deal C et al. Comparison of the effect of denosumab and alendronate on BMD and biochemical markers of bone turnover in postmenopausal women with low bone mass: a randomizaded, blinded phase 3 trial. J Bone Miner Res 2009; 24(1):153-61.

106. Seeman E, Delmas PD, Hanley DA et al. Microarchitectural deterioration of cortical and trabecular bone: differing effects denosumab and alendronate. J Bone Miner Res 2010; 25(8):1886-94.

107. Griz L. Novel therapies for osteoporosis. Syllabus 27º Congresso Brasileiro de Endocrinologia e Metabologia 2006:337-50.

108. Boonen S, Adachi JD, Man Z et al. Treatment with denosumab reduces the incidence of new vertebral and hip fractures in postmenopausal women at high risk – FREEDOM. J Clin Endocrinol Metab 2011; 96(6):1727-36.

109. Jamal SA, Ljunggren O, Stehman-Breen C et al. Effects of denosumab on fracture and bone mineral density by level of kidney function. J Bone Miner Res 2011; 26(8):1829-35.

110. Stoch SA, Zajic S, Stone J et al. Effect of the cathepsin K inhibitor odanacatib on bone resorption biomarkers in healthy postmenopausal women: two double-blind, randomized, placebo-controlled phase I studies. Clin Pharmacol Ther 2009; 86:175-82.

111. Langdahl B, Binkley N, Bone H et al. Odanacatib in the treatment of postmenopausal women with low bone mineral density: five years of continued therapy in a phase 2 study. J Bone Miner Res 2012; 27(11):2251-8.

112. Khosla S. Odanacatib: location and timing are everything. J Bone Miner Res 2012; 27(3):506-8.

113. Girotra M, Rubin MR, Bilezikian JP. Anabolic skeletal therapy for osteoporosis: review article. Arq Bras Endocrinol Metab 2006; 50(4):745-54.

114. Bandeira F, Lazaretti-Castro M, Bilezikian JP. Hormones and bone. Arq Bras Endocrinol Metab 2010; 54(2):85-6.

115. Rosângela MR, Bandeira F. Uso do PTH na osteoporose pós-menopausa. In: Bandeira F, Griz L (eds.) Endocrinologia ginecológica. Rio de Janeiro: Guanabara Koogan, 2006:244-9.

116. Bandeira F, Eriksen E, Szenjfeld V et al. Positive correlation between early changes in biochemical markers of bone formation and volumetric BMD after teriparatide therapy: further evidence for diverging effects of alendronate and teriparatide on bone. Osteoporos Int 2004; 15(suppl 1):S15.

117. Borba VZC, Mañas NCP. Review: the use of PTH in the treatment of osteoporosis Arq Bras Endocrinol Metab 2010; 54(2):213-9.

118. Sousa IO, Diniz ET, Marques TF et al. Short-term bone marker responses to teriparatide and strontium ranelate in patients with osteoporosis previously treated with bisphosphonates. Arq Bras Endocrinol Metab 2010; 54(2):244-9.

119. Dempster DW, Cosman F, Kurland ES et al. Effects of daily treatment with parathyroid hormone on bone microarchitecture and turnover in patients with osteoporosis: a paired biopsy study. J Bone Miner Res 2001:1846-53.

120. Frost ML, Siddique M, Blake GM et al. Differential effects of teriparatide on regional bone formation using ^{18}F-Fluoride positron emission tomography. J Bone Miner Res 2011; 26(5):1002-12.

121. Black DM, Greenspan SL, Ensrud KE et al. The effects of parathyroid hormone and alendronate alone or in combination in postmenopausal osteoporosis. N Engl J Med 2003; 349(13):1207-15.

122. Neer R, Arnaud C, Zancheta J et al. Effect of parathyroid hormone (1-34) on fractures and bone mineral density in postmenopausal women with osteoporosis. N Engl J Med 2001; 344(19):1434-41.

123. Saag TKG, Shane E, Boonen S et al. Teriparatide or alendronate in glucocorticoid-induced osteoporosis. N Engl J Med 2007; 357:2028-39.

124. Murad MH, Drake MT, Mullan RJ et al. Comparative effectiveness of drug treatments to prevent fragility fractures: a systematic review and network meta-analysis. J Clin Endocrinol Metab 2012; 97(6):1871-80.

125. Chiang ZY, Zebaze RMD, Ghasem-Zadeh A et al. Teriparatide improves bone quality and healing of atypical femoral fractures associated with bisphosphonate therapy. Bone 2013; 52(1):360-5.

126. Carvalho NNC, Voss LA, Almeida MOP, Salgado CL, Bandeira F. Clinical case seminar: atypical femoral fractures during prolonged use of bisphosphonates: short-term responses to strontium ranelate and teriparatide. J Clinl Endocrinol Metab 2011; 96(9):2675-80.

127. Black DM, Bilezikian JP, Ensrud KE et al. One year of alendronate after one year of parathyroid hormone (1-84) for osteoporosis. N Engl J Med 2005; 353(6):555-65.

128. Cosman F, Nieves J, Zion M et al. Daily and cyclic parathyroid hormone in women receiving alendronate. N Engl J Med 2005; 353(6):566-75.

129. Nakamura T, Sugimoto T, Nakano T et al. Randomized Teriparatide [Human Parathyroid Hormone(PTH) 1–34] Once-Weekly Efficacy Research (TOWER) Trial for examining the reduction in new vertebral fractures in subjects with primary osteoporosis and high fracture risk. J Clin Endocrinol Metab 2012; 97(9):3097-106.

130. Marie PJ, Ammann P, Boivin G et al. Mechanisms of action and therapeutic potential of strontium in bone. Calcif Tissue Int 2001; 69(3):121-9.

131. Meunier PJ, Roux C, Seeman E et al. The effects of strontium ranelate on the risk of vertebral fracture in women with postmenopausal osteoporosis. N Engl J Med 2004; 350(5):459-68.

132. Reginster JY, Seeman E, De Vernejoul MC et al. Strontium ranelate reduces the risk of nonvertebral fractures in postmenopausal women with osteoporosis: Treatment of Peripheral Osteoporosis (TROPOS) study. J Clin Endocrinol Metab 2005; 90(5):2816-22.

133. Seeman E, Devogelaer JP, Lorenc R et al. Strontium ranelate reduces the risk vertebral fractures in patients with osteopenia. J Bone Miner Res 2008; 23(3):433-8.

134. Ettinger B, Bilezikian JP. For osteoporosis, are two antiresorptive drugs better than one? J Clin Endocrinol Metab 2002; 87:983-4.

135. Binkley N, Krueger D. Combination therapy for osteoporosis: considerations and controversy. Curr Osteoporos Rep 2005; 3:150-4.

136. Muschitz C, Kocijan R, Fahrleitner-Pammer A et al. Antiresorptives overlapping ongoing teriparatide treatment result in additional increases in bone mineral density. J Bone Miner Res 2013; 28(1):196-205.

137. Schafer AL, Sellmeyer DE, Palermo L et al. Six months of parathyroid hormone (1-84) administered concurrently versus sequentially with monthly ibandronate over two years: The PTH and Ibandronate Combination Study (PICS) Randomized Trial. J Clin Endocrinol Metab 2012; 97(10):3522-9.

138. Khosla S, Bilezikian J, Dempster DW et al. Benefits and risks of bisphosphonate therapy for osteoporosis. J Clin Endocrinol Metab 2012; 97(7):2272-82.

139. Shoback D. Update in osteoporosis and metabolic bone disorders. J Clin Endocrinol Metab 2007; 92(3):747-53.

140. Ominsky MS, Li C, Li X et al. Inhibition of sclerostin by monoclonal antibody enhances bone healing and improves bone density and strength of nonfractured bones. J Bone Miner Res 2011; 26(5):1012-21.

Osteoporose em Homens

Luigi Genari • Francisco Bandeira • John P. Bilezikian

INTRODUÇÃO

Fraturas osteoporóticas (fraturas por fragilidade) ocorrem mais frequentemente em mulheres na pós-menopausa do que em homens idosos.[1] Entretanto, a osteoporose em homens é, por vários motivos, um dos maiores e mais negligenciados problemas de saúde pública. Em primeiro lugar, a morbidade, a mortalidade e a perda de independência após fraturas por fragilidade são maiores em homens do que em mulheres.[2,3] Em segundo lugar, o número de fraturas osteoporóticas em homens tem aumentado rapidamente. Enquanto na América do Norte, Austrália e em vários países da Europa tem-se observado uma tendência a um leve mas consistente decréscimo da incidência de fraturas osteoporóticas, especialmente de quadril, em mulheres na pós-menopausa nos últimos 15 anos, em homens essa incidência sofreu um decréscimo menor ou permaneceu estável nesses países.[4-6] Por fim, a identificação de homens de alto risco para fratura não é satisfatória, já que apenas 20% dos homens que sofrem fratura de quadril ou fratura osteoporótica maior são diagnosticados por densitometria duoenergética de raios X (DXA) usando T-escore < –2,5, metade do número de mulheres comparadas na mesma coorte.[7-9]

O propósito deste capítulo é fazer uma revisão de tudo o que se sabe sobre os fatores etiopatogênicos da perda óssea em homens, bem como descrever as mais recentes diretrizes para o manejo da osteoporose nesse grupo de pacientes.

EPIDEMIOLOGIA

Prevalência da Osteoporose em Homens

O número de homens com osteoporose é desconhecido. De acordo com os critérios da Organização Mundial da Saúde, um valor de densidade mineral óssea (DMO) > 2,5 desvios padrões (DP) acima da média do adulto jovem normal (T-escore de –2,5 ou menos) em mulheres é considerado osteoporose.[10] Esta definição é justificada pela forte relação entre densidade óssea e risco de fratura, assim como pelo risco de fratura associado a um T-escore < –2,5. Os critérios densitométricos para o diagnóstico de osteoporose em homens não são tão padronizados quanto nas mulheres. Aproximadamente 20% dos 44 milhões de americanos que têm osteoporose ou baixa massa óssea são homens.[11]

A despeito das incertezas que permanecem sobre o uso do risco absoluto ou relativo no diagnóstico da osteoporose em homens, a Sociedade Internacional de Densitometria Clínica (ISCD) recomenda que os dados de referência em homens sejam usados e que o T-escore < –2,5 seja o ponto de corte para a definição de osteoporose em homens. Na recente conferência de 2007 de *position development* da ISCD, essa recomendação foi mantida.[12] Aplicando esses padrões, estima-se que 1 a 2 milhões de homens têm osteoporose (T-escore < –2,5) e outros 8 a 13 milhões têm osteopenia (T-escore entre –1,0 e –2,5). A respectiva prevalência ajustada para a idade mostra 6% para osteoporose e 47% para osteopenia. Está claro que os homens, assim como as mulheres, estão em risco substancial para desenvolvimento de osteoporose. Além disso, também está claro que a medida da densidade óssea pode ser usada para definição do risco em homens, assim como é usada nas mulheres.

Incidência de Fraturas em Homens

Muitos fatores podem contribuir para diferenças na incidência e prevalência de osteoporose e fraturas entre homens e mulheres.[13-15] Os ossos dos homens, por serem maiores, contribuem para a maior resistência óssea.[16,17] Os fatores de risco mais comuns em homens incluem atraso da puberdade[18] e hipercalciúria. Os homens caem menos frequentemente do que as mulheres.[19,20] Níveis mais elevados de androgênios têm sido associados ao risco reduzido de queda.[21] Finalmente, os homens têm expectativa de vida mais curta.

Entre 30% e 40% das fraturas em razão da osteoporose ocorrem em homens. O risco de fratura ao longo da vida para os homens com 50 anos de idade ou mais situa-se entre 13% e 30%.[22]

Homens com fraturas de quadril têm uma taxa de mortalidade duas a três vezes maior do que as mulheres.[23-25] Fraturas na infância e adolescência são mais comuns em homens, provavelmente devido a diferenças no estilo de vida e trauma, sendo a maioria em sítios periféricos.[26] Nos últimos anos, o risco de fraturas aumentou exponencialmente em ambos os sexos, mas o aumento ocorre cerca de uma década mais tarde em homens do que em mulheres. Dos 3,5 milhões de fraturas em homens em todo o mundo em 2000, 14% foram no quadril, 10% no antebraço, 16% nas vértebras, 5% no úmero e 55% nas outras regiões.[27]

A incidência de fraturas decorrentes da osteoporose varia de acordo com a raça/etnia e geografia. Em homens, as taxas mais elevadas são encontradas no Norte da Europa e América do Norte.[28,29] As menores taxas são observadas em negros e asiáticos,[28,29] bem como em algumas partes da América do Sul.[30,31] A proporção de fraturas de quadril entre homens e mulheres também varia de acordo com a geografia. Embora a razão sexo feminino/masculino entre os caucasianos seja de cerca de 3-4:1, a proporção é muito mais próxima de 1:1 ou ainda mais elevada na Ásia.[29,32,33]

Os homens também estão sob risco de fraturas vertebrais, as quais têm suas próprias consequências clínicas a longo prazo. Essas fraturas podem ser diagnosticadas por radiografias vertebrais obtidas por causa de dor aguda nas costas (fraturas vertebrais sintomáticas ou clínicas) ou observadas acidentalmente em homens assintomáticos por observação de radiografia de tórax em perfil. A prevalência de fraturas vertebrais em homens varia segundo os critérios de identificação e as diferenças regionais.[34-37] Em geral, as fraturas vertebrais clínicas são mais comuns em mulheres do que em homens, enquanto a prevalência de fraturas vertebrais radiologicamente diagnosticadas é semelhante, chegando, em homens de meia-idade, a ser maior do que em mulheres.[35-37] Este último achado pode refletir maiores eventos relacionados com traumatismos em homens do que em mulheres, em particular quando mais jovens.

Muito diferente dos dados epidemiológicos sobre o quadril e as fraturas vertebrais, a fratura do antebraço é muito rara em homens e não parece aumentar com a idade.[38]

CAUSAS DE OSTEOPOROSE EM HOMENS

Em contraste com as mulheres, os homens na meia-idade não apresentam aumento na taxa de remodelação óssea porque não têm uma "menopausa" natural. No entanto, em caso de um distúrbio ou tratamento associado a perda androgênica (p. ex., hipogonadismo ou castração terapêutica para câncer de próstata), os homens podem ser submetidos ao mesmo aceleramento da perda óssea que costuma ocorrer com as mulheres na pós-menopausa. Em homens além da meia-idade, entretanto, a perda óssea ocorre lentamente, em uma forma dependente da idade. As diferenças microarquitetônicas entre os esqueletos masculino e feminino são evidentes com o envelhecimento. Antes da puberdade, a DMO medida com DXA é semelhante em meninos e meninas e aumenta lenta mas progressivamente. Na puberdade, a remodelação óssea aumenta dramaticamente, seguida por um rápido aumento na DMO.[39] Androgênios aumentam a aposição óssea periosteal, aumentando o diâmetro da secção transversal do osso.[40] Como a DMO medida por DXA está diretamente relacionada com o tamanho dos ossos, parte do aumento aparente da DMO puberal se deve a um artefato projetado pelo tamanho dos ossos aumentando. O pico de DMO da coluna medida pela DXA é geralmente alcançado aos 18 anos de idade no sexo masculino. Entretanto, o pico de DMO volumétrico trabecular, medido por tomografia computadorizada quantitativa, e o pico de densidade mineral óssea de quadril, medido por DXA, são atingidos muitos anos mais tarde.[41] Tanto em homens como em mulheres, com a idade a reabsorção óssea excede a formação, levando à perda de massa óssea.[42-45] A DMO pode começar a declinar em homens tão cedo como na idade de 30 a 40 anos, diminuindo lentamente (cerca de 0,5% a 1,0% ao ano), sem a aceleração vista nas mulheres na menopausa. Em homens idosos, no entanto, alterações degenerativas muitas vezes aumentam a DMO medida por DXA na coluna vertebral.

Deterioração da microarquitetura com o avanço da idade é uma característica importante da osteoporose.[46] Em virtude de diferenças na remodelação óssea com a idade, as trabéculas tornam-se mais finas nos homens, enquanto perdem sua conectividade nas mulheres.[47] Um fator que propicia relativa proteção contra a osteoporose e suas consequências em homens é o pico de massa óssea, que é 8% a 10% maior nestes do que nas mulheres. Essa distinção é feita pela DXA, um instrumento que mede a densidade da área (DMOa, g/cm^2), e não a densidade de osso volumétrica verdadeira (DMOv, g/cm^3). A grande DMOa em homens confere uma vantagem mecânica porque as forças são distribuídas mais largamente por cima da grande superfície do osso. A densidade óssea verdadeira como uma quantidade volumétrica (DMOv) no pico de massa óssea é de fato muito semelhante entre os sexos. Maior DMOa em homens provavelmente será devida a um efeito androgênico pelo qual o tamanho do osso é aumentado pela justaposição no periósteo (exterior) do osso. Esse efeito dos androgênios para aumentar o tamanho do osso torna-se evidente na puberdade e prossegue por todos os períodos da vida.

As causas da perda óssea em homens estão enumeradas na Tabela 47.1. Elas estão relacionadas, principalmente, com a genética ou fatores ambientais, hormonais ou específicos da doença.[48] Osteoporose secundária, causada por etiologias identificáveis, corresponde a mais de 50% das causas de osteoporose em homens. Isso deixa uma fração igualmente grande de homens cuja osteoporose não é explicada, sendo assim denominada osteoporose "primária" ou "idiopática". Até certo ponto, a osteoporose não relacionada com um distúrbio específico pode estar principalmente associada à idade. Isso é especialmente observado em homens com > 70 anos de idade que não têm nenhuma outra base etiológica para seu distúrbio. Contudo, osteoporose também pode afetar homens com < 70 anos de idade, sem qualquer causa subjacente evidente. O termo osteoporose "primária" ou "idiopática" em homens é mais propriamente aplicado aos homens (> 70 anos) nos quais nenhuma etiologia pode ser identifi-

cada. Muitos desses homens com osteoporose idiopática apresentam uma clínica bastante típica e um fenótipo histomorfométrico que se diferencia da osteoporose relacionada com a idade. Eles, muitas vezes, mostram redução generalizada na formação e reabsorção ósseas, embora alguns realmente apresentem uma reabsorção óssea normal ou ligeiramente aumentada.[49,50] De acordo com estudos de histomorfometria prévios, um recente estudo *in vitro* de células ósseas derivadas de homens com osteoporose idiopática demonstrou disfunção osteoblástica.[51] No entanto, a categoria é claramente heterogênea, com muitos fenótipos clínicos diferentes descritos, incluindo condições associadas a reabsorção óssea acelerada.[48,52-55]

Os fatores genéticos e raciais provavelmente desempenharão papel importante na osteoporose masculina idiopática.[56,57] Os dados epidemiológicos estabeleceram que a história familiar de fraturas (materna ou paterna) é um fator de risco importante para osteoporose tanto em homens como em mulheres; além disso, estudos em gêmeos mostraram que até 80% da variação da DMO estão sob controle genético, embora os genes específicos implicados ainda não tenham sido bem delineados.[58,59] A maior parte dos trabalhos que implicam certos genes em osteoporose enfocou as mulheres.[58] Os estudos mais recentes forneceram evidências intrigantes da possibilidade de que os polimorfismos em genes como o fator de crescimento insulina-símile (IGF-1), o LRP5 e o gene CYP19 da aromatase predigam a variação na DMO e o risco de osteoporose mais em homens do que em mulheres.[57,60-62] É provável que o efeito genético no osso também seja gênero e sítio-específico, com genes diferentes que regulam a densidade óssea em sítios esqueléticos diferentes em homens e mulheres. Além disso, também é possível que diferentes genes controlem diferentes aspectos da força óssea. Em grande estudo populacional de homens idosos realizado nos EUA, o fator mais determinante de DMO foi a raça ou etnia.[63] Homens africanos e americanos mostraram DMO 12% mais alta no quadril e 6% mais alta na coluna em relação aos caucasianos. A alta massa óssea nos homens africanos e americanos não foi explicada pelo peso ou outro fator histórico ou relacionado com o estilo da vida e foi suficientemente grande para explicar o baixo risco de fratura.

As deficiências endócrinas, provavelmente, também contribuirão para a perda óssea em homens. As deficiências de esteroides sexuais, hormônio de crescimento (GH), IGF-1 e vitamina D podem estar implicadas.[48] Considera-se que o hipogonadismo é causa importante de perda óssea e osteoporose secundária em homens. Há muitos estudos sobre os papéis dos esteroides sexuais no desenvolvimento ósseo e na homeostase óssea de adultos, mas também há muitas perguntas sem resposta. Homens

---

Tabela 47.1 Principais causas de osteoporose em homens

Primária
  Idiopática
  Senil
Secundária
  Alcoolismo
  Hipogonadismo
Outros distúrbios hormonais
  Hiperparatireoidismo
  Hipertireoidismo
  Síndrome de Cushing
Distúrbios gastrointestinais
  Síndrome de má absorção
  Doença celíaca
  Doença inflamatória intestinal
  Cirrose biliar primária
  Pós-gastrectomia
Miscelânia
  DPOC
  Transplante
  Doença sistêmica
  Artrite reumatoide
  Mieloma múltiplo
  Outras neoplasias
  Mastocitose
Medicações
  Glicocorticoides
  Anticonvulsivantes
  Hormônios tireoidianos
  Quimioterapia

DPOC: doença pulmonar obstrutiva crônica.

totalmente androgenizados provavelmente se beneficiam das propriedades anabólicas de androgênios endógenos em relação à massa óssea e à geometria do osso.[63] No entanto, é evidente que o estrogênio é pelo menos tão importante para os homens, particularmente para o pico de massa óssea.[48] Homens com mutações com inativação da aromatase ou de genes de receptores de estrogênio têm massa óssea acentuadamente reduzida, apesar de níveis normais ou elevados de testosterona.[64-67] Enquanto a administração de testosterona não teve efeito sobre a remodelação óssea em um homem com mutação que inativava o gene do receptor de estrogênio, o estrogênio aumentou a DMO em um homem com mutação que inativava seu gene aromatase.[68] Em homens idosos, as associações mais fortes têm sido relatadas entre os níveis sanguíneos de estradiol e de DMO do que entre os níveis de testosterona e DMO, embora as diferenças sejam pequenas e as associações fracas.[69-73] Estudos controlados fisiológicos em que os androgênios, estrogênios ou ambos são seletivamente suprimidos demonstraram que ambos, androgênios e estrogênios, são importantes reguladores da remodelação óssea em homens adultos.[71,74]

Os níveis de 25OHD são maiores em homens do que em mulheres de todas as idades, mas diminuem com a idade em ambos os sexos,[75,76] devido à diminuição da exposição ao sol e da produção pela pele e à ingestão dietética.[77-81]

Os níveis de PTH aumentam com a idade,[82-84] em grande medida devido à função renal em declínio e à redução da síntese de 25OHD.

DIAGNÓSTICO E AVALIAÇÃO CLÍNICA DA OSTEOPOROSE EM HOMENS

Segundo uma recente diretriz publicada pela Endocrine Society,[85] sugere-se que sejam avaliados todos os homens que estejam sob alto risco de osteoporose, mediante a medição da DMO por meio da DXA de coluna vertebral e quadril. Idade > 70 anos já é um fator de risco suficiente. Os homens mais jovens (com idade entre 50 e 69 anos) deverão ser avaliados se os fatores de risco adicionais estiverem presentes. História de fratura após os 50 anos de idade é indicação de particular importância para a avaliação. Outros motivos para a avaliação de homens com idades entre 50 e 69 anos incluem doenças/condições como puberdade atrasada, hipogonadismo, hiperparatireoidismo, hipertireoidismo ou DPOC, medicamentos como glicocorticoides ou agonistas de GnRH, hábitos de vida, como o consumo abusivo de álcool ou tabagismo, ou outras causas de osteoporose secundária.

Tanto em homens como em mulheres, a DMO se correlaciona fortemente com o risco de fratura. Em um grande estudo de homens e mulheres com mais de 65 anos de idade, a DMO (total de quadril e de colo do fêmur) foi fortemente associada a risco de fratura do quadril, com uma associação mais forte entre os homens.[86] A DMO da coluna também foi significativamente associada ao risco de fratura de quadril, embora de modo menos marcante do que a de quadril. A DMO de coluna e quadril prevê o risco de fraturas não vertebrais de maneira semelhante.

A DXA é útil na escolha de homens para terapia, porque homens com osteoporose ou "osteopenia" comprovada pela DXA e com fratura anterior respondem à terapia atualmente disponível.[87-92]

Quando a DMO de coluna ou quadril não pode ser interpretada e para homens com hiperparatireoidismo ou recebendo terapia de deprivação androgênica (ADT) para câncer de próstata, deve-se medir a DMO do antebraço (um terço ou 33% do rádio).[85]

A DMO de rádio distal tem valor preditivo para fraturas em homens.[93,94] A medição da DMO em locais do esqueleto onde osteoartrite é rara, como o terço distal do rádio (33%), pode ser mais sensível para detecção de perda de massa óssea em homens idosos.[94,95] Um grande estudo encontrou osteoporose (T-escore de ≤ –2,5) no terço distal de rádio em cerca de 15% dos homens com 70 anos ou mais de idade que tinham T-escores > –2,5 na coluna e no quadril.[95] No estudo Geelong, a média de DMO na coluna foi aproximadamente a mesma em homens com idades entre 20 e 85 anos; no entanto, após a idade de 47 anos, houve redução considerável e progressiva na média da DMO.[96]

Como artefatos e mudanças degenerativas localizadas na coluna vertebral e no quadril são comuns em homens, principalmente naqueles com mais de 60 anos de idade,[97] a DMO de rádio distal pode fornecer uma medida mais realista do estado esquelético. Em alguns casos, como em pacientes com hipertireoidismo ou hiperparatireoidismo, T-escores para a DMO de rádio distal são, muitas vezes, menores do que T-escores para a coluna ou o quadril.[98]

Homens que estão sendo avaliados para osteoporose ou considerados para o tratamento farmacológico (p. ex., aqueles com baixa densidade mineral óssea e/ou risco de fratura alta) devem ser submetidos a história e exame físico completos, incluindo informações importantes, como medicamentos usados, doenças crônicas, consumo abusivo de álcool ou tabaco, quedas e/ou fraturas no adulto, e história familiar de osteoporose. O exame físico deve avaliar a altura do paciente em comparação com a altura máxima, cifose, equilíbrio, mobilidade, fraqueza geral e evidência de causas de osteoporose secundária, incluindo atrofia testicular, sinais de hipertireoidismo e evidência de DPOC. Homens para os quais é considerada a terapia com bisfosfonatos devem ter seus dentes examinados.[85]

Devem ser dosados cálcio sérico, creatinina sérica (com taxa de filtração glomerular estimada), fosfatase alcalina, função hepática, 25OHD, testosterona total, hemograma completo e calciúria de 24 horas em homens que estão sendo avaliados para osteoporose ou considerados para o tratamento farmacológico com agentes osteoativos. Se a história ou o exame físico sugerem uma causa específica da osteoporose, mais testes devem ser feitos, incluindo (mas não se limitando a): testosterona livre ou biodisponível (com medidas de SHBG), eletroforese de proteínas séricas com κ livre e cadeias leves λ e/ou eletroforese de proteínas na urina, anticorpos antitransglutaminase (para doença celíaca), testes de função tireoidiana e níveis de paratormônio (PTH).[85]

Em homens com osteopenia ou osteoporose que possam ter fraturas vertebrais não diagnosticadas anteriormente, recomendamos morfometria vertebral, método de baixo custo, utilizando equipamento DXA. Se a morfometria vertebral não está disponível ou é tecnicamente limitada, radiografias da coluna laterais devem ser consideradas.[85]

TRATAMENTO DA OSTEOPOROSE EM HOMENS

Recomenda-se que os homens com ou em risco de osteoporose tenham uma ingesta de 1.000 a 1.200mg de cálcio por dia, de preferência a partir de fontes alimentares, com suplementos de cálcio se a dieta for insuficiente.[85]

Vários estudos têm abordado os efeitos do cálcio sobre a DMO e o risco de fratura em homens, com resultados inconsistentes. Nenhum benefício para a DMO foi observado a partir da suplementação de cálcio/vitamina D em homens bem nutridos (média de ingestão de cálcio > 1.000mg/dia).[99] No entanto, aumento da DMO foi visto em homens idosos saudáveis que receberam suplementação de cálcio e vitamina D.[100] Cálcio e vitamina D provenientes de leite fortificado aumentaram a DMO[101] e melhoraram a estrutura óssea do fêmur em homens mais velhos.[102] Cálcio da dieta não esteve relacionado com fraturas em homens no *Health Professionals Follow-up Study*,[103] mas baixa ingestão de cálcio na dieta foi associado a maior risco de fratura em uma coorte de homens australianos.[104]

Entre as mulheres, a suplementação de cálcio mostrou maior benefício naquelas com baixa ingestão de cálcio[105] e, em conjunto com a vitamina D, reduziu o risco de fratura do quadril em indivíduos compatíveis.[106] Não existem estudos semelhantes em homens.

O Institute of Medicine (IOM) recomenda uma ingestão de cálcio de 1.000mg/dia para homens com idades entre 51 e 70 anos e 1.200mg/dia para os homens (e mulheres) com mais de 70 anos de idade.[107]

Uma meta-análise mostrou que os suplementos de cálcio podem ser associados a aumento do risco de infarto do miocárdio, mas sem outros desfechos cardiovasculares ou morte em mulheres.[108] Esse achado não foi confirmado em homens.[109]

A prevalência de cálculo renal é mais elevada nos homens do que nas mulheres, mas nenhum aumento na incidência de cálculos renais foi demonstrado no nível ideal de ingestão de cálcio recomendado para a saúde óssea em homens.

Recomenda-se que os homens com níveis baixos de vitamina D (< 30ng/mL [75nmol/L]) receberam suplementação com vitamina D a fim de atingir níveis séricos de 25OHD de pelo menos 30ng/mL (75nmol/L).[85]

Para a maioria das pessoas, níveis ótimos de vitamina D podem ser obtidos com 1.000 a 2.000UI (25 a 50mg) diárias de vitamina D. Doses maiores (p. ex., 50.000UI [1,25mg] VO, por semana, durante 8 semanas, ou 300.000UI [7,5mg] IM, a cada 3 meses) podem ser necessárias para os pacientes com formas mais graves da deficiência da vitamina.[86]

Homens em risco de osteoporose devem participar de atividades de suporte de peso por 30 a 40 minutos por sessão, em três a quatro sessões por semana.[85]

A ingestão de álcool elevado está associada a perda óssea aumentada, quedas e fraturas em homens mais velhos,[110] apesar de o mecanismo não ser claro. Portanto, homens em risco de osteoporose que consomem mais de 30g de álcool por dia devem reduzir o consumo de álcool.

Recomenda-se a cessação do tabagismo para homens sob risco de osteoporose.[85] Uma meta-análise de mais de 15 mil homens sugeriu que a associação entre tabagismo e risco de fratura foi maior em homens do que em mulheres.[111] O risco relativo para um fumante atual do sexo masculino foi de 1,5 para todas as fraturas (IC 95%, 1,3 a 1,8), de 1,5 para fraturas relacionadas com a osteoporose (IC 95%, 1,3-1,8) e 1,8 para fraturas de quadril (IC 95%, 1,3 a 2,5), sendo o aumento do risco independente da idade. Assim como acontece com o álcool, não foram determinados os mecanismos pelos quais o tabagismo pode aumentar o risco de fratura.

O tratamento farmacológico está indicado para homens com alto risco de fratura, incluindo (mas não se limitando a):[85]

- Homens que sofreram fratura vertebral ou de quadril sem grandes traumas.
- Homens que não tenham sofrido fratura de quadril ou de coluna, mas cuja DMO da coluna vertebral, colo do fêmur e/ou total de quadril está 2,5DP ou mais abaixo da média normal de jovens homens brancos.
- Nos EUA, homens que têm um T-escore entre −1,0 e −2,5 na coluna vertebral, no colo do fêmur ou no qua-

Capítulo 47 Osteoporose em Homens **501**

dril total mais um risco ≥ 20% em 10 anos de experimentar qualquer fratura ou risco de fratura de quadril ≥ 3% em 10 anos usando a ferramenta Frax®.

• Homens que estão recebendo terapia a longo prazo de glicocorticoides em doses farmacológicas (p. ex., prednisona ou equivalente > 7,5mg/dia) de acordo com as diretrizes de 2010 da Sociedade Americana de Reumatologia.

As recomendações sobre a eficácia do tratamento da osteoporose em homens são baseadas em estudos pequenos, tendo como desfecho primário alterações na DMO e não no risco de fraturas.

Como nas mulheres, a terapia com bisfosfonato vem se tornando a principal conduta adotada na osteoporose masculina.[112] No maior ensaio randomizado placebo-controlado realizado até o momento, Orwoll et al. confirmaram a melhora significativa na DMO após tratamento com alendronato em homens osteoporóticos, muito semelhante à vista anteriormente em estudos de mulheres pós-menopausadas.[113] Os aumentos na DMO mostraram-se independentes da testosterona livre, da idade, da DMO basal e da presença ou ausência de fraturas vertebrais prevalentes. A perda de altura também foi reduzida no grupo tratado com alendronato, bem como a taxa de incidência de fraturas vertebrais. Ensaios adicionais com o alendronato mostraram efeitos similares positivos no tratamento de homens com osteoporose primária.[114-116] Além disso, efeitos incrementais comparáveis na DMO em homens e mulheres com osteoporose primária e secundária dentro de 12 meses do tratamento foram observados em dois estudos diferentes.[117,118] Um estudo indicou que o tratamento com alendronato em homens com osteoporose foi custo-efetivo, sob a suposição do mesmo efeito do alendronato na redução no risco de fratura tanto nos homens como nas mulheres.[119] De fato, uma meta-análise que avaliou a eficácia antifratura cumulativa de ensaios controlados e randomizados em homens indicou que o tratamento com alendronato reduziu com eficiência o risco de fraturas vertebrais em homens com baixa massa óssea ou fraturas.[120] A administração semanal de alendronato (70mg) parece ser equivalente a uma dose diária de alendronato (10mg) em homens, bem como em mulheres.[121,122] Os dados preliminares do primeiro estudo prospectivo, randomizado e controlado em homens com osteoporose primária demonstraram que o risedronato, outro bisfosfonato largamente disponível, teve efeitos positivos no aumento da DMO e na redução de fraturas vertebrais em 1 ano.[123] Tanto o alendronato como o risedronato são eficazes, também, em homens com causas secundárias de osteoporose, incluindo excesso de glicocorticoide, hipo-

gonadismo ou transplante,[123-133] e foram aprovados em muitos países para o tratamento de osteoporose induzida por glicocorticoide em homens.[134] Ensaios clínicos com os mais novos bisfosfonatos, ibandronato e zoledronato, em homens ainda não foram relatados.

O agente anabólico teriparatida (PTH [1-34]) é eficaz em homens, mas seu custo e o modo de aplicação restringiram seu uso àqueles homens com risco muito alto.[135-139] Sem dúvida, a teriparatida, quando administrada em um horário de dosagem diário, exerce efeitos anabólicos no osso e aumenta rapidamente a DMO lombar e os marcadores de formação óssea em homens e mulheres.[140] Para os homens com alto risco de fratura vertebral, pode ser o agente preferido, porque promove aumento na DMO de coluna maior do que o alendronato, embora seja mais caro.[141] Teriparatida também pode ser considerado para os homens que não conseguem tolerar ou responder adequadamente aos outros agentes. Como a terapia simultânea com outros agentes parece reduzir a eficácia da teriparatida, aumenta os custos e expõe os pacientes a potenciais efeitos secundários adicionais, o tratamento com outros agentes deve ser descontinuado quando a teriparatida é administrada. A terapia com teriparatida não deve ser utilizada em homens com irradiação prévia. Também ocorrem aumentos semelhantes, mas menos marcados, na DMO do quadril.

Até o momento, não há nenhum dado conclusivo sobre a eficácia da terapia com PTH em reduzir fraturas em homens, possivelmente porque o número de pacientes estudados foi demasiadamente pequeno e o ensaio teve duração muito curta para determinar seus efeitos sobre o risco de fratura. Contudo, um estudo de observação que se seguiu ao ensaio clínico fundamental realmente mostrou que homens tratados com teriparatida reduziram o risco de fratura vertebral moderada ou grave em relação ao placebo, depois que o tratamento com o PTH foi descontinuado.[139] Quando esses resultados foram comparados com os de estudos semelhantes realizados em mulheres, as reduções no risco de fratura vertebral foram essencialmente iguais. A terapia simultânea com alendronato pode não ser útil e, de fato, pode mitigar os efeitos do PTH isoladamente. Por outro lado, depois de concluído o período de 18 a 24 meses de teriparatida recomendado, é importante iniciar um antirreabsortivo, como um bisfosfonato, para manter ou realçar a massa óssea. Em indivíduos que foram tratados anteriormente com um agente antirreabsortivo, as ações subsequentes do PTH na densidade óssea poderão ser retardadas transitoriamente se o *turnover* ósseo estiver marcadamente suprimido.[140,141]

Os efeitos de bisfosfonatos e teriparatida sobre a DMO parecem ser semelhantes em homens e mulheres.[142]

O denosumabe tem demonstrado aumentar a DMO e reduzir a incidência de fraturas vertebrais em homens que recebem ADT para câncer não metastático da próstata.[85]

Aumento da DMO foi observado em homens com osteoporose (estudo ADAMO) em 1 ano, sem, contudo, ter demonstrado redução no risco de fraturas pelo pequeno número de eventos.[13]

O tratamento anual com ácido zoledrônico EV promoveu redução do risco de fraturas recorrentes em mais de 2.100 indivíduos (aproximadamente 25% eram homens) que haviam sofrido fratura de quadril 90 dias antes do início do tratamento.[143] A DMO de coluna vertebral, colo do fêmur e/ou quadril total foi de −2,0 ou menor. De maneira semelhante, o ácido zoledrônico demonstrou efeitos positivos em homens com baixa DMO.[144] Os ensaios clínicos a respeito da eficácia do ácido zoledrônico sobre a DMO mostraram benefícios em homens com câncer de próstata que receberam ADT e em homens com câncer de próstata metastático para o osso.[145]

Se a etiologia da osteoporose puder ser conhecida e tratada, esta é, obviamente, a primeira linha de abordagem. A reposição de testosterona, por exemplo, em homens com hipogonadismo estabelecido é razoável. A DMO aumenta, embora os efeitos no risco de fratura permaneçam desconhecidos.[146,147] A abordagem correta deve ser dirigida a outros aspectos da terapia androgênica, como efeitos no perfil lipídico, na massa de hemácias e na função prostática. O tratamento com alendronato também foi efetivo em homens hipogonadais, isoladamente ou em combinação com a reposição androgênica. Em estudo de 2 anos, o aumento na perda óssea depois de hipogonadismo agudo induzido por agonistas do GnRH na terapia do câncer de próstata foi completamente abortado pelo tratamento periódico com pamidronato EV (60mg EV a cada 12 semanas).[148]

Uma questão clínica ainda não solucionada refere-se ao manejo de homens idosos com DMO baixa que têm níveis de testosterona moderadamente baixos, como consequência do declínio na função gonadal relacionado com a idade. Uma meta-análise de ensaios placebo-controlados sobre o tratamento com testosterona em homens com algum grau de deficiência androgênica (a maior parte deles mostrando níveis de testosterona basais normais-baixos ou normais) sugeriu um efeito benéfico na DMO da coluna lombar, mas com achados ambíguos com relação ao colo femoral.[149] Em geral, os ensaios com testosterona IM informam efeitos significativamente maiores sobre a densidade óssea do que ensaios com testosterona transdérmica. A terapia com testosterona deve ser preferida em vez de uma "droga para o osso" para os homens com alto risco de fratura que têm níveis séricos de testosterona < 200ng/dL (6,9nmol/L) em mais de uma aferição, acompanhada por sinais ou sintomas de deficiência androgênica (p. ex., baixa libido, fadiga crônica inexplicada, perda de pelos no corpo, ondas de calor etc.) ou hipogonadismo "orgânico" (p. ex., devido ao hipotálamo, à hipófise ou a distúrbio específico testicular). Se o tratamento com testosterona não aliviar os sintomas de deficiência de androgênios depois de 3 a 6 meses, deve ser descontinuada e considerada outra terapia. Para os homens com alto risco de fratura que estão recebendo terapia com testosterona, recomenda-se a adição de um agente com eficácia antifratura comprovada (p. ex., um bisfosfonato ou teriparatida).

Os principais conceitos quanto ao tratamento androgênico em homens eugonadais relacionam-se com suas possíveis implicações colaterais negativas em outros órgãos, como gônada, próstata e sistema cardiovascular. Especialmente, os ensaios sobre o tratamento com testosterona envolveram homens sem evidência de doença prostática significativa e tiveram curta duração. Assim, os efeitos do tratamento com testosterona a longo prazo na saúde da próstata permanecem desconhecidos. Estão em desenvolvimento moduladores seletivos do receptor androgênico (SERM), que mantêm atividades anabólicas esperadas no osso e no músculo com atividade substancialmente diminuída na próstata.[150] Em razão de seus efeitos inibitórios *in vitro* em linhagens de células humanas de câncer de próstata[151] e da ausência de efeitos femininizantes, SERM como raloxifeno foram recentemente considerados para o uso potencial em homens, incluindo a prevenção da perda óssea. De fato, outro SERM de primeira geração, o tamoxifeno, foi administrado a homens como agente promotor de fertilidade, sem o relato de eventos adversos relevantes.[152] Mais recentemente, dois estudos investigaram os efeitos a curto prazo do tratamento com raloxifeno no esqueleto de homens sãos, mostrando efeitos benéficos potenciais no metabolismo ósseo apenas se as concentrações séricas de estradiol forem baixas.[153,154] Nenhum evento adverso ou efeito femininizante foi observado nesses estudos. Estudos adicionais com raloxifeno e outro SERM estão em desenvolvimento e são necessários para determinar se esses compostos podem ser úteis no tratamento da osteoporose em homens hipogonadais.

A escolha do agente terapêutico deve ser individualizada com base em fatores como história de fratura, gravidade da osteoporose (T-escore), risco de fratura de quadril, padrões de DMO – (isto é, se a DMO é pior em locais onde o osso cortical predomina) (p. ex., rádio, 33%) ou onde predomina osso trabecular (p. ex., coluna) – comorbidades (p. ex., úlcera péptica, refluxo gastroesofágico, síndromes de má absorção, malignidade etc.) e custos, além de outros fatores. Em homens com fratura de quadril recente, recomenda-se o tratamento com ácido zoledrônico.[85]

O monitoramento da terapia deve ser feito com a medida da DMO por DXA de coluna e quadril a cada 1 a 2 anos. Se a DMO apresentar um platô, a frequência das aferições pode ser reduzida. Os agentes terapêuticos para osteoporose aumentam a DMO, mas apenas modestamente. Alendronato aumentou a DMO de colo do fêmur e de coluna lombar em cerca de 7% e 2,5% após 2 anos, respectivamente.[87] Similarmente, o risedronato, aumentou a DMO de colo do fêmur e coluna lombar em cerca de 6% e 1,5% após 2 anos, respectivamente.[89] A teriparatida (20μg/dia) aumentou a DMO do colo femoral e da coluna em cerca de 6% e 1,5% após 9 meses, respectivamente.[90] Em homens hipogonadais, terapia com enantato de testosterona (200mg a cada 2 semanas) aumentou a DMO de coluna, trocanter e de quadril total em cerca de 8%, 5% e 3,5% após 2 anos, respectivamente.[155]

A resposta dos marcadores de remodelamento ósseo deve ser obtida de 3 a 6 meses após o início do tratamento, com dosagem dos marcadores de reabsorção (C-telopeptídeo sérico ou N-telopeptídeo urinário) e dos marcadores de formação (como proptídeo N-terminal do colágeno tipo 1 sérico). Assim como em mulheres, o alendronato reduz os marcadores de *turnover* ósseo em 40% a 50%. Os marcadores de formação e reabsorção aumentam dramaticamente em 6 a 12 meses de tratamento com teriparatida, após o qual declinam gradualmente até os níveis basais. Há incerteza sobre o que constitui uma resposta ideal ao tratamento em termos de marcadores. A redução dos marcadores de reabsorção óssea (para agentes antirreabsorção) ou aumento dos marcadores de formação óssea (para os agentes anabolizantes) indica boa resposta ao tratamento. A experiência clínica sugere que a resposta inadequada pode ser decorrente de osteoporose secundária ou descumprimento do tratamento.[85]

DIRETRIZES SUMÁRIAS E FUTURAS

Como nos tornamos mais conscientes do problema da osteoporose em homens, o diagnóstico está sendo feito com uma frequência crescente, em particular quando obtemos medições de DXA em homens com > 70 anos de idade que apresentam sinais e sintomas. Um esforço conjunto para determinar a etiologia subjacente é primordial, uma vez que a direção terapêutica será auxiliada por essa informação. Em muitos homens cuja osteoporose não é entendida em termos de etiologia (osteoporose masculina idiopática), as futuras diretrizes de pesquisa deverão fornecer discernimentos a tempo. Esses discernimentos provavelmente serão tanto genéticos como fisiopatológicos.

Como nas mulheres, os bisfosfonatos são os principais fármacos para o tratamento da osteoporose em homens. A teriparatida também é uma opção, particularmente em homens com doença avançada. No futuro, indubitavelmente, outros agentes das mesmas classes disponíveis no momento (bisfosfonatos e hormônio da paratireoide), bem como novas classes, serão aplicados no tratamento da osteoporose em homens.

Referências

1. Baron JA, Karagas M, Barret J et al. Basic epidemiology of fractures of the upper and lower limb among americans over 65 years of age. Epidemiol 1996; 7(6):612-8.

2. Kiel DP, Eichorn A, Intrator O, Silliman RA, Mor V. The outcomes of patients newly admitted to nursing homes after hip fracture. Am J Pub Health 1994; 84(8):1281-6.

3. Fransen M, Woodward M, Norton R et al. Excess mortality or institutionalization after hip fracture: men are at greater risk than women. J Am Geriat Soc 2002; 50(4):685-90.

4. Fisher AA, O'Brien ED, Davis MW. Trends in hip fracture epidemiology in Australia: possible impact of bisphosphonates and hormone replacement therapy. Bone 2009; 45(2):246-53.

5. Maravic M, Taupin P, Landais P, Roux C. Change in hip fracture incidence over the last 6 years in France. Osteop Intern 2011; 22(3)797-801.

6. Chevalley T, Guilley E, Herrmann FR et al. Incidence of hip fracture over a 10-year period (1991-2000): reversal of a secular trend. Bone 2007; 40(5):1284-9.

7. Szule P, Munoz F, Duboeuf F, Marchand F, Delmas PD. Bone mineral density predicts osteoporotic fractures in elderly men: the MINOS study. Osteop Intern 2005; 16(10):1184-92.

8. Schuit SC, van der Klift M, Weel AE et al. Fracture incidence and association with bone mineral density in elderly men and women: the Rotterdam study. Bone 2004; 34(1):195-202.

9. Fink HA, Blackwell TL, Taylor BC et al. Distribution and rate of clinical fractures in older men without osteoporosis: the osteoporotic fractures in men (MrOS) study. J Bone Miner Res. 2008; 23(1):p. S79, article 1282.

10. Melton LJ, Atkinson EJ, O'Conner MK et al. Bone density and fracture risk in men. J Bone Miner Res 1998; 13(12):191.

11. Burge R, Dawson-Hughes B, Solomon DH et al. Incidence and economic burden of osteoporosis-related fractures in the united states. J Bone Miner Res 2007; 22:465-75.

12. Center JR, Bliuc D, Nguyen TV, Eisman JA. Risk of subsequent fracture after low-trauma fracture in men and women. JAMA 2007; 297:387-94.

13. Sid Laus Kas KM, Sutton EE, Biddle MA. Osteoporosis in mem: Epidemiology and treatment with Demosumab Clin Interv Aging 2014; 9:593-601.

14. Ebeling PR. Clinical practice. Osteoporosis in men. N Engl J Med 2008; 358:1474-82.

15. Diamond TH, Thornley SW, Sekel R, Smerdely P. Hip fracture in elderly men: prognostic factors and outcomes. Med J Aust 1997; 167:412-5.

16. Wang XF, Duan Y, Beck TJ, Seeman E. Varying contributions of growth and ageing to racial and sex differences in femoral neck structure and strength in old age. Bone 2005; 36:978-86.

17. Clarke BL, Ebeling PR, Jones JD et al. Predictors of bone mineral density in aging healthy men varies by skeletal site. Calcif Tissue Int 2002; 70:137-45.

18. Finkelstein JS, Klibanski A, Neer RM. evaluation of lumbar spine bone mineral density (BMd) using dual energy x-ray absorptiometry (dXa) in 21 young men with histories of constitutionally delayed puberty. J Clin Endocrinol Metab 1999; 84:3400-1.

19. Sattin RW, Lambert Huber DA, DeVito CA et al. The incidence of fall injury events among the elderly in a defined population. Am J Epidemiol 1990; 131:1028-37.

20. Stevens JA, Sogolow ED. Gender differences for non-fatal unintentional fall related injuries among older adults. Inj Prev 2005; 11:115-9.

21. Orwoll E, Lambert LC, Marshall LM et al. Endogenous testosterone levels, physical performance, and fall risk in older men. Arch Intern Med 2006; 166:2124-31.

22. Bliuc D, Nguyen ND, Milch VE et al. Mortality risk associated with low-trauma osteoporotic fracture and subsequent fracture in men and women. JAMA 2009; 301:513-21.

23. Forsén L, Sogaard AJ, Meyer HE, Edna T, Kopjar B. Survival after hip fracture: short- and long-term excess mortality according to age and gender. Osteoporos Int 1999; 10:73-8.

24. Haentjens P, Magaziner J, Colón-Emeric CS et al. Meta-analysis: excess mortality after hip fracture among older women and men. Ann Intern Med 2010; 152:380-90.

25. Holt G, Smith R, Duncan K, Hutchison JD, Gregori A. Gender differences in epidemiology and outcome after hip fracture: evidence from the scottish Hip Fracture audit. J Bone Joint Surg 2008; 90B:480-3.

26. Singer BR, McLauchlan GJ, Robinson CM, Christie J. Epidemiology of fractures in 15,000: the influence of age and gender. J Bone Joint Surg Br 1998; 80:243-8.

27. Johnell O, Kanis JA. An estimate of the worldwide prevalence and disability associated with osteoporotic fractures. Osteoporos Int 2006; 17:1726-33.

28. Memon A, Pospula WM, Tantawy AY, Abdul-Ghafar S, Suresh A, Al-Rowaih A. Incidence of hip fracture in Kuwait. Int J Epidemiol 1998; 27:860-5.

29. Maggi S, Kelsey JL, Litvak J, Heyse SP. Incidence of hip fractures in the elderly: a cross-national analysis. Osteoporos Int 1991; 1:232-41.

30. Castro da Rocha FA, Ribeiro AR. Low incidence of hip fractures in an equatorial area. Osteoporos Int 2003; 14:496-9.

31. Kanis JA, Johnell O, De Laet C et al. International variations in hip fracture probabilities: implications for risk assessment. J Bone Miner Res 2002; 17:1237-44.

32. Xu L, Lu A, Zhao X, Chen X, Cummings SR. Very low rates of hip fracture in Beijing, People's Republic of China: the Beijing Osteoporosis Project. Am J Epidemiol 1996; 144:901-7.

33. Solomon L. Osteoporosis and fracture of the femoral neck in the south african Bantu. J Bone Joint Surg Br 1968; 50:2-13.

34. Cooper C, Atkinson EJ, O'Fallon WM, Mellon III LJ. Incidence of clinically diagnosed vertebral fractures: a popula-tion-based study in Rochester, Minnesota 1985-89. J Bone Miner Res 1992; 7:221-7.

35. O'Neill TW, Felsenberg D, Varlow J et al. The prevalence of vertebral deformity in European men and women: the European Vertebral Osteoporosis Study. J Bone Miner Res 1996; 11:1010-8.

36. Mann T, Oviatt SK, Wilson D et al. Vertebral deformity in men. J Bone Miner Res 1992; 7:1259-65.

37. Davies KM, Stegman MR, Heaney RP, Recker RR. Prevalence and severity of vertebral fracture: the Saunders County Bone Quality Study. Osteoporos Int 1996; 6(2):160-5.

38. Kanis JA, Pitt FA. Epidemiology of osteoporosis. Bone 1992; 13:S7-S15.

39. Krabbe S, Christiansen C, Rødbro P, Transbøl I. Pubertal growth as reflected by simultaneous changes in bone mineral content and serum alkaline phosphatase. Acta Paediatr Scand 1980; 69:49-52.

40. Seeman E. The dilemma of osteoporosis in men. Am J Med 1995; 98:76s-88s.

41. Bonjour JP, Theintz G, Law F, Slosman D, Rizzoli R. Peak bone mass. Osteoporos Int 1994; 4(suppl 1):7-13.

42. Fatayerji D, Eastell R. age-related changes in bone turnover in men. J Bone Miner Res 1999; 14:1203-10.

43. Khosla S, Melton LJ III, Atkinson EJ et al. Relationship of serum sex steroid levels and bone turnover markers with bone mineral density in men and women: a key role for bioavailable estrogens. J Clin Endocrinol Metab 1998; 83:2266-74.

44. Gallagher JC, Kinyamu HK, Fowler SE et al. Calciotropic hormones and bone markers in the elderly. J Bone Miner Res 1998; 13:475-82.

45. Binkley N, Adler RA. Dual-energy x-ray absorptiometry (dXa) in men. In: Orwoll ES, Bilezikian JP, Vanderschueren D (eds.) Osteoporosis in men. San Diego: Academic Press 2010:525-40.

46. Zebaze R, Seeman E. Age-related changes in bone remodeling and microarchitecture. In: Orwoll ES, Bilezikian JP, Vanderscheren D (eds.). Osteoporosis in men. San Diego: Academic Press 2010:167-78.

47. Riggs BL, Melton III LJ, Robb RA et al. Population-based study of age and sex differences in bone volumetric density, size, geometry, and structure at different skeletal sites. J Bone Miner Res 2004; 19:1945-54.

48. Gennari L, Bilezikian JP. Osteoporosis in men. Endocrinol Metab Clin North Am 2007; 36(2):399-419.

49. Chavassieux P, Meunier PJ. Histomorphometric approach of bone loss in men. Calcif Tissue Int 2001; 69:209-13.

50. Khosla, S. Editorial: idiopathic osteoporosis – is the osteoblast to blame? J Clin Endocrinol Metab 1997; 82:2792-4.

51. Pernow Y, Granberg B, Saaf M, Weidenhielm L. Osteoblast dysfunction in male idiopathic osteoporosis. Calcif Tissue Int 2006; 78:90-7.

52. Heshmati HM, Khosla S. Idiopathic osteoporosis: a heterogeneous entity. Ann Med Intern (Paris) 1998; 149(2):77-81.

53. Perry HM III, Fallon MD, Bergfeld M et al. Osteoporosis in young men. Arch Intern Med 1982; 142:1295-8.

54. Resch H, Pietschmann P, Woloszczuk W et al. Bone mass with biochemical parameters of bone metabolism in men with spinal osteoporosis. J Clin Invest 1992; 22:542-5.

55. Bilezikian JP. Osteoporosis in men. J Clin Endocrinol Metab 1999; 84(10):3431-4.

56. Smith DM, Nance WE, Kang KW et al. Genetic factors in determining bone mass. J Clin Invest 1973; 52:2800-8.

57. Gennari L, Brandi ML. Genetics of male osteoporosis. Calcif Tissue Intern 2001; 69(4):200-4.

58. Eisman JA. Genetics of osteoporosis. Endocr Rev 1999; 20: 788-804.

59. Cohen-Solal ME, Baudoin C, Omouri M et al. Bone mass in middle-aged osteoporotic men and their relatives: familial effect. J Bone Miner Res 1998; 13:1909-14.

60. Gennari L, Masi L, Merlotti D et al. A polymorphic CYP19 TTTA repeat influences aromatase activity and estrogen levels in elderly men: effects on bone metabolism. J Clin Endocrinol Metab 2004; 89(6):2803-10.

61. Ferrari SL, Deutsch S, Baudoin C et al. LRP5 gene polymorphisms and idiopathic osteoporosis in men. Bone 2005; 37(6):770-5.

62. Rosen CJ et al. An association between serum IGF-1 and a simple sequence repeat in the IGF-1 gene: implications for genetic studies of bone mineral density. J Clin Endocrinol Metab 1998; 83:2286-90.

63. Looker AC, Orwoll ES, Johnston CC et al. Prevalence of low femoral bone density in older US adults from NHANES III. J Bone Miner Res 1997; 12:1761-8.

64. Smith EP, Boyd J, Frank GR et al. Estrogen resistance caused by a mutation in the estrogen receptor gene in a man. N Engl J Med 1994; 331:1056-61.

65. Bulun SE. Aromatase and estrogen receptor x deficiency. Fertil Steril 2014; 101:323-9.

66. Carani C, Qin K, Simoni M, Faustini-Fustini M et al. Effect of testosterone and estradiol in a man with aromatase deficiency. N Engl J Med 1997; 337:91-5.

67. Morishima A, Grumbach MM, Simpson ER, Fisher C, Qin K. Aromatase deficiency in male and female siblings caused by a novel mutation and the physiological role of estrogens. J Clin Endocrinol Metab 1995; 80:3689-98.

68. Bilezikian JP, Morishima A, Bell J, Grumbach MM. Increased bone mass as a result of estrogen therapy in a man with aromatase deficiency. N Engl J Med 1998; 339:599-603.

69. Orwoll E, Lambert LC, Marshall LM et al. Endogenous testosterone levels, physical performance, and fall risk in older men. Arch Intern Med 2006; 166:2124-31.

70. Greendale GA, Edelstein S, Barrett-Connor E. Endogenous sex steroids and bone mineral density in older women and men: the Rancho Bernado study. J Bone Miner Res 1997; 12:1833-43.

71. Falahati-Nini A, Riggs BL, Atkinson EJ et al. Relative contributions of testosterone and estrogen in regulating bone resorption and formation in normal elderly men. J Clin Invest 2000; 106: 1553-60.

72. Fink HA, Ewing SK, Ensrud KE et al. Association of testosterone and estradiol deficiency with osteoporosis and rapid bone loss in older men. J Clin Endocrinol Metab 2006; 91:3908-15.

73. LeBlanc ES, Nielson CM, Marshall LM et al. The effects of serum testosterone, estradiol, and sex hormone binding globulin levels on fracture risk in men. J Clin Endocrinol Metab 2009; 94:3337-46.

74. Leder BZ, LeBlanc KM, Schoenfeld DA, Eastell R, Finkelstein JS. Differential effects of androgens and estrogens on bone turnover in normal men. J Clin Endocrinol Metab 2003; 88:204-10.

75. Rao DS, Honasoge M. Metabolic bone disease in gastrointestinal, hepatobiliary, and pancreatic disorders. In: Favus MJ (ed.). Primer on the metabolic bone diseases and disorders of mineral metabolism. 3rd ed. New York: Lippincott-Raven 1996: 306-10.

76. Siegel LM, Bilezikian JP. Metabolic bone diseases and disorders of the gastrointestinal tract. In: Singer MV, Ziegler R (eds.). Gastrointestinal tract and endocrine system (Falk symposium). Dordrecht, The Netherlands: Kluwer Academic Publishers 1995:113-29.

77. Looker AC, Pfeiffer CM, Lacher DA, Schleicher RL, Picciano MF, Yetley EA. Serum 25-hydroxyvitamin D status of the U.S. population: 1988-1994 compared with 2003–2004. Am J Clin Nutr 2008; 88:1519-27.

78. MacLaughlin J, Holick MF. Aging decreases the capacity of the human skin to produce vitamin D3. J Clin Invest 1985; 76:1536-8.

79. Clemens TL, Zhou XY, Myles M, Endres D, Lindsay R. Serum vitamin D3 and vitamin D2 concentrations and absorption of vitamin D2 in elderly subjects. J Clin Endocrinol Metab 1986; 63:656-60.

80. Ebeling PR, Sandgren ME, DiMagno EP et al. Evidence of an age-related decrease in intestinal responsiveness to vitamin D: relationship between serum 1,25-dihydroxyvitamin D3 and intestinal vitamin d receptor concentrations in normal women. J Clin Endocrinol Metab 1992; 75:176-82.

81. Barragry JM, France MW, Corless D et al. Intestinal cholecalciferol absorption in the elderly and in young subjects. Clin Sci Mol Med 1978; 55:213-20.

82. Epstein S, Bryce G, Hinman JW et al. The influence of age on bone mineral regulating hormones. Bone 1986; 7:421-5.

83. Sherman SS, Hollis BW, Tobin JD. Vitamin D status and related parameters in a healthy population: the effects of age, sex, and season. J Clin Endocrinol Metab 1990; 71:405-13.

84. Khosla S, Melton III LJ, Riggs BL. Parathyroid function in the normal aging process. In: Bilezikian JP, Marcus R, Levine MA (eds.) The parathyroids. San Diego: Academic Press 2001:835-42.

85. Watts NB, Adler RA, Bilizikian JP et al. Osteoporosis in men: an Endocrine Society clinical practice guideline. J Clin Endocrinol Metab, 2012, 97(6):1802-22.

86. Cummings SR, Cawthon PM, Ensrud KE et al. Osteoporotic Fractures in Men (MrOS) Research Groups; Study of Osteoporotic Fractures Research Groups. BMD and risk of hip and nonvertebral fracture in older men: a prospective study and comparison with older women. J Bone Miner Res 2006; 21:1550-6.

87. Orwoll E, Ettinger M, Weiss S et al. Alendronate for the treatment of osteoporosis in men. N Engl J Med 2000; 343:604-10.

88. Ringe JD, Faber H, Farahmand P, Dorst A. Efficacy of risedronate in men with primary and secondary osteoporosis: results of a 1-year study. Rheumatol Int 2006; 26:427-31.

89. Boonen S, Orwoll ES, Wenderoth D et al. Once-weekly risedronate in men with osteoporosis: results of a 2-year, placebo-controlled, double-blind, multicenter study. J Bone Miner Res 2009; 24:719-25.

90. Orwoll ES, Scheele WH, Paul S et al. The effect of teriparatide [human parathyroid hormone (1–34)] therapy on bone density in men with osteoporosis. J Bone Miner Res 2003; 18:9-17.

91. Schousboe JT, Taylor BC, Fink HA et al. Cost effectiveness of bone densitometry followed by treatment of osteoporosis in older men. JAMA 2007; 298:629-63.

92. Watts NB. Understanding the Bone Mass Measurement act. J Clin Densitom 1999; 2:211-7.

93. Gärdsell P, Johnell O, Nilsson BE. The predictive value of forearm bone mineral content measurements in men. Bone 1990; 11:229-32.

94. Melton III LJ, Atkinson EJ, O'Connor MK, O'Fallon WM, Riggs BL. Bone density and fracture risk in men. J Bone Miner Res 1998; 13:1915-23.

95. Wiemann LM, Vallarta-Ast N, Krueger D, Binkley N. Effect of female database use for T-score derivation in men. J Clin Densitom 2007; 10:244-8.

96. Henry MJ, Pasco JA, Korn S et al. Bone mineral density reference ranges for australian men: Geelong Osteoporosis Study. Osteoporos Int 2010; 21:909-17.

97. Watts NB. Fundamentals and pitfalls of bone densitometry using dual-energy X-ray absorptiometry (DXA). Osteoporos Int 2004; 15:847-54.

98. Silverberg SJ, Shane E, de la Cruz L et al. Abnormalities in PTH secretion and 1,25-dihydroxyvitamin D3 formation in women with osteoporosis. N Engl J Med 1989; 320:277-81.

99. Orwoll ES, Oviatt SK, McClung MR, Deftos LJ, Sexton G. The rate of bone mineral loss in normal men and the effects of calcium and cholecalciferol supplementation. Ann Intern Med 1990; 112:29-34.

100. Dawson-Hughes B, Harris SS, Krall EA, Dallal GE. Effect of calcium and vitamin d supplementation on bone density in men and women 65 years of age or older. N Engl J Med 1997; 337:670-6.

101. Daly RM, Brown M, Bass S, Kukuljan S, Nowson C. Calcium- and vitamin D3-fortified milk reduces bone loss at clinically relevant skeletal sites in older men: a 2-year randomized controlled trial. J Bone Miner Res 2006; 21:397-405.

102. Daly RM, Bass S, Nowson C. Long-term effects of calcium-vitamin-D3-fortified milk on bone geometry and strength in older men. Bone 2006; 39:946-53.

103. Owusu W, Willett WC, Feskanich D, Ascherio A, Spiegelman D, Colditz GA. Calcium intake and the incidence of forearm and hip fractures among men. J Nutr 1997; 127:1782-7.

104. Center JR, Bliuc D, Nguyen TV, Eisman JA. Risk of subsequent fracture after low-trauma fracture in men and women. JAMA 2007; 297:387-94.

105. Fardellone P, Brazier M, Kamel S et al. Biochemical effects of calcium supplementation in postmenopausal women: influence of dietary calcium intake. Am J Clin Nutr 1998; 67:1273-8.

106. Jackson RD, LaCroix AZ, Gass M et al. Calcium plus vitamin d supplementation and the risk of fractures. N Engl J Med 2006; 354:669-83.

107. Ross AC, Manson JE, Abrams SA et al. The 2011 report on dietary reference intakes for calcium and vitamin d from the Institute of Medicine: what clinicians need to know. J Clin Endocrinol Metab 2011; 96:53-8.

108. Bolland MJ, Avenell A, Baron JA et al. Effect of calcium supplements on risk of myocardial infarction and cardiovascular events: meta-analysis. BMJ 2010; 341:c3691.

109. Wang L, Manson JE, Song Y, Sesso HD. Systematic review: vitamin d and calcium supplementation in prevention of cardiovascular events. Ann Intern Med 2010; 152:315-23.

110. Cawthon PM, Harrison SL, Barrett-Connor E et al. Alcohol intake and its relationship with bone mineral density, falls, and fracture risk in older men. J Am Geriatr Soc 2006; 54:1649-57.

111. Kanis JA, Johnell O, Oden A et al. Smoking and fracture risk: a meta- analysis. Osteoporos Int 2005; 16:155-62.

112. Food and Nutrition Board, Institute of Medicine, National Research Council. 1998 Dietary Reference Intakes. Washington, DC: National Academy Press.

113. Orwoll ES. Treatment of osteoporosis in men. Calcif Tissue Int 2004; 75:114-9.

114. Orwoll E, Ettinger M, Weiss S et al. Alendronate for the treatment of osteoporosis in men. N Engl J Med 2000; 43:604-10.

115. Ringe ID, Faber H, Dorst A. Alendronate treatment of established primary osteoporosis in men: results of a 2-year prospective study. J Clin Endocrinol Metab 2001; 86:5252-5.

116. Gonnelli S, Cepollaro C, Montagnani A et al. Alendronate treatment in men with primary osteoporosis: a three-year longitudinal study. Calcif Tissue Int 2003; 73:133-9.

117. Ringe JD, Dorst A, Faber H, Ibach K. Alendronate treatment of established primary osteoporosis in men: 3-year results of a prospective, comparative, two-arm study. Rheumatol Int 2004; 24(2):110-3.

118. Ho YV, Frauman AG, Thomson W, Seeman E. Effects of alendronate on bone density in men with primary and secondary osteoporosis. Osteoporos Int 2000; 11:98-101.

119. Iwamoto J, Takeda T, Sato Y, Uzawa M. Comparison of the effect of alendronate on lumbar bone mineral density and bone turnover in men and postmenopausal women with osteoporosis. Clin Rheumatol 2006; Epub ahead of print.

120. Borgstrom F, Johnell O, Jonsson B et al. Cost effectiveness of alendronate for the treatment of male osteoporosis in Sweden. Bone 2004; 4(6):1064-71.

121. Sawka AM, Papaioannou A, Adachi JD et al. Does alendronate reduce the risk of fracture in men? A meta-analysis incorporating prior knowledge of anti-fracture efficacy in women. BMC Musculoskelet Disord 2005; 11:6:39.

122. Miller P, Orwoll E, MacIntyre B et al. Treatment with alendronate 70 mg once weekly for 12 months increases BMD and decreases biochemical markers of bone turnover in men with osteoporosis. Second International Conference on Osteoporosis in Men, Genoa, Italy, 2003.

123. Ringe JD, Faber H, Farahmand P, Dorst A. Efficacy of risedronate in men with primary and secondary osteoporosis: results of a 1-year study. Rheumatol Int 2006; 26(5):427-31.

124. De Nijs RN, Jacobs JW, Lems WF et al. STOP Investigators. Alendronate or alfacalcidol in glucocorticoid-induced osteoporosis. N Engl J Med 2202; 355(7):675-84.

125. Eshed V, Benbassat CA, Laron Z. Effect of alendronate on bone mineral density in adult patients with Laron syndrome (primary growth hormone insensitivity). Growth Horm IGF Res 2006; 16(2):119-24.

126. Shimon I, Eshed V, Doolman R et al. Alendronate for osteoporosis in men with androgen-repleted hypogonadism. Osteoporos Int 2005; 16(12):1591-6.

127. Smith BJ, Laslett LL, Pile KD et al. Randomized controlled trial of alendronate in airways disease and low bone mineral density. Chron Respir Dis 2004; 1(3):131-7.

128. Millonig G, Graziadei IW, Eichler D et al. Alendronate in combination with calcium and vitamin D prevents bone loss after orthotopic liver transplantation: a prospective single-center study. Liver Transpl 2005; 11(8):960-6.

129. Shane E, Addesso V, Namerow PB et al. Alendronate versus calcitriol for the prevention of bone loss after cardiac transplantation. N Engl J Med 2004; 350(8):767-76.

130. Smith MR. Management of treatment-related osteoporosis in men with prostate cancer. Cancer Treat Rev 2003; 29(3):211-8

131. Sato Y, Iwamoto J, Kanoko T, Satoh K. Risedronate sodium therapy for prevention of hip fracture in men 65 years or older after stroke. Arch Intern Med 2005; 165(15):1743-8.

132. Lange U, Illgner U, Teichmann J, Schleenbecker H. Skeletal benefit after one year of risedronate therapy in patients with rheumatoid arthritis and glucocorticoid-induced osteoporosis: a prospective study. Int J Clin Pharmacol Res 2004; 24(2-3):33-8.

133. Reid DM, Adami S, Devogelaer JP, Chines AA. Risedronate increases bone density and reduces vertebral fracture risk within one year in men on corticosteroid therapy. Calcif Tissue Int 2001; 69(4):242-7.

134. Reid DM, Hughes RA, Laan RF et al. Efficacy and safety of daily risedronate in the treatment of corticosteroid-induced osteoporosis in men and women: a randomized trial. European Corticosteroid-Induced Osteoporosis Treatment Study. J Bone Miner Res 2000; 15(6):1006-13.

135. Physicians' Desk Reference: PDR. 57. ed. Thomson PDR, Montvale, 2003:3550.

136. Kurland ES, Cosman F, McMahon DJ et al. Parathyroid hormone as a therapy for idiopathic osteoporosis in men: effects on bone mineral density and bone markers. J Clin Endocrinol Metab 2000; 85(9):3069-76.

137. Orwoll ES, Scheele WH, Paul S et al. The effect of teriparatide [human parathyroid hormone (1-34)] therapy on bone density in men with osteoporosis. J Bone Miner Res 2003; 18(1):9-17.

138. Misof BM, Roschger P, Cosman F et al. Effects of intermittent parathyroid hormone administration on bone mineralization density in iliac crest biopsies from patients with osteoporosis: a paired study before and after treatment. J Clin Endocrinol Metab 2003; 88(3):1150-6.

139. Kaufman JM, Orwoll E, Goemaere S et al. Teriparatide effects on vertebral fractures and bone mineral density in men with osteoporosis: treatment and discontinuation of therapy. Osteoporos Int 2005; 16(5):510-6.

140. Hodsman AB, Bauer DC, Dempster DW et al. Parathyroid hormone and teriparatide for the treatment of osteoporosis: a review of the evidence and suggested guidelines for its use. Endocr Rev 2005; 26(5):688-703.

141. Finkelstein JS, Hayes A, Hunzelman JL et al. The effects of parathyroid hormone, alendronate, or both in men with osteoporosis. N Eng J Med 2003; 349:1216-26.

142. MacLean C, Newberry S, Maglione M et al. Systematic review: comparative effectiveness of treatments to prevent fractures in men and women with low bone density or osteoporosis. Ann Intern Med 2008; 148:197-213.

143. Lyles KW, Colón-Emeric CS, Magaziner JS et al. Zoledronic acid and clinical fractures and mortality after hip fracture. N Engl J Med 2007; 357:1799-809.

144. Orwoll ES, Miller PD, Adachi JD et al. Efficacy and safety of a once-yearly i.v. infusion of zolendronic acid 5 mg versus a once-weekly 70-mg oral alendronate in the treatment of male osteoporosis: a randomized, multicenter, double-blind, active-controlled study. J Bone Miner Res 2010; 25:2239-50.

145. Saad F, Gleason DM, Murray R et al. A randomized, placebo-controlled trial of zoledronic acid in patients with hormone-refractory metastatic prostate carcinoma. J Natl Cancer Inst 2001; 94:1458-68.

146. Bilezikian JP, Rubin MR. Combination/sequential therapies for anabolic and antiresorptive skeletal agents for osteoporosis. Curr Osteoporos Rep 2006; 4(1):5-13.

147. Behre HM, Kliesch S, Leifke E et al. Long-term effect of testosterone therapy on bone mineral density in hypogonadal men. J Clin Endocrinol Metab 1997; 82:2386-90.

148. Snyder PJ, Peachey H, Berlin JA et al. Effects of testosterone replacement in hypogonadal men. J Clin Endocrinol Metab 2000; 85(8):2670-7.

149. Smith MR, McGovern FJ, Zietman AL et al. Pamidronate to prevent bone loss during androgen deprivation therapy for prostate cancer. N Engl J Med 2001; 345:948-55.

150. Tracz MJ, Sideras K, Bolona ER et al. Testosterone use in men and its effects on bone health. A systematic review and meta-analysis of randomized placebo-controlled trials. J Clin Endocrinol Metab 2006; 91(6):2011-6.

151. Miner JN, Chang W, Chapman MS et al. An orally active selective androgen receptor modulator is efficacious on bone, muscle, and sex function with reduced impact on prostate. Endocrinol 2007; 148(1):363-73.

152. Kim IY, Seong DH, Kim BC et al. Raloxifene, a selective estrogen receptor modulator, induces apoptosis in androgen-responsive human prostate cancer cell line LNCaP through an androgen-independent pathway. Cancer Res 2002; 62(18): 3649-53.

153. Vandekerckhove P, Lilford R, Vail A, Hughes E. Clomiphene or tamoxifen for idiopathic oligo/asthenospermia. Cochrane Database of Systematic Reviews 2000 2 CD000151.

154. Doran PM, Riggs BL, Atkinson EJ, Khosla S. Effects of raloxifene, a selective estrogen receptor modulator, on bone turnover markers and serum sex steroid and lipid levels in elderly men. J Bone Miner Res 2001; 16(11):2118-25.

155. Amory JK, Watts NB, Easley KA et al. Exogenous testosterone or testosterone with finasteride increases bone mineral density in older men with low serum testosterone. J Clin Endocrinol Metab 2004; 89:503-10.

48

Osteoporose Secundária

Carolina Aguiar Moreira Kulak • Jaime Kulak Júnior • Victória Z. Cochenski Borba

INTRODUÇÃO

A osteoporose é caracterizada como secundária quando uma medicação, uma doença ou deficiência é a causa subjacente, o que justifica a perda e a fragilidade óssea.[1,2] A literatura demonstra que a prevalência de osteoporose secundária varia de acordo com a população em estudo, chegando a 64% entre os homens,[3] 53% em mulheres na pré-menopausa em atendimento terciário[4] e até 90% em jovens com história de fraturas.[5] A osteoporose secundária pode ser causada por um grande número de doenças, as quais afetam diferentes órgãos e sistemas. Assim, a investigação de uma causa subjacente faz-se necessária mesmo em pacientes com osteoporose pós-menopausa ou senil (Tabela 48.1). Nesse sentido, alguns exames laboratoriais complementam a avaliação de pacientes com baixa massa óssea, além, é claro, de uma anamnese detalhada.[2,4.] Entretanto, ainda não há consenso quanto aos exames que teriam maior custo-efetividade e que poderiam ser usados como *screening*. Em 2005, Tannenbaum et al. avaliaram 173 mulheres com osteoporose e observaram que somente as medidas de cálcio, paratormônio (PTH) e cálcio na urina de 24 horas foram suficientes para diagnosticar 85% dos distúrbios osteometabólicos associados à osteoporose.[6] Atualmente, com o aumento das evidências sobre a importância da hipovitaminose D e sua alta prevalência, a medida da 25-hidroxivitamina D (25OHD) está entre os exames básicos da avaliação da osteoporose secundária.[1] Há consenso na literatura de que muitas causas secundárias de osteoporose podem ser identificadas por meio de testes laboratoriais-alvo, os quais devem ser realizados antes do início do tratamento (Tabela 48.2).

Este capítulo trata da importância da osteoporose secundária e revisa algumas causas de origem endócrina, como hipertireoidismo, *diabetes mellitus* e hipoestrogenis-

mo, sendo este último relacionado com situações distintas, como síndrome de Turner, anorexia nervosa e atividade física intensa. Além disso, é realizada uma revisão da osteoporose secundária ao uso de agentes antiepilépticos e da doença pulmonar obstrutiva crônica.

Tabela 48.1 Causas de osteoporose secundária

Hipogonadismo
Amenorreia hipotalâmica
Síndrome de Turner
Amenorreia das atletas
Anorexia nervosa
Hiperprolactinemia
Uso de GnRH

Outras doenças endócrinas
Hiperparatireoidismo
Diabetes mellitus
Acromegalia
Hipertireoidismo
Deficiência de vitamina D

Doenças gastrointestinais
Doença inflamatória intestinal
Doença celíaca
Doenças hepáticas
Cirrose biliar primária

Distúrbios hematológicos
Mieloma múltiplo
Doenças linfoproliferativas

Doenças renais

Doenças reumatológicas

Imobilização
Doença pulmonar obstrutiva crônica
Doenças genéticas
Osteogênese *imperfecta*
Hipofosfatasia

Medicações
Glicocorticoides
Agentes antiepilépticos
Ciclosporina
Anticoagulantes
Antivirais

Tabela 48.2 Investigação básica de causas secundárias de osteoporose

Hemograma
Cálcio
Fósforo
Fosfatase alcalina
Creatinina
TSH
25OHD
Calciúria das 24 horas

HIPERTIREOIDISMO

O mecanismo fisiopatológico da doença óssea secundária ao hipertireoidismo consiste no aumento da frequência de ativação do ciclo da remodelação óssea. Isso acontece porque o excesso de hormônio tireoidiano estimula as atividades osteoblásticas e osteoclásticas, levando a redução das fases de formação e reabsorção óssea, respectivamente,[7] podendo, a cada ciclo, ocorrer a perda de até 9,6% de osso mineralizado.[8] O hipertireoidismo acomete, principalmente, o osso cortical,[9] podendo também acometer o trabecular.[9] Um dos mecanismos responsáveis por essa ação deletéria no tecido ósseo seria a estimulação das citocinas de reabsorção, como a interleucina-6 e a 1B, pelo hormônio tireoidiano.[10] Recentemente, o TSH tem sido implicado na perda óssea do hipertireoidismo. Acredita-se que ele exerça um efeito direto ao inibir a remodelação do esqueleto, mediado pelo receptor do TSH sobre os precursores do osteoblasto e dos osteoclastos, principalmente o receptor alfa (TR-α).[11] Esses achados indicam que, além do excesso dos hormônios tireoidianos, a própria variação do TSH levaria à diminuição da massa óssea, ou seja, o TSH pode exercer uma ação protetora da massa óssea. Em estudo prospectivo com 686 mulheres brancas com mais de 65 anos de idade seguidas por 3,7 anos, o nível basal de TSH ≤ 0,1mUI/L foi associado a maior risco de fratura de quadril e vertebral, com risco relativo de 3,6 e 4,5, respectivamente.[12]

Alterações no metabolismo mineral podem também estar presentes, como hipercalcemia e hipercalciúria, além de aumento da fosfatase alcalina, osteocalcina, osteoprotegerina e fator de crescimento fibroblástico 23 (FGF-23), que podem persistir meses após o tratamento.[8]

Hipertireoidismo Endógeno

Hipertireoidismo franco está associado a alta remodelação óssea, diminuição da densidade mineral óssea (DMO) independentemente do sexo, osteoporose e aumento do risco de fraturas. Essas alterações podem ou não ser reversíveis com o tratamento.[13] Entre as doenças tireoidianas, o hipertireoidismo causado pela doença de Graves apresenta maior impacto sobre a massa óssea. A DMO desses pacientes geralmente se apresenta 10% a 30% menor, quando comparada à de um grupo de controle da mesma faixa etária, ocorrendo, na maioria dos pacientes, aumento da massa óssea após a remissão da doença, principalmente em mulheres na pré-menopausa.[14] Em contrapartida, nas mulheres na pós-menopausa, mesmo em uso de terapia hormonal (TH), a recuperação da massa óssea não é completa após a normalização da função tireoidiana. Esses resultados sugerem que o estrogênio endógeno protege a massa óssea dos efeitos deletérios do hormônio tireoidiano e que o estrogênio exógeno confere proteção apenas parcial.

Um subgrupo dessas mulheres recebeu, além de metimazol e TH, alendronato de sódio.[15] Esse grupo apresentou maior aumento na DMO da coluna, e o resultado final não diferiu do encontrado nas pacientes sem disfunção tireoidiana. Do mesmo modo, homens com doença de Graves e osteoporose que usaram risedronato associado aos agentes antitireoidianos obtiveram ganho maior da DMO, quando comparados com os que usaram somente agentes antitireoidianos.[16]

Garnero et al. demonstraram que o aumento nos marcadores de reabsorção é maior do que nos marcadores de formação óssea, embasando a hipótese de que um desequilíbrio entre formação e reabsorção é o que favorece a perda óssea.[17] Uma associação interessante entre os marcadores da remodelação óssea e o TRAb (anticorpo antirreceptor de TSH) também foi relatada.[18]

Em resumo, a diminuição da densidade óssea e a elevação dos marcadores da remodelação óssea em pacientes com hipertireoidismo sustentam os achados histológicos de aumento da porosidade cortical, da superfície de reabsorção trabecular e da taxa de calcificação, indicando uma acelerada remodelação óssea com a consequente perda. Na prática, antecedente de tireotoxicose é considerado por alguns autores um fator de risco para osteoporose em mulheres na pós-menopausa, mesmo estando essas pacientes eutireóideas há longo tempo. Em contrapartida, o passado de tireotoxicose nas mulheres na pré-menopausa não confere aumento do risco para diminuição da massa óssea.[19] Mais estudos são necessários para avaliar se o uso de agentes antirreabsortivos é necessário naqueles casos em que a perda óssea ocasionada pelo hipertireoidismo é intensa e a recuperação não é completa após a normalização da função tireoidiana.

Hipertireoidismo Subclínico (Endógeno e Exógeno)

Hipertireoidismo subclínico é caracterizado por supressão do TSH na presença de níveis normais de T4, podendo ser endógeno ou exógeno. Diferentemente do hipertireoidismo clínico, os estudos sobre as alterações da massa óssea nos pacientes portadores de hipertireoidismo subclínico são controversos.[20] Um estudo avaliou DMO e marcadores bioquímicos da remodelação óssea em 88 mulheres menopausadas com hipertireoidismo subclínico de diferentes etiologias.[21] As pacientes foram divididas em quatro grupos: bócio multinodular tóxico, tratamento supressivo com levotiroxina após tireoidectomia por câncer diferenciado de tireoide, doença de Graves e em tratamento com agentes antireoidianos e um grupo de controle formado por mulheres saudáveis pareadas por idade e tempo de menopausa. Os resultados demonstraram aumento significativo dos marcadores ósseos nos três grupos de pacientes em relação ao controle (p = 0,001). As pacientes com hipertireoidismo decorrente do bócio tóxico apresentaram, na evolução, diminuição significativa da DMO em todos os sítios, comparadas com os outros grupos. As pacientes em tratamento com agentes antitireoidianos apresentaram DMO de fêmur e antebraço significativamente menor do que o grupo de controle (p: 0,013 e 0,0003, respectivamente), enquanto as pacientes em uso de levotiroxina em doses supressivas não mostraram diferenças em relação às mulheres do grupo de controle.

A terapia supressiva com levotiroxina é frequentemente usada no tratamento do câncer de tireoide, fazendo com que os pacientes apresentem hipertireoidismo subclínico exógeno.[20] Os estudos sobre o efeito do hormônio exógeno na massa óssea são conflitantes, com alguns demonstrando diminuição na DMO[22,23] e outros sugerindo a ausência de efeitos.[21,24.] Meta-análises com pacientes em doses supressivas de levotiroxina mostraram redução significativa somente nas mulheres na pós-menopausa.[25] Essas discrepâncias são em parte explicadas pela heterogeneidade tanto da população estudada como das doenças tireoidianas subjacentes e dos diferentes sítios analisados pela densidade óssea. Existe, também, grande variabilidade nos valores do TSH e na duração do tratamento supressivo. Além disso, fatores importantes que têm impacto sobre a DMO não são controlados em muitos estudos, como cálcio, vitamina D, atividade física, raça e fatores genéticos. Dado o potencial de risco da perda óssea, a paciente que usará por longo tempo terapia supressiva com levotiroxina, especialmente com outros fatores de risco para osteoporose, demanda uma avaliação cuidadosa da DMO. Se houver diminuição da DMO, será necessário reduzir a dose da levotiroxina e, se isso não for possível, deverá ser considerado o uso de um agente antirreabsortivo. Até o momento, o consenso é que essas pacientes devam receber a menor dose possível de hormônio tireoidiano para manter os níveis de TSH dentro do normal.

DIABETES MELLITUS

A alta prevalência de diabetes e osteoporose na população naturalmente faz com que essas doenças coexistam ao longo da vida. Inicialmente, o *diabetes mellitus* tipo 1 (DM1) e, mais recentemente, o *diabetes mellitus* tipo 2 (DM2) são associados a maior risco de fraturas independente da DMO[26] (Tabela 48.3).

Dados alarmantes em relação ao aumento do risco de fraturas em pacientes diabéticos, tanto do tipo 1 como do tipo 2, têm sido encontrados em estudos populacionais. Um estudo canadense acompanhou durante um período de 6 anos, 197.413 residentes do estado de Ontário com idade superior a 66 anos e portadores de DM1 ou DM2. Nesses pacientes foi avaliado o número de fraturas de quadril, o qual foi comparado ao de um grupo de indivíduos não diabéticos também acompanhados pelo mesmo período.[27] Esse estudo demonstrou aumento do número de fraturas tanto em homens como em mulheres diabéticos, quando comparados aos indivíduos não portadores de diabetes. Outro estudo populacional retrospectivo demonstrou que o aumento do risco de fraturas foi maior nos pacientes com maior tempo de doença.[28]

Em relação ao DM1, vários estudos têm demonstrado que os pacientes com DM1 apresentam menor DMO, quando comparados aos indivíduos não diabéticos.[29,30] Além disso, aumento da taxa de fraturas também tem sido reportado em grandes estudos observacionais, sugerindo que esses pacientes também possam apresentar alteração da qualidade e da força óssea.[27,28] DM1 pode ter impacto sobre o esqueleto por meio de vários mecanismos, como hipoinsulinemia,[31] níveis baixos de IGF-1,[32] hipercalciúria associada a glicosúria,[33] declínio da função renal,[34] complicações microvasculares[35] e aumento das citocinas,[36] além das complicações da própria hiperglice-

Tabela 48.3 Fatores relacionados com o aumento do risco de fraturas no diabetes

Relacionados com a qualidade da matriz
Acúmulo de AGE na matriz óssea
Aumento de esclerostina

Relacionados com alterações estruturais
Comprometimento cortical
Aumento da porosidade cortical
Maior número de fraturas em sítios ricos em osso cortical

Outros fatores
Obesidade no DM2
Presença de complicações crônicas
Maior número de quedas
Complicações macro e microvasculares
Diminuição de equilíbrio, acuidade visual e força muscular
Nefropatia e neuropatia periférica
Uso de tiazolenedionas

mia. Glicemia aumentada gera concentrações mais altas dos produtos finais de glicolisação avançada (AGE) do colágeno, e o acúmulo dessas substâncias pode reduzir a força óssea.[37] Os AGE podem alterar diretamente as propriedades físicas do colágeno, aumentando a fragilidade óssea. Outros fatores inerentes ao paciente diabético podem interferir na aquisição do pico de massa óssea, como sedentarismo, baixo índice de massa corporal (IMC) e alterações nutricionais. Embora a grande maioria dos estudos confirme a presença de alterações ósseas secundárias ao diabetes, ainda persistem controvérsias sobre a interferência do controle glicêmico, tempo de DM1 e a presença de complicações crônicas intensificando essas alterações.

No DM2, o aumento de até duas vezes no risco de fraturas de fêmur em homens e mulheres foi demonstrado em meta-análise recente. Apesar do aumento do risco de fraturas, a DMO areal é normal, sugerindo que outras alterações na qualidade óssea estejam presentes, como alterações no material, dinâmica e microarquitetura ósseas. A glicolisação não enzimática na matriz óssea orgânica (AGE) leva à formação de um osso mais frágil, com menor resistência à pressão e menor capacidade de deformar antes de fraturar. Em pacientes diabéticos com fratura vertebral, foi observada relação com a AGE pentosidina em 42% dos casos. O aumento das AGE leva a diminuição da formação óssea e dos marcadores bioquímicos de formação, apesar de a evidência histomorfométrica de diminuição da formação ainda não ser definitiva. Estudos mais recentes mostram, em pacientes diabéticos, aumento da esclerostina, produzida pelos osteócitos e que inibe a via anabólica. Recentemente foi descrita, em seres humanos, uma correlação positiva entre os níveis séricos de osteocalcina carboxilada e não carboxilada com a sensibilidade à insulina e o nível de adiponectina, os quais foram negativamente correlacionados com o nível de glicose no sangue, a massa de gordura e o índice de aterosclerose.[26] Outro achado recente consiste na evidência de que o osso trabecular pode estar normal ou até mesmo aumentado em diabéticos, enquanto o osso cortical, que determina maior força ao esqueleto, está mais comprometido. A Tabela 48.1 resume as principais alterações no tecido ósseo no diabetes. No diabetes, as alterações estruturais e na qualidade óssea se sobrepõem, diminuindo a competência mecânica do osso e aumentando o risco de fraturas, que não consegue ser adequadamente avaliado pela densitometria óssea por DXA. Outro fator específico, e que pode aumentar o risco de fratura, consiste no uso das tiazolenedionas (TZD), que levam a perda óssea e aumento do risco de fraturas, principalmente nas mulheres. Outros fatores não específicos podem estar presentes, como a deficiência de vitamina D, por exemplo, contribuindo para o risco de fraturas nessa população.[38]

Novos estudos necessitam ser conduzidos de modo a aprimorar o entendimento da fisiopatologia das alterações ósseas decorrentes do DM, bem como sua relação com o controle glicêmico, o tempo de doença, a presença de complicações crônicas e a influência dessas variáveis no risco de fraturas, e talvez no futuro a presença de diabetes seja incluída como uma das variáveis primárias a serem consideradas no Fracture Risk Assessment Tool (FRAX).[38] Além disso, um maior entendimento dos fatores que determinam a força óssea é necessário para que medidas profiláticas sejam implantadas para prevenção de fraturas osteoporóticas.

DOENÇA PULMONAR OBSTRUTIVA CRÔNICA

A prevalência de osteoporose e de fraturas osteoporóticas em pacientes com doença pulmonar obstrutiva crônica (DPOC) é elevada e contribui para piora da qualidade de vida desses pacientes.[39,40] A patogênese da osteoporose associada ao DPOC é multifatorial, sendo o uso de glicocorticoides (GT) o fator causal mais importante.[41] Entretanto, a osteoporose também tem sido relatada em pacientes com DPOC sem uso de GT, indicando que outros fatores inerentes a esse grupo de pacientes, como consumo excessivo de tabaco, baixo IMC e deficiência de vitamina D, estejam relacionados.[42] Alterações celulares e teciduais desencadeadas pelos distúrbios ácido-básicos e hipoxia, assim como pela liberação de citocinas inflamatórias na circulação sanguínea, aumentando a reabsorção óssea, também podem contribuir para a perda óssea no paciente com DPOC.[43] Uma correlação positiva entre o grau de obstrução pulmonar e o risco de osteoporose, independente da idade, do IMC e do uso GT oral, tem sido demonstrada, sugerindo um efeito específico da doença pulmonar sobre a DMO.[44,45] Em nosso serviço, um estudo em pacientes com DPOC sem uso de GT demonstrou que 51% tinham osteoporose, sendo observada correlação positiva entre a DMO e a gravidade da doença pulmonar.[45] A histomorfometria e a microtomografia óssea de 20 mulheres na pós-menopausa com DPOC demonstraram que essas pacientes apresentam deterioração da microestrutura óssea tanto cortical como trabecular, o que justifica essa alta prevalência de fraturas.[46] Além disso, na avaliação histomorfométrica dinâmica, foi observada correlação inversa significativa entre a gravidade da DPOC e a formação óssea, sugerindo que fatores como hipoxemia possam interferir na atividade osteoblástica.

Outros fatores, como deficiência de vitamina D e diminuição da massa muscular, contribuem para diminuição da capacidade funcional do paciente com DPOC, o que contribui para um maior risco de quedas. A hipovitaminose D é condição clínica muito prevalente, principalmente em indivíduos idosos, devendo também ser lembrada nos pacientes com DPOC.[47] De fato, os pacientes com DPOC podem constituir um grupo de risco para deficiência de vitamina D não somente pela idade, mas também pela baixa exposição solar decorrente de atividade física diminuída, ocasionada pela insuficiência respiratória. Assim, a dosagem da 25OHD e a medida da DMO devem ser incluídas na avaliação de um paciente com DPOC para que o diagnóstico da osteoporose seja realizado e medidas profiláticas e terapêuticas sejam empregadas.

Agentes Antiepilépticos

O uso crônico de agentes antiepilépticos (AAE) apresenta impacto negativo sobre o esqueleto, sendo considerada causa secundária de osteoporose.[48-52] Os AAE mais frequentemente usados em nosso meio e que interferem no metabolismo ósseo são: fenitoínas (DPH), carbamazepinas (CBZ), fenobarbital (PB), valproato de sódio (VPA), primidona (PRM), lamotrigina (LTG) e os benzodiazepínicos clonazepam e clobazam. Por outro lado, os novos AAE, como topiramato, gabapentina e levetiracetam, aparentemente não interferem no metabolismo mineral ósseo.[53]

Os mecanismos dessa associação entre AAE e doença óssea ainda são controversos, sendo sugerida, entretanto, uma etiologia multifatorial. Fármacos como PB, CBZ, DPH e PRM são indutores das enzimas citocromo P450, causando aumento da degradação da vitamina D e levando, consequentemente, a um quadro de insuficiência ou deficiência dessa vitamina.[50,52] Nessa situação, dependendo da gravidade, os pacientes evoluem para hiperparatireoidismo secundário ou, nos casos mais graves, apresentam defeito da mineralização óssea, ou seja, osteomalacia. Um estudo transversal realizado em nosso serviço com usuários de AAE em regime combinado (tempo de uso: 2 a 36 anos) demonstrou diminuição da DMO e dos níveis séricos de 25OHD em relação ao grupo de controle.[50] Além disso, observamos que aqueles que usavam ou que já haviam sido expostos à DPH apresentaram aumento dos marcadores de reabsorção óssea em relação ao grupo que nunca usou essa medicação, sendo esse aumento correlacionado inversamente com a DMO do fêmur.[54] A relação entre o uso de AAE e o risco de fratura tem sido relatada na literatura.[55-57] Uma meta-análise mostrou que, mesmo na vigência de pequenas alterações de DMO, foi observado risco aumentado de fraturas em todos os sítios.[58] Da mesma maneira, um estudo recente, que comparou usuários e não usuários de AAE, demonstrou que, além do risco maior de fraturas, os pacientes do sexo feminino em uso de AAE apresentavam maior prevalência

de quedas. Nesse grupo, uma entrevista concluiu que o conhecimento sobre a relação entre o uso de AAE e o risco de queda e fraturas era baixo, em torno de 30% dos 150 pacientes avaliados.[56] Diante dessa evidência do aumento do risco de fraturas entre os usuários de AAE, a prevenção de osteoporose é recomendada a esses pacientes. Mikati et al., em uma avaliação longitudinal de 72 adultos e 78 crianças/adolescentes, demonstraram resposta positiva da massa óssea à reposição de vitamina D, sendo o ganho de DMO maior nos pacientes adultos que receberam doses mais altas (4.000UI) do que no grupo que recebeu 200UI/dia.[59] Mais estudos controlados e longitudinais, com maior número de pacientes, são necessários com o objetivo de avaliar a evolução da "doença óssea anticonvulsivante", como também um tratamento mais adequado para esse grupo específico de pacientes. Além disso, é recomendada orientação ao paciente usuário crônico de AAE sobre os riscos de osteoporose e fraturas.

HIPOESTROGENISMO

Os hormônios esteroides, em particular o estradiol, apresentam efeitos relativamente bem conhecidos sobre o metabolismo mineral. O papel dos esteroides sexuais no alcance do pico de massa óssea é demonstrado por distúrbios endócrinos como puberdade tardia,[60] amenorreia primária[61] e irregularidade menstrual induzida por exercícios.[62] O estradiol tem papel fundamental no alcance do pico de massa óssea durante a adolescência,[63] e na manutenção desta após a menopausa.[64] Assim sendo, o hipoestrogenismo, em qualquer época da vida, pode levar à perda da massa óssea, o que é evidenciado, principalmente, na pós-menopausa.

O maior benefício do estradiol no esqueleto adulto é a diminuição da reabsorção óssea com pouco efeito na formação. Receptores de estradiol têm sido encontrados em osteoblastos, osteoclastos e em cultura de células do estroma da medula óssea.[65] Estudos indicam que o estrogênio parece modular a produção de citocinas osteoclastogênicas, o que ajuda na prevenção da reabsorção óssea. Por outro lado, a deficiência estrogênica resulta em maior produção de citocinas de reabsorção, levando a aumento da atividade osteoclástica e, consequentemente, da reabsorção óssea. Outro mecanismo de ação está relacionado com a modulação da expressão da osteoprotegerina e do RANK-ligante através dos megacariócitos, promovendo evidências de que estes têm um importante papel na remodelação óssea, particularmente por meio de alterações induzidas pelo estrogênio na osteoclastogênese e na reabsorção óssea.[66]

Apesar da redução no número de prescrições de TH na pós-menopausa após as publicações do estudo

Women's Health Initiative (WHI), o qual demonstrou inclusive redução do risco de fraturas vertebrais e de colo femural,[67,68] ainda existe considerável interesse nos principais mecanismos de ação do estrogênio no tecido ósseo. A importância clínica de até mesmo pequenas doses de estradiol serem efetivas na preservação da massa óssea e a procura de alternativas para que essa ação seja cada vez mais seletiva no tecido ósseo e no sistema nervoso central (SNC) embasam a necessidade de constante aprimoramento das terapias. A união de um componente estrogênico a um modulador seletivo do receptor de estrogênio tem demonstrado segurança e efetividade no que diz respeito à preservação da massa óssea, sem ação específica nos tecidos endometrial e mamário.[69,70]

SÍNDROME DE TURNER

A síndrome de Turner é caracterizada por monossomia total ou parcial do cromossomo X, o qual está associado à disgenesia gonadal e à diminuição ou ausência da produção ovariana de estrogênio.[71] Baixa estatura, *cubitus valgus*, atraso na maturação óssea e osteoporose são anormalidades esqueléticas comumente encontradas em pacientes com síndrome de Turner.[72]

Pelo menos dois fatores estão relacionados com defeitos na formação óssea em pacientes com síndrome de Turner: dismorfogênese esquelética decorrente de insuficiência parcial ligada ao gene *homeobox* da baixa estatura e a deficiência hormonal relacionada com disgenesia gonadal.[73] Resultados de estudos longitudinais sugerem que meninas na pré-puberdade com síndrome de Turner apresentam densidade óssea similar à de meninas da mesma idade, quando ajustadas em peso e altura. Em contrapartida, mulheres com síndrome de Turner apresentam DMO quando ajustadas por idade com outras mulheres, independentemente de peso ou altura.[74]

A osteopenia em mulheres adultas com síndrome de Turner parece estar relacionada com a deficiência estrogênica durante o período de aquisição de massa óssea na adolescência. Alguns estudos têm demonstrado que essas pacientes, quando em TH, apresentam, invariavelmente, valores mais altos de DMO, quando comparadas a mulheres não tratadas.[74] Além disso, meninas que iniciam terapia estrogênica antes dos 11 anos de idade apresentam melhor densidade óssea no antebraço do que aquelas que a iniciam após os 12 anos. Apesar da reposição hormonal, a DMO das pacientes com síndrome de Turner não alcança níveis compatíveis com a normalidade.[75] Com base nisso, alguns autores têm sugerido que algum fator ósseo intrínseco, relacionado com anormalidades cromossômicas, possa interferir na perda de massa óssea nessas pacientes. Entretanto, essa hipótese parece improvável,

visto que meninas pré-púberes com ou sem síndrome de Turner apresentam equivalência em níveis de densidade óssea após ajustadas por altura. A presença de defeito ósseo intrínseco provavelmente resultaria em massa óssea mais baixa nas crianças portadoras da síndrome.[72,75]

Em resumo, acredita-se que os reduzidos níveis de estrogênio sejam o principal fator responsável pela diminuição da massa óssea nessas pacientes, uma vez que as meninas que apresentam ciclos menstruais espontâneos têm valores mais altos de densidade óssea, quando comparadas àquelas pacientes que necessitam de estrogênio para indução da puberdade. Vale também ressaltar que pacientes que recebem quantidades insuficientes de TH apresentam aumento de risco para fraturas osteoporóticas e não há evidências de que mulheres adequadamente tratadas apresentem aumento desse risco.[76]

AMENORREIA DA MULHER ATLETA

A síndrome da mulher atleta se refere, especificamente, à relação entre amenorreia, distúrbio da alimentação e osteoporose e apresenta recomendações específicas para diagnóstico, tratamento e prevenção elaboradas pelo American College of Sports Medicine.[77]

A relação entre exercício físico e DMO é bastante complexa e ainda não totalmente compreendida. De modo geral, o exercício é relacionado com aumento da densidade óssea, porém, em mulheres, o excesso de atividade física, a ponto de causar irregularidade menstrual, pode levar à perda do benefício do exercício no esqueleto. Meninas que iniciam intensa atividade física antes da menarca frequentemente apresentam atraso puberal e também diminuição da massa óssea.

A ausência de ciclos menstruais regulares está relacionada com interrupção da liberação pulsátil de gonadotrofinas pelo hipotálamo e, consequentemente, redução na produção de estrogênio e progesterona.[78] A redução mais intensa da massa óssea se dá na coluna lombar, embora menor diminuição também ocorra no quadril.

O efeito do exercício sobre o esqueleto em desenvolvimento também depende do tipo de atividade física, da região do esqueleto envolvida, do peso corporal da paciente e da ingestão de cálcio.[79] A amenorreia induzida pelo exercício constitui-se em importante fator de risco para osteoporose, mas além da deficiência estrogênica, outros fatores estão claramente envolvidos na perda de massa óssea da mulher atleta. Além das já citadas, existem diretrizes bem estabelecidas para avaliação clínica e conduta na amenorreia adequadas na mulher atleta, incluindo história, exame físico, suplementação de cálcio, orientação de aumento da ingestão calórica e redução, se possível, da intensidade da atividade física.[80]

Em relação ao tratamento hormonal contraceptivo hormonal oral combinado ou TH, geralmente preconizado nos casos de amenorreia, os resultados referentes à massa óssea têm sido divergentes entre pouco ou mesmo nenhum efeito.[81-83] Ao que parece, o ganho de peso e o aumento da disponibilidade de energia dessas pacientes são as principais prioridades no que diz respeito à melhora da função gonadal e o consequente restabelecimento da remodelação óssea fisiológica.

TRANSTORNOS ALIMENTARES

Anorexia nervosa é caracterizada por medo intenso de ganhar peso, peso corporal < 85% do esperado, autoimagem distorcida e, em mulheres, a falta de três ciclos menstruais consecutivos. A prevalência ao longo da vida em mulheres é de cerca de 0,5%, podendo chegar de 15% a 62% em atletas, e é muito mais baixa em homens.[84] Em conjunto, a anorexia e a bulimia afetam de 5% a 10% das mulheres. Esses distúrbios ocorrem, principalmente, na adolescência ou durante a terceira ou quarta década de vida. Osteopenia e osteoporose têm sido associadas à anorexia nervosa, havendo aumento da reabsorção óssea sem aumento compensatório na formação óssea. A perda óssea é rápida e pode ocorrer precocemente, principalmente nos casos com duração maior do que 12 meses. A etiologia da osteoporose em pacientes anoréticas é complexa e multifacetada, sofrendo consequências de outras alterações metabólicas da doença, entre elas deficiência estrogênica, hiperparatireoidismo secundário a baixa ingestão de cálcio ou deficiência de vitamina D, aumento do cortisol endógeno, redução dos níveis de IGF-1, desnutrição, além de aumento compensatório na osteoprotegerina, diminuição da leptina para adaptação ao jejum e alteração da relação grelina/obestatina, o que parece ser um ponto-chave para a restrição alimentar apesar de altos níveis de grelina.[85,86] Estima-se que aproximadamente 50% das pacientes anoréticas apresentam valores de DMO da coluna lombar abaixo de dois desvios padrões da média. Os marcadores bioquímicos de reabsorção óssea estão geralmente elevados, enquanto os de formação estão elevados ou deprimidos, dependendo da gravidade e da duração da doença.[87] Aproximadamente 50% das mulheres com anorexia nervosa diagnosticadas com osteopenia persistem com o diagnóstico 10 anos após o exame inicial. Não há evidências de que a TH seja eficaz no tratamento de pacientes com diagnóstico de osteoporose concomitante à anorexia nervosa. Um estudo demonstrou que a utilização de IGF-1 concomitante a contraceptivo hormonal oral foi potencialmente benéfica no aumento da DMO.[88]

A diminuição de massa óssea vista em pacientes com distúrbios alimentares é multifatorial, e, como tal, uma equipe multidisciplinar deve dar acompanhamento a essas mulheres na tentativa de amenizar os efeitos crônicos da doença que, em alguns casos, pode levar à morte.

Referências

1. Miller PD. Unrecognized and unappreciated secondary causes of osteoporosis. Endocrinol Metab Clin North Am 2012; 41:613-28.

2. Moreira Kulak CA, Schussheim DH, McMahon DJ et al. Osteoporosis and low bone mass in premenopausal and perimenopausal women. Endocr Pract 2000; 6:296-304.

3. Harper KD, Weber TJ. Secondary osteoporosis. Diagnostic considerations. Endocrinol Metab Clin North Am 1998; 27:325-48.

4. Cubas ER, Boeving A, Marcatto C, Santos CM, Borba VC, Kulak CA. [Main causes of low bone mass in premenopausal women referred to a Metabolic Bone Clinic of Curitiba]. Arq Bras Endocrinol Metabol 2006; 50:914-9.

5. Khosla S, Lufkin EG, Hodgson SF, Fitzpatrick LA, Melton LJ. Epidemiology and clinical features of osteoporosis in young individuals. Bone 1994; 15:551-5.

6. Tannenbaum C, Clark J, Schwartzman K et al. Yield of laboratory testing to identify secondary contributors to osteoporosis in otherwise healthy women. J Clin Endocrinol Metab 2002; 87:4431-7.

7. Mosekilde L, Eriksen EF, Charles P. Effects of thyroid hormones on bone and mineral metabolism. Endocrinol Metab Clin North Am 1990; 19:35-63.

8. Reddy PA, Harinarayan CV, Sachan A, Suresh V, Rajagopal G. Bone disease in thyrotoxicosis. Indian J Med Res 135:277-86.

9. Greenspan SL, Greenspan FS. The effect of thyroid hormone on skeletal integrity. Ann Intern Med 1999; 130:750-8.

10. Lakatos P, Foldes J, Horvath C et al. Serum interleukin-6 and bone metabolism in patients with thyroid function disorders. J Clin Endocrinol Metab 1997; 82:78-81.

11. Baliram R, Sun L, Cao J et al. Hyperthyroid-associated osteoporosis is exacerbated by the loss of TSH signaling. J Clin Invest 2012; 122:3737-41.

12. Bauer DC, Ettinger B, Nevitt MC, Stone KL. Risk for fracture in women with low serum levels of thyroid-stimulating hormone. Ann Intern Med 2001; 134:561-8.

13. Nicholls JJ, Brassill MJ, Williams GR, Bassett JH. The skeletal consequences of thyrotoxicosis. J Endocrinol 2012; 213:209-21.

14. Diamond T, Vine J, Smart R, Butler P. Thyrotoxic bone disease in women: a potentially reversible disorder. Ann Intern Med 1994; 120:8-11.

15. Lupoli G, Nuzzo V, Di Carlo C et al. Effects of alendronate on bone loss in pre- and postmenopausal hyperthyroid women treated with methimazole. Gynecol Endocrinol 1996; 10:343-8.

16. Majima T, Komatsu Y, Doi K et al. Clinical significance of risedronate for osteoporosis in the initial treatment of male patients with Graves' disease. J Bone Miner Metab 2006; 24:105-13.

17. Garnero P, Vassy V, Bertholin A, Riou JP, Delmas PD. Markers of bone turnover in hyperthyroidism and the effects of treatment. J Clin Endocrinol Metab 1994; 78:955-9.

18. Kumeda Y, Inaba M, Tahara H et al. Persistent increase in bone turnover in Graves' patients with subclinical hyperthyroidism. J Clin Endocrinol Metab 2000; 85:4157-61.

19. Franklyn J, Betteridge J, Holder R et al. Bone mineral density in thyroxine treated females with or without a previous history of thyrotoxicosis. Clin Endocrinol (Oxf) 1994; 41:425-32.

20. Cooper DS. Approach to the patient with subclinical hyperthyroidism. J Clin Endocrinol Metab 2007; 92:3-9.

21. Belaya ZE, Melnichenko GA, Rozhinskaya LY et al. Subclinical hyperthyroidism of variable etiology and its influence on bone in postmenopausal women. Hormones (Athens) 2007; 6:62-70.

22. Karner I, Hrgovic Z, Sijanovic S et al. Bone mineral density changes and bone turnover in thyroid carcinoma patients treated with supraphysiologic doses of thyroxine. Eur J Med Res 2005; 10:480-8.

23. Lee WY, Oh KW, Rhee EJ et al. Relationship between subclinical thyroid dysfunction and femoral neck bone mineral density in women. Arch Med Res 2006; 37:511-6.

24. Reverter JL, Holgado S, Alonso N et al. Lack of deleterious effect on bone mineral density of long-term thyroxine suppressive therapy for differentiated thyroid carcinoma. Endocr Relat Cancer 2005; 12:973-81.

25. Cooper DS, Biondi B. Subclinical thyroid disease. Lancet 2012; 379:1142-54.

26. Yamaguchi T, Sugimoto T. Bone metabolism and fracture risk in type 2 diabetes mellitus [Review]. Endocr J 2012; 58:613-24.

27. Lipscombe LL, Jamal SA, Booth GL, Hawker GA. The risk of hip fractures in older individuals with diabetes: a population-based study. Diabetes Care 2007; 30:835-41.

28. Leslie WD, Lix LM, Prior HJ et al. Biphasic fracture risk in diabetes: a population-based study. Bone 2007; 40:1595-601.

29. Miazgowski T, Czekalski S. A 2-year follow-up study on bone mineral density and markers of bone turnover in patients with long-standing insulin-dependent diabetes mellitus. Osteoporos Int 1998; 8:399-403.

30. Tuominen JT, Impivaara O, Puukka P, Ronnemaa T. Bone mineral density in patients with type 1 and type 2 diabetes. Diabetes Care 1999; 22:1196-200.

31. Reid IR, Evans MC, Cooper GJ, Ames RW, Stapleton J. Circulating insulin levels are related to bone density in normal postmenopausal women. Am J Physiol 1993; 265:E655-659.

32. Jehle PM, Jehle DR, Mohan S, Bohm BO. Serum levels of insulin-like growth factor system components and relationship to bone metabolism in type 1 and type 2 diabetes mellitus patients. J Endocrinol 1998; 159:297-306.

33. Raskin P, Stevenson MR, Barilla DE, Pak CY. The hypercalciuria of diabetes mellitus: its amelioration with insulin. Clin Endocrinol (Oxf) 1978; 9:329-35.

34. Yendt ER, Cohanim M, Jarzylo S, Jones G, Rosenberg G. Reduced creatinine clearance in primary osteoporosis in women. J Bone Miner Res 1993; 8:1045-52.

35. Vogt MT, Cauley JA, Kuller LH, Nevitt MC. Bone mineral density and blood flow to the lower extremities: the study of osteoporotic fractures. J Bone Miner Res 1997; 12:283-9.

36. Manolagas SC, Jilka RL. Bone marrow, cytokines, and bone remodeling. Emerging insights into the pathophysiology of osteoporosis. N Engl J Med 1995; 332:305-11.

37. Paul RG, Bailey AJ. Glycation of collagen: the basis of its central role in the late complications of ageing and diabetes. Int J Biochem Cell Biol 1996; 28:1297-310.

38. Leslie WD, Rubin MR, Schwartz AV, Kanis JA. Type 2 diabetes and bone. J Bone Miner Res 27:2231-7.

39. Papaioannou A, Parkinson W, Ferko N et al. Prevalence of vertebral fractures among patients with chronic obstructive pulmonary disease in Canada. Osteoporos Int 2003; 14:913-7.

40. Jorgensen NR, Schwarz P, Holme I et al. The prevalence of osteoporosis in patients with chronic obstructive pulmonary disease: a cross sectional study. Respir Med 2007; 101:177-85.

41. Incalzi RA, Caradonna P, Ranieri P et al. Correlates of osteoporosis in chronic obstructive pulmonary disease. Respir Med 2000; 94:1079-84.

42. Forli L, Halse J, Haug E et al. Vitamin D deficiency, bone mineral density and weight in patients with advanced pulmonary disease. J Intern Med 2004; 256:56-62.

43. Fujimoto H, Fujimoto K, Ueda A, Ohata M. Hypoxemia is a risk factor for bone mass loss. J Bone Miner Metab 1999; 17:211-6.

44. Kjensli A, Mowinckel P, Ryg MS, Falch JA. Low bone mineral density is related to severity of chronic obstructive pulmonary disease. Bone 2007; 40:493-7.

45. Franco CB, Paz-Filho G, Gomes PE et al. Chronic obstructive pulmonary disease is associated with osteoporosis and low levels of vitamin D. Osteoporos Int 2009; 20:1881-7.

46. Kulak CA, Borba VC, Jorgetti V et al. Skeletal microstructural abnormalities in postmenopausal women with chronic obstructive pulmonary disease. J Bone Miner Res 25:1931-40.

47. Saraiva GL, Cendoroglo MS, Ramos LR et al. Influence of ultraviolet radiation on the production of 25 hydroxyvitamin D in the elderly population in the city of Sao Paulo (23 degrees 34'S), Brazil. Osteoporos Int 2005; 16:1649-54.

48. Sato Y, Kondo I, Ishida S et al. Decreased bone mass and increased bone turnover with valproate therapy in adults with epilepsy. Neurology 2001; 57:445-9.

49. Farhat G, Yamout B, Mikati MA et al. Effect of antiepileptic drugs on bone density in ambulatory patients. Neurology 2002; 58:1348-53.

50. Kulak CA, Borba VZ, Bilezikian JP et al. Bone mineral density and serum levels of 25 OH vitamin D in chronic users of antiepileptic drugs. Arq Neuropsiquiatr 2004; 62:940-8.

51. Pack AM, Morrell MJ, Marcus R et al. Bone mass and turnover in women with epilepsy on antiepileptic drug monotherapy. Ann Neurol 2005; 57:252-7.

52. Bortolini LG, Kulak CA, Borba VZ, Silvado CE, Boguszewski CL. [Endocrine and metabolic effects of antiepileptic drugs]. Arq Bras Endocrinol Metabol 2009; 53:795-803.

53. Lee RH, Lyles KW, Sloane R, Colon-Emeric C. The association of newer anticonvulsant medications and bone mineral density. Endocr Pract 2012; 14:1-22.

54. Kulak CA, Borba VZ, Silvado CE et al. Bone density and bone turnover markers in patients with epilepsy on chronic antiepileptic drug therapy. Arq Bras Endocrinol Metabol 2007; 51:466-71.

55. Carbone LD, Johnson KC, Robbins J et al. Antiepileptic drug use, falls, fractures, and BMD in postmenopausal women: findings from the women's health initiative (WHI). J Bone Miner Res 2010; 25:873-81.

56. Shiek Ahmad B, Hill KD, O'Brien TJ et al. Falls and fractures in patients chronically treated with antiepileptic drugs. Neurology 79:145-51.

57. Ensrud KE, Walczak TS, Blackwell TL et al. Antiepileptic drug use and rates of hip bone loss in older men: a prospective study. Neurology 2008; 71:723-30.

58. Vestergaard P. Epilepsy, osteoporosis and fracture risk – a meta-analysis. Acta Neurol Scand 2005; 112:277-86.

59. Mikati MA, Dib L, Yamout B et al. Two randomized vitamin D trials in ambulatory patients on anticonvulsants: impact on bone. Neurology 2006; 67:2005-14.

60. Galuska DA, Sowers MR. Menstrual history and bone density in young women. J Womens Health Gend Based Med 1999; 8:647-56.

61. Louis O, Devroey P, Kalender W, Osteaux M. Bone loss in young hypoestrogenic women due to primary ovarian failure: spinal quantitative computed tomography. Fertil Steril 1989; 52:227-31.

62. Cobb KL, Bachrach LK, Greendale G et al. Disordered eating, menstrual irregularity, and bone mineral density in female runners. Med Sci Sports Exerc 2003; 35:711-9.

63. Dhuper S, Warren MP, Brooks-Gunn J, Fox R. Effects of hormonal status on bone density in adolescent girls. J Clin Endocrinol Metab 1990; 71:1083-8.

64. Holmes SJ, Shalet SM. Role of growth hormone and sex steroids in achieving and maintaining normal bone mass. Horm Res 1996; 45:86-93.

65. Ernst M, Parker MG, Rodan GA. Functional estrogen receptors in osteoblastic cells demonstrated by transfection with a reporter gene containing an estrogen response element. Mol Endocrinol 1991; 5:1597-606.

66. Horowitz MC. Cytokines and estrogen in bone: anti-osteoporotic effects. Science 1993; 260:626-7.

67. Parente L, Uyehara C, Larsen W, Whitcomb B, Farley J. Long-term impact of the Women's Health Initiative on HRT. Arch Gynecol Obstet 2008; 277:219-24.

68. Cauley JA, Robbins J, Chen Z et al. Effects of estrogen plus progestin on risk of fracture and bone mineral density: the Women's Health Initiative randomized trial. JAMA 2003; 290:1729-38.

69. Lindsay R, Christopher GJ, Kagan R, Pickar JH, Constantine G. Efficacy of tissue-selective estrogen complex of bazedoxifene/conjugated estrogens for osteoporosis prevention in at-risk postmenopausal women. Fertil Steril 2009; 92(3):1045-52.

70. Archer DF, Pinkerton JV, Utian WH et al. Bazedoxifene, a selective estrogen receptor modulator: effects on the endometrium, ovaries, and breast from a randomized controlled trial in osteoporotic postmenopausal women. Menopause 2009; 16:1109-15.

71. Ford CE, Jones KW, Polani PE, De Almeida JC, Briggs JH. A sex-chromosome anomaly in a case of gonadal dysgenesis (Turner's syndrome). Lancet 1959; 1:711-3.

72. Davies MC, Gulekli B, Jacobs HS. Osteoporosis in Turner's syndrome and other forms of primary amenorrhoea. Clin Endocrinol (Oxf) 1995; 43:741-6.

73. Rubin K. Turner syndrome and osteoporosis: mechanisms and prognosis. Pediatrics 1998; 102:481-5.

74. Neely EK, Marcus R, Rosenfeld RG, Bachrach LK. Turner syndrome adolescents receiving growth hormone are not osteopenic. J Clin Endocrinol Metab 1993; 76:861-6.

75. Stepan JJ, Musilova J, Pacovsky V. Bone demineralization, biochemical indices of bone remodeling, and estrogen replacement therapy in adults with Turner's syndrome. J Bone Miner Res 1989; 4:193-8.

76. Bakalov VK, Chen ML, Baron J et al. Bone mineral density and fractures in Turner syndrome. Am J Med 2003; 115:259-64.

77. Nattiv A, Loucks AB, Manore MM et al. American College of Sports Medicine position stand. The female athlete triad. Med Sci Sports Exerc 2007; 39:1867-82.

78. Mora S, Weber G, Guarneri MP et al. Effect of estrogen replacement therapy on bone mineral content in girls with Turner syndrome. Obstet Gynecol 1992; 79:747-51.

79. Myerson M, Gutin B, Warren MP et al. Total body bone density in amenorrheic runners. Obstet Gynecol 1992; 79:973-8.

80. American Academy of Pediatrics. Committee on Sports Medicine and Fitness. Medical concerns in the female athlete. Pediatrics 2000; 106:610-3.

81. Warren MP, Miller KK, Olson WH, Grinspoon SK, Friedman AJ. Effects of an oral contraceptive (norgestimate/ethinyl estradiol) on bone mineral density in women with hypothalamic amenorrhea and osteopenia: an open-label extension of a double-blind, placebo-controlled study. Contraception 2005; 72:206-11.

82. Castelo-Branco C, Vicente JJ, Pons F et al. Bone mineral density in young, hypothalamic oligoamenorrheic women treated with oral contraceptives. J Reprod Med 2001; 46:875-9.

83. Hergenroeder AC, Smith EO, Shypailo R et al. Bone mineral changes in young women with hypothalamic amenorrhea treated with oral contraceptives, medroxyprogesterone, or placebo over 12 months. Am J Obstet Gynecol 1997; 176:1017-25.

84. Teng K. Premenopausal osteoporosis, an overlooked consequence of anorexia nervosa. Cleve Clin J Med 78:50-8.

85. Hasan TF, Hasan H. Anorexia nervosa: a unified neurological perspective. Int J Med Sci 2011; 8:679-703.

86. Uehara M, Yasuhara D, Nakahara T et al. Inui A Increase in energy intake leads to a decrease in obestatin in restricting-type of anorexia nervosa. Exp Clin Endocrinol Diabetes 119: 536-9.

87. Biller BM, Saxe V, Herzog DB et al. Mechanisms of osteoporosis in adult and adolescent women with anorexia nervosa. J Clin Endocrinol Metab 1989; 68:548-54.

88. Grinspoon S, Thomas L, Miller K, Herzog D, Klibanski A. Effects of recombinant human IGF-I and oral contraceptive administration on bone density in anorexia nervosa. J Clin Endocrinol Metab 2002; 87:2883-91.

49

Litíase Renal

Ita Pfeferman Heilberg • Lívia Maria Borges Amaral • Francisco Bandeira

EPIDEMIOLOGIA

O aumento da prevalência de nefrolitíse é pandêmico. Essa desordem sistêmica está associada a doença renal crônica, nefrolitíase induzida por doença óssea, aumento do risco de doença arterial coronariana, hipertensão, *diabetes mellitus* tipo 2 e síndrome metabólica. Na ausência de tratamento, a taxa de recorrência pode atingir 50% em 10 anos.[1,2] A formação de cálculos no trato urinário é patologia extremamente comum, que incide em 5% a 15% da população,[3,4] acometendo ambos os sexos, porém com maior frequência o masculino, e que tem distribuição racial variável.[3,5,6] Apesar da maior frequência entre adultos jovens, também ocorre em crianças[7] e nas faixas etárias mais avançadas.[3,4,8,9]

FISIOPATOLOGIA

Aproximadamente 80% dos cálculos renais são de oxalato de cálcio (CaOx), com pequena porcentagem de fosfato de cálcio (CaP). Os mecanismos fisiopatológicos para a formação de cálculos são multifatoriais e incluem baixo volume urinário, hipercalciúria, hiperuricosúria, hiperoxalúria e anormalidade do pH urinário, alterações anatômicas do trato urinário, distúrbios metabólicos ou fatores genéticos, sendo fortemente influenciada por fatores epidemiológicos[1] (Tabela 49.1).

Dentre os fatores epidemiológicos que contribuem para a formação de cálculos urinários, destacam-se as condições climáticas, a atividade física, a ocupação e a dieta. Os cálculos urinários ocorrem quando há desequilíbrio entre as substâncias promotoras e as inibidoras da supersaturação e cristalização urinária. Condições de hiperexcreção de cálcio, ácido úrico e/ou oxalato, volume urinário reduzido, alterações do pH e deficiência dos inibidores da cristalização contribuem para a supersaturação. Alterações anatômicas do trato urinário podem predispor à formação de cálculos urinários por mecanismo urodinâmico. Alterações como duplicidade pielocalicial, estenose de junção ureteropiélica, rim em esponja medular, rim em ferradura, ureterocele, além de contribuírem para a formação de cálculos, devem ser investigadas também para a melhor escolha do procedimento de retirada do cálculo, quando esta estiver indicada. Em avaliação recente, realizada em serviço de litíase renal da Disciplina de Nefrologia da Universidade Federal de São Paulo, observaram-se 6% de anormalidades anatômicas entre 1.425 pacientes litiásicos.[10] Apesar de uma prevalência não tão elevada dessas anormalidades, detectou-se formação de novos cálculos estatisticamente maior entre os pacientes com alterações anatômicas (20%), em comparação com os pacientes com trato urinário normal (11%), ressaltando a importância da investigação radiológica. Por fim, os distúrbios metabólicos representam a etiopatogenia mais frequente entre pacientes formadores de cálculos.

DIAGNÓSTICO

História Clínica

A história familiar de formação de cálculos, fraturas ósseas e doenças inflamatórias intestinais deve ser sempre pesquisada. Anormalidades sistêmicas incluem doença intestinal, desordens na homeostase do cálcio como hiperparatireoidismo, produção extrarrenal de $1,25(OH)_2D$ devido a granulomatose, obesidade, diabetes tipo 2, infecção recorrente do trato urinário, cirurgia bariátrica, rim espongiforme e medicamentos.[1]

A dieta desempenha papel importante na formação de cálculos, sendo a dieta rica em sal, açúcares simples

Parte V Paratireoides e Doenças Metabólicas Ósseas

Tabela 49.1 Causas e tratamento da nefrolitíase

Etiologia	Prevalência	Fisiopatologia	Tratamento	Efeitos adversos
CÁLCULOS RENAIS DE CÁLCIO				
Hipercalciúria	30% a 60%	1,25(OH)$_2$D-dependente 1,25(OH)D-independente Perda de cálcio renal Perda de fósforo renal Hipercalciúria reabsortiva: PTH dependente (HPT) ou independente	Hidroclorotiazida Clortalidona Indapamida Amilorida + HCT	Hipopotassemia Intolerância à glicose Hipomagnesemia Hipertrigliceridemia
Hiperuricosúria	10% a 40%	Exógeno: dieta rica em purina Endógeno: superprodução de urato	Alopurinol (100 a 300mg)	Raro, hipersensibilidade de pele
Hipocitratúria	20% a 60%	Pouco fluido extracelular: diarreia, acidose láctica, fármaco-induzida (acetazolamida, topiramato) Fluido extracelular normal: deficiência de K, dieta rica em proteína, ITU	Tratamento alcalino (30 a 60mEq/dia)	Tratamento alcalino geralmente é seguro
Hiperoxalúria	10% a 50%	Hiperabsorção intestinal de oxalato: desequilíbrio do conteúdo intestinal de cálcio e oxalato, dieta rica em oxalato (chocolate, chá, vit. C > 2g/dia); *Oxalobacter formigenes* Oxalúria primária: distúrbios enzimáticos (oxalúria tipos I e II ou indefinida)	Tratamento alcalino (30 a 60mEq/dia) para evitar acidose metabólica Piridoxina (25 a 50mg/dia) na oxalúria tipo I	Tratamento alcalino geralmente é seguro Potássio alcalino é preferido para evitar complicações com a formação de cálculos de cálcio Embora não tenha sido comprovado, altas doses de alcalino podem aumentar o risco de cálculos de cálcio-fosfato
pH urinário	Desconhecida	Urina ácida: dieta, diarreia, baixo amônio na urina Urina alcalina: infecção, induzida por medicamento (topiramato, acetazolamida); defeito renal na secreção ácida	Tratamento alcalino (30 a 60mEq/dia)	Tratamento alcalino geralmente é seguro
OUTROS CÁLCULOS RENAIS				
Ácido úrico	5% a 10%	Baixo volume urinário Hiperuricosúria Urina ácida	Tratamento alcalino (30 a 60mEq/dia) Alopurinol (100 a 300mg/dia)	Raro: hipersensibilidade pelo alopurinol
Cistina	< 5%	Defeito tubular renal no transporte de aminoácidos dibásicos	Tratamento alcalino D-penicilamina (1.000 a 2.000mg/dia) α-mercaptopropionilglicina (400 a 1.200mg/dia)	Tratamento alcalino é geralmente seguro Potássio alcalino é preferido para evitar complicações com a formação de cálculos de cálcio. Embora não tenha sido comprovado, altas doses de alcalino pode aumentar o risco de cálculos de cálcio- -fosfato.Tanto a D-penicilamina como a α-mercaptopropionilglicina podem causar náuseas, vômito, diarreia, febre, erupções cutâneas, artralgia, síndrome semelhante ao lúpus, disgeusia, leucopenia, insônia, trombocitopenia e proteinúria α-Mercaptopropionilglicina causa, geralmente, menos efeitos colaterais graves do que a D-penicilamina
Infecção	Desconhecida	Bactéria produtora de urease	Ácido aceto-hidroxâmico (10 a 15mg/kg/dia)	Se o tratamento com antibiótico for ineficaz. Pode causar cefaleia, anemia hemolítica e tromboflebite

HCT: hidroclorotiazida; ITU: infecções do trato urinário.
Adaptada da referência 1.

e hiperproteica com baixa ingestão de frutas e vegetais a principal causa dietética para a formação de cálculos renais.[11,12] Estudos têm demonstrado que a baixa ingesta de cálcio está relacionada com maior formação de cálculos renais. O mecanismo fisiopatológico não está claro, mas tem a ver com a menor excreção de oxalato e o aumento dos fatores urolitogênicos. Em contraste, aumento na suplementação de cálcio e vitamina D está relacionado com maior risco de urolitíase.[13]

Nefrolitíase hipercalciúrica é tipicamente poligênica, porém, em circunstâncias raras, pode ser monogênica. A ocorrência de nefrolitíase hipercalciúrica em homens com proteinúria de baixo peso molecular sugere herança recessiva ligada ao X na doença de Dent.[14] Nefrolitíase e nefrocalcinose em homens com catarata precoce, glaucoma e déficit neurológico sugerem síndrome de Lowe.[15] Nefrolitíase, retardo do crescimento e surdez podem ser vistos em pacientes com acidose tubular renal (ATR) de herança autossômica dominante ou recessiva.[16]

Quadro Clínico

A cólica nefrética caracteriza-se por dor intensa na região lombar, nos flancos, com irradiação para o trajeto ureteral, a fossa ilíaca ou a genitália externa e é frequentemente acompanhada de náuseas. A hematúria micro ou macroscópica está geralmente presente, e é necessário investigar a associação com infecção do trato urinário, se houver febre associada.

Diagnóstico Laboratorial

Avaliação Metabólica

Análise dos cálculos, estudos de imagem e coleta de sangue para avaliação metabólica fazem parte do diagnóstico. A análise dos cálculos representa papel importante, uma vez que revela a sua composição química.

Altos níveis de cálcio sérico, com fósforo sérico reduzido e paratormônio (PTH) sérico elevado, sugerem hiperparatireoidismo, devendo-se, nesses casos, tentar localizar a paratireoide afetada. Cálcio sérico normal, com baixos níveis de fósforo sérico e $1,25(OH)_2D$ e PTH normal, é sugestivo de perda renal de fósforo. O achado de baixas concentrações séricas de potássio e de CO_2 (acidose) fala a favor de ATR. Hiperuricemia e níveis elevados de triglicerídeos são encontrados em pacientes com cálculos de ácido úrico.

A avaliação se inicia com a análise de urina de 24 horas. A relação cálcio urinário:creatinina (Ca:Cr) em coleta de 2 horas e fósforo urinário serve para o diagnóstico de perda renal de cálcio devido ao aumento da reabsorção óssea e à perda de fósforo renal. A relação Ca:Cr na coleta de urina de 4 horas após ingestão de 1g de cálcio, seguida de relação de Ca:Cr em 2 horas, fornece a medida indireta da absorção do cálcio intestinal. A densidade mineral óssea também deve ser analisada, em razão da alta prevalência de fraturas ósseas nos formadores de cálculos renais em relação à população em geral.[17,18]

Supersaturação Urinária

A supersaturação urinária é proposta como mecanismo de formação de cálculos renais. Histologicamente, o surgimento de cálculo de oxalato de cálcio difere daquele de fosfato de cálcio. Pedras de oxalato de cálcio crescem e se ancoram sobre uma placa de apatita intersticial que cobre a superfície da papila renal. A utilidade da medida da saturação urinária não está bem estabelecida. Apenas um estudo evidenciou que a redução da supersaturação por CaOx está associada à queda da incidência de cálculos renais.[19]

Exames de Imagem

Os principais exames a serem solicitados são: urina tipo 1 (sedimento urinário), radiografia simples de abdome e/ou ultrassonografia (US) renal. A realização de ultrassonografia e radiografia auxilia não só a avaliação do tamanho do cálculo e da presença de obstrução,[18] mas pode evidenciar cálculos puros de ácido úrico (radiotransparentes). A tomografia helicoidal de abdome e pelve sem contraste, apesar do custo elevado, é o exame de maiores sensibilidade e especificidade para o diagnóstico de litíase na atualidade,[20-23] principalmente em região ureteral.

DISTÚRBIOS ESPECÍFICOS

Os distúrbios metabólicos envolvidos na litogênese urinária estão presentes em 80% a 90% dos casos.[24,25] A detecção laboratorial é simples e, identificado o distúrbio, é possível instituir o tratamento clínico e prevenir a recorrência.

Hipercalciúria

Hipercalciúria é a anormalidade mais prevalente em indivíduos formadores de cálculos renais, sendo detectada em 30% a 60% dos adultos com nefrolitíase.[25] Pode ser decorrente de hipercalcemia, doenças sistêmicas, como hiperparatireoidismo, sarcoidose, hipervitaminose D, síndrome do leite alcalino, acromegalia, hipertireoidismo, tumores malignos etc. Nessas condições, deve ser instituído o tratamento da doença de base. Entretanto, mais comum entre pacientes litiásicos é a hipercalciúria idiopática, definida pela excreção urinária de cálcio > 4mg/kg/24h ou > 250 mg/24h e 300mg/24h para mulheres e homens, respectivamente, na vigência de normocalcemia.[26]

O mecanismo fisiopatológico para hipercalciúria mais comum é a hiperabsorção intestinal, o que levou à adoção da expressão hipercalciúria absortiva. No entanto, vários outros mecanismos fisiopatogênicos podem contribuir para a maior excreção urinária de cálcio, como redução na reabsorção tubular renal de cálcio, aumento primário ou secundário na reabsorção óssea, perda renal primária de fosfato, aumento primário na síntese de vitamina D e distúrbios tubulares renais associados.[27,28]

A hipercalciúria decorrente da hiperabsorção intestinal pode ser dependente ou independente da 1,25-diidroxivitamina D (1,25(OH)$_2$D).[1]

Hipercalciúria Dependente de 1,25(OH)$_2$D

Em pacientes portadores de nefrolitíase com hipercalciúria, foi demonstrada maior concentração plasmática de 1,25(OH)$_2$D, apesar de os reguladores do metabolismo da vitamina D (PTH, fósforo, reabsorção tubular renal de fósforo máxima) estarem presentes em níveis semelhantes aos não formadores de cálculos renais.[29] Alguns poucos estudos têm sugerido uma ligação entre a reabsorção tubular de fósforo e a concentração de calcitriol. A dúvida sobre a origem da hipercalciúria ainda permanece, pois há estudos que embasam a hipótese de etiologia renal, enquanto outros apoiam a mobilização de cálcio do osso.

Hipercalciúria Independente de 1,25(OH)$_2$D

Alguns estudos demonstraram que, apesar dos níveis elevados de 1,25(OH)$_2$D, a hipercalciúria seria independente da vitamina D. A administração de cetononazol por curto período de tempo reduz os níveis de 1,25(OH)$_2$D sem, no entanto, alterar a reabsorção intestinal em indivíduos com hipercalciúria. Tratamento com tiazídicos, glicocorticoides e fosfato não mostrou influência na absorção intestinal de cálcio, sugerindo que o calcitriol tem papel limitado no mecanismo fisiopatológico da hipercalciúria. Em humanos com hipercalciúria, células mononucleares no sangue periférico servem de marcadores da funcionalidade do receptor de vitamina D (1,25[OH]$_2$D).

Outras Causas de Hipercalciúria
Hipercalciúria por Perda Renal

A perda renal de cálcio é a segunda causa mais comum de hipercalciúria, que ocorre por defeito tubular na reabsorção de cálcio. Associa-se à elevação de PTH e calcitriol e à menor absorção intestinal de cálcio. O uso de hidroclorotiazida em grupo de formadores de cálculos

renais demonstrou melhora na reabsorção de cálcio do túbulo renal proximal.[1]

Hipercalciúria Reabsortiva

O protótipo mais comum desse tipo de hipercalciúria é o hiperparatireoidismo primário (HPTP), que cursa com prevalência de nefrolitíase em torno de 2% a 8%, na maioria das séries.[30] A relação exata entre hipercalciúria e risco de nefrolitíase no HPTP ainda não está bem esclarecida. Na população mais jovem com HPTP, sugere-se maior prevalência de cálculos renais, havendo maior absorção intestinal de cálcio nesses indivíduos. Nos portadores mais idosos, por sua vez, a doença óssea ocorreria com mais frequência devido à reabsorção óssea mais evidente.[30]

Como Definir o Mecanismo da Hipercalciúria?

Anteriormente, uma prova de sobrecarga oral aguda de cálcio, proposta por Pak et al.[31] em 1975, era utilizada por diversos investigadores para categorizar pacientes hipercalciúricos como renais ou absortivos. Um estudo[32] observou que quase 80% dos pacientes previamente classificados como renais ou absortivos pela prova de sobrecarga oral aguda de cálcio apresentavam normocalciúria na avaliação de urina de 24 horas coletada em condições de dieta habitual com consumo médio diário de cálcio estimado anteriormente em torno de 540mg/dia.[33] Considerando que esses achados poderiam ser atribuídos a uma combinação de hiperabsorção intestinal com dieta de teor reduzido em cálcio, esses pacientes foram reavaliados sob uma ingestão de cálcio de 1.500mg/dia, instituída por meio de suplementos durante 7 dias.[32] A maior ingesta de cálcio revelou presença de subpopulações sensíveis ou não ao cálcio dietético nos pacientes previamente normocalciúricos, independentemente da resposta prévia de padrão absortivo ou renal à sobrecarga oral aguda de cálcio. Foram considerados sensíveis apenas 30% dos pacientes da amostra, por terem se tornado hipercalciúricos, sendo denominados hipercalciúricos dietético-dependentes, conforme sugerido na literatura.[34] Por outro lado, a maioria dos pacientes previamente hipercalciúricos (ao exame de urina de 24h), ao ingerir essa maior quantidade de cálcio, não apresentou elevação adicional da calciúria,[32] demonstrando que, em condições de ingesta reduzida de cálcio, como é o caso de nossa população,[33] os pacientes já excretavam cálcio em excesso em relação à quantidade ingerida, podendo, portanto, ser considerados hipercalciúricos dietético-independentes.

Adicionalmente, como a relação cálcio/creatinina de jejum parecia ser o único parâmetro a distinguir entre a hipercalciúria renal e a absortiva, com valor de corte de

0,11, esse parâmetro foi repetido em 31 pacientes, e observou-se que 87% deles modificaram seu valor (de maior para < 0,11) nessa segunda determinação.[32] Esses achados, considerados em conjunto, sugerem que a hipercalciúria renal e a absortiva talvez devam ser consideradas uma entidade clínica única,[26,35] representando dois extremos de um espectro comum resultante de desregulação do metabolismo da vitamina D. Além disso, sabe-se hoje que a hipercalciúria pode também dever-se a aumento primário na reabsorção óssea (hipercalciúria reabsortiva), sugerido, de acordo com alguns investigadores, pelo achado de níveis elevados de interleucina-1.[36-38]

Estudos histomorfométricos têm confirmado os achados de aumento de reabsorção óssea, além de retardo na mineralização óssea, nesse tipo de paciente.[39-42] Em amplo estudo epidemiológico prospectivo, Curhan et al.[43] observaram que, quanto menor a ingestão de cálcio, maior o risco de formação de cálculos, provavelmente em decorrência da menor complexação desse íon com o oxalato na luz intestinal, levando a maior disponibilidade de oxalato livre para ser absorvido e resultando, portanto, em maior excreção.

Portanto, a restrição de cálcio não é mais preconizada pois, além dos efeitos indesejáveis, como hiperoxalúria secundária, pode exacerbar o comprometimento ósseo, o que é observado com frequência entre pacientes hipercalciúricos,[41,44-48] devido à piora do balanço negativo de cálcio. Além disso, a excreção de cálcio não depende exclusivamente da ingesta de cálcio, mas também da de sódio, proteína, oxalato e potássio.[49-54] A adequação da ingesta desses nutrientes em pacientes hipercalciúricos é importante não só para o controle do cálcio urinário, como também para a preservação da massa óssea.[55]

O tratamento da hipercalciúria sofreu algumas alterações nas últimas duas décadas. Os diuréticos tiazídicos, como a hidroclorotiazida, a clortalidona ou a indapamida (tiazídico-*like*), em doses de 25mg/dia, são os agentes de escolha para a hipercalciúria.[56,57] Adicionalmente, há efeito benéfico também sobre o osso.[38,58] O citrato de potássio também poderia ser indicado por seu possível efeito quelante de cálcio.[59,60]

Hiperuricosúria

A hiperexcreção de ácido úrico, ou hiperuricosúria, é definida pela excreção urinária de ácido úrico > 750 e 800mg em urina de 24 horas para mulheres e homens, respectivamente. A constituição dos cálculos formados pode ser de ácido úrico puro, se o pH for extremamente ácido, ou associado a oxalato de cálcio. Pode-se orientar uma dieta relativamente pobre em purinas (restrição de vísceras, frutos do mar, leguminosas, peixes pequenos etc.),

mas a aderência é pequena. O uso de bloqueador de inibidor da xantina oxidase, o alopurinol, 100mg/dia, deve ser feito por pacientes nos quais a excreção de ácido úrico ultrapassa 1.000mg/dia, ou quando é acompanhada de hiperuricemia. A alternativa mais utilizada é a alcalinização urinária com citrato de potássio,[59] na dose de 30 a 60mEq/dia, ou pelo bicarbonato de sódio.

Recentemente, tem sido observado que os pacientes que formam cálculos puros de ácido úrico não apresentam hiperuricosúria, e sim hiperuricemia com normouricosúria. Esses pacientes formariam cálculos de ácido úrico devido a um pH excessivamente ácido. Esses pacientes são, geralmente, obesos com síndrome metabólica, e o quadro completo caracteriza-se por obesidade abdominal, dislipidemia, hipertensão arterial, glicemia de jejum alterada, resistência à insulina, hiperuricemia e pH urinário ácido.[60,61]

Hiperoxalúria

A hiperoxalúria primária, caracterizada pelo aumento na síntese de oxalato decorrente de distúrbios enzimáticos (hiperoxalúria primária tipos I e II) ou da deficiência de piridoxina, associa-se mais à insuficiência renal do que à formação de cálculos. Já a hiperoxalúria secundária pode ser oriunda de aumento do substrato (intoxicações por etilenoglicol ou metoxifluorano, ou consumo elevado de vitamina C)[62] ou da hiperabsorção intestinal de oxalato. O aumento na absorção intestinal somente pelo consumo excessivo de oxalato pode elevar a oxalúria[51-53] mas, isoladamente, não irá causar litíase, pois são raros os alimentos extremamente ricos em oxalato que deveriam ser consumidos em enorme quantidade. Mais comumente, a hiperabsorção resulta da denominada *hiperoxalúria entérica*, decorrente do desequilíbrio entre cálcio e oxalato no lúmen intestinal. Esse desequilíbrio pode ser observado em dieta pobre em cálcio,[43] em hipercalciúrias sensíveis ao cálcio dietético[52] e, mais frequentemente, em condições de má absorção intestinal de gorduras, observadas em doenças inflamatórias intestinais (retocolite ulcerativa ou Crohn),[63] ressecções ou *bypass* intestinais. Valores de oxalato urinário > 45mg/24h têm sido associados a litíase por oxalato de cálcio e considerados hiperoxalúria leve. Enquanto na hiperoxalúria primária preconiza-se o uso de piridoxina e cálcio oral em grande quantidade como quelante, não há consenso quanto ao tratamento da forma mais comum de hiperoxalúria, que é a secundária. Grandes restrições de oxalato levarão ao aumento da calciúria, se não forem associadas à restrição de cálcio. Como esta última não deve ser utilizada, é mais importante, portanto, identificar a causa da hiperoxalúria secundária para que se possa prevenir sua ocorrência e procurar manter as ingestas de cálcio e oxalato em balanço.

Cistinúria

Essa rara doença genética autossômica recessiva tem penetrância tardia, caracterizada, principalmente, pela elevada excreção urinária de quatro aminoácidos dibásicos: cistina, ornitina, lisina e arginina. A cistina, por ser insolúvel, em condições de pH ácido, leva à formação de cálculos, mas sua ocorrência é rara, acometendo < 1% dos litiásicos. O teste do nitroprussiato, teste colorimétrico qualitativo que serve como rastreamento, deve ser posteriormente confirmado pela dosagem quantitativa, que sugere o diagnóstico quando os níveis de cistina são > 100mg/24h (heterozigotos). Os homozigotos excretam maiores quantidades de cistina.

Mais de 20 mutações diferentes já foram descritas no gene SLC3A1 (D2H ou rBAT) e três fenótipos de heterozigotos podem ser encontrados entre cistinúricos:[64] tipo I (carreadores, cistina urinária até 100μmol/g de creatinina), tipo II (marcada elevação da cistina urinária > 1.000μmol/g de creatinina) e tipo III (elevação discreta da cistina urinária, entre 100 e 600μmol/g de creatinina). O tratamento consiste em estimular a hidratação oral (> 3.000mL/dia) e alcalinizar a urina para aumentar a solubilidade da cistina.

Dentre os fármacos, destacam-se os compostos tióis, que transformam a cistina em cisteína, forma mais solúvel, como a D-penicilamina, na dose de 750 a 1.250mg/dia. Entretanto, esse fármaco apresenta inúmeros efeitos colaterais, especialmente hematológicos, hepatotóxicos e renais, como proteinúria, ou até mesmo síndrome nefrótica.

Uma alternativa com menor toxicidade, mas que pode provocar os mesmos efeitos adversos que a D-penicilamina, é a tiopronina (N-2-mercaptopropionilglicina), utilizada em doses suficientes para que a excreção de cistina se mantenha abaixo de seu limite de solubilidade, ou seja, < 250mg/24h (dose máxima de 800mg/dia). Tem sido proposto o uso de captopril para pacientes não responsivos ao tratamento com os tióis, mas sua eficácia permanece controversa.[65,66]

Acidose Tubular Renal

A ATR distal caracteriza-se pela incapacidade do túbulo distal em secretar H+ (defeito primário ou secundário) e, portanto, reduzir o pH urinário a valores ≤ 5,5, levando a acidose metabólica sistêmica, desmineralização óssea e hipopotassemia, e predispondo à nefrocalcinose e/ou à nefrolitíase. A precipitação de fosfato de cálcio é favorecida em decorrência do elevado pH urinário e da significativa redução na excreção urinária de citrato, que ocorre em função da presença de acidose sistêmica.

O diagnóstico de ATR distal baseia-se no achado de pH urinário > 5,5 em vigência de acidose metabólica sis-

têmica espontânea ou induzida.[56] A urina para medida do pH deve ser coletada sob vaselina, na segunda micção matutina, após 12 horas de jejum, e medida em pHmetro. Nas formas incompletas de ATR distal (sem acidemia), o diagnóstico só é confirmado após indução de acidose metabólica mediante provas de acidificação urinária. A mais frequentemente utilizada é a prova com sobrecarga de cloreto de amônio (NH_4Cl), com medidas de pH urinário pós-sobrecarga oral de NH_4Cl, 100mg/kg. Podem ser medidas, também, a acidez titulável e as excreções de amônio e bicarbonato urinários cujos valores, em condições normais, devem elevar-se de duas a três vezes.

Além das formas primárias de ATR distal, devem ser investigadas as possíveis etiologias secundárias, como doenças genéticas, doenças autoimunes (lúpus, Sjögren etc.), distúrbios do metabolismo de cálcio (hiperparatireoidismo primário, hipercalciúria idiopática com nefrocalcinose etc.), rim em esponja medular, nefropatias tubulointersticiais, rejeição de transplantes, nefropatia obstrutiva e uso de fármacos (anfotericina, analgésicos, lítio, aminoglicosídeos etc.).

O tratamento baseia-se na reposição de álcalis para controle da acidose e, consequentemente, redução da reabsorção óssea, restaurando o crescimento normal, no caso de crianças, e também reduzir a calciúria, resultando em menor deposição de cálcio (nefrocalcinose) ou formação de cálculos.

A alcalinização com bicarbonato de potássio é melhor do que com bicarbonato de sódio, por seu efeito hipocalciúrico mais potente. O citrato de potássio, além de corrigir a acidose metabólica e a hipopotassemia, restaura também os níveis de citrato urinário. A dose necessária é de 60 até 120mEq/dia (1 a 2mEq/kg/dia), se a acidose for muito importante. Mesmo nos casos de acidose tubular renal incompleta, o maior consumo de frutas e vegetais e/ou o uso de bicarbonato de potássio previnem ou reduzem a perda óssea e a formação de cálculos, devido ao controle de uma condição crônica de "acidose" metabólica leve.[68]

Infecção

A presença de infecção urinária pode provocar a formação de cálculos, quando se trata de bactérias produtoras de urease (Proteus, Staphylococcus etc.), que hidrolisam a ureia e produzem amônio, que eleva o pH urinário. Consequentemente, ocorre aumento da concentração de fosfato, resultando em precipitação de cálculos de fosfato amônio-magnesiano (estruvita), também chamados coraliformes, com maior associação à perda de função renal em razão do crescimento progressivo. A infecção urinária crônica ou recidivante por outros germes também pode favorecer a formação de cálculos.

O tratamento da infecção urinária deve ser feito com antibioticoterapia de acordo com o padrão de resistência dos microrganismos identificados. Manutenção com doses baixas de antibióticos em uma só tomada diária faz-se, às vezes, necessária. O clareamento cirúrgico é fundamental para o sucesso da antibioticoterapia, pois a presença do cálculo mantém a infecção. O emprego de inibidores de urease, como o ácido aceto-hidroxâmico ou seus derivados, tem utilização restrita devido aos efeitos colaterais importantes, como tromboflebite e anemia hemolítica, além da nefrotoxicidade.[69]

Hipocitratúria

A hipocitratúria, definida por níveis de citrato urinário < 320mg/24h,[70] pode ser encontrada em condições clínicas como acidose tubular renal completa ou incompleta, síndromes diarreicas crônicas, hipopotassemia, uso de tiazídicos e infecção urinária. Entretanto, mais comumente, observa-se hipocitratúria sem causa aparente, ou seja, idiopática. Exercícios extenuantes, elevada ingestão de sal ou dieta rica em proteína animal podem contribuir para reduzir o citrato urinário.

O citrato age como inibidor da cristalização mediante sua capacidade de ligação com o cálcio, reduzindo a saturação do oxalato de cálcio. Outro mecanismo consiste em sua deposição sobre a superfície dos cristais de cálcio já formados, impedindo seu crescimento e agregação em partículas maiores. Por ser convertido em bicarbonato, o citrato tem poder alcalinizante, sendo também preconizado em condições de hiperuricosúria ou em litíase úrica para solubilizar o ácido úrico e controlar a acidose sistêmica em casos de acidose tubular renal. A dose preconizada para tratamento é de 30 a 60mEq/dia.

TRATAMENTO

Manejo Conservador

A todos os formadores de cálculos renais deve ser aconselhada a ingestão de fluidos em quantidades elevadas. Estudo prospectivo controlado demonstrou que o consumo de água suficiente para garantir um débito urinário de aproximadamente 2,5L/dia foi associado a hipersaturação de CaOx e redução da recorrência de litíase urinária.[71]

Dieta em Formadores de Cálculos Renais

A dieta tem sido reconhecida por influenciar fortemente o risco de formação de cálculos renais. Dieta rica em proteínas animais aumenta a calciúria e ácido úrico, oxalato e fósforo urinários e reduz a citratúria e o pH urinário, em razão do maior aporte de purinas e fósforo,

além de acidificação urinária. Alterações litogênicas também são observadas com a alta ingestão de carboidratos e gorduras.[72]

O aumento dos níveis de sódio urinário (> 150mg/dia) leva a maior excreção urinária de cálcio e também pode atenuar os efeitos hipocalciúricos da hidroclorotiazida. A cada 100mmol de sódio na dieta há aumento de 25mg na excreção urinária de cálcio,[72,73] além de menor excreção de sódio e citrato e maior excreção de cistina.[74]

Níveis baixos de potássio podem promover hipocitratúria.[75] A quantidade ideal de potássio na urina deve estar situada entre 20 e 100mmol/dia. As doenças intestinais, como diarreia crônica, o uso de diurético e uso abusivo de laxantes estão associados a níveis de potássio urinário reduzidos. O tratamento com citrato de potássio promove aumento da concentração urinária desse íon, cuja medida é um marcador de aderência à terapêutica.

O magnésio é um inibidor de formação de cálculos, sendo a excreção normal na urina entre 30 e 120mg/dia. O complexo formado entre o magnésio e o oxalato promove maior excreção de citrato urinário, diminuindo sua reabsorção tubular. A desnutrição, o uso abusivo de laxantes e síndromes de má absorção estão associados a níveis baixos de magnésio. Em até 7% dos formadores de cálculos renais, os níveis de magnésio estão reduzidos, o que está comumente associado a hipocitratúria e volume urinário baixo.[76]

Estudo italiano em homens com hipercalciúria sugere dieta com baixa ingestão de sódio (< 100mEq/dia) e pouco consumo de proteína animal (50 a 60g/dia), assim como a ingesta normal de cálcio (1.200mg/dia) para reduzir a recorrência de cálculos renais.[48]

Tratamento Farmacológico

Diuréticos Tiazídicos

Diuréticos tiazídicos e seus análogos são recomendados para reduzir a excreção de cálcio em formadores recorrentes de cálulos renais. Em estudos controlados e randomizados, o uso de tiazídicos foi eficaz em reduzir a recorrência de litíase renal, devendo ser associado a dieta com baixo teor de sal e reposição suficiente de potássio, visando evitar hipocitratúria.[1]

Tratamento Alcalino

Citrato de potássio é utilizado isoladamente ou em combinação com tiazídicos para o tratamento de litíase recorrente. Em quatro estudos randomizados, três não randomizados sem placebo controlado e um estudo não randomizado, controlado, essa terapia demonstrou reduzir o risco de litíase.[1] A terapia alcalina é efetiva em reduzir a excreção de cálcio, aumentar a concentração de citrato urinário e reduzir supersaturação de oxalato de cálcio, fosfato de cálcio e ácido úrico.

Alopurinol

Estudo controlado, randomizado, em pacientes hiperuricosúricos formadores de cálculos de cálcio, mostrou redução na excreção de ácido úrico e menor recorrência de litíase. A possível coexistência de outras anormalidades metabólicas em indivíduos hiperuricosúricos sugere o uso combinado de tiazídicos e alopurinol como terapia mais eficaz em reduzir a formação de cálculos.[1]

Outros Fármacos para Prevenir a Formação de Cálculos e Acelerar a Expulsão

Os alfa-bloqueadores aceleram a expulsão dos cálculos ureterais, diminuindo a necessidade de analgésicos e o tempo de hospitalização.[77]

Apesar de a solubilidade da cistina urinária ser dependente do pH, o tratamento alcalino isolado tem eficácia limitada. A constante de ionização (pKa) da cistina é alta, igual a 8,0, o que significa a necessidade de grande quantidade de álcali para neutralização. Entretanto, a alcalinização excessiva da urina predispõe a formação de cálculos de fosfato de cálcio, não sendo indicada. O principal tratamento para cistinúria severa consiste no uso de tióis que transformam cistina em cisteína, como a D-penicilamina e α-mercaptopropionilglicina. Esses fármacos apresentam vários efeitos adversos, sendo a α-mercaptopropionilglicina menos nociva.

Ácido aceto-hidroxâmico é o único medicamento aprovado para o tratamento de cálculos infectados, mas deve ser indicada somente quando o tratamento cirúrgico e a antibioticoterapia forem ineficientes. Essa medicação causa a inibição irreversível da enzima urease, atenuando o aumento do pH urinário e de NH_4^+.

Referências

1. Sakhaee K, Maalouf NM, Sinnott B. Kidney stones 2012: pathogenesis, diagnosis and management. J Clin Endocrinol Metab 2012; 97(6):1847-60.

2. Romero V, Akpinar H, Assimos DG. Kidney stones: a global picture of prevalence, incidence and associated risk factors. Rev Urol 2010; 12:86-96.

3. Coe FL, Evan A, Worcester E. Kidney stone disease. J Clin Invest 2005; 115:2598-608.

4. Moe OW. Kidney stones: pathophysiology and medical management. Lancet 2006; 367(9507):333-44.

5. Whalley NA, Martins MC, Van Dyk RC, Meyers AM. Lithogenic risk factors in normal black volunteers and black and white recurrent stone formers. BJU International 1999; 84:243

6. Yoshida O, Terai A, Ohkawa T, Okada Y. National trend of the incidence of urolithiasis in Japan from 1965 to 1995. Kidney Int 1999; 56:1899-904.

7. Santos-Victoriano M, Brouhard BH, Cunningham RJ. Renal stone disease in children. Clin Pediatr 1998; 37(10):583-99.

8. Soucie JM, Thun MJ, Coates RJ et al. Demographic and geographic variability of kidney stones in the United States. Kidney Int 1994; 46(3):893-9.

9. Trinchieri A, Coppi F, Montanari E et al. Increase in the prevalence of symptomatic upper urinary tract stones during the last ten years. Eur Urol 2000; 37(1):23-5.

10. Cheidde L, Deus RB, Ajzen AS et al. Alterações anatômicas do trato urinário em pacientes litiásicos. Nefrologia Latinoamericana 2002; 9(1):138.

11. Meschi T, Nouvenne A, Ticinesi A et al. Dietary habits in women with recurrent idiopathic calcium nephrolithiasis. J Transl Med 2012; 10:63.

12. Maalouf NM, Moe OW, Adams-Huet B, Sakhaee K. Hypercalciuria associated with high dietary protein intake is not due to acid load. J Clin Endocrinol Metab 2011; 96:3733-40.

13. Jackson RD, LaCroix AZ, Gass M et al. Calcium plus vitamin D supplementation and the risk of fractures. N Engl J Med 2006; 354:669-83.

14. Knohl SJ, Scheinman SJ. Inherited hypercalciuric syndromes: Dent's disease (CLC-5) and familial hypomagnesemia with hypercalciuria (paracellin-1). Semin Nephrol 2004; 24:55-60.

15. Bockenhauer D, Bokenkamp A, van't Hoff W et al. Renal phenotype in Lowe syndrome: a selective proximal tubular dysfunction. Clin J Am Soc Nephrol 2008; 3:1430-6.

16. Karet FE. Inherited distal renal tubular acidosis. J Am Soc Nephrol 2002; 13:2178-84.

17. Pak CY, Peterson R, Poindexter JR. Adequacy of a single stone risk analysis in the medical evaluation of urolithiasis. J Urol 2001; 165:378-81.

18. Parks JH, Goldfisher E, Asplin JR, Coe FL. A single 24-hour urine collection is inadequate for the medical evaluation of nephrolithiasis. J Urol 2002; 167:1607-12.

19. Parks JH, Coe FL. The financial effects of kidney stone prevention. Kidney Int 1996; 50:1706-12.

20. Gandolpho L, Sevillano M, Barbieri A et al. Scintigraphy and doppler ultrasonography for the evaluation of obstructive urinary calculi. Braz J Med Biol Res 2001; 34(6):745-51.

21. Abramson S, Walders N, Applegate KE et al. Impact in the emergency department of unenhanced CT on diagnostic confidence and therapeuthic efficacy in patients with suspected renal colic: a prospective survey. Am J Roentgenol 2000; 175: 1689-95.

22. Grisi G, Satcul F, Cuttin R et al. Cost analysis of different protocols for imaging a patient with acute flank pain. Eur Radiol 2000; 10:1620-7.

23. Rekant EM, Gibert CL, Counselman FL. Emergency department time for evaluation of patients discharged with a diagnosis of renal colic: unenhanced helical computed tomography versus intravenous urography. J Emerg Med 2001; 21(4):371-4.

24. Pak CYC. Kidney stones. Lancet 1998; 351:1797-801.

25. Levy FL, Adams-Huet B, Pak CY. Ambulatory evaluation of nephrolithiasis: an update of a 1980 protocol. Am J Med 1995; 98:50-9.

26. Heilberg IP. Hypercalciuria. In: Martini L (ed.). Encyclopedia of endocrine diseases. Vol. 2. San Diego, California: Academic Press 2004:530-6.

27. Worcester EM, Coe FL New insights into the pathogenesis of idiopathic hypercalciuria. Semin Nephrol 2008; 28:120-32.

Capítulo 49 Litíase Renal

28. Sakhaee K, Maalouf NM, Kumar R, Pasch A, Moe OW. Nephrolithiasis-associated bone disease: pathogenesis and treatment options. Kidney Int 2011; 79:393-403.

29. Insogna KL, Broadus AE, Dreyer BE, Ellison AF, Gertner JM. Elevated production rate of 1,25-dihydroxyvitamin D in patients with absorptive hypercalciuria. J Clin Endocrinol Metab 1985; 61:490-5.

30. Rejnmark L, Vestergaard P, Mosekilde L. Nephrolithiasis and renal calcifications in primary hyperparathyroidism. J Clin Endocrinol Metab 2011; 96 (8):2377-85.

31. Pak CYC, Kaplan R, Bone H et al. A simple test for the diagnosis of absorptive, resorptive and renal hypercalciurias. N Engl J Med 1975; 292:497-500.

32. Heilberg IP, Martini LA, Draibe SA et al. Sensitivity to calcium intake in calcium stone forming patients. Nephron 1997; 73: 145-53.

33. Martini LA, Heilberg IP, Cuppari L et al. Dietary habits of calcium stone formers. Braz J Med Biol Res 1993; 26:805-12.

34. Bataille P, Achard JM, Fournier A et al. Diet, vitamin D and vertebral mineral density in hypercalciuric calcium stone formers. Kidney Int 1991; 39:1193-205.

35. Coe FL, Favus MJ, Crockett T et al. Effects of low calcium diet on urine calcium excretion, parathyroid function and serum 1,25(OH)2D3 levels in patients with idiopathic hypercalciuria and in normal subjects. Am J Med 1982; 72:25-32.

36. Pacifici R, Rothstein M, Rifas L et al. Increased monocyte interleukin-1 activity and decreased vertebral bone density in patients with fasting idiopathic hypercalciuria. J Clin Endocrinol Metab 1990; 71:138-45.

37. Weisinger JR, Alonzo E, Bellorín-Font E et al. Possible role of cytokines on the bone mineral loss in idiopathic hypercalciuria. Kidney Int 1996; 49:244-50.

38. Heilberg IP, Weisinger JR. Bone disease in hypercalciuria. Curr Opin Nephrol Hypertens 2006; 15:394-402.

39. Malluche HH, Tschoepe W, Rits E et al. Abnormal bone histology in idiopathic hypercalciuria. J Clin Endocrinol Metab 1980; 50:654.

40. Steiniche T, Moselkide L, Christensen MS, Melsen F. A histomorphometric determination of iliac bone remodeling in patients with recurrent renal stone formation and idiopathic hypercalciuria. APMIS 1989; 97:309.

41. Heilberg IP, Martini LA, Szejnfeld VL et al. Bone disease in calcium stone-forming patients. Clin Nephrol 1994; 42:175-82.

42. Heilberg IP, Martini LA, Teixeira SH et al. Effect of etidronate treatment on bone mass of male nephrolithiasis patients with idiopathic hypercalciuria and osteopenia. Nephron 1998; 79:430-7.

43. Curhan GC, Willet WC, Rimm EB, Stampfer MJ. A prospective study of dietary calcium and other nutrients and the risk of symptomatic kidney stones. N Engl J Med 1983; 328:833-8.

44. Jaeger P, Lippuner K, Casez JP et al. Low bone mass in idiopathic renal stone formers: magnitude and significance. J Bone Min Res 1994; 9(10):1525-32

45. Trinchieri A, Nespoli R, Ostini F et al. A study of dietary calcium and other nutrients in idiopathic renal calcium stone formers with low bone mineral content. J Urol 1998; 159:654-7.

46. Heilberg IP. Update on dietary recommendations and medical treatment of renal stone disease. Nephrol Dial Transplant 2000; 15:117-23.

47. Martini LA, Heilberg IP. Stop dietary calcium restriction in kidney stone-forming patients. Nutr Rev 2002; 60(7):212-4.

48. Borghi L, Schianchi T, Meschi T et al. Comparison of two diets for the prevention of recurrent stones in idiopathic hypercalciuria. N Engl J Med 2002; 346:77-84.

49. Massey LK, Whiting SJ. Dietary salt, urinary calcium and bone loss. J Bone Miner Res 1996; 11(6):731-6.

50. Lemann JJ, Pleuss JA, Gray RW, Hoffmann RG. Potassium administration increases and potassium deprivation reduces urinary calcium excretion in healthy adults. Kidney Int 1991; 39:973-83.

51. Hess B, Jost C, Zipperle L et al. High calcium intake abolishes hyperoxaluria and reduces urinary crystallization during a 20-fold normal oxalate load in humans. Nephrol Dial Transplant 1998; 13:2241-7.

52. Nishiura JL, Martini LA, Mendonça COG et al. Effect of calcium intake on urinary oxalate excretion in calcium stone-forming patients. Braz J Med Biol Res 2002; 35(6):669-75.

53. Mendonça COG, Martini LA, Baxmann AC et al. Effect of an oxalate load on urinary oxalate excretion in calcium stone formers. J Renal Nutr 2003; 13(1):39-46.

54. Martini LA, Cuppari L, Cunha MA et al. Potassium and sodium intake and excretion in calcium stone forming patients. J Renal Nutr 1998; 8(3):127-31.

55. Martini LA, Cuppari L, Colugnati FAB et al. High sodium chloride intake is associated with low bone density in calcium stone forming patients. Clin Nephrol 2000; 54(2):85-93.

56. Laerum E, Larsen S. Thiazide prophylaxis of urolithiasis. Acta Med Scand 1984; 215:383-9.

57. Ettinger B, Citron JT, Livermore B, Dolman LI . Chlortalidone reduces calcium oxalate calculous recurrence but magnesium hydroxide does not. J Urol 1988; 139:679-84.

58. Heilberg IP, Martini LA, Szejnfeld VL, Schor N. Effect of thiazide diuretics on bone mass of nephrolithiasis patients with idiopathic hypercalciuria and osteopenia. J Bone Miner Res 1997; 12(1):S479.

59. Sakhaee K, Nicar M, Hill K, Pak CYC. Contrasting effects of potassium citrate and sodium citrate therapies on urinary chemistries and crystallization of stone-forming salts. Kidney Int 1983; 24:348-52.

60. Abate N, Chandalia M, Cabo-Chan AV Jr et al. The metabolic syndrome and uric acid nephrolithiasis: novel features of renal manifestation of insulin resistance. Kidney Int 2004; 65(2): 386-92.

61. Maalouf NM, Cameron MA, Moe OW, Sakhaee K. Novel insights into the pathogenesis of uric acid nephrolithiasis. Curr Opin Nephrol Hypertens 2004; 13(2):181-9.

62. Baxmann AC, Mendonça COG, Heilberg IP. Effect of vitamin C supplements on urinary oxalate and pH in calcium stone-forming patients. Kidney Int 2003; 63:1066-71.

63. Nishiura JL, Ferreira LC, Melo RP et al. Avaliação da saturação urinária em pacientes com doença inflamatória intestinal. J Bras Nefrol 1994; 16(4):219-22.

64. Goodyer P, Saadi I, Ong P et al. Cystinuria subtype and the risk of nephrolithiasis. Kidney Int 1998; 54:656-71.

65. Perazella MA, Buller GK. Successful treatment of cystinuria with captopril. Am J Kidney Dis 1993; 21(5):504-7.

66. Chow GK, Steem SB. Medical treatment of cystinuria: result of contemporary clinical practice. J Urol 1996; 156(5):1576-8.

67. Soriano JR. Renal tubular acidosis: the clinical entity. J Am Soc Nephrol 2002; 13:2160-70.

68. Morris Jr. RC, Sebastian A. Alkali therapy in renal tubular acidosis. J Am Soc Nephrol 2002; 13:2186-8.

69. Rodman JS. Struvite stones. Nephron 1999; 81(suppl):50-9.

70. Nicar MJ, Skurla C, Sakhaeek, Pak CYC. Low urinary citrate excretion in nephrolithiasis. Urology 1983; 21:8-14.

71. Borghi L, Meschi T, Amato F, Briganti A, Novarini A, Gianninni A. Urinary volume, water and recurrence in idiopathic calcium nephrolithiasis: a 5-year randomized propective study. J Urol 1996; 155:839-43.

72. Semins MJ, Matlaga BR. Medical evaluation and management of urolithiasis.Ther Adv Urol 2010; 2(1):3-9.

73. Heilberg, IP, Schor N. Renal stone disease: causes, evaluation, and medical treatment. Arq Bras Endocrinol Metab 2006; 50:823-31.

74. Porena M, Guiggi P, Micheli C. Prevention of stone disease. Urol Int 2007; 79(Suppl 1):37-46.

75. Yachantha C, Hossain RZ, Yamakawa K et al. Effect of potassium depletion on urinary stone risk factors in Wistar rats. Urol Res 2009; 37:311-6.

76. Preminger GM. Medical evaluation and treatment of nephrolithiasis. Semin Urol 1994; 12:51.

77. Campschoer T, Duijvesz D, Grobee DE et al. Alpha-Blockers as medical expulsive therapy for ureteral stones. Cochrane database syst rev 2014; 4:DOI:10.1002/14651858. CD008509.

Doença de Paget Óssea

Luiz Griz • Daniele Fontan • Francisco Bandeira

INTRODUÇÃO

Descrita pela primeira vez pelo médico inglês Sir James Paget em 1877,[1] a doença de Paget óssea (DPO), também conhecida por osteíte deformante, trata-se de uma desordem focal do metabolismo ósseo que ocorre com o envelhecimento do esqueleto. Caracteriza-se por acelerada taxa de remodelação óssea com consequente desorganização da arquitetura óssea e da textura lamelar do osso, propiciando o surgimento de lesões líticas e escleróticas, espessamento cortical, padrão trabecular grosseiro, hipervascularização e aumento dos ossos. Áreas comumente afetadas incluem: crânio, vértebras e ossos longos das extremidades inferiores.[2]

A maioria dos pacientes com essa enfermidade é assintomática, sendo o diagnóstico estabelecido incidentalmente a partir da elevação da fosfatase alcalina sérica ou de estudos radiológicos obtidos por motivos diversos que evidenciam ossos com alterações pagéticas.

As duas principais manifestações clínicas da DPO são dor decorrente da lesão pagética em si ou secundária à expansão óssea e deformidades das áreas afetadas, como osteoartrite ou compressão nervosa.[3] Fraturas, tumores ósseos, distúrbios neurológicos e anormalidades do balanço cálcio e fósforo também podem ser observados.[4]

A DPO acomete tanto homens como mulheres, com discreta predominância nos primeiros. Usualmente se desenvolve após os 40 anos de idade, sendo mais comumente diagnosticada a partir da quinta década de vida.[5]

A DPO é mais prevalente em indivíduos de origem anglo-saxônica (Inglaterra, Austrália, Nova Zelândia e EUA), porém é uma doença com distribuição geográfica bastante variável, com relatos de que afeta de 3% a 4% dos indivíduos maiores de 55 anos de idade em áreas onde é mais prevalente.[6-9] Sabe-se que é uma doença incomum na Escandinávia, Ásia, África e entre aborígenes australianos.[10-12] No Brasil, há predomínio de ascendência europeia entre os pacientes com DPO, e a maioria dos casos relatados situa-se em Recife, cidade com peculiar colonização mista europeia durante aproximadamente quatro séculos. Bandeira et al. publicaram, em 2010, uma análise de 108 casos diagnosticados em dois centros da cidade do Recife entre os anos de 1984 e 2005 e encontraram que cerca de 90% dos pacientes tinham ascendência europeia, a média de idade ao diagnóstico foi de 66 anos, 49% eram homens e a forma poliostótica da doença foi a mais prevalente. Também foi observado, nesse estudo, que 23% dos pacientes tinham história familiar positiva.[13] Em 2011, esse mesmo grupo publicou um estudo sobre a epidemiologia da DPO no Brasil, no qual foram analisados 7.752 pacientes. A prevalência da DPO foi de 6.8/1.000 pacientes (p = 0,013, IC 95% 5,1 a 8,9) e a densidade de incidência da DPO foi de 50,3/10 mil pessoas-ano (p = 0,026, IC 95% 35,8 a 68,8). Esses dados mostraram taxas da prevalência e incidência da DPO comparáveis aos do sul da Europa.[14]

ETIOLOGIA

Ainda não se conhece a exata etiologia da DPO. A grande variação na distribuição geográfica da doença sugere uma influência dominante de fatores ambientais e éticos. Existe, também, forte componente genético associado à doença. Sabe-se que há, pelo menos, sete *loci* associados à DPO, sendo os mais bem documentados: SQSTMI (codificador do sequestrassomo 1) no cromossomo 5q35 e TNFRSF11A (codificador do RANK) no cromossomo 18q21-22.[15] O SQSTMI, também conhecido como p62, é uma proteína de sinalização que parece estar envolvida nos mecanismos patogênicos por aumentar a atividade dos osteoclastos. Mutações casuais desse gene foram detectadas em mais de 30% dos casos de DPO de origem familiar. Os pacientes com essas mutações tendem a apresentar doença mais grave e com alto grau de penetrância com o avançar da idade. O papel do SQSTMI/p62 ainda não foi totalmente elucidado; no entanto, há evidências de que essas mutações podem reduzir a capacidade de sequestrar proteínas citoplasmáticas e alterar o fator KB (NF-KB), resultando em osteoclastogênese aumentada.[16]

Além da suscetibilidade genética, uma infecção viral latente parece desempenhar um papel na etiopatogenia da DPO. Esse conceito é suportado pelo fato de terem sido demonstradas inclusões nucleares e citoplasmáticas características de nucleocapsídeos virais em osteoclastos de pacientes com DPO, assim como uma provável relação com o vírus da família Paramixoviridae, o sincicial respiratório, o do sarampo e o vírus da raiva. A sequência completa do gene do nucleocapsídeo do vírus do sarampo foi detectada em osteoclastos da medula óssea de pacientes com DPO.[17,18]

DIAGNÓSTICO

O diagnóstico da DPO costuma ter como base o quadro clínico, em alterações radiológicas e cintilográficas características, bem como em níveis elevados de um ou mais marcadores bioquímicos de remodelação óssea.[19]

Exames de Imagem

Trata-se do principal método diagnóstico, já que os achados radiológicos da DPO são bastante característicos e raramente são confundidos com os de outras doenças. Na fase inicial da doença observam-se lesões líticas, comumente vistas no crânio (osteoporose circunscrita) ou nos ossos longos (lesões em chama de vela) e, com o progredir da doença, há evidência da resposta osteoblástica, vista pelo espessamento da cortical, trabeculado grosseiro, alterações escleróticas e aumento do tamanho do osso.[20]

A cintilografia óssea tem baixa especificidade, mas é o teste de maior sensibilidade para demonstrar o envolvimento do esqueleto na DPO, revelando captação do traçador intensamente aumentada no osso afetado. As áreas suspeitas devem ser avaliadas em seguida com radiografia simples, para confirmação diagnóstica. Por ser um método mais sensível, a natureza hipervascular da DPO pode ser visualizada por meio da hipercaptação do radiofármaco até mesmo antes das alterações líticas iniciais na radiografia simples. Por esse motivo, cerca de 10% a 15% das lesões detectadas à cintilografia aparecem normais à radiografia.[21] Em uma comparação de ambos os métodos,

as cintilografias ósseas e radiografias simples estavam alteradas em 56% a 86% dos casos, alteradas apenas nas cintilografias em 2% a 23% e anormais apenas nas radiografias em 11% a 20%.[22,23] É importante o conhecimento dessas disparidades a fim de evitar confusão diagnóstica.

A tomografia e a ressonância nuclear magnética (RNM) têm pouca utilidade para o diagnóstico de DPO, sendo úteis quando se suspeita de complicações associadas à doença de Paget, como fraturas ou degeneração sarcomatosa.[24,25] Em virtude de sua excelente capacidade de resolução dos diferentes tecidos, a RNM é o método de escolha para o estadiamento de lesão sarcomatosa.[25] O papel do *PET-scan* no cenário da doença de Paget não está bem definido.

A biópsia óssea é útil apenas nos casos atípicos, como lesões monostóticas que não demonstram achados radiográficos característicos da DPO, mas pode também ser útil nos casos em que a doença de Paget é improvável, como, por exemplo, em indivíduos oriundos de área onde essa doença é sabidamente rara ou em casos de adultos jovens e quando há suspeita de possível doença metastática (lesão óssea lítica em pacientes com mieloma múltiplo).[4]

Achados Laboratoriais

Marcadores bioquímicos de remodelação óssea (formação e reabsorção) estão tipicamente elevados nos pacientes com DPO não tratados ou inadequadamente tratados. A fosfatase alcalina (FA) sérica, marcador de formação óssea, tem sido utilizada tanto para diagnóstico como para monitorização dos pacientes acometidos pela doença em virtude de sua excelente especificidade. O grau de elevação geralmente reflete a extensão e a atividade da doença. Níveis normais ou minimamente elevados podem ser vistos em pacientes com doença monostótica e em alguns pacientes com doença poliostótica; em contraste, doença de Paget isolada do crânio pode produzir elevação acentuada no nível desse marcador. Em estudo de Bandeira et al., a FA mostrou-se elevada em 92% dos casos. A elevação média foi significativamente mais pronunciada nos pacientes com a forma poliostótica do que nos monostóticos (5,9 ± 2,8 *vs.* 2,2 ± 1,9 vezes o limite superior da normalidade).[26]

A osteocalcina, marcador específico de formação óssea, mostrou-se de valor limitado tanto para o diagnóstico (normais em 40% dos casos) como para o seguimento da DPO. Entre os novos marcadores de reabsorção óssea, o N-telopeptídeo (NTX) e o C-telopeptídeo (CTX) são os de maior acurácia diagnóstica.[10,12,16,26] Dados recentes demonstraram significativa redução do CTX após uso oral do ibandronato. Após 6 meses de tratamento, a redução média do CTX foi de 65,24 ± 28,9%, reduzindo em mais de

80% em sete pacientes. Um paciente com valores normais de CTX sofreu redução de 97,5% ao final do tratamento.[27]

Níveis de cálcio e fósforo são normais na maioria dos pacientes; entretanto, hipercalcemia e hipercalciúria podem ser observadas nos pacientes com imobilização prolongada ou fratura. O achado de hipercalcemia ambulatorial em pacientes com DPO sugere a presença de hiperparatireoidismo primário, apesar de a hiperplasia das glândulas paratireoides não ser um achado associado à doença de Paget.

MANIFESTAÇÕES CLÍNICAS

O espectro clínico da DPO é bastante variável, na dependência dos locais acometidos e da magnitude das complicações e da atividade metabólica. Embora a doença possa acometer qualquer parte do esqueleto, as áreas mais comumente afetadas são pelve, coluna, crânio e ossos longos.[10]

Dor óssea é o sintoma mais comum. Em duas coortes recentemente publicadas, a dor estava presente em 40% a 45% dos pacientes.[28,29] De leve a moderada, constante e refratária ao repouso, exacerba-se à noite e tende a piorar com a sobrecarga de peso. Pode surgir diretamente, em decorrência da lesão pagética ou, mais comumente, de lesões causadas pela desestruturação do arcabouço ósseo, levando a quadros de artrite degenerativa, compressão nervosa ou degeneração sarcomatosa, complicação esta bastante rara.[20]

Deformidades ósseas são a segunda manifestação mais frequente. Sua prevalência varia de 12% a 36%. Os ossos mais acometidos são o fêmur e a tíbia. Pode levar a encurvamento que, caracteristicamente é anterolateral no fêmur e anterior na tíbia. Essas deformidades podem causar alterações na marcha e estresse mecânico, aumentando a probabilidade de degeneração articular.[30-32] O envolvimento do crânio se inicia por osteoporose circunscrita (lesão lítica inicial), seguida, anos mais tarde, por aumento de seu volume, áreas de esclerose, aumento da díploe e protuberância frontal.

COMPLICAÇÕES

As complicações clínicas podem ser classificadas, de acordo com o sistema envolvido, em:
- Esqueléticas (osteoartrose, fraturas traumáticas ou patológicas, deformidades).
- Cardiovasculares (insuficiência cardíaca de alto débito, calcificações vasculares e estenose valvular).
- Neurológicas (surdez, aumento da pressão intracraniana e disfunção de pares cranianos).
- Metabólicas (hiperuricemia, hipercalciúria, hipercalcemia e nefrolitíase).

- Neoplásicas (osteossarcoma e tumores de células gigantes).

A osteoartrose, uma complicação comum, acomete mais frequentemente as articulações dos joelhos e do quadril e é resultante da modificação da biomecânica óssea que produz degeneração cartilaginosa e óssea. A artrite reumatoide e suas variantes, bem como a artropatia por deposição de cristais, também têm sido associadas à doença. Deformidades e fraturas são resultantes da formação anormal do osso e associadas a alta morbidade em razão da alta frequência e dor associada.[28,29] O acometimento dos ossos do crânio pode causar complicações neurológicas, como perda auditiva, cefaleia e, mais raramente, hidrocefalia e demência vascular (síndrome do roubo vascular).[27] A participação dos ossos da mandíbula pode levar a doenças periodontais e má oclusão dentária.[33,34]

A transformação maligna para osteossarcoma é evento bastante raro, acometendo menos de 1% dos pacientes com doença de longa duração. Em geral, acomete indivíduos com a forma poliostótica da doença.[35-38] Tumores de células gigantes também podem surgir de um osso pagético e, diferente dos osteossarcomas, costumam ser benignos. Podem se apresentar por dor localizada, edema e redução da mobilidade da articulação acometida. Esses tumores tipicamente ocorrem no crânio ou na pelve de pacientes com doença poliostótica.[39]

A hipercalcemia não é um evento esperado na DPO; entretanto, pode ser observada nos casos de imobilização prolongada ou desidratação.

Doença cardíaca intrínseca secundária à DPO não ocorre, porém pode haver insuficiência cardíaca de alto débito no caso de doença poliostótica secundário ao aumento do fluxo sanguíneo.[40] Pode ser observado, também, sangramento excessivo, em caso de cirurgia ortopédica.

TRATAMENTO

O tratamento farmacológico tem por objetivo promover o alívio da dor óssea e reduzir a taxa de remodelação óssea. A restauração do *turnover* ósseo aumenta a taxa de deposição normal do osso, reduz sua vascularização e lentifica a progressão da doença.

As indicações para o tratamento incluem: alívio dos sintomas causados pela doença metabolicamente ativa, preparo para a cirurgia ortopédica a fim de reduzir o sangramento, hipercalcemia por imobilização e prevenção da progressão da doença.[41,42]

A calcitonina de salmão foi o primeiro agente utilizado para o tratamento da doença de Paget, na década de 1970. Atua sobre os receptores expressos na superfície dos osteoclastos e, em virtude de sua curta ação, resposta parcial e resistência adquirida, atualmente é utilizada, apenas, nos indivíduos intolerantes aos bisfosfonatos.[23] Recorrência é comum após suspensão do medicamento. Efeitos colaterais são frequentes e incluem náuseas, vômitos e rubor facial, os quais podem ser minimizados pela administração ao deitar ou com o aumento progressivo da dose. A dose inicial varia de 50 a 100UI/dia, conforme a tolerância, e a manutenção consiste em 50 a 100UI a cada 3 dias.[43-45] A eficácia da calcitonina do salmão parenteral foi avaliada em ensaio envolvendo 85 pacientes. Fosfatase alcalina sérica e excreção urinária de hidroxiprolina sofreram redução de cerca de 50% após os meses iniciais do uso da medicação; entretanto, em 26% (22 dos 85) dos pacientes esses parâmetros retornaram aos níveis pré-tratamento, a despeito do uso continuado da medicação. A maioria desses pacientes apresentou anticorpos contra a calcitonina em título elevado.[45]

Os agentes de primeira linha no tratamento da doença de Paget são os bisfosfonatos, classe ampla de medicações que atuam bloqueando a reabsorção óssea osteoclástica. Esses fármacos suprimem a reabsorção óssea em dias a semanas, o que é evidenciado pela redução da hidroxiprolina urinária, piridolinas e NTX, seguida de supressão da formação óssea em semanas a meses, como mostrado pela redução da fosfatase alcalina sérica. Os bisfosfonatos nitrogenados (alendronato, risedronato, pamidronato, ácido zolendrônico) são os medicamentos de escolha.

Como todos os bisfosfonatos são pobremente absorvidos VO, devem ser ingeridos com um copo d'água, e os pacientes devem permanecer em jejum por, pelo menos, 30 minutos. Eles não devem deitar pelo mesmo período, a fim de evitar refluxo gastroesofágico e, assim, minimizar o risco de esofagite.

Antes do início da terapia com bisfosfonatos, devem ser checados os níveis séricos de cálcio, fósforo e 25-hidroxivitamina D (calcidiol). Todos os pacientes devem receber suplementação de vitamina D (800UI/dia) e cálcio (1.200mg de cálcio alimentar/dia) para evitar hipocalcemia. Nos pacientes com níveis séricos de vitamina D < 20ng/mL (50nmol/L) deve ser oferecida suplementação adicional dessa vitamina (p. ex., 50.000UI/semana por 8 semanas) antes do início dos bisfosfonatos.[46]

O etidronato, bisfosfonato não nitrogenado, foi o primeiro a ser aprovado para o tratamento da doença de Paget nos EUA. A dose preconizada é de 5mg/kg/dia, VO, por 6 meses. Entretanto, trata-se de um fármaco relativamente fraco, já que a normalização da fosfatase alcalina ocorre em menos de 20% dos pacientes. Em adição, o etidronato pode prejudicar a mineralização óssea, resultando em casos de osteomalacia e fratura. Os pacientes tratados com esse bisfosfonato têm tendência de se tornarem resistentes após cursos repetidos da terapia. A FDA

aconselha redução da dose do etidronato no cenário de disfunção renal.[28,47,48]

O clodronato tem maior potência do que o etidronato e não causa defeitos da mineralização. Deve ser administrado EV na dose de 300mg/dia por 5 dias, porém, em geral, é menos efetivo do que o pamidronato.[28,49-51]

Ainda da classe dos bisfosfonatos não nitrogenados, o tiludronato é recomendado na dose de 400mg/dia por 3 meses, normalizando a fosfatase alcalina em 35% dos pacientes. Mais efetivo do que o etidronato, não causa desmineralização óssea. Em um ensaio randomizado, controlado com placebo, 149 pacientes utilizaram tiludronato em doses de 400 e 800mg/dia durante 3 meses e apresentaram redução significativa dos marcadores ósseos e da dor.[52]

O alendronato é utilizado na dose de 40mg/dia VO por 6 meses. Medicamento bem tolerado e eficaz na normalização da fosfatase alcalina, seu uso é desaconselhado em pacientes com *clearance* de creatinina < 35mL/min. Mais eficaz do que o pamidronato em pacientes previamente tratados com bisfosfonato e mais eficaz do que o etidronato, tem eficácia comparável à do pamidronato quando utilizado em pacientes virgens de medicação.[53] Em um ensaio clínico randomizado com 72 pacientes, o alendronato (40mg/dia VO por 3 meses) foi comparado ao pamidronato (60mg EV por 3 meses); a terapia foi continuada até a remissão bioquímica. Os pacientes foram estratificados de acordo com o nível da fosfatase alcalina sérica e se haviam recebido terapia com bisfosfonato previamente. A remissão bioquímica (normalização da fosfatase alcalina sérica) foi mais frequente no grupo do alendronato (86% *vs.* 56%); entretanto, o resultado foi influenciado pelo fato de o paciente ter sido previamente tratado com o pamidronato. Em 44 pacientes virgens de tratamento, a taxa de remissão bioquímica foi similar nos dois grupos (91% *vs.* 86%). Em contraste, nos 28 pacientes previamente tratados com pamidronato, a taxa de remissão bioquímica foi maior com o alendronato (79% *vs.* 14%). Ambas as medicações foram bem toleradas. Quatro pacientes do grupo do alendronato abandonaram o estudo em razão de sintomas gastrointestinais.[54,55]

Bem tolerado, o pamidronato é administrado na dose de 30mg EV, com solução salina ou dextrose a 5%, no período de infusão de 4 horas, por 3 dias consecutivos. A desvantagem de seu uso é o desenvolvimento de resistência, o que pode afetar a eficácia do retratamento.[42] A segurança e a eficácia do pamidronato não foram estabelecidas em pacientes com creatinina sérica > 5mg/dL; portanto, seu uso deve ser evitado nesse grupo de pacientes. Cento e vinte pacientes foram randomizados para receber ácido zolendrônico (infusão única de 4mg EV) ou pamidronato (30mg EV por 2 dias consecutivos, durante 3 meses). O *end point* primário foi a resposta bioquímica aos 6 meses, definida pela normalização da fosfatase alcalina ou 75% de redução de seu nível. O ácido zolendrônico foi associado a maior taxa de normalização da fosfatase alcalina sérica (93% *vs.* 35%) e maior taxa de resposta bioquímica (97% *vs.* 45%).[56]

O risedronato é usado na dose de 30mg/dia por 2 meses. Não deve ser administrado a indivíduos com *clearance* de creatinina < 30mL/min. É substancialmente mais eficaz do que o etidronato.[53]

O ibandronato tem sido usado com segurança e eficácia na doença de Paget, na dose de 2mg EV.[57] Dados recentes demonstraram redução importante nos níveis de CTX sérico (sCTX) e no quadro álgico após uso do ibandronato oral, 150mg/mês, durante 6 meses. Após 6 meses de tratamento, a redução média do sCTX foi de 65,24 ± 28,9%, reduzindo mais de 80% em sete pacientes. A redução média da fosfatase alcalina foi de 49,21 ± 37,9%, com todos os pacientes apresentando valores normais após o tratamento. Foi observada resposta clínica significativa em todos os pacientes, com melhora importante da dor óssea.[27]

Bem tolerado e o mais potente bisfosfonato aprovado para tratamento da doença de Paget nos EUA, o ácido zoledrônico é administrado na dose de 5mg EV por um tempo de infusão mais curto (15 a 20 minutos) com solução salina ou dextrose a 5%. Seu uso não é recomendado em pacientes com *clearance* de creatinina < 30mL/min. Remissões bioquímicas sustentadas são observadas na maioria dos pacientes e podem durar até 2 anos.[58] Em relação aos efeitos adversos, o risco de hipofosfatemia, hipopotassemia e hipocalcemia, semelhante ao dos outros bisfosfonatos, é baixo, assim como o de febre, calafrios, mialgia e artralgia. Pacientes com resistência a outros bisfosfonatos usados no tratamento da doença de Paget em atividade podem responder ao ácido zoledrônico, como evidenciado no estudo de Chung, em que um paciente com doença poliostótica grave persistia com doença em atividade após o uso de calcitonina, etidronato, tiludronato e vários cursos de infusão do pamidronato. Nesse paciente, após uma única infusão venosa de 4mg do ácido zoledrônico, houve normalização dos níveis de fosfatase alcalina 6 meses depois, caindo de 569UI/L para 85UI/L.[59]

Sabe-se que o ácido zoledrônico é altamente eficaz em reduzir os marcadores bioquímicos de remodelação óssea. Essa ação foi demonstrada em estudo que avaliou o efeito do zoledronato na dose de 4mg em infusão única nos marcadores de remodelação óssea (CTX e fosfatase alcalina) em 10 pacientes com doença de Paget ativa, sendo três homens e sete mulheres com idades entre 50 e 80 anos. A média do desvio padrão da fosfatase alcalina foi de 416,4 ± 336UI/L (3,3 ± 3 vezes o limite superior da nor-

malidade) e do CTX, 1.290,4 ± 580,6pg/mL (2,8 ± 1,3 o limite superior da normalidade.[60]

O ácido zoledrônico pode levar a remissão mais rápida e prolongada no tratamento da doença de Paget do que o risedronato. Em um ensaio clínico de eficácia comparativa entre o zoledronato e o risedronato, no qual foram avaliados 357 pacientes com doença de Paget ativa, ambos os medicamentos mostraram melhora significativa da dor óssea e da qualidade de vida, porém o ácido zoledrônico mostrou-se superior na normalização da fosfatase alcalina ou 75% de redução de seu excesso (96% *vs.* 74%). A diferença entre os fármacos ocorreu mais frequentemente em razão da normalização da fosfatase alcalina.[61]

MONITORIZAÇÃO

O marcador de remodelação óssea fosfatase alcalina é comumente utilizado como parâmetro de resposta bioquímica no tratamento com bisfosfonatos. A normalização de seus níveis está associada à remissão bioquímica e a evidências histológicas de normalização do *turnover* ósseo e sua elevação ao aumento da atividade da doença. Recomenda-se dosá-la entre 3 e 6 meses após o início do tratamento para avaliação da resposta inicial, seguida de uma a duas medidas anuais como marcador de atividade óssea.

Considera-se a ocorrência de remissão bioquímica completa quando são atingidos níveis normais de fosfatase alcalina e remissão parcial quando há queda de mais de 75% em seus níveis após 3 a 6 meses de tratamento. Um novo curso de bisfosfonato deverá ser iniciado quando a fosfatase alcalina voltar a se elevar, no caso de normalização prévia, ou quando houver elevação de mais de 25% em relação ao nível pós-tratamento.

Referências

1. Paget J. On a form of chronic inflammation of bones (osteitis deformans). Medico-Cirurgical Transactions of London 1887; 60: 37-63.

2. Bandeira F, Griz L,Caldas G et al. Paget's disease of bone – Caracteristics of 49 patients from a single instituition in Recife, PE, Brazil. J Bone Miner Res 1999; 14(suppl 1):S539.

3. Siris ES, Chines AA, Altman RD et al. Risedronate in the treatment of Paget's disease of bone: an open label, multicenter study. J Bone Miner Res 1998; 13:1032-8.

4. Steton M. Clinical manifestation and diagnosis of Paget disease of bone. United States. Disponível em: www.uptodate.com. Acessado em 17 de novembro de 2012.

5. Altman RD, Bloch DA, Hochberg MC et al. Prevalence of pelvic Paget's disease of bone in the United States. J Bone Miner Res 2000; 15:461.

6. Gardner MJ, Guyer PB, Barker DJ. Paget's disease of bone among British migrants to Australia. Br Med J 1978; 2:1436.

7. Gomez Acotto C, Mautalen CA. European origin of patients with Paget's disease of bone in the Buenos Aires area. Eur J Epidemiol 2001; 17:409.

8. Gennari L, Di Stefano M, Merlotti D et al. Prevalence of Paget's disease of bone in Italy. J Bone Miner Res 2005; 20:1845.

9. Barker DJ, Chamberlain AT, Guyer PB et al. Paget's disease of bone: the Lancashire focus. Br Med J 1980; 280:1105.

10. Rousiere M, Michou L, Cornelis F et al. Paget's disease of bone. Best Pract Res Clin Rheumatol 2003; 17:1019-41.

11. Cooper C, Dennison E, Schafheutle K et al. Epidemiology of Paget's disease of bone. Bone 1999; 24:3S-5S.

12. Siris E. Paget's disease of bone. J Bone Miner Res 1998; 13:1061-5.

13. Bandeira F, Assunção V, Diniz ET et al. Characterstics of Paget's disease of bone in the city of Recife, Brazil. Rheumatol Int 2010; 30(8):1055-61.

14. Reis RL, Poncell MF, Diniz ET, Bandeira F. Epidemiology of Paget's disease of bone in the city of Recife, Brazil. Rheumatol Int 2012; 10:3087-91.

15. Cundy T, Naot D, Bava et al. Familial Paget disease and SQSTMI mutations in New Zeland. Calcif Tissue Int 2011; 89(3):258-64.

16. Griz L, Caldas G, Bandeira C et al. Paget's disease of bone. Arq Bras Endocrinol Metab 2006; 50/4: 814-22.

17. Reddy SV, Singer FR, Mallette L et al. Detection of measles virus nucleocapsid transcripts in circulating blood cells from patients with Paget's disease. J Bone Miner Res 1996; 11:602-7.

18. Friedrichs WE, Sakamuri VR, Bruder JM et al. Sequence analysis of measles virus nucleocapsid transcripts in patients with Paget's disease. J Bone Miner Res 2002; 17:145-51.

19. Hosking D, Meunier PJ, Ringe JD et al. Paget's disease of bone: diagnosis and management. BMJ 1996; 312:491-4.

20. Cortis K, Micallef K, Mizzi A. Imaging Paget's disease of bone-from head to toe. Clin Radiol 2011; 66:662-72.

21. Siris ES. Extensive personal experience: Paget's disease of bone. J Clin Endocrinol Metab 1995; 80:335-8.

22. Lavender JP, Evans IM, Arnot R et al. A comparison of radiography and radioisotope scanning in the detection of Paget's disease and in the assessment of response to human calcitonin. Br J Radiol 1997; 50:243-50.

23. Khairi MR, Wellman HN, Robb JA et al. Paget's disease of bone (osteitis deformans): symptomatic lesions and bone scan. Ann Intern Med 1973; 79:348-51.

24. Whyte MP. Clinical practice. Paget's disease of bone. N Engl J Med 2006; 355-593.

25. Hosking D, Meunier PJ, Ringe JD et al. Paget's disease of bone: diagnosis and management. BMJ 1996; 312:491-4.

26. Bandeira F, Griz L, Caldas G et al. A single center experience of 103 cases. Paget's disease of bone in Brazil. Procedings of the International Symposium on Paget's Disease of Bone/Fibrous Dysplasia. Advances of Health 2006; pp 53.

27. Devogelaer JP, Bergmann P, Body JJ et al. Management of patients with Paget's disease: a consensus document of the Belgian Bone club. Osteoporosis Int 2008; 19(8):1109-17.

28. Wermers RA, Tiegs RD, Atkinson EJ et al. Morbidity and mortality associated with Paget's disease of bone: a population-based study. J Bone Miner Res 2008; 23:819.

29. Seton M, Moses AM, Bode RK et al. Paget's disease of bone: the skeletal distribution, complications and quality of life as perceived by patients. Bone 2011; 48:281.

30. Raisz LG, Kream BE, Lorenzo JA. Metabolic bone disease. In: Larsen PR, Kronenberg HM, Melmed S, Polonsky KS (eds.) Williams textbook of endocrinology. 10. ed. Philadelphia: WB Saunders, 2003:1373-410.

31. Papapoulos SE. Paget's disease of bone – Clinical, pathogenetic and therapeutic aspects. Bailliere's Clin Endocrinol Metab 1997; 11:117-44.

32. Shoback D, Marcus RJW, Bickle D. Metabolic bone disease. In: Greenspan FS, Gardner DG (eds). 7. ed. New York: McGraw-Hill and Lange, 2004:295-361.

33. Siris E, Roodman GD. Paget's disease section X. In: Favus MJ (ed.) Primer on the metabolic bone disease. Washington, DC: ASBMR, 2003:495.

34. Singer F, Krane SM. Paget's disease of Bone. In: Avioli LV, Krane SM (eds.) Metabolic bone disease 2 nd. WB Saunders, Philadelphia 1990:546-615.

35. Hansen MF, Seton M, Merchant A. Osteosarcoma in Paget's disease of bone. J Bone Miner Res 2006; 21 Suppl 2:58.

36. Ralston SH, Langston AL, Reid IR. Pathogenesis and management of Paget's disease of bone. Lancet 2008; 372:155.

37. Mankin HJ, Hornicek FJ. Paget's sarcoma: a historical and outcome review. Clin Orthop Relat Res 2005; 438:97.

38. Deyrup AT, Montag AG, Inwards CY et al. Sarcomas arising in Paget disease of bone: a clinicopathologic analysis of 70 cases. Arch Pathol Lab Med 2007; 131:942.

39. Rendina D, Mossetti G, Soscia E et al. Giant cell tumor and Paget's disease of bone in one family: geographic clustering. Clin Orthop Relat Res 2004; 218.

40. Wallace K, Haddad JG, Gannon FH et al. Skeletal response to immobilization in Paget's disease of bone: a case report. Clin Orthop Relat Res 1996; 236.

41. Lyles KW, Siris ES, Singer FR et al. A clinical approach to diagnosis and management of Paget's disease of bone. J Bone Miner Res 2001; 16:1379.

42. Siris ES, Lyles KW, Singer FR et al. Medical management of Paget's disease of bone: indications for treatment and review of current therapies. J Bone Miner Res 2006; 21 Suppl 2:94.

43. DeRose J, Singer FR, Avramides A et al. Response of Paget's disease to porcine and salmon calcitonins: effects on long-term treatment. Am J Med 1974; 56:858.

44. Singer FR. Clinical efficacy of salmon calcitonin in Paget's disease of bone. Calcif Tissue Int 1991; 49 Suppl 2:S7.

45. Singer FR, Fredericks RS, Minkin C. Salmon calcitonin therapy for Paget's disease of bone. The problem of acquired clinical resistance. Arthritis Rheum 1980; 23:1148.

46. Seton M. Treatment of Paget disease of bone. United State. Disponível em: www.uptodate.com. Acessado em 17 de novembro de 2012.

47. Eyres KS, Marshall P, McCloskey E et al. Spontaneous fractures in a patient treated with low doses of etidronic acid (disodium etidronate). Drug Saf 1992; 7:162.

48. Gibbs CJ, Aaron JE, Peacock M. Osteomalacia in Paget's disease treated with short term, high dose sodium etidronate. Br Med J (Clin Res Ed) 1986; 292:1227.

49. Khan SA, McCloskey EV, Nakatsuka K et al. Duration of response with oral clodronate in Paget's disease of bone. Bone 1996; 18:185.

50. Khan SA, McCloskey EV, Eyres KS et al. Comparison of three intravenous regimens of clodronate in Paget disease of bone. J Bone Miner Res 1996; 11:178.

51. Mosseti G, Gennari L, Rendina D et al. Vitamin D receptor gene polymorphisms predict acquired resistance to clodronate treatment in patients with Paget's disease of bone. Calcif Tissue Int 2008; 83:414.

52. Reginster JY, Colson F, Morlock G et al. Evaluation of the efficacy and safety of oral tiludronate in Paget's disease of bone. A double-blind, multiple-dosage, placebo-controlled study. Arthritis Rheum 1992; 35:967.

53. Britton C, Walsh J. Paget disease of bone- an update. Aust Fam Physician 2012; 41(3):100-3.

54. Walsh JP, Ward LC, Stewart GO et al. A randomized clinical trial comparing oral alendronate and intravenous pamidronate for the treatment of Paget's disease of bone. Bone 2004; 34:747.

55. Joshua F, Epstein M, Major G. Bisphosphonate resistance in Paget's disease of bone. Arthritis Rheum 2003; 48:2321.

56. Merlotti D, Gennari L, Martini G et al. Comparison of different intravenous bisphosphonate regimens for Paget's disease of bone. J Bone Miner Res 2007; 22:1510.

57. Chambers TJ, Magnus CJ. Calcitonin alters behavior of isolated osteoclasts. J Pathol 1982; 136(1):27-39.

58. Michou L, Brown JP. Emerging strategies and therapies for treatment of Paget's disease of bone. Drug Des Devel Ther 2011; 5:225-39.

59. Chung G, Keen RN. Zoledronate treatment in active Paget's disease. Ann Rheum Dis 2003; 62:275-6.

60. Bandeira F, Griz L, Caldas G et al. Serum C-telopeptide and alkaline phosphotase changes following a single intravenous infusion of zoledronic acid in patients with Paget's disease. J Bone Miner Res 2003; 18(suppl):S389.

61. Reid IR, Miller P, Lyles K et al. Comparison of a single infusion of zoledronic acid with risedronate for Paget's disease. N Engl Med 2005; 353:898.

51

Biópsia Óssea na Prática Clínica

Carolina Aguiar Moreira Kulak • Janaína da Silva Martins

INTRODUÇÃO

A biópsia, seguida de preparo adequado do fragmento ósseo, possibilita a aplicação da técnica de histomorfometria, a qual consiste em um exame histológico e quantitativo do tecido ósseo. As características estruturais, ou seja, a microarquitetura e as características dinâmicas que avaliam aspectos de remodelação do tecido ósseo, são analisadas no osso trabecular e no cortical, assim como na região endocortical. Importa ressaltar que a histomorfometria é ferramenta importante no metabolismo ósseo, pois oferece informação que não é possível por nenhum outro método diagnóstico. Por esta razão, na pesquisa, a histomorfometria contribui para maior entendimento da fisiopatologia das doenças osteometabólicas e avaliação do mecanismo de ação, segurança e eficácia dos medicamentos desenvolvidos para o tratamento da osteoporose. Na prática clínica, a biópsia e a histomorfometria óssea estão indicadas em pacientes com doença renal crônica (Tabela 51.1), suspeita de osteomalacia subclínica e em casos de fragilidade óssea excessiva, como, por exemplo, em pacientes jovens sem causa de osteoporose secundária e que apresentam fraturas ou diminuição importante da massa óssea.

Neste capítulo serão abordados os principais índices medidos na histomorfometria óssea, bem como as características histomorfométricas das principais doenças osteometabólicas. A utilidade clínica e as particularidades desse exame nos pacientes com doença renal crônica também serão discutidas.

HISTOMORFOMETRIA ÓSSEA

A histomorfometria consiste em um exame histológico de uma biópsia óssea calcificada com o objetivo de obter informação quantitativa sobre a remodelação e a estrutura óssea.[1] O local anatômico tradicional das biópsias é a crista ilíaca, especificamente a 2cm posterior e inferior da espinha ilíaca anterossuperior. O fragmento ideal deve conter as corticais, interna e externa, com osso trabecular entre elas. Tradicionalmente, a análise é realizada em cortes 2D, porém destinados à determinação de parâmetros 3D, o qual é possível por meio da teoria da estereologia.[2] Essa teoria tem sido uma ferramenta importante e eficiente para muitas aplicações da microscopia, a qual utiliza a geometria probabilística para o cálculo das estimativas. Os avanços mais importantes na histomorfometria óssea

Tabela 51.1 Indicações de biópsia óssea na DRC

Indicação	Racional
Fratura óssea inexplicada, de baixo impacto ou atraumática	Identificar fator responsável pela fragilidade potencialmente tratável
Dor óssea persistente	Avaliar defeitos de mineralização
Hipercalcemia e/ou hiperfosfatemia inexplicada	Avaliar o esqueleto como a principal fonte orgânica de cálcio e fósforo
Possibilidade de intoxicação por alumínio (Al)	Agente indutor de baixa remodelação e de defeito de mineralização osteoide e de eliminação predominantemente renal
Previamente ao uso de bisfosfonatos	Descartar doença óssea de baixa remodelação. Fármaco de eliminação renal
Previamente à paratireoidectomia (PTX)	Descartar, principalmente, intoxicação por Al. Após a PTX, a intoxicação por Al pode ter maiores consequências

ocorreram nas décadas de 1950 e 1960, em decorrência de duas grandes descobertas: o advento da plastificação, que promoveu alta qualidade dos cortes histológicos do osso mineralizado,[3] e o uso de agentes fluorescentes (p. ex., a tetraciclina) como marcadores do tecido ósseo, que se incorpora na frente de mineralização e torna possível o estudo dinâmico da formação óssea.[4]

A histomorfometria pode ser realizada tanto no osso trabecular como no osso cortical, além de nas superfícies endocortical e periosteal.[5] Os índices histomorfométricos são divididos em duas categorias principais: estruturais e de remodelação, sendo os índices de remodelação, por sua vez, divididos em estáticos e dinâmicos. A nomenclatura de todos esses índices foi inicialmente padronizada em 1987 e recentemente atualizada em 2012.[6]

Índices Estruturais do Osso Trabecular

Expressam quantidade de tecido ósseo, microarquitetura e conectividade óssea.

- *Volume ósseo (BV/TV, %)*: a porcentagem da cavidade de medula óssea que é ocupada por osso trabecular, tanto mineralizado como não mineralizado.
- *Espessura trabecular (Tb.Wi, em micrômetros)*: a média da espessura (medida transversal) das trabéculas ósseas.
- *Número trabecular (Tb.N)*: o número de trabéculas ósseas por milímetro (mm) de tecido.
- *Separação das trabéculas (Tb.Sp.)*: a distância média entre as trabéculas, em mm.

Índices Estruturais do Osso Cortical

A avaliação da microarquitetura do osso cortical é recomendada em razão da relação com o risco aumentado de fraturas.[7] Os principais índices histomorfométricos estruturais do osso cortical são:

- *Espessura cortical (Ct.Wi)*: a espessura média das duas corticais, interna e externa, medidas em três pontos equidistantes do periósteo interno ao periósteo externo ao longo da cortical.
- *Porosidade cortical (Po.Ct.N – poros/mm^2)*: a quantidade de poros das duas corticais. Para a análise é necessária a demarcação manual de todos os poros ao longo da área cortical interna e externa.

Índices Histomorfométricos que Expressam a Remodelação Óssea

Índices Estáticos que Expressam Formação Óssea

- *Superfície osteoide (OS/BS %)*: a porcentagem de superfície óssea coberta por osteoide (osso não mineralizado) (Figura 51.1).

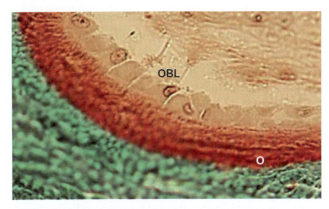

Figura 51.1 Osteoblastos e superfície osteoide.

- *Espessura osteoide (O.Wi)*: a espessura média das camadas de osteoide, que é medida em número de lamelas ou em micrômetros.
- *Superfície de osteoblastos (Ob.S/BS)*: a porcentagem de superfície óssea ocupada por osteoblastos. Observe na Figura 51.1 a presença de osteoblastos em camada sob a superfície osteoide.

Índices Estáticos que Expressam Reabsorção Óssea

- *Superfície reabsorvida (ES/BS %)*: a porcentagem de superfície óssea ocupada por cavidades de reabsorção (Figura 51.2), na presença ou não de osteoclastos.
- *Superfície de osteoclastos (Oc.S/BS)*: a porcentagem de superfície óssea ocupada por osteoclastos.

Índices Dinâmicos da Remodelação Óssea

A medida dos índices dinâmicos da remodelação óssea tornou-se possível pela descoberta de agentes fluorescentes, como a tetraciclina, que se depositam nos sí-

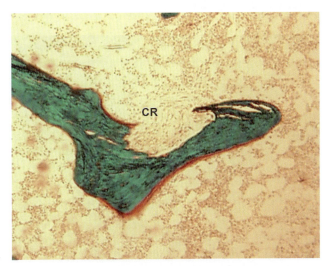

Figura 51.2 Cavidade de reabsorção óssea.

tios onde a formação óssea está ocorrendo.[8] Isso se deve à capacidade da tetraciclina de se ligar irreversivelmente à hidroxiapatita na frente de mineralização, possibilitando, assim, a quantificação da formação óssea. A tetraciclina é administrada em duas doses diárias, aproximadamente 3 semanas antes da biópsia óssea. A maioria dos protocolos preconiza que o paciente tome a tetraciclina em dois turnos de 2 a 3 dias, separados por um intervalo de 10 a 14 dias sem a medicação, sendo a biópsia realizada 5 dias após a última dose (esquema 3:10:3-5).

Uma dupla marcação acontece quando a formação óssea, em determinado sítio, está acontecendo durante a sequência inteira do uso da tetraciclina (Figura 51.3). Difere da marcação simples, que acontece quando a formação óssea iniciou após os primeiros dias de uso de tetraciclina ou terminou antes do segundo curso da administração de tetraciclina. A marcação simples também pode ocorrer quando a formação óssea está muito lenta.

Índices Dinâmicos que Expressam Formação Óssea

- *Superfície de mineralização (MS/BS %)*: a porcentagem de superfície óssea que contém marcação com tetraciclina. Essa medida reflete a proporção de superfície óssea sobre a qual novo osso mineralizado estava sendo depositado durante o período de uso da tetraciclina.
- *Taxa de aposição mineral (MAR)*: a distância entre os bordos de duas marcações por tetraciclina dividida pelos dias decorridos entre as marcações, em μm/dia (Figura 51.3).
- *Taxa de formação óssea (BFR/BS)*: a quantidade de osso novo formado por unidade de superfície óssea por unidade de tempo. É calculada multiplicando-se a superfície de mineralização pela taxa de aposição mineral, em μm^3/μm^2/dia.

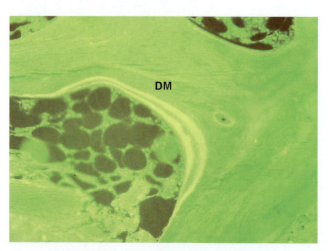

Figura 51.3 Dupla marcação com tetraciclina.

- *Taxa de aposição óssea ajustada ou corrigida (Aj.AR)*: indica a quantidade de osso novo formado por unidade de superfície osteoide por unidade de tempo. É calculada por meio da divisão da taxa de formação óssea pela superfície osteoide.
- *Intervalo de tempo para mineralização (Mlt)*: a média do intervalo de tempo entre a formação osteoide e sua mineralização subsequente. É calculado pela divisão da espessura osteoide pela taxa de aposição, em dias.
- *Frequência de ativação (Ac.F)*: medida estimada da taxa de remodelação óssea. É calculada mediante a divisão da taxa de formação óssea (BFR/BS) pela espessura da parede. Esse índice representa a probabilidade de um novo ciclo de remodelação iniciar-se em determinado ponto na superfície óssea. Em situações em que haja aumento da remodelação óssea, a Ac.F estará aumentada.

Características Histomorfométricas das Doenças Osteometabólicas

Osteoporose

Os achados histomorfométricos de mulheres com osteoporose pós-menopausa caracterizam-se por redução do volume trabecular, a qual resulta da perda progressiva das trabéculas, provocando diminuição da conectividade óssea (Figura 51.4A).[9] Todas essas alterações estruturais estão relacionadas com aumento da fragilidade óssea e do risco de fraturas. Além disso, frequentemente ocorrem redução da espessura cortical e trabecularização da superfície endocortical, acompanhada de aumento da remodelação local. Entretanto, os índices dinâmicos da remodelação óssea variam muito, sendo difícil estratificar a osteoporose pós-menopausa como de alta, normal ou baixa remodelação.[10] Isso se deve ao fato de na maioria dos casos a biópsia óssea ser realizada em estágio avançado da doença, em um momento em que as anormalidades do metabolismo ósseo que levam à redução da massa óssea podem não ser mais evidentes.

Hipovitaminose D

A deficiência de vitamina D, independentemente de sua etiologia, apresenta impacto negativo sobre o tecido ósseo, podendo levar a um defeito de mineralização conhecido como osteomalacia. Em uma fase inicial, ocorre aumento da frequência de ativação e da superfície osteoide, porém sem acúmulo de osso não mineralizado. Na sequência, entretanto, observam-se aumento da espessura osteoide (Figura 51.4C e D) e diminuição ou até ausência de marcação com tetraciclina, caracterizando, assim, o quadro histológico de osteomalacia.[11] É importante ressaltar que, muitas vezes, não há alterações bioquímicas e radiológicas evidentes e que o diagnóstico da osteomalacia é unicamente histológico.

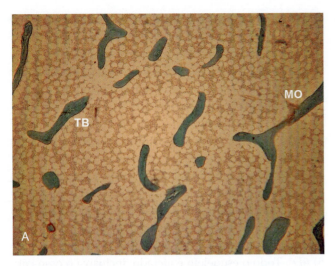
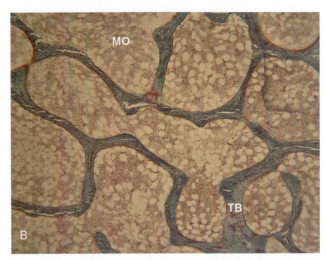

Figura 51.4 Osso trabecular de uma paciente com (**A**) e sem osteoporose (**B**).

Hiperparatireoidismo

A elevação do paratormônio (PTH) estimula aumento dos índices estáticos e dinâmicos da remodelação óssea.[12] Ocorre diminuição de osso cortical associada a aumento da porosidade local (Figura 51.5). Uma trabecularização da superfície endocortical também é frequentemente observada, o que contribui para diminuição da espessura cortical.[13]

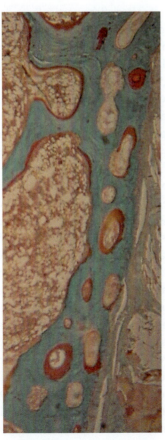

Figura 51.5 Aumento da porosidade cortical no hiperparatireoidismo.

Hipoparatireoidismo

O tecido ósseo na ausência do PTH, por sua vez, caracteriza-se por diminuição dos índices estáticos e dinâmicos que expressam a remodelação óssea como a superfície e a espessura osteoide, BFR e MAR, caracterizando um estado de baixo remodelamento. Por outro lado, a microarquitetura apresenta-se preservada e com aumento do volume ósseo e da espessura trabecular e cortical em relação a indivíduos normais.[14]

BIÓPSIA ÓSSEA NA DOENÇA RENAL CRÔNICA

Indicações e Principais Achados

Um dos temas mais desafiadores e fascinantes da medicina interna consiste na interação entre as doenças renais e os distúrbios minerais e ósseos. A última década trouxe um notável avanço no conhecimento da complexa fisiologia da remodelação óssea e sua implicação com a elevada mortalidade dos pacientes renais crônicos. A expressão osteodistrofia renal atualmente define o conjunto de alterações ósseas secundárias à doença renal crônica (DRC). Essas doenças normalmente guardam pouca relação com os achados clínicos e só podem ser diagnosticadas definitivamente por meio da biópsia óssea com dupla marcação pela tetraciclina.[15]

As particularidades do metabolismo ósseo na DRC devem, sempre que possível, ser avaliadas por meio da histomorfometria óssea, método considerado padrão-ouro para diagnóstico da osteodistrofia renal e com o qual todos os outros devem ser comparados. O PTH intacto tem sido, na prática clínica, o marcador sérico mais utilizado para avaliação da remodelação óssea, e muito embora os valores extremos (> 1.000pg/mL ou < 150pg/mL) sejam úteis nesse sentido, vários estudos demonstram a falta de correlação entre o PTH e a formação óssea.[16] Além disso, as diretrizes do Kidney Disease: Improving and Global Outcomes (KDIGO) sobre metabolismo mineral e ósseo na DRC[15] sugerem grande flexibilidade para os valores de PTH intacto nessa população, sendo considerada adequada laboratorialmente a variação entre duas e nove vezes em relação ao limite superior da normalidade para o método, o que dificulta sobremaneira o uso desse parâmetro como critério definidor de *turnover* ósseo.[16] De maneira interessante, estudos da década de 1980 mostravam melhor correlação entre PTH intacto e os achados da histomorfometria, possivelmente em razão de diferenças nos ensaios utilizados naquela época e na mudança tanto nas características dos pacientes em diálise atualmente mais idosos e diabéticos, além dos avanços na adequação dialítica.

A biópsia óssea, embora invasiva, é método seguro, com incidência de complicações < 1%. As complicações que podem ocorrer são hematoma e dor local, sangramento e, raramente, lesão nervosa. As recomendações de biópsia óssea na população de doentes renais crônicos em diálise ou pré-diálise (estádios 3-5D) incluem as listadas na Tabela 51.1, porém não se restringem a essas.[15]

Os achados histológicos tornam possível a classificação das doenças osteometabólicas na DRC conforme a predominância de suas características. Habitualmente, a biópsia óssea na doença renal é dividida em três grupos: doença de alta remodelação ou hiperparatireoidismo secundário, doenças de baixa remodelação óssea (osteomalacia e doença adinâmica) e doença mista que apresenta características de alto remanejamento moderado com defeito de mineralização associado.[17]

A particularidade das alterações decorrentes do hiperparatireoidismo secundário consiste, principalmente, na abundância das estruturas morfológicas, como mostrado na Figura 51.6*A* e *B*. Vários osteblastos cuboides alinham-se sobre as lamelas e sobre a matriz osteoide bem definida. Muitos sítios de reabsorção óssea concomitantes lembram o aspecto de "céu estrelado" de osteoclastos ativados. Além desses, a fibrose medular, tanto próxima às trabéculas ósseas como preenchendo todo o espaço destinado às linhagens hematopoéticas, justifica tanto a expressão "osteíte fibrosa" como a anemia refratária à eritropoetina que esses doentes experimentam. Não há retardo na capacidade de mineralização óssea, e o volume ósseo pode até ser normal, entretanto, a fragilidade óssea dessa situação é extrema e secundária ao remanejamento elevado. Vale a pena ressaltar que as alterações histomorfométricas do hiperparatireoidismo secundário são semelhantes às do primário; entretanto, na maioria das vezes, são mais pronunciadas.

A doença óssea adinâmica, caracterizada pela baixa remodelação, como pode ser visualizado na Figura 51.6*E* e *F*, mostra escassez celular com consequente redução da formação (osteoblastos) e reabsorção óssea (osteoclastos). A mineralização também se encontra diminuída, o que é evidenciado na avaliação dinâmica. As áreas de fibrose da medula óssea, se presentes, são raras. O volume ósseo tende a ser reduzido e de estrutura predominantemente lamelar. A osteomalacia, outra doença de baixa remodelação, pode também estar presente nos pacientes com doença renal crônica e, como descrito anteriormente, é caracterizada pelo acúmulo de osso não mineralizado (osteoide) (Figura 51.6*C*), o que faz com que a marcação com tetraciclina se apresente com aspecto "borrado" (Figura 51.6*D*). Todo o esqueleto é afetado, inclusive o osso cortical, que clinicamente se manifesta com dores ósseas intensas, além de uma importante fragilidade.

Recentemente, nefrologistas brasileiros *experts* em metabolismo mineral e ósseo chamaram a atenção para a ocorrência da doença óssea adinâmica variante, uma forma interessante de doença em que, comparativamente à forma clássica, há aumento da superfície de reabsorção e de osteoclastos, além de discreta fibrose medular.[18] Alguns trabalhos relacionam essa doença a valores mais pronunciados do PTH_{7-84}, o que poderia interferir na atividade biológica do hormônio intacto.

Além das características particulares de cada doença, alguns achados podem estar presentes em qualquer uma das formas citadas, como deposição de alumínio ou de ferro, ambos implicados no prejuízo da função osteoblástica. Em relação ao alumínio, considera-se haver intoxicação pelo metal quando presente em pelo menos 25% a 30% das trabéculas examinadas.[19]

Outro aspecto relevante e observado pelos histomorfologistas diz respeito à microarquitetura óssea, definida pelo número, espessura e conectividade de traves ósseas e que, em população com função renal preservada, define a osteoporose. Entretanto, o Osteoporosis Work Group in Kidney Disease, preocupado com a necessidade de reforçar evidências de que o comprometimento da força óssea é secundário à remodelação em pacientes com DRC, e só definido pela biópsia, recomenda que o termo "osteoporose" não seja usado. Essa condição deve ser inserida na designação "osteodistrofia renal", já que o termo osteoporose traz fortemente a ideia da definição baseada na densitometria óssea, inadequada para a DRC, uma vez que a relação entre baixa densidade óssea e risco de fraturas não é evidente nesses pacientes.[20]

A partir de 2009, as diretrizes do KDIGO[15] passaram a sugerir que a ODR deveria ser definida por critérios referentes ao remanejamento ósseo. Desse modo, surgiu a classificação TMV: remanejamento ou *turno-*

Capítulo 51   Biópsia Óssea na Prática Clínica   **539**

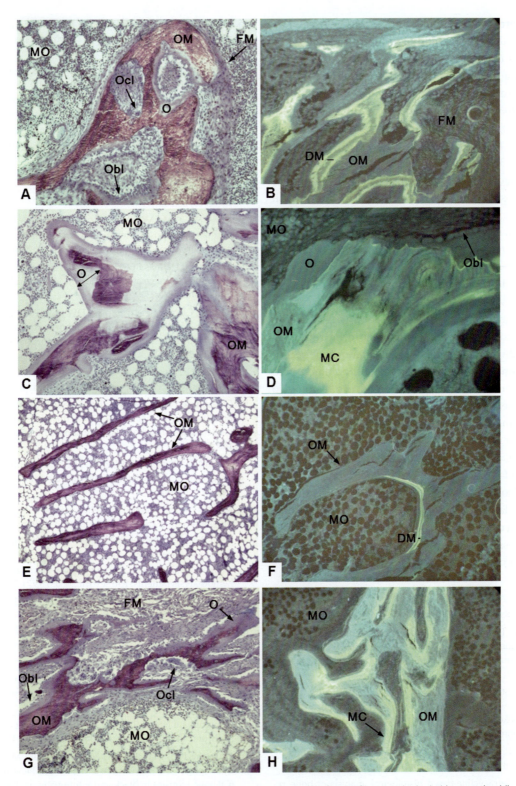

Figura 51.6 Aspecto das diferentes doenças ósseas do paciente renal crônico. **A** e **B**. Osteíte fibrosa, achado do hiperparatireoidismo secundário. Note os vários sítios de reabsorção repletos de osteoclastos, além da grande quantidade de osteoblastos cuboides alinhados. A presença de fibrose peritrabecular é evidente, e a marcação pela tetraciclina com linhas duplas mostra que não há defeito na mineralização da matriz osteoide. **C** e **D**. Osteomalacia. Note o grande acúmulo de matriz osteoide recobrindo toda a superfície das trabéculas e com espessura aumentada. Na birrefringência com a luz polarizada, a marcação pela tetraciclina é confluente, lembrando um "borrão". **E** e **F**. Doença óssea adinâmica, mostrando poucas trabéculas e de aspecto lamelar; ausência de células e de fibrose medular. A tetraciclina é visualizada como duplas marcações paralelas, mostrando mineralização eficaz. **G** e **H**. Doença mista. Note a presença de osteoblastos e osteoclastos, osteoide bem definido e fibrose perimedular, lembrando a osteíte fibrosa. Entretanto, a marcação pela tetraciclina mostra predomínio de marcações confluentes, secundárias ao defeito de mineralização da matriz osteoide. (MO: medula óssea; Ocl: Osteoclasto; OM: osso mineralizado; FM: fibrose medular; Obl: osteoblasto; O: osteoide; DM: dupla marcação; MC: marcação confluente, CR: cavidade de reabsorção óssea, Tb: trabécula.) (Fotos gentilmente cedidas pela Profª Drª Vanda Jorgetti, FMUSP.)

ver (T), mineralização osteoide (M) e volume ósseo (V). Cada item é definido como baixo, normal ou elevado. A revisão de 630 biópsias realizadas entre 2003 e 2008 nos EUA e na Europa, usando a classificação TMV, evidenciou interessantes diferenças raciais, com os brancos apresentando remanejamento ósseo predominantemente baixo (62%), enquanto os negros mostraram mais frequentemente *turnover* normal ou alto (68%). Nesse estudo, apenas 3% das biópsias ósseas mostravam defeito de mineralização.[21] Dados de 2003, baseados na análise de 2.507 biópsias realizadas entre 1980 e 1990 no Brasil e no Uruguai, já mostravam a predominância do alto remanejamento na raça negra e chamavam a atenção para a alta prevalência de biópsias com deposição de alumínio (42,4%).[19]

Concluindo, é possível ressaltar que as alterações ósseas na DRC são variáveis e não estanques. Pelo contrário, são extremamente modificáveis por várias situações comuns, como mudanças na prescrição e na rotina da diálise, uso de medicamentos, como ativadores de receptor de vitamina D e quelantes de fósforo, ou ainda pelo transplante renal. Desse modo, o diagnóstico histológico é sempre desejável, sendo inclusive possível o encontro de mais de um diagnóstico histológico na mesma biópsia, o que deve ser entendido como um momento de transição desse doente. A publicação das diretrizes mundiais do KDIGO veio favorecer a necessidade de definição, além do diagnóstico da doença óssea em questão, da quantidade e da qualidade do tecido ósseo, no sentido de ressaltar a importância da histologia óssea na DRC, mas, principalmente, a necessidade de incorporar esse conhecimento ao raciocínio e à prática clínica.

Referências

1. Parfitt AM. The physiologic and clinical significance of bone histomorphometric data. In: Recker R (ed). Bone histomorphometry: techniques and interpretation. Boca Raton, FL: CRC Press, 1983:143-244.

2. Parfitt AM. Stereologic basis of bone histomorphometry: theory of quantitative microscopy and reconstruction of third dimension. In: Recker R (ed.). Bone histomorphometry: technique and interpretation. Boca Raton, FL: CRC Press, 1983:53-85.

3. Frost HM. Preparation of thin undecalcified bone sections by rapid manual method. Stain Technol 1958; 33:273-7.

4. Frost HM. Tetracycline-based histological analysis of bone remodeling. Calcif Tissue Res 1969; 3:211-37.

5. Kulak CA, Dempster DW. Bone histomorphometry: a concise review for endocrinologists and clinicians. Arq Bras Endocrinol Metabol 2010; 54:87-98.

6. Dempster DW, Compston JE, Drezner MK et al. Standardized nomenclature, symbols, and units for bone histomorphometry: a 2012 update of the report of the ASBMR Histomorphometry Nomenclature Committee. J Bone Miner Res 2013; 28:2-17.

7. Ostertag A, Cohen-Solal M, Audran M et al. Vertebral fractures are associated with increased cortical porosity in iliac crest bone biopsy of men with idiopathic osteoporosis. Bone 2009; 44:413-7.

8. Frost HM, Vilanueva AR, Jett S, Eyring E. Tetracycline-based analysis of bone remodelling in osteopetrosis. Clin Orthop Relat Res 1969; 65:203-17.

9. Kulak CA, Borba VC, Jorgetti V et al. Skeletal microstructural abnormalities in postmenopausal women with chronic obstructive pulmonary disease. J Bone Miner Res 2010; 25:1931-40.

10. Recker RR, Delmas PD, Halse J et al. Effects of intravenous zoledronic acid once yearly on bone remodeling and bone structure. J Bone Miner Res 2008; 23:6-16.

11. Siris ES, Clemens TL, Dempster DW et al. Tumor-induced osteomalacia. Kinetics of calcium, phosphorus, and vitamin D metabolism and characteristics of bone histomorphometry. Am J Med 1987; 82:307-12.

12. Eriksen EF, Mosekilde L, Melsen F. Trabecular bone remodeling and balance in primary hyperparathyroidism. Bone 1986; 7: 213-21.

13. Christiansen P, Steiniche T, Brockstedt H, et al. Primary hyperparathyroidism: iliac crest cortical thickness, structure, and remodeling evaluated by histomorphometric methods. Bone 1993; 14:755-62.

14. Rubin MR, Dempster DW, Zhou H et al. Dynamic and structural properties of the skeleton in hypoparathyroidism. J Bone Miner Res 2008; 23:2018-24.

15. KDIGO clinical practice guideline for the diagnosis, evaluation, prevention, and treatment of Chronic Kidney Disease-Mineral and Bone Disorder (CKD-MBD). Kidney Int Suppl 2009; S1-130.

16. Barreto FC, Barreto DV, Moyses RM et al. K/DOQI-recommended intact PTH levels do not prevent low-turnover bone disease in hemodialysis patients. Kidney Int 2008; 73:771-7.

17. Ott SM. Bone histomorphometry in renal osteodystrophy. Semin Nephrol 2009; 29:122-32.

18. Rocha LA, Higa A, Barreto FC et al. Variant of adynamic bone disease in hemodialysis patients: fact or fiction? Am J Kidney Dis 2006; 48:430-6.

19. Araujo SM, Ambrosoni P, Lobao RR et al. The renal osteodystrophy pattern in Brazil and Uruguay: an overview. Kidney Int 2003; Suppl:S54-56.

20. Cunningham J, Sprague SM, Cannata-Andia J et al. Osteoporosis in chronic kidney disease. Am J Kidney Dis 2004; 43:566-71.

21. Malluche HH, Mawad HW, Monier-Faugere MC. Renal osteodystrophy in the first decade of the new millennium: analysis of 630 bone biopsies in black and white patients. J Bone Miner Res 2011; 26:1368-76.

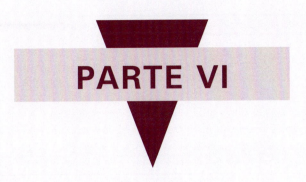

Endocrinologia Feminina e Masculina

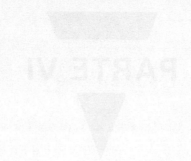

PARTE VI

Endocrinologia Feminina e Masculina

52

Amenorreia

Aline Correia • João Sabino Pinho Neto • José Carlos de Lima • Maria do Socorro C. Azevedo

INTRODUÇÃO

Conceitualmente, considera-se amenorreia um sintoma que se define como a ausência temporária ou definitiva da menstruação no período reprodutivo.

Para que ocorra a menstruação, alguns elementos são necessários:
- Secreção pulsátil de GnRH pelo hipotálamo.
- Produção adequada de gonadotrofinas pela hipófise sensível ao GnRH.
- Ovários responsivos às gonadotrofinas.
- Produção de quantidades adequadas de esteroides e peptídeos ovarianos.
- Endométrio capaz de responder aos estímulos ovarianos.
- Trajeto pérvio entre a cavidade uterina e o exterior.

Esses elementos podem ser compartimentalizados e dar origem a uma classificação bastante útil do ponto de vista clínico:
- *Amenorreia de causa central (compartimento IV)*: envolve os elementos do sistema nervoso central (SNC), incluindo o córtex e passando pelo sistema límbico e o hipotálamo.
- *Amenorreia de causa hipofisária (compartimento III)*: na qual a hipófise seria o órgão comprometido.
- *Amenorreia de causa gonadal (compartimento II)*: que se relaciona com as disfunções das gônadas.
- *Amenorreia de causa canalicular (compartimento I)*: na qual o comprometimento envolve o sistema canalicular, responsável pela formação e eliminação da menstruação (útero e vagina).

A Figura 52.1 demonstra, de maneira esquemática, como pode ser feita essa compartimentalização.

Em trabalho envolvendo 262 pacientes com amenorreia secundária que se estabeleceu na vida adulta,[1] observou-se a frequência listada na Tabela 52.1.

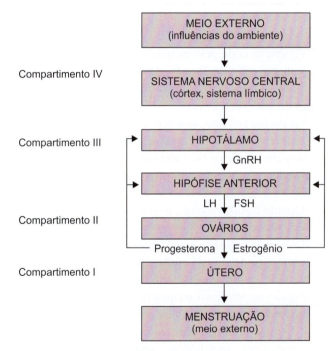

Figura 52.1 Esquema de compartimentalização para estudo das amenorreias.

A amenorreia pode, ainda, ser classificada de diversos modos, dependendo da época de início, de seu comportamento e dos agentes, órgãos e funções envolvidos.[2]

Desse modo, podem ser encontradas amenorreias:
- *De curta duração*, se permanecem por até 6 meses, e de *longa duração*, quando se prolongam por mais tempo.
- *Locais*, se causadas por problema no órgão efetor, e *sistêmicas*, se por condição endócrina ou patológica localizada a distância.
- *Endócrinas* ou *funcionais*, se estão relacionadas com a disfunção glandular, e *orgânicas*, se têm substrato físico.

Tabela 52.1 Frequência dos diagnósticos observados em 262 casos de amenorreia em adultos

Compartimento	Frequência
Compartimento I	
Síndrome de Asherman	7,0%
Compartimento II	
Cromossomos anormais	0,5%
Cromossomos normais	10,0%
Compartimento III	
Prolactinomas	7,5%
Compartimento IV	
Anovulação	28,0%
Perda de peso/anorexia	10,0%
Supressão hipotalâmica	10,0%
Hipotireoidismo	1,0%

Adaptada da referência 8.

Amenorreia de pelo menos 3 meses de duração está presente em cerca de 3% a 5% das mulheres adultas.

Pode-se classificar a amenorreia, também, quanto à época de seu aparecimento:

- *Amenorreia primária*: ausência de menarca.
- *Amenorreia secundária*: ausência de menstruação por mais de três ciclos ou 6 meses em mulheres que anteriormente apresentavam menstruações normais.

Quanto à etiopatogenia, a amenorreia ainda pode ser classificada como:

- *Amenorreia fisiológica*: aquela que ocorre fisiologicamente ao longo da vida da mulher (antes de se atingir a puberdade, na gestação, na lactação e na menopausa).
- *Amenorreia patológica*: na qual há uma patologia desencadeante e que se subdivide em:
  - *Extragenitais*: que envolve causas iatrogênicas, psicogênicas, metabólicas, endócrinas, nutricionais (obesidade, desnutrição) e neurológicas.
  - *Genitais*: que envolve os órgãos genitais (vulvovaginal, canaliculares, ovariana/gonadal).

Pela eventual associação do distúrbio menstrual a altas taxas de prolactina, as amenorreias podem ser ainda classificadas como:

- *Sem hiperprolactinemia*.
- *Com hiperprolactinemia*.

AMENORREIA PRIMÁRIA

Amenorreia primária é definida como ausência de menstruação aos 14 anos de idade, na ausência de desenvolvimento dos caracteres sexuais secundários, ou aos 16 anos com desenvolvimento normal dos caracteres sexuais secundários.[3]

Em geral, a amenorreia primária é mais grave, pois decorre de problemas genéticos, congênitos ou orgânicos, de solução, às vezes, difícil.

Prevalência das Principais Causas[3]

- Disgenesia gonadal: 50%.
- Hipogonadismo hipotalâmico (incluindo amenorreia funcional): 20%.
- Ausência de útero, cérvice e/ou vagina (agenesia mülleriana): 15%.
- Septo vaginal transverso ou hímen imperfurado: 5%.
- Doença pituitária: 5%.
- Insensibilidade androgênica (mutações no receptor androgênico), hiperplasia adrenal congênita (HAC), síndrome dos ovários policísticos (SOP): 5%.
- Anormalidade no receptor esteroide e deficiência em enzimas da esteroidogênese.

Causas Hipotalâmicas

Uma causa comum de amenorreia primária é a amenorreia hipotalâmica funcional.[4] Outras causas incluem: tumores/traumatismos, processos degenerativos, disritmias corticais, acidentes vasculares, encefalites, algumas síndromes (Fröhlich, Kallmann, Laurence-Moon-Biedl), anorexia nervosa, pseudociese, puberdade tardia constitucional e iatrogênica (cirurgia, irradiação e medicamentos).

Amenorreia Funcional

Trata-se de um distúrbio que, por definição, exclui doença patológica.[4]

Caracteriza-se por secreção hipotalâmica anormal de GnRH, levando à diminuição das concentrações e pico de LH, à ausência de desenvolvimento folicular normal, anovulação e a baixas concentrações séricas de estradiol. O FSH está geralmente dentro dos limites normais, com elevada relação FSH/LH, semelhante às pré-púberes.[4]

Fatores como distúrbios alimentares (anorexia nervosa), exercícios e estresse podem contribuir para a patogênese da amenorreia hipotalâmica funcional.[4]

Causas Hipofisárias

As causas hipofisárias podem ser: puperdade atrasada constitucional, pan-hipopituitarismo (nanismo), hipogonadotrofismo isolado, tumores (craniofaringioma, germinoma), traumatismo craniano, infecções (encefalite, meningite), hiperprolactinemia, doenças autoimunes e iatrogênicas.

Causas Ovarianas

Síndrome dos Ovários Resistentes (Síndrome de Savage)

Trata-se de um defeito funcional dos receptores de gonadotrofinas nos folículos ovarianos com resistência ao estímulo com gonadotrofinas exógenas, levando ao aumento de FSH e LH (semelhante à menopausa).

O cariótipo é 46XX e os caracteres sexuais secundários são normais. Pode ocorrer reversão espontânea do bloqueio do receptor.

Outras causas ovarianas incluem: infecções bacterianas ou virais (p. ex., parotidite), hipoplasia ovariana extrema, SOP, ooforite autoimune, quimioterapia, falência ovariana induzida por radiação, doenças autoimunes (ooforite autoimune) e neoplasias funcionantes (disgerminoma, gonadoblastoma, androblastoma e hipernefroma).

Disgenesia Gonadal

A causa mais comum de amenorreia primária é a disgenesia gonadal causada por anormalidades cromossômicas que resultam em falência ovariana primária.

Essas mulheres apresentam níveis significativamente elevados de FSH, devido à ausência de oócitos e folículos ováricos, levando a redução no *feedback* negativo sobre FSH.

As pacientes se apresentam com fenótipo feminino infantil, órgãos genitais hipoplásicos e gônadas em fitas.

Síndrome de Turner

Na síndrome de Turner, ou disgenesia gonadossomática, o cariótipo é 45X (45XO)[5] e a amenorreia ocorre porque os ovários estão preenchidos por tecido fibroso e não produzem estrogênio, em contraste com a genitália externa feminina, o útero e as tubas de Falópio, que se desenvolvem normalmente até a puberdade, quando há falha da maturação induzida por estrogênio.

O quadro clínico exibe vários estigmas (nanismo, malformações, gônadas indiferenciadas). Em caso de mosaicismo (45X, 46XX), podem ocorrer menstruação espontânea e gestação.[6] Na puberdade, a reposição com estrogênio e progesterona cíclica conduz a desenvolvimento de pelos axilares e pubianos, desenvolvimento mamário, crescimento e maturação do útero e da genitália externa.

Síndrome de Swyer

Na disgenesia gonadal pura (síndrome de Swyer), o cariótipo pode ser 46XX ou 46XY, a cromatina de Barr é positiva ou negativa, e o quadro clínico exibe gônadas indiferenciadas, sem nanismo ou malformações. No entanto, na síndrome de Bonnevie-Ulrich ocorrem malformações com gônadas indiferenciadas ou não. A conduta envolve a gonadectomia bilateral após a puberdade e terapia de reposição estrogênica (TRE).

Disgenesia Gonadal Mista (Assimétrica)

O cariótipo pode ser 46X, 46XY ou mosaico, a cromatina de Barr é negativa, e o quadro clínico apresenta-se com ou sem nanismo e malformações, com uma gônada diferenciada e a outra não. A conduta envolve gonadectomia bilateral, clitoriplastia, quando necessária, tratamento hormonal e orientação psicológica.

Causas Vulvovaginais

Hímen Imperfurado

Apresenta-se como dor pélvica cíclica e massa perirretal (sequestro de sangue pela vagina – hematocolpos). O diagnóstico é feito pelo exame físico e o tratamento é cirúrgico.

Outras causas de amenorreia primária de etiologia vulvovaginal incluem: agenesia de vagina (isolada), septo vaginal transverso (quadro clínico semelhante ao do hímen imperfurado) e estenose/atrofia genital congênita.

Causas Canaliculares

Agenesia Vaginal (Agenesia Mülleriana ou Síndrome de Mayer-Rokitansky-Küster-Hauser)

Na agenesia ou hipoplasia dos ductos de Müller de etiologia desconhecida, a paciente apresenta ausência congênita da vagina com agenesia uterina e cervical. Em 7% a 10% dos casos, o útero pode apresentar-se normal, porém rudimentar.

Outras causas incluem: tuberculose/esquistossomose genital, endométrio refratário (metrose de receptividade), útero infantil (com o colo maior do que o corpo e endométrio não secretor) e útero rudimentar (quando não há endométrio).

Anormalidade do Receptor

Síndrome da Insensibilidade Androgênica

Distúrbio recessivo ligado ao X com cariótipo 46XY, caracteriza-se por resistência à testosterona devido a defeito no receptor androgênico e consequente falha no desenvolvimento dos caracteres sexuais masculinos com fenótipo feminino.

O fenótipo é feminino com genitália externa feminina, mamas desenvolvidas, porém pelos pubianos e axilares esparsos e ausência de tubas uterinas, útero e terço superior da vagina (inibição das estruturas müllerianas).

Ao exame físico, evidenciam-se testículos palpáveis em região inguinal.

A insensibilidade androgênica pode ser parcial ou completa:

- *Tipo I – insensibilidade incompleta*: quando há deficiências na sensibilidade aos androgênios, o que pode ocorrer em maior ou menor grau e caracterizar os diferentes fenótipos dos pacientes em diferentes síndromes (síndrome de Lubs-Dreyfus-Reifenstein-Rosewater).
- *Tipo II – insensibilidade completa*: quando há deficiência completa na enzima 5α-redutase, responsável pela conversão de esteroides em androgênios fortes.

O diagnóstico é feito com exame físico geral, estudo genético, avaliação da idade óssea, dosagens enzimáticas e hormonais (testosterona sérica elevada), estudos de imagens (ultrassonografia [US], tomografia, ressonância, medicina nuclear, radiologia do meato perineal com contraste) e estudo histológico das gônadas. O tratamento consiste em excisão das gônadas após a puberdade (risco de tumor acima dos 25 anos).

Alterações Enzimáticas

Deficiência da 5α-Redutase

O cariótipo é 46XY e, ao nascimento, a genitália é feminina ou ambígua, porém, na puberdade, ocorre virilização em virtude do aumento pré-puberal da testosterona em meninos. A não conversão da testosterona (pela via da 5α-redutase) em diidrotestosterona (DHT) justifica ausência de alargamento da genitália externa masculina e da próstata. O desenvolvimento dependente da testosterona está intacto, incluindo crescimento de cabelo padrão masculino, agravamento da voz e massa muscular.

Deficiência de 17α-Hidroxilase (CYP17)

Distúrbio raro que pode ocorrer em cariótipos 46XX ou 46XY, caracteriza-se por defeito no gene CYP17, resultando em redução da síntese de cortisol e aumento da produção de ACTH, corticosterona e desoxicorticosterona.

O fenótipo é feminino associado a hipertensão arterial sistêmica (HAS) e ausência de desenvolvimento puberal com genitália feminina (46XX) ou incompletamente desenvolvida (46XY).

Roteiro Diagnóstico

Anamnese

- Antecedentes familiares de anomalias genéticas, atraso ou ausência puberal.
- Estágios da puberdade (outros estágios da puberdade foram completados?).
- Estatura-alvo familiar.
- Uso de medicações.
- Nutrição, atividade física.
- Disfunção psicológica e estresse.
- Evidências de doenças do sistema nervoso central (SNC) (cefaleia, alteração visual).

Exame Físico

- Desenvolvimento puberal: peso, altura, velocidade de crescimento.
- Desenvolvimento mamário e dos pelos pubianos (estágios de Tanner).
- Exame do trato genital (hímen, vagina, US pélvica para avaliação de estruturas müllerianas).
- Exame da pele: acne, hirsutismo.

Quando Investigar

- Quando a menarca não ocorre até os 16 anos de idade.
- Quando os caracteres sexuais secundários não surgem até os 14 anos de idade.
- Quando o peso e a altura estão significativamente retardados.
- Quando foram decorridos 3 anos da telarca.

Avaliação Laboratorial

A avaliação laboratorial dependerá da presença ou ausência de estruturas müllerianas. Mesmo que ao exame físico se observe vagina normal ou colo uterino/útero, é importante a realização de US pélvica para avaliação de ovários.

Ausência de Útero

Nos casos em que a paciente não apresente útero é necessária a realização de cariótipo e dosagem de testoterona. Esses dois exames ajudam no diagnóstico diferencial entre desenvolvimento mülleriano anormal (46XX + concentração de testosterona normal para mulher) e síndrome da insensibilidade androgênica (46XY + concentração de testosterona normal para homem).

Presença de Útero

As pacientes que apresentam estruturas müllerianas normais, além de ausência de hímen imperfurado, necessitam da dosagem sérica de FSH, prolactina, função tireoidiana e β-hCG para exclusão de gravidez.

Na Figura 52.2 pode-se observar o roteiro diagnóstico recomendado em caso de infantilismo sexual.

A Figura 52.3 ilustra o roteiro diagnóstico recomendado para ser utilizado nos casos em que o exame físico revela diferenciação morfológica normal.

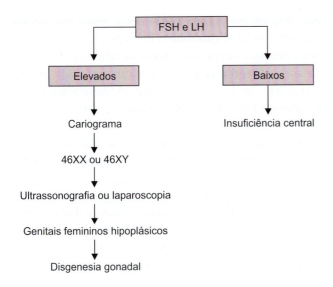

Figura 52.2 Roteiro diagnóstico quando o paciente exibe infantilismo sexual.

AMENORREIA SECUNDÁRIA

Considera-se a ocorrência de amenorreia secundária quando a paciente, após a menarca, deixa de apresentar fluxos menstruais por um período que corresponda, no mínimo, ao intervalo médio de três ciclos menstruais prévios ou 6 meses de amenorreia.[3]

No entanto, alguns autores, como Halbe et al., afirmam que qualquer atraso menstrual em mulheres eumenorreicas pode ser considerado amenorreia.[7]

A amenorreia secundária é de causa funcional (endócrina) na maioria dos casos.

Para melhor avaliação clínica da amenorreia secundária é importante a utilização da classificação de acordo com o compartimento envolvido, tornando possível inferir sobre as principais causas da amenorreia:

- *Sistema nervoso central (SNC)*: causas psicogênicas (anorexia nervosa, pseudociese, estresse), disfunções límbicas (controle hipotalâmico, receptores centrais), relação entre massa gorda e massa magra (nutrição), tumores, infecções (encefalite, meningite), sarcoidose, hemocromatose, amiloidose, causas irritativas (disritmias cerebrais, epilepsias) e causas iatrogênicas.[3]
- *Hipotálamo*: síndrome de imaturidade do eixo hipotalâmico-hipofisário-ovariano (HHO), deficiência congênita de GnRH, síndrome puerperal, disfunções endócrinas (distireoidismos, disfunções suprarrenais), amenorreia funcional, tumores, lesões infiltrativas e causas iatrogênicas.
- *Hipófise*: adenomas (PRL, ACTH ou GH), lesões inflamatórias (hipofisites), lesões infiltrativas, doenças tireoidianas (hipotireoidismo primário levando ao aumento da hipófise), síndrome da sela vazia, síndrome de Sheehan, síndromes malformativas e causas iatrogênicas e tóxicas.
- *Ovários*: os ovários podem estar hiperfuncionantes, como nos casos de hipertecose ou de tumores secretantes, ou hipofuncionantes, como nos casos de falência ovariana precoce (inflamatória, infecciosa, autoimune, iatrogênica), SOP, hiperinsulinemia, tumores e iatrogênica (medicamentos).
- *Sistema canalicular*: síndrome de Asherman, endometrites (tuberculose, esquistossomose), estenose cervical cicatricial, septos vaginais transversos e estenose de vagina (doença de Crohn, radioterapia).
- *Outros*: doenças sistêmicas (*diabetes mellitus*, renais, hepáticas), obesidade.

As principais causas de amenorreia secundária, segundo sua prevalência, são:[8]
- Gravidez: principal causa de amenorreia.
- Doença ovariana: 40%.
- Disfunção hipotalâmica: 35%.
- Doença hipofisária: 19%.
- Doença uterina: 5%.
- Outras: 1%.

Roteiro Diagnóstico

O ciclo menstrual tem sido considerado um "sinal vital" da saúde reprodutiva da mulher, e há um foco maior

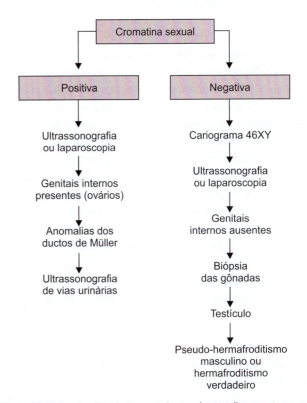

Figura 52.3 Roteiro diagnóstico quando o paciente exibe caracteres sexuais normais.

no estabelecimento do diagnóstico relativamente no início do curso da amenorreia. Isso porque as consequências na saúde da mulher acumulam-se relativamente rápido depois que ela se torna hipogonádica, e a detecção precoce da SOP pode ajudar a evitar o ganho de peso excessivo e hirsutismo e reduzir os riscos de hiperplasia endometrial e câncer.[4]

Na anamnese e no exame físico, deve-se prestar especial atenção quanto a antecedentes de disfunção psicológica e estresse, antecedentes familiares de anomalias genéticas e doenças endócrinas, avaliação do crescimento e desenvolvimento, carga de exercícios físicos, história obstétrica (hemorragia intraparto, ausência de amamentação, curetagem pós-aborto, uso de fórceps, traumatismo craniano), idade do aparecimento e estado atual das mamas e dos caracteres sexuais primários e secundários, restrição do crescimento, anomalias corporais e dos genitais externos, história menstrual, sinais e sintomas de falência ovariana, sinais e sintomas de hiperandrogenismo, uso prévio de medicamentos (anticoncepcionais hormonais orais ou de depósito) e atuais (anorexígenos, tranquilizantes), tratamentos clínicos, inclusive rádio e quimioterapia, e cirúrgicos, estado nutricional e intercorrências nutricionais (perda ou aumento exagerado de peso), estado psicológico, emocional, conjugal, familiar e social, sinais e sintomas de doenças funcionais (endocrinopatias) e orgânicas locais, sistêmicas e neurológicas.

O exame físico consolidará grande parte dos dados coletados na observação e auxiliará a escolha dos métodos complementares indispensáveis.

Os seguintes dados deverão ser investigados integralmente: peso, altura e envergadura; estado nutricional e discrepâncias entre o desenvolvimento corporal e a idade cronológica; evidências de doenças do SNC; aspecto e quantidade dos pelos axilares e pubianos; definição ou ambiguidade dos genitais externos; presença de estigmas turnerianos; descarga papilar serosa ou láctea; distribuição da gordura corporal (androide, ginecoide); hirsutismo, acne e virilização; volume do útero e dos ovários.

O primeiro passo a ser dado deve relacionar-se com o afastamento de gravidez, que é a principal causa de amenorreia na menacma. Quando a anamnese e o exame físico não são conclusivos, pode ser necessária a realização de exame laboratorial de gravidez (β-hCG) ou US.

Na Figura 52.4 são listados os passos a serem seguidos no roteiro diagnóstico da amenorreia com ou sem galactorreia.

Etapa I: Dosagem Sérica de TSH para Diagnóstico de Hipotireoidismo

Em decorrência do hipotireoidismo, há diminuição da alça do *feedback* negativo determinada pelos hormô-

nios tireoidianos (T3 e T4) e, como resultado, ocorre aumento do TRH (hormônio liberador de tireotrofina), que pode agir diretamente sobre as células lactotróficas da adeno-hipófise como um fator liberador de prolactina (PAF – *prolactin activator factor*), determinando hipertrofia e hiperplasia. No entanto, a curta meia-vida do TRH inviabiliza sua dosagem no sangue periférico, de modo que se dosa o TSH com esse intuito, uma vez que esse hormônio reflete bem os níveis de TRH hipotalâmicos.

Ainda no hipotálamo, a diminuição da dopamina e/ou de seus efeitos em sua via tuberoinfundibular (p. ex., mediante a ação de neurolépticos) pode determinar diretamente o aumento da prolactina. Portanto, é de fundamental importância a averiguação do uso de fármacos por parte da paciente.

Etapa II: Dosagem de Prolactina para o Diagnóstico da Hiperprolactinemia

A prolactina é considerada uma gonadotrofina hipofisária. No entanto, determina efeitos hipotróficos sobre as gônadas, com resultante hipogonadismo hipogonadotrófico. Aumentos da prolactina sérica (> 25ng/mL) podem causar distúrbios menstruais, desde hemorragia uterina até amenorreia, com ou sem galactorreia, e insuficiência lútea, anovulação e infertilidade. Os mecanismos por meio dos quais a prolactina determina amenorreia se estabelecem em nível central (estimulando a secreção de dopamina), hipotalâmico (diminuindo a secreção do GnRH – hormônio liberador de gonadotrofinas), hipofisário (diminuindo a secreção de hormônio luteinizante [LH]) e ovariano (diminuindo a síntese e liberação de estrogênio e progesterona).

As causas das hiperprolactinemias são medicamentosas, funcionais, tumorais, infecciosas, endócrinas ou neurológicas, entre outras.

As dosagens refletem em si a gravidade do problema; assim, a coleta deve ser feita após 2 horas de jejum e 40 minutos de repouso. Seus valores normais situam-se entre 5 e 25ng/mL. Valores > 100ng/mL sugerem adenoma hipofisário; entre 100 e 250ng/mL, pode tratar-se de microadenoma, e > 250ng/mL, pode ser um macroadenoma. Valores > 1.000ng/mL sugerem tumores localmente invasivos e, quando > 2.000 a 3.000ng/mL, pode estar ocorrendo invasão do seio cavernoso.

As pacientes com níveis tumorais de prolactinemia devem submeter-se a avaliação neurológica e oftalmológica (campimetria visual).

Se o tratamento e a conduta não são diferentes, não é necessário documentar microadenomas. Revisões contemporâneas assinalam os inconvenientes da radiogra-

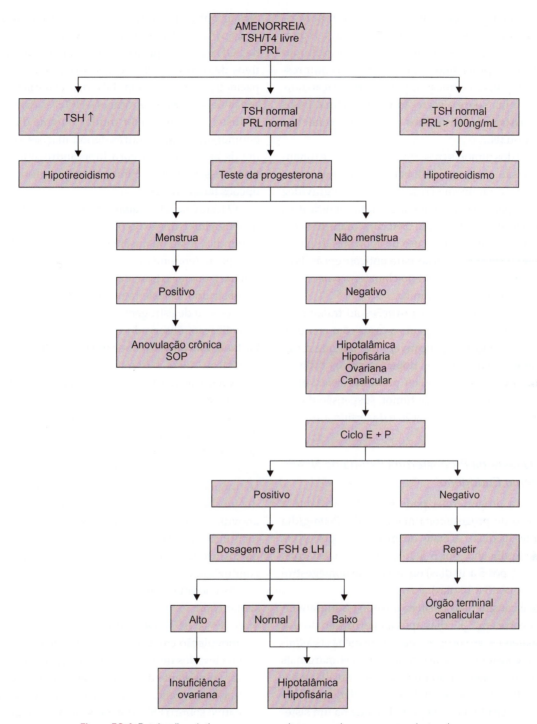

Figura 52.4 Roteiro diagnóstico para os casos de amenorreia com ou sem galactorreia.

fia simples do crânio em perfil para avaliação da sela túrcica, citando as limitações desse exame em excluir apenas macroadenomas. Por outro lado, também há grande inconveniente quanto às técnicas avançadas de imagem, que revelam um número elevado de lesões descobertas em pacientes assintomáticas, reproduzindo em vida os achados comuns de autópsias (incidentaloma hipofisário).

Galactorreia ou nível de prolactina elevado em mulheres amenorreicas torna necessária a realização de exames de imagem. No entanto, esses exames não são necessários em uma mulher com galactorreia ou com níveis de prolactina < 100ng/mL, quando suas menstruações são regulares.[3] Níveis de prolactina de 100ng/mL foram empiricamente escolhidos como determinantes de investigações mais aprofundadas. Tumores maiores são associados a níveis de prolactina > 100ng/mL. Massas maiores associadas a níveis de prolactina < 100ng/mL representam, provavelmente, outros tipos de tumores diferentes dos prolactinomas e que causam compressão da haste hipofisária, interrompendo a regulação normal da dopamina sobre a secreção de prolactina. Esses tumores se associam a distúrbios menstruais, cefaleia e problemas visuais.

A maioria dos tumores cresce muito lentamente (quando crescem), são absolutamente benignos, muitas vezes assintomáticos, e raramente crescem durante a gravidez ou progridem para macroadenoma. Há uma significativa taxa de recorrência após cirurgia. Seu curso natural não é afetado pelo tratamento com o uso de agonistas dopaminérgicos, não é contraindicação para anticoncepção hormonal ou terapêutica hormonal do climatério e necessita apenas de acompanhamento clínico.

Na atualidade, há grandes restrições ao tratamento cirúrgico, o qual é reservado para os casos com comprometimento neurológico significativo, uma vez que o tratamento clínico com agonistas dopaminérgicos reduz a prolactina a níveis fisiológicos ou próximos deles, além de promover rápida redução do tumor, suspensão da galactorreia e retorno da menstruação e da fertilidade.

Etapa III: O Teste da Progesterona Estima os Níveis de Estrogênio Endógeno

O teste da progesterona pode ser feito mediante a administração de progesterona micronizada (200mg/dia VO, durante 10 dias), acetato de medroxiprogesterona (AMP – 10mg/dia VO, por 5 a 10 dias), didrogesterona (10mg/dia VO, por 5 a 10 dias) ou acetato de nomegestrol (5mg/dia VO, por 5 a 10 dias).

O teste é considerado positivo quando o sangramento uterino ocorre em 2 a 7 dias após a interrupção do uso do progestágeno. Caso ocorram apenas manchas (*spottings*), deve-se considerar a existência de níveis marginais de estrogênio endógeno; portanto, deve-se reavaliar a paciente e repetir o teste após 30 dias. O resultado positivo indica que a paciente não está grávida e que há um sistema canalicular funcionante e pérvio, assim como níveis endógenos adequados de estrogênio (p. ex., em casos de anovulação por SOP) que foram capazes de estimular um endométrio funcionante.

Se os ovários produziram estrogênios, é porque houve estímulo adequado de FSH e LH pela hipófise que, por sua vez, foi adequadamente estimulada pelo GnRH hipotalâmico, ou seja, todo o eixo HHO encontra-se íntegro e funcionante, porém de maneira acíclica. Isso se traduz por um quadro de anovulação crônica, cujo diagnóstico, em geral, está definido. Deve-se ter o cuidado de afastar outras patologias que possam interferir na ovulação. A US não serve para diagnóstico nem seguimento de SOP, uma vez que aspectos ultrassonográficos sugestivos de ovários policísticos ocorrem em 8% a 25% das pacientes normais e em 14% das usuárias de anticoncepcionais hormonais orais (AHO).[9-13] Alguns autores, inclusive, acham melhor mudar o nome da síndrome e enumeram algumas outras denominações, como síndrome de anovulação crônica hiperandrogênica, entre outras. Nesses casos, o clínico deve, de pronto, avaliar as opções terapêuticas.

O teste é negativo quando há ausência de sangramento após a interrupção do progestágeno. O resultado negativo indica lesão ou ausência de resposta endometrial ao estrogênio (endométrio sem preparação estrogênica preliminar), ou que o trato de saída da menstruação pode estar obstruído. O teste também pode ser negativo mesmo na presença de estrogênios, quando há problemas na decidualização, observado quando são encontrados níveis bastante elevados de androgênios (SOP, tumores secretantes) ou níveis bastante elevados de androgênios ou progesterona associados a deficiência enzimática adrenal específica.

Se a paciente apresenta, conjuntamente, um teste da progesterona positivo, ausência de galactorreia e níveis de prolactina normais, está praticamente descartada a possibilidade de tumor hipofisário significativo (prolactinomas).[3] Nesse caso, praticamente confirma-se o diagnóstico de anovulação de causa central ou SOP. Na anovulação de causa central, muitas vezes, é impossível identificar a causa inicial. No entanto, o estado clínico da disfunção é previsível e facilmente diagnosticado e conduzido.

As pacientes com anovulação crônica podem se apresentar com:

- *Níveis de estrogênios adequados ou elevados*: nos casos de anovulação crônica, na presença de níveis adequados ou elevados de estrogênios endógenos, essa ação tônica e persistente dos estrogênios, com ausência de flutuações e quedas de seus níveis, mantém o *feedback* negativo sobre o FSH, que persiste baixo, o que impede o crescimento folicular no nível dos ovários.

Alguns fatores podem ser responsáveis pelas taxas elevadas de estrogênios:

  - Hiperfunção simples (não tumoral), geralmente decorrente da persistência folicular, encistamento de corpo lúteo e luteoma.
  - Hipertecose associada ou não a hiperinsulinemia, que causa hiperandrogenismo.
  - Aumento de precursores estrogênicos pela suprarrenal.
  - Estresse.

- Hiperplasia congênita da adrenal.
- Aumento da conversão periférica – obesidade.
- Tumores produtores de estrogênios – ovário e adrenal.
- Diminuição da depuração de estrogênios, como nos casos de hepatopatias, nefropatias, doenças tireoidianas (hipotireoidismo determina a diminuição da globulina ligadora dos hormônios sexuais – SHBG).
- *Níveis de estrogênio reduzidos*: nos casos de insuficiência (falência) ovariana, ocorre deficiência na produção de estrogênios pelos ovários. Nesses casos, há ausência de pico estrogênico que antecede o pico de LH no meio do ciclo. Portanto, esse mecanismo também é responsável por anovulação crônica.
- *Níveis de estrogênios e androgênios endógenos alterados*: algumas pacientes apresentam aumento na resistência periférica à insulina, com hiperinsulinemia. A insulina elevada pode atuar de maneira cruzada sobre os receptores de IGF-2 (*insulin-like growth factor 2 –* fator de crescimento insulina-símile 2). Esses receptores, quando ativados, mobilizam a conversão de colesterol em androgênios, mediante o estímulo do citocromo P450c17, de modo que ocorre elevação de androgênios no microambiente ovariano, e esses andrógenos elevados determinam atresia folicular mediante seus efeitos diretos ou indiretos, por meio do aumento da produção do fator de necrose tumoral (TNF).

A obesidade também é responsável pelo aumento da resistência insulínica, mas ainda leva à anovulação crônica por diminuir a produção de SHBG em nível hepático, especialmente em pacientes que apresentam esteatose hepática; além disso, favorece a conversão periférica de androgênios no tecido adiposo.

As pacientes com SOP, que chegam a responder por 30% dos casos de amenorreia, apresentam hiperandrogenemia, hiperinsulinemia e, muitas vezes, obesidade e dislipidemia. Essas pacientes apresentam repercussão sobre o ciclo menstrual (espânio, oligo e amenorreia), assim como sobre a reprodução (infertilidade), a estética (obesidade, acne) e o risco cardiovascular (são mais suscetíveis a arteriosclerose e infarto do miocárdio), com risco para *diabetes mellitus* tipo II.

Quando o teste da progesterona é negativo, deve-se avançar para a quarta etapa de investigação.

Etapa IV: Teste do Ciclo Estrogênico-Progestogênico

Esse teste é feito mediante a utilização de estrogênios conjugados equinos (0,625 a 1,25mg/dia VO, durante 21 dias) ou 17β-estradiol (1 a 2mg/dia VO, durante 21 dias) ou, ainda, valerato de estradiol (1 a 2mg/dia VO, durante 21 dias), associados a um progestágeno, nos últimos 7 a 10 dias. Desse modo, mimetiza-se o ciclo menstrual normal, havendo estímulo estrogênico sobre o endométrio, transformando-o em proliferativo, e, depois, estímulos estrogênico e progestágeno, transformando o endométrio em secretor, de modo que, após a interrupção dos hormônios, deverá haver sangramento menstrual por deprivação, o que caracteriza o teste como positivo.

Nos casos de teste estrogênico-progestogênico negativo, o teste deve ser repetido, uma vez que a resposta do receptor estrogênico pode estar muito comprometida, o que retardaria um pouco seus efeitos. No entanto, caso o teste persista negativo, deve-se considerar a possibilidade de obstrução do trato de saída (útero e vagina), como ocorre na síndrome de Asherman, quando sinéquias uterinas surgem em decorrência da destruição do endométrio em sua camada basal, de maneira iatrogênica, por meio de curetagens uterinas intempestivas, cirurgias uterinas (metroplastia, miomectomia) ou causas infecciosas (endometrite, tuberculose, esquistossomose uterina, doença inflamatória pélvica).

O quadro clínico depende da extensão das sinéquias. Lesões muito extensas podem determinar amenorreia e as menos extensas, abortamentos, infertilidade, dismenorreia e hipomenorreia.

O diagnóstico pode ser feito, ainda, por histerossalpingografia ou, preferencialmente, pela histeroscopia.

O tratamento pode ser feito por meio da histeroscopia cirúrgica com lise de aderências, seguida de colocação de dispositivo intrauterino (DIU) ou Foley pediátrico – 3mL (retirar em 7 dias). Adicionalmente, administram-se anti-inflamatórios não esteroides (AINE), inibidores de prostaglandinas e estrogênios, em altas doses, por 2 meses consecutivos (estrogênios conjugados equinos – 2,5mg/dia VO, durante 21 dias por mês; 17β-estradiol – 1 a 2mg/dia VO, durante 21 dias; ou, ainda, valerato de estradiol – 1 a 2mg/dia VO, durante 21 dias).

As complicações são, especialmente, de ordem obstétrica: trabalho de parto prematuro, placenta acreta e hemorragias pós-parto.

A estenose cervical e a de vagina também podem resultar em teste estrogênico-progestogênico negativo e determinam hematometra (coleção sanguínea na cavidade uterina) e/ou hematocolpo (coleção na vagina), respectivamente, com aumento do volume abdominal.

O teste estrogênico-progestogênico positivo indica produção estrogênica inadequada e torna necessária a localização da causa, que pode ser:
- Produção inadequada de gonadotrofinas, e o problema pode estar assestado no hipotálamo ou na hipófise.

- Diminuição da atividade folicular, quando os folículos ovarianos não produzem adequadamente os esteroides sexuais.

Nesse momento, deve-se recorrer à Etapa V.

Do ponto de vista prático, em pacientes com genitálias externa e interna normais ao exame físico, sem história de infecções ou traumatismos (como curetagens), uma anormalidade do sistema canalicular é pouco provável, de modo que, se não há razões para suspeição de problemas no sistema canalicular, a Etapa IV não precisa ser realizada.

Etapa V: Dosagem de Gonadotrofinas

As gonadotrofinas a serem dosadas, em geral, são o FSH e o LH. Questiona-se a real necessidade de se dosar também o LH, uma vez que este apresenta meia-vida mais curta do que o FSH. Sugere-se que as dosagens de gonadotrofinas sejam realizadas semanalmente em quatro ocasiões[14] para avaliação, inclusive, da possibilidade de resposta ovariana à indução da ovulação, quando indicada.

A falência ovariana pode ser consequência de mais de uma condição anormal. Um exemplo reconhecido de falência ovariana se deve a alta taxa de atresia folicular, o que leva a depleção prematura da população de folículos ovarianos. Esse distúrbio específico pode estar associado à síndrome de Turner (45XO). Deleções e translocações no braço longo do cromossomo X estão associadas a causas de falência ovariana prematura.[15]

A Tabela 52.2 demonstra os níveis de gonadotrofinas.

Gonadotrofinas Elevadas

As gonadotrofinas encontram-se elevadas nos casos de castração, menopausa precoce, pós-menopausa, insuficiência ovariana, falência prematura dos ovários, SOP e doenças autoimunes (folículos contendo infiltrado de linfócitos e plasmócitos na teca e na granulosa).

Tabela 52.2 Níveis de gonadotrofinas em diferentes estados clínicos

Estado clínico	FSH	LH
Normal	5 a 30mUI/mL	5 a 20mUI/mL
Ovulação	2×*	Pico 3×*
Hipogonadotrófico	< 5	< 5
Hipergonadotrófico	> 30	> 40

*Gonadotrofinas elevadas.

Síndrome dos Ovários Policísticos

A SOP representa um dos distúrbios endocrinológicos mais comuns no sexo feminino, responsável por cerca de 20% dos casos de amenorreia. A associação com maior índice de massa corporal (IMC) e DM2 é frequente (mesmo em mulheres com peso normal).

A doença é caracterizada por anovulação crônica com evidência clínica ou bioquímica de hiperandrogenismo com ou sem ovários morfologicamente policísticos.

Para o diagnóstico de SOP são necessários dois dos três seguintes critérios: (a) hiperandrogenismo (clínico: acne, hirsutismo; ou biquímico: aumento dos androgênios); (b) oligo ou amenorreia; (c) ovários policísticos à US.

Trata-se de um diagnóstico de exclusão.

O estudo Women's Ischemia Syndrome Evaluation (WISE), com 104 mulheres, avaliou a sobrevida livre de doença cardiovascular (DCV) em 78,9% das mulheres com SOP contra 88,7% nas sem SOP.[4]

Estudos genéticos atuais evidenciam mutação na transcrição do gene da proteína 2 semelhante ao fator 7, que confere suscetibilidade para DM2, sugerindo associação com SOP.[4]

Falência Ovariana Precoce

A falência ovariana precoce ou insuficiência ovariana primária representa o fornecimento esgotado de oócitos e folículos antes dos 40 anos de idade.

A falha da função ovariana leva a queda na produção de estrogênio com consequentes atrofia endometrial e cessação da menstruação. A perda do *feedback* negativo de estradiol e inibina sobre o hipotálamo e hipófise resulta em elevação do FSH.

Pode ocorrer remissão, e gravidez, apesar de improvável, ocorre em 5% a 10% dos casos.[16]

As mulheres com insuficiência ovariana primária devem ser encorajadas a manter um estilo de vida que otimiza a saúde óssea e cardiovascular, incluindo exercício para manutenção do peso, manter ingestão adequada de cálcio (1.200mg/dia) e vitamina D (pelo menos 800UI/dia), ingerir uma dieta saudável para evitar a obesidade, e submeter-se a rastreio de fatores de risco cardiovascular, com o tratamento de todos os fatores de risco identificados.[16]

Menopausa Precoce/Prematura

Novas mutações genéticas têm sido identificadas e podem ajudar a entender a fisiopatologia dessa desordem, a qual tem sido associada a aumento do risco de DCV, mas a história natural ainda é incerta. Os dados epidemiológicos sugerem que a menopausa precoce é um fator de risco independente para DCV, enquanto outros acreditam que, no caso de DCV, esta é mais grave em mulheres com menopausa precoce.[4]

As pacientes que apresentam ooforite autoimune exibem outros estigmas de diferentes doenças, como disfunção tireoidiana (tireoidite de Hashimoto), síndrome poliglandular, miastenia grave, púrpura trombocitopênica idiopática, artrite reumatoide, vitiligo e anemia hemolítica autoimune.

Nesses casos, é importante a realização de exames como dosagem de cálcio e fósforo, glicemia de jejum, cortisol matinal, TSH/T4 livre, anticorpos antitireoidianos, anticorpos adrenais anti-21-hidroxilase, hemograma completo com velocidade de hemossedimentação (VHS), proteínas totais e frações, fator reumatoide e fator antinúcleo (FAN).

Gonadotrofinas Normais ou Diminuídas

As gonadotrofinas encontram-se normais ou diminuídas por causas hipofisárias ou hipotalâmicas. Portanto, deve-se proceder à avaliação radiológica da sela túrcica, que pode se apresentar alterada nos casos de:

- *Tumores hipofisários não produtores*: compressão.
- *Tumores hipofisários produtores*: GH, ACTH e TSH (raro).
- *Tumores não hipofisários*: também determinam compressão, a exemplo de craniofaringioma, meningioma, gliomas, metástases ou cordomas.
- *Massas não neoplásicas*: também podem determinar compressão, a exemplo de abscessos, gomas, tuberculomas, aneurisma da carótida ou obstrução do aqueduto de Sylvius.
- *Síndrome de Sheehan*: necrose aguda da hipófise por hemorragia e choque, em geral no pós-parto, mas que também pode ocorrer em virtude de hemorragias de outras origens (cirurgias, traumatismos), assim como por outros fatores, como anemia intensa, anemia falciforme, sarcoidose, trombose, aneurisma ou vasculopatias periféricas. O diagnóstico é firmado mediante a avaliação de sintomas de pan-hipopituitarismo no pós-parto imediato, como falta de lactação, perda de pelos axilares e pubianos e insuficiências adrenal e tireoidiana, o que pode levar o paciente a apresentar risco de morte.
- *Hipofisite linfocitária*: doença também muito rara, descrita nessa última década, assemelha-se a um tumor. Quase exclusiva do período gravídico-puerperal, caracteriza-se por extensa infiltração linfocitária, limitada à adeno-hipófise. Parece tratar-se de patologia autoimune, incluindo uma associação com tireoidite autoimune e anemia perniciosa. Ela é acompanhada de graus variados de hipopituitarismo,

frequentemente associada a leve hiperprolactinemia, provavelmente devida à compressão da haste hipofisária, causada pelo aumento generalizado da glândula. Essa compressão sobre a circulação porta-hipofisária acarretaria uma limitação do aporte dos hormônios liberadores hipotalâmicos, levando a deficiência dos hormônios hipofisários e elevação da prolactina em consequência da diminuição do fator de inibição da prolactina (PIF). O diagnóstico definitivo é baseado no exame histológico do tecido hipofisário retirado por via transesfenoidal, ou durante a necropsia, pois essa patologia pode ser potencialmente letal.

- *Síndrome da sela vazia*: deve ser mencionada, embora não constitua uma doença propriamente dita, senão um defeito congênito do diafragma selar, possibilitando a extensão do espaço subaracnóideo para dentro da fossa hipofisária, deslocando a glândula. O quadro é benigno, não afetando a função hipofisária, a menos que seja confundida e tratada como tumor.
- *Amenorreia hipotalâmica*: a causa mais frequente das amenorreias hipogonadotróficas, é diagnosticada pela exclusão das causas hipofisárias. A amenorreia hipotalâmica pode instalar-se abruptamente ou ser o estágio final do bloqueio progressivo da função ovariana que, nas fases iniciais, expressou-se por insuficiência lútea, anovulação, sangramento uterino disfuncional e, finalmente, amenorreia. Essa evolução alerta para o fato de que em seus estágios iniciais, quando ainda existe alguma produção estrogênica, a paciente sangrará ao teste do progestogênio. Somente no estágio final, quando não houver mais resposta ovariana devido à ausência de gonadotrofinas biologicamente ativas, o teste será negativo. Variantes raras em genes associados ao hipogonadismo hipogonadotrófico idiopático são encontradas em mulheres com amenorreia hipotalâmica, o que sugere que essas mutações podem contribuir para a suscetibilidade variável das mulheres para as alterações funcionais na secreção de GnRH que caracterizam a amenorreia hipotalâmica.[17] A consulta com um nutricionista e profissional de saúde mental deve ser incentivada, e a ingestão nutricional, os níveis de exercício, bem como a presença ou ausência de períodos menstruais, devem ser cuidadosamente monitorizados ao longo do tempo. Uma das principais preocupações quanto a essa patologia diz respeito à perda de massa óssea em decorrência do hipoestrogenismo. A pílula contraceptiva oral não deve ser fornecida com o propósito de melhorar a densidade óssea, uma vez que vários estudos indicaram que a terapia não atenua a perda óssea nessas pacientes.[18]

O Papel da Leptina

Mulheres com amenorreia hipotalâmica apresentam redução da leptina sérica, o que provavelmente contribui para diminuição da secreção de gonadotrofinas, comparadas a mulheres com ciclos menstruais normais.

A hipoleptinemia crônica vista na amenorreia hipotalâmica também é associada a perda de massa óssea e disfunção neuroendócrina, incluindo anormalidades nos hormônios tireoidianos e GH, assim como no eixo adrenal.

Chou et al. realizaram um estudo randomizado, duplo-cego, placebo-controlado, sobre a leptina humana recombinante em doses de reposição ao longo de 36 semanas em mulheres com amenorreia hipotalâmica. Foram avaliados seus efeitos sobre os resultados reprodutivos, a função neuroendócrina e o metabolismo ósseo. A reposição da leptina resultou em recuperação da menstruação e corrigiu as anormalidades nos eixos gonadal, tireoidiano, somatotrófico e adrenal. Também demonstraram alterações nos marcadores do metabolismo ósseo sugestivo da formação óssea, mas não houve alterações na densidade mineral óssea foram detectadas ao longo da curta duração desse estudo.[19]

A kisspeptina é um regulador essencial da função reprodutiva normal. Uma única injeção de kisspeptina em humanos saudáveis voluntários estimula a liberação de gonadotrofina.[20]

A administração aguda de kisspeptina nas mulheres com infertilidade em virtude de amenorreia hipotalâmica potente estimula gonadotrofina de lançamento, mas a administração crônica de resultados kisspeptina em dessensibilização aos seus efeitos sobre a liberação de gonadotrofina.[20]

O hipotálamo exerce papel fundamental na fisiologia da reprodução, atuando como transdutor, no qual estímulos externos, oriundos dos órgãos dos sentidos, estímulos psicogênicos e sinais provenientes do meio interno, via neurotransmissores, são decodificados e transformados em uma linguagem endócrina (neuro-hormonal). O substrato fisiopatológico da amenorreia hipotalâmica é a ausência do GnRH ou uma deficiência em sua secreção pulsátil. A evolução clínica geralmente resulta em recuperação espontânea em cerca de 70% dos casos após 6 anos. As causas podem ser: estresse, perda aguda de peso, anorexia nervosa, bulimia, exercícios físicos extenuantes ou amenorreia pós-pílula.[21]

Em geral, a anorexia nervosa representa um quadro, por vezes dramático, que ocorre em jovens entre 10 e 25 anos de idade, embora possa surgir em mulheres adultas e em homens. Vem acompanhada por uma série de alterações psicometabólicas, como percepção alterada da imagem corporal, obsessão por dieta, atitude de negação, constipação intestinal, dores abdominais, bradicardia, hipotensão, intolerância ao frio, hipercarotenemia e *diabetes insipidus*. Existe, geralmente, inabilidade em lidar com o início da sexualidade adulta, e essas meninas/mulheres se submetem a uma dieta rigorosa, a fim de manterem um aspecto pré-puberal. Muitas dessas pacientes foram molestadas sexualmente quando crianças.

Pacientes com anorexia nervosa são tipicamente compulsivas e introvertidas, com conflitos psicossexuais e má adaptação social. Entre as inúmeras alterações presentes, a abstinência voluntária de alimentos, particularmente carboidratos, parece ser a mais prevalente. Isso pode chegar a graus tão extremos que pode levar a paciente à morte.[21]

Não existem evidências de que a anorexia nervosa seja uma doença de diminuição do apetite, levando a disfunção hipotalâmica. Provavelmente, é a disfunção hipotalâmica que resulta na diminuição da ingestão de alimentos. A paciente com anorexia nervosa apresenta múltiplas disfunções endócrinas, incluindo desvios do T4 para T3, com a possibilidade de aumento dos níveis do T3 reverso, que é metabolicamente inativo, levando a uma baixa do T3 e consequente hipotireoidismo. Os níveis plasmáticos do cortisol tendem a ser mais elevados, mas a variação diurna não é alterada. O índice de produção do cortisol de 24 horas é normal, mas o *clearance* metabólico encontra-se diminuído e a meia-vida plasmática, aumentada. A secreção do ACTH está normal.[3]

A fisiopatologia da amenorreia nos casos de anorexia nervosa ressalta mais uma vez a visão unitária da fisiopatologia ovariana, de modo que também é referida como síndrome de regressão, pois segue o caminho inverso do desenvolvimento puberal. Para melhor entendimento desse quadro, é necessário recordar os eventos da puberdade normal. Ela trilha uma sequência harmônica, que se inicia com a diminuição da sensibilidade do núcleo arqueado ao *feedback* negativo do estradiol, fazendo com que se inicie a liberação pulsátil do GnRH. Ocorre, então, aumento do FSH, que não é inicialmente acompanhado pelo LH. Após certo período de tempo, ocorre elevação apenas noturna do LH. Na sequência, o LH eleva-se também durante o dia. Decorrido um período médio de 1 ano e meio a 2 anos, desde o início dos sinais de desenvolvimento puberal, surgirá a menarca.

Quando os níveis séricos do estradiol proveniente do folículo dominante atingirem 150 a 200pg/mL, por cerca de 50 horas, o *feedback* negativo para o LH reverterá para positivo, promovendo a descarga do pico ovulatório do LH e provocando, então, a primeira ovulação, o que ocorre, geralmente, no espaço de meses a 2 anos após a menarca.

Portanto, o sistema de *feedback* do estradiol com o LH, diferente do FSH, que é sempre negativo, tem uma característica bifásica: baixos níveis de estradiol exercem *feedback* negativo e altos níveis exercem *feedback* positivo. É essa virada de negativo para positivo que propiciará a descarga do pico pré-ovulatório do LH.

À medida que a paciente vai perdendo peso, ela inicia um caminho inverso, apresentando, sequencialmente, insuficiência lútea, anovulação por ausência do pico de LH, irregularidade menstrual, amenorreia, perda da elevação diurna e depois noturna do LH, seguida da diminuição do FSH, regredindo ao estágio de hipogonadismo hipogonadotrófico que caracteriza o período pré-puberal.

O tratamento é difícil e delicado, devendo envolver uma equipe multidisciplinar, com ênfase no tratamento psiquiátrico e no suporte alimentar adequado, manejado por endocrinologista e nutricionista. A TRH deve ser instituída com a finalidade de fazer retornarem os ciclos menstruais, proteger a massa óssea, melhorar a disposição física e auxiliar o ganho de peso. À medida que a paciente vai recuperando seu peso, o quadro retoma novamente a sequência do desenvolvimento puberal até a ciclicidade menstrual e a ovulação. Em casos de infertilidade, não se deve ter pressa em prescrever esquemas de indução da ovulação. Ela ocorrerá espontaneamente, quando a paciente adquirir novamente seu peso ideal.

Os casos de bulimia exibem episódios secretos de grande consumo de alimentos, seguidos de vômitos autoinduzidos, jejum ou uso de laxantes ou diuréticos, além de associar-se à depressão e à cleptomania de alimentos. Observa-se incidência crescente entre mulheres jovens, que já atinge índices em torno de 1%.[3] São raras repercussões clínicas importantes, a menos que esteja associada à anorexia. O tratamento envolve psicoterapia e abordagens clínicas semelhantes às adotadas nos casos de anorexia nervosa.

A amenorreia pós-pílula, que tem baixa incidência nos dias atuais, não se relaciona propriamente com a dose, com o tempo de uso ou com o tipo de esteroides (especialmente progestogênios) envolvidos. No entanto, após a interrupção da pílula, algumas usuárias podem não menstruar, exibindo variáveis períodos de amenorreia a qual, de modo geral, está associada a casos de pacientes que já exibiam ciclos oligoespaniomenorreicos e insuficiência lútea e que acabam por apresentar intensa inibição do eixo hipotalâmico-hipofisário (hipersupressão) com o uso da associação estroprogestativa. De modo geral, essas pacientes apresentam boa resposta à terapêutica hormonal ou com indutores da ovulação.

A amenorreia por exercícios físicos (amenorreia das atletas) tem etiologia considerada hipotalâmica e é, em parte, semelhante à da anorexia nervosa. Nos seres humanos, as consequências reprodutivas da supressão de alimentos e do aumento do esforço físico são parecidas com as descritas em animais. Ocorre um padrão coordenado de homeostase endócrina, em que as funções essenciais para a sobrevivência do indivíduo, como a secreção de ACTH (estresse), são preservadas, enquanto as não essenciais ou potencialmente prejudiciais, como as gonadotrofinas (reprodução), são diminuídas ou suprimidas.

O aumento da atividade física provoca elevação da pró-opiomelanocortina (POMC), uma macromolécula precursora tanto do CRH (*corticotrophic realizing hormone* – hormônio liberador de corticotrofina) como das endorfinas. Desse modo, há aumento do ACTH (e, consequentemente, da noradrenalina e dos corticoides), da testosterona, da prolactina, do GH e das endorfinas (importantes inibidores da secreção do GnRH), ao mesmo tempo que diminuem o LH, o FSH (e, consequentemente, os esteroides ovarianos) e o TSH. Existe, portanto, uma relação direta entre a intensidade da atividade física e o bloqueio progressivo da função ovariana.[3]

Algumas jovens que se submetem a treinamentos rigorosos de ginástica olímpica, e especialmente bailarinas e jogadoras de voleibol, aderem a uma restrição alimentar para manter um corpo leve e ágil, necessário para a obtenção do sucesso que perseguem com determinação. Os efeitos desses treinamentos extenuantes sobre o desenvolvimento corporal e a função reprodutiva são bem documentados. Ocorre retardo de 2 a 3 anos da menarca, relacionado com a intensidade da atividade física, e de outros aspectos da maturação sexual mediados pelo ovário. Os aspectos da maturação mediados pela suprarrenal, como o crescimento dos pelos pubianos e axilares, não são prejudicados.[21]

Existe uma relação direta entre o percentual de tecido adiposo e a função cíclica do eixo córtex-hipotálamo-ovário, atualmente mais reforçada pela identificação da leptina e sua interação com o SNC. Para uma função ovariana adequada é necessário um percentual mínimo de gordura, em torno de 22% do peso corporal total. Algumas atletas de alta *performance*, especialmente as corredoras de maratona, têm menos da metade de gordura, se comparadas com as não atletas, o que representa um percentual abaixo dos 22% de tecido gorduroso, chegando até 15%. Nessas condições, a função ovariana fica totalmente suprimida. Um fator coadjuvante na instalação da disfunção se deve à dieta básica do atleta, que é pobre em proteínas e rica em massas e carboidratos, a fim de fornecer energia rapidamente degradável.[21] Associe-se a tudo isso a carga emocional estressante que, muitas vezes, se associa às competições, especialmente envolvendo atletas de alto rendimento.

Esta breve revisão torna aparente que as amenorreias hipotalâmicas primária e secundária tendem a estar associadas a: (1) desnutrição, acompanhada ou não de distúrbio psíquico; (2) atividade física moderada, associada a relativa desnutrição; (3) atividade física intensa, mesmo sendo mantida nutrição adequada. Parece lógico concluir que as alterações na função reprodutiva, induzidas pelo exercício, em mulheres suscetíveis podem resultar de uma complexa inter-relação de fatores físicos, hormonais, nutricionais, psicológicos e ambientais.

Compreendendo sua fisiopatologia, não há a necessidade de preocupação com a amenorreia em si, mas tão somente com eventuais consequências negativas, como a osteoporose e a infertilidade. Suficiente será esclarecer o motivo do distúrbio e a eventual terapia para prevenir a osteoporose. Com relação à fertilidade, deve-se explicar que ela retornará assim que for interrompida a atividade física e a paciente voltar ao peso ideal, sendo necessário, portanto, que a atleta ajuste seus planos reprodutivos ao calendário esportivo.

TRATAMENTO

O tratamento da amenorreia deve ser etiológico, sempre que possível, dirigido para tentar corrigir as anormalidades, ajudar na fertilidade (quando desejada) e prevenir complicações, como a reposição de estrogênio para prevenção de osteoporose.

Pode-se optar pelos seguintes tipos de tratamento:

- *Clínico*: dirigido à cura das disfunções e de doenças intercorrentes por meio de medicamentos e procedimentos (radioterapia, quimioterapia).
- *Cirúrgico*: para correção de comprometimentos orgânicos e recuperação da funcionalidade dos órgãos terminais.
- *Sintomático*: pela indução de sangramentos periódicos com hormônios.
- *Supletivo*: com a finalidade de complementar hormônios deficientes, como a progesterona, na deficiência do corpo lúteo, e os hormônios tireoidianos, no hipotireoidismo.
- *Substitutivo*: sob a forma de reposição estroprogestogênica cíclica.
- *Estimulante*: visando à retomada da função cíclica do ovário, com o uso de medicamentos (indutor da ovulação, corticoides, supressores da prolactina, antiandrogênios, hipoglicemiantes), mudança de hábitos ali-

mentares, introdução ou diminuição da atividade física e psicoterapia.
- *Supressivo*: como acontece com o uso de estrogênios, de progestágenos, de cortisol, de bloqueadores da prolactina e de antiandrogênios.
- *Aconselhamento*: principalmente para pacientes com estruturas müllerianas ausentes ou com cromossomo Y.

Eventualmente, tratamentos de fertilização assistida poderão ser usados para suprir o desejo de maternidade, quando a retomada da ovulação não for obtida.

Referências

1. Reindollar RH, Byrd JR, McDonough PG. Delayed sexual development: a study of 252 patients. Am J Obstet Gynecol 1981; 140(4):371.
2. Souza Costa J. Amenorréia. In: Costa JS (ed.) Endocrinologia ginecológica básica. 1. ed., São Paulo: Roca, 2006.
3. Speroff L, Fritz MA. Amenorrhea. In: Speroff L, Fritz MA (eds.) Clinical gynecologic endocrinology and infertility. 7. ed., Philadelphia: Lippincott Williams & Wilkins, 2005.
4. Santoro N, Filicori M, Crowley Jr. WF. Hypogonadotropic disorders in men and women: diagnosis and therapy with pulsatile gonadotropin-releasing hormone. Endocr Rev 1986; 7(1):11.
5. Saenger P. Turner's syndrome. N Engl J Med 1996; 335(23):1749.
6. Massarano AA, Adams JA, Preece MA, Brook CG. Ovarian ultrasound appearances in Turner syndrome. J Pediatr 1989; 114(4 Pt 1):568.
7. Halbe HW, Gonçalves MA. Amenorréia. In: Halbe HW (ed.). Tratado de ginecologia. 3. ed., São Paulo: Roca, 2000.
8. Reindollar RH, Novak M, Tho SPT, McDonough PG. Adult-onset amenorrhea: a study of 262 patients. Am J Obstet Gynecol 1986; 155:531.
9. Polson DW, Wadsworth J, Adams J, Franks S. Polycystic ovaries: a common finding in normal women. Lancet 1988; ii:870.
10. Clayton RN, Ogden V, Hodgkinson J et al. How common are polycystic ovaries in normal women and what is their significance for lhe fertility of lhe population? Clin Endocrinol 1992; 37:127.
11. Farquhar CM, Birdsall M, Manning P et al. The prevalence of polycystic ovaries on ultrasound scanning in a population of randomly selected women. Aust N Z Obstet Gynaecol 1994; 34:67.
12. Van Santbrink EJP, Hop WC, Fauser BCJM. Classification of normogonadotropic infertility: polycystic ovaries diagnosed by ultrasound vesus endocrine characteristics of polycystic ovary syndrome. Fertil Steril 1997; 67:452.
13. Koivunen R, Laatikainen T, Tomas C et al. The prevalence of polycystic ovaries in healthy women. Acta Obstet Gynecol Scand 1999; 78:137.
14. Rebar RW, Connolty HV. Clinical features of young women with hypergonadotropic amenorrlea. Fertil Steril 1990; 53:804.
15. Davison RM, Fox M, Conway GS. Mapping in the POF I locus and identification of putative genes for premature ovarian failure. Molec Hum Reprod 2000; 6:314.
16. Nelson LM. Primary ovarian insufficiency. N Engl J Med 2009; 360:606:14.

17. Caronia LM, Martin C, Welt CK, Sykiotis GP et al. A genetic basis for functional hypothalamic amenorrhea. N Engl J Med 2011; 364:215:25.

18. Gordon CM. Functional hypothalamic amenorrhea. N Engl J Med 2010; 363:365:71.

19. Chou SH, Chamberland JP, Liu X, Matarese G et al. Leptin is an effective treatment for hypothalamic amenorrhea. PNAS 2011; 108(16):6585:90.

20. Jayasena CN, Nijher GK, Chaudhri OB et al. Subcutaneous injection of kisspeptin-54 acutely stimulates gonadotropin secretion in women with hypothalamic amenorrhea, but chronic administration causes tachyphylaxis. J Clin Endocrinol Metab 2009; 94(11):4315:23.

21. Machado LV. Amenorréia. In: Mahado LV (ed.) Endocrinologia ginecológica. 2. ed., Rio de Janeiro: MedBook, 2006.

53

Síndrome dos Ovários Policísticos

Cátia Eufrazino • Maria Paula Bandeira • Francisco Bandeira • Alyne Loureiro

INTRODUÇÃO

A síndrome dos ovários policísticos (SOP) foi descrita, inicialmente, em 1935, por Stein & Leventhal, com relato de uma paciente portadora de amenorreia, hirsutismo e infertilidade, associados a ovários policísticos bilaterais. Entre as décadas de 1960 e 1970, o advento do radioimunoensaio tornou possível a avaliação da presença de disfunção hormonal. Consequentemente, além da comprovação histológica e macroscópica, a síndrome passou a ser caracterizada por secreção inapropriada de gonadotrofinas, hiperandrogenemia e hiperestrogenemia.[1,2]

A SOP caracteriza-se por anovulação, infertilidade e hiperandrogenismo, traduzindo-se clinicamente por ciclos menstruais irregulares (oligo/amenorreia), hirsutismo e acne. Essa condição afeta, aproximadamente, de 5% a 10% das mulheres em idade reprodutiva, sendo o distúrbio endócrino mais comum entre as mulheres jovens. Nos EUA, estima-se que essa patologia afete, aproximadamente, de 3,5 a 5 milhões de mulheres.[3,4] No entanto, essa prevalência depende dos critérios utilizados para defini-la. Estima-se que a SOP é responsável por cerca de 20% de todos os casos de amenorreia e 75% de todos os casos de infertilidade anovulatória.[5]

A definição de SOP permanece controversa, porém a maioria dos investigadores define a síndrome de acordo com os critérios diagnósticos expostos na conferência do National Institute of Child Health and Human Development (NICHD), em abril de 1990, os quais foram reafirmados no simpósio de 1995.[6] Os critérios diagnósticos incluídos, em ordem de importância, são: hiperandrogenismo e/ou hiperandrogenemia, oligovulação e exclusão de outros distúrbios, como síndrome de Cushing, hiperprolactinemia ou hiperplasia adrenal congênita.[6,7]

Em maio de 2003, em Roterdã, uma conferência realizada pela Sociedade Europeia de Reprodução Humana e Embriologia (ESHRE) e pela Sociedade Americana de Medicina Reprodutiva (ASRM) sugeriu critérios diagnósticos mais amplos para definição de SOP: oligo ou anovulação, hiperandrogenismo clínico e/ou bioquímico e ovários policísticos. A SOP seria definida pela presença de dois desses critérios, após exclusão de outras patologias.[8]

A SOP é uma entidade clínica complexa. Além dos achados mencionados nos critérios diagnósticos, as mulheres com SOP podem apresentar ainda alterações psicológicas (baixa autoestima, ansiedade e depressão), reprodutivas (irregularidade menstrual, hirsutismo, infertilidade e complicações obstétricas), metabólicas (resistência insulínica, síndrome metabólica, *diabetes mellitus* tipo 2 [DM2]) e doenças cardiovasculares.[11] Atualmente, tem-se dado grande ênfase ao papel central da insulinorresistência e da hiperinsulinemia nessa síndrome e sua possível associação a aumento da prevalência de DM2, doenças cardiovasculares e carcinoma endometrial (Tabela 53.1).[8]

A etiologia da SOP não está claramente estabelecida; no entanto, a maior prevalência em membros de uma mesma família sugere um componente genético. Em estudo realizado com 78 pacientes portadoras de SOP, 35% das mães na pré-menopausa e 40% das irmãs dessas pacientes também eram afetadas, sendo essa prevalência significativamente maior do que os 4% observados na população geral.[12,13]

Cerca de 40% de irmãs em idade reprodutiva são afetadas, porém com heterogeneidade de fenótipos. A hiperandrogenemia é o achado mais frequente. Homens irmãos de mulheres com SOP apresentam maiores níveis de sulfato de desidroepiandrosterona (DHEAS), o que denota um excesso androgênico, uma vez que a produção testicular de androgênios é estritamente controlada

Tabela 53.1 Critérios diagnósticos para SOP de acordo com as diferentes definições publicadas

Definição/Ano	Critérios diagnósticos	Critérios de exclusão	Hiperandrogenismo clínico	Morfologia ovariana policística
NIH/1990	Presença simultânea de: (1) hiperandrogenismo clínico ou bioquímico e (2) disfunção menstrual	HAC, tumores secretores de andrógenos, síndrome de Cushing e hiperprolactinemia	Hirsutismo, alopecia e acne	Não incluída
Roterdã/2003	Presença de pelo menos dois critérios: (1) hiperandrogenismo clínico e/ou bioquímico, (2) disfunção ovulatória e (3) morfologia ovariana policística	HAC, tumores secretores de andrógenos, síndrome de Cushing	Hirsutismo, alopecia androgênica e acne	Pelo menos um ovário mostrando: (1) 12 ou mais folículos (2 a 9mm de diâmetro) ou (2) volume ovariano >10mL
AES/2006	Presença de hiperandrogenismo clínico ou bioquímico e um dos seguintes: (1) oligoanovolução ou (2) morfologia ovariana policística	HAC, tumores secretores de andrógenos, uso de agentes androgênicos/anabólicos, síndrome de Cushing, síndromes de resistência insulínica grave, disfunção tireoidiana e hiperprolactinemia	Hirsutismo	Pelo menos um ovário mostrando: (1) 12 ou mais folículos (2 a 9mm de diâmetro) ou (2) volume ovariano >10mL

HAC: hiperplasia adrenal congênita.
Adaptada da referência 9.

pelo *feedback* da testosterona no hipotálamo. Esse achado sugere que eles apresentam o mesmo defeito na biossíntese androgênica que suas irmãs com SOP.[14]

Várias tentativas de justificar a SOP por meio de fatores genéticos têm sido apresentadas, sugerindo um componente de hereditariedade para a síndrome.[15] Tendo em vista o grande número de variantes genéticas encontradas em associação ao hiperandrogenismo funcional e à SOP, o quadro atual é de um traço multigênico complexo, no qual influências ambientais desempenham importante papel na expressão do fenótipo hiperandrogênico.[16] Mutações em genes que envolvem a secreção e a ação insulínica (receptor insulínico e seus substratos) e a secreção e a ação de gonadotrofinas (folistatina), dos receptores androgênicos, da globulina ligadora de hormônios esteroides (SHBG) e da aromatase têm sido descritas.

O exato mecanismo genético envolvido permanece desconhecido, porém os dados disponíveis são mais consistentes com herança autossômica dominante de penetrância variável. Algumas variantes genômicas, como a homozigose para a paraoxonase –108C → T e o polimorfismo no gene da IGF-2, foram associadas à SOP, podendo contribuir para o aumento do estresse oxidativo, a insulinorresistência e o hiperandrogenismo.[17]

PATOGÊNESE

A exata fisiopatologia da SOP permanece incerta. Estudos demonstram que mulheres com SOP apresentam aumento da amplitude e da frequência dos pulsos de LH e baixa ou normal-baixa concentração de FSH na fase folicular, quando comparadas a mulheres normais. Essa elevação do LH pode ser secundária ao aumento da sensibilidade pituitária à estimulação do LHRH. Apesar disso, a elevação do LH não é uma regra na SOP, uma vez que trabalhos já mostraram nível de LH não elevado em mulheres obesas. Os baixos níveis de FSH promovem o crescimento dos folículos ovarianos, porém não a ponto de maturação e ovulação, e o LH promove hiperplasia das células tecais ovarianas que se dispõem em torno desses folículos. Esses folículos estão sujeitos a atresia e substituição por outros folículos com mesmo potencial deficiente de crescimento, porém com produção constante de esteroides e manutenção dos níveis de gonadotrofinas de forma fixa.[18]

Os ovários secretam diretamente testosterona, androstenediona e DHEA (desidroepiandrosterona) (Figura 53.1). Níveis particularmente altos de androstenediona, um androgênio fraco, estão presentes na SOP, sendo esta convertida, em tecido ovariano e extraovariano, em testosterona e estrona. A testosterona produzida por intermédio da androstenediona em tecidos extraovarianos é responsável pelas manifestações hiperandrogênicas da SOP. A testosterona também é responsável, em parte, pela redução dos níveis de SHBG, que é produzida no fígado e cuja síntese é controlada por um balanço hormonal em que a testosterona e a insulina reduzem e o estradiol e o T4 aumentam sua produção. Em mulheres com SOP, os níveis de SHBG estão

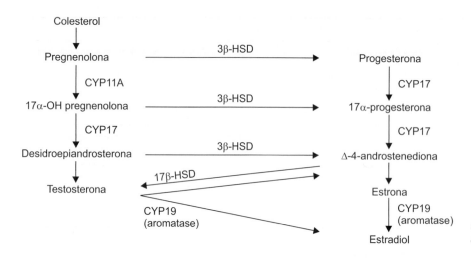

Figura 53.1 Biossíntese dos esteroides nas células da teca no ovário.[11]

reduzidos em aproximadamente 50%, o que torna possível o aumento dos níveis de esteroides livres (testosterona e estradiol) biologicamente ativos.[18] O estradiol livre suprime a secreção de FSH, e a testosterona livre passa a inibir a produção de SHBG, fechando um ciclo vicioso que leva à anovulação e ao hiperandrogenismo (Figura 53.2).

A insulina tem implicação direta e indireta na patogênese da hiperandrogenemia na SOP. Atua sinergicamente com o LH, promovendo a produção de androgênios na teca ovariana e, também, inibindo a síntese hepática da SHBG, tendo como consequência o aumento de testosterona livre. Níveis elevados de insulina parecem estar relacionados diretamente com amplificação da ação do LH nos ovários e adrenais, promovendo maior secreção de androgênios e, em conjunto com a IGFBP3, inibindo a ação do FSH no fluido folicular.[16]

Dentre as anormalidades metabólicas da SOP, a resistência à insulina tem se mostrado como a causa mais provável de hiperandrogenismo. A resistência à ação da insulina pode ser definida como incapacidade da ação desse hormônio no transporte da glicose ou ação antilipolítica, na presença normal de ligante da insulina.[8,16] A presença de resistência à insulina e hiperinsulinemia compensatória ocorre em 50% a 70% da população com SOP.[19-22] A hiperinsulinemia provoca secreção de androgênios pelas células da teca ovariana, *acantose nigricans* decorrente do excesso de crescimento das células da camada basal da pele, aumento da reatividade vascular e endotelial e metabolismo lipídico hepático e periférico anormal com elevação dos ácidos graxos livres. A exata natureza da resistência à insulina na SOP permanece desconhecida, porém admite-se que haja uma alteração pós-receptor.[11] As mulheres afetadas parecem apresentar redução no mecanismo de sinalização do receptor insulínico, causada pela hiperfosforilação do receptor.[14] A resistência à insulina na SOP independe do índice de massa corporal (IMC), porém a hiperinsulinemia é agravada pela obesidade. Mulheres obesas com SOP podem continuar a ter resistência à insulina a despeito da perda ou do ganho de peso.[23]

Há tendência à superposição substancial entre o fenótipo da SOP e a "síndrome metabólica", fazendo com que obesidade, intolerância à glicose, hipertensão, doença macrovascular e dislipidemia sejam, muitas vezes, encontradas nas duas síndromes. Cerca de 46% das mulheres com SOP preenchem critérios para síndrome metabólica, que tem como base fisiopatológica a hiperinsulinemia,

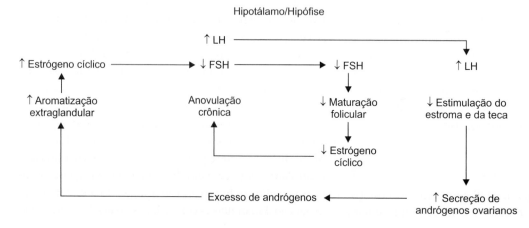

Figura 53.2 Alterações propostas para esclarecer o quadro de SOP.[11]

com maior prevalência de marcadores de risco cardiovascular alterados, assim como são mais propensas a desenvolver alterações no metabolismo da glicose.[24]

MANIFESTAÇÕES CLÍNICAS E COMPLICAÇÕES

As principais características clínicas das mulheres com SOP são irregularidade menstrual e hiperandrogenismo (Figura 53.3). A constante estimulação estrogênica do endométrio promove a hiperplasia deste com sangramentos intermitentes, porém algumas mulheres podem apresentar amenorreia prolongada e atrofia endometrial em virtude dos níveis elevados de androgênios. Entre as mulheres com SOP, 20% podem apresentar menstruações regulares, e aborto espontâneo pode ser encontrado em 87% dos casos.[16,25]

Hirsutismo (40%), acne (50%), alopecia androgenética, aumento de massa muscular, mudança da tonalidade da voz e hipertrofia do clitóris podem surgir em decorrência do hiperandrogenismo da SOP, porém a virilização progressiva deve chamar atenção para o diagnóstico diferencial de tumores virilizantes adrenais ou ovarianos.[25]

A irregularidade menstrual decorrente de ciclos anovulatórios pode ser definida por oligomenorreia – ciclos menstruais mais longos do que 35 dias, geralmente menos de oito ciclos por ano. Entretanto, ciclos regulares não excluem anovulação crônica, principalmente na presença de sinais clínicos de excesso androgênico.[14]

A obesidade está presente em 50% a 60% das pacientes com SOP, comparada à prevalência na população geral, que é de 30% a 40%.[6] Cerca de 70% das pacientes com SOP têm ovários policísticos, definidos pela presença de 12 ou mais folículos em ambos os ovários, medindo de 2 a 9mm de diâmetro, ou aumento do volume ovariano > 10mL.[26]

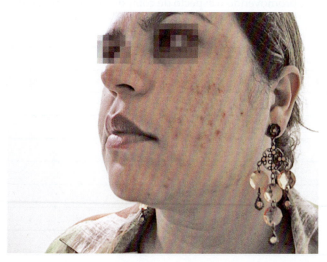

Figura 53.3 Acne e hirsutismo facial em paciente aos 25 anos de idade com SOP.

Devido à resistência à insulina, mulheres com SOP apresentam risco de cinco a 10 vezes maior de desenvolver *diabetes mellitus*, se comparadas a mulheres de mesma idade e peso; e esse risco pode ser maior quando existem obesidade e história familiar de diabetes.[6] Dahlgren et al. mostraram, em uma coorte retrospectiva, que 15% das mulheres com SOP receberam diagnóstico de diabetes *versus* 2,3% do grupo de controle.[27] Outros estudos vêm demonstrando maior prevalência de intolerância à glicose e DM2 nas pacientes com SOP, dentre os quais podemos citar estudos na Tailândia que demonstraram alta prevalência de intolerância à glicose (20,3% e 22,8%) e DM2 (15,2% e 17,7%) em mulheres tailandesas com SOP, quando utilizados os critérios da Organização Mundial da Saúde (OMS) de 1985 e 1999, respectivamente.[28] Atualmente, mulheres com diabetes tipo 1 (DM1) estão sendo tratadas com doses suprafisiológicas de insulina exógena com o objetivo de promover rigoroso controle metabólico; dessa maneira, pode-se esperar que a SOP seja prevalente nessas mulheres, como ocorre em algumas condições nas quais os ovários e as adrenais são expostos a concentrações excessivas de insulina. A prevalência de SOP em mulheres adultas com DM1 é de 12% a 18% pelos critérios do National Institute of Health (NIH), de 40% pelos critérios de Roterdã e de 31% pelos critérios da The Androgen Excess Society (AES). Leve hirsutismo e hiperandrogenemia estão presentes em 30% e 20% das pacientes, respectivamente. Anormalidades menstruais são vistas em 20%, e é observada a prevalência de 50% de morfologia ovariana policística.[10]

Mulheres com SOP e hiperandrogenismo têm maior risco cardiovascular, quando considerado o perfil lipídico dessas pacientes em relação ao grupo de controle. As anormalidades lipídicas dependem da hiperinsulinemia e, possivelmente, dos androgênios. Acredita-se que o excesso de androgênios esteja implicado na patogênese da resistência insulínica, apesar de a relação causa-efeito ainda não estar bem estabelecida. O hiperandrogenismo favorece a distribuição de gordura na região central/visceral. A gordura visceral aumenta a atividade lipolítica, podendo resultar no aumento dos ácidos graxos livres, o que induz resistência muscular à insulina.[14]

Alguns trabalhos mostram, também, aumento da pressão arterial nas pacientes com SOP. Evidência direta da ligação da SOP com doença cardiovascular é menos óbvia. Talbott et al. estudaram 125 pacientes brancas com SOP e 142 controles com ≥ 30 anos de idade por meio de ultrassonografia (US) modo B de artérias carótidas, com o objetivo de avaliar a íntima das artérias e a formação de placas. A prevalência de placas foi maior em pacientes com SOP (7,2% *vs.* 0,7%), e a espessura da íntima foi significativamente maior nas pacientes com SOP e idade > 45 anos, mesmo após ajuste do IMC e da idade.[29]

Já é conhecida a relação entre malignidade endometrial e anovulação crônica. Recentes investigações mostraram que cerca de 20% das mulheres que desenvolveram neoplasia endometrial apresentavam evidência de SOP. Apesar da amenorreia crônica, as pacientes com SOP estão protegidas de desmineralização óssea devido ao excesso de androgênios. Buchanan et al. mostraram que níveis suprafisiológicos de androgênios endógenos em mulheres jovens estão associados ao aumento da densidade óssea trabecular; entretanto, a densidade do osso cortical não apresenta diferença em comparação a controles.[30]

A infertilidade foi incluída na descrição original da síndrome realizada por Stein & Leventhal. Um estudo retrospectivo sugere que mulheres com SOP podem, eventualmente, ter filhos como as mulheres sem SOP.[27]

Estudos vêm mostrando que apneia do sono é mais frequente em pacientes com SOP de maneira estatisticamente significativa, e a diferença permanece mesmo quando corrigido o IMC.[31]

DIAGNÓSTICO

O diagnóstico da SOP é de exclusão e baseia-se nas manifestações clínicas, principalmente oligo/amenorreia associada a sintomas sugestivos de hiperandrogenismo.[1] Levando em conta os quatro fatores – disfunção ovariana, hirsutismo, hiperandrogenemia e ovários policísticos – são identificados nove diferentes fenótipos que podem ser considerados como SOP pelas diretrizes da AES[14] (Tabela 53.2). Esses grupos diferem metabologicamente e as pacientes que preenchem o fenótipo original da NICHD apresentam maior risco de resistência insulínica, síndrome metabólica, disfunção endotelial, esteatose hepática e diabetes gestacional. As pacientes com hiperandrogenemia e ciclos ovulatórios apresentam alterações metabólicas mais leves, podendo até não apresentar alterações.[14]

Algumas anormalidades bioquímicas têm sido associadas a essa síndrome, incluindo níveis elevados de testosterona total e DHEAS; diminuição da SHBG e elevação da relação LH/FSH, a qual se encontra > 3:1 em 40% a 60% dos casos. No entanto, essas anormalidades não estão presentes em todas as mulheres com SOP. De fato, apenas 40% das mulheres com hirsutismo têm níveis elevados de testosterona total e 30% a 70% têm níveis elevados de DHEAS. Similarmente, a relação LH/FSH não é um teste diagnóstico fidedigno. A elevação da relação LH/FSH é achado comum em mulheres magras; porém, em mulheres obesas, essa relação pode ser normal. Com relação à insulinorresistência e à hiperinsulinemia, a mensuração se torna difícil, já que não há um padrão universal de definição de insulinorresistência, e os testes laboratoriais não são padronizados.[8]

As diretrizes atuais da Endocrine Society recomendam o uso dos critérios de Roterdã para o diagnóstico de SOP, que se baseia na presença de dois desses achados: hiperandrogenemia clínica ou laboratorial, oligo ou anovulação e ovários policísticos. Esses critérios permitem que o diagnóstico seja feito clinicamente, sem a necessidade de dosagem de androgênios ou realização de US se dois critérios clínicos já forem preenchidos.[1] É necessário excluir outras doenças que podem mimetizar o quadro clínico de SOP, o que inclui alterações tireoidianas, hiperprolactinemia e hiperplasia adrenal congênita forma não clássica. Desse modo, deve ser realizada dosagem de TSH, prolactina e 17(OH)progesterona em todas as pacientes.[1]

Os critérios de Roterdã definem, também, os critérios morfológicos do ovário policístico mediante o achado de ovários aumentados de volume com 12 ou mais folículos em ambos os ovários, medindo de 2 a 9mm de diâmetro,[1,8] dispostos ao redor da margem subcapsular do ovário, promovendo o aspecto de colar de pérolas ou aumen-

Tabela 53.2 Possíveis fenótipos baseados na presença ou ausência de oligo/anovulação, hiperandrogenemia, hirsutismo e ovários policísticos

Fatores/Fenótipos possíveis	A	B	C	D	E	F	G	H	I	J
Hiperandrogenemia	+	+	+	+	–	–	+	–	+	–
Hirsutismo	+	+	–	–	+	+	+	+		
Oligo/anovulação	+	+	+	+	+	–	–			+
Ovários policísticos	+	–	+	–	+	–	+	+	+	+
Critérios do NIH 1990	√	√	√	√	√	√				
Critérios de Roterdã 2003	√	√	√	√	√	√	√	√	√	√
Critérios da AES 2006	√	√	√	√	√	√	√	√	√	

+: presença; –: ausência.
Adaptada da referência 8.

Capítulo 53 Síndrome dos Ovários Policísticos

to do volume ovariano >10 mL.[1] No entanto, esse achado não estabelece o diagnóstico, já que pode ser encontrado em 20% das mulheres normais.[8]

O diagnóstico em adolescentes deve ser realizado por meio da presença de hiperandrogenismo clínico ou laboratorial associado a oligomenorreia persistente, principalmente após 2 anos da menacma. O critério morfológico de SOP não foi validado para adolescentes, e o achado de ovário multifolicular pode ser normal na puberdade.[1]

TRATAMENTO

O tratamento da SOP pode ser dividido em terapia aguda, voltada para o aumento da fertilidade, e terapia crônica, direcionada às metas terapêuticas tradicionais, ou seja, excesso de androgênios, oligo/amenorreia e risco de hiperplasia/carcinoma endometrial.[32] Como as mulheres que apresentam SOP têm risco aumentado para o desenvolvimento de DM2 e, ainda que controverso, doença cardiovascular, novas metas para terapia crônica provavelmente devem ser incluídas em sua prevenção. Na maioria dos casos, a terapia sintomática, de acordo com a principal queixa da paciente, pode representar o tratamento de escolha.

Tratamento Não Farmacológico

Perda de Peso e Modificações do Estilo de Vida

Apesar de a obesidade não ser o fator causal da SOP, ela pode exacerbar essa disfunção. Perda de peso corporal equivalente a 15% tem sido relacionada com diminuição dos níveis de androgênios e presença de ovulação espontânea em algumas mulheres com SOP.[34] Aumento da proteína ligadora de globulina e redução dos níveis basais de insulina, assim como redução da resposta insulínica à glicose, também têm sido observados com a redução de peso.[33]

A associação de exercício físico e dieta com restrição calórica é benéfica em mulheres com SOP. A atividade física associada ou não à dieta auxilia a perda de peso e reduz o risco cardiovascular e de diabetes. Restrição calórica é importante para que a redução de peso seja alcançada; no entanto, não está estabelecida a superioridade de nenhuma dieta.[1]

Tratamento Farmacológico

Supressão da Hiperandrogenemia e Regularização dos Ciclos Menstruais

A terapia supressiva é utilizada em pacientes com hirsutismo ou disfunção menstrual/ovulatória que não desejam gravidez imediata. A terapia consiste no uso de fármacos que suprimam a secreção androgênica ovariana, adre-

nal, ou ambas, e fármacos que inibam primariamente a ação dos androgênios na periferia, principalmente na pele.[8]

Contraceptivos Orais

Por muitas décadas, os contraceptivos orais (ACO) têm sido a terapia padrão para as mulheres que não desejam engravidar, representando a terapêutica de primeira linha para a irregularidade menstrual, hirsutismo e acne.[1] Os ACO suprimem a secreção de gonadotrofinas (LH e FSH), levando à diminuição da produção ovariana de androgênios, com supressão total, geralmente, após 1 mês de terapêutica. Essa classe de fármacos também promove diminuição da produção androgênica adrenal, provavelmente por diminuição do ACTH circulante.

Vários são os benefícios observados com o uso dos ACO, incluindo proteção contra o desenvolvimento de câncer de endométrio e regularização dos ciclos menstruais, além de melhora da acne e do hirsutismo. No entanto, evidências, ainda que limitadas, sugerem que o uso dos ACO pode agravar o estado de insulinorresistência e exercer outros efeitos metabólicos adversos, aumentando o risco a longo prazo de diabetes e doença cardiovascular.[34] Esse fato ganha grande importância dentro do contexto dessa síndrome e deve ser mais bem avaliado por meio de estudos a longo prazo, randomizados e controlados, já que as pacientes com SOP apresentam taxa de conversão de intolerância à glicose para DM2 de cinco a 10 vezes maior do que a população geral, segundo alguns relatos,[35,36] além de um possível estado de disfunção endotelial com aumento do risco cardiovascular inerente às alterações metabólicas da doença de base.

É difícil avaliar o real risco dos ACO sobre a disfunção metabólica já existente em pacientes com SOP, diante das várias combinações de estrogênios com progestogênios disponíveis no mercado. As preparações atuais dos ACO contêm níveis baixos de estrogênios. O componente progestogênico dos ACO é o principal determinante dos efeitos metabólicos. Com raras exceções, todos os progestogênios exercem algum grau de atividade androgênica, a qual tem influência na supressão da SHBG. Progestogênio com alta atividade androgênica atenua os efeitos do estrogênio na produção de SHBG pelo fígado e também leva a maior grau de insulinorresistência. O uso de ACO na SOP também tem sido associado a aumento de sete a 15 vezes no risco de infarto agudo do miocárdio (IAM) ou acidente vascular encefálico (AVE) isquêmico em pacientes com diabetes e hipercolesterolemia.[37]

Análogos do GnRH de Longa Duração

Raramente necessários para supressão do eixo hipotalâmico-hipofisário-adrenal, podem ser particularmente úteis nas pacientes com insulinorresistência e hiperinsulinemia grave 3,75mg/mensal.[38,39]

Agentes Sensibilizadores de Insulina

O uso dos agentes sensibilizadores de insulina vem ocupando papel de destaque no tratamento crônico da SOP, uma vez que a insulinorresistência tem participação importante na patogênese da SOP, além de estar presente em cerca de 70% das pacientes portadoras dessa síndrome. O agente sensibilizador de escolha é a metformina.

Os agentes sensibilizadores de insulina atuam melhorando as alterações endocrinometabólicas e a função ovulatória, com possível redução de risco a longo prazo de DM2, doença cardíaca e câncer de endométrio e modesta melhora do hirsutismo e do hiperandrogenismo.[11]

Metformina

A metformina é uma biguanida usada como terapia anti-hiperglicêmica para DM2. Atua, principalmente, diminuindo a produção de glicose hepática. Além disso, melhora a utilização da glicose periférica, reduz a lipólise e diminui a captação de glicose intestinal. A metformina tem efeito favorável no perfil lipídico e pode reduzir o LDL e os triglicerídeos, além de promover pequeno aumento no HDL.[37] Algumas evidências têm sugerido que a metformina pode atuar diretamente na atenuação da esteroidogênese ovariana.[37]

A metformina é recomendada em pacientes que também apresentem DM2 ou intolerância à glicose, após falha da mudança no estilo de vida. Deve ser utilizada, também, como terapia adjuvante para infertilidade em mulheres submetidas à fertilização *in vitro* com o objetivo de prevenir a síndrome de hiperestimulação ovariana.[1] Como terapêutica de segunda linha, pode ser usada em pacientes com irregularidade menstrual e contraindicação ao ACO. A metformina não deve ser considerada tratamento de primeira linha para acne, hirsutismo, prevenção de complicações obstétricas e obesidade.[1]

Tiazolidinedionas

Alguns trabalhos mostraram benefício com as tiazolidinedionas;[40-42] no entanto, a experiência com essa classe de fármacos na SOP é mais restrita e, além disso, elas podem induzir edema, ganho de peso e alteração das enzimas hepáticas. Estudos mostraram também aumento significativo do risco de IAM e de morte por causas cardiovasculares em diabéticos tipo 2 utilizando rosiglitazona.[43] As diretrizes atuais da Endocrine Society contraindicam o uso dessa classe de fármacos.[1]

Tratamento do Hirsutismo

Espironolactona

A espironolactona é um antagonista da aldosterona com efeito diurético modesto, constituindo-se, atualmente, em um dos principais agentes empregados no tratamento do hirsutismo.[44,45] Atua mediante a inibição competitiva do receptor androgênico, assim como por inibição da atividade da 5α-redutase.[1]

Quando comparada à metformina, a espironolactona mostrou-se mais eficaz no tratamento do hirsutismo, na regularização dos ciclos menstruais e nos transtornos hormonais (diminuição da relação LH/FSH e dos níveis de testosterona). Já a metformina exerceu efeito mais significativo sobre a insulinorresistência.[45]

A dose recomendada varia de 50 a 200mg. Pode-se iniciar com 25mg, aumentando progressivamente a dose a cada 3 dias para minimizar os efeitos colaterais. Os efeitos colaterais mais comuns são dispepsia, náuseas, poliúria, fadiga, cefaleia e irregularidade menstrual. Em alguns casos, hiperpotassemia e hipotensão podem ocorrer, porém são menos frequentes.[37] Está contraindicada na gestação devido a seu efeito teratogênico. A incidência de metrorragia pode ser diminuída com o uso de ACO. Os resultados do tratamento não são imediatos, podendo ser mais evidentes após 6 meses de terapêutica.

Acetato de Ciproterona

O acetato de ciproterona (ACP) é um progestogênio com efeito antiandrogênico bastante efetivo no tratamento do hirsutismo.[46] Promove diminuição dos níveis circulantes de testosterona e androstenediona mediante a redução do LH. O ACP também antagoniza o efeito dos androgênios no nível do receptor androgênico e, de maneira mais discreta, inibe a 5α-redutase.[1]

Em geral, é associado a um estrogênio em mulheres com SOP, mais frequentemente 35μg de etinilestradiol (EE) com 2mg de ACP. Em razão de sua longa meia-vida, pode ser administrado nos primeiros 10 dias do ciclo, em doses que podem variar de 5 a 10mg/dia. Os efeitos colaterais são perda da libido e, mais raramente, insuficiência adrenal.[47]

Harbone et al., comparando o uso da metformina com a associação EE/ACP, evidenciaram que a metformina é um tratamento efetivo para o hirsutismo de moderado a intenso, sendo tão eficaz quanto o ACP, provavelmente devido à redução da hiperinsulinemia, já que a metformina não promove diretamente supressão da atividade androgênica.[48]

Morin-Papunen et al. demonstraram que o uso de EE com ACP é eficiente na terapia dos sintomas hiperandrogênicos associados à SOP, mas que essa associação poderia ter efeitos negativos sobre o metabolismo da insulina e da glicose mesmo em mulheres não obesas. Já a metformina melhorou o hiperandrogenismo, a hiperinsulinemia e os ciclos menstruais, provavelmente por meio de efeitos positivos sobre o *clearance* da insulina e adiposidade abdominal.[49]

Flutamida

Age como bloqueador do receptor androgênico, com ação dose-dependente, sendo tão efetiva quanto a espironolactona no tratamento do hirsutismo. As doses utilizadas variam de 250 a 750mg/dia. Nessas dosagens, a flutamida apresenta eficácia semelhante a 100mg de espironolactona e 5mg de finasterida.[1] Os efeitos colaterais incluem alteração das enzimas hepáticas e pele ressecada.[8]

Não é comumente usada em virtude de seu potencial de hepatotoxicidade. Um método de barreira contraceptivo ou um ACO deve ser prescrito com a flutamida, porque fetos masculinos podem ser feminilizados pela passagem transplacentária do antiandrogênico. Está contraindicada na gestação.[37]

Drospirenona

A drospirenona é um progestogênio sintético derivado da 17α-espironolactona, análogo da aldosterona. Seu perfil bioquímico e farmacológico está intimamente relacionado com a progesterona endógena.[50]

Ao contrário dos demais progestogênios, tem efeito antiandrogênico e antimineralocorticoide, sem atividade estrogênica ou glicocorticoide. Segundo Guido et al., a associação etinilestradiol/drospirenona não acarreta ganho de peso nem alterações endocrinometabólicas em pacientes com SOP, fazendo dessa terapêutica uma opção bastante atraente.[52] Entretanto, não é muito utilizada devido a sua pouca eficácia: 3mg de drospirenona equivalem a 25mg de espironolactona e 1mg de ACP.[46]

Finasterida

Inibidor competitivo da 5α-redutase tipo 2, inibe apenas parcialmente a atuação dessa enzima, uma vez que tanto a 5α-redutase do tipo 1 como a do 2 atuam no hirsutismo.[46] A dose utilizada é de 1 a 5mg/dia, podendo chegar a 7,5mg/dia. Induz, em 3 a 6 meses, redução do crescimento dos pelos e de seu diâmetro.[37,45]

Métodos Físicos

Os métodos físicos podem ser utilizados como complementação do tratamento clínico, principalmente em áreas mais resistentes, como o mento e o buço. Quando a área do hirsutismo é muito limitada, podem constituir-se no tratamento de escolha. A remoção de pelos por meio desses métodos baseia-se na remoção mecânica, que pode ser temporária (depilação com cera, cremes depilatórios ou eflornitina-creme a 13,9%) ou permanente (eletrólise e *laser*).[8]

A eflornitina-creme inibe irreversivelmente a ornitina descarboxilase, enzima envolvida na síntese da poliamina folicular, necessária para o crescimento capilar. Não atua removendo o pelo, mas reduzindo sua velocidade de crescimento. Preparação tópica de 13,9% é aprovada para remoção de pelos faciais. O uso frequente pode ocasionar ressecamento e irritação da pele.[46]

A depilação é um dos métodos mais utilizados pelas mulheres para remoção de pelos, porém podem ocorrer cicatrizes, infecções e alergia cutânea. A eletrólise com agulha é eficaz, mas dolorosa. A terapia com *laser* é, atualmente, o melhor método físico, mostrando-se eficaz e pouco doloroso; no entanto, tem seu uso limitado pelo custo. Já a eflornitina (creme a 13%) vem se mostrando bastante eficaz, porém ainda com uso pouco difundido.[8]

Indução da Ovulação

Insulinorresistência e hiperinsulinemia compensatória podem inibir a ovulação mediante uma variedade de mecanismos, incluindo aumento dos androgênios intraovarianos, alteração da dinâmica da secreção das gonadotrofinas ou ação direta da insulina sobre o ovário.

Em razão dos efeitos adversos da insulinorresistência sobre a ovulação, a melhora da sensibilidade à insulina em pacientes com SOP, seja por meio de dieta e atividade física, seja pelo uso de agentes sensibilizadores de insulina, leva ao aumento da frequência de ovulação, à melhora da regularização dos ciclos menstruais, ao aumento das taxas de sucesso da indução da ovulação com citrato de clomifeno e à diminuição da produção ovariana de androgênios.[54] Os dois fármacos utilizados com o propósito de induzir ovulação em mulheres com SOP são a metformina e o citrato de clomifeno.

As recentes diretrizes da Endocrine Society recomendam o uso do citrato de clomifeno como tratamento de primeira linha para infertilidade anovulatória em mulheres com SOP e sugerem a associação de metformina como terapia adjuvante em pacientes submetidas à fertilização *in vitro*, com o propósito de evitar a síndrome de hiperestimulação ovariana.[1]

A SOP está associada, também, a uma taxa de 30% a 40% de abortos prematuros. Mais uma vez, a insulinorresistência e a hiperinsulinemia parecem contribuir nesse sentido, já que suprimem a expressão endotelial da glicodelina, proteína que parece desempenhar um papel crítico durante a implantação e a manutenção da gravidez. Alguns dados aconselham o uso da metformina em mulheres com SOP e história de abortos de repetição.[56] Jakubowicz et al. conduziram estudo retrospectivo de 36 mulheres grávidas portadoras de SOP com história prévia de aborto e compararam os resultados obtidos entre pacientes que utilizaram metformina e um grupo de controle (n = 12). Quatro das 36 mulheres com SOP tratadas abortaram, comparadas a sete do grupo de controle.[57] Apesar de não haver estudos randomizados que comprovem a diminuição da taxa de abortos em mulheres com SOP que utilizam a metformina, a hipótese de que a insulinorresistência hiperinsulinêmica contribui para o aumento da frequência da taxa de aborto no primeiro trimestre leva à recomendação de prudência quanto à administração de metformina durante esse período, principalmente naquelas mulheres com história prévia de aborto.[56]

DIAGNÓSTICO DIFERENCIAL

Hipertecose

Essa doença rara e benigna caracteriza-se pelo aumento da produção de testosterona por ilhotas de células tecais luteinizadas no estroma ovariano. As pacientes com hipertecose apresentam intenso hiperandrogenismo com quadro clínico entre o hirsutismo da SOP e o virilismo tumoral.[57] Com frequência, ocorre virilização, a qual costuma instalar-se de maneira gradual, ao contrário dos tumores produtores de androgênios. O grau de excesso de androgênios de origem ovariana é maior do que na SOP, e a testosterona total pode alcançar níveis bastante elevados, > 150ng/dL. Em geral, os níveis de androstenediona também se encontram elevados com DHEAS normal. Com frequência, os níveis de FSH e LH estão mais baixos do que nas mulheres normais, provavelmente devido à supressão causada pelo aumento da testosterona. À US, notam-se ovários aumentados de volume, com consistência sólida, estando ausente o aspecto policístico da SOP. O diagnóstico definitivo com a SOP frequentemente é feito quando ocorre regressão do quadro de hiperandrogenismo após ressecção em cunha ou ooforectomia como medida terapêutica. Hiperinsulinismo, obesidade e hipertensão são frequentes.[57]

Tumores Virilizantes

Tumores Adrenais

Tanto os adenomas como os carcinomas levam ao virilismo. A incidência é de 2:1 milhão, podendo ocorrer em qualquer idade, e mais da metade dos casos ocorre em crianças com < 2 anos de idade. A suspeita clínica deve ser levantada nos casos de virilização rápida e progressiva. O tumor é palpável em cerca de 50% dos casos. Níveis elevados de testosterona (> 200ng/dL) e DHEAS (> 7.000ng/dL) aumentam a suspeita da presença do tumor. No entanto, > 50% dos tumores adrenais produtores de androgênios se apresentam com níveis de testosterona < 200ng/dL. Os níveis de DHEAS também podem não estar elevados. Nos casos com forte suspeita clínica, pode-se dosar a DHEA, já que alguns tumores adrenais não são capazes de adicionar o radical sulfato. Como os dados laboratoriais têm valor limitado no *screening* para os tumores secretores de androgênios, os melhores preditores da presença tumoral são a história clínica e o exame físico.[5] Sintomas adicionais incluem perda de peso, anorexia e dor. A tomografia computadorizada (TC) costuma confirmar o diagnóstico; caso contrário, pode-se optar pelo cateterismo de veias adrenais. O tratamento envolve ressecção cirúrgica, adrenolíticos (mitotano) e inibidores da esteroidogênese.

Tumores Ovarianos

Causa rara de hirsutismo, correspondem a menos de 1% dos casos. A incidência é de 1:500 a 1:1.000 pacientes com hiperandrogenismo.[5,57] Os tumores ovarianos mais frequentes são o arrenoblastoma (Sertoli-Leydig), os das células hilares e os das células granulosas tecais. Essas pacientes apresentam, também, quadro clínico de virilização rápida e progressiva, e pode ser encontrada massa anexial palpável unilateral, acompanhada por níveis elevados de testosterona (> 200ng/dL). No entanto, 20% das pacientes com esse tipo de tumor podem apresentar níveis de testosterona mais baixos. A suspeita clínica, nesses casos, também deve ser a principal indicadora do tumor. Os exames de imagem podem confirmar a presença do tumor. Se a US ou a TC não confirmam o diagnóstico, o cateterismo venoso seletivo pode identificar a fonte produtora de androgênio.

Síndrome de Cushing

Pode haver aumento da produção adrenal de androgênios em maior proporção nos carcinomas adrenais. Nas pacientes com adenomas adrenais, adenomas hipofisários produtores de ACTH ou síndrome ectópica oculta por excesso de ACTH, pode haver hirsutismo decorrente de maior conversão periférica do cortisol em androgênios (Figuras 53.4 a 53.7).

Capítulo 53 Síndrome dos Ovários Policísticos

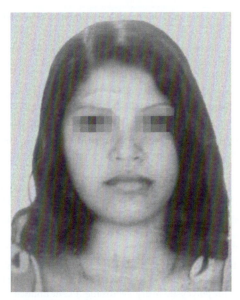

Figura 53.4 Paciente aos 18 anos de idade, antes do aparecimento de hirsutismo por doença de Cushing.

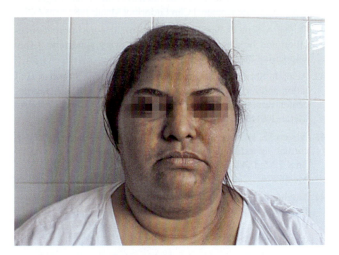

Figura 53.5 Mesma paciente da Figura 53.4 aos 25 anos de idade, com pletora, fácies em lua e hirsutismo.

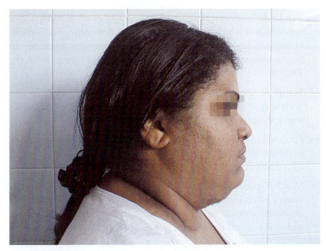

Figura 53.6 Hirsutismo facial associado à doença de Cushing.

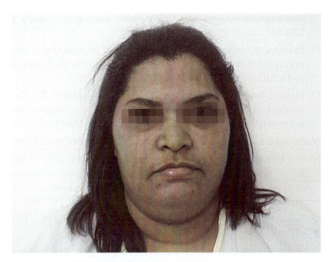

Figura 53.7 Melhora da pletora e do hirsutismo após adenomectomia hipofisária transesfenoidal.

Referências

1. Legro RS, Arslanian SA, Ehrmann DA et al. Diagnosis and treatment of polycystic ovary syndrome: an Endocrine Society Clinical Practice Guideline. J Clin Endocrinol Metab 2013; 2013-350.

2. Stein, IF, Leventhal, ML. Amenorrhea associated with bilateral polycystic ovaries. Am J Obstet Gynecol 1935; 29:181-91.

3. Llull MGR. Epidemiology of infertility and polycystic ovarian disease: endocrinological and demographic studies. Clin Endocrinol 1987:233-45.

4. Polson DW, Adams J, Wadsworth J, Franks S. Polycystic ovaries – a common fiding in normal women. Lancet 1988; 1:870-2.

5. Rosen M, Cedars M. Female reproductive endocrinology & infertility. In: Greespan SF, Gardner GD (eds.). Basic and clinical endocrinology. 7. ed., New York: Lange, 2004: 531-5.

6. Azziz R. Polycystic ovary syndrome. Proceeding of the 86th annual meting of the endocrine society 2004: 295-306.

7. Zawadzki JK, Dunaif A. Diagnostic criteria for ovary polycystic syndrome: towards and rational aprproach. In: Dunaif A, Givens JR, Haseltine F, Mrriam GR (eds.). Polycystic ovary syndrome. Boston, MA: Blackwell Scientific Publications, 1992:377-84.

8. Santos KA, Bandeira ME, Bandeira F. Síndrome dos ovários policísticos – aspectos gerais. In: Bandeira F, Griz L (eds.) Endocrinologia ginecológica. 1. ed., Rio de Janeiro: Guanabara Koogan, 2006:61-70.

9. Azziz R, Carmina E, Dewailly D et al. Criteria for defining polycistic ovary syndrome as a predominatly hyperandrogenic syndrome: an androgen excess society guideline. J Clin Endocrinol Metab 2006; 91(11):4237-45.

10. Codner E, Escobar-Morreale HF. Hyperandrogenism and polycystic ovary syndrome in women with type 1 diabetes mellitus. J Clin Endocrinol Metab 2007; 92(4):1209-16.

11. Jean Hailes Foundation for Women's Health, Evidence-based guideline for the assessment and management of polycystic ovary syndrome. The Jean Hailes Foundation for Women's Health on behalf of the PCOS Australian Alliance, 2011.

12. Kahsar-Miller M, Nixon C, Boots LR et al. Prevalence of the polycystic ovary syndrome among first degree relatives of patients with PCOS. Fertil Steril 2001; 75:53-8.

13. Knochenhauer ES, Key TJ, Kahsar-Miller M et al. Prevalence of the polycystic ovary syndrome in unselected black and white

women of the Southeastern United States: a prospective study. J Clin Endocrinol Metab 1998; 83:3078-82.

14. Diamanti-Kandarakis E, Dunaif A. Insulin resistance and the polycystic ovary syndrome revisited: an update on mechanisms and implications. Endocr Rev 2012; 33(6):981-1030.

15. Escobar-Morreale HF, Ramirez-Luque M, San Millan JL. The molecular-genetic basis of functional hyperandrogenism and the polycystic ovary síndrome. Endocr Rev 2005; 26:251-82.

16. Ehrmann DA. Polycystic ovary syndrome. NEJM 2005; 352:1223-36.

17. San Millán LJ, Cortón M, Villuendas G et al. Association of the polycystic ovary syndrome with genomic variants related to insuline resistance, type 2 diabetes mellitus and obesity. J Clin Endocrinol Metab 2004; 89(6):2640-6.

18. Setian N. Hiperandrogenismo ovariano funcional. In: Setian. Endocrinologia pediátrica. Parte VIII. Sarvier, 2002:517.

19. Nochenhauer ES et al. Prevalence of the polycystic ovarian syndrome in unselect black women of the Southeastern United States: a prospective study. J Clin Endocrinol Metab 1998; 83:3078-82.

20. Carmina E et al. Does ethnicity influence the prevalence of adrenal hyperandrogenism and insuline resistance in polycistic ovary syndrome? Am J Obst Gynecol 1992; 167:1807-12.

21. Dunaif A et al. Profound peripheral insulin resistance, independent of obesity, in polycystic ovary syndrome. Diabetes 1989; 38:1165-74.

22. Legro RS et al. A fasting glucose to insulin ratio is a useful measure of insulin sensitivy in women with polycystic ovary syndrome. J Clin Endocrinol Metab 1998; 83:2694-8.

23. Pasquai R et al. Effect of weigth loss and antiandrogenic therapy on the sex hormone blood levers and insulin resistance in obese patients with polycystic ovaries. Am J Obstet Gynecol 1986; 154:139-44.

24. Apridonidze T, Essah P, Iourno M, Nestler J. Prevalence and characteristics of metabolic syndrome in women with polycystic ovary syndrome. J Clin Endocrinol Metab 2005; 90:1929-35.

25. Franks S. Polycystic ovary syndrome. N Engl J Med 1995; 333(13):853-61.

26. Christensen JT et al. Ovarian volume in gynecologically health women using contraception or using IUD. Acta Obstet Gynecol Scand 1997; 76:784-9.

27. Dahlgren E et al. Women with polycystic ovary syndrome wedge resected in 1956 to 1965: a long-term follow up focusing on natural history and circulation hormones. Fertil Steril 1992; 57:505-13.

28. Weerakiet S et al. Prevalence of type 2 diabetes mellitus and impared glucose tolerance in Asian women with polycystic ovary syndrome. Intern J Gynecol Obstetr 2001; 75:177-84.

29. Talboot EO et al. Evidence for association between polycystic ovary syndrome and premature carotid atherosclerosis in middle-aged women. Aterioscler Thromb Vasc Biol 2000; 20:2414-21.

30. Buchanan JR et al. Effect of excess endogenous androgens on bone density in young women. J Clin Endocrinol Metab 1988; 67:937-43.

31. Vgontzas AN et al. Polycystic ovary syndrome is associated with obstrutive sleep apnea and daytime sleepiness:role of resistence. J Clin Endocrinol Metab 2001; 86:517.

32. Nestter EJ. Viewpoints on polycystic ovary syndrome: clinical reseacher. Endo-society 2004:15-7.

33. Diamanti-Kandarakis E, Baillargeon JP, Iuorno JM et al. A modern clinical quandary: polycystic ovary syndrome, insulin resistance, and oral contraceptive pills. J Clin Endocrinol Metab 2004; 88:1927-32.

34. Conn JJ, Jacobs HS, Conway GS. The prevalence of polycystic ovaries in women with type 2 diabetes mellitus. Clin Endocrinol 2000; 52:81-6.

35. Bjorntorp P. The android woman-a risk condition. J Intern Med 1996; 239:105-10.

36. Steeingold KA, Judd HL, Nieberg RK et al. Treatment of severe androgen excess due to ovarian hyperthecosis with a long-acting gonadotropin realising hormone agonist. Am J Obstet Gynecol 1986; 154:1241-8.

37. Dronavalli S, Ehrmann DA. Pharmacologic therapy of polycystic ovary syndrome. Clin Obstetr Gynecol 2007; 50(1)244-54.

38. Pascale MM, Pugeat M, Roberts M et al. Androgen superssive effect of GnRH agonist in ovarian hyperthecosis and virilizing tumors. Clin Endocrinol 1994; 41:571-6.

39. Paradisi G, Steinberg OH, Shepard KM et al. Troglitazone therapy improves endothelial function to near normal levels in women with polycystic ovary syndrome. J Clin Endocrinol Metab 2003; 88:576-80.

40. Barth JH, Cherry CA, Wojnarowska F, Dawber RPR. Spironolactone is an effective and well tolerated systemic antiandrogen therapy for hirsute women. J Clin Endorinol Metab 1989; 68:966-77.

41. Dunaif A, Scott D, Finegood D et al. Troglitazone improves ovulation and hirsutism in the polycystic ovary syndrome. J Clin Endocrinol Metab 1996; 81:3299-306.

42. Azziz R, Ehrman D, Legro RS et al. Troglitazone improves ovulation and hirsutism in the polycystic ovary syndrome: a multicenter, double-blind, placebo-controlled trial. J Clin Endocrinol Metab 2001; 86:1626-32.

43. Nissen SE, Wolski K. Effect of rosiglitazone on the risk of myocardial infarction and death from cardiovascular causes. N Engl J Med 2007; www.nejm.org/ N Engl J Med 10.1056/NEJMoa072761.

44. Moghetti P, Tosi F, Tosti A et al. Comparison of spironolactone, flutamida and finasteride efficacy in the treatment of hirsutism: a randomized, double-bind, placebo-controlled trial. J Clin Endocrinol Metab 2000; 85:89-94.

45. Ganie AM, Khurana LM, Eunice M et al. Comparison of efficacy of spironolactone with metformin in the management of polyystic ovary syndrome: an open-labed study. J Clin Endocrinol Metab 2004; 89:2756-62.

46. Venturoli S, Marescalchi O, Colombo FM et al. A prospective randomized trial comparing low dose flutamide, finasteride, ketoconazole, and cyproterone acetate-estrogen regimens in the treatment of hirsutism. J Clin Endocrinol Metab 1999; 84: 1304-10.

47. Belisle S, Love EJ. Clinical efficacy and safety of cyproterone acetate in severe hirsutism: results of a multicentered canadian study. Fertil Steril 1986; 46:1015-20.

48. Harbone L, Fleming R, Liall H et al. Metformin or antiandrogen in the treatment of hirsutism in the polycystic ovary syndrome. J Clin Endocrinol Metab 2003; 88:4116-23.

49. Morin-Papunen L, Vaauhkonen I, Koivunen R et al. Metformin versus ethinilestradiol-ciproterone acetate in the treatment of nonobese women with polycystic ovary syndrome: a randomized study. J Clin Endocrinol Metab 2003; 88:148-56.

50. Shulmman LP. Safety and efficacy of a new oral contraceptive containing drospirenone. J Reprod Med 2002; 47(suppl 11):981-4.

51. Shultz H. Hormonal contraception. 2. ed., Berlin: Schering, 1996.

52. Guido M, Romualdi D, Guiliani M et al. Drospirenone for the treatment of hirsute women with polycystic ovary syndrome: a clinical, endocrinological, metabolic pilot study. J Clin Endocrinol Metab 2004; 89:2817-23.

53. Ibañez L, De Zegher F. Ethinilestradiol-drospirenone, flutamide--metformin, or both for adolescents and women with hyperinsulinemic hyperandrogenism: opposite effects on the adipocytokines and body adiposity. J Clin Endocrinol Metab 2004; 89:1592-7.

54. Nestter EJ. Viewpoints on polycystic ovary syndrome: clinical reseacher. Endo-society 2004:15-7.

55. Lord JM, Flight IH, Norman RJ. Metformin in polycystic ovary syndrome: systematic review and meta-analysis. BMJ 2003; 327(7421): 951-3.

56. Jakubowicz DJ, Essah PA, Seppala M et al. Reduced serum glycodelin and insulin-like growth factor-biding protein-1 in women with polycystic ovary syndrome during first trimester of pregnancy. J Clin Endocrinol Metab 2004; 89(2):833-9.

57. Jakubowicz DJ, Seppala M, Jakubowicz S et al. Insulin reduction with metformin increases luteal phase serum glycodelin and insulin-like growth factor biding protein-1 concetrations and enhaces uterine vascularity and blood flow in the polycystic ovary syndrome. J Clin Endocrinol Metab 2001; 86: 1126-33.

58. Nascimento PD. Hiperandrogenismo cutâneo: hirsutismo, alopecia e acne. In: Bandeira F, Bandeira C, Macedo G et al. Endocrinologia e diabetes. 1. ed., Rio de Janeiro: MEDSI, 2003: 506-21.

54

Síndrome da Tensão Pré-menstrual e Dismenorreia

Aline Correia • César Eduardo Fernandes • Cristina Stephan •
Luciano de Melo Pompei • José Arnaldo de Souza Ferreira • Maria do Socorro C. Azevedo •
Nilson Roberto de Melo • Sérgio Peixoto

INTRODUÇÃO

A síndrome da tensão pré-menstrual (STPM) e a dismenorreia são transtornos que acometem um grande número de mulheres em todo o mundo e causam consequências de ordem física, emocional, familiar e social, com prejuízos para o rendimento profissional e para o relacionamento dessas mulheres nos períodos de acometimento. Felizmente, há tratamentos eficazes, o que aumenta ainda mais a importância do diagnóstico correto e precoce.

SÍNDROME DA TENSÃO PRÉ-MENSTRUAL

A STPM é definida por um grupo de sintomas, físicos e comportamentais, que ocorrem na segunda metade do ciclo menstrual. Esses sintomas periódicos são seguidos por um período totalmente assintomático. A STPM foi primeiramente descrita em 1931, quando se procurou relacionar esses sintomas, que então eram conhecidos como tensão pré-menstrual, com mudanças hormonais do ciclo menstrual.[1] A expressão síndrome pré-menstrual foi usada pela primeira vez em 1953.[2] Os sintomas variam muito entre os indivíduos, e mais de 150 deles já foram descritos. A classificação dos transtornos pré-menstruais foi proposta pela Sociedade Internacional de Transtornos Pré-menstruais (SITPM) em setembro de 2008, em Montreal. TPM são divididos em núcleo TPM: doença típica, associada a ciclos menstruais ovulatórios espontâneos, e variante TPM, com a presença de sintomas mais complexos (Tabela 54.1).[3]

Incidência

Em virtude dos diferentes critérios usados para diagnóstico, além das diferenças entre as populações analisa-

Tabela 54.1 Classificação dos transtornos pré-menstruais (TPM) proposta pela Sociedade Internacional de Transtornos Pré-Menstruais (SITPM)

Núcleo TPM (doença típica, ciclos menstruais ovulatórios espontâneos)	Variante TPM (sintomas mais complexos presentes)
Predominantemente física	Exacerbação pré-menstrual
Predominantemente psicológica	TPM com atividade ovariana anovulatória
Mista	TPM progesterona-induzida
	TPM com amenorreia

Kadian S, O'Brien S.[3]

das, há relatórios que indicam ocorrência de STPM em 5% a 95% das mulheres que menstruam; normalmente, entretanto, aceita-se uma incidência de 30% a 40% na população feminina em idade reprodutiva, com impacto econômico e financeiro.[4] Em 3% a 8% das mulheres em idade reprodutiva ocorre o distúrbio mais grave – transtorno disfórico pré-menstrual (TDPM).[5,6] Um recente estudo com 250 mulheres (idade média 19,89 anos) mostrou prevalência de STPM em 36,4%.[7] No Brasil, a incidência da STPM também é bastante variável, ocorrendo entre 8% e 86% da população feminina.[8]

Um estudo transversal global com 7.226 mulheres de 15 a 49 anos de idade, submetidas a questionário de 23 sintomas pré-menstruais, variáveis sociodemográficas e de estilo de vida, mostrou três diferentes padrões de sintomas pré-menstruais: sem mudanças com a idade, com redução de intensidade com a idade e os que atingem intensidade máxima em torno dos 40 a 44 anos de idade. O tabagismo foi associado a aumento dos sintomas pré-

-menstruais. Paridade crescente foi associada a diminuição dos sintomas. Os sintomas pré-menstruais mais associados a ciclos ovulatórios regulares são distúrbios de pele, adinamia, alterações de apetite, dores musculoesqueléticas, edema, humor deprimido e irritabilidade. Os sintomas mais tardios foram edema de extremidades, mastalgia e ganho de peso.[9]

Etiologia

Quando a síndrome foi descrita pela primeira vez, tentou-se atribuí-la ao excesso de estrogênio ou ao resultado de desequilíbrio ou incompatibilidade entre estrogênio e progesterona. Ao longo do tempo, outras teorias a relacionaram com alergia ao hormônio endógeno, hipoglicemia, deficiência de vitamina B_6, excesso de prolactina, retenção de fluidos, atividade inapropriada das prostaglandinas, níveis elevados de monoaminoxidase, disfunção endorfínica e diversos outros transtornos psicológicos. Em 1981, o assunto foi revisado e concluiu-se que a STPM era uma disfunção multifatorial psicoendócrina.[10]

Estudos mostraram que alterações no mecanismo de neurônios serotoninérgicos têm papel significativo.[11] Os dois sistemas de neurotransmissores mais bem estudados e relevantes envolvidos na gênese dos sintomas são os sistemas gabaérgico e serotoninérgico. Os metabólitos de progesterona formados pelo corpo lúteo ligam-se à membrana do receptor ácido gama-aminobutírico (GABA), alterando negativamente o sistema gabaérgico. A redução da serotonina pode levar a atividade serotoninérgica cerebral deficiente e originar sintomas da STPM.[12]

A ovulação e, consequentemente, a produção de progesterona foram consideradas importantes na síndrome, mas estudos relacionados com os níveis de progesterona na circulação e a seriedade dos sintomas mostraram nível de progesterona aumentado na circulação de pacientes com STPM, enquanto outros mostraram decréscimo ou nenhuma alteração. Ainda que o alívio dos sintomas tenha surtido efeito em vários estudos usando agonistas do GnRH para bloquear completamente a ovulação, nenhum alívio foi encontrado no estudo que bloqueou receptores de progesterona com o antagonista de progesterona, o RU-486.[13]

Um estudo que avaliou os níveis de β-endorfina na fase pré-ovulatória observou que estes foram menores em pacientes com STPM do que em controles, principalmente no período pós-ovulatório (entre o dia 0 e o dia 4).[14]

Da mesma maneira, foi demonstrado que pacientes com STPM tratadas com 200mg de danazol ao dia, durante 3 meses, apresentaram alívio dos sintomas. Por outro lado, quadros graves de STPM melhoraram mediante histerectomia total abdominal e ooforectomia bilateral, mesmo com a reposição hormonal subsequente com o uso de estrogênios. No entanto, algumas mulheres submetidas à terapêutica cíclica pós-menopausa com estrogênios e progesterona continuaram se queixando dos sintomas da STPM.[15]

Diversos estudos se preocuparam com o excesso de prolactina em pacientes queixosas de mastalgia, mas nenhuma descoberta positiva foi encontrada. Embora alguns dos sintomas pareçam estar relacionados com a atividade prostaglandínica em virtude da melhora que apresentam com o tratamento com anti-inflamatórios não esteroides (AINE), uma comprovação efetiva, igualmente, não foi encontrada.

Quadro Clínico

Um grande número de sintomas psicológicos e somáticos comuns foi levantado, os quais estão listados na Tabela 54.1. Em geral, sintomas somáticos dizem respeito à retenção hídrica, à sensibilidade mamária e a dores satélites, como cefaleia e dor pélvica. Estudos mostram que os sintomas pré-menstruais mais prevalentes são físicos. Sintomas psicológicos variaram de irritabilidade e tensão a ansiedade, agressividade e depressão.[5,16] Um estudo prospectivo com 21 mulheres em idade reprodutiva com STPM e 15 mulheres de controle mostrou aumento significativo da rigidez arterial na fase lútea e na menstruação, sem alteração significativa na função endotelial no grupo STPM. Um subestudo transversal com 156 mulheres na pós-menopausa mostrou associação entre história pregressa de STPM e hipertensão arterial (prevalência de 40,9% com STPM vs. 20,9% sem história de STPM).[17]

Em estudo com 60 mulheres com idades entre 18 e 45 anos inscritas no programa de STPM da Universidade da Pensilvânia, nos EUA, descobriu-se que quatro itens da história, considerados relevantes, foram encontrados em 34% das alterações sintomáticas, usando análise regressiva: mães das pacientes com STPM, sedentarismo (falta de atividades físicas regulares), idade jovem e maior número de filhos. Essas relações sugeriram que a família e o estresse eram fatores que cumpriam importante papel na síndrome (Tabela 54.2).[18]

Depressão é queixa comum na população geral, sendo mais frequente em mulheres do que em homens. Trata-se de um dos sintomas mais frequentes na STPM, podendo haver piora no estado de humor durante a fase lútea.[19] Demonstrou-se que pacientes com STPM não têm déficit no processo cognitivo e na *performance*. Igualmente, não perdem suas habilidades de concentração e manutenção da atenção e motivação ativas.[20] Uma coorte populacional na Suécia mostrou que, das 2.318 mulheres estudadas, 7,1% tinham STPM e 2,9% transtorno disfórico

Tabela 54.2 Sintomas da síndrome pré-menstrual	
Sintomas somáticos	**Sintomas psicológicos**
Edema	Irritabilidade
Ganho de peso	Agressividade
Mastalgia	Ansiedade
Ondas de calor	Depressão
Cefaleia	Letargia
Dor pélvica	Insônia
Mudança nos hábitos intestinais	Mudança de apetite
	Choro
	Alteração de libido
	Perda de concentração
	Pobre coordenação, acidentes

Adaptada da referência 16.

pré-menstrual, associado significativamente a autorrelato de depressão pós-parto (apenas em multíparas).[21]

Assim, transtornos psiquiátricos em pacientes com STPM resultam em morbidade significativa e, em alguns casos, resistência ao tratamento, sendo de primordial importância a detecção desses transtornos concomitantes.[6]

Abordagem Diagnóstica

Em virtude de a etiologia da STPM ainda não ser conhecida, aguardam-se métodos diagnósticos mais precisos. Os sintomas relatados pelas pacientes podem proporcionar um tratamento específico para cada caso. É importante a compreensão clara dos sintomas dessas pacientes antes do início de qualquer terapia. Após exame completo e pesquisa detalhada de seu histórico, deve-se procurar eliminar quaisquer outras causas que possam influenciar a sintomatologia. Em seguida, recomenda-se que a paciente mantenha um diário de seus sintomas durante pelo menos dois ciclos menstruais. Para isso, podem ser usados folhetos padrões prontos ou, simplesmente, a paciente pode escrever seus sintomas em um diário. No final dos dois ciclos, os sintomas referidos no diário devem ser revistos e discutidos cuidadosamente.

É importante diferenciar STPM de outras doenças com sintomas similares. Pacientes com disfunções psicológicas, como diferentes tipos de depressão, ansiedade e psicoses, podem apresentar síndrome pré-menstrual grave (SPMG). O transtorno bipolar e a SPMG têm muitos sintomas em comum, e a medida dos níveis hormonais não é útil para se fazer essa distinção. O diagnóstico de SPMG deve relacionar humor cíclico e alterações de comportamento com a mentruação. Jovens mulheres com STPM grave não respondem aos estabilizadores do humor usados para o transtorno bipolar.[22]

Um estudo que avaliou 100 mulheres com probabilidade de serem portadoras da STPM, por meio da aplica-

ção de questionários, revelou que 37 eram portadoras da STPM, enquanto 24 tinham outras doenças com exacerbação durante a fase lútea. Treze apresentavam transtorno psiquiátrico.[23]

Não há testes laboratoriais para o diagnóstico da STPM. O diagnóstico da STPM é, portanto, estabelecido a partir de um diário de sintomas e por eliminação de outras possíveis causas identificáveis responsáveis pelo quadro clínico relatado. Embora existam relatos de que várias pacientes com STPM têm hipotireoidismo, os estudos não mostram associação significativa entre doença da tireoide e STPM.[24]

Orientação Terapêutica

Dieta e Exercícios

Embora muitas mulheres sofram com a sintomatologia relacionada com a STPM, apenas pequena parte é gravemente afetada. Desse modo, a seleção dos medicamentos e de outros regimes deve ser alinhada às necessidades sintomáticas. Um estudo com 249 voluntárias em prisões do estado de Nova York demonstrou que 15% das tratadas só com placebo tiveram melhora nos sintomas, 39% das tratadas com placebo e dieta rica em proteína apresentaram alívio dos sintomas, 61% das pacientes que usaram medicamentos (diuréticos, cafeína, complexo de vitamina B ou outras combinações) relataram melhora, e quando o tratamento foi feito com medicamentos e dieta proteica, o alívio ocorreu em 79% dos casos. O resultado mais eficaz se fez observar nos sintomas relacionados com as disfunções emocionais.

Em um ensaio clínico duplo-cego verificou-se que a terapia com vitamina B6, uma coenzima na biossíntese da dopamina e da serotonina com possibilidade de envolvimento na STPM, estava associada à melhora da depressão em mulheres tomando contraceptivos. Acreditava-se que contraceptivos orais causavam anormalidades no metabolismo do triptofano e que a vitamina B_6 reverteria esse quadro.[25] Em outro relato, a vitamina B_6, administrada em doses diárias de 200 a 800mg, preveniu alguns sintomas da STPM. Também foi notado que a administração de vitamina B_6 aumentou o nível sérico de progesterona no período medioluteal, com influência sobre os níveis de serotonina.[26]

Em relação aos exercícios físicos, a paciente deve ser encorajada a praticá-los pelo menos três ou quatro vezes por semana, principalmente na fase lútea. Praticamente não existe contraposição a essa orientação genericamente dada às portadoras da STPM.

Diuréticos

Pode-se optar por adicionar um diurético ao regime terapêutico, caso a paciente se queixe de edema na fase

Capítulo 54 Síndrome da Tensão Pré-menstrual e Dismenorreia

lútea do ciclo. Prefere-se diurético que não espolie potássio, como a espironolactona. Os diuréticos podem ser administrados por curto período, em doses baixas (25 a 50mg/dia) durante a fase lútea, especialmente em mulheres que relatem edemas ou retenção de líquidos incontroláveis por medidas dietéticas.

O tratamento dos sintomas pré-menstruais tem sido avaliado em estudos controlados com espironolactona (100mg/dia).[27,28] Esses estudos mostraram redução no volume abdominal, diminuição de ganho de peso e melhora do humor. A preferência pela espironolactona está em sintonia com o aumento da aldosterona observado durante o período menstrual.

Estrogênio Transdérmico

Uma opção terapêutica seria o uso de estrogênio transdérmico (gel, *patch* ou implante) para supressão da ovulação, em mulheres intolerantes a progestogênios, impedindo as mudanças hormonais cíclicas, que produzem os sintomas pré-menstruais. Um curso de 7 dias por mês de progestogênio é necessário para proteção endometrial. Histerectomia e ooforectomia laparoscópica bilateral com reposição adequada de estrogênio e testosterona devem ser consideradas nos casos mais graves.[29]

Progesterona

Embora o uso de progesterona natural tenha sido historicamente defendido, com a proposta de que poderia equilibrar os níveis hormonais ou reduzir os efeitos da queda da progesterona, os estudos não foram conclusivos.[30]

Medicações Fitoterápicas

Algumas mulheres relataram alívio dos sintomas pré-menstruais com ervas, mas poucos estudos científicos comprovam os efeitos de ervas como: *black cohosh* (dores articulares, cefaleias, depressão), gengibre (náusea), folha raspada de framboesa (cólicas), casco de videira (ansiedade, insônia e variações de humor) ou óleo de prímula (cólicas, mastalgia).

O uso de óleo das sementes de prímula-da-noite (OSP), que tem alta concentração de ácido γ-linolênico, tem sido cogitado para essa indicação. No entanto, um estudo randomizado, duplo-cego, controlado por placebo, de OSP em 27 mulheres com síndrome pré-menstrual e 22 controles assintomáticos, não sustentou a eficácia na redução dos sintomas da STPM. O efeito do OSP (cápsulas contendo 4,32g de ácido linolênico e 0,54g de ácido γ-linolênico, diariamente) não mostrou vantagem sobre o placebo.[31,32]

Similarmente, alguns usuários e consumidores de medicamentos alternativos acreditam que a vitamina E possa balancear com adequação os níveis hormonais e por isso seu emprego tem sido proposto no tratamento de uma variedade de situações, incluindo a STPM. Não há evidência razoável que apoie esta afirmação. Um estudo duplo-cego randomizado, placebo-controlado, com 46 mulheres, administrou α-tocoferol (400UI) por três ciclos. Embora um resultado favorável tenha sido sugerido, nenhuma diferença significativa foi vista entre os grupos.[33]

Ressalte-se, no entanto, que a Food and Drug Administration (FDA) não regula as medicações fitoterápicas. Isso significa que sua segurança e efetividade não foram comprovadas, não havendo garantia de sua eficácia ou de que não estejam contaminadas com substâncias potencialmente nocivas.

Psicoterapia

Até 50% das pacientes podem melhorar a STPM somente com psicoterapia. Todavia, essa resposta assemelha-se às das terapias com placebo. Certamente, se as pacientes têm um problema psiquiátrico evidente detectado em seu histórico, a psicoterapia pode ser sugerida.

Um estudo randomizado com 123 adolescentes (17 a 19 anos de idade) com STPM mostrou redução significativa na gravidade da STPM relacionada com ansiedade, hostilidade e somatização no grupo de intervenção psicoeducacional, comparado com o grupo de controle, no entanto, não houve redução de depressão e sensibilidade interpessoal.[34]

Um estudo com 527 homens de 18 a 40 anos de idade de cinco cidades brasileiras mostrou que 86,3% haviam ouvido falar de TPM e 34,3% relataram ser parte natural do ciclo menstrual. Sintomas psíquicos foram mais comumente relatados (55,2%). A consciência sobre os sintomas pré-menstruais foi mais comum entre os homens de *status* socioeconômico mais alto e com mais anos de escolaridade.[35]

Medicamentos Psicoterápicos

Embora o uso contínuo de medicamentos psicoterápicos, como tricíclicos e lítio, não tenha obtido bons resultados no alívio dos sintomas de STPM, foi observado, em estudo duplo-cego cruzado e controlado por placebo com 19 pacientes sofrendo de STPM, que o uso do alprazolam alivia significativamente alguns dos sintomas da síndrome, como variações de humor, irritabilidade, ansiedade, depressão, fadiga, esquecimento, choro, desejos por doces e dores de cabeça, em comparação ao placebo.[36]

Outros agentes ansiolíticos parecem ter mérito no controle dos sintomas de STPM. Os neurotransmissores estão envolvidos na redução da sensibilidade dos receptores de progesterona.[4] Já está bem estabelecido o uso dos inibidores seletivos da recaptação de serotonina (ISRS) no tratamento da STPM grave e da disforia pré-menstrual, os quais são eficazes tanto com a administração contínua (todo o ciclo) como em doses intermitentes na fase lútea (ovulação à menstruação), que podem ser menos eficazes.[37]

Uma revisão de estudos clínicos controlados avaliou o tratamento da STPM com antidepressivos. Observou-se que clomipramina, fluoxetina, sertralina, paroxetina e venlafaxina mostraram-se superiores a placebo em diversos estudos.[38] Os mais utilizados na prática clínica são a fluoxetina e a sertralina.

A sertralina é um inibidor potente e específico da recaptação da serotonina (5-HT) neuronal *in vitro* que resulta na potencialização dos efeitos da 5-HT em animais. Ela exerce efeito muito fraco sobre a recaptação neuronal da dopamina e da noradrenalina. Em estudo comparativo, randomizado e controlado por placebo, empregando escalas de avaliação da qualidade de vida, e de relato diário de sintomas, a sertralina mostrou-se significativamente superior à desipramina (antidepressivo tricíclico) e ao placebo na melhora de pacientes portadoras de STPM grave. Os resultados também foram favoráveis à sertralina, mesmo no estrato de pacientes com depressão.

Em um estudo duplo-cego recente com 100 mulheres com STPM, um grupo foi tratado com fluoxetina, 20mg/dia, e o outro com buspirona, 10mg/dia, durante 2 meses consecutivos. Fluoxetina e buspirona mostraram eficácia significativa no tratamento de STPM, sem diferenças significativas entre os dois fármacos.[39]

Considere-se, por fim, que a STPM deve estar, por definição, associada a sintomas que interfiram com a qualidade de vida das mulheres. Desse modo, um princípio que deve ser considerado em sua máxima dimensão é o de que a decisão para o tratamento se baseie, fundamentalmente, no desejo da paciente com vistas à melhora dos sintomas.

DISMENORREIA

Conceitua-se dismenorreia pela dor, em geral do tipo cólica em hipogástrio, associada ao fluxo menstrual, podendo ser classificada, de acordo com sua etiologia, em dismenorreia primária ou secundária.[40]

A primária, também denominada intrínseca, essencial ou idiopática, é definida como a dor menstrual recorrente na ausência de patologias pélvicas. Já a secundária ocorre quando há algia menstrual associada à doença pélvica, como endometriose, pólipos, miomas uterinos, adenomiose, estenose cervical e malformações genitais.

A dismenorreia primária é um dos sintomas ginecológicos mais comuns em mulheres na menacma, sendo a prevalência maior em adolescentes, entre 20% e 90%, conforme os critérios diagnósticos empregados. Um estudo transversal com 250 mulheres mostrou prevalência de dismenorreia em 31% dos casos durante cada ciclo menstrual.[7]

Avaliação prospectiva é fundamental para a confirmação do diagnóstico antes do início da terapia, evitando efeitos adversos prejudiciais às adolescentes. Embora a maioria dos casos seja primária, o diagnóstico precoce e o tratamento de causas secundárias devem ser instituídos.[41] Está frequentemente associada à interrupção das atividades diárias, como faltas escolares e absenteísmo no trabalho. Apesar da influência negativa sobre a qualidade de vida das pacientes, a maior parte delas não procura atendimento médico para a dismenorreia primária.

Alguns fatores de risco se associam a episódios de algia de maior gravidade, como a presença de menarca precoce, história familiar de dismenorreia primária, fluxo menstrual intenso e com duração prolongada e tabagismo. Parazzini et al. observaram aumento do risco de dismenorreia associado ao número de cigarros consumidos ao dia e também ao tempo de tabagismo. Por outro lado, o consumo de álcool está associado à diminuição dos episódios de dismenorreia.[42,43]

Etiologia

A dismenorreia primária está associada à presença de ciclos ovulatórios, em que o endométrio secretor apresenta maior concentração de prostaglandinas do que o proliferativo. As prostaglandinas são sintetizadas durante a fase lútea tardia e o início da fase folicular do ciclo menstrual o que, fisiologicamente, levará à contratilidade uterina com consequente descamação do endométrio.

Acredita-se que a causa primária da dismenorreia seja a produção uterina excessiva de prostaglandinas,[44] em especial a prostaglandina $F_{2\alpha}$, resultante da atividade das enzimas fosfolipase e cicloxigenase sobre o ácido araquidônico. A dor relaciona-se com aumento na frequência e alteração no ritmo das contrações uterinas. Esse estado de hipercontratilidade uterina e vasoconstrição reduz o fluxo sanguíneo uterino, levando a isquemia e hipersensibilidade nervosa periférica, induzindo a dor.[44,45]

Diagnóstico

Dismenorreia Primária

O fundamento do diagnóstico da dismenorreia primária é a história de dor pélvica em hipogástrio associada à menstruação com início na adolescência e exame físico normal.

A dor é tipicamente em cólica, com início variando de algumas horas antes até algumas horas após o começo do fluxo menstrual. O pico ocorre em 24 horas e a melhora se dá em 2 dias após o início. Pode haver irradiação para as regiões lombar e posterior dos membros inferiores. Diarreia, náuseas e vômitos, fadiga, cefaleia e tontura podem estar presentes, sendo explicados pelo aporte de prostaglandinas e seus metabólitos na circulação sistêmica.

O exame físico das pacientes com dismenorreia primária é, por definição, normal. Deve ser lembrado, entretanto, que é importante realizar o diagnóstico diferencial, excluindo causas de dismenorreia secundária e outras causas de dor pélvica (Tabela 54.3). Para pacientes que ainda não iniciaram atividade sexual e o exame ginecológico não é viável ou é insatisfatório, recomenda-se a realização de ultrassonografia (US) pélvica para exclusão de tumores ou malformações obstrutivas genitais.

Dismenorreia Secundária

Em geral, tem início anos após a menarca, sendo a endometriose uma das principais causas. Se a dismenorreia ocorrer em mulher com ciclos anovulatórios, provavelmente será secundária.

Como são várias as doenças que cursam com dismenorreia secundária, o diagnóstico diferencial deve ser feito com a dismenorreia primária e outras causas de dor pélvica (Tabela 54.3).

Assim como na dismenorreia primária, a anamnese e o exame ginecológico são imperativos; entretanto, muitas vezes, o diagnóstico da dismenorreia secundária exige a realização de exames complementares. A US pélvica ou, preferencialmente, transvaginal pode detectar miomas uterinos, cistos endometrioides e tumores ovarianos. A

Tabela 54.3 Diagnóstico diferencial de dismenorreia

Dismenorreia primária
Dismenorreia secundária
  Endometriose
  Adenomiose
  Miomatose uterina
  Estenose cervical
  Pólipos endometriais
  Malformações obstrutivas do trato genital
Outras causas de dor pélvica
  Doença inflamatória pélvica
  Aderências pélvicas
  Tumores pélvicos
  Síndrome do intestino irritável
  Gravidez ectópica
  Abortamento espontâneo
  Outros

ressonância nuclear magnética pode ser empregada para o diagnóstico de adenomiose. A histeroscopia e a histerossonografia com infusão salina são úteis no diagnóstico de pólipos endometriais e miomas submucosos. O diagnóstico definitivo de endometriose e aderências pélvicas é feito pela laparoscopia.

Em um relato de caso de uma paciente de 27 anos de idade, três partos, menarca aos 13 anos, com ciclos regulares, com dismenorreia incapacitante duas vezes por ano, internada havia 3 dias apresentando pneumotórax à esquerda (era a terceira vez que ela apresentava quadro clínico semelhante nos últimos 4 meses), foram detectados por meio de toracoscopia, dois focos de endometriose de 0,5cm, confirmados por biópsia (endométrio em parênquima pulmonar).[46]

Tratamento

O tratamento da dismenorreia varia de acordo com sua etiologia. Para fins didáticos, podem ser divididos em tratamentos farmacológico, cirúrgico e terapêutico alternativo.

Dismenorreia Primária

Tratamento Farmacológico

Anti-inflamatórios Não Esteroides. Os AINE são as medicações mais efetivamente reconhecidas para o tratamento da dismenorreia.[47] Seu efeito analgésico ocorre mediante inibição da enzima cicloxigenase, responsável pela formação das prostaglandinas.

Existem duas isoformas mais importantes da cicloxigenase (COX), a do tipo 1 (COX-1) e a do tipo 2 (COX-2). A eficácia dos AINE é resultante, principalmente, da inibição da COX-2, enquanto a inibição da COX-1 resulta em efeitos adversos gastrointestinais e da função plaquetária.

Os AINE convencionais não são seletivos e inibem as duas isoformas da COX, enquanto os seletivos da COX-2 inibem mais especificamente essa isoforma enzimática, acarretando menos efeitos indesejáveis da inibição da COX-1. Todavia, ambos apresentam eficácia similar no tratamento da dismenorreia.[48]

O tratamento com AINE é o inicialmente preferido para dismenorreia em adolescentes sexualmente inativas. Se não houver melhora após três períodos menstruais, deve ser oferecido tratamento hormonal com pílulas anticoncepcionais orais. Se ainda não houver melhora da dismenorreia dentro de 6 meses de uso de AINE e anticoncepcional, uma laparoscopia estará indicada.[49]

Anticoncepcionais. Nessa classe de medicamentos encontram-se os anticoncepcionais hormonais combinados, os contraceptivos que contêm somente progestogênios e o dispositivo intrauterino de levonorgestrel.

Anticoncepcionais Hormonais Combinados. O mecanismo de ação dos anticoncepcionais hormonais combinados (AHC) no tratamento da dismenorreia primária se faz mediante inibição da ovulação, supressão da proliferação endometrial e consequente diminuição de fluxo menstrual e de secreção de prostaglandinas.

Um estudo duplo-cego, randomizado e controlado comparou o regime contínuo e cíclico de AHC (gestodeno, 75µg, e etinilestradiol, 20µg) por 6 meses em 38 pacientes com dismenorreia primária. Em ambos os grupos houve redução significativa da dor pela escala analógica visual. O regime contínuo foi superior ao regime cíclico após 1 e 3 meses de tratamento. Ambos os regimes são eficazes no tratamento da dismenorreia primária, sendo o contínuo superior ao cíclico a curto prazo, mas essa diferença é perdida após 6 meses.[50]

Contraceptivos com Progestogênio Isolado. Neste grupo incluem-se o acetato de medroxiprogesterona de depósito, o implante anticoncepcional e os contraceptivos orais de progestogênios. O acetato de medroxiprogesterona de depósito é eficaz no tratamento da dismenorreia primária, pois suprime a ovulação e induz a atrofia endometrial. Adicionalmente, leva a taxas de amenorreia de 55% a 60% em 1 ano e 68% em 2 anos de tratamento.

O implante anticoncepcional e a pílula de desogestrel puro têm ação anovulatória e atrofiante do endométrio, como um anticoncepcional combinado, mas podem levar à amenorreia.[51]

Os outros contraceptivos contendo somente progestogênios, também conhecidos como minipílulas, não são considerados anovulatórios, mas podem contribuir para a melhora das cólicas, por reduzirem o fluxo menstrual e levarem, em cerca de 10% das usuárias, à amenorreia.[52]

Dispositivo Intrauterino Medicado com Levonorgestrel. Esse dispositivo intrauterino (DIU) libera progestogênio dentro da cavidade uterina, tornando o endométrio atrófico e, portanto, reduzindo o sangramento menstrual, contribuindo assim para a melhora da dismenorreia. Em muitos casos, pode ocorrer amenorreia.[53]

Outros Tratamentos Farmacológicos. Uma grande variedade de medicações que induzem o relaxamento uterino têm sido propostas no tratamento da dismenorreia. Alguns estudos mostraram a possibilidade de uso de fármacos β_2-agonistas, como a terbutalina, e de antagonistas dos canais de cálcio (nifedipina) para a melhora da dismenorreia.[54,55] Entretanto, mais estudos são necessários para que se confirme a real eficácia dessas medicações no tratamento da dismenorreia; além disso, são fármacos com potencial para efeitos adversos cardiovasculares significativos.

Medicações que bloqueiam o ciclo menstrual, como o danazol e o leuprolide, podem ser empregadas, criteriosamente, em casos refratários de dismenorreia. Todavia, além de terem custo elevado, provocam efeitos colaterais importantes, decorrentes do estado hipoestrogênico que causam.

Um recente estudo multicêntrico randomizado comparou dienogest (DNG) com acetato de leuprolide (LA) em mulheres com dismenorreia secundária à endometriose. As análises mostram evidências de que a eficácia do DNG é equivalente à do LA para o tratamento dos sintomas da endometriose, com benefícios na qualidade de vida e um perfil de segurança favorável.[56]

Tratamento Cirúrgico

Em alguns casos extremos, nos quais o quadro de dismenorreia é grave e refratário aos tratamentos clínicos, dispomos de dois procedimentos, a histerectomia e a neurectomia pré-sacral.

Histerectomia. Este procedimento radical e extremado é reservado apenas aos casos de insucesso absoluto do tratamento clínico e a pacientes que tenham prole constituída e sintomatologia intensa.

Neurectomia Pré-sacral. Alternativa cirúrgica indicada apenas para casos muito graves sem nenhuma outra opção de tratamento, ou nos casos em que todas as outras tentativas terapêuticas falharam, parece ser o método de desnervação pélvica mais efetivo, a longo prazo, no alívio da dor, podendo ser realizada por via laparoscópica.[57] Esse procedimento está associado, em 5% dos casos, ao aparecimento de obstipação ou urgência urinária não responsivas ao tratamento clínico.[58]

Tratamentos Alternativos

Alguns estudos postulam o uso de terapêuticas alternativas para tratamento da dismenorreia primária. Em estudo realizado com pacientes indianas, a vitamina B_1, na dose de 100mg/dia, mostrou-se eficaz no tratamento da dismenorreia primária.[59]

Comparando o uso de vitamina E ao placebo, diariamente, com início 2 dias antes e término 3 dias após o início da menstruação, em um pequeno grupo de adolescentes, Ziaiei et al.[60] observaram melhora significativa da dismenorreia primária, enquanto Deutch et al.[61] observaram melhora do quadro de dismenorreia primária em pacientes que fizeram uso de óleo de peixe associado à vitamina B_{12}.

Mais estudos controlados e de longa duração são necessários para comprovar a real eficácia das medicações alternativas no tratamento da dismenorreia primária, visto serem poucos os estudos existentes, com amostra pequena, e os efeitos a longo prazo de muitas dessas medicações ainda não terem sido avaliados.

Dismenorreia Secundária

O tratamento da dismenorreia secundária depende, fundamentalmente, da causa que a origina, sendo cada uma dessas causas um capítulo à parte. No entanto, como em muitas causas há certa participação das prostaglandinas, os AINE podem ser úteis no tratamento, pelo menos paliativo, enquanto se aguarda o tratamento definitivo.

Referências

1. Frank RT. The hormonal causes of premenstrual tension. Arch Neurol Psychol 1931; 126:1052.

2. Dalton K. The premenstrual syndrome and progesterone therapy. London: William Heinemann Medical Books, 1973.

3. Kadian S, O'Brien S. Classification of premenstrual disorders as proposed by the International Society for Premenstrual Disorders. Menopause Int 2012; 18(2):43-7.

4. Baker LJ, O'Brien PM. Premenstrual syndrome (PMS): a peri-menopausal perspective. Maturitas 2012; 72(2):121-5.

5. Dennerstein L, Lehert P, Heinemann K. Epidemiology of premenstrual symptoms and disorders. Menopause Int 2012; 18(2): 52-9.

6. Firoozi R, Kafi M, Salehi I, Shirmohammadi M. The Relationship between severity of premenstrual syndrome and psychiatric symptoms. Iran J Psychiatry 2012; 7(1):36-4.

7. Guvenc G, Kilic A, Akyuz A, Ustunsoz A. Premenstrual syndrome and attitudes toward menstruation in a sample of nursing students. J Psychosom Obstet Gynaecol 2012; 33(3):106-11.

8. Diegoli MSC, Fonseca AM, Diegoli CA et al. Síndrome pré-menstrual: estudo das incidências e das variações sintomatológicas. Rev Ginecol Obstet 1994; 5:238-48.

9. Dennerstein L, Lehert P, Heinemann K. Global epidemiological study of variation of premenstrual symptoms with age and sociodemographic factors. Menopause Int 2011; 17(3):96-101.

10. Reid RL, Yen SSC. Premenstrual syndrome. Am J Obstet Gynecol 1981; 139:85.

11. Jovanovic H, Cerin A, Karlsson P et al. A PET study of 5-HT1A receptors at different phases of the menstrual cycle in women with premenstrual dysphoria. Psychiatry Res 2006; 148:185-93.

12. Rapkin AJ, Akopians AL. Pathophysiology of premenstrual syndrome and premenstrual dysphoric disorder. Menopause Int 2012; 18(2):52-9.

13. Chan AF, Mortola JF, Wood SH, Yen SSC. Persistence of premenstrual syndrome during low-dose administration of the progesterone antagonist RU 486. Obstet Gynecol 1994; 84:1001.

14. Chuong CJ, Hsi BP, Gibbons WE. Periovulatory bendorphin levels in premenstrual syndrome. Obstet Gynecol 1994; 83:755.

15. Halbreich U, Rojansky N, Palter S. Elimination of ovulation and menstrual cyclicity (with danazol) improves dysphoric premenstrual syndromes. Fertil Steril 1991; 56:1066.

16. O'Brien PM. The premenstrual syndrome: a review of the present status of therapy. Drugs 1982; 24:140.

17. Stamatelopoulos KS, Georgiopoulos G, Papaioannou T et al. Can premenstrual syndrome affect arterial stiffness or blood pressure? Atherosclerosis 2012; 224(1):170-6.

18. Freeman EW, Sondheimer SJ, Rickels K. Effects of medical history factors on symptoms severity in women meeting criteria for premenstrual syndrome. Obstet Gynecol 1988; 72:236.

19. Mortola JF, Girton L, Fischer U. Successful treatment of severe premenstrual syndrome by combined use of gonadotropin-releasing hormone agonist and estrogen/progestin. J Clin Endocrinol Metab 1991; 71:252A.

20. Rapkin AJ, Chang LI, Reading AE. Mood and cognitive style in premenstrual syndrome. Obstet Gynecol 1989; 74:644.

21. Sylvén SM, Ekselius L, Sundström-Poromaa I, Skalkidou A. Premenstrual syndrome and dysphoric disorder as risk factors for postpartum depression. Acta Obstet Gynecol Scand 2012.

22. Studd J. Severe premenstrual syndrome and bipolar disorder: a tragic confusion. Menopause Int 2012; 18(2):82-6.

23. Plouffe L JR, Stewart K, Craft KS. Diagnostic and treatment results from a southeastern academic center-based premenstrual syndrome clinic: the first year. Am J Obstet Gynecol 1993; 169:295.

24. Nikolai TF, Mulligan GM, Gribble RK. Thyroid function and treatment in premenstrual syndrome. J Clin Endocrinol Metab 1990; 70:1108.

25. Adams PW, Rose DP, Folkard J. Effect of pyridoxine hydrochloride (vitamin B_6) upon depression associated with oral contraception. Lancet 1973; 1:897.

26. Doll H, Brown S, Thurston A, Vessey M. Pyridoxine (vitamin B_6) and the premenstrual syndrome: a randomized crossover trial. J R Coll Gen Pract 1989; 39:364.

27. ACOG Committee on Practice Bulletins-Gynecology. Premenstrual syndrome. In: ACOG Practice Bulletin. Clinical Management Guidelines for Obstetrician-Gynecologists 2000; 15:p. 1-8.

28. Brown CS, Freeman EW, Ling FW. An update on the treatment of premenstrual syndrome. Am J Man Care 1998; 4:115-24.

29. Studd J. Treatment of premenstrual disorders by suppression of ovulation by transdermal estrogens. Menopause Int 2012; 18(2):65-7.

30. Ford O, Lethaby A, Roberts H, Mol BW. Progesterone for premenstrual syndrome. Cochrane Database Syst Rev 2012; 3.

31. Collins A, Cerin A, Coleman G, Landgren B-M. Essential fatty acids in the treatment of premenstrual syndrome. Obstet Gynecol 1993; 81:93-8.

32. Budeiri D, LI Wan PO A, Dornan JC. Is evening primrose oil of value in the treatment of premenstrual syndrome? Controlled Clin Trials 1996; 17:60-8.

33. London RS, Murphy L, Kitlowski KE, Reynolds MA. Efficacy of alpha-tocopherol in the treatment of the premenstrual syndrome. J Reprod Med 1987; 32:400-4.

34. Taghizadeh Z, Shirmohammadi M, Feizi A, Arbabi M. The effect of cognitive behavioural psycho-education on premenstrual syndrome and related symptoms. J Psychiatr Ment Health Nurs 2012; 20(8):705-13.

35. Makuch MY, Osis MJ, de Pádua KS, Bahamondes L. Understanding and attitudes of Brazilian men with regard to premenstrual syndrome. Int J Gynaecol Obstet 2013; 121(1): 31-4.

36. Smith S. Treatment for the physical symptoms of premenstrual syndrome. In: Smith S, Schiff I (eds.). Modern management of premenstrual syndrome. New York: Norton & Co., 1993:112-9.

37. Pearlstein T. Psychotropic medications and other non-hormonal treatments for premenstrual disorders. Menopause Int 2012; 18(2):60-4.

38. Cheniaux E. Tratamento da disforia pré-menstrual com antidepressivos: revisão dos ensaios clínicos controlados. J Bras Psiquiatr 2006; 55:142-7.

39. Nazari H, Yari F, Jariani M, Marzban A, Birgandy M. Premenstrual syndrome: a single-blind study of treatment with buspirone versus fluoxetine. Arch Gynecol Obstet 2013; 287(3):469-72.

40. Deligeoroglou E, Creatsas G. Menstrual disorders. Endocr Dev 2012; 22:160-70. Epub 2012 Jul 25.

41. Allen LM, Lam AC. Premenstrual syndrome and dysmenorrhea in adolescents. Adolesc Med State Art Rev 2012; 23(1):139-63.

42. Harlow S, Park M. A longitudinal study for risk factors for the ocurrence, duration and severity of menstrual cramps in a cohort of college women. Br J Obstet Gynecol 1996; 103:1134-42.

43. Parazzini F, Tozzi L, Mezzopane R et al. Cigarrete smoking, alcohol consumption, and risk of primary dysmenorrhea. Epidemiology 1994; 5:469-72.

44. Sultan C, Gaspari L, Paris F. Adolescent dysmenorrhea. Endocr Dev. 2012; 22:171-80. Epub 2012 Jul 25.

45. Dawood MY. Primary dysmenorrhea: advances in pathogenesis and management. Obstet Gynecol 2006; 108:428-41.

46. Mendoza Calderón F, Valladares V, Ballesteros A, Ayala ML. [Catamenial pneumothorax secondary to thoracic endometriosis]. Ginecol Obstet Mex 2007; 75(11):691-4.

47. Proctor M, Farquar C. Dysmenorrhea. Clin Evid 2002; 22:205-10.

48. French L. Dysmenorrhea. Am Fam Phys 2005; 71:285-91.

49. Harel Z. Dysmenorrhea in adolescents and young adults: an update on pharmacological treatments and management strategies. Expert Opin Pharmacother 2012; 13(15):2157-70.

50. Dmitrovic R, Kunselman AR, Legro RS. Continuous compared with cyclic oral contraceptives for the treatment of primary dysmenorrhea: a randomized controlled trial. Obstet Gynecol 2012; 119(6):1143-50.

51. Razzi S, Luisi S, Ferretti C et al. Use of a progestogen only preparation containing desogestrel in the treatment of recurrent pelvic pain after conservative surgery for endometriosis. Eur J Obstet Gynecol Reprod Biol 2007; 135(2):188-90.

52. Lefebvre G, Pinsoneault O, Antao V et al. Primary dysmenorrhea consensus guideline. JOGC 2005; 169:1119-30.

53. Baldaszti E, Wimmer-Puchinger B, Löschke K. Acceptability of the long-term contraceptive levonorgestrel-releasing intrauterine system (Mirena): a 3-year follow-up study. Contraception 2003; 67:87-91.

54. Anderson KE, Ulmsten U. Effects of nifedipine on myometrial activity and lower abdominal pain in women with primary dysmnorrhea. Br J Obst Gynecol 1978; 85:142-8.

55. Arkelund M, Anderson KE, Ingemarsson I. Effects of terbutaline on myometrial activity, uterine blood flow, and lower abdominal pain in women with primary dysmnorrhea. Br J Obstet Gynecol 1976; 83:673-8.

56. Strowitzki T, Marr J, Gerlinger C, Faustmann T, Seitz C. Detailed analysis of a randomized, multicenter, comparative trial of dienogest versus leuprolide acetate in endometriosis. Int J Gynaecol Obstet 2012; 117(3):228-33. Epub 2012 Mar 27.

57. Chen FP, Chang SD, Chu KK et al. Comparison of presacral neurectomy and laparoscopic uterine nerve ablation for primary dismenorrhea. J Reprod Med 1996; 41:463-6.

58. Proctor ML, Farquahar CM, Sinclair OJ et al. Surgical interruption of pelvic nerve pathways for primary and secondary dysmenorrhea (Cochrane Review). In: The Cochrane Library, Issue 4, 2002. Oxford: Update Software.

59. Gokhale LB. Curative treatment of primary (spasmodic) dysmenorrhea. Indian J Med Res 1999; 103:227-31.

60. Ziaie S, Faghigzadeh S, Sohrabvand F et al. A randomized placebo-controlled trial to determine the effect of vitamin E in treatment of primary dysmenorrhea. Br J Obstet Gynecol 2001; 108:1181-3.

61. Deutch B, Jorgensen EB, Hansen JC. Menstrual disconfort in Danish women reduced by dietary supplements of omega-3 PUFA and B12 (fish oil or oil sea capsules). Nutr Res 2000; 20: 621-31.

55

Menopausa

Thyciara Fontenele • Francisco Bandeira • Luiz Griz

INTRODUÇÃO

Menopausa consiste na interrupção da produção estrogênica pelas células foliculares ovarianas, o que provoca a cessação da ovulação cíclica.[1,2] A transição entre o período fértil da mulher e a menopausa começa com variações na duração do ciclo menstrual e aumento nas concentrações séricas do hormônio folículo-estimulante (FSH) e termina com o último ciclo menstrual, não reconhecido até que se completem 12 meses de amenorreia.[3]

Embora a idade média da instalação da menopausa seja de 51 anos, em 5% das mulheres ela ocorre após os 55 anos de idade, considerada menopausa tardia, e 5% entre 40 e 45 anos, o que define menopausa precoce. A cessação dos ciclos que ocorre antes dos 40 anos de idade é considerada falência ovariana precoce.[4-6]

Vários fatores são considerados determinantes da idade de instalação da menopausa. Foram identificadas 13 variantes genéticas comuns localizadas nos cromossomos 5, 6, 19 e 20, relacionadas com a idade da menopausa.[7,8] Variação genética no gene do receptor de estrogênio pode ser outro fator determinante, bem como pré-mutações no gene *FMR1*, que define a síndrome do X frágil e ocasiona falência ovariana precoce.[9,10]

Mulheres com história familiar de menopausa precoce têm risco aumentado de desenvolver amenorreia mais precocemente. Mulheres cujas mães iniciaram a fase de menopausa ainda jovens têm aumento de seis vezes na probabilidade de menopausa precoce.[11,12] Raça e etnia também podem interferir na idade da menopausa. Em dois estudos prospectivos, multiétnicos, a menopausa natural ocorreu mais cedo entre mulheres hispânicas e mais tarde em americanas e japonesas, quando comparadas à população caucasiana.[2,13]

O tabagismo reduz em cerca de 2 anos a idade de menopausa.[1,14] Um estudo realizado com 10.606 mulheres de meia-idade demonstrou que 31% das mulheres tabagistas desenvolveram menopausa natural mais precocemente em relação às não tabagistas.[15] Outros fatores também parecem estar envolvidos, como o consumo de galactose, história de diabetes tipo 1, exposição intraútero ao dietilestilbestrol e a nuliparidade.[4,16-19]

As alterações hormonais começam anos antes da menopausa. Nos anos finais da vida reprodutiva, os ciclos menstruais são ovulatórios, porém, gradativamente, a duração da fase folicular começa a diminuir.[20] Na transição inicial para a menopausa, as mulheres experimentam alguma irregularidade menstrual e, nessa fase, as concentrações de inibina B começam a cair devido a um declínio na quantidade de folículos ovarianos, enquanto os níveis de FSH começam a subir com relativa preservação nos níveis de estradiol, mas com baixas concentrações da progesterona.[21-26]

Na transição tardia, há aumento na variabilidade do ciclo, com flutuações nos níveis séricos de FSH e estradiol.[27] Após a menopausa, quando há perda total dos folículos ovarianos, o ovário já não consegue sintetizar estradiol, porém persiste produzindo e secretando os hormônios androgênicos, sob o estímulo do hormônio luteinizante (LH).[28]

Após 12 meses de amenorreia, em uma mulher com mais de 45 anos de idade e na ausência de outras causas fisiológicas ou patológicas, é definida a presença da menopausa.[2,5]

QUADRO CLÍNICO

Clinicamente, as mulheres experimentam modificações drásticas no organismo (Tabela 55.1). A anovula-

Tabela 55.1 Prevalência dos sintomas da menopausa

Sintoma	Prevalência
Fogachos	80%
Transtorno do sono	40%
Atrofia vaginal	47%
Dores no corpo	50%
Depressão	incerta
Disfunção sexual	incerta

ção crônica e a deficiência de progesterona podem levar a longos períodos de exposição uterina ao estrogênio e, portanto, causar hiperplasia endometrial e sangramentos anovulatórios. Os fogachos, que se manifestam em 75% das mulheres, são a mudança aguda mais comum durante a menopausa. São autolimitados, com duração média de 5 anos, iniciam-se de maneira súbita e se caracterizam por sensação de calor na face e no tórax, que rapidamente se generaliza. A sensação de calor dura em torno de 2 a 4 minutos e vem associada a sudorese intensa, palpitações e ansiedade. Ocorre, predominantemente, durante a noite, o que promove distúrbios intensos no sono.[2,29]

Como os epitélios da vagina e da uretra são sensíveis à ação do estrogênio, durante a menopausa ocorre seu adelgaçamento, o que causa atrofia vaginal e sintomas relacionados, como secura vaginal, vaginites, prurido e dores durante o ato sexual e atrofia uretral, ocasionando maior predisposição para infecções e incontinência urinárias.[30,31]

Disfunções sexuais são altamente prevalentes nesse período. A deficiência de estradiol reduz significativamente o fluxo sanguíneo para a vagina e a vulva e causa diminuição da lubrificação vaginal e neuropatia no nervo pudendo.[32-34] Secura vaginal e dispareunia, como salientado anteriormente, podem contribuir para a diminuição da função sexual nesse período.[35,36]

Estudos que investigam a relação entre menopausa e depressão são conflitantes. Alguns estudos longitudinais não encontraram nenhuma associação.[37] No entanto, vários outros demonstraram associação significativa entre a transição menopausal e a depressão.[38-42] O maior estudo prospectivo até o momento, o ensaio Study of Women's Health Across the Nation (SWAN), relatou que mulheres na perimenopausa apresentaram taxa mais elevada de sintomas depressivos (14,9% a 18,4%) do que mulheres na pré-menopausa (8% a 12%), e os sintomas mais relatados foram irritabilidade, nervosismo e labilidade emocional.[43,44]

Outros sintomas, menos comuns, são: dor mamária, cefaleia, envelhecimento da pele e dores articulares.[31,45-47]

DIAGNÓSTICO

A menopausa é definida clinicamente como um período de 12 meses de amenorreia em uma mulher com mais de 45 anos de idade, na ausência de outras causas biológicas ou fisiológicas. A melhor abordagem para o diagnóstico da perimenopausa consiste em uma avaliação longitudinal da história do ciclo menstrual e sintomas da menopausa (ondas de calor e fogachos, alterações de humor, distúrbios do sono). Não há necessidade de medição dos níveis séricos de FSH, estradiol ou dos níveis de inibina para fins de diagnóstico.

Algumas condições clínicas podem mimetizar o quadro de menopausa, como o hipertireoidismo, que deve ser sempre considerado no diagnóstico diferencial, por cursar com menstruações irregulares, suores (embora diferentes dos típicos fogachos) e alterações de humor. Outras causas para alterações do ciclo menstrual devem ser consideradas, incluindo gravidez, hiperprolactinemia e outras doenças da tireoide. Ondas de calor atípicas e suores noturnos podem estar presentes em outros distúrbios, como com o uso de medicamentos, feocromocitoma, tumores carcinoides ou outras neoplasias malignas.[48]

TERAPIA HORMONAL

A terapia hormonal na pós-menopausa é atualmente recomendada para uso, a curto prazo, no tratamento dos sintomas vasomotores de moderados a graves. Não é mais recomendado o uso a longo prazo para prevenção primária ou secundária de doenças cardiovasculares e da osteoporose.[49]

Sintomas Vasomotores

A terapia hormonal, estrogênio com ou sem progesterona, permanece como o padrão-ouro para alívio dos sintomas vasomotores na menopausa e de suas consequências. Consiste, portanto, em opção razoável para a maioria das mulheres na pós-menopausa, com exceção daquelas com história de câncer de mama, doença coronariana, evento tromboembólico prévio ou acidente vascular encefálico (AVE), ou naquelas com alto risco para essas complicações. Em mulheres saudáveis, o risco absoluto de um evento adverso é extremamente baixo.[50,51] O uso exclusivo de progesterona também reduz os sintomas vasomotores, porém com eficácia inferior quando comparado ao uso da terapia estrogênica.[52]

Trato Geniturinário

Os epitélios da vagina e da uretra são sensíveis ao estrogênio, e a deficiência estrogênica leva a seu adelgaçamento, resultando em atrofia vaginal, o que pode causar sintomas de secura vaginal, prurido e, muitas vezes, dispareunia. Tanto a terapia estrogênica sistêmica como a local são eficazes para os sintomas de atrofia geniturinária. A administração vaginal (disponível como creme, comprimidos ou anéis) é uma terapia extremamente eficaz, sendo uma excelente opção para quase todas as mulheres na pós-menopausa (com a exceção de pacientes com câncer de mama), e pode ser administrada a longo prazo, já que a absorção sistêmica é mínima.[53,54]

A terapia estrogênica local pode beneficiar algumas mulheres com bexiga hiperativa. Um ensaio clínico demonstrou que o uso de anel de estradiol apresentou eficácia clínica semelhante ao uso de oxibutinina em mulheres portadoras de hiperatividade vesical.[49,55] O uso de baixas doses de estradiol transdérmico, no entanto, não interferiu na evolução da incontinência urinária.[56] Um recente ensaio clínico relatou aumento do risco de litíase renal em mulheres saudáveis em uso de terapia hormonal, porém os mecanismos envolvidos ainda não foram elucidados.[57] Dois estudos demonstraram risco reduzido de infecção urinária recorrente em mulheres utilizando terapia estrogênica vaginal.[58,59] O uso sistêmico da terapia hormonal não foi aprovado para uso exclusivo na saúde do trato urinário.[49]

Função Sexual

A terapia hormonal não é recomendada para o tratamento da disfunção sexual, incluindo a redução da libido.[49] Não há evidências de que a terapia estrogênica atue de modo independente no interesse sexual, na excitação e na resposta orgásmica. Baixas doses de estrogênio locais podem melhorar a função sexual, exclusivamente por aumentarem o fluxo sanguíneo local e a lubrificação vaginal.[60,61]

Qualidade de Vida

Embora não haja aprovação para o uso da terapia hormonal com o objetivo exclusivo de melhorar a qualidade de vida das mulheres, dados apontam que mulheres sintomáticas apresentam melhora em alguns domínios da qualidade de vida mediante o alívio dos sintomas vasomotores. Não há evidências que comprovem essa melhora em mulheres assintomáticas.[62-64]

Osteoporose

Vários ensaios clínicos randomizados e controlados com placebo, incluindo o Women's Health Initiative (WHI) e o Postmenopausal Estrogen/Progestin Interventions (PEPI), apoiam o uso da terapia estrogênica como prevenção de osteoporose e fraturas, incluindo fraturas de quadril, bem como no tratamento da osteoporose estabelecida.[65-68] No entanto, até o momento, não há aprovação para seu uso no tratamento da osteoporose em mulheres na pós-menopausa sem sintomas vasomotores.

Quando há falhas ou efeitos adversos da terapia padrão da osteoporose, o uso prolongado da terapia hormonal é uma opção para mulheres com alto risco de fraturas osteoporóticas. No entanto, os benefícios sobre a massa óssea e a redução de fraturas são minimizados rapidamente após a interrupção de seu uso.[69,70]

Mulheres que experimentam menopausa precoce, a menos que em caso de contraindicação, devem utilizar a terapia hormonal como medida de prevenção de perda óssea, em vez da terapia padrão para osteoporose, até atingirem a faixa etária da menopausa, momento em que o tratamento deverá ser reavaliado.[71]

Efeito Cardiovascular

Apesar de mecanismos biologicamente plausíveis e de provas convincentes, por meio de estudos observacionais, de que a terapia de reposição hormonal confere benefício cardiovascular, estudos controlados e mais bem desenhados, em mulheres saudáveis e em mulheres com doença coronariana estabelecida, mostraram falhas na prevenção primária e secundária de doenças cardíacas com uso da terapia de reposição hormonal (TRH). Dados do Heart and Estrogen/Progestin Replacement Study (HERS I e II), de outros pequenos ensaios clínicos controlados e de duas meta-análises não confirmaram esse efeito protetor sobre o coração.[72-84]

Em 2002, o subgrupo de mulheres do WHI que utilizaram a combinação estrogênio/progesterona apresentou aumento no risco de doença coronariana e de câncer de mama, e o estudo foi precocemente interrompido. Os resultados do subgrupo que utilizou apenas a terapia estrogênica, publicado em 2004, mostraram tendência à diminuição do risco de câncer de mama, mas com aumento no risco de AVE e de doença tromboembólica, e nenhum benefício sobre a doença coronariana.[65,85]

Alguns estudos observacionais, mas não todos, sugerem que a terapia hormonal a longo prazo está associada a menor acúmulo de cálcio nas artérias coronarianas, dado que é fortemente correlacionado com a presença de placas de ateroma e com o risco de eventos coronarianos futuros.[86-89]

O estudo HERS I demonstrou aumento de duas a três vezes no risco de trombose venosa e embolia pulmonar com a terapia hormonal. No entanto, o risco absoluto foi baixo, passando de um caso para dois ou três casos, em 100 mil mulheres. Os dados estão relacionados com o uso oral do hormônio. O estudo HERS II encontrou risco de

2,89 vezes de tromboembolismo em usuárias da terapia hormonal combinada, estrogênio/progesterona, em comparação ao placebo e a tendência de risco maior de embolia pulmonar. O ensaio WHI encontrou risco duas vezes maior de embolia pulmonar em usuárias de terapia hormonal combinada, representando oito casos a mais de embolia pulmonar em 10 mil mulheres/ano. Esse risco foi atribuído à combinação de estrogênio com progestogênio.[65,72,73] Não há dados com outras formas de administração da terapia hormonal além da oral.

O WHI demonstrou risco aumentado de AVE isquêmico e nenhum efeito sobre o hemorrágico. Quando todas as mulheres foram analisadas nesse ensaio, houve oito casos adicionais de AVE isquêmico por 10 mil mulheres/ano na terapia combinada e 11 casos por 10 mil mulheres/ano na terapia estrogênica isolada; em ambos, o risco é eliminado logo após a descontinuação do tratamento.[65,85] Em análise recente dos dados do WHI envolvendo apenas mulheres entre 50 e 59 anos de idade, não houve nenhum efeito significativo sobre o risco de AVE.[90] O risco de AVE não aumentou de maneira significativa nos estudos HERS I e II.[91,92] Os dados de estudos observacionais sobre a associação entre terapia hormonal e AVE têm sido inconsistentes. Vários estudos indicaram associação positiva, enquanto outros não demonstraram nenhum efeito sobre o risco de AVE.[93-95]

Uma diferença entre os estudos observacionais e os dados do estudo WHI é o fato de as mulheres inscritas nesse ensaio apresentarem uma média de idade de 63 anos no início do uso da terapia hormonal, em torno de 12 anos após a menopausa ter sido instalada.[65,85] As participantes dos estudos observacionais iniciaram a terapia imediatamente após a menopausa, com uma média de 51 anos de idade.[96,97] Ou seja, as mulheres do WHI eram mais velhas e iniciaram mais tardiamente o uso do hormônio, o que não é habitual na prática clínica. Como as lesões ateroscleróticas se desenvolvem precocemente, é provável que as participantes do WHI já apresentassem doença coronariana subclínica, e, portanto, não seriam candidatas ao regime hormonal, já que a terapia hormonal parece ser mais eficaz na prevenção primária do que na secundária. A ideia de que as diferenças de idade ou o tempo de menopausa no início da terapia hormonal sejam responsáveis pelas diferenças nos desfechos cardiovasculares tornou-se conhecida como "janela de oportunidade".[98]

O Kronos Early Estrogen Prevention Study (KEEPS), envolvendo 727 mulheres na pós-menopausa precoce, comparou duas formulações de estrogênio, uma oral e outra transdérmica, ambas associadas a progesterona micronizada cíclica, em relação à progressão da aterosclerose por exame de imagem não invasivo, mediante a medida da espessura da íntima-média da carótida e do índice de calcificação coronariano, ao longo de 4 anos. Foi realizada, também, a avaliação detalhada de função cognitiva, sintomas depressivos, efeitos sobre o humor e a função sexual e vários outros resultados na qualidade de vida. O braço terapia hormonal também foi comparado com um grupo de placebo.[99]

O estudo demonstrou redução significativa nos sintomas vasomotores, melhora de vários parâmetros da função sexual, melhora na densidade mineral óssea e, para o estrogênio oral, houve melhora nos resultados do humor e diminuição da ansiedade. Quanto à progressão da aterosclerose, não houve diferença significativa na taxa de progressão, pela espessura das camadas íntima e média, entre o tratamento hormonal e os grupos de placebo; no entanto, foi detectada pequena progressão global nessas mulheres na recém-menopausa, de modo que o poder estatístico para verificação de uma diferença significativa ao longo de 4 anos foi muito limitado. Quanto à calcificação coronariana, não houve diferença significativa entre os dois braços do estudo; no entanto, foi vista uma tendência não significativa para menor acúmulo de cálcio coronário nos braços que usaram a terapia hormonal. Não houve qualquer efeito adverso de qualquer uma das formas de estrogênio sobre a pressão arterial, seja a sistólica, seja a diastólica. Em relação ao perfil lipídico, com o uso do estrogênio por via oral, verificaram-se redução significativa da lipoproteína de baixa densidade (LDL) e aumento da lipoproteína de alta densidade (HDL), colesterol total, triglicerídeos e proteína C reativa. Com o estradiol transdérmico, verificou-se um efeito neutro sobre os lipídios. Em geral, os resultados sugerem vários efeitos favoráveis da terapia hormonal em mulheres recém-menopausadas, mas também ressaltam a necessidade de atendimento individualizado e personalizado das mulheres porque o estrogênio oral e o transdérmico podem ter efeitos diferentes.[99]

Outro estudo ainda em andamento, o Early versus Late Intervention Trial with Estradiol (ELITE), avaliará o surgimento ou a progressão da doença aterosclerótica, por meio da medida ultrassonográfica da espessura da carótida e da avaliação tomográfica do índice de calcificação coronariana, em mulheres na menopausa inicial e em mulheres na menopausa tardia.[97]

Outro tema de constantes debates diz respeito ao papel do modo de administração do hormônio sobre os efeitos adversos observados nos grandes estudos. A via oral (VO) está relacionada com aumento dos efeitos trombóticos e diminuição da síntese de fatores trombolíticos pelo fígado, induzidos pela primeira passagem hepática do estradiol, o que poderia justificar o aumento de duas a três vezes no risco de tromboembolismo observado com o uso do estrogênio oral, mas não na forma transdérmica.[100-105]

Diabetes Mellitus

Os grandes ensaios clínicos demonstraram que a terapia hormonal reduz o aparecimento de *diabetes mellitus* tipo 2 (DM2), embora não seja aprovada como medida de prevenção dessa doença. Mulheres dos estudos WHI e HERS que receberam estrogênio/progesterona obtiveram uma redução média de 21% na incidência de DM2.[106,107]

Câncer de Endométrio

As mulheres expostas constantemente aos estrogênios endógenos ou exógenos não neutralizados pela progesterona apresentam maior risco para o desenvolvimento de hiperplasia e câncer do endométrio. O risco de câncer do endométrio é de seis a oito vezes maior em mulheres que usam estrogênio, comparadas às mulheres que não o usam.[108]

Câncer de Mama

A relação entre o câncer de mama e a terapia hormonal é complexa. Existem dezenas de estudos observacionais, de caso-controle e coorte, com resultados não muito consistentes. Uma meta-análise dos estudos observacionais feita em 1997 resumiu 90% da literatura (53.705 mulheres com câncer de mama, comparadas a 108.411 controles) e demonstrou que cada ano de uso de terapia hormonal confere risco relativo para câncer de mama de 2,3%, atribuído ao uso da progesterona.[109]

Mesmo demonstrando aumento da incidência, esse e outros estudos, entretanto, não relataram aumento da mortalidade pela doença. O grupo de mulheres usando estrogênio/progestogênio, no estudo WHI, foi interrompido pelo aumento de 26% no risco de câncer de mama. Ou seja, para cada 10 mil mulheres, 38 desenvolveram câncer de mama, enquanto entre as não usuárias de terapia hormonal foram encontrados 30 casos de câncer de mama em cada 10 mil mulheres.[65]

Os estudos não têm esclarecido se o risco de câncer de mama difere entre o uso contínuo ou intermitente de progesterona, com estudos observacionais sugerindo que o risco pode ser maior com o uso contínuo desse medicamento. Também não está claro se existe um efeito de classe da progesterona ou se um agente específico influencia o maior risco de câncer de mama. Os dados de um grande estudo observacional sugerem que a terapia hormonal com progesterona micronizada carreia risco baixo de câncer de mama com uso a curto prazo, mas eleva esse risco se utilizada por longos períodos.[110-112]

Sabe-se que a terapia combinada e, em menor proporção, a terapia estrogênica isolada promovem aumento na proliferação de células mamárias, mastalgia e aumento na densidade mamográfica, dificultando a interpretação do exame de mamografia e atrasando o diagnóstico de câncer de mama.[113,114]

No Million Women Study (MWS), os investigadores relataram risco aumentado de câncer de mama em mulheres que iniciaram a terapia hormonal logo após a menopausa. Esses dados contrastam com os achados de maior segurança da terapia hormonal administrada nos primeiros anos da menopausa sobre os eventos cardiovasculares e tromboembólicos.[115]

Mulheres do estudo WHI que utilizaram apenas estrogênio não apresentaram aumento no risco de desenvolvimento de câncer de mama após uma média de 7,1 anos de uso, sendo, inclusive, observada redução desse risco com a terapia prolongada.[112] A hipótese que justifica essa redução de risco seria o provável efeito apoptótico exercido pelo estrogênio sobre as células neoplásicas da mama em um ambiente com baixo nível de estrogênio.[116] Esse dado não foi demonstrado no estudo MWS.[115]

Câncer de Ovário

A associação entre terapia hormonal e câncer de ovário não está esclarecida. Um estudo de coorte com 44.241 mulheres na pós-menopausa concluiu que mulheres que usaram apenas estrogênio como terapia hormonal por mais de 10 anos apresentaram risco significativo de desenvolverem câncer ovariano, e aquelas que utilizaram a terapia combinada por curto período não apresentaram aumento no risco.[117] Conforme dados do estudo MWS, mulheres que usam terapia hormonal têm risco aumentado para câncer ovariano.[118] Outro estudo observacional encontrou forte associação entre estrogênio e morte em decorrência do câncer de ovário, porém o risco está aumentado em mulheres que usaram estrogênio por 10 anos ou mais.[119]

Câncer de Pulmão

Em uma análise *post hoc* do braço do WHI em uso da terapia combinada por uma média de 7,1 anos, a incidência de câncer de pulmão de não pequenas células não aumentou de maneira significativa; no entanto, o número de mortes por esse tipo de câncer, bem como a presença de tumores metastáticos e mal diferenciados, aumentou significativamente. Os casos foram associados exclusivamente a mulheres com mais de 60 anos de idade tabagistas ou com passado de tabagismo. No braço que utilizou apenas a terapia estrogênica, não houve aumento na incidência ou na mortalidade por câncer pulmonar.[120,121]

Cognição e Demência

Estudos randomizados controlados, de curta duração, comparando o estrogênio com placebo, demonstram resultados inconsistentes. A metodologia, o tipo de estrogênio, a idade, o tipo de menopausa (natural ou cirúrgica) e, principalmente, os testes empregados são diferentes. Alguns estudos mostram benefícios em alguns testes, principalmente os voltados para memória e a fluência verbal, nas pacientes que utilizaram estrogênio.[122-127] Uma meta-análise concluiu que as evidências ainda são pequenas e inconsistentes e não explicadas por melhora dos sintomas e alívio da depressão, indicando necessidade de avaliação dos vários tipos de terapia hormonal empregados.[128]

As evidências relacionando o uso de estrogênio com a prevenção da doença de Alzheimer são ainda pouco consistentes. Alguns estudos observacionais, de caso-controle e coorte demonstraram redução na incidência de doença de Alzheimer em mulheres usuárias de estrogênio, comparadas às não usuárias. Nem todos os estudos, no entanto, demonstraram resultados favoráveis.[129-131]

TRATAMENTO

Embora existam terapias alternativas para o tratamento dos sintomas vasomotores, nenhuma parece ser tão eficaz quanto a terapia hormonal por curto prazo, a qual é considerada o tratamento padrão-ouro para a maioria das mulheres na pós-menopausa com sintomas, à exceção daquelas com história de câncer de mama, doença coronariana, evento tromboembólico prévio ou AVE, ou aquelas com alto risco para essas complicações. No passado, a terapia a curto prazo foi definida como inferior a 5 anos. Essa definição é um tanto arbitrária, pois não há consenso quanto à duração do tratamento, sendo plausível, no entanto, o uso da terapia hormonal por um período entre 3 e 5 anos.[49,132,133]

Até o momento, a terapia hormonal na pós-menopausa, seja com uso isolado de estrogênio, seja por meio de terapia combinada, não deve ser iniciada para prevenção de doenças cardiovasculares. Além disso, a terapia hormonal na pós-menopausa já não é considerada uma opção de primeira linha para prevenção e tratamento da osteoporose.[49,132]

Preparações

Tanto os estrogênios como as progesteronas apresentam características comuns, típicas da classe, mas também propriedades potencialmente diferentes. Na ausência de ensaios clínicos concebidos para comparar diferentes formulações hormonais, torna-se necessário generalizar os resultados para todos fármacos pertencentes à classe; no entanto, é possível haver diferenças dentro de cada família, como potência, androgenicidade, efeito glicocorticoide, biodisponibilidade e via de administração.

A progesterona está indicada para todas as mulheres na pós-menopausa com indicação para o uso de terapia hormonal, para evitar o risco de câncer endometrial naquelas mulheres com útero intacto.[49,134]

Dose e Via de Administração

Embora não se saiba se doses mais baixas de estrogênio e progesterona têm menor efeito sobre o sistema cardiovascular e o risco de câncer de mama, é recomendável a utilização de baixas dosagens hormonais, quando possível (p. ex., 0,3 a 0,45mg de estrogênios conjugados VO, 0,5mg de estradiol VO ou 0,014mg a 0,0375mg de estradiol transdérmico) (Tabela 55.2). Em alguns estudos, essas doses têm se mostrado adequadas para o tratamento dos sintomas. Muitos estudos sobre eficácia e segurança do uso de estrogênio têm utilizado o estrogênio conjugado na dose de 0,625mg, considerada a dose padrão. As preparações de baixa dosagem, em geral, contêm metade dessa dose.[135-137]

Formulações com baixa dosagem de estrogênio estão disponíveis também na forma de gel, cremes, óvulos e *spray*. Algumas vezes, o uso de baixas dosagens hormonais exige maior tempo de tratamento para atingir a eficácia máxima na redução dos sintomas vasomotores.[135-137] A individualização da dose, de acordo com as necessidades da mulher, representa uma boa estratégia terapêutica. Doses menores estão associadas a menor incidência de efeitos colaterais, como sangramentos uterinos e mastalgia, e podem ter uma relação risco-benefício mais favorável.[49]

Em um estudo de caso-controle, o risco de AVE não foi aumentado com o uso de baixas doses de estrogênio (0,05mg) transdérmico, porém apresentou incremento com o uso das formulações oral e transdérmica com dosagem mais elevada.[137] Todas as vias de administração podem efetivamente tratar os sintomas vasomotores. Vias

Tabela 55.2 Terapia hormonal

Fármaco	Via	Dose
17β-estradiol micronizado	oral	0,5mg
17β-estradiol micronizado	oral	0,75mg
17β-estradiol + acetato de noretisterona	oral	2mg + 1mg
17β-estradiol	transdérmico	25µg, 50µg, 100µg
17β-estradiol	implante	25mg
Acetato de nomegestrol	oral	5mg
Acetato de medroxiprogesterona	oral	2,5mg, 5mg, 10mg
17β-estradiol + acetato de noretisterona	transdérmico	50µg + 170µg

não orais de administração, incluindo sistemas transdérmicos, vaginal e intrauterino, podem oferecer tanto vantagens como desvantagens em comparação à VO, mas, a longo prazo, a relação risco-benefício ainda não foi demonstrada em ensaios clínicos.[49]

Existem diferenças relacionadas com o papel do efeito hepático de primeira passagem, as concentrações de hormônios no sangue e a atividade biológica das preparações. Com a terapia transdérmica, não há aumento significativo nos níveis de triglicerídeos, proteína C reativa, globulina de ligação dos hormônios e efeito sobre a pressão arterial.[138] Há evidências observacionais crescentes de que a via transdérmica pode estar associada a menor risco de trombose venosa profunda, AVE e infarto do miocárdio.[49,105,139]

Existem várias opções posológicas de progesteronas seguras para o endométrio. A dose varia de acordo com a progesterona escolhida e o regime de estrogênio utilizado, iniciando-se com as menores doses eficazes, como 1,5mg de acetato de medroxiprogesterona, 0,1mg de acetato de noretindrona, 0,5mg de drospirenona ou 100mg de progesterona micronizada. Progesteronas orais, combinações com estrogênios orais e combinações na forma de *patch* têm demonstrado proteção endometrial e são aprovadas para uso na terapia hormonal na pós-menopausa. O uso de progesterona intraútero ou na forma de creme vaginal ainda não foi aprovado para mulheres na pós-menopausa.[49,140]

Duração do Tratamento

Para as mulheres na pós-menopausa com sintomas vasomotores de moderados a graves e sem contraindicação ao uso de estrogênio, a terapia hormonal é sugerida como tratamento de escolha. A dose mais baixa eficaz de estrogênio deverá ser utilizada, com a duração mais curta possível. Considera-se terapia a curto prazo aquela com 2 a 3 anos de uso, e geralmente não mais de 5 anos. Apenas a minoria das mulheres, que são incapazes de interromper com sucesso o tratamento sem a persistência dos sintomas, pode ser considerada para o uso por período mais prolongado, sob supervisão médica rigorosa.[49,72,85]

Descontinuação do Tratamento

Muitas mulheres não apresentam problemas no momento da descontinuação do tratamento. Estudos observacionais apontam que 40% a 50% das mulheres interrompem o uso da terapia hormonal após 1 ano do início do tratamento e 65% a 75% param no segundo ano, na maioria das vezes sem acompanhamento médico. Para outras mulheres, a interrupção abrupta da medicação faz retornar os sintomas vasomotores e exige a retomada do tratamento.[49]

A North American Menopause Society sugere que, após uma tentativa fracassada de interromper a terapia, o uso prolongado da terapia hormonal na pós-menopausa pode ser razoável em mulheres que acreditam que os benefícios do alívio dos sintomas superam os riscos. Nesse contexto, são necessárias tentativas adicionais, em data posterior, para interrupção da terapia hormonal na pós-menopausa.[49,141-143]

Terapias Alternativas e Complementares

Terapia Não Hormonal para os Sintomas Vasomotores

Agonistas α-adrenérgicos, como a clonidina, têm sido utilizados com sucesso variável, embora os dados científicos sejam contraditórios.[144] Um ensaio clínico randomizado, utilizando clonidina por via oral, não mostrou redução nos sintomas vasomotores.[145] Normalmente, são necessárias doses de 25mg duas ou três vezes ao dia. Por vezes, podem causar hipotensão postural e há efeitos colaterais em 50% dos usuários, incluindo insônia. Betabloqueadores têm sido utilizados para controle de palpitações e ansiedade, mas não são úteis para as ondas de calor.[146]

Inibidores seletivos da recaptação da serotonina, como fluoxetina, paroxetina e citalopram, têm sido utilizados em alguns trabalhos. Os melhores dados foram obtidos com a paroxetina na dose de 10mg/dia. Doses mais elevadas não foram associadas a melhor controle dos sintomas. Podem apresentar efeitos adversos sobre a libido e não devem ser prescritos em pacientes com câncer de mama em uso de tamoxifeno, pois podem alterar sua atividade.[146,147]

Inibidores seletivos da recaptação de noradrenalina, como a venlafaxina, foram considerados eficazes em alguns pequenos estudos, principalmente em mulheres portadoras de câncer de mama incapazes de utilizar a terapia hormonal. Normalmente, a venlafaxina é iniciada na dose de 37,5mg e ajustada até a dose de 75mg/dia, se necessário.[146,147]

A gabapentina também tem sido utilizada para aliviar os sintomas vasomotores em mulheres com câncer de mama. A dose utilizada é, normalmente, de 300mg três vezes ao dia, mas, para redução dos efeitos colaterais, a dose pode ser titulada gradualmente, ou seja, 300mg/dia durante 2 semanas, 300mg duas vezes ao dia por 2 semanas e, finalmente, 300mg três vezes ao dia após o primeiro mês.[144]

Outras Terapias Hormonais

Nos EUA, a desidroepiandrosterona (DHEA) tem sido usada para aliviar os sintomas vasomotores, mas não tem sido amplamente utilizada em outros países, como o Reino Unido. Alguns estudos mostraram benefícios sobre a libido, o metabolismo ósseo, a cognição, o bem-estar e a lubrificação vaginal. Um estudo-piloto, não controlado, mostrou pequena redução nas ondas de calor com o uso de DHEA. As evidências sobre o uso da progesterona natural na forma de creme são limitadas, com estudos não demonstrando nenhum alívio dos sintomas quando comparada ao placebo.[148-151]

Fitormônios

Fitoestrógenos, compostos não esteroides que estão presentes naturalmente em muitas plantas, frutas e legumes, apresentam tanto atividade estrogênica como antiestrogênica. São encontrados, geralmente, nos grãos de soja, lentilha, semente de linhaça, grãos, frutas e legumes. Dados sugerem que o menor risco de doença cardíaca entre as mulheres asiáticas, em comparação com populações ocidentais, se deve ao elevado consumo de produtos de soja. Essa observação levou a um interesse crescente pelo uso potencial de fitoestrógenos como alternativa para a terapia hormonal em mulheres pós-menopausadas. Na verdade, uma elevada porcentagem de mulheres (inclusive mulheres com história de câncer de mama) usam produtos de soja na dieta para ajudar a controlar os sintomas da menopausa. Além disso, muitas mulheres acreditam que os fitoestrógenos, por serem "naturais", são mais seguros do que a terapia hormonal, embora isso nunca tenha sido provado.[152]

Uma revisão do Cochrane Database de 30 ensaios clínicos randomizados avaliou a eficácia, a segurança e a aceitabilidade de alimentos e suplementos, incluindo todos os fitoestrógenos. Os revisores concluíram que não houve evidências de que os fitoestrógenos ajudam a aliviar os sintomas da menopausa.[153]

Fitoterápicos

Uma vasta gama de produtos naturais tem sido utilizada como terapia complementar na menopausa, sem comprovação científica necessária, como a erva-de-são-joão, *Cimicifuga racemosa*, ginseng, *Dong quai*, *Vitex agnus-castus* e *Ginkgo biloba*.[154-158]

Tibolona

A tibolona, um medicamento que tem sido amplamente utilizado na Europa e em outros países há quase 20 anos, é um esteroide sintético cujos metabólitos apresentam propriedades estrogênicas, androgênicas e progestogênicas. Reduz os sintomas vasomotores, quando comparada ao placebo, e tem efeito benéfico sobre a DMO.

Dados limitados sugerem que também pode ter efeito modesto nos sintomas de disfunção sexual. No entanto, a tibolona tem sido associada a aumento do risco de recorrência de AVE e, possivelmente, câncer de mama e, por conseguinte, não se recomenda seu uso rotineiro para manejo dos sintomas da menopausa.[159-161]

Outros

A vitamina E foi associada a diminuição dos sintomas vasomotores em um ensaio clínico isolado.[162] Ervas da tradicional medicina chinesa, reflexologia e dispositivos magnéticos têm sido estudados e não têm nenhum efeito benéfico.[163] A acupuntura tem sido estudada como uma terapia potencial para as ondas de calor, mas os resultados obtidos até o momento não são promissores.[164-166]

Referências

1. McKinlay SM, Bifano NL, McKinlay JB. Smoking and age at menopause in women. Ann Intern Med 1985; 103(3):350.

2. Gold EB, Bromberger J, Crawford S et al. Factors associated with age at natural menopause in a multiethnic sample of midlife women. Am J Epidemiol 2001; 153(9):865.

3. Soules MR, Sherman S, Parrott E et al. Executive summary: Stages of Reproductive Aging Workshop (STRAW). Fertil Steril 2001; 76(5):874.

4. Cramer DW, Barbieri RL, Xu H, Reichardt JK. Determinants of basal follicle-stimulating hormone levels in premenopausal women. J Clin Endocrinol Metab 1994; 79(4):1105.

5. McKinlay SM, Brambilla DJ, Posner JG. The normal menopause transition. Maturitas 1992; 14(2):103.

6. Nelson LM, Anasti JN, Kimzey LM et al. Development of luteinized graafian follicles in patients with karyotypically normal spontaneous premature ovarian failure. J Clin Endocrinol Metab 1994; 79(5):1470.

7. Stolk L, Zhai G, van Meurs JBJ et al. Loci at chromosomes 13, 19 and 20 influence age at natural menopause. Nat Genet 2009; 41:645.

8. Voorhuis M, Onland-Moret NC, van der Schouw YT, Fauser BC, Broekmans FJ. Human studies on genetics of the age at natural menopause: a systematic review. Hum Reprod Update 2010; 16(4):364-77.

9. de Vries BB, Halley DJ, Oostra BA, Niermeijer MF. The fragile X syndrome. J Med Genet 1998; 35(7):579.

10. Weel AE, Uitterlinden AG, Westendorp IC et al. Estrogen receptor polymorphism predicts the onset of natural and surgical menopause. J Clin Endocrinol Metab 1999; 84(9):3146.

11. Cramer DW, Xu H, Harlow BL. Family history as a predictor of early menopause. Fertil Steril 1995; 64:740-5.

12. Togerson DJ, Thomas RE, Reed DM. Mothers and daughters menopausal ages: is there a link? Eur J Obstet Gynecol Reprod Biol 1997; 74:63-7.

13. Kim C, Golden SH, Mather KJ. Racial/ethnic differences in sex hormone levels among postmenopausal women in the Diabetes Prevention Program J Clin Endocrinol Metab 2012; 97:4051-60.

14. Willett W, Stampfer MJ, Bain C et al. Cigarette smoking, relative weight, and menopause. Am J Epidemiol 1983; 117(6):651.

15. Cramer DW, Harlow BL, Xu H, Fraer C, Barbieri R. Cross-sectional and case-controlled analyses of the association between smoking and early menopause. Maturitas 1995; 22(2):79-87.

16. Cooper GS, Hulka BS, Baird DD et al. Galactose consumption, metabolism, and follicle-stimulating hormone concentrations in women of late reproductive age. Fertil Steril 1994; 62(6):1168.

17. Dorman JS, Steenkiste AR, Foley TP et al. Menopause in type 1 diabetic women: is it premature? Diabetes 2001; 50(8):1857.

18. Hatch EE, Troisi R, Wise LA et al. Age at natural menopause in women exposed to diethylstilbestrol in utero. Am J Epidemiol 2006; 164(7):682.

19. Stanford JL, Hartge P, Brinton LA, Hoover RN, Brookmeyer R. Factors influencing the age at natural menopause. J Chronic Dis 1987; 40(11):995.

20. Sherman BM, Korenman SG. Hormonal characteristics of the human menstrual cycle throughout reproductive life. J Clin Invest 1975; 55(4):699.

21. MacNaughton J, Banah M, McCloud P, Hee J, Burger H. Age related changes in follicle stimulating hormone, luteinizing hormone, oestradiol and immunoreactive inhibin in women of reproductive age. Clin Endocrinol (Oxf) 1992; 36(4):339.

22. Hall JE. Neuroendocrine physiology of the early and late menopause. Endocrinol Metab Clin North Am 2004; 33(4):637.

23. Taffe JR, Dennerstein L. Menstrual patterns leading to the final menstrual period. Menopause 2002; 9(1):32.

24. Miro F, Parker SW, Aspinall LJ et al. Origins and consequences of the elongation of the human menstrual cycle during the menopausal transition: the FREEDOM Study. J Clin Endocrinol Metab 2004; 89(10):4910.

25. Santoro N, Banwell T, Tortoriello D et al. Effects of aging and gonadal failure on the hypothalamic-pituitary axis in women. Am J Obstet Gynecol 1998; 178(4):732.

26. Santoro N, Brown JR, Adel T, Skurnick JH. Characterization of reproductive hormonal dynamics in the perimenopause. J Clin Endocrinol Metab 1996; 81(4):1495.

27. Hee J, MacNaughton J, Bangah M, Burger HG. Perimenopausal patterns of gonadotrophins, immunoreactive inhibin, oestradiol and progesterone. Maturitas 1993; 18(1):9.

28. Nagamani M, Stuart CA, Doherty MG. Increased steroid production by the ovarian stromal tissue of postmenopausal women with endometrial cancer. J Clin Endocrinol Metab 1992; 74(1):172.

29. Gold EB, Colvin A, Avis N et al. Longitudinal analysis of the association between vasomotor symptoms and race/ethnicity across the menopausal transition: study of women's health across the nation. Am J Public Health 2006; 96(7):1226.

30. Woods NF, Mitchell ES. Symptoms during the perimenopause: prevalence, severity, trajectory, and significance in women's lives. Am J Med 2005; 118 Suppl 12B:14.

31. Dennerstein L, Dudley EC, Hopper JL, Guthrie JR, Burger HG. A prospective population-based study of menopausal symptoms. Obstet Gynecol 2000; 96(3):351.

32. Sarrel PM. Ovarian hormones and vaginal blood flow: using laser Doppler velocimetry to measure effects in a clinical trial of post-menopausal women. Int J Impot Res 1998; 10 (Suppl 2):S91.

33. Berman JR, Berman L, Goldstein I. Female sexual dysfunction: incidence, pathophysiology, evaluation, and treatment options. Urology 1999; 54(3):385.

34. Dennerstein L, Dudley EC, Hopper JL, Burger H. Sexuality, hormones and the menopausal transition. Maturitas 1997; 26(2):83.

35. Shifren JL, Monz BU, Russo PA, Segreti A, Johannes CB. Sexual problems and distress in United States women: prevalence and correlates. Obstet Gynecol 2008; 112(5):970.

36. Leiblum SR, Koochaki PE, Rodenberg CA, Barton IP, Rosen RC. Hypoactive sexual desire disorder in postmenopausal women: US results from the Women's International Study of Health and Sexuality (WISHeS). Menopause 2006; 13(1):46.

37. Pearlstein T, Rosen K, Stone AB. Mood disorders and menopause. Endocrinol Metab Clin North Am 1997; 26(2):279.

38. Bromberger JT, Assmann SF, Avis NE et al. Persistent mood symptoms in a multiethnic community cohort of pre- and perimenopausal women. Am J Epidemiol 2003; 158(4):347.

39. Bromberger JT, Meyer PM, Kravitz HM et al. Psychologic distress and natural menopause: a multiethnic community study. Am J Public Health 2001; 91(9):1435.

40. Schmidt PJ, Haq N, Rubinow DR. A longitudinal evaluation of the relationship between reproductive status and mood in perimenopausal women. Am J Psychiatry 2004; 161(12):2238.

41. Freeman EW, Sammel MD, Liu L et al. Hormones and menopausal status as predictors of depression in women in transition to menopause. Arch Gen Psychiatry 2004; 61(1):62.

42. Cohen LS, Soares CN, Vitonis AF, Otto MW, Harlow BL. Risk for new onset of depression during the menopausal transition: the Harvard study of moods and cycles. Arch Gen Psychiatry 2006; 63(4):385.

43. Bromberger JT, Assmann SF, Avis NE et al. Persistent mood symptoms in a multiethnic community cohort of pre- and perimenopausal women. Am J Epidemiol 2003; 158(4):347.

44. Bromberger JT, Meyer PM, Kravitz HM et al. Psychologic distress and natural menopause: a multiethnic community study. Am J Public Health 2001; 91(9):1435.

45. MacGregor EA. Menstruation, sex hormones, and migraine. Neurol Clin 1997; 15(1):125.

46. Szoeke CE, Cicuttini F, Guthrie J, Dennerstein L. Self-reported arthritis and the menopause. Climacteric 2005; 8(1):49.

47. Matthews KA, Wing RR, Kuller LH, Meilahn EN, Plantinga P. Influence of the perimenopause on cardiovascular risk factors and symptoms of middle-aged healthy women. Arch Intern Med 1994; 154(20):2349.

48. Mohyi D, Tabassi K, Simon J. Differential diagnosis of hot flashes. Maturitas 1997; 27(3):203.

49. North American Menopause Society. The 2012 hormone therapy position statement of: The North American Menopause Society. Menopause 2012; 19(3):257-71.

50. Barnabei VM, Cochrane BB, Aragaki AK et al, for the Women's Health Initiative Investigators. Menopausal symptoms and treatment related effects of estrogen and progestin in the Women's Health Initiative. Obstet Gynecol 2005; 105:1063-73.

51. National Institutes of Health. State-of-the-Science Panel. National Institutes of Health State-of-the-Science Conference statement: management of menopause-related symptoms. Ann Intern Med 2005; 142:1003-13.

52. Schiff I, Tulchinsky D, Cramer D, Ryan KJ. Oral medroxyprogesterone in the treatment of postmenopausal symptoms. JAMA 1980; 244:1443-5.

53. Suckling J, Kennedy R, Lethaby A, Roberts H. Local oestrogen

for vaginal atrophy in postmenopausal women. Cochrane Database Sys Rev 2006; 4.

54. The North American Menopause Society. The role of local vaginal estrogen for treatment of vaginal atrophy in postmenopausal women: 2007 position statement of The North American Menopause Society. Menopause 2007; 14:357-69.

55. Nelken RS, Ozel BZ, Leegant AR, Felix JC, Mishell DR. Randomized trial of estradiol vaginal ring versus oral oxybutynin for the treatment of overactive bladder. Menopause 2011; 18:962-6.

56. Waetjen LE, Brown JS, Vittinghoff E et al, for the Ultra Low Dose Transdermal estRogen Assessment (ULTRA) Study. The effect of ultralow-dose transdermal estradiol on urinary incontinence in postmenopausal women. Obstet Gynecol 2005; 106:946-52.

57. Maalouf NM, Sato AH, Welch BJ et al. Postmenopausal hormone use and the risk of nephrolithiasis: results from the Women's Health Initiative hormone therapy trials. Arch Intern Med 2010; 170:1678-85.

58. Raz R, Stamm WE. A controlled trial of intravaginal estriol in postmenopausal women with recurrent urinary tract infections. N Engl J Med 1993; 329:753-6.

59. Eriksen BC. A randomized, open, parallel-group study on the preventive effect of an estradiol-releasing vaginal ring (Estring) on recurrent urinary tract infections in postmenopausal women. Am J Obstet Gynecol 1999; 80:1072-9.

60. Wierman ME, Nappi RE, Avis N et al. Endocrine aspects of women's sexual function. J Sex Med 2010; 7:561-85.

61. Gass M, Cochrane BB, Larson JC et al. Patterns and predictors of sexual activity among women in the hormone therapy trials of the Women's Health Initiative. Menopause 2011; 18:1160-71.

62. Barnabei VM, Grady D, Stovall DW et al. Menopausal symptoms in older women and the effects of treatment with hormone therapy. Obstet Gynecol 2002; 100:1209-18.

63. Hlatky MA, Boothroyd D, Vittinghoff E, Sharp P, Whooley MA. Heart and Estrogen/progestin Replacement Study (HERS) Research Group. Quality-of-life and depressive symptoms in postmenopausal women after receiving hormone therapy: results from the Heart and Estrogen/Progestin Replacement Study (HERS) trial. JAMA 2002; 287:591-7.

64. Brunner RL, Gass M, Aragaki A et al. for the Women's Health Initiative Investigators. Effects of conjugated equine estrogen on health related quality of life in postmenopausal women with hysterectomy: results from the Women's Health Initiative Randomized Clinical Trial. Arch Intern Med 2005; 165: 1976-86.

65. Rossouw JE, Anderson GL, Prentice RL et al. Risks and benefits of estrogen plus progestin in healthy postmenopausal women: principal results From the Women's Health Initiative randomized controlled trial. JAMA 2002; 288(3):321.

66. The Writing Group for the PEPI. Effects of hormone therapy on bone mineral density: results from the postmenopausal estrogen/progestin interventions (PEPI) trial. JAMA 1996; 276(17):1389.

67. Prince RL, Smith M, Dick IM. Prevention of postmenopausal osteoporosis. A comparative study of exercise, calcium supplementation, and hormone-replacement therapy. N Engl J Med 1991; 325(17):1189.

68. Aloia JF, Vaswani A, Yeh JK. Calcium supplementation with and without hormone replacement therapy to prevent postmenopausal bone loss. Ann Intern Med 1994; 120(2):97.

69. Heiss G, Wallace R, Anderson GL et al, for the WHI Investigators. Health risks and benefits 3 years after stopping randomized treatment with estrogen and progestin. JAMA 2008; 299:1036-45.

70. LaCroix AZ, Chlebowski RT, Manson JE et al. for the WHI Investigators. Health outcomes after stopping conjugated equine estrogens among postmenopausal women with prior hysterectomy: a randomized controlled trial. JAMA 2011; 305:1305-14.

71. Vesco KK, Marshall, LM, Nelson HD et al, for the Study of Osteoporotic Fractures. Surgical menopause and nonvertebral fracture risk among older U.S. women. Menopause 2012 May; 19(5):510-6.

72. Hulley S, Grady D, Bush T et al. Randomized trial of estrogen plus progestin for secondary prevention of coronary heart disease in postmenopausal women. Heart and Estrogen/progestin Replacement Study (HERS) Research Group. JAMA 1998; 280(7):605.

73. Grady D, Herrington D, Bittner V et al. Cardiovascular disease outcomes during 6.8 years of hormone therapy: Heart and Estrogen/progestin Replacement Study follow-up (HERS II). JAMA 2002; 288(1):49.

74. Hulley S, Furberg C, Barrett-Connor E et al. Noncardiovascular disease outcomes during 6.8 years of hormone therapy: Heart and Estrogen/progestin Replacement Study follow-up (HERS II). JAMA 2002; 288(1):58.

75. Herrington DM, Reboussin DM, Brosnihan KB et al. Effects of estrogen replacement on the progression of coronary-artery atherosclerosis. N Engl J Med 2000; 343(8):522.

76. Alexander KP, Newby LK, Hellkamp AS et al. Initiation of hormone replacement therapy after acute myocardial infarction is associated with more cardiac events during follow-up. J Am Coll Cardiol 2001; 38(1):1.

77. Humphrey LL, Chan BK, Sox HC. Postmenopausal hormone replacement therapy and the primary prevention of cardiovascular disease. Ann Intern Med 2002; 137(4):273.

78. Furberg CD, Vittinghoff E, Davidson M et al. Subgroup interactions in the Heart and Estrogen/Progestin Replacement Study: lessons learned. Circulation 2002; 105(8):917.

79. Grodstein F, Manson JE, Stampfer MJ. Postmenopausal hormone use and secondary prevention of coronary events in the nurses' health study. a prospective, observational study. Ann Intern Med 2001; 135(1):1.

80. Waters DD, Alderman EL, Hsia J et al. Effects of hormone replacement therapy and antioxidant vitamin supplements on coronary atherosclerosis in postmenopausal women: a randomized controlled trial. JAMA 2002; 288(19):2432.

81. Cherry N, Gilmour K, Hannaford P. Oestrogen therapy for prevention of reinfarction in postmenopausal women: a randomised placebo controlled trial. Lancet 2002; 360(9350):2001.

82. Magliano DJ, Rogers SL, Abramson MJ et al. Hormone therapy and cardiovascular disease: a systematic review and meta-analysis. BJOG 2006; 113(1):5.

83. Prentice RL, Langer R, Stefanick ML et al. Combined postmenopausal hormone therapy and cardiovascular disease: toward resolving the discrepancy between observational studies and the Women's Health Initiative clinical trial. Am J Epidemiol 2005; 162(5):404.

84. Tannen RL, Weiner MG, Xie D, Barnhart K. A simulation using data from a primary care practice database closely replicated the women's health initiative trial. J Clin Epidemiol 2007; 60(7):686.

85. Anderson GL, Limacher M, Assaf AR et al. Effects of conjugated equine estrogen in postmenopausal women with hysterectomy: the Women's Health Initiative randomized controlled trial. JAMA 2004; 291:1701-12.

86. Akhrass F, Evans AT, Wang Y et al. Hormone replacement therapy is associated with less coronary atherosclerosis in postmenopausal women. J Clin Endocrinol Metab 2003; 88:5611-4.

87. Barrett-Connor E, Laughlin GA. Hormone therapy and coronary artery calcification in asymptomatic postmenopausal women: the Rancho Bernardo Study. Menopause 2005; 12:40-8.

88. Schisterman EF, Gallagher AM, Bairey Merz CN et al. The association of hormone replacement therapy and coronary calcium as determined by electron beam tomography. J Womens Health Gend Based Med 2002; 11:631-8.

89. Manson JE, Allison MA, Rossouw JE et al, for the WHI and WHICACS Investigators. Estrogen therapy and coronary-artery calcification. N Engl J Med 2007; 356:2591-602.

90. Prentice RL, Manson JE, Langer RD et al. Benefits and risks of postmenopausal hormone therapy when it is initiated soon after menopause. Am J Epidemiol 2009; 170:12-23.

91. Simon JA, Hsia J, Cauley JA et al. Postmenopausal hormone therapy and risk of stroke: the Heart and Estrogen-progestin Replacement Study (HERS). Circulation 2001; 103:638-42.

92. Viscoli CM, Brass LM, Kernan WN. A clinical trial of estrogen-replacement therapy after ischemic stroke. N Engl J Med 2001; 345:1243-9.

93. Arana A, Varas C, Gonzalez-Perez A et al. Hormone therapy and cerebrovascular events: a population- based nested case-control study. Menopause 2006; 13:730-6.

94. Lobo RA. The risk of stroke in postmenopausal women receiving hormonal therapy. Climacteric 2009; 12:81-5.

95. Salpeter SR, Cheng J, Thabane L, Buckley NS, Salpeter EE. Bayesian meta-analysis of hormone therapy and mortality in younger postmenopausal women. Am J Med. 2009; 122(11):1016-22 e 1.

96. Grodstein F, Clarkson TB, Manson JE. Understanding the divergent data on postmenopausal hormone therapy. N Engl J Med 2003; 348:645-50.

97. Harman SM, Vittinghoff E, Brinton EA et al. Timing and duration of menopausal hormone treatment may affect cardiovascular outcomes. Am J Med 2011; 124(3):199-205.

98. Taylor HS, Manson JE. Update in hormone therapy use in menopause. J Clin Endocrinol Metab 2011; 96(2):255-64.

99. Manson JE. The Kronos Early Estrogen Prevention Study by Charlotte Barker. Womens Health (Lond Engl) 2013; 9(1):9-11.

100. Luyer MD, Khosla S, Owen WG, Miller VM. Prospective randomized study of effects of unopposed estrogen replacement therapy on markers of coagulation and inflammation in postmenopausal women. J Clin Endocrinol Metab 2001; 86: 3629-34.

101. Brussaard HE, Leuven JA, Krans HM, Kluft C. The effect of 17 beta-oestradiol on variables of coagulation and fibrinolysis in postmenopausal women with type 2 diabetes mellitus. Vascul Pharmacol 2002; 39:141-7.

102. Collins P, Flather M, Lees B et al. Randomized trial of effects of continuous combined HRT on markers of lipids and coagulation in women with acute coronary syndromes: WHISP Pilot Study. Eur Heart J 2006; 27:2046-53.

103. Hoibraaten E, Qvigstad E, Andersen TO, Mowinckel MC, Sandset PM. The effects of hormone replacement therapy (HRT) on hemostatic variables in women with previous venous thromboembolism – results from a randomized, double-blind, clinical trial. Thromb Haemost 2001; 85:775-81.

104. Scarabin PY, Oger E, Plu-Bureau G. Differential association of oral and transdermal oestrogenreplacement therapy with venous thromboembolism risk. Lancet 2003; 362:428-32.

105. Canonico M, Oger E, Plu-Bureau G et al. Hormone therapy and venous thromboembolism among postmenopausal women: impact of the route of estrogen administration and progestogens, The ESTHER study. Circulation 2007; 115:840-5.

106. Margolis KL, Bonds DE, Rodabough RJ et al. Effect of estrogen plus progestin on the incidence of diabetes in postmenopausal women: results from the Women's Health Initiative Hormone Trial. Diabetologia 2004; 47:1175-87.

107. Kanaya AM, Herrington D, Vittinghoff E et al. Glycemic effects of postmenopausal hormone therapy: the Heart and Estrogen/Progestin Replacement Study. A randomized, double blind, placebo-controlled trial. Ann Intern Med 2003; 138:1-9.

108. Grady D, Gebretsadik T, Kerlikowske K, Ernster V, Petitti D. Hormone replacement therapy and endometrial cancer risk: a meta-analysis. Obstet Gynecol 1995; 85:304-13.

109. Breast cancer and hormone replacement therapy: collaborative reanalysis of data from 51 epidemiological studies of 52,705 women with breast cancer and 108,411 women without breast cancer. Collaborative Group on Hormonal Factors in Breast Cancer. Lancet 1997; 350:1047-59.

110. Chlebowski RT, Hendrix SL, Langer RD et al. WHI Investigators. Influence of estrogen plus progestin on breast cancer and mammography in healthy postmenopausal women: the Women's Health Initiative Randomized Trial. JAMA 2003; 289:3243-53.

111. Fournier A, Mesrine S, Boutron-Ruault MC, Clavel-Chapelon F. Estrogen-progestogen menopausal hormone therapy and breast cancer: does delay from menopause onset to treatment initiation influence risks? J Clin Oncol 2009; 27:5138-43.

112. Stefanick ML, Anderson GL, Margolis KL et al. WHI Investigators. Effects of conjugated equine estrogens on breast cancer and mammography screening in postmenopausal women with hysterectomy. JAMA 2006; 295:1647-57.

113. Chlebowski RT, Hendrix SL, Langer RD et al. WHI Investigators. Influence of estrogen plus progestin on breast cancer and mammography in healthy postmenopausal women: the Women's Health Initiative Randomized Trial. JAMA 2003; 289: 3243-53.

114. Stefanick ML, Anderson GL, Margolis KL et al. WHI Investigators. Effects of conjugated equine estrogens on breast cancer and mammography screening in postmenopausal women with hysterectomy. JAMA 2006; 295:1647-57.

115. Beral V, Reeves G, Bull D, Green J. Million Women Study Collaborators. Breast cancer risk in relation to the interval between menopause and starting hormone therapy. J Natl Cancer Inst 2011; 103:296-305.

116. Jordan VC, Ford LG. Paradoxical clinical effect of estrogen on breast cancer risk: a "new" biology of estrogen-induced apoptosis. Cancer Prev Res (Phila) 2011; 4:633-7.

117. Lacey JV Jr, Mink PJ, Lubin JH et al. Menopausal hormone replacement therapy and risk of ovarian cancer. JAMA 2002; 288:334-41.

118. Beral V, Bull D, Green J, Reeves G. Million Women Study Collaborators. Ovarian cancer and hormone replacement therapy in Million Women Study. Lancet 2007; 369:1703-10.

119. Rodriguez C, Patel AV, Calle EE, Jacob EJ, Thun MJ. Estrogen replacement therapy and ovarian cancer mortality in a large prospective study of US women. JAMA 2001; 285:1460-5.

120. Chlebowski RT, Schwartz AG, Wakelee H et al. Women's Health Initiative Investigators. Oestrogen plus progestin and lung cancer in postmenopausal women (Women's Health Initiative trial): a post-hoc analysis of a randomised trial. Lancet 2009; 374:1243-51.

121. Chlebowski RT, Anderson GL, Manson JE et al. Lung cancer among postmenopausal women treated with estrogen alone in the Women's Health Initiative Randomized Trial. J Natl Cancer Inst 2010; 102:1-9.

122. Yaffe K, Sawaya G, Lieberburg I, Grady D. Estrogen therapy in postmenopausal women: effects on cognitive function and dementia. JAMA 1998; 279:688-95.

123. Sherwin BB. Can estrogen keep you smart? Evidence from clinical studies. J Psychiatry Neurosci 1999; 24:315-21.

124. Grodstein F, Chen J, Pollen DA et al. Postmenopausal hormone therapy and cognitive function in healthy older women. J Am Geriatr Soc 2000; 48:746-52.

125. Polo-Kantola P, Portin R, Polo O et al. The effect of short term estrogen replacement therapy on cognition: a randomized, doble-blind, crossover trial in postmenopausal women. Obstet Gynecol 1998; 91:459-66.

126. Henderson VW. Gonadal hormones and cognitive aging: a midlife perspective. Womens Health (Lond Engl) 2011; 7:81-93.

127. Greendale GA, Wight RG, Huang MH et al. Menopause-associated symptoms and cognitive performance: results from the study of women's health across the nation. Am J Epidemiol 2010; 171:1214-24.

128. Hogervorst E, Williams J, Budge M, Riedel W, Jolles J. The nature of the effect of female gonadal hormone replacement therapy on cognitive function in postmenopausal women: a meta-analysis. Neuroscience 2000; 101:485-512.

129. Tang MX, Jacobs D, Stren Y et al. Effect of estrogen during menopause on risk and age at onset of Alzheimer's disease. Lancet 1996; 348:429-32.

130. Kawas C, Resnick S, Morrison A et al. A prospective study of estrogen replacement therapy and the risk of developing Alzheimer's disease: the Baltimore Longitudinal Study of Aging. Neurology 1997; 48:1517-21.

131. Henderson VW, Brinton RD. Menopause and mitochondria: windows into estrogen effects on Alzheimer's disease risk and therapy. Prog Brain Res 2010; 182:77-96.

132. Santen RJ, Allred DC, Ardoin SP et al, Endocrine Society. Postmenopausal hormone therapy: an Endocrine Society scientific statement. J Clin Endocrinol Metab 2010; 95(7 Suppl 1):s1.

133. Shifren JL, Schiff I. Role of hormone therapy in the management of menopause. Obstet Gynecol 2010; 115(4):839.

134. Pachman DR, Jones JM, Loprinzi CL. Management of menopauseassociated vasomotor symptoms: current treatment options, challenges and future directions. Int J Womens Health 2010; 2:123-35.

135. Utian WH, Shoupe D, Bachmann G, Pinkerton JV, Pickar JH. Relief of vasomotor symptoms and vaginal atrophy with lower doses of conjugated equine estrogens and medroxyprogesterone acetate. Fertil Steril 2001; 75:1065-79.

136. Bachmann GA, Schaefers M, Uddin A, Utian WH. Lowest effective transdermal 17A-estradiol dose for relief of hot flushes in postmenopausal women: a randomized controlled trial. Obstet Gynecol 2007; 110:771-9.

137. Renoux C, Dell'aniello S, Garbe E, Suissa S. Transdermal and oral hormone replacement therapy and the risk of stroke: a nested case control study. BMJ 2010; 340:c2519.

138. Steunkel CA, Gass M. Results from 2010 NAMS Survey on secondary transfer of transdermal estrogen preparations: Abstract P-85. Menopause 2011; 18:1371.

139. Lokkegaard E, Andreasen AH, Jacobsen RK et al. Hormone therapy and risk of myocardial infarction: a national register study. Eur Heart J 2008; 29:2660-8.

140. Somboonporn W, Panna S, Temtanakitpaisan T et al. Effects of the levonorgestrel-releasing intrauterine system plus estrogen therapy in perimenopausal and postmenopausal women: systematic review and meta-analysis. Menopause 2011; 18:1060-6.

141. Ockene JK, Barad DH, Cochrane BB et al. Symptom experience after discontinuing use of estrogen plus progestin. JAMA 2005; 294:183-93.

142. Brunner RL, Aragaki A, Barnabei V et al. Menopausal symptom experience before and after stopping estrogen therapy in the Women's Health Initiative randomized, placebo-controlled trial. Menopause 2010; 17:946-54.

143. Haimov-Kochman R, Barak-Glantz E et al. Gradual discontinuation of hormone therapy does not prevent the reappearance of climacteric symptoms: a randomized prospective study. Menopause 2006; 13:370-6.

144. Pitkin J. Alternative and complementary therapies for the menopause. Menopause Int 2012; 18(1):20-7.

145. Wren BG, Brown LB. A double blind trial with clonidine and a placebo to treat hot flushes. Med J Aus 1986; 144:369-70.

146. Nelson H, Vesco K, Haney E et al. Non-hormonal therapies for menopausal hot flushes : systematic review and meta-analysis. JAMA 2006; 295:2057-71.

147. Tanna N, Woyka J, Abernethy K, Reichert R, Pitkin J. A joint specialist Breast Cancer and Menopause Symptoms (BCMS) clinic: service development using a clinical governance approach. Eur J Surg Oncol 2009; 35:1242.

148. Panjari M, Davis SR. DHEA for postmenopausal women: a review of the evidence. Maturitas 2010; 66:172-9.

149. Barton DL, Loprinzi C, Atherton PJ et al. Dehydroepi-androsterone for the treatment of hot flashes: a pilot study. Support Cancer Ther 2006; 3:91-7.

150. Leonetti HB, Longo S, Anasti JN. Transdermal progesterone cream for vasomotor symptoms and postmenopausal bone loss. Obstet Gynecol 1999; 94:225-8.

151. Wren BG, Champion SM, Willetts K, Manga RZ, Eden JA. Transdermal progesterone and its effect on vasomotor symptoms, blood lipid levels, bone metabolic markers, moods, and quality of life for postmenopausal women. Menopause 2003; 10:13-8.

152. Lissin LW, Cooke JP. Phytoestrogens and cardiovascular health. J Am Coll Cardiol 2000; 35(6):1403.

153. Lethaby AE, Brown J, Marjoribanks J et al. Phytoestrogens for vasomotor menopausal symptoms. Cochrane Database Syst Rev 2007; (4):CD001395.

154. Elsabagh S, Hartley S, File S. Limited cognitive benefits in stage þ2 postmenopausal women after 6 weeks of treatment with ginkgo biloba. J Psychopharmacol 2005; 19:173-81.

155. Dornstauder E, Jisa E, Unterrieder I et al. Estrogenic activity of two standardized red clover extracts (Menoflavon) intended

for large scale use in hormone replacement therapy. J Steroid Biochem Mol Biol 2001; 78:67-75.

156. Tham DM, Gardner CD, Haskell WL. Potential health benefits of dietary phytoestrogens: a review of the clinical, epidemiological, and mechanistic evidence. J Clin Endocrinol Metab 1998; 83:2223-35.

157. Chiechi LM, Micheli L. Utility of dietary phytoestrogens in preventing postmenopausal osteoporosis. Curr Topics Nutraceut Res 2005; 3:15-28.

158. Koebnick C, Reimann M, Carlsohn A et al. The acceptability of isoflavones as a treatment of menopausal symptoms: a European survey among postmenopausal women. Climacteric 2005; 8:230-42.

159. Cummings SR, Ettinger B, Delmas PD et al. The effects of tibolone in older postmenopausal women. N Engl J Med 2008; 359(7):697.

160. Bots ML, Evans GW, Riley W et al. The effect of tibolone and continuous combined conjugated equine oestrogens plus medroxyprogesterone acetate on progression of carotid intima-media thickness: the Osteoporosis Prevention and Arterial effects of tiboLone (OPAL) study. Eur Heart J 2006; 27(6):746.

161. Kenemans P, Bundred NJ, Foidart JM et al. Safety and efficacy of tibolone in breast-cancer patients with vasomotor symptoms: a double-blind, randomised, non-inferiority Trial. Lancet Oncol 2009; 10(2):135.

162. Bundred NJ, Kenemans P, Yip CH et al. Tibolone increases bone mineral density but also relapse in breast cancer survivors: LIBERATE trial bone substudy. Breast Cancer Res 2012; 14(1): R13.

163. Barton DL, Loprinzi CL, Quella SK et al. Prospective evaluation of vitamin E for hot flashes in breast cancer survivors. J Clin Oncol 1998; 16(2):495.

164. Nedrow A, Miller J, Walker M et al. Complementary and alternative therapies for the management of menopause-related symptoms: a systematic evidence review. Arch Intern Med 2006; 166(14):1453.

165. Deng G, Vickers A, Yeung S et al. Randomized, controlled trial of acupuncture for the treatment of hot flashes in breast cancer patients. J Clin Oncol 2007; 25(35):5584.

166. Wyon Y, Wijma K, Nedstrand E, Hammar M. A comparison of acupuncture and oral estradiol treatment of vasomotor symptoms in postmenopausal women. Climacteric 2004; 7(2):153.

167. Schierbeck LL, Rejnmark L, Tofteng CL et al. Effect of hormone replacement therapy on cardiovascular events in recently postmenopausal women: randomised trial. BMJ 2012; 345:6409.

56

Falência Testicular

Alexandre Hohl • Marcelo Fernando Ronsoni

INTRODUÇÃO

Os testículos são órgãos vitais para a reprodução da espécie humana, além de se constituírem na principal fonte de produção de testosterona em homens. Desse modo, apesar de não serem estruturas indispensáveis à sobrevivência de um indivíduo, representam a essência da função biológica masculina.

As células germinativas desenvolvem-se nos túbulos seminíferos dos testículos, particularmente nas células de Sertoli, e a produção de testosterona ocorre nas células de Leydig, no compartimento intersticial. Aproximadamente 95% dos testículos correspondem ao compartimento de células germinativas, o que justifica a enorme produção diária de espermatozoides.

Diversas doenças acometem os testículos, levando à falência testicular. Diferentemente dos ovários, os testículos são gônadas facilmente palpáveis, o que poderia facilitar a identificação de alterações anatômicas pelos homens. Entretanto, a grande maioria dos pacientes desconhece o padrão de normalidade testicular. O hipogonadismo masculino derivado das alterações testiculares corresponde às alterações na espermatogênese e/ou a produção inadequada de testosterona.

FISIOPATOLOGIA

O trato reprodutor masculino está em constante interação com o eixo hipotálamo-hipófise-testículos, visando produzir e secretar os hormônios androgênicos (HA) e produzir, manter e transportar os espermatozoides e o fluido seminal, possibilitando, assim, a fecundidade masculina. Os HA são extremamente necessários para a diferenciação embrionária da genitália interna e externa masculina, desenvolvimento e manutenção dos caracteres se-

xuais secundários, além dos efeitos androgênicos extragonadais.[1]

Durante o desenvolvimento embrionário, as gônadas primordiais nas primeiras semanas de gestação irão sofrer uma cascata de eventos que culminarão na diferenciação sexual. As gônadas indiferenciadas contêm células não germinativas que posteriormente irão se diferenciar em células de Sertoli, bem como as células intersticiais se diferenciarão em células de Leydig, constituindo o tecido endócrino testicular. Na presença do sexo cromossômico XY, a partir da sétima semana de gestação, terá início a atividade do gene *SRY* (*sex-determining region of the Y*), localizado no braço curto do cromossomo Y, que codificará uma proteína que, juntamente com outros fatores codificados por outros cromossomos (autossômicos ou cromossomo X), atuarão na diferenciação embrionária a partir das gônadas primordiais. As células de Sertoli passarão a secretar o hormônio antimülleriano, que promoverá a regressão dos ductos de Müller. Por volta da oitava semana de gestação, as células de Leydig já terão a capacidade de produzir esteroides e, em conjunto com o estímulo da gonadotrofina coriônica humana (hCG) produzida pela placenta, passarão a secretar testosterona, dando início ao processo de estabilização dos ductos de Wolff e, com isso, à diferenciação dos órgãos sexuais internos. A diferenciação da testosterona em diidrotestosterona (DHT) pela enzima 5α-redutase fará com que a DHT estimule a diferenciação da genitália externa.[2,3]

A síntese da testosterona ocorre nas células de Leydig em resposta ao estímulo do hormônio luteinizante (LH). A espermatogênese nos túbulos seminíferos é dependente da ação do hormônio foliculoestimulante (FSH) nas células de Sertoli e pela ação da testosterona mediante o estímulo do GnRH produzido no hipotálamo, que é transportado através do sistema porta hipofisário.[4] A testosterona, o principal androgênio plasmático no homem, é sintetizada, predominantemente, nos testículos e, em pequenas quantidades, nas adrenais. A testosterona circulante (testosterona total) representa o conjunto de formas existentes, sendo, do valor absoluto de testosterona, 2% em sua forma livre, 44% acoplados à proteína ligadora de androgênios (SHBG – *steroid hormone binding globulin*) e 54% ligados à albumina.[3]

A testosterona é o mais importante androgênio testicular nos homens. Baixas concentrações séricas de testosterona estão associadas a morbidade cardiovascular, síndrome metabólica, *diabetes mellitus* tipo 2 (DM2), aterosclerose, osteoporose, sarcopenia e maior mortalidade. Existem evidências crescentes de que a testosterona sérica é um grande biomarcador do *status* da saúde masculina em geral. Estudos em indivíduos gêmeos indicam que existe forte hereditariedade da testosterona sérica. Pesquisas baseadas no genoma têm procurado avaliar os efeitos das variantes genéticas sobre as concentrações séricas de testosterona. Análise de 14.429 homens mostrou que variantes genéticas na SHBG e sobre seu *locus* no cromossomo X estão associadas a grande variação nas concentrações séricas de testosterona e aumento do risco de seus níveis reduzidos. Uma variante genética que afeta a afinidade da SHBG com a testosterona, interferindo diretamente em sua fração livre, poderia influenciar os cálculos matemáticos que estimam seus níveis séricos. Assim, futuramente poderá ser necessária a avaliação da afinidade da SHBG com a testosterona e esta será levada em conta nas dosagens de seus níveis séricos, bem como a análise dos polimorfismos genéticos intimamente relacionados com essas variáveis.[5]

Os distúrbios testiculares podem ser classificados em distúrbios da produção e/ou da ação dos esteroides sexuais, distúrbios das células germinativas e neoplasias testiculares. O hipogonadismo masculino e a ginecomastia são os distúrbios mais prevalentes da produção dos esteroides sexuais em homens. Defeitos na ação de androgênios englobam mutações em diferentes receptores (androgênico, alfaestrogênico) e enzimas (5α-redutase, aromatase). Os defeitos da espermatogênese irão caracterizar a infertilidade ou a subfertilidade.[1]

Hipogonadismo masculino é uma síndrome associada a distúrbios da produção ou ação de testosterona e/ou distúrbios na espermatogênese. A deficiência de testosterona pode resultar de anormalidades da função testicular, como as desordens na produção de testosterona e/ou os distúrbios da espermatogênese (hipogonadismo primário), da regulação hipotalâmica ou hipofisária da função testicular (hipogonadismo central), ou de distúrbio da ação do androgênio no tecido-alvo (insensibilidade ao androgênio). A deficiência de testosterona pode ocorrer como resultado de disfunção das células de Leydig no hipogonadismo primário e pela secreção insuficiente de LH e GnRH no hipogonadismo secundário (hipofisário) ou terciário (hipotalâmico), respectivamente.[6]

A falência gonadal primária pode ser decorrente de distúrbios congênitos e adquiridos. Já a falência gonadal secundária pode decorrer de anormalidades funcionais ou orgânicas (congênitas e adquiridas) (Tabela 56.1). A insuficiência testicular primária caracteriza-se por níveis baixos de testosterona e/ou distúrbios da espermatogênese associados a concentração elevada de LH e FSH (hipogonadismo hipergonadotrófico). Insuficiência testicular central (secundária e terciária) está associada a níveis de testosterona baixos e concentrações baixas ou inapropriadamente normais de LH e FSH (hipogonadismo hipogonadotrófico).

Hipogonadismo secundário está geralmente associado a diminuições similares em espermatozoides e produção de testosterona. Isto ocorre porque a diminuição da secreção de LH promove redução da produção de testosterona nos testículos e, por conseguinte, da testosterona intratesticular (principal estímulo hormonal para a produção de espermatozoide). No hipogonadismo primário, pode haver diminuição na espermatogênese por dano maior nas células dos túbulos seminíferos (células de Sertoli) do que nas células de Leydig. Quando isso ocorre, os indivíduos podem apresentar níveis de testosterona e LH normais, mesmo com número de espermatozoides ejaculados muito baixo ou próximo de zero. Nesses casos, os níveis de FSH se encontrarão elevados.

Nos casos de hipogonadismo secundário, também há menor suscetibilidade para o aparecimento de ginecomastia, provavelmente devido aos níveis normais ou baixos de FSH e LH que não estimulam a aromatase testicular, não elevando a conversão da testosterona em estradiol.

HIPOGONADISMO PRIMÁRIO (HIPERGONADOTRÓFICO)

Causas Congênitas

Síndrome de Klinefelter

Distúrbio cromossômico sexual mais comum em homens, a síndrome de Klinefelter (SK) afeta um em cada 660 meninos nascidos vivos.[7] Descrita pela primeira vez em 1942, tem um fundo genético, com características envolvendo várias especialidades, como embriologia, pediatria, endocrinologia, cardiologia, psicologia, psiquiatria, urologia e epidemiologia.

Tabela 56.1 Causas de falência gonadal

HIPOGONADISMO PRIMÁRIO	HIPOGONADISMO CENTRAL
Congênitas	**Congênitas**
1. Distúrbios cromossômicos	1. Deficiência de múltiplos hormônios hipofisários
1.1 Síndrome de Klinefelter e síndromes correlatas (como homem 46XX)	2. Aplasia ou hipoplasia hipofisária
1.2 Defeitos enzimáticos na biossíntese de testosterona	3. Defeitos na secreção ou ação do GnRH
1.3 Distrofia miotônica	3.1 Mutação Kalig-1
2. Distúrbios do desenvolvimento	3.2 Mutação do receptor do GnRH
2.1 Exposição a desreguladores endócrinos no período pré-natal	4. Defeitos na ação ou secreção das gonadotrofinas
2.2 Criptorquidismo	4.1 Mutações inativadoras do gene do LH-β
2.3 Anorquia decorrente de torção bilateral ou síndrome dos testículos desaparecidos	4.2 Mutações inativadoras do gene do receptor do LH
2.4 Síndrome de Noonan	4.3 Mutações inativadoras do gene do FSH-β
	4.4 Mutações do DAX e SF-1
	5. Deficiência de GnRH
	5.1 Isolada (hipogonadismo hipogonadotrófico isolado ou idiopático)
	5.2 Com anosmia (síndrome de Kallmann)
	5.3 Associado a outras anormalidades (síndrome de Prader-Willi, síndromes de Laurence-Moon e Bardet-Biedl, síndrome CHARGE, síndrome de Rud, síndrome de múltiplas lentigenes, encefalocele basal, ataxia cerebelar)
	5.4 Deficiência parcial de GnRH (síndrome do eunuco fértil)
Adquiridas	**Adquiridas**
1. Orquite	1. Traumatismo cranioencefálico
2. Parotidite e outras viroses	2. Pós-radiação de SNC, pós-cirurgia, infarto hipofisário, aneurisma carotídeo
3. Doenças infiltrativas (como amiloidose, hemocromatose)	3. Neoplasias
4. Síndrome da imunodeficiência adquirida (AIDS)	3.1 Adenomas hipofisários: prolactinomas, adenomas não funcionantes, outros adenomas
5. Doenças granulomatosas (como hanseníase e tuberculose)	3.2 Craniofaringioma, germinomas, gliomas, linfomas
6. Irradiação	4. Hipofisite autoimune
7. Lesões cirúrgicas	5. Distúrbios funcionais: anorexia nervosa, disfunções secundárias ao estresse ou outras doenças sistêmicas
8. Trauma testicular e torção de testículo	6. Doenças infiltrativas: sarcoidose, histiocitose de células de Langerhans, hemocromatose
9. Varicocele (?)	7. Doenças infecciosas: tuberculose, histoplasmose, abscessos
10. Falência testicular autoimune	8. Fármacos
10.1 Isolada	9. Desreguladores endócrinos
10.2 Associada (com doenças como tireoidite de Hashimoto e *diabetes mellitus* tipo 1)	
11. Fármacos	
11.1 Antiandrogênicos (como flutamida, cimetidina, ciproterona, espironolactona, cetoconazol)	
11.2 Citotóxicos	
12. Desreguladores endócrinos (como inseticidas, metais pesados, *gossypol*, estrogênios ambientais)	
Síndrome de resistência androgênica	
1. Síndrome da feminização testicular (síndrome de Morris)	
2. Síndrome de Reifenstein	
HIPOGONADISMO MISTO	
1. Envelhecimento	
2. Alcoolismo	
3. Hemocromatose	
4. Anemia falciforme	
5. Hipoplasia adrenal congênita (mutação do DAX-1)	
6. Desreguladores endócrinos	

A herança genética é o cromossomo X extra, que pode ser herdado do pai ou da mãe. A maioria dos genes X adicionais sofre inativação, mas alguns podem escapar e servir como causa genética da síndrome. Desses genes, o único que já demonstrou claramente ter influência no fenótipo da SK foi o *short-estature homeobox-containing gene on chromosome X* (SHOX), situado na região pseudoautossômica 1 no Xp. A haploinsuficiência do SHOX tem sido implicada no retardo de crescimento e nas alterações ósseas da síndrome de Turner e da discondrosteose de Leri-Weill e está também implicada no crescimento ligeiramente acelerado na SK.[8] O cariótipo mais frequente em homens com síndrome de Klinefelter é 47,XXY (93%), mas também foram relatados cariótipos 46,XY/47,XXY, 48,XXXY, 48,XXYY e 49,XXXXY.[7]

SK é comumente subdiagnosticada ou é diagnosticada tardiamente. A maioria dos homens com SK passa toda a vida sem um diagnóstico. Meninos com SK têm probabilidade de receber um diagnóstico durante avaliação para retardo de desenvolvimento e problemas comportamentais. Homens com SK geralmente chamam atenção durante avaliação para hipogonadismo ou infertilidade. Somente 25% dos casos são diagnosticados, e a média de idade ao diagnóstico é de 30 anos. Um recente estudo australiano encontrou a prevalência de 223 casos por 100 mil meninos nascidos vivos,[9] propondo um aumento na prevalência observada em vários estudos anteriores[10] e sugerindo que ela deve difererir entre as populações.

SK está associada a aumento da morbidade, resultando em perda de vida útil, com aumento da mortalidade por várias doenças. Grandes estudos epidemiológicos em SK foram realizados em duas coortes principais: o estudo britânico[11] e o dinamarquês.[12] Juntos, esses estudos mostram que o tempo de vida esperado foi reduzido em 1,5 a 2 anos, com aumento da mortalidade por diferentes doenças, incluindo *diabetes mellitus*, doenças pulmonares, epilepsia, doença cerebrovascular e insuficiência vascular do intestino. Nesses dois estudos, a mortalidade entre os homens com SK foi significativamente maior (*hazard ratio*: 1,9) e assim permaneceu após o ajuste para convivência social e nível de escolaridade (*hazard ratio*: 1,5), indicando que os parâmetros socioeconômicos podem explicar alguns, mas não todos os motivos para o excesso de mortalidade na SK.

Os principais achados da KS são testículos pequenos, hipogonadismo hipergonadotrófico e comprometimento cognitivo. Outras anormalidades estão associadas à SK e sua frequência é variada (Tabela 56.2).[7]

Azoospermia é encontrada na grande maioria dos homens com SK que apresentam o cariótipo 47,XXY. O mecanismo pelo qual um cromossomo X extra faz com que pacientes sejam inférteis não é bem conhecido. Homens com mosaicismo podem apresentar células germinativas em seus testículos, especialmente em idade mais jovem. A histologia testicular em homens com SK mostra hialinização de túbulos seminíferos e ausência de espermatogênese. Pacientes com mosaicismo podem apresentar testículos de tamanho normal e espermatogênese na puberdade. No entanto, a degeneração progressiva e a hialinização dos túbulos seminíferos ocorrem logo após a puberdade. Avanços terapêuticos com a utilização de injeção intracitoplasmática de espermatozoides (*intracytoplasmic sperm injection* – ICSI) possibilitam que homens 47,XXY azoospérmicos alcancem a paternidade biológica.[13]

Tabela 56.2 Anormalidades associadas à SK e suas frequências estimadas

Anormalidade	Frequência (%)
Infertilidade (adultos)	91 a 99
Testículos pequenos (bitesticular < 6mL)	> 95
Aumento das gonadotrofinas	> 95
Azoospermia (adultos)	> 95
Comprometimento de aprendizado (crianças)	> 75
Diminuição de testosterona	63 a 85
Diminuição de pelos faciais (adultos)	60 a 80
Diminuição de pelos pubianos (adultos)	30 a 60
Ginecomastia (adolescentes/ adultos)	38 a 75
Atraso no desenvolvimento da fala (crianças)	40
Aumento de estatura (pré-puberal/ adultos)	30
Adiposidade abdominal (adultos)	50
Síndrome metabólica (adultos)	46
Osteopenia (adultos)	5 a 40
Diabetes mellitus tipo 2	10 a 39
Criptorquidia	27 a 37
Tamanho de pênis reduzido (crianças)	10 a 25
Distúrbios psiquiátricos (crianças)	25
Malformações congênitas, palato em ogiva, hérnia inguinal	18
Osteoporose (adultos)	10
Prolapso de valva mitral (adultos)	0 a 55
Câncer de mama (adultos)	Aumento de risco (50 vezes)
Câncer de mediastino (crianças)	Aumento de risco (500 vezes)
Fraturas	Aumento de risco (2 a 40 vezes)

O fenótipo comportamental da SK é caracterizado por disfunção da linguagem, executiva e psicomotora, bem como comprometimento socioemocional. Meninos com SK necessitam, frequentemente, de tratamento fonoterápico, e muitos sofrem com dificuldades de aprendizagem e podem se beneficiar da educação especial. A prevalência de esquizofrenia, déficit de atenção e hiperatividade, transtornos do espectro do autismo e problemas de regulação afetiva está aumentada. Estudos de neuroimagem em crianças e adultos com SK mostram aumentos no volume de matéria cinzenta das regiões sensorimotoras e parieto-occipital, bem como reduções significativas dos volumes de matéria cinzenta em amígdala, hipocampo, ínsula, regiões temporal e frontal inferior.[14]

O hipogonadismo na SK pode levar a alterações na composição corporal e risco de desenvolvimento de síndrome metabólica e DM2. O tratamento médico consiste, principalmente, em terapia de reposição de testosterona para alívio dos efeitos agudos e de longo prazo do hipogonadismo, bem como no tratamento ou prevenção de comorbidades.

Outras Alterações Cromossômicas

Outras anomalias cromossômicas que resultam na hipofunção testicular foram relatadas, incluindo as doenças raras 46,XY/XO e 47,XYY. O cariótipo 46,XY/XO leva a uma síndrome caracterizada por baixa estatura e outras características típicas da síndrome de Turner. As gônadas variam desde disgenesia a testículos normais. Se houver disgenesia, o risco de gonadoblastoma é de cerca de 20%. Gonadectomia deve, portanto, ser realizada nesses pacientes.[15,16] O cariótipo 47,XYY foi inicialmente relacionado com o hipogonadismo, mas outros relatos posteriores não confirmaram essa relação. Microdeleções em regiões específicas do braço longo do cromossomo Y são detectadas em cerca de 20% dos homens com azoospermia ou oligospermia grave. Alguns desses homens não têm outras lesões testiculares, mas outros apresentam criptorquidia.[17]

Distrofia miotônica, uma doença autossômica dominante, leva à atrofia muscular e é acompanhada por hipogonadismo, que normalmente não é reconhecido até a idade adulta. Testículos pequenos e diminuição da produção de esperma são mais comuns do que diminuição dos níveis séricos de testosterona.[18,19]

Distúrbios da Síntese de Androgênios

Mutações nos genes que codificam as enzimas necessárias para a biossíntese da testosterona podem resultar em diminuição em seus níveis séricos. As raras mutações encontradas são: enzima de clivagem da cadeia lateral de colesterol, 3β-hidroxiesteroide desidrogenase e 17α-hidroxilase (presentes nas adrenais e testículos) e 17β-hidroxiesteroide desidrogenase (presentes apenas nos testículos). Dependendo do grau da mutação, serão encontrados diferentes graus de virilização no feto.[20]

Mutação nos Genes dos Receptores de FSH e LH

Mutação nos receptores de FSH e LH são causas raras de hipogonadismo primário. A mutação no receptor do FSH induz contagem variável de espermatozoides as quais tendem a ser baixas, e concentrações elevadas de inibina B e FSH. As mutações no receptor de LH resultam em hipoplasia das células de Leydig e deficiência de testosterona no primeiro trimestre no útero, resultando em diferentes graus de distúrbio do desenvolvimento sexual (DDS).[21-23]

Criptorquidia

Criptorquidismo refere-se aos testículos que não estão tópicos na bolsa escrotal. Os principais locais encontrados são canal inguinal e cavidade abdominal. É necessário diferenciar os testículos criptorquídicos dos possíveis testículos retráteis que, à manipulação, retornam à bolsa escrotal normalmente. A criptorquidia pode afetar um ou ambos os testículos. Se apenas um testículo é afetado, a contagem de espermatozoides é subnormal em 30% dos casos (e a concentração de FSH está levemente elevada), o que sugere que, mesmo na presença de um testículo tópico, este pode apresentar diferentes graus de disfunção testicular. Se ambos os testículos são criptorquídicos, a contagem de espermatozoides costuma estar gravemente comprometida e a testosterona sérica pode também estar reduzida. O risco de gonadoblastoma também aumenta se o testículo não está em sua posição normal.[24,25]

Anorquia Congênita

Ocorre em distúrbios que levam à regressão testicular após a 20ª semana de gestação. A diferenciação sexual masculina ao nascimento é normal, mas os testículos estão ausentes e o hipogonadismo em geral é importante.[26] O diagnóstico de anorquia é firmado após a busca completa de exames de imagem (tanto em bolsa testicular como em cavidade abdominal) e, se necessário, laparotomia exploradora. Existem relatos de casos em que o tratamento com testosterona em homens adultos com micropênis e anorquia congênita pode levar ao aumento peniano.

Causas Adquiridas

Varicocele

Danos aos túbulos seminíferos em razão de varicosidade do plexo venoso dentro do escroto têm sido considerados uma possível causa de infertilidade masculina. Os dados atuais são conflitantes quanto ao real benefício da correção da varicocele em relação à fertilidade.[27]

Orquite

Diversas infecções podem estar associadas a danos testiculares. A causa mais comum é a parotidite (caxumba), sendo a orquite uma manifestação frequente quando ocorre na idade adulta. A incidência tem diminuído devido à vacinação da população. O envolvimento testicular da caxumba provoca aumento doloroso dos testículos, seguido por atrofia. Os túbulos seminíferos são, quase sempre, gravemente afetados, muitas vezes resultando em infertilidade, especialmente quando ambos os testículos estão envolvidos. As células de Leydig também podem ser danificadas, resultando em diminuição da produção de testosterona.

Doenças Crônicas

Disfunção gonadal é um achado frequente em homens com insuficiência renal crônica (IRC) e no estágio final da doença. A deficiência de testosterona, geralmente acompanhada por elevação da concentração sérica de gonadotrofina, está presente em 26% a 66% dos homens com diferentes graus de insuficiência renal. Uremia associada a hipogonadismo é multifatorial em sua origem e raramente melhora com o início da diálise, embora geralmente se normalize após o transplante renal. Embora existam dados encorajadores sugerindo benefícios da terapia de reposição de testosterona para indivíduos com IRC, mais estudos são necessários quanto à segurança e à eficácia da terapêutica.[28]

A função gonadal exige uma função hepática normal. É bem conhecido que os sinais clínicos de hipogonadismo são comuns em doentes com cirrose hepática. A patogênese de hipogonadismo em pacientes cirróticos é complexa e não bem explicada. Envolve tanto uma disfunção gonadal como um distúrbio em nível central.[29] O hipogonadismo é uma complicação potencial da hemocromatose, geralmente visto em pacientes com sobrecarga de ferro grave e cirrose hepática.[30]

Outras doenças infiltrativas ou granulomatosas podem promover falência gonadal primária, variando as manfestações clínicas e a disfunção testicular de acordo com o grau de acometimento da doença de base. São exemplos a tuberculose e a hanseníase, entre outras.

Síndrome da Imunodeficiência Adquirida

Homens portadores do vírus HIV podem ser hipogonádicos em graus variados. O declínio prematuro da testosterona sérica é comum (16%) entre os homens jovens e de meia-idade infectados pelo HIV e está associado a LH inadequadamente baixo ou normal e a acúmulo de tecido adiposo visceral. A deficiência de testosterona ocorre em jovens infectados pelo HIV e pode ser considerada um elemento do processo de envelhecimento acelerado ou prematuro. O efeito do vírus HIV e/ou do seu tratamento na função gonadal masculina ainda precisa ser elucidado.[31] A frequência de hipogonadismo e sua gravidade parecem ter diminuído desde a introdução da terapia antirretroviral.

Irradiação

A radiação direta para os testículos, como no tratamento para leucemia, pode danificá-los. Mesmo quando a radiação é indireta, poderão ocorrer danos aos túbulos seminíferos.[30] O grau de lesão é proporcional à quantidade de exposição à radiação. Iodeto radioativo pode causar diminuição na contagem de esperma, quando as doses administradas são elevadas para o tratamento de carcinoma diferenciado de tireoide.

Toxicidade Gonadal da Quimioterapia para o Câncer

O número de homens jovens sobreviventes ao câncer tem aumentado dramaticamente nos últimos 20 anos, como resultado da detecção precoce e da adoção de melhores protocolos de tratamento do câncer. Mais de 75% dos pacientes com câncer diagnosticado na juventude são sobreviventes a longo prazo.

A disfunção gonadal surgiu como importante complicação a longo prazo da quimioterapia para o câncer, principalmente em pacientes jovens com doenças malignas hematológicas e testiculares. A infertilidade pode ser uma questão significativa para muitos sobreviventes de câncer. O hipogonadismo masculino após o tratamento quimioterápico pode contribuir com cansaço, disfunção sexual, irritabilidade, perda de massa magra e osteopenia. Esse quadro clínico piora a qualidade de vida e a recuperação do tratamento do câncer.

Quimioterapia citotóxica pode causar lesão gonadal, com a natureza e a extensão dos danos dependendo do medicamento, da dose recebida e da idade do paciente. Muitos fármacos são gonadotóxicos (Tabela 56.3), incluindo procarbazina e cisplatina, e agentes alquilantes, como ciclofosfamida, melfalana e clorambucil. Entretanto, todos os agentes quimioterápicos podem causar prejuízos à função gonadal.[32] A contribuição relativa de cada fármaco individualmente pode ser de difícil determinação,

Tabela 56.3 Risco estimado de disfunção gonadal com agentes citotóxicos

Alto risco	Médio risco	Baixo risco
Ciclofosfamida	Cisplatina	Vincristina
Ifosfamida	Carboplatina	Metotrexato
Clormetina	Doxorrubicina	Dactinomicina
Bussulfano	BEP	Bleomicina
Mefalana	ABVD	Mercaptopurina
Procarbazina		Vimblastina
Clorambucil		
MOPP		

ABVD: adriamicina, bleomicina, vimblastina e dacarbazina; BEP: bleomicina, etoposida e cisplatina; MOPP: nitrogênio mostarda, oncovina (vincristina), procarbazina e prednisona.

pois a maioria dos tratamentos é realizada em regimes de múltiplos fármacos.[33]

Trauma e Torção de Testículo

Qualquer trauma nos testículos pode ser suficiente para danificar tanto os túbulos seminíferos como as células de Leydig. A torção testicular é uma das razões mais comuns para a perda de um testículo antes da puberdade. A torção testicular consiste em uma torção do testículo no funículo espermático, o que resulta em perda aguda de sangue para os testículos. A perda do testículo pode ocorrer por falta de sangue, se a torção não for revertida espontaneamente ou corrigida por cirurgia dentro de algumas horas. O grau de dano depende da duração da torção. Torção que dura mais de 8 horas pode promover danos suficientes para diminuir a contagem de espermatozoides. Mesmo quando a torção envolve apenas um testículo, ambos os testículos podem ser danificados, não estando claro como isso pode ocorrer.[34-36]

Medicamentos

O cetoconazol inibe diretamente a biossíntese da testosterona, fazendo com que haja deficiência em sua produção.[37] O uso crônico de glicocorticoide também pode diminuir os níveis de testosterona em cerca de um terço dos indivíduos. O mecanismo não está claro, mas a inibição pode ocorrer em ambos os testículos e na hipófise.[38,39]

Insuficiência Testicular Autoimune

Pode ocorrer isoladamente ou como manifestação da síndrome poliglandular autoimune. Deve ser considerada em todos os pacientes com outras doenças autoimunes concomitantes.[40]

HIPOGONADISMO CENTRAL (HIPOGONADOTRÓFICO)

Causas Congênitas

As etiologias congênitas de disfunção gonadotrófica são raras. Os achados clínicos variam entre os indivíduos, principalmente em decorrência do momento do início da disfunção das gonadotrofinas. A diferenciação sexual encontra-se normal, pois a secreção de testosterona pelas células de Leydig fetais no primeiro trimestre da gestação é dependente do estímulo da gonadotrofina coriônica humana (hCG) placentária. O desenvolvimento peniano ocorre, principalmente, durante o terceiro trimestre da gestação e, muitas vezes, é subnormal, pois a secreção de testosterona testicular, nessa fase, é dependente da secreção de LH fetal, que também é subnormal. Isso resulta em muitos casos de micropênis. O crescimento linear na infância é normal, ocorrendo déficits apenas quando associado à deficiência na produção do hormônio do crescimento ou do hormônio tireoidiano. A maioria dos diagnósticos é realizada durante a puberdade. Essa pode se iniciar e apresentar lentificação em sua evolução, ficando em muitos casos incompleta. Alguns pacientes, dependendo do grau de deficiência de gonadotrofina, podem apresentar puberdade atrasada ou ausente.[41]

Hipogonadismo Hipogonadotrófico Isolado

Caracteriza-se pela deficiência isolada de gonadotrofinas, sem alterações no olfato e decorrente da secreção deficiente de GnRH, mutação no receptor do GnRH ou mutações das frações β do LH ou FSH. Diversas mutações genéticas podem estar envolvidas no processo de produção, secreção ou ação hormonal (Tabela 56.4). Muitos casos permanecem com etiologia desconhecida.[42,43]

Síndrome de Kallmann

Caracteriza-se por hipogonadismo hipogonadotrófico e mais uma anormalidade congênita não gonadal, incluindo anosmia ou hiposmia, daltonismo vermelho-verde, defeitos faciais de linha média, anormalidades do trato urogenital, sincinesias (movimentos em espelho) e perda auditiva neurossensorial. O hipogonadismo é decorrente da secreção deficiente de GnRH devido a defeitos na migração dos neurônios secretores de GnRH que têm a mesma origem embriológica dos neurônios olfativos. A maioria dos casos é esporádica, mas pode haver transmissão familiar (herança ligada ao X, autossômica dominante ou recessiva). Estudos demonstraram mutações de vários genes que codificam as moléculas de adesão da superfície celular, ou seus receptores necessários para a migração dos neurônios, como o fator de crescimento de fibroblasto receptor 1 (também chamado KAL1), procineticina-2 (PROK2) e seu receptor (PROKR-2). Essas mutações, em conjunto, representam menos de metade dos casos descritos.[22,23,42,44]

Síndromes de Laurence-Monn e Bardet-Biedl

Hipogonadismo de etiologia variada, associado a retinite pigmentosa e retardo de desenvolvimento. Na síndrome de Laurence-Moon associa-se a paraplegia espástica e na Bardet-Biedl associa-se a polidactilia pós-axial, displasia renal e obesidade de início precoce.[45,46]

Deficiências de Fatores de Transcrição

Alguns indivíduos apresentam acometimento de outros eixos hormonais em associação a deficiência de gonadotrofinas. Mutação no gene PROP-1 é a causa genética mais comum dos casos de hipopituitarismo esporádico e familiar.[22,23]

Capítulo 56 Falência Testicular

Tabela 56.4 Genes envolvidos na etiologia do hipogonadismo hipogonadotrófico[22,23,43-44,47]

Gene	Produto	Função	Clínica
CHD7	Proteína ligadora do cromodomínio-helicase-DNA tipo 7	Desenvolvimento da crista neural, proteína ligada ao DNA	Síndrome CHARGE – aplasia do canal semicircular, hipoplasia de bulbo olfatório, deficiência de GH, hipotireoidismo, malformações congênitas que incluem o hipogonadismo hipogonadotrófico (com micropênis e/ou criptorquidismo)
DAX1/ NR0B1A	Gene 1 de reversão sexual	Desenvolvimento da adrenal, controle da secreção das gonadotrofinas	Hipoplasia adrenal congênita ligada ao X (insuficiência adrenal primária que se expressa nas primeiras fases da vida)
FGF8	Fator de crescimento de fibroblasto tipo 8	Ligante do FGFR1/migração dos neurônios GnRH	Síndrome de Kallmann
FGFR1	Receptor tipo 1 do fator de crescimento de fibroblasto (receptor 1 do FGF)	Migração dos neurônios GnRH	Síndrome de Kallmann
FSHβ	Subunidade β do FSH	Ligante do receptor de FSH	Deficiência isolada de FSH (azoospermia, testículos pequenos e macios e níveis séricos de FSH indetectáveis)
GnRH1	Pré-hormônio do GnRH	Síntese de GnRH e sinalização celular	Hipogonadismo hipogonadotrófico isolado
GnRHR	Receptor do GnRH	Síntese de LH e FSH	Hipogonadismo hipogonadotrófico isolado, deficiência isolada do LH (mutações parciais)
GPR54/ Kiss1R	Receptor 1 da kisspeptina	Estimulação da secreção do GnRH	Hipogonadismo hipogonadotrófico isolado com resposta atenuada do LH ao estímulo do GnRH exógeno
HESX-1	Proteína homeobox ANS	Marca o endoderma visceral anterior do embrião	Síndrome da displasia septo-óptica (hipoplasia do nervo óptico, alterações radiológicas de linha média e hipoplasia hipofisária [hipopituitarismo com neuro-hipófise ectópica) e síndrome Pickardt-Fahlbush
HS6ST1	6-O-sulfotransferase de sulfato de heparina	Catalisa transferência do sulfato na posição 6-O na biogênese do sulfato de heparina	Hipogonadismo hipogonadotrófico
KAL1	Anosmina-1	Glicoproteína de adesão celular (expressa no desenvolvimento embrionário no bulbo olfatório, cerebelo, medula, rim e retina), migração dos neurônios GnRH	Síndrome de Kallmann
LEP	Leptina	Hormônio regulador da ingestão alimentar, do gasto energético e da função reprodutiva hipotalâmica	Mutações em homozigose da leptina apresentam obesidade mórbida e hipogonadismo (aparentemente de origem hipotalâmica)
LEPR	Receptor da leptina	Receptor de membrana	Obesidade mórbida e hipogonadismo (aparentemente de origem hipotalâmica)
LHX3		Fator de transcrição necessário para o desenvolvimento da hipófise	Hipopituitarismo (preservando a função corticotrófica) associado a limitação de rotação cervical (coluna cervical rígida), ombros elevados e antevertidos
LHβ	Subunidade β do LH	Ligante do receptor de LH	Deficiência isolada de FSH (síndrome do eunuco fértil – produção deficiente de testosterona associada a graus variados de espermatogênese)
NELF	Fator nasal embrionário do LHRH	Migração neuronal	Hipogonadismo hipogonadotrófico
PROK2	Procineticina tipo 2	Migração dos neurônios GnRH	Síndrome de Kallmann
PROKR2	Receptor tipo 2 da procineticina	Migração dos neurônios GnRH	Síndrome de Kallmann
TAC3	Neuroquinina B	Ligante TACR3/estimula secreção de GnRH	Hipogonadismo hipogonadotrófico
TAC3R	Receptor da neuroquinina B	Estimula a secreção de GnRH	Hipogonadismo hipogonadotrófico
WDR11	Proteína WD	Interação com fator de transcrição EMX1/migração dos neurônios GnRH	Hipogonadismo hipogonadotrófico

Causas Adquiridas

Hipogonadismo hipogonadotrófico pode ser causado por qualquer doença que interfira no eixo hipotálamo-hipófise. Os mecanismos que podem estar envolvidos (um ou mais) são: distúrbios hipotalâmicos (prejudicam a secreção de GnRH), distúrbios da haste pituitária (interferem na passagem do GnRH até a hipófise) e distúrbios hipofisárias (diminuem diretamente a secreção de LH e FSH).

Distúrbios da Secreção das Gonadotrofinas

Hiperprolactinemia

Hiperprolactinemia decorrente de qualquer etiologia pode suprimir a secreção de gonadotrofina e, consequentemente, a função testicular.[48] O hipogonadismo é reversível com a normalização da prolactina.

Fármacos

Esteroides Sexuais. O uso de androgênio, estrogênio ou progesterona pode alterar a secreção das gonadotrofinas. O uso recreacional de hormônios sexuais masculinos, visando ao anabolismo, pode interferir na secreção das gonadotrofinas durante o período em que está sendo utilizado, bem como após vários meses depois da suspensão da medicação, quando altas doses forem empregadas. Dados recentes mostram que o uso abusivo de androgênios pode levar, além de ao hipogonadismo, ao aumento de morbidade e mortalidade cardiovascular.[49] Estrogênios e progestogênios utilizados como estimuladores do apetite podem promover hipogonadismo secundário em alguns indivíduos.

Glicocorticoides. O tratamento crônico com glicocorticoides pode levar ao hipogonadismo. O uso prolongado em diversas doenças no cenário médico atual, assim como o uso indiscriminado de corticoides, evidenciou o efeito da medicação sobre a pulsatilidade das gonadotrofinas e, em consequência, sobre a função gonadal.[38]

Opiáceos. Quando administrados cronicamente, especialmente quando forem contínuos para o controle da dor crônica, muitas vezes causam hipogonadismo pronunciado.[50,51] Os opioides, endógenos e exógenos, modulam a função gonadal, agindo, principalmente, sobre os receptores opioides no hipotálamo, diminuindo a secreção ou levando à perda da pulsatilidade normal do hormônio liberador de gonadotrofina (GnRH). Os opiáceos podem exercer, também, efeitos diretos sobre a hipófise e os testículos.[52]

Análogos do GnRH. A administração prolongada de análogos de GnRH provoca uma diminuição na secreção de LH e, consequentemente, a secreção de testosterona. Atualmente, medicamentos como triptorrelina e histre-

lina são muito empregados no tratamento adjuvante do câncer de próstata.[53]

Doenças Crônicas

Diversas enfermidades crônicas e sistêmicas, incluindo cirrose, insuficiência renal crônica, doença pulmonar crônica e AIDS, podem causar hipogonadismo por uma combinação de efeitos primários e secundários.[54]

Condições Críticas

Qualquer doença grave, cirurgia ou infarto do miocárdio podem causar hipogonadismo hipogonadotrófico. Diminuição dos níveis de LH é encontrada em doentes críticos, evidenciando envolvimento hipofisário na função gonadal.[55,56]

Anorexia Nervosa

Embora menos comum nos adolescentes do sexo masculino, anorexia em meninos pode também estar associada a hipogonadismo secundário, marcado por alterações funcionais hipotalâmicas, interferindo na secreção adequada de GnRH.[57]

Diabetes Mellitus

Indivíduos do sexo masculino portadores de *diabetes mellitus* tipo 2 (DM2) apresentam maior prevalência de baixas concentrações séricas de testosterona do que os homens não diabéticos. A patogenia dessa desordem ainda é incerta, mas sabe-se que há diminuição tanto da testosterona total como de sua fração livre. O paciente com DM2 apresenta outros sinais e sintomas da síndrome metabólica, o que pode contribuir para aumentar ainda mais o déficit hormonal.[58-62]

Obesidade

O Estudo do Envelhecimento Masculino Europeu demonstrou que os homens que estão acima do peso, índice de massa corporal ([IMC] 25 a 29kg/m^2), e os que estão com obesidade (IMC $\geq$ 30kg/m^2) tendem a apresentar concentrações séricas de globulina de ligação do hormônio sexual (SHBG) menores e, portanto, menor concentração sérica de testosterona total. Na medida em que a concentração de testosterona total no soro se deve à SHBG baixa, a concentração de testosterona livre é normal. No entanto, os homens obesos também podem ter baixas concentrações de testosterona livre. Em todas as idades, a testosterona total e as concentrações de SHBG foram menores em homens com sobrepeso do que em homens com peso normal e menores ainda em homens obesos. A testosterona livre foi semelhante em homens com peso normal e

Capítulo 56 Falência Testicular

com sobrepeso, mas menor em homens obesos. As concentrações séricas de LH não se elevaram nos pacientes com IMC acima da faixa da normalidade, demonstrando um distúrbio central no eixo gonadal.[61-63]

Distúrbios Diretos dos Gonadotrofos

Tumores Benignos e Cistos

Adenomas hipofisários ou cistos da região selar podem causar diminuição da função das células gonadotróficas por efeito de massa local, diminuindo a liberação de LH e FSH.

Neoplasias

Tumores malignos do sistema nervoso central (SNC) ou metástases de outras neoplasias malignas podem afetar o funcionamento do eixo gonadal por interferir na produção das gonadotrofinas. Meningiomas estão entre os tumores primários mais comuns, sendo que as lesões metastáticas mais frequentes são originadas de neoplasia de pulmão e próstata.

Doenças Infiltrativas

Sarcoidose e histiocitose de células de Langerhans (granuloma eosinofílico) podem causar hipogonadismo hipotalâmico. A deposição de ferro nos pacientes com hemocromatose diretamente na hipófise pode induzir hipogonadismo secundário.

Infecções

Meningite tuberculosa e outras causas de infecções de SNC podem promover hipogonadismo central. Na maioria dos casos, há comprometimento concomitante dos outros eixos hipofisários.

Traumatismo Cranioencefálico

O traumatismo cranioencefálico (TCE) tem sido descrito nos últimos anos como uma importante causa de hipopituitarismo, incluindo a deficiência de GH e o hipogonadismo masculino. Lesões por desaceleração, levando a concussões cerebrais e traumas na base do crânio, podem tracionar a haste hipofisária e seccionar a circulação portal. Entretanto, a maioria das disfunções do eixo hipotálamo-hipofisário ainda é pouco compreendida, demonstrando alta taxa de hipogonadismo no período agudo do trauma com posterior recuperação da função gonadal em um grupo de pacientes, 10% a 15% dos indivíduos permanecendo em hipogonadismo permanente 1 ano após o evento. O momento da recuperação da função gonadal e a queda das gonadotrofinas no momento agudo ainda são motivos de discussão e de pesquisa.[64]

DESREGULADORES ENDÓCRINOS E O EIXO GONADOTRÓFICO MASCULINO

Desreguladores endócrinos (*endocrine disruptors compounds* [EDC]) são compostos exógenos que apresentam o potencial de interferir na regulação do sistema endócrino e, consequentemente, podem predispor a doenças no homem e nos animais.[65] Os EDC podem ser derivados naturais de plantas (fitoestrógenos), de animais e do homem. Atualmente, os compostos químicos artificiais são os que causam maior preocupação em todo o mundo. Os desreguladores endócrinos, mundialmente conhecidos como EDC podem interferir na produção, secreção, metabolismo, transporte ou, ainda, na ação periférica dos hormônios endógenos, mediante sua ligação com os receptores hormonais.

Evidências de alterações no trato reprodutor masculino humano associadas aos EDC ainda são limitadas. Os seres humanos estão expostos a centenas ou milhares de substâncias químicas ambientais, uma grande limitação dos estudos epidemiológicos consiste em geralmente medirem a exposição humana a um único EDC.[65,66]

A diferenciação sexual masculina é androgênio-dependente. Assim, diferentes doenças podem ser observadas em machos em decorrência da exposição aos EDC. Exposições pós-natais também têm impacto no desenvolvimento e na manutenção gonadal masculina (Tabela 56.5).

Qualidade do Sêmen

O declínio da qualidade do sêmen ao longo da vida vem sendo acompanhado em vários países. Alguns estudos sugerem que a qualidade do sêmen humano diminui antes dos 50 anos de idade, enquanto outros não observam esse declínio.[66]

Apesar da importância e da relevância da exposição aos EDC, destacando-se os bifenilos policlorados (PCB), pesticidas e ftalatos, a evidência epidemiológica sobre a relação com a qualidade do sêmen é ainda limitada em adultos, principalmente pelo fato de muitos dos dados terem sido obtidos de maneira transversal.

Tabela 56.5 Associação de EDC e possíveis doenças do sistema reprodutor masculino humano

Etapa do desenvolvimento	Doença/alteração associada
Fetal	Criptorquidia, hipospadia, síndrome de disgenesia testicular
Pré-puberal	Pubarca precoce
Puberal	Atrofia testicular, puberdade precoce, retardo puberal
Adulto	Infertilidade, câncer testicular e hiperplasia prostática

Síndrome de Disgenesia Testicular

A síndrome de disgenesia testicular (TDS) consiste na associação entre criptorquidia, hipospadia, oligozoospermia e câncer testicular, resultantes de desenvolvimento testicular alterado. Essa associação pode significar que vários elementos agiram em diferentes momentos ao longo da vida de um indivíduo, podendo ser decorrente da exposição a um determinado EDC ou da mistura deles. Entretanto, os dados epidemiológicos com EDC relativos a essa síndrome em humanos ainda são indiretos.[67]

Distância anogenital diminuída, um marcador da atividade androgênica pré-natal, foi observada em ratos expostos aos ftalatos no período pré-natal e posteriormente identificada em estudo epidemiológico com recém-nascidos humanos do sexo masculino.[68]

Malformação do Trato Urogenital Masculino

A associação da exposição de pai e/ou mãe ou de uma comunidade aos pesticidas com a presença de hipospadia ou criptorquidia em recém-nascidos é sugestiva do envolvimento dos EDC. Os dados epidemiológicos que apoiam essa ligação são aqueles provenientes de indivíduos residentes em áreas agrícolas e/ou que avaliaram diretamente a exposição dos pais a pesticidas não organoclorados.[69]

Câncer Testicular de Células Germinativas

A frequência de tumores testiculares de células germinativas (TGCC), que compreende mais do que 95% de todos os cânceres de testículo, aumentou significativamente nas últimas 4 décadas, muito além do esperado pelo crescimento das populações. Até o momento, as evidências sobre a relação entre os EDC e o risco de TGCC são limitadas. Curiosamente, em estudo de caso-controle não foi observada associação entre as concentrações séricas de organoclorados em pacientes com TGCC e controles, mas foi observada associação aos níveis séricos de organoclorados em suas mães no pré-natal, sendo um fator preditivo para risco aumentado de TGCC na vida adulta.[70]

Ginecomastia

O di-(2-etil-hexil) ftalato (DEHP), um dos ftalatos mais usados na fabricação de plásticos, tem sido relatado como antagonista dos receptores androgênios. O mono-(2-etil-hexil) ftalato (MEHP) é conhecido como o primeiro e principal metabólito do DEHP. Observou-se que níveis plasmáticos de DEHP e MEHP estavam significativamente mais elevados em pacientes com ginecomastia puberal, em comparação aos controles.[71]

DIAGNÓSTICO

O diagnóstico da deficiência androgênica se dá em três etapas. Inicialmente, deve-se incluir uma avaliação geral de saúde em busca de sinais e sintomas de deficiência de androgênio e exclusão de doença sistêmica, distúrbios alimentares e problemas de estilo de vida, como exercício excessivo ou uso abusivo de drogas lícitas e ilícitas. Os sinais e sintomas da deficiência androgênica são inespecíficos e são modificados pela idade de início, a gravidade e a duração da deficiência, comorbidades associadas, sensibilidade androgênica e uso de terapias prévias. Se uma deficiência androgênica teve início antes de o paciente ter completado o desenvolvimento puberal, muitas vezes aparece como desenvolvimento sexual retardado ou incompleto e proporções eunucoides (envergadura maior do que a altura em mais de 5cm). Em homens nos quais a deficiência androgênica se desenvolve após a completa maturação puberal, os sintomas incluem redução do desejo e da atividade sexual, ereções espontâneas reduzidas, perda da pilificação corporal e redução da frequência do barbear-se, infertilidade, redução da massa e força musculares, testículos pequenos ou encolhidos e aumento das mamas. Em homens mais velhos pode haver, como pano de fundo, sintomas inespecíficos, associados ao envelhecimento.

Uma vez realizada a investigação clínica inicial, devem ser dosados os níveis séricos de testosterona total (TT), preferencialmente em uma amostra sérica matinal e utilizando um ensaio bioquímico confiável. Um exame de valor baixo deve ser repetido ao menos uma vez para confirmação. A medição da testosterona deve ser evitada durante o período de doença aguda, uma vez que há supressão do eixo hipotálamo-hipófise-gonadal, resultando em diminuição dos níveis séricos de TT. Além disso, condições que elevam a concentração sérica da proteína ligadora de androgênios (SHBG) diminuem a dosagem da TT (Tabela 56.6). A testosterona total avaliada representa o conjunto de formas de apresentações séricas da testosterona. Do valor absoluto de TT, 2% equivalem à testosterona livre, 44% à ligada à SHBG e 54% à ligada à albumina. Dessa maneira, recomenda-se a determinação da testosterona livre (TL) em alguns indivíduos, principalmente naqueles em que há alterações nos níveis de SHBG, como nos pacientes obesos. O método para análise de TT considerado mais acurado e preciso é a espectrometria de massa. Em virtude da indisponibilidade na maioria dos laboratórios, a dosagem de TT por métodos diretos e automatizados (como ensaio eletroquimioluminescente – ECLIA) cumpre seu papel na maioria dos diagnósticos.[72] Já para a avaliação da TL, o método padrão-ouro consiste na diálise de equilíbrio. Uma vez que a maioria dos laboratórios não conta com essa metodologia de análise e se utiliza do radioimunoensaio para sua avaliação, recomenda-se a obtenção dos valores de TL a partir do cálculo proposto por Vermeulen, tendo como base os valores de TT, SHBG e albumina sérica (Tabela 56.7). Outras causas de níveis reduzidos de testosterona devem ser descartadas, como hiperprolactinemia, distúrbios tireoidianos, doenças crônicas ou outras patologias associadas. Estradiol deve ser medido em todo paciente adulto com ginecomastia. DHT é dosada em casos de diferenciação anormal da genitália e quando se suspeita da administração deste hormônio. O espermograma é de grande importância na avaliação da fertilidade do indivíduo e da função gonadal.[73]

Os pontos de corte da normalidade da TT para o diagnóstico de hipogonadismo masculino no adulto são objetos de discussão entre diferentes pesquisadores e sociedades médicas. A Endocrine Society (ES) estabelece que valores de TT < 280 a 300ng/dL devem ser repetidos e acompanhados da dosagem da SHBG para cálculo da TL.[74] A ES reconhece que existe variação nos valores de normalidades entre os laboratórios e de acordo com a metodologia de dosagem utilizada. Como ponto de corte da testosterona livre calculada, a ES sugere de 5 a 9ng/dL. Já o consenso estabelecido por diferentes sociedades médicas internacionais (International Society of Andrology [ISA], International Society for the Study of Aging Male [ISSAM], European Association of Urology [EAU], European Academy of Andrology [EAA], American Society of Andrology [ASA]) apresenta uma proposta diferente.[75] Pacientes sintomáticos com dosagem de TT > 350ng/dL não necessitam fazer reposição androgênica. Em caso de TT < 230ng/dL, o diagnóstico de hipogonadismo masculino é firmado. Entretanto, se o resultado de TT estiver na chamada "zona de penumbra" (entre 230 e 350ng/dL), estão indicados a dosagem de SHBG e o cálculo da TL. São considerados hipogonádicos os pacientes com TL calculada < 6,5ng/dL. Valores muito bai-

Tabela 56.7 Cálculo da testosterona livre

Fórmula de Vermeulen: TL = TT (nM/L)/SHBG (nM/L) × 100*

*Assumindo que a concentração de albumina seja normal. O cálculo da testosterona livre, realizado por meio da fórmula de Vermeulen, pode ser obtido no endereço eletrônico: http://www.issam.ch/freetesto.htm.

SHBG: globulina ligadora dos hormônios sexuais; TL: testosterona livre; TT: testosterona total.

xos de TT (< 150ng/dL) devem ser mais bem investigados e aumentam a suspeita de hipogonadismo central ou associado à hiperprolactinemia. Recentemente, Anawalt et al. sugeriram uma nova "zona de penumbra" para TT, entre 150 e 400ng/dL.[76]

O terceiro passo consiste na medida do nível de LH naqueles pacientes supostamente com deficiência de androgênios para determinar se o defeito reside em nível testicular ou na região hipotalâmico-hipofisária. Outros exames laboratoriais e de imagem devem ser avaliados conforme cada caso. Na suspeita de doenças testiculares, pode ser solicitada ultrassonografia testicular para avaliação de características, localização e anormalidades associadas. Ressonância nuclear magnética está indicada em casos de suspeita de doenças do SNC e para avaliação hipofisária nos casos selecionados. Teste do olfato deve ser realizado com vistas a detectar a presença de hiposmia e anosmia como parte da avaliação para a síndrome de Kallmann. Cariótipo está indicado nos casos de suspeita de anormalidades cromossômicas como parte do hipogonadismo. Genotipagem para causas conhecidas monogênicas é atualmente um procedimento de pesquisa e não é feita na prática clínica de rotina, podendo ser realizada quando há uma família com história positiva específica ou quando o paciente apresenta sinais fenotípicos sugestivos de uma mutação específica. Quando realizados, os testes genéticos devem ser sempre acompanhados de aconselhamento genético.

TRATAMENTO

O objetivo principal do tratamento de pacientes com hipogonadismo consiste no restabelecimento da função sexual e em sua posterior manutenção, juntamente com os caracteres sexuais secundários e o efeito extrassexual dos androgênios (densidade mineral óssea, trofismo muscular e bem-estar, entre outros).[77-79] De acordo com a etiologia do hipogonadismo, após a avaliação da fertilidade do indivíduo, pode-se aventar a indução da espermatogênese, caso haja o desejo de reprodução.

Quando o hipogonadismo primário é diagnosticado precocemente, a reposição com testosterona consiste na melhor opção. Para hipogonadismo congênito secundário, alguns autores recomendam começar com gonadotrofinas para permitir que os testículos atinjam o tama-

Tabela 56.6 Condições associadas a alterações na dosagem de SHBG

Diminuição das concentrações	Obesidade
	Síndrome nefrótica
	Hipotireoidismo
	Glicocorticoides
	Progestogênios
	Esteroides androgênicos
	Acromegalia
	Diabetes mellitus
Aumento das concentrações	Idade
	Hepatites e cirrose hepática
	Hipertireoidismo
	Uso de anticonvulsivantes
	Uso de estrogênio
	HIV/AIDS

nho puberal. Após o crescimento testicular, a terapia de substituição de testosterona pode ser administrada até o momento em que a melhora da fertilidade seja o objetivo principal. É importante lembrar que o uso crônico de testosterona pode comprometer a fertilidade masculina em alguns casos. Nesse momento, as gonadotrofinas devem ser empregadas, visando à concepção da parceira.[80] Antiestrogênios podem ser uma alternativa terapêutica; no entanto, sua eficácia ainda não foi adequadamente testada. Havendo sintomas de aumento da produção estrogênica (sensibilidade mamária e ginecomastia), um curso de curto período com androgênios não aromatizáveis (DHT, mesterolona ou oxandrolona) pode ser aconselhável. No entanto, depois de alguns meses de terapia, a mudança para outras preparações aromatizáveis é recomendada para prevenir a perda óssea. Quando há a preocupação com a segurança da próstata, pode ser aconselhável a utilização de esteroides ou de moduladores do receptor de androgênios não seletivos (menos suscetíveis à 5α-redutase). Uma possibilidade interessante consiste na utilização combinada de testosterona com os inibidores da 5α-redutase. Teoricamente, ligantes da fração beta do receptor de estrogênio poderiam ser empregados; no entanto, o desenvolvimento desses compostos, embora promissor, ainda está em fase preliminar de pesquisa.[80]

As principais formas de administração dos androgênios são listadas a seguir.[78]

Androgênios Orais

O uso dos preparados 17α-alquilados (fluximetazona e metiltestosterona) não deve ser prescrito em razão de sua alta taxa de hepatotoxicidade. O éster undecanoato de testostetona (40 a 80mg, duas a três vezes ao dia) é o único efetivo para administração oral em virtude de sua absorção por via linfática, minimizando, assim, os efeitos colaterais de seu uso. As desvantagens incluem a necessidade de múltiplas tomadas diárias e a variabilidade nos níveis séricos hormonais. Está disponível no Brasil, mas não foi aprovado para uso nos EUA.

Androgênios Transdérmicos

Comercializada desde a década de 1990, essa forma está difundida em todo o mundo, apresenta facilidade no uso e promove uma reposição próxima à fisiológica. Encontra-se disponível nas formas de gel e adesivos escrotais e não escrotais.[81]

Gel de Testosterona (1%)

Formulação hidroalcoólica aplicada em doses de 50 a 100mg/dia em região do corpo com pouca pilificação, é prático e apresenta boa tolerabilidade, possibilitando flexibilidade na dose com poucos efeitos adversos, na maioria das vezes limitados às irritações locais. Apresenta como desvantagem a potencial transferência do gel para a parceira por contato direto com a pele. Há a previsão de que essa formulação da testosterona seja brevemente comercializada em farmácias alopáticas no Brasil. O uso da testosterona gel manipulada deve ser restrito e realizado em farmácia segura e de confiança, para não promover danos indesejados.[81]

Adesivos Transdérmicos

Tanto os adesivos escrotais como os não escrotais devem ser aplicados uma vez ao dia, no período noturno, sendo de fácil aplicação e pronta interrupção, se necessário. São menos tolerados do que o gel, devido à alta taxa de irritações locais. Necessitam de uma área desprovida de pelos para a aderência. A aplicação escrotal pode propiciar atrofia testicular leve.

Androgênios Injetáveis

Atualmente considerados a terapia de escolha, devido à ação e à segurança no uso, os medicamentos existentes no mercado consistem em formulações oleosas que promovem o aumento no intervalo das doses e o prolongamento da ação do derivado da testosterona. No momento, existem três formulações comerciais disponíveis no Brasil.[82,83]

- *Cipionato de testosterona (ampolas de 200mg)*: formulação oleosa segura, administrada IM, eleva os níveis séricos de testosterona, atingindo rapidamente um pico sérico por volta dos primeiros 2 a 5 dias, com nadir médio em torno do 15º ao 20º dia. Podem ser administradas doses com intervalos que podem variar de 2 a 4 semanas, dependendo da resposta clínica de cada paciente. As vantagens são, o menor número de aplicações, o baixo custo e o fácil acesso, enquanto desvantagem consiste em não mimetização do ciclo fisiológico hormonal, com níveis suprafisiológicos atingidos nos primeiros dias após a aplicação.

- *Ésteres de testosterona (ampolas de 250mg contendo quatro ésteres: propionato, fenilpropionato, isocaproato e decanoato de testosterona)*: formulação também oleosa e administrada IM. A mistura de quatro tipos de ésteres de testosterona com proporções e picos de ação diferentes confere picos hormonais em diferentes momentos. Tenta evitar um pico suprafisiológico inicial e promover um ciclo mais próximo ao normal. As vantagens e desvantagens se assemelham às do cipionato de testosterona.

- *Undecilato (ou undecanoato) de testosterona (ampolas de 1.000mg)*: formulação oleosa e administração IM, uti-

Capítulo 56 Falência Testicular

lizando como veículo o óleo de castor. Não apresenta pico de ação e sua ação é mais prolongada, mantendo níveis próximos aos fisiológicos por um período de 10 a 14 semanas. No momento da primeira aplicação, o intervalo para a segunda dose deve ser de 6 semanas, e em seguida já se estabelece um intervalo médio entre as doses de 12 semanas, ajustado individualmente conforme a resposta clínica e laboratorial. Vantagens: mimetismo ao ciclo hormonal normal, maior tempo de duração de ação da aplicação e comodidade na posologia. Desvantagem: custo elevado.

Androgênios Subcutâneos

Sob a forma de *pellets*, são implantados no subcutâneo por meio de aplicadores ou de microincisão cirúrgica. A dose e o regime de uso variam conforme a formulação, mas geralmente têm duração de ação em torno de 3 a 6 meses e a dose varia de 150 e 450mg. Desvantagens: complicações locais, desconforto, infecções no local de aplicação e a possibilidade de extrusão do *pellet*. Vantagem: posologia de uso de longa duração.

Outras Formas de Reposição

Nos EUA é comercializado o adesivo bucal de 30mg aplicável duas vezes ao dia na gengiva.[84] Outra opção é a gonadotrofina coriônica humana (hCG). Embora não seja um androgênio, a hCG estimula o testículo a produzir testosterona e é especialmente útil quando se deseja estimular também a produção de espermatozoides e, consequentemente, a fertilidade masculina.

Hipogonadismo Masculino Associado a DM2 e Obesidade: Tratar ou Não Tratar?

Apenas na última década os principais consensos sobre hipogonadismo masculino passaram a colocar o DM2 entre as condições de risco de diminuição de testosterona, chamando a atenção para a necessidade de tratamento desses pacientes.[74,75] O estudo TIMES2 é um importante trabalho que avaliou pacientes hipogonádicos com DM2 e síndrome metabólica. Seus resultados mostram diminuição significativa do HOMA-IR entre os pacientes diabéticos hipogonádicos após 6 meses de reposição de testosterona gel e melhor controle da HbA1c após 9 meses de tratamento.[85] O estudo de Helfelder et al. avaliou homens hipogonádicos com DM2 recém-diagnosticados tratados com testosterona e mudanças no estilo de vida (MEV), comparados com placebo e MEV. Após 52 semanas, a reposição de testosterona resultou em melhor controle da HbA1c e diminuição significativa da cintura abdominal (perda de 14,6cm *vs.* perda de 6,7cm, respectivamente).[86]

Uma série de estudos demonstrou que o tratamento do hipogonadismo melhora a perda de peso em obesos hipogonádicos. Svartberg et al. observaram, em estudo de caso-controle, melhora do perfil corporal de homens hipogonádicos idosos tratados por 1 ano com testosterona.[87] O estudo Moscow avaliou 184 homens hipogonádicos com síndrome metabólica.[88] Após 30 semanas de administração de undecanoato de testosterona parenteral, houve queda significativa do peso, do IMC e da cintura abdominal, além da melhora de alguns componentes da síndrome metabólica e de marcadores inflamatórios.[88]

Desse modo, o tratamento do hipogonadismo em homens obesos pode ser eficaz em auxiliar a perda ponderal, uma vez que melhora a energia e o humor, reduz a fadiga e pode motivar os homens a aderirem à dieta e ao exercício físico, fundamentais no combate à obesidade.[89]

MONITORIZAÇÃO E ACOMPANHAMENTO

Em pacientes adolescentes ou adultos jovens, a próstata não é uma preocupação. Entretanto, em homens mais velhos, principalmente após os 40 anos de idade, a próstata deve ser monitorizada. Atualmente, sabe-se que a reposição de testosterona não provoca o aparecimento de câncer de próstata em pacientes que não tenham suscetibilidade para isso. Entretanto, a testosterona e, principalmente, a DHT podem estimular o tecido prostático.[90] Na última década, algumas séries de casos descreveram o uso de terapia de testosterona em homens hipogonádicos após o tratamento do câncer de próstata, e não houve progressão clínica ou bioquímica do tumor. Essa ainda não é uma conduta estabelecida no momento, mas indica uma possível segurança nesses casos.

Não é recomendável o início da terapia de testosterona em homens com câncer de mama ou de próstata, com nódulo palpável ou endurecimento da próstata, ou com antígeno prostático específico (PSA) > 4ng/mL sem diagnóstico ou tratamento urológico, hematócrito > 50%, apneia obstrutiva do sono grave não tratada, graves sintomas do trato urinário com pontuação internacional de sintoma da próstata (International Prostate Symptom Score) > 19, ou insuficiência cardíaca não controlada ou mal controlada (Tabela 56.8).[74]

Quando a terapia com testosterona é instituída, os níveis normais médios de testosterona devem ser atingidos durante o tratamento com qualquer uma das formulações aprovadas. A escolha da formulação de testosterona deve levar em conta a preferência do paciente, a farmacocinética e o custo. Homens que recebem terapia de testosterona devem ser monitorizados continuamente por meio de um plano padronizado que inclui consulta médica com exame físico e exames complementares (PSA e hematócrito) (Tabela 56.9).[74]

Parte VI Endocrinologia Feminina e Masculina

Tabela 56.8 Condições nas quais a reposição de testosterona está associada a alto risco de eventos adversos e deve ser contraindicada

Alto risco de eventos adversos (contraindicação absoluta)	Câncer de próstata metastático ou em atividade Câncer de mama
Risco moderado de eventos adversos (contraindicação relativa)	Nódulo palpável ou endurecimento da próstata Antígeno prostático específico (PSA) > 4ng/mL sem diagnóstico ou tratamento urológico (ou > 3ng/mL em indivíduos com risco elevado para câncer de próstata, como afro-americanos ou homens com parentes de primeiro grau com história de câncer de próstata) Hematócrito > 50% Apneia obstrutiva do sono grave não tratada Sintomas graves do trato urinário com uma pontuação internacional de sintoma da próstata (International Prostate Symptom Score) > 19 Insuficiência cardíaca não controlada ou mal controlada

Tabela 56.9 Monitorização dos pacientes em terapia com testosterona

Avaliar o paciente 3 a 6 meses após o início do tratamento e depois anualmente (avaliar se houver melhora dos sintomas com o início do tratamento e se não há nenhum efeito adverso com seu uso)

Monitorizar os níveis de testosterona sérica 3 a 6 meses após o início do tratamento. A terapia deve manter os níveis de testosterona séricos na metade superior do valor de referência do método utilizado

Os níveis séricos de testosterona devem ser avaliados de acordo com o tipo de medicamento em uso. Abaixo as recomendações conforme a formulação da testosterona:
a) Enantato ou cipionato de testosterona intramuscular: dosar na metade do intervalo entre as aplicações. Caso os níveis de testosterona estejam > 700ng/dL ou < 400ng/dL, deve-se ajustar a dose ou a frequência das aplicações
b) Testosterona bucal: dosar imediatamente antes ou após a aplicação do novo sistema
c) Gel transdérmico: após um período mínimo de 1 semana de uso do gel, dosar os níveis em qualquer momento. Ajustar a dose para manter os níveis na metade do valor de referência
d) *Pellets*: dosar no final do intervalo entre as implantações dos novos *pellets*
e) Testosterona oral: dosar 3 a 5 horas após a ingestão do medicamento
f) Undecanoato de testosterona intramuscular: dosar imediatamente antes da aplicação da nova injeção. Ajustar as doses para manter os níveis na metade do valor de referência

Avaliar o hematócrino no início da terapia, no terceiro e sexto mês de uso. Se os níveis estiverem > 54%, a medicação deverá ser interrompida. Outra opção nesses casos é a flebotomia. Avaliar hipoxia e apneia do sono. Quando os níveis atingirem valores considerados adequados, a terapêutica deverá ser reiniciada com dose reduzida

Avaliar a densidade mineral óssea da coluna lombar e/ou do colo do fêmur após 1 ou 2 anos de terapia em homens com hipogonadismo e com história de osteoporose ou fratura por fragilidade

Nos homens com idade ≥ 40 anos que apresentarem níveis basais de PSA > 0,6ng/mL, deve-se realizar exame urológico (toque retal). Verificar o nível de PSA antes de iniciar o tratamento, em 3 a 6 meses, e, após, de acordo com as diretrizes para o rastreamento do câncer de próstata, dependendo da idade e da raça do paciente

Encaminhar para avaliação urológica se houver:
a) Aumento na concentração sérica de PSA > 1,4ng/mL em um período de 12 meses de tratamento com testosterona
b) Velocidade de aumento de PSA > 0,4ng/mL/ano, utilizando como referência o nível de PSA após 6 meses de administração de testosterona (apenas aplicável se os dados de PSA estão disponíveis por um período superior a 2 anos)
c) Detecção de qualquer anormalidade prostática ao exame do toque retal
d) Níveis de IPSS > 19 (pontuação internacional de sintoma da próstata – International Prostate Symptom Score)

Avaliar os efeitos adversos específicos de cada formulação em todas as consultas:
a) Testosterona bucal: informações sobre alterações no sabor e examinar as gengivas e a mucosa oral em busca de irritação
b) Testosterona intramuscular (enantato, cipionato e undecanoato): avaliar flutuações de humor ou libido e, raramente, tosse após as injeções
c) Adesivos de testosterona: procurar reações adversas na pele no local da aplicação
d) Gel de testosterona: aconselhar os pacientes a cobrirem os locais de aplicação com uma camisa e lavarem a pele com água e sabão antes. Os géis podem deixar um resíduo de testosterona na pele que podem ser transferidos para a parceira ou outros indivíduos que possam entrar em contato após a aplicação
e) *Pellets* de testosterona: procurar sinais de infecção, fibrose ou extrusão do implante

Referências

1. Krausz C. Male infertility: pathogenesis and clinical diagnosis. Best Pract Res Clin Endocrinol Metab 2011; 25(2):271-85.

2. Grinspon RP, Loreti N, Braslavsky D et al. Sertoli cell markers in the diagnosis of paediatric male hypogonadism. J Pediatr Endocrinol Metab 2012; 25(1-2):3-11.

3. Grinspon RP, Rey RA. New perspectives in the diagnosis of pediatric male hypogonadism: the importance of AMH as a Sertoli cell marker. Arq Bras Endocrinol Metabol 2011; 55(8):512-9.

4. Tsutsumi R, Webster NJ. GnRH pulsatility, the pituitary response and reproductive dysfunction. Endocr J 2009; 56(6):729-37.

5. Ohlsson C, Wallaschofski H, Lunetta KL et al. Genetic determinants of serum testosterone concentrations in men. PLoS Genetics 2011; 7(10):1-11.

6. Salenave S, Trabado S, Maione L, Brailly-Tabard S, Young J. Male acquired hypogonadotropic hypogonadism: diagnosis and treatment. Ann Endocrinol (Paris) 2012; 73(2):141-6.

7. Groth KA, Skakkebaek A, Host C, Gravholt CH, A B. Klinefelter syndrome A clinical update. J Clin Endocrinol Metab 2012.

8. Ottesen AM, Aksglaede L, Garn I et al. Increased number of sex chromosomes affects height in a nonlinear fashion: a study of 305 patients with sex chromosome aneuploidy. Am J Med Gen, Part A, 2010; 152A(5):1206-12.

9. Herlihy AS, Halliday JL, Cock ML, RI M. The prevalence and diagnosis rates of Klinefelter syndrome: an Australian comparison. The Med J Australia 2011; 194(1):24-8.

10. Morris JK AE, Scott C, Jacobs P. Is the prevalence of Klinefelter syndrome increasing? Europ J Hum Genet 2008; 16(2):163-70.

11. Swerdlow AJ, Higgins CD, Schoemaker MJ, Wright AF, PA. J. Mortality in patients with Klinefelter syndrome in Britain: a cohort study. The J Clinical Endocrinol Metab 2005; 90(12):6516-22.

12. Bojesen A, Juul S, Birkebaek NH, CH. G. Morbidity in Klinefelter syndrome: a Danish register study based on hospital discharge diagnoses. Journal Clin Endocrinol Metab 2006; 91(4):1254-60.

13. Oates RD. The natural history of endocrine function and spermatogenesis in Klinefelter syndrome: what the data show. Fertil Steril 2012; 98(2):266-73.

14. Savic I. Advances in research on the neurological and neuropsychiatric phenotype of Klinefelter syndrome. Current Opinion in Neurology 2012; 25(2):138-43.

15. Mendeluk GR, Pardes EM, López-Costa S. 45,X/46,XY qh- karyotype and aspermia. A case report. Tsitol Genet 2012; 46(4):27-30.

16. Lindhardt Johansen M, Hagen CP, Rajpert-De Meyts E, Kjærgaard S, Petersen BL. 45,X/46,XY mosaicism: phenotypic characteristics, growth, and reproductive function – a retrospective longitudinal study. J Clin Endocrinol Metab 2012; 97(8):1540-9.

17. Templado C, Vidal F, Estop A. Aneuploidy in human spermatozoa. Cytogenet Genome Res 2011; 133(2-4):91-9.

18. Cruz Guzmán Odel R, Chávez García AL, Rodríguez-Cruz M. Muscular dystrophies at different ages: metabolic and endocrine alterations. Int J Endocrinol 2012:1-12.

19. Al-Harbi TM, Bainbridge LJ, McQueen MJ, Tarnopolsky MA. Hypogonadism is common in men with myopathies. J Clin Neuromusc Dis 2008; 9(4):397-401.

20. Belchetz PE, Barth JH, Kaufman JM. Biochemical endocrinology of the hypogonadal male. Ann Clin Biochem 2010; 47(6):503-15.

21. Menon KM, Menon B. Structure, function and regulation of gonadotropin receptors – a perspective. Mol Cell Endocrinol 2012; 356(1-2):88-97.

22. Brioude F, Bouvattier CE, Lombès M. Hypogonadotropic hypogonadism: new aspects in the regulation of hypothalamic-pituitary-gonadal axis. Ann Endocrinol (Paris) 2010; 71(suppl1):s33-41.

23. Pitteloud N, Durrani S, Raivio T, Sykiotis GP. Complex genetics in idiopathic hypogonadotropic hypogonadism. Front Horm Res 2010; 39:142-53.

24. Robin G, Boitrelle F, Marcelli F et al. Cryptorchidism: from physiopathology to infertility. Gynecol Obstet Fertil 2010; 38(10):588-99.

25. Hutson JM, Balic A, Nation T, Southwell B. Cryptorchidism. Semin Pediatr Surg 2010; 10(3):215-24.

26. Brauner R, Neve M, Allali S et al. Clinical, biological and genetic analysis of anorchia in 26 boys. PLOS ONE 2011; 6(8):23292.

27. Shiraishi K, Matsuyama H, Takihara H. Pathophysiology of varicocele in male infertility in the era of assisted reproductive technology. Int J Urol 2012; 19(6):538-50.

28. Iglesias P, Carrero JJ, Díez JJ. Gonadal dysfunction in men with chronic kidney disease: clinical features, prognostic implications and therapeutic options. J Nephrol 2012; 25(1):31-42.

29. Foresta C, Schipilliti M, Ciarleglio FA et al. Male hypogonadism in cirrhosis and after liver transplantation. J Endocrinol Invest 2008; 31(5):470-8.

30. Young J. Endocrine consequences of hemochromatosis. Presse Med 2007; 36(9):1319-25.

31. Rochira V, Zirilli L, Orlando G et al. Premature decline of serum total testosterone in HIV-infected men in the HAART-Era. PLoS ONE 2011; 6(12):e28512.

32. Wallace WH, Anderson RA, Irvine DS. Fertility preservation for young patients with cancer: who is at risk and what can be offered? The Lancet Oncology 2005; 6(4):209-18.

33. Dohle GR. Male infertility in cancer patients: Review of the literature. International journal of urology: official journal of the Japanese Urological Association 2010; 17(4):327-31.

34. Davis JE, Silverman M. Scrotal emergencies. Emerg Med Clin North Am 2011; 29(3):469-84.

35. Dajusta DG, Granberg CF, Villanueva C, Baker LA. Contemporary review of testicular torsion: New concepts, emerging technologies and potential therapeutics. J Pediatr Urol 2012.

36. Woodruff DY, Horwitz G, Weigel J, Nangia AK. Fertility preservation following torsion and severe ischemic injury of a solitary testis. Fertil Steril 2010; 94(1):352.

37. Ankley GT, Cavallin JE, Durhan EJ et al. A time-course analysis of effects of the steroidogenesis inhibitor ketoconazole on components of the hypothalamic-pituitary-gonadal axis of fathead minnows. Aquat Toxicol 2012; 114-115:88-95.

38. Salehian B, Kejriwal K. Glucocorticoid-induced muscle atrophy: mechanisms and therapeutic strategies. Endocr Pract 1999; 5(5):277-81.

39. Hu GX, Lian QQ, Lin H et al. Rapid mechanisms of glucocorticoid signaling in the Leydig cell. Steroids 2008; 73(9-10):1018-24.

40. Viswanathan V, Eugster EA. Etiology and treatment of hypogonadism in adolescents. Pediatr Clin North Am 2011; 58(5):1181-200.

41. Young J. Approach to the male patient with congenital hypogonadotropic hypogonadism. J Clinl Endocrinol Metab 2012; 97(3):707-18.

42. Raivio T, Falardeau J, Dwyer A et al. Reversal of idiopathic hypogonadotropic hypogonadism. N Engl J Med 2007; 357(9):863-73.

43. Bonomi M, Libri DV, Guizzardi F et al. New understandings of the genetic basis of isolated idiopathic central hypogonadism. Asian J Androl 2012; 14(1):49-56.

44. Hardelin JP, Dodé C. The complex genetics of Kallmann syndrome: KAL1, FGFR1, FGF8, PROKR2, PROK2, et al. Sex Dev 2008; 2(4-5):181-93.

45. Bahceci M, Dolek D, Tutuncuoglu P et al. A case series of Bardet-Biedl syndrome in a large Turkish family and review of the literature. Eat Weight Disord 2012; 17(1):e66-9.

46. Iannello S, Bosco P, Cavaleri A et al. A review of the literature of Bardet-Biedl disease and report of three cases associated with metabolic syndrome and diagnosed after the age of fifty. Obes Rev 2002; 3(2):123-35.

47. Semple RK, Topaloglu AK. The recent genetics of hypogonadotrophic hypogonadism – novel insights and new questions. Clin Endocrinol (Oxf) 2010; 72(4):427-35.

48. Bolyakov A, Paduch DA. Prolactin in men's health and disease. Curr Opin Urol 2011; 21(6):527-34.

49. Kanayama G, Pope Jr HG. Illicit use of androgens and other hormones: recent advances. Curr Opin Endocrinol Diabetes Obes 2012; 19(3):211-9.

50. Smith HS, Elliott JA. Opioid-induced androgen deficiency (OPIAD). Pain Physician 2012; 15(3 Suppl):145-56.

51. Elliott JA, Opper SE, Agarwal S, Fibuch EE. Non-analgesic effects of opioids: opioids and the endocrine system. Curr Pharm Des 2012.

52. De Maddalena C, Bellini M, Berra M, Meriggiola MC, Aloisi AM. Opioid-induced hypogonadism: Why and how to treat it. Pain Physician 2012; 15:ES111-ES8.

53. Chauhan S, Diamond MP. Effect of gonadotropin-releasing-hormone-induced hypogonadism on insulin action as assessed by euglycemic clamp studies in men. Fertil Steril 2005; 84(1):186-90.

54. Jóźków P, Mędraś M. Psychological stress and the function of male gonads. Endokrynol Pol 2012; 63(1):44-9.

55. Nierman DM, Mechanick JI. Hypotestosteronemia in chronically critically ill men. Crit Care Med 1999; 27(11):2418-21.

56. Mechanick JI, Brett EM. Endocrine and metabolic issues in the management of the chronically critically ill patient. Crit Care Med 2002; 18(3):619-41.

57. Miller KK. Endocrine dysregulation in anorexia nervosa update. J Clin Endocrinol Metab 2011; 96(10):2939-49.

58. Isidro ML. Sexual dysfunction in men with type 2 diabetes. Postgrad Med J 2012; 88(1037):152-9.

59. Phé V, Rouprêt M. Erectile dysfunction and diabetes: a review of the current evidence-based medicine and a synthesis of the main available therapies. Diabetes Metab 2012; 38(1):1-13.

60. Dandona P, Dhindsa S. Update: hypogonadotropic hypogonadism in type 2 diabetes and obesity. J Clin Endocrinol Metab 2011; 96(9):2643-51.

61. Traish AM, Miner MM, Morgentaler A, Zitzmann M. Testosterone deficiency. Am J Med 2011; 124(7):578-87.

62. Aftab SS, Kumar S, Barber T. The role of obesity and type 2 diabetes mellitus in the development of male obesity-associated secondary hypogonadism. Clin Endocrinol (Oxf) 2012.

63. Du Plessis SS, Cabler S, McAlister DA, Sabanegh E, Agarwal A. The effect of obesity on sperm disorders and male infertility. Nat Rev Urol 2010; 7(3):153-61.

64. Hohl A, Mazzuco TL, Coral MHC, Schwarzbold M, R. W. Hypogonadism after traumatic brain injury. Arq Bras Endocrinol Metabol 2009; 53(8):908.

65. Diamanti-Kandarakis E, Bourguignon JP, Giudice LC et al. Endocrine-disrupting chemicals: an Endocrine Society scientific statement. Endocrine reviews 2009; 30(4):293-342.

66. Carlsen EGA, Keiding N, Skakkebaek NE. Evidence for decreasing quality of semen during past 50 years. Evidence for decreasing quality of semen during past 50 years. BMJ 1992; 305(6854):609-13.

67. Skakkebaek NE, Toppari J, Soder O, Gordon CM, Divall S. The exposure of fetuses and children to endocrine disrupting chemicals: a European Society for Paediatric Endocrinology (ESPE) and Pediatric Endocrine Society (PES) call to action statement. J Clin Endocrinol Metab 2011; 96(10):3056-8.

68. Swan SH, Main KM, Liu F et al. Decrease in anogenital distance among male infants with prenatal phthalate exposure. Environmental Health Perspectives 2005; 113(8):1056-61.

69. Pierik FH, Burdorf A, Deddens JA, Juttmann RE, RF. W. Maternal and paternal risk factors for cryptorchidism and hypospadias: a case-control study in newborn boys. Environmental Health Perspectives 2004; 112(15):1570-6.

70. Hardell L, Van Bavel B, Lindstrom G et al. Increased concentrations of polychlorinated biphenyls, hexachlorobenzene, and chlordanes in mothers of men with testicular cancer. Environmental Health Perspectives 2003; 111(7):930-4.

71. Durmaz E, Ozmert EN, Erkekoglu P et al. Plasma phthalate levels in pubertal gynecomastia. Pediatrics 2010; 125(1):e122-9.

72. Vieira JGH, Nakamura OH, Ferrer CM et al. Importância da metodologia na dosagem de testosterona sérica: comparação entre um imunoensaio direto e um método fundamentado em cromatografia líquida de alta performance e espectrometria de massa em tandem (HPLC/MS-MS). Arq Bras Endocrinol Metabol 2008; 52(6):1050-5.

73. Appelbaum H, Malhotra S. A comprehensive approach to the spectrum of abnormal pubertal development. Adolesc Med State Art Rev 2012; 23(1):1-14.

74. Bhasin S, Cunningham GR, Hayes FJ et al. Testosterone therapy in men with androgen deficiency syndromes: an endocrine society clinical practice guideline. J Clin Endocrinol Metab 2010; 95:2536-59.

75. Wang C, Nieschlag E, Swerdloff R et al. Investigation, treatment and monitoring of late-onset hypogonadism in males. European Journal of Endocrinology 2008; 159:507-14.

76. Anawalt BD, Hotaling JM, Walsh TJ, Matsumoto AM. Performance of total testosterone measurement to predict free testosterone for the biochemical evaluation of male hypogonadism. J Urol 2012; 187:1369-73.

77. Corona G, Rastrelli G, Forti G, Maggi M. Update in testosterone therapy for men. J Sex Med 2011; 8(3):639-54.

78. Giagulli VA, Triggiani V, Corona G et al. Evidence-based medicine update on testosterone replacement therapy (TRT) in male hypogonadism: focus on new formulations. Curr Pharm Des 2011; 17(15):1500-11.

79. Meirelles RM, Hohl A. Saúde masculina: tão negligenciada, principalmente pelos homens. Arq Bras Endocrinol Metabol 2009; 53(8):899.

80. Corona G, Rastrelli G, Vignozzi LMM. Emerging medication for the treatment of male hypogonadism. Expert Opin Emerg Drugs 2012; 17(2):239-59.

81. Wang C, Swedloff RS, Iranmanesh A et al. Transdermal testosterone gel improves sexual function, mood, muscle strength and body composition parameters in hypogonadal men: Testosterone Gel Study. J Clin Endocrinol Metab 2000; 85:2839.

82. Fennell C, Sartorius G, Ly LP et al. Randomized cross-over clinical trial of injectable vs. implantable depot testosterone for maintenance of testosterone replacement therapy in androgen deficient men. Clin Endocrinol (Oxf) 2010; 73(1):102-9.

83. Hohl A, Marques MOT, Coral MHC, Walz R, . Evaluation of late--onset hypogonadism (andropause) treatment using three different formulations of injectable testosterone. Arq Bras Endocrinol Metabol 2009; 53(8).

84. Dinsmore WW, Wyllie MG. The long-term efficacy and safety of a testosterone mucoadhesive buccal tablet in testosterone-deficient men. BJU Int 2012; 110(2):162-9.

85. Jones TH, Arver S, Behre HM et al. Testosterone replacement in hypogonadal men with type 2 diabetes and/or metabolic syndrome (the TIMES2 Study). 34. 2011; 4(828-37).

86. Heufelder AE, Saad F, Bunck MC, Gooren L. Fifty-two-week treatment with diet and exercise plus transdermal testosterone reverses the metabolic syndrome and improves glycemic control in men with newly diagnosed type 2 diabetes and subnormal plasma testosterone. J Androl 2009; 30:726-33.

87. Svartberg J, Agledahl I, Figenschau Y et al. Testosterone treatment in elderly men with subnormal testosterone levels improves body composition and BMD in the hip. Int J Impot Res 2008; 20:378-87.

88. Kalinchenko SY, Tishova YA, Mskhalaya GJ et al. Effects of testosterone supplementation on markers ofthe metabolic syndrome and inflammation in hypogonadal men with the metabolic syndrome: the double-blinded placebo controlled Moscow study. Clin Endocrinol (Oxf) 2010; 73:602-12.

89. Saad F, Aversa A, Isidori AM, Gooren LJ. Testosterone as potential effective therapy in treatment of obesity in men with testosterone deficiency: a review. Curr Diabetes Rev 2012; 8(2):131-43.

90. Rhoden EL, Averbeck MA. Câncer de próstata e testosterona: riscos e controvérsias. Arq Bras Endocrinol Metabol 2009; 53(8):956-62.

57

Disfunção Erétil

Henry Farias Jr. • Thomé Décio Pinheiro Barros Jr.

INTRODUÇÃO

A disfunção erétil (DE), condição de ocorrência comum pelo mundo,[1] é definida como a incapacidade persistente de obter e manter uma ereção satisfatória para realizar o ato sexual. Tem grande importância por afetar negativamente o relacionamento interpessoal das pessoas, bem como suas vidas profissionais.

Estimativas sobre prevalência da DE encontradas em estudos realizados na América Latina são semelhantes àquelas observadas em países de outros continentes. Temos, por exemplo, o inquérito conhecido como Massachusetts Male Aging Study (MMAS),[10] em uma amostra randômica de 1.290 homens de 40 a 70 anos de idade que viviam em cidades e vilas próximas a Boston, no estado de Massachusetts, EUA, onde 52% dos homens apresentavam DE. Taxas semelhantes foram encontradas na França, onde Virag et al.[11] constataram prevalência de 39% em homens de 18 a 70 anos de idade na Tailândia, em estudo populacional com uma amostra de 1.250 homens de 40 a 70 anos de idade, observou-se uma prevalência de 37,5%. As diferenças encontradas podem ser verídicas ou decorrentes de variações culturais na sua percepção e no comportamento quanto ao problema da DE ou, ainda, resultado da metodologia utilizada em cada estudo.

Tomando como base os dados desses estudos sobre epidemiologia da DE,[5-9] estima-se que na América Latina cerca de 50% dos homens com 40 anos de idade ou mais sofram de algum grau de DE e que cerca de 3,5% tenham DE completa. Podemos, então, afirmar que esse é um problema comum entre a população masculina desse lado do continente devendo ser considerado um importante problema de saúde pública, por sua frequência e pelo impacto negativo na qualidade de vida.[1] Além disso, o primeiro estudo prospectivo relacionado com a incidência de DE

em homens na América Latina sugeriu que cerca de 1 milhão de casos novos surgem a cada ano em homens de 40 a 70 anos de idade no Brasil.[13]

Nos estudos sobre DE na América Latina e em outros inquéritos realizados fora,[5-13] tem sido observado que a DE condição que mantém estreita relação com a idade. Observa-se que o aumento da idade está fortemente relacionado com o aumento da prevalência da DE, bem como com seu grau de gravidade.

O diabetes é uma das doenças reconhecidamente associadas à DE. Vários estudos epidemiológicos têm demonstrado repetidamente uma maior prevalência de DE em indivíduos portadores de diabetes, com estimativas variando entre 35% e 75%.[5-10,15,17,18] Na América Latina, a relação de homens com diabetes e DE ficou em 77% e 67% no México[7] e no Brasil,[6] respectivamente. Várias outras patologias têm sido associadas à DE, dentre as quais doença cardiovascular, hipertensão arterial e depressão.[5-10,14,15,19]

Outras patologias consideradas como fator de risco incluem trauma,[20] irradiação,[21] cirurgia na região pélvica,[22] uso de medicamentos,[23] insuficiência renal crônica,[24] hiperplasia benigna da próstata,[5-8,13,15,17,25] insuficiência hepática, esclerose múltipla, doença de Alzheimer e distúrbios endócrinos (como hipogonadismo, hiperprolactinemia, hipotireoidismo e hipertireoidismo).[20]

A DE é um problema que atinge vários países e tem vários fatores relacionados com sua origem, por isso é de grande importância entender sua anatomia e fisiopatologia para melhor saber como esses fatores levam à DE e, consequentemente, poder tratá-los com mais eficácia.

ANATOMIA E FISIOPATOLOGIA

O pênis, o órgão genital masculino, tem basicamente duas funções: urinária e sexual. Localizado acima da bolsa testicular, está unido à sínfise púbica por seus dois ligamentos.

Sua anatomia geométrica é tricilíndrica, composta por dois corpos cavernosos e um corpo esponjoso, sendo que os corpos cavernosos se apresentam divididos em duas porções: uma fixa posterior, ou perineal, e outra anterior, ou livre. O pênis, em sua base, está fixado aos ramos isquiopubianos e é circundado pelos músculos isquiocavernosos. Enquanto o corpo cavernoso tem sua origem no períneo, sendo circundado pelo músculo bulbocavernoso, acompanhado na maior parte de sua extensão pela uretra, em sua extremidade distal, o corpo esponjoso se dilata em uma estrutura denominada glande, local por onde a uretra se exterioriza através do meato.[26,27]

O pênis é revestido por um tecido epidérmico, sob o qual se localiza a fáscia de Colles, que é superficial e abaixo da qual se situa a fáscia de Buck, que é mais resistente e circunda os corpos cavernosos e esponjoso. Os corpos cavernosos, em sua porção livre, encontram-se unidos pelo septo intercavernoso, existindo entre os corpos cavernosos comunicações funcionais que os transformam em uma unidade funcional única. Eles são responsáveis pela rigidez peniana, ou seja, a ereção propriamente, o que se deve ao fato de estarem circundados pela túnica albugínea, uma estrutura bastante elástica.[26]

Quanto à questão vascular, as artérias penianas têm origem na pudenda interna, ramo da artéria hipogástrica, a qual, dentro do corpo peniano, subdivide-se em três ramos: artéria dorsal, artéria cavernosa e artéria bulbouretral, com a artéria bulbouretral se subdividindo em seus ramos bulbar e uretral.

As artérias cavernosas, após percorrerem os corpos cavernosos, terminam nas artérias helicinais, que se abrem no interior dos espaços lacunares. Os sinusoides, estruturas eréteis funcionais, constituem o tecido erétil, são constituídos por endotélio e músculo liso sobre um suporte fibroelástico.[26,28]

A composição da drenagem venosa é complexa e se encontra integrada a dois sistemas, um superficial e outro profundo, do qual fazem parte a veia dorsal profunda, as circunflexas, as veias emissárias, as cavernosas e as crurais.

Já a inervação do pênis tem origem no sistema nervoso autônomo com fibras simpáticas oriundas do segmento toracolombar T11-L2 e do sistema parassimpático, sacro S2-S4, existindo também inervação somática, com aferência sensitiva.[31]

São três os tipos de ereção reconhecidos: a noturna, que acompanha os períodos de sono REM (movimento ocular rápido); a reflexógena, que surge a partir de estímulos locais penianos; e a central ou psicogênica, que tem um ponto de estímulo único ou múltiplo (estímulos olfatórios, sonoros, visuais, lembranças, entre outros). Fatores psicológicos e orgânicos participam desse fenômeno em diferentes níveis de proporções.[29-31]

A ereção é um processo neuro-hemodinâmico que ocorre em um meio endócrino adequado devido a um grau variado de estímulos.

Ocorre vasodilatação arterial peniana com aumento do fluxo para os espaços lacunares e relaxamento concomitante do músculo liso sinusoidal, promovendo a distensão dos mesmos, o que caracteriza a tumescência peniana propriamente dita. O aumento de pressão gerado leva à compressão das veias emissárias contra a túnica albugínea, com o corpo esponjoso apresentando exclusivamente tumescência.[29-32]

No sistema nervoso central (SNC) existem várias áreas associadas à resposta sexual. No que se refere à ereção propriamente dita, estão envolvidos os núcleos paraventriculares, a área pré-óptica medial e o hipocampo, que estão entre as áreas mais estudadas. Há, também, a participação de vários neurotransmissores na modulação da resposta sexual, atuando como facilitadores ou inibidores desta. Dentre os facilitadores, podem ser citados a dopamina, a acetilcolina, a oxitocina e a serotonina.[29-31]

A dopamina é uma catecolamina sintetizada a partir do aminoácido fenilalanina, exerce uma gama variada de ações que no SNC e, sobre o núcleo paraventricular, facilita a ereção por meio dos receptores D2.[29,31,34]

A serotonina é um modulador que age segundo o receptor atuante. Existem cerca de sete tipos conhecidos de receptores, entre os quais o HT1A, que inibe a ereção e facilita a ejaculação, e o HT2C, que estimula a ereção. A ação predominante da serotonina sobre a ereção consiste na inibição.

Os principais inibidores são: adrenalina, noradrenalina, serotonina, encefalina, GABA (ácido gama-aminobutírico) e prolactina.[29,31,35]

EREÇÃO E SEU MECANISMO PERIFÉRICO

Para que ocorra o relaxamento do músculo liso cavernoso se faz necessária a presença dos neurotransmissores prostaglandina E1 (PGE1) e óxido nítrico (NO).

Aparentemente, a via mais importante no mecanismo periférico da ereção é a do NO-GTP (guanosina trifosfato). Quando ocorre um estímulo sexual, ocorre liberação de NO nas terminações nervosas (não adrenérgicas, não colinérgicas) e, concomitantemente, nas células endoteliais, promovendo a transformação do GTP em GMP cíclico (GMPc-segundo mensageiro) por ação de uma enzima (guanilato ciclase). Esse processo facilita a diminuição do cálcio intracelular, possibilitando o relaxamento da musculatura lisa do corpo cavernoso e, subsequentemente, a ereção. O GMPc é então hidrolisado em GMP (guanosina monofosfato) por ação da enzima fosfodiesterase 5 (PDF5).

Em seres humanos, já foram descritos 11 tipos de fosfodiesterase, sendo que os tipos 5, 6 e 9 têm como substrato único o GMPc. A fosfodiesterase do tipo 5, no nível peniano, é responsável pela hidrólise do GMPc. Outros locais em que podem ser encontrados a PDF5 são: plaquetas, aorta, pulmões, coração, cerebelo, intestino e glândulas adrenais.

Outras fosfodiesterases no nível peniano[27-29] teriam menor importância fisiológica.[29,31,34,36]

Por outro lado, o peptídeo intestinal vasoativo (VIP) e a PGE1 induzem a transformação de adenosina trifosfato (ATP) em AMPc (via AMP). A AMPc também promove relaxamento muscular mediante a diminuição intracelular da concentração de cálcio.

Para manutenção do tônus muscular, o cálcio tem papel fundamental, isto é, devido ao mecanismo de difusão citoplasmático intracelular de seus íons através dos canais existentes na membrana celular, que tem seletividade para eles e que, por sua vez, são modulados por mudanças de voltagem.

Também o cálcio intracelular, cuja concentração aumentou, combina-se com a calmodulina para ativar a cinase das cadeias da miosina, as quais são fosforiladas e estimulam as interações de actinomiosina, com consequente geração de contração. Desse modo, o fluxo de cálcio através da membrana desempenha um papel essencial, mantendo e modulando o tônus da fibra muscular lisa dos corpos cavernosos. Vale lembrar que o potencial da membrana da célula depende da saída de potássio e vai regular a contratilidade muscular. Já foram achados até agora quatro classes de canais de potássio nessas células.

As células musculares lisas estão unidas entre si por junções, conhecidas como *gap junctions*, no citoplasma, por meio de ligações proteicas que derivam da conexina,[43] e constituem, portanto, uma unidade funcional. Isso permite que os miócitos das artérias e dos corpos cavernosos respondam de maneira uniforme e ordenada aos diversos estímulos e que qualquer alteração, química ou elétrica, que modifique o funcionamento desses canais de potássio repercuta na unidade funcional.[32,37-39]

Dentre os neurotransmissores inibidores periféricos da ereção, a adrenalina, os peptídeos opioides e as endotelinas podem ser considerados os mais importantes.

Na flacidez, o fluxo de sangue nos espaços lacunares é mínimo, com passagem facilitada até o sistema venoso de drenagem.

Na maior parte do tempo, o pênis se mantém em estado de flacidez, o que depende da atividade miogênica intrínseca, da atividade adrenérgica e dos fatores de contração derivados do endotélio, com PGF2-α e as endotelinas.[29,31]

A detumescência seria o resultado de diversos fatores responsáveis pela diminuição da liberação de NO e a inativação do segundo mensageiro (GMP cíclico) ou a participação do sistema simpático na ejaculação.[29,31]

DIAGNÓSTICO E TRATAMENTO

O manejo da DE se inicia com avaliações clínica e psicológica adequadas. A história médica e psicossexual deve contemplar os fatores de risco para disfunção erétil, os quais coincidem com os fatores de risco para doença coronariana e endocrinopatias, como dislipidemia, diabetes, hipogonadismo, obesidade e síndrome plurimetabólica. Além disso, devem ser identificadas outras disfunções sexuais, como ejaculação rápida e disfunções orgásmicas, além de pesquisada a utilização de fármacos que induzam dificuldade de ereção, como anti-hipertensivos, alfabloqueadores, inibidores da 5α-redutase e antidepressivos.[45]

Exame físico geral e específico deve ser realizado em todos os pacientes com o objetivo de identificar fatores de risco. Atenção especial deve ser dada à avaliação de pressão arterial, peso, altura, pulsos em membros inferiores e sinais de hipogonadismo. Exames laboratoriais devem ser solicitados com o objetivo de identificar e tratar fatores de risco modificáveis e devem incluir glicemia, perfil lipídico e testosterona biodisponível.[46] Testes diagnósticos específicos, como a avaliação da tumescência e da rigidez peniana noturna com Rigiscan®, testes de ereção fármaco-induzida e estudo com ecodoppler dos corpos cavernosos com ereção fármaco-induzida devem ser utilizados de maneira individualizada e não fazem parte do arsenal diagnóstico inicial do paciente com DE.[47-49]

Infelizmente, poucos casos de disfunção erétil apresentam potencial de cura. Nessa situação se destacam a disfunção de origem psicogênica, que apresenta melhores resultados com a psicoterapia,[50,51] a DE arteriogênica pós-traumática em pacientes jovens, podendo a revascularização peniana ter sucesso em até 70% dos casos,[52] e a DE hormonal, na qual a terapia de reposição de testosterona é efetiva, mas somente deve ser iniciada após a criteriosa exclusão de outros fatores de falência testicular.[53]

Com o advento do sildenafil, em 1998, houve uma verdadeira revolução na terapêutica da DE. Atualmente, estão disponíveis três inibidores da fosfodiesterase tipo 5 (sildenafil, tadalafil e vardenafil) aprovados pela US Food and Drugs Administration (FDA) e pela European Medicines Agency (EMA) no mercado, os quais apresentam características farmacocinéticas peculiares na forma oral e sublingual e fazem parte da primeira linha de tratamen-

Capítulo 57 Disfunção Erétil

to.[54] Outras modalidades de tratamento farmacológico disponíveis utilizam de dispositivos a vácuo, supositório intrauretral de alprostadil, injeções intracavernosas de alprostadil ou soluções de alprostadil, fentolamina e papaverina, além de fitoterápicos, como a ioimbina, e antidepressivos, como a trazodona.

As diretrizes da American Urological Association (AUA) e da European Association of Urology (EAU) recomendam que o tratamento da DE deve ser iniciado com farmacoterapia oral, podendo associar manobras mecânicas como o dispositivo a vácuo; supositórios intrauretrais e injeções intracavernosas são consideradas terapias de segunda linha e são reservadas para casos refratários à terapia oral. O tratamento cirúrgico da DE é considerado o último degrau terapêutico e deve ser indicado apenas diante do insucesso das modalidades clínicas.[54,55]

Tratamento de Primeira Linha: Farmacoterapia Oral

Inibidores da Fosfodiesterase Tipo 5

Os inibidores da fosfodiesterase tipo 5 (iPDE5) são considerados tratamento de primeira linha na DE. O sildenafil, o tadalafil e o vardenafil são potentes e reversíveis iPDE5.[54,55] As características farmacológicas dos iPDE5 estão resumidas na Tabela 57.2. A dose deve ser utilizada de modo escalonado, de acordo com a resposta clínica e deve ser aplicada a menor dose possível que ofereça uma resposta satisfatória ao paciente. Apresentam tempo de início de ação que varia de 15 a 120min; entretanto, o tadalafil apresenta tempo de meia-vida mais longo, o que permite a utilização por tempo mais prolongado. Até o momento não existem dados consistentes na literatura que determinem superioridade farmacológica entre os iPDE5 disponíveis, portanto a escolha do medicamento é baseada em critérios subjetivos da resposta clínica, de efeitos adversos e nas expectativas do paciente quanto ao tratamento.[56]

Os iPED5 são formalmente contraindicados em pacientes que fazem uso regular de nitratos, pois a associação promove hipertensão grave e imprevisível. A introdução de nitratos em síndromes coronarianas agudas de pacientes que utilizaram iPDE5 deve ser postergada para após 24h da utilização do sildenafil e 48h do tadalafil. O intervalo necessário para utilização de nitrato após o uso de vardenafil não foi publicado, porém não foram observadas alterações hemodinâmicas quando este foi utilizado 24 horas após exposição a nitrato. Os fabricantes do sildenafil, vardenafil e tadalafil não recomendam a utilização dessas medicações em pacientes que tenham tido infarto agudo do miocárdio nos últimos 6 meses, angina instável ou angina durante atividade sexual, insuficiência cardíaca congestiva classe II (NYHA) nos útilmos 6 meses, arritmias não controladas, hipotensão (PA < 90 × 50mmHg) ou hipertensão (PA > 170 × 100mmHg), acidente vascular encefálico nos últimos 6 meses, doença degenerativa hereditária da retina, como retinite pigmentosa, e tendência a desenvolver priapismo, como por portadores de patologias hematológicas.

A coexistência de DE e cardiopatia, bem como o risco de evento cardiovascular durante atividade sexual associado ou não à utilização de iPDE5 motivaram a construção do Consenso de Princeton, que estratificou o risco de evento cardiovascular durante atividade sexual e orientou o manejo desses pacientes. O Consenso de Princeton estratificou o risco de evento cardiovascular em pacientes com disfunção erétil em baixo, moderado e grave, como mostra a Tabela 57.1, e sugere que apenas os pacientes de baixo risco podem ser tratados para DE com iPDE5 com segurança sem avaliação cardiológica.[57]

Tabela 57.1 Estratificação de risco para evento cardiovascular em pacientes com disfunção erétil

Baixo	Intermediário	Alto
Assintomático e com menos de três fatores de risco para doença cardiovascular	Assintomático e com mais de três fatores de risco para doença cardiovascular	Miocardiopatia hipertrófica obstrutiva e alto risco para arritmia
Hipertensão controlada	Doença aterosclerótica sem sequela cardíaca	Hipertensão arterial descontrolada
Angina estável leve	Angina estável moderada	Angina instável refratária
Antecedente de revascularização e infarto há mais de 6 a 8 semanas	Infarto agudo do miocárdio entre 2 e 8 semanas	Infarto agudo do miocárdio recente (< 2 semanas)
Doença valvar leve		Doença valvar de moderada a grave, particularmente estenose de aorta
Disfunção de ventrículo esquerdo leve (classe I – NYHA)	Disfunção de ventrículo esquerdo (classe II – NYHA)	Insuficiência cardíaca congestiva (classes III e IV – NYHA)

Fatores de risco para doença cardiovascular: idade, gênero masculino, hipertensão, diabetes, tabagismo, dislipidemia, sedentarismo e antecedente familiar de doença arterial coronariana.

Tabela 57.2 Características farmacológicas dos inibidores da fosfodiesterase 5

	Sildenafil	Vardenafil	Tadalafil
Dose	25, 50, 100mg	5, 10, 20mg	5, 10, 20mg
Início de ação	15 a 60 minutos	15 a 60 minutos	15 a 120 minutos
Meia-vida	3 a 5 horas	3 a 4 horas	17,5 horas

A reação cruzada dos iPDE5 com outros complexos enzimáticos e receptores em outros órgãos determina o surgimento de efeitos colaterais como *flushing*, mialgia, cefaleia, dispepsia e congestão nasal. Uma preocupação particular com a utilização dos iPDE5 diz respeito ao desenvolvimento de neuropatia óptica isquêmica anterior não arterítica (*non-arteritic anterior ischemic optic neuropathy* [NAION]), encontrada em pacientes que também apresentavam outras comorbidades, como diabetes, hipertensão e dislipidemia.[58]

As características farmacológicas dos principais inibidores dos iPDE5 estão resumidas na Tabela 57.2.

Farmacoterapia Oral de Ação Central
Ioimbina

Antagonista α2-adrenérgico de origem fitoterápica, a ioimbina teoricamente melhora o comportamento sexual mediante o aumento da atividade do receptor adrenérgico que altera a transmissão de dopamina e serotonina. Morales et al. realizaram estudo randomizado e controlado com pacientes com disfunção erétil orgânica e não observaram diferença entre a ioimbina e o placebo.[59] A AUA não recomenda seu uso no tratamento da DE.[54]

Trazodona

Antidepressivo leve, a trazodona promove ereções noturnas e raros episódios de priapismo. Durante muito tempo foi utilizada na terapia de DE psicogênica,[60] porém seu benefício não foi constatado em ensaios clínicos.[61] A AUA também não recomenda seu uso da trazodona no tratamento da DE.[54]

Apomorfina

Agonista dopaminérgico de ação central com função pró-erétil, a apomorfina apresenta efeitos inferiores aos dos iPDE5.[62] A AUA não recomenda seu uso no tratamento da DE.[54]

Supositório de Alprostadil Intrauretral

O alprostadil é um vasodilatador sintético idêntico à prostaglandina E1 e pode ser usado como supositório intrauretral em pacientes refratários à terapia oral com iPDE5. O risco de hipotensão torna necessária orientação médica adequada e a AUA sugere que a administração inicial seja supervisionada por um profissional de saúde.[54] Apesar de apresentar bons resultados em ensaios clínicos, essa modalidade terapêutica não vem sendo utilizada com muita frequência, e a terapia combinada de supositórios uretrais com medicamentos orais e dispositivos a vácuo surge como alternativa para pacientes refratários à monoterapia.[63]

Injeção Intracavernosa de Agentes Vasoativos

Trata-se do mais eficiente tratamento não cirúrgico para DE. Entretanto, é invasivo e apresenta alto potencial de priapismo. O alprostadil, a papaverina e a fentolamina são os principais representantes dessa modalidade de terapia e podem ser utilizados isoladamente, apenas um princípio ativo, ou em associação, dois ou três princípios. O benefício da associação seria otimizar os efeitos vasodilatadores e minimizar os efeitos colaterais. O início do tratamento exige treinamento adequado com o objetivo de ensinar o paciente a manejar agulhas e seringas, além da criação de uma estratégia de urgência em caso de priapismo, devendo o tratamento ser interrompido em caso de ereção superior a 4 horas. Não se recomenda a repetição da injeção em intervalo inferior a 24 horas.[54]

Dispositivos a Vácuo

Consistem em aparelhos cilíndricos conectados a um sistema de sucção, manual ou elétrico, que promove o ingurgitamento peniano através da aplicação de pressão negativa. Após a obtenção da ereção, aplica-se um anel constritor na base do pênis com o objetivo de manter a ereção. Por medidas de segurança, o anel constritor não deve permanecer por mais de 30 minutos. São efetivos, porém pouco aceitos pela população geral devido à artificialidade da ereção, que é acompanhada de hipotermia, cianose, dor e flacidez na porção próximo ao local de sua aplicação.[64] A satisfação dos usuários varia de 68% a 83% e as complicações incluem dor, dificuldade para ejacular, petéquias e equimoses, de modo que pacientes usuários de antiagregantes plaquetários devem ser orientados quanto a esses eventos.[65]

Tratamento Cirúrgico

Implante de Prótese Peniana

O implante de prótese peniana é considerado o tratamento de terceira linha no manejo da DE orgânica e deve ser reservado para pacientes refratários a outras terapias, como medicamentos orais e injetáveis.[54,55] Ante a possibilidade de utilizar essa modalidade de tratamento, o paciente deve estar ciente dos tipos de próteses disponíveis e de possíveis complicações, como erosão e infecção, que possam tornar necessária a retirada do dispositivo.

As próteses penianas podem ser semirrígidas e infláveis. As semirrígidas apresentam a desvantagem cosmética da ereção permanente, que pode causar constrangimento e insatisfação; entretanto, não apresenta falhas quanto aos mecanismos de enchimento e esvaziamento e têm baixo custo. As próteses infláveis são consideradas o padrão-ouro no tratamento cirúrgico da DE, pois apresentam como benefício a produção de ereção mediante o acionamento voluntário do dispositivo de enchimento. As próteses infláveis oferecem um benefício cosmético, porém têm custo elevado e podem apresentar falhas nos mecanismos de enchimento e esvaziamento.[66]

É importante ressaltar que o implante de próteses é eficiente em promover a atividade sexual, porém não é isento de complicações, sendo a infecção a mais preocupante. Atualmente, dispõe-se de produtos revestidos de antibiótico e de superfície hidrofílica, o que diminui a incidência de infecção. Cuidados com a desinfecção do sítio cirúrgico, tricotomia, antibioticoprofilaxia, tratamento prévio de infecções urinárias e controle glicêmico rigoroso em pacientes diabéticos também devem ser otimizados na prevenção de infecções.[67]

Novas Terapias

Perspectivas futuras apontam para o uso de medicamentos mais eficientes e com menos efeitos adversos. Entretanto, um melhor conhecimento sobre fatores fisiopatológicos e psicossociais precisa vir à tona em busca de tratamentos que alcancem a cura e resultados concretos. Após o advento de medicamentos como sildenafil, tadalafil e vardenafil, na década de 1990, passaram-se anos sem novas medicações e, portanto, sem avanços. Recentemente, a FDA aprovou o primeiro fármaco de segunda geração dos iPDE5, chamado avanafil, que apresenta menor tempo de ação e menores efeitos colaterais, além de oferecer maior eficiência.[68]

Referências

1. Andersson KE. Neurophysiology/pharmacology of erection. Int J Import Res 2001; 13(Suppl 3):S8-17.

2. Araujo AB, Johannes CB, Feldman HA, Derby CA, McKinlay JB. Relation between psychosocial risk factors and incident erectile dysfunction: prospective results from the Massachusetts Male Aging Study. Am J Epidemiol 2000; 152(6):533-41.

3. Barroso-Agirre J, Ugarte-Romano F, Pimente-Nieto D. Prevalência de disfunción eréctil en hombres de 18 a 40 años em México y factores de riesgo asociados. Peritonal Reprod Hum 2001; 15:254-61.

4. Boolell M, Gepi-Attee S, Gingell JC, Allen MJ. Sildenafil, a novel effective oral therapy for male erectile disfunction. Br J Urol 1996; 78(2):257-61.

5. Burke RM, Evans JD. Avanafil for treatment of erectile dysfunction: review of its potential. Vasc Health Risk Manag 2012; 8: 517-23.

6. Burnett AL. Nitric oxide in the penis: physiology and pathology. J Urol 1997; 157:320-4.

7. Carson CC, Lue TF. Great drug classes: phosphodiesterase type 5 inhibitors for erectile dysfunction. BJU Int 2005; 96:257-80.

8. Christ GJ. K+ chanels and gap junctions in the modulation of corporal smooth muscle tone. Drug News and Perspective 2000; 13:28.

9. Clement-Chomienne O. Properties, regulation, and role of potassium chanel. In: Barr L, Christ GJ (eds.). A functional view of smooth muscle. Standford: Jai Press, 2000:247-317.

10. II Congresso Brasileiro de Disfunção Erétil. Sociedade Brasileira de Urologia. Abril 2002.

11. 1 (er) Consenso Argentino sobre Disfunciones Erectil. Subcomité de disfunciones Sexuales de La Sociedad Argentina de Urologia.

12. Cookson MS, Nadig PW. Long-term results with vacuum constriction device. J Urol 1993; 149:290-4.

13. Costabile RA, Spevak M. Oral trazodone is not effective therapy for erectile dysfunction: a double-blind, placebo controlled trial. J Urol 1999; 161:1819-22.

14. Crowe MJ, Gillan P, Golombok S. Form and content in the conjoint treatment of sexual dysfunction: a controlled study. Behav Res Ther 1981; 19:47-54.

15. De Groat WC, Steers W. Neuroanatomy and neurophphysiology of penile erection. In: Tanagho E, Leu TF, McClure D (eds.). Comtemporary management of importance and infertility. Baltimore: Williams and Wilkins, 1998.

16. Derby CA, Mohr BA, Goldstein I, Feldman HA, Johannes CB, McKinlay JB. Modifiable risk factors and erectile dysfunction: can lifestyle changes modify risk? Urology 2000; 56 (2):302-6.

17. Derouet H, Caspari D, Rohde V et al. Treatment of erectile dysfunction with external vacuum devices. Andrologia 1999; 31(Suppl 1):89-94.

18. Fedele D, Bortolotti A, Coscelli C et al. Erectile dysfunction in type 1 and type 2 diabetics in Italy. On behalf of Gruppo Italiano Studio Deficit Erettile nei Diabetici. Int J Epidemiol 2000; 29(3):524-31.

19. Feldman HA, Goldstein I Hatzichristou DG, Krane RJ, McKinlay JB. Impotence and its medical and psychosocial correlates: results of the Massachusetts Male Aging study. J Urol 1994; 15(1):54-61.

20. Foreman MM, Doherty PC. Experimental approaches to the development of pharmacological therapies for erectile dysfunction. In: Sexual Pharmacology. Oxford: Oxford Medical Publications, 1993:87-113.

21. Furlow WL, Fisher J, Knoll LD, Benson Jr. RC. Current status of penile revascularization with deep dorsal vein arterializa-

tion: experience with 95 patients. Int J Impot Res 1990; 2(Suppl 2):348-9.

22. Giuliano F, Allard J. Dopamine and male sexual function. Eur Urol 2001; 40:601-8.

23. Goldstein I, Feldman MI, Deckers PJ, Babayan RK, Krane RJ. Radiation-associated impotence. A clinical study of its mechanism. JAMA 1984; 251:903-10.

24. Gerthoffer WT, Larsen JK. Regulation of smooth muscle contraction. In: Barr L, Christ JG (eds.). A functional view of smooth muscle. Standford: Jai Press, 2000:49-80.

25. Heaton JP, Morales A, Adams MA et al. Recovery of erectile function by the oral administration of apomorphine. Urology 1995; 45:200-6.

26. Hellstrom WJ, Bennett AH, Gesundheit N et al. A double-blind, placebo-controlled evaluation of the erectile response to transurethral alprostadil. Urology 1996; 48:851-6.

27. Hengeveld MW. Erectile disorder: a psychosexological review. In: Jonas U, Thon WF, Stief CG (eds.). Erectile dysfunction. Berlin: Springer-Verlag, 1991:207-20.

28. Kostis JB, Jackson G, Rosen R et al. Sexual dysfunction and cardiac risk (The Second Princeton Consensus Conference). Am J Cardiol 2005; 96:313-21.

29. Lue T. Erectile dysfunction, priapism and Peyronie's disease. Post-graduate course (H0002PG) 96th Annual Meeting of the American Urological Association, 2001.

30. Lue TF. Erectile dysfunction. N Engl J Med 2000; 342:1802-13.

31. Martin-Morales A, Sanchez-Cruz JJ, Saenz de Tejada I, Rodriguez-Vela L, Jimenez-Cruz JF, Burgos Rodriguez R. Prevalence and independent risk factors for erectile dysfunction in Spain: results of the epidemiology of the dysfunction erectil masculina study. J Urol 2001; 166:569-75.

32. Mazza O, Zeller F. Tratamiento farmacológico de la disfunción eréctil. Buenos Aires: Editorial Panamericana, 1997.

33. Melman A, Gingell JC. The epidemiology and pathophysiology of erectile dysfunction. J Urol 1999; 161:5-1.

34. Melman A, Christ G. Biologia integrada de la erección. Urol Clin North Am 2001; 28:217.

35. Montague DK, Jarow JP, Broderick GA et al. Erectile Dysfunction Guideline Update Panel. J Urol 2005; 174(1):230-9.

36. Montague DK. Periprosthetic infections. J Urol 1987; 138:68-9.

37. Morales A, Heaton JP, Johnston B, Adams M. Oral and topical treatment of erectile dysfunction. Present and future. Urol Clin North Am 1995; 22(4):879-86.

38. Morales A, Condra M, Owen JA et al. Is yohimbine effective in the treatment of organic impotence? Results of a controlled trial. J Urol 1987; 137:1168-72.

39. Morilo LE, Diaz J, Estevez E et al. Prevalence of erectile dysfunction in Colombia, Ecuador and Venezuela: a population-based study (DENSA) Int J Import Res 2002; 14(Suppl. 2): S10-S18.

40. Moreira Jr ED, Abdo CHN, Torres EB lobo CFL, Fittipaldi JAS. Prevalence and correlates of erectile dysfunction: results of the Brazilian study of sexual behavior. Urology 2001; 58:583-8.

41. Moreira Jr ED, Bestante WJ, Bartolo EB, Fittipaldi JAS. Prevalence and determinants of erectile dysfunction in Santos, southeastern Brazil. São Paulo Med J 2002; 120(2):49-54.

42. Moreira Jr. Ed, Lobo CFL, Villa M, Nicolosi A, Glaser DB. Prevalence and correlates of erectile dysfunction in Salvador; northeastern Brazil: a population-based study. Int J Impot Res 2002; 14(Suppl. 2):S3-S9.

43. National Institutes of Health Consensus Development Penel on Impotence: JAMA 1993; 270(1):83-90.

44. Neto AF, Rodrigues MAF, Fittipaldi JAS, Moreira Jr. ED. The epidemiology of erectile dysfunction and its correlates in men with chronic renal failure on hemodialysis in Londrina Southern Brazil. Int J Import Res 2002; 14(Suppl 2):S19-S26.

45. Nehra A, Moreland RB. Neurologic erectile dysfunction. Urol Clin North Am 2001; 28:289-308.

46. Nieschlag E, Behre HM. Pharmacological and clinical uses of testosterone. In: Nieschlag E, Behre HM (eds.). Testosterone: action, deficiency, substitution 2. ed. Berlin: Springer-Verlag 1998:294-321.

47. Nolazco CA, Bellora OC, López MA et al. Salud sexual de los Argentinos. Informe Clínicas Rev Argentina Urol 2002 (em publicação).

48. Penson DF, Latini DM, Lubeck DP et al. Comprehensive Evaluation of Erectile Dysfunction (ExCEED) database. Do impotent men with diabetes have more severe erectile dysfunction and worse quality of life than the general population of impotent patients? Results from the Exploratory Comprehensive Evaluation of Erectile Dysfunction (ExCEED) database. Diabetes Care 2003; 26:1093-9.

49. Pomeranz HD, Bhavsar AR. Nonarteritic ischemic optic neuropathy developing soon after use of sildenafil (Viagra): a report of seven new cases. J Neuroophthalmol 2005; 25:9-11.

50. Rimm EB, Bacon CG, GIovannucci EL, Kawachi I. Body weight physical activity, and alcohol consumption in relation to erectile dysfunction among U.S. male health professionals free of major chronic diseases. J Urol 2000; 163(4)Suppl. 15.

51. Rossello BM. Digital inflection rigidometry in the study of erectile dysfunction: a new technique. Arch Esp Urol 1996; 49:221.

52. Rosen RC, Hatzichristou D, Broderick G et al. Clinical evaluation and symptom scales: sexual dysfunction assessment in men. In: Lue TF, Basson R, Rosen R et al. (eds.). Sexual medicine: sexual dysfunctions in men and women Paris: Health Publications, 2004: 173-220.

53. Rudnick J, Bodecker R, Weidner W. Significance of the intracavernosal pharmacological injection test, pharmacocavernosography, artificial erection and cavernosometry in the diagnosis of venous leakage. Urol Int 1991; 46:338-43.

54. Saenz de Tejada. Erección eyaculación y sus transtornos. Madrid: Fomento Salud, 1997.

55. Saenz de Tejada I, Ware JC, Blanco R et al. Pathophysiology of prolonged penile erection associated with trazodone use. J Urol 1991; 145:60-4.

56. Shabsigh R, Fishman IJ, Shotland Y et al. Comparison of penile duplex ultrasonography with nocturnal penile tumescence monitoring for the evaluation of erectile impotence. J Urol 1990; 143:924-7.

57. Scott FB, Bradley WE, Timm GW. Management of erectile impotence: use of implantable inflatable prosthesis. Urology 1973; 2:80-2.

58. Testut L, Latarjet A. tratado de anatomoia descriptiva. 8. ed. Ed. Salvat.

59. Thai Erectile Disfunction Epidemiologic Study Group (TEDES). An epidemiological study of erectile disfunction in Thailand (Part 1: Prevalence). J Med Assoc Thai 2000; 83(8):872-9.

Capítulo 57 Disfunção Erétil

60. Torres EB, Moreira Jr. EB, Glasser DB. Incidence of erectile dysfunction in men 40 to 69 years old: longitudinal results from the Bahia Erectile Dysfunction Study (BEDS) in northeastern Brazil. Int J Import Res 2001; 13(Suppl II):S15.

61. Ugarte-Romano F, Barroso-Aguirre J. Prevalencia de disfunción eréctil en Mexico y factores de riesgo associados. Rev Mex Urol 2001; 61(2):63-76.

62. Valdivia P. Fisiología de la erección. Ref. Eletrônica: HTTP://www.mundomed.net.

63. Virag R, Beck-Ardilly L. Nosology, epidemiology, clinical quantification of erectile dysfunctions. Rev Med Intern 1997; 18(Suppl 1):S10-S13.

64. Wagner G, Mulhall J. pathophysiology and diagnosis of male erectile dysfunction. BJU int 2001; 88 (Suppl 3):3-10.

65. Wagner Jr, Russo P. Urologic complications of major pelvic surgery. Semin Surg Oncol 2000; 18:216-28.

66. Wespes E, Amar E, Eardley I et al. EAU Guidelines on erectile dysfunction: an update. Eur Urol 2006; 49(5):806-15.

67. Wein AJ, Van Arsdalen K. Drug induced male sexual dysfunction. Urol clin N Am 1998; 15:23-31.

68. Cui YS, Li N, Zong HT, Yan HL, Zhang Y. Avanafil for male erectile dysfunction: a systematic review and meta-analysis. Asian J Androl 2014; 16(3):472-7.

58

Anticoncepção Hormonal

Viviane Margareth Scantamburlo Niehues • Alexandra Patrícia Nunes Ongaratto • Jaime Kulak Júnior

INTRODUÇÃO

Desde a puberdade até a menopausa, as mulheres encaram preocupações relacionadas com o planejamento familiar e, consequentemente, com a utilização adequada e efetiva de métodos contraceptivos. Entre os fatores que interferem na ocorrência de gravidez podem ser incluídos a fecundidade do casal, o momento do coito em relação à ovulação, o método contraceptivo usado, sua efetividade, bem como a correta utilização. A aceitabilidade dos métodos anticoncepcionais depende, além de sua eficácia, dos efeitos colaterais e benefícios não contraceptivos, da acessibilidade, do comportamento e da qualidade de informação fornecida pelo médico assistente.

FUNDAMENTOS DA CONTRACEPÇÃO

- *Eficácia*: o índice de Pearl, descrito por Raymond Pearl em 1933, é o indicador de eficácia mais comumente usado, sendo definido como o número de falhas por 100 mulheres ao ano de exposição à gravidez. O denominador é o total de meses ou ciclos de exposição desde o início do método anticoncepcional até o estudo completado, uma gestação indesejada ou interrupção do uso do método. O quociente é multiplicado por 1.200, se o denominador consiste em meses, ou 1.300, se consiste em ciclos. Pode se referir ao uso *ideal* (incluindo no cálculo apenas as gestações ocorridas quando o método foi usado de maneira correta) ou *típico* (uso real, incluindo todas as gestações em todos os meses/ciclos de exposição).[1]
- *Tolerabilidade*: os efeitos colaterais são fundamentais para escolha, aceitação e adesão ao método. Como cada um apresenta particularidades significativas, serão discutidos individualmente.

- *Critérios de elegibilidade*: a Organização Mundial da Saúde (OMS) criou critérios para o emprego dos anticoncepcionais,[2] tendo a seguinte classificação proposta:
  - Categoria 1 – o método pode ser usado sem restrição.
  - Categoria 2 – o método pode apresentar algum risco, mas os benefícios são superiores.
  - Categoria 3 – o método pode apresentar mais riscos do que benefícios decorrentes de seu uso.
  - Categoria 4 – o método tem alto risco à saúde, sendo contraindicado.

Os métodos contraceptivos disponíveis são classificados em reversíveis e definitivos como mostra a Figura 58.1.

CONTRACEPÇÃO HORMONAL

O mecanismo de ação baseia-se no emprego de progestogênios isolados ou associados a estrogênios.

Os progestogênios atuam inibindo a secreção de hormônio luteinizante (LH), que resulta no bloqueio da ovulação. Também promovem espessamento do muco cervical e alteração na motilidade tubária, dificultando a progressão dos espermatozoides, além da decidualização do endométrio, que reduz sua receptividade à implantação do blastocisto.

As principais funções dos estrogênios na contracepção hormonal combinada são: diminuir a secreção de hormônio folículo-estimulante (FSH), ocasionando bloqueio da foliculogênese, ação endometrial, evitando sua descamação fora do período de pausa do método, além de potencializar a ação do progestogênio, permitindo, desse modo, a redução da dose deste sem perda da eficácia do composto contraceptivo.[3]

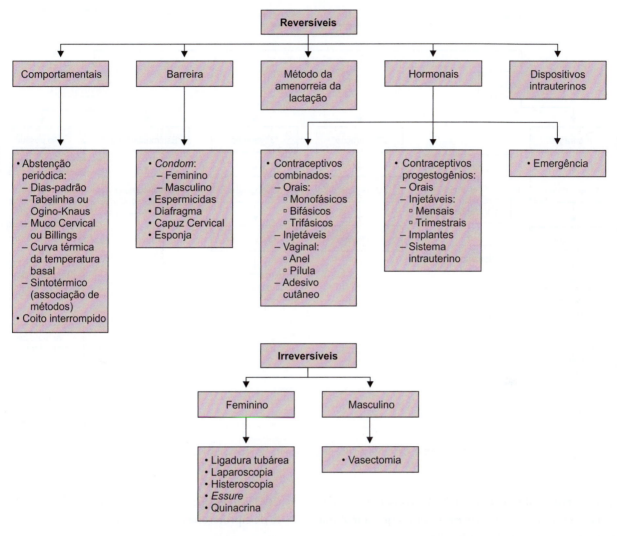

Figura 58.1 Classificação dos métodos contraceptivos.

Química e Farmacocinética dos Progestogênios

Os principais progestogênios utilizados em contracepção hormonal pertencem a dois grandes grupos: os derivados da testosterona (19-nortestosterona), que constituem os grupos dos estranos (noretisterona, acetato de noretisterona, etinodiol, noretinodrel, linestrenol) e gonanos (norgestrel, levonorgestrel, gestodeno, desogestrel, norgestimato), e outro derivado da progesterona (17OH--progesterona e 19-norprogesterona), chamado de grupo dos pregnanos (medroxiprogesterona, clormadinona, ciproterona, nestorone, nomegestrol, trimegestona).[4-7] Fora dessa classificação, existem também o dienogeste, que é um progestogênio híbrido por combinar as propriedades dos derivados da 19-nortestosterona com as dos derivados da progesterona, e a drospirenona, um derivado da espironolactona. As diferenças na estrutura molecular desses hormônios fazem com que eles tenham diferentes potências, afinidades por receptores, biodisponibilidades e vidas médias.

A afinidade pelos receptores esteroides específicos determina diferentes efeitos biológicos dos progestogêneos. Como exemplo, pode ser citado o levonorgestrel, que tem a capacidade de se ligar aos receptores androgênicos e produzir efeitos decorrentes da ativação desses receptores, como acne e aumento da oleosidade capilar.[8] Em contrapartida, a drospirenona e o dienogeste não apresentam afinidade pelo receptor androgênico, propiciando ação antiandrogênica, aliada à ação antimineralocorticoide, o que pode resultar em leve efeito diurético.[9-11]

A dose necessária de cada progestogênio para bloquear a ovulação depende de sua biodisponibilidade, tempo de meia-vida e ações seletivas em seus receptores.

Como exemplo de maior biodisponibilidade podem ser citados a progesterona, a drospirenona, o dienogeste e a noretisterona, aos quais não se ligam às proteínas liga-

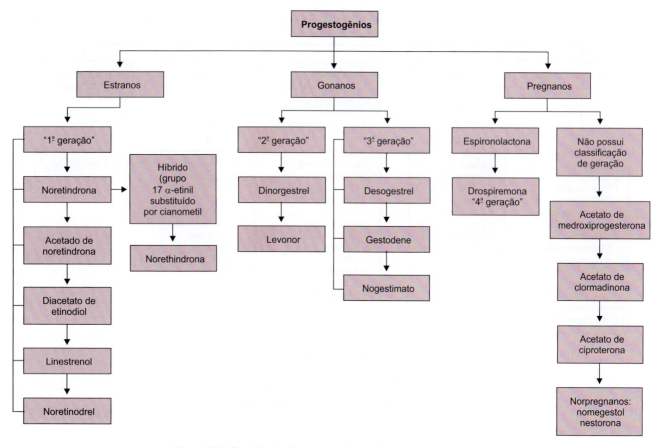

Figura 58.2 Classificação dos progestágenos de acordo com sua origem.

doras dos hormônios sexuais (SHBG) e, consequentemente, sua atuação livre é mais expressiva do que a maioria dos derivados da 19-nortestosterona.

Contraceptivos Hormonais Combinados

Contraceptivos Orais Combinados

Compostos pela associação de um estrogênio e um progestogênio, são classificados em:
- *Monofásicos*: a concentração dos hormônios é a mesma em todas as pílulas.
- *Bifásicos*: os 10 primeiros comprimidos têm dosagem diferente dos 11 demais.
- *Trifásicos*: apresentam três diferentes dosagens, que variam a cada 7 dias.

Os contraceptivos orais combinados (COC) podem se classificados em gerações, como se segue:
- *Primeira geração*: COC com > 50µg de etinilestradiol (EE), combinados com noretisterona, noretindrona, linestrol, noretindrel, dienogeste.
- *Segunda geração*: COC com 35, 30 ou 20µg de EE, combinados com levonorgestrel ou norgestrel.
- *Terceira geração*: COC com ≤ 30µg, associado a desogestrel, gestodeno ou norgestimato.
- *COC não classificados em gerações*: EE associado a acetato de ciproterona e drospirenona.

Os COC de primeira geração também são conhecidos como de alta dosagem (≥ 50µg de EE); os de < 50µg são conhecidos como de baixa dosagem e os de 15µg, de ultrabaixa dosagem.

Existente no Brasil desde abril de 2011, um novo contraceptivo combina valerato de estradiol (VE), 2 a 3mg, e dienogeste, 2 a 3mg. Essa formulação dinâmica tem mostrado bom controle do ciclo sem perder a eficácia contraceptiva.[12] O valerato de estradiol é um éster do 17β-estradiol há muitos anos utilizado nas terapias de reposição hormonal em diversas formulações. A farmacocinética e a farmacodinâmica do valerato de estradiol e do estradiol são similares: 2mg de valerato de estradiol equivalem a 1,5mg de 17β-estradiol. Desse modo, o VE é mais rapidamente metabolizado do que o etinilestradiol.[13] Em breve, deverá estar disponível, também, uma formulação contendo VE com acetato de nomegestrol no esquema 21/7, já existente em alguns países da Europa. Essa diferença na metabolização resulta em menor indução de proteínas hepáticas, especialmente a SHBG, e dos fatores de coagulação.[14,15]

Seleção da Associação

Os contraceptivos com 50µg de EE estão praticamente em desuso devido ao maior risco de tromboembolismo (TE) e doenças cardiovasculares, e essa dose não se traduz em maior eficácia. COC com diferentes concentrações de EE (35, 30, 20, 15µg). Todos apresentam eficácia e perfil de efeitos adversos similares. A principal vantagem da redução hormonal seria uma provável redução no risco de TE. Entretanto, o menor risco cardiovascular dos COC com dose de EE ultrabaixa (15µg) ainda não foi claramente demonstrado. Em contrapartida, eles exercem definitivamente menor controle de ciclo (mais sangramentos de escape e maior ausência de sangramento no período de pausa).[2,16]

Em relação aos COC, de terceira geração, deve ser considerado o fato de, teoricamente, apresentarem menor androgenicidade, porém maior risco de fenômenos tromboembólicos, quando comparados aos de segunda geração. Apesar de alguns fármacos serem comercializados com a ideia de apresentarem benefício especial nessa condição, é importante lembrar que o uso contínuo de qualquer COC resulta em melhora das características androgênicas, com exceção da ciproterona, que se mostra superior no desfecho da acne inflamatória. Assim, não há indicação dos compostos de terceira geração como escolha preferencial. Sabe-se que o maior risco de eventos tromboembólicos ocorre, especialmente, no primeiro ano de uso dos COC, não havendo, portanto, justificativa para a troca do contraceptivo em pacientes que já o iniciaram e estão bem adaptadas.[17] Entretanto, para pacientes com perfil de risco para TE (história familiar, sobrepeso ou sedentarismo), devemos preferir as combinações com levonorgestrel. A combinação com drospirenona apresenta dados controversos com relação ao risco de TE, quando comparada ao levonorgestrel.[18]

A associação valerato de estradiol/dienogeste está bem indicada no controle do sangramento uterino disfuncional e na perimenopausa.[15]

A eficácia e o adequado perfil de segurança justificam a preferência por contraceptivos orais monofásicos com baixas doses de estrogênios (< 35µg) e combinados com levonorgestrel.

Outro aspecto frequentemente considerado na escolha dos COC diz respeito à mudança de peso corporal. No entanto, é importante notar que as evidências atuais não determinam variações significativas no peso corporal com o uso dos COC atualmente comercializados.[19]

Efeitos Adversos

Os principais efeitos colaterais atribuídos aos estrogênios contidos na pílula são: náuseas, vômitos, cefaleia,

mastalgia e mudança de peso. Já os progestogênios produzem, em geral, acne, ganho de peso, aumento e crescimento do cabelo e depressão (Tabela 58.1).

Estima-se que das usuárias de pílulas que interromperam seu uso, 65% o fizeram em razão do surgimento de efeitos colaterais, na maioria das vezes nos primeiros 3 meses de uso.

Em geral, as pílulas de segunda e terceira gerações são mais bem aceitas. As diferentes dosagens de EE das pílulas podem alterar a frequência dos efeitos adversos, o que é evidenciado com o uso das pílulas de baixa dose de EE, quando são mais comuns as queixas de sangramento.

Recomendações de acordo com os efeitos adversos:

- *Irregularidade menstrual*: questionar a paciente se está tomando a pílula sempre no mesmo horário, se aumentou vômitos ou diarreia, além do uso concomitante de anticonvulsivantes. Após a exclusão desses fatores, recomenda-se o uso de anti-inflamatório não esteróide (AINE) por 5 dias. Trocar a pílula apenas se não houver melhora após 3 meses de uso.
- *Ausência do sangramento de privação (intervalo da cartela)*: após exclusão de gravidez, pode-se manter o método normalmente.
- *Cefaleia diferente da habitual ou com piora progressiva com o uso da pílula*: deve ser avaliada.
- *Ganho de peso*: a maioria das combinações de contracepção não demonstra diferença substancial quanto ao ganho de peso. Embora os mecanismos de causa e efeito para essa queixa não sejam bem conhecidos, vale lembrar que a combinação de aumento de massa muscular, depósitos de gordura e retenção de líquido pode ser determinante para essa relação. Os estrogênios ativam o sistema renina-angiotensina-aldosterona, o que provoca a retenção de líquido e aumenta a gordura subcutânea de mamas, quadril e coxas. Entretanto, COC contendo drospirenona em sua composição, que tem efeito antimineralocorticoide, diminuem esse efeito.[21]
- *Mudança de humor e alteração da libido*: não existe comprovação da associação desses efeitos colaterais com o uso de pílula.[22,23]
- *Acne*: caso ocorra e permaneça 3 meses após o uso da pílula, sugere-se a troca por outra formulação com progesterona de maior efeito antiandrogênico.
- *Náuseas e vômitos*: nesses casos, a pílula deve ser tomada após a refeição e antes de dormir.
- *Hiperprolactinemia*: os níveis de prolactina podem elevar-se levemente na vigência do uso de associações estroprogestínicas devido ao componente estrogênico; entretanto, não há contraindicação ao início de anticoncepção hormonal combinada em pacientes em tra-

Tabela 58.1 Efeitos dos diferentes progestágenos

Progestogênio	Progestogênico	Antigonadotrófico	Antiestrogênico	Estrogênico	Androgênico	Antiadrogênico	Glicocorticoide	Antimineralocorticoide
Progesterona	+	+	+	–	–	+/–	+	+
Derivados 17α-hidróxi								
Acetato de clormadinona	+	+	+	–	–	+	+	–
Acetato de medroxiprogesterona	+	+	+	–	+/–	–	+	–
Acetato de ciproterona	+	+	+	–	–	++	+	–
Derivados da 19-norprogesterona								
Promegestona	+	+	+	–	–	–	–	–
Trimegestona	+	+	+	–	–	+/–	–	+/–
Derivados da espironolactona								
Drospirenona	+	+	+	–	–	+	–	+
Derivados da 19-nortestoterona								
Noretistetona	+	+	+	+	+	–	–	–
Levonorgestrel	+	+	+	–	+	–	–	–
Norgestimato	+	+	+	–	+	–	–	–
Desogestrel	+	+	+	–	+	–	+	–
Gestodeno	+	+	+	–	+	–	–	–
Dienogeste	+	+	+/–	+/–	–	+	–	+

Capítulo 58 Anticoncepção Hormonal

tamento para hiperprolactinemia por microadenoma de hipófise. Já nas pacientes com macroprolactinoma, a abordagem é diferente, e a decisão quanto à prescrição de contraceptivos hormonais orais combinados deve ser individualizada. Nesses casos, o impacto que essa medicação pode ter na evolução do tumor deve ser cuidadosamente monitorizado.[24]

Benefícios Não Contraceptivos dos COC

- *Síndrome de tensão pré-menstrual ou síndrome disfórica*: pílulas contendo drospirenona são eficazes no alívio dos sintomas físicos e psicológicos, especialmente no regime estendido de 120 dias com pausa de 4 dias.[25,26]
- *Endometriose*: os COC são eficazes no tratamento da dismenorreia. Após tratamento cirúrgico conservador, ou após o final do tratamento com GnRH, parecem evitar recidivas na dor ou recorrência da doença, principalmente aqueles de uso contínuo ou com progestogênio isolado.[27,28]
- *Síndrome dos ovários policísticos, acne e hirsutismo*: o emprego de pílulas com progestogênio de maior perfil antiandrogênico, como drospirenona e ciproterona, melhora as manifestações androgênicas e reduz a síntese e a liberação de androgênios. Quanto ao hirsutismo, a melhora é mais evidenciada após 6 meses de uso. Não há dados suficientes que relacionem o uso desses medicamentos com redução do risco de diabetes e doença cardiovascular.[29,30]
- *Dismenorreia e anemia ferropriva*: a supressão da ovulação diminui a espessura do endométrio. Com isso, ocorrem menor fluxo menstrual, menos contralidade uterina e menor produção de prostaglandinas.
- *Doença inflamatória pélvica*: há diminuição de risco, sendo esse efeito promovido pelo aumento da viscosidade do muco cervical.
- *Doença benigna da mama*: o uso prolongado reduz a incidência de doença fibrocística e fibroadenoma.
- *Mioma uterino*: não existe consenso de que a pílula possa reduzir o volume dos miomas.
- *Câncer de ovário*: parece haver redução de 40% no risco dessa doença, podendo esse efeito protetor persistir por mais de 10 anos após a interrupção do contraceptivo. Esse efeito parece ser decorrente do bloqueio da ovulação, o que poderia levar a danos genéticos no epitélio ovariano.[31]
- *Câncer de endométrio*: após 1 ano de uso de COC, o risco é reduzido em 20%, e esse efeito protetor dura até 15 anos após a interrupção da pílula.[31]
- *Osteopenia/risco de fratura*: uma revisão recente sobre o assunto mostrou não haver efeito significativo dos COC na massa óssea da população geral. Em adolescentes, os efeitos podem variar de acordo com a dose do estrogênio, e essas pacientes podem apresentar baixo pico de massa óssea quando usam COC com estrogênio de baixa dose. A pílula combinada usada na perimenopausa parece prevenir a osteopenia na pós--menopausa. O uso de COC com dose de estrogênio > 20µg reduz a desmineralização óssea.[32]
- *Artrite reumatoide*: a pílula não protege do aparecimento da doença, mas diminui a gravidade dos sintomas e a progressão para a forma mais grave.
- *Câncer colorretal*: estima-se uma redução de risco de 40% por diminuição dos níveis de ácidos biliares no cólon.[33]

Contraceptivos Injetáveis Combinados

São compostos que contêm a associação de estrogênio e progestogênio, os quais atuam bloqueando a ovulação. Apresentam os mesmos critérios de elegibilidade do método combinado oral e devem ser aplicados a cada 30 dias, via IM profunda, sendo a primeira dose administrada até o sétimo dia do ciclo menstrual.

Adesivo Transdérmico

O adesivo de plástico contém 750µg de etinilestradiol e 6mg de norelgestromina, com liberação diária de 20µg e 150µg, respectivamente. Deve ser trocado semanalmente, com pausa de 7 dias a cada 3 semanas.

Evidências demonstram que a absorção do adesivo está reduzida naquelas mulheres com peso > 90kg; entretanto, não há associação entre risco de gestação e índice de massa corporal (IMC) nessas pacientes.[2,34,35]

Os adesivos transdérmicos apresentam os mesmos critérios de elegibilidade dos COC.

Anel Vaginal

Trata-se de um anel flexível de silicone, com diâmetro de 54mm e espessura de 4mm, que libera diariamente 120µg de etonogestrel e 15µg de EE. Deve ser introduzido na vagina pela própria paciente até o quinto dia da menstruação, permanecendo por 3 semanas. Após pausa de 7 dias, poderá ser introduzido um novo anel. O anel não precisa ficar em uma posição específica dentro da vagina, devendo apenas estar confortável para a paciente. Expulsão pode ocorrer em até 26% dos casos, e o anel ser reintroduzido após ser lavado com água fria corrente. Não precisa ser removido durante o coito e o exame ginecológico, nem durante o uso de cremes vaginais e absorvente interno.

Apresenta os mesmos critérios de elegibilidade dos COC.[2,35]

Métodos com Progestogênio Isolado

Progestogênio Isolado Oral

A pílula com desogestrel isolado promove o bloqueio da ovulação por inibir a secreção de LH, torna o muco cervical hostil aos espermatozoides, mediante aumento de sua viscosidade, e altera a receptividade endometrial. Deve ser tomada continuamente e pode ser usada por mulheres que não estão amamentando. Está bem indicada para mulheres que apresentam enxaqueca com sintomas neurológicos, tabagistas, mulheres com varizes e infectadas pelo HIV, independente da idade.

As minipílulas, comumente usadas durante o período de amamentação, são compostas de acetato de noretindrona ou levonorgestrel isoladamente. Sua eficácia contraceptiva é relativamente menor (99%) e pode ser perdida em caso de esquecimento de tomada superior a 3 horas. As concentrações de progestogênio são insuficientes para bloquear a ovulação, atuando principalmente no muco e no endométrio.

Implante Subdérmico

Consiste em dispositivo contendo progestogênio como etonogestrel e levonorgestrel. Age suprimindo a ovulação, induzindo a atrofia endometrial e aumentando a viscosidade do muco. O índice de falha é estimado em < 0,1%, sendo considerado tão ou mais seguro que a laqueadura tubárea.

É implantado via subdérmica por meio de cápsulas ou bastões na região anterior do braço, sob anestesia local. O efeito contraceptivo é imediato, assim como o retorno da fertilidade após a retirada. A duração do método é de 3 anos.

Estudos realizados até o momento sugerem que não afeta significativamente a densidade mineral óssea (DMO), o perfil lipídico e a função hepática das usuárias.[2]

Sangramento vaginal irregular e prolongado é a principal razão para a descontinuação do método. Por isso, são essenciais aconselhamento e orientações pré-inserção. O sangramento de escape após o terceiro mês de uso pode ser tratado, preferencialmente, com AINE ou derivados do ácido tranexâmico.

Progestogênio Injetável

O acetato de medroxiprogesterona de depósito (AMPd – 150mg IM trimestral) é altamente eficaz, com taxa de falha < 0,3% ao ano. Atua suprimindo a ovulação por meio da inibição do pico de LH, além de aumentar a viscosidade do muco e induzir a atrofia endometrial.

Pode induzir amenorreia em grande parte das pacientes, porém em apenas 10% delas logo após a primeira aplicação. O retorno à fertilidade costuma ser lento, podendo levar cerca de 9 meses.

Está indicado para mulheres que não podem usar estrogênios, que têm dificuldade em aderir a outros métodos ou que usam anticonvulsivantes que reduzam a eficácia da pílula combinada (fenobarbital, carbamazepina, oxcarbamazepina, fenitoína, topiramato). Acredita-se que o elevado nível de progesterona do método possa aumentar o limiar convulsivo, sendo benéfico, então, nas pacientes com epilepsia.

Não há descrição de aumento de risco cardiovascular ou de trombose com esse método contraceptivo. Uma preocupação, entretanto, é a redução da DMO, que pode chegar a 6% nos primeiros 2 anos de uso. Com a preocupação de não restringir o uso do método em pacientes jovens com elevado risco gestacional, em 2006 a ACOG e a Society for Adolescent Medicine publicaram nova diretriz que reforça o uso associado à ingestão adequada de cálcio (1.300 a 1.500mg/dia) e vitamina D, bem como a prática de exercícios físicos regulares. Também sugeriram adicionar estrogênio em baixa dose para pacientes bem adaptadas e com osteopenia.[36]

É importante ressaltar que não foi demonstrado maior risco de osteoporose nas usuárias e que o efeito é reversível após a suspensão do uso.

Sistema Intrauterino de Levonorgestrel (SIU-LNG)

Esse tipo de DIU é constituído por uma haste em forma de T, cuja parte maior contém um sistema de depósito de levonorgestrel que libera, inicialmente, 20µg/dia, sendo a dose reduzida para aproximadamente 11µg/dia após 5 anos. A taxa média de liberação é de 14µg/dia, sendo recomendada a troca após 5 anos.

O hormônio é pouco absorvido sistemicamente e tem pequeno efeito sistêmico. Seu mecanismo de ação consiste na produção de atrofia endometrial.

Pode apresentar efeitos indesejáveis, como sangramento menstrual irregular, que pode se estender até o oitavo mês após a inserção. Após o terceiro mês de uso, caso persista o sangramento de escape, indica-se o uso de AINE ou derivados do ácido tranexâmico. Em até 30% dos casos podem ser visibilizados, em exames de imagem, cistos ovarianos funcionais, sem importância clínica e de resolução espontânea.

Como benefícios não contraceptivos, promove proteção contra anemia e doença inflamatória pélvica, além de reduzir dismenorreia e sintomas causados pela endometriose.[37]

Efeitos Adversos dos Progestogênios Isolados

• *Ausência de sangramento*: esse método promove a parada da menstruação. Nos primeiros 3 meses de uso, pode apresentar um padrão de sangramento irregular e persistente.

- *Irregularidade menstrual*: pode ser produzido pelo próprio método, por vômitos e diarreia, uso de anticonvulsivantes e rifampicina, além de esquecimento da pílula. Nesse caso, o uso de anti-inflamatório pode resolver essa queixa.
- *Aparecimento de enxaqueca com ou sem aura em pacientes previamente assintomáticas, ou piora dos sintomas quando já apresentam enxaqueca*: o método deve ser abandonado.
- O uso deve ser interrompido em caso de doença aguda, como trombose, sangramento persistente de origem desconhecida, doenças cardiovasculares e gravidez, inclusive ectópica.

DISPOSITIVO INTRAUTERINO

O dispositivo intrauterino (DIU) é constituído de um modelo de plástico de vários formatos, e pelo menos uma de suas hastes é coberta por filamentos de cobre, que aumentam a eficácia do método. Nesse método contraceptivo não hormonal, o cobre provoca alterações histológicas e bioquímicas no endométrio, interferindo na fisiologia normal de espermomigração, fertilização do óvulo e implantação do blastocisto. A ovulação não é bloqueada pelo DIU.

Os DIU de cobre liberam continuamente pequena quantidade do metal, produzindo resposta inflamatória e formando uma "espuma biológica" na cavidade uterina, contendo filamentos de fibrina, células fagocíticas e enzimas proteolíticas. Desse modo, todos os DIU estimulam a formação de prostaglandinas no útero, compatível com a contração e a inflamação do músculo liso.[38]

Os tipos mais comuns de DIU são:
- *Inertes*: Lippes®.
- *Medicados com cobre*: T Cu 200®, T Cu 380A®, Multiload®.

A eficácia contraceptiva varia de acordo com o modelo do DIU. A do DIU de cobre é de, aproximadamente, 3 a 5 gestações/1.000 mulheres por ano de uso, com durabilidade de 5 a 10 anos.

ANTICONCEPÇÃO DE EMERGÊNCIA

Também conhecida como pílula do dia seguinte ou contraceptivo pós-coito, pode ser constituída apenas de progestogênio ou de sua associação ao estrogênio. Atua promovendo a assincronia endometrial por hipotrofia e decidualização, impedindo a implantação do embrião. Também inibe ou retarda a ovulação, além de prejudicar a mobilidade dos espermatozoides. Para maior eficácia, deve ser utilizada até 72 horas após o coito desprotegido.

Em torno de 25% das mulheres, a menstruação pode ser antecipada ou atrasada em alguns dias. A contracepção de emergência não previne a gravidez nas relações subsequentes a seu uso, sendo necessária a utilização de outros métodos contraceptivos.[39]

Caso ocorra fecundação e se inicie o processo de implantação embrionária no útero, o método é ineficaz e não provoca seu descolamento ou danos ao concepto.

Pode ser feita das seguintes formas:
- Levonorgestrel 1,5mg em dose única (eficácia: 85%).
- Adaptações de outros contraceptivos combinados – método Yuspe (eficácia: 74,1%):
  - 50µg de EE + 250µg de levonorgestrel: dois comprimidos VO. Repetir a dose após 12 horas.
  - 30µg de EE + 150µg de levonorgestrel: quatro comprimidos VO. Repetir a dose após 12 horas.

Os efeitos colaterais mais comuns são náusea, vômitos, tontura, fadiga, mastalgia, cefaleia, diarreia, dor abdominal e sangramento vaginal. Todos esses efeitos são observados com mais frequência com o uso do método de Yuspe.

Todas as mulheres são elegíveis para uso do método, inclusive aquelas com contraindicação ao uso da contracepção hormonal contínua, considerando que a gravidez pode implicar maior risco à saúde do que o próprio método. Não deve ser utilizada como método contraceptivo de rotina, apenas em situações de emergência, como em caso de estupro, ruptura do preservativo, expulsão do DIU ou relação desprotegida.

INTERAÇÕES MEDICAMENTOSAS NA CONTRACEPÇÃO HORMONAL

Alguns medicamentos reduzem a efetividade dos contraceptivos orais (p. ex., rifampicina) e, inversamente, os COC podem aumentar ou reduzir a efetividade de outros fármacos (p. ex., benzodiazepínicos). A fenitoína, o fenobarbital, a carbamazepina, o topiramato, a lamotrigina e a rifampicina induzem a síntese de enzimas do citocromo P450 no fígado e reduzem os níveis plasmáticos de EE em mulheres que tomam COC, o que pode resultar em falha do método. Os antifúngicos griseofulvina, cetoconazol e itraconazol também induzem essas enzimas hepáticas e podem aumentar os níveis plasmáticos dos COC, assim como o acetaminofeno.[38,40]

A ampicilina e a tetraciclina foram implicadas em vários relatos de casos de falha dos COC. Esses fármacos destroem as bactérias intestinais (principalmente clostrídeos) responsáveis pela hidrólise de glicuronídeos esteroides no intestino, o que possibilita a reabsorção do esteroide através da circulação êntero-hepática. Entretanto, em estudos com seres humanos, não foi possível demonstrar redução dos níveis plasmáticos de EE. Embora mulheres que tomam COC e que serão tratadas com antibióticos sejam comumente aconselhadas a usar preservativos concomitantemente, estudos controlados nesse grupo de pacientes não constataram diferença nas taxas de gravidez com exposição a penicilinas, cefalosporinas e tetraciclinas.

Um exemplo de modificação do metabolismo de outros medicamentos pelos COC é observado com o diazepam e compostos relacionados. Os COC reduzem a depuração metabólica e aumentam a meia-vida dos benzodiazepínicos metabolizados, principalmente, por oxidação: clordiazepóxido, alprazolam, diazepam e nitrazepam. A ciclosporina é hidroxilada por outra isozimas P450 e suas concentrações plasmáticas são aumentadas pelos COC. Os níveis plasmáticos de alguns agentes analgésicos estão reduzidos em usuárias de COC, e as depurações de ácido salicílico e de morfina são aumentadas pelo uso de COC; portanto, podem ser necessárias doses maiores para que ocorra um efeito terapêutico adequado. A depuração do etanol pode estar reduzida em usuárias de contracepção hormonal.[38]

ANTICONCEPÇÃO EM SITUAÇÕES ESPECIAIS DE INTERESSE DO ENDOCRINOLOGISTA (TABELA 58.2)

Anticoncepção e Diabetes

Os estrogênios apresentam discreta ação sobre o metabolismo dos carboidratos. Teoricamente, os esteroides utilizados em anticoncepção hormonal combinada podem determinar impacto negativo no metabolismo dos carboidratos e acelerar a ocorrência de doença vascular em mulheres diabéticas.[41]

Por outro lado, os progestogênios aumentam a resistência insulínica e reduzem a tolerância à glicose. Esse efeito bioquímico nem sempre se reflete na clínica. A depender da dose e da natureza do progestogênio, pode haver maior ou menor influência. Gestodeno, desogestrel, drospirenona e clormadinona parecem apresentar menos impacto sobre os carboidratos, quando comparados ao levonorgestrel. Quanto à dose empregada, 250µg de levonorgestrel têm maior impacto sobre o perfil insulinêmico do que doses de 150 e 100µg, mas esse efeito só é clinicamente relevante em pacientes diabéticas.

Na prática clínica, às vezes pode ser necessária a prescrição de um anticoncepcional oral para a diabética. O efeito nas necessidades de insulina não é consistente nem previsível, mas se pode esperar pouca ou nenhuma alteração com o uso de pílulas de baixa dose.

Como recomendação, o uso dos COC e outros métodos combinados (anel vaginal, adesivo, injetável mensal) deve ser limitado a diabéticas não fumantes, menores de 35 anos e sem indícios de hipertensão ou outro comprometimento vascular, como nefropatia e retinopatia.[2]

Anticoncepção e Doenças da Tireoide

Os estrogênios dos contraceptivos orais produzem efeito no metabolismo da tireoide. Um estudo relatou que os estrogênios promovem aumento de 60% sobre a globulina transportadora da tiroxina (TBG). Segue-se a esse efeito aumento nos níveis de T3 e T4 total, e em geral sem alteração do TSH e do T4 livre. Entretanto, não são descritas alterações clínicas significativas em mulheres portadoras de doenças tireoidianas.

A avaliação do TSH e do nível de T4 livre em uma mulher usuária de contraceptivo oral possibilita uma avaliação precisa de seu quadro tireoidiano. Assim, não há restrições para o uso de contraceptivos, hormonais ou não, nessas mulheres.[2,3]

Anticoncepção e Obesidade

De maneira geral, os riscos de uma gestação em pacientes obesas superam os riscos da contracepção hormonal, porém a obesidade é um fator de risco significativo para trombose, o que deve ser considerado quando se recomendam métodos contraceptivos hormonais para esse grupo de pacientes.

Sabe-se que o volume de distribuição de alguns fármacos em obesos é maior do que em não obesos. Em obesos, os procedimentos que necessitam de metabolização em dois tempos tendem a ser metabolizados mais rapidamente, diminuindo seu período de ação. Corroborando essa hipótese, foi demonstrada alteração no metabolismo do estradiol em mulheres obesas.

Entretanto, os dados disponíveis sobre o impacto da obesidade na eficácia dos COC são limitados. Da mesma maneira, as evidências que sugerem diminuição da eficácia contraceptiva do anel vaginal, injetável mensal e adesivo em mulheres > 90kg são limitadas.[2,42,43]

Anticoncepção em Portadoras de Estados Hiperandrogênicos: Acne, Hirsutismo, Síndrome dos Ovários Policísticos e Hiperplasia Adrenal

Acne e seborreia são manifestações clínicas do hiperandrogenismo e podem melhorar durante o uso de contraceptivos orais.

O etinilestradiol presente em todos os COC produz dois efeitos benéficos para melhora das manifestações de hiperandrogenismo: reduz a secreção de LH, diminuindo consequentemente a secreção ovariana de androgênios, e

Capítulo 58 Anticoncepção Hormonal

Tabela 58.2 Grau de recomendação e nível de evidência segundo classificação da Associação Médica Brasileira para utilização de métodos anticoncepcionais de acordo com determinada doença

Método contraceptivo	Recomendação (Categoria OMS)			Nível de evidência
Diabetes				
COC, AIM, anel, adesivo, AMPd	Diabetes de duração < 20 anos e sem comprometimento vascular: 2 Diabetes de duração > 20 anos e/ou com comprometimento vascular: 3/4			B
PP	1			B
DIU ou SIU-LNG	1			B
Hipotireoidismo, hipertireoidismo, bócio simples				
Qualquer método, hormonal ou não	1			B
Obesidade				
Hormonais combinados	2			B
Hormonais apenas com progestogênio	1			B
AMPd	2			B
DIU e SIU-LNG	1			B
Estados hiperandrogênicos				
COC	1			A
Pós-cirurgia bariátrica				
COC	2			C
PP	2			C
AMPd e implantes de progestogênio	1			B
DIU e SIU-LNG	1			B
Tromboembolismo e trombofilia				
	História de TEV	TEV atual	Cirurgia de grande porte	
COC, AIM, anel, adesivo	4	4	4	B
PP, implante, AMPd	2	3	2	B
DIU	1	1	1	B
Hipertensão arterial				
	PA 140 a 159/90-99	PA >160/>100		
COC, anel, adesivo, AIM	3	4		B
PP, SIU-LNG	1	2		B
DIU	1	1		B
AMPd	1	3		B

Adesivo: adesivo contraceptivo; AIM: anticoncepcional injetável mensal; AMPd: acetato de medroxiprogesterona de depósito trimestral; anel: anel vaginal contraceptivo; COC: contraceptivo oral combinado; DIU: dispositivo intrauterino de cobre; PP: pílulas de progestogênio; SIU-LNG: sistema intrauterino liberador de levonorgestrel.

estimula o fígado a produzir SHBG, aumentando, assim, seu nível sérico e reduzindo a testosterona livre.[29]

Formulações com gestodeno, desogestrel e norgestimato estão associadas a aumentos significativos de SHBG. No entanto, formulações contendo acetato de ciproterona apresentam respostas mais efetivas porque, além de inibirem a produção de gonadotrofinas, bloqueiam a ação androgênica por ligar-se ao receptor de androgênios.

A associação de 3mg de drospirenona ao etinilestradiol vem apresentando bons resultados nesse grupo de pacientes, com o benefício de menores efeitos colaterais, como retenção hídrica, ganho de peso e mastalgia. Para o tratamento de acne moderada, a associação de 30µg de etinilestradiol e 2mg de clormadinona também tem mostrado bons resultados.[30]

Anticoncepção Pós-cirurgia Bariátrica

A cirurgia de *bypass* tem sido utilizada para o tratamento da obesidade mórbida. A derivação biliopancreática e o *bypass* jejunoileal são acompanhados por mudanças na biodisponibilidade e absorção dos hormônios contidos nos contraceptivos orais. Doses cada vez mais baixas de hormônios têm sido utilizadas com o objetivo de reduzir os efeitos colaterais; entretanto, a combinação de baixas doses com a má absorção consequente à cirurgia pode resultar em redução da eficácia do método. Além disso, outras complicações da cirurgia, como diarreia, vômito e esteatorreia, tornam os COC menos efetivos.

Em geral, devem ser preferidos métodos não orais, levando sempre em consideração a avaliação de comorbidades, como hipertensão arterial sistêmica (HAS), diabetes e alto risco cardiovascular.[2]

Pacientes com queixa de hiperfluxo menstrual e síndrome disabsortiva cursando com anemia têm benefício terapêutico com a utilização de métodos que levem à amenorreia, preferentemente o SIU-LNG. Nos casos em que não existe esse problema e há indicação de método não hormonal, o DIU de cobre pode ser considerado a melhor opção contraceptiva.

Anticoncepção e Doença Cardiovascular

As combinações hormonais contendo estrogênios representam as principais restrições das hipertensas. O EE apresenta impacto hepático com incremento da atividade do sistema renina-angiotensina-aldosterona (SRAA), determinando vasoconstrição, além de retenção de sódio e água. Apesar de a via oral ter mais impacto sobre o SRAA, o EE também pode ter esses efeitos quando administrado por outras vias.[3]

Hipertensas bem controladas e com idade < 35 anos podem utilizar COC de baixa dose, desde que comprova-

damente não tenham doença vascular e não sejam fumantes. O uso de combinações de estrogênio por via não oral segue esse mesmo princípio.[2]

No entanto, pacientes com níveis pressóricos instáveis ou elevados (> 160/100mmHg), ou sem a possibilidade de verificação rotineira da pressão arterial, devem ser orientadas quanto à contraindicação de métodos hormonais combinados e progestogênios de depósito trimestral.[2]

Os estrogênios e progestogênios influenciam o metabolismo de carboidratos e lipídios. O potencial androgênico desses medicamentos faz com que eles tenham, em maior ou menor grau, uma influência negativa, favorecendo o aumento do colesterol total e do colesterol-HDL. O estrogênio provoca uma diminuição dos níveis de colesterol e colesterol-LDL e aumenta os níveis do colesterol-HDL. Além disso, o estrogênio age no metabolismo glicídico, provocando aumento discreto da glicemia e dos triglicerídeos. Os progestogênios agem indiretamente nesse metabolismo, com tendência a diminuir os níveis de colesterol-HDL e aumentar tanto os de colesterol-LDL como os de colesterol total. Também produzem um aumento da resistência insulínica, especialmente os de maior potencial androgênico.[44]

Entretanto, o efeito clínico real desses efeitos é limitado e, embora os COC com 100µg de levonorgestrel tenham efeito indesejável sobre os lipídios, as formulações com desogestrel, norgestimato, gestodeno e drospirenona melhoram o balanço HDL/LDL.

Anticoncepção e Trombose Venosa Profunda

Os efeitos hematológicos dos anticoncepcionais hormonais são: aumento da velocidade de sedimentação, decorrente dos maiores níveis de fibrinogênio, aumento da capacidade total de ligação de ferro, em decorrência do aumento das globulinas, e diminuição no tempo de protrombina.[3]

O risco de tromboembolismo venoso (TEV) relacionado com o uso de estrogênios é dose-dependente; consequentemente, o risco é maior em mulheres que usam COC com 50µg ou mais de EE, embora os COC com menor dose de EE não estejam à margem desse risco.

A incidência de TEV em mulheres entre 15 e 44 anos não usuárias de COC é de 5/100 mil mulheres/ano, e em mulheres usuárias de COC de baixa dose, 12 a 20 casos/100 mil mulheres/ano, aumentando para 24 a 50 casos/100 mil mulheres/ano com COC de alta dose. Entretanto, a taxa de TEV entre mulheres grávidas é de 60 casos/100 mil mulheres/ano.

Com relação ao TEV relacionado com o uso da drospirenona, os dados da literatura são controversos. Dois importantes estudos observacionais[45,46] referem que a drospirenona tem maior risco de tromboembolismo quando comparada ao levonorgestrel; entretanto, existem dados de estudos observacionais mais antigos que discordam dessa observação.[47,48] A afirmação de que o uso da drospirenona aumentaria o risco de trombose está respaldada em evidências biológicas de que precipitaria mudanças desfavoráveis nos fatores de coagulação.[49]

Análises de dados do UK General Practice Research Database (GPRD) revelam aumento do risco de TEV em usuárias de drospirenona, duas a três vezes maior do que em usuárias de levonorgestrel, porém esses dados são frágeis (número pequeno de casos, ausência de dados relacionados com outros fatores de risco, ausência de dados biométricos e tempo de duração do uso). O conhecimento do tempo de exposição ao medicamento constitui-se em dado de suma importância, uma vez que o risco aumentado de tromboembolismo está associado à exposição inicial ao fármaco e não a seu uso prolongado.[45]

A decisão clínica de selecionar a associação a utilizar deve ser baseada nos dados disponíveis na literatura referentes a riscos e benefícios. Os contraceptivos contendo drospirenona têm sido indicados para melhora da acne, porém poucas evidências embasam sua superioridade nesse aspecto, em comparação a outros contraceptivos orais de baixa dose.[45] O uso da drospirenona demonstra ser particularmente útil para o tratamento de pacientes com desordem disfórica pré-menstrual, porém devemos nos recordar que essa é uma patologia com causa multifatorial e que também se encontram disponíveis outros medicamentos como, por exemplo, os antidepressivos.[18]

A rara mulher jovem que toma anticoncepcional oral e sofre um episódio tromboembólico provavelmente apresenta algum distúrbio de coagulação subjacente, uma resposta extrema aos anticoncepcionais orais ou tem uma lesão desconhecida em uma parede vascular ou uma perturbação local da circulação. O risco mínimo de trombose associado ao uso de anticoncepcional oral não justifica o custo dos exames de triagem de rotina para deficiências no sistema de coagulação. Por outro lado, se uma paciente é acometida por uma complicação trombótica enquanto está tomando anticoncepcional oral sem uma causa conhecida, justifica-se o estudo do sistema de coagulação, apesar da baixa prevalência na população geral das trombofilias hereditárias: 0,02% de deficiência da antitrombina, 0,2% de deficiência da proteína C, 0,03% de deficiência da proteína S, 4% a 7% de mutação do gene do fator V de Leiden e 0,7% a 4% de mutação do gene da protrombina.[50,51] No caso de trombofilia identificada, o uso de contraceptivos combinados está contraindicado, sendo permitida a prescrição de métodos com progestogênio isolado ou DIU.

O objetivo do rastreamento de candidatas a COC é identificar quais realmente apresentariam risco de TEV. Fatores de risco incluem história familiar positiva, obesidade, cirurgias e certas anormalidades familiares da coagulação. Embora o tabagismo, a hipertensão e o diabetes representem risco para doença arterial, como infarto e acidente vascular encefálico (AVE), não aumentam o risco de TEV. Da mesma maneira, veias varicosas superficiais não estão relacionadas com aumento de risco.

Métodos hormonais não combinados, contendo progestogênios ou DIU, podem ser utilizados em mulheres com histórico de TEV.

Como a imobilização prolongada é um fator pró-trombótico, as pacientes em uso de contracepção combinada devem ser orientadas a descontinuar o método 2 semanas antes e 2 semanas depois de cirurgias de grande porte.

Na prescrição de contraceptivos hormonais, o perfil de risco/benefício individual de cada paciente deve ser considerado, dado que na maioria das vezes estamos tratando de pacientes jovens e saudáveis que possivelmente necessitarão utilizar contraceptivos por longo período de tempo. Apesar de o risco de TEV ser pequeno, a prescrição deve seguir a escolha de contraceptivos com perfil de segurança bem conhecido e de acordo com os fatores de risco de cada paciente.

Apesar de o risco de TEV em mulheres saudáveis ser pequeno, nos parece racional preferir prescrever contraceptivos com perfil de segurança bem conhecido, a menos que exista alguma razão consistente para a seleção de outra associação.[18]

Referências

1. Trussel J, Hatcher RA, Cates Jr. W, Stewart FH, Kost K. A guide to interpreting contraceptive efficacy studies. Obstet Gynecolol. 1990 Sep (3Pt2):558-67.

2. World Health Organization. Medical elegibility criteria for contraceptive use. 4th ed. 2009. Disponível em: http://www.who.int/reproductivehealth/publications/en/.

3. Fritz MA. Speroff L. Oral contraception. In: Fritz MA. Speroff L (eds.) Clinical gynecologic endocrinology and infertility. 8. ed. Philadelphia: Lippincott Williams & Wilkins, 2011.

4. Sitruk-Ware R. Pharmacological profile of progestins. Maturitas 2004; 47(4):277-83.

5. Schindler AE et al. Classification and pharmacology of progestins. Maturitas 2003; 46 Suppl 1 (46):S7-S16.

6. Schindler AE et al. Classification and pharmacology of progestins. Maturitas 2008; 61(1-2):171-80.

7. Goldzieher JW, Stanczyk FZ. Oral contraceptives and individual variability of circulating levels of ethinyl estradiol and progestins. Contraception 2008; 78(1):4-9.

8. Sitruk-Ware R. Pharmacological profile of progestins. Maturitas 2008; 61(1-2):151-7.

9. Krattenmacher R. Drospirenone: pharmacology and pharmacokinetics of a unique progestogen. Contraception 2000; 62(1):29-38.

10. Oettel M, Breitbarth H, Elger W et al. The pharmacological profile of dienogest. Eur J Contracept Reprod Health Care 1999; 4(Suppl.1):2-13.

11. Hoy SM, Scott LJ. Estradiol valerate/dienogest: in oral contraception. Drugs 2009; 69(12):1635-46.

12. Parke S, Makalova D, Ahrendt H-J et al. Bleeding patients and cycle control with a novel four-phasic combined oral contraceptive containing estradiol valerate and dienogest. Eur J Contracept Reprod Health Care 2008; 13(1):94-5.

13. Zeun S, Lu M, Zeiler B, Morrison D, Blode H. Pharmacokinetics of an oral contraceptive containing oestradiol valerate and dienogest. Eur J Contracept Reprod Health Care 2009; 14(3):221-32.

14. Parke S, Nahum GG, Mellinger U et al. Metabolic effects of a new four-phasic oral contraceptive containing estradiol valerate and dienogest. ACOG 2008; 111(4):12S-13S.

15. Parke S, Junge W, Mellinger U et al. Comparative effects of a four-phasic regimen of estradiol valerate/dienogest versus ethinylestradiol/levonorgestrel on haemostatic parameters. Hum Reprod 2008; 23(Suppl.1):178-9.

16. Bachmann G, Korner P. Bleeding patterns associated with oral contraceptive use: a review of the literature. Contraception 2007; 76(3):182-9.

17. Shulman LP, Goldheizer JW. The truth about oral contraceptives and venous thromboembolism. J Reprod Med 2003; 48:930-8.

18. Dunn N. The risk of deep venous thrombosis with oral contraceptives containing drospirenone. BMJ 2011; 342:d2519.

19. Gallo MF et al. Combination contraceptives: effects on weight. Cochrane Database Syst Rev 2008; 8(4):CD003987.

20. Camargos AF, Pereira FAN, Cruzeiro IKDC. Fundamentos da anticoncepção. In: Camargos AF et al. Anticoncepção, endocrinologia e infertilidade: soluções para as questões da ciclicidade feminina. Belo Horizonte: Coopmed, 2011.

21. Endrikat J et al. A Canadian multicenter prospective study on the effects of an oral contraceptive containing 3mg drospirenone and 30 microg ethinyl oestradiol on somatic and psychological symptoms related to water retention and on body weight. Eur J Contracept Reprod Health Care 2007; 12(3):220-8.

22. Böttcher Bm Radenbach K, Wildt L, Hinney B. Hormonal contraception and depression: a survey of the present state of knowledge. Arch Gynecol Obstet 2012; 286(1):231-6.

23. Toffol E, Heikinheimo O, Koponen P, Luoto R, Partonen T. Further evidence for lack of negative associations between hormonal contraception and mental health. Contraception 2012; 86(5):470-80.

24. Christin-Maître S, Delemer B, Touraine P, Young J. Prolactinoma and estrogens: pregnancy, contraception and hormonal replacement therapy. Ann Endocrinol (Paris) 2007; 68(2-3):106-12.

25. Borges LE et al. Effect of a combination of ethinylestradiol 30 microg and drospirenone 3mg on tolerance, cycle control, general well-being and fluid-related symptoms in women with premenstrual disorders requsting contraception. Contraception 2006; 74(6):446-50.

26. Lopez LM, Aptein AA, Helmerhorst. Oral contraceptives containing drospirenone for premenstrual syndrome. Cochrane Database Syst Rev 2009; 15(2):CD006586.

27. Seracchioli R, Mabrouk M, Manuzzi L et al. Post-operative use of oral contraceptive pills for prevention of anatomical relapse or symptom-recurrence after conservative surgery for endometriosis. Hum Reprod 2009; 24:2729-35.

28. Harada T et al. Low dose oral contraceptive pill for dysmenorrhea associated with endometriosis: a placebo-controlled, double-blind, randomized trial. Fertil Steril 2008; 90(5):1583-8.

29. Koltun W et al. Efficacy and safety of 3mg drospirenone/20mcg ethinylestradiol oral contraceptive administrated in 24/4 regimen in the treatment of acne vulgaris: a randomized, double-blind, placebo-controlled trial. Contraception 2008; 77(4):249-56.

30. Bart CJM et al. Consensus on women's health aspects of polycystic ovary syndrome (PCOS): the Amsterdam ESHRE/ASRM-Sponsored 3rd PCOS Consensus Workshop Group. Fertil Steril 2012; 97(1) 28-38.

31. Vessey MP, Painter R. Endometrial and ovarian câncer and oral contraceptives- findings in a large cohort study. Br J Cancer 1995; 71:134-1342.

32. Nappi C, Bifulco G, Tommaselli GA, Gargano V, Di Carlo C. Hormonal contraception and bone metabolism: a systematic review.

33. Bosetti C, Bravi F, Negri E, La Vecchia C. Oral contraceptives and colorectal câncer risk: a sistematic review and meta-analysis. Human Reprod Update 2009; 15:489-48.

34. Zieman M, Guillebaud J, Weisberg E et al. Contraceptive efficacy and cycle control with the Ortho Evra transdermal system: the analysis of pooled data. Fertil Steril 2002; 77 (2 Suppl): S32-5.

35. Fritz MA. Speroff L. Vaginal and transdermal estrogen-progestin contraception. In: Fritz MA. Speroff L (eds.). Clinical gynecologic endocrinology and infertility. 8. ed. Philadelphia: Lippincott Williams & Wilkins, 2011.

36. ACOG Committee on Practice Bulletins-Gynecology. ACOG practice bulletin. No. 73: use of hormonal contraception in women with coexisting medical conditions. Obstet Gynecol 2006; 107(6)1453-72.

37. Fraser IS. Added health benefits of the levonorgestrel contraceptive intrauterine system and other hormonal contraceptive delivery systems. Contraception 2012; S0010-7824(12)00805-0 (epub ahead of print).

38. Stubblefield PG, Carr-Ellis S, Kapp N. Family planning. In: Berek & Novak Gynecologic. 14. ed. Berek JS. Philadelphia: Lippincott Williams & Wilkins, 2007.

39. WHO – TASK Force on Postovulatory Methods of Fertility Regulation. Randomized controlled trial of levonorgestrel versus the Yuspe regim of combined oral contraceptives for emergency contraception. Lancet 1998; 352-428.

40. O'Brien MD, Guillebaud J. Contraception for women taking antiepileptic drugs. J Fam Plann Reprod Health Care 2010; 36(4):239-42.

41. Piltonen T, Puurunen J, Hedberg P et al. Oral, transdermal and vaginal combined contraceptives induce an increase in markers of chronic inflammation and impair insulin sensitivity in young healthy normal-weight women: a randomized study. Human Reprod 2012; 27(10)3046-56.

42. Edelman AB, Jensen JT. Obesity and hormonal contraceptions: safety and efficacy. Semin Reprod Med 2012; 30(6):479-85.

43. Westhoff CL, Torgal AH, Mayeda ER et al. Pharmacokinetics and ovarian suppression during use of a contraceptive vaginal ring in normal-weight and obese women. Am J Obstet Gynecol 2012; 207(1):39.e1-6.

44. Steenland MW, Zapata LB, Brahmi D, Marchbanks PA, Curtis KM. Appropriate follow up to detect potential adverse events

Capítulo 58 Anticoncepção Hormonal **631**

after initiation of select contraceptive methods: a systematic review. Contraception 2012; pii:S0010-7824(12)00827-x.

45. Parkin L, Sharples K, Hernandez RK, Jick SS. Risk of venous thromboembolism in users f oral contraceptives containing drospirenone or levonorgestrel: Nested case-control study based on UK General Practice Research Database. BMJ 2011; 342:d2139.

46. Jick SS, Hernandez RK. Risk of non-fatal venous thromboembolism in women using oral contraceptives containing drospirenone compared with women using oral contraceptives containing levonorgestrel:case-control study using United States claims data. BMJ 2011; 342:d2151.

47. Dinger JC, Heinemann LAJ, Kuhle-Habich D. The safety of drospirenone containing oral contraceptive: final results from the European active surveillance study on all contraceptives based on 142 475 women years of observation. Contracepton 2007; 75:344-54.

48. Seeger JD, Loughlin J, Eng PM, Clifford CR, Cutone J, Walker AM. Risk of thromboembolism in women taking ethinylestradiol/drospirenone and other oral contraceptives. Obstet Gynecol 2007; 110:587-93.

49. Van Vliet HAAM, Winel TA, Noort I, Rosing J, Rosendaal FR. Prothrombotic changes in users of combined oral contraceptives containing drospirenone and cyproterone acetate. J Thromb Haemost 2004; 2:2060-2.

50. Middeldorp S, van Hylckama Vlieg A. Does thrombophilia testing help in the clinical management of patients? Br J Haematol 2008; 143:321-35.

51. Blanco-Molina A. Oral contraception in women with mild thrombophilia: What have we learned recently? Thromb Res 2012; Suppl 1:S16-518.

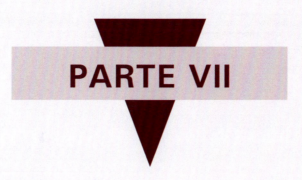

Endocrinologia Pediátrica e do Adolescente

PARTE VII

Endocrinologia Pediátrica e do Adolescente

Baixa Estatura

Vanessa Leão de Medeiros • Manuel Hermínio Aguiar-Oliveira • Carla Raquel Pereira Oliveira • Rossana Maria Cahino Pereira • Carlos Eduardo Martinelli Júnior

DEFINIÇÃO

A baixa estatura ocorre quando a criança apresenta estatura < –2 desvios padrões (DP), ou < percentil 3, em relação à média da população, ou quando se encontra abaixo 2 DP da média da altura dos pais. Embora existam curvas nacionais, a mais utilizada é a de Tanner-Whitehouse. A interação de causas genéticas e ambientais leva à determinação da altura final do indivíduo. O ambiente engloba a nutrição, o suporte psicossocial e a existência ou não de doenças crônicas. As pesquisas atuais levam cada vez mais à descoberta de diversos genes que interferem na altura final do indivíduo por atuarem no eixo hipotálamo-hipófise. A baixa estatura de causa endócrina é pouco frequente, sendo a maioria dos casos variantes da normalidade. As principais causas da baixa estatura estão dispostas na Tabela 59.1. Em cada causa são citados os diagnósticos mais frequentes na prática clínica.

O eixo GH-IGF encontra-se resumido na Figura 59.1, destacando-se o triplo controle hipotalâmico da secreção de GH e o papel do IGF-1 no *feedback* desse controle. O GH liga-se a seu receptor e, sobretudo no fígado, gera o fator de crescimento semelhante à insulina-1 (IGF-1), principal mediador do crescimento extrauterino. O IGF-1 liga-se no plasma a um conjunto de seis proteínas transportadoras, as IGF *binding proteins* (IGFBP1-6). A IGFBP3, principal proteína ligadora, se une à subunidade ácido lábil (ALS) para formar o complexo ternário (CT), que serve como um reservatório circulante de IGF-1, evitando sua degradação e apresentando o IGF-1 a seu receptor. Menos de 1% do IGF-1 circulante se encontra na forma livre. O sistema é completado por um conjunto de proteases que degradam as IGFBP. Outro hormônio que atua na liberação do GH é a grelina, produzida principalmente pelo estômago, e atua ao se ligar a seu receptor GHSR (receptor secretagogo de GH).

CRESCIMENTO

O crescimento normal apresenta variações de acordo com a fase de vida da criança.

- *Intraútero*: o crescimento intrauterino depende de fatores maternos (nutrição, infecções, doenças maternas como hipertensão arterial sistêmica [HAS] e *diabetes mellitus* [DM], uso de substâncias ilícitas, tabagismo). Em caso de restrição do crescimento e desenvolvimento, o feto poderá ter peso/altura inadequados para a idade gestacional (PIG) e esse agravo pode promover repercussões na altura final, caso não ocorra a recuperação até os 2 anos de idade, e no desenvolvimento de doenças cardiometabólicas futuras. O comprimento final nessa fase em crianças adequadas para idade gestacional se encontra entre 48 e 52cm.
- *Lactente*: no primeiro ano de vida ocorre ganho estatural médio de 25cm, enquanto no segundo ano de vida a média é de 12cm. Pode ocorrer variação do percentil nessa fase, e apenas ao final do segundo ano de vida a criança se encontra no percentil correspondente ao de seu alvo genético.
- *Infância*: no terceiro ano de vida, a velocidade de crescimento (VC) média corresponde a 8cm, e do quarto ano até o início da puberdade a média passa a ser de 5 a 6 cm/ano.
- *Adolescência*: ocorre o estirão puberal com VC = 8cm/ano nas meninas e 10cm/ano nos meninos, com crescimento residual após a menarca.

Tabela 59.1 Classificação dos diagnósticos de baixa estatura segundo as causas

Causas genéticas	Diagnósticos
Variantes normais	Baixa estatura familiar, retardo constitucional do crescimento
Síndromes genéticas	
Aneuploidias cromossômicas	Síndrome de Turner, síndrome de Down
Osteocondroplasias	Acondroplasia e hipocondroplasia
Síndromes disfórmicas	Síndrome de Silver-Russell, síndrome de Noonam, síndrome de Prader-Willi, pseudo-hipoparatireoidismo, outras
Causas hormonais: deficiência de IGF	
Alterações intrínsecas do eixo GH-IGF	
I. Deficiência genética de GH	Deficiência isolada de GH, resistência ao GHRH, deficiência de GH associada à deficiência de outros hormônios hipofisários
II. GH bioinativo	Síndrome de Kowarski
III. Deficiência adquirida de GH	Tocotraumatismo, nanismo psicossocial
IV. Deficiência genética de IGF-1	Resistência genética ao GH (síndrome de Laron), deleção do gene do IGF-1
V. Resistência ao IGF-1	Pigmeus, mutações no IGF-1 R
VI. Alterações das IGFBP	Elevação das concentrações de IGFBP-1
Resistência adquirida ao GH	Desnutrição, doenças pulmonares, cardíacas, inflamatórias, intestinais, doença celíaca
Causas multifatoriais – mais de uma alteração do eixo GH-IGF	
I. Alterações de outros hormônios	Hipotireoidismo, síndrome de Cushing, doença de Addison, hiperandrogenismo e hiperestrogenismo
II. Causas metabólicas	*Diabetes mellitus*, insuficiência renal crônica, raquitismo, deficiência de cobre e zinco
III. Causas intrauterinas	Pequeno para idade gestacional (PIG)

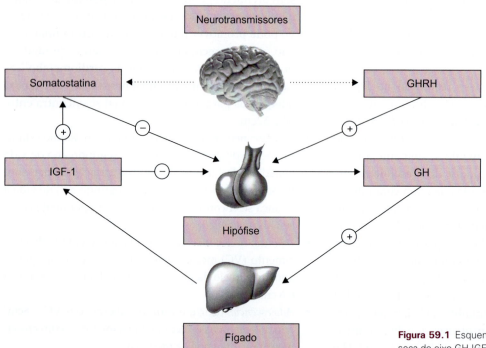

Figura 59.1 Esquema representativo da regulação intrínseca do eixo GH-IGF.

RASTREIO DA BAIXA ESTATURA

A avaliação de baixa estatura deve ser realizada nas seguintes circunstâncias:

- Estatura abaixo do percentil 3.
- VC abaixo do percentil 3 por mais de 6 meses ou abaixo do percentil 25 por 2 anos.
- Altura < 2DP da média de altura dos pais.
- Mudança na faixa de percentil após 2 anos de vida.
- Retardo da idade óssea em relação à idade-estatura.[1,2]

Avaliação Clínica e Auxológica

As informações obtidas a partir de uma anamnese criteriosa e de um exame físico detalhado constituirão um arsenal extremamente importante na avaliação do paciente, o qual pode ser mais ou menos rico em dados positivos, dependendo da idade do paciente e dos achados clínicos.

Durante a anamnese, devem ser investigadas condições da gravidez e parto, peso e altura ao nascimento, com questionamento sobre desenvolvimento neuropsicomotor e a existência de doenças crônicas.

Ao exame físico, deve-se avaliar a presença de estigmas para doença genética, peso, perímetro cefálico e estatura. Em relação à estatura, deve ser obtida com a criança deitada até os 2 anos de idade. A partir daí, a mensuração deverá ser realizada na vertical, por meio de estadiômetro rígido. A relação entre o comprimento do segmento superior (SS – estatura menos o valor do segmento inferior) e o comprimento do segmento inferior (SI – distância do púbis até o chão com as pernas levemente afastadas) é um critério clínico utilizado para o diagnóstico de doenças osteometabólicas e displasias ósseas.

A altura final da criança corresponde à média da altura de seus pais, obtida pela fórmula apresentada a seguir, conhecida como *target height*.

- *Em meninos*: (altura da mãe + 13 + altura do pai)/2 ± 5cm
- *Em meninas*: (altura da mãe + altura do pai – 13)/2 ± 5cm
  - *Exames iniciais*: hemograma, eletrólitos, bioquímica (cálcio, fósforo, fosfatase alcalina), velocidade de hemossedimentação (VHS), TSH, T4 livre, radiografia de mão e punho esquerdo.
  - *Exames para diagnóstico de baixa estatura*: cariótipo (em todas as meninas com baixa estatura sem outras causas), IGF-1 e IGFBP3 e teste de estímulo com GH, em caso de suspeita de deficiência de GH, antiendomísio e antitransglutaminase, em caso de suspeita de doença celíaca, ressonância nuclear magnética (RNM) de encéfalo.

CAUSAS

Variantes da Normalidade

Aproximadamente 80% das causas de baixa estatura correspondem às variantes da normalidade: baixa estatura familiar (BEF) e retardo constitucional do crescimento e puberdade (RCCP):

- *Baixa estatura familiar*: a previsão da estatura final projeta-se para dentro do canal familiar, indicando que os pais são baixos. Os pais e os irmãos compartilham metade dos genes da criança; os tios e os avós, um quarto, e os primos, um oitavo. Portanto, o fato de existir um único parente distante com baixa estatura na família não é suficiente para sugerir BEF. O peso ao nascer é inferior ao da população geral, porém dentro do padrão da família. Em geral, as crianças crescem em torno do terceiro percentil. A maturação óssea é normal, e a puberdade instala-se na cronologia normal. Traduz, clinicamente, uma situação de atividade mínima do eixo GH-IGF-1, porém dentro dos limites da normalidade condicionada pelo patrimônio genético familiar. A baixa estatura familiar deve ser investigada, uma vez que um dos pais pode ser baixo devido a alguma patologia não diagnosticada.
- *Retardo constitucional do crescimento e puberdade*: define os limites tardios da cronologia normal da ativação do sistema GH-IGF-1 e da maturação óssea e pubertária. O peso ao nascer é normal, com desaceleração posterior e simultânea da velocidade do crescimento e da maturação óssea. A estatura final projetada pela idade óssea situa-se dentro do canal familiar, embora a previsão a partir da idade cronológica possa sugerir prejuízo da estatura final. Em geral, a maturação óssea é atrasada mais de 2 anos em relação à idade cronológica, e o início da puberdade e o estirão pubertário são atrasados, ocorrendo, respectivamente, em idade superior a 12 e 13 anos nas meninas e 14 e 16 anos nos meninos. Em geral, há história de padrão de crescimento semelhante na família.

Uma possível forma de avaliação de crianças com RCCP das crianças com hipogonadismo hipogonadotrófico é por meio da avaliação do hormônio antimülleriano (AMH) e da inibina B. O AMH é secretado pelas células de Sertoli imaturas e seus valores caem ao longo do crescimento, até se estabilizarem no adulto. No hipogonadismo hipogonadotrófico, seus valores são muito baixos, uma vez que sua secreção é estimulada pelo FSH. Os níveis de inibina B e AMH estão normais nas crianças com RCCP, o que indica seu estado eugonádico.[3,4]

Doenças Congênitas

Síndromes Genéticas

A baixa estatura é um achado clínico comum em algumas síndromes genéticas secundárias a alterações no número de cromossomos: dos autossômicos, como a trissomia 21 (síndrome de Down) e/ou dos cromossomos sexuais (síndrome de Turner).

Síndrome de Down

A síndrome de Down ocorre em 1:600 nascidos vivos e é causa de retardo estatural neonatal e pós-natal, com estatura final variando de 135 a 160cm nos homens e 127 a 158cm nas mulheres. Embora a atividade do eixo GH-IGF-1 possa ser subnormal, o tratamento com GH não é recomendado na síndrome de Down devido ao alto risco intrínseco de tumores malignos e leucemias nesses pacientes.

Síndrome de Turner

Acomete cerca de 1:2.000 a 1:5.000 meninas nascidas vivas. Cinquenta por cento dos casos são devidos à perda de um cromossomo X (cariótipo 45,X) ou de parte dele, durante a meiose, geralmente o paterno. Podem ser encontrados vários mosaicismos, sendo o 45X e o 47XXX mais frequentemente associados à menarca espontânea. A síndrome de Turner condiciona uma perda de, geralmente, 20cm em relação à média étnica. O comprimento já está comprometido ao nascer. Aos 2 anos de idade, a redução estatural alcança –1,5 a –2DP e é progressiva, sobretudo na puberdade.

A baixa estatura parece ser associada, em parte, à perda de material cromossômico no segmento distal do braço curto do cromossomo X (Xp 22.3) e à consequente haploinsuficiência do gene *SHOX* (*short-stature homeobox containing gene on the X chromossome*), que codifica um homeodomínio regulador transcricional de vários genes que agem no crescimento e na morfologia óssea em sítios particulares: palato, mandíbula, ossículos auriculares e meato auditivo externo.[5] O gene *SHOX* faz parte dos genes que escapam à inativação do cromossomo X e apresentam expressão no cromossomo Y (Yp 11.3). Mutações ou deleções do gene *SHOX* são associadas a um amplo espectro de características fenotípicas, variando de baixa estatura sem alterações dismórficas até displasia esquelética mesomélica.[6]

Essas alterações parecem estar envolvidas na determinação das manifestações ósseas da síndrome de Turner: displasia mesomélica (braços e pernas curtos), palato em ogiva, micrognatia, cúbito valgo, metacarpianos curtos e deformidade de Madelung (deformidade do rádio e luxação dorsal da porção distal da ulna). Outros genes podem ser acometidos e relacionados com outras manifestações da síndrome, como linfedema, pescoço alado, manifestações cardíacas e insuficiência ovariana.[7,8] Desse modo, além da baixa estatura, esses pacientes têm de ser analisados quanto a possíveis associações com coarctação da aorta, hipertensão arterial, DM, hipotireoidismo autoimune, osteopenia e outras doenças que exijam tratamento específico, além do tratamento da baixa estatura, que será discutido adiante neste capítulo. O FSH se encontrará elevado no primeiro ano de vida e após os 9 anos de idade. Sua apresentação mais clássica é a baixa estatura com atraso puberal e amenorreia primária. Deve ser lembrado que a síndrome de Turner deve ser cogitada em todas as meninas com baixa estatura sem causa aparente, mesmo sem estigmas.

Osteocondrodisplasias

As osteocondrodisplasias causam alterações nas proporções corpóreas com nanismo tipo rizomélico, devido à redução acentuada dos segmentos proximais dos membros e da envergadura em relação à altura, com relação SS/SI >1. O tipo mais comum é a acondroplasia decorrente da mutação heterozigótica no gene do receptor 3 do fator de crescimento do fibroblasto (FGF-R3) no braço curto do cromossomo 4 (4p16.3).[9] A herança é autossômica dominante, com incidência de 1:26 mil.[10] Os pacientes apresentam macrocefalia com saliências frontoparieto-occipitais e, ocasionalmente, hidrocefalia. Outras manifestações incluem ponte nasal achatada, mãos em tridente e lordose lombar. Podem apresentar redução dos corpos vertebrais com aspecto cuboide e dos pedículos (demonstráveis radiologicamente) e estreitamento do canal espinhal com deslocamentos discais e lesões medulares ou de nervos espinhais. A altura final é de 125cm na mulher e 131cm no homem. A hipocondroplasia, considerada uma forma suave de acondroplasia, é também secundária a uma mutação no FGF-R3; entretanto, não se observam casos de hipocondroplasia e acondroplasia na mesma família. A estatura final desses pacientes situa-se entre 133 e 151cm para meninas e entre 145 e 164cm para meninos, e as manifestações clínicas são mais discretas. Não apresentam a típica macrocefalia encontrada na acondroplasia. Um dado bastante importante para o diagnóstico da hipocondroplasia é o achado radiológico de ausência de aumento da distância interpeduncular de L1 a L5[10] (Figura 59.2). Muitos pacientes com hipocondroplasia apresentam crescimento normal durante a infância. Durante a puberdade, a desproporção no crescimento torna-se evidente devido à falta do estirão pubertário normal. Desse modo, a hipocondroplasia deve ser levada em consideração no diagnóstico do retardo constitucional do crescimento.

Capítulo 59 Baixa Estatura

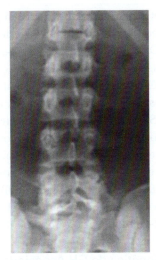

Figura 59.2 Paciente com hipocondroplasia mostrando ausência de aumento da distância interpeduncular na coluna lombar.

Mais recentemente, a identificação e a caracterização do gene *SHOX*, descrito anteriormente, tornam possível a documentação de seu envolvimento em outra síndrome discondroplásica, a síndrome de Leri-Weill, caracterizada por cúbito valgo, metacarpianos curtos, deformidade de Madelung e comprometimento estatural tipo mesomélico de grau variado, dentre outros achados. Alterações no gene *SHOX* foram observadas em todos os casos de síndrome de Leri-Weill estudados em revisão descrita em 2001.[11] Relação borda externa/borda interna da epífise radial > 4 com idade óssea > 10,5 anos em meninas e > 11,5 anos em meninos é sugestiva da deficiência do gene *SHOX*. A similaridade fenotípica por vezes dificulta o diagnóstico diferencial com síndrome de Turner nos pacientes do sexo feminino.

Síndromes Dismórficas

As síndromes dismórficas fazem parte das cerca de 400 doenças hereditárias que causam baixa estatura (Catálogo Online "Mendelian Inheritance in Man" – OMIN: www.nebi.nlim.gov/omin). Constituem um grupo variado de doenças: síndrome de Silver-Russell, síndrome de Prader-Willi, síndrome de Seckel ou da cabeça de pássaro, as síndromes de envelhecimento precoce progéria e a síndrome de Cockaine, dentre outras descritas inicialmente a partir dos dados sindrômicos, cujos defeitos moleculares estão ainda por ser estabelecidos em vários casos. A síndrome 3-M é uma síndrome dismórfica com retardo de crescimento pré e pós-natal com secreção normal do hor-

Tabela 59.2 Dados clínicos e genéticos de algumas síndromes dismórficas

Síndromes	Dados clínicos	Dados genéticos
Síndrome 3-M	Retardo de crescimento pré e pós-natal, dismorfismo facial, macrocefalia, inteligência e função endócrina normais. Ossos longos delgados, corpos vertebrais altos e alterações torácicas. Luxações e ocasionais aneurismas intracerebrais	Herança autossômica recessiva, mutações no gene cullin 7 *(CUL7)* no cromossomo 6p 21.1, que codifica o complexo E3 ubiquitina-ligase, importante para o crescimento intrauterino
Silver-Russell	Retardo do crescimento intrauterino. Face pequena e triangular, fronte proeminente. Assimetria corpórea, membros curtos. Anomalias ósseas e renais. Hipospadia. Altura final variando de –4DP até a média	Herança heterogênea Prováveis defeitos no cromossomo 7 ou 15
Noonan	Fácies típicas: fronte ampla, hipertelorismo, ptose, fissura palpebral direcionada para baixo, micrognatia, orelhas de implantação baixa, pescoço largo e curto. Estenose da valva pulmonar e/ou ECG típico. Altura < 3º percentil e altura final em torno de 152,7cm em meninas e 162,5cm em meninos. *Pectus excavatum* ou *carinatus*. Outros: associação com retardamento mental, displasia linfática ou criptorquidia	Herança heterogênea Doença esporádica, herança autossômica dominante ou ligada ao X. Em metade dos casos, encontra-se mutação no gene *PTPN11* (12q 24.1), que codifica a proteína tirosina fosfatase SHP-2, importante na proliferação, diferenciação e migração celular
Prader-Willi	Olhos amendoados, diâmetro bifrontal estreito, boca triangular. Atraso psicomotor, hipotonia muscular e retardamento mental. Polifagia, obesidade grave, intolerância à glicose. Criptorquidia e hipogonadismo	Doença esporádica, raramente familiar. Anormalidade no braço longo do cromossomo 15 (10q-11q), de origem paterna
Pseudo-hipoparatireoidismo	Baixa estatura intensa. Face redonda. Pés, mãos e quarto metacarpiano curtos. Calcificações subcultâneas. Hipocalcemia e hiperfosfatemia	Herança autossômica dominante. Mutação no receptor do PTH, truncando a proteína G estimuladora

mônio de crescimento ligada a mutações no gene *CUL7*, cuja maior família descrita foi encontrada em Itabaianinha, Sergipe.[12] Embora as síndromes dismórficas sejam causas esporádicas de baixa estatura, devem ser lembradas na eventualidade da associação desta com estigmas físicos. Algumas, como a síndrome de Silver-Russell, podem representar um grupo heterogêneo de doenças com diferentes bases genéticas e, assim como na síndrome de Prader-Willi, configuram possíveis indicações de tratamento com GH. A Tabela 59.2 ilustra dados clínicos e genéticos de algumas dessas síndromes.[13,14]

Dentre as causas endócrinas, a principal é a deficiência absoluta ou relativa de IGF-1, que compreende, dentre outras, a deficiência genética isolada de GH ou associada a outros hormônios hipotalâmicos e hipofisários, a resistência genética ao GH, a deficiência genética de IGF-1, a resistência aos IGF e as alterações das IGFBP.

Deficiência Genética de GH

Deficiência Isolada de GH e Resistência ao GHRH

A deficiência isolada do hormônio do crescimento (DIGH) como causa de baixa estatura é estimada em 1/3.480 a 1/10 mil nascidos vivos.[15] Ao se examinarem os portadores de DIGH, por meio de RNM, observa-se que as anormalidades anatômicas são encontradas em apenas 12% dos pacientes,[16] sugerindo que devam existir causas genéticas para explicar melhor a DIGH do que os defeitos estruturais em uma grande proporção dos casos. A incidência de DIGH familiar, definida como o aparecimento de DIGH em dois parentes de primeiro grau, é controvertida e estimada em 5% a 30% dos casos.

As causas genéticas mais frequentes de DIGH são mutações no gene do GH (*GH1*) no cromossomo 17q23 ou no gene do receptor do GHRH (GHRH-R) no cromossomo 7p14.[17-23] A DIGH compreende quatro formas, de acordo com o grau de deficiência de GH e o modo de herança:

- *Tipo IA*: herança autossômica recessiva, com níveis séricos ausentes de GH. Os pacientes desenvolvem anticorpos anti-GH com o uso da terapia com GH. Deve-se a grandes deleções no gene de *GH1*.
- *Tipo IB*: forma mais frequente de DIGH, herança autossômica recessiva, com níveis de GH muito diminuídos. Os pacientes respondem bem à terapia com GH. Deve-se a mutações nos genes do *GH1* ou do GHRH-R.
- *Tipo II*: herança autossômica dominante, com níveis séricos de GH muito diminuídos. Os pacientes respondem bem à terapia com GH. A maioria ocorre por mutações que levam à perda do éxon 3 do *GH1*.
- *Tipo III*: forma mais rara de DIGH, com herança ligada ao X e, por vezes, associada à agamaglobulinemia.

Salvatori et al., em 2001, observaram a prevalência de mutações no receptor do GHRH em 10% dos pacientes estudados com DIGH tipo IB, em populações de diferentes grupos étnicos.[19] A primeira dessas mutações foi a E72X, descrita em três famílias do subcontinente indiano com a mesma ancestralidade.[17-18] Dentre elas, a mutação homozigótica IVS1 G→A no sítio de *splicing* do GHRH-R, responsável por DIGH em 105 indivíduos da região de Carretéis e arredores no município de Itabaianinha, Sergipe, revelou-se a mais importante, pois constitui o maior agrupamento familiar já descrito com DIGH genética,[19] demonstrando de maneira incontestável a importância do eixo GHRH-GH-IGF para o crescimento normal.[24]

Deficiência Genética de GH Associada a Outros Hormônios Hipofisários

A deficiência genética de GH associada a outros hormônios hipofisários ocorre por defeitos em fatores de transcrição envolvidos na organogênese da pituitária.[25-32] Esses fatores de transcrição possuem um homeodomínio de 60 aminoácidos codificados por uma região no gene chamada *homeobox*. Este homeodomínio liga-se a sítios específicos do DNA na região promotora dos genes-alvo, recrutando coativadores e correpressores importantes para ontogênese, diferenciação e função hipofisária. Na Tabela 59.3 encontram-se o fenótipo e os dados genéticos e de imagem por RNM dos tipos descritos dessas deficiências que conduzem ao hipopituitarismo, pela ordem de frequência: PROP-1, PIT-1, LHX-3 e LHX-4. Algumas mutações no gene *HESX-1* provocam hipopituitarismo, enquanto outras determinam deficiência isolada do GH. É importante acrescentar que, embora o modelo animal de nocaute desse gene apresente fenótipo semelhante ao da síndrome de displasia septo-óptica (hipoplasia do nervo óptico, alterações da linha média, como ausência do septo pelúcido e agenesia do corpo caloso, acompanhada ou não de hipoplasia da pituitária), poucos pacientes com essa síndrome apresentam mutações nesse gene.[25-32]

Deficiência Adquirida de GH

As causas adquiridas correspondem a um quarto dos pacientes com DGH. Incluem tocotraumatismos, traumatismos cranianos e tumores do SNC (craniofaringiomas, germinomas, ependimomas etc.). Os adenomas hipofisários, geralmente prolactinomas, são raros em crianças. Histiocitose X, doenças inflamatórias e infiltrativas (tuberculose, sarcoidose etc.), radioterapia e quimioterapia para tumores cranianos podem conduzir à deficiência isolada de GH, porém, com mais frequência, associada a hipopituitarismo. Faz parte desse grupo o nanismo psicossocial, que comentaremos a seguir:

Capítulo 59 Baixa Estatura

Tabela 59.3 Deficiência de GH associada a outros hormônios hipofisários por defeitos em fatores de transcrição

Tipo e sinonímia	Fenótipo	Genética	RNM
PROP-1 (*Prophet of PIT-1*)	Deficiência de GH + TSH + PRL + LH/FSH com ou sem ACTH	Herança autossômica recessiva. Gene necessário para a expressão do gene *PIT-1* (cromossomo 5q35). Alteração mais frequente é a deleção AG:301/302 del AG	Hipófise normal, hipoplásica ou aumento hipofisário precedente. Neuro-hipófise tópica
PIT-1 GHF1 (*GH factor1*) POU1F1 (*POU domain class 1 transcription factor 1*)	Deficiência de GH + TSH + PRL	Herança autossômica recessiva ou heterozigose composta e autossômica dominante. Gene *PIT-1* (cromossomo 3p11). Alteração mais frequente é a mutação R271W em heterozigose	Hipófise normal ou hipoplásica Neuro-hipófise tópica
HESX-1/RPX (*Homeobox embryonic stem cell/Rathke pouch homeobox*)	Deficiência de GH ou GH + TSH + LH/FSH + ACTH Displasia septo-óptica pode estar associada	Herança autossômica recessiva ou autossômica dominante com penetração incompleta. Gene *HESX-1* (cromossomo 3p21.1-21.2). Quatro mutações descritas	Hipófise normal ou hipoplásica Neuro-hipófise tópica ou ectópica Haste hipofisária hipoplásica em certos casos
LHX3 LIM3, P-LIM LIM origina-se das iniciais de LIN-11, ISLET-1 e MEC-3	Deficiência de GH + TSH + PRL + LH/FSH Ombros elevados e antevertidos	Herança autossômica recessiva ou heterozigose composta. Gene *LHX3* (cromossomo –q34.3)	Hipófise hipoplásica ou aumento hipofisário precedente Neuro-hipófise tópica
LHX4 GSH4 pertencente à classe LIM	Deficiência de GH + TSH + PRL + ACTH Malformação de Chiari	Herança autossômica dominante. Gene *LHX4* (cromossomo 1q25)	Hipófise normal ou hipoplásica Neuro-hipófise tópica ou ectópica

Nanismo Psicossocial

A maioria dos casos refere-se a crianças cuja baixa estatura está associada a um ambiente familiar hostil e/ou a relacionamento inadequado com os pais. Quando removidas para um ambiente favorável, o crescimento retorna à normalidade. Essas crianças costumam apresentar alterações comportamentais bizarras, com alteração dos hábitos de beber ou comer (como beber água de toaletes, coprofagia), isolamento social e alterações da fala; entretanto, alterações psicológicas mais brandas, como muita ansiedade ou desproporcionado senso de responsabilidade para a idade, podem ser achados mais frequentes e, por serem aceitos socialmente, podem retardar ou impedir o diagnóstico. Nesses indivíduos, a secreção de GH é diminuída e volta ao normal, em média, 3 semanas após a remoção da criança do ambiente hostil, garantindo a restauração do crescimento.[33]

GH Bioinativo (Síndrome de Kowarski)

A existência de crianças com fenótipo semelhante ao da deficiência de GH, porém com secreção normal ou elevada deste hormônio e sensibilidade normal ao GH durante teste de geração de IGF-1, sugere a possibilidade de uma molécula de GH anômala com grande afinidade por sua proteína carreadora (GHBP), dificultando a ligação da molécula normal de GH com seu receptor.[34] Existem duas mutações pontuais no gene *GH1* descritas, codificando moléculas anômalas de GH que perderam a capacidade de transmissão de sinal através do receptor de GH.[35] As situações clínicas sugestivas de bioinatividade do GH, embora necessitem de mais estudos para melhores compreensão e caracterização dos mecanismos envolvidos, constituem uma possibilidade, dentre outras, para explicar a baixa estatura em crianças com secreção de GH normal e concentrações subnormais de IGF-1, que se normalizam com doses habituais de GH exógeno.

Resistência Genética ao GH (Síndrome de Laron)

A síndrome de insensibilidade ao GH é definida pelo fenótipo de deficiência grave de GH associada a níveis normais ou elevados de GH, acompanhados de níveis baixos de IGF-1, que não se elevam após a administração de GH exógeno, traduzindo defeitos no receptor do GH (GH-R). Esses pacientes não apresentam resposta ao tratamento com GH, mas sim à administração do IGF-1. O gene do GH-R está localizado no cromossomo 5p13.1-12.

Várias mutações nos domínios extra e intracelulares do GH-R ou que impedem a cascata de sinalização intracelular são causas da insensibilidade genética ao GH.[36-39]

Resistência Adquirida ao GH

Secreção normal de GH, insulina, hormônios tireoidianos e cortisol e estado nutricional adequado[33] são necessários para a produção normal do IGF-1. Várias situações, como a restrição calórica e/ou proteica e um conjunto de afecções sistêmicas, provocam um quadro de resistência ao GH caracterizado por concentrações normais ou elevadas de GH, com níveis reduzidos de IGF-1. Nesse último grupo incluem-se doenças pulmonares, cardíacas, hepáticas, hematológicas, inflamatórias, intestinais e a doença celíaca. Esta última, de baixa incidência em nosso meio, pode ser suspeitada pela presença de anticorpos antiendomísio ou antitransglutaminase e confirmada pela biópsia intestinal. Dentre os fatores que podem causar resistência adquirida ao GH podem ainda ser listados os anticorpos circulantes anti-GH, geralmente presentes em pacientes com deficiência genética de GH tipo 1A após início de tratamento com GH.

Causas Multifatoriais

Alterações de Outros Hormônios

Nesse grupo encontra-se uma série de condições que se caracterizam pela associação de alterações na secreção e ação do GH e do IGF-1, que conduzem a menor biodisponibilidade do IGF-1. Os hormônios tireoidianos estimulam a liberação do GH via GHRH e a produção hepática de IGF-1.[40] O cortisol tem papel permissivo para a ação do eixo GH-IGF, porém, em excesso, estimula a via da somatostatina, inibindo a secreção de GH e também a ação de GH e IGF em seus receptores. Desse modo, hipotireoidismo, hipocortisolismo e hipercortisolismo repercutem negativamente sobre o crescimento. O efeito final sobre a estatura combina as repercussões sobre o crescimento linear com a maturação óssea atrasada nos três exemplos citados. Algumas condições, como o excesso de esteroides sexuais, provocam aceleração da velocidade de crescimento e da maturação óssea, aumentando inicialmente o crescimento linear, mas levando, em longo prazo, a redução da estatura final.

Causas Metabólicas

Diabetes e insuficiência renal crônica (IRC) são outros modelos de anormalidades complexas no eixo GH-IGF-1, resultando em baixas disponibilidade e atividade dos IGF. Na IRC, acidose, hiperparatireoidismo, subnutrição e deficiência de zinco,[40] associados à diminuição do clearance, alteram as concentrações dos IGF e das IGFBP, além de aumentarem a proteólise da IGFBP3, e podem, assim, explicar as menores biodisponibilidade e bioatividade dos IGF e a baixa estatura resultante. Essa situação é parcialmente revertida com o tratamento com GH. Outras situações metabólicas, como acidose, alcalose, hipoxia, raquitismo e carências vitamínicas, também são causas multifatoriais de baixa estatura, afetando, por vezes, mais de um dos componentes do sistema IGF.

Causas Intrauterinas: Crianças Pequenas para a Idade Gestacional

As crianças pequenas para idade gestacional (PIG) constituem exemplos de interação multifatorial do eixo GH-IGF com resistência à insulina e atividade exacerbada do eixo hipotálamo-hipófise-adrenal, que pode levar, além da baixa estatura, à precocidade sexual, ao DM e à doença cardiovascular.[41-43] As crianças PIG são definidas como tendo altura e/ou peso ao nascer < percentil 10 ou < –2DP para a idade gestacional. O eixo GH-IGF pode apresentar várias alterações, que envolvem desde a resistência ao GH até a deficiência de GH e a disfunção neurossecretória de GH. Outro aspecto referido é o aumento de isoformas não bioativas do GH, não 22kDa.[44] Uma das causas genéticas de PIG é a síndrome de Silver-Russell, caracterizada por face triangular, assimetria de extremidades e clinodactilia do quinto quirodáctilo.

Em média, 10% a 15% dessas crianças não apresentam a retomada do crescimento aos 2 anos de idade, condicionando sequela definitiva de baixa estatura na maioria delas, quando não tratadas com GH.[45,46] Desde 2001, a Food and Drug Administration (FDA) aprovou o uso de GH para crianças PIG com ganho estatural de 10 a 15cm, dependendo da época em que se iniciou a terapia.[33]

DIAGNÓSTICO

Características que chamam atenção para suspeita de alteração no eixo GH-IGF: (a) no neonato: hipoglicemia, icterícia prolongada, micropênis ou trauma de parto; (b) irradiação craniana; (b) traumatismo de crânio ou infecção do sistema nervoso central; (d) consanguinidade ou história familiar; (e) anormalidades craniofaciais. Fácies características "de boneca" ou "de querubim", obesidade abdominal e voz de timbre agudo são encontradas nas formas mais graves. Em muitos casos, a baixa estatura é o único sinal clínico.

Dosagem dos Componentes do Eixo GH-IGF

Medida dos IGF, IGFBP

No momento, existem ensaios disponíveis para determinação das concentrações séricas dos diversos componentes do sistema GH-IGF. O clínico, usando qualquer ensaio, deve estar consciente de sua metodologia, suas limitações e sua *performance* no diagnóstico de DGH. Para o IGF-1 e o IGFBP3, são mandatórios valores de referência padronizados para idade e sexo. Valores < –2DP para IGF-1 e/ou IGFBP3 sugerem fortemente anormalidade no eixo GH, quando excluídas outras causas de deficiência de IGF. Entretanto, valores normais não afastam completamente o diagnóstico de DGH, uma vez que concentrações de IGF-1 e IGFBP3 dentro da normalidade podem ser encontradas na DGH.[33]

O espectro da deficiência do hormônio de crescimento (DGH) compreende um conjunto de situações, desde as formas graves genéticas de DGH até quadros comuns de retardo puberal, em que a secreção de GH está diminuída pelo retardo na produção dos esteroides sexuais. A dificuldade diagnóstica na avaliação da secreção de GH, classicamente realizada mediante testes de estímulos farmacológicos, suscitou a hipótese de que seria impossível diagnosticar corretamente a deficiência de GH. Essa conduta desestimulou a análise laboratorial da DGH a ponto de, na Austrália, o programa nacional de fornecimento de GH dispensá-la. A escolha do uso do teste de estímulo com GH é altamente dependente do protocolo de cada país, assim como a decisão quanto ao uso de esteroide sexual dias antes do exame.[47] Apesar das dificuldades de avaliação da secreção do GH por meio dos testes de estímulo, o estudo adequado do eixo GH-IGF-1 deverá confirmar o diagnóstico da DGH e orientar a terapêutica racional com GH.

A medida da secreção espontânea de GH (noturno ou por 24 horas) não está indicada de rotina. Os níveis de IGF-1 devem ser medidos em todos os pacientes com avaliação de baixa estatura. A medida de IGFBP3 acrescenta pouco à avaliação de baixa estatura, exceto em crianças < 3 anos de idade, uma vez que baixos níveis de IGFBP3 são úteis ao diagnóstico de DGH.[47]

A sensibilidade ao GH na BE é variável, e o teste de geração de IGF-1 é capaz de evidenciar casos de insensibilidade severa ao GH, porém não é tão eficaz em detectar graus moderados de insensibilidade ao GH.[47]

Testes de Estímulo da Secreção de GH

Vários agentes podem ser utilizados para promover a secreção de GH após jejum noturno em protocolos padronizados. O teste da hipoglicemia insulínica (ITT) é considerado o padrão-ouro. Os testes da clonidina, do glucagon, do propanolol e do L-dopa poderão ser realizados quando o ITT estiver contraindicado ou quando um segundo teste for necessário. A arginina, outro estimulador da secreção de GH, é de difícil obtenção em nosso meio, e o uso dos peptídeos GHRP está, em geral, restrito a pesquisas. A Tabela 59.4 mostra protocolos sugeridos para alguns testes farmacológicos da secreção de GH. Esses testes podem ser precedidos, em crianças pré-púberes, da administração de esteroides sexuais (*priming* com estrogênio ou testosterona) em 3 a 5 dias, com o objetivo de aumentar a sensibilidade hipofisária e, assim, diminuir as falsas respostas subnormais, frequentes no período peripuberal.

Os testes de estímulo devem ser monitorizados cuidadosamente por uma equipe experiente. Os valores de referência para esses testes podem variar de acordo com o imunoensaio utilizado e a faixa etária do paciente. Para melhorar a padronização dos imunoensaios de GH, é recomendado que a preparação de referência do GH seja o GH recombinante humano 22kDa (hGH 88/624, com a potência de 3UI = 1mg). Picos de GH < 10µg/L em crianças com características clínicas de DGH têm sido considerados indicativos de resposta subnormal e, portanto, de DGH. Em adultos, picos < 3µg/L após hipoglicemia são indicativos de DGH.[48,49] Entretanto, com o advento de imunoensaios mais sensíveis, alguns autores consideram anormais valores de GH < 10ng/mL, se por radioimunoensaio (RIA), GH < 7ng/mL, se por ensaio imunorradiomátrico (IRMA), ou < 5ng/mL, se por quimioluminescência ou imunoensaio fluorimétrico.[50]

A secreção de GH exibe um espectro contínuo que varia da DGH grave à secreção normal e do déficit isolado ao associado a deficiências hipofisárias múltiplas. As alterações na secreção do GH podem ser decorrentes de causas adquiridas ou congênitas. Estas podem ser genéticas, familiares ou esporádicas. Os testes farmacológicos nem sempre refletem esse espectro de secreção.

Tabela 59.4 Alguns testes de estímulo farmacológico para a secreção de GH

Estímulo	Protocolo
Insulina	Regular 0,1U/kg de peso corporal 0, 15, 30, 60, 90 min: glicemia, GH, cortisol
Clonidina	0,15mg ou 150µg/m² de superfície corporal ou 4mg/kg Até 15kg: 75µg 15 a 25kg: 100µg > 25kg: 150µg 0, 60, 75, 90 min Manter o paciente em repouso 1 hora após a coleta
L-Dopa	10mg/kg/peso, dose máxima de 500mg Até 15kg: 150mg 15 a 25kg: 250mg 25 a 35kg: 300mg > 35kg: 500mg
Glucagon	30µg/kg até 1mg por EV ou IM 0, 30, 60, 90, 120, 150, 180 min

Os testes de estímulo apresentam muitas limitações para uso, entre as quais o fato de o teste não mimetizar de maneira satisfatória a secreção fisiológica do GH, a resposta anormal ao teste poder ocorrer em crianças sem déficit hormonal e em crianças na peripuberdade, os valores considerados normais serem arbitrários (variando de método e autor) e a reprodutibilidade ser baixa.[50]

Apesar de todas as dificuldades em identificar as alterações do eixo GH-IGF-1, deve-se ressaltar que o uso de GH ou IGF-1 para o tratamento de indivíduos com baixa estatura não pode ser indiscriminado, mas restrito a situações específicas nas quais realmente exista deficiência relativa ou absoluta desses hormônios. Todo o esforço deve ser mobilizado no sentido de melhor diagnosticar as alterações do eixo GH-IGF-1 de modo a se instituir, quando necessária, a terapêutica mais adequada.

Diagnóstico por Imagem

A RNM apresenta riqueza de detalhes na avaliação da anatomia hipotálamo-hipofisária não atingida pela TC. Os achados de interrupção ou adelgaçamento da haste hipofisária, neuro-hipófise ectópica e hipoplasia da adeno-hipófise indicam lesão embriológica, geralmente associada aos traumas de parto, ou outros insultos não genéticos, causadores de déficit múltiplo de hormônios hipofisários. Aqueles achados geralmente não são encontrados nas mutações do GH-1, em que a adeno-hipófise pode ser normal ou levemente hipoplásica, e nas mutações PROP-1 (a deficiência múltipla de hormônios hipofisários) e GHRH-R (DIGH), em que a hipoplasia da adeno-hipófise é o achado preponderante, especialmente nas mutações homozigóticas no receptor do GHRH.[51,52]

Diagnóstico Molecular

A altura adulta é uma herança poligênica clássica com numerosas sequências de DNA diferentes em muitos *loci* genéticos. Em adição, há fatores epigenéticos e ambientais que contribuem para a altura individual. Em um estudo epigenético, prospectivo, a baixa estatura idiopática foi avaliada em nove países da Europa, sendo observado que os genes *ZBTB38* e *NFKB1*, ambos envolvidos na regulação da transcrição, assim como genes envolvidos na sinalização do fator de crescimento (*KRAS*, *SOS2* e *MAPK1*), estão envolvidos na baixa estatura.[53]

Wang et al., publicaram um estudo com 192 crianças de baixa estatura de causa não definida, comparadas com 192 indivíduos com estatura normal. Os autores avaliaram vários genes por meio de uma tecnologia de sequenciamento de DNA (com custo bastante elevado, utilizado em alguns estudos) e identificaram vários éxons responsáveis pela baixa estatura, porém a análise desses dados é bastante complexa e necessita de mais estudos para confirmação dessas mutações. Dos quatro pacientes com mutações já conhecidas, três apresentaram mutação no *PTPN11*, o que pode evidenciar casos de síndrome de Noonan não identificáveis, já que seu fenótipo é bastante variável.[54]

Como já salientado neste capítulo, cada vez mais mutações no receptor do GHRH são descritos como casos de DGH, inclusive heterozigóticos compostos por mutações distintas,[17-22] alguns casos sem história de consanguinidade na família. Não encontramos déficit estatural nem redução dos níveis do IGF-1 em indivíduos heterozigotos simples para a mutação IVSI + 1 G→A, que em homozigose causa resistência ao GHRH e deficiência isolada e grave do GH.[55]

Na baixa estatura idiopática, podem ser encontradas, ainda, mutações no gene *SHOX*.[6] De qualquer modo, crianças com baixa estatura, resposta ampla ao GH e níveis reduzidos de IGF-1 podem apresentar resistência parcial ao GH.[53] Algumas dessas crianças podem normalizar o crescimento com doses mais elevadas de GH.

Outra possibilidade de baixa estatura seria a heterozigose para a mutação no gene do receptor do IGF-1, como os casos descritos em pacientes com cromossomo 15 em anel, retardamento mental e achado da síndrome de Silver-Russell,[56-59] eventualmente corrigido com tratamento com doses elevadas de IGF-1.

Embora essas descrições ainda mereçam ser confirmadas em maior número, elas ilustram quão heterogêneo é o perfil da etiologia da baixa estatura idiopática e, consequentemente, a responsividade à terapêutica com o GH.

TRATAMENTO DA CRIANÇA COM BAIXA ESTATURA

Em qualquer caso, como ilustram as situações de resistência adquirida ao GH ou de alterações multifatoriais no eixo GH-IGF-1, o tratamento será conduzido em função do diagnóstico. Um paciente com hipotireoidismo será tratado com L-tiroxina, outro com doença celíaca receberá dieta isenta de glúten, e assim sucessivamente.

Em meninos com RCCP, nos quais a puberdade e a idade óssea se encontram atrasadas e apresentem altura > −2,5DP, testosterona é apropriada por acelerar a velocidade de crescimento, não alterando ou alterando minimamente a idade óssea.[50]

Crianças com resistência completa ao GH, deleção do gene do IGF-1 e resistências parciais ao IGF-1 são candidatas ao tratamento com IGF-1, embora doses altas de GH possam sobrepujar a resistência parcial ao IGF-1. Aquelas com deficiência do GH e resistências parciais ao GH seriam tratadas com administração do GH, porém com doses maiores nesta segunda eventualidade.

A questão maior, diante de crianças com baixa estatura, consiste na decisão se elas merecem ou não ser tratadas com GH. A desproporção entre a disponibilidade crescente dos estoques de GH obtidos por engenharia genética e a baixa frequência da DGH estimula a expansão dessa terapêutica para outras condições. Mesmo em áreas desenvolvidas, o uso injustificado do GH pode dificultar o uso naqueles que efetivamente dele necessitam. Em 2003, a FDA aprovou o uso do GH para crianças com baixa estatura idiopática, com estatura < 2,25DP abaixo da média, velocidade de crescimento pequena, epífises ósseas abertas e sem causas capazes de provocar baixa estatura. Em 2006 foi aprovada a indicação do GH para crianças com deficiência do gene *SHOX*. Na síndrome de Turner, é recomendável adicionar oxandrolona, em doses < 0,05mg/kg, no tratamento de crianças > 8 anos de idade.

Blum et al., em 2007, apresentaram o primeiro estudo em larga escala, randomizado, controlado e multicêntrico, sobre o tratamento com GH em pacientes com deficiência no gene *SHOX*, no qual demonstraram a eficácia no aumento do crescimento linear nesses pacientes por um período de 2 anos. Em comparação com o grupo que não recebeu tratamento, o grupo tratado com GH demonstrou aumento rápido e significativo da velocidade de crescimento, que foi evidenciado após 3 meses de uso. Após 1 ano, o grupo tratado cresceu uma média de 3,5cm a mais do que o grupo de controle. Embora a velocidade decline no segundo ano de tratamento, como já comprovado em outros estudos, continua sendo maior do que no grupo não tratado ao final do segundo ano.[6]

A tolerabilidade do GH em crianças é maior do que em adultos, nos quais a dose deve ser escalonada para evitar retenção líquida, síndrome do túnel do carpo, artralgias e mialgias, que raramente ocorrem em crianças. Nestas, pseudotumor cerebral, hipertensão intracraniana benigna e deslocamento da cabeça femoral são as condições adversas mais encontradas. Achados de hiperglicemia não foram observados no último consenso sobre terapia com GH, logo é controvesa a necessidade de acompanhamento da glicemia.[50] Parece não haver evidência do aumento de escoliose com a terapia com GH. Escoliose idiopática parece ser mais prevalente na síndrome de Turner[60] e, provavelmente, em outras síndromes genéticas que cursam com baixa estatura. As doses de GH variam de acordo com a patologia, havendo resposta menor nos pacientes PIG. A dose máxima recomendada, e que evidenciou não levar a aumento da mortalidade cardiovascular, foi de 50μg/kg/dia.[61]

GHRH e Bloqueio Puberal

Em caso de início da puberdade com altura < –2DP, deve-se considerar o uso do análogo do GnRH. Outra opção, no sexo masculino, consiste no uso do inibidor da aromatase (IA). Não é recomendado o uso de inibidor da aromatase no sexo feminino.[50]

Em relação aos inibidores da aromatase, em 2008 foi realizado um estudo prospectivo, randomizado, placebo-controlado, em 50 adolescentes em uso de GHRH, nos quais foram observados crescimento e efeitos adversos do uso do anastrazol. A aromatase é uma enzima responsável pela conversão dos androgênios em estrogênios, como, por exemplo, testosterona em estradiol. Os estrogênios atuam na placa de crescimento, levando à fusão epifisária. Os IA proporcionam aumento no crescimento independentemente do uso do GH. Suas vantagens estão em melhorar a previsão da estatura final sem a necessidade de aumentar a dose do GH, e no fato de os adolescentes masculinos permanecerem virilizados, como uma alternativa ao tratamento do GnRHa. O uso do GnRHa no sexo masculino ocasiona supressão bioquímica do eixo gonadal, o que pode causar repercussões psicológicas no adolescente. As evidências mostram ganho estatural com a utilização do análogo por 2 anos. O anastrazol foi bem tolerado e seguro para uso por até 3 anos. Não foram observadas diferenças nas concentrações de lipídios, na glicemia ou na função hepática, além de não ter sido evidenciado efeito adverso devido ao uso do anastrazol. Estudos a longo prazo são necessários para monitorizar a densidade mineral óssea e evidenciar possíveis efeitos colaterais.[62]

Em 2010 foi avaliada, por RNM, a morfologia vertebral de pacientes no início do uso do letrozol e no final do tratamento, assim como no grupo de controle. Sugere-se que, apesar dos benefícios no ganho de estatura final, o uso do IA, especialmente na pré-puberdade e no início da puberdade, pode predispor a deformidade nas vértebras, porém faltam mais estudos prospectivos para avaliar a repercussão desse achado.[63]

Nas osteocondrodisplasias, o tratamento com GH vem sendo utilizado em pequenas séries de pacientes, sem informações sobre a estatura final desses pacientes. Na acondroplasia, o GH pode produzir discreto aumento na velocidade de crescimento, porém o alongamento dos membros inferiores parece inevitável para a obtenção de uma estatura adulta mais bem proporcionada. Na hipocondroplasia, o GH tem algum efeito positivo se utilizado na puberdade. Na osteogênese imperfeita, o GH pode melhorar a densidade óssea, assim com os bisfosfonatos, mas não tem efeito sobre o crescimento a longo prazo.[64]

Quanto à baixa estatura idiopática, a FDA aprovou o uso do GH nos EUA para crianças < –2,25DP de altura. Já em outros países o *cutoff* para uso do GH é mais baixo.

Em crianças < –2DP de altura e que se encontram –2DP abaixo do alvo genético, deve ser considerado o início do tratamento. O incremento da altura final com o uso de GH na baixa estatura idiopática, por uma média de 4 a 7 anos, varia de 3,5 a 7,5cm, comparado com o grupo de controle. Quanto menor a idade cronológica e maior a altura de início da terapia, melhor a resposta ao tratamento. A altura média dos pais, a resposta ao primeiro ano de tratamento e o atraso na idade óssea também influenciam positivamente.[50]

Em qualquer instância de utilização terapêutica do GH, é necessário obter um incremento significativo do IGF-1 sérico, trazendo-o para faixas superiores da normalidade, o que evidencia a importância do IGF-1 no monitoramento da terapêutica.

A terapia com GH deve ser suspensa quando se estiver próximo à altura final prevista (VC < 2cm/ano ou idade óssea próxima a 16 anos no menino e 14 anos na menina). A decisão quanto à interrupção deve ser considerada de acordo com a satisfação da família com a terapia, com o custo-benefício do tratamento, ou quando a criança opta por interromper a terapia por motivos pessoais.

Não existe consenso quanto à ausência de resposta ao tratamento, porém a avaliação da resposta ao longo do primeiro ano é um bom indicativo. Critérios sugeridos para baixa resposta ao tratamento durante o primeiro ano: VC < –1DP ou mudança no DP da altura < 0,3 a 0,5, dependendo da idade. Se o crescimento for baixo e a adesão estiver garantida, pode-se aumentar a dose do GH. Os níveis de IGF-1 devem ser avaliados, pois indicam a adesão e a sensibilidade ao GH. Se mesmo após o aumento da dose e a observação por 1 a 2 anos a taxa de crescimento permanecer baixa, a terapia deverá ser suspensa.[50]

Referências

1. Grumbach MM, Styme D. Puberty: ontogeny, neuroendocrinology, physiology, and disorders. In: Williams textbook of endocrinology. 10. ed. Philadelphia: WB Saunders. 2003: 1115-86.

2. MacGillivray MH. The basics for the diagnosis and management of short stature: A pediatric endocrinologist's aproach. Pediatr Ann 2000; 29:570-5.

3. Grinspon RP, Rey RA. New perspectives in the diagnosis of pediatric male hypogonadism: the importance of AMH as a Sertoli cell marker. Arq Bras Endocrinol Metab 2011; 55:512-19.

4. Hero M, Tommiska J, Vaaralahti K et al. Circulating antimüllerian hormone levels in boys decline during early puberty and correlate with inhibin B. Arq Bras Endocrinol Metab 2011; 55/8.

5. Clement-Jones M, Schiller S, Rao E et al. The short stature homeobox gene SHOX is involved in skeletal abnormalities in Turner syndrome. Hum Genet 2000; 9:695-702.

6. Blum WF, Crowe BJ, Quigley CA et al., for the SHOX Study Group. Growth hormone is effective in treatment of short stature

associated with short stature homeobox- containing gene deficiency: two-year results of a randomized, controlled, multicenter trial. J Clin Endocrinol Metab 2007; 92(1):219-28.

7. Ranke MB, Saenger P. Turner's syndrome. Lancet 2001; 358:309-14.

8. Boucher CA, Sargent CA, Ogata T et al. Breakpoint analysis of Turner patients with partial Xp deletions: implications for the lymphoedema gene location. J Med Genet 2001; 38:591-8.

9. Vajo Z, Francomano CA, Wilkin DJ. The molecular and genetic basis of fibroblast growth factor 3 disorders. The achondroplasia family of skeletal dysplasias, Muenke craniosynostosis, and Crouzon syndrome with acanthosis nigricans. Endocr Rev 2000; 21:23-9.

10. Brook CG, de Vries BB. Skeletal dysplasias. Arch Dis Child 1998; 79:201-8.

11. Ross JL, Scott C Jr, Marttila P et al. Phenotypes associated with SHOX deficiency. J Clin Endocrinol Metab 2001; 86:5674.

12. Huber C, Dias Santagata D, Glaser A et al. Identification of mutations in CUL7 in 3-M syndrome. Nature Genetics 2005; 37:1119-24.

13. Tartaglia M, Mehler EL, Goldberg R et al. Mutations in PTPN11, encoding the protein tyrosine phosphatase SHP-2, cause Noonan syndrome. Nat Genet 2001; 29:465-8.

14. Burman P, Ritzen EM, Lindgren AC. Endocrine disfunction in Prader-Willi syndrome: a review with a special reference to GH. Endocr Ver 2001; 22:787-9.

15. Lindsay R, Feldkamp M, Harris D et al. Utah Growth Study: growth standards and the prevalence of growth hormone deficiency. J Pediatr 1994; 125:29-35.

16. Cacciari E, Zucchini S, Carla G et al. Endocrine function and morphological findings in patients with disorders of the hipothalamo-pituitary area: a study with magnetic resonanse. Arch Dis Child 1990; 65:1199-202.

17. Salvatori R, Hayashida CY, Aguiar-Oliveira MH et al. Familial dwarfism due to a novel mutation of the growth hormone-releasing hormone receptor gene. J Clin Endocrinol Metab 1999; 84:917-23.

18. Salvatori R, Fan X, Phillips JA III et al. Three new mutations in the gene for the growth hormone (GH)-releasing hormone receptor in familial isolated GH deficiency type IB. J Clin Endocrinol Metab 2001; 86:273-9.

19. Salvatori R, Fan X, Phillips JA III et al. Isolated growth hormone (GH) deficiency due to compound heterozygosity for 2 new mutations in the GH-releasing hormone receptor gene. Clin Endocrinol 2001; 54:681.

20. Salvatori R, Fan X, Mullis PE et al. Decreased expression of the growth hormone-releasing hormone receptor gene due to a mutation in a Pit-1 binding site. Mol Endocrinol 2002; 450:78-81.

21. Salvatori R, Aguiar-Oliveira MH, Monte LBV et al. Detection of a recurring mutation in the human growth hormone releasing hormone receptor gene. Clin Endocrinol 2002; 57:77.

22. Salvatori R, Fan X, Veldhuis J, Couch R. Serum GH response to pharmacological stimuli and physical exercise in two siblings with two new inactivating mutations in the GH-releasing hormone receptor gene. Eur J Endocrinol 2002; 147:591.

23. Carakushanski M, Whatmore AJ, Clayton PE et al. A new missense mutation in the growth hormone releasing hormone receptor gene in familial isolated GH deficiency. Eur J Endocrinol 2003; 148:25.

24. Peres Jurado LA, Phillips III JA, Francke U. Exclusion of the growth hormone-releasing hormone gene mutations in familial

isolated growth hormone deficiency by linkage and sigle strand conformation analyses. J Clin Endocrinol Metab 1994; 78:622-8.

25. Mendonca BB, Osorio MGF, Latronico AC et al. Longitudinal hormonal and pituitary imaging changes in two females with combined pituitary hormone deficiency due to deletion of A301, G302 in the PROP-1 gene. J Clin Endocrinol Metab 1999; 84:942-5.

26. Rosenbloom AL AA, Brown MR, Fisher DA et al. Clinical and biochemical phenotype of familial anterior hypopituitarism from mutation of the PROP1 gene. J Clin Endocrinol Metab 1999; 84:50-7.

27. Nogueira CR, Sabacan L, Jameson JL et al. Combined pituitary hormone deficiency in an inbred Brazilian kindred associated with a mutation in the PROP-1 gene. Mol Genet Metab 1999; 67:58-61.

28. Dattani MT, Martinez-Barbera JP, Thomas PQ et al. Mutations in the homeobox gene HESX1/Hesx1 associated with septo-optic dysplasia in human and mouse. Nat Genet 1998; 19:125-33.

29. Dattani ML, Martinez-Barbera J, Thomas PQ et al. Molecular genetics of septo-optic dysplasia. Horm Res 2000; 53:26-33.

30. Thomas PQ, Dattani MT, Brickman JM et al. Heterozygous HESX1 mutations associated with isolated congenital pituitary hypoplasia and septo-optic dysplasia. Hum Mol Genet 2001; 10:39-45.

31. Netchine I, Sobrier ML, Krude H et al. Mutations in LHX3 result in a new syndrome revealed by combined pituitary hormone deficiency. Nat Genet 2000; 25:182-6.

32. Machinis K, Pantel J, Netchine I et al. Syndromic short stature in patients with a germline mutation in the lim homeobox lhx4. Am J Hum Genet 2001; 69:961-8.

33. Consensus guidelines for the diagnosis and treatment of growth hormone (GH) deficiency in childhood and adolescence: summary statement of the GH Research Society. J Clin Endocrinol Metab 2000; 85:3990-3.

34. Kowarski AA, Schneider J, Ben-Galim E et al. Growth failure with normal serum RIA-GH and low somatomedin activity: somatomedin restoration and growth acceleration after exogenous GH. J Clin Endocrinol Metab 1978; 47:461-4.

35. Takahashi Y, Chihara K. Short stature by mutant growth hormones. Growth Horm IGF Res 1999; 9(Suppl B):37-40.

36. Woods KA, Fraser NC, Postel-Vinay MC et al. A homozygous splice site mutation affecting the intracellular domain of the growth hormone (GH) receptor resulting in Laron syndrome with elevated GH-binding protein. J Clin Endocrinol Metab 1996; 81:1686-90.

37. Ayling RM, Ross R, Towner P et al. A dominant-negative mutation of the growth hormone receptor causes familial short stature. Nat Genet 1997; 16:13-4.

38. Osgood DP, Abuzzahab MJ, Banach W et al. Decreased IGF-I responsiveness in child with two IGF-I receptor mutations. Growth Hormone and IGF Research 2002; 12:277.

39. Domené HM, Bengolea SV, Martinez AS et al. Human ALS deficiency: effects on the circulating IGF system and growth. Growth Hormone and IGF Research 2002; 12:277.

40. American Association of Clinical Endocrinologists. Medical guidelines for clinical practice for growth hormone use in adults and children – 2003 update. Endocr Pract 2003; 9(1):65-76.

41. Reynolds RM, Phillips DIW. Long-term consequences of intrauterine growth retardation. Horm Res 1998; 49(Suppl 2):28-31.

42. Barker DJP. The intrauterine origins of cardiovascular disease. Acta Paediatr Suppl 1993; 391:93-9.

43. Hofman PL, Cutfield WS, Robinson EM et al. Insulin resistance in short children with intrauterine growth retardation. J Clin Endocrinol Metab 1997; 82:402-6.

44. Boguszewski CL, Jansson C, Boguszewski MCS et al. Increased proportion of circulating non-22-kilodalton growth hormone isoforms in short children: a possible mechanism for growth failure. J Clin Endocrinol Metab 1997; 82:2944-9.

45. Albertsson-Wikland K, Karlberg J. Natural growth in children born small for gestational age with and without catch-up growth. Acta Paediatr Suppl 1994; 399:64-70.

46. de Zegger F, Francois I, van Helvoirt M et al. Small as fetus and short as child: from endogenous to exogenous growth hormone. J Clin Endocrinol Metab 1997; 82(7):2021-6.

47. Cohen P, Rogol AD, Deal CL et al. Consensus Statement on the Diagnosis and Treatment of Children with Idiopathic Short Stature: A Summary of the Growth Hormone Research Society, the Lawson Wilkins Pediatric Endocrine Society, and the European Society for Pediatric Endocrinology Workshop. J Clin Endocrinol Metab 2008; 93(11):4210-7.

48. Vance ML, Mauras N. Growth hormone therapy in adults and children. N Engl J Med 1999; 341:1206-16.

49. Consensus guidelines for the diagnosis and treatment of adults with growth hormone deficiency: summary statement of Growth Hormone Research Society Workshop on Adult Growth Hormone Deficiency. J Clin Endocrinol Metab 1998; 83:379-81.

50. de Paula LP, Czepielewski MA. Evaluating diagnosis methods on childhood GH (DGH) deficiency: IGFs, IGFBPs, releasing tests GH rhythm and image exams. Arq Bras Endocrinol Metabol 2008; 52:734-44.

51. Osorio MGF, Marui S, Jorge AAL et al. Pituitary magnetic resonance imaging and function in patients with growth hormone deficiency with and without mutations in GHRH-R, GH-1 or PROP-1 genes. J Clin Endocr Metab 2002; 87(11):5076-84.

52. Oliveira HA, Salvatori R, Krauss MPO et al. Magnetic resonance imaging study of pituitary morphology in subjects homozygous and heterozygous for a null mutation of the GHRH receptor gene. Eur J Endocr 2003; 148:427-32.

53. Clayton P, Bonnemaire M, Dutailly P et al. Characterizing short stature by insulin-like growth factor axis status and genetic associations: results from the prospective, cross-sectional, epidemiogenetic EPIGROW Study. J Clin Endocrinol Metab 2013; 98(6):E1122-E1130.

54. Wang SR, Carmichael H, Andrew SF et al. Large scale pooled next-generation sequencing of 1077 genes to identify genetic causes of short stature. J Clin Endocrin Metab 2013.

55. Pereira RMCP, Aguiar-Oliveira MH, Sagazio A et al. Heterozygosity for a mutation in the growth hormone-releasing hormone receptor gene does not influence adult stature but affects body composition. J Clin Endocrinol Metab 2007; 92(6) doi:101210/jc2007-0092.

56. Martinelli CE, Sader Milani S, Previato AK et al. Final height in patients with idiopathic short stature and high growth hormone responses to stimulation tests. Horm Res 2007; 67(5):224-30.

57. Lacerda L, Carvalho JAR, Stannard B et al. In vitro and in vivo responses to short-term recombinant human insulin-like growth factor-1 (IGF1) in a severely growth-retarded girl with ring chromosome 15 and deletion of a single allele for the type 1 IGF receptor gene. Clin Endocrinol 1999; 51:541-50.

58. Tamura T, Tohma T, Ohta T et al. Ring chromosome 15 involving deletion of the insulin-like growth factor 1 receptor gene in a patient with features of Silver-Russell syndrome. Clin Dysmorphol 1993; 2:106-13.

59. Peoples R, Milatovich A, Francke U. Hemizygosity at the insulin--like growth factor I receptor (IGF1R) locus and growth failure in the ring chromosome 15 syndrome. Cytogenet Cell Genet 1995; 70:228-34.

60. Day GA, McPhee IB, Batch J, Tomlinson FH. Growth rates the prevalence and progression in short-statured children on Australian growth hormone treatment programmes. Scoliosis 2007, 2:3 doi:10.1186/1748-7161-2-3.

61. Carel JC, Ecosse E, Landier F et al. Long-term mortality after recombinant growth hormone treatment for isolated growth hormone deficiency or childhood short stature: preliminary report of the French SAGhE Study. J Clin Endocrinol Metab 2012; 97(2):416-25.

62. Mauras N, Gonzalez de Pijem L, Hsiang HY et al. Anastrozole increases predicted adult height of short adolescent males treated with growth hormone: a randomized, placebo-controlled, multicenter trial for one to three years. J Clin Endocrinol Metab 2008; 93(3):823-31.

63. Hero M, Toiviainen-Salo S, Wickman S, Makitie O' Dunkel L. Vertebral morphology in aromatase inhibitor–treated males with idiopathic short stature or constitutional delay of puberty. J Bone Miner Res 2010; 25:1536-43.

64. Kanaka-Gantenbein C. Present status of the use of growth hormone in short children with bone diseases (diseases of the skeleton). J Pediatr Endocrinol Metab 2001; 14:17-26.

Puberdade Atrasada

Vanessa Leão de Medeiros • Marcela Barbosa • Jeremy Kirk

INTRODUÇÃO

A puberdade descreve a complexa transição fisiológica entre a infância e a idade adulta. Ela envolve significativas mudanças físicas, emocionais e psicológicas que culminam com a fertilidade. Tão complexos quanto as questões culturais que circundam essa passagem para a idade adulta são os mecanismos endocrinológicos subjacentes a essas alterações físicas. Ocorrem mudanças físicas dramáticas, mais notadamente o desenvolvimento dos caracteres sexuais secundários e o estirão de crescimento puberal.

O desenvolvimento e a maturação do sistema reprodutor começam na vida fetal e constituem um processo ativo nos primeiros meses pós-natais. O sistema reprodutor torna-se quiescente durante a infância e, quando a criança atinge a idade de 3 a 5 anos, a velocidade de crescimento diminui de sua taxa rápida inicial durante a infância para uma velocidade estável de 5 a 6cm por ano. Essa velocidade permanece claramente constante até a puberdade, quando a taxa de crescimento acelera drasticamente para atingir uma velocidade de pico, durante o meio da adolescência, de 10 a 15cm/ano (média de 10cm/ano em meninos e 8cm/ano em meninas).

O sistema reprodutor inicia o desenvolvimento puberal com secreção crescente e pulsátil do hormônio liberador da gonadotrofina (GnRH) pelo hipotálamo, responsividade pituitária crescente ao GnRH, secreção aumentada de gonadotrofinas, maturação gonadal e produção aumentada de esteroides sexuais. As concentrações aumentadas de esteroides sexuais induzem o desenvolvimento dos caracteres sexuais secundários e a aceleração do crescimento epifisário, culminando na fertilidade. Evidências sugerem que níveis adequados de hormônio do crescimento (GH) e esteroides gonadais são necessários para que seja alcançada uma velocidade de crescimento puberal normal.[1] Os fatores que determinam o tempo de início da puberdade permanecem muito pouco entendidos e são assuntos de intensa investigação, mas os fatores ligados à saúde geral, nutricionais e genéticos são todos conhecidos. Muitos genes envolvidos na maturação do eixo hipotálamo-hipófise-gonadal são desconhecidos. A kisspeptina é um hormônio recentemente descoberto que age no hipotálamo estimulando a secreção de GnRH. A kisspeptina e seu receptor (GPR 54) necessitam estar íntegros para ocorrer um desenvolvimento normal da puberdade. A kisspeptina é coexpressa com a neuroquinina B e a dinorfina, e por isso essa via de sinalização é tão importante na fisiologia da regulação da puberdade.[2,3]

A puberdade atrasada está presente quando não há sinal de maturidade sexual (genitália ou mamas em estágio 1) aparente após certa idade. Muitos autores usam um ponto de corte de 2 a 3 desvios padrões (DP) da idade média ou início puberal, que corresponde a um volume testicular < 4mL em meninos de 14 anos de idade, ou quando o desenvolvimento mamário não se iniciou em meninas de 13 anos de idade. Esse diagnóstico clínico é também feito pela ausência de menarca em meninas na idade de 16 anos ou dentro de 5 anos após o início da puberdade. Usando esse critério, aproximadamente 2,5% da população normal serão classificados como "atrasados"; muitos são meninos.[4] A adolescência atrasada envolve condições com desenvolvimento incompleto da puberdade, como amenorreia primária (sem menarca aos 15 anos) ou parada do desenvolvimento da puberdade (sem progressão de um estágio puberal intermediário por 2 anos). Puberdade atrasada pode indicar uma condição temporária que é resolvida espontaneamente, ou pode revelar uma carência permanente na habilidade de progredir durante a puberdade. As causas de puberdade atrasada em meninos e meninas (Tabela 60.1) podem ser classificadas em três grupos:

- *Diminuição temporária da secreção de gonadotrofinas e esteroides sexuais*; a situação mais frequente consiste em retardo constitucional do crescimento e da puberdade (RCCP).
- *Falência hipotálamo-pituitária permanente com secreção deficiente de gonadotrofinas (hipogonadismo hipogonadotrófico).*
- *Falência gonadal primária permanente, resultando em concentração aumentada de gonadotrofinas plasmáticas (hipogonadismo hipergonadotrófico).*

Somada ao nível de secreção de gonadotrofina, a altura é um parâmetro útil para classificação diagnóstica do hipogonadismo. A altura costuma ser normal em pacientes com falência gonadal primária (exceto em algumas síndromes dismórficas). Em comparação, é comumente baixa em pacientes que apresentam atraso da puberdade temporário. No grupo de pacientes com hipogonadismo hipogonadotrófico, a altura está dentro dos limites normais (ocasionalmente alto), exceto em pacientes com deficiência de hormônio de crescimento (GH) associada.

Em algumas condições congênitas que cursam com hipogonadismo masculino hiper ou hipogonadotrófico, criptorquidia e micropênis podem estar associados à puberdade atrasada. Em algumas condições com hipogonadismo hipergonadotrófico, genitália ambígua pode ser resultado de virilização parcial. Nos hipogonadismos femininos, podem ocorrer tanto infantilismo sexual (poucos ou nenhum sinal de desenvolvimento puberal) como amenorreia primária (ausência de menarca em menina que, no geral, completou a puberdade).

DIAGNÓSTICO DIFERENCIAL (FIGURA 60.1)

Puberdade Temporariamente Atrasada

Retardo Constitucional do Crescimento e da Puberdade

A causa mais comum de puberdade atrasada,[5] essa condição é consistente com extrema variação no tempo de início da puberdade, sendo por isso considerada uma variação da normalidade. O aumento puberal da secreção pulsátil de GnRH é lento, o que atrasa os níveis puberais de esteroides sexuais e seus efeitos no desenvolvimento das características sexuais secundárias e na produção do GH. Enquanto incidência similar pode ser esperada em ambos os sexos: segundo alguns autores, aproximadamente dois meninos para uma menina têm puberdade atrasada.[5a,5b] Isso reflete diferentes sensibilidades no eixo

Tabela 60.1 Causas de puberdade atrasada (meninos e meninas)

Atraso puberal temporário

Retardo constitucional da puberdade
  Esporádico
  Familiar
Doenças crônicas
  Asma, fibrose cística
  Trato digestivo (doença inflamatória intestinal)
  Trato urinário (insuficiência renal crônica)
  Doenças hematológicas (hemocromatose, talassemia, anemia falciforme)
Distúrbios nutricionais
  Desnutrição
  Estados malabsortivos (doença celíaca)
  Doenças debilitantes (malignidades etc.)
  Gasto energético elevado (ginastas)
Distúrbios hormonais
  Hipotireoidismo
  Deficiência isolada de GH
  Excesso de glicocorticoides (síndrome de Cushing)

Hipogonadismo hipogonadotrófico

Congênito
  Isolado
    Deficiência isolada de gonadotrofinas (esporádica ou familiar)
    Deficiência de LH (síndrome do eunuco fértil)
  Malformações sindrômicas
    Com anosmia (síndrome de Kallmann)
    Com outros achados (síndrome de Prader-Willi, displasia do septo óptico)
    Pan-hipopituitarismo ou deficiências hipofisárias múltiplas (idiopática ou síndrome da sela vazia)
Adquirido
  Tumores suprasselares (craniofaringioma etc.)
  Destruição hipofisária (adenomas, cirúrgica, traumática)
  Hiperprolactinemia (adenomas)

Hipogonadismo hipergonadotrófico

Congênito
  Anomalias do cromossomo sexual
    Síndrome de Turner
    Síndrome de Klinefelter (XXY e variantes)
    Disgenesias gonadais* (XO/XY e variantes)
  Anomalias da biossíntese hormonal e dos receptores
    Menopausa prematura
    Defeitos enzimáticos da biossíntese da testosterona*
    Deficiência da 5α-redutase*
    Insensibilidade androgênica parcial*
  Malformações sindrômicas
    Síndrome de Noonan etc.
    Agenesia ovariana (XX)
  Síndromes de regressão testicular
    Anorquia (completa)
    Testículos rudimentares* (parcial)
    Agenesia ou hipoplasia das células de Leydig*
Adquirido
  Patogênese conhecida
    Castração traumática ou cirúrgica
    Orquite bilateral
    Ovarite autoimune
    Quimioterapia imunossupressiva ou citotóxica, radioterapia
    Infecções crônicas (tuberculose)
  Mecanismos desconhecidos
    Oligo ou azoospermia idiopática
    Síndrome das células de Sertoli
    Falência ovariana prematura

*Com possível virilização parcial e genitália ambígua.
Adaptada da referência 3.

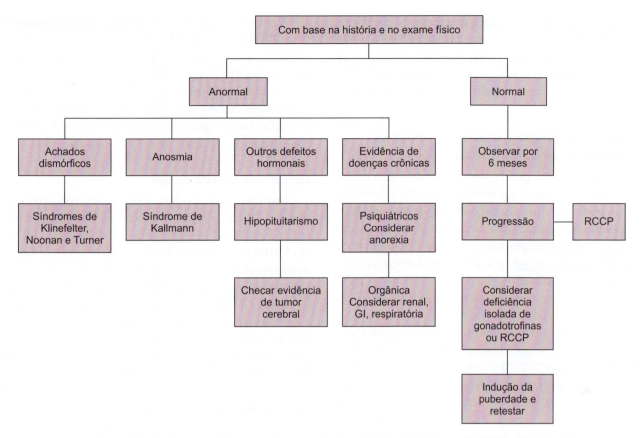

Figura 60.1 Algoritmo diagnóstico na ausência de puberdade. (Adaptada de Albanese & Stanhope, 1995.)

hipotálamo-pituitário-gonadal, bem como diferenças em valores sociais a respeito da significância e das desvantagens da baixa estatura e da puberdade atrasada.

A história pode revelar uma tendência familiar para essa condição, como mostrado pela idade tardia da menarca de mães e irmãs e por um estirão de crescimento atrasado no pai. Contudo, formas esporádicas são também observadas.

O paciente típico que tem RCCP é um menino com tamanho normal ao nascimento que mostra desaceleração do crescimento como achado comum, a qual ocorre não apenas durante o período puberal imediato, começando em idade precoce.[6] À idade de 14 ou 15 anos, ele procura ajuda, depois de muitos de seus colegas terem passado pelos estirões de crescimento ou apresentado características sexuais secundárias. Quando sua estatura é colocada na curva de crescimento, o ganho de altura desse menino mostra desaceleração.

As manifestações clínicas da puberdade atrasada são variadas. Alguns pacientes com RCCP, bem como alguns com deficiência de gonadotrofinas, podem mostrar evidência de desenvolvimento puberal espontâneo parcial. Clinicamente, esses pacientes têm idade/altura atrasada, quando comparada com sua idade cronológica, mas concordante com sua idade óssea. O desenvolvimento sexual é púbere ou pré-púbere e está novamente de acordo com sua idade óssea. Em pacientes com RCCP, o grau de baixa estatura é variável devido a diversos fatores, incluindo altura dos pais e possível associação a restrição do crescimento intrauterino.

Bioquimicamente, os meninos com RCCP se parecem com meninos normais de idades ósseas comparáveis. Os níveis séricos de IGF-1 e IGFBP3 podem ser baixos para a idade cronológica, mas são normais em comparação aos de meninos no mesmo estágio de desenvolvimento sexual,[1] e os níveis, sem *priming* (estímulo com baixa dose de hormônio sexual), de GH são fisiologicamente insuficientes. Semelhantemente, esses meninos têm níveis de testosterona sérica, LH e FSH baixos para sua idade cronológica, mas apropriados para sua idade óssea. Os níveis de androgênios circulantes medeiam o início da maturação puberal nesses pacientes.[6a]

O RCCP é um diagnóstico de exclusão. Nessa condição, a adrenarca e a gonadarca ocorrem mais tardiamente, o que difere do hipogonadismo hipogonadotrófico em que há uma dissociação, já que a adrenarca ocorre na idade habitual. O teste de estímulo com agonista GnRH só é útil quando sua resposta é positiva, o que sugere RCCP.

O resultado de RCCP isolado é excelente: nem a maturidade sexual nem a altura final do adulto são afetadas pelo tempo do início da puberdade. Sem tratamento, muitos dos meninos irão passar por desenvolvimento puberal espontâneo normal e muitos irão alcançar sua altura-alvo como previsto pela estatura parental.[7] Contudo, quando o RCCP se sobrepõe à baixa estatura familiar, a altura final será baixa.

Doenças Sistêmicas Crônicas, Nutricionais e Outros Transtornos Hormonais

Diagnosticados previamente ou assintomáticos, podem ocasionar atraso no crescimento e na puberdade, o que poderá afetar o início da puberdade, seu tempo ou potencial. Doenças crônicas podem afetar o potencial genético subjacente, perturbar a função fisiológica ou limitar a alimentação adequada. Muitas doenças crônicas irão afetar o crescimento e/ou o desenvolvimento puberal, com efeito crescente em relação à gravidade e à duração durante a desnutrição, a inflamação crônica e certos tratamentos medicamentosos (glicocorticoides para asma e doenças renais). Para muitas crianças, a conduta a longo prazo incluirá a antecipação da necessidade de ajuda ou ajuste do tratamento por toda a puberdade (fibrose cística, asma, falência renal, *diabetes mellitus*), enquanto outras crianças poderão apresentar-se, inicialmente, apenas com desenvolvimento puberal piorado (anorexia nervosa), possivelmente com outros sinais mínimos ou sintomas de doença crônica (especialmente doença inflamatória dos intestinos). Por isso, a partir de sua apresentação diagnóstica, todos os pacientes com RCCP devem ser investigados para exclusão dessas doenças crônicas. As causas endócrinas de puberdade atrasada nessa categoria incluem o hipotireoidismo hipofisário (a terapia de reposição tireoidiana costuma normalizar a secreção de gonadotrofina e permitir que a puberdade se desenvolva normalmente), a síndrome de Cushing, a hiperprolactinemia (prolactinoma), a talassemia maior e a anemia falciforme (na qual dano pituitário ou gonadal secundário à sobrecarga de ferro também pode ocorrer). Do mesmo modo que no RCCP, a idade óssea provavelmente estará atrasada, mantendo-se com a maturidade da criança.[8]

Do ponto de vista do tratamento, reassegurar que a puberdade, ao final, irá acontecer e o desenvolvimento eventual será normal é tudo o que se quer. Contudo, quando as condições patológicas são detectadas, elas devem ser tratadas precocemente, de modo a maximizar o potencial de reaquisição do ritmo normal de crescimento (*catch up*). A nutrição deve ser uma prioridade, com o uso de suplementação onde for apropriado. A reposição hormonal ou com esteroides sexuais exógenos é adequada em algumas doenças, mas não substitui um manejo agressivo de condições subjacentes.

A anorexia nervosa é uma condição particular que envolve alteração primária do sistema nervoso central (SNC) na regulação de ingesta, bem como do controle neuroendócrino do GH e das gonadotrofinas. A puberdade atrasada ou a amenorreia primária observada em jovens ginastas e corredores de longas distâncias pode, também, envolver interações entre ingesta de energia, gasto e o SNC, embora o mecanismo exato ainda deva ser elucidado.

Deficiência Isolada de GH

Pode ter base genética, responsável por aproximadamente 20% dos casos de deficiência congênita de GH, mas a maioria das deficiências de GH é idiopática. Ocorre em 1:5.000 crianças. Com frequência, o defeito é resultado mais da secreção deficiente do hormônio liberador do GH (GHRH) do que do próprio GH hipofisário. Deficiência adquirida de GH também ocorre como resultado de qualquer insulto ao hipotálamo ou à hipófise. Tumores das regiões selar ou suprasselar devem ser considerados. Tipicamente, a radioterapia para tumores cerebrais provoca o início gradual de disfunção hipotalâmica. Deficiência de GH ocorre em aproximadamente 15% dos pacientes que recebem 24Gy e em metade dos pacientes que recebem 50Gy. A radioterapia, com frequência, ocasiona controle neural anormal da secreção de GH (defeito neurossecretório).[9]

Deficiência funcional de GH ocorre em crianças que foram privadas emocionalmente e pode desaparecer dentro de dias de hospitalização. Essas crianças, com frequência, são erroneamente rotuladas como tendo hipopituitarismo e são tratadas com GH exógeno, sem apresentar melhora significativa. Suas anormalidades bioquímicas e o crescimento anormal melhoram somente depois que essas crianças são removidas de casa e colocadas em ambiente psicologicamente favorável.

O diagnóstico de deficiência de GH é confirmado pela demonstração de secreção subnormal de GH depois do teste de estímulo. A diferenciação entre deficiência isolada de GH e RCCP pode ser difícil, uma vez que a resposta baixa do GH ao teste provocativo pode ser resultado de falta do estímulo prévio (*priming*) fisiológico com esteroides sexuais.[10]

Hipogonadismo Hipogonadotrófico
Deficiência Isolada de Gonadotrofinas

Pode ocorrer esporadicamente ou como um distúrbio hereditário. Esses pacientes têm altura normal até a adolescência. Os pacientes mais velhos têm características eunucoides e, pelo fato de suas epífises não fecharem na idade normal, podem continuar a crescer além da idade normal da fusão epifisária e alcançar uma altura adulta normal ou acima do normal.[11]

Meninos tratados com androgênios na idade de 14 a 18 anos alcançam uma altura adulta dentro da média,[12] enquanto atraso prolongado no tratamento com testosterona para induzir a puberdade até depois dos 18 anos de idade leva a aumento na altura adulta de > 5cm em homens com deficiência isolada de gonadotrofinas.[13]

A síndrome de Kallmann é uma condição herdada, incomum, com deficiência isolada de gonadotrofinas de origem hipotalâmica. É quatro vezes mais frequente em meninos do que em meninas. A transmissão genética é autossômica dominante, ou é uma anormalidade ligada ao X (autossômica recessiva) do gene Kal (no Xp 22,3). O gene Kal codifica a proteína que permite aos neurônios fetais de GnRH migrarem da placa olfatória para o hipotálamo.[14] Os portadores dessa síndrome têm estatura normal até que haja falha na hora de passar por um estirão do crescimento normal na puberdade. Pacientes com síndrome de Kallmann têm o olfato alterado devido à disgenesia dos lobos olfatórios. Em algumas famílias, anosmia pode ser a única manifestação da síndrome. Possíveis anomalias associadas incluem criptorquidismo, micropênis, surdez congênita, defeitos da linha média, como fenda palatina ou lábio leporino, cegueira para cores, malformações renais[15] e malformações ósseas, como deslocamento congênito do quadril, anormalidades metacarpais e pé torto. Alguns pacientes podem ter obesidade e leve retardamento mental, mas isso não é comum.

Hipogonadismo hipogonadotrófico e anosmia são achados de outras síndromes além da de Kallmann, com características distintas, como ictiose congênita na síndrome de Lynch e alopecia na síndrome de Johnson.

Síndrome do Eunuco Fértil

Resulta de deficiência na secreção do hormônio luteinizante, enquanto o hormônio folículo-estimulante é normal, possivelmente refletindo deficiência parcial de liberação do GnRH. Esses pacientes mostram baixos níveis androgênicos e espermatogênese incompleta, ambos restaurados durante terapia com gonadotrofina coriônica.

Síndromes Polidismórficas

Podem envolver hipogonadismo primário. Baixa estatura, retardamento mental e anomalias oculares são achados comuns na maioria das síndromes dismórficas com hipogonadismo. Em algumas condições, como na síndrome de Prader-Willi (SPW), o hipogonadismo pode resultar de falha gonadal primária, bem como de déficit de gonadotrofinas. A incidência da doença é 1:10 mil a 15 mil nascimentos.[40] A maioria dos pacientes apresenta falta de expressão dos genes da região cromossômica 15q11-q13 paterna, que sofrem o fenômeno de *imprinting* genômico. Genes desta região têm expressão diferencial de acordo com a origem parental, de modo que as cópias paterna e materna devem estar presentes para a expressão gênica normal.[17] A SPW caracteriza-se por duas fases clínicas. Na primeira, os sintomas cardinais são hipotonia neonatal, dificuldade de alimentação, letargia, choro fraco e hiporreflexia. A segunda, a partir dos 6 meses, apresenta melhora gradual da hipotonia, ganho de peso e desenvolvimento progressivo da hiperfagia e obesidade. Alterações genitais como criptorquidismo, micropênis e bolsa escrotal hipoplásica são encontradas em crianças do sexo masculino, e hipoplasia dos genitais externos é observada no sexo feminino.[18] Crianças com obesidade de outras causas não apresentam complicações respiratórias significativas, enquanto indivíduos com SPW podem apresentar problemas ventilatórios fatais.[19] Ocorrem diversas alterações de comportamento na infância, adolescência e vida adulta.

Pan-hipopituitarismo

O pan-hipopituitarismo é mais facilmente reconhecido pela história ou demonstração de deficiências coexistentes de gonadotrofinas, GH, hormônio estimulador da tireoide (TSH) e hormônio adrenocorticotrófico (ACTH), em ordem de frequência. Essa condição pode ser demonstrada em testes de avaliação hipofisária ou de imagem, como a ressonância nuclear magnética (RNM), anormais. O pan-hipopituitarismo presente na adolescência pode ser congênito ou adquirido. As causas adquiridas mais comuns incluem tumor da região hipotalâmico-hipofisária, sequela de cirurgia e radioterapia. Duas características sugerem fortemente o início de um tumor do SNC: o início tardio de deficiência pituitária e a combinação de deficiências hormonais das hipófises anterior e posterior.

Craniofaringiomas são raros, mas são a causa mais comum de tumor do SNC que afeta o funcionamento endócrino no grupo entre 6 e 14 anos de idade.[20] Os pacientes caracteristicamente reclamam de cefaleia, perda visual, poliúria e polidipsia. Eles podem ser descobertos durante a investigação de baixa estatura, hipotireoidismo, imaturidade sexual, mesmo se for de idade puberal, papiledema e atrofia óptica. Uma combinação de cirurgia e radioterapia é frequentemente usada, porque esses tumores são radiossensíveis.

Outros tumores extrasselares do SNC incluem os germinomas que, com frequência, causam *diabetes insipidus* e defeitos visuais. Localizam-se nas áreas pineal, área hipotalâmica suprasselar ou em qualquer local no SNC. Esses tumores são altamente radiossensíveis.[21]

Astrocitomas e gliomas também podem causar hipopituitarismo. Hiperprolactinemia, com ou sem microadenoma ou galactorreia, pode atrasar o início ou a progressão da puberdade, mas uma terapia que obtém sucesso torna possível a progressão da puberdade.[22,23]

Tratamentos radioterápicos para leucemia ou tumores da cabeça, que incluem a área hipotalâmico-hipofisária, podem causar hipopituitarismo. Pacientes jovens e aqueles que recebem doses maiores de radiação parecem ser mais suscetíveis. Defeitos endócrinos aparecem de 9 a 18 meses após a radioterapia. A deficiência de GH é o defeito mais comum, mas outros defeitos são também possíveis. Dano hipotalâmico ou disfunção do neurotransmissor extra-hipotalâmico parece ser a principal causa de disfunção endócrina induzida por radiação, seguida por uma baixa incidência de defeitos na secreção do GH hipofisário.[24]

Irradiação do SNC para leucemia linfoblástica aguda antes dos 7 anos de idade pode não afetar a idade de início da puberdade, mas pode levar ao decréscimo na estatura final, enquanto pacientes diagnosticados depois de 7 anos de idade são reportados como tendo estatura final normal, mas atraso na puberdade (o que é possível devido à quimioterapia usada durante a idade normal até a puberdade).[25]

Outras causas de pan-hipopituitarismo são: histiocitose das células de Langerhans,[26] granulomas causados pela tuberculose ou sarcoidose pós-infecciosa, lesões vasculares do SNC, traumatismos e hidrocefalia. Defeitos congênitos do SNC,[27] incluindo lesões da linha média, frequentemente causam disfunção hipotalâmico-hipofisária. A displasia septo-óptica é um exemplo dessa condição. Outros defeitos da linha média são achados em associação a deficiências endócrinas; a fenda palatina é um exemplo comum.

Hipogonadismo Hipergonadotrófico

A síndrome de Turner é a principal causa de hipogonadismo em meninas, com incidência aproximada de 1 em 3.000 mulheres.[28] Causada pela ausência total ou parcial do segundo cromossomo sexual, promovendo uma variedade de achados clínicos, a perda do gene SHOX (*short stature homeobox*) presente na região do braço curto do cromossomo X é responsável pela baixa estatura e pelas alterações esqueléticas típicas. Consiste na causa mais comum de falência ovariana primária que leva ao surgimento de marcada elevação dos níveis de gonadotrofinas na adolescência. Algumas são diagnosticadas na infância por conta de características dismórficas, problemas médicos associados (anormalidades congênitas cardíacas ou renais) ou baixa estatura.

Contudo, algumas meninas, especialmente aquelas com mosaicismo do cromossomo sexual, apresentam poucas ou repentinas características. Estima-se que, talvez, apenas 10% a 20% das meninas com síndrome de Turner terão início espontâneo da puberdade, enquanto 90% a 95% irão necessitar de tratamento com hormônio sexual para que a puberdade seja completada e se estabeleça a menstruação, e a maioria irá apresentar-se com falência para entrar na puberdade. Quase todas estarão, então, abaixo do segundo percentil de altura, e algumas irão apresentar-se com puberdade interrompida/amenorreia primária. O diagnóstico é confirmado, em muitos casos, por análise cariotípica linfocitária mas, em meninas com mosaicismo, o diagnóstico pode, ocasionalmente, ser difícil sem a análise das diferentes fontes celulares (biópsia de pele para cultura de fibroblastos).

A síndrome de Noonan é diagnosticada em pacientes de ambos os sexos com incidência similar e um fenótipo semelhante ao da síndrome de Turner. O cromossomo 12p foi mapeado, e essa síndrome foi atribuída a um defeito nele. Ela é transmitida de maneira autossômica dominante, e os meninos têm testículos anormais (criptorquidismo, anorquia ou atrofia testicular), além de sua maturação sexual ser consistentemente atrasada. Muitos têm falência gonadal primária, sem puberdade espontânea, e a infertilidade é comum. Baixa estatura também é comum e, apesar de sua causa ser desconhecida, o uso do GH parece aumentar a velocidade de crescimento a curto prazo, mas a terapia a longo prazo não parece produzir aumento na estatura final.[29]

Síndrome de Klinefelter

A síndrome de Klinefelter, ou disgenesia tubular seminífera, é relativamente comum, ocorrendo em aproximadamente 1:6.000 homens, mas poucos casos são diagnosticados antes da puberdade e podem não o ser até a vida adulta. O genótipo é tipicamente 46XXY, mas variações e mosaicismos podem ocorrer. Quanto maior o número de cromossomos X, maiores as consequências fenotípicas, tanto gonadais como extragonadais. O fenótipo nos pacientes com Klinefelter também parece estar relacionado com a extensão do polimorfismo no gene receptor de androgênio – CAG (quanto maior o polimorfismo, menor a ativação do receptor de androgênio). Em um estudo com 77 pacientes recém-diagnosticados e não tratados, sendo 48 hipogonádicos, quanto maior a extensão do polimorfismo, mais exuberante era o fenótipo.[30]

Nessa síndrome observa-se aumento do FSH e do LH devido à ausência do *feedback* negativo. O início da puberdade nem sempre está atrasado, mas a virilização inadequada resulta da síntese diminuída de testosterona pelas células de Leydig. A disgenesia dos túbulos seminíferos resulta em infertilidade e diminuição característica do volume testicular (< 6mL) em relação ao grau de virilização com o decorrer da puberdade. Essa síndrome é causa de infertilidade masculina e de déficit variável de secreção androgênica.[31] A associação de vários achados, como proporções eunucoides, ginecomastia, pênis pequeno, alta estatura em relação à estatura dos pais e distúrbios de comportamento no início da puberdade, pode sugerir o diagnóstico em um menino nesse estágio, antes de o diagnóstico tornar-se mais evidente pelo volume testicular pequeno. O diagnóstico usualmente é feito por meio do cariótipo de leucócitos periféricos. O tratamento exige aconselhamento cuidadoso com reposição de testosterona a longo prazo para proporcionar o surgimento da puberdade e da fusão epifisária e para que, na vida adulta, sejam alcançadas as necessidades físicas e psicológicas do indivíduo. A fertilidade pode ser alcançada por meio de reprodução assistida, mas há importantes implicações genéticas nesse procedimento, o que torna necessária a realização de aconselhamento genético.[32,33]

Pacientes com síndrome de Klinefelter têm mortalidade muito maior por câncer de mama do que a população geral, enquanto aqueles com câncer de próstata têm menor mortalidade do que a média da população.[34]

Defeitos Congênitos da Síntese de Esteroides

Resultam em puberdade atrasada associada a anomalias de diferenciação sexual. Exemplos típicos incluem aqueles pacientes XY com deficiência da 17-hidroxilase ou insensibilidade androgênica completa. Esta última apresenta fenótipo feminino com desenvolvimento mamário normal, pelos pubianos e axilares ausentes ou esparsos e amenorreia primária.

Agenesia Gonadal

Incomum, a agenesia gonadal é mais frequente em meninos do que em meninas e resulta de uma regressão testicular durante a vida intrauterina ("síndrome de regressão testicular").

Hipoplasia Gonadal

Pode resultar de falha dos receptores de gonadotrofinas, que pode ser também o mecanismo da "síndrome do ovário resistente". A mutação no gene receptor do FSH é rara causa de hipogonadismo. Um estudo descreveu cinco homens homozigotos para a mutação inativadora do receptor do FSH.[35,36] Esses pacientes apresentam contagem de espermatozoides e concentração de inibina B baixas e níveis elevados de FSH. Mutações nos receptores de LH resultam em hipoplasia das células de Leydig e deficiência de testosterona no primeiro trimestre intraútero,

resultando em graus variáveis de pseudo-hermafroditismo masculino.[37]

Distúrbios da Biossíntese do Androgênio

Mutações nos genes que codificam as enzimas necessárias para a biossíntese da testosterona levam a um decréscimo congênito na síntese e secreção da testosterona. Essas mutações são raras e envolvem as enzimas responsáveis pela quebra da cadeia do colesterol, como 3β-hidroxiesteroide desidrogenase e 17α-hidroxilase, ambas presentes nas glândulas adrenais e nos testículos, além da 17β-hidroxiesteroide desidrogenase, presente apenas nos testículos. Por determinarem diminuição da secreção de testosterona desde o primeiro trimestre de gravidez, essas mutações levam à virilização incompleta.

Falência Gonadal Primária Adquirida

A falência gonadal iatrogênica pode ocorrer após quimioterapia com agentes gonadotóxicos, radioterapia ou cirurgias. Pode também ter causas traumáticas, pós-infecciosas (parotidite, tuberculose, coxsáckie B),[38] autoimunes ou metabólicas. Orquite por parotidite é a causa infecciosa mais comum de falência gonadal. A ooforite autoimune, causa rara de falência ovariana, está, às vezes, associada à doença de Addison e a outras endocrinopatias autoimunes.

DIAGNÓSTICO

O diagnóstico diferencial abrangente de puberdade atrasada exige uma abordagem sistemática. A importância da história e dos exames físico e laboratorial não pode ser minimizada na avaliação do atraso puberal.

História

Uma história cuidadosa pode identificar se o paciente faz exercícios excessivos ou se tem sintomas de doenças crônicas ou psiquiátricas.

História familiar de puberdade atrasada pode ajudar no diagnóstico de RCCP. A curva de crescimento pode ser preenchida por dados do pediatra da família ou anotações escolares. O déficit de crescimento costuma ocorrer cedo e é mais pronunciado em pacientes com hipogonadismo hipogonadotrófico. A velocidade de crescimento (VC) é calculada com as medições anteriores e atuais da criança.

Evidência de distúrbio etiológico específico pode ser sugerida pela história do paciente e por terapias usadas anteriormente. Olfato ou visão prejudicados, criptorquidismo e/ou micropênis podem sugerir deficiência de gonadotrofinas. Uma revisão dos sistemas e terapias atuais ou prévias pode indicar uma doença ou fármaco que possa estar contribuindo para o atraso puberal.

Progressão lenta da puberdade pode ser explicada pelo desenvolvimento de pelos pubianos ou axilares causado pelos androgênios adrenais na ausência de esteroides gonadais, ou por deficiência parcial de gonadotrofinas. Uma doença subjacente, aparecendo durante a puberdade, também pode inibir sua progressão.

O impacto psicológico da puberdade atrasada deve ser considerado na escolha da conduta terapêutica apropriada.

Exame Físico

O peso em relação à altura está comumente reduzido em doenças crônicas ou distúrbios nutricionais e aumentado na maioria dos distúrbios hormonais (deficiência de GH, hormônios tireoidianos e hipercortisolismo). Nos meninos com RCCP, a obesidade pode contribuir para a falta de habilidade física desses pacientes. O excesso de peso é encontrado, também, em grande número de síndromes com hipogonadismo.

A razão segmento superior/segmento inferior normalmente diminui com a idade até o período da puberdade, quando o crescimento vertebral provê uma contribuição maior para a altura. Essa razão está diminuída no eunucoidismo hipogonadotrófico. Os estágios do desenvolvimento puberal podem ser avaliados de acordo com a classificação de Tanner,[39] e as avaliações acuradas do pênis, das mamas ou do volume testicular são importantíssimas. Os sintomas associados à síndrome de Kallmann ou outros distúrbios endócrinos e doenças sistêmicas crônicas devem ser cuidadosamente investigados.

A idade óssea (IO) aparece, frequentemente, com atraso discreto em pacientes com deficiência isolada de gonadotrofinas, que podem até atingir IO puberais normais (> 12 a 13 anos) sem evidência de puberdade. Em pacientes com RCCP, a IO aparece, frequentemente, com atraso e é compatível com o grau de desenvolvimento puberal. Em pacientes com deficiências hipofisárias múltiplas, a IO costuma mostrar-se muito atrasada, dependendo do tempo em que as terapias de reposição foram iniciadas.

O exame neurológico deve incluir a avaliação dos movimentos oculares, dos campos visuais e do fundo de olho, bem como a procura por anosmia e defeitos da linha média.

Avaliação Laboratorial

O mais importante é o diagnóstico diferencial entre RCCP e o hipogonadismo hipogonadotrófico, ou entre deficiência de GH e deficiências hipofisárias múltiplas.

Estudos Radiológicos

São particularmente importantes quando a imagem clínica sugere um distúrbio orgânico hipotalâmico-hipofisário ou gonadal. A radiografia padrão da sela túrcica tem utilidade limitada. A maioria das lesões pode ser demonstrada utilizando-se tomografia computadorizada (TC) ou RNM.

Pela IO, uma previsão pode ser feita ainda durante a puberdade no que diz respeito à estatura final.

Avaliação Endócrina

A concentração de gonadotrofinas e esteroides sexuais em amostra basal de sangue tem utilidade limitada para diferenciar valores puberais e pré-puberais. Por exemplo, aumento significativo nos níveis de testosterona sérica costuma ser visto após o surgimento de sinais clínicos de puberdade. Valores de LH > 0,6UI/L (IFMA) são específicos, mas não sensíveis para início da puberdade central.[40] Valores de FSH acima do limite superior da normalidade são marcadores da deficiência de inibina B e, consequentemente, de falência gonadal primária (altas sensibilidade e especificidade). A dosagem sérica do sulfato de diidroepiandrostenediona (SDHEA), que é um índice de adrenarca, não provê qualquer informação a respeito da maturação hipofisária-gonadal, uma vez que o processo esteja dissociado, como em diferentes endocrinopatias.[41] Pacientes hipogonadotróficos tendem a desenvolver adrenarca em idade normal e têm maior concentração de SDHEA do que aqueles com RCCP, mas esse achado é variável.

O teste de estímulo do GnRH não diferencia RCCP de hipogonadismo hipogonadotrófico, uma vez que a resposta puberal do LH ao estímulo do GnRH indica maturação do eixo e início de puberdade central, enquanto respostas pré-puberais podem estar presentes em alguns pacientes com RCCP, bem como com hipogonadismo hipogonadotrófico.[40,42] Estudos recentes evidenciaram que a dosagem sérica da inibina B pode mostrar a diferenciação dessas duas entidades.[43] Coutant et al. evidenciaram que meninos com valores elevados da inibina B apresentaram maior probabilidade de RCCP. Em pré-púberes, valores > 35pg/mL tiveram sensibilidade e especificidade de 100%, porém apenas no diagnóstico de crianças do sexo masculino.[40,43]

O diagnóstico diferencial entre deficiência isolada de GH e pan-hipopituitarismo será discutido mais profundamente em capítulo específico. Com algumas exceções, a IGF-1 e a IGFBP3 auxiliam a avaliação da secreção normal ou deficiente de GH, uma vez que transtornos nutricionais tenham sido afastados. Quando os testes de estímulo de GH são realizados, o *priming* com esteroides sexuais (como o estilbestrol, 1mg duas vezes ao dia por 2 dias) deve ser feito a fim de excluir resposta deficiente do GH causada pela ausência de puberdade.[8] A deficiência de GH tem sido classicamente definida como ausência de aumento do GH até 10ng/mL ou mais em resposta a dois testes em criança com padrão de crescimento lento. Respostas entre 7 e 10ng/mL são interpretadas pela maioria dos endocrinologistas como representando deficiência parcial de GH. Dois testes farmacológicos são usados, pois cerca de 15% a 20% das crianças aparentemente normais com baixa estatura apresentarão resposta pobre a qualquer teste isolado, provavelmente em razão de múltiplos fatores, às vezes contrarreguladores, regulando a secreção de GH. Uma variedade de testes de estímulo está disponível. O teste de tolerância à insulina (ITT) é, provavelmente, o mais confiável, embora o da clonidina e o da arginina também sejam muito confiáveis, além de mais práticos.

TRATAMENTO

Objetivos e Intervenções

Idealmente, o manejo da puberdade atrasada deveria tratar a doença de base (se alguma foi identificada). Naqueles pacientes nos quais o hipogonadismo hipogonadotrófico está relacionado com exercício, transtorno nutricional ou doença crônica, todo esforço deve ser feito para que ocorram mudanças efetivas na saúde de modo geral e para que a alimentação permita que a puberdade espontânea se desenvolva normalmente. O tratamento usualmente depende do diagnóstico e da avaliação para verificar se o atraso puberal será temporário ou permanente. São realizados: aconselhamento psicológico, com explicações claras sobre a doença, terapia hormonal adjuvante, usando esteroides sexuais ou anabólicos, e terapia de reposição hormonal, que irá diferir de acordo com a etiologia do hipogonadismo.

Os objetivos do tratamento incluem melhora do desenvolvimento psicológico do paciente e reposição hormonal, quando necessária, para o desenvolvimento normal dos caracteres sexuais; aceleração da velocidade de crescimento, otimização do crescimento a curto prazo e alcance de libido e atividade sexual normais, além da fertilidade. Ao atingirmos estes objetivos, melhoraremos o estado psicológico[44] do paciente e aumentaremos sua densidade mineral óssea (DMO).[45]

Terapia Hormonal no RCCP

O RCCP exige atenção especial, uma vez que é a situação mais comumente encontrada, principalmente em meninos. Ele pode ser tratado apenas com apoio psicoló-

gico, já que o atraso no desenvolvimento não causará prejuízos na estatura final ou no desenvolvimento sexual.[4] Entretanto, terapia hormonal por curto período, para o início da puberdade, pode ser apropriada quando a idade óssea está significativamente atrasada ou atraso puberal grave tenha levado a disfunção psicossocial, ou também devido à possibilidade de comprometimento no pico de densidade óssea.

Terapia com doses baixas de testosterona, consistindo em 100 a 150mg de enantato de testosterona IM a cada 4 semanas por 3 a 6 meses, é usada em meninos que tenham iniciado a puberdade e estão mais preocupados com a ausência de características sexuais do que com a altura.[4,40] Com 1 mês, ou em menos tempo, o menino deverá ter sinal de aumento do pênis e crescimento de pelos pubianos, e muitos terão melhor autoimagem por causa desse desenvolvimento. Depois de uma espera de 3 meses para observar a ocorrência de qualquer desenvolvimento puberal espontâneo, outro curso de 3 meses pode ser iniciado. Passado 1 ano, como delineado, muitos dos pacientes terão desenvolvimento espontâneo quando alcançarem a idade óssea de 12 ou 13 anos. São necessários o monitoramento da idade óssea durante o tratamento e a descontinuação do tratamento se houver avanço na IO. Alguns autores sugerem o uso de um inibidor específico da aromatase (letrozol, 2,5mg/dia) em associação à testosterona para esses meninos, como modo de aumentar a estatura final, uma vez que é bem conhecida a participação do estrogênio no fechamento das epífises.[46,47]

A testosterona aumenta a velocidade de crescimento sem afetar a estatura final,[48,49] quando utilizada nas doses anteriormente citadas.

A indução da puberdade em meninas é feita por meio de estrogênios orais ou seguidos pela adição de progesterona, após 1 a 2 anos. O tratamento é bastante efetivo, porém apresenta biodisponibilidade variável em razão da absorção intestinal e do metabolismo de primeira passagem pelo fígado. Como o estrogênio é responsável pelo fechamento das epífises ósseas, a idade de início da reposição é mais tardia do que a fisiológica em virtude do risco do fechamento precoce das epífises com repercussão na estatura final, porém isso pode ocasionar menor pico de massa óssea e problemas psicossociais.

Alguns estudos usaram pequenas doses de estrogênios transdérmicos e seu aumento gradual para mimetizar a puberdade, como o de Ankarberg-Lindgren et al., em 2001. Esses autores utilizaram adesivos que contêm uma matriz que permite o corte em pequenos pedaços e o uso de doses menores, porém o número de participantes nesse estudo foi de apenas 15 pacientes.[50]

Terapia Hormonal para o Hipogonadismo Permanente

Pacientes que têm hipogonadismo necessitam de reposição com esteroides sexuais e devem ser acompanhados pelo endocrinologista pediátrico. A suplementação com testosterona é iniciada em meninos no início da puberdade (cerca de 12 anos). Ela pode ser administrada por meio de adesivos transdérmicos ou gel tópico. As doses iniciais são pequenas e aumentadas com base em um cuidadoso seguimento dos caracteres sexuais secundários e do crescimento, para que se atinja uma puberdade relativamente normal. Quando o enantato de testosterona é utilizado, a dose inicial é de 50 a 100mg mensais, mediante aplicações intramusculares. Essa dose é gradualmente aumentada em 50mg a cada 6 meses, até a dose de 200 a 300mg. Se o menino está usando o GH, a testosterona é dada em doses menores e, mais tardiamente, em regime coordenado com a terapia de GH, para assegurar o máximo crescimento antes do fechamento epifisário.

Entre as apresentações disponíveis (intramuscular, adesivo, gel), recomenda-se a testosterona em gel, por usualmente produzir concentrações séricas normais e em razão de a maioria dos pacientes considerá-la mais conveniente. Alguns homens, entretanto, preferem a injeção com enantato, por não ser obrigatória a aplicação diária.

A formulação em gel pode ser usada de 1–2% em apresentações de 2,5g, 5,0g e 10g, contendo, respectivamente, 25, 50, 100mg de testosterona.[51,52] Quando essas aplicações transdérmicas são realizadas nas doses de 5 e 10g, a concentração de testosterona sérica alcança níveis masculinos normais mensais e em 24 horas. Reações de irritação na pele podem ocorrer, ocasionalmente, porém não determinam sua suspensão.[53]

O hipogonadismo hipogonadotrófico também pode ser tratado com bomba de infusão de GnRH programável para recriar o padrão pulsátil hipotalâmico, o que leva à maturação gonadal e à indução da fertilidade.[54]

Para meninas com hipogonadismo, a TRH é usualmente iniciada para coincidir com a puberdade de seus pares. A reposição com estrogênio pode ser iniciada com adesivo transdérmico de estradiol ou pequenas doses diárias de estrogênios conjugados ou etinilestradiol, que vão sendo aumentadas gradualmente até os níveis de reposição de adultos. Como nos meninos, é necessário monitoramento cuidadoso dos caracteres sexuais secundários e do crescimento. A reposição hormonal cíclica, tipicamente com doses baixas de contraceptivos orais, deve ser iniciada após 1 a 2 anos de reposição com estrogênio, ou quando ocorrer a menarca. As formas mais comumente usadas são etinilestradiol ou estrogênios conjugados VO. A dose apropriada para estimulação do crescimento linear sem aceleração da maturação óssea ainda está por ser determinada. Uma dose razoável de início é 5µg de etinilestradiol ciclicamente por 3 a 4 semanas.[55] A dose de reposição para adultos é 20µg de etinilestradiol ou 0,625mg de estrogênio conjugado diariamente por 3 a 4 semanas. A progesterona deve ser acrescida aos regimes estrogênicos 2 anos após a menarca, ou quando o sangramento começa a ocorrer de maneira imprevisível como sinal de hiperplasia endometrial; o acetato de medroxiprogesterona (5 a 10mg ao deitar por 7 a 14 dias) coincide com a segunda e terceira semanas de estrogênio. Quanto mais progesterona for administrada, menor será o risco de hiperplasia endometrial e carcinoma de endométrio,[56,57] mas os sintomas pré-menstruais aumentam. Após atingida a altura ideal, a maioria das pacientes prefere mudar para os contraceptivos orais. As pílulas que contêm dosagens menores de estrogênios, permitindo ciclos menstruais, são as aconselháveis.

Para as pacientes cuja baixa estatura é a maior preocupação, como nas portadoras da síndrome de Turner, outras opções terapêuticas devem ser consideradas antes da reposição estrogênica. O uso do GH nessas pacientes tem indicação formal, devendo ser iniciado assim que houver a desaceleração do crescimento e mantido até IO de 15 anos ou velocidade de crescimento < 2cm/ano. A associação com estrogênios deve ser realizada para induzir a feminização dessas pacientes na idade aproximada de 12 anos.[58,59]

As pacientes hipogonadotróficas podem atingir a ovulação com a terapia com gonadotrofinas. Tem havido interesse considerável em tratar essas pacientes com GnRH hipotalâmico.[60,61] A indução da ovulação é mais bem conduzida por um ginecologista especializado em endocrinologia reprodutiva. Pacientes com falência ovariana primária podem engravidar com sucesso após doação de óvulo e fertilização.[62] As pacientes portadoras da síndrome de Turner têm, entretanto, alto risco de complicações obstétricas secundárias a anomalias uterinas, intolerância a carboidratos e complicações cardiovasculares.

Concluindo, a puberdade atrasada é um dos achados clínicos mais comuns na endocrinologia. É importante diferenciar qualquer condição subjacente tratável e, apesar de a maioria dos pacientes ter a variante normal RCCP, alguns necessitarão de tratamento por motivos psicológicos.

No que diz respeito ao seguimento a longo prazo, os pacientes que não podem manter níveis de esteroides sexuais devem fazer a reposição hormonal por toda a vida, para manter a função sexual normal e prevenir a osteoporose. Os pacientes também devem ter suas expectativas em relação à fertilidade esclarecidas e apoiadas com aconselhamento e tratamento, quando possível.

Referências

1. Houchin LD, Rogol AD. Androgen replacement in children with constitutional delay of puberty: the case for aggressive therapy. Baillieres Clin Endocrinol Metab 1998; 12(3):427-40.

2. Seminara SB, Crowley Jr WF. Kisspeptin and GPR54: discovery of a novel pathway in reproduction. J Neuroendocrinol 2008; 20:727-31.

3. Silveira LG, Noel SD, Silveira-Neto AP et al. Mutations of KISS1 gene in disorders of puberty. J Clin Endocrinol Metab 2010; 95:2276-80.

4. Rosen DS, Foster C. Delayed puberty. Pediatr Rev 2001; 22(9):309-15.

5. Bourguinon JP. Delayed puberty: diagnosis and management. In: Grossman A (ed.) Clinical endocrinology. 1. ed. Oxford: Blackwell, 1992:847-54.

5a. Albanese A, Stanhope R. Investigation of delayed puberty. Clin Endocrinol 1995; 43:105-10.

5b. Poyrazoglu S, Günöz H, Darendeliler F et al. Constitutional delay of growth and puberty: from presentation to final height. J Ped Endocrinol Metab 2005; 18:171-9.

6. Du Caju MV, Op De Beck L, Sys SU et al. Progressive deceleration in growth as an early sign of delayed puberty in boys. Horm Res 2000; 54(3):126-30.

6a. Raivio T, Dunkel L, Wickman S, Jänna OA. Serum androgen bioactivity in adolescence: a longitudinal study of boys with constitutional delay of puberty. J Clin Endocrinol Metab 2004; 89:1188-92.

7. Crowne EC, Shalet SM, Wallace WBH et al. Final height in boys with untreated constitutional delay in growth and puberty. Arch Dis Child 1990; 65:1109-12.

8. Buchanan CR. Abnormalities of growth and development in puberty. J R Coll Physicians Lond 2000; 34(2):141-6.

9. Rosenfield RL. Essentials of growth diagnosis. Endocrinol Metab Clin North Am 1996; 25(3):743-58.

10. Bourguinon JP. Linear growth as function of age onset of puberty and sex steroid dosage: therapeutic implications. Endoc Rev 1988; 9:467-88.

11. Roche AF, Davila GH. Late adolescent growth in stature. Pediatrics 1992; 50:874-80.

12. Van Dop C, Burtein S, Conte FA, Grumbach MM. Isolated gonadotrophin deficiency in boys: clinical characteristics and growth. J Pediatr 1987; 111:684-92.

13. Uriarte MM, Baron J, Garcia HB et al. The effect of pubertal delay on adult men with isolated hypogonadotrophic hypogonadism. J Clin Endocrinol Metab 1992; 74:436-40.

14. Styne DM. New aspects in the diagnosis and treatment of pubertal disorders. Pediatr Clin North Am 1997; 44(2):505-29.

15. Kirk JMW, Grant DB, Besser GM et al. Unilateral renal aplasia in X-linked Kallmann's syndrome. Clin Genet 1994; 46(3):260-2.

16. Cassidy SB, Driscoll DJ. Prader-Willi syndrome. Eur J Hum Genet 2009; 17:3-13.

17. Mesquita MLG, Brunoni D, Neto JMP et al. Behavioral phenotype of children and adolescents with Prader-Willi syndrome. Rev Paul Pediatr 2010; 28(1):63-9.

18. Holm VA, Cassidy SB, Butler MG et al. Prader-Willi syndrome: consensus diagnóstic criteria. Pediatrics 1993; 91:398-402.

19. Ferraz VE. Aspectos genéticos – clínicos e laboratoriais na síndrome de Prader Willi. Tese de doutorado. Ribeirão Preto: USP – Ribeirão Preto, 2002.

20. Thomsett JJ, Conte FA, Kaplan SL, Grumbach MM. Endocrine and neurologic outcome in childhood craniopharyngioma: review of effect of treatment in 42 patients. J Pediatr 1980; 97:728-35.

21. Dayam AD, Marshall AHE, Miller AA et al. Atypical teratomas of the pineal and hypothalamus. J Pathol Bacteriol 1996; 92:1-5.

22. Koenig MP, Zuppinger K, Liechti B. Hyperprolactinaemia as a cause of delayed puberty: successful treatment with bromocriptine. J Clin Endocrinol Metab 1977; 45:825-8.

23. Sklar CA, Grumbach MM, Kaplan SL, Conte FA. Hormonal and metabolic abnormalities associated with central nervous system germinoma in children and adolescents and the effect of therapy: report of 10 patients. J Clin Endocrinol Metab 1981; 52:9-16.

24. Jorgensen EV, Schwartz ID, Hvizdala E et al. Neurotransmitter control of growth hormone secretion in children after cranial radiation therapy. J Paediatr Endocr 1993; 6:131-4.

25. Hokken-Koelega AC, Van Doorn JW, Hahlem K et al. Long term effects of treatment for acute lymphoblastic leukaemia with and without cranial irradiation on growth and puberty: a comparative study. Pediatr Res 1993; 33:577-82.

26. Vogel JM, Vogel P. Idiopathic histiocytosis: a discussion of oesinophilic granuloma, the Hand-Schuller-Christian syndrome, and the Letterer-Siwe syndrome. Sem Hematol 1972; 9:349-53.

27. Asherson RA, Jackson WPV, Lewis B. Abnormalities of development associated with hypothalamic calcification after tuberculosis meningitis. Br Med J 1965; 2:839-43.

28. Ranke MB. Optimising the management of Turner syndrome. Ballieres Clin Pediatr 1996; 4:295-307.

29. Kirk JMW, Betts PR, Butler GE et al. Short stature in Noonan syndrome: response to growth hormone therapy. Archives of Diseases in Childhood 2001; 84:440-3.

30. Zitzmann M, Depenbusch M, Gromoll J, Nieschlag E. X-chromosome inactivation patterns and androgen receptor functionality influence phenotype and social characteristics as well as pharmacogenetics of testosterone therapy in Klinefelter patients. J Clin Endocrinol Metab 2004; 89:6208.

31. Jacobs PA. The incidence and aetiology of sex chromosome abnormalities in men. Birth Defects 1979; 15:3-7.

32. Ramasamy R, Ricci JA, Palermo GD et al. Successful fertility treatment for Klinefelter's syndrome. J Urol 2009; 182:1108.

33. Lanfranco F, Kamischke A, Zitzmann M, Nieschlag E. Klinefelter's syndrome. Lancet 2004; 364:273.

34. Swerdlow AJ, Schoemaker MJ, Higgins CD et al. Cancer incidence and mortality in men with Klinefelter syndrome: a cohort study. J Natl Cancer Inst 2005; 97:1204.

35. Tapanainen JS, Aittomäki K, Min J et al. Men homozygous for an inactivating mutation of the follicle-stimulating hormone (FSH) receptor gene present variable suppression of spermatogenesis and fertility. Nat Genet 1997; 15:205.

36. Simoni M, Gromoll J, Höppner W et al. Mutational analysis of the follicle-stimulating hormone (FSH) receptor in normal and infertile men: identification and characterization of two discrete FSH receptor isoforms. J Clin Endocrinol Metab 1999; 84:751.

37. Latronico AC, Anasti J, Arnhold IJ et al. Brief report: testicular and ovarian resistance to luteinizing hormone caused by inactivating mutations of the luteinizing hormone-receptor gene. N Engl J Med 1996; 334:507.

38. Wierman ME, Beardsworth DE, Mansfield MJ et al. Puberty without gonadotrophins: a unique mechanism of sexual development. N Engl J Med 1985; 312:65-72.

39. Tanner JM. Normal growth and growth assessment. Clin Endocrinol Metab 1986; 15:411-51.

40. Palmert MR, Dunkel L. Delayed puberty. N Engl J Med 2012; 366:443-53.

41. Sklar CA, Kaplan SL, Grumbach MM. Evidence for dissociation between adrenarche and gonadarche: studies in patients with idiopathic precocious puberty, gonadal dysgenesis, isolated gonadotrophin deficiency and constitutional delayed growth and adolescence. J Clin Endocrinol Metab 1980; 51:548-56.

42. Resende EA, Lara BH, Reis DJ et al. Assessment of basal and gonadotropin-releasing hormone estimulated gonadotropins by immunochemiluminometric and immunofluorimetric assays in normal children. J Clin Endocrinol Metab 2007; 92:1424-9.

43. Countant R, Biette-Demeneix E, Bouvattier C et al. Basiline Inhibin B and anti-Mullerian hormone meansurements for diagnosis hypogonadotropic hypogonadism (HH) in boys with delayed puberty. J Clin Endocrinol Metab 2010; 95:5225-32.

44. Styne DM. The testes: disorders of sexual differentiation and puberty. In: Sperling MA (ed.) Pediatric endocrinology. 1. ed., Philadelphia: WB Saunders, 1996:423-76.

45. Finkeslstein JS, Klibanski A, Neer RM. A longitudinal evaluation of bone mineral density in adult men with histories of delayed puberty. J Clin Endocrinol Metab 1996; 81(3):1152-5.

46. Wickman S, Siplä I, Ankarberg-Lindgren C et al. A specific aromatase inhibitor and potential increase in adult height in boys with delayed puberty: a randomized controlled trial. Lancet 2001; 357:1743-8.

47. Hero M, Wickman S, Dunkel L. Treatment with the aromatase inhibitor Letrozole during adolescence increases near-final height in boys with constitutional delay of puberty. Clin Endocrinol 2006; 64:510-3.

48. Dunkel L, Wickman S. Novel treatment of delayed male puberty with aromatase inhibitors. Horm Res 2002; 57(2):44-52.

49. Adan L, Souberbielle JC, Brauner R. Management of the short stature due to pubertal delays in boys. J Clin Endocrinol Metab 1994; 78:478-83.

50. Ankarberg-Lindgren A, Elfving M, Wikland KA, Norjavaara AE. Nocturnal application of transdermal estradiol patches produces levels of estradiol that mimic those seen at the onset of spontaneous puberty in girls. JCEM 2001; 86(7).

51. Wang C, Berman N, Longstreth JA et al. Pharmacokinetics of transdermal testosterone gel in hypogonadal men: application of gel at one site versus four sites: a General Clinical Research Center Study. J Clin Endocrinol Metab 2000; 85:964.

52. Dobbs A, Norwood P, Potts S et al. Testosterone 2% gel can normalize testosterone concentrations in men with low testosterone regardless of body mass index. J Sex Med 2014; 11:857-64.

53. Swerdloff RS, Wang C, Cunningham G et al. Long-term pharmacokinetics of transdermal testosterone gel in hypogonadal men. J Clin Endocrinol Metab 2000; 85:4500.

54. Liu PY, Baker HW, Jayadev V et al. Induction of spermatogenesis and fertility during gonadotropin treatment of gonadotropindeficient infertile men: predictors of fertility outcome. J Clin Endocrinol Metab 2009; 94: 801-8.

55. Ross JL, Long LM, Skerda M et al. The effect of low dose ethinylestradiol on six monthly growth rates and predicted height in patients with Turner syndrome. J Pediatr 1986; 109:950-3.

56. Woodruff JD, Pickar JH. Incidence of endometrial hypoplasia in post menopausal women taking conjugated estrogens (Premarin) with medroxyprogesterone acetate or conjugated estrogens alone. Am J Obstet Gynecol 1994; 170:1213-6.

57. Voight LF, Weiss NS, Chu J et al. Progestogen supplementation of exogenous estrogens and risk of endometrial cancer. Lancet 1991; 338:274-7.

58. Longui CA. Crescimento deficiente e uso terapêutico do hormônio de crescimento. In: Monte O, Longui CA, Calliari LEP, Cristiani C. Endocrinologia para o pediatra. 3. ed., São Paulo: Atheneu, 2006:61-76.

59. Rosenfield RL, Devine N, Hunold JJ et al. Salutary effects of combining early very low-dose systemic estradiol with growth hormone therapy in girls with Turner syndrome. J Clin Endocrinol Metab 2005; 90:6424-30.

60. Marshall JC, Kelch RP. Gonadotrophin release hormone: role of pulsatile secretion and the regulation of reproduction. N Engl J Med 1986; 315:1459-64.

61. Stanhope R, Pringle PJ, Brook CCD et al. Induction of puberty by pulsatile gonadotrophin releasing hormone. Lancet 1987; 2:552-5.

62. Wildt IL, Leyendecker C. Induction of ovulation by the chronic administration of Naltrexone in hypothalamic amenorrhoea. J Clin Endocrinol Metab 1987; 64:1334-5.

61

Puberdade Precoce

Vanessa Leão de Medeiros • Aline Correia • Keyla Camargo • Francisco Bandeira

INTRODUÇÃO

A puberdade precoce tem sido definida como o aparecimento de caracteres sexuais secundários em idade cronológica imprópria, determinada estatisticamente.

A puberdade normalmente se inicia aos 8 anos de idade cronológica nas meninas e aos 9 anos nos meninos. Contudo, novos dados indicam que o início da puberdade está ocorrendo em idades mais precoces em meninas, especialmente entre as minorias étnicas e entre crianças com índice de massa corporal maior.[1]

O início da puberdade é afetado por muitos fatores, ocorrendo mais cedo nas meninas com menarca precoce materna, baixo peso ao nascer, ganho excessivo de peso ou obesidade na infância e após a adoção internacional (por motivos pouco claros, o risco é de 10 a 20 vezes maior para essas crianças).[2]

A prevalência da puberdade precoce tem sido estimada como pelo menos 10 a 20 vezes maior em meninas em comparação com os meninos. No entanto, a probabilidade de ser encontrada uma causa orgânica para a puberdade precoce é muito maior em meninos do que meninas.[1] Estudos em gêmeos mostraram que 50% a 80% da variabilidade no início da puberdade estão sob controle genético.[3,4]

O mecanismo mais comum de puberdade precoce é a secreção precoce pulsátil de gonadotrofinas por estímulo hipotalâmico do GnRH (hormônio liberador de gonadotrofinas), o que pode resultar de tumores ou lesões do hipotálamo, mas na maioria dos casos permanece inexplicada.[2]

É importante reconhecer que nem toda puberdade que se inicia no período esperado é considerada puberdade normal.

FISIOLOGIA DA PUBERDADE

Durante a vida de um indivíduo, quatro fases de aumento da função dos gonadotrofos pituitários podem ser identificadas: vida fetal, período neonatal, desenvolvimento puberal e pós-menopausal.

Em mulheres, os ovários respondem ao aumento dos níveis de gonadotrofinas com maturação folicular e produção dos esteroides sexuais somente durante a terceira fase, isto é, iniciando com a puberdade e terminando com a menopausa. O ovário permanece quiescente durante a vida fetal e neonatal e não responde ao hCG (gonadotrofina coriônica humana) placentário ou à gonadotrofina pituitária. Em contraste, os testículos respondem a cada uma das três fases de exposição do aumento de gonadotrofinas com secreção de testosterona:

- *Vida fetal*: durante a vida fetal, as concentrações de FSH e LH aumentam progressivamente até que, por volta da metade da idade gestacional, devido à produção de hormônios esteroides pela unidade fetoplacentária, ocorre o *feedback* negativo com queda das gonadotrofinas.

- *Período neonatal até os 2 anos de vida*: o aumento das gonadotrofinas no período neonatal é consequência da eliminação do *feedback* negativo proporcionado pela placenta. Nesse período, a secreção de gonadotrofina permanece alta por vários meses. Em meninas, os níveis predominantes de FSH geram ondas de foliculogênese com maturação e atresia. Já nos meninos predomina a secreção de LH, levando o testículo a produzir testosterona. Essa produção transitória de estrogênio e testosterona leva, durante os 2 primeiros anos de vida, ao *feedback* negativo das gonadotrofinas e, consequentemente, à queda dos hormônios esteroides. É durante esses primeiros anos de vida que pode ocorrer a chamada minipuberdade, com telarca e sangramento vaginal em meninas e ginecomastia em meninos. Essas características regridem espontaneamente à medida que ocorre a supressão hormonal.

- *Infância*: os níveis circulantes de esteroides sexuais e gonadotrofinas são baixos. Nesse período ocorre o mecanismo conhecido como gonadostato hipofisário, em que há aumento significativo na resposta à supressão de gonadotrofinas com níveis mínimos de estrogênios. Há alguma evidência de que os baixos níveis de gonadotrofinas são relatados para a ação de um grupo específico de neurônios gabaérgicos que inibem tonicamente a secreção de GnRH e de que receptores N-metil-D-aspartato também estão envolvidos no mecanismo. O envolvimento da secreção pineal de melatonina tem sido sugerido como um mecanismo da pausa juvenil de secreção gonadotrófica.
- *Puberdade*: o aumento da secreção de gonadotrofinas pré-puberal/puberal é o resultado de mudanças maturacionais pouco entendidas no sistema nervoso central (SNC). A leptina tem um papel no processo, para assegurar que energia adequada seja oferecida para suporte energético requerido pelo sistema reprodutivo. As gonadotrofinas circulantes e os hormônios gonadais aumentam durante a puberdade, indicando que o ponto do *feedback* negativo é gradualmente elevado para alcançar o novo equilíbrio característico do adulto. O aumento da concentração plasmática de esteroides sexuais produz a mudança fisiológica da puberdade. O início da puberdade é precedido pelo despertar de pulso gerador de GnRH parcialmente quiescente. O aumento na amplitude e na frequência do pulso do GnRH leva à produção das gonadotrofinas hipofisárias.

A pubarca ou adrenarca, que se caracteriza pelo aparecimento de pelos pubianos e axilares, associado à dessensibilização do gonadostato e à amplificação da relação hipotálamo-hipófise-gônadas, leva à passagem pubertária, ou seja, à transformação da vida infantil na adulta.

O desenvolvimento puberal é um processo regulado pelos esteroides sexuais, sendo avaliado clinicamente pelo estágio de Tanner das mamas e dos pelos pubianos em mulheres (Figura 61.1) e pelos genitais (pênis, testículos e escroto) e os pelos pubianos em homens (Figura 61.2).

O primeiro sinal da puberdade em homens é o aumento no volume testicular (de 1mL para > 4mL). Isso ocorre entre os 9 e os 14 anos e reflete a combinação de efeitos do FSH e do LH, liberando testosterona nos túbulos seminíferos. Em contraste, o primeiro sinal da puberdade em mulheres se deve ao efeito do aumento na produção de estrogênio.

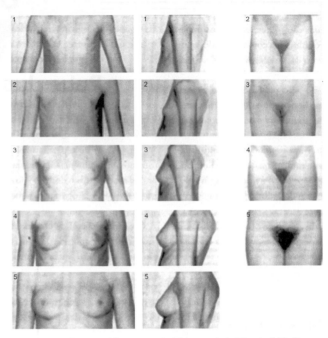

Figura 61.1 Desenvolvimento mamário e genital. (Marshal WA, Tanner JM. Arch Dis Child 1970; 45:13-24.)

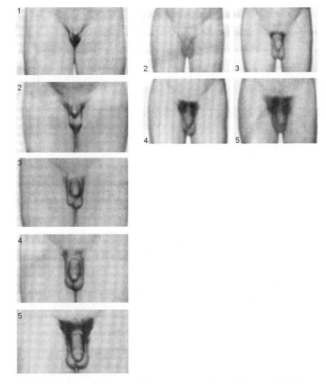

Figura 61.2 Desenvolvimento genital masculino. (Marshal WA, Tanner JM. Arch Dis Child 1970; 45:13-24.)

O desenvolvimento mamário costuma ser notado entre os 8 e os 13 anos de idade. O ovário cresce em tamanho, e folículos aparecem com diâmetro ≥ 9mm. As mudanças no ovário podem ser avaliadas pela ultrassonografia (US).

A pubarca exige a ação androgênica. Embora o córtex adrenal seja uma fonte significativa de androgênios em mulheres, o desenvolvimento do pelo normal também exige a produção de testosterona ovariana. Portanto, na síndrome de Turner, na paciente cujo ovário não secreta hormônios esteroides, pelos pubianos estão ausentes ou diminuídos como parte do infantilismo sexual, a despeito da adrenarca normal. A maior diferença na distribuição dos pelos entre os sexos é a extensão do pelo pubiano para a cicatriz umbilical, que ocorre nos homens. O desenvolvimento depende de uma produção normal e da conversão local em diidrotestosterona. Portanto, o paciente com síndrome de Klinefelter apresenta distribuição de pelos pubianos típica da mulher madura. Em homens, o crescimento de pilosidade facial é iniciado após a pubarca. O surgimento de pelo androgênio-dependente usualmente coincide com a ativação de outras estruturas cutâneas, conduzindo ao desenvolvimento do odor corporal, devido à secreção de glândulas apócrinas, e à acne, devido à superprodução de sebo.

A menarca é importante marcador do desenvolvimento, indicando que a produção de estrogênio é suficiente para estimular a proliferação endometrial. Nos EUA, a menarca ocorre aos 12,8 anos de idade. Meninas afro-americanas experimentam a menarca 4 meses antes que as caucasianas. Na população geral, o tempo entre o desenvolvimento mamário e a menarca é mais longo em meninas que iniciam a puberdade mais cedo, variando de 2,8 anos, quando o desenvolvimento mamário se inicia aos 9 anos, até 1,4 ano, quando o desenvolvimento mamário se inicia por volta dos 12 anos de idade.[2] A ausência de menarca aos 16 anos, chamada amenorreia primária, deve indicar atraso no desenvolvimento do eixo gonadal. Os primeiros ciclos menstruais costumam ser anovulatórios. O número relativo de ciclos ovulatórios aumenta gradualmente para mais de 80% em 4 a 5 anos após a menarca. Sob a influência de estrogênios, o crescimento uterino adquire tamanho adulto; contudo, esse crescimento pode ser avaliado somente por US.

Em homens, o marcador do desenvolvimento comparável à menarca é a espermarca, que está associada ao surgimento de espermatozoide na urina da manhã, usualmente na ausência de ejaculação prévia. A idade de surgimento é aos 13,4 anos, do estágio 3 para o 4. O estágio 5 do desenvolvimento puberal é esperado para 4,5 anos após os primeiros sinais de puberdade.

O estirão puberal de crescimento está relacionado com o aumento na amplitude de pulso do GH e a concentração média de IGF-1, que indicam reajuste do *feedback* negativo exercido pelo IGF-1 no GH, com aumento do nível de IGF-1. Isso é gradualmente alcançado pelo aumento na concentração de testosterona e estradiol. Por isso, os esteroides sexuais são insuficientes para efetuar o crescimento puberal em casos de síndrome de Laron. Em homens, o estirão do crescimento inicia tardiamente, a velocidade de crescimento é maior, e o fechamento das epífises ocorre mais tardiamente do que em mulheres. Portanto, homens alcançam 9cm antes do início do estirão de crescimento puberal, e eles adicionam 3cm a mais em sua estatura durante o crescimento puberal (28cm em homens e 25cm em mulheres). Isso explica por que os homens atingem 12cm a mais na estatura do que as mulheres.

As diferenças sexuais na composição e no contorno corporal ocorrem durante a puberdade. Em homens, os androgênios aumentam a massa corporal (aumento da massa muscular e diminuição do estoque de gordura). Os ombros tornam-se proeminentes, e o quadril é estreito. A mesma apresentação em mulheres representa um componente de virilização. As mulheres normalmente estão sob a influência predominante de estrogênios e progesterona, responsáveis pelo depósito de mais gordura corporal e menos massa muscular do que os homens. Os quadris tornam-se mais proeminentes do que os ombros, e tecido adiposo acumula-se em mamas, nádegas e coxas.

Alterações bioquímicas surgem durante a puberdade, incluindo maiores hematócrito e LDL plasmático; o HDL plasmático é mais baixo em homens do que em mulheres.

VARIANTES DO DESENVOLVIMENTO PUBERTÁRIO

Telarca Prematura Benigna

A telarca prematura benigna tem sido definida como um desenvolvimento isolado e não progressivo da mama, sem outros sinais de maturação sexual ou aceleração na taxa de crescimento e maturação óssea, em meninas com menos de 7 ou 8 anos de idade, sendo prevalente em meninas de 2 a 3 anos de idade. Muitos autores acreditam que essa condição é autolimitada, sem repercussões para a futura puberdade, enquanto outros têm descrito possível risco de puberdade precoce. Em parte, essas discrepâncias podem ocorrer porque alguns casos, especialmente nas pacientes > 3 anos, podem ser categorizados como formas de puberdade precoce central lentamente progressiva ou como telarca variante, e não telarca prematura típica. A idade óssea é apropriada para a idade cronológica. Os níveis de gonadotrofinas e estradiol estão normais, e são visualizadas imagens ultrassonográficas de ovários homogêneos ou não. A condição resolve espontaneamente e não exige tratamento. No entanto, observação periódica é importante, pois 4% a 18% dos casos podem progredir para puberdade precoce central (PPC).[5]

Pubarca Prematura Benigna

Trata-se de uma condição benigna, ocorrendo antes dos 6 anos de idade, que se caracteriza pelo surgimento de pelos pubianos, ocasionalmente pelos axilares, e aumento da atividade sebácea e do odor axilar, mas sem desenvolvimento sexual. A etiologia da pubarca prematura benigna ainda não é conhecida. Ocorre mais frequentemente em meninas do que em meninos, em uma proporção de cerca de 9:1.[6] Os níveis de esteroides adrenais podem estar aumentados, como deidroenpiandrosterona (DHEA) e androstenediona, com gonadotrofinas normais. É importante a realização do teste de estímulo com ACTH (hormônio adrenocorticotrófico) para exclusão de hiperplasia adrenal congênita de aparecimento tardio. O teste do GnRH demonstra um nível pré-puberal, e estudos de imagem são normais. A estatura está geralmente elevada, e a maturação óssea encontra-se ligeiramente avançada em relação à idade cronológica, mas sem prejuízo para a estatura final-alvo. No entanto, pubarca prematura parece estar associada a hiperinsulinemia, dislipidemia e obesidade no período pré-puberal e síndrome dos ovários policísticos na adolescência.[7,8] A modificação do padrão secretório dos androgênios adrenais (adrenarca precoce) é a causa mais comum de pubarca precoce nas meninas. Nenhum tratamento é necessário.

Menarca Prematura Benigna

Esse é um distúrbio raro e pobremente entendido, semelhante à telarca prematura benigna. A menarca prematura benigna é definida como sangramento vaginal isolado ou cíclico na ausência de outros sinais de desenvolvimento sexual e sem evidência de transtorno genital em menina pré-puberal. Parece decorrer de uma atividade ovariana transitória, que é autolimitada. Alguns casos podem ser atribuídos à exposição a estrogênios exógenos. Observação e repetidas avaliações constituem estratégia apropriada, a menos que outro diagnóstico seja suspeitado. O prognóstico é bom, com desenvolvimento puberal ocorrendo na idade habitual e fertilidade esperada.

Ginecomastia Benigna do Adolescente

Ocorre em meninos no meio da puberdade. O tecido mamário costuma ser assimétrico e frequentemente macio. A história e o exame físico, incluindo a palpação dos testículos, são normais. A maioria dos casos resolve em 1 ou 2 anos. Ginecomastia familiar é um distúrbio heterogêneo ligado ao cromossomo X, causando desenvolvimento mamário limitado durante a puberdade. Não exige avaliação em um menino normal, exceto se estiver associada a hipogonadismo. Ginecomastia intensa deve exigir cirurgia cosmética.

CLASSIFICAÇÃO

A puberdade precoce pode ser classificada em:

- *Puberdade precoce central completa ou verdadeira (GnRH dependente)*: é a puberdade que se acompanha com aceleração do crescimento e avanço da idade óssea,[9] resultando da secreção episódica de gonadotrofinas por estímulo hipotalâmico com GnRH. Caracteriza-se pela presença de secreção pulsátil das gonadotrofinas e dos esteroides sexuais que ocorre prematuramente. O teste de estímulo do GnRH demonstra resposta gonadotrófica semelhante à encontrada na idade puberal. Pode ser lentamente progressiva ou avançar rapidamente.[9]

- *Puberdade precoce periférica incompleta ou pseudopuberdade (GnRH-independente)*: é a puberdade que resulta de outra estimulação hormonal que não a liberação de gonadotrofina pituitária estimulada pelo GnRH hipotalâmico. Ocorre aumento da testosterona em meninos e do estrogênio nas meninas independentemente do GnRH. Nesses casos não há um padrão puberal da secreção pulsátil de LH. No teste de estímulo do GnRH, o LH se encontrará suprimido. Pode ser classificada em:
  - *Isossexual*: quando os caracteres sexuais desenvolvidos são compatíveis com o sexo genético.
  - *Heterossexual*: quando os caracteres sexuais desenvolvidos não são compatíveis com o sexo genético, apresentando sinais de virilização em meninas e feminização em meninos.

Em alguns casos, a puberdade precoce periférica poderia ativar o eixo hipotalâmico-hipofisário-gonadal (HHG) devido ao amadurecimento precoce dos núcleos hipotalâmicos produtores de GnRH e à maturação somática.

PUBERDADE PRECOCE EM MENINAS (TABELA 61.1)

Puberdade Precoce Central

Está relacionada com anormalidades do SNC, porém, com frequência, as patologias não são demonstráveis, particularmente em meninas, e esses casos são denominados idiopáticos, os quais correspondem a cerca de 70% a 95% dos casos.[10]

Cinco a 30% dos casos de puberdade precoce central (PPC) na menina decorrem de doenças orgânicas centrais que funcionam como influências estimulatórias, resultando em aumento da frequência e da amplitude da secreção episódica de GnRH, promovendo, assim, o início da puberdade. Quando a doença central é identificada, geralmente inflamação, trauma, quimioterapia, radioterapia e tumor estão presentes. As mais comuns consistem nos tumores do SNC, como os hamartomas.

Capítulo 61 Puberdade Precoce

Tabela 61.1 Puberdade precoce em meninas

I. Puberdade precoce central
  A. Idiopática
  B. Tumores do sistema nervoso central
    1. Hamartomas
    2. Outros tumores hipotalâmicos
  C. Distúrbios do SNC
  D. Hipotireoidismo
II. Puberdade precoce periférica – isossexual
  A. Síndrome de McCune-Albright
  B. Cistos foliculares
  C. Tumor ovariano
  D. Tumor adrenal
  E. Estrogênio exógeno
III. Puberdade precoce periférica – heterossexual
  A. Hiperplasia adrenal congênita
  B. Neoplasia adrenal virilizante
  C. Neoplasia ovariana virilizante

Alterações eletroencefalográficas ou outras evidências de disfunção neurológica podem ser encontradas nessas pacientes.

A história natural de PPC tem sido considerada, tradicionalmente, por envolver alta estatura na infância e diminuição da estatura durante a idade adulta; por isso, tão importante quanto observar o início da puberdade é caracterizar como os eventos puberais se sucedem.

Puberdade Precoce Central Idiopática

Essa é a forma mais comum no sexo feminino, correspondendo de 70% a 95% dos casos e sendo nove vezes mais frequente do que em meninos.[11] Por motivos ainda desconhecidos, o estímulo surge no hipotálamo e na hipófise, elevando a produção de LH e FSH, que estimulam a produção hormonal ovariana.

Não há história familiar de maturação sexual precoce ou sinal de doença orgânica. A puberdade pode progredir rapidamente ou ter curso mais lento, com pouco comprometimento da estatura final.

Seu diagnóstico deve ser sempre de exclusão mas, não raras vezes, o seguimento a longo prazo obriga a uma reconsideração diagnóstica, principalmente no que se refere a pequenos tumores hipotalâmicos. Os achados ocasionais de necropsia de hamartomas adjacentes ao hipotálamo mostram que pelo menos em alguns casos, inicialmente tidos como idiopáticos, existe uma causa definida no SNC.

Tumores do SNC
Hamartomas Hipotalâmicos

Hamartomas hipotalâmicos (HH) são malformações congênitas não neoplásicas que usualmente se originam na região do *tuber cinereum* e nos corpos mamilares. Em uma revisão realizada por Faizah et al., com o objetivo de determinar os achados de imagem em pacientes com puberdade precoce em um período de 8 anos, o hamartoma hipotalâmico foi a imagem mais encontrada na PPC.[12] Pacientes com hamartomas hipotalâmicos apresentam puberdade precoce, anormalidades comportamentais e convulsões, geralmente antes dos 3 anos de idade. Os HH contêm numerosas e pequenas células ganglionares secretoras de LHRH e provocam puberdade precoce central por hiperatividade do centro sexual da eminência mediana hipotalâmica. Não têm indicação cirúrgica, a não ser em raras situações, como em caso de convulsões incuráveis e grande massa, provocando hidrocefalia.[13] O eletroencefalograma (EEG) pode ser normal nas crianças com convulsões gelásticas ou apresentar atividade epiléptica generalizada, nas convulsões tônico-clônicas generalizadas.[14] Por apresentar crescimento muito lento, pode ser monitorizado por técnicas de imagem, e a puberdade pode ser controlada pela terapêutica medicamentosa.

Outros Tumores Hipotalâmicos

Astrocitomas, ependimomas e craniofaringiomas, bem como os outros tumores, têm sido associados à puberdade precoce. Na neurofibromatose tipo 1, ou doença de von Recklinghausen, é maior a probabilidade de desenvolvimento de tumores do SNC, como gliomas ópticos e hipotalâmicos. Essa condição autossômica dominante, crônica e progressiva, tem prevalência de 1:4.000 pessoas na população geral e está comumente associada à puberdade precoce. Outras características da neurofibromatose são: manchas café com leite, neurofibromas cutâneos e nódulos de Lisch.

Distúrbios do SNC

A puberdade precoce central pode ser secundária a encefalites, meningites, encefalopatia cerebral estática, abscesso cerebral, sarcoidose, granuloma tuberculoso do hipotálamo, traumatismo craniano grave ou hidrocefalia.

Cistos aracnoides, após infecção ou cirurgia, podem causar desenvolvimento sexual prematuro, algumas vezes associado a deficiência de GH. Em geral, o manejo de lesões do SNC (massas e malformações) não impede a progressão da puberdade precoce.[2]

Radioterapia, geralmente para leucemia ou tumores intracranianos, aumenta consideravelmente o risco de puberdade precoce. Baixas doses de irradiação (18 a 24Gy) aceleram o início da puberdade exclusivamente em meninas. Altas doses de irradiação (25 a 47Gy) funcionam como gatilho para o desenvolvimento sexual precoce em ambos os sexos, e o risco de precocidade sexual é inversamente proporcional à idade em que a radiação foi administrada. A deficiência de GH pode ocorrer associada à puberdade precoce.

Hipotireoidismo

Em geral, o hipotireoidismo primário intenso e de longa duração está associado à puberdade atrasada, mas pode apresentar-se como puberdade precoce. Seu mecanismo, provavelmente, se deve à estimulação direta do TSH (hormônio tireotrófico) nos ovários, ocupando o receptor do FSH (hormônio foliculoestimulante), que induz efeitos FSH-*like* nas gônadas. Essas crianças apresentam as manifestações usuais do hipotireoidismo, incluindo restrição de crescimento e maturação óssea. O hipotireoidismo é mais frequente com tireoidite linfocítica e, raramente, tireoidectomia ou tratamento com agentes antitireoidianos, sendo mais comum no sexo feminino. US pélvica deve revelar ovários aumentados e multicísticos. Os níveis plasmáticos de TSH estão marcadamente elevados, frequentemente > 1.000mUI/L, e a prolactina também se encontra elevada.[15] As gonadotrofinas estão baixas. Essa é a única forma de puberdade precoce associada a idade óssea atrasada. Quando o hipotireoidismo não tratado e intenso encontra-se associado a galactorreia e precocidade sexual, recebe o nome de síndrome de Van Wyk Grumback. Em meninas afetadas, a produção ovariana de estrogênios ocorre sem aumento concomitante de androgênios.

O tratamento do hipotireoidismo resulta em rápido retorno ao normal nas manifestações bioquímicas e clínicas.

Puberdade Precoce Periférica

Isossexual

Causada pela secreção de estrogênios por cistos ovarianos, tumores ou neoplasias adrenais ou por exposição inadvertida a estrogênios. Em todos os casos, os níveis de LH e FSH devem estar baixos.

Síndrome de McCune-Albright

Doença esporádica caracterizada por displasia fibrosa poliostótica, lesões café com leite e uma variedade de distúrbios endócrinos. Ocorrem mutações *missense* em ponto no gene GNAS1, localizado no braço longo do cromossomo 20, que codifica a subunidade alfa da Gs (a proteína G que estimula AMPc) dos receptores glicoproteicos transmembrana. A mutação é encontrada em abundância variável em diferentes tecidos endócrinos e não endócrinos.

A disfunção endócrina mais comumente encontrada na síndrome de McCune-Albright é a hiperfunção gonadal. Puberdade precoce representa a manifestação inicial da síndrome em meninas, e cistos ovarianos devem ser encontrados na US pélvica. Outras anormalidades endócrinas incluem hipertireoidismo, hiperparatireoidismo, síndrome de Cushing, acromegalia, hiperprolactinemia e nódulo tireoidiano.[15,16] A maioria dos pacientes têm esteroides sexuais anormalmente elevados com gonadotrofinas baixas ou indetectáveis e não respondem à estimulação com GnRH.

Todos os pacientes devem ser minuciosamente investigados. Cistos ovarianos funcionantes desaparecem espontaneamente; aspiração ou excisão cirúrgica está raramente indicada. Para meninas com secreção persistente, inibidores da aromatase (como testolactona, anastrazol ou letrozol), ou antiestrogênicos, como o tamoxifeno, devem limitar os efeitos estrogênicos na puberdade e na maturação óssea.

Cistos Foliculares

Constituem a causa mais comum de puberdade periférica isossexual na menina. As meninas pré-puberes podem apresentar cistos ovarianos > 8mm de diâmetro, detectados pela US, sem nenhum significado patológico, os quais regridem espontaneamente. Cistos foliculares podem secretar estrogênio suficiente para causar precocidade sexual e sangramento vaginal acíclico. Os níveis de estrogênios podem ser altos a ponto de mimetizar tumores.

Na presença de cistos ovarianos muito grandes (> 3cm), está indicado o tratamento cirúrgico; se menores, pode-se proceder apenas à observação clínica.

Tumor Ovariano

Os tumores de células granulosas são raros na infância. A maioria desses tumores é unilateral e benigna. Pouco mais de 5% são bilaterais ou clinicamente malignos, e somente 3% desses pacientes morrem dessa doença. Os casos podem ser diagnosticados por palpação abdominal ou toque retal e US. Esses tumores são produtores de estrogênios, elevando a concentração plasmática de estradiol e suprimindo gonadotrofinas. O tratamento é cirúrgico.

Outros tumores, como gonadoblastomas, tumores lipoides, cistoadenomas e carcinoma ovariano, são secretores de estrogênios, androgênios, ou ambos.

Os tumores ovarianos representam, aproximadamente, 1% das malignidades na infância.[17] Suas manifestações clínicas incluem massa abdominal palpável, distensão e dor abdominal, constipação intestinal, enurese, puberdade precoce, sangramento vaginal e amenorreia. Puberdade precoce, encontrada mais frequentemente em pacientes com tumor de estroma ovariano, é descrita em associação a tumor de seio endodérmico, coriocarcinoma e à mistura de teratoma com sarcoma e elementos carcinomatosos de células não germinativas.

O disgerminoma, o tumor de célula ovariana germinativa mais comum em crianças e adolescentes, acomete crianças de 7 meses a 17 anos de idade. Embora esteja associado à precocidade sexual, a maioria dos pacientes apresenta desenvolvimento normal.

No tumor misto de células germinativas, precocidade isossexual é observada em 30% dos casos pré-puberais.

O diagnóstico inicial pode ser feito por US, tomografia computadorizada (TC) e marcadores séricos.

Tumor Adrenal

É rara a presença de tumor adrenal feminizante.

Administração de Estrogênios Exógenos

A puberdade precoce tem ocorrido devido à ingestão acidental de estrogênios encontrados em cosméticos, cremes de cabelos e anticoncepcionais orais e à administração de esteroides anabólicos. Causa desenvolvimento mamário em meninas, com escurecimento da aréola, o que não está associado à puberdade precoce típica. Essas meninas não iniciam a puberdade natural com ausência de pelos pubianos.

Em Porto Rico, telarca prematura e puberdade precoce têm sido atribuídas a alimentos contaminados, particularmente frango. Por outro lado, na Europa, não se encontra disponível nenhum dado sobre o impacto de substâncias estrogênicas ambientais na maturação humana. Acredita-se que o risco de crianças desenvolverem puberdade precoce por exposição a estrogênios exógenos é muito baixo.

A ingestão de hormônios sexuais por crianças em idade pré-puberal causa o desenvolvimento de características sexuais secundárias, em conjução com níveis de FSH e LH suprimidos.

Heterossexual

Hiperplasia Adrenal Congênita

Deficiência da CYP21A2. Uma das formas de manifestação clínica é a virilizante, que pode ser reconhecida em neonatos. O excesso de androgênios é causado pela perda de *feedback* negativo do cortisol e a secreção de ACTH, que resulta em aumento do fluxo de precursores na via de biossíntese dos androgênios. Virilização em fetos femininos no útero pode iniciar alargamento clitoriano, fusão de lábios vaginais e formação de seio uro-

genital. Ambiguidade genital pode ser tão importante a ponto de conduzir a erro de designação sexual. Quando o diagnóstico não é estabelecido durante o período neonatal, uma síndrome de excesso de androgênios pode aparecer na infância como precocidade heterossexual. Relato recente mostrou menina de 19 meses com diagnóstico tardio de deficiência de 21-hidroxilase, apresentando-se com telarca prematura isolada e avanço significativo da idade óssea.[18]

Deficiência de CYP11B1. O excesso de androgênios viriliza fetos femininos um pouco menos ou tanto quanto a deficiência de CYP21A2.

Neoplasias Adrenais

Tumores adrenais são divididos em benignos e malignos. Podem ser secretores ou não secretores. A incidência exata desses tumores em crianças não é conhecida; eles são relativamente raros, porém a maioria é frequentemente maligna. Costumam surgir na primeira década de vida. Meninas são mais acometidas do que meninos (2,5:1).[19] Tumores adrenais podem produzir androgênios ou outros hormônios. Em geral, a quantidade suprafisiológica de androgênios secretados por esses tumores é caracterizada por níveis circulantes de DHEA e sulfato de desidroepiandrosterona (SDHEA) extremamente elevados. Outros androgênios, como androstenediona e testosterona, podem também estar elevados por secreção direta ou conversão periférica de DHEA e SDHEA.

As manifestações clínicas consistem em virilização inapropriada, manifestada por acne, hirsutismo e clitorimegalia, além de aumento da velocidade de crescimento e desenvolvimento somático, bem como maturação óssea. Nessas crianças, a fusão prematura conduz à baixa estatura final.

Adenomas adrenocorticais virilizantes benignos são usualmente pequenos (< 5cm) e não visualizados à US, mas são visíveis à TC ou à ressonância nuclear magnética (RNM). As concentrações plasmáticas de androgênios e testosterona estão elevadas e usualmente são suprimidas com dexametasona.

Carcinomas adrenocorticais virilizantes malignos são, geralmente, > 5cm e apresentam invasão capsular ou de tecidos adjacentes. Podem produzir vários esteroides intermediários, androgênios adrenais e/ou testosterona, bem como compostos com atividade mineralocorticoide e glicocorticoide. Esses esteroides são não supressíveis com dexametasona. Esses tumores são, frequentemente, palpáveis ou visíveis à US.

Excisão cirúrgica completa com terapia de reposição estrogênica é a melhor terapia para pacientes com tumores adrenais primários.

Neoplasias Ovarianas

Gonadoblastoma é identificado nas primeiras duas décadas de vida. Os pacientes se apresentam como meninas virilizadas (47%), meninas não virilizadas (34%) ou fenotipicamente masculinos.

PUBERDADE PRECOCE EM MENINOS (TABELA 61.2)

Puberdade Precoce Central

Puberdade Precoce Central Constitucional

Como nas meninas, há história familiar de puberdade precoce.

Puberdade Precoce Central Idiopática

Em meninos, a puberdade precoce central idiopática é rara, envolvendo cerca de 10% dos pacientes que verdadeiramente têm precocidade sexual.

Tumores do SNC

Noventa e quatro por cento dos meninos apresentam causa identificável para puberdade precoce,[10] sendo os tumores do SNC a principal delas. Entre os tumores do SNC, encontram-se gliomas hipotalâmicos e ópticos, ependimomas, astrocitomas e craniofaringiomas. Novas técnicas de imagem, como RNM, podem detectar hamartomas do *tuber cinereum* em crianças com diagnóstico prévio de PPC idiopática. Mais de 50% dos meninos

---

Tabela 61.2 Puberdade precoce em meninos

I. Puberdade precoce central
   A. Constitucional
   B. Idiopática
   C. Tumores do SNC
      1. Hamartomas
      2. Outros tumores hipotalâmicos
   D. Distúrbios do SNC
   E. Hipotireoidismo
   F. Exposição a androgênios
II. Puberdade precoce periférica – isossexual
   A. Síndrome de McCune-Albright
   B. Tumores produtores de gonadotrofina coriônica humana
      1. Tumores do SNC
      2. Hepatomas ou hepatoblastomas
   C. Secreção excessiva de androgênicos
      1. Hiperplasia adrenal congênita
      2. Neoplasia adrenal virilizante
      3. Tumores de células de Leydig
      4. Maturação de células de Leydig independente de gonadotrofina familiar
III. Puberdade precoce periférica – heterossexual
   A. Neoplasia adrenal
   B. Aumento da conversão extraglandular dos esteroides circulantes em estrogênios

---

com excesso de gonadotrofina primária devem ter hamartomas.

Outros Distúrbios do SNC

Anormalidades do SNC podem ser encontradas em > 90% dos meninos com PPC. Displasia do septo óptico e radiação craniana conduzem a deficiências múltiplas de hormônios da hipófise anterior, incluindo GH.

Hipotireoidismo

Meninos têm aumento testicular associado a modesto ou nenhum desenvolvimento de pelo pubiano.

Exposição a Androgênios

Assim como acontece em meninas, com relação aos estrogênios, a ingesta de androgênios por meninos pré-púberes causa o desenvolvimento de caracteres sexuais secundários em conjunção com FSH e LH suprimidos.

Puberdade Precoce Periférica

Síndrome de McCune-Albright

Em meninos, essa síndrome raramente se acompanha de puberdade precoce.

Tumores Produtores de Gonadotrofina Coriônica Humana

Tumores do SNC

Vários tipos de tumores de célula germinativa podem secretar hCG. Meninos com neoplasia secretora de hCG podem vir a ter testículos alargados, e pode ser difícil diferenciá-los de meninos com puberdade precoce verdadeira. O hCG plasmático está elevado, sem aumento do FSH e do LH. Tumores secretores de hCG, principalmente os mediastinais, são comuns em meninos com síndrome de Klinefelter.[20]

Hepatomas ou Hepatoblastomas

São os tumores hepáticos mais comuns em crianças, e 90% dos casos são encontrados nos primeiros 5 anos de vida.[21] Em aproximadamente 5% dos casos, o tumor é associado a uma variedade de aspectos clínicos, como a puberdade precoce. Gonadotrofina coriônica humana produzida pelos hepatoblastos pode conduzir à puberdade precoce.

Secreção Excessiva de Androgênios

Hiperplasia Adrenal Congênita

Deficiência da CYP21A2. Nos meninos, quando não diagnosticada no período neonatal, a síndrome do exces-

Capítulo 61 Puberdade Precoce

so de androgênio pode surgir na infância, manifestando--se como puberdade precoce isossexual.

Deficiência da CYP11B1. Na infância, essa deficiência pode surgir como puberdade precoce isossexual. No adulto jovem, pode ocorrer acne.

Tumor Adrenal

Crianças pré-púberes do sexo masculino afetadas por tumores adrenais secretores de androgênios podem apresentar puberdade precoce. Entre as crianças > 5 anos de idade, em 50% a 60% dos casos, carcinoma adrenocortical frequentemente secreta cortisol e androgênios adrenais.[22] Entre as crianças < 5 anos, 95% apresentam virilização. O diagnóstico, a evolução e o tratamento são semelhantes aos de tumores adrenais virilizantes em meninas.

Tumores de Células de Leydig

Adenomas de células de Leydig são os tumores produtores hormonais dos testículos mais prevalentes, responsáveis por 1% a 3% de todos os tumores testiculares.[23] Usualmente, são benignos. Meninos com esses tumores apresentam sinais de precocidade sexual como resultado de secreção de testosterona pelo tumor. Esses sinais surgem entre os 4 e os 9 anos de idade.

Todos os meninos com hipersecreção de testosterona gonadotrofina-independente e sem história familiar de puberdade precoce devem ser investigados para presença de massa testicular.

O papel do receptor do LH na proliferação das células de Leydig e a presença de mutações germinativas e somáticas no gene para o receptor homólogo da tireotrofina no hipertireoidismo familiar não imunogênico e nos adenomas esporádicos da tireoide conduzem, respectivamente, à hipótese de que alguns adenomas de célula de Leydig podem ser causados por uma recente mutação somática do gene do receptor do LH.

Testotoxicose

Forma dominante de puberdade precoce gonadotrofina-independente, limitada aos homens, a testotoxicose é causada pela mutação ativadora constitutiva do receptor de LH. A natureza molecular dessa doença foi demonstrada pela primeira vez por Shenker et al., em 1993. Esse distúrbio pode ocorrer de maneira esporádica, mas a herança costuma ser autossômica dominante.

A maioria das mutações em ponto e ativadoras do receptor de LH descritas foi encontrada em hélice transmembrana. Uma dessas mutações, D578G, tem sido a mais frequente mutação ativadora do receptor de LH

identificada em meninos americanos. Em meninos brasileiros, a mutação A568V é a causa mais frequente.[24]

Esses pacientes têm crescimento linear, acelerado, com avanço da idade óssea entre os 2 e os 4 anos de idade, desenvolvimento de características sexuais secundárias e rápida virilização com testículos > 2,5cm de diâmetro, aumento da secreção de testosterona, níveis pré-puberais de gonadotrofinas não responsivos ao teste de estímulo do GnRH e ausência da secreção pulsátil noturna do LH.

Os testículos exibem maturação prematura das células de Leydig e Sertoli e espermatogênese. Hiperplasia de células de Leydig pode estar presente. A maturação das células germinativas explica o discreto aumento testicular.

Puberdade Precoce Periférica Heterossexual
Neoplasia Adrenal Feminizante

Os tumores adrenais que mais produzem esteroides hormonais são os adenomas. Os tumores adrenais podem produzir cortisol, aldosterona, androgênios ou estrogênios. Hiperestrogenismo, em meninos, associa-se a feminização e hipogonadismo.

DIAGNÓSTICO
História Clínica

É importante investigar a idade de início dos sinais puberais e a taxa e o padrão dos caracteres sexuais secundários. História familiar de maturação sexual em parentes de primeiro e segundo graus e de puberdade precoce isossexual ou heterossexual em outros membros da família deve ser investigada, além de doenças do SNC, exposição ambiental a hormônios sexuais e patologias anteriores.

Exame Físico

É necessário investigar: estatura, peso e circunferência de crânio (aumento da circunferência cefálica deve sugerir hidrocefalia); pressão arterial (hipertensão pode sugerir hiperplasia adrenal congênita (HAC) devido à deficiência de 11β-hidroxilase); maturidade sexual e sinais de doença sistêmica. Em meninas, é necessário distinguir entre a consistência densa e irregular do tecido mamário e a consistência macia do tecido gorduroso subcutâneo e entre a mucosa vaginal hiperemiada e menos úmida e pequenos lábios menores da menina pré-púbere, comparada com a mucosa úmida e pálida da mucosa vaginal púbere e o alongamento dos lábios menores.

Em meninos, são cruciais medidas da dimensão fálica e testicular e palpação cuidadosa dos testículos; em homens com PPC, o volume testicular é desproporcionalmente maior do que o tamanho fálico. Em meninos que têm puberdade precoce periférica, a dimensão peniana é desproporcionalmente maior do que o tamanho testicular. Usualmente, os testículos são pré-púberes em tamanho (diâmetro ≤ 2cm, volume ≤ 3mL) e consistência (indicativo de uma fonte extragonadal de androgênios, como adrenal ou teratoma). Algumas vezes, pode estar modesta e simetricamente alargada (2,5 a 3,5cm; 5 a 6mL) (maturação, tumores secretores de hCG); raramente, está assimetricamente alargada, possivelmente com a presença de massa palpável (tumor de célula de Leydig ou adrenal). Em meninas que tiveram sangramento vaginal isolado, é necessário excluir causas locais, como corpo estranho, vaginites e neoplasia. O grau de puberdade pode ser avaliado por meio do estágio de Tanner (Figura 61.1).

Avaliação Laboratorial e de Imagem

A avaliação laboratorial deve ser guiada por história clínica, exame físico e idade óssea. Avanço na maturação esquelética reflete ação hormonal por muito tempo e possível desenvolvimento do eixo HHG. Na maioria dos pacientes que têm puberdade precoce central ou periférica, a idade óssea é maior do que 2 anos, quando comparada à idade cronológica. Em crianças que têm variantes da puberdade precoce, a idade óssea está mais próxima ou é um pouco mais madura do que a idade cronológica. Quando o diagnóstico de síndrome de McCune-Albright é suspeitado, pesquisa esquelética ou cintilografia óssea com tecnécio pode revelar displasia fibrosa poliostótica. A função tireoidiana deve ser solicitada em caso de suspeita de hipotireoidismo.

Em relação às alterações bioquímicas, Sorensen et al. publicaram novos dados sobre o perfil de risco metabólico em meninas com PPC. Foi identificado que essas meninas têm menor sensibilidade à insulina e níveis mais elevados de lipídios no momento do diagnóstico, em comparação com o controle. Verificou-se ainda que, quanto menor a idade no início da puberdade, menor a sensibilidade à insulina e maiores os níveis de triglicerídeos durante as fases iniciais da puberdade. Surpreendentemente, os perfis metabólicos deterioraram ainda mais durante 1 ano de tratamento com análogo de GnRH (GnRHa), apesar da supressão dos níveis de gonadotrofina e esteroides sexuais. Ainda não se sabe se estratégias de tratamento adjuvante (como terapia de sensibilização à insulina) podem ser benéficas.[25]

Os níveis basais de LH, FSH, testosterona (em meninos) e estradiol (em meninas) devem ser medidos em pacientes com puberdade precoce central ou periférica. Em meninas que têm PPC, o nível basal de LH pode ser > 0,3UI/L. Se necessário, o estado pré-puberal ou puberal do eixo hipotálamo-hipófise-gônadas pode ser avaliado para determinação da resposta secretória da gonadotrofina ao GnRH. Concentração sérica de LH de 8UI/L 40 minutos após administração de GnRH é consistente com PPC. Secreção de LH estimulada por GnRH com resposta pré-puberal ou suprimida é consistente com variante da puberdade ou puberdade precoce periférica isossexual. Contudo, em todos os ensaios de gonadotrofinas há sobreposição entre o valor basal e o pós-GnRH em crianças púberes e pré-púberes. A relação LH/FSH estimulado pode ajudar a diferenciar PPC progressiva (que tende a ter alta relação LH/FSH) da variante não progressiva, que não necessite de terapia com GnRHa.[26]

Em meninos com PPC, deve ser pedido o hCG para afastar possibilidade de tumor, uma vez que o hCG interage com o receptor de LH; além disso, estarão presentes valores de testosterona não compatíveis com o volume testicular. Deve ser afastada a possibilidade de tumores nos casos de PPC em meninas < 6 anos, com níveis de estradiol > 100pmol/L e ausência de pelos pubianos.[1]

Portanto, os níveis de LH e FSH basais e pós-estímulo devem ser interpretados com relação aos achados clínicos, à idade óssea e aos hormônios sexuais.

Estudo realizado no Reino Unido com 329 meninas encontrou que níveis circulantes mais elevados de IGF-1 e androgênios adrenais aos 8 anos de idade estavam relacionados com início da menarca mais cedo, independentemente do índice de massa corporal. Assim, esses resultados sugerem papéis diretos desses hormônios na via de desenvolvimento que levam à maturação sexual mais cedo em meninas.[27]

Concentrações séricas basais de estradiol frequentemente são baixas (< 10 pg/mL) ou apropriadas para o estágio de desenvolvimento mamário em meninas com PPC; com cistos ovarianos secretores de estrogênios ou tumores de células granulosas, os níveis de estradiol estão > 100pg/mL. A concentração sérica de hormônio antimülleriano frequentemente está aumentada em tumores de células granulosas. Ensaios ultrassensíveis de estrogênios têm sido desenvolvidos para ajudar a distinguir entre meninas pré-púberes e outras formas de desenvolvimento puberal precoce.

Em meninas com PPC, US pélvica revela aumento no tamanho do útero (cut off varia de 3,4 a 4,0cm de comprimento) e a presença de ecos endometriais é altamente específica (100%), porém menos sensível (42% a 87%). Ocorre, ainda, aumento do volume dos ovários (cut off varia de 1 a 3mL) e no padrão de ecogenicidade.[26,28] Cistos de ovários são demonstrados facilmente pela US, a menos que o cisto tenha rompido e desaparecido no momento do exame. Em virtude da dificuldade de interpretação da US pélvica em meninas pré-púberes e púberes, o ultrassonografista deve ser experiente. Em meninos com PPC, o nível de testosterona sérica é apropriado para o estágio de Tanner de desenvolvimento genital e substancialmente elevado em casos de neoplasias testiculares. A RNM do SNC é essencial em meninas que iniciam a puberdade com menos de 6 anos de idade e em todos os meninos com PPC, para identificação de alguma lesão específica do SNC.

Meninos que têm hiperplasia adrenal congênita por deficiência de CYP21A2 exibirão concentrações séricas elevadas de 17α-hidroxiprogesterona, as quais declinam após administração de cortisol. Nos pacientes com deficiência de CYP11B1, os níveis séricos de 11-desoxicortisol estão aumentados. Pacientes que apresentam tumores adrenais virilizantes têm níveis séricos de DHEA e SDHEA marcadamente elevados. Pacientes com testotoxicose frequentemente apresentam história familiar positiva, testículos simetricamente mas pouco alargados (5 a 6mL), níveis de testosterona sérica que aumentam após administração de hCG, concentração de LH e FSH basal e pós-GnRH e secreção de testosterona que não é supressível pelos GnRHa. Tumores de células de Leydig usualmente são identificados como massa testicular unilateral; a concentração de testosterona é puberal e não supressível.

TRATAMENTO
Puberdade Precoce Central

Os objetivos do tratamento para crianças com PPC incluem supressão hormonal, regressão ou interrupção do desenvolvimento das características da puberdade e evitar o comprometimento da estatura final.[29] Os aspectos comportamentais da precocidade sexual são particularmente pouco definidos, com poucos dados avaliados.[30] O desenvolvimento psicossocial de pacientes que apresentam alguma variante da puberdade precoce geralmente é mais consistente com a idade cronológica do que com o grau de maturidade sexual. Pais e médicos devem ser lembrados continuamente da idade das crianças, apesar de sua aparência. O método do Bayley-Pinneau é comumente utilizado para predizer a altura final e é melhor do que outros métodos de predição; entretanto, em algumas circunstâncias, pode superestimar a altura final em alguns centímetros.[26]

As indicações para o tratamento com análogos do GnRH são: maturidade física progressiva com documentação de ativação do eixo hipotálamo-hipófise-gônadas, aceleração da idade óssea com deterioração do potencial de crescimento e percepção dos pais quanto à necessidade de adiamento do desenvolvimento puberal. Em algumas pacientes, pode haver pequeno sangramento vaginal devido à queda do estradiol, durante o primeiro mês de tratamento. O tratamento a longo prazo leva, geralmente, a uma altura final situada entre a prevista pela idade óssea antes do tratamento e a prevista pela altura dos pais.

Análogos de GnRH

Representam um avanço no tratamento da puberdade precoce dependente de gonadotrofina. Seu uso baseia-se no achado de que a exposição contínua da hipófise ou a alta frequência de pulsos de GnRH estimula, inicialmente, a liberação de gonadotrofina, mas apresenta resposta refratária subsequentemente, com inibição da liberação de LH e FSH. Isso ocorre, inicialmente, por redução do número de receptores do GnRH (*down-regulation*) nos gonadotrofos hipofisários, seguida da dessensibilização dos receptores por desacoplamento do sinal de transdução intracelular. A redução da atividade gonadotrófica se deve à menor produção da subunidade β do LH, que ocorre em concomitância com a elevação da subunidade α do LH durante o tratamento com análogos do GnRH.[31]

O critério clínico mais importante para o tratamento com GnRHa é o desenvolvimento da puberdade progressiva documentada em um período de 3 a 6 meses, o qual é baseado no conhecimento de que muitos pacientes com PPC apresentam uma forma lentamente progressiva ou não progressiva e alcançam a estatura final prevista sem uso de medicação. Velocidade de crescimento acelerada e progressão de idade óssea são fatores que evidenciam a PPC rapidamente progressiva.[26] Esse período de observação não é necessário se a menina já estiver em estágio III da mama, principalmente com idade óssea avançada; entretanto, alguns pacientes com PPC lentamente progressiva e idade óssea avançada alcançam a altura esperada.[26] Na puberdade precoce não progressiva, a idade óssea é semelhante à idade cronológica, a velocidade de crescimento é compatível com a faixa etária e a US pélvica e o perfil hormonal são compatíveis com dados pré-púberes.

Vários agonistas têm sido úteis para tratamento da PPC. Sua característica comum reside na substituição do resíduo de glicina na sexta posição do decapeptídeo nativo. Diferentes maneiras de administração são utilizadas, como preparações intranasais, subcutâneas ou intramusculares na forma de depósito, sendo a mais comumente empregada a leuprolida *depot* IM. O uso de aerossol, para promover a liberação intranasal do agonista, também tem sido tentado para aumentar a aceitação do paciente por longo período. Contudo, a pobre e variável absorção do agonista tem se mostrado um fator desapontador. Outro sistema de uso consiste em microesferas biodegradáveis, que proporcionam liberação lenta na formulação de *depot* e podem ser administradas mensalmente[30] (Tabela 61.3).

O melhor ganho de altura com o uso do análogo do GnRH é observado em meninas com início de puberdade aos 6 anos de idade (média de 9 a 10cm, porém com variações entre os estudos).[26,32] Meninas com a puberdade entre os 6 e os 8 anos de idade constituem um grupo bastante heterogêneo, com moderado benefício (4 a 7cm). O tratamento deve ser realizado em todos os meninos com PPC progressiva antes dos 9 anos de idade e comprometimento da estatura final.[26]

A Tabela 61.3 apresenta os análogos do GnRH.

As preparações *depot* são preferíveis em razão da melhor adesão ao tratamento. A maioria das crianças tem o eixo suprimido com injeção mensal, porém algumas necessitam de injeções mais frequentes ou doses maiores do que o padrão.[26]

Dados encontrados por Lee et al. com o uso de leuprolida *depot* mensal mostram efeitos benéficos sobre a taxa de crescimento, além de aumento da estatura final sobre a estatura-alvo.[27] A aplicação mensal é comparável com a trimestral, porém faltam estudos randomizados comparativos. Um estudo prospectivo demonstrou que a dose mensal de 7,5mg de leuprolida suprimiu o LH mais efetivamente do que 11,25mg a cada 3 meses; no entanto, as concentrações dos esteroides sexuais se mantiveram inibidas em ambos os grupos.[33]

Lee et al., em 2012, avaliaram o uso de leuprolida em doses maiores, 30mg a cada 3 meses, o qual demonstrou eficácia na supressão hormonal e com um perfil de segurança favorável em crianças com PPC.[34]

Pacientes tratadas com goserelina uma vez ao mês, comparadas àquelas que faziam uso a cada 3 meses, foram igualmente efetivas em suprimir a puberdade.[35]

O implante de histerelina parece ser eficaz, seguro e bem tolerado. Rahhal et al. demonstraram profunda supressão do eixo HHG quando um novo implante foi colocado por um segundo ano de tratamento, contudo, ainda são necessários estudos a longo prazo.[36,37]

Poucos dados estão disponíveis sobre o uso trimestral de triptorelina, 11,25mg. Ciocca et al. encontraram resultados favoráveis, com supressão eficaz do eixo HHG em crianças com PPC desde a primeira administração. Além disso, ainda segundo os autores, a eficácia da triptorelina parece ser melhor a partir primeiro ciclo de tratamento do que a de outros análogos de GnRH administrados a cada 3 meses em doses similares.[38]

Seja qual for a preparação escolhida, o importante é demonstrar a supressão do eixo HHG com monitoramento cuidadoso, por meio do acompanhamento do desenvolvimento puberal, da velocidade de crescimento, da idade óssea, da previsão da altura final pela idade óssea e do teste do GnRH (considera-se supressão adequada um pico de LH < 1,7mUI/mL). O tratamento com GnRH é suspenso quando a idade compatível com o desenvolvimento puberal é atingida, a previsão de altura final é igual à de antes do aparecimento da puberdade ou quando a idade óssea está na faixa puberal.

Na maioria das crianças em uso de GnRHa com PPC, a supressão da função do eixo HHG é completada em 4 a 8 semanas após o início da terapia. A eficácia da terapia é monitorizada, clinicamente, por declínio na taxa de crescimento, regressão ou ausência de progressão de sinais físicos de maturação sexual e amenorreia, radiograficamente, pela diminuição do avanço de idade óssea e, laboratorialmente, pelo estradiol e testosterona basal e LH pós-GnRH a cada 3 meses. A progressão de pelos pubianos pode indicar adrenarca normal. Sangramento vaginal pode ocorrer após a primeira aplicação do análogo, porém sangramento subsequente significa ausência de eficácia do análogo ou diagnóstico errado.[26]

Eventos adversos após o uso dos GnRHa são raros. Podem ser encontradas reações locais associadas ao veículo de aplicação, como eritema, enduração e abscesso. Reações sistêmicas podem ser observadas, como cefaleia, ondas de calor, depressão e sangramento transitório por queda do estradiol.[39]

Estudo mostrou que meninas com PPC tratadas com análogos do GnRH têm volumes uterino e ovariano maiores antes, durante e após o tratamento, sugerindo que os análogos do GnRH não comprometem o tamanho uterino final.[40] Também não houve evidência de irregularidade no ciclo menstrual após suspensão da terapia prolongada com análogos do GnRH.[41] O tratamento com análogos do GnRH parece não afetar a função do eixo HHG,[42] a densidade mineral óssea e a fertilidade nos adultos.[43]

Não há um parâmetro exato para a suspensão do análogo. Alguns estudos observaram que a decisão ocorre de acordo com o desejo do paciente, seus familiares e do mé-

---

Tabela 61.3 Análogos do GnRH

Acetato de leuprolida

Lupron *depot* ou Enantone® – 3,75mg – mensal IM ou 11,25mg – a cada 3 meses

Prostap SR - 3,75mg – mensal SC

Lupron *depot* PED – 7,25/11,25/15mg – mensal (0,2 a 0,3mg/kg por mês) ou 11,25mg a cada 3 meses IM

Goserelina

Zoladex® – 3,6mg – uma vez ao mês SC

Zoladex LA® – 10,8mg – a cada 3 meses SC

Triptorelina

Decapeptyl®, Gonapeptyl® – 3,0 ou 3,75mg mensal ou 11,25mg a cada 3 meses SC

Acetato de buserelina

Suprefact *depot*® – 6,3mg – a cada 2 meses

Histerelina

Suprelin LA® – 50mg implante SC anual

dico assistente. A média de suspensão foi de 12,1 a 13,9 anos de idade óssea,[26] com a menarca ocorrendo por volta de 12,3 anos.

Trabalhos sobre a administração combinada dos agonistas GnRH e GH evidenciam melhora da velocidade de crescimento sem aumento significativo do ritmo de maturação óssea.[31,44] A utilização da terapia combinada não é rotineiramente recomendada, pois faltam estudos a longo prazo sobre os potenciais efeitos adversos. Seu uso é reservado para pacientes com evidente queda da velocidade de crescimento durante o uso do GnRHa.

Puberdade Precoce Periférica

O tratamento da puberdade precoce periférica varia de acordo com a doença que está causando a precocidade sexual. Cirurgia está indicada nos casos de tumores gonadais. Nos cistos ovarianos volumosos (> 3,4cm de diâmetro ou 20mL), e particularmente nos > 5,2cm de diâmetro, a punção deve ser considerada em razão do risco de torção anexial.[45]

Inibidores da aromatase e moduladores seletivos dos receptores de estrogênio são atualmente utilizados para inibir o efeito estrogênico na síndrome de McCune-Albright, porém faltam estudos controlados e com grande amostra para comprovar sua eficácia e segurança.[45-47] A testolactona, derivada da testosterona, atua como inibidor da aromatase P450 (enzima que converte a testosterona e a androstenediona em estradiol e estrona) e pode ser útil em meninas com hiperestrogenemia em decorrência da síndrome de McCune-Albright. A dose inicial deve ser de 10mg/kg/dia, aumentada a cada 3 ou 4 semanas até 40mg/kg/dia.[45]

O cetoconazol é uma opção de tratamento para os casos de testotoxicose, pois atua como inibidor da síntese de testosterona, bloqueando a 17α-hidroxilase e a 17/20-liase. Seus efeitos colaterais principais são hipersensibilidade, hepatotoxicidade e insuficiência adrenal. A dose utilizada deve ser de 20mg/kg/dia. A testolactona e a espironolactona são outras opções para o tratamento da testotoxicose.[45]

Referências

1. Stephen MD, Zage PE, Waguespack SG. Gonadotropin-dependent precocious puberty: neoplastic causes and endocrine considerations. International Journal of Pediatric Endocrinology 2010.

2. Carel JC, Leger J. Precocious puberty. N Engl J Med 2008; 358: 2366-77.

3. Palmert MR, Boepple PA. Variation in the timing of puberty: clinical spectrum and genetic investigation. J ClinEndocrinol Metab 2001; 86:2364-8.

4. Parent A-S, Teilmann G, Juul A et al. The timing of normal puberty and the age limits of sexual precocity: variations around the world, secular trends and changes after migration. J Clin Endocrinol Metab 2003; 24(5):668-93.

5. Volta C, Bernasconi S, Cisternino M et al. Isolated premature thelarche and thelarche variant: clinical and auxological follow-up of 119 girls. J Endocrinol Invest 1998; 21:180-3.

6. Oberfield SE, Sopher AB, Gerken AT. Approach to the girl with early onset of pubic hair. J Clin Endocrinol Metab 2011; 96(6):1610-22.

7. Kousta E. Premature adrenarche leads to polycystic ovary syndrome? Long term consequences. Ann N Y Acad Sci 2006; 1092:148-57.

8. Miró E, Dunger D, Enríquez G et al. Polycystic ovaries after precocious pubarche: relation to prenatal growth. Hum Reprod 2007; 22(2):395-400.

9. Mogensen SS, Aksglaede L, Mouritsen A et al. Diagnostic work-up of 449 consecutive girls who were referred to be evaluated for precocious puberty. J Clin Endocrinol Metab 2011; 96(5):1393-401.

10. Damiani D. Diagnóstico laboratorial da puberdade precoce. Arq Bras Endocrinol Metab 2002; 46:79-84.

11. Grumbach M, Styne D. Puberty: ontogeny, neuroendocrinology, physiology, and disorders. In: Kronenberg HM, Larsen PR, MelmeS, Polonsky KS (eds.) Williams textbook of endocrinology. 10. ed., Philadelphia, Pennsylvania: WB Saunders, 2003:1115-86.

12. Faizah MZ, Zuhanis AH, Rahmah R et al. Precocious puberty in children: A review of imaging findings. Biomed Imaging Interv J 2012; 8(1).

13. Setian N, Manna TD. Anomaliaspuberais no sexofeminino. In: Setian. Endocrinologia Pediátrica. Seção 2. Sarvier, 2002:487-500.

14. Harvey AS, Freeman JL. Epilapsy in hypothalamic hamartoma: clinical and EEG features. Simen Pediatr Neurol 2007; 14(2):60-4.

15. Klein K. Precocious puberty: who has it? Who should be treated? J Clin Endocrinol Metab 1999; 84:411-3.

16. Lee JH, Sung SH, Yoon HD. A case of McCune-Albright syndrome with associated multiple endocrinopathies. Korean J Intern Med 2007; 22(1):45-50.

17. Kremer H, Martens J, Reen M et al. A limited repertoire of mutations of the luteinizing hormone receptor gene in familial and sporadic patients with male LH-independent precocious puberty. J Clin Endocrinol Metab 1999; 84:1136-40.

18. Zador I. Late onset congenital adrenal hyperplasia due to 21-hydroxylase deficiency presenting as isolated premature thelarche. J Pediatr Endocrinol Metab 2007; 20(1):87-90.

19. Ghizzoni L, Mastorakos G, Vottero A. Adrenal hiperandrogenism in children. J Clin Endocrinol Metab 1999; 84:4431-4.

20. Bowden SA, Germak JA. Klinefelter syndrome presenting with precocious puberty due a human chorionic gonadotropin (HCG) producing mediastinalgerminoma. J Pediatr Endocrinol Metab 2006; 19(11):1371.

21. Kaplowitz P, Oberfield S. Reexamination of the age limit for defining when puberty is precocious in girls in the united states: implications for evaluation and treatment. Pediatrics 1999; 104:936-41.

22. Chazi AAM, Mofid D, Salehian MT et al. Functioning adrenocortical tumors in children-secretory behavior. J Clin Pediatr Endocrinol 2013; 5:27-32.

23. Liu G, Duranteau L, Carel J et al. Leydig-cell tumors caused by an activating mutation of the encoding the luteinizing hormone receptor. N Engl J Med 1999; 341:1731-6.

24. Latronico A, Shinozaki H, Guerra G et al. Gonadotropin-independent precocious puberty due to luteinizing hormone recep-

tor mutations in Brazilian boys: a novel constitutively activating mutation in the first transmembrane helix. J Clin Endocrinol Metab 2000; 85:4799-805.

25. Sorensen K, Mouritsen A, Mogensen SS et al. Insulin sensitivity and lipid profiles in girls with central precocious puberty before and during gonadal suppression. J Clin Endocrinol Metab 2010; 95(8):3736-44.

26. Baspai A, Menon PS. Contemporary issues in precocious puberty. Indian J Endocrinol Metab 2011; 15:S172-9.

27. Thankamony A, Ong KK, Ahmed ML et al. Higher levels of IGF-I and adrenal androgens at age 8 years are associated with earlier age at menarche in girls. J Clin Endocrinol Metab 2012; 97(5):E786-E790.

28. de Vries L, Horev G, Schwartz M, Phillip M. Ultrasonographic and clinical parameters for early differentiation between precocious puberty and premature thelarche. Eur J Endocrinol. 2006; 154(6):891-8.

29. Lee PA, Neely EK, Fuqua J et al. Efficacy of leuprolide acetate 1-month depot for central precocious puberty (cpp): growth outcomes during a prospective, longitudinal study. International Journal of Pediatric Endocrinology 2011:7.

30. Kulin H. The biological aspects of puberty. Pediatr in Review 1996; 17:75-86.

31. Monte O, Longui CA, Calliari LEP. Puberdade precoce: dilemas no diagnóstico e tratamento. Arq Bras Endocrinol Metab 2001; 45(4).

32. Lazar L, Padoa A, Phillip M. Growth pattern and final height after cessation of gonadotropin-suppressive therapy in girls with central sexual precocity. J Clin Endocrinol Metab 2007; 92(9):3483-9.

33. Badaru A, Wilson DM, Bachrach LK et al. Sequential comparisons of one-month and three-month depot leuprolide regimens in central precocious puberty. J Clin Endocrinol Metab 2006; 91(5):1862-7.

34. Lee PA, Klein K, Mauras N et al. Efficacy and safety of leuprolide acetate 3-month depot 11.25 milligrams or 30 milligrams for the treatment of central precocious puberty. J Clin Endocrinol Metab 2012; 97(5):1572-80.

35. Isaac H, Patel L, Meyer S et al. Efficacy of a monthly compared to 3-monthly depot GnRH analogue (Goserelin) in the treatment of children with central precocious puberty. Horm Res 2007; 68(4):157-63.

36. Eugster E, Clarke W, Lee P et al. Efficacy and safety of histrelin subdermal implant in children with central precocious puberty: a multicenter trial. J Clin Endocrinol Metab 2007; 92(5): 1697-704.

37. Rahhal S, Clarke WL, Kletter GB et al. Results of a second year of therapy with the 12-month histrelin implant for the treatment of central precocious puberty. International Journal of Pediatric Endocrinology 2009.

38. Chiocca E, Dati E, Baroncelli GI et al. Central precocious puberty: treatment with triptorelin 11.25 mg. The Scientific World Journal 2012.

39. Aguiar AL, Cruz T, Adan L et al. Weight evolution in girls treated for idiopathic central precocious puberty with GnRH analogues. J Pediatr Endocrinol Metab 2006; 19(11):1327-34.

40. Ben-Haroush A, Goldberg-Stern H, Phillip M, Vries L. GnRH agonist treatment in girls with precocious puberty does not compromise post-pubertal uterine size. Human Repr 2007; 22(3):895-900.

41. Antoniazzi F, Arrigo T, Galluzzi F et al. Menstrual cycle pattern during the first gynaecological years in girls with precocious puberty following gonadotropin-releasing hormone analogue treatment. Eur J Pediatr 2007; 166:73-4.

42. Cassio A, Bal MO, Cicognani A et al. Reproductive outcome in patients treated and not treated for idiopathic early puberty: long-term results of a randomized trial in adults. J Pediatr 2006; 149(4):532-6.

43. Lee PA, Houk CP. Gonadotropin-releasing hormone analog therapy for central precocious puberty and other childhood disorders affecting growth and puberty. Treat Endocrinol 2006; 5(5):287-96.

44. Bajpai A, Kabra M, Menon PS. Combination growth hormone and gonadotropin releasing hormone analog therapy in 11β-hidroxilase deficiency. Endocrinol Metab 2006; 19(6):855-7.

45. Jean-Claude Carel JC, Léger J. Precocious puberty. N Engl J Med May 29, 2008; 358:22.

46. Eugster EA, Rubin SD, Reiter EO et al. Tamoxi-fen treatment for precocious puberty in McCune-Albright syndrome: a multicenter trial. J Pediatr 2003; 143:60-6.

47. Feuillan P, Calis K, Hill S. Letrozole treatment of precocious puberty in girls with the McCune-Albright syndrome: a pilot study. Endocrinol Metab 2007; 92(6):2100-6. Epub 2007 Apr 3.

62

Síndrome de Turner

Margaret Cristina da Silva Boguszewski • Adriane Cardoso-Demartini • Milene Geiger Frey

INTRODUÇÃO

A síndrome de Turner é uma alteração genética relativamente comum entre as mulheres, afetando, aproximadamente, uma em cada 2.500 meninas nascidas vivas. O primeiro relato conhecido aconteceu em 1768, quando o anatomista Giovanni Morgagni descreveu os achados *post-mortem* em uma mulher de baixa estatura com malformação renal e disgenesia gonadal. Outras duas descrições de caso foram publicadas em 1902, por Funke, e em 1930, por Otto Ullrich, na Alemanha. Em 1938, sete casos foram descritos por Henry Turner, nos EUA, dando o nome à síndrome. Apenas em 1959 a síndrome foi relacionada com a monossomia do cromossomo X. Clinicamente, caracteriza-se por baixa estatura e disgenesia gonadal, mas alterações do desenvolvimento, hormonais, cardiovasculares e psicológicas, entre outras, podem acontecer em maior ou menor extensão. Uma vez que várias comorbidades podem estar presentes nas pacientes com síndrome de Turner, o atendimento multidisciplinar é fundamental para garantia de melhor qualidade de vida.

CARACTERÍSTICAS

As anormalidades encontradas na síndrome de Turner e as relativas frequências de aparecimento estão listadas na Tabela 62.1.

Período Pré-natal

A prevalência da síndrome de Turner durante o período pré-natal é quase duas vezes maior do que no pós-natal. Há aumento da mortalidade intrauterina ao redor da 13ª semana de gestação, o que explica o número de meninas nascidas vivas com a síndrome.[1] Diferentemente da síndrome de Down e de outras trissomias, a incidência da síndrome de Turner não aumenta com o avançar da idade materna. Por isso, não costuma ser diagnosticada por estudos citogenéticos durante avaliação pré-natal. Ao contrário, a suspeita pré-natal geralmente é levantada em ultrassonografias (US) de rotina ou após amniocentese realizada por outros motivos. A síndrome de Turner deverá ser investigada, principalmente, quando a US evidenciar higroma cístico, mas também quando houver edema fetal generalizado não imune, espessamento da prega nucal (aumento da translucência nucal), oligo ou polidrâmnio, braquicefalia, coarctação de aorta, outras anomalias do lado esquerdo do coração e anomalias renais em fetos femininos.[2] O aumento de alfafetoproteína no soro materno também sugere o diagnóstico.

Ao Nascimento

Apesar da importância do diagnóstico precoce, em apenas um terço dos casos a suspeita clínica acontece no período neonatal, em razão da presença de linfedema de mãos e pés ou de presença de *pterygium coli* (pescoço alado) em meninas aparentemente saudáveis. A presença de coarctação de aorta também sugere o diagnóstico.[3]

Infância e Adolescência

Nessa fase, a baixa estatura e a falência ovariana são as principais manifestações da síndrome de Turner. Entretanto, outros sinais tornam-se mais evidentes e mais facilmente reconhecíveis. Mesmo assim, o atraso no diagnóstico é comum e muitas pacientes só são diagnosticadas tardiamente, após o término do crescimento ou na vida adulta.[3]

Tabela 62.1 Anormalidades associadas à síndrome de Turner e relativas frequências

Característica	Frequência (%)
1. Baixa estatura	95 a 100
2. Disgenesia gonadal	
Ausência de desenvolvimento puberal	85
Infertilidade	98
3. Alterações endócrinas	
Intolerância à glicose	15 a 50
Diabetes tipo 2	10
Diabetes tipo 1	?
Tireoidite	15
Elevação de enzimas hepáticas	50 a 80
Hipertensão arterial	50
4. Anormalidades craniofaciais	
Epicanto (prega mongólica)	20
Estrabismo	15
Ptose palpebral	10
Otite média	60
Problemas de audição	30
Deformidades de orelha	15
Micrognatia	60
Palato alto ou em ogiva	35
5. Anormalidades em pescoço	
Implantação baixa dos cabelos	40
Pescoço curto e largo	40
Pterygium coli (pescoço alado)	25
Excesso de pele na parte posterior ao nascimento	25
6. Tórax	
Tórax largo com hipertelorismo mamário	30
Mamilos invertidos	5
7. Pele, unhas e cabelos	
Linfedema de mãos e pés ao nascimento	25
Nevi pigmentados múltiplos	25
Hipoplasia de unhas	10
Vitiligo	5
Alopecia	5
8. Esqueleto	
Idade óssea atrasada	85
Densidade mineral óssea diminuída	50 a 80
Cubitus valgus	50
Quarto metacarpo curto	35
Genu valgum	35
Luxação congênita de quadril	20
Escoliose	10
Deformidade de Madelung	5
9. Coração	
Válvula aórtica bicúspide	14 a 34
Coarctação de aorta	7 a 14
Dilatação/aneurisma de aorta	3 a 42
10. Rins	
Rins em ferradura	10
Posição anormal ou duplicação da pelve renal, ureteres ou vasos	15
Aplasia renal	3
11. Alterações psicossociais	
Imaturidade emocional	40
Dificuldade de aprendizado específica	40
Problemas mentais	25

Adaptada da referência 1.

Crescimento

O comprometimento do crescimento aumenta com o avançar da idade. As meninas nascem pequenas para a idade gestacional e não apresentam recuperação adequada do crescimento pós-natal. Entre os 6 meses e 3 anos de idade, a velocidade de crescimento fica abaixo da esperada para a idade, piorando o déficit estatural. Na adolescência, o déficit de crescimento é agravado em consequência da falta do estirão puberal. A altura final costuma ficar, aproximadamente, 20cm abaixo da média normal para o sexo feminino.[4] Na população brasileira, a média de altura adulta fica em torno de 145,5cm, semelhante ao relatado em estudos europeus.[5] Existe uma variação individual do crescimento, com algumas meninas apresentando crescimento mais comprometido na infância e outras na puberdade. Uma correlação significativa entre a altura de meninas com síndrome de Turner e a altura dos pais foi observada em alguns estudos.[4] A causa da baixa estatura nesse grupo de pacientes é multifatorial. Quanto ao hormônio de crescimento (GH), existem publicações demonstrando desde deficiência e secreção normal, até resistência. Desse modo, não faz parte da rotina de investigação dessas meninas o estudo da secreção de GH.[6] Os testes provocativos para avaliação da secreção de GH só estão indicados em meninas com altura muito abaixo da esperada para a síndrome ou com outros sinais sugestivos de deficiência de GH.

Falência Ovariana

Decorrente da disgenesia gonadal, é uma das características principais da síndrome. Os ovários em estrias contêm tecido fibroso com pouco ou nenhum folículo primordial. Como consequência, em 70% a 80% dos casos a puberdade não tem início espontâneo. Alguns autores sugerem a presença de folículos viáveis em algumas meninas, o que explicaria por que em 10% a 20% dos casos a puberdade inicia espontaneamente. Na maioria, entretanto, o desenvolvimento mamário não progride e não acontece a menarca. Em poucas meninas, a manifestação clínica consistirá em amenorreia primária ou secundária após um desenvolvimento puberal aparentemente normal.[1]

Alterações Craniofaciais

As alterações craniofaciais típicas da síndrome incluem ptose palpebral, epicanto, hipertelorismo ocular, mandíbulas pequenas, orelhas proeminentes, pescoço alado, pescoço curto, implantação baixa dos cabelos e palato alto (em "ogiva"). O palato alto e o tamanho da mandíbula, com frequência, causam problemas ortodônticos.

As alterações anatômicas na base do crânio alteram o ângulo da tuba de Eustáquio, aumentando o risco de otite média de repetição e sinusite.[1,7]

Alterações Esqueléticas

Entre as alterações esqueléticas mais frequentes estão o desvio cubital (*cubitus valgus*) e o quarto metacarpiano curto. Deformidade de Madelung, *pectus excavatum* e tórax alargado, entre outras manifestações, são alterações que também podem ocorrer na síndrome.[7,8]

Alterações Cardíacas e Renais

As malformações congênitas envolvendo os vasos do lado esquerdo do coração são as mais frequentes, em especial a válvula aórtica bicúspide (16%) e a coarctação da aorta (11%). Outras anomalias, como prolapso da válvula mitral, são encontradas com menor frequência. As malformações congênitas aumentam o risco de aneurisma da aorta e endocardite, felizmente complicações pouco frequentes.[1] Quanto às malformações renais (30% a 40%), são geralmente assintomáticas e diagnosticadas por exames de rotina. Alterações no sistema coletor (20%), rins em ferradura (10%) e anomalias de rotação (5%) são os achados mais frequentes. Independentemente das alterações estruturais cardíacas e renais, as meninas com síndrome de Turner podem apresentar hipertensão arterial essencial (25%). Algumas meninas apresentam hipertensão arterial noturna, o que justifica a monitorização da pressão durante 24 horas em situações especiais.[1,3]

Função Cognitiva

Estudos recentes têm demonstrado que as meninas com síndrome de Turner não apresentam retardo mental. Algumas meninas podem apresentar disfunção cognitiva específica, mais comumente relacionada com a memória visual e espacial e as habilidades numéricas. Como consequência, pode ocorrer diminuição do escore em testes de inteligência.[9]

DIAGNÓSTICO E INVESTIGAÇÃO COMPLEMENTAR

Análise Citogenética

Recomenda-se a realização do cariótipo em culturas de sangue periférico com análise de, no mínimo, 30 células para confirmação do diagnóstico. Aproximadamente 50% das meninas com síndrome de Turner apresentam constituição cromossômica 45,X (monossomia do cromossomo X), evidenciando a ausência total do segundo cromossomo sexual. Cerca de 30% a 40% apresentam mosai-

cismo cromossômico, isto é, a presença de duas ou mais linhagens com constituições cromossômicas diferentes (exemplos 45,X/46,XX ou 45,X/47,XXX ou 45,X/46,XY). A presença do cromossomo Y, felizmente restrita a menos de 1% das meninas, aumenta a predisposição para malignidade, especialmente o desenvolvimento de gonadoblastomas. Deve ser investigada em meninas com alguma evidência de virilização, por meio de técnica de FISH (*fluorescence in sity hybridization*) nas células bucais com sondas para X e Y ou por meio da técnica de PCR-Y no sangue.[10,11] Anomalias estruturais do cromossomo X também são frequentes, com ou sem mosaicismo, como casos decorrentes de isocromossomo do braço longo do X (p. ex., 46,X,i[Xq] ou 45,X/46,X,i[Xq]), deleção (p. ex., 46,X, del[X]) e cromossomo X em anel (45,X/46,X,r[X]). Quando a suspeita clínica é grande e o cariótipo de sangue periférico é normal, o ideal seria fazer um cariótipo de um segundo tecido, como, por exemplo, a pele.[1,3,12]

Por definição, para o diagnóstico da síndrome de Turner são necessárias algumas características físicas da síndrome em pacientes com fenótipo feminino associadas a apenas um cromossomo X normal. O segundo está ausente ou é anormal. Assim, indivíduos com alterações citogenéticas, mas sem manifestações clínicas, não devem ser diagnosticados como síndrome de Turner. É importante lembrar que em muitas meninas a baixa estatura é a única manifestação da síndrome. Da mesma maneira, pacientes com fenótipo masculino não são considerados portadores da síndrome, independentemente do cariótipo.[3]

Eixo Hipófise-Ovários

A falência ovariana na síndrome de Turner tem início intrauterino e os níveis das gonadotrofinas começam a aumentar desde os 2 até os 5 anos de idade, caracterizando o hipogonadismo hipergonadotrófico. Até essa idade, podem ser semelhantes aos encontrados em meninas normais. Em adolescentes e mulheres adultas, os níveis de LH e FHS são comparáveis aos encontrados em mulheres menopausadas. A dosagem sérica de gonadotrofinas e a realização de US pélvica são recomendadas no diagnóstico e na idade de início da puberdade, espontânea ou induzida.[13] Apesar de a falência ovariana ser característica da síndrome de Turner, puberdade espontânea pode ocorrer em aproximadamente 21% a 34% das meninas com a síndrome de Turner.[14,15] Em estudo na população brasileira, foi demonstrado que a ocorrência de puberdade espontânea pode ser ainda maior quando o diagnóstico é estabelecido antes dos 10 anos de idade, uma vez que muitas meninas com síndrome de Turner podem apresentar apenas uma estrogenização inicial.[16]

Sistema Cardiovascular

Toda menina com diagnóstico de síndrome de Turner deve fazer uma avaliação com cardiologista com experiência em cardiopatias congênitas, com a realização de eletrocardiograma e ecocardiograma com Doppler. A pressão arterial deve ser medida em membros superiores e inferiores, e o controle da pressão arterial deverá ser realizado pelo menos anualmente. Na presença de hipertensão arterial, deve ser feita a avaliação regular das dimensões da aorta. Em algumas meninas, a hipertensão é diagnosticada apenas após monitorização contínua por 24 horas. Caso não haja comprometimento cardiovascular durante acompanhamento pediátrico, a avaliação com ecografia deverá ser feita a cada 5 ou 10 anos ou na indução da puberdade e na transição para clínica de adulto. Na mulher adulta, a RNM é mais precisa para o diagnóstico de alterações da aorta.[1,3]

Sistema Renal

A ecografia renal deverá ser realizada ao diagnóstico. Na presença de malformação renal, exame de urina a fresco deverá ser realizado devido ao maior risco de infecções.

Olhos

Além das alterações faciais descritas, aproximadamente 25% a 35% das meninas com síndrome de Turner podem apresentar estrabismo e hipermetropia, aumentando o risco de ambliopia. O exame oftalmológico deve ser realizado entre 12 e 18 meses de idade ou na época do diagnóstico da síndrome. São recomendadas avaliações anuais de rotina.[17]

Audição

Além das malformações do pavilhão auricular, meninas com síndrome de Turner apresentam maior risco de otite média de repetição em decorrência de alterações anatômicas da base do crânio. Como consequência, podem apresentar perda auditiva de condução e também neurossensorial.[18] Um tratamento mais agressivo das infecções é recomendado, assim como avaliações regulares com otorrinolaringologista, naquelas com infecções de repetição. Exames de audiometria devem ser realizados em todas as pacientes, na infância ou na vida adulta, mesmo na ausência de história de infecções.

Doenças Autoimunes

Pacientes com síndrome de Turner apresentam risco aumentado de desenvolver doenças autoimunes, entre elas o hipotireoidismo (24%) secundário à tireoidite de Hashimoto e a doença celíaca (6%). A ausência do segundo cromossomo sexual parece contribuir para o aumento das doenças autoimunes nas meninas com síndrome de Turner.[19] O hipertireoidismo devido à doença de Graves também pode ocorrer, porém com menor frequência. Recomenda-se o rastreamento anual para essas doenças com dosagens séricas de T4 livre, TSH e anticorpos tipo IgA antiendomísio e antigliadina. Como a deficiência de IgA pode estar presente, é necessária também a dosagem de IgA total para evitar exame falso-negativo. Uma vez que casos de hipotireoidismo já foram descritos em meninas com apenas 4 anos de idade, recomenda-se o rastreamento a partir dessa idade.[1,3,20]

Metabolismo de Carboidratos e Lipídios

Meninas com síndrome de Turner podem desenvolver obesidade, algumas vezes relacionada com sedentarismo ou a incapacidade de praticar atividade física programada em virtude de problemas ortopédicos. Além disso, como um grupo, elas têm maior risco de apresentar diabetes tipo 1, resistência à insulina,[21] diabetes tipo 2 e aterosclerose.[22] Desse modo, na presença de sobrepeso ou obesidade, ou em caso de história familiar fortemente positiva para diabetes tipo 2, está indicada a realização de teste oral de tolerância à glicose. Naquelas com fatores de risco, devem ser avaliados, também, os níveis séricos de triglicerídeos e LDL-colesterol. Na vida adulta, mesmo na ausência de fatores de risco, essas dosagens são recomendadas para prevenção de doença cardiovascular.[1,3]

Função Hepática

Alguns relatos de alterações na função hepática, aumento do risco de cirrose hepática e trombose de veia porta foram descritos em meninas com síndrome de Turner.[23] Assim, recomenda-se a avaliação da função hepática antes do início da indução puberal e na transferência para a clínica de adultos.[1]

Genética Molecular – Gene SHOX

A clonagem de gene SHOX (*short stature homeobox containing gene*), localizado na região pseudoautossômica dos braços curtos dos cromossomos X (Xp22.3) e Y (Yp11.3), ofereceu mais um recurso para o entendimento da síndrome de Turner.[17] O gene SHOX é expresso nos membros em desenvolvimento e no primeiro e segundo arcos faríngeos. A haploinsuficiência do gene SHOX, descrita em meninas com síndrome de Turner, leva a diminuição de sua função e poderia explicar, em parte, a baixa estatura e outras alterações esqueléticas. A pesquisa de microdeleções na região pseudoautossômica poderia identificar a haploinsuficiência do SHOX nessas pacientes.[24]

TRATAMENTO

Promoção do Crescimento

O desejável é que meninas com síndrome de Turner comecem o tratamento com GH recombinante assim que ocorra diminuição do crescimento esperado para a idade. Em algumas, essa diminuição ocorre no primeiro ou segundo ano de vida. O tratamento precoce aumenta a possibilidade de atingir uma altura adulta adequada, uma vez que possibilite o aumento progressivo da dose sempre que o efeito do tratamento é atenuado, além de promover a indução da puberdade em idade normal e com altura apropriada. Alguns autores demonstraram altura adulta normal quando um esquema semelhante foi utilizado.[25,26] A dose de GH recomendada é de 0,05mg/kg/dia (0,15UI/kg/dia) em aplicações subcutâneas à noite. A dose pode ser corrigida conforme a resposta clínica e os níveis de IGF-1. Nas meninas nas quais o tratamento para o crescimento teve início mais tardiamente ou naquelas em uso de GH, porém com velocidade de crescimento < 4cm/ano, a associação a oxandrolona, na dose de 0,0625mg/kg/dia, pode melhorar o crescimento.[1,3] Nesse caso, os níveis séricos das enzimas hepáticas devem ser monitorizados. Em virtude do efeito androgênico, a oxandrolona não é recomendada em meninas com menos de 12 anos de idade. Avaliações a cada 3 ou 6 meses são recomendadas para monitoramento do tratamento. Este deve ser mantido até que se atinja uma altura satisfatória ou quando idade óssea ≥ 14 anos e velocidade de crescimento < 2cm/ano. A resposta ao tratamento com GH e a altura adulta atingida variam nas diversas publicações, em grande parte devido às diferentes idades de início do tratamento, à duração do tratamento, à associação ou não à oxandrolona, à época de indução da puberdade, entre outros.[27,28] Um estudo brasileiro recente mostrou que o tratamento com GH associado à oxandrolona e a estatura materna contribuíram para o aumento da estatura final das pacientes com síndrome de Turner estudadas, havendo aumento de 1DP se comparado ao grupo histórico tratado apenas com reposição de esteroides sexuais e ao grupo tratado com GH sem associação à oxandrolona.[29] Alguns estudos têm demonstrado uma diminuição da tolerância à glicose ou resistência à insulina durante o tratamento com GH, efeito este reversível após a interrupção do tratamento. Quanto à função cardíaca, os efeitos do tratamento ainda não são claros. Assim, recomenda-se a avaliação cardiológica antes do início do tratamento com GH.

Indução da Puberdade

Durante muito tempo foi uma prática comum atrasar a indução da puberdade nas meninas com síndrome de Turner, objetivando aumentar o tempo de crescimento. Atualmente, tende-se a induzir a puberdade em idade normal de desenvolvimento puberal para o sexo feminino, permitindo que as meninas fiquem mais bem adaptadas socialmente.[1,3,28] Além disso, a aquisição do pico de massa óssea não seria prejudicada. Naturalmente, a indução da puberdade será mais fácil naquelas que tiveram o diagnóstico precoce da síndrome e que apresentam altura mais adequada no início da puberdade.

Antes do início do tratamento com estrogênio, é prudente observar se a menina não apresenta desenvolvimento espontâneo das mamas. Quando os sinais de puberdade não aparecem e os níveis de FSH estão aumentados, a indução está indicada. Não existe idade exata para indicação do tratamento, que pode ser iniciado a partir dos 12 anos de idade, desde que desejado e que não haja maior comprometimento da altura. Habitualmente, recomendamos o tratamento entre 13 e 15 anos de idade, quando já aconteceu a maior parte do crescimento em altura. A indução deve começar com doses baixas de estrogênio com aumento progressivo. O estrogênio oral é o mais usado, apesar de a via transdérmica ser a mais fisiológica. A Tabela 62.2 mostra as doses das diversas apresentações. O progestogênio só deve ser iniciado, em média, 2 anos após o início do estrogênio ou após sangramento espontâneo. Na manutenção da reposição hormonal, apenas esquemas com estrogênio contínuos devem ser oferecidos, uma vez que os esquemas com "1 semana

Tabela 62.2 Doses de estrogênio nas diferentes apresentações

Apresentação	Doses	Comentários
Estrogênio conjugado	0,3mg/dia, com aumento para 0,625mg após 6 meses. Dose adulta equivale a 1,25mg/dia. Após 1 ou 2 anos*, adicionar acetato de medroxiprogesterona, 5 a 10mg, 10 dias do ciclo	Pode avançar maturação óssea mais rapidamente. Dose adulta mínima entre 30 e 50 anos = 0,625mg
Estradiol oral	0,25mg/dia, com aumento progressivo até dose adulta de 2mg/dia. Após 1 ou 2 anos*, adicionar progestogênio	
Estradiol transdérmico	6,25µg/dia, com aumento gradativo até dose adulta de 100 a 200µg/dia. Após 1 ou 2 anos*, adicionar progestogênio	Doses fracionadas obtidas cortando os adesivos

*Se possível, aguardar no mínimo 2 anos.

sem pílula" deixarão a paciente hipoestrogenizada 1 semana no mês. Quanto aos efeitos da indução da puberdade sobre o tratamento com GH e a altura adulta, alguns estudos demonstraram que, em meninas com diagnóstico precoce e tratamento por muitos anos com GH, a indução tardia da puberdade não leva necessariamente a ganho na altura final.[28] Quando o crescimento ainda é a prioridade, a indução da puberdade pode ocorrer um pouco mais tarde, procurando sempre respeitar as condições sociais e psicológicas da paciente e o ganho de massa óssea. Entretanto, um estudo recente mostrou que a associação de oxandrolona ao GH tem efeito semelhante na estatura final, comparado à indução tardia da puberdade com etinilestradiol aos 14 anos de idade. No entanto, os dois não apresentaram efeito aditivo, não havendo necessidade de atraso da indução da puberdade nas adolescentes com síndrome de Turner.[30] Outro efeito do uso de oxandrolona é a normalização da frequência da voz das meninas com síndrome de Turner, tornando-a menos aguda e estridente.[31]

Vida Adulta

Toda mulher adulta com síndrome de Turner necessita acompanhamento médico regular, com vigilância contínua de todas as comorbidades presentes ou que possam surgir.[32] A vigilância deve continuar quanto a aparecimento de hipotireoidismo, problemas auditivos, obesidade e doenças metabólicas, além da atenção especial com a reposição estrogênica, diretamente relacionada com o risco de doenças cardiovasculares e doenças ósseas. Além disso, muitas necessitam atendimento psicológico ante a infertilidade. Um estudo no Reino Unido mostrou que 22% das pacientes não recebiam nenhum tipo de atendimento ou reposição hormonal quando adultas.[27] Isso reforça a necessidade de esclarecimento de todas as características da síndrome ainda durante a infância e a adolescência, com transferência progressiva para a clínica de adultos.

Gestação espontânea ocorre em 2% a 8% das mulheres com síndrome de Turner,[33,34] geralmente em mulheres com mosaisismo, embora já tenha sido descrita em mulheres com monossomia e até em uma com um fragmento do Y.[33,35,36] A gestação está contraindicada nas portadoras de malformações cardíacas ou da aorta, exceto em caso de valva aórtica bicúspide. Avanços na fertilização *in vitro* com oócitos doados promoveram taxas de 45% a 60% de gestações, mas abortos espontâneos ocorreram em 40% a 60% dos casos. Essas gestações apresentam riscos elevados tanto para o feto como para a mãe, com retardo do crescimento intrauterino, doenças hipertensivas e pré-eclâmpsia, bem como risco aumentado de dissecção da aorta, muitas vezes fatal para a mãe.[37] Comparadas à população geral, as gestações das mulheres com síndrome de Turner são mais curtas e o peso ao nascimento é menor, não havendo diferença na prevalência de defeitos congênitos.[38]

MORBIDADE E MORTALIDADE

Um estudo realizado na Dinamarca mostrou aumento do risco relativo de algumas doenças em pacientes com síndrome de Turner: 4,9 para doenças endócrinas (hipotireoidismo, tireoidite, diabetes tipo 1, diabetes tipo 2), 2,1 para doença isquêmica do miocárdio e aterosclerose, 2,9 para hipertensão arterial e 2,7 para doença vascular cerebral. Outras doenças também apresentaram risco aumentado: cirrose hepática (5,7), osteoporose (10,1) e fraturas (2,16). Entre as neoplasias, o risco foi maior apenas para câncer de reto e cólon (4,94), provavelmente associado à deficiência estrogênica. Em um estudo britânico, a mortalidade foi maior com risco relativo de 4,2, principalmente em consequência de malformações congênitas.[1] Acidentes vasculares encefálicos em pacientes jovens com síndrome de Turner têm sido descritos e possivelmente associados à aterosclerose precoce, bem como eventos hemorrágicos associados a anomalias cerebrovasculares.[39]

Referências

1. Gravholt CH. Epidemiological, endocrine and metabolic features in Turner syndrome. Eur J Endocrinol 2004; 151:657-87.

2. Monteagudo A, Timor-Tritsch IE, Haratz-Rubinstein N. Turner syndrome: detection of dysmorphology with early ultrasound. In: Albertsson-Wikland, Ranke (eds.) Turner syndrome in a life-span perspective. Research and clinical aspects. Amsterdam: Elsevier, 1995:57-66.

3. Bondy CA. Care of girls and women with Turner syndrome: a guideline of the Turner Syndrome Study Group. J Clin Endocrinol Metab 2007; 92:10-25.

4. Karlberg J, Albertsson-Wikland K. Natural growth and aspects of growth standards in Turner syndrome. In: Albertsson-Wikland, Ranke (eds.) Turner syndrome in a life-span perspective. Research and clinical aspects. Amsterdam: Elsevier, 1995:75-87.

5. Baldin AD, Armani MC, Morcillo AM et al. Proporções corporais em um grupo de pacientes brasileiras com síndrome de Turner. Arq Bras Endocrinol Metabol 2005; 49(4):529-35.

6. Cavallo L, Gurrado R. Endogenous growth hormone secretion does not correlate with growth in patients with Turner's syndrome. Italian Study Group for Turner Syndrome. J Pediatr Endocrinol Metab 1999; 12(5):623-7.

7. Neely EK, Rosenfeld RG. Turner syndrome. In: Lifshitz F (ed.). Pediatric endocrinology. 3. ed. New York: Marcel Dekker Ed. 1996:267-80.

8. Ross JL, Kowal K, Quigley CA et al. The phenotype of short stature homeobox gene (SHOX) deficiency in childhood: contrasting children with Leri-Weill dyschondrosteosis and Turner syndrome. J Pediatr 2005; 147(4):499-507.

9. Loesch DZ, Bui QM, Kelso W et al. Effect of Turner's syndrome and X-linked imprinting on cognitive status: analysis based on pedigree data. Brain Dev 2005; 27(7):494-503.

10. Freriks K, Timmers HJ, Netea-Maier RT et al. Buccal cell FISH and blood PCR-Y detect high rates of X chromosomal mosaicism and Y chromosomal derivatives in patients with Turner syndrome. Eur J Med Genet 2013; 56(9):497-501.

11. Cools M, Drop SL, Wolffenbuttel KP, Oosterhuis JW, Looijenga LH. Germ cell tumors in the intersex gonad: old paths, new directions, moving frontiers. Endocr Rev 2006; 27:468-84.

12. Jacobs P, Dalton P, James R et al. Turner syndrome: a cytogenetical and molecular study. Ann Hum Genet 1997; 61:471-83.

13. Chrysis D, Spiliotis BE, Stene M, Cacciari E, Davenport ML. Gonadotropin secretion in girls with turner syndrome measured by an ultrasensitive immunochemiluminometric assay. Horm Res 2006; 65(5):261-6.

14. Price DA, Albertsson-Wikland K. Demography, auxologyand response to recombinant human growth hormone treatment in girls with Turner's syndrome in the Kabi Pharmacia International Growth Study. Acta Paediatr 1993; 82(s391):69-74.

15. Lippe B. Turner syndrome. In: Sperling MA (ed.) Pediatric endocrinology. Philadelphia, USA: WB Saunders 1996:387-422.

16. Carpini S, Carvalho AB, Guerra-Júnior G, Baptista MT, Lemos-Marini SH, Maciel-Guerra AT. Spontaneous puberty in girls with early diagnosis of Turner syndrome. Arq Bras Endocrinol Metabol 2012; 56(9):653-7.

17. Denniston AK, Butler L. Ophthalmic features of Turner's syndrome. Eye 2004; 18(7):680-4.

18. Morimoto N, Tanaka T, Taiji H et al. Hearing loss in Turner syndrome. J Pediatr 2006; 149(5):697-701.

19. Bakalov VK, Gutin L, Cheng CM et al. Autoimmune disorders in women with turner syndrome and women with karyotypically normal primary ovarian insufficiency. J Autoimmun 2012; 38(4):315-21.

20. Elsheikh M, Wass JA, Conway GS. Autoimmune thyroid syndrome in women with Turner's syndrome – the association with karyotype. Clin Endocrinol 2001; 55(2):223-6.

21. Salgin B, Amin R, Yuen K et al. Insulin resistance is an intrinsic defect independent of fat mass in women with Turner's syndrome. Horm Res 2006; 65(2):69-75.

22. Kozlowska-Wojciechowska M, Jez W, Zdrojewski T, Chwojnicki K. Are young women with Turner syndrome at greater risk of coronary artery disease? Eur J Cardiovasc Prev Rehabil 2006; 13(3):467-9.

23. Salerno M, Di Maio S, Gasparini N et al. Liver abnormalities in Turner syndrome. Eur J Pediatr 1999; 158(8):618-23.

24. Rappold G, Blum WF, Shavrikova EP et al. Genotypes and phenotypes in children with short stature: clinical indicators of SHOX haploinsufficiency. J Med Genet 2006; 20:1-22.

25. van Pareren YK, de Muinck Keizer-Schrama SM, Stijnen T et al. Final height in girls with turner syndrome after long-term growth hormone treatment in three dosages and low dose estrogens. J Clin Endocrinol Metab 2003; 88(3):1119-25.

26. Soriano-Guillen L, Coste J, Ecosse E et al. Adult height and pubertal growth in Turner syndrome after treatment with recombinant growth hormone. J Clin Endocrinol Metab 2005; 90(9):5197-204.

27. Donaldson MDC, Gault EJ, Tan KW, Dunger DB. Optimising management of Turner syndrome: from infancy to adult transfer. Arch Dis Child 2006; 91:513-20.

28. Batch J. Turner syndrome in childhood and adolescence. Best Pract Res Clin Endocrinol Metab 2002; 16(3):465-82.

29. Fonteles AVR, Dondoni RS, Boguszewski MCS et al. Estatura final (EF) em síndrome de Turner (ST): experiência de 76 casos acompanhados na Unidade de Endocrinologia Pediátrica do Hospital de Clínicas da Universidade Federal do Paraná. Arq Bras Endocrinol Metab 2011; 55(5):318-25.

30. Gault EJ, Perry RJ, Cole TJ et al. Effect of oxandrolona and timing of pubertal induction on final height in Turner's syndrome: randomized, double-blind, placebo-controlled trial. BMJ 2011; 342:1980.

31. Menke LA, Sas TC, van Koningsbrugge SH. The effect of oxandrolone on voice frequency in growth hormone-treated girls with Turner syndrome. J Voice 2011; 25:602-10.

32. Elsheikh M, Dunger DB, Conway GS, Wass JA. Turner's syndrome in adulthood. Endocr Rev 2002; 23(1):120-40.

33. Tarani L, Lampariello S, Raguso G. Pregnancy in patients with Turner's syndrome: six new cases and review of literature. Gynecol Endocrinol 1998; 12:83-7.

34. Bryman L, Sylvén L, Bemtorp. Pregnancy rate andoutcome in Swedish women with Turner syndrome. Fértil Steril 2011; 95:2507-10.

35. King CR, Magenis E, Bennett S. Pregnancy and the Turner syndrome. Obstet Gynecol 1978; 52:617-24.

36. Landin-Wilhelmsen K, Bryman I, Hanson C, Hanson L. Spontaneous pregnancies in a Turner syndrome woman with Y-chromosome mosaicism. J Assist Reprod Genet 2004; 21:229-30.

37. Alvaro Mercadal B, Imbert R, Demeestere I. Pregnancy outcome after oocyte donation in patients with Turner's syndrome and partial X monosomy. Hum Reprod 2011; 26(8):2061-8.

38. Hagman A, Källén K, Barrenäs ML. Obstetric outcomes in women with Turner karyotype. J Clin Endocrinol Metab 2011; 96(11):3475-82.

39. Irioka T, Mizusawa H. Ischemic stroke in a young adult with Turner syndrome. Neurol Sci 2011; 32(2):317-9.

Criptorquidismo e Micropênis

Raíssa Rêgo Barros • Gustavo Caldas • Sirley Portela Vasconcelos

CRIPTORQUIDISMO

O criptorquidismo, originário das palavras gregas *kryptos* e *orchis*, foi descrito séculos atrás por Galen e Vesalius e significa testículo oculto. Genericamente, engloba todas as alterações da descida testicular em que um ou ambos os testículos não alcançam a bolsa escrotal.

O criptorquidismo é a anomalia mais comum da genitália masculina, afetando até 3% dos neonatos a termo e até 30% dos prematuros.[1] A maior preocupação com o criptorquidismo se deve aos problemas fisiológicos na infância, à infertilidade e ao maior risco de câncer na vida adulta.

Hoje, as anormalidades do criptorquidismo são mais comumente referidas como testículos não descendentes (TND), os quais podem estar localizados no anel inguinal externo (50%), dentro do canal inguinal (19%), intra-abdominal (9%), ou podem ser ectópicos (23%). É necessária uma distinção entre criptorquidia, testículo ectópico e testículo retrátil. O testículo ectópico ocorre quando desce normalmente pelo canal inguinal e, após sua passagem através do anel inguinal externo, aloja-se superficialmente, onde é palpado facilmente na parede abdominal, na porção superior da coxa ou no períneo. O testículo retrátil decorre de um mecanismo reflexo (relacionado com o reflexo cremastérico), pouco ativo antes do terceiro mês de vida e após a puberdade, que faz com que o testículo deixe o escroto apenas transitoriamente, mas não é patológico e, portanto, não necessita de tratamento, a não ser nos casos de retratilidade grave, que induz uma localização extraescrotal do testículo na maior parte do tempo.[2]

A incidência de criptorquidia é decrescente do prematuro (em torno de 21% a 30%) e do recém-nascido a termo (2,7% a 3,2%) até o lactente com 1 ano de idade (0,8% a 1%), o que reflete a tendência espontânea ao descenso testicular nos primeiros 6 a 12 meses de vida.[3] Por sua vez, a maior incidência de criptorquidismo em prematuros está relacionada com as fases de migração testicular que se completam com o final da gestação.[2]

A criptorquidia unilateral direita é mais comum do que a esquerda (2:1), e a bilateralidade é de cinco a 10 vezes menos frequente do que a forma unilateral.

Embriologia e Patogênese

A descida normal do testículo talvez seja a parte menos compreendida da diferenciação sexual masculina, tanto com relação à natureza das forças que resultam no movimento como no que se reflete aos fatores hormonais que regulam o processo.

A patogênese persiste controversa, envolvendo fatores mecânicos, genéticos, hormonais ou inerentes ao próprio testículo.

Para o entendimento das causas mecânicas é necessária uma revisão embriológica. No terceiro mês de gestação, os testículos completam seu desenvolvimento histológico, porém sua descida da cavidade abdominal para o escroto acontece mais tarde. A descida testicular ocorre em três estágios: (1) movimento transabdominal do testículo, de sua origem acima dos rins para o anel inguinal, que ocorre a partir da 10ª à 15ª semana; (2) formação da abertura do canal inguinal (processo vaginal), através do qual o testículo deixa a cavidade abdominal, o que ocorre da 26ª à 35ª semana; e (3) movimento real do testículo através do canal inguinal até sua posição permanente no escroto.

Em relação às causas genéticas, sabe-se que algumas síndromes se associam à criptorquidia, como é o caso das de Klinefelter, Noonan e Aarskog, entre outras. As alterações patológicas encontradas nos testículos criptorquídicos parecem independer da posição dessas gônadas, o que leva muitos autores a admitirem que esses órgãos sejam primariamente disgenéticos.[4]

Recentemente, o papel do INSL3 (*insulin-like factor-3*, também chamado de fator *relaxin-like*) está sendo estudado como fenótipo do criptorquidismo em ratos.[5,6] O INSL3 é produzido pelas células de Leydig dos testículos fetais, com pico entre a 15ª e a 17ª semana de gestação, e age sobre o ligamento do gubernáculo para conservar a gônada na região inguinal. O gubernáculo é um cordão mesenquimatoso, contendo musculatura lisa, ligado ao polo inferior do testículo. A expressão do INSL3 no testículo fetal é inibida pela exposição aos estrogênios maternos. Embora até o momento não tenham sido descritas mutações no gene humano do INSL3 responsável pelo criptorquidismo, foi relatada mutação pontual no receptor do INSL3, chamada LGR8 (*leucine-rich repeat-containing G protein-coupled receptor 8*), ou GREAT.[5] Estudos dos fatores de transcrição, como o HOXA-10, em ratos sugerem uma pista para o fenótipo do criptorquidismo.[5]

Há indícios de que fatores hormonais possam estar envolvidos no mecanismo de migração normal do testículo até a bolsa escrotal, porém ainda não definidos. Sabe-se que o criptorquidismo é comum em pacientes com defeitos congênitos na síntese ou na ação dos androgênios, em pacientes com deficiência de gonadotrofinas e em pacientes com patologias em que a pressão intra-abdominal é inadequada. Tratamento estrogênico durante períodos críticos da morfogênese do sistema reprodutivo masculino tem sido associado aos TND, embora os mecanismos moleculares não estejam esclarecidos. Admite-se que pelo menos dois hormônios participem do processo de descida dos testículos para a bolsa escrotal: hormônio antimülleriano (AHM), ou fator inibidor de Müller (MIF), e androgênios.

Produzido pelas células de Sertoli e pelas células granulosas do ovário, o hormônio antimülleriano provoca regressão dos ductos de Müller, responsáveis pela formação dos ductos de Falópio, do útero e da parte superior da vagina. Os valores da concentração do AHM circulantes são úteis para monitorizar a presença, a função e a maturação dos testículos de meninos pré-púberes. A produção de testosterona começa com a diferenciação histológica das células de Leydig e o LH e a gonadotrofina coriônica humana (hCG) já podem estimular o testículo do feto de 12 semanas.

No período neonatal, as diferenças histológicas entre o TND e o testículo normal são muito pequenas; contudo, durante o segundo e terceiro anos de vida, várias mudanças estruturais ocorrem no TND. Durante o primeiro ano de vida, o testículo normal tem aumento na espermatogônia, enquanto no TND o número de espermatogônias permanece o mesmo. Um terço dos TND mostra evidência de perda de células germinativas aos 2 anos de idade, e essa deficiência persiste com o tempo.

Não se sabe ao certo se as mudanças patológicas nos testículos são a causa ou a consequência do criptorquidismo. Estudos experimentais em animais têm demonstrado que aumento na temperatura dos testículos de 1,5 a 2°C (a diferença na temperatura entre a cavidade abdominal e o escroto) resulta na depressão da espermatogênese. Séries de biópsias testiculares em pacientes com criptorquidismo têm demonstrado reversão parcial das anormalidades histológicas após a correção cirúrgica, sugerindo que o desenvolvimento extraescrotal é parcialmente responsável pelas anormalidades patológicas observadas. Uma anormalidade intrínseca nos testículos em pacientes com criptorquidismo unilateral é sugerida pela observação de que esses pacientes têm risco aumentado de desenvolver neoplasias de células germinativas no testículo escrotal. Similarmente, a observação de que adultos com criptorquidismo unilateral corrigido cirurgicamente antes da puberdade tinham pequena contagem de esperma, concentrações plasmáticas de LH e FSH aumentadas e exagerada resposta do FSH ao GnRH sugere que cada um dos testículos é intrinsecamente anormal, ou que a gônada criptorquídica de alguma maneira suprime a função do testículo escrotal.

Alguns autores têm considerado alguns fatores de risco para o criptorquidismo: idade materna avançada, obesidade materna, diabetes materno, história familiar de criptorquidismo, nascimento pré-termo, baixo peso ao nascer ou neonato pequeno para a idade gestacional e apresentação pélvica.[7,8]

Etiologia

Os fatores etiológicos ligados ao criptorquidismo estão relacionados com a atividade do eixo hipotálamo-hipófise-testículos. A criptorquidia pode resultar de deficiência primária parcial ou completa de gonadotrofinas ou de androgênios. Foi demonstrada deficiência de LH basal e após estímulo com o LHRH, bem como da testosterona basal e após hCG, nas crianças com criptorquidia.

A incidência de criptorquidia está nitidamente aumentada nas síndromes com deficiência gonadotrófica, como as de Kallmann e Prader-Labhart-Willi, e em muitas síndromes cromossômicas, em que o hipogonadismo primário disgenético provavelmente responde pela não descida testicular. A criptorquidia é componente comum a mais de 50 síndromes com múltiplas anormalidades genéticas, e alguns estudos epidemiológicos têm demonstrado um padrão de herança familiar, com aumento de 3,6 vezes no risco em relação à população geral quando um membro da família é afetado.[9,10] Pacientes com lesões do tubo neural e anencéfalos são frequentemente criptorquídicos.[11]

Tabela 63.1	Etiologia do criptorquidismo

1. Hipogonadismo hipogonadotrófico
   Síndrome de Kallmann
   Pan-hipopituitarismo
   Idiopático
   Defeitos na síntese de testosterona ou insensibilidade periférica aos androgênios
   Pseudo-hermafroditismo masculino
   Disgenesias testiculares, mosaicos XO/XY
2. Síndromes disgenéticas
   Síndrome de Seckel
   Síndrome de Noonan
   Síndrome de Klinefelter
   Síndrome de Silver-Russel
   Síndrome de Prader Willi
   Trissomia dos cromossomos 4, 7, 8, 9, 10, 12, 13, 18 e 22
3. Aplasia da parede abdominal
4. Idiopática

Na maioria dos casos, a etiopatogenia da criptorquidia não pode ser identificada, sendo denominada forma idiopática.

As principais causas de criptorquidia são citadas na Tabela 63.1.

Diagnóstico Clínico

Apesar de o criptorquidismo geralmente se apresentar de maneira isolada, em 10% a 20% dos casos pode se associar a disfunções hipotalâmico-hipofisárias, doenças genéticas ou embrionárias ou malformações congênitas da parede abdominal (está associada a hérnia inguinal em 60% a 90% dos casos[4]), hipospadia e micropênis.[2] Assim, uma história clínica completa e o exame físico geral que enfatize os sinais característicos sindrômicos podem revelar a causa do criptorquidismo (Tabela 63.1).

Os grupos de risco para criptorquidismo incluem crianças com baixo peso ao nascer, prematuros e gêmeos. Na avaliação de adultos com infertilidade, também pode ser detectada criptorquidia.

O exame clínico escrotal deve ser feito em ambiente confortável, na temperatura ambiente, e com as mãos do examinador aquecidas, paciente e prolongadamente. A genitália também deve ser examinada para evidência de hipospadia ou ambiguidade. O tamanho total da bolsa escrotal, bem como o conteúdo de cada hemiescroto, a forma e a consistência devem ser avaliados.[2,8,9]

O fator complicador do diagnóstico clínico é a retração de um testículo normal ou parcialmente descendente. Alguns testículos normais são retráteis em jovens – de fato, em garotos normais, os testículos passam a maior parte do tempo na bolsa inguinal superficial – e o reflexo cremastérico pode causar retração de um testículo completamente descendente em três quartos dos meninos.

Esse reflexo é muito proeminente entre as idades de 5 e 6 anos, ausente nos primeiros 3 meses de vida, e a frequência de retração declina com a idade e raramente ocorre na adolescência. Colocar a criança em posição de monge sentado relaxa a musculatura cremastérica, e a história de que os testículos estavam no escroto em exame clínico prévio sugere o testículo retrátil como diagnóstico.

Clinicamente, o TND é classificado como palpável ou impalpável, unilateral ou bilateral. A maioria é palpável e unilateral (66%). O criptorquidismo palpável pode ser retrátil, retido ou ectópico e o não palpável pode representar anorquia ou localização intra-abdominal.

Testículos retráteis são encontrados em posição supraescrotal e, no exame físico, podem ser ordenados para dentro do escroto. Devido ao ativo reflexo cremastérico, eles com frequência retornam lentamente à posição supraescrotal, daí o termo retrátil. Nesses casos, nenhuma intervenção cirúrgica é necessária, porque o desenvolvimento histológico usualmente conduz à fertilidade normal. Essa condição deve ser monitorizada no exame físico de rotina devido à rara ocorrência de ascensão testicular, o que deverá exigir orquidopexia.

Um testículo retido é similar ao testículo retrátil, pois pode ser manipulado também para dentro da bolsa escrotal, mas retorna imediatamente para a posição supraescrotal, depois que é solto da pressão manual. Isso parece ocorrer independentemente do reflexo cremastérico.

Testículos ectópicos são testículos palpáveis que não seguiram o caminho normal de descida depois que atravessaram o anel inguinal externo. Esses testículos podem ser localizados na pele superficial da virilha ou períneo, no canal femoral ou em hemiescroto oposto. O sítio mais comum dos testículos ectópicos é o espaço inguinal superficial entre o ápice da fáscia oblíqua externa e medialmente ao anel inguinal externo, chamado de bolsa de Denis Browne.

O testículo reascendente é condição rara. Sua subida possivelmente se deve à desproporção do crescimento somático, resultando em localização extraescrotal dos testículos.

O testículo não palpável corresponde a anorquia (ausência) ou está localizado dentro do abdome. O sinal de anorquia consiste no achado de vasos gonadais e vias deferentes de fundo-cego durante laparoscopia ou exploração retroperitoneal.

Situações como testículos não palpáveis bilateralmente (com ou sem virilização precoce associada) e criptorquidismo uni ou bilateral associado a hipospadia e/ou micropênis devem levantar a questão da intersexualidade.[9] Hipospadia associada ao criptorquidismo também é frequentemente observada nos casos de pseudo-hermafroditismo masculino. A gônada criptorquídica é

Capítulo 63 Criptorquidismo e Micropênis

habitualmente disgenética e com produção androgênica insuficiente. Há redução da produção do hormônio anti-mülleriano, o que determina resquícios müllerianos como útero, trompas e porção proximal da vagina.

Diagnóstico por Imagem

Nas mãos de um operador bem qualificado, um testículo inguinal pode ser localizado com precisão pela ultrassonografia (US), porém isso não é vantajoso, pois a mesma informação pode ser obtida por meio do exame físico. Apesar disso, estudo publicado por Tasian et al. (2011) demonstrou que a US ainda é muito utilizada por pediatras na avaliação pré-operatória de crianças com criptorquidismo, especialmente quando os testículos são não palpáveis.[13]

Contudo, a US pode ser útil em pacientes obesos com testículo inguinal. A US também pode ser utilizada na identificação de resquícios müllerianos e pode reconhecer o deferente, mas com baixa sensibilidade para alterações anatômicas dos testículos.[2] A US não deve ser utilizada para localização de testículo intra-abdominal.

O uso de tomografia computadorizada (TC) e ressonância nuclear magnética (RNM) tem valor limitado na identificação de TND. A correlação de achados operatórios com TC e RNM é de 33% e 0%, respectivamente. Além de a TC expor o paciente à radiação, ela e a RNM são procedimentos caros e que exigem a sedação de crianças pequenas.

A US, a TC e a RNM têm sido usadas na localização de TND, cada uma com sua própria limitação e com sensibilidade insuficiente (aproximadamente 44%) para o uso clínico de rotina, comparada à do exame físico (53%, quando realizado por clínico, e 84%, quando por urologista pediátrico) e com estudos demonstrando que esses exames não têm influenciado o manejo dos pacientes.[12]

A arteriografia e a venografia, usadas no passado, têm sido abandonadas em razão de sua natureza invasiva, das dificuldades técnicas e da existência de alternativas melhores.

A laparoscopia é importante por localizar e tratar o TND não palpável, promovendo a visualização direta e a localização dos testículos intra-abdominais. Se o procedimento cirúrgico (orquipexia de Fowler-Stevens) é necessário, a laparoscopia pode prover um elemento operacional em que a clipagem dos vasos gonadais pode ser realizada sem a necessidade de incisão. Recentemente, têm sido desenvolvidas técnicas laparoscópicas em que um testículo intra-abdominal é colocado dentro do escroto em um procedimento simples, eliminando a necessidade de cirurgia aberta. A orquipexia laparoscópica tem se tornado popular e está sendo realizada com segurança e sucesso, e com morbidade mínima. Quando usada para localizar o testículo impalpável, a laparoscopia é o teste disponível mais específico e sensível.

Diagnóstico Laboratorial

Sabe-se que as avaliações basais das gonadotrofinas hipofisárias LH e FSH revelam-se normais, não sendo, portanto, bons indicadores para detectar uma possível secreção deficiente. Têm-se utilizado os testes de estimulação. Nas crianças pré-púberes, o teste com LHRH fornece respostas baixas de LH, principalmente, e de FSH nos portadores de criptorquidia. Em alguns casos, essa insuficiente resposta hipofisária quanto ao LH pode ser apontada como fator etiológico.

A função endócrina dos testículos criptorquídicos pode ser testada avaliando-se os níveis de testosterona plasmática antes e depois da administração de hCG. No teste agudo com hCG, utiliza-se uma dose de 100UI/kg/dia (máximo 2.000UI/dia), IM, por 5 dias consecutivos, e dosa-se a testosterona basal e 24 horas após a última dose de hCG. Um incremento da testosterona > 30ng/dL sugere a presença de tecido testicular funcionante em pelo menos um dos lados, exigindo exploração cirúrgica ou laparoscópica bilateral.[2]

As concentrações de LH, FSH e testosterona em resposta à gonadotrofina coriônica exógena também são úteis para diferenciação de pacientes com criptorquidismo e anorquia bilateral; neste último caso, as gonadotrofinas estão altas e a testosterona está baixa e, após estímulo com hCG, a testosterona está diminuída (< 30ng/dL) ou ausente.

Os indivíduos pós-púberes podem ter oligospermia, altas concentrações de LH e FSH e aumento exagerado das concentrações de FSH após estimulação com GnRH. Essas anormalidades são mais prevalentes em pacientes com história de criptorquidismo bilateral que unilateral.

A inibina B é um hormônio testicular que regula a secreção do FSH em um *feedback* negativo. Durante a infância, o nível basal sérico da inibina B é um marcador direto da presença e da função do tecido testicular, assim como o AHM, e a dosagem dessas substâncias tem provado ser útil no diagnóstico de pacientes com criptorquidismo ou genitália ambígua.[8,14]

Todos os recém-nascidos com testículos impalpáveis com hipospadia necessitam avaliações endocrinológicas e cariotipagem para esclarecer problemas genéticos de intersexo.

Infelizmente, nenhum teste radiológico ou endocrinológico pode distinguir um testículo impalpável de um testículo ausente. Se a descida testicular não ocorrer espontaneamente, exploração cirúrgica estará indicada. Vasos gonadais e canais deferentes em fundo-cego são os marcadores clínicos de ausência testicular. Apenas as vias deferentes em fundo-cego não são evidência de ausência testicular, e a exploração retroperitoneal e, se necessário, intraperitoneal é mandatória na procura de vasos gonadais em fundo-cego.

Diagnóstico Diferencial

O pseudocriptorquidismo, ou testículo retrátil, se deve a um reflexo cremastérico hiperativo que puxa o testículo para dentro do canal inguinal. O frio, o medo e a manipulação genital comumente ativam esse reflexo.

Anorquia bilateral congênita (síndrome dos testículos evanescentes) está associada a aumento das gonadotrofinas, diminuição da testosterona e ausência ou resposta subnormal à estimulação com gonadotrofina coriônica. Nessa situação, o sexo genético e o gonadal são masculinos, e não há estruturas femininas presentes. Acredita-se que, após o terceiro mês de vida intrauterina, os testículos regridam, por motivo ainda desconhecido. Embora não esteja comercialmente disponível até o momento, a dosagem sérica da substância inibidora mülleriana vem sendo utilizada para diferenciar a anorquia da criptorquidia bilateral com fenótipo masculino e cariótipo 46XY. Essa substância é produzida pelos testículos pré-puberais, encontrando-se ausente ou com valores muito baixos no caso de anorquia bilateral, enquanto em crianças com criptorquidismo bilateral os valores se encontram normais.

Outro diagnóstico diferencial é constituído pelos estágios de intersexo, em especial hiperplasia adrenal congênita acentuada, em meninas com fenótipo masculino, devido à fusão pré-natal das dobras escrotolabiais e à hipertrofia clitoriana.

Complicações e Sequelas

Neoplasia Testicular

É bem conhecido que o TND pode sofrer transformações malignas. Dentre os fatores para o câncer testicular, criptorquidismo é o mais significativo. História de TND é encontrada em 10% dos pacientes com câncer testicular. Comparados à população normal, pacientes com criptorquidismo têm incidência 20 a 46 vezes maior de desenvolver câncer testicular,[15] o qual é 16 vezes mais frequente nos testículos mais altos. Uma meta-análise publicada em 2009, envolvendo 2.177.941 meninos, demonstrou que o risco global de desenvolver câncer testicular foi 2,9 naqueles com cirptorquidia (95% IC 2,21 a 3,82).[16]

O testículo descendente contralateral é também afetado, e mais de 20% dos tumores testiculares no criptorquidismo unilateral ocorrem no lado com testículo descendente normal. Uma meta-análise (Akre, 2009) evidenciou risco relativo aumentado de 1,7 no testículo contralateral de desenvolver neoplasia em homens com criptorquidia unilateral.[17]

A maioria dos tumores testiculares apresenta-se na terceira década de vida, e o modelo histológico mais comum é o seminoma (74%) para os testículos persistentemente criptorquídicos e, após a orquidopexia, dois terços dos tumores são não seminomas.[18] Testículos que são encontrados nas porções superiores no caminho de descida, como os testículos intra-abdominais, desenvolvem mais comumente transformação maligna, nesse caso apresentando risco seis vezes maior do que em outras localizações.[2] A menos que haja indicação formal, a biópsia testicular não deve ser realizada durante a orquipexia, uma vez que esse procedimento é um fator de risco para o futuro desenvolvimento de câncer no testículo. O trauma produzido pela biópsia pode contribuir para seu desenvolvimento.

A malignidade pode afetar, também, os pacientes que já foram submetidos a alguma forma de tratamento, com registros de tumores após 20 anos de orquidopexia, principalmente dos 30 aos 40 anos de idade,[4] apesar de a correção cirúrgica precoce poder reduzir a frequência dessas complicações.[8] Dados recentes evidenciaram que o risco de degeneração maligna foi de duas a seis vezes maior nos pacientes submetidos a orquidopexia após a puberdade.[19,20] Portanto, a correção cirúrgica deve ser feita precocemente e os pacientes devem ser orientados a realizar o autoexame periódico para detecção precoce de alguma lesão e, em alguns casos, biópsia testicular para confirmação diagnóstica.

Infertilidade

Infertilidade também pode ser uma consequência de TND, sendo observada em 30% a 50% dos pacientes com criptorquidismo unilateral e em 75% dos pacientes com criptorquidismo bilateral.[2] Homens com TND unilateral palpável têm mostrado parâmetros do sêmen normais ou aceitáveis, enquanto homens com TND bilaterais não palpáveis mostraram pobre qualidade do sêmen, parecendo que a fertilidade é mais favorável em pacientes com testículo unilateral palpável, em comparação com pacientes com testículos impalpáveis bilateralmente.

Kogan[21] relatou que 41% dos TND unilaterais tratados demonstraram uma contagem de esperma menor do que o normal (20 milhões/mL), enquanto Puri & O'Donnel[22,23] encontraram, em seu estudo de coorte, que todos os pacientes com TND bilateral eram azoospérmicos. Mais de 75% dos criptorquídicos não tratados são inférteis e aproximadamente 30% a 50% dos pacientes com

Capítulo 63 Criptorquidismo e Micropênis

criptorquidismo bilateral que passam pela orquidopexia pré-puberal são férteis. Embora a metade dos pacientes com criptorquidismo unilateral não tratados seja infértil, a infertilidade é encontrada em menos de um quarto desses pacientes cujo criptorquidismo é corrigido cirurgicamente depois da puberdade.

Existe grande variabilidade de informações e dados conflitantes, em geral decorrentes de múltiplas classificações, diferentes protocolos de tratamento e idades diferentes do tratamento hormonal ou cirúrgico. Em estudo recente, na comparação de mais de 300 homens criptorquídicos com um número semelhante de controles da população geral, foi observado que a taxa de paternidade de indivíduos com criptorquidismo unilateral foi semelhante à dos controles (75%), mas esteve reduzida em pacientes com criptorquidismo bilateral (53%).[2] Esses achados apontam para um comprometimento menos grave da fertilidade em relação ao previamente descrito.

A fertilidade tem sido relacionada diretamente com a idade em que foi realizada a orquidopexia, com taxa de 87,5% de sucesso se a cirurgia foi realizada antes dos 2 anos de idade, caindo para 14% nos pacientes operados com 13 anos ou mais; no entanto, isso pode ser influenciado, também, pela distribuição de casos unilaterais e bilateral.[24]

Outras Complicações

Hérnia inguinal homolateral, resultante da falência do fechamento do processo vaginal, é encontrada em 90% dos casos de criptorquidismo e é raramente sintomática.

A torção testicular é maior em TND do que em testículos normais, podendo decorrer da conexão anormal entre o testículo criptorquídico e seus tecidos de suporte. Deve ser suspeitada em todos os pacientes com dor abdominal ou pélvica e um escroto homolateral vazio.

Quando o testículo se encontra na frente do osso púbico, há maior risco de trauma, o que, porém, representa uma situação rara.[25]

Não é provável que fatores emocionais afetem o menino pré-puberal. Entretanto, com a idade, o desvio anatômico do normal pode conduzir a alterações psicológicas.[25]

Tratamento

Em geral, a migração testicular pós-natal espontânea ocorre nos primeiros 3 meses de vida e raramente dos 6 aos 9 meses. Portanto, nos casos em que não ocorre migração espôntanea, o tratamento hormonal pode ser instituído dos 6 aos 12 meses; em caso de falha, torna-se necessária a correção cirúrgica, que deve ser realizada próximo aos 12 meses de vida. Justificando esse início precoce do tratamento, existem estudos que evidenciam alguns sinais histopatológicos presentes já na vida intrauterina e

que se agravam durante o primeiro ano, tornando-se evidentes e característicos já no segundo ano de vida, além de evidências de que a correção tardia aumentou o risco de neoplasias nos testículos criptorquídicos.[19,20]

O tratamento pode ser hormonal, cirúrgico, ou com a combinação de ambos (Figura 63.1). O sucesso de cada modalidade de tratamento depende das condições do TND ao diagnóstico, havendo algumas dificuldades no tratamento, por tratar-se de uma anormalidade que tem várias causas, ou seja, central (hipotalâmio-hipofisária), testicular, ou mesmo anormalidades do canal inguinal; portanto, algumas vezes, torna-se difícil decidir sobre o tratamento mais apropriado.

O objetivo do tratamento é fazer com que os testículos permaneçam nas dependências do escroto, o que pode ocorrer espontaneamente, mas é raro que isso ocorra com um testículo oculto após o primeiro ano de vida.

Tratamento Clínico

Como o processo de descida testicular é mediado por hormônio, ele pode ser induzido com sua administração. O tratamento hormonal envolve a administração de hCG e/ou GnRH. A administração de testosterona é minimamente efetiva em produzir a descida testicular devido à dependência do processo do efeito parácrino (níveis locais altos de testosterona), o que não se consegue com uso sistêmico. Com o uso de gonadotrofinas para estimular o testículo a produzir testosterona conseguem-se níveis locais altos de testosterona e, subsequentemente, a indução da descida testicular.

Estudos que compararam a eficácia da terapia hormonal no tratamento do criptorquidismo encontraram resultados divergentes (devido ao desenho dos estudos, a idade dos pacientes envolvidos, dentre outros), mas algumas meta-análises têm demonstrado dados desencorajadores, sugerindo que a eficácia da terapia hormonal é < 20%.[26]

Gonadotrofina Coriônica Humana

Essa proteína de meia-vida curta estimula as células de Leydig a produzirem testosterona. A dose atualmente indicada da hCG é de 50UI/kg/dia, IM, uma vez por semana, com duração total de 6 semanas.[2] Na criptorquidia bilateral, alguns autores têm usado 3.000UI (IM) em dias alternados, em um total de três injeções; para criptorquidia unilateral, 500UI três vezes por semana, em um total de 20 aplicações.

Recomenda-se a dosagem de testosterona e inibina antes e 48 horas após a sexta dose da hCG, com o objetivo de avaliar a função das células de Sertoli e Leydig. Espera-se uma resposta da testosterona média de 250ng/dL, com valor mínimo de 150ng/dL.[2]

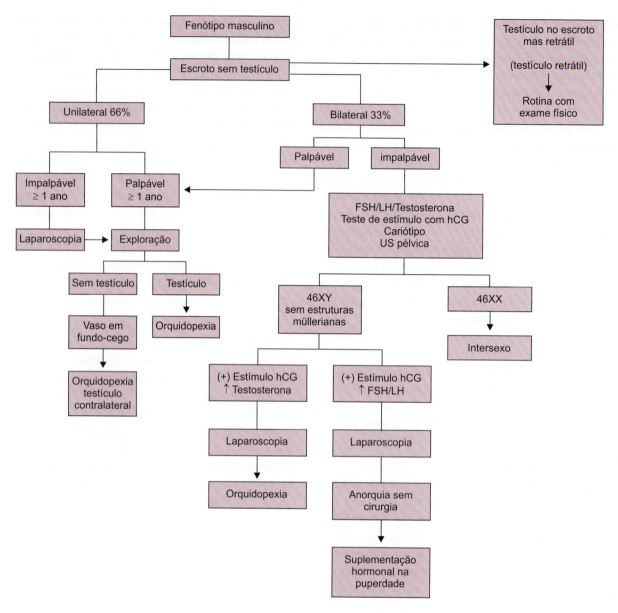

Figura 63.1 Algoritmo para tratamento de TND.

As reações adversas com essa terapia são mínimas. Com o uso de altas doses (> 15.000UI), podem ocorrer fechamento prematuro de placas epifisárias[9] e aceleração do aparecimento dos caracteres sexuais secundários, que regridem após a interrupção do tratamento.

Os resultados com seu uso são variáveis. Algumas séries relatam descida testicular bem-sucedida em 30% dos casos de TND unilaterais e em 40% dos bilaterais. Há relatos de eficácia em 70% a 80% dos pacientes com testículos retráteis e, nos pacientes com testículos retidos, varia de 10% a 25%, de acordo com a faixa etária.[2] Os estudos de Rajfer[27-29] sugeriram que o verdadeiro TND obteve pouco benefício com a terapia hormonal, como estímulo para descida, comparado ao uso de placebo, promovendo descida apenas parcial; contudo, a descida parcial pode facilitar a orquidopexia. Nos casos de TND alto, é improvável que desça completamente e, se ele conseguir descer, provavelmente ascenderá depois da retirada do estímulo hormonal.

Hormônio Liberador de Gonadotrofinas

O hormônio liberador de gonadotrofinas (GnRH), um decapeptídeo produzido a partir de um peptídeo precursor nos neurônios hipotalâmicos, é secretado de maneira pulsátil e estimula a secreção de LH e FSH via sua interação com o receptor dos gonadotrofos. Pequenas doses de peptídeo nativo usadas de maneira pulsátil, para mimetizar o que é encontrado nos vasos portais, restauram a fertilidade em pacientes hipogonádicos e são também efetivas em tratar criptorquidismo e puberdade atrasada.

Alguns estudos sugerem que o GnRH é mais efetivo do que o hCG em conseguir a descida testicular. Infelizmente, os resultados relatados nos EUA e na Europa variam extensamente, provavelmente devido à inclusão de variável número de meninos com testículos retráteis.

O uso do GnRH nativo apresenta como vantagens o uso intranasal e o fato de não provocar hiperestímulo androgênico. O tratamento é realizado na dose de 200µg, seis vezes ao dia, durante 6 semanas.[2] Essa apresentação nasal não se encontra disponível em nosso meio, e o custo elevado do tratamento e a necessidade de doses múltiplas diárias reduzem a aderência.

Alternativamente, pode-se empregar análogo do GnRH (buserelina), que apresenta maior potência e efeito mais prolongado. É administrado em *spray*, por via intranasal, na dose de 10µg em dias alternados, durante 6 a 8 semanas,[2] ou 20µg/dia por 4 semanas. Em estudos randomizados e controlados por placebo, realizados na Europa[30] e no Brasil,[31] na dose de 20µg/dia, em *spray* nasal, por 28 dias, a buserelina demonstrou ser capaz de induzir a descida testicular, além de promover o desenvolvimento posterior do epidídimo e o fechamento do processo vaginal. Recomenda-se o uso de buserelina no pós-operatório de orquidopexia.[32] Foi demonstrado, também, que o uso da buserelina no criptorquidismo pré-puberal com subfertilidade resultou em melhora na contagem total de células germinativas e no espermograma.[33]

O GnRH agonista hiperativo de depósito provoca ação inibidora prolongada do eixo hipotalâmico-hipofisário-testicular (*down-regulation* dos receptores de LH) e, segundo alguns autores, não deve ser utilizado no tratamento do criptorquidismo.[2]

As principais contraindicações ao tratamento hormonal são: hérnia inguinal, cisto de cordão, hidrocele e varicocele, devido ao risco de compressão do funículo espermático e isquemia testicular.

Os efeitos sistêmicos do tratamento hormonal são discretos e transitórios, e ainda menos intensos com o GnRH. Raramente, ocorrem manifestações alérgicas cutâneas urticariformes, suficientemente importantes para exigir a suspensão do tratamento. O uso intranasal do GnRH pode provocar certo grau de rinite. As alterações genitais secundárias ao estímulo androgênico são a hiperemia e o leve escurecimento da pele da região genital, discreta rugosidade escrotal, aparecimento de pelos finos e curtos em região escrotal ou pubiana, ereção peniana de curta duração e aumento do comprimento peniano.[9] A única manifestação presente 6 meses após o final do tratamento é o aumento peniano (média de 0,5cm; variação: 0 a 2cm). Alguns pacientes referem dor na região inguinal associada ao ingurgitamento do funículo espermático, sem evidência clínica de estrutura herniária.[2]

Os resultados do tratamento hormonal são variáveis, mas os efeitos colaterais são menores com o GnRH do que aqueles vistos com o hCG. Recentemente, o tratamento de TND com hCG e GnRH tem obtido resultados encorajadores, com alguns estudos demonstrando incremento da resposta ao GnRH quando se utiliza o hCG após o tratamento com GnRH.[9] Resposta parcial ao tratamento hormonal pode ser observada, e esses pacientes podem receber um segundo ciclo hormonal após 4 a 6 meses. O segundo ciclo hormonal induz resposta satisfatória em 60% dos testículos inicialmente retráteis, enquanto raramente os testículos inicialmente retidos apresentam resposta adequada.

Tratamento Cirúrgico

Recomendado após o primeiro ano de idade, tem como finalidade reposicionar a gônada no escroto, com o objetivo de preservar a fertilidade e prevenir a degeneração maligna.[1] Recomenda-se como primeira terapia nos pacientes com testículos ectópicos e não palpáveis e como segunda terapia nos pacientes com testículos retidos que não responderam à terapia hormonal inicial.[2]

O tratamento cirúrgico deve ser realizado precocemente, até os 2 anos de idade, evitando maiores danos histológicos e hormonais. Estudo publicado por Kollin et al. (2012) demonstrou os benefícios potenciais do tratmento cirúrgico precoce. Foram envolvidos 225 pacientes, os quais foram randomizados aos 6 meses para realização de orquidopexia aos 9 meses ou aos 3 anos. Como resultado, verificou-se que o volume testicular e o número de células germinativas e de Sertoli foram maiores nos pacientes submetidos à orquidopexia aos 9 meses de idade, sugerindo que o tratamento cirúrgico deve ser feito precocemente.[34-36]

O padrão-ouro para os testículos palpáveis é a orquidopexia, um procedimento cirúrgico que conduz os testículos para dentro do escroto. Uma revisão da literatura, feita por Domcimo,[37] revelou que as taxas de sucesso cirúrgico variam de acordo com a posição anatômica dos testículos no período da cirurgia: 74% para testículos intra-abdominais, 82% para testículos ascendentes, 87% para intracanaliculares e 92% para testículos localizados abaixo do anel inguinal externo. Algumas vezes, os testículos persistem em posição alta após cirurgia, sendo palpáveis no escroto, o que é aceitável. Para prevenir o desalojamento dos testículos do escroto, deve-se evitar andar de bicicleta por 2 semanas, bem como limitar as atividades esportivas. Exames físicos devem ser realizados ao longo dos 3 meses que se seguem à cirurgia, para avaliação da posição e do tamanho dos testículos.

A complicação mais importante da orquidopexia é a atrofia testicular. Dissecção dos vasos testiculares e/ou edema e inflamação pós-operatórios podem resultar em lesão isquêmica e atrofia testicular. Outras complicações potenciais incluem ascensão testicular (que deverá exigir uma segunda orquidopexia), infecção (< 4% dos pacientes), sangramentos e lesões das vias deferentes.

Quando se trata de TND impalpável, inicialmente é importante determinar se os testículos existem, o que exige avaliação endocrinológica prévia e determinação do cariótipo. Um testículo impalpável unilateral poderá necessitar de diagnóstico e, ao mesmo tempo, terapêutica cirúrgica. Se a ausência dos testículos for cirurgicamente confirmada pela identificação de vasos testiculares e vias deferentes em fundo-cego, a cirurgia deverá ser finalizada. Em aproximadamente metade dos casos, um testículo intra-abdominal é encontrado, o qual é levado para o escroto ou removido (orquiectomia). A orquidopexia é recomendada para todos os testículos viáveis até a puberdade; depois da puberdade, e nos casos de testículo atrófico, a orquiectomia é advogada devido ao pobre potencial espermatogênico e à incidência conhecida de degeneração maligna.[16] Quando estruturas rudimentares cordonais ou testiculares são encontradas, devem também ser removidas devido à associação ao desenvolvimento de câncer.

Os dois procedimentos de escolha para os testículos impalpáveis são a cirurgia inguinal aberta e a técnica laparoscópica diagnóstica/terapêutica. Estudo recente demonstrou desfechos comparáveis com a cirurgia aberta e a laparoscópica.[1]

Se uma criança tem anorquia, ela necessitará suplementação hormonal na puberdade e deverá ser considerada candidata a implantação de prótese testicular. Aos pacientes com ausência testicular unilateral também deverá ser oferecida a opção de um implante de prótese testicular. As próteses disponíveis são feitas de membrana de silicone com interior salino expansível. O período de inserção é controverso, mas o benefício psicológico de ter ambos os testículos no escroto não deve ser subestimado, principalmente no adolescente. Se a família escolher a colocação do implante no período pré-puberal, este deverá ser trocado por um maior após a puberdade. A complicação do implante testicular é mínima em uma criança saudável, mas podem ocorrer infecção, hematoma e, mais raramente, erosão. Se ocorrer complicação, a prótese deverá ser removida, sendo usualmente reinserida em poucos meses. Para proteção do testículo remanescente, a criança monorquídica deverá ser instruída a usar um dispositivo de proteção ao praticar esportes.

Seguimento Clínico Longitudinal

A vacinação contra a caxumba é obrigatória, pois pode prevenir a orquite, que mais provavelmente se instala no testículo com melhores vascularização e função.[2]

Após correção do criptorquidismo, o paciente deve ser reexaminado anualmente até a puberdade, quando então a função testicular será novamente investigada, com determinação das concentrações de LH, FSH, testosterona e, se possível, inibina. Ao final da puberdade, especialmente 1 ano após atingido o estádio genital V de Tanner, a contagem de espermatozoides e a avaliação qualitativa do sêmen trarão importantes informações sobre a fertilidade. A avaliação rotineira do volume e da consistência testicular, bem como da presença de nódulo ou aumento assimétrico da gônada, deve ser cuidadosamente executada. O uso concomitante de US promoverá a detecção precoce dos tumores testiculares.[2]

MICROPÊNIS

É frequente a consulta na endocrinologia pediátrica em razão do pequeno tamanho do pênis antes da puberdade. Na maior parte das vezes, o diagnóstico é de pseudopênis pequeno, associado à obesidade.[38]

Micropênis é definido como um pênis sem anormalidades cujo tamanho, ao tracionar-se, está no mínimo 2,5DP abaixo da média para idade e fase do desenvolvimento sexual (Tabela 63.2).[39-41] A avaliação do comprimento peniano é feita medindo-se de sua fixação na sínfise púbica até a extremidade da glande, cuidando-se para deprimir a gor-

Tabela 63.2 Comprimento do pênis normal tracionado

Idade	Média (cm)	Média −2,5DP (cm)*
RN a 30 semanas	2,5 ± 0,4	1,5
30 a 34 semanas	3,0 ± 0,4	2,0
0 a 5 meses	3,9 ± 0,8	1,9
6 a 12 meses	4,3 ± 0,8	2,3
1 a 2 anos	4,7 ± 0,8	2,6
2 a 3 anos	5,1 ± 0,9	2,9
3 a 4 anos	5,5 ± 0,9	3,3
4 a 5 anos	5,7 ± 0,9	3,5
5 a 6 anos	6,0 ± 0,9	3,8
6 a 7 anos	6,1 ± 0,9	3,9
7 a 8 anos	6,2 ± 1,0	3,7
8 a 9 anos	6,3 ± 1,0	3,8
9 a 10 anos	6,3 ± 1,0	3,8
10 a 11 anos	6,4 ± 1,1	3,7
Adulto	13,3 ± 1,6	9,5

*Corresponde ao comprimento normal mínimo.
DP: desvios padrões; RN: recém-nascido.

dura suprapúbica dos obesos. Em geral, o pênis do recém-nascido a termo deve ter, no mínimo, 1,9cm ao ser tracionado, caso contrário apresenta o diagnóstico de micropênis. Em poucos casos, os corpos cavernosos são marcadamente hipoplásicos. O escroto usualmente está fundido ao pênis e, com frequência, também está diminuído. Os testículos costumam ser pequenos e criptorquídicos.

Patogênese

Durante a vida intrauterina, enquanto ocorre a diferenciação genital, as células testiculares de Leydig são estimuladas a produzir testosterona pelo hCG placentário, e só depois da 14ª semana o LH secretado pela hipófise fetal começa a influenciar a produção de testosterona fetal, garantindo o crescimento peniano até o nascimento. A diferenciação da genitália externa masculina é completada na 12ª semana de gestação e exige produção testicular de testosterona normal estimulada pela gonadotrofina coriônica materna. A partir da 14ª semana, há uma queda do hCG e inicia-se a produção de gonadotrofinas fetais, promovendo o crescimento da genitália, mas não sua diferenciação. Estima-se um crescimento do pênis em torno de 20mm da 16ª à 38ª semana de gestação.[39] Assim, o micropênis decorre de um defeito hormonal após a 14ª semana de gestação. Caso haja comprometimento da função da hipófise ou hipotálamo ou produção insuficiente de testosterona próximo ao final da gestação, ocorre crescimento inadequado do pênis.

Etiologia

Existem inúmeras causas de micropênis, incluindo defeitos isolados de gonadotrofinas, sem envolvimento de outros sistemas orgânicos, e endocrinopatias generalizadas, que podem estar associadas a malformações do sistema nervoso central (SNC). Os quatro fatores etiológicos clássicos do micropênis são: (a) hipogonadismo hipogonadotrófico, devido à falência hipofisária ou hipotalâmica; (b) hipogonadismo hipergonadotrófico, devido à disfunção gonadal primária; (c) insensibilidade parcial aos androgênios; e (d) idiopático, com funções gonadal, hipofisária e hipotalâmica normais.[40]

O GH pode desempenhar um papel estimulador na atuação dos androgênios. Este fato é verificado no caso de adolescentes impúberes de baixa estatura por deficiência de GH que, ao serem medicados com GH exógeno, podem entrar em puberdade, desde que as gonadotrofinas hipofisárias sejam secretadas adequadamente.

A causa mais comum de micropênis é a falência do hipotálamo em produzir GnRH, ou seja, o hipogonadismo hipogonadotrófico.

Lactentes do sexo masculino com hipopituitarismo congênito apresentam, com frequência, genitália peque-

Tabela 63.3 Etiologia do micropênis e síndromes associadas
1. Disfunções hipotalâmico-hipofisárias
1.1. Deficiência de gonadotrofinas
Hipogonadismo hipogonadotrófico idiopático
Síndrome de Kallmann
Síndrome de Prader-Willi
Síndrome de Laurence-Moon-Biedl
Hipopituitarismo
Defeitos na estrutura cerebral
1.2. Deficiência isolada de GH
1.3. Deficiência isolada de GnRH
1.4. Deficiência isolada de LH (síndrome do eunuco fértil)
2. Distúrbios gonadais
Síndrome de Klinefelter
Síndrome da regressão testicular (testículos rudimentares)
Defeito no receptor de LH
Síndrome de insensibilidade parcial a androgênios
Síndrome de Laron
3. Outras síndromes
Síndrome de Noonan
Síndrome de Down
Síndrome Smith-Lemli-Optiz
Síndrome de Robinow (síndrome da face fetal)
4. Idiopática

na e criptorquidia. Algumas casuísticas revelam incidência de 62% de micropênis no hipopituitarismo congênito associado à hipoglicemia.[4]

Micropênis está frequentemente associado a defeitos cromossômicos: polissomias, translocações e deleções. Algumas síndromes relacionadas com a baixa estatura podem associar-se à presença de micropênis.

Estudos recentes, em japoneses, relataram a associação de polimorfismo genético a micropênis. Foi descrita a associação de micropênis ao polimorfismo Gly146Ala no gene do fator esteroidogênico 1 (SF-1 – *steroidogenic factor-1*),[42] o polimorfismo Pro185Ala no gene do receptor do hidrocarbono (*aryl hydrocarbon receptor*)[43] e a mutação e o polimorfismo de V89L no gene da 5α-redutase (5α-redutase-2 gene – SRD5A2).[44] O gene SF-1 regula a transcrição de múltiplos genes envolvidos na biossíntese dos androgênios. Quando ocorre o polimorfismo desse gene, há redução de 20% na transcrição.[42] O número de receptores androgênicos do pênis normal aumenta na puberdade e diminui na idade adulta, variação esta também apresentada pela enzima 5α-redutase.[45] Em relação ao polimorfismo no SRD5A2, os resultados sugerem que há redução de aproximadamente 3,2% na atividade da enzima 5α-redutase, o que parece ser relativamente frequente em populações asiáticas.

As principais causas de micropênis foram resumidas na Tabela 63.3.

Diagnóstico

Ao nascimento, o menino deve apresentar tamanho peniano de 2,5 a 4,5cm. Nos meninos com tamanho peniano < 2cm nos primeiros 6 meses de vida, ou sempre que < 2,5DP, é mandatória a investigação.

O pênis deve ser medido em seu comprimento esticado do púbis até o final da glande, com o cuidado de comprimir a gordura suprapúbica, o que pode se associar a um falso diagnóstico de micropênis se não realizado de maneira adequada.[39] O respectivo percentil deve ser avaliado por meio da curva de Schonfeld[46] (Tabela 63.4). O estabelecimento do 10º percentil como valor limítrofe prende-se ao gráfico original de Schonfeld, que construiu as curvas com base nos percentis 50, 90 e 10.

Raramente, pode haver hipoplasia dos corpos cavernosos e, frequentemente, o micropênis é associado a criptorquidia e pequeno volume testicular, assim como escroto hipoplásico.

A avaliação diagnóstica ainda não está padronizada. A história clínica sobre a ocorrência na família de hipospadias, criptorquidismo, infertilidade, anosmia e anomalias congênitas, bem como o exame físico, procurando sinais dos defeitos cromossômicos e da linha média, pode sugerir a etiologia.

No recém-nascido com hipoglicemia e/ou hiponatremia associada a convulsão, deve-se dosar o GH. Além disso, a dosagem de IGF-1 ou de IGFBP3 avalia a atividade do GH.

Os exames laboratoriais deverão ajudar a afastar o diagnóstico de hipogonadismo hipogonadotrófico e, para tanto, o teste de estimulação com LHRH fornecerá os valores de LH e FSH.

Para distinguir entre produção deficiente de androgênios e insensibilidade tecidual periférica faz-se o teste com hCG com dosagem de testosterona e diidrotestosterona. O hCG estimula a liberação de testosterona, e esta se converte em diidrotestosterona. A não elevação da testosterona associada a níveis elevados de FSH e LH é consistente com falência ou ausência testicular.[39]

O teste combinado com a dosagem de LH, FSH, GH, TSH, PRL, cortisol e glicemias é utilizado para descartar pan-hipopituitarismo. Deve-se ter cuidado na interpretação dos resultados das gonadotrofinas, comparando-os sempre com os valores próprios para a idade cronológica.

RNM deve ser feita para determinação da integridade anatômica do hipotálamo, da hipófise anterior e das estruturas da linha média.[39]

A análise do cariótipo deve ser realizada em todos os pacientes com micropênis.

Tratamento

A conduta terapêutica depende da etiologia do processo. Algumas crianças e adolescentes respondem bem à medicação androgênica. Nos casos de ambiguidade genital, com opção para o sexo masculino, a tentativa de crescimento peniano com androgênios promove resultados pouco satisfatórios. A resposta é melhor em lactentes e crianças menores.

Terapia androgênica com testosterona de depósito deve ser administrada IM. A dose para recém-nascidos e lactentes é de 25mg/mês por 3 a 4 meses; para crianças maiores e adolescentes, 25 a 50mg/m²/mês por 3 a 6 meses, podendo ser seguidos por cursos adicionais com doses maiores no início da pubarca,[47] com resposta satisfatória na maioria dos casos e sem riscos de efeitos deletérios permanentes à maturação óssea. Nos casos em que a resposta não é satisfatória, as administrações de testosterona podem ser repetidas por curtos períodos de tempo.[47]

Recomenda-se iniciar o tratamento precocemente na infância e, antes de iniciá-lo, deve-se descartar a insensibilidade periférica aos androgênios, situação em que há fracasso do tratamento hormonal e da tentativa de correção cirúrgica, no sentido de manter o sexo masculino. Alguns estudos têm demonstrado eficácia no tratamento de pacientes pré-púberes com síndrome da insensibilidade aos androgênios com a administração tópica de 5α-diidrotestosterona gel na região periescrotal três vezes ao dia por 5 semanas, causando elevação da diidrotestosterona sérica.[48]

Considera-se que, nos casos de micropênis sem alterações induzidas no receptor androgênico e sem efeitos negativos sobre o potencial de crescimento somático ou função testicular posterior, as alterações no comprimento e no diâmetro peniano induzidas pela testosterona, mes-

Tabela 63.4 Estágios de desenvolvimento e maturação sexual de meninos normais (segundo Schonfeld)[2,25]

Dados	Estágios					
	1	2	3	4	5	6
P. comprimento (cm)	3 a 8	4,5 a 9	4,5 a 12	8 a 15	9 a 15	10,5 a 18
P. circunferência (cm)	3 a 5	4 a 6	4 a 8	4,5 a 10	6 a 10	6 a 10,5
Testículos (cm³)	0,3 a 1,5	1,75	1,75 a 1,8	2 a 20	6 a 20	8 a 25
Próstata	–	–	–	PALP	PALP	PALP

Capítulo 63 Criptorquidismo e Micropênis

mo pequenas, podem ser benéficas, tanto do ponto de vista diagnóstico como emocional.[49]

Se o tratamento clínico exaustivo não alcança resultados satisfatórios, a cirurgia de reconstrução pode oferecer uma alternativa no tratamento do micropênis, mas a taxa de complicações permanece elevada, mesmo quando realizada por cirurgiões experientes.[39]

Enfatiza-se a necessidade de suporte psicoterápico, uma vez que a presença de micropênis é fonte de graves distúrbios psicológicos.

Referências

1. Penson D, Krishnaswami S, Jules A, McPheeters ML. Effectiveness of hormonal and surgical therapies for cryptorchidism: a systematic review. Pediatrics 2013; 131:1897-907.

2. Longui CA. Diagnóstico e tratamento do criptorquidismo. Arq Bras Endocrinol Metab 2005; 49:165-71.

3. Ellis DG. Undescended testis. Cryptochidism. In: Ashcraft KW (ed.). Pediatric urology. Philadelphia: WB Saunders, 1990:415-27.

4. Setian N. Anomalias puberais no sexo masculino. In: Setian. Endocrinologia pediátrica. Seção 4, São Paulo: Sarvier, 2002:532-7.

5. Ivell R, Hartung S. The molecular basis of cryptorchidism. Mol Hum Reprod 2003; 9(4):175-81.

6. Ferlin A, Simonato M, Bartoloni L et al. The INSL3-LGR8/GREAT ligand-receptor pair in human cryptorchidism. J Clin Endocrinol Metab 2003; 88(9):4273-9.

7. Damgaard IN, Jensen TK, Petersen JH et al. Risk factors for congenital cryptorchidism in a prospective birth cohort study. PLoS One 2008; 3:e3051.

8. Ashley RA, Barthold JS, Kolon TF. Cryptorchidism: pathogenesis, diagnosis, treatment and prognosis. Urol Clin N Am 2010; 37:183-193.

9. Kolon TF, Patel RP, Huff DS. Cryptorquidism: diagnosis, treatment, and long-term prognosis. Urol Clin North Am 2004; 31:469-89.

10. Elert A, Jahn K, Heidenreich A et al. The familial undescended testis. Kiln Pediatr 2003; 215:40-5.

11. Palmer JM. The undescended testicle. Endocrinol Metab Clin N Am 1991; 20:231-40.

12. Hrebinko RL, Bellinger MF. The limited role of imaging techniques in managing children with undescended testes. J Urol 1993; 150:458-60.

13. Tasian GE, Yiee JH, Copp HL. Imaging use and cryptorchidism: determinants of practice patterns. American Urological Association Education and Research 2011; 185:1882-7.

14. Grumbach MM. A window of opportunity: the diagnosis of gonadotropin deficiency in the male infant. J Clin Endocrinol Metab 2005; 90:3122.

15. Chilvers C, Dudley NE, Gough MH et al. Undescended testis: the effect of treatment and subsequent risk of subfertility and malignancy. J Pediatr Surg 1986; 21:691.

16. Lip SZ, Murchison LE, Cullis PS et al. A meta-analysis of the risk of boys with isolated cryptorchidism developing testicular cancer in later life. Arch Dis Child 2013; 98:20-6.

17. Akre O, Pettersson A, Richiardi L. Risk of contralateral testicular cancer among men with unilaterally undescended testis: a meta-analysis. Int J Cancer 2009; 124:687.

18. Wood HM, Elder JS. Cryptorchidism and testicular cancer: separating fact from fiction. J Urol 2009; 181:452.

19. Pettersson A, Richiardi L, Nordenskjold A et al. Age at surgery for undescended testis and risk of testicular cancer. N Engl J Med 2007; 356:1835.

20. Walsh TJ, Dall'Era MA, Croughan MS et al. Prepubertal orchiopexy for cryptorchidism may be associated with lower risk of testicular cancer. J Urol 2007; 178:1440.

21. Kogan S. Cryptorchidism. In: Kelais P, King L, Belman A (eds.). Clinical pediatric urology. 3. ed. Philadelphia: WB Saunders, 1992:1050-83.

22. Puri P, O'Donnell B. Semen analysis in patients operated on for inpalpable testes. Br J Urol 1990; 66:646-7.

23. Puri P, O'Donnell B. Semen analysis in patients who had orchidopexy at or after seven years of age. Lancet 1988; 2:1051-2.

24. Ludwig G, Potempa H. Der Optimale Zeitpunkt der Behandlung des Kriptorchidismus. Dtsch Med Wochenschr 1995; 100:680.

25. MacKinnon AE. The undescended testis. Indian J Pediatr 2005; 72(5):432.

26. Henna MR, Del Nero RG, Sampaio CZ et al. Hormonal cryptorchidism therapy: systematic review with metanalysis of randomized clinical trials. Pediatr Surg Int 2004; 20:357.

27. Rajfer J, Handelsman DJ, Swedloff RS et al. Hormonal therapy for cryptorchidism: a randomized, double-blind study comparing human chorionic gonatropin and gonatropin-releasing hormone. N Engl J Med 1986; 312:466-70.

28. Rajfer J, Walsh PC. Hormonal regulation of testicular descendent, experimental and clinical observation. J Urol 1977; 118:985-90.

29. Rajfer J, Walsh PC. The incidence of intersexuality in patients with hipospadias and cryptorchidism. J Urol 1976; 116:769-70.

30. Bica DT, Hadziselimovic F. The behavior of epididymis, processus vaginalis and testicular descent in cryptorchid boys treated with buserelin. Eur J Pediatr 1993; 152(suppl 2):S38-42.

31. Bica DT, Hadziselimovic F. Buserelin treatment of cryptorchidism: a randomized, double-blind, placebo-controlled study. J Urol 1992; 148(2 Pt 2):617-21.

32. Herzog B, Rösslein R, Hadziselimovic F. The role of the processus vaginalis in cryptorchidism. Does a patent processus vaginalis have a prognostic importance for predicting subsequent fertility? Eur J Pediatr 1993; 152(suppl 2):S15-6.

33. Huff DS, Snyder HM, Rusnack SL. Hormonal therapy for the subfertility of cryptorchidism. Horm Res 2001; 55(1):38-40.

34. Kollin C, Stukenborg JB, Nurmio M et al. Boys with undescended testes: endocrine, volumetric and morphometric studies on testicular function before and after orchidopexy at nine months or three years of age. J Clin Endocrinol Metab 2012; 97:4588-95.

35. Lee PA, Houk CP. Cryptorchidism. Curr Opin Endocrinol Diabetes Obes 2013; 20:210-6.

36. Rey RA. Early orchiopexy to prevent germ cell loss during infancy in congenital cryptorchidism. J Clin Endocrinol Metab 2012; 97(12):4358-61.

37. Domcimo SG. The results of surgical therapy for cryptorchidism: a literature review and analysis. J Urol 1995; 154:1148-52.

38. Burstein S, Grumbach MM, Kaplan SL. Early determination of androgen responsiveness is important in the management of microphallus. Lancet 1979; 2:983-6.

39. Wiygul J, Palmer LS. Micropenis. The Scientific World Journal 2011; 11:1462-9.

40. Menon PSN, Khatwa UA. The child with micropenis. Indian Journal of Pediatrics 2000; 67:455-60.

41. Zenaty D, Dijoud F, Morel Y et al. Bilateral anorchia in infancy: occurrence of micropenis and the effect of testosterone treatment. J Pediatr 2006; 149:687-91.

42. Wada Y, Okada M, Hasegawa T, Ogata T. Association of severe micropenis with Gly146Ala polymorphism in the gene for steroidogenic factor-1. Endocr J 2005; 52(4):445-8.

43. Soneda S, Fukami M, Fujimoto M et al. Association of micropenis with Pro185Ala polymorphism of the gene for aryl hydrocarbon receptor repressor involved in dioxin signaling. Endocr J 2005; 52(1):83-8.

44. Sasaki G, Ogata T, Ishii T et al. Micropenis and the 5alpha-reductase-2 (SRD5A2) gene: mutation and V89L polymorphism analysis in 81 Japanese patients. J Clin Endocrinol Metab 2003; 88(7):3431-6.

45. Roehrborn CG, Lange JL, George FW, Wilson JD. Changes in amount and intracellular distribution of androgen receptor in human foreskin as a function of age. J Clin Invest 1987; 79:44-7.

46. Shonfeld WA. Primary and secondary sexual characteristics. Am Dis Child 1943; 65:535-49.

47. Bin-Abbas B, Conte FA, Grumbach MM, Kaplan SL. Congenital hypogonadotropic hypogonadism and micropenis: effect of testosterone treatment on adult penile size. Why sex reversal is not indicated? J Pediatr 1999; 134:579-83.

48. Ong Y, Wong H, Yong E. Directed pharmacological therapy of ambiguous genitalia due to an androgen receptor gene mutation. Lancet 1999; 354:1444-5.

49. Schuch T, Weidlich AP, Oliveira MC. Pênis de comprimento reduzido em idade pré-puberal: avaliação inicial e seguimento. Arq Bras Endocrinol Metabol 2000; 44(5).

64

Ginecomastia

Keyla Camargo • Lucio Vilar • Vanessa Leão de Medeiros

INTRODUÇÃO

Define-se ginecomastia como o aumento do tecido glandular mamário em indivíduos do sexo masculino.[1] Esse quadro pode ser transitório em recém-nascidos e na puberdade, quando é considerado um fenômeno fisiológico. Em contraste, ginecomastia em meninos pré-puberes é frequentemente sinal de patologia.[2]

Clinicamente, a ginecomastia se caracteriza, à palpação, por um nódulo arredondado, > 0,5cm, firme, glandular, subareolar, móvel, não aderente, que pode ser uni ou bilateral;[1] deve ser diferenciada da lipomastia, que consiste no aumento mamário decorrente do depósito de tecidos gordurosos em meninos obesos. Ginecomastia é a mais prevalente desordem de mama masculina, seguida pelo carcinoma ductal infiltrante. Quando o tecido retromamilar atinge dimensões > 4cm, a entidade é denominada macroginecomastia.[3]

PREVALÊNCIA

A prevalência é muito variável, dependendo do critério de definição (0,5cm ou 2cm de tecido glandular) e da técnica empregada para medição, oscilando entre 4% e 64,6%.[1]

PATOGÊNESE

O estrogênio estimula o tecido mamário, enquanto o androgênio antagoniza esse efeito; a ginecomastia é considerada, portanto, um desequilíbrio entre esses hormônios.

Um aumento da relação de estrogênio/androgênio pode ocorrer por vários mecanismos, e mais de um pode estar presente em algumas condições (Tabela 64.1).

Tabela 64.1 Mecanismos causadores de ginecomastia

Aumento de concentração de estrogênio sérico
Decréscimo da concentração sérica de androgênio
Problemas no receptor androgênico
Tecido mamário hipersensível
Outras causas

Aumento da Concentração de Estrogênio Sérico

Normalmente, o testículo adulto secreta 15% do estradiol e menos de 5% de estrona na circulação, sendo 85% do estradiol e mais de 95% da estrona produzidos pelo tecido extragonadal mediante a aromatização do precursor. O principal precursor do estradiol é a testosterona, 95% da qual são derivados dos testículos.[4] Androstenediona e androgênio secretados primariamente pela glândula adrenal servem como precursor na formação de estrona. Os sítios importantes de aromatização extraglandular são tecido adiposo, fígado e músculo.

Aumento patológico da concentração do estrogênio sérico é encontrado em circunstâncias severas. Tumor testicular de células de Leydig e neoplasia adrenocortical feminilizante sintetizam e secretam quantidades aumentadas de estrogênio.[5] Aumento da aromatização do precursor do estrogênio ocorre em tumores testiculares de células de Sertoli ou de cordão sexual, tumor de células testiculares contendo tecido trofoblástico, alguns cânceres não trofoblásticos, pacientes obesos, doença hepática, hipertireoidismo, feminização testicular, síndrome de Klinefelter e em homens recebendo espironolactona.

Embora as proteínas transportadoras que se ligam aos androgênios e estrogênios sejam as mesmas, essas proteínas têm maior afinidade de ligação por androgênio do que por estrogênio. Medicamentos como a espironolactona e cetoconazol, as quais podem deslocar esteroide da ligação com a globulina, deslocam o estrogênio mais facilmente do que o androgênio e com menor concentração da substância.

A ingestão terapêutica ou acidental de estrogênio por meio da ocupação[6] ou da dieta[7] e a exposição mediante absorção percutânea de cremes contra calvície[8] ou por creme vaginal podem elevar a concentração de estrogênio livre e total e levar ao desenvolvimento de ginecomastia em alguns pacientes. A exposição indireta excessiva de creme com estrogênio tópico pode causar ginecomastia, rápida mudança de crescimento e avanço da idade óssea em crianças pré-puberais.[2] A ativação dos receptores de estrogênio no tecido mamário pode ser causada por fármacos que têm estrutura homóloga à do estrogênio, como digoxina.[9]

Decréscimo da Concentração Sérica de Androgênio

Decréscimo da secreção androgênica é comumente encontrado em homens idosos em processo normal de envelhecimento, em pacientes com hipogonadismo primário ou secundário, em pacientes com defeitos em enzimas testiculares (3β-hidroxiesteroide desidrogenase ou 17-cetoesteroide redutase), ou em presença de medicamentos como espironolactona e cetoconazol, que inibem a biossíntese de testosterona.[10] Decréscimo da secreção de testosterona também pode ser visto em estados hiperestrogênicos que levam à supressão do hormônio luteinizante, os quais resultam em supressão secundária da secreção de testosterona e levam à inibição induzida pelo estrogênio das atividades da enzima do citocromo P450c17 no testículo, necessária para a biossíntese normal de testosterona.

Problemas no Receptor Androgênico

São defeitos na estrutura e função do receptor androgênico, presentes em pacientes com síndrome da insensibilidade androgênica parcial ou completa, ou pela ação de medicamentos como espironolactona, acetato de ciproterona flutamida, ou cimetidina.[11]

Tecido Mamário Hipersensível

Ginecomastia pode ser esperada em tecido mamário de homens ou meninos que tenham sensibilidade aumentada a níveis circulantes normais de estrogênio. Um aumento real da atividade da aromatase tem sido encontrado em fibroblastos de pele pubiana em pacientes com ginecomastia isolada, sugerindo que a aromatização de androgênios para estrogênios no tecido mamário pode ser responsável pela ginecomastia chamada idiopática.[12]

Outras Causas

Recentemente, observou-se que a leptina (hormônio secretado pelas células adiposas e que funciona como estimulador do centro da saciedade) é capaz de estimular a aromatase dos adipócitos e do tecido mamário, aumentar a sensibilidade mamária ao estrogênio e provocar um efeito de crescimento direto sobre as células epiteliais. Isso também pode explicar a grande prevalência de ginecomastia em indivíduos obesos.[1]

O hormônio luteinizante ocasiona diminuição da expressão dos receptores androgênicos na mama masculina, o que impede a ação da testosterona. Consequentemente, há alteração do equilíbrio androgênio/estrogênio, o que pode explicar, também, a ginecomastia.[1,5]

À medida que a puberdade avança, aumenta o nível dos androgênios circulantes e a razão androgênio/estrogênio, o que faz a ginecomastia regridir na maioria dos casos. Existem casos de ginecomastia associados a varicocele, cujo mecanismo etiopatogênico ainda não está completamente esclarecido.[13]

ETIOLOGIA

As causas da ginecomastia podem ser divididas em fisiológicas e patológicas, como mostra a Tabela 64.2.

Ginecomastia Fisiológica

Durante três fases da vida do homem, a ginecomastia pode ocorrer como um processo fisiológico normal: no período neonatal, na adolescência e em idosos.

Ginecomastia em Recém-nascidos

Ocorre em torno de 3 a 5 dias de vida e resulta da passagem de hormônios maternos durante a gestação.[2] Tecido mamário é palpável transitoriamente em cerca de 60% a 90% dos recém-nascidos.[12] A resposta da glândula mamária aos elevados níveis de prolactina leva à expressão do broto mamário.[14] O aumento mamário pode ou não estar associado à secreção mamilar, conhecida como "leite de bruxa", e geralmente desaparece em poucas semanas; entretanto, pode persistir por mais tempo em casos excepcionais.

Tabela 64.2 Causas de ginecomastia

Fisiológicas
Neonatal
Puberal
Involutiva ou do idoso

Patológicas
Deficiência de testosterona
Defeitos congênitos
  Anorquia congênita
  Síndrome de Klinefelter
  Síndrome de resistência androgênica
Higononadismo secundário
  Orquite viral
  Trauma
  Insuficiência renal
  Doenças gronulomatosas e neurológicas
  Castração
Produção aumentada de estrogênio
Aumento da secreção de estrogênio
  Tumores testiculares (células germinativas, células de Leydig ou células de Sertoli)
  Produção ectópica de gonadotrofina coriônica (especialmente pulmão, fígado e câncer renal)
  Hermafroditismo verdadeiro
Aumento do substrato para aromatização
  Doenças adrenais
  Doença hepática
  Hipertireoidismo
  Por realimentação (especialmente em fase de recuperação)
  Medicamentos
  Ginecomastia idiopática

Ginecomastia na Adolescência

Ginecomastia na adolescência é usualmente vista durante os estágios iniciais da puberdade, provavelmente como resultado de baixa testosterona em relação aos níveis de estradiol.[2] Calcula-se que aproximadamente metade a dois terços dos adolescentes normais apresentem algum grau de ginecomastia, sendo importante lembrar que aumento discreto da glândula pode não ser evidente à inspeção e até mesmo à palpação. A regressão é espontânea, em um período que pode variar de 8 a 24 meses.[14]

A ginecomastia puberal constitui motivo de preocupação para o adolescente e seus familiares, sendo queixa bastante comum na consulta médica desse grupo etário. Isso porque há uma série de tabus relacionados com seu aparecimento, e nesse sentido, apesar do caráter fisiológico e da regressão espontânea (na maioria dos casos), o paciente pode apresentar distúrbios psicossomáticos ou alterações comportamentais associadas, sendo importante tranquilizar o paciente e a família.

Ginecomastia em Idosos

Williams relatou a prevalência de 40% de ginecomastia em homens idosos na necropsia,[15] porém Niewohemer & Nuttall descreveram a prevalência de 72% de ginecomastia nos pacientes hospitalizados com idades entre 50 e 69 anos.[16] Niewohemer & Nuttall concluíram, em seu estudo, que a ginecomastia está presente na maioria dos homens idosos e se correlaciona com a gordura corporal, não exigindo avaliação clínica, exceto nos casos sintomáticos e de aparecimento recente.[16] Mudanças no metabolismo de estrogênio e androgênio têm sido evidenciadas em homens idosos de 70 anos de idade: diminuição dos níveis médios de testosterona plasmática, queda nos níveis de testosterona biodisponível e elevação da globulina ligadora de esteroides sexuais, incremento na taxa de aromatização periférica, diminuição da relação androgênio/estrogênio, aumento dos níveis de LH/FSH e diminuição ou perda da ritmicidade circadiana da testosterona plasmática.

Essas alterações podem resultar em desequilíbrio da relação entre testosterona e estrogênio no tecido mamário, causando ginecomastia na ausência de outras doenças.[15] Deve ser lembrado que na idade senil é maior o uso de medicações, e nesse período da vida é encontrada maior incidência de cardiopatias e hepatopatias, que podem contribuir para a ocorrência de ginecomastia.

Ginecomastia Patológica
Síndrome de Resistência Androgênica

Defeito hereditário ligado ao X, que codifica o receptor androgênico, a síndrome de resistência androgênica causa um espectro de síndrome de virilização incompleta em homens 46,XY que apresentam testículos e níveis normais de testosterona, mas são resistentes a seus androgênios e ao androgênio exógeno.[15]

A síndrome de resistência androgênica completa (feminilização testicular) é caracterizada por um cariótipo 46,XY, testículos bilaterais, ductos de Wolff ausentes ou hipoplásicos, genitália externa de aparência feminina com clitóris e pequenos lábios hipoplásicos, bolsa vaginal cega e derivados do ducto de Müller ausentes ou rudimentares. Quando a alteração da função do receptor é menos completa, o fenótipo é masculino com a síndrome de Reifenstein (hipospadia e ginecomastia) e menores graus de virilização ou infertilidade.

Orquite Viral

Essa desordem é a causa mais comum de falência testicular após a puberdade, sendo parotidite a causa mais importante. Ecovírus, arbovírus do grupo B e o vírus da coriomeningite linfolítica podem estar envolvidos. A orquite resulta de um efeito direto desses vírus sobre o testículo. Atrofia testicular ocorre em aproximadamente um terço das orquites virais e é bilateral em um décimo dos casos.

As mudanças endócrinas em homens com atrofia testicular bilateral por parotidite podem levar à redução da relação entre testosterona e estrogênio comumente resultam em ginecomastia.[15]

Trauma

O trauma é a segunda causa mais comum de atrofia testicular em adultos.

Infecção pelo HIV

Em alguns estudos, um terço dos homens infectados pelo HIV apresentava níveis de testosterona sérica < 300mg/dL. Entre os possíveis mecanismos patogênicos se incluem desnutrição, citocinas, resposta imune do hospedeiro à infecção, medicamentos, doenças secundárias e replicação viral.

Doenças Infiltrativas

Hemocromatose e amiloidose são doenças infiltrativas que podem resultar em hipogonadismo primário.

Doenças Neurológicas

Atrofia testicular ocorre em três quartos dos casos de atrofia miotônica e também é comum em lesões espinhais e outras doenças neurológicas.

Insuficiência Renal

Ginecomastia é comum em homens com insuficiência renal e está presente em 50% dos pacientes que realizam hemodiálise.

O incremento da uremia pode levar a dano nas células de Leydig, o que leva à diminuição da testosterona e à elevação secundária das gonadotrofinas.

Tumores Testiculares

Alguns tumores de células germinativas (carcinoma embrionário, coriocarcinoma, teratomas e, raramente, seminomas), produzem hCG ou fragmentos de hCG, os quais estimulam a síntese de testosterona pelo testículo, levando à supressão do LH e do FSH.

Em contrapartida, tumores de células estromais (Leydig e Sertoli) podem secretar testosterona e estradiol de maneira autossômica; os níveis de gonadotrofinas estão diminuídos, áreas não envolvidas dos testículos são não funcionais, e azospermia é comum.

Os tumores de Sertoli também estimulam as células de Leydig a secretarem androgênio, que serve como substrato para a aromatase nas células tumorais (aromatização de precursores estrogênicos). Cânceres testiculares são frequentemente associados a manifestações endocrinológicas. A dominância do estrogênio com a elevação da relação estrogênio/testosterona pode ser vista em alguns tumores testiculares e resulta em ginecomastia. Virilização é vista, frequentemente, em adolescentes com tumores de células de Leydig.[16]

Segundo o relato de alguns estudos, a incidência de tumores testiculares em homens com ginecomastia é de 3%[4] e, em 7% a 11% dos casos, é o único sinal clínico no momento do diagnóstico.

Outros Tumores

Tumores de pulmão (carcinoma broncogênico), rins, fígado e gastrointestinais também podem causar ginecomastia pela produção de hCG. O estroma aumenta a produção de estrogênio pela aromatização de seus precursores.

Doença Adrenal

Os tumores feminizantes adrenais produzem estrogênio ou androstenediona, deidroepiandrosterona (DHEA) e sulfato de deidroepiandrosterona (SDHEA), que são convertidos perifericamente em estrogênios.

Ginecomastia também pode ocorrer em doenças benignas, como a hiperplasia adrenal. A feminização na hiperplasia adrenal por deficiência da 21-hidroxilase pode ser complicada, pois pode estar associada a tumor testicular benigno.[15]

Hermafroditismo Verdadeiro

Ovários e testículos estão presentes e exercem atividade endócrina. A ginecomastia é consequente à secreção gonadal estrogênica.

Doença Hepática

Doença hepática, principalmente cirrose, é causa comum de feminização.

Capítulo 64 Ginecomastia

A redução da testosterona livre pode ser decorrente de doença gonadal primária ou aumento da SHBG (globulina transportadora dos hormônios sexuais). Além disso, encontram-se produção excessiva de estrogênios a partir de seus precursores e redução da testosterona por efeito direto do álcool no eixo hipotálamo-hipófise-testículo.

Hipertireoidismo

Tireotoxicose pode causar ginecomastia em homens hipertireóideos, e cerca de 80% têm evidência histórica de ginecomastia (Figura 64.1, adiante). Tem como causas a redução da testosterona livre (por aumento da SHBG) e o aumento da aromatização periférica.

Hiperprolactinemia

Não está claro o mecanismo pelo qual tumores pituitários produtores de prolactina e hiperprolactinemia produzem ginecomastia. Níveis elevados de prolactina sérica podem reduzir a produção de testosterona e diminuir a ação periférica da testosterona, a qual resulta em excessivo efeito estrogênico na mama, que é neutralizado pelos androgênios.[17]

Síndrome de Klinefelter

A causa congênita mais frequente de hipogonadismo hipergonadotrófico, afeta um em cada 500 homens.[18] O diagnóstico é suspeitado em adolescentes que não têm progressão normal da puberdade, apresentam testículos pequenos e endurecidos, azospermia, proporções eunucoides, ginecomastia e hipogonadismo hipergonadotrófico. O cariótipo habitual é 47,XXY, mas mosaicismos ou variantes podem estar presentes com fenótipo similar. Aproximadamente metade dos indivíduos sem mosaicismo e um terço dos com mosaicismo com síndrome de Klinefelter desenvolvem ginecomastia após o tempo esperado da puberdade.[15]

Laboratorialmente, encontra-se elevação do LH e do FSH, com testosterona baixa ou eventualmente normal. A função testicular piora progressivamente; após os 15 anos de idade, os níveis séricos de testosterona encontram-se no limite inferior da normalidade.[15] As razões para a elevação do estradiol plasmático e o desenvolvimento de ginecomastia nessa patologia são complexas. A variabilidade dos níveis de testosterona e estradiol pode explicar a variabilidade dos graus de androgenização e feminização de homens com essa desordem.[15]

Recentemente foi observado que alterações congênitas ou adquiridas que determinam insuficiência testicular, com níveis baixos ou ausentes de testosterona e consequente aumento do LH, podem determinar incremento na secreção de estradiol pelas células de Leydig.[19]

Anorquia Congênita

Trata-se de uma desordem rara (frequentemente familiar) em homens 46XY e fenotipicamente normais. Os indivíduos afetados têm criptorquidismo bilateral ao nascimento e, na exploração abdominal, os testículos também não são localizados. Aproximadamente 50% dos homens com anorquia desenvolvem ginecomastia[15] devido à pequena quantidade de estrogênio formada a partir da aromatização de androgênios adrenais em tecidos extraglandulares.[17] Pequenas quantidades de testosterona podem prevenir ginecomastia, porém não são suficientes para promover a virilização.

Defeito na Síntese de Testosterona

Esses defeitos podem ocasionar uma grande variabilidade de manifestações clínicas, mas ginecomastia é comum em duas desordens: deficiência de 3β-hidroesteroide desidrogenase e deficiência de 17β-hidroesteroide desidrogenase. A dinâmica de androgênios e estrogênios não tem sido caracterizada em detalhes nessas desordens, mas feminização pode resultar de valores normais ou baixos de estrogênio em relação à diminuição da produção de androgênio.[15]

Ginecomastia de Realimentação

Pacientes malnutridos ou com doenças sistêmicas crônicas (fibrose cística, colite ulcerosa, enfermidades hepáticas, insuficiência renal crônica, AIDS) podem desenvolver ginecomastia durante a realimentação ou tratamento da doença subjacente. Malnutrição e doenças crônicas podem vir associadas à redução da secreção de gonadotrofinas. Durante a recuperação aos valores normais, pode haver produção excessiva de estrogênio em relação ao androgênio pelas células de Leydig.[20]

Medicamentos

Constituem, isoladamente, a causa mais comum de ginecomastia patológica. Seu mecanismo de atuação consiste em (a) ação estrogênica ou estímulo da síntese de estrogênio; (b) inibição da síntese ou ação da testosterona; (c) hiperprolactinemia; e (d) mecanismos desconhecidos.

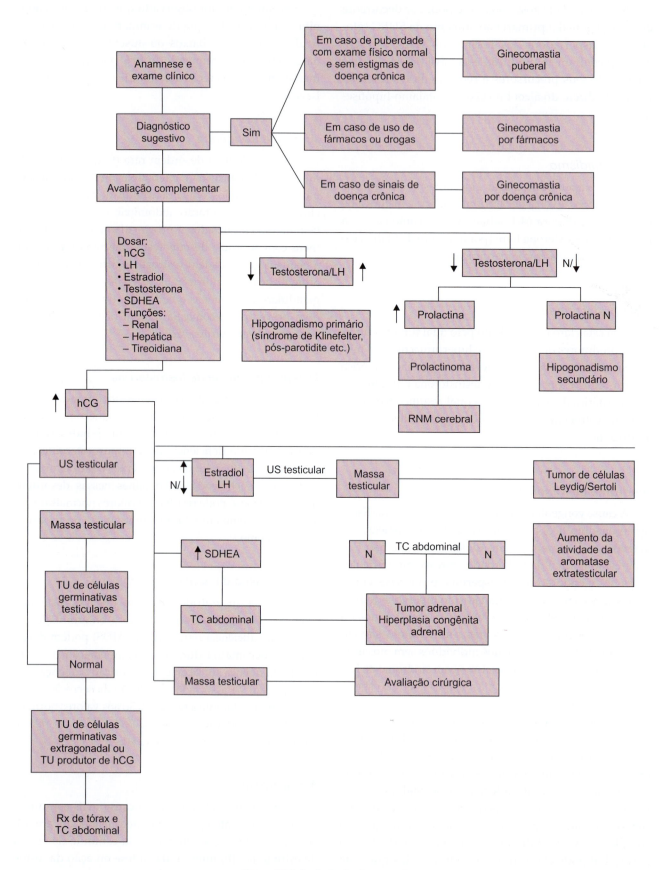

Figura 64.1 Avaliação de ginecomastia.

Ação Estrogênica ou Estímulo da Síntese de Estrogênio

A ingestão de estrogênio terapêutica ou acidentalmente, mediante o uso oral ou percutâneo ou por meio do contato com parceiras que usam cremes vaginais, pode levar à ginecomastia. A exposição indireta e excessiva de creme com estrogênio tópico pode causar ginecomastia, rápida mudança de crescimento e avanço na idade óssea em crianças pré-púberes.[2] Os fitoesteroides têm estrutura química distinta dos estrogênios, mas atuam como estes. Estudos demonstram que alimentos infantis, incluindo algumas formas lácteas, iogurtes e alimentos à base de soja, contêm quantidades consideráveis de fitoesteroides. Existem evidências de que fitoesteroides levam à gineco-

Tabela 64.3 Medicamentos que causam ginecomastia

Categoria	Medicamento
Hormônios	Androgênio e esteroides anabólicos* Gonadotrofina coriônica* Estrogênio e agonista do estrogênio*
Antiandrogênico ou inibidor da síntese de androgênio	Ciproterona* Flutamida*
Antibióticos	Isoniazida Cetoconazol* Metronidazol*
Medicamentos antiulcerosos	Cimetidina* Omeprazol Ranitidina
Agentes quimioterápicos (especialmente agentes alquilantes)*	Vincristina Nitrosureias Metotrexato
Agentes cardiovasculares	Amiodarona Captopril Digoxina* Enalapril Metildopa Nifedipina Reserpina Verapamil
Agentes psicoativos	Diazepam Haloperidol Fenotiazidas Antidepressivo tricíclico
Agentes abusivos	Álcool Anfetamina Maconha
Outras	Fenitoína Penicilamina

*Foi estabelecida forte relação. Outras relações têm sido propostas em estudos de base epidemiológica ou estudos provocadores ou reprovocadores, individuais ou em pequenos grupos de pacientes.

mastia.[20] Ativação de receptores de estrogênio no tecido mamário pode ser causada por fármacos de estrutura homóloga ao estrogênio.

Entre os fármacos que estimulam a síntese de androgênio, a administração de hCG em meninos e homens pode levar à ginecomastia. Ginecomastia também pode advir do uso de análogos do GNRH. O citrato de clomifeno tem sido usado para o tratamento de ginecomastia em meninos, mas paradoxalmente, após sua suspensão, há o surgimento do efeito de rebote, presumivelmente em razão do aumento na secreção de LH e, consequentemente, na produção testicular de estradiol.

Inibição da Síntese ou Ação da Testosterona

Os antiandrogênios – espironolactona, cetoconazol, flutamida e finasterida – são as substâncias que mais causam ginecomastia.

A incidência de ginecomastia é relacionada com a dose,[21] nas espironolactonas podem causar ginecomastia em dose < 50mg/dia, quantidade que aparentemente não impede a síntese de testosterona. Aproximadamente metade dos homens que recebem 150mg/dia de espironolactona desenvolve ginecomastia.[15] Espironolactona tem no mínimo dois efeitos sobre o metabolismo dos androgênios (inibe a biossíntese da testosterona): por inibir a ação da 17,20 desmolase e prevenir a ligação do androgênio com seu receptor. Ginecomastia é um efeito colateral comum da terapia com cimetidina, que tem a capacidade de bloquear a ligação do androgênio com seu receptor e bloquear a ligação da histamina com o receptor H_2; em adição, pode inibir o catabolismo do estradiol.[15] Ginecomastia é menos comum em indivíduos que recebem ranitidina do que nos que recebem cimetidina. É importante lembrar que o uso da testosterona ou outros androgênios aromatizáveis pode, também, levar à ginecomastia por sua conversão em estrogênios nos tecidos periféricos.

Hiperproclatinemia

Fármacos como fenotiazinas, metildopa e reserpina podem induzir ginecomastia mediante elevação da prolactinemia. O mecanismo pelo qual a hiperprolactinemia produz ginecomastia não está claro.

Mecanismos Desconhecidos

Em pacientes HIV-positivos que fazem uso de terapias antirretrovirais (indinavir, estavudina), há aumento da frequência de ginecomastia.

Ginecomastia Idiopática

Tem sido proposto que pacientes com ginecomastia idiopática têm tecido glandular mamário excessivamente sensível a níveis normais de estrogênio ou excessiva conversão de precursores de estrogênios em estrogênio. Em todas as séries publicadas, metade ou mais da metade dos pacientes adultos com ginecomastia não tem uma causa óbvia para o problema.

AVALIAÇÃO DA GINECOMASTIA

Avaliação Clínica

Na anamnese, deve constar questionamento sobre o uso de medicamentos e a presença de disfunção erétil ou redução de libido, que sugere a presença de hipogonadismo. Dor espontânea no mamilo e na mama está presente em um quarto dos pacientes e sensibilidade à palpação, em cerca de 40%.[19] Progressão rápida da ginecomastia sugere etiologia neoplásica.

Exame Físico

O exame físico é feito com o paciente em decúbito dorsal e as mãos atrás da cabeça. Comprime-se a mama entre o polegar e o indicador e, ao aproximar os dois dedos, sente-se, em caso de ginecomastia, uma elevação correspondente ao tecido glandular mamário, simétrica em relação ao complexo mamiloareolar, enquanto na adipomastia os dedos só se juntam no nível do mamilo.

Na prática clínica há discordância considerável entre o tamanho do tecido mamário à palpação e o tamanho do tecido glandular por meio de ultrassonografia. Isso se deve, em parte, à presença de tecido celular subcutâneo com seu componente de tecido adiposo. Uma maneira de diminuir essa discordância poderia ser por meio da medida da prega cutânea adjacente à mama e na correlação com a medição da mama.[5]

A palpação testicular deve ser realizada para determinação do tamanho, da simetria e da consistência testiculares (presença de nódulos/assimetrias/varicocele). Além disso, são essenciais a determinação das medidas antropométricas (incluindo o índice de massa corporal) e a identificação da presença de sinais de feminização (distribuição dos pelos corporais, hábito eunocoide), sinais de tireotoxicose e estigmas de doença crônica.[19,21]

A presença de testículos pequenos bilaterais sugere insuficiência testicular, enquanto testículos assimétricos falam a favor de tumor testicular. Na síndrome de Klinefelter, os testículos são pequenos e de consistência firme. A observação da genitália para verificar se é ambígua, também ajuda no diagnóstico etiológico. Quando nenhuma causa básica para a recente instalação da ginecomastia é aparente na história e no exame físico, os exames de rastreio, gonadotrofina coriônica, testosterona, estradiol e LH, podem ajudar a elucidar a causa. Deve-se averiguar a função tireoidiana em caso de suspeita de hipertireoidismo. A avaliação laboratorial de ginecomastia é mostrada na Figura 64.1.

TRATAMENTO

A maioria dos pacientes com ginecomastia não necessita de tratamento, enquanto outros apenas a remoção da causa estimulante. A doença subjacente deve ser corrigida e, se possível, os medicamentos agressores devem ser interrompidos. A ginecomastia puberal regride espontaneamente em 1 a 2 anos. O tratamento específico para ginecomastia está indicado se ela causa dor, constrangimento ou desconforto emocional a ponto de atrapalhar a vida do paciente.[15] As opções de tratamento incluem terapia medicamentosa e remoção cirúrgica. É importante lembrar que é alto o índice de regressão espontânea e que a terapia medicamentosa é, provavelmente, mais efetiva durante a fase proliferativa da ginecomastia.[8]

Após a ginecomastia estar presente por um período variável, usualmente mais de 12 meses, há aumento da hialinização estromal, dilatação ductal e redução da proliferação epitelial. Não é provável que o tecido fibrótico resultante responda completamente à terapia medicamentosa.

Os fatores que mais influenciam a resposta ao tratamento são o tempo de evolução e o tamanho glandular.

Terapia Medicamentosa

Antiestrogênios

Tamoxifeno

Em doses entre 10 e 20mg/dia, esse antiestrogênico mostra-se eficaz em adultos em evitar os efeitos estrogênicos derivados do tratamento hormonal coadjuvante utilizado no câncer de próstata.

Alguns estudos em pacientes com ginecomastia puberal[22,23] demonstraram efetividade em 80% e uma pequena incidência de efeitos secundários.[24] Devoto et al.[25] realizaram um estudo com 43 pacientes (de 12 a 62 anos de idade), 20 dos quais apresentavam mastodinia e 33 ginecomastia > 4cm. Em 6 meses de tratamento, houve o desaparecimento da ginecomastia em 62% dos casos e diminuição em 27%. Em 52% dos pacientes com glândulas > 4cm e 90% daqueles com glândulas < 4cm, ocorreu o desaparecimento da ginecomastia.

Raloxifeno

O raloxifeno é uma medicação não esteroide indicada no tratamento da osteoporose em mulheres menopausadas. Age como modulador do receptor estrogênico, apresentando efeito estrogênico sobre o osso e sobre o perfil lipídico e efeito antiestrogênico na mama e no útero. A dose utilizada é de 60mg/dia.[26]

Inibidores da Aromatase

Potente e seletivo inibidor da aromatase de terceira geração, o anastrozol, na dose de 1mg/dia, mostra-se eficaz na modificação do perfil hormonal, diminuindo os níveis de estrogênio no soro em 50% e incrementando os de testosterona em aproximadamente 60%.[27]

Um estudo randomizado, duplo-cego, placebo-controlado, sobre ginecomastia puberal (> 3cm) incluiu 38 tratados com anastrozol, 1mg, e 35 tratados com placebo. Observou-se redução de mais de 50% do volume em 38,5% dos pacientes que usaram anastrozol e em 31,4% dos que receberam placebo. Remissão completa com 6 meses de tratamento: anastrozol 1, placebo 0. Incremento da relação testosterona/estradiol foi observado em 166% dos tratados *versus* 39% dos que receberam placebo.[28]

Boccardo et al.[29] realizaram trabalho comparativo entre o tamoxifeno e o anastrozol em adultos e testaram a hipótese de o tamoxifeno e o anastrozol previnirem a ginecomastia secundária ao tratamento com bicalutamida em pacientes con câncer de próstata. A ginecomastia apareceu em 73% dos tratados com bicalutamida, em 10% dos tratados com bicalutamida e tamoxifeno e em 51% dos tratados com bicalutamida e anastrozol. Concluiu-se que o anastrozol não reduz significativamente a ginecomastia, mas que o tamoxifeno sim.

Testosterona

A testosterona pode ser usada em pacientes com hipogonadismo, o qual deve ser comprovado; caso contrário, a testosterona pode induzir o surgimento ou o agravamento da ginecomastia, pois há o risco de o androgênio ser aromatizado em estradiol.

Tratamento Cirúrgico

Se o tratamento medicamentoso não tiver sucesso ou se a ginecomastia esteve presente por vários anos e incomoda o paciente, o tecido glandular mamário deve ser removido por cirurgia, mediante incisão periareolar, com ou sem lipoaspiração, para remoção do tecido adiposo subglandular.[20]

Referências

1. Lopes A, Lourenço L, Mendonça V et al. Ginecomastia na adolescência. Acta Pediatr Port 2012; 43(1):30-4.

2. Felner EI, White, PC. Prepuberal gynecomastia: indirect exposure to estrogen cream. Pediatrics 2000; 105(4):55.

3. Ma N, Geffner M. Gynecomastia in prepuberal and puberal boys. Curr Opin Pediatr 2008; 20:465-70.

4. Kumanov P, Deepinder F, Robeva R et al. Relationship of adolescent gynecomastia with varicocele and somatometric parameters: a cross-sectional study in 6200 healthy boys. J Adolesc Health 2007; 41:126.

5. Rodrígues FJN, Aizalde EA, Muñiz VC, Ramos CF, Palacios JR. Ginecomastia. Fisiopatología y actualización de las opciones terapéuticas. Boletín de la Sociedad de Pediatria de Austurias, Cantabria, Castilla y León. Bol Pediatr 2010; 50:263-71.

6. Finkelstein JS, McCully WF, MacLaughlin DT, Godine JE, Crowley WF Jr. The mortician's mystery: gynecomastia and reversible hypogonadotropic hypogonadism in an embalmer. N Engl J Med 1988; 318:961-5.

7. Kimball AM. Hamadeh R, Mahmood RAH et al. Gynecomastia among children in Bahrain. Lancet 1981; 1:671-2.

8. Gottswinter JM, Korth-Schutz S, Ziegle R. Gynecomastia cause by estrogen containing hair lotion. J Endocrinol Invest 1984; 7:383-6.

9. Rifka SM, Pita JC, Vigersky RA, Wilson YA, Loriaux DL. Interaction of digitalis and spironolactone with human sex steroid receptors. J Clin Endocrinol Metab 1978; 46:338-44.

10. Rose LI, Underwood RH, Newmark SR, Kisch ES, Williams GH. Pathophysiology of spirolactone-induced gynecomastia. Ann Intern Med 1977; 87:398-403.

11. Braunstein GD. Current concepts: gynecomastia. N Engl J Med 1993; 328(7):490-5.

12. Bulard J, Mowszowicz I, Schaison G. Increased aromatase activity in pubic skin fibroblast from partients with isolated gynecomastia. J Clin Endocrinol Metab 1987; 64:618-23.

13. Kumanov P, Deepinder F, Robeva R et al. Relationship of adolescent gynecomastia with varicocele and vomatometric parameters: a cross-sectional study in 6200 healthy boys. J Adolescent Health 2007; 41:126-31.

14. Nigri AA. Ginecomastia. In: Monte O, Longui CA, Calliari LEP. Endocrinologia para o pediatra. 2. ed. São Paulo: Atheneu, 2000: 220-3.

15. Wilson JD, Foster DW, Kronenberg, HM, Larsen PR. Williams textbook of endocrinology. 9. ed. Philadelphia: WB Saunders, 1998.

16. Niewoehner CB, Nuttal FQ. Gynecomastia in hospitalized male populkation. Am J Med 1984; 77(4):633-8.

17. Greenspan FS, Strewler GJ. Basic & clinical endocrinology. 6. ed. New York: McGraw-Hill, 2001.

18. Sanz J, Phillipi Redlich, V. Síndrome de Klinefelter: presentacion de 18 casos. Bol Hosp Ssan Juan de Dios 1999; 46(3):173-6.

19. Johnson R, Murad M. Gynecomastia: pathophysiology, evaluation and management. Mayo Clin Proc 2009; 84:1010-5.

20. Lemaine V, Cayci C, Simmons P et al. Gynecomastia in adolescent males. Semin Plast Surg 2013; 27:56-61.

21. Nordt C, Divasta A. Gynecomastia in adolescents. Curr Opin Pediatr 2008; 20:375-82.

22. Derman O, Kanbur K, Kibic I, Kutluk T. Log-term follow-up of tamixifen treatment in adolescents with gynecomastia. J Pediatr Endocrinol 2008; 21(5):449.

23. Derman O, Kanbur NO, Kutluk T. Tamoxifen treatment for puberal gynecomastia. Int J Adolesc Med Health 2003; 15(4): 359.

24. Satheesha H et al. The role of tamoxifen in the management of gynecomastia. The Breast 2006; 15:276.

25. Devoto CE, Madariaga AM, Lioi CX, Mardones N. Influence of size and duration of gynecomastia on its response to treatment with tamoxifen. Rev Med Chile 2007; 135(12):1558-65.

26. Lawrence SE, Faught KA, Vethamuthu J et al. Beneficial effects of raloxifene and tamoxifen in the treatment of pubertal gynecomastia. J Pediatr 204; 145:71-6.

27. Mauras N et al. Pharmacokinetics and pharmacodynamics of anastrozole in pubertal boys with recent-onset gynecomastia. J Clin Endocrinol Metab 2009; 94(8):2975.

28. Plourde PV, Reiter EO, Jou HC et al. Safety and efficacy of anastrozole for the treatment of pubertal gynecomastia: a randomized, double-blind, placebo-controlled trial. J Clin Endocrinol Metab 2004; 89:4428-33.

29. Boccardo F, Rubagotti A, Battaglia M et al. Evaluation of tamoxifen and anastrozole in the prevention of gynecomastia and breast pain associated with bicalutamide 150 mg monoteraphy in patients with prostate cancer. J Clin Oncol 2005; 23:808.

65

Síndrome de Insensibilidade ao Hormônio do Crescimento

Arlan L. Rosenbloom • Vanessa Leão de Medeiros • Franscisco Bandeira

EIXO HORMÔNIO DO CRESCIMENTO-FATOR DE CRESCIMENTO INSULINA-SÍMILE

O equilíbrio entre a estimulação do hormônio liberador do GH (GHRH) e a inibição da somatostatina (SS) pelo hipotálamo (Figura 65.1) controla a liberação do hormônio do crescimento (GH) pelos somatotrofos da pituitária anterior. Esse equilíbrio é regulado por uma variedade de influências neurológicas, metabólicas e hormonais.

De particular importância para as discussões sobre a insensibilidade ao hormônio de crescimento (GHI) é o fator de crescimento insulina-símile (IGF-1) estimular a SS e suprimir o GHRH por *feedback.* Aproximadamente 50% do GH circulam no estado livre, com o resto ligado à proteína ligadora do GH (GHBP), que é o produto proteolítico do domínio extracelular do receptor do GH (GHR). Essa característica possibilita testar a qualidade da GHBP circulante como medida de ligação celular do GHR, a qual está habitualmente correlacionada com a função do GHR. A molécula de GH liga-se à superfície receptora dimérica da sua célula específica (GHR); o complexo consequentemente formado liga-se e ativa a enzima cinase JAK2, resultando em cascata de fosforilação das proteínas celulares. A mais importante dessas proteínas é a transdutora de sinal e ativadora da transcrição 5b (STAT5b), que forma pares de GH direcionados para a ativação da expressão do gene que conduz aos efeitos intracelulares do GH, incluindo a síntese de IGF-1, IGFBP3 e subunidade ácido lábil (ALS). Esse é um típico mecanismo da família do receptor do hormônio do crescimento/prolactina/citocina, que inclui receptores para eritropoetina, interleucinas e outros fatores de crescimento.

O efeito de crescimento do GH tem pelo menos três componentes, e sua relativa contribuição vem sendo matéria de investigação contínua. Os componentes mais familiares são IGF-1, IGFBP3 e ALS, porque eles são sintetizados pelo fígado e secretados na circulação, possibilitando sua medição como concentrações circulantes. O outro efeito do GH não é diretamente mensurável, mas deduzido de dados de animais e de seres humanos; eles são diferenciadores epifisários pré-condrócitos e realçadores da produção local (autócrino/parácrino) do IGF-1, estimulando a expansão clonal de condrócitos diferenciadores. O IGF-1 hepático circula quase que totalmente (> 99%) ligado às IGFBP, principalmente à IGFBP3, como uma parte (150 a 200kDa) do grande complexo ternário que consiste em IGFBP3, ALS e a molécula do IGF. O ALS estabiliza o complexo IGF-IGFBP3 e aumenta sua meia-vida. O IGF restante está em um complexo de 50kDa com a maior parte de IGFBP1 e IGFBP2. A concentração de IGFBP-1 é controlada pela nutrição, como fica refletido nos níveis de insulina, com maior concentração de IGFBP1 encontrada em jejum e no estado de hipoinsulinemia. A concentração circulante da IGFBP2 é menos flutuante e está parcialmente sob o controle do IGF-1; os níveis aumentam em estados deficientes de GHR, e ainda mais com a terapia com IGF-1 nesses pacientes.[1,2]

As IGFBP modulam a ação do IGF, controlando o armazenamento e a liberação de IGF-1 na circulação e influenciando sua ligação com seu receptor, facilitando o armazenamento de IGF nas matrizes extracelulares e exercendo ações independentes. As IGFBP1, 2, 4 e 6 inibem a ação do IGF, impedindo a ligação de IGF-1 com seu receptor específico. A ligação da IGFBP3 com a superfície da célula parece ter sua afinidade diminuída, lançando efetivamente o IGF-1 no receptor do tipo IGF-1. A IGFBP5 potencializa os efeitos do IGF-1 em uma variedade de células. Sua ligação com proteínas da matriz extracelular possibilita a fixação do IGF e realça ligações com hi-

705

droxiapatita. IGF mantidos dessa maneira em tecido macio podem realçar a cura de feridas. Os mecanismos independentes do IGF para os efeitos proliferativos da IGFBP1 e da IGFBP3 têm sido demonstrados *in vitro*, e a localização nuclear da IGFBP3 tem sido relatada. Em adição à fosforilação da IGFBP e sua associação à superfície da célula, determinando a influência das IGFBP, a atividade protease específica, afetando particularmente a IGFBP3, também é importante na modulação da ação do IGF em tecidos-alvo. A atividade proteolítica pode alterar a afinidade da proteína de ligação para IGF-1, resultando na liberação de IGF-1 livres para ligarem-se ao receptor do IGF-1. A meia-vida circulante da IGFBP3 e do IGF-1 livres é muito curta, entre 30 e 90 minutos para a IGFBP3 e < 10 minutos para o IGF-1. A meia-vida do complexo ternário é de, aproximadamente, 12 horas. Nos tecidos, devido à ausência da ALS, a maioria do IGF-1 é ligada às IGFBP como um heterodímero, com apenas uma pequena quantidade encontrada na forma livre.[3-7]

DEFINIÇÃO E CLASSIFICAÇÃO DA GHI

GHI é amplamente definida como a inabilidade para responder ao GH endógeno ou exógeno em concentrações fisiológicas, com crescimento e efeitos metabólicos apropriados. A Figura 65.1 inclui as condições conhecidas e as ainda a serem descritas (anticorpos anti-GHR) associadas à inibição da síntese ou ação do IGF-1. A Tabela 65.1 lista as condições conhecidas associadas à resistência ao GH e seus aspectos clínicos e bioquímicos.

As condições que têm sido associadas à GHI adquirida não demonstram, consistentemente, concentrações elevadas de GH plasmático ou níveis baixos de IGF-1, ou mesmo falha no crescimento. A resistência adquirida ao GH na síndrome da deleção do gene do GH se dá pelo desenvolvimento de anticorpos inibidores do GH após tratamento com GH e é caracterizada por concentrações plasmáticas muito baixas ou imensuráveis do GH. Doenças renais resultam no aumento da concentração da IGFBP com GH normal ou elevado e, geralmente, níveis normais de IGF-1. Subnutrição e outros estados catabólicos que têm sido associados à GHI podem assemelhar-se à síndrome da doença não tireoidiana (eutireóideo doente).

BASE MOLECULAR DA GHI

Desde 1966, mais de 250 pacientes com GHI foram identificados em todo o mundo.[8,9] Os fenótipos mais severos foram descritos por Laron et al. em 1966. A maioria dos casos tem herança autossômica recessiva, e a ampla maioria apresenta defeitos moleculares acarretados por mutações homozigóticas ou heterozigóticas.[9] Mais de 70 mutações no receptor do GH (GHR) foram identificadas, incluido mutações *missense*, *nonsense* e *spliced*.[8-10] Mutações *spliced* representam, aproximadamente, 20% dos defeitos no GHR.

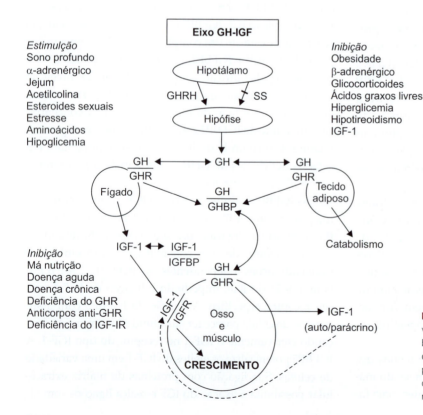

Figura 65.1 Diagrama simplificado do eixo GH-IGF-1 envolvendo hormônios hipofisiotróficos que controlam a liberação pituitária do GH, a circulação da proteína ligadora do GH, a origem do receptor do GH, IGF-1 e sua grande proteína ligadora dependente do GH, a responsividade celular ao GH e a interação do IGF-1 com seus receptores específicos.

Capítulo 65 Síndrome de Insensibilidade ao Hormônio do Crescimento

Tabela 65.1 Estados de insensibilidade ao hormônio do crescimento: aspectos clínicos e bioquímicos

Condição	Falha no crescimento	Fenótipo do GHD[a]	[GH][b]	[GHBP][b]	[IGF-1][b]	[IGFBP3][b]
Congênita						
GHRD-formas recessivas	Grave	Sim	Aumentado	Normalmente baixa/ausente[c]	Muito baixo	Diminuída
GHRD-dominante-negativo	Moderada	Não ou leve	Aumentado	2× normal	Muito baixo	Normal/baixa
Defeito de transdução de sinal (STAT5b)	Grave	Sim	Aumentado	Normal	Muito baixo	Muito baixa
Deleção do gene IGF-1	Grave	Não	Aumentado	Normal	Ausente	Normal
Mutação no gene IGF-1	Grave	Não	Aumentado	Normal	Aumentado	Normal
Mutação no receptor IGF-1	Moderada a grave	Não	Aumentado	Normal/aumentada	Aumentado	Normal alta[d]
Mutação na subunidade ácido lábil (ALS)	Não ou leve	Não	Normal	Normal	Muito baixo	Muito baixa
Adquirida						
Anticorpos inibitórios do GH	Grave	Sim	Ausente	Normal	Muito baixo	Diminuída
Desnutrição	Não a moderada	Não	Aumentado	Diminuída	Variável	Normal/diminuída
Diabetes mellitus	Não a moderada	Não	Aumentado	Diminuída	Diminuído	Aumentada
Doença renal	Leve a grave	Não	Normal	Diminuída	Normal	Aumentada

[a]Deficiência do hormônio de crescimento.
[b]Concentrações séricas das substâncias indicadas.
[c]Mutações da região transmembrana podem aumentar a GHBP.
[d]Aumento da ALS.

O gene GHR, localizado no braço curto do cromossomo 5, engloba 86 pares de quilobases e inclui nove éxons, numerados de 2 a 10, que codificam o epítopo rec e quatro éxons adicionais na região 5' não traduzida. O éxon 2 codifica a sequência do sinal da secreção, os éxons 3 a 7, um grande domínio de ligação extracelular do GH, o éxon 8, o domínio transmembrana, e os éxons 9 e 10, o domínio citoplasmático e a região 3' não traduzida (Figura 65.2).

O relato da caracterização do gene GHR inclui a primeira descrição do defeito genético no GHR, uma deleção dos éxons 3, 5 e 6; a deleção do éxon 3 representa uma variante *spliced* sem significado funcional. Em contraste com a ausência do éxon 3 na variante *spliced*, a primeira mutação deste éxon foi descrita em uma típica deficiência de GHR em pacientes heterozigotos para a mutação *nonsense* do éxon 4, e estudos em famílias indicam que a

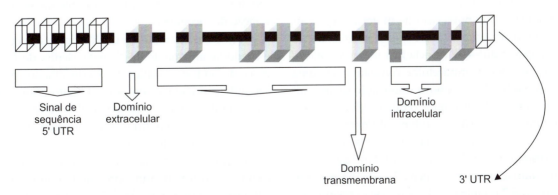

Figura 65.2 Representação do gene receptor do hormônio do crescimento. A linha preta horizontal representa a sequência do íntron, a interrupção diagonal da linha indica a porção não clonada do íntron, e os boxes representam os éxons, que são aumentados com clareza. Os éxons retratados como boxes vazios indicam regiões não traduzidas (UTR) da transcrição.

heterozigosidade para a mutação do éxon 3 não tem efeito.[11,12] Esse estudo também suscita questões sobre a origem e a função da deleção variante do éxon 3. Essa variante, presente nos estados homozigoto e heterozigoto, foi associada a velocidade de crescimento 1,7 a duas vezes maior com a administração do GH durante 2 anos de tratamento em crianças com baixa estatura que eram pequenas para a idade gestacional ou tinham baixa estatura idiopática. Em adição à deleção original dos éxons 5 e 6, outra deleção do éxon 5 foi descrita, ao longo de numerosas mutações *nonsense,* mutações *missense*, mutações na mudança da estrutura, mutações *spliced*, e uma única mutação intrônica, resultando na inserção de um pseudoéxon. Outras numerosas mutações têm sido descritas em que há polimorfismo ou nas quais não ocorrem estados de homozigose ou heterozigose composta.[13-15]

As mutações que resultam em GHI grave, quando presentes no estado de homozigose ou como um composto heterozigótico, estão todas associadas ao fenótipo típico de GHD grave. Nem todos os pequenos defeitos resultam em ausência ou níveis extremamente baixos de GHBP. É digna de nota a mutação *missense* observada no D152H, que afeta o local da dimerização, permitindo, assim, a produção do domínio extracelular em quantidades normais, mas que falha na dimerização da superfície da célula, a qual é necessária para a transdução do sinal e a produção de IGF-1. Dois defeitos, próximo (G223G) ou dentro (R274T) do domínio transmembrana, resultam em níveis extremamente altos de GHBP. Esses defeitos interferem no *splicing* normal do éxon 8, que codifica o domínio transmembrana, com a transcrição do GHR maduro sendo traduzida para uma proteína truncada que se mantém ligada ativamente ao GH, mas que não pode ser ancorada à superfície da célula.[14,15]

Como observado, todos esses defeitos homozigóticos e compostos heterozigóticos, envolvendo o domínio extracelular ou o domínio transmembrana e associados a GHBP muito baixo ou não mensurável, resultam em um fenótipo típico de GHD grave.

Recentemente, um novo caso de mutação que acarreta fenótipo intermediário foi descrito em uma criança com altura abaixo do –4DP associado a mutação heterozigótica no componente intracelular, consistindo em uma mutação no p.R211H e uma nova duplicação de um nucleotídeo no éxon 9 (c.899dupC), o que resulta em parada prematura na formação no códon.[16] Aalbers et al., em 2009, relataram os casos de uma criança e sua genitora com baixa estatura e níveis elevados de GHBP associados a uma nova mutação heterozigótica C3A com transversão na posição c.785-3 no íntron 7. Essa mutação prejudica o ancoramento do receptor do GH à membrana da célula, o que leva a secreção elevada de GHBP, contribuindo para

o distúrbio do crescimento na criança e em sua genitora.[17] Diniz et al., em 2008, descreveram uma nova mutação *nonsense* (p.Y113X) no GHR em um paciente brasileiro com síndrome de Laron. O paciente apresentava níveis elevados de GH, níveis baixos de IGF-1 e níveis indetectáveis de GHBP. O sequenciamento do éxon 5 do GHR revelou duplicação da adenina no nucleotídeo 338 da sequência de codificação do GHR (c.338dupA) em homozigose, levando à perda da função do receptor de GH.[9]

Mutações no STAT5B apresentam um fenótipo característico de GHI e imunodeficiência. A ligação do GH com GHR ativa uma cascata de sinais que inclui STAT1, STAT3, STAT5a e STAT5b. Defeitos moleculares na transdução do sinal do GHR são bastante raros; entretanto, descobriu-se recentemente que mutação no STAT5B causa grave baixa estatura, assim como deficiência de IGF-I e insensibilidade ao GH.[18] O peso ao nascimento geralmente é normal, seguido por grave falência no crescimento pós-natal com resistência à terapia com GH.[19,20] São encontrados valores normais ou elevados de GH, valores normais de GHBP e deficiência grave de IGF-1, IGFBP3 e ALS, que culminam no estímulo do GH.[19,20] Em vários pacientes, infecções pulmonares de repetição ocorrem desde a infância, incluindo episódios de pneumonia intersticial linfocítica, condição associada a doença autoimune.[21,22] Desde o primeiro relato, seis outras mutações no gene STAT5B foram documentadas, sendo duas encontradas em irmãos, c.1680delG e c.424_427del.[23]

Síndrome de Noonan (NS) e síndromes Noonan-*like*, associadas à baixa estatura, são em 70% dos casos originadas por mutações heterozigóticas em quatro genes (PTPN11, SOS1, RAF1 e KRAS).[24,25]

Uma mutação em ponto e intrônica foi descoberta em uma família altamente consanguínea com dois casais de primos afetados com GHI GHBP-positivo e estatura muito baixa, mas sem características faciais de GHD ou GHRD grave. Essa mutação resultou na introdução da 108bp de um pseudoéxon entre os éxons 6 e 7, prevendo na estrutura a sequência de 36 aminoácidos residuais (em moldura). Essa é uma região criticamente ligada à dimerização do receptor.

Nos casos relatados de GHRD típica, a origem étnica é predominantemente do Oriente Médio, do Mediterrâneo e do Sudeste Asiático. Cerca de 50% dos portadores são judeus orientais, conforme descrito no relatório original, ou descendentes de judeus ibéricos que se converteram ao catolicismo durante a Inquisição espanhola. Os últimos compreendem uma grande coorte (n > 70) e um único grupo geneticamente homogêneo, com todos os pacientes, à exceção de um, apresentando mutação no sítio E180 *splice*, a qual também foi encontrada em pacientes israelitas de herança marroquina e em várias crianças afetadas no estado de Pernambuco, no Brasil.[26-28]

Os pacientes com mutações no IGF-1 apresentam severa restrição do crescimento intrauterino (RCIU) e microcefalia. Podem apresentar retardo do desenvolvimento neuropsicomotor, severo retardo do crescimento pós-natal e resistência à insulina durante a adolescência. Não há detecção de IGF-1 no plasma, mesmo com o teste de geração do IGF-1. Os valores de ALS e IGFBP3 são normais. A terapia com IGF-1 recombinante humano melhora a sensibilidade à insulina, a composição corporal e o crescimento linear.[29,30] A microcefalia presente nesses pacientes é capaz de diferenciar esse quadro da síndrome de Silver Russell, que também apresenta RCIU, porém com relativa macrocefalia.[31]

ACHADOS CLÍNICOS E BIOQUÍMICOS

O tamanho normal ao nascimento, não obstante as características craniofaciais e das extremidades da GHI, indica um papel mínimo para o GH dependente da produção de IGF-1 no crescimento pré-natal global. Similarmente, a inteligência normal nos indivíduos afetados indica que o crescimento e o desenvolvimento do cérebro não são dependentes do GH. Essas observações são consistentes com aquelas encontradas na GHD grave, assim como as outras características clínicas. Duas mutações do gene humano IGF-1 foram descritas, resultando na deleção e na produção de IGF-1 ineficaz; os pacientes afetados têm falha no crescimento intrauterino, retardamento mental grave, surdez e hipoplasia mandibular. Mutação do receptor do IGF-1 também resulta em RCUI. Desse modo, parece que o IGF-1 é necessário para um crescimento corporal e cerebral normal *in utero*, mas não para estimulação da produção do GH.[32,33]

A velocidade de crescimento diminui rapidamente após o nascimento de crianças com GHRD, demonstrando a necessidade imediata de síntese de IGF-1 estimulada por GH para o crescimento pós-natal. A velocidade de crescimento na ausência do GH é aproximadamente a metade do padrão normal (Figura 65.3). Em aproximadamente metade dos pacientes, o atraso na adolescência resulta em crescimento contínuo após o período normal da adolescência, mas com a falta do estirão de crescimento nesses adolescentes.

A extensibilidade limitada do cotovelo desenvolvida após os 5 anos, primeiramente descrita na coorte equatoriana, tem sido, desde então, notada em outros pacientes com GHRD e no GHD e, por isso, não é tão comum no GHRD como se pensava originalmente.

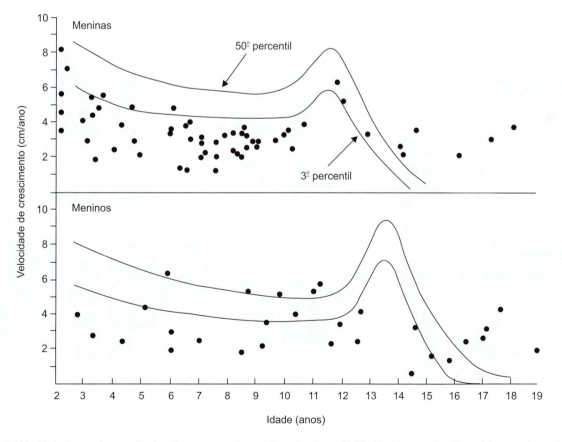

Figura 65.3 Velocidade de crescimento de 30 pacientes equatorianos (10 meninos) com GHRD. Medidas repetidas foram feitas com intervalo mínimo de 6 meses. Os percentis 3 e 50 vêm de dados de Tanner e Davies de crianças norte-americanas. (J Pediatr 1985; 107:317-29.)

O tipo de mutação do GHR não prediz a gravidade do fenótipo clínico, incluindo desvio na estatura. Existem tantas variações na estatura dentro da coorte equatoriana geneticamente homogênea (–11,9 a –5,3DP para estatura) quanto no grupo geneticamente diverso de estudo internacional com 82 pacientes (–11,5 a –4,6DP). Essa extensa variabilidade nos efeitos da estatura pelos mesmos defeitos genéticos no grupo equatoriano também é vista em outros aspectos, incluindo composição corporal, atraso na adolescência e morfologia craniofacial. As características craniofaciais não são distintas das observadas na deficiência grave de IGF-1 decorrente da deleção do gene do GH. Nas famílias do Equador que estão acostumadas com essa condição, as crianças afetadas são reconhecidas devido a proeminência frontal, ponte nasal comprimida, enoftalmia, cabelos escassos, mãos e pés pequenos e unhas hipoplásicas. A análise computadorizada das relações entre os sulcos faciais revela diminuição da dimensão vertical da face em todos os pacientes, comparados com seus parentes não afetados, até mesmo com aqueles com aparência aparentemente normal (Figura 65.4).

A significativamente grande, embora ainda muito baixa, concentração circulante de IGF-1 e IGFBP3 e níveis menores do GH em adultos, comparados com crianças com GHRD, não podem ser explicados pela ativação do GHR; a concentração de GHBP não muda com a idade em pacientes com GHRD. A explicação óbvia é um efeito direto da síntese de esteroides sexuais no IGF-1 e na IGFBP3, com algum *feedback* na supressão do GH. Embora essa noção seja apoiada pelo achado de níveis extremamente baixos de IGF-1 e IGFBP3 em adultos com GHD como um componente da deficiência hormonal pituitária combinada que não teve maturação sexual, ela é contestada pelo achado de que pacientes com deficiência no receptor do GHRH continuam a ter níveis pré-púberes de IGF-1 e IGFBP3 na idade adulta. Outro aspecto fenotípico dos pacientes com GHD grave em virtude da deficiência de GHRH-R consiste em distingui-los mais dos pacientes com GHD, assim como com GHRD. A aparência craniofacial é completamente normal, meninos pré-púberes não têm micropênis, e as proporções corporais são normais. Esses pacientes deveriam ter um fenótipo indistinguível de GHD grave devido à deleção do gene, como no caso com GHI devido à GHRD.[34,35]

DIAGNÓSTICO DA GHI

A GHRD é prontamente diagnosticada em sua forma típica e completa por causa da falha grave do crescimento, fenótipo clínico da GHD grave (Tabela 65.2), níveis elevados do GH com redução marcada nas concentrações plasmáticas de IGF-1 e IGFBP3, com aumen-

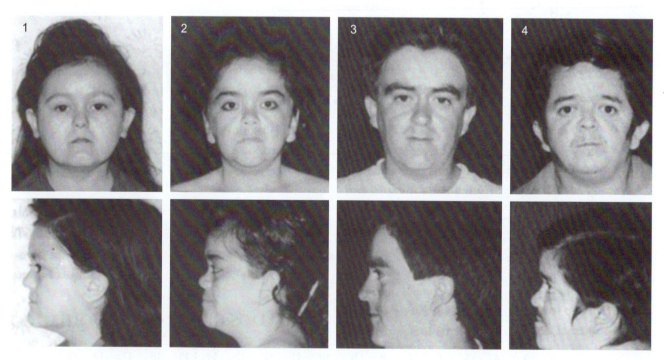

Figura 65.4 Duas mulheres e dois homens da coorte equatoriana com GHRD resultante da mutação E180 *spliced* do receptor do GH demonstrando variações craniofaciais evidentes. **1.** Paciente com 17 anos de idade e estatura –7,8DP 2 anos após a menarca e 1 ano após cessação do crescimento. **2.** Paciente de 19 anos de idade 4 anos pós-menarca com estatura –6,6DP (mulheres altas na coorte equatoriana). **3.** Paciente de 21 anos de idade com estatura –7,6DP. **4.** Paciente de 28 anos de idade com estatura –9,2DP. Embora o homem com 21 anos parecesse normal, análises computadorizadas demonstraram uma relação significativa no limite inferior da face, comparado a famílias-controle.

Capítulo 65 Síndrome de Insensibilidade ao Hormônio do Crescimento

Tabela 65.2 Aspectos clínicos da GHI primária

A. Crescimento

Peso no nascimento – normal; comprimento ao nascimento – geralmente normal

Falha de crescimento grave desde o nascimento, com velocidade de crescimento em torno de 50% do normal

Desvio na altura correlacionado com (baixos) níveis plasmáticos de IGF-1 e IGFBP3

Idade óssea atrasada, mas avançada para a idade estatural

Mãos e pés pequenos (< percentil 10 para altura) (70%)

Relação dos segmentos corporais normal para idade óssea em crianças e anormal em adultos (redução do segmento superior/inferior e da envergadura)

B. Características craniofaciais

Cabelos escassos antes dos 7 anos (70%); recessão frontotemporal na linha de implantação do cabelo em todas as idades

Proeminência frontal

Tamanho da cabeça mais normal que a estatura, com impressão de cabeça grande

Hipoplasia da ponte nasal, enoftalmia

Diminuição da dimensão vertical da face

Sinal do pôr-do-sol em crianças < 10 anos (25%)

Escleras azuis

Retenção prolongada na dentição primária; dente permanente comprido; ausência do terceiro molar

Queixo esculpido

Ptose unilateral, assimetria facial (15%)

C. Composição corporal e musculoesquelética

Hipomuscularidade com atraso no andar

Displasia da costela: necrose avascular da cabeça do fêmur (25%)

Voz fina (alta tonalidade) em todas as crianças e na maioria dos adultos

Pele fina, prematuramente envelhecida

Extensibilidade limitada do cotovelo (adquirida; 85% após 5 anos de idade)

Crianças abaixo do peso normal para altura, alguns adultos com sobrepeso para altura; marcada diminuição da relação massa magra/massa gorda, comparada ao normal, para todas as idades

Osteopenia

D. Metabólicos

Hipoglicemia (de jejum)

Aumento do colesterol total e LDL

Diminuição da sudorese

E. Desenvolvimento sexual

Pênis pequeno na infância; crescimento genital normal na puberdade

Puberdade retardada (50%)

Função reprodutiva normal

---

to na concentração plasmática de IGFBP1 e IGFBP2. A maioria desses indivíduos terá, também, ausência ou concentrações muito baixas de GHBP, um critério útil, mas não essencial. As concentrações de IGF-1 são mais provavelmente reduzidas em estados catabólicos e em doenças crônicas do que as concentrações de IGF-2 e IGFBP3.

Em crianças sem o fenótipo clínico de GHD grave que têm velocidade de crescimento abaixo do normal e aumento do desvio de estatura na ausência de doença crônica, deficiência nutricional ou função tireoidiana anormal, a concentração plasmática de IGF-1 ou IGFBP3 < –1DP para idade é uma indicação para testar a deficiência do GH. Se a resposta para dois testes de estimulação do GH é normal, GHI primária pode ser suspeitada e um teste de geração de IGF-1 pode ser útil (quatro injeções diárias de GH [0,1mg/kg de peso corporal/dia], com a medição de IGF-1 na linha de base e 8 a 16 horas após a última injeção). No entanto, a sensibilidade e a reprodutibilidade desse teste o tornam definitivo. Deve haver uma triplicação da concentração plasmática de IGF-1 ou um aumento para valores normais/elevados para a idade. O exame da proteína de ligação (GHBP) pode ser útil. Um ensaio de 6 meses de tratamento do GH pode ajudar a determinar a resposta. Em caso de falha de resposta para o teste de geração do IGF-1 e concentrações anormalmente altas ou baixas de GHBP, a análise molecular do gene GHR e, como indicado, outros componentes do eixo central do GH-IGF-1 estará autorizada.[36,37]

TRATAMENTO

Logo após a clonagem do DNAc do IGF-1 humano, o IGF-1 humano foi sintetizado por uma técnica de DNA recombinante (rhIGF-1) em 1986. Preparados subcutâneos de rhIGF-1 tornaram-se disponíveis em 1990. No fim de 2005, dois preparados de IGF-1 tornaram-se comercialmente disponíveis nos EUA, o rhIGF-1 com o nome genérico de mecasermina e a combinação do rhIGF-1 com o rhIGFBP3, referido como rinfabato de mecasermina. Alguns estudos analisaram o uso do mecasermina e de sua combinação e evidenciaram que quantidades substancialmente maiores de IGF-1 são necessárias quando administradas em combinação com a IGFBP3 para a obtenção de respostas de crescimentos comparáveis àquelas com dose mais baixa de IGF-1 isoladamente.[38] A combinação rhIGF-I e rhIGFBP3 esteve comercialmente disponível por curto período de tempo e não se encontra mais disponível no mercado mundial.

IGF-1 recombinante humano (mecasermina) foi aprovado pela FDA em 2005 para crianças com grave deficiência de IGF-1 em indivíduos que não responderam ao rhGH, como resultado de defeitos no receptor ou pós-receptor do GH ou nos que apresentam anticorpos inativadores do GH pós-tratamento com rhGH. A definição bioquímica inclui desvio padrão para altura e nível basal de IGF-1 < –3DP, com GH normal ou elevado.

Na comparação da resposta de crescimento de 22 pacientes com GHRD tratados com rhIGF-1 com a de 11 pacientes com GHD tratados com GH em um mesmo grupo e com diminuição de crescimento comparável, o aumento da velocidade de crescimento naqueles com GHRD durante o primeiro ano de tratamento com IGF-1 foi de 63% em relação àqueles com GHD em tratamento com GH; no segundo ano, o incremento foi menor do que 50% em relação ao daqueles com GHD tratados com GH.

Chernausek et al.,[39] em 2007, publicaram um estudo a longo prazo com o uso de mecasermina-rhIGF-1 em crianças com insensibilidade ao GH. Foram acompanhadas 76 crianças com GHI em uso do rhIGF-1 por até 12 anos em um estudo aberto. Os critérios de inclusão foram: idade > 2 anos, DP < –2 para altura, DP < –2 para concentração de IGF-1 circulante em relação a altura e sexo e evidência de resistência ao GH. Foram administradas doses entre 60 e 120µg/kg, SC, duas vezes ao dia. Os pacientes foram divididos em três grupos: GHRD (com anormalidade documentada no receptor de GH, mediante análise molecular ou por ausência de proteína ligadora do GH circulante), GHIS (pacientes com características clínicas de deficiência do receptor do GH, porém que não apresentavam anormalidade documentada) e GHAB (pacientes com anticorpos contra o GH). Os pacientes apresentavam extrema restrição de crescimento com atraso na maturação óssea. Os pacientes com GHAB apresentavam maior restrição de crescimento, quando comparados com os outros grupos (DP = –8,6 e –6,4, respectivamente; p < 0,001), porém a razão para essa diferença ainda não está clara.[39]

Foram avaliadas as concentrações de IGF-1 durante o tratamento, as quais permaneciam abaixo do valor da normalidade ou no limite inferior, o que deve ser interpretado de maneira cautelosa, uma vez que são esperadas anormalidades na IGFBP nesses pacientes.[39]

O tratamento com rhIGF-I estimula o crescimento linear independente da estatura de base e da categoria do diagnóstico (GHRD, GHIS, ou GHAB). A velocidade de crescimento no início foi, em média, de 2,8cm/ano, aumentando para 8cm/ano durante o primeiro ano de tratamento (p < 0,0001). A média do aumento da velocidade de crescimento no primeiro ano foi de 5,3cm/ano. O efeito do tratamento persistiu ao longo dos anos subsequentes, porém com menor velocidade, mas ainda superior ao basal e com dose sugerida de 120µg/kg por até 8 anos.[39]

Limitações da Reposição Endócrina de IGF-1

A correção inferior da falha no crescimento em caso de insensibilidade ao GH com terapia de reposição com IGF-1, em contraste com a restauração do crescimento normal com a reposição de GHD, atesta a importância dos efeitos do GH, além da síntese hepática de IGF-1, IGFBP3

e ALS. A estimulação direta por mitose de GH nas células precursoras da cartilagem da lâmina do crescimento, que contêm receptores GH, e a estimulação à produção local de IGF-1 conduzem à hipótese de que o IGF-1 autócrino/parácrino foi o principal determinante do GH dependente do crescimento pós-natal do corpo e de que o IGF-1 hepático ou endócrino serviu predominantemente como um *feedback* negativo regulador da secreção do GH. Estudos posteriores em ratos com deleção seletiva do gene IGF-1 hepático relataram crescimento não afetado. A deleção do gene ALS resulta em circulação e concentração de IGF-1 e IGFBP3 muito baixas, mas em apenas 15% de redução no crescimento pós-natal em ratos. É improvável que tenha havido algum efeito no crescimento em dois pacientes com mutações no ALS, um dos quais alcançou a estatura de –0,9DP e o outro, uma altura 0,4DP maior do que a média de altura parental.[40]

Efeitos Colaterais da Terapia com IGF-1

Bebês e crianças com GHRD têm, tipicamente, episódios de hipoglicemia que podem ser graves, similares ao que é visto na GHD grave. Embora a terapia de reposição de GH corrija a hipoglicemia nos casos de GHD, injeções de IGF-1 acentuam o risco. O GH aumenta a saída de glicose hepática e diminui a apreensão de glicose muscular, enquanto o IGF-1 tem efeitos contrários. Os efeitos adversos relatados pela FDA desde a liberação do mecasermina, em 2005, levaram à hospitalização de 10 crianças, quatro por hemorragia retiniana, aumento da pressão intracraniana, depressão e hipoglicemia, duas por hipertrofia tonsilar e quatro por reações alérgicas. Em adição, 67 crianças apresentaram efeitos adversos sem necessitar de hospitalização: 32 por hipersensibilidade, oito por comportamento anormal, cinco por alteração na textura do cabelo, uma por hipertrofia tonsilar, duas por ginecomastia, duas por hipoglicemia, quatro por cefaleia, uma por paralisia facial, duas por anormalidade no apetite, uma por elevação de enzimas hepáticas, uma por diplopia, três por hiperglicemia, uma por alopecia e uma por lombalgia.[41]

Anticorpos anti-IGF-1 se desenvolveram em aproximadamente metade dos pacientes tratados com IGF-1 no primeiro ano, mas eles não tiveram nenhum efeito na resposta. Elevação transitória de enzimas do fígado também foi observada.

Características faciais grosseiras remanescentes da acromegalia foram notadas em vários pacientes, particularmente naqueles em idade puberal. Em contraste com o aumento da massa magra em um corpo magro e a diminuição percentual de gordura corporal que ocorrem com o tratamento da GHD com hormônio do crescimento, tan-

Capítulo 65 Síndrome de Insensibilidade ao Hormônio do Crescimento

to a massa magra como a gorda aumentaram com a terapia com rhIGF-1. O índice de massa corporal (IMC) aumentou de +0,6DP para +1,8DP durante 4 a 7 anos de tratamento com rhIGF-1 no estudo multicêntrico europeu, e obesidade grave ocorreu ocasionalmente. A medida do IMC pode não refletir exatamente o grau de obesidade, o qual pode ser um duplicador ou triplicador da gordura do corpo, como demonstrado pela medida de absorciometria dupla de raios X.[42]

Nada se sabe dos efeitos mitogênicos a longo prazo da terapia prolongada com rhIGF-1 em crianças em fase de crescimento. O papel do IGF-1 na gênese de carcinomas, o aumento do risco de câncer em estados hipersomatotróficos e a evidência de efeitos anômalos do tecido nos pacientes tratados com rhIGF-1 exigem cuidado e a necessidade de acompanhamento a longo prazo dos pacientes tratados com rhIGF-1.[43]

Midyett et al.,[44] em 2010, avaliaram o tratamento com rhIGF-1 em crianças com níveis reduzidos de IGF-1 ao longo de um ano, porém sem critérios para considerar GHI. O estudo foi randomizado, aberto com 136 crianças com baixa estatura e pré-púberes. Foi utilizado rhIGF-1, SC, duas vezes ao dia, com doses variando entre 40, 80 e 120µg/kg (n = 111), e 25 pacientes foram acompanhados sem medicação. A velocidade de crescimento ao final do primeiro ano nos grupos que fizeram uso das doses de 80 e 120µg/kg foi superior à do grupo não tratado (7,0 ± 1,0; 7,9 ± 1,4; 5,2 ± 1,0cm/ano, respectivamente; P < 0,0001) e maior quando comparada à do grupo de 120µg/kg *vs.* 80µg/kg (P < 0,0002). Foi observado ainda que, quanto menor a idade, melhor a resposta ao tratamento. No entanto, não houve um grupo de controle que houvesse feito uso de rhGH para comparação. Os principais efeitos adversos observados foram cefaleia (38%), vômitos (25%) e hipoglicemia (14%).[20] Vômitos e cefaleia ocorridos em seis pacientes foram relatados com hipertensão intracraniana (HIC); portanto, os efeitos colaterais nesse estudo foram mais evidentes do que os documentados nos demais estudos que utilizaram rhGH em crianças com baixa estatura idiopática e nos que utilizaram rhIGF-1 para GHI.[21] Portanto, não há dados que comprovem a eficácia e a segurança para subsidiar o uso de rhIGF-1 em crianças com baixa estatura idiopática, devendo ser usado apenas em crianças com déficit no receptor ou pós-receptor de GH e em pacientes com anticorpos inativadores de GH pós-terapia com rhGH.[21]

CONSIDERAÇÕES FINAIS

O delineamento do eixo fisiológico do GHRH-GH-IGF/IGFBP e a identificação de defeitos genéticos especí-

ficos de vários componentes têm aumentado a compreensão dos mecanismos endócrinos e do controle e desenvolvimento do crescimento cerebral e corporal. A resistência ao GH pode ocorrer em condições catabólicas crônicas, mas a GHI congênita resulta de mutação do GHR ou de falha na transdução pós-receptor, mutação do IGF-1 ou mutação do receptor do IGF-1 como causas raras da falha do crescimento. Permanecem questões sobre as diferenças fenotípicas, bioquímicas e físicas entre as anormalidades que resultam em deficiência comparável do IGF-1 (p. ex., deficiências entre GHRH-R e GHR) e se as formas suaves da GHI contribuem substancialmente para o desvio da estatura.

Referências

1. Bandeira F, Camargo K, Caldas G et al. Primary growth hormone insensitivity: case report. Arq Bras Endocrinol Metab 1997; 41:198-200.

2. Camacho-Hübner C, Rose S, Preece MA et al. Pharmacokinetic studies of recombinant human insulin-like growth factor I (rhIGF-I)/rhIGF-binding protein-3 complex administered to patients with growth hormone insensitivity syndrome. J Clin Endocrinol Metab 2006; 91:1246-53.

3. Camacho-Hübner C, Storr HI, Miraki-Moud F et al. Pharmacokinetic studies of rhIGF-I/rhIGFBP-3 complex administered to patients with growth hormone insensitivity syndrome (GHIS). 85th Annual Meeting of the Endocrine Society, Philadelphia PA, June 2003, Abstract P2-356.

4. Camacho-Hübner C, Underwood LE et al. Once daily rhIGF-I/rhIGFBP 3 treatment improves growth in children with severe primary IGF-I deficiency: results of a multicenter clinical trial. Presented at The Endocrine Society 2006 (June 27), Boston, Massachusetts.

5. Daughaday WH. Endocrinology – the way we were: a personal history of somatomedin. Growth Horm IGF Res 2006; 16:S3-S5.

6. Domene HM, Bengolea SV, Jasper HG, Boisclair YR. Acid-labile subunit deficiency: phenotypic similarities and differences between human and mouse. J Endocrinol Invest 2005; 28(5 suppl):43-6.

7. Domene HM, Bengolea SV, Martinez AS et al. Deficiency of the circulating insulin-like growth factor system associated with inactivation of the acid-labile subunit gene. N Engl J Med 2004; 350:570-7.

8. Savage MO, Attie KM, David A, Metherell LA, Clark AJ, Camacho-Hubner C. Endocrine assessment, molecular characterization and treatment of growth hormone insensitivity disorders. Nat Clin Pract Endocrinol Metab 2006; 2:395-407.

9. Diniz ET, Jorge AA, Arnhold IJ, Rosenbloom AL, Bandeira F. Novel missense mutation (pY113X) in the human growth hormone receptor gene in a Brazilian patient with Laron syndrome. Arq Bras Endocrinol Metabol 2008; 52:1264-71.

10. Baumann G. Genetic characterization of growth hormone deficiency and resistance: implications for treatment with recombinant growth hormone. Am J Pharmacogenomics 2002; 2:93-111.

11. Lima JAA, Menezes Filho, Lins HC et al. Founder effect of E180splice mutation in growth hormone receptor gene (GHR) identified in Brazilian patients cith GH insensitivity. Arq Bras Endocrinol Metabol [online] 2005; 49(3):384-9.

12. Ranke MB, Savage MO, Chatelain PG et al. Long-term treatment of growth hormone insensitivity syndrome with IGF-I. Results of the European Multicentre Study. The Working Group on Growth Hormone Insensitivity Syndromes. Horm Res 1999; 51:128-34.

13. Rosenfeld RG. The IGF system: new developments relevant to pediatric practice. Endocr Rev 2005; 9:1-10.

14. Rosenfeld RG, Rosenbloom AL, Guevara-Aguirre J. Growth hormone (GH) insensitivity due to primary GH receptor deficiency (Review). Endocr Rev 1994; 15:369-90.

15. Hwa V, Haeusler G, Pratt KL et al. Total absence of functional acid labile subunit, resulting in severe insulin like growth factor deficiency and moderate growth failure. J Clin Endocrinol Metab 2006; 91:1826-31.

16. Aisenberg J, Auyeung V, Pedro HF et al. Atypical GH insensitivity syndrome and severe insulin. Endoc Rev 2011; 32(4):472-97.

17. Aalbers AM, Chin D, Pratt KL et al. Extreme elevation of serum growth hormone-binding protein concentrations resulting from a novel heterozygous splice site mutation of the growth hormone receptor gene. Horm Res 2009; 71:276-28.

18. Rosenfeld RG, Belgorosky A, Camacho-Hubner C et al. Defects in growth hormone receptor signaling. Trends Endocrinol Metab 2007; 18:134-41.

19. Hwa V, Camacho-Hubner C, Little BM et al. Growth hormone insensitivity and severe short stature insiblings: a novelmutation at the exon 13-intron 13 junction of the STAT5b gene. Horm Res 2007; 68:218-24.

20. Idarsdottir S, Walenkamp MJ, Pereira AM et al. Clinical and biochemical characteristics of a male patient with a novel homozygous STAT5b mutation. J Clin Endocrinol Metab 2006; 91:3482-5.

22. Fang P, Kofoed EM, Little BM et al. A mutant signal transducer and activator of transcription 5b, associated with growth hormone insensitivity and insulin-like growth factor-I deficiency, cannot function as a signal transducer or transcription factor. J Clin Endocrinol Metab 2006; 91:1526-34.

23. Pugliese-Pires PN, Tonelli CA, Dora JM et al. A novel STAT5B mutation causing GH insensitivity syndrome associated with hyperprolactinemia and immune dysfunction in two male siblings. Eur J Endocrinol 2010; 163:349-55.

24. Tartaglia M, Mehler EL, Goldberg R et al. Mutations in PTPN11, encoding the protein tyrosin phosphatase SHP-2, cause Noonan syndrome. Nat Gene 2001; 29:465-8.

25. Brasil AS, Pereira AC, Wanderley LT et al. PTPN11 and KRAS gene analysis in patientswith Noonan and Noonan like syndromes. Genet Test Mol Biomarkers 2010; 14:425-32.

26. Guevara-Aguirre J, Guevara-Aguirre M, Rosenbloom AL. Absence of hypoglycemia in response to varying doses of recombinant human insulin-like growth factor-I (rhIGF-I) in children and adolescents with low serum concentrations of IGF-I. Acta Pædiatrica 2006; 95:199-200.

27. Guevara-Aguirre J, Rosenbloom AL, Vasconez O et al. Two year treatment of GH receptor deficiency (GHRD) with recombinant insulin-like growth factor-I in 22 children: comparison of two dosage levels and to GH treated GH deficiency. J Clin Endocrinol Metab 1997; 82:629-33.

28. Guevara-Aguirre J, Vasconez O, Martinez V et al. A randomized double-blind, placebo-controlled trial of safety and efficacy of re-

combinant insulin-like growth factor-I in children with growth hormone receptor deficiency. J Clin Endocrinol Metab 1995; 80:1393-8.

29. Woods KA, Camacho-Hubner C, Bergman RN et al. Effects of insulin-like growth factor I (IGF-I) therapy on body composition and insulin resistance in IGF-I gene deletion. J Clin Endocrinol-Metab 2000; 85:1407-11.

30. Netchine I, Azzi S, Houang M et al. Partial primary deficiency of insulin-like growth factor (IGF)-I activity associated with IGF-1 mutation demonstrates its critical role in growth and brain development. J Clin Endocrinol Metab 2009; 94:3913-21.

31. Netchine I, Rossignol S, Dufourg MN et al. 11p15 imprinting center region 1 loss of methylation is a common and specific cause of typical Russell-Silver syndrome: clinical scoring system and epigenetic-phenotypic correlations. J Clin Endocrinol Metab 2007; 92:3148-54.

32. Sjogren K, Liu JL, Blad K et al. Liver-derived insulin-like growth factor-I (IGF-I) is the principal source of IGF-I in blood but is not required for postnatal body growth in mice. Proc Natl Acad Sci USA 1999; 96:7088-92.

33. van der Eerden, Karperien M, Wit JM. Systemic and local regulation of the growth plate. Endocr Rev 2003; 24:782-801.

34. Rosenbloom AL. Is there a role for recombinant insulin-like growth factor-I (rhIGF-I) in the treatment of idiopathic short stature? Lancet 2006; 368:612-6.

35. Rosenbloom AL, Bandeira F. Primary growth hormone insensitivity syndrome: a review. Arq Bras Endocrinol Metab 1997; 41:155-62.

36. Rosenbloom AL, Guevara-Aguirre J. Controversy in clinical endocrinology: reclassification of IGF-1 production and action disorders. J Clin Endocrinol Metab 2006; 91:4232-4.

37. Savage MO, Attie KM, David A et al. Endocrine assessment, molecular characterization and treatment of growth hormone insensitivity disorders. Nature Clin Practice Endocrinol Metab 2006; 2:395-407.

38. Rosenbloom AL. Recombinant human insulin-like growth factor-I (rhIGF-I) and rhIGF-I/rhIGF-I-binding-protein-3: new growth treatment options? J Pediatr 2007; 150:7-11.

39. Chernausek SD, Backeljauw PF, Frane J et al. Long-term treatment with recombinant IGF-I in children with severe IGF-I deficiency due to growth hormone insensitivity. J Clin Endocrinol Metab 2006; 1610:19.

40. Klinger B, Laron Z. Three year IGF-I treatment of children with Laron syndrome. J Ped Endocrinol Metab 1995; 8:149-58.

41. Rosenbloom AL, Rivkees SA. Off-label use of recombinant IGF-I to promote growth: is it appropriate? J Clin Endocrinol Metab, February 2010; 95(2):505-8.

42. Laron Z, Ginsberg S, Lilos P et al. Long-term IGF-1 treatment of children with Laron increases adiposity. Growth Horm IGF Res 2006; 16:61-4.

43. Samani AA, Yakar S, LeRoith D, Brodt P. The role of IGF system in cancer growth and metastasis: overview and recent insights. Endocr Rev 2006 [Epub ahead of print]

44. Midyett LK, Rogol AD, Quentin LVM, Frane J, Bright GM. Recombinant insulin-like growth factor (IGF)-I. Treated in Short Children with Low IGF-1 levels first year results from a randomized clinical trial. J Clin Endocrinol Metab, February 2010; 95(2):611-9.

Diabetes Mellitus Tipo 2 no Jovem

Osmar Monte

INTRODUÇÃO

O aumento na incidência de *diabetes mellitus* tipo 2 (DM2) entre crianças e adolescentes vem sendo observado em várias regiões do mundo.[1] Ainda não são conhecidos os motivos para a eclosão da doença nessa faixa etária. Inicialmente, duas décadas atrás, esses relatos referiam-se a grupos homogêneos com maior suscetibilidade à doença – índios americanos e canadenses –, e há 10 anos passaram a envolver minorias étnicas, sobretudo americanos de origem hispânica e afro-americanos, além da descrição de aumento em 20 vezes na incidência do DM2 na população de adolescentes japoneses. No Japão, o DM2 em jovens já é mais comum do que o DM1.

O aumento na prevalência de DM2 tem sido associado ainda ao aumento da industrialização e ao desenvolvimento socioeconômico. Dados recentes, divulgados pela Organização Mundial da Saúde (OMS), sugerem que 19% da população diabética mundial residem na Índia. *Screening* realizado em 126 estudantes indianos não graduados, para avaliar a chance de desenvolvimento de diabetes no futuro, encontrou, respectivamente, 8%, 79% e 13% de alto, moderado e baixo risco de desenvolver a doença.[2]

Não obstante o relato de novos casos de DM2 entre os jovens europeus,[3] sua prevalência é ainda inferior à da população americana, na qual representa 8% a 45% dos novos casos de diabetes.[4]

No Brasil, entretanto, os estudos ainda são raros. Recentemente foi avaliado um grupo de cerca de 100 adolescentes com antecedentes familiares de DM2 e outros fatores de risco para o desenvolvimento da doença, e não foi encontrado nenhum caso de diabetes.[5]

Atualmente, percebe-se que não se confirmou a impressão de uma epidemia de DM2 nos jovens. No maior e mais recente estudo populacional sobre a incidência de diabetes na juventude (0 a 19 anos), o SEARCH for Diabetes in Youth Study, a prevalência de DM2 de 0,22 por 1.000 jovens, sendo a maior parte dos casos em adolescentes de minorias étnicas. Nesses grupos de alto risco, a incidência tem aumentado significativamente.[6]

O aumento na prevalência da obesidade na adolescência registrado nos últimos anos explicaria, em parte, o avanço do DM2 nas populações jovens, assim como o desenvolvimento da síndrome metabólica, associada a doenças cardiovasculares na maturidade.[7-9] Um estudo recente, realizado em região da Espanha, não encontrou DM2 em jovens caucasianos obesos, contudo observou intolerância à glicose no teste de intolerância a glicose (IGT) em 9,6% dos casos e resistência insulínica (RI) em 13,5%, havendo correlação dos dois parâmetros com a gravidade da obesidade, acantose *nigricans* e risco cardiovascular.[10]

Estudos recentes em adolescentes DM2 evidenciam o efeito do diabetes e da obesidade sobre a complacência vascular, aumentando a rigidez dos vasos, e demonstram que o DM2 de início precoce pode ser mais agressivo do ponto de vista cardiovascular do que em adultos.[11-13] As elevadas taxas de obesidade na infância e na adolescência estão relacionadas com sedentarismo crescente e com a mudança nos hábitos alimentares, frequentemente caracterizados por dietas hipercalóricas e hipergordurosas.[14]

Os possíveis responsáveis pela ligação entre obesidade e alteração do metabolismo dos carboidratos seriam os ácidos graxos livres aumentados, as citocinas inflamatórias e os níveis reduzidos de adiponectina. A transição de tolerância normal à glicose para intolerância à glicose e dessa etapa para o diabetes está associada a aumento significativo de peso. O aumento contínuo do peso tem efeito sobre os níveis glicêmicos, independentemente de mudanças na sensibilidade insulínica ou na demanda das células β,[15] e é por essa razão que um quarto das crianças obesas e 22% dos adolescentes obesos apresentam intolerância à glicose.[16]

Uma das grandes preocupações relacionadas com o diagnóstico de DM2 no jovem é que algumas comorbidades, como a nefropatia, são tão comuns nas crianças quanto nos adultos DM2. Estudo retrospectivo recente, que avaliou dados de 48 pacientes, encontrou hipertensão em 52%, microalbuminúria em 35% e esteatose hepática em 33% dos casos. Nenhum caso de retinopatia foi diagnosticado.[4]

O desenvolvimento de complicações precoces terá implicações para o resto da vida da criança e para o orçamento da saúde pública.[17]

FISIOPATOLOGIA

Enquanto no DM1 as características genéticas se tornam cada vez mais claras, no DM2 a questão ainda é obscura. Há maior risco do desenvolvimento da doença em irmãos do que na população geral (10% *vs.* 3%).[18] O DM2 clássico caracteriza-se pela combinação de RI e incapacidade de a célula β manter secreção adequada desse hormônio.[19] Em pacientes jovens com DM2, observa-se comprometimento tanto da sensibilidade insulínica como da função da célula β, além de aumento da produção da glicose hepática. Em comparação com o grupo de adolescentes obesos não diabéticos, o prejuízo na função da célula β parece ter magnitude maior do que a sensibilidade insulínica.[20] A importância de alguns fatores (genéticos, raciais, puberdade, obesidade e peso ao nascimento) na expressão da RI é demonstrada por hiperinsulinemia em parentes de primeiro grau, não diabéticos, de pacientes com DM2 (fatores genéticos);[21] pela sensibilidade 30% menor à insulina em afro-americanos do que em caucasianos (fatores étnicos explicam a maior prevalência de DM2 nos grupos minoritários);[22] pela idade média dos jovens ao diagnóstico do DM2, de aproximadamente 13 anos, que coincide com o período de RI relativa, em que há diminuição de cerca de 30% da ação da insulina (puberdade);[23] por níveis aumentados de insulina de jejum e resposta exagerada da insulina à glicose EV (obesidade);[24] e baixo peso ao nascer, o que aumenta em sete vezes o risco de RI na vida adulta.

Avaliação de mais de 1.000 pacientes no Chile mostrou que crianças que haviam nascido grandes para a idade gestacional (GIG) apresentavam risco maior de evoluir com obesidade e crianças com antecedente familiar de DM2 apresentavam maior prevalência de síndrome metabólica.[25]

Estudo realizado com crianças e adolescentes da Grande São Paulo evidenciou elevação na resistência à ação da insulina em portadores de excesso de peso com antecedentes familiares de DM2, sugerindo que já nessa faixa etária, como observado no adulto, a ação da insulina pode ser dificultada pela obesidade,[26] condição de risco para o desenvolvimento do diabetes. O antecedente familiar tem papel fundamental na ocorrência de DM2 nessa faixa etária. Os indivíduos afetados têm pelo menos um dos parentes de primeiro ou segundo grau afetado, e 65% apresentam ao menos um familiar de primeiro grau com DM2 .[27] Observou-se que irmãos com sobrepeso de jovens DM2 têm risco quatro vezes maior de apresentar intolerância à glicose do que outras crianças com sobrepeso. Isso alerta para uma abordagem preventiva específica a ser adotada nesse grupo de alto risco.[28] Em estudo que avaliou aumento da incidência de DM2 em jovens com menos de 15 anos na Nova Zelândia, 68% (34/48) dos pacientes apresentavam ao menos um dos pais com DM2 (54% um dos pais, 14% ambos os pais).[4]

Na tentativa de começar a explicar os resultados epidemiológicos, foram encontrados valores mais baixos de adiponectina em crianças obesas filhas de pais diabéticos do que em crianças obesas sem antecedentes familiares de DM2.[29]

QUADRO CLÍNICO

A idade de maior incidência do DM2 no jovem aproxima-se dos 13 anos, guardando relação com o estádio III da classificação de Tanner e havendo uma proporção de 2:1 para meninas em relação aos meninos. As crianças com DM2 são geralmente assintomáticas ou oligossintomáticas por longos períodos, sendo 50% dos casos referidos ao serviço especializado, devido à glicosúria ou à hiperglicemia em exame de rotina. Trinta por cento dos pacientes apresentam poliúria, polidipsia leve e emagrecimento discreto. Algumas pacientes podem apresentar história de moniliíase vaginal.

O maior estudo na área, conhecido como TODAY e recentemente finalizado, acompanhou 704 crianças e adolescentes americanos com DM2 por 2 a 6 anos. Os primeiros dados clínicos publicados mostram prevalência de aproximadamente 65% em meninas, com média de 14 anos de idade com zIMC = 2,15, história familiar de DM positiva em 89,4%, 41,1% hispânicos, 31,5% não hispânicos negros, 26,3% com pressão arterial (PA) ≥ 90º percentil e baixo nível socioeconômico.[30]

Cerca de 33% dos pacientes apresentam cetonúria ao diagnóstico e 5% a 25% podem evoluir para cetoacidose. Nesses casos, o diagnóstico diferencial com DM1 pode ser realizado durante a história clínica ou a evolução da doença, à medida que a necessidade diária de insulina diminui além do esperado no período de lua de mel habitual.[31]

A obesidade, conforme exposto, é um achado frequente no jovem com DM2. Aproximadamente 70% a 90% dessas crianças são obesas e 38% apresentam obesidade mórbida. A obesidade e a história familiar parecem ter efeito aditivo no risco de desenvolvimento da doença, uma vez que o impacto da obesidade no risco do DM2 é maior em crianças com história familiar positiva para essa doença.

A acantose *nigricans* (AN), presente em quase 90% dessas crianças, é uma manifestação cutânea de resistência à insulina que consiste em hiperpigmentação de aspecto aveludado com espessamento das regiões flexurais do pescoço, axilas e região inguinal.[32]

Alterações lipídicas, caracterizadas por aumento do colesterol total e do LDL-C, assim como dos triglicerídeos e da hipertensão arterial sistêmica, também ocorrem em 6% a 15% das crianças com DM2.[33]

Sinais da síndrome dos ovários policísticos com hirsutismo e distúrbios menstruais associados a baixos níveis plasmáticos de globulina ligadora dos hormônios sexuais (SHBG) e predominância do hormônio luteinizante ou alteração ultrassonográfica estão presentes em 26% das meninas.[34]

Finalmente, nos primeiros anos após o diagnóstico, microalbuminúria pode estar presente em 20% a 40% dos jovens com DM2.[35] Estudo retrospectivo, que avaliou 48 pacientes, encontrou hipertensão em 52% dos casos, microalbuminúria em 35% e esteatose hepática em 33%. Nenhum caso de retinopatia foi diagnosticado.[4]

DIAGNÓSTICO

Na maioria dos pacientes, o diagnóstico de DM2 poderá ser baseado na apresentação clínica e no curso da doença. O diagnóstico de DM2 deve ser suspeitado sobretudo em pacientes adolescentes, negros e obesos, muitas vezes sem queixas clínicas, com história familiar positiva para a doença e apresentando hiperglicemia e/ou glicosúria em exame de rotina.

Os indivíduos com *maturity onset diabetes of the young* (MODY) devem ser diferenciados do DM2 no jovem. No MODY, observa-se história familiar proeminente de DM, envolvendo três ou mais gerações consecutivas, o que é compatível com um padrão autossômico dominante de transmissão hereditária. O tipo mais comum de apresentação é a hiperglicemia leve e assintomática em crianças ou adolescentes não obesos. Alguns pacientes podem apresentar somente discreta hiperglicemia de jejum durante anos, enquanto outros exibem graus variáveis de teste de intolerância à glicose (IGT) por vários anos antes da eclosão do diabetes. Estima-se que as variantes MODY correspondam de 1% a 5% de todos os tipos de DM nos países industrializados.[36]

Em um indivíduo com diabetes de início abrupto, deve-se verificar a presença de obesidade. É mais provável que o paciente com início agudo, não obeso e não pertencente a grupo étnico de risco seja diabético do tipo 1. Quando for obeso, outros testes poderão ser necessários, como a determinação do peptídeo C em jejum e, ocasionalmente, a dosagem de autoanticorpos contra as células β. Nos jovens com DM2, geralmente os autoanticorpos não estão presentes e os níveis de peptídeo C estão comumente normais ou elevados, apesar de não tão elevados como esperado para o grau de hiperglicemia. A dosagem do peptídeo C deve ser efetuada após a compensação clínica, com glicemia de jejum próxima de 120mg/dL, para que seja afastado um possível efeito glicotóxico sobre a célula β.

Assim, valores de peptídio C > 0,6ng/mL (0,2nmol/L) em jejum ou > 1,5ng/mL (0,6nmol/L) após sobrecarga com Sustacal® oral demonstram reservas significativas de insulina.[37] Autoanticorpos positivos contra insulina, descarboxilase do ácido glutâmico (GAD) ou tirosina fosfatase (IA2) estão presentes em 85% a 98% dos pacientes com DM1 de origem autoimune. Já em obesos com história sugestiva de DM2 que desenvolveram cetoacidose ao diagnóstico, a prevalência de autoanticorpos (antilhotas-ICA, anti-IA2 e anti-GAD 65) é, no máximo, de 15%.[38] No entanto, estudos europeus encontraram pelo menos um anticorpo positivo em 36% dos adolescentes diagnosticados como DM2.[39] Curiosamente, no estudo SEARCH for Diabetes in Youth Study, a avaliação de indivíduos diabéticos com menos de 20 anos de idade revelou positividade para anticorpo GAD em 66% dos casos de DM1 e em 22% dos casos de DM2. Além disso, um terço dos jovens com DM2 utilizava insulina e somente 22% daqueles com DM1 não apresentavam insulina endógena, sugerindo que uma grande parcela desses jovens parece apresentar diabetes de etiologia mista.[40]

A frequência de autoanticorpos contra célula β em crianças caucasianas saudáveis é de 1% a 4%, de modo que a presença isolada de autoanticorpos não é suficiente para excluir o DM2 em jovens ou confirmar o diagnóstico de DM1.

O diagnóstico de DM2 na infância deverá ser feito com base em critérios clínicos como idade e sexo do paciente, presença de obesidade e história familiar positiva para DM2. Em virtude das altas taxas de miscigenação brasileira, não há até o momento, dados que nos levem a considerar a cor um fator de risco.

Após confirmação desses critérios, os casos duvidosos, sobretudo aqueles com cetoacidose inicial, devem ser submetidos à pesquisa para avaliação da função da célula β pela dosagem do peptídeo C e detecção de marcadores do processo autoimune a partir da pesquisa de autoanticorpos antilhota (anti-GAD, anti-IA2, ICA e anti-insulina).

Segundo o consenso da American Diabetes Association (ADA), deverá submeter-se à triagem para DM2 na infância toda criança obesa (índice de massa corporal [IMC] > percentil 85 para idade e sexo, ou peso > 120% do ideal para estatura) que apresente dois ou mais dos fatores de risco listados a seguir: (a) história familiar positiva para DM2 em parentes de primeiro ou segundo grau; (b) grupo étnico de risco (índios americanos, afro-americanos, hispânicos, asiáticos/habitantes de ilhas do pacífico); (c) sinais de RI ou condições associadas à RI (acantose *nigricans*, hipertensão arterial, dislipidemia, síndrome dos ovários policísticos). A triagem deverá ser realizada, preferencialmente, com a glicemia de jejum, a cada 2 anos, com início após os 10 anos de idade.[41]

Os níveis para a glicemia de jejum, com base nos critérios atualmente adotados para o diagnóstico de DM2, são os mesmos tanto para os adultos como para as crianças. Entretanto, é importante salientar que das glicemias de jejum obtidas em um grupo de 305 crianças e adolescentes normais da Grande São Paulo, apenas 5% estão entre 106 e 108mg/dL.[26]

Recente consenso foi publicado pela Academia Americana de Pediatria[42] no intuito de melhor guiar o tratamento de pacientes entre 10 e 18 anos de idade com diagnóstico de DM2. Esse consenso foi elaborado com a colaboração da ADA, da Sociedade de Endocrinologia Pediátrica, da Academia Americana de Médicos de Família e da Academia de Nutrição e Dieta. Segundo essas diretrizes, em pacientes jovens, deve-se considerar o diagnóstico de DM2 típico quando apresentarem os seguintes critérios:

- Sobrepeso ou obesidade (respectivamente para sexo e idade com percentil do IMC ≥ 85–94 e > P95).
- Forte história familiar de DM2.
- Substancial capacidade residual de secreção de insulina ao diagnóstico (comprovada por concentração elevada ou normal de insulina e peptídeo C.
- Início insidioso da doença.
- Presença de resistência insulínica (evidência clínica de síndrome de ovário policístico e de acantose *nigricans*).
- Exclusão de diabetes autoimune (autoanticorpos tipicamente associados ao DM1 negativos). Esses pacientes apresentam mais comumente hipertensão e dislipidemia do que pacientes portadores de DM1.

TRATAMENTO

As metas para o tratamento do DM2 no jovem não diferem das propostas para o DM1, como manter o jovem assintomático, prevenir complicações agudas e crônicas da hiperglicemia, tentando alcançar normoglicemia, sem hipoglicemias frequentes, e manter um ritmo normal de crescimento e desenvolvimento, além do controle do peso. Entretanto, vários são os desafios enfrentados no tratamento do jovem com DM2. A natureza insidiosa da síndrome, o atraso na procura pela assistência médica e o reconhecimento tardio pelo pediatra, ainda pouco familiarizado com a doença, estão entre os fatores considerados nesse sentido. O adolescente, quando da eclosão da doença, já apresenta um padrão de comportamento estabelecido em relação à alimentação e à atividade física. A baixa adesão ao tratamento decorre da resistência às mudanças de hábitos, somada às características próprias da idade e, ainda, ao fato de esses indivíduos não apresentarem sintomas.

A importância do envolvimento familiar no manejo do DM2 na infância foi demonstrada em um estudo que comparou dois grupos de crianças afro-americanas. Em um dos grupos, o cuidador participou ativamente do manejo do diabetes, enquanto no outro a participação do cuidador foi aleatória. A supervisão direta da criança com DM2 teve efeito positivo no controle glicêmico.[43]

Outro estudo reforça esse conceito, mediante avaliação da capacidade dos pais em treinarem seus filhos a se alimentarem melhor. Nesse grupo, houve redução significativa do IMC, apesar de os participantes não terem recebido nenhuma orientação específica sobre dieta ou exercícios, indicando que a obesidade pediátrica é um problema do complexo familiar.[44]

O ponto fundamental no tratamento consiste em modificação do estilo de vida, incluindo modificações dietéticas e aumento da atividade física. A dieta com restrição calórica adequada à idade melhora a tolerância à glicose e a sensibilidade insulínica, por diminuir a produção hepática de glicose. O exercício aumenta a sensibilidade periférica à insulina por meio da diminuição da massa gorda.

A dieta sugerida para crianças e adolescentes deve ser equilibrada e com restrição calórica orientada para que a perda ponderal possa ocorrer de modo gradual. Estudo randomizado e controlado com jovens portadores de DM2, submetidos a um programa de perda de peso, mostrou melhora do hemeostatic model assessement-insulin resistance (HOMA-IR), do percentual de gordura corporal e do escore zIMC em 24 meses.[45]

No entanto, devido à dificuldade de obtenção de bons resultados com dieta e exercício, até dietas com muito baixo valor calórico e cetogênicas foram estudadas. O efeito dessas dietas por um período em adolescentes com DM2 levou à retirada de medicações e à redução do IMC e da hemoglobina glicada (HbA1c).[46]

O sucesso do tratamento com dieta e exercício é atingido quando o paciente mantém um crescimento normal, com controle de peso, glicemia de jejum próxima da normalidade (> 120mg/dL) e hemoglobina glicada próxima de seus valores normais. Quando as metas do tratamento não são atingidas apenas com as mudanças de estilo de vida, a terapia farmacológica deve ser indicada.

O tratamento medicamentoso do DM2 em crianças e adolescentes, inicialmente baseado no tratamento de adultos com DM2, vem sendo cada vez mais alvo de estudos. Esses estudos começam a trazer informações sobre quais condutas podem ser adotadas e quais medicamentos vêm sendo estudados para uso seguro nessa faixa etária.

Como os adolescentes com DM2 apresentam forte resistência à insulina, a primeira escolha medicamentosa recai sobre a metformina.[47] A metformina age mediante a diminuição da produção hepática de glicose, aumentando a sensibilidade do fígado à insulina e a captação de glicose no músculo, sem efeito direto nas células β pancreáticas. Esse medicamento tem as vantagens, sobre as sulfonilureias, de reduzir igualmente a hemoglobina glicada, sem os riscos de hipoglicemia, e de contribuir para a diminuição do peso ou, pelo menos, para sua manutenção. Além disso, favorece a redução dos níveis de LDL-C e triglicerídeos e contribui para a normalização das alterações ovulatórias em meninas com síndrome dos ovários policísticos. Em estudo multicêntrico, foram confirmadas a segurança e a efetividade da metformina no tratamento do DM2 pediátrico.[48] Os efeitos colaterais encontrados em até 25% dos jovens foram diarreia e/ou dor abdominal no início do tratamento, os quais reduzidos significativamente com o tempo e a diminuição das doses de metformina. A acidose láctica é complicação rara, porém grave; por isso, a metformina está contraindicada em pacientes com diminuição da função renal ou hepática e na presença de hipoxia ou infecção intensa.

Estudo publicado recentemente revisou dados de 1.625 pacientes com diagnóstico de DM e detectou 184 casos de DM2 para avaliar a variação terapêutica com o passar do tempo. Os participantes desse estudo foram separados em três grupos, de acordo com o tratamento, para avaliação da dependência da utilização de insulina. As características associadas à dependência à insulina no final do estudo foram insulina como primeiro tratamento (p < 0,0001), HbA1c inicial (p < 0,0001) e raça (p < 0,02 – os participantes da raça branca mostraram-se menos dependentes de insulina). Portanto, DM2 na infância parece apresentar falha da terapia oral mais rapidamente do que o relatado em adultos.[49]

Metformina também apresentou efeitos favoráveis modestos no peso, na composição corporal e na homeostase glicêmica em estudo com 100 crianças obesas com resistência insulínica que participaram de um programa de redução de peso.[50]

No entanto, há outras evidências de que a metformina, apesar de efetiva para crianças com DM2, pode não ser suficiente como monoterapia a longo prazo. Em análise retrospectiva, a HbA1c mostrou tendência de aumento após 2 anos de terapia e poucos pacientes mantiveram a perda de peso, independentemente do regime de tratamento.[47] Concordante com essa opinião, estudo prolongado (5 anos) com análise retrospectiva de 89 jovens afro-americanos e hispano-caribenhos com DM2 mostrou que 18% deles necessitaram de insulina (< 0,4UI/kg/dia) em associação à medicação oral.[51]

Outro estudo retrospectivo, com tempo médio de tratamento de 2,4 anos, dividiu 48 pacientes em dois grupos, tratados inicialmente com insulina ou antidiabético oral (metformina) e mudança de estilo de vida. Os pacientes com insulina apresentaram queda importante da HbA1c nos primeiros 12 meses de tratamento em relação ao grupo de metformina e estilo de vida (7,1% *vs.* 8,1%, p < 0,05). Entretanto, após 12 meses de tratamento, ambos os grupos mostraram aumento progressivo da HbA1c.[4]

O grupo das tiazolidinedionas atua melhorando a sensibilidade insulínica periférica nos músculos e no tecido adiposo, agindo por meio da ativação do receptor ativado pelo proliferador de peroxissomos (PPARγ), e poderia ser uma opção medicamentosa nos pacientes com DM2 jovens, assim como já o é nos adultos diabéticos. Atualmente, não existem medicamentos aprovados para o tratamento de RI isolada em jovens não diabéticos. No entanto, rosiglitazona *vs.* placebo foi recentemente avaliada por 4 meses, em um estudo duplo-cego controlado e randomizado, em 21 adolescentes obesos com intolerância oral à glicose (IOG). A restauração da tolerância normal à glicose (TNG) foi associada a aumento significativo nos níveis de sensibilidade insulínica (p < 0,04), sugerindo que a rosiglitazona pode melhorar a resistência à insulina e a função das células β. Não houve mudanças significativas no IMC (escore-Z) ou outros eventos adversos;[52] contudo, preocupações atuais sobre os resultados negativos com tiazolinedionas em adultos têm limitado sua utilização em pediatria.[53]

No final de 2011 foi concluída a parte clínica do maior ensaio clínico multicêntrico prospectivo e randomizado, o estudo TODAY, realizado pelo National Institutes of Health (NIH)/National Institute of Diabetes and Digestive Kidney (NIDDK). Foram avaliados 699 jovens com DM2, divididos em três grupos de acordo com o tratamento: (a) metformina em monoterapia (dose de 500 a 1.000mg duas vezes ao dia); (b) metformina + rosiglitazona (rosiglitazona, 4mg duas vezes ao dia); (c) metformina associada a mudanças no estilo de vida. As três terapias foram comparadas quanto ao tempo de falha do tratamento, definido como valor de hemoglobina glicada persistentemente elevado (> 8%) por um período > 6 meses ou descompensação metabólica persistente. A hemoglobina glicada foi dosada a cada 2 meses no primeiro ano do estudo e a cada 3 meses no período subsequente. Aderência foi medida pela contagem das pílulas utilizadas em cada retorno, com uma meta de, pelo menos, 80% de aderência.

A metformina como monoterapia alcançou controle glicêmico durável em metade dos participantes nesse estudo. A combinação de metformina com rosiglitazona melhorou a durabilidade do controle glicêmico, e metformina combinada com intervenção no estilo de vida não foi melhor do que metformina isolada em manter o controle glicêmico. Os níveis de falha no tratamento desse estudo foram maiores do que em estudos de coorte similares em adultos tratados com metformina. Apesar de a combinação de rosiglitazona com metformina ter apresentado pequeno aumento no IMC e massa gorda no grupo, houve melhora dos índices de falha no tratamento, quando comparada à monoterapia com metformina. A análise dos subgrupos quanto a sexo, raça e grupo étnico sugeriu que metformina mais rosiglitazona foram mais efetivas nas meninas do que nos meninos, e metformina isolada foi menos efetiva nos participantes negros não hispânicos do que em outros grupos étnicos ou raciais.[54]

A glimepirida também foi avaliada em relação à metformina como monoterapia em pacientes pediátricos com DM2 em estudo randomizado que avaliou 285 pacientes durante o período de 24 semanas. Concluiu-se foi que a glimepirida reduz a HbA1c do mesmo modo que metformina, porém com maior ganho de peso.[55]

Na fase inicial, a insulina deverá ser utilizada em todos os casos com quadro clínico muito sintomático, nos quais houve cetoacidose e glicemias > 300 mg/dL. Após a confirmação do diagnóstico de DM2, a dose de insulina deve ser descontinuada progressivamente à medida que o paciente permaneça euglicêmico, até a retirada completa, quando então o paciente se manterá com a dieta e exercícios associados à metformina, se necessário. Esta parece ser uma conduta comum entre os médicos, já que levantamento com 130 endocrinopediatras, realizado nos EUA e no Canadá, mostrou que 48% a 50% das crianças com DM2 foram tratadas inicialmente com insulina.[56]

Interessante revisão de literatura sobre medicamentos orais utilizados em DM2 pediátrico, avaliando segurança, eficácia e farmacocinética, revela que os dados disponíveis atualmente sobre segurança e eficácia são limitados e reforça a metformina como agente de primeira linha.[57]

Várias são as condutas utilizadas pelos médicos nesses pacientes, como demonstrado recentemente em pesquisa com 527 endocrinopediatras sobre o manejo do DM2 em crianças. Dos 210 questionários respondidos, conclui-se que há grande variabilidade no manejo do DM2 na infância, e frequentemente as condutas divergem das recomendações da ADA. Os médicos mais jovens foram os que realizaram rastreamento mais agressivos e tiveram condutas mais concordantes com as diretrizes da ADA.[58]

É importante finalizar demonstrando, em uma população adulta americana, que a intervenção na mudança do estilo de vida (dieta associada aos exercícios físicos) foi mais efetiva do que o tratamento medicamentoso em reduzir a incidência de diabetes,[59] o que também foi recentemente demonstrado na população obesa pediátrica.[60]

Em 2013, as diretrizes da Academia Americana de Pediatria[42] trouxeram algumas recomendações para o manejo do paciente jovem portador de DM2, as quais se encontram na Tabela 66.1.

Tabela 66.1 Resumo das recomendações da Academia Americana de Pediatria para tratamento e acompanhamento de jovens portadores de DM2

Recomendações
Insulina: a introdução de tratamento com insulina deve ser assegurada em crianças e adolescentes com DM2 que apresentem cetose ou cetoacidose diabética; pacientes nos quais a distinção entre DM1 e DM2 não é evidente; e sempre que o paciente apresentar, em coleta aleatória de glicose plasmática ou venosa, valor ≥ 250mg/dL ou HbA1c > 9%
Metformina: a metformina deve ser o agente de primeira escolha para jovens e adolescentes em todas as outras situações, no momento do diagnóstico e durante o tratamento, sendo sempre associada a programa de modificação de estilo de vida, incluindo orientação nutricional e de atividade física
Hemoglobina glicada: a monitorização com coleta de HbA1c deve ser realizada a cada 3 meses. Caso as metas de glicemia capilar e concentração de HbA1c (< 7%) não sejam atingidas, recomenda-se a intensificação do tratamento, mediante aumento do número de controles de glicemia capilar e ajuste de dose e tipo de medicação, no intuito de normalizar as concentrações de glicose sanguínea
Glicemia capilar: a realização de glicemia capilar deve ser aconselhada em pacientes que utilizem insulina ou outras medicações com risco de hipoglicemia; que estejam iniciando ou modificando o regime de tratamento; não tenham atingido as metas ou estejam apresentando intercorrência de saúde (doenças febris ou que afastem o paciente da rotina normal diária)
Orientação nutricional: a orientação quanto à dieta e à nutrição de crianças com DM2, deve ser feita no momento do diagnóstico ou durante o tratamento, utilizando as recomendações do consenso da Academia de Nutrição e Dietética – *Pediatric Weight Management Evidence-Based Nutrition Practice Guidelines*[61]
Atividade física: crianças e adolescentes portadores de DM2 devem ser incentivados pelo médico a realizar atividade física de moderada a intensa, durante, no mínimo, 60 minutos diariamente. É recomendado também que o tempo de "tela não acadêmica" (televisão, videogame etc.) seja limitado a, no máximo, 2 horas/dia.

CONSIDERAÇÕES FINAIS

Pode-se afirmar que, até o momento, o DM2 no jovem está mais restrito a grupos minoritários e o termo epidemia não deve ser utilizado. No entanto, há uma verdadeira epidemia de obesidade na infância associada a patologias como hipertensão, dislipidemia e doença gordurosa do fígado, mais comuns do que o DM2. Os achados quase unânimes de taxas de falha de tratamento oral mais elevadas nos adolescentes do que nos adultos evidenciam que o ideal seria direcionar ações (campanhas, orientação para pediatras) para prevenção de obesidade na infância, especialmente nos grupos de risco.

Desse modo, na avaliação de um jovem sobrepeso, o médico deve levar em consideração um quadro metabólico mais amplo e considerar outras intervenções além do peso, de modo a diminuir os riscos das condições associadas.

Referências

1. Pinhas-Hamel O, Zeitler P. The global spread oftype 2 diabetes mellitus in childrenandadolescents. J Pediatr 2005; 146:693-700.

2. Pranita A, Phadke AV, Kharche JS, Balsubramaniyan B, Joshi AR. Screening of young adults for future risk of type 2 diabetes mellitus – A big concern for society & nation. Journal of Clinical and Diagnostic Research 2012; 6(9):1610-1.

3. Fagot-Campagna A, Pettitt DJ, Eugeugau MM et al. Type 2 diabetes among North American children and adolescents. J Pediatr 2000; 136:664-72.

4. Jefferies C, Carter P, Reed PW et al. The incidence, clinical features, and treatment of type 2 diabetes in children less than15 yr in a population-based cohort from Auckland, New Zealand,1995–2007. Pediatr Diabetes 2012; 13(4):294-300.

5. Silva RCQ, Miranda WL, Chacra AR, Dib SA. Metabolic syndrome and insulin resistance in normal glucose tolerance Brazilian adolescents with family history of type 2 diabetes. Diabetes Care 2005; 28:716-8.

6. Writing Group for the SEARCH for Diabetes in Youth Study Group. Incidence of diabetes in youth in the United States. JAMA 2007; 297:16-2724.

7. Goran MI, Davis J, Kelly L et al. Low prevalence of pediatric type 2 diabetes. Where's the epidemic? J Pediatr 2008; 152:753-5.

8. Gortmaker SL, Dietz WH, Sobol Am, Weber CA. Increasing pediatric obesity in the United States. Am J Dis Child 1987; 141:535-40.

9. Chinn S, Rona RJ. Prevalence and trends in overweight and obesity in three cross sectional studies of British children 1974-1994. BMJ 2001; 322:24-6.

10. Aguayo A, Vela A, Aniel-Quiroga A et al. Absence of diabetes mellitus type 2 in obese children and adolescents in the north of Spain. J Pediatr Endocr Met 2013; 26(1-2):25-9.

11. Srinivasan SR, Bao W, Wattigney WA, Berenson GS. Adolescent overweight is associated with adult overweight and related multiple cardiovascular risk factors: the Bolgalusa Heart Study. Metabolism 1996; 45:235-40.

12. Gungor N, Thompson T, Sutton-Tyrrell K, Janosky J, Arslanian S. Early signs of cardiovascular disease in youth with obesity and type 2 diabetes. Diabetes Care 2005; 28:1219-21.

13. Hillier T, Pedula LK. Complications in young adults with early--onset type 2 diabetes. Diabetes Care 2003; 26:2999-3005.

14. Kitagawa T, Owada M, Urakami T, Yamaguchi K. Increased incidence of non-insulin dependent diabetes mellitus among Japanese school children correlates with an increased intake of animal proteins and fat. Clin Pediatr 1998; 37:111-5.

15. Caprio S, Hyman LD, Limb C et al. Central adiposity and its metabolic correlates in obese adolescent girls. Am J Physiol Endocrinol Metab 1995; 269(1 Pt 1):E118-E126.

16. Sinha R, Fisch G, Teague B et al. Prevalence of impaired glucose tolerance among children and adolescents with marked obesity. N Engl J Med 2002; 346:802-10.

17. Krakoff J, Lindsay RS, Looker HC et al. Incidence of retinopathy and nephropathy in youth-onset compared with adult-onset type 2 diabetes. Diabetes Care 2003; 26:76-81.

18. Medici F, Hawa M, Ianari A et al. Concordance rates for type 2 diabetes mellitus in monozygotic twins-actuarial analysis. Diabetologia 1999; 42:146-50.

19. Zimmet P, Collins V, Dowse G, Knight L. Hyperinsulinaemia in youth is a predictor of type 2 (non-insulin-dependent) diabetes mellitus. Diabetologia 1992; 35:534-41.

20. Gungor N, Bacha F, Saad R, Janosky J, Arslanian S. Youth type 2 diabetes: insulin resistance, beta cell failure or both? Diabetes Care 2005; 28:638-44.

21. Arslanian S, Suprasongsin C. Differences in the vivo insulin secretion and sensitivity of healthy black versus white adolescents. J Pediatr 1996; 129:440-3.

22. Eriksson J, Franssila K, Eksrtrand A. Early metabolic defects in people at increased risk for non-insulin dependent diabetes mellitus. N Engl J Med 1989; 321:337-43.

23. Pinhas-Hamiel O, Standifort D, Hamiel D, Dolan LM. The type 2 family: a setting for development and treatment of adolescent type 2 diabetes mellitus. Arch Pediatr Adolesc Med 1999; 153:1063-7.

24. McCance DR, Pettitt DJ, Hanson RL et al. Glucose, insulin concentration and obesity in childhood and adolescence as predictors of NIDDM. Diabetologia 1994; 37:617-23.

25. Eyzguire F, Bancalari R, Roman R et al. Prevalence of components of the metabolic syndrome according to birth weigth among overweight and obese children and adolescents. J Pediatr Endocrinol Metabolism 2012; 25 (1-2):51-6.

26. Cesarini PR. Influência do antecedente familiar de diabetes mellitus tipo 1 e tipo 2 sobre o índice de massa corpórea, função de célula beta, sensibilidade à insulina e a presença de autoanticorpos santi-GAD e IA2 em crianças e adolescentes. Tese de doutorado. Universidade Federal de São Paulo, São Paulo, 2001.

27. Rosembloom A, Joe J, Young R, Winter W. Emerging epidemic of type 2 diabetes in youth. Diabetes Care 1999; 22:345-54.

28. Magge SN, Stettler N, Jawad AF, Katz LEL. Increased prevalence of abnormal glucose tolerance among obese siblings of children with type 2 diabetes. J Pediatr 2009; 154:562-6.

29. Oh YJ, Nam HK, Rhie YJ, Park SH, Lee KH. Low serum adiponectin levels in korean children with a family history of type 2 diabetes mellitus. Horm Res Pediatr 2012; 3:382-7.

30. American Diabetes Association. Type 2 diabetes in children and adolescents. Diabetes Care 2000; 23:381-9.

31. Kenneth C, Philip Z, Geffner M et al. Caracteristics of adolescents and youth with recent-onset type 2 diabetes: The Today Cohort Baseline. J Clin Endrocrinol Metab 2011; 96(1):159-67.

32. Stuart CA, Gilkison R, Smith MM et al. Acanthosisnigrigans as a risk factor for non-insulin dependent diabetes mellitus. Clin Pediatr 1998; 37:73-80.

33. Ehtisham S, Barett TG, Shaw NJ. Type 2 diabetes mellitus in UK children: an emerging problem. Diabet Med 2000; 17:867-71.

34. Shield JPH, Lynn R, Wan KC, Haines L, Barrett TG. Management and 1 year outcome for UK children with type 2 diabetes. Arch Dis Child 2009; 94:206-9.

35. Pavkov ME, Bennett PH, Nelson RG et al. Effect of youth-onset type 2 diabetes mellitus on incidence of end-stage renal disease and mortality in young and middle-aged Pima Indians. JAMA 2006; 296:421-6.

36. Fajans SS, Bell GI, Polnsky KS. Mechanisms of disease: molecular mechanisms and clinical pathophysiology of maturity-onset diabetes of the young. N Engl J Med 2001; 345:971-80.

37. Katzeff H, Savage P, Barclay-White B, Nagulesparan, Bebbett P. C-peptide measurement in the differentiation of type 1 (insulin--dependent) and type 2 (non-insulin-dependent) diabetes mellitus. Diabetologia 1985; 28:264-8.

38. Libman I, Pietropaolo M, Trucco M et al. Islet cell autoimmunity in white and black children and adolescents with IDDM. Diabetes Care 1998; 21:1824-7.

39. Reinehr T, Schober E, Wiegand S et al., DPV-Wiss Study Group. Beta-cell autoantibodies in children with type 2 diabetes mellitus: subgroup or misclassification? Arch Dis Child 2006; 91: 473-7.

40. Dabelea D, Bell RA, D'Agostino RB Jr et al. Writing Group for the SEARCH for Diabetes in Youth Study Group. Incidence of diabetes in youth in the United States. JAMA 2007; 297: 2716-24.

41. Castells S. Management of hyperglycemia in minority children with type 2 diabetes mellitus. J Pediatr Endocrinol Metabol 2002; 15 Suppl 1:531-50.

42. Copeland KC, Silverstein J, Moore KR et al. Management of newly diagnosed type 2 diabetes mellitus in children. Pediatrics 2012; 131:364-82.

43. Bradshaw B. The role of the family in managing therapy in minority children with T2DM diabetes mellitus. J Pediatr Endocrinol Metab 2002; 15:547-51.

44. Brotman LM, Dawson-Mcclures, Huang KY et al. Early childhood family intervention and long-term obesity prevention among high-risk minority youth. Pediatrics 2012; 129:621-8.

45. Savoye M, Nowicka P, Shaw M et al. Long-term results of an obesity program in an ethnically diverse pediatric population. Pediatrics 2011; 1127:402-10.

46. Willi SM, Martin K, Datko FM, Brant BP. Treatment of type 2 diabetes in childhood using a very-low-calorie diet. Diabetes Care 2004; 27:2.

47. Zuhri-Yafi MI, Brosnan PG, Hardin DS. Treatment of type 2 diabetes mellitus in children and adolescents. J Pediatr Endocrinol Metabol 2002; 15(Suppl 1):541-6.

48. Jones KL, Arslanian S, Peterokova VA, Park JS, Tomlinson MS. Effect of metformin in pediatric patients with type 2 diabetes: a randomized controlled trial. Diabetes Care 2002; 25:89-94.

49. Barnes NS, White PC, Hutchison MR. Time to failure of oral therapy in children with type 2 diabetes: a single center retrospective chart review. Pediatr Diabetes. 2012 May 31 [Epub ahead of print].

50. Yanovski JA, Krakoff J, Salaita CG et al. Effects of metformin on body weight and body composition in obese insulin-resistant children: a randomized clinical trial. Diabetes 2011; 60(2):447-85.

51. Grinstein G, Muzundar F, Aponte L et al. Presentation and 5-year follow-up of T2DM diabetes mellitus in African-American and Caribbean-Hispanic adolescents. Horm Res 2003; 60:121-6.

52. Cali AM, Pierpont BM, Taksali SE et al. Rosiglitazone improves glucose metabolism in obese adolescents with impaired glucose tolerance: a pilot study. Obesity 2011; 19:94-9.

53. Mizokami-Stout K, Cree-Green M, Nadeau KJ. Insulin resistance in type 2 diabetic youth. Curr Opin Endocrinol Diabetes Obes 2012; 19(4):255-62.

54. Zeitler P, Hirst K, Pyle L et al. TODAY Study Group. A clinical trial to maintain glycemic control in youth with type 2 diabetes. N Engl J Med 2012; 366 (24):2247-56.

55. Gottschalk M, Gottschalk M, Danne T, Vilajnic A et al. Glimepiride versus metformin as monotherapy in pediatric patients with type 2 diabetes: a randomized, single-blind comparative study. Diabetes Care 2007; 30(4):790-4.

56. Silverstein JH, Rosenbloom AL. Treatment of T2 diabetes mellitus in children and adolescents. J Pediatr Endocrinol Metab 2000; 13:403-9.

57. Kane MP, Abu-Baker A, Busch R. The utility of oral diabetes medication in type 2 diabetes of the young. Current Diabetes 2005; 1:83-92.

58. Wong K, Potter A, Mulvaney S et al. Pediatric endocrinologists' management of children with type 2 diabetes. Diabetes Care 2010; 33(3):512-4.

59. Knowler W, Narayan K, Hanson R et al. Preventing non insulin--dependent diabetes. Diabetes 1995; 44:483-8.

60. Savoye M, Shaw M, Dziura J, Caprio S et al. Effects of a weight management program on body composition and metabolic parameters in overweight children: a randomized controlled trial. JAMA 2007; 297:2697-704.

61. American Dietetic Association. Recommendations summary: pediatric weight management (PWM) using protein sparing modified fast diets for pediatric weight loss. Available at: www.adaevidencelibrary. com/template.cfm?template=guide_ summary&key=416. Accessed August 13, 2012.

67

Obesidade Infantil

Rogério Friedman • Bianca da Silva Alves • Fabiana Silva Costa

INTRODUÇÃO

A obesidade em crianças e adolescentes é um grave problema de saúde pública. Sua prevalência aumenta tanto em países desenvolvidos como em países em desenvolvimento. Segundo a Organização Mundial da Saúde (OMS), a obesidade infantil já se tornou uma epidemia. A obesidade é uma doença complexa e multifatorial, caracterizada por excesso de tecido adiposo. O manejo da obesidade na infância é um desafio, pois não envolve somente a mudança de hábitos da criança e/ou adolescente, mas, principalmente, a mudança de hábitos familiares e o manejo de fatores culturais.

DEFINIÇÃO E CLASSIFICAÇÃO

A obesidade é definida como acúmulo de tecido adiposo causado por desequilíbrio entre a ingestão de calorias e seu gasto, que pode ou não associar-se a alterações genéticas e/ou endocrinometabólicas.[1] A obesidade na infância e na adolescência pode ser classificada em três categorias:[2]

- *Obesidade exógena ou de causa nutricional*: representa o tipo mais comum de obesidade, compreendendo cerca de 95% dos casos.
- *Obesidade secundária ou sindrômica*: também conhecida como endógena, inclui doenças endócrinas e outras síndromes clínicas.
- *Obesidade genética*: define as síndromes genéticas monogênicas.

Vários critérios podem ser adotados para o diagnóstico de sobrepeso e obesidade na infância e adolescência. O método ideal de avaliação de excesso de peso na infância deveria poder medir a quantidade de gordura corporal total; no entanto, os métodos considerados de referência, como pesagem por submersão, ressonância nuclear magnética, tomografia computadorizada e absorciometria de raios X de dupla energia (DXA), são complexos e de custo elevado, não sendo utilizados na prática clínica. O índice de massa corporal (IMC) é um índice simples, rápido e de baixo custo, e pode ser amplamente utilizado. Ele relaciona as medidas de peso corporal e de altura (kg/m^2), sendo o parâmetro de escolha para identificação de adultos obesos. Na infância, o uso do IMC para diagnóstico da obesidade ainda não está totalmente estabelecido. Vários estudos têm investigado o uso do IMC como parâmetro para avaliação de excesso de adiposidade em crianças e adolescentes. O IMC correlaciona-se bem com a DXA.[3-6] No entanto, na infância e adolescência, a relação entre classificação de obesidade pelo IMC e morbidade cardiovascular não está bem definida. Estudos apontam para uma correlação entre o aumento do IMC e o do risco de eventos cardiovasculares na idade adulta,[7,8] mas, na infância, a relação com morbidade e mortalidade total não está totalmente estabelecida.[9]

O IMC varia de acordo com a idade e o sexo em crianças e adolescentes. Isso se deve às diferentes velocidades de crescimento do nascimento à idade adulta. Os períodos de maior velocidade de crescimento e ganho de peso são o primeiro ano de vida e a puberdade, quando a composição corporal sofre alterações rápidas devido à ação dos hormônios sexuais.

Mesmo assim, o diagnóstico de sobrepeso e obesidade em crianças e adolescentes pode ser feito por meio de curvas de percentis de IMC por idade e sexo. Em 2006 foram publicadas as curvas de crescimento da OMS, que incluem as curvas de IMC em valores de percentis[10-13] (Figura 67.1). As novas curvas foram construídas a partir de um estudo multicêntrico, realizado em países de to-

723

724 Parte VII Endocrinologia Pediátrica e do Adolescente

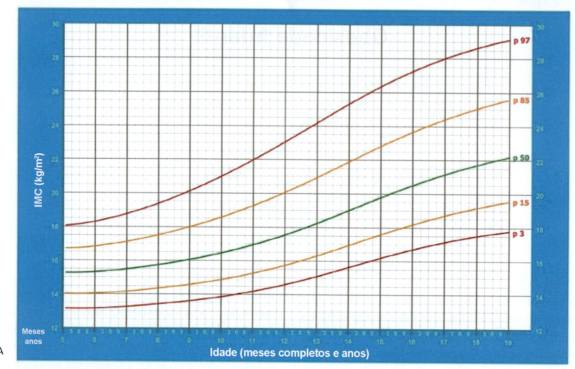

Fonte: WHO Growht reference data for 5-19 years, 2007 (http://www.who.int/growthref/en/)

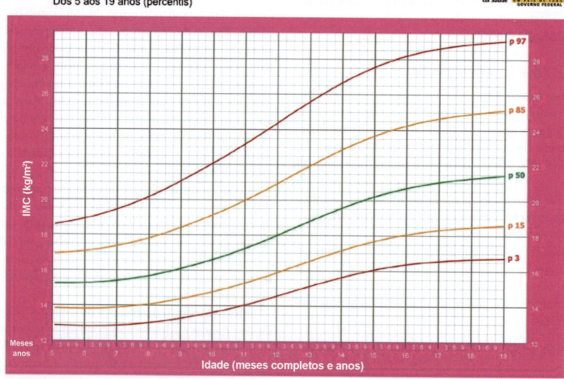

Fonte: WHO Growht reference data for 5-19 years, 2007 (http://www.who.int/growthref/en/)

Figura 67.1 Curva de IMC. **A**. Meninos. **B**. Meninas.

dos os continentes (exceto Oceania), em que foi avaliado o padrão de crescimento das crianças seguindo as recomendações da OMS para aleitamento materno (exclusivo ou predominante até o sexto mês de vida) e a introdução da alimentação complementar e de segurança alimentar. Nesse sentido, as novas curvas constituem um parâmetro real de crescimento e ganho de peso na infância, levando em consideração o melhor cenário em termos de alimentação, ausência de restrições econômicas ou ambientais e de potencial genético de crescimento e desenvolvimento. O novo padrão de avaliação de crescimento levará à identificação precoce de sobrepeso e obesidade na primeira infância, uma vez que essas curvas não incluem crianças amamentadas exclusiva ou predominantemente com fórmulas infantis. As curvas de IMC de 2006 abrangem as faixas etárias de 0 a 5 anos.

No entanto, esse novo parâmetro de crescimento se distancia das referências anteriormente utilizadas,[14] e quando as crianças atingem a idade escolar, há uma descontinuidade entre as curvas de IMC para avaliação de sobrepeso e obesidade, podendo a criança trocar de classificação de estado nutricional apenas em função da mudança do instrumento de avaliação. Por isso, em 2007 a OMS publicou padrões de referência de IMC para crianças e adolescentes dos 5 até os 19 anos de idade.[15] A construção desse instrumento se deu a partir dos dados já existentes do National Center for Health Statistics (NCHS), de 1977, para crianças dos 5 aos 19 anos de idade. Foram somados, ao banco de dados original, os dados de crianças com idade entre 1,5 e 5 anos e 11 meses, obtidos do estudo de padrão de crescimento da OMS. As curvas foram construídas a partir de métodos estatísticos para que acorresse uma atenuação entre as curvas de 0 a 5 anos e de 5 a 19 anos e para que as curvas na idade de 19 anos coincidissem com os pontos de corte de sobrepeso e obesidade na idade adulta. Nas curvas de IMC de 0 a 19 anos da OMS, os pontos de corte para sobrepeso e obesidade consistem nos percentis 85 e 97, respectivamente. Esses pontos de corte foram adotados pela Coordenação Geral de Política de Alimentação e Nutrição do Ministério da Saúde do Brasil.[16]

A classificação para sobrepeso e obesidade desenvolvida por Cole et al.[17] leva em consideração os pontos de corte de IMC para adultos (de $25kg/m^2$ e $30kg/m^2$, respectivamente, para sobrepeso e obesidade). Os autores categorizam as crianças e os adolescentes em três classes: sem sobrepeso, com sobrepeso e com obesidade (Tabela 67.1). O critério utilizado é uma extrapolação retrógrada do IMC do adulto para as diversas faixas etárias, com base em curvas de crescimento. A extrapolação desses pontos de corte, no entanto, pode não avaliar de maneira adequada o risco para a saúde nessas faixas etárias. Entretan-

Tabela 67.1 Pontos de corte internacionais de IMC para sobrepeso e obesidade, por sexo, para crianças e adolescentes com idades de 2 a 18 anos[11]

Idades (anos)	Índice de massa corporal $25kg/m^2$		Índice de massa corporal $30kg/m^2$	
	Meninos	Meninas	Meninos	Meninas
2	18,41	18,02	20,09	19,81
2,5	18,13	17,76	19,80	19,55
3	17,89	17,56	19,57	19,36
3,5	17,69	17,40	19,39	19,23
4	17,55	17,28	19,29	19,15
4,5	17,47	17,19	19,26	19,12
5	17,42	17,15	19,30	19,17
5,5	17,45	17,20	19,47	19,34
6	17,55	17,34	19,78	19,65
6,5	17,71	17,53	20,23	20,08
7	17,92	17,75	20,63	20,51
7,5	18,16	18,03	21,09	21,01
8	18,44	18,35	21,60	21,57
8,5	18,76	18,69	22,17	22,18
9	19,10	19,07	22,77	22,81
9,5	19,46	19,45	23,39	23,46
10	19,84	19,86	24,00	24,11
10,5	20,20	20,29	24,57	24,77
11	20,55	20,74	25,10	25,42
11,5	20,89	21,20	25,58	26,05
12	21,22	21,68	26,02	26,67
12,5	21,56	22,14	26,43	27,24
13	21,91	22,58	26,84	27,76
13,5	22,27	22,98	27,25	28,20
14	22,62	23,34	27,63	28,57
14,5	22,96	23,66	27,98	28,87
15	23,29	23,94	28,30	29,11
15,5	23,60	24,17	28,60	29,29
16	23,90	24,37	28,88	29,43
16,5	24,19	24,54	29,14	29,56
17	24,46	24,70	29,41	29,69
17,5	24,73	24,85	29,70	29,84
18	25	25	30	30

to, não existem estudos suficientes que avaliem os pontos de corte de IMC específicos para sexo e idade e que estabeleçam faixas de maior risco para doenças em crianças e adolescentes.[18] Em 2012, os valores de ponto de corte de IMC por Cole et al. foram transformados em valores de percentis, assemelhando-se às referências da OMS.[19] Sendo assim, considera-se que os pontos de corte elaborados por Cole et al. podem ser utilizados como padrão de referência para classificação de sobrepeso e obesidade em crianças e adolescentes, sendo seu uso recomendado pela International Obesity Task Force (IOT).[20]

EPIDEMIOLOGIA

Devido à falta de um critério único para o diagnóstico de sobrepeso e obesidade em crianças e adolescentes, é difícil avaliar a real prevalência da doença mundialmente. O crescimento do sobrepeso e obesidade não ocorre de maneira uniforme em todo o mundo.

A prevalência de sobrepeso em crianças e adolescentes, em países desenvolvidos, já é bastante elevada e parece estar se estabilizando nos últimos anos, apresentando uma taxa de crescimento diminuída. China e Japão vêm verificando um aumento rápido nos índices de sobrepeso e obesidade. A prevalência de obesidade aumentou 2,5 vezes de 1970 até 1996.[21,22] A população atingida pelo excesso de peso é diferente em países desenvolvidos e em desenvolvimento. Enquanto nos países industrializados as crianças de maior risco são as de classes socioeconômicas mais baixas, as mais acometidas nos países em desenvolvimento são as de maior renda e residentes em zonas urbanas.[18]

A prevalência estimada de sobrepeso e obesidade em crianças em idade pré-escolar, em 2010, era, de modo geral, de 11,7% para os países desenvolvidos e de 6,1% para os países em desenvolvimento.[23] A prevalência de obesidade nos EUA teve um aumento expressivo até o início do ano 2000 e parece ter se estabilizado por volta de 2010. Na década de 1970, apenas 4% das crianças de 6 a 11 anos e adolescentes de 12 a 19 anos apresentavam obesidade.[24] Esses índices aumentaram progressivamente para 15,1%, 16,3% e 18,8% nos anos 2000, 2002 e 2004, respectivamente, para crianças de 6 a 11anos, e para 14,8%, 16,7% e 17,4%, para adolescentes de 12 a 19 anos, no mesmo período.[25-27] Já no período entre 2009 e 2010 as prevalências de obesidade nas faixas etárias de 6 a 11 anos e de 12 a 19 anos foram de 18% e 18,4%, permanecendo praticamente inalteradas em relação a 2004. As prevalências de sobrepeso foram de 37,2% para crianças de 6 a 11 anos e de 34,3% para adolescentes de 12 a 19 anos, em 2004,[27] e de 33,2% para crianças de 6 a 11 anos e de 33,6% para adolescentes de 12 a 19 anos, em 2010. A prevalência de obesidade entre 2011-2012 foi de 16,9% na faixa etária de 2 a 19 anos e de 34,9% em adultos com 20 anos ou mais.[28] Esse achado evidencia uma leve queda na prevalência de sobrepeso nessas crianças. Mesmo assim, no ano de 2010, aproximadamente a metade das crianças e adolescentes estava acima do peso nos EUA. No Canadá, a prevalência de sobrepeso e obesidade aumentou cinco vezes em 15 anos e agora parece apresentar tendência a uma queda discreta. Em 2004, as prevalências de sobrepeso e obesidade eram de 21,4% e 13,3% respectivamente, em crianças e adolescentes;[29] em 2011, as prevalências eram de 19,5% e de 11,6%.[30]

As prevalências de sobrepeso e obesidade na Europa variam de acordo com as características de cada região. Em 2006, na Espanha, a prevalência de obesidade variava entre 4,7% e 10,4% e a de sobrepeso, entre 21,9% e 35,2%, dependendo do grupo etário considerado.[31] Em 2010, esses valores ficaram entre 23,2% para sobrepeso e 7,7% para obesidade em algumas regiões.[32] Na Inglaterra, 20% das crianças entre 5 e 17 anos de idade já apresentavam excesso de peso em 1998.[33] Em 2006, esses valores alcançavam 28,3% entre crianças e adolescentes de 2 a 17 anos de idade.

Os países em desenvolvimento ainda estão passando por um processo de transição nutricional, em que os casos de desnutrição vêm diminuindo e os de obesidade vêm aumentando. No Egito, a prevalência de obesidade aumentou de 2,2%, na década de 1970, para 8,6%, na década de 1990, entre os pré-escolares.[34] No Chile, foi registrado aumento de sobrepeso e obesidade de 12% para 26%, em meninos, e de 14% para 27%, em meninas, entre 1987 e 2000.[35]

No Brasil, os dados dos levantamentos populacionais realizados em 1974-1975, 1989, 1997, 2002-2003 e 2008-2009 mostram aumento de sobrepeso e obesidade, sendo uma em cada três crianças (com idades entre 5 e 9 anos) considerada com excesso de peso. Nessa faixa etária, o sobrepeso em meninos mais do que duplicou, passando de 15%, em 1989, para 34,8%, em 2009. A prevalência de obesidade aumentou 3,7 vezes, passando de 4,1%, em 1989, para 16,6%, em 2009. Para as meninas com idade de 5 a 9 anos, o aumento da prevalência de sobrepeso foi de 2,7 vezes (11,9% e 32% em 1989 e 2009, respectivamente). A prevalência de obesidade quintuplicou, passando de 2,4% para 11,8%, em 2009. Nos adolescentes do sexo masculino entre 10 e 19 anos, a frequência de excesso de peso passou de 7,7% (1989) para 21,7% (2008-2009); já no sexo feminino, o crescimento do excesso de peso foi menor, passando de 13,9% para 19,4%. A prevalência de obesidade também aumentou, passando de 1,5% para 5,9% nos adolescentes homens e de 2,27% para 4,0% nas adolescentes mulheres, no mesmo período.[22,36]

CAUSAS DA OBESIDADE INFANTIL

A obesidade é uma doença que resulta do desequilíbrio entre a ingestão e o gasto energético. Esse balanço energético positivo é resultado da interação entre o ambiente e a programação genética do indivíduo.

A carga genética está fortemente associada ao aparecimento e desenvolvimento da obesidade em adultos e em crianças. Uma criança com um dos um pais obeso tem 50% de chance de desenvolver obesidade. Essa chance sobe para 80% quando ambos os pais são obesos. Uma criança sem pais obesos tem apenas 10% de chance de ser obesa no futuro.[37,38] Até o momento, foram descritos cinco genes relacionados com a obesidade monogênica: LEP, LEPR, POMC, SIMI e NTRK2.[39] Além disso, existem síndromes genéticas que têm como característica o aparecimento de obesidade, como as síndromes de Prader-Willi, Turner e Lawrence-Moon-Biedl.[37,39,40] Estudos de base populacional demonstraram genes associados a formas poligênicas de obesidade, como o FTO e o MC4R, os quais estão associados a adiposidade aumentada em adultos.[41] Esses trabalhos também demonstraram correlação desses genes com a obesidade infantil.[41,42] O FTO também foi associado a aumento da ingestão calórica total[43] e da ingestão de gorduras[44] e a um nível menor de saciedade em crianças.[45]

Algumas síndromes endócrinas podem estar associadas à obesidade, como baixa estatura idiopática, deficiência ou resistência ao hormônio do crescimento, puberdade tardia, síndrome de Cushing, hipotireoidismo e síndrome dos ovários policísticos.[37,38] No diagnóstico diferencial, é importante ter em mente que as crianças com obesidade exógena são frequentemente mais altas do que seus pares e, não raro, apresentam os primeiros sinais de puberdade um pouco antes das crianças de mesma idade.

No entanto, o crescimento mundial da obesidade não pode ser explicado apenas pelo componente genético da doença ou por outras doenças endócrinas. As mudanças no estilo de vida e nos hábitos alimentares contribuem de modo muito importante para esse rápido aumento da prevalência de obesidade na infância. A inatividade física das crianças está diretamente relacionada com o aumento da obesidade.[46-48] Crianças com pais inativos têm mais chances de desenvolver obesidade.[49] O tempo que uma criança passa assistindo televisão e jogando jogos eletrônicos está fortemente associado à obesidade.[40,46,50-52] Essa associação aumenta à medida que a criança cresce, sendo mais forte na adolescência.[38] Crianças que passam 5 horas ou mais diante da televisão diariamente têm cinco vezes mais chances de se tornarem obesas do que crianças que assistem até 2 horas de televisão por dia.[53]

A dieta das crianças está fortemente associada a excesso de peso nessa faixa etária. Hábitos como não fazer o desjejum ou fazê-lo de maneira inadequada estão relacionados com aumento do risco de obesidade.[38] Crianças e adolescentes aumentaram muito seu consumo de carboidratos na dieta, principalmente como refrigerantes não dietéticos e outras bebidas açucaradas.[54,55] O consumo dessas bebidas está associado a aumento do consumo de calorias totais na dieta, aumento de peso, diminuição do consumo de alimentos lácteos e frutas e aumento do risco para diabetes tipo 2.[38,40,56] Outro fator importante associado ao aumento da prevalência de obesidade na infância e adolescência consiste no aumento do tamanho das porções dos alimentos disponíveis para consumo.[57] Bebidas açucaradas, doces em geral, carnes, lanches e *fast-food*,[58] além do consumo aumentado de gordura e carboidratos,[38] estão relacionados com sobrepeso e obesidade em crianças e adolescentes. No entanto, os estudos não encontraram relação com o aumento da ingestão diária de calorias isoladamente[59] nesses indivíduos. A relação com a ingestão calórica diária total foi demonstrada em crianças em idade pré-escolar.[40] Um fator dietético que parece proteger contra o aparecimento de obesidade na infância é o aleitamento materno, mas as evidências existentes ainda são provenientes de estudos observacionais e há possíveis fatores de confusão, como a introdução de outros alimentos, demonstrados em revisões sistemáticas desses estudos.[60] Outro fator que parece estar associado ao aumento do risco de obesidade é a diminuição do tempo de sono das crianças.[61] Assim, assume-se que, de maneira ampla, os fatores diretamente envolvidos são o crescente sedentarismo, a qualidade da dieta e o estilo de vida.

Outros fatores, independentes do estilo de vida e da genética, também parecem estar relacionados com maior risco de obesidade na infância ou adolescência. Diabetes gestacional,[37,40,62] obesidade mórbida na gestante,[40] peso ao nascer > 4.000g[18,37,63] ou < 1.500g[18] e crescimento intrauterino inadequado[18] são tidos como fatores de risco para obesidade. Por estarem relacionados com o ambiente intrauterino, sugere-se que o ambiente fetal exerce um papel importante no desenvolvimento da doença. Alimentação artificial introduzida precocemente, em detrimento do aleitamento materno é também um fator predisponente.[18,37,63,64] Um "rebote" de adiposidade precoce também é considerado fator de risco para obesidade: crianças com aumento no IMC antes dos 5,5 anos apresentam maior risco de ter obesidade na idade adulta.[38] A origem étnica também está associada a maior risco de obesidade.[38] Crianças de origem asiática, por exemplo, têm maior risco de serem obesas e maiores índices de adiposidade. Condição socioeconômica desfavorável também está associada a maior risco de desenvolvimento de obesidade.[40]

CONDIÇÕES CLÍNICAS E COMPLICAÇÕES ASSOCIADAS

A obesidade tem impacto global na saúde de crianças e adolescentes. Mesmo que muitas das consequências da obesidade infantil só venham a ser observadas na idade adulta, complicações imediatas da doença já podem ser vistas na infância e adolescência.[18] Além disso, a obesidade na infância é fator preditivo de obesidade na idade adulta.[38,65] Crianças obesas têm 40% de chance de se tornarem adolescentes obesos e 80% destes, adultos obesos.[2] As consequências imediatas da obesidade infantil incluem problemas ortopédicos (pé plano, escoliose, coxa *vara*), dermatológicos (verrugas no quadril, coxa e tórax; infecções cutâneas; intertrigos micóticos; furunculoses; acantose *nigricans*), cardiovasculares (hipertensão arterial, dislipidemias), respiratórios (asma e apneia do sono), endocrinometabólicos (hiperinsulinemia, resistência à insulina, dislipidemias, diminuição do GH, ovários policísticos), gastrointestinais (esteatose hepática, refluxo gastroesofágico e colelitíase) e psicossociais (transtornos da conduta, depressão, angústia, distorção da imagem corporal, transtornos alimentares e baixa autoestima).[1,2,18,37,38,40,66,67] Além disso, existem deficiências de micronutrientes associadas à obesidade infantil, em virtude de uma dieta com alta densidade calórica e baixa quantidade de nutrientes. Os micronutrientes mais comumente deficientes nessas crianças são vitamina D e ferro[40,68] (Tabela 67.2).

O risco de doenças cardiovasculares é maior em crianças obesas do que naquelas com peso normal.[69] Cerca de 60% das crianças com obesidade apresentam pelo menos um fator de risco para doença cardiovascular,[67] como aumento de adiposidade abdominal e resistência à insulina.[49] IMC elevado também está associado a aumento do risco de morte por doenças cardiovasculares.[7] A pré-diabetes é observada em 20% a 25% das crianças e adolescentes com obesidade.[70] Atualmente, já são diagnosticados casos de pré-diabetes ou *diabetes mellitus* tipo 2 (DM2) entre crianças e adolescentes com excesso de peso. A prevalência de DM2 está crescendo de maneira importante na população infantil. Nos EUA, já representa o dobro da prevalência do diabetes tipo 1, em adolescentes, segundo o National Health and Nutrition Examination Survey III.[71] Sendo assim, a obesidade aumenta o risco do aparecimento de síndrome metabólica (SM) em crianças e adolescentes.[38,40,72,73]

Tabela 67.2 Consequências físicas e psicológicas da obesidade em crianças e adolescentes[2,18,40,80]

Pulmonares
Apneia do sono
Asma
Síndrome de Pickwick

Ortopédicas
Tíbia *vara*
Torção tibial
Pé plano
Entorse de tornozelo
Risco aumentado de fraturas

Neurológicas
Hipertensão intracraniana idiopática

Gastrointestinais
Colelitíase
Esteatose hepática/esteato-hepatite não alcoólica
Cirrose
Refluxo gastroesofágico

Endócrinas
Resistência à insulina/intolerância à glicose
Diabetes mellitus tipo 2
Alterações menstruais
Síndrome dos ovários policísticos
Hipercortisolismo

Cardiovasculares
Hipertensão
Dislipidemia
Estrias de gordura nas paredes arteriais
Hipertrofia do ventrículo esquerdo

Psicossociais
Depressão
Angústia
Baixa autoestima
Distorção da imagem corporal
Transtornos alimentares (compulsão alimentar, bulimia)

Deficiência de micronutrientes
Deficiência de vitamina D
Deficiência de ferro

Embora não se trate de uma doença mental, evidências apontam para a presença de impacto psicológico em crianças com excesso de peso e obesidade. Estudos demonstram algum nível de impacto psicossocial pelo fato de se ter excesso de peso ou obesidade.[74] Obesidade crônica está associada à ocorrência de transtornos mentais em meninos e meninas.[75]

Transtorno de humor, adversidades na infância e, marcadamente, história de abuso sexual ou físico na infância se associam à obesidade ou a suas comorbidades na vida adulta.[76] Cerca de metade das crianças obesas apresenta ansiedade significativa; um terço, sintomas depressivos, e 15%, compulsão alimentar grave.[76] O comer emocional e externo (comer por influência do estado emocional), a compulsão alimentar e os sintomas emocionais foram fortemente associados.[77] Estudo realizado com cuidadores de crianças de 6 a 10 anos de idade, em Porto Alegre, encontrou associação entre o comportamento dos cuidadores e o excesso de peso na infância.[78]

MANEJO DA CRIANÇA E DO ADOLESCENTE OBESOS

Na avaliação da criança e do adolescente com sobrepeso e obesidade, a história clínica deve incluir história gestacional, evolução do crescimento, tempo de aleitamento materno exclusivo e idade e forma da introdução de fórmulas infantis e da alimentação complementar, idade de início do aumento de peso, história prévia de tratamentos para o sobrepeso e idade do início da puberdade (se houver).[79,80] Além disso, é indispensável uma avaliação detalhada da alimentação e do nível de atividade física atuais. É necessário, também, avaliar o ambiente em que vive essa criança.[37] O exame físico deve ser detalhado. A avaliação laboratorial serve para avaliar melhor as condições clínicas da criança e investigar possíveis complicações associadas[81] (Tabela 67.3).

A avaliação alimentar tem o objetivo de promover o entendimento dos hábitos alimentares que possam contribuir para o aumento da ingestão calórica, como consumo de lanches (salgadinhos, barras de cereal, biscoitos), a realização ou não de desjejum, o consumo de bebidas açucaradas e refeições realizadas fora de casa (escola, restaurante etc.), em que o consumo alimentar da criança ou do adolescente não é controlado pela família, além da rotina alimentar da família.[79] A avaliação do nível de atividade física deve incluir tanto a atividade física formal (esportes estruturados, como natação, futebol e aulas de educação física) quanto atividades físicas do cotidiano, como atividades realizadas ao ar livre, auxílio em atividades domésticas ou caminhadas para deslocamento (como, por exemplo, de casa para a escola). Além disso, deve-se avaliar o tempo gasto em atividades sedentárias, como assistir televisão, utilizar o computador ou jogar jogos eletrônicos.[79,80] Uma avaliação psicológica que busque levantar a presença de depressão, baixa autoestima e *bullying*, além de outros aspectos sociais, como estrutura do núcleo familiar e situação socioeconômica, também deve ser realizada.[79]

O exame físico deve incluir a aferição de peso e altura e a determinação do IMC.[79] O uso da medida da circunferência da cintura ainda não está totalmente es-

---

Tabela 67.3 Avaliação da criança obesa

História recente
- Dores de cabeça (hipertensão)
- Dificuldades de respirar à noite, sonolência durante o dia (apneia do sono)
- Dor abdominal, náuseas, vômitos (colecistite, colelitíase)
- Dor nos joelhos e/ou quadris
- Alterações menstruais (síndrome dos ovários policísticos, hipotireoidismo)
- Poliúria, polifagia, aumento de peso (DM2)
- Medicações em uso
- Fumo

História pregressa
- Peso ao nascimento
- Retardo no desenvolvimento e crescimento linear pobre (síndromes genéticas ou doenças endócrinas)
- História do aumento de peso: início do sobrepeso
- Tratamentos anteriores para perda de peso e seus resultados

Histórico familiar
- História de diabetes gestacional
- Obesidade
- Hipertensão arterial
- DM2
- Dislipidemia
- Doença arterial coronariana

Avaliação nutricional
- Avaliação do hábito alimentar: consumo de *fast-food*, alimentos ricos em gorduras e bebidas açucaradas
- Comportamento alimentar: hábitos alimentares da família, comer assistindo televisão, alimentação na escola

Atividade física
- Sedentarismo (assistir televisão, usar o computador e jogos eletrônicos)
- Oportunidades de prática de atividade física em casa, na escola etc.

Avaliação psicossocial
- Autoestima (depressão)
- *Bullying*
- Transtornos alimentares (bulimia, comer compulsivo)
- Visão da família e da criança sobre a doença (culpa, negação, expectativa do tratamento – perda de peso)
- Motivação e capacidade da família e da criança para iniciar a mudança de comportamento

Exame físico
- Aparência geral
- Peso e altura (cálculo do IMC)
- Medida da cintura
- Pressão arterial
- Glândula tireoide
- Estágio puberal
- Coração e pulmões
- Abdome
- Extremidades

Avaliação laboratorial
- Colesterol total, HDL-colesterol, triglicerídeos
- Glicemia de jejum ou teste de tolerância à glicose, T4, TSH, TGP, TGO
- Exames mais específicos conforme clínica (cortisol ou outras dosagens hormonais, cariótipo, ecografia abdominal)

Adaptada das referências 37, 79 e 80.

tabelecido na avaliação de crianças e adolescentes com sobrepeso e obesidade, porém é mais uma ferramenta de avaliação.[79,81] Mesmo não havendo pontos de corte estabelecidos de cintura abdominal para crianças e adolescentes, a medida parece estar relacionada com risco cardiovascular e com maiores taxas de mortalidade.[82] A razão cintura/altura, quando > 0,5, prediz acúmulo de gordura visceral, correlacionando-se com SM.[83,84] Uma aferição da pressão arterial deve ser feita com manguito apropriado.[80] São consideradas hipertensas as crianças com pressão sistólica ou diastólica ≥ percentil 95 para idade, sexo e altura.[85] Devem-se buscar sinais sugestivos de doenças endócrinas ou genéticas (baixa estatura, retardo mental, características faciais sugestivas, achados neurológicos etc.).

A avaliação laboratorial deve incluir, de maneira geral, o perfil lipídico completo e um teste de rastreamento para DM2 (glicemia de jejum ou teste de tolerância à glicose).[37,71,80,85] Provas de função hepática e ecografia abdominal devem ser solicitadas em casos de grau mais extremo de obesidade infantil,[71,80,85] devido à maior prevalência de esteatose hepática nesses pacientes; esses exames devem ser considerados na presença de comorbidades.[79] T4 e TSH podem ser solicitados na avaliação inicial. Exames mais específicos serão indicados com base na clínica. A Tabela 67.3 detalha melhor a avaliação laboratorial preconizada.

PRINCÍPIOS GERAIS DO TRATAMENTO DA OBESIDADE INFANTIL

O foco do tratamento em crianças e adolescentes com sobrepeso deve dirigir-se para a desaceleração do ganho ponderal em relação ao crescimento longitudinal.[71,86] A médio e longo prazo, a manutenção do peso, enquanto prossegue o crescimento axial, será acompanhada da diminuição do IMC. Em fases de crescimento menos acelerado, o objetivo será a perda gradual de peso, principalmente nas crianças obesas ou naquelas com sobrepeso e comorbidades (Tabela 67.4).

O tratamento da obesidade infantil deve levar em consideração vários tipos de abordagem e ter como objetivo principal mudanças comportamentais e a participação da família em todo o processo, contemplando aspectos da alimentação, atividade física, apoio psicológico e mudanças nos hábitos de vida.[68,87]

Tratamento Dietético

O tratamento dietético da obesidade busca a promoção de hábitos saudáveis, uma alimentação balanceada, com balanço energético adequado, e a manutenção do

Tabela 67.4 Metas recomendadas no tratamento da obesidade infantil[71,86]

IMC	Classificação	Meta de tratamento
< percentil 85	Peso normal	Manutenção do IMC para preservação da saúde
Percentil entre 85 e 95	Sobrepeso/risco para obesidade	Manutenção do peso e redução do IMC para percentil < 85
> percentil 95	Obesidade	Manutenção de peso (crianças de 2 a 7 anos) Perda de peso gradual (crianças com mais de 7 anos) para diminuir IMC
> percentil 85 e presença de comorbidades	Sobrepeso com comorbidades	Perda de peso gradual (1 a 2kg por mês) Tratamento adicional para as comorbidades

crescimento e desenvolvimento normais da criança e do adolescente. A utilização de planos alimentares estruturados e/ou restritos não é recomendada de maneira geral; somente em casos de obesidade grave deve-se usar essa abordagem, pois resultados positivos só ocorrem a curto prazo, não sendo mantidos por um período prolongado.[68,86] A abordagem nutricional deve enfocar a redução (ou eliminação) do consumo de alimentos implicados no excesso de ingestão calórica, como, por exemplo, salgadinhos, sorvetes, frituras, bebidas açucaradas e *fast-food*.[37,86,88] Deve-se, simultaneamente, estimular o consumo de alimentos saudáveis, como frutas e vegetais (> 5 porções/dia), leite e derivados desnatados (> 3 porções/dia) e alimentos integrais (> 6 porções diárias).[37,71,88] O tamanho adequado das porções para cada faixa etária pode ser encontrado no guia *My Plate* para crianças, do Departamento de Agricultura dos EUA.[89] O consumo de sal (< 6g/dia) e açúcar deve ser limitado[71] e a recomendação de consumo de fibras, diferentemente dos adultos, não é fixa, devendo seguir a regra da "idade + 5g", em razão da variação das necessidades energéticas ao longo dos estágios de crescimento.[88] Hábitos alimentares saudáveis, como o desjejum e efetuar o maior número de refeições em casa, também contribuem para diminuição do sobrepeso e do risco de reganho de peso.[88] É importante salientar que, se as mudanças nos hábitos alimentares se restringirem à criança, a probabilidade de sucesso é menor. Toda a família deve ser envolvida em um processo gradual e contínuo.[37,67,88]

As dietas com restrição moderada de calorias podem beneficiar crianças e adolescentes obesos que já apresentem comorbidades.[18] Dietas muito restritivas e dietas hiperproteicas proporcionam maior redução de peso a curto prazo.[40,82] Dietas cetogênicas, com 1,5 a 2,5g de proteína/kg de peso atual e com restrição de carboidratos, promovem perda de peso de cerca de 1 a 2kg por semana.[68] No entanto, além das potenciais complicações, como deficiências de vitaminas e minerais, redução da taxa de crescimento,[40] alterações no ciclo menstrual,[90] hipopotassemia e hipoglicemia,[68] esse tipo de dieta não pode ser mantido a longo prazo fora de ambiente controlado.[37] Essas dietas devem ser restritas a casos selecionados de crianças e adolescentes com obesidade grave[18] e só devem ser implementadas em ambiente com equipe multidisciplinar e sob supervisão médica continuada.[68,79]

As necessidades de energia variam muito durante a infância e a adolescência. As Referências de Ingestão Dietéticas (DRI)[91] atuais propõem uma ingestão de 30% a 40% do valor energético total como gorduras, para crianças de até 3 anos, e de 25% a 35%, dos 4 aos 18 anos de idade. A recomendação de carboidratos é de 45% a 65% do valor calórico total. A ingestão de proteínas deve ficar entre 5% e 20%, em crianças de até 3 anos, e entre 10% e 30% do valor calórico total, em crianças e adolescentes de 4 a 18 anos. Outras recomendações com o objetivo de evitar o desenvolvimento de doenças cardiovasculares incluem a limitação do consumo de gorduras saturadas em, no máximo, 10% do valor calórico total da dieta e a ingestão de colesterol limitada a 300mg/dia.[68,71]

As recomendações de mudanças dos hábitos alimentares devem sempre levar em conta a cultura, o ambiente e as condições socioeconômicas da família. A família deve ser orientada quanto à diminuição do número de refeições realizadas fora de casa, ao uso de lanches saudáveis (p. ex., frutas) e à estruturação dos horários e locais onde serão realizadas as refeições.[88]

Atividade Física

Qualquer aumento de atividade física traz benefícios para a saúde de crianças e adolescentes obesos.[68] A inclusão da prática de atividade física regular é fundamental para auxiliar a perda ponderal e a manutenção de peso alcançado.[86] O aumento do nível de atividade física deve ser encorajado e as atividades sedentárias, desestimuladas.[37,88] O tempo gasto em atividades sedentárias, como televisão, jogos eletrônicos ou Internet, deve ser restringido a, no máximo, 2 horas por dia, e esses equipamentos devem ser retirados dos quartos das crianças.[86,88,92] Para crianças com menos de 2 anos de idade, recomenda-se que não assistam televisão.[88] Reco-

menda-se uma média de atividade física de, no mínimo, 1 hora/dia.[88] A atividade física não deve ter o objetivo exclusivo de perda de peso, devendo ser agradável e envolver os familiares e os amigos.[86] As crianças devem ser encorajadas a praticar tanto atividades físicas não estruturadas, como brincar (na rua, em parques ou em casa), como os esportes estruturados.[71,86,88] Devem ser estimuladas a diversificar sua atividade física, alternando a intensificação de atividades cotidianas (brincadeiras com familiares ou amigos, sair para passear com o cachorro, caminhar até a escola, ajudar na limpeza) com a prática de esportes.[71]

Tratamento e Abordagem de Fatores Psicossociais

O tratamento da obesidade na infância envolve a mudanças nos hábitos da criança e dos seus cuidadores. Estudo de intervenção para redução de peso utilizando grupos para pais e crianças/adolescentes relatou, após 6 meses, redução média de 3,4% no excesso de peso (p = 0,001) e perda de peso maior naqueles que participaram de maior número de sessões em grupo.[93] Houve, também, melhora significativa na qualidade de vida das crianças. Esses dados sugerem que uma intervenção em grupo para o tratamento da obesidade infantil pode resultar em reduções ponderais clinicamente significativas, bem como em melhorias na saúde relacionadas com a qualidade de vida.

No manejo dessas crianças, deve-se sempre levar em conta a multiplicidade de fatores psicossociais e buscar realizar seu tratamento com ferramentas de psicoterapia e educação para a saúde.

Tratamento Farmacológico

A terapia farmacológica poderá ser considerada em crianças e adolescentes nos casos em que a modificação no estilo de vida (dieta e atividade física) falhar.[82] Mesmo assim, deve-se ter muito cuidado com o uso de medicamentos para perda de peso na infância, pois, a longo prazo, seus efeitos no crescimento e desenvolvimento não foram bem estudados.[88] Os estudos disponíveis não avaliam a eficácia dos medicamentos de modo dissociado de mudanças no estilo de vida.[94-99] Portanto, nenhum fármaco pode ser considerado efetivo se utilizado isoladamente, fora do contexto de mudança no estilo de vida. Atendida essa premissa, a farmacoterapia pode levar a perda de peso adicional de 5% a 10%, em um período de 4 a 6 meses.[88] Não há consenso quanto ao momento de se indicar farmacoterapia, mas, nessa faixa etária, dificilmente o uso de medicamentos antiobesidade é indicado precocemente.

O orlistat foi aprovado para tratamento de crianças a partir dos 12 anos de idade.[71,82,88,100] Os estudos mostram eficácia superior ao placebo, mas nunca dissociada de modificações no estilo de vida. O uso de orlistat exige boa aderência à dieta, sob pena de provocar esteatorreia.[97-99] Os estudos disponíveis em adolescentes se limitam a 6 meses. Nessa faixa etária, recomenda-se a associação sistemática de suplementação vitamínica.[71]

Até 2011, a sibutramina podia ser empregada no tratamento de pacientes obesos a partir dos 16 anos de idade.[68,82,101] Estudos confirmam sua eficácia em comparação ao placebo (em doses de 10 a 15mg).[94-96] No entanto, os efeitos favoráveis sobre a perda ponderal, a insulinemia e os níveis de HDL-C, em adolescentes obesos, podem não se manter por períodos superiores a 6 meses ou 1 ano. Os estudos disponíveis limitam-se a, no máximo, 2 anos de acompanhamento. O uso da sibutramina em pacientes com fatores de risco, como hipertensão e DM2, aumenta o risco de eventos cardiovasculares.[102] Por isso, sua prescrição foi contraindicada para crianças e adolescentes pela Agência Nacional de Vigilância Sanitária (ANVISA) em 2011.[102]

Não há estudos suficientes ou satisfatórios com agentes noradrenérgicos. Essas medicações não devem ser prescritas para crianças e adolescentes como fármacos antiobesidade e tiveram sua comercialização proibida em 2011 no Brasil.[102]

O uso de metformina em crianças com DM2, a partir dos 10 anos de idade, já foi validado.[103] A indicação para meninas com síndrome dos ovários policísticos é também considerada.[103] Uma meta-análise realizada em 2009, com três estudos que usaram metformina em crianças e adolescentes, não encontrou perda significativa de peso com o uso dessa medicação.[104] No entanto, um ensaio clínico randomizado, realizado com crianças com obesidade grave e resistência à insulina, demonstrou redução do IMC e melhora da glicemia de jejum e do índice HOMA nessa população.[105] Desse modo, não há dados suficientes para respaldar o uso da metformina como agente antiobesidade isoladamente, devendo ser indicada para crianças que já apresentam pré-diabetes ou DM2.

O topiramato é um medicamento anticonvulsivante usado no tratamento da epilepsia e na profilaxia da enxaqueca.[106] Uma meta-análise recente, com 10 ensaios clínicos randomizados, verificou o efeito do topiramato na perda de peso em adultos e demonstrou que os indivíduos que usaram a medicação por 16 semanas perderam, em média, 5,34kg de peso corporal, em comparação a placebo, sugerindo que o topiramato poderia ser usado como fármaco antiobesidade.[107] Em um estudo que avaliou crianças com epilepsia, o uso do topiramato associou-se à diminuição do peso e aumentou os níveis séricos de adiponectina.[108] No entanto, o uso do topiramato em crianças obesas pode prejudicar a fala, a atenção e a memória quando usado em doses > 3,3mg/kg/dia.[109] Não há dados que respaldem o uso do topiramato especificamente para o tratamento da obesidade em crianças.

Cirurgia

A cirurgia bariátrica pode ser considerada na presença de comorbidades graves, como apneia do sono, DM2 e pseudotumor cerebral, quando o IMC for $\geq$ 35kg/m². Em caso de IMC > 40kg/m², a cirurgia poderá ser indicada mesmo que as comorbidades sejam menos graves, em pacientes a partir dos 16 anos de idade.[110] Em 2012, o Ministério da Saúde adotou como mínima essa faixa etária para realização do procedimento pelo Sistema Único de Saúde. Poucos estudos avaliaram os efeitos da cirurgia bariátrica em adolescentes. A perda de peso pode chegar a 60% do peso pré-operatório e parece se manter a longo prazo (10 anos).[111] Os efeitos adversos da cirurgia bariátrica incluem cálculos biliares, aderências, hérnia de parede abdominal, deficiência de micronutrientes, como folato e vitamina B_{12}, e anemia.[68] O tratamento cirúrgico exige abordagem multidisciplinar e acompanhamento a longo prazo após a cirurgia. A indicação de cirurgia bariátrica só pode ser feita após avaliação completa das condições clínicas e psicossociais do paciente e dos riscos inerentes ao procedimento. Reserva-se para pacientes com condições clínicas e psicossociais, nos quais as tentativas de manejo não cirúrgico, praticadas por profissionais qualificados de maneira multidisciplinar, se esgotaram, sem resultados satisfatórios.

PREVENÇÃO

Tendo em vista o caráter epidêmico, a abordagem populacional propõe a prevenção da obesidade infantil. Fatores culturais modificaram substancialmente o estilo de vida no mundo ocidental. Na realidade brasileira, ainda ocorrem fatores como o crescimento desordenado das cidades, a violência urbana (que confina os indivíduos) e a relação entre o baixo poder aquisitivo da população e o preço dos gêneros alimentícios. A prevenção da obesidade infantil envolve mudanças políticas, culturais e socioeconômicas profundas. Nesse sentido, cabe à esfera governamental criar programas específicos para concretizar as medidas de prevenção da obesidade infantil. As medidas preventivas não devem ser direcionadas exclusivamente às crianças, mas sim a toda a sociedade, possibilitando que a população crie hábitos alimentares mais saudáveis e aumente seu nível de atividade física. A abordagem passa por instâncias como políticas públicas e legislações que regulamentam e controlam: (a) a produção, divulgação, publicidade e comercialização de alimentos industrializados e *fast-food* para crianças e adolescentes; (b) trabalhos educacionais com as comunidades, dentro das escolas e com as famílias das crianças; e (c) o estímulo ao aumento da atividade física, apoiado por espaços públicos em que se possam realizar atividades saudáveis com segurança e higiene (ciclovias, parques, praças, calçadas).[18,112,113] As escolas devem oferecer a disciplina de educação física e uma merenda escolar adequada e implantar programas de educação alimentar para as crianças e as famílias, além de restringir a venda de alimentos não saudáveis em favor de lanches saudáveis (iogurtes, saladas e suco de frutas).[113,114]

Referências

1. Godoy-Matos AF, Guedes EP, Carraro L et al. Diretrizes brasileiras de obesidade. Itapevi, SP: Associação Brasileira para o Estudo da Obesidade e da Síndrome Metabólica-ABESO, 2009.
2. Consenso Latino-americano de Obesidade. Rio de Janeiro, 10 de outubro de 1998.
3. Lazarus R, Baur L, Webb K, Blyth F. Body mass index in screening for adiposity in children and adolescents: systematic evaluation using receiver operating characteristic curves. Am J Clin Nutr 1996; 63:500-6.
4. Mei Z, Grummer-Strawn LM, Pietrobelli A, Goulding A, Goran MI, Dietz WH. Validity of body mass index compared with other body-composition screening indexes for the assessment of body fatness in children and adolescents. Am J Clin Nutr 2002; 75:978-85.
5. Pietrobelli A, Faith MS, Allison DB, Gallagher D, Chiumello G, Heymsfield SB. Body mass index as a measure of adiposity among children and adolescents: a validation study. J Pediatr 1998; 132:204-10.
6. Aguilar Cordero MJ, Gonzalez Jimenez E, Garcia Garcia CJ et al. Comparative study of the effectiveness of body mass index and the body-fat percentage as methods for the diagnosis of overweight and obesity in children. Nutr Hosp 2012; 27:185-91.
7. Baker JL, Olsen LW, Sorensen TI. Childhood body-mass index and the risk of coronary heart disease in adulthood. N Engl J Med 2007; 357:2329-37.
8. Juonala M, Jarvisalo MJ, Maki-Torkko N, Kahonen M, Viikari JS, Raitakari OT. Risk factors identified in childhood and decreased carotid artery elasticity in adulthood: the Cardiovascular Risk in Young Finns Study. Circulation 2005; 112:1486-93.
9. Juonala M, Magnussen CG, Berenson GS et al. Childhood adiposity, adult adiposity, and cardiovascular risk factors. N Engl J Med 2012; 365:1876-85.
10. de Onis M, Onyango AW, Van den Broeck J, Chumlea WC, Martorell R. Measurement and standardization protocols for anthropometry used in the construction of a new international growth reference. Food Nutr Bull 2004; 25:S27-36.
11. de Onis M, Garza C, Victora CG, Onyango AW, Frongillo EA, Martines J. The WHO Multicentre Growth Reference Study: planning, study design, and methodology. Food Nutr Bull 2004; 25:S15-26.
12. de Onis M, Garza C, Victora CG. The WHO Multicentre Growth Reference Study: strategy for developing a new international growth reference. Forum Nutr 2003; 56:238-40.
13. Garza C, de Onis M. Rationale for developing a new international growth reference. Food Nutr Bull 2004; 25:S5-14.
14. Must A, Dallal GE, Dietz WH. Reference data for obesity: 85th and 95th percentiles of body mass index (wt/ht2) and triceps skinfold thickness. Am J Clin Nutr 1991; 53:839-46.
15. de Onis M, Onyango AW, Borghi E, Siyam A, Nishida C, Siekmann J. Development of a WHO growth reference for school-aged children and adolescents. Bull World Health Organ 2007; 85:660-7.
16. Curvas de Crescimento da Organização Mundial da Saúde – OMS. 2007. Disponível em: http://nutricao.saude.gov.br/sisvan.php?conteudo=curvas_cresc_oms. Acesso em: 1/11/2012.
17. Cole TJ, Bellizzi MC, Flegal KM, Dietz WH. Establishing a standard definition for child overweight and obesity worldwide: international survey. BMJ 2000; 320:1240-3.
18. Lobstein T, Baur L, Uauy R. Obesity in children and young people: a crisis in public health. Obes Rev 2004; 5 Suppl 1:4-104.
19. Cole TJ, Lobstein T. Extended international (IOTF) body mass index cutoffs for thinness, overweight and obesity. Pediatr Obes 2012; 7:284-94.
20. The challenge of obesity in the WHO European Region and the strategies for response. WHO European Region, 2007.
21. Murata M. Secular trends in growth and changes in eating patterns of Japanese children. Am J Clin Nutr 2000; 72:1379S-83S.
22. Wang Y, Monteiro C, Popkin BM. Trends of obesity and underweight in older children and adolescents in the United States, Brazil, China, and Russia. Am J Clin Nutr 2002; 75:971-7.
23. de Onis M, Blossner M, Borghi E. Global prevalence and trends of overweight and obesity among preschool children. Am J Clin Nutr 2010; 92:1257-64.
24. Flegal KM, Carroll MD, Kuczmarski RJ, Johnson CL. Overweight and obesity in the United States: prevalence and trends, 1960-1994. Int J Obes Relat Metab Disord 1998; 22:39-47.
25. Ogden CL, Flegal KM, Carroll MD, Johnson CL. Prevalence and trends in overweight among US children and adolescents, 1999-2000. JAMA 2002; 288:1728-32.
26. Hedley AA, Ogden CL, Johnson CL, Carroll MD, Curtin LR, Flegal KM. Prevalence of overweight and obesity among US children, adolescents, and adults, 1999-2002. JAMA 2004; 291:2847-50.
27. Ogden CL, Carroll MD, Curtin LR, McDowell MA, Tabak CJ, Flegal KM. Prevalence of overweight and obesity in the United States, 1999-2004. JAMA 2006; 295:1549-55.
28. Ogden CL, Carroll MD, Kit BK, Flegal KM. Prevalence of childhood and adult obesity in the United States, 2011-2012. JAMA, 2014; 311:806-14.
29. Belanger-Ducharme F, Tremblay A. Prevalence of obesity in Canada. Obes Rev 2005; 6:183-6.
30. Roberts KC, Shields M, de Groh M, Aziz A, Gilbert JA. Overweight and obesity in children and adolescents: results from

the 2009 to 2011 Canadian Health Measures Survey. Health Rep 23:37-41.

31. Serra-Majem L, Aranceta Bartrina J, Perez-Rodrigo C, Ribas--Barba L, Delgado-Rubio A. Prevalence and determinants of obesity in Spanish children and young people. Br J Nutr 2006; 96 Suppl 1:S67-72.

32. Martinez-Vizcaino V, Martinez MS, Pacheco BN et al. Trends in excess of weight, underweight and adiposity among Spanish children from 2004 to 2010: the Cuenca Study. Public Health Nutr 2009; 15:2170-4.

33. Lobstein TJ, James WP, Cole TJ. Increasing levels of excess weight among children in England. Int J Obes Relat Metab Disord 2003; 27:1136-8.

34. Martorell R, Kettel Khan L, Hughes ML, Grummer-Strawn LM. Overweight and obesity in preschool children from developing countries. Int J Obes Relat Metab Disord 2000; 24:959-67.

35. Kain J, Uauy R, Vio F, Albala C. Trends in overweight and obesity prevalence in Chilean children: comparison of three definitions. Eur J Clin Nutr 2002; 56:200-4.

36. Pesquisa de Orçamentos Familiares 2008-2009. Antropometria e Estado Nutricional de Crianças, Adolescentes e Adultos no Brasil. In: Ministério do Planejamento. Rio de Janeiro, 2008-2009.

37. Plourde G. Preventing and managing pediatric obesity. Recommendations for family physicians. Can Fam Physician 2006; 52:322-8.

38. Kipping RR, Jago R, Lawlor DA. Obesity in children. Part 1: Epidemiology, measurement, risk factors, and screening. BMJ 2008; 337:a1824.

39. Mutch DM, Clement K. Genetics of human obesity. Best Pract Res Clin Endocrinol Metab 2006; 20:647-64.

40. Han JC, Lawlor DA, Kimm SY. Childhood obesity. Lancet 2010; 375: 1737-48.

41. Speliotes EK, Willer CJ, Berndt SI et al. Association analyses of 249,796 individuals reveal 18 new loci associated with body mass index. Nat Genet 2010; 42:937-48.

42. Willer CJ, Speliotes EK, Loos RJ et al. Six new loci associated with body mass index highlight a neuronal influence on body weight regulation. Nat Genet 2009; 41:25-34.

43. Cecil JE, Tavendale R, Watt P, Hetherington MM, Palmer CN. An obesity-associated FTO gene variant and increased energy intake in children. N Engl J Med 2008; 359:2558-66.

44. Timpson NJ, Emmett PM, Frayling TM et al. The fat mass-and obesity-associated locus and dietary intake in children. Am J Clin Nutr 2008; 88:971-8.

45. Wardle J, Llewellyn C, Sanderson S, Plomin R. The FTO gene and measured food intake in children. Int J Obes (Lond) 2009; 33:42-5.

46. Tremblay MS, Willms JD. Is the Canadian childhood obesity epidemic related to physical inactivity? Int J Obes Relat Metab Disord 2003; 27:1100-5.

47. Zimmet P, Alberti G, Kaufman F et al. The metabolic syndrome in children and adolescents. Lancet 2007; 369:2059-61.

48. Jimenez-Pavon D, Kelly J, Reilly JJ. Associations between objectively measured habitual physical activity and adiposity in children and adolescents: Systematic review. Int J Pediatr Obes 2010; 5:3-18.

49. Goran MI, Ball GD, Cruz ML. Obesity and risk of type 2 diabetes and cardiovascular disease in children and adolescents. J Clin Endocrinol Metab 2003; 88:1417-27.

50. Swinburn B, Egger G. Preventive strategies against weight gain and obesity. Obes Rev 2002; 3:289-301.

51. Stallmann-Jorgensen IS, Gutin B, Hatfield-Laube JL, Humphries MC, Johnson MH, Barbeau P. General and visceral adiposity in black and white adolescents and their relation with reported physical activity and diet. Int J Obes (Lond) 2007; 31:622-9.

52. Marshall SJ, Biddle SJ, Gorely T, Cameron N, Murdey I. Relationships between media use, body fatness and physical activity in children and youth: a meta-analysis. Int J Obes Relat Metab Disord 2004; 28:1238-46.

53. Gortmaker SL, Must A, Sobol AM, Peterson K, Colditz GA, Dietz WH. Television viewing as a cause of increasing obesity among children in the United States, 1986-1990. Arch Pediatr Adolesc Med 1996; 150:356-62.

54. Cavadini C, Siega-Riz AM, Popkin BM. US adolescent food intake trends from 1965 to 1996. Arch Dis Child 2000; 83:18-24.

55. Prynne CJ, Paul AA, Price GM, Day KC, Hilder WS, Wadsworth ME. Food and nutrient intake of a national sample of 4-year--old children in 1950: comparison with the 1990s. Public Health Nutr 1999; 2:537-47.

56. Vartanian LR, Schwartz MB, Brownell KD. Effects of soft drink consumption on nutrition and health: a systematic review and meta-analysis. Am J Public Health 2007; 97:667-75.

57. St-Onge MP, Keller KL, Heymsfield SB. Changes in childhood food consumption patterns: a cause for concern in light of increasing body weights. Am J Clin Nutr 2003; 78:1068-73.

58. Nicklas TA, Yang SJ, Baranowski T, Zakeri I, Berenson G. Eating patterns and obesity in children. The Bogalusa Heart Study. Am J Prev Med 2003; 25:9-16.

59. Nicklas TA. Dietary studies of children: the Bogalusa Heart Study experience. J Am Diet Assoc 1995; 95:1127-33.

60. Owen CG, Martin RM, Whincup PH, Smith GD, Cook DG. Effect of infant feeding on the risk of obesity across the life course: a quantitative review of published evidence. Pediatrics 2005; 115:1367-77.

61. Al Mamun A, Lawlor DA, Cramb S, O'Callaghan M, Williams G, Najman J. Do childhood sleeping problems predict obesity in young adulthood? Evidence from a prospective birth cohort study. Am J Epidemiol 2007; 166:1368-73.

62. Dabelea D, Hanson RL, Lindsay RS et al. Intrauterine exposure to diabetes conveys risks for type 2 diabetes and obesity: a study of discordant sibships. Diabetes 2000; 49:2208-11.

63. Lakshman R, Elks CE, Ong KK. Childhood obesity. Circulation 126:17709.

64. Arenz S, Ruckerl R, Koletzko B, von Kries R. Breast-feeding and childhood obesity--a systematic review. Int J Obes Relat Metab Disord 2004; 28:1247-56.

65. Goran MI. Metabolic precursors and effects of obesity in children: a decade of progress, 1990-1999. Am J Clin Nutr 2001; 73:158-71.

66. Huang JS, Barlow SE, Quiros-Tejeira RE et al. Consensus Statement: Childhood Obesity for Pediatric Gastroenterologists. J Pediatr Gastroenterol Nutr 2013; 56:99-109.

67. Sinha A, Kling S. A review of adolescent obesity: prevalence, etiology, and treatment. Obes Surg 2009; 19:113-20.

68. Baker S, Barlow S, Cochran W et al. Overweight children and adolescents: a clinical report of the North American Society for Pediatric Gastroenterology, Hepatology and Nutrition. J Pediatr Gastroenterol Nutr 2005; 40:533-43.

69. Burke V. Obesity in childhood and cardiovascular risk. Clin Exp Pharmacol Physiol 2006; 33:831-7.

70. Sinha R, Fisch G, Teague B et al. Prevalence of impaired glucose tolerance among children and adolescents with marked obesity. N Engl J Med 2002; 346:802-10.

71. Daniels SR, Arnett DK, Eckel RH et al. Overweight in children and adolescents: pathophysiology, consequences, prevention, and treatment. Circulation 2005; 111:1999-2012.

72. McCarthy HD. Body fat measurements in children as predictors for the metabolic syndrome: focus on waist circumference. Proc Nutr Soc 2006; 65:385-92.

73. Weiss R, Dziura J, Burgert TS et al. Obesity and the metabolic syndrome in children and adolescents. N Engl J Med 2004; 350:2362-74.

74. Cornette R. The emotional impact of obesity on children. Worldviews Evid Based Nurs 2008; 5:136-41.

75. Mustillo S, Worthman C, Erkanli A, Keeler G, Angold A, Costello EJ. Obesity and psychiatric disorder: developmental trajectories. Pediatrics 2003; 111:851-9.

76. McIntyre RS, Soczynska JK, Liauw SS et al. The association between childhood adversity and components of metabolic syndrome in adults with mood disorders: results from the international mood disorders collaborative project. Int J Psychiatry Med 2012; 43:165-77.

77. d'Autume C, Musher-Eizenman D, Marinier E, Viarme F, Frelut ML, Isnard P. Eating behaviors and emotional symptoms in childhood obesity: a cross-sectional exploratory study using self-report questionnaires in 63 children and adolescents. Arch Pediatr 19:803-10.

78. Costa FS, Pino DL, Friedman R. Caregivers' attitudes and practices: influence on childhood body weight. J Biosoc Sci 2011; 43:369-78.

79. Baur LA, Hazelton B, Shrewsbury VA. Assessment and management of obesity in childhood and adolescence. Nat Rev Gastroenterol Hepatol 8:635-45.

80. Kipping RR, Jago R, Lawlor DA. Obesity in children. Part 2: Prevention and management. BMJ 2008; 337:a1848.

81. Chia DJ, Boston BA. Childhood obesity and the metabolic syndrome. Adv Pediatr 2006; 53:23-53.

82. Speiser PW, Rudolf MC, Anhalt H et al. Childhood obesity. J Clin Endocrinol Metab 2005; 90:1871-87.

83. Mokha JS, Srinivasan SR, Dasmahapatra P et al. Utility of waist-toheight ratio in assessing the status of central obesity and related cardiometabolic risk profile among normal weight and overweight/obese children: the Bogalusa Heart Study. BMC Pediatr 2010; 10:73.

84. Garnett SP, Baur LA, Cowell CT. Waist-to-height ratio: a simple option for determining excess central adiposity in young people. Int J Obes (Lond) 2008; 32:1028-30.

85. Obesity: the prevention, identification, assessment and management of overweight and obesity in adults and children. England: National Institute for Health and Clinical Excellence 2006 December.

86. Barlow SE, Dietz WH. Obesity evaluation and treatment: Expert Committee recommendations. The Maternal and Child Health Bureau, Health Resources and Services Administration and the Department of Health and Human Services. Pediatrics 1998; 102:E29.

87. Leanne J. Stainiford JDB, Robert J, Copeland G. Treatment of childhood obesity: a systematic review. Journal of Child and Family Studies 2012; 21:545-64.

88. Spear BA, Barlow SE, Ervin C et al. Recommendations for treatment of child and adolescent overweight and obesity. Pediatrics 2007; 120 Suppl 4:S254-88.

89. MyPlate for Children, 2010. Disponível em: http://www.choosemyplate.gov/supertracker-tools/daily-food-plans.html. Acesso em: 25/11/2012.

90. St Jeor ST, Howard BV, Prewitt TE, Bovee V, Bazzarre T, Eckel RH. Dietary protein and weight reduction: a statement for healthcare professionals from the Nutrition Committee of the Council on Nutrition, Physical Activity, and Metabolism of the American Heart Association. Circulation 2001; 104:1869-74.

91. Otten JPH, Meyers LD (eds.) Dietary Reference Intakes: the essential guide to nutrient requirements. 2006.

92. Epstein LH, Paluch RA, Gordy CC, Dorn J. Decreasing sedentary behaviors in treating pediatric obesity. Arch Pediatr Adolesc Med 2000; 154:2206.

93. Foster GD, Sundal D, McDermott C, Jelalian E, Lent MR, Vojta D. Feasibility and preliminary outcomes of a scalable, community-based treatment of childhood obesity. Pediatrics 130: 652-9.

94. Berkowitz RI, Wadden TA, Tershakovec AM, Cronquist JL. Behavior therapy and sibutramine for the treatment of adolescent obesity: a randomized controlled trial. JAMA 2003; 289: 1805-12.

95. Garcia-Morales LM, Berber A, Macias-Lara CC, Lucio-Ortiz C, Del-Rio-Navarro BE, Dorantes-Alvarez LM. Use of sibutramine in obese mexican adolescents: a 6-month, randomized, double-blind, placebo-controlled, parallel-group trial. Clin Ther 2006; 28:770-82.

96. Berkowitz RI, Fujioka K, Daniels SR, et al. Effects of sibutramine treatment in obese adolescents: a randomized trial. Ann Intern Med 2006; 145:81-90.

97. Chanoine JP, Hampl S, Jensen C, Boldrin M, Hauptman J. Effect of orlistat on weight and body composition in obese adolescents: a randomized controlled trial. JAMA 2005; 293: 2873-83.

98. McDuffie JR, Calis KA, Uwaifo GI et al. Three-month tolerability of orlistat in adolescents with obesity-related comorbid conditions. Obes Res 2002; 10:642-50.

99. Maahs D, de Serna DG, Kolotkin RL et al. Randomized, double-blind, placebo-controlled trial of orlistat for weight loss in adolescents. Endocr Pract 2006; 12:18-28.

100. Bulário Eletrônico-Orlistat. Disponível em: http://www4.anvisa.gov.br/base/visadoc/BM/BM[26239-1-0].PDF. Acesso em: 25/11/2012.

101. Alerta Terapêutico no 03/01 – Sibutramina. Agência Nacional de Vigilância Sanitária – ANVISA, 2002. Disponível em: http://www.anvisa.gov.br/farmacovigilancia/alerta/estadual/estadual_3.htm. Acesso em: 15/03/2007.

102. Resolução – RDC nº 52, de 6 de outubro de 2011. Agência Nacional de Vigilância Sanitária (ANVISA), outubro de 2011.

103. Bulário Eletrônico – Cloridrato de metformina. Disponível em: http://www4.anvisa.gov.br/base/visadoc/BM/BM[25886-2-0].PDF. Acesso em: 25/11/ 2012.

104. Park MH, Kinra S, Ward KJ, White B, Viner RM. Metformin for obesity in children and adolescents: a systematic review. Diabetes Care 2009; 32:1743-5.

105. Yanovski JA, Krakoff J, Salaita CG et al. Effects of metformin on body weight and body composition in obese insulin-resistant children: a randomized clinical trial. Diabetes 2011; 60:477-85.

106. Bulário Eletrônico – Topiramato. Disponível em: http://www4. anvisa.gov.br/base/visadoc/BM/BM[25835-1-0].PDF. Acesso em: 25/11/2012.

107. Kramer CK, Leitao CB, Pinto LC, Canani LH, Azevedo MJ, Gross JL. Efficacy and safety of topiramate on weight loss: a meta-analysis of randomized controlled trials. Obes Rev 2011; 12:e338-47.

108. Li HF, Zou Y, Xia ZZ, Gao F, Feng JH, Yang CW. Effects of topiramate on weight and metabolism in children with epilepsy. Acta Paediatr 2009; 98:1521-5.

109. Aarsen FK, van den Akker EL, Drop SL, Catsman-Berrevoets CE. Effect of topiramate on cognition in obese children. Neurology 2006; 67:1307-8.

110. Pratt JS, Lenders CM, Dionne EA et al. Best practice updates for pediatric/adolescent weight loss surgery. Obesity (Silver Spring) 2009; 17:901-10.

111. Capella JF, Capella RF. Bariatric surgery in adolescence. is this the best age to operate? Obes Surg 2003; 13:826-32.

112. Reis CEG, Vasconcelos IA, Barros JF. Políticas públicas de nutrição para o controle da obesidade infantil. Revista Paulista de Pediatria 2010; 29:625-33.

113. Waters E, de Silva-Sanigorski A, Hall BJ et al. Interventions for preventing obesity in children. Cochrane Database Syst 2011; Rev:CD001871.

114. Ebbeling CB, Pawlak DB, Ludwig DS. Childhood obesity: public-health crisis, common sense cure. Lancet 2002; 360:473-82.

68

Fragilidades Ósseas na Infância

Telma Palomo de Oliveira • Elizabete Ribeiro Barros • Marise Lazaretti-Castro

INTRODUÇÃO

A infância e a adolescência constituem períodos especiais para o sistema esquelético, pois é quando ocorre a aquisição de 90% da massa óssea do adulto. O esqueleto, nessa fase, difere do adulto por ainda estar em processo de crescimento e os ossos sofrerem constante alterações em tamanho e forma. A massa óssea aumenta dramaticamente, saindo de 70 a 95g ao nascimento e atingindo 2.400 a 3.300g no adulto jovem. Dois processos fisiológicos que ocorrem no tecido ósseo são responsáveis pelo desenvolvimento e a manutenção do esqueleto: a modelação e a remodelação óssea.

As alterações em tamanho e forma dos ossos durante o crescimento são decorrentes de um processo denominado modelação óssea, que ocorre predominantemente nessa fase da vida. Nesse momento, a formação supera a reabsorção com balanço final positivo; portanto, esses fenômenos estão desacoplados. A quantidade óssea máxima atingida nesse momento, denominada pico de massa óssea (PMO), terá repercussões no futuro da saúde óssea do indivíduo. A remodelação, por outro lado, consiste no processo de renovação e reparo ósseo, em que um tecido danificado ou velho é substituído por um novo; nesse processo, portanto, a reabsorção e a formação estão acopladas. A remodelação ocorre ao longo de toda a vida.[1]

Fatores genéticos são os principais responsáveis pelo PMO obtido ao final da adolescência e explicam cerca de 80% dessa variação. Os 20% restantes refletem fatores endógenos (alterações hormonais, doenças existentes) ou ambientais (atividade física, nutricionais, medicamentosos, hábitos) que interferirão sobre o PMO obtido.[1,2] Estudos longitudinais de medidas do conteúdo mineral ósseo (CMO) mostram que o ganho de massa óssea é muito rápido na adolescência e que 25% do pico de massa óssea são atingidos durante os 2 anos de pico de velocidade de crescimento. Nessa ocasião, entretanto, meninas e meninos já alcançaram 90% de suas estaturas finais, mas somente 57% de seu CMO, o que mostra um certo dissincronismo entre esses dois processos. Cerca de 90% do PMO são atingidos por volta dos 18 anos de idade.[2]

A puberdade é, portanto, um momento crucial na determinação do PMO, quando ocorre seu maior incremento. Esse ganho é progressivo desde a infância, se acentua muito no período pubertário sob a ação dos esteroides sexuais e atinge um platô por volta dos 20 aos 25 anos. Diferenças raciais e de sexo estão relacionadas com o início da puberdade e com o crescimento esquelético.[3]

BAIXA MASSA ÓSSEA NA INFÂNCIA

A osteoporose é uma doença sistêmica do esqueleto que se caracteriza por menor quantidade de tecido ósseo e deterioração de sua qualidade, levando a maior risco de fraturas. A osteoporose é o resultado do produto entre o PMO e a velocidade de perda determinada por remodelação óssea em desequilíbrio. O predomínio da reabsorção sobre a formação óssea produz um balanço negativo de massa óssea, alterando a resistência do esqueleto. Na infância, entretanto, a osteoporose é uma situação bastante rara, mesmo considerando que talvez possa estar sendo subestimada por falta de investigação em crianças sintomáticas, especialmente naquelas com história de dor lombar.[4] Vale salientar que na osteoporose, conceitualmente, não existe defeito na mineralização óssea, estando preservada a proporção entre tecido mineralizado/não mineralizado. Portanto, alterações da mineralização óssea comuns na infância, como o raquitismo, não serão abordadas neste capítulo.

Tabela 68.1 Causas de baixa massa óssea ou fraturas na infância e na adolescência

Desordens genéticas primárias
Doenças hereditárias do tecido conjuntivo
1. Osteogênese imperfeita
2. Síndrome de Marfan
3. Ehlers-Danlos
4. Homocistinúria
Outras causas
1. Osteoporose juvenil idiopática
2. Osteoporose pseudoglioma
3. Displasia fibrosa
4. Hipofosfatasia
5. Hipercalciúria idiopática
Fragilidade óssea com alta massa óssea (displasias ósseas escleróticas)
1. Picnodisostose
2. Osteopetrose

Doenças crônicas
1. Anorexia nervosa
2. Doença celíaca
3. Doenças reumatológicas
4. Doenças inflamatórias intestinais
5. Doenças hematológicas (linfomas e leucemias)
6. Doença de Gaucher

Doenças endócrinas e distúrbios reprodutivos
1. Síndrome de Cushing
2. Síndrome de Turner (disgenesias gonadais)
3. Hiperparatireoidismo
4. Hipertireoidismo
5. Deficiência do hormônio de crescimento (GH)
6. *Diabetes mellitus*
7. Amenorreia do atleta

Distúrbios neuromusculares
1. Paralisia cerebral
2. Distrofia muscular (Duchenne)
3. Espinha bífida

Várias condições podem estar associadas à maior fragilidade óssea na infância (Tabela 68.1), como em caso de imobilização (doenças neurológicas), erros inatos do metabolismo (homocistinúria), algumas doenças congênitas (osteogênese imperfeita), doenças associadas a elevados níveis de citocinas circulantes (artrite reumatoide juvenil, leucemias e linfomas) ou, ainda, pelo uso crônico de glicocorticoides ou imunossupressores.[1]

DIAGNÓSTICO

Ao contrário do que acontece com a população adulta, na população pediátrica e adolescente (jovem) o diagnóstico de *osteoporose* não pode ser fundamentado nos resultados obtidos pela densitometria óssea por raios X de dupla energia (DXA). Para que esse diagnóstico seja firmado no jovem é necessário o antecedente de fratura de osso longo de membro inferior, compressão vertebral ou duas ou mais fraturas de extremidades superiores, associadas a densidade mineral óssea (DMO) baixa. Terminologias como "baixa massa óssea para a idade cronológica" ou "massa óssea abaixo da faixa esperada para a idade" podem ser utilizadas quando o Z-escore obtido no exame de densitometria óssea por DXA for < −2 desvios padrões (DP). Z-escore > −2,0DP deve ser classificado como "dentro dos limites esperados para a idade". Nessa população, portanto, deve-se evitar a utilização dos termos osteopenia e osteoporose com base exclusivamente no resultado de DXA.

A coluna lombar e o corpo total (preferencialmente excluindo a DMO da cabeça) são os sítios mais exatos e reprodutíveis para avaliação do CMO e da DMO areal. Devemos salientar, entretanto, que esse exame sofre influências de diversos fatores, como estatura e tamanho do osso, estadiamento puberal e maturidade esquelética,[4] e que da maneira como é feita a padronização – exclusivamente pela idade cronológica e o sexo – pode carregar distorções que devem ser interpretadas com cautela.[5] Diversos trabalhos preocuparam-se em definir fórmulas para correções dessas variáveis, mas nenhum conseguiu ainda obter a precisão procurada.

Abordaremos neste capítulo algumas doenças ósseas primárias relacionadas com fraturas que acometem a população pediátrica.

OSTEOGÊNESE IMPERFEITA

A osteogênese imperfeita (OI) consiste em uma desordem genética caracterizada por aumento da fragilidade óssea, baixa massa óssea, deformidades progressivas, perda de mobilidade e dor óssea crônica. Inclui um grupo heterogêneo de pacientes com graus de severidade variáveis e manifestações extraesqueléticas típicas, como esclera azulada, dentinogênese imperfeita, perda auditiva e hiperextensibilidade da pele e ligamentos (Figura 68.1).

Classificação

A OI pode ser classificada em vários tipos de acordo com o espectro fenotípico da doença, variando desde morte intrauterina (insuficiência respiratória em razão de múltiplas fraturas), fraturas e deformidades ósseas precoces, até formas leves com fraturas ocasionais e pré-puberais.

A classificação de OI mais amplamente utilizada foi a descrita por Sillence et al.,[6] que descreve quatro tipos clínicos de OI com base exclusivamente em fenótipos: I, II, III e IV. Esses quatro tipos apresentam padrão de herança autossômica dominante e pressupõem a presença de mutações em genes que codificam as cadeias alfa do coláge-

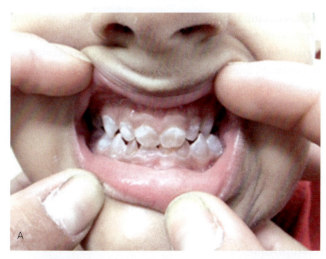
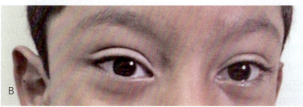
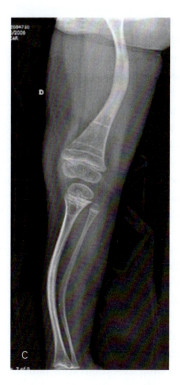

Figura 68.1 Osteogênese imperfeita. **A.** Dentinogênese imperfeita em OI tipo IV – dentes frágeis e desgastados, de coloração escura e manchas brancas. **B.** Esclera azulada na OI tipo I. **C.** Radiografia de membro inferior mostrando corticais afiladas, encurvamento ósseo e a presença de linhas hiperdensas transversais, correspondentes às infusões de pamidronato.

no tipo I. Entretanto, o avanço da biologia molecular tornou possível a identificação mais precisa de tipos clínicos que não se enquadravam facilmente na classificação de Sillence, e atualmente novos tipos vêm sendo acrescentados. Glorieux et al. descreveram outros quatro tipos que apresentam características clínicas distintas e nos quais nenhuma mutação afetando o colágeno tipo I foi encontrada (Classificação de Sillence Expandida). A tendência é de que essa classificação se expanda ainda mais, à medida que os conhecimentos científicos sobre o metabolismo ósseo evoluam e sejam descritas mutações em genes de proteínas responsáveis pela manutenção da qualidade do tecido óssea. Como exemplo, disfunções ou ausência nas chaperonas HSP47 e FKBP65 (codificado pelo FKBP10) foram descritas recentemente como novas causas de OI autossômicas recessivas[7,8] (Tabela 68.2).

As mais relevantes características clínicas de todos os tipos de OI são a fragilidade óssea e a gravidade de suas manifestações, seguindo a seguinte ordem: tipo I < IV, V, VI, VII < III < II.

A OI tipo I inclui pacientes com doença leve e ausência de deformidades ósseas maiores. Entretanto, fraturas vertebrais são típicas e podem levar à escoliose. A OI tipo II é letal no período perinatal devido às múltiplas fraturas de costelas, levando à falência respiratória. A OI tipo III é a forma mais grave em crianças que sobrevivem ao perío-

Tabela 68.2 Classificação atual de osteogênese imperfeita (OI). Note-se que a classificação original de Sillence contemplava os tipos de I a IV

Classificação	Herança	Fenótipo	Mutação
I	AD	Leve	COL1A1 *stop codon*
II	AD	Letal	COL1A1 ou COL1A2
III	AD	Deformidades progressivas	COL1A1 ou CO1A2
IV	AD	Moderada	COL1A1 ou CO1A2
V	AD	Histologia distinta, calcificação interóssea, calo hiperplásico	IFITM5
VI	AR	Defeito de mineralização	SERPINF1
VII	AR	Grave	CRTAP
VIII	AR	De grave a letal	LEPRE1
IX	AR	De moderada a grave	PPIB
X	AR	De grave a letal	HSP47
XI	AR	Deformidades progressivas	FKBP10 (FKBP65)

do neonatal. Esses pacientes têm baixa estatura e deformidades da coluna e membros secundárias às múltiplas fraturas, as quais podem levar às dificuldades respiratórias. A OI tipo IV inclui pacientes com deformidades de leves a moderadas e baixa estatura variável.

A OI tipo V é caracterizada por fragilidade óssea de moderada a grave. Parece ter um padrão de herança autossômica dominante, mas sem evidência de anormalidades no colágeno tipo I. Deslocamento da cabeça do rádio devido a membrana interóssea calcificada e uma biópsia óssea com padrão *mesh-like* são características da doença, além da predisposição ao calo hiperplásico após fraturas ou cirurgias.[7]

A OI tipo VI apresenta-se com fragilidades de moderadas a graves. Com base nos achados histológicos, apresenta um padrão *fish-scale* (perda da disposição normal das lamelas visto sob a luz polarizada) com maior quantidade de tecido osteoide do que o normal. O modo de herança foi recentemente descrito (autossômico recessivo), e foi encontrada a mutação com perda de função na SERPINF1. A OI tipo VII é uma desordem com padrão de herança autossômico recessivo que tem sido relatada em indivíduos do norte de Quebec, no Canadá. Rizomielia e coxa vara podem estar presentes desde a infância. Há uma mutação afetando a proteína CRTAP, a qual tem papel importante no mecanismo pós-translacional do colágeno tipo I. A OI tipo VIII foi descrita em sul-africanos com displasia óssea grave a letal e mutação no gene Lepre 1,[8] regulador da expressão da proteína prolil-3-hidroxilase I (P3H1) que, juntamente com o CRTAP, atua no mecanismo pós-translacional do colágeno.

Diagnóstico

O diagnóstico de OI é baseado, principalmente, nos sinais e sintomas descritos previamente. Facilmente estabelecido em indivíduos com fenótipo clássico e história familiar positiva, ou naqueles em que estão presentes várias fraturas típicas, pode, no entanto, ser difícil na ausência de história familiar e quando a fragilidade óssea não está associada a anormalidades extraesqueléticas óbvias. Nesses casos, está indicada a análise genética do DNA, que se mostra mais sensível do que a biópsia de pele com cultura de fibroblastos (95% e 90% de sensibilidade, respectivamente). Resultados positivos confirmam o diagnóstico, mas resultados negativos não o afastam.[9]

Os diagnósticos diferenciais de OI incluem: síndrome de Bruck, síndrome da osteoporose-pseudoglioma, displasia fibrosa poliostótica, hiperfosfatasia idiopática, hipofosfatasia, síndrome de Cole-Carpenter, osteoporose juvenil idiopática, síndrome de Munchausen e síndrome da criança espancada ou maltratada (síndrome de Caffey),[7] que de-

vem ser sempre afastadas. Situações de maus-tratos com crianças não são raras, e temos por obrigação proteger nosso paciente. Ao observar lesões cutâneas como escoriações, hematomas, queimaduras, derrames articulares, lesões em diferentes estágios de resolução, comportamento alterado, fraturas incompatíveis com a história relatada e inconsistência nas informações dos responsáveis, o profissional deve documentar e comunicar a suspeita para que esta seja investigada pelas instituições responsáveis, geralmente passando pelo serviço social do hospital e pelo Conselho Tutelar da região, que dispõe de instrumentos adequados para a investigação desses casos.

Fisiopatologia

A principal proteína estrutural de ossos, ligamentos e tendões, o colágeno tipo I consiste em três cadeias polipeptídicas, sendo duas cadeias α1 (COL1A1) e uma cadeia α2 (COL1A2), que se torcem sobre si, formando uma estrutura de tripla hélice. Para que as três cadeias se entrelacem corretamente, devem conter um resíduo de glicina na terceira posição. Cada cadeia contém uma sequência primária que é composta de 338 repetições ininterruptas de tripeptídeos Gly-Xaa-Yaa, em que Gly é glicina e Xaa e Yaa são, frequentemente, prolina e hidroxiprolina.[7] O colágeno tipo I sofre ainda modificações pós-translacionais no retículo endoplasmático durante a síntese das cadeias e a formação da tripla hélice.

A maioria dos indivíduos com OI apresenta defeito na estrutura ou no mecanismo de síntese do colágeno tipo I. Mutações no colágeno tipo I estão associadas às OI dos tipos I a IV, que são transmitidas por padrão de herança autossômica dominante. Essas resultam de várias substituições de pontos, deleções e inserções nos genes do COL1A1 e do COL1A2. O defeito estrutural mais comum do colágeno é a substituição de um dos resíduos de glicina por outro aminoácido maior, induzindo falha no entrelaçamento da hélice e tornando as moléculas mais frágeis e mais sujeitas a modificações enzimáticas.

Alterações no sistema de modificação pós-translacional do colágeno, como a que resulta na 3-hidroxilação dos resíduos de prolina na sequência Pro-4Hyp-Gly, também têm sido descritas como causa de OI. A P3H1 forma um complexo com a proteína associada à cartilagem (CRTAP) e com a ciclosporina B (CyPB). A CRTAP é uma proteína que auxilia esse complexo. Mutações no gene LEPRE1 promovem ausência ou perda de função da P3H1 e resultam em OI tipo VIII, que geralmente é grave ou até mesmo letal.[8]

Tratamento

Fisioterapia, reabilitação e cirurgia ortopédica são de fundamental importância para o tratamento de pacientes

Capítulo 68 Fragilidades Ósseas na Infância

com OI. Programas adaptados de atividade física são encorajados para prevenir contraturas e perda óssea induzidas pela imobilidade.[7]

O tratamento farmacológico com bisfosfonatos modificou a história natural da doença, e bisfosfonatos como pamidronato, neridronato, alendronato, risedronato, olpadronato e ácido zoledrônico foram avaliados em estudos observacionais e prospectivos. O pamidronato inibe a reabsorção óssea por diminuir o número e a atividade dos osteoclastos e, com isso, diminuir o *turnover* ósseo de modo geral. O protocolo pioneiro para tratamento da OI com pamidronato foi elaborado por Glorieaux et al. e preconizava o uso de pamidronato EV na dose de 1mg/kg/dia, durante 3 dias consecutivos, para pacientes com mais de 3 anos de idade. O intervalo de tratamento proposto é de 4 meses, mas esse protocolo foi modificado e adaptado às necessidades de cada serviço. Em nossa clínica, utilizamos o pamidronato na dose de 2mg/kg/dia, diluídos em soro fisiológico ao longo de 4 horas, a cada 4 meses.[10] Para pacientes menores, que apresentam crescimento ósseo mais rápido, as doses são fracionadas e o intervalo é mais curto. Novos protocolos têm sido propostos, com a dose anual variando de 6,8 a 9,0mg/kg/ano. Vale lembrar que o aumento da densidade óssea atinge um platô após 3 a 4 anos de tratamento. Atualmente, discute-se a possibilidade de redução da dose pela metade após a estabilização do número de fraturas e melhora da DMO.[7,11,12]

Não existem diretrizes específicas que tenham indicado quais pacientes com OI devem ser tratados e por quanto tempo. O Kennedy Krieger Institute recomenda o tratamento com bisfosfonatos em crianças nascidas com múltiplas fraturas, deformidades dos ossos longos e desmineralização óssea nas radiografias. Para crianças mais velhas, recomendam tratamento se ocorrerem duas ou mais fraturas em 1 ano, incluindo fraturas vertebrais e com CMO/DMO na densitometria óssea com Z-escore < –2,0. Crianças próximas à puberdade não costumam ser tratadas com bisfosfonatos porque nessa fase diminui o risco de fraturas.[9] Em razão do risco de novas fraturas com a interrupção da medicação, Glorieux et al. recomendam o tratamento com bisfosfonatos até o término do crescimento.

Na população pediátrica (casos de moderados e graves), o pamidronato aumenta a DMO de L1-L4, diminui a compressão vertebral, melhora a dor e a mobilidade e diminui as taxas de fraturas. O uso do alendronato oral em crianças com OI parece ser menos eficiente, uma vez que apenas diminui os marcadores de reabsorção óssea, sem reduzir significativamente o risco de fraturas. Nos adultos com OI, foi registrada diminuição do risco de fraturas nos casos mais graves tratados com pamidronato EV.[11,12]

Quanto maior a gravidade do quadro esquelético, melhor a resposta ao uso dos bisfosfonatos. Crianças com OI leve se beneficiam menos do tratamento, devendo ser avaliados os riscos e benefícios de sua utilização. Já o ácido zoledrônico tem sido recomendado para crianças com outras desordens ósseas. Recentemente, Barros et al. demonstraram segurança e eficácia do uso do ácido zoledrônico em crianças com OI, porém a padronização da dose para essa população de pacientes ainda não foi totalmente estabelecida.[8,10]

O efeito colateral imediato das infusões dos bisfosfonatos é a queda transitória nas concentrações de cálcio sérico. Muitas crianças podem apresentar reações semelhantes à gripe (*influenza-like syndrome*), especialmente após a primeira infusão do pamidronato, cuja intensidade diminui progressivamente nas infusões subsequentes. Esses sintomas têm caráter benigno e autolimitante, aparecendo entre 12 e 36 horas após a infusão e sendo controlados com a terapia analgésica e antitérmica habitual. Outras reações adversas, raras, do pamidronato incluem uveíte, conjuntivite, hipertensão, dores abdominais, artralgia, insuficiência renal aguda, fibrilação atrial e osteonecrose de mandíbula, as quais foram descritas, na maioria das vezes, em adultos com outras doenças.

Proposto como possível tratamento para a OI três décadas atrás, o hormônio de crescimento (GH) pode aumentar a densidade óssea e melhorar o crescimento em alguns pacientes com OI tipo III/IV. Marine et al.[13] observaram que os pacientes que responderam ao tratamento apresentavam níveis basais mais elevados de marcadores de formação óssea (P1CP).

A teriparatida ainda não está indicada para uso em crianças, mas estão em andamento estudos para avaliação de sua eficácia e segurança em adultos com OI.[9]

A deficiência de vitamina D também parece ser mais comum nesse grupo. Segundo o Kennedy Krieger Institute, 56% das crianças com OI tipo I, 40% das com OI tipo III e 50% das crianças com OI tipo IV apresentavam níveis de 25OHD < 20ng/mL.[9]

Perspectivas Futuras

O anticorpo monoclonal antiesclerosteína poderá ser uma promessa, mas ainda está sendo avaliado em modelos animais portadores de OI. Seu efeito anabólico, estimulando fortemente a formação óssea, poderá representar uma alternativa terapêutica interessante para pacientes com OI. Outra perspectiva futura seria o transplante de células estromais da medula óssea de indivíduos saudáveis capazes de se diferenciar em várias linhagens celulares, inclusive em osteoblastos. Essas observações suscitaram uma forte hipótese de que o transplante poderia melhorar o curso clínico da OI. Estão em andamento estudos em animais na busca de novas opções terapêuticas para a cura da doença.[9]

OSTEOPOROSE JUVENIL IDIOPÁTICA

A osteoporose juvenil idiopática (OJI) se constitui em doença rara e primária do tecido ósseo, de etiologia desconhecida, sendo um diagnóstico de exclusão, quando foram excluídas todas as outras causas de fragilidade óssea na infância e na adolescência. A OJI se inicia, tipicamente, em crianças pré-púberes saudáveis, embora existam descrições de casos precoces, ainda na primeira infância.[1]

Uma das características mais marcantes no quadro clínico dessa entidade é o fato de ser ela autolimitada e apresentar, consequentemente, remissão espontânea, que ocorre, em geral, após a instalação da puberdade. Entretanto, por se tratar de doença agressiva e com um grau muito acentuado de fragilidade óssea, o controle imediato das fraturas é fundamental para impedir sequelas graves e persistentes mesmo após a remissão do quadro de fragilidade.[2]

A etiologia da OJI ainda não foi elucidada. Tanto o esqueleto axial como o apendicular podem ser afetados. A média de idade do início dos sintomas é de 7 anos, variando de 1 a 13 anos. Os principais sintomas referidos são dor insidiosa e de intensidade progressiva, em região lombar, quadril, pés e articulações, como joelhos e cotovelos, podendo levar à dificuldade de deambulação e à incapacitação física. Fraturas de extremidades e fraqueza muscular também podem estar presentes.

O diagnóstico de OJI é estabelecido com base nas características clínicas da doença e após terem sido afastadas causas primárias e desordens adquiridas que cursam com fragilidade na infância e adolescência. Não há achados laboratoriais típicos da OJI, e os marcadores de remodelação óssea também não auxiliam o diagnóstico. Nenhuma desordem endócrina foi identificada. O achado patognomônico é fratura de impactação no osso neoformado osteoporótico das metáfises, tipicamente na tíbia ou adjacente às articulações dos joelhos, cotovelos e quadril.[3]

Com relação ao tratamento, as medidas de suporte para evitar fraturas incluem fisioterapia, exercícios isotônicos com resistência, hidroterapia, restrição de atividades físicas que propiciem traumas ou quedas e suporte nutricional adequado. A suplementação com cálcio e vitamina D é recomendada. Os bisfosfonatos são agentes antirreabsortivos usados no tratamento de muitas doenças

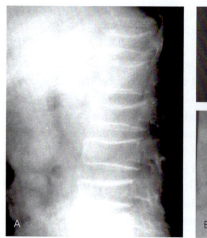
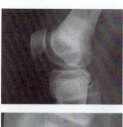
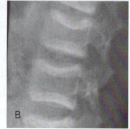

Figura 68.2 Osteoporose juvenil idiopática. **A.** Múltiplas fraturas vertebrais na ocasião do diagnóstico. **B.** Remissão do quadro com surgimento de osso novo no joelho (sup) e na coluna (inf) mais denso do que o anterior.

osteometabólicas. Entretanto, sua utilização em crianças com OJI é empírica, havendo poucos relatos na literatura médica. Os resultados, no entanto, mostram aumento da DMO e melhora clínica após sua introdução.[3] A prescrição de hormônios sexuais para induzir puberdade pode ser uma alternativa a ser avaliada em pacientes impúberes entre 9 e 10 anos de idade, uma vez que a remissão da doença ocorre, de maneira geral, depois de instalada a puberdade (Figura 68.2).

Com exceção dos casos muito graves, pacientes com OJI apresentam remissão completa em torno de 3 a 4 anos depois do início da doença. A dor óssea na criança sem tratamento desaparece 2 ou 3 anos após o início dos sintomas, com recuperação da força muscular. Durante a fase aguda da OJI, o crescimento pode ser prejudicado, mas, posteriormente, observa-se recuperação do ritmo de crescimento.

OSTEOPOROSE PSEUDOGLIOMA

A osteoporose pseudoglioma (OPPG) é uma doença autossômica recessiva rara caracterizada por alterações oculares e ósseas. Sua incidência na população é estimada em aproximadamente, 1:2 milhões, com predomínio no sexo masculino, na proporção de 3:1.[14]

O interesse pelo estudo genético da OPPG ganhou ênfase em 1998, quando Hey et al., na tentativa de encontrar genes candidatos para o *diabetes mellitus* tipo 1 no *locus* 11q13, identificaram um novo membro da família de receptores de lipoproteína de baixa densidade (LDL), o qual foi nomeado *low-density lipoprotein receptor-related protein 5* (LRP5). No mesmo ano, Dong et al. isolaram o c-DNA do LRP5 em humanos e, posteriormente, Gong et al. identificaram mutações no gene do LRP5 como causadoras da OPPG.[15]

O LRP5 está localizado na membrana do osteoblasto, entre dois outros receptores de superfície celular, os receptores das famílias Frizzled (Fz) e Kremen. A interação entre esses receptores de superfície é crucial para a sinalização intracelular. A porção extracelular do LRP5 liga-se a diferentes fatores, sendo os mais importantes os receptores das famílias Wnt, Dickkopfs (Dkks) e Frizzled (Fz). O LRP5 age como cofator para o receptor Wnt na sinalização intracelular que envolve o mecanismo de ação da β-catenina.

A via de sinalização canônica Wnt/β-catenina é complexa e exige a ligação do Wnt com os correceptores Fz e LRP5 para a estabilização do sistema Wnt/β-catenina intracelular, o que leva à ativação da formação óssea. Quando ocorre a ligação Wnt/LRP5/Fz na membrana celular, há o recrutamento e a fosforilação da proteína intracelular Disheveled (Dvl), que segue, então, para a superfície celular. Quando está no citoplasma, a Dvl é ligada à molécula de Axin, glicogênio cinase sintase 3 (GKS3) e APC (*adenomatous polyposis coli*), formando um complexo que leva à fosforilação da β-catenina e sua degradação. No entanto, quando a Dvl é recrutada para a superfície celular, o que ocorre quando o sistema Wnt é ativado, o complexo terciário se desfaz, a GKS3 libera a β-catenina, que se acumula no citoplasma, migra para o núcleo e liga-se aos fatores de transcrição TCF/LEC (fator de células T/fator de ligação de leucócitos). A ligação β-catenina/TCF/LEC é crucial na ativação do gene de transcrição do Ruxn2/CBFA1, todos relacionados com a atividade osteoblástica (Figura 68.3).

Por outro lado, a inibição da ligação Wnt/LRP5/Fz ocorre quando os receptores de superfície celular Kremen e Dickkopfs (Dkks) se ligam ao LRP5, impedindo a formação do complexo e comprometendo a via de sinalização da β-catenina.[16]

A via de sinalização Wnt/LRP5 tem despertado muita atenção desde a descrição na literatura de que as mutações no gene do LRP5 podem tanto levar a um ganho de função com massa óssea aumentada (HBM) como à perda de função, ocasionando um quadro clínico compatível com OPPG.

Aspectos Clínicos

A apresentação clássica da OPPG envolve o comprometimento ósseo associado a envolvimento ocular por displasia vitrorretiniana com evidência de massa pseudogliomatosa, anormalidade da câmara anterior e opacidade corniana, evoluindo para *phthisis bulbi*. Apesar de o achado ocular mais característico da OPPG ser o *phthisis bulbi*, tem sido descrita catarata isolada, bem como de coloboma retiniano. Além de envolvimento ocular típico e osteoporose grave, podem ser encontrados ossos wormianos no crânio, vértebras côncavas e deformidade de ossos longos. Além disso, os pacien-

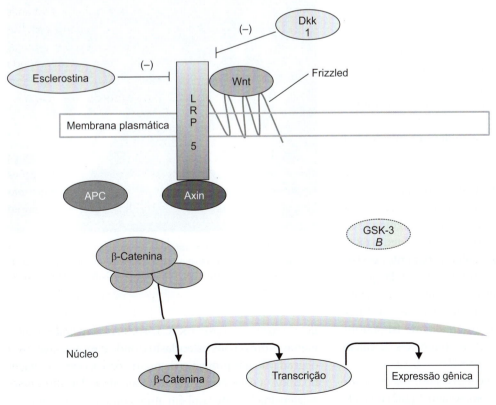

Figura 68.3 Representação esquemática da via Wnt de sinalização dos osteoblastos. A formação do complexo tripeptídico LRP5/6-Wnt-Frizzled promove o acúmulo de β-catenina no citoplasma, possibilitando sua migração para o núcleo, onde exerce influência na transcrição gênica e na síntese proteica, estimulando a atividade do osteoblasto. A esclerosteína e o DKK, ambos produzidos pelos osteócitos, impedem a formação com complexo ativado e inibem, assim, a formação óssea.

tes podem apresentar relativa microcefalia, hipotonia muscular, frouxidão ligamentar e baixa estatura. A gravidade da doença ocular não tem relação com o quadro ósseo. Comprometimento cognitivo pode estar presente nesses pacientes; no entanto, ocorre em uma minoria e é independente do comprometimento ocular e do envolvimento ósseo.[17]

Não há alteração laboratorial típica da OPPG, e os marcadores bioquímicos do metabolismo ósseo costumam estar normais. Em decorrência de osteoporose grave com múltiplas fraturas, alguns pacientes portadores da OPPG podem ser erroneamente diagnosticados como portadores de OI. A presença de comprometimento ocular pode auxiliar essa diferenciação, e o diagnóstico definitivo pode ser feito pela mutação no gene do LRP5.

Tratamento

Como essa doença é rara, não existe consenso quanto a seu tratamento. Os bisfosfonatos foram utilizados, com algum sucesso, nas poucas séries de casos descritas na literatura.[18] Recentemente, nosso grupo descreveu que o tratamento com ciclos de pamidronato dissódico EV apresentou boa resposta em dois irmãos com OPPG.[19] Em seguida, Arantes et al. descreveram o uso de teriparatida, na dose de 20μg/dia por 2 anos seguidos, em um destes pacientes, o qual apresentou ganho significativo pela DMO, sem efeitos adversos.[20]

PICNODISOSTOSE

Picnodisostose é doença óssea autossômica recessiva causada por disfunção osteoclástica. Menos de 200 casos foram descritos desde 1962. A prevalência de picnodisostose é estimada em 1 para 1,7 milhão, afetando igualmente ambos os sexos.[21]

A picnodisostose caracteriza-se clinicamente por baixa estatura, aumento da densidade óssea, retardo do fechamento das fontanelas e suturas cranianas, ausência do ângulo da mandíbula, clavículas hipoplásicas, reabsorção das falanges distais (acrosteólise) de mãos e pés, unhas distróficas, anormalidades dentais e fragilidade óssea, apesar do aumento da densidade óssea (Figura 68.4). Além das manifestações típicas, alguns pacientes podem apresentar perda auditiva, granuloma de células gigantes de mandíbula, pseudoartrose congênita de clavícula, espondilólise e hipoplasia de medula óssea, com esplenomegalia compensatória. Resultados de laboratório incluem leucocitose e trombocitose com níveis de cálcio, fósforo e fosfatase alcalina normais.[21-23]

O gene candidato para picnodisostose foi mapeado em 1996 no braço longo do cromossomo 1 (1q21) e codi-

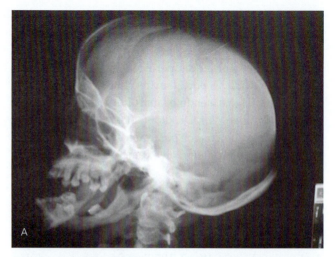
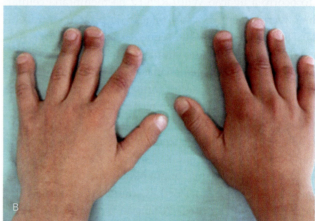
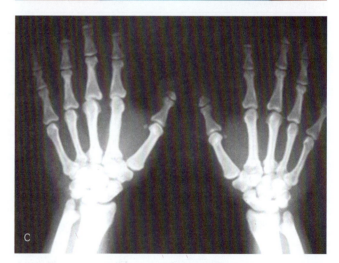

Figura 68.4 Picnodisostose resultante de mutação no gene da catepsina K. **A.** Radiografia de crânio mostrando bossa frontal, fontanela ainda aberta e ausência do ângulo da mandíbula. **B** e **C.** Acrosteólise de falanges distais das mãos.

fica a enzima catepsina K (CTSK).[21] A catepsina K é altamente expressa nos osteoclastos, onde é responsável pela degradação das proteínas da matriz óssea, como o colágeno tipo I, a osteopontina e a osteonectina. Por outro lado, a catepsina K pode também atuar como potencial regulador da apoptose e da senescência, controlando o número de osteoclastos *in vivo*. Trinta e três diferentes mutações foram descritas em 59 famílias com picnodisostose.

O diagnóstico é primariamente clínico e radiológico, podendo ser confirmado pela análise do gene CTSK. Seu diagnóstico diferencial é feito especialmente com a disostose cleidocranial (CCD) e a osteopetrose. A hipoplasia clavicular e as características craniofaciais, como abertura das fontanelas e suturas cranianas, podem estar presentes, também, na disostose cleidocranial. Entretanto, aumento da densidade óssea com fraturas recorrentes é altamente sugestivo de picnodisostose.[24] Baixa estatura e osteosclerose generalizada, com múltiplas fraturas, também podem ocorrer na osteopetrose. No entanto, acrosteólise das falanges distais e fontanelas e suturas cranianas abertas são indicativos de picnodisostose.[25]

Nenhum tratamento específico tem sido validado para a picnodisostose, exceto o manejo dos sintomas. Evitar fraturas e visitas regulares ao dentista são fundamentais. Esses pacientes apresentam maior chance de osteomielite após extração dentária; portanto, cuidados especiais devem ser tomados nesses procedimentos. O uso de paratormônio (PTH) e GH foi testado, sem melhora para a doença óssea.[26] Entretanto, o uso de GH promoveu melhora do crescimento linear em crianças tratadas por 1 ano, o que pode ser uma alternativa, já que a estatura final das crianças com essa doença é bastante comprometida.[27]

OSTEOPETROSE

A osteopetrose constitui um grupo heterogêneo de desordens hereditárias caracterizadas por defeito da reabsorção óssea mediado pelos osteoclastos. A descrição original foi feita por Albers-Schoenberg, em 1904, mas uma variedade de formas clínicas de osteopetrose foi relatada desde então. A osteopetrose produz sintomas heterogêneos, dependendo da mutação. Os dois tipos mais comuns são a forma benigna autossômica dominante (ADO) e a forma maligna autossômica recessiva (ARO),[28] ambas raras: a ADO tem incidência de 1:20 mil e a ARO, 1:250 mil.

As formas ARO geralmente se manifestam nos primeiros meses de vida. A alta massa óssea, paradoxalmente, causa fraqueza óssea, com predisposição para fraturas e osteomielite. Baixa estatura, macrocefalia e bossa frontal levam a uma fáscies típica; sintomas de compressão de nervos cranianos podem levar a cegueira e surdez e, algumas vezes, perda precoce dos dentes.[29] Crianças com as formas recessivas têm risco aumentado de hipocalcemia, com hiperparatireoidismo secundário. A complicação mais comum consiste na supressão da medula; a expansão anormal do osso interfere com a hematopoese, resultando em pancitopenia e expansão secundária extramedular, com hepato e esplenomegalia.

As formas variantes da ARO são: (a) ARO neuropática, caracterizada por atraso no desenvolvimento, hipotonia, atrofia da retina e surdez neurossensorial;[30] (b) osteopetrose (ARO) com acidose tubular renal, de curso mais suave e na qual, além da acidose, a presença de calcificações cerebrais é achado típico. Ocorre secundariamente por defeito da enzima anidrase carbônica (CAII), conhecida como *marble brain syndrome*. A acidose tubular renal também tem sido descrita como secundária à mutação no gene ATP6i e ao gene ATPV1B1. Outras manifestações clínicas incluem: fraturas, baixa estatura, anormalidades dentárias, compressão dos nervos cranianos e retardo do desenvolvimento. Retardo mental e perda ocular e auditiva também podem estar presentes.[31] Esse grupo de pacientes com ARO geralmente têm fosfatase alcalina óssea (BALP) alta.

Dentre as formas ADO, também conhecidas como doença de Albers-Schonberg, encontram-se dois subtipos maiores, I e II, sendo este último a forma mais comum. Normalmente, as manifestações de ADO têm início no final da infância ou adolescência e classicamente exibem o sinal radiográfico de vértebras em sanduíche (bandas densas de esclerose paralelas às placas vertebrais terminais). As principais complicações estão confinadas ao esqueleto, incluindo fraturas, escoliose de quadril, osteoartrite e osteomielite, afetando principalmente a mandíbula.[32] Abscessos dentários e cáries também podem ser encontrados.

Compressão dos nervos cranianos é complicação rara, mas importante, com perda auditiva e visual, que afeta cerca de 5% dos indivíduos. Mutações no gene receptor relacionado com a lipoproteína de baixa densidade (LRP5) também têm sido associadas à ADO I e mutações no gene CLCN7 foram recentemente associadas à ADO II, produzindo uma doença mais grave.[33] Outra forma descrita consiste na osteopetrose ligada ao X, caracterizada como osteopetrose associada a imunodeficiência grave com linfedema (Tabela 68.3).

As duas formas (ADO) podem ser diferenciadas por radiografias e características clínicas. A ADO II é caracterizada por espessamento do platô vertebral (vértebras em sanduíche), isto é, alternância de densidade nos corpos vertebrais, fosfatase alcalina baixa e creatina cinase (CK-BB) e fosfatase tartarato-resistente (TRAP) elevada. Na ADO I, geralmente, os pacientes apresentam pronunciada osteoesclerose da calota craniana.

Não há tratamento específico para a osteopetrose. O transplante de medula óssea pode ser tentado, mas, por

Tabela 68.3 Classificação de osteopetrose

Tipos	Herança	Gene	Mecanismo da mutação	Proteína
Doença de Albers-Schönberg (osteopetrose de início tardio)	AD	CLCN7	Dominante negativa	Canal de cloro
Osteopetrose neonatal grave ou infantil	AR	TCIRGI CLCN7 OSTM1 RANK RANKL	Perda de função Perda de função Perda de função Perda de função Perda de função	Subunidade da bomba ATPase Canal de cloro Proteína transmembrana Receptor ativador NFkB Receptor ativador NFkB
Osteopetrose com acidose tubular	AR	CA II	Perda de função	Anidrase carbônica II
Osteopetrose com displasia ectodérmica e defeito immune (OLEDAID)	XL (ligada ao X)	IKBKG	Perda de função	Inibidor do polipeptídeo kappa leve

sua elevada morbimortalidade, é reservado para as formas mais graves da doença. Interferon gama tem sido utilizado em pacientes sem indicação para transplante. As formas graves de osteopetrose (infantis) estão associadas a expectativa de vida diminuída, e a maioria das crianças não tratadas morre na primeira década em razão de complicação provocada pela supressão da medula óssea. A expectativa de vida das formas latentes da idade adulta é normal.

DISPLASIA FIBROSA

A displasia fibrosa (DF) é uma doença esquelética rara, com amplo espectro de manifestações clínicas, variando desde achados radiográficos incidentais, envolvimento de um único sítio esquelético, até desordens graves e incapacitantes. O osso acometido é anormal (quantitativa e qualitativamente), e a remodelação óssea está aumentada.

A doença esquelética pode acometer somente um osso (monostótica), múltiplos ossos (poliostótica), ou pode acometer todo o esqueleto (panostótica), nos casos mais graves.[2] Afeta, principalmente, a região craniofacial e o esqueleto axial ou apendicular, e a prevalência entre as formas monostóticas e poliostóticas é de 10:1.

As manifestações extraesqueléticas endócrinas e não endócrinas podem estar associadas às lesões ósseas (Figura 68.5). A hiperpigmentação cutânea (manchas café-com-leite) é a apresentação mais comum e, dentre as endocrinopatias hiperfuncionantes, podem ser citados: puberdade precoce, hipertireoidismo, excesso de GH e síndrome de Cushing. Quando combinada a uma ou mais manifestações extraesqueléticas, a DF é conhecida como síndrome de McCune-Albright.[3]

A fosfatúria renal consequente à produção excessiva do fator de crescimento derivado do fibroblasto 23 (FGF-23)

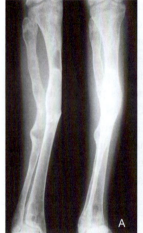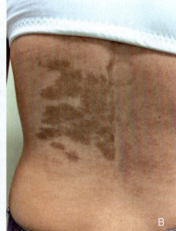

Figura 68.5 Displasia fibrosa poliostótica. **A.** Radiografia de tíbia e fíbula com deformidades, cortical adelgaçada e lesões de aspecto cístico em vidro fosco. **B.** Manchas café-com-leite encontradas na síndrome de McCune-Albright.

pelo tecido ósseo displásico é uma das disfunções endócrinas mais comuns associadas à doença poliostótica. Mais raramente, a DF pode se acompanhar de mixomas do músculo esquelético ou de disfunções cardíacas, do fígado, do pâncreas ou de outros órgãos dentro do contexto da síndrome de McCune-Albright.[34]

A DF é uma desordem causada por mutação somática dominante, portanto não hereditária, na qual ocorre ganho de função do gene da GNAS, que codifica a subunidade α da proteína G (Gs).[35] Essas mutações pós-zigóticas levam a um mosaicismo que justifica a variedade de tecidos afetados. Como consequência dessa mutação, a via de conversão do GTP para GDP pela Gsα é significativamente reduzida. A ativação contínua da adenilciclase pela Gsα mutada resulta em excesso de AMPc, que é o mediador dos efeitos patológicos nas células mutadas.

Capítulo 68 Fragilidades Ósseas na Infância

A maior parte das lesões ósseas aparece durante o período de crescimento. A doença monostótica tende a se manifestar na adolescência e a poliostótica surge já na infância. As lesões monostóticas podem ser assintomáticas até que ocorram descobertas acidentais, em razão de uma fratura patológica, deformidade ou dor óssea prolongada. Já as formas mais graves se apresentam com uma combinação de dor em graus variados, fraturas patológicas e deformidades, associadas a dosordens extraesqueléticas e outras complicações.[2]

Com relação ao quadro radiológico, 90% das lesões craniofaciais aparecem antes dos 5 anos de idade, têm aparência de vidro fosco e, em adultos, são mais escleróticas à radiografia, e 75% de todos os outros sítios são evidentes até os 15 anos de idade. As lesões dos ossos longos podem ser encontradas nas regiões da diáfise ou metáfise do osso, sendo as epífises geralmente poupadas.

Os ossos do crânio mais acometidos são os da base e os da face, geralmente unilaterais, levando a assimetria facial, proeminência malar ou bossa frontal. O crescimento ósseo anormal e as deformidades craniofaciais podem resultar em compressão do nervo facial.

A cintilografia óssea é o exame de imagem mais sensível para detecção das lesões ósseas da DF. A malignidade na DF é rara (< 1%). A evidência de processo expansivo com acometimento do córtex à radiografia deve alertar o clínico para a possibilidade de transformação sarcomatosa. O diagnóstico deve ser estabelecido com base na avaliação clínica e radiológica e nas características histológicas. Os marcadores de remodelação óssea podem estar elevados, especialmente nos quadros poliostóticos. Nos quadros poliostóticos, as funções das glândulas hipófise, tireoide, adrenal, paratireoide e gônadas devem ser monitorizadas e tratadas, quando necessário.[3]

O tratamento da DF exige acompanhamento por equipe multidisciplinar para avaliação e tratamento dos quadros ósseo e endocrinológico e dos desequilíbrios metabólicos.

Com base em estudos observacionais, o tratamento com bisfosfonatos tem sido utilizado, evidenciando melhora da dor e diminuição dos marcadores séricos e urinários da remodelação óssea; entretanto, os benefícios sobre a progressão da doença óssea ainda são controversos. O tratamento cirúrgico está indicado para os casos graves, especialmente para aqueles com risco de compressões nervosas, comprometimento estético relevante (especialmente nos casos de assimetria craniofacial) e correção das deformidades ósseas ou fraturas.[3]

CONSIDERAÇÕES FINAIS

Fraturas não são infrequentes na infância e estão, na maioria das vezes, relacionadas com traumas e localizadas em membros superiores, não significando necessariamente defeitos ósseos. As doenças abordadas neste capítulo constituem, entretanto, situações patológicas associadas a defeitos estruturais primários do tecido ósseo, que necessitam de cuidados especiais. A densitometria óssea por DXA é um instrumento valioso nessas situações, pois auxilia o diagnóstico e o seguimento longitudinal, mas deve ser interpretada com cautela em organismos em crescimento. Por não ter a capacidade de predizer risco de fraturas na população jovem, a medida de densitometria não define, por si só, o diagnóstico de osteoporose, mas é um dado auxiliar importante quando utilizada no conjunto de sinais e sintomas em crianças e adolescentes com suspeita de doença óssea.

Vale ainda lembrar que na presença de múltiplas fraturas, especialmente em crianças pequenas e mais vulneráveis, o diagnóstico diferencial com maus-tratos deve ser sempre afastado. Em função disso, uma história bem apurada dos momentos, mecanismos e locais das fraturas, a presença de outras lesões (cicatrizes, equimoses) corporais, a detecção de informações inconsistentes pelos pais ou responsáveis quando confrontadas e a observação de comportamentos atípicos na criança são fundamentais. Quando a suspeita é levantada, deve ser documentada adequadamente e encaminhada de maneira sigilosa aos conselhos tutelares, os quais se incumbirão de uma investigação mais aprofundada. Nessas situações, o papel do médico é fundamental, pois sua omissão nos casos de maus-tratos, quando confirmados, terá sérias consequências para este ser tão vulnerável.

O estudo das doenças genéticas relacionadas com a fragilidade óssea tem sido fundamental para descobertas de novas moléculas envolvidas na fisiologia óssea e, consequentemente, nos mecanismos fisiopatológicos até de doenças mais comuns, como a osteoporose. Isso contribui para o desenvolvimento de novos medicamentos e também trazem novas perspectivas terapêuticas para essas doenças, que apresentam elevada morbimortalidade.

Referências

1. Barros ER, Brandão CMA, Lazaretti-Castro M. Osteoporose juvenil idiopática. In: Longui CA, Calliari LE, Kochi C. Endocrinologia para o pediatra. 3. ed. São Paulo: Atheneu, 2007:495-503.

2. Glorieux FH, Pettifor JM, Juppner H. The spectrum of pediatric osteoporosis. In: Pediatric bone. 2. ed. London: Elsevier Inc, 2012:439-91.

3. Rosen CJ, Compston JE, Lian JB. Juvenile osteoporosis. In: Primer on the metabolic bone diseases and disorders of mineral metabolism. 7. ed. Washington DC: ASBMR, 2008:264-7.

4. Brandão CMA, Camargos BM, Zerbini CA et al. Posições oficiais 2008 da Sociedade Brasileira de Densitometria Clínica (SBDens). Arq Bras Endocrinol Metab 2009; 53:107-12.

5. Lage AZ, Brandão CA, Mendes JR et al. High degree of discordance between three-dimensional and two-dimensional lumbar

spine bone mineral density in Turner's syndrome. J Clin Densitom 2005; 8(4):461-6.

6. Sillence DO, Senn A, Danks DM. Genetic Heterogeneity in osteogenesis imperfecta. L Med Genet 1979; 16(2):101-16.

7. Rauch F, Glorieux FH. Osteogenesis imperfecta. Lancet 2004; 363:1377-85.

8. Forlino A, Cabral WA, Barnes AM, Marini JC. New perspectives on osteogenesis imperfecta. Nat Rev Endocrinol 2011; 7(9):540-57.

9. Shapiro JR, Sponsellour PD. Osteogenesis imperfecta: questions and answers. Current Opinion in Pediatrics 2009; 21:709-16.

10. Barros ER, Saraiva GL, de Oliveira TP, Lazaretti-Castro M. Safety and efficacy of a 1-year treatment with zoledronic acid compared with pamidronate in children with osteogenesis imperfecta. J Pediatr Endocrinol Metab 2012; 25(5-6):485-91.

11. Land C, Rauch F, Glorieux FH. Cyclical intravenous pamidronate treatment affects metaphyseal modeling in growing patients with osteogenesis imperfecta. New Engl J Med 1998; 229:947-52.

12. Rauch F, Glorieux FH. Treatment of children with osteogenesisimperfecta.Curr Osteoporos 2006; 4:159-64.

13. Marini JC, Hopkins E, Glorieux FH et al. Positive linear growth and bone responses to growth hormone treatment in children with types III and IV osteogenesis imperfecta: high predictive value of the carboxy terminal propeptide of type I procollagen. J Bone Miner Res 2003; 18(2):237-43.

14. Ai M, Heeger S, Bartels CF, Schelling DK. Osteoporosis-Pseudoglioma Collaborative Group. Clinical and molecular findings in osteoporosis-pseudoglioma syndrome. Am J Hum Genet 2005; 77:741-53.

15. Gong Y, Slee RB, Fukai N, Rawadi G, Warman ML. Osteoporosis Pseudoglioma Syndrome Collaborative Group. LDL receptor-related protein 5 (LRP5) affects bone accrual and eye development. Cell 2001; 107:513-23.

16. Koay MA, Brown MA. Genetic disorders of the LRP5-Wnt signalling pathway affecting the skeleton. Trends Mol Med 2005; 11:129-37.

17. Somer H, Palotie A, Somer M, Hoikka V, Peltonen L. Osteoporosis-pseudoglioma syndrome: clinical, morphological, and biochemical studies. J Med Genet1988; 25:543-9.

18. Bayram F, Tanriverdi F, Kurtoğlu S et al. Effects of 3-years of intravenous pamidronate treatment on bone markers and bone mineral density in a patient with osteoporosis-pseudoglioma syndrome (OPPG). J Pediatr Endocrinol Metab 2006; 19:275-9.

19. Barros ER, Dias da Silva MR, Kunii IS, Lazaretti-Castro M. Three years follow-up of pamidronate therapy in two brothers with osteoporosis-pseudoglioma syndrome (OPPG) carrying an LRP5 mutation. J Pediatr Endocrinol Metab 2008; 21(8): 811-8.

20. Arantes HP, Barros ER, Kunii I, Bilezikian JP, Lazaretti-Castro M. Teriparatide increases bone mineral density in a man with osteoporosis pseudoglioma. J Bone Miner Res 2011; 26(12):2823-6.

21. Naeem M, Sheikh S, Ahmad W. A mutation in CTSK gene in an autosomal recessive pycnodysostosis family of Pakistani origin. BMC Med Genet 2009; 10:76-80.

22. Schilling AF, Mulhausen C, Lehmann W et al. High bone mineral density in pycnodysostotic patients with a novel mutation in the propeptide of cathepsin K. Osteoporos Int 2007; 18:659-69.

23. Soliman AT, Ramadan MA, Sherif A et al. Pycnodysostosis: clinical, radiologic, and endocrine evaluation and linear growth after growth hormone therapy. Metabolism 2001; 50:905-11.

24. Vakili R, Jalali F. Hypogonadotropic hypogonadism associated with cleidocranial dysostosis. J Pediatr Endocrinol Metab 2005; 18:917-9.

25. Tolar J, Teitelbaum SL, Orchard PJ. Osteopetrosis. N Engl J Med 2004; 351:2839-49.

26. Chavassieux P, Asser Karsdal M, Segovia-Silvestre T et al. Mechanisms of the anabolic effects of teriparatide on bone: insight from the treatment of a patient with pycnodysostosis. J Bone Miner Res 2008; 23:1076-83.

27. Soliman AT, Rajab A, Al Salmi I, Darwish A, Asfour M. Defective growth hormone secretion in children with pycnodysostosis and improved linear growth after growth hormone treatment. Arch Dis Child 1996; 75:242-4.

28. Stark Z, Savarirayan R. Osteopetrosis. Orphanet Journal of Rare Diseases 2009; 4, n 1, article 5.

29. Brown DM, Dent PB. Pathogenesis of osteopetrosis: a comparison of human and animal spectra. Pediatric Research 1971; 5:181-91.

30. Maranda B, Chabot G, Decarie JC et al. Clinical and cellular manifestations of OSTM1-related infantile osteopetrosis. J Bone Miner Res 2008; 23:296-300.

31. Borthwick KJ, Kandemir N, Topaloglu R et al. A phenocopy of CAII deficiency: a novel genetic explanation for inherited infantile osteopetrosis with distal renal tubular acidosis. Journal of Medical Genetics 2003; 40:115-21.

32. Zhang ZL, He JW, Zhang H et al. Identification of the CLCN7 gene mutations in two Chinese families with autosomal dominant osteopetrosis (type II). Journal of Bone and Mineral Metabolism 2009; 27:444-51.

33. Gram J, Antonsen S, Horder M, Bollerslev J. Elevated serum levels of creatine kinase BB in autosomal dominant osteopetrosis type II. Calcified Tissue International 1991; 48:438-9.

34. Collins MT, Singer FR, Eugster E. McCune-Albright syndrome and the extraskeletal manifestations of fibrous dysplasia. Orphanet J Rare Dis 2012; 24;7Suppl 1:S4.

35. Puranik RS, Puranik SR, Vanaki SS, Hosur MB. GNAS1 mutations are hallmark expressions of fibrous dysplasia. J Oral Maxillofac Surg 2012; (8):1768.

Síndromes Poliglandulares Autoimunes

Fernanda Guimarães Weiler • Magnus R. Dias da Silva • Marise Lazaretti-Castro

INTRODUÇÃO

A tolerância imunológica consiste na ausência de resposta do organismo a determinado antígeno (Ag). A tolerância a Ag próprios, ou autotolerância, é uma propriedade essencial do sistema imune. A autoimunidade surge quando ocorrem falhas na autotolerância, o que leva a um desequilíbrio entre a ativação de linfócitos e os mecanismos de controle dessas células. Algumas dessas falhas induzem defeitos no sistema endócrino, ocasionando quadros variados de insuficiência hormonal. Essas alterações estão presentes nas síndromes poliglandulares autoimunes (SPA), além da menos reconhecida síndrome de imunodesregulação, poliendocrinopatia, enteropatia, ligada ao X (IPEX), que serão abordadas neste capítulo.

As síndromes poliglandulares autoimunes são distúrbios nos quais ocorre perda funcional progressiva de pelo menos duas glândulas endócrinas como consequência de mecanismos autoimunes,[1] embora doenças imunes não endócrinas também possam estar presentes.

De acordo com as manifestações clínicas, as SPA podem ser classificadas em quatro tipos (tipos de 1 a 4),[2] descritas na Tabela 69.1. Fatores genéticos estão envolvidos na gênese dessas doenças, contudo, enquanto as SPA de 2 a 4 manifestam-se por influência de diversos genes (poligênica), a SPA1 é uma doença monogênica, causada por defeitos em um gene denominado AIRE (*autoimune regulator*). Sabe-se que o processo de destruição glandular autoimune nas SPA é mediado por linfócitos T, porém, tipicamente, os pacientes e os indivíduos predispostos desenvolvem autoanticorpos (auto-Ac) contra diversos Ag expressos nos órgãos afetados. O papel desses auto-Ac no processo destrutivo permanece incerto, mas eles são marcadores úteis para diagnóstico e rastreamento de indivíduos sob risco de desenvolver a doença. Além disso, o estudo dos auto-Ac tem permitido a ampliação da compreensão da fisiopatologia da autoimunidade em diversas patologias. Embora não exista cura para as SPA, o controle pode ser alcançado mediante tratamento de reposição hormonal das glândulas insuficientes. O uso de imunossupressores ainda é incipiente e apresenta resultados controversos.

Tabela 69.1 Classificação das síndromes poliglandulares autoimunes

SPA tipo 1	Candidíase mucocutânea crônica, hipoparatireoidismo, insuficiência adrenal (ao menos dois presentes)
SPA tipo 2	Insuficiência adrenal (presença obrigatória) + doença tireoidiana autoimune e/ou *diabetes mellitus* tipo 1
SPA tipo 3	Doença tireoidiana autoimune + outras doenças autoimunes (exceto insuficiência adrenal, hipoparatireoidismo)
SPA tipo 4	Duas ou mais doenças autoimunes (que não se enquadram nos tipos 1, 2 e 3)

SÍNDROMES POLIGLANDULARES AUTOIMUNES

SPA1

A SPA1, também conhecida como poliendocrinopatia autoimune-candidíase-distrofia ectodérmica (APECED), ou síndrome de Whitaker, é definida, classicamente, pela presença de pelo menos dois componentes da tríade formada por insuficiência adrenal primária (IA), hipoparatireoidismo (HP) e candidíase mucocutânea crônica (CMC), ou ainda pela presença de somente uma dessas condições em parente de primeiro grau de indivíduo afetado.[2-4] Trata-se de uma desordem extremamente rara, relatada em torno de 500 casos em todo o mundo, e as maiores prevalências são observadas em populações específicas, como judeus iranianos, italianos da Sardenha e finlandeses.[5] A proporção mulheres/homens varia, em diferentes publicações, entre 0,8 e 2,4.[2,6] Na grande maioria dos casos, o quadro tem início na infância e, habitualmente, as três manifestações principais desenvolvem-se em ordem cronológica: CMC é a primeira, geralmente aparecendo antes dos 5 anos de idade, seguida por HP, por volta dos 10 anos, e então por IA, em torno dos 15 anos de idade.[6] De maneira geral, quanto mais precoce for o aparecimento da primeira manifestação, maior será o número de componentes da síndrome a surgir, porém a tríade completa está presente em somente 50% dos pacientes aos 20 anos, em 55% aos 30 e em 40% aos 40 anos de idade.[7]

A CMC é a manifestação mais comum da síndrome, observada em praticamente 100% dos casos.[1] Afeta, preferencialmente, a mucosa oral, causando queilite angular intermitente na forma leve. Os casos mais graves apresentam hiperplasia com hiperqueratose ou a forma atrófica com zonas leucoplásicas, as quais são especialmente preocupantes em virtude de seu potencial carcinogênico. A CMC pode estar presente também em pele, unhas, mucosa vaginal e trato gastrointestinal. Nos casos de infecção digestiva, podem ocorrer dor subesternal ou abdominal, disfagia, flatulência e diarreia. Na maioria dos casos, a CMC é limitada, e infecções sistêmicas só foram relatadas em pacientes em uso de medicação imunossupressora.[6]

O HP costuma ser a primeira doença endócrina a aparecer durante o curso da SPA1 e tem sido relatado em 70% a 93% dos casos.[6] A prevalência varia de acordo com o gênero, afetando 98% das pacientes do sexo feminino, mas apenas 71% dos pacientes do sexo masculino.[8] Muitos sintomas de hipocalcemia são inespecíficos, como parestesias e câimbras musculares e, portanto, o diagnóstico pode ser pouco evidente inicialmente. Convulsões podem ocorrer em casos mais graves.

A prevalência de IA na SPA1 é de 60% a 100%.[2,6] Deve ser reconhecida e tratada prontamente por ser uma condição potencialmente fatal. Os sintomas são fadiga, perda de peso, hipotensão, dor abdominal e aumento da pigmentação da pele. O hipocortisolismo e o hipoaldosteronismo podem surgir com muitos anos de diferença. É importante salientar ainda que o aparecimento de hipercalcemia em indivíduos com HP pode indicar o desenvolvimento de insuficiência adrenal.

Os pacientes podem apresentar inúmeras outras manifestações, incluindo distrofia ectodérmica (com formação defeituosa de esmalte dentário, distrofia ungueal e ceratoconjuntivite – Figura 69.1) (10% a 80%), hipogonadismo hipergonadotrófico (12% a 60%), alopecia (40%), doenças tireoidianas (30%), hepatite autoimune (8% a 26%), vitiligo (8% a 25%), disfunção intestinal (15% a

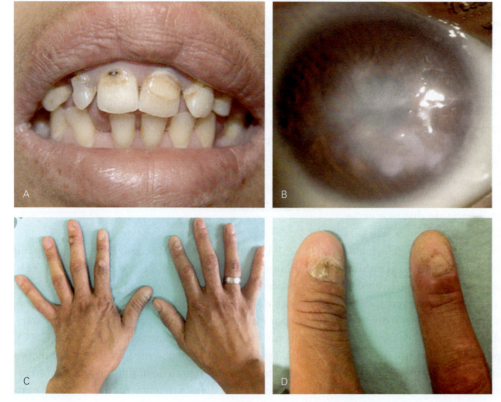

Figura 69.1 Manifestações clínicas da SPA1 – distrofia ectodérmica. **A.** Defeitos de esmalte dentário. **B.** Opacidades em córnea. **C.** Unhas distróficas. **D.** Detalhe das unhas distróficas.

22%), asplenia (10% a 20%), *diabetes mellitus* tipo 1 (DM1) (18%) e, mais raramente, gastrite atrófica, associada ou não a anemia perniciosa, hipopituitarismo, vasculite, plaquetopenia autoimune, deficiência de imunoglobulinas, alterações renais e pulmonares, entre outras.[1]

A SPA1 apresenta padrão de transmissão autossômico recessivo (com exceção de uma única mutação autossômica dominante descrita[9]) e resulta de mutações no gene AIRE, localizado no *locus* 21q22.3.[10,11] Esse gene codifica uma proteína que exerce a função de regulação da transcrição gênica e por meio de sua ação são expressos diversos auto-Ag de tecidos periféricos nas células medulares do timo. Esses Ag são expostos por células apresentadoras de Ag a linfócitos T tímicos ainda imaturos. Os linfócitos que reconhecem tais Ag (portanto linfócitos autorreativos) sofrem deleção antes de ganharem a circulação, por um processo denominado seleção negativa.[12] Com a mutação do AIRE, o sistema imune perde a capacidade de autotolerância e diversos tecidos sofrem destruição por ação dos linfócitos autorreativos (Figura 69.2). Além da seleção negativa de células T autorreativas, mecanismos adicionais de tolerância dependentes da proteína AIRE têm sido investigados, como a seleção positiva das células T reguladoras e o controle de maturação e função de células dendríticas periféricas. Até o momento, mais de 70 mutações foram identificadas no gene AIRE, variando de alterações em um único nucleotídeo a grandes deleções e inserções. Contudo, há descrições de casos em que um só alelo apresentava mutação e outros em que nenhuma mutação foi encontrada no gene,[10] sugerindo que regiões regulatórias ou outros genes podem estar envolvidos. Além disso, não são observadas correlações claras entre genótipo e fenótipo.[5] Os fatores que contribuem para a complexidade da variação fenotípica na SPA1 ainda não são completamente conhecidos. Embora já tenham sido estabelecidas associações entre certos alelos do sistema HLA (*human leukocyte antigen*) e determinadas características clínicas da síndrome, essas correlações parecem ser de menor intensidade do que nas doenças autoimunes isoladas.[1]

SPA2

A SPA2 é caracterizada pela coexistência de IA e doença autoimune da tireoide (denominada síndrome de Schmidt) e/ou com DM1 (nesse caso, também conhecida como síndrome de Carpenter). Trata-se de uma entidade mais comum do que a SPA1, com prevalência estimada em torno de 5 casos por 100 mil habitantes.[13,14] Afeta três vezes mais mulheres do que homens, com pico de incidência entre a terceira e a quarta década de vida. Ao contrário da SPA1, a SPA2 é muito rara em crianças. Múltiplas gerações costumam ser afetadas; no entanto, os vários membros da família podem manifestar diferentes componentes da síndrome.

Por definição, a IA está presente em 100% dos casos. Doença tireoidiana autoimune (tireoidite de Hashimoto ou, menos frequentemente, doença de Graves) ocorre

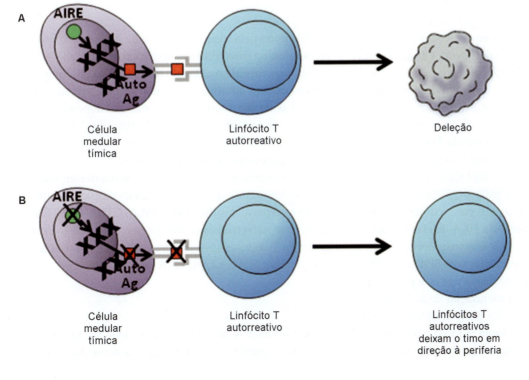

Figura 69.2 Papel da proteína AIRE no controle da seleção negativa de linfócitos T autorreativos. **A.** Função normal. **B.** SPA1 com mutação no gene AIRE.

em 70% a 90% e DM1 em 20% a 60% dos casos.[13,14] Essas doenças tendem a se desenvolver com uma sequência específica, com o DM1 aparecendo antes da IA, enquanto a doença tireoidiana pode desenvolver-se antes, ao mesmo tempo ou após a IA. A doença de Graves habitualmente surge antes e a tireoidite de Hashimoto depois do DM1.

Nas situações em que há a presença de somente uma das patologias características da síndrome (p. ex., IA) associada a marcadores sorológicos de outra manifestação essencial, porém sem alteração da função glandular (p. ex., anticorpos antitireoperoxidase e/ou antitireoglobulina sem o desenvolvimento de hipotireodismo), a SPA2 é definida como potencial. Já na SPA2 subclínica ou latente ocorre manifestação clínica de uma das doenças associadas a alterações subclínicas da função de outro órgão-alvo (p. ex., insuficiência adrenal e hipotireoidismo subclínico).[15]

Outras doenças associadas à SPA2 são: gastrite atrófica (4,5% a 25%), vitiligo (4,5% a 12%), hipogonadismo hipergonadotrófico (4% a 9%), hepatite autoimune (4%), alopecia (1% a 5%) e má absorção (até 25%). Raramente observam-se, ainda, hipofisite, miastenia grave, artrite reumatoide, síndrome de Sjögren, púrpura trombocitopênica e deficiência de imunoglobulinas.[6,14-16]

A SPA2 é doença genética complexa e multifatorial, herdada de maneira autossômica dominante com penetrância incompleta.[13,14] Considerando-se que certos alelos do sistema HLA de classe I (A, B, Cw) e classe II (DR, DQ, DP) estão fortemente correlacionados a doenças autoimunes, como o DM1,[17] vários estudos foram realizados para determinar se haveria impacto também na SPA2, com achados positivos. Outros genes de suscetibilidade já identificados são o CTLA-4 (*cytotoxic T-lymphocyte antigen 4*) e o PTPN22 (*protein tyrosine phosphatase non-receptor type 22*). Destes, o sistema HLA, localizado no cromossomo 6, parece ter o maior efeito. Observa-se alta associação entre SPA2 e haplótipos HLA classe II, particularmente o alelo DR3 (DRB1*0301) em desequilíbrio de ligação com DQ2 (DQA1*0501/DQB1*0201) e o alelo DR4 (DRB1*0401/0402/0404/0405) com o DQ8 (DQA1*0301/DQB1*0302).[15,16] O desenvolvimento de DM1 está positivamente associado aos alelos DRB1*04-DQB1*0302 (DR4-DQ8) e DRB1*03-DQB1*0201 (DR3-DQ2) e negativamente associado ao DRB1*15-DQA1*0102-DQB1*0602. O subtipo DRB1*0404 aumenta muito o risco para o desenvolvimento de IA. O alelo 5.1 da molécula HLA de classe I MIC-A parece também contribuir, já que a frequência dessa variante está aumentada nos pacientes com SPA2 em relação aos controles.[13] A proteína codificada por esse gene liga-se a um receptor implicado na maturação de linfócitos, denominado NKG2D (*natural killer group 2, member D*). Polimorfismos do gene CTLA-4 localizado no cromossomo 2 foram associados inicialmente à doença autoimune da ti-

reoide (tanto doença de Graves como tireoidite de Hashimoto), mas hoje é conhecido também o aumento de suscetibilidade para DM1 e, de modo menos consistente, para IA.[14] A molécula CTLA-4, presente na superfície das células T, liga-se ao CD28 das células apresentadoras de Ag, inibindo a ativação e proliferação de linfócitos T. Mais recentemente, descobriu-se que o gene PTPN22, situado no cromossomo 1, também é um marcador de suscetibilidade para a SPA2. Esse gene codifica uma fosfatase intracelular com efeitos inibitórios da ativação de células T. Estudos anteriores já haviam demonstrado a associação entre polimorfismos desse gene e diversas doenças autoimunes, como DM1 e doença autoimune da tireoide, porém novas pesquisas indicaram que o PTPN22 desempenha um papel ainda mais importante no risco de SPA2 do que para as doenças autoimunes isoladas.[13]

Embora fatores genéticos determinem a suscetibilidade à doença, a concordância entre gêmeos monozigóticos não atinge os 100%, o que sugere que fatores ambientais possam estar envolvidos na patogênese da síndrome. Dependendo da predisposição genética, fatores epigenéticos externos, como infecções virais ou bacterianas, além de fatores psicossociais, podem induzir falhas de autotolerância.

As reações de autoimunidade causam aumento na produção e maturação de linfócitos e desequilíbrio na produção de citocinas. Ocorre, então, infiltração linfocitária com destruição glandular progressiva, sendo possível observar evolutivamente deterioração da produção hormonal sob estímulo, seguida por diminuição da produção hormonal basal, culminando no aparecimento de sintomas.

SPA3

Definida pela coexistência de uma disfunção tireoidiana autoimune (tireoidite de Hashimoto ou outra tireoidite autoimune, mixedema, doença de Graves ou oftalmopatia) e outra doença autoimune que não seja IA, HP ou CMC,[2] a SPA3 pode ser dividida em subclasses, dependendo da patologia associada à disfunção da tireoide (Tabela 69.2), sendo a forma mais frequente de apresentação o subtipo 3A, em que ocorre associação com DM1.

Assim como a SPA2, a SPA3 apresenta herança autossômica dominante com penetrância incompleta e forte ligação a certos alelos do sistema HLA, CTLA-4 e PTPN22. Com base na semelhança de apresentação e fisiopatologia, alguns autores consideram a SPA3 uma variante incompleta da SPA2, na qual a IA está ausente.

SPA4

Combinações de duas ou mais doenças autoimunes que não se encaixem nos tipos previamente descritos ca-

Capítulo 69 Síndromes Poliglandulares Autoimunes

Tabela 69.2 Classificação da SPA3

Doença tireoidiana autoimune			
Tireoidite de Hashimoto Mixedema idiopático Tireoidite autoimune assintomática		Doença de Graves Exoftalmopatia endócrina	
+	+	+	+
Diabetes mellitus tipo 1 Síndrome de Hirata Hipofisite linfocítica Falência ovariana prematura	Gastrite atrófica Anemia perniciosa Doença celíaca Doença inflamatória intestinal Hepatite autoimune Cirrose biliar primária	Vitiligo Alopecia Miastenia grave Síndrome de Stiff-man Esclerose múltipla	Lúpus eritematoso sistêmico/discoide Doença mista do tecido conjuntivo Artrite reumatoide Artrite soronegativa Esclerose sistêmica Síndrome de Sjögren Síndrome do anticorpo antifosfolipídio Vasculite
3A	3B	3C	3D

racterizam a SPA4. Indivíduos com SPA4 clinicamente aparente devem ser investigados para a presença de Ac e/ou falência subclínica das diversas glândulas, com o objetivo de excluir as formas potencial e latente de outras SPA. Acredita-se que o haplótipo DR3 do HLA classe II também seja um fator de suscetibilidade para esse tipo de SPA, porém o pequeno número de casos estudados é um fator limitante para avaliação adequada.[15]

Diagnóstico

O diagnóstico é clínico, baseado na própria definição dos diferentes tipos de SPA (Tabela 69.1). O diagnóstico de cada um dos componentes deve ser realizado de acordo com critérios diagnósticos de cada doença de aparecimento isolado, abordadas em capítulos específicos deste livro. Uma vez que uma SPA seja diagnosticada, é necessária avaliação completa da função das diversas glândulas endócrinas.

Muitos pacientes permanecem longos períodos após o início dos sintomas sem a determinação do diagnóstico, principalmente no caso de SPA1, já que, por ser uma condição extremamente rara, não é identificada por muitos médicos. No entanto, apesar de raras, as SPA apresentam alta morbimortalidade e, portanto, é essencial sua identificação em estágios iniciais para que os novos componentes que possam vir a se desenvolver ao longo da vida do paciente sejam prontamente reconhecidos e tratados.

A suspeita de SPA deve recair sobre todos aqueles que apresentam patologia autoimune, especialmente a IA. O médico deve suspeitar, ainda, de parentes de doentes portadores de SPA. Esses indivíduos devem ser avaliados clínica e laboratorialmente e, no caso de exclusão da síndrome, devem ser acompanhados e reavaliados em razão da possibilidade de desenvolvimento posterior da doença.

Como já descrito anteriormente, ainda que o processo autoimune seja do tipo celular, observa-se a presença de diversos auto-Ac contra Ag expressos nos órgãos afetados de indivíduos com SPA.[14,15,18] Esses auto-Ac podem ser dosados no sangue dos pacientes, auxiliando o diagnóstico (Tabela 69.3). Uma característica importante des-

Tabela 69.3 Manifestações clínicas das SPA e autoanticorpos correspondentes

Doença	Anticorpos
Insuficiência adrenal	Anti-21-OH, -17α-OH,-scc
Hipogonadismo	Anti-scc, -17α-OH
Hipoparatireoidismo	Anti-NALP5, -CaSR (SPA1)
Doença tireoidiana	Anti-TPO, -Tg, TRAb
Diabetes mellitus tipo 1	Anti-GAD65, -IA-2, -insulina
Disfunção gastrointestinal	Anti-TPH, -HDC, -GAD65 (SPA1)
Hepatite autoimune	Anti-CYP1A2, -CYP2AC, -AADC, -TPH, -HDC
Gastrite autoimune	Anti-H⁺K⁺ATPase, -fator intrínseco
Doença pulmonar	Anti-canal de potássio KCNRG (SPA1)
Vitiligo	Anti-AADC , -melanócito, -fatores de transcrição SOX9 e SOX10
Alopecia	Anti-TH
Candidíase SPA1	Anti-IL -17A, -IL-17F, -IL-22 (SPA1) Anti-interferon α e ω

21-OH: 21-hidroxilase; 17α-OH: 17α-hidroxilase; scc: enzima de clivagem da cadeia lateral; AADC: L-aminoácidos aromáticos descarboxilase; CaSR: receptor/sensor de cálcio; CYP1A2 e CYP2AC: citocromos P450 1A2 e 2A6; GAD65: ácido glutâmico descarboxilase 65; HDC: histidina descarboxilase; IA-2: tirosina fosfatase; IL: interleucina; NALP5: NACHT *leucine-rich-repeat protein* 5; Tg: tireoglobulina; TH: tirosina hidroxilase; TPH: triptofano hidroxilase; TPO: peroxidase tireoidiana; TRAb: Ac contra receptor de TSH.

ses Ac é que sua positividade precede o desenvolvimento das manifestações clínicas, o que torna possível o rastreamento de indivíduos predispostos, como familiares de pacientes com SPA e portadores de IA. A necessidade de investigação de SPA em pacientes com DM1, doença tireoidiana autoimune e/ou outras doenças autoimunes é ainda controversa.

Deve-se ressaltar que alguns Ac presentes nas SPA apresentam características diferentes das observadas em endocrinopatias isoladas. Os Ac contra ácido glutâmico descarboxilase (GAD) são comuns em SPA1, mas não há associação independente ao DM1, como ocorre na endocrinopatia isolada ou nas outras SPA.[18] De acordo com algumas pesquisas, o Ac antitirosina fosfatase (IA-2) parece ser melhor preditor de DM1 nos casos associados à SPA1. Além disso, nos pacientes com SPA1, os Ac anti-GAD estão associados à insuficiência intestinal. Esse achado não deve causar grande supresa, uma vez que a enzima GAD está presente em níveis elevados no sistema nervoso, incluindo o plexo neural intestinal.

Auto-Ac dirigidos contra interleucinas 17A, 17F e 22 foram detectados em pacientes com SPA1 na presença de CMC.[19,20] Essas citocinas, produzidas pelos linfócitos Th17, parecem estar implicadas na defesa contra a infecção fúngica. Com base nesses achados, foi proposto que a presença de CMC é, principalmente, o resultado de ataque imune aos linfócitos Th17 e às citocinas produzidas por eles. Desse modo, pode-se compreender por que a CMC é achado frequente da SPA1, pois apresenta, também, uma causa autoimune.

Além da presença de Ac direcionados a tecidos específicos, recentemente descobriu-se que a grande maioria dos indivíduos com SPA1 apresenta Ac anti-interferon α e ω, com sensibilidade e especificidade superiores a 98%,[3] independentemente de quais componentes estão presentes e de qual mutação do gene AIRE é responsável pela doença.

Atualmente, a avaliação genética não é capaz de identificar pacientes com SPA de 2 a 4, pois estas são doenças poligênicas, e a contribuição de cada gene ainda não é totalmente conhecida. Entretanto, o sequenciamento de DNA para a pesquisa de mutações do gene AIRE é extremamente útil na SPA1. Dessa maneira, atualmente, alguns autores sugerem que, além dos critérios clínicos, os estudos genéticos e a presença de Ac anti-interferon também devam fazer parte dos critérios diagnósticos da SPA1.

Tratamento

O tratamento baseia-se, fundamentalmente, na suplementação das diversas deficiências hormonais, à semelhança da terapia preconizada para as doenças diagnosticadas isoladamente, descritas em detalhes em outros ca-

pítulos. Contudo, determinadas particularidades exigem atenção e serão detalhadas a seguir.

Em casos de IA, a reposição de glicocorticoides deve ser iniciada imediatamente após o diagnóstico, e as doses devem ser aumentadas durante períodos de estresse agudo, como infecções e cirurgia. No caso de HP concomitante, é importante salientar que o aumento da dose administrada de glicocorticoide pode causar diminuição da calcemia; assim, o tratamento do HP com reposição de cálcio e vitamina D pode necessitar de ajustes.

Somente após exclusão ou tratamento da IA, a suplementação com levotiroxina deverá ser realizada em casos de hipotireoidismo. O hormônio tireoidiano acelera o metabolismo hepático de cortisol, podendo precipitar uma crise adrenal. Além disso, indivíduos portadores de IA não tratada podem exibir uma elevação reversível nos níveis de TSH, uma vez que glicocorticoides inibem a secreção de TSH.

Os doentes com DM1 que evoluem com IA provavelmente necessitarão reduzir as doses de insulina até que a IA seja controlada. Por outro lado, se a dose de reposição de glicocorticoides for muito elevada, as necessidades de insulina poderão aumentar consideravelmente.

A CMC presente na SPA1 deve ser controlada com medicamentos antifúngicos. O uso prolongado de azoles sistêmicos (como cetoconazol, itraconazol e fluconazol) pode ocasionar resistência medicamentosa.[21] Além disso, esses medicamentos inibem a esteroidogênese adrenal, provocando IA ou a piora da disfunção já estabelecida. Assim, devem ser preferidas anfotericina B e nistatina. Infecções orais e esofágicas por *Candida albicans* devem ser rigorosamente controladas para evitar o desenvolvimento de carcinoma.

A disfunção intestinal pode induzir absorção errática e inadequada dos medicamentos. A manutenção de níveis adequados de hormônios e outras substâncias pode ser difícil de ser alcançada. Em alguns casos, a má absorção é causada ou agravada pela presença de HP, uma vez que a própria hipocalcemia pode causar disfunção intestinal.[22] Observa-se, então, um ciclo vicioso: hipocalcemia provoca má absorção, diminuindo a absorção de cálcio e vitamina D, o que agrava a hipocalcemia preexistente. A suplementação de cálcio e vitamina D ativa (calcitriol) deve ser aumentada até a dose suficiente para manter o cálcio plasmático no limite inferior do intervalo normal e o cálcio urinário dentro da faixa considerada normal. Nível plasmático mais alto de cálcio deve ser evitado por aumentar o risco de hipercalciúria e de efeitos deletérios renais a longo prazo. Recentemente foram publicados artigos relatando o uso de PTH(1-34) e (1-84) para o tratamento de HP com resultados promissores.[23,24]

Terapia com agentes imunossupressores tem sido relatada em algumas publicações, porém os resultados são extremamente variados.[5,15,25] É essencial relembrar que o uso de imunossupressores predispõe à disseminação da candidíase para uma forma generalizada e grave.[5,6]

IPEX (SÍNDROME DA IMUNODESREGULAÇÃO, POLIENDOCRINOPATIA, ENTEROPATIA, LIGADA AO X)

Síndrome extremamente rara que acomete tipicamente lactentes do sexo masculino, a IPEX é frequentemente fatal nos primeiros anos de vida.[26] A enteropatia autoimune, o sintoma mais comum, está presente em quase 100% dos casos. A diarreia tem início em fases precoces, podendo ser mucoide ou sanguinolenta, de forte intensidade e difícil controle. O DM1 é a patologia endócrina de maior prevalência, afetando mais de 60% dos indivíduos, e a hiperglicemia pode aparecer já nos primeiros dias de vida. Os pacientes também exibem suscetibilidade aumentada para grande número de infecções causadas por bactérias, vírus e fungos. Doença tireoidiana autoimune (hipo ou, menos frequentemente, hipertireoidismo) acomete em torno de um terço dos indivíduos. A manifestação cutânea predominante é o eczema, mas dermatite eritematosa ou psoriasiforme, urticária e alopecia também podem ocorrer. Outras manifestações incluem IA, deficiência de hormônio do crescimento, anemia hemolítica, trombocitopenia, neutropenia (eosinofilia é frequentemente observada), linfadenopatia, hepatoesplenomegalia, hepatite, glomerulonefrite, vasculite, artrite e sarcoidose. Os sintomas podem ser intermitentes e o agravamento precipitado por infecções, vacinas e alérgenos alimentares.

A síndrome é causada por mutações no gene FOXP3, localizado na região centromérica do cromossomo X, que codifica a proteína *scurfin*, necessária para o desenvolvimento das células T regulatórias CD4+CD25+. Em sua ausência, as células T ativadas não são suprimidas, possibilitando a proliferação de linfócitos ativados responsivos contra os próprios Ag, com consequente destruição tecidual. Carreadoras do sexo feminino parecem não apresentar predisposição aumentada para doenças autoimunes.

Assim como nas SPA, diversos auto-Ac podem ser identificados, como Ac anti-GAD, anti-IA-2, anti-insulina, anti-Tg e anti-TPO, entre outros.

O tratamento inclui insulinização plena e outros tipos de reposição hormonal. Alguns pacientes com enteropatia respondem a uma dieta isenta de glúten; outros, a medicamentos imunossupressores ou nutrição parenteral, porém alguns apresentam falha de resposta a qualquer tratamento. O transplante de medula óssea é a terapia de escolha para muitos pacientes, porém o procedimento é de alto risco e não é capaz de reverter todos os sintomas.[27]

CONSIDERAÇÕES FINAIS

Síndromes poliglandulares autoimunes são distúrbios complexos caracterizados por danos a vários órgãos e tecidos. Embora raras, devem ser diagnosticadas em estágios iniciais, dadas suas altas morbidade e mortalidade. O tratamento e o acompanhamento devem ser rigorosos e necessitam de abordagem multidisciplinar. Os profissionais devem ser capazes de reconhecer e tratar precocemente os diversos componentes da síndrome, que podem surgir ao longo de toda a vida dos pacientes.

Referências

1. Dittmar M, Kahaly GJ. Polyglandular autoimmune syndromes: immunogenetics and long-term follow-up. J Clin Endocrinol Metab 2003; 88(7):2983-92.

2. Neufeld MB, Blizzard RM. Polyglandular autoimmune diseases. In: Pinchera A, Doniach D, Fenzi GF, Baschieri L (eds.) Symposium on autoimmune aspects of endocrine disorders. New York: Academic Press, 1980:357-65.

3. Meloni A, Furcas M, Cetani F et al. Autoantibodies against type I interferons as an additional diagnostic criterion for autoimmune polyendocrine syndrome type I. J Clin Endocrinol Metab 2008; 93(11):4389-97.

4. Weiler FG, Dias-da-Silva MR, Lazaretti-Castro M. Autoimmune polyendocrine syndrome type 1: case report and review of literature. Arq Bras Endocrinol Metabol 2012; 56(1):54-66.

5. Perheentupa J. Autoimmune polyendocrinopathy-candidiasis-ectodermal dystrophy. J Clin Endocrinol Metab 2006; 91(8):2843-50.

6. Ahonen P, Myllarniemi S, Sipila I et al. Clinical variation of autoimmune polyendocrinopathy-candidiasis-ectodermal dystrophy (APECED) in a series of 68 patients. N Engl J Med 1990; 322(26):1829-36.

7. Perheentupa J. APS-I/APECED: the clinical disease and therapy. Endocrinol Metab Clin North Am 2002; 31(2):295-320.

8. Gylling M, Kaariainen E, Vaisanen R et al. The hypoparathyroidism of autoimmune polyendocrinopathy-candidiasis-ectodermal dystrophy protective effect of male sex. J Clin Endocrinol Metab 2003; 88(10):4602-8.

9. Cetani F, Barbesino G, Borsari S et al. A novel mutation of the autoimmune regulator gene in an Italian kindred with autoimmune polyendocrinopathy-candidiasis-ectodermal dystrophy, acting in a dominant fashion and strongly cosegregating with hypothyroid autoimmune thyroiditis. J Clin Endocrinol Metab 2001; 86(10):4747-52.

10. Nagamine K, Peterson P, Scott HS et al. Positional cloning of the APECED gene. Nat Genet 1997; 17(4):393-8.

11. Finnish-German APECED Consortium. An autoimmune disease, APECED, caused by mutations in a novel gene featuring two PHD-type zinc-finger domains. Nat Genet 1997; 17(4):399-403.

12. DeVoss JJ, Anderson MS. Lessons on immune tolerance from the monogenic disease APS1. Curr Opin Genet Dev 2007; 17(3):193-200.

13. Kahaly GJ. Polyglandular autoimmune syndromes. Eur J Endocrinol 2009; 161(1):11-20.

14. Owen CJ, Cheetham TD. Diagnosis and management of polyendocrinopathy syndromes. Endocrinol Metab Clin North Am 2009; 38(2):419-36.

15. Betterle C, Dal Pra C, Mantero F et al. Autoimmune adrenal insufficiency and autoimmune polyendocrine syndromes: autoantibodies, autoantigens, and their applicability in diagnosis and disease prediction. Endocr Rev 2002; 23(3):327-64. Erratum in: Endocr Rev 2002; 23(4):579.

16. Eisenbarth GS, Gottlieb PA. The immunoendocrinopathy syndromes. In: Larsen PR et al. (eds.) Williams textbook of endocrinology. 10. ed. Philadelphia:W.B. Saunders Co., 2003:1763-76.

17. Noble JA, Erlich HA. Genetics of type 1 diabetes. Cold Spring Harb Perspect Med 2012; 2(1):a007732.

18. Soderbergh A, Myhre AG, Ekwall O et al. Prevalence and clinical associations of 10 defined autoantibodies in autoimmune polyendocrine syndrome type I. J Clin Endocrinol Metab 2004; 89(2):557-62.

19. Kisand K, Boe Wolff AS et al. Chronic mucocutaneous candidiasis in APECED or thymoma patients correlates with autoimmunity to Th17-associated cytokines. J Exp Med 2010; 207(2):299-308.

20. Puel A, Doffinger R, Natividad A et al. Autoantibodies against IL-17A, IL-17F, and IL-22 in patients with chronic mucocutaneous candidiasis and autoimmune polyendocrine syndrome type I. J Exp Med 2010; 207(2):291-7.

21. Rautemaa R, Richardson M, Pfaller M et al. Decreased susceptibility of Candida albicans to azole antifungals: a complication of long-term treatment in autoimmune polyendocrinopathy-candidiasis-ectodermal dystrophy (APECED) patients. J Antimicrob Chemother 2007; 60(4):889-92.

22. Heubi JE, Partin JC, Schubert WK. Hypocalcemia and steatorrhea – clues to etiology. Dig Dis Sci 1983; 28(2):124-8.

23. Sikjaer T, Rejnmark L, Rolighed L et al. Hypoparathyroid Study Group. The effect of adding PTH(1-84) to conventional treatment of hypoparathyroidism: a randomized, placebo-controlled study. J Bone Miner Res 2011; 26(10):2358-70.

24. Linglart A, Rothenbuhler A, Gueorgieva I et al. Clinical Case Seminar: long-term results of continuous subcutaneous recombinant PTH (1-34) infusion in children with refractory hypoparathyroidism. J Clin Endocrinol Metab 2011; (96):3308-12.

25. Ulinski T, Perrin L, Morris M et al. Autoimmune polyendocrinopathy-candidiasis-ectodermal dystrophy syndrome with renal failure: impact of posttransplant immunosuppression on disease activity. J Clin Endocrinol Metab 2006; 91(1):192-5.

26. Moraes-Vasconcelos D, Costa-Carvalho BT, Torgerson TR et al. Primary immune deficiency disorders presenting as autoimmune diseases: IPEX and APECED. J Clin Immunol 2008; Suppl 1:S11-9.

27. Baud O, Goulet O, Canioni D et al. Treatment of the immune dysregulation, polyendocrinopathy, enteropathy, X-linked syndrome (IPEX) by allogenic bone marrow transplantation. N Engl J Med 2001; 344:1758-62.

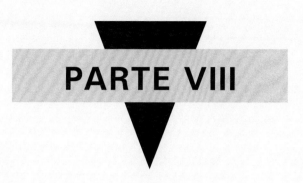

Pâncreas Endócrino e *Diabetes Mellitus*

PARTE VIII

Pâncreas Endócrino e Diabetes Mellitus

70

Epidemiologia e Classificação do *Diabetes Mellitus*

Annick Fontbonne • Eduarda Cesse • Eduardo Freese

INTRODUÇÃO

O conhecimento epidemiológico sobre o *diabetes mellitus* produzido nos últimos 30 anos se ampliou significativamente graças aos esforços de padronização dos desenhos dos estudos, ao desenvolvimento de colaborações internacionais e à realização de grandes ensaios clínicos. Além de promover uma melhor percepção de sua importância crescente no perfil epidemiológico, em diversas regiões do mundo, isso também contribuiu para a identificação e a análise dos fatores de risco, abrindo sólidas perspectivas de prevenção tanto da doença como de suas complicações.

No entanto, as projeções de crescimento da doença continuam, tanto pelo processo de transição demográfica (processo de envelhecimento populacional) como pela superposição, desde o final do século passado, do chamado processo de "transição nutricional". Este último processo é consequência da difusão mundial de novos modos de se alimentar e de (não) se movimentar, favorecendo o aumento da obesidade e do sedentarismo, ambos fatores de risco de muitas doenças, com destaque para o diabetes tipo 2.

Ademais, em relação às complicações do diabetes, sabe-se que muitas são evitáveis, porém sua prevenção necessita, na prática, de uma verdadeira mudança de paradigma na atenção dirigida aos pacientes. A maioria dos sistemas de saúde foi concebida para responder aos desafios agudos das doenças infecciosas, que podem ser curadas por intervenções pontuais; poucos sistemas, inclusive nos países desenvolvidos, são realmente adequados para acompanhar doentes crônicos, com vistas à prevenção de complicações, sem perspectiva de cura definitiva.

Tudo indica que, caso nada significativo seja feito para enfrentar de maneira coletiva tanto a "epidemia" de obesidade como a necessária reorganização dos sistemas de saúde, o diabetes e suas complicações representarão, cada vez mais, uma das grandes ameaças à saúde pública do século XXI nos diversos continentes.

CLASSIFICAÇÃO

O nome *diabetes mellitus*, ou simplesmente diabetes, tem um significado amplo que cobre, segundo os termos da American Diabetes Association, "um grupo de doenças metabólicas caracterizadas por hiperglicemia resultante de defeitos da secreção ou da ação da insulina ou dos dois combinados" (Tabela 70.1). Essa hiperglicemia participa, em um grau variado e por mecanismos pouco conhecidos, na ocorrência, a longo prazo, de complicações que atingem os olhos, os rins, o sistema nervoso, o coração e as artérias. Atualmente, são as complicações que carregam o essencial da gravidade da doença para o indivíduo e representam o maior peso na saúde pública.

A grande maioria dos casos de diabetes (> 90%) é constituída por uma doença pouco sintomática ou assintomática, que ocorre tipicamente em pessoas de mais de 50 anos de idade com obesidade, sobrepeso ou histórico familiar de diabetes; esta é a chamada diabetes tipo 2. O diabetes tipo 1 é muito mais raro e, ao contrário do diabetes tipo 2, apresenta sintomas clínicos muitas vezes intensos (poliúria, polidipsia, perda de peso etc.) e ocorre, preferencialmente, em crianças, adolescentes ou jovens adultos. Seu único tratamento consiste na reposição do hormônio em falta, a insulina. Semelhante ao que se verifica no diabetes tipo 2, sua incidência também está crescendo, porém as possibilidades de prevenção são limitadas pela dificuldade de reconhecer as pessoas com alto risco, exceto pelos antecedentes familiares.

759

Tabela 70.1 Limites para definição do diabetes e de condições pré-diabéticas

Glicemia de jejum	≥ 126mg/dL (7,0mmol/L) em ao menos duas medições	Diabetes
	< 126mg/dL (7,0 mmol/L) e ≥ 100mg/dL (5,6mmol/L) [American Diabetes Association] ou ≥ 110mg/dL (6,1mmol/L) [Organização Mundial da Saúde]	Glicemia de jejum alterada
Glicemia 2 horas após carga oral de 75g de glicose	≥ 200mg/dL (11,1mmol/L) em ao menos duas medições	Diabetes
	< 200mg/dL (11,1mmol/L) e ≥ 140mg/dL (7,8mmol/L)	Intolerância à glicose
HbA1c	≥ 6,5% em ao menos duas medições	Diabetes
	< 6,5% e ≥ 5,7% [American Diabetes Association] ou ≥ 6,0% [Organização Mundial da Saúde]	Pré-diabetes

Fonte: American Diabetes Association, 2012.

Existem outras formas de diabetes, como o diabetes gestacional, geralmente transitório, mas que pode persistir depois da gravidez, os diabetes secundários (ao tratamento por alguns tipos de medicamentos e a doenças como pancreatites, hemocromatose etc.) ou os diabetes "genéticos" (p. ex., o diabetes MODY – *maturity onset diabetes in the young* – que tem transmissão autossômica dominante). Eles representam menos de 3% de todos os casos de diabetes.

PREVALÊNCIA E FATORES DE RISCO

Na década de 1980, impulsionados pela primeira padronização da definição do diabetes pela Organização Mundial da Saúde (OMS), vários estudos epidemiológicos foram conduzidos para estimar a prevalência da doença em um país, região ou grupo étnico específico. Vale ressaltar que foi essencialmente investigado o diabetes tipo 2, por meio de teste de carga oral de glicose em amostras populacionais. Os resultados desses estudos foram sintetizados em importante artigo produzido por um grupo de trabalho da OMS que calculou as prevalências, ajustadas por idade, na faixa etária de 30 a 64 anos, em 32 países do mundo, representando 75 grupos ou subgrupos de população. Essa síntese evidenciou que a maior prevalência de diabetes se encontrava entre 3% e 10%. Prevalências mais baixas (< 3%) foram observadas nas regiões pobres e/ou rurais do planeta. Prevalências > 10% caracterizavam, essencialmente, certos grupos étnicos em regiões urbanizadas ou economicamente favorecidas do mundo (p. ex., pessoas provenientes da Índia instalados na África do Sul ou nas Ilhas Maurício; ou ainda populações índio-americanas ou com forte ascendência índio-americana, como os mexicanos residentes nos EUA).

Esses resultados levantaram a hipótese de que o diabetes seria consequência de uma interação da genética com as mudanças ambientais relacionadas com a urbanização (Tabela 70.2).

O processo de urbanização é um fenômeno em constante aceleração no mundo. A OMS estima que, de cerca de 30 milhões de adultos diabéticos em 1985, passamos para 135 milhões em 1995 e 173 milhões em 2002; as projeções para 2030 são de 366 milhões, dois terços dos quais nos países em desenvolvimento. Vale ressaltar que não estão sendo consideradas taxas de prevalência calculadas segundo o tamanho das populações dos países. A Tabela 70.3 lista os 10 países líderes em número absoluto de diabéticos.

Tabela 70.2 Características da urbanização que favorecem a ocorrência de diabetes tipo 2 em pessoas geneticamente predispostas

Processos de urbanização	Efeito sobre fatores de risco de diabetes tipo 2
Melhores condições socioeconômicas, melhor higiene, acesso a serviços médicos (acompanhamento da gravidez, vacinações etc.)	Aumento da expectativa de vida
Alimentação mais acessível e variada	Aumento da expectativa de vida
Alimentação mais "industrializada", com excesso de gordura, açúcares e sal	Aumento do sobrepeso e da obesidade
Redução da atividade física: no trabalho, nos meios de transporte, nas opções de lazer	Aumento do sobrepeso e da obesidade Sedentarismo

Tabela 70.3 Relação dos dez países líderes do mundo em número de diabéticos estimados, em 2000 e 2030

Posição	2000		2030	
	País	Número de diabéticos (em milhões)	País	Número de diabéticos (em milhões)
1	Índia	31,7	Índia	79,4
2	China	20,8	China	42,3
3	EUA	17,7	EUA	30,3
4	Indonésia	8,4	Indonésia	21,3
5	Japão	6,8	Paquistão	13,9
6	Paquistão	5,2	Brasil	11,3
7	Rússia	4,6	Bangladesh	11,1
8	Brasil	4,6	Japão	8,9
9	Itália	4,3	Filipinas	7,8
10	Bangladesh	3,2	Egito	6,7

Fonte: Wild et al., 2004.

Índia, China e EUA ocupam, e continuarão ocupando em 2030, os três primeiros lugares da lista. No entanto, a tendência é de que vários países em desenvolvimento se aproximem, enquanto um país industrializado como o Japão se desloque para a base da lista.

Essa redistribuição de países "ricos" e "pobres" reflete a mudança que vem afetando a distribuição atual da obesidade no que diz respeito à classe social: antes, a obesidade era um indicador de riqueza financeira e *status* social; nos dias de hoje, paradoxalmente, está se tornando uma marca de pobreza. Ficou comprovado que a precariedade social e financeira tem efeitos diretos sobre as escolhas nutricionais e as opções de lazer, favorecendo o consumo de alimentos com grande "densidade calórica" (ricos em gorduras e açúcares) e atividades sedentárias. Em países como o Brasil, com grandes desigualdades sociais, a "epidemia de obesidade" nas várias faixas etárias (crianças, adolescentes, adultos) é um fato verificado nos grupos populacionais de menor renda, precários, sem trabalho, com trabalho informal ou em empregos sem ou com baixa qualificação. Esse é um fenômeno de grande relevância para a definição de políticas e ações de prevenção da obesidade em nível populacional. Assim como em muitos outros casos (tuberculose, tabagismo etc.), o enfrentamento do problema não pode ser concebido unicamente como a soma de esforços individuais para a perda de peso (ou melhor, não ganhar peso) mas exige também melhorias gerais nas condições de vida e políticas que visem à redução das desigualdades sociais e da pobreza.

DIABETES NO BRASIL

O Brasil dispõe de alguns resultados de estudos epidemiológicos que permitem demarcar a situação atual do diabetes no país e tentar prever sua evolução. Análise de séries temporais entre 1950 e 2000 mostrou que a mortalidade por diabetes é a única, entre os óbitos por doenças crônicas degenerativas, que apresenta tendência crescente em todas as capitais brasileiras. Um outro estudo de porte nacional, conduzido em 1987 sob a coordenação de Malerbi & Franco, em amostras representativas de nove capitais do país, e com busca ativa de casos por meio de teste de carga oral de glicose, forneceu uma primeira estimativa de prevalência de 7,6%. Outras foram obtidas, no período de 1990 a 2000, que, em geral, confirmam prevalências entre 5% e 12% para as regiões Sul/Sudeste do país. Todavia, na população nipo-brasileira, estudada no município de Bauru/SP, se encontram números mais elevados e com forte crescimento (23% em 1993 e 36% em 1999/2000).

Para acompanhar a evolução da prevalência do diabetes autorreferido, o Brasil também dispõe de estimativa anual, desde 2006, fornecida pelos inquéritos Vigitel, do Ministério da Saúde. Trata-se de um inquérito telefônico, cujo objetivo é a vigilância de fatores de risco e proteção para doenças crônicas. Os procedimentos de amostragem visam à obtenção, em cada uma das capitais dos 26 estados brasileiros e no Distrito Federal, de amostras probabilísticas da população de adultos, com tamanho amostral mínimo de 2.000 indivíduos de 18 anos ou mais em cada cidade. Após a coleta de dados, cálculos sofisti-

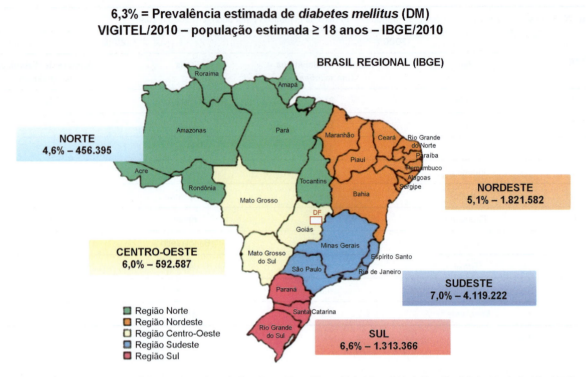

Figura 70.1 Prevalência de diabetes por regiões do Brasil, em 2010. (*Fonte*: Vigitel Brasil 2010, Brasília : Ministério da Saúde, 2011.)

cados de ponderação são aplicados para corrigir vieses determinados pela não cobertura universal da rede de telefonia fixa.

A Figura 70.1 mostra as prevalências de diabetes assim estimadas e corrigidas para o ano 2010. Sendo esses números relativos ao diabetes autorreferido, a prevalência real deve ser mais alta, já que o estudo de Malerbi & Franco revelou que metade dos diabéticos desconhecia sua condição.

O inquérito Vigitel, publicado em 2011, demonstrou que a prevalência do diabetes aumentou significativamente entre 2006 e 2010 (p < 0,01), de 4,4% para 5,4% nos homens e de 5,9% para 7,0% nas mulheres. Ao mesmo tempo, ainda segundo o inquérito Vigitel, a prevalência de sobrepeso e obesidade cresceu, respectivamente, de 47,2% e 11,4% para 52,1% e 14,4% nos homens e de 38,5% e 11,4% para 44,3% e 15,5% nas mulheres. Isso representa um aumento médio de 1,2 ponto percentual ao ano no período. Desse modo, não existe dúvida de que se esse padrão evolutivo se mantiver, a prevalência do diabetes continuará aumentando no Brasil.

PREVENÇÃO DO DIABETES TIPO 2

A epidemiologia do diabetes tipo 2 revelou sua estreita relação com o sobrepeso, a obesidade e o sedentarismo, agindo como reveladores de uma predisposição genética que varia de pessoa a pessoa ou de grupo étnico a grupo étnico. Daí surgiu a hipótese, hoje bem estabelecida, de que a história natural da doença ocorre em dois tempos: primeiro, um período de resistência isolada à ação da insulina, associada ao excesso de massa gorda, com glicemia normal, decorrente de elevação da secreção pancreática de insulina, resultando em hiperinsulinemia; em seguida, o início do diabetes propriamente dito, quando o pâncreas, provavelmente por predisposição genética (pois muitos obesos continuam insulino-resistentes por toda a vida, sem desenvolver diabetes), não consegue mais fornecer a quantidade de insulina necessária para manter os metabolismos dependentes do hormônio, acarretando a hiperglicemia crônica que define a doença.

Essas considerações explicam por que a luta contra a resistência à insulina se constitui em uma das medidas-chave dos esforços de prevenção do diabetes tipo 2. Ela pode recorrer a medidas de modificações do estilo de vida (dieta hipocalórica e aumento da atividade física) ou a medidas terapêuticas (medicamentos, sobretudo antidiabéticos insulino-sensibilizadores, e até cirurgia bariátrica), sendo as primeiras mais relevantes e seguras do ponto de vista da saúde pública. Quatro grandes ensaios de prevenção do diabetes tipo 2, testando intervenções sobre o estilo de vida, foram conduzidos em amostras de pessoas com intolerância à glicose e mostraram resultados positivos, apresentados na Tabela 70.4.

É interessante ressaltar que, nos três ensaios mais antigos, a redução de incidência do diabetes obtida foi

Capítulo 70 Epidemiologia e Classificação do *Diabetes Mellitus*

Tabela 70.4 Incidência cumulada de diabetes em quatro ensaios randomizados de prevenção por modificações do estilo de vida

Ensaios	Da Qing	DPS	DPP	Indian DPP
País onde o ensaio foi realizado	China	Finlândia	EUA	Índia
Tamanho da amostra	530	522	3.234	502
Duração do seguimento	6 anos	4 anos	3 anos	3 anos
Incidência de diabetes no grupo de controle	67,7%	23%	28,9%	55,0%
Incidência no grupo "somente dieta"	43,8%	–	–	–
Incidência no grupo "somente atividade física"	41,1%	–	–	–
Incidência no grupo "dieta e atividade física"	46,0%	11%	14,4%	39,5%
Redução do risco de diabetes	**42%**	**58%**	**58%**	**28%**
Valor de p, intervenção *vs.* controle	< 0,05	< 0,001	< 0,001	= 0,022

Fonte: Pan et al., 1997 (Da Qing); Tuomilehto et al., 2001 (DPS – Diabetes Prevention Study); Knowler et al., 2002 (DPP – Diabetes Prevention Programme); Ramachandran et al., 2006 (Indian DPP).

muito próxima: cerca de metade dos casos foi evitada, um pouco menos no ensaio chinês (estudo Da Qing), um pouco mais nos dois outros (Diabetes Prevention Study, da Finlândia, e Diabetes Prevention Programme, dos EUA). A redução foi menos expressiva no ensaio Indian DPP; neste, ao contrário do que foi observado nos outros, a perda de peso não foi significativa. A título de comparação, nenhum dos ensaios com medicamentos (fora os que usaram a troglitazona, substância retirada do mercado em razão de seus efeitos colaterais graves) demonstrou resultados tão bons como esses: evitaram um quarto ou no máximo um terço dos casos, incluindo a metformina, fármaco utilizado em um dos braços do DPP norte-americano.

Fica pendente a questão referente à aplicabilidade e à eficácia dessas intervenções na prática cotidiana, ou seja, fora das condições experimentais rígidas e estritamente monitorizadas do ensaio clínico randomizado. Na verdade, no caso dos ensaios de prevenção do diabetes por mudanças no estilo de vida, essas condições não se afastaram muito do que se poderia replicar na realidade, com investimentos públicos bem direcionados: houve encontros e acompanhamentos por vários profissionais (nutricionistas, treinadores esportivos etc.) das pessoas incluídas no grupo "intervenção", individualmente, com bastante frequência nos primeiros meses, e quatro vezes por ano em seguida. As metas fixadas para os pacientes permaneceram razoáveis: por exemplo, perder ao menos 5% do peso ou aumentar o consumo de fibras para 15g/1.000kcal, ou aumentar a atividade física em "uma unidade por dia", ou seja, o equivalente a 30 minutos de caminhada normal ou 10 minutos de corrida. Os resultados do seguimento pós-ensaio do Diabetes Prevention Study se mostraram, aliás, encorajadores nessa perspectiva: 3 anos depois de

terem parado a rotina de encontros regulares para reforçar as modificações do estilo de vida, as pessoas do grupo "intervenção" tinham mantido os "bons hábitos" para sua alimenção e atividade física, e a incidência do diabetes continuava 36% mais baixa em relação ao grupo de controle.

Várias iniciativas estão sendo implementadas atualmente para que a prevenção do diabetes entre na atenção rotineira para com as pessoas de risco, entre as quais o programa finlandês FIN-D2D ou o National Diabetes Prevention Program do Centers for Disease Control (CDC) (Centro de Controle das Doenças dos EUA). Os resultados da avaliação dessas iniciativas são aguardados com muito interesse, mas já ficou aparente que a prevenção do diabetes tipo 2 é factível, por meio de medidas relativamente simples, que, ao mesmo tempo que melhoram a sensibilidade à insulina, e consequentemente a síndrome metabólica, podem contribuir para reduzir a incidência das doenças cardiovasculares, em um segmento de população particularmente exposto a esse risco.

COMPLICAÇÕES DO DIABETES E SUA PREVENÇÃO

O diabetes, tanto do tipo 1 como do tipo 2, se constitui em uma carga importante para a saúde pública em virtude de suas complicações, ao mesmo tempo que são estas que impactam mais fortemente a qualidade de vida dos diabéticos.

As mais conhecidas pelo público, e as mais temidas por serem potencialmente responsáveis por cegueira, diálise, amputação ou impotência sexual, são as complicações microvasculares, cujo fator de risco principal é a hiperglicemia, que define a doença. Contudo, não se deve esquecer que a grande maioria dos óbitos em diabéticos está relacionada com as complicações macrovasculares. Isso pode ser ilustrado a partir dos resultados observados nos grupos de controle do ensaio multicêntrico britânico UKPDS, que acompanhou mais de 5.000 diabéticos tipo 2 recém-diagnosticados durante 10 anos. Os cálculos mostram que, para cada óbito associado a uma complicação microvascular, ocorreram 50 óbitos de origem cardiovascular; a morbidade seguiu a mesma tendência: comparando complicações microvasculares graves (falência renal terminal, cegueira, hemorragia vítrea) às complicações macrovasculares graves (todas menos a angina de peito), foram registradas incidências de 5 a 9 por 1.000 por ano, ante 30 a 50 por 1.000 por ano (Tabela 70.5).

No Brasil, uma revisão sistemática sobre a carga associada às doenças crônicas avaliou, a partir do SisHiperdia (registro nacional de diabetes e hipertensão iniciado em 2002), que, entre os mais de 1,6 milhão de casos de diabetes registrados, 4,3% apresentavam transtorno do pé diabético e 2,2%, uma amputação prévia, 7,8% tinham doença renal, 7,8% haviam tido infarto do miocárdio e 8,0% haviam tido acidente vascular encefálico (AVE). O pareamento entre esses dados e os do Sistema de Informações de Mortalidade mostrou que a mortalidade padronizada por idade e gênero em indivíduos com diabetes foi 57% mais alta do que na população geral. Do total de mortes, 6% foram causados por doença renal, enquanto 38% foram relacionados com doença cardiovascular.

Prevenção das Complicações do Diabetes

A prevenção ou redução da incidência e/ou da gravidade das complicações mais frequentes do diabetes é possível. Foi o que demonstraram, no que diz respeito às complicações microvasculares, o ensaio DCCT para diabéticos tipo 1 e o já citado UKPDS para diabéticos tipo 2, seguido de vários outros. Fundamentalmente, o resultado dependeu da melhoria do controle glicêmico, assim como, em menor grau, do controle da pressão arterial. Contudo, a prevenção das complicações macrovasculares gerou mais incertezas, e até controvérsias. Apesar de a glicemia aparecer como fator de risco dessas complicações na maioria dos estudos epidemiológicos observacionais, os primeiros ensaios clínicos visando à avaliação do efeito de seu controle não conseguiram demonstrar benefícios significativos; o próprio UKPDS mostrou benefício significativo somente na redução de infarto do miocárdio. Mais recentemente, os resultados de ensaios cujo objetivo era a redução drástica da glicemia nos grupos "intervenção" não somente confirmaram a ausência de efeito dessa redução, mas ainda levantaram dúvidas sobre consequências adversas para certas categorias de diabéticos, levando à revisão das recomendações sobre controle glicêmico.

Todavia, essas incertezas sobre o impacto do controle da glicemia não devem desanimar os esforços de prevenção das complicações macrovasculares, pois o diabetes, sobretudo o tipo 2, não se resume à hiperglicemia que o define. Ele se insere no quadro mais geral da síndrome metabólica, conhecido fator de aterogênese e provavelmente, de fato, o maior responsável pelo alto risco de

---

Tabela 70.5 Risco absoluto de complicações nos grupos de controle do UKPDS: incidências por 1.000 pacientes por ano

Complicações	UKPDS 33	UKPDS 34 (obesos)	UKPDS 38 (hipertensos)
Evento isquêmico cardíaco	29,1	28,9	40,6
Acidente vascular encefálico	5,3	5,9	12,5
Arteriopatia periférica (óbito ou amputação)	1,9	2,6	3,0
Total cardiovascular	36,3	37,4	56,1
Dos quais óbitos	11,2	12,3	19,0
Nefropatia (óbito ou diálise)	1,0	0,7	3,3
Retinopatia (fotocoagulação ou cegueira)	15,4	12,5	22,7
Extração de catarata	7,4	6,0	4,7
Total rins + olhos	23,8	19,2	30,7
Dos quais óbitos	0,2	0,2	1,0
Óbito por hipo ou hiperglicemia	0,1	0,2	0,3

Fonte: UKPDS 33, ensaio principal; UKPDS 34, ensaio com metformina; UKPDS 38, ensaio de controle da hipertensão.

Tabela 70.6 Recomendações usuais para prevenção das complicações do diabetes

1. **Definição de objetivos precisos para o tratamento (níveis de glicemia e pressão a serem atingidos, controle dos outros fatores de risco cardiovascular etc.)**
   Colaboração entre serviços de atenção básica e diversos especialistas (endocrinologistas, cardiologistas), com participação do próprio diabético para avaliar a real necessidade/possibilidade de atingir esses objetivos e estabelecer o plano de tratamento consequente

2. **Monitoramento regular para verificar se os objetivos são de fato atingidos (e reajuste dos tratamentos, se necessário)**
   Papel central da atenção básica e do próprio diabético, com ajuda de profissionais especializados, como nutricionista e educador físico, e de outros recursos da comunidade (Academia da Cidade, ONG de diabéticos etc.)

3. **Balanços regulares para buscar complicações incipientes (para as quais existem tratamentos específicos que podem frear a evolução ou diminuir a gravidade – p. ex., fotocoagulação a *laser*, cuidados de podologia)**
   Colaboração entre a atenção básica/o próprio diabético (para garantir a regularidade desses balanços e seu agendamento) e diversos especialistas/níveis de maior complexidade

acidentes cardiovasculares entre os diabéticos. Isso certamente explica por que os ensaios utilizando intervenções multifatoriais, a exemplo do ensaio dinamarquês STENO-2, com vistas a reduzir não somente a glicemia, mas também todos os outros fatores de risco cardiovascular (sobrepeso, sedentarismo, pressão arterial, anomalias dos lipídios, tabagismo), trouxeram benefícios muito mais claramente evidenciados.

Esses e outros resultados embasaram as recomendações usuais para o acompanhamento dos diabéticos pelos serviços de saúde, com vistas a reduzir a incidência das complicações ou agir a partir de seu rastreamento precoce para evitar que evoluam para formas mais graves (Tabela 70.6).

Mudanças Necessárias na Organização da Atenção à Saúde

Atualmente, verifica-se que as recomendações apresentadas na Tabela 70.6 ainda estão longe de serem implementadas de maneira satisfatória. Um dos principais obstáculos é que o modelo de vigilância epidemiológica e de atenção para portadores de diabetes, assim como para muitas outras doenças crônicas, não corresponde ao modelo preconizado na atualidade como adequado e necessário para o enfrentamento das enfermidades crônico-degenerativas. No passado, o modelo foi construído e organizado para enfrentar, basicamente, as doenças infecciosas. Atuando a partir da demanda espontânea dos pacientes, geralmente motivada pela existência de sintomas (febre, dor etc.), cabe ao médico a responsabilidade de estabelecer o diagnóstico e iniciar e acompanhar o tratamento, até que (na hipótese otimista) o paciente fique curado e deixe de solicitar a assistência do médico. Isso se opõe ao cuidado requisitado por portadores de doenças crônicas, especialmente doenças assintomáticas como o diabetes, cujo acompanhamento fora da demanda espontânea deve ser a regra e, qualquer que seja a qualidade do tratamento conduzido, ainda não tem nenhuma perspectiva de cura. Ademais, a responsabilidade pelo tratamento e o seguimento do plano de cuidados passa a ser dividida entre o médico e o próprio paciente, cujo "empoderamento" é crucial para o êxito do controle da doença e a prevenção das complicações. Esses requisitos foram conceituados por pesquisadores do MacColl Institute for Healthcare Innovation, nos EUA, sob o nome de Chronic Care Model (Figura 70.2).

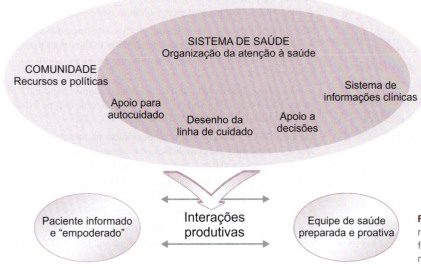

Figura 70.2 Modelo de cuidado para condições crônicas (*Chronic Care Model*). (*Fonte*: MacColl Institute for Healthcare Innovation (USA) - www.improvingchroniccare.org)

As constatações feitas em países desenvolvidos apontam para inúmeras falhas no acompanhamento dos diabéticos em relação aos requisitos desse modelo. Isso suscitou iniciativas variadas para melhorar a situação, como, por exemplo, o incentivo financeiro aos clínicos gerais britânicos, dependente do bom controle dos fatores de risco de sua clientela (conhecido como PPP ou *pay-per-performance*), ou ainda a implantação, pelas seguradoras de saúde americanas, de programas de desembolsos ajustados ao respeito de um percurso terapêutico racional, orientado para prevenção (*Managed Care*).

No Brasil vem sendo usado, desde 2001, o Plano de Reorganização da Atenção à Hipertensão Arterial e ao Diabetes Mellitus, cujo objetivo é promover a reestruturação e a ampliação do atendimento resolutivo e de qualidade para os portadores desses dois agravos. Peças-chave do plano são a vinculação dos pacientes às unidades de saúde no âmbito da Estratégia Saúde da Família, o estabelecimento de diretrizes e metas de prevenção e acompanhamento e o investimento na atualização de profissionais da rede básica. Não há dúvida que a Estratégia Saúde da Família apresenta vários trunfos para conduzir com êxito esse plano, sobretudo se comparado com a situação vigente na maioria dos outros países, sejam ricos ou pobres: o conhecimento do território, o foco na família, o funcionamento "proativo", o incentivo para a promoção da saúde e a articulação com a comunidade; todos esses elementos são reconhecidos como fundamentais dentro do Chronic Care Model. No entanto, observações como as do estudo SERVIDIAH, conduzido na Estratégia Saúde da Família do estado de Pernambuco, mostraram que a situação real não difere muito da encontrada em países desenvolvidos, apontando para a necessidade de mais conscientização e reformulações a respeito do modelo de cuidado específico que esses agravos exigem. Nesse sentido, esforços atuais de gestores responsáveis pela saúde pública no Brasil se dirigem para a adaptação e divulgação do Chronic Care Model para consolidação do Sistema Único de Saúde (SUS), sob o nome de "Modelo de Atenção às Condições Crônicas". Este é baseado nos conceitos da determinação social do processo saúde-doença. Reafirma um papel central para a construção de redes de atenção à saúde, centradas nos princípios da Constituição brasileira de 1988: universalidade, equidade e integralidade das ações, tanto na atenção básica (como Estratégia Saúde da Família) como nos serviços de atenção especializados, e ainda no nível hospitalar, quando necessário. Dessa maneira, o enfrentamento das doenças crônicas não transmissíveis é um processo ainda em construção que exige um novo modelo de vigilância em saúde, visando ao possível controle do diabetes, da hipertensão, da obesidade e de outras mazelas crônicas no século XXI.

Bibliografia

American Diabetes Association. Diagnosis and classification of diabetes mellitus. Diabetes Care 2012; 35(Suppl 1):S64-71.

Bodenheimer T, Wagner EH, Grumbach K. Improving primary care for patients with chronic illness. JAMA 2002; 288:1775-79; 1909-14.

Centro de Pesquisas Aggeu Magalhães. SERVIDIAH – Avaliação de serviços de atenção à saúde para diabéticos e hipertensos no âmbito do Programa Saúde da Família. Relatório Final FACEPE-PPSUS. Recife, 2011.

Cesse EAP, Freese de Carvalho E, Souza WV, Luna CF. Tendência da mortalidade por diabetes melito no Brasil: 1950 a 2000. Arq Bras Endocrinol Metab 2009; 53:760-6.

Diabetes Control and Complications Trial Research Group. The effect of intensive treatment of diabetes on the development and progression of long-term complications in insulin-dependent diabetes mellitus. N Engl J Med 1993; 329:977-86.

Fontbonne A, Freese de Carvalho E. Epidemiologia do diabetes tipo 2 e da resistência à insulina. In: Freese E (ed.) Epidemiologia, políticas e determinantes das doenças crônicas não transmissíveis no Brasil. Recife: Editora Universitária UFPE, 2006:159-75.

Freese de Carvalho E, Fontbonne A. Transição epidemiológica comparada: modernidade, precariedade e vulnerabilidade. In: Freese E (ed.) Epidemiologia, políticas e determinantes das doenças crônicas não transmissíveis no Brasil. Recife: Editora Universitária UFPE, 2006:17-45.

Gaede P, Lund-Andersen H, Parving HH, Pedersen O. Effect of a multifactorial intervention on mortality in type 2 diabetes. N Engl J Med 2008; 358:580-91.

Human Rights Council 19th session. Report submitted by the UN special rapporteur on the right to food, Olivier De Schutter A/HRC/19/59, 26 December 2011. Disponível em: http://www.srfood.org/images/stories/pdf/officialreports/20120306_nutrition_en.pdf.

King H, Rewers M, and the WHO ad hoc Diabetes Reporting Group. Global estimates for prevalence of diabetes mellitus and impaired glucose tolerance in adults. Diabetes Care 1993; 16:157-77.

Knowler WC, Barrett-Connor E, Fowler SE et al. Reduction in the incidence of type 2 diabetes with lifestyle intervention or metformin. N Engl J Med 2002; 346:393-403.

Lindström J, Ilanne-Parikka P, Peltonen M et al. Sustained reduction in the incidence of type 2 diabetes by lifestyle intervention: Follow-up of the Finnish Diabetes Prevention Study. Lancet 2006; 368:1673-9.

Lyra R, Oliveira M, Lins D, Cavalcanti N. Prevenção do diabetes mellitus tipo 2. Arq Bras Endocrinol Metab 2006; 50:239-49.

Malerbi DA, Franco LJ. Multicenter study of the prevalence of diabetes mellitus and impaired glucose tolerance in the urban Brazilian population aged 30-69 yr. The Brazilian Cooperative Group on the Study of Diabetes Prevalence. Diabetes Care 1992; 15:1509-16.

Matthews DR, Tsapas A. Four decades of uncertainty: Landmark trials in glycaemic control and cardiovascular outcome in type 2 diabetes. Diab Vasc Dis Res 2008; 5:216-8.

Mendes EV. O cuidado das condições crônicas na atenção primária à saúde: o imperativo da consolidação da Estratégia Saúde da Família. Brasília: Organização Pan-Americana da Saúde, 2012. 512p.: il.

Pan XR, Li GW, Hu YH et al. Effects of diet and exercise in preventing NIDDM in people with impaired glucose tolerance. The Da Qing IGT and Diabetes Study. Diabetes Care 1997; 20:537-44.

Popkin BM, Gordon-Larsen P. The nutrition transition: Worldwide obesity dynamics and their determinants. Intern J Obes 2004; 28:S2-9.

Ramachandran A, Snehalatha C, Mary S et al. The Indian Diabetes Prevention Programme shows that lifestyle modification and metformin prevent type 2 diabetes in Asian Indian subjects with impaired glucose tolerance (IDPP-1). Diabetologia 2006; 49:289-97.

Salber PR. How managed care organizations contribute to improved diabetes outcomes. Am J Manag Care 2008; 14:9-12.

Schmidt MI, Duncan BB, Azevedo e Silva G et al. Chronic non-communicable diseases in Brazil: burden and current challenges. Lancet 2011; 377:1949-61.

Skyler JS, Bergenstal R, Bonow RO et al. Intensive glycemic control and the prevention of cardiovascular events: implications of the ACCORD, ADVANCE, and VA diabetes trials. Diabetes Care 2009; 32:187-92.

Tuomilehto J, Lindström J, Eriksson JG et al. Prevention of type 2 diabetes mellitus by changes in lifestyle among subjects with impaired glucose tolerance. N Engl J Med 2001; 344:1343-50.

UK Prospective Diabetes Study (UKPDS) Group. Intensive blood-glucose control with sulfonylureas or insulin compared with conventional treatment and risk of complications in patients with type 2 diabetes (UKPDS 33). Lancet 1998; 352:837-53.

UK Prospective Diabetes Study (UKPDS) Group. Effects of intensive blood-glucose control with metformin on complications in overweight patients with type 2 diabetes (UKPDS 34). Lancet 1998; 352:854-65.

UK Prospective Diabetes Study Group. Tight blood pressure control and risk of macrovascular and microvascular complications in type 2 diabetes: UKPDS 38. BMJ 1998; 317:703-13.

Vaghela P, Ashworth M, Schofield P, Gulliford MC. Population intermediate outcomes of diabetes under pay-for-performance incentives in England from 2004 to 2008. Diabetes Care 2009; 32:427-9.

Vigitel Brasil 2010: vigilância de fatores de risco e proteção para doenças crônicas por inquérito telefônico/Ministério da Saúde, Secretaria de Vigilância em Saúde, Secretaria de Gestão Estratégica e Participativa. Brasília: Ministério da Saúde, 2011. 152 p.: il. (Série G. Estatística e Informação em Saúde).

Wild S, Roglic G, Green A, Sicree R, King H. Global prevalence of diabetes. Estimates for the year 2000 and projections for 2030. Diabetes Care 2004; 27:1047-53.

71

Controle da Secreção e Ação Insulínicas

Milena Moutelik • Bruna Burkhardt Costi • Paula de Aragão Prazeres • Francisco Bandeira

INTRODUÇÃO

O pâncreas é uma glândula de secreção mista, exócrina e endócrina, e desempenha importante função na absorção, na distribuição e no armazenamento de nutrientes.

Em 1869, Paul Langerhans descreveu pálidas porções de células em pâncreas de coelho, hoje denominadas ilhotas de Langerhans, que constituem a porção endócrina do pâncreas, responsável pela homeostase glicêmica. Posteriormente, em 1921, a insulina foi descoberta por Banting & Best.[1]

ANATOMIA E HISTOLOGIA DO PÂNCREAS ENDÓCRINO

Situado transversalmente ao longo da parede posterior do abdome, o pâncreas é alongado e tem formato aproximadamente prismático. Sua extremidade direita, denominada cabeça, está unida ao corpo por uma constrição, o colo, enquanto sua extremidade esquerda se adelgaça para formar a cauda. O pâncreas é formado por dois órgãos anatomicamente relacionados, mas com funções distintas: o pâncreas exócrino, uma glândula digestiva constituída por ácinos pancreáticos exócrinos, e o pâncreas endócrino, representado pelas ilhotas de Langerhans, produtoras de hormônios como a insulina, o glucagon, a somatostatina e o polipeptídeo pancreático.

Todas as linhagens celulares pancreáticas (endócrinas, exócrinas e ductais) derivam do endoderma do intestino delgado primitivo; os brotamentos dorsal e ventral crescem juntos para formar o pâncreas definitivo.[2]

O pâncreas endócrino é formado por cerca de 1 milhão de glândulas endócrinas, as ilhotas, que se localizam por entre o parênquima glandular exócrino, ou seja, entre os ácinos pancreáticos. As ilhotas são mais numerosas na cauda do pâncreas, e seu volume corresponde a cerca de 1% do total da massa do pâncreas. Cada ilhota mede, aproximadamente, 75 a 150μm.[3]

As células endócrinas são poligonais e estão distribuídas na ilhota ao longo de capilares fenestrados. Cada ilhota contém, aproximadamente, 2.000 células. Há quatro tipos principais de células endócrinas em uma ilhota: as células alfa (A ou α), as beta (B ou β), as delta (D ou Δ) e as F ou PP. Juntas, secretam mais de 20 hormônios. Organizam-se de tal forma que um centro de células β e Δ é rodeado por três outros tipos celulares (α, Δ e PP). Este padrão de organização está na dependência da interação do íon cálcio com moléculas de adesão celular (CAM) e parece ter grande importância na fisiologia da ilhota.[4]

As células A ou α são secretoras de glucagon, proglucagon e dos peptídeos similares ao glucagon (*glucagon-like peptides*) – GLP-1 e GLP-2. Localizam-se na periferia das ilhotas e representam cerca de 20% das células das ilhotas. Predominam nas regiões da cauda e do corpo e na porção anterior da cabeça do pâncreas; apenas 0,5% do total de células A localiza-se na porção posterior da cabeça do pâncreas.

As células B ou β secretam insulina, peptídeo C, proinsulina, amilina e o ácido γ-aminobutírico (GABA); representam, aproximadamente, 70% das células insulares. Predominam nas regiões da cauda e do corpo e na porção anterior da cabeça do pâncreas, apesar de também existirem no lobo posterior.

As células D ou Δ produzem somatostatina, ocorrem em menor proporção (5% a 10% das células insulares) e predominam nas regiões da cauda e do corpo e na porção anterior da cabeça do pâncreas.

Capítulo 71 Controle da Secreção e Ação Insulínicas

As células F ou PP são secretoras do polipeptídeo pancreático e localizam-se, sobretudo, nas ilhotas da porção posterior da cabeça do pâncreas.[5]

Vascularização e Inervação da Ilhota

O lobo posterior do pâncreas é irrigado pela artéria mesentérica superior, e o restante, pela artéria celíaca. As ilhotas são ricamente vascularizadas – recebem um fluxo sanguíneo cinco a dez vezes maior do que uma porção comparável do pâncreas exócrino – e sua irrigação provém das artérias lobulares do pâncreas exócrino.

As ilhotas distribuem-se em meio a vários pontos da árvore arterial pancreática, estando as maiores ilhotas junto às grandes arteríolas e as menores mais profundamente localizadas no parênquima pancreático. Cada ilhota recebe até cinco arteríolas, que se dividem em numerosos capilares, através da ilhota, e então coalescem e saem desta, como vênulas.[6]

A direção do fluxo sanguíneo no interior da ilhota parece ser importante, na medida em que a insulina secretada na porção central da ilhota é carreada para a periferia, onde modula a secreção do glucagon.

Em estudos de observação com perfusão de pâncreas de roedores, o fluxo na ilhota parece ser regulado por portões externos e internos (células endoteliais infláveis), no nível das arteríolas aferentes e capilares insulares, respectivamente.[6]

Cada ilhota contém um complexo sistema de inervação simpática e parassimpática e, assim como os vasos, as estruturas nervosas penetram por entre as células insulares.

HORMÔNIOS DO PÂNCREAS ENDÓCRINO

Insulina

A insulina, uma das proteínas biologicamente ativas mais estudadas, foi a primeira a ter sua sequência de aminoácidos estabelecida, por Sanger, em 1955. Trata-se de uma proteína com 51 aminoácidos, composta por duas cadeias peptídicas: a cadeia α, com 21 aminoácidos, e a cadeia β, com 30 aminoácidos. As cadeias são conectadas entre si por duas pontes dissulfídricas. Outra ponte liga as posições 6 e 11 da cadeia α. A insulina humana tem peso molecular de 5,808g/mol.[5]

Secreção da Insulina

A insulina é sintetizada como preproinsulina nos ribossomos do retículo endoplasmático rugoso das células β e sofre clivagem por enzimas microssomais, dando origem à proinsulina, que é armazenada no aparelho de Golgi, em grânulos limitados por membrana, os grânulos secretórios.

Nesses grânulos, a proinsulina é hidrolisada, originando a insulina e um peptídeo de conexão, o peptídeo C.

Antes da clivagem proteolítica da proinsulina, o peptídeo de conexão contém 35 aminoácidos e está ligado às cadeias α e β da insulina. Durante o processamento enzimático, dois pares de aminoácidos são retirados, dando origem ao peptídeo C, com 31 aminoácidos, e à insulina.

Na ocasião do estímulo à célula β, insulina e peptídeo C são liberados em quantidades equimolares, por exocitose. Pequena quantidade de proinsulina não sofre clivagem, sendo secretada junto com a insulina e o peptídeo C.

A meia-vida da proinsulina é maior do que a da insulina, entretanto, apenas parte de sua atividade (7% a 8%) é biológica. O peptídeo C, por sua vez, não tem atividade biológica e sua meia-vida é três a quatro vezes maior do que a da insulina. A insulina endógena tem meia-vida de 3 a 5 minutos, sendo degradada no fígado, no rim e na placenta.

O pâncreas humano do adulto secreta, aproximadamente, 40 a 50UI de insulina por dia.[5] A secreção basal de insulina ocorre sem estímulos, ou seja, durante o jejum, mas está sob constante influência de estímulos, podendo aumentar ou diminuir.

A secreção estimulada de insulina é a resposta da célula β aos vários estímulos, dentre os quais o mais potente é a glicose, mediante ação direta ou indireta (aumentando a ação de outras substâncias secretagogas de insulina). Foi demonstrada uma resposta bifásica da secreção de insulina em resposta à glicose. Quando ocorre elevação aguda nos níveis séricos de glicose, há, por conseguinte, rápido aumento nos níveis de insulina, com pico entre 3 e 5 minutos e duração de cerca de 10 minutos. Essa fase da resposta insulínica é denominada fase precoce ou primeira fase. A segunda fase ocorre se os níveis de glicose mantêm-se altos, quando então a secreção de insulina é sustentada; inicia-se em 15 a 20 minutos e atinge seu pico nos próximos 20 a 40 minutos.[7]

A infusão de glicose ou a ingesta de carboidratos promove elevação nos níveis de insulina, entretanto o estímulo alimentar é mais rápido e potente, por ser mediado por componentes hormonais e neurais que se originam no trato gastrointestinal. Os hormônios entéricos que medeiam a secreção pós-alimentar de insulina são chamados de incretinas, sendo o polipeptídeo inibitório gástrico (GIP) e o peptídeo 1 similar ao glucagon (GLP-1) os mais importantes.[8] A colecistocinina, a gastrina, a secretina e aminoácidos como a arginina também amplificam a liberação de insulina induzida pela glicose. Entre os estimuladores diretos da secreção de insulina estão a manose, o aminoácido leucina, as sulfonilureias e a estimulação vagal.[5] A somatostatina e algumas substâncias, como o diazóxido, inibem a secreção de insulina.

A secreção de insulina está, portanto, sujeita a um elaborado controle, sobretudo por parte da glicose; entretanto, nutrientes, hormônios e neurotransmissores também interferem na secreção de insulina. A estimulação β-adrenérgica tem efeito estimulatório e a α-adrenérgica, inibitório.

Mecanismos Moleculares da Secreção de Insulina

A ação da insulina é cuidadosamente regulada de acordo com os níveis de glicose séricos. A insulina não é secretada se a glicemia estiver ≤ 3,3mmol/L (60mg/dL), mas é secretada em quantidades crescentes quando a glicemia ultrapassa este nível.[9]

A glicose penetra a célula β pancreática por meio de um processo de difusão passiva, que é facilitado por uma proteína específica de membrana, denominada transportador de glicose 2 (GLUT2). A partir de então, a glicose é metabolizada por glicólise oxidativa, pela glicocinase, o que estimula a elevação do ATP. Fecham-se os canais de potássio sensíveis ao ATP, a membrana é então despolarizada, e abrem-se os canais de cálcio.[10] Ao ocorrerem os influxos de cálcio, que são oscilatórios, o maquinário responsável pela exocitose é ativado, havendo liberação, também de modo oscilatório, dos grânulos de insulina pela célula β.[11]

O aumento do ATP plasmático, produzido pelo metabolismo da glicose, é o sinal-chave que inicia a secreção de insulina, ao promover o bloqueio dos canais de potássio dependentes de ATP na membrana da célula β. Os canais de potássio estão associados a receptores de alta afinidade para sulfonilureias e para outros secretagogos (que fecham os canais), e para o diazóxido (que abre os canais).[7]

O AMP cíclico parece ser modulador da secreção de insulina ao desempenhar papel importante nas vias de transdução de sinais na célula β pancreática. Esse segundo mensageiro é gerado na membrana plasmática a partir do ATP e potencializa a secreção de insulina estimulada pela glicose, particularmente em resposta ao glucagon, ao GLP-1 e ao GIP.[11]

Mecanismo Molecular de Ação da Insulina

A insulina tem como ação primária o estímulo à redução dos níveis de glicose na circulação.[9] Os principais tecidos-alvo de sua ação são o muscular, o hepático e o adiposo, onde interfere sobre o metabolismo, apesar de ter efeito regulador e de estímulo ao crescimento em inúmeras outras linhagens celulares.

Um dos modelos de ação da insulina envolve a cascata de fosforilações e pode ser dividido em três etapas

de ação hormonal.[4] O primeiro nível inicia-se com o acoplamento da insulina à subunidade α de seu receptor e a ativação da tirosina cinase da subunidade β, com subsequente autofosforilação. A partir daí, proteínas como os substratos do receptor da insulina (IRS) são ativadas. O segundo nível envolve um grupo de cinases e fosfatases que se concentram em torno de uma enzima intracelular, denominada cinase MAP (cinase proteica mitógeno-ativada). O terceiro nível representa os efetores finais da ação da insulina, responsáveis pela ativação e inativação de enzimas celulares, translocação de receptores de glicose e estimulação da expressão gênica, da síntese proteica e do crescimento celular.

Em 1985, o IRS-1 foi identificado como uma proteína citoplasmática. É imediatamente fosforilado após a estimulação da insulina. Atualmente, são conhecidos outros três substratos do receptor da insulina. Os IRS funcionam como moléculas centrais na transmissão do sinal da insulina, ligando-se a proteínas, como as que contêm um domínio SH_2, e regulam atividades catalíticas associadas, que medeiam a resposta insulínica. Os IRS fosforilados ligam-se, ainda, à fosfatidilinositol-3′-cinase (PIK-3), ativando a subunidade catalítica desta enzima. A ativação da PIK-3 resulta na transferência de vesículas contendo GLUT-4 para a membrana celular, em aumento na síntese de glicogênio e lipídios e na estimulação de outras reações metabólicas.[5]

Receptores da Insulina

Os receptores da insulina são glicoproteínas de membrana com alto peso molecular, compostas por duas subunidades, uma maior, ou subunidade α, responsável pela captação da molécula de insulina, e a subunidade β, predominantemente citoplasmática. Um receptor de insulina é composto por duas subunidades α e duas subunidades β, ligadas entre si por pontes dissulfídricas, formando um heterotetrâmero (Figura 71.1). Ambas as subunidades α localizam-se no espaço extracelular. Já as subunidades β são proteínas de membrana com um domínio extracelular, um domínio de região transmembrana e um domínio intracelular, que apresenta atividade tirosina cinase.

Cada subunidade α contém um sítio de captação de insulina, e o acoplamento da primeira molécula de insulina parece reduzir a afinidade do receptor com uma segunda molécula.

A ligação da insulina com o receptor leva a uma mudança conformacional nas subunidades α que possibilita a conexão do ATP com a porção intracelular da subunidade β, ativando uma cascata de fosforilação envolvendo outras substâncias intracelulares.

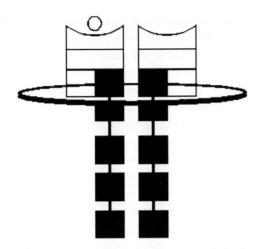

Figura 71.1 Estrutura tetramérica do receptor da insulina.

Transportadores de Glicose

Os transportadores de glicose têm papel fundamental na homeostase glicêmica, pois são essenciais para permitir a passagem dessa molécula polar pela membrana plasmática. A expressão de diferentes proteínas carreadoras nos tecidos, com afinidade variável à glicose, irá determinar não apenas a captação de glicose pelas células, mas também a absorção intestinal de glicose e sua reabsorção renal.[12]

Existem dois mecanismos de transporte de glicose através da membrana celular: o transporte facilitado, mediado por transportadores de glicose, e o cotransporte com o íon sódio. Os cotransportadores de sódio e glicose (SGLT) são transportadores ativos, que utilizam a energia do gradiente de sódio para transportar a glicose contra um gradiente de concentração. As células dos túbulos renais e do intestino delgado contêm esses cotransportadores.

Entretanto, todas as outras células do corpo utilizam transportadores de glicose não dependentes de energia, que facilitam a difusão da glicose de um meio mais concentrado para outro menos concentrado, através das proteínas transportadoras de glicose. Essas proteínas foram denominadas GLUT 1 a 14, respeitando a ordem cronológica em que foram descritas. São expressas de modo tecido e célula-específico, e a mesma isoforma pode apresentar propriedades reguladoras distintas, a depender do tecido em que se encontra, o que reflete seu papel singular no metabolismo celular da glicose. Cinco proteínas carreadoras de glicose foram mais bem estudadas: GLUT1, GLUT2, GLUT3, GLUT4 e GLUT5.

Presente em todos os tecidos humanos, especialmente nas células endoteliais e em eritrócitos, o GLUT1 tem alta afinidade pela glicose.

Maior transportador de glicose das células hepáticas, intestinais e dos túbulos renais, o GLUT2 tem baixa afinidade pela glicose. A célula β expressa a isoforma GLUT2 de transportador de glicose, responsável por refletir as variações da glicose plasmática no meio intracelular, levando a secreção de insulina adequada aos níveis glicêmicos.[13]

O GLUT3 está presente em todos os tecidos, sendo mais importante como transportador de glicose nos neurônios. Tem alta afinidade pela glicose.

Os tecidos adiposo e muscular expressam o GLUT4, conhecido como transportador de glicose insulino-sensível. Logo após o estímulo insulínico, ocorre rápida translocação de moléculas de GLUT4 para a membrana plasmática celular, onde atuam na captação de glicose. Esse mecanismo torna a captação de glicose nas células musculares e adipócitos dependente do funcionamento adequado da ação insulínica. Consequentemente, condições de resistência insulínica, obesidade e diabetes causam importante impacto nessa via metabólica.[14] Sensibilizadores de insulina, como as glitazonas, ativam receptores nucleares, como o PPARγ (ou receptor γ ativado do proliferador do peroxissoma) que, por sua vez, promove aumento do GLUT4 celular, sensibilizando a ação da insulina.[15]

O GLUT5 foi identificado em células do intestino delgado.

Foram descritas seis isoformas de cotransportadores sódio/glicose, porém duas são consideradas mais relevantes: SGLT1 e SGLT2.[16] A SGLT1 é encontrada, principalmente, no intestino delgado, apesar de ter sido localizada em outros sítios, como rim, glândulas salivares e coração.[17-19] Tem alta afinidade pela glicose, mas baixa capacidade de transporte. A SGLT2, por sua vez, é expressa, predominantemente, nos túbulos proximais renais, com pequena expressão em outros órgãos (mama, fígado, pulmões, baço, músculo esquelético), apresentando baixa afinidade com grande capacidade de transporte de glicose.[20]

As duas classes de transportadores de glicose, GLUT e SGLT, participam da reabsorção tubular de glicose. A maior parte da glicose filtrada (90%) é reabsorvida no túbulo contorcido proximal via SGLT2.[17] Ao contrário do que ocorre com os tecidos sensíveis à insulina, as células renais aumentam a captação de glicose com a elevação da glicemia plasmática.

Efeitos Metabólicos da Insulina

A insulina afeta, de modo direto ou indireto, a função de praticamente todos os tecidos do corpo, em especial o fígado, os músculos e o tecido adiposo, favorecendo, assim, processos anabólicos em geral e inibindo o catabolismo.

A glicose é oriunda de três fontes principais: pela absorção intestinal dos alimentos, através da glicogenólise, com a degradação do glicogênio (forma de estocagem da glicose) e, finalmente, pela gliconeogênese, com a síntese de glicose a partir de precursores derivados dos hidratos de carbono, proteínas e do metabolismo da gordura. Uma vez realizado o transporte intracelular da glicose, esta pode ser armazenada na forma de glicogênio ou ser submetida à glicólise, formando o piruvato. Este poderá ser reduzido a lactato, convertido para formar alanina ou transformado em acetil-CoA. A acetil-CoA poderá sofrer oxidação e ser convertida em ácidos graxos, que serão utilizados para armazenamento em forma de triglicerídeos ou na síntese de colesterol.

A insulina exerce uma variedade de efeitos sobre o metabolismo da glicose, incluindo a inibição da glicogenólise e da gliconeogênese e o aumento do transporte de glicose e de glicólise no músculo e tecido adiposo, além de estimular a síntese de glicogênio.

Embora a glicogenólise possa ocorrer na maioria dos tecidos do corpo, somente o fígado e os rins expressam a enzima glicose-6-fosfatase, a qual é necessária para a liberação de glicose na corrente sanguínea, como também contêm as enzimas necessárias para a realização da gliconeogênese. O fígado é considerado responsável pela maior produção de glicose, e estudos evidenciam que os rins são responsáveis por apenas 10% a 20% da produção de glicose após uma noite de jejum. No entanto, em pacientes com diabetes tipo 2, a liberação renal de glicose aumenta para compensar parcialmente a liberação hepática reduzida durante a contrarregulação da hipoglicemia.[21]

A insulina reduz a produção hepática de glicose, inibindo a enzima glicogênio-fosforilase, uma enzima glicogenolítica. Também exerce ação indireta, diminuindo a gliconeogênese hepática.[22] Ações indiretas da insulina envolvem diversos mecanismos: diminuição do fluxo de precursores gliconeogênicos e ácidos graxos livres para o fígado e inibição da secreção de glucagon, em parte, pela inibição direta do gene do glucagon nas células α do pâncreas.

A insulina estimula a captação de glicose pelo músculo esquelético e o tecido adiposo. Nesses tecidos, o transporte de glicose através da membrana celular é mediado pelo GLUT4. Esse transportador de glicose parece residir no citoplasma dessas células. Um sinal emitido pela insulina resulta em translocação do GLUT4 para a membrana da célula e esse transportador facilita a entrada de glicose nesses tecidos (p. ex., após uma refeição).[23]

Em condições euglicêmicas, a absorção de glicose mediada pela insulina ocorre em maior quantidade no tecido muscular, sendo o tecido adiposo responsável por menos de 10% do total absorvido. Isso se deve à disponibilidade diminuída de ácidos graxos livres na corrente sanguínea como fonte de combustível, favorecendo a absorção e o metabolismo da glicose em nível muscular. No entanto, o tecido adiposo também promove, indiretamente, a utilização de glicose mediante a inibição da lipólise.

A insulina coordena o uso de combustíveis alternativos (glicose e ácidos graxos livres) para atender as demandas de energia do organismo durante os ciclos de alimentação e jejum e em resposta ao exercício. No estado pós-prandial, quando a glicose é abundante, a secreção de insulina é aumentada, o que promove o armazenamento de triglicerídeos nas células adiposas. Esse processo se dá por meio de vários mecanismos:

A insulina aumenta o clareamento de triglicerídeos ricos em quilomícrons da circulação por meio da estimulação da lipase lipoproteica. Essa enzima, localizada no endotélio dos vasos capilares dos tecidos muscular e adiposo, hidrolisa os triglicerídeos em lipoproteínas livres na circulação. Os ácidos graxos gerados são recaptados pelos músculos e o tecido adiposo, sendo posteriormente oxidados ou armazenados. A insulina ativa no tecido adiposo a lipase lipoproteica, porém inibe a mesma enzima no músculo esquelético.[24] Esse efeito específico dessa enzima resulta no desvio de triglicerídeos do tecido muscular para o adiposo e em seu armazenamento.[25]

A insulina estimula a reesterificação dos ácidos graxos livres em triglicerídeos no interior das células adiposas. A atividade glicolítica no interior das células adiposas está aumentada, com níveis mais elevados do metabólito glicerol-3-fosfato, o qual é usado na esterificação dos ácidos graxos livres em triglicerídeos.[26]

A insulina inibe a lipólise dos triglicerídeos armazenados ao inibir a lipase hormônio-sensível, a enzima que catalisa a etapa final da lipólise. Estudos sugerem que a insulina ativa uma proteína fosfatase que posteriormente desfosforila e inativa a lipase hormônio-sensível.[27-29] Um segundo mecanismo envolve as fosfodiesterases, enzimas insulina-sensíveis[30] que reduz os níveis de AMPc intracelular, inibindo, assim, a proteína cinase dependente de AMP cíclico, responsável pela fosforilação e ativação da lipase hormônio-sensível.[31,32] Embora indiretamente, essa parece ser uma potente ação reguladora da insulina na redução da gliconeogênese hepática e na produção de glicose hepática.

Em condições de hipoinsulinemia, como em caso de jejum prolongado ou *diabetes mellitus* não controlado, a mobilização da gordura é muito acelerada, o que resulta em liberação de excesso de ácidos graxos livres para o fígado. Nessa situação, o fígado sintetiza corpos cetônicos através da fonte abundante de acetil-CoA, um subproduto da β-oxidação incompleta de cadeia longa dos ácidos graxos. Esses cetoácidos (acetoacetato, β-hidroxibutirato, acetona) podem ser utilizados como combustível em tecidos extra-hepáticos e nos músculos esquelético e cardíaco. Em condições extremas, o cérebro também utiliza os corpos cetônicos como combustível.[33]

A insulina reduz potencialmente as concentrações circulantes de corpos cetônicos por meio de vários mecanismos, como: inibindo a lipólise e diminuindo o fornecimento de ácidos graxos livres para o fígado. Além disso, a insulina inibe diretamente a cetogênese no fígado,[34] o que pode explicar a resistência à cetose que ocorre em indivíduos obesos e doentes com *diabetes mellitus* tipo 2, apesar dos valores elevados de ácidos graxos livres no plasma. Por último, a hiperinsulinemia associa-se a aumento do *clearance* periférico dos corpos cetônicos.[35]

A insulina aumenta a retenção de nitrogênio e o acúmulo de proteínas. Além disso, facilita o transporte de aminoácidos para os hepatócitos, o músculo esquelético e os fibroblastos, assim como pode aumentar o número e a eficiência da translação dos ribossomos. Em geral, essas ações resultam em aumento na síntese de proteínas.[36]

Inibindo a gliconeogênese, a insulina mantém a disponibilidade dos aminoácidos como substratos para a síntese de proteínas. Assim, a insulina estimula a síntese proteica por meio de mecanismos diretos e indiretos.

Resistência à Insulina

A expressão resistência à insulina (RI) indica a presença de resposta biológica diminuída à insulina. A RI manifesta-se pela diminuição do transporte e do metabolismo da glicose estimulada pela insulina, nos adipócitos e no músculo esquelético, e pela redução na supressão da produção hepática de glicose.[11]

Diversos estudos demonstraram que a RI aumenta à medida que é maior o conteúdo de gordura corporal. A adiposidade central, sobretudo a visceral, está mais fortemente ligada à RI e a diversas variáveis metabólicas importantes.[11] O tecido adiposo visceral é considerado o mais metabolicamente ativo, devido à maior resposta às catecolaminas e à menor sensibilidade à supressão da lipólise mediada pela insulina, além de liberar AGL diretamente para o fígado via sistema porta.[37]

O aumento no fluxo de AGL para o músculo esquelético, relacionado com o aumento da lipólise visceral, foi implicado na diminuição da absorção da glicose no músculo; os AGL podem causar, tanto no tecido adiposo como no tecido muscular, a redução da disposição de glicose mediada pela insulina, em razão da pior sinalização da insulina via IRS-1, PI3K e GLUT4 e à própria competição entre AGL e glicose no tecido muscular.[38] O ciclo da glicose-ácido graxo, ou hipótese de Randle, explica a capacidade de os AGL inibirem a utilização de glicose muscular ao competirem com a glicose pela oxidação do substrato em músculo isolado.

Foi constatado, ainda, que a absorção de glicose estimulada pela insulina está inversamente relacionada com a quantidade de TGC intramusculares, ou seja, há forte correlação entre a concentração intramuscular de TGC e a resistência à insulina.[11]

No tecido hepático, o aumento dos níveis de AGL reduz a extração hepática de insulina e aumenta a gliconeogênese hepática.[37]

A elevação dos ácidos graxos livres pode afetar diretamente as células β (lipotoxicidade), agravar a RI e, portanto, aumentar o grau de hiperglicemia. Os AGL prejudicam a função da célula β uma vez que, quando em níveis cronicamente elevados, bloqueiam a responsividade das células β à estimulação pela glicose.[7]

A toxicidade da hiperglicemia crônica (glicotoxicidade) contribui para a redução na secreção de insulina e para o aumento da RI, ao alterar a sensibilidade das células β à glicose. Alguns mecanismos foram propostos nesse sentido: a redução das moléculas sinalizadoras na célula β, como a malonil-CoA, que aumenta a oxidação de ácidos graxos, e a redução na sensibilidade dos canais de potássio ATP-dependentes.

A glicotoxicidade ainda agrava a RI, ao promover hiporregulação do sistema transportador de glicose. Assim, como em um círculo vicioso, a hiperglicemia exacerba a resistência à insulina, que piora a hiperglicemia, se existe disfunção de célula β, e leva à maior RI.[7]

Glucagon

O glucagon, originalmente conhecido como "fator hiperglicemiante", é um polipeptídeo de 29 aminoácidos, com peso molecular de 3,485g/mol. Deriva de uma molécula precursora, o proglucagon, que contém em sua estrutura outros peptídeos conectados entre si: o peptídeo relacionado com a glicentina, o glucagon, o GLP-1 e o GLP-2. O glucagon é produzido pelas células α das ilhotas, pela ação de uma enzima, a pró-hormônio convertase 2,[39] e constitui o fator endócrino mais importante para o fornecimento de energia aos tecidos no período pós-absortivo. A molécula do proglucagon, entretanto, também é produzida por células L do intestino e por células do hipotálamo.

Secreção do Glucagon

A secreção do glucagon é inibida pela glicose, ainda não estando claro se este é um efeito direto sobre a célula α ou se é mediado via liberação de insulina e de somatostatina, que inibem diretamente a célula α. Observações recentes revelam efeito inibitório do GLP-1 sobre a secreção de glucagon.[40]

Muitos aminoácidos estimulam a síntese do glucagon. O tipo e a quantidade de hormônios insulares secretados durante uma refeição dependem da relação entre o conteúdo de carboidratos e o de proteínas ingeridos. Quanto maior a proporção de carboidratos de uma refeição, menos glucagon será secretado, por aminoácido absorvido, e, ao contrário, uma refeição predominantemente proteica resultará em maior secreção de glucagon.

Outras substâncias que promovem a secreção do glucagon são as catecolaminas, os hormônios gastrointestinais e os glicocorticoides. Tanto a estimulação simpática como a estimulação parassimpática promovem a secreção de glucagon.

Ações do Glucagon

A principal função do glucagon é manter a glicemia durante o jejum.[41] Trata-se do mais potente agente glicogenolítico hepático conhecido. Além desse efeito, o glucagon estimula a gliconeogênese no fígado, a partir de aminoácidos, e induz a produção hepática de corpos cetônicos, a partir de ácidos graxos (cetogênese). O fígado é, portanto, o principal órgão-alvo do glucagon. Os níveis séricos de glucagon são ainda mais baixos do que os da insulina (no jejum, 75pg/mL). Na veia porta, entretanto, alcançam de 300 a 500pg/mL. Sua meia-vida na circulação é de 3 a 6 minutos, e o glucagon é degradado pelo fígado.

Mecanismos Moleculares de Ação do Glucagon

O receptor do glucagon no fígado parece transduzir sinais que levam ao acúmulo de AMP cíclico e de cálcio, e estes ativam a proteína cinase A AMPc-dependente e a cinase C cálcio-dependente, respectivamente. Estas, por sua vez, afetam processos enzimáticos, como a glicogenólise, a gliconeogênese, a cetogênese e a gênese de ureia.

Somatostatina

A somatostatina é um peptídeo secretado pelas células Δ da periferia da ilhota, além de ter sido identificada em outros tecidos, como o sistema nervoso central (SNC) e o trato gastrointestinal. Deriva de outro peptídeo, a preprossomatostatina.

A somatostatina suprime a liberação de muitos polipeptídeos pituitários, pancreáticos e gastrointestinais, além de hormônios glicoproteicos. Inibe ainda a secreção de ácido gástrico e de pepsina. No SNC e no pâncreas, predomina a somatostatina 14, um polipeptídeo cíclico com 14 aminoácidos. No intestino delgado, a forma 28 é a mais prevalente. A somatostatina 14, sintetizada pelas células Δ pancreáticas, é importante para inibição da secreção do glucagon. Já a somatostatina 28 tem como principal função a inibição do GH e da insulina. Além disso, exerce efeito inibitório tônico na secreção de peptídeos similares ao glucagon.[40]

De modo geral, a somatostatina parece exercer o papel de regulador parácrino das ilhotas pancreáticas e de tecidos no trato gastrointestinal.

Quase todos os estímulos à liberação de insulina pelas células β também promovem a secreção de somatostatina pelas células Δ (glicose, aminoácidos e hormônios gastrointestinais). A meia-vida desse hormônio é de cerca de 3 minutos.

Receptores da Somatostatina

Cinco tipos de receptores para a somatostatina foram identificados, os quais são compatíveis com a família dos receptores acoplados à proteína G. São encontrados em grande variedade de tecidos e atuam mediante a ativação da tirosina fosfatase. A inibição da secreção de insulina se deve à ligação com os receptores da somatostatina SSTR-5, enquanto a inibição da liberação do GH está relacionada com o SSTR-2. A expressão dos cinco subtipos de receptores é variável nas células endócrinas; conforme investigação realizada, os subtipos 1, 3 e 4 foram detectados em todas as células endócrinas, o subtipo 2 foi expresso pelas células α e β, enquanto nas células Δ e PP houve expressão mínima. O subtipo 5 foi expresso pela maioria das células β e Δ.[23]

Polipeptídeo Pancreático

O polipeptídeo pancreático (PP) é um peptídeo com 36 aminoácidos inicialmente identificado como componente de algumas preparações de insulina. Origina-se das células F ou PP, que são mais abundantes nas ilhotas localizadas na porção posterior da cabeça do pâncreas. A secreção do polipeptídeo pancreático está sob controle vagal e, provavelmente, não está relacionada com o metabolismo dos carboidratos, apesar de seus níveis aumentarem após uma refeição. Seu papel parece ser o de regular as funções gastrointestinais, como a secreção pancreática exócrina e o esvaziamento da vesícula biliar.

Interações entre os Hormônios Insulares

Em condições normais, a secreção do glucagon é sensivelmente suprimida pela insulina, e a secreção de insulina é estimulada por pequenos aumentos na concentração de glucagon. A somatostatina, por sua vez, inibe tanto a secreção de insulina como a de glucagon. Pequenos aumentos nos níveis de glucagon estimulam a secreção de somatostatina.

Portanto, a regulação hormonal da secreção da ilhota ocorre, também, no interior desta, por meio de um sistema parácrino em que os três peptídeos influenciam célu-

Capítulo 71 Controle da Secreção e Ação Insulínicas

las vizinhas. Nesse contexto, o arranjo espacial da ilhota é especialmente importante, em virtude de propiciar a exposição das células α e Δ às mais altas concentrações de insulina, facilitando a ação da insulina como inibidor da secreção do glucagon. A célula β, ao contrário, recebe circulação sistêmica, sendo, portanto, exposta a menores concentrações de glucagon.

Amilina

Em 1901, Eugene L. Opie descreveu a "degeneração hialina das ilhotas de Langerhans" em pâncreas de pacientes hiperglicêmicos. O componente principal desses depósitos foi identificado em 1986 como uma proteína da célula β, denominada polipeptídeo amiloide insular.

O amiloide insular é um achado patológico característico em pâncreas de pacientes diabéticos tipo 2, estando presente em mais de 90% dos casos.[42] Hoje é sabido que tais depósitos amiloides nas ilhotas são proteínas fibrilares insolúveis, contendo amilina e seu peptídeo precursor. Ainda não está claro se a deposição amiloide contribui para a disfunção das ilhotas.[5]

A amilina, um peptídeo com 37 aminoácidos, é um hormônio neuroendócrino secretado com a insulina pelas células β do pâncreas em resposta ao estímulo nutricional. Recentemente foi descrito que complementa os efeitos da insulina sobre a concentração de glicose por meio de dois mecanismos: suprimindo a secreção pós-prandial de glucagon e reduzindo a velocidade de esvaziamento gástrico. Portanto, a amilina regula a taxa de aparecimento da glicose na circulação.[9]

Em diabéticos tipo 1, a amilina encontra-se deficiente, e sua liberação está prejudicada nos diabéticos do tipo 2. Parece agir primariamente por meio do SNC. Estudos em animais identificaram receptores para a amilina, semelhantes aos da calcitonina, em algumas regiões do sistema vagal do tronco cerebral.[9]

Análogos sintéticos da amilina vêm sendo recentemente desenvolvidos e aplicados clinicamente.

Incretinas

Evidências sugerem que cerca de dois terços da resposta da insulina a uma carga oral de glicose são decorrentes do efeito potencializador das incretinas, que são hormônios derivados do intestino.[43] Esse efeito é também denominado efeito incretina, que significa o aumento rápido da secreção de insulina, associado à influência das incretinas, em resposta à administração oral de glicose.[44] Dentre as incretinas, as que exercem maior efeito insulinotrófico são o GIP e o GLP-1.

Esses hormônios peptídicos, liberados por células endócrinas intestinais no período pós-prandial, são transportados através da corrente sanguínea até chegarem às células β, onde atuam, por meio de segundos mensageiros, para aumentar a sensibilidade dessas células à glicose.

A ingestão de uma refeição balanceada ou de uma refeição enriquecida com alguns tipos de gorduras e carboidratos complexos é particularmente efetiva para a estimulação da secreção de GIP e GLP-1 em humanos.[45]

Em geral, esses hormônios não são secretagogos, *per se,* ficando seus efeitos hipoglicemiantes evidentes apenas em presença de hiperglicemia. Em pacientes com diabetes tipo 2, entretanto, o efeitos das incretinas está muito diminuído ou ausente.[42]

GIP

O peptídeo insulinotrófico dependente de glicose (GIP), anteriormente denominado peptídeo inibitório gástrico, é um peptídeo único composto por 42 aminoácidos. Secretado por células enteroendócrinas do tipo K, que estão concentradas no duodeno e no jejuno proximal, tem meia-vida de cerca de 5 minutos.

O GIP foi inicialmente identificado como inibidor da secreção ácida gástrica. Entretanto, estudos subsequentes demonstraram efeitos estimulantes da secreção de insulina dependente de glicose. A interação do GIP com seu receptor na célula β pancreática provoca elevação nos níveis de AMPc, o que aumenta as concentrações intracelulares de cálcio, acentuando a exocitose dos grânulos de insulina.[42]

O GIP é uma incretina mais potente, mas o GLP-1 é secretado em maiores concentrações, sendo mais relevante do ponto de vista fisiológico[9] e ainda, diferentemente do GLP-1, o GIP não inibe a secreção do glucagon ou o esvaziamento gástrico.[45]

Os níveis de GIP estão normais ou discretamente elevados em diabéticos tipo 2;[9] entretanto, seu efeito insulinotrófico está muito reduzido em virtude da perda do efeito de potencialização da segunda fase da secreção de insulina.[42]

O GIP ainda atua sobre o metabolismo das gorduras nos adipócitos, ao estimular a atividade da lipase lipoproteica, a incorporação e também a síntese de ácidos graxos.[45]

Peptídeos Similares ao Glucagon

Os peptídeos similares ao glucagon (GLP) e o glucagon são formados por meio de clivagens específicas para cada tecido: em células L do intestino, em células α do pâncreas endócrino e em neurônios do cérebro.[45] Em contraste com o que ocorre no pâncreas, onde os GLP são produzidos em menor quantidade, os GLP são produzidos em abundância no intestino, representando esta a maior fonte de GLP circulantes. Nas células do intestino, a expressão da enzima pró-hormônio convertase 1/3 resulta na liberação de dois peptídeos maiores que contêm a sequência do glucagon (a oxintomodulina e a glicentina), de dois peptídeos intermediários e de dois peptídeos similares ao glucagon, o GLP-1 e o GLP-2.[39]

GLP-1

O peptídeo 1 similar ao glucagon (GLP-1) é sintetizado, principalmente, por células L intestinais, elevando-se após as refeições. As duas formas de GLP-1 secretadas após uma refeição, o GLP-1 (7-37) e o GLP-1 (7-36) amido, diferem entre si por um único aminoácido. Ambos os peptídeos são equipotentes e têm meia-vida plasmática (cerca de 2 minutos) e atividade biológica iguais, agindo nos mesmos receptores. Entretanto, a maior parte do GLP-1 circulante ativo parece ser representada pelo GLP-1 (7-36) amido.

Diferentemente das células K produtoras de GIP, que têm localização mais proximal, a maior parte do GLP-1 circulante é sintetizada por células localizadas no íleo e no cólon. Apesar da localização mais distal dessas células, os níveis de GLP-1 circulantes aumentam rapidamente (em minutos) após a alimentação.

As ações do GLP-1 são mediadas pelo receptor do GLP-1 (GLP-1R), que é um membro da superfamília dos receptores acoplados à proteína G e contém 463 aminoácidos. Esse receptor é expresso nas células β, e sua ativação promove a ativação do AMP cíclico e de uma proteína cinase A.[39]

O GLP-1 potencializa a secreção de insulina dependente de glicose. Parece ser o único entre os secretagogos da célula β a estimular tanto a secreção de insulina como a biossíntese de proinsulina, via indução da transcrição do gene da proinsulina.[8] Experimentos demonstraram ainda três importantes ações do GLP-1: a inibição da secreção do glucagon, o retardo do esvaziamento gástrico[46] e a redução da ingesta alimentar.[45]

A supressão da secreção do glucagon, entretanto, ocorre apenas em situações de, pelo menos, normoglicemia, não acontecendo quando há baixas concentrações séricas de glicose ($\leq 3,7$mmol/L ou 67mg/dL). Abaixo desses níveis, a ação insulinotrófica do GLP-1 é mínima.[47]

Estudos têm sinalizado para a possibilidade de o GLP-1 (7-36) amido regular a massa de células insulares por meio de efeito direto sobre a proliferação das células β.[8] Outro estudo descreve a ação do GLP-1 em promover a diferenciação celular, a partir de células exócrinas ou de células progenitoras imaturas da ilhota, a fenótipos diferenciados de células β.[39] Estudos com agonistas do receptor do GLP-1 mostraram que eles ativam vias antiapoptóticas nas células β.[45]

Em diabéticos tipo 2, a resposta do GLP-1 ao estímulo alimentar está diminuída,[48] contribuindo, assim, para a hiperglicemia. Entretanto, sua ação redutora sobre a glicemia está preservada, diferentemente do que acontece com o GIP.[45]

Ainda em diabéticos tipo 2, a infusão de GLP-1 de maneira prolongada restaurou a fase precoce da resposta insulínica.[44]

Em virtude das evidências da ação insulinotrófica do GLP-1, agonistas do receptor do GLP-1 e análogos do GLP-1 têm sido extensamente estudados e desenvolvidos. A exendina-4, por exemplo, é um aminoácido natural, agonista do receptor do GLP-1, que foi isolado na glândula salivar do lagarto *Heloderma suspectum* e exibe 53% de identidade com o GLP-1 de mamíferos. É altamente resistente à atividade proteolítica de uma enzima inativadora de incretinas, a DPP IV.

Tanto o GIP como o GLP-1 são clivados na posição 2 da alanina pela enzima aminopeptidase dipeptidil peptidase IV (DPP IV), que induz a inativação biológica de ambos. O estudo dessa enzima, responsável pela inativação de incretinas, detectou que tanto a atenuação gênica como a farmacológica da DPP IV estão associadas à maior atividade das incretinas, à elevação nos níveis de insulina e à redução da glicemia.[45]

GLP-2

O GLP-2 é produzido a partir do proglucagon, pelas células L intestinais, e tem efeito predominantemente regulador do crescimento no epitélio intestinal.[41] Promove a absorção de nutrientes e inibe tanto a secreção gástrica como a motilidade intestinal, quando exogenamente administrado.[39]

FUNÇÃO ENDÓCRINA DOS ADIPÓCITOS E PÂNCREAS ENDÓCRINO

O tecido adiposo é considerado por muitos o principal sítio de resistência à insulina, superando a participação dos músculos esqueléticos. O compartimento adiposo visceral, em particular, contribui de modo importante nesse processo, por ser metabolicamente mais ativo. Secreta fatores que associam os ácidos graxos livres (AGL) à ação da insulina e, consequentemente, à função pancreática.

Além de sua importância como armazenador do excesso de energia corpórea sob a forma de TGC, o tecido adiposo tem se revelado um ativo regulador das vias responsáveis pelo balanço energético, as quais são regidas por um complexo sistema hormonal e de moléculas sinalizadoras.[49] Esses fatores incluem a leptina, a resistina, a adiponectina, o fator de necrose tumoral alfa (TNF-α), o inibidor do ativador do plasminogênio tecidual tipo 1

(PAI-1), os fatores envolvidos no sistema renina-angiotensina e interleucinas.[11]

A insulina é um regulador crucial da função do adipócito; quando há resistência à insulina, a sinalização da insulina no adipócito torna-se alterada, levando à redução na captação e no metabolismo da glicose mediados pela insulina.[38]

A leptina, atualmente considerada um hormônio do adipócito,[50] atua como regulador da ingesta alimentar, do peso corporal e do balanço energético, no SNC e perifericamente, inibindo a ingesta alimentar e aumentando o gasto energético. Atua de modo a inibir a atividade de neurônios que contêm neuropeptídeo Y e o peptídeo agouti-relacionado e a aumentar a atividade de neurônios que expressam o MSH-α (hormônio melanócito-estimulante-α), que é um importante mediador da saciedade. Sua concentração sérica está diretamente relacionada com a massa adiposa, sobretudo com o depósito de gordura subcutâneo.[38]

Experimentos com roedores obesos apontaram a resistina como um mediador da RI.[44] Esta pode interferir com a ação da insulina, quando secretada em excesso, na presença da obesidade. É secretada por adipócitos, assim como por monócitos, e promove a RI ao aumentar a glicogênese hepática.[51]

A adiponectina, por outro lado, parece acentuar a ação da insulina.[7] Trata-se de uma proteína com 244 aminoácidos, expressa exclusivamente nos adipócitos diferenciados. Aumenta a sensibilidade à insulina, mediante o aumento da oxidação de ácidos graxos e da captação e utilização da glicose no músculo esquelético e no tecido adiposo. Reduz ainda a liberação de glicose hepática, levando ao melhor controle da glicemia e dos níveis séricos de AGL e de TGC.[50,51] Além disso, interfere sobre a RI, ao reduzir os níveis de TGC nos tecidos hepático e muscular.[50]

Outras ações relatadas acerca da adiponectina incluem a redução na expressão de moléculas de adesão, em células do endotélio vascular, e a diminuição da produção de citocinas pelos macrófagos.[50] Essas propriedades têm fortalecido o pressuposto de que essa molécula tem, também, propriedades antiaterogênicas.

Outros fatores secretados pelo tecido adiposo, como o TNF-α, influenciam a sinalização da insulina no tecido adiposo, em indivíduos com maior massa adiposa, induzindo a RI. Interferem ainda no metabolismo lipídico, ao reduzirem a lipogênese e aumentarem a lipólise.[38]

A interleucina-6, uma citocina produzida por vários tecidos, inclusive pelos adipócitos, parece ser um modulador da lipólise ao provocar aumento nos níveis de AGL e de glicerol, quando administrada EV a humanos. Entretanto, nenhuma função endócrina aparente para a interleucina-6, derivada do tecido adiposo de humanos, foi encontrada.[50]

O PPARγ é um receptor nuclear que está presente sobretudo no tecido adiposo. Atua como um fator de transcrição que regula a produção de proteínas envolvidas nos metabolismos lipídico e glicídico. Além disso, tem importante função na regulação da diferenciação do adipócito.[38] Atua, portanto, na sensibilização periférica à insulina, e sua expressão resulta em aumento da utilização de glicose no músculo e da oxidação de ácidos graxos, assim como na redução da glicogênese hepática.[37]

Referências

1. Tepperman J. Fisiologia endócrina e metabólica. 3. ed., Rio de Janeiro: Guanabara Koogan, 1977.

2. Edlund H. Developmental biology of the pancreas. Diabetes 2001; 50(suppl 1):S5-9.

3. Coronho V, Petroianu A, Santana E, Pimenta LG. Tratado de endocrinologia e cirurgia endócrina. 1. ed., Rio de Janeiro: Guanabara Koogan, 2001.

4. De Groot LJ, Besser M, Burger JG et al. Endocrinology. 3. ed., Vol. 2. Philadelphia: WB Saunders Company. 1995.

5. Greenspan FS, Strewler GJ. Basic and clinical endocrinology. 7. ed., New York: Mc Graw-Hill Companies, 2004.

6. Moldovan S, Brunicardi C. Endocrine pancreas: summary of observations generated by surgical fellows. World J Surg 2001; 25:468-73.

7. LeRoith D. β-Cell disfunction and insulin resistance in type 2 diabetes: role of metabolic and genetic abnormalities. Am J Med 2002; 113(6A):3S-11S.

8. Drucker D, Lovshin J, Baggio L et al. New developments in the biology of the glucagon-like peptides GLP-1 e GLP-2. Ann NY Acad Sci 2000; 921:226-32.

9. Aronoff S, Berkowitz K, Shreiner B, Want L. Glucose metabolism ad regulation: beyond insulin and glucagon. Diabetes Spectrum 2004; 17(3):183-90.

10. Henquin JC. Triggering and amplifying pathways of regulation of insulin secretion by glucose. Diabetes 2000; 49.

11. Larsen R, Kronenberg H, Melmed S, Polonsky K. Williams tratado de endocrinologia. 10. ed., New York: Saunders, 2002.

12. Stumvoll M, Meyer C, Mitrakou A et al. Renal glucose production and utilization: new aspects in humans. Diabetologia 1997; 40(7):749-57.

13. Thorens B, Charron MJ, Lodish HF. Molecular physiology of glucose transporters. Diabetes Care 1990; 13:209-18.

14. Machado UF, Schaan BD, Seraphim PM. Glucose transporters in the metabolic syndrome. Arq Bras Endocrinol Metab 2006; 50/2:177-89.

15. Dubois M, Pattou F, Kerr-Conte J et al. Expression of peroxisome proliferator-activated receptor gamma (PPAR gamma) in normal human pancreatic islet cells. Diabetologia 2000; 43(9):1165-9.

16. Sabino-Silva R, Mori RC, David-Silva A. The Na(+)/glucose cotransporters: from genes to therapy. Braz J Med Biol Res 2010; 43(11):1019-26.

17. Wright EM, Loo DD, Hirayama BA, Turk E. Surprising versatility of Na-glucose cotransporters: SLC5. Physiology 2004; 19:370-6.

18. Zhou L, Cryan EV, D'Andrea MR, Belkowski S, Conway BR, Demarest KT. Human cardiomyocytes express high level of Na+/glucose cotransporter 1 (SGLT1). J Cell Biochem 2003; 90:339-46.

19. Sabino-Silva R, Freitas HS, Lamers ML, Okamoto MM, Santos MF, Machado UF. Na+-glucose cotransporter SGLT1 protein in salivary glands: potential involvement in the diabetes-induced decrease in salivary flow. J Membr Biol 2009; 228:63-9.

20. Zhao FQ, Keating AF. Functional properties and genomics of glucose transporters. Curr Genomics 2007; 8:113-28.

21. Woerle HJ, Meyer C, Popa EM et al. Renal compensation for impaired hepatic glucose release during hypoglycemia in type 2 diabetes: further evidence for hepatorenal reciprocity. Diabetes 2003; 52:1386.

22. Ramnanan CJ, Edgerton DS, Rivera N et al. Molecular characterization of insulin-mediated suppression of hepatic glucose production in vivo. Diabetes 2010; 59:1302.

23. Kahn BB. Lilly lecture 1995. Glucose transport: pivotal step in insulin action. Diabetes 1996; 45:1644.

24. Farese RV Jr, Yost TJ, Eckel RH. Tissue-specific regulation of lipoprotein lipase activity by insulin/glucose in normal-weight humans. Metabolism 1991; 40:214.

25. Fielding BA, Frayn KN. Lipoprotein lipase and the disposition of dietary fatty acids. Br J Nutr 1998; 80:495.

26. Vaughan M, Steinberg D. Glyceride biosynthesis, glyceride breakdown, and glycogen breakdown in adipose tissue: Mechanism and regulation. In: Handbook of physiology: Adipose tissue, Renold AE, Cahill GF (eds.) Vol 24 American Physiological Society, Washington, DC 1965:239.

27. Strålfors P, Björgell P, Belfrage P. Hormonal regulation of hormone-sensitive lipase in intact adipocytes: identification of phosphorylated sites and effects on the phosphorylation by lipolytic hormones and insulin. Proc Natl Acad Sci U S A 1984; 81:3317.

28. Zimmermann R, Lass A, Haemmerle G, Zechner R. Fate of fat: the role of adipose triglyceride lipase in lipolysis. Biochim Biophys Acta 2009; 1791:494.

29. Lass A, Zimmermann R, Oberer M, Zechner R. Lipolysis – a highly regulated multi-enzyme complex mediates the catabolism of cellular fat stores. Prog Lipid Res 2011; 50:14.

30. Enoksson S, Degerman E, Hagström-Toft E et al. Various phosphodiesterase subtypes mediate the in vivo antilipolytic effect of insulin on adipose tissue and skeletal muscle in man. Diabetologia 1998; 41:560.

31. Strålfors P, Honnor RC. Insulin-induced dephosphorylation of hormone-sensitive lipase. Correlation with lipolysis and cAMP-dependent protein kinase activity. Eur J Biochem 1989; 182:379.

32. Duncan RE, Ahmadian M, Jaworski K et al. Regulation of lipolysis in adipocytes. Annu Rev Nutr 2007; 27:79.

33. Kitabchi AE, Umpierrez GE, Miles JM, Fisher JN. Hyperglycemic crises in adult patients with diabetes. Diabetes Care 2009; 32:1335.

34. Keller U, Gerber PP, Stauffacher W. Fatty acid-independent inhibition of hepatic ketone body production by insulin in humans. Am J Physiol 1988; 254:E694.

35. Keller U, Lustenberger M, Stauffacher W. Effect of insulin on ketone body clearance studied by a ketone body "clamp" technique in normal man. Diabetologia 1988; 31:24.

36. Jefferson LS. Lilly Lecture 1979: role of insulin in the regulation of protein synthesis. Diabetes 1980; 29:487.

37. Hermsdorff H, Monteiro J. Gordura visceral, subcutânea ou intramuscular: onde está o problema? Arq Bras Endocrinol Metab 2004; 48(6):803-11.

38. Arner P. The adipocite in insulin resistance: key molecules and the impact of the thiazolidinediones. Trends Endocrinol Metab 2003; 14(3):137-45.

39. Drucker D. Glucagon-like peptides: regulators of cell proliferation, differentiation, and apoptosis. Molecular Endocrinol 2003; 17(2):161-71.

40. Drucker D. Minireview: the glucagon-like peptides. Endocrinology 2001; 142(2):521-7.

41. Kieffer T, Habener F. The glucagon-like peptides. Endocrine Reviews 1999; 20(6):876-913.

42. Höppener JW, Ahrén B, Cornelis JM. Islet amiloid and type 2 diabetes mellitus. N Engl J Med 2000; 343:411-9.

43. Holst J, Gromada J. Role of incretin hormones in the regulation of insulin secretion in diabetic and nondiabetic humans. Am J Physiol Endocrinol Metab 2004; 287:E199-E206.

44. Quddusi S, Vahl T, Hanson K et al. Differential effects of acute and extended infusions of glucagon-like peptide-1 on first- and second-phase insulin secretion in diabetic and nondiabetic humans. Diabetes Care 2003; 26(3):791-8.

45. Drucker D. Enhacing incretin action for the treatment of type 2 diabetes. Diabetes Care 2003; 26(10):2929-40.

46. Willms B, Werner J, Holst J et al. Gastric emptying, glucose responses, and insulin secretion after a liquid test meal: effects of exogenous glucagon-like peptide-1(GLP-1)-(7-36) amide in type 2 (noninsulin-dependent) diabetic patients. J Clin Endocrinol Metab 1997; 81(1):327-32.

47. Nauck M, Heimesaat M, Behle K et al. Effects of glucagon-like peptide 1 on counterregulatory hormone responses, cognitive functions, and insulin secretion during hyperinsulinemic, stepped hypoglycemic clamp experiments in healthy volunteers. J Clin Endocrinol Metab 2002; 87(3):1239-46.

48. Toft-Nielsen MB, Damholt M, Madsbad S et al. Determinants of the impaired secretion of glucagon-like peptide-1 in type 2 diabetic patients. J Clin Endocrinol Metab 2001; 86(8):3717-23.

49. Shuldiner AR, Yang R, Gong DM. Resistin, obesity, and insulin resistance – the emerging role of the adipocite as an endocrine organ. N Engl J Med 2001; 3455:1345-6.

50. Mattison R, Jensen M. The adipocite as an endocrine cell. Curr Opin Endocrinol Diabetes 2003; 10:317-21.

51. Rajala MW, Scherer PE. Minireview: the adipocite-at the crossroads of energy homeostasis, inflammation, and atherosclerosis. Neuroendocrinol 2003; 144(9):3765-73.

72

Prevenção Farmacológica do *Diabetes Mellitus* Tipo 2

Marcio Corrêa Mancini • Josivan Gomes de Lima

INTRODUÇÃO

O *diabetes mellitus* tipo 2 (DM2) é uma doença comum com prevalência universalmente crescente, afetando, segundo as enquetes mais recentes, 8% da população dos EUA[1] e 7,8% da população brasileira de 30 a 69 anos de idade.[2] Esse levantamento demonstrou que a prevalência mais elevada ocorreu na cidade de São Paulo (9,7%) e que a menor foi registrada em Brasília (5,2%). A prevalência aumenta proporcionalmente ao grau de obesidade.[3] Diante do alarmante aumento do número de indivíduos com sobrepeso e obesidade, e se a essas estatísticas relacionadas com o DM2 forem adicionados os estados de "pré-diabetes", tolerância diminuída à glicose (TDG) e glicemia de jejum alterada (GJA), é evidente que uma epidemia de DM2 é inevitável, com suas consequentes complicações macro e microvasculares, morbidade, mortalidade e elevação dos custos de saúde pública. Torna-se urgente, portanto, o desenvolvimento de estratégias de prevenção.

Está solidamente documentado que a mudança no estilo de vida, incluindo dieta e implementação de atividade física, é uma medida eficaz para melhora da tolerância à glicose e redução da incidência de DM2.[4-6] Outra maneira de tentar prevenir o DM2 incidente consiste no tratamento farmacológico de indivíduos com alto risco de desenvolver a doença, e é sobre essa estratégia que versa este capítulo. No futuro, a identificação de variantes genéticas e de interações entre genes e gene-ambiente possibilitará que as estratégias de prevenção sejam individualizadas.

INTERVENÇÕES FARMACOLÓGICAS
Agentes Antiobesidade

Medidas que visem à mudança nos hábitos de vida, com aumento de atividade física, redução de gordura, adição de fibras na dieta e perda de peso da ordem de 5%

a 10%, podem prevenir DM2.[7-9] Da mesma maneira, intervenções cirúrgicas para tratamento de obesidade grave reduzem de modo marcante a incidência de DM2,[10] tornando atraente a ideia de que medicações antiobesidade possam ser uma forma de prevenir a doença.

Muitos estudos demonstraram que medicações que causam perda de peso podem melhorar o controle glicêmico.[11-13] Uma primeira tentativa de demonstrar que esses agentes são efetivos na prevenção de DM2 consistiu em uma avaliação multicêntrica do inibidor de lipases orlistat,[14] que age reduzindo a absorção intestinal de gordura. Essa publicação foi uma análise de três estudos clínicos randomizados controlados com placebo. Pacientes com obesidade graus I e II, mas sem DM2, receberam orlistat ou placebo por 2 anos, além de dieta hipocalórica, e uma porcentagem menor de indivíduos do grupo orlistat apresentou progressão de TDG para DM2 em relação ao grupo placebo (respectivamente, 3% e 7,6%). Além disso, entre indivíduos com TDG basal, o nível glicêmico normalizou em mais pacientes do grupo orlistat do que do placebo (respectivamente, 72% e 49%, p = 0,04). Essas observações indicam que o orlistat, adicionado à intervenção dietética, pode prevenir o desenvolvimento de DM2 em obesos. No entanto, esse foi um estudo retrospectivo.

A confirmação foi fornecida pelo estudo XENDOS. O objetivo desse estudo randomizado, duplo-cego, controlado com placebo, paralelo e multicêntrico sueco foi investigar o uso de orlistat e mudança no estilo de vida comparados com mudança no estilo de vida isoladamente por 4 anos para prevenção de DM2 em indivíduos obesos.[15] Pacientes não diabéticos, em um total de 3.305 pacientes, foram arrolados, e 21% da coorte apresentavam TDG. Os pacientes receberam orlistat (120mg, três vezes por dia, às refeições) ou placebo, além de dieta hipocalórica com

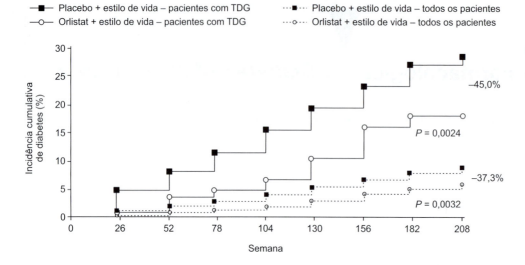

Figura 72.1 Incidência cumulativa de DM2 por grupo em todos os pacientes obesos (TDG ou normal na linha de base) e apenas nos pacientes obesos com TDG na linha de base. Está indicada a redução do risco de desenvolver DM2 no grupo orlistat, aliada à mudança no estilo de vida. Valores mostrados de P são por log-rank test. (Copyright © 2004 American Diabetes Association. In: Diabetes Care 2004; 27:155-61. Reimpressa com a permissão da American Diabetes Association.)

déficit calórico de 800kcal, em relação ao gasto energético total diário estimado, e do encorajamento para participarem de exercício físico moderado diariamente. A perda ponderal foi maior no grupo orlistat (−6,9kg; n = 1.640) do que no grupo placebo (−4,1kg; n = 1.637; p = 0,001). Essa diferença na perda de peso foi suficiente para reduzir a incidência de DM2 (6,2% no grupo orlistat vs. 9% no grupo placebo; p = 0,0032; redução do RR = 37,3%). Em pacientes obesos com TDG, 28,8% dos pacientes que tomaram placebo tornaram-se diabéticos, contra 18,8% no grupo orlistat (p < 0,005). O número de pacientes tratados necessários (NNT) para evitar um caso de DM2 foi 11 (Figura 72.1 e Tabela 72.1).

Agentes Hipoglicemiantes

Biguanidas

As biguanidas agem nos tecidos adiposo, muscular e hepático, mediante mecanismos distintos, promovendo melhora da resistência à insulina. O principal estudo que avaliou o efeito da metformina na prevenção de DM2 foi o Diabetes Prevention Program (DPP).[16] Esse estudo foi desenhado para responder se mudanças no estilo de vida ou o tratamento com metformina previnem DM2. Os participantes somaram 3.234 não diabéticos, com ou sem TDG, seguidos por uma média de 2,8 anos, e foram aleatoriamente distribuídos para uma de três intervenções: placebo, metformina (850mg duas vezes por dia) ou mudança no estilo de vida (envolvendo a prática de 150 minutos de exercício por semana e a perda de 7% do peso corporal). O estudo demonstrou que tanto as mudanças no estilo de vida como o uso de metformina reduziram a incidência de DM2, mas as mudanças foram mais efetivas do que o uso do medicamento em 39% dos participantes (p < 0,001). A incidência de DM2 foi reduzida em 58% com a intervenção no estilo de vida e em 31% com a metformina em relação ao placebo (p < 0,001 para ambos) (Figura 72.2 e Tabela 72.2).

A vantagem da mudança no estilo de vida sobre a metformina foi maior entre indivíduos com glicemia de jejum e insulinemia de jejum mais elevadas, em indivíduos com mais de 60 anos e naqueles com índice de massa corporal (IMC) < 30kg/m². Por outro lado, a metformina foi mais eficaz em pacientes com menos de 44 anos e IMC > 35kg/m². Ambas as intervenções foram igualmente eficazes em restaurar o nível normal de glicose de jejum, mas as modificações no estilo de vida foram mais efetivas em relação à normalização da glicose pós-prandial e da hemoglobina glicada (HbA1c). Em comparação com o grupo placebo, estimou-se que as intervenções no estilo de vida e com metformina acarretariam atraso no desenvolvimento de DM2, respectivamente, de 11 e 3 anos.

Os pacientes que não evoluíram para diabetes durante o estudo DPP continuaram sendo observados no estudo DPP Outcome Study (DPPOS) (1.990 participantes, 736 do grupo de mudança de estilo de vida, 647 do grupo da metformina e 607 do placebo). O risco de desenvolver diabetes foi 56% menor naqueles que tinham voltado à normoglicemia durante o DPP. Daqueles que permaneceram intolerantes à glicose no DPP, os que estavam no grupo de mudança de estilo de vida tiveram maior risco de evoluir para diabetes (HR 1,31; IC95 1,03-1,68, p = 0,03).[64]

Tabela 72.1 Prevenção farmacológica de DM2 com agentes antiobesidade

Agente	Estudo	Tempo de seguimento	n	Grupo estudado	NNT	Incidência de DM2
Orlistat	XENDOS	4 anos	3.305	Obesos com ou sem TDG	11	−45%

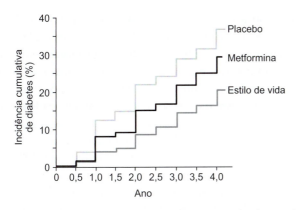

Figura 72.2 Incidência cumulativa de DM2 no grupo placebo, metformina e intervenção no estilo de vida no estudo DPP. (Copyright © 2002 Massachusetts Medical Society. New Engl J Med 2002; 346:393-403. Reimpressa com a permissão da Massachusetts Medical Society.)

A metformina foi ainda testada com relação à prevenção de DM2 em estudos com número menor de pacientes: CPDS[18] e EDIT.[19]

Sulfonilureias

Estudos iniciais, com número limitado de pacientes, pretenderam avaliar a redução da incidência de DM2 com o uso de sulfonilureias. No estudo Malmohus, 267 homens com TDG receberam intervenção no estilo de vida (dieta e exercícios) ou a mesma intervenção com tolbutamida.[19] Após 10 anos, a progressão para DM2 foi de 29% no grupo de controle, 13% no grupo intervenção no estilo de vida e 0% no grupo intervenção mais medicamento[20] (Tabela 72.2).

Pelo menos mais dois estudos não demonstraram benefício na progressão de TDG para DM2, um com tolbutamida, o UK Bedford Study,[21] e um com gliclazida, o FHS.[22]

Meglitinidas

Representantes de outra categoria de medicamentos que estimulam a secreção de insulina durante a primeira fase após a refeição, portanto especificamente nas incursões pós-prandiais da glicemia, as meglitinidas (nateglinida e repaglinida) parecem ser efetivas na prevenção de DM2.

O NAVIGATOR Study avaliou 9.360 pacientes com intolerância à glicose, comparando o uso de nateglinida (até 60mg três vezes ao dia) *versus* placebo durante 5 anos. Houve um aumento no risco de hipoglicemia, e, após ajustes, a nateglinida não mostrou ser eficaz na redução da incidência cumulativa de diabetes (36% × 34%) nem de eventos cardiovasculares.[23]

Tiazolidinedionas (Glitazonas)

As tiazolidinedionas são ligantes do receptor PPARγ (*peroxisome proliferator-activated receptor-gamma*) e agem sensibilizando os tecidos, principalmente o musculoesquelético, à ação da insulina. Muitos estudos avaliaram a capacidade de essas substâncias prevenirem o desenvolvimento de DM2.

A troglitazona foi o primeiro composto dessa classe de medicamentos, embora não seja mais usada em virtude da sua hepatotoxicidade (motivo pelo qual foi descontinuada de estudos clínicos nos quais estava sendo testada na prevenção de DM2, como o DPP, já citado nos estudos com metformina). No estudo TRIPOD, 266 mulheres hispânicas com história prévia de diabetes gestacional (DMG), das quais aproximadamente 70% apresentavam TDG, foram aleatoriamente distribuídas entre placebo e troglitazona, 400mg/dia. Houve redução de 56% na incidência de DM2 em cerca de 30 meses. A incidência de DM2 foi de 12,3% e 5,4% nos grupos placebo e troglitazona, respectivamente (p < 0,01).[24] O mais interessante foi que, após um período de

Tabela 72.2 Prevenção farmacológica de DM2 com agentes hipoglicemiantes

Agente	Estudo	Seguimento	n	Grupo estudado	Incidência de DM2
Metformina	DPP	2,8 anos	3.234		−31%
	CPDS	3 anos	261	Pacientes com TDG	−76,8%
	EDIT	6 anos	631	Pacientes com TDG ou GJA	
Tolbutamida	Malmohus	10 anos	267	Pacientes com TDG	−29%
Troglitazona	TRIPOD	30 meses	266	Hispânicas com AP de DMG	−56%
	DPP	0,9 ano	585	Pacientes com ou sem TDG	−75%
Rosiglitazona	DREAM	3 anos	5.269	Adultos com TDG ou GJA	−55,4%
Acarbose	STOP-NIDDM	3,3 anos	1.429	Pacientes com TDG	−25%
	CPDS	3 anos	261	Pacientes com TDG	−87,8
	EDIT	6 anos	631	Pacientes com TDG ou GJA	
Pioglitazona	ACT NOW	2,6 anos	602	Pacientes com TDG ou GJA	−81
Nateglinida	NAVIGATOR	5 anos	9.306	Pacientes intolerantes à glicose	Sem diferença em relação ao placebo
Insulina glargina	ORIGIN	6,2 anos	1.456	Pacientes com GJA ou TDG	−31

8 meses de saída do estudo, os efeitos preventivos associados à preservação da função da célula β ainda eram observados, mostrando que, de fato, a troglitazona parece prevenir o DM2, e não simplesmente atrasar seu início.[25] Além disso, uma recente análise dos 585 sujeitos com TDG que receberam troglitazona no protocolo original do DPP (grupo interrompido prematuramente devido à retirada do fármaco do mercado) mostrou que a redução da incidência de DM2 foi de 75% nesse grupo, comparada com 58% no grupo intervenção no estilo de vida e 31% no grupo metformina. Durante menos de 1 ano, tempo que durou o tratamento com troglitazona no DPP, a incidência de DM2 foi de 3 casos/100 pessoas/ano, comparada com 12 no grupo placebo (p < 0,001 *vs.* troglitazona); 6,7 no grupo metformina (p = 0,02) e 5,1 no grupo intervenção não farmacológica (p = 0,18). Após os 3 anos que se seguiram à retirada da troglitazona, a incidência de DM2 foi semelhante à do grupo placebo.[26]

O estudo DREAM, recentemente publicado, é um estudo multicêntrico, duplo-cego, randomizado, com 5.269 participantes com 30 anos de idade ou mais, sem doença cardiovascular, mas com TDG ou GJA. Os pacientes receberam ramipril (até 15mg/dia) ou placebo e rosiglitazona (8mg/dia) ou placebo e foram seguidos por aproximadamente 3 anos. O desfecho composto foi desenvolvimento de DM2 ou morte. No grupo rosiglitazona, 11,6% dos participantes desenvolveram o desfecho primário composto, contra 26% no grupo placebo (p < 0,0001); 50,5% tornaram-se normoglicêmicos, contra 30,3% no grupo placebo (p < 0,0001). Meio por cento dos participantes no grupo rosiglitazona desenvolveu insuficiência cardíaca, contra 0,1% no grupo placebo (p = 0,01).[28]

Acarbose

Como demonstrado no estudo STOP-NIDDM,[28] outro agente efetivo é a acarbose, uma inibidora das α-glicosidases do intestino delgado, que causa retardo na absorção da glicose. O estudo envolveu a randomização de 1.429 pacientes intolerantes à glicose para acarbose, 100mg três vezes ao dia, ou placebo, completando o estudo, com um seguimento médio de 3,3 anos, 682 pacientes em cada grupo. DM2, diagnosticado por meio de teste oral de tolerância à glicose (TOTG) 75g anual, foi o desfecho primário. O grupo que recebeu acarbose teve a incidência de DM2 reduzida em 25%, que foi de 42% no grupo placebo e de 32% no grupo acarbose (p = 0,0015). Esse efeito foi notado a partir do primeiro ano e persistiu durante o restante do estudo, independentemente de sexo, da idade e do IMC. Mulheres com mais de 55 anos com IMC < 30kg/m^2 e nível de insulina normal foram as que mais se beneficiaram. O tratamento com acarbose não somente reduziu a progressão para DM2, como também

melhorou a intolerância à glicose. A taxa de abandono foi maior no grupo acarbose do que no grupo placebo, principalmente devido aos efeitos adversos gastrointestinais.[29] O possível mecanismo pelo qual a acarbose pode prevenir DM2 é a diminuição da ascensão pós-prandial da glicose plasmática. Esse efeito da acarbose pode evitar o estresse das células β, adiando assim a conversão de IGT para DM2. Além disso, o tratamento com acarbose reduziu o risco relativo de eventos vasculares em 49%, de infarto do miocárdio em 91% e de novos casos de hipertensão (HAS) em 34%, comparado com o placebo.[30]

A acarbose foi ainda testada com relação à prevenção de DM2 em estudos com número menor de pacientes: CPDS e EDIT.

Insulina

O estudo ORIGIN selecionou principalmente diabéticos tipo 2 para avaliar se o uso precoce de insulina glargina, associada ou não a 1g de ômega-3, diminuiria eventos cardiovasculares após 6,2 anos de acompanhamento. Dentre os 12.537 pacientes selecionados, com média de idade de 63,5 anos, 1.456 não tinham diagnóstico de diabetes na randomização (737 usaram glargina × 719 sem usar). No grupo da glargina, houve uma redução de 28% na chance de desenvolver diabetes no período estudado (OR 0,72; IC95 0,58-0,91, p = 0,006).[63]

Outras medicações estão sendo avaliadas na prevenção de diabetes. A liraglutida, um análogo do GLP-1, está sendo avaliada no SCALE Study (Effect of Liraglutide on Body Weight in Non-diabetc Obese Subjects or Overweight Subjects With Co-morbidities: SCALE™ – Obesity and Pre-diabetes). Trata-se de um estudo de intervenção, duplo-cego, controlado por placebo, que avaliará o efeito de liraglutida 3mg na prevenção de diabetes. Estão sendo avaliados 3.731 pacientes que serão acompanhados por 56 semanas ou 160 semanas.

Agentes Hipolipemiantes

Estatinas

As estatinas são inibidores da 3-hidróxi-3-metilglutaril-coenzima A redutase (HMG-CoA). O WOSCOPS foi um ensaio clínico de prevenção primária que demonstrou que a pravastatina resultou em redução de 30% na incidência de DM2 (Tabela 72.3).[31] Esse estudo envolveu 5.974 homens sem diabetes ou GJA. Uma possível limitação é que a prevalência de TDG não foi conhecida. Possíveis explicações incluem o efeito redutor dos triglicerídeos da pravastatina, o qual poderia reduzir o risco de desenvolvimento de resistência à insulina (embora no estudo WOSCOPS a redução de triglicerídeos tenha sido de somente 12%), o efeito anti-inflamatório da pravastatina, que reduz a interleucina-6 (IL-6), o TNF-α e a proteína C reativa (PCR),[32] e o efeito benéfico sobre a função endotelial, melhorando a perfusão tecidual e, portanto, o transporte de glicose e insulina.[33]

Estudos com sinvastatina (HPS)[34,35] e atorvastatina (ASCOT-LLA)[36] não demonstraram diferença significativa na incidência de DM2.

Desenvolvimento de DM2 é complicação frequente após transplante de órgãos. Um estudo retrospectivo canadense, com 314 pacientes não diabéticos transplantados (rim), demonstrou que o uso de estatinas associou-se a decréscimo de 76% na incidência de DM2 (p = 0,0004).[37] As estatinas usadas foram atorvastatina (85%), pravastatina (7%), sinvastatina (4%) e fluvastatina (4%) (Tabela 72.3).

Apesar desses dados, ultimamente vários estudos têm demonstrado o aumento no risco de diabetes em pacientes que usam estatina, sobretudo em doses mais elevadas e naqueles indivíduos com mais fatores de risco (síndrome metabólica, IMC > 30kg/m^2, HbA1c > 6%, glicemia de jejum > 100mg/dL). Uma meta-análise que avaliou 13 estudos, com um total de 91.140 pacientes, encontrou aumento de 9% na incidência de diabetes (IC95 1,02-1,17), o que equivale a um caso de diabetes a cada 225 pacientes tratados por 4 anos ou, 1% por década.[58] Outra meta-análise (cinco estudos e 32.753 pacientes) comparou doses elevadas de estatina *versus* dose baixa e mostrou aumento de 12%, o que daria 2 casos para cada 1.000 pacientes tratados por ano (0,2%/ano) ou 2%/década.[59] Considerando os potenciais benefícios das estatinas na redução de eventos cardiovasculares, o risco de desenvolver diabetes parece ser bem menor que os benefícios, como mostrado na análise do estudo JUPITER. Nesse estudo, 17.603 pacientes sem doença cardiovascular foram randomizados para receber rosuvastatina 20mg ou placebo durante 5 anos. Quatrocentos e oitenta e seis pacientes desenvolveram diabetes (270 no grupo da rosuvastatina e 216 no grupo placebo; HR 1,25, IC95 1,05-1,49, p = 0,01), havendo redução significativa de eventos cardiovasculares, apesar do aparecimento do diabetes.[60]

Fibratos

Os fibratos são ligantes do receptor PPARα (*peroxisome proliferator-activated receptor-alpha*). No estudo BIP, 303 pacientes não diabéticos com doença arterial coronariana e glicemia entre 110 e 125mg/dL foram estudados por 6,2 anos. Os pacientes receberam bezafibrato retard, 400mg, ou pla-

cebo uma vez ao dia. Desenvolveram DM2 80/147 pacientes do grupo placebo (54%) e 66/156 pacientes do grupo bezafibrato (42%), correspondendo a uma redução de 22% na incidência de DM2 (p = 0,04). Além disso, o tempo médio de desenvolvimento de DM2 foi significativamente retardado nos pacientes que tomaram bezafibrato (4,6 anos) em relação aos pacientes do grupo placebo (3,8 anos, p = 0,004).

Agentes Anti-hipertensivos

Muitos estudos avaliaram a relação entre pressão arterial (PA), anti-hipertensivos e incidência de DM2. O estudo ARIC acompanhou 12.550 adultos de 45 a 64 anos de idade, dos quais 3.804 tinham HAS. Durante um seguimento de 6 anos, ocorreram 1.146 novos casos de DM, havendo um risco relativo de 2,4 de desenvolvimento de DM2 entre os indivíduos com HAS.[38] Embora não seja possível estabelecer uma relação causa-efeito entre HAS e DM2, já que o aumento da prevalência de DM2 entre indivíduos com HAS pode ser devido a anormalidades metabólicas subjacentes (como, por exemplo, obesidade visceral ou resistência à insulina), o trabalho deu subsídios para avaliações de tentativas de demonstrar que o controle da HAS pode prevenir DM2. A incidência de DM2 entre hipertensos pode depender, também, da escolha do agente anti-hipertensivo. No entanto, nenhum estudo, até o momento, avaliou o efeito das várias medicações anti-hipertensivas sobre o desenvolvimento de DM2.

Diuréticos

O tratamento com diuréticos, em estudo recente, foi um fator de predição independente de novos casos de DM2 (p = 0,004),[39] o que é corroborado por diversos outros estudos.[40,41] Os diuréticos tiazídicos podem piorar o controle glicêmico por diminuírem a secreção de insulina de modo dose-dependente e pela possível indução de hipopotassemia, fator precipitante de DM2.[42]

Betabloqueadores

O uso de betabloqueadores parece aumentar o risco de DM2. No estudo ARIC, indivíduos hipertensos em uso de betabloqueadores tiveram um risco 28% maior de DM2, comparados com hipertensos não tratados.[40] Além disso, no estudo sueco HAPPHY, no qual uma coorte de 1.462 mulheres foi seguida por 12 anos, o risco relativo de

Tabela 72.3 Prevenção farmacológica de DM2 com agentes hipolipemiantes

Agente	Estudo	Seguimento	n	Grupo estudado	Incidência de DM2
Pravastatina	WOSCOPS	3,5 a 6,1 anos	5.974	Homens sem DM2	–30%
Atorvastatina e outras	Canadense	Retrospectivo	314	Transplantados renais sem DM2	–76%
Bezafibrato	BIP	6,2 anos	303	Coronarianos sem DM2	–22%

DM2 foi de 3,4 para diuréticos, 5,7 para betabloqueadores e 11,4 para a combinação de diuréticos e betabloqueadores, comparativamente a mulheres que não tomavam agentes anti-hipertensivos.[43]

Uma possível explicação para esses resultados pode ser a associação entre o uso de betabloqueadores e ganho de peso, redução de fluxo sanguíneo periférico e atenuação da liberação de insulina das células β mediada pelo receptor adrenérgico β_2. Os betabloqueadores seletivos para o receptor β_1 parecem ter efeito mínimo sobre o controle glicêmico.[44] Em síntese, o clínico deve pesar criteriosamente os riscos e os benefícios diante de um paciente antes de prescrever um betabloqueador.

Bloqueadores de Canal de Cálcio

No estudo INSIGHT, que comparou a eficácia da associação de hidroclorotiazida (25mg) e amilorida (2,5mg) *versus* nifedipino de liberação lenta (30mg) na prevenção de infarto do miocárdio e acidente vascular encefálico, foram recrutados 2.996 homens e 3.454 mulheres. Em 5.019 indivíduos sem DM2, a incidência de DM2 foi de 4,3% no grupo nifedipino e 5,6% no grupo associação (p = 0,023), com redução da progressão para DM2 de 23%.[45]

No estudo ALLHAT, a incidência de DM2 foi menor no grupo anlodipino (9,8%) do que no grupo clortalidona (11,6%; p = 0,04).[46] No entanto, essas diferenças podem refletir um efeito adverso dos diuréticos no controle metabólico, e não um efeito benéfico da terapia com bloqueadores de canal de cálcio.

Os estudos com bloqueadores de canal de cálcio na prevenção de DM2 estão arrolados na Tabela 72.4.

Inibidores do Sistema Renina-angiotensina

A inibição do sistema renina-angiotensina parece ser uma maneira eficaz de prevenção de DM2. No estudo CAPP, um ensaio clínico randomizado de intervenção que comparou tratamento com captopril *versus* tratamento convencional com diuréticos ou betabloqueadores em 10.413 indivíduos de 25 a 66 anos, houve redução de 14% no risco relativo de DM2 em 6,1 anos com o captopril. Novamente, essa diferença pode refletir um efeito adverso dos diuréticos ou betabloqueadores no controle metabólico, como também um efeito benéfico da terapia com captopril.[47]

No estudo HOPE, que envolveu a randomização de 5.720 pacientes para ramipril, 10mg/dia, ou placebo por cerca de 4,5 anos, houve redução significativa, de 34% (p < 0,001), na incidência de DM2 (5,4% no grupo placebo *vs.* 3,6% no grupo ramipril), a despeito de a população estudada apresentar uma proporção elevada de indivíduos em uso de betabloqueadores (40%) e diuréticos (15%). Uma limitação do estudo é o fato de novos casos de DM2 terem sido reportados pelos pacientes sem confirmação laboratorial oficial no protocolo de estudo.[48] Os inibidores da enzima conversora da angiotensina (ECA) podem melhorar o controle glicêmico por prevenirem hipopotassemia, promoverem diferenciação adipocitária e melhorarem a resistência à ação da insulina, por promoverem aumento do fluxo de sangue para o músculo esquelético e outros tecidos. Um outro mecanismo potencial pode ser a inibição da atividade adrenérgica (que promove redução da secreção de insulina e da captação de glicose, via receptores adrenérgicos α_2).[49]

No estudo ALLHAT, a incidência de DM2 foi 30% menor no grupo lisinopril do que no grupo clortalidona

Tabela 72.4 Prevenção farmacológica de DM2 com agentes anti-hipertensivos

Agente	Estudo	Seguimento	n	Grupo estudado	Incidência de DM2
Nifedipino	INSIGHT	~4 anos	5.019	Indivíduos sem DM2	–23% (*vs.* diurético)
Anlodipino	ALLHAT	4 anos	14.816	Hipertensos sem DM2 com > 1 fator de risco cardiovascular	–15,5% (*vs.* diurético)
Captopril	CAPP	6,1 anos	10.413	25 a 66 anos	–14% (*vs.* diuréticos ou betabloqueador)
Ramipril	HOPE	4,5 anos	5.720	Hipertensos sem DM2, muitos com diurético e betabloqueador	–34%
Lisinopril	ALLHAT	4 anos	14.816	Hipertensos sem DM2 com > 1 fator de risco cardiovascular	–30% (*vs.* diurético)
Verapamil/tandolapril	INVEST	2,7 anos	16.176	Hipertensos sem DM2	–14,6% (*vs.* atenolol + HCT)
Perindopril/anlodipino	ASCOT-BPLA	5,4 anos	19.257	Hipertensos com três fatores de risco	–32% (*vs.* atenolol + diurético)
Losartana	LIFE	> 4 anos	7.998	Hipertensos sem DM2, 55 a 80 anos, com HAS e HVE	–25% (*vs.* atenolol)
Valsartana	VALUE NAVIGATOR	4,2 anos 5 anos	15.245 9.306	Hipertensos sem DM2 Intolerantes à glicose	–23% (*vs.* anlodipino) 33,1% (*vs.* placebo 36,8%)
Candesartana	CHARM	3,1 anos	5.439	Pacientes com ICC sem DM2	–22%
Candesartana/felodipino	ALPINE	1 ano	392	Hipertensos sem DM2	–77% (*vs.* HCT + atenolol)

HAS: hipertensão arterial; HCT: hidroclorotiazida; HVE: hipertrofia de ventrículo esquerdo.

(p < 0,001). No entanto, essas diferenças podem refletir um efeito adverso dos diuréticos no controle metabólico, e não um efeito benéfico da terapia com lisinopril.

O estudo INVEST comparou uma forma de liberação lenta de verapamil junto com tandolapril com um regime de atenolol mais hidroclorotiazida em 22.576 indivíduos, dos quais 16.176 não apresentavam DM2. Após um seguimento médio de 2,7 anos, a associação verapamil/tandolapril resultou em redução de novos casos de DM2 (que ocorreram em 7% dos pacientes) em relação à associação atenolol/hidroclorotiazida (8,2%).[52]

A incidência de DM2 foi também reduzida, no estudo aberto ASCOT-BPLA, em 32% nos pacientes que receberam a associação de amlodipino e perindopril, em relação aos que tomaram atenolol e bendroflumetiazida (p < 0,0001). Nesse ensaio, foram randomizados 19.257 pacientes, seguidos durante 5,4 anos.[51]

No estudo DREAM, o ramipril não reduziu a incidência de DM2 (nem a mortalidade), mas pacientes recebendo ramipril alcançaram normoglicemia com mais probabilidade do que pacientes do grupo placebo, bem como apresentaram nível menor de glicose 2 horas após sobrecarga de glicose oral (TTGO).[53]

Os estudos com inibidores da ECA para prevenção de DM2 estão listados na Tabela 72.4.

Bloqueadores do Receptor da Angiotensina II

O estudo LIFE, que foi desenhado para avaliar se o bloqueio seletivo do receptor da angiotensina II melhora a hipertrofia ventricular esquerda (HVE), além de diminuir a pressão arterial, reduzindo consequentemente a morbimortalidade, demonstrou o efeito benéfico da losartana na prevenção de DM2, reduzindo a incidência em 25% (p = 0,001).[53] Um total de 7.998 participantes sem DM2 de 55 a 80 anos, com HAS e HVE, foi randomizado para receber losartana ou atenolol e seguido por, pelo menos, 4 anos. Entretanto, essas diferenças podem refletir um efeito adverso do atenolol no controle metabólico, e não um efeito benéfico da terapia com losartana.

No estudo VALUE, 15.245 hipertensos de alto risco foram randomizados para valsartana ou amlodipino e seguidos por cerca de 4,2 anos. A valsartana reduziu o DM2 incidente em 23%, comparada com o amlodipino (p < 0,0001).[54] É importante ressaltar que essa redução foi contra um medicamento, teoricamente, com ação neutra ou benéfica do ponto de vista metabólico.

O tratamento com candesartana levou a reduções significativas da incidência de DM2 nos estudos CHARM[55] e ALPINE.[56]

O estudo NAVIGATOR, feito com nateglinida, também apresentava um grupo usando valsartana (160mg/dia), e, após 5 anos de acompanhamento, houve redução significativa na incidência de diabetes no grupo da valsartana (33,1% × 36,8, HR 0,86, IC 95% 0,80-0,92, p < 0,001). A redução do risco absoluto de desenvolver DM2 foi de 3,7% dos pacientes tratados (RRA = 3,7%. IC 95% 1,8-5,6%), fornecendo NNT = 27 (IC95 18-57), ou seja, seria necessário tratar 27 pacientes durante 5 anos para prevenir um caso.[57]

Ao contrário, o estudo ONTARGET/TRANSCEND avaliou 3.488 com risco cardiovascular, mas sem diabetes, usando telmisartana 80mg ou placebo durante 56 meses, não havendo diferença no incidência de diabetes ao final do estudo (21,8% × 22,4%; RR = 0,83 IC95 0,83-1,10).[61]

Terapia de Reposição Hormonal

O estudo HERS, de reposição de estrogênio e progesterona, incluiu 2.029 mulheres no climatério sem DM2 com doença arterial coronariana (DAC), que foram randomizadas para terapia de reposição hormonal (TRH) (0,625mg de estrogênios conjugados com 2,5mg de acetato de medroxiprogesterona) ou placebo por uma média de 4,1 anos, das quais 218 tinham TDG. A incidência de DM2 foi de 6,2% no grupo TRH e de 9,5% no grupo placebo (RR = 0,65; p = 0,006), com um NNT de 30. De fato, é documentado que a TRH pode proporcionar melhora do controle glicêmico em pacientes diabéticas, mas a viabilidade da TRH para prevenção de DM2 é uma questão que permanece em aberto, uma vez que esse benefício deve ser pesado contra o potencial risco de eventos tromboembólicos e o desenvolvimento de neoplasias estrogênio-dependentes.[52]

CIRURGIA BARIÁTRICA

Vários estudos mostraram que a mudança de estilo de vida, com perda de peso, traz benefícios na prevenção do DM2. Entretanto, a dificuldade em manter a médio/longo prazo o peso adequado limita muito os resultados. Sabe-se ainda que a perda de peso induzida por cirurgia bariátrica é mais facilmente mantida e isso, associado a mudanças metabólicas relacionadas principalmente com incretinas, poderia trazer melhores resultados na prevenção do DM2. O Swedish Obese Study (SOS) analisou 1.568 pacientes submetidos de modo não randomizado à cirurgia bariátrica e pareados a 1.771 obesos controles (todos sem diabetes inicialmente) seguidos por até 15 anos mostrou menor incidência de DM no grupo da cirurgia (110 × 392 casos) (HR 0,17; IC95 0,13-0,21; p < 0,001). Esse resultado foi influenciado pela glicemia de jejum, mas não pelo IMC ou pelo procedimento cirúrgico.[62]

CONSIDERAÇÕES FINAIS

A prevalência crescente de DM2 exige atenção imediata, uma vez que a doença é considerada um equivalente de DAC segundo as diretrizes do NCEP-ATP III.

Evidentemente, as modificações no estilo de vida são mandatórias para a prevenção de DM2 em indivíduos de alto risco. No entanto, pode ser necessário tratamento com medicações, uma vez que as intervenções no estilo de vida nem sempre são mantidas a longo prazo. Intervenções com múltiplos fármacos podem mostrar-se mais efetivas do que a monoterapia. As estratégias preventivas devem enfocar grupos de risco, como os estados de pré-diabetes, síndrome metabólica, asiáticos e indivíduos com história familiar de DM2. Estudos com progressão para DM2 como desfecho primário devem documentar se os fármacos realmente "previnem", "retardam o desenvolvimento" ou "estão tratando" o estado diabético.

Referências

1. Vinicor F, Bowman B, Engelgau M. Diabetes: prevention needed. Lancet 2003; 361(9357):544.

2. Malerbi DA, Franco LJ. Multicenter study of the prevalence of diabetes mellitus and impaired glucose tolerance in the urban Brazilian population aged 30-69 yr. The Brazilian Cooperative Group on the Study of Diabetes Prevalence. Diabetes Care 1992; 15(11):1509-16.

3. Cercato C, Mancini MC, Arguello AM et al. Systemic hypertension, diabetes mellitus, and dyslipidemia in relation to body mass index: evaluation of a Brazilian population. Rev Hosp Clin Fac Med São Paulo 2004; 59(3):113-8.

4. Davies MJ, Tringham JR, Troughton J, Khunti KK. Prevention of type 2 diabetes mellitus. A review of the evidence and its application in a UK setting. Diabet Med 2004; 21(5):403-14.

5. Wing RR, Hamman RF, Bray GA et al. Diabetes Prevention Program Research Group. Achieving weight and activity goals among diabetes prevention program lifestyle participants. Obes Res 2004; 12(9):1426-34.

6. Mayer-Davis EJ, Sparks KC, Hirst K et al. Diabetes Prevention Program Research Group. Dietary intake in the diabetes prevention program cohort: baseline and 1-year post randomization. Ann Epidemiol 2004; 14(10):763-72.

7. Laaksonen DE, Lindstrom J, Lakka TA et al. Finnish Diabetes Prevention Study. Physical activity in the prevention of type 2 diabetes: the Finnish Diabetes Prevention Study. Diabetes 2005; 54(1):158-65.

8. Lindstrom J, Eriksson JG, Valle TT et al. Prevention of diabetes mellitus in subjects with impaired glucose tolerance in the Finnish Diabetes Prevention Study: results from a randomized clinical trial. J Am Soc Nephrol 2003; 14(7 suppl 2):S108-13.

9. Tuomilehto J, Lindstrom J, Eriksson JG et al. Finnish Diabetes Prevention Study Group. Prevention of type 2 diabetes mellitus by changes in lifestyle among subjects with impaired glucose tolerance. N Engl J Med 2001; 344(18):1343-50.

10. Sjostrom CD, Lissner L, Wedel H et al. Reduction in incidence of diabetes, hypertension and lipid disturbances after intentional weight loss induced by bariatric surgery: the SOS Intervention Study. Obes Res 1999; 7(5):477-84.

11. Heymsfield SB, Segal KR, Hauptman J et al. Effects of weight loss with orlistat on glucose tolerance and progression to type 2 diabetes in obese adults. Arch Intern Med 2000; 160(9):1321-6.

12. Halpern A, Mancini MC. Diabesity: are weight loss medications effective? Treat Endocrinol 2005; 4(2):65-74.

13. Halpern A, Mancini MC, Suplicy H et al. Latin-American trial of orlistat for weight loss and improvement in glycaemic profile in obese diabetic patients. Diabetes Obes Metab 2003; 5(3):180-8.

14. Hanefeld M, Sachse G. The effects of orlistat on body weight and glycaemic control in overweight patients with type 2 diabetes: a randomized, placebo-controlled trial. Diabetes Obes Metab 2002; 4(6):415-23.

15. Torgerson JS, Hauptman J, Boldrin MN, Sjostrom L. XENical in the prevention of diabetes in obese subjects (XENDOS) study: a randomized study of orlistat as an adjunct to lifestyle changes for the prevention of type 2 diabetes in obese patients. Diabetes Care 2004; 27(1):155-61. Erratum in: Diabetes Care 2004; 27(3):856.

16. Diabetes Prevention Program Research Group. Reduction in the incidence of type 2 diabetes with lifestyle intervention or metformin. N Engl J Med 2002; 346:393-403.

17. Wenying Y, Lixiang L, Jinwu J et al. The preventive effect of acarbose and metformin on the progression to diabetes mellitus in the IGT population: a 3-year multicenter prospective study. Chin J Endocrinol Metab 2001; 17:131-6.

18. Holman RR, Blackwell L, Stratton IM et al. Six-year results from the Early Diabetes Intervention Trial [abstract]. Diabet Med 2003; 20(suppl 2):S15.

19. Sartor G, Schersten B, Carlstrom S et al. Ten-year follow-up of subjects with impaired glucose tolerance: prevention of diabetes by tolbutamide and diet regulation. Diabetes 1980; 29(1):41-9.

20. Knowler WC, Sartor G, Melander A, Schersten B. Glucose tolerance and mortality, including a substudy of tolbutamide treatment. Diabetologia 1997; 40(6):680-6.

21. Keen H, Jarrett RJ, McCartney P. The ten-year follow-up of the Bedford survey (1962-1972): glucose tolerance and diabetes. Diabetologia 1982; 22(2):73-8.

22. Karunakaran S, Hammersley MS, Morris RJ et al. The Fasting Hyperglycaemia Study: III. Randomized controlled trial of sulfonylurea therapy in subjects with increased but not diabetic fasting plasma glucose. Metabolism 1997; 46(12 suppl 1):56-60.

23. The NAVIGATOR Study Group. Effect of nateglinide on the incidence of diabetes and cardiovascular events. N Engl J Med 2010; 362:1463-76.

24. Buchanan TA, Xiang AH, Peters RK et al. Preservation of pancreatic beta-cell function and prevention of type 2 diabetes by pharmacological treatment of insulin resistance in high-risk hispanic women. Diabetes 2002; 51(9):2796-803.

25. Scheen AJ, Lefebvre PJ. Troglitazone: antihyperglycemic activity and potential role in the treatment of type 2 diabetes. Diabetes Care 1999; 22(9):1568-77.

26. Knowler WC, Hamman RF, Edelstein SL et al. Diabetes Prevention Program Research Group. Prevention of type 2 diabetes with troglitazone in the Diabetes Prevention Program. Diabetes 2005; 54(4):1150-6.

27. DREAM (Diabetes REduction Assessment with ramipril and rosiglitazone Medication) Trial Investigators; Gerstein HC, Yusuf S, Bosch J et al. Effect of rosiglitazone on the frequency of diabetes in patients with impaired glucose tolerance or impaired fasting glucose: a randomised controlled trial. Lancet 2006; 368(9541):1096-105. Erratum in: Lancet 2006; 368(9549):1770.

28. Chiasson JL, Gomis R, Hanefeld M et al. The STOP-NIDDM Trial: an international study on the efficacy of an alpha-glucosidase inhibitor to prevent type 2 diabetes in a population with impaired glucose tolerance: rationale, design, and preliminary screening data. Study to Prevent Non-Insulin-Dependent Diabetes Mellitus. Diabetes Care 1998; 21(10):1720-5.

29. Chiasson JL, Josse RG, Gomis R et al. STOP-NIDDM Trial Research Group. Acarbose for prevention of type 2 diabetes mellitus: the STOP-NIDDM randomized trial. Lancet 2002; 359(9323):2072-7.

30. Chiasson JL, Josse RG, Gomis R et al. STOP-NIDDM Trial Research Group. Acarbose for the prevention of type 2 diabetes, hypertension and cardiovascular disease in subjects with impaired

glucose tolerance: facts and interpretations concerning the critical analysis of the STOP-NIDDM Trial data. Diabetologia 2004; 47(6):969-75; discussion 976-7.

31. Freeman DJ, Norrie J, Sattar N et al. Pravastatin and the development of diabetes mellitus: evidence for a protective treatment effect in the West of Scotland Coronary Prevention Study. Circulation 2001; 103(3):357-62.

32. Freeman DJ, Norrie J, Caslake MJ et al. West of Scotland Coronary Prevention Study. C-reactive protein is an independent predictor of risk for the development of diabetes in the West of Scotland Coronary Prevention Study. Diabetes 2002; 51(5):1596-600.

33. Anderson TJ, Meredith IT, Yeung AC et al. The effect of cholesterol-lowering and antioxidant therapy on endothelium-dependent coronary vasomotion. N Engl J Med 1995; 332(8):488-93.

34. Heart protection study of cholesterol lowering with simvastatin in 20 536 high-risk individuals: a randomised placebo-controlled trial Heart Protection Study Collaborative Group. Lancet 2002; 360(9326):7-22.

35. Heart protection study of cholesterol-lowering with simvastatin in 5963 people with diabetes: a randomised placebo-controlled trial Heart Protection Study Collaborative Group. Lancet 2003; 361(9374):2005-16.

36. Sever PS, Dahlof B, Poulter NR et al. ASCOT investigators. Prevention of coronary and stroke events with atorvastatin in hypertensive patients who have average or lower-than-average cholesterol concentrations, in the Anglo-Scandinavian Cardiac Outcomes Trial-Lipid Lowering Arm (ASCOT-LLA): a multicentre randomised controlled trial. Lancet 2003; 361(9364):1149-58.

37. Prasad GV, Kim SJ, Huang M et al. Reduced incidence of new-onset diabetes mellitus after renal transplantation with 3-hydroxy-3-methylglutaryl-coenzyme a reductase inhibitors (statins). Am J Transplant 2004; 4(11):1897-903.

38. Gress TW, Nieto FJ, Shahar E et al. Hypertension and antihypertensive therapy as risk factors for type 2 diabetes mellitus. Atherosclerosis Risk in Communities Study. N Engl J Med 2000; 342(13):905-12.

39. Verdecchia P, Reboldi G, Angeli F et al. Adverse prognostic significance of new diabetes in treated hypertensive subjects. Hypertension 2004; 43(5):963-9.

40. Savage PJ, Pressel SL, Curb JD et al. Influence of long-term, low-dose, diuretic-based, antihypertensive therapy on glucose, lipid, uric acid, and potassium levels in older men and women with isolated systolic hypertension: the Systolic Hypertension in the Elderly Program. SHEP Cooperative Research Group. Arch Intern Med 1998; 158(7):741-51.

41. Fletcher A, Amery A, Birkenhager W et al. Risks and benefits in the trial of the European Working Party on High Blood Pressure in the Elderly. J Hypertens 1991; 9(3):225-30.

42. Harper R, Ennis CN, Sheridan B et al. Effects of low dose versus conventional dose thiazide diuretic on insulin action in essential hypertension. BMJ 1994; 309(6949):226-30.

43. Wilhelmsen L, Berglund G, Elmfeldt D et al. Beta-blockers versus diuretics in hypertensive men: main results from the HAPPHY trial. J Hypertens 1987; 5(5):561-72.

44. Jacob S, Rett K, Henriksen EJ. Antihypertensive therapy and insulin sensitivity: do we have to redefine the role of beta-blocking agents? Am J Hypertens 1998; 11(10):1258-65.

45. Mancia G, Brown M, Castaigne A et al. INSIGHT. Outcomes with nifedipine GITS or co-amilozide in hypertensive diabetics and nondiabetics in Intervention as a Goal in Hypertension (INSIGHT). Hypertension 2003; 41(3):431-6.

46. ALLHAT Officers and Coordinators for the ALLHAT Collaborative Research Group. Major outcomes in high-risk hypertensive patients randomized to angiotensin-converting enzyme inhibitor or calcium channel blocker vs diuretic: The Antihypertensive

and Lipid-Lowering Treatment to Prevent Heart Attack Trial (ALLHAT). JAMA 2002; 288(23):2981-97. Erratum in: JAMA 2003; 289(2):178; JAMA 2004; 291(18):2196.

47. Hansson L, Lindholm LH, Ekbom T et al. Randomised trial of old and new antihypertensive drugs in elderly patients: cardiovascular mortality and morbidity the Swedish Trial in Old Patients with Hypertension-2 study. Lancet 1999; 354(9192):1751-6.

48. Yusuf S, Gerstein H, Hoogwerf B et al. HOPE Study Investigators. Ramipril and the development of diabetes. JAMA 2001; 286(15):1882-5.

49. Lithell H. Metabolic effects of antihypertensive drugs interacting with the sympathetic nervous system. Eur Heart J 1992; 13(suppl A):53-7.

50. Pepine CJ, Handberg EM, Cooper-DeHoff RM et al. INVEST Investigators. A calcium antagonist vs a non-calcium antagonist hypertension treatment strategy for patients with coronary artery disease. The International Verapamil-Trandolapril Study (INVEST): a randomized controlled trial. JAMA 2003; 290(21):2805-16.

51. Liberopoulos EM, Tsouli S, Mikhailidis DP, Elisaf MS. Preventing type 2 diabetes in high risk patients: an overview of lifestyle and pharmacological measures. Curr Drug Targets 2006; 7:211-28.

52. DREAM Trial Investigators; Bosch J, Yusuf S, Gerstein HC et al. Effect of ramipril on the incidence of diabetes. N Engl J Med 2006; 355(15):1551-62.

53. Dahlof B, Devereux RB, Kjeldsen SE et al. LIFE Study Group. Cardiovascular morbidity and mortality in the Losartan Intervention For Endpoint reduction in hypertension study (LIFE): a randomised trial against atenolol. Lancet 2002; 359(9311):995-1003.

54. Julius S, Kjeldsen SE, Weber M et al. VALUE trial group. Outcomes in hypertensive patients at high cardiovascular risk treated with regimens based on valsartan or amlodipine: the VALUE randomised trial. Lancet 2004; 363(9426):2022-31.

55. Pfeffer MA, Swedberg K, Granger CB et al. CHARM Investigators and Committees. Effects of candesartan on mortality and morbidity in patients with chronic heart failure: the CHARM-Overall programme. Lancet 2003; 362(9386):759-66.

56. Lindholm LH, Persson M, Alaupovic P et al. Metabolic outcome during 1 year in newly detected hypertensives: results of the Antihypertensive Treatment and Lipid Profile in a North of Sweden Efficacy Evaluation (ALPINE study). J Hypertens 2003; 21(8):1563-74.

57. The NAVIGATOR Study Group. Effect of valsartan on the incidence of diabetes and cardiovascular events. N Engl J Med 2010; 362:1477-90.

58. Sattar N, Preiss D, Murray HM et al. Statins and risk of incident diabetes: a collaborative meta-analysis of randomised statin trials. Lancet 2010; 375:735-42.

59. Preiss D, Seshasai SR, Welsh P et al. Risk of incident diabetes with intensive-dose compared with moderate-dose statin therapy: a meta-analysis. JAMA 2011; 305:2556-64.

60. Ridker PM, Pradhan A, MacFadyen JG et al. Cardiovascular benefits and diabetes risks of statin therapy in primary prevention: an analysis from the JUPITER trial. Lancet 2012; 380:565-71.

61. Barzilay JI, Gao P. Effects of telmisartan on glucose levels in people at high risk for cardiovascular disease but free from diabetes: the TRANSCEND study. Diabetes Care 2011; 34(9):1902-7.

62. Carlsson LM, Peltonen M. Bariatric surgery and prevention of type 2 diabetes in Swedish obese subjects. N Engl J Med. 2012; 367(8):695-704.

63. ORIGIN Trial Investigators. Basal insulin and cardiovascular and other outcomes in dysglycemia. N Engl J Med 2012; 367(4):319-28.

64. Perreault L, Pan Q. Effect of regression from prediabetes to normal glucose regulation on long-term reduction in diabetes risk: results from the Diabetes Prevention Program Outcomes Study. Lancet 2012; 379(9833):2243-51.

73

Tratamento do *Diabetes Mellitus* Tipo 2: Considerações Gerais

Josivan Gomes de Lima • Renan Montenegro Jr. • Francisco Bandeira

INTRODUÇÃO

O *diabetes mellitus* tipo 2 (DM2) é uma doença progressiva e complexa. Além disso, trata-se de uma patologia metabólica multifatorial caracterizada por anormalidades em vários órgãos.[1] Seu tratamento efetivo a longo prazo representa uma das maiores dificuldades nos dias atuais.[2]

O reconhecimento de que níveis glicêmicos específicos podem reduzir a morbidade nos pacientes diabéticos tem tornado o tratamento da hiperglicemia a principal prioridade. Estratégias de tratamento para controle glicêmico mais intensivas têm demonstrado redução de complicações crônicas, como visto nos resultados do UK Prospective Diabetes Study (UKPDS) (Tabela 73.1). Complicações microvasculares e neuropáticas foram significativa e consistentemente reduzidas nos grupos sob controle mais agressivo.[3-5] Os benefícios do controle intensivo em relação à doença cardiovascular não foram confirmados nos estudos ACCORD, VADT e ADVANCE; ao contrário, controle rigoroso pode aumentar o risco de hipoglicemia, sendo deletério para o paciente a ponto de aumentar o número de eventos cardiovasculares. Benefícios em diabéticos tipo 1 já foram confirmados.[6,7]

O diagnóstico precoce, quando as anormalidades metabólicas são menos graves, é considerado um momento importante para intervenção, pois contribui para melhor controle glicêmico por tempo prolongado. Níveis reduzidos de glicemia no início de terapia são associados a menor HbA1c por mais tempo e, consequentemente, redução das complicações a longo prazo.[8]

Os principais fatores ambientais que aumentam o risco de DM2, havendo predisposição genética, são alimentação inadequada e sedentarismo com consequentes sobrepeso e obesidade. Desse modo, intervenções nesses fatores têm efeitos benéficos no controle da glicemia, além de modificarem fatores de risco para doença cardiovascular, contribuindo, também, para melhora da pressão arterial e do perfil lipídico.[9-11]

As medidas de mudança no estilo de vida não são, na maioria dos pacientes, suficientes para atingir ou manter a glicemia nos padrões adequados. A dificuldade de adesão e manutenção dessas medidas é muito grande.

A recomendação da American Diabetes Association (ADA) quanto ao HbA1c, para os pacientes em geral, é < 7% e, individualmente, o nível de HbA1c deve chegar o mais próximo possível ao de pacientes não diabéticos (glicemias de jejum e pós-prandial normais), desde que não haja hipoglicemia.[12,13] No entanto, a Internacional Diabetes Federation (IDF) recomenda controle glicêmico mais rigoroso com HbA1c < 6,5%, glicemia de jejum entre 100 e 110mg/dL e glicemia pós-prandial até 135mg/dL.[14]

O tratamento do DM2 vem sofrendo algumas modificações baseadas, principalmente, em resultados de estudos epidemiológicos e intervencionistas. A evolução da doença passou a ser mais amplamente entendida, foram estabelecidos critérios mais rigorosos para controle glicêmico e fatores de risco, assim como novos agentes terapêuticos, foram introduzidos. Entendemos que, em relação à prevenção de eventos macrovasculares, precisamos atingir a menor HbA1c com o mínimo possível de hipoglicemia, de modo que devem ser preferidas aquelas classes de medicamentos com menor risco de induzir hipoglicemia.

ESQUEMAS DE TRATAMENTO

A primeira medida a ser instituída no tratamento do DM2 deve ser orientação dietética adequada e modifica-

Tabela 73.1 Efeitos do controle intensivo da glicemia – resultados do UKPDS

Parâmetros	Redução	P
Qualquer evento relacionado com DM	12%	0,0029
Doença microvascular	25%	0,0099
Progressão da retinopatia	21%	0,0038
Microalbuminúria	33%	0,000054
IAM	16%	0,52

ções no estilo de vida (MEV), isto é, perda de peso, atividade física e cessação do tabagismo.[13] No entanto, a maioria dos indivíduos permanece com controle glicêmico inadequado ou com sintomas, apesar dessas medidas, e irá necessitar de tratamento com agentes orais. Em geral, inicia-se com monoterapia (um único agente, geralmente a metformina), adicionando depois um segundo fármaco com mecanismo de ação diferente, caso seja necessário. É possível, ainda, iniciar terapia combinada com dois fármacos para um controle mais eficaz, caso o paciente apresente níveis glicêmicos mais alterados. O uso de insulina já ao diagnóstico pode estar indicado quando o paciente se encontra muito sintomático (poliúria, polidipsia e polifagia com glicemias, geralmente, > 300 a 400mg/dL) ou sob estresse agudo (infarto agudo do miocárdio [IAM], infecções). Após regressão dos sintomas e estabilização do quadro agudo, os hipoglicemiantes orais podem então ser instituídos.[15,16] Diferenciar se o paciente apresenta falência pancreática verdadeira ou se tem, na verdade, glicotoxicidade é fundamental, pois nesse caso pode-se retornar para agentes orais após um período de bom controle glicêmico com uso de insulina e consequente resolução da glicotoxicidade.

Apesar de a terapia farmacológica ter papel importante, cabe ao médico relembrar sempre a necessidade da dieta correta e da manutenção da MEV, reforçando continuamente sua adesão ao longo do acompanhamento.

Os principais grupos de fármacos usados para o tratamento do DM2 são:

- *Fármacos que aumentam a secreção pancreática de insulina (secretagogos)*: sulfonilureias e meglitinidas.
- *Fármacos que melhoram a ação periférica da insulina (sensibilizantes)*: biguanidas (metformina) e tiazolidinediona (pioglitazona).
- *Fármacos que alteram a absorção intestinal de carboidratos*: inibidores da α-glicosidase (acarbose).
- *Insulina.*
- *Fármacos que atuam no efeito incretina*: análogos do GLP-1, inibidores da DPP-IV.
- *Novos fármacos*: inibidores da SGLT-2.

Alguns desses agentes podem ser utilizados como monoterapia e outros, preferencialmente, associados. A escolha de cada um será discutida ao longo do texto.

FÁRMACOS QUE AUMENTAM A SECREÇÃO PANCREÁTICA DE INSULINA (TABELA 73.2)
Sulfonilureias

Agentes amplamente utilizados para o tratamento do DM2 há mais de 50 anos, as sulfonilureias apresentam estrutura molecular semelhante, diferindo um do outro pela substituição de determinados radicais, o que acarreta diferença na potência, metabolização e duração de ação. Usualmente, são divididos, de acordo com a época do lançamento, em três gerações diferentes:

- *Primeira geração*: tolbutamida, clorpropamida, tolazamida, aceto-hexamida.
- *Segunda geração*: glibenclamida, glipizida, glicazida.
- *Terceira geração*: glimepirida.

Mecanismo de Ação

As sulfonilureias ligam-se a receptores celulares específicos na superfície das células β pancreáticas, chamados SUR (*sulfonylurea receptor*). A ativação desses receptores fecha os canais de potássio sensíveis ao ATP (chamados Kir6.2), resultando em despolarização da célula β. Essa despolarização possibilita que o cálcio extracelular penetre a célula, liberando a insulina. Como agem na liberação da insulina e não na síntese, necessitam de células β funcionantes para sua atuação.[17,18]

Alguns autores têm proposto um efeito adicional extrapancreático para as sulfonilureias, em nível de receptor e pós-receptor. Nos tecidos muscular e adiposo, potencializam a ação periférica da insulina e, nos hepatócitos, diminuem a produção hepática de glicose e o *clearance* hepático da insulina.[18]

Uso Clínico

São particularmente indicadas naqueles pacientes com DM2 não obesos e que não responderam ao emprego de dieta e exercício. Deve ser enfatizado que, para pacientes obesos, a tônica principal deve ser a redução de peso e medicações que atuem diminuindo a resistência à insulina.[16] Como as sulfonilureias causam ganho de peso, não são a melhor opção terapêutica no obeso. Além disso, em virtude do risco de hipoglicemia, não devem ser preferidas em pacientes com coronariopatia estabelecida, nos quais os episódios de hipoglicemia são mais indesejáveis.

Vários fatores são preditivos de resposta satisfatória às sulfonilureias: idade de início do DM > 40 anos, < 5

Tabela 73.2 Principais antidiabéticos orais, posologia e tempo de ação

Antidiabéticos orais	Apresentações	Dose diária	Ação
Sulfonilureias			
Clorpropamida	250mg	125 a 500mg em dose única (jejum)	24 a 72h
Glibenclamida	5mg	2,5 a 20mg em dose única ou fracionados em duas doses	Até 24h
Glipizida	5mg	2,5 a 20mg em dose única ou fracionados em duas doses	6 a 12h
Gliclazida	30 e 60mg	30 a 120mg em dose única	Até 24h
Glimepirida	1, 2, 3, 4 e 6mg	1 a 8mg em dose única	Até 24h
Meglitinidas			
Repaglinida	0,5, 1 e 2mg	0,5 a 4mg antes de cada refeição	3h
Nateglinida	120mg	120mg antes de cada refeição	1 a 5h
Biguanidas			
Metformina	500, 850, 750 e 1.000mg 1.000 a 2.000mg	Um comprimido junto às refeições, duas a três vezes ao dia	7 a 12h
Tiazolidinedionas			
Pioglitazona	15, 30 e 45mg	15 a 45mg em dose única	30h
Inibidores da α-glicosidase			
Acarbose	50 e 100mg	50 a 300mg fracionados em três doses junto com as refeições	4h
Inibidores da DPP-IV			
Vildagliptina	50mg	50mg duas vezes ao dia	
Sitagliptina	25, 50 e 100mg	100mg uma vez ao dia; 50mg/dia se TFG = 30-50mL/min/1,73m^2 e 25mg/dia se TFG < 30mL/min/1,73m^2	
Saxagliptina	2,5 e 5mg	5mg/dia, 2,5mg/dia se TFG < 50mL/min/1,73m^2	
Linagliptina	5mg	5mg/dia; não é necessário ajuste em caso de insuficiência renal ou hepática	
Inibidores do SGLT2			
Dapagliflozina	5 e 10mg	5 a 10mg/dia	
Canagliflozina	100 e 300mg	300mg/dia	
Empagliflozina	10mg	10mg/dia	

anos de doença, peso normal ou até 160% do peso ideal, nunca ter usado insulina ou, se usou, ter controlado a glicemia com < 40UI/dia.[16,17]

Falência Secundária

O percentual de falência secundária é de 5% a 10% ao ano e, quanto maior a glicemia de jejum inicial, maior a probabilidade de falência secundária em 6 anos. A principal causa dessa falência é a não aderência à dieta, porém deve-se excluir também alguma doença intercorrente que esteja aumentando as necessidades de insulina (p. ex., infecção). Além disso, deve-se ter em mente que a falência secundária do pâncreas (por perda da função da célula β) ocorre na frequência de 4% ao ano nos pacientes com DM2. Portanto, após 10 anos, pelo menos metade desses indivíduos não terá mais reserva funcional pancreática e necessitará de insulina para o controle glicêmico.[16,17]

Efeitos Colaterais

A hipoglicemia é o principal efeito colateral, sendo mais frequente com a glibenclamida e a clorpropamida e menos frequente com a glimepirida. Alguns fatores, como idade avançada, insuficiências hepática e renal, hipotireoidismo, uso concomitante com salicilatos, sulfonamidas, fibratos (genfibrozila) e uso abusivo de bebida alcoólica, contribuem para aumentar o risco de hipoglicemia. Outros efeitos colaterais são: ganho

Capítulo 73 Tratamento do *Diabetes Mellitus* Tipo 2: Considerações Gerais

de peso, reações dermatológicas (como exantema, púrpura, fotossensibilidade e síndrome de Stevens-Johnson), distúrbios gastrointestinais (náuseas, vômitos e icterícia) e reações hematológicas (anemia hemolítica, leucopenia, agranulocitose e trombocitopenia). Pacientes em uso de clorpropamida podem cursar com retenção hídrica e hiponatremia dilucional por potencialização do hormônio antidiurético, assim como podem apresentar reações dissulfiram-*like* (efeito antabuse) após ingestão de álcool.[16]

Existem evidências de que o uso das sulfonilureias leva a pior prognóstico após evento coronariano agudo. Uma possível explicação seria a ausência de seletividade para os canais de potássio da célula β, atuando também nos canais de potássio ATP-dependentes presentes no miocárdio e nas coronárias. As sulfonilureias não possibilitariam vasodilatação adequada no momento da isquemia, resultando em maior área de dano na musculatura cardíaca, comprometendo assim o pré-condicionamento isquêmico. A glimepirida e a glicazida, no entanto, diferem das outras sulfonilureias por terem a vantagem teórica de não interferir nesses canais localizados no coração.[17,18]

Contraindicações

As principais contraindicações são: DM1, cirurgia, complicações agudas do DM, infecções graves, estresse intenso, traumatismo, gravidez, amamentação, insuficiência renal grave (*clearance* de creatinina < 30mL/min) e insuficiência hepática.[16]

Sulfonilureias Disponíves no Mercado Nacional

Clorpropamida (Comp. 250mg)

Uma sulfonilureia de primeira geração, a clorpropamida tem meia-vida plasmática de cerca de 32 horas e duração de ação de até 60 horas, com cerca de 70% do fármaco sofrendo metabolização hepática e o restante (20% a 30%) sendo excretado pela urina. Os metabólitos são biologicamente ativos e são excretados também pela urina, e ela está contraindicada em pacientes com insuficiência renal. A dose inicial é de 125mg, podendo chegar a 500mg em dose única diária. Os principais efeitos colaterais dessa sulfonilureia são: incidência significativa de hipoglicemias graves (devido à sua alta potência e ao tempo de ação prolongado), principalmente em idosos; retenção hídrica com hiponatremia dilucional (por potencialização do hormônio antidiurético); reação dissulfiram-*like*, efeito antabuse após ingestão de álcool (com rubor facial, náusea e vômitos) e icterícia colestática em doses > 500mg.[1,16]

Glibenclamida (Comp. 5mg)

Essa sulfonilureia de segunda geração, também chamada de gliburida nos EUA, é metabolizada pelo fígado a metabólitos com pouca ação hipoglicemiante. Sua excreção se dá tanto pela urina como pela bile. Tem duração de ação entre 16 e 24 horas, o que possibilita a divisão da dose em até duas tomadas diárias. A dose inicial é de 2,5mg/dia, podendo chegar a 20mg/dia. Em geral, os pacientes respondem ao tratamento com doses ≤ 10mg/dia. Se não houver resposta, é improvável que o aumento da dose melhore o controle glicêmico. Seu principal efeito colateral é a hipoglicemia grave e protraída, que parece ser mais intensa do que com as outras sulfonilureias em razão de sua ligação mais intensa com a célula β. Os pacientes idosos (> 65 anos) parecem estar mais propensos a desenvolver hipoglicemias graves, mesmo com doses baixas de glibenclamida. Nesses pacientes, deve-se dar preferência a agentes com meia-vida mais curta, como a glipizida, ou que provoquem menos hipoglicemias, como a glimepirida e a glicazida.[1,16]

Glipizida (Comp. 5mg)

Essa sulfonilureia de segunda geração, com 90% de metabolização hepática e excreção predominantemente renal, tem meia-vida curta, de cerca de 6 a 12 horas, sendo, portanto, boa opção para pacientes idosos ou com disfunção hepática ou renal leve. Posologia: 2,5 a 20mg/dia, em uma a três tomadas diárias; recomenda-se que o comprimido seja ingerido 30 minutos antes do café da manhã, quando em dose única, e que doses > 10mg sejam divididas em duas a três tomadas antes das refeições, pois sua absorção é rápida, podendo ser retardada quando ingerida com alimentos.[16]

Glicazida (Comp. 30 e 60mg)

Sulfonilureia de segunda geração, também com metabolização hepática e excreção predominantemente renal, tem meia-vida de cerca de 12 horas e duração de ação de até 24 horas. Por produzir metabólitos inativos após sua passagem hepática e ter meia-vida curta, assim como a glipizida, mostra-se segura para pacientes idosos ou com disfunção hepática e renal leve. Está disponível no mercado nacional uma formulação especial da glicazida que possibilita liberação gradual do princípio ativo durante todo o dia, propiciando tomada única diária. Posologia: 30 a 120mg/dia em tomada única. Nos idosos, podem ser suficientes 30mg/dia.[16]

Glimepirida (Comp. 1, 2, 3, 4 e 6mg)

Essa sulfonilureia de terceira geração tem metabolização hepática e excreção renal. Apresenta meia-vida biológica curta (5 a 8 horas) e duração de ação > 24 horas. Sua principal diferença, em relação às demais sulfonilureias, é sua rápida taxa de associação e disassociação aos receptores nas células β, possibilitando a liberação mais ágil de insulina por tempo mais curto. A glimepirida consegue reduzir a glicemia com a menor dose dentre todas as sulfonilureias. Tem, portanto, baixa probabilidade de induzir hipoglicemia, mostrando-se adequada para pacientes idosos.[17] Posologia: 1 a 8mg/dia em dose única.

Meglitinidas (Glinidas)

Esse grupo de agentes hipoglicemiantes derivados do ácido benzoico, assim como as sulfonilureias, estimula a secreção de insulina mediante o fechamento de canais de potássio sensíveis ao ATP na superfície das células β. No entanto, as glinidas se ligam às subunidades reguladoras desses canais em sítios de ligação diferentes daqueles das sulfonilureias. Têm perfil de segurança semelhante ao das sulfonilureias, porém com menor tendência de causar hipoglicemias graves porque são rapidamente absorvidas e rapidamente eliminadas, possibilitando, assim, maior controle da glicemia pós-prandial do que da glicemia de jejum. Levam, ainda, a menor ganho ponderal e podem ser usadas em pacientes com disfunção renal de leve a moderada. Podem ser usadas como monoterapia, porém são mais eficazes quando associadas à metformina ou a uma glitazona.[18]

Meglitinidas Disponíveis no Mercado Nacional
Repaglinida (Comp. 0,5, 1 e 2mg)

Após a ingestão VO, é rapidamente absorvida, atingindo concentração máxima após 30 minutos. Apresenta meia-vida plasmática de 60 a 90 minutos, sendo absorvida rapidamente no intestino e depois metabolizada no fígado e excretada pelas vias biliares (90%) e pelos rins (10%). Por esta razão, produz um pico rápido e curto de insulina. Posologia: 0,5 a 4,0mg antes de cada refeição, sendo a dose máxima preconizada de 16mg/dia. Caso o paciente não faça uma das refeições, não irá tomar a dose daquele horário, flexibilizando o tratamento e diminuindo o risco de hipoglicemia. Os efeitos colaterais mais frequentes são: hipoglicemia leve, náusea, diarreia e distúrbios visuais transitórios. A genfibrozila potencializa a ação da repaglinida, podendo levar à hipoglicemia grave – a associação dos dois fármacos deve ser evitada.[19]

Nateglinida (Comp. 120mg)

Apesar de ser derivada de um aminoácido (D-difenilalanina) e não do ácido benzoico, a nateglinida é classificada por muitos autores como uma glinida por ter mecanismo de ação semelhante ao da repaglinida. A ingestão oral do fármaco induz secreção significativa de insulina durante os primeiros 15 minutos imediatamente após uma refeição (início de ação) e dura de 3 a 4 horas. Tem metabolização hepática e é rapidamente excretada pela urina (83%) e pelas fezes (10%). Posologia: 120 a 180mg antes das principais refeições, normalmente café da manhã, almoço e jantar. Não há necessidade de ajuste da dose em pacientes com insuficiências renal e hepática leves. Os efeitos colaterais mais frequentes são: hipoglicemia (2,4%), dispepsia, diarreia e cefaleia.[19]

A repaglinida é quase tão efetiva quanto a metformina e as sulfonilureias em reduzir a HbA1c e mais efetiva do que a nateglinida. Esta última, porém, tem a vantagem de não competir nos citocromos hepáticos com outras medicações, ao contrário da repaglinida.[19,20]

FÁRMACOS QUE MELHORAM A AÇÃO PERIFÉRICA DA INSULINA
Biguanidas

As biguanidas não têm ação direta sobre as células β pancreáticas, mas necessitam de insulina para atuar, uma vez que agem melhorando a sensibilidade periférica à insulina, facilitando, desse modo, sua ação.

A única biguanida em uso atualmente é a metformina. No passado, também foi utilizada a fenformina, a qual foi retirada do mercado por predispor mais frequentemente a acidose láctica.

O mecanismo pelo qual a metformina melhora a ação periférica da insulina ainda não foi completamente elucidado. A metformina propicia aumento da captação de glicose pelos tecidos muscular e adiposo e também diminui a produção hepática de glicose, por inibir a gliconeogênese e a glicogenólise no fígado. Contribuem ainda para a ação da metformina redução na absorção intestinal de carboidratos, redução do apetite e aumento da saciedade, levando a perda de peso discreta ou manutenção do peso original.[13,16]

Foram descritos outros efeitos benéficos da metformina, independentes do hipoglicemiante, sobre o metabolismo lipídico e os sistemas vascular e hemorreológico.[13,17]

Sobre o metabolismo lipídico, pode haver redução dos níveis de ácidos graxos livres e diminuição do colesterol total, do LDL e dos triglicerídeos.[18]

Sobre o sistema vascular, observam-se diminuição da resistência vascular periférica, da hipertrofia ventricular esquerda e dos níveis do inibidor do ativador do plasminogênio (PAI-1) e aumento dos níveis do ativador tissular do plasminogênio (t-PA).[18]

Uso Clínico

A metformina é o agente de escolha para o tratamento inicial de pacientes obesos com DM2. Pode também ser usada em não obesos, quando sulfonilureia ou outros fármacos não controlam a glicemia. Pode ser utilizada como monoterapia ou em terapia combinada. O UKPDS mostrou que o uso da metformina em pacientes com sobrepeso diminuiu as mortes relacionadas com o diabetes, a mortalidade por todas as causas, o risco de infarto do miocárdio e as complicações microvasculares.[4]

Biguanida Disponível no Mercado Nacional

Metformina (Comp. 500, 750, 850 e 1.000mg)

Após a ingestão VO, a metformina é rapidamente absorvida e atinge concentração plasmática máxima em 2 horas. Tem meia-vida plasmática de 1,5 a 5 horas, não se liga a proteínas plasmáticas e não sofre metabolização hepática, sendo excretada intacta pela urina:

- *Posologia*: dose inicial de 500mg/dia após o jantar, aumentando, após 1 semana, para 850mg após o jantar, ou 1.000mg/dia, sendo 500mg após o café da manhã e 500mg após o jantar. Os reajustes de doses subsequentes devem ser sempre graduais, com intervalo mínimo de 1 semana, para evitar os efeitos indesejáveis, até que se consiga o controle glicêmico adequado. A dose máxima de metformina não deve ultrapassar os 2.000mg/dia. Está disponível, também, uma apresentação de liberação prolongada de metformina, de 500, 750 e 1.000mg, que deve ser administrada em dose única diária, com a mesma potência da dose dividida e até 50% menos efeitos adversos.
- *Efeitos colaterais*: os mais frequentes são os gastrointestinais; náuseas, vômitos, desconforto abdominal, anorexia, diarreia e gosto metálico na boca ocorrem em até 20% dos pacientes, e os sintomas são geralmente transitórios e reversíveis com a redução da dose. Hipoglicemia pode ocorrer, porém é bem mais rara com a monoterapia e ocorre mais facilmente nos casos de terapia combinada (metformina + sulfonilureia ou metformina + insulina). Deficiência de vitamina B_{12} também pode ocorrer em cerca de 5% a 10% dos pacientes, por redução da absorção em íleo distal com o uso prolongado do fármaco.[1,13,16]

A acidose láctica é a complicação mais temida e grave, podendo ser fatal na metade dos casos. É, no entanto, de ocorrência bastante rara, com incidência de 9/100 mil pacientes/ano em uso de metformina. Algumas condições favorecem o acúmulo do lactato, e constituem situações nas quais a metformina está

contraindicada: insuficiência renal (creatinina sérica > 1,4mg/dL), doença hepática crônica, insuficiência cardíaca importante, doença pulmonar obstrutiva crônica, instabilidade hemodinâmica ou doença sistêmica grave, fase aguda de infarto do miocárdio, uso abusivo de bebida alcoólica, história prévia de acidose láctica e idade > 80 anos.[16]

- *Cuidados especiais*: a metformina não deve ser utilizada em concomitância com a cimetidina, pois esta é capaz de diminuir o *clearance* renal do fármaco, elevando os níveis plasmáticos de metformina em até 40% e aumentando o risco de efeitos colaterais. Outros bloqueadores H2 são menos propensos a reduzir a excreção renal da metformina. O medicamento deverá ser suspenso 48 horas antes de qualquer procedimento radiológico em que será administrado contraste iodado EV e suspenso de 5 a 7 dias antes de cirurgias de grande porte.[13]

Tiazolidinedionas (Glitazonas)

Os fármacos desse grupo atuam sensibilizando os tecidos periféricos à ação da insulina. Assim como as biguanidas, não são secretagogos insulínicos e, portanto, necessitam da insulina para atuar. As glitazonas aumentam a sensibilidade periférica à insulina por ligação seletiva a receptores nucleares chamados receptores de proliferação ativada do peroxissomo (PPARγ), que estão presentes em tecidos importantes para a ação insulínica, como tecidos adiposo e muscular e fígado. A ativação desses receptores modera a transcrição de um número de genes sensíveis envolvidos no controle do metabolismo de glicose e lipídios, como também influencia a liberação das adipocinas – resistina e adiponectinas – pelos adipócitos. A secreção da adiponectina é estimulada, sensibilizando os tecidos aos efeitos da insulina. Por outro lado, a secreção de resistina é inibida, reduzindo a resistência à insulina. Observam-se, também, maiores expressão e translocação das proteínas transportadoras de glicose (GLUT1 e GLUT4), o que leva a aumento da utilização de glicose pelo músculo esquelético e pelos adipócitos; existe ainda um incremento da atividade da lipase lipoproteica (aumentando a depuração dos ácidos graxos livres), associado a aumento da diferenciação de pré-adipócitos em adipócitos e diminuição do débito hepático de glicose.[21,22] A troglitazona, o primeiro agente dessa classe, foi retirada do mercado por induzir elevadas taxas de hepatotoxicidade. A rosiglitazona, mais recentemente, também foi retirada do mercado devido a um potencial aumento no risco de eventos cardiovasculares. Atualmente, está disponível apenas a pioglitazona, que é eficaz tanto em pacientes obesos como nos não obesos. Pode ser utilizada como monoterapia ou em associações a sulfonilureias, metformina e insulina.[22] Devido à possibilidade de retenção hídrica, insuficiência cardíaca e anemia, a associação a insulina é uma contraindicação relativa em alguns países, como na Europa. Dados mais recentes levantaram a possibilidade de a pioglitazona causar aumento no risco de câncer de bexiga, mas, na ausência de dados científicos adequados e comprobatórios dessa hipótese, a pioglitazona continua a ser comercializada e apresenta bons resultados metabólicos, quando bem indicada:

- *Efeitos sobre a glicemia*: quando usadas como monoterapia, as tiazolidinedionas podem reduzir a HbA1c em 1% a 2%. Em associação a insulina, podem reduzir a dose da última em 30% a 50%. Devido à ação intranuclear desses medicamentos, seus efeitos podem levar até 12 semanas para ocorrer plenamente.[21,22]

- *Efeitos sobre os lipídios*: em estudos clínicos, a rosiglitazona causava aumento do colesterol total, com o LDL-c tendo incremento de 14% a 18% e o HDL-c, de 11% a 40%. Quantos aos ácidos graxos livres, houve redução de 8% a 15%, sem alteração significativa nos triglicerídeos. Já a pioglitazona mostrou redução de cerca de 9% sobre os triglicerídeos e incremento de 12% a 19% sobre o HDL-c. No entanto, não houve alterações significativas sobre os níveis do LDL-c. A pioglitazona, no entanto, parece ter efeito favorável nos lipídios, particularmente nos triglicerídeos.[21,22]

- *Efeitos colaterais*: hepatotoxicidade pode ocorrer em até 2% dos pacientes, mas raramente é fatal. Aconselha-se dosar as transaminases a cada 2 a 3 meses no primeiro ano de tratamento e periodicamente após esse período. Em caso de elevação das transaminases, o fármaco deverá ser suspenso. Outros efeitos observados foram: ganho de peso leve (principalmente quando associadas a sulfonilureias), anemia discreta, cefaleia, insuficiência cardíaca e retenção hídrica.[21,22]

- *Contraindicações*: são contraindicadas em pacientes com DM1, hepatopatas, pacientes com elevação de transaminases, etilistas e gestantes. Não há estudos sobre a segurança de seu uso em menores de 18 anos. Devido à retenção hídrica, as glitazonas devem ser evitadas nos pacientes com insuficiência cardíaca classes III e IV e usadas com cautela naqueles com classes funcionais I e II, em razão do risco de descompensação. O uso concomitante com insulina é uma contraindicação relativa. Não há necessidade de reajuste da dose para pacientes com insuficiência renal.[22,23]

Em uma meta-análise, foram avaliados 42 estudos com rosiglitazona, inclusive os mais recentes: Diabetes Reduction Assessment with Ramipril and Rosiglitazone Medication (DREAM) e A Diabetes Outcome Prevention Trial (ADOPT), nos quais se observou aumento significativo do risco de IAM e morte por causas cardiovasculares, o que levou à retirada da rosiglitazona do mercado. O mecanismo desse aparente aumento permanece incerto. Um fator contribuinte pode ser o efeito deletério do fármaco no perfil lipídico. Outras propriedades da rosiglitazona que também podem contribuir para efeitos cardiovasculares são: (a) precipitação de insuficiência cardíaca congestiva em pacientes predispostos por aumento do volume intravascular e consequente demanda aumentada de oxigênio no miocárdio, levando a maior probabilidade de eventos isquêmicos; e (b) redução nos níveis de hemoglobina e hematócrito (anemia dilucional) que, em pacientes suscetíveis, pode resultar no aumento do estresse fisiológico, promovendo isquemia miocárdica.[24-26] Uma crítica a essa meta-análise é que nenhum estudo avaliado foi desenhado especificamente para estudar eventos cardiovasculares. O estudo Rosiglitazone Evaluated for Cardiovascular Outcomes (RECORD) avaliou eventos cardiovasculares em 4.447 diabéticos usando rosiglitazona associada a metformina ou sulfonilureia durante uma média de 5 anos. Houve aumento no risco de fraturas e de insuficiência cardíaca, porém não houve diferença estatisticamente significativa para IAM (HR 1,14, IC95% 0,80-1,63), AVE (HR 0,72, IC95% 0,49-1,06) ou morte cardiovascular (HR 0,84, IC95% 0,59-1,18). Mesmo assim, a rosiglitazona foi retirada do mercado brasileiro.[28]

A possibilidade de um efeito deletério cardiovascular ser um "efeito da classe" deve ser considerada; entretanto, a pioglitazona já foi avaliada em estudo randomizado prospectivo de desfecho cardiovascular – o Prospective Pioglitazone Clinical Trial in Microvascular Events (PROACTIVE). O objetivo primário incluía eventos coronarianos e vasculares periféricos. Os resultados mostraram tendência benéfica com a pioglitazona. Quanto ao desfecho secundário (ocorrência de IAM, AVE e morte por alguma causa), os resultados evidenciaram efeito favorável, estatisticamente significativo, com a pioglitazona. Nesse estudo, também foi evidente o aumento do risco de insuficiência cardíaca com a pioglitazona.[27]

Outro aspecto importante do uso das glitazonas consiste em sua interferência na massa óssea: um estudo recente avaliou o efeito do uso da rosiglitazona, 8mg/dia por 14 semanas, em 50 mulheres não diabéticas no período de pós-menopausa. O objetivo foi avaliar densitometria e marcadores de formação e reabsorção óssea nesse grupo. Esse estudo, apesar de curto, foi randomizado, duplo-cego e controlado por place-

Capítulo 73 Tratamento do *Diabetes Mellitus* Tipo 2: Considerações Gerais **795**

bo. Os resultados demonstraram queda dos marcadores de formação óssea em 13% (p < 0,05) sem alteração nos marcadores de reabsorção. Houve ainda perda de massa óssea na densitometria de 1,7% no grupo da rosiglitazona, em relação ao placebo (p < 0,01), no colo do fêmur. Já na coluna lombar, também houve queda dos parâmetros densitométricos, mas sem significância estatística. É necessário, portanto, avaliar a massa óssea de pacientes em uso de rosiglitazona e manter-se atento a esse possível efeito indesejado. Os efeitos deletérios das glitazonas na qualidade óssea, traduzidos pelo aumento do risco de fraturas clínicas, são mais preocupantes à medida que a incidência de fraturas morfométricas assintomáticas, que conferem um prognóstico adverso para novas fraturas, em geral é maior do que a de fraturas clínicas.[29]

Tiazolidinediona Disponível no Mercado Nacional
Pioglitazona (Comp. 15, 30 e 45mg)

- *Posologia*: dose inicial 15 a 30mg/dia em dose única, podendo chegar à dose máxima de 45mg/dia.

FÁRMACOS QUE ALTERAM A ABSORÇÃO INTESTINAL DE CARBOIDRATOS
Inibidores da α-Glicosidase

Essa classe de medicamentos altera a absorção intestinal de carboidratos, levando à diminuição, principalmente, da glicemia pós-prandial. Atualmente, em nosso meio, apenas a acarbose encontra-se disponível. Em outros países, encontramos também o miglitol e a voglibose.[17]

Acarbose (Comp. 50 e 100mg)

A acarbose é um análogo dos oligossacarídeos que age por inibição competitiva das enzimas α-glicosidases, na borda em escova do intestino delgado. Os carboidratos complexos são inicialmente clivados em oligossacarídeos pela amilase pancreática. Esses oligossacarídeos são então clivados pelas enzimas α-glicosidases na borda em escova dos enterócitos no duodeno e na segunda porção do jejuno e absorvidos. A inibição desse sistema enzimático reduz a glicemia por retardar a digestão e a absorção dos carboidratos complexos, atrasando a passagem da glicose para o sangue. Por esse motivo, a acarbose é mais eficiente em baixar a glicemia pós-prandial naqueles pacientes com dieta contendo, no mínimo, 40% de calorias provenientes de carboidratos. Vários estudos que comparam a acarbose com placebo mostraram redução na hemoglobina glicosilada de 0,5% até 1,5%, reduções de até 30% na concentração de insulina pós-prandial, redução na glicemia pós-prandial e de jejum de 15 a 20mg/dL e pequena redução dos triglicerídeos. Não causa ganho de peso nem hipoglicemia.[17,22]

A acarbose também pode ter efeito sobre a absorção dos lipídios: em estudo recente, foram avaliados 96 pacientes com DM2 tratados com acarbose, 100mg duas vezes ao dia, por 24 semanas. Desses indivíduos, 27% apresentaram decréscimo significativo nos níveis de LDL-c e aumento na concentração do HDL-c, quando comparados a placebo.[22]

- *Principais indicações clínicas*: pode ser utilizada tanto em monoterapia como em associações para pacientes com hiperglicemias predominantemente pós-prandiais. Pode também ser utilizada em associação a sulfonilureias, metformina ou insulina.[22]
- *Posologia*: inicialmente, 50mg junto à primeira porção de alimentos nas principais refeições. Dobra-se a dose após 4 a 8 semanas. Não é aconselhável o uso de doses > 300mg/dia, por promover poucos benefícios e aumentar a possibilidade de eventos adversos.
- *Efeitos colaterais*: flatulência, diarreia e dor abdominal, que podem ser reduzidas com a continuidade do tratamento. Em doses > 600mg, pode elevar as transaminases. Em terapia combinada com sulfonilureia ou insulina, pode ser difícil tratar episódios de hipoglicemia (é necessária a administração de glicose pura para reversão do episódio).
- *Contraindicações*: insuficiência renal (creatinina > 2mg/dL), obstrução intestinal, doença inflamatória intestinal e ulceração colônica.

Fármacos que Estimulam a Secreção de Insulina e Reduzem a Secreção do Glucagon no Período Pós-prandial
Análogos do GLP-1

O GLP-1 (*glucagon-like peptide 1*) é uma incretina (hormônio estimulador da secreção de insulina) produzida pelo gene do proglucagon nas células L do intestino delgado em resposta à chegada de nutrientes. Sua ação no pâncreas consiste na liberação de insulina dependente da presença de glicose e na inibição da secreção inapropriada de glucagon com consequente diminuição do débito hepático de glicose. Além disso, apresenta o efeito extrapancreático de retardar o esvaziamento gástrico e aumentar a saciedade. O GLP-1 também parece estimular a proliferação da massa de células β e sua diferenciação e diminuir o fenômeno de apoptose.

A secreção de GLP-1 está diminuída em pacientes com DM2, e seus efeitos benéficos independem da duração ou da gravidade da doença. Desse modo, agentes que mimetizem ou potencializem sua ação têm sido amplamente estudados. O GLP-1 apresenta meia-vida muito curta (1 a 2 minutos), porque é rapidamente degradado pela enzima dipeptidil peptidase IV (DPP-IV). Na saliva do lagarto *Heloderma suspectum* (monstro Gila), foi encontrado o exendina-4, um peptídeo natural que tem 53% de homologia com o GLP-1 de mamíferos e é mais resistente à degradação pela DPP-IV devido à mudança na sequência de aminoácidos: a glicina na posição 2. Tem grande afinidade pelo receptor do GLP-1, e a maioria das suas ações é mediada por esses receptores.[30-32]

A exenatida é um agonista sintético do exendina-4 e, portanto, um incretino-mimético com 39 aminoácidos. Sua resistência à DPP-IV é maior e ele compartilha a maioria das ações do GLP-1 nativo. Em 2005, foi aprovado pela FDA para uso em pacientes com DM2 na forma de injeções subcutâneas aplicadas duas vezes ao dia ou uma vez na forma de liberação lenta. Recomenda-se que seja usado como terapia alternativa, em associação a metformina e/ou sulfonilureias, naqueles pacientes que ainda não atingiram bom controle glicêmico. Em uma série de ensaios clínicos de 30 semanas, a exenatida melhorou o controle glicêmico (com diminuição estatisticamente significativa da glicemia de jejum, glicemia pós-prandial e HbA1c) e levou à perda de peso, quando comparada ao placebo, em pacientes com inadequado controle glicêmico usando metformina, sulfonilureias ou ambas,[33-35] e esses efeitos são mantidos a longo prazo. Em outro trabalho, a exenatida foi comparada à insulina glargina como opção de tratamento em pacientes que já usavam agentes orais, mas sem controle glicêmico adequado. Nesse estudo, a exenatida foi tão efetiva quanto a glargina no controle glicêmico (definido como diminuição na HbA1c) e demonstrou benefícios adicionais em relação a peso e glicemia pós-prandial, e menos episódios de hipoglicemia noturna, enquanto a glargina demonstrou maior controle da glicemia de jejum e menos episódios de hipoglicemia diurna.[36]

A liraglutida, outra medicação dessa classe, é considerada um análogo sintético do GLP-1, com 97% de homologia em sua sequência de aminoácidos. Após ligação com o receptor do GLP-1, apresenta resultados semelhantes aos da exenatida, porém tem as vantagens de causar menos náusea e ser administrada uma vez por dia.

Outros fármacos dessa classe estão em estudo. A lixisenatida apresenta um programa amplo de estudos clínicos (GetGoal Program), já tendo sido estudada sozinha e em associação a vários outros antidiabéticos. Aplicada uma vez ao dia, provavelmente será lançada no mercado em futuro próximo.

Os principais efeitos colaterais das medicações dessa classe ocorrem no trato gastrointestinal, como náuseas, vômitos, constipação intestinal e dispepsia. O mais frequente é a náusea (presente em até 50% dos pacientes), mas só causa interrupção do tratamento em 5% dos casos.[37] Uma das ações observadas consiste na redução do esvaziamento gástrico, de modo que essas medicações devem ser evitadas em pacientes diabéticos com gastroparesia. Existem dados, em ratos, sobre hiperplasia focal de células C com a liraglutida, mas isso não foi visto em humanos, apesar de haver um leve aumento da calcitonina sérica. Pancreatite foi mais frequente em pacientes usando liraglutida, de modo que os pacientes que irão iniciar o uso devem ser orientados sobre os sintomas de pancreatite (dor abdominal, náusea, vômitos etc.).

Quanto à ação a longo prazo dos análogos do GLP-1 no pâncreas, já foi comprovado que induzem neogênese das ilhotas pancreáticas e inibem a apoptose celular em roedores diabéticos e em culturas de células, promovendo proliferação e preservação das células β. No entanto, esse efeito protetor ainda não foi confirmado em humanos.[38]

Outros análogos do GLP-1 estão em estudos, como a exenatida LAR (uma injeção subcutânea semanal).

Inibidores da DPP-IV

A observação de que o GLP-1 é rapidamente degradado pela DPP-IV tem encorajado o desenvolvimento de inibidores de protease específicos, que têm como objetivo inibir a rápida queda dos níveis de GLP-1 na circulação após uma refeição.[39]

A DPP-IV é uma aminopeptidase amplamente expressa em muitos tecidos, como fígado, pulmão, rim, intestino, linfócitos e endotélio capilar, e, em uma forma solúvel, também está presente no plasma e em outros fluidos. A DPP-IV é expressa também na superfície de linfócitos T (onde é conhecida como CD26) e tem importante papel no sistema imune. Contudo, efeitos imunológicos não foram relatados após inibição crônica da DPP-IV em animais.[40,41]

A DPP-IV cliva, preferencialmente, peptídeos com resíduos prolina ou alanina como segundo aminoácido da extremidade N-terminal. DPP-IV no leito capilar da mucosa intestinal, adjacente à secreção de GLP-1 pelas células L, facilita a rápida inativação desse hormônio intestinal.[40]

Os inibidores da DPP-IV reduzem a glicose sanguínea, estimulando a secreção de insulina e inibindo a secreção de glucagon, e aumentam os níveis de GLP-1 intacto e GIP em modelos diabéticos pré-clínicos. Outra ação consiste na preservação da célula β mediante estimulação da proliferação celular e inibição da apoptose.[42-44]

Capítulo 73 Tratamento do *Diabetes Mellitus* Tipo 2: Considerações Gerais

Similarmente aos agonistas do receptor do GLP-1, os inibidores da DPP-IV promovem redução substancial da glicemia, bem como diminuição dos níveis de glucagon, e melhoram a razão insulina/glicose em pacientes diabéticos tipo 2. Por outro lado, os inibidores da DPP-IV não estão associados a desaceleração do esvaziamento gástrico ou perda de peso, talvez devido à modesta estabilização de níveis pós-prandiais de GLP-1 intacto biologicamente ativo vista após a inibição da DPP-IV.[39]

Pequenas moléculas de inibidor de DPP-IV têm sido desenvolvidas, inibindo específica e potencialmente a atividade da DPP-IV após administração oral. Esses agentes reduzem em mais de 80% a atividade da DPP-IV, e alguns conseguem manter essa inibição após uma única dose diária.[45]

Sitagliptina, vildagliptina, saxagliptina e linagliptina são inibidores da DPP-IV disponíveis comercialmente. Têm estudos clínicos de fase III completos, nos quais foi avaliada a eficácia em monoterapia e em terapia combinada. Diminuem a HbA1c (0,5% a 1,8%), quando usadas em monoterapia ou em combinação com outros agentes antidiabéticos orais, como biguanidas, tiazolidinedionas ou sulfonilureias. Quanto maior a HbA1c inicial, maior é a queda com a utilização dessas medicações. Elas apresentaram boa tolerabilidade, incluindo estabilização do peso corporal (sem ganho) e risco muito baixo de hipoglicemia, já que a liberação de insulina é glicose-dependente. Além disso, os pacientes tratados não apresentaram efeitos gastrointestinais significativos, como aqueles que acontecem com os agonistas do receptor do GLP-1.[46-51] Nasofaringite, infecção do trato respiratório superior e cefaleia ocorreram mais frequentemente em estudos com inibidores de DPP-IV. Não há diferenças significativas na redução de HbA1c entre os vários inibidores de DPP-IV. Existem estudos que sugerem que a vildagliptina parece levar a uma menor variabilidade glicêmica, quando comparada à sitagliptina. Se isso se traduz em menos complicações crônicas do diabetes, ainda carece de confirmação.

No Brasil, as doses recomendadas são de 100mg VO uma vez ao dia para a sitagliptina, 50mg duas vezes ao dia para a vildagliptina e 5mg/dia para a saxagliptina e a linagliptina. Ajustes nas doses são necessários em pacientes com insuficiência renal, exceto para a linagliptina, que tem dose fixa de 5mg/dia (Tabela 73.2).

Insulina

A insulina também desempenha importante papel no tratamento do DM2. Diante do quadro de diabetes descompensado com catabolismo intenso (glicemia de jejum > 250mg/dL, ao acaso > 300mg/dL ou HbA1c > 10%), cetonúria ou paciente muito sintomático (poliúria e polidipsia), a insulinização deve ser prontamente realizada. As MEV devem ser instituídas e, caso o diagnóstico não seja de DM1 de início tardio, geralmente é possível bom controle glicêmico posterior com substituição gradativa da insulina por hipoglicemiantes orais, após resolução dos sintomas e melhora da glicotoxicidade.[22]

Como a falência de célula β irá ocorrer no DM2, em média, após mais de 10 anos de doença, a insulinoterapia também se faz necessária, bem como nos casos de controle glicêmico inadequado após associação de medicamentos.

Ao contrário do paciente diabético tipo 1, ao qual é necessária a administração de insulina rápida ou ultrarrápida, além da insulina lenta, o diabético tipo 2 usualmente ainda apresenta alguma secreção endógena de insulina, sendo possível um bom controle glicêmico apenas com a administração de insulina lenta à noite (*bedtime*), com o objetivo de reduzir a produção hepática noturna de glicose. Nesses casos, é necessária a manutenção de agentes antidiabéticos orais.

Insulinas NPH, glargina e levemir são as opções atuais de insulinas lentas. Insulina degludec, com meia-vida de até 40 horas, provavelmente estará disponível em futuro próximo.

NOVAS OPÇÕES FARMACOLÓGICAS

Algumas medicações, ainda não disponíveis no mercado brasileiro, atuam como opções terapêuticas para diabéticos tipo 2, agindo por meio de mecanismos diferentes.

Fármacos que Atuam como Agonistas da Amilina – Pranlintida

Esse análogo sintético da amilina é resistente à formação de amiloide, hormônio cossecretado com insulina pela célula β no período pós-prandial.[52] Atualmente, a pranlintida é aprovada apenas para uso em terapia combinada com a insulina em DM1 e DM2 não compensados nos pacientes com insulinoterapia pré-prandial otimizada. Administrada SC antes das refeições, atua diminuindo a velocidade de esvaziamento gástrico e inibindo a secreção pós-prandial de glucagon, além de diminuir a ingestão alimentar por provável mecanismo central. Diminui, principalmente, a glicemia pós-prandial. A queda da HbA1c é de 0,5 a 0,7 ponto percentual, e o principal efeito colateral ocorre no trato gastrointestinal, mais comumente náusea, em até 30% dos pacientes. A perda de peso também ocorre, mas é geralmente discreta (1 ou 1,5kg em 6 meses) e pode ser resultado dos efeitos colaterais no trato gastrointestinal.[12] Ainda não está disponível no Brasil.

Bromocriptina de Liberação Rápida

Aprovada pela FDA em maio de 2009, a bromocriptina de liberação rápida é o único agente antidiabético que não atua no pâncreas, fígado ou músculo, mas no hipotálamo.[52] Trata-se de um agonista da dopamina D2-simpaticolítico derivado de *ergot*, que age centralmente para modular a glicose. Sua ação resulta em aumento de dopamina no hipotálamo e inibição das atividades simpática e serotoninérgica. Como resultado, a produção hepática de glucose, a resistência à insulina, os ácidos graxos livres, a trigliceridemia e a glicemia estão reduzidos. Após a administração oral, 65% a 95% da dose administrada são absorvidos, mas apenas 7% atingem a circulação sistêmica após metabolismo de primeira passagem hepática. A bromocriptina é metabolizada pela CYP3A4 e excretada, principalmente, na bile, sendo apenas 2% a 6% excretados na urina. A bromocriptina de liberação rápida deve ser administrada uma vez por dia, 2 horas após o despertar, de manhã, com comida para reduzir a possibilidade de náusea. Os pacientes geralmente começam com um comprimido (0,8mg) ao dia, aumentando um comprimido/semana, conforme necessário, até que seja alcançada a dose máxima de seis comprimidos (4,8mg). A redução na HbA1c varia entre 0,4% e 0,8%. Náusea é o efeito adverso mais comum (32%) e pode ser reduzida com a titulação da dose. Astenia, constipação intestinal, tonturas e rinite podem ocorrer. A bromocriptina de liberação rápida difere da bromocriptina, 2,5 a 5,0mg, que é usada para tratamento dos adenomas hipofisários. Psicose, DM1 e ataques de síncope constituem contraindicações. O mecanismo de ação difere de todos os outros medicamentos utilizados para o DM2. Portanto, a bromocriptina pode ser uma opção para pacientes que usam outros fámacos que não são capazes de alcançar o controle glicêmico. A bromocriptina pode também reduzir o peso, e um estudo mostrou que também pode reduzir eventos cardiovasculares. Os efeitos adversos, principalmente náuseas, podem limitar seu uso.

ESCOLHA DO HIPOGLICEMIANTE ORAL (TABELA 73.3)

Mudanças consideráveis nessa questão foram propostas recentemente por sociedades internacionais como

Tabela 73.3 Comparação dos efeitos clínicos dos principais fármacos

Intervenção	Redução da HbA1c (%)	Vantagens	Desvantagens
MEV	1 a 2 Vantagens múltiplas	Baixo custo	Falha de adesão em 1 ano na maioria
Metformina	1,5 Peso inalterado	Baixo custo	Efeitos colaterais TGI, acidose láctica rara
Sulfonilureia	1,5	Baixo custo	Ganho de peso, hipoglicemia
Glinidas	1 a 1,5	Rapidamente absorvidas e eliminadas	Alto custo, frequência de três vezes ao dia
Glitazonas	0,5 a 1,4	Melhora perfil lipídico cardiovascular	Ganho de peso, retenção hídrica, segurança
Inibidores da DPP-IV	0,5 a 0,9	Não causa hipoglicemia	Alto custo
Análogos do GLP-1	0,8 a 1,1 Não causa hipoglicemia	Perda de peso	Alto custo
Acarbose	0,5 a 0,8	Não altera o peso	Efeitos colaterais no TGI, frequência de três vezes ao dia, alto custo
Exenatida	0,5 a 1	Perda de peso	Efeitos colaterais no TGI, injeções, alto custo
Pranlintida	0,5 a 1	Perda de peso	Injeções, frequência de três vezes ao dia, efeitos colaterais no TGI, alto custo
Insulina	1,5 a 2,5 perfil lipídico	Baixo custo, dose limitada, melhora e ganho de peso	Injeções, monitoramento, hipoglicemia
Inibidores do SGLT2	0,5 a 0,9	Redução no peso e na pressão arterial. Não causa hipoglicemia	Maior risco para infecções urinárias e genitais

TGI: trato gastrointestinal.

Tabela 73.4 Situações especiais para escolha da terapia farmacológica

Características	Fármaco de escolha
Disfunção renal	Evitar metformina se creatinina > 1,5mg/dL Preferir glipizida ou glicazidas em doses menores Não utilizar inibidores de SGLT2 se eTFG < 45mL/min Em caso de IR grave, insulina é a preferida
Disfunção hepática	Evitar metformina, glitazonas e arcabose. Preferir glinidas ou glicazida em dose baixa. Insulina é a melhor opção em hepatopatas graves
Gravidez e lactação	Insulina é a preferida Glibenclamida parece ser segura, mas ainda não foi aprovada
Idosos	Evitar sulfonilureias de primeira geração Acarbose, glinidas e glitazonas são opções. Metformina pode ser usada. Maior risco em pacientes > 80 anos de idade

a American Diabetes Association (ADA) e o American College of Endocrinology (ACE).[53,54] A preferência deve ser por aqueles agentes que não induzam ganho de peso nem aumentem o risco de hipoglicemia. O uso das sulfonilureias tem sido progressivamente reduzido, já que, com a tentativa de aprimoramento do controle glicêmico, frequentemente leva a hipoglicemias. Os inibidores da DPP-4 podem aumentar o risco de hospitalização por insuficiência cardíaca, principalmente em portadores.[55]

SUBSTÂNCIAS QUE AGEM NO RIM
Inibidores do SGLT-2

A descoberta de que os rins participam do processo de metabolismo e homeostase da glicose levou ao desenvolvimento dos bloqueadores da glicose filtrada pelos rins, agentes que provocam glicosúria. Esse efeito melhora o controle glicêmico dos pacientes com diabetes do tipo 2 e também induz a perda calórica e contribui para perda de peso. A ação ocorre na inibição dos transportadores sódio-glicose 2 (SGLT2). Esses compostos foram desenvolvidos a partir da florizina, um SGLT não seletivo que está presente naturalmente no tronco de algumas árvores frutíferas, como a maçaneira, porém a

sua absorção era pobre e os efeitos rapidamente desapareciam por causa da hidrólise intestinal pela lactase-florizina-hidrolase.[56]

Nos últimos anos vários inibidores seletivos dos SGLT2 foram desenvolvidos: além da dapagliflozina, canagliflozina, empagliflozina, ipragliflozina, tofogliflozina. Os três primeiros estão em uso clínico, sendo que a dapagliflozina e a canagliflozina foram liberados no Brasil.

Nos seres humanos, cerca de 180g de glicose são filtrados diariamente pelos rins, dos quais menos de 1% é excretado por conta da alta taxa de reabsorção no túbulo contorcido proximal. Em condições normais, a glicosúria somente se torna evidente quando a carga tubular de glicose alcança 220mg/min, o que corresponde a concentrações plasmáticas de 200mg/dL. Parece haver um mecanismo de *feedback* na regulação da expressão dos SGLT, pois as concentrações plasmáticas elevadas aumentam a sua expressão,[57] e a sua inibição acarreta aumento na excreção urinária de glicose e redução da glicemia, perda de 200 a 300 calorias ao dia, associado a uma queda no limiar de excreção da glicose.

Dois principais cotransportadores são responsáveis pela reabsorção renal: SGLT1 e SGLT2. O SGLT1 está mais presente na borda em escova da mucosa do intestino delgado e tem importância maior na absorção intestinal de glicose. Também está presente no segmento S3 do túbulo contorcido proximal, mas a sua participação na reabsorção da glicose filtrada é de aproximadamente 10%.[58] O SGLT2 é exclusivo da borda em escova do segmento S1 do túbulo contorcido proximal e responde por 90% da reabsorção renal da glicose.

Entre os transportadores destacam-se os GLUT (*glucose transporters*) e os SGLT (*sodium-glucose cotransporters*). Os primeiros medeiam o transporte passivo da glicose através das membranas, equilibrando o gradiente, enquanto o segundo grupo transporta a glicose contra um gradiente de concentração, utilizando a energia proveniente da bomba Na-K-ATPase.[59] É codificado pelos genes SLC5 e tem nove membros, sendo que seis utilizam um sistema sódio/substrato para transporte em que o substrato pode ser glicose, galactose (proteínas SGLT1 e 2), mioinositol (proteína SMIT) ou iodeto (proteína NIS). O rim tem cinco SGLT que podem cotransportar glicose (SGLT1, 2, 4, 5 e 6), mas apenas o SGLT1 e o SGLT2 desempenham função realmente importante. O cotransporte do sódio acontece na razão sódio:glicose de 2:1 (SGLT1) ou de 1:1 (SGLT2).

Os SGLT não são controlados pela insulina, ou seja, seu mecanismo de ação reabsorvendo a glicose renal é insulino-independente e glicose-dependente. No túbulo contorcido proximal, segmentos 1 e 2, acontece a reabsorção de aproximadamente 90% da glicose filtrada. Essa reabsorção se dá do lúmen para a célula tubular via SGLT2 conjuntamente com o sódio, mediante transporte facilitado, aproveitando a energia da Na-ATPase. O segmento 3 também reabsorve a glicose residual, mas não pelo SGLT2 e sim pelo SGLT1.

As gliflozinas (dapagliflozina, canagliflozina, empagliflozina) agem inibindo a reabsorção da glicose no túbulo proximal pelo SGLT2, levando à perda renal de 50 a 70g de glicose por dia, reduzindo a glicemia.[60] Benefícios adicionais são observados na redução do peso, bem como em uma discreta redução na pressão arterial (3-5mmHg). A redução na HbA1c varia de 0,5-0,9%, sendo maior quanto maior a HbA1c inicial. Devido ao aumento na glicosúria, há maior incidência de infecções urinárias e genitais, as quais ocorrem em 5% a 10% dos pacientes, mais em mulheres, a maioria no primeiro ano de tratamento e com baixa taxa de recidiva (3%).

CONSIDERAÇÕES FINAIS

O DM2 é uma doença epidêmica. Suas consequências trazem grande sofrimento humano e altos custos econômicos. É importante ter em mente que o diagnóstico e o tratamento precoces implicam menores complicações ao longo do tempo e que o grande objetivo é atingir a meta de glicemia e HbA1c independente do esquema utilizado. A escolha da terapia deve ser individualizada para cada paciente, levando em conta suas características clínicas, os custos e os efeitos adversos de cada medicação.

Referências

1. Kimmel B, Inzucchi SE. Oral agents for type 2 diabetes: an update. Clin Diab 2005; 23(2):64-76.

2. Krentz AJ, Bailey CJ. Oral antidiabetic agents: current role in type 2 diabetes mellitus. Drugs 2005; 65(3):385-441.

3. United Kingdom Prospective Diabetes Study (UKPDS) 17: A nine year update of a randomised, controlled trial on the effect of improved metabolic control on complications on non-insulin-dependent diabetes mellitus. Ann Int Med 1996; 124:136-45.

4. United Kingdom Prospective Diabetes Study Group (UKPDS) 13: Relative efficacy of randomly allocated diet, sulfonylureias, insulin or metformina in patients with newly diagnosed non--insulin-dependent diabetes. BMJ 1995; 310:83.

5. UK Prospective Diabetes Study (UKPDS) Group. Effect of intensive blood glucose control with metformin on complication in overweight patients with type 2 diabetes (UKPDS 34). Lancet 1998; 352:854-65.

6. Diabetes Control and Complications Trial /Epidemiology of Diabetes Interventions and Complications Research Group: Intensi-

ve diabetes therapy and carotid intima-media thickness in type 1 diabetes. N Engl J Med 2003; 348:2294-303.

7. American Diabetes Association: Standards of medical care in diabetes – 2006. Diabetes Care 2006; 29(suppl 1):S4-42.

8. Colagiuri S, Cull CA, Holman RR, UKPDS Group. Are lower fasting plasma glucose levels at diagnosis of type 2 diabetes associated with improved outcomes? Diabetes Care 2002; 25:1410-7.

9. Sjostrom L, Lindroos AK, Peltonen M et al. Swedish Obese Subjects Study Scientific Group: Lifestyle, diabetes, and cardiovascular risk factors 10 years after bariatric surgery. N Engl J Med 2004; 351:2683-93.

10. Pontiroli AE, Folli F, Paganelli M et al. Laparoscopic gastric banding prevents type 2 diabetes and arterial hypertension and induces their remission in morbid obesity. Diabetes Care 2005; 28:2703-9.

11. Diabetes Prevention Program Research Group. Impact of intensive lifestyle and metformin therapy on cardiovascular disease risk factors in the Diabetes Prevention Program. Diabetes Care 2005; 28:888-94.

12. Nathan DM, Buse JB, Davidson MB et al. Management of hyperglycemia in type 2 diabetes: a consensus algorithm for the initiation and adjustment of therapy: a consensus statement from the American Diabetes Association and the European Association for the Study of Diabetes. Diabetes Care 2006; 29:1963-72.

13. American Diabetes Association. Standards of medical care in diabetes – 2007. Diabetes Care 2007; 30(suppl 1):S4-S41.

14. European Diabetes Policy Group. A desktop guideline to type 2 diabetes mellitus. Diabet Med 1990; 16:716-30.

15. Holmboe, Eric S. Oral antihyperglycemic therapy for type 2 diabetes. Clinical applications. JAMA 2002; 287(3):373-6.

16. Inzucchi ES. Oral antihyperglycemic therapy for type 2 diabetes. Scientific review. JAMA 2002; 287(3):360-72.

17. Lebovitz HL. Oral therapies for diabetic hyperglycemia. Endocrinol Metab Clin 2001; 30(4):234-44.

18. Mahler RJ. Type 2 diabetes mellitus: update on diagnosis, pathophysiology, and treatment. JCEM 1990; 84(4):353-61.

19. Rosenstock J, Hassman DR, Madder RD et al. Repaglinide versus nateglinide monotherapy: a randomized, multicenter study. Diabetes Care 2004; 27:1265-70.

20. Gerich J, Raskin P, Jean-Louis L, Purkayastha D, Baron A: PRESERVE-β: two year efficacy and safety of initial combination therapy with nateglinide or glyburide plus metformin. Diabetes Care 2005; 28:2093-100.

21. Vamecq J, Latruffe N. Medical significance of peroxisome proliferator-activated receptors. Lancet 1999; 354:141-8.

22. Alencar SM, Bandeira F. Drogas orais no tratamento do diabetes mellitus tipo 2. In: Bandeira F, Bandeira C, Macedo G et al. (eds.) Endocrinologia e diabetes. 1. ed., Rio de Janeiro: Medsi, 2003:506-21.

23. Nesto RW, Bell D, Bonow RO et al. Thiazolidinedione use, fluid retention, and congestive heart failure: a consensus statement from the American Heart Association and American Diabetes Association. Circulation 2003; 108:2941-8.

24. Nissen SE, Wolski K. Effect of rosiglitazone on the risk of myocardial infarction and death from cardiovascular causes. N

Engl J Med 2007; www.nejm.org/N Engl J Med 10.1056/NEJ-Moa072761

25. The DREAM (Diabetes Reduction Assessment with ramipril and rosiglitazone Medication) Investigators. Effect of rosiglitazone on the frequency of diabetes in patients with impaired glucose tolerance or impaired fasting glucose: a randomised controlled trial. Lancet 2006; 368:1096-105.

26. Kahn SE, Haffner SM, Heise MA et al. Glycemic durability of rosiglitazone, metformin, or glyburide monotherapy. N Engl J Med 2006; 355:2427-43.

27. Home PD et al. Rosiglitazone evaluated for cardiovascular outcomes in oral agent combination therapy for type 2 diabetes (RECORD): a multicentre, randomised, open-label Trial. The Lancet 2010; 373:2125-35.

28. Dormandy JA, Charbonnel B, Eckland DJ et al. Secondary prevention of macrovascular events in patients with type 2 diabetes in the PROactive Study (PROspective pioglitAzone Clinical Trial In macroVascular Events): a randomised controlled trial. Lancet 2005; 366:1279-89.

29. Grey A, Bolland M, Gamble G et al. The peroxisome proliferator-activated receptor-agonist rosiglitazone decreases bone formation and bone mineral density in healthy postmenopausal women: a randomized, controlled trial. J Clin Endocrinol Metab 2007; 92(4):1305-10.

30. Vilsboll T, Krarup T, Sonne J et al. Incretin secretion inrelation to meal size and body weight in healthy subjects and people with type 1 and type 2 diabetes mellitus. J Clin Endocrinol Metab 2003; 88:2706-13.

31. Egan JM, Meneilly GS, Habener JF, Elahi D. Glucagon-like peptide-1 augments insulin-mediated glucose uptake in the obese state. J Clin Endocrinol Metab 2002; 87:3768-73.

32. Nielsen LL,Young AA, Parkes DG. Pharmacology of exenatide (syntheticexendin-4): a potential therapeutic for improved glycemic controlof type 2 diabetes. Regul Pept 2004; 117: 77-88.

33. DeFronzo RA, Ratner RE, Han J et al. Effects of exenatide (exendin-4) on glycemic control and weight over 30 weeks in metformin-treated patients with type 2 diabetes. Diabetes Care 2005; 28:1092-100.

34. Buse JB, Henry RR, Han J et al. Effects of exenatide (exendin-4) on glycemic control over 30 weeks in sulfonylurea-treated patients with type 2 diabetes. Diabetes Care 2004; 27:2628-35.

35. Kendall DM, Riddle MC, Rosenstock J et al. Effects of exenatide (exendin-4) on glycemic control over 30 weeks in patients with type 2 diabetes treated with metformin and a sulfonylurea. Diabetes Care 2005; 28:1083-91.

36. Heine RJ, Van Gaal LF, Johns D et al. Exenatide versus insulin glargine in patients with suboptimally controlled type 2 diabetes: a randomized trial. Ann Intern Med 2005; 143:559-69.

37. Fineman MS, Bicsak TA, Shen LZ et al. Effect on glycemic control of exenatid (synthetic exendin-4) additive to existing metformin and/or sulfonylurea treatment in patients with type 2 diabetes. Diabetes Care 2003; 26:2370-7.

38. Wajchenberg BL. ß-cell failure in diabetes and preservation by clinical treatment. Endocr Rev 2007; 28:187-218.

39. Drucker DJ, Nauck MA. The incretin system: glucagon-like peptide-1 receptor agonists and dipeptidyl peptidase-4 inhibitors in type 2 diabetes. Lancet 2006; 368(9548):1696-705.

40. Idris I, Donnelly R. Dipeptidyl peptidase-IV inhibitors: a major new class of oral antidiabetic drug. Diabetes Obes Metabol 2007; 9:153-65.

41. De Meester I, Lambeir AM, Proost P, Scharpe S. Dipeptidyl peptidase IV substrates: an update on in vitro peptide hydrolysis by human DPPIV. Adv Exp Med Biol 2003; 524:3-17.

42. Drucker DJ. The biology of incretin hormones. Cell Metab 2006; 3:153-65.

43. Pospisilik JA, Martin J, Doty T et al. Dipeptidyl peptidase IV inhibitor treatment stimulates beta-cell survival and islet neogenesis in streptozotocin-induced diabetic rats. Diabetes 2003; 52:741-50.

44. Deacon CF. Therapeutic strategies based on glucagon-like peptide 1. Diabetes 2004; 53:2181-9.

45. Drucker DJ. The role of gut hormones in glucose homeostasis. J Clin Invest 2007; 117:24-32.

46. Åhren B, Landin-Olsson M, Jansson PA et al. Inhibition of dipeptidyl peptidase-4 reduces glycemia, sustains insulin levels, and reduces glucagon levels in type 2 diabetes. J Clin Endocrinol Metab 2004; 89:2078-84.

47. Herman GA, Stevens C, Van Dyck K et al. Pharmacokinetics and pharmacodynamics of sitagliptin, an inhibitor of dipeptidyl peptidase IV, in healthy subjects: results from two randomized, double-blind, placebo-controlled studies with single oral doses. Clin Pharmacol Ther 2005; 78:675-88.

48. Nauck MA, El-Ouaghlidi A. The therapeutic actions of DPP-IV inhibition are not mediated by glucagon-like peptide-1. Diabetologia 2005; 48:608-11.

49. Åhren B, Pacini G, Foley JE, Schweizer A. Improved meal-related beta-cell function and insulin sensitivity by the dipeptidyl peptidase-IV inhibitor vildagliptin in metformin-treated patients with type 2 diabetes over 1 year. Diabetes Care 2005; 28:1936-40.

50. Scott R, Herman G, Zhao P et al. Twelve-week efficacy and tolerability of MK-0431, a dipeptidyl peptidase IV (DPPIV) inhibitor, in the treatment of type 2 diabetes (T2D). Diabetes 2005; 54(suppl 1):10-11 (abstr 41–OR).

51. Hanefeld M, Herman G, Mickel C et al. Eff ect of MK-0431, a dipeptidyl peptidase IV (DPP-IV) inhibitor, on glycemic control after 12 weeks in patients with type 2 diabetes. Diabetologia 2005; 48(suppl 1):287-8 (abstr 791).

52. Grunberger G. Novel therapies for the management of type 2 diabetes mellitus: part 1. pramlintide and bromocriptine-QR. J Diabetes 2013; 5(2):110-7.

53. Inzucchi S, Bergenstal R, Buse J et al. Management of hyperglycemia in type 2 diabetes: a patient-centered approach. Position statement of the American Diabetes Association (ADA) and the European Association for the Study of Diabetes (EASD). Diabetes Care 2012; 35:1364-79.

54. Tamez-Pérez HE, Proskauer-Peña SL, Hernŕndez-Coria MI, Garber AJ. AACE Comprehensive Diabetes Management Algorithm 2013. Endocr Pract. 2013; 19(4):736-7.

55. Weir DL, McAlister FA, Senthilselvan A, Minhas-Sandhu JK, Eurich DT. Sitagliptin use in patients with diabetes and heart failure: a population-based retrospective cohort study. JACC Heart Fail. 2014; doi: 10.1016/j.jchf.2014.04.005. [Epub ahead of print].

56. Ehrenkranz JR, Lewis NG, Kahn CR et al. Phlorizin: a review. Diabetes Metab Res Rev. 2005; 21:31-8.

57. Neumiller JJ, White JR, Campbell RK. Sodium-glucose co-transporter inhibitors. Drugs. 2010; 70:377-385.

58. Idris I, Donnelly R. Sodium-glucose co-transporter-2 inhibitors: an emerging new class of oral antidiabetic drug. Diabetes Ob Metab. 2009; 11:79-88.

59. Kim GW, Chung SH. Clinical implication of SGLT2 inhibitors in type 2 diabetes. Arch Pharm Res 2014. [Epub ahead of print] PMID: 24950857.

60. Davis CS, Fleming JW, Warrington LE. Sodium glucose co-transporter 2 inhibitors: a novel approach to the management of type 2 diabetes mellitus. J Am Assoc Nurse Pract. 2014. doi: 10.1002/2327-6924.12135. [Epub ahead of print].

Agonistas do Receptor de GLP-1 no Tratamento do *Diabetes Mellitus*

Francisco Bandeira • Bruna Burkhardt Costi • Juliana Maia • Patrícia Mesquita • Fábio Moura

INTRODUÇÃO

Os agentes incretínicos são as mais novas opções para o tratamento do *diabetes mellitus* tipo 2 (DM2), representados pelos agonistas do receptor do *glucagon-like peptide 1* (GLP-1) e pelos inibidores da dipeptidil deptidase-IV (DPP-IV). Essa nova classe de medicamentos revolucionou o tratamento atual do DM2, intervindo em uma via fisiopatológica nunca antes abordada. Neste capítulo serão revisados a fisiopatologia, os mecanismos de ação e as indicações de uso dos análogos do GLP-1.

EFEITO INCRETÍNICO

A observação de que a resposta de secreção insulínica era cerca de duas a três vezes maior quando da ingestão de glicose oral, em comparação à mesma quantidade administrada EV, deu origem à expressão "efeito incretínico".[1]

As incretinas são hormônios derivados do intestino, membros da superfamília do glucagon. Dois hormônios são, até o momento, relacionados com o chamado efeito incretínico: o *glucose-dependent insulinotropic polypeptide* (GIP) e o GLP-1. O GIP é produzido pelas células K do íleo distal e do cólon, enquanto o GLP-1 é secretado nas células L no jejuno distal, íleo e cólon. Ambos são liberados em resposta à ingestão de alimentos, apresentando aumento de duas a três vezes em seus níveis plasmáticos, com valores de pico dependentes da quantidade e do tipo de alimento.[2] Os níveis plasmáticos de GLP-1 aumentam poucos minutos após alimentação, sugerindo que mecanismos endocrinológicos e neurais estimulem a secreção de GLP-1 antes mesmo da estimulação das células L pelos nutrientes absorvidos.[3] As incretinas são rapidamente degradadas pela DPP-IV, enzima encontrada na superfície de células epiteliais e endoteliais, como também no plasma.[4] A meia-vida do GLP-1 é inferior a 2 minutos, enquanto a do GIP gira em torno de 5 a 7 minutos.[2] A ação incretínica se dá mediante a ligação a receptores específicos, distribuídos sistemicamente (células pancreáticas, trato gastrointestinal, sistema nervoso central [SNC], coração, pulmões e rins).[2,5]

EFEITOS BIOLÓGICOS DO GLP-1

Efeitos Pancreáticos

Por meio da ligação a receptores específicos nas células beta (β) pancreáticas, ocorre estímulo à produção de insulina de maneira glicose-dependente.[6] Ocorre, também, regulação de outras substâncias produzidas pelas células β, como glucocinase e transportadores de glicose tipo 2 (GLUT-2), que melhoram a sensibilidade da célula β à glicose.[7]

Também tem sido demonstrado que o GLP-1 estimula a diferenciação da célula precursora em célula β madura, promove sua proliferação e aumenta a resistência à apoptose.[8,9] Entretanto, é importante lembrar que esses efeitos foram, até o momento, demonstrados por estudos a curto prazo. Mais dados são necessários para comprovar se a terapia crônica com análogos de GLP-1 promove melhora sustentada da quantidade e função das células β pancreáticas.[10]

O GLP-1 age sobre as células alfa (α) pancreáticas mediante inibição da secreção de glucagon também de maneira glicose-dependente.[10] Além disso, os mecanismos contrarregulatórios não são afetados; desse modo, a capacidade de liberação de glucagon na hipoglicemia está preservada.[11]

Efeitos Extrapancreáticos

Em virtude da ampla distribuição dos receptores de GLP-1 por vários tecidos, sua ativação é associada a uma variedade de efeitos extrapancreáticos, alguns dos quais são essenciais para o controle glicêmico.[10]

Em modelos animais, o GLP-1 inibe a produção hepática de glicose e aumenta a de glicogênio.[12] Há indícios de melhora da sensibilidade hepática à insulina, e estudos em animais mostram reversão de esteatose hepática, enquanto em humanos há melhora dos marcadores de dano hepático.[13,14]

O GLP-1 e seus agonistas exercem ações inibitórias na secreção ácida pós-prandial e retardam o esvaziamento gástrico de maneira dose-dependente. Os mecanismos implicados nos efeitos gastrointestinais são complexos e ainda não completamente esclarecidos. A diminuição da velocidade de esvaziamento gástrico está associada a menores níveis de glicose pós-prandial e de insulina, tendo, assim, importante impacto na normalização da glicemia.[15]

As moléculas do GLP-1 são pequenas e atravessam a barreira hematoencefálica, ativando receptores específicos, especialmente no núcleo hipotalâmico. As ações no SNC incluem aumento da saciedade e supressão do apetite, resultando em perda de peso.[2] Mecanismos complementares são sugeridos, como a inibição vagal, induzindo distensão gástrica e aumentando a sensação de plenitude, o que contribui para a inibição da fome e a perda ponderal.[2,5]

Os efeitos cardiovasculares do GLP-1 indicam importantes ações cardioprotetoras, como redução da área de infarto e melhora na captação de glicose pelo miocárdio e da função ventricular esquerda.[16] Foram demonstradas, também, melhora na disfunção endotelial e atenuação da progressão das placas ateroscleróticas.[17] Os efeitos sobre a pressão arterial ainda são incertos, com alguns estudos reportando pequeno decréscimo na pressão sistólica e na diastólica e outros sem evidência de impacto significativo.[10]

Em relação ao metabolismo lipídico, o GLP-1 e seus análogos podem ser discretamente benéficos, com pequena diminuição do LDL-colesterol e dos triglicerídeos e aumento moderado do HDL-colesterol, provavelmente relacionado com a perda ponderal.[10]

EFEITO INCRETÍNICO NO DM2

Ao contrário do que havia sido observado em indivíduos saudáveis, em diabéticos não foi demonstrada diferença significativa na concentração de peptídeo C (medida indireta da produção de insulina) após administração de glicose VO ou EV.[1] Esse achado levou à conclusão de que o efeito incretínico estaria ausente ou acentuadamente reduzido no DM2 e de que esse mecanismo poderia estar envolvido na fisiopatologia e na progressão da doença.

Diversos estudos abordaram a secreção de GIP em pacientes diabéticos e não foram encontradas alterações em seus níveis plasmáticos, porém revelaram clara redução

de sua capacidade de estimular a secreção de insulina no DM2.[18] Há grande controvérsia em relação às alterações do GLP-1 nos diabéticos. A maioria dos estudos indica não haver diminuição nos níveis de GLP-1 nessa população, porém alguns subgrupos, especialmente aqueles com diabetes de longa duração, podem apresentar discretas alterações na secreção pós-prandial desse polipeptídeo.[18]

EXENATIDA

Nos anos 1990 foi descrita, na saliva de lagartos venenosos da família dos helodermatídeos, que habitam os desertos dos EUA e do México, a existência de certas moléculas que, entre outras ações, causavam hipoglicemia. Elas foram chamadas de "exendinas". A exendina 3 estava presente na saliva do *Heloderma horrindum* (lagarto de contas) e a exendina 4, na saliva do *Heloderma suspectum* (monstro de Gila). Do ponto de vista da estrutura química, as moléculas eram praticamente iguais, diferindo em apenas dois aminoácidos. Do ponto de vista da atividade biológica, ambas atuavam sobre o ácino pancreático, levando à produção de AMPc, porém, ao contrário da exendina 3, a exendina 4 não estimulava a liberação de amilase nem de VIP (*vasoactive peptide*).[19] O potencial terapêutico desses medicamentos começou a ser considerado. A exenatida, a versão sintética da exendina 4,[20,21] é um peptídeo com 39 aminoácidos que guarda homologia de 53% com o GLP-1 nativo e foi o primeiro fármaco de uma nova classe de anti-hiperglicemiantes chamada de análogos de GLP-1 que, juntamente com os inibidores da enzima DPP-4, constituem os agentes "incretinomiméticos".[22]

A exenatida tem a mesma afinidade pelo receptor que o GLP-1 nativo, porém é muito mais resistente à degradação pela enzima DDP-4 (dipeptidil-peptidase-4), sendo sua presença detectada na circulação até 10 horas após sua administração, enquanto o GLP-1 é inativado em apenas 2 minutos.[21-23] Essa resistência da exenatida permite que ela seja utilizada em duas doses diárias. É comercializada com apresentações de 5 e 10μg.[20] Recentemente, foi liberada uma versão de liberação estendida, com as mesmas propriedades farmacológicas, porém com maior comodidade posológica, uso semanal.[24]

As ações biológicas da exenatida são:[21-23]

- Estímulo da produção de insulina: estimula a secreção de insulina, de modo glicose-dependente, recuperando tanto a resposta de primeira fase de secreção de insulina (rápida, inicial, 10 a 15 minutos) como a de segunda fase. No entanto, como citado anteriormente, seu efeito insulinotrófico é suprimido quando a glicemia se aproxima de 72mg/dL, o que faz com que esse medicamento apresente baixo risco de hipoglicemia,

Capítulo 74 Agonistas do Receptor de GLP-1 no Tratamento do *Diabetes Mellitus*

propriedade que realmente diferencia essa classe de outros hipoglicemiantes.

- Supressão da secreção de glucagon: a secreção de glucagon, inadequadamente elevada no DM2, é suprimida de maneira glicose-dependente pela exenatida, ou seja, na presença de hiperglicemia a secreção de glucagon é suprimida e na presença de hipoglicemia ela é estimulada, melhorando a resposta contrarregulatória.
- Retardo do esvaziamento gástrico.
- Redução da ingestão de alimentos.
- Redução de peso corporal.
- Proliferação de células β: em modelos animais, foram demonstrados estímulo à neogênese e à proliferação de células β.
- Possíveis benefícios cardiovasculares (veja efeitos extrapancreáticos dos agonistas do receptor de GLP1).

A exenatida é administrada por SC, 30 a 60 minutos antes das refeições, com intervalo de 6 horas entre as doses. Após a administração SC, a concentração mediana da exenatida foi de 211pg/mL e a área sobre a curva foi 1.036pg.h/mL. O tempo de meia-vida foi de 2,5 horas, e o fármaco foi detectável na circulação até 10 horas após a dose. Não houve diferença em relação à biodisponibilidade quando o medicamento foi injetado nos braços, no abdome ou nas coxas. Idade, gênero, peso e etnia aparentemente também não alteraram de modo significativo a cinética da exenatida. A eliminação ocorreu predominantemente por filtração glomerular, seguida de degradação proteolítica subsequente.

A exenatida de liberação lenta consiste em microesferas compostas por exenatida associadas a um polímero biodegradável-poly (ácido lático-co-ácido glicólico). As esferas sofrem um processo de erosão que promove uma liberação lenta e contínua da substância. Sua administração é semanal, na dose de 2mg.[23,24]

Os estudos clínicos com exenatida estão resumidos nas Tabelas 74.1 e 74.2.

Efeitos Colaterais

Os efeitos gastrointestinais – náuseas, vômitos e diarreia, geralmente de baixa intensidade – foram os efeitos colaterais mais observados nos estudos clínicos com a exenatida, principalmente no primeiro mês de tratamento. O início com baixas doses, seguido de aumento gradual, minimiza a frequência e a intensidade desses sintomas.[21,23]

O risco de hipoglicemia foi baixo com o uso isolado de exenatida ou com o uso associado aos sensibilizadores de insulina, como a metformina ou as glitazonas.[25,27] O uso concomitante com sulfonilureias aumentou o risco de hipoglicemia; logo, quando essa associação for realizada, a dose da sulfonilureia deve ser diminuída.[26-28]

O aumento no número de casos de pancreatite, tanto a forma edematosa como a necro-hemorrágica, foi associado ao uso de exenatida,[29] mas grandes análises recentes não confirmam essa associação. Está bem estabelecido que a obesidade e o DM2 representam fatores de risco para pancreatite. Além disso, é bastante comum, nesse grupo, a presença de comorbidades como hipertrigliceridemia e cálculos biliares, fatores de risco clássicos para pancreatite. Em outras palavras, essa população já apresenta alto risco para a condição. O provável mecanismo pelo qual obesidade e diabetes aumentariam o risco de pancreatite seria mediante o estímulo a replicação dos microductos pancreáticos, com formação de ductos distorcidos e obstrução ao fluxo, levando a inflamação e pancreatite.[30] Desde 2008, a Food and Drug Administration (FDA) tem orientado que pacientes em uso de exenatida que apresentarem dor abdominal, náuseas ou vômitos

Tabela 74.1 Exenatida: estudos de associação a outros hipoglicemiantes orais e a insulina

Agente associado	Hipótese	Tipo de estudo e população	Duração	Achados principais	Efeitos colaterais
Metformina[25]	Exenatida + metformina × placebo + metformina	Coorte N = 150	82 semanas	Redução de HbA1c e peso com exenatida	Náuseas com exenatida
Sulfonilureias[26]	Exenatida + sulfonilureia × placebo + sulfonilureia	Triplo cego, randomizado N = 377	30 semanas	Redução de HbA1c e peso; aumento do risco de hipoglicemia dose-dependente com exenatida	Náuseas, vômitos, diarreia com exenatida
Glitazonas[33]	Exenatida + glitazona × exenatida ou glitazona + metformina	Aberto, randomizado N = 137	20 semanas	A combinação de exenatida + glitazona reduziu HbA1c e melhorou a sensibilidade à insulina	
Insulina glargina[36]	Exenatida × insulina glargina + metformina ou pioglitazona	Duplo-cego, randomizado N = 262	30 semanas	Redução de Hba1c e peso sem aumento no número de hipoglicemias	Mais náuseas e vômitos com exenatida

Tabela 74.2 Estudos de comparação direta: exenatida × outros medicamentos para DM2

	Hipótese	Tipo de estudo e população	Duração	Achados principais	Efeitos colaterais
Sulfonilureias[28]	Exenatida × sulfonilureias + metformina	Simples cego, randomizado N = 1.029	236 semanas	Menor HbA1c, perda de peso e menos hipoglicemias com exenatida	Mais náusea, vômito, diarreia e desistências com exenatida
Pioglitazona[27]	Exenatida + metformina × pioglitazona + metformina	Duplo-cego, randomizado N = 491	26 semanas	Menor HbA1c e perda de peso com exenatida	Mais náuseas e diarreia com exenatida
Inibidores de DPPIV (sitagliptina)[27]	Exenatida + metformina × sitagliptina + metformina	Duplo-cego, randomizado N = 491	26 semanas	Menor HbA1c e perda de peso com exenatida	Mais náuseas e diarreia com exenatida
Insulina glargina[35]	Exenatida + metformina × insulina glargina + metformina	Duplo-cego, controlado N = 69	52 semanas	Diminuições similares na HbA1c; perda de peso e melhora na secreção de insulina com exenatida	Mais náusea, vômito e diarreia com exenatida
Insulina glargina[38]	Substituição de insulina glargina + metformina por exenatida + metformina	Randomizado, aberto N = 49	16 semanas	61% dos pacientes podem manter bom controle glicêmico após troca de insulina glargina por exenatida	Mais náusea e vômito com exenatida
Insulina pré-mistura[37]	Exenatida + metformina × insulina pré-mistura + metformina	Aberto, randomizado N = 501	52 semanas	Sem diferenças na redução de HbA1c entre os medicamentos Perda de peso e menos hipoglicemias com exenatida	Mais náusea, vômito, diarreia e desistências com exenatida

em uso do medicamento deverão ser sempre investigados para essa condição.[20,22,23]

Foi descrito, em ratos, aumento da incidência de carcinoma medular de tireoide, até agora não percebido em seres humanos. Esse achado seria explicado por um aumento na concentração de receptores para o GLP-1 nas células C dos ratos, cerca de 10 a 12 vezes superior àquela encontrada em humanos, o que levanta a possibilidade de que esse efeito seja específico para ratos.[20,21,29]

Entre 2005 e 2008 foram relatados, aproximadamente, 78 casos de insuficiência renal associados ao uso de exenatida, o que provocou um alerta quanto ao uso desse medicamento em populações com fatores de risco para insuficiência renal ou com doença renal preexistente, principalmente para os pacientes com *clearence* de creatinina (ClCr) entre 30 e 60mL/min/m². O fármaco está contraindicado em pacientes com ClCr < 30mL/min/m².[21,23]

Cerca de 45% dos pacientes que usaram a exenatida desenvolveram anticorpos contra a molécula. O significado clínico desse achado ainda não foi totalmente compreendido.[21,23,24] A ocorrência de cefaleia também foi mais frequente com o uso de exenatida.

Até o momento, não existem evidências de que a exenatida aumente o risco cardiovascular.[31] Na verdade, parece que o medicamento apresenta efeitos cardioprotetores: alguns estudos em modelos animais evidenciaram melhora do débito cardíaco, aumento da fração de eje-

ção do ventrículo esquerdo, diminuição da pressão arterial média, aumento na produção de óxido nítrico com melhora na perfusão miocárdica e diminuição da área de isquemia cardíaca. Estão em andamento estudos clínicos desenhados para testar essa hipótese. Uma meta-análise publicada no *American Journal of Cardiology*, avaliando o risco cardiovascular associado ao uso de inibidores de DPPIV, outra classe de medicamentos que também atua primordialmente no "sistema incretínico", sugeriu proteção cardiovascular.[32]

Exenatida × Exenatida de Liberação Estendida

Em estudo de comparação direta entre exenatida, 10μg, duas vezes ao dia, *versus* exenatida de liberação estendida, 2mg por semana, em 295 pacientes com DM2, com duração de 30 semanas, foi observado maior número de pacientes com bom controle glicêmico, definido como HbA1c < 7%, no grupo exenatida semanal do que no grupo de uso convencional (duas aplicações diárias), sem diferenças em relação aos riscos de hipoglicemias e perda de peso.[34]

Em estudos de comparação direta, a exenatida apresentou maior capacidade de redução de HbA1c do que a glimepirida, a pioglitazona e a sitagliptina, quando utilizada em associação a metformina. Além disso, foram evidenciados os benefícios adicionais de perda de peso e baixo risco de hipoglicemias. Por outro lado, os efeitos colaterais, principalmente gastrointestinais, foram mais frequentes com a exenatida, ocasionando maior número de desistências nos grupos de pacientes que utilizaram o medicamento. De qualquer modo, apesar do maior número de desistências, não foram observadas diferenças em relação à ocorrência de efeitos adversos graves.[25-28]

Quando comparada com a insulina glargina e a insulina em pré-misturas, a exenatida não foi inferior em termos de capacidade de redução da glicemia, com melhores resultados quanto ao risco de hipoglicemia e perda de peso. Mais uma vez, os pacientes em uso de exenatida apresentaram mais efeitos colaterais, principalmente náuseas e vômitos.[35-37]

Em um estudo-piloto em pacientes com DM2 em uso de insulina, de curta duração (16 semanas) foi avaliada a possibilidade de substituição da insulina glargina por exenatida, e 61% dos pacientes que fizeram a troca conseguiram manter bom controle glicêmico. O menor tempo de duração do DM2 e o uso de baixas doses de insulina foram os fatores associados à maior chance de sucesso.[38]

LIRAGLUTIDA

A liraglutida foi o segundo análogo do receptor de GLP-1 aprovado para uso em DM2. O hormônio nativo foi modificado para desenvolver um composto com propriedades farmacocinéticas apropriadas para possibilitar a administração apenas uma vez ao dia.

Encontra-se disponível para utilização por via SC, por meio de dose única diária. Apresenta semelhança estrutural de 97% em relação ao GLP-1 endógeno e sua meia-vida é de, aproximadamente, 13 horas. Esse perfil farmacocinético se deve à combinação de absorção prolongada no local de injeção, taxa de ligação à albumina > 98% e alta resistência à degradação pela enzima DPPIV.[38]

Os estudos para aprovação da liraglutida compõem a série LEAD (*Liraglutide Effect and Action on Diabetes*) e incluíram seis grandes ensaios randomizados e controlados, com um total de mais de 4.000 pacientes conduzidos em mais de 600 centros em 40 países.[40-45] Os objetivos dos estudos LEAD foram avaliar a eficácia e a segurança da liraglutida e compará-la a outros tratamentos disponíveis para DM2. O resumo dos estudos encontra-se descrito na Tabela 74.3.

Em relação ao controle glicêmico, a liraglutida reduziu a HbA1c significativamente e de maneira sustentada em todos os estudos (cerca de 1,1% a 1,5%) e também apresentou menor risco de hipoglicemia. Todos os estudos LEAD mostraram redução significativa do peso corporal da ordem de 1,0 a 3,2kg. Foi constatada, também, redução da pressão arterial sistólica de cerca de 2,1 a

Tabela 74.3 Visão geral dos estudos LEAD

Ensaio	Liraglutida/agente associado	Comparação com	Desenho do estudo	Eficácia/ seguimento	Resumo
LEAD 1[42]	Glimepirida	Liraglutida × rosiglitazona ou placebo + glimepirida	Duplo-cego, randomizado N = 1.041	HbA1c – 26 semanas	Menor HbA1c com liraglutida (1,2 ou 1,8mg) do que com placebo ou rosiglitazona quando adicionada glimepirida
LEAD 2[40]	Metformina	Liraglutida + metformina × metformina + glimepirida	Randomizado, controlado e aberto N = 1.091	HbA1c – 26 semanas	Menor HbA1c com liraglutida do que com glimepirida, quando adicionada metformina
LEAD 3[43]	Placebo	Glimepirida 8mg × liraglutida 1,2 ou 1,8mg + placebo	Duplo-cego, randomizado N = 746	HbA1c – 52 semanas	Menor HbA1c com liraglutida do que com glimepirida. Mais efeitos colaterais com liraglutida
LEAD 4[45]	Metformina + rosiglitazona	Liraglutida 1,2/1,8mg × placebo + metformina + rosiglitazona e metformina	Duplo-cego, randomizado N = 533	HbA1c – 26 semanas	Menor HbA1c, aumento do peptídeo C e perda de peso dose-dependente com liraglutida do que placebo
LEAD 5[44]	Metformina + glimepirida	Liraglutida × placebo × insulina glargina + metformina e glimepirida	Randomizado, aberto e multicêntrico N = 581	HbA1c – 26 semanas	Menor HbA1c, mais perda de peso e menos hipoglicemia com liraglutida. Mais efeitos colaterais com liraglutida
LEAD 6[41]	Metformina, glimepirida ou ambos os fármacos	Liraglutida × exenatida + metformina, glimepirida ou ambos os fármacos	Randomizado, aberto e multicêntrico N = 464	HbA1c – 26 semanas	Liraglutida reduziu a média de HbA1c significativamente mais do que a exenatida

6,7mmHg. A possibilidade de melhora do controle metabólico associada à diminuição do peso corporal é de suma importância em um cenário de crescimento da prevalência mundial de obesidade e previsão de importante aumento do número de diabéticos.

A liraglutida é, de modo geral, uma substância bem tolerada. Os efeitos adversos mais comuns foram relacionados com o trato gastrointestinal, incluindo náuseas, vômitos e diarreia, que ocorreram em 10% a 40% dos pacientes participantes dos estudos supracitados. A maior parte dos efeitos adversos foi moderada e transitória, ocorreu no início do tratamento e raramente resultou em abandono da medicação.

Os efeitos nas células C tireoidianas em humanos ainda é incerto, uma vez que, diferentemente dos ratos, os humanos apresentam expressão muito pequena de receptores de GLP-1 nas células C.[46] Um estudo feito para comparar os níveis de calcitonina plasmática em humanos usuários de liraglutida e um grupo de controle, ao final de 2 anos de seguimento, não encontrou diferenças consistentes entre os dois grupos, reforçando a hipótese de que o uso desse medicamento não aumentaria o risco de carcinoma medular de tireoide em humanos.[47] Até que dados definitivos se tornem disponíveis, a FDA não recomenda o uso em pacientes com passado ou história familiar de carcinoma medular de tireoide ou neoplasia endócrina múltipla (NEM) tipo 2A ou 2B.

Nos estudos LEAD, foram relatados sete casos de pancreatite nos 4.257 pacientes em uso de liraglutida, enquanto no grupo de controle houve o registro de apenas dois casos. O pequeno número de eventos dificulta uma conclusão adequada envolvendo causalidade. Como já mencionado, está bem estabelecido que pacientes diabéticos apresentam risco aumentado para pancreatite, podendo esse risco ser até três vezes maior do que na população não diabética, o que dificulta a interpretação do que seria realmente efeito do fármaco. A recomendação atual da FDA é de monitoramento da ocorrência de dor abdominal severa e suspensão imediata da liraglutida em caso de suspeita de pancreatite. Após resolução do quadro, o fármaco não deve ser reiniciado, a não ser que haja confirmação de outra etiologia para a pancreatite.

Nos estudos LEAD, a liraglutida apresentou menor taxa de ocorrência de eventos cardiovasculares maiores em relação ao placebo ou outros medicamentos. Acredita-se que os efeitos benéficos da liraglutida no controle glicêmico, a perda ponderal e a redução da pressão sistólica contribuam para esse resultado, porém estudos a longo prazo ainda estão sendo conduzidos para estabelecer se há real benefício cardiovascular.

A liraglutida é utilizada inicialmente na dose de 0,6mg, com progressão para 1,2mg. A progressão deve ser gradual, de modo a minimizar os efeitos colaterais. Para melhor controle glicêmico, pode ser usada a dose de 1,8mg, não havendo necessidade de ajuste da dose de acordo com a idade, sexo ou etnia. Esse fármaco deve ser utilizado com cautela em pacientes com insuficiências hepática e renal, embora sua farmacocinética não mude significativamente na presença de falência renal avançada.

PAPEL ATUAL DOS AGONISTAS DE RECEPTOR DE GLP-1 NO TRATAMENTO DE DM2

No consenso sobre tratamento de DM2 publicado conjuntamente pelo ADA/EASD em 2012, o espaço dos incretinomiméticos foi bastante ampliado em relação ao documento anterior. Nos pacientes malcontrolados apesar de dieta adequada, atividade física e monoterapia com metformina, caso os objetivos principais sejam o controle glicêmico com baixo risco de hipoglicemia e a perda de peso corporal, os agonistas de GLP-1 devem ser os medicamentos de primeira escolha, embora o custo e os efeitos colaterais potenciais devam ser sempre levados em consideração.[48]

ANÁLOGOS DO RECEPTOR DE GLP-1 NO TRATAMENTO DA OBESIDADE

A Organização Mundial da Saúde (OMS) estima em 1,5 milhão de adultos a prevalência mundial de sobrepeso, ao passo que 500 milhões seriam obesos. Sabe-se que o risco de desenvolver DM2 é diretamente proporcional ao excesso de peso corporal, aumentando cerca de três vezes em caso de sobrepeso e 20 vezes em caso de obesidade, em comparação a indivíduos com índice de massa corporal (IMC) considerado adequado.[49] A obesidade, especialmente quando associada a excesso de tecido adiposo visceral, é um fator de risco independente para doença coronariana, contribuindo para o crescimento substancial da morbimortalidade cardiovascular. Considerando a tendência mundial de aumento na prevalência de obesidade e DM2, e que as terapias mais amplamente disponíveis para o DM2 induzem ganho de peso (insulinas, tiazolinedionas, sulfonilureias), a perspectiva de descoberta de medicamentos que atuem no controle glicêmico, levando a melhor perfil metabólico, é bastante animadora.

Os estudos com análogos de GLP-1 em diabéticos mostraram efeitos metabólicos benéficos, incluindo perda ponderal, com risco desprezível de hipoglicemia quando utilizados em monoterapia, devido ao estímulo glicose-dependente de liberação insulínica. Os mecanismos propostos para induzir a perda de peso envolvem o retardo do esvaziamento gástrico, levando a saciedade precoce, assim como a supressão do apetite no nível do SNC. Essas características levantaram a possibilidade de utilização desses agentes para tratamento da obesidade em pacientes não diabéticos, impulsionado pelo limitado arsenal terapêutico atualmente disponível para essa finalidade.

Uma meta-análise realizada com 21 estudos, envolvendo o uso de análogos de receptor de GLP-1 em pacientes obesos ou com sobrepeso, diabéticos e não diabéticos,[50] evidenciou redução de peso com a maior dose de análogos de GLP-1, que variou de –0,2 a –7,2kg. Pacientes sem diabetes apresentaram maior perda ponderal em relação a diabéticos (–3,2kg *vs.* –2,8kg, em média). Não houve diferença na mudança do peso corporal entre liraglutida e exenatida, nem entre a exenatida de curta ação e a de liberação lenta. Os resultados alcançados sugerem que o tratamento com agonistas do GLP-1 constitui uma intervenção efetiva para pacientes com sobrepeso ou obesidade, independente da presença de DM2.

O estudo a longo prazo sobre segurança, tolerabilidade e perda ponderal sustentada com liraglutida em não diabéticos foi publicado após 2 anos de seguimento.[51] Foram avaliados obesos (IMC = 30 a 40) não diabéticos, de 18 a 65 anos de idade, em um programa de dieta e exercício associado ao uso de liraglutida, 2,4/3,0mg, orlistate ou placebo. A perda ponderal com a liraglutida foi de 7,8kg, revelando-se superior ao placebo e ao orlistate, e sustentada ao longo de 2 anos. Mais de 70% dos pacientes em uso de liraglutida mantiveram perda ponderal > 5% em relação ao início do estudo, o que foi associado a melhora nos fatores de risco cardiovasculares e alterações metabólicas. Houve melhora da pressão arterial sistólica, diminuição da prevalência de diabetes em mais de 50%, melhora da composição corporal e diminuição da circunferência abdominal. A tolerabilidade ao medicamento foi boa e os efeitos adversos, em sua maioria, foram leves ou moderados, com a ocorrência de náuseas e vômitos mais frequente em relação ao placebo, como já descrito em outros estudos. Não houve diminuição da adesão pelo fato de tratar-se de uma medicação injetável. Os resultados desse estudo são muito importantes para reforçar a segurança e a eficácia da liraglutida.

LIXIZENATIDA

Recentemente liberado no Brasil, é derivado do exenatida e como tal tem um maior efeito na glicemia pós-prandial do que a liraglutida, por apresentar maior efeito no esvaziamento gástrico.[52] Em comparação, o liraglutida, por ter mais efeito central e cardiovascular, é mais eficaz na redução da HbA1c, da glicemia de jejum, do peso corporal e da pressão arterial sistólica. O lixizena tem sido utilizado em associação a insulina glargina, proporcionando melhor controle glicênico com menor dose de insulina basal.

ANÁLOGOS DO RECEPTOR DE GLP-1 NO TRATAMENTO DE *DIABETES MELLITUS* TIPO 1

Relatos recentes têm demonstrado que os inibidores de DPP-4 podem melhorar o ataque autoimune contra as células β por restaurar ou aumentar o número de linfócitos T regulatórios. Além disso, os sinais mediados pelo receptor do GLP-1 podem suprimir a expressão de citocinas ligantes do CXCL10, que se liga a um receptor recém-identificado, TLR4 (*toll-like receptor 4*), e melhora a função e a viabilidade das células β no diabetes. Logo, a terapia baseada em incretina pode ser valiosa em pacientes com DM1.[53-55]

Estudos recentes avaliam os efeitos extrapancreáticos (cardíacos e renais) da terapia com análogos de GLP-1 em modelos animais com DM1;[56,57] entretanto, estudos que avaliam os reais efeitos da terapia incretínica em humanos com DM1 ainda são poucos e com pequena amostra.[53,54]

Referências

1. Nauck MA, Stöckmann F, Ebert R, Creutzfeldt W. Reduced incretin effect in type 2 (non-insulin-dependent) diabetes. Diabetologia 1986; 29:46-52.
2. Baggio LL, Drucker DJ. Biology of incretins: GLP-1 and GIP. Gastroenterology 2007; 132:2131-57.
3. Drucker DJ, Nauck MA. The incretin system: glucagon-like peptide-1 receptor agonists and dipeptidyl peptidase-4 inhibitors in type 2 diabetes. Lancet 2006; 368:1696-705.
4. Hansen L, Deacon CF, Orskov C, Holst JJ. Glucagon-like peptide-1-(7-36)amide is transformed to glucagon-like peptide-1-(9-36) amide by dipeptidyl peptidase IV in the capillaries supplying the L cells of the porcine intestine. Endocrinology 1999; 140:5356-63.
5. Abu-Hamdah R, Rabiee A, Meneilly GS, Shannon RP, Andersen DK, Elahi D. Clinical review: the extrapancreatic effects of glucagon-like peptide-1 and related peptides. J Clin Endocrinol Metab 2009; 94:1843-52.
6. Perfetti R, Merkel P. Glucagon-like peptide-1: a major regulator of pancreatic beta-cell function. Eur J Endocrinol 2000; 143:717-25.
7. Wang Y, Perfetti R, Greig NH et al. Glucagon-like peptide-1 can reverse the age-related decline in glucose tolerance in rats. J Clin Invest 1997; 99:2883-9.
8. Xu G, Stoffers DA, Habener JF, Bonner-Weir S. Exendin-4 stimulates both betacell replication and neogenesis, resulting in increased beta-cell mass and improved glucose tolerance in diabetic rats. Diabetes 1999; 48:2270-6.
9. Li Y, Hansotia T, Yusta B, Ris F, Halban PA, Drucker DJ. Glucagon-like peptide-1 receptor signaling modulates beta cell apoptosis. J Biol Chem 2003; 278:471-8.
10. Cernea S, Raz I. Therapy in the early stage: incretins. Diabetes Care 2011; 34:S264-71.
11. Nauck MA, Heimesaat MM, Behle K et al. Effects of glucagon-like peptide 1 on counterregulatory hormone responses, cognitive

functions, and insulin secretion during hyperinsulinemic, stepped hypoglycemic clamp experiments in healthy volunteers. J Clin Endocrinol Metab 2002; 87:1239-46.

12. Lee YS, Shin S, Shigihara T et al. Glucagon-like peptide-1 gene therapy in obese diabetic mice results in long-term cure of diabetes by improving insulin sensitivity and reducing hepatic gluconeogenesis. Diabetes 2007; 56:1671-9.

13. Klonoff DC, Buse JB, Nielsen LL et al. Exenatide effects on diabetes, obesity, cardiovascular risk factors and hepatic biomarkers in patients with type 2 diabetes treated for at least 3 years. Curr Med Res Opin 2008; 24:275-86.

14. Ding X, Saxena NK, Lin S, Gupta NA, Anania FA. Exendin-4, a glucagon-like protein-1 (GLP-1) receptor agonist, reverses hepatic steatosis in ob/ob mice. Hepatology 2006; 43:173-81.

15. Marathe CS, Rayner CK, Jones KL, Horowitz M. Effects of GLP-1 and incretin-based therapies on gastrointestinal motor function. Exp Diabetes Res 2011;279-530.

16. Timmers L, Henriques JP, de Kleijn DP et al. Exenatide reduces infarct size and improves cardiac function in a porcine model of ischemia and reperfusion injury. J Am Coll Cardiol 2009; 53:501-10.

17. Arakawa M, Mita T, Azuma K et al. Inhibition of monocyte adhesion to endothelial cells and attenuation of atherosclerotic lesion by a glucagon-like peptide-1 receptor agonist, exendin-4. Diabetes 2010; 59:1030-7.

18. Meier, JJ. The contribution of incretin hormones to the pathogenesis of type 2 diabetes. Best Pract Res Clin Endocrinol Metab 2009; 23:433-41.

19. Eng J, Kleinman WA, Singh L, Singh G, Raufman JP. Isolation and characterization of exendin-4, an exendin-3 analogue, from Heloderma suspecturn Venom. Further evidence for an exendin receptor on dispersed acini from guinea pig pancreas. J Biol Chem 1992; 267:7402-6.

20. Disponível em: http://www.fda.gov/drugs/drugsafety/postmarket. Acessado em 21 de julho de 2012.

21. Iltz JL, Baker DE, Setter SM, Keith Campbell R. Exenatide: an incretin mimetic for the treatment of type 2 diabetes mellitus. Clin Ther 2006; 28:S56-58.

22. Unger JE. Incretins: clinical perspectives, relevance, and applications for the primary care physician in the treatment of patients with type 2 diabetes mellitus. Mayo Clin Proc 2010; 85:S38-S49.

23. Parkes DG, Pittner R, Jodka C, Smith P, Young A. Insulinotropic actions of exendin-4 and glucagon-like peptide-1 in vivo and in vitro. Metabolism 2001; 50:583-9.

24. Disponível em: http://www.fda.gov/drus/drugssafety/UCM289869. Acessado em 21 de julho de 2012.

25. Ratner RE, Maggs D, Nielsen LL et al. Long-term effects of exenatide therapy over 82 weeks on glycaemic control and weight in over-weight metformin-treated patients with type 2 diabetes mellitus. Diabetes Obes Metab 2006; 8:419-28.

26. Buse JB, Henry RR, Han J et al. Effects of exenatide (exendin-4) on glycemic control over 30 weeks in sulfonylurea-treated patients with type 2 diabetes. Diabetes Care 2004; 27:2628-35.

27. Bergenstal RM, Wysham C, Macconell L et al. Efficacy and safety of exenatide once weekly versus sitagliptin or pioglitazone as an adjunct to metformin for treatment of type 2 diabetes (DURATION-2): a randomised trial. Lancet 2010; 376:431-9.

28. Gallwitz B, Guzman J, Dotta F et al. Exenatide twice daily versus glimepiride for prevention of glycaemic deterioration in patients with type 2 diabetes with metformin failure (EUREXA): an open-label, randomised controlled trial. Lancet 2012; 379:2270-8.

29. Elashoff M, Matveyenko AV, Gier B, Elashoff R, Butler PC. Pancreatitis, pancreatic, and thyroid cancer with glucagon-like peptide-1-based therapies. Gastroenterology 2011; 141:150-6.

30. Butler PC, Dry S, Elashoff R. GLP-1-based therapy for diabetes: what you do not know can hurt you. Diabetes Care 2010; 33:453-5.

31. Ussher JE, Drucker JE. Cardiovascular biology of the incretin system. Endocr Rev 2012; 33:187-215.

32. Patil HR, Al Badarin FJ, Al Shami HA et al. Meta-analysis of effect of dipeptidyl peptidase-4 inhibitors on cardiovascular risk in type 2 diabetes mellitus. Am J Cardiol 2012; 110:826-33.

33. De Fronzo RA, Triplitt C, Qu Y, Lewis M, Maggs D, Glass LC. Effects of exenatide plus rosiglitazone on β-cell function and insulin sensitivity in subjects with type 2 diabetes on metformin. Diabetes Care 2010 May; 33(5):951-7.

34. Blevins T, Pullman J, Malloy J et al. DURATION-5: exenatide once weekly resulted in greater improvements in glycemic control compared with exenatide twice daily in patients with type 2 diabetes. J Clin Endocrinol Metab 2011; 96:1301-10.

35. Bunck MC, Diamant M, Cornér A et al. One-year treatment with exenatide improves β-cell function, compared with insulin glargine, in metformin-treated type 2 diabetic patients: a randomized, controlled trial. Diabetes Care 2009; 32:762-8.

36. Buse JB, Bergenstal RM, Glass LC et al. Use of twice-daily exenatide in basal insulin-treated patients with type 2 diabetes: a randomized, controlled trial. Ann Intern Med 2011; 154:103-12.

37. Nauck MA, Duran S, Kim D et al. A comparison of twice-daily exenatide and biphasic insulin aspart in patients with type 2 diabetes who were suboptimally controlled with sulfonylurea and metformin: a non-inferiority study. Diabetologia 2007; 50:259-67.

38. Davis SN, Johns D, Maggs D, Xu H, Northrup JH, Brodows RG. Exploring the substitution of exenatide for insulin in patients with type 2 diabetes treated with insulin in combination with oral anti-diabetes agents. Diabetes Care 2007; 30:2767-72.

39. Russell-Jones D. Molecular, pharmacological and clinical aspects of liraglutide, a once-daily human GLP-1 analogue. Mol Cell Endocrinol 2009; 297:137-40.

40. Nauck M, Frid A, Hermansen K et al. Efficacy and safety comparison of liraglutide, glimepiride, and placebo, all in combination with metformin, in type 2 diabetes: The LEAD (liraglutide effect and action in diabetes)-2 study. Diabetes Care 2009; 32:84-90.

41. Buse JB, Rosenstock J, Sesti G et al. Liraglutide once a day versus exenatide twice a day for type 2 diabetes: a 26-week randomised, parallel-group, multinational, open-label trial (LEAD-6). Lancet 2009; 374:39-47.

42. Marre M, Shaw J, Brändle M et al. Liraglutide, a once-daily human GLP-1 analogue, added to a sulphonylurea over 26 weeks produces greater improvements in glycaemic and weight control compared with adding rosiglitazone or placebo in subjects with Type 2 diabetes (LEAD-1 SU). Diabet Med 2009; 26:268-78.

43. Garber A, Henry R, Ratner R et al. Liraglutide versus glimepiride monotherapy for type 2 diabetes (LEAD-3 Mono): a randomised, 52-week, phase III, double-blind, parallel-treatment trial. Lancet 2009; 373: 473-81.

44. Russell-Jones D, Vaag A, Schmitz O et al. Liraglutide vs insulin glargine and placebo in combination with metformin and sulfonylurea therapy in type 2 diabetes mellitus (LEAD-

5 met+SU): a randomised controlled trial. Diabetologia 2009; 52:2046-55.

45. Zinman B, Gerich J, Buse JB et al. Efficacy and safety of the human glucagon-like peptide-1 analog liraglutide in combination with metformin and thiazolidinedione in patients with type 2 diabetes (LEAD-4 Met+TZD). Diabetes Care 2009; 32:1224-30.

46. Bjerre Knudsen L, Madsen LW, Andersen S et al. Glucagon-like peptide-1 receptor agonists activate rodent thyroid C-cells causing calcitonin release and C-cell proliferation. Endocrinology 2010; 151:1473-86.

47. Hegedüs L, Moses AC, Zdravkovic M, Le Thi T, Daniels GH. GLP-1 and calcitonin concentration in humans: lack of evidence of calcitonin release from sequential screening in over 5000 subjects with type 2 diabetes or nondiabetic obese subjects treated with the human GLP-1 analog, liraglutide. J Clin Endocrinol Metab 2011; 96:853-60.

48. Inzucchi SE, Bergenstal RM, Buse JB et al. Management of hyperglycemia in type 2 diabetes: a patient-centered approach position statement of the American Diabetes Association (ADA) and the European Association for the Study of Diabetes (EASD). Diabetes Care 2012; 35:1364-79.

49. Field AE, Coakley EH, Must A et al. Impact of overweight on the risk of developing common chronic diseases during a 10-year period. Arch Intern Med 2001; 161:1581-6.

50. Vilsboll T, Christensen M, Junker AE, Knop FK, Gluud LL. Effects of glucagon-like peptide-1 receptor agonists on weight loss: systematic review and meta-analyses of randomised controlled trials. BMJ 2012; 344:d7771.

51. Astrup A, Carraro R, Finer N et al. Safety, tolerability and sustained weight loss over 2 years with the once-daily human GLP-1 analog, liraglutide. Int J Obes (Lond) 2012; 36:843-54.

52. Brown D, Butler E, Evans M. Lixisenatide as add-on therapy to basal insulin. Drug design deuther 2014;8:25-38.

53. Miyagawa J, Miuchi M, Namba M. Incretin-based therapy in patients with type 1 diabetes mellitus. Nihon Rinsho 2011; 69:923-9.

54. Kielgast U, Holst JJ, Madsbad S. Treatment of type 1 diabetic patients with glucagon-like peptide-1 (GLP-1) and GLP-1R agonists. Curr Diabetes Rev 2009; 5:266-75.

55. D'Alessio DA, Vahl TP. Glucagon-like peptide 1: evolution of an incretin into a treatment for diabetes. Am J Physiol Endocrinol Metab 2004; 286:E882-90.

56. Barakat GM, Nuwayri-Salti N, Kadi LN, Bitar KM, Al-Jaroudi WA, Bikhazi AB. Role of glucagon-like peptide-1 and its agonists on early prevention of cardiac remodeling in type 1 diabetic rat hearts. Gen Physiol Biophys 2011; 30:34-44.

57. Kodera R, Shikata K, Kataoka HU et al. Glucagon-like peptide-1 receptor agonist ameliorates renal injury through its anti-inflammatory action without lowering blood glucose level in a rat model of type 1 diabetes. Diabetologia 2011; 54: 965-78.

75

Patogenia do *Diabetes Mellitus* Tipo 1

Mônica A. L. Gabbay • Antônio Roberto Chacra

INTRODUÇÃO

O *diabetes mellitus* tipo 1A (DM1A) é uma doença autoimune mediada por células T e caracterizada por destruição progressiva das células β pancreáticas, como resultado de desencadeadores ambientais em indivíduos geneticamente suscetíveis. Por ocasião das primeiras manifestações clínicas do DM1A, estima-se que pelo menos 10% a 20% das células produtoras de insulina ainda estejam viáveis. O modelo proposto por Eisenbarth[1] em 1986 descreve a perda da massa de células β em seis estágios, desde o período pré-clínico assintomático de destruição autoimune das células β até a doença manifesta com dependência de insulina exógena e peptídeo C indetectável. Entretanto, atualmente não conseguimos quantificar de maneira direta a massa de células β, de modo que a possibilidade de que a perda dessas células se faça de modo contínuo e agudo como o modelo propõe, ou ocorra de modo intermitente com períodos de destruição alternados por períodos de recuperação e remissão do processo autoimune, permanece em discussão. Assim sendo, a evolução para o DM1A manifesto pode ser heterogênea, como alguns casos clínicos sugerem, existindo diferentes velocidades de evolução para o DM1A clínico e de massa residual de células β ao diagnóstico da doença.

Em razão do aumento em sua prevalência, da possibilidade de ocorrer já nos primeiros anos de vida, de sua cura ainda impossível e da repercussão na qualidade de vida, o DM1A tornou-se uma das doenças mais estudadas nas clínicas médica e pediátrica no que se refere a sua patogenia e tratamento. Neste capítulo, apresentaremos um resumo dos conhecimentos obtidos até o momento dos seis estágios teóricos que devem ocorrer da fase pré-clínica até doença.

ESTÁGIO 1

O primeiro estágio é resultado da interação de diferentes genes que levam à suscetibilidade para o desenvolvimento do DM1A. A suscetibilidade genética é mais evidente nos indivíduos jovens, sendo mais demonstrada nas crianças pequenas do que nos adultos. Assim, quando o DM1A ocorre em gêmeos monozigóticos antes dos 5 anos de vida no primeiro gêmeo, o risco de diabetes no segundo gêmeo é de 50%, mas se o diabetes se desenvolve após os 25 anos de idade, o risco de ocorrência no segundo gêmeo é de somente 5%.

Muitos dos polimorfismos genéticos associados ao DM1A estão relacionados com a produção de citocinas, a regulação da tolerância imunológica periférica ou central e os mecanismos de defesa das células β. Os efeitos combinados desses polimorfismos podem causar uma produção aumentada de citocinas, uma resposta exuberante dos linfócitos T ou uma defesa prejudicada das células β contra os danos causados por fatores endógenos ou exógenos.

Em ambos os modelos, animal e humano, os principais determinantes do DM1A são os polimorfismos dos genes localizados dentro do complexo de histocompatibilidade maior – MHC (antígeno leucocitário humano – HLA), especialmente os alelos de classe II (*odds ratio* > 6). Pelo fato de os diversos genes para moléculas MHC de classes I e II serem altamente polimórficos e expressos de modo codominante, cada indivíduo expressa diversas moléculas do MHC de classes I e II que podem se ligar de maneira estável a uma gama de antígenos peptídicos diferentes. No entanto, para o desencadeamento do processo autoimune é necessário o trinômio célula T específica para um peptídeo determinado, ligado a uma molécula MHC específica.

A maioria dos pacientes com DM1A expressa alelos de classe II HLA-DR3 ou DR4, sendo aproximadamente 30% a 50% heterozigotos DR3/DR4-DQ2/8. O *locus* DQ é o que apresenta a associação mais forte ao DM1A, seguido do DR e do DP. Esse *locus* codifica a molécula HLA-DQ (um heterodímero com cadeia α e β), que controla o reconhecimento imune do antígeno e sua apresentação às células T CD4+, afetando assim a suscetibilidade ao DM1A. É importante salientar que também existem alelos HLA protetores, em particular o DQB1*0602, presente em 20% da população normal e em 1% dos pacientes com DM1A, e que podem diferir de acordo com a população estudada. Assim, para a população brasileira, entre os alelos de suscetibilidade, foram encontrados DRB1*13-DQB1*0301, DRB1*11-DQB1*0301 e DRB1*01-DQB1*0501.[3] Curiosamente, nos últimos anos foi registrado aumento da proporção de novos casos com genótipo de baixo risco, especialmente em crianças pequenas, enquanto se mantêm constantes os casos novos com HLA de alto risco. Isso parece mostrar o aumento da ação ambiental na patogênese da doença.[2]

Mais de 40 *loci* não MHC que contribuem para risco genético menor (*odds ratio* < 1,2) para DM1A foram identificados. O segundo melhor gene, caracterizado como de suscetibilidade, é o da insulina, isso é, o *locus* VNTR (*variable nucleotide tandem repeat*). Esse *locus* afeta a expressão da insulina no timo, controlando a seleção negativa das células T autorreativas ou a seleção positiva das células T reguladoras (Treg).

Entre outros polimorfismos genéticos associados ao DM1A, destacam-se ainda o CTLA-4 (antígeno 4 do linfócito T citotóxico), o PTPN22 (tirosina fosfatase linfócito-específica) e o CD25. O CTLA-4 é um receptor tipo imunoglobulina localizado na superfície do linfócito T envolvido no segundo sinal de coestimulação, que regula a ativação do linfócito T após o encontro do peptídeo antigênico com HLA. Seu papel parece ser mais importante na autoimunidade da tireoide do que do DM1A.[3] Já o gene do PTPN22 tem duas variantes (1858C e 1858T). Esse polimorfismo resulta em uma fosfatase que não consegue inibir a ativação das células T (inibir a sinalização do receptor do linfócito T). Finalmente, o gene CD25, que codifica a cadeia α do receptor da interleucina 2 (IL-2), é importante para a regulação dos linfócitos por meio da atividade das células Treg. No entanto, de todos esses genes, os ligados aos alelos de classe II da MHC são os mais importantes, respondendo por 50% da suscetibilidade ao DM1A, enquanto os polimorfismos do VNTR da insulina respondem por 10%.

Estão em andamento grandes estudos prospectivos sobre o desenvolvimento de DM1A, abordando uma hierarquia de risco baseada no genótipo DR-DQ ao nasci-

mento, tanto em indivíduos da população em geral como em parentes de pacientes com DM1A. Esses estudos possibilitarão um conhecimento melhor dos fatores de suscetibilidade para o DM1A. Entretanto, apesar desses dados indicarem um grande componente genético para a doença, a grande maioria dos indivíduos que desenvolveram DM1A (> 90%) não tem parente de primeiro grau com diabetes, o que também nos leva a pensar que deve haver determinantes ambientais críticos que compõem o segundo estágio do desenvolvimento da doença.

ESTÁGIO 2

Nesse estágio, temos a ação dos fatores ambientais como desencadeantes da autoimunidade. As diferenças geográficas na incidência do diabetes podem ser reflexos desses fatores.

As hipóteses mais estudadas para essas diferenças são a da infecção viral (especialmente por enterovírus e vírus da rubéola), a da introdução precoce de antígenos alimentares, como leite de vaca e cereais na alimentação infantil, e da deficiência de vitamina D. Estudos mostrando maior incidência de DM1A em países mais industrializados, com melhores condições de vida, comparados a países em desenvolvimento, sugerem que a menor exposição à infecção resulta em menor proteção contra agentes infecciosos, o que contribuiria para a incidência elevada de DM e asma nesses países (Teoria Higiênica).[4] Além disso, alguns estudos procuraram demonstrar a relação entre infecção viral (vírus da rubéola, coxsáckie B, do sarampo, citomegalovírus, da varicela, Epstein-Barr e rotavírus) e o desenvolvimento de diabetes. No entanto, ainda não é possível estabelecer com segurança uma relação causal entre os vírus e o DM1A em seres humanos. Por exemplo, estudos prospectivos como o BABYDIAB, na Alemanha,[5] e o Diabetes Autoimmunity Study in the Young (DAISY), nos EUA,[6] não encontraram associação entre infecção por enterovírus e DM1A, mas sim com um fator alimentar. Os lactentes com risco genético para o DM1A apresentaram maior frequência de autoanticorpos anti-ilhotas quando expostos precocemente (antes dos 3 meses de idade) à ingestão de cereais. Outros grandes estudos prospectivos estão em andamento, seguindo recém-nascidos com risco genético para DM1. Entre eles estão o Finnish Type 1 Diabetes Prediction and Prevention (DIPP), o BABYDIAB australiano e o Prospective Assessment of Newborns for Diabetes Autoimmunity (PANDA).[7]

A sazonalidade no início do diagnóstico de DM1A, isto é, a maior incidência da doença nos meses de inverno em ambos os hemisférios, além de sugerir uma correlação indireta com a maior prevalência de infecção viral nesse período do ano, sugere a menor exposição solar e, consequentemente, a menor produção de vitamina D.

Colaborando para a comprovação de um papel da vitamina D na patogênese do DM1A, estudos europeus demonstram uma relação inversa entre os níveis da vitamina D e a incidência de diabetes. O *odds ratio* para DM1A diminuiu significativamente no grupo de crianças pequenas que receberam a suplementação da vitamina D ou nos filhos das gestantes que receberam óleo de fígado de bacalhau durante a gravidez.[8]

Finalmente, a ocorrência de DM1A em indivíduos cada vez mais jovens, especialmente nas crianças com menos de 5 anos, tem estimulado a pesquisa de vários outros fatores de risco, como alto peso ao nascer, crescimento rápido, menor período de aleitamento materno, exposição precoce ao leite de vaca e exposição aos raios ultravioleta, às toxinas ambientais e a medicamentos como o interferon. No entanto, até o momento, nenhum desses fatores isoladamente demonstrou influenciar de maneira conclusiva o risco de DM1A. Provavelmente, fatores ambientais múltiplos, em indivíduos geneticamente de risco, agiriam em conjunto como gatilho para o desenvolvimento da doença, assim como alguns fatores ambientais, como os vírus, poderiam atuar indiretamente mediante a ativação da imunidade inata, já com determinada predisposição para o desenvolvimento de ações contra as células β pancreáticas, levando então ao terceiro estágio da fase pré-clínica do DM1A.

ESTÁGIO 3

O terceiro estágio é o da ativação da autoimunidade. A presença de autoanticorpos contra as células β pancreáticas atualmente é a maneira mais fácil de detectar autoimunidade no DM1A, sendo esses autoanticorpos considerados marcadores dessa fase. Os antígenos mais estudados que originam esses anticorpos são: a insulina, a descarboxilase do ácido glutâmico (GAD) e a tirosina fosfatase da ilhota (IA2). Podem localizar-se no meio intracelular ou na membrana citoplasmática da célula β, propiciando o início e a perpetuação das reações autoimunes.[9] Entretanto, sabe-se que outros antígenos devem colaborar nesse processo, uma vez que nem todos os anticorpos anti-ilhota clássicos detectados por imunofluorescência indireta no pâncreas humano são bloqueados pelos antígenos conhecidos. Recentemente foi descoberto um novo autoantígeno: o ZNT8 ou transportador de zinco específico da ilhota, que contribui para maturação, estoque e secreção do grânulo da insulina.[10] No entanto, durante a progressão do DM1A, sabe-se que novos epítopos antigênicos podem se tornar importantes para o processo patogênico da doença, como também antíge-

nos previamente reconhecidos podem ser processados diferentemente por células apresentadoras de antígenos (APC), originando múltiplos epítopos para um único antígeno. Esse processo pode ser cíclico e levar a uma rede de células T autorreativas e reguladoras com períodos de atividade e remissão da doença. Com o tempo, novas células T autorreativas serão formadas, resultando em uma resposta imune cada vez mais robusta e com menor possibilidade de reversão.[11]

Uma regra simples de predição para o DM1A consiste na expressão de dois ou mais dos quatro autoanticorpos anti-ilhota pancreáticos em um indivíduo com marcadores genéticos de alto risco para a doença. É importante salientar que até 4% dos indivíduos normais podem ser positivos para um ou outro anticorpo anti-ilhota, mas apenas 0,06% será positivo para dois ou mais anticorpos. Por outro lado, a ausência de todos esses autoanticorpos não impede a presença do DM1A.

O início exato do processo patológico que pode resultar no DM1A clínico não é bem determinado mas, do ponto de vista histológico, o infiltrado inflamatório nas ilhotas é composto de linfócitos CD4+, CD8+ e macrófagos, com predominância de CD8+. Existe uma correlação entre insulite, existência de células β e hiperexpressão de moléculas MCH classe I. É importante notar que a destruição na ilhota é seletiva para as células β, as quais não estão completamente destruídas ao diagnóstico, sendo possível encontrar ilhotas com células β normais com ilhotas sem nenhuma célula β. Os linfócitos T só são detectáveis nas ilhotas com células β, o que sugere um processo altamente específico contra as células produtoras de insulina.

Os mediadores inflamatórios, além de atuarem no processo destrutivo das células β, também contribuem para supressão de sua função e apoptose. Do mesmo modo, podem inibir ou estimular a regeneração das células β e induzir a resistência periférica à ação da insulina.[13] O primeiro passo para a indução da insulite ocorre pela ativação da resposta da imunidade inata, após o reconhecimento de antígenos pelos *Toll-like receptors* (TLR3, no caso de vírus, e TLR2, no caso de produtos da apoptose das células β). Essa resposta inflamatória inicial pode levar a resposta imune adaptativa completa, com potencial de gerar uma resposta autoimune prolongada ou resolver e manter a integridade da ilhota.

A ativação da resposta imune adaptativa ocorre mediante o diálogo entre as células do sistema imune e as células β, tendo como mediadores as quimiocinas e citocinas locais. As quimiocinas são citocinas que têm propriedades quimioatrativas e se ligam a receptores presentes nos eosinófilos, fibroblastos, leucócitos, monócitos, neutrófilos e células *natural killer* (NK). Assim, as quimiocinas atraem os leucócitos e os direcionam para as ilhotas durante os primeiros estágios da resposta imune inata, contribuindo para a transição para a imunidade adaptativa.

As próprias células β podem ser uma importante fonte de produção de quimiocinas durante a insulite. Os macrófagos ativados, as células NK e as células T produzem citocinas como IFN-γ, IL-1β e TNF-α, as quais induzem as células β a liberarem quimiocinas e citocinas estimuladoras. Essas moléculas vão atrair mais células mononucleares, as quais vão liberar mais quimiocinas. Se esse ciclo vicioso não for interrompido, macrófagos ativados e células T se acumularão dentro e em torno das ilhotas.

Com o avanço das técnicas de imuno-histoquímica, é possível observar que as células inflamatórias predominantes são os linfócitos T do padrão CD4+ e CD8+, mas também linfócitos B e macrófagos. Dados de necropsia pancreática em pacientes com DM1A mostram uma população abundante de células T citotóxicas CD8+, algumas T CD4+ e raros linfócitos B na insulite. Curiosamente, os autores demonstram que alguns leucócitos se localizam dentro das ilhotas, mas a maioria se concentra na periferia da ilhota, se estendendo no espaço entre as glândulas exócrinas (perinsulite descrita nos camundongos *NOD* e não relatada previamente nos seres humanos).[14]

Atualmente, o DM1A é considerado uma doença autoimune dependente de células T autorreativas pancreáticas. Os linfócitos T reativos, específicos para os autoantígenos pancreáticos, podem existir normalmente, mas são contidos por mecanismos imunorreguladores de tolerância. O DM1A se desenvolve quando um ou outro desses mecanismos falha, permitindo que essas células T autorreativas se ativem, se expandam e iniciem a cascata de processos imunes e inflamatórios que culminarão com a destruição das células β em indivíduos geneticamente suscetíveis.

Vários estudos confirmam a existência das células T autorreativas contra antígenos das ilhotas pancreáticas, tanto no soro de pacientes com DM1A de diagnóstico recente como nos parentes de pacientes com DM1A com anticorpos positivos.[15] No entanto, é importante salientar que ainda é muito difícil documentar essas células no soro de pacientes, uma vez que sua frequência é muito baixa (variando de 1/20.000 a 1/30.000). Além disso, essas células são captadas na periferia e não nos linfonodos pancreáticos, onde se concentram. Por essa razão, surgiu o interesse em classificar o fenótipo dessas células de acordo com a produção de suas citocinas em Th1, Th2, mais recentemente Th17, e células Treg.

As células T com propriedades diabetogênicas pertencem, portanto, a três classes: CD4+ auxiliares, CD8+ citotóxicas e CD4 Treg. Os antígenos que sensibilizam as células CD4+ são peptídeos apresentados pelas moléculas MHC de classe II encontradas nas APC especializadas (CD), enquanto os antígenos que sensibilizam as células CD8+ são peptídeos apresentados por moléculas MHC de classe I, presentes na maioria das células. Os sinais entre as células T e as APC que determinarão a tolerância ou sensibilização a esses antígenos vão depender da interação, principalmente, entre o receptor do linfócito T (TCR) e o complexo APC-MHC e o peptídeo. Isso é, as APC não somente apresentam os antígenos liberados das ilhotas aos linfócitos T, como também liberam sinais que promovem a sobrevivência desses linfócitos.

Uma característica importante do reconhecimento de antígeno pelas células T é o modo como os receptores dessas células reconhecem o produto que a estas se liga. Este compreende um peptídeo derivado do antígeno estranho unido a uma molécula MHC. Essas moléculas são glicoproteínas de superfície celular que contêm um sulco de ligação de peptídeo que pode ligar uma grande variedade de fragmentos peptídicos. A molécula MHC liga o peptídeo em uma localização intracelular, liberando-o para a superfície celular, onde o ligante combinado pode ser reconhecido por uma célula T. Entre as classes de moléculas MHC, as classe I e II ligam-se a peptídeos de proteínas degradadas em diferentes locais intracelulares. Assim, as moléculas de classe I são capazes de apresentar peptídeos derivados de vírus e outros patógenos intracelulares na superfície da célula infectada, enquanto as moléculas MHC de classe II capturam peptídeos de patógenos que entram no sistema vesicular de macrófagos ou peptídeos de antígenos específicos internalizados por CD imaturas ou por receptores de imunoglobulinas dos linfócitos B.

Diferentes tipos de células T são ativados durante o reconhecimento de peptídeos estranhos apresentados pelas diferentes classes de moléculas MHC (Figuras 75.1 e 75.2). As células T CD8, que reconhecem o complexo peptídico MHC de classe I, são especializadas em matar qualquer célula que exponha um peptídeo estranho e, portanto, eliminam as células infectadas por vírus ou outros patógenos citosólicos. As células T CD4, que reconhecem o complexo peptídico MHC classe II, são especializadas em ativar outras células efetoras do sistema imune; os macrófagos, por exemplo, são ativados para matar os patógenos intravesiculares que eles abrigam e as células β, para secretarem imunoglobulinas contra moléculas estranhas. Tanto as células Th1 como as Th2 iniciam a resposta imune humoral ativando células β antígeno-específicas virgens a produzirem anticorpos do tipo IgM. As células Th2 podem posteriormente estimular a produção de diferentes isotipos, incluindo IgA e IgE, bem como neutralizantes e/ou subtipos IgG de fraca opsonização.

Células CD4 T *helper* não estimuladas podem induzir uma linhagem específica de células Th de acordo com o ambiente de citocinas para um padrão fenotípico exclusivo Th1, Th2, Th17 e Treg. Cada fenótipo é caracterizado por uma assinatura de citocinas e fatores de transcrição específicas. A diferenciação dos linfócitos T também depende da apresentação antigênica ao macrófago, CD ou linfócito B, da avidez do TCR pelo antígeno, além da influência das citocinas. Diferentes citocinas estão associadas a mecanismos diversos na insulite. Enquanto a insulite destrutiva está associada à expressão de citocinas proinflamatórias (IL-1, TNF-α e IFN-α) e citocinas Th1 (INF-γ, IL-1β, TNF-β, IL-2 e IL-12), a insulite não destrutiva (benigna) está associada à expressão de citocinas Th2 (IL-4 e IL-10).[16]

A resposta imune Th1 é mais facilmente detectável na fase pré-diabética. Nos pacientes de diagnóstico recente, quando apenas algumas células β estão viáveis, geralmente não é mais possível sua detecção. Sinais de exaustão da célula β, próximos à manifestação do DM1A, foram relacionados com diminuição da resposta Th1/Th2.

Por outro lado, as citocinas são altamente interdependentes e pleiotróficas. Nas células β, são capazes de diminuir a geração de energia celular, diminuir a produção de insulina, além de aumentar a produção de óxido nítrico e sinalizar para apoptose.

Uma vez iniciado o processo inflamatório nas ilhotas, os produtos das células β mortas são percebidos como sinais perigosos pelo sistema imune e são captados pelas APC. As CD são um sistema altamente especializado de APC, crítico para iniciação da resposta às células T CD4, presentes em diferentes estágios de maturação, na circulação e nos órgãos linfoides. Após capturarem o antígeno, essas células seguem para os linfonodos aferentes, onde sensibilizam os linfócitos imaturos. Durante a migração, as CD amadurecem, aumentando suas propriedades imunoestimuladoras, enquanto diminuem sua capacidade de capturar antígenos. Está claro que as CD podem ser imunogênicas ou tolerogênicas, tanto dentro do timo como perifericamente. As CD imaturas têm propriedades tolerogênicas e induzem atividade supressiva das células T, enquanto as células maduras têm papel imunogênico. A apresentação de antígeno pelas CD às células T no timo e na periferia depende da disponibilidade das CD e do nível de moléculas MHC, das moléculas coestimuladoras (CD40, CD86, CD80) e da expressão de citocinas.[17]

Assim, o primeiro passo crucial na imunidade adaptativa é a ativação de células T imaturas. O primeiro sinal é liberado quando o TCR se encaixa de modo apropriado com o complexo MHC-peptídeo, e isso é facilitado por moléculas de adesão, como a molécula de adesão intracelular 1 (ICAM-1). O segundo sinal provém de moléculas como CD80 ou CD86, que se ligam à CD28 na célula T. Na ausência de ambos, a ligação com TCR resulta em anergia. Desse modo, as APC têm importante função em determinar quando um segundo sinal deva ser iniciado. As APC também determinam a classe de resposta imune, provendo ao linfócito T imaturo no linfonodo pancreático o sinal 3, regulando o desenvolvimento então das células Th1, Th2, Th17 ou linfócito T citotóxico.

As CD teciduais captam o antígeno por fagocitose ou micropinocitose e são estimuladas por antígeno infeccio-

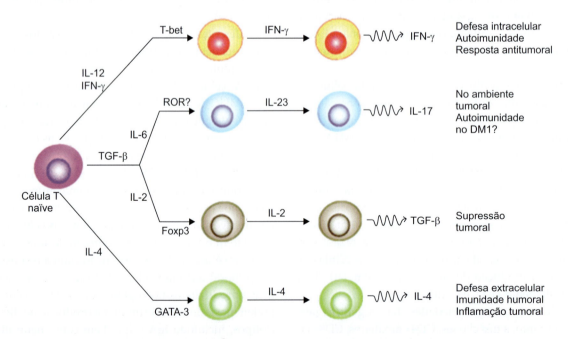

Figura 75.1 Diferenciação fenotípica do linfócito T e suas citocinas.

so, ou por peptídeos liberados de células β pancreáticas que sofreram apoptose celular durante a renovação tecidual. Acredita-se que normalmente essas células apoptóticas são removidas por macrófagos ou CD imaturas, de modo a evitar uma resposta inflamatória inapropriada. Entretanto, se a apoptose ocorre em presença de um processo inflamatório importante, essas CD imaturas recebem sinais de maturação, tornando-se capazes de reagir com as células T. Alguns estudos demonstram que as CD das crianças diabéticas apresentam um fenótipo alterado com prejuízo da função estimuladora sobre as células T.[18] Como as CD são moduladoras da atividade das células T, agentes farmacológicos que alteram a função das CD em favor da indução de propriedades tolerogênicas (levando ao desenvolvimento de células Treg) poderiam ser exploradas para inibir a resposta imune e ser aplicadas em doenças autoimunes e na rejeição de enxertos. Pertencem a esse grupo agentes como os glicocorticoides, o micofenolato mofetil, o sirolimus, o tacrolimus, a ciclosporina e até a vitamina D, que impedem a maturação das células CD, além de inibirem a estimulação de moléculas coestimuladoras e a secreção de citocinas proinflamatórias, em particular a IL-12 e o NF-KB.

As interações das células T efetoras com as células-alvo são iniciadas pelas moléculas de adesão celular inespecífica, após o que as células T produzirão uma gama de moléculas efetoras, como as citotoxinas (perforina, granzimas, granlisina, ligante de FAS, INF-γ, TNF-β, TNF-α) pelas células T CD8 e citocinas pelas células T CD4. Essas citocinas induzem sinais pré-apoptóticos e ativam, especialmente, o ligante FAS (FASL) nas células CD4, os quais se ligam ao FAS nas células β para promover a cascata de eventos que culminará com a morte celular.

Em condições normais, as células Treg efetivamente inibem a inflamação excessiva e a manifestação autoimune. Além das células Treg naturais, existem vários subtipos que atuam inibindo a proliferação de células T, principalmente por meio da secreção de IL-10 e TGF-β. Entre elas, temos as células Tr1, que produzem grandes quantidades de IL-10, mas pouco TGF-β, e não apresentam Foxp3, as células Treg que expressam, além da CD25, o receptor de selectina L (CD62) e o FoXP3 (correspondem a 10% a 15% das células T) e um terceiro subtipo que secreta predominantemente TGF-β e denomina-se Th3. Essas células estão predominantemente na mucosa e são ativadas pela apresentação de antígenos da mucosa. Outra célula reguladora é a NKT, que tem características similares às células *natural killer* e às células T e produz IL-4, que inibe a resposta inflamatória Th1. Ficou demonstrado que pacientes DM1 apresentam diminuição do número de células NKT, além de uma menor habilidade em produzir e secretar IL-4.[18]

Inicialmente, acreditava-se que a falência da ação supressiva das células Treg no DM1A seria decorrente da diminuição do número de células Treg[19] ou de uma provável disfunção dessas células nos indivíduos geneticamente suscetíveis à doença, expostos a um processo inflamatório crônico. No entanto, estudos posteriores postularam que os linfócitos T dos pacientes DM1 é que seriam resistentes à supressão, isto é, as células T autorreativas se tornam agressivas e refratárias à regulação das células

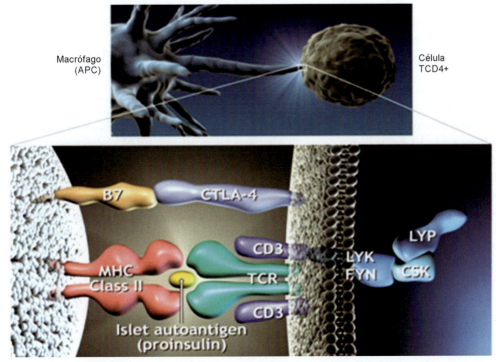

Figura 75.2 Reconhecimento do antígeno na APC pelo linfócito T.

Treg, porque expressam moléculas que as tornam resistentes.[20]

Além do papel importante das células T na patogenia do DM1A, hoje sabemos que a células β, antes consideradas apenas coadjuvantes para auxiliar as células T, também apresentam papel efetor e regulador. Experimentos mostram que essas células regulam desenvolvimento, proliferação e manutenção das células T CD4+ efetoras e das células T de memória, apresentando antígenos, provendo coestimulação e produzindo citocinas.[21]

ESTÁGIOS 4, 5 E 6

O quarto estágio do modelo descrito por Eisenbarth refere-se à perda progressiva da secreção de insulina que se segue à contínua destruição das células β, inicialmente evidenciado pela perda da primeira fase de secreção de insulina em resposta à glicose EV. Estudos em animais demonstram que isso ocorre quando há redução de 40% a 50% da massa de células β. No quinto estágio manifesta-se o diabetes clínico, quando 80% a 90% da massa de células β foram destruídos e a capacidade secretora de insulina cai para um nível crítico. No sexto estágio, a maioria, mas não todos os casos de DM1A apresentam um estado de absoluta deficiência insulínica devido à perda praticamente completa das células β.

Uma das características mais marcantes do DM1A é sua heterogeneidade, com alguns indivíduos progredindo para doença clínica na infância, enquanto outros só o fazem na vida adulta. Se isso ocorre porque a doença se processa mais rapidamente nas crianças pequenas ou se começa quando há menos ilhotas remanescentes, permanece em discussão. Após o diagnóstico, em torno de 15% dos indivíduos a função das células β é ainda mensurável 5 anos após o início da doença, e estudos recentes demonstram secreção de insulina residual por décadas em alguns pacientes.[23]

O peptídeo C é o peptídeo de conexão entre as duas cadeias de insulina na molécula de proinsulina. Quando esta é clivada durante os mecanismos de produção e secreção da insulina, este é secretado na razão 1:1 molar com a insulina. Os estudos mostram que, quanto maior seu valor, menos instável é o controle glicêmico e menor a dose de insulina exógena necessária, confirmando a importância metabólica em preservar a função das células β.[24]

Um período de remissão ou lua de mel ocorre em muitos pacientes logo após o início do diagnóstico clínico (após o controle da hiperglicemia), quando alguma secreção de insulina endógena é restaurada das células β ainda não exauridas. Em geral, essas células são destruídas mais rapidamente quando o diagnóstico de DM1A é estabelecido nas crianças jovens e quando provavelmente a fase de remissão será mais curta ou inexistente. Portanto,

indivíduos mais velhos são candidatos mais prováveis a responder a intervenções imunológicas para preservação da secreção residual de insulina.

Essa remissão clínica se caracteriza por diminuição significativa da necessidade insulínica com a manutenção de glicemias relativamente normais nos meses que se seguem ao diagnóstico. Três mecanismos têm sido implicados na remissão clínica: (a) resolução da resposta inflamatória; (b) diminuição da resistência insulínica induzida pela glicotoxicidade; e (c) repouso das células β, provocado pela insulinoterapia, resultando na recuperação parcial dessas células.

A compreensão da história natural do DM1A tornou possível a pesquisa de vários agentes que podem atuar na prevenção do diabetes, tanto nos fatores ambientais como no desenvolvimento de tolerância aos autoantígenos (prevenção primária), seja na destruição imunomediada das células β para prevenir a doença clínica (prevenção secundária), seja, finalmente, preservando as células β residuais ao diagnóstico (prevenção terciária). Sabe-se que a preservação da massa de células β, mesmo que parcial, melhora o controle glicêmico e diminui o risco de hipoglicemia, além de contribuir para reduzir os riscos de complicações microvasculares.[23,24]

Referências

1. Atkinson MA, Eisenbarth GS. Type 1 diabetes: new perspectives on disease pathogenesis and treatment. Lancet 2001; 358 (9277):225.

2. Harrison LC, Honeyman MC,Morahan G et al. Type 1 diabetes: lessons for other autoimmune disease. J Autoimm 2008; 31:306-10.

3. Ikegami H, Awata T, Kawasaki E et al. The association of CTLA4 polymorphism with type 1 diabetes is concentrated in patients complicated with autoimmune thyroid disease: a multi-center collaborative study in Japan. J Clin Endocrinol Metabol 2006; 91:1087-92.

4. Feillet H, Bach JF. On the mechanisms of the protective effect of infections on type 1 diabetes. Clin Dev Immunol 2004; 11:191-4.

5. Ziegler AG, Hildebrand B, Rabl W et al. On the appearance of islet associated autoimmunity in offspring of diabetic mothers: a prospective study from birth. Diabetologia 1993; 36:402-8.

6. Rewers M, Bugawan TL, Norris JM et al. Newborn screening for HLA markers associated with IDDM: diabetes autoimmunity study in the young (DAISY). Diabetologia 1996; 39:807-12.

7. Kupila A, Muona P, Simell T et al. Feasibility of genetic and immunological prediction of type I diabetes in a population-based birth cohort. Diabetologia 2001; 44:290-7.

8. Hypponen E, Laara E, Reunanem A, Jarvelin MR, Virtanen SM. Intake of vitamain D and risk of type 1 diabetes: a birth-cohort study. Lancet 2001; 362:1389-400.

9. Tisch R, McDevitt H. Insulin dependent diabetes mellitus. Cell 1996; 85:291-7.

10. Wenzlau JM, Frisch LM, Gardner TJ, Sarkar S, Hutton JC, Davidson HW. Novel antigens in type 1 diabetes: the importance of ZNT8. Current Diabetes Reports 2009; 9:105-12.

11. Von Herrath M, Sanda S, Herold K. Type 1 diabetes as a relapsing-remitting disease? Nat Rev Immunol 2007; 7:988-94.

12. Uno S, Imagawa A, Okita K et al. Macrophages and dendritic cells infiltrating islets with or without beta cells produce tumour necrosis factor-α in patients with recent-onset type 1 diabetes Diabetologia 2007; 50:596-9.

13. Elzirik DL, Colli ML, Ortis F. The role of inflammation in insulitis and β-cell loss in type 1 diabetes. Nat Rev Endocrinol 2009; 5:219-26.

14. Willcox A, Richardson SJ, Bone AJ, Foulis AK, Morgan NC. Analysis of islet inflammation in human type 1 diabetes. Clin Exp Immunol 2009; 155:173-81.

15. Monti P, Scirpoli M, Rigamonti A et al. Evidence for in vivo primed and expanded autoreactive T cells as a specific feature of patients with Type 1 diabetes. J Immunol 2007; 179:5785-92.

16. Pietropaolo M, Surhigh JM, Nelson PW, Eisenbarth GS. Primer imunnunity and autoimmunity. Diabetes 2008; 57:2872-82.

17. Green EA, Flavell RA. The initiation of autoimune diabetes. Curr Opin Immunol 1999; 11:663-9.

18. Vuckovic S, Withers G, Harris M et al. Decreased blood dendritic cell counts in type 1 diabetic children. Clin Immunol 2007; 123:281-8.

19. Adorini L, Giarratana N, Penna G. Pharmacological induction of tolerogenic dendritic cells and regulatory T cells. Sem in Immunol 2004; 16:127.

20. Lindley S, Dayan CM, Bishop A, Roep BO, Peakman M, Tree TIM. Defective supressor function in CD4+CD25+ T cells from patients with type 1 diabetes. Diabetes 2005; 54:92-9.

21. O'Neill SK, Liu E, Cambier JC. Change you can B(cell)eive in: recent progress confirms a critical role for B cells in type 1 diabetes. Curr Opin Endocrinol Diab Obes 2009; 16:293-8.

22. Gillespie KM. Type 1 diabetes: pathogenesis and prevention. CMAJ 2006; 175:165-70.

23. Steffes MW, Shalamar S, Jackson M, Thomas W. β-cell function and the development of diabetes-related complications in the Diabetes Control and Complications Trial. Diabetes Care 2003; 26:832-6.

24. Decochez K, Keymeulen B, Somerst G et al. Use of an islet cell antibody assay to identify type 1 diabetic patients with rapid decrease in C-peptide levels after clinical onset. Diabetes Care 2000; 23:1072-8.

Princípios Gerais da Insulinoterapia no *Diabetes Mellitus* Tipo 1

Mônica A. L. Gabbay • Sergio A. Dib

INTRODUÇÃO

Os estímulos adequados para secreção de insulina no ser humano saudável são, além da glicose, aminoácidos e proteínas. Fisiologicamente, a insulina, o peptídeo C e o glucagon são liberados de modo pulsátil, com periodicidade variando de 8 a 30 minutos, com a frequência dos pulsos e o somatório das amplitudes da concentração da insulina determinando a disponibilidade desta. A concentração da insulina no sangue periférico venoso ou arterial, no período de jejum, varia de 73 a 146pmol/L (10 a 20mUI/L), enquanto a concentração portal é três vezes maior.[1] As moléculas de insulina se autoagregam para facilitar seu armazenamento nas vesículas das células β, mas logo após a exocitose se dissociam em monômeros para sua circulação e ação, tendo uma meia-vida em torno de 5,2 ± 0,7 minutos. Desse modo, vão até o fígado, onde grande parte (~ 50%) é extraída, diminuindo a exposição dos tecidos periféricos à insulina, onde se regulam a captação da glicose e a lipólise.

A glicemia é mantida durante o jejum mediante a produção hepática de glicose (glicogenólise e gliconeogênese) em torno de 2mg/kg/min. Durante o exercício moderado, a glicose hepática é produzida paralelamente ao aumento da utilização da glicose pelo músculo, de modo a manter a concentração da glicose constante no sangue. Apesar da grande flutuação na ingestão alimentar, na atividade física e em outros determinantes fisiológicos e psicológicos, a concentração da glicose no ser humano normal mantém-se em uma faixa estreita de normalidade, 63 a 126mg/dL. Após a ingestão alimentar, a insulina atinge concentração máxima por volta de 30 a 60 minutos e retorna ao basal em 2 a 3 horas, de modo a prevenir o aumento excessivo da glicemia pós-refeição e impedir a hipoglicemia entre as refeições. A secreção de insulina basal gira em torno de 0,5 a 1 UI/hora, e a prandial, de 1UI a cada 12g de carboidrato e 0,3 a 0,5UI a cada 100kcal de proteína e gordura ingeridas, o que significa que a liberação da insulina responde à ingestão de glicose de modo dose-dependente.[2]

Esses valores são adaptados empiricamente para os pacientes diabéticos, dependendo de sua sensibilidade insulínica e de sua capacidade residual de produção de insulina endógena.

Apesar de a insulina ser um dos agentes mais antigos e eficazes para o tratamento do diabetes, ainda hoje dois terços dos usuários não atingem a meta desejada (HbA1c < 7%), tornando-se suscetíveis às complicações diabéticas.[3] Entre as causas da falência do tratamento estão a falta de motivação e educação em diabetes, o uso inadequado da contagem de carboidrato, pular refeições e até mesmo o constrangimento público para aplicação da insulina. Nos pacientes com *diabetes mellitus* do tipo 2 (DM2), a aderência é ainda pior. Um terço desses refere ter omitido a insulina pelo menos uma vez no último mês e mais de 70% referem não seguir a prescrição especialmente em relação à insulina prandial.[4]

INSULINA BASAL (NPH, GLARGINA E DETEMIR)

Do ponto de vista clínico, a terapia insulínica visa mimetizar a reposição de insulina endógena através de uma insulina basal e insulina em *bolus* nas refeições (de acordo com a contagem de carboidrato – CHO) além da correção (por meio do fator de sensibilidade – FS). A insulina em *bolus* procura imitar a resposta da insulina endógena na circulação portal ante a ingestão alimentar.

Normalmente, essa resposta ocorre em duas fases: a primeira, rápida e intensa, e a segunda fase, prolongada e de menor amplitude. A injeção subcutânea de insulina jamais reproduzirá com fidelidade essa segunda fase. A insulina em *bolus* também corrige as hiperglicemias, sejam pré-prandiais ou entre as refeições, de modo independente da dose da insulina prandial.

O papel principal da insulina basal é limitar a lipólise e a produção de glicose hepática, especialmente durante a noite, enquanto garante glicose suficiente para o cérebro. A deficiência de insulina basal ocasiona hiperglicemia, assim como excesso de lipólise (aumento dos ácidos graxos livres e cetonas e risco de cetoacidose), enquanto o excesso resulta em supressão inapropriada da produção hepática de glicose e hipoglicemia.

Até o ano 2000, as únicas preparações de ação retardada disponível no mercado eram a insulina humana NPH (*Neutral Protamine Hagerdon*) e a lenta, esta não mais utilizada. A NPH, desenvolvida em 1946, tem início de ação entre 1 e 3 horas e pico de ação entre 5 e 7 horas após a injeção, com duração de ação entre 13 e 16 horas. Por ser insolúvel (suspensão), a velocidade de absorção subcutânea varia muito entre os pacientes (20% a 50%) e no mesmo paciente, o que justifica até 80% da variação glicêmica encontrada em um paciente no dia a dia.[5] Além disso, a ressuspensão inadequada dessas insulinas antes da aplicação da injeção também contribui para acentuar essa variabilidade.

Em virtude de seu perfil farmacocinético, os modelos terapêuticos convencionais (NPH, uma ou duas vezes ao dia) não conseguem simular um padrão adequado de insulina basal, com risco de hipoglicemia no pico de ação da insulina e escapes de hiperglicemia após 10 a 14 horas. Estudos controlados demonstraram a limitação de doses altas de insulina NPH aplicada de manhã, por causa do risco de hipoglicemia antes do almoço e da hipoglicemia noturna, quando a segunda dose de NPH era aplicada no jantar. Esses estudos constituíram a base das novas estratégias para otimizar a insulina NPH como insulina basal.[6,7] O primeiro passo consistiu em atrasar a segunda dose de NPH para a hora de deitar (quanto mais tarde, melhor), de modo a minimizar a hipoglicemia noturna e melhorar a glicemia de jejum.

O segundo passo consistiu em diminuir a dose de NPH da manhã e adicionar uma terceira dose de NPH para garantir a cobertura basal de 24 horas, no horário do almoço.[8] Anos mais tarde, esse modelo pouco convencional, mas eficaz e seguro, foi questionado. O surgimento dos análogos de insulina de longa ação, que rapidamente se tornaram populares, tornou possível mimetizar a insulina basal com uma dose por dia, além de buscar corrigir as limitações da NPH, como pico significativo de ação, duração limitada e absorção errática.[9]

A glargina, o primeiro análogo da insulina humana de ação longa a ser desenvolvido, é o resultado da substituição do aminoácido glicina na posição 21 da cadeia α pela asparagina e da adição de duas moléculas de arginina na posição 30 da cadeia β. Essas alterações promoveram uma mudança no ponto isoelétrico da insulina e em seu pH para ácido, provocando uma precipitação quando ela entra em contato com o meio neutro do tecido celular subcutâneo, sendo liberada lentamente. Sua solução é clara, em meio ácido, e não pode ser misturada a outras insulinas, mas tem a vantagem de não tornar necessária a ressuspensão, o que elimina um importante fator de variabilidade. Por se tratar de uma formulação ácida, alguns pacientes relatam dor no local da aplicação. Estudos com base em células de osteossarcoma demonstraram que a insulina glargina tem afinidade pelo receptor de IGF-1 seis a oito vezes maior que a insulina humana nativa; contudo, os estudos revelam ausência de ação relevante tipo IGF-1 da glargina.

Comparada à NPH, a insulina glargina resulta em prolongada absorção e mostra discreto pico de início da ação.[10] Não há diferença na taxa de absorção da insulina nos diferentes locais de aplicação, nem sinais que ela se acumule após injeções múltiplas. A aplicação da insulina glargina pode ser realizada em qualquer horário do dia (manhã, tarde ou noite), observando-se um escape da glicemia no horário da aplicação da injeção no dia seguinte. Estudos em crianças demonstram benefício maior com a aplicação matinal da insulina. Apesar de os estudos não encontrarem diferenças significativas no controle glicêmico quando os pacientes que usavam glargina foram comparados a pacientes utilizando quatro injeções de NPH ao dia como reposição de insulina basal, foi registrada queda expressiva no risco de hipoglicemia no horário noturno.[11]

O segundo análogo de longa ação lançado foi a detemir, que, ao contrário da glargina ou da NPH, não forma precipitados ou cristais, mas hexâmeros no sítio de aplicação que precisam ser dissociados em dímeros e monômeros antes de serem absorvidos na corrente sanguínea e se ligarem à albumina, permitindo um comportamento mais previsível e estável. A ligação reversível entre a albumina e o ácido graxo acilado da insulina é resultado da acilação de um ácido graxo alifático ao aminoácido B29 (lisina) e da remoção do aminoácido B30 (treonina). Assim, após a injeção, 98% da detemir se ligam à albumina, circulam ligados a essa proteína, e somente a fração livre está disponível para interagir com receptor da insulina. A liberação gradual da fração ligada à albumina torna possível a manutenção e o prolongamento da ação da detemir. O perfil de ação da insulina detemir é caracterizado por um pico de atividade entre 6 e 8 horas após a aplicação, com duração de ação em torno de 20 horas após administração de uma dose de 0,4UI/kg/dia, se estendendo por mais horas com doses mais elevadas. Por essa razão, em alguns pacientes, é necessário dividir a dose total de detemir em duas doses a cada 12 horas.

A insulina detemir tem baixa afinidade pelo receptor de IGF-1 e é solúvel em pH neutro, por isso, seus depósitos no subcutâneo permanecem líquidos, em contraste com os depósitos cristalinos da NPH e da glargina. Consequentemente, ocupam maior área de superfície, o que, acredita-se, vai reduzir ainda mais a variabilidade de absorção. O controle glicêmico com detemir mostrou-se semelhante ao da NPH, apesar de apresentar melhor glicemia de jejum e mais previsível e menor risco de hipoglicemia.[12]

Poucos estudos randomizados e controlados compararam a farmacodinâmica e a famacocinética dos dois análogos de longa ação: glargina e detemir. Na dose terapêutica de 0,35UI/kg, ambas as insulinas basais mostraram efeitos similares nas primeiras 12 horas após a injeção, com a glargina mantendo seu efeito por 23 a 24 horas e a detemir, por 18 horas. Doses maiores aumentam a duração do efeito, enquanto doses menores produzem efeito contrário. A estimativa da atividade total da insulina foi de 30% para detemir, em comparação à glargina. Essa menor potência metabólica traduz-se como menor efeito antilipolítico e anticetogênico. Esses achados sugerem que, no caso da detemir, seria necessário aumentar a dose ou administrar duas doses ao dia para alcançar resposta equivalente quanto à glicemia, comparada a glargina. Por outro lado, a detemir parece apresentar menor variabilidade em um mesmo paciente.[13,14]

Recentemente, a NovoNordisk desenvolveu um novo análogo de insulina de ultralonga ação, atualmente em fase III de pesquisa clínica, cuja duração de ação nos adultos ultrapassou 42 horas, tempo muito maior do que o dos análogos de insulina basal disponíveis no mercado. Sua estrutura molecular sofre deleção da treonina na posição B30 e adição de diácido ligado à lisina na posição B29, permitindo que a deglutec forme multi-hexâmeros após a injeção subcutânea, prolongando sua absorção e o tempo de ação. Uma revisão sistemática mostrou não haver diferença entre deglutec, glargina e detemir quanto ao comportamento da HbA1c e à glicemia média de jejum, mas a deglutec promoveu redução significativa da hipoglicemia noturna em pacientes com DM1[15] (Tabela 76.1).

Tabela 76.1 Preparações insulínicas de duração intermediária ou longa e farmacocinética após injeção subcutânea

Insulina	Início de ação (h)	Pico de ação	Duração (h)
NPH humana	1 a 2	5 a 7	13 a 18
Glargina	½ a 1	4*	20 a 24
Detemir	½ a 1	6*	18
Deglutec	½ a 1½	4*	> 24

*Pico discreto, não significativo.

INSULINA EM *BOLUS* (REGULAR, LISPRO, ASPART E GLULISINA)

A insulina de ação curta, simples ou regular, foi a primeira a ser utilizada. Apesar de ser considerada uma insulina de refeição, com pico de ação entre 1 e 2 horas e retorno ao basal em 6 a 8 horas, também deve ser considerada como de ação também basal, já que mantém importante atividade após a absorção dos alimentos. Sua absorção retardada se deve ao fato de as moléculas de insulina, na presença de zinco, se autoagregarem e formarem hexâmeros logo após a injeção subcutânea. Somente na forma de dímeros ou monômeros a insulina pode ser absorvida rapidamente.

Do ponto de vista clínico, os pacientes, ao monitorizarem sua glicemia pós-prandial, percebem hiperglicemias significativas, geralmente interpretadas como dose insuficiente de insulina, levando ao aumento da dose, o que acarreta hipoglicemia, às vezes severa, antes da próxima refeição (geralmente após 4 a 6 horas). Por isso, nos pacientes sem gastroparesia, é importante aplicar a insulina regular 30 a 60 minutos antes da refeição, na tentativa de adequar a cinética da absorção de insulina com o pico da absorção de hidrato de carbono após a refeição. Outros fatores também afetam a absorção da insulina, como a dose (quanto maior a dose, maior o tempo de ação), o local da aplicação (mais rápida no abdome) e a temperatura do local (aquecimento local aumenta a absorção). Por outro lado, como os análogos de ação rápida já se encontram na forma de monômeros, têm velocidade de absorção mais rápida.

O primeiro análogo da insulina humana de ação rápida a ser desenvolvido foi a insulina lispro, no qual há uma troca do aminoácido prolina da posição 28 com o aminoácido lisina na posição 29 da cadeia β, modificando a estrutura espacial da cadeia de insulina, o que diminui a autoagregação das moléculas. A afinidade da insulina lispro pelo receptor do *insulin-like growth factor 1* (IGF-1) é, aproximadamente, 1,5 vez maior do que a da insulina de ação curta em alguns modelos, mas estudos de potência *in vivo* e de crescimento celular *ex vivo*, como também de tolerância em animais (mutagenicidade, toxicidade e carcinogenicidade), não têm demonstrado efeitos diferentes dos encontrados com a insulina regular humana.

Após a injeção subcutânea, a insulina lispro é absorvida mais rapidamente do que a insulina humana regular e apresenta duração da ação mais curta. Quando injetada imediatamente antes das refeições, a lispro restringe as flutuações da glicemia pós-prandial de maneira mais intensa do que a insulina regular aplicada 30 minutos antes da alimentação. Mesmo que o análogo seja injetado até 15 minutos depois de iniciada a refeição, os efeitos anti-hiperglicemiantes são equivalentes aos da regular aplicada

Tabela 76.2 Preparações insulínicas de curta duração e farmacocinética após injeção subcutânea

Insulina	Tempo (min) antes da refeição	Início de ação (h)	Pico de ação (h)	Duração (h)
Lispro	15	0,1 a 0,25	1 a 1,5	4 a 5
Aspart	15	0,1 a 0,25	1 a 2	4 a 6
Glulisine	15 a 30	Rápido	0,5 a 1,5	1 a 2,5
Regular	30	0,5 a 1	2 a 3	5 a 8

30 minutos antes da alimentação. Comparados à regular, os análogos de ação rápida mostram menor variabilidade de absorção no local da injeção e menor variação intra e interpacientes.[16] Em virtude das diferenças farmacocinéticas, se o paciente se exercitar no período pós-prandial imediato (1 a 3 horas), menor dose de análogo será necessária antes das refeições, ao passo que se exercitar no período tardio (3 a 5 horas após), não vai necessitar de nenhuma mudança ou apenas de uma pequena diminuição.

Para as crianças, os análogos de ação rápida, além de vantagens em comparação com a insulina regular (menor glicemia pós-prandial, pronunciada redução da hipoglicemia noturna), apresentam maior flexibilidade quanto ao horário de aplicação, isto é, tornam possível o uso da insulina após a refeição, evitando o risco de aplicação da insulina em uma criança que desista de finalizar a refeição. Pode ser misturada à insulina NPH, mas não aos análogos de longa ação, como glargina e detemir.

A insulina aspart foi o segundo análogo da insulina humana de ação rápida lançado no mercado. Nesse análogo, o aminoácido aspartato substitui a prolina na posição 28 da cadeia β. Essa mudança introduz uma carga negativa que diminui a autoagregação. A afinidade pelo receptor da insulina e a potência metabólica são muito similares às da insulina humana, com afinidade pelo receptor de IGF-1 e potência mitogênica reduzidas. O único estudo a comparar a farmacocinética entre lispro e aspart mostrou que a concentração de lispro aumenta mais rapidamente e o pico é mais precoce (40 *vs.* 49 minutos, p = 0,01), mas ambas atingem concentração máxima de, aproximadamente, 300pmol/L. A insulina aspart apresenta declínio em sua concentração um pouco mais lentamente, atingindo 50% do valor de pico em 154 minutos *vs.* 115 minutos (p = 0,02).[17] Outros estudos sugerem que o escape pré-refeição observado com a lispro é menos proeminente com a aspart.

O último análogo de insulina de ação rápida a ser desenvolvido foi a glulisina, que é semelhante à insulina humana, à exceção da troca da asparagina pela lisina na posição B3 e da lisina pelo ácido glutâmico na posição B29. Esse análogo mostra um perfil de segurança e farmacocinética semelhante ao da lispro e, quando comparado à insulina lispro ou aspart, a glulisina parece ter início de ação mais rápido, especialmente nos indivíduos obesos.[18] Entretanto, o resultado sobre a glicemia, de modo geral, parece similar entre as três insulinas[19] (Tabela 76.2).

A terapia atualmente insulínica preconizada para o paciente com DM1 consiste em terapêutica intensiva com múltiplas doses de insulina, com 30% a 50% da dose total correspondendo à insulina basal e o restante em *bolus*, divididos nas refeições principais, como café da manhã, almoço e jantar, simulando a produção endógena de insulina (Figura 76.1).

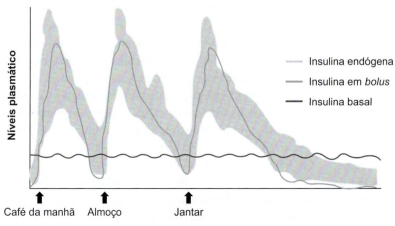

Figura 76.1 Modelo ideal de terapia insulínica basal-*bolus*.

OUTRAS INSULINAS DE AÇÃO RÁPIDA EM DESENVOLVIMENTO

Outra insulina de ação rápida, a Linjeta® (anteriormente denominada Viaject®), está em desenvolvimento com a promessa de apresentar absorção subcutânea mais rápida do que as insulinas prandiais disponíveis no mercado.[20]

A Technosphere® ou Afresa®, uma insulina inalada da MannKind em desenvolvimento, demonstrou, em um estudo com voluntários sadios, início de ação mais rápido e absorção mais completa do que a insulina humana subcutânea. Ela vem preencher a lacuna deixada pela Exubera®, retirada do mercado há alguns anos, apesar da satisfação demonstrada pelos pacientes que chegaram a utilizar esse modelo de insulina rápida.[21]

Outro modelo de insulina muito aguardado é a insulina de liberação oral ou bucal. As pesquisas mais adiantadas são com o análogo de insulina oral IN-105, da Índia (Biocon Limited, Karnataka, Índia), e o *spray* oral de insulina humana regular, que já vem sendo utilizado na Índia, na Argélia, no Líbano e no Equador, denominada Oral-Lyn® (Generex Biotechnology, Toronto, Canadá).

À exceção da bomba de infusão de insulina, os análogos de ação rápida são utilizados apenas como insulina prandial (mediante a contagem de carboidrato) ou suplementar (por meio do fator de correção). Os estudos demonstram que, apesar das vantagens no uso dos análogos de ação rápida (como seu uso imediatamente antes das refeições, sua ação mais rápida, contribuindo para a redução da hiperglicemia pós-prandial, e finalmente seus benefícios na diminuição da hipoglicemia noturna), os de curta ação exigem a utilização em esquema de múltiplas doses de insulina, que só demonstra melhora da hemoglobina glicada (HbA1c) quando há a otimização da reposição da insulina basal, seja com várias doses de NPH, com análogos de insulina de longa ação ou mediante a infusão contínua de insulina SC.

BOMBA DE INFUSÃO DE INSULINA SUBCUTÂNEA CONTÍNUA

Um dos motivos para o controle metabólico insatisfatório em pacientes com DM1 consiste na absorção errática e na ação da insulina injetada no subcutâneo, o que leva a variações imprevisíveis nos níveis glicêmicos. Além disso, no modelo basal-*bolus*, a dose de insulina basal não pode ser modulada, por exemplo, para liberar maior quantidade de insulina ao amanhecer ou para corrigir o fenômeno do entardecer, ou para sua suspensão durante um exercício intenso. Por outro lado, também não é possível um ajuste muito fino das doses em *bolus* nas refeições de acordo com o tipo de alimento, por exemplo, gorduras que atrasam a absorção e prolongam o efeito glicêmico, ou por receio de

hipoglicemia. Nesse sentido, a terapia com bomba de infusão de insulina subcutânea contínua (BIISC) pode melhorar o controle glicêmico do paciente com DM1 por reduzir a variabilidade da glicemia no mesmo dia e entre os dias, comparada às injeções de insulina. Esse efeito está relacionado com o menor depósito de insulina SC com a BIISC (em torno de 1UI) que diminuiu a variabilidade de absorção, dos 30% a 60% encontrados com as doses de análogos de insulina de longa ação ou NPH injetadas para 3% com os análogos de insulina rápida.

Com o avanço tecnológico, as bombas evoluíram muito nas últimas duas décadas: o aparelho diminuiu até caber na palma da mão e foram aprimorados os dispositivos de segurança, os programas de memória, a possibilidade de múltiplos basais, os vários tipos de *bolus* e até o controle remoto; por isso, a bomba tornou-se uma opção bastante atrativa. Atualmente, estima-se que mais de 400 mil pacientes com DM1 utilizem a BIISC no mundo.

As insulinas lispro, aspart e glulisina são armazenadas em um reservatório da bomba e infundidas através de um cateter conectado a um microcateter no subcutâneo. O paciente pode programar a bomba para fornecer mais de um basal de acordo com suas necessidades diárias. Esse basal pode ser ajustado conforme mudanças na rotina diária do paciente, como durante o exercício e a menstruação, em caso de doenças ou em outras situações. É possível fazer ajustes na dose de insulina basal com pequenos incrementos de 0,05 a 0,25UI de insulina por hora e com tantos basais quantos forem necessários (p. ex., quatro ou 24 basais ao dia).

A BIISC também possibilita a liberação de insulina sob demanda, isto é, o paciente determina a quantidade de insulina que será necessária naquele momento, seja para se alimentar (*bolus* alimentação), mediante a contagem de carboidratos, seja para corrigir a glicemia (*bolus* correção). Ainda são possíveis dois tipos adicionais de *bolus*: o estendido ou quadrado, quando o *bolus* pode ser liberado por período mais prolongado para situações como festas (refeição rica em carboidratos), e o de onda dupla (*dual wave bolus*), que combina o *bolus* normal com o quadrado em um modelo parecido com a primeira e a segunda fase de secreção fisiológica da insulina, em caso de ingestão alimentar rica em proteína e gordura.

Uma grande vantagem dos modelos mais modernos é o *bolus* inteligente, isto é, o *bolus* pode ser programado para blocos de horários (madrugada, manhã, tarde, noite) e os parâmetros da bomba podem ser deixados prontos: SI (o quanto 1UI de insulina abaixa a glicemia), razão CHO (quantos gramas de CHO para 1UI de insulina), alvos glicêmicos (limites inferior e superior da glicemia desejada) e insulina ativa (por quanto tempo a insulina ainda funciona,) após dado o *bolus*. Assim, basta inserir a gli-

Capítulo 76 Princípios Gerais da Insulinoterapia no *Diabetes Mellitus* Tipo 1

cemia e os gramas de CHO, e a bomba vai sugerir quantas unidades de insulina deverão ser aplicadas. Outra vantagem de algumas bombas modernas é o fato de possibilitarem o uso de um sensor com medida de glicemia intersticial contínua, tornando possível o acompanhamento do comportamento da glicemia nas 24 horas.

Para o início do uso da BIISC, deve ser calculada a dose de insulina a ser utilizada na bomba. Assim, soma-se a dose total de insulina utilizada pelo paciente no regime MDI. Dois terços desse total serão divididos em 50% para taxa basal nas 24 horas e 50% para utilização como *bolus* nas refeições (p. ex., em um paciente que utiliza 50UI/dia, a dose inicial para a bomba será de 34UI [dois terços do total], sendo 17UI como basal nas 24 horas [0,7UI/h] e 17UI distribuídas pelas refeições conforme CHO). A tendência é que o basal vá diminuindo até 30% a 40% do total de insulina, mantendo-se o restante para os *bolus*.

O *bolus* refeição, por sua vez, será determinado de acordo com a quantidade de CHO ingerida e da SI. Em média, 15g de CH elevam a glicemia em 40 a 45mg/dL e é necessária lUI de lispro/aspart/glulisina para cada 15g de CHO ingeridos. No entanto, essa relação pode variar de paciente para paciente e no mesmo paciente, conforme o horário do dia e segundo a sensibilidade à insulina, de maneira que pode ser, por exemplo, de lUI/10g de CHO no desjejum, lUI/15g de CHO no almoço e 1UI/20g de CHO no jantar. Pode-se partir de uma regra prática, a regra 500. Dividem-se 500 pelo total de unidades de insulina usadas por dia, de modo que um paciente que use 50UI/dia terá sua relação unidade de insulina/CHO igual a 10, isto é, deve-se aplicar lUI a cada 10g de CHO ingeridos.

Quanto ao outro componente do cálculo da dose de insulina prandial, devemos conhecer a SI, que é calculada por meio da regra 1.800. Dividem-se 1.800 pela quantidade total diária de insulina em Unidades Internacionais que o paciente utilizava no regime MDI. Por exemplo, em um paciente que usa 40UI de insulina (incluindo a basal e doses de insulina rápida), sua SI é 1.800: 40 = 45mg/dL, ou seja, uma unidade de insulina é capaz de reduzir a glicemia nesse paciente em torno de 45mg/dL. Entretanto, deve ser lembrado que a SI é variável de um indivíduo para outro e também nos diferentes períodos do dia. Uma vez que o fator de sensibilidade seja conhecido, pode-se corrigir a glicemia: glicemia atual – glicemia-alvo/FS. Por exemplo, SI (1UI reduz a glicemia em 45mg/dL), imaginando-se a glicemia atual de 300mg/dL e a glicemia-alvo de 100mg/dL, a diferença entre elas (200mg/dL) deve ser dividida pela SI, o que determina, nesse paciente, a aplicação de 4,4UI para correção da hiperglicemia. O paciente deve avaliar sua glicemia 2 horas depois para verificar se a correção ocorreu. O ajuste da dose do *bolus* é sempre realizado conforme a medição da glicemia pós-prandial.

Um dos pontos importantes que devem ser ressaltados quanto aos usuários da BIISC é que, como são utilizadas apenas insulinas de ação rápida, qualquer interrupção na infusão, por mau funcionamento da bomba, bloqueio do cateter ou deslocamento de sua posição no subcutâneo, ou diminuição da ação da insulina por exposição a condições inadequadas pode resultar em rápida deterioração do controle da glicemia e ocasionar cetoacidose diabética. Entretanto, as novas BIISC, com seus alarmes de segurança, diminuíram significativamente essa complicação. Atenção especial deve ser dada ao cuidado com o microcateter, para que sejam evitadas infecções no local de sua implantação. O microcateter do subcutâneo é trocado pelo próprio paciente a cada 2 a 3 dias. Atualmente, encontram-se disponíveis modelos sem cateter, descartáveis, nos quais o reservatório da bomba é acoplado diretamente na pele e os comandos são dados por controle remoto. No entanto, a principal barreira ao uso da BIISC é seu custo e o dos suprimentos diários. A BIISC utilizada por um indivíduo bem treinado é um método efetivo para fornecimento de suplementação mais fisiológica da insulina.[22]

São candidatos à BIISC os pacientes que apresentam hipoglicemia grave recorrente ou assintomática, com grandes instabilidades glicêmicas, especialmente os lactentes, com fenômeno do alvorecer exacerbado, gestantes, pacientes com complicações crônicas precoces e em evolução do DM1, com controle glicêmico inadequado no pós-transplante, que apresentam falência dos esquemas de múltiplas doses de insulina em atingir os objetivos propostos, assim como pacientes motivados que desejam melhorar seu controle glicêmico e ter mais flexibilidade no estilo de vida. Para isso é necessário que o paciente esteja motivado e esteja apto a resolver problemas, tenha conhecimento da contagem de carboidratos e faça a automonitorização da glicemia pelo menos quatro vezes ao dia.

De modo geral, as várias meta-análises disponíveis sobre BIISC apontam para queda da HbA1c de 0,3% a 0,6%, comparada à terapia com doses múltiplas, sendo essa redução das glicemias acompanhada por redução em torno de 10% a 20% nas doses de insulina. Vale ressaltar que os pacientes que mais se beneficiaram da mudança de MDI para BIISC foram aqueles com maior HbA1c.[23]

Finalmente, as insulinas pré-misturadas foram desenvolvidas na década de 1980 para pacientes com DM1, no intuito de facilitar a vida do paciente que utilizava o modelo tradicional de NPH+ regular duas vezes ao dia. No entanto, mostraram-se inadequadas por não permitirem um ajuste fácil entre as necessidades nas refeições e o basal. Atualmente, as misturas como NPH e regular 70/30 (Humulin 70/30®) e análogos rápidos como a Humalog Mix 25® (75% de NPL [neutral protamine lispro] e 25%

de insulina lispro), 50® (50% de NPL e 50% de insulina lispro) e a Novomix 30® (70% PIA [*protaminated insulin aspart*] e 30% aspart) são reservados, principalmente, para os pacientes com DM2, como alternativa à insulina basal noturna e ultrarrápida nas refeições.

Podemos concluir que a terapia insulínica moderna no DM1 exige a busca da insulinização plena por meio da terapia insulínica intensiva, seja com o modelo basal-*bolus*, seja com a BIISC. O objetivo é repor a insulina da maneira mais fisiológica, procurando aproximar a HbA1c do normal com o menor risco possível de hipoglicemia.

Referências

1. Waldhäusl WK. The physiological basis of insulin treatment: clinical aspects. Diabetologia 1986; 29:837-49.

2. Waldhäusl WK, Bratusch-Marrain PR, Francesconi M, Nowotny P, Kiss A. Insulin production rate in normal man as estimation for calibration of continuous intravenous insulin infusion in insulin dependent diabetic patients. Diabetes Care 1982; 5:18-24.

3. Hoerger TJ, Segel JE et al. Is glycemic control improving in US adults? Diabetes Care 2008; 31:81-6.

4. Peyrot M, Barnett AH, Meneghini, Schumm-Drager PM. Insulin adherence behaviors and barriers in the multinational global attitudes of patients and physicians in insulin therapy study. Diabetic Med 2012; 29:682-9.

5. Chen JW, Christiansen, Torsten L. Limitations to subcutaneous insulin administration in type 1 diabetes. Diabetes, Obesity and Metabolism 2003; 5:223-33.

6. Del Sindaco, Ciofetta M, Lalli C et al. Use of the short-acting insulin analogue lispro in intensive treatment of IDDM: importance of appropriate replacement of basal insulin and time-interval injection-meal. Diabet Med 1998; 15:593-600.

7. Fanelli GC, Pampanelli S, Porcellati F, Rossetti P, Brunetti P, Bolli GB. Administration of neutral protamine Hagedorn insulin at bedtime versus dinner in type 1 diabetes mellitus to avoid nocturnal hypoglycemia and improve control: a randomized, controlled trial. Ann Intern Med 2002; 136:540-14.

8. Gabbay MAL, Mori D, Giuffrida F, Dib AS. Comparação de insulina regular pré-jantar com insulina NPH pré-almoço na otimização do tratamento de adolescentes com diabetes mellitus tipo 1. Arq Brasil Endocrinol e Metab 48:828-34.

9. Bolli GB, Owens DR. Insulin glargine. Lancet 2000; 356:443-5.

10. Lepore M, Pampanelli S, Fanelli C et al. Pharmacokinetics and pharmacodynamics of subcutaneous injection of long-acting human insulin analog glargine, NPH insulin and ultralente human insulin and continuous subcutaneous infusion of insulin lispro. Diabetes 2000; 49:2142-8.

11. Ratner RE, Hirsch IB, Neifing JL et al. Less hypoglycemia with insulin glargine in intensive insulin therapy for type 1 diabetes. Study Group of Insulin Glargine in Type 1 Diabetes. Diabetes Care 2000; 23:639-43.

12. Vague P, Selam JL, Skeie S et al. Insulin detemir is associated with more predictale glycemic control and reduced risk of hypoglycemia than NPH insulin in patients with type 1 diabetes on a basal-bolus regimen with premeal inslin aspart. Diabetes Care 2003; 26:590-630.

13. Porcellati F, Rossetti P, Busciantella S et al. Comparison of pharmacokinetics and dynamics of the long-acting insulin analogs glargine and detemir at steady state in type in type 1 diabetes mellitus: a double-blind, randomized, cross-over study. Diabetes Care 2007; 30:2447-52.

14. Porcellati F, Bolli GB, Fanelli CG. Phamacokinetics and pharmacodynamics of basal insulins. Diabetes Technol Ther 2011; 13(suppl1):S15-24.

15. Insulin deglutec as an ultralong-acting basal insulin once a day: a systematic review. Diab Metab Synd Obes 2012; 5:191-204.

16. Anderson JH, Brunelle RL, Koivisto VA et al. Reduction of postprandial hyperglycemia and frequency of hypoglycemia in IDDM patients on insulin-analog treatment. Multicenter Insulin Lispro Study Group. Diabetes 1997; 46:265-70.

17. Lindholm A, Jacobsen LV. Clinical pharmacokinetics and pharmacodynamics of insulin aspart. Clinical Pharmacokinetics 2001; 40:641-59.

18. Bode WD. Comparison of pharmacokinetic properties, physicochemical stability, and pump compatibility of 3 rapid-acting insulin analogues-aspart, lispro, and glulisine. Endocr Pract 2011; 17:271-80.

19. Horvath K, Bock G, Regittnig W et al. Insulin glulisine, insulin lispro and regular human insulin show comparable end – organ metabolic effects: an exploratory study. Diabetes Obes Metabol 2008; 10:484-91.

20. Hompesch M, McManus L, Pohl R et al. Intra-individual variability of the metabolic effect of a novel rapid-acting insulin (Viaject) in comparison to regular human insulin. J Diabetes Sci Technol 2008; 2:568-71.

21. Rave K, Potocka E, Boss AH et al, Chen R. Pharmacokinetics and linear exposure of AFRESA compared with subcutaneous injection of regular human insulin. Diabetes Obes Metab 2009; 11:715-20.

22. Pickup J. Insulin-pump therapy for type 1 diabetes mellitus. N Engl J Med 2012; 366:1616-24.

23. Misso ML, Egberts KJ, Page M, O'Connor D, Shaw J. Continuous subcutaneous insulin infusion (CSII) versus multiple insulin injections for type 1 diabetes mellitus. Cochrane Database Syst Rev 2010; 1:CD005103.

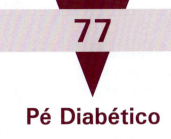

Pé Diabético

Elba Bandeira • Manoel Aderson Soares Filho

A doença do pé diabético está entre as complicações mais sérias e de maior custo do *diabetes mellitus* (DM), com elevada morbimortalidade, e cujas complicações podem ser minimizadas se estratégias de prevenção, educação, tratamento multidisciplinar de úlceras nos pés e monitorização cuidadosa forem instituídos. O objetivo deste capítulo consiste em revisar, de maneira prática, os conhecimentos disponíveis para facilitar a aplicação de medidas de diagnóstico e tratamento que possibilitem contribuir para redução do impacto da doença do pé diabético em nosso meio.

INTRODUÇÃO

O DM é considerado uma epidemia mundial por sua crescente incidência. Associa-se a complicações agudas e crônicas e elevada morbimortalidade. A International Diabetes Federation (IDF), na 5ª edição, atualizada para 2012, do *Atlas de Diabetes*, estimou que os 10 países com maior número de diabéticos por milhão, combinados, representam cerca de 75% do total de prevalência de diabetes no mundo. Por ordem decrescente de população diabética, estão: China (92,3), Índia (63), EUA (24,1), Brasil (13,4), Federação Russa (12,7), México (10,6), Indonésia (7,6), Egito (7,5), Japão (7,1) e Paquistão (6,6). Estima-se uma prevalência mundial de 8,3% (371 milhões de diabéticos), e cerca de 50% dos casos permanecem sem diagnóstico. Em 2012, 4,8 milhões de pessoas morreram e 471 bilhões de dólares foram gastos devido ao DM.[1]

A úlcera neuropática foi associada ao DM em 1885, por Frenchman M. Laffonm, mas publicação importante sobre o manejo da doença do pé diabético só surgiu em 1920, no livro *Diabetic Surgery*, de McKittrick & Root. Nos anos 1980 houve a substituição de termos como gangrena por outros mais neutros, o que parece ter siso associado à mudança dos diabetologistas para a possibilidade de novas terapêuticas.[2] A doença do pé diabético está entre as complicações mais sérias e de maior custo do DM. Amputação do membro inferior ou de parte dele, usualmente, é precedida por uma úlcera.[3] A cada ano, mais de um milhão de pessoas perdem uma perna devido ao DM.[4] A taxa de amputação não traumática de membro inferior é cerca de oito vezes maior em diabéticos, e é ainda maior nos pacientes com mais de 75 anos de idade, em homens e em afro-americanos.[5] Essa taxa poderá ser reduzida em 49% a 85% se forem instituídas estratégias de prevenção, educação, tratamento multidisciplinar de úlceras nos pés e monitorização cuidadosa.[3]

O interesse e o conhecimento sobre a doença do pé diabético têm aumentado com as evidências clínicas e o desenvolvimento de consensos internacionais e diretrizes que definem estratégias para diagnóstico e tratamento apropriado.[3,6,7] Existem diferenças na disponibilidade de serviços que tratam o pé diabético e na forma de assistência, mesmo em serviços que adotam protocolos estritos e seguem diretrizes.[6] O estudo Eurodiale, realizado em 14 centros europeus, incluindo 1.232 indivíduos com uma nova úlcera, mostrou que 27% foram tratados por mais de 3 meses antes de serem encaminhados para clínicas especializadas. No início do estudo, 77% dos pacientes não adotavam, ou adotavam de modo inadequado, medidas para retirada de carga sobre o membro. Tala gessada foi realizada em 35% e exames de imagem vascular em 56% dos pacientes com isquemia grave.[8]

Além da neuropatia (ausência de dor) e da retinopatia (que dificulta a visualização das lesões), a falta de conhecimento, fatores culturais e religiosos e o medo da amputação retardam a busca por assistência. A maneira como o sistema de saúde promove programas e financiamentos diferencia o modo de assistência e determina a disponibilidade de especialistas, equipes multidisciplinares e a presença de protocolos.[6]

Em 1996, o International Working Group on the Diabetic Foot (IWGDF) foi fundado para estabelecer diretrizes, baseadas em evidências clínicas, para reduzir o impacto da doença do pé diabético.[9] Em 2011 ocorreu o 6º Simpósio Internacional do Pé Diabético, com mais de 1.000 participantes de 80 países, o que demonstra o aumento do interesse e de pesquisas sobre o pé diabético.[10] Estima-se que no Brasil ocorram 500 mil úlceras e resultem em 80 mil amputações e 22 mil mortes por ano. O IWGDF realizou em 2012 o curso Treinando os Treinadores (*Train the Foot Trainers* [TtFT]) para implementar o Programa Passo a Passo (*Step by Step* [SbS]) nas Américas do Sul e Central. Inspira-se no Projeto Salvando o Pé Diabético, implantado em Brasília, que conseguiu reduzir em 77% as amputações entre 2000 e 2004 e se disseminou para vários estados brasileiros após o treinamento realizado no Distrito Federal, entre 1999 e 2002. No entanto, o projeto foi interrompido.[11,12] O objetivo do curso é resgatar o projeto brasileiro e implementar uma política de prevenção de úlceras e amputações no Brasil, com o apoio das secretarias de saúde, do Ministério da Saúde, da Fundação de Apoio à Pesquisa do IWGDF e da Sociedade Brasileira de Diabetes. Entretanto, se as diretrizes não forem colocadas em prática, os custos e a morbimortalidade com complicações do pé diabético continuarão a crescer.[11,12]

FISIOPATOLOGIA

As lesões do pé diabético, em geral, resultam da associação de dois ou mais fatores de risco. A neuropatia tem grande importância: cerca de 50% dos diabéticos tipo 2 têm neuropatia e um pé de risco leva a um pé insensível, às vezes deformado, e com um padrão de deambulação anormal (Figura 77.1). Essas alterações e a redução na mobilidade articular podem resultar em espessamento da pele e aumento de pressão com hemorragias subcutâneas e formação de úlcera (Figura 77.2). A continuidade de deambulação dificulta a cicatrização (Figura 77.2). Traumas mínimos, como sapato inadequado, andar de pés descalços ou lesões agudas, causam a ulceração. Doença vascular periférica associada a pequenas lesões pode levar à formação de ulceração dolorosa isquêmica e à úlcera neuroisquêmica, se associada à neuropatia, que pode ser indolor mesmo com isquemia severa.[3] O pé é considerado de risco se uma ou mais das seguintes alterações estão presentes: deformidade ou proeminência óssea, lesão na pele, neuropatia, pressão anormal, perda de mobilidade articular, ausência de pulso tibial anterior (TA) e/ou pos-

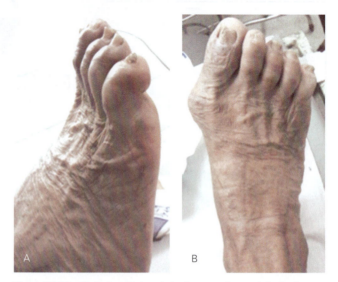

Figura 77.1A e B. Deformidades: dedos "em garra", proeminências ósseas.

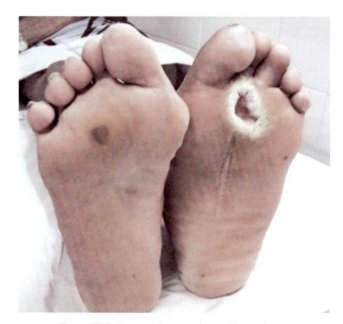

Figura 77.2 Hemorragia subcutânea e úlcera plantar.

terior (TP), descoloração a elevação, úlceras prévias, amputação e calçado inadequado.[3]

O mecanismo para o desenvolvimento de neuropatia é complexo. A angiopatia e alterações metabólicas induzidas pela hiperglicemia ativam a via dos polióis, acumula sorbitol nos axônios, aumenta o influxo de água intracelular e ocasiona edema, lesão das células de Schwann e lesão vascular. A disfunção das células endoteliais reduz a sinalização proangiogênica e a produção de óxido nítrico, e assim, diminui o suprimento sanguíneo para o nervo.[13] Entretanto, o EURODIAB IDDM Complications Study evidenciou que pacientes com bom controle glicêmico também desenvolveram neuropatia periférica.[14] Idade, hiperglicemia e duração de DM são os principais fatores associados à neuropatia, porém outros fatores, como hipertensão, hiperlipidemia, obesidade e tabagismo, podem estar relacionados.[15]

A neuropatia diabética é considerada mista, devido ao envolvimento de fibras grossas e finas, e se desenvolve de modo gradual e simétrico.[16,17] O pé neuropático é quente e com veias distendidas, mesmo com a elevação do membro. A microcirculação cutânea tem um sistema termorregulador formado por *shunts* arteriovenosos, e a perda do tônus simpático aumenta o fluxo sanguíneo e, consequentemente, a temperatura e a filtração do fluido com extravasamento capilar e edema, mas esse aumento de fluxo parece não estar presente em diabéticos tipo 2. A disfunção neuropática da microcirculação não parece ter impacto sobre os tecidos, pois muitos pacientes com neuropatia nunca apresentam ulceração. A resposta neurogênica reduzida não interfere na cicatrização de úlcera, mas pode estar relacionada com a maior suscetibilidade a estresse biomecânico e a outros estímulos nocivos.[18] A inflamação neurogênica reduzida pode aumentar a suscetibilidade a infecções em úlceras. Metade dos pacientes com infecção severa no pé apresenta pouca ou nenhuma reação inflamatória local ou sistêmica, como febre, hiperemia, leucocitose e elevação da proteína C reativa, o que pode estar associado à desnervação e à reduzida inflamação neurogênica.[19]

A doença vascular periférica (DVP), em geral, não é fator de risco isolado para formação de úlceras diabéticas. A aterosclerose e a esclerose medial são as lesões mais comuns da DVP, os grandes vasos podem ser atingidos, e a formação de colaterais pode ser reduzida.[20,21] A esclerose medial (esclerose de Mönckeberg) se caracteriza pela calcificação da túnica média, sem redução do lúmen, é frequentemente associada à neuropatia e leva à rigidez arterial, o que dificulta a avaliação da pressão arterial (Figura 77.3).

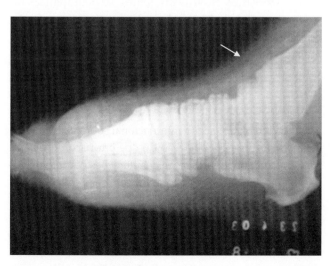

Figura 77.3 Calcificação arterial.

AVALIAÇÃO

A avaliação do pé diabético deve ser anual ou, em caso de pé de risco, a cada 1 a 6 meses,[22] a cada 3 a 6 meses, em caso de neuropatia, ausência de pulsos, cirurgia vascular prévia, dificuldade visual ou desabilidade física, ou a cada 1 a 3 meses, em caso de neuropatia, ausência de pulsos, deformidade ou calosidade com fator de risco e úlcera prévia. Deve ser iniciada com a história sobre antecedentes de ulcerações e/ou amputações, hábitos como andar de pés descalços, nível de conhecimento sobre cuidados com o pé, acesso a serviços de assistência e se a pessoa vive sozinha. Devem-se identificar sinais e sintomas de neuropatia (dor em pontadas, queimação e alodinia, entre outros, especialmente à noite), de vasculopatia (claudicação, dor em repouso, alteração de pulsos pediosos etc.), alterações de pele (coloração, temperatura, presença de edema etc.), ósseas e de articulações (deformidades como dedos em martelo ou em garra, proeminências ósseas) e avaliar calçados e meias (dentro e fora).[3]

Parestesia, formigamento, pontadas, dor lancinante e em aperto nos pés sugerem comprometimento de fibras grossas mielínicas Aβ e queimação, sensação de frio, enquanto sintomas autonômicos sugerem danos às fibras finamente mielinizadas Aγ e fibras C amielínicas (neuropatia das fibras finas). Os sinais também são classificados como de fibras finas (redução da sensibilidade térmica e dolorosa) e de fibras grossas (vibratória e de senso articular)[16,23] (Tabela 77.1).

A identificação de polineuropatia diabética pode ser realizada mediante avaliação da percepção da pressão com o monofilamento de Semmes-Weisntein aplicado na região plantar (o risco de ulceração pode ser identificado com o 5,07 de 10g) aplicado na região plantar, ou por outro teste, como avaliação da sensibilidade vibratória com o diapasão de 128Hz no hálux, da sensibilidade discriminativa dolorosa superficial com um palito ou pino no dorso do pé sem penetrar a pele, da tátil usando algodão também no dorso do pé, e da sensibilidade profunda, os reflexos no tendão de Aquiles[3] (Figura 77.4). O bioestesiômetro quantifica a sensibilidade vibratória em escala linear, sendo a intensidade medida em volts, sob uma frequência vibratória de 100MH. Limiar > 25v está relacionado com maiores inci-

Tabela 77.1 Fibras nervosas avaliadas de acordo com sensibilidade

Fibras C amielínicas	Sensibilidade dolorosa e térmica
Fibras finas	Sensação tátil
Fibras A-β	Sensibilidade vibratória (diapasão e bioestesiômetro)
Fibras A-β e A-γ	Sensibilidade protetora plantar (monofilamento 10g)

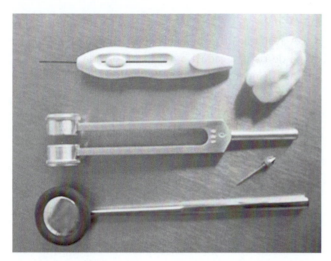

Figura 77.4 Material utilizado para avaliação de rotina da neuropatia.

dência e recorrência de ulceração, com um risco sete vezes maior do que naqueles com limiar < 15v.[24,25]

Em grande parte dos casos, as úlceras nos pés estão relacionadas com uma etiologia biomecânica por aumento da pressão plantar, ou na região dorsal do pé em locais de pressão, em geral devido a calçados.[26,27] A biomecânica é avaliada com técnicas de identificação de pontos de pressão plantar, como pedobarógrafo, plantígrafo e molde (espuma), e exame do pé em busca de calosidades. A mobilidade articular pode ser avaliada por meio da medição da angulação da articulação com goniômetro.

Métodos para avaliação da neuropatia, como eletroneuromiografia (ENMG) e biópsia de nervo e cutânea para quantificação morfométrica de fibras nervosas intraepidérmicas (diagnostica lesão de fibras finas, as primeiras a sofrer alteração), podem ser utilizados e solicitados para esclarecimento diagnóstico e/ou estudos clínicos.[23]

Todos os pacientes com úlceras nos pés devem ser avaliados para vasculopatia. Ao exame, é obrigatória a palpação dos pulsos TA e TP, que podem sofrer interferência da temperatura ambiente e da perícia do examinador (podendo ser difícil mesmo em mãos experientes). A ausência de pulso à palpação não indica a severidade da alteração de perfusão. Um exame mais objetivo deve ser realizado, incluindo a avaliação com Doppler das artérias TP e TA e o índice tornozelo-braço (ITB – índice de Winsor). As artérias em diabéticos podem estar calcificadas e um ITB > 1,3 pode indicar não compressibilidade das artérias, estando presente em 1/3 dos pacientes com úlceras e mascarando a presença de doença arterial periférica (DAP) oclusiva. Lesão calcificada menos severa pode ter um ITB = 0,9 a 1,3, apesar de DAP significativa, e ITB < 0,9 é altamente sugestiva de DAP.[18] A medida da pressão no primeiro pododáctilo é mais confiável pois, em geral, não é afetada pela vasculopatia. Pressão no hálux < 55mmHg ou índice hálux/braquial < 0,7 sugere fortemente DAP se aferida em ambiente climatizado e não frio.[21] Pressão no tornozelo < 70 a 80mmHg e ITB < 0,6 indicam isquemia e baixa probabilidade de cicatrização da úlcera. A pressão transcutânea de oxigênio (TcPO$_2$) pode fornecer informações adicionais. Pressão no tornozelo > 55mmHg e TcPO$_2$ > 50mmHg geralmente são indicativas de cicatrização, e considera-se que a circulação está severamente afetada em caso < 30mmHg em ambas.

A ultrassonografia com Doppler colorido fornece detalhes anatômicos e avaliação fisiológica do fluxo. A sensibilidade para detecção de lesões significativas (≥ 50%) varia de 68% na artéria poplítea a 89% na ilíaca. Entretanto, alterações difusas multissegmentares, calcificações e edema podem dificultar a avaliação.[18] Trata-se de exame não invasivo e de baixo custo, mas exige equipamento sofisticado e um especialista, não sendo apropriado para rastreamento, mas indicado como exame "intermediário" quando exames de rastreio como ITB e TcPO$_2$ sugerem presença de DAP e exames invasivos e de maior custo não são indicados.

Outros exames que podem ser utilizados para avaliação vascular são a angiotomografia computadorizada e a angiorressonância magnética enriquecida com contraste, mas o padrão-ouro é a angiografia de subtração digital intra-arterial (DSA), em virtude de sua alta resolução espacial e da possibilidade de realização de procedimento endovascular no momento do exame.[18,28]

ÚLCERAS DO PÉ DIABÉTICO
(FIGURAS 77.5A E B E 77.6A E B)

A causa mais frequente de ulceração é o uso de calçado inadequado.[3] Neuropatia está presente em quase 90% dos pacientes com doença do pé diabético,[29] e cerca de 50% dos que têm úlceras apresentam aterosclerose dos membros inferiores ou DAP. As úlceras podem apresentar características clínicas diferentes, se neuropáticas ou isquêmicas (Tabela 77.2) e de ambos os tipos, se neuroisquêmicas (Figura 77.5A e B). As úlceras não plantares são mais frequentes, e as úlceras no antepé, apesar de mais estudadas, correspondem de 20% a 25% dos casos.[30]

Classificação das Úlceras

Em 2001, o Consenso Internacional sobre Pé Diabético estabeleceu uma classificação do "pé em risco de ulceração" baseada na identificação de alterações neurológicas e vasculares. Essa classificação divide os casos em pé neuropático, isquêmico e neuroisquêmico e os estagia em risco 0, se neuropatia ausente, risco 1, neuropatia presente, risco 2, associação de vasculopatia e neuropatia e a presença ou não de deformidades, e risco 3, em caso de história previa de úlcera e/ou amputação, com a intenção de indicar o in-

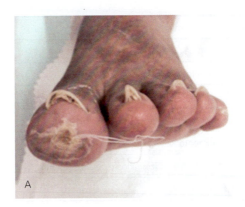
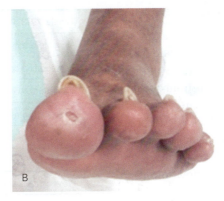

Figura 77.5A e B. Úlcera neuropática.

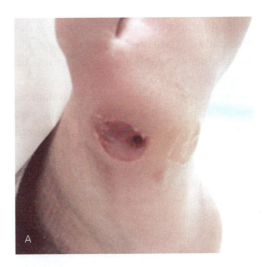
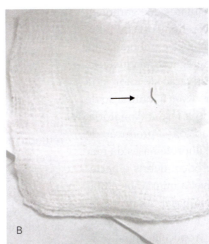

Figura 77.6A e B. Úlcera formada por penetração de corpo estranho em pé neuropático.

Tabela 77.2 Características das úlceras do pé diabético

Úlcera neuropática
Indolor, comumente em região plantar, antepé e proeminências de metatarsos, presença de calosidades, pele seca, rachaduras, fissuras, veias dorsais dilatadas (*shunts*), hiperemia, pulsos presentes e amplos, deformidades, pé quente, alteração de sensibilidades e de reflexos profundos
Úlcera isquêmica
Dolorosa ou indolor, frequentemente em dedos ou partes laterais – mediais dos pés, pele cianótica, unhas atrofiadas e micóticas, margens irregulares, necrose seca, calos ausentes ou infrequentes, palidez à elevação, pulsos diminuídos ou ausentes, sensibilidade preservada, veias colabadas

tervalo entre as reavaliações: anual, semestral, bimestral ou trimestral e bimestral, respectivamente.[31]

A classificação de úlceras em diabéticos deve ser fácil de ser usada, reprodutível e acurada, no sentido de informar sobre o estado da lesão. Diversas classificações foram propostas, mas nenhuma delas foi aceita de modo universal. A de Meggitt-Wagner classifica a úlcera de acordo com a profundidade e a extensão da gangrena.[32,33] A Universidade do Texas, além da profundidade, avalia a presença de infecção e DAP com base em critérios clínicos e laboratoriais e utiliza um sistema de graus e estágios para categorizar a gravidade da lesão. O grau está relacionado com a profundidade da lesão e varia de 0 a III, e cada um dos quais pode ser estadiado, de acordo com a presença de isquemia e/ou infecção, em estágios de A a D.[33] Em 1999, MacFarlane & Jeffcoate publicaram a classificação S(AD) SAD (sigla derivada das iniciais em inglês *size [area, depth], sepsis, arteriopathy, and denervation*), que inclui tamanho (área e profundidade), sepses, arteriopatia e desnervação. Os cinco pontos-chave dessa classificação são graduados de 0 a 3 em uma parte contínua e descontínua do sistema de gradação.[34,35] De modo similar, o IWGDF propôs a classificação PEDIS (sigla derivada das iniciais em inglês *perfusion, extent/size, depth/tissue loss, infection, sensation*), que classifica a ferida em graus com base em cinco características: perfusão (suprimento arterial), extensão (área), profundidade, infecção e sensibilidade.[36] Em 2004, a Sociedade Americana de Doenças Infecciosas publicou uma diretriz que classifica a lesão infectada do pé diabético em leve, moderada e grave, variando de comprometimento leve, que é restrito a pele e tecido subcutâneo e progredindo até a mais intensa (grave), atingindo tecido profundo com sinais sistêmicos de infecção ou instabilidade metabólica, e relaciona cada estágio com o tratamento.[36]

Características Clínicas de Cicatrização

A presença de comorbidades como doença cardiovascular, doença renal em estágio final, severidade da DAP, extensão do envolvimento tecidual e edema interferem com a resolução da úlcera.[30] Estudos mostram que fatores psicológicos e a qualidade de vida também são importantes para o desenvolvimento e a resolução de úlceras.[30,37] A doença do pé diabético deve ser considerada uma condição para toda a vida, pois pacientes com úlcera prévia apresentam alto risco de desenvolver nova úlcera (32% em 1 ano e 45% em 2 anos).[30]

A cicatrização da úlcera depende de complexa rede de vias bioquímicas e interações celulares que garantem a progressão de estágios cicatriciais: homeostase, inflamação, proliferação/deposição de matriz e remodelação. Na fase da homeostase, ocorrem agregação plaquetária, formação de coágulo de fibrina e ativação de fatores da coagulação intrínsecos e extrínsecos. Com a infiltração de neutrófilos e macrófagos, tem início a fase inflamatória, que prepara o leito para cicatrização com a produção de enzimas proteolíticas, como as metaloproteinases da matriz, as quais removem tecido necrótico, debris e bactérias contaminantes e tornam possível a migração celular e a reconstrução de nova membrana basal. As proteinases são necessárias para ativação de fatores de crescimento e conversão de procolágeno em tropocolágeno que se incorpora em fibras de colágeno. Em fase tardia, os macrófagos produzem fatores de crescimento, como fator de crescimento endotelial vascular (VEGF) e fator de crescimento derivado de plaquetas (PDGF), para acelerar a cicatrização. Na fase proliferativa, o defeito do tecido é gradualmente substituído por tecido de granulação e materiais da matriz, como fibronectina, ácido hialurônico e colágeno. A reorganização e remodelação do tecido continuam mesmo depois de ocorrida a reepitelização.[13,38]

O exato mecanismo para a difícil cicatrização no diabético é controverso. Há demora na fase inflamatória e retardo na formação de tecido de granulação nas úlceras crônicas. Evidências sugerem uma ligação causal entre hiperglicemia e estresse oxidativo e dano celular e várias complicações do diabetes. Os defeitos potenciais que podem limitar a cicatrização são: disfunção celular, altos níveis de metaloproteinases, danos por espécimes de oxigênio reativos, imunodeficiência relativa, infecção e redução de neuropeptídeos associada à neuropatia.[13,38]

Tratamento

O tratamento deve ser centrado no paciente e levar em consideração suas necessidades e preferências. Um ferimento aberto ocasiona baixa qualidade de vida e risco sempre presente de infecção, podendo demorar meses

Tabela 77.3 Princípios do tratamento

Alívio de pressão e proteção da úlcera
Restauração da perfusão cutânea
Tratamento de infecção
Controle metabólico e de comorbidades
Cuidados locais com o ferimento
Educação do paciente e de familiares (cuidados e sinais de piora)
Prevenir causas e evitar recorrência

para o fechamento ou nunca fechar; assim, deve ser determinada a prioridade do paciente. O cuidado adequado com a ferida não compensa a continuidade de trauma no leito da lesão, isquemia ou infecção.[3,39,40]

Alguns princípios são recomendados para o tratamento das lesões no pé diabético (Tabela 77.3). Inicialmente, deve-se tentar alívio de pressão e proteção da úlcera com retirada mecânica da carga (talas gessadas de contato total, sapatos temporários, moldes individuais, evitar deambulação e ficar em pé, além do uso de muletas); manter boa perfusão cutânea e considerar revascularização se ITB < 0,6, pressão no hálux < 50mmHg, ou pressão transcutânea de oxigênio ($TcPO_2$) < 30 (os benefícios do tratamento farmacológico não estão estabelecidos); enfatizar redução de riscos cardiovasculares (tabagismo, hipertensão, dislipidemia e uso de ácido acetilsalicílico); tratar infecções; manter controle metabólico e de comorbidades, tratar edema e malnutrição; cuidados locais com o ferimento, que consistem em inspeção e desbridamento frequentes, controle de exsudato, manter o ambiente úmido, considerar terapia com pressão negativa no pós-operatório; orientar o paciente e seus familiares sobre os cuidados e a identificação de sinais de piora; identificar a causa e orientar proteção local e incluir o paciente em programa de cuidados com o pé, para prevenir recorrência. Serviços multidisciplinares estão relacionados com redução, rápida e sustentada, de 70% a 80% no risco de amputações maiores.[39]

A utilização de produtos biologicamente ativos (fatores de crescimento, colágeno, tecidos de bioengenharia) em úlceras neuropáticas, oxigenoterapia hiperbárica, curativos contendo prata ou outros agentes antimicrobianos não está estabelecida para o manejo de rotina. Banhos de imersão são contraindicados por macerar a pele.[3,39,40]

INFECÇÃO

Infecção do pé é complicação comum e, muitas vezes, grave e de alto custo. Cerca de dois terços das amputações são decorrentes de úlceras infectadas.[41,42] Consiste na invasão e multiplicação de microrganismos no tecido, oca-

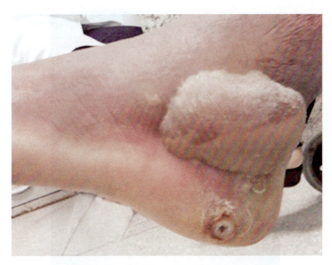

Figura 77.7 Úlcera complicada por infecção.

sionando resposta inflamatória e, usualmente, destruição tecidual. Em geral, ocorre em local de trauma ou úlcera (Figura 77.7). Ferida profunda, de longa duração ou recorrente, alteração imunológica, doença renal crônica e DAP predispõem a infecção. Fatores ligados ao paciente (problemas imunológicos, neuropatia e arteriopatia) e características dos patógenos aumentam a suscetibilidade a infecções, a gravidade e a dificuldade em tratá-las.[40,41]

O European Study Group on Diabetes and the Lower Extremity (Eurodiale) identificou que, no momento do exame, 58% das úlceras estavam infectadas e, entre os pacientes admitidos no hospital, 82% apresentavam evidências de infecção, a qual foi mais frequente nos pacientes com DAP (63% *vs.* 53%, $p < 0,05$). A presença de infecção dificulta a resolução da úlcera e aumenta as complicações, aumentando o risco de perda do membro.[42,43]

A hiperglicemia reduz a resposta inflamatória, que também pode estar menos evidente quando há isquemia ou neuropatia. Ocorre diminuição na função dos leucócitos polimorfonucleares (PMN), especialmente a fagocitose, e também na atividade bactericida, que parece ser decorrente de defeitos nos mecanismos oxidativos. A atividade excessiva da via do poliol no estado hiperglicêmico pode estar relacionada com a depleção do nicotinamida-adenina-dinucleotídio-fosfato (NADPH), e tem sido sugerido que essa depleção seria reponsável pelos defeitos dos PMN nos diabéticos. Além disso, a diminuição da atividade da mieloperoxidase e da superóxido dismutase dos PMN em diabéticos poderia diminuir a halogenação de proteínas bacterianas e contribuir para a ação bactericida deficiente.[41]

Diagnóstico Clínico

Todos os ferimentos devem ser examinados, palpados e sondados, tanto na avaliação inicial como no acompanhamento.[42] O diagnóstico de infecção deve ser feito clinicamente, baseado na presença de dois ou mais achados locais de inflamação: eritema ou rubor, calor, dor, edema e secreção purulenta. Outros sinais que sugerem infecção são: presença de necrose, tecido de granulação friável e descolorido, secreção não purulenta, odor fétido e dificuldade de cicatrização. Esses achados secundários podem ser úteis quando os sinais inflamatórios locais e sistêmicos estão diminuídos. Linfangite, linfadenite regional, crepitações e bolhas na pele também são sinais de infecção. O aspecto da secreção purulenta pode sugerir microrganismos (p. ex., quando denso e esbranquiçado, sugere gram-positivo; como água suja e malcheirosa, infecções mistas).

Usando um sistema de classificação, no qual se avaliam o tamanho e a profundidade da lesão e a presença ou ausência de gangrena, neuropatia ou insuficiência arterial, o clínico pode decidir quando hospitalizar, usar antibióticos orais ou parenterais, começar terapia antibiótica empírica de largo espectro e chamar um cirurgião. A Sociedade Americana de Doenças Infecciosas (IDSA na sigla em inglês) propôs essa classificação, na qual devem ser determinadas inicialmente as feridas clinicamente infectadas. A lesão é considerada infectada quando apresenta dois ou mais dos itens a seguir: edema, eritema > 0,5cm ao redor da úlcera, dor ou incômodo local, hipertermia local e secreção purulenta. Devem ser excluídos trauma, gota, Charcot, fratura, trombose e estase venosa. É importante definir se há infecção, pois uma ferida não infectada não exige a realização de cultura nem antibioticoterapia.[44,45]

A IDSA classifica a lesão do pé diabético em não infectada e infectada leve, moderada e severa. Utilizando essa classificação, o IWGDF divide os casos em graus de 1 a 4, de acordo com a gravidade. O grau 1 (lesão não infectada) não apresenta sintomas ou sinais de infecção locais ou sistêmicas; no grau 2 (infecção leve) há infecção que envolve pele ou tecido subcutâneo apenas ou qualquer eritema < 2cm ao redor da ferida, progredindo até o grau 4 (infecção grave), em que há qualquer infecção no pé diabético com sinais e sintomas de resposta inflamatória sistêmica.[44,45]

Nas infecções leves, a celulite tem extensão < 2cm da borda da ferida e não ultrapassa a derme, não há sinais ou sintomas sistêmicos, e a contagem de leucócitos é normal ou próximo da normalidade. As infecções moderadas apresentam celulite > 2cm da borda da ferida ou evidência de propagação significativa, ou penetração de infecção em tecidos mais profundos (fáscia, tendão, músculo ou osso). Linfadenopatia ou linfangite pode estar presente. Pode haver leve leucocitose e hiperglicemia. As infecções severas são semelhantes às moderadas, mas com evidências de estado séptico. O paciente pode estar febril, hipotenso, confuso ou apresentar desequilíbrio metabólico (p. ex., azotemia e acidose).[44,45]

Infecção Óssea – Osteomielite

Caracteriza-se por infecção no osso (Figura 77.8) que, em geral, ocorre por contiguidade ou, raramente, por via hematogênica. Suspeita-se quando uma úlcera próxima à proeminência óssea não cicatriza, apesar de tratamento adequado, quando um dedo se encontra hiperemiado e edemaciado (Figura 77.9), ou em caso de história de eliminação de fragmentos ósseos. Exposição óssea, e úlceras com área > 2cm² mais provavelmente apresentarão osteomielite.[46] O quadro clínico varia com o local acometido, a extensão da infecção, a presença de necrose óssea, abscesso ou infecção de partes moles, o agente causal e a perfusão tecidual.

Diagnóstico Laboratorial e Radiológico da Infecção

O diagnóstico definitivo da osteomielite está relacionado com achados histológicos (biópsia óssea com estudo microbiológico) consistentes com infecção e isolamento da bactéria por amostra óssea, mas como esta não se encontra disponível na rotina, geralmente baseia-se em achados clínicos, laboratoriais e de imagem.[46] Na avaliação clínica, além dos sinais clínicos de infecção, deve ser avaliado o teste da sonda, que consiste em inserir uma sonda de metal no interior da úlcera, após desbridamento de calosidade ou tecido necrótico, e verificar se toca a estrutura óssea. Quando positivo, aumenta a probabilidade de osteomielite; se negativo, reduz essa probabilidade, mas não a exclui.[47] Na avaliação laboratorial, pode haver leucocitose, aumento da velocidade de hemossedimentação (VHS), proteína C reativa e procalcitonina. Elevação da VHS ≥ 70mm tem 100% de sensibilidade, mas está ausente em 70% dos pacientes com osteomielite.[46]

Amostras de tecidos coletadas por biópsia, curetagem ou aspiração são preferíveis aos *swabs* da ferida para cultura e histopatologia. Hemocultura só deve ser solicitada em casos graves.[46] A cultura é útil em caso de suspeita de infecção resistente, uso recente de antibióticos, tratamento em *homecare* ou hospitalização frequente. Amostra de tecido profundo, obtida por desbridamento cirúrgico, geralmente identifica o patógeno, e as culturas superficiais podem sofrer contaminação. A existência de patógeno único ou predominante identificado de amostra adequada em geral indica ser verdadeiro agente da infecção. Em resultados polimicrobianos, o crescimento de espécies menos virulentas em várias amostras ou espécime adequado pode ser a causa da infecção.[40]

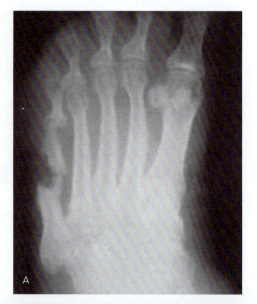
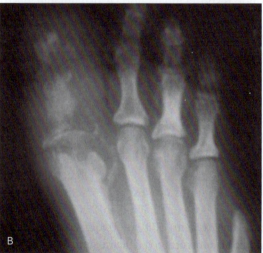

Figura 78.8 Osteomielite no quinto metatarso (**A**) e no primeiro pododáctilo + calcificação arterial (**B**).

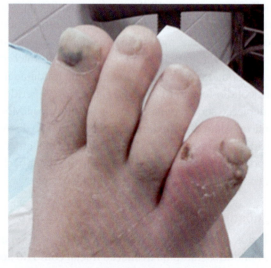

Figura 77.9 Osteomielite – edema e hiperemia no quarto pododáctilo.

A biópsia óssea é o melhor exame para diagnóstico de infecção óssea, identificação de patógeno e escolha do antibiótico, estando indicada em caso de falência do tratamento com antibiótico empírico, dúvida diagnóstica, ou quando cultura de partes moles não é informativa. Falsos-negativos podem ocorrer por erro na coleta, uso prévio de antibiótico ou em infecção causada por bactérias de crescimento lento, enquanto falsos-positivos ocorrem por contaminação da amostra ou por patologias inflamatórias não infecciosas.[46]

Os achados radiográficos (Tabela 77.4) são observados após 2 semanas de infecção e podem se assemelhar aos da osteoartropatia de Charcot. A radiografia simples é o primeiro exame a ser solicitado. Suas alterações são progressivas e recomendam-se imagens seriadas (a cada 2 a 4 semanas). Evidencia amputações prévias, corpo estranho e desalinhamento ósseo relacionado com a neuropatia e ajuda a selecionar o próximo exame. A ressonância nuclear magnética (RNM) (Tabela 77.5) é o melhor exame para identi-

ficação de osteomielite, avaliação da extensão de comprometimento ósseo e de partes moles e para planejamento cirúrgico. Mais sensível do que a radiografia, a cintilografia com tecnécio não é específica e a utilização de leucócitos marcados parece mais promissora. Deve ser utilizada quando a RNM não se encontra disponível ou está contraindicada. A tomografia com emissão de pósitrons parece ser útil no diagnóstico de osteomielite, mas ainda são necessários mais dados sobre sua utilidade.[40,46,49]

Microbiologia

Os patógenos mais comuns nas infecções no pé diabético são *Staphylococcus aureus* (mais frequente), *Streptococcus* β-hemolítico (grupo B > grupo C e G >> grupo A) e, mais raramente, *Enterococcus*. Outros gram-positivos (G+), como *Enterococcus* spp., e gram-negativos (G–), como *Escherichia coli* e espécies de *Klebsiella* e *Proteus*, são frequentemente isolados em caso de uso prévio de antibiótico (especialmente cefalosporina). *Pseudomonas* e outros bacilos G– são mais frequentes em climas quentes. Espécies de fungos, como *Candida*, são ocasionalmente encontradas.[40,44,45,48,49] Infecções anaeróbias ocorrem, principalmente, em indivíduos com membro isquêmico ou ferimento com tecido necrótico. Em geral, são achados em infecções mistas. *Bacteroides fragilis* é o anaeróbio mais comumente isolado em infecções de moderadas a severas, em razão de sua resistência a diversos antibióticos.[50]

A etiologia polimicrobiana (G–, anaeróbios e aeróbios) é mais frequente em pacientes internados, com infecções crônicas ou previamente tratadas e com lesões isquêmicas. Em países em desenvolvimento e de clima quente, G– são mais prevalentes. Na última década foi observado aumento na incidência de bactérias multirresistentes, dentre as quais, o *S. aureus* meticilina-resistente (SARM). O risco de falha de tratamento (persistência de sinais e sintomas de infecção com ou sem cultura positiva, apesar de antibióticos e intervenção cirúrgica apropriados) e o pior prognóstico, relacionados a este patógeno, podem estar associados a sua habilidade em sobreviver após a fagocitose do neutrófilo e ao retardo no início da antibioticoterapia apropriada.[40,51,52] Os fatores de risco para essa infecção incluem feridas de longa duração, hospitalização prévia ou pacientes oriundos de *homecare*, com doença renal crônica e colonização nasal com SARM.[52] A enterobactéria produtora de betalactamase de espectro estendido (ESBL) é outra bactéria multirresistente cuja incidência vem aumentando.

Tabela 77.4 Características radiológicas (radiografia simples) do pé diabético com osteomielite

Reação periosteal ou elevação do periósteo
Perda do córtex com erosão óssea
Perda focal do padrão trabecular ou radiolucência medular
Neoformação óssea
Esclerose óssea com ou sem erosão
Sequestro: osso desvitalizado com aparência radiodensa separado do osso normal
Invólucro: camada de novo crescimento ósseo para fora do osso existente resultante da extração do periósteo e crescimento do osso novo a partir do periósteo
Cloaca: abertura no invólucro ou córtex através do qual sequestro ou tecido de granulação pode ser depositado

Tabela 77.5 Características do pé diabético com osteomielite à RNM

Baixa intensidade do sinal focal em imagens ponderadas em T1
Sinal intenso de medula óssea, na sequência de recuperação de inversão curta tau (STIR)
Mudanças menos específicas ou secundárias:
Interrupção cortical
Úlcera cutânea adjacente
Tumoração de tecido mole
Formação de fístula
Inflamação dos tecidos moles adjacentes ou edema

Tratamento (Figura 77.10*A* e *B*)

Deve ser definido se o tratamento será ambulatorial ou hospitalar. Casos leves a moderados devem ser trata-

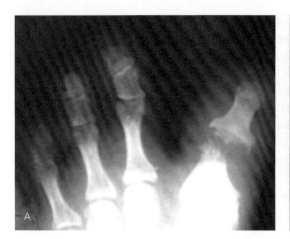 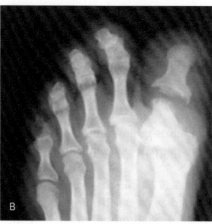

Figura 77.10 Imagem radiológica de osteomielite inicial (**A**) e após 45 dias de tratamento (**B**).

dos ambulatorialmente, com o paciente retornando para avaliações frequentes e se perceber piora da lesão. Pacientes com infecções graves devem ser hospitalizados.[42]

As características da lesão e clínicas em caso de infecção grave são: a ferida atinge tecidos profundos; celulite extensa, distante da ulceração ou rapidamente progressiva; sinais locais de inflamação grave, crepitação, bolhas, endurecimento, descoloração, necrose/gangrena, equimoses ou petéquias, início agudo ou rapidamente progressivo; sinais sistêmicos (febre, calafrios, hipotensão, confusão ou depleção de volume); alterações laboratoriais (leucocitose, hiperglicemia, acidose, azotemia ou distúrbios eletrolíticos) e complicações (corpo estranho, abscesso, insuficiência vascular ou linfedema); resposta inadequada ao tratamento.[42]

A hospitalização está indicada em caso de presença de sinais de infecção grave, instabilidade metabólica, necessidade de antibiótico EV, testes diagnósticos não disponíveis em ambulatório, isquemia crítica, necessidade de procedimentos cirúrgicos, falha do tratamento ambulatorial, incapacidade do paciente ou falta de vontade em cumprir o tratamento ambulatorial e necessidade de curativos complexos.[42]

O tratamento cirúrgico é fundamental em infecções profundas, e intervenções precoces estão associadas a melhores resultados. Pode variar de desbridamento superficial até amputação. Intervenções de emergência são necessárias quando há infecção grave em membro isquêmico, abscesso com síndrome compartimental ou isquemia, sepse ou infecção com bolhas, equimose, dor importante ou anestesia súbita. O desbridamento deve ser evitado se há lesão com necrose seca. Revascularização pode ser necessária. A amputação deverá ser indicada se houver inviabilidade funcional do membro, em infecções graves e sistêmicas como gangrena ou fasciite necrosante.[42]

O tratamento antibiótico (Tabela 77.6) deve ser iniciado precocemente para evitar progressão da infecção e piora do prognóstico. Não deve ser utilizado em feridas não infectadas, pois não melhora a cicatrização e não previne infecção.

Tabela 77.6 Fármacos usados no tratamento de infecção no pé (oral ou parenteral)

Cefalosporinas (cefalexina, cefoxitina e ceftizoxima)
Penicilina/inibidor da betalactamase (amoxicilina/clavulanato, ampicilina/sulbactam, piperacilina/tazobactam e ticarcilina/clavulanato)
Carbapenêmicos (imipenem/cilastatina e ertepenem)
Fluorquinolonas (ciprofloxacino, ofloxacino, levofloxacino e moxifloxacino)
Outros: clindamicina, macrolídeo e sulfametoxazol/trimetoprima (SMZ/TMP), vancomicina

A escolha inicial é empírica, devendo cobrir os patógenos mais frequentes e ser reavaliada de acordo com a gravidade e as características clínicas e microbiológicas da infecção. Em casos graves, após melhora do quadro clínico, pode ser substituída por antibiótico oral. Com o resultado da cultura, a antibioticoterapia pode ser alterada, porém, mesmo se as bactérias encontradas forem resistentes *in vitro* ao fármaco em uso, o esquema só deverá ser substituído se não houver melhora da lesão. Usam-se múltiplos fármacos em caso de haver suspeita ou confirmação de infecção polimicrobiana, presença de bactérias com elevada probabilidade de resistência, ou quando o antibiótico escolhido leva ao surgimento rápido de resistência, se utilizado isoladamente. Dados sugerem que o uso de antibiótico tópico em úlceras infectadas (leves) aumente a concentração local sem os efeitos tóxicos sistêmicos, mas seu uso não está indicado em caso de celulite extensa (> 2cm), não sendo validado por grandes estudos clínicos.[44,45,49]

O tratamento empírico deve sempre cobrir *S. aureus* e *Streptococcus* β-hemolítico e em infecções mais graves, ou após uso recente de antibiótico, os G– mais comuns, e em certos casos enterococos. Na presença de fatores de riscos como colonização prévia conhecida, uso recente de antibiótico ou internação recente em serviço de saúde, cobrir SARM ou ESBL. Não existe um único esquema antibiótico de escolha, devendo ser considerado o esquema de menor custo. A duração da terapia é guiada pela resolução dos sinais e sintomas da infecção, assim como pelo julgamento clínico.[49]

Em infecções leves e moderadas, o tratamento deve ser VO por 1 a 2 semanas (até 4 semanas); nas moderadas, pode-se iniciar EV e depois VO; em casos graves, 2 a 4 semanas EV. O tratamento pode ser encurtado com desbridamento adequado, ressecção ou amputação de tecido infectado, ou prolongado, quando há isquemia, osteomielite ou em pacientes imunodeprimidos.[44,45,49]

Em casos de osteomielite, caso a cultura não esteja disponível, usa-se o esquema empírico. O tratamento deve durar de 4 a 6 semanas, mas pode ser prolongado. Infecções aparentemente incuráveis podem ser tratadas com cursos intermitentes de antibiótico. Sinais sugestivos de resolução da osteomielite são: queda nos valores de PCR e VHS, reconstrução do osso na imagem de radiografia (Figura 77.10) e cura da úlcera.[44,45,49]

Para a escolha do antibiótico, são consideradas a gravidade da lesão, a presença de complicações, a exposição recente a antibióticos, alergias ou intolerância e as características do(s) patógeno(s). De acordo com o IWGDF, nas infecções leves sem complicações, deve-se iniciar o tratamento com penicilina ou uma cefalosporina de primeira geração, mas em caso de exposição recente a antibióticos, recomenda-se usar um inibidor da betalactamase, sulfametoxazol/trimetoprima, fluorquinolona, piperacilina/tazobactam, clindamicina ou macrolídeo. Em infecções de moderadas a graves, utiliza-se amoxicilina/clavulanato, ampicilina/sulbactam ou cefalosporina de terceira geração. Nos casos de úlcera macerada ou clima quente, usa-se fluorquinolona, piperacilina/tazobactam, meropenem ou imipenem. Em caso de isquemia, necrose ou gás, associa-se clindamicina ou metronidazol. Se há risco de SARM, deve ser considerada a adição ou substituição por glicopeptídeo, linezolida, daptomicina, piperacilina/tazobactam e doxiciclina.[49]

Importa lembrar que os ESBL estão com sua frequência aumentada e não são suscetíveis aos antibióticos comumente utilizados, sendo necessário o uso de agentes específicos, como carbapenêmicos. Além disso, nem todos os antimicrobianos têm atividade contra SARM e *B. fragilis* (Tabela 77.7).

Em virtude da grande biodisponibilidade da maioria dos antibióticos, o tratamento da osteomielite pode ser oral.[53] Pacientes que não suportam o procedimento ci-

Tabela 77.7 Antibióticos de acordo com atividade contra SARM e *B. fragilis*

Fármaco	Atividade contra SARM	Atividade contra *B. fragilis*
Ampicilina/sulbactam	Não	Sim
Piperacilina/tazobactam	Não	Sim
Imipenem	Não	Sim
Moxifloxacino	Não	Sim
Clindamicina + ciprofloxacino	Alguma	Sim
Clindamicina + levofloxacino	Alguma	Não
Vancomicina	Sim	Não

rúrgico devem ser tratados com antibioticoterapia isolada por período que pode ser superior a 3 meses, com acompanhamento por pelo menos 1 ano, em razão do risco de recorrência da osteomielite.[53-55]

Os curativos devem ser trocados diariamente. Feridas exsudativas necessitam de curativos que absorvam exsudatos, enquanto feridas secas apresentam melhor cicatrização em ambiente úmido. A carga sobre a ferida deve ser reduzida. Não há consenso sobre o uso de tratamentos alternativos como fator estimulador de colônias de granulócitos recombinante (G-CSF), câmeras hiperbáricas ou uso de larvas. O G-CSF parece estar associado à redução dos procedimentos cirúrgicos, incluindo amputações, e da duração do internamento.[49] Tratamento de coinfecções como onicomicose deve ser feito com antifúngico oral. Agentes tópicos parecem ser promissores.

NEUROARTROPATIA DE CHARCOT

A neuroartropatia diabética de Charcot (NC) se caracteriza por rápida deterioração óssea com deformidade grave e irreversível, propiciando o surgimento de úlceras e a amputação. A prevalência varia de 0,1% a 2,5%. Ocorre em população de meia-idade com neuropatia periférica simétrica.[56]

A artropatia neuropática foi inicialmente descrita em 1703, por William Musgrave, como artralgia relacionada com a sífilis. Posteriormente, John Kearsley Mitchell descreveu a destruição óssea e articular relacionada com a neuroartropatia. No entanto, a primeira descrição histopatológica da desordem ocorreu em 1868, por Jean-Martin Charcot, como complicação da *tabes dorsalis*, e apenas em 1936 a doença de Charcot foi descrita como complicação do DM, que atualmente é a causa mais frequente, embora possa estar associada a outras neuropatias distais causadas por toxinas (p. ex., álcool e outras substâncias), infecções (p. ex., lepra, sífilis), doenças do cordão espinhal e raízes nervosas (p. ex., *tabes dorsalis*, trauma, siringomielia) e outras condições, como doença de Parkinson, HIV, sarcoidose, doença reumatoide, psoríase, neuropatia sensorial hereditária e neuropatia amiloide familiar.[57-60]

Patogênese

Muitas teorias têm sido propostas para explicar a patogênese da NC, havendo uma concordância geral de que as neuropatias autonômica, sensorial e motora contribuem sinergisticamente. Tradicionalmente, são descritas duas teorias patogenéticas: a neurotraumática, que enfatiza que a perda da sensibilidade protetora propicia a destruição óssea e articular decorrente de microtraumas repetidos; e a neurotrópica centrada na teoria de Charcot, que descreve a fraqueza óssea como consequência da hiperemia, devido ao dano vasomotor ao nervo. Entretanto, nenhuma dessas teorias é suficiente para explicar o envolvimento unilateral, autolimitado e raro da NC, nem a inflamação.[59]

Fatores predisponentes incluem neuropatia autonômica e somática, osteopenia, disfunção renal e trauma. Evidências sugerem que a NC está relacionada com o envolvimento de neuropatia de fibras finas e grossas.[60] Charcot observou fluxo sanguíneo aumentado e osteopenia na NC e sugeriu que ambas as condições podem predispor a doença.[61] A NC pode ser precipitada por pequenos traumas, mas também pode ser desencadeada por diferentes causas de inflamação local, incluindo infecção, cirurgia recente no pé, osteomielite e revascularização do membro.[62]

A neuropatia diabética está associada a osteopenia e calcificação das células musculares lisas vasculares, bem evidente na neuroartropatia de Charcot, em que há osteopenia universal e a prevalência de calcificação excede 90%. Tem sido demonstrado que o sistema osteoprotegerina/ligador RANK/RANK tem importante papel na osteoporose e na calcificação vascular. O RANKL é uma proteína que se liga ao receptor do RANK e estimula a expressão do fator de transcrição nuclear (NFκB), que induz a maturação das células precursoras em osteoclastos maduros e a reabsorção óssea. A osteoprotegerina (OPG), um receptor da superfamília do fator de necrose tumoral, neutraliza o efeito do RANKL. O sistema RANKL/OPG é controlado por várias citocinas, fatores de crescimento e hormônios que aumentam (TNF-α, glicocorticoides, hormônio da paratireoide [PTH]) ou suprimem (p. ex., esteroides sexuais, calcitonina, peptídeo relacionado com o gene da calcitonina [CGRP], leptina) a expressão

do RANKL e, assim, estimulam ou inibem o *turnover* ósseo. No diabetes, o efeito dos produtos finais da glicação avançada, espécimes de oxigênio reativo e lipídios oxidados podem aumentar a expressão do RANKL, e é provável que esse sistema esteja envolvido no processo de calcificação das células da camada média arterial, característica da neuropatia diabética e da NC.[13,59,62-64]

Classificação

Eichenholtz, em 1966, apresentou uma classificação baseada nas características clínicas e alterações radiológicas, a qual divide a artropatia de Charcot em estádios de desenvolvimento (dissolução aguda), coalescência (cicatrização) e reconstrução (resolução) e representa a história natural da NC. A forma modificada por Shibata et al. identifica quatro estádios: estádio 0 ou fase inflamatória; estádio 1 ou fase de desenvolvimento; estádio 2 ou fase de coalescência; e estádio 3 ou de remodelação.[65-69] Diversos sistemas de classificação para sistematização anatômica foram propostos, sendo o mais usado o de Sanders-Fryberg, que apresenta a distribuição anatomopatológica em cinco zonas do pé (tipos de I a V) e as correlacionam com o prognóstico, por porcentagem de complicações, sendo o pior prognóstico o do tipo II (tarsometatársicas) com 40% de complicações, seguido pelo tipo III (tarso), com 30%.

Diagnóstico

Diagnóstico e tratamento precoces são de extrema importância para o prognóstico da NC, cujo curso é muitas vezes rapidamente progressivo, levando a deformação, ulceração e amputação. Deve haver alta suspeição, pois as manifestações clínicas podem ser confundidas com patologias como vasculites, gota ou quadro infeccioso. As manifestações iniciais, em geral, são leves, mas podem se tornar mais pronunciadas com o trauma repetitivo. Apresenta edema, calor e eritema em um dos pés com dor de leve a moderada ou desconforto. Em geral, os pacientes apresentam fluxo sanguíneo arterial preservado ou aumentado, com pulsos proeminentes, a menos que edema dificulte a palpação. Deformidades são mais evidentes com a cronicidade e o clássico pé de Charcot, equinovaro (*rocker-bottom foot*), com abaulamento plantar, com ou sem ulceração representa deformidade crônica grave (Figura 77.11).[62]

A NC pode ser dividida em duas fases: ativa aguda e crônica estável. A fase aguda ativa apresenta eritema e edema unilateral, temperatura 2°C mais elevada do que no membro contralateral. Na fase crônica estável não existe mais eritema nem calor, mas pode haver edema, e a diferença de calor é < 2°C. O diagnóstico diferencial

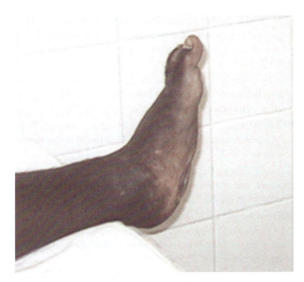

Figura 77.11 Pé de Charcot.

deve ser feito com celulite (em geral, associada a úlceras e sinais de infecção), gota e trombose venosa profunda.[60] O diagnóstico clínico deve ser confirmado pelo exame de imagem.

Diagnóstico Radiológico

O exame inicial deve consistir em radiografia simples, observando fraturas e subluxações e calcificação arterial. A RNM e a cintilografia podem ser utilizadas para confirmação clínica, em caso de radiografia normal. A fase aguda ativa está dividida em estado agudo precoce sem alterações e estado avançado agudo com deformidades ósseas, extenso dano e alterações ósseas com fraturas, subluxações ou deslocamentos articulares. A fase crônica estável apresenta deformidades ósseas, sinais de cicatrização de fraturas, remodelação e esclerose óssea.[60,62]

A cintilografia trifásica com tecnécio 99m é sensível para identificar doença óssea ativa, mas alterações de fluxo sanguíneo podem gerar falsos-negativos. Detecta evidências precoces de danos ósseos, entretanto os achados não são específicos.[60,62]

A RNM descreve melhor as alterações ósseas no estágio precoce, quando não evidentes à radiografia simples, apresentando edema da medula óssea subcondral com ou sem microfratura. A tomografia com emissão de pósitrons tem demonstrado sua utilidade no diagnóstico de infecção e diferenciação de osteomielite e NC.[60,62]

Tratamento[5,60,62]

Os objetivos do tratamento são retirar a carga sobre o pé, tratar a doença óssea e prevenir novas fraturas. O tratamento da NC aguda implica a retirada da carga com *diabetic walker*, uma bota imobilizadora longa (removível), ou gesso de contato total não removível, que deve ser retirado quando desaparecem os sinais de inflamação, geralmente em 3 a 6 meses. Também podem ser utilizadas muletas ou cadeira de rodas.[62]

Na fase aguda ativa precoce, a retirada de carga sobre o membro é crucial para evitar deformidades. A tala gessada deve ser reavaliada após 1 semana, e deverá estar folgada, em virtude da redução do edema, e substituída se necessário. Na fase aguda ativa (avançada aguda), deve ser mantido o sistema de imobilização até que as radiografias não mostrem mais sinais de continuada destruição óssea e aumento de temperatura ≤ 2°C. Na fase crônica estável, o paciente continua a usar tala por 18 semanas ou mais, para evitar carga sobre o membro progredindo para substituição por calçado adequado. Para estabilização pode ser necessário o uso de órteses tornozelo-pé. Procede-se ao tratamento cirúrgico em caso de falha do tratamento conservador com presença de úlceras recorrentes e instabilidades articulares.[62]

Tem sido proposto o uso de agentes antirreabsortivos devido ao *turnover* excessivo na fase aguda da NC, embora existam poucas evidências para a escolha de bisfosfonatos VO ou EV devido à pequena quantidade de estudos radomizados duplo-cegos controlados que deem suporte a essa prática. Nos pacientes com intolerância oral pode ser usada a via EV, como ácido zolendrônico e pamidronato. Também há estudos com a calcitonina.[62]

Existem dados promissores sobre a estimulação óssea ultrassônica, mas são necessários mais estudos para validar o método. Há suporte para sua utilização como terapia adjuvante pós-cirúrgica.[67,70]

O tratamento cirúrgico é baseado na opinião de especialistas, sendo geralmente recomendado para ressecção de osso infectado, proeminências ósseas e correção de deformidades. Investigadores sugerem o alongamento do tendão de Aquiles combinado com o uso de gesso de contato total para reduzir as deformidades. Em virtude da maior fragilidade óssea, recomenda-se período mais prolongado de retirada de carga sobre o membro. As evidências são inconclusivas em relação ao momento do tratamento e ao uso de diferentes métodos de fixação.[71]

Prevenção

É primordial a identificação do paciente de risco para ulceração e amputação, além da elaboração de estratégias de atendimento multidisciplinar. Portanto, é fundamental a retirada de sapatos e meias para avaliação cuidadosa dos pés. Deve ser feito o rastreamento periódico de todos os pacientes diabéticos.

Equipes multidisciplinares são essenciais para o cuidado integral aos pacientes e familiares. Programas educativos devem ser desenvolvidos para pacientes, familiares e cuidadores, com a utilização de cartazes e folhetos educativos com informações básicas sobre o diabetes e recomendações de cuidados com os pés. Nas recomendações básicas para prevenir a doença do pé diabético devem ser incluídas inspeções regulares dos pés e sapatos e cuidados com pés e unhas: inspeção diária, inclusive da região interdigital (paciente ou cuidador em caso de baixa acuidade visual ou dificuldade do paciente em efetuar o exame dos pés) e dos sapatos; higiene diária dos pés (secar entre os dedos); utilizar água com temperatura < 37°C; não usar aquecedor ou água muito quente para aquecer os pés; evitar andar descalço mesmo em casa e não usar sapatos sem meias (evitar meias com costuras e apertadas e até o joelho e sapatos com bordas duras) e trocar as meias diariamente; utilizar calçados adequados, especialmente adaptados para casos de alterações biomecânicas e deformidades dos pés; hidratar a pele com cremes ou óleos (não usar entre os dedos); cortar unhas em linha reta; não usar agentes químicos ou adesivos para remoção de calos, espessamentos e calosidades devem ser retirados por profissional de saúde treinado; orientar o paciente quanto à necessidade de exame rotineiro por profissional especializado e avisar sempre que surgir alguma bolha, escoriação, corte ou dor.

As medidas preventivas são primordiais para redução e melhora do desfecho das complicações do pé diabético.[7,72]

Referências

1. International Diabetes Federation (IDF). Diabetes Atlas 2012. Disponível em: http://www.idf.org/diabetesatlas/5e.

2. Connor H. Some historical aspects of diabetic foot disease. Diabetes Metab Res Rev 2008; 24(Suppl 1):S7-S13.

3. Bakker K, Apelqvist J, Schaper NC. Practical guidelines on the management and prevention of the diabetic foot 2011. Diabetes Metab Res Rev 2012; 28(Suppl 1):225-31.

4. Boulton AJ, Vileikyte L, Ragnarson-Tennvall G, Apelqvist J. The global burden of diabetic foot disease. Lancet 2005; 366:1719-24.

5. Li Y, Burrows NR, Gregg EW, Albright A, Geiss LS. Declining rates of hospitalization for nontraumatic lower-extremity amputation in the diabetic population aged 40 years or older: U.S.1988-2008. Diabetes Care 2012; 35(2):273-7.

6. Van Houtum WH. Barriers to implementing foot care. Diabetes Metab Res Rev 2012; 28(Suppl 1):112-5.

7. Apelqvist J, Bakker K, van Houtum WH, Schaper NC, International Working Group on the Diabetic Foot (IWGDF) Editorial Board. Practical guidelines on the management and prevention of the diabetic foot: based upon the International Consensus on the Diabetic Foot (2007) Prepared by the International Working Group on the Diabetic Foot. Diabetes Metab Res Rev 2008; 24(Suppl 1):S181-187.

8. Prompers L, Huijberts M, Apelqvist J et al. Delivery of care to diabetic patients with foot ulcers in daily practice: results of the Eurodiale study, a prospective cohort study. Diabet Med 2008; 25:700-7.

9. Apelqvist J, Bakker K, van Houtum WH, Schaper NC. The development of global consensus guidelines on the management of the diabetic foot. Diabetes Metab Res Rev 2008; 24(Suppl 1):S116-S118.

10. van Houtum WH. 6th International Symposium on the Diabetic Foot. Diabetes Metab Res Rev 2012; 28(Suppl 1):1-2.

11. Pedrosa HC, Leme LAP, Novaes C et al. The diabetic foot in South America: progress with the Brazilian Save the Diabetic Foot Project. International Diabetes Monitor 2004; 16, Neuropathy Issue – 10-17.

12. Curso Internacional sobre Pé Diabético em Brasília 2012. Disponível em: http://www.diabetes.org.br/sala-de-noticias/2282--curso-sobre-pe-diabetico-em-brasilia.

13. Bruhn-Olszewska B, Korzon-Burakowska A, Gabig-Cimińska M, Olszewski P, Węgrzyn A, Jakobkiewicz-Banecka J. Molecular factors involved in the development of diabetic foot syndrome. Acta Biochim Pol 2012; 59(4):507-13.

14. Tesfaye S, Stephens LK, Stephenson JM et al. Prevalence of diabetic peripheral neuropathy and its relation to glycaemic control and potential risk factors: the EURODIAB IDDM Complications Study. Diabetologia 1996; 39(11):1377-84.

15. Tesfaye S, Chaturvedi N, Eaton SEM, Witte D, Ward JD, Fuller J. Vascular risk factors and diabetic neuropathy. New Engl J Med 2005; 352:341-50.

16. Arimura A, Deguchi T, Sugimoto K, Uto T, Nakamura T, Arimura Y. Intraepidermal nerve fiber density and nerve conduction study parameters correlate with clinical staging of diabetic polyneuropathy. Diabetes Res Clin Pr 2013; 99:24-9.

17. Schaper NC, Huijberts M, Pickwell K. Neurovascular control and neurogenic inflammation in diabetes Diabetes Metab Res Rev 2008; 24(Suppl 1):S40-S44.

18. Schaper NC, Andros G, Apelqvist J, Bakker K, Lammer J, Lepantalo M. Diagnosis and treatment of peripheral arterial disease in diabetic patients with a foot ulcer. A progress report of the International Working Group on the Diabetic Foot. Diabetes Metab Res Rev 2012; 28(Suppl 1):218-24.

19. Beresford L, Orange O, Bell EB, Miyan JA. Nerve fibres are required to evoke a contact sensitivity response in mice. Immunology 2004; 111:118-25.

20. De Vivo S, Palmer-Kazen U, Kalin B, Wahlberg E. Risk factors for poor collateral development in claudication. Vasc Endovascular Surg 2005; 39:519-24.

21. Norgren L, Hiatt WR, Dormandy JA, Nehler MR, Harris KA, Fowkes FG, on behalf of the TASC II Working Group. Intersociety consensus for the management of peripheral arterial disease (TASC II). J Vasc Surg 2007; 45(Suppl S):S5-S67.

22. Diabetes foot key slides notes final 2009. Disponível em: http://www.npc.nhs.uk.

23. Shakher J, Stevens MJ. Update on the management of diabetic polyneuropathies. Diabetes, Metabolic Syndrome and Obesity: Targets and Therapy 2011; 4:289-305.

24. Young JM, Veves A, Breddy JL, Boulton AJM. The prediction of diabetic neuropathic foot ulceration using vibration perception thresholds. Diabetes Care 1994; 17(6):557-60.

25. Garrow A, Boulton AJM. Vibration perception threshold – a valuable assessment of neural dysfunction in people with diabetes. Diabetes Metab Res Rev 2006; 22:411-9.

26. Cavanagh PR, Ulbrecht JS. The biomechanics of the foot in diabetes mellitus. In: Levin and O'Neal's the diabetic foot. 7. ed. 2008:115-84.

Capítulo 77 Pé Diabético

27. Guiotto A, Sawacha Z, Guarneri G, Cristoferi G, Avogaro A, Cobelli C. The role of foot morphology on foot function in diabetic subjects with or without neuropathy. GaitPosture (2012). Disponíel em: http://dx.doi.org/10.1016/j.gaitpost.2012.09.024.

28. Koelemay MJ, Lijmer JG, Stoker J, Legemate DA, Bossuyt PM. Magnetic resonance angiography for the evaluation of lower extremity arterial disease: a meta-analysis. JAMA 2001; 285:1338-45.

29. Prompers L, Huijberts M, Apelqvist J et al. High prevalence of ischaemia, infection and serious comorbidity in patients with diabetic foot disease in Europe. Baseline results from the Eurodiale study. Diabetologia 2007; 50:18-25.

30. Apelqvist J. The foot in perspective. Diabetes Metab Res Rev 2008; 24(Suppl 1):S110-S115.

31. Apelqvist J, Bakker K, Van Houtum WH, Nabuurs-Franssen MH, Schaper NC. International consensus and practical guidelines on the management and the prevention of the diabetic foot. International Working Group on the Diabetic Foot. Diabetes Metab Res 2000; Suppl 1:S84-92.

32. Wagner FW. The dysvascular foot: a system of diagnosis and treatment. Foot Ankle 1981; 2:64-122.

33. Lavery LA, Armstrong DG, Harkless LB. Classification of diabetic foot wounds. The Journal of Foot and Ankle Surgery 1996; 35(6):528-31.

34. Macfarlane RM, Jeffcoate WJ. Classification of diabetic foot ulcers: The S(AD) SAD system. Diabetic Foot 1999; 2:123-31.

35. Treece KA, Macfarlane RM, Pound N, Game FL, Jeffcoate WJ. Validation of a system of foot ulcer classification in diabetes mellitus. Diabetic Medicine 2004; 21:987-91.

36. Cavanagh P, Lipsky B, Bradbury A, Botek G. Treatment for diabetic foot ulcers. The Lancet 2005; 366(12):1725-35.

37. Price PE. Education, psychology and 'compliance'. Diabetes Metab Res Rev 2008; 24:101-5.

38. Sibbald RG, Woo KY. The biology of chronic foot ulcers in persons with diabetes. Diabetes Metab Res Rev 2008; 24(Suppl 1):S25-S30.

39. Jeffcoate WJ. Wound healing – a practical algorithm. Diabetes Metab Res Rev 2012; 28(Suppl 1):85-8.

40. National Institute for Health and Clinical Excellence (2011). Diabetic foot problems: Inpatient management of diabetic foot problems. London: National Institute for Health and Clinical Excellence. Disponível em: www.nice.org.uk/guidance/CG119.

41. Richard JL, Lavigne JP, Sotto A. Diabetes and foot infection: more than double trouble. Diabetes Metab Res Rev 2012; 28(Suppl 1):46-53.

42. Aragón-Sánchez J. Seminar review: a review of the basis of surgical treatment of diabetic foot infections. Int J Low Extrem Wounds 2011; 10(1):33-65.

43. Prompers L, Huijberts M, Apelqvist J et al. High prevalence of ischaemia, infection and serious comorbidity in patients with diabetic foot disease in Europe. Baseline results from the Eurodiale study. Diabetologia 2007; 50:18-25.

44. Lipsky BA, Berendt AR, Deery HG et al. Diagnosis and treatment of diabetic foot infections. Clin Infect Dis 2004; 39(7):885-910.

45. Lipsky BA. New developments in diabetic foot infections. Diabetes Metab Res Rev 2008; 24(Suppl 1):S66-S71.

46. Donovan A, Schweitzer ME. Current concepts in imaging diabetic pedal osteomyelitis. Radiol Clin N Am 2008; 46:1105-24.

47. Morales LR, Fernández MLG, Martinez HD, Montesinos JVB, Jiménez SG, Jurado MAG. Validating the probe-to-bone and other tests for diagnosing chronic osteomyelitis in the diabetic foot. Diabetes Care 2010; 33(10):2140-5.

48. Citron DM, Goldstein EJ, Merriam CV et al. Bacteriology of moderate to severe diabetic foot infections and in vitro activity of antimicrobial agents. J Clin Microbiol 2007; 45:2819-28.

49. Lipsky BA, Peters EJG, Senneville E et al. Expert opinion on the management of infections in the diabetic foot. Diabetes Metab Res Rev 2012; 28(Suppl 1):163-78.

50. Gadepalli R, Dhawan B, Sreenivas V. A clinic-microbiological study of diabetic foot ulcers in an Indian tertiary care hospital. Diabetes Care 2006; 8:1727-32.

51. Vardakas KZ, Horianopoulou M, Falagas ME. Factors associated with treatment failure in patients with diabetic foot infections: an analysis of data from randomized controlled trials. Diabetes Res Clin Pract 2008; 80:344-51.

52. Bowling FL, Jude EB, Boulton AJ. MRSA and diabetic foot wounds: contaminating or infecting organisms? Curr Diab Rep 2009; 9:440-4.

53. Berendt AR, Peters EJG, Bakker K et al. Diabetic foot osteomyelitis: a progress report on diagnosis and a systematic review of treatment. Diabetes Metab Res Rev 2008; 24(Suppl 1):S145-S161.

54. Senneville E, Lombart A, Beltrand E et al. Outcome of diabetic foot osteomyelitis treated nonsurgically: a retrospective cohort study. Diabetes Care 2008; 31:637-42.

55. Kosinski MA, Lipsky BA. Current medical management of diabetic foot infections. Expert Rev Anti Infect Ther 2010; 8(11): 1293-305.

56. Cavanagh PR, Young MJ, Adams JE, Vickers KL, Boulton AJ. Radiographic abnormalities in the feet of patients with diabetic neuropathy. Diabetes Care 1994; 17:201-9.

57. Charcot JM. Sur quelques arthropathies qui paraissent dependre d'une lesion du cerveau ou de la moelle epiniere. Archives de Physiologie Normale et Pathologique, Paris, 1868; 1:161-78, 379-400.

58. Kelly M: William Musgrave's De Arthritide Symptomatica (1703): His description of neuropathic arthritis. Bull Hist Med 1963; 37:372-6.

59. Jeffcoate WJ. Charcot neuro-osteoarthropathy. Diabetes Metab Res Rev 2008; 24(Suppl 1):S62-S65.

60. Petrova N L, Edmonds M E. Charcot neuro-osteoarthropathy – current standards. Diabetes Metab Res Rev 2008; 24(Suppl 1):S58-S61.

61. Jones CW, Agolley D, Burns K, Gupta S, Horsley M. Charcot arthropathy presenting with primary bone resorption. The Foot 2012; (22):258-63.

62. Rogers LC, Frykberg RG, Armstrong DG et al. The Charcot foot in diabetes. Diabetes Care 2011; 34:2123-9.

63. Jeffcoate WJ, Game FL. New theories on the causes of the Charcot foot in diabetes. In: Frykberg RG (ed.) The diabetic Charcot foot: principles and management. Brooklandville, MD, Data Trace Publishing Company, 2010:29-44.

64. Jeffcoate WJ. Vascular calcification and osteolysis in diabetic neuropathy – is RANK-L the missing link? Diabetologia 2004; 47:1488-92.

65. Eichenholtz SN. Charcot joints. Springfield, ILL: Charles C Thomas, 1966.

66. Shibata T, Tada K, Hashizume C. The results of arthrodesis of the ankle for leprotic neuroarthropathy. J Bone Joint Surg Am 1990; 72(5):749-56.

67. Wukich DK, Sung W. Charcot arthropathy of the foot and ankle: modern concepts and management review. J Diabetes Complications 2009; 23(6):409-26.

68. Jones EA, Manaster BJ, May DA, Disler DG. Neuropathic osteoarthropathy: diagnostic dilemmas and differential diagnosis. Radiographics 2000; 20 Spec Nº: S279-93.

69. Molines L, Darmon P, Raccah D. Charcot's foot: newest findings on its pathophysiology, diagnosis ans treatment. Diabetes Metab 2010; 36(4):251-5.

70. Petrisor B, Lau JT. Electrical bone stimulation: an overview and its use in high risk and Charcot foot and ankle reconstructions. Foot Ankle Clin 2005; 10:609-20, vii–viii.

71. Lowery NJ, Woods JB, Armstrong DG, Wukich DK. Surgical management of Charcot neuroarthropathy of the foot and ankle: a systematic review. Foot Ankle Int 2012 Feb; 33(2):113-21.

72. Caiafa JS, Castro AA, Fidelis C, Santos VP, Silva ES, Sitrângulo CJ. Atenção integral ao portador de pé diabético. J Vasc Bras 2011; 10(4):S 2; 1-32.

78

Controle Glicêmico do Paciente Diabético Internado

Reine Marie Chaves Fonseca • Alexis Dourado Guedes • Ludmila Chaves Fonseca

INTRODUÇÃO

Descontrole glicêmico em pacientes hospitalizados com ou sem diagnóstico prévio de diabetes está associado a complicações e maior tempo de permanência hospitalar. Indivíduos com diabetes representam de 30% a 40% dos pacientes atendidos nos serviços de emergência hospitalar, 25% dos hospitalizados, tanto em áreas clínicas como cirúrgicas, e em torno de 30% dos submetidos a cirurgia de revascularização coronariana.[1]

A maior prevalência de diabetes e suas comorbidades tem levado à crescente necessidade de hospitalização de pacientes com diabetes, aumentando essa demanda com o envelhecimento da população diabética, o tempo de doença e a presença de complicação crônica. Além disso, os diabéticos permanecem no hospital, em média, de 1 a 3 dias a mais do que os não diabéticos, e os custos elevados do controle dessa doença devem-se, principalmente, aos custos decorrentes das manifestações clínicas de ateroesclerose e suas complicações.[1]

Por outro lado, vem aumentando, também, a ocorrência de hiperglicemia de estresse durante uma internação hospitalar. Acredita-se que um terço dos pacientes hospitalizados vá experimentar algum tipo de hiperglicemia durante a hospitalização.[2]

A hiperglicemia, além de acentuar a gravidade da doença, influencia o prognóstico, incluindo aumento da mortalidade e do risco de infecções.[1-3]

Estudos recentes demonstram que a manutenção estrita da normoglicemia melhora o prognóstico dos indivíduos em estado crítico e que a otimização do controle glicêmico também é favorável em relação ao custo-efetividade.[1-3]

Controlar a glicemia, evitando picos hiperglicêmicos e episódios de hipoglicemia, é um desafio para qualquer clínico. O ambiente hospitalar modifica a rotina diária do paciente, e a intercorrência aguda que motivou o internamento leva a modificações na aceitação da dieta, com variações na quantidade calórica ingerida, restrição de atividades físicas e modificações nos medicamentos utilizados no ambiente domiciliar. Por outro lado, é necessária a monitorização glicêmica frequente para adequação da administração de insulina, sendo importante para o sucesso do controle clínico.

Do ponto de vista prático, é útil considerar três situações que frequentemente se sobrepõem em um mesmo ambiente hospitalar: o controle do paciente em estado crítico, o tratamento durante hospitalização convencional (pacientes não críticos hospitalizados) e controle em situações especiais (procedimentos que necessitam jejum prolongado, nutrição artificial, terapias com glicocorticoides ou quimioterápicos). Essas situações condicionarão as estratégias do tratamento e as metas terapêuticas.

FISIOPATOLOGIA DA HIPERGLICEMIA NO PACIENTE INTERNADO

A hiperglicemia do paciente dentro do ambiente hospitalar tem múltiplos fatores desencadeantes ou agravantes. Ela pode aparecer em um paciente sem diagnóstico prévio de *diabetes mellitus* ou, nestes últimos, ser agravada. A necessidade de admissão hospitalar representa a modificação do estado de saúde para uma condição de maior risco e a necessidade de tratamentos especiais, indisponíveis fora desse ambiente, ou que necessitem de maior monitorização. Portanto, a condição que motiva o internamento pode por si só desencadear alterações metabólicas e hormonais com impacto direto deletério no controle glicêmico ou pode, secundariamente (p. ex., por meio dos tratamentos impostos) influenciar nesse controle.

DESEQUILÍBRIO NA HOMEOSTASE GLICÊMICA ENDÓGENA

No organismo humano, a glicose origina-se da ingestão direta de carboidratos de fontes externas ou mediante metabolização interna de outros macronutrientes. A partir da absorção no trato digestivo, o carboidrato circulante é armazenado na forma de glicogênio hepático ou utilizado pelo metabolismo tecidual periférico. Nesse processo, a insulina é o principal hormônio regulador. A insulina intermedeia grande parte da oferta de glicose periférica, sendo o músculo esquelético seu grande captador. A regulação desse transporte do meio extracelular para o intracelular se dá através de modulação da expressão de proteínas transportadoras de membrana, em particular da GLUT4. Nos hepatócitos, a insulina estimula a síntese enzimática envolvida na utilização da glicose e inibe enzimas responsáveis por sua produção, reduzindo a gliconeogênese e a glicogenólise. No equilíbrio homeostático sistêmico, glucagon, cortisol, hormônio do crescimento e catecolaminas são hormônios contrarreguladores. Em vigência de doença aguda, o aumento da demanda metabólica por glicose eleva a liberação dos hormônios contrarreguladores da insulina, aumentando a produção hepática de glicose, inibindo sua utilização periférica e também a própria liberação da insulina pelas ilhotas de células β pancreáticas.[4,5] Além disso, a presença de estresse agudo aumenta a liberação de citocinas proinflamatórias, como TNF-α e interleucinas 1 e 6, as quais aumentam a resistência à insulina por interferirem em suas vias de sinalização citoplasmática.[6] Dessa maneira, todos esses fatores levam a deficiência relativa da atividade insulínica com desequilíbrio glicêmico, desencadeando hiperglicemia ou agravando essa condição em indivíduos já diabéticos.

MEDICAMENTOS E DESEQUILÍBRIO GLICÊMICO INTRA-HOSPITALAR

Considerando todo o universo das admissões hospitalares, a hiperglicemia não é usualmente a causa primária da internação. No entanto, a modificação do tratamento prévio à internação, em pacientes já com diagnóstico de *diabetes mellitus*, pode desencadear a descompensação glicêmica. A suspensão de medicamentos em uso, de maneira inadvertida ou baseada em contraindicações momentâneas, pode levar a hiperglicemia. Por exemplo, em um indivíduo com disfunção renal aguda, diversos medicamentos orais para o tratamento do diabetes são proscritos e, portanto, precisam ser substituídos para evitar flutuações glicêmicas. A introdução de ajustes dinâmicos nas doses e esquemas de insulina é a principal ferramenta para o controle medicamentoso hospitalar.[7]

Diversos tratamentos utilizados em âmbito hospitalar podem ter efeitos instantâneos e dinâmicos no controle glicêmico. Essa interação deve ser sempre atentada antes da utilização desses, de modo a evitar hipeglicemias e, eventualmente, hipoglicemias. O grande exemplo para ambas as situações consiste na utilização de glicocorticoides em doses elevadas por curto período de tempo. Os glicocorticoides, derivados do cortisol, funcionam, assim como este, como contrarreguladores da atividade da insulina. A elevação súbita de doses de medicamentos dessa classe na circulação leva a picos glicêmicos, assim como sua suspensão ou redução define a necessidade imediata e paralela de redução do esquema hipoglicemiante em uso.[8-10]

EFEITOS DELETÉRIOS DA HIPERGLICEMIA

As consequências da hiperglicemia no indivíduo internado são múltiplas e implicam tanto morbidade como aumento da mortalidade. A hiperglicemia está relacionada com aumento das taxas de infecção hospitalar. Diversos mecanismos imunológicos podem ser modificados na presença de hiperglicemia. A função leucocitária com prejuízo na quimiotaxia, na fagocitose e na atividade bactericida é achado descrito. Há, também, alteração na cicatrização de feridas, com prejuízo da síntese de colágeno já demonstrado como fator adjuvante. A hiperglicemia aguda determina a ativação de vias oxidativas mediante a formação de espécimes reativos de oxigênio. Esses compostos têm sido relacionados com a disfunção de diversas vias de sinalização celular e disfunção mitocondrial, além das complicações macro e microvasculares do diabetes. Estão também implicados na piora da hiperglicemia por toxicidade das células β pancreáticas secretoras de insulina. A hiperglicemia tem sido relacionada com lesões agudas em diversos órgãos e sistemas. No sistema cardiovascular, há redução do fenômeno de pré-condicionamento isquêmico, que protege o coração de uma extensão da necrose tecidual na vigência de infarto agudo do miocárdio. Aumenta ainda a tendência de oclusões vasculares, tanto pela elevação da adesão plaquetária como pela redução da dilatação endotelial dependente de fluxo, que ocorre em função da redução da formação de óxido nítrico. Nos rins, a desidratação secundária ao efeito osmótico da glicose pode desencadear disfunção renal e insuficiência renal aguda. No sistema nervoso central, a hiperglicemia associa-se, assim como no miocárdio, à extensão da área de necrose na vigência de acidente vascular encefálico isquêmico.[11]

Com todas essas interações e complicações, o aumento da glicemia, ultrapassando faixas de segurança, relaciona-se com pior prognóstico do paciente admitido no hospital para tratamento de qualquer situação.

MANEJO DA HIPERGLICEMIA EM PACIENTES CRÍTICOS HOSPITALIZADOS

Em 2001, um estudo randomizado, controlado, com grande número de pacientes matriculados (1.548 pacientes), realizado em um único centro na Bélgica, desencadeou importantes reflexões sobre o controle glicêmico em unidades de terapia intensiva (UTI). Avaliando pacientes cirúrgicos e almejando para o grupo de tratamento intensivo uma meta glicêmica restrita, entre 80 e 110mg/dL, comparada a uma meta glicêmica entre 180 e 200mg/dL no grupo de controle, foi observada redução de mortalidade na UTI (4,6% *vs.* 8%), além de redução na mortalidade intra-hospitalar e de diversas complicações no grupo com tratamento intensivo. Como efeito adverso, houve elevação das hipoglicemias severas nesse grupo.[12] A despeito de tamanho impacto, estudos subsequentes, utilizando metas glicêmicas semelhantes para o controle glicêmico intensivo, não conseguiram repetir seus achados e chegaram a registrar resultados deletérios associados a aumento de mortalidade no grupo de controle glicêmico intensivo. A hipoglicemia foi o fator imputado para o aumento da mortalidade. O maior desses estudos, publicado em 2009, o NICE-SUGAR incluiu 6.104 pacientes e demonstrou aumento na mortalidade absoluta da ordem de 2,6 pontos percentuais (*p* = 0,02). Diferente do estudo belga, a meta glicêmica do grupo de controle desse estudo foi de glicemia < 180mg/dL e glicemia média final obtida nesse grupo de 145mg/dL. Essa meta menos intensiva no grupo de controle levou a uma mortalidade menor do que a esperada pela estratificação de risco de mortalidade do escore APACHE II para a amostra.[13] Posteriormente foi demonstrado, na mesma população, que tanto a hipoglicemia moderada como a severa foram associadas a aumento na mortalidade.[14]

METAS GLICÊMICAS NO CONTROLE INTENSIVO

Diante das novas evidências, um controle glicêmico mais equilibrado e menos intensivo, porém não liberal, vem sendo sugerido por diretrizes atualizadas após as últimas publicações.[15,16] Metas de controle com glicemia entre 140 e 180mg/dL (American Association of Clinical Endocrinologists/American Diabetes Association) ou entre 100 e 150mg/dL (Society of Critical Care Medicine) têm sido propostas, ainda que esses intervalos não tenham sido diretamente avaliados em ensaios clínicos randomizados e controlados. A despeito de a utilização de uma meta glicêmica mais restrita, 80 a 110mg/dL, ter demonstrado, em populações selecionadas, redução de mortalidade, a dificuldade de generalização dessa tendência, a publicação de resultados com aumento de mortalidade

com essa meta e a chance de aumento de hipoglicemia definiram a necessidade de metas menos agressivas de controle.[17]

RECOMENDAÇÕES GERAIS
Insulinização

A abordagem ao paciente crítico que cursa com hiperglicemia depende, basicamente, da insulinização, visando à correção da glicemia elevada e à manutenção desta dentro de faixas de segurança preestabelecidas sem causar hipoglicemia. Objetivando a padronização de condutas, diversos protocolos foram publicados, sendo alguns posteriormente modificados para novas metas glicêmicas ou ajustes de conduta. Como esses protocolos não foram comparados entre si em estudos randomizados, não é possível definir a superioridade de um sobre outro. As diferenças entre os protocolos existentes são múltiplas e se baseiam na presença de supervisão médica ou condução plena pela equipe de enfermagem, utilização ou não de *bolus* de insulina inicial, número de avaliações e cálculos para ajuste dinâmicos da infusão de insulina, tempo total para alcance das metas glicêmicas e dose total de insulina infundida.[18] A seleção ou confecção de um protocolo de infusão de insulina deve basear-se na disponibilidade de pessoal, no treinamento da equipe de aplicação do protocolo e em recursos adequados para monitorização de resultados. Um protocolo de infusão de insulina deve incluir: padronização da preparação da solução de infusão de insulina, definição da necessidade de infusão contínua de glicose, escalonamento de dose e ritmo de infusão de insulina que possa ser aplicado de maneira generalizada e monitorização frequente.[16] Um exemplo de protocolo clínico estruturado é apresentado na Tabela 78.1 e pode ser obtido por acesso aberto *on-line*.[19]

Monitorização

A monitorização da glicemia no ambiente hospitalar, particularmente em UTI, demanda algumas considerações especiais. Pode ser realizada mediante coleta de sangue e avaliação laboratorial, conjuntamente a uma análise da gasometria arterial ou por meio de glicemia capilar. A necessidade de resposta imediata, necessária em uma UTI, depõe contra a análise laboratorial externa das amostras, enquanto as duas demais metodologias de análise podem ser realizadas de modo imediato. A despeito da possibilidade de imprecisão de resultados na presença de concentração periférica do hematócrito ou edema, efeito dilucional tissular da amostra coletada na glicemia capilar,[20,21] a utilização da glicemia capilar tem algumas vantagens em relação à utilização dos aparelhos de gaso-

Tabela 78.1 Os ajustes de dose de insulina seguindo este algoritmo não substituem o julgamento clínico

< 100	Interromper a infusão e ofertar ½ a 1 amp. de glicose a 50% e checar GC a cada 30 minutos até > 140mg/dL e após reiniciar a infusão a 50% da taxa prévia						
	Glicose e sanguínea prévia (mg/dL)						
Nível de GS atual (mg/dL)	< 100	100 a 140	141 a 180	181 a 200	201 a 250	251 a 300	301 a 400
101 a 140	↓ taxa em 1UI/h	↓ taxa em 25% ou 0,5UI/h*		↓ taxa em 50% ou 2UI/h*			↓ taxa em 75% ou 2UI/h*
141 a 180	Sem mudança				↓ taxa em 50% ou 2UI/h*		
181 a 200	↓ taxa em 1UI	↑ taxa em 0,5UI/h		↑ taxa em 25% ou 1UI/h*	Sem mudança	↓ taxa em 25% ou 2UI/h*	
201 a 250	↑ taxa em 25% ou 2UI/h*		↑ taxa em 25% ou 1UI/h*			↑ taxa em 1UI/h	Sem mudança
251 a 300	↑ taxa em 33% ou 2,5UI/h*	↑ taxa em 25% ou 1,5UI/h*	↑ taxa em 25% ou 1UI/h*	↑ taxa em 1UI/h	↑ taxa em 1,5UI/h	↑ taxa em 1,5UI/h	Sem mudança
301 a 400	↑ taxa em 40% ou 3UI/h*						
> 400	↑ taxa em 50% ou 4UI/h*						

GC: glicose capilar; GS: glicose sanguínea.

*Aquela que for a maior mudança.

Este algoritmo assume que a glicose sanguínea seja avaliada a cada hora durante o ajuste da infusão.

Se a glucose sanguínea permanecer no intervalo desejado (140 a 180mg/dL) por 4 horas, reduzir a frequência de avaliação da glucose sanguínea para a cada 2 horas enquanto permanecer dentro do intervalo desejado.

Se ocorre hipo ou hiperglicemia inexplicada, investigar e corrigir possíveis causas.

Se houver qualquer modificação significativa na fonte glicêmica (parenteral, enteral ou oral), esperar para fazer ajustes na insulina.

Razões comuns para descontinuar a infusão de insulina.

Paciente tolerando pelo menos 50% de ingesta da dieta normal oral ou enteral.

Transferência do paciente, com condições clínicas apropriadas, para unidade que não dispõe de infusão de insulina.

Paciente em regime estável de nutrição parenteral total (NPT) com a maior parte da insulina disponibilizada na solução da NPT.

Duas horas antes de descontinuar a infusão de insulina, indicar manejo glicêmico alternativo.

Para pacientes com diabetes tipo 1 ou aqueles com diabetes tipo 2 previamente controlados com insulina: se nutrição por via oral, iniciar insulina basal subcutânea (glargina, detemir ou NPH) com 80% da insulina administrada nas últimas 24 horas por infusão de insulina. Se o paciente está tomando mais de 50% da ingesta enteral ou oral, dar 50% da dose de insulina baseada na infusão prévia de insulina das últimas 24 horas ou 0,25UI/kg e iniciar *bolus* pré-refeição e correção de dose para manter glicose sanguínea no alvo. Outra alternativa consiste em assumir o regime de insulina pré-hospitalar. Pacientes com bombas de insulina podem reassumir o uso baseado na política hospitalar.

Para pacientes com diabetes tipo 2 previamente tratados com agente antidiabético oral: se tinham bom controle do diabetes antes da hospitalização, um retorno à terapia com agente oral pode ser considerado, baseado no estado clínico atual; se o controle pré-hospitalar era inadequado, planejar alta com insulina SC.

metria. Como exemplos, podem ser citadas a facilidade de uso ao lado do leito, amostras menores de sangue para análise, menor necessidade de calibração do aparelho e custo do aparelho, dentre outras.[22] Quanto à frequência da monitorização glicêmica em UTI, esta deve acompanhar os protocolos de insulinização, sendo maior diante da necessidade de ajustes na infusão de insulina e menor na presença de níveis glicêmicos estáveis. Em caso de uso de infusão de insulina, a monitorização a intervalos de 1 ou 2 horas obtém menor chance de hipoglicemia severa.[16]

Manejo da Hiperglicemia em Pacientes Não Críticos Hospitalizados

Estudos observacionais têm evidenciado que hiperglicemia não controlada em qualquer paciente hospitalizado está associada a desfechos de pior prognóstico. Contudo, até então, nenhum trabalho randomizado ha-

via avaliado o efeito do controle glicêmico intensivo no desfecho clínico de pacientes hospitalizados fora de UTI. De modo geral, sem dados prospectivos randomizados, a maioria das recomendações baseia-se em experiências clínicas. Recentemente, a Endocrine Society definiu diretrizes práticas, baseadas no consenso entre membros de várias sociedades científicas americanas e europeias.[23]

Inicialmente, qualquer paciente hospitalizado deve ser investigado para a possibilidade de ser diabético, mediante a realização de uma glicemia no momento da internação. Caso já tenha diagnóstico de diabetes, a determinação da HbA1c (hemoglobina glicada) pode orientar o clínico quanto ao nível de controle prévio do paciente, se ele não tiver à mão um exame realizado nos últimos 2 a 3 meses. Uma HbA1c ≥ 6,5% pode ser usada também para diagnosticar diabetes e diferenciar o diagnóstico de diabetes preexistente do de uma hiperglicemia aguda de estresse.[24]

Capítulo 78 Controle Glicêmico do Paciente Diabético Internado

Em um paciente sem história prévia de diabetes, mas com glicemia > 140mg/dL (7,8mmol/L), é importante a repetição desse exame que, se confirmado 24 a 48 horas após, deverá merecer atenção especial, estabelecendo-se cuidados específicos, como monitorização glicêmica capilar periódica.

A monitorização glicêmica capilar deverá ser realizada próximo aos horários de alimentação nos pacientes que estão aceitando dieta VO: antes do café, do almoço e do jantar e em torno de 22 horas (antes do lanche noturno ou ao deitar). Naqueles que estiverem em dieta zero, ou recebendo nutrição enteral/parenteral, a monitorização deve ser feita a cada 4 ou 6 horas.

Metas Glicêmicas

Na maioria dos pacientes não críticos hospitalizados, recomendam-se metas glicêmicas pré-prandiais ≤ 140mg/dL (7,8mmol/L), e glicemia ao acaso ≤ 180mg/dL (10mmol/L).[23,24]

Essas metas, contudo, devem ser ajustadas de acordo com o quadro clínico. Para pacientes capazes de manter o controle sem episódios de hipoglicemias, metas mais baixas podem ser tentadas. Entretanto, para pacientes em estágio terminal, com redução de expectativa de vida e/ou com alto risco de hipoglicemias, metas menos rigorosas podem ser aceitas: glicemias < 200mg/dL (< 11,1mmol/L). Modificações no esquema terapêutico tornam-se necessárias se as glicemias estiverem < 70mg/dL (3,9/mmol/L), exceto se houver uma causa aparente para a queda glicêmica (p. ex., omissão de uma refeição).

Recomendações Gerais

Pacientes com diabetes ou hiperglicemia que estão aceitando a dieta devem receber quantidade consistente de carboidratos, e a monitorização glicêmica deve ser feita antes de cada refeição e ao deitar, para administração de insulinas de ação rápida, se necessário.

Habitualmente, os hipoglicemiantes orais devem ser descontinuados durante um processo agudo que exija internamento, exceto em caso de um período rápido de hospitalização.

Metformina não deverá ser usada quando houver qualquer possibilidade de uso de contrastes iodados ou evidências de insuficiência renal. Sulfonilureias e metiglinidas podem causar hipoglicemias imprevisíveis em pacientes que não estejam se alimentando adequadamente.

Tiazolidinedionas podem causar retenção hídrica, especialmente se usadas em combinação com insulina. Análogo do *glucagon like-peptide 1* (GLP-1) e agonistas da amilina podem causar náuseas e devem ser descontinuados durante episódios agudo de doença.

Por esses motivos, hiperglicemia em pacientes internados é, na maioria das vezes, mais bem controlada com uso exclusivo de insulina.[24] Naqueles pacientes que já fazem uso prévio de insulina, as doses devem ser adaptadas à condição clínica, observando-se o risco de picos hiperglicêmicos ou hipoglicêmicos em consequência do uso de múltiplos medicamentos, soluções parenterais ou enterais e modificações na aceitação da dieta.

A insulinoterapia pode ser ajustada rapidamente em função do nível glicêmico e da ingesta alimentar. É importante tranquilizar o paciente que nunca fez uso de insulina, informando-o de que o uso poderá ser temporário e que ele poderá retornar ao uso de agentes orais quando da alta hospitalar. Isso pode diminuir a ansiedade do paciente. Por outro lado, caso se preveja a necessidade de uso da insulinoterapia após a alta hospitalar, o período de internação pode ser ideal para se proceder às orientações necessárias e iniciar o processo de educação para controle do diabetes.

Insulinoterapia

Durante a hospitalização, a insulinoterapia exige flexibilidade para atender às necessidades dos pacientes, e o melhor esquema é denominado regime basal/*bolus* (terapia basal com insulina ou análogos de ação lenta ou intermediária, uma ou duas vezes ao dia, e *bolus* antes das refeições com insulinas ou análogos de ação rápida ou ultrarrápida). O esquema de uso de insulinas rápidas/ultrarrápidas conforme glicemias capilares pré-refeições poderá ser utilizado temporariamente, não sendo recomendado por longos períodos de tempo.[23,24] Unpierrez et al. compararam o esquema basal/*bolus* de insulinoterapia com o uso exclusivo de insulina de ação rápida conforme glicemias capilares pré-prandiais e observaram que um percentual significativo dos pacientes obtiveram melhor controle com o esquema basal/*bolus* do que com o uso exclusivo de insulina de ação rápida pré-refeições (66% *vs.* 38%).[25]

Na insulinoterapia hospitalar, consideramos três componentes para a insulinização no regime basal/*bolus*: insulinoterapia basal, *bolus* pré-refeição ou nutricional e *bolus* de correção.

A insulinoterapia basal ideal deverá prover um nível constante de insulinização a fim de garantir a supressão de produção hepática de glicose no período de jejum prolongado e durante os períodos de jejum entre as refeições. Os análogos de insulina de ação lenta, glargina e detemir, são os mais indicados, por proporcionarem um nível de insulinização sem picos.[26-28]

O *bolus* de insulina pré-refeição ou nutricional previne o aumento previsível da glicemia no período pós-

-prandial. Os análogos de insulina de ação ultrarrápida (lispro, aspart e glulisina) são os indicados por terem início rápido de ação (0 a 15 minutos) e usualmente atingirem um pico de ação dentro de 60 minutos. Desse modo, os análogos de insulina de ação ultrarrápida controlam os picos pós-prandiais e reduzem hipoglicemias tardias, com melhor efeito do que a insulina humana regular, que precisa ser aplicada pelo menos 30 minutos antes de uma refeição, devido ao maior tempo para início de ação.

O *bolus* de insulina de correção está indicado para trazer os níveis da glicose para as metas no período pré-prandial e deve ser acrescido ao *bolus* de insulina pré-refeição em dose única. Os análogos de insulina de ação ultrarrápida também estão indicados, preferencialmente, para o *bolus* de correção.

Contudo, o *bolus* de insulina pré-refeição deve ser suspenso em caso de glicemias < 70mg/dL ou se o paciente estiver sem dieta oral, enquanto o *bolus* de correção deve ser mantido para tratar a hiperglicemia pré-prandial.

A estimativa da dose diária total de insulina necessária deve ser a primeira meta a ser estabelecida. Para pacientes virgens de insulinoterapia, pode-se iniciar com 0,3 a 0,6UI/kg de peso. Para indivíduos magros ou com insuficiência renal, inicia-se com 0,3UI/kg de peso, e para obesos ou em uso de corticoides, 0,6UI/kg de peso pode ser a base de cálculo para a dose total diária de insulina (Tabela 78.2).

O controle glicêmico ideal pode ser conseguido com uso de insulina subcutânea em pacientes que estejam aceitando bem a dieta. Cinquenta por cento da dose total estimada devem ser administrados em insulina de ação basal (lenta ou intermediária) e 50% divididos em *bolus* antes das refeições. Contudo, essas doses devem ser ajustadas com base na aceitação da dieta, podendo ser reduzidas à metade, caso o paciente não venha aceitando bem a alimentação (p. ex., aceitando apenas metade da quantidade oferecida nas refeições). Caso as glicemias pré-refeições sejam < 70mg/dL, o *bolus* pré-refeição deve ser suspenso.

O *bolus* de correção deve ser calculado com base na sensibilidade do indivíduo à insulina e, a partir da dose total diária estimada, "a regra de 1.700" tem sido usada para estimar até que ponto 1UI de insulina pode diminuir a glicemia do paciente. A sensibilidade ou fator de correção é calculada dividindo 1.700 pela dose total estimada de insulina. A maioria dos serviços usa escalas para orientar a dose de insulina a ser administrada, quando os níveis glicêmicos excedem 140 a 150mg/dL, e aumentam a dose a cada elevação de 40 a 50mg/dL na glicemia. Para pacientes idosos, magros e em uso de doses basais baixas de insulina, utiliza-se 1UI de insulina para correção de cada aumento de 40 a 50mg/dL, correspondendo a uma dose diária estimada de 20 a 42UI. Para pacientes com doença aguda e em uso moderado de doses basais, utilizam-se 2UI para cada aumento de 40 a 50mg/dL, correspondendo a uma dose diária estimada de 43 a 84UI de insulina ao dia.[29]

Para pacientes em uso de corticosteroides e em nutrição parenteral ou enteral, com altas doses basais (dose estimada de 85 a 126UI/dia), podem ser usadas 3UI para cada aumento de 40 a 50mg/dL. A via SC é preferencialmente indicada (Tabela 78.3).

A insulinoterapia precisa ser ajustada diariamente, com base na monitorização glicêmica capilar e na ingesta calórica. A glicemia de jejum consiste no melhor parâmetro para adequação da insulinoterapia basal. Os análogos de ação lenta (glargina e detemir), por exemplo, podem ser ajustados a cada 24 ou 48 horas, até que a glicemia de

Tabela 78.2 Dose total de insulina para pacientes virgens de tratamento

Características do paciente	Dose total estimada*
Abaixo do peso Idoso Em hemodiálise	0,3UI/kg de peso
Peso normal	0,4UI/kg de peso
Sobrepeso	0,5UI/kg de peso
Obeso Resistente à insulina Em uso de glicocorticoides	≥ 0,6UI/kg de peso

*Da dose total estimada, usar 50% em insulina basal e os outros 50% em *bolus* pré-refeição (caso o paciente não esteja aceitando bem a dieta, usar apenas 25% da dose pré-refeição, dividida nas três refeições principais).

Tabela 78.3 Escalas para prescrição de insulinoterapia com análogos de ação ultrarrápida (preferencialmente) ou insulina rápida subcutânea: *bolus* de correção

Glicemia capilar	Dose basal baixa (20 a 42UI/dia)	Dose basal moderada (43 a 84UI/dia)	Dose basal alta (> 85UI/dia)
≤ 140m/dL	Não aplicar	Não aplicar	Não aplicar
141 a 180mg/dL	1UI	2UI	3UI
181 a 220mg/dL	2UI	4UI	6UI
221 a 260mg/dL	3UI	6UI	9UI
261 a 300mg/dL	4UI	8UI	12UI
301 a 340mg/dL	5UI	10UI	15UI
> 340mg/dL	6UI	12UI	18UI

Adaptada do protocolo da UPMC (University of Pittsburgh Medical Center) – Clinical Diabetes 2011; 29; 3-9:204-10, 2011

Capítulo 78 Controle Glicêmico do Paciente Diabético Internado

jejum esteja < 120 a 140mg/dL. Os níveis glicêmicos durante o restante do dia são reflexos da relação entre a dose de insulina rápida ou ultrarrápida utilizada pré-refeição e a quantidade calórica consumida. Dessa maneira, a glicemia pré-almoço é reflexo da dose de insulina utilizada no *bolus* alimentar antes do café da manhã, a glicemia pré-jantar reflete a dose utilizada antes do almoço e a glicemia da noite (ao deitar) é reflexo da dose utilizada antes do jantar.[24]

Uma equipe multiprofissional bem ajustada (médico/enfermagem/nutricionista) é muito importante para o êxito e os bons resultados desses esquemas terapêuticos durante a hospitalização.

TRANSIÇÃO DO HOSPITAL PARA CASA

O resultado da HbA1c pode ser importante para estabelecer as estratégias para alta hospitalar. Os pacientes com diabetes prévio bem controlado, com HbA1c dentro da meta aceitável (≤ 7%), podem retornar ao esquema terapêutico usual, após a alta hospitalar. Pacientes com controle razoável devem ter o esquema terapêutico intensificado ou com a adição de agentes orais ou insulina basal, ou até mesmo um regime de insulinoterapia mais complexo.

Os pacientes que usaram insulina pela primeira vez durante a hospitalização necessitam receber orientações educativas para o controle do diabetes. Embora a utilização do esquema basal/*bolus* esteja indicada durante o período de hospitalização, esse regime pode não ser necessário após a alta hospitalar.

Para a maioria dos pacientes com *diabetes mellitus* tipo 2, pode ser suficiente uma dose basal de insulina combinada com hipoglicemiantes orais ou insulina pré-misturada duas vezes ao dia.

É importante que, no momento da alta hospitalar, o paciente receba por escrito orientações dietoterápicas, assim como orientações para autoaplicação de insulina, automonitorização glicêmica e ajuste da insulinoterapia.

É fundamental, também, que esses pacientes recebam orientações para detecção precoce e tratamento de episódios hipoglicêmicos – glicemia < 70mg/dL (3,9mmol/L) – e que sejam orientados a procurar serviços ambulatoriais para acompanhamento.

Não há evidência científica que indiquem risco elevado de pacientes sem diabetes que tiveram hiperglicemia durante a internação por uso de corticoides ou secundária ao estresse desenvolvam diabetes no futuro. Esses indivíduos devem ter glicemia de jejum e HbA1c medidas 6 a 12 semanas após a alta hospitalar, para avaliar se a hiperglicemia persiste ou não.[30]

CONTROLE DO DIABETES EM CONDIÇÕES ESPECIAIS

Pacientes em Hemodiálise

Manejar o diabetes em pacientes portadores de doença renal terminal (DRT) é um desafio. A síndrome urêmica, emergência clínica em pacientes renais crônicos, e a própria diálise podem dificultar o controle glicêmico, pois afetam, diretamente, a secreção da insulina, bem como seu *clearance* e a sensibilidade periférica.[31]

Embora o diabetes seja a principal causa de insuficiência renal no mundo, responsável por 44,2% dos casos, segundo estimativas de 2005 do US Renal Data System, e por 25% dos casos, na população brasileira, poucos são os dados que explicam como esses pacientes devem obter controle glicêmico efetivo, tão importante para o prognóstico desses indivíduos.[32]

A DRT altera significativamente o controle glicêmico, comprometendo os resultados da hemoglobina glicada e a excreção de agentes antidiabéticos. Os efeitos da diálise também podem promover flutuação nos níveis glicêmicos, aumentando o risco de hipoglicemia nesse grupo de pacientes.

Em pacientes com DRT, o aumento da ureia sérica leva à formação da hemoglobina carbamilada, que tem propriedades indistinguíveis da hemoglobina glicada, o que pode ocasionar uma falsa elevação das medidas de HbA1c. Outros fatores, como diminuição da meia-vida das hemácias, deficiência de ferro, transfusão sanguínea recente e uso de eritropoetina, também podem alterar os valores da HbA1c, levando a interpretações equivocadas desse exame.

Recomendações

Nos pacientes portadores de DRT que estão internados, o manejo preconizado consiste na insulinoterapia.

Os rins exercem papel fundamental no metabolismo da insulina exógena utilizada por esses pacientes. Quando a função renal começa a diminuir e a taxa de filtração glomerular (TFG) atinge níveis < 20mL/min, os rins passam a metabolizar menos insulina exógena, diminuindo seu *clearance*, o que aumenta a permanência da substância no organismo e diminui a necessidade de doses altas para controle adequado. Quando a TFG cai para níveis entre 10 e 50mL/min, a dose total diária de insulina deve ser reduzida em 25%; em caso de TFG < 10mL/min, é necessária uma dose 50% menor do que a dose total diária.[31]

Insulinas de ação rápida são recomendadas não só porque reduzem rapidamente a hiperglicemia, mas porque também evitam episódios tardios de hipoglicemia, o que é extremamente importante nesse grupo de pacientes. Insulinas de longa ação devem ser associadas, sempre que possível, para suprir necessidades metabólicas basais.[33]

Paciente em Uso de Nutrição Enteral e Parenteral

A hiperglicemia é complicação comum em pacientes sob dietas enterais e parenterais e influi no prognóstico de pacientes internados. Fórmulas enterais com níveis reduzidos de carboidratos e gorduras tendem a reduzir a glicemia e devem ser utilizadas em pacientes diabéticos.[34]

A hiperglicemia persistente deve ser tratada com doses programadas de insulina. A insulina regular para doses de correção pode ser uma boa escolha para indivíduos em dieta enteral, e a glicemia deve ser checada a cada 6 horas. Independentemente do tipo de insulina escolhido para tratamento, a dose inicial deve ser de 0,3 a 0,5UI/kg, ajustada conforme a resposta do paciente. O objetivo é manter a glicemia estável, na faixa desejável, enquanto o paciente recebe dieta de maneira contínua.

O maior desafio no tratamento da hiperglicemia causada por dietas enterais é que a interrupção repentina da dieta pode levar a hipoglicemia tardia. Por isso, se a dieta for interrompida por mais de 2 horas, a insulina deverá ser retirada e dextrose a 10% deverá ser administrada EV, na mesma taxa de infusão que a dieta. A monitorização dos eletrólitos e a ingestão de água livre são extremamente importantes nesses casos, para evitar desidratação.

No caso de nutrição parenteral, a glicemia pode ser controlada por meio do uso de insulina regular na dose de 0,01UI para cada grama de carboidrato contido na fórmula. Se a glicemia continuar elevada, a dose poderá ser ajustada diariamente. Se a hiperglicemia persistir, a insulinoterapia poderá ser empregada EV, para controle mais rápido. No momento em que a nutrição parenteral for interrompida, o paciente utilizará o esquema basal/bolus quando a dieta oral for restabelecida.[24]

Pacientes em Uso de Glicocorticoides

Os glicocorticoides são empregados no tratamento de diversas doenças, contudo, um de seus efeitos colaterais mais importantes é a hiperglicemia. Na maioria das vezes, a hiperglicemia desenvolve-se à custa de resistência à insulina, o que culmina no aumento substancial da glicemia pós-prandial. Logo, a insulinização dos pacientes com hiperglicemia secundária ao uso de glicocorticoides deve visar, sobretudo, à cobertura pós-prandial com insulinas de ação rápida pré-alimentação. Em pacientes não diabéticos ou que consomem doses menores de glicocorticoides, muitas vezes, o uso de insulina pode se restringir a esse momento, dispensando a insulina basal. Em caso de uso de doses mais elevadas de glicocorticoides, o uso de insulina basal pode ser necessário, diminuindo as doses dos bolus pré-refeição. De qualquer modo, esses pacientes necessitarão de um percentual maior de insulina em bolus do total da dose diária para controle adequado. Sugere-se iniciar o esquema de insulina com dose em torno de 0,1UI/kg/refeição e realizar ajustes subsequentes, aumentando a dose e/ou iniciando o esquema basal. Vale registrar que muitas vezes a utilização de glicocorticoides em ambiente hospitalar é transitória, como, por exemplo, em esquemas de pulsos, e as demandas por insulina podem decrescer rapidamente. Portanto, todo esquema de uso de insulina deve ser monitorizado cuidadosamente, prevendo-se redução das demandas e fazendo-se ajustes dinâmicos.[10]

Referências

1. Umpierrez GE, Isaacs SD, Bazargan N et al. Hyperglycemia: an independent marker of in-hospital mortality in patients with undiagnosed diabetes. J Clin Endocrinol Metab 2002; 87:978-82.

2. Levetan CS, Passaro M, Jablonski K, Kass M, Ratner RE. Unrecognized diabetes among hospitalized patients. Diabetes Care 1998; 21:246-9.

3. Krinsley JS. Association between hyperglycemia and increased hospital mortality in a heterogeneous population of critically ill patients. Mayo Clin Proc 2003; 78:1471-8.

4. Boden G. Gluconeogenesis and glycogenolysis in health and diabetes. J Investig Med 2004; 52:375-8.

5. Corssmit EP, Romijn JA, Sauerwein HP: Review article: Regulation of glucose production with special attention to non-classical regulatory mechanisms: a review. Metabolism 2001; 50:742-55.

6. Esposito K, Nappo F, Marfella R et al. Inflammatory cytokine concentrations are acutely increased by hyperglycemia in humans: role of oxidative stress. Circulation 2002; 106:2067-72.

7. Metchick LN, Petit WA, Jr., Inzucchi SE. Inpatient management of diabetes mellitus. Am J Med 2002; 113:317-23.

8. Clore JN, Thurby-Hay L. Glucocorticoid-induced hyperglycemia. Endocr Pract 2009; 15:469-74.

9. Hoogwerf B, Danese RD. Drug selection and the management of corticosteroid-related diabetes mellitus. Rheum Dis Clin North Am 1999; 25:489-505.

10. Trence DL. Management of patients on chronic glucocorticoid therapy: an endocrine perspective. Prim Care 2003; 30:593-605.

11. McDonnell ME, Umpierrez GE. Insulin therapy for the management of hyperglycemia in hospitalized patients. Endocrinol Metab Clin North Am 2012; 41:175-201.

12. Van den Berghe G, Wouters P, Weekers F et al. Intensive insulin therapy in critically ill patients. N Engl J Med 2001; 345:1359-67.

13. Finfer S, Chittock DR, Su SY et al. Intensive versus conventional glucose control in critically ill patients. N Engl J Med 2009; 360:1283-97.

14. Finfer S, Liu B, Chittock DR et al. Hypoglycemia and risk of death in critically ill patients. N Engl J Med 2012; 367:1108-18.

15. Moghissi ES, Korytkowski MT, DiNardo M et al. American Association of Clinical Endocrinologists and American Diabetes Association consensus statement on inpatient glycemic control. Diabetes Care 2009; 32:1119-31.

16. Jacobi J, Bircher N, Krinsley J et al. Guidelines for the use of an insulin infusion for the management of hyperglycemia in critically ill patients. Crit Care Med 2012; 40:3251-76.

17. Kavanagh BP, McCowen KC. Clinical practice. Glycemic control in the ICU. N Engl J Med 2010; 363:2540-6.

18. Wilson M, Weinreb J, Hoo GW. Intensive insulin therapy in critical care: a review of 12 protocols. Diabetes Care 2007; 30:1005-11.

19. Joslin Diabetes Center and Joslin Clinic. Guideline for inpatient management of surgical and ICU patients with diabetes. 10-2-2009. 18-1-2013.

20. Corstjens AM, Ligtenberg JJ, van der Horst IC et al. Accuracy and feasibility of point-of-care and continuous blood glucose analysis in critically ill ICU patients. Crit Care 2006; 10:R135.

21. Brunkhorst FM, Wahl HG. Blood glucose measurements in the critically ill: more than just a blood draw. Crit Care 2006; 10:178.

22. Klonoff DC. Intensive insulin therapy in critically ill hospitalized patients: making it safe and effective. J Diabetes Sci Technol 2011; 5:755-67.

23. Umpierrez GE, Hellman R, Korytkowski MT et al. Management of hyperglycemia in hospitalized patients in non-critical care setting: an endocrine society clinical practice guideline. J Clin Endocrinol Metab 2012; 97:16-38.

24. Magaji V, Johnston JM. Inpatient management of hyperglycemia and diabetes. Clinical Diabetes 2011; 29:3-9.

25. Umpierrez GE, Smiley D, Jacobs S et al. Randomized study of basal-bolus insulin therapy in the inpatient management of patients with type 2 diabetes undergoing general surgery (RABBIT 2 surgery). Diabetes Care 2011; 34:256-61.

26. Porcellati F, Rossetti P, Busciantella NR et al. Comparison of pharmacokinetics and dynamics of the long-acting insulin analogs glargine and detemir at steady state in type 1 diabetes: a

double-blind, randomized, crossover study. Diabetes Care 2007; 30:2447-52.

27. Raskin P, Klaff L, Bergenstal R et al. A 16-week comparison of the novel insulin analog insulin glargine (HOE 901) and NPH human insulin used with insulin lispro in patients with type 1 diabetes. Diabetes Care 2000; 23:1666-71.

28. Ratner RE, Hirsch IB, Neifing JL et al. Less hypoglycemia with insulin glargine in intensive insulin therapy for type 1 diabetes. U.S. Study Group of Insulin Glargine in Type 1 Diabetes. Diabetes Care 2000; 23:639-43.

29. Davidson PC, Hebblewhite HR, Bode BW et al. Statistically Based CSII Parameters: Correction Factor, CF (1700 Rule), Carbohydrate-To-Insulin Ratio, CIR (2.8 Rule) and Basal-To-Total Ratio. Diabetes Technol Ther 2003; 5:237.

30. Schmeltz LR, Ferrise C. Glycemic management in the inpatient setting. Hosp Pract (Minneap) 2012; 40:44-55.

31. Shrishrimal K, Hart P, Michota F. Managing diabetes in hemodialysis patients: observations and recommendations. Cleve Clin J Med 2009; 76:649-55.

32. Sekercioglu N, Dimitriadis C, Pipili C et al. Glycemic control and survival in peritoneal dialysis patients with diabetes mellitus. Int Urol Nephrol 2012; 44:1861-9.

33. Czock D, Aisenpreis U, Rasche FM, Jehle PM. Pharmacokinetics and pharmacodynamics of lispro-insulin in hemodialysis patients with diabetes mellitus. Int J Clin Pharmacol Ther 2003; 41:492-7.

34. Elia M, Ceriello A, Laube H et al. Enteral nutritional support and use of diabetes-specific formulas for patients with diabetes: a systematic review and meta-analysis. Diabetes Care 2005; 28:2267-79.

79

Diabetes e Gestação

Airton Golbert • Marcelo Blochtein Golbert • Vanessa Machado

INTRODUÇÃO

Diabetes mellitus é uma das complicações médicas mais comuns do período gestacional. Segundo dados de 2002, nos EUA, o diabetes ocorre em 8% dos 4 milhões de gestações que vão a termo a cada ano.[1] Noventa por cento dos casos são de diabetes gestacional, definido como intolerância à glicose de intensidade variável com início ou primeiro reconhecimento na gestação. Segundo o Estudo Brasileiro de Diabetes Gestacional, a prevalência no país variou de 4,7% a 12% das gestações.[2] O diabetes pré-gestacional tipo 1 ou 2 ocorre em 10% das mulheres com diabetes na gestação.

ALTERAÇÕES HORMONAIS E DO METABOLISMO NA GESTAÇÃO

Durante a gestação, acontecem várias alterações no metabolismo dos carboidratos. No primeiro trimestre, predominam os efeitos decorrentes da utilização de glicose pelo feto, levando a uma tendência à hipoglicemia em jejum, com diminuição das necessidades de insulina. A gonadotrofina coriônica humana tem pouco efeito sobre o metabolismo dos carboidratos. O aumento de estrogênios, progesterona e lactogênio placentário humano (HPL) ou somatomamotrofina coriônica humana (HCS) ocorre paralelamente ao crescimento da placenta. Todos esses hormônios têm ação antagônica à insulina e são responsáveis por aumento progressivo na resistência à insulina com o desenvolvimento da gestação. O HPL, um hormônio com estrutura semelhante à do hormônio de crescimento, é o principal responsável pela resistência à insulina na gestação, tendo seus níveis crescentes a partir do segundo trimestre, chegando a termo com níveis 1.000 vezes maiores do que as concentrações fisiológicas de hormônio de crescimento (Figura 79.1).[3] Além disso, estão aumentados o cortisol, os estrogênios, a progesterona e a prolactina, que diminuem a sensibilidade à insulina.

O aumento do peso corporal e a ingestão calórica também contribuem. A resistência à insulina ajuda a levar nutrientes preferencialmente para o desenvolvimento do feto, possibilitando, simultaneamente, o acúmulo de tecido adiposo materno.[4] Devido à resistência à insulina, a gestação é caracterizada por um nível elevado de insulina circulante, pois o pâncreas compensa a demanda periférica, mantendo as glicemias normais.[4]

No estado de jejum, ocorrem diminuição da glicemia e aumento do catabolismo lipídico. A primeira pode resultar de menor quantidade de precursores para gliconeogênese disponíveis para o fígado ou de desvio de nutrientes para a unidade fetoplacentária.[5] O aumento do catabolismo lipídico pode ser devido a efeitos lipolíticos dos hormônios placentários. Provoca aumento nos ácidos graxos livres circulantes, que podem servir para aumento na produção de corpos cetônicos.

Em resumo, na gestante, após as refeições, há tendência a aumento nos níveis de glicose e insulina, e o armazenamento de lipídios é estimulado. Durante o jejum, porém, os níveis de glicose diminuem e a lipólise é estimulada. Essas alterações, provavelmente, ocorrem para assegurar suprimento nutritivo adequado para a mãe e para o feto.

O crescimento do feto durante os 9 meses de gestação depende do transporte de grande quantidade de nutrientes da mãe. Essa demanda ocasiona uma sobrecarga metabólica significativa para a mãe. A placenta serve como conduto de passagem. A glicose passa para o feto por um processo de difusão facilitada. A glicemia fetal é dependente da glicemia materna, tendo valores 20 a 40mg/dL mais baixos.

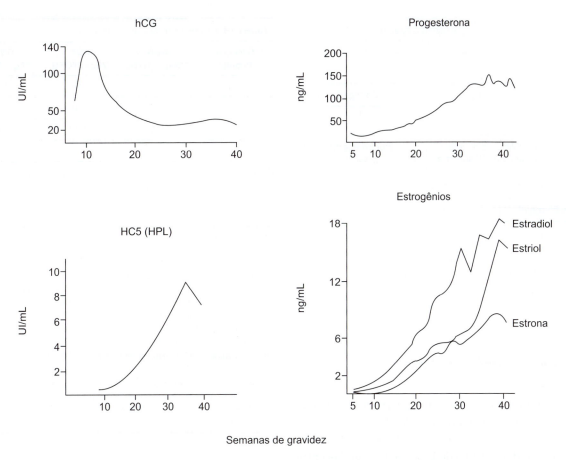

Figura 79.1 Variações nos níveis hormonais na gestação. (Adaptada da referência 4.)

Os hormônios que controlam os níveis de glicose maternos, incluindo a insulina, não passam para o feto pela placenta. O metabolismo do feto é regulado pela insulina produzida pelo pâncreas fetal. As glicemias maternas aumentadas, nas mulheres com diabetes, têm acesso imediato à circulação fetal e estimulam a secreção de insulina fetal, e a utilização dessa glicose pode levar à macrossomia fetal.[4]

DIABETES GESTACIONAL

Caracteriza-se por intolerância aos carboidratos de intensidade variável, com início ou diagnóstico pela primeira vez na gestação, podendo ou não persistir após o parto.[6] Os fatores de risco para o desenvolvimento de diabetes gestacional (DG) são descritos na Tabela 79.1.

Há controvérsias na literatura sobre o melhor método para o diagnóstico de DG.

Rastreamento do Diabetes Gestacional

O rastreamento do diabetes na gestação continua a ser um problema. Recentemente, a International Association Diabetes and Pregnancy Study Groups (IADPSG) publicou um consenso derivado do estudo Hyperglycemia Adverse Pregnancy Outcome (HAPO), sugerindo

Tabela 79.1 Fatores de risco para diabetes gestacional

Idade > 25 anos
Obesidade ou ganho excessivo de peso na gravidez
Deposição central excessiva de gordura corporal
História familiar de diabetes em parentes de primeiro grau
Baixa estatura (< 1,50m)
Crescimento fetal excessivo, polidrâmnio
Hipertensão ou pré-eclâmpsia na gravidez atual
Antecedentes obstétricos de morte fetal ou neonatal, de macrossomia ou de diabetes gestacional

que todas as mulheres grávidas sem diabetes conhecido devem ter glicemia de jejum e um teste oral de tolerância à glicose com 75g de glicose anidra (TOTG 75g) de 24 a 28 semanas de gestação.[7] Ao utilizar a glicemia de jejum, o ponto de corte preconizado é 85mg/dL.[9] Em caso de glicemia de jejum ≥ 85mg/dL, o rastreamento com dosagem da glicose plasmática 1 hora após sobrecarga com 75g de glicose tem como ponto de corte 140mg/dL. Na Figura 79.2 encontra-se a recomendação para rastreamento a partir da glicemia de jejum sugerida pela Sociedade Brasileira de Diabetes.[10] O rastreamento deve ser realizado em todas as gestantes, independentemente de apresentarem fatores de risco ou não.

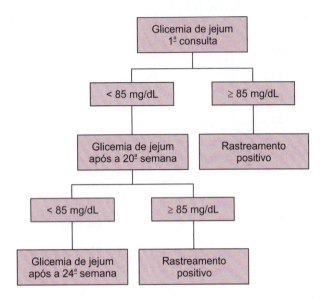

Figura 79.2 Procedimento para o rastreamento do diabetes gestacional.

Tabela 79.2 Critérios diagnósticos para DG

Glicemia (mg/dL)	ADA 100g – TOTG	ADA 75g – TOTG	OMS 75g – TOTG
Jejum	95	95	126
1h	180	180	–
2h	155	155	140
3h	140	–	–

Diagnóstico da SMG: critério da ADA – dois ou mais dos valores alterados; critério da OMS – um dos valores alterados.

Tabela 79.3 Padronização do TOTG com 75g de glicose

Alimentação com ao menos 150g de carboidratos nos 3 dias que antecedem o teste. Atividade física habitual
No dia do teste, observar jejum de 8h (ingestão de água é permitida; enfatizar que cafezinho com açúcar prejudica o teste)
Não fumar ou caminhar durante o teste
Medicações e intercorrências que podem alterar o teste devem ser cuidadosamente anotadas
Ingerir 75g de glicose anidra dissolvidos em 250 a 300mL de água em, no máximo, 5min
O sangue coletado deve ser centrifugado imediatamente, para separação do plasma e medida da glicemia. Caso não seja possível, coletar o sangue em tubos fluoretados e mantê-los resfriados (4°C) até a centrifugação, que deve ser feita rapidamente

Diagnóstico do Diabetes Gestacional (Figura 79.3)

Quando o teste de rastreamento é positivo, realiza-se um teste diagnóstico. Em caso de glicemia de jejum ≥ 110mg/dL, o teste deve ser repetido; se confirmado, estabelece-se o diagnóstico de DG. Com glicemias entre 86 e 110mg/dL, realiza-se o TOTG, que pode ser com 75g de glicose em 2 horas ou com 100g de glicose em 3 horas (Tabela 79.2). Enquanto consensos internacionais não definem qual o teste mais adequado, sugere-se o emprego do teste oral com 75g de glicose, que é recomendado desde 1980 pela Organização Mundial da Saúde (OMS) para a gestação e fora dela. O teste é mais simples, mais econômico e tem menos problemas de intolerância à ingestão da sobrecarga de glicose, comparado com o uso de 100g de glicose. Para diminuir sua variabilidade, o teste deve ser aplicado de maneira padronizada (Tabela 79.3). O teste de sobrecarga com 75g de glicose deve ser realizado entre a 24ª e a 28ª semana de gestação. Eventualmente, pode ser repetido em torno da 32ª semana, se houver forte suspeita de DG, como, por exemplo, presença de crescimento fetal excessivo ou polidrâmnio.

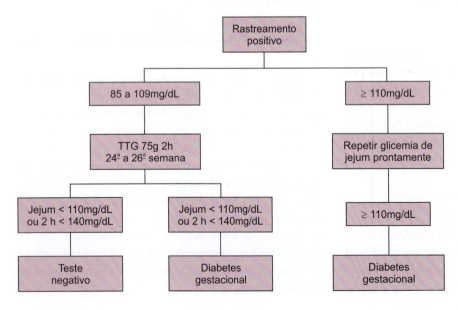

Figura 79.3 Procedimento para o diagnóstico do diabetes gestacional.

Capítulo 79 Diabetes e Gestação

A OMS recomenda os mesmos pontos de corte de diagnóstico estabelecidos para o diagnóstico de tolerância diminuída à glicose fora da gravidez.[7] Para o diagnóstico de DG são sugeridos: glicemia de jejum ≥ 126mg/dL em duas ocasiões, e para a glicemia 2 horas após 75g, 140mg/dL, ponto de corte de tolerância diminuída à glicose fora da gravidez. No entanto, na gestação, a tolerância diminuída à glicose é denominada diabetes gestacional, pois com esses valores alterados encontra-se um risco de macrossomia 74% maior do que em gestantes normais. O IV Workshop de Diabetes Gestacional e a American Diabetes Association (ADA) recomendam o emprego do teste de sobrecarga com 100g de glicose (Tabela 79.2) e indicam os pontos de corte propostos por Carpenter & Coustan: jejum: 95mg/dL; 1 hora: 180mg/dL; 2 horas: 155mg/dL; 3 horas: 140mg/dL. Se forem utilizados 75g de glicose de sobrecarga, a recomendação é: jejum: 95mg/dL; 1 hora: 180mg/dL; 2 horas: 155mg/dL. Se dois ou mais valores estiverem alterados, o diagnóstico de DG é confirmado.[8] A definição de *diabetes mellitus* gestacional (DMG) como qualquer grau de intolerância à glicose com início ou primeiro reconhecimento durante a gravidez é amplamente aceita. No entanto, o nível exato de intolerância à glicose que caracteriza DG tem sido controverso ao longo das últimas três décadas.

Mais recentemente, a IADPSG, depois de extensas análises da hiperglicemia e complicações gestacionais (HAPO), recomendou novos critérios diagnósticos para DMG com base no TOTG 2 horas após sobrecarga de 75g de glicose anidra: glicose em jejum ≥ 92mg/dL, ou um resultado de 1 hora de ≥ 180mg/dL, ou uma sequência de 2 horas a ≥ 153mg/dL.[7]

Complicações Maternas do Diabetes Gestacional

As mulheres com DG têm aumento na incidência de hipertensão arterial e pré-eclâmpsia, além da maior chance de um parto por cesariana.

No pós-parto, aumenta o risco de permanecer com diabetes tipo 2 ou de desenvolvê-lo no futuro. O surgimento de diabetes em mulheres com DG prévio é em torno de 3% ao ano.[11] Alguns fatores podem ser preditivos para o desenvolvimento de diabetes em mulheres que apresentaram DG, como diabetes diagnosticado no início da gestação, necessidade de insulina durante a gestação, DG em mais de uma gravidez, idade materna elevada, obesidade, principalmente abdominal, multiparidade e história familiar de *diabetes mellitus*.[12,13]

Tratamento do Diabetes Gestacional

Evidência recente confirma que a intervenção em gestantes com DG pode diminuir a ocorrência de eventos adversos na gravidez.[14]

Dieta e Exercício Físico

As recomendações gerais dietéticas para gestação devem ser seguidas pelas mulheres com DG. Como consequência do consumo constante, pelo feto, de glicose da mãe e da tendência à formação de corpos cetônicos, devem ser evitados períodos de jejum de mais de 4 a 5 horas.

As prescrições de dieta devem ser individualizadas e modificadas na evolução da gravidez. Os adoçantes artificiais não calóricos (aspartame, sacarina, acessulfame-K e neotame) podem ser utilizados com moderação.[15,16]

Recomenda-se que o ganho de peso durante a gestação seja relacionado com o peso prévio à gravidez, variando de 7kg para mulheres obesas até 16kg para as muito magras. A necessidade de aumento nas calorias recomendado para o segundo e terceiro trimestres da gestação, que era de 250 a 280kcal/dia, foi reduzida para 100 a 150kcal/dia.[17]

Como prescrição inicial, sugere-se, no início da gestação ou pré-concepção, um cálculo de 30kcal/kg de peso atual, com aumento para 35 a 38kcal/kg, dependendo do apetite e do ganho de peso da paciente. Variações de até 25% a 30% do total de calorias podem ser necessárias para obtenção do ganho recomendado.

O uso de dietas hipocalóricas tem sido indicado para restringir o ganho de peso abaixo do preconizado.[18,19] A ADA sugere 24kcal/kg de peso atual para obesas e 12kcal/kg para obesas mórbidas. A restrição da quantidade de carboidratos a 40% do total de calorias pode ser útil para obtenção de glicemias pós-prandiais adequadas.[20,21]

Atividades físicas poderão ser mantidas durante a gravidez, porém com intensidade moderada, evitando exercícios de alto impacto ou que predisponham à perda de equilíbrio.[22]

Controle Glicêmico

Este deve ser feito com uma glicemia de jejum e duas pós-prandiais semanais, medidas em laboratório. O monitoramento domiciliar é recomendado, podendo ser realizado de três a sete vezes por dia, especialmente nas gestantes que usam insulina. Se após 2 semanas de dieta os níveis glicêmicos permanecerem elevados (jejum ≥ 105mg/dL e 2 horas pós-prandiais ≥ 130mg/dL), recomenda-se iniciar tratamento com insulina.[21,23] O critério de crescimento fetal, mediante medida da circunferência abdominal fetal ≥ percentil 75, na ecografia entre 29 e 33 semanas, também pode ser utilizado para indicar a introdução de tratamento com insulina.[24,25]

A dose inicial de insulina de ação intermediária deve ser em torno de 0,5UI/kg, com ajustes individualizados para cada paciente.[26] Associam-se insulinas de ação intermediária e rápida, dando preferência ao emprego de insulina humana. O uso dos análogos da insulina (lispro, aspart, glargina e detemir) não está recomendado, apesar de vários estudos evidenciarem a segurança das insulinas lispro e aspart na gestação e de existirem vários relatos do uso de insulina glargina, sem demonstração de efeitos deletérios.[27]

Poucos estudos, com número reduzido de pacientes, comprovam a segurança do uso na gestação dos antidiabéticos orais glibenclamida e metformina. Esses relatos ainda não são suficientes para justificar sua indicação.[28-30]

Parto

As gestantes com ótimo controle metabólico e que não apresentam antecedentes obstétricos de morte perinatal, macrossomia ou complicações associadas, como hipertensão, podem aguardar a evolução espontânea para o parto a termo.[22,31,32] O DG não leva à indicação de cesariana, e a via do parto é uma decisão obstétrica. Se for programada a interrupção da gestação antes de 39 semanas, é necessário realizar amniocentese e avaliação da maturidade pulmonar fetal com dosagem de fosfatidilglicerol e avaliação da relação entre lecitina e esfingomielina.[33]

No parto programado, a gestante deve permanecer em jejum, a insulina NPH suspensa, e uma solução de glicose a 5% ou 10% deve ser administrada, com controle horário da glicemia capilar e, se necessário, administração de insulina de ação rápida. As necessidades de insulina diminuem no trabalho de parto devido ao período de jejum e ao aumento da utilização de glicose. Quando o parto for de início espontâneo e a insulina diária já tiver sido administrada, recomenda-se a manutenção de acesso venoso com infusão contínua de solução de glicose, além de monitoramento da glicemia capilar a cada hora. Durante o trabalho de parto, a glicemia deve ser mantida em níveis próximos ao normal (70 a 120mg/dL). Pode-se utilizar a infusão contínua de insulina EV com baixas doses (1 a 2UI/h) ou com injeções subcutâneas de insulina regular conforme a glicemia.[21,34] É fundamental a presença de um neonatologista na sala de parto.

Pós-parto

Devem ser observados os níveis de glicemia nos primeiros dias após o parto e orientada a manutenção de uma dieta saudável. A maior parte das mulheres não mais necessita do uso de insulina. O aleitamento natural deve ser estimulado e, caso ocorra hiperglicemia durante esse período, a insulina é o tratamento indicado.[35] Deve ser evitada a prescrição de dietas hipocalóricas durante o período de amamentação.

A tolerância à glicose deverá ser reavaliada a partir de 6 semanas após o parto com glicemia de jejum ou com o teste oral com 75g de glicose (TOTG), dependendo da gravidade do quadro metabólico apresentado na gravidez.[6] Nas revisões ginecológicas anuais, é fundamental recomendar a manutenção do peso adequado, revisar as orientações sobre dieta e atividade física e incluir a medida da glicemia de jejum.[36]

Complicações Fetais

O principal objetivo do diagnóstico e tratamento da intolerância aos carboidratos na gestação e DG é a prevenção de complicações perinatais. Quando o diabetes existe previamente à gestação, embora não diagnosticado, o risco de abortamentos espontâneos e malformações fetais é maior. O DG aumenta a ocorrência de macrossomia, distocias, aspiração de mecônio, hipocalcemia, hipomagnesemia, hiperbilirrubinemia, policitemia, hipoglicemia e morte neonatal.

A macrossomia fetal é definida quando um feto apresenta mais de 4kg ou está > percentil 90 em relação à idade gestacional. Macrossomia está associada à incidência aumentada de hiperbilirrubinemia, hipoglicemia e acidose e é um fator predisponente para traumatismos de parto vaginal com distocia de ombro, paralisia facial, lesões de plexo braquial e fratura de clavícula. É importante diagnosticar a macrossomia para, com a indicação de parto cesariano, prevenir as complicações relatadas. A macrossomia pode ocorrer mesmo com tratamento intensivo do diabetes na gestação. Relatos evidenciam que, com tratamento agressivo do DG, pode ser diminuída a incidência de macrossomia, porém pode haver aumento do número de fetos pequenos para idade gestacional, quando as glicemia são < 85mg/dL.[37]

A hipoglicemia no recém-nascido é definida como glicemia < 35mg/dL no termo e < 25mg/dL na criança prematura. A orientação consiste em dosar a glicose no filho de mulheres com DG a cada 30 minutos, 1 e 2 horas após o parto. Se o valor for < 40mg/dL, deve-se iniciar a alimentação. O risco de ocorrência de hipoglicemia não está limitado a algumas horas após o parto, pois a hiperinsulinemia crônica intrauterina pode inibir a liberação de glicogênio e diminuir a produção hepática de glicose.[38]

A hipomagnesemia e a hipocalcemia, que podem ocorrer entre 24 e 72 horas após o parto, seriam decorrentes de retardo na maturação e no funcionamento das paratireoides fetal.

A hiperglicemia e a hiperinsulinemia estão associadas ao aumento de consumo de oxigênio, levando a hipoxemia fetal e consequente policitemia.[39] A hiperbilirrubinemia está relacionada com aumento do hematócrito e imaturidade hepática.

A hiperinsulinemia fetal do DG causa atraso na formação do surfactante pulmonar, levando a risco aumentado de cinco a seis vezes de síndrome de membrana hialina pulmonar em gestações com interrupção antes da 38ª semana, comparadas com fetos de mulheres não diabéticas.[40]

A hiperinsulinemia também tem papel no crescimento do septo cardíaco, podendo levar a hiperplasia e hipertrofia deste, alteração que regride após o parto.[41]

Essas alterações no metabolismo intrauterino podem causar aumento no risco de desenvolvimento de obesidade, intolerância à glicose e *diabetes mellitus* na adolescência e na vida adulta dos filhos cujas mães apresentaram DG.

DIABETES PRÉ-GESTACIONAL

A partir da descoberta da insulina, em 1921, ocorreu uma modificação radical na possibilidade de sucesso nas gestações das pacientes com diabetes. Nos raros relatos da era pré-insulínica, a mortalidade perinatal e materna era muito elevada.[41] Mais recentemente, com o advento do automonitoramento e o reconhecimento da importância do controle glicêmico materno antes e durante a gravidez, o sucesso nas gestações de mulheres portadoras de *diabetes mellitus* é quase similar ao de mulheres não diabéticas.

Nos EUA, estima-se que 12% das gestações associadas ao diabetes ocorram em mulheres com diabetes pré-gestacional (50% tipo 1 e 50% tipo 2), representando aproximadamente 0,2% a 0,5% de todas as gestações.[42] Atualmente, verifica-se a tendência de aumento no número de gestantes com diabetes tipo 2, devido ao aumento da idade materna e da ocorrência de obesidade.

Planejamento Pré-concepção

A orientação sobre os riscos da gravidez, tanto para a mãe como para o feto, deve ser oferecida a todas as mulheres em idade reprodutiva portadoras de diabetes.

A principal causa de morbidade e mortalidade perinatais, após a descoberta da insulina, é o surgimento de malformações congênitas. Se o controle metabólico no momento da concepção não estiver idealmente compensado, o risco de malformações aumenta três a seis vezes em relação ao de mulheres não diabéticas. A hiperglicemia tem efeito tóxico para o feto, principalmente no período de organogênese, que ocorre quase que completamente até a sétima semana de gestação[43] (Tabela 79.4). Além do risco de malformações, os abortamentos espontâneos acontecem com maior frequência em mulheres com diabetes não compensado.[44]

No planejamento da gravidez, as mulheres com diabetes devem realizar monitoramento da glicemia capilar,

Tabela 79.4 Malformações mais frequentes relacionadas com o DM1

Organogênese	Semanas
Síndrome de regressão caudal	3
Situs inversus	4
Anencefalia	4
Espinha bífida ou defeitos no SNC	4
Anomalias renais:	
Agenesia	5
Rim cístico	5
Duplicidade de ureter	5
Anomalias cardíacas:	
Transposição de grandes vasos	5
Defeito no septo ventricular	6
Defeito no septo atrial	6
Atresia anorretal	6

Adaptada da referência 42.

tendo como metas níveis de glicose de 80 a 110mg/dL em jejum e de 155mg/dL 2 horas após as refeições, e HbA1c na faixa normal, ou até 1% acima dos limites superiores para o método utilizado.[45] O uso de métodos anticoncepcionais deve ser mantido até a obtenção do controle metabólico recomendado.

A suplementação de ácido fólico deve ser utilizada para prevenção de malformações do tubo neural e outras, podendo ser usada a dose de 400µg/dia desde o período periconcepção até a sexta semana de gestação.[46]

Repercussões da Gestação para a Mulher com Diabetes

Antes da concepção, deve-se realizar cuidadosa avaliação da presença de complicações crônicas do diabetes, pois algumas podem causar aumento na morbidade para a gestante, como será descrito a seguir.

Retinopatia

A retinopatia não proliferativa, em geral, não progride para proliferativa na gestação. O Diabetes in Early Pregnancy Study mostrou, no entanto, que mulheres que apresentavam alterações de retinopatia proliferativa de moderada a grave no período pré-concepção progrediram em mais de 50% durante a gestação.[47] Fatores de risco para deterioração na retinopatia incluem a qualidade do controle glicêmico e a presença concomitante de hipertensão arterial.

Estudos prospectivos mostram que 63% das mulheres no início da gravidez apresentam retinopatia em pelo menos um olho e têm progressão em 27%. Desse modo, recomenda-se que sejam informadas sobre a necessidade de avaliação de retinopatia antes e durante a gravidez. A avaliação da retina por imagem digital deve ser oferecida após a primeira consulta pré-natal e novamente na 28ª semana, se a primeira avaliação foi normal. Se qualquer retinopatia diabética está presente, a avaliação adicional deve ser realizada em 16 a 20 semanas.[48]

A fotocoagulação com *laser* deve ser realizada antes da concepção em mulheres com retinopatia proliferativa que tenham intenção de engravidar. A avaliação e o acompanhamento por oftalmologista devem ser realizados em todas as mulheres com diabetes. Quando existe retinopatia proliferativa, acompanhamento especializado deve ser feito a cada trimestre.

Nefropatia

A gravidez não aumenta o risco de a mulher com diabetes apresentar nefropatia diabética. A nefropatia diabética, em geral, não progride durante a gestação, embora possa piorar em estádio mais avançado, principalmente quando existe hipertensão arterial associada.[49] Acompanhamento com avaliação da pressão arterial, creatinina plasmática e proteinúria é importante na gestação de mulheres com diabetes. Os medicamentos inibidores da enzima conversora da angiotensina deverão ser suspensos assim que a gestação for confirmada, pois têm possíveis efeitos teratogênicos.[50]

Neuropatia

A neuropatia diabética não parece piorar na gestação. Entretanto, a presença de neuropatia autonômica, particularmente manifestada por gastroparesia, retenção urinária, hipoglicemia não percebida ou hipotensão ortostática, pode tornar muito difíceis o tratamento e a evolução da gestação. Essas complicações devem ser identificadas e, se possível, tratadas antes da concepção. Em geral, a gravidez é mal tolerada em mulheres com grave disfunção autonômica, devido ao risco de hipoglicemias e ao aumento na instabilidade no controle glicêmico durante o evoluir da gestação.[51]

Doença Cardiovascular

Mulheres com doença macrovascular devem ser avaliadas por cardiologista antes da concepção. A doença arterial coronariana ativa é forte contraindicação para gestação em mulheres com diabetes e pode ser indicação legal para interrupção da gravidez devido ao risco de vida para a gestante.[51]

Complicações Obstétricas

Mulheres diabéticas na gestação têm risco aumentado de complicações médicas e obstétricas, como hipertensão, parto prematuro, infecções do trato urinário e em outros locais, doença periodontal, parto por cesariana e trauma obstétrico.

A prevalência de pré-eclâmpsia é relatada em 10% a 20%, comparada com 5% a 8% em mulheres não diabéticas.[52] O percentual de pré-eclâmpsia aumenta com a gravidade do diabetes e com a presença de proteinúria no início da gravidez.[52,53] Mesmo em gestantes que não apresentam hipertensão preexistente ou doença renal, a taxa de pré-eclâmpsia está aumentada em 8% a 9%.[54] A hipoglicemia severa está presente em cerca de 40% das complicações maternas.

Partos prematuros espontâneos ou iatrogênicos estão aumentados em mulheres diabéticas (16% *vs.* 11% e 22% *vs.* 3%, respectivamente). A frequência de parto prematuro antes de 35 semanas de gestação também aumenta com a gravidade do diabetes e a presença de proteinúria no início da gestação.[52,55] Um terço de todos os partos prematuros em mulheres diabéticas ocorre em consequência de complicações hipertensivas.[56] As causas para o aumento nos partos prematuros espontâneos não são muito claras, mas têm sido relacionadas com mau controle glicêmico, polidrâmnio ou infecção. Kovilam et al. encontraram aumento de 37% no risco de prematuridade relacionado com cada 1% de aumento na HbA1c antes do parto.[57]

Impacto da Gravidez no Neonato

As alterações metabólicas provocadas pela hiperglicemia têm impacto significativo na gravidez e no feto. Índices aumentados de abortamentos espontâneos são relatados em mulheres com diabetes antes da gestação.[58] Vários estudos têm relacionado o aumento de abortamentos espontâneos e anomalias fetais com o mau controle glicêmico. Valores de HbA1c > 8% são relacionados com risco três a seis vezes maior de malformações.[59] O risco relativo para anomalias do sistema nervoso central (SNC) e do aparelho cardiovascular é tão alto quanto 15,5 a 18, respectivamente.[58] A síndrome de regressão caudal, embora muito rara, ocorre quase que exclusivamente em gestações complicadas pelo diabetes.[60] As malformações fetais são responsáveis por aproximadamente 50% das mortes perinatais nessa população.

Tratamento Pós-concepção

Dieta e Exercício Físico

As recomendações gerais dietéticas para gestação são as mesmas descritas para mulheres com DG.

Atividades físicas poderão ser mantidas durante a gravidez, porém com intensidade moderada, evitando exercícios de alto impacto, como já descrito no DG.[22] Hiperglicemia > 250mg/dL com cetose ou > 300mg/dL sem cetose é contraindicação à realização de atividade física do ponto de vista metabólico. Se a glicemia estiver baixa, um reforço alimentar poderá ser recomendado, antes da prática do exercício. Complicações crônicas do diabetes, especialmente retinopatia e nefropatia em graus mais avançados, neuropatia autonômica com doença cardíaca ou hipoglicemias graves frequentes ou não percebidas e neuropatia periférica com prejuízo da sensação tátil dos pés, podem ser contraindicação à prática de atividade física.

Controle Glicêmico durante a Gestação

A introdução do monitoramento da glicemia foi responsável por grande avanço no manejo da mulher diabética grávida, sendo recomendadas pelo menos três a sete medidas por dia, pré e pós-prandiais. Caso não seja possível realizar monitoramentos domiciliares com essa frequência, recomenda-se a realização de perfil glicêmico semanal em serviços de saúde.

As metas de controle metabólico durante a gestação consistem em manter a glicemia tão próxima ao normal quanto possível, evitando hipoglicemias. Esse controle melhora os desfechos clínicos tanto para a mãe como para o feto. Recomendam-se glicemias capilares em jejum e pré-prandiais entre 60 e 90mg/dL e < 120mg/dL 2 horas pós-prandiais.[61] A HbA1c deve ser medida a cada 4 a 6 semanas, visando a valores na faixa de indivíduos não diabéticos. Para alcançar essas metas, as consultas devem ocorrer com maior frequência (entre 7 e 20 dias de intervalo), sendo, às vezes, necessária a hospitalização.

Os esquemas de aplicação de insulina são sempre intensificados. Se a paciente não vinha usando insulina, a dose de 0,5UI/kg de peso pode, inicialmente, ser prescrita. A ADA recomenda 0,7UI/kg no primeiro trimestre, 0,8UI/kg no segundo e 0,9UI/kg no terceiro trimestre. É necessário ajustar rapidamente as doses de insulina até atingir as metas de glicose, utilizando dados de monitoramento de glicose, em casa e testes de HbA1c.[62]

Para esquemas de múltiplas doses, dois terços da dose total podem ser administrados antes do desjejum (dois terços de insulina NPH e um terço de insulina regular ou lispro) e um terço da dose total à noite (metade de insulina regular ou lispro antes do jantar e metade de insulina NPH antes de dormir). A insulina regular ou lispro pode ser administrada antes de cada refeição e suplementada com insulina NPH antes do desjejum e antes de dormir.

Os análogos de ação ultrarrápida, como as insulinas lispro e aspart, com início de ação em 10 a 15 minutos e pico entre 1 e 2 horas, têm sido usados com vantagens práticas em relação à insulina regular para controlar a tendência à hiperglicemia pós-prandial que ocorre durante a gestação. Estudos com a insulina lispro mostram melhor controle metabólico e com menos hipoglicemias, quando comparada com a insulina regular, apesar de existirem poucos trabalhos confirmando sua segurança na gravidez.[63,64]

Idealmente, as doses de insulinas de ação rápida deveriam ser calculadas segundo o conteúdo de carboidratos da refeição ("contagem de carboidratos") e a medida de glicemia pré-prandial. No início da gestação, pode ser suficiente 1UI de insulina para cada 15g de carboidratos. Com a piora na resistência à insulina durante a gravidez, a razão carboidrato:insulina pode diminuir para 10:1 ou menos, sendo necessárias doses maiores de insulina. Para compensar a hiperglicemia pré-prandial, 1 a 2UI de insulina ultrarrápida podem ser usadas para cada 25 a 50mg/dL > 120mg/dL.[65,66]

Com relação às insulinas glargina e detemir, análogos de ação prolongada e sem picos, ainda não há relatos que possibilitem sua utilização com segurança na gestação.[68]

Os sistemas de infusão contínua de insulina (bombas) são considerados o padrão-ouro para o tratamento com insulina nos pacientes com diabetes tipo 1, podendo ser mantidos na gestação, mas não se recomenda iniciá-los na gravidez.[69] As bombas de infusão contínua de insulina imitam a secreção fisiológica de insulina, sendo muito eficientes para o controle do diabetes, mas têm custo muito elevado e necessitam cuidados com monitoramentos frequentes. Estudos clínicos não mostraram vantagens sobre o tratamento com múltiplas doses de insulina com relação à morbidade fetal, à média glicêmica, à HbA1c ou à amplitude de variações da glicemia.[70] As bombas de infusão contínua podem ter como complicações hipoglicemias, cetose ou cetoacidose, por problemas em seu funcionamento.

Novas tecnologias têm sido desenvolvidas para controle do diabetes, como o uso de monitoramento contínuo das glicemias na gestação. O sistema de monitoramento contínuo da glicemia (*continuous glucose monitoring system* [CGMS] – Minimed, Sylmar, Califórnia), funciona com um cateter no tecido intersticial subcutâneo que, por meio de um sensor, impregnado com glicose oxidase, transmite a um monitor medidas de glicemia a cada 10 segundos e armazena um valor médio a cada 5 minutos, até um total de 288 medidas por dia. O dispositivo que armazena os dados pode ser conectado a um computador, que elabora um mapa das oscilações glicêmicas. O CGMS tem sido instalado por 3 a 5 dias para que sejam realizadas uma avaliação mais precisa das oscilações da glicemia e sua correção.[71,72] Essa tecnologia tem sido utilizada para analisar tendências e antecipar as necessidades de insulina ou carboidrato antes de se tornarem absolutos os níveis de glicemia muito altos ou muito baixos. Tecnologia de monitorização contínua da glicose vem sendo cada vez mais testada para avaliar se essa ferramenta pode ser utilizada com segurança e eficácia durante a gravidez de modo a melhorar os resultados.[72]

Na gestante com diabetes tipo 2, recomenda-se que qualquer antidiabético oral seja substituído por insulina durante a fase pré-concepção. Recentemente, tem surgido um crescente interesse na utilização de glibenclamida e metformina durante a gestação, porém essas medicações não estão aprovadas para uso na gravidez.[73,74] A metformina tem se mostrado eficaz, em mulheres com síndrome de ovários policísticos, em auxiliar a concepção, a prevenção de abortamentos e o controle do diabetes, sem repercussões deletérias para o feto. Entretanto, o número de mulheres nesses estudos ainda é pequeno para ocasionar modificações nas diretrizes quanto à utilização de agentes orais na gestação.[75]

Tiazolidinedionas são contraindicadas na gravidez. Sulfonilureias devem ser limitadas, pelo menos, até o segundo trimestre de gravidez. A sulfonilureia mais comumente estudada em DG é a glibenclamida, com resultados mistos, e há preocupações persistentes sobre transferência placentária, hipoglicemia neonatal e, mais importante, controle inadequado de glicose. Em comparação com a administração de insulina, os relatos de taxas de macrossomia são inaceitavelmente elevados, dada a possibilidade de reduzir as taxas em menos de 10%, quando a insulina é usada para alcançar a normoglicemia.[72]

Necessidade de Insulina durante a Gestação

Durante uma gravidez normal, a progressiva resistência à insulina provoca aumento mantido nos níveis de insulina em jejum até o parto (Figura 79.4).[76] Essa resistência seria consequência da diminuição de 44% na sensibilidade à insulina.[77] A relativa resistência à insulina da gravidez está relacionada com níveis elevados de hormônios como lactogênio placentário humano, progesterona, cortisol e prolactina, que têm ações antagônicas à insulina.

A média de aumento na necessidade de insulina durante a gestação em mulheres com diabetes pré-gestacional é de 114%, comparada com 50% de aumento nos níveis de insulina em uma gravidez normal. Esse aumento relaciona-se diretamente com o ganho de peso materno da 20ª até a 29ª semana de gestação e o peso pré-gestacional e correlaciona-se inversamente com a duração de

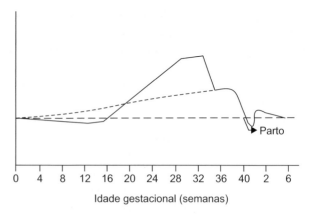

Figura 79.4 Níveis de insulina na gestação. A linha contínua representa a necessidade de insulina na mulher com diabetes tipo 1. A linha pontilhada mostra a necessidade de insulina na mulher não diabética grávida, e a linha tracejada, no estado não gestacional.

diabetes.[78] A necessidade de insulina aumentada é significativamente maior nas pacientes com diabetes tipo 2 do que nas do tipo 1.[79,80] A diminuição nas necessidades de insulina durante o segundo e terceiro trimestres da gravidez pode sugerir morte fetal intrauterina.

Com o parto e o desaparecimento dos hormônios placentários, ocorre queda na necessidade de insulina, que em alguns dias retorna aos níveis anteriores à gestação.

Manejo Intraparto e Pós-parto

O manejo intraparto é semelhante ao descrito para mulheres com DG. Na ausência de complicações, mulheres diabéticas com bom controle metabólico podem aguardar a evolução espontânea para o parto até o termo. Se a cesariana eletiva está indicada antes de 39 semanas, é recomendada a realização de avaliação da maturidade pulmonar fetal com dosagem de fosfatidilglicerol e avaliação da relação lecitina/esfingomielina.[33]

As necessidades de insulina diminuem no trabalho de parto devido ao período de jejum e ao aumento da utilização de glicose. A glicemia deve ser monitorizada a cada 2 horas na fase latente e a cada hora na fase ativa do trabalho de parto. Para manter a glicemia nos níveis fisiológicos de variação (70 a 120mg/dL), recomenda-se a utilização de infusão contínua de insulina EV com baixas doses (1 a 2UI/h) ou com injeções subcutâneas de insulina regular conforme as glicemias.

A resistência à insulina desaparece em poucas horas após o parto. As necessidades de insulina diminuem até 60% em relação à dose pré-gestação. Isso ocorre devido ao estado transitório de hipopituitarismo, em razão da supressão da secreção de hormônio de crescimento no pós-parto.[81] Nos primeiros dias após o parto, sugere-se administrar um terço da dose usual pré-gravidez e fazer suplementação com insulina regular conforme as medi-

Capítulo 79 Diabetes e Gestação

das de glicemia capilar. As necessidades de insulina em 5 a 6 dias voltam às anteriores à gestação.

A amamentação não afeta a necessidade de insulina,[82] apesar de o controle do diabetes ser mais difícil. Não se recomenda a utilização de antidiabéticos orais nesse período.

CONSIDERAÇÕES FINAIS

A descoberta da insulina propiciou a possibilidade de êxito nas gestações de mulheres com diabetes. De uma combinação de morte, tanto materna como fetal, evoluiu-se para resultados semelhantes aos de gestações em mulheres não diabéticas. No entanto, muitas áreas de controvérsias persistem no manejo de gestações complicadas por diabetes. Vários estudos demonstraram que o controle intensivo e o acompanhamento do desenvolvimento do feto diminuem a morbimortalidade fetal. Contudo, ainda não existe consenso quanto ao diagnóstico do DG, aos níveis de glicemia ideais, ao uso de antidiabéticos orais e à conduta obstétrica. Acreditamos que, com a conclusão de novos trabalhos, como o estudo HAPO e o estudo europeu que compara metformina e insulina no DG, chegaremos à padronização de condutas em benefício da mulher com diabetes e seu concepto.

Referências

1. Feig DS, Palda VA. Type 2 diabetes in pregnancy: a growing concern. Lancet 2002; 359:1690-2.

2. Schmidt MI, Matos MC, Reichelt AJ et al. Prevalence of gestational diabetes mellitus – do the make a diference? Brazilian Gestational Diabetes Study Group. Diabet Medic 2000; 17:376-80.

3. Ryan EA. Hormones and insulin resistence during pregnancy. Lancet 2003; 362(9398):1777-8.

4. Freinkel N. The Banting Lecture 1980. Pregnancy and Progeny. Diabetes 1980; 29:1023-35.

5. Chiasson J, el Achkar G, Ducros F et al. Glucose turnover and and gluconeogenesis during pregnancy in women with and without insulin-dependent diabetes mellitus. Clin Invest Med 1997; 20:140-51.

6. Alberti KGMM, Zimmet PZ. Definition, diagnosis and classification of diabetes mellitus and its complications. Diab Med 1998; 15:539-53.

7. Ryan EA. Diagnosing gestational diabetes. Diabetologia 2011; 54(3):480-6.

8. Expert Committee on the Diagnosis and Classification of Diabetes Mellitus. Report of the Expert Committee on the Diagnosis and Classification of Diabetes Mellitus. Diabetes Care 2003; 26(suppl 1):55-S20.

9. Reichelt AJ, Spichler ER, Branchtein L et al. Fasting plasma glucose is a useful test for the detection of gestational diabetes. Diabetes Care 1998; 21:1246-9.

10. Reichelt AJ, Oppermann ML, Schmidt MI, pelo Grupo de Trabalho em Diabetes e Gravidez. Recomendações da 2ª Reunião do Grupo de Trabalho de Trabalho em Diabetes e Gravidez. Arq Bras Endocrinol Metab 2002; 46:574-81.

11. Dornhorst A, Rossi M. Risk and prevention of type 2 diabetes in women with gestational diabetes. Diabetes Care 1998; 21(suppl 2):1343-9.

12. Buchanan TA, Xiang A, Kjos SL et al. Gestational diabetes: antepartum characteristics that predict postpartum glucose intolerance and type 2 diabetes in Latin women. Diabetes 1998; 47(8):1302-10.

13. Kim C, Newton KM, Knoop RH. Gestational diabetes and the incidence of type 2 diabetes. Diabetes Care 2002; 25:1862-8.

14. Crowther CA, Hiller JE, Moss JR et al. Effect of treatment of gestational diabetes mellitus on pregnancy outcomes. N Eng J Med 2005; 352:2477-86.

15. Franz Mj, Horton ES, Bantle JP et al. Nutrition principles for the management of diabetes and related complications. Diabetes Care 1994; 17(5):409-518.

16. ADA Reports. Position of the American Dietetic Association: use of nutritive and nonnutritive sweeteners. J Am Diet Assoc 2004; 1022:1479-90.

17. Wilsom RD, Davies G, Desilets V et al. Genetics Committee and Executive Council of the Society of Obstetricians Gynecologists of Canada. J Obstet Gynecol Can 2003; 25(11):959-73.

18. American Diabetes Association. Medical management of pregnancy complicated by diabetes. Clinical Education Series 2. ed., American Diabetes, Inc., 1995.

19. Committee on Nutritional Status During Pregnancy and Lactation, Food and Nutrition Board, Institute of Medicine, National Academy of Science. Nutrition during pregnancy. Part I: Weight gain. Washington, DC: National Academy Press, 1990:10-3.

20. Powers MA, Metzger BE, Freinkel N. Pregnancy and diabetes. In: Powers MA (ed.) Handbook of diabetes nutritional management. Rockville, MD: Aspen, 1987:332-5.

21. American Diabetes Association. Clinical practice recommendations 2004. Diabetes Care 2005; 28(suppl 1):S88-S90.

22. Davies GAL, Wolfe LA, Mottola MF et al. Joint SOGC/CSEP Clinical Practice Guideline: exercise in pregnancy and postpartum period. Can J Appl Physiol 2003; 28:329-41.

23. Metzger BE, Coustan DR and the Organizing Committee: Summary and Recommendations of the Fourth International Workshop-Conference on Gestational Diabetes Mellitus. Diabetes Care 1998; 21(suppl 2):B161-167.

24. Buchanan T, Kjos SL, Montoro MN et al. Use of fetal ultrasound to select metabolic therapy for pregnancies complicated by mild diabetes. Diabetes Care 1994; 12:275-83.

25. Schafer-Graf UM, Kjos SL et al. A randomized trial evaluating a predominately fetal growth-based strategy to guide management of gestational diabetes in Caucasian women. Diabetes Care 2004; 27(2):297-302.

26. Hadden DR. When and how to start insulin treatment in gestational diabetes: a UK perspective. Diab Med 2001; 18:960-4.

27. Jovanovic L, Ilic S, Pettit DJ et al. Metabolic and immunologic effects of insulin lispro in gestational diabetes. Diabetes Care 1999:1422-7.

28. Langer O, Conway DL, Berkus MD et al. A comparison of glyburide and insulin in women with gestational diabetes mellitus. N Engl J Med 2000; 343:1134-8.

29. Hage WM, Dayoren PM, Oliver J et al. Metformin can be useful in gestational diabetes? BMJ 2003; 343:1134-8.

30. Glueck CJ, Wang P, Goldenberg N et al. Pregnancy outcomes among women with polycystic ovary syndrome treated with metformin. Human Reproduction 2002; 17:2858-64.

31. Landon Mb, Gabbe SG. Antepartum fetal surveillance in gestational diabetes mellitus. Diabetes 1985; 34(suppl 2):50-4.

32. Coustan DR. Gestational diabetes. Diabetes Care 1993; 15(suppl 2):8-15.

33. Ojomo EO, Coustan DR. Absence of evidence of pulmonary maturity at amniocentesis in term infants of diabetic mothers. Am J Obstet Gynecol 1990; 163:954-7.

34. Blatman RN, Barss VA. Obstetrical management. In: Brown FM, Hare JW (eds.) Diabetes complicating pregnancy. The Joslin Clinic Method, 1995. 2. ed., New York: Wiley-Lyss, 1995:135-49.

35. Pettit DJ, Forman MR, Hanson RL et al. Breastfeeding and incidence of non-insulin-dependent in Pima Indians. The Lancet 1997; 350:166-8.

36. American Diabetes Association. Physical activity/exercise and diabetes. Clinical practice recommendations. Diabetes Care 2004; 27(suppl 1): S58-62.

37. Langer O, Mazze R. The relationship between large-for-gestational-age infants and glycemic control in women with gestational diabetes. Am J Obst Gynecol 1988; 159:1478-83.

38. Tyrala EE. The infant of diabetic mother. Obstet Gynecol Clin North Am 1996; 23(1):221-41.

39. Widness JA, Susa JB, Garcia JF et al. Increased erythropoiesis and elevated erythropoietin infants born to diabetic mothers and in hyperinsulinemic rhesus fetuses. J Clin Invest 1981; 67:637-42.

40. Robest MD, Hubbell JP et al. Association between maternal diabetes and the respiratory distress syndrome in the newborn. N Engl J Med 1976; 294:537-60.

41. Kalter H. Perinatal and congenital malformations in infants born to women with insulin-dependent diabetes mellitus: United States, Canada and Europe, 1940-1966. MMWR 1990; 39:363-5.

42. Kitzmiller JL. Macrossomia in infants of diabetic mothers: characteristics, causes, prevention. In: Jovanovic L, Peterson CM, Fuhrmann K (eds.) Diabetes and pregnancy: teratology, toxicology and treatment. New York: Praeger, 1986:85-120.

43. Mills JL, Baker L, Goldman AS. Malformations in infants of diabetic mothers occur before the seventh gestational week: implications fot treatment. Diabetes 1979; 28:292.

44. Mills J, Knopp RH, Simpson JL et al. Lack of relation of increased malformations rates in infants of diabetic mothers to glicemic control during organogenesis. N Engl J Med 1988; 318:671-6.

45. Connel FA, Vadheim C, Emanuel I. Diabetes in pregnancy: a population based study of incidence, referral for care and perinatal mortality. Am J Obstet Gynecol 1985; 151:598-603.

46. Centers for Disease Control. Recommendations for use of folic acid to reduce the numbers of cases of spina bifida and other neural tube defects. MMWR Recommendations and Reports 1992; 41:1-7.

47. Chew E, Mills JL, Metzger B et al. Metabolic control and progression of retinopathy. National Institute of Child Health and Human Development Diabetes in Early Pregnancy Study. Diabetes Care 1995; 18(5):631-7.

48. Voormolen DN, Franx A, Mol BWJ, Evers IM. Effectiveness of continuous glucose monitoring during diabetic pregnancy (GlucoMOMS trial); a randomised controlled trial. BMC Pregnancy Childbirth 2012; 12:164.

49. Rossing K, Jacobsen P, Hommel E et al. Pregnancy and progression of diabetic nephropathy. Diabetologia 2002; 45(1):36-41.

50. Rosenthal T, Oparil S. The effect of antihypertensive drugs on fetus. J Hum Hyperten 2002; 16:293-8.

51. American Diabetes Association. Clinical Practice Recommendations. Preconception care of women with diabetes. Diabetes Care 2004; 27(suppl 1):S76-8.

52. Sibai BM, Caritis S, Hauth J et al. Risks of pre-eclampsia and adverse neonatal outcomes among women with pre-gestational diabetes mellitus. National Institute of Child Health and Human Development Network of Maternal-Fetal Medicine Units. Am J Obstet Gynecol 2000; 182(2):363-9.

53. Ekbom P, Damm P, Feldt-Rasmussen V et al. Pregnancy outcome in type 1 diabetic women with microalbuminuria. Diabetes Care 2001; 24(10):1739-44.

54. Acler PB, Barss VA. Obstetrical complications. In: Brown FM, Hare JW (eds.) Diabetes complications in pregnancy. 2. ed., New York: Wiley-Liss, 1995:153.

55. Sibai BM, Caritis SN, Hauth JC et al. Preterm delivery in women with pre-gestational diabetes mellitus or chronic hypertension relative to women with uncomplicated pregnancies. The National Institute of Child Health and Human Development. Maternal-Fetal Medicine Units Network. Am J Obstet Gynecol 2000; 183:1520-4.

56. Greene MF, Hare JW, Krache M et al. Prematurity among insulin-requiring diabetic gravid women. Am J Obstet Gynecol 1989; 161(1):106-11.

57. Kovilam O, Khoury J, Miodovnik M et al. Spontaneous preterm delivery in the type I diabetic pregnancy: the role of glicemic control. J Matern Fetal Neonatal Med 2002; 11(4):245-8.

58. Greene MF, Hare JW, Cloherty JP et al. First trimester hemoglobin A1 and the risk for major malformation and spontaneous abortion in diabetic pregnancy. Teratology 1989; 39(3):225-31.

59. Ylinen K, Aula P, Steinman UH et al. Risk of minor and major fetal malformations in diabetics with haemoglobin A1c values in early pregnancy. Br Med J (Clin Res Ed) 1984; 289(6441):345-6.

60. Becerra JE, Khoury MJ, Cordero JF, Erickson JD. Diabetes mellitus during pregnancy and the risks for specific birth defects: a population-based case-control study. Pediatrics 1990; 85(1):1-9.

61. Gabbe SG, Graves CR. Management of diabetes mellitus complicating pregnancy. Obstet Gynecol 2003; 102(4):857-8.

62. Wendland ME, Torloni MR, Falavigna M, Schmidt MI. Gestational diabetes and pregnancy outcomes – a systematic review of the World Health Organization (WHO) and the International Association of Diabetes in Pregnancy Study Groups (IADPSG) diagnostic criteria. BMC Pregnancy Childbirth 2012; 12:23.

63. Jovanovic L, Ilic S, Petit DJ et al. Metabolic and immunologic effects of insulin lispro in gestational diabetes. Diabetes Care 1999; 22:1422-7.

64. Bhattacharyya A, Brown S, Hughes S, Vice PA. Insulin lispro and regular insulin in pregnancy. QJM 2001; 94:255-60.

65. Rosenstock J. Insulin therapy: optimizing control in type 1 and type 2 diabetes. Clin Cornerstone 2001; 4(2):50-64.

66. Simmons D. The utility and efficacy of the new insulins in the management of diabetes and pregnancy. Curr Diab Rep 2002; 2:331-6.

67. Dunn CJ, Plosker GL, Keating GM et al. Insulin glargine: an update review of its use in the management of diabetes mellitus. Drugs 2003; 63:1743-78.

68. Bode BW, Tamborlane WV, Davidson PC. Insulin pump therapy in the 21st century. Strategies for successful use in adults, adolescents and children with diabetes. Posgrad Med 2002; 111:69-77.

69. Coustan DR, Reece EA, Sherwin RS et al. A randomized clinical trial of the insulin pump versus intensive conventional therapy in diabetic pregnancies. JAMA 1986; 255:631-6.

70. Yogev, Chen R, Ben-Haroush A et al. Continuous glucose monitoring for evaluation of gravid women with type 1 diabetes women. Obstet Gynecol 2003; 101:633-8.

71. Kerssen A, de Valk HW, Visser GH. Day-to-day glucose variability during pregnancy in women with type 1 diabetes mellitus: glucose profiles measured with the Continuous Glucose Monitoring System. BJOG 2004; 111(9):919-24.

72. Hone J and Jovanovic LJ. Approach to the patient with diabetes during pregnancy. J Clin Endocrinol Metab 2010; 95:3578-85, doi: 10.1210/jc.2010-0383.

73. Langer O. Oral hypoglycemic agents in pregnancy: their time has come. J Matern Fetal Neonatal Med 2002; 12(6):376-83.

74. Glueck CJ, Wang P, Goldenberg N, Sieve-Smith L. Pregnancy outcomes among women with polycystic ovary syndrome treated with metformin. Human Reproduction 2002; 17:2858-64.

75. Norman RJ, Wang JX, Hague W. Should we continue or stop insulin sensitizing drugs during pregnancy? Curr Opin Obstet Gynecol 2004; 16(3):245-50.

76. Kuhl C. Glucose metabolism during and after pregnancy in normal and gestational diabetic women: influence of normal pregnancy on serum glucose and insulin concentration during basal fasting condition and after a challenge with glucose. Acta Endocrinol (Copenh) 1975; 79:709-19.

77. Steel JM, Johnstone FD, Hume R. Insulin requirements during pregnancy in women with type I diabetes. Obstet Gynecol 1994; 83:253-8.

78. Catalano PM, Tyzbir ED, Wolfe RR. Longitudinal changes in carbohydrate metabolism in pregnant control subjects and women with gestational diabetes (abstract 458). In Programs and Abstracts of the Society for Gynecologic Investigation 39th Annual Meeting, San Antonio, 1992:129.

79. Steel JM, Johnstone FD, Hume R et al. Insulin requirements during pregnancy in women with type I diabetes. Obstet Gynecol 1994; 83:253-8.

80. Langer O, Anyaeghunam A, Brustman L et al. Pregestational diabetes: insulin requirements throughout pregnancy. Am J Obstet Gynecol 1988; 55:616-21.

81. Yen SSC, Vela P, Tsai UH et al. Impairment of growth hormone secretion in response to hypoglycemia during early and late pregnancy. J Clin Endocrinol Metab 1971; 31:29.

82. Gagne M, Leff E, Jefferis S. The breast-feeding experience of women with type I diabetes. Health Care Wom Int 1992; 13:249-53.

Terapia com Bombas de Insulina

Miguel N. Hissa • Marcelo R. N. Hissa • Lilian L. A. Cavalcante

INTRODUÇÃO

Desde a descoberta da insulina, em 1921, e após sua primeira utilização, em 1922, a insulinoterapia tem sofrido constante e intensa evolução no que diz respeito a sua estrutura e composição, bem como ao modo de sua administração. Graças a um melhor conhecimento de sua estrutura molecular e da cinética dos vários preparados de insulina, houve um importante avanço terapêutico para melhor reproduzir sua secreção fisiológica como acontece em um indivíduo não diabético. A insulina regular deu lugar aos análogos ultrarrápidos de insulina (lispro, aspart e glulisina), o que possibilitou melhor controle da glicemia pós-prandial, e as insulinas de ação intermediária (NPH) e prolongada (ultralenta) foram gradativamente substituídas pelos análogos de ação prolongada com pequeno ou sem pico de ação (detemir e glargina), promovendo um perfil mais fisiológico da secreção basal.[1-3]

Concomitantemente ao avanço tecnológico, as agulhas de aço, inicialmente muito grossas e reaproveitáveis após esterilizadas, foram substituídas por agulhas cada vez mais finas e menores, e de uso único. As seringas de vidro foram sendo substituídas por seringas descartáveis de plásticos, pelas canetas injetoras e, atualmente, pelas bombas de infusão contínua de insulina.

Por meio dos conhecimentos adquiridos com o diabetes ao longo desse período, tornou-se imperativo um melhor controle da doença, a fim de evitar suas indesejadas complicações.

O *diabetes mellitus* tipo 1 (DM1) é doença crônica resultante da destruição autoimune das células β pancreáticas. Apesar de o mecanismo patogênico não ser totalmente compreendido, a expressão clínica da doença, invariavelmente, manifesta-se por importante estado de insulinopenia.[4]

Vários estudos comprovaram os benefícios do controle adequado dos níveis glicêmicos para diminuição dos riscos das complicações ocasionadas pela doença. O Diabetes Control and Complication Trial (DCCT), um dos mais importantes estudos sobre DM1,[5] demonstrou que a obtenção de hemoglobina glicada (HbA1c) próxima a 7% é fundamental para a queda do risco de complicações microvasculares.

O estudo Epidemiology of Diabetes Interventions and Complications (EDIC) consistiu no seguimento de mais de 90% dos pacientes do DCCT.[6] Esse estudo demonstrou que o controle glicêmico intensivo também reduziu eventos cardiovasculares em até 42% e, em 57%, a incidência de infarto não fatal, acidente vascular encefálico e morte por doenças cardiovasculares.

Os mecanismos fisiopatológicos do *diabetes mellitus* tipo 2 (DM2) são também complexos, mas diferentes do DM1. No DM2 é observada, inicialmente, a resistência dos tecidos periféricos à ação da insulina, que progride para disfunção de células α e β pancreáticas.[7] Observa-se perda progressiva de células β, o que leva ao descontrole glicêmico. O tratamento inicial, além de mudanças no estilo de vida (dieta e exercícios físicos), inclui medicações orais que atuam em diversos mecanismos fisiopatológicos.[8-10] Com a progressão do descontrole glicêmico, observa-se a exaustão das células β, quando se impõe a necessidade do tratamento com insulina exógena.

Os benefícios do controle glicêmico no DM2 foram amplamente pesquisados e comprovados por meio de diversos estudos, sendo o principal deles o United Kingdom Prospective Diabetes Study (UKPDS).[11] Esse estudo demonstrou que, durante acompanhamento por 10 anos, o controle rigoroso dos níveis glicêmicos foi responsável pela redução de 2,5% das complicações microvasculares e uma tendência de 16% (sem significância estatística) de redução em eventos cardiovasculares.

O UKPDS foi importante ainda para estabelecimento de um importante conceito no controle glicêmico: a memória metabólica. No acompanhamento, 10 anos após a finalização do UKPDS, observou-se que, apesar de nesse novo momento os níveis glicêmicos serem semelhantes entre os grupos com controle previamente intensivo e controle conservador, houve diferenças nos riscos de complicações. O grupo com melhor controle prévio permaneceu com os benefícios de redução das complicações microvasculares e ainda apresentou diferença estatística na redução de infarto do miocárdio e mortalidade por todas as causas, não observadas em um primeiro momento.[12] O efeito desse legado (*legacy effect*) foi denominado memória metabólica, que ratificou a importância do controle glicêmico rigoroso, mesmo que posteriormente a intensidade do tratamento se reduza.

A insulinização plena do paciente com DM2 é necessária a partir do momento em que as medicações orais já não produzem o efeito desejado (possivelmente por falência crítica das células β), ou quando os efeitos adversos dos medicamentos superam os benefícios esperados. Em alguns casos, o diagnóstico tardio do diabetes já impõe a necessidade de insulina como terapia inicial.

Discutiremos, neste capítulo, as indicações, os benefícios e os aspectos práticos para o uso de insulina em bombas no controle do paciente diabético que precise de insulinização plena.

BOMBA DE INSULINA – SISTEMA DE INFUSÃO CONTÍNUA DE INSULINA

Estrutura da bomba

A bomba de insulina é um pequeno dispositivo computadorizado que permite a infusão contínua desse hormônio, buscando reproduzir sua secreção fisiológica (Figura 80.1). É composta por um reservatório similar a um cartucho de insulina, operado por bateria, e um *chip* de computador, que permite ao usuário controlar a quantidade exata de insulina a ser liberada. Está ligada a um cateter (cateter de infusão), que tem na extremidade uma cânula macia de teflon ou pequena agulha de aço extremamente fina, através da qual flui a insulina. Essa cânula é inserida no tecido subcutâneo, geralmente no abdome, porém outras áreas podem ser utilizadas (coxa, nádegas e antebraço). O cateter e a agulha devem ser substituídos a cada 2 ou 3 dias. O cateter de infusão poderá ser desconectado da bomba por um período aproximado de 1 hora, para realização do banho ou da natação, ou para a prática de certas atividades físicas (Figura 80.2).

Uma das bombas atualmente disponíveis no mercado (OmniPod®) não apresenta cateter de infusão, estando a cânula integrada ao corpo da bomba. Seu comando se faz por *wireless* a um dispositivo portátil de mão (*hand-held*) para ajustar as doses de insulina. É a chamada bomba *patch*. Os benefícios relatados pelos usuários da bomba *patch* são o fato de ela poder ser usada durante o banho de chuveiro e sua grande conveniência em dispensar o cateter de infusão. Em um pequeno estudo, 90% dos pacientes (18 de 20) preferiram o sistema automatizado de inserção da cânula do OmniPod®, quando comparado ao sistema de infusão convencional.[13] O uso da bomba *patch* pode ser particularmente benéfico em adolescentes, uma vez que 52% de 48 adolescentes relataram que desconectam suas bombas de infusão convencional durante a atividade física.[14]

A insulina regular, previamente utilizada na bomba, foi substituída pelas insulinas de ação ultrarrápida, devido ao rápido início e à curta duração de ação dessas, o que possibilita mais rapidamente influenciar e normali-

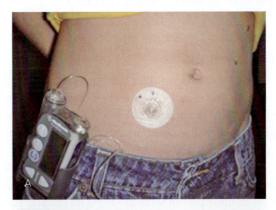

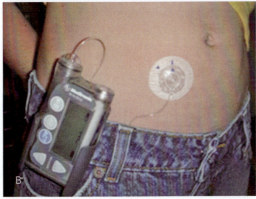

Figura 80.2 Diabética em uso de SICI. **A.** Cateter desconectado. **B.** Cateter conectado ao *set* de infusão.

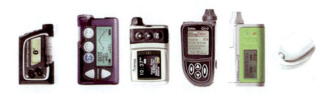

Figura 80.1 Bombas de infusão contínua de insulina. As duas primeiras são comercializadas no Brasil. A última é do tipo *patch*.

zar o nível glicêmico.[15] A bomba utiliza duas programações básicas: (a) infusão contínua de insulina nas 24 horas do dia (insulina basal) e (b) quando acionada, possibilita a infusão de maiores quantidades em determinado momento para impedir o aumento da glicemia durante e após a ingestão de alimentos ou para corrigir, circunstancialmente, a hiperglicemia que tende a se acompanhar em alguns estados clínicos, como, por exemplo, nos estados infecciosos (*bolus* de insulina). Atualmente, as bombas disponíveis no mercado contêm alarmes para prevenir a liberação inadvertida de insulina ou para alertar o paciente de que o suplemento de insulina está baixo, ou para alertar que existe alguma oclusão no cateter de infusão.

Para iniciar a terapia com bomba, faz-se necessário o acompanhamento por equipe multidisciplinar constituída por médico, nutricionista, enfermeiro e/ou farmacêutico, dentre outros profissionais. Atualmente, o procedimento de instalação de bomba é realizado totalmente em ambiente ambulatorial. Há, todavia, necessidade de visitas frequentes por parte da equipe multidisciplinar (por um período de 1 a 2 meses) para que, primeiro, o diabético aprenda e se torne familiarizado com todos os aspectos relacionados com a infusão contínua de insulina, como manuseio da bomba, troca de cateteres e agulhas, oclusão do cateter etc., e, segundo, para determinação adequada da quantidade de insulina necessária a ser infundida como basal-*bolus* para se alcançar melhor controle glicêmico

Cálculos das Doses Iniciais de Insulina

Dose Basal de Insulina

À dose basal de insulina corresponde a quantidade de insulina que o pâncreas secreta diariamente para suprimir a produção hepática de glicose e, dessa maneira, manter um estado euglicêmico durante a madrugada e nos períodos interprandiais.

Vários métodos têm sido recomendados para o cálculo da dose basal inicial.[16,17] Poderá ser baseado na quantidade total de insulina previamente usada ou no peso do paciente. No primeiro caso, reduz-se a dose em aproximadamente 25% (20% a 30%) e, no segundo, multiplica-se o peso em quilograma por 0,5. Em ambas as situações, à metade do cálculo corresponderá a dose usada inicialmente como basal. Exemplificando: para um paciente com 60kg em uso de 40 unidades de insulina diárias, a dose basal estimada deverá ser:

Dose total pré-bomba → 40 × 75% = 30 ÷ 2 = 15 unidades/dia
Peso → 60kg × 0,5 = 30 ÷ 2 = 15 unidades/dia

Quando esses resultados forem discrepantes, pode-se usar como critério a média aritmética desses ou, se o paciente frequentemente apresenta hipoglicemia, usa-se o menor valor, e a dose poderá ser titulada lentamente conforme a necessidade. Para o paciente que irá usar insulina a partir do diagnóstico de diabetes, usa-se o peso para o cálculo da dose basal inicial.

Uma vez calculada a dose basal inicial, distribui-se esse valor no período de 24 horas. Pode-se, simplesmente, distribuir equitativamente em cada hora (um único basal), situação em que se divide o cálculo do basal por 24. No exemplo acima:

Dose basal de insulina → 15 ÷ 24 = 0,625 unidade/hora

Todavia, a quantidade de insulina basal horária poderá variar de acordo com alguns fatores, como na prática de exercícios físicos, aos fenômenos do alvorecer e do entardecer e durante o sono.[18,19] A bomba de insulina permite que o usuário programe diversas e diferentes taxas basais horárias de modo a melhor se adequar a sua variação no estilo de vida.

Outra maneira de distribuição da dose total do basal nas 24 horas baseia-se em um método computadorizado criado por Renner e que, por isso, leva seu nome.[20] Nesse método, utiliza-se um programa de computador onde se insere a dose total de insulina basal nas 24 horas, e ele, automaticamente, calcula a distribuição horária, levando em conta, entre outros fatores, os fenômenos do alvorecer e do entardecer (Figura 80.3).

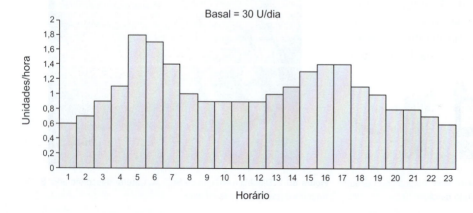

Figura 80.3 Distribuição da insulina basal pelo método de Renner, exemplificado para um diabético que usa 30 unidades de insulina basal.

Capítulo 80 Terapia com Bombas de Insulina

Dose do Bolus *de Insulina*

Além da programação do basal, o portador pode acionar a bomba para fornecer um *bolus* (dose elevada de insulina) durante as refeições, de modo a cobrir as necessidades de excesso de ingestão de hidrato de carbono e correção de eventual hiperglicemia naquele momento. Para o paciente que fazia uso de múltiplas doses de insulina (MDI) ao dia, podemos usar o mesmo *bolus* calculado para MDI. Esse *bolus* é, na realidade, o somatório de dois componentes: (a) *bolus* refeição, que representa a quantidade de insulina necessária para metabolizar determinada quantidade de carboidratos; (b) *bolus* corretivo, que representa a quantidade de insulina necessária para reduzir a glicemia para uma meta desejável.

Dose do *Bolus* Refeição
(Relação Insulina-Carboidrato)

O cálculo desse *bolus* se baseia na contagem de carboidratos. Uma vez que os carboidratos têm maior efeito na excursão glicêmica pós-prandial, estimar a quantidade de carboidratos na refeição permite ao paciente calcular mais acuradamente a quantidade de insulina necessária para aquela refeição. Diferentes métodos são usados para o cálculo do *bolus* refeição, isto é, a relação insulina-carboidrato:

Regra dos 450. Nesse método, divide-se 450 pela dose total diária de insulina estimada para a bomba (DTIEB). No exemplo anterior, se o paciente usa 40UI de insulina antes da bomba, teremos:

$$\text{DTIEB} \rightarrow 40 \times 75\% = 30 \text{ unidades}$$
$$Bolus \text{ refeição} \rightarrow 450 \div 30 = 15$$

Portanto, será necessária uma unidade de insulina para cada 15 gramas de carboidratos consumidos.

Cálculo Baseado pelo Peso. Por esse método, multiplica-se o peso por seis e o resultado é dividido pela DTIEB. No exemplo anterior, para o paciente que pesa 60kg e com DTIEB como sendo 30 unidades, teremos:

$$Bolus \text{ refeição} \rightarrow 60 \times 6 \div 30 = 12$$

Por esse método, será necessária uma unidade de insulina para cada 12 gramas de carboidratos consumidos. Pode-se escolher um ou outro e observar o que melhor se adapta ao paciente diabético, e ele próprio, com o tempo, adquire experiência quanto à melhor relação insulina-carboidrato adequada a seu caso. Essa quantidade de carboidratos cobertos por uma unidade de in-

sulina também poderá variar para refeições diferentes ou horárias do dia, levando-se em conta o índice glicêmico e os fenômenos do alvorecer e do entardecer, entre outros.

Cálculo do *Bolus* Corretivo (Fator de Sensibilidade da Insulina)

O *bolus* corretivo é administrado quando a glicose sanguínea está acima do alvo glicêmico programado. Para adultos, a American Diabetes Association (ADA) recomenda níveis glicêmicos entre 70 e 130mg/dL antes das refeições e < 180mg/dL pós-prandial. Todavia, esses alvos devem ser individualizados pela equipe de saúde, levando em conta a incapacidade em reconhecer a hipoglicemia (hipoglicemia assintomática) e complicações crônicas, como retinopatia e gestação, entre outros fatores.

Para o cálculo do *bolus* corretivo, determina-se o fator de sensibilidade da insulina (FSI) que representa o quanto uma unidade de insulina é capaz de reduzir a glicemia em mg/dL. Esse *bolus* é adicionado ou subtraído do *bolus* refeição, na dependência de o paciente estar acima ou abaixo do alvo glicêmico programado. O FSI é calculado utilizando-se a regra 1.700. Nessa modalidade divide-se 1.700 pela DTIEB. Usando o exemplo anterior, tem-se que:

$$\text{FSI} \rightarrow 1.700 \div 30 = 56{,}6$$

Isso significa que uma unidade de insulina diminui a glicemia em 56,6mg/dL. A partir desse cálculo, usa-se a fórmula da dose de correção a seguir:

$$(\text{Glicemia atual} - \text{Glicemia-alvo}) \div \text{FSI}$$

Exemplificando para o paciente acima e supondo que ele esteja com a glicemia em 200mg/dL e que seu alvo seja de 100mg/dL, tem-se que:

$$Bolus \text{ corretivo} \rightarrow (200 - 100) \div 56{,}6 \approx 1{,}8 \text{ unidade}$$

Essa quantidade será adicionada ao *bolus* da refeição. Caso esse paciente esteja com glicemia abaixo do alvo, como, por exemplo, 60mg/dL, deve-se subtrair do *bolus* da refeição 0,7 unidade com base no cálculo abaixo:

$$Bolus \text{ corretivo} \rightarrow (60 - 100) \div 56{,}6 \approx -0{,}7 \text{ unidade}$$

Na realidade, o cálculo do FSI serve apenas como guia, podendo variar de acordo com fatores individuais, como aumento do peso, período pré-menstrual, estados infecciosos, terapia com corticoide, situações em que há maior resistência à insulina; nesses casos, portanto, o FSI deverá ser menor. Também alguns pacientes têm menor

FSI em diferentes períodos do dia, o que é atribuído aos fenômenos do alvorecer e do entardecer, quando existe, fisiologicamente, aumento da resistência insulínica.

Tipos de Bolus de Insulina

Como dito anteriormente, o *bolus* de insulina corresponde ao somatório do *bolus* refeição com o *bolus* corretivo. Uma das vantagens da bomba é disponibilizar diferentes tipos de *bolus* com a finalidade de propiciar melhor integração entre as ações da insulina e os diferentes tipos de alimento, minimizando a excursão glicêmica pós-prandial e, com isso, otimizando o controle metabólico.[21] Pelo menos quatro tipos de *bolus* poderão ser acionados na bomba: (a) único; (b) subdividido em dois; (c) retardado ou estendido; (d) combinado (Figura 80.4). Os dois primeiros não são específicos da bomba, pois podem ser reproduzidos naqueles que estão em MDI. Já os dois últimos são exclusivos da bomba. A utilização desses *bolus* possibilita que uma série de variáveis que têm impacto na excursão glicêmica pós-prandial possa ser corrigida ou amenizada. Dentre elas, podem ser citadas: a glicemia pré-prandial, a quantidade de insulina circulante devido à infusão basal ou a um *bolus* aplicado previamente, tipo de alimentação (baixo/alto índice glicêmico), preparação do alimento (cozido ou grelhado), rapidez e ordem de consumo (com/sem líquidos), momento do dia (café da manhã *vs*. jantar) e variabilidade da absorção de glicose (gastroparesia).

Atualmente, as modernas bombas permitem que se programe previamente em sua memória a relação insulina-carboidrato e o FSI (calculador de *bolus*). Isso ocorre de tal modo que dispensa o usuário de realizar cálculos. Basta que ele informe à bomba o quanto de carboidrato está ingerindo e sua glicemia naquele momento. A própria bomba se encarregará de calcular o *bolus* de insulina e, se aceita pelo usuário, essa quantidade será infundida. Esse calculador de *bolus* tem se mostrado útil para reduzir flutuações na glicemia pós-prandial. Todavia, não sugere que tipo de *bolus* deverá ser aplicado, sendo essa uma escolha do usuário.

Indicações e Contraindicações para o Uso de Sistema de Infusão Contínua de Insulina

Potencialmente, o sistema de infusão contínua de insulina (SICI) pode ser utilizado em quaisquer pacientes diabéticos cuja insulina é necessária no controle glicêmico (Tabela 80.1). A ADA sugere que a motivação para o

Tabela 80.1 Principais indicações para o uso de SICI

Diabetes tipo 1	Grau de recomendação
HbA1c persistentemente elevada (> 7,5%) apesar de MDI	A
Hipoglicemia recorrente (grave ou moderada, porém frequente) a. Incidência de hipoglicemia grave (necessita assistência de terceiros): > 1 episódio ao ano b. Incidência de hipoglicemia moderada: > 4 episódios por semana c. Incapacidade em manter o alvo de HbA1c sem aumentar os episódios descritos em a e b	A
Grande variabilidade glicêmica no mesmo dia ou em dias diferentes devidamente documentada	B
Necessidade variável de insulina durante o dia (p. ex., fenômeno do alvorecer)	Consenso de especialistas
Bom controle com MDI, todavia incompatível com as atividades sociais/profissionais a. Turnos de trabalho variáveis, viagens frequentes, especialmente quando há *jetlag* b. Atividades esportivas competitivas c. Horários variáveis de alimentação e de repouso	Consenso de especialistas
Pré-concepção (diabéticas com intenção de engravidar) e diabéticas durante a gestação	Consenso de especialistas
Alergia à insulina	C
Diabetes tipo 2	**Grau de recomendação**
Incapacidade de controle com pelo menos duas injeções de insulina ao dia Grande resistência insulínica, exigindo altas doses de insulina Mulheres com DM2 durante a gestação	Consenso de especialistas
Alergia à insulina	C

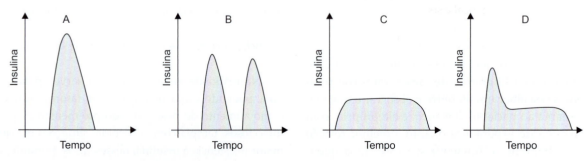

Figura 80.4 Exemplos de *bolus*. **A.** Único. **B.** Subdividido em dois. **C.** Estendido. **D.** Combinado.

autocontrole seja o requisito mínimo para utilização da bomba.[22] A maioria dos autores concorda que o SICI está indicado, principalmente, para os pacientes que, apesar do uso correto do esquema de MDI, não conseguem manter a hemoglobina glicada dentro do alvo esperado.[23] Esse tratamento é mais efetivo ainda em pacientes com níveis mais elevados de hemoglobina glicada.

Pacientes que apresentam grandes oscilações nos níveis glicêmicos ou que apresentam vários episódios de hipoglicemia, principalmente se graves ou assintomáticos, também são bons candidatos ao SICI.[24] A hiperglicemia decorrente da ocorrência dos fenômenos do entardecer e do alvorecer pode ser bem controlada nesses pacientes.

A bomba de insulina também deve ser utilizada em mulheres que pretendam engravidar ou no primeiro trimestre de gestação, principalmente naquelas que não conseguem atingir a hemoglobina glicada-alvo sem apresentar hipoglicemias frequentes e/ou graves.[25] Aparentemente, não há superioridade no tratamento com SICI em relação à MDI durante a gestação, no que se refere à deterioração do controle glicêmico e aos desfechos maternos e fetais.[26]

Pacientes da faixa etária pediátrica podem ter o controle glicêmico aperfeiçoado pela bomba de insulina.[27] Não existe uma faixa etária de corte para início do uso da bomba. Alguns autores defendem o uso até mesmo em menores de 6 anos de idade.[28] Crianças podem ter benefício extra já que, geralmente, mantêm dietas variáveis, tanto em horário como em quantidade, além de manterem um grau de atividade física difícil de ser mensurado. Contudo, para o sucesso terapêutico, os pais do paciente devem estar motivados e familiarizados com os mecanismos da bomba e com a contagem de carboidratos. Ainda mais importante é a colaboração do paciente para a monitorização frequente da glicemia capilar e a aceitação do uso do dispositivo.[29]

Apesar do amplo uso de insulina recombinante humana e/ou preparações de insulina altamente purificadas, reações alérgicas ainda podem ocorrer tanto no DM1 como no DM2. Há na literatura numerosas observações, principalmente publicadas como relatos de casos e cartas ao editor, do efeito favorável do SICI nos processos de hipersensibilidade alérgica local e sistêmica à insulina tanto no DM1 como no DM2.[30]

Qualquer paciente com rotina de vida variável, com necessidade de maior flexibilidade para controle glicêmico, disposto a realizar medidas de glicemias várias vezes ao dia e com capacidade de manusear o dispositivo do SICI é um bom candidato a esse tipo de terapia.

Portanto, a princípio, todos os diabéticos em dose plena de insulina são candidatos potenciais para tratamento com SICI. A atuação de equipe multidisciplinar é de suma importância nesse momento para esclarecer todas as dúvidas relacionadas com essa modalidade terapêutica. É fundamental que o diabético e seus familiares tenham uma perspectiva realista com relação à terapia com bomba e que estejam motivados a seguir todas as etapas do protocolo relacionadas com a implementação dessa terapia.

As contraindicações ao uso da bomba de insulina estão relacionadas com a ausência de uma ou mais condições fundamentais para o uso adequado desta. Podem ser citados: a falta de uma equipe multidisciplinar treinada com SICI; a inabilidade do paciente e/ou de seus familiares, principalmente no que concerne à faixa pediátrica, em manusear o sistema eletromecânico da bomba; a incapacidade de realizar contagem de carboidratos; a não aceitação ou falta de colaboração para monitorização glicêmica intensiva (seis a oito vezes ao dia); a presença de doenças psiquiátricas impeditivas, como transtornos depressivos graves; estados psicóticos e distúrbios alimentares, como anorexia nervosa e bulimia.

Complicações da Terapia com SICI

Foram relatados, no passado, índices aumentados de complicações com o uso de bomba de insulina, tais como: taxas elevadas de cetoacidose, hipoglicemia e infecções em pele. Essas complicações eram decorrentes, entre outros fatores, da inexperiência dos médicos com essa nova modalidade terapêutica (escolhas de basais inadequados, poucas instruções aos pacientes), do uso de insulinas que obstruíam a cânula de infusão, de sistemas de infusão menos desenvolvidos, do desalojamento ou vazamento do conteúdo da cânula e da inadequada seleção dos pacientes. Todavia, com o uso de bombas mais modernas, maior experiência dos médicos prescritores e preparo adequado da equipe que auxilia o paciente nessa modalidade terapêutica, essas complicações diminuíram consideravelmente.[31,32]

Mais de 95% dos problemas encontrados durante o uso da terapia com bomba de insulina são creditados como erros dos pacientes.[33] Nesse contexto, a seleção adequada de pacientes para essa modalidade, cientes de que sua participação é fundamental para o sucesso terapêutico, é imprescindível para que seja alcançado o controle glicêmico o mais próximo da normalidade, sem aumento dos riscos das complicações.

Hiperglicemia e Cetoacidose

Como a insulina liberada pela bomba é a de ação ultrarrápida e não a de ação prolongada (NPH, detemir ou glargina), a falha em sua liberação poderá ocasionar, em curto período de tempo, um estado de hiperglicemia com rápida evolução para cetoacidose.[34,35] Essa incapacidade em liberar a insulina, com consequente hiperglicemia e/ou cetoacidose, pode ser ocasionada por falhas mecânicas intrínsecas à bomba e a seu *set* de infusão, como: (a) pane no funcionamento da bomba, algumas vezes ocasionada por sua imersão em água, quedas e contato com ambientes muito quentes, como sauna; (b) esquecimento em reconectar o cateter ao sítio de infusão após sua desconexão proposital para banhos, por exemplo; (c) vazamento da insulina por desalojamento do cateter subcutâneo da pele; (d) obstrução do *set* de infusão devido a seu uso não recomendado por mais de 3 dias ou angulação da agulha subcutânea de teflon impedindo a passagem de insulina; (e) ar no *set* de infusão.

Fatores intrínsecos ao usuário também podem contribuir para a não liberação de insulina, como: (a) falta de realização de rodízio adequado dos sítios de aplicação do *set* de infusão, podendo ocasionar falha na absorção da insulina; (b) desconsideração dos alarmes ofertados pela bomba, seja por sua não compreensão ou pelo retardamento de medidas como troca de baterias e reposição do reservatório de insulina; (c) não realização de monitorização glicêmica intensiva; (d) esquecimento de acionar *bolus* para uma refeição; (d) contagem de carboidratos inadequada e desconsideração de *bolus* sugerido pela bomba.[36]

A monitorização glicêmica intensiva, condição *sine qua non* para o uso da bomba de insulina, proporciona a percepção precoce da hiperglicemia, tornando possível a resolução rápida do problema, o que evita maiores complicações. Dessa maneira, a frequência da cetoacidose em usuários de bomba de insulina pode ser comparada à de usuários de MDI. Todavia, o diabético deverá estar atento a sua ocorrência e preparado para corrigi-la. Nessa ocasião, dar-se-á preferência ao uso de insulina por canetas ou seringa até que o problema com o SICI seja sanado.

Hipoglicemia

Sabe-se que, quanto mais se busca o controle glicêmico ideal, mais aumenta a possibilidade de o paciente apresentar hipoglicemia. Estudos clínicos e de meta-análise evidenciaram que o uso da bomba de insulina, quando comparada à MDI, foi associado a hemoglobina glicada significativamente menor e, portanto, melhor controle, sem que houvesse diferença significativa na ocorrência de hipoglicemias graves.[37,38]

A hipoglicemia nos usuários de SICI se deve a erro de *bolus* em razão do cálculo incorreto na contagem de carboidratos ou na correção da hiperglicemia. Eventualmente, atividade física intensa sem ajuste na infusão basal também pode contribuir para a hipoglicemia.

A monitorização contínua, incluindo a realização de glicemia na madrugada, mais uma vez, mostra-se essencial para o diabético em uso de SICI, pois diminui consideravelmente o risco de hipoglicemia.

Pacientes com hipoglicemia assintomática podem se beneficiar com o uso de SICI, uma vez que, nesse caso, podemos admitir como meta terapêutica valores mais elevados de glicemia, e o *bolus* de correção será feito com base nessa meta terapêutica.

Infecção e Lesões de Pele

Diversas manifestações dermatológicas podem ocorrer com o SICI, como nódulos subcutâneos, lipodistrofias e infecções.[39-42] O rodízio dos sítios de aplicação do cateter de infusão é recomendado para evitar essas complicações. A lipodistrofia pode prejudicar o controle metabólico na medida em que ocasiona absorção errática da insulina, sendo fundamental que os usuários da bomba sigam os rodízios recomendados. Irritação ou inflamação no sítio de infusão da insulina é relativamente comum, embora, com o uso de *sets* mais modernos (cânulas de teflon), essa incidência tenha diminuído consideravelmente. Infecção de pele pode ocorrer, mas não representa achado comum.

Vantagens e Desvantagens da Terapia por SICI

O uso de SICI proporciona controle glicêmico igual ou melhor do que as MDI,[43-46] porém com menor variabilidade glicêmica ao longo do dia e menor incidência de hipoglicemia grave.[47] Seu benefício é maior quanto mais acima do alvo estiver a hemoglobina glicada. Em geral, há redução na dose total de insulina utilizada (em até 20%), o que promove melhor correção dos fenômenos do alvorecer e do entardecer; ocasiona diminuição das complicações associadas à insulinização intensiva e melhora a qualidade de vida dos pacientes diabéticos.[48] Esta última está associada a menor número de picadas para aplicação de insulina e maior flexibilidade alimentar no que concerne a tipo de alimento, quantidade, períodos de jejum prolongado e aumento da frequência alimentar.

Quanto às desvantagens, podem ser citados o custo mais elevado da manutenção dessa terapêutica,[49] que consiste na principal causa de abandono do tratamento, e a suscetibilidade à cetoacidose, em comparação com o uso de MDI, por interrupção abrupta da infusão de insulina. Todavia, atualmente, com as bombas modernas, essa complicação é bastante rara devido aos diversos sistemas de alarmes que alertam o usuário acerca da falha na infusão.

Nesse contexto, cabe salientar que alguns pacientes, principalmente os adolescentes, sentem-se incomodados com a presença de um aparelho continuamente próximo a seu corpo, bem como com a realização frequente de glicemias capilares, não sendo estes, *a priori*, bons candidatos ao uso dessa modalidade terapêutica.

SISTEMA DE MONITORIZAÇÃO CONTÍNUA DE GLICOSE

A monitorização contínua de glicose, também chamada de *continuous glucose monitoring for diabetes* (CGMS) (sistema de monitorização contínua de glicose), consiste em uma estratégia que possibilita ao diabético monitorizar intensivamente os níveis de sua glicemia por intermédio de um sensor de glicose acoplado a um monitor (Figura 80.5).

Essa é uma ferramenta extremamente útil para se obter melhor controle da glicemia, particularmente naqueles em uso de insulina e com diabetes instável. Disponível desde a década de 1990, seu uso saiu do âmbito experimental e, cada vez mais, tem sido empregado na prática clínica diária. Essa tecnologia utiliza um sensor descartável que mede a concentração de glicose no tecido subcutâneo por meio de uma reação química (glicose oxidase) ou por um método de microdiálise. A glicose circulante é, então, estimada a partir dessa concentração, usando-se um algoritmo matemático. A medição de glicose subcutânea ocorre a cada 10 segundos, sendo os valores armazenados em um pequeno monitor acoplado que calcula a média a cada 5 minutos, perfazendo um total de 288 medições diárias.

Os primeiros monitores de CGMS armazenam os valores glicêmicos por um certo período (2 a 3 dias), os quais somente podem ser acessados em um computador após a realização de seu *download*. Os registros, disponíveis por meios de gráficos e tabelas, são revisados pela equipe médica e o próprio diabético (Figura 80.6). Atualmente, os aparelhos de CGMS modernos disponibilizam a leitura das medidas de glicose em tempo real no próprio monitor, sem necessidade de *download* em computador, ou em bomba de insulina (Paradigma® – Real Time Medtronic INC., Northridge, CA/USA), para onde os resultados são transmitidos via *wireless*. Além de disponibilizar a glicemia, o CGMS informa também, por meio de uma curva, a tendência para hiper ou hipoglicemia, possibilitando, assim, que seu usuário execute ações imediatas preventivas e/ou corretivas de modo a alcançar um controle glicêmico mais constante.

Embora os aparelhos modernos de CGMS sejam rotulados como monitores glicêmicos em tempo real, sabe-se que há um retardo de cerca de 10 minutos entre as variações da glicose sanguínea e a medida no compartimento intersticial.[50]

Todavia, é importante chamar a atenção de que o CGMS em momento algum substitui a monitorização glicêmica capilar. Esta, inclusive, é necessária, pelo menos quatro vezes ao dia, em diferentes horários, para calibração do próprio CGMS.[51]

Dentre as utilidades do CGMS, podem ser citadas a possibilidade de identificar flutuações no perfil glicêmico durante a noite e o *status* hiperglicêmico pós-prandial.[52,53] Tem sido bem documentado que o uso de CGMS em tempo real promove redução dos episódios de hipoglicemia

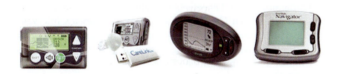

Figura 80.5 Tipos de CGMS. Os dois primeiros estão disponíveis no Brasil.

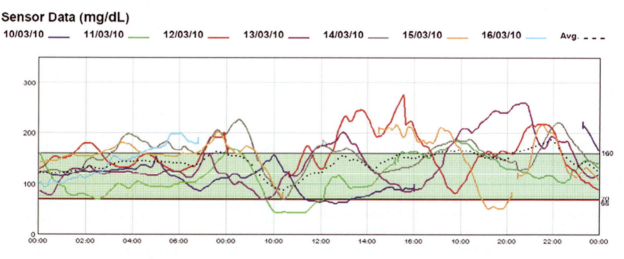

Figura 80.6 Gráfico fornecido pelo CGMS após *download* no computador.

em crianças e adultos com DM1 bem controlados. Também, naqueles com diabetes descompensados, auxilia a obtenção de um melhor controle.[54,55]

Para os pacientes que apresentam hipoglicemia noturna, uma estratégia atraente consiste no uso concomitante de CGMS e um modelo de SICI (Paradigma® Veo™, Medtronic INC., Northridge, CA/USA). Esse modelo de SICI pode ser programado para cessar sua infusão de insulina por um período de 2 horas em resposta à leitura realizada pelo CGMS abaixo de um nível considerado hipoglicêmico e programado pelo usuário.[56]

Em adição às aplicações do CGMS previamente comentadas, podemos ainda citar seu emprego durante a gestação, para detecção de episódios de hipo e hiperglicemia, e para avaliação da variabilidade glicêmica no dia a dia;[57-59] durante o trabalho de parto, possibilitando melhor controle glicêmico e evitando, desse modo, a hipoglicemia pós-natal do recém-nascido,[60] e no diagnóstico de hipoglicemia tardia (noturna) em atletas profissionais.[61] Outras possíveis indicações, que necessitam de mais estudos, incluem situações de estresse agudo, como cirurgia e emergências clínicas que necessitem tratamento em unidades de terapia intensiva.

CONSIDERAÇÕES FINAIS

A terapia com SICI é uma ferramenta útil para o controle do diabetes em uso de insulina, sendo uma alternativa ao uso de MDI. Pacientes que não atingem a meta de HbA1c ou que continuem a apresentar hipoglicemias constantes e/ou severas com MDI, podem ter melhor controle com o SICI. Outros grupos de pacientes que irão se beneficiar com a SICI incluem gestantes, pacientes com estilos de vida mais flexíveis no que diz respeito a horários de refeições e de atividade física e aqueles que apresentam maior exacerbação do fenômeno do alvorecer e/ou do entardecer.

É fundamental que o candidato ao uso de SICI esteja motivado, tenha expectativas realistas sobre ela e que seja acompanhado por uma equipe multidisciplinar.

As bombas modernas dispõem de alarmes que alertam seus usuários em caso de interrupção na infusão de insulina, de modo que a frequência de hiperglicemia/cetoacidose se equipara à registrada com MDI.

O sistema de monitorização contínua da glicose por sua vez disponibiliza melhor avaliação do perfil glicêmico nas 24 horas e permite ao diabético, quando em uso de CGMS em tempo real, executar ações que evitem a hipoglicemia e o descontrole do diabetes. Quando integrado com a SICI, poderá interagir com esta, reduzindo por algum tempo a infusão de insulina ante um estado hipoglicêmico.

Atualmente, na prática clínica diária, não há um sistema integrado de circuito fechado (pâncreas artificial). Portanto, qualquer que seja a modalidade terapêutica escolhida, faz-se necessário que o diabético monitorize sua glicemia capilar nos vários momentos do dia e tome as devidas decisões quanto à aplicação da insulina.

Finalizando, a tecnologia por bomba de insulina e o CGMS são reais e oferecem uma excelente opção para ajudar a melhorar a vida de muitos pacientes com DM1 e DM2 que necessitem do uso de insulina.

Referências

1. Holleman F, Hoekstra JBL. Insulin Lispro. N Engl J Med 1997; 337:176-83.

2. Rosenstock J, Park G, Zimmerman J, and the US Insulin Glargine Type 1 Diabetes Investigator Group: Basal insulin glargine (HOE 901) versus NPH insulin in patients with type 1 diabetes on multiple daily insulin regimens. Diabetes Care 2000; 23:1137-42.

3. Home P, Bartley P, Russell-Jones D et al. Insulin detemir offers improved glycemic control compared with NPH insulin in people with type 1 diabetes: a randomized clinical trial. Diabetes Care 2004; 27:1081-7.

4. Hissa MN, Barros AI, Hissa MRN. Patogênese do diabetes tipo 1. In: Lyra R, Cavalcanti N (eds.) Diabetes mellitus. Rio de Janeiro: Diagraphic Editora, 2013:59-97.

5. The Diabetes Control and Complications Trial Research Group. The effect of intensive treatment of diabetes on the development and progression of long-term complications in insulin-dependent diabetes mellitus. N Engl J Med 1993; 329:977-86.

6. Epidemiology of Diabetes Interventions and Complications (EDIC) Research Group. Epidemiology of Diabetes Interventions and Complications (EDIC): design, implementation, and preliminary results of a long-term follow-up of the Diabetes Control and Complications Trial cohort. Diabetes Care 1999; 22:99-111.

7. Tabák AG, Jokela M, Akbaraly TN et al. Trajectories of glycaemia, insulin sensitivity, and insulin secretion before diagnosis of type 2 diabetes: an analysis from the Whitehall II study. Lancet 2009; 373:2215-21.

8. Schneider SH, Khachadurian AK, Amorosa LF et al. Ten-year experience with an exercise-based outpatient life-style modification program in the treatment of diabetes mellitus. Diabetes Care 1992; 15:1800-10.

9. Look AHEAD Research Group, Pi-Sunyer X, Blackburn G et al. Reduction in weight and cardiovascular disease risk factors in individuals with type 2 diabetes: one-year results of the look AHEAD trial. Diabetes Care 2007; 30:1374-83.

10. Bennett WL, Odelola OA, Wilson LM et al. Evaluation of guideline recommendations on oral medications for type 2 diabetes mellitus: a sytematic review. Ann Intern Med 2012; 156:27-36.

11. UK Prospective Diabetes Study (UKPDS) Group. Intensive blood-glucose control with sulphonylureas or insulin compared with conventional treatment and risk of complications in patients with type 2 diabetes (UKPDS 33). Lancet 1998; 352:837-53.

12. Holman RR, Paul SK, Bethel MA et al. 10-year follow-up of intensive glucose control in type 2 diabetes. N Engl J Med 2008; 359:1577-89.

Capítulo 80 Terapia com Bombas de Insulina

13. Zisser H, Jovanovic L. OmniPod Insulin Management System: patient perceptions, preference, and glycemic control. Diabetes Care 2006; 29(9):2175.

14. Burdick J, Chase HP, Slover RH et al. Missed insulin meal boluses and elevated hemoglobin A1c levels in children receiving therapy. Pediatrics 2004; 113(3 Pt 1):e221-4.

15. Hanaire H, Lassmann-Vague V, Jeandidier N et al. Treatment of diabetes mellitus using an external insulin pump: the state of the art. Diabetes Metab 2008; 34:401-23.

16. Grunberger G, Statement by the American Association of Clinical Endocrinologists Consensus Panel on insulin pump management. Endocr Pract 2010 Sep-Oct; 16(5):746-62.

17. Davidson PC, Hebblewhite HR, Steed RD, Bode BW. Analysis of guidelines for basal-bolus insulin dosing: basal insulin, correction factor, and carbohydrate-to-insulin ratio. Endocr Pract 2008 Dec; 14(9):1095-101.

18. Nicolajsen T, Samuelsson A, Hanas R. Insulin doses before and one year after pump start: children have a reversed dawn phenomenon. J Diabetes Sci Technol 2012; 6:589-94.

19. Schmidt S, Finan DA, Duun-Henriksen AK et al. Effects of everyday life events on glucose, insulin and glucagon dynamics in continuous subcutaneous insulin infusion-treated type 1 diabetes: collection of clinical data for glucose modeling. Diabetes Technol Ther 2012; 14(3):210-7.

20. Renner R, Pfutzner A, Trautmann M et al. Use of insulin lispro in continuous subcutaneous insulin infusion treatment. Results of a multicenter trial. German Humalog-CSII Study Group. Diabetes Care 1999; 22:784-8.

21. Plodkowiski RA, Eldman SV. The state of insulin pump therapy: 2002. Curr Opin Endocrinol Diabetes 2002; 9:329-37.

22. Pickup J, Keen H. Continuous subcutaneous insulin infusion at 25 years: evidence base for the expanding use of insulin pump therapy in type 1 diabetes (review). Diabetes Care 2002; 25:593-8.

23. ADA. Insulin infusion pump therapy. In: Klingensmith GJ (ed.) Intensive diabetes management. 3. ed. American Diabetes Association, 2003:102-20.

24. Pickup JC. Insulin-pump therapy for type 1 diabetes mellitus. N Engl J Med 2012; 366:1616-24.

25. Farrar D, Tuffnell DJ, West J. Continuous subcutaneous insulin infusion versus multiple daily injections of insulin for pregnant women with diabetes. Cochrane Database Syst Rev 2007; 3.

26. Gabbe SG, Holing E, Temple P, Brown ZA. Benefits, risks, costs, and patient satisfaction associated with insulin pump therapy for the pregnancy complicated by type 1 diabetes mellitus. Am J Obstet Gynecol 2000; 182(6):1283-91.

27. Phillip M, Battelino T, Rodriguez H, Danne T, Kaufman F. Use of Insulin Pump Therapy in the Pediatric Age-Group. Consensus statement from the European Society for Paediatric Endocrinology, the Lawson Wilkins Pediatric Endocrine Society, and the International Society for Pediatric and Adolescent Diabetes, endorsed by the American Diabetes Association and the European Association for the Study of Diabetes. Diabetes Care 2007; 30(6):1653-62.

28. Cope JU, Samuels-Reid JH, Morrison AE. Pediatric use of insulin pump technology: a retrospective study of adverse events in children ages 1-12 years. J Diabetes Sci Technol 2012; 6(5):1053-9.

29. Batajoo RJ, Messina CR, Wilson TA. Long-term efficacy of insulin pump therapy in children with type 1 diabetes mellitus. J Clin Res Pediatr Endocrinol 2012; 4(3):127-31.

30. Radermecker RP, Scheen AJ. Allergy reactions to insulin: effects of continuous subcutaneous insulin infusion and insulin analogues. Diabetes Metab Res Rev 2007; 23:348-55.

31. Selam JL. Evolution of diabetes insulin delivery devices. J Diabetes Sci Technol 2010; 4(3):505-13.

32. Weissberg-Benchell J, Antisdel-Lomaglio J, Seshadri R. Insulin Pump Therapy. A meta-analysis. Diabetes Care 2003; 26:1079-87.

33. Klonoff DC, Reyes JS. Insulin pump safety meeting: summary report. J Diabetes Sci Technol 2009; 3(2):396-402.

34. Hanas R, Lindgren F, Lindblad B. A 2-yr national population study of pediratic ketoacidosis in Sweden: predisposing conditions and insulin pump use. Pediatric Diabetes 2009; 10(1):33-7.

35. Cope JU, Morrison AE, Samuels-Reid J. Adolescent use of insulin and patient-controlled analgesia pump technology: a 10-year Food and Drug Administration retrospective study of adverse events. Pediatrics 2008; 121(5):e1133-8.

36. Selam JL. Evolution of diabetes insulin delivery devices. J Diabetes Sci Technol 2010; 4(3):505-13.

37. Pickup JC, Sutton AJ. Severe hypoglycaemia and glycaemic control in type 1 diabetes: meta-analysis of multiple daily injections versus continous subcutaneous insulin infusion. Diabet Med 2008; 25:765-74.

38. Monami M, Lamanna C, Marchionni N, Mannucci E. Continuous subcutaneous insulin infusion versus multiple daily insulin injections in type 1 diabetes: a meta-analysis. Acta Diabetologica 2010; 47(Suppl 1):77-81.

39. Conwell LS, Pope H, Artiles AM et al. Dermatological complications of continuos subcutaneous insulin infusion in children and adolescents. J Pediatr 2008; 152:622-8.

40. Ampudia-Blasco FJ, Hasbum B, Carmena R. A new case of lipoatrophy with lispro insulin in insulin pump therapy: is there any insulin preparation free of complications? Diabetes Care 2003; 26:953-4.

41. Griffin ME, Feder A, Tamborlane WV. Lipoatrophy associated with lispro insulin in insulin pump therapy: an old complication, a new cause? Diabetes Care 2001; 24:174.

42. van Faassen I, Razenberg PP, Simoons-Smit AM, van der Veen EA. Carriage of Staphylococcus aureus and inflamed infusion sites with insulin-pump therapy. Diabetes Care 1989; 12:153-5.

43. Bode BW, Sabbah HT, Cross TM, Fredrickson LP, Davidson PC. Diabetes management in the new millennium using insulin pump therapy. Diabetes Metab Res Rev 2002; 18(Suppl 1):S14-20.

44. Plotnick LP, Clark LM, Brancati FL, Erlinger T. Safety and effectiveness of insulin pump therapy in children and adolescents with type 1 diabetes. Diabetes Care 2003; 26(4):1142-6.

45. Retnakaran R, Zinman B. Continuous subcutaneous insulin infusion versus multiple daily injections: insights from clinical trials. Infusystems USA 2006; 3(2):9-11.

46. Bruttomesso D, Filippi A, Costa S. Is there still a place for CSII in the treatmentof type 1 diabetes? Comparing CSII with MDI after the arrival of insulin analogues. Infusystems Int 2008; 7(4):25-8.

47. Chimenti EM, de la Morena LH, Vaquero PM et al. Assessing glycaemic variability with continuous glucose monitoring system before and after continuous subcutaneous insulin infusion in people with type 1 diabetes. Diab Res Clin Pract 2010; 90:e57-9.

48. Hirose M, Beverly EA, Weinger K. Quality of life and technology: impact on children and families with diabetes. Curr Diab Rep 2012 Aug 18. [Epub ahead of print]

49. St Charles ME, Sadri H, Minshall ME, Tunis SL. Health economic comparison between continuous subcutaneous insulin infusion and multiple daily injections of insulin for the treatment of adult type 1 diabetes in Canada. Clin Ther 2009; 31(3):657-67.

50. Boyne MS, Silver DM, Kaplan J, Saudek CD. Timing of changes in interstitial and venous blood glucose measured with a continuous subcutaneous glucose sensor. Diabetes 2003; 52:2790-4.

51. The Diabetes Research in Children Network (DIRECNET) study group. The accuracy of the CGMS in children with type 1 diabetes: results of the Diabetes Research in Children Network (DirectNet) Accuracy Study. Diabetes Technology and Therapeutics 2003; 5:781-9.

52. Couper JJ, Prins JB. Recent advances in therapy of diabetes. Medical Journal of Australia 2003; 179:441-7.

53. Kerr D, Fayers K. Continuous real-time glucose monitoring systems: time for a closer look. Practical Diabetes International 2008; 25:37-41.

54. Battelino T, Phillip M, Bratina N et al. Effects of continuos glucose monitoring on hypoglycemia in type 1 diabetes. Diabetes Care 2011; 34:795-800.

55. Juvenile Diabetes Research Foundation Continuous Glucose Monitoring Study Group Effectiveness of Continuous Glucose Monitoring in a Clinical Care Environment: Evidence from the Juvenile Diabetes Research Foundation Continuous Glucose Monitoring (JDRF-CGM) trial. Diabetes Care January 2010; 33:17-22.

56. Choudhary P, Shin J, Wang Y et al. Insulin pump therapy with automated insulin suspension in response to hypoglycemia: re-duction in nocturnal hypoglycemia in those at greatest risk. Diabetes Care 2011; 34:2023-5.

57. Buhling KJ, Kurzidim B, Wolf C et al. Introductory experience with the Continuous Glucose Monitoring System (CGMS; Medtronic Minimed) in detecting hyperglycemia by comparing the Self-Monitoring of Blood Glucose (SMBG) in non-pregnant women and in pregnant women with impaired glucose tolerance and gestational diabetes. Exp Clin Endocrinol Diabetes 2004; 112:556-60.

58. Buhling KJ, Winkel T, Wolf C et al. Optimal timing for postprandial glucose measurement in pregnant women with diabetes and a non-diabetic pregnant population evaluated by the Continuous Glucose Monitoring System (CGMS). J Perinat Med 2005; 33:125-31.

59. Kerssen A, de Valk HW, Visser GH. Day-to-day glucose variability during pregnancy in women with Type 1 diabetes mellitus: glucose profiles measured with the Continuous Glucose Monitoring System. BJOG 2004; 111:919-24.

60. Stenninger E, Lindqvist A, Åman J, Östlund I, Schvarcz E. Continuous subcutaneous glucose monitoring system in diabetic mothers during labour and postnatal glucose adaptation of their infants. Diabetic Medicine 2008; 25:450-4.

61. Iscoe KE, Campbell JE, Jamnik V, Perkins BA, Riddell MC. Efficacy of continuous real time blood glucose monitoring during and after prolonged high-intensity cycling exercise: spinning with a continuous glucose monitoring system. Research Support, Diabetes Technology and Therapeutics 2006; 8:627-35.

81

Retinopatia Diabética

Vanessa Machado • Alzira Lins • Marcelo Valença

INTRODUÇÃO

O *diabetes mellitus* (DM) ocasiona uma microangiopatia que afeta todo o organismo do paciente diabético.

A doença se caracteriza por secreção alterada de insulina, níveis de glicose sanguínea elevados e repercussão em vários órgãos, podendo causar nefropatia, neuropatia e retinopatia.

Estima-se que 1% a 3% da população mundial seja portadora de DM, com a maioria dos casos se manifestando após os 40 anos de idade (85%) e apenas 5% abaixo dos 20 anos de idade.

Dados da Sociedade Brasileira do Diabetes indicam que a prevalência do DM na população entre 30 e 69 anos de idade é de 7,6%.

Dois tipos de DM são conhecidos:

- *DM tipo 1 (DM1)*: anteriormente chamado insulino-dependente, é mais raro e afeta, em geral, pessoas com menos de 30 anos de idade.
- *DM tipo 2 (DM2)*: anteriormente chamado não insulino-dependente, é mais comum (90%) e acomete pessoas com 30 anos de idade ou mais.

A retinopatia diabética (RD), a principal complicação do DM de interesse para o oftalmologista, é a principal causa de perda irreversível da visão em adultos que trabalham no mundo desenvolvido.[1] Quase todos os pacientes com diabetes irão desenvolver retinopatia diabética. No Brasil, os trabalhos estatísticos são insuficientes, mas a prevalência de olhos legalmente cegos em decorrência de RD, divulgados no VII Congresso Brasileiro de Prevenção da Cegueira, varia de 1,42% a 9,77%.

A RD é mais frequente (90%) em pacientes com DM2. Entretanto, a RD mais grave ocorre com frequência maior nos pacientes com DM1.

A principal causa de baixa visual é o edema macular, mais frequente no DM2, embora possa ocorrer também no DM1. Contudo, a perda visual mais grave, ou mesmo a cegueira, é mais comum nos diabéticos do tipo 1, devido a hemorragia vítrea e descolamento de retina tracional.[2]

Anatomofisiologia Ocular

A função do globo ocular é captar a luz do meio ambiente e convertê-la em impulsos nervosos os quais, através das vias ópticas, são transmitidos ao córtex visual situado no lobo occipital.

O olho é formado por três camadas ou túnicas (Figura 81.1):

- Túnica externa ou fibrosa, constituída pela esclerótica e pela córnea.
- Túnica média ou vascular, composta por coroide, corpo ciliar e íris.
- Túnica interna ou nervosa, representada pela retina.

Túnica Externa ou Fibrosa

A esclerótica (também chamada esclera), a camada mais externa, é fibrosa e tem a função de proteção, sendo conhecida como "o branco do olho". Posteriormente está localizado o anel escleral, por onde emerge o nervo óptico. Anteriormente à esclera está a córnea, que é transparente e tem função óptica, possuindo um raio de curvatura menor. A junção esclera-córnea é denominada limbo esclerocorniano.[3]

A córnea e a esclera são estruturalmente contínuas e, histologicamente, é muito difícil saber onde termina uma e começa a outra.

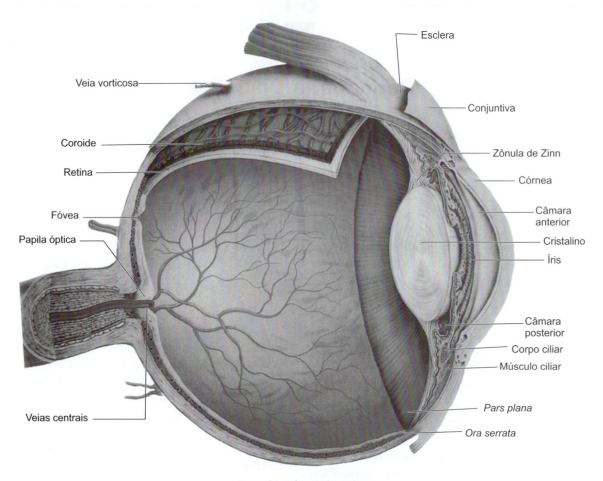

Figura 81.1 Anatomia ocular.

Túnica Média ou Vascular

Na úvea, devemos considerar a coroide, o corpo ciliar e a íris.

A coroide é rica em vasos sanguíneos e pigmentos. Está situada entre a esclera e a retina e contém vasos de diversos calibres: os mais delgados ficam próximos da retina e nutrem suas camadas externas.

O corpo ciliar (segmento intermediário), composto do músculo ciliar e dos processos ciliares, é responsável pela formação do humor aquoso, do fenômeno da acomodação e da renovação dos mucopolissacarídeos do vítreo.[3]

A íris, a porção mais anterior da úvea, é dotada, em sua parte central, de um orifício chamado pupila, cuja função é regular a quantidade de luz que irá impressionar a retina.

Túnica Interna ou Nervosa

A terceira túnica, a mais interna (sensorial) e mais nobre, é a retina. É a túnica nervosa, incumbida de transformar o estímulo luminoso em elétrico, resultando na sensação visual. Sua espessura varia de 0,56mm, perto do disco óptico, a 0,1mm, próximo ao equador.[3] Posteriormente, é contínua com o nervo óptico. Sua espessura diminui gradualmente do disco óptico ao corpo ciliar, onde termina a parte nervosa, ou a retina propriamente dita. A porção mais central da retina se chama mácula com a *fovea centralis*. Esta é a área responsável pela nossa melhor visão.

A retina consiste, essencialmente, em três camadas de células nervosas:[4]
- Camada de células visuais (cones e bastonetes).
- Camada de células bipolares.
- Camada de células ganglionares.

Anatomicamente, é composta por dez camadas histológicas[4] (Figura 81.2):
- Camada do epitélio pigmentar.
- Camada dos cones e bastonetes.
- Membrana limitante externa.
- Camada nuclear externa.
- Camada molecular externa (plexiforme).
- Camada nuclear interna.
- Camada molecular interna (plexiforme).
- Camada de células ganglionares.
- Camada de fibras nervosas.
- Membrana limitante interna.

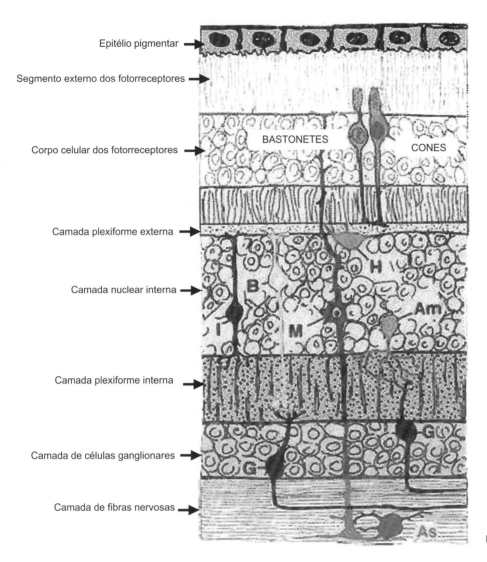

Figura 81.2 Camadas da retina.

Camada do Epitélio Pigmentar

O epitélio pigmentar retiniano é constituído de uma única camada de células, fortemente aderida à lâmina basal da coroide, enquanto sua adesão a cones e bastonetes é frágil.

Camada dos Cones e Bastonetes

Os cones contêm um pigmento visual chamado iodopsina. São responsáveis pela visão da forma e das cores, enquanto os bastonetes são responsáveis pela adaptação luminosa e pela visão do claro-escuro e dos movimentos.

Os bastonetes contêm a púrpura visual conhecida como rodopsina, a qual está envolvida no mecanismo de adaptação ao escuro.

Membrana Limitante Externa

A membrana limitante externa é uma membrana fenestrada através da qual passam as partes externas dos fotorreceptores.

Camada Nuclear Externa

É formada pelos núcleos dos fotorreceptores.

Camada Molecular Externa ou Plexiforme Externa

É formada pela sinapse dos axônios dos bastonetes e cones com os dendritos das células bipolares e os processos das células horizontais.

Na RD, as micro-hemorragias intrarretinianas localizam-se, principalmente, no polo posterior, nas camadas plexiforme externa e nuclear interna, devido ao arranjo celular mais frouxo. A existência de exsudatos duros é outra alteração da RD também localizada nessa camada, fruto do acúmulo lipídico no espaço extracelular.

Camada Nuclear Interna

Essa camada contém núcleos de vários tipos de neurônios e também das células de Müller.

Nessa camada podem surgir as micro-hemorragias intrarretinianas da RD.

Camada Molecular Interna ou Plexiforme Interna

A camada plexiforme interna, a última região sináptica da retina, é formada pelos processos das células amácrinas, axônios das células bipolares, dendritos das células ganglionares, fibras de Müller e ramos dos vasos da retina.

Camada Ganglionar

Essa camada contém as células ganglionares que representam o terceiro neurônio das vias ópticas.

Camada de Fibras Nervosas

Consiste nos axônios das células ganglionares que passam através da lâmina crivosa, distribuem-se em feixes que se estendem paralelamente à superfície da retina e convergem em direção ao disco óptico para formar o nervo óptico. Encontra-se entre os feixes, as células neurogliais, as células de Müller e os vasos da retina.

Membrana Limitante Interna

É constituída por uma membrana basal, que forma o limite interno da retina e o limite externo do vítreo.

Nutrição da Retina

A retina é irrigada, principalmente, pela artéria central da retina, ramo da carótida interna, e por vasos da coroide.

Drenagem Venosa da Retina

A drenagem venosa é feita pela veia central da retina, que desemboca no seio cavernoso.

MÉTODOS PROPEDÊUTICOS

A fotografia digital da retina dilatada, associada ao uso do oftalmoscópio, é o método mais efetivo para *screening* da RD. As diretrizes nacionais da Noruega recomendam o exame regular dos olhos por um oftalmologista ou o uso da fotografia da retina.[5]

Acuidade Visual

É muito importante conhecer a capacidade visual do paciente, e o local de maior acuidade visual é precisamente a área macular (fóvea central).

A acuidade visual é representada por uma expressão numérica que é o resultado de uma medida angular. Essa medida é obtida colocando-se o paciente a 6m da escala de optótipos (para que sua acomodação não seja estimulada) e solicitando-se a leitura de letras com tamanho decrescente.

O exame é sempre feito monocularmente. Os optótipos podem ser letras (para pessoas letradas) ou símbolos ou figuras (para iletrados ou crianças). Quanto melhor a acuidade visual, menores serão os optótipos identificados.

Há várias modalidades para a medida da acuidade visual (AV). As mais conhecidas são a tabela de Snellen, o teste com a letra C de Landolt e o teste da letra E.[6]

A tabela de Snellen, a mais difundida em nosso meio, é representada por uma fração na qual o numerador indica a distância em que se realiza o teste e o denominador representa o tamanho da menor letra identificada pelo observador.[6]

Por exemplo, uma AV de 20/40 significa que o teste foi realizado a 20 pés (6m, aproximadamente) e que a menor letra identificada foi lida a uma distância de 40 pés (13m, aproximadamente). A AV normal é 20/20.

Exame de Fundo de Olho

O principal exame no diagnóstico da retinopatia diabética pode ser realizado por meio da oftalmoscopia e da biomicroscopia.

Oftalmoscopia

A oftalmoscopia pode ser direta ou indireta. A direta é realizada utilizando-se o oftalmoscópio manual. A imagem é direta, monocular e permite no máximo a visualização até o equador (porção intermediária entre o polo posterior e a periferia) do fundo do olho (Figura 81.3).

A oftalmoscopia indireta é realizada com o oftalmoscópio binocular indireto associado a uma lente auxiliar condensadora, biconvexa (20 dioptrias). A imagem formada é real, invertida e com pequeno aumento. Esse exa-

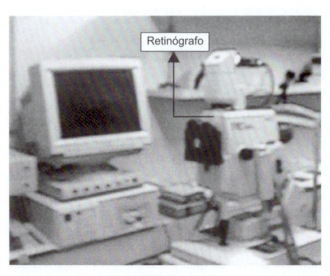

Figura 81.3 Retinógrafo.

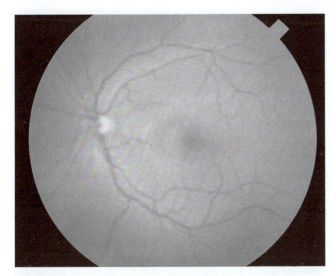

Figura 81.4 Retinografia.

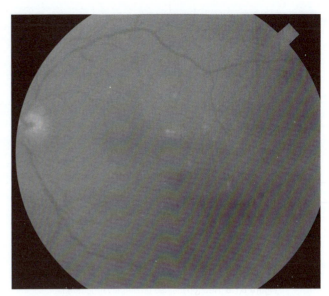

Figura 81.5 Retinopatia não proliferativa moderada.

me nos dá uma visão panorâmica do fundo de olho e boa visão da periferia da retina.[7] É por meio desse exame que se pratica o mapeamento de toda a retina.

Biomicroscopia

Na biomicroscopia é usado um aparelho chamado lâmpada de fenda ou biomicroscópio, conjugado a lentes auxiliares e usando técnicas de iluminação adequadas.

Por meio desse exame, podem ser avaliadas a mácula e as retinas central e periférica. O exame possibilita uma análise tridimensional, a execução de secções ópticas e o estudo das estruturas sob várias formas de iluminação.

O uso da oftalmoscopia associado à biomicroscopia no estudo da RD é fundamental não só para diagnosticar a doença, como também para avaliar sua evolução.

Retinografia e Angiografia Fluoresceínica

Retinografia

A retinografia consiste na documentação fotográfica da retina. Seu uso é de utilidade no acompanhamento da evolução da doença. Usa-se também como instrumento de pesquisa e como comprovação médico-legal. Pode ser colorida, em preto e branco, com ou sem filtro.[8]

O equipamento (retinógrafo) captura a imagem tanto em filme fotográfico como por meio de computador. Não se usa contraste nesse tipo de exame (Figuras 81.4 e 81.5).

Angiografia Fluoresceínica

A angiografia fluoresceínica (AF), ou angiofluoresceinografia, consiste no estudo do fundo de olho com a utilização de contrastes específicos. Depois do exame de fundo de olho, é o exame mais importante no estudo da RD. Na AF, obtemos:
- Análise hemodinâmica dos fluxos coróideo, retiniano e papilar.
- Verificação do estado do epitélio pigmentar.
- Localização e diagnóstico de focos e anomalias da fluorescência.[9]

O exame consiste em documentar a imagem do fundo de olho sob a ação de corantes injetados na veia. O corante usado é a fluoresceína sódica, na dosagem de 5mL e na concentração de 10%.

Os achados angiofluoresceinográficos da RD variam de acordo com seu estágio (Figuras 81.6 a 81.9).

Na retinopatia diabética não proliferativa, por exemplo, podemos observar:
- Pontos hiperfluorescentes: vazamento do corante através dos microaneurismas.
- Hiperfluorescência acentuada por vazamento do corante através de capilares e microaneurismas em caso de edema macular.
- Pontos ou manchas escuras hipofluorescentes, por bloqueio do corante, correspondentes a hemorragias retinianas.
- Áreas escuras hipofluorescentes, de não perfusão capilar, que são áreas de isquemia retiniana.

Na retinopatia diabética proliferativa, podemos encontrar:
- Vazamento acentuado do corante fluoresceínico, em locais de neovasos, que são vasos incompetentes, localizados tanto na retina como no disco óptico (papila) (Figura 81.10).

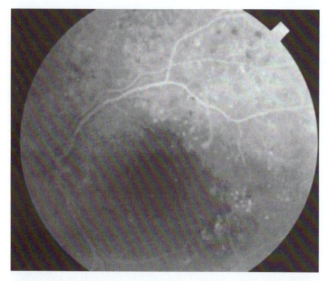

Figura 81.6 Retinopatia não proliferativa moderada.

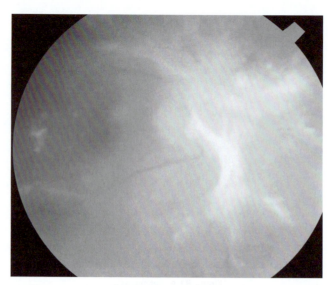

Figura 81.9 Retinopatia proliferativa.

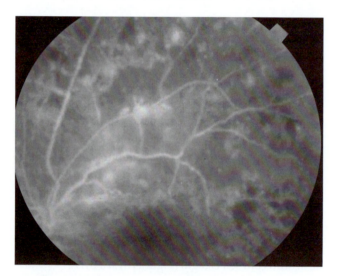

Figura 81.7 Retinopatia diabética não proliferativa avançada.

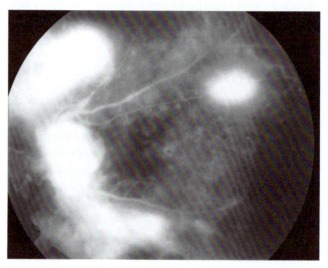

Figura 81.10 Angiofluoresceinografia: retinopatia diabética proliferativa.

Muitos desses achados não aparecem no exame de fundo de olho. A AF é também de grande valia na orientação do tratamento com *laser* e no seguimento dos pacientes.

Ecografia

A ecografia é um exame complementar importante naqueles casos em que existe má visualização do fundo do olho, como, por exemplo, em pacientes com catarata e turvação do vítreo por hemorragias ou *reliquat* de processos inflamatórios.

Eletrorretinografia

A eletrorretinografia (ERG) oferece o registro e a análise da atividade retiniana quando excitada pela luz.[8] Na RD, é usada para avaliação do grau de isquemia retiniana.

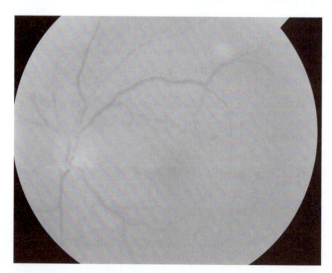

Figura 81.8 Retinopatia diabética não proliferativa leve com microaneurismas e exsudato algonodoso.

FISIOPATOLOGIA

A RD parece desenvolver-se como doença de causa multifatorial. A gravidade da RD está relacionada com o tempo de duração do diabetes, o qual está sujeito à ação de fatores intermediários, como risco genético, hipertensão arterial, gravidez, nefropatia e neuropatia autonômica.[2,11]

Microaneurismas são reconhecidos como a primeira manifestação oftalmológica da RD. Representam porções enfraquecidas do capilar retiniano diabético, consequente à perda de pericitos e ao espessamento de sua membrana basal.[2,4]

No curso clínico do diabetes, várias anormalidades celulares e bioquímicas afetam o organismo do diabético como um todo. Hiperglicemia causa espessamento da membrana basal capilar, proliferação endotelial associada a aumento dos níveis de diacilglicerol em células vasculares, glicosilação não enzimática e ativação da via do sorbitol.[2,12]

Na microcirculação retiniana, além da proliferação endotelial, a hiperglicemia inicia o processo de perda seletiva de pericitos capilares e expansão das zonas avasculares intercapilares, ameaçando a função básica protetora de permeabilidade seletiva da barreira hematorretiniana capilar.[2,11]

O aporte natural de oxigênio para o tecido retiniano se modifica, levando a hipoxia retiniana persistente e maior distúrbio da permeabilidade vascular retiniana, terminando em um processo compensador de neovascularização retiniana.

Acredita-se que esse processo de formação de neovasos resulte da ação de fatores solúveis de crescimento (fator de crescimento de fibroblasto básico e fator de crescimento de endotélio vascular), atraídos e ativados, localmente, pela própria hipoxia crônica.[11]

Postula-se que a hipoxia retiniana crônica estimula uma maior produção de fator de crescimento vascular endotelial (VEGF) e que áreas extensas de isquemia retiniana, além de estimularem altas concentrações de VEGF, aumentam a quantidade de seus receptores retinianos, mediando, finalmente, o desenvolvimento indesejável de neovasos intraoculares.[11]

Os sinais precoces de RD incluem reações inflamatórias, perda da função de barreira hematorretiniana e perda de neurônios da retina. Com a progressão da doença, a retina é danificada pelo estresse oxidativo induzido por hiperglicemia ou proteínas glicadas avançadas. Esse estresse danifica os tecidos vasculares e neurônios da retina e ativa as células microgliais. A ativação dessas células piora os danos a retina, libera citocinas proinflamatórias e moléculas citotóxicas em resposta ao estresse oxidativo. Desse modo, intervenções farmacológicas que reduzem a inflamação podem ser neuroprotetoras eficazes para a RD.[13]

FATORES DE RISCO

- Duração do diabetes: quanto mais tempo do início do diabetes, maior a prevalência da RD. No DM1, a prevalência vai de 17%, para pacientes com menos de 5 anos de duração da doença, até 98%, para pacientes com mais de 15 anos de duração da doença. Dentre esses pacientes, 25% desenvolvem retinopatia proliferativa, que é a forma mais grave. Também no tipo 2 existe estreita relação entre o início do diabetes e o aparecimento da retinopatia.[14] A RD é raramente detectada nos primeiros anos de diabetes, mas sua incidência aumenta em 50% em 10 anos e para 90% em 25 anos de diabetes. A perda da visão ocorre, principalmente, devido a hiperglicemia crônica, dano vascular, formação de edema, espessamento da membrana capilar, neovascularização, hemorragia e isquemia.[15]

- Controle da glicemia: está provado, mediante estudos realizados nos EUA – pelo Diabetes Control and Complications Trial Research Group (DCCT) – que pacientes bem controlados demoram mais a desenvolver RD e que aqueles já portadores de RD têm a evolução dessa retinopatia retardada.[15,18]

- Doença renal evidenciada por proteinúria, elevação de ureia e creatinina no sangue com frequência é acompanhada por retinopatia. Trinta e cinco por cento dos pacientes com RD assintomática têm essas alterações.[11]

- Hipertensão arterial sistêmica (HAS), principalmente se acompanhada de nefropatia. Maior incidência de retinopatia ocorre com pressão sistólica > 125mmHg e menor incidência com pressão diastólica < 70mmHg.[11]

- Gravidez: pacientes diabéticas sem retinopatia podem desenvolvê-la, e aquelas pacientes que já apresentam retinopatia podem sofrer evolução dessa retinopatia.[11]

- Ácido acetilsalicílico (AAS): muitos pacientes tomam esse medicamento. Estudos mostram que o AAS não afeta a visão, não altera o curso da RD e, o que é mais importante, não influencia a incidência de hemorragia vítrea e retiniana.[11]

PROGRAMAÇÃO DO EXAME OFTALMOLÓGICO

Na programação dos cuidados oftalmológicos com o paciente diabético, temos de considerar:
- Idade de início do diabetes.
- Quando fazer o primeiro exame.
- Como fazer o seguimento.

Nos pacientes com diabetes iniciado até os 30 anos de idade – portanto, DM1 – o aparecimento da RD é raro em crianças antes da puberdade[15] e, entre os 10 e os 30 anos, a retinopatia pode aparecer em torno dos 6 anos após a descoberta do diabetes.

Assim, o exame oftalmológico desses pacientes só precisa ser feito 5 anos depois do diagnóstico.

O seguimento desses pacientes após o primeiro exame deve ser realizado pelo menos anualmente.

Nos pacientes com diabetes iniciado após os 30 anos de idade – portanto, DM2 – o primeiro exame oftalmológico deve ser feito imediatamente e o seguimento, pelo menos, também a cada ano.

No exame inicial será detectado e classificado o estágio da retinopatia, além de elaborada a estratégia de tratamento. A partir daí, os controles serão definidos: anualmente, a cada 6 meses, de 4 em 4 meses etc., dependendo de cada caso.

Nas pacientes com diabetes iniciado antes da gravidez, deve-se fazer o exame oftalmológico no primeiro trimestre, independente de haver retinopatia ou não. Quando já existe, a retinopatia pode agravar-se (4% podem desenvolver retinopatia proliferativa), e exames subsequentes devem ser realizados. Quando não há retinopatia, o risco de desenvolvê-la é de 4%.

Pacientes não diabéticas, que desenvolvem o diabetes durante a gravidez, dificilmente terão algum grau de RD.[15]

CLASSIFICAÇÃO

A RD é classificada em dois grandes grupos:
- Retinopatia diabética não proliferativa.
- Retinopatia diabética proliferativa.

Retinopatia Diabética Não Proliferativa

A retinopatia diabética não proliferativa (RDNP) é mais frequente e ocorre em 90% dos casos. As alterações são intrarretinianas, daí também ter sido chamada de retinopatia de fundo (*background* pelos americanos). Mais comum no DM2, pode ocorrer sem ou com edema macular. O edema macular é a principal causa de perda visual nos pacientes diabéticos. Os capilares, alterados por perda de pericitos, espessamento da membrana basal e proliferação das células endoteliais, tornam-se incompetentes e possibilitam o extravasamento para o espaço intercelular de plasma, lipídios e proteínas. A retina fica espessada. Uma perda visual irreparável ocorre quando há isquemia na região da mácula (maculopatia isquêmica), em consequência da oclusão dos capilares.

A RDNP é classificada, de acordo com o estágio crescente dos achados fundoscópicos, em:
- RDNP muito leve.
- RDNP leve.
- RDNP moderada.
- RDNP grave.

RDNP Muito Leve

Presença de raros microaneurismas.[2-11]

RDNP Leve

Além dos microaneurismas, surgem também hemorragias intrarretinianas (ver Figura 81.8). Muitas vezes, exsudatos duros (lipídicos) estão presentes. Edema macular também pode estar presente.[2-11]

RDNP Moderada

Caracteriza-se pela presença de microaneurismas e hemorragias intrarretinianas mais acentuadas.[12]

Exsudatos duros, muitas vezes formando anéis circinados, e algodonosos (pequenas áreas de isquemia retiniana), edema macular ou não e anormalidade microvascular intrarretiniana (IRMA), que pode simular neovaso na superfície da retina (Figuras 81.11 a 81.14), estão presentes.

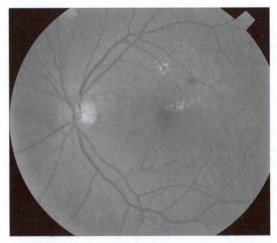

Figura 81.11 Angiofluoresceinografia (RDNP).

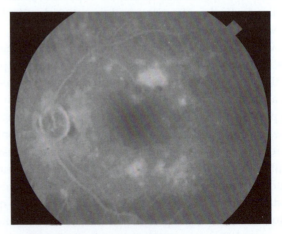

Figura 81.12 Retinografia (RDNP) com maculopatia.

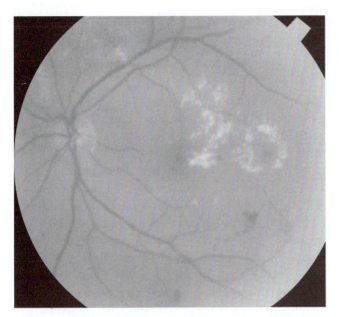

Figura 81.13 Retinografia (RDNP) com maculopatia.

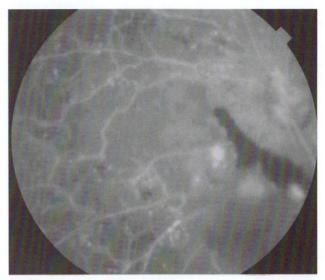

Figura 81.15 RDNP grave.

Retinopatia Diabética Proliferativa

A retinopatia diabética proliferativa (RDP) representa o estágio mais avançado da RD, é mais rara e mais grave do que a RDNP, e é mais prevalente no DM2.

Ocorre em cerca de 10% dos pacientes. As alterações se localizam no plano retiniano e podem atingir o vítreo.

Caracteriza-se pelo aparecimento de neovasos no nervo óptico e/ou na retina e proliferação fibroglial e/ou proliferação fibrovascular, podendo o quadro evoluir com hemorragia vítrea, descolamento de retina tracional e glaucoma neovascular, o que pode levar a uma baixa acentuada da acuidade visual ou mesmo cegueira[17,18] (Figuras 81.16 e 81.17).

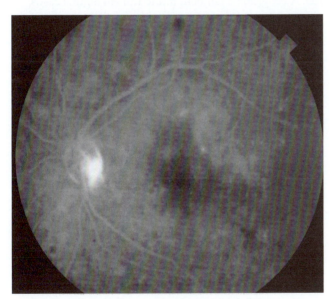

Figura 81.14 Angiofluoresceinografia (RDNP).

RDNP Grave

Além dos microaneurismas e das hemorragias mais graves, apresenta veias em rosário, alças venosas e IRMA mais evidentes.[11]

Nesse estágio aparecem, na angiofluoresceinografia, áreas de não perfusão capilar, ou seja, áreas de isquemia retiniana. Essas áreas estimulariam fatores vasogênicos, que seriam responsáveis pelo aparecimento de neovasos na retina, no disco óptico (papila) e na íris. Pacientes nesse estágio têm grande risco de evoluir para a forma proliferativa da doença[2,11] (Figura 81.15).

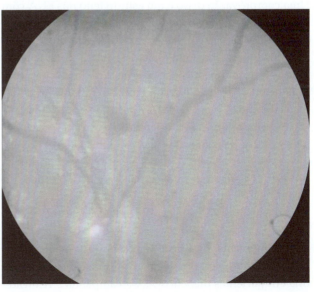

Figura 81.16 Retinopatia diabética proliferativa.

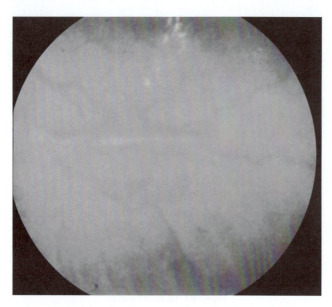

Figura 81.17 RDP com anéis de exsudatos duros.

Em resumo, a principal causa de baixa visual é o edema macular significativo. A maculopatia isquêmica ocasiona baixa visual importante e irreversível. Baixa visual mais grave ou cegueira ocorre na RDP em razão de hemorragias extensas, proliferação fibroglial e descolamento de retina tracional.

PREVENÇÃO E DETECÇÃO PRECOCE

Embora se saiba que a prevenção da RD é importante e depende de vários fatores, que as estratégias para o tratamento da RD podem ser eficazes em evitar grave perda visual em 90% dos pacientes[19] e que esse tratamento está disponível, o número de casos referidos pelo clínico para exame com o oftalmologista está aquém do esperado.[20] Uma comprovação disso é um estudo feito nos EUA com 2.000 pacientes diabéticos. Onze por cento desses pacientes com DM1 e 7% com DM2 com RDP não tinham sido examinados por um oftalmologista nos 2 últimos anos. Esse estudo também mostrou que 46% dos olhos com RDP de alto risco não haviam recebido tratamento de fotocoagulação.[19]

São importantes boa orientação e estreito relacionamento entre pacientes, familiares, clínicos e oftalmologistas.

Estudos sugerem que, se não tratada, 50% dos pacientes com RDP perderão a visão em 5 anos, comparados com apenas 5% de pacientes que recebem tratamento precoce.[21]

Ultimamente, no Brasil, vêm sendo realizados mutirões para exame oftalmológico com mapeamento de retina em pacientes diabéticos. Essa campanha é realizada anualmente em todos os estados da Federação, com coordenação das Secretarias de Saúde e o respaldo do Conselho Brasileiro de Oftalmologia (CBO).[19]

TRATAMENTO

Apesar dos recentes avanços nas terapias e no tratamento, a RD permanece como a causa mais severa de perda da visão em pessoas com menos de 60 anos de idade.[22]

O paciente deve consumir uma dieta saudável e realizar exercícios físicos regularmente. O tabagismo deve ser abolido. Recomenda-se o controle rigoroso da glicemia e da pressão arterial sistêmica. As complicações, como nefropatia e insuficiência cardíaca congestiva, devem ser monitorizadas e tratadas. As dislipidemias e a anemia devem receber tratamento adequado.[2-11]

O tratamento desses pacientes vai depender do tipo de retinopatia encontrado e das alterações presentes.

No esquema de tratamento, salienta-se mais uma vez a importância da AF no estudo dos diversos estágios da RD. A ecografia é também muito útil em alguns casos.

Fotodocumentação com retinografia deve ser feita antes e depois do tratamento.[11]

A importância do controle da glicemia e da pressão arterial e da duração do diabetes como fatores de risco para a RD já é bem estabelecida. Sexo masculino tem sido relacionado como fator de risco em outros estudos.[24]

Os tratamentos oftalmológicos mais utilizados são a fotocoagulação com *laser* e a cirurgia.

Retinopatia Diabética Não Proliferativa

Devemos considerar as seguintes situações:
- RDNP leve inicial:
  – RDNP sem edema macular.
  – RDNP com edema macular.
- RDNP grave.

Na RDNP leve inicial, o paciente deve ser acompanhado anualmente.

Na RDNP sem edema macular, em que ocorrem vazamentos localizados do corante fluoresceínico, provenientes de microaneurismas, o tratamento é feito com *laser* (fotocoagulação focal). Vazamentos mais discretos podem ser acompanhados.[2,4]

Na presença de anéis de exsudatos duros, principalmente aqueles próximos à mácula, faz-se a fotocoagulação dentro do anel (Figuras 81.18 a 81.20).

O Estudo do Tratamento Precoce da Retinopatia Diabética (ETDRS na sigla em inglês) recomenda fotocoagulação imediata por edema macular.

Apesar de a fotocoagulação a *laser* ter sido o esteio para o tratamento de edema macular, vários tratamentos

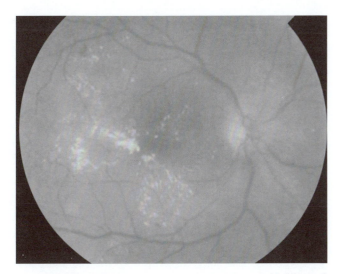

Figura 81.18 Retinografia com áreas de fotocoagulação focal.

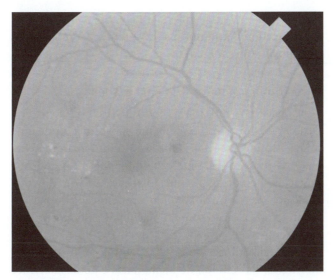

Figura 81.19 Angiofluoresceinografia com áreas de fotocoagulação focal.

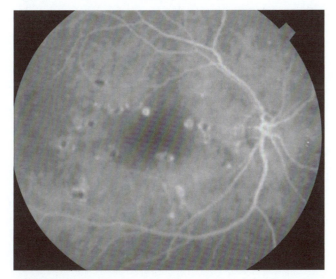

Figura 81.20 Retinografia: áreas de fotocoagulação com técnica de *grid* macular.

alternativos têm surgido ao longo dos últimos anos. Injeção intravítrea de triancinolona (IVTA) tem sido sugerido por vários autores para o tratamento de edema macular diabético (DME). O edema macular é uma doença crônica, e a recuperação visual espontânea é incomum.[25]

Fotocoagulação a *laser* focal reduziu em 50% o risco moderado de perda visual moderada em pacientes com edema macular, enquanto a perda visual progressiva ocorre em até 25% dos pacientes, apesar do tratamento a *laser*.[25]

Na RDNP com edema macular clinicamente significativo, procede-se à fotocoagulação a *laser* com a técnica *grid* macular e fotocoagula-se toda a área do edema (Figuras 81.21 a 81.24).

Na RDNP grave, a fotocoagulação é obrigatória. O tratamento com *laser* é realizado nas áreas de não perfusão capilar; nas áreas de vazamento do corante fluoresceínico e nos casos mais avançados, pode-se fazer a panfotocoagulação retiniana, que consiste em se tratar com *laser* toda a retina, com exceção da parte central, onde se localiza a mácula.

Nos casos em que o acompanhamento regular do paciente é impraticável, realiza-se logo a fotocoagulação panretiniana profilática.

Em pacientes com RDNP grave bilateral, recomendam-se a fotocoagulação precoce do olho com doença mais avançada e acompanhamento regular do olho contralateral. Prefere-se a panfotocoagulação profilática quando o tratamento com *laser* foi ineficaz para a regressão de RDP no olho contralateral.[4]

Em casos de pacientes com RDNP muito grave e com edema macular clinicamente significativo, indica-se fotocoagulação macular (focal ou *grid*) antes da panfotocoagulação retiniana.[2,11]

Retinopatia Diabética Proliferativa

Fotocoagulação com Laser

É o tratamento indicado: faz-se a panfotocoagulação retiniana, na qual se fotocoagula toda a retina, exceto a área macular. Esse procedimento é executado em duas, três ou quatro sessões.[18] A finalidade do tratamento é destruir áreas de não perfusão capilar retiniana, para impedir a liberação do fator vasogênico, provável responsável pela neovascularização na retina, no disco óptico e na íris. O resultado é a regressão dos neovasos, impedindo, em muitos casos, a progressão da retinopatia.[25]

Terapia Cirúrgica

Visa às hemorragias vítrea e pré-retinianas, à proliferação glial, à RD tracional e, em alguns casos, ao edema macular clinicamente significativo com grande baixa visual e no qual o tratamento com *laser* não funcionou a contento.[18,27]

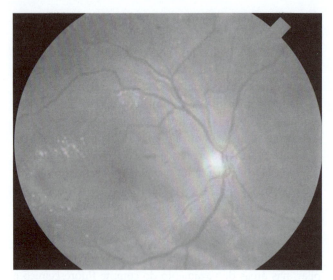

Figura 81.21 Angiofluoresceinografia mostrando áreas de fotocoagulação com *grid* macular.

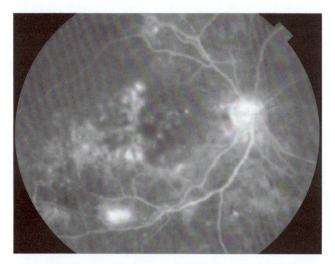

Figura 82.22 Retinografia: fotocoagulação com técnica de *grid* macular.

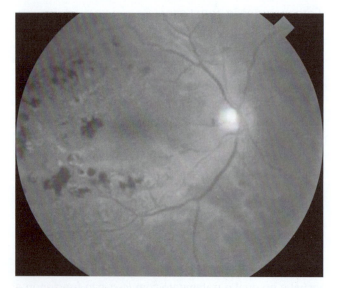

Figura 82.23 Angiofluoresceinografia mostrando áreas de fotocoagulação com *grid* macular.

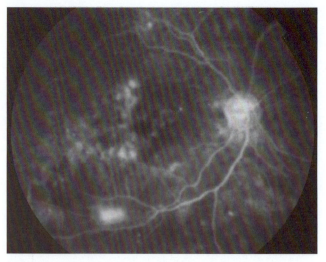

Figura 82.24 Angiofluoresceinografia mostrando áreas de fotocoagulação com *grid* macular.

As técnicas usadas são a vitrectomia e a retinopexia com introflexão escleral.[18,27]

Vitrectomia Posterior (Via *Pars Plana*)

Consiste na retirada de todo o vítreo de dentro da parte posterior do olho e em sua substituição por uma solução salina especial, utilizando-se um aparelho chamado vitreófago. Está indicada para pacientes que cursam com hemorragia vítrea persistente e/ou descolamento de retina tracional e/ou proliferação fibrovascular ou, ainda, tração sobre a mácula ou edema macular persistente.

Além de limpeza da cavidade vítrea em casos de hemorragias, da retirada de membranas e de desfazermos trações, podemos ainda proceder à fotocoagulação intraocular (*endolaser*), técnica que revolucionou a cirurgia retiniana. A maior parte dos casos anteriormente dados como perdidos é hoje recuperada em sua maioria.[18,27]

Retinopexia com Introflexão Escleral

Nos casos mais complexos, além da vitrectomia *pars plana*, usa-se essa técnica para o tratamento do descolamento de retina. Associamos implantes sobre a esclera para diminuir a tração sobre a retina.[18,27]

Referências

1. Grassi MA, Ramalingan S, Below JE et al. Genome-wide meta-analysis for severe diabetic retinopathy. Hum Mol Genet. 2011; 20(12):2472-81.
2. Abujamra S. Retinopatia diabética não-proliferativa, doenças prevalentes da retina e vítreo. Sociedade Brasileira de Retina e Vítreo.
3. Dantas AM. Anatomia funcional do olho e seus anexos. Rio de Janeiro: Colina Editora, 1983:47-67.

Capítulo 81 Retinopatia Diabética

4. Wolffs E. Anatomy of the eye and orbit. 6. ed., Philadelphia and Toronto: W.B. Saunders Company, 1968:103.

5. Sundling V, Gulbrandsen P, Straand J. Sensitivity and specificity of Norwegian optometrists' evaluation of diabetic retinopathy in single-field retinal images – a cross-sectional experimental study. BMC Health Serv Res 2013; 13:17.

6. Paranhos FRL, Viana RNG, Farah ME. Testes de função macular. In: Abujamra S, Ávila M, Barsante C et al. Retina e vítreo: clínica e cirurgia. Seção 1, São Paulo: Editora Roca Ltda, 2000:3-4.

7. Fernandes SPC, Freitas FVJ, Abujamra S. Oftalmoscopia. In: Abujamra S, Ávila M, Barsante C et al. Retina e vítreo: clínica e cirurgia. Seção 1, São Paulo: Editora Roca Ltda, 2000:73-6.

8. Ramalho KB, Barsante C. Retinografia. In: Abujamra S, Ávila M, Barsante C et al. Retina e vítreo: clínica e cirurgia. Seção 1, São Paulo: Editora Roca Ltda, 2000:80.

9. Meyer RC, Vilela M, Meyer GC. Angiografia: histórico e finalidades. In: Angiografia fluoresceínica. Rio de Janeiro: Editora Cultura Médica, 1991:2.

10. Gonçalves ER, Fernandes ML, Takahashi WY, Suzuki H. Potencial receptor e eletrorretinograma – fundamentos, técnicas de exame e indicações clínicas. In: Abujamra S, Ávila M, Barsante C, Farah M et al. Retina e vítreo: clínica e cirurgia. Seção 1, São Paulo: Editora Roca Ltda, 2000:195.

11. Souza EC, Esteves JF, Broilo VR et al. Retinopatia diabética não-proliferativa. In: Abujamra S, Ávila M, Barsante C et al. Retina e vítreo: clínica e cirurgia. Seção 6, São Paulo: Editora Roca Ltda, 2000:485-98.

12. ETDRS Investigators. Aspirin effects on mortality and morbidity in patients with diabetes mellitus. ETDRS Report No.14. JAMA 1992; 268:1292-300.

13. Ibrahim AS, El-shishtawy MM, Liou GI et al. A2A adenosine receptor (A2AAR) as a therapeutic target in diabetic retinopathy. Am J Pathol 2011 May; 178(5):2136-45.

14. Fernandez DC, Pasquini LA, Rosenstein RE et al. Early distal axonopathy of the visual pathway in experimental diabetes. Am J Pathol 2012 January; 180(1):303-13.

15. The ETDRS Research Group. Photocoagulation for diabetic macular edema. Arch Ophthalmol 1985; 103:1796-806.

16. Klein R, Klein BEK, Moss SE et al. Retinopathy in young-onset diabetic patients. Diabetes Care 1985; 8:311-5.

17. American Academy of Oftalmology Preferred Practice Patterns Committee Retina Panel – Diabetic Retinopathy, 1998:1-25.

18. Moreira Jr. C. Retinopatia diabética proliferativa, doenças prevalentes da retina e vítreo. Sociedade Brasileira de Retina e Vítreo.

19. Freitas, JAH, Freitas MMLH, Barsante C. Retinopatia diabética proliferativa. In: Abujamra S, Ávila M, Barsante C et al. Retina e vítreo: clínica e cirurgia. Seção 6, São Paulo: Editora Roca Ltda, 2000:500-5.

20. Kraft SK, Marrero DG, Lazaridis EN et al. Primary care physicians's practice patterns and diabetic retinopathy. Arch Fam Med 1997; 6:29-37.

21. Kiran T, Kopp A, Glazier RH. Unintended consequences of delisting routine eye exams on retinopathy screening for people with diabetes in Ontario, Canada. CMAJ 2013; 185(3):E167-E173.

22. Verma A, Shan Z, Yuan L et al. ACE2 and Ang-(1-7) confer protection against development of diabetic retinopathy. Am Soc Gene Cell Ther 2012; 20(1):28-36.

23. Ferris FL. How effective are treatments for diabetic retinopathy? JAMA 1993; 269:1290-1.

24. Looker HC, Nyangoma SO. Diabetic retinopathy at diagnosis of type 2 diabetes in Scotland. Diabetologia. 2012; 55(9):2335-42.

25. Kwon S, Baek SU, Park IW. Comparison of natural course, intravitreal triamcinolone and macular laser photocoagulation for treatment of mild diabetic macular edema. Int J Med Sci 2013; 10(3):243-9.

26. Klein SK, Klein BEK, Moss SE et al. The Wisconsin epidemiologic study of diabetic retinopathy. 4. Retinal photocoagulation. Ophthalmology 1987; 94:747-53.

27. Moreira Jr. CA, Ávila MP. Manual de retina e vítreo. Rio de Janeiro: CBO – Edit. Cultura Médica, 2000:61-76.

82

Nefropatia Diabética

Elba Bandeira • Deborah Queiroz

INTRODUÇÃO

A doença renal crônica (DRC) afeta milhões de pessoas, independente de grupo étnico ou racial, principalmente indivíduos em faixa etária mais elevada. Apresenta prevalência mundial de 7,2% em indivíduos com mais de 30 anos de idade, e de 23,5% a 35,8% nos com mais de 65 anos.[1,2] Diabetes é a causa mais frequente de DRC grave[3] e em países ocidentais, é a principal causa de doença renal terminal (DRT).[4]

A Organização Mundial da Saúde (OMS) estimou que o número de diabéticos em 1995 era de 135 milhões e deverá alcançar a faixa de 300 milhões em 2025.[5] A prevalência da nefropatia diabética (ND) tem aumentado[3] devido a essa "epidemia" do diabetes, a longos períodos de doença sem bom controle glicêmico e a avanços no tratamento da hipertensão arterial sistêmica (HAS) e da doença cardíaca coronariana, que prolongaram a expectativa de vida dos diabéticos tipo 2 e aumentaram o risco de desenvolvimento de complicações como nefropatia e DRT.[6]

A ND tem prevalência de 20% a 40% nos diabéticos e é importante causa de morbidade e mortalidade nesses pacientes. Ocorre em indivíduos com diabetes tipo 1 e tipo 2, mas também em pacientes com diabetes secundário, como pós-pancreatite ou pancreatectomia.[3] A prevalência do DM aumenta com a gravidade da DRC e, em pacientes com taxa de filtração glomerular (TFG) estimada < 30, 30 a < 45 e 45 a < 60, o percentual de diabetes foi 40%, 27% e 18%, respectivamente. Nos EUA, considerando-se diabetes como diagnóstico primário da doença renal, a taxa ajustada de novos casos de DRT aumentou 0,5% em 2009, que corresponde a 154,1/milhão de habitantes, e os gastos com cuidados médicos de pacientes com DRC e diabetes no mesmo ano somaram US$18 bilhões.[7]

Apesar de a progressão para DRT ser semelhante no DM1 e no DM2, a maioria dos pacientes com DRT é constituída por diabéticos tipo 2 em razão de sua maior prevalência. Em muitos países, como os EUA, cerca de 50% dos pacientes em programas de terapia de reposição renal têm ND.[7] O maior número de diabéticos vive em países em desenvolvimento,[8] que apresentam inadequados recursos e infraestrutura do sistema de saúde para fornecer terapia adequada e abrangente a esses pacientes. Segundo dados da International Diabetes Federation, os países com maior número de diabéticos em ordem decrescente de prevalência por milhão de habitantes são: China (92,3), Índia (63), EUA (24,1), Brasil (13,4), Federação Russa (12,7), México (10,6), Indonésia (7,6), Egito (7,5), Japão (7,1) e Paquistão (6,6).[9]

Muitos pacientes (< 1 em cada 20) com diabetes e DRC não sobrevivem até o estágio de DRT, falecendo em consequência de doença cardiovascular (DCV), insuficiência cardíaca e infecção, mesmo em países desenvolvidos.[3]

Está bem documentado que diagnóstico precoce e manejo adequado, especialmente relacionados com o controle da glicemia, pressão arterial e outras comorbidades associadas ao diabetes, podem reduzir a morbidade e a mortalidade relacionadas com a ND.

FISIOPATOLOGIA

DRC é definida como perda progressiva e irreversível da função renal. A NB caracteriza-se por hiperfiltração, albuminúria persistente > 300mg/dia, com declínio progressivo na TFG, aumento da pressão arterial (PA) e da morbidade e mortalidade cardiovasculares.[10]

Os mecanismos fisiopatológicos para o desenvolvimento da ND são multifatoriais. Hiperglicemia está relacionada com alterações estruturais e funcionais, como hiperfiltração glomerular, hipertrofia do epitélio tubular e glomerular e microalbuminúria, seguidas por desenvolvimento de espessamento da membrana basal glomerular (MBG), hipertrofia glomerular, expansão das células da matriz mesangial, perda de podócitos, proteinúria franca e, finalmente, glomeruloesclerose e DRT. O controle glicêmico rigoroso pode atenuar o desenvolvimento da nefropatia, estimada pela excreção de albumina urinária (EAU), mas não a previne totalmente[11,12] (Figura 82.1).

Dados sugerem que os principais fatores envolvidos na ND são: uma via hemodinâmica, o sistema renina-angiotensina-aldosterona (SRAA) e a urotensina; citocinas inflamatórias e profibróticas, incluindo fator de crescimento transformador β (TGF-β) e fator de necrose tumoral α (TNF-α); várias cinases, como via da proteína cinase C (PKC) e da Janus cinase; e, de modo mais importante, os mediadores do estresse oxidativo, como nicotinamida adenina dinucleotídeo fosfato (NADPH) oxidase. Vias hemodinâmicas e metabólicas estão envolvidas no desenvolvimento da ND[12] (Figura 82.2).

As lesões de hiperfiltração e hiperperfusão ocorrem precocemente na ND e são alterações hemodinâmicas glomerulares relacionadas com a diminuição da resistência arteriolar, principalmente na arteríola aferente, com elevação na pressão capilar glomerular. Fator de crescimento endotelial vascular (VEGF) e citocinas como TGF-β aumentam a produção de óxido nítrico (ON) e medeiam a hiperfiltração. Outros fatores, como prostanoides, fator natriurético atrial, hormônio do crescimento, glucagon e insulina, podem estar relacionados com o aumento da filtração e da perfusão. A hiperglicemia aumenta o estresse oxidativo e a superprodução de espécimes reativos do oxigênio (ROS), que estimulam a via da proteína cinase C (PKC), a formação dos produtos finais de glicosilação avançada (AGE), TGF-β, e angiotensina II (ANG II).[13] O TGF-β ativa várias vias sinalizadoras importantes na patogênese da ND, aumenta a expressão do transportador de glicose 1 (GLUT1) nas células mesangiais, aumentando a concentração de glicose intracelular, e acelera a progressão de anormalidades metabólicas da ND, além de estar envolvido na produção de ROS mediada pela NADPH nas células mesangiais expostas a hiperglicemia.[12]

A glicosilação não enzimática da glicose produz AGE, ativa a PKC e acelera a via dos polióis; alterações hemodinâmicas ativam VEGF, TGF-β, citocinas inflamatórias como interleucinas (IL) 1, 6 e 18 e TNF-α que, em associação, aumentam a permeabilidade da albumina na MBG e o acúmulo da matriz extracelular, o que leva a aumento da proteinúria, glomeruloesclerose e fibrose tubulointersticial.[14] O TNF-α desempenha papel crucial na lesão renal pela redução no fluxo sanguíneo e da TFG e alteração na função de barreira da parede celular. Também estimula a liberação de quimiocinas e fatores de crescimento, incluindo proteínas quimioatrativas dos monócitos 1 (MCP-1) e TGF-β.[12]

A glomeruloesclerose ocorre em consequência à alta pressão intraglomerular, ao aumento da produção de células da matriz mesangial e ao espessamento da MBG.[13,14] As isoformas de TGF-β desempenham importante papel na fibrose renal. As Janus cinases são enzimas não receptoras de tirosina (JAK-1, JAK-2, JAK-3 e TYK-2) que ativam transdutores de sinais e ativadores de transcrição (STAT-1, STAT-2, STAT-3, STAT-4, STAT-5a, STAT-5b e STAT-6). A via JAK/STAT promove proliferação celular e síntese da matriz proteica extracelular das células mesangiais e é um mediador da fibrose renal.[12]

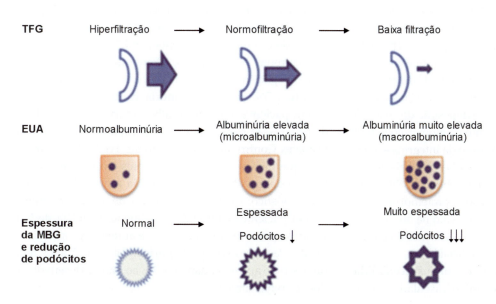

Figura 82.1 Alterações renais na nefropatia diabética.

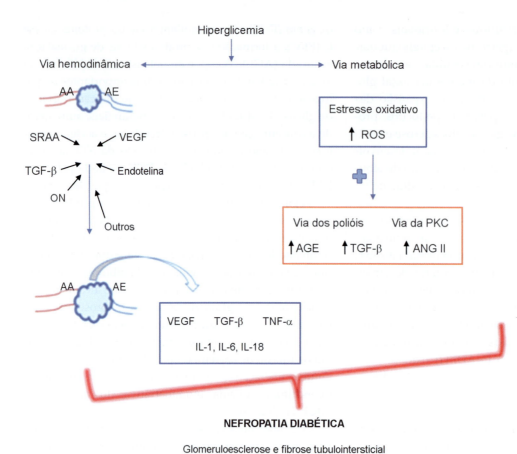

Figura 82.2 Fisiopatologia da nefropatia diabética – vias hemodinâmica e metabólica. (AA: arteríola aferente; AE: arteríola eferente; SRAA: sistema renina-angiotensina-aldosterona; VEGF: fator de crescimento endotelial vascular; TGF-β: fator de crescimento tumoral β; ON: óxido nítrico; ROS: espécimes reativos do oxigênio; AGE: produtos finais de glicosilação avançada; PKC: proteína cinase C; ANG II: angiotensina II; TNF-α: fator de necrose tumoral α; IL: interleucina.)

As alterações patológicas nos rins ocorrem antes do início da microalbuminúria. A vasodilatação e a hiperfiltração glomerular levam ao aumento na TFG e ocorrem precocemente no DM1, mas nem sempre no DM2. A fase de lesão renal sem doença clínica é caracterizada por lesões glomerulares com espessamento da membrana basal e expansão mesangial. A lesão classicamente descrita como característica da ND é a glomeruloesclerose nodular, denominada lesão de Kimmelstiel-Wilson,[15] porém menos de um terço dos pacientes diabéticos com microalbuminúria tem a glomerulopatia típica.[1,16] As alterações mais precoces são o aumento da matriz extracelular e a hipertrofia das células mesangiais. Há deposição aumentada do colágeno tipo IV na MBG e espessamento, que pode ser precoce, até 1 ano após o diagnóstico de DM1, e deposição do colágeno tipos I e III ocorre mais tardiamente na glomeruloesclerose. A hiperglicemia reduz a expressão da integrina e altera a estrutura, função e número das células epiteliais glomerulares, chamadas de podócitos, que cobrem a MBG. A redução de podócitos relaciona-se com a proteinúria, embora essa diminuição seja observada mesmo na ausência de proteinúria e ocorra antes do desenvolvimento da glomeruloesclerose e do dano tubulointersticial.[14]

Existem evidências que sugerem uma suscetibilidade genética para complicações microvasculares da nefropatia em pacientes diabéticos. Investigações iniciais, baseadas em mapeamento genético, foram conflitantes, provavelmente porque a ND pode se desenvolver a partir de interações de vários genes que, isolados, não teriam efeito.[17]

HISTÓRIA NATURAL

O United Kingdom Prospective Study (UKPDS) forneceu dados sobre a progressão da ND[18] e enfatizou que o risco de mortalidade aumenta paralelamente à piora da doença renal. Nesse estudo, 10 anos após o diagnóstico, 25% dos pacientes com DM2 desenvolveram microalbuminúria e 5%, macroalbuminúria, e a taxa de mortalidade em pacientes com macroalbuminúria excedeu a taxa de progressão para estádios de nefropatia avançada.[19] O Diabetes Control and Complications Trial (DCCT) mostrou que menos de 2% dos pacientes em tratamento intensivo desenvolveram insuficiência renal 30 anos após o diagnóstico. O desenvolvimento de microalbuminúria em pacientes com DM1 usualmente se inicia de 5 a 15 anos após o início do diabetes e aumenta progressivamente. Pacientes sem proteinúria após 20 a 25 anos têm um risco de aproximadamente 1% ao ano de desenvolver doença renal clínica.[11]

Capítulo 82 Nefropatia Diabética

A história natural "clássica" da ND é caracterizada por alterações progressivas que se iniciam com hiperfiltração até esclerose renal com insuficiência renal terminal e, com base em estudos longitudinais com pacientes diabéticos tipos 1 e 2, a ND é dividida em cinco estádios:[20] no estádio 1, há hiperfiltração glomerular reversível; no estádio 2, associa-se a TFG normal e normoalbuminúria; no estádio 3, a TFG normal está associada a microalbuminúria (5 a 10 anos após o diagnóstico de DM); no estádio 4, há o surgimento de proteinúria, que pode alcançar níveis nefróticos (geralmente após 10 a 20 anos de evolução do DM); o estádio 5 é caracterizado por diminuição da TFG < 10mL/min/ano e DRC que evolui para insuficiência renal terminal. Entretanto, alguns pacientes diabéticos, particularmente com DM1 e DM2, apresentam queda da função renal, associada a níveis muito baixos de proteinúria, os quais podem persistir até insuficiência renal terminal, o que caracteriza uma forma não clássica da ND. As causas para o desenvolvimento de ND "clássica" ou não permanecem sem esclarecimento.[20,21]

CLASSIFICAÇÃO

As lesões renais são heterogêneas e a história natural da ND é complexa. Em 2010, Tervaert et al. definiram quatro classes de ND de acordo com as lesões glomerulares encontradas à microscopia eletrônica, as quais se aplicam tanto ao DM1, como ao DM2.[22] De acordo com essa classificação, a classe I é definida por espessamento isolado da MBG (> 430nm em homens com mais de 9 anos de idade e > 395nm em mulheres), sem nenhuma evidência de expansão mesangial, aumento da matriz mesangial, ou glomeruloesclerose difusa envolvendo mais de 50% dos glomérulos; consequentemente, essas lesões glomerulares aumentam progressivamente até a classe IV, que é caracterizada por esclerose diabética avançada (> 50% de glomeruloesclerose difusa).[14]

A doença renal também pode ser classificada em cinco estágios,[23] de acordo com a TFG (mL/min/1,73m^2 de área de superfície corporal), considerando o dano renal como anormalidades nos testes patológicos, urinários, sanguíneos ou de imagem. O estádio 1 é caracterizado por dano renal com TFG normal ou aumentada (≥ 90), o estádio 2 apresenta dano renal, com diminuição leve da TFG (60 a 89); no estádio 3, a diminuição na TFG é moderada (30 a 59), os estágios de 1 a 3 são considerados DRC incipientes. No estádio 4, observa-se intensa diminuição da TFG (15 a 29) e, no estádio 5, a insuficiência renal é definida por TFG < 15 ou paciente em diálise.

O estádio 3 da DRC foi dividido em 3A (TFG estimada [TFGe] de 45 a 59) e 3B (TFGe 30 a 44), com a adição do sufixo "p" aos estádios com base na TFG que apresentem proteinúria (relação de proteína urinária ao acaso: creatinina > 100mg/mmol), a partir da Conferência de Consenso realizada em 2007 no Reino Unido,[24] com aprovação do National Institute for Health and Clinical Excellence (NICE), da Scottish Intercollegiate Guidelines Network (SIGN) e da National Kidney Foundation Kidney Disease Outcomes Quality Initiative (NKF-KDOQI).

DIAGNÓSTICO (TABELA 82.1)

Albuminúria persistente na faixa de 30 a 299mg/24h (microalbuminúria) é considerada o estádio mais precoce da ND nos pacientes com DM1 e um marcador para o desenvolvimento de nefropatia nos com DM2 e para risco elevado de doença cardiovascular.[21]

Como não é possível identificar indivíduos normoalbuminúricos com probabilidade aumentada de progressão para microalbuminúria,[17] é importante questionar sobre história familiar de ND e rastrear periodicamente todos os pacientes diabéticos.[25]

Microalbuminúria e creatinina sérica são marcadores laboratoriais para detecção de sinais iniciais de dano renal,[7] e os níveis de microalbumina urinária e os testes de relação albumina/creatinina urinária são necessários para avaliar plenamente a doença renal e o risco associado de morte e progressão para DRT.[25] O estudo Kidney Disease: Improving Global Outcomes (KDIGO) conduziu uma meta-análise que confirmou que baixa TFG estimada e elevada albuminúria são fatores de risco independentes para DRT, dano renal agudo e DRC progressiva tanto na população geral como na de alto risco, e independem de fatores de risco cardiovasculares.[26]

O padrão-ouro para a medida da TFG é o *clearance* urinário de um marcador de filtração exógeno, o qual é caro e laborioso e, além disso, seus níveis variam durante o dia. Na prática clínica, a creatinina sérica é usada para estimar a TFG, aplicando a equação MDRD (Modification of Diet in Renal Disease) e/ou a CKD Epidemiology Collaboration (CKDEPI),[27] que usa variáveis clínicas como substitutas para determinantes não mensuráveis da TFG e apresenta maior acurácia do que o uso isolado da creatinina sérica. A equação MDRD, validada em doença renal diabética e não diabética e em pacientes com transplante renal, é a mais utilizada. Foi verificada nos EUA e Europa em caucasianos e afro-americanos, mas não em outras raças, em extremos de idade, gestantes e outras doenças.[1] A taxa estimada da DRC depende, em parte, da equação usada para definição da TFG: quando a nova equação CKD-EPI é usada, a prevalência da TFGe < 60mL/min/1,73m^2 é diminuída por um fator de 0,88 (6,9% *vs.* 7,8%), comparada à estimada pela antiga equação do estudo MDRD.[7] A equação CKD-EPI parece ser mais acurada para TFG e mais elevada.[1]

Em pacientes com DM1, o primeiro rastreio é recomendado 5 anos após o diagnóstico.[28] Em pacientes com controle metabólico inadequado, recomenda-se o início do rastreio na puberdade, que também é fator de risco independente para microalbuminúria, recomenda-se que o rastreio comece no início desse período da vida.[29] No DM2, o rastreio deve ser iniciado quando se estabelece o diagnóstico, pois cerca de 7% das pacientes já têm microalbuminúria nessa ocasião.[19]

De modo geral, as sociedades médicas recomendam iniciar a pesquisa de microalbuminúria no momento do diagnóstico de DM2 e 5 anos após o diagnóstico no DM1, e se não houver microalbuminúria, o exame deverá ser repetido anualmente,[23,30,31] associado à estimativa da TFG e estadiamento do grau de DRC.

A medida da albuminúria pode ser realizada a partir da relação albumina-creatinina (RAC), pela coleta de amostra urinária ao acaso, ou também na urina de 24 horas, ou em período marcado, sendo menos preditiva e apresentando menor acurácia diagnóstica nos dois últimos métodos.[30,31] Se a albuminúria for anormal, o teste deverá ser confirmado por mais duas ou três amostras dentro de 3 a 6 meses, uma vez que excreção de albumina pode aumentar em decorrência de atividade física nas 24 horas da coleta, infecção, febre, insuficiência cardíaca congestiva (ICC), hiperglicemia acentuada, hipercolesterolemia e altos níveis pressóricos.

O termo microalbuminúria não reflete a quantidade de albumina, mas sim pequenas moléculas de albumina, e seu uso vem se tornando mais confuso a partir das novas evidências de que a urina pode conter diferentes moléculas imunorreativas e fragmentos de albumina.[32] Além disso, o risco observado entre RAC urinária e DCV e entre RAC urinária e doença renal é contínuo, não havendo um limiar específico, e esse risco é observado mesmo naqueles indivíduos com uma faixa normal-alta de excreção de albumina urinária.[33] Portanto, foi proposta uma nova nomenclatura, na qual o termo microalbuminúria (EAU

entre 30 e 300mg/24h [20 a 200µg/min] ou RAC entre 30 e 300mg/g) é substituído por albuminúria elevada e o termo macroalbuminúria (EAU ≥ 300mg/24h [≥ 200µg/min] ou RAC ≥ 300mg/g) é substituído por albuminúria muito elevada.

DIAGNÓSTICO DIFERENCIAL

Em pacientes diabéticos, a presença de proteinúria e dano renal pode não estar relacionada com ND, pois outras anormalidades renais podem ser a causa dessas alterações em diabéticos.[34] Outras causas de DRC devem ser consideradas em pacientes que se apresentam com: proteinúria rapidamente progressiva ou síndrome nefrótica, baixa ou rápida diminuição da TFG, DRC na ausência de retinopatia diabética significativa ou progressiva, hipertensão refratária, existência de sedimento urinário ativo, hematúria significativa, sinais ou sintomas de outras doenças sistêmicas ou diminuição da TFG em mais de 30% dentro de 2 a 3 meses após iniciado o uso de inibidores da enzima de conversão da angiotensina (IECA) ou bloqueadores do receptor de angiotensina (BRA).[23,35] Alguns pacientes também podem apresentar a associação de ND e outra doença renal. Entretanto, não há consenso para indicação de biópsia renal em diabéticos com qualquer condição patológica.

A doença renal não diabética (DRND) inclui condições glomerulares e não glomerulares.[34]

Doenças glomerulares que não sejam ND podem incluir outras complicações microvasculares do DM, glomeruloesclerose focal e segmentar, glomerulonefrite membranoproliferativa *pauci* imune, nefropatia por IgA, glomerulonefrite membranosa, lúpus eritematoso sistêmico etc. A doença renal não glomerular pode ser macrovascular (renovascular), decorrente de lesão renal aguda, que inclui a nefrite intersticial aguda, a qual pode ser secundária a sepse, nefropatia por contraste, induzida por IECA/BRA, inibidor direto da renina etc., e por necrose tubular aguda, decorrente de toxicidade a diurético, sepse, entre outros fatores, e outras causas são anormalidades eletrolíticas, infecção do trato urinário etc.

TRATAMENTO (TABELA 82.2)

As intervenções consideradas como bases do tratamento para prevenção ou retardo na progressão da ND incluem: controles glicêmico e pressórico adequados, tratamento de hiperlipidemia, cessação do tabagismo e restrição de ingesta proteica. A terapia de reposição renal está indicada para pacientes que desenvolvam doença renal em estádio terminal.[36] Entretanto, os controles pressórico e glicêmico representam as principais medidas na prevenção e tratamento da ND.[7,11]

Tabela 82.1 Rastreamento e diagnóstico de nefropatia diabética

História familiar de nefropatia
Excreção urinária de albumina – Relação albumina/creatinina (amostra urinária ao acaso, urina de 24 horas ou em período marcado)
Creatinina sérica
Filtração glomerular estimada com MDRD ou CKD-EPI

MDRD: Modification of Diet in Renal Disease; CKD-EPI: Chronic Kidney Disease Epidemiology Collaboration – Equation.

Capítulo 82 Nefropatia Diabética

Tabela 82.2 Alvos para tratamento de glicemia, pressão arterial e dislipidemia

Controle glicêmico	HbA1c < 7	Cuidado em pacientes com doença renal avançada e doença cardiovascular de alto risco
	HhA1c > 7	Paciente com comorbidades ou expectativa de vida limitada e risco de hipoglicemia associada
Controle da pressão arterial	< 130 × 80mmHg	Cuidado em pacientes com doença cardiovascular de alto risco
LDL	< 100/dL	Pode ser indicado controle mais rigoroso em caso de doença cardiovascular de alto risco
	< 70mg/dL	Doença renal estádio 5: iniciar estatina apenas em caso de risco específico de doença cardiovascular

Controle do Diabetes

Estudos multicêntricos, como o UKPDS e o DCCT, demonstraram a importância do controle glicêmico intensificado na ND em diabéticos tipo 2 e que qualquer diminuição na hemoglobina A1c (HbA1c) estava associada à diminuição do risco de desenvolvimento de microalbuminúria e progressão para nefropatia clínica em pacientes com DM1.[11,37]

A ADA e outras sociedades médicas recomendam a otimização dos controles glicêmico e pressórico para reduzir o risco ou lentificar a progressão para nefropatia. Recentemente, o estudo ADVANCE evidenciou que eventos renais, avaliados pelo aparecimento e a progressão de microalbuminúria, diminuíram quando a HbA1c foi reduzida para uma média de 6,5%.[38] Entretanto, o aumento de mortalidade por todas as causas no grupo de controle intensivo levou à interrupção do estudo ACCORD e gerou controvérsias em relação ao alvo de HbA1c apropriado para redução de doença macrovascular.[39]

Níveis de HbA1c < 7,0% estão relacionados com risco maior de hipoglicemia, que é a principal preocupação para pessoas com diminuição da função renal (DRC nos estádios 3 a 5), porque reduz o *clearance* de insulina e de alguns agentes orais usados para o tratamento do diabetes, assim como diminui a gliconeogênese renal.[23] Portanto, ajustes nos medicamentos devem ser feitos para evitar ou, pelo menos, reduzir o risco de hipoglicemia. O KDOQI recomenda a manutenção da HbA1c em torno de 7% para prevenir ou retardar complicações microvasculares, incluindo DRC, a não redução para < 7% nos pacientes com risco de hipoglicemia e a manutenção de níveis 7% em pacientes com comorbidades ou expectativa de vida limitada e risco de hipoglicemia associada.[2] Desnutrição, doença aguda, doença hepática e alcoolismo aumentam o risco de hipoglicemia.

A metformina é eliminada inalterada por via renal, e o NKF-KDOQI contraindica seu uso em caso de creatinina sérica > 1,5mg/dL para homens e 1,4mg/dL para mulheres, devido ao risco de acidose láctica, embora o NICE recomende seu uso com precaução em pacientes com TFG < 45mL/min/1,73m² e sua interrupção em caso de TFG < 30mL/min/1,73m². As sulfonilureias, em geral,

não são recomendadas para pacientes com *clearance* de creatinina (ClCr) < 50mL/min, pois têm eliminação predominantemente renal, exceto a glipizida, que tem eliminação hepática de metabólitos inativos, mas que deverá ser suspensa em caso de o ClCr < 30mL/min. Meglitinidas são oxidadas pelo fígado, mas metabólitos ativos podem se acumular em caso de disfunção renal. Dentre as meglitinidas, a repaglinida é a que acumula menor quantidade de metabólitos. A acarbose não está recomendada se TFG < 30mL/min e o miglitol não é recomendado em caso de TFG < 25mL/min. As tiazolidinedionas não causam hipoglicemia e têm metabolização hepática; entretanto o risco de efeitos colaterais aumenta em caso de doença renal, consequentemente, não devem ser utilizadas em pacientes com DRC e insuficiência cardíaca avançada.[2,23,40]

A exenatida e sua forma de liberação prolongada são eliminadas por filtração renal e não precisam de ajuste em caso de TFG > 50mL/min. Aumento na dose de 5 a 10µg deve ser feito com cuidado se TFG = 30 a 50mL/min, e seu *clearance* sofre redução de 64% se TFG < 30mL/min, devendo ser suspensa. A liraglutida tem poucos estudos a longo prazo e o fabricante recomenda que seu uso seja evitado se o TFG estiver < 60mL/min. Os agentes inibidores da dipeptidil peptidase 4 (DPP4) não necessitam de ajuste de dose se TFG ≥ 50mL/min; a dose da sitagliptina deve ser reduzida para 50mg/dia se a TFG estiver entre 30 e 50mL/min e para 25mg/dia se < 30mL/min, e a da saxagliptina para 2,5mg se TFG < 50mL/min. A linagliptina, como é eliminada inalterada por via fecal sem modificação, pode ser usada com segurança em pacientes com DRC. A pramlintida, um análogo da amilina, não é recomendada para pacientes com DRC em estádio 4 ou superior. Colesevelam e bromocriptina não necessitam de ajuste. Como mais de 50% da insulina são eliminados via renal, recomenda-se a redução de 25% da dose, quando o ClCr está entre 10 e 50mL/min e de 50% se < 10mL/min.[2,23,40]

Controle da Hipertensão

Foi demonstrado que uma redução mais agressiva na pressão arterial diminui a progressão da ND. O mecanismo da hipertensão na ND é complexo e está relacionado com excessiva retenção de sódio, ativação do sistema nervoso simpático (SNS) e do SRAA, aumento do estresse oxidativo e disfunção da célula endotelial (DCE), porém não está totalmente esclarecido.[41]

Tem sido demonstrado que no DM2 com HAS e normoalbuminúria, a inibição do SRAA retarda o início da microalbuminúria.[42,43] O tratamento com IECA retarda a progressão de micro para macroalbuminúria, pode lentificar a redução da TFG em pacientes com macroalbuminúria e tem ação renoprotetora em adição a seus efeitos anti-hipertensivos na prevenção primária.[44,45,46]

Estudos como o Irbesartan in Diabetic Nephropathy Trial (IDNT),[47] o NIDDM e Reduction in Endpoints in Non-Insulin-Dependent Diabetes Mellitus e o Angiotensin Antagonist Losartan (RENAAL) confirmaram que BRA reduzem a taxa de progressão de micro para macroalbuminúria, assim como de DRT, em pacientes com DM2.[39]

Mauer et al. descreveram que o bloqueio precoce do SRAA em pacientes com DM1 não retardou a progressão da nefropatia.[48] Atualmente, existem fortes evidências de que fármacos que bloqueiam o SRAA não previnem microalbuminúria em pacientes com DM1 e DM2 normotensos.[2] Portanto, as evidências atuais não apoiam o uso dos bloqueadores do SRAA para preveção primária da ND.[17]

Entretanto, o estudo ROADMAP Trial Investigators avaliou diabéticos tipo 2 com normoalbuminúria e reportou que a olmesartana esteve associada a retardo no início da microalbuminúria, com controle da PA em níveis < 130 × 80mmHg, mas em pacientes com DCV preexistente houve aumento na taxa de eventos cardiovasculares fatais com esse fármaco.[43] Uma subanálise recente do braço da PA do ADVANCE sugeriu que um ótimo controle da PA alcançaria níveis < 125 × 75mmHg, particularmente naqueles pacientes com nefropatia clínica.[49] Portanto, a meta ideal para a PA em diabéticos com nefropatia permanece incerta, e o alvo recomendável deve ser considerado igual ao da população diabética em geral.[50]

Recomenda-se que um IECA ou BRA, usualmente associado a um diurético ou bloqueador do canal de cálcio, seja usado para tratar diabéticos com HAS, se a DRC estiver entre os estádios 1 e 4, com meta de PA < 130 × 80mmHg.[2,23] Sugere-se o uso de IECA e BRA em pacientes diabéticos com proteinúria, DRC e RAC > 2,5mg/mmol (homens) ou > 3,5mg/mmol (mulheres), independente da presença ou não de hipertensão ou do estádio de DRC, com aumento da posologia até a dose terapêutica máxima tolerada antes da adição de um segundo fármaco, monitorizando TFGe e potássio sérico.[31,35]

A sugestão de que uma inibição mais completa da angiotensina II (IECA + BRA) através de vias não relacionadas com a ECA iriam melhorar os resultados estimulou a realização de estudos com a combinação de IECA e BRA, os quais mostraram resultados promissores inicialmente, com redução significativa da albuminúria e/ou da PA e boa tolerabilidade. Todavia, o estudo Candesartan and Lisinopril Microalbuminuria (CALM II),[51] mostrou que, após 12 meses de tratamento, o efeito da terapia combinada não diferiu do observado com a terapia isolada em dose máxima em relação à PA ou à albuminúria. O estudo Ongoing Telmisartan Alone and in Combination with Ramipril Global Endpoint Trial (ONTARGET)[52] avaliou pacientes em alto risco para eventos cardiovasculares, usando IECA e/ou BRA, e aqueles pacientes randomizados para terapia combinada apresentaram mais comprometimento renal e hiperpotassemia, além de declínio mais rápido na TFG e maior necessidade de diálise para episódios de insuficiência renal aguda durante o estudo. Do mesmo modo, o estudo Combination Angiotensin Receptor Blocker and Angiotensin Converting Enzyme Inhibitor for Treatment of Diabetic Nephropathy VA NEPHRON-D: Nephropathy in Diabetes Study (VA NEPHRON) study,[39] outro estudo multicêntrico, prospectivo, que avaliou a combinação de IECA e BRA, foi terminado antecipadamente devido ao maior número de eventos de lesão renal aguda e hiperpotassemia no grupo em uso da combinação.

Portanto, pacientes já tratados com IECA ou BRA que necessitam de terapia adicional para auxiliar a diminuição da PA, ou como terapia alternativa em caso de intolerância a medicações, sugere-se a associação, preferencialmente, de IECA ou BRA com diurético ou bloqueador de canal de cálcio. Também podem ser utilizados betabloqueadores.[2,23,35]

Obesidade

A obesidade está associada à hiperfiltração glomerular e a aumento da pressão hidráulica transcapilar, mudanças hemodinâmicas que podem acelerar o desenvolvimento e a progressão da DRC. Além de melhorar os efeitos renais, a redução do peso interfere no controle glicêmico e pressórico, aumentando seus benefícios.[44]

Dislipidemia

Apesar de a dislipidemia ser um marcador de risco para lesão renal progressiva e um fator de risco para DCV, as evidências de que seu tratamento diminua a progressão da DRC estão restritas, principalmente, ao subgrupo de análise post hoc de grandes estudos clínicos cardiovasculares, como o estudo Heart Protection e o estudo Cholesterol and Recurrent Events (CARE). Resultados do estudo Study of Heart and Renal Protection Trial (SHARP) não mostraram diferenças significativas no número de pacientes com DRC que progrediram para insuficiência renal estabelecida. Pacientes com DM e DRC deverão ser tratados de acordo com as diretrizes atuais para os grupos de alto risco.[53]

A meta para o colesterol LDL (*low-density lipoprotein*) em diabéticos com DRC nos estádios 1 a 4 deve ser <100mg/dL, mas também pode ser considerada <70mg/dL, em pacientes de alto risco cardiovascular. Pacientes com DRC e transplantados com níveis lipídicos elevados devem ser tratados com estatina isoladamente ou em combinação com ezetemiba, para reduzir a incidência de eventos cardiovasculares.[2,30,31] O estudo SHARP mostrou que a associação de estatina com ezetimiba reduziu significativamente (17% mais que associada a placebo) o risco relativo de evento primário aterosclerótico (morte por doença coronariana, infarto do miocárdio, acidente vascular encefálico não hemorrágico ou qualquer revascularização).[54] Entretanto, não existem evidências de que o tratamento com estatina ou estatina com ezetimiba melhore a DRC, incluindo duplicação da creatinina sérica ou progressão para DRT, ou diminua a mortalidade por todas as causas. Nos pacientes em hemodiálise, o tratamento da dislipidemia deverá ser iniciado apenas se houver indicação cardiovascular específica.[2]

A dose de rosuvastatina não deve exceder 10mg em caso de ClCr < 30mL/min/1,73m^2 e na ausência de hemodiálise. A terapia com sinvastatina deve ser iniciada com a dose diária de 5mg em pacientes com doença renal grave; doses diárias de lovastatina > 20mg devem ser usadas com cautela se ClCr < 30mL/min/1,73m^2, e fluvastatina deve ser usada com cautela em pacientes com doença renal grave, em doses de até 40mg/dia, uma vez que doses maiores ainda não foram estudadas. Em pacientes com creatinina sérica > 2mg/dL, deve-se reduzir a dose de genfibrozila ou considerar uma terapia alternativa, iniciar fenofibrato com 54mg/dia, avaliando a função renal e o perfil lipídico, e reduzir a dose se ClCr < 50mL/min/1,73m^2. Resinas sequestradoras de ácidos biliares, niacina, ezetimiba, atorvastatina e pravastatina não necessitam de ajuste de dose.[2,23]

Tabagismo

O tabagismo deve ser suspenso, pois aumenta o risco de progressão da DRC para insuficiência renal terminal independente da doença renal de base e da DCV.[23,44]

Controle Dietético

A restrição proteica é recomendada, com redução da ingesta para 0,8 a 1,0g/kg de peso/dia em indivíduos com estádios precoces de DRC e < 0,8g/kg de peso/dia em es-

tádios tardios de DRC, podendo promover melhoras nas medidas da função renal (EAU e TFG). A ingesta calórica adequada deve ser mantida com aumento de calorias provenientes de carboidratos e/ou gordura, e essa dieta deve ser considerada qualitativa e quantitativamente com relação a proteínas, carboidratos e gorduras selecionados.[2,23]

Doença Óssea

A doença óssea, em seus estágios iniciais, pode ser prevenida com suplementação de vitamina D, porém, em fases mais avançadas da DRC, em virtude da redução da atividade da 1α-hidroxilase e do aumento da resistência à 25-hidroxivitamina D (25[OH]-vitamina D), a suplementação com vitamina D ativa, como o calcitriol, pode ser necessária para ajudar a suprimir a secreção do paratormônio (PTH). Outra opção para interferir na progressão para doença óssea secundária ao aumento do PTH consiste na utilização de calcimiméticos, como o Cinacalcet, que se liga a receptores sensibilizadores de cálcio e reduz a secreção de PTH, com alvo recomendado de 150 a 300pg/mL (16,5 a 33pmol/Ll).[1]

Terapia de Reposição Renal

O momento ideal para o início da diálise permanece incerto. Existe uma tendência na literatura quanto ao início precoce da diálise (TFG > 10mL/min/1,73m^2), mas estudos recentes não conseguiram demonstrar seu benefício. Entretanto, dados prospectivos necessários para guiar essa conduta ainda não estão disponíveis.[1,55] Pacientes com DRC avançada, estádio 4, devem ser encaminhados ao nefrologista. Um encaminhamento tardio ao nefrologista antes do início da diálise está associado a aumento da morbidade e da mortalidade.[56]

As opções de tratamento consistem em diálise peritoneal, hemodiálise e transplante renal. A diálise peritoneal tem menor custo, porém a menor filtração exige sessões mais frequentes. A hemodiálise promove melhor controle dos fluidos e da homeostase metabólica, mas as principais preocupações referentes a essa técnica são a retirada rápida e as alterações eletrolíticas. O transplante renal favorece melhor qualidade de vida, porém com riscos de rejeição e imunossupressão.[1] A maior quantidade de transplantes é realizada nos EUA, na China, no Brasil e na Índia, e as populações que mais têm acesso a transplante residem na Áustria, EUA, Croácia, Noruega, Portugal e Espanha. No entanto, o acesso a transplantes ainda é considerado limitado no mundo.[6]

Recomendações Adicionais

Diretrizes[23,30,31] recomendam que todos os pacientes devem ser avaliados anualmente com medidas de creatinina, EAU e potássio, e aqueles com TFG entre 45 e 60mL/min/1,73m^2 devem ser encaminhados ao nefrologista se houver suspeita de doença renal não diabética. Procede-se à monitorização da TFGe a cada 6 meses e à medida de bicarbonato, hemoglobina, cálcio, fósforo e PTH pelo menos anualmente, e certifica-se da suficiência de vitamina D e considera-se a realização de densitometria óssea devido à relação entre nefropatia e doença óssea. Avalia-se a necessidade de ajuste da dose das medicações e encaminha-se o paciente ao nutricionista. Se a TFG estiver entre 30 e 44mL/min/1,73m^2, a TFGe deve ser monitorizada a cada 3 meses e eletrólitos, bicarbonato, cálcio, fósforo, PTH, hemoglobina, albumina e peso mensurados a cada 3 a 6 meses, considerando-se a necessidade de ajuste das doses das medicações. Se o TFG estiver < 30mL/min/1,73m^2, deve ser encaminhado ao nefrologista.

HbA1c continua sendo amplamente utilizada e é uma ferramenta confiável para monitorização do controle glicêmico em pacientes sem nefropatia avançada ou anemia, mas existem dados conflitantes a respeito dos níveis de HbA1c que deveriam ser considerados como alvo para prevenção de complicações, especialmente cardiovasculares, em pacientes com nefropatia. Níveis mais baixos de HbA1c são vistos em pacientes nefropatas, em relação aos sem nefropatia, considerando níveis semelhantes de glicemia. HbA1c pode estar falsamente reduzida devido a uma sobrevida mais curta do eritrócito, hemólise e transfusão e falsamente aumentada em razão da carbamilação da hemoglobina e da acidose. A acurácia dos ensaios com HbA1c está diminuída na uremia. Resultados de HbA1c não ajustados não são ensaios ideais para acompanhamento de pacientes em hemodiálise ou diálise peritoneal e podem subestimar o controle glicêmico nesses pacientes.[2,23,57]

A albumina glicada (AG) reflete, com maior acurácia, o controle de glicose em período de 2 semanas, e estudo recente mostrou ser um melhor preditor de mortalidade e hospitalizações. Freedman et al. verificaram que para cada 5% de aumento na AG o risco de morte aumentou 14% em pacientes submetidos a tratamento dialítico, e HbA1c e glicemia ao acaso não foram preditores de sobrevivência, mas ainda são necessários ensaios prospectivos para verificar o impacto da AG na sobrevida e no número de hospitalizações. AG pode ser influenciada por albuminúria, cirrose, disfunção tireoidiana e tabagismo, enquanto a HbA1c é influenciada não apenas por nefropatia avançada, mas também por rápidas mudanças no controle glicêmico, anemia grave, anemia hemolítica, deficiência de ferro, transfusão sanguínea recente, HIV positivo tratado com terapia antirretroviral, eritropoetina e outros medicamentos que interagem com a eritropoese e uso abusivo crônico de álcool. Entretanto, até que os ensaios de AG possam ser utilizados, medidas frequentes de glicemia parecem ser mais eficazes do que a HbA1c para o controle glicêmico de pacientes em diálise.[57]

Novas Terapias

Estudos em busca de novas terapias estão atualmente sendo desenvolvidos a partir das bases patogênicas da ND e dos vários mediadores implicados na patogênese da ND, incluindo renina, AGE, PKC, fator de crescimento transformador-β1 (TGF-β1), ON, VEGF e estresse oxidativo.[12,58]

As pesquisas enfocam o papel desses mediadores e dos possíveis novos tratamentos que usam esses mecanismos, e novas classes de tratamento estão sob investigação: inibidor de proteína cinase C (ruboxistaurina), glicosaminoglicanos (sulodexida), inibidores de formação de AGE (aminoguanidina, ALT-946, piridoxamina, tiamina), antagonista do receptor de endotelina (avosentan), inibidor direto da renina (alisquireno), agentes que quebram AGE (alagebrium, TRC4186), antagonista do receptor de AGE (secretor endógeno RAGE, anticorpo RAGE), inibidores do TGF (pirfenidona, SMP-534), inibidores do fator de crescimento do tecido conjuntivo (CTGF – anti-CTGFab) e inibidores VEGF (SU5416), antioxidantes (curcumin) e inibidor das propriedades hemorreológicas e da fosfodiesterase (pentoxifilina).[58]

Alguns desses medicamentos têm resultados promissores nas pesquisas, porém outros estudos clínicos são necessários para estabelecer seus efeitos na ND, como alisquireno, piridoxamina, pentoxifilina, riboxistaurina, pirfenidona e anticorpo anti-CTGF. O estudo de fase 3 ALTITUDE (Aliskiren Trial in Type 2 Diabetes Using Cardio-Renal Endpoints) foi terminado precocemente devido a resultados terapêuticos sem importância e associado a aumento do risco de acidente vascular encefálico e efeitos adversos, como hiperpotassemia, hipotensão e DRT ou morte por doença renal; assim sendo, a associação de alisquireno com BRA ou IECA não é recomendada.[2] O estudo ASCEND com avosentan foi suspenso devido a efeitos adversos relacionados com a substância, e estudos iniciais com sulodexida se mostraram promissores, mas um grande estudo com poder clínico adequado não confirmou esses resultados. Todos os outros fármacos, embora apresentem resultados promissores em modelos animais, ainda não foram testados em nenhum estudo atual.[58]

Referências

1. Pyram R, Kansaraa A, Banerjia M A, Loney-Hutchinsona L. Chronic kidney disease and diabetes. Maturitas 2012; 71:94-103.
2. National Kidney Foundation. KDOQI Clinical Practice Guideline for Diabetes and CKD: 2012 update. Am J Kidney Dis 2012; 60(5):850-86.

3. Abboud H, Henrich WL. Stage IV chronic kidney disease. N Engl J Med 2010; 362:56-65.

4. Gilbertson DT, Liu J, Xue JL et al. Projecting the number of patients with end-stage renal disease in the United States to the year 2015. J Am Soc Nephrol 2005; 16:3736-41.

5. King H, Aubert RE, Herman WH. Global burden of diabetes, 1995-2025: prevalence, numerical estimates, and projections. Diabetes Care 1998; 21(9):1414-31.

6. Garcia GG, Harden P, Chapman J. The global role of kidney transplantation. Adv Chronic Kidney Dis 2012; 19(2):53-8.

7. U.S. Renal Data System. USRDS 2011 Annual Data Report: Atlas of Chronic Kidney Disease and End-Stage Renal Disease in the United States. Bethesda, Md: National Institutes of Health, National Institute of Diabetes and Digestive and Kidney Diseases, 2011.

8. Atkins RC. The epidemiology of chronic kidney disease. Kidney Int Suppl 2005; 94:S14-S18.

9. International Diabetes Federation (IDF) Diabetes Atlas 2012. Disponível em: http://www.idf.org/diabetesatlas/5e.

10. Parving HH. Diabetic nephropathy: prevention and treatment. Kidney Int 2001; 60:2041-55.

11. Diabetes Control and Complications Trial/Epidemiology of Diabetes Interventions and Complications Research Group. Retinopathy and nephropathy in patients with type 1 diabetes four years after a trial of intensive therapy. N Engl J Med 2000; 342:381-9.

12. Arora MK, Singh UK. Molecular mechanisms in the pathogenesis of diabetic nephropathy: An update. Vascular Pharmacology 2013. Disponível em: http://dx.doi.org/10.1016/j.vph.2013.01.001.

13. Rojas-Rivera J, Ortiz A, Egido J. Antioxidants in kidney diseases: the impact of bardoxolone methyl. Int J Nephrol 2012; 1-11.

14. Vinod PB. Pathophysiology of diabetic nephropathy. Clinical Queries: Nephrology 2012; 0102:121-6.

15. Kimmelstiel P, Wilson C. Intercapillary lesions in the glomeruli in the kidney. Am J Path 1936; 12:83-97.

16. Gilbert RE, Cooper ME. The tubulointerstitium in progressive diabetic kidney disease: more than an aftermath of glomerular injury? Kidney Int 1999; 56:1627-37.

17. Ntemka A, Iliadis FL, Papanikolaou NA, Grekas D. Network-centric Analysis of Genetic Predisposition in Diabetic Nephropathy. Hippokratia 2011; 15(3):232-7.

18. Adler AI, Stevens RJ, Manley SE, Bilous RW, Cull CA, Holman RR. Development and progression of nephropathy in type 2 diabetes: the United Kingdom Prospective Diabetes Study (UKPDS 64). Kidney Int 2003; 63:225-32.

19. Gross J, Azevedo MJ, Silveiro SP, Canani LH, Caramori ML, Zelmanovitz TL. Diabetic nephropathy: diagnosis, prevention, and treatment. Diabetes Care 2005; 28:176-88.

20. Halimi J-M. The emerging concept of chronic kidney disease without clinical proteinuria in diabetic patients. Diabetes Metab 2012; 38(4):291-7.

21. Dwyer J P, Parving H-H, Hunsicker LG, Ravid M, Remuzzi G, Lewis JB. Renal dysfunction in the presence of normoalbuminuria in type 2 diabetes: results from the DEMAND Study. Cardiorenal Med 2012; 2:1-10.

22. Tervaert TW, Mooyaart AL, Amann K et al. Pathologic classification of diabetic nephropathy. J Am Soc Nephrol 2010; 21:556.

23. National Kidney Foundation Kidney Disease Outcomes Quality Initiative. Clinical Practice Guidelines and Clinical Practice Recommendations for Diabetes and Chronic Kidney Disease. Am J Kidney Dis 2007; 49(Suppl):S25-S119.

24. Archibald G, Bartlett W, Brown A et al. UK Consensus Conference on Early Chronic Kidney Disease. Nephrol Dial Transplant 2007; 22(suppl 9):ix4-ix5.

25. Grams M, Coresh, J. Proteinuria and risk of acute kidney injury. Lancet 2010; 376(9758):2046-8.

26. Gansevoort RT, Matsushita K, Van Der Velde M et al. Lower estimated GFR and higher albuminuria are associated with adverse kidney outcomes in both general and high-risk populations. A collaborative meta-analysis of general and high-risk population cohorts. Kidney Int 2011; 80(1):93-104.

27. Padala S, Tighiouart H, Inker LA, Contrera G, Beck G J, Lewis J. Accuracy of a GFR estimating equation over time in people with a wide range of kidney function. Am J Kidney Dis 2012 Aug; 60(2):217-24.

28. Stephenson JM, Fuller JH. Microalbuminuria is not rare before 5 years of IDDM: EURODIAB IDDM Complications Study Group and the WHO Multinational Study of Vascular Disease in Diabetes Study Group. J Diabetes Complications 1994; 8:166-73.

29. Schultz CJ, Konopelska-Bahu T, Dalton RN et al. Microalbuminuria prevalence varies with age, sex, and puberty in children with type 1 diabetes followed from diagnosis in a longitudinal study: Oxford Regional Prospective Study Group. Diabetes Care 1999; 22:495-502.

30. American Diabetes Association. Standards of Medical Care in Diabetes. Diabetes Care 2012; 35(suppl 1):s11-s63.

31. American Diabetes Association. Executive Summary: Standards of Medical Care in Diabetes – 2013. Diabetes Care 2013; 36(Sup1):S11-S66

32. Ruggenenti P, Remuzzi G. Time to abandon microalbuminuria? Kidney Int 2006; 70(7):1214-22.

33. Buckalew VM Jr, Freedman BI. Effects of race on albuminuria and risk of cardiovascular and kidney disease. Expert Rev Cardiovasc Ther 2011 February; 9(2):245-9.

34. Kumar J, Sahai G. Non-diabetic renal diseases in diabetics. Clinical Queries: Nephrology 2012; 0102:172-7.

35. NICE. Chronic kidney disease: early identification and management of CKD in adults in primary and secondary care. London: NICE; 2008(CG73). Disponível em: www.nice.org.uk/CG073.

36. Kaur H, Prabhakar S. Novel therapies of diabetic nephropathy. Nephrology Reviews 2011; volume 3:e4.

37. UK Prospective Diabetes Study (UKPDS) Group. Intensive blood-glucose control with sulphonylureas or insulin compared with conventional treatment and risk of complications in patients with type 2 diabetes (UKPDS 33). Lancet 1998; 352:837-53.

38. Patel A, MacMahon S, Chalmers J, Neal B, Billot L. Intensive blood glucose control and vascular outcomes in patients with type 2 diabetes. N Engl J Med 2008; 358:2560-72.

39. Friedewald WT, Buse JB, Bigger JT et al. Effects of intensive glucose lowering in type 2 diabetes. N Engl J Med 2008; 358:2545-59.

40. Abe M, Okada K, Soma M. Antidiabetic agents in patients with chronic kidney disease and end-stage renal disease on dialysis: metabolism and clinical practice. Curr Drug Metab 2011 Jan; 12(1):57-69.

41. Van Buren PN, Toto R. Hypertension in diabetic nephropathy: epidemiology, mechanisms, and management. Adv Chronic Kidney Dis. 2011; 18(1):28-41.

42. Remuzzi G, Macia M, Ruggenenti P. Prevention and treatment of diabetic renal disease in type 2 diabetes: the BENEDICT study. J Am Soc Nephrol 2006; 17(Suppl2):S90-S97.

43. Haller H, Ito S, Izzo JL Jr et al. ROADMAP Trial Investigators. Olmesartan for the delay or prevention of microalbuminuria in type 2 diabetes. N Engl J Med 2011; 364:907-17.

44. Bakris GL, Williams M, Dworkin L et al. National Kidney Foundation Hypertension and Diabetes Executive Committees Working Group. Preserving renal function in adults with hypertension and diabetes: a consensus approach. Am J Kidney Dis 2000; 36:646-61.

45. Strippoli G, Craig M, Craig J. Antihypertensive agents for preventing diabetic kidney disease. Cochrane Database Syst Rev 2005; 4:CD004136.

46. The ACE Inhibitors in Diabetic Nephropathy Trialist Group. Should all patients with type 1 diabetes mellitus and microalbuminuria receive angiotensin-converting enzyme inhibitors? A meta-analysis of individual patient data. Ann Intern Med. 2001; 134:370-9.

47. Irbesartan Diabetic Nephropathy Trial. Collaborative Study Group. Cardiovascular outcomes in the Irbesartan Diabetic Nephropathy Trial of patients with type 2 diabetes and overt nephropathy. Ann Intern Med 2003; 138:542-9.

48. Mauer M, Zinman B, Gardiner R et al. Renal and retinal effects of enalapril and losartan in type 1 diabetes. N Engl J Med 2009; 361(1):40-51.

49. de Galan BE, Perkovic V, Ninomiya T et al. Lowering blood pressure reduces renal events in type 2 diabetes. J Am Soc Nephrol 2009; 20:883-92.

50. Lipmann ML, Schiffrin EL. What is the ideal blood pressure goal for patients with diabetes mellitus and nephropathy? Curr Cardiol Rep 2012 Dec; 14(6):651-9.

51. Andersen N H, Poulsen PL, Knudsen ST et al. Long-term dual blockade with candesartan and lisinopril in hypertensive patients with diabetes: the CALM II study. Diabetes Care 2005; 28:273-7.

52. ON TARGET investigators. Telmisartan, ramipril, or both in patients at high risk for vascular events. N Engl J Med. 2008; 358:1547-59.

53. Tomson C, Bailey P. Management of chronic kidney disease. Medicine 2011; 39(7):407-13.

54. Baigent C, Landray MJ, Reith C et al. The effects of lowering LDL cholesterol with simvastatin plus ezetimibe in patients with chronic kidney disease (Study of Heart and Renal Protection): a randomised placebo-controlled trial. Lancet Jun 25 2011; 377(9784):2181-92.

55. Ortega LM, Nayer A. Repercussions of early versus late initiation. Nefrologia 2011; 31(4):392-6.

56. Vassalotti JA, Stevens LA, Levey S. Testing for chronic kidney disease: a position statement from the National Kidney Foundation. American Journal of Kidney Diseases 2007; 50(2):169-80.

57. Freedman BI, Andries L, Shihabi ZK et al. Glycated albumin and risk of death and hospitalizations in diabetic dialysis patients. Clin J Am Soc Nephrol 2011; 6:1635-43.

58. Vilayur E, Harris DC. Emerging therapies for chronic kidney disease: What is their role? Nat Rev: Nephrology 2009; 5:375-83.

Neuropatia Diabética

Otávio Gomes Lins • Alexandre Medeiros S. Januário

INTRODUÇÃO

A neuropatia diabética é comum na população geral, varia em suas manifestações e apresenta mecanismos patogênicos metabólicos, inflamatórios, isquêmicos e compressivos. Não se trata de uma única doença, e sim de um complexo de várias doenças, com o subtipo devendo ser corretamente identificado para tratamento adequado. Pode haver desde um leve comprometimento do nervo mediano no carpo, resolvido com medidas conservadoras, até uma plexopatia grave que restringe o paciente à cadeira de rodas e necessita de tratamento imunológico.

A Tabela 83.1 mostra uma classificação atualmente aceita das neuropatias diabéticas, baseada no tipo de acometimento do sistema nervoso periférico: generalizado, multifocal e focal. A seguir descreveremos, com mais detalhes, os principais tipos clínicos de neuropatias que podem ocorrer em pacientes diabéticos.

POLINEUROPATIA DIABÉTICA SENSITIVOMOTORA

A polineuropatia diabética sensitivomotora é a síndrome neuropática mais comum e bem reconhecida dos pacientes diabéticos. Cerca de 50% dos pacientes diabéticos terão essa complicação, tornando o diabetes a principal causa de neuropatia periférica no Brasil e no mundo. Em geral, acontece após vários anos de hiperglicemia e em associação a outras complicações crônicas microvasculares, como a retinopatia e a nefropatia. A apresentação costuma ser insidiosa, com acometimento simétrico, primeiro das porções mais distais dos nervos periféricos (polineuropatia simétrica distal comprimento-dependente, os pés sendo afetados inicialmente, em seguida as pernas e as mãos, quando os sintomas atingem os joelhos). Queixas predominando nas mãos sugerem diagnósticos associados, mais provavelmente uma síndrome do túnel do carpo (Figura 83.1).

Fibras tanto grossas (tato, vibração e propriocepção) como finas (dor e temperatura) são afetadas. Se houver predomínio de fibras finas (amielinícas), a neuropatia é chamada atípica e, nesses casos, predominam os sinais e sintomas dolorosos e disautonômicos. Sinais e sintomas motores são incomuns, a não ser em casos avançados. Queixas de fraqueza no início deve suscitar a hipótese de outro tipo de neuropatia diabética, como as inflamatórias.[1]

Tabela 83.1 Classificação das neuropatias diabéticas

Generalizada (polineuropatias)	Multifocal (radiculoplexoneuropatias)	Focal (mononeuropatias)
Polineuropatia sensitivomotora simétrica distal (típica)	Lombossacra	Síndrome do túnel do carpo
	Torácica	Mononeuropatia do ulnar no cotovelo
Polineuropatia de fibras finas e autonômica (atípica)	Cervical	Meralgia parestésica
	Combinações das acima (radiculoplexoneuropatia múltipla)	Mononeuropatia do fibular na cabeça da fíbula
		Neuropatias cranianas

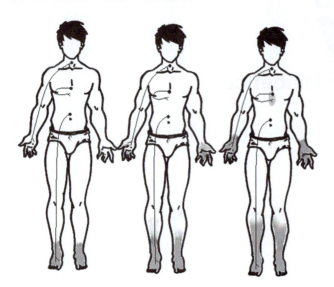

Figura 83.1 Abrangência dos sintomas da neuropatia diabética.

A fisiopatologia é multifatorial e envolve aspectos metabólicos e microvasculares. As altas concentrações endoneurais de glicose, frutose e sorbitol, produtos finais de glicação avançada, decorrentes da ativação da via dos polióis, comprometem o funcionamento de enzimas intracelulares e dificultam o transporte axonal lento, o que explica o sofrimento inicial e predominante das porções mais distais dos nervos periféricos.[2] Adicionalmente, biópsias de nervo mostram um processo primário de perda axonal com alterações secundárias de desmielinização e remielinização difusa e multifocal, o que sugere dano isquêmico associado.[3]

O exame físico desses pacientes revela hipoestesia (em bota de cano curto, bota de cano longo ou bota e luvas) para as modalidades sensitivas acometidas (a depender de a neuropatia ser típica ou atípica) e hiporreflexia tendinosa, de maneira simétrica e com predomínio distal, devido ao já explicado padrão comprimento-dependente. Na investigação, é importante descartar outras causas comuns de neuropatia (deficiências vitamínicas, possíveis medicações neurotóxicas, uso abusivo de álcool, causas hereditárias) e pesquisar nefropatia e retinopatia, pois quase sempre há associação entre a neuropatia (principalmente a típica) e essas outras complicações. Todos os pacientes devem realizar eletroneuromiografia para confirmação e quantificação do diagnóstico. Naqueles com eletromiografia normal, suspeita-se de neuropatia autonômica de fibras finas e prossegue-se com os testes de função autonômica.[4] Outras opções incluem biópsia de nervo, procedimento invasivo pouco disponível na prática clínica atual, e biópsia de pele, procedimento menos invasivo que mede a densidade intraepidérmica de fibras nervosas, cujos valores confirmam o diagnóstico e correlacionam-se com a severidade da neuropatia.[5]

NEUROPATIA COM INTOLERÂNCIA À GLICOSE

Essa condição tem recebido atenção especial nos últimos anos, em virtude da grande quantidade de pacientes com polineuropatia "idiopática" que têm anormalidades nos testes de tolerância à glicose, com taxas de até 60%. A apresentação clínica usualmente é de uma polineuropatia dolorosa decorrente do acometimento de fibras finas.[6-8] Este tema ainda não se encontra bem resolvido do ponto de vista metodológico, pois esses estudos não são populacionais, partem de um grupo especial de pacientes (portadores de polineuropatia "idiopática") e estimam a prevalência de neuropatia no grupo de controle a partir de estudos previamente publicados. Um estudo populacional recém-publicado não encontrou maior frequência de neuropatia periférica nos pacientes com intolerância à glicose, quando comparados aos normoglicêmicos.[9] De qualquer modo, caso essa associação (neuropatia "idiopática" e intolerância à glicose) seja encontrada na prática clínica, estratégias para controlar a glicemia, como exercícios físicos e dieta, devem ser encorajadas, pois reduzem os sintomas nesses pacientes.[10]

NEUROPATIA AUTONÔMICA DIABÉTICA

A prevalência do acometimento autonômico nos pacientes diabéticos é subestimada, uma vez que os exames mais sensíveis não estão rotineiramente disponíveis na prática clínica diária. Quando todos os testes de função autonômica são realizados, uma taxa de prevalência de até 90% é encontrada. Se considerarmos algum grau de disfunção sexual, a prevalência é de 50%. Considerando apenas neuropatia autonômica cardiovascular, o percentual cai para 15% a 30%.[11-14] Este percentual aumenta com o tempo de diabetes, o grau de descontrole glicêmico e a presença de neuropatia sensitivomotora associada. Estudos sobre a história natural da neuropatia diabética autonômica (diabéticos tipo 1 ou tipo 2) limitam-se à neuropatia cardiovascular e mostram que a progressão está ligada ao tempo de doença, à qualidade do controle glicêmico, à idade, à hipertensão arterial e à dislipidemia.[15-17]

A neuropatia autonômica diabética afeta diversos orgãos e sistemas. Descreveremos a seguir algumas das manifestações clínicas e testes para avaliação da neuropatia autonômica diabética:

- *Anormalidades pupilares*: inabilidade para dilatar bem a pupila no escuro pela falha na inervação simpática. Isso resulta em dificuldades, por exemplo, para enxergar ou dirigir no escuro.[18,19]
- *Aparelho gastrointestinal*: a gastroparesia diabética é complicação clássica e bem conhecida do diabetes. Presente a longo prazo em 30% a 50% dos pacientes, provoca sacie-

dade precoce, náusea e vômitos, além de absorção inadequada e inconsistente de alimentos e medicamentos. Isso pode causar retardo no esvaziamento gástrico e perda de peso. Além disso, pode causar descontrole glicêmico (no caso de uso de hipoglicemiantes orais) e descontrole da pressão arterial (no caso de uso de hipotensores), além de sonolência excessiva diurna (por absorção prolongada de hipnóticos tomados à noite). Dismotilidade esofágica geralmente acompanha o quadro e pode simular dor torácica de origem cardíaca. Disfunção do trato digestivo baixo também ocorre e pode promover tanto constipação intestinal como diarreia, sendo esta última normalmente mais severa. Estudos de trânsito gastrointestinal e manometria anorretal podem ser úteis na investigação complementar.[20-22]

- *Aparelho genitourinário*: nos homens diabéticos, a disfunção sexual (diminuição na tumescência peniana) é a manifestação mais comum de neuropatia autonômica, e tema fundamental nas consultas, podendo ocasionar grande impacto na qualidade de vida. Mulheres podem queixar-se de dispareunia por atrofia e secura da parede vaginal. Na bexiga, as alterações autonômicas eferentes são mais precoces e produzem diminuição na frequência miccional e da necessidade de esvaziamento da bexiga. As anormalidades aferentes (mais tardias) promovem aumento no resíduo pós-miccional por esvaziamento vesical incompleto. O teste urodinâmico é um exame complementar útil nessas situações. Todas essas alterações aumentam consideravelmente o risco de infecções urinárias nos diabéticos.[11,21,23,24]

- *Anormalidades sudomotoras*: a disfunção sudomotora promove anidrose distal (com consequente pele seca e "rachada", o que torna esses locais portas de entrada de infecções) e hiperidrose proximal, para manter a capacidade termorreguladora. Existem vários testes neurofisiológicos para sua avaliação, entre eles o teste de sudorese termorreguladora, a resposta simpática da pele e o teste quantitativo de reflexo axonal sudomotor. Nos diabéticos, alterações nesses testes podem representar as anormalidades mais precoces de uma neuropatia distal.[25-28]

- *Sistema cardiovascular*: manifesta-se por taquicardia de repouso, intolerância ao exercício (não elevação adequada de pressão arterial [PA] ou da frequência cardíaca [FC] durante o exercício, com a consequente falha na elevação do débito cardíaco), intolerância e hipotensão ortostática (queda sustentada de 20mmHg na pressão sistólica ou 10mmHg na diastólica após 3 minutos em pé), hipertensão supina, maior risco de arritmias, alterações bruscas da PA durante cirurgias e a temida isquemia miocárdica indolor. Todas essas alterações aumentam em duas a três vezes o risco de

mortalidade geral do paciente diabético portador de neuropatia autonômica cardiovascular em relação ao não portador. Os testes para avaliação autonômica cardiovascular são os mais frequentemente utilizados na pesquisa de neuropatia diabética autonômica e incluem: (a) respostas da FC à respiração: queda da FC com respiração profunda, mediada pelo nervo vago, resposta parassimpática reduzida nos diabéticos com neuropatia autonômica; (b) respostas da FC e da PA à manobra de Valsalva: observa-se, nos diabéticos com neuropatia autonômica, redução da variabilidade da FC durante toda a prova e maior queda da PA na fase 2 e menor elevação na fase 4 da manobra; (c) respostas de FC e PA ao ficar rapidamente de pé e aos testes de inclinação: a relação entre a bradicardia após 30 segundos em pé e a taquicardia após 15 segundos (prova 30/15) é uma medida da função parassimpática; os testes de inclinação avaliam a PA e detectam mais precisamente comprometimento simpático e hipotensão ortostática. Vale lembrar que em alguns pacientes a queda na PA pode ocorrer apenas após prolongado período em pé (hipotensão ortostática retardada).[14,21,29-31]

- *Não responsividade à hipoglicemia*: a neuropatia autonômica compromete a resposta simpática hipotálamo-hipófise-adrenal, o que reduz os níveis de catecolaminas e glicocorticoides em resposta ao baixo nível glicêmico. Isso aumenta em até 25 vezes o risco de hipoglicemia grave e nessas situações, até um "relaxamento" intencional no controle glicêmico pode ser necessário.[32,33]

NEUROPATIA DIABÉTICA INDUZIDA PELO TRATAMENTO

Neuropatia diabética induzida pelo tratamento é uma neuropatia rara e dolorosa que acontece com rápidas alterações no controle glicêmico. Descrita pela primeira vez em 1933, já foi chamada de caquexia neuropática diabética e de neuropatia diabética dolorosa aguda. Acontece mais frequentemente em diabéticos tipo 1 do que tipo 2 e é mais frequente após uso de insulina, mas pode acontecer após início de hipoglicemiantes orais e até mesmo apenas de restrição dietética.

Coortes retrospectivas demonstram que o mais comum são níveis de hemoglobina glicada caindo de 12% a 20% para 6% a 9% em períodos de 3 meses ou menos. Os sintomas frequentemente começam poucas semanas após melhora no controle glicêmico e incluem fortes dores em queimação ou até lancinantes, distribuídas por todo o corpo, com alodinia e hiperalgesia, geralmente bem mais intensas do que as observadas em uma neuropatia periférica diabética dolorosa típica e exigindo o uso de analgesia potente com múltiplos fármacos, incluindo narcóticos.

No exame clínico, geralmente apenas hipoestesia termodolorosa é detectada, e não são observadas alterações motoras ou de reflexos tendinosos. Os estudos usuais de condução nervosa também não demonstram anormalidades, o que traduz o acometimento de fibras finas (amielínicas). Embora menos evidente clinicamente, o envolvimento autonômico é frequente e pode ser detectado com testes específicos.

A concomitância quase sempre presente dessa neuropatia com retinopatia rapidamente progressiva faz pensar em doença microvascular difusa como causa. Curiosamente, o quadro entra em remissão espontaneamente cerca de 12 a 24 meses após o início dos sintomas com melhora mais significativa nos diabéticos tipo 1, talvez em razão da menor frequência de comorbidades.[34-40]

NEUROPATIAS DIABÉTICAS INFLAMATÓRIAS

As neuropatias diabéticas podem ser classificadas em simétricas (das quais a mais importante é a polineuropatia sensitivomotora comprimento-dependente, já discutida neste capítulo) ou assimétricas. Neste último grupo, geralmente são encontradas causas compressivas ou inflamatórias; dentre as inflamatórias, a principal é a *radiculoplexoneuropatia diabética*. Essa entidade pode afetar as regiões cervical, torácica ou lombar, ou associações entre estas. O acometimento mais frequente é o da região lombar, produzindo a atualmente conhecida como radiculoplexoneuropatia diabética lombossacra, entidade que recebeu diversos nomes no decorrer do tempo, como mielopatia diabética, amiotrofia diabética, mononeuropatia múltipla diabética, neuropatia diabética proximal, plexopatia lombossacra diabética, neuropatia diabética multifocal, polirradiculopatia diabética e síndrome de Bruns-Garland.[41] Estima-se que acometa 1% dos pacientes diabéticos tipo 2 com história recente de importante perda de peso.[1]

O quadro clínico inicia-se de maneira aguda ou subaguda com fortes dores em um dos membros inferiores, seguida de fraqueza e parestesias com frequente evolução para o lado oposto. Embora de menor relevância clínica, quase sempre estão presentes sinais e sintomas sensitivos e autonômicos.[42] A fraqueza é o sintoma mais debilitante, e geralmente tem início proximal (fraqueza de quadril, de coxa), mas pode começar distalmente (p. ex., pé caído) e, com a evolução, torna-se difusa e bilateral. A maioria dos acometidos depende de ajuda ou não consegue deambular. Embora de natureza geralmente monofásica, o quadro pode persistir por semanas, meses ou até anos, e a recuperação é mais precoce e mais completa nos segmentos proximais. A eletroneuromiografia demonstra o acometimento axonal difuso e multifocal de raízes, plexo e nervos periféricos, podendo revelar, também, alterações em segmentos não clinicamente envolvidos. Os achados desse exame podem ser interpretados como uma polineuropatia axonal sensitivomotora comprimento-dependente (pior nos segmentos mais distais) com múltiplas radiculopatias lombossacras associadas. Embora essa interpretação não seja de todo incorreta, sugere dois processos patológicos distintos, quando sabemos existir um único mecanismo envolvido.[41] A patogênese do processo é de comprometimento imunológico, promovendo microvasculite, dano isquêmico ao axônio e desmielinização segmentar secundária à atrofia axonal.[43,44]

Como citado anteriormente, a radiculoplexoneuropatia diabética pode acometer as regiões cervical e torácica, algumas vezes em associação ao mais frequente quadro lombossacro. Na região torácica, comporta-se como uma neuropatia troncular de intercostais com típica dor em faixa; é importante o diagnóstico diferencial com radiculite por herpes-zóster.[45] O acometimento da região cervical com sintomas nos membros superiores ocorre de modo muito semelhante ao que acontece na região lombossacra: dor, fraqueza, evolução para membro contralateral, acometimento autonômico e recuperação. Qualquer parte do plexo braquial pode ser igualmente envolvida, diferentemente do que ocorre na plexopatia braquial inflamatória não diabética (síndrome de Parsonage-Turner), na qual o tronco superior do plexo braquial é sabidamente mais afetado.[46]

Recentemente, uma rara condição similar à radiculoplexoneuropatia diabética, porém sem dor proeminente, foi identificada e caracterizada. A *neuropatia diabética motora indolor* é usualmente mais simétrica, mais grave, de progressão mais lenta e acomete mais os segmentos distais dos nervos, quando comparada à radiculoplexoneuropatia diabética clássica. Já foi pensado tratar-se de uma polirradiculoneuropatia inflamatória desmielinizante crônica (PIDC) própria dos pacientes diabéticos e muito já se falou em ser a PIDC mais comum entre os diabéticos, mas algumas características as distinguem: a eletroneuromiografia demonstra acometimento axonal e não desmielinizante, há acometimento autonômico (e fibras autonômicas são geralmente amielínicas) e a biópsia de nervo revela lesão isquêmica e microvasculite, e não desmielinização.[47] Em vez de uma PIDC, a neuropatia diabética motora indolor é provavelmente parte do espectro da radiculoplexoneuropatia diabética (uma variante indolor).[48]

MONONEUROPATIAS PERIFÉRICAS NOS PACIENTES DIABÉTICOS

Em geral, as mononeuropatias são mais comuns em pacientes diabéticos, especialmente as do nervo mediano no carpo (síndrome do túnel do carpo), do nervo ulnar no cotovelo, do nervo cutâneo lateral da coxa (meralgia parestésica) e do nervo fibular na cabeça da fíbula.[49] Contribuem para a maior prevalência dessas mononeuropatias fatores como a polineuropatia subjacente (por promover alterações no mecanismo de transporte axonal e anormalidades metabólicas e microvasculares, o que predispõe ao comprometimento focal do nervo periférico), obesidade (especialmente nos casos de síndrome do túnel do carpo e meralgia parestésica) e anormalidades focais nos tecidos moles que circundam o nervo periférico, como limitação na mobilidade articular e rigidez de ligamentos, mais comuns em diabéticos.[50]

Dentre as mononeuropatias citadas, a mais comum é a síndrome do túnel do carpo. Vários estudos recentes apontam para maior prevalência dessa condição nos pacientes diabéticos e até naqueles com intolerância à glicose,[51] embora não seja custo-efetiva a pesquisa de diabetes em todos os pacientes que se apresentam com neuropatia do mediano.[52] Deve-se suspeitar de síndrome do túnel do carpo se o paciente diabético referir mais sintomas nas mãos do que nos pés ou se mais em uma mão do que na outra. Como os testes clínicos de Tinel e Phalen têm baixas sensibilidade e especificidade,[53] a eletroneuromiografia deve ser valorizada. Em caso de polineuropatia severa, a eletromiografia pode ser inconclusiva e a ultrassonografia pode ser útil.[54,55]

TRATAMENTO

Diante da clara associação fisiopatológica entre exposição prolongada à hiperglicemia e à neuropatia diabética, o tratamento começa com a tentativa de melhorar o controle glicêmico. O The Diabetes Control and Complications Trial Research (DCCT) mostrou que o tratamento intensivo está associado a menores taxas de neuropatia.[56] Outras estratégias incluem o uso de agentes antioxidantes, como o ácido alfalipoico, inibidores da aldose redutase e fatores de crescimento nervoso recombinante humano; nenhuma dessas opções apresentou bons resultados em ensaios clínicos.[57-59]

Para tratamento da dor na neuropatia diabética existem várias opções. Resumimos a seguir as atuais recomendações da Academia Americana de Neurologia.[60] As dosagens citadas referem-se às médias e máximas doses utilizadas nos estudos, devendo cada caso ser particularizado, levando em conta tolerância e eficácia:

- *Antiepilépticos*: a pregabalina (300 a 600mg/dia), a gabapentina (900 a 3.600mg/dia) e o valproato de sódio (500 a 1.200mg/dia) têm efeito benéfico, com preferência para a primeira e restrições para a última, por conta de efeitos colaterais (p. ex., ganho de peso). Lamotrigi-

na, topiramato e oxcarbazepina não devem ser considerados.
- *Antidepressivos*: amitriptilina (25 a 100mg/dia), venlafaxina (75 a 225mg/dia) e duloxetina (60 a 120mg/dia) são efetivas em reduzir a dor. Não há dados que favoreçam uma em relação à outra, devendo cada caso ser analisado separadamente, considerando tolerabilidade e custo. A única associação de fármacos bem estudada para neuropatia diabética inclui venlafaxina mais gabapentina, e esta associação mostrou-se superior à gabapentina mais placebo. Não são recomendadas imipramina, fluoxetina ou nortriptilina.
- *Opioides*: morfina (até 120mg/dia), oxicodona (até 120mg/dia) e tramadol (até 210mg/dia) podem ser utilizados com bom efeito para analgesia, mas o uso crônico dessas medicações deve ser evitado em razão dos importantes efeitos adversos (náusea, constipação intestinal, sedação, aparecimento de novas síndromes dolorosas, como a cefaleia de rebote, e os potenciais aditivos e de tolerância com escalonamento da dose).
- *Outros agentes farmacológicos*: a capsaicina (creme tópico a 0,075%, quatro vezes ao dia) é eficaz no alívio da dor, mas geralmente não é bem tolerada. O *spray* de dinitrato de isossorbida é eficaz, mas não está disponível no Brasil atualmente.
- *Agentes não farmacológicos*: estimulação elétrica nervosa percutânea (três a quatro vezes por semana).

O tratamento da hipotensão ortostática, usualmente associada às neuropatias autonômicas, depende da gravidade. Casos leves não costumam necessitar de tratamento. Deve-se orientar o paciente a levantar-se devagar e com cuidado e manter hidratação adequada. O uso de meias de compressão pode ser útil. Medicações como midodrina e fludrocortisona podem ser utilizadas, com atenção para efeitos colaterais e hipertensão supina.[4]

O plano terapêutico das *neuropatias diabéticas inflamatórias* envolve tratamentos sintomático e imunológico. O tratamento sintomático inclui reabilitação (fisioterapia e terapia ocupacional, iniciado assim que possível), tratamento da dor (com medicações para dor neuropática e analgésicos opioides, com doses limitadas pelos efeitos colaterais e a possibilidade de adição) e tratamento de depressão, comum nesses pacientes. É importante sempre lembrar aos pacientes o caráter monofásico dessa doença e a real possibilidade de melhora a médio e longo prazo. Com relação ao tratamento imunológico, seu uso ainda não está completamente estabelecido. Vários ensaios foram conduzidos com bons resultados, mas as evidências não são suficientes para definir se estes decorrem do tratamento ou da evolução natural da doença.[61] Podem ser utilizados corticoides VO, em regime de pulsoterapia, ou ainda imunoglobulina humana. A despeito dos sabidos efeitos colaterais metabólicos com o uso dos corticóides, os pacientes submetidos a esse tratamento não costumam piorar seu controle glicêmico. O maior estudo realizado usou metilprednisolona, três doses de 1 grama na primeira semana, seguidas de doses semanais de 250mg por 12 semanas. Observou-se desfecho final semelhante entre os grupo tratamento e placebo, mas melhora significativa e mais precoce em sintomas sensitivos, especialmente dor, o que nos sugere optar pelo tratamento.[62]

Em pacientes diabéticos portadores da *síndrome do túnel do carpo*, a descompressão cirúrgica deve ser considerada, mesmo havendo polineuropatia associada, pois ocorre melhora significativa dos sintomas.[63]

CONSIDERAÇÕES FINAIS

Neuropatias periféricas são comuns no diabetes. No entanto, nem todas as neuropatias que ocorrem nos diabéticos são causadas pelo diabetes. Outras possíveis causas devem ser excluídas antes de ser fechado o diagnóstico de neuropatia diabética. Uma vez estabelecido o diagnóstico, o tratamento deve ser iniciado. As diferentes neuropatias associadas ao diabetes envolvem distintos mecanismos patogênicos predominantes: metabólico, vascular e inflamatório. De acordo com o tipo de neuropatia, o tratamento envolverá controle glicêmico, medicações sintomáticas ou imunoterapia, associada a orientação para o melhor convívio possível com as consequências da neuropatia. A Tabela 83.2 resume alguns pontos-chave do material apresentado neste capítulo.

Tabela 83.2 Neuropatia diabética: pontos importantes

1. A *neuropatia diabética* não é uma única entidade clínica, mas várias, com patogenia, manifestações clínicas e, por vezes, tratamentos diferentes.
2. A *polineuropatia sensitivomotora*, o tipo mais comum de neuropatia diabética, é simétrica, predominantemente distal e sensitiva. O controle glicêmico adequado é atualmente a melhor medida para prevenir o aparecimento e retardar a progressão da polineuropatia diabética. No entanto, o controle excessivamente rígido da glicemia tem sido associado a aumento de mortalidade.
3. A *radiculoplexoneuropatia diabética* (antes conhecida como amiotrofia diabética) tem patogênese imunomediada, envolve principalmente a região lombossacra, e pode causar importante déficit funcional. A imunoterapia deve ser considerada no tratamento da radiculoplexoneuropatia diabética.
4. A *neuropatia autonômica e de fibras finas* é relativamente frequente e subdiagnosticada. Sua presença pode trazer consequências negativas para os pacientes.
5. Há aumento da incidência de mononeuropatias em diabéticos. Na síndrome do túnel do carpo, a descompressão cirúrgica deve ser considerada, mesmo na presença de polineuropatia.

Referências

1. Dyck PJ, Kratz KM, Karnes JL et al. The prevalence by staged severity of various types of diabetic neuropathy, retinopathy, and nephropathy in a population-based cohort: The Rochester Diabetic Neuropathy Study. Neurology 1993; 43(4):817-24.
2. Harati Y. Diabetic neuropathies: unanswered questions. Neurol Clin 2007; 25(1):303-17.
3. Dyck PJ, Karnes JL, O'Brien PC et al. The spatial distribution of fiber loss in diabetic polyneuropathy suggests ischemia. Ann Neurol 1986; 19(5):440-9.
4. Tracy JA, Dyck, PJB. Diabetic neuropathy. In: Donofrio PD. Textbook of peripheral neuropathy 1. ed. New York: Demos Medical 2012:57-68.
5. Tesfaye S, Boulton AJ, Dyck PJ et al. Diabetic neuropathies: update on definitions, diagnostic criteria, estimation of severity, and treatments. Diabetes Care 2010; 33(10):2285-93.
6. Singleton JR, Smith AG, Bromberg MB. Increased prevalence of impaired glucose tolerance in patients with painful sensory neuropathy. Diabetes Care 2001; 24(8):1448-53.
7. Sumner CJ, Sheth S, Griffin JW et al. The spectrum of neuropathy in diabetes and impaired glucose tolerance. Neurology 2003; 60(1):108-11.
8. Hoffman-Snyder C, Smith BE, Ross MA et al. Value of the oral glucose tolerance test in the evaluation of chronic idiopathic axonal polyneuropathy. Arch Neurol 2006; 63(8):1075-9.
9. Dyck PJ, Clark VM, Overland CJ et al. Impaired glycemic and diabetic polyneuropathy. The OC IG survey. Diabetes Care 2012; 35:584-91.
10. Smith AG, Russel J, Feldman EL et al. Lifestyle intervention of for pre-diabetic neuropathy. Diabetes Care 2006; 29(6):1294-9.
11. Boulton AJ, Vinik AI, Arezzo JC et al. Diabetic neuropathies: a statement by the American Diabetes Association. Diabetes Care 2005; 28:956-62.
12. Maleki D, Locke GR III, Camilleri et al. Gastrointestinal tract symptoms among persons with diabetes mellitus in the community. Arch Intern Med 2000; 160:2808-16.
13. Witte DR, Tesfaye S, Chaturvedi N, Eaton SE, Kempler P, Fuller JH. Risk factors for cardiac autonomic neuropathy in type 1 diabetes mellitus. Diabetologia 2005; 48:164-71.
14. Vinik AI, Ziegler D. Diabetic cardiovascular autonomic neuropathy. Circulation 2007; 115:387-97.
15. Pop-Busui R, Herman WH, Feldman EL et al. DCCT and EDIC studies in type 1 diabetes: lessons for diabetic neuropathy regarding metabolic memory and natural history. Curr Diab Rep 2010; 10:276-82.
16. Toyry JP, Partanen JV, Niskanen LK, Lansimies EK, Uusitupa MI. Divergent development of autonomic and peripheral somatic neuropathies in NIDDM. Diabetologia 1997; 40:953-8.
17. Tesfaye S, Chaturvedi N, Eaton SE et al. Vascular risk factors and diabetic neuropathy. N Engl J Med 2005; 352:341-50.
18. Karavanaki K, Baum JD. Coexistance of impaired indices of autonomic neuropathy and diabetic neuropathy in a cohort of children with type 1 diabetes mellitus. JPEM 2003; 16:79-90.
19. Maguire AM, Craig ME, Craighead A et al. Autonomic nerve testing predicts the development of complications: a 12 year follow-up study. Diabetes Care 2007; 30:77-82.
20. Jones KL, Russo A, Stevens JE, Wishart JM, Berry MK, Horowitz M. Predictors of delayed gastric emptying in diabetes. Diabetes Care 2001; 24:1264-9.

Capítulo 83 Neuropatia Diabética

21. Vinik AI, Master RE, Mitchell BD, Freeman R. Diabetic autonomic neuropathy. Diabetes Care 2003; 26:1553-79.

22. Sellin JH, Chang EB. Therapy insight: gastrointestinal complications of diabetes – pathophysiology and management. Nat Clin Pract Gastroenterol Hepatol 2008; 5:162-71.

23. Fedele D. Therapy insight: sexual and bladder disfunction associated with diabetes mellitus. Nat Clin Pract Urol 2005; 2:282-90.

24. Kaplan SA, Te AE, Blaivas JG. Urodynamic findings in patients with diabetic cystopathy. J Urol 1995; 153:342-4.

25. Low VA, Sandroni P, Fealey RD, Low PA. Detection of small-fiber neuropathy by sudomotor testing. Muscle Nerve 2006; 34:57-61.

26. Fealey RD, Low PA, Thomas JE. Thermoregulatory sweating abnormalities in diabetes mellitus. Mayo Clin Proc 1984; 64:712-5.

27. Gibbons CH, Illigens BM, Centi J, Freeman R. QDIRT: quantitative direct and indirect test of sudomotor function. Neurology 2008; 70:2299-304.

28. Illigens BM, Gibbons CH. Sweat testing to evaluate autonomic function. Clin Auton Res 2009; 19:79-87.

29. Maser RE, Lenhard MJ. Cardiovascular autonomic neuropathy due to diabetes mellitus: clinical manifestations consequences, and treatment. J Clin Endocrinol Metab 2005; 90:5896-903.

30. Jacob G, Costa F, Biaggioni I. Spectrum of autonomic cardiovascular neuropathy in diabetes. Diabetes Care 2003; 26:2174-80.

31. Gibbons CH, Freeman R. Delayed orthostatic hypotension: a frequent cause of orthostatic intolerance. Neurology 2006; 67:28-32.

32. Adler GK, BonyhayI, Failing H, Waring E, Dotson S, Freeman R. Antecedent hypoglycemia impairs autonomic cardiovascular functions – implications for rigorous glycemic control. Diabetes 2009; 58:360-6.

33. Cryer PE. Mechanisms of hypoglycemia-associated autonomic failure and its component syndromes in diabetes. Diabetes 2005; 54:3592-601.

34. Ellenberg M. Diabetic neuropathic cachexia. Diabetes 1974; 23:418-23.

35. Archer AG, Watkins PJ, Thomas PK, Sharma AK, Payan J. The natural history of acute painful neuropathy in diabetes mellitus. J Neurol Neurosurg Psychiatry 1983; 46:491-9.

36. Gibbons CH, Freeman R. Treatment-induced diabetic neuropathy: a reversible painful autonomic neuropathy. Ann Neurol 2010; 67:534-41.

37. Tesfaye S, Malik R, Harris N et al. Arteriovenous shunting and proliferating new vessels in acute painful neuropathy of rapid glycemic control (insulin neuritis). Diabetologia 1996; 39:329-35.

38. Anonimous. The relationship of glycemic exposure (HbA1c) to the risk of development and progression of retinopathy in the diabetes control and complications trial. Diabetes 1995; 44:968-83.

39. Davis MD, Beck RW, Home PD, Sandow J, Ferris FL. Early retinopathy progression in four randomized trials comparing insulin glargine and NPH [corrected] insulin. Exp Clin Endocrinol Diabetes 2007; 115:240-3.

40. Chantelau E, Meyer-Schwickerath R, Klabe K. Downregulation of serum IGF-1 for treatment of early worsening of diabetic retinopathy: a long-term follow-up of two cases. Ophtalmologica 2010; 224:243-6.

41. Dyck PJB. Radiculoplexus neuropathies; diabetic and non diabetic varieties. In: Dyck PJ, Thomas PK (eds.) Peripheral neuropathy. 4. ed. Philadelphia: Elsevier Saunders, 2005:1993-2015.

42. Figueroa JJ, Dyck PJ, Laughlin RS et al. Autonomic disfunction in chronic inflammatory demyelinating polyradiculoneuropathy. Neurology 2012; 78:701-8.

43. Dyck PJB, Norell JE, Dyck PJ. Microvasculitis and ischemia in non-diabetic lumbosacral radiculoplexis neuropathy. Neurology 1999; 53(9):2113-21.

44. Dyck PJB, Engelstad J, Norell J, Dyck PJ. Microvasculitis in non-diabetic lumbosacral radiculoplexus neuropathy (LSRPN): similarity to the diabetic variety (DLSRPN). J Neuropath Exp Neurol 2000; 59:525-38.

45. Ndip A, Basu A, Hosker JP, Boulton AJ. Diabetic thoracic poliradiculoneuropathy (DTP) following normalization of blood glucose post-pancreatic transplantation. Diabetic Med 2009; 26:744-5.

46. Katz JS, Saperstein DS, Wolfe G et al. Cervicobrachial involvement in diabetic radiculoplexopathy. Muscle Nerve 2001; 24:794-8.

47. Garces-Sanchez M, Laughlin RS, Dyck PJ, Engelstad JK, Norell JE. Painless diabetic motor neuropathy: a variant of diabetic lumbosacral radiculoplexus neuropathy? Ann Neurol 2011; 69:1043-54.

48. Chio A, Cocito D, Bottacchi E et al. Idiopathic chronic inflammatory demyelinating polineuropathy: an epidemiological study in Italy. J Neurol Neurosurg Psychiatry 2007; 78:1349-53.

49. Wilbourn AJ. Diabetic entrapment and compression neuropathies. In: Dyck PJ, Thomas PK (eds.) Diabetic neuropathy. 2. ed. Philadelphia: WB Saunders, 1999:481-508.

50. Dyck PJ, Giannini C. Pathologic alterations in diabetic neuropathies of humans: a review. J Neuropathol Exp Neurol 1996; 55:1181-93.

51. Plastino M, Fava A, Carmela C et al. Insulin resistance increases the risk of carpal tunnel syndrome: a case-controlled study. J Peripher Nerv Syst 2011; 16:186-90.

52. Bland JD. Use of screening blood tests in patients with carpal tunnel syndrome. J Neurol Neurosurg Psychiatry 2007; 78(6):551..

53. Steward JD. Focal peripheral neuropathies. 4. ed. Vancouver: JBJ Publishing, 2010.

54. Jablecki CK, Andary MT, Floeter MK et al. Practice parameter: Eletrodiagnostic studies in carpal tunnel syndrome. Report of the American Association of Eletrodiagnostic Medicine, American Academy of Neurology, and the American Academy of Physical Medicine and Rehabilitation. Neurology 2002; 58:1589-92.

55. Gazioglu S, Boz, Cakmak VA. Eletrodiagnosis of carpal tunnel syndrome in patients with diabetic polyneuropathy. Clin Neurophysiol 2011; 122:1463-9.

56. The Diabetes Control and Complications Trial Research Group. The effect of intensive diabetes therapy on the development and progression of neuropathy. Ann Intern Med 1995; 122(8):561-8.

57. Ziegler D, Hanefeld M, Ruhnau KJ et al. Treatment of symptomatic diabetic polyneuropathy with the antioxidant alpha-lipoic acid: a 7-month multicenter randomized controlled trial (ALADIN III Study). ALADIN III Study Group. Alpha-Lipoic Acid in Diabetic Neuropathy. Diabetes Care 1999; 22(8):1296-301.

58. Krentz AJ, Honigsberger L, Ellis SH et al. A 12-month controlled randomized study of the aldose reductase inhibitor ponalrestat in patients with symptomatic diabetic neuropathy. Diabet Med 1992; 9(5):463-8.

59. Apfel SC, Kessler JA, Adornato BT et al. Efficacy and safety of recumbinant human nerve growth fator in patients with diabe-

tic polyneuropathy. A randomized controlled trial. JAMA 2000; 284:2215-21.

60. Bril V, England J, Franklin GM et al; American Academy of Neurology; American Association of Neuromuscular and Electrodiagnostic Medicine; American Academy of Physical Medicine and Rehabilitation. Evidence-based guideline: Treatment of painful diabetic neuropathy: report of the American Academy of Neurology, the American Association of Neuromuscular and Electrodiagnostic Medicine, and the American Academy of Physical Medicine and Rehabilitation. Neurology 2011; 76:1758-65.

61. Krendel DA, Costian DA, Hopkins LC. Successful treatment of neuropathies in patients with diabetes mellitus. Arch Neurol 1995; 52(11):1053-61.

62. Dyck PJB, O'Brien P, Bosch EP et al. The multi-centre, double--blind controlled trial of IV methilprednisolone in diabetic lumbosacral radiculoplexux neuropathy. Neurology 2006; 66(5 Suppl 2):A191.

63. Thomsen NO, Cederland R, Rosén I et al. Clinical outcomes of surgical releaseamong diabetic patients with carpal tunnel syndrome: prospective follow-up with matched controls. J Hand Surg 2009; 34A:1177-87.

Neuropatia Autonômica do Diabetes

Helena Schmid

INTRODUÇÃO

As alterações neuropáticas autonômicas relacionadas com o *diabetes mellitus* (DM) afetam sistemas distribuídos por todo o organismo (inervados pelos sistemas simpático e parassimpático), como os sistemas cardiovascular, gastrointestinal, geniturinário, pupilar, sudomotor e neuroendócrino. A neuropatia autonômica diabética (NAD), que compromete os sistemas parassimpático e simpático, é classificada em subclínica ou clínica, dependendo da presença ou ausência de sintomas.[1] Quando ocorrem sintomas, estes abrangem um grande espectro, uma vez que podem incluir vários sistemas citados (Tabela 84.1).

Uma vez estabelecida a NAD, o tratamento costuma ser muito difícil. Consequentemente, é desejável impedir a ocorrência dessa complicação ou, se já existir, retardar sua progressão.[1] O mau controle metabólico e a presença de fatores de risco cardiovascular parecem estar associados ao desenvolvimento da neuropatia diabética (ND), conforme resultados do estudo EURODIAB, que mostrou que a incidência de ND esteve associada ao mau controle glicêmico, níveis elevados de triglicerídeos, aumento do índice de massa corporal (IMC), tabagismo e hipertensão arterial sistêmica.[2]

A neuropatia autonômica cardiovascular (NAC) é apontada como possível causa de morte súbita. Maser et al.[3] revisaram 15 estudos dos quais participaram 2.900 pacientes com *diabetes mellitus* e NAC: durante o seguimento (0,5 a 16 anos), a mortalidade foi maior (30%) entre os pacientes com NAC, quando comparada com a dos que não apresentavam NAC no período basal (13%). O'Brien et al. observaram que NAD foi o fator preditivo independente mais importante de morte em diabéticos do que pressão arterial sistólica (PAS), pé diabético, IMC, neuropatia sensitiva, proteinúria e doença macrovascular.[4]

A prevalência relatada de NAD varia com a população estudada e os métodos utilizados. Em revisão de 15 artigos, a prevalência vai de 2,6% a 90%, com média de 30%.[4] Um paciente é classificado como apresentando NAD, uma

Tabela 84.1 Manifestações clínicas de neuropatia diabética autonômica

Disfunção	Sintomas/sinais/achados diagnósticos
Cardiovascular	Tonturas por hipotensão postural, hipotensão pós-prandial, taquicardia em repouso, intolerância ao exercício, isquemia miocárdica ou infarto sem dor, complicações nos pés, morte súbita
Autonômica periférica	Alterações na textura da pele, edema, proeminência venosa, formação de calo, perda das unhas, anormalidades na sudorese dos pés
Gastrointestinal	Disfagia, dor retroesternal, pirose, gastroparesia, constipação intestinal, diarreia, incontinência fecal
Geniturinária	Disfunção vesical, ejaculação retrógrada, disfunção erétil, dispareunia
Sudomotora	Anidrose distal, sudorese gustatória
Resposta pupilar anormal	Visão muito diminuída no escuro
Resposta neuroendócrina à hipoglicemia	Menor secreção de glucagon, secreção retardada de adrenalina

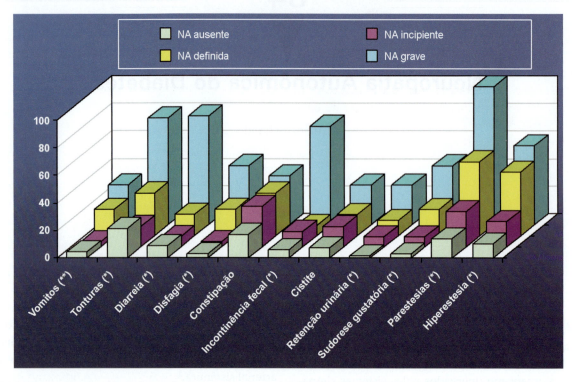

Figura 84.1 Grau de disautonomia cardiovascular (ausente, incipiente, definida e grave) vs. sintomas relacionados com NAD.[5] (NA: neuropatia autonômica cardiovascular.)

polineuropatia de fibras finas, quando apresenta respostas autonômicas alteradas.[5] Em geral, os testes utilizados são os cardiovasculares (CV). Com frequência, todos os tipos de disfunção autonômica[5,6] ocorrem simultaneamente no mesmo indivíduo, variando, no entanto, o grau de comprometimento dos diferentes sistemas, mas havendo relação entre a gravidade da NAC e a prevalência de manifestações clínicas de diferentes sistemas (Figura 84.1).

FISIOPATOLOGIA

A hiperglicemia tem papel-chave na ativação de várias vias bioquímicas metabólicas relacionadas com o estado metabólico e *redox* das células nervosas, as quais, em conjunto com perfusão nervosa prejudicada, contribuem para o desenvolvimento e a progressão da ND. Modelos experimentais de diabetes dão suporte às especulações sobre a relação entre hiperglicemia e NAC e as vias metabólicas envolvidas.[7-11] Em estudo do qual participou um dos autores deste capítulo, foi observado que, embora ratos diabéticos apresentem bradicardia e hipotensão nas fases iniciais de diabetes pós-injeção de estreptozotocina, sua função autonômica está reduzida após 30 a 45 dias de diabetes, e essas alterações correlacionaram-se negativamente com a glicemia, sugerindo uma origem metabólica.[12]

Fortes evidências experimentais implicam várias das vias patogenéticas que podem impactar a função neuronal somática no diabetes também na patogênese da NAC. Essas são: formação de produtos de glicosilação avançada, aumento do estresse oxidativo/nitroso com aumento da produção de radicais livres, ativação das vias que aumentam a síntese dos polióis, proteína cinase C, poli-ADP ribosilase e de genes que determinam dano renal.[13-15] Em adição, níveis significativamente baixos do receptor solúvel para os AGE (rAGE) têm sido observados em pacientes com NAC avançada.[16] Evidências recentes têm mostrado também que mesmo um baixo grau de inflamação exerce papel importante na patogênese das ND, sendo mediada pela ativação de NF-κB e efeitos de baixo fluxo,[17,18] com déficits em fibras periféricas e autonômicas.[18,19] Um papel de citocinas inflamatórias e adipocitocinas no desbalanço autonômico presente no diabetes e mesmo no pré-diabetes foi mais recentemente descrito e está amplamente investigado.[20] Dados em humanos referem que alterações tanto no sistema simpático como no parassimpático podem ocorrer previamente ao desenvolvimento de hiperglicemia na faixa de diabetes em indivíduos com fatores da síndrome metabólica, alterações que se correlacionaram com aumento dos marcadores inflamatórios derivados do tecido adiposo.[21,22]

Um envolvimento de respostas autoimunes na patogênese da NAC também foi postulado. Desse modo, infiltração por linfócitos e macrófagos dentro dos gânglios simpáticos e outras estruturas de nervos autonômicos foi descrita em pacientes diabéticos com neuropatia sintomática grave,[23,24] e a presença de autoanticorpos para estruturas autonômicas nos nervos tem sido relatada independentemente por vários laboratórios.[25-28]

Também tem sido descrito que, em humanos com diabetes, o desenvolvimento da NAD é função de uma complexa interação entre grau de controle glicêmico, duração da doença, dano neuronal relacionado com aumento da idade, PAS e pressão arterial diastólica (PAD).[2,29,30] Esses fatores provocariam disfunção neuronal progressiva, acompanhando a ocorrência paralela da neuropatia periférica, isto é, começando na porção distal do coração e progredindo para a proximal. Nossos dados[31] e os de outros[32] confirmaram que, inicialmente, na progressão da NAD complicando o DM1, existe um mecanismo compensatório no tônus cardíaco simpático em resposta à desnervação periférica subclínica. Mais tardiamente, a desnervação simpática progride a partir do ápice dos ventrículos para a base, sendo acompanhada, no diabetes experimental, por alterações regionais dos níveis do fator de crescimento do nervo (NGF na sigla em inglês), desnervação máxima ocorrendo distalmente nos ventrículos e formando um gradiente proximal-distal de depleção de NGF, que segue o padrão da desnervação.[33]

DIAGNÓSTICO CLÍNICO

A NAD, como citado previamente, pode comprometer todos os sistemas autonômicos do organismo. Quando se considera o envolvimento do sistema CV, é denominada neuropatia autonômica cardiovascular (NAC).

Os sintomas da NAC se manifestam quando há doença avançada e duração prolongada do diabetes, incluem, geralmente, intolerância ao exercício, taquicardia de repouso e hipotensão ortostática. Uma NAC subclínica pode ser documentada por alterações na variabilidade da frequência cardíaca (FC) e reflexos cardiovasculares anormais, e pode ser detectada 1 ano depois do diagnóstico de DM2 e 2 anos depois do diagnóstico de DM1.[34]

Intolerância ao Exercício

Pacientes com NAC podem se apresentar com diminuição assintomática da FC, PA e débito cardíaco, em resposta ao exercício físico e como consequência da desnervação vagal provocada pelo diabetes mesmo na ausência de outros sinais de doença CV.[35] Em estágios mais tardios, a combinação de déficits parassimpático-simpáticos determina declínios mais graves, resposta da FC máxima comprometida e sintomas de hipotensão ortostática.[4]

Recomenda-se que os pacientes diabéticos que poderiam ter NAC sejam submetidos a testes com estresse cardíaco antes de iniciar em um programa de exercícios físicos: se o teste for positivo para NAC, os pacientes deverão ser aconselhados, para promover incrementos de carga, a acreditar no nível de exercício percebido e não na FC. Esse cuidado poderia prevenir intensidades de exercício que determinem risco cardiovasular.[35]

Taquicardia de Repouso

Frequência cardíaca de repouso de 100 a 130bpm é manifestação de fase tardia da doença e reflete aumento relativo do tônus simpático associado a comprometimento vagal. Contudo, taquicardia de repouso é sinal não específico da NAC e pode estar presente em várias outras condições, como anemia, disfunção tireoidiana, doença CV subjacente, incluindo insuficiência cardíaca, obesidade e baixo condicionamento físico para realizar exercícios. Uma FC fixa que não é responsiva a exercícios moderados, estresse ou sono indica quase que completa desnervação autonômica cardíaca[35] e sugere NAC grave. Contudo, uma baixa resposta a agonistas dos receptores de adenosina foi descrita em pacientes com DM e síndrome metabólica (SM) e atribuída a estágios iniciais da NAC.[36] Alta FC de repouso demonstrou ser um fator de risco independente para mortalidade por todas as causas e para mortalidade cardiovascular em várias coortes prospectivas.[36] Além disso, evidências recentes têm demonstrado o valor prognóstico da FC de repouso como ferramenta útil para estratificação do risco CV e alvo terapêutico em pacientes de alto risco.[4]

Anormalidades na Regulação da Pressão Arterial

Indivíduos não diabéticos apresentam predominância do tônus vagal e diminuição do tônus parassimpático à noite, associado a redução na PA noturna.[37] Em pacientes com NAC por diabetes, esse padrão está alterado, resultando em predominância do simpático durante o sono com subsequente hipertensão noturna, também conhecida como sem queda ou reversão da queda (non-dipping and reverse dipping).[38] Esses achados estão associados a alta frequência de hipertrofia ventricular esquerda e eventos CV sérios fatais e não fatais em pacientes diabéticos com NAC.[39,40]

Hipotensão Ortostática

Os sintomas associados à hipotensão ortostática incluem: sensação de cabeça muito leve, fraqueza, desmaio, vertigem, alterações visuais e, em casos mais graves, síncope ao adotar a posição ortostática. Esses sintomas podem ser agravados por muitos medicamentos prescritos para pacientes com diabetes, como vasodilatadores, diuréticos, insulina (mediante vasodilatação endotélio-dependente) e antidepressivos tricíclicos, uma classe de medicamentos comumente usada para alívio sintomático da dor associada a ND dolorosa.[35]

A hipotensão ortostática é definida como redução da PAS de, pelo menos, 20mmHg ou PAD, pelo menos, 10mmHg em 1 a 3 minutos após o paciente assumir a posição ortostática.[4,41] No diabetes, hipotensão ortostática ocorre frequentemente como consequência de desnervação simpática vasomotora eferente, causando redução da vasoconstrição do leito vascular esplâncnico e periférico.[41]

AVALIAÇÃO CLÍNICA E CRITÉRIOS DIAGNÓSTICOS

Várias estratégias diagnósticas, com variados graus de complexidade, têm sido utilizadas para diagnosticar NAC na prática ou em pesquisa, incluindo a realização de testes CV reflexos, variabilidade da FC, perfil da PA nas 24 horas, hipotensão ortostática, sensibilidade baror-reflexa, imagem cardíaca simpática, microneurografia ou pletismografia de oclusão (Tabela 84.2).

Contudo, com base em fortes linhas de evidências até agora utilizadas, o Toronto Consensus Panel on Diabetic Neuropathy concluiu que os testes de reflexos cardiovasculares autonômicos (discutidos adiante) são sensíveis, específicos, reprodutíveis, seguros e padronizados[43-45]) e recomendou seu uso como padrão-ouro para testar a função autonômica clinicamente.[41]

Testes Reflexos Cardiovasculares Autonômicos

Os testes cardiovasculares autonômicos, primeiramente descritos na década de 1970,[46] avaliam a função cardíaca autonômica usando manobras fisiológicas provocativas e verificando as mudanças na FC e na PA. Esses testes compreendem várias manobras a serem realizadas à beira do leito, as quais incluem: alterações em R-R com a respiração profunda, uma medida da arritmia sinusal durante respiração silenciosa, a qual reflete primariamente a função parassimpática;[47] resposta da R-R à posição ortostática, a qual induz taquicardia reflexamente, seguida de bradicardia, sendo mediada pelo vago e o barorreflexo; índice de Valsalva, o qual avalia a função cardiovagal em resposta a aumento padronizado da pressão intratorácica (manobra de Valsalva); e hipotensão ortostática, que avalia a resposta da PA ao ortostatismo e a força muscular sustentada isométrica. Os dois últimos testes fornecem dados sobre a função simpática, embora a resposta da PA à força isométrica muscular sustentada venha sendo atualmente usada apenas em pesquisa.[4,48]

A taxa de FC, monitorizada eletrocardiograficamente, é avaliada após respiração profunda, manobra de Valsalva e ortostatismo. A resposta da PA à força manual sustentada ou ao ortostatismo é medida com o esfigmomanômetro aneroide. Uma descrição pormenorizada desses testes pode ser obtida em estudos publicados previamente por um dos autores deste capítulo e seu grupo.[49,50] Nestes, foi descrita a padronização dos valores em pacientes normais e implantado o uso de um *software* para cálculo dos resultados dos testes após aquisição dos dados das respostas cardíacas em pessoas normais de diferentes idades. Os testes cujos resultados variaram com a idade estão apresentados na Figura 84.2. De acordo com esses testes, os pacientes são classificados como portadores de neuropatia autonômica na presença de dois ou mais testes alterados.

Embora não sejam encontradas evidências claras de superioridade nas características diagnósticas de um reflexo CV sobre os demais,[4] o teste da respiração profunda é o

---

Tabela 84.2 Avaliação de NAC

Testes reflexos autonômicos cardiovasculares
- Alterações no intervalo R-R com respiração profunda
- Manobra de Valsalva
- Resposta do R-R ao ortostatismo
- Resposta da PA ao ortostatismo
- Resposta da PA ao esforço isométrico sustentado (reservado para pesquisa)

Variabilidade da FC
- Medidas no domínio do tempo
  - Desvio padrão de todos os intervalos R-R normais (SDNN)
  - Raiz quadrada média da diferença de intervalos R-R sucessivos (rMSSD)
  - Diferença entre o intervalo mais longo e o mais curto
  - Desvio-padrão da média de 5 min de intervalos R-R normais (SDANN)
- Medidas no domínio da frequência
  - Componentes de alta frequência (0,15-0,4Hz)
  - Componentes de baixa frequência (0,1Hz)
  - Componentes de muito baixa frequência (< 0,04Hz)

Frequência cardíaca de repouso
- Usada em pesquisas; também pode ser utilizada para estratificação do risco cardiovascular

Perfil da PA nas 24 horas

Sensibilidade ao barorreflexo
- Uso reservado para pesquisas que avaliam função cardíaca vagal e simpática barorreflexa

Técnicas de imagem cintilográfica
- Tomografia de emissão positrônica com [123I]meta-iodobenzilguanidina (MIBG)
- Tomografia de emissão positrônica com [11C]-meta-hidroxi-efedrina ([11C]HED)

Atividade de nervo simpático muscular
- Uso reservado para pesquisas

Teste *Head-Up-Tilt-Table*

Avaliação de sintomas
- Perfil de sintomas autonômicos

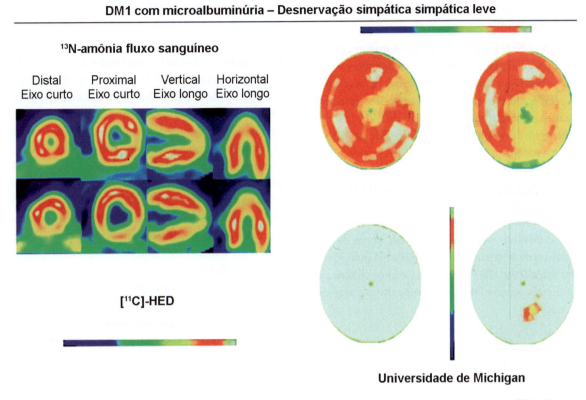

Figura 84.2 Mapeamento cardíaco (PET scan) utilizando como radiotraçadores ¹³N-amônia para avaliação do fluxo sanguíneo e [¹¹C]-HED para avaliação da inervação simpática. No exemplo, paciente com DM1, com microangiopatia e desnervação simpática leve.[32]

mais amplamente utilizado em virtude de sua alta reprodutibilidade, quase 80% de especificidade[51] e facilidade de uso.[4,47-49] O teste da respiração forçada pode ser expresso como intervalo da FC, intervalo do período cardíaco, razão E/I (menor R-R durante a inspiração/maior R-R durante a expiração) ou média da circular resultante computada pela análise de vetores. A última parece ser a análise mais sensível, porque elimina os efeitos de tendências na FC durante o tempo, atenuando o efeito da FC basal e de batimentos ectópicos.[52] Os testes de Valsalva e os posturais são analisados como quocientes do maior e do menor intervalo R-R registrado durante cada manobra respectiva.

A manobra de Valsalva necessita de grande colaboração por parte do paciente e, devido ao aumento associado das pressões intratorácica, intraocular e intracraniana, pode, teoricamente, ser associada a um pequeno risco de hemorragia intraocular ou deslocamento de lente e não pode, por isso, ser realizada por todos os pacientes.[4]

Diversos fatores, incluindo produtos com cafeína e tabaco, alimentos ou prescrições e medicamentos em doses elevadas, pode alterar as respostas autonômicas CV e, por isso, esses testes devem ser realizados em condições padronizadas estritas.

Já na época em que foram descritos esses testes, foi observado que a avaliação poderia não diagnosticar precocemente a NAC, já que alguns pacientes com sintomas sabidamente causados por ela apresentavam testes normais.[53] No entanto, os testes propostos por Ewing ainda são, em geral, a primeira escolha na investigação da disfunção autonômica do DM, posto que foram padronizados e existem vários estudos a longo prazo demonstrando seu valor prognóstico, o que não ocorre em relação às novas alternativas diagnósticas.[54]

Além de promover o estadiamento da NAC, um simples teste anormal pode indicar NAC incipiente, mas a presença de anormalidades em mais de um teste, preferencialmente em três testes, é recomendada para um diagnóstico definitivo.[4] As anormalidades nos testes devem ser definidas estritamente por meio de critérios de idade e dados normativos específicos.[4]

A Associação Americana de Diabetes (Consensus Statement, 1992) tem proposto que pelo menos três testes CV sejam utilizados para o diagnóstico de neuropatia autonômica (p. ex., variação do intervalo R–R do eletrocardiograma durante a respiração profunda e manobra de Valsalva e variação de pressão na posição supina). Esses testes devem ser padronizados e realizados nas mesmas condições, uma vez que as respostas variam conforme horário, condição metabólica, uso de café, insulina ou tabaco, agentes de efeito CV etc.[52]

Métodos que Avaliam o Ritmo Circadiano da FC e da PA e Análise Espectral

Na tentativa de obter teste de função autonômica mais sensível, e que avaliasse as respostas do sistema nervoso autonômico (SNA) a estímulos fisiológicos, Ewing et al., em 1983 e 1984, descreveram novos métodos utilizando monitorização eletrocardiográfica (ECG) de 24 horas.

A vantagem desses testes também reside no fato de ser necessária menor participação ativa dos pacientes. Pacientes portadores de DM com neuropatia autonômica apresentaram perda progressiva do padrão da FC de 24 horas normal, seguido de piora do quadro autonômico, com perda da variação da FC diurna normal e maior FC ao acordar e durante o sono. Além disso, cerca de 50% dos pacientes com testes clássicos inalterados demonstraram ritmo circadiano da FC alterado, o que sugere que esse teste é mais sensível na detecção de dano parassimpático precoce.[43,51]

Avaliação da Variabilidade da Frequência Cardíaca

Uma diminuição da variabilidade da FC (VFC) é o achado mais precoce indicador de NAC, geralmente ocorrendo em pacientes assintomáticos. Em indivíduos normais, o alto grau de variabilidade de batimento para batimento, com a respiração, aumentando com a inspiração e diminuindo na expiração, é decorrente da influência direta de estímulos simpáticos e parassimpáticos. Além dos eferentes simpáticos e parassimpáticos para o nodo sinusal, outros estímulos tônicos, fásicos, transitórios externos, bem como internos, podem afetar a FC, incluindo influências neuro-humorais (como catecolaminas e hormônios tireoidianos), estiramento do nodo sinusal, alterações da temperatura local ou alterações iônicas no nodo sinusal.[55,56] Contudo, em condições de repouso, os eferentes simpáticos e parassimpáticos para o nodo sinusal têm papel crítico sobre a VFC a curto prazo.[57] A relevância clínica inicial da VFC se deve ao estresse fetal ser precedido por alterações nos intervalos batimento a batimento antes que qualquer alteração apreciável ocorra na própria FC. Mais tarde, foi confirmado que a baixa VFC é um fator preditivo forte independente de mortalidade após infarto agudo do miocárdio.[58]

A VFC pode ser avaliada no domínio do tempo e da frequência, informação derivada dos registros de ECG, idealmente com controle da frequência respiratória. Incorporando a análise de sinais respiratórios pode-se medir independentemente ambos os ramos, simpático e parassimpático, do SNA. Inicialmente, registros longos de ECG (p. ex., 24 horas) foram utilizados, mas registros mais curtos também informam sobre a função CV autonômica.[2,59]

Medidas no domínio do tempo dos intervalos R-R, basicamente refletindo atividade parassimpática, incluem a diferença entre o intervalo R-R mais longo e o mais curto, desvio padrão da média de R-R normais em 5 minutos (SDANN) e raiz quadrada da média das diferenças de R-R sucessivos (rMSSD). Com registros de 24 horas, nos quais dois intervalos R-R consecutivos diferem em duração em mais de 50ms durante 24 horas (pNN50), o desvio padrão de todos os intervalos R-R normais (SDNN) e a variação durante a diferença entre a FC noturna e a diurna[60] podem também ser obtidos. A acurácia dessas medidas é alterada por várias arritmias, e a análise exige ritmo sinusal normal e função atrioventricular nodal.

As medidas no domínio da frequência são obtidas por análise espectral dos intervalos R-R e outros sinais respiratórios e cardiovasculares.[29,57] Tradicionalmente, é aceito que o sistema parassimpático afeta toda a variabilidade (isto é, a variância), componentes de alta frequência (0,15 a 0,4Hz). A atividade simpática, ao contrário, essencialmente influencia uma banda estreita, ao redor de 0,1Hz (baixa frequência), equivalente a flutuações de aproximadamente 6 ciclos/min.[2] Os componentes de muito baixa frequência (< 0,04Hz) são essencialmente relacionados com flutuações no tônus vasomotor associadas a termorregulação ou atividade.[2,57] Uma análise detalhada dos vários métodos de testagem da VFC e sua interpretação está além dos objetivos deste capítulo e foi apresentada recentemente por Bernardi et al.[2,57]

Vários programas de *software* estão comercialmente disponíveis para avaliar a VFC (Hokanson Inc. WA, ANSAR Inc. PA), mas para o momento atual, considerando-se que, para a aplicação da técnica, são críticos o entendimento da fisiologia subjacente, as análises matemáticas utilizadas e os inúmeros fatores de confusão e possíveis artefatos técnicos, o uso da VFC é recomendada para pesquisa e em conjunto com os reflexos autonômicos CV.[2,57]

Técnicas de Imagem para NAC

É possível quantificar a inervação do coração humano utilizando-se injeção de radiofármacos, como [^{123}I]-meta-iodobenzilguanidina ([^{123}I]-MIBG), [^{11}C]-meta-hidroxiefedrina ([^{11}C]-HED), 6-[^{18}F] dopamina e [^{11}C]-adrenalina, e associando-se técnicas de cintilografia ou PET scan. Com esses métodos têm sido identificados defeitos de inervação autonômica (por déficits na retenção no ventrículo esquerdo [VE]) em pacientes com DM1 e DM2 com e sem reflexos CV anormais.[35,61]

Capítulo 84 Neuropatia Autonômica do Diabetes

A captação miocárdica regional com [123I]-MIBG consiste em uma técnica semiquantitativa e não em um índice claro de captação neuronal, a qual ocorre com extrema rapidez. A interpretação da retenção miocárdica precoce da [123I]-MIBG é ainda complicada pelo aumento do IMC e da PAD, que reduzem a captação miocárdica de MIBG.[35,64] A entrega dos traçadores aos tecidos é criticamente influenciada pela perfusão miocárdica, de modo que a retenção deve ser realizada em associação a uma análise quantitativa do fluxo sanguíneo miocárdico.[64]

Metabolicamente estável, a [11C]-HED sofre captação altamente específica pelas varicosidades dos nervos simpáticos por meio de transportadores da noradrenalina, e a retenção quantitativa de [11C]-HED pode ser avaliada em 480 regiões independentes do VE.[64] Há consistência relevante na evolução do padrão de desnervação em pacientes com DM1, o que torna o teste com [11C]-HED recomendável para avaliação de alterações na população de neurônios simpáticos cardíacos e de alterações iniciais anatômicas de déficits regionais da desnervação simpática.[61-64] Como exemplo, as Figuras 84.2 e 84.3 mostram, em mapa polar, análise da retenção da [11C]-HED em indivíduos com DM1, expressa através do Z- escore, comparando com controles.[32]

Embora os estudos cintilográficos sejam uma ferramenta muito útil para pesquisa, é importante considerar seu alto custo, a necessidade de infraestrutura e pessoal altamente especializados, sua metodologia não padronizada e o fato de não serem encontrados dados robustos para valores normais. Por isso, o uso dessas técnicas ainda não está recomendado nos cuidados clínicos assistenciais de rotina.

Nos estudos realizados com [123I]-MIBG, foi observada redução da captação miocárdica de [123I]-MIBG em diabéticos com testes cardiovasculares clássicos alterados, e também com resultados alterados de análise espectral da frequência cardíaca, além da constatação de que alguns diabéticos com testes normais podem apresentar alteração na captação daquele radioisótopo. Esses resultados sugerem que a cintilografia miocárdica com [123I]-MIBG é, provavelmente, mais sensível do que os métodos clássicos de diagnóstico da NAD.[61-64]

Com o radiotraçador [11C]-HED, anormalidades na retenção cardíaca de [11C]-HED podem ser detectadas em 40% dos diabéticos com testes autonômicos clássicos normais. Indivíduos com NAD leve apresentam defeitos de captação apenas na parede inferior distal do ventrículo esquerdo, enquanto os neuropatas graves demonstram, também, envolvimento das paredes anterolaterais e infe-

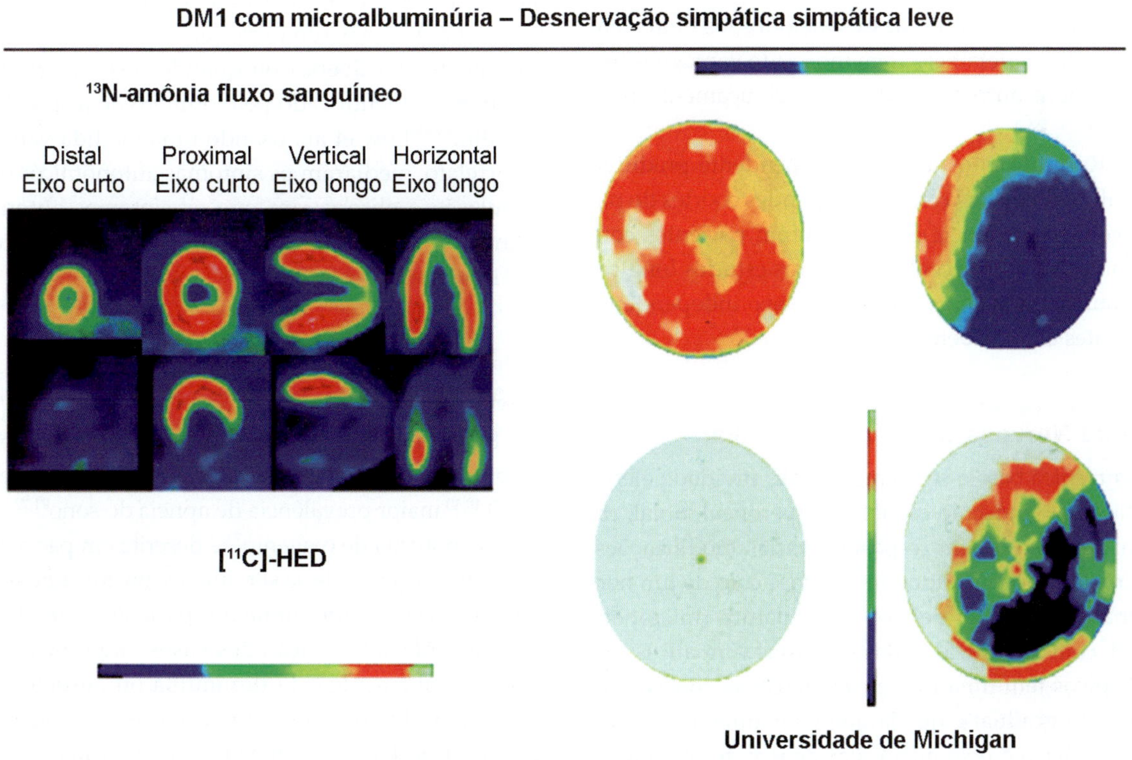

DM1 com microalbuminúria – Desnervação simpática simpática leve

13N-amônia fluxo sanguíneo

Distal Eixo curto   Proximal Eixo curto   Vertical Eixo longo   Horizontal Eixo longo

[11C]-HED

Universidade de Michigan

Figura 84.3 Mapeamento cardíaco (PET scan) utilizando como radiotraçadores a 13N-amônia para avaliação do fluxo sanguíneo e a [11C]-HED para avaliação da inervação simpática. No exemplo, paciente com DM1, com microangiopatia e desnervação simpática grave.

riores. Além disso, esses pacientes apresentam cerca de 33% de aumento na captação de [¹¹C]-HED nos segmentos miocárdicos proximais, sugerindo hiperinervação simpática nessa região.[32]

Sensibilidade Barorreflexa

A técnica do barorreflexo avalia a capacidade de, reflexamente, obter-se aumento da atividade vagal e diminuição da atividade simpática em resposta a aumento súbito da PA e é usado em protocolos de pesquisa para determinar a função cardíaca vagal e a função simpática barorreflexa. Um aumento da PA reduz o estímulo de eferentes simpáticos cardíacos e vasculares, resultando em rápida redução na FC e na PA. A redução da PA é decorrente tanto da redução do débito cardíaco, causada por bradicardia, como da vasodilatação direta mais lenta, secundária à suspensão do estímulo simpático. A redução da PA induz respostas opostas.[57] Assim, para definição correta da função barorreflexa, devem ser consideradas a atividade vagal eferente (evidenciada por alterações na FC em resposta às modificações da PA) e a atividade simpática aferente (principalmente direcionada a vasos arteriais).[57] A medida do braço cardíaco-vagal SBR pode ser feita com vários medicamentos ou manobras físicas que podem ser aplicados para modificar a PA; alternativamente, podem ser utilizadas as variações espontâneas da PA. Em todos os casos, é quantificada a resposta da FC às alterações da PA. Nenhum desses métodos, os quais têm sido descritos em detalhes,[57] tem mostrado vantagens importantes sobre outros ou diferenças clinicamente relevantes.

A SBR foi um fator de risco independente preditivo da mortalidade cardíaca em várias grandes coortes de pacientes com insuficiência cardíaca ou em pacientes com infarto do miocárdio recente.[65,66] Outros estudos longitudinais confirmaram seu valor prognóstico independente em pacientes com diabetes.[67]

Atividade Nervosa Simpática Muscular

Essa técnica baseia-se no registro da atividade elétrica emitida pelo músculo esquelético (peroneal, tibial, radial) em repouso ou em resposta a várias modificações, via microeletrodos inseridos em um fascículo de um nervo simpático distal da pele ou musculatura (microneurografia), com identificação das respostas simpáticas (picos). Os picos têm uma forma característica, consistindo em aumento gradual e queda que é geralmente contida no ciclo cardíaco e pelo menos em duas vezes na amplitude de flutuações ocasionais.[68] Técnicas totalmente automatizadas de neurograma simpático fornecem um método rápido e objetivo, e que é minimamente afetado pela qualidade dos sinais, preservando o neurograma simpático batimento a batimento.[68]

Por se tratar de método invasivo, e que consome muito tempo em sua execução, a atividade nervosa simpática muscular (ANSM) não está indicada para avaliação autonômica de rotina. Contudo, por ser a medida mais direta da atividade simpática, é uma ferramenta de pesquisa importante.[57]

Teste *Head-Up-Tilt-Table*

O teste *Head-Up-Tilt-Table* (HUTT), com ou sem provocação farmacológica, é outra ferramenta usada para investigação de NAC ou para avaliação da predisposição para síncope mediada pelo SNA (vasovagal). Consiste em avaliar as variações da PA e dos intervalos R-R, induzidos pelas rápidas variações posturais. O teste exige pessoal especializado, sendo frequentemente utilizado para avaliação de arritmias relacionadas com síncope.[69] Para avaliação de NAC, recentemente foi proposta uma variante do teste, em uma manobra em que o paciente fica na posição de cócoras.[70]

Avaliação de Sintomas

Os sintomas associados à NAC incluem intolerância ao exercício, intolerância ortostática e síncope.[6] A correlação entre os escores de sintomas e déficits é geralmente fraca na NAC leve, uma vez que esses sintomas ocorrem tardiamente na doença ou quando o comprometimento autonômico identificado pelo número de testes alterados já é alto.[49,50] Low et al., usando uma medida validada de autorrelato, mediram os sintomas autonômicos em uma população e observaram que os sintomas autonômicos estavam presentes mais comumente nos pacientes com DM1 do que com DM2.[6]

OUTRAS MANIFESTAÇÕES DE NAD E TRATAMENTO

Embora a alta incidência de mortalidade súbita seja atribuída a doença CV relacionada com a presença de NAD,[10,40] maior prevalência de apneia do sono[71,72] e dessaturação noturna de oxigênio[73] é descrita em pacientes com NA grave, o que poderia ser um mecanismo adicional para a ocorrência de morte súbita nos pacientes com NAD.[74]

Na NAD, a inervação dos vasos sanguíneos periféricos frequentemente está diminuída ou ausente. Em virtude da perda do tônus simpático dos vasos sanguíneos, ocorre vasodilatação, o que favorece a formação de *shunts* arteriovenosos, com fluxo sanguíneo aumentado.[75] Como resultado desse maior fluxo sanguíneo periférico, ocorre enfraquecimento dos ossos dos pés, o qual é detectado pelo aparecimento de osteopenia, fraturas, neuroartropatia de Charcot e risco aumentado de ulcerações.[74,76] O pé neuropático com NAD é quente devido aos *shunts*, podendo se associar à distensão das veias dos pés, que não diminuem de diâmetro mesmo quando os pés são elevados. Desnervação sudomotora periférica afetando os pés, por outro lado, leva à perda da sudorese, resultando em pele seca com fissuras, as quais estão associadas a maior risco de infecções.[74,76]

Vários métodos com variável grau de complexidade têm sido desenvolvidos para avaliar a função sudomotora, como teste da resposta cutânea sudomotora axonal simpática reflexa quantitativa, o teste axonal reflexo quantitativo direto e indireto, impressões em silicone e o emplastro indicador – Neuropad Test®.[74]

O tratamento da NAD periférica deve ser centrado primariamente em cuidados com os pés. Recomendam-se a suspensão de medicamentos que possam agravar os sintomas, a elevação dos pés ao sentar, o uso de meias elásticas, o uso de diuréticos para o edema e submeter o paciente a rastreamento para doença CV.[10] Bisfosfonatos podem ser utilizados para o manejo agudo do pé de Charcot.[74,78]

A NAD gastrointestinal pode resultar em distúrbios da motilidade esofágica, esvaziamento gástrico e função intestinal; as manifestações estão apresentadas na Tabela 84.1. Raramente, a doença esofágica é clinicamente importante.[74]

A presença de alimentos em um estômago sem obstrução após 12 horas de jejum estabelece o diagnóstico de gastroparesia. A terapia varia com o tipo de sintomas: se o paciente tem anorexia, náuseas, vômitos, saciedade precoce e sensação de plenitude pós-prandial, refeições pequenas e frequentes poderão ser úteis; em casos mais graves, refeições líquidas poderão promover o esvaziamento gástrico (favorecido pela gravidade). Além da dieta, metoclopramida ou domperidona (antagonistas da dopamina) e eritromicina EV ou oral poderão ser usadas para aumentar o esvaziamento gástrico.[1,74]

A enteropatia diabética reflete NAD gastrointestinal generalizada. A diarreia é caracterizada por exacerbações noturnas graves e pode decorrer de motilidade intestinal alterada, supercrescimento bacteriano, insuficiência pancreática exógena, incontinência fecal por disfunção anorretal, doença celíaca concomitante ou má absorção de sais biliares. Consequentemente, o tratamento da enteropatia varia, podendo incluir desde loperamida (para motilidade aberrante) até antibióticos de amplo espectro, para supercrescimento bacteriano. Fármacos que promovem o amolecimento das fezes são eficazes para a constipação intestinal (o aumento de fibras na dieta pode exacerbar

a constipação). Alguns pacientes com diarreia intratável podem responder ao octreotídeo.[74]

Tanto a diarreia como a gastroparesia costumam causar descompensação metabólica: a hiperglicemia, afetando adversamente a função gastrointestinal, pode resultar em desidratação, o que poderá exigir a administração de fluidos parenterais. Por outro lado, a absorção intestinal retardada ou diminuída pode resultar em hipoglicemia em pacientes que recebem hipoglicemiantes ou insulina.[74]

As manifestações clínicas da NAD geniturinária também estão listadas na Tabela 84.1. A disfunção da bexiga inicialmente apresenta-se como diminuição da capacidade de sentir que a bexiga está repleta. Como consequência, as micções são pouco frequentes e o esvaziamento é incompleto. Essas anormalidades podem resultar em infecções do trato urinário recorrentes com incontinência por transbordamento e jato urinário fraco. Para o tratamento, recomendam-se controle voluntário das micções (horários predefinidos) e realização de manobra de Credé. Também pode ser administrado betanecol (10 a 30mg, três vezes ao dia). Em casos mais avançados, é necessária sondagem vesical intermitente ou até mesmo ressecção do esfíncter interno da bexiga.[1,74]

Problemas sexuais são comuns tanto em homens como em mulheres com diabetes. Nestas, segundo um estudo, queixas ocorreram em 27% *vs.* 15% em controles da mesma faixa etária, e os mecanismos envolvidos são diminuição da libido, lubrificação vaginal diminuída e depressão. O tratamento sintomático é realizado com cremes lubrificantes vaginais e estrogênios. Nos homens, a ejaculação retrógrada reflete perda da coordenação do fechamento do esfíncter interno com relaxamento do esfíncter externo da bexiga durante a ejaculação. A impotência secundária à NAD geralmente ocorre com outras manifestações sistêmicas de ND. Diagnóstico diferencial deve ser feito com múltiplas outras etiologias potenciais para a impotência erétil, como psicogênica, endócrina, vascular ou secundária ao uso de medicamentos. Muitos homens respondem ao tratamento com inibidores da 5-fosfodiesterase.[79] A ejaculação retrógrada, causa de infertilidade, tem sido tratada com anti-histamínicos.[80]

Outras Manifestações

A NAD pode resultar em várias outras manifestações, incluindo outras anormalidades da sudorese,[76] anormalidades pupilares e alterações nas respostas neuroendócrinas, com as manifestações descritas na Tabela 84.1.[74] Ainda não existem estudos que demonstrem benefícios de algum tipo de tratamento sintomático para essas manifestações.

CONSIDERAÇÕES SOBRE O TRATAMENTO
NAC e Controle dos Fatores de Risco
Controle Glicêmico

O DCCT demonstrou que o tratamento intensivo com insulina reduziu a incidência de NAC em 53%, comparado com a terapia convencional.[1] O Epidemiology of Diabetes Interventions and Complications (EDIC), estudo prospectivo observacional da coorte do DCCT, tem demonstrado efeitos benéficos persistentes do controle metabólico pregresso nas complicações microvasculares da NAC, apesar de perda das diferenças de controle entre os grupos.[81] A presença de NAC foi reavaliada recentemente em mais de 1.200 participantes do estudo EDIC durante o 13º e 14º ano de seguimento.

Embora durante o EDIC a NAC tenha progredido substancialmente em ambos os grupos de tratamento primário, a prevalência e a incidência de NAC permaneceram significativamente mais baixas no grupo sobre tratamento antes intensivo em relação ao convencional, embora com níveis similares de controle glicêmico.[3] Diferenças nas médias da HbA1c durante o DCCT e o EDIC para os dois grupos explicam, virtualmente, todos os efeitos benéficos do tratamento intensivo em relação ao convencional no risco de NAC, sugerindo que o tratamento intensivo do DM1 deva ser iniciado o mais breve possível.[3]

No DM2, os efeitos do controle glicêmico são menos conclusivos. O estudo VA Cooperative não mostrou diferenças na prevalência de NAC em pacientes com DM2 após 2 anos de controle glicêmico estrito, comparada a de pacientes sem controle estrito.[82] Resultados similares foram relatados pelo Veterans Affairs Diabetes Trial (VADT),[83] embora seja possível argumentar sobre as medidas de desfechos utilizadas, as quais não foram muito sensíveis.

Intervenções com Múltiplos Fatores de Risco

No estudo STENO 2, um estudo com controle intensivo multifatorial para risco cardiovascular utilizando como alvos glicemia, PA, lipídios, tabagismo e outros fatores ligados ao estilo de vida, houve redução no desenvolvimento de NAC nos pacientes com microalbuminúria.[84]

Contudo, um efeito benéfico da intervenção glicêmica intensiva sobre a NAC nessa coorte de pacientes com DM2 não foi especificamente comprovado.

Ainda são poucos os dados relacionados com o impacto de intervenções sobre o estilo de vida para prevenção da progressão de NAC.[86,87] Em pacientes com poucas anormalidades, treinamentos físicos aeróbicos supervisionados, do tipo endurance, associados a alterações na dieta, levaram a perda ponderal e melhora da VFC.[29] No Diabetes Prevention Program, índices de melhora de NAC ocorreram no braço de modificação do estilo de vida, comparado ao placebo e ao uso de metformina.[88] Perda ponderal em pacientes obesos também é acompanhada de melhora no desempenho da função cardiovascular autonômica.[88] Poucos e pequenos – a maioria abertos – estudos intervencionistas em diabetes mostraram efeito benéfico do exercício aeróbico nos índices CV autonômicos, com alguma indicação de que exercício físico leve pode ser efetivo somente em pacientes com NAC leve.[4]

Terapias que Atuam nas Vias Patogenéticas e na Modulação do Tônus Autonômico

São limitadas as evidências sobre os efeitos de agentes atuantes nas vias envolvidas na patogênese do desenvolvimento da NAC. Ensaios controlados, randomizados e em fase II demonstraram efeitos favoráveis na VFC quando foram utilizados o antioxidante ácido α-lipoico, vitamina E e peptídeo C.[4] Estudos futuros serão necessários para confirmar esses achados, bem como para revelar outros tratamentos potencialmente efetivos que atuem nos mecanismos relacionados com a patogênese.

Vários fármacos podem afetar adversamente o tônus autonômico por reduzir a VFC, com consequente efeito potencial pró-arrítmico.[4] Por outro lado, com algumas controvérsias, tem sido descrito aumento na VFC em pacientes diabéticos que recebem inibidores da enzima conversora da angiotensina (ECA), bloqueadores dos receptores da angiotensina II tipo 1, betabloqueadores cardiosseletivos sem atividade simpatomimética intrínseca (p. ex., metoprolol, nebivolol, bisoprolol), digoxina e verapamil.[2,4,35] Alguns autores têm proposto o uso de betabloqueadores cardiosseletivos para tratar taquicardia de repouso associada à NAC, mas até o momento não existem evidências claras sobre sua eficácia.

Tratamento Sintomático da Hipotensão Ortostática

Em geral, o tratamento da hipotensão ortostática só é necessário quando os pacientes são sintomáticos. O objetivo terapêutico é minimizar os sintomas posturais em vez de restaurar a normotensão. Em casos graves, torna-se um grande desafio para o clínico, sendo a taxa de sucesso dependente do uso de medidas não farmacológicas, descritas na Tabela 84.3, e farmacológicas, descritas a seguir.

Tabela 84.3 Medidas de suporte e de mudanças no estilo de vida

Evitar alterações súbitas na postura corporal para a posição cabeça erguida

Evitar medicações que agravam a hipotensão (p. ex., antidepressivos tricíclicos, fenotiazinas, diuréticos)

Ingerir refeições pequenas, frequentemente

Evitar atividades que envolvam esforço

Elevar a cabeceira da cama em 45cm à noite

Usar vestuário compressivo sobre as pernas (meias elásticas) e abdome

Usar banda inflável abdominal

Usar cadeira portátil, conforme necessário, para os sintomas

Realizar contra manobras físicas tais como cruzar as pernas, agachar e forçar a musculatura

Aumentar a ingestão de fluidos e sal, se não estiver contraindicado

Midodrina

Agonista periférico seletivo α-1-adrenorreceptor, ativa receptores α-1 em arteríolas e veias, de modo a aumentar a resistência periférica total. Vários estudos duplo-cegos, placebo-controlados, têm documentado sua eficácia no tratamento da hipotensão ortostática,[41-43] sendo o único agente aprovado pela Food and Drug Administration (FDA) com essa finalidade. As doses recomendadas variam de 2,5 a 10mg, três a quatro vezes ao dia, sendo a primeira utilizada antes de o paciente levantar-se, e ele deve evitar utilizar a última antes de deitar-se. Os principais efeitos colaterais incluem piloereção, prurido, parestesias, hipertensão supina e retenção urinária.

Fldrocortisona

Mineralocorticoide sintético de longa duração de ação, a qual inclui expansão plasmática, a fludrocortisona pode também aumentar a sensibilidade dos vasos sanguíneos às catecolaminas circulantes.[88] Os efeitos não são imediatos, ocorrendo em 1 a 2 semanas. O tratamento deve ser iniciado com 0,05mg ao deitar, e pode ser titulado gradualmente para um máximo de 0,2mg/dia. Doses mais altas estão associadas a alto risco de efeitos colaterais, como hipertensão supina, hipopotassemia, hipomagnesemia, insuficiência cardíaca congestiva e edema periférico. É necessário cautela em pacientes com insuficiência cardíaca congestiva, para prevenir sobrecarga de volume.

Eritropoetina

A eritropoetina pode melhorar a PA na posição ortostática em pacientes com hipotensão ortostática. Os possíveis mecanismos de ação incluem aumento da massa de células vermelhas e volume sanguíneo central; correção da anemia normocrômica normocítica, que frequentemente acompanha a NAC; alterações na viscosidade sanguínea; e um efeito neuro-humoral na parede vascular e na regulação do tônus vascular, os quais são mediados pela interação entre a hemoglobina e o vasodilatador óxido nítrico. Pode ser administrada a pacientes diabéticos com hipotensão ortostática e níveis de hemoglobina < 11g/dL, SC ou EV, em doses de 25 a 75UI/kg, três vezes por semana, até que a hemoglobina atinja o alvo de 12g/dL, seguidas de doses mais baixas, de manutenção. O risco de eventos cardiovasculares sérios deve ser considerado.[88]

Análogos da Somatostatina

Esses análogos podem atenuar a queda da PA pós-prandial e reduzir a hipotensão ortostática em pacientes que apresentam falha autonômica.[89] O mecanismo de ação inclui um efeito local na vasculatura esplâncnica, em razão da inibição da liberação de peptídeos vasoativos, aumento do débito cardíaco e aumento da resistência vascular do antebraço e da região esplâncnica. Em geral, 25 a 200μg/dia de octreotídeo são dados por via SC em doses divididas a cada 8 horas. Preparações depot de longa duração podem ser utilizadas, 20 a 30mg IM, uma vez ao mês. O efeito colateral mais importante é hipertensão arterial grave.

Citrato de Cafeína

Metilxantina com efeitos pressóricos bem estabelecidos, primariamente decorrentes do bloqueio de receptores vasodilatadores da adenosina, o citrato de cafeína pode melhorar a hipotensão ortostática e atenuar a hipotensão pós-prandial.[90] As doses recomendadas são de 100 a 250mg VO, três vezes por dia (*dose expressa como cafeína anidra*). Pode ser utilizada em comprimidos ou bebida cafeinada. Taquifilaxia é descrita com o uso continuado de cafeína.

Referências

1. DCCT. The effect of intensive diabetes therapy on measures of autonomic nervous system function in the Diabetes Control and Complications Trial (DCCT). Diabetologia 1998; 41:416-23.

2. Pop-Busui R. Cardiac autonomic neuropathy in diabetes: a clinical perspective. Diabetes Care 2010; 33:434-41.

3. Pop-Busui R, Low PA, Waberski BH et al. Effects of prior intensive insulin therapy on cardiac autonomic nervous system function in type 1 diabetes mellitus: the Diabetes Control and Complications Trial/Epidemiology of Diabetes Interventions and Complications study (DCCT/EDIC). Circulation 2009; 119:2886-93.

4. Spallone V, Ziegler D, Freeman R et al. Cardiovascular autonomic neuropathy in diabetes: clinical impact, assessment, diagnosis, and management. Diabetes Metab Res Rev 2011.

5. Kempler P, Tesfaye S, Chaturvedi N et al. Autonomic neuropathy is associated with increased cardiovascular risk factors: the EURODIAB IDDM Complications Study. Diabet Med 2002; 19:900-9.

6. Low PA, Benrud-Larson LM, Sletten DMet al. Autonomic symptoms and diabetic neuropathy: a population-based study. Diabetes Care 2004; 27:2942-7.

7. Kennedy WR, Navarro X, Sutherland DE. Neuropathy profile of diabetic patients in a pancreas transplantation program. Neurology 1995; 45:773-80.

8. Singh JP, Larson MG, O'Donnell CJ et al. Association of hyperglycemia with reduced heart rate variability (The Framingham Heart Study). Am J Cardiol 2000; 86:309-12.

9. Wu JS, Yang YC, Lin TS et al. Epidemiological evidence of altered cardiac autonomic function in subjects with impaired glucose tolerance but not isolated impaired fasting glucose. J Clin Endocrinol Metab 2007; 92:3885-9.

10. Ziegler D, Zentai C, Perz S et al. Diminished heart rate variability (HRV) and prolonged QTc interval, but not increased QT dispersion (QTD) are predicators of mortality in the diabetic population. Diabetes 2004; 53(suppl 2):A57.

11. Witte DR, Tesfaye S, Chaturvedi N et al. Risk factors for cardiac autonomic neuropathy in type 1 diabetes mellitus. Diabetologia 2005; 48:164-71.

12. Schaan BD, Dall'Ago P, Maeda CY et al. Relationship between cardiovascular dysfunction and hyperglycemia in streptozotocin-induced diabetes in rats. Braz J Med Biol Res 2004; 37(12): 1895-902.

13. DCCT. The effect of intensive treatment of diabetes on the development and progression of long-term complications in insulin-dependent diabetes mellitus. The Diabetes Control and Complications Trial Research Group N Engl J Med 1993; 329:977-86.

14. Pacher P, Liaudet L, Soriano FG et al. The role of poly(ADP-ribose) polymerase activation in the development of myocardial and endothelial dysfunction in diabetes. Diabetes 2002; 51:514-21.

15. Edwards JL, Vincent AM, Cheng HT, Feldman EL. Diabetic neuropathy: mechanisms to management. Pharmacol Ther 2008; 120:1-34.

16. Witzke KA, Vinik AI, Grant LM et al. Loss of RAGE defense: a cause of Charcot neuroarthropathy? Diabetes Care 2011; 34:1617-21.

17. Wang Y, Schmeichel AM, Iida H, Schmelzer JD, Low PA. Enhanced inflammatory response via activation of NF-kappaB in acute experimental diabetic neuropathy subjected to ischemia-reperfusion injury. J Neurol Sci 2006; 247:47-52.

18. Cameron NE, Cotter MA. Pro-inflammatory mechanisms in diabetic neuropathy: focus on the nuclear factor kappa B pathway. Curr Drug Targets 2008; 9:60-7.

19. Kellogg AP, Wiggin T, Larkin D et al. Protective effects of cyclooxygenase-2 gene inactivation against peripheral nerve dysfunction and intraepidermal nerve fibers loss in experimental diabetes. Diabetes 2007; 56:2997-3005.

20. Vinik AI, Maser RE, Ziegler D. Autonomic imbalance: prophet of doom or scope for hope? Diabet Med 2011; 28:643-51.

21. Chang CJ, Yang YC, Lu FH et al. Altered cardiac autonomic function may precede insulin resistance in metabolic syndrome. Am J Med 2010; 123:432-8.

22. Lieb DC, Parson HK, Mamikunian G, Vinik AI. Cardiac autonomic imbalance in newly diagnosed and established diabetes is associated with markers of adipose tissue inflammation. Exp Diabetes Res 2012; 878760.

23. Duchen LW, Anjorin A, Watkins PJ, Mackay JD. Pathology of autonomic neuropathy in diabetes mellitus. Ann Intern Med 1980; 92:301-3.

24. Purewal TS, Goss DE, Zanone MM, Edmonds ME., Watkins PJ. The splanchnic circulation and postural hypotension in diabetic autonomic neuropathy. Diabet Med 1995; 12:513-22.

25. Ejskjaer N, Arif S, Dodds W et al. Prevalence of autoantibodies to autonomic nervous tissue structures in type 1 diabetes mellitus. Diabet Med 1999; 16:544-9.

26. Rabinowe SL, Brown FM, Watts M, Smith AM. Complement-fixing antibodies to sympathetic and parasympathetic tissues in IDDM. Autonomic brake index and heart-rate variation. Diabetes Care 1990; 13:1084-8.

27. Stroud CR, Heller SR, Ward JD, Hardisty CA, Weetman AP. Analysis of antibodies against components of the autonomic nervous system in diabetes mellitus. QJM 1997; 90:577-85.

28. Granberg V, Ejskjaer N, Peakman M, Sundkvist G. Autoantibodies to autonomic nerves associated with cardiac and peripheral autonomic neuropathy. Diabetes Care 2005; 28:1959-64.

29. Stella P, Ellis D, Maser RE, Orchard TJ. Cardiovascular autonomic neuropathy (expiration and inspiration ratio) in type 1 diabetes. Incidence and predictors. J Diabetes Complications 2000; 14:1-6.

30. Witte DR, Tesfaye S, Chaturvedi N et al. Risk factors for cardiac autonomic neuropathy in type 1 diabetes mellitus. Diabetologia 2005; 48:164-71.

31. Taskiran M, Rasmussen V, Rasmussen B et al. Left ventricular dysfunction in normotensive Type 1 diabetic patients: the impact of autonomic neuropathy. Diabet Med 2004; 21:524-30.

32. Pop-Busui R, Kirkwood I, Schmid H. Sympathetic dysfunction in type 1 diabetes: association with impaired myocardial blood flow reserve and diastolic dysfunction. J Am Coll Cardiol 2004; 44:2368-74.

33. Schmid H, Forman L, Sherman P, Stevens M. Heterogeneous cardiac sympathetic denervation and decreased myocardial nerve growth factor in streptozotocin diabetic rats: implications for cardiac sympathetic dysinnervation complicating diabetes. Diabetes 1999; 48:603-8.

34. Pfeifer MA, Weinberg CR, Cook DL et al. Autonomic neural dysfunction in recently diagnosed diabetic subjects. Diabetes Care 1984; 7:447-53.

35. Vinik AI, Ziegler D. Diabetic cardiovascular autonomic neuropathy. Circulation 2007; 115:387-97.

36. Nauman J, Janszky I, Vatten LJ, Wisloff U. Temporal changes in resting heart rate and deaths from ischemic heart disease. JAMA 2011; 306:2579-87.

37. Furlan R, Guzzetti S, Crivellaro W et al. Continuous 24-hour assessment of the neural regulation of systemic arterial pressure and RR variabilities in ambulant subjects. Circulation 1990; 81:537-547.

38. Spallone V, Bernardi L, Ricordi L et al. Relationship between the circadian rhythms of blood pressure and sympathovagal balance in diabetic autonomic neuropathy. Diabetes 1993; 42:1745-52.

39. Lurbe E, Redon J, Kesani A et al. Increase in nocturnal blood pressure and progression to microalbuminuria in type 1 diabetes. N Engl J Med 2002; 347:797-805.

40. Schwartz PJ, La Rovere MT, Vanoli E. Autonomic nervous system and sudden cardiac death. Experimental basis and clinical observations for post-myocardial infarction risk stratification. Circulation 1992; 85:177-91.

41. Consensus statement on the definition of orthostatic hypotension, pure autonomic failure, and multiple system atrophy. The Consensus Committee of the American Autonomic Society and the American Academy of Neurology. Neurology 1996; 46:1470.

42. Assessment: Clinical autonomic testing report of the Therapeutics and Technology Assessment Subcommittee of the American Academy of Neurology. Neurology 1996; 46:873-80.

Capítulo 84 Neuropatia Autonômica do Diabetes

43. Low PA, Denq JC, Opfer-Gehrking TL et al. Effect of age and gender on sudomotor and cardiovagal function and blood pressure response to tilt in normal subjects. Muscle Nerve 1997; 20:1561-1568.

44. Boulton AJ, Vinik AI, Arezzo JC et al. Diabetic neuropathies: a statement by the American Diabetes Association. Diabetes Care 2005; 28:956-62.

45. Ewing DJ, Campbell IW, Clarke BF. The natural history of diabetic autonomic neuropathy. QJM 1980; 49:95-108.

46. Ewing DJ, Martyn CN, Young RJ, Clarke BF. The value of cardiovascular autonomic function tests: 10 years experience in diabetes. Diabetes Care 1985; 8:491-8.

47. Ewing DJ. Which battery of cardiovascular autonomic function tests? Diabetologia 1990; 33:182-3.

48. Kahn R. Proceedings of a consensus development conference on standardized measures in diabetic neuropathy. Autonomic nervous system testing. Diabetes Care 1992; 15:1095-103.

49. Neumann C, Schmid H. Standardization of a computerized method for calculating autonomic function tests responses in healthy subjects and patients with diabetes mellitus. Braz J Med Biol Res 1997; 30:197-205.

50. Neumann C, Schmid H. Relationship between the degree of cardiovascular autonomic dysfunction and symptoms of neuropathy and other complications of diabetes mellitus. Braz J Med Biol Res 1995; 28: 751-7.

51. Ducher M, Cerutti C, Gustin MP et al. Non Invasive exploration of cardiac autonomic neuropathy. Four reliable methods for diabetes? Diabetes Care 1999; 22:388-93.

52. Boulton AJ, Vinik AI, Arezzo JC et al. Diabetic neuropathies: a statement by the American Diabetes Association. Diabetes Care 2005; 28:956-62.

53. Ewing DJ, Borsey DQ, Travis P et al.Abnormalities of ambulatory 24-hour heart rate in diabetes mellitus. Diabetes 1983; 32:101-5.

54. Ewing DJ, Neilson JM, Travis P. New method for assessing cardiac parasympathetic activity using 24 hour electrocardiograms. Br Heart J. 1984; 52:396-402.

55. Sacre JW, Franjic B, Jellis CL et al. Association of cardiac autonomic neuropathy with subclinical myocardial dysfunction in type 2 diabetes. JACC Cardiovasc Imag 2010; 3:1207-15.

56. Bernardi L, Spallone V, Stevens M et al. Investigation methods for cardiac autonomic function in human research studies. Diabetes Metab Res Rev 2011 [Epub ahead of print].

57. England JD, Gronseth GS, Franklin G et al. Evalution of distal symmetric polyneuropathy: the role of autonomic testing, nerve biopsy, and skin bipsy (an evidence-based review). Muscle Nerve 2009; 39:106-15.

58. Task Force of the European Society of Cardiology and the North American Society of Pacing and Electrophysiology. Heart rate variability: standards of measurement, physiological interpretation and clinical use. Circulation 1996; 93:1043-65.

59. Pichot V, Gaspoz JM, Molliex S et al. Wavelet transform to quantify heart rate variability and to assess its instantaneous changes. J Appl Physiol 1999; 86:1081-91.

60. Toledo E, Gurevitz O, Hod H, Eldar M, Akselrod S. Wavelet analysis of instantaneous heart rate: a study of autonomic control during thrombolysis. Am J Physiol Regul Integr Comp Physiol 2003; 284:R1079-91.

61. Raffel DM, Wieland DM. Assessment of cardiac sympathetic nerve integrity with positron emission tomography. Nucl Med Biol 2001; 28:541-59.

62. Stevens MJ, Raffel DM, Allman KC et al. Cardiac sympathetic dysinnervation in diabetes: implications for enhanced cardiovascular risk. Circulation 1998; 98:961-8.

63. Stevens MJ, Raffel DM, Allman KC, Schwaiger M, Wieland DM. Regression and progression of cardiac sympathetic dysinnervation complicating diabetes: an assessment by C-11 hydroxyephedrine and positron emission tomography. Metabolism 1999; 48: 92-101.

64. Schnell O, Muhr D, Weiss M et al. Reduced myocardial 123I-metaiodobenzylguanidine uptake in newly diagnosed IDDM patients. Diabetes 1996; 45:801-5.

65. La Rovere MT, Bigger Jr. JT, Marcus FI, Mortara A, Schwartz PJ. Baroreflex sensitivity and heart-rate variability in prediction of total cardiac mortality after myocardial infarction 1998.

66. La Rovere MT, Pinna GD, Maestri R et al. Prognostic implications of baroreflex sensitivity in heart failure patients in the beta-blocking era. J Am Coll Cardiol 2009; 53:193-9.

67. Gerritsen J, Dekker JM, TenVoorde BJ et al. Impaired autonomic function is associated with increased mortality, especially in subjects with diabetes, hypertension, or a history of cardiovascular disease: the Hoorn Study. Diabetes Care 2001; 24:1793-8.

68. Hamner JW, Taylor JA. Automated quantification of sympathetic beat-by-beat activity, independent of signal quality. J Appl Physiol 2001; 91:1199-206.

69. Madden KM, Lockhart C, Tedder G, Gratdon S, Meneilly GS. Euglycemic hyperinsulinemia alters the response to orthostatic stress in older adults with type 2 diabetes. Diabetes Care 2008; 31:2203-8.

70. Philips JC, Marchand M, Scheen AJ. Squatting, a posture test for studying cardiovascular autonomic neuropathy in diabetes. Diabetes Metab 2011; 37:489-96.

71. Neumann C, Branchtein L, Schmid, H. Severe autonomic neuropathy: how many symptoms? Diabetes Care USA 1995; 18:133-4.

72. Rees PJ, Prior JG, Cochrane GM, Clark TJ. Sleep apnoea in diabetic patients with autonomic neuropathy. J R Soc Med 1981; 74(3):192.

73. Neumann C, Martinez D, Schmid, H. Nocturnal oxygen desaturation in diabetic patients with severe autonomic neuropathy. Diabetes Res Clin Prac 1995; 28:97-102.

74. Stevens, M. Diabetic autonomic neuropathy. www.uptodateonline.com. Jan 2012.

75. Edmonds ME, Roberts VC, Watkins PJ. Blood flow in the diabetic neuropathic foot. Diabetologia 1982; 22(1):9.

76. Tentolouris N, Marinou K, Kokotis P et al. Sudomotor dysfunction is associated with foot ulceration in diabetes. Diabet Med 2009; 26:302–5.

77. Fealey RD, Low PA, Thomas JE. Thermoregulatory sweating abnormalities in diabetes mellitus. Mayo Clin Proc 1989; 64(6):617.

78. Jude EB, Selby PL, Burgess J et al. Bisphosphonates in the treatment of Charcot neuroarthropathy: a double-blind randomised controlled trial. Diabetologia 2001; 44(11):2032.

79. Rendell MS, Rajfer J, Wicker PA, Smith MD. Sildenafil for treatment of erectile dysfunction in men with diabetes: a randomized controlled trial. Sildenafil Diabetes Study Group. JAMA 1999; 281(5):421.

80. .Andaloro Jr. VA, Dube A. Treatment of retrograde ejaculation with brompheniramine. Urology 1975; 5(4):520.

81. DCCT/EDIC, Writing, and Group. Sustained effect of intensive treatment of type 1 diabetes mellitus on development and progression of diabetic nephropathy: the Epidemiology of Diabetes Interventions and Complications (EDIC) study. JAMA 2003; 290:2159-67.

82. Azad N, Emanuele NV, Abraira C et al. The effects of intensive glycemic control on neuropathy in the VA cooperative study on type II diabetes mellitus (VA CSDM). J Diab Compl 1999; 13:307-13.

83. Duckworth W, Abraira C, Moritz T et al. Glucose control and vascular complications in veterans with type 2 diabetes. N Engl J Med 2009; 360:129-39.

84. Gaede P, Vedel P, Larsen N. Multifactorial intervention and cardio-vascular disease in patients with type 2 diabetes. N Engl J Med 2003; 348:383-93.

85. Carnethon MR, Jacobs Jr. DR, Sidney S, Liu K. Influence of autonomic nervous system dysfunction on the development of type 2 diabetes: the CARDIA study. Diabetes Care 2003; 26:3035-41.

86. Carnethon MR, Jacobs Jr. DR, Sidney S et al. A longitudinal study of physical activity and heart rate recovery: CARDIA, 1987-1993. Med Sci Sports Exerc 2005; 37:606-12.

87. Maser RE, Lenhard MJ. An overview of the effect of weight loss on cardiovascular autonomic function. Curr Diabetes Rev 2007; 3:204-211.

88. Freeman R. Treatment of orthostatic hypotension. Semin Neurol 2003; 23:435-42.

89. Pop-Busui R, Chey W, Stevens MJ. Severe hypertension induced by the long-acting somatostati analog sandostatin LAR in a patient with diabetic autonomic neuropathy. J Clin Endocrinol Metab 2000; 85:943-6.

90. Hoeldtke RD, Cavanaugh ST, Hughes JD, Polansky M. Treatment of orthostatic hypotension with dihydroergotamine and caffeine. Ann Intern Med 1986; 105:168-73.

Hipertensão e Diabetes

Melanie Rodacki • José Egídio Paulo de Oliveira • Adolfo Milech • Vanessa Machado

INTRODUÇÃO

Hipertensão arterial sistêmica (HAS) é uma comorbidade comum em pacientes com *diabetes mellitus* (DM), sendo observada nesses pacientes uma frequência duas vezes maior do que em indivíduos sem essa enfermidade.[1] Por outro lado, DM é 2,5 vezes mais frequente em hipertensos.[2] HAS e DM são fatores de risco independentes para aterosclerose. HAS em indivíduos com DM pode aumentar significativamente o risco de infarto agudo do miocárdio (IAM), acidente vascular encefálico (AVE), doença vascular periférica e amputação de membros inferiores, elevando em até 7,2 vezes a mortalidade nesses indivíduos. Em pacientes com nefropatia diabética, esse aumento sobe para 37 vezes.[3] A HAS também pode acelerar a progressão de retinopatia e nefropatia diabéticas, o que pode ser evitado com tratamento anti-hipertensivo efetivo. Desse modo, HAS tem influência tanto na progressão de complicações macrovasculares como microvasculares do DM. Estima-se que 30% a 75% das complicações do DM possam ser atribuídos à HAS. Um tratamento anti-hipertensivo adequado provavelmente é mais importante para reduzir os riscos cardiovasculares e do próprio DM do que o controle glicêmico isolado.[4]

A coexistência de HAS e DM aumenta com a idade e é mais frequente em negros, indivíduos de baixo poder socioeconômico, com maior índice de massa corporal (IMC) e maior tempo de duração do DM. Em indivíduos com menos de 50 anos de idade, é mais prevalente em homens. A partir dessa idade, mulheres passam a ser mais acometidas. Proteinúria persistente também é um importante determinante de HAS em pacientes com DM.

FISIOPATOLOGIA E HISTÓRIA NATURAL

O desenvolvimento de HAS em pacientes com DM está relacionado com aumento da resistência vascular sistêmica, expansão de volume e anormalidades no sistema renina-angiotensina-aldosterona e está associado ao aparecimento de microalbuminúria persistente e progressão da nefropatia diabética.

Existem evidências clínicas e experimentais que indicam que HAS, nesse grupo, é volume-dependente. Sabe-se que a hiperglicemia aumenta a osmolaridade dos fluidos extracelulares, e aumento do volume plasmático foi demonstrado em modelos animais e humanos com DM. Esses dados explicam por que o controle glicêmico próximo à normalidade pode reduzir a pressão arterial (PA). Alteração na secreção e ação de hormônios que regulam o balanço de sódio (fator natriurético atrial e prostaglandinas) também pode contribuir para a sobrecarga de volume.

A hipertensão em pacientes com DM, habitualmente, está associada à baixa atividade de renina, que pode surgir por: (a) aumento do volume extracelular; (b) baixa síntese ou liberação de renina de células justaglomerulares; (c) clivagem inadequada de prorrenina a renina. Além disso, há aumento da resposta vascular (contratilidade) em resposta à angiotensina II e à noradrenalina. Essas anormalidades podem ser secundárias à expansão de volume, à hiperglicemia ou a outras anormalidades metabólicas na disfunção autonômica.

Existem diferenças na fisiopatologia e na história natural da HAS no DM dos tipos 1 e 2. No DM1, HAS geralmente se desenvolve como uma manifestação da nefropatia diabética e é caracterizada por aumento da PA sistólica e diastólica. Nesse grupo, a PA habitualmente é normal na apresentação clínica e assim permanece nos primeiros 5 a 10 anos após o diagnóstico. Cerca de 50% dos pacientes com DM1 por mais de 30 anos são hipertensos, a grande maioria por nefropatia associada. Ao contrário, pacientes com DM2 frequentemente são hipertensos ao diagnóstico, sugerindo que ambas as condições estejam relacionadas com o mesmo mecanismo fisiopatológico. Um estudo com mais de 3.500 pacientes com DM recém-diagnosticado demonstrou que, entre estes, 39% eram hipertensos. Em cerca de metade dos casos, a elevação da PA ocorreu antes do início de microalbuminúria.[5] O aumento da PA, nesse caso, geralmente está relacionado com obesidade, adiposidade visceral, hipercoagulabilidade, dislipidemia, sedentarismo e idade avançada. HAS sistólica isolada é particularmente comum no DM2, frequentemente associada a doença macrovascular e perda da complacência elástica de grandes artérias. A diminuição da distensibilidade da parede arterial ocorre em consequência do aumento da glicosilação de proteínas e aterosclerose.

Apesar de a associação entre HAS e resistência insulínica ser plenamente reconhecida, a importância da hiperinsulinemia por si na elevação da PA em pacientes com DM2 ainda não está bem esclarecida. É possível que a resistência insulínica tenha capacidade de elevar a PA em indivíduos geneticamente predispostos. A associação entre resistência insulínica e HAS não implica necessariamente a hiperinsulinemia como causa da HAS. Ambas poderiam ser decorrentes de uma via fisiopatológica comum, ou ainda ser a resistência à insulina, e não apenas a elevação de sua concentração plasmática, o "elemento-chave" no surgimento de HAS e intolerância a carboidratos. O aumento primário da atividade do sistema nervoso simpático pode aumentar a PA e induzir resistência insulínica. Do mesmo modo, o aumento no conteúdo de cálcio e no tônus muscular liso vascular, a diminuição da densidade capilar e outros fatores hemodinâmicos podem contribuir tanto para aumento da PA como para defeitos na homeostase de glicose.[6]

Hiperinsulinemia poderia ser um fator capaz de contribuir para a gênese da HAS no DM2, visto que poderia, teoricamente, aumentar a reabsorção tubular de sódio e causar expansão de volume. Além disso, a insulina ativa o sistema nervoso simpático e aumenta a concentração de noradrenalina circulante, o que poderia levar à vasoconstrição. Insulina também pode estimular a atividade Na^+K^+-ATPase de membrana e cotransportador Na^+H^+. Esses efeitos são capazes de mudar a distribuição de íons pelo músculo liso vascular, alterando a sensibilidade a estímulos vasoativos, ou de aumentar a reabsorção tubular de sódio. Contudo, quando administrada agudamente, a insulina costuma provocar vasodilatação e queda da PA. É possível que alguns pacientes apresentem maior resposta à capacidade da insulina de ativar o sistema nervoso simpático ou promover retenção de sódio, ou que alguns pacientes tenham resistência ao efeito vasodilatador da insulina. A obesidade confunde a relação entre insulinemia e regulação da PA. Um estudo mostrou que a insulinemia basal foi capaz de prever a incidência de HAS em 8 anos em indivíduos magros, mas não em obesos.[7,8]

QUADRO CLÍNICO E DIAGNÓSTICO

O diagnóstico de HAS deve ser feito com base em múltiplas medidas de PA em pelo menos três ocasiões. Na suspeita de HAS do "jaleco branco", deve ser feito o monitoramento ambulatorial da pressão arterial (MAPA), exame não invasivo com medidas seriadas da PA ao longo de 24 horas. O exame também é útil para avaliar a eficácia do tratamento anti-hipertensivo em diferentes períodos do dia.

Algumas características são particularmente comuns em hipertensos que apresentam DM, como aumento da sensibilidade ao sal, expansão de volume, perda da queda noturna habitual dos níveis pressóricos, aumento da predisposição a proteinúria e hipotensão ortostática e hipertensão arterial (HA) sistólica isolada. Essas características são consideradas fatores de risco cardiovasculares e particularmente importantes para a seleção adequada do anti-hipertensivo a ser prescrito.[9]

Em condições normais, habitualmente, há queda noturna da PA em 10% a 15%. Essa diminuição da PA, que pode ser demonstrada durante a realização de MAPA, é vista com menor frequência em pacientes com DM, especialmente se há disfunção autonômica ou nefropatia associadas, o que aumenta significativamente o risco de IAM e AVE.[9]

AVALIAÇÃO INICIAL

Inicialmente, todos os pacientes devem ser investigados com:

- *Anamnese e exame físico*: verificando a história familiar de HAS e outras doenças concomitantes, fatores de risco adicionais para doença cardiovascular, contraindicações ao uso de determinados agentes anti-hipertensivos, possíveis manifestações de nefropatia diabética, como edema predominantemente periorbitário, sinais e sintomas de cardiopatia.
- *Exames laboratoriais*: hemograma completo, creatinina, ureia, sumário de urina, eletrólitos, ácido úrico, colesterol total, HDL, LDL, triglicerídeos, pesquisa de microalbuminúria ou proteinúria e *clearance* de creatinina.
- *Eletrocardiograma*.
- *Radiografia de tórax*.

TRATAMENTO

O tratamento precoce da HAS é particularmente importante em pacientes com DM para prevenir complicações cardiovasculares e reduzir o risco de progressão de nefropatia e retinopatia diabéticas.

Objetivos do Tratamento

O controle adequado da PA é extremamente importante em pacientes com DM. O United Kingdom Prospective Diabetes Study (UKPDS), maior e mais longo estudo com tratamento intensivo em pacientes com DM2, mostrou que, no subgrupo de pacientes hipertensos, o controle rígido da PA (média: 144 × 82mmHg) reduziu significativamente os riscos tanto de eventos cardiovasculares como de complicações microvasculares, em comparação com um controle menos rigoroso (média: 154 × 87mmHg), independentemente da medicação anti-hipertensiva utilizada (inibidores da enzima conversora da angiotensina [IECA] ou betabloqueadores). O controle mais rígido da PA foi associado à redução de 32% das mortes relacionadas com DM, além de diminuição de 44% no risco de AVE, de 37% de eventos microvasculares (principalmente, menor progressão de retinopatia e menor necessidade de fotocoagulação) e de 24% de eventos relacionados com o DM. Entretanto, em 29% dos pacientes com controle rígido da PA, foi necessário o uso de três ou mais fármacos anti-hipertensivos após 9 anos de acompanhamento.[4]

As diretrizes de hipertensão lançadas após 2000 preconizam que a PA em pessoas sem diabetes deva ser < 140/90mmHg e < 130/80mmHg em pessoas que têm diabetes.[10]

De acordo com o VII Joint National Committee in Prevention, Detection, Evaluation, and Treatment of High Blood Pressure (VII Joint) e a American Diabetes Association (ADA), a recomendação atual como objetivo do tratamento da HAS em pacientes com DM é manter a PA < 130 × 80mmHg.[9-14] Em pacientes com proteinúria > 1g e insuficiência renal, o objetivo do tratamento deve ser PA < 125 × 75mmHg. HA sistólica isolada, definida como PAS > 140mmHg e PA diastólica < 90mmHg, também deve ser tratada, pois dados indicam que é fator preditivo independente para mortalidade total e cardiovascular.[15]

O tratamento inicial da HAS deve incluir medidas não farmacológicas (descritas adiante). Se essas medidas não forem capazes de reduzir a PA ao alvo preconizado em 3 meses, o tratamento medicamentoso deverá ser instituído. Caso a PA inicial seja > 140 × 90mmHg, entretanto, anti-hipertensivos devem ser usados desde o início, devido ao alto risco de complicações cardiovasculares. A implementação de medidas não farmacológicas nesse grupo pode possibilitar redução da dose de anti-hipertensivos mais tardiamente.[11,13,20]

O limiar inferior para pacientes com diabetes ou pessoas com alto risco de desenvolver doenças cardiovasculares é relativamente novo e tem sido bastante criticado em estudos recentes. O tratamento intensivo pode acarretar efeitos colaterais, como hipotensão, hipopotassemia e piora da função renal. Diretrizes alemãs também questionam os benefícios em manter as metas de PA muito baixas, pois não há evidências clínicas consistentes. Portanto, alguns estudos estabelecem como meta uma pressão < 140/90mmHg em pacientes com e sem diabetes.[16]

O estudo Action to Control Cardiovascular Risk in Diabetes (ACCORD), recentemente, mostrou que a redução da pressão sistólica para 120mmHg não reduz o *endpoint* primário (AVE, infarto do miocárdio e morte cardiovascular), comparada com a pressão sistólica de 140mmHg. Em razão dos efeitos adversos causados pelas medicações anti-hipertensivas, a taxa de mortalidade geral foi cada vez mais alta. Além disso, a função renal era prejudicada.[17]

Já as diretrizes do National Institute for Health and Clinical Excellence (NICE) para diabetes recomendam pressão < 140/80mmHg e, em casos de proteinúria, PA < 130/75mmHg. Nos pacientes com doença coronariana, a meta de pressão recomendada deve ser ≤ 140/90mmHg, e para doença renal crônica também se espera uma meta de 140/90mmHg, a menos que diabetes ou proteinúria estejam associados, quando a meta proposta passa a ser de 130/80mmHg.[18]

Tratamento Não Farmacológico

- Perda de peso é a medida não farmacológica mais importante na maioria dos casos. Até mesmo uma redução modesta do peso corporal (4 a 5kg) pode melhorar a PA e o controle glicêmico.
- Exercícios físicos aeróbicos devem ser sempre realizados sob supervisão, após avaliação médica, pois em muitos casos há coronariopatia assintomática subjacente.
- Evitar o uso abusivo de álcool (limitando a ingestão diária a 30g de etanol, ou 240mL de vinho, 300mL de cerveja ou 40mL de uísque) e o tabagismo.
- Restringir o uso de sal a 2g de sódio ao dia, já que na maioria dos casos há sensibilidade ao sal.
- Manter dieta adequada em potássio, cálcio e fibras.

Tratamento Farmacológico

Muitos pacientes necessitam de intervenção farmacológica, por ausência de resposta a medidas não farmacológicas ou fracasso na adesão a elas. Na maioria das vezes, é necessária a combinação de anti-hipertensivos para que o controle pressórico seja obtido de maneira satisfatória. Em geral, a resposta ao tratamento é maior com adição de um segundo medicamento em doses de baixas a moderadas, em vez do aumento máximo da dose de um único fármaco. O tratamento combinado pode proteger contra efeitos colaterais do medicamento (p. ex., hipopotassemia por diuréticos, que é evitada pelo uso concomitante de IECA) ou, por outro lado, potencialmente agravá-los (p. ex., a associação entre tiazídicos e betabloqueadores pode piorar o controle glicêmico).

A escolha do anti-hipertensivo, em pacientes com DM, deve ser individualizada. Embora o UKPDS tenha demonstrado ausência de superioridade dos IECA ou betabloqueadores em reduzir complicações macro ou microvasculares em um grupo de hipertensos com DM e baixa prevalência de doença renal,[4] outros estudos (ver adiante) apontam para vantagens de IECA e bloqueadores da angiotensina II (BRA), em relação a outros agentes, na redução do risco de complicações da doença, especialmente em pacientes com nefropatia diabética em estágio inicial. Por outro lado, o Antihypertensive and Lipid Lowering Treatment to Prevent Heart Attack Trial (ALLHAT), o maior estudo já realizado em pacientes com HAS, demonstrou benefícios cardiovasculares com o uso de diuréticos tiazídicos como forma de tratamento inicial da HAS em pacientes com e sem DM. Os achados desses estudos devem ser levados em consideração para a escolha do agente mais adequado para o tratamento.[12]

Em geral, inicialmente os IECA devem ser acompanhados por diuréticos, dependendo da exisência de comorbidades. Há evidências de que o uso isolado de diuréticos, possa influenciar negativamente na glicose sanguínea. Betabloqueadores, bloqueadores da angiotensina I e antagonistas dos canais de cálcio são recomendados. No entanto, os betabloqueadores podem mascarar os sintomas de hipoglicemia em pacientes com DM2.[19]

Opções Terapêuticas

Diuréticos Tiazídicos

Os diuréticos tiazídicos são medicamentos que atuam nos túbulos renais, prevenindo a reabsorção ativa de sódio, o que diminui a sobrecarga de volume. Em geral, são eficazes em pacientes com DM, que apresentam HAS associada a expansão de volume. Entretanto, podem induzir o desenvolvimento de alterações hidroeletrolíticas e metabólicas, como hipopotassemia, aumento da resistência insulínica e dos níveis de LDL-c e triglicerídeos, redução da concentração sérica de K^+ e Mg^{++} e hiperuricemia. Contudo, a maior parte dos efeitos metabólicos dos tiazídicos é dose-dependente e pode ser evitada com o uso dos agentes em doses baixas (12,5 e 25mg).[13] Dessa maneira, atualmente, os tiazídicos em baixas doses são considerados fármacos de primeira linha no tratamento de HAS associada ao DM. Uma meta-análise com uso de diuréticos tiazídicos em pacientes com HAS, com e sem DM, demonstrou redução da morbimortalidade em ambos os grupos, embora com tendência a menor repercussão do tratamento anti-hipertensivo no grupo com DM, principalmente em relação à morte por qualquer causa.[21]

O ALLHAT comparou diferentes classes de anti-hipertensivos em um grupo de 42.418 pacientes, dos quais 36% apresentavam DM: anlodipino (representando bloqueadores dos canais de cálcio diidropiridínicos), lisinopril (representando ECA), doxazosina (representando bloqueadores α-adrenérgicos) e clortalidona (representando diuréticos tiazídicos). A frequência de morte por doenças coronarianas e IAM não fatal foi semelhante nos diferentes grupos estudados, exceto no grupo em uso de doxazosina (ver adiante). Entretanto, a clortalidona foi superior à amlodipina em prevenir insuficiência cardíaca e ao lisinopril em reduzir a PA, prevenir AVE e, possivelmente, também insuficiência cardíaca. Essas evidências apontam para a importância dos diuréticos tiazídicos como tratamento de primeira linha da HAS em geral. Os resultados do ALLHAT foram semelhantes no subgrupo de pacientes com DM em relação aos demais participantes.[22]

A associação de diuréticos tiazídicos e IECA pode ser particularmente eficaz, já que hipovolemia leve, induzida por diuréticos, acarreta aumento da secreção de renina e angiotensina II, o que, por vezes, impede maior eficácia dos diuréticos em monoterapia. IECA poderiam ainda minimizar complicações metabólicas dos diuréticos tiazídicos, como hipopotassemia (reduzindo a liberação de aldosterona induzida por angiotensina II), hiperlipidemia (por mecanismos desconhecidos) e hiperuricemia (possivelmente por diminuição na reabsorção proximal de urato e sódio).[23]

Em caso de taxa de filtração glomerular < 30mL/min/ 1,73m², deve ser prescrito um diurético de alça em vez de hidroclorotiazida ou clortalidona.[24]

Betabloqueadores

Podem ser apropriados como agentes de primeira linha em alguns pacientes com DM e HAS, sendo particularmente úteis na prevenção secundária de IAM e arritmias. Contudo, podem piorar o controle glicêmico por diminuírem a secreção de insulina por meio de mecanismos mediados pelo receptor β2 (β2R). Além disso, o bloqueio β2R, em pacientes com hipoglicemia, pode prejudicar seu reconhecimento e retardar sua correção. Por esses motivos, são preferidos agentes cardiosseletivos, ou seja, betabloqueadores com ação predominante em receptores β1 (p. ex., atenolol). O UKPDS mostrou que o atenolol reduziu o risco de doença macro e microvascular em pacientes com DM, sendo tão efetivo quanto o captopril.[4] Agentes não cardiosseletivos, como o propranolol, podem exacerbar doença vascular periférica em pacientes com doença oculta ou clinicamente evidente, por bloqueio β em células do músculo liso vascular. Por isso, esses agentes são contraindicados em pacientes com insuficiência arterial periférica. Outros efeitos adversos relacionados com os betabloqueadores são aumento de triglicerídeos séricos, diminuição de HDL-c e, possivelmente, aumento de peso.

Bloqueadores dos Canais de Cálcio

São eficazes e, geralmente, não provocam efeitos metabólicos adversos. Apesar de a segurança dos bloqueadores dos canais de cálcio (BCC) no tratamento da HAS ter sido questionada em razão da suspeita de aumento do risco de reinfarto ou morte com antagonistas de curta duração (nifedipino), agentes de longa duração têm se mostrado seguros e eficazes.[25] Um subgrupo do estudo Hypertension Optimal Treatment (HOT), com 1.501 pacientes diabéticos, mostrou que o felodipino foi capaz de diminuir a incidência de eventos cardiovasculares.[9] O mesmo foi demonstrado para o nitrendipino com o estudo Syst Eur, em 492 pacientes com hipertensão sistólica isolada.[26] Em alguns estudos, foi demonstrada redução de microalbuminúria e proteinúria com BCC, isoladamente ou em combinação com ECA.[27-29] Por outro lado, um estudo mostrou aumento da proteinúria com o uso de nifedipino.[30] Uma meta-análise recente sugere que BCC podem ser equivalentes a IECA, betabloqueadores e diuréticos para proteção contra AVE, porém são menos eficientes na prevenção de IAM e outros eventos coronarianos agudos. Esse achado não parece ser afetado pela presença de DM.[31]

Inibidores da Enzima Conversora da Angiotensina

IECA são agentes eficazes, bem tolerados, sem efeitos metabólicos adversos, associados à proteção renal e à diminuição da excreção urinária de albumina, tanto no DM1[32] como no DM2.[33] São considerados agentes de primeira linha no tratamento de pacientes com DM e HAS, sendo particularmente indicados nos casos associados à nefropatia diabética inicial (com proteinúria e hiperfiltração glomerular). A combinação de IECA com BCC e, principalmente, bloqueadores da angiotensina II, parece ser ainda mais eficaz na redução de albuminúria e da progressão morfológica da nefropatia diabética.[25,34] Os estudos Fosinopril versus Amlodipine Cardiovascular Events Trial (FACET), Appropriate Blood Pressure Control in Diabetes (ABCD) e Captopril Prevention Project (CAPP) mostraram superioridade dos IECA, em comparação com BCC, em relação aos efeitos cardioprotetores. É possível que isso esteja relacionado com o papel da ECA na ativação do inibidor do plasminogênio (PAI-1). Foi demonstrado que IECA suprimem a expressão de PAI-1, facilitando a fibrinólise.[35] Por outro lado, o UKPDS não mostrou vantagens com o uso de captopril em comparação com o atenolol.

FACET foi um estudo italiano, unicêntrico, em que 380 pacientes com DM e HAS foram randomizados para receber IECA (fosinopril, 20mg/dia) ou BCC (anlodipino, 10mg/dia), sendo acompanhados por até 3,5 anos. Em caso de falência do tratamento, o outro agente era acrescentado. Não houve diferenças no controle glicêmico, na função renal ou no perfil lipídico entre os dois agentes.[36] Alguns estudos anteriores, por outro lado, demonstraram redução do colesterol total e dos triglicerídeos com IECA.[37,38] No estudo FACET, o controle da PA sistólica foi discretamente melhor com anlodipino, mas, apesar disso, a incidência combinada de AVE, IAM e angina, com necessidade de hospitalização, foi maior no grupo em uso de anlodipino do que naquele em uso de fosinopril. Entretanto, nesse estudo, a amlodipina foi tão eficaz quanto o fosinopril em reduzir a albuminúria.

O ABCD foi um estudo que visou comparar o controle mais ou menos rígido da PA em pacientes com hipertensão diastólica e DM. Esse estudo também comparou, de maneira randomizada, o uso do BCC nisoldipino com o IECA enalapril em 470 pacientes incluídos no estudo. A incidência de IAM fatal e não fatal foi significativamente maior nos pacientes em uso de nisoldipino do que enalapril. Entretanto, no ABCD, os participantes não foram avaliados para microalbuminúria, que é preditor de doença cardiovascular e poderia afetar a evolução. Tanto no estudo FACET como no ABCD, os benefícios dos IECA, em comparação com BCC, só foram verificados a partir do segundo ano de tratamento.[39]

O CAPP foi um estudo prospectivo, multicêntrico, com objetivo de comparar o uso de captopril e tratamento convencional com betabloqueadores (atenolol ou metoprolol) ou diuréticos tiazídicos (hidroclorotiazida, 25mg/dia, ou bendrofluazida, 2,5mg/dia) em 10.985 pacientes hipertensos com ou sem DM que foram acompanhados por 6,1 anos, em média. A mortalidade cardiovascular foi menor no grupo em uso de captopril, e as taxas de IAM fatal e não fatal foram semelhantes, mas o risco de AVE fatal e não fatal foi maior no grupo em uso de captopril. Entretanto, no subgrupo de pacientes com DM (n = 572), as taxas de eventos cardiovasculares fatais e não fatais e a mortalidade foram significativamente menores no grupo em uso de captopril, que apresentou taxa de IAM fatal e não fatal 66% mais baixa do que os demais.[40]

No Heart Outcome Evaluation Study (HOPE), grande estudo multicêntrico, 9.297 pacientes com alto risco cardiovascular com 55 ou mais anos de idade (80,6% coronariopatas, 52,8% com IAM prévio e 38,3% com DM) foram randomizados para receber ramipril, 10mg/dia, ou placebo. Pacientes com DM eram incluídos apenas se apresentassem pelo menos outro fator de risco cardiovascular (hipertensão, colesterol total elevado, tabagismo,

HDL baixo ou microalbuminúria). Nem todos os pacientes incluídos eram hipertensos, e, nestes, a hipertensão foi tratada com outro anti-hipertensivo. No grupo em uso de ramipril, houve redução significativa de IAM, AVE, mortalidade total e cardiovascular. Além disso, o uso de ramipril diminuiu a necessidade de revascularização em 16% e o aparecimento de insuficiência cardíaca em 22%, além de ter reduzido significativamente o risco de agravamento de angina.[41]

Desse modo, os IECA podem ter vantagens especiais em pacientes com DM e HAS, além das obtidas pela redução da PA.

Apesar dos prováveis benefícios cardiovasculares e renoprotetores, os IECA podem precipitar uremia em pacientes com diminuição da função renal. Por isso, devem ser usados com cautela em pacientes nefropatas, sendo contraindicados em caso de creatinina sérica $\geq$ 3mg/dL ou, ainda, se houver estenose bilateral de artéria renal. Durante o tratamento com medicamentos dessa classe, deve ser feito monitoramento periódico de K^+ sérico, pois esses fármacos podem causar hiperpotassemia, o que pode limitar seu uso em pacientes com hipoaldosteronismo hiporreninêmico decorrente de neuropatia diabética autonômica. A tosse, contudo, é o evento adverso mais frequentemente observado. O fármaco também está contraindicado na gestação, e todas as mulheres em tratamento devem usar métodos contraceptivos.

Vários estudos sugerem que os IECA devem ser superiores aos BCC diidropiridínicos em reduzir eventos cardiovasculares.[42]

Bloqueadores da Angiotensina II

Os bloqueadores da angiotensina II (BRA) inibem a ligação da angiotensina II a seus receptores. Não apresentam efeitos metabólicos adversos e produzem alterações hemodinâmicas similares aos IECA, exceto pela produção de bradicinina. Tratamento com inibidores da IECA aumenta a produção de bradicinina, o que pode ser responsável por efeitos adversos do medicamento, como tosse e urticária, mas pode ter efeitos intrarrenais benéficos, diminuindo a pressão intraglomerular. BRA não interferem na produção de bradicinina e podem ser considerados uma opção terapêutica em indivíduos com intolerância a IECA, principalmente por tosse seca, já que não provocam seu aparecimento.

Assim como os IECA, os BRA também são agentes de primeira linha para o tratamento da HAS associada a DM. A diferença nos efeitos intrarrenais entre IECA e BRA não parece ser clinicamente relevante. Foi demonstrado, no ensaio clínico IDNT, que o irbesartano reduz o risco de insuficiência renal terminal e o risco de dobrar

a creatinina sérica, em comparação com placebo e anlodipino.[43] Resultados semelhantes foram obtidos com losartana no estudo RENAAL.[44] BRA também são capazes de diminuir albuminúria[45] e parecem atuar de maneira sinérgica com IECA nesse aspecto. BRA também apresentam benefícios na redução de risco cardiovascular em pacientes com DM. No estudo Losartan Intervention for Endpoint Reduction in Hypertension (LIFE), a eficácia de BRA e betabloqueadores foi comparada e demonstrada maior redução de morbidade e mortalidade cardiovascular com o uso de losartana no subgrupo de pacientes de alto risco cardiovascular, apesar de evidências eletrocardiográficas de hipertrofia ventricular esquerda.[46] Brenner et al. mostraram que a losartana (50 a 100mg/dia) reduziu em 32% a taxa de hospitalização por insuficiência cardíaca congestiva em um estudo com 1.513 pacientes com DM tipo 2 e nefropatia, embora não tenham sido observadas alterações na mortalidade cardiovascular em relação ao tratamento com placebo.[44]

A associação entre IECA (lisinopril) e BRA (candesartana) foi avaliada no estudo Candesartan and Lisinopril Microalbuminuria Study (CALM), por 12 semanas, em 199 pacientes randomizados para receber: (a) candesartana; (b) lisinopril; (c) combinação dos dois agentes. O tratamento combinado foi capaz de diminuir mais a PA e a albuminúria do que um ou outro agente isoladamente.[34] Entretanto, recomenda-se cautela com essa associação, pois pode acarretar ou piorar hiperpotassemia na presença de hipoaldosteronismo hiporreninêmico (acidose tubular renal tipo IV). Desse modo, recomenda-se a monitorização de eletrólitos e creatinina sérica durante o tratamento.

Por outro lado, os BRA têm efeitos benéficos que previnem o início de diabetes. Foi demonstrado efeito favorável da monoterapia com BRA no metabolismo da glicose em pacientes portadores de hipertensão sem diabetes.[47]

Portanto, em pacientes com evidência de doença renal ou com risco maior de desenvolvimento de doença renal, como aqueles com DM, microalbuminúria e hipertensão evidente, as diretrizes recomendam o uso de bloqueadores do sistema renina-angiotensina devido aos efeitos renoprotetores superiores aos de outras classes de anti-hipertensivos. Além disso, os inibidores do sistema renina-angiotensina diminuem o edema e a hiperfiltração renal associados aos BCC.[47]

Estudos sugerem que em pacientes com alto risco cardiovascular e naqueles com doença renal, o uso de BRA e BCC devem ser a primeira escolha, quando comparados à combinação de BRA e hidroclorotiazida, devido à maior renoproteção e aos benefícios cardiovasculares. Ademais, reduzem os efeitos colaterais metabólicos em pacientes

Capítulo 85 Hipertensão e Diabetes

com doenças metabólicas concomitantes. Assim, a escolha da combinação de anti-hipertensivos deve ser dependente de uma revisão cuidadosa individual de cada indivíduo.[47]

Bloqueadores α-adrenérgicos

Os bloqueadores α-adrenérgicos são agentes pouco eficazes como monoterapia, mas não interferem na sensibilidade à insulina e podem melhorar o perfil lipídico. Ocasionalmente, provocam retenção de líquidos, o que pode impor a necessidade de tratamento concomitante com diuréticos. O anti-hipertensivo doxazosina, que representava essa classe de medicamentos no estudo ALLHAT, foi interrompido 2,5 anos antes do término do estudo por ter demonstrado uma taxa 25% maior de eventos cardiovasculares e aumento de duas vezes na frequência de insuficiência cardíaca em relação ao diurético tiazídico clortalidona. Esses resultados indicam que o tratamento inicial com doxazosina (e provavelmente outros bloqueadores α-adrenérgicos) promove resultados definitivamente inferiores aos do uso de diuréticos tiazídicos em pacientes com alto risco cardiovascular. Desse modo, essa classe de medicamentos deve ser evitada em pacientes com DM.[12]

Outros

Os diuréticos de alça devem ser reservados para casos em que se impõe a eliminação rápida de sódio e água, como insuficiência cardíaca ou síndrome nefrótica. Devem substituir os diuréticos tiazídicos em caso de creatinina > 2,0mg/dL. Diuréticos poupadores de potássio devem ser usados com cautela, devido ao risco potencial de hiperpotassemia nesses pacientes. Vasodilatadores diretos, como hidralazina e minoxidil, não têm precauções ou vantagens especiais em diabéticos, mas promovem retenção hídrica e taquicardia reflexa, devendo ser utilizados em associação ao diuréticos e/ou betabloqueadores. Inibidores diretos de renina, como alisquereno, podem ser úteis, especialmente em indivíduos intolerantes aos IECA.[48] Agentes de ação central (α-metildopa, clonidina) são pouco utilizados devido a seus potenciais efeitos colaterais, como hipotensão postural e disfunção sexual, que já são frequentes em pacientes com neuropatia diabética autonômica. A principal indicação da α-metildopa é a hipertensão em gestante com DM. Diazóxido é relativamente contraindicado em diabéticos, pois pode exacerbar os episódios de hiperglicemia.

Tratamento da Hipertensão Sistólica Isolada

A hipertensão sistólica isolada (HSI) é uma situação comum no DM. Há várias evidências indicando benefí-

cios em seu tratamento. O estudo Systolic Hypertension in the Elderly Program (SHEP), com 4.736 pacientes com mais de 60 anos de idade apresentando HSI, mostrou que o tratamento com diuréticos tiazídicos diminuiu em 27% o risco de IAM, em 55% o de insuficiência cardíaca e o de 37% em AVE, além de melhorar depressão e demência, segundo parâmetros próprios de avaliação. Nesse estudo, não houve diferenças na diminuição da incidência de complicações cardiovasculares entre diabéticos e não diabéticos.[49]

O Syst-Eur, grande estudo randomizado com 4.695 pacientes com HSI, mostrou redução semelhante da PA e do risco cardiovascular com o uso de nitrendipino, com resultados particularmente benéficos no subgrupo de diabéticos. Nesses pacientes, a taxa de eventos cardiovasculares diminuiu em 69%, enquanto em não diabéticos a redução foi de 26%.[26] Esses dados sugerem que o nitrendipino possa proporcionar melhor proteção cardiovascular do que os tiazídicos em indivíduos com DM2 e HSI, o que pode estar relacionado com efeitos metabólicos atribuídos aos tiazídicos.

Hipotensão Ortostática e Diabetes Mellitus

Pacientes com DM têm maior tendência a hipotensão ortostática do que os demais, por diminuição de sensibilidade a barorreceptores associada à neuropatia diabética. A hipotensão ortostática pode provocar redução do fluxo sanguíneo cerebral, causando fadiga, tonteira e síncope. Especialmente em pacientes com DM, a PA deve ser monitorizada nas posições deitada e de pé. Em caso de hipotensão ortostática, o objetivo deve ser manter a PA de pé dentro do alvo terapêutico. O uso de clonidina, bloqueadores α-adrenérgicos e α-metildopa deve ser evitado, particularmente se houver neuropatia autonômica, pois esses agentes podem desencadear ou piorar a hipotensão ortostática. Entretanto, nos casos de hipotensão ortostática hiperadrenérgica, caracterizada por sudorese excessiva e palpitação, o uso de baixas doses de clonidina pode, ao contrário, ser benéfico.

Tratamento da Hipertensão Arterial Sistêmica em Gestantes com Diabetes Mellitus

Nesse grupo de pacientes, o objetivo do tratamento deve ser alcançar PAS de 110 a 129 e PAD de 65 a 79mmHg, para minimizar tanto complicações fetais como complicações maternas a longo prazo. Níveis reduzidos de PAD devem ser associados ao crescimento fetal prejudicado.[50]

IECA e BRA estão contraindicados na gravidez. Agentes anti-hipertensivos eficazes e seguros nessa fase incluem α-metildopa, labetalol, diltiazem, clonidina e prazosina. O uso de diuréticos na gravidez tem sido associado a restrição do volume plasmático materno, o que pode reduzir a perfusão uteroplacentária.[50]

Efeito na Pressão Arterial de Agentes Utilizados no Tratamento no *Diabetes Mellitus*

Em alguns estudos, o tratamento com metformina foi associado a queda discreta da PA, mas a maioria dos estudos não tem demonstrado alterações na PA com o fármaco.[51] Redução da PA também foi relatada com o uso de tiazolidinedionas por alguns autores, provavelmente por seu efeito no influxo de cálcio no músculo liso vascular.[52]

Efeito de Agentes Anti-hipertensivos no Risco de Desenvolvimento de *Diabetes Mellitus*

Alguns estudos sugerem que tiazídicos e betabloqueadores possam aumentar o risco de desenvolvimento de DM. Um estudo prospectivo com 12.550 indivíduos sem DM mostrou aumento do risco de desenvolvimento de DM em 28% dos hipertensos apenas em uso de betabloqueadores, em comparação com pacientes tratados com outras medicações (IECA, BCC, diuréticos tiazídicos). Entretanto, o estudo não diferenciou agentes cardiosseletivos de não seletivos. Além disso, não se pode eliminar a possibilidade de que a escolha dos medicamentos prescritos tenha sido realizada com o risco de desenvolvimento de DM em mente (p. ex., não prescrever tiazídicos a indivíduos com maior risco de DM).[2] O estudo HOPE mostrou menor incidência de DM no grupo em uso de ramipril do que no grupo de controle.[41] Uma meta-análise recente indica que o risco de desenvolvimento de DM é maior em pacientes em uso de betabloqueadores e diuréticos, seguido de BCC. O risco foi menor em indivíduos em uso de IECA e BRA do que em placebo, indicando possível prevenção com esses dois últimos agentes.[53]

Referências

1. Ferdinand KC. Update in pharmacological treatment of hypertension. Cardiology Clinics 2001; 19(2).

2. Gress TW, Nieto FJ, Shahar E. Hypertension and antihypertensive therapy as the risk factor for type 2 diabetes: atherosclerosis risk in communities study. N Engl J Med 2000; 342:905-12.

3. Diabetes Statistics: National Diabetes Information Clearinghouse: National Institute of Diabetes, Digestive and Kidney Diseases: NIH publication 99-3975. Beteshda, MD, National Institute of Health, 1999.

4. UKPDS Group. Tight blood pressure control and risk of macrovascular complications in type 2 diabetes: UKPDS 38. BMJ 1998; 317:703-13.

5. Hypertension in Diabetes Study (HDS): I. Prevalence of hypertension in newly presenting type 2 diabetic patients and the association with risk factors for cardiovascular and diabetic complications. J Hypertens 1993; 11:309.

6. Haamaty M, Sowers JR. Anti-hypertensive therapy. In: Lebovitz H (ed.). Therapy for diabetes mellitus and related disorders. 3. ed., 1998:280-9.

7. Weidmann P, Boehlen LM, Courten M. Pathogenesis and treatment of hypertension associated with diabetes mellitus. Am Heart Journal 1993; 125:1498-513.

8. Epstein M, Sowers JR. Diabetes and hypertension. Hypertension 1992; 19:404-18.

9. Mc Farlane SI, Castro J, Kirpichnikov D, Sowers JR. Hypertension in diabetes mellitus. In: Kahn CR, Weir GC, King GL et al. (eds.). Joslin's diabetes mellitus. 14. ed., 2005:969-74.

10. Zidek W, Schrader J, Matthaei S et al. Ramipril-based versus diuretic-based antihypertensive primary treatment in patients with pre-diabetes (ADaPT) study. Cardiovascular Diabetology 2012; 11:1.

11. Hansson L, Zanchetti A, Carruthers SG et al. Effects of intensive blood pressure lowering and low dose aspirin in patients with hypertension: principal results of the Hypertension Optimal Treatment (HOT) randomised trial. Lancet 1998; 351(13):755-63.

12. The ALLHAT Officers and Coordinators for the ALLHAT Collaborative Research Group. Major outcomes in high risk hypertensive patients randomized to angiotensin-converting enzyme inhibitor or calcium channel blocker vs diuretic: The Antihypertensive and Lipid-Lowering Treatment to Prevent Heart Attack Trial (ALLHAT). JAMA 2002; 288:2981-97.

13. Chobanian AV, Bakris GL, Black HR et al. The Seventh Report of the Joint National Committee on Prevention, Detection, Evaluation, and Treatment of High Blood Pressure: the JNC 7 report. JAMA 2003; 289(19):2560-72.

14. American Diabetes Association. Standards of medical care in diabetes. Diabetes Care 2007; 30:S4-41.

15. Glynn, Chae C, Guralnik J et al. Pulse pressure and mortality in older people. Arch Intern Med 2000; 160:20765-72.

16. Gitt AK, Schmieder RE, Bramlage P et al. Achievement of recommended glucose and blood pressure targets in patients with type 2 diabetes and hypertension in clinical practice – study rationale and protocol of DIALOGUE. Cardiovasc Diabetol 2012; 11:148.

17. Rückert IM, Schunk M, Schipf S et al. Blood pressure and lipid management fall far short in persons with type 2 diabetes: results from the DIAB-CORE Consortium including six German population-based studies. Cardiovasc Diabetol 2012; 11:50.

18. Nishida Y, Nakayama T, Asai S. Comparative effect of angiotensin II type I receptor blockers and calcium channel blockers on laboratory parameters in hypertensive patients with type 2 diabetes. Cardiovasc Diabetol 2012; 11:53.

19. Chew BH, Mastura I, Lee PY, Cheong AT et al. Determinants of uncontrolled hypertension in adult type 2 diabetes mellitus: an analysis of the Malaysian diabetes registry 2009. Cardiovasc Diabetol 2012; 11:54.

20. Buse JB, Ginsberg HN, Bakris GL et al. Primary prevention of cardiovascular diseases in people with diabetes mellitus: a scientific statement from the American Heart Association and the American Diabetes Association. Circulation 2007; 115:114.

21. Lievre M, Gueyffier F, Ekbom T et al. Efficacy of diuretics and beta blockers in diabetic hypertensive patients: results from a meta-analysis. Diabetes Care 2000; 23(suppl 2).

Capítulo 85 Hipertensão e Diabetes

22. Antihypertensive and Lipid-lowering Treatment to Prevent Heart Attack Trial (ALLHAT). Clinical outcomes in antihypertensive treatment of type 2 diabetes, impaired fasting glucose concentration and normoglycemia. Arch Intern Med 2005; 165:1401-9.

23. Weinberger MH. Influence of an angiotensin converting-enzyme inhibitor on diuretic-induced metabolic effects in hypertension. Hypertension 1983; 5:III132.

24. Huri HZ, Wee HF. Drug related problems in type 2 diabetes patients with hypertension: a cross-sectional retrospective study. BMC Endocr Disord 2013; 13:2.

25. Consenso Brasileiro de Diabetes. Tratamento da hipertensão arterial. Sociedade Brasileira de Diabetes, 2000.

26. Systolic Hypertension in Europe Trial Investigators. Effects of calcium channel blockade in older patients with diabetes and systolic hypertension. N Engl J Med 1998; 340(9):677-83.

27. Shigara T, Sato A, Hayashi K et al. Effect of combination therapy of angiotensin enzyme inhibitor plus calcium channel blocker on urinary albumin excretion in hypertensive microalbuminuric patients with type II diabetes. Hypert Res 2000; 93:219-26.

28. Fogari R, Zoppi A, Corradi L et al. Long term effects of ramipril and nitrendipine on albuminuria in hypertensive patients with type II diabetes and impaired renal function. J Hum Hypert 1999; 13(1):47-53.

29. Sumida Y, Yano Y, Murata K et al. Effect of calcium channel blocker nivaldipinne on urinary albumin excretion in hypertensive microalbuminuric patients with non-insulin dependent diabetes mellitus. J Int Med Res 1997; 25(3):117-26.

30. Melbourne Diabetic Nephropathy Study Group: Comparison between perindopril and nifedipine in hypertensive and normotensive diabetic patients with microalbuminuria. BMJ 1991; 302:210-6.

31. Blood Pressure Lowering Treatment Trialist's Collaboration. Effects of ACE inhibitors, calcium antagonists and other blood pressure lowering drugs: results of prospectively designed overviews of randomized trials. Lancet 2000; 356:1955-44.

32. Lewis EJ, Hunsicker LG, Bain RP et al. The effect of angiotensin--converting enzyme inhibition on diabetic nephropathy. The Collaborative Study Group. N Engl J Med 1993; 329:1456.

33. Ravid M, Lang R, Rachmani R, Lishner M. Long-term renoprotective effect of angiotensin converting enzyme inhibition in non-insulin-dependent diabetes mellitus. Arch Intern Med 1996; 156:286-9.

34. Mogensen CE, Neldam S, Tikkanen I et al. Randomised controlled trial of dual blockade of renin angiotensin system in patients with hypertension, microalbuminuria and non-insulin-dependent diabetes: the Candesartan and Lisinopril microalbuminuria study (CALM). BMJ 2000; 321(7274): 1440-4.

35. Hamdan AD, Quist WC, Gagne JB, Feener EP. Angiotensin converting enzyme inhibitor supresses plasminogen activator 1 expression in neointima of balloon injured rat aorta. Circulation 1996; 93:1073-8.

36. Tatti P, Pahor M, Byngton R et al. Outcome results of Fosinopril versus Amlodipine Cardiovascular Events Randomized Trial (FACET) in patients with hypertension and NIDDM. Diabetes Care 1998; 21(4).

37. Schlueter W, Keilani T, Batlle DC. Metabolic effects of converting enzyme inhibitors: focus on the reduction of colesterol and lipoprotein (a) by fosinopril. Am J Cardiol 1993; 72:37H-40H.

38. Keilani T, Schlueter W, Levin B, Battle DC. Improvement of lipid abnormalities associated with proteinuria using fosinopril, an angiotensin-converting enzyme inhibitor. Ann Intern Med 1993; 118:246-54.

39. Estacio RO, Schrier RW. Anti-hypertensive therapy in type 2 diabetes: implications of appropriate blood pressure control in diabetes (ABCD) trial. Am J Cardiol 1998; 82(9B):9R-14R.

40. Hansson L, Lindholm LH, Nistakanen L et al. Effect of angiotensin converting enzyme inhibition compared with conventional therapy on cardiovascular morbidity and mortality in hypertension: The Captopril Prevention Project (CAPP) randomised trial. Lancet 1999; 353:611-6.

41. Heart Outcome Prevention Evaluation Study Investigators (HOPE). Effects of an angiotensin converting inhibitor, ramipril, on cardiovascular events in high risk patients. N Engl J Med 2000; 342:45-53.

42. O'Brien C, Bray EP, Bryan S et al. Targets and Self-Management for the Control of Blood Pressure in Stroke and at Risk Groups (TASMIN-SR): protocol for a randomised controlled trial. BMC Cardiovasc Disord 2013; 13:21.

43. Lewis EJ, Hunsicker LG, Clarke WR et al. Renoprotective effect of an angiotensin receptor antagonist irbesartan in patients with nephropathy due to type 2 diabetes. N Engl J Med 2001; 345(12):851-60.

44. Brenner BM, Cooper ME, Zeeuw D et al. For the RENAAL Study Investigators. Effects of losartan on renal and cardiovascular outcomes in patients with type 2 diabetes and nephropathy. N Engl J Med 2001; 345(12):861-9.

45. Parving HH, Lenhert H, Brochner-Mortensen et al. The effect of irbesartan on the development of diabetic nephropathy in patients with type 2 diabetes. N Engl J Med 2001; 345(12):870-8.

46. Dahlof B, Devereux RB, Kjeldsen SE et al. Cardiovascular morbidity and mortality in the Losartan Intervention For Endpoint reduction in hypertension study (LIFE): a randomised trial against atenolol. Lancet 2002; 359:995.

47. Mallat SG. What is a preferred angiotensin II receptor blocker--based combination therapy for blood pressure control in hypertensive patients with diabetic and non-diabetic renal impairment? Cardiovasc Diabetol 2012; 11:32.

48. Staessen JA, Li Y, Richart T. Oral renin inhibitors. Lancet 2006; 368(9545):1449-56.

49. Systolic Hypertension in the Elderly Program (SHEP) Cooperative Research Group. Prevention of stroke by anti-hypertensive drug treatment in older persons with isolated systolic hypertension: final results of SHEP. JAMA 1991; 265:3255-64.

50. Standards of Medical Care in Diabetes – 2012. Diabetes Care 2012 January; 35(Suppl 1):S11-S63.

51. Cusi K, de Fronzo RA. Metformin: a review of its metabolic effects. Diabetes Reviews 1998; 6(22):89-131.

52. Parulkar AA, Pendergrass ML, Granda-Ayala R et al. Non hypoglycemic effects of thiazolidinediones. Ann Inter Med 2001; 134:61-71.

53. Elliott WJ, Meyer PM. Incident diabetes in clinical trials of anihypertensive drugs: a network meta-analysis. Lancet 2007; 369:201.

86

Cetoacidose Diabética e Estado Hiperosmolar Hiperglicêmico

Eduardo Pimentel Dias • Maria Marta Sarquis Soares •
Márcio Weissheimer Laura • Adelaide Andrade Rodrigues

INTRODUÇÃO[1,3,8,10]

Cetoacidose diabética (CAD) e estado hiperosmolar hiperglicêmico (EHH) são as complicações agudas mais graves do *diabetes mellitus* (DM) e permanecem associados a alta taxa de mortalidade.

Nos EUA, a incidência da CAD está entre 4,6 e 8 por 100 pacientes/ano, enquanto a do EHH é inferior a 1 por 1.000 pacientes/ano.

A CAD ocorre caracteristicamente em portadores de diabetes tipo 1 (DM1), como quadro inicial ou como consequência de situações de estresse, como infecções, grandes cirurgias, traumas graves etc. Vem sendo crescentemente descrita também em portadores de diabetes tipo 2 (DM2) em condições de estresse extremo ou como quadro de apresentação (10% a 30% dos casos de CAD).

Entre as pessoas com DM2 de maior risco para CAD estão os afro-americanos e latino-americanos, pacientes do sexo masculino, de meia-idade, obesos ou com sobrepeso, com história familiar de DM e com diabetes de início recente.

Podemos definir pragmaticamente a CAD como um evento emergencial de descompensação aguda do DM com as seguintes alterações laboratoriais: acidose metabólica (pH < 7,3), bicarbonato plasmático < 15mmol/L, glicemia plasmática > 13,9mmol/L (> 250mg/dL) e cetonúria positiva ++ (cetonemia > +).

A expressão estado hiperosmolar hiperglicêmico substitui terminologias antigas, como "coma hiperglicêmico hiperosmolar não cetótico" ou "estado hiperglicêmico hiperosmolar não cetótico," já que alterações mais leves do sensório podem estar presentes e cetose leve ou moderada comumente ocorre nesse evento.

A CAD pode levar ao coma e ao óbito. Nos EUA, de 1980 a 2001, o número de mortes de pacientes causa-

das por CAD permaneceu estável. Em 1980 houve 1772 mortes e, em 2001, 1.871 mortes decorrentes da CAD. A taxa de mortalidade nos centros com maior experiência no tratamento da CAD é < 5%, mas permanece elevada nos casos de EHH (11%). A morte, nessas condições, raramente se deve às complicações metabólicas, mas é consequência de doenças subjacentes ou dos eventos que precipitaram a crise hiperglicêmica, como septicemia, infarto agudo do miocárdio (IAM) ou pancreatite. O prognóstico das duas condições é substancialmente pior nos extremos de idade e na presença de coma e hipotensão.

FATORES PRECIPITANTES[1,3,4,7]

Os fatores precipitantes mais comuns da CAD e do EHH são as infecções (30%). Outro fator precipitante frequente é o erro na administração (omissão ou dose inadequada) de insulina (20%). A terapia com bomba de infusão contínua subcutânea de insulina pode aumentar a incidência de CAD por mau funcionamento da bomba ou por deterioração metabólica rápida devido à falta de insulina de reserva. Primeiro diagnóstico de DM ocorre em 10% a 20% dos casos, enquanto em 2% a 10% dos casos nenhum fator óbvio pode ser identificado.

A recorrência de CAD, mais frequente em pacientes jovens com DM1, pode ser atribuída a problemas psicológicos, agravados por distúrbios alimentares. O medo de ganhar peso, como consequência do melhor controle metabólico, pode levar à omissão no tratamento. Além disso, medo de hipoglicemia ou rebeldia contra a autoridade dos pais e o estresse pelo próprio fato de se saber diabético, com as limitações decorrentes, são apontados como fatores causais dessas recorrências.

No EHH, os fatores desencadeantes mais comuns são, principalmente, IAM, acidentes vasculares encefálicos, pancreatite, embolia pulmonar, alcoolismo e fármacos que alteram o metabolismo de carboidrato, como corticosteroides, simpaticomiméticos, bloqueadores α e β-adrenérgicos, além de diuréticos.

É importante notar que, apesar de a CAD ser caracteristicamente associada ao DM1, também ocorre no tipo 2 com tendência à cetose, usualmente associada a fatores precipitantes mais graves. São também cada vez mais frequentes relatos de CAD em diversas populações, especialmente de etnia hispânica ou africana, cuja evolução subsequente é compatível com DM2, sendo inclusive possível a suspensão da insulinoterapia posteriormente. Nesse subgrupo de pacientes, muitas vezes sem fatores desencadeantes evidentes, não são identificados autoanticorpos associados ao DM1, sendo comum a associação a haplótipos HLA de alto risco para DM1. Esse tipo de DM, denominado *Flatbush*, por ter sido descrito em um subúrbio de Nova York que recebe o mesmo nome, parece estar associado a maior sensibilidade aos efeitos da glico ou lipotoxicidade na inibição da secreção pancreática. Outras possibilidades englobariam distúrbios na secreção do glucagon ou alterações genéticas que tornariam esse grupo propenso à CAD.

PATOGÊNESE[1,3,4,7]

Tanto na CAD como no EHH, a anormalidade metabólica resulta da combinação da deficiência absoluta ou relativa de insulina e do excesso de hormônios contrarreguladores (Figura 86.1).

FISIOPATOLOGIA[1,3,4,7]

As alterações no metabolismo intermediário, secundárias à deficiência de insulina e ao excesso de hormônios contrarreguladores, assemelham-se a um estado de jejum exacerbado, em que os processos homeostáticos são insuficientes, mostrando-se inadequados para impedir o desenvolvimento da hiperglicemia, cetonemia e acidose metabólica. A deficiência de insulina associada aos níveis elevados dos hormônios contrarreguladores, principalmente o glucagon, leva ao predomínio dos processos catabólicos sobre os anabólicos.

Metabolismo Glicêmico

O aumento da produção hepática de glicose, mediante o aumento da glicogenólise e da neoglicogênese (Figura 86.2), associado à diminuição de sua captação periférica, é o principal distúrbio fisiopatológico responsável pela hiperglicemia na CAD e no EHH.

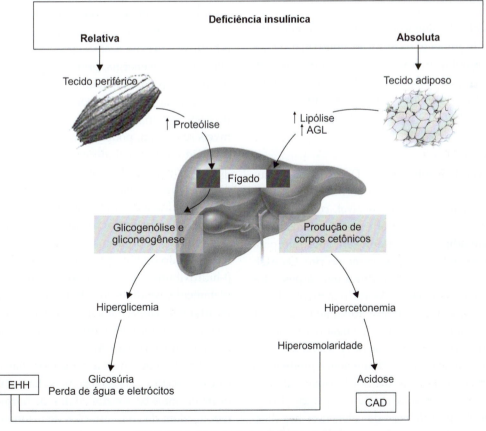

Figura 86.1 Etiopatogênese da CAD e do EHH.

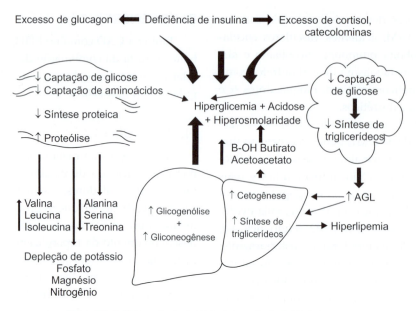

Figura 86.2 Fisiopatologia da CAD. (Adaptada de Poldosky, 1980.)

A deficiência de insulina, associada ao aumento de glucagon e catecolaminas, estimula a glicogenólise, enquanto a hipercortisolemia, também presente, resultará no aumento da proteólise, fornecendo os aminoácidos precursores para neoglicogênese. O aumento das catecolaminas e a diminuição da insulinemia são responsáveis pela diminuição da captação de glicose pelos tecidos periféricos.

Esse conjunto de alterações levará à hiperglicemia, com consequente aumento na filtração glomerular da glicose, diurese osmótica e desidratação. A diminuição no fluxo plasmático glomerular, secundária à desidratação, provocará redução no *clearance* de glicose e exacerbação da hiperglicemia, principalmente no EHH.

Metabolismo Lipídico

A deficiência de insulina na CAD, associada ao aumento de catecolaminas, cortisol e hormônio do crescimento, ativa a lipase hormônio-sensível, com aumento na lipólise e liberação de glicerol e ácidos graxos livres (AGL) do tecido adiposo. O glicerol será substrato para a neoglicogênese tanto no fígado como no rim. Os AGL captados pelo fígado serão convertidos em corpos cetônicos e liberados na circulação. Assim, o aumento da cetogênese hepática, aliada à lipólise acentuada e à maior mobilização de ácidos graxos livres ao fígado, é a base fisiopatológica da hipercetonemia desses pacientes.

Os corpos cetônicos são habitualmente produzidos nas mitocôndrias dos hepatócitos por betaoxidação dos ácidos graxos livres, sendo a insulina o principal hormônio responsável pela inibição da cetogênese hepática, agindo na redução dos níveis de malonil-coenzima A, o que leva a aumento na atividade da carnitina aciltransferase I. Esta enzima transloca os ácidos graxos do citosol para o espaço intramitocondrial, onde são convertidos em cetonas. O ponto-chave regulador no processo da cetogênese é que no estado alimentado a entrada de AGL nas mitocôndrias é baixa, limitando a oxidação destes e a cetogênese. Quando o nível de insulina está baixo e a concentração de glicose elevada, eles penetram livremente as mitocôndrias. Na fisiologia normal, os ácidos β-hidroxibutírico e acetoacético são usados como fontes alternativas de energia, principalmente durante o jejum e o exercício físico, e mantêm relação no plasma de 3:1, sendo a acetona produzida por descarboxilação espontânea do acetoacetato. Na deficiência insulínica absoluta, esses níveis se elevam, podendo apresentar aumento da razão dos ácidos β-hidroxibutírico e acetoacético para até 10:1.

Os ácidos β-hidroxibutírico e acetoacético e a acetona são filtrados pelos rins e parcialmente excretados na urina. Devido à desidratação, que resulta na diminuição da filtração glomerular, ocorrerá maior retenção de corpos cetônicos no plasma. A acidose na CAD é, portanto, resultado da hiperprodução e do acúmulo dos ácidos β-hidroxibutírico e acetoacético, que se dissociam completamente, sendo os íons hidrogênios tamponados pelo bicarbonato. Dessa maneira, os corpos cetônicos circulam na forma aniônica, levando à acidose com *anion gap* elevado, que caracteriza a CAD.

O motivo pelo qual a cetoacidose não ocorre no EHH é desconhecido. Teorias correntes chamam a atenção para os níveis mais baixos dos AGL e de hormônio do crescimento, além de concentrações de insulina mais elevadas na veia porta desses pacientes.

Metabolismo Hidroeletrolítico

Hiperglicemia e cetonemia resultam em hiperosmolaridade plasmática, o que caracteriza a CAD e o EHH. Como consequência, haverá transferência de água do compartimento intracelular (CIC) para o compartimento extracelular (CEC), ocasionando, inicialmente, desidratação do CIC.

Por meio da análise das alterações eletrolíticas, podemos inferir sobre o tempo de evolução da CAD. Inicialmente, a transferência de água dilui a concentração de sódio plasmático. Entretanto, a hiperglicemia e a cetonemia levarão à diurese osmótica com perda de sódio e da água, transferida do CIC para o CEC. A perda hídrica é maior do que a perda de sódio em razão do efeito osmótico da glicose e dos corpos cetônicos. Com a evolução do quadro, a concentração plasmática do sódio torna-se normal e finalmente aumentada, indicando desidratação grave, comprometendo os dois compartimentos, o que é ainda mais acentuado nos casos de EHH.

CAD e EHH são associados a profunda depleção de potássio. No entanto, no início do quadro, a concentração plasmática desse íon é tipicamente normal ou aumentada. A presença de hiperglicemia leva à passagem osmótica de água e potássio do CIC para o CEC. A passagem de potássio do CIC para o CEC é ainda agravada por acidose, proteólise intracelular e insulinopenia. Desse modo, a concentração plasmática de potássio pode estar elevada, apesar da depleção acentuada do potássio corporal total. A depleção desse íon, devido à perda urinária excessiva, é ainda exacerbada por baixa ingestão oral, vômitos e pelo hiperaldosteronismo secundário que acompanham a CAD.

Fosfato, magnésio e cálcio são outros eletrólitos excretados em excesso na urina durante o desenvolvimento da CAD e do EHH, devido à diurese osmótica.

Assim, de maneira sucinta, a CAD deve ser abordada como emergência caracterizada por desidratação grave, comprometendo simultaneamente o CIC e o CEC, acompanhada de hiperosmolaridade plasmática e acidose metabólica com elevado *anion gap*.

No EHH, a desidratação é mais grave do que na CAD, em razão de seu curso mais longo, com poliúria que persiste por dias ou semanas, o que é indicado pela hipernatremia e hiperosmolaridade (> 320mOsm/kg de água). Embora não ocorra cetoacidose, os corpos cetônicos podem se encontrar ligeiramente elevados.

Na Tabela 86.1 encontram-se os dados comparativos entre a CAD e o EHH e na Tabela 86.2, as perdas estimadas de água e eletrólitos nessas emergências em paciente adulto.

DIAGNÓSTICO

História Clínica e Exame Físico

As avaliações clínica e laboratorial objetivam identificar os fatores desencadeantes e determinar a intensidade dos distúrbios metabólicos, hidroeletrolíticos e hemodinâmicos, que tornem possível estabelecer plano individualizado de tratamento para cada paciente. Reavaliações clínicas e laboratoriais frequentes são indispensáveis para modificação do esquema terapêutico.

História e Exame Físico

Embora na CAD sintomas de diabetes mal controlado possam estar presentes há vários dias, as alterações metabólicas evoluem em período inferior a 24 horas. A história clínica é de poliúria, polidipsia, polifagia e emagrecimento, aos quais se associam vômitos, dor abdominal, fraqueza e comprometimento variável do sensório.

Tabela 86.1 Critérios diagnósticos para CAD e EHH

	CAD			EHH
	Leve	Moderada	Grave	
Glicemia plasmática (mmol/L)	> 14	> 14	> 14	> 30
pH arterial	7,25 a 7,35	7 a < 7,24	< 7	> 7,3
Bicarbonato sérico	15 a 18	10 a 14	< 10	> 15
Cetonúria	> ++	> ++	> ++	< +
Cetona plasmática	> ++	> ++	> ++	< +
Osmolalidade total (mOsm/kg)	Variável	Variável	Variável	> 320
Anion gap	> 10	> 12	> 12	< 12
Nível de consciência	Alerta	Alerta/sonolento	Estupor/coma	Estupor/coma

Tabela 86.2 Déficit de água e eletrólitos na CAD e no EHH

	CAD*	EHH*
Água (mL/kg)	100 (7 litros)	100 a 200 (10,5 litros)
Sódio (mmol/kg)	7 a 10 (490 a 700)	5 a 13 (350 a 910)
Potássio (mmol/kg)	3 a 5 (210 a 300)	5 a 15 (350 a 1.050)
Fosfato (mmol/kg)	1 a 1,5 (70 a 105)	1 a 2 (70 a 140)
Magnético (mmol/kg)	1 a 2 (70 a 140)	1 a 2 (70 a 140)

*Valores em parênteses representam o déficit corporal total em pacientes de 70kg.

No exame físico, identificam-se graus variáveis de desidratação, com taquicardia, hipotensão ortostática, ou em decúbito, e eventualmente choque. Na avaliação do sensório, o paciente pode se encontrar ainda alerta, mas é frequente confusão mental e, excepcionalmente, coma. Na CAD, o distúrbio ácido-básico resulta em taquipneia com hiperpneia e, raramente, respiração de Kussmaul. O hálito cetônico é facilmente percebido.

Embora infecções sejam fatores desencadeantes comuns da CAD, a hipertermia é rara, já que a vasodilatação, devido ao distúrbio metabólico, acompanha-se de hipotermia.

O exame cuidadoso do abdome é indispensável. Ausência do peristaltismo aponta para alteração nos níveis plasmáticos de potássio. Dor abdominal com rigidez de parede é frequente na CAD e desaparece com a correção da desidratação e do distúrbio ácido-básico. A interpretação desse achado é difícil, principalmente em presença de leucocitose, comum na CAD e que apontaria para quadro de infecção abdominal. Na dúvida, a melhor conduta consiste em iniciar o tratamento da CAD e reavaliar o quadro abdominal em 6 a 12 horas, quando se decidirá sobre a abordagem cirúrgica.

No EHH, usualmente, o relato é de início do quadro de poliúria há vários dias ou mesmo semanas, sendo frequente a ingestão de líquidos açucarados para compensar a poliúria, o que eleva ainda mais a glicemia. O comprometimento do sensório é mais comum, sendo ainda mais comum o coma. Com cetonemia pouco significativa não ocorre a hiperpneia característica da cetoacidose. A desidratação é mais grave, podendo levar ao choque hipovolêmico.

Em caso de emergências, a avaliação clínica deve ser completa e rápida, de modo a possibilitar permitir o início imediato do tratamento

Avaliação Laboratorial

A coleta de material para as análises laboratoriais deve ser imediata. Glicemia e cetonemia poderão ser prontamente avaliadas, por meio de punção digital, na própria unidade de urgência.

Usualmente, solicitam-se as determinações de sódio (Na), cloro (Cl), potássio (K), fósforo (P), ureia (Ur), creatinina (Cr), glicemia (G), hemograma, gases arteriais e mensuração semiquantitativa de corpos cetônicos. Na interpretação dos resultados é necessário levar em consideração as alterações anteriormente descritas na fisiopatologia. Como a CDA é marcada por alterações de osmolaridade, optamos por apresentar os resultados laboratoriais em mmol/L e acrescentamos a tabela de conversão de unidades (Tabela 86.3).

- *Sódio*: pode encontrar-se baixo na fase de transferência de água do CIC para o CEC. Quando elevado indica, provavelmente, desidratação grave. Ao se analisar a concentração de sódio plasmático, deve-se corrigi-la pela hiperglicemia, adicionando 1,6mmol (mEq) ao sódio medido para cada 5,6mmol/L (100mg/dL) de aumento da glicemia > 5,6mmol/L (100mg/dL) (Tabela 86.3). Adicionalmente, a intensa hiperlipemia pode também reduzir, de maneira factícia, a concentração plasmática de sódio.

- *Potássio*: tende a se elevar. Quando baixo, sinaliza para grande depleção intracelular de potássio. Além disso, todas as medidas terapêuticas adotadas, como hidratação, administração de insulina e eventual correção da acidose com a administração de bicarbonato

Tabela 86.3 Tabela de conversão de unidades

Glicose	mg/dL /18 = mmol/L
Ureia	mg/dL /6 = mmol/L
Sódio (Na)	mEq/L = mmol
Potássio (K)	mEq/L = mmol
Cloro (Cl)	mEq/L = mmol
Bicarbonato (HCO_3^-)	mEq/L = mmol
Fósforo (P)	mg/dL/3 = mmol/L

Capítulo 86 Cetoacidose Diabética e Estado Hiperosmolar Hiperglicêmico

(HCO_3^-), reduzem rapidamente os níveis plasmáticos desse íon.

- **Cetonemia**: a maioria dos métodos semiquantitativos utilizados (como o que utiliza o nitroprussiato de sódio) estima basicamente o acetoacetato. Em circunstâncias normais, o nível de ácido β-hidroxibutírico é duas a três vezes maior que o de acetoacetato. Com o aumento no potencial redox mitocondrial que ocorre na CAD, acentua-se essa diferença, podendo esta relação chegar à proporção de 10:1. À medida que o estado *redox* retorna ao normal, o aumento no acetoacetato passa a ser detectado, com elevação paradoxal da cetonemia, apesar da melhora clínica do paciente.
- **Leucócitos**: a leucocitose acompanha a CAD e é corrigida espontaneamente pelo tratamento, devendo ser interpretada com cautela como indicadora de processo infeccioso.
- **Amilase**: na CAD, elevações inespecíficas de amilase e lipase ocorrem em 16% a 25% dos casos. A elevação da amilase se correlaciona com o pH e a osmolaridade sérica, enquanto a elevação da lipase se correlaciona apenas com a osmolaridade. A suspeita do diagnóstico de pancreatite aguda, baseada no quadro de dor abdominal e elevação de pelo menos três vezes em relação ao valor de referência dessas enzimas, deverá, portanto, ser confirmada por achados típicos à tomografia computadorizada, como, por exemplo, aumento ou necrose pancreática. Ainda é importante lembrar que os clássicos critérios prognósticos de Ranson não deverão ser utilizados na concomitância de CAD, já que superestimam a gravidade do quadro.

Na Tabela 86.4 encontram-se equações que, utilizando-se dos parâmetros laboratoriais, espelham melhor o real estado do paciente na Tabela 86.5 estão os achados laboratoriais usualmente encontrados na avaliação laboratorial inicial.

Uma vez iniciado o tratamento, a monitorização laboratorial, da glicemia e dos íons, deve ser realizada de hora em hora ou, no máximo, a cada 2 horas até a estabilização do quadro.

Tabela 86.4 Fórmulas úteis

Cálculo da osmolaridade plasmática (mOsm/L de água)	$2 \times$ [Na + K] + [G]
Cálculo de *anion gap*	[Na] − ([Cl] + [HCO_3^-])
Cálculo de Na corrigido	[Na] mmol/L= [Na plasmático] + (1,6 × {(G plasmática-5,6)/5,6})

Obs.: sódio (Na), cloro (Cl), bicarbonato (HCO_3^-), glicose (G) em mmol/L.

Tabela 86.5 Exames complementares na CAD e no EHH

Exame	CAD			EHH
	Leve	**Moderada**	**Grave**	
Glicose	> 250	> 250	> 250	> 600 (comum > 1.000)
Cetonas (urina)	E (≥ 40mg/dL, ≥ ++/4+)			0 – traços
Cetonas (plasma)	E (≥ +/4+; ≥ 3mmol/L)			0 – traços
Sódio	N, E ou B			≥ 145mEq/L, N
Potássio	B (inicial: E ou N)			B (E, N se acidose láctica)*
***Anion gap* (pedir cloreto)**	10 a 12	> 12	> 12	Normal (E, se acidose láctica)
Osmolalidade efetiva	Variável			> 320mOsm/kg
pH	7,25 a 7,3	7 a 7,24	< 7	≥ 7,25 ou, se arterial, ≥ 7,3
Bicarbonato	15 a 18	10 a < 15	< 10	≥ 18
Creatinina	N ou E			N ou E
Ureia	N ou E			N ou E
Fosfato (mg/dL)	< 1,7 (inicial pode E)			< 1,7 (inicial pode E)
Leucócitos	15.000 a 40.000			E (contração volume) ou N
Hematócrito	E (contração volume) ou N			E ou N
ECG (obter ao início)	Sinais de K+ E, N ou B; IAM			Sinais de K+ E, N ou B; IAM
RX tórax	Pesquisar processos pneumônicos; SN, repetir após hidratação			
Mg	N ou E			N ou E
Amilase/lipase	N; se E: pode ser salivar, pancreática ou ambas (fazer TC!)			

*N = normal; E = elevado; B = baixo.

TRATAMENTO DA CETOACIDOSE DIABÉTICA[1-4,7,8,12] (FIGURA 86.3)

O tratamento da CAD deve observar uma escala de prioridades:
- Correção da depleção de volume.
- Correção do distúrbio eletrolítico.
- Tratamento da hiperglicemia.
- Correção da acidose.

Hidratação

Em geral, ao se detectar clinicamente uma desidratação leve, ela já corresponde a uma perda hídrica de, aproximadamente, 5% do peso corporal, devido à transferência de água do CIC para o CEC. Em presença de choque, a perda pode corresponder a mais de 20%, próximo do limite compatível com a vida. Do ponto de vista prático, na abordagem do paciente, estima-se uma desidratação mínima de 10% do peso corporal, o que corresponde a uma perda de 5 a 7 litros de água no adulto, e ele deve receber, na primeira hora, em torno de 1 a 2 litros (15 a 20mL/kg). Após essa infusão rápida, destinada à correção da hipovolemia, a velocidade de infusão deve ser ajustada para reposição de dois terços do déficit nas primeiras 8 horas e o restante nas 24 horas seguintes (4 a 14mL/kg/h). As perdas urinárias, decorrentes da poliúria osmótica, mantêm-se elevadas até a correção da hiperosmolaridade plasmática e devem ser quantificadas e repostas. A resposta clínica, avaliada por dados como pulso, pressão arterial, turgor da pele, produção e viscosidade da saliva e, se necessário, pela pressão venosa central, é o parâmetro para determinar a velocidade e a quantidade da reposição.

Em pacientes idosos, com possibilidade de disfunção cardíaca, ou na presença de insuficiência renal crônica, a infusão será mais lenta, com atenção redobrada para o aparecimento de sinais de sobrecarga, podendo ser necessária a utilização de monitorização central invasiva.

A solução de NaCl a 0,9% (SF) é a escolha natural e deve ser considerada como uma solução hipotônica, em face da hiperosmolaridade plasmática do paciente. Dessa maneira, as soluções hipotônicas (0,45%) são reservadas para situações em que o Na corrigido ultrapasse 150mmol/L e, caso utilizadas, o volume não deve ser > 250 a 500mL/h. Raramente elas serão necessárias, visto que, na maioria das vezes, só com as primeiras medidas de hidratação há melhora do volume circulante e os níveis de glicose começam a diminuir, tendo como consequência uma queda na osmolaridade. Em situações de associação

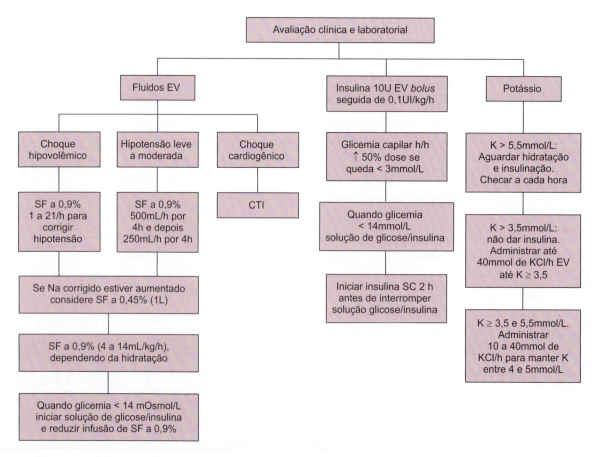

Figura 86.3 Tratamento da CAD em adultos.

Capítulo 86 Cetoacidose Diabética e Estado Hiperosmolar Hiperglicêmico

de hiperosmolaridade grave e desidratação com hipotensão, a conduta consiste em corrigir inicialmente o volume com SF e, a seguir, a hiperosmolaridade com NaCl a 0,45%.

A reposição do Na é mantida, com infusão mais lenta, mesmo após a queda da glicemia, quando está indicada a infusão concomitante de soro glicosado isotônico.

Correção dos Distúrbios Eletrolíticos

Atenção especial deve ser dada à reposição de potássio. A CAD cursa, uniformemente, com grande depleção dos estoques intracelulares de K, o que nem sempre se torna aparente com a determinação dos níveis séricos, devido ao desvio do íon do CIC para o CEC. Além disso, todas as medidas terapêuticas adotadas resultam em queda súbita nos níveis séricos, com risco real de arritmias graves. Dessa maneira, a reposição deve ser iniciada assim que a hiperpotassemia seja excluída, em via de acesso distinta da solução fisiológica, do seguinte modo:

- Caso haja evidências eletrocardiográficas de hipopotassemia, ou se a dosagem inicial mostrar um valor < 3,50mmol/L (3,5mEq/L), iniciar infusão de cloreto de potássio a 10%, em solução fisiológica, 40mosm/h (mEq/h) por 1 a 2 horas. Postergar a administração de insulina por 1 hora.
- Com dosagem entre 3,5 e 5,5 mmol/L (mEq/L) e bom fluxo urinário, iniciar infusão em torno de 20mEq/h.
- Se K > 5,5mmol/L (5,5mEq/L), deve-se aguardar 1 hora até o início da ação da insulina e expansão do volume, quando a infusão de K será iniciada para manter os níveis dentro da normalidade.

A velocidade de infusão deve ser aumentada se, em qualquer determinação, o nível sérico for < 3,5mmol/L (mEq/L) e se houver necessidade de administrar bicarbonato. A administração de potássio raramente deve ultrapassar 40mEq/h.

Correção da Hiperglicemia

A insulina utilizada deverá ser sempre a de ação rápida (regular) e levará, invariavelmente, a bons resultados, qualquer que seja a via de administração adotada. A terapia insulínica é fundamentada no conhecimento do *clearance* metabólico e em sua curva de dose-resposta. A lipólise e a proteólise são inibidas por uma concentração plasmática de insulina de 10 a 20µUI/mL, enquanto a utilização periférica de glicose só é completamente estimulada com concentração > 100µUI/mL, concentração esta a ser alcançada e mantida durante todo o tratamento. Em razão de um moderado a severo grau de resistência insulínica na CAD, é razoável manter uma concentração de 200µUI/mL. Se estiverem disponíveis os recursos materiais e de pessoal

necessários, a melhor via de administração é a infusão venosa contínua, o que exigirá bomba de infusão e acompanhamento de enfermagem, recursos disponíveis em unidade de cuidados intensivos ou intermediários. Na ausência desses recursos, a administração intermitente de insulina SC e EV pode ser adotada. A dose de insulina deve ser suficiente para alcançar a concentração acima referida. Os seguintes esquemas de insulinização podem ser utilizados:

- *Infusão contínua*: tradicionalmente, inicia-se a administração venosa, em *bolus*, de 10 unidades de insulina, com a finalidade de ocupar os receptores, seguida, imediatamente, de infusão contínua de 10UI/h, em solução fisiológica. Recentemente, um estudo randomizado demonstrou que o *bolus* inicial é desnecessário para pacientes que são mantidos em infusão contínua venosa de insulina na dose de 0,10 a 0,14UI/kg (equivalente a 10UI/h para um paciente de 70kg). A solução é preparada diluindo-se 50 unidades de insulina regular em 500mL de solução fisiológica (10UI/100mL) com velocidade de infusão de 100mL/h. Objetiva-se uma queda da glicose de 4 a 5,5mmol/L (75 a 100mg/dL/h). Se a queda for > 5,5mmol/L/h (100mg/dL/h), diminui-se a velocidade de infusão de insulina. Se a queda for < 3mmol/L/h (50mg/dL/h), aumenta-se a infusão de insulina em 50%. A infusão dessa solução é mantida até se alcançar a glicemia de 14mmol/L (250mg/dL), quando, então, é substituída por um esquema de insulina em soro glicosado a 5% (relação glicose/insulina em proporções variáveis, usualmente de 3:1, com administração de 3UI/hora). Uma vez iniciado o soro glicosado, uma nova avaliação da glicemia deverá ser feita em torno de 1 hora e a relação glicose/insulina, ajustada de acordo com a evolução da glicemia. A reposição de sódio será mantida, em outro acesso venoso, com velocidade de infusão reduzida, até que se complete a hidratação do paciente.
- *Esquema de doses intermitentes*: o esquema de doses intermitentes, utilizando-se das vias SC e EV, quando bem conduzido, não resulta em aumento de hipoglicemia ou de hipopotassemia, como tem sido relatado, e é uma alternativa quando não se dispõe de bomba de infusão contínua ou de pessoal necessário para acompanhamento do procedimento. A dose inicial de insulina é de 0,4UI/kg de peso corporal, a qual poderá ser modificada levando-se em consideração a idade, a gravidade do quadro e o uso prévio de insulina. Essa dose será fracionada, metade EV e metade SC, e as avaliações seguintes serão feitas a cada 2 horas, quando a resposta terapêutica será avaliada. Se não ocorrer a redução desejada da glicemia (5,5 a 11mmol/L em 2 horas), a dose será repetida ou, eventualmente, aumentada. Caso a queda seja adequada, deve-se aguardar a quarta hora de tratamento, quando nova

glicemia indicará a conduta. Caso a glicemia ainda seja > 14mmol/L, será indicada suplementação da dose de insulina, com administração SC. No momento em que a glicemia atingir 14mmol/L (250mg/dL), a mesma conduta adotada no esquema de insulina contínua deverá ser implementada (utilização da solução glicose/insulina). Após o início do esquema de glicose e insulina no soro, um valor de glicemia entre 10 a 11 mmol/L (180 e 200mg/dL) é a meta desejada.

Uma vez compensado e livre de náusea e vômitos, o paciente poderá iniciar a alimentação oral, começando por dieta líquida. Nesse momento, será iniciada a insulina rápida, SC, preparando-se o paciente para a interrupção do esquema de insulina EV e adoção do regime com insulina de ação intermediária (NPH). A administração de insulina SC deve preceder por 2 horas a suspensão da infusão sob o risco de queda nos níveis plasmáticos de insulina.

Uso dos Análogos de Insulina na Cetoacidose Diabética

Recentemente, o uso de análogos de insulina de ação ultrarrápida tem sido avaliado em pacientes com CAD. O tratamento SC com insulinas lispro ou aspart pode ser utilizado como alternativa ao uso de insulina regular no tratamento da CAD leve ou moderada. Seu uso deve ser a cada 1 ou 2 horas, com segurança e eficácia semelhantes às de outros esquemas de tratamento insulínico.

Um estudo randomizado multicêntrico comparou a eficácia e a segurança da insulina glulisina *versus* insulina regular em 72 pacientes com CAD. Nesse estudo, ambas as insulinas eram administradas na mesma dose (*bolus* de 0,1UI/kg, seguido por infusão de 0,1UI/kg/h). Após resolução da cetoacidose, os pacientes tratados com insulina regular eram mantidos com doses SC de insulina NPH + regular, enquanto aqueles com glulisina receberam esquema com glargina + glulisina. Não houve diferenças entre os grupos quanto à eficácia ou à duração do tratamento, tampouco quanto à dose total de insulina administrada. Entretanto, os episódios de hipoglicemia foram menos frequentes no grupo glargina + glulisina (41% *vs.* 15%). Ambos os esquemas podem ser utilizados na prática clínica. Salientamos que a menor experiência clínica com o uso dos análogos de insulinas na CAD, associada ao custo maior, ainda limita a utilização desse esquema.

Correção da Acidose

A acidose metabólica, quando grave, é associada a inúmeros efeitos adversos. Com a redução no pH arterial < 7,1, ocorrem diminuição na contratilidade miocárdica e redução no débito cardíaco, vasoconstrição arterial pulmonar e inibição dos efeitos pressóricos das catecolaminas na árvore arterial, causando dilatação vascular periférica e hipotensão. A acidose metabólica também causa vasodilatação cerebral e pode contribuir para o desenvolvimento de coma como efeito direto. Por outro lado, a acidose provoca vasoconstrição arterial mesentérica e renal. Talvez o mais deletério efeito da acidose metabólica seja o comprometimento da reserva de tamponamento. Quando a concentração de bicarbonato sérico alcança 5mmol/L (5mEq/L), qualquer alteração posterior no bicarbonato ou na capacidade ventilatória máxima pode ter grande influência deletéria sobre o pH. Embora atualmente a maioria dos autores se oponha à administração de bicarbonato, com base nos riscos de hipopotassemia grave, acidose paradoxal e desvio da curva de dissociação da oxi-hemoglobina para a esquerda, consideramos que o uso racional de bicarbonato está indicado nas seguintes situações:

- Hiperpotassemia grave com alterações eletrocardiográficas características na admissão.
- Hipotensão não responsiva à infusão rápida de SF a 0,9% ou de expansores plasmáticos. Isso pode ocorrer devido à inibição da resposta vascular às catecolaminas pela acidose.
- Falência ventricular esquerda resultante da acidose grave.
- pH < 7,0 ou bicarbonato < 5,0mmol/L (devido à diminuição das reservas de tampão).

A reposição deverá ser calculada para elevar o bicarbonato para 12mmol/L (12mEq/L) o que é feito utilizando-se a seguinte fórmula: (HCO_3^- desejado − HCO_3^- atual) × (0,4) × (peso corporal). A velocidade de infusão do bicarbonato deve ser lenta.

Para evitar a hipopotassemia, é necessário aumentar a velocidade de infusão do potássio que poderá ser adicionado ao próprio frasco de bicarbonato.

Em resumo, embora a indicação de reposição de bicarbonato seja limitada, ela está indicada quando a acidose é grave e a reposição possa prevenir complicações.

Reposição de Outros Íons

- *Fósforo*: usualmente não se administra fósforo, o qual estaria indicado, entretanto, em pacientes com hipofosfatemia grave (fósforo < 0,4mmol/L ou 1,3mg/dL), associada a anemia, depressão respiratória ou disfunção cardiovascular. A reposição de fósforo deve ser retardada em 2 a 3 horas, tempo necessário para expansão de volume, o que diminuirá o risco de hipocalcemia. A solução de fosfato ácido de potássio a 20% fornece 1,16mmol de fósforo por mililitro. A reposição é calculada de acordo com a concentração de fosfato:

- Fosfato $\geq$ 1,3mg/dL (0,40mmol/L): dar 0,08 a 0,24mmol/kg em 6 horas (até uma dose máxima de 30mmol).
- Fosfato < 1,3mg/dL (0,40mmol/L): dar 0,25 a 0,50mmol/kg em 8 a 12 horas (até uma dose máxima de 80mmol). Monitorizar P a cada 6 horas durante infusão EV e passar para reposição oral logo que a concentração de 1,5mg/dL (0,48mmol/L) for alcançada.

Outros íons, como o magnésio, serão repostos naturalmente, à medida que o paciente reassuma a alimentação normal.

Recomendações Gerais

- Tratamento imediato e individualizado. Proteção das vias aéreas se comatoso.
- Passagem de sonda nasogástrica em presença de vômitos.
- Anotar sistematicamente todos os dados laboratoriais e clínicos, bem como as condutas tomadas, a cada nova avaliação.
- Obter dois acessos venosos. Evitar acesso central.
- Evitar a sondagem vesical.
- Seguir a escala de prioridades, lembrando que a hidratação e a reposição hidroeletrolítica são as bases do tratamento da CAD.
- Fazer monitorização clínica e laboratorial permanente, até a estabilização do quadro.
- Proceder à insulinização SC pelo menos 2 horas antes da interrupção da infusão venosa de insulina regular.
- Considerar a transferência do paciente para uma unidade de terapia intensiva nos casos de hipotensão não responsiva à expansão volumétrica, associação de eventos cardiovasculares adversos (insuficiência cardíaca congestiva, isquemia coronariana, choque cardiogênico), sepse e coma com indicação de assistência ventilatória.

Tratamento da Cetoacidose Diabética em Crianças[2,6,8,12-14]

Aspectos Específicos – Edema Cerebral

Deve-se levar em conta o aforismo de que "crianças não são adultos em miniatura", especialmente verdadeiro em relação à CAD e ao EHH. O tratamento da CAD em crianças apresenta peculiaridades importantes: as crianças têm metabolismo basal e superfície corporal relativamente maiores do que os adultos, o que demanda cálculo preciso de fluidos; a CAD pode ser o quadro de apresentação do DM, as queixas são menos precisas,

dificultando o diagnóstico; têm maturidade cerebral incompleta, o que as torna mais propensas ao edema cerebral como complicação da CAD ou de seu tratamento do que os adultos.

Causas de edema cerebral:

- *Provável*: lentidão do metabolismo dos osmóis idiogênicos (taurina, betaína e mioinositol), produzidos pelos neurônios para evitar retrações durante a fase de hiperosmolalidade extracelular. Quanto maior a hiperosmolalidade inicial, maior é o problema. As cininas produzidas durante a CAD levariam ao edema citotóxico, o que parece estar relacionado com a hipoperfusão pré-tratamento. A reperfusão, após a hidratação, levaria a edema vasogênico, que surgiria após o início do tratamento.
- *Hipotéticas (não confirmadas)*: rápida correção da hiperglicemia, com redução rápida da osmolalidade cerebral; hiper-hidratação com redução da osmolalidade efetiva. Há autores que recomendam a administração de soluções com osmolalidade similar à do paciente, evitando que o Na^+ corrigido se eleve > 150mmol/L.
- *Outros fatores de risco*: ureia alta ao início (desidratação), idade < 5 anos, pCO_2 inicial baixa e Na^+ medido baixo, que não se eleva com a queda da glicemia.

A mortalidade da CAD em crianças é de 0,15% a 0,3%, mas quando ocorre edema cerebral, eleva-se para 20% a 25%. Dele também decorre considerável morbidade, incluindo insuficiência hipofisária em 10% a 25% dos que sobrevivem.

A sobrevida desses pacientes vai exigir alto grau de suspeição e intervenção precoce. São sintomas e sinais premonitórios: cefaleia intensa, distúrbios do estado de alerta ou de comportamento, aparecimento de incontinência urinária, pressão arterial em elevação, bradicardia, redução da saturação de O_2, anisocoria, paralisia de par craniano e distúrbio da regulação térmica. É necessário monitorizar todos esses sinais ao início e durante o tratamento.

Deve-se estar preparado para o tratamento imediato: manitol deve estar sempre disponível ao início do tratamento da CAD, com cálculo de dose já providenciado.

Reposição de Fluidos

Ao calcularmos a reposição de fluidos, devemos levar em conta as necessidades diárias de fluidos e eletrólitos das crianças normais e as perdas na CAD, de acordo com sua gravidade. Os valores médios das necessidades diárias de líquidos, levando em consideração o peso da criança, estão na Tabela 86.6.

Tabela 86.6 Administração de fluidos

Peso da criança	Requerimentos de manutenção (RM)
< 10kg	100mL/kg/24h
11 a 20kg	1.000mL + 50mL/kg acima de 11 até 20kg/24h
20 a 30kg	1.500mL+20mL/kg acima de 30kg/24h

Obs.: o cálculo de perdas adicionais é desnecessário; é importante subtrair o volume já recebido em outra unidade de saúde.

Lembramos que colapso vascular é raro na CAD pediátrica. Estimativas clínicas do grau de desidratação (turgor, enoftalmia etc.) são imprecisas:

- 1º passo – Estimativa do grau de desidratação (GD):
  CAD leve a moderada: GD = 5% a 7%
  CAD grave: GD = 7% a 10%
- 2º passo – Cálculo do déficit de fluidos (DF), em litros:
  DF, em L = [GD × peso corporal (kg)] ÷ 100
- 3º passo – Determinação da necessidade real de fluidos (NRF), isto é, o volume a ser administrado. Dependerá do requerimento de manutenção (RM), variável de acordo com o peso da criança:

$$NRF = DF + RM$$

A administração de fluidos é completada em duas fases:
- *Fase 1 – Expansão de volume (reanimação)*: 10mL/kg (20mL/kg na presença de choque) sempre de NaCl a 0,9% em 1 a 2 horas; em caso de persistência de desidratação de moderada a grave, repetir.
- *Fase 2 – Manutenção*: após expansão de volume, procede-se à reposição da NRF, que deve ser feita de maneira lenta e uniforme e completada em 48 horas. Fluidos orais devem ser subtraídos desse volume. Uma maneira segura de administrar a NRF consiste em ajustar o volume para não ultrapassar duas vezes o volume do RM em 24 horas. O fluido, nas primeiras 4 a 6 horas dessa fase, pode ser ainda a salina a 0,9%. A seguir, ou a qualquer momento dessa fase, se o Na^+ corrigido estiver elevado, pode-se utilizar salina a 0,45% (½ N) ou, preferencialmente, 0,675% (¾ N). Quando a glicemia atingir valores de 250 a 300mg/dL, a solução de NaCl em uso deverá receber acréscimo de glicose na concentração de 5%.

Insulina

A dose inicial de insulina EV é igual à de adultos: 0,1UI/kg/h. Em crianças, recomenda-se fortemente não usar doses em *bolus* prévias e não iniciar insulina antes da expansão de volume. Só se inicia insulina com K^+ > 3,3mmol/L (3,3mEq/L) para não agravar a hipopotassemia. Essa dose deve ser mantida até a resolução da acidose.

Caso a queda de glicose ultrapasse 90mg/dL/h, deve-se evitar a redução da infusão de insulina e aumentar a infusão de glicose para concentrações de até 10% a 12,5%. Lembramos que essas concentrações exigem a administração em veia central, pois são irritantes.

Outra maneira de administrar insulina em crianças e mesmo em adultos, com resultados muito similares aos da infusão EV, consiste na utilização de análogos ultrarrápidos por via SC. Após dose inicial de 0,3UI/kg SC, de insulina lispro, ou aspart, continua-se com 0,1UI/kg/h ou 0,2UI/kg a cada 2 horas. A ADA e o ISPAD só recomendam esse método para CAD de leve a moderada, não complicada. Os resultados são similares aos de infusão venosa em termos de correção glicêmica, da osmolaridade, da potassemia e do risco de hipoglicemia. Essa proposta parece atraente em razão da simplificação e da possível redução do custo financeiro, por evitar a necessidade de internação em unidades de cuidados intensivos.

Reposição de Eletrólitos

As recomendações para uso de potássio são similares às dos adultos. Se o potássio é baixo à apresentação, pode-se iniciar a reposição durante a expansão de volume, usando no máximo 20mmol/L (mEq/L), devido à rapidez da infusão. Há limite para infusão de potássio em veia periférica: não mais do que 40mmol/L (mEq/L). Em crianças com menos de 30kg, a infusão não deve ultrapassar 0,5mmol/kg/h (mEq/kg/h.)

O potássio deve ser lembrado no cálculo da osmolaridade da solução: 10mL de KCl a 10% contêm 1g de KCl e 13,4mmol (13,4mEq) de K^+; ao usar concentração de 40mmol/L (40mEq/L), a solução deve ser NaCl a 0,45%.

Recomendações para fosfato e bicarbonato são similares às de adultos. Este último só deve ser usado se pH ≤ 6,9 ou em caso de hiperpotassemia grave.

Edema Cerebral

O sucesso do tratamento depende do diagnóstico precoce. Insistimos na monitorização dos sinais e sintomas de hora em hora ou mesmo a intervalos menores, em caso de presenção dos fatores de risco.

Dose de manitol: 0,25 a 1,0g/kg em 20 minutos; repetir em 2 horas, caso não haja melhora. Como alternativa, pode-se utilizar solução salina a 3%, 5 a 10mL/kg, em 30 minutos. Corticosteroides podem ser tentados, mas faltam evidências de seu benefício.

TRATAMENTO DO EHH[1-4]

O EHH caracteriza-se por desidratação e hiperosmolaridade mais graves do que na CAD e ausência virtual de distúrbio ácido-básico. Dessa maneira, a terapêutica visa, inicialmente, a restauração do volume e à correção do distúrbio eletrolítico. As medidas terapêuticas com essa finalidade devem preceder a administração de insulina, porque a correção rápida da hiperglicemia com a insulina provoca desvio de grande volume do CEC para o CIC, o que pode desencadear choque hipovolêmico e insuficiência renal aguda, além de predispor à hipopotassemia em virtude do desvio de potássio para o CIC. Nesses pacientes, a depleção de potássio corporal total é usualmente mais grave, devido ao período mais longo de poliúria e à consequente perda urinária desse íon. Em pacientes que à admissão, apresentam níveis de potássio plasmático < 3,5mmol/L (mEq/L é indispensável a administração de 40mEq de potássio antes de iniciar-se a insulinização.

CONSIDERAÇÕES FINAIS

Todas as considerações feitas para a CAD são aplicáveis nessa condição, ressaltados os seguintes aspectos:

- A necessidade de sondagem vesical, para acompanhamento da diurese, é mais frequente do que na CAD, mas deve ser recomendada após rigorosa avaliação de sua indicação (usualmente na ausência de diurese após 3 horas de tratamento).
- A sonda nasogástrica é frequentemente uma necessidade devido ao comprometimento do sensório, com risco de aspiração em caso de vômitos, e não deve ser postergada.
- A anticoagulação profilática deve ser considerada em todos os pacientes devido ao maior risco de tromboembolismo associado ao grave estado de desidratação. Na presença de qualquer outro fator de risco para tromboembolismo, recomenda-se o uso de heparina profilática (5.000 unidades a cada 12 horas) ou heparina de baixo peso molecular (enoxaparina, 40mg/dia) SC.
- Atenção especial deve ser dada à evolução neurológica do paciente. O rápido movimento de líquido entre o CIC e o CEC pode ocasionar oscilações bruscas do estado mental com distúrbio de comportamento. Por outro lado, coma em pacientes com osmolaridade < 320mOsm/kg H_2O deve ter outras causas investigadas, antes de considerá-lo como consequência do evento metabólico. Em situações especiais, o uso de sedação pode estar indicado, sendo importante frisar que isso prejudicará a avaliação clínica do paciente.

Complicações

As complicações mais comuns são hipoglicemia e hipopotassemia, que podem ser prevenidas com monitori-

zação de hora em hora ou a cada 2 horas, nas primeiras 6 horas de tratamento, período em que as alterações nos níveis plasmáticos de glicose e potássio são mais significativas. A partir da sexta hora, recomenda-se avaliação a cada 4 horas.

Em crianças, a complicação mais frequente é o edema cerebral, abordado com detalhe na CAD em crianças.

PREVENÇÃO

Na prevenção da CAD e do EHH, é fundamental o processo educativo que alerte o paciente e seus familiares para os sintomas secundários à hiperglicemia, a necessidade de monitorização domiciliar da glicemia na presença desses sintomas e a importância de contatar a equipe multidisciplinar para receber as orientações com relação à aplicação de doses adicionais de insulina. Além disso, na presença de doenças agudas, o paciente deve ser orientado para manutenção de sua dose de insulina e para determinações mais frequentes da glicemia capilar.

Referências

1. Chiasson JL, Aris-Jilwan N, Bélanger R et al. Diagnosis and treatment of diabetic ketoacidosis and the hyperglycemic hyperosmolar state. CMAJ 2003; 168:859-66. Review. Erratum in: CMAJ 2003; 168:1241.

2. Della Manna T, Steinmetz L, Campos PR et al. Subcutaneous use of a fast-acting insulin analog – An alternative treatment for pediatric patients with diabetic ketoacidosis. Diabetes Care 2005; 28(8):1856-61.

3. Dias EP, Ramos AV, Barbosa VE. Emergências hiperglicêmicas e hipoglicêmicas. In: Ratton – Emergências médicas e terapia intensiva. Rio de Janeiro: Guanabara Koogan, 2005:420-8.

4. English P, Williams G. Hyperglycaemic crises and lactic acidosis in diabetes mellitus. Postgrad Med J 2004; 80:253-61.

5. Ersöz HO, Unkinc K, Köse M et al. Subcutaneous lispro and intravenous regular insulin treatments are equally effective and safe for the treatment of mild and moderate diabetic ketoacidosis in adult patients. Int J Clin Pract 2006; 60(4):429-33.

6. Genuth S. Diabetic ketoacidosis. In: Poldosky S. Clinical diabetes modern management. New York: Appleton Century Crofts, 1982:173-208.

7. Kitabash AE, Umpierrez GE, Murphy MB et al. Management of hyperglicemic crises in patients with diabetes. Diabetes Care 2001; 24:131-53.

8. Kitabchi AE, Murphy MB, Spencer J, Matteri R, Karas J. Is a priming dose of insulin necessary in a low-dose insulin protocol for the treatment of diabetic ketoacidosis? Diabetes Care 2008; 31(11):2081.

9. Nair S, Yadav D, Pitchumoni CS. Association of diabetic ketoacidosis and acute pancreatitis: observations in 100 consecutive episodes of DKA. Am J Gastroenterol 2000; 10: 2795-800.

10. Rodacki M, Sajdenverg L, Lima GAB, Nunes RC, Milech A, Oliveira JEP. Relato de caso: Diabetes Flatbush – da cetoacidose ao tratamento não-farmacológico. Arq Bras Endocrinol Metab 2007; 51:131-5.

11. Umpierrez GE, Umpierrez GE, Cuervo R, Karabell A et al. Treatment of diabetic ketoacidosis with subcutaneous insulin aspart. Diabetes Care 2004; 27(8):1873-8.

12. Umpierrez GE, Jones S, Smiley D et al. Insulin analogs versus human insulin in the treatment of patients with diabetic ketoacidosis: a randomized controlled trial. Diabetes Care 2009; 32(7):1164.

13. Wolfsdorf J, Craig ME, Daneman D et al. Diabetic ketoacidosis in children and adolescents with diabetes. In: ISPAD Clinical Practice Consensus Guidelines 2009 Compendium. Pediatric Diabetes 2009; 10(Suppl. 12):118-33.

14. Wolfsdorf J, Glaser N, Sperling MA et al. Diabetic ketoacidosis in infants, children, and adolescent – A consensus statement from the American Diabetes Association. Diabetes Care 2006; 29(5):1150-9.

87

Hipoglicemia

Daniella Rêgo • Leonardo Bandeira • Patrícia Mesquita • Juliana Maia • Francisco Bandeira

INTRODUÇÃO

A hipoglicemia pode ser definida como uma condição clinicolaboratorial caracterizada pela tríade de Whipple: níveis glicêmicos ≤ 45mg/dL, sintomas e sinais de hipoglicemia e reversão dos sintomas após administração de glicose.

Fora do contexto dos pacientes diabéticos em uso de insulina e/ou hipoglicemiantes orais, a hipoglicemia é pouco comum. Em pacientes saudáveis, sem causa aparente, insulinoma e uso factício de insulina ou hipoglicemiantes orais são as causas mais comuns. Insuficiência renal ou hepática grave, desnutrição, infecções graves e choque são as principais causas em pacientes hospitalizados não diabéticos.[1]

Neste capítulo serão revisados os aspectos mais importantes dos distúrbios hipoglicêmicos em não diabéticos.

RESPOSTA FISIOLÓGICA À HIPOGLICEMIA

Como o sistema nervoso central (SNC) depende, em condições normais, quase que exclusivamente de glicose para seu funcionamento adequado, o organismo lança mão de mecanismos neuro-humorais e celulares refinados para manter a glicemia em níveis ideais (70 a 110mg/dL). A seguir, serão comentados os mecanismos hormonais básicos de adaptação à hipoglicemia:[1,2]

- *Insulina*: sua secreção começa a cair quando a glicemia reduz-se < 80mg/dL. Com a queda da insulina, são estimuladas a gliconeogênese, a glicogenólise e a lipólise e é inibido o consumo de glicose pelo músculo.
- *Glucagon*: é o hormônio contrarregulador mais importante, tendo sua secreção aumentada quando a glicemia cai < 65 a 70mg/dL. Sua elevação leva ao estímulo da gliconeogênese e da glicogenólise hepáticas.

- *Adrenalina e noradrenalina*: são estimuladas também quando a glicose cai < 65 a 70mg/dL, tendo efeitos semelhantes aos do glucagon no fígado, além de estímulo à lipólise, inibição da captação muscular de glicose e sintomas adrenérgicos (palpitações, tremores etc.) de "alerta".
- *GH e cortisol*: esses dois hormônios se elevam quando a glicemia cai < 60mg/dL, estimulando lipólise (ambos), proteólise (cortisol) e gliconeogênese (ambos).

CAUSAS DE HIPOGLICEMIA

Didaticamente, as causas de hipoglicemia sintomática podem ser divididas, de acordo com o momento de aparecimento dos sintomas, em hipoglicemia de jejum e hipoglicemia pós-prandial, sendo essa a classificação mais utilizada.[1,3] No entanto, as causas de hipoglicemia de jejum, como o insulinoma, também podem levar a sintomas pós-prandiais e, muito raramente, manifestar-se exclusivamente com estes.

Segundo o mecanismo causador da hipoglicemia, podemos dividir as causas em com ou sem hiperinsulinismo[3] (Tabela 87.1).

QUADRO CLÍNICO

Os sinais e sintomas de hipoglicemia podem ser classificados em dois grupos: autonômicos, decorrentes da ativação do sistema nervoso autônomo, e neuroglicopênicos, decorrentes da baixa oferta de glicose ao cérebro.

Os sinais e sintomas autonômicos (taquicardia, palpitações, ansiedade etc.) geralmente se iniciam quando a glicemia cai < 60mg/dL, enquanto os neuroglicopênicos (sonolência, letargia, visão turva, convulsões, coma etc.) só costumam aparecer quando a glicemia cai < 50mg/dL

Tabela 87.1 Causas de hipoglicemia

Hipoglicemia de jejum com hiperinsulinismo
Hipoglicemia factícia por sulfonilureias, meglitinidas ou insulina
Hipoglicemia não factícia em diabéticos tratados com excesso relativo ou absoluto de insulina ou sulfonilureia
Hipoglicemia autoimune
Hipoglicemia induzida por pentamidina
Insulinomas
Filhos de mães diabéticas
Eritroblastose fetal
Síndrome da dismaturidade das ilhotas pancreáticas
Hipoglicemia hiperinsulinêmica persistente familiar da infância
Síndrome de Beckwith-Wiedemann

Hipoglicemia de jejum sem hiperinsulinismo
Insuficiências cardíaca, hepática ou renal graves, choque
Sepse
Inanição, hipoglicemia cetótica da infância
Tumores não pancreáticos (mesotelioma, fibrossarcoma etc.)
Exercício extenuante
Uso de álcool e outras drogas (quinino, quinidino, salicilatos etc.)
Insuficiência adrenal, deficiência isolada de GH, hipopituitarismo
Glicogenoses tipos I, III e VI, deficiências da glicogênio sintetase e da frutose-1,6 difosfatase
Defeitos no metabolismo dos aminoácidos e ácidos graxos
Neonatos pequenos para a idade gestacional, prematuros, SDRI, asfixia
Síndrome de Reye
Defeito no transportador de glicose tipo I do SNC
Pós-exérese de feocromocitoma
Acidose láctica

Hipoglicemia pós-prandial
Alimentar funcional
Pós-gastrectomia
Galactosemia, intolerância hereditária à frutose
Diabetes oculto
Hipoglicemia pancreatógena não insulinoma
Hipoglicemia autoimune

(Tabela 87.2). Na prática, porém, frequentemente são verificados sintomas neuroglicopênicos não precedidos pelos autonômicos.[1]

O quadro clínico da hipoglicemia é bastante variável entre as pessoas, mas, em geral, os episódios hipoglicêmicos são semelhantes em uma mesma pessoa. Vários fatores influenciam a manifestação do quadro clínico, como hipoglicemia recorrente, levando a episódios assintomáticos ou com um mínimo de sintomas autonômicos, e sintomas hipoglicêmicos com níveis glicêmicos normais ou próximos do normal, precedidos por hiperglicemia crônica (ambos os fenômenos produzidos pela adaptação do transporte de glicose no cérebro).[1]

INSULINOMAS

São tumores de células β pancreáticas produtores de insulina tão raros quanto o feocromocitoma (4 casos/milhão/ano),[1] que incidem predominantemente em mulheres (59% dos casos) e são mais comuns entre a quarta e a sexta década de vida, mas podem aparecer em qualquer idade. A coorte mais recente com insulinoma foi realizada ao longo de um período de 20 anos, de 1987 a 2007. Nessa série havia 237 pacientes, a idade média (e intervalo) no momento da cirurgia foi de 50 anos (variação de 17 a 86) e 57% eram mulheres.[4] Noventa e nove por cento desses tumores são encontrados no pâncreas e 1% é ectópico, tendo, em média, 1,5cm de diâmetro.[5,6]

De acordo com a maior série de casos relatados, a da Mayo Clinic, 92% dos casos são esporádicos e 8% são associados à neoplasia endócrina múltipla (NEM) tipo I; 87% são tumores benignos e únicos; e 6% são malignos, definidos pelas metástases.[5,6] Em geral, as manifestações clínicas são sintomas neuroglicopênicos (diplopia, borramento visual, confusão mental, convulsões generalizadas, comportamento anormal, coma etc.) recorrentes de jejum precedidos ou não por sintomas autonômicos.[1,7] A maioria dos pacientes aumenta a frequência alimentar ao tentar evitar a hipoglicemia, o que, associado aos efeitos anabólicos da insulina, costuma levar a ganho de peso.

A hipoglicemia em pessoas com insulinoma se deve, principalmente, à reduzida produção de glicose hepática.[8] Evidências sugerem que os insulinomas surgem a partir de células do sistema ductular/acinar do pâncreas, em vez de proliferação neoplásica de células das ilhotas.[9] O mecanismo pelo qual insulinomas mantêm elevados os níveis de secreção de insulina na presença de hipoglicemia é desconhecido. No entanto, um estudo mostrou que uma variante do RNAm da insulina com alta eficiência de tradução está presente em quantidades elevadas em insulinomas, quando comparado com ilhotas normais.[10]

Tabela 87.2 Quadro clínico da hipoglicemia

Sinais e sintomas neuroglicopênicos	Sinais e sintomas adrenérgicos	Sintomas vagais
Letargia, sonolência, visão turva	Taquicardia, palpitações	Náuseas
Cefaleia, tontura, desorientação	Sudorese, palidez	Fome
Dificuldade de concentração e raciocínio	Ansiedade, nervosismo	
Confusão mental, irritabilidade, amnésia		
Distúrbios comportamentais		
Afasia ou hemiplegia transitórias		
Ataxia, convulsões, coma		

Capítulo 87 Hipoglicemia

O diagnóstico de insulinoma é estabelecido pela demonstração inapropriadamente elevada das concentrações séricas de insulina durante um episódio espontâneo ou induzido de hipoglicemia. Outros tumores podem produzir hipoglicemia por meio de diferentes mecanismos, tais como a produção de fator II de crescimento semelhante à insulina.

Juntamente com os demais tumores do pâncreas endócrino, insulinomas são incluídos no sistema de estadiamento TNM (tumor-nódulo-metástase) para tumores pancreáticos do American Joint Committee on Cancer (AJCC)/International Union Against Cancer (UICC).[11]

Os tumores malignos costumam ser únicos, grandes, com diâmetro > 6cm, e indolentes, com sobrevida prolongada mesmo com metástase hepática e linfonodal. Os pacientes apresentam sobrevida média de 4 anos. A excisão cirúrgica de lesões benignas é associada a expectativa de vida normal, enquanto os tumores malignos têm uma sobrevida de 29% em 10 anos.[12]

HIPOGLICEMIA FACTÍCIA

É aquela desencadeada pelo uso intencional, inapropriado ou equivocado de insulina, sulfonilureias ou meglitinidas por diabéticos ou não diabéticos.[13-16] Nestes últimos, predomina entre as mulheres, profissionais de saúde e parentes de diabéticos. Em geral, está associada a grande necessidade de atenção ou transtornos psiquiátricos. Os sintomas de hipoglicemia podem ocorrer a qualquer momento.

TUMORES DE CÉLULAS NÃO β

Tumores de células não ilhota são causa rara de hipoglicemia.[17]

A causa mais comum desse tipo de hipoglicemia é a superprodução tumoral de um fator de crescimento semelhante à insulina 2 (IGF-2), que resulta no aumento da utilização de glicose e inibição da secreção de hormônio do crescimento (GH) (mecanismo principal). Outras causas potenciais, mas menos comuns, incluem a produção de autoanticorpos contra a insulina ou o receptor de insulina, utilização excessiva de glicose pelo tumor e comprometimento hepático ou adrenal extenso por metástases.[18-20] Esse tipo de hipoglicemia ocorre, mais comumente, em pacientes com tumores mesenquimais e de grande volume, como o fibrossarcoma e o mesotelioma, mas também carcinomas e outros tipos de tumores (Tabela 87.3).[21-24]

Uma molécula de IGF-2 incompletamente processada, chamada *big-IGF-2*, com menor afinidade pelas proteínas de ligação, tem sido estabelecida como uma das causas de hipoglicemia nesses tumores. Em uma série de 28 pacientes, por exemplo, 25 tinham níveis séricos eleva-

Tabela 87.3 Tumores já relatados como causa de hipoglicemia

Carcinomas	Outros tumores
Córtex adrenal	Carcinoides
Ductos biliares	Fibrossarcoma
Cérvice	Hemangiopericitoma
Cólon	Hepatoma
Esôfago	Hipernefroma
Estômago	Leiomiossarcoma
Faringe	Linfoma
Mama	Meningioma
Ovário	Mesotelioma
Pâncreas	Mieloma múltiplo
Próstata	Neurinoma
Pulmão	Tumor fibroso da pleura

dos de *big-IGF-2*, apresentando redução da concentração de IGF-2 normal.[25] Há, também, relatos de hipoglicemia reativa causada por tumor secretante de GLP-1 e somatostatina.[26]

Ao contrário dos achados laboratoriais de indivíduos com hipoglicemia hiperinsulinêmica, pacientes com hipoglicemia induzida por IGF apresentam níveis reduzidos séricos de insulina e peptídeo C durante a hipoglicemia.[27,28] No entanto, a concentração de β-hidroxibutirato também é baixa, consistente com a atividade anticetótica semelhante à insulina que essas moléculas apresentam.

Quando um tumor produz IGF ou insulina, a remoção completa desse tumor resulta em cura da hipoglicemia. Em situações em que a doença subjacente não pode ser tratada, deve ser instituído tratamento para evitar os sintomas de hipoglicemia recorrentes. Uma série de casos evidenciou controle da hipoglicemia com uso de corticoides (p. ex., prednisolona, 40mg/dia), diazóxido ou glucagon.[21,22,29,30]

HIPOGLICEMIA INDUZIDA POR DROGAS

O uso de etanol pode levar à hipoglicemia após a depleção dos estoques de glicogênio hepático (8 a 12 horas de jejum) nos casos em que o paciente não faz ingesta alimentar adequada concomitantemente ao uso do álcool. O mecanismo principal da hipoglicemia alcoólica é a inibição da gliconeogênese por diminuição da captação renal e hepática de lactato.[31]

A pentamidina, utilizada no tratamento da infecção por *Pneumocystis carinii*, por sua vez, leva a efeito lítico sobre as células β pancreáticas, o qual pode desencadear hiperinsulinismo e hiperglicemia, inicialmente, e culminar, eventualmente, com hiperglicemia persistente.[31]

Uma variedade de agentes pode levar a hipoglicemia, como altas doses de salicilatos, uso de betabloqueadores, fármacos à base de sulfa, quinino e antiarrítmicos (quinidina) e antibióticos (quinolonas – gatifloxacino e levofloxacino). Estes últimos têm recebido atenção recente por levarem a disglicemia (tanto hipoglicemia como hiperglicemia). Secreção aumentada de insulina é o mecanismo postulado para a indução da hipoglicemia.[32]

HIPOGLICEMIA AUTOIMUNE

Esse raro distúrbio hipoglicêmico pode ocorrer em duas situações distintas: produção de autoanticorpos contra a insulina ou seu receptor.[33] Cursa com concentrações plasmáticas totais de insulina muito altas, e a descoberta de anticorpos circulantes de insulina confirma o diagnóstico.

Em geral, o primeiro caso está associado a doenças autoimunes (Graves, lúpus eritematoso sistêmico, artrite reumatoide), uso de alguns medicamentos (sobretudo aqueles contendo o grupamento sulfidril, como metimazol e captopril) ou displasias plasmocitárias (como o mieloma).[34] Noventa por cento dos casos relatados até hoje ocorreram entre os japoneses, o que pode ser explicado pela alta prevalência dos alelos DRB1*0406, DQA1*0301 e DQB1*0302 em japoneses e coreanos em relação aos povos caucasianos. A hipoglicemia, mais comumente pós-prandial (3 a 4 horas após as refeições), decorre de liberação tardia da insulina "acumulada" a partir do complexo insulina-anticorpo, levando a hiperinsulinemia não controlada. A abordagem terapêutica mais eficaz tem sido uma combinação de corticoterapia (30 a 60mg de prednisona) com dietoterapia (refeições pequenas e frequentes com baixo teor de carboidratos). A maioria dos casos se resolve espontaneamente dentro de poucos meses.

A segunda forma de hipoglicemia autoimune (anticorpos antirreceptor) predomina em mulheres e está associada a doenças autoimunes (lúpus eritematoso sistêmico, tireoidite de Hashimoto, púrpura trombocitopênica idiopática) e malignidades (doença de Hodgkin).[35] A hipoglicemia, que pode ser de jejum ou pós-prandial, decorre do efeito agonista do anticorpo sobre o receptor de insulina. À medida que esse efeito se prolonga, a tendência é que haja regulação para baixo do número de receptores de insulina, surgindo resistência à insulina/acantose *nigricans* e hiperglicemia.[33] Ao contrário do primeiro caso, o prognóstico costuma ser reservado como consequência de doença autoimune ou maligna progressiva. O tratamento deve ser agressivo com altas doses de glicocorticoides (60 a 120mg/dia de prednisona).[33]

HIPOGLICEMIA PÓS-PRANDIAL

Hipoglicemia pós-prandial ou reativa é a hipoglicemia que ocorre, em geral, dentro de 4 horas após as refeições.

Além das causas de hipoglicemia de jejum já comentadas, que também podem causar, eventualmente, sintomas pós-prandiais (inclusive insulinoma), há alguns distúrbios hipoglicêmicos que se manifestam exclusivamente como hipoglicemia pós-prandial e serão comentados a seguir:[36]

- *Hipoglicemia alimentar*: pacientes submetidos a procedimentos cirúrgicos que aceleram o trânsito gastrointestinal, notadamente a gastrectomia, passam a experimentar hipoglicemia 2 a 3 horas após as refeições em decorrência de rápido esvaziamento gástrico, hiperestimulação vagal, hipersecreção dos hormônios β-citotróficos e consequente hiperinsulinemia. A síndrome de *dumping*, de esvaziamento, deve ser diferenciada da hipoglicemia alimentar, embora ela provoque sintomas semelhantes, mas ocorre precocemente (no prazo de 1 hora após a ingestão) e não está associada a hipoglicemia (presume-se que seja causada por contração do volume do plasma, devido a mudanças de fluido no trato gastrointestinal).

- *Hipoglicemia pancreatógena não insulinoma (NIPHS)*: constitui uma síndrome muito rara, caracterizada por hipoglicemia hiperinsulinêmica endógena, que não é causada por um insulinoma, associada a hiperplasia de ilhotas pancreáticas em adultos.[36] Uma variedade de padrões histológicos das ilhotas tem sido ligada à hipoglicemia. Espécimes pancreáticos desses pacientes apresentam hipertrofia das células β, ilhotas com núcleos aumentados e hipercromáticos e aumento periductular das ilhotas.[36-38] Essa condição também é chamada de nesidioblastose, hiperplasia difusa das ilhotas ou síndrome do hiperinsulinismo pancreatogênico não insulinoma. Não há dúvida de que esses padrões histológicos existem, mas suas relações com a hipoglicemia são controversas. Padrões similares são encontrados na infância, porém nessa faixa etária, em contraste com os adultos, há bases genéticas identificáveis, como mutação no receptor 1 da sulfonilureia (SUR1), nos canais de potássio (kir 6.2) e glicocinase.[26]

- *Diabetes oculto*: caracteriza-se por hiperglicemia 2 a 3 horas após alimentação em virtude do déficit de secreção de insulina precoce, seguida por hipoglicemia 4 a 5 horas após alimentação, devido à hiperinsulinemia de rebote. Os pacientes quase sempre são obesos e têm história de diabetes na família.

A galactosemia e a intolerância hereditária à frutose são erros inatos do metabolismo dos carboidratos que serão comentados mais adiante.

Os casos de sintomas hipoglicêmicos autonômicos pós-prandiais, por alguns denominados "hipoglicemia alimentar funcional", em sua maioria absoluta não são confirmados como hipoglicemia verdadeira.[39]

Na hipoglicemia pós-gastrectomia, o tratamento consiste em refeições pequenas e frequentes, ricas em fibras e proteínas e pobres em carboidratos simples. No diabetes oculto, além dessas medidas, deve-se buscar a redução de peso.

A hipoglicemia pós-gastroplastia pode ser decorrente de hipoglicemia hiperinsulinêmica pós-prandial e nesidioblastose, principalmente nos pacientes que se submeteram à gastroplastia em Y de Roux para obesidade extrema. O aumento dos níveis de peptídeos tróficos das células β, como GLP-1, pode contribuir para a hipertrofia dessas células.[40] Na experiência da Mayo Clinic com 11 pacientes, os sintomas de hipoglicemia iniciaram de 6 meses a 8 anos após o procedimento, a hipoglicemia estava presente 2 a 3 horas pós-refeição e a maioria dos pacientes apresentava sintomas, inclusive confusão mental. No exame histológico, em 90% dos casos havia hiperplasia das células β e nesidioblastose. O tratamento clínico com diazóxido ou octreotídeo não funciona bem, e os pacientes são tratados com pancreatectomia parcial.[41]

Existem várias outras causas de hipoglicemia pós-prandial verdadeira. Em cada uma delas, os sintomas são mais neuroglicopênicos do que simpaticoadrenérgicos:

- Pacientes com insulinoma normalmente têm hipoglicemia em jejum, mas podem apresentar sintomas pós-prandiais, por vezes exclusivamente nesse momento.
- Sintomas pós-prandiais simpáticos têm sido relatados por pacientes com resistência à insulina ou *diabetes mellitus* tipo 2 muito leve.[42] No entanto, as concentrações de glicose no sangue raramente têm sido medidas durante os sintomas, que ocorrem espontaneamente nesses pacientes. O mecanismo presumido de hipoglicemia no diabetes precoce, cuja existência é muito duvidosa, é uma resposta da insulina a um aumento acima do normal de glicose no plasma após ingestão de glicose, seguido de resposta excessiva rápida da insulina.
- Ingestão de fruta não amadurecida pode causar hipoglicemia em crianças e adultos com desnutrição crônica por inibição do transporte de ácidos graxos de cadeia longa na mitocôndria, levando a diminuição da oxidação de ácidos graxos e gliconeogênese.[43]
- Hipoglicemia pós-prandial também ocorre em crianças com intolerância hereditária à frutose.[44]
- Em raros pacientes, a hipoglicemia pode ocorrer após a ingestão de substâncias tóxicas. A ingestão de grande quantidade de bebidas (etanol) e carboidratos simples,[45] mas não carboidratos complexos,[46] pode causar hipoglicemia dentro de 3 a 4 horas.

- Pacientes diabéticos tipo 1 que se submeteram a transplante de pâncreas total relatam, ocasionalmente, reações pós-prandiais típicas, mas leves. Evidência bioquímica de hipoglicemia é escassa.[47]

HIPOGLICEMIA ASSOCIADA A BAIXA PRODUÇÃO HEPÁTICA DE GLICOSE

Deficiência de qualquer hormônio contrarregulador, como cortisol e GH, sobretudo em crianças, pode predispor à hipoglicemia.[1,48]

Doenças graves que esgotem os estoques hepáticos de glicose e/ou diminuam o aporte de substratos para a gliconeogênese, como insuficiências cardíaca, renal e hepática graves, sepse, inanição e choque, não raro provocam hipoglicemia.[49]

HIPOGLICEMIA NEONATAL E NA INFÂNCIA

Níveis séricos reduzidos de glicose de maneira transitória após o nascimento são comuns, uma vez que a fonte de glicose dos recém-nascidos modifica de um abastecimento contínuo transplacentário para um fornecimento intermitente de alimentações. Com a perda da infusão contínua transplacentária de glicose, a concentração plasmática de glicose nos recém-nascidos saudáveis apresenta queda durante as primeiras 2 horas após o parto, atingindo um nadir que geralmente não é < 40mg/dL, e depois estabiliza após 4 a 6 horas de nascido (por volta de 55 a 80mg/dL).[50,51] Imediatamente após o nascimento, a concentração de glicose plasmática é mantida por degradação do glicogênio hepático (glicogenólise), em resposta ao aumento das concentrações plasmáticas de adrenalina e glucagon e à queda dos níveis de insulina. Os estoques de glicogênio são esgotados após as primeiras 8 a 12 horas de vida e, em seguida, a glicemia é mantida pela síntese de glicose a partir de lactato, glicerol e ácidos aminados (gliconeogênese). Após a alimentação, a manutenção de concentrações de glicose no plasma não é mais dependente apenas da gliconeogênese.

É importante lembrar que a hipoglicemia em crianças pode não causar sintomas, sendo frequentemente detectada pela monitorização de rotina de glicose em bebês de risco. Nas crianças sintomáticas, sinais inespecíficos de hipoglicemia incluem:[50] nervosismo e/ou tremores, hipotonia, alteração no nível de consciência (irritabilidade, letargia ou torpor), apneia, bradicardia e/ou cianose, taquipneia, má succção, choro fraco ou excessivo, hipotermia e convulsões.

A concentração plasmática de glicose no sangue deve ser medida em bebês com risco de hipoglicemia e em crianças que apresentam sinais ou sintomas compatíveis com hipoglicemia.[50] São consideradas de risco para hipoglicemia as crianças com as seguintes características: prematuras; grandes ou pequenas para a idade gestacional; filhos de mães com diabetes ou que foram tratadas com β-adrenérgico ou hipoglicemiantes orais; aquelas que necessitam de cuidados intensivos (p. ex., sepse e asfixia); e crianças com policitemia. A glicemia também deve ser monitorizada pelo menos semanalmente em crianças recebendo nutrição parenteral total, mesmo que pareçam estáveis. Não é aconselhada a monitorização de rotina dos níveis plasmáticos de glicose em recém-nascidos saudáveis.

As principais causas de hipoglicemia na infância diferem das do adulto. Assim, podemos, de maneira prática, dividi-las em cinco grupos básicos: causas de hipoglicemia neonatal transitória, causas de hipoglicemia hiperinsulinêmica persistente ou permanente, erros inatos do metabolismo, hipoglicemia cetótica da infância e outras causas.

Hipoglicemia Neonatal Transitória

As principais causas de hipoglicemia neonatal transitória são prematuridade, pequeno para a idade gestacional (PIG), asfixia, síndrome da deficiência respiratória infantil (SDRI) e diabetes materno.[48,52] Neste último, ocorre excessiva oferta de glicose ao feto, levando a hiperestimulação das células β, hiperinsulinismo fetal e, após o nascimento, hipoglicemia, em virtude da interrupção abrupta da oferta materna de glicose. Nas outras causas citadas, a hipoglicemia é decorrente de baixas reservas de glicogênio, alto consumo de glicose, imaturidade metabólica dos sistemas enzimáticos e, no caso da asfixia, também hiperinsulinismo.

Outras causas menos comuns de hipoglicemia neonatal transitória são: eritroblastose fetal (mecanismo desconhecido), interrupção abrupta de uma infusão de solução com alta concentração de glicose (hiperestimulação das células β) e síndrome genética de Beckwith-Wiedemann. Esta última se caracteriza por macroglossia, macrossomia, defeitos na parede abdominal, dismorfismos auriculares, hemi-hipertrofia, aumento de vísceras (rins, pâncreas, intestinos), risco aumentado de malignidade (tumor de Wilms, neuroblastoma, hepatoblastoma) e hipoglicemia (50%), causada por hiperplasia das células β. No contexto dessa síndrome, a hipoglicemia pode resolver-se no período neonatal ou até vários meses depois.[48,53]

Hipoglicemia Hiperinsulinêmica Persistente

As duas principais causas de hipoglicemia hiperinsulinêmica persistente na infância são a síndrome da dismaturidade das ilhotas pancreáticas, ou forma esporádica da hipoglicemia hiperinsulinêmica persistente da infância

(antiga nesidioblastose), e a hipoglicemia hiperinsulinêmica persistente familiar da infância.

A síndrome da dismaturidade das ilhotas pancreáticas caracteriza-se pela hiperplasia focal ou difusa das ilhotas pancreáticas. Na forma difusa, todas as ilhotas contêm células β hipertrofiadas com núcleos gigantes, enquanto a forma focal é resultado da perda de material genético na região 11p do cromossomo 15 materno (região dos genes SUR1 e Kir6.2). Em geral, a hipoglicemia se inicia nos primeiros dias ou semanas após o nascimento e é moderada ou grave.[48,54,55]

A hipoglicemia hiperinsulinêmica persistente familiar da infância existe sob uma forma autossômica recessiva (mais comum) ou sob uma forma autossômica dominante. Na primeira forma, ocorre um defeito (mutação) genético no nível do receptor da sulfonilureia (SUR1) ou, mais raramente, no nível do Kir6.2, que são subunidades do canal de potássio ATP-dependente e cujos genes reguladores localizam-se na região p15 do cromossomo 11. Em decorrência do defeito nesse canal de potássio, ocorrerá uma despolarização permanente na célula β, levando a influxo elevado de cálcio e, consequentemente, a liberação aumentada de insulina. Pacientes com essas mutações geralmente são grandes para a idade gestacional e desenvolvem hipoglicemia grave no período neonatal, exigindo até 15 a 20mg/kg/min de glicose.[48,54,55] A forma autossômica dominante é mais rara e menos grave, e a hipoglicemia pode iniciar-se mais tarde (inclusive na idade adulta); ainda não foi esclarecida sua causa genética.

Insulinomas são raros durante a infância, ocorrendo principalmente de modo esporádico, mas também como NEM (sobretudo tipo I).[48]

Para a síndrome da dismaturidade das ilhotas pancreáticas, pode-se tentar, inicialmente, o tratamento medicamentoso com diazóxido (2 a 5mg/kg VO a cada 8 horas) ou octreotídeo (5 a 20μg/kg/dia EV ou SC) com baixo índice de sucesso.[6,56] Os casos não responsivos devem submeter-se ao tratamento cirúrgico (pancreatectomia). Antes, a realização de infusão pancreática seletiva de cálcio com dosagem de insulina (ver exames de localização) determinará se o padrão de secreção excessiva de insulina é localizado ou difuso, orientando, assim, quanto ao diagnóstico pré-operatório das formas focal e difusa, respectivamente. Complementando esse exame, podem ser analisados, durante a cirurgia, cortes histológicos seriados de material pancreático a fim de determinar a presença ou ausência de células β com núcleos gigantes, indicando o diagnóstico das formas difusa e focal, respectivamente. Para a forma focal, uma pancreatectomia parcial será quase sempre curativa. Já na forma difusa, dever-se-á proceder a uma pancreatectomia quase-total, a qual resultará em *diabetes mellitus* em metade dos casos e hipoglicemia persistente em um terço dos casos, complicações que podem surgir anos após.[6,54,57]

Para a hipoglicemia hiperinsulinêmica persistente familiar da infância recessiva, o tratamento medicamentoso com diazóxido ou octreotídeo quase nunca funciona, sendo a pancreatectomia subtotal com ressecção de 75% a 95% do pâncreas o tratamento de escolha (alto grau de diabetes pós-cirurgia).[6,54,56] A forma dominante, por outro lado, responde bem ao diazóxido.

Erros Inatos do Metabolismo

Uma grande variedade de distúrbios do metabolismo dos carboidratos, lipídios e aminoácidos, em sua maioria autossômicos recessivos, pode ser causa de hipoglicemia que geralmente se inicia na infância.[49]

Entre esses distúrbios, destacam-se as glicogenoses (doenças de armazenamento do glicogênio), a intolerância hereditária à frutose e a galactosemia.

Dos seis tipos de glicogenoses, a mais comum é a do tipo 1 (subtipos 1A, 1B, 1C, 1D), que se caracteriza pela deficiência clássica da glicose 6-fosfatase (enzima que hidrolisa glicose 6-fosfato para glicose) no subtipo 1A ou do transporte de glicose 6-fosfato/glicose no hepatócito (subtipos 1B, 1C e 1D). Como consequência, desenvolve-se hipoglicemia grave após curtos períodos de jejum, por déficit tanto da glicogenólise como da gliconeogênese, que geralmente se inicia na fase neonatal, além de hepatomegalia importante, hipertrigliceridemia e hipercolesterolemia graves, hiperuricemia, hipofosfatemia, defeitos na adesividade plaquetária e atraso no crescimento e no desenvolvimento puberal. No subtipo 1B, ocorrem ainda neutropenia, lesões orais, abscessos perianais e enterite crônica.[48] O diagnóstico definitivo é estabelecido pela biópsia hepática. O tratamento sintomático consiste em infusão contínua de glicose à noite por sonda nasogástrica (8 a 9mg/kg/min) associada a refeições a cada 2 a 3 horas durante o dia e amido de milho cru a cada 4 a 6 horas. Transplante hepático é o tratamento definitivo.

As glicogenoses tipos 3 e 6 (deficiências das enzimas amilo-1,6-glicosidase e fosforilase hepática, respectivamente) causam hipoglicemia bem mais leve e ocasional por déficit apenas da glicogenólise, além de hepatomegalia, hipertransaminasemia e atraso no crescimento. O tratamento consiste em refeições frequentes ricas em proteínas.

A deficiência da frutose-1,6-difosfatase leva a bloqueio da glicogênese no ponto da frutose-1,6-difosfato e hipoglicemia apenas durante a restrição calórica, já que a glicogenólise está intacta. O tratamento consiste em dieta rica em carboidratos (excluídas frutose e sacarose).[48]

A deficiência da glicogênio sintetase é extremamente rara e produz hipoglicemia de jejum e hiperglicemia pós-prandial.

A galactosemia resulta de deficiência na galactose-1-fosfato uridil transferase, levando ao acúmulo da galactose-1-fosfato, a qual inibe a fosfoglicomutase e, consequentemente, a glicogenólise, causando hipoglicemia desde a primeira ingestão de leite.

Outros achados clínicos comumente encontrados são: vômitos, diarreia, icterícia, catarata, disfunção hepática, síndrome de Fanconi, falência ovariana e retardamento mental.

O tratamento consiste na exclusão da lactose da dieta.

A intolerância hereditária à frutose é o resultado da deficiência da frutose-1-fosfato aldolase. Os sintomas se iniciam após introdução de sucos e frutas. A hipoglicemia resulta da inibição tanto da gliconeogênese como da glicogenólise, pelo acúmulo da frutose-1-fosfato. Vômitos recorrentes, hepatomegalia e atraso no crescimento e no desenvolvimento também fazem parte do quadro clínico. É fundamental evitar a ingestão de frutose.

Vários distúrbios do metabolismo dos aminoácidos e dos ácidos graxos são causas possíveis no diagnóstico diferencial da hipoglicemia na infância.

Hipoglicemia Cetótica da Infância

A principal causa de hipoglicemia não transitória da infância geralmente se inicia entre 18 meses e 5 anos de idade e se resolve antes dos 8 a 9 anos.[48] Tipicamente, é deflagrada por restrição calórica ou infecções intercorrentes. Em crianças afetadas, um jejum de 12 a 24 horas geralmente provoca hipoglicemia com cetonemia e cetonúria.

A fisiopatologia exata da hipoglicemia cetótica é desconhecida, mas vários mecanismos são defendidos, como defeitos no catabolismo proteico, na transaminação, no efluxo de aminoácidos da musculatura esquelética e na secreção de adrenalina.

Durante doenças intercorrentes, deve-se monitorizar a cetonúria, já que esta precede a hipoglicemia em horas.

Outras Causas

Deficiências combinadas ou isoladas de GH ou ACTH, insuficiência adrenal primária na hiperplasia adrenal congênita, hipoplasia adrenal e anomalias do receptor da ACTH são causas de hipoglicemia em neonatos. Em crianças mais velhas, adrenoleucodistrofia e falência poliglandular também devem ser lembradas.[48] Deficiência de glucagon é raramente relatada como causa de hipoglicemia em neonatos e coexiste, nesses casos, com níveis de insulina não suprimidos; assim, uma anormalidade na secreção de insulina não pode ser descartada como causa de hipoglicemia nesses pacientes. Deficiência de adrenalina como causa de hipoglicemia é ainda mais controversa, já que adrenalectomia bilateral não causa hipoglicemia.

Doenças graves, como insuficiências hepática e cardíaca, tumores de células não β, hipoglicemia factícia e outras causas de hipoglicemia nos adultos também podem causar hipoglicemia na infância.

DIAGNÓSTICO LABORATORIAL DOS PRINCIPAIS DISTÚRBIOS HIPOGLICÊMICOS

Como os distúrbios hipoglicêmicos são incomuns em pessoas sem diabetes, sua abordagem é amplamente baseada na experiência clínica. As recomendações a seguir são consistentes com as diretrizes de 2009 da Endocrine Society para avaliação de distúrbios hipoglicêmicos em adultos.[58]

O primeiro passo no diagnóstico consiste exatamente na confirmação da hipoglicemia sintomática de acordo com a tríade de Whipple, diferenciando-a das pseudo-hipoglicemias laboratoriais (leucemias, reações leucemoides, policitemias etc.), das hipoglicemias assintomáticas (mulheres, sobretudo) e dos sintomas hipoglicêmicos não associados a hipoglicemia laboratorial.

Inicialmente, pode-se tentar "flagrar" a hipoglicemia laboratorial no momento dos sintomas hipoglicêmicos. Confirmada a hipoglicemia sintomática, e não havendo evidências de nenhuma patologia de base ou uso de agentes potencialmente hipoglicemiantes, deve-se prosseguir com a investigação diagnóstica com vistas às causas mais comuns de hipoglicemia em pacientes saudáveis: a hipoglicemia factícia e o insulinoma.

Na prática, todavia, geralmente é necessário o internamento do paciente para confirmação da hipoglicemia mediante um teste de jejum prolongado[1,49,59] (Tabela 87.4), o qual objetivará também um diagnóstico etiopatogênico da hipoglicemia mediante as dosagens de insulina e dos outros peptídeos β pancreáticos (pró-insulina, peptídeo C), do β-hidroxibutirato e das sulfonilureias plasmáticas (Tabela 87.5).[1,49,59] Vale salientar que é necessária a realização da venopunção, e não da glicemia capilar, para confirmação da hipoglicemia no plasma e dosagem concomitante de insulina. O ponto de corte para a glicose < 45mg/dia é excelente para a condução do diagnóstico.[41]

Níveis plasmáticos de insulina > 6μUI/mL (radioimunoensaio) ou 3μUI/mL (imunoquimioluminescência) associados a hipoglicemia (< 45mg/dL) confirmam hiperinsulinismo (endógeno ou exógeno).

O peptídeo C, secretado na proporção de 1:1 com a insulina, e a proinsulina elevam-se tanto nos insulinomas (nesidioblastose e outras formas de hiperinsulinismo endógeno também) como na hipoglicemia factícia por sul-

---

Tabela 87.4 Protocolo para o teste de jejum prolongado

1. A última ingestão calórica marca o início do jejum
2. No início do teste, suspender todas as medicações não essenciais
3. Permitir a ingesta de bebidas sem calorias e cafeína
4. Manter o paciente fisicamente ativo durante o dia
5. Aferir glicemia a cada 6h; quando glicemia ≤ 60mg/dL, dosar insulina, peptídeo C, pró-insulina e glicose plasmáticas a cada 1 a 2h na mesma amostra de sangue
6. Interromper o jejum quando a glicose plasmática for ≤ 45mg/dL, sinais ou sintomas de hipoglicemia aparecerem ou 72h se passarem
7. Ao final do teste, medir: glicose, insulina, peptídeo C, pró-insulina, β-hidroxibutirato e sulfonilureia plasmáticos na mesma amostra; em seguida, administrar 1mg de glucagon EV e dosar a glicemia após 10, 20 e 30min. Alimentar o paciente
8. Havendo suspeita de deficiência, dosar cortisol e/ou GH

---

fonilureias, sendo suprimidos pelo hiperinsulinismo exógeno (hipoglicemia factícia por insulina). Nos doentes em que as concentrações plasmáticas de glicose caíram < 45mg/dL, todos os pacientes com insulinoma apresentaram valores de peptídeo C no plasma > 0,2nmol/L e todos os indivíduos normais apresentaram valores mais baixos. Para a proinsulina, o valor para diagnóstico de insulinoma é ≥ 5 pmol/L.

O β-hidroxibutirato, por outro lado, encontra-se diminuído em relação às pessoas normais em qualquer forma de hiperinsulinismo (exógeno ou endógeno) devido ao efeito anticetogênico da insulina, bem como nas hipoglicemias mediadas por IGF-2 (insulina-símile). Durante o jejum prolongado, a dosagem do β-hidroxibutirato (18 horas de jejum) > 2,7nmol/L exclui insulinoma.[41]

A dosagem de sulfonilureias plasmáticas de primeira ou segunda geração, quando disponível, pode ser realizada para o diagnóstico diferencial entre hipoglicemia factícia (por sulfonilureias) e insulinomas.[13,16,49]

Terminado o jejum prolongado, aplica-se 1mg de glucagon EV, o qual elevará a glicemia em, no mínimo, 25mg/dL no período de 20 a 30 minutos nos casos de hiperinsulinismo (grandes estoques de glicogênio), mas não nas pessoas normais ou com distúrbios hipoglicêmicos não mediados pela insulina (depleção dos estoques de glicogênio pelo jejum).[49]

O teste de jejum prolongado deverá ser interrompido nas seguintes condições: sinais e sintomas de hipoglicemia associados a glicemia < 45mg/dL; completadas 72 horas ou alcançados níveis muito reduzidos de glicemia (< 40mg/dL), mesmo sem sintomas; glicemia < 55mg/dL, se a tríade de Whipple já tiver sido previamente confirmada.[49] É fundamental a monitorização atenta e cuidadosa quanto aos sinais e sintomas mais sutis de hipoglicemia, à medida que os níveis de glicemia se aproximam da faixa desejada, evitando assim um prolongamento desnecessário do teste.

Capítulo 87 Hipoglicemia

Tabela 87.5 Interpretação diagnóstica do teste de jejum prolongado

Diagnóstico	Sintomas e sinais	Glicemia (µUI/mL)	Insulina (µUI/mL)	Peptídeo C (nmol/L)	Pró-insulina (pmol/L)	β-hidroxibutirato (mmol/L)	Elevação na glicose pós-glucagon	Sulfonilureia plasmática
Normal	Não	≥ 40	< 6	< 0,2	< 5	> 2,7	<25	Não
Hiperinsulinemia endógena	Sim	≤ 45	≥ 6	≥ 0,2	≥ 5	≤ 2,7	≥ 25	Não
Hipoglicemia factícia por insulina	Sim	≤ 45	≥ 6	< 0,2	< 5	≤ 2,7	≥ 25	Não
Hipoglicemia factícia por sulfonilureia	Sim	≤ 45	≥ 6	≥ 0,2	≥ 5	≤ 2,7	≥ 25	Sim
Não mediada por insulina	Sim	≤ 45	< 6	< 0,2	< 5	> 2,7	< 25	Não
Ingestão alimentar inadvertida	Não	≤ 45	< 6	< 0,2	< 5	≤ 2,7	≤ 25	Não
Distúrbios não hipoglicêmicos	Sim	≥ 40	< 6	< 0,2	< 5	> 2,7	< 25	Não
Tumores de célula não β	Sim	≤ 45	≥ 6	< 0,2	< 5	≤ 2,7	≥ 25	Não

Adaptada de Service FJ. N Engl J Med 1995; 332:1144.

A ausência de sintomas ou sinais de hipoglicemia e da falta de uma baixa concentração plasmática de glicose durante o jejum de 72 horas indica um jejum de 72 horas normal, mas não exclui a existência de um distúrbio que provoca apenas sintoma de hipoglicemia pós-prandial.

O teste de jejum com duração máxima de 72 horas é o teste padrão para o diagnóstico de insulinoma. Um teste com a duração máxima de 48 horas foi proposto como alternativa mais simples com base em um relatório de 127 pacientes com insulinoma, no qual todos foram diagnosticados, nesse período.[60] Nessa análise, o jejum foi terminado por hipoglicemia (glicemia ≤ 45mg/dL) em 43% dos casos em 12 horas, em 67% em 24 horas e em 95% em 48 horas. No entanto, em uma série de 205 pacientes com insulinoma da Mayo Clinic, 14% não desenvolveram a tríade de Whipple após até 48 horas de jejum.[61] Assim, para evitar erros de diagnóstico, ainda é recomendado o teste de jejum prolongado de 72 horas.

O teste de supressão do peptídeo C (Tabela 87.6) pode ser realizado como rastreamento antes do teste de jejum prolongado, nos casos de baixa suspeição clínica para distúrbio hipoglicêmico. Pode também ser usado

Tabela 87.6 Teste de supressão do peptídeo C: percentil 5 para diminuição percentual do peptídeo C

Idade (anos)	Índice de massa corporal (IMC)		
	20 a 24 (kg/m²)	25 a 29 (kg/m²)	30 a 34 (kg/m²)
20 a 29	67%	66%	65%
30 a 39	65%	64%	62%
40 a 49	63%	61%	59%
50 a 59	61%	59%	57%
60 a 69	59%	57%	54%
70 a 79	57%	54%	51%

Os valores acima representam o mínimo normal em termos percentuais para a supressão do peptídeo C 60 minutos após a administração de 0,125UI/kg de insulina regular de acordo com idade e o IMC. Assim, para uma pessoa de 55 anos e IMC de 25 a 29kg/m², uma supressão de peptídeo C > 59% é considerada normal.

quando o teste de jejum prolongado não é conclusivo. Esse teste baseia-se no fato de que pacientes com insulinoma não suprimem os níveis plasmáticos de peptídeo C sob efeito da hipoglicemia como pessoas normais.[1,62] Para isso, administra-se 0,125UI/kg de insulina regular EV a fim de provocar hipoglicemia; dosa-se o peptídeo C basal e 60 minutos após. Pacientes com glicemia < 60mg/dL não devem se submeter ao teste.

Pacientes com história de sintomas neuroglicopênicos pós-prandiais devem submeter-se a aferições de glicemia no momento dos sintomas.[39,49]

Uma vez confirmada a hipoglicemia pós-prandial, o paciente deverá fazer um teste de jejum prolongado, já que não há padronização das dosagens dos peptídeos β pancreáticos pós-prandiais e os insulinomas também podem manifestar-se com sintomas pós-prandiais.[26] Pacientes com hipoglicemia associada a doença de base evidente, a qual é geralmente grave, não costumam necessitar de avaliação laboratorial minuciosa. Em alguns casos, no entanto, pode-se lançar mão de exames específicos, como dosagens de IGF-2 (elevadas nos tumores não pancreáticos), cortisol (baixas na insuficiência adrenal) e glicemia pós-glucagon (baixa resposta glicêmica na sepse, na insuficiência cardíaca congestiva, na insuficiência hepática e em qualquer doença associada a depleção do glicogênio hepático).[1,49]

Na hipoglicemia por anticorpos anti-insulina verificamos, laboratorialmente, altos níveis destes últimos associados a insulina plasmática geralmente > 100μUI/mL (bem mais elevada que nos insulinomas) e peptídeo C incompletamente suprimido.[33] Já na hipoglicemia por anticorpos antirreceptor de insulina, verificamos peptídeo C e pró-insulina apropriadamente baixos durante a hipoglicemia, associados a níveis inapropriadamente altos de insulina plasmática, além da presença dos anticorpos antirreceptor.[33]

EXAMES DE LOCALIZAÇÃO DO INSULINOMA

Estudos de localização não devem ser realizados até que a hipoglicemia mediada por insulina endógena seja demonstrada. Em pacientes com hipoglicemia hiperinsulinêmica endógena, o diagnóstico diferencial inclui: insulinoma, nesidioblastose/hipertrofia das células da ilhota, hipoglicemia induzida por agente hipoglicemiante oral e hipoglicemia autoimune. Um estudo de localização é necessário em todos os pacientes com hipoglicemia mediada por insulina, exceto naqueles com resultados positivos para anticorpos de insulina ou hipoglicemiantes orais circulantes.

Testes Não Invasivos

Após o diagnóstico laboratorial, as técnicas de imagem são então usadas para localizar o tumor. A localiza-

ção pré-operatória precisa de um insulinoma é desejável porque alguns tumores podem não ser palpáveis no momento da cirurgia e os pacientes podem ser aconselhados sobre o tipo de cirurgia planejado.[63] Os procedimentos não invasivos disponíveis incluem tomografia computadorizada (TC), ressonância nuclear magnética (RNM), ultrassonografia (US) transabdominal, imagem de tomografia por emissão de pósitrons com 111-In-pentetreotídeo e flúor-18--L-diidroxifenilalanina (18F-DOPA PET),[64,65] arteriografia pancreática seletiva e cintilografia com octreotídeo, os quais são exames de baixa sensibilidade (no máximo 60%). O cateterismo transepático da veia porta, com dosagens sequenciais de insulina ao longo do sistema porta, determinará a elevação da concentração de insulina na área de drenagem pancreática correspondente à localização do insulinoma (sensibilidade média de 67%).[59,62,66-69]

A escolha do procedimento depende de quais testes estão disponíveis e habilidade radiológica local. A US transabdominal é o teste inicial preferido em alguns serviços. Em uma série de 237 pacientes com insulinoma que foram avaliados na Mayo Clinic, a taxa de detecção por US transabdominal e TC tripla fase do pâncreas foi de, aproximadamente, 70%.[4]

Cintilografia com pentetreotídeo perde até 40% dos insulinomas porque esses tumores não expressam um número suficiente de receptores de somatostatina subtipo 2.[64,70]

Muitos insulinomas têm altas concentrações de receptores semelhantes ao peptídeo glucagon 1 (GLP-1). Radioligantes do GLP-1 que se ligam ao receptor de GLP-1 têm sido desenvolvidos, mas exigem mais investigação.[71]

Testes Invasivos

Em pacientes com hipoglicemia hiperinsulinêmica endógena e com estudos radiológicos de localização não invasivos com resultados negativos podem ser realizados US endoscópica ou teste de estimulação arterial seletiva de cálcio (SACST) com amostragem venosa hepática para localizar o tumor.[72,73]

Ecoendoscopia

Em pequenas séries de casos, a sensibilidade da US endoscópica para detecção de insulinoma confirmado por cirurgia, mas não detectado por US transabdominal ou TC, variou de 82% a 85%.[70,72] Na maior série (237 pacientes), da Mayo Clinic, a sensibilidade da US endoscópica para localização de insulinoma foi de 75%.[4] A US transoperatória é considerada o exame de localização mais sensível e específico para os insulinomas e, combinado aos exames pré-operatórios e à palpação transoperatória do pâncreas por cirurgião experiente, consegue detectar até 98% dos insulinomas.[1,74]

Estimulação Seletiva de Cálcio Arterial

A vantagem do SACST é ser também um ensaio dinâmico. Tem sensibilidade de cerca de 90%, porém é muito caro, invasivo e disponível em poucos serviços.[62,66-68] Envolve injeção seletiva de gluconato de cálcio nas artérias gastroduodenais, esplênica e mesentérica superior, com amostragem posterior do efluente hepático venoso de insulina.[73,75] Esse exame consiste na infusão de gluconato de cálcio por um cateter inserido sequencialmente nas artérias gastroduodenal, mesentérica superior e esplênica com dosagem concomitante de insulina na veia hepática direita por um segundo cateter. Como o cálcio estimula a secreção de insulina pelo insulinoma, mas não pelas células β normais, a dosagem de insulina na veia hepática subsequente a cada infusão de cálcio regionalizará o aumento da secreção de insulina e, assim, localizará o tumor na cabeça do pâncreas (gastroduodenal), no processo uncinado (mesentérica superior) e no corpo ou cauda do pâncreas (esplênica) (Tabela 87.7).[62,66,76]

Pacientes com sintomas pós-prandiais, mas com teste de jejum prolongado negativo, poderão também submeter-se a esse exame para investigação da possibilidade de hipoglicemia pancreatógena não insulinoma.[76]

Na série da Mayo Clinic, a sensibilidade do SACST para localização do insulinoma foi de 93%.[4] Quando o teste invasivo (US endoscópica e/ou SACST) foi realizado em pacientes com teste não invasivo negativo (US, TC de abdome), a localização do tumor foi alcançada em todos os casos a partir de 1998.

Em pacientes com casos complexos de hipoglicemia hiperinsulinêmica endógena e estudos de localização radiológicos negativos, um SACST com amostragem venosa hepática pode ser realizado para diferenciar uma anormalidade focal (insulinoma) de um processo difuso (hipertrofia de células da ilhota/nesidioblastose).[77,78] Um resultado positivo é definido como duplicação ou triplicação da concentração hepática venosa basal de insulina no soro. O aumento da insulina ocorre em amostras da artéria que fornece a região com hiperfunção das ilhotas, hipertrofia ou um insulinoma, o que facilita a localização pré-operatória.

Em pacientes com NIPHS, as respostas positivas são geralmente observadas após a injeção de múltiplas artérias, em contraste com insulinoma, em que a resposta é positiva em uma artéria apenas, a menos que o tumor resida em uma zona alimentada por duas artérias ou o paciente tenha múltiplos insulinomas espalhados por todo o pâncreas.[36]

TRATAMENTO DOS INSULINOMAS E DA HIPOGLICEMIA PANCREATÓGENA NÃO INSULINOMA

A enucleação do tumor é o tratamento definitivo na maioria dos casos em que se localiza facilmente o insulinoma durante a cirurgia. Quando isso não é possível, o que ocorre, sobretudo, com tumores de cabeça do pâncreas, procedimentos outrora indicados, como a pancreatectomia progressiva distal às cegas, não têm sido mais recomendados devido ao baixíssimo índice de sucesso em "encontrar" o tumor. Assim, uma opção razoável nesses casos de primeira cirurgia não resolutiva consistiria em tratamento clínico e na programação de uma nova cirurgia em centro de referência para insulinomas, após novos exames pré-operatórios.[76]

A pancreatectomia distal está indicada nos casos em que não se consegue retirar todo o tumor devido à enucleação, nas suspeitas de malignidade, quando o tumor está localizado no corpo ou na cauda do pâncreas e nos casos de NEM-I (tumores múltiplos), sendo um procedimento seguro, já que a cabeça do pâncreas remanescente é suficiente para evitar diabetes pós-operatório.[76]

Em longa série de casos da Mayo Clinic, o índice de recorrência em 10 anos foi de 6%, chegando a 8% em 20 anos.[1,5,76]

O tratamento clínico fica reservado, então, para os pacientes que recusam ou apresentam contraindicações para a cirurgia, não curados pela cirurgia ou que tenham insulinomas metastáticos, bem como no pré-operatório. Os fármacos a seguir têm sido associados a refeições frequentes ricas em carboidratos:[79]

- *Diazóxido*: bloqueia a liberação de insulina via estímulo de receptores α-adrenérgicos nas células β pancreáticas, além de aumentar a glicogenólise, sendo usado

Tabela 87.7 Ilustração de cateterismo de artérias pancreáticas em dois pacientes com insulinoma

Caso 1	Insulina basal	Insulina pós-estímulo
Gastroduodenal	145mUI/L	129mUI/L
Mesentérica superior	142mUI/L	129mUI/L
Esplênica distal	103mUI/L	499mUI/L
Esplênica proximal	244mUI/L	274mUI/L
Caso 2	**Insulina basal**	**Insulina pós-estímulo**
Gastroduodenal	60mUI/L	63mUI/L
Mesentérica superior	80mUI/L	79mUI/L
Esplênica distal	109mUI/L	439mUI/L
Esplênica proximal	130mUI/L	512mUI/L

*Em ambos os casos, o tumor não foi encontrado por meio de exames de imagem. Após o cateterismo de artérias pancreáticas, com a evidência de gradiente pós-estímulo de cálcio em artérias esplênicas distal e proximal, optou-se pela pancreatectomia distal, com achado cirúrgico de insulinoma em cauda de pâncreas.

como agente de escolha nas doses de 300 a 1.200mg/dia VO, divididos em três tomadas diárias. Entre os efeitos colaterais, podem ser citados edema, hiperpotassemia, hirsutismo e intolerância gástrica.

- *Hidroclorotiazida*: pode ser usada para minimizar o edema e a hiperpotassemia provocados pelo diazóxido, bem como para potencializar os efeitos hiperglicêmicos deste. Usada nas doses de 12,5 a 50mg/dia VO.
- *Octreotídeo*: este análogo da somatostatina atua em receptores específicos do tumor, inibindo a secreção de insulina. Usado nas doses de 50 a 150μg SC, duas vezes ao dia.[79,80] Funciona melhor quando a cintilografia com octreotídeo é positiva (60% dos insulinomas).[81]
- *Verapamil*: também inibe a secreção de insulina. Usado na dose de 80mg VO a cada 8 horas, quando nenhum dos medicamentos anteriores funcionaram.[79]

Os insulinomas malignos, que representam de 5% a 10% dos insulinomas e são definidos como metástases, pioram bastante a expectativa de vida dos pacientes (29% de sobrevida em 10 anos).[5,76] Para esses tumores, além da ressecção não curativa do tumor primário e do tratamento clínico, pode-se tentar uma ressecção paliativa do tumor metastático (fígado, basicamente), quando é possível a retirada de pelo menos 90% do volume tumoral,[76] e/ou quimioterapia com estreptozotocina associada a outros medicamentos.[82]

Radioterapia

A experiência com radioterapia externa (RT) para tumores de células das ilhotas é limitada. Embora carcinomas neuroendócrinos do pâncreas fossem anteriormente considerados radiorresistentes, os dados de relatos de casos publicados e pequenas séries de casos sugerem que a RT pode produzir altas taxas de paliação dos sintomas e liberdade de progressão local em pacientes que não são candidatos à ressecção cirúrgica.[83,86] Não há dados específicos sobre a taxa de controle de sintomas em pacientes com insulinomas sintomáticos.

Radioembolização

Um meio alternativo de uso focal de RT utiliza isótopos radioativos (p. ex., ítrio-90 [90-Y]), que estão marcados por microesferas de vidro ou de resina e correm seletivamente para o tumor, através da artéria hepática. A evidência do benefício é limitada. Em um relato de caso, a radioembolização melhorou a hipoglicemia refratária por 3 meses.[87]

Seguimento Pós-tratamento

Não há diretrizes baseadas em evidências para o acompanhamento após ressecção de um insulinoma maligno. Consensos derivados da diretriz do National Comprehensive Cancer Network após tratamento para tumor de células das ilhotas incluem:[88]

- *Três e 6 meses pós-ressecção*: história e exame físico, marcadores tumorais e imagem de TC/RNM.
- *Longo prazo*: história e exame físico com marcadores tumorais a cada 6 a 12 meses por 1 e 3 anos e como clinicamente indicado posteriormente. Estudos de imagem são recomendados apenas como clinicamente indicado.

A NIPHS responde bem ao tratamento cirúrgico, que consiste na ressecção pancreática parcial de acordo com a infusão pancreática seletiva de cálcio, a qual indicará as áreas do pâncreas com maior secreção de insulina e, portanto, candidatas à ressecção.[48,76] O grau de cirurgia é determinado pelos resultados do teste de estimulação arterial seletiva de cálcio. O pâncreas à esquerda da veia mesentérica superior é ressecado quando o teste é positivo apenas após a injeção de artéria esplênica, e a ressecção é estendida para a direita da veia mesentérica superior quando o teste é positivo após a injeção de uma artéria adicional. Parte do pâncreas pode ser ressecado de um modo gradiente-guiado, mesmo em pacientes cuja doença parece envolver todo o pâncreas.

Referências

1. Service FJ. Hypoglycemic disorders. N Engl J Med 1995; 332:1144.
2. Bolli GB, Fannelli CG. Physiology of glucose counterregulation to hypoglycemia. Endocrinol Metab Clin North Am 1999; 28:467.
3. Service FJ. Classification of hypoglycemic disorders. Endocrinol Metab Clin North Am 1999; 28:501.
4. Placzkowski KA, Vella A, Thompson GB et al. Secular trends in the presentation and management of functioning insulinoma at the Mayo Clinic, 1987-2007. J Clin Endocrinol Metab 2009; 94:1069.
5. Service FJ, MacMahon MM, O'Brien PC, Ballard DJ. Functioning insulinoma-incidence, recurrence and long-term survival of patients: a 60 year study. Mayo Clin Proc 1991; 66:711.
6. Aynsley-Green A, Hussain K, Hall J et al. Pratical management of hyperinsulinism in infancy. Arch Dis Child Fetal Neonatal Ed 2000; 82:F98.
7. Service FJ, Dale AJ, Elveback LR, Jiang, NS. Insulinoma: clinical and diagnostic features of 60 consecutive cases. Mayo Clin Proc 1976; 51:417.
8. Rizza RA, Haymond MW, Verdonk CA et al. Pathogenesis of hypoglycemia in insulinoma patients: suppression of hepatic glucose production by insulin. Diabetes 1981; 30:377.
9. Vortmeyer AO, Huang S, Lubensky I, Zhuang Z. Non-islet origin of pancreatic islet cell tumors. J Clin Endocrinol Metab 2004; 89:1934.
10. Minn AH, Kayton M, Lorang D et al. Insulinomas and expression of an insulin splice variant. Lancet 2004; 9406:363-7.
11. Edge SB, Byrd DR, Compton CC et al. (eds.), AJCC (American Joint Committee on Cancer) cancer staging manual 7. ed., New York: Springer, 2010:241.
12. Simon P, Spilcke-Liss E, Wallaschofski H. Endocrine tumors of the pancreas. Endocrinol Metab Clin N Am 2006; 35:431-47.

13. Bhatnagar D. Diagnosis of factitious hypoglycemia. Br J Hosp Med 1988; 40:140.

14. Hirsbergh B, Skaruilis MC, Pucino F et al. Repaglinide-induced factitious hypoglycemia. J Clin Endocrinol Metab 2001; 86:475.

15. Grunberger G, Weiner JL, Silverman R, Taylor S, Gorden P. Factitious hypoglycemia due to surreptitious administration of insulin. Ann Intern Med 1988; 108:252.

16. Klonoff DC, Barret BJ, Nolte MS, Cohen RM, Wyderski R. Hypoglycemia following inadvertent and factitious sulfonylurea overdosages. Diabetes Care 1995; 18:563.

17. Scott K. Non-islet cell tumor hypoglycemia. J Pain Symptom Manage 2009; 37:e1-3

18. Le Roith D. Tumor-induced hypoglycemia. N Engl J Med 1999; 341:757.

19. Marks V, Teale JD. Tumours producing hypoglycemia. Diabetes Metab Ver 1991; 7:79.

20. Shapiro ET, Bell GI, Polonsky KS et al. Tumor hypoglycemia: relationship to high molecular weight insulin-like growth factor-II. J Clin Invest 1990; 85:1672.

21. de Groot JW, Rikhof B, van Doorn J et al. Non-islet cell tumour-induced hypoglycaemia: a review of the literature including two new cases. Endocr Relat Cancer 2007; 14:979-93.

22. Marks V, Teale JD. Tumours producing hypoglycaemia. Endocr Relat Cancer 1998; 5:111.

23. Ma RC, Tong PC, Chan JC, Cockram CS, Chan MH. A 67-year-old woman with recurrent hypoglycemia: non-islet cell tumour hypoglycemia. CMAJ 2005; 173:359-61.

24. Pink D, Schoeler D, Lindner T et al. Severe hypoglycemia caused by paraneoplastic production of IGF-II in patients with advanced gastrointestinal stromal tumors: a report of two cases. J Clin Oncol 2005; 23:6809-11.

25. Zapf J, Futo E, Peter M, Froesch ER. Can "big" insulin-like growth factor II in serum of tumor patients account for the development of extrapancreatic tumor hypoglycemia? J Clin Invest 1992; 90:2574.

26. Guettier JM, Gorden P. Hypoglicemia. Endocrinol Metab Clin N Am 2006; 35:753-66.

27. Dyer PH, Chowdhury TA, Milles J. Recurrent hypoglycaemia. Postgrad Med J 1998; 74:279.

28. Pun KK, Young RT, Wang C et al. The use of glucagon challenge tests in the diagnostic evaluation of hypoglycemia due to hepatoma and insulinoma. J Clin Endocrinol Metab 1988; 67:546.

29. Hoff AO, Vassilopoulou-Sellin R. The role of glucagon administration in the diagnosis and treatment of patients with tumor hypoglycemia. Cancer 1998; 82:1585.

30. Teale JD, Marks V. Glucocorticoid therapy suppresses abnormal secretion of big IGF-II by non-islet cell tumours inducing hypoglycaemia (NICTH). Clin Endocrinol (Oxf) 1998; 49:491.

31. Marks V, Teale JD. Drug-induced hypoglycemia. Endocrinol Metab Clin North Am 1999; 28:579.

32. Parke-Wyllie LY, Juurlink DN, Koop A et al. Outpatients gatifloxacin therapy and dysglycemia in older adults. N Engl J Med 2006; 354:1352-61.

33. Lupsa BC, Chong AY, Cochran EK et al. Autoimmune forms of hypoglycemia. Medicine (Baltimore) 2009; 88:141.

34. Redmon B, Pyzdrowski KL, Elson MK et al. Hypoglycemia due to an insulin-binding monoclonal antibody in multiple myeloma. N Engl J Med 1992; 326:994.

35. Walters Eg, Tavare JM, Denton RM, Walters G. Hypoglycemia due to an insulin-receptor antibody in Hodgkin's disease. Lancet 1987; 1:241.

36. Service FJ, Natt N, Thompsom GB et al. Noniinsulinoma Pancreatogenous hypoglycemia: a novel syndrome of hyperinsulinemic hypoglycemia in adults independent of mutations in kir6.2 and SUR1 genes. J Clin Endocrinol Metab 1999; 84:1582.

37. Thompson GB, Service FJ, Andrews JC et al. Noninsulinoma pancreatogenous hypoglycemia syndrome: an update in 10 surgically treated patients. Surgery 2000; 128:937.

38. Anlauf M, Wieben D, Perren A et al. Persistent hyperinsulinemic hypoglycemia in 15 adults with diffuse nesidioblastosis: diagnostic criteria, incidence, and characterization of beta-cell changes. Am J Surg Pathol 2005; 29:524.

39. Palardy J, Havrankova J, Lepage R et al. Blood glucose measurements during symptomatic episodes in pacients with suspected postprandial hypoglycemia. N Engl J Med 1989; 321:1421.

40. Service GJ, Thompson GB, Service FJ et al. Hyperinsulinemic hypoglicemia with nesidioblastosis after gastric-bypass surgery. N Engl J Med 2005; 353:249-54.

41. Service J. Hypoglicemia. Proceeding 15th annual meeting of American Association of Clinical Endocrinologists. Chicago, 2006.

42. Faludi G, Bendersky G, Gerber P. Functional hypoglycemia in early latent diabetes. Ann N Y Acad Sci 1968; 148:868.

43. Centers for Disease Control (CDC). Toxic hypoglycemic syndrome – Jamaica, 1989-1991. MMWR Morb Mortal Wkly Rep 1992; 41:53.

44. Froesch ER. Essential fructosuria and hereditary fructose intolerance. In: Stanbury JB, Wyngaarden JB, Fredrickson DS (eds.) The metabolic basis of inherited disease. New York: McGraw-Hill, 1978:121.

45. O'Keefe SJ, Marks V. Lunchtime gin and tonic a cause of reactive hypoglycaemia. Lancet 1977; 1:1286.

46. Joffe BI, Roach L, Baker S et al. Failure to induce reactive hypoglycaemia by drinking a starch-based alcohol beverage (sorghum beer). Ann Clin Biochem 1981; 18:22.

47. Shen J, Gaglia J. Hypoglycemia following pancreas transplantation. Curr Diab Rep 2008; 8:317.

48. Lteif AN, Schwenk WF. Hypoglycemia in infants and children. Endocrinol Metab Clin North Am 1999; 28:619-46.

49. Service FJ. Diagnostic approach to adults with hypoglycemic disorders. Endocrinol Metab Clin North Am 1999; 28:519.

50. Adamkin DH. Committee on Fetus and Newborn. Postnatal glucose homeostasis in late-preterm and term infants. Pediatrics 2011; 127:575-9.

51. Srinivasan G, Pildes RS, Cattamanchi G, Voora S, Lilien LD. Plasma glucose values in normal neonates: a new look. J Pediatr 1986; 109:114-7.

52. Cornblath M, Ichord R. Hypoglycemia in the neonate. Semin Perinatal 2000; 24:136-49.

53. Mumms CF, Batch JA. Hyperinsulinism and Beckwhith-Wiedemann syndrome. Arch Dis Child Fetal Neonatal Ed 2001; 84:F67.

54. Sperling MA, Menon RK. Hyperinsulinemic hypoglycemia of infancy. Recent insights into ATP-sensitive potassium channels, sulfonylurea receptors, molecular mechanisms, and treatment. Endocrinol Metab Clin North Am 1999; 28:695-708.

55. Dunme MJ, Kane C, Sheperd RM et al. Familial persistent hyperinsulinemic hypoglycemia of infancy and mutations in the sulfonylurea receptor. N Engl J Med 1997; 336:703.

56. Kane KC, Lindley KJ, Johson PR et al. Therapy for persistent hyperinsulinemic hypoglycemia of infancy. Understanding the responsiveness of beta cells to diazoxide and somatostatin. J Clin Invest 1997; 100:1888.

57. De Lonlay P, Fournet JC, Rahier J et al. Somatic deletion of the imprinted 11p15 region in sporadic persistent hyperinsulinemic hypoglycemia of infancy is specific for focal adenomatous hyperplasia and endorses partial pancreatectomy. J Clin Invest 1997; 100:802.

58. Cryer PE, Axelrod L, Grossman AB et al. Evaluation and management of adult hypoglycemic disorders: an Endocrine Society Clinical Practice Guideline. J Clin Endocrinol Metab 2009; 94:709-28.

59. Service FJ, Natt N. The prolonged fast. J Clin Endocrinol Metab 2000; 85:3973.

60. Hirshberg B, Livi A, Bartlett DL et al. Forty-eight-hour fast: the diagnostic test for insulinoma. J Clin Endocrinol Metab 2000; 85:3222-6.

61. Service FJ, Natt N. The prolonged fast. J Clin Endocrinol Metab 2000; 85:3973-4.

62. Pereira PL, Roche AJ, Maier GW et al. Insulinoma and islet-cell hyperplasia: value of the calcium intra-arterial stimulation test when findings of other prospective studies are negative. Radiology 1998; 206:703.

63. Fedorak IJ, Ko TC, Gordon D et al. Localization of islet cell tumors of the pancreas: a review of current techniques. Surgery 1993; 113:242.

64. Modlin IM, Tang LH. Approaches to the diagnosis of gut neuroendocrine tumors: the last word (today). Gastroenterology 1997; 112:583.

65. Kauhanen S, Seppänen M, Minn H et al. Fluorine-18-L-dihydroxyphenylalanine (18F-DOPA) positron emission tomography as a tool to localize an insulinoma or beta-cell hyperplasia in adult patients. J Clin Endocrinol Metab 2007; 92:1237.

66. Doppman JL, Miler DL, Chang R et al. Insulinomas: localization with selective arterial injectin of calcium. Radiology 1991; 178:237.

67. Axelrod L. Insulinoma: cost-effective care in patients with a rare disease. Ann Intern Med 1995; 123(40):311-2.

68. Doppman JL, Chang R, Fraker DL et al. Localization of insulinomas to regions of the pancreas by intra-arterial stimulation with calcium. Ann Intern Med 1995; 123(4):269-73.

69. Mirallié E, Pattou F, Malvaux P et al. [Value of endoscopic ultrasonography and somatostatin receptor scintigraphy in the preoperative localization of insulinomas and gastrinomas. Experience of 54 cases]. Gastroenterol Clin Biol 2002; 26:360.

70. Christ E, Wild D, Forrer F et al. Glucagon-like peptide-1 receptor imaging for localization of insulinomas. J Clin Endocrinol Metab 2009; 94:4398.

71. Rösch T, Lightdale CJ, Botet JF et al. Localization of pancreatic endocrine tumors by endoscopic ultrasonography. N Engl J Med 1992; 326:1721.

72. Grant CS, Charboneau JW, Reading CC et al. Insulinoma: the value of intraoperative ultrassonography. Wein Klin Wochenschr 1988; 100:376-80.

73. Grant CS. Surgical aspects of hyperinsulinemic hypoglycemia. Endocrinol Metab Clin North Am 1999; 28:533.

74. O'Shea D, Rohrer-Theurs AW, Lynn JA et al. Localization of insulinomas by selective intraarterial calcium injection. J Clin Endocrinol Metab 1996; 81:1623.

75. Service FJ. Hypoglycemia including hypoglycemia in neonates and children. In: Degroot LJ (ed.) Endocrinology. 3. ed., Philadelphia: WB Saunders, 1995:1605.

76. Von Eyben FE, Grodum E, Gjessing HJ et al. Metabolic remission with octreotide in pacients with insulinoma. J Intern Med 1994; 235:245.

77. Lamberts SWJ, Bakker WH, Reubi JC, Krenning EP. Somatostatin-receptor imaging in the localization of endocrine tumors. N Engl J Med 1990; 323:1246-9.

78. Noertel CG, Lefkoupoulo M, Lipsitz S. Streptozocin-doxorubicin, streptozocin-fluorouracil or chlorozotocin in the treatment of advanced islet-cell carcinoma. N Engl J Med 1992; 326:519.

79. Contessa JN, Griffith KA, Wolff E et al. Radiotherapy for pancreatic neuroendocrine tumors. Int J Radiat Oncol Biol Phys 2009; 75:1196.

80. Strosberg J, Hoffe S, Gardner N et al. Effective treatment of locally advanced endocrine tumors of the pancreas with chemoradiotherapy. Neuroendocrinology 2007; 85:216.

81. Tennvall J, Ljungberg O, Ahrén B et al. Radiotherapy for unresectable endocrine pancreatic carcinomas. Eur J Surg Oncol 1992; 18:73.

82. Torrisi JR, Treat J, Zeman R, Dritschilo A. Radiotherapy in the management of pancreatic islet cell tumors. Cancer 1987; 60:1226.

83. Chandra P, Yarandi SS, Khazai N et al. Management of intractable hypoglycemia with Yttirum-90 radioembolization in a patient with malignant insulinoma. Am J Med Sci 2010; 340:414.

84. National Comprehensive Cancer Network (NCCN) guidelines. Available at: www.nccn.org (accessed on May 15, 2012).

Avaliação do Risco Cardiovascular no Diabético

Marcelo Chiara Bertolami • Adriana Bertolami

INTRODUÇÃO

Apesar dos grandes avanços da medicina conquistados nos últimos anos, a doença cardiovascular permanece como a primeira causa de morte em todo o mundo. A aterosclerose, por sua íntima relação com um estilo de vida erroneamente desenvolvido, figura como a principal causa das complicações cardiovasculares: morte, acidente vascular encefálico (AVC) e infarto do miocárdio.

A prevalência do *diabetes mellitus* do tipo 2 (DM2) acompanha a da obesidade, e ambas vêm aumentando cada vez mais em todo o planeta, tornando-se importantes problemas de saúde pública. O diabetes está presente em cerca de 200 milhões de pessoas, ou seja, 5% da população adulta mundial, e a estimativa é de que deverá atingir 6% em 2025 (mais de 330 milhões de pessoas). A tolerância diminuída à glicose também é um problema em ascensão, sendo bem reconhecida como um estágio de transição para o DM2. As estimativas sugerem que 50% a 70% dos portadores de tolerância diminuída à glicose desenvolverão DM2 no futuro. Estima-se que 300 milhões de pessoas (8% da população mundial adulta) apresentem tolerância diminuída à glicose, e esse cenário deverá piorar drasticamente em 2025, para 9% da população (mais de 470 milhões de pessoas).[1]

O risco da ocorrência de infarto do miocárdio entre portadores de DM2 é cerca de duas a quatro vezes maior do que nos indivíduos sem diabetes, enquanto o risco de AVE é duas a seis vezes maior em diabéticos do tipo 2.[2] Nos portadores de diabetes do tipo 1 (DM1), o risco relativo desses agravos pode ser até dez vezes maior.[2] Vários fatores podem ser responsáveis por essa diferença, incluindo a presença de outras complicações do diabetes como a doença renal e a idade mais precoce ao diagnóstico da doença, potencialmente resultando em maior tempo de exposição a fatores de risco como hipertensão, dislipidemia e pobre controle glicêmico. Entretanto, a frequência de aparecimento do DM2 é muito maior do que a do DM1, fazendo do primeiro, portanto, um dos mais importantes fatores de risco para aterosclerose do mundo moderno. Além disso, a doença arterial coronariana (DAC) é frequentemente assintomática nesses pacientes até a ocorrência do infarto do miocárdio ou da morte súbita de origem cardíaca.[3] Em função desses dados, o American College of Cardiology (ACC) e a American Diabetes Association (ADA) recomendavam que testes para pesquisa de isquemia cardíaca fossem realizados, independentemente da presença de sintomas, em pacientes diabéticos que apresentassem mais dois ou três fatores de risco para aterosclerose.[4] Entretanto, em nova diretriz da ADA, a pesquisa de doença coronariana em assintomáticos não é recomendada, uma vez que não melhora o prognóstico, desde que os fatores de risco sejam tratados.[5] Mais recentemente, essas recomendações foram revistas com base em evidências, especificando-se os diferentes testes que podem ser úteis para o rastreamento da doença coronariana em diabéticos: ecocardiografia, ecocardiografia de estresse, teste ergométrico, cinecoronariografia, angiotomografia, escore de cálcio coronário, ressonância nuclear magnética e métodos da cardiologia nuclear.[6]

A doença cardiovascular nos diabéticos é mais grave, mais complexa e resulta em maiores taxas de complicações do que em não portadores de diabetes.[7]

Apesar do consenso entre a comunidade médica de que o diabetes é um fator de risco significativo para DAC, há controvérsia quanto à extensão do risco cardiovascular atribuível ao diabetes isoladamente. Três abordagens diferentes têm sido empregadas na avaliação da exposição crônica à hiperglicemia para estimativa do risco cardiovascular. A primeira inclui o diabetes na ferramenta de estratificação como tal, considerando que o paciente diabético sempre terá maior risco do que o não diabético com o mesmo perfil de fatores de risco. A segunda abordagem constrói modelos separados para indivíduos com e sem diabetes. Nessa avaliação, o efeito de cada fator de risco na população diabética não informa a estimativa de risco cardiovascular na população não diabética. Finalmente, a terceira abordagem classifica os indivíduos com diabetes como tendo nível de risco equivalente ao dos indivíduos sem diabetes e que sobreviveram a evento cardiovascular, tornando-os elegíveis para terapias preventivas sem qualquer outra avaliação adicional de risco. Entretanto, isso não leva em conta o fato de que o risco cardiovascular não é uniformemente distribuído, mas sim apresenta gradiente do risco mais baixo para o mais alto.[8B] Embora os estudos não sejam todos concordantes, de acordo com esta última abordagem aceita-se que o risco de desenvolvimento de aterosclerose e de suas complicações em portadores de diabetes é semelhante ao apresentado por indivíduos que já sofreram infarto do miocárdio (> 20% para os próximos 10 anos).[9] Essa situação colocou o diabetes nas diferentes diretrizes como "equivalente de risco coronariano". Essa posição, entretanto, não é consensual.[10]

Quanto aos pacientes que apresentam ambos os problemas, diabetes e infarto do miocárdio prévio, o risco cardiovascular é duas vezes maior do que o encontrado quando cada um dos problemas está presente isoladamente.[9]

É interessante ressaltar dados que mostram que o risco cardiovascular aumentado proporcionado pelo diabetes está presente particularmente nos diabéticos portadores de síndrome metabólica, enquanto os não portadores da síndrome não sofreriam esse aumento do risco.[11-13] Entretanto, pelo menos 90% dos portadores de DM2 apresentam, também, o diagnóstico de síndrome metabólica.

Dado extremamente importante refere que a agressão macrovascular relacionada com o diabetes tem início muitos anos (10 a 15 anos) antes do estabelecimento do diagnóstico de diabetes. Assim, quando o diabetes é diagnosticado, mais de 50% dos casos já apresentam lesões ateroscleróticas importantes. Além desse problema, a presença de diabetes é responsável por maior frequência de complicações e maior mortalidade quando da ocorrência de evento coronariano.[14]

Até o momento, faltam evidências concretas de que o bom controle glicêmico seja capaz de reduzir as complicações macrovasculares do diabetes, entre as quais se encontra a aterosclerose. Sabe-se, entretanto, que as complicações microvasculares são minimizadas diante do bom controle das alterações glicêmicas por diferen-tes estratégias de tratamento. Diante disso, ante pacientes diabéticos, uma meta importante de tratamento consiste no controle adequado dos distúrbios glicêmicos. Apesar disso, ainda existe uma abordagem glicocêntrica no manuseio do diabetes, com a crença geral errônea de que o diabetes é uma doença apenas do metabolismo da glicose. Por outro lado, vários estudos mostram que o controle adequado de fatores de risco é capaz, em diabéticos, de levar à redução do risco cardiovascular. Assim, o emprego de estatinas, fibratos, inibidores da enzima de conversão da angiotensina, pioglitazona, metformina e, potencialmente, dos incretinomiméticos e dos inibidores da DPP-4 pode auxiliar a evolução desses pacientes.

Com base nessas informações, diretrizes internacionais recomendam, paralelamente ao bom controle glicêmico, metas mais agressivas de tratamento dos diversos fatores de risco possivelmente presentes nos portadores de diabetes, como tabagismo, hipertensão arterial, dislipidemias, obesidade e sedentarismo, entre outros. O importante estudo STENO-2[15] mostrou claramente que a abordagem dos vários fatores de risco presentes em diabéticos produz benefícios na prevenção da doença cardiovascular. Em população mais ampla de diabéticos chineses, Kong e cols.[16] mostraram que o bom controle que levou a maior obtenção de metas de hemoglobina glicada, pressão arterial (PA) e LDL-c propiciou aparecimento de menor número de novos casos de DAC.

A IV Diretriz Brasileira sobre Dislipidemias e Prevenção da Aterosclerose do Departamento de Aterosclerose da Sociedade Brasileira de Cardiologia,[17] em consonância com recomendações internacionais,[18] estipula que o diabetes deve ser considerado como equivalente de aterosclerose e as seguintes metas devem ser perseguidas nos portadores de DM1 ou DM2:

- LDL-colesterol < 100mg/dL (como meta opcional < 70mg/dL – semelhante à recomendada pela diretriz para os portadores de aterosclerose significativa).
- Triglicerídeos < 150mg/dL.
- HDL-c > 50mg/dL independentemente do sexo.

Da mesma maneira, a VI Diretriz Brasileira de Hipertensão Arterial[19] recomenda que, em diabéticos sem ou com proteinúria > 1g/24 horas, a PA seja reduzida a valores < 130 × 80mmHg.

Quanto ao controle glicêmico, ainda é objeto de intensa discussão se deve ser mais rigoroso. Os achados dos estudos Action to Control Cardiovascular Risk in Diabetes (ACCORD),[20] Action in Diabetes and Vascular Disease: Diamicron MR Controlled Evaluation (ADVANCE)[21] e Veterans Affairs Diabetes Trial (VADT)[22] não corroboraram essa prática.

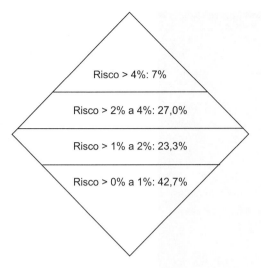

Figura 88.1 Risco cardiovascular por ano estimado em portadores de diabetes do estudo NHANES III de acordo com o modelo de avaliação de risco do UKPDS. (Modificada de Jaffe et al.[2])

Embora as recomendações das diretrizes sejam muito claras e pertinentes para todos os diabéticos, existem diferenças entre os pacientes portadores de diabetes quanto ao risco de aparecimento de complicações cardiovasculares.[23,24] Várias têm sido as tentativas de encontrar o melhor método para estratificação do risco cardiovascular em populações diabéticas, mas até o momento muita discussão ainda envolve o tema. De acordo com Jaffe et al.,[2] mais de 50% dos diabéticos apresentam risco de infarto do miocárdio > 1% ao ano, colocando-os, portanto, na categoria de alto risco (Figura 88.1). Os pacientes que se apresentavam na maior faixa de risco (> 4% ao ano) tendiam a ser mais velhos, com diagnóstico de diabetes em idades mais elevadas, apresentavam mais peso, pior perfil lipídico e PA sistólica mais alta do que os de grupos com risco menor.

ESTRATIFICAÇÃO DE RISCO NO DIABETES TIPO 2

O estudo de Coleman et al.[23] avaliou o risco cardiovascular em diabéticos tipo 2 da população do UKPDS, empregando os escores de Framingham, SCORE (*Systematic Coronary Risk Evaluation*) e DECODE (*Diabetes Epidemiology: Collaborative Analysis of Diagnostic Criteria in Europe*). O escore de Framingham tem base no sexo dos pacientes, idade, valores de PA sistólica, colesterol total, HDL-c e presença ou não de tabagismo e é recomendado por numerosas diretrizes (inclusive a IV Diretriz Brasileira de Dislipidemias e Prevenção da Aterosclerose[17]) para estratificação de risco em indivíduos não diabéticos. Avalia a chance de aparecimento de morte por causa coronariana ou de infarto do miocárdio para os próximos 10 anos. Quanto ao SCORE, define o risco de morte por doença coronariana ou qualquer doença cardiovascular, superestimando o risco na população geral. O DECODE mostra o risco de morte por doença cardiovascular, incorporando no algoritmo o estado de tolerância à glicose e a glicemia de jejum. A avaliação mostrou que os três escores não são capazes de identificar de maneira adequada o maior risco apresentado pelos portadores de diabetes.

Clinicamente, é possível suspeitar da maior possibilidade de aterosclerose significativa em pacientes diabéticos levando-se em conta:
- Tempo de aparecimento do diabetes – quanto maior esse tempo, maior o risco de eventos e morte por complicações coronárias.[25]
- Microalbuminúria ou doença renal.[26]
- Idade mais avançada, associação de outros fatores de risco, presença de retinopatia, presença de disfunção autonômica, entre outros.

Muitas são as propostas de incorporação de testes não invasivos e invasivos para melhorar a estratificação de risco dos portadores de diabetes assintomáticos quanto ao aparelho cardiovascular.

Biomarcadores na Estratificação de Risco do Diabético

Vários biomarcadores têm sido sugeridos para melhorar a avaliação do risco cardiovascular em diabéticos:

Hemoglobina A1c

Em decorrência da grande disponibilidade e capacidade preditiva demonstrada por esse teste, a adição da HbA1c aos modelos de estratificação de risco deve melhorar a avaliação do risco, embora o efeito deva ser modesto.[27]

Microalbuminúria

A albuminúria indica permeabilidade do endotélio renal, o que é um marcador de disfunção endotelial difusa e tem correlação com disfunções micro e macrovasculares. Assim, a presença de microalbuminúria > 30mg/g é a primeira indicação de dano vascular, muito antes de sintomas aparentes de que lesões em órgãos-alvo estão presentes. Estudos indicam que indivíduos portadores de diabetes com microalbuminúria têm risco de eventos cardiovasculares duas vezes maior do que os diabéticos sem microalbuminúria.[26,28] Embora a microalbuminúria pareça ser bastante preditiva do risco cardiovascular, não há dados suficientes para estabelecer se sua redução tem efeitos benéficos sobre os eventos cardiovasculares.

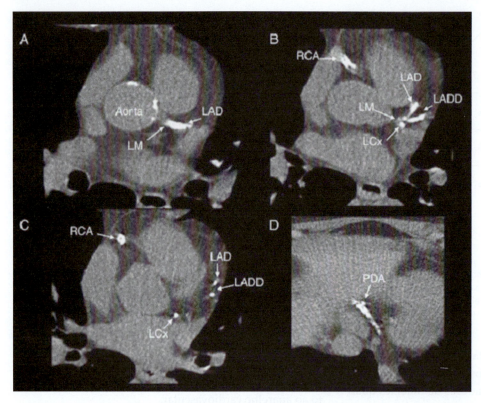

Figura 88.2 Detecção de cálcio em artérias coronarianas por TC.

Creatinina Sérica

Vários estudos mostram que o uso da determinação da creatinina sérica para estimar a filtração glomerular é fator independente para predição de eventos cardiovasculares.[29]

Proteína C Reativa Ultrassensível

Existem dados que mostram que a avaliação do processo inflamatório pela proteína C reativa altamente sensível em diabéticos é capaz de auxiliar a estratificação de risco nesses pacientes.[30] Entretanto, embora possa auxiliar a predição de risco, particularmente nos classificados como de risco intermediário, não há dados que corroborem sua determinação em diabéticos.

Outras Determinações

As dosagens de cistatina C, fosfolipase A2 ligada à lipoproteína e adiponectina, entre outras, não têm se mostrado capazes de melhorar a estratificação de risco em diabéticos.[27]

Métodos para Detecção de Aterosclerose Subclínica

Protocolos para detecção da aterosclerose subclínica, como ultrassonografia de carótidas, eletrocardiograma e ecocardiograma de estresse, escore de cálcio coronário avaliado pela tomografia computadorizada (TC), entre outros, têm sido desenvolvidos, mas ainda não se sabe ao certo quais seriam os melhores para aplicação na prática clínica. Como exemplos, citam-se:

- Escore de cálcio coronário avaliado por TC[31] (Figura 88.2).
- Detecção de alterações da motilidade ventricular pelo ecocardiograma de estresse.[32]
- Cintilografia de perfusão miocárdica de esforço ou associada ao dipiridamol[33] (Figura 88.3).

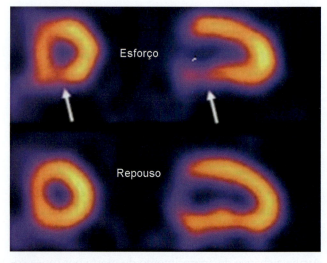

Figura 88.3 Diminuição da perfusão miocárdica em parede inferior avaliada pela cintilografia associada ao esforço.

Capítulo 88 Avaliação do Risco Cardiovascular no Diabético

Recentemente, a ADA publicou um consenso sobre o tema, capitaneado por Bax e cols.,[34] que substituiu o anterior, de 1998. Esse novo consenso procurou responder as quatro questões específicas, de grande importância prática, listadas a seguir:

- Quais pacientes com diabetes têm risco aumentado de eventos cardíacos e devem ser pesquisados?

  R: A estratégia de pesquisar doença coronariana em portadores de diabetes assintomáticos é motivada pela tentativa de identificação de pacientes de alto risco que poderão se beneficiar de tratamento mais agressivo dos fatores de risco, maior vigilância médica ou revascularização miocárdica. O consenso recomenda que os pacientes que apresentarem os dados listados a seguir sejam avaliados quanto à possibilidade de doença coronariana importante: doença aterosclerótica em outros territórios; microalbuminúria ou doença renal crônica; eletrocardiograma de repouso anormal; neuropatia autonômica; retinopatia; hiperglicemia importante; idade > 65 anos; sexo masculino; dispneia inexplicada; múltiplos fatores de risco para aterosclerose.

- Quais são as implicações do diagnóstico precoce de isquemia miocárdica ou de aterosclerose?

  R: Embora não esteja provado, admite-se que os portadores de diabetes assintomáticos, mas que apresentem alguma das situações referidas acima, irão se beneficiar da indicação de procedimento de revascularização do miocárdio.

- Quais os testes ou sequência de testes que devem ser considerados? Com que frequência os testes devem ser realizados?

  R: O consenso propõe, como primeiro exame para os casos que têm indicação, o escore de cálcio coronário avaliado por TC. Aqueles que apresentarem escore < 100 serão dispensados de outros testes, enquanto para os com escore > 400 é indicado o prosseguimento da pesquisa com teste de cintilografia de estresse e, eventualmente, cinecoronariografia. Quanto aos pacientes que apresentam escore de cálcio intermediário (entre 100 e 400), a decisão deverá ser tomada caso a caso, com base, principalmente, na presença de maior ou menor número de situações descritas na primeira pergunta. Quanto à periodicidade dos exames, para aqueles que apresentaram resultados normais, não ficou claramente definida. De acordo com Hachamovitch et al.[35] na população geral, após exame de perfusão miocárdica normal, e com Elhendy e cols.,[32] em portadores de diabetes, após ecocardiografia de esforço normal, a taxa de eventos coronários em 2 anos é baixa.

- Que pesquisa futura deve ser feita para avaliar a efetividade dessas recomendações?

  R: O Consenso reconhece que muito ainda deve ser feito para se conseguir estratificação de risco mais adequada em portadores de diabetes, bem como devem ser desenvolvidos mecanismos que possibilitem a avaliação do risco residual de cada paciente após terem sido adotadas as medidas preventivas e/ou terapêuticas pertinentes a cada caso.

CONSIDERAÇÕES FINAIS

Portadores de diabetes devem ser sempre considerados de alto risco para eventos coronarianos e, como tal, devem ter seus fatores de risco adequadamente tratados de acordo com as diretrizes disponíveis. Para os casos com suspeita clínica de apresentar maior risco de eventos ou morte, é sugerida a realização de TC para avaliação do escore de cálcio coronário. Caso esse escore sugira carga aterosclerótica substancial, deverá ser realizada uma prova funcional de imagem para investigação de isquemia miocárdica. Em caso de prova positiva, a cinecoronariografia se impõe, embora ainda não existam evidências conclusivas de que a eventual revascularização miocárdica por angioplastia ou cirurgia seja eficaz na redução da mortalidade ou de eventos em diabéticos assintomáticos.

Referências

1. Chait A. Diabetes and cardiovascular disease. Introduction. Atheroscler Suppl 2006 Aug; 7(4):1-4.

2. Jaffe JR, Nag SS, Landsman PB, Alexander CM. Reassessment of cardiovascular risk in diabetes. Curr Opin Lipidol 2006 Dec; 17(6):644-52.

3. Jouven X, Lemaitre RN, Rea TD, Sotoodehnia N, Empana JP, Siscovick DS. Diabetes, glucose level, and risk of sudden cardiac death. Eur Heart J 2005 Oct; 26(20):2142-7.

4. Consensus development conference on the diagnosis of coronary heart disease in people with diabetes: 10-11 February 1998, Miami, Florida. American Diabetes Association. Diabetes Care 1998 Sep; 21(9):1551-9.

5. Standards of medical care in diabetes – 2011. Diabetes Care 2011 Jan; 34 Suppl 1:S11-S61.

6. Chopra S, Peter S. Screening for coronary artery disease in patients with type 2 diabetes mellitus: An evidence-based review. Indian J Endocrinol Metab 2012 Jan; 16(1):94-101.

7. Albers AR, Krichavsky MZ, Balady GJ. Stress testing in patients with diabetes mellitus: diagnostic and prognostic value. Circulation 2006 Jan 31; 113(4):583-92.

8. Howard BV, Best LG, Galloway JM et al. Coronary heart disease risk equivalence in diabetes depends on concomitant risk factors. Diabetes Care 2006 Feb; 29(2):391-7.

9. Haffner SM, Lehto S, Ronnemaa T, Pyorala K, Laakso M. Mortality from coronary heart disease in subjects with type 2 diabetes and in nondiabetic subjects with and without prior myocardial infarction. N Engl J Med 1998 Jul 23; 339(4):229-34.

10. Bulugahapitiya U, Siyambalapitiya S, Sithole J, Idris I. Is diabetes a coronary risk equivalent? Systematic review and meta-analysis. Diabet Med 2009 Feb; 26(2):142-8.

11. Alexander CM, Landsman PB, Teutsch SM, Haffner SM. NCEP-defined metabolic syndrome, diabetes, and prevalence of coronary heart disease among NHANES III participants age 50 years and older. Diabetes 2003 May; 52(5):1210-4.

12. Bonora E, Targher G, Formentini G et al. The metabolic syndrome is an independent predictor of cardiovascular disease in type 2 diabetic subjects. Prospective data from the Verona Diabetes Complications Study. Diabet Med 2004 Jan; 21(1):52-8.

13. Guzder RN, Gatling W, Mullee MA, Byrne CD. Impact of metabolic syndrome criteria on cardiovascular disease risk in people with newly diagnosed type 2 diabetes. Diabetologia 2006 Jan; 49(1):49-55.

14. Liu J, Grundy SM, Wang W et al. Ten-year risk of cardiovascular incidence related to diabetes, prediabetes, and the metabolic syndrome. Am Heart J 2007 Apr; 153(4):552-8.

15. Gaede P, Vedel P, Larsen N, Jensen GV, Parving HH, Pedersen O. Multifactorial intervention and cardiovascular disease in patients with type 2 diabetes. N Engl J Med 2003 Jan 30; 348(5):383-93.

16. Kong AP, Yang X, Ko GT et al. Effects of treatment targets on subsequent cardiovascular events in Chinese patients with type 2 diabetes. Diabetes Care 2007 Apr; 30(4):953-9.

17. Sposito AC, Caramelli B, Fonseca FA et al. [IV Brazilian Guideline for Dyslipidemia and Atherosclerosis prevention: Department of Atherosclerosis of Brazilian Society of Cardiology]. Arq Bras Cardiol 2007 Apr; 88 Suppl 1:2-19.

18. Executive Summary of The Third Report of The National Cholesterol Education Program (NCEP) Expert Panel on Detection, Evaluation, and Treatment of High Blood Cholesterol in Adults (Adult Treatment Panel III). JAMA 2001 May 16; 285(19):2486-97.

19. Sociedade Brasileira de Cardiologia/Sociedade Brasileira de Hipertensão/Sociedade Brasileira de Nefrologia. VI Diretrizes Brasileiras de Hipertensão. Arq Bras Cardiol 2010; 95(1 suppl 1):1-51.

20. Gerstein HC, Miller ME, Byington RP et al. Effects of intensive glucose lowering in type 2 diabetes. N Engl J Med 2008 Jun 12; 358(24):2545-59.

21. Patel A, MacMahon S, Chalmers J et al. Intensive blood glucose control and vascular outcomes in patients with type 2 diabetes. N Engl J Med 2008 Jun 12; 358(24):2560-72.

22. Duckworth W, Abraira C, Moritz T et al. Glucose control and vascular complications in veterans with type 2 diabetes. N Engl J Med 2009 Jan 8; 360(2):129-39.

23. Coleman RL, Stevens RJ, Retnakaran R, Holman RR. Framingham, SCORE, and DECODE risk equations do not provide reliable cardiovascular risk estimates in type 2 diabetes. Diabetes Care 2007 May; 30(5):1292-3.

24. Zgibor JC, Piatt GA, Ruppert K, Orchard TJ, Roberts MS. Deficiencies of cardiovascular risk prediction models for type 1 diabetes. Diabetes Care 2006 Aug; 29(8):1860-5.

25. Verdecchia P, Reboldi G, Angeli F et al. Adverse prognostic significance of new diabetes in treated hypertensive subjects. Hypertension 2004 May; 43(5):963-9.

26. Gimeno-Orna JA, Molinero-Herguedas E, Sanchez-Vano R, Lou-Arnal LM, Boned-Juliani B, Castro-Alonso FJ. Microalbuminuria presents the same vascular risk as overt CVD in type 2 diabetes. Diabetes Res Clin Pract 2006 Oct; 74(1):103-9.

27. St Clair L, Ballantyne CM. Biological surrogates for enhancing cardiovascular risk prediction in type 2 diabetes mellitus. Am J Cardiol 2007 Feb 19; 99(4A):80B-8B.

28. Sukhija R, Aronow WS, Kakar P et al. Relation of microalbuminuria and coronary artery disease in patients with and without diabetes mellitus. Am J Cardiol 2006 Aug 1; 98(3):279-81.

29. Stevens LA, Coresh J, Greene T, Levey AS. Assessing kidney function – measured and estimated glomerular filtration rate. N Engl J Med 2006 Jun 8; 354(23):2473-83.

30. Schulze MB, Rimm EB, Li T, Rifai N, Stampfer MJ, Hu FB. C-reactive protein and incident cardiovascular events among men with diabetes. Diabetes Care 2004 Apr; 27(4):889-94.

31. Anand DV, Lim E, Hopkins D et al. Risk stratification in uncomplicated type 2 diabetes: prospective evaluation of the combined use of coronary artery calcium imaging and selective myocardial perfusion scintigraphy. Eur Heart J 2006 Mar; 27(6):713-21.

32. Elhendy A, Arruda AM, Mahoney DW, Pellikka PA. Prognostic stratification of diabetic patients by exercise echocardiography. J Am Coll Cardiol 2001 May; 37(6):1551-7.

33. Kang X, Berman DS, Lewin H et al. Comparative ability of myocardial perfusion single-photon emission computed tomography to detect coronary artery disease in patients with and without diabetes mellitus. Am Heart J 1999 May; 137(5):949-57.

34. Bax JJ, Young LH, Frye RL, Bonow RO, Steinberg HO, Barrett EJ. Screening for coronary artery disease in patients with diabetes. Diabetes Care 2007 Oct; 30(10):2729-36.

35. Hachamovitch R, Hayes S, Friedman JD et al. Determinants of risk and its temporal variation in patients with normal stress myocardial perfusion scans: what is the warranty period of a normal scan? J Am Coll Cardiol 2003 Apr 16; 41(8):1329-40.

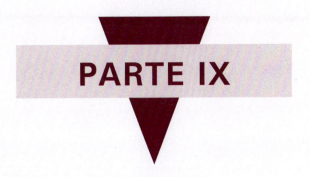

Lipídios e Obesidade

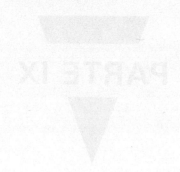

PARTE IX

Lipídios e Obesidade

Dislipidemias

Francisco Bandeira • Leonardo Bandeira • Maria Paula Bandeira

INTRODUÇÃO

Os níveis plasmáticos dos lipídios são variáveis entre os indivíduos de populações diferentes em virtude de fatores genéticos e alimentares. Hiperlipidemia é o aumento na produção e/ou a diminuição da remoção dessas partículas do sangue. Uma definição para dislipidemia considera elevação dos níveis de colesterol total, LDL-c ou triglicerídeos > 95º percentil ou níveis de HDL-c < 10º percentil para a população em geral.

A prevalência de dislipidemia varia conforme a população em estudo. A incidência é elevada em pacientes com doença coronariana precoce (< 55 anos para homens e < 65 anos para mulheres). Nessa população, a prevalência é de 75% a 85%. Os controles sem doença coronariana apresentam prevalência de 20% a 40%.[1,2] Os pacientes com doença coronariana precoce e anormalidades do metabolismo lipídico apresentam história familiar de dislipidemia em 70% dos casos.[1]

Os transtornos do metabolismo lipídico podem ocorrer como eventos primários ou secundários. Alterações decorrentes de defeitos genéticos são classificadas como distúrbios primários ou familiares do metabolismo lipídico. O defeito primário pode ocorrer na lipoproteína propriamente dita ou em seu receptor.

Uma classificação tradicionalmente utilizada para organizar as hiperlipidemias primárias analisa o padrão de elevação das lipoproteínas plasmáticas por eletroforese do plasma.[3] Muitos dos termos ainda utilizados para descrever os distúrbios primários das lipoproteínas são oriundos dos padrões eletroforéticos observados. A importância dessa classificação é questionável, visto que os vários fenótipos existentes podem ocorrer em momentos diferentes em um mesmo indivíduo. Essa classificação também não é necessária para estabelecer o início do tratamento (Tabela 89.1).

A classificação fenotípica vem sendo substituída pela classificação etiológica. O diagnóstico diferencial das dislipidemias primárias, nessa abordagem, pode ser realizado com base nas concentrações plasmáticas de LDL-c, HDL-c e triglicerídeos. Existem vários distúrbios primários do metabolismo lipídico, que diferem entre si em virtude de origem genética, defeitos bioquímicos e manifestações clínicas observadas. Na Tabela 89.2 estão listadas as principais dislipidemias primárias e suas características mais marcantes.

HIPERCOLESTEROLEMIA FAMILIAR

Distúrbio autossômico dominante monogênico, a hipercolesterolemia familiar (HF) é causada por mutações no gene responsável por codificar os receptores para apoproteína B/E do LDL.[4] Ocorre formação de receptores defeituosos, disfuncionais, com alteração na capacidade de ligação com o ligante da lipoproteína. Os receptores também podem estar ausentes nas superfícies celulares dos hepatócitos e tecidos periféricos. A consequência é a elevação dos níveis de LDL-c e colesterol total devido à diminuição do *clearance* plasmático. O excesso do LDL-c plasmático é captado por macrófagos da parede arterial, da pele e dos tendões, provocando as alterações clínicas. A doença é encontrada na população na proporção de 1:500 (heterozigotos) e 1:10^6 (homozigotos). Os indivíduos homozigotos apresentam redução de 53% no *clearance* plasmático do LDL-c e os indivíduos heterozigóticos, redução de 27%.[5] Mais recentemente, mutações de ganho de função no gene da PCSK9 (proproteína convertase subtilisina kexina 9) foram identificadas na hipercolesterolemia familiar autossômica dominante.[6]

A concentração plasmática de colesterol nos indivíduos homozigotos pode chegar a ser seis vezes maior que

Parte IX Lipídios e Obesidade

Tabela 89.1 Classificação fenotípica das dislipidemias (Fredrickson)

Fenótipo	LP elevada	CT (mg/dL)	TGL (mg/dL)	Plasma após refrigeração	Exemplo	Prevalência
I	QM	160 a 400	1.500 a 5.000	Sobrenadante cremoso	Deficiência de LPL	Rara
IIa	LDL	> 240	< 200	Transparente	Hipercolesterolemia familiar	Comum
IIb	VLDL + LDL	240 a 500	200 a 500	Transparente	Hiperlipidemia combinada familiar	Comum
III	IDL	300 a 600	300 a 600	Turvo	Hiperlipoproteinemia tipo III	Intermediária
IV	VLDL	< 240	300 a 1.000	Turvo	Hipertrigliceridemia familiar	Comum
V	QM + VLDL	160 a 400	1.500 a 5.000	Sobrenadante cremoso e parte inferior turva	Hiperlipoproteinemia tipo V	Rara

IDL: *intermediate density lipoprotein*; LDL: *low-density lipoprotein*; LP: lipoproteina; LPL: lipase lipoproteica; QM: quilomicra; TGL: triglicerídeos; VLDL: *very low density lipoprotein*.
Adaptada das referências 1-4.

Tabela 89.2 Principais hiperlipoproteinemias resultantes de uma única mutação

Distúrbio	Gene mutante	Herança	Frequência na população	Padrão da LP	Xantomas	Pancreatite	Distúrbio vascular prematuro
Deficiência familiar de LLP	LLP	Auto R	1/10^6	I, V	Eruptivo	+	—
Deficiência familiar de apo-CII	Apo-CII	Auto R	1/10^6	I, V	Eruptivo (raro)	+	—
Hipercolesterolemia familiar	Receptor LDL PCSK-9 (ganho de função)	Auto D	1/500 heterozigose 1/10^6 homozigose	IIa, IIb	Tendinoso, xantelasma	—	+
Apo-B100 defeituosa familiar	Apo-B	Auto D	1/1.000	IIa	Tendinoso	—	+
Hiperlipoproteinemia familiar tipo III	Apo-E	Auto R	1/10.000	III	Palmar, tuberoso	—	+
Hiperlipidemia combinada familiar	Desconhecido	Auto D	1/100	IIa, IIb, IV, V	—	—	+
Hipertrigliceridemia familiar	Desconhecido	Auto D	Incerta	IV, V	—	—	+

Apo: apoproteína; Auto: autossômico; D: dominante; LDL: *low density lipoprotein*; LP: lipoproteína; LPL: lipase lipoproteica; R: recessivo.
Adaptada das referências 1-4,6.

o valor normal.[4] O quadro clínico caracteriza-se por hiperlipidemia desde o nascimento. O fenótipo característico na eletroforese é o IIa. A elevação do colesterol e do LDL-c situa-se em > 300mg/dL e > 250mg/dL, respectivamente.

Ao exame físico, somente uma minoria de pacientes não apresenta sinais da doença. A característica clínica mais marcante desses pacientes são os xantomas tendinosos, presentes em 75% dos pacientes heterozigotos portadores da doença. Os xantomas aumentam sua prevalência com a idade e se localizam, mais comumente, no tendão-de-aquiles

e nos tendões extensores palmares. Os indivíduos homozigotos apresentam os xantomas planares, diagnosticados por volta dos 6 anos de idade. Esses xantomas são placas compostas por depósito de colesterol no cotovelo e nos joelhos. Outros sinais encontrados são xantelasmas, *arcus corneae* prematuro (< 40 anos) e surgimento precoce de doença arterial coronariana (DAC). Nos indivíduos homozigotos, a doença coronariana pode apresentar sintomas antes dos 10 anos de idade, e óbito por infarto agudo do miocárdio pode ocorrer antes mesmo dos 20 anos de idade.[7]

O diagnóstico da HF tem como base, principalmente, o quadro clínico. Avaliação genética somente é realizada em laboratórios de pesquisa. Xantomas tendinosos, níveis elevados de colesterol total e LDL-c, níveis normais de triglicerídeos e história familiar de doença coronariana precoce sugerem o diagnóstico.

O diagnóstico diferencial deve ser realizado, principalmente, com a hiperlipidemia combinada familiar e com a hipercolesterolemia poligênica, que serão abordadas mais adiante neste capítulo. Basicamente, a hiperlipidemia combinada apresenta níveis elevados de triglicerídeos associados, e a hipercolesterolemia poligênica não apresenta xantomas.

A HF, tipicamente, necessita do uso de múltiplos fármacos para controle adequado do LDL-c. O tratamento deve ser fundamentado em dieta com baixo teor de gordura saturada e colesterol,[8] com o impacto de cerca de 5% a 15% na redução no colesterol. O uso de medicamentos é mandatório para que sejam alcançados os objetivos preconizados. Os principais fármacos são os inibidores da HMG-CoA-redutase; entretanto, muitas vezes, é necessário associar sequestradores de sais biliares e/ou niacina ao esquema terapêutico.[9] O uso de doses elevadas de atorvastatina (80mg/dia) durante 2 anos evidenciou maior redução dos níveis de LDL-c, quando comparado ao uso de sinvastatina na dose de 40mg/dia.[10] A niacina atua reduzindo os níveis de lipoproteína (a), que parece ser um fator de risco adicional nesses pacientes.[11] Esses pacientes devem submeter-se sempre a uma avaliação laboratorial dos níveis da lipoproteína (a) para que se considere a inclusão da niacina no esquema terapêutico. Alguns estudos mostram redução dos xantomas tendinosos com uso do probucol por 6 a 12 meses.[12] O potencial antioxidante do probucol parece ser responsável por esse efeito. Há controvérsia quanto ao momento em que deve ser iniciado o tratamento dos pacientes com HF diagnosticados na adolescência. Vários estudos realizados com estatinas (lovastatina, sinvastatina, pravastatina) durante 48 semanas em adolescentes entre 10 e 17 anos de idade sugerem que o uso desses medicamentos é seguro nessa faixa etária, não havendo prejuízo no crescimento, na maturação sexual e nas concentrações hormonais.[13-15]

Em caso de falha terapêutica ou intolerância ao tratamento medicamentoso, os pacientes podem ser submetidos a terapias alternativas. A cirurgia de *bypass* ileal acarreta diminuição da reabsorção dos sais biliares intestinais. Pode ser necessária, também, a realização de aférese extracorpórea para remoção do LDL do plasma a cada 1 a 3 semanas.[16] Transplante hepático realizado experimentalmente pode levar à produção de receptores de LDL normais.[17,18] Outras alternativas são a realização de um *shunt* porto-cava[19,20] e a terapia gênica.[21,22]

APOLIPOPROTEÍNA B100 DEFEITUOSA FAMILIAR

Doença autossômica dominante causada por uma mutação no ligante para o receptor de LDL, a apo-B100, ocorre, com frequência, em 1:500 a 1:750 pacientes brancos com hipercolesterolemia.[23] Na maioria dos casos, ocorre mutação no aminoácido 3500 mediante a substituição de uma glutamina por uma arginina. Com isso, ocorre alteração do receptor no sítio de ligação,[24] levando à diminuição da capacidade de ligação com o LDL-c e retardo em seu *clearance* plasmático, que pode atingir até 50%.[25] Existem outras mutações menos frequentes com substituição no aminoácido 3500 de triptofano por arginina ou no aminoácido 3531 de uma cisteína por uma arginina, que também prejudicam a ligação da apo-B com o LDL.[26]

O quadro clínico observado nos pacientes portadores dessa doença é semelhante àquele presente na HF, ainda que menos grave: elevação plasmática isolada do LDL-c, xantomas tendinosos, xantelasmas e história de DAC precoce.[27] É impossível estabelecer o diagnóstico diferencial entre HF e apo-B100 defeituosa familiar sem a realização de exames genéticos especializados. De qualquer modo, o tratamento é semelhante, sendo o diagnóstico diferencial necessário apenas para fins de pesquisa. O tratamento consiste em dieta com baixo teor de gordura associada à administração de inibidores da HMG-CoA-redutase.[28]

HIPERLIPIDEMIA COMBINADA FAMILIAR

Esse distúrbio relativamente comum do metabolismo lipídico, descrito em 1973, caracteriza-se por elevação do colesterol e dos triglicerídeos plasmáticos, sendo encontrado em 1% a 2% da população geral[29] e responsável por até 10% dos casos de doença coronariana precoce.[30] Trata-se de uma herança autossômica dominante causada por aumento na produção hepática de apo-B100 associada ao VLDL.[31] Sua origem genética ainda é desconhecida, e vários genes podem estar envolvidos.[32] Pode ser representada pelos fenótipos IIa, IIb e IV da classificação de Fredrickson. Essa heterogeneidade fenotípica se deve às variações das subclasses do LDL e às alterações de massa e atividade da lipoproteína lipase, presente em um terço dos casos.[33] Desse modo, um mesmo indivíduo pode apresentar vários fenótipos ao longo da evolução da doença.[34]

O tratamento tem como base as concentrações de LDL-c e triglicerídeos. Pacientes com hipertrigliceridemia grave (> 500mg/dL) associada a hipercolesterolemia moderada terão maior benefício com o uso de fibratos. Ao longo do tratamento, pode ser realizada a associação de estatinas, ácido nicotínico ou sequestradores de ácidos biliares, conforme a necessidade.

HIPERLIPOPROTEINEMIA TIPO III (DISBETALIPOPROTEINEMIA FAMILIAR)

Esse distúrbio pouco frequente do metabolismo lipídico caracteriza-se por hipertrigliceridemia de moderada a grave, associada à hipercolesterolemia.[35] A maioria dos casos ocorre por herança autossômica recessiva, resultando em mutações na apo-E. Trata-se de uma entidade multifatorial em que, além da alteração genética, parece ser necessária a ocorrência de um fator secundário, como obesidade, diabetes, hipotireoidismo e consumo de bebidas alcoólicas, para o aparecimento desse fenótipo. Em virtude dessa mutação, a ligação dessa apolipoproteína aos receptores torna-se defeituosa e ocorre acúmulo de VLDL, IDL e quilomícrons.[35]

O quadro clínico é marcado por xantomas, observados em mais de metade dos casos.[35] Os xantomas palmares são patognomônicos da doença. Os xantomas tuberosos e eruptivos são frequentes, porém menos específicos (Figuras 89.1 a 89.5). É mais frequente em homens, nos quais é comum o aparecimento de DAC precoce (próximo dos 40 anos). Na mulher, os eventos macrovasculares ocorrem, em geral, após a menopausa. Os níveis de colesterol e triglicerídeos variam de 300 a 400mg/dL. Na ausência dos xantomas, o diagnóstico específico exige a realização de exames especiais. A avaliação da concentração de colesterol da VLDL possibilita a detecção de partículas recentes ricas em colesterol. A determinação da razão entre colesterol na VLDL e triglicerídeos é > 0,3 na hiperlipoproteinemia tipo III (normal até 0,2).

O tratamento deve ser iniciado com dieta adequada e controle das alterações metabólicas e dos fatores secundários (obesidade, diabetes, hipotireoidismo, consumo de álcool). O tratamento com estatina, fibratos ou ácido nicotínico é necessário na maioria dos pacientes.

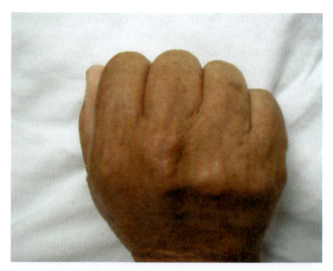

Figura 89.2 Xantoma tuberoso em paciente do sexo feminino com dislipidemia tipo III.

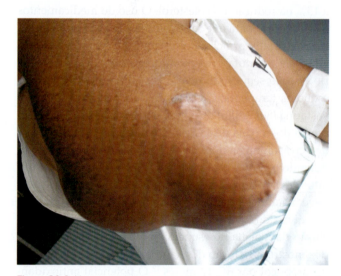

Figura 89.3 Xantoma tuberoso em paciente do sexo feminino com dislipidemia tipo III.

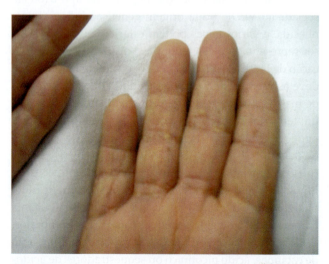

Figura 89.1 Xantomas palmares em paciente do sexo feminino com dislipidemia tipo III.

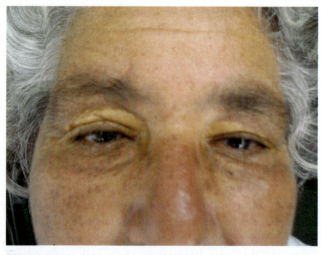

Figura 89.4 Xantelasma em paciente do sexo feminino com dislipidemia tipo III.

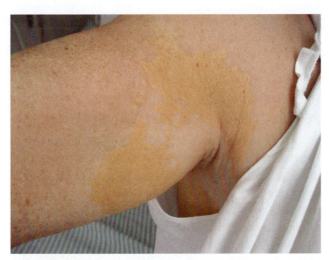

Figura 89.5 Xantoma planar em paciente do sexo feminino com dislipidemia tipo III.

HIPERAPOBETALIPOPROTEINEMIA

Caracteriza-se por produção aumentada de apo-B e pode constituir uma variante da hiperlipidemia combinada familiar. Ocorre elevação na concentração de partículas de LDL-c ricas em apo-B100, mas os níveis de LDL-c, em geral, não ultrapassam 160mg/dL. As manifestações clínicas incluem doença coronariana precoce, xantelasmas, em 10% dos casos, e obesidade.[36]

HIPERCOLESTEROLEMIA POLIGÊNICA

A hipercolesterolemia poligênica caracteriza-se pela associação de hipercolesterolemia moderada, níveis de triglicerídeos normais e DAC precoce. O perfil lipídico é semelhante ao da hipercolesterolemia familiar, mas não são observados xantomas. A origem genética dessa entidade ainda não está totalmente elucidada, mas existem múltiplas anormalidades no metabolismo do LDL-c,[37] alterações e defeitos no receptor de LDL-c, apo-B100 defeituosa e aumento da síntese da apo-B e apo-E4. Alguns estudos mostram que a presença do alelo que determina a apo-E4 representa um marcador genético para doença coronariana e hipercolesterolemia.[38,39] O diagnóstico consiste na exclusão de outras causas genéticas primárias, na ausência de xantomas e na constatação de que a hipercolesterolemia está presente em menos de 10% dos familiares de primeiro grau.

O tratamento, em geral, é iniciado com uma estatina. O estudo 4S evidenciou que os indivíduos portadores do alelo para apo-E4 apresentavam risco aumentado de morte, o qual foi reduzido com o uso de sinvastatina.[40] Quando houver necessidade de reduções adicionais do LDL-c, a associação ao ácido nicotínico ou sequestradores de ácidos biliares poderá ser utilizada.

LDL PEQUENA E DENSA

As partículas de LDL-c são heterogêneas no tamanho, na densidade e na composição.[41] Com base nessas diferenças, os indivíduos podem ser classificados em fenótipos eletroforéticos de acordo com o diâmetro da partícula de LDL-c predominante: fenótipo A (26,3nm), fenótipo B (< 25,8nm) ou fenótipo I (25,8 a 26,3nm). A partícula de LDL-c pequena e densa (caracterizada pelo fenótipo B) está associada a concentrações aumentadas de apo-B e triglicerídeos, redução de HDL e aumento do risco de DAC. A ocorrência do fenótipo B está associada a fatores genéticos[42] e adquiridos (obesidade, diabetes, resistência insulínica, hipertensão).[43,44]

Estudos evidenciaram aumento no risco de DAC nos indivíduos portadores de elevadas concentrações de LDL pequena e densa.[45-49] O elevado potencial aterogênico das partículas pequenas e densas está relacionado com aumento da suscetibilidade oxidativa,[50,51] redução do *clearance* hepático de LDL, aumento dos receptores para LDL na parede arterial[52,53] e disfunção endotelial.[54]

HIPERTRIGLICERIDEMIA FAMILIAR

A hipertrigliceridemia familiar é um distúrbio autossômico dominante associado a elevações moderadas nas concentrações de triglicerídeos séricos em virtude da elevação de VLDL plasmático. Os pacientes apresentam mutações no gene da lipase lipoproteica,[55] porém a alteração genética envolvida ainda é desconhecida. Essa mutação do gene acarreta elevações de 20% a 80% nos triglicerídeos.[56] Em geral, também está associada a resistência insulínica, obesidade, hiperglicemia, hipertensão e hiperuricemia. A elevação dos triglicerídeos pode não ser evidenciada até a idade adulta, e pode ser exacerbada por fatores secundários, como hipotireoidismo, terapia estrogênica ou ingesta alcoólica. Cursa com níveis normais de LDL-c e reduzidos de HDL-c.[57]

O surgimento de xantomas não é comum. O potencial aterogênico das partículas de VLDL ricas em triglicerídeos ainda não está claro, e o aumento no risco de DAC associado a essa doença pode estar relacionado com a redução nas concentrações de HDL-c.

O tratamento deve ser realizado com alterações do estilo de vida e fibratos.

DEFICIÊNCIA DA LIPASE LIPOPROTEICA

A deficiência da lipase lipoproteica é uma rara doença autossômica recessiva em que ocorre ausência ou inativação dessa enzima devido a mutações em seu gene.[58] Várias mutações já foram descritas. A frequência de homozigose e heterozigose é de 1:10[6] indivíduos. Os heterozigotos para a deficiência apresentam metade da atividade da lipase lipoproteica,[59] e a doença pode manifestar-se associada a fatores secundários. Ocorrem elevações importantes dos triglicerídeos devido ao prejuízo no *clearance* plasmático das lipoproteínas ricas em triglicerídeos. Nesses pacientes, a depuração dos quilomícrons pode durar vários dias.

Os níveis de triglicerídeos muito elevados observados nessa doença podem acarretar manifestações como dores abdominais recorrentes, pancreatite, xantomas eruptivos, lipemia *retinalis*, sintomas neurológicos e dispneia.[60] O plasma do paciente fica leitoso,[61] apresentando-se com soro lipêmico mesmo após jejum de 12 horas. Na infância, a deficiência da lipase lipoproteica, chamada de síndrome de quilomicronemia, caracteriza-se por elevação de triglicerídeos, dor abdominal recorrente e/ou pancreatite.[61] No exame físico, podem ser evidenciadas hepatomegalia e esplenomegalia decorrentes do depósito de triglicerídeos nas células do sistema reticuloendotelial. DAC não constitui característica dessa doença. A elevação dos triglicerídeos plasmáticos pode precipitar uma condição chamada pseudo-hiponatremia por diminuição relativa dos eletrólitos séricos.[62] Essa situação pode tornar necessária a correção eletrolítica específica. Em geral, os triglicerídeos estão > 1.000mg/dL, e o diagnóstico definitivo somente pode ser confirmado com a realização de testes especiais. A pesquisa de mutações é realizada apenas em laboratórios especializados. Para evidenciar ausência de atividade da lipase, deve ser infundida heparina EV e, depois, medida a atividade da lipase.[63]

O objetivo do tratamento é manter os níveis de triglicerídeos < 1.000mg/dL, o que diminui o risco de episódios de pancreatite.[61] O uso de medicamentos para o tratamento dessa doença apresenta resultados ruins porque a deficiência enzimática é a causa básica. O clofibrato e o genfibrozila podem reduzir a produção de VLDL.[64] Causas secundárias devem ser abordadas, bem como instituída uma dieta pobre em gordura, < 10% das calorias diárias. Uma abordagem alternativa consiste no uso de triglicerídeos de cadeia média que são absorvidos diretamente pelo sistema porta hepático. O uso deve ser feito com atenção pelo risco de hepatotoxicidade.[65]

DEFICIÊNCIA DA APOLIPOPROTEÍNA CII

Essa manifestação autossômica recessiva rara, semelhante à deficiência da lipase lipoproteica,[58] resulta da falta de apo-CII, um cofator necessário para ativação da lipase. Ocorre acúmulo das partículas repletas de triglicerídeos, dando origem a manifestações clínicas semelhantes à deficiência da lipase. Várias mutações já foram documentadas.[63] O diagnóstico diferencial pode ser reali-

zado por eletroforese para demonstrar ausência de apo-CII.[58] O tratamento é semelhante ao citado para a deficiência enzimática primária.

RECOMENDAÇÕES TERAPÊUTICAS E NOVAS PERSPECTIVAS PARA HIPERCOLESTEROLEMIA

As novas recomendações conjuntas da American Heart Association (AHA) e do American College of Cardiology (ACC) reconhecem quatro grupos de indivíduos que necessitam de terapia com estatinas: nos indivíduos com doença aterosclerótica clínica, tratamento com atorvastatina, 40 a 80mg/dia, ou rosuvastatina, 20 a 40mg/dia, deve ser iniciado no intuito de reduzir o LDL-c em > 50% (terapia de alta intensidade). Se o paciente tiver mais de 75 anos de idade ou condições que levem a interações medicamentosas, a terapia moderada está indicada (atorvastatina, 10 a 20mg; rosuvastatina, 5 a 10mg; sinvastatina, 20 a 40mg; pravastatina, 40 a 80mg; lovastatina, 40mg; fluvastatina, 40 a 80mg; pitavastatina, 2 a 4mg). Nos indivíduos sem doença aterosclerótica clínica, aqueles com diabetes, idade entre 40 e 75 anos e LDL-c ≥ 190mg/dL são candidatos à terapia com estatinas. Aqueles sem diabetes, com idade entre 40 e 75 anos e LDL-c entre 70 e 189mg/dL devem ter o risco absoluto (RA) para eventos cardiovasculares em 10 anos avaliado pelas equações que utilizam dados de múltiplas coortes (http://my.americanheart.org/professional/statements-guidelines/preventionguidelines/prevention-guidelines_ucm_457698_subhomepage.jsp). Se o RA for ≥ 7,5%, a terapia com estatinas estará indicada. Quando o RA for < 7,5%, outros fatores deverão ser considerados (dislipidemia primária, história familiar de doença aterosclerótica prematura, PCR ≥ 2mg/dL e escore de cálcio em coronárias ≥ 300 Unidades Agatston) para indicação da terapia com estatinas.[66] Ezetimiba reduz especificamente a absorção do colesterol por inibir sua proteína transportadora na borda em escova das células da mucosa do delgado proximal, amplificando o efeito hipocolesterolêmico das estatinas. A associação ezetimiba/estatinas tem utilidade, principalmente, em pacientes com esteatose hepática grave e pacientes com insuficiência renal crônica.

Dois inibidores da CETP estão em estudos de fase III e em breve poderão estar disponíveis para uso clínico como potentes medicamentos para aumentar o colesterol da HDL (o evacetrapib e o anacetrapib). Ambos têm sido estudados em pacientes de alto risco na vigência de estatinas e têm a capacidade de elevar o HDL-c de 120% a 140% e reduzir adicionalmente o LDL-c em 15% a 40%.[67]

Entre os medicamentos hipolipemiantes recém--aprovados para pacientes com hipercolesterolemia familiar homozigótica, encontram-se o mipomersen e o lomitapide. O mipomersen é um agente considerado nucleotídeo antissenso e que, ao ligar-se à região codificadora do RNAm da apo-B, ocasiona a degradação do complexo RNAm nascente e a drástica redução da síntese hepática da apo-B.[68] A redução do LDL-c é da ordem de 28% com injeções subcutâneas semanais de 200mg. Como efeitos adversos, são frequentemente encontradas esteatose hepática e reações febris, sem que se saiba ainda o que isso representa em termos de risco a longo prazo. O lomitapide é um inibidor da proteína transferidora de triglicerídeos microssomal, enzima necessária para produção e secreção de VLDL e LDL (pelo fígado) e dos quilomícrons (pelo intestino). Reduz o LDL-c em 40% a 60% na dose de 25mg/dia VO. Também induz esteatose hepática, com aumento de até 75% no conteúdo hepático de gordura.

Mais promissores são os anticorpos anti-PCSK-9 (proproteína convertase subtilisina/kexina-9), enzima que controla a degradação da LDL intra-hepatocitária. Indivíduos com mutações de perda de função no gene da PCSK-9 têm níveis reduzidos de LDL-c e, consequentemente, baixo risco de doenças cardiovasculares. Ao mesmo tempo, a inibição da hidroximetilglutaril-coenzima A redutase pelas estatinas leva a aumento compensatório da atividade da PCSK-9, limitando o poder de redução do LDL-c das estatinas. Anticorpos monoclonais anti-PCSK-9 foram desenvolvidos e estão em fase 3 de avaliação multicêntrica por várias companhias (Pfizer, Sanofi e Amgen), em doses subcutâneas que variam de 50mg a cada 15 dias a 400mg/mês. A redução do LDL-c, em vigência do tratamento com estatinas, pode chegar a 70%.[69]

RECOMENDAÇÕES TERAPÊUTICAS PARA HIPERTRIGLICERIDEMIA E DISLIPIDEMIA MISTA

Em primeiro lugar, é importante lembrar as causas primárias e secundárias de hipertrigliceridemia, as quais também podem agravar qualquer elevação prévia, mesmo que esta seja de leve intensidade (Tabela 89.3). Na maioria dos casos, no entanto, a elevação dos triglicerídeos séricos é decorrente de uma causa secundária. As causas primárias são raras, à exceção da dislipidemia familiar combinada (DLFC) a qual ocorre em 2% da população geral e 10% dos indivíduos com doença aterosclerótica,[70] e da hipertrigliceridemia familiar (HTGF), presente em 1% da população. O fenótipo lipídico da DLFC muda com o tempo, sugerindo que o ambiente pode influenciar a intensidade da dislipidemia, assim como a abrangência das frações lipídicas alteradas. Os indivíduos com HTGF não apresentam risco aumentado de doença aterosclerótica prematura, mas têm maior risco de desenvolver hiper-

Tabela 89.3 Causas de hipertrigliceridemia

Hipertrigliceridemia primária
Dislipidemia familiar combinada
Hipertrigliceridemia familiar
Disbetaliproteinemia familiar
Hipoalfalipoproteinemia familiar
Síndrome de quilomicronemia

Hipertrigliceridemia secundária
Uso de álcool
Medicamentos: betabloqueadores (exceto carvedilol e nebivolol), diuréticos tiazídicos, estrogênios, isotretinoína, resinas sequestradoras de ácidos biliares, antirretrovirais, antipsicóticos, corticoides
Diabetes mellitus
Doença renal
Doenças autoimunes
Hipotireoidismo
Doença hepática
Gravidez
Síndrome metabólica

trigliceridemia grave e pancreatite aguda.[70,71] A síndrome de quilomicronemia geralmente ocorre em pacientes com distúrbio prévio do metabolismo dos triglicerídeos, que é agravado por algum fator secundário, em geral, DM descompensado. A disbetaliproteinemia, também denominada tipo III ou doença da beta larga, ocorre em parte por mutações no gene da apo-E, resultando em captação hepática defeituosa das lipoproteínas que contêm apo-E. As concentrações séricas de colesterol e triglicerídeos em geral estão entre 400 e 600mg/dL, e os xantomas palmares são patognomônicos, estando presentes na maioria dos pacientes. Também podem ocorrer xantomas planares e eruptivos.[71] Embora a hipertrigliceridemia *per se* possa reduzir o HDL-c, na hipoalfaproteinemia familiar defeitos em algumas proteínas envolvidas no metabolismo da HDL levam a maior redução do HDL-c.

Assim como há divergências entre o ACC/AHA e o AACE quanto ao manejo da hipercolesterolemia, também existem divergências entre a Endocrine Society e o AACE com relação ao manejo das hipertrigliceridemias. Em virtude das fracas evidências sobre os efeitos da redução farmacológica direcionada especificamente para os triglicerídeos no risco de eventos cardiovasculares, a Endocrine Society recomenda, preferencialmente, tratar aqueles níveis ameaçadores de pancreatite aguda, ou seja, > 1.000mg/dL, enquanto a AACE e o NCEP ATP III recomendam o tratamento específico com fibratos ou niacina se os níveis estiverem ≥ 500mg/dL.[70]

Os fibratos reduzem os triglicerídeos séricos em 30% a 50% e também podem elevar o HDL-c. Aumentam a oxidação dos ácidos graxos e a síntese da lipase lipoproteica e reduzem a expressão da apo-CIII. Não devem ser utilizados em paciantes com doença hepática ou biliar e na insuficiência renal. O fenofibrato não interfere no metabolismo das estatinas, sendo o mais estudado em associação. A genfibrozila é contraindicada em associação às estatinas, mas pode ser utilizada na gravidez em pacientes com alto risco de desenvolver pancreatite. O fenofibrato pode reduzir a progressão da retinopatia e o risco de amputações em diabéticos, e seu uso deve ser considerado, em associação às estatinas, em pacientes com retinopatia diabética e com exame das extremidades inferiores indicativo de maior risco de amputações.[71] A dose recomedada para o fenofibrato micronizado é 200mg/dia VO.[70,71]

O ácido nicotínico (niacina) reduz os triglicerídeos em 10% a 30% e aumenta o CHDL em 10% a 40%. Além disso, também reduz o *clearance* da apo-A1. Os efeitos adversos mais frequentes são *flushing*, piora da tolerância à glicose e hiperuricemia. Hepatotoxicidade pode ser dose-dependente, e o medicamento não deve ser usado em pacientes com úlcera péptica ativa.[71,72] A dose recomendada é de 1.000 a 2.000mg/dia, iniciada com 500mg e ajustando, progressivamente, dependendo da tolerância. O uso de ácido acetilsalicílico não tamponado, na dose de 300 a 500mg, meia hora antes da administração da niacina, pode minimizar o *flushing* . O uso da niacina para tratamento das dislipidemias sofreu um abalo após o resultado do estudo AIM-HIGH, no qual pacientes de alto risco cardiovascular e com LDL-c < 80mg/dL na vigência de estatinas, foram randomizados para a adição de niacina ou placebo. O estudo foi interrompido aos 18 meses por ausência de benefício.[70] Ainda a necessidade de associação de estatinas e niacina nos pacientes com hipercolesterolemia familiar heterozigótica e nos pacientes com hipertrigliceridemia grave.

Os ácidos graxos ômega-3 reduzem em 30% a 50% os triglicerídeos séricos, quando utilizados em doses altas (3 a 5g/dia), o que leva, frequentemente, a ocorrência de arrotos e a um gosto de peixe na boca.

Referências

1. Genest JJ, Martin-Munley SS, McNamara JR et al. Familial lipoprotein disorders in patients with premature coronary artery disease. Circulation 1992; 85:2025.

2. Roncaglioni MC, Santoro L, D'Avanzo B et al. Role of family history in patients with myocardial infarction: an Italian case-control study. GISSI-EFRIM Investigators. Circulation 1992; 85:2065.

3. Beaumont JL, Carlson LA, Cooper GR et al. Classification of hyperlipidemias and hyperlipoproteinemias. Bull World Health Organ 1970; 43:891-907.

4. Hobbs HH, Brown MS, Goldstein JL. Molecular genetics of the LDL receptor gene in familial hypercholesterolemia. Hum Mutat 1992; 1:445-66.

5. Grossman M, Rader DJ, Muller DW et al. A pilot study of ex vivo gene therapy for homozygous familial hypercholesterolemia. Nat Med 1995; 1:1148.

6. Poirier S, Mayer G. The biology of PCSK9 from the endoplasmic reticulum to lysosomes: new and emerging therapeutics to control low-density lipoprotein cholesterol. Drug Des Develop Ther 2014; 7:1135-1148.

7. Sprecher DL, Schaefer EJ, Kent KM et al. Cardiovascular features of homozygous familial hypercholesterolemia: analysis of 16 patients. Am J Cardiol 1984; 54:20-30.

8. Connor WE, Connor SL. Importance of diet in the treatment of familial hypercholesterolaemia. Am J Cardiol 1993; 72:42D-53D.

9. Malloy MJ, Kane JP, Kunitake ST, Tun P. Complementarity of colestipol, niacin, and lovastatin in treatment of severe familial hypercholesterolemia. Ann Intern Med 1987; 107:616-23.

10. Smilde TJ, van Wissen S, Wollersheim H et al. Effect of aggressive versus conventional lipid lowering on atherosclerosis progression in familial hypercholesterolemia (ASAP): a prospective, randomized, double-blind trial. Lancet 2001; 357:577.

11. Seed M, Hoppichler F, Reaveley D et al. Relation of serum lipoprotein (a) concentration and apolipoprotein (a) phenotype to coronary heart disease in patients with familial hypercholesterolemia. N Engl J Med 1992; 322:1494-9.

12. Yamamoto A, Matsuzawa Y, Yokoyama S et al. Effects of probucol on xanthomata regression in familial hypercholesterolemia. Am J Cardiol 1986; 57:29H-35H.

13. Stein EA, Illingworth DR, Kwiterovich PO et al. Efficacy and safety of lovastatin in adolescent males with heterozygous familial hypercholesterolemia: a randomized controlled trial. JAMA 1999; 281:137.

14. De Jongh S, Ose L, Szamosi T et al. Efficacy and safety of statin therapy in children with familial hypercholesterolemia: a randomized, double-blind, placebo-controlled trial with simvastatin. Circulation 2002; 106:2231.

15. Wiegman A, Hutten BA, de Groot E et al. Efficacy and safety of statin therapy in children with familial hypercholesterolemia: a randomized controlled trial. JAMA 2004; 292:331.

16. Gordon BR, Saal SD. Advances in LDL-apheresis for the treatment of severe hypercholesterolemia. Curr Opin Lipidol 1994; 5:69-73.

17. Bilheimer DW, Goldstein JL, Grundy SM et al. Liver transplantation to provide low-density-lipoprotein receptors and lower plasma cholesterol in a child with homozygous familial hypercholesterolemia. N Engl J Med 1984; 311:1658-64.

18. Valdivielso P, Escolar JL, Cuervas-Mons V et al. Lipids and lipoprotein changes after heart and liver transplantation in a patient with homozygous familial hypercholesterolemia. Ann Intern Med 1988; 108:204-6.

19. Forman MB, Baker SG, Mieny CJ et al. Treatment of homozygous familial hypercholesterolemia with portacaval shunt. Atherosclerosis 1982; 41:349-61.

20. McNamara DJ, Ahrens Jr. EH, Kolb R et al. Treatment of familial hypercholesterolemia by portacaval anastomosis: effect on cholesterol metabolism and pool sizes. Proc Natl Acad Sci USA 1983; 80:564-8.

21. Brown MS, Goldstein JL, Havel RJ, Steinberg D. Gene therapy for cholesterol. Nat Genet 1994; 7:349-50.

22. Grossman M, Raper SE, Kozarsky K et al. Successful ex vivo gene therapy directed to liver in a patient with familial hypercholesterolemia. Nat Genet 1994; 6:335-41.

23. Innerarity TL, Mahley RW, Weisgraber KH et al. Familial defective apolipoprotein B100: a mutation of lipoprotein B that causes hypercholesterolemia. J Lipid Res 1990; 31:1337-49.

24. Lund-Katz S, Innerarity TL, Arnold KS et al. ^{13}C NMR evidence that substitution of glutamine for arginine 3500 in familial de-

Capítulo 89 Dislipidemias

fective apolipoprotein B-100 disrupts the conformation of the receptor-inding domain. J Biol Chem1991; 266:2701-4.

25. Vega GL, Grundy SM. In vivo evidence for reduced binding of low density lipoproteins to receptors as a cause of primary moderate hypercholesterolemia. J Clin Invest 1986; 78:1410-4.

26. Pullinger CR, Hennessy LK, Chatterton JE et al. Familial ligand-defective apolipoprotein B: identification of a new mutation that decreases LDL receptor binding affinity. J Clin Invest 1995; 95:1225-34.

27. Myant NB. Familial defective apolipoprotein B-100: a review, including some comparisons with familial hypercholesterolemia. Atherosclerosis 1993; 104:1-18.

28. Gallagher JJ, Myant NB. The affinity of low-density lipoproteins and of very-low-density lipoprotein remnants for the low-density lipoprotein receptor in homozygous familial defective apolipoprotein B-100. Atherosclerosis 1995; 115:263-72.

29. Grundy SM, Chait A, Brunzell JD. Familial combined hyperlipidemia workshop. Arteriosclerosis 1987; 7:203-7.

30. Goldstein JL, Schrott HG, Hazzard WR et al. Hyperlipidemia in coronary heart disease. II. Genetic analysis of lipid levels in 176 families and delineation of a new inherited disorder, combined hyperlipidemia. J Clin Invest 1973; 52:1544.

31. Venkatesan S, Cullen P, Pacy P et al. Stable isotopes show a direct relation between VLDL apoB overproduction and serum triglyceride levels and indicate a metabolically and biochemically coherent basis for familial combined hyperlipidemia. Arterioscler Thromb 1993; 13:1110.

32. Pajukanta P, Terwilliger JD, Perola M et al. Genomewide scan for familial combined hyperlipidemia genes in Finnish families, suggesting multiple susceptibility loci influencing triglyceride. ATVB 2002; 22:320-6.

33. Babirak SP, Brown BG, Brunzell JD. Familial combined hyperlipidemia and abnormal lipoprotein lipase. Arterioscler Thromb 1992; 12:1176.

34. Veerkamp MJ, de Graaf J, Hendriks JC et al. Nomogram to diagnose familial combined hyperlipidemia on the basis of results of a 5-year follow-up study. Circulation 2004; 109:2980.

35. Mahley RW, Huang Y, Rall Jr. SC. Pathogenesis of type III hyperlipoproteinemia (dysbetalipoproteinemia): questions, quandaries, and paradoxes. J Lipid Res 1999; 40:1933-49.

36. Kwiterovich Jr. PO, Coresh J, Bachorik PS. Prevalence of hyperapobetalipoproteinemia and other lipoprotein phenotypes in men (aged ≤ 50 years) and women (≤ 60 years) with coronary artery disease. Am J Cardiol 1993; 71:631.

37. Grundy SM. Multifactorial etiology of hypercholesterolemia: implications for prevention of coronary heart disease. Arterioscler Thromb 1991; 11:1619.

38. Walden CC, Hegele RA. Apolipoprotein E in hyperlipidemia. Ann Intern Med 1994; 120:1026.

39. Wilson PW, Myers RH, Larson MG et al. The apolipoprotein E alleles, dyslipidemia, and coronary heart disease. The Framingham Offspring Study. JAMA 1994; 272:1666.

40. Gerdes LU, Gerdes C, Kervinen K et al. The apolipoprotein E4 allele determines prognosis and effect on prognosis of simvastatin in survivors of myocardial infarction. A substudy of the Scandinavian Simvastatin Survival Study. Circulation 2000; 101:1366.

41. Otvos JD, Jeyarajah EJ, Bennett DW et al. Development of a proton nuclear magnetic resonance spectroscopic method for determining plasma lipoprotein concentrations and subspecies

distributions from a single, rapid measurement. Clin Chem 1992; 38:1632.

42. Jarvik GP, Brunzell JD, Austin MA et al. Genetic predictors of FCHL in four large pedigrees. Influence of apoB level major locus predicted genotype and LDL subclass phenotype. Arterioscler Thromb 1994; 14:1687.

43. Selby JV, Austin MA, Newman B et al. LDL subclass phenotypes and the insulin resistance syndrome in women. Circulation 1993; 88:381.

44. Siegel RD, Cupples A, Schaefer EJ, Wilson PW. Lipoproteins, apolipoproteins, and low-density lipoprotein size among diabetics in the Framingham offspring study. Metabolism 1996; 45:1267.

45. Austin MA, Breslow JL, Hennekens CH et al. Low density lipoprotein subclass patterns and risk of myocardial infarction. JAMA 1988; 260:1917.

46. Griffin BA, Freeman DJ, Tait GW et al. Role of plasma triglyceride in the regulation of plasma low density lipoprotein (LDL) subfractions: relative contribution of small, dense LDL to coronary heart disease risk. Atherosclerosis 1994; 106:241.

47. Lamarche B, Tchernof A, Mauriege P et al. Fasting insulin and apolipoprotein B levels and low-density lipoprotein particle size as risk factors for ischemic heart disease. JAMA 1998; 279:1955.

48. Gardner CD, Fortmann SP, Krauss RM. Association of small low-density lipoprotein particles with the incidence of coronary artery disease in men and women. JAMA 1996; 276:875.

49. Stampfer MJ, Krauss RM, Ma J et al. A prospective study of triglyceride level, low-density lipoprotein particle diameter, and risk of myocardial infarction. JAMA 1996; 276:882.

50. de Graaf J, Hak-Lemmers HL, Hectors MP et al. Enhanced susceptibility to in vitro oxidation of the dense low density lipoprotein subfraction in healthy subjects. Arterioscler Thromb 1991; 11:298.

51. Chait A, Brazg RL, Tribble DL et al. Susceptibility of small, dense, low-density lipoproteins to oxidative modification in subjects with the atherogenic lipoprotein phenotype, pattern B. Am J Med 1993; 94:350.

52. Galeano NF, Al-Haideri M, Keyserman F et al. Small dense low density lipoprotein has increased affinity for LDL receptor-independent cell surface binding sites: a potential mechanism for increased atherogenicity. J Lipid Res 1998; 39:1263.

53. Nigon F, Lesnik P, Rouis M et al. Discrete subspecies of human low density lipoprotein are heterogeneous in their interaction with cellular LDL receptor. J Lipid Res 1991; 32:1741.

54. Vakkilainen J, Makimattila S, Seppala-Lindroos A et al. Endothelial dysfunction in men with small LDL particles. Circulation 2000; 102:716.

55. Pajukanta P, Lilja HE, Sinsheimer JS et al. Familial combined hyperlipidemia is associated with upstream transcription factor 1 (USF1). Nat Genet 2004; 36:371.

56. Ishibashi S, Brown MS, Goldstein JL et al. Hypercholesterolemia in low density lipoprotein receptor knockout mice and its reversal by adenovirus-mediated gene delivery. J Clin Invest 1993; 92:883.

57. Schaefer EJ. Familial lipoprotein disorders and premature coronary artery disease. Med Clin North Am 1994; 78:21-39.

58. Brunzell JD, Deeb SS. Familial lipoprotein lipase deficiency, apo CII deficiency, and hepatic lipase deficiency. In: Scriver CR, Beaudet AL, Sly WS et al. (eds.) The metabolic and molecular

bases of inherited disease. Vol. 2, 8. ed., New York: McGraw-Hill, 2001:2789-816.

59. Babirak SP, Iverius PH, Fujimoto WY, Brunzell JD. Detection and characterization of the heteozygote state for lipoprotein lipase deficiency. Arteriosclerosis 1989; 9:326-34.

60. Chait A, Robertson HT, Brunzell JD. Chylomicronemia syndrome in diabetes mellitus. Diabetes Care 1981; 4:343-8.

61. Chait A, Brunzell JD. Chylomicronemia syndrome. Adv Intern Med 1991; 37:249-73.

62. Steffes MW, Freier EF. A simple and precise method of determining true sodium, potassium, and chloride concentrations in hyperlipemia. J Lab Clin Med 1976; 88:683-8.

63. Fojo SS, Brewer HB. Hypertriglyceridaemia due to genetic defects in lipoprotein lipase and apolipoprotein CII. J Intern Med 1992; 231:669-77.

64. Brunzell JD, Bierman EL. Chylomicronemia syndrome: interaction of genetic and acquired hypertriglyceridemia. Med Clin North Am 1982; 66:455-68.

65. Illingworth DR, Connor WE, Miller RG. Abetalipoproteinemia: report of two cases and review of therapy. Arch Neurol 1980; 37:659-62.

66. Stone N, Robinson J, Lichtenstein A et al. 2013 ACC/AHA Guideline on the treatment of blood cholesterol to reduce atherosclerotic cardiovascular risk in adults: a report of the American College of Cardiology/American Heart Association Task Force on Practice Guidelines. Circulation 2013; circ.0000437738.63853.7a.citation.

67. Ranalletta M, Bierilo K, Chen Y, Milot D, Chen Q, Tung E. Biochemical characterization of cholesteryl ester transfer protein inhibitors. J Lipid Res 2010; 51:2739-52.

68. Stein E, Dufour R, Gagne C, Gaudet DE Easty C, Donovan J. Apolipoprotein B synthesis inhibition with mipomersen in heterozygous familial hypercholesterolemia: results of a randomized, double-blind, placebo controlled trial to assess efficacy and safety as add-on therapy in patients with coronary artery disease. Circulation 2012; doi:10.1161.

69. Stein E, Gipe D, Bergeron J, Gaudet D, Weiss R, Dufour R. Effects of a monoclonal antibody to PCSK9 REGN727/SAR236553, to reduce low-density lipoprotein cholesterol in patients with heterozygous familial hypercholesterolemia on stable statin dose with or without ezetimibe therapy: a phase 2 randomized controlled trial. Lancet 2012; 380:29-36.

70. Berglund L, Brunzell J, Goldberg A et al. Evaluation and treatment of hypertriglyceridemia: an Endocrine Society Clinical Practice Guideline. J Clin Endocrinol Metab 2012; 97:2969-89.

71. Diniz E, Andrade L, Bandeira F. Dislipidemias. Rev Bras Med 2008; 65:38-48.

72. Diniz E, Bandeira F. Dyslipidemia. In: Bandeira F et al. (eds.). Endocrinology and diabetes: a problem-oriented approach. New York: Springer Science, 2014; DOI 10.1007/978-1 4614-8684-8-40.

Doença Hepática Gordurosa Não Alcoólica

Claudia Ivantes

INTRODUÇÃO

A doença hepática gordurosa não alcoólica (DHGNA) é uma patologia com risco de progressão para doença hepática avançada, cuja prevalência vem aumentando de maneira significativa em todo o mundo. Acredita-se que a DHGNA seja responsável por mais de 90% dos casos de alteração de transaminases em pacientes sem uma etiologia viral, genética, alcoólica ou medicamentosa identificável (Tabela 90.1).[1] Essas características tornam a doença de grande importância clínica e epidemiológica na atualidade.

A expressão esteato-hepatite não alcoólica (EHNA) foi empregada pela primeira vez em 1980, por Ludwig et al. Os autores descreveram 20 pacientes com achados histológicos semelhantes àqueles induzidos pelo álcool, mas em indivíduos sem ingestão alcoólica abusiva. A biópsia hepática desse relato caracterizava-se por alterações no depósito de gordura com evidência de hepatite lobular, necrose focal com infiltrado inflamatório e, em muitos casos, corpúsculos de Mallory. Três dos pacientes já apresentavam cirrose, a maioria, uma obesidade moderada e doenças associadas à obesidade, como *diabetes mellitus* (DM) e colelitíase.[2]

A DHGNA pode variar, do ponto de vista histopatológico, de uma simples esteatose a uma esteato-hepatite com achados de lesão celular na forma de balonização dos hepatócitos e inflamação, com ou sem fibrose hepática. Aproximadamente 15% a 20% dos pacientes com EHNA irão progredir para cirrose.[3]

EPIDEMIOLOGIA

Dados sobre a incidência da DHGNA são limitados. Estudo realizado em uma população de funcionários do governo japonês detectou uma taxa de 31 casos por 1.000 indivíduos ao ano.[4] Outro estudo do mesmo país acompanhou 3.147 indivíduos sem doença hepática. Desse grupo, 308 (10%) desenvolveram DHGNA em um período de 414 dias.[5] Incidência muito menor é descrita na Inglaterra cuja taxa foi de 29 casos por 100 mil habitantes ao ano.[6]

A prevalência da DHGNA pode variar na dependência do critério empregado para o diagnóstico. Ao utilizar-se a biópsia hepática em candidatos a doadores vivos

Tabela 90.1 Causas de esteatose hepática

Metabólica ou genética	Hormonal	Farmacológica
Síndrome metabólica	Menopausa	Amiodarona
DM2	Síndrome dos ovários policísticos	Nifedipino
Apneia do sono	Hipogonadismo	Tamoxifeno
Síndrome de Weber-Christian	Hipotireoidismo	Glicocorticoides
Lipodistrofia	Deficiência de hormônio de crescimento	Estrogênios sintéticos
Abetalipoproteinemia		Ácido acetilsalicílico
Fígado gorduroso da gestação		Bloqueadores de canal de cálcio
Doença de Wilson		Tetraciclina
		Metotrexato
		Ácido valproico
		Cocaína
		Zidovudina
		Didanosina
Intestinal	**Infecciosa**	**Nutricional**
Ressecção de intestino delgado	Vírus da hepatite C	Nutrição parenteral total
Bypass jejunal	HIV	Desnutrição proteico-calórica
Supercrescimento bacteriano		Jejum prolongado
		Perda rápida de peso
Intoxicações		
Fósforo		
Agentes petroquímicos		
Cogumelos tóxicos		
Solventes orgânicos		

para transplante hepático, encontrou-se uma prevalência de 51% na Coreia.[7] Nos EUA, 20% dos doadores vivos de fígado tiveram seu órgão rejeitado para transplante em função de esteatose > 30%.[8] Em uma série de necropsias em população canadense, as prevalências de EHNA e fibrose foram de 3% e 7%, respectivamente.[9]

Alguns estudos empregaram métodos radiológicos não invasivos para análise populacional de prevalência da DHGNA. Por meio de exame ecográfico, encontrou-se, na Espanha, uma prevalência de 33% em homens e 20% em mulheres;[10] na Itália, 20%;[11] na Índia, 17%;[12] no Japão, 30%.[13] Com o uso de ressonância nuclear magnética (RNM), estudo americano de base populacional encontrou uma prevalência de DHGNA de 31%.[14] A maioria dos estudos americanos revela prevalência de 10% a 35% de DHGNA e de 3% a 5% de EHNA. Dados mundiais sugerem uma prevalência que varia de 6% a 35%, com média de 20%, na dependência da população estudada.[15]

Uma análise transversal realizada na região do Distrito Federal no Brasil, que incluiu 139 indivíduos de 55 anos de idade ou mais, encontrou uma prevalência de DHGNA de 35,2% por meio do diagnóstico ecográfico (Figura 90.1).[16]

Os principais fatores de risco relacionados com a DHGNA são obesidade, DM tipo 2 (DM2), dislipidemia e síndrome metabólica.

A relação entre obesidade e a doença hepática está bem documentada e a obesidade central parece ser mais importante como fator de risco na população asiática do que na população caucasiana.[17] A presença de DHGNA varia de 57%, em indivíduos com sobrepeso, a 98%, em obesos sem DM.[15]

Uma prevalência de 69% foi encontrada à ultrassonografia (US) em indivíduos com DM2.[18] Além disso, a DHGNA parece ter prognóstico desfavorável nesses pacientes.[19]

A DHGNA está associada à maioria dos critérios que definem a síndrome metabólica, como resistência periférica e hepática à insulina. Pacientes com DHGNA na população geral têm risco aumentado em três vezes para desenvolvimento de DM e de 50% para a síndrome metabólica.[20] Níveis elevados de triglicerídeos e baixos de HDL-colesterol são muito comuns nesses pacientes, e a prevalência de DHGNA em portadores de dislipidemia é de 50%.[21]

Recentemente, doenças como hipotireoidismo, hipopituitarismo, hipogonadismo, apneia do sono e síndrome dos ovários policísticos têm sido reconhecidas como fatores de risco importantes para a presença de DHGNA, independente da obesidade.[22]

Inquérito brasileiro publicado em 2011, que incluiu 1.280 indivíduos com DHGNA, encontrou presença de hiperlipidemia em 66,8%, obesidade em 44,7%, sobrepeso em 44,4%, DM2 em 22,7% e síndrome metabólica em 41,3% dos pacientes.[23]

HISTÓRIA NATURAL

A progressão histológica de pacientes com esteatose simples se dá de modo muito lento, enquanto aqueles com EHNA podem chegar à cirrose hepática. De modo geral, portadores de DHGNA têm uma taxa de mortalidade mais elevada, quando comparados com a população com as mesmas características, mas sem DHGNA. A principal causa de morte é a doença cardiovascular.[24] Portadores de fibrose avançada ou cirrose têm taxas de complicações hepáticas e carcinoma hepatocelular inferiores às dos portadores de hepatite C, mas a mortalidade geral é similar.[25] Em estudo de base populacional realizado em Olmsted County, Minnesota, EUA, a taxa de mortalidade em indivíduos com DHGNA foi de 13% após um tempo médio de acompanhamento de 7,6 anos.[26]

Até 5% dos indivíduos com esteatose podem progredir para EHNA e, destes, 15% a 20% podem chegar à cirrose.[3,27]

Alguns trabalhos que avaliam a progressão da DHGNA dividem os pacientes em dois subtipos histológicos: com EHNA e sem EHNA. O subtipo sem EHNA inclui todos os pacientes com esteatose simples. Embora os casos com EHNA possam progredir para uma doença hepática avançada, o subtipo sem EHNA não progride ou progride muito lentamente.[28,29] Os trabalhos realizados com biópsias hepáticas iniciais mostrando quadro compatível com EHNA e uma segunda análise histológica, realizada pelo menos 5 anos após a primeira, observaram progressão da fibrose ou piora da inflamação em 32% a 53% dos pacientes.[30,32] Por outro lado, alguns estudos mostraram melhora histológica em alguns casos,[33,34] inclusive após cirurgia bariátrica.[35] Em um serviço terciário que também realizou biópsias hepáticas sequenciais, após 18,5 anos de seguimento, a taxa de mortalidade relacionada com hepatopatia foi de 18% em pacientes com EHNA

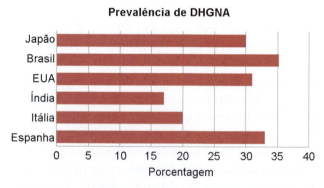

Figura 90.1 Prevalência de DHGNA na população geral empregando-se o exame ecográfico como método diagnóstico.

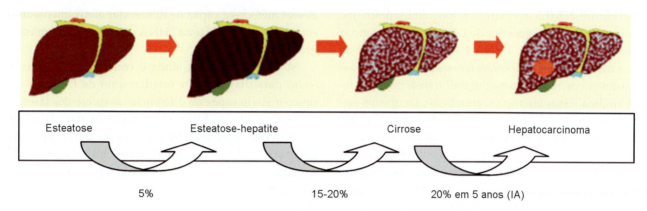

Figura 90.2 História natural da doença hepática gordurosa não alcoólica. Incidência acumulada (IA).

e de 3% naqueles sem EHNA.[36] Outros estudos também associam maior mortalidade apenas nos indivíduos com EHNA à biópsia hepática, mas não naqueles com esteatose simples.[37,38] Em resumo, estudos baseados em dados histológicos demonstraram que apenas pacientes com EHNA apresentaram a forma progressiva da doença.

Resistência insulínica, DM e/ou outros componentes da síndrome metabólica são considerados fatores de risco para o desenvolvimento de doença hepática avançada.[15]

Portadores de DHGNA com fibrose avançada ou cirrose apresentam risco aumentado para hepatocarcinoma (HCC).[39-42] Estudo japonês, que incluiu 46 pacientes com fibrose avançada e 43 com cirrose, observou uma taxa de incidência cumulativa de HCC de 20% em 5 anos (Figura 90.2).[43]

FISIOPATOLOGIA

A fisiopatologia da DHGNA é complexa e multifatorial, sendo a resistência insulínica e a alteração no metabolismo lipídico os fatores mais importantes para acúmulo intra-hepático de gordura. A hipótese de múltiplas agressões, ou *multi-hit* tem sido empregada para descrever a patogênese da doença.[44,45] Em um estado de resistência insulínica, há oxidação dos lipídios nas células adiposas e musculares e produção de ácidos graxos livres, que são absorvidos pelo fígado, resultando em esteatose – a primeira agressão, ou *first hit*. Ainda não se sabe por que alguns pacientes apresentam apenas esteatose simples, enquanto outros desenvolvem EHNA e doença progressiva. Estudos em modelos animais demonstraram que os ácidos graxos livres liberados pelas células adiposas e musculares podem ser incorporados na forma de triglicerídeos no hepatócito ou ainda podem sofrer oxidação hepática na mitocôndria, peroxissomos ou microssomos.[1] Os produtos resultantes dessa oxidação causam lesão hepática e consequente fibrose.[3] A leptina também contribui para um estado de resistência insulínica e pode, até mesmo, estimular a fibrogênese em um modelo animal.[46,47]

Mediadores inflamatórios estão envolvidos na progressão da DHGNA. Fatores de transcrição, como o fator nuclear kappa beta, estão frequentemente aumentados em pacientes com EHNA.[48] Outros estudos demonstraram que níveis baixos de adiponectina estão associados a maior severidade da doença, embasando a hipótese de que a adiponectina pode estar envolvida na fisiopatologia da DHGNA.[49] Níveis elevados de fator de necrose tumoral alfa (TNF-α) também são encontrados em pacientes com EHNA e podem resultar em dano hepático.[50,51] As células de Kupffer, que são os macrófagos hepáticos, também parecem estar envolvidas na patogênese da DHGNA.[52] Em síntese, a ativação do sistema imune inato, a produção de agentes proinflamatórios e mediadores profibrogênicos, substâncias oxigênio-reativas e mecanismos apoptóticos anormais são responsáveis pela segunda agressão, ou *secondary hit*, que resulta em EHNA.[53-55]

A sobrecarga de ferro também tem sido relacionada com a patogênese da DHGNA. Hiperferritinemia é encontrada em um terço dos pacientes e pode estar associada a maior severidade da doença.[56,57]

DIAGNÓSTICO

O diagnóstico de DHGNA implica a presença de esteatose hepática por meio de métodos de imagem ou histologia, ausência de ingestão significativa de álcool e ausência de outras patologias que resultem em esteatose hepática ou doença hepática crônica.[24] São consideradas causas secundárias de esteatose hepática: hepatite crônica pelo genótipo 3 do vírus C, ingestão abusiva de álcool, uso de medicamentos, nutrição parenteral, doença de Wilson e desnutrição grave, entre outras.

Em geral, a doença é assintomática, embora alguns pacientes possam referir desconforto em hipocôndrio direito e fadiga. Hepatomegalia pode ser o único achado ao exame físico, mas a presença de estigmas de hepatopatia e plaquetopenia sugere doença mais avançada com provável cirrose. Não há um marcador bioquímico único que possa confirmar o diagnóstico de DHGNA ou diferenciar entre esteatose simples, EHNA e cirrose.[53] Elevação de leve a moderada nas aminotransferases pode ser vista, assim como aumento de gamaglutamil transferase e fosfatase alcalina. Essas alterações, entretanto, são menos significativas do que as encontradas na etiologia alcoólica. Como já mencionado anteriormente neste capítulo, níveis elevados de ferritina são achados frequentes na DHGNA e não indicam necessariamente sobrecarga hepática de ferro. No entanto, pacientes com DHGNA e níveis persistentemente aumentados de ferritina, em associação a índices de saturação da transferrina também elevados, devem ser submetidos a estudo genético para hemocromatose e, algumas vezes, biópsia hepática para diagnóstico diferencial.[58,59] Outro achado comum na DHGNA é a presença de positividade para autoanticorpos. A associação de altos títulos desses anticorpos e outros achados sugestivos de doença hepática autoimune, como aumento significativo de transaminases e de globulina, impõem a necessidade de investigação mais detalhada.[24]

Ao exame de US, a infiltração gordurosa produz aumento difuso da ecogenicidade hepática em comparação ao rim. Esse método apresenta sensibilidade de 89% e especificidade de 93% em detectar esteatose.[60] A tomografia computadorizada e a RNM também podem ser empregadas para diagnóstico de DHGNA. No entanto, nenhum desses métodos é capaz de diferenciar efetivamente uma esteatose simples de uma EHNA ou mesmo determinar o grau de fibrose.[61]

A biópsia hepática ainda é considerada o padrão-ouro para diagnóstico e estadiamento de DHGNA e o único método capaz de diferenciar as diferentes fases da doença.[62] Critérios histológicos mínimos para DHGNA incluem esteatose, lesão hepatocítica (balonização ou degeneração hidrópica) e inflamação lobular. A fibrose é classificada em fibrose perissinusoidal (F1), perissinusoidal e periportal (F2), fibrose em ponte (F3) e cirrose (F4) (Figura 90.3).

Kleiner et al. desenvolveram um método de avaliação histológica que contempla todo o espectro da DHGNA e propuseram um escore de atividade da doença (NAS) para ser empregado em ensaios clínicos. Esse valor é definido como a soma dos índices de esteatose (0-3), inflamação lobular (0-3) e balonização (0-2). Um valor de NAS ≥ 5 correlaciona-se com o diagnóstico de EHNA e biópsias com valor de NAS < 3 são consideradas sem EHNA. O grau de fibrose não foi incluído como componente do escore de atividade da doença.[63]

Apesar de a histologia ser considerada o padrão-ouro para diagnóstico e estadiamento da DHGNA, a biópsia hepática apresenta vários aspectos negativos. Trata-se de um método invasivo, geralmente necessita de 1 dia de hospitalização, até 30% dos pacientes podem apresentar

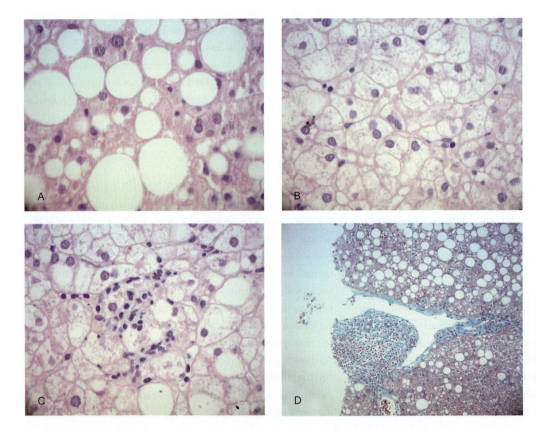

Figura 90.3 Fotomicrografia hepática de indivíduos portadores de DHGNA. **A.** Esteatose macrogoticular (HE 400×). **B.** Degeneração hidrópica e balonização (HE 400×). **C.** Inflamação lobular (HE 400×). **D.** Fibrose portal discreta (tricrômico de Gomori 100×).

dor após o procedimento, pode ocorrer variabilidade de amostragem e de interpretação, e a taxa de mortalidade descrita para o procedimento é de 0,01%. O valor preditivo negativo de uma única biópsia para diagnóstico de EHNA é de apenas 74%.[64] A busca por métodos não invasivos capazes de identificar fibrose avançada em pacientes com DHGNA tem sido grande. Os mais empregados são: escore de fibrose da DHGNA, painel europeu de fibrose hepática e elastografia.[65] O escore de fibrose da DHGNA emprega seis variáveis: idade, índice de massa corporal (IMC), hiperglicemia, contagem de plaquetas, albumina e a razão entre as transaminases oxalacética e pirúvica (AST/ALT). É calculada utilizando-se a fórmula publicada em http://nafldscore.com. O escore de fibrose da DHGNA tem uma AUROC de 0,85 para predizer fibrose avançada, e um escore < –1,455 tem sensibilidade de 90% e especificidade de 60% em excluir fibrose avançada (F3 e F4), enquanto um escore > 0,676 tem 67% de sensibilidade e 97% de especificidade para identificar a presença de fibrose avançada.[66] O painel conhecido como teste europeu de fibrose hepática é um imunoensaio automatizado para detectar três marcadores de *turnover* de matriz no soro: o ácido hialurônico, o inibidor tecidual de metaloproteinase 1 (TIMP-1) e o peptídeo aminoterminal de procolageno III (P3NP), usados em combinação com a idade. A adição de outras variáveis – IMC, presença de DM/glicemia de jejum alterada, razão entre AST/ALT, contagem de plaquetas e albumina – ao teste original melhora de maneira significativa a acurácia diagnóstica, com AUROC de 0,98, 0,93 e 0,84 para o diagnóstico de fibrose avançada, moderada e ausência de fibrose, respectivamente.[67,68]

O Acoustic Radiation Force Impulse (ARFI) é um método capaz de quantificar o grau de fibrose hepática de maneira não invasiva. Esse método tem um *software* acoplado ao aparelho de ultrassom convencional que permite a realização de US, além da avaliação da densidade dos tecidos dentro de uma área de interesse selecionada pelo operador, sem qualquer risco para o paciente. O ARFI funciona mediante a emissão de um pulso acústico pelo transdutor que, ao atingir o tecido, gera ondas de divisão elásticas que se propagam pelo tecido ao redor. A velocidade de propagação está diretamente relacionada com a elasticidade do tecido. Apresenta valores normais entre 0,85 e 1,25m/s e parece não ser influenciado pelo IMC, o gênero ou a idade.[69]

O BARD escore consiste em um modelo simples desenhado para identificar pacientes com baixo risco de doença avançada. O método utiliza-se da soma de pontos atribuíveis a três variáveis: IMC, razão entre AST/ALT (AAR) e DM (indivíduos com IMC ≥ 28 = 1 ponto; AAR ≥ 0,8 = 2 pontos; presença de DM = 1 ponto). Um escore de 2 a 4

está associado a um *odds ratio* para fibrose avançada de 17 e um valor preditivo negativo de 96%.[70]

O teste FIB-4, inicialmente desenvolvido para pacientes com hepatite C crônica, também vem sendo empregado em portadores de DHGNA. O teste combina idade com valores de plaquetas, ALT e AST. Ao empregar-se um valor de *cut-off* de 1,3, foram encontrados uma AUROC de 0,86, sensibilidade de 85%, especificidade de 65% e valor preditivo negativo de 95% para diagnóstico de fibrose avançada.[71,72]

Nível circulante elevado de citoqueratina 18 (CK18) pode ser empregado como marcador da presença de inflamação. Em pacientes com EHNA, foi encontrada uma mediana sérica de CK18 de 765,7UI/L *versus* 202,4UI/L para aqueles com esteatose apenas (p < 0,001).[73] Esta variável apresenta sensibilidade de 78%, especificidade de 87% e AUROC de 0,82 (95% IC: 0,78 a 0,88) para diagnóstico de EHNA.[74]

A presença de síndrome metabólica e o escore de fibrose da DHGNA podem ser utilizados para identificar pacientes com risco para EHNA e fibrose avançada, os quais podem se beneficiar da realização de biópsia hepática.[24]

TERAPÊUTICA

A terapêutica da DHGNA consiste, principalmente, no tratamento das comorbidades metabólicas associadas à doença, como DM2, resistência insulínica, dislipidemia e obesidade. A terapia direcionada para a doença hepática deve ser priorizada nos pacientes com EHNA, ou seja, aqueles com pior prognóstico do ponto de vista da hepatopatia. A abordagem deve ser sempre multidisciplinar e "agressiva" nesses pacientes.

Modificação no Estilo de Vida

A modificação no estilo de vida mostrou correlação com a melhora nos níveis de transaminases e esteatose hepática à biópsia, sendo a melhora na capacidade cardiorrespiratória um fator independente e melhor preditor de mudança no triglicerídeo hepático, independente da adiposidade total ou visceral.[75] Recomenda-se perda de peso > 7%.[76,77]

Terapia Medicamentosa

Alguns fármacos empregados para tratamento da síndrome metabólica e da obesidade foram analisados quanto aos possíveis benefícios na DHGNA.

A melhora bioquímica e histológica em pacientes obtida com o uso de orlistate, um inibidor da lipase pancreática, parece estar relacionada com a perda de peso e não com a ação hepática direta.[78,79]

A metformina também foi estudada para tratamento de DHGNA. Embora aumente a sensibilidade à insulina e diminua a gliconeogênese hepática, sua ação na melhora histológica não está clara e, portanto, não está recomendada para tratar diretamente a doença hepática em adultos com NASH.[24] O ácido ursodesoxicólico (UDCA) também foi avaliado quanto à melhora dos níveis de transaminases e esteatose, por apresentar propriedades citoprotetoras. Lindor e cols., em estudo randomizado e controlado, compararam o efeito do UDCA com placebo em 166 pacientes tratados por 2 anos. Os autores concluem que a terapia com UDCA por 2 anos, na dose de 13 ou 15mg/kg/dia, embora segura e bem tolerada, não é superior ao placebo para tratamento de pacientes com EHNA.[80] O uso de ômega-3 para tratar DHGNA está em estudo. Os resultados ainda são limitados por uma amostragem pequena.[81] Estudo multicêntrico está em andamento para avaliar esse fármaco e seus resultados ainda não foram publicados.

O tratamento da dislipidemia deve ser considerado no contexto da terapia das comorbidades associadas à DHGNA, com o objetivo de diminuir o risco cardiovascular. Quanto às estatinas, embora tenham resultado em melhora na bioquímica hepática, não demonstraram melhora histológica e não deverão ser administradas para tratamento primário da DHGNA.[82,83] Por outro lado, os estudos demonstraram que o uso das estatinas é seguro em pacientes com doença hepática e não há evidência de que indivíduos com hepatopatia crônica, incluindo DHGNA, apresentem risco maior de lesão hepática em relação àqueles sem hepatopatia.[84-87]

Uma meta-análise que incluiu cinco estudos controlados e randomizados mostrou que a pioglitazona, um agonista do receptor PPAR-γ, melhorou de maneira significativa a esteatose (OR 4,05; 95%IC: 2,58 a 6,35) e inflamação (OR 3,53; 95%IC: 2,21 a 5,64), mas não a fibrose hepática em pacientes com DHGNA (OR 1,40; 95%IC: 0,87 a 2,24).[15] Outro estudo multicêntrico distribuiu aleatoriamente 247 indivíduos não diabéticos com EHNA para receber pioglitazona (30mg/dia), vitamina E (800UI/dia) ou placebo por 24 meses. Nesse estudo, houve melhora significativa no escore de DHGNA tanto com a vitamina E como com a pioglitazona, em relação ao placebo. As taxas de resolução da EHNA também foram maiores com a pioglitazona (47% *vs.* 21%; p = 0,001). Importante ressaltar que o uso da pioglitazona resultou em ganho médio de peso de 4,7kg.[88] A pioglitazona pode ser usada para tratar pacientes com EHNA, mas sua segurança e eficácia a longo prazo nessa população ainda não estão estabelecidas.

Os dados relativos ao emprego da vitamina E como antioxidante para tratamento de DHGNA são de difícil comparação por apresentarem diferentes critérios de inclusão. No maior estudo realizado em pacientes sem DM com esse objetivo, a forma pura de α-tocoferol, administrada na dose de 800UI/dia por 96 semanas, superior ao placebo na melhora histológica da EHNA.[88] Assim sendo, na dose descrita, a vitamina E melhora a histologia hepática em pacientes não diabéticos e pode ser considerada terapia de primeira linha para o tratamento dos pacientes com EHNA.[24]

Estudo realizado por Oliveira e cols. avaliou a eficácia da N-acetilcisteína (NAC), um inibidor da peroxidação lipídica, em associação à metformina na melhora das transaminases e dos parâmetros histológicos (esteatose, inflamação, balonização hepatocelular e fibrose) após 12 semanas de tratamento em pacientes com EHNA. Vinte pacientes consecutivos com biópsia evidenciando EHNA receberam NAC, na dose de 1,2g/dia, e metformina, 850 a 1.000mg/dia. Todos os indivíduos receberam orientação para dieta hipocalórica. Ao final do tratamento, houve diminuição nos valores séricos de transaminases, HDL-c, insulina, glicose e HOMA-IR (p <0,05). Houve redução dos valores de IMC, mas sem significado estatístico. Os níveis de esteatose hepática e fibrose diminuíram (p <0,05), mas não foi observada melhora na inflamação lobular e na balonização hepatocelular. O escore NAS da DHGNA também melhorou. Os autores concluem que a associação de NAC ao uso de metformina parece melhorar vários aspectos da doença, incluindo fibrose.[89]

Cirurgia Bariátrica

É bem conhecido o aumento na sobrevida de pacientes com obesidade grau III submetidos à cirurgia bariátrica. Análise prospectiva com avaliação histológica foi feita em 381 indivíduos antes, 1 e 5 anos após realização de cirurgia bariátrica. Houve discreto aumento na fibrose hepática 5 anos após a realização do procedimento, mas 95,7% dos pacientes mantiveram um escore de fibrose $\leq$ 1 e 0,5% tinha F3. Isso indica que a piora na fibrose não apresenta correlação clínica e não pode ser atribuída ao procedimento cirúrgico. Além disso, houve melhora significativa na prevalência e na gravidade de esteatose e balonização com 1 e 5 anos de cirurgia. Não foi observada mudança na avaliação histológica da inflamação. A maioria dos benefícios já pôde ser vista com 1 ano de cirugia, sem diferenças em relação ao quinto ano. Vale ressaltar que esse estudo não incluiu pacientes com fibrose avançada ou cirrose.[90] A presença de DHGNA ou EHNA não é uma contraindicação à cirurgia bariátrica; mas o risco não está definido para indivíduos com cirrose.

Referências

1. Angulo P. Nonalcoholic fatty liver disease. N Engl J Med 2002; 346:1221-31.

2. Ludwig J, Viggiano TR, McGill DB, Oh BJ. Nonalcoholic steatohepatitis: Mayo Clinic experiences with a hitherto unnamed disease. Mayo Clin Proc 1980; 55:434-8.

3. Edmison J, McCullough AJ. Pathogenesis of non-alcoholic steatohepatitis: human data. Clin Liver Dis 2007; 11:75-104.

4. Suzuki A, Angulo P, Lymp J et al. Chronological development of elevated aminotransferases in a nonalcoholic population. Hepatology 2005; 41:64-71.

5. Hamaguchi M, Kojima T, Takeda N et al. The metabolic syndrome as a predictor of non-alcoholic fatty liver disease. Ann Intern Med. 2005; 143(10):722-8.

6. Whalley S, Puvanachandra P, Desai A, Kennedy H. Hepatology outpatient service provision in secondary care: a study of liver disease incidence and resource costs. Clin Med 2007; 7:119-24.

7. Lee JY, Kim KM, Lee SG et al. Prevalence and risk factors of non-alcoholic fatty liver disease in potential living liver donors in korea: a review of 589 consecutive liver biopsies in a single center. J Hepatol 2007; 47:239-44.

8. Marcos A, Fischer RA, Ham JM et al. Selection and outcome of living donors for adult to adult right lobe transplantation. Transplantation 2000; 69:2410-5.

9. Wanless IR, Lentz JS. Fatty liver hepatitis (steatohepatitis) and obesity: an autopsy study with analysis of risk factors. Hepatology 1990; 12:1106-10.

10. Caballería L, Pera G, Auladell MA et al. Prevalence and factors associated with the presence of nonalcoholic fatty liver disease in an adult population in Spain. Eur J Gastroenterol Hepatol 2010; 22:24-32.

11. Bedogni G, Miglioli L, Masutti F, Tiribelli C, Marchesini G, Bellentani S. Prevalence of and risk factors for non-alcoholic fatty liver disease: the Dionysos nutrition and liver study. Hepatology 2005; 42:44-52.

12. Amarapurkar D, Kamani P, Patel N et al. Prevalence of non-alcoholic fatty liver disease: population based study. Ann Hepatol 2007; 6:161-3.

13. Kojima S, Watanabe N, Numata M, Ogawa T, Matsuzaki S. Increase in the prevalence of fatty liver in Japan over the past 12 years: analysis of clinical background. J Gastroenterol 2003; 38:954-61.

14. Browning JD, Szczepaniak LS, Dobbins R et al. Prevalence of hepatic steatosis in an urban population in the United States: impact of ethnicity. Hepatology 2004; 40:1387-95.

15. Vernon G, Baranova A, Younossi ZM. Systematic review: the epidemiology and natural history of non-alcoholic fatty liver disease and non-alcoholic steatohepatitis in adults. Aliment Pharmacol Ther 2011; 34:274-85.

16. Karnikowski M, Córdova C, Oliveira RJ, Karnikowski MGO, Nóbrega OT. Non-alcoholic fatty liver disease and metabolic syndrome in Brazilian middle-aged and older adults. São Paulo Med J 2007; 125(6):333-7.

17. Hsieh SD, Yoshinaga H, Muto T, Sakurai Y, KOsaka K. Health risks among Japanese men with moderate body mass index. Int J Obes Relat Metab Disord 2000; 24:358-62.

18. Leite NC, Salles GF, Araujo AL, Villela-Nogueira CA, Cardoso CR. Prevalence and associated factors of non-alcoholic fatty liver disease in patients with type-2 diabetes mellitus. Liver Int 2009; 29:113-9.

19. Prashanth M, Ganesh HK, Vima MV et al. Prevalence of nonalcoholic fatty liver disease in patients with type 2 diabetes mellitus. J Assoc Physicians India 2009; 57:205-10.

20. Adams LA, Waers OR, Knuiman MW, Elliott RR, Olynyk JK. NAFLD as a risk factor for the development of diabetes and the metabolic syndrome: an eleven-year follow-up study. Am J Gastroenterol 2009; 104:861-7.

21. Assy N, Kaita K, Mymin D, Levy C, Rosser B, Minuk G. Fatty infiltration of liver in hyperlipidemic patients. Dig Dis Sci 2000; 45:1929-34.

22. Vuppalanchi R, Chalasani N. Non-alcoholic fatty liver disease and non-alcoholic steatohepatitis: selected practical issues in their management. Hepatology 2009; 49:306-17.

23. Cotrim HP, Parise ER, Oliveira CPMS et al. Nonalcoholic fatty liver disease in Brazil. Clinical and histological profile. Annals of Hepatology 2011; 10:33-7.

24. Chalasani N, Younossi Z, Lavine JE et al. The diagnosis and management of non-alcoholic fatty liver disease: practice guideline by the American Association for the Study of Liver Diseases, American College of Gastroenterology, and the American Gastroenterological Association. Hepatology 2012; 55:2005-23.

25. Bhala N, Angulo P, van der Poorten D et al. The natural history of nonalcoholic fatty liver disease with advanced fibrosis or cirrhosis: an international collaborative study. Hepatology 2011; 54:1208-16.

26. Adams LA, Lymp JF, Sauver J et al. The natural history of nonalcoholic fatty liver disease: a population-based cohort study. Gastroenterology 2005; 129:113-21.

27. Day CP. Natural history of NAFLD: remarkably benign in the absence of cirrhosis. Gastroenterology 2005; 129:375-8.

28. Teli MR, James OF, Burt AD, Bennett MK, Day CP. The natural history of nonalcoholic fatty liver: a follow up study. Hepatology 1995; 22:1714-9.

29. Pais R, Pascale A, Fedchuck L, Charlotte F, Poynard T, Ratziu V. Progression from isolated steatosis to steatohepatitis and fibrosis in nonalcoholic fatty liver disease. Gastroenterol Clin Biol 2011; 35:23-8.

30. Harrison AS, Torgerson S, Hayashi PH. The natural history of nonalcoholic fatty liver disease: a clinical histopathological study. Am J Gastroenterol 2003; 98:2042-7.

31. Sorrentino P, Tarantino G, Conca P et al. Silent non-alcoholic fatty liver disease – a clinical-histological study. J Hepatol 2004; 41:751-7.

32. Hui AY, Wong VW, Chan HL et al. Histological progression of non-alcoholic fatty liver disease in Chinese patients. Aliment Pharmacol Ther 2005; 21:407-13.

33. Hamaguchi E, Takamura T, Sakurai M et al. Histological course on nonalcoholic fatty liver disease in Japanese patients: tight glycemic control, rather than weight reduction, ameliorates liver fibrosis. Diabetes Care 2010; 33:284-6.

34. Wong VW, Wong GL, Choi PC et al. Disease progression of non-alcoholic fatty liver disease: a prospective study with paired liver biopsies at 3 years. Gut 2010; 59:969-74.

35. Silverman EM, Sapala JA, Appelman HD. Regression of hepatic steatosis in morbidly obese persons after gastric bypass. Am J Clin Pathol 1995; 104:23-31.

36. Rafiq N, Bai C, Fang Y et al. Long-term follow-up of patients with nonalcoholic fatty liver. Clin Gastroenterol Hepatol 2009; 7:234-8.

37. Ekstedt M, Franzen LE, Mathiesen UL et al. Long-term follow-up of patients with NAFLD and elevated liver enzymes. Hepatology 2006; 44:865-73.

38. Soderberg C, Stal P, Askling J et al. Decreased survival of subjects with elevated liver function tests during a 28-year follow-up. Hepatology 2010; 51:595-602.

39. Hashimoto E, Yatsuji S, Tobari M et al. Hepatocellular carcinoma in patients with nonalcoholic steatohepatitis. J Gastroenterol 2009; 44 Suppl 19:89-95.

40. Takuma Y, Nouso K. Nonalcoholic steatohepatitis-associated hepatocellular carcinoma: our case series and literature review. World J Gastroenterol 2010; 16:1436-41.

41. Ascha MS, Hanouneh IA, Lopez R, Tamimi TA, Feldstein AF, Zein NN. The incidence and risk factor of hepatocellular carcinoma in patients with nonalcoholic steatohepatitis. Hepatology 2010; 51:1972-8.

42. Yasui K, Hashimoto E, Komorizono Y et al. Characteristics of patients with nonalcoholic steatohepatitis who develop hepatocellular carcinoma. Clin Gastroenterol Hepatol 2011; 9:428-33.

43. Hashimoto E, Yatsuji S, Kaneda H et al. The characteristics and natural history of Japanese patients with nonalcoholic fatty liver disease. Hepatol Res 2005; 33:72-6.

44. Day CP, James OF. Steatohepatitis: a tale of two "hits"? Gastroenterology 1998; 114:842-5.

45. Jou J, Choi SS, Diehl AM. Mechanisms of disease progression in nonalcoholic fatty liver disease. Semin Liver Dis 2008;28:370-9.

46. Ikejima K, Honda H, Yoshikawa M et al. Leptin augments inflammatory and profibrogenic responses in the murine liver induced by hepatotoxic chemicals. Hepatology 2001; 34:288-97.

47. Honda H, Ikejima K, Hirose M et al. Leptin is required for fibrogenic responses induced by thioacetamide in the murine liver. Hepatology 2002; 36:12-21.

48. Poniachik J, Santibañez C, Haim D et al. Enhancement in liver nuclear factor-kb (nf-kb) and activator protein 1 (AP-1) DNA binding in obese patients with non-alcoholic fatty liver disease. The 43rd Annual Meeting of the European Association for the Study of the Liver. Milan, Italy, 2008.

49. Targher G, Bertolini L, Rodella S et al. Associations between plasma adiponectin concentrations and liver histology in patients with nonalcoholic fatty liver disease. Clin Endocrinol (Oxf) 2006; 64:679-83.

50. Pessayre D, Fromenty B, Mansouri A. Mitochondrial injury in steatohepatitis. Eur J Gastroenterol Hepatol 2004; 16:1095-105.

51. Crespo J, Cayon A, Fernandez-Gil P et al. Gene expression of tumor necrosis factor alpha and TNF-receptors, p55 and p75, in nonalcoholic steatohepatitis patients. Hepatology 2001; 34:1158-63.

52. Baffy G. Kupffer cells in non-alcoholic fatty liver disease: the emerging view. J Hepatol 2009; 51(1):212-33.

53. Lewis JR, Mohanty SR. Nonalcoholic fatty liver disease: a review and update. Dig Dis Sci 2010; 55:560-78.

54. Tilg H, MOschen AR. Evolution of inflammation in nonalcoholic fatty liver disease: the multiple parallel hits hypothesis. Hepatology 2010; 52:1836-46.

55. Federico A, D'Aiuto E, Borriello F et al. Fat: a matter of disturbance for the immune system. World J Gastroenterol 2010; 16:4762-72.

56. Nelson JE, Kowdley KV, Nelson, Yeh MM, Belt P, Wilson L. Serum ferritin is associated with the presence of NASH, increased alt, ast and histologic severity among patients with NAFLD. The 59th Annual Meeting of the American Associations for the Study of Liver Diseases. San Francisco, CA, 2008.

57. Bugianesi E, Manzini P, D'Antico S et al. Relative contribution of iron burden, HFE mutations, and insulin resistance to fibrosis in nonalcoholic fatty liver. Hepatology 2004;39:179-87.

58. Kowdley KV. The role of iron in nonalcoholic fatty liver disease: the story continues. Gastroenterology 2010; 138:817-9.

59. Bacon BR, Adams PC, Kowdley KV, Powell PW, Tavill AS. Diagnosis and management of hemochromatosis: 2011 Practice Guideline by the American Association for the Study of Liver Diseases. Hepatology 2011; 54:328-43.

60. Joseph AE, SaverymuttuSH, al-Sam S, Cook MG, Maxwell JD. Comparison of liver histology with ultrasonography in assessing diffuse perenchymal liver disease. Clin Radiol 1991; 43:26-31.

61. Saadeh S, Younossi ZM, Remer EM et al. The utility of radiological imaging in nonalcoholic fatty liver disease. Gastroenterology 2002; 123:745-50.

62. Neuschwander-Tetri BA, Clark JM, Bass NM et al. Clinical, laboratory and histological associations in adults with nonalcoholic fatty liver disease. Hepatology 2010; 52:913-24.

63. Kleiner DE, Brunt EM, Natta MV et al. Design and validation of a histological scoring system for nonalcoholic fatty liver disease. Hepatology 2005; 41:1313-21.

64. Ratziu V, Charlotte F, Heurtier A et al. Sampling variability of liver biopsy in nonalcoholic fatty liver disease. Gastroenterology 2005; 128:1898-906.

65. Dowman JK, Tomlinson JW, Newsome PN. Systematic review: The diagnosis and staging of non-alcoholic fatty liver disease and non-alcoholic steatohepatitis. Aliment Phramacol Ther 2011; 33:525-40.

66. Angulo P, Hui JM, Marchesini G et al. The NAFLD fibrosis score: a noninvasive system that identifies liver fibrosis in patients with NAFLD. Hepatology 2007; 45:846-54.

67. Rosenberg WM, Voelker M, Thiell R et al. Serum markers detect the presence of liver fibrosis: a cohort study. Gastroenterology 2004; 127: 1704-13.

68. Guha IN, Parkes J, Roderick P et al. Noninvasive markers of fibrosis in non-alcoholic fatty liver disease: validating the European Liver Fibrosis Panel and exploring simple markers. Hepatology 2008; 47:455-60.

69. Takahashi H, Ono N, Eguchi Y et al. Evaluation of acoustic radiation force impulse elastography for fibrosis staging of chronic liver disease: a pilot study. Liver Int 2010; 30(4):538-45.

70. Harrison SA, Oliver D, Arnold HL, Gogia S, Neuschwander-Tetri BA. Development and validation of a simple NAFLD clinical scoring system for identifying patients without advanced disease. Gut 2008; 57:1441-7.

71. Vallet-Pichard A, Mallet V, Nalpas B et al. FIB-4: an inexpensive and accurate marker of fibrosis in HCV infection. Comparison with liver biopsy and fibrotest. Hepatology 2007; 46:32-6.

72. McPherson S, Stewart SF, Henderson E, Burt AD, Day CP. Simple non-invasive fibrosis scoring systems can reliably exclude advanced fibrosis in patients with non-alcoholic fatty liver disease. Gut 2010; 59:1265-9.

73. Wieckowska A, Zein NN, Yerian LM, Lopez AR, McCullough AJ, Feldstein AE. In vivo assessment of liver cell apoptosis as a novel biomarker fo disease severity in nonalcoholic fatty liver disease. Hepatology 2006; 44:27-33.

74. Gambino R, Cassader M, Pagano G. Meta-analysis: Natural history of non-alcoholic fatty liver disease (NAFLD) and diagnostic accuracy of non-invasive tests for liver disease severity. Annals of Medicine 2011; 43(8):617-49.

Capítulo 90 Doença Hepática Gordurosa Não Alcoólica

75. Kantartzis K, Thamer C, Peter A et al. High cardiorespiratory fitness is an independent predictor of the reduction in liver fat during a lifestyle intervention in non-alcoholic fatty liver disease. Gut 2009; 58:1281-8.

76. Huang MA, Greenson JK, Chao C et al. One-year intense nutritional counseling results in histological improvement in patients with non-alcoholic steatohepatitis: a pilot study. Am J Gastroenterol 2005; 100:1072-81.

77. Promrat K, Kleiner DE, Niemeier HM et al. Randomized controlled trial testing the effects of weight loss on nonalcoholic steatohepatitis. Hepatology 2010; 51:121-9.

78. Harrison SA, Ramrakhiani S, Brunt EM, Anbari MA, Cortese C, Bacon BR. Orlistat in the treatment of NASH: a case series. Am J Gastroenterol 2003; 98:926-30.

79. Harrison SA, Brunt EM, Fecht WJ, Neuschwander-Tetri BA. Orlistat for overweight subjects with nonalcoholic steatohepatitis (NASH): a randomized prospective trial. Hepatology 2009; 49:80-6.

80. Lindor KD, Kowldey KV, Heathcote EJ et al. Ursodeoxycholic acid for treatment of nonalcoholic steatohepatitis: results of a randomized trial. Hepatology 2004; 39:770-8.

81. Masterton GS, Plevris JN, Hayes PC. Review article: Omega-3 fatty acids – a promising novel therapy for non-alcoholic fatty iver disease. Alimentary Pharmacology & Therapeutics 2010; 31:679-92.

82. Antonopoulos S, Mikros S, Mylonopoulos M, Kokkoris M, Giannoulis G. Rosuvastatin as a novel treatment of non-alcoholic fatty lver disease in hyperlipidemic patients. Atherosclerosis 2006; 184:233-4.

83. Foster T, Budoff MJ, Saab S, Ahmadi N, Gordon C. Atorvastatin and antioxidants for the treatment of nonalcoholic fatty liver disease: The St. Francis Heart Study Randomized Clinical Trial. Am J Gastroenterol 2011; 106:71-7.

84. Chalasani N, Aljadhey H, Kesterson J, Murray MD, Hall SD. Patients with elevated liver enzymes are not at higher risk for statin hepatotoxicity. Gastroenterology 2004; 128:1287-92.

85. Vuppalanchi R, Teal E, Chalasani N. Patients with elevated baseline liver enzymes do not have higher frequency of hepatotoxicity from lovastatin than those with normal baseline liver enzymes. Am J Med Sci 2005; 329:62-5.

86. Chalasani N. Statin hepatotoxicity: focus on statin usage in nonalcoholic fatty liver disease. Hepatology 2005; 41:690-5.

87. Browning JD. Statins and hepatic steatosis: perspectives from the Dalas Heart Study. Hepatology 2006; 44:466-71.

88. Sanyal AJ, Chalasani N, Kowdley KV et al. Pioglitazona, vitamina E, or placebo for nonalcoholic steatohepatitis. N Engl J Med 2010; 362:1675-85.

89. de Oliveira CP, Stefano JT, de Siqueira ER et al. Combination of N-acetylcysteine and metformin improves histological steatosis and fibrosis in patients with non-alcoholic steatohepatitis. Hepatol Res 2008; 38(2):159-65.

90. Mathurin P, Hollebecque A, Arnalsteen L et al. Prospective study of the long-term effects of bariatric surgery on liver injury in patients without advanced liver disease. Gastroenterology 2009; 137:532-40.

Síndrome Metabólica

Zoraya de Medeiros Barros • Cynthia Salgado • Juliana Maria Coelho Maia • Patrícia Nunes Mesquita • Francisco Bandeira

INTRODUÇÃO

A síndrome metabólica (SM) é um conjunto de fatores associados a risco aumentado de doença cardiovascular aterosclerótica (DCVA), *diabetes mellitus* tipo 2 (DM2) e suas complicações. Consiste em cinco fatores de risco metabólico, que incluem: dislipidemia aterogênica, hipertensão arterial sistêmica, glicemia elevada, um estado protrombótico e proinflamatório.[1-3]

O marco deste conceito foi formalizado com o artigo de Reaven, em 1988, em que foi postulado que a resistência à insulina e sua hiperinsulinemia estariam agregadas a hipertensão, dislipidemia e intolerância à glicose e acentuariam a doença cardiovascular (DCV).[4]

Apesar das vastas publicações sobre a SM, ainda verificamos intensas discussões sobre sua existência, desde suas múltiplas definições até seu real papel na avaliação de risco para DCV e DM2.[5,6]

PATOGÊNESE

Apesar de a agregação dos fatores metabólicos não ocorrer ao acaso, a SM ainda não tem seus mecanismos patogênicos determinados. Parece que essa agregação dos fatores metabólicos depende de outros dois fatores importantes: suscetibilidade metabólica e excesso de gordura corporal.[7]

Muitas pessoas com suscetibilidade metabólica têm resistência à insulina. Se esta é causa ou consequência, ainda é incerto. Múltiplos fatores predispõem a essa suscetibilidade, como defeitos genéticos na via de sinalização da insulina, distúrbios nos adipócitos, inatividade física, disfunção das mitocôndrias, variabilidade poligênica em indivíduos e em certos grupos étnicos, idade avançada, disfunções endócrinas e certos medicamentos.[7]

A obesidade, especialmente aquela com acúmulo excessivo de gordura abdominal, é o principal fator etiológico que predispõe à resistência insulínica e à SM.[7,8] A SM é relativamente incomum na ausência de algum excesso de gordura corporal, embora alguns grupos étnicos apresentem resistência à insulina sem obesidade, como os asiáticos.[1]

O estudo Dallas avaliou a influência da gordura corporal total e sua distribuição com os fatores de riscos metabólicos de acordo com sexo e etnia. A gordura de tronco mostrou ter correlação positiva maior do que o percentual de gordura total com os fatores de risco metabólicos, em especial a dislipidemia. A circunferência abdominal para ambos os sexos foi preditiva para a presença dos fatores de riscos metabólicos, enquanto a relação cintura/quadril não foi demonstrada de modo estatisticamente significativo.[8]

O excesso de gordura visceral está mais fortemente associado à resistência à insulina e à SM do que em qualquer outro compartimento em que esteja depositada, como a gordura depositada no segmento inferior.[9]

A compreensão da relação entre obesidade e fatores de risco metabólicos está aumentando rapidamente. Isso se deve ao conhecimento dos múltiplos produtos liberados a partir dos adipócitos. O tecido adiposo participa ativamente na fisiopatologia da SM, mediante sua função armazenadora de energia, seu papel endócrino, bem como a deposição ectópica de gordura e do sistema dos receptores ativados por proliferador de peroxissomo (PPAR). Os adipócitos mesentéricos e omentais são mais ativos do que os subcutâneos do ponto vista endócrino.[7-9]

O tecido adiposo age no controle da hemostasia da energia, mediante a integração dos sinais endócrinos, metabólicos e inflamatórios. Entretanto, com a obesidade, esse tecido sofre disfunção, com alteração na morfologia e

Capítulo 91 Síndrome Metabólica

na atividade dos adipócitos. Uma variedade de proteínas biologicamente ativas é secretada, e esses produtos têm sido implicados como causadores de um ou outro fator de risco metabólico, como os ácidos graxos não esterificados (AGNE), citocinas inflamatórias, como fator de necrose tumoral α (TNF-α) e interleucina 6 (IL-6), e fatores protrombóticos, como *plasminogen-activator inhibitor type 1* (PAI-1), leptina, resistina e adiponectina:[9]

- *AGNE*: o tecido adiposo perde a capacidade de controlar a produção dos AGNE e contribui para atividade aberrante da função endócrina, com potenciais consequências em termos de disfunção metabólica, resistência à insulina e risco de doença cardiovascular. Os AGNE em excesso causam deposição de gordura em tecidos ectópicos, como fígado e músculos, o que parece predispor à resistência à insulina e à dislipidemia.[9] Randle et al.[10] postularam que os AGNE inibem a oxidação da glicose, o que mais tarde, associado à deficiência secretória de insulina, resultará em hiperglicemia. No fígado, os AGNE causam acúmulo de gordura, o que reduz a ação da insulina e aumenta a neoglicogênese e o débito de glicose hepática, acentuando a hiperglicemia naqueles que têm baixa secreção de insulina, além de promover o desenvolvimento da dislipidemia aterogênica, isto é, níveis elevados de triglicerídeos, apolipoproteína B (apo-B) e LDL-c pequeno e denso. Níveis séricos elevados de triglicerídeos reduzem o HDL-c mediante troca dos ésteres de HDL-c por VLDL rico em triglicerídeos. Essa redução é intensificada pela aumentada síntese da lipase hepática que ocorre em pessoas com esteatose hepática induzida pela obesidade.[9]

- *Citocinas inflamatórias*: nos obesos, ocorrem maiores síntese e liberação de citocinas inflamatórias, IL-6 e TNF-α. É incerto se essas citocinas circulantes promovem resistência à insulina no músculo, se causariam aumento da síntese hepática de proteína C reativa (PCR) e fibrinogênio, ou se ativariam os macrófagos nas placas aterogênicas.[11] O TNF-α produzido mais no tecido adiposo resistente à insulina, diminui a atividade da tirosina cinase do receptor da insulina, o que levanta a possibilidade de ser este um dos mediadores da resistência à insulina na obesidade e no diabetes.[9]

- *PAI-1*: seus níveis estão mais elevados em obesos, com predomínio de gordura visceral. Essa elevação, junto com o fibrinogênio, contribui para o estado protrombótico. O nível aumentado de PAI-1 reduz a atividade fibrinolítica.[9]

- *Outras adipocinas*: as adiponectinas, em tecidos sensíveis à insulina, participam na modulação do metabolismo da glicose e dos lipídios. A associação de níveis reduzidos de adiponectinas com obesidade, resistência à insulina, doença coronariana (DAC) e dislipidemia indica que essa proteína pode ser um importante novo marcador da SM.[12,13] Menores níveis de adiponectinas são encontrados em pacientes com hipertensão arterial e diabéticos, quando comparados a indivíduos não diabéticos, e são ainda particularmente mais baixos naqueles com DAC.[14]

A adiponectina atenua a expressão de adesão molecular do TNF-α no endotélio vascular, o que é imputado como etapa inicial da aterosclerose. No estudo de Hotta et al., os níveis de adiponectinas estiveram correlacionados com os níveis de triglicerídeos. A hipertrigliceridemia é um dos principais componentes clínicos da síndrome de resistência à insulina (RI) e está frequentemente acompanhada de níveis plasmáticos elevados de PAI-1.[14]

A leptina é produzida especificamente pelos adipócitos e transmite o sinal de saciedade para o sistema nervoso central (SNC), além de afetar o metabolismo da glicose e a sensibilidade da insulina, entretanto, ainda precisa ser determinado se a associação desse hormônio com a SM independe da obesidade.[15]

A resistina parece opor-se à ação da insulina, mas seu papel ainda não está definido. Alguns autores sugerem uma associação entre resistina sérica elevada e a gordura visceral, RI, DM2 e inflamação. Norata,[16] em estudo de base populacional, investigou a relação entre resistina e marcadores da SM e aterosclerose e encontrou, principalmente em mulheres, forte correlação da resistina com triglicerídeos, circunferência abdominal, relação cintura/quadril, pressão arterial sistólica e relação apo-AI/apo-B e inversamente correlacionada com HDL e apo-AI.

Outros estudos não concordam que a resistina tenha correlação com SM, obesidade ou RI.[17,18] Greeshma et al. encontraram associação com marcadores inflamatórios, independentes do índice da massa corporal (IMC), sugerindo que a resistina possa ter um papel direto proinflamatório ou mediado por uma via ainda a ser descoberta.[19]

Outros mecanismos também têm sido sugeridos para explicar a síndrome. A proteína *adipocyte-fatty acid binding protein* (A-FABP), liberada na corrente sanguínea a partir dos adipócitos, tem sido correlacionada com quadro da SM.[20] Os efeitos aterogênicos da A-FABP parecem ser mediados por sua ação direta nos macrófagos, mediante modificações do fluxo de colesterol e ativação de várias vias inflamatórias, independente de seus efeitos no metabolismo dos lipídios e na sensibilidade à insulina.[21] A A-FABP parece suprimir a atividade do PPAR-γ e o efluxo do colesterol nos macrófagos, levando à formação das células espumosas.[22] Entre adultos chineses não diabéticos, aqueles com maiores níveis basais de A-FABP tiveram progressivamente os piores perfis cardiometabólicos e crescente risco da SM independentemente da adiposidade e da RI. Esse estudo sugere uma relação causal entre A-FABP e o desenvolvimento de SM, porém mais estudos são necessários para confirmar esses dados.[23]

Recentemente, diversos estudos têm sugerido que o osso apresenta importância fisiológica na regulação da glicose e no metabolismo da gordura mediante a ação da osteocalcina, uma proteína secretada pelos osteoclastos durante a formação óssea.[24,25]

Estudos em animais evidenciaram que ratos com deficiência de osteocalcina apresentavam aumento da gordura visceral, RI e elevação da glicemia, enquanto aqueles com elevação da osteocalcina apresentavam aumento da sensibilidade insulínica e diminuição da gordura visceral.[26] Existe também evidência de que ratos com hiperfagia, após a administração de osteocalcina, apresentaram proteção contra DM2 e obesidade.[25] Outro estudo em roedores demonstrou que camundongos com RI apresentavam diminuição da reabsorção óssea, devido a aumento da expressão da osteoprotegerina e diminuição da forma ativa de osteocalcina. Além disso, esse estudo evidenciou que ratos com ganho de função na sinalização insulínica nos osteoblastos foram protegidos contra a RI de maneira global; em contraste, os ratos com perda de função se mostraram mais gravemente intolerantes à glicose e resistentes à insulina.[27]

Um estudo realizado em nosso centro avaliou 44 homens e 44 mulheres eugonádicas e evidenciou que a média de osteocalcina era significativamente menor nos pacientes com SM (de acordo com o critério da International Diabetes Federation [IDF]) e que, quanto mais critérios para síndrome metabólica, menores os níveis de osteocalcina.[28]

O funcionamento do circuito osso-cérebro foi elucidado a partir da evidência recente de que a osteocalcina exerce sinalização direta nos neurônios do núcleo arqueado hipotalâmico para controlar a homeostase óssea em um circuito fechado de *feedback* negativo que envolve o neuropeptídeo Y (NPY). Exposição crônica e excessiva à osteocalcina nesses neurônios leva à inibição da formação óssea[29] (Figura 91.1).

A leptina é produzida especificamente pelos adipócitos e transmite o sinal de saciedade para o SNC, além de afetar o metabolismo da glicose e a sensibilidade da insulina; na SM, esse hormônio encontra-se diminuído.

O NPY, produzido no SNC, encontra-se aumentado na obesidade e atua diminuindo a formação óssea, via aumento da esclerostina. Além disso, o NPY diminui a produção de osteocalcina, a qual exerce sinalização direta nos neurônios do núcleo arqueado hipotalâmico, via Glut-1, inibindo retroativamente o NPY. A redução da osteocalcina desencadeia diminuição na produção pancreática de insulina e dificulta a ação periférica desta nos adipócitos.

DIAGNÓSTICO CLÍNICO

Por não apresentar critérios bem definidos, existem diversas definições de SM.[1]

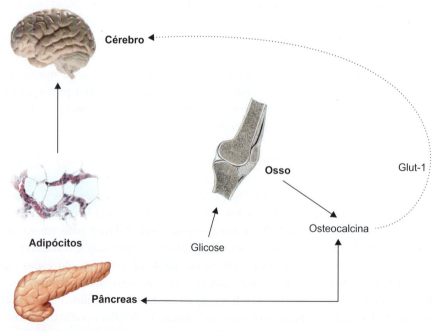

Figura 91.1 O osso como um sítio de resistência insulínica e o circuito osso/cérebro.

Capítulo 91 Síndrome Metabólica

Atualmente, cinco critérios são propostos para definição da síndrome (Tabela 91.1):

- O primeiro a ser proposto foi o da Organização Mundial da Saúde (OMS),[30] em 1998. Este grupo incluiu, para diagnóstico da SM, evidência obrigatória da RI, como intolerância à glicose, glicemia de jejum alterada ou DM2, associados a quaisquer outros dois fatores de risco metabólicos: triglicerídeos elevados ou HDL baixo, pressão arterial sistêmica elevada, obesidade ou microalbuminúria.
- Em 1999, o European Group for Study of Insulin Resistance (EGIR)[31] modificou as definições da OMS, utilizando a expressão síndrome de resistência à insulina (SRI) em vez de SM. Nessa definição, tornou-se obrigatória a presença de níveis plasmáticos de insulina no quartil superior, associados a mais dois outros fatores, como: circunferência abdominal elevada, elevação de triglicerídeos ou HDL-c baixo, elevação de pressão arterial e glicemia elevada.
- A definição do National Cholesterol Education Program[32] (NCEP) – Adult Panel Treatment III (ATPIII), apresentada em 2001, simplificou os critérios da OMS

por requerer três das cinco medidas clínicas: obesidade central, triglicerídeos elevados, HDL-c reduzido, pressão arterial elevada e glicemia elevada. A proposta do ATPIII consistiu em identificar pessoas de maior risco a longo prazo para DCVA e não exigia evidência de anormalidades em glicemia ou insulina. Desse modo, o critério tornou-se mais simples e com a vantagem de evitar dar ênfase a um único espectro da doença.

Em 2005, a American Heart Association (AHA)/National Heart, Lung, and Blood Institute (NHLBI) reafirmou a utilidade dos critérios do ATPIII, com duas pequenas modificações, no ponto de corte da glicemia de jejum e da cintura abdominal, reduzindo o limiar de glicemia alterada de 110 para 100mg/dL, correspondendo aos novos critérios da American Diabetes Association (ADA).[33]

Em populações sob maior risco de desenvolver SM e RI, têm sido propostas reduções no ponto de corte da circunferência abdominal, considerando anormal entre 94 e 101cm em homens ou entre 80 e 87cm nas mulheres, e não os níveis preestabelecidos desde 2001 (homens ≥ 102cm e mulheres ≥ 88cm). Devem ser en-

Tabela 91.1 Critérios propostos para o diagnóstico clínico da síndrome metabólica

Medidas clínicas	OMS	ACCE	NCEP/ATPIII	IDF
Critérios	DM2, ITG, GJA ou resistência à insulina + **dois dos seguintes**	ITG ou GJA + **qualquer dos seguintes baseado no julgamento clínico**	**Três dos cinco componentes abaixo**	Circunferência abdominal aumentada (conforme citado abaixo) + **dois dos seguintes**
Obesidade	IMC > 30kg/m² ou relação cintura/quadril > 0,90 (homem) ou > 0,85 (mulher)	IMC ≥ 25kg/m²	Circunferência abdominal ≥ 102cm (homem) ou ≥ 88cm (mulher)*	Cintura abdominal aumentada (população específica). Para europeus: ≥ 94cm (homens) e ≥ 80cm (mulheres)
Triglicerídeos (TG)	TG ≥ 150mg/dL	TG ≥ 150mg/dL	TG ≥ 150mg/dL ou uso de fármacos para TC elevados	TG ≥ 150mg/dL ou uso de fármacos para TG elevados
HDL-c	HDL-c < 35mg/dL (homem) ou < 39mg/dL (mulher)	HDL-c < 40mg/dL (homem) ou < 50mg/dL (mulher)	HDL-c < 40mg/dL (homem) ou < 50mg/dL (mulher) ou uso de fármacos para HDL-c baixo	HDL-c < 40mg/dL (homem) ou < 50mg/dL (mulher) ou uso de fármacos para HDL-c baixo
Pressão arterial sistêmica	≥ 140/90mmHg	≥ 130/85mmHg	≥ 130/85mmHg ou tratamento de HAS	≥ 130mmHg sistólica ou ≥ 85mmHg diastólica ou tratamento de HAS
Glicemia		ITG ou GJA (não diabetes)	≥ 100mg/dL (inclui diabetes) ou uso de hipoglicemiantes#	≥ 100mg/dL (inclui diabetes) ou uso de hipoglicemiantes
Outros	Microalbuminúria ≥ 20g/min	Outros quadros de resistência à insulina		

GJA: glicose de jejum alterada; HAS: hipertensão arterial sistêmica; ITG: Intolerância à glicose.

*Considera a modificação dos parâmetros em indivíduos masculinos, que podem desenvolver múltiplos fatores de risco metabólicos com cintura abdominal minimamente aumentada (nessa categoria, passa-se a considerar 94cm).[1]

#A definição de 2001 considerava elevada glicemia de jejum ≥ 110mg/dL. Modificada em 2004 para ≥ 100mg/dL de acordo com a ADA (NCEP, 2001; ADA-2005).

quadrados nessa população de alto risco aqueles com: (a) parentes de primeiro grau de diabéticos tipo 2, antes dos 60 anos de idade; (b) síndrome dos ovários policísticos; (c) esteatose hepática; (d) (PCR elevada > 3mg/dL); (e) microalbuminúria; (f) intolerantes à glicose; e (g) apolipoproteína B elevada.[1]

- Em 2003, a American Association of Clinical Endocrinologist (AACE) modificou o ATPIII e reforçou a resistência à insulina como causa primária dos fatores de risco metabólicos.[34] Foi adotada a expressão síndrome de resistência à insulina, e seus critérios maiores foram: intolerância à glicose, triglicerídeos elevados, HDL-c baixo e obesidade, não havendo nenhuma exigência quanto ao número de componentes qualificados para o diagnóstico. Outros fatores para julgamento clínico foram utilizados, como história familiar de DCVA ou DM2, síndrome dos ovários policísticos e hiperuricemia. Ainda segundo as definições da AACE, a expressão síndrome metabólica não deve ser mais utilizada se o indivíduo desenvolver DM2.

- Em 2005, uma força-tarefa da International Diabetes Federation (IDF) desenvolveu uma nova definição de SM, a fim de simplificar o diagnóstico.[35,36] Segundo os novos critérios da IDF, para ser considerado portador de SM o indivíduo precisa apresentar obesidade central associada a dois dos quatros fatores adicionais: triglicerídeos elevados, HDL-c baixo, glicemia alterada e pressão arterial sistêmica elevada. Nessa definição, o limiar da circunferência abdominal foi ajustado de acordo com a etnia:
  - Europeus: ≥ 94cm para homens e ≥ 80cm para mulheres.
  - Asiáticos/chineses/japoneses: ≥ 90cm para homens e ≥ 80cm para mulheres.

Os critérios propostos para o diagnóstico clínico da SM pelas diversas instituições são apresentados na Tabela 93.1.

PREVALÊNCIA

Um estudo brasileiro, utilizando os critérios do NCEP/ATPIII, encontrou uma prevalência de SM de 25,9% em homens e 40,9% em mulheres com idades entre 40 e 74 anos.[37]

Estudos em diferentes populações revelam prevalências elevadas da SM, dependendo do critério utilizado, da idade, da raça/etnia e da adiposidade. A prevalência na população americana tem variado entre 22% e 44% com o avançar da idade.[38,39] Em pacientes HIV-positivos, embora os dados ainda sejam limitados, a prevalência da síndrome é significativamente alta, variando de 17% a 45%.[40-42]

Até 2005, os critérios mais amplamente utilizados foram os da OMS e do NCEP ATPIII. A partir de então, a classificação da IDF vem sendo progressivamente empregada. Isso tem gerado grande interesse em avaliar a concordância entre eles. He et al.[45] conduziram um estudo na população idosa chinesa e encontraram as prevalências de 46,3% e 30,5% segundo o IDF e o NCEP ATPIII, respectivamente. De acordo com Scuteri et al., na população idosa americana, a prevalência foi de 28,1% para a classificação do NCEP e de 21% para a da OMS, havendo concordância dos critérios em 80,6%.[44]

Asmann et al. compararam os critérios da IDF e do NCEP, aplicados à população americana (derivados do National Health and Nutrition Examination Surgery [NHANES]), e à europeia (derivados da população alemã do Prospective Cardiovascular Munster [PROCAM]),[45] e observaram que o NCEP diagnosticou mais nos EUA do que na população europeia. A prevalência da SM na população alemã, segundo os critérios da IDF, foi 25% maior do que na população americana.[46] Um aspecto interessante desse mesmo trabalho foi que na população alemã a classificação da IDF teve menor poder preditivo para eventos coronarianos.[46]

A concordância quanto à prevalência entre os diferentes critérios – OMS, EGIR e NCEP – na população australiana não diabética foi de apenas 9,2%. Nesse mesmo estudo, as prevalências foram de 20,7%, 18,2%, 15,8% segundo a OMS, o NCEP e o EGIR, respectivamente.[47] Romero et al., na população mexicana entre 30 e 64 anos, encontraram alto grau de concordância entre os critérios do NCEP e os da IDF e um baixo grau segundo os critérios da OMS.[48]

A SM está se tornando cada vez mais comum. Dados do NHANES 1999-2000 mostram que a prevalência continua a aumentar, particularmente entre as mulheres.[49] A SM definida pelos critérios do ATPIII 2005 foi avaliada em 3.323 participantes de Framingham Heart Study, com idades entre 22 e 81 anos sem diabetes ou DCV na avaliação inicial no início de 1990.[50] No início do estudo, a prevalência da SM foi de 26,8% nos homens e de 16,6% nas mulheres. Depois de 8 anos de acompanhamento, houve aumento de 56% na prevalência entre os homens e de 47% entre as mulheres.

Aumento do peso corporal é importante fator de risco para a SM. No NHANES III, a SM esteve presente em 5% das pessoas com peso normal, 22% das que estavam acima do peso e 60% daquelas que eram obesas.[51] Na coorte do Framingham Heart Study, um aumento no peso de 2,25kg ou mais ao longo de 16 anos foi associado a aumento de 21% para 45% no risco de desenvolver a síndrome.[52] A prevalência crescente de obesidade entre os adultos pode conduzir a taxas ainda mais elevadas da SM em futuro próximo,[53] destacando a importância da prevenção da obesidade.[54,55]

RESULTADO CLÍNICO DA SÍNDROME METABÓLICA

A SM é fator de risco importante para o desenvolvimento de diabetes DM2 e/ou DCV. Assim, a principal implicação clínica de um diagnóstico de SM é a identificação de um paciente que precisa de agressiva modificação no estilo de vida, focada na redução de peso e no aumento da atividade física.[54,56,57]

Doença Cardiovascular

Apesar das controvérsias, inúmeros estudos vêm demonstrando que pacientes com SM apresentam risco relativo para DCVA, que varia de 1,5 até três vezes, enquanto a progressão para DM2 tem risco cinco vezes maior. Alexander et al. relataram que a SM esteve presente em 86% das pessoas diabéticas com mais de 50 anos de idade vivendo nos EUA.[38] Estudos têm demonstrado risco aumentado de mortalidade por DCV em homens com SM.[58-60] Bonora et al. observaram que, dentre os pacientes diabéticos com a síndrome, a incidência de DCV foi cinco vezes maior.[61] No entanto, nem todos os estudos concordam com essas afirmações.[5,62]

Em uma coorte de longa duração, realizada com homens de 50 anos acompanhados por aproximadamente 30 anos, a SM, definida pelo NCEP, foi considerada fator de risco independente para mortalidade geral e para DCV, mesmo quando os fatores de risco cardiovasculares bem estabelecidos foram levados em consideração. Esse estudo mostrou que homens de meia-idade com SM tiveram aumento no risco de mortalidade geral e cardiovascular de 40% a 60%, quando foram considerados os fatores de riscos tradicionais para DCV. Isso pode ratificar a importância do diagnóstico da síndrome para predição dos cuidados básicos de saúde.[63]

Vários estudos, como o DECODE e o ARIC, confirmaram o risco aumentado de desenvolver DCV e o aumento da mortalidade por todas as causas e por DCV na presença de SM.[64,65] Outros estudos não confirmam esses dados, possivelmente em razão da definição inadequada da SM.[6,62]

O aumento do risco de DCV parece estar relacionado com fatores de risco agrupados ou com a associação da RI à SM, em vez de simplesmente à obesidade. Em um estudo da população de Framingham, as pessoas obesas sem SM não tinham risco significativamente aumentado de diabetes ou DCV.[66] Já as pessoas obesas com SM têm um risco 10 vezes maior de diabetes e duplicação do risco de DCV em relação às pessoas com peso normal sem SM. Pessoas de peso normal, após revisão dos critérios para SM pelo ATPIII de 2005, têm risco quatro vezes maior de diabetes e risco três vezes maior para DCV.

Um estudo com 211 homens e mulheres obesos moderados (IMC de 30 a 35kg/m^2) identificou que aqueles com maior grau de RI apresentavam pressão arterial sanguínea mais elevada, concentrações elevadas de triglicerídeos circulantes, como também glicemias de jejum e após sobrecarga oral de glicose, e concentrações mais baixas de HDL, apesar de níveis iguais de obesidade.[67]

O risco também pode estar relacionado com DCV subclínicas subjacentes (medida pelo eletrocardiograma, ecocardiograma, ultrassonografia da carótida e relação da pressão arterial tornozelo-braquial) em indivíduos com SM.[68] No estudo de Offspring Framingham, 51% dos 581 participantes com SM tiveram DCV subclínica, e o risco de DCV evidente nesses indivíduos foi maior do que em indivíduos com SM sem DCV subclínica (HR 2,67 *vs.* 1,59). DCV subclínica também foi preditiva de DCV manifesta em indivíduos sem SM (HR 1,93; 95% IC 1,15 a 3,24).

Diabetes Mellitus Tipo 2

Estudos observacionais prospectivos demonstram forte associação entre a SM e o risco para o desenvolvimento de DM2.[69-73] Uma meta-análise de 16 estudos de coorte multiétnicos, evidenciou que as pessoas não diabéticas com SM têm chance até cinco vezes maior de desenvolverem DM2 (o risco relativo variou de 3,53 a 5,17), dependendo da definição de SM e da população estudada.[74] Em várias coortes, o risco de diabetes se elevou com o aumento do número de componentes da SM apresentados pelo indivíduo.[50,57,71]

Embora a SM possa prever aumento do risco de diabetes, ainda não está claro se este fato acrescenta informações adicionais importantes na avaliação do paciente.[74,75] Em estudo de coorte prospectivo de 5.842 adultos australianos, a SM (definido pela OMS, ATPIII, EGIR ou IDF) não foi superior à glicemia de jejum ou a um modelo de previsão de diabetes publicado (que incluía idade, sexo, etnia, glicemia de jejum, pressão arterial sistólica, HDL-c, IMC e história familiar) na identificação de indivíduos que desenvolveram diabetes.[76]

Um estudo de longa duração, realizado com britânicos entre 40 e 59 anos de idade (n = 5,128), para avaliar o poder de discriminação preditiva da SM em comparação com o escore de Framingham para DAC e DM2, mostrou que a SM é inferior ao Framingham em predizer DAC, porém superior quanto à estimativa de DM2, com esta ocorrendo em 11,9% dos indivíduos com três componentes da SM e em 40,8% dos com presença de quatro ou cinco componentes.[77]

Outras Implicações Clínicas

A SM também tem sido associada a vários outros distúrbios relacionados com a obesidade, incluindo:

- Doença hepática gordurosa com esteatose, fibrose e cirrose.[78-80]

- Colangiocarcinoma hepatocelular e intra-hepático.
- Doença renal crônica (DRC), definida como taxa de filtração glomerular (TFG) < 60mL/min/1,73m², e microalbuminúria.[81,82] Em um relatório do NHANES III, a SM em análise multivariada aumentou significativamente o risco de DRC e microalbuminúria (*odds ratio* ajustado de 2,6 e 1,9, respectivamente).[81] O risco de ambas as complicações aumentou com o número de componentes da SM. Em estudo de coorte prospectivo, 10% dos indivíduos com SM basal posteriormente desenvolveram DRC, comparados com 6% entre aqueles sem SM.[83]
- Síndrome de ovários policísticos.[84]
- Distúrbios respiratórios do sono, incluindo apneia obstrutiva do sono.[85,86]
- Hiperuricemia e gota.[87,88]

Vários componentes da SM, incluindo hiperlipidemia, hipertensão e diabetes, também têm sido associados a risco aumentado de declínio cognitivo e demência. A SM, quando associada a grau elevado de inflamação, pode também ser associada a declínio cognitivo em idosos.

AVALIAÇÃO DE RISCO

Os pacientes devem ser avaliados quanto a seu risco metabólico em consultas de rotina. As diretrizes da Endocrine Society recomendam avaliação a intervalos de 3 anos em indivíduos com um ou mais fatores de risco.[89] A avaliação deve incluir medida da pressão arterial, circunferência abdominal, perfil lipídico e glicemia de jejum.

O método mais difundido para avaliação de risco para DAC e DCVA é a contagem dos fatores de riscos tradicionais – os escores de riscos – como Framingham,[90] PROCAM[45] e o UKPDS Risk Engine.[91] Em 2007, Grundy[7] propôs que as pessoas com SM inicialmente teriam seu risco para DAC avaliado em 10 anos pelo escore de risco de Framingham e, na presença de diabetes, essa análise deveria ser feita pelo UKPDS Risk Engine.

Segundo o NCEP, os indivíduos deveriam ser categorizados em três grupos para DAC em 10 anos, conforme os seguintes escores: alto risco (> 20%), risco moderado (10% a 20%) e baixo risco (< 10%).[92] No entanto, certos indivíduos, independentemente dos escores, serão considerados de alto risco pelo NCEP-ATPIII caso apresentem DM e/ou DCVA.

Após a categorização inicial, principalmente no grupo intermediário, deve-se prosseguir com a estratificação com marcadores inflamatórios, como a PCR, e com pesquisa de doença arteriosclerótica subclínica (DASC), por meio de uma das modalidades disponíveis atualmente, como onda de pulso, tomografia computadorizada, para medir o escore de cálcio, e avaliação de espessamento mediointimal das carótidas.

Há diretrizes recentes que recomendam a dosagem da apo-B em pacientes de risco para DCV. As diretrizes da AACE recomendam que o nível ótimo de apo-B dos pacientes em risco de DCV, incluindo aqueles com diabetes, seja < 90mg/dL, enquanto os pacientes com DAC estabelecida ou diabetes mais um fator de risco adicional devem ter uma meta de apo-B < 80mg/dL. Quando o nível de triglicerídeos é > 150mg/dL ou o nível de HDL-c é < 40mg/dL, acredita-se que a apo-B ou a relação apo-B:apo-AI pode ser particularmente útil na avaliação do risco residual em pacientes em risco de DCV (mesmo quando os níveis de LDL-c são controlados), o que inclui pacientes com DAC estabelecida, DM2 ou SRI. A AACE recomenda, portanto, o teste apo-B nesses pacientes.[93]

Esses fatores adicionais podem mudar a estratificação inicial de risco intermediário-baixo para intermediário-alto, ou até mesmo para alto risco.[92]

A presença de marcadores inflamatórios está correlacionada com risco aumentado de síndrome coronariana aguda e, assim, pode predizer risco aumentado para existência de placas vulneráveis. A PCR ultrassensível sérica, considerada um marcador inflamatório, está correlacionada com o escore de Framingham, além de apresentar contribuição significativa para a predição de eventos coronarianos, independente do escore de Framingham. Em pacientes com SM, a medida da PCR parece adicionar valor prognóstico à predição de risco, quando comparada à avaliação da SM isoladamente.[94]

Os níveis de PCR estão aumentados na SM e na hipertensão e conferem risco elevado de eventos cardiovasculares em pacientes nesses subgrupos. As estatinas têm mostrado reduzir as partículas de LDL-c e os níveis de PCR de maneira independente e reduzir eventos cardiovasculares em indivíduos com e sem SM e hipertensão.[95]

O estudo recente Justification for the Use of Statins in Primary Prevention: an Intervention Trial Evaluating Rosuvastatin (JUPITER) tem incentivado o uso de PCRus (PCR ultrassensível) ≥ 2mg/L como ferramenta de rastreio para terapia com estatina. Essa abordagem é útil para identificar aumento absoluto do risco, embora o mecanismo de aumento de risco cardiovascular associado a PCRus e sua relação com a obesidade permaneçam obscuros.[96]

Em pacientes de risco intermediário, o conhecimento da presença de DASC aumenta o valor preditivo de doenças macrovasculares, podendo mudar sua categorização de risco. Ainda não foi determinado qual seria o teste ótimo para detectá-la. As modalidades sugeridas até o momento são: teste ergométrico, índice pressão sanguínea tornozelo-braquial, medidas do espessamento me-

Capítulo 91 Síndrome Metabólica

diointimal, escore de cálcio pela tomografia computadorizada com emissão de elétrons, imagem de ressonância e medidas de disfunção endotelial (sensibilidade de artéria braquial).

O teste ergométrico revela apenas lesões oclusivas, e não as placas vulneráveis.

O índice tornozelo-braquial mede a relação entre a pressão arterial sistólica na artéria tibial posterior e na artéria braquial. Uma relação < 0,9 indica a possibilidade de doença arterial periférica, que está correlacionada com maior risco de eventos cardiovasculares.

O escore de cálcio pela tomografia pode quantificar o grau de doença aterosclerótica: quanto maior o escore, maior a probabilidade de placas vulneráveis estarem presentes. A tomografia e a ressonância não são universalmente utilizadas.

O espessamento mediointimal está correlacionado com a incidência de eventos coronarianos, porém a tecnologia para determinar essas medidas pode ser de difícil reprodução.[92]

TRATAMENTO

Todo paciente com SM tem risco relativamente alto para DAC para justificar intervenção prolongada e monitoramento em bases clínicas. A síndrome não é um escore de risco, e sim um alvo para terapia.[7]

O objetivo é reduzir o risco das DCVA e do DM2 a curto e longo prazos.

As diretrizes sugeridas por NCEP,[32] Seventh Joint National Commission for Blood Pressure Treatment, ADA e National Institute of Health Obesity Initiative podem ser adotadas nos portadores da SM. Recentemente, a I Diretriz Brasileira sobre SM manteve essas recomendações.[97]

Como a obesidade é considerada por muitos a principal causa de SM, a perda de peso e os exercícios constituem a pedra angular de qualquer plano terapêutico. Quatro terapias são utilizadas para redução ponderal: restrição calórica (déficit de 500cal/dia), atividade física aumentada, uso de medicações comportamentais e agentes antiobesidade. A dieta deverá conter menos de 7% de ácidos graxos saturados, menos de 1% de gordura trans e menos de 200mg de colesterol por dia.[7,92]

Modificações do Estilo de Vida

Prevenção ou redução da obesidade, em particular da obesidade abdominal, é o principal objetivo do tratamento em pacientes com a SM.[54,55] A importância do controle do peso na prevenção da progressão de componentes da SM é ilustrada pelo estudo Coronary Artery Risk Development in Young Adults (CARDIA).[98] Nesse estudo observacional de 5.115 adultos entre 18 e 30 anos, o aumento do IMC acima de 15 anos foi associado a progressão adversa de componentes da SM em comparação com os que mantiveram o IMC estável ao longo do período do estudo, independentemente do nível basal de IMC.

A perda de peso pode melhorar o perfil lipídico, reduzir a pressão arterial sistêmica, melhorar a sensibilidade à insulina e reduzir os níveis dos marcadores inflamatórios. O exercício reduz os níveis de LDL-c e VLDL-c, eleva os de HDL-c, reduz a pressão arterial e melhora a sensibilidade à insulina.[32]

Um estudo publicado em 2002, o Diabetes Prevention Program (DPP), examinou em uma grande coorte indivíduos com RI, e os que se submeteram ao programa de perda de peso e atividade física obtiveram redução na incidência de diabetes de quase 60%, comparados ao placebo.[99]

Três meses após a implementação das medidas de modificações de estilo de vida (MEV), se não forem alcançadas as metas conforme a categorização de risco, recomenda-se iniciar tratamento medicamentoso para os fatores lipídicos e não lipídicos.[1]

Dieta

Várias abordagens dietéticas têm sido preconizadas para o tratamento da síndrome metabólica:

- Dieta do Mediterrâneo pode ser benéfica.[100-103] Em um estudo comparando a dieta do Mediterrâneo (rica em frutas, legumes, nozes, grãos integrais e azeite de oliva) com uma dieta puramente pobre em gordura, indivíduos no grupo da dieta do Mediterrâneo apresentaram maior perda de peso, menor pressão arterial, melhora do perfil lipídico e da RI, e menores níveis de marcadores de inflamação e função endotelial.[100]

- A dieta DASH, ingesta de sódio limitada a 2.400mg/dia, comparada com a dieta de redução de peso que enfatiza a escolha de comidas saudáveis, resultou em melhora mais significativa nos triglicerídeos, na pressão arterial diastólica e na glicemia de jejum, mesmo após controle de perda de peso.[104]

- Dieta de baixo índice glicêmico pode melhorar a glicemia e a dislipidemia.[105] É feita uma troca de açúcar refinado por grãos, frutas e verduras e é eliminado o consumo de bebidas calóricas, o que pode ser particularmente benéfico para pacientes com SM. O impacto do índice glicêmico isoladamente *versus* o aumento de comidas com alto teor de fibras que contêm baixo índice glicêmico é incerto.[106]

Exercício

Pode ser benéfico em razão de seus efeitos na perda de peso, por remover mais seletivamente a gordura abdominal, ao menos em mulheres.[107] Diretrizes atuais sobre a atividade física recomendam a prática regular e moderada de exercício. O exercício padrão recomendado consiste em 30 minutos por dia de atividade física de moderada a intensa (como caminhada rápida). O aumento do nível de atividade física parece melhorar ainda mais seus benefícios.[108]

Remoção de tecido adiposo abdominal com a lipoaspiração não melhora a sensibilidade à insulina ou fatores de risco para doença coronariana, sugerindo que o balanço negativo de energia induzida pela dieta e o exercício é necessário para que sejam alcançados os benefícios metabólicos da perda de peso.[109]

Resistência à Insulina e Hiperglicemia

Estão sob intensas investigações fármacos redutores da suscetibilidade para SM, como aqueles que reduzem a RI com o objetivo de retardar a progressão da hiperglicemia e da DCVA.[110]

No DPP, 3.234 indivíduos obesos com glicemia de jejum alterada ou intolerância à glicose foram aleatoriamente divididos em três grupos: intensiva mudança no estilo de vida (MEV), com o objetivo de reduzir o peso em 7% por meio de dieta com baixo teor de gordura e 150 minutos de exercícios por semana; tratamento com metformina (850mg duas vezes ao dia), além de informações sobre dieta e exercício; e o grupo placebo, também com informações sobre dieta e exercícios. Em uma média de acompanhamento de 3 anos, menos pacientes no grupo de MEV intensiva desenvolveram diabetes (14% contra 22% e 29% nos grupos metformina e placebo, respectivamente).[99] A SM (utilizando os critérios do ATPIII) esteve presente em 53% dos participantes no início do estudo DPP.[111] Nos sujeitos sem SM (n = 1.523), ambas as intervenções (MEV intensiva e metformina) reduziram o risco de desenvolvimento de SM (incidências cumulativas em 3 anos de 51%, 45% e 34% nos grupos placebo, metformina e MEV, respectivamente). Além disso, no DPP, a terapia com metformina junto com instruções sobre dieta e exercício foi associada a redução de 31% no risco de desenvolvimento de diabetes em comparação com placebo (em 3 anos, 22% desenvolveram DM no grupo metformina versus 29% no placebo); no entanto, a metformina foi menos eficaz do que a MEV intensiva (22% desenvolveram DM no grupo metformina versus 14% no grupo MEV intensiva).[99]

A metformina também pode reduzir a incidência de desfechos relacionados com o diabetes. Em análise de subgrupo do United Kingdom Prospective Diabetes Study (UKPDS), a metformina foi associada a reduções significativas em qualquer endpoint final relacionado com o diabetes (morte súbita, hipo ou hiperglicemia causando morte, infarto do miocárdio, angina, insuficiência cardía-

ca, acidente vascular encefálico [AVE], insuficiência renal, amputação, retinopatia, cegueira monocular ou extração de catarata) e mortalidade por qualquer causa, em comparação com a terapia convencional com dieta.[112]

Não existem dados sobre a meta de controle glicêmico em pacientes sem SM que não são diabéticos. As recomendações atuais são para tratar glicemia de jejum alterada e tolerância diminuída à glicose com perda de peso de cerca de 5% a 10% do peso basal; ao menos 30 minutos por dia de atividade física moderada a intensa; e terapia dietética com baixa ingesta de gordura saturada, gordura trans, colesterol, açúcar simples e aumento da ingesta de frutas, verduras e grãos. Prevenção de diabetes com uso de medicamentos não é recomendada rotineiramente. Entretanto, metformina pode ser considerada em certos indivíduos com glicemia de jejum alterada ou intolerância à glicose. Além disso, quando o paciente se torna diabético, está recomendada terapia imediata com metformina.[113]

Há interesse, também, em agentes como as tiazolidinedionas, usadas em pacientes diabéticos tipo 2, cujo perfil metabólico se assemelha ao dos indivíduos com SM, em parte porque esses fármacos, por meio de sua ação nos PPAR-γ, aumentam os níveis da adiponectina e reduzem a concentração da resistina. O PPAR-γ pode reverter as anormalidades da mobilização da gordura hepática e a insensibilidade à insulina dos tecidos hepático e muscular em pessoas com DM2.[110]

Redução de Risco Cardiovascular

A redução de fatores de risco para DCV inclui tratamento da hipertensão arterial, parar o tabagismo, controle glicêmico em diabéticos e redução dos níveis de colesterol de acordo com as diretrizes recomendadas.[114,115]

Após o JUPITER, as novas diretrizes irão necessitar considerar a recomendação de testar a PCRus nos pacientes com SM de risco intermediário e naqueles com hipertensão e risco intermediário para melhor identificar os candidatos de risco maior e reduzir o risco cardiovascular desses pacientes com estatinas.[95]

Dislipidemia

O principal objetivo da terapia de redução de lipídios deve consistir na redução de LDL-c com consequente redução da mortalidade cardiovascular. Inúmeros trabalhos têm avaliado o impacto desse tipo de intervenção. O Heart Protection Study (HPS) mostrou que o uso de 40mg/dia de sinvastatina reduziu eventos coronarianos em pacientes de alto risco, independentemente da concentração inicial do colesterol.[116] O Collaborative Atorvastatin Diabetes Study (CARDS)[117] verificou redução de eventos primários cardiovasculares em diabéticos com

10mg/dia de atorvastatina, mesmo quando os níveis de LDL-c não estavam tão altos. O Anglo Scandinavian Cardiac Outcome Trial-Lipid Lower Arm (ASCOT-LLA)[118] demonstrou, em pacientes hipertensos, redução significativa na incidência de eventos cardíacos maiores, com benefícios desde o primeiro ano de terapia com 10mg/dia de atorvastatina.

Na SM, o tipo de dislipidemia mais frequente é a dislipidemia mista, logo tem aumentado o interesse por modalidades terapêuticas que possam reduzir os triglicerídeos, elevar o HDL-c, bem como reduzir o LDL-c ou alterar partículas do LDL-c para subfrações menos aterogênicas. O Veterans Affair High Density Lipoprotein Intervention Trial[119] usou o genfibrozil, 1.200mg/dia, em pacientes com DAC que apresentavam níveis elevados de triglicerídeos e baixos de HDL-c, encontrando redução de eventos cardiovasculares similar à do HPS, o que sugere que os pacientes com esse perfil metabólico podem alcançar maior redução de risco com essa classe de medicamentos.

O ATPIII recomenda como meta um LDL-c sérico < 100mg/dL para prevenção secundária em DM2,[32] e estudos posteriores têm sugerido uma meta mais agressiva, < 80mg/dL, com um regime que inclua o uso de estatina.

Evidências atuais não sustentam a SM como um equivalente de risco coronariano em termos de meta para manejo dos lipídios.[120] Entretanto, o estudo Scandinavian Simvastatin Survival Study (4S) avaliou pacientes com elevado valor sérico de LDL-c e doença coronariana estabelecida e encontrou que aqueles com características de SM (no menor quartil para HDL-c e maior quartil para triglicerídeos) tiveram risco aumentado para eventos coronarianos maiores e melhor benefício (48% de redução) com a terapia com estatinas.[121,122] O tratamento de pacientes com doença coronariana conhecida e SM com 80mg de atorvastatina, quando comparado com 10mg de atorvastatina, diminuiu a taxa de eventos cardiovasculares maiores em 5 anos (9,5 versus 14% – HR 0,71; IC95%: 0,61 a 0,84).[123]

O estudo JUPITER incluiu 17.802 homens (≥ 50 anos) e mulheres (≥ 60 anos) de 1.315 localidades em 26 países, livres de diabetes e doença cardíaca, com níveis de LDL-c < 130mg/dL, mas níveis elevados de PCRus (≥ 2,0mg/L [mediana de 4,2mg/L]). Os participantes foram distribuídos aleatoriamente para receber 20mg/dia de rosuvastatina ou placebo e foram acompanhados para um desfecho primário de infarto do miocárdio, hospitalização por angina instável, morte por causa cardiovascular, revascularização arterial ou AVE. Embora planejado para durar 4 anos, esse estudo foi interrompido após uma média de 1,9 ano, em razão dos efeitos benéficos da rosuvastatina. O grupo da rosuvastatina apresentou redução de 37% nos níveis de PCR (até uma média de 12 meses de 2,2mg/L),

redução de 50% do LDL-c (até uma média de 12 meses de 55mg/dL) e nítida diminuição do número de eventos cardiovasculares e mortalidade por todas as causas. Ao final de 1,9 ano, a terapia com rosuvastatina reduziu significativamente, em 44%, o desfecho primário composto, em comparação com placebo, assim como ocorreu uma redução de 55% nos casos de infarto do miocárdio não fatal, de 48% no risco de AVE não fatal, e uma queda de 47% no risco de eventos cardíacos graves.[124,125] Uma análise posterior demonstrou que a redução de risco absoluto associada ao tratamento com rosuvastatina foi maior entre aqueles ≥ 70 anos de idade do que no grupo mais jovem.

No subgrupo de indivíduos com SM (41% dos indivíduos) houve benefício na redução de eventos, semelhante ao observado naqueles sem SM, de modo significativo. Além disso, em indivíduos que atingiram LDL < 70mg/dL e PCRus < 2mg/L com tratamento, a redução de eventos foi significativamente maior (65%). Nesse ensaio, é importante notar que, no grupo da rosuvastatina, os níveis de PCR obtidos foram preditivos de taxa de eventos, independentemente do alvo de LDL ou da relação, apo-B:apo-A-I.[124,125] Esses dados indicam que, nos indivíduos com e sem SM, a redução de eventos com a terapia com estatina pode ser monitorizada por reduções tanto no colesterol LDL como na PCRus.

As recentes diretrizes de prevenção primária canadense endossam o uso da terapia com estatinas para os indivíduos em risco intermediário que apresentam níveis elevados de PCRus.[126]

No JUPITER, 6.091 participantes (2.525 mulheres e 3.566 homens) apresentavam risco basal de 5% a 10% em 10 anos estimado pelo Framingham, enquanto o de 7.340 participantes (1.404 mulheres e 5.936 homens) ficava entre 11% e 20%. Nesses dois subgrupos, foram observadas reduções consistentes no risco relativo com o efeito geral do tratamento experimental (HR = 0,55, IC95%: 0,36 a 0,84; NNT em 5 anos = 40; p = 0,005 para aqueles com 5% a 10% de risco; taxa de risco = 0,51, IC95%: 0,39 a 0,68; NNT em 5 anos = 18; p < 0,0001 para aqueles com 11% a 20% de risco).

Um estudo recente (o Multi-Ethnic Study of Atherosclerosis [MESA]), com 6.760 participantes estratificados em quatro grupos – não obesos/baixa PCRus, não obesos/alta PCRus, obesos/baixa PCRus e obesos/PCRus alta – descreveu a associação com aterosclerose subclínica utilizando o escore de cálcio da artéria coronariana (CAC) e espessamento da médio-intimal da carótida (cIMT). Os participantes tinham um IMC médio de 28,3 (± 5,5kg/m^2) e média de PCRus de 1,9mg/L (0,84 a 4,26). PCRus elevada em pacientes não obesos não foi associada a CAC e foi levemente associada a cIMT. Obesidade foi fortemente associada a CAC e cIMT independente da PCRus. Com ambas presentes, obesidade e PCRus elevada, não foi observada evidência de multiplicação da interação de risco. Associação similar foi vista nos 2.083 indivíduos elegíveis do JUPITER.[96]

Pressão Arterial Elevada

Discretas elevações da pressão arterial podem ser efetivamente controladas com MEV: controle de peso, atividade física regular, moderação no consumo de álcool, redução da ingesta de sal e consumo maior de vegetais, frutas e produtos lácteos com baixo teor de gordura. O alvo de controle é uma pressão arterial < 140 × 90mmHg.[127]

Nenhum anti-hipertensivo tem sido identificado como o preferido em pacientes com SM.[128]

Os diuréticos e betabloqueadores em altas doses podem piorar a RI, devendo as doses dos diuréticos ser relativamente baixas, segundo as recomendações atuais.[128] Nos pacientes hipertensos com SM, os bloqueadores do canal de cálcio e do sistema renina-angiotensina podem ter prioridade sobre os diuréticos e betabloqueadores.[129]

O controle da hipertensão é necessário. Há evidências crescentes de que os inibidores da enzima conversora da angiotensina (IECA) e os receptores desta podem reduzir a incidência de diabetes de início recente, como visto no estudo de uso prolongado de valsartana (VALUE).[130] O objetivo de tratar pacientes hipertensos com RI é prevenir DM2 e eventos cardiovasculares. Vários estudos sugerem que o sistema renina-angiotensina desempenha importante papel na patogênese da RI e da DCV em diabéticos e o uso dos IECA e bloqueadores dos receptores da angiotensina (BRA) tem demonstrado prevenir o início do diabetes em hipertensos e reduzir os riscos cardiovasculares e a progressão da doença renal em diabéticos hipertensos. Recentemente, um estudo com telmisartana comprovou sua atuação como agonista do PPAR-γ, o qual influencia a expressão gênica envolvida no metabolismo do carboidrato, melhorando a sensibilidade insulínica. Há evidências crescentes de que o PPAR-γ exerce efeitos anti-inflamatórios na parede vascular, reduzindo assim os riscos de aterosclerose.[131]

Estado Protrombótico

Pessoas com SM manifestam elevação de fibrinogênio, PAI-1 e outros fatores da coagulação. Até o momento, o único procedimento utilizado a longo prazo para conter a trombose arterial consiste na administração de ácido acetilsalicílico (AAS) em dose baixa, ou outro antiagregante plaquetário. Essa terapia tem indicação naqueles portadores da síndrome classificados como de risco moderadamente alto para eventos cardiovasculares ateroscleróticos.[1,92]

Estado Proinflamatório

Esse estado é evidenciado pela elevação das citocinas (TNF-α, IL-6) e reagentes de fase aguda (PCR, fibrinogênio). Se a PCR estiver elevada, justifica-se a necessidade de modificações no estilo de vida. Nenhum agente que atue exclusivamente por meio desse mecanismo está disponível para redução dos riscos cardiovasculares. No entanto, fármacos que reduzam outros fatores de risco metabólicos também reduzem a PCR. No momento, esses fármacos não podem ser recomendados para reduzir o estado proinflamatório.[1,92]

Referências

1. Grundy SM et al. Diagnosis and management of metabolic syndrome – an American Heart Association/National Heart, Lung, and Blood Institute Scientific statement. Circulation 2005; 18:2736-52.

2. Grundy SM. Metabolic syndrome scientific statement by the American Heart Association/National Heart, Lung, and Blood Institute. Arterioscler Thromb Vasc Biol Editorial 2005:2243-4.

3. Haffner SM. Risk constellations in patients with metabolic syndrome: epidemiology, diagnosis, and treatment patterns. Am J Med 2006; 119(5A):3S-9S.

4. Reaven GM. Banting Lecture 1988. Role of insulin resistance in human disease. Diabetes 1988; 37:1595-607.

5. Ferrannini E. Controversy in clinical endocrinology. metabolic syndrome: a solution in search of a problem. J Clin Endocrinol Metab 2007; 92(2):396-8.

6. Kahn R, Buse John, Ferrannini E, Stern M. The metabolic syndrome: time for a critical appraisal. Diabetes Care 2005; 28:2289-304.

7. Grundy SM. Controversy in clinical endocrinology. Metabolic syndrome: a multiplex cardiovascular risk factor. J Clin Endocrinol Metab 2007; 92(2):399-404.

8. Vega GL, Adams-Huet B, Peshock Willet et al. Influence of body fat content and distribution on variation in metabolic risk. J Clin Endocrinol Metab 2006; 91(11):4459-66.

9. Grundy SM. Obesity, metabolic syndrome, and cardiovascular disease. J Clin Endocrinol Metab 2004; 89:2595-600.

10. Randle PJ, Garland PB, Newesholme EA. The glicose fatty acid cycle. Its role in insulin sensitivity and the metabolic disturbance of diabetes mellitus. Lancet 1963; 1:785-9.

11. Ridker PM, Morrow DA. C-reactive protein inflammation, and coronary risk. Cardiol Clin 2003; 21:269-73.

12. Chandran M, Phillips SA, Ciaraldi T, Henry RR. Adiponectin: more than just another fat cell hormone? Diabetes Care 2003; 26:2442-50.

13. Tschritter O et al. Plasma adiponectin concentrations predict insulin sensivity of both glucose and lipid metabolism. Diabetes 2003; 52:239-43.

14. Hotta K et al. Plasma concentration of a novel adipose specific protein adiponectin in type 2 diabetic patients. Arterioscler Thromb Vasc Biol 2000; 20:1595-9.

15. Franks PW, Brage S, Luan J et al. Leptin predicts a worsening of the features of the metabolic syndrome independently of obesity. Obes Res 2005; 13(8):1476-84.

16. Norata GD, Ongari M, Garlaschelli K et al. Plasma resistin levels correlates with determinants of the metabolic syndrome. Eur J Endocrinol 2007; 156(2):279-84.

17. Utzscheineder KM, Carr DB, Tong J et al. Resistin is not associated with insulin sensitivity or the metabolic syndrome in human. Diabetologia 2005; 48(11):2330-3.

18. Lee JH, Chan JL, Yiannakouris N et al. Circulating resistin levels are not associated with obesity or insulin resistance in humans and are not regulated by fasting or leptin administration: cross-sectional and interventional studies in normal, insulin-resistant, and diabetic subjects. J Clin Endocrinol Metab 2003; 18(10):4848-56.

19. Shetty GK, Economides PA, Horton ES et al. Circulating adiponectin and resistin levels in relation to metabolic factors, inflammatory markers, and vascular reactivity in diabetic patients and subjects at risk for diabetes. Diabetes Care 2004; 27(10):2450-7.

20. Xu A,Wang Y, Xu JY et al. Adipocyte fatty acid binding protein is a plasma biomarker closely associated with obesity and metabolic syndrome. Clin Chem 2006; 52:405-13.

21. Makowski L et al. The fatty acid binding protein, Ap2, coordinates cholesterol trafficking and inflammatory activity: macrophage expression of Ap2 impacts peroxisome proliferators-activated receptor gamma and kappab kinase activities. J Biol Chem 2005; 280:12888-65.

22. Fu Y, Luo N, Lopes-Virella MF, Garvey WT. The adipocyte lipid binding protein (ALBP/aP2) gene facilitates foam cell formation in human THP-1 macrophages. Atherosclerosis 2002; 165: 259-69.

23. Xu A et al. Circulation adipocyte-fatty acid binding protein levels predict the development of the metabolic syndrome. a 5-year prospective study. Circulation 2007; 115:1537-43.

24. Lee NK, Sowa H, Hinoi E et al. Endocrine regulation of energy metabolism by the skeleton. Cell 2007; 130:456-69.

25. Ferron M, Hinoi E, Karsenty G et al. Osteocalcin differentially regulates β cell and adipocyte gene expression and affects the development of metabolic diseases in wild-type mice. Proc Natl Acad Sci USA 2008; 105:5266-70.

26. Lee NK, Sowa H, Hinoi E et al. Endocrine regulation of energy metabolism by the skeleton. Cell 2007; 130:456-69.

27. Wei J, Karsenty G. Bone as a site of insulin resistance in type 2 diabetes. ASBMR 2012 Annual Meeting S24.

28. Magalhães K, Magalhães M, Diniz E, Lucena C, Griz L, Fandeira F. Metabolic syndrome and central fat distribution are related to lower serum osteocalcin concentrations. Endocr Rev 2011; 32:P2-563.

29. Lin S, Enriquez R, Herzog H, Eisman J, Baldock P. Completing the bone/brain circuit: osteocalcin signals within the hypothalamus to inhibit bone formation. ASBMR 2012 Annual Meeting S24.

30. World Health Organization. Definition, diagnosis and classification of diabetes mellitus and its complications. Report of a WHO Consultation. Geneva: World Health Organization, 1999.

31. Balkau B et al. Comment on the provisional report from the WHO consultation. European Group for the Study of Insulin Resistance (EGIR). Diabet Med 1999; 16:442-3.

32. Expert Panel on Detection Evaluation, and Treatment of High Blood Cholesterol in Adults: Executive Summary of Third Report of the National Education Program (NCEP) Expert Panel on Detection, Evaluation, and Treatment on High Blood Cholesterol in Adults (ATP III). JAMA 2001; 285:2486-97.

33. American Diabetes Association. Diagnosis and classification of diabetes mellitus. Diabetes Care 2005; 28:S37-S42.

34. American College of Endocrinology Task Force on the Insulin Resistance Syndrome. American College of Endocrinology position statement on the insulin resistance syndrome. Endocr Pract 2003; 9:236-52.

35. Alberti KGMM, Zimmet P, Shaw J. Metabolic syndrome – a new world – wide definition. Lancet 2005; 366:1059-62.

36. International Diabetes Federation. The IDF consensus worldwide definition of the metabolic syndrome. Disponível em: http://www.idf.org/webdata/docs/MetS_def_update2006.pdf. Acessado em dezembro de 2012.

37. Leite MLC, Nicolosi A, Firmo JOA et al. Features of metabolic syndrome in non-diabetic Italians and Brazilians: a discriminant analysis. Int J Clin Pract 2007; 61:32-8.

38. Alexander CM, Landsman PB, Teutsch SM, Haffner SM. Third National Health and Nutrition Examination Survey (NHA-NEIII); National Cholesterol Education Program (NCEP). NCEP-defined metabolic syndrome, diabetes, and prevalence of coronary heart disease among NHANES III participants age 50 years and older. Diabetes 2003; 52:1210-4.

39. Ford ES, Giles WH, Dietz WH. Prevalence of metabolic syndrome among US adults. JAMA 2002; 287:356-9.

40. Hadigan C et al. Metabolic abnormalities and cardiovascular disease risk factor in adults with human imunodeficiency virus infection and lipodystrophy. Clin Infect Dis 2001; 32(8):130-9.

41. Jericó C et al. Metabolic syndrome among HIV-infected patients. Diabetes Care 2005; 28:144-9.

42. Samara K et al. Prevalence of metabolic syndrome in HIV-infected patients receiving highly active antiretroviral therapy using International Foundation and Adult Treatment Panel III Criteria. Diabetes Care 2007; 30:113-9.

43. He Y et al. Prevalence of the metabolic syndrome and its relation to cardiovascular disease in an elderly Chinese Population. J Am Coll Cardiol 2006; 47(8):1588 94.

44. Scuteri A, Najjar SS, Morrel CH, Lakata EG. The metabolic syndrome in older individuals: prevalence and prediction of cardiovascular events. Diabetes Care 2005; 28:882-7.

45. Assmann G, Cullen P, Schulte H. Simple scoring scheme for calculating the risk of acute coronary events based on the 10 years follow-up of the prospective cardiovascular Münster (PRO-CAM) study. Circulation 2002; 105:3(10).

46. Assmann G, Guerra R, Fox G et al. Harmonizing the definition of the metabolic syndrome: comparison of the criteria of the Adult Treatment Panel III and the International Diabetes Federation in United States American and European populations. Am J Cardiol 2007; 99(4):541-8.

47. Dunstan DW et al. The rising prevalence of diabetes and impaired glucose tolerance: the Australian Diabetes, Obesity and Lifestyle Study. Diabetes Care 2002; 25(5):829-34.

48. Guerrero-Romero F, Rodriguez-Morán M. Concordance between the 2005 International Diabetes Federation Definition for Diagnosing Metabolic Syndrome with the National Cholesterol Education Program Adult Treatment Panel III and the World Health Organization Definitions. Diabetes Care 2005; 28:2588-9.

49. Ford ES, Giles WH, Mokdad AH. Increasing prevalence of the metabolic syndrome among U.S. adults. Diabetes Care 2004; 27:2444.

50. Wilson PW, D'Agostino RB, Parise H et al. Metabolic syndrome as a precursor of cardiovascular disease and type 2 diabetes mellitus. Circulation 2005; 112:3066.

51. Park YW, Zhu S, Palaniappan L et al. The metabolic syndrome: prevalence and associated risk factor findings in the US population from the Third National Health and Nutrition Examination Survey, 1988-1994. Arch Intern Med 2003; 163:427.

52. Wilson PW, Kannel WB, Silbershatz H, D'Agostino RB. Clustering of metabolic factors and coronary heart disease. Arch Intern Med 1999; 159:1104.

53. Mokdad AH, Serdula MK, Dietz WH et al. The spread of the obesity epidemic in the United States, 1991-1998. JAMA 1999; 282:1519.

54. Manson JE, Skerrett PJ, Greenland P, VanItallie TB. The escalating pandemics of obesity and sedentary lifestyle. A call to action for clinicians. Arch Intern Med 2004; 164:249.

55. Ferreira I, Twisk JW, van Mechelen W et al. Development of fatness, fitness, and lifestyle from adolescence to the age of 36 years: determinants of the metabolic syndrome in young adults: the Amsterdam Growth and Health Longitudinal Study. Arch Intern Med 2005; 165:42.

56. Eckel RH, Grundy SM, Zimmet PZ. The metabolic syndrome. Lancet 2005; 365:1415.

57. Grundy SM, Hansen B, Smith SC Jr et al. Clinical management of metabolic syndrome: report of the American Heart Association/National Heart, Lung, and Blood Institute/American Diabetes Association Conference on Scientific Issues Related to Management. Circulation 2004; 109:551.

58. Lakka HM et al. Metabolic syndrome and total and cardiovascular disease mortality in middle-age men. JAMA 2002; 288:2709-16.

59. Eberly LE et al. Metabolic syndrome. risk factor distribution and 18-year mortality in the multiple risk factor intervention trial. Diabetes Care 2006; 29:123-30.

60. Butler J et al. Metabolic syndrome and risk of cardiovascular disease in older adults. J Am Coll Cardiol 2006; 47:1595-602.

61. Bonora E et al. Metabolic syndrome is an independent predictor of cardiovascular disease in type 2 diabetic subjects. Prospective data from The Verona Diabetes Complications Study. Diabetic Medicine 2003; 21:52-8.

62. Stern MP, Williams K, González-Villalpando C et al. Does the metabolic syndrome improve identification of individuals at risk of type 2 diabetes and/or cardiovascular disease? Diabetes Care 2004; 27:2676-81.

63. Sundstrom J, Risérus U, Byberg L et al. Clinical value of the metabolic syndrome for long term prediction of total and cardiovascular mortality: prospective, population based cohort study. BMJ 2006; 332(7546):878-82.

64. Balkau B, Hu G, Qiao Q et al. DECODE Study Group; European Diabetes Epidemiology Group. Prediction of the risk of cardiovascular mortality using a score that includes glucose as a risk factor. The DECODE Study. Diabetologia 2004; 47(12):2118-28.

65. McNeili AM et al. The metabolic syndrome and 11-year risk incident cardiovascular disease in the atherosclerosis risk in communities study. Diabetes Care 2005; 28:385-90.

66. Meigs JB, Wilson PW, Fox CS et al. Body mass index, metabolic syndrome, and risk of type 2 diabetes or cardiovascular disease. J Clin Endocrinol Metab 2006; 91:2906.

67. McLaughlin T, Abbasi F, Lamendola C, Reaven G. Heterogeneity in the prevalence of risk factors for cardiovascular disease

and type 2 diabetes mellitus in obese individuals: effect of differences in insulin sensitivity. Arch Intern Med 2007; 167:642.

68. Ingelsson E, Sullivan LM, Murabito JM et al. Prevalence and prognostic impact of subclinical cardiovascular disease in individuals with the metabolic syndrome and diabetes. Diabetes 2007; 56:1718.

69. Hanson RL, Imperatore G, Bennett PH, Knowler WC. Components of the "metabolic syndrome" and incidence of type 2 diabetes. Diabetes 2002; 51:3120.

70. Resnick HE, Jones K, Ruotolo G et al. Insulin resistance, the metabolic syndrome, and risk of incident cardiovascular disease in nondiabetic american indians: the Strong Heart Study. Diabetes Care 2003; 26:861.

71. Klein BE, Klein R, Lee KE. Components of the metabolic syndrome and risk of cardiovascular disease and diabetes in Beaver Dam. Diabetes Care 2002; 25:1790.

72. Sattar N, Gaw A, Scherbakova O et al. Metabolic syndrome with and without C-reactive protein as a predictor of coronary heart disease and diabetes in the West of Scotland Coronary Prevention Study. Circulation 2003; 108:414.

73. Sattar N, McConnachie A, Shaper AG et al. Can metabolic syndrome usefully predict cardiovascular disease and diabetes? Outcome data from two prospective studies. Lancet 2008; 371:1927.

74. Ford ES, Li C, Sattar N. Metabolic syndrome and incident diabetes: current state of the evidence. Diabetes Care 2008; 31:1898.

75. Stern MP, Williams K, González-Villalpando C et al. Does the metabolic syndrome improve identification of individuals at risk of type 2 diabetes and/or cardiovascular disease? Diabetes Care 2004; 27:2676.

76. Cameron AJ, Magliano DJ, Zimmet PZ et al. The metabolic syndrome as a tool for predicting future diabetes: the AusDiab study. J Intern Med 2008; 264:177.

77. Wannamethee SG, Shaper G, Lennon L, Morris RW. Metabolic syndrome vs Framingham Risk Score for prediction of coronary heart disease, stroke, and type 2 diabetes mellitus. Arch Intern Med 2005; 165:2644-50.

78. Marceau P, Biron S, Hould FS et al. Liver pathology and the metabolic syndrome X in severe obesity. J Clin Endocrinol Metab 1999; 84:1513.

79. Hamaguchi M, Kojima T, Takeda N et al. The metabolic syndrome as a predictor of nonalcoholic fatty liver disease. Ann Intern Med 2005; 143:722.

80. Hanley AJ, Williams K, Festa A et al. Liver markers and development of the metabolic syndrome: the insulin resistance atherosclerosis study. Diabetes 2005; 54:3140.

81. Chen J, Muntner P, Hamm LL et al. The metabolic syndrome and chronic kidney disease in U.S. adults. Ann Intern Med 2004; 140:167.

82. Zhang L, Zuo L, Wang F et al. Metabolic syndrome and chronic kidney disease in a Chinese population aged 40 years and older. Mayo Clin Proc 2007; 82:822.

83. Kurella M, Lo JC, Chertow GM. Metabolic syndrome and the risk for chronic kidney disease among nondiabetic adults. J Am Soc Nephrol 2005; 16:2134.

84. Pasquali R, Gambineri A, Anconetani B et al. The natural history of the metabolic syndrome in young women with the polycystic ovary syndrome and the effect of long-term oestrogen-progestagen treatment. Clin Endocrinol (Oxf) 1999; 50:517.

85. Vgontzas AN, Papanicolaou DA, Bixler EO et al. Sleep apnea and daytime sleepiness and fatigue: relation to visceral obesity, insulin resistance, and hypercytokinemia. J Clin Endocrinol Metab 2000; 85:1151.

86. Ip MS, Lam B, Ng MM et al. Obstructive sleep apnea is independently associated with insulin resistance. Am J Respir Crit Care Med 2002; 165:670.

87. Choi HK, Ford ES. Prevalence of the metabolic syndrome in individuals with hyperuricemia. Am J Med 2007; 120:442.

88. Choi HK, Ford ES, Li C, Curhan G. Prevalence of the metabolic syndrome in patients with gout: the Third National Health and Nutrition Examination Survey. Arthritis Rheum 2007; 57:109.

89. Rosenzweig JL, Ferrannini E, Grundy SM et al. Primary prevention of cardiovascular disease and type 2 diabetes in patients at metabolic risk: an Endocrine Society Clinical Practice Guideline. J Clin Endocrinol Metab 2008; 93:3671.

90. Wilson PWF et al. Prediction of coronary heart disease using risk factor categories. Circulation 1998; 97:1837-47.

91. Stevens RJ. The UKPDS risk engine: a model for the risk of coronary heart disease in type II diabetes (UKPDS 56). Clinical Science 2001; 101:671-9.

92. Sorrentino MJ. Implications of the metabolic syndrome: the new epidemic. Am J Cardiol 2005; 96(suppl):3E-7E.

93. Jellinger PS, Smith DA, Mehta AE et al. AACE Task Force for Management of Dyslipidemia and Prevention of Atherosclerosis. American Association of Clinical Endocrinologists' Guidelines for Management of Dyslipidemia and Prevention of Atherosclerosis. Endocr Pract 2012 Mar-Apr; 18 Suppl 1:1-78.

94. Ridker PM, Wilson PWF, Grundy SM. Should C-reactive protein be added to metabolic syndrome and to assessment of global cardiovascular risk? Circulation 2004; 109:2818-25.

95. Devaraj S, Siegel D, Jialal I. Statin therapy in metabolic syndrome and hypertension post-JUPITER: What is the value of CRP? Curr Atheroscler Rep 2011 Feb; 13(1):31-42.

96. Blaha MJ, Rivera JJ, Budoff MJ et al. Association between obesity, high-sensitivity C-reactive protein ≥2 mg/L, and subclinical atherosclerosis: implications of JUPITER from the Multi-Ethnic Study of Atherosclerosis. Arterioscler Thromb Vasc Biol 2011 Jun; 31(6):1430-8. Epub 2011 Apr 7.

97. I Diretriz Brasileira de Diagnóstico e Tratamento da Síndrome Metabólica. Arq Bras Cardiol 2005; 84(suppl I).

98. Lloyd-Jones DM, Liu K, Colangelo LA et al. Consistently stable or decreased body mass index in young adulthood and longitudinal changes in metabolic syndrome components: the Coronary Artery Risk Development in Young Adults Study. Circulation 2007; 115:1004.

99. Diabetes Prevention Program Research Group. Reduction in incidence of type 2 diabetes with lifestyle intervenion or metformin. N Engl J Med 2002; 346:393-403.

100. Esposito K, Marfella R, Ciotola M et al. Effect of a Mediterranean-style diet on endothelial dysfunction and markers of vascular inflammation in the metabolic syndrome: a randomized trial. JAMA 2004; 292:1440.

101. Tortosa A, Bes-Rastrollo M, Sanchez-Villegas A et al. Mediterranean diet inversely associated with the incidence of metabolic syndrome: the SUN prospective cohort. Diabetes Care 2007; 30:2957.

102. Salas-Salvadó J, Fernández-Ballart J, Ros E et al. Effect of a Mediterranean diet supplemented with nuts on metabolic syndrome status: one-year results of the PREDIMED randomized trial. Arch Intern Med 2008; 168:2449.

103. Kastorini CM, Milionis HJ, Esposito K et al. The effect of Mediterranean diet on metabolic syndrome and its components: a meta-analysis of 50 studies and 534,906 individuals. J Am Coll Cardiol 2011; 57:1299.

104. Azadbakht L, Mirmiran P, Esmaillzadeh A et al. Beneficial effects of a dietary approaches to stop hypertension eating plan on features of the metabolic syndrome. Diabetes Care 2005; 28:2823.

105. Brand-Miller J, Hayne S, Petocz P, Colagiuri S. Low-glycemic index diets in the management of diabetes: a meta-analysis of randomized controlled trials. Diabetes Care 2003; 26:2261.

106. McKeown NM, Meigs JB, Liu S et al. Carbohydrate nutrition, insulin resistance, and the prevalence of the metabolic syndrome in the Framingham Offspring Cohort. Diabetes Care 2004; 27:538.

107. Després JP, Pouliot MC, Moorjani S et al. Loss of abdominal fat and metabolic response to exercise training in obese women. Am J Physiol 1991; 261:E159.

108. Thompson PD, Buchner D, Pina IL et al. Exercise and physical activity in the prevention and treatment of atherosclerotic cardiovascular disease: a statement from the Council on Clinical Cardiology (Subcommittee on Exercise, Rehabilitation, and Prevention) and the Council on Nutrition, Physical Activity, and Metabolism (Subcommittee on Physical Activity). Circulation 2003; 107:3109.

109. Klein S, Fontana L, Young VL et al. Absence of an effect of liposuction on insulin action and risk factors for coronary heart disease. N Engl J Med 2004; 350:2549.

110. Heart Protection Study Collaborative Group. MRC/BHF heart protection study of cholesterol lowering with simvastatin in 20 536 high-risk individuals: a randomised placebo-controlled trial. Lancet 2002; 360:7-22.

111. Orchard TJ, Temprosa M, Goldberg R et al. The effect of metformin and intensive lifestyle intervention on the metabolic syndrome: the Diabetes Prevention Program randomized trial. Ann Intern Med 2005; 142:611.

112. Effect of intensive blood-glucose control with metformin on complications in overweight patients with type 2 diabetes (UKPDS 34). UK Prospective Diabetes Study (UKPDS) Group. Lancet 1998; 352:854.

113. Nathan DM, Buse JB, Davidson MB et al. Management of hyperglycemia in type 2 diabetes: A consensus algorithm for the initiation and adjustment of therapy: a consensus statement from the American Diabetes Association and the European Association for the Study of Diabetes. Diabetes Care 2006; 29:1963.

114. Pearson TA, Blair SN, Daniels SR et al. AHA Guidelines for Primary Prevention of Cardiovascular Disease and Stroke: 2002 Update: Consensus Panel Guide to Comprehensive Risk Reduction for Adult Patients Without Coronary or Other Atherosclerotic Vascular Diseases. American Heart Association Science Advisory and Coordinating Committee. Circulation 2002; 106:388.

115. Eberly LE, Prineas R, Cohen JD et al. Metabolic syndrome: risk factor distribution and 18-year mortality in the multiple risk factor intervention trial. Diabetes Care 2006; 29:123.

116. Sharma AM, Staels B. Peroxisome proliferators-activated receptor γ and adipose tissue-understanding obesity-related changes in regulation of lipid and glucose metabolism. J Clin Endocrinol Metab 2007; 92:386-95.

117. Colhout HM et al. Primary prevention of cardiovascular disease with atorvastatin in type 2 diabetes in the Collaborative Atorvastatin Diabetes Study (CARDS): multicentre randomised placebo-controlled trial. Lancet 2004; 364(9435):685-96.

118. Sever PS, Dahlof B, Poulter NR et al. Prevention of coronary and stroke events with atorvastatin in hypertensive patients who have average or lower-than-average cholesterol concentrations, in the Anglo-Scandinavian Cardiac Outcomes Trial-Lipid Lowering Arm (ASCOT-LLA): a multicentre randomised controlled trial. Lancet 2003; 361(9364):1149-58.

119. Rubins HB et al. Gemfibrozil for the secondary prevention of coronary heart disease in men with low levels of high-density lipoprotein cholesterol. Veterans Affairs High-Density Lipoprotein Cholesterol Intervention Trial Study Group. N Engl J Med 1999; 341(6):410-8.

120. Marroquin OC, Kip KE, Kelley DE et al. Metabolic syndrome modifies the cardiovascular risk associated with angiographic coronary artery disease in women: a report from the Women's Ischemia Syndrome Evaluation. Circulation 2004; 109:714.

121. Ballantyne CM, Olsson AG, Cook TJ et al. Influence of low high-density lipoprotein cholesterol and elevated triglyceride on coronary heart disease events and response to simvastatin therapy in 4S. Circulation 2001; 104:3046.

122. Pyörälä K, Ballantyne CM, Gumbiner B et al. Reduction of cardiovascular events by simvastatin in nondiabetic coronary heart disease patients with and without the metabolic syndrome: subgroup analyses of the Scandinavian Simvastatin Survival Study (4S). Diabetes Care 2004; 27:1735.

123. Deedwania P, Barter P, Carmena R et al. Reduction of low-density lipoprotein cholesterol in patients with coronary heart disease and metabolic syndrome: analysis of the Treating to New Targets study. Lancet 2006; 368:919.

124. Ridker PM, Danielson E, Francisco AH et al. Rosuvastatin to prevent vascular events in men and women with elevated CRP. N Engl J Med 2008; 359:2195-207.

125. Ridker PM, Danielson E, Francisco AH et al. Reduction in CRP and LDL-C and cardiovascular event rates after initiation of rosuvastatin: a prospective study of the JUPITER trial. Lancet 2009; 373:1175-82.

126. Genest J, McPherson R, Frohlich J et al. 2009 Canadian Cardiovascular Society/Canadian guidelines for the diagnosis and treatment of dyslipidemia and prevention of cardiovascular disease in the adult: 2009 recommendations. Can J Cardiol 2009; 25:567-79.

127. Chobanian AV et al. The Seventh Report of the Joint National Committee on Prevention, Detection, Evaluation, and Treatment of High Blood Pressure: the JNC 7 report. JAMA 2003; 289(19):2560-72.

128. Alberti KGMM, Zimmet P, Shaw J. Metabolic syndrome – a new world – wide definition. a consensus statement from the International Diabetes Federation. Diabetic Medicine 2006; 23:469-80.

129. Jandeleit-Dahm K et al. Anti-atherosclerotic and renoprotective effects of combined angiotensin-converting enzyme and neutral endopeptidase inhibition in diabetic apolipoprotein E-knockout mice. Hypertens 2005; 23(11):2071-82

130. Julius S. Outcomes in hypertensive patients at high cardiovascular risk treated with regimens based on valsartan or amlodipine: The VALUE Randomised Trial. Lancet 2004; 363(9426):2022-31.

131. Kurtz TW. Treating the metabolic syndrome: telmisartan as a peroxisome proliferator-activated receptor-gamma activator. Acta Diabetol Review 2005; 42(suppl 1):S9-16.

Controle Neuroendócrino do Balanço Energético

César Luiz Boguszewski • Gilberto Paz-Filho

INTRODUÇÃO

O peso corporal e os estoques de gordura são mantidos relativamente constantes mesmo diante de amplas variações diárias na ingestão calórica e no gasto de energia. Essa homeostase é mantida graças a um sistema fisiológico complexo, que provoca aumento da fome e diminuição do gasto calórico, quando há redução do peso corporal, e respostas opostas, quando ocorre ganho de peso. Esse sistema envolve múltiplas interações entre o trato gastrointestinal (TGI), o tecido adiposo e o sistema nervoso e está sob influência de mecanismos comportamentais, autonômicos, sensoriais, nutricionais e endócrinos. Do ponto de vista evolutivo, os mecanismos biológicos de controle do balanço energético desenvolveram-se primariamente para auxiliar a sobrevivência em períodos de escassez de alimentos. Consequentemente, são mais ativos e promovem respostas fisiológicas mais robustas quando ocorre perda de peso, o que é bastante indesejável diante da atual pandemia de obesidade.[1-4]

O hipotálamo – particularmente o núcleo arqueado (ARC) – e o tronco cerebral – particularmente o núcleo do trato solitário (NTS) – são os sítios principais de convergência e integração de sinais centrais e periféricos que regulam a ingestão alimentar e o gasto energético.[5,6] Existem dois mecanismos reguladores principais, um a curto prazo que, por meio dos chamados "sinais de saciedade", determina o início e o término das refeições (fome e saciação, respectivamente) e modula o intervalo entre as refeições (saciedade),[6] e outro a longo prazo, que se utiliza de "sinais de adiposidade" para regular os depósitos corporais de energia. Os "sinais de saciedade" do TGI são transmitidos primariamente por via vagal e pelos nervos espinhais para o NTS, enquanto os "sinais de adiposidade" alcançam o ARC via eminência mediana ou cruzando a barreira hematoencefálica (BHE) por mecanismos saturáveis ou não saturáveis. Há, entretanto, grande integração e convergência desses sinais a curto e longo prazos mediante conexões neuronais entre o núcleo ARC, NTS e fibras aferentes vagais (Figura 92.1).

O fascínio pela regulação do balanço energético tem aumentado a cada dia, diante da caracterização de novos e complexos sistemas de controle, envolvendo neurotransmissores hipotalâmicos, o sistema endocanabinoide,[7] hormônios secretados pelo tecido adiposo (como leptina, adiponectina, resistina, interleucina 6 [IL-6] e fator de necrose tumoral alfa [TNF-α]), pelo pâncreas (insulina, amilina, polipeptídeo pancreático, enterostatina) e pelo TGI (peptídeo YY, colecistocinina, GLP-1, oxintomodulina). A integração entre eles é fundamental na manutenção do peso corporal, e adaptações compensatórias são responsáveis pelas altas taxas de recuperação do peso após emagrecimento induzido por dieta ou pelo tratamento farmacológico da obesidade.[8,9] Por outro lado, cada nova descoberta aumenta a expectativa em relação ao desenvolvimento de novas terapias para obesidade e distúrbios nutricionais em futuro próximo.[10-12]

LEPTINA, INSULINA E CONTROLE NEUROENDÓCRINO DO BALANÇO ENERGÉTICO

Leptina

Secretada pelo tecido adiposo a partir do gene *ob*, a leptina é um hormônio peptídico de 16kDa que ocupa papel central na homeostase energética.[13] A produção de leptina é maior na gordura subcutânea do que na visceral e seus níveis sanguíneos correlacionam-se diretamente com a massa de gordura corporal. A secreção de leptina

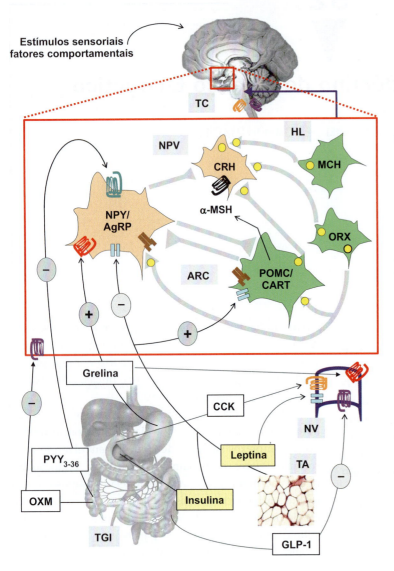

Figura 92.1 Regulação do balanço energético mediante as interações entre sistema nervoso, trato gastrointestinal (TGI) e tecido adiposo. O quadrado vermelho representa os núcleos hipotalâmicos (NPV: núcleo paraventricular; HL: hipotálamo lateral; ARC: núcleo arqueado) com neurônios das vias orexígenas (cor laranja) e anorexígenos (cor verde) e suas conexões (cor cinza). Os círculos amarelos indicam os locais dos receptores CB_1 do sistema endocanabinoide. Os sinais positivo e negativo indicam, respectivamente, efeito estimulador ou inibidor do peptídeo sobre a população neuronal indicada. As ações exercidas através do nervo vago (NV) são indicadas por setas pontilhadas. Receptores estão representados nas células neuronais hipotalâmicas e no NV: Ob-Rb (leptina) em azul; IR (insulina) em marrom; GHS-R (grelina) em vermelho; Y2R (peptídeo YY [PYY_{3-36}]) em verde; MC4R (melanocortina) em preto; CCKR1 (colecistocinina [CCK]) em laranja; GLP-1R (peptídeo glucagon-símile [GLP-1] e oxintomodulina [OXM]) em roxo. O desenho dos receptores CCKR1 e GLP-1R no tronco cerebral (TC) indicam ação direta sobre esta área. A leptina e a insulina (caixas amarelas) são "sinais de adiposidade" que auxiliam a regulação a longo prazo dos depósitos corporais de energia, enquanto os peptídeos do TGI agem principalmente como "sinais de saciedade", determinando o início e o término das refeições (fome e saciedade) e o intervalo entre as refeições (saciedade). (AgRP: homólogo humano da proteína Agouti; α-MSH: hormônio estimulante dos melanócitos [melanocortina]; CART: transcrito regulado por cocaína e anfetamina; CRH: hormônio liberador da corticotrofina; MCH: hormônio concentrador de melanina; NPY: neuropeptídeo Y; ORX: orexinas; POMC: pro-opiomelanocortina; TA: tecido adiposo; TGI: trato gastrointestinal.)

é maior nas fases pós-prandiais e reduzida em períodos de jejum, sendo influenciada, também, por fatores metabólicos e hormonais.[14] Defeitos genéticos do gene *ob* com deficiência congênita de leptina resultam em quadro de obesidade de início precoce associado a hiperfagia intensa (com comportamento agressivo quando os indivíduos afetados são privados de comida), saciedade reduzida (sempre à procura de comida, mesmo pouco tempo depois do final de uma refeição), redução do gasto energético e anormalidades endócrinas associadas. A administração de leptina recombinante é capaz de reverter esse fenótipo tanto em animais como em humanos.[15,16]

A leptina circulante é transportada até o cérebro, onde atravessa a BHE por um mecanismo saturável, ligando-se a seu receptor (Ob-R) no núcleo ARC do hipotálamo. Codificado pelo gene *db*, o Ob-R (ou *LEPR*) é um receptor transmembrana pertencente à família das citocinas, com cinco isoformas (*splice variants*) caracterizadas na espécie humana: Ob-Ra, Ob-Rb, Ob-Rc, Ob-Rd e Ob-Re. Em ratos, uma sexta isoforma foi identificada (Ob-Rf).[17] Somente a isoforma Ob-Rb contém um domínio intracelular longo imprescindível para ação biológica da leptina, enquanto o papel fisiológico das isoformas curtas relaciona-se com o transporte da leptina no sangue e sua passagem pela BHE.[18-20] A isoforma Ob-Re não possui domínios intra e extracelulares, servindo como uma proteína de ligação plasmática. O Ob-Rb tem grande expressão em núcleos hipotalâmicos – particularmente núcleo ARC, ventromedial, dorsomedial e hipotálamo lateral – e também em tecidos periféricos, incluindo pulmões, rins, fígado, pâncreas, adrenais, ovários, células-tronco hematopoéticas e músculo esquelético, onde a leptina desempenha outras funções biológicas. O Ob-Rb também se expressa no NTS, indicando que a leptina exerce seus efeitos, pelo menos em parte, por ações no tronco cerebral.[21] Similarmente ao observado com o gene *ob*, mutação no gene *db* pode causar obesidade monogênica tanto em roedores como em humanos.[16,22,23] Até 3% dos indivíduos com obesidade grave podem apresentar mutações com perda de função no *LEPR*, com quadro clínico similar ao da deficiência congênita de leptina.[22]

A ligação da leptina ao Ob-Rb promove dimerização do receptor e ativação do sistema JAK/STATs, resultando na fosforilação de proteínas citoplasmáticas e transmissão do sinal para o núcleo com modulação da transcrição gênica.[24] Simultaneamente, a ativação das proteínas JAK/STATs leva à expressão de proteínas inibidoras da sinalização, como a SOCS-3 (*suppressor of cytokine signaling-3*) e a PTP1B (*protein tyrosine phosphatase-1B*), que modulam a resposta biológica da leptina.[16,17] A leptina controla ainda outras cascatas-chave na regulação da função celular e do metabolismo: PI3K (*phosphatidylinositol-3-kinase*) e ERK 1/2 (*extracellular signal-regulated kinase*), as quais regulam o recrutamento e a fosforilação da IRS (*insulin receptor substrate*), e a ativação das MAPK (*mitogen-activated protein kinases*) e da AMPK (*5'-AMP-activated protein kinase*), essenciais no controle da proliferação, expressão gênica, diferenciação, mitose, apoptose e processos celulares e metabólicos.[25,26] A leptina é o principal sinal de adiposidade catabólico, cuja ação cerebral resulta em redução da ingestão alimentar, aumento do gasto energético e perda de peso.

A leptina estimula neurônios anorexígenos que expressam pro-opiomelanocortina (POMC) e o transcrito regulado por cocaína e anfetamina (CART) e inibe neurônios orexígenos que expressam neuropeptídeo Y (NPY) e peptídeo relacionado com a cepa Agouti (AgRP). Esses alvos primários da ação da leptina se comunicam com neurônios de segunda ordem em outros núcleos hipotalâmicos (especialmente núcleo paraventricular, dorsomedial, ventromedial e hipotálamo lateral), modulando o balanço energético com informações comportamentais, hormonais e nutricionais advindas da periferia e de centros corticais superiores (Figura 94.1). Vários neurotransmissores produzidos nessas regiões hipotalâmicas, incluindo hormônio liberador da corticotrofina (CRH), hormônio liberador da tireotrofina (TRH), hormônio concentrador de melanina (MCH), fator neurotrófico cerebral (BDNF) e orexinas, estão fisiologicamente envolvidos com a homeostase energética. Esses grupos neuronais anorexígenos e orexígenos se conectam em vários pontos do sistema nervoso central, fazendo com que a ativação de um grupo iniba o outro e vice-versa.[1,2,5,6]

Os níveis séricos de leptina são muito baixos na anorexia nervosa e se elevam progressivamente com a recuperação do peso corporal. De modo oposto, a obesidade humana se associa a níveis séricos elevados de leptina e transporte menos eficiente através da BHE, condizente com um estado de resistência central aos efeitos da leptina. Essa resistência pode ser secundária à obesidade[27] ou vice-versa, e fatores genéticos, idade, alimentação, sedentarismo e estresse podem contribuir para o aparecimento de defeitos no transporte da leptina pela BHE ou levar a anormalidades em sua sinalização.[24] Além disso, a resistência à leptina é tecido-específica podendo, por exemplo, estar presente no hipotálamo e ausente no tecido cardíaco.[28]

A resistência à leptina é causada pela expressão intracelular aumentada da SOCS-3, uma vez que animais geneticamente modificados que não expressam SOCS-3 neuronal são resistentes à obesidade induzida por dieta, e também porque nos obesos sua atividade encontra-se aumentada.[24] De maneira semelhante, a deleção neuronal da PTP1B aumenta a sensibilidade à leptina e à insulina, prevenindo o ganho de peso.[29] Mais recentemente, demonstrou-se que a expressão aumentada da tirosino fosfatase TCPTP também está relacionada com a leptino-resistência.[30]

Quando indivíduos obesos são submetidos à perda de peso induzida por dieta, ocorre piora no transporte de leptina pela BHE com consequente agravamento da resistência à leptina, justificando a dificuldade em se manter balanço energético negativo durante o emagrecimento.[31] Agentes catecolaminérgicos podem facilitar a passagem da leptina pela BHE, melhorando a sensibilidade hipotalâmica, o que poderia explicar em parte o conhecido efeito anorexígeno desses compostos farmacológicos.[31,32] Por outro lado, os agentes serotoninérgicos (fenfluramina, dexfenfluramina, sibutramina, locaserina), usados no tratamento da obesidade, promovem anorexia ao se ligarem a receptores serotoninérgicos 5-HT2C expressos em neurônios POMC, ativando as mesmas vias anorexígenas que são críticas para os efeitos biológicos da leptina.[33] Além da resistência à leptina, a menor produção de leptina pelo tecido adiposo, observada em indivíduos heterozigotos para mutação no gene *ob*, associa-se a prevalência aumentada de sobrepeso e obesidade nessa população, sugerindo que deficiência parcial ou relativa de leptina possa ser também um mecanismo etiológico na obesidade humana.[34] Estima-se que até 10% dos indivíduos obesos tenham níveis relativamente baixos de leptina,[35] um grupo que poderia ser responsivo à terapia com leptina recombinante.[36] Em consonância com essa ideia, leptina recombinante tem sido empregada com sucesso para reverter as anormalidades metabólicas dos pacientes com lipodistrofias.[13]

Insulina

A insulina, assim como a leptina, constitui um sinal de adiposidade,[37] e sua ação central promove os mesmos efeitos biológicos da leptina – aumento do gasto energético, inibição da fome e estímulo da saciedade.[38] Os níveis séricos de insulina são diretamente proporcionais à quantidade de gordura corporal e são influenciados pela sensibilidade periférica ao hormônio, especialmente aquela determinada pela gordura visceral. A insulina atravessa a BHE para se ligar aos receptores de insulina (IR) presentes em altas concentrações nos neurônios POMC/CART e NPY/AgRP do núcleo ARC. Várias evidências atestam que a ação central da insulina promove anorexia, aumento do gasto energético e redução do peso corporal. Em animais, menor expressão ou deleção neuronal do IR resulta em hiperfagia, obesidade e dislipidemia, com níveis periféricos elevados de insulina.[37,39] Em humanos, essa ação da insulina resulta no potencial para o desenvolvimento de análogos de insulina com maior e mais rápida sinalização hipotalâmica do que periférica, evitando o ganho de peso comumente observado no tratamento de pacientes diabéticos.[40]

O IR é composto de uma subunidade α extracelular que se liga à insulina e de uma subunidade β intracelular que carreia o sinal e tem atividade tirosina cinase intrínseca. Existem vários substratos do receptor (IRS), de modo que IRS-1 e IRS-2 são identificados em células neuronais, com grande expressão do RNA mensageiro (RNAm) do IRS-2 no núcleo ARC. Animais geneticamente modificados que não produzem IRS-2 neuronal têm ingestão alimentar aumentada, maior adiposidade e infertilidade, sugerindo que os efeitos centrais da insulina sejam mediados por esse substrato.[41] Ob-Rb e IR compartilham vias de sinalização intracelular através do IRS e do PTP1B.[38] A inibição deste último parece aumentar a sensibilidade à insulina e à leptina, já que animais geneticamente modificados que não expressam PTP1B são magros, sensíveis à insulina e resistentes à obesidade induzida por dieta.[29,42]

Além da ativação de neurônios hipotalâmicos, há evidências de que a leptina e a insulina agem também sobre neurônios extra-hipotalâmicos (dopaminérgicos e serotoninérgicos), controlando vários aspectos da ingestão alimentar, incluindo o reconhecimento e a preferência por determinados alimentos, o início da refeição e os mecanismos de recompensa.[3]

Neuropeptídeo Y

O neuropeptídeo Y (NPY) é o neurotransmissor cerebral mais abundante, sendo um dos mais importantes agentes orexígenos conhecidos.[43] O NPY faz parte de uma grande família de peptídeos, que inclui o peptídeo YY (PYY) e o polipeptídeo pancreático (PP), os quais agem por meio de receptores ligados à proteína G, designados de Y1 a Y6. Produzido principalmente no núcleo ARC,

em células que também expressam Ob-Rb, os níveis hipotalâmicos do NPY aumentam no jejum e diminuem com a alimentação. Os efeitos orexígenos do NPY são resultado da ativação combinada dos receptores Y1 a Y6, e não da ativação de apenas um deles.[44]

A obesidade de camundongos *ob/ob* deficientes em leptina é atenuada com a perda do NPY.[45] Por outro lado, camundongos geneticamente deficientes em NPY têm ingestão alimentar e peso corporal aparentemente normais, demonstrando a presença de mecanismos orexígenos alternativos para compensar a ausência de NPY.[46] A redundância de vias orexígenas pode estar ligada a mecanismos evolutivos de proteção contra a inanição. Clinicamente, isso pode se traduzir pela fácil recuperação do peso observada em obesos submetidos a tratamento para emagrecer, uma vez que a redução ponderal leva a diminuição da leptina, ativação do NPY e, consequentemente, hiperfagia e menor gasto metabólico.

Sistema Melanocortina

O sistema melanocortina refere-se a um grupo de peptídeos oriundos da clivagem da POMC, incluindo o hormônio adrenocorticotrófico (ACTH) e os hormônios estimulantes dos melanócitos (MSH), cinco diferentes subtipos de receptores ligados à proteína G e os antagonistas endógenos Agouti e AgRP. Esse sistema desempenha inúmeros papéis fisiológicos relevantes na pigmentação, esteroidogênese adrenocortical, natriurese, ereção e secreção exócrina, além de atuar no balanço energético.[47]

No hipotálamo, a clivagem da POMC resulta na produção do α-MSH, cuja ligação ao receptor MC4R nos núcleos hipotalâmicos resulta em anorexia. Há várias evidências da participação da via anorexígena da melanocortina na regulação da ingestão alimentar e do peso corporal.[47,48] Animais em jejum e camundongos *ob/ob* têm baixa expressão de RNAm da POMC, que é revertida pela administração de leptina. Agonistas do receptor MC4R suprimem a ingestão alimentar, ao passo que antagonistas seletivos promovem o efeito contrário. A ausência do MC4R em animais geneticamente modificados provoca hiperfagia e obesidade.[49] O camundongo Agouti, por sua vez, apresenta obesidade e descoloração dos pelos devido a uma expressão ectópica e desregulada da proteína Agouti. Esta proteína inibe a ação do α-MSH sobre o MC1R na pele, resultando na descoloração dos pelos, e sobre o MC4R no hipotálamo, levando a hiperfagia e obesidade. O AgRP (homólogo humano da proteína Agouti) é um fator orexígeno sintetizado nos neurônios do núcleo ARC que expressam NPY, que atua como antagonista endógeno dos receptores MC3R e MC4R, inibindo os efeitos anorexígenos do α-MSH.[47]

Além do MC4R, algumas evidências apontam para uma eventual função do MC3R no balanço energético, mas seu papel fisiológico é ainda bastante controverso.[50] De um lado, há evidências de que ele atue como um autorreceptor inibitório nos neurônios POMC, com sua estimulação provocando aumento da ingestão alimentar. Por outro lado, sua ausência em animais geneticamente modificados produz uma síndrome incomum, com obesidade moderada, hiperfagia leve ou ausente, pouca insulino-resistência e esteatose, nenhum aumento de massa magra, aumento de gordura em ambos os sexos com aumento de peso somente nas fêmeas.[51,52] Em humanos, as variantes Thr6Lys e Val81Ile do gene do MC3R foram associadas a obesidade na infância, maior IMC e elevado percentual de gordura corporal.[53] Além disso, mutações esporádicas do MC3R foram encontradas em raros indivíduos com obesidade mórbida.[54,55]

Na espécie humana, deficiência total na produção de POMC resulta em obesidade humana de início precoce associada a hiperfagia, insuficiência adrenal e cabelos avermelhados.[56] Já indivíduos heterozigotos para mutações no gene da POMC têm maior risco de apresentar sobrepeso ou obesidade. Em contrapartida, anormalidades no processamento da POMC – como ausência da enzima pro-hormônio convertase 1 (PCSK1), que faz a clivagem da POMC em ACTH – resulta em obesidade grave, deficiência de ACTH, hipogonadismo hipogonadotrófico e hipoglicemia pós-prandial, devido a falha no processamento da proinsulina em insulina, que é dependente da PCSK1.[36] Outro achado clínico observado ainda no período neonatal consiste na má absorção intestinal intensa em virtude da falta de processamento de propeptídeos dentro das células enteroendócrinas do intestino delgado que expressam a PCSK1.

A deficiência do MC4R é a causa mais comum de obesidade monogênica, além de ser importante fator que contribui para a obesidade poligênica. Aproximadamente 150 mutações do MC4R foram identificadas em humanos, muitas das quais sem perda de função. A prevalência de mutações do MC4R com perda de função é de 0,5% a 5,8% em crianças obesas e de aproximadamente 2,3% em adultos obesos.[57] As mutações do MC4R funcionalmente significativas são herdadas de maneira codominante, com variável penetrância e expressão em carreadores heterozigotos.[58] Clinicamente, a deficiência humana de MC4R caracteriza-se por hiperfagia, obesidade com aumento de massa muscular, hiperinsulinemia e crescimento linear acelerado em crianças e adolescentes, sendo observada correlação entre o grau de disfunção do receptor *in vitro* e o fenótipo da doença.[36]

Defeitos em outros componentes envolvidos nas vias de sinalização do MC4R foram descritos em animais e humanos, incluindo BDNF (*brain-derived neurotrophic factor*) e SIM1 (*single minded 1*). Animais com haploinsuficiência de BDNF são obesos, hiperfágicos e hiper-reativos. Uma mutação *de novo* do tipo *missense*, comprometendo a função do BDNF, foi descrita em criança apresentando obesidade grave, comprometimento de memória recente e atraso de desenvolvimento, enquanto em outro caso a perda funcional de uma cópia do gene do BDNF se associou a hiperfagia, obesidade grave, hiperatividade e anormalidades cognitivas.[58] O SIM1 é um fator de transcrição que participa do desenvolvimento dos núcleos paraventricular e supraóptico do hipotálamo. Obesidade grave associada a vários graus de atraso do desenvolvimento foi descrita em indivíduos com mutações *missense* e com translocações entre os cromossomos 1p22.1 e 6q16.2, comprometendo a função do gene SIM1.[58]

Outros Fatores do Tecido Adiposo

O tecido adiposo é um órgão endócrino que produz inúmeros fatores (adipocinas) que influenciam direta ou indiretamente o balanço energético e o peso corporal[59,60] (Tabela 92.1). Nas duas últimas décadas, mais de 600 adipocinas foram descritas, sendo recentemente identificadas em secretomas de adipócitos humanos 44 novas adipocinas com função desconhecida.[59]

A adiponectina é uma das mais importantes adipocinas, exercendo atividades sensibilizadoras da insulina, anti-inflamatórias e antiapoptóticas em diferentes células e tecidos. A injeção central de adiponectina em ratos aumenta o gasto energético com redução da massa gordurosa e do peso corporal, sem afetar a ingestão alimentar. A administração periférica resulta em menor ganho de peso e melhora da sensibilidade à insulina e da dislipidemia. Em humanos, seus níveis plasmáticos são inversamente relacionados com adiposidade e resistência insulínica e aumentam após emagrecimento induzido por dieta ou cirurgia bariátrica. Portanto, o papel da adiponectina consiste em aumentar o gasto energético e proteger contra resistência à insulina e aterosclerose.[61] Níveis elevados de adiponectina estão associados a menor risco de desenvolvimento de diabetes tipo 2.[62] No hipotálamo e na periferia, os mecanismos de transdução dos sinais da adiponectina superam os mecanismos de transdução dos sinais da leptina e da insulina, sugerindo que possa haver *cross-talk* intracelular entre os três hormônios.[63]

A IL-6 é secretada pelo tecido adiposo, exercendo atividades parácrinas e endócrinas. A IL-6 é uma citocina com propriedades pro e anti-inflamatórias, cuja expressão é inibida por glicocorticoides e pela leptina, e induzida por catecolaminas, insulina, hipoxia, infecção e estresse oxidativo.[65] A administração intracerebral de IL-6

Tabela 92.1 Sumário das ações biológicas das principais adipocinas

Adipocina	Ação biológica
Leptina	Sinal de adiposidade (marcador da massa gorda corporal) Catabólica: reduz ingestão calórica e aumenta gasto energético Eficaz na terapia da deficiência congênita de leptina Uso terapêutico melhora alterações metabólicas nas lipodistrofias
Adiponectina	Marcador da sensibilidade insulínica e da função do adipócito Propriedades anti-inflamatórias e antiapoptóticas Proteção contra aterosclerose
IL-6	Propriedades pró e anti-inflamatórias Ação central resulta em aumento do gasto energético Potencial proteção contra o desenvolvimento de obesidade
IL-1β	Destruição inflamatória e apoptose das células β pancreáticas
TNF-α	Pró-inflamatória Supressão do apetite por ação central Aumento da resistência à insulina por ação central e periférica. Atuação em mecanismos imunes, apoptose e tumorigênese
Vaspina	Melhora o metabolismo da glicose (modelos animais) Reduz ingestão alimentar
Apelina	Melhora o metabolismo da glicose (modelos animais)
RBP4	Marcador da sensibilidade insulínica Marcador da distribuição abdominal (visceral) da gordura
Chemerina	Marcador da distribuição abdominal (visceral) da gordura Marcador de inflamação sistêmica
Progranulina	Marcador de infiltração macrofágica no tecido adiposo
MCP-1	Marcador de infiltração macrofágica no tecido adiposo
Resistina	Produzida por macrófagos em humanos (não nos adipócitos) Possível marcador inflamatório interligando diabetes, inflamação e doença cardiovascular

resulta em aumento do gasto energético, e suas concentrações no liquor se correlacionam negativamente com a massa gordurosa. Esses dados, em conjunto com a observação de que a ausência de IL-6 se associa a obesidade na vida adulta em animais geneticamente modificados, sugerem um potencial papel protetor da IL-6 contra o desenvolvimento de obesidade sob o ponto de vista endócrino.[66] No hipotálamo, as ações anti-inflamatórias da IL-6 e da IL-10 são o elo entre as ações centrais da leptina e da insulina e os efeitos benéficos do exercício.[67] O tecido adiposo também produz IL-1β, uma citocina que tem sido associada a destruição inflamatória e apoptose

das células β pancreáticas e ao desenvolvimento de diabetes tipo 1.[59] Além disso, a IL-1β parece ter importância no diabetes tipo 2, uma vez que o bloqueio de seu receptor resultou em melhora da glicemia, dos marcadores inflamatórios e da função das células β em 70 diabéticos que participaram de um estudo clínico.[59]

O TNF-α é uma adipocina proinflamatória com importante papel na regulação da ingestão alimentar, resistência à insulina, imunidade, apoptose e tumorigênese. No hipotálamo, o TNF-α estimula a liberação do CRH e suprime o apetite. Nos tecidos periféricos e no sistema nervoso central, o TNF-α aumenta a resistência à insulina.[68] Apesar de seu efeito supressor do apetite, maior ênfase tem sido dada ao papel do TNF-α no desenvolvimento de resistência central à insulina como um mecanismo patogênico na doença de Alzheimer.[69]

A apelina e a vaspina são outras adipocinas que, em modelos animais, participam da homeostase da glicose e atuam como elos entre o aumento da adiposidade e o surgimento de anormalidades metabólicas. A RBP4 (*retinol binding protein*) – produzida predominantemente no fígado – é também sintetizada e liberada no tecido adiposo, e suas altas concentrações séricas se associam a obesidade, resistência insulínica e distribuição abdominal da gordura. Neste último aspecto, outra adipocina denominada chemerina parece contribuir para o desenvolvimento e a distribuição da gordura visceral.[59]

A resistina é um peptídeo que, em humanos, é predominantemente derivada dos macrófagos, embora tenha sido inicialmente descrita como uma adipocina em roedores. Seus níveis plasmáticos estão aumentados na obesidade e, embora ela seja um fator patogênico da resistência insulínica e das anormalidades no metabolismo de glicose em modelos animais, sua relevância fisiopatológica na espécie humana ainda não está totalmente esclarecida. Acredita-se que a resistina seja um marcador inflamatório com potencial papel fisiológico interligando diabetes, inflamação e doença cardiovascular.[64] Finalmente, a progranulina e o MCP-1 são marcadores de infiltração macrofágica no tecido adiposo.[64]

PEPTÍDEOS GASTROINTESTINAIS E CONTROLE NEUROENDÓCRINO DO BALANÇO ENERGÉTICO

Colecistocinina

Estudos realizados a partir do início da década de 1970 revelaram que a colecistocinina (CCK), um peptídeo produzido predominantemente no duodeno e no jejuno, influenciava o apetite por meio de ações em receptores específicos (CCK1R) no nervo vago, no tronco cerebral ou diretamente em núcleos hipotalâmicos.[70] Essas

Capítulo 92 Controle Neuroendócrino do Balanço Energético

ações promovem redução da ingestão alimentar, além de interferir na duração e no tamanho das refeições. A alimentação leva ao aumento da expressão da CCK, a qual determina a diminuição da expressão dos receptores endocanabinoides CB1 e dos receptores do MCH-1 (*melanin concentrating hormone-1*) nos neurônios vagais aferentes. Similarmente, a CCK aumenta a expressão de receptores Y2 em neurônios projetando para o estômago e de CART no hipotálamo.[71] Esses achados pavimentaram o caminho para a investigação mais detalhada de um sistema que reconhece a presença de alimentos no TGI e envia sinais ao cérebro, por meio de mecanismos neurais e endócrinos, para regular o apetite e a saciedade (Tabela 92.2). O interesse pela CCK como alvo terapêutico para obesidade diminuiu progressivamente com a demonstração de que os animais compensavam a redução na ingestão alimentar por aumentar o número de refeições, e assim não ocorria nenhuma mudança no peso corporal. Da mesma maneira, estudos em humanos obesos tratados com agonistas de CCK1R não demonstraram eficácia terapêutica.[72]

Por outro lado, mais de duas dezenas de peptídeos do TGI têm sido descobertos e investigados desde os estudos iniciais com a CCK. Estudos mais recentes têm novamente sugerido um potencial terapêutico para alguns desses peptídeos que, quando administrados em concentrações fisiológicas ou farmacológicas, podem afetar o apetite e o peso corporal tanto em modelos animais como em humanos.[73,74]

Grelina

A grelina é um peptídeo de 28 aminoácidos produzido predominantemente pelas células oxínticas do estômago e em menores quantidades no intestino, no pâncreas e em outros tecidos. Descoberta em 1999 como o ligante natural do GHS-R (*growth hormone secretagogue receptor*) tipo 1a, a grelina estimula a secreção de GH pela hipófise, além de exercer outras atividades neuroendócrinas.[75] Ela é primariamente sintetizada como um pré-pró-hormônio de 117 aminoácidos, sendo subsequentemente acilada pela enzima GOAT (*ghrelin o-acyl transferase*), a qual é regulada pelos lipídios da dieta. Por outro lado, a grelina pode ser desacilada por ação da enzima APT1 (*acyl-protein thioesterase*).[76] No balanço energético, a grelina desempenha importante papel como o único hormônio periférico descrito até a presente data com propriedades orexígenas. Em voluntários sadios, a administração EV e SC de grelina promove aumento de 30% na ingestão alimentar.[75,76]

A grelina apresenta-se em duas formas: (a) grelina acilada, que contém um ácido n-octanoico na serina 3 da

Tabela 92.2 Ações dos principais hormônios do trato gastrointestinal que participam dos mecanismos de controle da ingestão alimentar e do balanço energético

Peptídeo	Local de produção	Receptor	Efeito na ingestão alimentar	Outros efeitos
Grelina	Estômago	GHS	↑	↑ Secreção de GH ↑ Motilidade gástrica Vasodilatação ↑ Contratilidade cardíaca
CCK	Duodeno Jejuno	CCK1 CCK2	↓	↑ Produção de enzimas pancreáticas e da vesícula biliar ↑ Motilidade intestinal Retarda esvaziamento gástrico
GLP-1	Íleo Cólon	GLP-1	↓	Incretina (reduz glicemia) Retarda esvaziamento gástrico Efeito neurotrófico
OXM	Íleo Cólon	GLP-1 e outros?	↓	↓ Secreção ácida gástrica Retarda esvaziamento gástrico
PYY$_{3-36}$	Íleo Cólon	Y2	↓ *	Retarda esvaziamento gástrico ↓ Contração da vesícula biliar ↓ Secreção pancreática exócrina ↓ Secreção ácida gástrica
PP	Pâncreas	Y4, Y5	↓ *	Retarda esvaziamento gástrico ↓ Contração da vesícula biliar ↓ Secreção pancreática exócrina
Amilina	Pâncreas	AMY1-3	↓	Sinal de adiposidade

*Ação periférica; ação central com efeito oposto.

↑: aumento (estímulo); ↓: diminuição (inibição); CCK: colecistocinina; GHS: *growth hormone secretagogues*; GLP: *glucagon-like peptide*; OXM: oxintomodulina; PP: polipeptídeo pancreático.

cadeia peptídica, essencial para ativação do GHS-R1a e modulação dos efeitos neuroendócrinos e orexígenos; (b) grelina não acilada, a mais abundante na circulação, incapaz de ativar o GHS-R1a, mas biologicamente ativa, exercendo ações metabólicas periféricas possivelmente por interação com subtipos de GHS-R não identificados até o momento. Um aspecto interessante é que os efeitos da forma não acilada sobre a secreção pancreática de insulina e o metabolismo da glicose são opostos aos da forma acilada: a forma não acilada promove secreção de insulina, inibe a liberação de glicose hepática e tem efeito protetor sobre as células β pancreáticas.[76] Animais transgênicos que expressam grelina não acilada em excesso têm menos massa adiposa, menores níveis séricos de glicose e triglicerídeos e menor resistência à insulina.[77] O efeito anorexígeno da grelina não acilada parece ser mediado por aumento na expressão de CART e urocortina nos núcleos paraventricular e ARC do hipotálamo.[78]

A plêiade de ações da grelina é explicada pela ampla distribuição do GHS-R1a que, além do hipotálamo e da hipófise, pode ser encontrado em outras áreas cerebrais e em tecidos periféricos, particularmente no pâncreas endócrino.[76] Para aumentar ainda mais a complexidade desse sistema, demonstrou-se que o gene que codifica a grelina também codifica outro peptídeo, que foi denominado obestatina. A administração de obestatina reduz a ingestão alimentar e o ganho de peso em ratos via ativação do GPR3, um receptor órfão ligado à proteína G.[79] Portanto, além das modificações pós-translacionais da grelina que geram peptídeos com diferentes funções, essa nova descoberta demonstra que um mesmo gene gera dois produtos com efeitos metabólicos opostos, exercidos por meio de receptores distintos. Outras moléculas derivadas do gene da grelina, isoformas de receptores ainda não identificados, e transcritos de RNAm também podem ter papel fisiológico importante na regulação do peso, e estudos futuros certamente trarão novidades sobre o papel desse importante sistema regulatório do organismo.[80]

As concentrações séricas de grelina variam amplamente ao longo do dia, com valores mais altos durante o sono, elevações nos períodos pré-prandiais e queda após as refeições. Por esse padrão de secreção, a grelina foi apontada como o "hormônio da fome", responsável pelo início das refeições, embora seu papel fisiológico predominante seja na preparação metabólica do organismo para o influxo de calorias proveniente dos alimentos.[81] A secreção de grelina difere entre magros e obesos e pode ter relevância na fisiopatologia da obesidade. A queda pós-prandial da grelina é proporcional à ingestão calórica em indivíduos magros, mas não em obesos. Além disso, a supressão pós-prandial está ausente ou reduzida, e a elevação noturna de grelina está anormal nos obesos.[82] Além da alimentação, a secreção gástrica de grelina sofre influência de inúmeros fatores, como administração de glicose e insulina, ativação dos receptores da somatostatina, sistema colinérgico, GLP-1 (*glucagon-like peptide-1*), PYY (*peptide YY*), oxintomodulina, hormônios tireoidianos e testosterona. Os níveis circulantes de grelina são inversamente relacionados com o índice de massa corporal, com valores altos em caso de anorexia nervosa e caquexia e baixos na obesidade. Uma exceção a essa regra é a síndrome de Prader-Willi, em que a obesidade se associa à hipersecreção de grelina. Mudanças no peso corporal são acompanhadas de variações nos níveis séricos de grelina, que se elevam sempre que ocorre perda de peso e vice-versa.[83]

A grelina estimula o apetite por ação no núcleo ARC, em um antagonismo funcional à leptina. Ela atinge o hipotálamo tanto pela circulação sanguínea como pelo tronco cerebral, através da inervação vagal. A ação orexígena da grelina é independente de seus efeitos sobre a secreção de GH. A integridade do nervo vago é importante em sua ação orexígena, uma vez que a vagotomia anula esse efeito em modelos animais.[84] Entretanto, a secreção de GH estimulada pela grelina é mantida em pessoas vagotomizadas.[85] Em adição, a grelina pode ser produzida no cérebro, em um grupo de neurônios adjacentes ao terceiro ventrículo que fazem conexões com outros neurônios anorexígenos e orexígenos, formando um circuito central que participa da homeostase energética. Animais geneticamente modificados que não expressam grelina e GHS-R não apresentam alteração na ingestão alimentar e no peso corporal. Entretanto, ausência de grelina e GHS-R em animais torna-os resistentes à obesidade induzida por dieta e favorece o uso de gordura como substrato energético quando os animais são submetidos a dieta rica em gordura.[86,87] Além disso, a ablação da grelina atenua o diabetes, mas não a obesidade, de camundongos *ob/ob* deficientes em leptina, corroborando a participação da grelina no metabolismo da glicose.[88] Analisados conjuntamente, estes dados demonstram um potencial terapêutico para o uso de antagonistas e agonistas da grelina no tratamento da anorexia e da caquexia, e para prevenir a recuperação de peso após emagrecimento de indivíduos obesos.[89] Mais recentemente, vacinas antigrelina têm sido propostas para tratamento da síndrome de Prader-Willi e para bloquear as elevações das concentrações de grelina durante perda de peso, com isso evitando o efeito de rebote.[90.]

Polipeptídeo Pancreático, Enterostatina e Amilina

O polipeptídeo pancreático (PP) é um peptídeo de 36 aminoácidos pertencente à família dos peptídeos NPY e peptídeos YY. Produzido pelas células F no pâncreas endócrino e liberado na circulação após a refeição, em proporção a seu conteúdo calórico, seus níveis sanguíneos são mais baixos nas primeiras horas da manhã e mais altos à noite, com elevações pós-prandiais que duram até 6 horas após a refeição. Administração periférica de PP (mas não central) promove redução da ingestão alimentar em roedores e em humanos. Animais obesos parecem ser menos sensíveis aos efeitos do PP do que aqueles de peso normal. Camundongos que expressam PP em excesso apresentam menor ingestão calórica e esvaziamento gástrico reduzido; a administração periférica de anticorpos anti-PP nesses animais leva ao aumento da ingestão alimentar e do peso corporal.[91] Além disso, esses animais têm níveis elevados de CCK, e a administração de um antagonista do receptor CCK1 reduz a ingestão alimentar, evidenciando a existência de interações sinérgicas entre o PP e a CCK.[92]

O mecanismo de ação do PP se dá preferencialmente pela ativação de receptores Y4 e Y5 na área postrema do núcleo ARC, necessitando a sinalização do nervo vago.[93] PP é o agonista endógeno mais potente do receptor Y4, mas também tem boa afinidade pelo receptor Y5. Ele envia sinais anorexígenos via tronco cerebral, neuropeptídeos hipotalâmicos e também através da modulação da expressão de outros peptídeos periféricos, como a grelina. Este último mecanismo pode explicar a eficácia da infusão de PP em promover redução de 12% na ingestão alimentar em pacientes com síndrome de Prader-Willi. Outro potencial mecanismo de anorexia do PP seria um retardo no esvaziamento gástrico, pelo menos a curto prazo.[94]

O pâncreas exócrino também é responsável pela produção da enterostatina, um peptídeo secretado em resposta à ingestão de gorduras para facilitar sua digestão. Embora a administração de enterostatina em animais reduza a ingestão de gorduras e aumente o gasto energético,[95] nenhum efeito significativo tem sido observado em humanos.[96]

A amilina, um peptídeo cossecretado com a insulina, age diretamente na área postrema, inibindo o esvaziamento gástrico, a secreção ácida gástrica e a secreção de glucagon, além de reduzir a ingestão alimentar e o tamanho das refeições em animais, mediante a ativação de neurônios no NTS e do núcleo lateral parabraquial. O análogo sintético da amilina é a pramlintida, que pode restaurar a responsividade à leptina em pacientes que perderam peso, o que poderia ser potencialmente útil na prevenção da reaquisição de peso.[97] Quando a amilina é combinada à leptina, os efeitos sobre a perda de peso e a melhora dos parâmetros do metabolismo da glicose são mais pronunciados.[98]

Peptídeo YY

O Peptídeo YY (PYY) é um peptídeo estruturalmente relacionado com PP e o NPY que é produzido por todo o intestino, com concentrações teciduais que aumentam distalmente, atingindo níveis mais altos no cólon e no reto. A forma predominante de PYY estocado nas células intestinais (juntamente com GLP-1) e liberado na circulação apresenta a parte N-terminal truncada pela ação da enzima DPP-IV (*dipeptidyl peptidase*): PYY_{3-36}. O PYY_{3-36} é secretado em proporção à quantidade de calorias da refeição, com elevação rápida de sua concentração sérica nas primeiras 2 horas, permanecendo elevada até 6 horas após a refeição. A secreção é mediada por reflexo neural e pelo contato direto dos nutrientes, e a ingestão de gordura promove maior secreção de PYY_{3-36} do que carboidratos e proteínas.[93]

Animais transgênicos que expressam PYY em excesso são protegidos contra obesidade genética e contra obesidade induzida por dieta.[99] A administração periférica de doses fisiológicas de PYY_{3-36} leva a redução significativa da ingestão alimentar em roedores. Entretanto, o manuseio, a aclimatação e a criação de ambiente apropriado são essenciais para que os efeitos do PYY_{3-36} sobre o apetite sejam observados.[100,101] Em total contraste, a administração central de PYY_{3-36} aumenta o apetite em animais. Em voluntários de peso normal, a aplicação EV de PYY_{3-36} reduz em 30% a ingestão calórica. Obesos têm níveis circulantes relativamente baixos de PYY_{3-36} e uma secreção pós-prandial deficiente. Entretanto, a administração de PYY_{3-36} em indivíduos obesos também resulta em redução do apetite e da ingestão calórica, comprovando que não há resistência à ação desse peptídeo na obesidade. Há, entretanto, certas dúvidas se a redução da ingestão alimentar promovida pelo PYY_{3-36} não é, na verdade, secundária a alguns efeitos colaterais, como aversão à comida e náuseas.[100,101]

O mecanismo de ação mais provável do PYY_{3-36} se dá por meio de sua ligação com os receptores inibitórios pré-sinápticos Y2 expressos nos neurônios NPY/AgRP do núcleo ARC. Essa ação inibe a produção de NPY e resulta em maior atividade dos neurônios POMC/CART. Entretanto, o PYY_{3-36} é capaz de atuar mesmo na ausência do sistema melanocortina, como observado em animais geneticamente modificados que não expressam POMC ou MC4R.[102] Adicionalmente, a administração de PYY_{3-36} reduz níveis de grelina e este pode ser um fator adicional que contribui para seu efeito anorexígeno.[103]

Glucagon-Like Peptide-1

As enzimas convertase 1 e convertase 2 clivam o gene proglucagon em diferentes produtos, dependendo do tecido em que se encontram. No pâncreas, o principal produto dessa clivagem é o glucagon, enquanto no intestino são formados o Glucagon-Like Peptide-1 (GLP-1) e Glucagon-

-Like Peptide-2 (GLP-2). O GLP-1 é liberado na circulação após as refeições e age fisiologicamente como uma incretina, promovendo aumento da secreção pancreática de insulina e influenciando a homeostase de glicose. Alguns estudos demonstram que os níveis circulantes de GLP-1 são mais baixos em obesos e se elevam com perda de peso. O GLP-1 tem meia-vida curta, pois é rapidamente degradado pela enzima DPP-IV.[104]

O papel do GLP-1 no balanço energético envolve a interação de ações centrais e periféricas. Receptores de GLP-1 estão presentes em núcleos hipotalâmicos e do tronco cerebral que reconhecidamente participam do balanço energético. Quando injetado centralmente em roedores, o GLP-1 produz anorexia, induz saciedade e aumenta o gasto energético, levando à redução do peso quando administrado cronicamente. Em pessoas magras e obesas, a infusão periférica de GLP-1 causa redução dose-dependente da ingestão calórica. Agonistas do receptor do GLP-1 (exenatida e liraglutida), atualmente usados no tratamento de pacientes com diabetes, são capazes de promover progressiva perda de peso, além de reduzir tanto as glicemias de jejum como as pós-prandiais.[105]

Oxintomodulina

A oxintomodulina (OXM) também é um produto de clivagem do gene proglucagon liberado das células intestinais na circulação proporcionalmente à ingestão de nutrientes. Originalmente caracterizada como inibidor da secreção ácida gástrica, a OXM reduz a ingestão de alimentos quando administrada centralmente em roedores e perifericamente em roedores e em humanos, diminuindo o peso corporal e a adiposidade, quando injetada cronicamente. A perda de peso observada é maior do que seria esperado pela redução na ingestão alimentar, indicando que a OXM promove aumento do gasto energético. Sua administração periférica também reduz em 44% os níveis de grelina circulantes em humanos, o que pode contribuir para seus efeitos sobre o apetite.[2,5]

O mais provável mecanismo de ação da OXM na homeostase energética se dá mediante sua ligação ao receptor de GLP-1. Embora a OXM se ligue a esse receptor com mais baixa afinidade do que o GLP-1, eles são igualmente eficazes em provocar anorexia. Assim, as diferenças nos efeitos biológicos da OXM e do GLP-1 podem ser decorrentes de variações na penetração tecidual, degradação ou nas vias de sinalização.[106] Entretanto, a existência de um receptor específico para OXM não pode ser totalmente descartada. A OXM também pode levar à anorexia por supressão dos níveis de grelina.[107] Resultados preliminares em estudos de curta duração indicam que a OXM poderia ser o primeiro tratamento para obesidade humana a combinar supressão do apetite sem taquifilaxia com aumento do gasto energético.[106]

SISTEMA ENDOCANABINOIDE

As propriedades antiemética e orexígena da *Cannabis sativa* são conhecidas há séculos, mas somente na década de 1960 foi isolado e caracterizado seu composto ativo Δ^9-tetraidrocanabinol (THC). Esse composto e seu análogo sintético, nabilona, têm sido prescritos no tratamento de náuseas e vômitos associados a tratamento quimioterápico e para perda de peso associada à síndrome de imunodeficiência adquirida.[108] Nos anos 1990, novos conhecimentos sobre o mecanismo de ação do THC foram sendo adquiridos com a clonagem dos receptores canabinoides (CB_1 e CB_2) e a descoberta de seus principais ligantes endógenos (endocanabinoides): N-araquidonoil-etanolamina (anandamida) e 2-araquidonoil glicerol (2-AG). Os endocanabinoides são sintetizados a partir do ácido araquidônico e rapidamente hidrolisados para compostos inativos por ação de enzimas catalisadoras específicas. O conjunto de endocanabinoides, receptores CB_1 e CB_2 e enzimas que atuam na biossíntese e degradação constituem o sistema endocanabinoide, presente no cérebro e em vários outros tecidos.[2,7,108,109]

Os endocanabinoides modulam a atividade neuronal por meio do processo de supressão retrógrada de liberação de neurotransmissores. Nesse processo, a ação de neurotransmissores em neurônios pós-sinápticos estimula a produção rápida, transitória e sob demanda de endocanabinoides a partir de precursores fosfolipídicos na membrana dessas células. A anandamida e o 2-AG são liberados e percorrem a sinapse de modo retrógrado, interagindo com os receptores CB_1 nos axônios pré-sinápticos e provocando uma variedade de eventos intracelulares que modulam a atividade desses neurônios. O resultado final da ação dos endocanabinoides depende de a sinapse ser excitatória ou inibitória, resultando em repressão ou liberação da transmissão neuronal.[108]

Dos receptores canabinoides, CB_1 é que está implicado nas funções anabólicas dos endocanabinoides, enquanto o CB_2 está envolvido com o sistema imune. CB_1 encontra-se ampla e abundantemente distribuído no cérebro, incluindo áreas vitais na homeostase energética, como hipotálamo, tronco cerebral e região mesolímbica, assim como em todos os tecidos periféricos que participam do controle energético: TGI, tecido adiposo, fígado, músculo, tireoide e pâncreas. A ação dos endocanabinoides nos receptores CB_1 resulta em maior apetite, ganho de peso, lipogênese e menor sensibilidade insulínica. No hipotálamo, os endocanabinoides aumentam a produção de neurotransmissores orexígenos, ao mesmo tempo que reduzem os neurotransmissores anorexígenos.[108,109] No centro de recompensa da região mesolímbica, promovem motivação para procurar e consumir comida e aumentam a palatabilidade dos alimentos, e no tronco cerebral bloqueiam os sinais de náusea e saciedade transmitidos pelo nervo vago. Perifericamente, facilitam a absorção de nutrientes no TGI, estimulam a lipogênese e comprometem a captação de glicose no músculo. Em acordo com essas ações, camundongos geneticamente modificados que não possuem CB_1 são hipofágicos, magros, sensíveis à insulina e resistentes a obesidade induzida por dieta.[110]

Assim como ocorre com outros sinais orexígenos, a ação da leptina produz diminuição dos níveis de endocanabinoides, bloqueando a síntese de 2-AG e aumentando a degradação da anandamida.[111] Contrariamente, níveis circulantes aumentados de grelina em situações de privação alimentar se associam a maior atividade endocanabinoide cerebral, sugerindo que parte do efeito orexígeno da grelina ocorra por ativação do sistema endocanabinoide.[112]

Uma hipótese tentadora sugere que a obesidade humana seria provocada por um sistema endocanabinoide hiperativo.[110] A ativação transitória desse sistema que ocorre após jejum e/ou exposição a alimentos palatáveis induz maior apetite, menor saciedade, maior lipogênese e menor gasto energético. Dessa maneira, uma hiperatividade sustentada poderia levar a hiperfagia com progressivo e excessivo acúmulo de gordura e subsequente desenvolvimento de obesidade e síndrome metabólica. Essa excessiva atividade endocanabinoide, por sua vez, poderia ser causada por dietas ricas em gordura que ofereceriam maior substrato para síntese de anandamida e 2-AG e seria perpetuada com o surgimento de resistência à leptina que comumente ocorre na obesidade.

O bloqueio do sistema endocanabinoide por meio de antagonistas do CB_1 foi considerado uma promissora terapia para obesidade e muitas das comorbidades a ela associadas. Vários antagonistas/agonistas inversos CB_1 foram desenvolvidos para o tratamento da obesidade, mostrando-se eficazes na redução da ingestão alimentar e da adiposidade abdominal e na melhora dos fatores de riscos cardiometabólicos. Entretanto, efeitos adversos de ordem psiquiátrica levaram à interrupção do uso terapêutico desses medicamentos.[113] É possível que agentes alternativos, como agonistas parciais, antagonistas neutros, antagonistas com ação apenas periférica, moduladores alostéricos ou outros alvos do sistema endocanabinoide venham a desempenhar um papel terapêutico no futuro.[109]

Referências

1. Morton GJ, Cummings DE, Baskin DG, Barsh GS, Schwartz MW. Central nervous system control of food intake and body weight. Nature 2006; 443(7109):289-95.

2. Boguszewski CL, Paz-Filho G, Velloso LA. Neuroendocrine body weight regulation: integration between fat tissue, gastrointestinal tract, and the brain. Endokrynol Pol 2010; 61(2):194-206.

3. Flegal KM, Carroll MD, Ogden CL, Curtin LR. Prevalence and trends in obesity among US adults, 1999-2008. JAMA 2010; 303(3):235-41.

4. Swinburn BA, Sacks G, Hall KD et al. The global obesity pandemic: shaped by global drivers and local environments. Lancet 2011; 378(9793):804-14.

5. Horvath TL. The hardship of obesity: a soft-wired hypothalamus. Nat Neurosci 2005; 8(5):561-5.

6. Cummings DE, Overduin J. Gastrointestinal regulation of food intake. J Clin Invest 2007; 117(1):13-23.

7. Bermudez-Silva FJ, Cardinal P, Cota D. The role of the endocannabinoid system in the neuroendocrine regulation of energy balance. J Psychopharmacol 2012; 26(1):114-24.

8. Sumithran P, Prendergast LA, Delbridge E et al. Long-term persistence of hormonal adaptations to weight loss. N Engl J Med 2011; 365(17):1597-604.

9. Chaput JP, Doucet E, Tremblay A. Obesity: a disease or a biological adaptation? An update. Obes Rev 2012; 13(8):681-91.

10. McGavigan AK, Murphy KG. Gut hormones: the future of obesity treatment? Br J Clin Pharmacol 2012; 74(6):911-9.

11. Dietrich MO, Horvath TL. Limitations in anti-obesity drug development: the critical role of hunger-promoting neurons. Nat Rev Drug Discov 2012; 11(9):675-91.

12. Field BC, Chaudhri OB, Bloom SR. Obesity treatment: novel peripheral targets. Br J Clin Pharmacol 2009; 68(6):830-43.

13. Gautron L, Elmquist JK. Sixteen years and counting: an update on leptin in energy balance. J Clin Invest 2011; 121(6):2087-93.

14. Mantzoros CS, Magkos F, Brinkoetter M et al. Leptin in human physiology and pathophysiology. Am J Physiol Endocrinol Metab 2011; 301(4):E567-84.

15. Paz-Filho G, Wong ML, Licinio J. Ten years of leptin replacement therapy. Obes Rev 2011; 12(5):e315-23.

16. Dubern B, Clement K. Leptin and leptin receptor-related monogenic obesity. Biochimie 2012; 94(10):2111-5.

17. Wang MY, Zhou YT, Newgard CB, Unger RH. A novel leptin receptor isoform in rat. FEBS Lett 1996; 392(2):87-90.

18. Tartaglia LA. The leptin receptor. J Biol Chem 1997; 272(10):6093-6.

19. Ge H, Huang L, Pourbahrami T, Li C. Generation of soluble leptin receptor by ectodomain shedding of membrane-spanning receptors in vitro and in vivo. J Biol Chem 2002; 277(48):45898-903.

20. Hileman SM, Pierroz DD, Masuzaki H et al. Characterizaton of short isoforms of the leptin receptor in rat cerebral microvessels and of brain uptake of leptin in mouse models of obesity. Endocrinology 2002; 143(3):775-83.

21. Hosoi T, Kawagishi T, Okuma Y, Tanaka J, Nomura Y. Brain stem is a direct target for leptin's action in the central nervous system. Endocrinology 2002; 143(9):3498-504.

22. Farooqi IS, Wangensteen T, Collins S et al. Clinical and molecular genetic spectrum of congenital deficiency of the leptin receptor. N Engl J Med 2007; 356(3):237-47.

23. Mazen I, El-Gammal M, Abdel-Hamid M, Farooqi IS, Amr K. Homozygosity for a novel missense mutation in the leptin receptor gene (P316T) in two Egyptian cousins with severe early onset obesity. Mol Genet Metab 2011; 102(4):461-4.

24. Myers MG, Cowley MA, Munzberg H. Mechanisms of leptin action and leptin resistance. Annu Rev Physiol 2008; 70:537-56.

25. Hardie DG. AMP-activated protein kinase: an energy sensor that regulates all aspects of cell function. Genes Dev 2011; 25(18):1895-908.

26. Paz-Filho G, Lim EL, Wong ML, Licinio J. Associations between adipokines and obesity-related cancer. Front Biosci 2011; 16:1634-50.

27. Enriori PJ, Evans AE, Sinnayah P et al. Diet-induced obesity causes severe but reversible leptin resistance in arcuate melanocortin neurons. Cell Metab 2007; 5(3):181-94.

28. Somoza B, Guzman R, Cano V et al. Induction of cardiac uncoupling protein-2 expression and adenosine 5'-monophosphate-activated protein kinase phosphorylation during early states of diet-induced obesity in mice. Endocrinology 2007; 148(3):924-31.

29. Bence KK, Delibegovic M, Xue B et al. Neuronal PTP1B regulates body weight, adiposity and leptin action. Nat Med 2006; 12(8):917-24.

30. Loh K, Fukushima A, Zhang X et al. Elevated hypothalamic TCPTP in obesity contributes to cellular leptin resistance. Cell Metab 2011; 14(5):684-99.

31. Rodrigues AM, Radominski RB, Suplicy H et al. The cerebrospinal fluid/serum leptin ratio during pharmacological therapy for obesity. J Clin Endocrinol Metab 2002; 87(4):1621-6.

32. Banks WA. Enhanced leptin transport across the blood-brain barrier by alpha 1-adrenergic agents. Brain Res 2001; 899(1-2):209-17.

33. Bello NT, Liang NC. The use of serotonergic drugs to treat obesity – is there any hope? Drug Des Devel Ther 2011; 5:95-109.

34. Farooqi IS, Keogh JM, Kamath S et al. Partial leptin deficiency and human adiposity. Nature 2001; 414(6859):34-5.

35. Begriche K, Letteron P, Abbey-Toby A et al. Partial leptin deficiency favors diet-induced obesity and related metabolic disorders in mice. Am J Physiol Endocrinol Metab 2008; 294(5):E939-51.

36. Farooqi IS. Monogenic human obesity syndromes. Prog Brain Res 2006; 153:119-25.

37. Schwartz MW, Porte D, Jr. Diabetes, obesity, and the brain. Science 2005; 307(5708):375-9.

38. Belgardt BF, Bruning JC. CNS leptin and insulin action in the control of energy homeostasis. Ann N Y Acad Sci 2010; 1212: 97-113.

39. Bruning JC, Gautam D, Burks DJ et al. Role of brain insulin receptor in control of body weight and reproduction. Science 2000; 289(5487):2122-5.

40. Hennige AM, Sartorius T, Tschritter O et al. Tissue selectivity of insulin detemir action in vivo. Diabetologia 2006; 49(6):1274-82.

41. Burks DJ, Font de Mora J, Schubert M et al. IRS-2 pathways integrate female reproduction and energy homeostasis. Nature 2000; 407(6802):377-82.

42. Banno R, Zimmer D, De Jonghe BC et al. PTP1B and SHP2 in POMC neurons reciprocally regulate energy balance in mice. J Clin Invest 2010; 120(3):720-34.

43. Nguyen AD, Herzog H, Sainsbury A. Neuropeptide Y and peptide YY: important regulators of energy metabolism. Curr Opin Endocrinol Diabetes Obes 2011; 18(1):56-60.

44. Larhammar D, Salaneck E. Molecular evolution of NPY receptor subtypes. Neuropeptides 2004; 38(4):141-51.

45. Erickson JC, Hollopeter G, Palmiter RD. Attenuation of the obesity syndrome of ob/ob mice by the loss of neuropeptide Y. Science 1996; 274(5293):1704-7.

46. Thorsell A, Heilig M. Diverse functions of neuropeptide Y revealed using genetically modified animals. Neuropeptides 2002; 36(2-3):182-93.

47. Cone RD. Studies on the physiological functions of the melanocortin system. Endocr Rev 2006; 27(7):736-49.

48. Sainsbury A, Zhang L. Role of the hypothalamus in the neuroendocrine regulation of body weight and composition during energy deficit. Obes Rev 2012; 13(3):234-57.

49. Tao YX. The melanocortin-4 receptor: physiology, pharmacology, and pathophysiology. Endocr Rev 2010; 31(4):506-43.

50. Tao YX. Mutations in the melanocortin-3 receptor (MC3R) gene: Impact on human obesity or adiposity. Curr Opin Investig Drugs 2010; 11(10):1092-6.

51. Chen AS, Marsh DJ, Trumbauer ME et al. Inactivation of the mouse melanocortin-3 receptor results in increased fat mass and reduced lean body mass. Nat Genet 2000; 26(1):97-102.

52. Butler AA, Kesterson RA, Khong K et al. A unique metabolic syndrome causes obesity in the melanocortin-3 receptor-deficient mouse. Endocrinology 2000; 141(9):3518-21.

53. Feng N, Young SF, Aguilera G et al. Co-occurrence of two partially inactivating polymorphisms of MC3R is associated with pediatric-onset obesity. Diabetes 2005; 54(9):2663-7.

54. Mencarelli M, Walker GE, Maestrini S et al. Sporadic mutations in melanocortin receptor 3 in morbid obese individuals. Eur J Hum Genet 2008; 16(5):581-6.

55. Lee YS, Poh LK, Loke KY. A novel melanocortin 3 receptor gene (MC3R) mutation associated with severe obesity. J Clin Endocrinol Metab 2002; 87(3):1423-6.

56. Krude H, Biebermann H, Gruters A. Mutations in the human proopiomelanocortin gene. Ann N Y Acad Sci 2003; 994:233-9.

57. Valette M, Bellisle F, Carette C et al. Eating behaviour in obese patients with melanocortin-4 receptor mutations: a literature review. Int J Obes (Lond) 2012 Nov 13.

58. Ramachandrappa S, Farooqi IS. Genetic approaches to understanding human obesity. J Clin Invest 2011; 121(6):2080-6.

59. Blüher M. Clinical relevance of adipokines. Diabetes Metab J 2012; 36(5):317-27.

60. Trujillo ME, Scherer PE. Adipose tissue-derived factors: impact on health and disease. Endocr Rev 2006; 27(7):762-78.

61. Shetty S, Kusminski CM, Scherer PE. Adiponectin in health and disease: evaluation of adiponectin-targeted drug development strategies. Trends Pharmacol Sci 2009; 30(5):234-9.

62. Li S, Shin HJ, Ding EL, van Dam RM. Adiponectin levels and risk of type 2 diabetes: a systematic review and meta-analysis. JAMA 2009; 302(2):179-88.

63. Dridi S, Taouis M. Adiponectin and energy homeostasis: consensus and controversy. J Nutr Biochem 2009; 20(11):831-9.

64. Schwartz DR, Lazar MA. Human resistin: found in translation from mouse to man. Trends Endocrinol Metab 2011; 22(7):259-65.

65. Eder K, Baffy N, Falus A, Fulop AK. The major inflammatory mediator interleukin-6 and obesity. Inflamm Res 2009; 58(11): 727-36.

66. Wallenius K, Jansson JO, Wallenius V. The therapeutic potential of interleukin-6 in treating obesity. Expert Opin Biol Ther 2003; 3(7):1061-70.

67. Ropelle ER, Flores MB, Cintra DE et al. IL-6 and IL-10 anti-inflammatory activity links exercise to hypothalamic insulin and leptin sensitivity through IKKbeta and ER stress inhibition. PLoS Biol 2010; 8(8).

68. Tzanavari T, Giannogonas P, Karalis KP. TNF-alpha and obesity. Curr Dir Autoimmun 2010; 11:145-56.

69. Clark I, Atwood C, Bowen R, Paz-Filho G, Vissel B. Tumor necrosis factor-induced cerebral insulin resistance in Alzheimer's disease links numerous treatment rationales. Pharmacol Rev 2012; 64(4):1004-26.

70. Chaudhri OB, Salem V, Murphy KG, Bloom SR. Gastrointestinal satiety signals. Annu Rev Physiol 2008; 70:239-55.

71. Dockray GJ. Cholecystokinin and gut-brain signalling. Regul Pept 2009; 155(1-3):6-10.

72. Cawston EE, Miller LJ. Therapeutic potential for novel drugs targeting the type 1 cholecystokinin receptor. Br J Pharmacol 2010; 159(5):1009-21.

73. Field BC, Chaudhri OB, Bloom SR. Bowels control brain: gut hormones and obesity. Nat Rev Endocrinol 2010; 6(8): 444-53.

74. Neary MT, Batterham RL. Gut hormones: implications for the treatment of obesity. Pharmacol Ther 2009; 124(1):44-56.

75. Kojima M, Kangawa K. Ghrelin: structure and function. Physiol Rev 2005; 85(2):495-522.

76. Delhanty PJ, Neggers SJ, van der Lely AJ. Mechanisms in endocrinology – Ghrelin: the differences between acyl- and des-acyl ghrelin. Eur J Endocrinol 2012; 167(5):601-8.

77. Zhang W, Chai B, Li JY, Wang H, Mulholland MW. Effect of des-acyl ghrelin on adiposity and glucose metabolism. Endocrinology 2008; 149(9):4710-6.

78. Asakawa A, Inui A, Fujimiya M et al. Stomach regulates energy balance via acylated ghrelin and des-acyl ghrelin. Gut 2005; 54(1):18-24.

79. Zhang JV, Ren PG, Avsian-Kretchmer O et al. Obestatin, a peptide encoded by the ghrelin gene, opposes ghrelin's effects on food intake. Science 2005; 310(5750):996-9.

80. Seim I, Josh P, Cunningham P, Herington A, Chopin L. Ghrelin axis genes, peptides and receptors: recent findings and future challenges. Mol Cell Endocrinol 2011; 340(1):3-9.

81. Cummings DE, Purnell JQ, Frayo RS et al. A preprandial rise in plasma ghrelin levels suggests a role in meal initiation in humans. Diabetes 2001; 50(8):1714-9.

82. Yildiz BO, Suchard MA, Wong ML, McCann SM, Licinio J. Alterations in the dynamics of circulating ghrelin, adiponectin, and leptin in human obesity. Proc Natl Acad Sci U S A 2004; 101(28):10434-9.

83. Castaneda TR, Tong J, Datta R, Culler M, Tschop MH. Ghrelin in the regulation of body weight and metabolism. Front Neuroendocrinol 2010; 31(1):44-60.

84. Asakawa A, Inui A, Kaga T et al. Ghrelin is an appetite-stimulatory signal from stomach with structural resemblance to motilin. Gastroenterology 2001; 120(2):337-45.

85. Takeno R, Okimura Y, Iguchi G et al. Intravenous administration of ghrelin stimulates growth hormone secretion in vagotomized patients as well as normal subjects. Eur J Endocrinol 2004; 151(4):447-50.

86. Sun Y, Ahmed S, Smith RG. Deletion of ghrelin impairs neither growth nor appetite. Mol Cell Biol 2003; 23(22):7973-81.

87. Zigman JM, Nakano Y, Coppari R et al. Mice lacking ghrelin receptors resist the development of diet-induced obesity. J Clin Invest 2005; 115(12):3564-72.

88. Dixit VD, Schaffer EM, Pyle RS et al. Ghrelin inhibits leptin- and activation-induced proinflammatory cytokine expression by human monocytes and T cells. J Clin Invest 2004; 114(1): 57-66.

89. Patterson M, Bloom SR, Gardiner JV. Ghrelin and appetite control in humans-potential application in the treatment of obesity. Peptides 2011; 32(11):2290-4.

90. Monteiro MP. Anti-ghrelin vaccine for obesity: a feasible alternative to dieting? Expert Rev Vaccines 2011; 10(10):1363-5.

91. Ueno N, Inui A, Iwamoto M et al. Decreased food intake and body weight in pancreatic polypeptide-overexpressing mice. Gastroenterology 1999; 117(6):1427-32.

92. Kojima S, Ueno N, Asakawa A et al. Arole for pancreatic polypeptide in feeding and body weight regulation. Peptides 2007; 28(2):459-63.

93. Holzer P, Reichmann F, Farzi A. Neuropeptide Y, peptide YY and pancreatic polypeptide in the gut-brain axis. Neuropeptides 2012 Sep 11.

94. Schmidt PT, Naslund E, Gryback P et al. A role for pancreatic polypeptide in the regulation of gastric emptying and short-term metabolic control. J Clin Endocrinol Metab 2005; 90(9):5241-6.

95. Lin L, Park M, Hulver M, York DA. Different metabolic responses to central and peripheral injection of enterostatin. Am J Physiol Regul Integr Comp Physiol 2006; 290(4):R909-15.

96. Kovacs EM, Lejeune MP, Westerterp-Plantenga MS. The effects of enterostatin intake on food intake and energy expenditure. Br J Nutr 2003; 90(1):207-14.

97. Roth JD, Roland BL, Cole RL et al. Leptin responsiveness restored by amylin agonism in diet-induced obesity: evidence from nonclinical and clinical studies. Proc Natl Acad Sci U S A 2008; 105(20):7257-62.

98. Trevaskis JL, Parkes DG, Roth JD. Insights into amylin-leptin synergy. Trends Endocrinol Metab 2010; 21(8):473-9.

99. Boey D, Lin S, Enriquez RF et al. PYY transgenic mice are protected against diet-induced and genetic obesity. Neuropeptides 2008; 42(1):19-30.

100. Murphy KG, Dhillo WS, Bloom SR. Gut peptides in the regulation of food intake and energy homeostasis. Endocr Rev 2006; 27(7):719-27.

101. Foster-Schubert KE, Cummings DE. Emerging therapeutic strategies for obesity. Endocr Rev 2006; 27(7):779-93.

102. Challis BG, Coll AP, Yeo GS et al. Mice lacking pro-opiomelanocortin are sensitive to high-fat feeding but respond normally to the acute anorectic effects of peptide-YY(3-36). Proc Natl Acad Sci U S A 2004; 101(13):4695-700.

103. Batterham RL, Cohen MA, Ellis SM et al. Inhibition of food intake in obese subjects by peptide YY3-36. N Engl J Med 2003; 349(10):941-8.

104. Abu-Hamdah R, Rabiee A, Meneilly GS et al. Clinical review: The extrapancreatic effects of glucagon-like peptide-1 and related peptides. J Clin Endocrinol Metab 2009; 94(6): 1843-52.

105. Vilsboll T, Christensen M, Junker AE, Knop FK, Gluud LL. Effects of glucagon-like peptide-1 receptor agonists on weight loss: systematic review and meta-analyses of randomised controlled trials. BMJ 2012; 344:d7771.

106. Wynne K, Field BC, Bloom SR. The mechanism of action for oxyntomodulin in the regulation of obesity. Curr Opin Investig Drugs 2010; 11(10):1151-7.

107. Patterson M, Murphy KG, Patel SR et al. Hypothalamic injection of oxyntomodulin suppresses circulating ghrelin-like immunoreactivity. Endocrinology 2009; 150(8):3513-20.

108. Kunos G, Osei-Hyiaman D, Liu J, Godlewski G, Batkai S. Endocannabinoids and the control of energy homeostasis. J Biol Chem 2008; 283(48):33021-5.

109. Bermudez-Silva FJ, Viveros MP, McPartland JM, Rodriguez de Fonseca F. The endocannabinoid system, eating behavior and energy homeostasis: the end or a new beginning? Pharmacol Biochem Behav 2010; 95(4):375-82.

110. Ravinet TC, Delgorge C, Menet C, Arnone M, Soubrie P. CB1 cannabinoid receptor knockout in mice leads to leanness, resistance to diet-induced obesity and enhanced leptin sensitivity. Int J Obes Relat Metab Disord 2004; 28(4): 640-8.

111. Di Marzo V. Endocannabinoids: synthesis and degradation. Rev Physiol Biochem Pharmacol 2008; 160:1-24.

112. Kola B, Farkas I, Christ-Crain M et al. The orexigenic effect of ghrelin is mediated through central activation of the endogenous cannabinoid system. PLoS One 2008; 3(3):e 1797.

113. Rumsfeld JS, Nallamothu BK. The hope and fear of rimonabant. JAMA 2008; 299(13):1601-2.

93

Obesidade: Epidemiologia, Diagnóstico e Tratamento Clínico

Marcio C. Mancini

INTRODUÇÃO

Obesidade é uma doença universal de prevalência crescente e que vem adquirindo proporções alarmantemente epidêmicas, sendo um dos principais problemas de saúde pública da sociedade moderna. A obesidade acarreta risco aumentado de inúmeras doenças crônicas. Pacientes obesos e com obesidade grave, também denominada obesidade mórbida, têm esse risco magnificado, com aumento expressivo da mortalidade. É justamente o avanço do conhecimento médico sobre o aumento da morbimortalidade que enfatiza a necessidade de intervenção médica no tratamento da obesidade.

DIAGNÓSTICO

O limite entre peso normal (peso da população associado à menor mortalidade para altura) é arbitrário, podendo haver diferenças de acordo com a população estudada. Na prática clínica, o cálculo do índice de massa corporal (IMC ou BMI, de *body mass index*), também conhecido por índice de Quetelet, que consiste no peso (em kg) dividido pelo quadrado da altura (em m), ainda é o mais utilizado. O IMC tem cálculo simples e rápido, apresentando boa correlação com a adiposidade corporal. Apesar da acurácia razoável na determinação da presença ou do grau de obesidade ante inquéritos populacionais, o IMC, porém, apresenta alguns problemas quando utilizado individualmente no consultório. O IMC não é capaz de distinguir gordura central de gordura periférica nem diferencia massa gordurosa de massa magra, podendo superestimar o grau de obesidade em indivíduos com aumento de massa magra e mesmo edemaciados (Tabela 93.1). De modo geral, esses problemas são facilmente contornados, uma vez que a inspeção e o exame físico do paciente cabalmente denotarão se o aumento de massa se deve a hipertrofia de musculatura ou edema. Como veremos adiante, algumas populações asiáticas apresentam aumento de adiposidade e agregam fatores de risco cardiovasculares mesmo na presença de IMC normal. Por isso, é necessário e prudente obter os limites entre subnutrição, peso saudável e os diversos graus de obesidade para cada população, particularmente em di-

Tabela 93.1 Classificação da obesidade segundo o índice de massa corporal (IMC) e o risco de doença (Organização Mundial da Saúde)

IMC (kg/m²)	Classificação	Obesidade (grau)	Risco de doença
< 18,5	Magro ou desnutrido	0	Elevado
18,5 a 24,9	Normal	0	Normal
25 a 29,9	Sobrepeso	0	Pouco elevado
30 a 34,9	Obesidade	I	Elevado
30 a 39,9	Obesidade	II	Muito elevado
> 40,0	Obesidade grave	III	Muitíssimo elevado

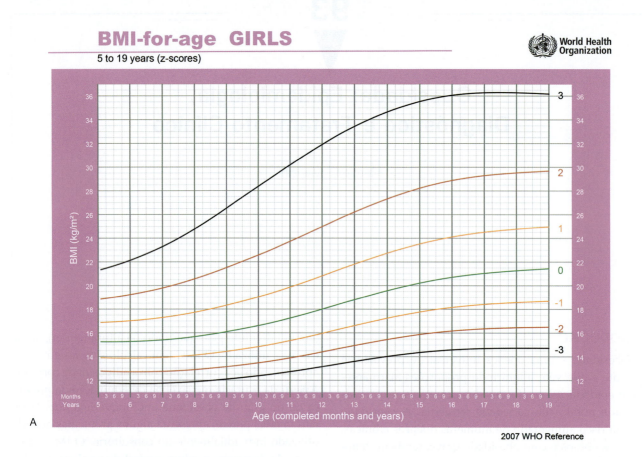
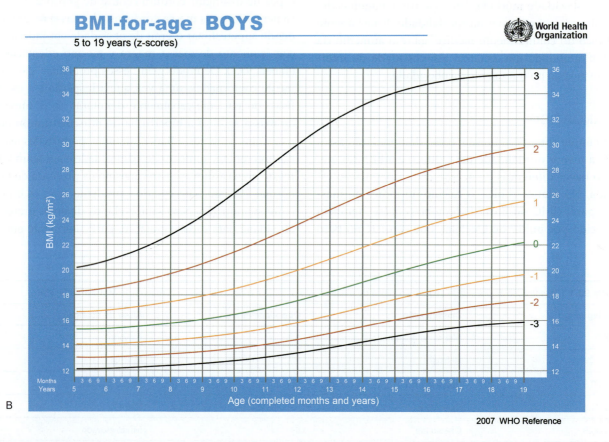

Figura 93.1A. Curva da OMS de IMC ajustado para idade de 5 a 19 anos para o sexo feminino. **B.** Curva da OMS de IMC ajustado para idade de 5 a 19 anos para o sexo masculino.

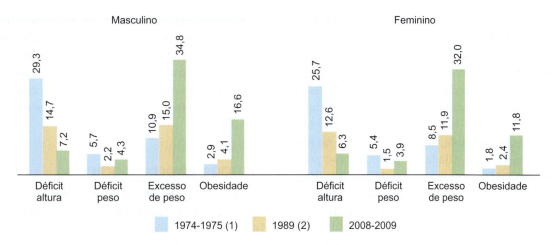

Figura 93.2 Tendência secular da prevalência de déficit de peso, excesso de peso e obesidade na população brasileira de meninos e meninas de 5 a 9 anos de idade. (*Fonte*: IBGE, Diretoria de Pesquisas, Coordenação de Trabalho e Rendimento, Estudo Nacional da Despesa Familiar 1974-1975 e Pesquisa de Orçamentos Familiares 2008-2009; Instituto Nacional de Alimentação e Nutrição, Pesquisa Nacional sobre Saúde e Nutrição 1989. (1) Exclusivo as áreas rurais das Regiões Norte e Centro-Oeste. (2) Exclusivo a área rural da Região Norte.)

ferentes grupos étnicos que podem apresentar biotipo e conformação corporal distintos.

Em crianças, além da variação do peso, o IMC também varia com a altura e a idade, e sua aplicação direta não apresenta resultados satisfatórios. A obesidade infantil é um fenômeno global que afeta todos os grupos socioeconômicos, gêneros e etnias. A etiopatogênese da obesidade infantil é multifatorial e inclui causas ambientais e genéticas, além de fatores socioculturais. Em crianças e adolescentes, sobrepeso e obesidade são definidos por meio de nomogramas de IMC específicos para idade e gênero, sendo classificadas como sobrepeso e obesidade quando maior ou igual a 1 e 2 Z-escores de IMC, respectivamente. O Brasil adota as curvas de IMC da Organização Mundial da Saúde (OMS) (Figura 93.1*A* e *B*), sendo essa ferramenta utilizada pela Pesquisa de Orçamentos Familiares 2008-2009.

Serão apresentados os dados pontuais da POF 2008-2009, seguidos de considerações em relação à tendência secular de aumento do peso na população brasileira em todas as idades, desde a década de 1970. Essas estimativas foram calculadas a partir de inquéritos nacionais realizados no Brasil, em 1974-1975, pelo Estudo Nacional da Despesa Familiar (ENDEF), em 1989, pela Pesquisa Nacional sobre Saúde e Nutrição (PNSN), e, em 2008-2009, pela Pesquisa de Orçamentos Familiares (POF) (Figuras 93.2 e 93.3).[1]

A impedância bioelétrica é altamente precisa e de fácil utilização, permitindo avaliar com precisão a massa adiposa e a massa de tecidos magros. A impedância bioelétrica substituiu com vantagem o método do somatório da medida da espessura das pregas cutâneas, que apresenta variabilidades inaceitáveis inter e intraexaminador. Aceitam-se como valores normais < 25% de tecido adiposo para homens e < 33% de tecido adiposo para mulheres.

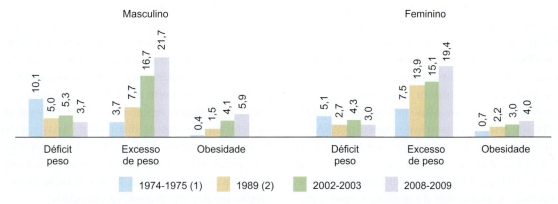

Figura 93.3 Tendência secular da prevalência de déficit de peso, excesso de peso e obesidade na população brasileira de adolescentes de 10 a 19 anos de idade. (*Fonte*: IBGE, Diretoria de Pesquisas, Coordenação de Trabalho e Rendimento, Estudo Nacional da Despesa Familiar 1974-1975 e Pesquisa de Orçamentos Familiares 2002-2003/2008-2009; Instituto Nacional de Alimentação e Nutrição, Pesquisa Nacional sobre Saúde e Nutrição 1989. (1) Exclusivo as áreas rurais das Regiões Norte e Centro-Oeste. (2) Exclusivo a área rural da Região Norte.)

O uso do IMC, como vimos, ignora a distribuição de gordura corporal. O excesso de gordura pode estar mais concentrado na região abdominal ou no tronco, o que define a obesidade tipo androide. São sinônimos de adiposidade androide, encontrados na literatura médica, as expressões obesidade superior (de *upper*), central, abdominal ou em maçã (*apple*). Esse tipo de distribuição de tecido adiposo é mais frequente, mas não exclusivo, no sexo masculino. A maior quantidade de tecido adiposo pode, porém, estar mais concentrada na região dos quadris, o que define a obesidade tipo ginoide, inferior, periférica ou subcutânea, gluteofemoral, ou em pera, mais frequente nas mulheres.

A obesidade androide apresenta maior correlação com complicações cardiovasculares e metabólicas do que a obesidade ginoide, que apresenta como doenças mais associadas complicações vasculares periféricas e problemas ortopédicos e estéticos.

A medida isolada da circunferência abdominal tem mostrado ser suficiente para o estabelecimento do risco, sendo considerados os limites normais circunferências < 94cm para homens e < 80cm para mulheres. O risco de existir pelo menos um fator clássico de risco coronariano aumenta substancialmente quando a medida ultrapassa 102cm em homens (*odds ratio*: 4,6) e 88cm em mulheres (*odds ratio*: 2,6). Embora esse estudo, mais aceito universalmente, não tenha sido realizado com a população brasileira, o limite de circunferência abdominal nos vários estudos varia. Recentemente, a Federação Internacional de Diabetes definiu para indivíduos sul-americanos o limite de 90cm para homens e de 80cm para mulheres como fator primordial para diagnóstico de síndrome metabólica, somado a pelo menos dois outros fatores, discutidos em capítulo específico deste livro. É obviamente necessário que esses valores sejam determinados para nossa população.

A medida da circunferência abdominal praticamente substituiu o cálculo da relação cintura-quadril, definida pela divisão do maior perímetro abdominal entre a última costela e a crista ilíaca pelo perímetro dos quadris na altura dos trocanteres femorais com o indivíduo em pé. Índices > 0,8 em mulheres e > 0,9 em homens definem distribuição central de gordura e se correlacionam estatisticamente com maior quantidade de gordura visceral ou portal medida por métodos de imagem como tomografia computadorizada (TC) ou ressonância nuclear magnética (RNM).

Os primeiros métodos de imagem estudados para avaliação da quantidade de gordura corporal abdominal visceral foram a TC e a RNM. Esses métodos podem avaliar com precisão a quantidade de gordura corporal medida pela área de gordura no nível de L4-L5 ou por avaliação volumétrica por múltiplos cortes abdominais em tomografia espiral. Além de extremamente oneroso para

uso rotineiro na prática clínica, há um impeditivo adicional importante, que é o fato de aparelhos de tomografia e ressonância perderem a precisão de incremento (ou andamento) da mesa do tomógrafo acima de determinado peso e mesmo parte dos indivíduos obesos simplesmente não conseguirem ser acomodados nos aparelhos convencionais.

ESTUDOS EPIDEMIOLÓGICOS

Os estudos epidemiológicos sobre a obesidade envolvem análises da prevalência e da tendência secular da doença em regiões e países distintos, como também a distribuição em diferentes estratos populacionais (por idade, sexo, faixa econômica ou cultural etc.). Muitas vezes, os estudos podem apontar para fatores causais, sem arriscar-se em discutir aspectos fisiopatológicos em profundidade, mas podendo considerar os assim chamados determinantes da doença. Dados disponíveis atualmente apontam para dois fatores ambientais muito provavelmente associados ao aumento da prevalência da obesidade em várias populações: disponibilidade de alimentação com elevada densidade energética (rica em gordura) e estilo de vida sedentário.

Em países desenvolvidos, é vasta a evidência de associação inversa fortemente consistente entre diferentes medidas do *status* socioeconômico (incluindo renda e nível de educação) e risco de obesidade em mulheres. Uma associação um pouco mais fraca, e algumas vezes variável com a situação socioeconômica, caracteriza a obesidade no sexo masculino.

Os países em desenvolvimento caracterizam-se por ambientes culturais, sociais e econômicos em constante mudança, o que leva a padrões diversificados, complexos e dinâmicos de determinação da obesidade, quando são avaliadas populações distintas de regiões mais ou menos desenvolvidas ou quando analisadas as populações rural e urbana em uma mesma região.

É razoável esperar que, em qualquer sociedade em desenvolvimento, o nível de prosperidade material seja determinante básico de quanto alimento um indivíduo possa obter e de quanta energia seja despendida ao longo do dia apenas até certo nível de desenvolvimento econômico e tecnológico. Acima desse nível, diferenças de renda determinam acessos distintos a várias comodidades, mas não a alimentos do dia a dia, e o gasto energético durante o trabalho tenderá para valores baixos a moderados em todas as classes sociais. Nessa situação, ricos e pobres estarão igualmente expostos à obesidade.

À medida que o desenvolvimento aumenta, o balanço energético dos indivíduos depende cada vez menos do acesso à comida (no sentido de subsistência) e do tipo de

Capítulo 93 Obesidade: Epidemiologia, Diagnóstico e Tratamento Clínico

trabalho e cada vez mais das escolhas em relação ao tipo e à quantidade de alimento (que por sua vez reflete a informação individual) e do nível de atividade física fora do trabalho (p. ex., em atividades de lazer). Nesse novo contexto, a educação (e não a renda) influenciará o risco de obesidade.

Um nível modesto de riqueza, como o de nosso país, pode já mostrar-se compatível com taxas elevadas de obesidade (Tabela 93.2), principalmente na população feminina, e, como veremos adiante, em populações específicas, que apresentam um estilo de vida, no que diz respeito a hábitos alimentares e padrões de atividade física, semelhante ao de países desenvolvidos onde a obesidade é epidêmica. Isso é decorrente de algumas variáveis: mudanças na estrutura de funções empregatícias e de alocação de tempo (o que leva muitos brasileiros a adotar um estilo de vida cada vez mais sedentário) e profundas mudanças alimentares na última metade do século passado (com o aumento do consumo de dietas "estilo ocidental", ricas em gordura).

A partir de uma análise comparativa com estudos norte-americanos que se preocuparam com o efeito independentemente da renda e da educação sobre a obesidade, pode-se afirmar que o padrão de associação entre essas variáveis e a obesidade não difere em relação à região Sudeste do Brasil. Por sua vez, a região Nordeste assemelha-se a padrões encontrados em inquéritos populacionais norte-americanos de algumas décadas passadas.

Em sociedades em transição econômica, a renda tende a ser um fator de risco para obesidade, enquanto a educação tende a ser um fator protetor, ambos modificáveis pelas variáveis sexo e grau de desenvolvimento. As mulheres apresentam tendência de modificação de seus padrões alimentares e de atividade física mais rapidamente do que os homens, o que poderia facilmente ser ex-

plicado pelas preocupações com o controle de peso e pelos padrões físicos de beleza propagados em nossos dias.

TRATAMENTO

Não existe uma estratégia particular ou medicação que deva ser recomendada para uso rotineiro. O indivíduo obeso deve ser avaliado profundamente em relação a erros nos hábitos alimentares e de atividade física, presença de sintomas depressivos, presença de complicações ou doenças associadas à obesidade e possibilidade de desenvolvimento de efeitos colaterais. A escolha de um medicamento antiobesidade deve basear-se, também, na experiência prévia do indivíduo (paciente) com o uso anterior de medicamentos, muito embora a falência de um tratamento prévio não justifique a não utilização de determinado agente posteriormente.

Em qualquer discussão sobre o uso racional de medicamentos antiobesidade, é importante entender alguns conceitos:

- O tratamento farmacológico só se justifica em conjunção com orientação dietética e mudanças de estilo de vida. Os agentes farmacológicos somente ajudam a aumentar a aderência dos pacientes a mudanças nutricionais e comportamentais.
- O tratamento farmacológico da obesidade não cura a obesidade – quando descontinuado, ocorre reaquisição de peso. Como qualquer outro tratamento em medicina, os medicamentos não funcionam quando não são tomados, isto é, deve-se esperar pela recuperação do peso perdido quando os medicamentos são suspensos.
- Medicações antiobesidade devem ser utilizadas sob supervisão médica contínua.
- O tratamento e a escolha medicamentosa são moldados para cada paciente. Os riscos associados ao uso de

Tabela 93.2 Prevalência (%) de sobrepeso e obesidade de acordo com o rendimento

Classe de rendimento total familiar mensal *per capita*	Prevalência de déficit de peso, excesso de peso e obesidade na população com 20 ou mais anos de idade, por sexo (%)					
	Masculino			Feminino		
	Déficit de peso	Excesso de peso	Obesidade	Déficit de peso	Excesso de peso	Obesidade
Até ¼	2,7	30,9	5,5	5,7	43,8	15,1
Mais de ¼ a ½	3,0	37,0	6,9	5,0	44,2	14,6
Mais de ½ a 1	2,3	43,7	9,6	3,9	47,8	16,3
Mais de 1 a 2	1,9	51,5	13,3	3,8	49,9	18,0
Mais de 2 a 5	1,0	58,7	16,1	2,5	49,1	18,1
Mais de 5	0,7	63,2	17,1	2,2	45,7	15,8

Fonte: IBGE, Pesquisa de Orçamentos Familiares (POF), 2008-2009.

um medicamento devem ser avaliados em relação aos riscos da persistência da obesidade.

- O tratamento deve ser mantido apenas quando considerado seguro e efetivo para o paciente em questão.

O tratamento farmacológico da obesidade está indicado quando o paciente tem IMC > 30 ou quando o indivíduo tem doenças associadas ao excesso de peso com IMC > 25 em situações nas quais o tratamento com dieta, exercício ou aumento de atividade física e modificações comportamentais provou ser infrutífero.[2]

Agentes farmacológicos antiobesidade não são recomendados para uso em crianças, uma vez que até o presente momento não há dados suficientes sobre seus efeitos nessa faixa etária.

Um medicamento útil para tratamento da obesidade deve apresentar as seguintes características: (a) demonstrar efeito em reduzir o peso corporal e levar a melhora das doenças dependentes do excesso de peso; (b) ter efeitos colaterais toleráveis e/ou transitórios; (c) não ter propriedades de adição; (d) apresentar eficácia e segurança mantidas a longo prazo; (e) apresentar mecanismo de ação conhecido; (f) idealmente, ter um custo razoável.[3,4]

A obesidade é definida do mesmo modo que hipertensão e hipercolesterolemia são definidas como doenças.[5,6] O cerne do tratamento atual da obesidade baseia-se em terapias comportamentais dirigidas para a modificação das atividades e hábitos relacionados com a alimentação, exercício para aumentar o gasto calórico e orientações nutricionais para diminuir o consumo de calorias e, particularmente, de gordura. Os tratamentos com agentes farmacológicos são considerados um adjunto a essa terapêutica básica.

Para indivíduos com obesidade, uma perda de peso de 5% mantida pode ser considerada um critério mínimo de sucesso. Uma perda mantida de 5% a 10% do peso inicial, com ou sem melhora parcial de fatores de risco, seria uma resposta de razoável a boa, enquanto perdas além de 15% com normalização dos fatores de risco e redução do peso corporal < 25kg/m^2 seriam excelentes e ideais, porém raramente atingíveis na prática clínica.[7,8]

Sibutramina

A sibutramina, que bloqueia a recaptação de noradrenalina e de serotonina, reduz a ingestão alimentar e também estimula a termogênese em tecido adiposo marrom em animais de experimentação.[8] Os dados em humanos também são contraditórios em estudos com a sibutramina. Em um estudo, não houve diferença entre a medida da taxa metabólica basal 3 horas após a administração de sibutramina ou placebo por 8 semanas.[9] No entanto,

quando o gasto calórico foi medido durante 5 horas, houve aumento da termogênese, tanto em jejum como após alimentação, nas últimas 3,5 horas da administração de sibutramina, efeito que não pôde ser observado no primeiro estudo.[10] A sibutramina é removida da circulação por metabolização ou conjugação hepática, produzindo metabóitos ativos com meia-vida longa (~35 horas).[11]

O tratamento com sibutramina leva a uma pequena elevação proporcional à dose, de 3 a 5mmHg, na pressão arterial (PA) diastólica e de 2 a 4 batimentos por minuto na frequência cardíaca.[12] A perda de peso leva à redução da PA em boa parte dos pacientes, e reduções clinicamente significativas e prolongadas da PA podem ser conseguidas mesmo com perdas modestas de peso (p. ex., redução de 5% do peso).[13] Os mecanismos dessa resposta hipotensora à perda de peso não estão completamente compreendidos, mas provavelmente envolvem queda do nível de insulina, seguida de redução da atividade do sistema nervoso simpático com resposta natriurética.[14]

A perda de peso leva a correção de vários distúrbios endocrinometabólicos associados à obesidade. Isso ocorre mesmo com perda ponderal modesta,[15] mas a melhora se acentua com perdas maiores e intencionais de peso corporal.[16]

A perda de peso que ocorre com o uso de sibutramina e restrição calórica associa-se a melhora no controle metabólico de pacientes obesos com diabetes tipo 2.

Na Tabela 93.3 estão arrolados os estudos com mais de 10 semanas de uso de sibutramina, com até 2 anos de duração.[17-20] Os efeitos adversos mais comuns foram cefaleia, boca seca, constipação intestinal, insônia, rinite e faringite, que ocorreram em 10% a 30% dos pacientes em uso de sibutramina. Nas doses de 5% a 20mg/dia, a elevação média da PA diastólica e sistólica foi de 1 a 3mmHg e a da frequência cardíaca, de 4 a 5 batimentos por minuto.[21] Entre os pacientes com hipertensão controlada, o número daqueles que tiveram elevação clinicamente importante da PA (> 10mmHg) em três visitas sucessivas foi comparável nos grupos sibutramina e placebo, embora hipertensão tenha sido o efeito adverso que mais comumente causou desistências no estudo.[22]

Sibutramina e Morbimortalidade Cardiovascular – Estudo SCOUT

Todos os estudos apresentados até o momento mostraram a segurança e a eficácia da sibutramina a curto e médio prazos em relação ao controle dos fatores de risco. O SCOUT (Sibutramine Cardiovascular Outcomes Trial), estudo multicêntrico, randomizado, placebo-controlado, publicado recentemente, foi desenhado justamente para avaliar os efeitos do uso de sibutramina a longo prazo na

Tabela 93.3 Estudos com sibutramina

Δt sem	N P/SA	Dose (mg/dia)	Δpeso (P)	Δpeso (SA)	Comentários
12	56/47	5	−1,7%	−2,9%	Multicêntrico
12	59/49	10		−6,0%	
12	62/52	15		−5,5%	
24	149/95	5	−1,2%	−3,9%	Multicêntrico fase III
24	151/107	10		−6,1%	
24	150/99	15		−7,4%	
24	152/98	20		−8,8%	
24	146/96	30		−9,4%	
52	161/80	10	−2,5%	−7,1%	
52	161/93	15		−7,9%	
52	181/48	10	+0,2%	−6,4%	
104	352/115	10 a 20	−4,9kg	−8,9kg	Estudo STORM

n: número de pacientes no estudo; NS: não significativo; P: placebo; SA: substância ativa; sem: semanas; SS: estatisticamente significativo; t: tempo de estudo.

incidência de eventos cardiovasculares e morte cardiovascular em mais de 10 mil indivíduos de alto risco. Os resultados finais do estudo mostraram aumento de 16% no risco de desfechos cardiovasculares não fatais combinados no grupo sibutramina em relação ao grupo placebo (11,4% *vs.* 10,0%, respectivamente). Não houve diferença na mortalidade cardiovascular ou por qualquer outra causa.[23]

Esses resultados causaram grande preocupação na comunidade médica e levaram à proibição do uso do medicamento em diversos países, generalizando os resultados obtidos em uma população de alto risco para o restante da população obesa. Deve-se ter cuidado, entretanto, com esse tipo de generalização. O SCOUT incluiu pacientes com idade ≥ 55 anos, IMC entre 27 e 45kg/m^2 (ou IMC entre 25 e 27kg/m^2, se circunferência abdominal aumentada), com pelo menos um dos seguintes antecedentes: doença arterial coronariana (DAC) manifesta ou multiarterial assintomática; acidente vascular encefálico (AVE) não hemorrágico comprovado; doença arterial periférica oclusiva (DAPO) manifesta; diabetes tipo 2 com pelo menos 1 fator de risco: hipertensão arterial sistêmica (HAS) controlada, dislipidemia, tabagismo e nefropatia diabética com microalbuminúria positiva, ou seja, pacientes graves, de alto risco, para os quais (exceto os diabéticos) já havia contraindicação em bula para o uso do medicamento. Além disso, durante o período do estudo, os pacientes receberam sibutramina por tempo prolongado independentemente de estarem ou não perdendo peso de maneira significativa, situação que também contradiz o

que é orientado em bula e que não ocorre na prática clínica.

Analisando em detalhes os dados do estudo, detecta-se que aproximadamente 24% dos mais de 10 mil pacientes triados apresentavam apenas diabetes mais um fator de risco (sem DAC), 16% DAC sem diabetes e 60% DAC concomitante ao diabetes. Essa proporção não foi exatamente igual nos grupos placebo e sibutramina, havendo maior prevalência do grupo "DAC + diabetes" no grupo sibutramina (13,9% *vs.* 11,9% no grupo placebo, p = 0,023). Dentre esses grupos, o único que mostrou, de maneira isolada, diferença em relação ao número de desfechos combinados foi justamente o grupo "DAC + diabetes": razão de chances 1,18 (CI: 1,024 a 1,354, p = 0,023). Pode-se especular que o grupo DAC isolada poderia apresentar aumento de risco com significância estatística se a amostra fosse maior. No grupo de pacientes incluídos no estudo por apresentarem apenas diabetes com mais um fator de risco, sem DAC manifesta, não houve aumento no risco de desfechos cardiovasculares. Desse modo, pode-se concluir que a sibutramina não deve ser contraindicada para pacientes obesos diabéticos tipo 2 sem coronariopatia diagnosticada.

Deveriam ser feitos estudos objetivando avaliação de desfechos cardiovasculares e mortalidade com uso de sibutramina a longo prazo na população obesa de menor risco, sem doença cardiovascular estabelecida, que é a grande população-alvo do uso do medicamento. Entretanto, é pouco provável que esses estudos sejam levados adiante daqui para frente, uma vez que o fármaco foi suspenso em diversos países. O próprio SCOUT mostrou ausência de risco associado ao uso prolongado de sibutramina em diabéticos sem DAC. Além disso, diversos outros estudos, como já mencionado, feitos em populações de menor risco, mostraram segurança e eficácia da sibutramina na perda de peso e no controle dos fatores de risco cardiovasculares. Deve-se ter cuidado ao extrapolar os resultados dos estudos, pois os pacientes obesos que lutam para perder peso e controlar seus fatores de risco cardíacos podem perder uma ferramenta importante em conjunto com as mudanças no estilo de vida.

Resumindo, a sibutramina é eficaz no tratamento da obesidade e segura na população sem doença cardiovascular estabelecida, devendo ser indicada adicionalmente às mudanças do estilo de vida com o objetivo de perda de peso e melhora do controle dos demais fatores de risco. Na população com doença cardiovascular presente, especialmente diabéticos, seu uso está associado ao aumento dos eventos cardíacos não fatais e é contraindicado.

Orlistat

O orlistat é um análogo mais estável e parcialmente hidrolisado da lipstatina (tetraidrolipstatina), composto produzido por um fungo, o *Streptomyces toxytricini*. O orlistat é potente inibidor de lipases gastrointestinais (GI). As lipases catalisam a remoção hidrolítica dos ácidos graxos dos triglicerídeos, produzindo ácidos graxos livres e monoglicerídeos. O orlistat liga-se de maneira irreversível ao sítio ativo da lipase através de ligação covalente. Cerca de um terço dos triglicerídeos ingeridos permanece não digerido e não é absorvido pelo intestino delgado, atravessando o trato GI e sendo eliminado nas fezes. O orlistat não tem atividade sistêmica, sendo desprezível a absorção pelo trato GI em doses de até 800mg e irrelevante do ponto de vista farmacológico a atividade inibidora de lipase (de 1.000 a 2.500 vezes menor do que a do orlistat).[24]

O orlistat não exerce efeito sobre circuitos neuronais reguladores do apetite, embora promova liberação mais precoce de GLP-1 (*glucagon-like peptide 1*), que tem ação incretínica e sacietógena. No entanto, o efeito farmacológico do orlistat (evidenciado pela quantidade de gordura nas fezes) estimula a adesão em longo prazo a um consumo de alimentos com menor teor de gordura.[25]

A perda de peso que ocorre com o orlistat está associada a reduções significativas na PA sistólica e diastólica (–4,9 *vs.* –2,4mmHg e –3,7 *vs.* –1,8mmHg, respectivamente, *vs.* placebo, p < 0,05).[26] Uma meta-análise de cinco estudos demonstrou que pacientes com hipertensão sistólica isolada (PA sistólica > 140mmHg) apresentam reduções maiores (–10,9 *vs.* –5,1mmHg, p < 0,05).[27]

Como citado anteriormente, a perda de peso leva à correção de vários distúrbios associados à obesidade. Isso ocorre mesmo com perda ponderal modesta, mas a melhora se acentua com perdas maiores e intencionais de peso corporal.

O uso de orlistat em combinação com restrição calórico-gordurosa associa-se a reduções significativas, em pacientes obesos sem diabetes, da insulinemia (–5,05% *vs.* +19,1%, *vs.* placebo, p = 0,001) e da glicemia (–0,92% *vs.* +2,33%, p < 0,05).[28] Um estudo de 1 ano em diabéticos controlados com sulfonilureias demonstrou redução significativa da glicemia, do nível de hemoglobina glicosilada e do número de pacientes que lograram interromper o tratamento com agentes hipoglicemiantes orais,[29] dados que foram confirmados por um estudo multicêntrico latino-americano de 6 meses de duração do qual participamos.[30] Em nosso estudo, o uso de orlistat associou-se a maior perda de peso e melhora significativa dos níveis de glicemia de jejum (p = 0,036), pós-prandial (p = 0,05) e de hemoglobina glicosilada (p = 0,04). Além desses parâmetros, observamos benefícios no perfil lipídico, com reduções no colesterol total (p = 0,0001), na fração LDL do colesterol (p = 0,002) e na circunferência abdominal (p < 0,05).

Os primeiros estudos clínicos com orlistat tiveram duração de 12 semanas e foram realizados com várias dosagens: de 10mg, administradas 3 vezes por dia, até 120mg, três vezes por dia.[31,32] Outro estudo, dessa vez com 6 meses de duração, foi realizado com doses de 30, 60, 120 e 240mg três vezes por dia.[33] Houve diferença significativa a partir da dose de 60mg (dose total diária de 180mg), sendo atingido um platô na dose de 120mg (dose total diária de 360mg). Não houve perda maior de peso com doses maiores. A Tabela 93.4 apresenta os estudos clínicos com pelo menos 10 semanas de duração realizados com orlistat,[34-40] incluindo vários estudos de longa duração e em pacientes diabéticos.

Em todos os estudos analisados, não existem diferenças na frequência de efeitos adversos não GI entre os grupos orlistat e placebo. Os efeitos GI estão relacionados com o mecanismo de ação do orlistat (fezes oleosas, aumento do número de evacuações, flatulência com ou sem eliminação de gordura, urgência fecal) e, em geral, são de curta duração e ocorrem em frequência muito menor após as primeiras semanas de tratamento. Esse fenômeno parece estar relacionado com o aumento da adesão em longo prazo a um consumo de alimentos com menor teor de gordura.

Orlistat e Fatores de Risco Cardiovasculares

Orlistat previne diabetes. O estudo Xenical in the Prevention of Diabetes in Obese Subjects (XENDOS)

Tabela 93.4 Estudos com orlistat

Δt sem	N P/AS	Dose mg/dia	Δpeso (P)	Δpeso (SA)	Comentários
12	19/20	150	–2,1kg	–4,3kg	Primeiro estudo clínico
12	39/37	30	–3,2kg	–3,6kg	Estudo de várias doses
	39/45	180	–3,2kg	–3,9kg	
	39/47	360	–3,2kg	–4,8kg	Δpeso SS p < 0,01
24	136/134	90	–6,5%	–8,5%	NS; estudo várias doses
	136/135	120	–6,5%	–8,8%	Δpeso SS p < 0,002
	136/136	360	–6,5%	–9,8%	Δpeso SS p < 0,002
	136/135	720	–6,5%	–9,3%	Δpeso SS p < 0,002
52	23/23	360	–2,6%	–8,4%	Δpeso SS p < 0,001
52	113/115	360	–5,4%	–8,5%	
52	186/190	360	–4,6%	–5,9%	Risco coronariano
104	343/345	360	–6,1%	–10,2%	Δpeso no final do 1º ano
104	223/657	360	–4,5%	–7,6%	Δpeso SS p < 0,001
104	265/266	180	–4,1kg	–7,1kg	Δpeso no final do 1º ano
	265/264	360	–4,1kg	–7,9kg	
104	243/242	180	–6,6%	–8,6%	Δpeso no final do 1º ano
	243/244	360	–6,6%	–9,7%	
104	316/359	360	–3,8kg	–6,7kg	Progressão para DTG
104	36/36	360	–8,6kg	–13,1kg	
52	159/162	360	–4,3%	–6,2%	Diabéticos SS p < 0,001
24	174/164	360	–3,0%	–4,7%	Diabéticos SS p < 0,001

DTG: diminuição da tolerância à glicose; N: número de pacientes no estudo; NA: não disponível; NS: não significativo; P: placebo; SA: substância ativa; SS: estatisticamente significativo t: tempo de estudo; sem: semanas.

avaliou de maneira prospectiva, por 4 anos, o uso de orlistat associado a mudanças intensivas no estilo de vida em mais de 3.300 pacientes obesos não diabéticos, com tolerância normal à glicose ou intolerância, na evolução do peso corporal e na progressão para diabetes tipo 2. Todos os pacientes receberam orientações para mudança no estilo de vida (diminuição de 800kcal/dia na dieta, com 30% de gordura e no máximo 300mg de colesterol, além de recomendações de atividade física). A incidência cumulativa de diabetes tipo 2 após 4 anos, em todos os pacientes obesos (intolerantes ou não), foi de 6,2% no grupo orlistat *versus* 9% no grupo placebo, correspondendo a uma redução de 37,3% no risco de desenvolver diabetes associado ao uso do medicamento. Entre os pacientes com intolerância à glicose, o benefício foi ainda mais significativo: a taxa de incidência cumulativa foi de 18,8% para o orlistat *versus* 28,8% para placebo, promo-

vendo uma redução de risco relativo de 45%. A perda de peso também foi significativamente maior no grupo orlistat, inclusive ao fim de 4 anos.[41]

Orlistat também melhora o controle glicêmico em pacientes diabéticos em tratamento. Alguns estudos mostram melhora do controle independentemente da perda de peso, com melhora inclusive da sensibilidade à insulina. Possíveis explicações seriam a diminuição da oferta de ácidos graxos livres no período pós-prandial (que pioram a resistência hepática e periférica à insulina) e também produção aumentada de GLP-1 estimulada pela maior quantidade de lipídeos presentes no íleo e no cólon.[42]

Um estudo com 181 pacientes com síndrome metabólica usando orlistat associado a dieta hipocalórica por 36 semanas mostrou redução do peso, da circunferência abdominal, da PA e da glicemia, e que o tratamento resultou em um claro desvio à esquerda na curva de distribuição do escore de Framingham nessa população ao fim do estudo, traduzindo uma provável diminuição do risco coronariano em 10 anos.[43,44]

O orlistat é um agente hipolipemiante que melhora o perfil lipídico, reduzindo em 25% a absorção do colesterol da dieta, além de melhorar a lipemia pós-prandial. Embora ainda não comprovado, essas alterações podem implicar um perfil de lipoproteínas menos aterogênicas.[45]

Resumidamente, até o momento pode-se dizer que o orlistat é eficaz e seguro em promover perda de peso em pacientes obesos com ou sem doença cardiovascular e que seu uso deve ser considerado um importante adjunto às mudanças no estilo de vida para o controle dos fatores de risco cardiovasculares clássicos.

PERSPECTIVAS: LOCARSERINA, ASSOCIAÇÃO DE FENTERMINA E TOPIRAMATO, LIRAGLUTIDA E AGONISTAS DO GLP-1

A locarserina é um agonista dos receptores serotoninérgicos 5-HT2c, com seletividade funcional 15 vezes maior do que no 5-HT2a e 100 vezes maior do que no 5-HT2b. Essa maior especificidade pelo tipo 5-HT2c parece ser importante para diminuição do risco de valvopatia cardíaca detectada com outros compostos mais antigos e menos seletivos, como era o caso da fenfluramina e da fentermina, retiradas do mercado em 1997, após descrição de uma série de 24 casos de pacientes que apresentaram alteração valvular como efeito colateral.

O estímulo da via serotoninérgica modula a ingestão calórica por ativação da via do sistema POMC, aumentando o catabolismo através dos efetores de segunda ordem – TRH, CRH, MC4R. Alguns estudos em humanos observaram aumento da taxa metabólica basal e da termogênese após estímulo dos receptores serotoninérgicos 5-HT2c. Entretanto, esse aumento não foi reprodutível em outros estudos.

A dose mais estudada da lorcaserina foi de 10mg, duas vezes ao dia, e estudos de fase 3 (Tabela 95.5) demonstraram eficácia mantida após 2 anos de tratamento e com boa tolerabilidade. Os efeitos colaterais mais comuns, em ordem decrescente de ocorrência, foram cefaleia, infecção do trato respiratório superior (nasofaringite, sinusite) e náuseas. As taxas de abandono de tratamento e de ocorrência de nova valvopatia cardíaca foram semelhantes às do grupo placebo.

Liberada para tratamento da obesidade nos EUA desde 1959 (em doses de até 30mg/dia), a fentermina é uma substância catecolaminérgica com propriedades de aumentar a liberação de noradrenalina no SNC. Inicialmente liberado para tratamento da epilepsia, atualmente o topiramato também é amplamente prescrito para profilaxia da enxaqueca. Alguns estudos realizados no início da década de 2000 comprovaram a eficácia desse medicamento em reduzir o peso de pacientes obesos (em doses testadas de 64 até 384mg/dia). Sua eficácia aumentava muito pouco com o aumento das doses a partir de 192mg/dia, com o inconveniente de aumento dos efeitos adversos. Um ponto interessante observado nesses estudos consistiu na continuação da perda de peso por mais de 1 ano de tratamento, sem o platô geralmente observado em torno de 6 meses com o uso dos demais fármacos existentes. O topiramato também foi testado em pacientes obesos com TCAP, com bons resultados na perda de peso e na redução de escores de compulsão. Entretanto, apesar de mostrar-se altamente eficaz, o entusiasmo com o medicamento diminuiu consideravelmente devido à elevada incidência de efeitos colaterais muito pouco tolerados pelos pacientes, como parestesias, alterações de memória, dificuldade de concentração e alterações do humor. Recentemente, foi demonstrado que o topiramato aumenta a sensibilidade à leptina, a expressão de neuropeptídeos envolvidos na homeostase energética e a expressão de enzimas lipolíticas. Em modelos animais, o topiramato tanto reduz o apetite como interfere na eficiência da utilização de energia, ao aumentar a termogênese e a oxidação de gorduras (mediante o estímulo da lipoproteína lipase no tecido adiposo marrom e musculoesquelético).

Ao combinar doses menores dessas medicações que agem em vias diferentes, a farmacêutica Vivus Inc. objetivava amplificar os resultados positivos e minimizar a chance de efeitos colaterais. Supostamente, o efeito estimulante leve da fentermina sobre o SNC poderia sobrepujar os efeitos negativos do topiramato sobre a memória e a cognição, por exemplo. Diversas doses estão sendo testadas em estudos de fases 2 e 3. Doses média (fentermina, 7,5mg IR/topiramato, 46mg SR) e alta (fentermina, 15mg IR/topiramato, 92mg SR) resultaram, respectivamente, na perda aproximada de 10% e 8,5% do peso (Tabela 93.5).

Os efeitos colaterais mais comuns foram boca seca, parestesias, constipação intestinal, infecção das vias aéreas superiores, alteração do gosto e insônia. Não foi descrita alteração clinicamente significativa na função cognitiva, nas escalas de depressão e ansiedade, ou efeitos em habilidades psicomotoras nos pacientes tomando a medicação. O topiramato é teratogênico (como pode interferir com a farmacocinética de contraceptivos orais, deve ser sempre usado com métodos anticoncepcionais de barreira seguros), pode elevar o risco de litíase renal (por ser um inibidor fraco da anidrase carbônica, eleva levemente o pH urinário e aumenta o risco de formação de cálculos de fosfato de cálcio) e é contraindicado em pacientes com glaucoma de ângulo fechado.[46]

Capítulo 93 Obesidade: Epidemiologia, Diagnóstico e Tratamento Clínico

Tabela 93.5 Novas perspectivas no tratamento farmacológico da obesidade – resumo dos principais ensaios clínicos

Fármaco(s)	Estudos	Nº de pacientes	Duração (semanas)	PPSP (%)
Locarserina	BLOOM (fase 3)	3.182	52	3,6
	BLOSSOM (fase 3)	4.008	52	3,1
Fentermina + Topiramato	EQUIP (fase 3)	1.267	56	9,4 (dose alta)
	CONQUER (fase 3)	2.487	56	8,6 (dose alta)

PPSP: perda de peso subtraída do placebo.

Os análogos de GLP-1, como a liraglutida, são uma classe de medicamentos mais recente para o tratamento do diabético tipo 2 e aparecem, hoje, como opção eficaz e segura para redução de peso em indivíduos diabéticos.[47] Os fármacos são eficazes em melhorar o controle glicêmico e têm a capacidade de reduzir o peso corporal (por suposto efeito central hipotalâmico e por reduzirem a velocidade de esvaziamento gástrico) em cerca de 80% dos indivíduos, sendo estudadas inclusive para obesos não diabéticos com estudo de fase 2 publicado[48] e de fase 3 em andamento.

A introdução no mercado de novos medicamentos com novos mecanismos de ação é fundamental, representando mais um avanço na luta contra esse importante desafio para a saúde pública, que consiste na redução da prevalência de obesidade, na diminuição do número de obesos mórbidos e, consequentemente, na redução da incidência de desfechos cardiovasculares, tão custosos atualmente para o país.

Referências

1. Pesquisa nacional por amostra de domicílios: síntese de indicadores 2008. Rio de Janeiro: IBGE, 2009. 211p. Disponível em: <http://www.ibge.gov.br/home/estatistica/populacao/trabalhoerendimento/pnad2008/default.shtm>. Acesso em: setembro 2011.
2. WHO Consultation on Obesity. Preventing and managing the global epidemic. Geneva: World Health Organization, 1998.
3. Guy-Grand B. Long-term pharmacoterapy in the management of obesity. In: Björntorp P, Rössner S (eds.) From theory to practice: obesity in Europe: 88. London: John Libbey, 1989:311-8.
4. Gortmaker SL, Must A, Perrin JM, Sobol AM, Dietz WH. Social and economic consequences of overweight in adolescence and young adulthood. N Engl J Med 1993; 329:1008-12.
5. Bray GA. Obesity – a time bomb to be refused. Lancet 1998; 352: 160-1.
6. Prentice AM, Jebb AS. Obesity in Britain: gluttony or sloth? Br Med J 1995; 311:437-9.
7. Rossner S. Factors determining the long-term outcome of obesity treatment. In: Bjorntorp P, Brodoff BN (ed.) Obesity. New York: J.B. Lippincott Co., 1992:712-9.
8. Stock MJ. Sibutramine: a review of the pharmacology of a novel anti-obesity agent. Int J Obes Relat Metab Disord 1997; 21(Suppl.):S25-S29.

9. Seagle HM, Bessesen DH, Hill JO. Effects of sibutramine on resting metabolic rate and weight loss in overweight women. Obes Res 1998; 6:115-21.
10. Hansen DL, Toubro S, Stock MJ, MacDonald IA, Astrup A. Thermogenic effects of sibutramine in humans. Am J Clin Nutr 1998; 68:1180-6.
11. Cheymol G, Weissenburger J, Poirier JM, Gellee C. The pharmacokinetics of dexfenfluramine in obese and non-obese subjects. Br J Clin Pharmacol 1995; 39:684-7.
12. Bray GA, Blackburn GL, Ferguson JM et al. Sibutramine produces dose-related weight loss. Obes Res 1999; 7:189-98.
13. Stevens VJ, Obarzanek E, Cook NR et al, for the Trials of Hypertension Prevention Research Group. Long-term weight loss and changes in blood pressure: results of the trials of hypertension prevention, phase II. Ann Intern Med 2001; 134:1-11.
14. Mikhail N, Golub MS, Tuck ML. Obesity and hypertension. Prog Cardiovasc Dis 1999; 42:39-58.
15. Goldstein DJ. Beneficial health effects of modest weight-loss. Int J Obes Relat Metab Disord 1992; 16:397-415.
16. Sjöström CD, Lissner L, Wedel H, Sjöström L. Reduction in incidence of diabetes, hypertension and lipid disturbances after intentional weight loss induced by bariatric surgery: the SOS intervention study. Obes Res 1999; 7:477-84.
17. Hanotin C, Thomas F, Jones SP, Leutenegger E, Drouin P. Efficacy and tolerability of sibutramine in obese patients: a dose-ranging study. Int J Obes Relat Metab Disord 1998; 22:32-8.
18. Jones SP, Smith IG, Kelly G, Gray JA. Long-term weight loss with sibutramine. Int J Obes Relat Metab Disord 1995; 19(Suppl 2):40.
19. Apfelbaum M, Vague P, Ziegler O et al. Long-term maintenance of weight loss after a VLCD: sibutramine vs. placebo. Am J Med 1999; 106:179-84.
20. James WPT, Astrup A, Finer N et al. STORM Study Group. Effect of sibutramine on weight maintenance after weight loss: a randomised trial. Lancet 2000; 356:2119-25.
21. Luque CA, Ray JA. Sibutramine: a serotonin-norepinephrine reuptake-inhibitor for the treatment of obesity. Ann Pharmacother 1999; 33:968-78.
22. McMahon FG, Fujioka K, Singh BN et al. Efficacy and safety of sibutramine in obese white and African American patients with hypertension: a 1-year, double-blind, placebo-controlled multicenter trial. Arch Int Med 2000; 160:2185-91.
23. James WP, Caterson ID, Coutinho W et al. Effect of sibutramine on cardiovascular outcomes in overweight and obese subjects. N Engl J Med 2010; 363(10):905-17.

24. Zhi J, Melia AT, Eggers H et al. Review of limited systemic absorption of orlistat, a lipase inhibitor, in healthy human volunteers. J Clin Pharmacol 1995; 35:1103-8.

25. Aronne LJ. Modern medical management of obesity: the role for pharmacological intervention. J Am Diet Assoc 1998; 98(Suppl 2):S23-6.

26. Davidson MH, Hauptman J, DiGirolamo M et al. Weight control and risk factor reduction in obese subjects treated for 2 years with orlistat. JAMA 1999; 281:235-42.

27. Zavoral JH. Treatment with orlistat reduces cardiovascular risk in obese patients. J Hypertension 1998; 16:2013-7.

28. Sjöstrom L, Rissanen A, Andersen T et al. Randomised placebo-controlled trial of orlistat for weight loss and prevention of weight regain in obese patients. Lancet 1998; 352:167-72.

29. Hollander PA, Elbein SC, Hirsch IB et al. Role of orlistat in the treatment of obese patients with type 2 diabetes. Diabetes Care 1998; 21:1288-94.

30. Halpern A, Mancini MC, Suplicy H et al. Latin-american trial of orlistat for weight loss and improvement in glycemic profile in obese diabetic patients. Diabetes Obes Metab 2003; 3:180-8.

31. Drent ML, Van der Veen EA. Lipase inhibition: a novel concept in the treatment of obesity. Int J Obes 1993; 17:241-4.

32. Drent ML, Larsson I, William-Olsson T et al. Orlistat (RO18-0647), a lipase inhibitor, in the treatment of human obesity: a multiple dose study. Int J Obes 1995; 19:221-6.

33. Van Gaal LF, Bloom JI, Enzi G et al. Efficacy and tolerability of orlistat in the treatment of obesity: a 6-month-dose-ranging study. Eur J Pharmacol 1998; 54:125-32.

34. James WPT, Avenell A, Broom J, Whitehead J. A one-year trial to assess the value of orlistat in the management of obesity. Int J Obes 1997; 21(Suppl 3):S-24-30.

35. Hauptman J, Lucas C, Boldrin MN, Collins H, Segal KR. Orlistat in the long-term treatment of obesity in primary care settings. Arch Fam Med 2000; 9:160-7.

36. Rössner S, Sjöström L, Noack R, Meinders AE, Noseda G. Weight loss, weight maintenance, and improved cardiovascular risk factors after 2 years treatment with orlistat for obesity. Obes Res 2000; 8:49-61.

37. Finer N, James WPT, Kopelman PG, Lean ME, Williams G. One-year treatment of obesity: a randomized, double-blind, placebo-controlled, multicentre study of orlistat, a gastrointestinal lipase inhibitor. Int J Obes Relat Metab Disord 2000; 24:306-13.

38. Heymsfield SB, Segal KR, Hauptman J et al. Effects of weight loss with orlistat on glucose tolerance and progression to type 2 diabetes in obese adults. Arch Intern Med 2000; 160:1321-6.

39. Lindgarde F. The effect of orlistat on body weight and coronary heart disease risk profile in obese patients: the Swedish Multimorbidity Study. J Intern Med 2000; 248:245-54.

40. Karhunen L, Franssila-Kallunki A, Rissanen P et al. Effect of orlistat treatment on body composition and resting energy exoenditure during a two-year weight-reduction programme in obese Finns. Int J Obes Relat Metab Disord 2000; 24:1567-72.

41. Torgerson JS, Hauptman J, Boldrin MN, Sjöström L. Xenical in the prevention of diabetes in obese subjects (XENDOS) study: a randomized study of orlistat as an adjunct to lifestyle changes for the prevention of type 2 diabetes in obese patients. Diabetes Care 2004; 27(1):155-61.

42. Jacob S, Rabbia M, Meier MK, Hauptman J. Orlistat 120 mg improves glycemic control in type 2 diabetes patients with or without concurrent weight loss. Diabetes Obes Metabol 2009; 11(4):361-71.

43. Zanella MT, Uehara MH, Ribeiro AB et al. Orlistat and cardiovascular risk profile in hypertensive patients with metabolic syndrome: the ARCOS study. Arq Bras Endocrinol Metabol 2006; 50(2):368-76.

44. Kelley DE, Kuller LH, McKolains TM et al. Effects of moderate weight loss and orlistat on insulin resistance, regional adiposity, and fatty acids in type 2 diabetes. Diabetes Care 2004; 27(1):33-40.

45. Kiortsis DN, Fillippatos TD, Elisaf MS. The effects of orlistat on metabolic parameters and other cardiovascular risk factors. Diabetes Metabol 2005; 31(1):15-22.

46. Mancini MC, Faria AM. Perspectivas do tratamento farmacológico da obesidade. In: Mancini MC et al. Tratado de obesidade. Itapevi, SP: Guanabara Koogan, 2010:741-50.

47. Vilsbøll T, Christensen M, Junker AE et al. Effects of glucagon-like peptide-1 receptor agonists on weight loss: systematic review and meta-analyses of randomized controlled trials. BMJ 2012; 344:d7771.

48. Astrup A, Carraro R, Finer N et al. Safety, tolerability and sustained weight loss over 2 years with the once-daily human GLP-1 analogue, liraglutide. Int J Obes (Lond) 2012; 36(6):890.

94

Urgências em Cirurgia Bariátrica

Hilton Libanori • Daniel Riccioppo

INTRODUÇÃO

A cirurgia bariátrica é atualmente a única modalidade terapêutica que oferece aos pacientes obesos mórbidos perda de peso substancial e mantida ao longo do tempo. Consequentemente, oferece cura, remissão ou melhor controle das doenças associadas à obesidade, sendo esse seu objetivo principal,[1,2] além de diminuição da mortalidade relacionada com a obesidade e essas comorbidades. Enquanto os tratamentos clínicos existentes até o momento apresentam recidiva da obesidade de 95%, o tratamento cirúrgico da obesidade mórbida alcança mais de 80% de bons resultados a longo prazo.

O aprimoramento das técnicas operatórias, associado aos avanços nos cuidados pré e pós-operatórios, resultou na diminuição da mortalidade e da morbidade. Em 5 a 7 anos de pós-operatório, a mortalidade diminui de 50% a 70%. No entanto, mesmo em centros de referência, cerca de 10% dos pacientes submetidos a operações bariátricas apresentam complicações e necessitam mais de 7 dias de internação,[3] além de reoperações precoces ou tardias, muitas delas em situação de urgência. Essas complicações, além das ligadas ao ato operatório, estão intimamente relacionadas com fatores de risco associados às doenças de base e ao próprio excesso de peso, como índice de massa corporal (IMC) > 50kg/m^2, superobesidade mórbida, idade > 45 anos, mas principalmente > 65 anos, sexo masculino, risco aumentado para trombose venosa profunda (TVP) e tromboembolismo pulmonar (TEP) e doenças associadas.

A mortalidade das cirurgias bariátricas situa-se entre 0,3% e 1%. Vale ressaltar que, dos fatores de risco de morbimortalidade descritos, o IMC é o único modificável; portanto, em pacientes superobesos, com outros fatores de risco associados ou comorbidades graves, a perda de peso pré-operatória, variando entre 5% e 10% do peso inicial, pode ser recomendável. Esse preparo pré-operatório associa-se à diminuição do risco cirúrgico e do tempo operatório, principalmente em razão da redução do volume hepático.

Mais recentemente, com a cirurgia laparoscópica e suas indiscutíveis vantagens sobre o acesso laparotômico,[4,5] as operações bariátricas se sedimentaram como padrão-ouro no tratamento da obesidade mórbida.

Com a difusão das diversas técnicas, foi observada melhora no aprendizado dos cirurgiões, e a sistematização e padronização dos procedimentos consagrados, a difusão da informação em congressos específicos, a introdução do ensino desses procedimentos na formação dos novos cirurgiões do aparelho digestivo, além da evolução tecnológica dos materiais utilizados e do melhor entendimento da fisiologia desses pacientes, o que levou à prestação de cuidados perioperatórios diferenciados, foram fatores importantes que contribuíram para a diminuição da morbimortalidade.

URGÊNCIAS EM CIRURGIAS BARIÁTRICAS

As urgências em cirurgia bariátrica são secundárias a complicações que podem ser divididas em inerentes à obesidade e aquelas diretamente relacionadas com o procedimento cirúrgico.

As complicações inerentes à obesidade decorrem das alterações metabólicas e funcionais que a seguem, e sua prevalência é proporcional ao grau de obesidade e à associação de condições como *diabetes mellitus*, hipertensão arterial, diminuição de reserva funcional respiratória e cardiovascular, entre outras.

Já as complicações inerentes ao procedimento cirúrgico estão relacionadas com o tipo de técnica utilizada e a via de acesso (convencional ou laparoscópica). O grau de obesidade, a idade do paciente e a presença e gravidade das doenças associadas também têm impacto significativo na ocorrência e gravidade dessas complicações e na mortalidade relacionada com a cirurgia.

TIPOS DE CIRURGIAS BARIÁTRICAS

Atualmente, as técnicas aceitas pelas principais sociedades de cirurgia bariátrica podem ser divididas em quatro grupos: bandagem gástrica ajustável, gastroplastia com derivação gástrica em Y de Roux (com ou sem anel de contenção), derivação biliopancreática (cirurgia de Scopinaro ou *duodenal switch*) e gastrectomia vertical. Cada uma dessas técnicas apresenta características distintas quanto à possibilidade e à incidência de complicações.

Bandagem Gástrica Ajustável

A incidência de urgências e complicações derivadas dessa técnica está relacionada com o procedimento de colocação da prótese e a presença desta. A calibragem da banda por punção percutânea ocasiona a possibilidade de contaminação do reservatório do sistema pneumático e é outra fonte de complicações.

Em virtude da simplicidade do método, as complicações operatórias não são frequentes. As principais complicações pós-operatórias imediatas da bandagem gástrica ajustável (BGA) estão resumidas na Tabela 94.1.[6]

A obstrução do estoma pode ser diagnosticada a partir da total intolerância a líquidos no pós-operatório. Diante dessa situação, deve-se investigar a causa da obstrução. Por meio de radiografia simples de abdome ou com contraste iodado oral, pode-se suspeitar de deslizamento. Em caso de deslizamento da parede gástrica anterior, a BGA se desloca e assume posição horizontal. Em caso de deslizamento posterior, a BGA aparece verticalmente, paralela à coluna. A BGA bem posicionada aparece diagonal à radiografia simples de abdome, apontando para o ombro esquerdo (Figuras 94.1 e 94.2).

Em caso de diagnóstico de deslizamento, a conduta consiste na reabordagem imediata, que pode ser realizada por laparoscopia. A demora na resolução poderá acarretar sofrimento da parede gástrica deslizada ou herniada através da BGA e suas consequentes complicações.

Em caso de obstrução por BGA muito apertada, pode-se tentar a corticoterapia por alguns dias, na tentativa de diminuir o edema e a promover a permeação do estoma. Caso não se obtenha resultado, deve-se indicar a relaparoscopia com ressecção da gordura perigástrica e/ou substituição da BGA por outra bandagem de maior diâmetro.

Tabela 94.1 Principais complicações pós-operatórias imediatas da BGA

Complicação	Causas
Obstrução do estoma	BGA muito apertada Parede gástrica espessa Posicionamento muito distal da BGA Gordura perigástrica abundante não ressecada Deslizamento precoce da parede gástrica anterior Deiscência da sutura de estabilização da BGA causada por esforço de vômito, tosse ou falha técnica Deslizamento precoce da parede gástrica posterior BGA penetrando a retrocavidade dos epíplons por falha técnica
Hemorragia	Iatrogênica (punções dos trocartes, lesões vasculares ou de órgãos sólidos intraperitoneais) Secundária a uso de anticoagulantes profiláticos
Perfuração gástrica, esofágica e outras lesões de vísceras ocas	Iatrogênica
Infecção da BGA e/ou do reservatório do sistema pneumático	Secundária a erosão e migração Contaminação pela punção transparietal do reservatório da BGA para calibragem desta
Obstrução intestinal	Bridas e aderências Hérnia incisional encarcerada

Instabilidade hemodinâmica com queda de hematócrito, sem exteriorização de sangramento, pode indicar hemorragia intracavitária. Esta pode decorrer de lesões vasculares nas punções dos trocartes, em lesão do fígado, muitas vezes esteatótico e extremamente friável (mais comumente lesão pelo afastador de fígado, laceração por tração ou lesão por entrada inadvertida de pinças laparoscópicas pelos portais), da dissecção retrogástrica ou mesmo do baço. Deve-se proceder ao tratamento cirúrgico, se possível por laparoscopia, para identificação do local de sangramento, hemostasia e retirada dos coágulos.

Durante a dissecção do túnel retrogástrico, o estômago, a cárdia ou mesmo o esôfago podem ser inadvertidamente perfurados.

Como em todas as laparoscopias, a entrada intempestiva ou sem visão direta das pinças na cavidade peritoneal pode ocasionar lesões de vísceras ocas, muitas vezes longe do campo operatório principal, o que pode dificultar o diagnóstico intraoperatório. Lesões térmicas tardias também podem ocorrer pelo mesmo motivo, com movi-

Capítulo 94 Urgências em Cirurgia Bariátrica

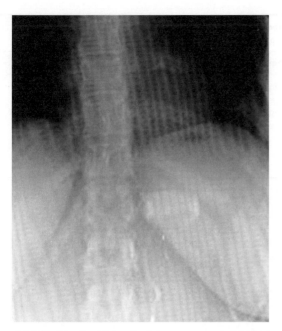

Figura 94.1 Radiografia simples de abdome mostrando BGA horizontalizada – deslizamento anterior.

mentação inadvertida de pinças ligadas a eletrocautério ou do bisturi ultrassônico, que permanecem aquecidos algum tempo após sua utilização.

Percebida a lesão no intraoperatório, a melhor opção consiste em suturar a lesão, drenar e não colocar a BGA. Caso a lesão não seja percebida, o paciente evoluirá com fístula grave e de alta mortalidade. Sempre que suspeitada por sinais clínicos iniciais, como taquicardia e taquipneia, pode-se realizar deglutograma com contraste iodado para confirmação do diagnóstico e indicação do tratamento cirúrgico. Se precoce, o tratamento pode ser realizado por laparoscopia com retirada da BGA, sutura da lesão (frequentemente estão presentes orifícios de entrada e de saída), drenagem e jejunostomia para alimentação. Se diagnosticada tardiamente, a laparoscopia se impõe, com lavagem da cavidade, reparo e drenagem da fístula. A jejunostomia deve ser realizada se houver condições e pode-se recorrer à peritoneostomia em casos de síndrome compartimental abdominal, instabilidade hemodinâmica severa ou necessidade iminente de reoperações para limpezas de cavidade seriadas.

As principais complicações tardias da BGA que podem exigir reoperação são:[7-10]

- Obstrução por deslizamento anterior ou posterior.
- Migração.
- Esofagite.
- Dilatação esofágica.

O deslizamento tardio ocorre, principalmente, na parede anterior do estômago, cursa com obstrução do estoma e é indicação de reoperação. Pode-se reposicionar a BGA, retirá-la simplesmente, ou convertê-la para outra operação.

A migração consiste na passagem de parte da BGA para a luz gástrica em razão de erosão da parede do estômago. Sua fisiopatologia está relacionada com compressão e isquemia e infecção a partir do reservatório na parede abdominal. A perfuração criada é bloqueada e, muitas vezes, não produz sintomas. A contaminação da BGA após migração pode também atingir retrogradamente o reservatório de ajuste, ocasionando abscesso local na parede abdominal, o qual é tratado localmente com drenagem e retirada do reservatório. Caso não haja suspeita de contaminação da BGA, pode-se mantê-la sem reservatório, e após resolução da infecção local, reinstalar novo reservatório. Em caso de peritonite (que ocorre na minoria

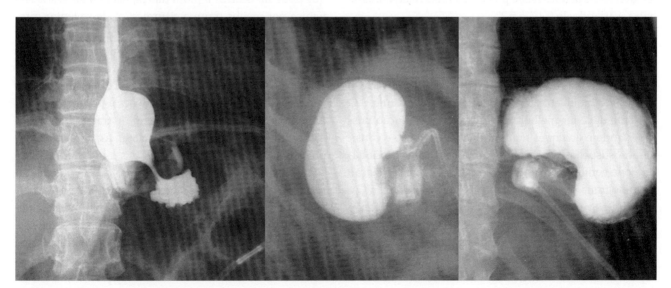

Figura 94.2 Deglutograma com BGA bem posicionada (à esquerda), deslizamento posterior (centro) e deslizamento anterior (à direita).

dos casos), trata-se de emergência cirúrgica. Na ausência de sinais de infecção sistêmica ou instabilidade, pode-se esperar por uma progressão da erosão com maior passagem da BGA para o interior do estômago e optar-se por retirada endoscópica da BGA. Assim, evita-se operação por laparoscopia ou laparotomia, procedimento tecnicamente difícil, em que se desbloqueia a perfuração gástrica para peritônio livre.

Esofagite e dilatação esofágica costumam melhorar com o esvaziamento da BGA, sob pena de recuperação ponderal. Com o tempo, esses pacientes necessitam da retirada da BGA com ou sem conversão para outra operação.

Gastroplastia com Derivação Gástrica em Y de Roux

Os principais fatores relacionados com a mortalidade depois de gastroplastia com derivação gástrica em Y de Roux (DGYR) são fístula, embolia pulmonar, peso pré-operatório e hipertensão. Portanto, não devem ser esperadas situações de obesidade extrema para indicação da operação.[11] Casos de superobesidade ou com muitos fatores de risco associados devem ser inicialmente tratados clinicamente para perda ponderal pré-operatória e consequente diminuição dos riscos operatórios.

As principais complicações precoces da DGYR estão resumidas na Tabela 94.2.

As fístulas, juntamente com o tromboembolismo pulmonar (TEP), estão entre as principais causas de mortalidade na DGYR. Análise multivariada de mais de 3.000 procedimentos de DGYR demonstrou que as fístulas estão entre os fatores de risco independentes mais fortemente ligados à mortalidade pós-operatória. Essa mortalidade pode atingir índices próximos a 50%. No entanto, a incidência de fístulas nesse procedimento é relativamente baixa, variando de 0,4% a 5,2%.[12]

O paciente obeso mórbido pode não apresentar precocemente sintomas e sinais de fístula. O retardo no tratamento frequentemente é fatal. No momento em que o paciente apresenta febre e leucocitose, o quadro infeccioso já é grave. Taquicardia é um sinal precoce de fístula.[13] O paciente deve ter melhora progressiva na evolução pós-operatória e qualquer mudança nessa evolução é considerada suspeita. Um deglutograma com contraste iodado pode confirmar o diagnóstico.[14] O ideal é a realização de tomografia computadorizada (TC) com contraste VO e EV. Muitas vezes, o diagnóstico diferencial com TEP não é fácil. Devemos ter em mente que muitos serviços não dispõem de tomógrafos adequados para pacientes obesos mórbidos. Em caso de suspeita de fístula não bloqueada, o paciente deve ser reoperado imediatamente. O atraso na indicação cirúrgica piora rapidamente o prognóstico.[15]

Tabela 94.2 Complicações precoces da DGYR e suas causas mais frequentes

Complicação	Causas
Fístula – gastroplastia, gastrojejunoanastomose, enteroanastomose, outras vísceras ocas	Precoce: por falha técnica Tardia, bloqueada ou não bloqueada: causas diversas (vômitos, abuso alimentar precoce, uso crônico de corticoides, deficiência proteica)
Vômitos Podem levar a deficiência de tiamina (Wernicke-Korsakoff), desnutrição proteica (kwarshiorkor), desidratação e insuficiência renal aguda pré-renal	Por edema da anastomose gastrojejunal Devido à presença do anel de contenção
Obstrução intestinal	Hérnia interna Angulação ou torção de alças ou anastomoses (falha técnica) Brida/aderência precoce Hérnia incisional encarcerada Bezoares intestinais
Hemorragia	Digestiva: nas linhas de grampos em anastomoses ou no remanescente gástrico Peritoneal: por punções de trocartes, nas linhas de grampos, em ligaduras ou cauterizações, e por lesões de baço ou fígado Sangramento relacionado com o uso de anticoagulação profilática

Caso a primeira operação tenha sido realizada por laparoscopia, a reoperação pode ser tentada por essa via, o que pode minimizar a piora da resposta inflamatória sistêmica por menos trauma cirúrgico. Pode-se tentar o reparo da fístula, mas o principal é a limpeza da cavidade e drenagem ampla. É importante manter uma via de alimentação através de gastrostomia no remanescente gástrico, ou mesmo sondagem nasoenteral. Se necessário, devem ser realizadas novas reoperações e peritoniostomia. A peritoniostomia tem a vantagem de tratar a síndrome compartimental abdominal e facilitar as reintervenções programadas.

As fístulas precoces (até o terceiro dia de pós-operatório) geralmente não são bloqueadas e exigem reintervenção. Fístulas tardias (após o quinto dia) que se exteriorizem pelo dreno e que não produzam sinais de sepse podem ser tratadas de maneira conservadora com jejum oral, alimentação enteral ou parenteral, manutenção do dreno e antibióticos. As fístulas bloqueadas, mas sem dreno de monitorização, podem ser tratadas por drenagem percutânea guiada por TC ou ultrassonografia. Caso a drenagem não seja eficiente, a reoperação é mandatória. A nutrição parenteral será necessária quando não estiver garantida uma via enteral ou quando houver íleo paralítico. O aporte calórico-proteico adequado é importante, mesmo em obesos mórbidos, em caso de fístula e/ou infecção, situação certamente catabólica, na qual o jejum ou a desnutrição influenciará negativamente a evolução. Não raramente, os pacientes obesos mórbidos são hipoproteinêmicos e/ou anêmicos já no pré-operatório. A antibioticoterapia deve ser de largo espectro.[16]

Vômitos frequentes após a operação (2 ou 3 meses iniciais) ocorrem por edema da anastomose, estenose da anastomose ou do anel contensor e não seguimento de orientação nutricional na fase inicial, ou seja, progressão lenta de alimentos líquidos para sólidos.

Vômitos podem levar rapidamente a deficiência de tiamina (vitamina B_1) e consequente polineuropatia acometendo, principalmente, membros inferiores, mas em fases avançadas pode acometer a musculatura central e ocasionar dificuldades respiratórias (beribéri). A reposição parenteral de tiamina reverte rapidamente o quadro.[17] Essa deficiência também foi encontrada em pacientes previamente submetidos à cirurgia bariátrica, internados por obstrução intestinal. O consumo abusivo de álcool por pacientes operados pode acentuar a deficiência de vitamina B_1, muitas vezes já limítrofe em razão de deficiências crônicas de absorção e/ou ingestão e, em face de sintomas neurológicos, a síndrome de Wernicke-Korsakoff deve ser sempre diagnóstico diferencial.

No caso de obstrução, é importante o diagnóstico de hérnia interna, a qual pode evoluir com isquemia e necrose de segmentos intestinais. A cirurgia laparoscópica, por produzir menos aderências, está mais sujeita a esse tipo de complicação.[18] O aprimoramento da técnica, com o fechamento de todos os espaços mesentéricos criados na operação, diminuiu a incidência dessa complicação.[19,20] O próprio emagrecimento maciço favorece a obstrução mesmo com espaços previamente fechados. Casos de dor abdominal recorrente, sem diagnóstico definido, devem ser sempre considerados suspeitos. A realização de TC é muito útil para o diagnóstico da hérnia interna, e o contraste VO aumenta a sensibilidade do exame. O posicionamento das alças intestinais no exame e a distribuição do contraste podem levar a informações importantes sobre a origem da obstrução, hérnia junto à enteroanastomose ou posterior à alça alimentar (espaço de Petersen), ou mesmo a presença de bridas e obstruções não relacionadas com esses espaços. A presença de vômitos biliosos recorrentes, dor e distensão é sempre sugestiva de obstrução mecânica, provavelmente abaixo da anastomose enteral. Vômitos não biliosos ou alimen-

tares são sugestivos de obstrução de alça alimentar acima da enteroanastomose.

A resolução é cirúrgica, com redução da hérnia e fechamento do espaço mesentérico que a originou. A cirurgia pode ser realizada por laparoscopia. Os acotovelamentos e torções de anastomoses são problemas técnicos que exigem reoperação. São complicações mais frequentes na experiência inicial dos cirurgiões (curva de aprendizado). Bridas exigem reoperação e liberação. Podem melhorar clinicamente e gerar casos recorrentes de dor e obstrução.

Hemorragias podem ser agravadas com a heparinização profilática que, nesse caso, deve ser descontinuada. Anti-inflamatórios não esteroides (AINE) associados à heparina, mesmo de baixo peso molecular, também podem potencializar o risco de sangramento. Na maioria dos casos, o sangramento é autolimitado e melhora com a suspensão da medicação anticoagulante e o tratamento de suporte. Casos persistentes com repercussão hemodinâmica exigem revisão cirúrgica.

Quando se trata de hemorragia digestiva, esta pode originar-se da linha de grampeamento do reservatório gástrico, da gastrojejunoanastomose, do estômago derivado, da enteroanastomose ou de possível lesão péptica aguda no estômago derivado ou no duodeno. Também são autolimitados na maioria dos casos. A cintilografia com hemácias marcadas pode auxiliar a identificação do sítio de sangramento. Em caso de bolsa gástrica ou anastomose gastrojejunal, a tentativa inicial de hemostasia endoscópica é sempre uma opção. Caso seja proveniente de outro local, em casos persistentes ou maciços, deve-se proceder a uma nova cirurgia e fazer sobressutura em todas as linhas de grampos. Por laparoscopia também é possível a introdução de um trocarte laparoscópico dentro do estômago derivado para realização de gastroscopia transparietal diagnóstica ou terapêutica. Nesses casos, pode-se lançar mão de alcoolização de úlcera aguda gastroduodenal ou injeção de adrenalina em pontos de sangramento nas anastomoses. A realização de gastrostomia possibilita, também, endoscopias futuras ou exames radiológicos contrastados. Hemorragias peritoneais ou não exteriorizadas podem ser indicação de reoperação para hemostasia e retirada de coágulos.[21]

As complicações tardias da DGYR mais frequentes e que podem levar a urgências estão listadas na Tabela 94.3.

A estenose da anastomose gastrojejunal pode ocorrer dias a semanas após a operação, podendo ser corrigida por meio de dilatação endoscópica. Mais de uma sessão pode ser necessária, e devem ser evitadas dilatações até diâmetros > 15mm. Em caso da presença de anel contensor, as dilatações são pouco eficientes em virtude do caráter inelástico do anel. Sua retirada cirúrgica acaba por se

Tabela 94.3 Complicações tardias da DGYR e suas causas	
Complicação	**Causas**
Obstrução/estenose do estoma	Estenose da gastrojejunoanastomose Deslizamento do anel de contenção (na operação de Fobi/Capella)
Obstrução intestinal	Hérnia interna Bridas e aderências Hérnia incisional encarcerada
Desnutrição	Distúrbios alimentares Estenose do estoma Deslizamento do anel de contenção
Migração do anel de contenção (operação de Fobi/Capella)	Erosão por isquemia (anel apertado ou secundária a deslizamento)
Úlcera anastomótica	Isquêmica Péptica Lesão medicamentosa (úlcera por pílula)
Anemia	Má absorção de ferro, secundária à derivação do duodeno e de parte do jejuno Por má absorção de ácido fólico Secundária à má absorção de vitamina B_{12} (anemia perniciosa) Vícios e deficiências alimentares. Dificuldade de ingesta de carne vermelha (anel de contenção) Vegetarianismo Alcoolismo Metrorragia e hemorragias uterinas disfuncionais (mulheres em fase reprodutiva mesmo com fluxo menstrual normal podem apresentar anemia refratária)
Hiperparatireoidismo secundário[22]	Por má absorção do cálcio e/ou hipovitaminose D, devido à derivação do duodeno e de parte do jejuno
Outras hipovitaminoses e deficiências de oligoelementos e minerais	Por má absorção (principalmente vitaminas lipossolúveis) Por vícios e carências alimentares Alcoolismo

impor. Migrações do anel por erosão da parede gástrica podem ser resolvidas com sua retirada por endoscopia.[23]

As obstruções por hérnias internas ou bridas ocorrem historicamente em 1% de todas as laparotomias. Na experiência inicial com a DGYR por laparoscopia, a ocorrência de hérnias internas foi maior. Isso se explica pelo fato de a laparoscopia produzir menos aderências peritoneais,

com o agravante de os espaços mesentéricos criados aumentarem com o emagrecimento. A compreensão desse fenômeno, aliado à melhora da técnica com o fechamento de todas as brechas criadas na operação laparoscópica, minimiza essa ocorrência.[19,20]

Derivação Biliopancreática

As complicações precoces da cirurgia de Scopinaro (DBP-S) ou do *duodenal switch* (DS) são semelhantes às encontradas com a DGYR, à exceção das relacionadas com a presença do anel de silicone, que é dispensado na derivação biliopancreática (DBP). As fístulas são pouco frequentes na DBP-S, sendo o TEP a principal causa de mortalidade nessa operação. Já no DS, as fístulas podem ocorrer tanto no grampeamento longitudinal do estômago como na anastomose duodenoileal, com incidência de cerca de 2%.[24-26] O coto duodenal pode também ser sítio de fístulas em ambas as técnicas.

Falência hepática aguda tem sido reportada no pós-operatório das DBP. Necrose hepatocelular atinge o pico em 2 meses após a operação. São fatores de risco: esteatoepatite não alcoólica pré-operatória, peso do paciente, *diabetes mellitus* e perda rápida de peso.[27,28]

O que diferencia esse grupo de operações são as complicações tardias, resumidas na Tabela 94.4.[24-33]

A úlcera anastomótica é frequente (3,5% a 19% dos casos) na operação de Scopinaro e rara no DS.[29,30] Acomete, principalmente, tabagistas e pacientes em uso de AINE. Usualmente responde bem a bloqueadores de bomba protônica (IBP), que podem ser necessários de modo perene.

A diarreia crônica responde somente a cuidados dietéticos, a não ser que ocorra alteração da flora intestinal. Ciclos periódicos de metronidazol podem ser necessários. Quando a reabsorção ileal de sais biliares é insuficiente, ocorre diarreia, a qual responde à colestiramina. A solução definitiva é cirúrgica, com aumento da alça comum à custa de íleo terminal.[34] Com frequência, pacientes com diarreia crônica apresentam deficiência de zinco associada a deficiência de vitamina A. Perdas intestinais podem também levar à deficiência de tiamina.

Diarreias bacterianas agudas podem ser graves em pacientes submetidos à DBP, os quais em poucos dias podem desenvolver distúrbios hidroeletrolíticos e necessitar internação. A albumina pode cair rapidamente, levando a edema discrásico. Esse fenômeno não é nutricional, mas decorrente da transudação de albumina para o interstício, devido a aumento da permeabilidade capilar em resposta à liberação de citocinas. Assim como a hipoalbuminemia pode se instalar rapidamente, sua recuperação também é mais rápida do que seria esperado se ocorresse por des-

Tabela 94.4 Complicações tardias das DBP e suas causas

Complicação	Causas
Úlcera anastomótica (BPD-S – rara no DS) Causa de hemorragia perfuração e fistulização, além de anemia ferropriva	Basicamente péptica Isquemia é hipótese remota nessas operações
Diarreia crônica Leva à deficiência de zinco, selênio, cobre, vitamina A e tiamina (síndrome de Wernicke-Korsakoff, beribéri), desnutrição proteica (kwarshiorkor)	Esteatorreia por má absorção Alteração da flora intestinal Intolerância à lactose *Dumping* (no BPD-S) Polidipsia (pouca área de absorção hídrica) Colite por sais biliares não absorvidos no íleo
Diarreia aguda Gera rápida espoliação hidroeletrolítica. Pode levar também a hipoalbuminemia grave relacionada com a resposta inflamatória sistêmica	Infecciosa
Hiperparatireoidismo secundário	Má absorção de cálcio – derivação do duodeno e jejuno Quelação do cálcio pela esteatorreia (causando também hiperoxalúria e consequente litíase renal) Deficiência de vitamina D (lipossolúvel) Osteoporose, osteopenia, dor óssea e fraturas patológicas
Artrite	Proliferação bacteriana na alça biliopancreática, com deposição de imunocomplexos a partir de antígenos bacterianos
Falência hepática	Contaminação portal Desnutrição proteica Doença hepática gordurosa não alcoólica com hepatite em diferentes graus
Anemia ferropriva	Má absorção de ferro pela derivação do duodeno e jejuno. Pior que na DGYR Perda crônica em úlceras pépticas Por má absorção de ácido fólico Secundária a má absorção de vitamina B_{12} (anemia perniciosa) Vegetarianismo Alcoolismo Metrorragia e hemorragias uterinas disfuncionais (mulheres em fase reprodutiva, mesmo com fluxo menstrual normal, podem apresentar anemia refratária) Rara por deficiência alimentar nessas técnicas
Obstrução intestinal	Hérnia interna Bridas e aderências Hérnia incisional encarcerada
Vômitos (no DS)	Por edema da bolsa gástrica Angulação ou torção no grampeamento (falha técnica) Bolsa gástrica muito estreita, causando estenose (estômago em ampulheta)

nutrição. Além de antibioticoterapia, podem ser necessárias albumina EV e nutrição parenteral. A glutamina pode ser administrada como adjuvante para recuperação da mucosa intestinal.

Pacientes com desnutrição proteica resistente à adequação da dieta podem ter o quadro atenuado com pancreatina. A solução definitiva é cirúrgica, com aumento da alça comum à custa de 1,5m de jejuno.[34]

Especial atenção deve ser dada à reposição de cálcio. O carbonato de cálcio é absorvido, preferencialmente, no duodeno e no jejuno proximal, que estão derivados do trânsito alimentar. O cálcio aminoácido quelato e o citrato de cálcio oferecem melhor absorção em todo o trato intestinal. A vitamina D, lipossolúvel, também está frequentemente deficiente, principalmente em situações de baixa exposição solar. A longo prazo, se não realizado o devido controle, podem se instalar osteopenia, osteoporose, dor óssea e até fraturas patológicas.[22,35,36] Do mesmo modo, as outras vitaminas lipossolúveis (A, E e K), assim como zinco, cobre e selênio, podem estar deficientes.[36]

A absorção de produtos bacterianos pode levar a reação de hipersensibilidade com deposição de imunocomplexos em articulações e consequente artrite. O mesmo mecanismo causava lesão renal na derivação jejunoileal, operação eliminada do arsenal bariátrico. No entanto, essa complicação não foi descrita na DBP. Esses produtos bacterianos podem também, por contaminação portal, levar a falência hepática. Parece que o mecanismo é multifatorial, devendo também estar presentes desnutrição proteica, perda rápida de peso e antecedente de esteatoepatite não alcoólica.[25,26] Em geral, a perda de peso proveniente da DBP leva à melhora da doença hepática gordurosa não alcoólica.

Gastrectomia Vertical

A gastrectomia vertical (GV) foi introduzida como procedimento inicial em pacientes superobesos ou de alto risco cirúrgico, como ponte para posterior procedimento definitivo após 12 a 18 meses de emagrecimento. Apenas recentemente, a partir de evidências de emagrecimento satisfatório, aparentemente mantido a médio prazo, foi aceita como técnica única viável, somando-se ao arsenal de procedimentos bariátricos. Os resultados apresentados até o momento são iniciais e controversos, e os reais efeitos dessa técnica ainda demandam estudo, assim como suas indicações, eficácia e segurança, além de possíveis mecanismos de ação que não a restrição.[37] A porcentagem de excesso de peso perdida apresenta grande variação nas séries disponíveis até o momento, com revisão sistemática de 15 estudos (940 pacientes) variando de 33% a 90%.[38]

As complicações da GV, além das associadas aos já discutidos riscos inerentes ao paciente obeso, apresentam-se com incidências não desprezíveis, apesar de intuitivamente a entendermos como uma técnica pouco complexa, rápida e relativamente simples, por não envolver anastomoses digestivas e dissecções mais extensas, como a duodenal nas DBP. Essa aparente facilidade técnica pode, paradoxalmente, ser responsável por índices de complicações maiores do que com a DGYR. Atualmente, a GV é a operação bariátrica mais realizada em nosso meio, se avaliarmos a realização desses procedimentos por cirurgiões não especialistas ou com pouca experiência, ou fora dos centros de referência.

Na GV, comparativamente à DGYR, pequenas variações técnicas podem acarretar mais facilmente complicações ou maus resultados quanto à perda de peso e à qualidade de vida. A morbidade média apresenta-se em torno de 12,1% (0% a 29%), e a morte ocorre em 0% a 3,3%[38] dos casos.

Com o uso de material adequado, a dissecção da grande curvatura, com meios de energias alternativas como a ultrassônica ou a bipolar avançada, apresenta baixo risco de sangramento, com especial atenção para a ligadura dos vasos gástricos curtos.

Além dessas lesões vasculares, pode ocorrer lesão de baço por instrumentação mais próxima a esse órgão, assim como no DS. Além desses sítios de sangramento, as lesões de fígado e acidentes de punções têm incidência e riscos semelhantes aos das outras técnicas. Por utilizar portal de 15mm, dependendo do tipo de grampeador endoscópico utilizado, o risco de sangramento por lesão vascular nessa punção é maior, assim como o de infecção (principalmente em caso de ruptura da peça cirúrgica quando de sua retirada e contaminação da parede abdominal) e hérnia incisional nessa região. Admite-se o uso de bolsa para retirada da peça cirúrgica como procedimento preventivo de possível infecção do portal. A retirada parcimoniosa da peça sem tração excessiva, ou mesmo esvaziando-a durante sua retirada, também é recomendável.

Em virtude da extensão do grampeamento, o risco de sangramento é maior do que na DGYR ou no DBP-S. A sobressutura das linhas de grampos, assim como o uso de material de reforço no grampeamento, tem sido considerada efetiva na diminuição dessa complicação, embora esse procedimento pareça não influenciar a ocorrência de fístulas.[39]

O sangramento sem repercussão hemodinâmica pode ser tratado conservadoramente com suporte hemodinâmico, reposição volêmica e correção de possíveis coagulopatias. A influência do uso de anticoagulação profilática deve ser sempre lembrada. Em situações de repercussão hemodinâmica e instabilidade, a reabordagem é mandatória e deve ser imediata, se possível por laparoscopia. Em caso de exteriorização digestiva do sangramento, devem ser ponderados os riscos envolvidos na distensão gasosa da gastroscopia para a tentativa de tratamento endoscópico. A laparoscopia com sobressutura das linhas de grampos, nesse caso, é procedimento efetivo e seguro.

As fístulas de linha de grampeamento têm incidência de 2,7%, segundo análise de 24 estudos, totalizando 1.749 procedimentos de GV, aparentemente maior do que a encontrada nas DGYR.[40] Quando não diagnosticadas precocemente, têm evolução dramática e alto índice de morbidade, e representam a principal causa de mortalidade diretamente ligada à técnica operatória. A ausência do remanescente gástrico pode justificar a maior gravidade e mesmo a maior incidência de fístulas nessa operação, comparativamente à gastroplastia redutora em Y de Roux, uma vez que o estômago excluso ao lado da bolsa gástrica pode ser fator de bloqueio de pequenas fístulas que, no caso da gastrectomia vertical, acabam drenando para peritônio livre.

Normalmente, esses vazamentos ocorrem na porção proximal da linha de grampeamento, logo abaixo da transição esofagogástrica (TEG). Seu tratamento varia conforme a extensão e a posição da lesão, assim como o grau de contaminação da cavidade abdominal e de comprometimento sistêmico do paciente. Essas lesões, quando diagnosticadas precocemente, podem ser tratadas de maneira direta, com sutura da lesão, além de drenagem. Pode ser utilizado tubo em T para orientação da fístula apenas, sem abordagem direta, o que se mostra efetivo na resolução da fase aguda. A evolução nem sempre é satisfatória, e certamente é mais difícil do que a das fístulas nas DGYR, por ocorrerem em segmento gástrico no trânsito alimentar, de alta pressão e com esvaziamento dificultado pela presença do piloro.

Alternativa de tratamento consiste na colocação endoscópica de prótese endoluminal (*stent* esofágico autoexpansível revestido) na região da fístula, além de drenagem laparoscópica ou percutânea de coleções intra-abdominais. A retirada posterior do *stent* é realizada depois de 6 semanas, após controle radiológico da resolução da fístula. Esse procedimento apresenta índices de sucesso que variam entre 50% e 83%.[40]

Certificar-se de que há adequado esvaziamento da bolsa gástrica é mandatório no tratamento das fístulas pós-gastrectomia vertical. Há íntima relação entre a fístula e a estenose da neocâmara gástrica, principalmente na região da incisura *angularis*. Com base neste preceito, é muito importante facilitar o esvaziamento da bolsa gástrica para abreviar o tratamento da fístula pós-gastrectomia vertical. A estenotomia endoscópica, com secção da área de fibrose e/ou estenose abaixo da fístula e consequente drenagem intragástrica de coleções associadas, apresenta resultados promissores, podendo prescindir do uso prolongado de próteses endoscópicas (*stent*), assim como a injeção de toxina botulínica no esfíncter pilórico, facilitando o esvaziamento da bolsa gástrica.

Alguns cuidados são importantes na tentativa de minimizar a ocorrência dessa complicação. O uso de cargas de grampeador com grampos maiores no antro e corpo gástrico baixo (carga preta ou verde), região de parede gástrica mais espessa, diminui o risco de sangramentos, assim como a possibilidade de fístula por coaptação inadequada das bordas da transecção gástrica e fechamento incompleto de grampos. A apresentação inadequada do estômago, com desalinhamento das paredes gástricas anterior e posterior, causa torção do grampeamento, que pode espiralar o estômago, ocasionando aumento da pressão intraluminal por dificuldade de esvaziamento. A secção do estômago muito próximo da sonda de calibragem endoluminal pode predispor a estenoses (estômago em ampulheta), além de hiperpressão, o que pode causar fístulas. Próximo à transição esofagogástrica (TEG), o grampeamento deve ser realizado respeitando-se o ângulo de His, evitando, assim, a parede esofágica. Atualmente, defende-se a retirada total do fundo gástrico, evitando, assim, possível área de dilatação do volume gástrica e produtora de grelina. Além disso, atribui-se à manutenção de pequeno segmento de fundo gástrico, com grampeamento a 1 ou 2cm do ângulo de His, a manutenção de área hipovascularizada com potencial risco de fistulização.

Essas recomendações técnicas ainda variam conforme o seguimento cirúrgico avança. Trata-se de procedimento recentemente introduzido no rol de técnicas bariátricas, e o acompanhamento a longo prazo provavelmente mostrará qual é a técnica cirúrgica ideal para execução dessa operação.[41]

As principais complicações da GV estão apresentadas na Tabela 96.5.

URGÊNCIAS CAUSADAS POR COMPLICAÇÕES INERENTES AO PACIENTE OBESO

Algumas complicações são comuns a todas as operações bariátricas, assim como a outros tratamentos aos quais os pacientes obesos mórbidos são submetidos.

A menor reserva funcional respiratória desses pacientes aumenta as chances de atelectasias e pneumonias no pós-operatório. O maior potencial de broncoaspiração colabora para complicações respiratórias infecciosas. Os cuidados iniciam-se no pré-operatório com 12 horas de jejum e medicações procinéticas e bloqueadoras de secre-

Tabela 94.5 Complicações da GV e suas causas

Complicação	Causas
Fístula – gastroplastia	Precoce: por falha técnica Tardia, bloqueada ou não bloqueada: causas diversas (vômitos, abuso alimentar precoce, uso crônico de corticoides, deficiência proteica)
Vômitos	Por edema da bolsa gástrica Angulação ou torção no grampeamento (falha técnica) Bolsa gástrica muito estreita, causando estenose (estômago em ampulheta)
Obstrução intestinal	Hérnia interna Hérnia incisional encarcerada
Hemorragia	Digestiva: nas linhas de grampos Peritoneal: por punções de trocartes, nas linhas de grampos, em ligaduras ou cauterizações e por lesões de baço ou fígado Sangramento relacionado com o uso de anticoagulação profilática

ção ácida. No pós-operatório, deve-se manter o decúbito elevado a 45 graus não só para evitar broncoaspiração, mas para melhora da mecânica ventilatória. Processos pneumônicos devem ser diferenciados de TEP. Atelectasias, condensações e derrame pleural acometendo a base pulmonar esquerda podem ser reacionais à fístula e ao abscesso subfrênico.

Da mesma maneira, a menor reserva cardíaca faz com que os obesos não tolerem sobrecargas hídricas. Em pacientes complicados, em UTI, o melhor modo de manipular as variáveis hemodinâmicas é por meio de monitorização invasiva com cateter de Swan-Ganz.

Pacientes obesos mórbidos apresentam maior risco para eventos coronarianos. Esse risco deve ser avaliado no pré-operatório, e deve ser considerada a possibilidade de infarto agudo do miocárdio após a operação.

Tromboembolismo Pulmonar

Excluindo-se as fístulas, o TEP é a principal causa de morte em pacientes submetidos à cirurgia bariátrica. Pode ocorrer em qualquer momento do pós-operatório, já tendo sido descrito semanas após a operação. Trombose venosa profunda foi relatada em 2,63% e TEP em 0,95% desses pacientes.[42]

Apesar de potencialmente passível de prevenção, essa complicação continua levando à morte uma parcela pequena, mas não insignificante, de pacientes obesos mórbidos. A evolução da anestesia, assim como da cirurgia laparoscópica, vem possibilitando a redução do tempo anestésico-cirúrgico e a mobilização precoce dos pacientes. Meias elásticas antitrombose adequadas para o paciente e aparelhos de compressão pneumática intermitente de membros inferiores devem também ser utilizados rotineiramente. A deambulação precoce, se possível no pós-operatório imediato, e a fisioterapia motora são fatores de prevenção primordiais.

A heparinização profilática ainda não é consenso. Pouco se sabe sobre a absorção subcutânea e a distribuição da heparina e heparina de baixo peso em pacientes obesos mórbidos. Desse modo, vários esquemas profiláticos são sugeridos. A dificuldade na realização de estudos comparativos se deve à baixa prevalência dessa complicação. O filtro de veia cava inferior já foi utilizado em pacientes de alto risco (IMC > 60kg/m^2; hipercoagulabilidade documentada – fator V de Leiden; anticorpos antifosfolipídios; forte antecedente familiar de TVP), ou com história prévia de TEP,[15,42-46] mas não é mais recomendado por estar relacionado com aumento da mortalidade.

Em caso de suspeita de TEP, o diagnóstico se dá, preferencialmente, por tomografia helicoidal, o que nem sempre é possível no paciente obeso mórbido. A cintilografia pulmonar com mapeamento ventilação-perfusão também pode ser utilizada. O tratamento dependerá da ocorrência de alterações hemodinâmicas. O ecocardiograma transesofágico é importante para avaliação de alterações do ventrículo direito. Nesses casos, utiliza-se a trombólise. Na ausência desse tipo de repercussão, procede-se somente à heparinização plena, seguida de anticoagulação oral. Pacientes que mantêm potencial tromboembólico podem ser tratados com implante de filtro de veia cava.[47-50]

Rabdomiólise

A rabdomiólise que acomete a musculatura dorsal e glútea tem sido relatada no pós-operatório de cirurgia bariátrica.[51,52] A causa principal é a compressão de destruição muscular da musculatura posterior do paciente, com esmagamento causado pelo próprio peso corporal. Pode estar associada a mesas cirúrgicas sem acolchoamento adequado, além de tempo operatório prolongado e hipoidratação.

O quadro tem início durante a operação e os pacientes relatam dor dorsal imediatamente após o procedimento. A CPK sobe agudamente a níveis > 15.000UI/L. A mioglobinúria leva a insuficiência renal aguda, o que pode custar meses de hemodiálise até sua reversão. A mortalidade é alta. Alguns fatores podem ser considerados de risco para essa complicação, como sexo masculino, operações prolongadas e hipotensão no intraoperatório, além de miosite prévia por uso de estatinas.

Desse modo, devemos investigar alterações da CPK no pré-operatório em todos os pacientes e no pós-opera-

tório imediato naqueles nos quais a operação foi prolongada, com maior sangramento ou com a ocorrência de hipotensão. Caso se constate elevação dos níveis de CPK, a hiperidratação e alcalinização da urina são medidas recomendáveis.

A abreviação do tempo cirúrgico, o uso de mesas cirúrgicas adequadas para pacientes obesos mórbidos e a hidratação adequada são medidas preventivas dessa complicação.

Referências

1. Buchwald H, Williams SE. Bariatric surgery worldwide 2003. Obes Surg Oct 2004; 14:1157-64.

2. Buchwald H, Avidor Y, Braunwald E et al. Bariatric surgery: a systematic review and meta-analysis. JAMA Oct 13 2004; 292:1724-37.

3. Livingston EH. Procedure incidence and in-hospital complication rates of bariatric surgery in the United States. Am J Surg Aug 2004; 188:105-10.

4. Nguyen NT, Ho HS, Palmer LS et al. A comparison study of laparoscopic versus open gastric bypass for morbid obesity. J Am Coll Surg Aug 2000; 191:149-55; discussion 55-7.

5. Nguyen NT, Goldman C, Rosenquist CJ et al. Laparoscopic versus open gastric bypass: a randomized study of outcomes, quality of life, and costs. Ann Surg Sep 2001; 234:279-89; discussion 89-91.

6. Spivak H, Favretti F. Avoiding postoperative complications with the LAP-BAND system. Am J Surg Dec 2002; 184:31S-7S.

7. Susmallian S, Ezri T, Elis M et al. Access-port complications after laparoscopic gastric banding. Obes Surg Feb 2003; 13:128-31.

8. Sarker S, Herold K, Creech S et al. Early and late complications following laparoscopic adjustable gastric banding. Am Surg Feb 2004; 70:146-9; discussion 9-50.

9. Keidar A, Carmon E, Szold A et al. Port complications following laparoscopic adjustable gastric banding for morbid obesity. Obes Surg Mar 2005; 15:361-5.

10. Demaria EJ. Laparoscopic adjustable silicone gastric banding: complications. J Laparoendosc Adv Surg Tech A Aug 2003; 13:271-7.

11. Fernandez AZ Jr, Demaria EJ, Tichansky DS et al. Multivariate analysis of risk factors for death following gastric bypass for treatment of morbid obesity. Ann Surg May 2004; 239:698-702; discussion -3.

12. Griffith PS, Birch DW, Sharma AM, Karmali S. Managing complications associated with laparoscopic Roux-en-Y gastric bypass for morbid obesity. Can J Surg Oct, 2012; 55:329-36.

13. Arteaga JR., Huerta S, Livingston EH. Management of gastrojejunal anastomotic leaks after Roux-en-Y gastric bypass. Am Surg Dec 2002; 68:1061-5.

14. Buckwalter JA, Herbst CA Jr. Leaks occurring after gastric bariatric operations. Surgery Feb 1988; 103:156-60.

15. Gonzalez R, Nelson LG, Gallagher SF et al. Anastomotic leaks after laparoscopic gastric bypass. Obes Surg Nov-Dec 2004; 14:1299-307.

16. Byrne TK. Complications of surgery for obesity. Surg Clin North Am Oct 2001; 81:1181-93, vii-viii.

17. Chaves LC, Faintuch J, Kahwage S et al. A cluster of polyneuropathy and Wernicke-Korsakoff syndrome in a bariatric unit. Obes Surg Jun, 2002; 12:328-34.

18. Podnos YD, Jimenez JC, Wilson SE et al. Complications after laparoscopic gastric bypass: a review of 3464 cases. Arch Surg Sep 2003; 138:957-61.

19. Higa KD, Ho T, Boone KB. Laparoscopic Roux-en-Y gastric bypass: technique and 3-year follow-up. J Laparoendosc Adv Surg Tech A Dec 2001; 11:377-82.

20. Higa KD, Boone KB, Ho T. Complications of the laparoscopic Roux-en-Y gastric bypass: 1,040 patients – what have we learned? Obes Surg Dec 2000; 10:509-13.

21. Nguyen NT, Longoria M, Chalifoux S et al. Gastrointestinal hemorrhage after laparoscopic gastric bypass. Obes Surg Nov-Dec 2004; 14:1308-12.

22. El-Kadre LJ, Rocha PR, De Almeida Tinoco AC et al. Calcium metabolism in pre- and postmenopausal morbidly obese women at baseline and after laparoscopic Roux-en-Y gastric bypass. Obes Surg Sep 2004; 14:1062-6.

23. Fobi M, Lee H, Igwe D et al. Band erosion: incidence, etiology, management and outcome after banded vertical gastric bypass. Obes Surg Dec 2001; 11:699-707.

24. Marceau P, Hould FS, Simard S et al. Biliopancreatic diversion with duodenal switch. World J Surg Sep 1998; 22:947-54.

25. Hess DS, Hess DW. Biliopancreatic diversion with a duodenal switch. Obes Surg Jun 1998; 8:267-82.

26. Hess DS, Hess DW, Oakley RS. The biliopancreatic diversion with the duodenal switch: results beyond 10 years. Obes Surg Mar 2005; 15:408-16.

27. Papadia FS, Marinari GM, Camerini G et al. Liver damage in severely obese patients: a clinical-biochemical-morphologic study on 1,000 liver biopsies. Obes Surg Aug 2004; 14:952-8.

28. Papadia F, Marinari GM, Camerini G et al. Short-term liver function after biliopancreatic diversion. Obes Surg Oct 2003; 13:752-5.

29. Scopinaro N. Why the operation I prefer is biliopancreatic diversion (BPD)? Obes Surg Sep 1991; 1:307-9.

30. Hess DS, Hess DW, Oakley RS. The biliopancreatic diversion with the duodenal switch: results beyond 10 years. Obes Surg Mar 2005; 15:408-16.

31. Gianetta E, Friedman D, Adami GF et al. Etiological factors of protein malnutrition after biliopancreatic diversion. Gastroenterol Clin North Am Sep 1987; 16:503-4.

32. Desirello G, Nazzari G, Stradini D et al. Oculocutaneous syndrome following total biliopancreatic diversion. G Ital Dermatol Venereol Mar 1988; 123:107-12.

33. Desirello G, Crovato F, Scopinaro N. Biliopancreatic diversion: an experimental clinical model of the relation between zinc and the skin. Ann Dermatol Venereol 1990; 117:729-30.

34. Scopinaro N, Gianetta E. Friedman D et al. Surgical revision of biliopancreatic diversion. Gastroenterol Clin North Am Sep 1987; 16:529-31.

35. Brolin RE, Leung M. Survey of vitamin and mineral supplementation after gastric bypass and biliopancreatic diversion for morbid obesity. Obes Surg Apr 1999; 9:150-4.

36. Slater GH, Ren CJ, Siegel N et al. Serum fat-soluble vitamin deficiency and abnormal calcium metabolism after malabsorptive bariatric surgery. J Gastrointest Surg Jan 2004; 8:48-55; discussion 4-5.

37 Akkary E, Duffy A, Bell R. Deciphering the sleeve: technique, indications, efficacy, and safety of sleeve gastrectomy. Obes Surg Oct, 2008; 18:1323-9.

38. Shi X, Karmali S, Sharma AM, Birch DW. A review of laparoscopic sleeve gastrectomy for morbid obesity. Obes Surg Apr 2010 (Epub ahead of print).

39. Chen B, Kiriakopoulos A, Tsakayannis D et al. Reinforcement does not necessarily reduce the rate of ataple line leaks after sleeve gastrectomy. A review of the literature and clinical experiences. Obes Surg Feb 2009; 19:166-72.

40. Nguyen NT, Nguyen XT, Dholakia C. The use of endoscopic stent in management of leaks after sleeve gastrectomy. Obes Surg May 2010 (Epub ahead of print).

41. Gagner M. Summary of the fourth international consensus summit on sleeve gastrectomy. New York City, december 6-8, 2012. Bariatric Times, may 2013 (Suppl A).

42. Wu EC, Barba CA. Current practices in the prophylaxis of venous thromboembolism in bariatric surgery. Obes Surg Feb 2000; 10:7-13; discussion 4.

43. Wilson SJ, Wilbur K, Burton E et al. Effect of patient weight on the anticoagulant response to adjusted therapeutic dosage of low-molecular-weight heparin for the treatment of venous thromboembolism. Haemostasis Jan-Feb 2001; 31:42-8.

44. Shepherd MF, Rosborough TK, Schwartz ML. Heparin thromboprophylaxis in gastric bypass surgery. Obes Surg Apr 2003; 13:249-53.

45. Sapala JA., Wood MH, Schuhknecht MP et al. Fatal pulmonary embolism after bariatric operations for morbid obesity: a 24-year retrospective analysis. Obes Surg Dec 2003; 13:819-25.

46. Erstad BL. Dosing of medications in morbidly obese patients in the intensive care unit setting. Intensive Care Med Jan 2004; 30:18-32.

47. Pulipati RC, Lazzaro RS, Macura J et al. Successful thrombolysis of submassive pulmonary embolism after bariatric surgery: expanding the indications and addressing the controversies. Obes Surg Oct 2003; 13:792-6.

48. Campos PC, Baruzzi AC, Vieira ML et al. Successful treatment of colon cancer related right heart thromboemboli with prolonged intravenous streptokinase during serial TOE monitoring. Heart Mar 2005; 91:390.

49. Baruzzi AC, Katz A, Smith MR et al. Superior vena cava and right atrium thrombosis successfully treated with streptokinase. Arq Bras Cardiol Jan 1997; 68:35-7.

50. Baruzzi AC, Andrei AM, Cirenza C et al. Acute pulmonary thromboembolism. Physiopathogenesis and use of thrombolytic agents. Arq Bras Cardiol Sep 1996; 67:201-7.

51. Khurana RN, Baudendistel TE, Morgan EF et al. Postoperative rhabdomyolysis following laparoscopic gastric bypass in the morbidly obese. Arch Surg Jan 2004; 139:73-6.

52. Bostanjian D, Anthone GJ, Hamoui N et al. Rhabdomyolysis of gluteal muscles leading to renal failure: a potentially fatal complication of surgery in the morbidly obese. Obes Surg Apr 2003; 13:302-5.

95

Complicações Metabólicas da Cirurgia Bariátrica

Francisco Bandeira • Leonardo Bandeira • Maíra de Albuquerque Viégas •
João Eduardo Nunes Salles

INTRODUÇÃO

O procedimento original de cirurgia bariátrica foi a derivação (*bypass*) jejunoileal, apresentada em 1954. Esse procedimento resultou em perda de peso corporal substancial, mas com grandes riscos: insuficiência hepática, insuficiência renal, nefropatia por oxalato, doença do sistema imune e várias deficiências nutricionais. Por causa dessas complicações, esse procedimento não foi realizado por muito tempo, e ainda pode haver pessoas que o realizaram e que necessitam de acompanhamento médico metabólico e nutricional.[1]

O interesse pela realização de cirurgia bariátrica ressurgiu nas décadas de 1980 e 1990, com o desenvolvimento de técnicas seguras. Atualmente, existem três principais categorias de procedimentos bariátricos: a restrição gástrica, a restrição gástrica com derivação gástrica (derivação gástrica em Y de Roux [DGYR]) e a restrição gástrica com má absorção intestinal, que é a derivação biliopancreática com desvio (*switch*) duodenal (DBPD). Atualmente, a DGYR compreende a maioria das cirurgias bariátricas.[1]

A expressão cirurgia bariátrica, termo derivado do grego *baros*, que significa peso, define um procedimento cirúrgico desenvolvido para produzir perda de peso substancial. Originalmente, este era o único objetivo da cirurgia bariátrica. Na realidade, a perda de peso é apenas um dos objetivos. O procedimento pode estar associado a outros benefícios, incluindo melhora ou normalização da hiperglicemia, hiperlipidemia, pressão arterial (PA), apneia do sono e melhora da qualidade de vida. Nesse contexto, e com a crescente evidência de que algumas cirurgias bariátricas promovem mudanças metabólicas que não podem ser explicadas completamente, apenas pelos efeitos da perda de peso, o nome cirurgia metabólico-bariátrica está emergindo como uma expressão mais apropriada.[2]

A obesidade continua sendo um grande problema de saúde pública, com mais de um terço dos adultos sendo considerados obesos nos EUA no ano de 2010.[3] A obesidade mórbida está associada a diversas comorbidades e a uma menor expectativa de vida.[4] Embora as taxas de obesidade e procedimentos de cirurgia bariátrica tenham atingido um platô nos EUA, a proporção de casos de obesidade mórbida ainda vem aumentando. Contudo, apenas uma pequena minoria dos pacientes elegíveis para cirurgia é submetida ao tratamento.[3] A obesidade é definida pelo índice de massa corporal (IMC) $\geq 30kg/m^2$ (Tabela 95.1).[5]

Os critérios para indicação de tratamento cirúrgico da obesidade foram desenvolvidos em 1991 pelo National Institutes of Health (NIH) e são os seguintes: IMC $\geq 40kg/m^2$ ou pacientes com obesidade menos grave (IMC > $35kg/m^2$) associada a comorbidades de risco elevado, como problemas cardiopulmonares (p. ex., apneia do sono grave, síndrome de Pickwick e miocardiopatia relacionada com a obesidade) e *diabetes mellitus* (DM) grave.[4]

Apesar de não estar incluída nas indicações formais do NIH, estudos recentes demonstram benefícios da cirurgia bariátrica em pacientes com IMC entre 30 e $35kg/m^2$ na presença de DM ou síndrome metabólica.[3] Alguns autores defendem, inclusive, a inclusão dessa indicação nos critérios oficiais.[6] Nesse caso, a intenção é, além da perda de peso, a remissão do *diabetes mellitus* e a redução do risco cardiovascular. É a chamada cirurgia metabólico-bariátrica. Essa indicação ainda apresenta um nível de evidência limitado devido ao número de indivíduos estudados, porém já consta nas últimas diretrizes

Tabela 95.1 Classificação do peso corporal de acordo com o IMC

Status	IMC (kg/m^2)*
Baixo peso	<18,5
Normal	18,5 a 24,9
Sobrepeso	25 a 29,9
Obesidade classe I	30 a 34,9
Obesidade classe II	35 a 39,9
Obesidade classe III	40

*IMC = peso (em kg) ÷ altura ao quadrado (em metros).

publicadas na área. Recentemente, a Food and Drug Administration (FDA) aprovou o uso da banda gástrica ajustável para esse grupo de pacientes.[3] Em 2012 foi publicado o maior estudo já realizado sobre pacientes diabéticos, sem obesidade severa, submetidos à DGYR. Nele, pacientes com obesidade grau I e DM2 malcontrolado foram seguidos por uma média de 5 anos após se submeterem à DGYR por via laparoscópica. Foram observadas remissão do DM em 88% dos pacientes com pouca morbidade e nenhuma morte entre os pacientes. Não foi observada correlação entre a perda de peso e a melhora do DM, reforçando a ideia de que a cirurgia promove efeitos antidiabéticos independentemente da perda de peso. Também foi demonstrado aumento no valor do peptídeo C, o que corrobora a ideia da melhora na função das células β após o procedimento.[6]

A cirurgia bariátrica é o método mais efetivo para redução do peso corporal a longo prazo nos pacientes obesos. Tem sido cada vez mais realizada em adolescentes, mas deve ser considerada o último recurso em pacientes ≤ 17 anos de idade, contanto que tenham alcançado a maturidade esquelética e o estádio puberal de Tanner 4-5.[1,2] Pacientes mais velhos (> 45 anos) também têm sido submetidos a procedimento de cirurgia bariátrica com frequência cada vez maior.[3] As contraindicações dessa cirurgia incluem: pobre aderência à terapia farmacológica, úlcera péptica em atividade, doenças psiquiátricas clinicamente importantes e qualquer condição que comprometa a expectativa de vida e que não possa melhorar com a cirurgia bariátrica.[1]

As possíveis complicações da cirurgia bariátrica têm sido foco de estudos que têm demonstrado taxa de aproximadamente 10% de complicações importantes com a cirurgia de derivação gástrica.[7] Os estudos têm dado ênfase às complicações endócrinas e metabólicas da cirurgia bariátrica, como deficiência proteica, anemia ferropriva e deficiência de vitaminas e minerais, e às doenças osteometabólicas, como a osteoporose.

MECANISMOS DA PERDA DE PESO CORPORAL DA CIRURGIA BARIÁTRICA
Mecanismos Tradicionais

Os mecanismos tradicionais de perda de peso corporal das técnicas de cirurgia bariátrica são a má absorção e a restrição gástrica. Os procedimentos bariátricos em que predominam o mecanismo de má absorção são a derivação jejunoileal, a derivação biliopancreática e a derivação biliopancreática com desvio duodenal. Já os procedimentos em que predominam a restrição gástrica englobam a gastroplastia vertical com bandagem, a banda gástrica ajustável, a gastrectomia *sleeve* e a DGYR.

Na restrição gástrica, há diminuição no volume do estômago, a qual leva à saciedade precoce e a uma redução no tamanho da refeição. Estudos sugerem que existem outros mecanismos envolvidos nessa perda de peso, como redução da fome entre as refeições e redução da frequência de refeições e de lanches, além de diminuição da ingestão de comidas com alto teor calórico.[8]

A cirurgia de DGYR causa maior perda de peso, quando comparada às outras cirurgias restritivas. Não se sabe exatamente o porquê dessa maior perda, pois a má absorção (avaliada pela albumina, pré-albumina e gordura fecal), que ocorre devido ao procedimento cirúrgico, não é clinicamente significativa a longo prazo, ou seja, a má absorção é mínima ou inexistente. Além disso, a gravidade do *dumping* não está correlacionada com a perda de peso. Mecanismos hormonais e neurais podem contribuir para redução do apetite e maior eficácia do procedimento de derivação, comparado à perda de peso por dieta.[9]

Mecanismos Hormonais

Foi demonstrado que a grelina e o peptídeo YY (PYY), que são peptídeos hormonais gastrointestinais, modulam o metabolismo e o apetite. O hormônio grelina é produzido primariamente pelas células α das glândulas oxínticas do fundo gástrico. Uma única acilação com o ácido octanoico é necessária para sua bioativação.[10] A grelina foi originalmente descrita como indutor da liberação do hormônio do crescimento (GH) e, mais recentemente, tem sido implicada na regulação do apetite, da ingestão alimentar e do gasto energético.[11]

A grelina preenche os critérios estabelecidos para o envolvimento de um hormônio na regulação do peso corporal.[7] Injeção EV de grelina em humanos induz fome e ingestão alimentar.[12] Os níveis elevados de grelina antes de uma refeição e sua queda pós-prandial subsequente indicam que esse hormônio pode ter um papel no início da refeição em indivíduos com peso normal.[13] Os níveis plasmáticos estão regulados em níveis inferiores nos obesos, mas são conflitantes os resultados de que a ingestão alimentar promova supressão na secreção de grelina nos obesos.[14]

A grelina plasmática responde às mudanças crônicas ocorridas no peso corporal (Tabela 95.2).[15]

Na DGYR, o alimento ingerido desvia da maioria das células produtoras de grelina, reduzindo os níveis plasmáticos desse hormônio.[15] Estudos com modelos de cirurgia de DGYR em ratos e camundongos demonstraram que os níveis de grelina caem após a cirurgia, apesar da grande perda de peso, a qual deveria aumentar a quantidade desse hormônio. Em camundongos, a magnitude da redução da grelina é o melhor preditor da extensão da perda de peso corporal.[16] Os resultados de estudos sobre o efeito da derivação gástrica nos níveis de grelina no ser humano são conflitantes, pois existem estudos que demonstram níveis anormalmente baixos, redução dos níveis prospectivamente, nenhuma mudança nos níveis, apesar da redução do peso corporal e, até, aumento dos níveis prospectivamente.[7] A perda de peso por restrição calórica está associada a aumento nas concentrações séricas de grelina. Entretanto, estudos prospectivos e de corte transversal que avaliaram as concentrações desse hormônio antes e após perda de peso induzida por cirurgia demonstram resultados conflitantes acerca das mudanças nos níveis séricos basais e nas oscilações dos níveis séricos relacionadas com a refeição.[9]

A secreção do PYY pelas células L da mucosa do intestino curto distal e do cólon ocorre logo após a ingestão alimentar; subsequentemente, há estimulação direta dessas células pelos nutrientes ingeridos, antes de alcançarem o intestino distal, particularmente proteína e gordura. A infusão de PYY reduz a ingestão alimentar por 24 horas em indivíduos magros e obesos. O PYY reduz a ingestão de alimentos e o peso corporal, além de reduzir o apetite. Indivíduos obesos apresentam níveis séricos de PYY menores, quando comparados a controles.[17]

Tabela 95.2 Respostas plasmáticas da grelina às mudanças crônicas no peso corporal

Grelina eleva-se com perda de peso
Restrição calórica
Anorexia por neoplasia maligna
Caquexia: cardíaca, renal, pulmonar ou hepática
Doença de Huntington
Anorexia e bulimia nervosas
Exercício crônico

Grelina reduz com ganho de peso
Alimentação em excesso
Dietas ricas em gordura ou açúcar
Glicocorticoides
Antipsicóticos atípicos
Ácido valproico
Terapia da doença celíaca
Terapia da anorexia nervosa

O hormônio GLP-1, uma incretina, é secretado pelas mesmas células e pelo mesmo estímulo da PYY. O GLP-1 regula o esvaziamento gástrico (aumentando a saciedade), reduz a ingestão de alimentos e o peso corporal, aumenta a secreção de insulina e, provavelmente, aumenta a ação da insulina, diminui a secreção de glucagon, além de aumentar a proliferação das células β. Korner e cols.[11] demonstraram que o PPY eleva-se no período pós-prandial depois da cirurgia de DGYR. Le Roux e cols.[18] demonstraram resposta prandial exacerbada do PYY e do GLP-1 após derivação gástrica.

A alteração hormonal após a DGYR caracteriza-se por redução da grelina e elevação do PYY e do GLP-1, um padrão que favorece a saciedade e que parece não ser superado por outras vias compensatórias, as quais podem promover perda de peso corporal.[7]

Em meta-análise com 22.094 pacientes, foi observada remissão completa de DM2 em 84% dos pacientes após a DGYR. Os mecanismos de reversão do diabetes pela derivação gástrica têm sido estudados. O estômago vazio leva ao aumento da grelina. O aumento desse hormônio leva ao aumento de GH, corticotrofina (ACTH), cortisol, adrenalina e, talvez, do glucagon, além de ocasionar reduções de adiponectina, da ação da insulina e da secreção de insulina e aumento da ingestão de alimentos. Consequentemente, ocorre aumento da glicose. A redução da secreção de grelina após a DGYR pode melhorar a homeostase da glicose. Todas as cirurgias que revertem rapidamente o DM aceleram a entrega de nutrientes ao íleo e aumentam os níveis de GLP-1. Assim, o procedimento de interposição ileal leva ao aumento plasmático do PYY e do GLP-1 e à redução da ingestão alimentar, do peso corporal e do teste de tolerância insulínica.[19]

COMPLICAÇÕES DA CIRURGIA BARIÁTRICA

O seguimento dos pacientes com obesidade que se submetem à derivação gástrica pode ser adequadamente dividido em duas áreas:

- Complicações cirúrgicas e perda de peso no primeiro ano.
- Complicações nutricionais e metabólicas que surgem após o primeiro ano.

Os pacientes submetidos às cirurgias disabsortivas (de má absorção) apresentam complicações decorrentes da má absorção induzida pelo procedimento cirúrgico.

A frequência de seguimento após a cirurgia depende do procedimento realizado e da severidade das comorbidades. O seguimento deve incluir equipe multidisciplinar com acompanhamento nutricional, atividade física (mínimo de 150 minutos/semana), participação em grupos de apoio, além de exames de rotina metabólica. Nos diabéti-

Capítulo 95 — Complicações Metabólicas da Cirurgia Bariátrica

cos, glicemia de jejum deve ser solicitada periodicamente, além de medidas de glicemia capilar rotineiramente e em caso de sintomas de hipoglicemia. As doses de insulina devem ser ajustadas (alimentação com baixa ingesta calórica) para minimizar o risco de hipoglicemia. Antidiabéticos orais devem ser retirados se o DM2 estiver em remissão.[3]

Complicações durante o Primeiro Ano de Pós-operatório

A maior parte da perda de peso corporal após a derivação gástrica acontece no ou em torno do primeiro ano após a cirurgia. Entre 12 e 18 meses após a cirurgia, alguns pacientes continuam a perder peso em uma pequena quantidade e outros começam a manter seus pesos corporais reduzidos. De 18 a 24 meses após a cirurgia, quase todos os pacientes pararam de perder peso e a maior parte mantém ou recupera o peso.[20]

Pacientes com ganho de peso significativo ou fracasso na perda de peso devem, prontamente, ser avaliados quanto à aderência às mudanças no estilo de vida, ao uso de medicações associadas a ganho de peso, ao desenvolvimento de distúrbios de comportamento alimentar e a fatores psicológicos e complicações do procedimento cirúrgico. As intervenções devem, primeiramente, ser mais conservadoras, com seguimento multidisciplinar mais frequente, mudanças dietéticas, atividade física, revisão de hábitos comportamentais e, em um segundo momento, se necessário, terapia farmacológica e/ou revisão cirúrgica.[3]

A taxa de complicações importantes com derivação gástrica aproxima-se de 10%. Os pacientes com IMC mais elevados estão mais propensos a apresentar complicações pós-operatórias, devendo os pacientes com obesidade grave perder peso no pré-operatório. Entretanto, como os pacientes com IMC bastante elevado são geralmente refratários às medidas de perda de peso, podem ser considerados procedimentos de menores riscos. Os pacientes com apneia do sono, insuficiência cardíaca congestiva ou outras doenças pulmonares devem ser considerados para observação na UTI no pós-operatório.[1] Profilaxia para TVP é recomendada para todos os pacientes, utilizando equipamentos compressivos e heparina SC (administrada a partir de 24 horas após o procedimento); a quimioprofilaxia estendida após a alta hospitalar deve ser considerada para pacientes com alto risco.[3]

Em geral, é necessária suplementação de oxigênio no período pós-operatório imediato. Considera-se, também, a instituição precoce de CPAP, quando clinicamente indicado. Quando há insuficiência respiratória ou dificuldade no desmame ventilatório, deve-se suspeitar de complicação aguda, como, por exemplo, tromboembolismo pulmonar (TEP) ou ruptura de anastomose.[3] Deve-se ter cuidado com a dosagem das medicações, baseando-a no peso corporal ajustado (PCA), em vez de no peso corporal atual (PCAt). O peso corporal ajustado é calculado pela seguinte fórmula:

$$PCA = PCAt + [0,25 \times (PCAt - peso\ corporal\ ideal)]$$

A mortalidade pós-operatória decorrente das complicações cirúrgicas é incomum. Essas complicações são mais frequentemente decorrentes de rupturas da anastomose ou da linha de grampeamento (1,2% nos casos de cirurgia aberta e 3% nos casos de laparoscopia). A ruptura deve ser suspeitada quando existem náuseas e/ou vômitos intensos, dor abdominal, agitação, taquicardia inesperada, insuficiência respiratória inexplicada ou soluços. Algumas vezes, somente taquicardia está presente, e deve ser sempre bem avaliada.[1] Elevação de proteína C reativa (PCR) pode estar associada a ruptura de anastomose.[3] Exames de imagem podem ser úteis no diagnóstico e, eventualmente, laparotomia/laparoscopia exploradora, em caso de alta suspeição clínica com exames negativos.[3] As complicações cirúrgicas tardias incluem: estreitamento, deiscência na linha de grampeamento, dilatação da bolsa gástrica, obstrução intestinal, ruptura da anastomose e hérnias incisionais (10% a 20%).[1] Procedimento de revisão poderá ser recomendado quando complicações importantes relacionadas não puderem ser manejadas clinicamente. Em casos de exceção, em que há complicações sérias, relacionadas com a cirurgia e não passíveis de tratamento clínico nem de revisão do procedimento, pode-se indicar a reversão deste.[3]

Na maioria dos casos, vômitos ocorrem nos primeiros meses após a cirurgia, sendo geralmente descritos como "cuspir fora o alimento estocado". Acontecem tipicamente uma a três vezes na semana e, em geral, são decorrentes da alimentação em excesso ou da mastigação inadequada do alimento.[20] Os pacientes necessitam acostumar-se com a bolsa gástrica, que é bem menor em comparação ao estômago, a qual agora recebe o alimento do esôfago. A cirurgia bariátrica diminui a habilidade do estômago em triturar o alimento em pequenos pedaços.

O vômito é bem tolerado pela maioria dos pacientes. Se o vômito tornar-se mais frequente, ocorrem, muitas vezes, níveis baixos de potássio e/ou de magnésio, necessitando de reposição oral. A presença de vômito pode sinalizar outros problemas e estar associada a estreitamentos e estenose gástrica. A intolerância a alimentos sólidos é um sintoma-chave e, se ocorrer, a avaliação endoscópica deverá ser considerada. Essa intolerância, quando surge 6 meses após a cirurgia, tem a estenose gástrica como principal diagnóstico. Huang e cols.[21] demonstraram presença de estenose gástrica em 39% dos pacientes referidos para endoscopia por náuseas, vômitos ou disfagia após cirurgia de derivação gástrica. A estenose gástrica pode, geralmente, ser tratada com dilatação por meio de balão no momento do diagnóstico. Muitos desses pacientes necessitarão de dilatações repetidas, as quais são determinadas por sua habilidade em tolerar a maior parte dos alimentos sólidos.

Historicamente, tubos nasogástricos têm sido colocados no mesmo tempo da cirurgia, particularmente após cirurgia aberta, mas não nos procedimentos laparoscópicos, e são removidos no primeiro ou segundo dia de pós-operatório. Essa prática tem caído em desuso, mas tem sido utilizada para identificar o lugar da anastomose gastrojejunal e promover descompressão gástrica.

A ingestão oral é iniciada após a remoção do tubo nasogástrico. Uma vez tolerados, os líquidos são iniciados e fluidos EV são suspensos. Cada centro possui um protocolo de progressão da dieta após cirurgia bariátrica, porém a maioria segue diretrizes com o mesmo princípio, que envolve uma progressão gradual da consistência do alimento após semanas e meses.[1] A progressão gradual da consistência dos alimentos permite ao paciente ajustar uma dieta restritiva e minimizar os episódios de vômito, os quais ameaçam a integridade da anastomose. Essa progressão deve ser acompanhada por nutricionista com conhecimento em pós-operatório de cirurgia bariátrica. Suporte nutricional enteral ou parenteral pode ser considerado, se não for possível manter as necessidades nutricionais do paciente pela via oral.[3]

A síndrome de *dumping* é um problema extremamente comum após derivação gástrica e, até certo ponto, intencional. Os alimentos de osmolaridade elevada (como alimentos ricos em açúcar) não digeridos causam sobrecarga osmótica ao atingirem o intestino curto. Essa sobrecarga osmótica traz fluido para o lúmen do intestino curto, resultando em reação vagal. Os pacientes queixam-se, em geral, de desmaios e sudorese após se alimentarem com uma refeição rica em glicose ou após beberem líquido durante a refeição.[20] Estes devem ser consumidos lentamente, de preferência 30 minutos após as refeições.[3] Os pacientes apresentam sensação muito desconfortável que acompanha grande fadiga. Diarreia pode ou não ocorrer. Existe, usualmente, intestino distal suficiente para absorver os alimentos, sendo raros os problemas nutricionais. Alimentos identificados como causadores dessa síndrome incluem doces, sorvetes e tortas, os quais devem ser eliminados da dieta.[3]

A desidratação ocorre frequentemente e se deve a múltiplos fatores. A bolsa gástrica cirúrgica, quando muito pequena, torna extremamente difícil para os pacientes segurarem grande quantidade de líquido. Muitas bolsas gástricas cirúrgicas têm $\leq$ 50mL, e os pacientes precisam aprender a beber líquido aos poucos e constantemente, e não beber em grandes goles. Os pacientes devem beber líquidos separadamente da refeição pois, como relatado previamente, a síndrome de *dumping* ocorre se o líquido for misturado à refeição (líquido junto à refeição pode solubilizar o alimento e aumentar a osmolaridade). Como resultado, os pacientes bebem líquido aos poucos durante todo o dia para atingir suas necessidades hídricas diárias. Curtas hospitalizações ou cuidados de urgência para desidratação são muito comuns durante os primeiros 6 meses após a cirurgia. O consumo de água é o melhor método para prevenir a desidratação.

A desnutrição proteica é rara com a derivação gástrica e com todos os procedimentos de restrição gástrica, sendo < 1% nos pacientes que se submetem à DGYR.[1] Se ocorrer desnutrição proteica após derivação gástrica, deve-se observar a ingestão total de alimentos pelo paciente e determinar se ele está atingindo suas necessidades calóricas e proteicas.[22] Esses pacientes podem ser beneficiados por suplementos ricos em proteína e pobre em carboidratos. Pacientes que apresentem desnutrição severa devem ser prontamente admitidos em ambiente hospitalar para suporte nutricional.[3]

Pacientes que apresentam sintomas de hipoglicemia pós-prandial que não respondem a correções na dieta devem ser avaliados para diferenciar entre síndrome da hipoglicemia pancreatógena não insulinoma (SHPNI), hipoglicemia factícia, causa iatrogênica, síndrome de *dumping* e insulinoma.[3]

A perda de cabelo ou eflúvio telógeno é frequentemente observada 3 a 6 meses após a cirurgia. Essa queda pode ser muito angustiante para o paciente no fim dos 6 a 12 meses de pós-operatório. O estresse proveniente da perda de peso afeta o ciclo de crescimento dos cabelos dos indivíduos, resultando em grande número de cabelos em crescimento que entram simultaneamente na fase de morte (telógena). Apesar de não haver tratamento conhecido, o quadro geralmente se reverte sem intervenção.[20]

Formação de cálculos biliares é muito comum durante a perda de peso, e a perda de peso induzida pela cirurgia não é exceção. Wudel e cols.,[23] em estudo-piloto, randomizado e controlado sobre prevenção da formação de cálculo biliar em pacientes submetidos à cirurgia bariátrica, observaram que 71% dos pacientes apresentaram cálculo biliar, apesar de dois terços receberem tratamento preventivo. Dos pacientes que apresentaram cálculo biliar, 41% foram sintomáticos. Assim, pacientes submetidos à cirurgia bariátrica que apresentam dor em hipocôndrio direito devem ser apropriadamente avaliados. Colecistectomia profilática ou ingesta oral de acido ursodesoxicólico, pelo menos 300mg/dia, podem ser

Capítulo 95 Complicações Metabólicas da Cirurgia Bariátrica

consideradas na prevenção em pacientes submetidos a DGYR.[3]

Complicações após o Primeiro Ano de Pós-operatório

Deficiência de Vitamina B₁₂

Como a perda de peso começa a reduzir de velocidade, o risco de outras complicações nutricionais aumenta. As deficiências de vitamina B_{12} e ferro são duas das complicações mais comuns e, geralmente, não respondem à suplementação de multivitaminas usual. A deficiência de vitamina B_{12} é frequentemente observada porque o alimento desvia da parte baixa do estômago.[20] A avaliação é recomendada em todos os pacientes submetidos a cirurgia bariátrica antes e após o procedimento e anualmente naqueles submetidos a cirurgias que excluíram a parte baixa do estômago.[3] Se não for realizada a suplementação de vitamina B_{12}, 30% dos pacientes não serão capazes de manter os níveis plasmáticos normais dessa vitamina após 1 ano. Ao término de 1 ano, essa deficiência parece crescer anualmente, e tem sido relatado que atinge de 36% a 70% dos pacientes a longo prazo.[20] A reposição deve ser realizada, preferencialmente, VO (1.000 a 2.000µg/dia). A via parenteral pode ser utilizada em casos refratários.[3]

Deficiência de Ferro

A deficiência de ferro após derivação gástrica é, em geral, observada somente em mulheres que menstruam. Essa deficiência pode ocorrer logo após a cirurgia ou anos mais tarde. Avinoah e cols.[24] observaram que os estoques de ferro continuam a diminuir até 7 anos após o procedimento cirúrgico. Com a DGYR, ocorre deficiência de ferro em 20% a 49% dos pacientes.[1] O tratamento inclui suplementação de ferro elementar, VO, 150 a 200mg/dia. Vitamina C pode ser usada simultaneamente para melhorar a absorção de ferro. Em casos refratários, a via EV pode ser utilizada.[3]

Úlceras, Anti-inflamatórios Não Esteroides e Dor Abdominal

Os pacientes com perda de ferro persistente devem ser avaliados quanto a sangramento pelo trato gastrointestinal. As úlceras na margem da anastomose entre a bolsa gástrica e o intestino curto são causas comuns de sangramento. Todos os anti-inflamatórios não esteroides podem causar úlceras, e, portanto, devem ser evitados. Huang e cols.,[21] em estudo com pacientes submetidos à cirurgia bariátrica referidos para endoscopia por causa dos sintomas, observaram úlcera marginal em 27% dos pacientes. As úlceras devem ser tratadas com bloqueadores do receptor H_2, inibidores de bomba de prótons, sucralfato e tratamento para *H. pylori*, caso este tenha sido identificado.[3]

Desmineralização Óssea

Os estudos têm demonstrado que a perda de peso corporal apenas com dieta não é mantida e que 75% dos indivíduos submetidos à dieta para perda de peso recuperam a maior parte do peso perdido em 1 ano e 90%, em 2 anos.[25] O interesse pelo tratamento cirúrgico aumentou nos últimos anos, especialmente com o desenvolvimento da cirurgia laparoscópica, devido aos resultados limitados do tratamento medicamentoso na obesidade mórbida.

Também tem aumentado o interesse acerca das complicações da mineralização óssea nos pacientes submetidos à derivação gástrica.[26-28] Tem crescido o reconhecimento de que esses procedimentos podem estar associados ao desenvolvimento de doença óssea com ou sem metabolismo alterado da vitamina D.

Vários fatos têm de ser levados em consideração em relação à obesidade, ao metabolismo da vitamina D e ao osso. O peso corporal é um dos principais determinantes da massa óssea. Sabe-se que a perda de peso corporal em indivíduos saudáveis está associada à perda óssea. A massa óssea é aumentada nos obesos, sendo atribuída ao aumento da carga mecânica. Os ossos dos obesos são grandes e menos propensos às fraturas.[29] Os obesos têm níveis séricos de vitamina D e de 25-hidroxivitamina D mais baixos, quando comparados a indivíduos magros, provavelmente por ser esta uma vitamina lipossolúvel e ser estocada na gordura. Sabe-se que existe relação de cirurgias gastrointestinais com o desenvolvimento de alteração no metabolismo da vitamina D e com o surgimento de doença óssea.[20] Osteomalacia, osteoporose e/ou osteopenia têm sido relatadas frequentemente após gastrectomia para úlcera péptica ou câncer. A obesidade mórbida diminui a acurácia da avaliação da densidade mineral óssea.

A deficiência de cálcio e a doença osteometabólica podem ocorrer nos pacientes submetidos à DGYR e à DBPD, sendo resultado de redução na ingestão de alimentos ricos em cálcio, do desvio do duodeno e do jejuno proximal, onde o cálcio é preferivelmente absorvido, além da má absorção de vitamina D. Um aumento do paratormônio (PTH) sérico reflete balanço negativo de cálcio e/ou deficiência de vitamina D. As elevações dos níveis de fosfatase alcalina ósseo-específica e de osteocalcina, as quais indicam atividade osteoblástica aumentada e formação óssea, são geralmente as anormalidades iniciais. Os níveis urinários de propeptídeos (telopeptídeos C) de extensão do colágeno tipo I, que são indicativos de aumento da reabsorção óssea, estão aumentados após procedimentos de restrição gástrica. A rápida e extrema perda de peso está também associada à perda óssea, mesmo na presença de níveis normais de vitamina D e PTH.[20]

Coates e cols.,[26] em estudo de caso-controle, avaliaram o impacto ósseo da DGYR laparoscópica, comparando 25 indivíduos submetidos ao procedimento e 30 controles que não foram submetidos à cirurgia. Observaram que os indivíduos submetidos à cirurgia apresentaram maior perda de peso corporal e maior redução do IMC, além de maiores níveis de marcadores de *turnover* ósseo (telopeptídeos C urinários de extensão do colágeno tipo I e osteocalcina), comparados aos controles. Os pacientes submetidos à cirurgia apresentaram aumento na absorção óssea associado à redução da massa óssea em 3 a 6 meses após o procedimento, sugerindo a necessidade de suplementação de cálcio e de vitamina D para esses pacientes.

O hiperparatireoidismo secundário, uma forma de desmineralização óssea, tem sido relatado em pacientes que se submeteram à derivação gástrica. Fujioka e cols.[20] demonstraram que a maioria dos pacientes submetidos à DGYR apresentou resposta à suplementação de vitamina D com normalização dos níveis de PTH.

Complicações das Cirurgias Disabsortivas (Má Absorção)

Atualmente, a DGYR, um procedimento restritivo sem ou com mínima má absorção, compreende a maioria das cirurgias bariátricas. A derivação biliopancreática, ou procedimento de Scopinaro, é ocasionalmente realizada em pacientes com obesidade mórbida, com a qual se pretende causar má absorção de gordura para produzir perda de peso corporal em grande quantidade. O procedimento envolve restrição gástrica e desvio da bile e do suco pancreático para o íleo distal.[4] Assim, um pequeno segmento do intestino curto absorverá todos os nutrientes que exigem bile e suco pancreático para a absorção. Variações desse procedimento, que também promovem má absorção, como a derivação biliopancreática com desvio duodenal, ainda são realizadas.

Em adição às complicações nutricionais já mencionadas, os pacientes submetidos a esses procedimentos geralmente apresentam outras complicações mais graves relacionadas com a má absorção proteica e de gordura. Os pacientes com derivação biliopancreática têm predisposição elevada para deficiência de proteínas, micronutrientes e, particularmente, vitaminas lipossolúveis A, D, E e K. A má absorção de gordura manifesta-se pela perda dessas vitaminas lipossolúveis. Em geral, a deficiência das vitaminas lipossolúveis ocorre em dois terços dos pacientes submetidos a esses procedimentos em 4 anos após a cirurgia.[20] Alguns estudos recomendam o *screening* de rotina para deficiência de vitamina A nos pacientes submetidos a procedimentos disabsortivos e suplementação isolada ou em conjunto com outras vitaminas lipossolúveis.[3] Também há risco mais elevado para surgimento de doenças osteometabólicas, anemias nutricionais, nefrolitíase, neuropatia e miopatia.

A má absorção de gordura pode levar à deficiência grave de vitamina D associada a uma reduzida habilidade para absorver cálcio. A hipocalcemia ocorre em até 50% dos pacientes. Todos os pacientes com hipocalcemia associada à deficiência de vitamina D apresentarão hiperparatireoidismo secundário.[30,31] Os pacientes obesos apresentam níveis aumentados de PTH, comparados aos pacientes magros. Doença óssea com aumento do *turnover* ósseo, osteoporose e hiperparatireoidismo secundário têm sido relatados como complicações do procedimento. O hiperparatireoidismo pode ser difícil de ser tratado e pode exigir até mesmo cirurgia.

Moreiro e cols.[32] avaliaram pacientes com obesidade mórbida no seguimento do procedimento de Scopinaro, comparando-os a controles, para analisarem o efeito desse procedimento nos níveis séricos de PTH e nos níveis de dois marcadores de reabsorção óssea (desoxipiridolina urinária/creatinina; telopeptídeo C terminal sérico de extensão do colágeno tipo I). Os indivíduos foram submetidos à suplementação de cálcio e vitamina D. Os autores observaram hiperparatireoidismo secundário em 29% dos pacientes. O aumento do PTH sérico em relação aos níveis basais (antes do procedimento) não apresentou diferença significativa no pós-operatório recente, mas foi significativo em ambos os sexos com 1 a 2 anos de pós-operatório. Assim, o hiperparatireoidismo secundário foi uma complicação frequente no primeiro ano de pós-operatório, apesar da suplementação de cálcio e vitamina D. Os níveis de deoxipiridinolina urinária/creatinina foram maiores nos obesos, comparados aos controles, e não houve diferença quanto aos níveis de telopeptídeo C terminal sérico de extensão do colágeno tipo I, mas esses dois marcadores apresentaram aumento no primeiro ano de pós-operatório.

Os pacientes submetidos a procedimentos disabsortivos estão em risco de oxalose e nefrolitíase por oxalato. Os níveis de oxalato alterados no intestino curto promovem absorção elevada de oxalato no cólon, contribuindo para a excreção excessiva de oxalato pelos rins. Essa complicação é menos comumente relatada após a DGYR. O tratamento consiste em dieta pobre em oxalato, cálcio oral e citrato de potássio oral. A hipomagnesemia tem sido relatada após procedimentos bariátricos, como a derivação jejunoileal e a DBPD, ocorrendo usualmente em caso de

Capítulo 95 Complicações Metabólicas da Cirurgia Bariátrica

diarreia persistente. A hipomagnesemia pode ser associada a sintomas neuromusculares, intestinais e cardiovasculares, além de anormalidades na secreção do PTH.[20]

A hipofosfofatemia pode ser observada em pacientes com má nutrição e/ou má absorção de gorduras e, consequentemente, nos pacientes submetidos às cirurgias bariátricas disabsortivas.[20] O fósforo está presente em produtos derivados do leite e em alimentos ricos em proteína, como carne e cereais. A deficiência proteica é observada em 7,7% a 11,9% dos pacientes com derivação biliopancreática, e essa taxa aumenta para 17,8% quando a bolsa é < 200mL, sendo facilmente reconhecida pelo seguimento da albumina.[1]

Como as deficiências nutricionais podem desenvolver-se durante o primeiro ano de pós-operatório, testes bioquímicos de rotina devem ser realizados a cada 3 a 6 meses depois da cirurgia. Nutricionista especializado em medicina bariátrica e em cuidados de pacientes submetidos à cirurgia bariátrica deve ser incluído na equipe bariátrica e fazer o seguimento organizado com o paciente. Entretanto, justifica-se referir o paciente para um médico especializado em suporte nutricional e metabólico, quando as complicações metabólicas persistem.[1]

Esses fatores nutricionais podem, individual ou cumulativamente, contribuir para alopecia e eflúvio telógeno, geralmente durante o primeiro ano de pós-operatório. Outras complicações relacionadas com esse procedimento são: doença hepática (geralmente transitória), doença renal e raro odor corporal.[33] O estilo de vida pode ser dificultado após esse procedimento devido ao movimento intestinal frequente (> 10 vezes por dia) e ao mau cheiro à evacuação que a má absorção de gordura causa.

O manejo dessas complicações exige monitoramento e suplementação cuidadosos. As complicações metabólicas são geralmente restritas aos procedimentos bariátricos que envolvem componente de má absorção.

SUPLEMENTAÇÕES NUTRICIONAIS NOS PACIENTES SUBMETIDOS À CIRURGIA BARIÁTRICA

Diretriz publicada em 2013 recomenda suplementação diária mínima de multivitaminas e minerais (incluindo ferro, ácido fólico, cobre e tiamina), cálcio (1.200 a 1.500mg), vitamina D (pelo menos 3.000UI) e vitamina B_{12} (quando necessário) a todos os pacientes submetidos a procedimentos de DGYR.[3] Suplementação de ácido fólico deve ser parte da rotina em todas as mulheres em idade fértil.[3] No caso de DBPD, regimes de suplementação de rotina devem incluir, além dos já citados, zinco e vitaminas lipossolúveis.[3,34]

A dieta deficiente em proteínas é comum após DGYR e é, geralmente, observada nos 3 a 6 meses que se seguem à cirurgia, sendo largamente atribuída ao desenvolvimento de intolerâncias alimentares a alimentos ricos em proteínas. Sabe-se que a maioria das intolerâncias alimentares melhora no primeiro ano após a cirurgia, ainda que os pacientes fracassem em se alimentar com a ingestão de proteínas recomendada. Então, avaliação regular da ingestão dietética deve ser realizada e suplementação proteica deve ser iniciada, se a ingestão diária de proteína permanecer < 70g/dia. Em vários casos, nutrição parenteral pode ser necessária e, se o paciente permanecer dependente da nutrição parenteral, deve-se realizar uma revisão cirúrgica para avaliar uma forma de reduzir a má absorção.[1]

O aumento do reconhecimento em relação à prevalência de doenças osteometabólicas após procedimentos disabsortivos tem conduzido à recomendação de suplementação de cálcio como rotina. A suplementação de vitamina D pode ser provida com ergocalciferol ou colecalciferol.[20] Em casos de má absorção severa de vitamina D, doses de 50.000UI, uma a três vezes por semana e até diariamente, podem ser necessárias.[33] Em geral, a terapia com calcitriol (1,25-di-hidroxivitamina D) não é necessária, e aumenta o risco de hipercalcemia e hiperfosfatemia. O calcitriol EV ou VO tem sido utilizado em situações caracterizadas por hipocalcemia sintomática ou de má absorção de vitamina D grave.[20] A terapia com bisfosfonatos em pacientes submetidos à cirurgia bariátrica pode ser utilizada em pacientes com osteoporose apenas após terapia apropriada para deficiência de cálcio e vitamina D. A avaliação deve incluir PTH, calcemia, fosfatemia, 25-OH-vitamina D e calciúria. Um estudo sugeriu a verificação da densidade mineral óssea antes e 2 anos após a cirurgia, para monitorização de massa óssea. Se o bisfosfonato for indicado, a via EV deve ser preferida devido à possibilidade de má absorção da medicação VO, além do maior risco de úlceras de anastomose.[3]

IMPORTÂNCIA DO RECONHECIMENTO DAS COMPLICAÇÕES DA CIRURGIA BARIÁTRICA

Atualmente existem, aproximadamente, 15 milhões de pessoas com IMC ≥ 40 nos EUA.[3] Considerando o grande número de pacientes submetidos à cirurgia bariátrica para obesidade, várias complicações nutricionais e metabólicas serão observadas. A ausência de diagnóstico dessas complicações pode resultar em quadros graves e irreversíveis.

As complicações precoces da cirurgia bariátrica, como vômitos e síndrome de *dumping*, são facilmente diagnosticadas e tratadas. Entretanto, as complicações a longo prazo, como as mudanças no metabolismo ósseo, precisarão ser monitorizadas. Se essas complicações não forem avaliadas em tempo, os tratamentos tornar-se-ão mais difíceis.

Com o número alto de pacientes que estão sendo submetidos à cirurgia bariátrica, será necessário o seguimento a longo prazo dessa população em crescimento e em envelhecimento para monitoramento de sua saúde óssea e de seu metabolismo. Observa-se a necessidade de maiores estudos para melhor entendimento das complicações a longo prazo nos pacientes submetidos à cirurgia bariátrica, especialmente no que diz respeito às doenças do metabolismo ósseo.

Muitos dos pacientes submetidos à cirurgia bariátrica serão acompanhados por outros médicos que não aquele que realizou o procedimento cirúrgico, sendo mais um indicativo da importância de que a avaliação e o monitoramento desses pacientes devem ser específicos. Recomenda-se que o paciente mantenha seguimento com o profissional que o acompanhava antes da cirurgia.[3]

Referências

1. Mechanick JI. Metabolic complications of bariatric surgery. Proceedings: of the 16th Annual Meeting of The American Association of Clinical Endocrinologists (AACE). Seattle, 2007:89-94.

2. Dixon JB, Zimmet P et al. Bariatric Surgery: an IDF statement for obese Type 2 diabetes. Diabet Med 2011; 6:628-42.

3. Mechanick IJ, Youdim A, Jones DB et al. AACE/TOS/ASMBS Bariatric Clinical Practice Guidelines. Endocr Pract 2013; 19(2):1-36.

4. NIH Conference. Gastrointestinal surgery for severe obesity. Consensus Development Conference Panel. Ann Intern Med 1991; 115:956-61.

5. National Institutes of Health, National Heart, Lung, and Blood Institute. Clinical guidelines on the identification, evaluation, and treatment of overweight and obesity in adults: the evidence report. Obes Res 1998; 6(suppl 2):51S-209S.

6. Cohen RV, Pinheiro JC, Schiavon CA et al. Effects of gastric bypass surgery in patients with type 2 diabetes and only mild obesity. Diabetes Care 2012; 35:1420-8.

7. Foster-Schubert KE. Bariatric surgery: possible hormonal mechanisms mediating effects on body weight and glucose homeostasis. Proceedings: of the 16th Annual Meeting of the American Association of Clinical Endocrinologists (AACE). Seattle, 2007:61-88.

8. Sjöström L, Lindroos AK, Peltonen M et al. Swedish Obese Subjects Study Scientific Group. Lifestyle, diabetes, and cardiovascular risk factors 10 years after bariatric surgery. N Engl J Med 2004; 351:2683-93.

9. Cummings DE, Shannon MH. Ghrelin and gastric bypass: is there a hormonal contribution to surgical weight loss? J Clin Endocrinol Metab 2003; 88:2999-3002.

10. Banks WA, Tschöp M, Robinson SM, Heiman ML. Extent and direction of ghrelin transport across the blood-brain barrier is determined by its unique primary structure. J Pharmacol Exp Ther 2002; 302:822-7.

11. Kornel J, Bessler M, Cirilo LJ et al. Effects of roux-en-Y gastric bypass surgery on fasting and postprandial concentrations of plasma ghrelin, peptide YY, and insulin. J Clin Endocrinol Metab 2005; 90:359-65.

12. Wren AM, Seal LJ, Cohen MA et al. Ghrelin enhances appetite and increases food intake in humans. J Clin Endocrinol Metab 2001; 86:5992-5.

13. Cummings DE, Purnell JQ, Frayo RS et al. A preprandial rise in plasma ghrelin levels suggests a role in meal initiation in humans. Diabetes 2001; 50:1714-9.

14. Tschöp M, Weyer C, Tataranni PA et al. Circulating ghrelin levels are decreased in human obesity. Diabetes 2001; 50:707-9.

15. Cummings DE, Weigle DS, Frayo RS et al. Plasma ghrelin levels after diet-induced weight loss or gastric bypass surgery. N Engl J Med 2002; 346:1623-30.

16. Tschöp M, Smiley DL, Heiman ML. Ghrelin induces adiposity in rodents. Nature 2001; 407:908-13.

17. Batterham RL, Cohen MA, Ellis SM et al. Inhibition of food intake in obese subjects by peptide YY3-36. N Engl J Med 2003; 349:941-8.

18. Le Roux CW, Aylwin SJ, Btterham RL et al. Gut hormone profiles following bariatric surgery favor an anoretic state, facilitate weight loss, and improve metabolism parameters. Ann Surg 2006; 243:108-14.

19. Buchwald H, Avidor Y, Braunwald E et al. Bariatric surgery: a systematic review and meta-analysis. JAMA 2004; 292:1724-37.

20. Fujioka K. Follow-up of nutritional and metabolic problems after bariatric surgery. Diabetes Care 2005; 28:481-4.

21. Huang CS, Forse RA, Jacobsone BC, Faraye FA. Endoscopic findings and their clinical correlations in patients with symptoms after gastric bypass surgery. Gastrointest Endosc 2003; 58:859-66.

22. Moize V, Geliebter A, Gluck ME et al. Obese patients have inadequate protein intake related to protein intolerance up to 1 year following Roux-en-Y gastric bypass. Obes Surg 2003; 13:23-8.

23. Wudel LJ Jr, Wright JK, Debelak JP et al. Prevention of gallstone formation in morbidly obese patients undergoing rapid weight loss: results of a randomized controlled pilot study. J Surg Res 2002; 102:50-6.

24. Avinoah E, Ovnat A, Charuzi I. Nutrional status seven years after Roux-Y gastric bypass surgery. Surgery 1992; 111:137-42.

25. Safer DJ. Diet, behavior modification, and exercise: a review of obesity treatments from a long-term perspective. South Med J 1991; 84:1470-4.

26. Coates PS, Fernstrom JD, Fernstrom MH et al. Gastric bypass surgery for mobid obesity leads to an increase in bone turnover and a decrease in bone mass. J Clin Endocrinol Metab 2004; 89:1061-5.

27. Collazo-Clavell ML, Jimenez A, Hodgson SF, Sarr MG. Osteomalacia after Roux-en-Y gastric bypasss. Endo Pract 2004; 1:195-8.

28. Von Mach MA, Stoeckli R, Bilz S et al. Changes in bone mineral content after surgical treatment of morbid obesity. Metabolism 2004; 53:918-21.

29. Duan Y, Parfitt A, Seeman E. Vertebral bone mass, size, and volumetric density in women with spinal fractures. J Bone Miner Res 1999; 14:1796-802.

30. Newbury L, Dolan K, Hatzifotis M et al. Calcium and vitamin D depletion and elevated parathyroid hormone following biliopancreatic diversion. Obes Surg 2003; 13:893-5.

31. Slater GH, Ren CJ, Siegel N et al. Serum fat-soluble vitamin deficiency and abnormal calcium metabolism after mal-absorptive bariatric surgery. J Gastrointest Surg 2004; 8:48-55.

32. Moreiro J, Ruiz O, Prez G et al. Parathyroid hormone and bone marker levels in patients with morbid obesity before and after biliopancreatic diversion. Obes Surg 2007; 17:348-54.

33. Papadia F, Marinari GM, Camerini G et al. Short-term liver function after biliopancreatic diversion. Obes Surg 2003; 13:752-5.

34. Stocker DJ. Management of the bariatric surgery patient. Endocrinol Metab Clin North Am 2003; 32:437-57.

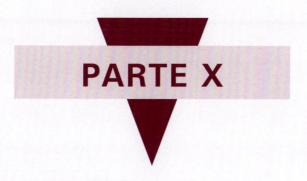

Apêndice

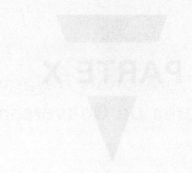

96

Valores Laboratoriais Referenciais e Fatores de Conversão

Francisco Bandeira

Exames	Valores referenciais	Condição
Acetilcolina, anticorpo antirreceptor	Normais: 0 a 0,2nmol/L Miastênicos: 0 a 1.500nmol/L Outras doenças autoimunes: 0 a 0,5nmol/L	Jejum de 8h Soro sem hemólise e sem lipemia
Ácido fólico	3 a 17ng/mL	Jejum de 8h Soro sem hemólise e sem lipemia
ACTH hipersensível	0 a 46pg/mL	Plasma (EDTA ou heparina) Jejum de 8h
AMP-cíclico	Homem: 1,5 a 4,5nmol/mg creatinina Mulher: 2,0 a 5,0nmol/mg creatinina	Urina de 24h
Aldosterona	Dieta rica em sódio: até 4,0ng/mL Dieta pobre em sódio: 30 a 130,0ng/mL Dieta normossódica: 4,0 a 19,0ng/mL Deitado (repouso): 3,0 a 10,0ng/mL Crianças de 1 a 11 meses: 6,5 a 90ng/mL	Jejum de 8h Soro Urina de 24h
Androstenediona	Homem: 0,4 a 2,0ng/mL Mulher: 0,4 a 3,0ng/mL Pré-puberais (ambos os sexos): 0,2 a 0,5ng/mL	Jejum de 8h Soro
Anticorpo antitireoglobulina	0-100U/mL	Jejum de 8h
Apoproteína B	Desejável < 100mg/dL Elevada > 120mg/dL	Jejum de 12h
Anti-TPO (tireoperoxidase)	0 a 34U/mL	Jejum de 8h Soro
BNP (peptídeo natriurético tipo B)	Até 100ng/mL	Soro/plasma Útil como exame de emergência
Calcitonina	Até 50pg/mL Suspeito de CMT: entre 50 e 100pg/mL Sugestivo de CMT: >100pg/mL	Jejum de 8h Plasma (heparina)
Cortisol	6,2 a 19,4µg/dL 10-110µg/24h (livre urinário)	Jejum de 8h Soro ou plasma e urina de 24h
CTX (telepeptídeo C-terminal)	59 a 679pg/mL 25º percentil pg/mL: 195pg/mL 50º percentil pg/mL: 264pg/mL 75º percentil pg/mL: 433pg/mL	Jejum de 8h Soro

(Continua)

Exames	Valores referenciais	Condição
CRP (proteína C reativa)	Baixo risco cardiovascular < 2mg/L > 5mg/L (pode ser confundido com doença inflamatória aguda)	Soro
DHEA (desidroepiandrosterona)	Crianças: 0,5 a 5,1ng/mL Masculino: 1,4 a 12,5ng/mL Feminino: 0,8 a 10,5ng/mL Menopausa: 1,4 a 5,0ng/mL	Jejum de 8h Soro
DHEA-S	Mulher: 195 a 507µg/dL Menopausa: 7 a 348µg/dL Homens: 17 a 50 anos: 281 a 606µg/dL > 50 anos: 117 a 342µg/dL Crianças: 2 a 63µg/dL	Jejum de 12h Soro
DHT (diidrotestosterona)	Crianças: < 3 ng/dL Feminino: 4 a 22ng/dL Masculino: 30 a 85ng/dL	Jejum de 8h Soro
Estradiol (E_2)	Fase folicular: 24,5 a 195pg/mL Meio do ciclo: 66,1 a 411pg/mL Fase lútea: 40 a 261pg/mL Pós-menopausa: 0 a 39,5pg/mL Homem: 13,5 a 59,5pg/mL	Jejum de 8h Soro
Estriol (E_3)	Normais: não grávidas: 0 a 10ng/mL Grávidas até a 16ª semana: < 14ng/mL Da 16ª à 24ª semana: 14 a 75ng/mL Da 25ª à 32ª semana: 29 a 175ng/mL Da 33ª à 36ª semana: 60 a 210ng/mL Da 37ª à 40ª semana: 90 a 325ng/mL	Não necessita jejum Soro
Estrona (E_1)	Fase folicular: 10 a 95pg/mL Menopausa: 30 a 180pg/mL Masculino: até 50pg/mL Crianças: até 25pg/mL	Jejum de 8h Soro
Ferritina	Mulher: 13 a 150ng/mL Homem: 13,5 a 59,5ng/mL	Jejum de 8h Soro
FSH	Fase folicular: 3,5 a 12,5mUI/mL Meio do ciclo: 4,7 a 21,5mUI/mL Fase lútea: 1,7 a 7,7mUI/mL Pós-menopausa: 25,8 a 134,8mUI/mL Homem: 1,5 a 12,4mUI/mL	Jejum de 4h Soro ou plasma (heparina)
Gastrina	< 90pg/mL Intermediário: 90 a 200pg/mL Patológico: >200pg/mL	Jejum de 8h Soro
Glucagon	50 a 150pg/mL	Jejum de 8h Tubo e seringa gelada para coleta Plasma (heparina) Centrífuga refrigerada
hCG	Até 4,0mUI/mL: negativo	Não necessita jejum Soro
HGH	0,09 a 7,02ng/mL	Jejum de 8h Soro
IA_2-Ab (tirosina fosfatase)	> 1,0UI/mL: positivo	Jejum de 8h Soro
ICA (anticorpo anti-ilhota de Langerhans)	Negativo	Jejum de 8h Soro

Capítulo 96 Valores Laboratoriais Referenciais e Fatores de Conversão

Exames	Valores referenciais	Condição
IGFBP3 (proteína ligadora das IGF)	2 a 23 meses: 0,7 a 2,3µg/mL 2 a 7 anos: 0,9 a 4,1µg/mL 8 a 11 anos: 1,5 a 6,8µg/mL 12 a 18 anos: 2,2 a 5,8µg/mL 19 a 55 anos: 2,0 a 4,0µg/mL 56 a 82 anos: 0,9 a 3,7µg/mL	Jejum de 8h Soro
IGF-2	288 a 736ng/mL	Jejum de 8h Soro/plasma
Insulina	5 a 25µUI/mL Na vigência de hipoglicemia (glicose plasmática < 50mg/dL) < 3µUI/mL (ensaios ultrassensíveis; p. ex., quimioluminescência)	Jejum de 8h Soro
IGF-1	Idade entre 16 e 24 anos: 182 a 780ng/mL Idade entre 25 e 39 anos: 114 a 492ng/mL Idade entre 40 e 54 anos: 90 a 360ng/mL Idade > 55 anos: 71 a 290ng/mL	Jejum de 8h Soro
LH	Fase folicular: 2,4 a 12,6mUI/mL Meio do ciclo: 14 a 95,6mUI/mL Fase lútea: 1 a 11,4mUI/mL Pós-menopausa: 7,7 a 58,5mUI/mL Homem: 1,7 a 8,6mUI/mL	Jejum de 4h Soro ou plasma (heparina)
Metanefrinas	0 a 2mg/24h	Urina de 24h
Osteocalcina	Pré-puberal: 10 a 80ng/mL Homem: até 40 anos: 2,5 a 15ng/mL > 41 anos: 2,5 a 15ng/mL > 50 anos: 3 a 22ng/mL	Jejum de 8h Soro
Peptídeo C	1,0 a 3,5ng/mL	Jejum de 8h Soro
Progesterona	Pré-puberal: < 60ng/dL Homens: < 60ng/dL Fase folicular: < 315ng/dL Fase lútea: 1.000 a 2.500ng/dL	Jejum de 8h Soro
Prolactina	Mulheres: 3,4 a 24,1ng/mL Homens: 4,1 a 18,4ng/mL	Jejum de 8h Soro ou plasma (heparina)
PTH (paratormônio)	15 a 65pg/mL	Jejum de 8h Soro Congelar a amostra imediatamente
PTHrP	< 1,5pmol/L	Não necessita jejum Plasma (heparina)
SHBG (globulina de ligação dos hormônios esteroides sexuais)	Feminino: 18 a 114mmol/L Masculino: 13 a 72mmol/L	Jejum de 8h Soro
T3 total (triiodotironina)	80 a 200ng/dL	Jejum de 4h Soro
T3 livre	1,8 a 4,6pg/mL	Jejum de 4h Soro
T3 reverso	0,09 a 0,35ng/mL	Jejum de 4h Soro
T4 total (tetraiodotironina)	4,8 a 12,7µg/dL	Jejum de 4h Soro
T4 livre	0,93 a 1,7ng/dL	Jejum de 4h Soro

(Continua)

Exames	Valores referenciais	Condição
TBG (globulina transportadora de tiroxina)	13,6 a 227,2mg/L	Jejum de 4h Soro
Testosterona livre	Masculino: 9,0 a 47pg/mL Feminino: 0,7 a 3,6pg/mL	Jejum de 8h Soro
PSA total	0 a 4ng/mL	Jejum não obrigatório Soro
PSA livre	Para valores elevados de PSA total, a relação PSA livre/total > 0,15 sugere hiperplasia prostática benigna	Jejum não obrigatório Soro
Renina (angiotensina 1)	Dieta normal de sódio, deitado: 0,3 a 1,6ng/mL/h 2h em pé: 1,5 a 3,5ng/mL/h 2h em pé mais furosemida: 1,5 a 8,5ng/mL/h Restrição de sódio, deitado: 1,9 a 4,3ng/mL/h 2h em pé: 3,0 a 7,6ng/mL/h	Jejum de 8h Plasma (EDTA)
Testosterona total	Homem: 280 a 800ng/dL Mulher: 6 a 82ng/dL	Jejum de 8h Soro
Tireoglobulina (HTG)	3 a 85ng/mL	Jejum de 8h Soro ou plasma (heparina)
TRab (anticorpo de receptor de TSA)	Inibição > 10% é considerada positiva	Jejum de 8h Soro
TSH	0,3 a 5,0µUI/mL	Jejum de 8h Soro
Vasopressina (hormônio antidiurético)	< 0,8pg/mL	Jejum de 8h Seringa gelada Centrífuga refrigerada Soro e plasma (EDTA)
Vitamina D – 1,25-di-hidroxi	16 a 65pg/mL	Jejum de 8h Soro ou plasma (heparina)
Vitamina D – 25OH	Deficiência < 20ng/mL Ideal > 30ng/mL	Jejum de 8h Soro ou plasma (EDTA)
3α-Diol-G	Adulto (mulher): 0,5 a 5,0ng/mL Pós-menopausa: 0,1 a 6,0ng/mL Homem: 3,4 a 22ng/mL	Jejum de 8h RN: jejum de 3h Soro
17α-hidroxiprogesterona	Mulher: Fase folicular: 0,40 a 1,02ng/mL Fase lútea: 1,26 a 4,28ng/mL Menopausa: 0,23 a 1,36ng/mL Homem adulto: 0,61 a 3,34ng/mL Criança: 1 mês a 1 ano: 1,06 a 40,4ng/mL 1 a 13 anos: 0,007 a 1,55ng/mL	Jejum de 8h Soro

Capítulo 96 Valores Laboratoriais Referenciais e Fatores de Conversão

Fatores de conversão: do sistema convencional para o sistema internacional (SI)		
Androstenediona	× 3,49	(ng/mL para nmol/L)
Aldosterona	× 27,7	(ng/dL para pmol/L)
Atividade de renina plasmática	× 0,77	(ng/mL/h para pmol/mL/h)
ACTH	× 0,22	(pg/mL para pmol/L)
ADH	× 0,92	(pg/mL para pmol/L
Cortisol (soro)	× 27,8	(μ/dL para nmol/L)
Cortisol (livre urinário)	× 2,78	(μ/24h para nmol/24h)
DHEA-S	× 0,0027	(ng/mL para μmol/L)
Diidrotestosterona	× 34,4	(ng/dL para pmol/L)
Estradiol	× 3,67	(pg/mL para pmol/L)
GH	× 2,6	(ng/mL para mUI/L)
17-hidroxiprogesterona	× 3,03	(ng/mL para nmol/L)
Progesterona	× 0,0318	(ng/dL para nmol/L)
Prolactina	× 21	(ng/mL para mUI/L)
PTH	× 0,1061	(pg/mL para pmol/L)
Testosterona	× 0,0346	(ng/dL para nmol/L)
T4 livre	× 12,87	(ng/dL para pmol/L)
T3 livre	× 1,54	(pg/mL para pmol/L)
T4 total	× 12,87	(μ/dL para nmol/L)
T3 total	× 0,0154	(ng/dL para nmol/L)
25OHD	× 2,599	(ng/mL para nmol/L)

Índice Remissivo

A

17α-hidroxilase, deficiência, 360
- diagnóstico, 360
- etiologia, 360
- fisiopatologia, 360
- genética, 360
- manifestações clínicas, 360
- tratamento, 360
Ablação térmica a *laser* (LTA), 228
Abscessos, massas selares, 153
Absorção do cálcio intestinal, aumento no hiperparatireoidismo, 410
Acarbose, 781, 782, 795
Acetato
- ciproterona, hirsutismo, 564
- noretisterona, 619
Ácido retinoico, síndrome de Cushing, 88
Acidose tubular renal, 452
- definição, 522
Acne, contraceptivos, 623, 626
Acromegalia, 62-73
- diagnóstico, 66
- etiologia, 62
- osteoporose, 462
- patogênese, 63
- quadro clínico, 64
- síndromes familiares, 63
- somatotropinomas esporádicos, 63
- tratamento, 67
- - cirúrgico, 67
- - controle das comorbidades, 72
- - medicamentoso, 68
- - radioterapia, 72
ACTH, deficiência, 45, 46
Acuidade visual, 878
Acupuntura, menopausa, 586
Adenomas
- adrenais, 78
- células de Crooke, 127
- hipofisários, 114
- - cirurgia, 95-100
- - - abordagem, 96

- - - anatomia cirúrgica, 95
- - - apresentação, 96
- - - classificação, 96
- - - endoscópica transesfenoidal endonasal, 100
- - - objetivos, 96
- - - pré-operatório, 97
- - - transcraniana, 99
- - - transesfenoidal, 97
- - cístico
- - - achados histológicos, 145
- - - localização, 145
- - clinicamente não funcionantes (ACNF), 114
- - - apresentação clínica, 116
- - - avaliação laboratorial, 117
- - - campo visual, avaliação, 117
- - - classificação patológica/imuno-histoquímica, 114
- - - diagnóstico, 116
- - - imagem, avaliação, 117
- - - patogênese, 114
- - - prognóstico, 121
- - - qualidade de vida, 122
- - - seguimento, 121
- - - tratamento, 118
- - familiares isolados, 63
- - massas selares, 147
- - mecanismo, 179
- pituitários, 143
- secretores de esteroides, 338
- tóxico, 185
- - mecanismo, 179
Adesivos transdérmicos, falência testicular, 604
Adiponectina, 777, 1003
Adrenalina, 14, 15
Adrenarca, 662
Agenesia
- gonadal, 655
- vaginal, 545
Agentes
- antiepilépticos, 512

- anti-hipertensivos e o risco de desenvolvimento de *diabetes mellitus*, 928
- antitireoidianos, 182
Agonistas dopaminérgicos (AD)
- acromegalia, 70
- adenomas hipofisários clinicamente não funcionantes, 119
- hiperprolactinemia, 57
- síndrome de Cushing, 88
Alendronato, osteoporose pós-menopausa, 481
Alprostadil, 614
Amenorreia, 543-556
- agenesia vaginal, 545
- alterações enzimáticas, 546
- anamnese, 546
- atleta, osteoporose, 463, 513
- ausência de útero, 546
- avaliação laboratorial, 546
- causa(s)
- - canalicular, 543
- - central, 543
- - gonadal, 543
- - hipofisária, 543, 544
- - hipotalâmicas, 544
- curta duração, 543
- deficiências
- - 5α-redutase, 546
- - 17α-hidroxilase, 546
- definição, 543
- disgenesia gonadal, 545
- - mista, 545
- dosagem
- - gonadotrofinas, 552, 553
- - prolactina para o diagnóstico da hiperprolactinemia, 548
- - sérica de TSH para diagnóstico de hipotireoidismo, 548
- endócrinas ou funcionais, 543
- exame físico, 546
- falência ovariana precoce, 552
- fisiológica, 544
- funcional, 544

1054

Índice Remissivo

- hímen imperfurado, 545
- hipófise, 547
- hipotalâmica, 547, 553
- investigação, 546
- leptina, dosagem, 554
- locais, 543
- menopausa precoce/prematura, 552
- ovários, 547
- patológica, 544
- pós-pílula, 555
- presença de útero, 546
- primária, 544
- roteiro diagnóstico, 547
- secundária, 544, 547
- síndrome
- - insensibilidade androgênica, 545
- - ovários
- - - policísticos, 552
- - - resistentes, 545
- - Swyer, 545
- - Turner, 545
- sistema
- - canalicular, 547
- - nervoso central, 547
- testes
- - ciclo estrogênico-progestogênico, 551
- - progesterona, 550
- tratamento, 556
Amilina, 775, 1006
Amiodarona, indução da tireoidite,
   179, 263
Análise de microssatélites, 9
Análogos
- GLP-1, 795
- GnRH
- - adenomas hipofisários clinicamente não
   funcionantes, 120
- - hipogonadismo, 600
- - osteoporose induzida, 463
- somatostatina
- - acromegalia, 68
- - adenomas hipofisários clinicamente não
   funcionantes, 120
- - síndrome de Cushing, 87
Androgênios, 14, 592
- decréscimo da concentração sérica, 696
- deficiência, 593
- distúrbios
- - biossíntese, 655
- - síntese, 596
- injetáveis, 604
- orais, 604
- subcutâneos, 605
- transdérmicos, 604
Anemia ferropriva, contraceptivos, 623
Aneurismas, 153
Angiografia fluoresceínica, 879
Anlodipino, 784
Anorexia, 42
- hipogonadismo, 600
- osteoporose, 463, 514
Anorquia congênita, 596, 699
Anticoncepção hormonal, 618-629
Anticoncepcionais, dismenorreia, 575
Anticonvulsivantes, 452
- osteoporose induzida, 463

Anticorpo antiperoxidase (AATPO), 180
Anti-hipertensivos no tratamento da
   diabetes mellitus 2, 783
Anti-inflamatórios não esteroides (AINE),
   dismenorreia, 575
Antituberculosos, 453
Apelina, 1004
Apolipoproteína B100 defeituosa
   familiar, 967
Apomorfina, 614
Apoplexia hipofisária, 42
Aquaporinas (AQP), 102
Arginina-vasopressina (AVP), 101
- efeitos, 101
- liberação, 101
- meia-vida, 101
- síntese do peptídeo precursor, 101
Arzoxifeno, osteoporose
   pós-menopausa, 486
Aspart, 822
Astrocitomas, 665
Atorvastatina, 783
Azoospermia, 595

B

3β-hidroxiesteroide-desidrogenase,
   deficiência, 360
- diagnóstico, 361
- etiologia, 360
- fisiopatologia, 360
- genética, 360
- incidência, 360
- manifestações clínicas, 361
- tratamento, 361
11β-hidroxilase, deficiência, 359
- diagnóstico, 360
- etiologia, 359
- fisiopatologia, 359
- genética, 359
- incidência, 359
- manifestações clínicas, 359
- tratamento, 360
Baixa
- estatura, 635-646
- - causas, 636, 637
- - deficiência genética de GH, 640
- - definição, 635
- - diagnóstico, 642
- - familiar, 637
- - nanismo psicossocial, 641
- - osteocondrodisplasias, 638
- - rastreio, 637
- - retardo constitucional do crescimento e
   puberdade, 637
- - síndromes
- - - dismórficas, 639
- - - Down, 638
- - - genéticas, 638
- - - Kowaeski, 641
- - - Laron, 641
- - - Turner, 638
- - tratamento, 644
- massa óssea na infância, 737
Balanço energético, controle
   neuroendócrino, 999-1009
- abordagem, 999

- amilina, 1006
- colecistocinina, 1004
- *glucagon-like peptide-1*, 1007
- grelina, 1005
- insulina, 1001
- leptina, 999
- neuropeptídeo Y, 1002
- oxintomodulina, 1008
- peptídeo YY, 1007
- sistema
- - endocanabinoide, 1008
- - melanocortina, 1002
- - tecido adiposo, 1003
Bandagem gástrica ajustável, 1026
Betabloqueadores, *diabetes*, 182
- hipertensão, 924
- *mellitus* tipo 2, 783
Betacatenina, 382
Bezafibrato, 783
Biguanidas, 780, 792
Biologia molecular, 3
Biomicroscopia, 879
Biópsia
- óssea, 534
- - doença renal crônica, 537
- - histomorfometria óssea, 534
- percutânea com agulha fina, 348
Bisfosfonatos, 402, 453
- osteoporose pós-menopausa, 479
- - ação, mecanismo, 479
- - contraindicações, 481
- - disponíveis, 481
- - efeitos
- - - celulares, 479
- - - colaterais, 480
- - - esqueleto, 480
- - - moleculares, 479
- - - teciduais, 479
- - propriedades farmacocinéticas, 479
Bloqueadores
- alfa-adrenérgicos, diabetes com
   hipertensão, 927
- angiotensina II, diabetes com
   hipertensão, 926
- canais de cálcio, diabetes com
   hipertensão, 925
Bócio, 278
- definição, 285
- infância e adolescência, 285-290
- - avaliação, 285
- - características, 288
- - carcinoma de tireoide, 290
- - coloide, simples ou não tóxico, 289
- - defeitos da síntese do hormônio
   tireoidiano, 289
- - diagnóstico diferencial, 285
- - doença de Graves, 289
- - endêmico, 289
- - etiologia, 287
- - neonatal, 288
- - tireoidite de Hashimoto, 289
- - tratamento, 288
- mergulhante, 278-283
- - definição, 278
- - diagnóstico diferencial, 280
- - exame

Índice Remissivo

1055

- - - cintilografia de tireoide, 279
- - - esofagograma, 280
- - - físico, 279
- - - punção aspirativa por agulha fina (PAAF), 280
- - - radiografia de tórax, 280
- - - ressonância nuclear magnética, 279
- - - teste de função pulmonar, 280
- - - ultrassonografia cervical, 279
- - fisiopatologia, 278
- - quadro clínico, 278
- - tratamento, 280
- - - radioiodo, 282
- - - supressão com levotiroxina, 282
- - - tireoidectomia, 280
- multinodular tóxico, 185
- - mecanismo, 179
Bolus de insulina, 866
- dose, 867
- tipos, 868
Bomba de infusão de insulina, terapia, 824, 864-872
- cálculos das doses iniciais, 866
- complicações, 869
- - cetoacidose, 869
- - hiperglicemia, 869
- - hipoglicemia, 870
- - infecção e lesão de pele, 870
- considerações, 872
- contraindicações, 868
- desvantagens, 870
- estrutura, 865
- indicações, 868
- vantagens, 870
Bromocriptina de liberação rápida, 798
Bulimia, 555
- osteoporose, 463, 514

C

Cabergolina (CAB), acromegalia, 70
Calcimiméticos, 404
- hipercalcemia, 416
Cálcio
- fontes, 474
- reguladores do metabolismo, 380
- suplementação, 477
Calcitonina, 242, 381
- dosagem, 222
- osteoporose pós-menopausa, 486
Calcitriol, 15
Cálculos renais, 517
- ácido úrico, 518
- acidose tubular renal, 522
- avaliação metabólica, 519
- cálcio, 518
- cistina, 518
- cistinúria, 522
- exames de imagem, 519
- fisiopatologia, 517
- hipercalciúria, 519
- hiperoxalúria, 521
- hiperuricosúria, 521
- hipocitratúria, 523
- história clínica, 517
- infecção, 518, 522
- quadro clínico, 519

- supersaturação urinária, 519
- tratamento, 523
- - ácido aceto-hidroxâmico, 524
- - alcalino, 523
- - alfa-bloqueadores, 524
- - alopurinol, 524
- - dieta, 523
- - diuréticos tiazídicos, 523
Câncer
- endométrio
- - contraceptivos, 623
- - terapia de reposição hormonal, 583
- hiperparatireoidismo, 410
- mama, terapia de reposição hormonal, 583
- ovário
- - contracepção, 623
- - terapia de reposição hormonal, 583
- pulmão, terapia de reposição hormonal, 583
- testicular de células germinativas, 602
Captopril, *diabetes mellitus*, 784
Carboidratos, metabolismo, 311
Carbonato de lítio, 183
Carcinoma(s)
- adrenocortical, 340
- - metastático, 371
- - recorrente, 371
- anaplásico de tireoide, 249
- - diagnóstico, 250
- - etiologia, 249
- - patogênese, 249
- - patologia, 251
- - quadro clínico, 250
- - seguimento, 253
- - sinais e sintomas, 250
- - tratamento, 251
- - - cirurgia, 251
- - - quimioterapia, 251
- - - radioterapia, 251
- diferenciados da tireoide, 230-238
- - folicular, 230
- - gravidez, 274
- - metástases a distância, 237
- - - cerebral, 237
- - - óssea, 237
- - - pulmonar, 237
- - microcarcinoma papilífero, 231
- - papilífero, 230
- - radioterapia externa, 237
- - recidiva cervical, 235
- - seguimento, 234
- - supressão com levotiroxina, 235
- - tratamento, 231
- - - cirúrgico, 231
- - - estratificação de risco, 231
- - - inibidores da tirosina cinase, 238
- - - pós-cirúrgico com radioiodo, 233
- folicular metastático, mecanismo, 179
- hipófise
- - diagnóstico, 128
- - epidemiologia, 128
- - etiopatogenia, 128
- - quadro clínico, 128
- - tratamento, 129
- medular da tireoide, 241
- - apresentação clínica, 242
- - definição, 241

- - doença residual e metastática, tratamento, 243
- - fisiopatologia, 241
- - neoplasia endócrina múltipla tipo 2 (NEM2), 245
- - tratamento, 243
- tireoide na infância e adolescência, 290
Caso-controle, estudo, 27
- aspectos éticos, 29
- limitações, 29
- medidas possíveis, 29
- objetivos, 29
- tipos, 29
- vantagens, 29
- vieses, 27, 29
Catecolaminas, 14, 15
- plasmáticas determinadas por cromatografia líquida e alta *performance*, 321
- urinárias livres dosadas por cromatografia líquida de alta *performance*, 321
Catepsina K, osteoporose pós-menopausa, 487
Cefaleia, massas selares, 143
Células, 13
Cetoacidose diabética, 930
- complicações, 941
- considerações, 941
- diagnóstico, 933
- fatores precipitantes, 930
- fisiopatologia, 931
- metabolismo
- - glicêmico, 931
- - hidroeletrolítico, 933
- - lipídico, 932
- - patogênese, 931
- prevenção, 941
- recomendações, 939
- sistema de infusão contínua de insulina, 869
- tratamento, 935
- - acidose, 938
- - análogos de insulina, 938
- - crianças, 939
- - distúrbios eletrolíticos, 937
- - fósforo, 938
- - hidratação, 935
- - hiperglicemia, 937
Cetoconazol, síndrome de Cushing, 87
Cintilografia
- massas adrenais, 347
- radioisótopos, 222
- tireoide com 123I, 279
Ciproterona, 619
Cirurgia
- acromegalia, 67
- adenomas hipofisários, 95-100
- - abordagem, 96
- - anatomia cirúrgica, 95
- - apresentação, 96
- - clinicamente não funcionantes, 118
- - endoscópica transfenoidal endonasal, 100
- - intrasselares, 96
- - microadenomas, 96
- - objetivos, 96
- - pré-operatório, 97

Índice Remissivo

- - suprasselares, 96
- - transcraniana, 99
- - transesfenoidal, 97
- - tumores
- - - intrasselares, 96
- - - suprasselares, 96
- bariátrica, 1025
- - anticoncepção, 628
- - bandagem gástrica ajustável, 1026
- - complicações, 1037
- - - desmineralização óssea, 1040
- - - ferro, deficiência, 1040
- - - má absorção, 1041
- - - primeiro ano, 1038
- - - reconhecimento, 1042
- - - úlceras, 1040
- - - vitamina B$_{12}$, deficiência, 1041
- - derivação biliopancreática, 1030
- - *diabetes mellitus* tipo 2, 785
- - gastrectomia vertical, 1031
- - gastroplastia com derivação gástrica em Y de Roux, 1028
- - perda de peso, mecanismos
- - - hormonais, 1036
- - - tradicionais, 1036
- - rabdomiólise, 1034
- - suplementação nutricional, 1042
- - tromboembolismo pulmonar, 1033
- - urgências, 1025
- carcinoma da tireoide
- - anaplásico, 251
- - diferenciado, 231
- craniofaringioma, 161
- criptorquismo, 689
- ginecomastia, 703
- hiperparatireoidismo primário, 404
- hiperprolactinemia, 57
- nódulos tireoidianos, 227
- oftalmopatia de Graves, 201
- síndrome de Cushing, 88
Cisticercose, 153
Cistinúria, 522
Cisto(s)
- aracnoide, 146
- - achados histológicos, 145
- - localização, 145
- bolsa de Rathke, 145
- - achados histológicos, 145
- - localização, 145
- dermoide, 145
- - achados histológicos, 145
- - localização, 145
- epidermoide, 145
- - achados histológicos, 145
- - localização, 145
- foliculares, puberdade precoce, 666
Citalopram, menopausa, 585
Citocinas, 13, 382
- indução da tireoidite, 265
Clobazam, 512
Clonazepam, 512
Clonidina, menopausa, 585
Clormadinona, 619
Clorpropamida, 791
Colchicina, 201
Colecalciferol, 433

Colecistocinina, 1004
Colesterol desmolase
- diagnóstico, 361
- etiologia, 361
- fisiopatologia, 361
- genética, 361
- incidência, 361
- manifestações clínicas, 361
- tratamento, 361
Colestiramina, 452
Colo femoral, osteoporose, 467
Coluna, osteoporose, 466
Coma mixedematoso, 213
Complexo de Carney, 63, 78
Contraceptivo(s), 618-629
- acne, 626
- critérios de elegibilidade, 618
- diabetes, 626
- dispositivo intrauterino (DIU), 625
- doença cardiovascular, 628
- doenças da tireoide, 626
- eficácia, 618
- emergência, 625
- hiperplasia adrenal, 626
- hirsutismo, 626
- hormonais (progestogênios), 618
- - combinado, 620
- - - adesivo transdérmico, 623
- - - benefícios não contraceptivos, 623
- - - efeitos adversos, 621
- - - injetáveis, 623
- - - orais, 620
- - - seleção da associação, 621
- - interação medicamentosa, 625
- - isolado, 624
- - - efeitos adversos, 624
- - - implante subdérmico, 624
- - - injetáveis, 624
- - - sistema intrauterino de levonorgestrel, 624
- obesidade, 626
- orais, 563
- - combinados, 620
- pós-cirurgia bariátrica, 628
- síndrome dos ovários policísticos, 626
- tolerabilidade, 618
- trombose venosa profunda, 628
Controle neuroendócrino do balanço energético, 999-1010
- amilina, 1006
- colecistocinina, 1004
- definição, 999
- enterostatina, 1006
- *glucagon-like peptide-1*, 1007
- grelina, 1005
- insulina, 1001
- leptina, 999
- neuropeptídeo Y, 1002
- oxintomodulina, 1008
- peptídeo YY, 1007
- polipeptídeo pancreático, 1006
- sistema
- - endocanabinoide, 1008
- - melanocortina, 1002
- tecido adiposo, 1003
Coorte, estudo, 28

- aspectos éticos, 29
- limitações, 29
- medidas possíveis, 29
- objetivos, 29
- tipos, 29
- vantagens, 29
- vieses, 29
Cordoma, 148
Coriocarcinoma, 179
- gestacional, 271
Coristomas hipofisários, 147
Córnea ocular, 875
Córtex adrenal, tumores, 363-372
- avaliação histopatológica, 367
- diagnóstico, 365
- epidemiologia, 363
- estadiamento, 368
- manifestações clínicas, 364
- perspectivas, 372
- prognóstico, 368
- tratamento, 368
- tumorigênese, 364
Corticoadrenais, hormônios, 14
Corticoterapia, 304-315
- aspectos fisiológicos, 304
- avaliação, 306
- definição, 304
- efeitos adversos, 306
- - cardiovasculares, 310
- - dermatológicos, 311
- - endocrinometabólicos, 311
- - equilíbrio hidroeletrolítico, 307
- - gastrointestinais, 310
- - hematológicos, 313
- - imunológicos, 306
- - musculares, 307
- - necrose avascular ou osteonecrose, 310
- - neuropsiquiátricos, 313
- - oftalmológicos, 313
- - osteoporose induzida pelo uso de glicocorticoides, 308
- - sobre o crescimento, 312
- farmacologia, 304
- gravidez e lactação, 313
- interação medicamentosa, 313
- monitorização, 306
- planejamento para retirada da terapia com glicocorticoide, 313
Cortisol
- livre urinário, 82
- plasmático da meia-noite, 81
- salivar noturno, 82
Craniofaringioma, 38, 147, 157-163
- achados histológicos, 145
- aspectos clínicos, 160
- imagem, 160
- localização, 145
- patogênese, 158
- patologia, 157
- puberdade precoce, 665
- tratamento, 161
Craniotabes, 444
Crescimento, 635
- adolescência, 635
- infância, 635

Índice Remissivo

- intraútero, 635
- lactente, 635
Crianças pequenas para a idade gestacional, 642
Criptorquidismo, 596, 682
- complicações e sequelas, 686
- - hérnia inguinal, 687
- - infertilidade, 686
- - neoplasia testicular, 686
- - torção testicular, 687
- diagnóstico
- - clínico, 684
- - diferencial, 686
- - imagem, 685
- - laboratorial, 685
- embriologia, 682
- etiologia, 683
- patogênese, 682
- tratamento, 687
- - cirúrgico, 689
- - gonadotrofina coriônica humana, 687
- - hormônio liberador de gonadotrofinas, 688
Crise adrenal, 301

D

Deficiência
- 3β-hidroxiesteroide-desidrogenase, 360
- - diagnóstico, 361
- - etiologia, 360
- - fisiopatologia, 360
- - genética, 360
- - manifestações clínicas, 361
- - tratamento, 361
- 5α-redutase, 546
- 11β-hidroxilase, 359
- - diagnóstico, 360
- - etiologia, 359
- - fisiopatologia, 359
- - genética, 359
- - incidência, 359
- - manifestações clínicas, 359
- - tratamento, 360
- 17α-hidroxilase (CYP17)/17,20-liase, 360, 546
- - diagnóstico, 360
- - etiologia, 360
- - fisiopatologia, 360
- - genética, 360
- - manifestações clínicas, 360
- - tratamento, 360
- 21-hidroxilase (CYP21A2), 355
- - diagnóstico, 357
- - etiologia, 355
- - fisiopatologia, 355
- - forma
- - - clássica, 356
- - - críptica, 357
- - - não clássica, 357
- - genética, 355
- - incidência, 355
- - manifestações clínicas, 356
- - tratamento, 358
- ACTH, 45, 46
- apolipoproteína CII, 970
- CYP11B1, 667

- CYP21A2, 667
- FSH, 44, 47
- iodo, 205
- LH, 44, 47
- lipase lipoproteica, 969
- prolactina, 45
- somatotrofina (GH), 44, 47
- - em adultos, 134
- - - diagnóstico laboratorial, 135
- - - hipopituitarismo, 134
- - - monitoramento, 136
- - - suspeita, 135
- - - tratamento, 136, 137
- testosterona, 593
- TSH, 45, 47
Demência, terapia de reposição hormonal, 583
Denosumabe, osteoporose pós-menopausa, 486
Densitometria óssea, 392
- composição corporal, 397
- considerações, 398
- diagnóstico da osteoporose, 394
- escore trabecular ósseo, 398
- indicações para o exame, 393
- laudo da DXA, 396
- limiares para intervenção terapêutica, 396
- medida, 392
- monitoramento das mudanças, 396
- nomenclatura, 397
- osteoporose, 467
- previsão do risco de fraturas, 395
Derivação biliopancreática, 1030
Descontrole glicêmico em pacientes hospitalizados, 843
- desequilíbrio na homeostase glicêmica endógena, 844
- em hemodiálise, 849
- fazendo uso de glicocorticoides, 850
- hiperglicemia
- - efeitos deletérios, 844
- - fisiopatologia, 843
- - manejo, 845, 846
- insulinização, 845
- insulinoterapia, 847
- medicamentos e desequilíbrio glicêmico intra-hospitalar, 844
- metas glicêmicas, 847
- - no controle intensivo, 845
- monitorização, 845
- recomendações, 847
- transição do hospital para casa, 849
Desidroepiandrosterona (DHEA), menopausa, 585
Desnutrição, osteoporose, 461
Desogestreol 619
Desreguladores endócrinos e o eixo gonadotrófico masculino, 601
- câncer testicular de células germinativas, 602
- ginecomastia, 602
- malformação do trato urogenital masculino, 602
- qualidade do sêmen, 601
- síndrome de disgenesia testicular, 602

Detemir, 820
DGGE (eletroforese em gel com gradiente desnaturante), 8
Diabetes
- anticoncepção, 626
- controle glicêmico do paciente internado, 843-850
- - desequilíbrio na homeostase glicêmica endógena, 844
- - efeitos deletérios da hiperglicemia, 844
- - em hemodiálise, 849
- - fazendo uso de glicocorticoides, 850
- - hiperglicemia, 843
- - insulinização, 845
- - insulinoterapia, 847
- - manejo dos pacientes, 845, 846
- - medicamentos e desequilíbrio glicêmico intra-hospitalar, 844
- - metas glicêmicas, 845, 847
- - monitorização, 845
- - recomendações, 847
- - transição do hospital pra casa, 849
- disfunção erétil, 610
- gestação, 852-861
- - alterações hormonais e do metabolismo, 852
- - complicações
- - - maternas, 855
- - - obstétricas, 858
- - considerações, 861
- - diagnóstico, 854
- - doença cardiovascular, 858
- - impacto no neonato, 858
- - nefropatia, 858
- - neuropatia, 858
- - rastreamento, 853
- - retinopatia, 857
- - tratamento, 855
- - - pós-concepção, 858
- hipertensão arterial, 921-928
- - avaliação inicial, 922
- - diagnóstico, 922
- - fisiopatologia, 920
- - história natural, 921
- - quadro clínico, 922
- - tratamento, 922
- - - farmacológico, 923
- - - não farmacológico, 923
- - - objetivos, 923
- *insipidus*, 101
- - central, 103, 106
- - exames laboratoriais, 106
- - gravidez, 107
- - hipernatremia essencial, 107
- - nefrogênico, 104, 107
- - polidipsia primária, 105
- - quadro clínico, 105
- - teste de restrição hídrica, 106
- - tratamento, 108
- - - água, 108
- - - desmopressina, 108
- - - trifásico, 107
- *mellitus*, 759
- - Brasil, 761
- - classificação, 759
- - complicações, 763

Índice Remissivo

- - epidemiologia, 759
- - fatores de risco, 760
- - hipogonadismo, 600
- - osteoporose, 462, 510
- - prevalência, 760
- - - tipo 2, 762
- - prevenção, 763
- - terapia de reposição hormonal, 583
- - tipo 2 no jovem, 715-721
- - - definição, 715
- - - diagnóstico, 717
- - - fisiopatologia, 716
- - - quadro clínico, 716
- - - tratamento, 718
- - tipos 1, 812-819
- - - insulinoterapia, 820
- - - tratamento do tipo 2 (DM2), 779
- - - acarbose, 782, 795
- - - agentes anti-hipertensivos, 783
- - - agentes antiobesidade, 779
- - - análogos do GLP-1, 795
- - - betabloqueadores, 783
- - - biguanidas, 780, 792
- - - bloqueadores de canal de cálcio, 784
- - - bloqueadores do receptor da
        angiotensina II, 785
- - - bromocriptina de liberação
        rápida, 798
- - - cirurgia bariátrica, 785
- - - diuréticos, 783
- - - esquemas, 788
- - - estatinas, 782
- - - fibratos, 783
- - - hipoglicemiante oral, 798
- - - inibidores da alfa-glicosidase, 795
- - - inibidores da DPP-IV, 796
- - - inibidores do SGLT-2, 799
- - - inibidores do sistema
        renina-angiotensina, 784
- - - insulina, 782, 797
- - - meglitinidas, 781, 792
- - - pranlintida, 797
- - - reposição hormonal, 785
- - - sulfonilureias, 781, 789
- - - tiazolidinedionas, 781, 793
- pé diabético, 827-840
- pré-gestacional, 857
- risco cardiovascular, 957
Diálise, hipercalcemia, 416
Disbetalipoproteinemia familiar, 968
Disfunção
- erétil, 610-615
- - definição, 610
- - diabetes, 610
- - diagnóstico, 612
- - ereção e seu mecanismo
        periférico, 611
- - fisiopatologia, 610
- - pênis, 610
- - tratamento, 612
- - - alprostadil, 614
- - - apomorfina, 614
- - - dispositivo a vácuo, 614
- - - implante de prótese peniana, 615
- - - inibidores da fosfosdiesterase
        tipo 5, 613

- - - injeção intracavernosa de agentes
        vasoativos, 614
- - - ioimbina, 614
- - - novos, 615
- - - trazodona, 614
- mínima da tireoide, 167
Disgenesia gonadal, 545
- mista, 545
Dislipidemias, 965-972
- apolipoproteína B100 defeituosa
        familiar, 967
- deficiência
- - apolipoproteína CII, 970
- - lipase lipoproteica, 969
- definição, 965
- hiperapobetalipoproteinemia, 969
- hipercolesterolemia
- - familiar, 965
- - poligênica, 969
- - tratamento, 970
- hiperlipidemia combinada familiar, 967
- hiperlipoproteinemia tipo III, 968
- hipertrigliceridemia familiar, 969
- - tratamento, 971
- LDL pequena e densa, 969
- mista, tratamento, 971
Dismenorreia, 570
- contraceptivos, 623
- etiologia, 574
- primária, 574
- secundária, 575
- tratamento, 575
- - alternativos, 576
- - anticoncepcionais, 575
- - anti-inflamatórios não esteroides, 575
- - farmacológicos, 576
- - histerectomia, 576
- - neurectomia pré-sacral, 576
Displasia
- fibrosa, 746
- septo óptico, hipopituitarismo, 40
Dispositivo intrauterino (DIU), 625
- dismenorreia, 576
Distrofia miotônica, 596
Distúrbios
- genéticos, hipopituitarismo, 39
Diuréticos
- *diabetes mellitus* tipo 2, 783
- hipercalcemia, 411
- síndrome de tensão pré-menstrual, 572
- tiazídicos, 924
DNA, estrutura, 3
Doenças
- Addison, 295
- - autoimune, 296
- - causas, 298
- - prognóstico, 301
- - progressão, 298
- adrenal nodular pigmentada
        primária, 78
- arterial coronariana e
        hipotireoidismo, 213
- autossômicas
- - dominantes, 6
- - recessivas, 6
- dominantes ligadas ao X, 7

- Graves, 178-183
- - avaliação laboratorial, 178
- - diagnóstico, 178
- - - diferencial, 180
- - exames de imagem, 180
- - gestação, 271
- - infância e adolescência, 289
- - mecanismo, 179
- - patogênese, 178
- - quadro clínico, 178
- - tratamento, 181
- - - agentes antitireoidianos, 182
- - - betabloqueadores, 182
- - - carbonato de lítio, 183
- - - glicocorticoides, 183
- - - iodeto, 183
- - - iodo radioativo, 182
- - - tireoidectomia total, 182
- hepática
- - ginecomastia, 698
- - gordurosa não alcoólica, 975
- - - definição, 975
- - - diagnóstico, 977
- - - epidemiologia, 975
- - - fisiopatologia, 977
- - - história natural, 976
- - - terapêutica, 979
- inflamatória pélvica, contracepção, 623
- monogênicas, 6
- Paget óssea, 527
- - complicações, 529
- - definição, 527
- - diagnóstico, 528
- - etiologia, 527
- - manifestações clínicas, 529
- - monitorização, 531
- - tratamento, 529
- Plummer, 185-190
- - diagnóstico, 186
- - - diferencial, 187
- - fisiopatologia, 185
- - seguimento, 189
- - tratamento, 188
- pulmonar obstrutiva crônica,
        osteoporose, 511
- recessivas ligadas ao X, 7
- renal crônica, 888-896
- - biópsia óssea, 537
- - classificação, 891
- - definição, 888
- - diagnóstico, 891
- - - diferencial, 892
- - recomendações, 895
- - tratamento, 892
- - - diabetes, 893
- - - dieta, 895
- - - dislipidemia, 894
- - - doença óssea, 895
- - - hipertensão, 893
- - - novas terapias, 896
- - - obesidade, 894
- - - tabagismo, 895
- - - terapia de reposição renal, 895
Dosagem de calcitonina, 222
DPP-IV, 796
Drospirenona, hirsutismo, 565

Índice Remissivo

1059

DXA (absorciometria por raios X duoenergética), 392

E

Ecografia, 880
Eixo
- hipotálamo-hipófise-adrenal (HHA), 304
- hormônio do crescimento-fator de crescimento insulina-símile, 705
- somatotrófico, 133
Eletrorretinografia, 880
Endocrinologia, 3
Endometriose, contraceptivos, 623
Endrogênios, 14
Ensaios clínicos, 30
- aspectos éticos, 30
- características, 30
- desenho, 30
- indicações, 30
Ependimomas, 665
Epidemiologia clínica, 25
Ereção, 610
- central ou psicogênica, 611
- definição, 611
- mecanismo periférico, 611
- noturna, 611
- reflexógena, 611
Ergocalciferol, 433
Erros inatos do metabolismo, 949
Esclerostina, 382
Esclerótica, 875
Esofagograma, bócio mergulhante, 280
Espironolactona, hirsutismo, 564
Estado hiperosmolar hiperglicêmico, 930
- definição, 930
- diagnóstico, 933
- fatores precipitantes, 930
- fisiopatologia, 931
- metabolismo
- - glicêmico, 931
- - hidroeletrolítico, 933
- - lipídico, 932
- prevenção, 941
- tratamento, 940
Estatinas, 782
Esteroides sexuais, hipogonadismo, 600
Estirão puberal, 663
Estrogênios, 14
- contracepção hormonal, 618
- exógenos, puberdade precoce, 667
- ginecomastia, 695
- menopausa, 484
- transdérmico, síndrome de tensão pré-menstrual, 573
Estrutura
- DNA, 3
- gene que codifica um hormônio polipeptídico, 4
Estudos
- caso-controle, 27
- coorte, 28
- epidemiológicos, 24-33
- - amostra aleatória e mascaramento, 32
- - ensaios clínicos, 30
- - medicina baseada em evidências, 25

- - novas abordagens e complementariedade, 24
- fatores de risco, 26
- genéticos, técnicas de biologia molecular, 8
- prevalência, 26
Etinodiol, 619
Etomidato, síndrome de Cushing, 87
Everolimus, adenomas hipofisários clinicamente não funcionantes, 120
Exandinas, 804
- efeitos colaterais, 805
Exenatida, 796, 804
Exercícios físicos
- osteoporose pós-menopausa, 475
- síndrome de tensão pré-menstrual, 572

F

Falência
- gonadal primária adquirida, 655
- ovariana
- - precoce, 552
- - síndrome de Turner, 676, 677
- testicular, 592-606
- - desreguladores endócrinos e o eixo gonadotrófico masculino, 601
- - diagnóstico, 602
- - fisiopatologia, 592
- - hipogonadismo
- - - central (hipogonadotrófico), 598
- - - primário (hipergonadotrófico), 593
- - monitorização e acompanhamento, 605
- - tratamento, 603
Fatores
- conversão, 1051
- risco, estudos, 26
Fenitoínas (DPH), 512
Fentolamina, 614
Feocromocitoma, 317-329
- apresentação clínica, 320
- bases genéticas, 317
- definição, 340
- diagnóstico
- - diferencial, 321
- - laboratorial, 321, 323
- - melhor teste, 323
- epidemiologia, 317
- hipercalcemia, 412
- investigação, 321
- localização do tumor, 325
- maligno, 328
- testes farmacológicos, 324
- tratamento, 327
Fertilidade, hiperprolactinemia, 58
FGF-23, 447
Fibratos, 783
Finasterida, hirsutismo, 565
Fitormônios, menopausa, 586
Fitoterápicos
- menopausa, 586
- síndrome de tensão pré-menstrual, 573
Flúor, 453
Fluoxetina, menopausa, 585
Flutamida, hirsutismo, 565
Fontes de cálcio, 474
Fósforo, 446

Fossa pituitária, 95
Fragilidades ósseas na infância, 737-747
- baixa massa óssea, 737
- definição, 737
- diagnóstico, 738
- displasia fibrosa, 746
- osteogênese imperfeita, 738
- osteopetrose, 745
- osteoporose
- - juvenil idiopática, 742
- - pseudoglioma, 742
- picnodisostose, 744
Fraturas osteoporóticas, 392
- avaliação do risco, 468
- homens, 496
FRAX, 468

G

Gabapentina, terapia de reposição hormonal, 585
Gangliocitomas, 149
Gap-junctions, 13
Gastrectomia vertical, 1031
Gastroplastia com derivação gástrica em Y de Roux, 1028
Gel de testosterona, 604
Genes, 4
- AIRE, 749
- reparo dos erros de pareamento do DNA, 8
- SHOX, 594, 678
- supressores de tumor, 7
Genoma humano, 4
Gestação
- carcinoma diferenciado da tireoide, 274
- coriocarcinoma, 271
- diabetes, 852-861
- - alterações hormonais e do metabolismo, 852
- - complicações maternas, 855
- - considerações, 861
- - definição, 853
- - diagnóstico 854
- - doença cardiovascular, 858
- - impacto no neonato, 858
- - nefropatia, 858
- - neuropatia, 858
- - rastreamento, 853
- - retinopatia, 857
- - tratamento, 855
- - - pós-concepção, 858
- doença de Graves, 271
- hiperêmese gravídica, 270
- hiperprolactinemia, 58
- hipertireoidismo, 270
- - familiar gestacional causado por mutação do receptor do TSH, 271
- hipotireoidismo, 211, 273
- - diagnóstico, 273
- - tratamento, 274
- iodo, necessidade diária, 276
- mola hidatiforme, 271
- nódulo da tireoide, 274
- osteoporose, 463
- testes de função tireoidiana, 268
- tireoide, 268
Gestodeno, 619

Ginecomastia, 602, 695
- adolescência, 697
- anorquia congênita, 699
- aumento da concentração de estrogênio sérico, 695
- avaliação clínica, 701
- benigna do adolescente, 664
- causas, 697
- decréscimo da concentração sérica de androgênio, 696
- defeitos na síntese de testosterona, 699
- definição, 695
- doença(s)
- - adrenal, 698
- - hepática, 698
- - infiltrativas, 698
- - neurológicas, 698
- etiologia, 696
- exame físico, 702
- fisiológica, 696
- hermafroditismo verdadeiro, 698
- hiperprolactinemia, 699, 701
- hipertireoidismo, 699
- HIV (vírus), 701
- idiopática, 701
- idosos, 697
- induzida
- - cetoconazol, 701
- - espironolactona, 701
- - estrogênio, 699
- - finasterida, 701
- - flutamida, 701
- - hormônio luteinizante, 696
- - leptina, 696
- insuficiência renal, 698
- orquite viral, 697
- patogênese, 695
- patológica, 697
- prevalência, 695
- problemas no receptor androgênico, 696
- realimentação, 699
- recém-nascido, 696
- síndrome
- - Klinefelter, 699
- - resistência androgênica, 697
- tecido mamário hipersensível, 696
- tratamento, 702
- - cirúrgico, 703
- - inibidores da aromatase, 703
- - raloxifeno, 702
- - tamoxifeno, 702
- - testosterona, 703
- trauma, 698
- tumores
- - pulmão, 698
- - testiculares, 698
GIP (peptídeo insulinotrófico dependente de glicose), 775
Glândulas
- paratireoides, 384
- pituitária, 95
Glargina, 820
Glibenclamida, 791
Glicazida, 791

Glicocorticoides, 14, 183, 381
- controle do diabetes, 850
- hipogonadismo, 600
Glicose, 844
- desequilíbrio na homeostase glicêmica endógena, 844
- sistema de monitorização contínua, 871
- transporte, 771
Glimepirida, 791
Gliomas, 149
Glipizida, 791
Glitazonas, 781, 793
Globo ocular, 875
GLP (peptídeos similares ao glucagon), 775
- GLP-1, 776, 803-809
- - análogos, 795
- - efeitos
- - - extrapancreáticos, 803
- - - incretínicos, 803
- - - pancreáticos, 803
- GLP-2, 776
Glucagon, 773
- ações, 774
- secreção, 773
Glucagon-like peptide-1, 1007
Glulisina, 822
GLUT, 771
Gonadoblastoma, 668
Gonadotrofinas, 14
- criptorquidismo, 687
- deficiência isolada, 652
Granuloma eosinofílico, hipogonadismo, 601
Gravidez, ver Gestação
Grelina, 133, 1005

H
21-hidroxilase, deficiência, 355
- diagnóstico, 357
- etiologia, 355
- fisiopatologia, 355
- genética, 355
- incidência, 355
- manifestações clínicas, 356
- tratamento, 358
Hamartomas, 149
- hipotalâmicos, 665
Haploinsuficiência do SHOX, 594
Hashitoxicose, mecanismo, 179
Hemodiálise, controle do diabetes, 849
Heparina, osteoporose induzida, 463
Hepatoblastomas, 668
Hepatomas, 668
Hereditariedade, osteoporose, 461
Hermafroditismo verdadeiro, 698
HESX1 (*homeobox gene expressed in embryonic stem cells*), 39
Hibridização genômica, 9
Hidroxiapatita, 443
Hidroxifeno, osteoporose pós-menopausa, 486
Hidroxilação do rim, 434
Hímen imperfurado, 545
Hiperaldosteronismo primário, 330-336
- atividade plasmática de renina, 332

- avaliação anatômica das adrenais, 333
- depleção de potássio, 331
- diagnóstico, 331
- - diferencial, 335
- incidentalomas adrenais, 339
- mineralocorticoides, 330
- pseudo-hiperaldosteronismo, 336
- quadro clínico, 331
- testes diagnósticos, 332
- tratamento
- - carcinoma adrenal produtor de aldosterona, 335
- - cirúrgico, 334
- - medicamentoso, 334
Hiperapobetalipoproteinemia, 969
Hipercalcemia, 409-416
- achados físicos, 413
- aumento da absorção do cálcio intestinal, 410
- causada pelo PTH-rp, 412
- causas incomuns, 412
- definição, 409
- diagnóstico, 413
- diuréticos tiazídicos, 411
- doenças granulomatosas, 411
- etiologia, 409
- feocromocitoma, 412
- hiperparatireoidismo, 410
- hipervitaminose
- - A, 412
- - D, 411
- hipocalciúrica familiar, 411
- insuficiência
- - adrenal, 412
- - renal, 411
- lítio, 412
- manifestações clínicas, 412
- - cardiovasculares, 413
- - gastrointestinais, 412
- - neuropsiquiátricas, 413
- - renais, 412
- mediada por níveis elevados de calcitriol, 412
- neoplasias malignas, 410
- rabdomiólise, 411
- reabsorção óssea, 410
- síndrome do leite alcalino, 411
- tireotoxicose, 410
- tratamento, 414
- - aumento da excreção urinária de cálcio, 414
- - calcimiméticos, 416
- - diálise, 416
- - diminuição da absorção intestinal de cálcio, 414
- - inibição da reabsorção óssea, 415
Hipercalciúria, 519
- dependente de 1,25(OH)$_2$D, 520
- efeitos adversos, 518
- fisiopatologia, 518
- independente de 1,25(OH)$_2$D, 520
- mecanismo, 520
- perda renal, 520
- prevalência, 518
- reabsortiva, 520
- tratamento, 518

Índice Remissivo

Hipercolesterolemia
- familiar, 965
- poligênica, 969
- tratamento, 970
Hipercortisolismo subclínico, 338
Hiperêmese gravídica, 270
- mecanismo, 179
Hiperglicemias
- paciente internado, 843
- - efeitos deletérios, 844
- - fisiopatologia, 843
- - manejo, 845, 846
- sistema de infusão contínua de
    insulina, 869
Hiperlipidemia combinada familiar, 967
Hiperlipoproteinemia tipo III, 968
Hiperoxalúria, 521
- efeitos adversos, 518
- fisiopatologia, 518
- prevalência, 518
- tratamento, 518
Hiperparatireoidismo primário, 384
- acometimento
- - cardiovascular, 387
- - gastrointestinal, 388
- - neuropsíquico, 388
- - ósseo, 387
- - renal, 387
- apresentação clínica, 386
- características
- - glândulas paratireoides e
    fisiopatologia, 384
- - histomorfométricas, 537
- causas, 385
- cirurgia, 404
- - abordagem cirúrgica, 405
- - indicações, 404
- definição, 384, 401
- *diabetes mellitus*, 388
- epidemiologia, 384
- hipercalcemia, 410
- normocalcêmico, 389
- osteoporose, 462
- tratamento clínico, 401
- - bisfosfonatos, 402
- - calcimiméticos, 404
- - reposição de vitamina D, 403
- - terapia hormonal, 403
Hiperplasia adrenal
- anticoncepção, 626
- congênita, 354-362
- - 3β-hidroxiesteroide-desidrogenase, 360
- - 11β-hiroxilase, eficiência, 359
- - 17α-hidroxilase (CYP17)/17,20-liase, 360
- - 21-hidroxilase (CYP21A2), deficiência, 355
- - adulto, 361
- - etiologia, 354
- - lipoide (colesterol desmolase), 361
- - puberdade precoce, 667
- - quadro clínico, 355
- macronodular, 78
Hiperprolactinemia, 55-60
- diagnóstico, 55, 56
- dosagem de prolactina para o
    diagnóstico, 548
- fisiopatologia, 55

- ginecomastia, 699, 701
- hipogonadismo, 600
- osteoporose, 463
- tratamento, 57
- - cirúrgico, 57
- - fertilidade e gravidez, 58
- - medicamentoso, 57
- - radioterapia, 58
Hipertecose, 566
Hipertensão arterial sistêmica (HAS)
- diabetes, 921-928
- - avaliação inicial, 922
- - diagnóstico, 922
- - fisiopatologia, 921
- - história natural, 921
- - quadro clínico, 922
- - tratamento, 922
- - - farmacológico, 923
- - - não farmacológico, 923
- - - objetivos, 923
- mineralocorticoide, patogênese, 330
Hipertireoidismo
- familiar gestacional causado por mutação
    do receptor do TSH, 271
- gestação, 270
- ginecomastia, 699
- osteoporose, 462, 509
- subclínico, 167
- - definição, 171
- - etiologia, 171
- - significado clínico, 172
- - tratamento, 173
Hipertrigliceridemia familiar, 969
- terapêutica, 971
Hiperuricosúria, 521
- efeitos adversos, 518
- fisiopatologia, 518
- prevalência, 518
- tratamento, 518
Hipervitaminose, hipercalcemia
- A, 412
- D, 411
Hipoadrenalismo, 45
Hipocalcemias, 419-424
- classificação, 420
- definição, 420
- dependentes de defeitos na função da
    paratireoide, 420
- etiologia, 420
- função de paratireoide normal, 422
- quadro clínico, 420
- tratamento, 423
Hipocitratúria, 523
- efeitos adversos, 518
- fisiopatologia, 518
- prevalência, 518
- tratamento, 518
Hipocortisolismo, tratamento, 49
Hipoestrogenismo, 512
Hipófise, 95
Hipofisite, 151
- autoimune, 42
- linfocitária, 553
- linfocítica, 42
Hipofosfatasia, 451
- achados laboratorias, 451

- apresentação clínica, 451
- tratamento, 451
Hipofosfatemia, 449
Hipoglicemia, 943-954
- alimentar, 946
- associada a baixa produção hepática de
    glicose, 947
- autoimune, 946
- causas, 943, 949
- cetótica da infância, 949
- definição, 943
- diabetes oculto, 946
- diagnóstico dos distúrbios, 950
- erros inatos do metabolismo, 949
- exames de localização do insulinoma, 952
- factícia, 945
- hiperinsulinêmica persistente na
    infância, 948
- induzida por drogas, 945
- infância, 947
- insulinomas, 944
- neonatal, 947
- - transitória, 948
- pancreatógena não insulinoma, 946
- pós-prandial, 946
- quadro clínico, 943
- resposta fisiológica, 943
- sistema de infusão contínua de
    insulina, 870
- tratamento dos insulinomas e da
    hipoglicemia pancreatógena não
    insulinoma, 953
- tumores de células não beta, 945
Hipoglicemiante oral, escolha, 798
Hipogonadismo, 593
- associado
- - *diabetes mellitus* tipo 2, 605
- - obesidade, 605
- central (hipogonadotrófico), 598
- - anorexia nervosa, 600
- - causas
- - - adquiridas, 600
- - - congênitas, 598
- - condições críticas, 600
- - deficiências de fatores de
    transcrição, 598
- - *diabetes mellitus*, 600
- - doenças crônicas, 600
- - hiperprolactinemia, 600
- - histiocitose de células de
    Langerhans, 601
- - induzido por fármacos, 600
- - infecções, 601
- - isolado, 598
- - neoplasias, 601
- - obesidade, 600
- - sarcoidose, 601
- - síndrome
- - - Kallmann, 598
- - - Laurence-Monn e Bardet-Biedl, 598
- - traumatismo cranioencefálico, 601
- - tumores benignos e cistos, 601
- hipergonadotrófico, 654
- hipogonadotrófico, 652
- primário (hipergonadotrófico), 593
- - anormalidades cromossômicas, 596

- - anorquia congênita, 596
- - criptorquidia, 596
- - distúrbios da síntese de
  androgênios, 596
- - doenças crônicas, 597
- - HIV, 597
- - induzido pelo medicamento, 598
- - insuficiência testicular autoimune, 598
- - irradiação, 597
- - mutação nos genes dos receptores de
  FSH e LH, 596
- - orquite, 596
- - síndrome de Klinefelter, 593
- - torção testicular, 598
- - toxicidade gonadal da quimioterapia
  para o câncer, 597
- - trauma testicular, 598
- - varicocele, 596
- tratamento, 50
Hipoleptinemia, 554
Hipoparatireoidismo, características
  histomorfométricas, 537
Hipopituitarismo, 37-52
- avaliação
- - hormonal, 46
- - neuroftalmológica, 48
- - neurológica, 48
- causas, 38
- dano cerebral, 38
- deficiência
- - ACTH, 45
- - corticotrófica (ACTH), 46
- - gonadotrofinas (FSH e LH), 44, 47
- - prolactina, 45
- - somatotrofina (GH), 44, 47
- - tireotrofina (TSH), 47
- - TSH, 45
- diagnóstico, 43
- distúrbios genéticos, 39
- etiologia, 37
- investigação, 46
- necrose hipofisária pós-parto, 42
- tratamento, 49
- - hipocortisolismo, 49
- - hipogonadismo, 50
- - hipossomatotropismo, 52
- - hipotireoidismo, 50
- tumores
- - pituitários, 37
- - secundários, 38
Hipoplasia gonadal, 655
Hipossomatotropismo, tratamento, 52
Hipotálamo, 999
Hipotireoidismo, 204-214
- alterações
- - lipídicas, 212
- - metabólicas, 207
- - neurológicas, 208
- - psiquiátricas, 208
- central, 205
- coma mixedematoso, 213
- congênito, 206
- definição, 204
- diagnóstico, 209
- distúrbios hidroeletrolíticos, 209
- doença arterial coronariana, 213

- dosagem sérica de TSH para
  diagnóstico, 548
- gravidez, 211, 273
- - diagnóstico, 273
- - tratamento, 274
- induzido por fármacos, 205
- manifestações
- - aparelho reprodutivo, 208
- - cardiovasculares, 208
- - digestivas, 208
- - hematológicas, 208
- - musculoesqueléticas, 208
- - renais, 209
- - respiratórias, 208
- pele e anexos, 207
- pós-ablativo, 205
- primário, 204
- puberdade precoce, 666, 668
- quadro clínico, 206
- subclínico, 167, 212
- - definição, 168
- - etiologia, 168
- - rastreio, 168
- - significado clínico, 169
- - tratamento, 50, 170, 210
Hipovitaminose D, características
  histomorfométricas, 536
Hirsutismo
- contraceptivos, 623, 626
- tratamento, 564
- - acetato de ciproterona, 564
- - drospirenona, 565
- - espironolactona, 564
- - finasterida, 565
- - flutamida, 565
- - métodos físicos, 565
Histiocitose, 151
Histomorfometria óssea, 534
- formação óssea, 535
- hiperparatireoidismo, 537
- hipoparatireoidismo, 537
- hipovitaminose D, 536
- índices estruturais do osso
- - cortical, 535
- - trabecular, 535
- osteoporose, 536
HIV (vírus)
- ginecomastia, 698
- hipogonaismo, 597
Homeostase do fosfato, 446
Homocistinúria, 463
Hormônio(s), 13-22
- adrenais, 16
- androgênios (HA), 592
- classificação, 14
- corticoadrenais, 15
- crescimento (GH), 14
- - baixa estatura, 635
- - deficiência, 44, 640, 652
- - excesso, 62
- - uso em adultos, 133-139
- dosagens, 46
- esteroides, 15
- foliculoestimulante (FSH), 14
- - deficiência, 44, 47
- glicoproteicos, 15

- glucagon, 773
- gonadais, 15
- hidrofóbicos, 16
- insulina, 769
- liberador de gonadotrofinas, 688
- luteinizante (LH), 14
- - deficiência, 44, 47
- paratireóideo, 380, 384
- receptores, 16
- - acoplados à proteína G, 18
- - associados a tirosinas cinases, 19
- - atividade
- - - guanilato cinase, 20
- - - tirosina cinase, 19
- - intracelulares, 20
- - membrana, 18
- sexuais, 382
- - excesso, 340
- síntese, 14
- somatostatina, 774
- tireóideos, 15
- - resistência (RHT), 217
- - - classificação, 217
- - - diagnóstico, 218
- - - manifestações clínicas, 218
- - - mutações no receptor do hormônio
  tireoidiano, 217
- - - patogênese, 218
- - - sem mutação o receptor do hormônio
  tireoidiano, 218
- - - tratamento, 219
- tireotrofina (TRH), 14
- transporte, 15
- vesículas secretórias, 15

I

Ibandronato, osteoporose
  pós-menopausa, 483
IGF-1 humano, 711
- efeitos colaterais da terapia, 712
- limitações da reposição endócrina, 712
Ilhotas pancreáticas, 769
IMC (índice de massa corporal),
  723, 1013
Impedância bioelétrica, 1015
Implante
- prótese peniana, 615
- subdérmico, contracepção, 624
Incidentaloma
- adrenal(is), 337, 368
- - prevalência, 337
- pituitário, 154
Incretinas, 775
Indução da ovulação, 565
INF-α, 162
Infartos pituitários, 42
Infecções
- hipogonadismo, 601
- pé diabético, 832
- - diagnóstico
- - - clínico, 833
- - - laboratorial, 834
- - - radiológico, 834
- - microbiologia, 835
- - osteomielite, 834
- - tratamento, 835

Índice Remissivo

1063

- pele, sistema de infusão contínua de insulina, 870
- urinária, cálculos renais, 522
Infertilidade, criptorquidismo, 686
Inibidores
- absorção da fosfatase, 453
- aromatase, ginecomastia, 703
- DPP-IV, 796
- enzima conversora da angiotensina, diabetes com hipertensão, 925
- SGLT-2, 799
Injeção de etanol percutânea (PEI), 227
Insensibilidade ao hormônio do crescimento (GHI), 705
- achados
- - bioquímicos, 709
- - clínicos, 709
- base molecular, 706
- classificação, 706
- definição, 706
- diagnóstico, 710
- tratamento, 711
Insuficiência
- adrenal, 47, 295-302
- - acompanhamento e preparo cirúrgico de pacientes, 300
- - aguda, 301
- - causas, 296
- - definição, 295
- - diagnóstico laboratorial, 298
- - exames complementares, 299
- - hipercalcemia, 412
- - primária crônica, 295, 296
- - prognóstico, 301
- - quadro clínico, 295
- - relacionada com doença grave, 302
- - secundária, 295
- - tratamento, 300
- renal
- - ginecomastia, 698
- - hipercalcemia, 411
- - hipogonadismo, 597
- testicular autoimune, 598
Insulina, 769
- ação, 768
- - mecanismo molecular, 770
- afresa, 824
- aspart, 822
- balanço energético, 1001
- basal, 820
- *bolus*, 822
- bomba de infusão, 824, 864-872
- - cálculos das doses iniciais, 866
- - complicações, 869
- - considerações, 872
- - contraindicações, 868
- - desvantagens, 870
- - estrutura, 865
- - indicações, 868
- - sistema de monitorização contínua de glicose, 871
- - vantagens, 870
- descoberta, 864
- detemir, 820
- *diabetes mellitus* tipo 2, 782, 797
- dose basal, 866

- efeitos metabólicos, 771
- glargina, 781, 820
- glulisine, 822
- liberação oral ou bucal, 824
- linjeta, 824
- lispro, 822
- NPH, 820
- receptores, 770
- regular, 822
- resistência, 773
- secreção, 769
- - controle, 768
- - mecanismos moleculares, 770
- síntese, 14
- technosphere, 824
Insulinização, 845
Insulinomas, 944
- exames de localização, 952
- tratamento, 953
Insulinoterapia, 847
Interferon-α, indução da tireoidite, 265
Interleucina
- 2, tireoidite induzida, 265
- 6, 777
Iodeto, 183
Iodo
- deficiência, 205
- necessidade diária na gravidez, 276
- radioativo, 182
- - nódulos radioativos, 227
Ioimbina, 614
IPDE5 (inibidores da fosfodiesterase tipo 5), 613
IPEX (síndrome da imunodesregulação, poliendocrinopatia, enteropatia, ligada ao X), 755
Irradiação, testículos, 597
Íris, olhos, 876

J

Janus cinase, 19

K

Kallmann, síndrome, 598, 653
Kisspeptina, 554, 649
Klinefelter, síndrome, 593, 654, 699
Kowarski, síndrome, 641

L

Lamotrigina (LTG), 512
Lasofoxifeno, osteoporose pós-menopausa, 485
LCI699, síndrome de Cushing, 88
LDL pequena e densa, 969
Leptina, 777, 999
- amenorreia, 554
Leucotrienos, 382
Levonorgestrel, 619
Levotiroxina, 227
- bócio mergulhante, 282
LHX3, 40
LHX4, 40
Linagliptina, 797
Linestrenol, 619
Linfoma primário, 149
Linjeta, 824

Lipase lipoproteica, deficiência, 969
Liraglutida, 796, 807
Lisinopril, *diabetes mellitus*, 784
Lispro, 822
Litíase renal, 517-524
- acidose tubular renal, 522
- avaliação metabólica, 519
- cistinúria, 522
- diagnóstico, 517
- distúrbios específicos, 519
- epidemiologia, 517
- exames de imagem, 519
- fisiopatologia, 517
- hipercalciúria, 519
- hiperoxalúria, 521
- hiperuricosúria, 521
- hipocitratúria, 523
- história clínica, 517
- infecção, 522
- quadro clínico, 519
- supersaturação urinária, 519
- tratamento, 523
- - ácido aceto-hidroxâmico, 524
- - alcalino, 523
- - alfa-bloqueadores, 524
- - alopurinol, 524
- - dieta, 523
- - diuréticos tiazídicos, 523
Lítio
- hipercalcemia induzida, 412
- osteoporose induzida, 463
- tireoidite induzida, 265
Lixizenatida, 809
Locarserina, 1022
Losartana, *diabetes mellitus*, 784

M

Má-absorção, 42
Macroprolactinemia, 56
Malformação do trato urogenital masculino, 602
Marcadores
- agressividade tumoral, 125
- ósseos, 465
- remodelação óssea, 378
Massas
- adrenais descobertas incidentalmente, 337-351
- - adenomas secretores de esteroides, 338
- - avaliação do estado funcional, 338
- - benignas, 338
- - bilaterais, 341
- - biópsia percutânea com agulha fina, 348
- - carcinoma adrenocortical, 340
- - cintilografia, 347
- - defeitos da esteroidogênese adrenal, 342
- - diagnóstico bioquímico e molecular, 342
- - etiologia, 338
- - feocromocitoma, 340
- - metástases, 341
- - mielolipoma adrenal, 341
- - prevalência, 337
- - ressonância nuclear magnética com espectroscopia, 347
- - ressonância nuclear magnética, 344
- - seguimento, 350

1064 — Índice Remissivo

- - síndromes genéticas, 342
- - tomografia
- - - computadorizada, 343
- - - emissão de pósitrons, 347
- - tratamento, 348
- - ultrassonografia, 346
- - valor do sulfato de
deidroepiandrosterona, 342
- óssea, avaliação, 465
- indicações, 469
- selares, 143-155
- - abscessos, 153
- - adenomas hipofisários, 147
- - aneurismas, 153
- - cisticercose, 153
- - cistos, 145
- - - aracnoide, 146
- - - bolsa de Rathke, 145
- - - dermoide, 145
- - - epidermoide, 145
- - cordoma, 148
- - craniofaringioma, 147
- - distúrbios
- - - hipotalâmicos, 144
- - - neuroanatômicos, 143
- - gangliocitomas, 149
- - gliomas, 149
- - hamartomas, 149
- - hipofisite, 151
- - histiocitose, 151
- - incidentaloma pituitário, 154
- - linfoma primário, 149
- - meningioma, 148
- - metástases, 150
- - pseudolesões hipofisárias, 154
- - sarcoidose, 151
- - sela vazia, 146
- - tuberculomas hipofisários, 152
- - tumores de células
- - - germinativas, 149
- - - granulares, 147
Medicina baseada em evidências, 25
Medroxiprogesterona, 629
Meglitinidas, 781, 792
Melanina, 438
Melatonina, 14, 15
Menarca, 663
- prematura benigna, 664
Meningioma, 148
Menopausa, 579-586
- diagnóstico, 580
- osteoporose, 461
- precoce/prematura., 552
- quadro clínico, 579
- sintomas, 580
- terapia hormonal, 580
- - câncer
- - - endométrio, 583
- - - mama, 583
- - - ovário, 583
- - - pulmão, 583
- - cognição e demência, 583
- - definição, 584
- - descontinuação, 585
- - *diabetes mellitus*, 583
- - dose, 584

- - duração, 585
- - efeito cardiovascular, 581
- - função sexual, 581
- - osteoporose, 581
- - preparações, 584
- - qualidade de vida, 581
- - sintomas vasomotores, 580
- - trato geniturinário, 580
- - via de administração, 584
- tratamento
- - acupuntura, 586
- - citalopram, 585
- - clonidina, 585
- - desidroepiandrosterona (DHEA), 585
- - ervas tradicionais, 586
- - fitormônios, 586
- - fitoterápicos, 586
- - fluoxetina, 585
- - gabapentina, 585
- - inibidores seletivos da recaptação
- - - noradrenalina, 585
- - - serotonina, 585
- - paroxetina, 585
- - tibolona, 586
- - venlafaxina, 585
- - vitamina E, 586
Metabolismo
- cálcio, reguladores, 380
- glicêmico, 931
- hidroeletrolítico, 933
- lipídico, 932
- minerais, 379
- ósseo, 377
Metástase(s)
- adrenal, 341
- massas selares, 150
- tumor da tireoide, 235, 237
Metformina, 781, 792
- uso clínico, 793
Metirapona, síndrome de Cushing, 86
Micropênis, 690
- diagnóstico, 691
- etiologia, 691
- patogênese, 691
- seguimento clínico longitudinal, 690
- tratamento, 692
Microssatélites, análise, 9
Mielolipoma adrenal, 341
Mifepristona, síndrome de Cushing, 88
Minerais, metabolismo, 379
Mineralização óssea, 443
Mineralocorticoides, 14, 330
Mioma uterino, contracepção, 623
Mitotano, 370
- síndrome de Cushing, 87
Moduladores seletivos dos receptores de
estrogênios, 485
- osteoporose pós-menopausa, 485
MODY, 717
Mola hidatiforme, 271
- mecanismo, 179
Moléculas sinalizadoras do sistema
nervoso, 13
Mononeuropatias periféricas nos pacientes
diabéticos, 902
Mutações, 6

N
Nanismo psicossocial, 641
Nateglinida, 781, 792
Nefrolitíase, 517
Nefropatia diabética, 888-896
- diagnóstico, 891
- - diferencial, 892
- história natural, 890
- tratamento, 892
- - diabetes, 893
- - dieta, 895
- - dislipidemia, 894
- - doença óssea, 895
- - hipertensão, 893
- - novas terapias, 896
- - obesidade, 894
- - recomendações, 895
- - tabagismo, 895
- - terapia de reposição renal, 895
Neoplasia(s)
- adrenais, puberdade precoce, 667, 669
- endócrina múltipla
- - tipo 1 (NEM1), 63
- - tipo 2 (NEM2), 241, 245
- - - conduta do portador assintomático de
uma mutação do gene RET, 246
- - - definição, 245
- - - genética, 245
- - - tireoidectomia profilática em
portadores de mutações no gene
RET, 246
- - tipo 2A e 2B, 318
- hipogonadismo, 601
- ovarianas, 668
- testicular, 686
Nestorone, 619
Neuroartropatia de Charcot, 837
- classificação, 838
- diagnóstico, 838
- patogênese, 838
- prevenção, 839
- tratamento, 839
Neurofibromatose tipo 1, 319
Neuropatia(s) diabética(s), 899-904
- autonômica, 900, 907-917
- - anormalidades na regulação da pressão
arterial, 909
- - avaliação clínica, 910
- - - atividade nervosa simpática
muscular, 914
- - - imagem, 912
- - - ritmo circadiano da FC da PA e análise
espectral, 912
- - - sensibilidade barorreflexa, 914
- - - sintomas, 914
- - - teste *Head-Up-Tilt-Table*, 914
- - - testes reflexos cardiovasculares
autonômicos, 910
- - - variabilidade da frequência
cardíaca, 912
- - cardiovascular (NAC), 907
- - diagnóstico clínico, 909
- - fisiopatologia, 908
- - hipotensão ortostática, 909
- - intolerância ao exercício, 909
- - manifestações, 914

Índice Remissivo

- - taquicardia de repouso, 909
- - tratamento, 914
- - - controle dos fatores de risco, 916
- - - sintomático da hipotensão ortostática, 916
- considerações, 904
- definição, 899
- induzida pelo tratamento, 901
- inflamatórias, 902
- intolerância à glicose, 900
- mononeuropatias periféricas, 902
- polineuropatia diabética sensitivomotora, 899
- tratamento, 903
Neuropeptídeo Y (NPY), 1002
Neurotransmissores, 13
Nifedipino, 784
Nódulos tireoidianos, 221
- benignos, 185
- cintilografia com radioisótopo, 222
- conduta, 226
- definição, 221
- diagnóstico, 221
- dosagem de calcitonina, 222
- exame físico, 222
- função tireoidiana, 222
- gravidez, 274
- história clínica, 221
- punção aspirativa por agulha fina guiada por ultrassonografia, 224
- ressonância nuclear magnética, 224
- tomografia computadorizada, 224
- tratamento
- - ablação térmica a *laser*, 228
- - cirurgia, 227
- - injeção de etanol percutânea, 227
- - iodo radioativo, 227
- - terapia supressiva com levotiroxina, 227
- ultrassonografia de tireoide, 223
Nomegestrol, 619
Noradrenalina, 14, 15
Noretinodrel, 619
Noretisterona, 619
Norgestimato, 619
Norgestrel, 619
Núcleo do trato solitário (NT), 999

O

Obesidade, 1013-1023
- abordagem, 1013
- anticoncepção, 626
- diagnóstico, 1013
- estudos epidemiológicos, 1016
- hipogonadismo, 600
- infantil, 723-732
- - causas, 727
- - classificação, 723
- - complicações, 728
- - condições clínicas, 728
- - definição, 723
- - epidemiologia, 725
- - exógena ou de causa nutricional, 723
- - genética, 723
- - manejo, 729
- - prevenção, 732
- - secundária ou sindrômica, 723

- - tratamento, 730
- - - atividade física, 731
- - - cirurgia, 732
- - - dietético, 730
- - - farmacológico, 731
- - - perda de peso, 731
- tratamento, 1017
- - análogos do receptor GLP-1, 808
- - locarserina, 1022
- - orlistat, 1020
- - sibutramina, 1018
Odanacatibe, osteoporose pós-menopausa, 487
Oftalmopatia de Graves, 192-202
- avaliação da doença, 194
- considerações, 202
- imagem, métodos, 195
- proptose, 194
- retração palpebral, 194
- tratamento, 196
- - cirúrgico, 201
- - hipertireoidismo, 197
- - imunossupressores, 198
- - local, 196
- - não estabelecidos, 200
- - radioterapia, 199
Oftalmoscopia, 878
Olho, 875
- anatomia, 876
- anatomofisiologia, 875
- drenagem venosa da retina, 878
- exames
- - acuidade visual, 878
- - angiografia fluoresceínica, 879
- - ecografia, 880
- - eletrorretinografia, 880
- - fundo de olho, 878
- - retinografia, 879
- nutrição da retina, 878
- túnica(s), 875
- - externa ou fibrosa, 875
- - interna ou nervosa, 876
- - média ou vascular, 876
Oncogênese, mecanismos, 7
Opiáceos, hipogonadismo, 600
Orbitopatia de Graves, 192
Orlistat, 1020
- fatores de risco cardiovasculares, 1020
Orquite, 596
Osso, 377
- cortical, 377
- - índices estruturais, 535
- remodelação, 377
- trabecular, 377
- - índices estruturais, 535
Osteíte deformante, 527
Osteocondrodisplasias, baixa estatura, 638
Osteogênese *imperfecta*, 463
- classificação, 738
- definição, 738
- diagnóstico, 740
- fisiopatologia, 740
- perspectivas futuras, 741
- tratamento, 740
Osteomalacia, 443
- alterações da vitamina D adquiridas, 450

- diagnóstico, 444
- etiologia, 444
- induzida por fármacos, 452
- - anticonvulsivantes, 452
- - antituberculosos, 453
- - bisfosfonatos, 453
- - colestiramina, 452
- - flúor, 453
- - glicocorticoides, 453
- - inibidores da absorção de fosfato, 453
- oncogênica (induzida por tumor), 449
- quadro
- - clínico, 444
- - histológico, 446
- - laboratorial, 445
- - radiológico, 445
Osteomielite, 834
Osteopenia, contraceptivos, 623
Osteopetrose, 745
Osteoporose, 457-470
- acromegalia, 462
- amenorreia da atleta, 463, 513
- anorexia nervosa, 463, 514
- avaliação
- - FRAX, 468
- - laboratorial, 464
- - massa óssea, 465, 469
- - radiografia simples, 466
- - risco de fraturas, 468
- bulimia, 463, 514
- características histomorfométricas, 536
- classificação, 462
- colo femoral, 467
- coluna, 466
- definição, 457, 737
- desitometria óssea, 467
- *diabetes mellitus*, 462, 510
- diagnóstico, 463
- doença pulmonar obstrutiva crônica, 511
- epidemiologia, 457
- fatores
- - comportamentais, 461
- - desnutrição, 461
- - etnia, 462
- - hereditariedade, 461
- - homocisteína elevada, 462
- - idade, 461
- - imobilização, 462
- - locais, 459
- - mecânicos, 458
- - menopausa, 461
- - nutricionais, 461
- - peso, 461
- - retardo puberal/hipogonadismo, 461
- - risco, 461
- - sedentarismo, 461
- - sexo, 461
- - sistêmicos, 460
- fisiopatologia, 458
- gravidez, 463
- hiperparatireoidismo primário, 462
- hiperprolactinemia, 463
- hipertireoidismo, 462, 509
- - endógeno, 509
- - subclínico, 509
- hipoestrogenismo, 512

- história clínica, 463
- homens, 461, 496-503
- - avaliação, 499
- - causas, 497
- - diagnóstico, 499
- - diretrizes sumárias e futuras, 503
- - incidência de fraturas, 496
- - prevalência, 496
- - tratamento, 500
- homocistinúria, 463
- idiopática, 462
- induzida
- - análogos do GnRH, 463
- - anticonvulsivantes, 463
- - heparina, 463
- - lítio, 463
- induzida pelo uso de glicocorticoides, 308, 309
- juvenil idiopática (OJI), 742
- osteogênese, 463
- pós-menopausa, 460, 462
- - tratamento, 474-491
- - - alendronato, 481
- - - arzoxifeno, 486
- - - bisfosfonatos, 479
- - - calcitonina, 486
- - - combinado, 489
- - - denosumabe, 486
- - - duração, 490
- - - estrogênios, 484
- - - exercícios físicos, 475
- - - farmacológico, 475, 477
- - - hidroxifeno, 486
- - - hormônio paratireoidiano, 487
- - - lasofoxifeno, 485
- - - odanacatibe, 487
- - - raloxifeno, 485
- - - ranelato de estrôncio, 488
- - - SERM (moduladores seletivos dos receptores de estrogênios), 485
- - - suplementação de cálcio e vitamina D, 477
- - - tibolona, 486
- primária, 462
- pseudoglioma, 742
- - aspectos clínicos, 743
- - tratamento, 744
- qualidade óssea, 470
- secundária, 462, 508-514
- senil, 462
- síndrome
- - Cushing, 462
- - Marfan, 463
- - Turner, 513
- terapia de reposição hormonal, 581
- tomografia computadorizada quantitativa, 469
- transplante, 463
- tratamento, 474
- triagem, 468
- ultrassonografia quantitativa, 470
Osteoprotegerina (OPG), 378, 459
OTX2, 40
Ovulação, indução, 565
Óxido nítrico, 382
Oxintomodulina, 1008

P

Pâncreas, 768
- amilina, 775
- anatomia, 768
- função endócrina dos adipócitos, 776
- glucagon, 773
- histologia, 768
- hormônios, 769
- incretinas, 775
- insulina, 769
- polipeptídeo, 774
- somatostatina, 774
- vascularização e inervação da ilhota, 769
Pan-hipopituitarismo, 653
Papaverina, 614
Paratormônio (PTH), 380
- controle da secreção, 380
- meia-vida, 380
- resistência, 426
Paroxetina, menopausa, 585
PCR (reação em cadeia da polimerase), 8
Pé diabético, 827-840
- avaliação, 829
- fisiopatologia, 828
- infecção, 832
- neuroartropatia de Charcot, 837
- úlceras, 830
Pegvisomanto (PEG), acromegalia, 71
Pênis, 610
- comprimento, 690
Pentoxifilina, 201
Peptídeo YY, 1007
Peso corporal, 999
- osteoporose, 461
Picnodisostose, 744
Pílula do dia, 625
Pinealoma, 38
Pioglitazona, 781, 795
Polidipsia primária, 105
Poliendocrinopatia autoimune-candidíase-distrofia ectodérmica (APECED), 749
Polineuropatia diabética sensitivomotora, 899
Polipeptídeo pancreático, 774
Poliúria, 103
POU1F1, 40, 41
PPARy, 777
Pranlintida, 797
Pravastatina, 783
Prevalência, estudos, 26
- aspectos éticos, 29
- limitações, 29
- medidas possíveis, 29
- objetivos, 29
- período, 26
- ponto, 26
- tipos, 29
- vantagens, 29
- vieses, 26, 29
Primidona (PRM), 512
Progesterona, 14
- síndrome de tensão pré-menstrual, 573

Progestogênios, 618
- efeitos, 622
- farmacocinética, 619
- química, 619
Prolactina (PRL), 55
- deficiência, 45
Prolactinomas, 57, 126
- resistentes/agressivos, 58
PROP1, 40, 41
Prostaglandinas, 382
Proteína Klotho, 447
Prótese peniana, 615
Pseudocriptorquidismo, 686
Pseudo-Cushing, 82
Pseudo-hiperaldosteronismo, 336
Pseudo-hipoparatireoidismo, 426
- dados clínicos e genéticos, 639
Pseudolesões hipofisárias, 154
Pseudopseudo-hipoparatireoidismo, 428
Psicoterapia, síndrome de tensão pré-menstrual, 573
Psicoterápicos, síndrome de tensão pré-menstrual, 573
Pubarca, 663
- prematura benigna, 664
Puberdade, 662
- atrasada, 649-658
- - avaliação laboratorial, 656
- - definição, 649
- - diagnóstico, 655
- - exame físico, 656
- - hipogonadismo
- - - hipergonadotrófico, 654
- - - hipogonadotrófico, 652
- - temporariamente atrasada, 650
- - tratamento, 657
- definição, 661
- fisiologia, 661
- precoce, 661-673
- - definição, 661
- - diagnóstico, 669
- - meninas, 664
- - meninos, 668
- - periférica, 664
- - - heterossexual, 667
- - tratamento, 671
- variantes do desenvolvimento, 663
Punção aspirativa por agulha fina (PAAF), 224, 280
- achados citológicos comuns, 225
- bócio mergulhante, 280
- classificação de Bethesda, 225
- interpretação citopatológica das amostras, 225

Q

Qualidade
- óssea, 470
- sêmen, 601
Quimioterapia
- carcinoma anaplásico da tireoide, 251
- texicidade gonadal, 597

R

Rabdomiólise, cirurgia bariátrica, 1034
Radiação, hipopituitarismo, 39

Índice Remissivo

1067

Radiografia
- osteoporose, 466
- tórax, bócio mergulhante, 280
Radioiodo, bócio mergulhante, 282
Radioterapia
- acromegalia, 72
- adenomas clinicamente não
  funcionantes, 119
- carcinoma anaplásico da tireoide, 251
- hiperprolactinemia, 58
- intracavitária, craniofaringioma, 162
- oftalmopatia de Graves, 199
Raloxifeno, 403
- ginecomastia, 702
- osteoporose pós-menopausa, 485
Ramipril, *diabetes mellitus*, 784
Ranelato de estrôncio, osteoporose
  pós-menopausa, 488
Raquitismo, 443-449
- definição, 443
- dependente de vitamina D, 450
- - tratamento, 454
- diagnóstico, 444
- etiologia, 444
- hipofosfatêmico, 446
- - autossômico
- - - dominante, 448
- - - recessivo, 448
- - dominante ligado ao X, 447
- - hereditário
- - - hipercalciúria, 449
- - - hiperparatireoidismo, 449
- - tratamento, 453
- quadro
- - clínico, 444
- - histológico, 446
- - laboratorial, 445
- - radiológico, 445
Receptores
- hormônios, 16
- - acoplados à proteína G, 18
- - associados a tirosinas cinases, 19
- - atividade
- - - gluanilato cinase, 20
- - - tirosina cinase, 19
- - intracelulares, 20
- - membrana, 18
- insulina, 770
- somatostatina, 120, 774
Região promotora, 5
Regulação
- função da célula óssea, 380
- secreção do cortisol, 304
Reguladores do metabolismo do
  cálcio, 380
- calcitonina, 381
- citocinas, 382
- GH, 381
- glicocorticoides, 381
- hormônio
- - paratireóideo, 380
- - sexuais, 382
- - tireoidianos, 382
- IGF, 381
- leucotrienos, 382
- óxido nítrico, 382

- prostaglandinas, 382
- vitamina D, 381
Remodelação óssea, 458
- índices histomorfométricos, 535
- marcadores, 378
Repaglinida, 792
Reposição hormonal, 133
Resistência
- hormônios tireoidianos, 217
- - classificação, 217
- - diagnóstico, 218
- - - diferencial, 219
- - manifestações clínicas, 218
- - mutações no receptor do hormônio
  tireoidiano, 217
- - paratormônio, 426
- - patogênese, 218
- - sem mutações do receptor do hormônio
  tireoidiano, 218
- - tratamento, 219
- insulina, 773
Resistina, 1004
Ressonância nuclear magnética
- adrenal, 367
- bócio mergulhante, 279
- feocromocitomas, 325, 327
- massas adrenais, 344
Retardo constitucional do crescimento e
  puberdade, 637, 650
Retina, 876
- drenagem venosa, 878
- nutrição, 878
Retinografia, 879
Retinopatia diabética, 875-866
- anatomia ocular, 875-878
- definição, 875
- detecção precoce, 884
- exame
- - acuidade visual, 878
- - angiografia fluoresceínica, 879
- - ecografia, 880
- - eletrorretinografia, 880
- - fundo de olho, 878
- - programação, 881
- - retinografia, 879
- fatores de risco, 881
- fisiopatologia, 880
- gestação, 857
- não proliferativa, 882
- prevenção, 884
- proliferativa, 883
- tratamento, 884
Risedronato, osteoporose pós-menopausa, 483
RNA (ácido ribonucleico), 4
Rosiglitazona, 781

S
Sarcoidose, 151
- hipogonadismo, 601
Saxagliptina, 797
Schwannomas, 147
Secreção
- glucagon, 773
- insulina, 769
- - mecanismos moleculares, 770
Sedentarismo, osteoporose, 461

Sela vazia, 146
- achados histológicos, 145
- localização, 145
Selênio, 201
Sêmen, qualidade, 601
Sertralina, 574
Sialoproteína, 443
Sibutramina, 1018
- morbimortalidade cardiovascular, 1018
Sildenafil, 613
Sinalizadores do sistema imune, 13
Sinapses
- elétricas, 13
- químicas, 13
Síndrome(s)
- 3-M, dados clínicos e genéticos, 639
- Bardet-Biedl, 598
- Carpenter, 751
- Cushing, 77-90
- - ACTH
- - - dependente, 83
- - - independente, 83
- - - plasmático, 83
- - adenomas adrenais, 78
- - cíclica, 82
- - complexo de Carney, 78
- - definições, 77, 566
- - diagnóstico, 80
- - - cortisol, 81, 82
- - - diferencial, 83
- - - teste de supressão com baixa dose de
  dexametasona, 80
- - doença adrenal nodular pigmentada
  primária, 78
- - etiologia, 77
- - hiperplasia adrenal macronodular, 78
- - incidentaloma adrenal, 338
- - manifestações clínicas, 80
- - osteoporose, 462
- - patogênese molecular, 78
- - pseudo-Cushing, 82
- - radiologia, 85
- - subclínica, 337
- - testes
- - - basais, 84
- - - dinâmicos, 84
- - tratamento, 86
- - - ácido retinoico, 88
- - - agonistas dopaminérgicos, 88
- - - análogos da somatostatina, 87
- - - cetoconazol, 87
- - - cirurgias, 88, 89
- - - etomidato, 87
- - - hipopotassemia, 86
- - - LCI699, 88
- - - metirapona, 86
- - - mifepristona, 88
- - - novas terapias, 87
- - - O,p'DDD (mitotano), 87
- - - psicose, 86
- - - radiocirurgia estereotáxica, 89
- - - radioterapia externa fracionada, 89
- - disgenesia testicular, 602
- Down, baixa estatura, 638
- eunuco fértil, 653
- Fanconi, 452

1068   Índice Remissivo

- feocromocitoma-paraganglioma familiar, 318
- genéticas, baixa estatura, 638
- insensibilidade ao hormônio do crescimento, 705-713
- - achados
- - - bioquímicos, 709
- - - clínicos, 709
- - base molecular, 706
- - classificação, 706
- - definição, 706
- - diagnóstico, 710
- - eixo hormônio do crescimento-fator de crescimento insulina-símile, 705
- - tratamento, 711
- insensibilidade androgênica, 545
- Kallmann, 598, 653
- Klinefelter, 593, 654
- - ginecomastia, 699
- Kowarski, 641
- Laron, 641
- Laurence-Monn, 598
- leite alcalino, hipercalcemia, 411
- Liddle, 336
- má-absorção, 42
- Marfan, 463
- Mayer-Rokitansky-Küster-Hauser, 545
- McCune-Albright, puberdade precoce, 666
- metabólica, 984-994
- - avaliação de risco, 990
- - definição, 984
- - diagnóstico clínico, 986
- - patogênese, 984
- - prevalência, 988
- - resultado clínico, 989
- - tratamento, 991
- - - dieta, 991
- - - dislipidemia, 992
- - - estado protrombótico, 994
- - - exercício, 991
- - - modificação do estilo de vida, 991
- - - pressão arterial elevada, 994
- - - redução do risco cardiovascular, 992
- - - resistência à insulina e hiperglicemia, 992
- Noonan, 654
- - dados clínicos e genéticos, 639
- ovários policísticos, 558-567
- - complicações, 561
- - contraceptivos, 623, 626
- - diagnóstico, 562
- - manifestações clínicas, 561
- - patogênese, 559
- - tratamento, 563
- - - agentes sensibilizadores de insulina, 564
- - - análogos do GnRH de longa duração, 563
- - - contraceptivos orais, 563
- - - hirsutismo, 564
- - - metformina, 564
- - - perda de peso e modificações do estilo de vida, 563
- - - supressão da hiperandrogenemia e regularização dos ciclos menstruais, 563
- - - tiazolidinedionas, 564
- polidismórficas, 653

- poliglandulares autoimunes, 749
- - definição, 749
- - IPEX (síndrome da imunodesregulação, poliendocrinopatia, enteropatia ligada ao X), 755
- - SPA 1, 749
- - SPA2, 751
- - SPA3, 752
- - SPA4, 752
- - - diagnóstico, 753
- - - tratamento, 754
- Prader-Willi, dados clínicos e genéticos, 639
- resistência
- - androgênica, 697
- - paratormônio, 426
- - - definição, 426
- - - determinantes moleculares, 428
- - - fisiopatologia, 427
- - - manifestações clínicas, 427
- - - pseudo-hipoparatireoidismo, 426, 428
- Savage, 545
- Schmidt, 751
- secreção inapropriada de hormônio antidiurético, 109
- - causas, 110
- - tratamento, 110
- sela vazia, 553
- - primária, 42
- Sheehan, 553
- Silver-Russell, dados clínicos e genéticos, 639
- Swyer, 545
- tensão pré-menstrual, 570
- - contraceptivos, 623
- - diagnóstico, 572
- - etiologia, 571
- - incidência, 570
- - quadro clínico, 571
- - terapêutica, 572
- - - dieta 572
- - - diuréticos, 572
- - - estrogênio transdérmico, 573
- - - exercícios, 572
- - - medicações fitoterápicas, 573
- - - progesterona, 573
- - - psicoterapia, 573
- - - psicoterápicos, 573
- Turner, 513, 545, 675
- - adolescência, 675
- - alterações
- - - cardíacas, 677
- - - craniofaciais, 676
- - - esqueléticas, 677
- - - renais, 677
- - análise citogenética, 677
- - audição, 678
- - baixa estatura, 638
- - características, 675
- - crescimento, 676
- - definição, 675
- - diagnóstico, 677
- - doenças autoimunes, 678
- - eixo hipófise-ovários, 677
- - falência ovariana, 676
- - função cognitiva, 677

- - função hepática, 678
- - gene SHOX, 678
- - infância, 675
- - metabolismo de carboidratos e lipídios, 678
- - morbidade, 680
- - mortalidade, 680
- - nascimento, 675
- - olhos, 678
- - pré-natal, 675
- - sistema
- - - cardiovascular, 678
- - - renal, 678
- - tratamento, 679
- - - indução da puberdade, 679
- - - promoção do crescimento, 679
- - - vida adulta, 680
- von Hippel-Lindau, 318
Síntese dos hormônios, 14
Sistema
- endocanabinoide, 1008
- endócrino, 13
- imunológico, 13
- infusão contínua de insulina (SICI), 868
- - complicações, 869
- - desvantagens, 870
- - vantagens, 870
- intrauterino de levonorgestrel (SIU-LNG), 623
- melanocortina, 1002
- monitorização contínua de glicose, 871
- nervoso, 13
- - central, puberdade precoce, 665
Sitagliptina, 797
Somatostatina, 774
- receptores, 774
Somatotrofina, 14
- deficiência, 47
Somatotropinomas, 62
- esporádicos, 63
SOX2, 40, 41
SOX3, 40, 41
SSCP (polimorfismo conformacional de fita única), 8
Struma ovarii, mecanismo, 179
Sulfonilureias, 781, 789
- contraindicações, 791
- disponível no mercado nacional, 791
- efeitos colaterais, 790
- falência secundária, 790
- mecanismo de ação, 789
- uso clínico, 789
Suplementação de cálcio, 477
Supositório de alprostadil intrauretral, 614
Supressão do eixo hipotálamo-hipófise-adrenal, 311

T

T3, 14
T4, 14
Tadalafil, 613
Tai Chi Chuan, osteoporose pós-menopausa, 475
Tamoxifeno, ginecomastia, 702
Tecido
- adiposo, 776, 1003

Índice Remissivo

- mamário hipersensível, 696
Técnicas
- biologia molecular para estudos genéticos, 8
Telarca prematura benigna, 663
Temozolomida, adenomas hipofisários clinicamente não funcionantes, 120
Terapia de reposição hormonal, 133, 580
- abordagem, 584
- câncer
- - endométrio, 583
- - mama, 583
- - ovário, 583
- - pulmão, 583
- cognição e demência, 583
- descontinuação do tratamento, 585
- *diabetes mellitus*, 583, 785
- dose, 584
- duração do tratamento, 585
- efeito cardiovascular, 581
- função sexual, 581
- osteoporose, 581
- preparações, 584
- qualidade de vida, 581
- sintomas vasomotores, 580
- trato geniturinário, 580
- via de administração, 584
Teriparatida, 487
Teste
- função pulmonar, bócio mergulhante, 280
- função tireoidiana na gravidez, 268
- - indicações, 268
- - interpretação, 268
- - metas para o TSH, 270
- - solicitação, 270
- tolerância à insulina, 46
Testículos, 592
- falência, 592
- não descendentes, 682
Testosterona, 592, 593
- defeito na síntese, 699
- deficiência, 593
- ginecomastia, 703
Testotoxicose, 669
Tiazolidinedionas, 781, 793
Tibolona, menopausa, 586
Tibolona, osteoporose pós-menopausa, 486
Tireoglobulina (Tg), 234
Tireoide
- carcinoma(s)
- - anaplásico, 249-253
- - - definição, 249
- - - diagnóstico, 250
- - - etiologia, 249
- - - patogênese, 249
- - - patologia, 251
- - - quadro clínico, 250
- - - seguimento, 253
- - - sinais e sintomas, 250
- - - tratamento, 251
- - diferenciados, 230-238
- - - folicular, 230
- - - metástases a distância, 237
- - - microcarcinoma papilífero, 231

- - - papilífero, 230
- - - radioterapia externa, 237
- - - recidiva cervical, 235
- - - seguimento, 234
- - - tratamento, 231
- - medular, 241
- - - apresentação clínica, 242
- - - definição, 241
- - - doença residual metastática, tratamento, 243
- - - fisiopatologia, 241
- - - neoplasia endócrina múltipla tipo 2 (NEM2), 245
- - - tratamento, 243
- disfunção mínima, 167-174
- doenças e anticoncepção, 626
- gravidez, 268-276
- - carcinoma diferenciado da tireoide, 274
- - doença de Graves, 271
- - hipertireoidismo, 270
- - hipotireoidismo, 273
- - iodo, necessidades diárias, 276
- - nódulo de tireoide, 274
- - testes de função tireoidiana, 268
- hipertireoidismo subclínico, 171
- hipotireoidismo subclínico, 168
Tireoidectomia
- complicações, 281
- inicações, 280
- procedimento cirúrgico, 281
- total, 182
Tireoidite, 256-265
- autoimune, 256
- bacteriana
- - anticorpos antitireoidianos, 263
- - bócio doloroso, 263
- - etiologia, 263
- - função tireoidiana, 263
- - hipotireoidismo, 263
- - patologia, 263
- - relação feminino/masculino, 263
- - VHS, 263
- causas, 256
- De Quervain, mecanismo, 179
- Hashimoto, 204, 256
- - anticorpos antitireoidianos, 263
- - bócio doloroso, 263
- - etiologia, 263
- - função tireoidiana, 263
- - hipotireoidismo como sequela, 263
- - infância e adolescência, 289
- - patologia, 263
- - relação feminino/masculino, 263
- - tratamento, 263
- - VHS, 263
- idiopática dolorosa, 260
- - anticorpos antitireoidianos, 263
- - bócio doloroso, 263
- - etiologia, 263
- - função tireoidiana, 263
- - hipotireoidismo, 263
- - patologia, 263
- - relação feminino/masculino, 263
- - tratamento, 263
- - VHS, 263

- induzida por fármacos, 263
- - amiodarona, 179
- - interferon-alfa, 265
- - interleucina-2, 265
- - lítio, 265
- infecciosa, 261
- pós-parto, 179, 258
- - anticorpos antitireoidianos, 263
- - bócio doloroso, 263
- - etiologia, 263
- - função tireoidiana, 263
- - hipotireoidismo, 263
- - patologia, 263
- - tratamento, 263
- - VHS, 263
- Riedel, 204, 262
- - anticorpos antitireoidianos, 263
- - bócio doloroso, 263
- - etiologia, 263
- - função tireoidiana, 263
- - hipotireoidismo, 263
- - patologia, 263
- - relação feminino/masculino, 263
- - tratamento, 263
- - VHS, 263
- silenciosa, 179, 259
- - anticorpos antitireoidianos, 263
- - bócio doloroso, 263
- - etiologia, 263
- - função tireoidiana, 263
- - hipotireoidismo, 263
- - patologia, 263
- - relação feminino/masculino, 263
- - tratamento, 263
- - VHS, 263
Tireotoxicose, 178
- factícia, mecanismo, 179
- hiperparatireoidismo, 410
- Jod-Basedow, mecanismo, 179
- pós-radioiodo, mecanismo, 179
- sinais, 179
- sintomas, 179
Tolbutamida, 781
Tomografia computadorizada
- adrenal, 366
- bócio mergulhante, 279
- feocromocitomas, 325, 327
- massas adrenais, 343
- quantitativa, osteoporose, 469
Torção testicular, 598
- criptorquidismo, 687
TRAb, 178, 192
Transplante, osteoporose, 463
Transporte
- glicose, 771
- hormônios, 15
Trato urogenital masculino, malformação, 602
Trauma testicular, 598
Traumatismo cranioencefálico (TCE)
- hipogonadismo, 601
- hipopituitarismo, 38
Trazodona, 614
TRH (hormônio de liberação da tireotrofina), 14
Trimegestona, 619

Troglitazona, 781
Tromboembolismo pulmonar, cirurgia bariátrica, 1033
Trombose venosa profunda, anticoncepção, 628
Tronco cerebral, 999
TSH, deficiência, 45, 47
Tuberculomas hipofisários, 152
Tumor(es)
- adrenais, 566, 669
- adrenocorticais
- - não suspeitos de malignidade, 368
- - suspeitos de malignidade, 369
- células
- - germinativas, 149
- - granulares, 147
- - Leydig, 669
- - não beta, 945
- córtex adrenal, 363-372
- - avaliação histopatológica, 367
- - epidemiologia, 363
- - estadiamento, 368
- - estudos de imagem, 366
- - investigação laboratorial, 365
- - manifestações clínicas, 364
- - perspectivas, 372
- - prognóstico, 368
- - tratamento, 368
- - tumorigênese, 364
- ginecomastia, 698
- hipofisários
- - agressivos, 58, 125-129
- - - carcinoma de hipófise, 128
- - - marcadores de agressividade tumoral, 125

- - - prolactinomas, 126
- - não funcionantes, 114-122
- - - diagnóstico, 116
- - - fisiopatologia, 114
- - - qualidade de vida, 122
- - - seguimento, 121
- - - tratamento, 118
- - ovariano, 566
- - puberdade precoce, 666
- pituitários, 37, 43
- testiculares, ginecomastia, 698
- virilizantes, 566

U

Úlceras do pé diabético, 830
- características clínicas, 832
- cicatrização, 832
- classificação, 830
- tratamento, 832
Ultrassonografia
- adrenal, 367
- cervical, 279
- massas adrenais, 346
- quantitativa, osteoporose, 470
- tireoide, 223
Urgência em cirurgia bariátrica, 1025-1034
- bandagem gástrica ajustável, 1026
- causadas por complicações inerentes ao paciente obeso, 1033
- derivação biliopancreática, 1030
- gastrectomia vertical, 1031
- gastroplastia com derivação gástrica em Y de Roux, 1028

V

Valores laboratoriais, 1047
Valproato de sódio (VPA), 512
Vardenafil, 613
Varicocele, 596
Vaspina, 1004
Venlafaxina, menopausa, 585
Vildagliptina, 797
Vitamina D, 381
- ações, 435
- atividades, 381
- concentrações, fatores determinantes, 437
- - fator ocupacional, 438
- - hábitos de vida e de exposição solar, 438
- - idade, 437
- - latitude, estação do ano e hora do dia, 437
- - raça, 438
- - sexo, 437
- deficiência, tratamento, 453
- definição, 431
- ensaios laboratoriais disponíveis, 439
- fisiologia, 432
- histórico, 431
- osteomalacia, 450
- raquitismo, 450
- - tratamento, 454
- síntese, 15
- suplementação, osteoporose, 477
- valores de normalidade, 439

Z

Zolendronato, osteoporose pós-menopausa, 483